国家出版基金项目
NATIONAL PUBLICATION FOUNDATION

U0384239

"十三五"国家重点出版物规划项目

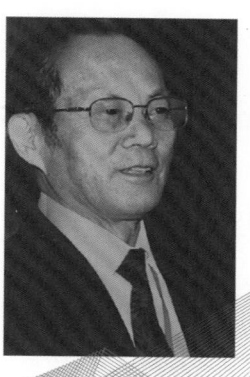

Wu Tianyi

High Altitude

Medicine

▶

吴天一
高原医学

吴天一 ◎著

长江出版传媒
Changjiang Publishing & Media

湖北科学技术出版社
HUBEI SCIENCE & TECHNOLOGY PRESS

图书在版编目（CIP）数据

吴天一高原医学 / 吴天一著 . 一武汉：湖北科学技术出版社，2020.6
ISBN 978-7-5706-0855-3

Ⅰ．①吴… Ⅱ．①吴… Ⅲ．①高原医学—研究 Ⅳ．① R188

中国版本图书馆 CIP 数据核字（2019）第 301548 号

Wu Tianyi Gaoyuan Yixue

策　　划：黄国香	责任校对：陈横宇
责任编辑：黄国香	封面设计：喻　杨
出版发行：湖北科学技术出版社	电话：027-87679468
地　　址：武汉市雄楚大街 268 号	邮编：430070
（湖北出版文化城 B 座 13-14 层）	
网　　址：http://www.hbstp.com.cn	
印　　刷：湖北金港彩印有限公司	邮编：430023
督　　印：王冬生	

889 毫米×1194 毫米	1/16	115 印张	3400 千字
2020 年 6 月第 1 版			2020 年 6 月第 1 次印刷
			定价：1280.00 元

作 者 简 介

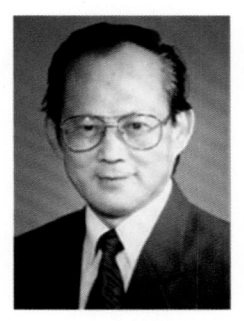

吴天一，塔吉克族，1937 年 11 月 29 日出生于新疆伊犁，1958 年毕业于中国医科大学医疗系，教授，研究员，博士研究生导师，国务院特殊津贴专家，中国工程院院士，中国医学科学研究院学部委员。低氧生理学与高原医学专家，国家卫生健康委高原病研究重点实验室主任，科技部省部共建高原医学研究国家重点实验室主任。"973 前期专项"专家组组长。中华医学会高原医学分会终身荣誉主委。美国科学进展学会会员，国际高山医学协会科学顾问，国际病理生理协会理事，国际肺血管病研究所研究员，挪威奥斯陆大学客座博士研究生导师，中国高原医学杂志主编，美国 *High Alt. Med. Biol.* 编委。

他是我国低氧生理和高原医学的主要学术带头人。在青藏高原、喀喇昆仑等地区长期从事高原医学研究 50 余年。在人类高原适应学科领域，开拓了"藏族适应生理学"研究，并从整体、器官、细胞和分子几个水平上，提出了藏族已获得了"最佳高原适应性"的论点，这是长期"自然选择"遗传适应的结果，为人类低氧适应建立起一个理想的生物学模式，引起国际高度关注。1990 年在国内首先组织了"中日联合阿尼玛卿山医学学术登山队"，获取了大量人在特高海拔低氧生理和急性高山病的资料。对发生在青藏高原的各型急、慢性高原病从流行病学、病理生理学和临床学做了系统的研究，所提出的慢性高山病量化诊断标准被国际高山医学协会接纳为国际标准并命名为"青海标准"，于 2005 年在国际上统一应用。在青藏铁路修建期间，作为铁道部高原医学专家组组长制定了一系列劳动保护和高原病防治措施，发现了许多新问题并加以解决，多次上山亲临指导工作，对保证 5 年 14 万筑路大军高原病零死亡起到了重要作用。在 2010 年玉树地震发生第一时间率队救援，并总结了高原地震医疗救援的基本经验，荣获"全国抗震救灾模范"称号。主持和参与国家重点、重大科研项目 6 项，省部级课题 16 项，国际合作项目 8 项。先后获国际高山医学学会"高原医学特殊贡献奖"，玻利维亚"慢性高原病研究荣誉奖"，国家科技进步奖特等奖 1 项、二等奖 4 项，何梁何利奖，中国光华科技奖，争先创新奖，军队"十一五"重大科技贡献奖及吴阶平医学奖等。

自　序

1958 年我从中国医科大学毕业分配到青海工作，时值我国第二个五年计划"大跃进"时代，青藏高原的开发建设需要进人，而从平原来的人群发生了高原病问题，特别是高原肺水肿病情危急、经过凶险，作为青年医生参与抢救，"这是什么病？"就刻画在脑海中。1962 年，发生了中印边界自卫反击战，这是一场发生在世界最高海拔区——喜马拉雅的战斗。从海平面来到高山的印军发生了大量的急性高山病，高原肺水肿的发生率竟高达 15.5%。而我国从天山、帕米尔、喀喇昆仑到喜马拉雅有长达 3 500 km 的高山国境线，最高点"神仙湾"海拔 5 380 m，解决高山部队的适应问题和具有强大的战斗力是另一个突出的问题。我强烈地意识到，在高原的经济开发和国防建设中，首先面临的是低氧对人体的严峻挑战，身处高原的我应该投入到这一特殊的学科领域——高原医学中去。一个选择，走人生，青年立志，从不悔，由此决定了我的科学之路。

我原是一名心内科医生，又注意了高原病的临床积累，在国内较早地报道了高原肺水肿（1965）、成人高原性心脏病（1965）和高原红细胞增多症（1979）。

中国共产党十一届三中全会以后，科学的春天带来了高原医学的蓬勃发展。1978 年末，我与同道共同创建了国内第一所从事高原医学专业研究的青海高原心脏病研究所，并于 1983 年扩建成多学科的青海高原医学科学研究所。随后，于 1989 年建立了天峻高原医学实验站（3 074 m），1992 年建立了玛多（4 280 m）高原医学现场研究站。1992 年在我所建成了国内最大的高低压综合氧舱，为实验研究建立了平台。1987 年 4 月 1 日，经中华医学会批准成立中华医学会高原医学分会，我从学会的秘书、副主委、主委到终身荣誉主委共 32 年参与组织了全国高原医学领域的学术交流和联合行动，先后进行了阿尼玛卿、唐古拉山、昆仑山、阿尔金山、可可西里、珠穆朗玛和墨脱等地区的考察 26 次，获取了大量的人类高原适应和高原疾病的第一手资料。这些资料成为本专著的原材料。

我国有世界上最为博大高耸的青藏高原，研究低氧对人类的影响是我国高原生命科学中的一项重点课题，因为它不仅对西部大开发有重要的战略和现实意义，而且关系到我国社会经济的发展。从"八五"计划起，国家开始设立大的高原医学项目，如慢性高原病的主要类型高原红细胞增多症的研究。其后随着西部大开发、青藏高原社会经济的发展、青藏铁路建设和通车等，从"十五"计划以来，"973"计划、"973"计划前期研究专项、"863"计划，以及国家自然科学基金委员会的重大、重点项目等均将高原医学和生理学列入，我先后组织和参与了 11 项国家级重大项目，这些项目的实施显著地锻炼了我国高原医学队伍，大大地提高了我国高原医学的水平，使人类低氧适应和慢性高原病的研究跻身于世界先进之列。同时，在我的研究院建立了国家卫生健康委员会高原病研究重点实验室和省部共建高原医学国家重点实验室培育基地，又和国内的军、地高原和低氧实验室通过大项目的合作攻关，将我国高原医学网络化系统地连接起来，产生巨大的合力。

2006 年起我担任西藏大学特聘教授和奥斯陆大学特聘高原医学博士研究生导师，把青—藏两个主体的高原研究联通起来，很快进入一个更高台阶。在此期间，我一是充分利用"世界屋脊"这一独一无二的环境优势、喜马拉雅生物多样性的优势、青藏高原世居藏族适应和汉族习服的优势，来研究人类在低氧极端环境下成功生存的奥秘；二是将所获得的这些机制和理论为高原人类的健康和高原发展服务，建立起一系列有效防护措施。

青藏高原是地球上一个特殊的低氧环境，不同高原人群（世居和移居）的低氧适应问题涉及高原环境与人类进化、遗传、生长发育、生理功能和疾病状态等一系列问题。从这个意义上说，青藏高原作为人类对医学地理学的研究地区得到了世界性的高度关注。1998 年我受聘为国际高山医学会科学顾问，国际高山医学会召开高山医学和高原生理学会议时我有幸作为会议的组织者和参与者获得了大量进展性的信息。1991 年起我担任了中华医学会高原医学分会的学术刊物《高原医学杂志》主编，2001 年任美国《高原医学和生物学》杂志编委，这都使我进一步了解国内外高原医学发展的动态。

在超过半个世纪的高原研究生涯中，我不仅走遍了青藏高原的大部分地区，还在安第斯山、落基山、天山、帕米尔和喜马拉雅等地进行了综合考察和探索，大自然赋予我的知识和我对大自然的情感使我成为一个真正的"高原人"。

根据"十三五"国家重点图书出版规划项目及国家出版专项基金项目计划，我欣然接受了编写《吴天一高原医学》的安排，在 3 年的日夜伏案挥笔中，不断增添新的信息和内容，力求充实和完善，希望能将我国高原医学的成就和当前国际研究的进展奉献给读者们，这就是我的初衷和心愿。

高原成为生命科学中最具吸引力的一个领域，不仅是因为这里是高原高山奇特的景观和迷人的风光，更是因为这里展现出千姿百态无比顽强的生命力，而人类就是这支高原生物大军中的佼佼者。今天，在中国的四大高原海拔 1 500 m 以上生活的有 8 000 万人，海拔 2 500 m 以上有约 1 600 万人，是世界上最大的高原群体，保护他们健康的担子将落在我们青年一代人的肩上，他们必有信心和能力来肩负起中国高原医学发展的使命。今天，我们站在地球之巅，仰望世界，瞄向前沿，不断走出高原医学的中国创新之路。

最后不得不提到，在过去的几十年里，我们和世界上许多权威的和做出过重大贡献的高原医学机构和著名学者进行了合作和交流，特别是美国加州大学的 John B. West，美国科罗拉多大学心肺血管研究所的 John T. Reeves、Lorna G. Moore，美国科罗拉多大学高原研究所的 Peter Hackett，美国斯坦福大学的 Herbert Hultgren，英国伦敦慈善医学院的 Michael Ward，瑞士日内瓦大学的 Bengt Kayser，德国汉堡大学的 Peter Bärtsch，法国巴黎第十三大学的 Jean-Paul Richalet，秘鲁安第斯高山研究所的 Carlos Monge C.、Fabiola Leon-Velarde，玻利维亚高原生物研究所的 Enique Vargas，玻利维亚病理研究所的 Gustivo Zubieta C.，日本信州大学的 Guo Ueda、Akio Sakai，吉尔吉斯斯坦国家心血管研究所的 Mursaid M. Mirrakhimov、Almaz Aldashev，乌克兰科学院的 Tatiana V. Serebrovskaya，尼泊尔喜马拉雅急救协会的 Buddha Basnyat 等。我们有过非常愉快和成功的合作，在本专著的成果中，都有他们的热情指导和参与，并惠赠图表同意发表，在此一并致以深切谢意。

吴天一

2020 年 2 月

前　言

　　国内外已经出版发行的有关高原医学的著作不下百种，基本的模式都是高原环境、高原生理和高原病，可供系统参阅。作者认为没有必要大同小异。本书则明显地突出中国、突出青藏高原和突出藏族适应。

　　首先，中国是世界上的高原高山大国，青藏高原是号称"世界屋脊"的最高高原，喜马拉雅是耸立在地球之巅的年轻山脉，加上内蒙古高原、黄土高原、云贵高原和帕米尔高原，使中国成为最大的"高原之国"。代表性的可可西里是世界上最后一片净土。青藏高原是地球上一个独立的地理单元，特殊的地理地貌、独特的生态多样性、丰富的生物多样性使它成为"高原医学研究的天堂"。我国科学工作者已对青藏高原开展了第一次综合考察，第二次综合考察正在进行中。

　　作为高原之主的中国人最早走进了高原，并进行了最早期的探察，从江河之源到珠穆朗玛，从而也最早认识了高原。从西安到古罗马，中国人走出了横跨亚、欧、非的古丝绸之路，又于冰封雪岭上开辟了艰险万分的唐蕃古道。中国人最早发现了高原病，公元前30年大将军杜钦对大、小头痛山的描述，生动地记录了这段历史。

　　在人类的高原生存史中，在青藏高原上成功适应的是古老的人群——藏族，最大的习服人群是汉族。其中，藏族约占48%，汉族约占38%，其他少数民族，如蒙古族、回族、土族、撒拉族、东乡族、保安族、裕固族、羌族、纳西族、门巴族、珞巴族、哈萨克族、柯尔克孜族、塔吉克族及夏尔巴人，约占14%，共同构成了中国高原民族大家庭，各显其习服—适应的特色。特别是世居的藏族，生活在地球上的最高海拔地区，在近480万名藏族同胞中，有53%生活在海拔3 500 m以上，而在羌塘—青南地区有约60万名藏族同胞生活在海拔4 500 m左右，他们面临的是最严峻的低氧环境。中国高原群体的巨大组合使高原医学研究具有最大的人群优势。

　　在地球上的造山运动中，安第斯山、喜马拉雅山等逐步隆起、抬升，一些生物物种进入高山或随高原（山）抬升而向高处发展，寻求新的生存空间。但哺乳类进入高山地区仅出现在近代进化史上，进入高山时的呼吸功能等是其祖先原先在氧气充足的环境中选择演化的，如今身处低氧环境，整体的生理功能和结构必须经过一个深刻的改造过程，以适应这一环境。人类进入高山高原环境仅仅是近数千或数万年的事。在喜马拉雅的藏族、安第斯的印第安人和东非高原的阿姆哈拉人这三大支高原人群中，本专著对藏族的高原适应第一次从考古学、语言学、人类学和基因组学四个方面加以综合论证，以无可辩驳的事实证明藏族是自然选择的优胜者。

近年来，遗传进化和分子适应两大领域把我们的认识引入很深的层次，在人类低氧适应理论上取得了革命性的突破。藏族是世界高原人群中适应历史最长和居住海拔最高的群体，藏族的低氧适应是最重要、最关键和最具有吸引力的。尽管国际上不少学者在印度、尼泊尔等地做了一些研究，但我们是在藏族的故乡本土青藏高原对不同年龄段、不同海拔高度和不同劳动方式的纯正血统藏族，从整体、器官、组织、细胞到分子几个水平上进行全方位的研究。特别是藏族在世界高原人群中具有强大而完美的氧摄取、氧运输和经济有效的氧利用，从而在高原低氧适应上构建了"人类最佳适应"的生物学模式，这无疑是世界高原医学宝库中最闪光的一页，也是全书始终贯彻的精华。

夏尔巴人，这个与藏族血缘密切的"东方来的人"，是世界高原人类适应的另一个热点，甚至有"夏尔巴生理"这一概念，在本专著中对争议了半个世纪的夏尔巴人低氧通气反应是否钝化做了评论。夏尔巴人在攀登珠峰中的最出色表现、他们强大的体能以及高原病的低发病率给藏族具有高原最佳适应性增添了论据。

本专著在高原生理中首先展现了肺循环、体循环和冠状动脉循环。在生物进化中，低氧感受的一个重要反应是肺血管的增压反应，可改善肺的通气／灌注比率，保证机体获得更多的氧。在整个生命过程中高原肺血管的结构重建形成了高原肺血流动力学的特征，低氧性肺动脉高压和由此导致的右心室肥大是突出问题，需要防护。高原体循环是心脏输出功能的体现，高原低氧时，出现一系列生理性反应以保证血液向组织的灌注，高原心功能和心电图的改变在急、慢性低氧时不同。高原世居人冠状动脉血管的增生和扩张保证了心肌的氧供，在适应过程中心肌毛细血管的增生、心肌肌红蛋白的丰富及心肌酶的活性增高构成了心脏在低氧下的动力学优势。

占人类生命过程1/3的睡眠是生命质量和适应优劣的标志。睡眠障碍与高原病发生的关系密切。本专著对睡眠通气和周期性呼吸的生理机制和意义做了有深度的解析，不同习服—适应人群展示出不同的睡眠结构和质量。

随着人类往返高原频度的增加，间歇性低氧成为突出的高原医学问题。智利矿区模式、高山天文站模式和中国青藏铁路模式等各展现出特殊的生理效应，其中高海拔室内"富氧"的创建解决了夜间睡眠缺氧的问题。

本专著在高原病这一占有重要地位的大篇幅中，突出了中国研究的成果和防治中的实效。首先介绍了我国的高原病命名、分型和诊断标准，它是依据青藏高原的人群流行病学、临床特征和病理生理建立的，几经修订和完善。急性高原病重点阐述了最常见高原肺水肿的研究进展。高原病的病理学是病理生理的形态学基础，如肺血管的胎性结构、出生后的转化和重构等与高原肺动脉高压的机制关系密切。从生理、生化、结构而深入蛋白组学、代谢组学和基因组学，形成一个完整的生物学体系来认识高原病。

根据我国的实际，与高原病并列而提出了高原危重病急症中的两大疾病：高原呼吸道窘迫综合征与多脏器功能障碍综合征和高原消化道出血。慢性高原病的"青海标准记分系统"凝结了我国学者的心血和奉献，因此做了较详细的介绍。从医学—生物学的观点出发，对比了血管型慢性高山病——高原性心脏病、呼吸型慢性高原病——高原红细胞增多症和胸档病的低氧肺循环和红细胞增生的病理生理机制。高原是一个多应激的环境，其中氧化应激和自由基代谢涉及习服—适应和高原病的发生，故不容忽视。

当前人类健康面临的最大威胁心脑血管疾病和代谢性疾病在高原如何？高血压从半个世纪前人群的低发逐渐走向了高发，我们看到生存环境和人们生活方式变化对血压的影响。而高原冠心病的相对低发是高原适应对脂质代谢的影响和对心肌保护的结果。高原世居人群糖尿病的低发更是一个引人关注的领域，青稞和藜麦有可能成为抗糖尿病的健康食物。

从生命的发生发展角度看，儿童和女性在高原是两个特殊群体，儿童是生命早期对高原适应的个体，关乎个体一生的健康水平；而女性是孕育下一代生命的主体，关乎人群的繁衍。这两个特殊的群体构成了高原生命的循环结构，通过母体及其与胎儿间的互动效应，突出了高原女性、儿童、新生儿和胎儿在高原的特殊健康问题。

高原环境是把双刃剑，不仅有损伤的一面，还有对人体有益的一面，高原训练的累累成绩、世界三大长寿区都在高原以及利用高原环境治疗某些疾病的获益都是事实，这是高原医学中别开生面的一页。

从 1999 年起实施西部大开发，一系列的经济开发建设不断兴起，最具有标志性的就是"青藏铁路建设"，这是世界上最高海拔的伟大钢铁工程，5 年 14 万建设大军奋战在海拔 4 000 ~ 5 000 m 的唐古拉山上，我们强有力的卫生保障创造了 5 年高原病零死亡的奇迹，这震动了世界，对这一段高原医学保障的历史进行记录是值得的。

本专著专门编写《高原土生动物的适应》一篇，阐述了进化史上比人类历史更长远的青藏高原特有高山物种如牦牛、高原鼠兔和喜马拉雅旱獭等的适应特征，体现了生物在自然选择中的适应多样性、在极端环境下生命力的强大性，以及不同地域不同物种间"趋同进化"的魅力，这给人类的遗传进化适应以极大的启迪。

在本专著结尾时，特别强调了中国高原医学研究的学术组织和发展。1978 年中国的第一个高原医学专业研究机构"青海高原心脏病研究所（后改建为青海高原医学科学研究所）"在十一届三中全会的科学春天里诞生。自 1987 年 10 月中华医学会高原医学分会成立以来，已经历了 9 届近 40 年，促进中国高原医学的学术交流和发展。现在我国高原医学队伍已形成军、地两支大军的格局，在青藏高原上网络系统地互相连接将产生巨大的合力。他们迎接了高原社会经济发展和国防建设带来的挑战，承担并出色地完成了以人类低氧适应、高原病防治和青藏铁路建设为代表的 20 项以上国家重大项目，取得了创新性的成果，为高原人群的健康做出了突出贡献。

为了不忘前人走过的路、他们艰辛的探索和人们认识的发展过程，全书在相关领域对历史做了简述，应该是有益的，特别对青年读者。为了让读者易于理解和有趣阅读，大部分的章节有一个引言和小结。图和表尽量实体化和简明化，一些原图未加改制但有明确的说明。本书所列出的参考文献量之大，是中国和世界高原医学文献的压缩版。

由于高原医学属于生命科学的领域，它所涉及的知识面极其广阔，而作者作为一名医生，知识量有限，书中的不妥和错误在所难免，恳望读者不吝指正，以期今后完善。

我国高原医学虽然历史甚久，但在茫若烟海的医林中还是年轻的一支，她好像雪莲花一样在冰峰雪岭中生生不息，成为人类医学的奇葩。高原医学一定会有更加灿烂的明天。

在庆祝中华人民共和国成立 70 周年之际，谨以此书献给为我国高原建设献身和拼搏的人们！

吴天一

2020 年 5 月

目　　录

第1篇　中国——高原高山大国

　　中国是世界上最大的高原之国，著名的高原有 4 个，即地形复杂最为高耸的青藏高原、开阔坦荡的内蒙古高原、沟壑纵横的黄土高原和崎岖不平的云贵高原。四大高原面积的总和超过国土面积的 1/2，海拔 1 500 m 以上的人口数约为 8 000 万人。高原习服—适应问题的核心就是人类与其生存的低氧环境间的"互动"过程，由此使人体的功能活动与极度环境间达到新的对立统一。因此，首先认识中国人生活的高原环境的地理、地貌、气象及生态系统十分重要。因为我国是世界上高原人口最多的国家，并生活在地球最高和最极端的低氧环境中，青藏高原、喜马拉雅就是最具代表性的，和世界其他高原（山）地区有鲜明的独特性和严酷性，这就彰显了生活在这一环境中我国高原人体健康问题的突出性和重要性。

第 1 章　青藏高原——世界屋脊

位于中国西南部的青藏高原，以喜马拉雅山脉西南和昆仑山、阿尔金山脉东北为界，平均海拔超过 4 000 m，地域辽阔，高大挺拔，气势磅礴，以巍峨的雄姿屹立在地球之巅，早就被人们称为"世界屋脊"（roof of the world），它的面积约为 2.5×10^6 km²，是世界上最高、最大的高原。总体的地势呈西北高、东南低，特别是羌塘高原，高原原始地貌几乎未受破坏，保存着完好的高原地貌。高原的外缘，高山环绕，壁立千仞，但由于周边切割强烈，造成巨大的地形反差，喜马拉雅山与南侧恒河（ganges）平原高差可达 6 000 m，昆仑山与塔里木盆地间的高差也达 4 000 m 以上，高原以数千米的高差挺立在塔里木盆地、河西走廊、四川盆地和恒河平原等周围邻区之上，更加衬托出高原峥嵘壮丽的雄姿。不仅如此，在高原上还耸立着许多巨大的山系与群峰。不论高原过去的地貌如何，大部分学者都认为现今的高原地势是在很短的晚近地质时期抬升起来的，青藏高原是十分年轻的地貌现象，而且目前仍在抬升之中，因此统一而完整的高原地貌才得以保存[1]。

第 1 节　青藏高原的地理学概念

西藏是为人熟知的，但是青藏高原这一地学概念在相当长时间内还鲜为人知。直到一个多世纪前人们才注意到这块神秘的地域，特别是 20 世纪 60 年代以来，人们才逐渐意识到这块土地在地球科学和生命科学中的重要地位，因而愈来愈珍视，并成为科技竞争的一个热点，吸引着全世界科技界的目光。

行政区域上，西藏是中国的一个自治区。然而在地理学上，国际上称西藏是西藏—青海高原（Xizang–Qinghai Plateau）[1-3]，我国的正式称谓是青藏高原（Qinghai-Tibet Plateau）。青藏高原的地学包括中国西藏和青海的全部地区、甘肃南部、四川西部、云南西南部、新疆维吾尔自治区的阿里地区等。青藏高原南北宽 1 400 km，东西总长 2 700 km。地理位置位于东经 78°45′ ～ 103°04′，北纬 27°18′ ～ 39°19′。高原面积约为 2.5×10^6 km²，占中国陆地总面积的 26%。它是世界上最大和最高的高原，海拔大部分在 4 600 ～ 4 900 m，平均海拔 4 000 m[4,5]。所以它被称为"世界屋脊"，相对于北极和南极来说，也被称为"地球第三极"——"高极"[6]。

在辽阔的高原上，绵亘着许多高大的山脉，奔流着众多湍急的河流。万丈冰峰，银装素裹；稠密的湖泊，秀丽多姿。还有岩溶石柱、冰峰塔林、滚滚黄沙的风沙地貌、特殊的冰缘现象、起伏和缓的辽阔高原、深陷的巨大盆地和广阔低缓的谷地，地形真是千姿百态，复杂多变[7]。

我们常说的青藏高原指的是在中国境内的部分，实际上按地学上青藏高原西部的界线还向北弯曲延伸到印度、尼泊尔、不丹、阿富汗和巴基斯坦等国，阿富汗的兴都库什山脉（Shindukush mountains）就是喜马拉雅的延伸部分[8]。

第 2 节　青藏高原的形成

一、古特提斯海

青藏高原是一个动态的地质区域。在第三纪时期之前，它被"特提斯海"（Tethys sea）所覆盖。早在 18 世纪，就有大地构造学家设想在劳亚大陆和冈瓦纳大陆之间有一个广阔的中生代古海洋，即所谓的古地中海，1893 年，地质学家徐士用希腊神话中海神女儿的名字——特提斯（Tethys）命名这个古海洋。1924 年，探险家诺埃尔·奥德尔在珠穆朗玛的岩石里找到了海洋化石，由此说明那里曾是海相地层。事实上，整个青藏高原地区都经历了一段极其漫长的海洋史，最早可以追溯到 6 亿年前。这个被称为特提斯海的北边是劳亚大陆，包括现在的亚洲、欧洲和美洲，南边是冈瓦纳大陆，包括现在的非洲、南美洲、南极洲、澳大利亚、印度、阿拉伯等地。

这片已经消亡的海洋，对大陆特别是高原、山脉的形成有着决定性的意义。从中生代起，冈瓦纳大陆就逐渐开始解体，印度洋和南大西洋大幅扩张，导致印度与澳洲和南极洲分离，非洲与南美洲分离，并逐渐向北漂移，到了距今 5 000 多万年前，与欧亚大陆发生会聚碰撞。这一系列的变化造成了剧烈的地壳构造运动，特提斯洋壳受到强烈的挤压，不断发生褶皱断裂和上升，使得喜马拉雅地区全部露出海面，最终特提斯海全面消失，整个高原地区的海洋史也宣告结束。

而这个地质历史上的特提斯洋早已演化为横亘于劳亚大陆和冈瓦纳大陆之间、长万余千米的宏伟构造带，喜马拉雅及青藏高原仅仅是大海中的陆梁。第三纪末期和更新世早期，在青藏高原发生了激烈的喜马拉雅造山运动，也被称为新阿尔卑斯造山运动，发生了剧烈的抬升，海域向西远退，它崛起沧海，挺拔直上，喜马拉雅横空出世，揭开了新生代地质历史中最重要的一页[9]。

二、青藏高原的形成及其影响

青藏高原的隆起是近几百万年亚洲大陆发生的最伟大的地质事件之一。青藏高原的形成是印度洋板块向北漂移并与欧亚板块相撞的结果[10]。白垩纪中期，由于印度洋脊的扩张，导致印度洋板块向北漂移，洋壳插入欧亚板块之下；始新世晚期，两个板块的陆壳相接，并发生碰撞，印度洋板块继续向北移动，但速度大大减慢；至中新世晚期、上新世初期，经过长期应力积累，产生喜马拉雅第三期运动，至此喜马拉雅山已基本形成[11]。高原强烈隆升的时代开始于上新世末，经过 3 个剧烈上升的阶段而大幅度上升，并且有明显的后期加速趋势。晚更新世以来的十余万年内，平均每年上升量可达 10 mm 以上。这证明印度洋板块向北漂移的运动至今还在进行[1,6]。

近日，地质学家常承法研究认为青藏高原是经过几个时期的剧烈地壳运动陆续形成的。按照地质结构可分为由 4 条缝合带（指两陆地的结合处）分割开的 5 个构造单元。其中最长、最南端的雅鲁藏布江带是一个古海。随着印度洋板块向北漂移，古海逐渐变小，到 1 200 万年前的第三纪时期，印度洋板块与西藏板块碰撞而消失，雅鲁藏布江就是这两个板块碰撞的结果。在印度洋板块与西藏板块碰撞以后，青藏大地受到强烈水平挤压，地壳发生大规模冲断，致使地壳大大缩短和加厚。青藏高原自距今 300 万年前的第三纪晚期开始抬升，就是地壳加厚和均衡抬升的结果[12]。一般认为，这种理论比单纯的地壳垂直运动是造山变形主要原因的传统观点更符合实际地质情况。

中国科学院青藏高原综合考察队根据多年来收集的天然地震、重力、古地磁、大地电磁探测等资料，特别是人工地震资料，否定了青藏高原为双层地壳的假设，提出了青藏高原是由多层介质组成的成层地壳模式。雅鲁藏布江南北分属两个不同的板块。青藏高原南部喜马拉雅山地带为两大板块碰撞和挤压的过渡带。这个地带迄今依然受到一个水平挤压力的作用，目前仍在不断上升，表明印度洋板块向北运动并未停止[13]。

中国科学院综合考察队在西藏羌塘热觉茶卡湖边的含煤地层中发现了中国古代植物群——华夏植物群的化石，经鉴定，它们是单网羊齿、拟卷柏、栉羊齿、瓣轮叶、楔叶等，显示了我国晚二叠世常见的华夏植物群的面貌，1 亿 800 万年前的三叠纪植物群下沉入古海。同时在这些古植物群化石层上面的地层中，还发现了瓣腮类化石，在其下面的地层中，又找到了腕足类化石和三叶虫化石。这些华夏植物在 2 亿多年前，生长在南半球的印度、非洲南部和澳大利亚等地，之所以能在西藏被发现，就是印度洋板块和欧亚板块在后来连续碰撞的有力证据之一[14]。

喜马拉雅山脉的形成，对亚洲中部特别是青藏高原的自然界有着深刻的影响。根据英国皇家学会 / 中国科学院 1985—1986 年对西藏进行测绘的结果，西藏高原地壳的厚度大约为 70 km，是一般大陆地壳厚度的 2 倍，这是印度洋板块与欧亚板块相撞造成的挤压和折叠[15,16]。在这段时间里，高原迅速升高同时大海向西退去。这种造山运动并没有停止，青藏高原还在隆起，每年平均上升 10 mm 以上，继续影响高原的地形结构及其周围环境。它也多方面地影响着高原文明、经济和生态[1,6,17]。

第 3 节　山　之　源

对于青藏高原伟大的山脉，在我国古代史籍及民间传说中就有许多关于这一地区的记载和歌颂。《山海经》与《淮南子》称昆仑山中有"县圃"，是与天相通的地方；又有"增城九重"，其高达 22 000 km 以上，是众神的居所。诗人屈原也在著名的诗歌《离骚》中想象他乘太阳神的骏马飞车游昆仑。这些古老的神话和诗歌，抒发了我国古代人民对这片高地的无限热爱。

青藏高原是一个非常特殊的自然地理单元。青藏高原实际上是由一系列高山组成的。众多山脉长 1 000 ~ 2 000 km，通常高达 5 000 m 以上，横跨整个高原。大部分的高山终年被冰雪覆盖。海拔在 5 000 m 以上的山脉主要有近东西向和南北向两组，从东到西绵延不绝贯穿帕米尔高原，从北到南直接延伸到高原的东南方向。近东西向的山脉由帕米尔高原向东呈辐射状延伸，横贯高原，从南向北有喜马拉雅山、冈底斯—念青唐古拉山、喀喇昆仑—唐古拉山脉、昆仑山脉、阿尔金—祁连山脉。南北向的山脉主要分布在高原东南部藏东、川西一带，由一系列平行延伸的高山和深谷组成，统称为横断山脉，这些山脉被平均海拔在 4 500 m 的山谷所分割，贡嘎山最高峰在 7 590 m 处[18]。这些绵长的近东西向和南北向山系，组成了整个高原地形的骨架，控制着高原地形的格局。因此，地理学家把青藏高原称为"山原"（mountain resources）。这些山脉不仅增高了海拔高度，也阻碍了大气环流，造成干旱和寒冷的气候。

喜马拉雅山脉（The Himalayas）位于青藏高原的南部边缘（见第 2 章第 1 节）。它们是地球上海拔最高、最壮丽和最年轻的山系，平均海拔是 6 200 m。喜马拉雅来源于梵文，意思为冰雪（Himα，梵语"雪"的意思）之乡（laya，梵语"家乡"的意思）。这座伟大的山脉深受西藏人民的热爱、崇拜和敬畏[19,20]。

喜马拉雅山脉连绵不断，长达 2 450 km，宽达 200 ~ 300 km。喜马拉雅山脉的东部在两座主峰之间，即南迦巴瓦峰（Namcha Barwa）和吉拉佩里峰（Gyela Peri），那木纳尼峰（Namnani）位于喜马拉雅山脉的中央，向西延伸到达喜马拉雅山脉西面的南迦帕尔巴特山（Nanga Parbat）[6,21]。

喜马拉雅山脉包含世界上最高的山峰。在喜马拉雅山脉的中央地带有超过 40 座山峰海拔高于 7 000 m。有如金字塔尖的珠穆朗玛峰（Mount Qomolangma），从喜马拉雅山脉的中央地带拔起延伸至高原南边中国和尼泊尔的交界处，是世界最高峰[22]。世界上总共有 14 座山峰海拔超过 8 000 m，其中 10 座山峰位于青藏高原。（见第 4 章第 5 节）

第 4 节 江 河 之 源

中国是一个幅员辽阔，河流众多的国家。但最主要的河流均发源于青藏高原，特别是长江、黄河、澜沧江和雅鲁藏布江[23]。

一、长江

长江（Yangtze river）是我国第一大河，世界第三大河。发源于青藏高原的唐古拉山的主峰各拉丹冬，海拔 6 621 m，这里冰川广布，冰雪融水形成了长江的源头（图 1.1）。在江源地区有楚玛尔河、沱沱河、尕尔曲、布曲和当曲五条河流，其中沱沱河最长，被定为长江的正源，沱沱河源于蒙古语"托克托乃乌兰木伦"，其意为"滔滔的红水河"（图 1.2）。长江流经青海、西藏、四川、云南、重庆、湖北、湖南、江西、安徽、江苏和上海等十一个省、市、自治区，注入东海，全长 6 800 km，流域面积为 1.8×10^6 km²，可见对于中国人民来说，它是一条生命之河[24]。长江的上游长 4 500 km，可分为沱沱河、通天河、金沙江和川江四个小段。自源头到当曲汇合处为河源区，冰川广布，冰塔林立，一片银色世界。自当曲河口到玉树称通天河。这一段河流[25]所经之处湖泊广布，水草丰美，景色秀丽。玉树以下到宜宾为著名的金沙江，因水中产沙金而得名。它南行穿越著名的横断山脉，江面变窄，落差极大。金沙江在宜宾与岷江汇合后，始称长江[26]（图 1.3）。（见第 8 章第 1 节）

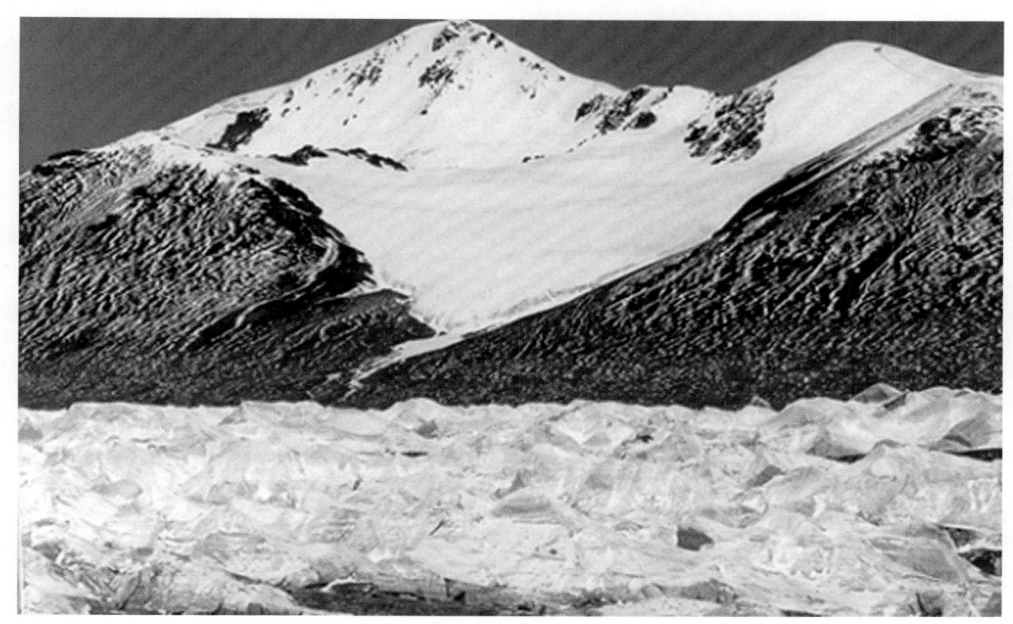

图 1.1　长江源头各拉丹冬雪山

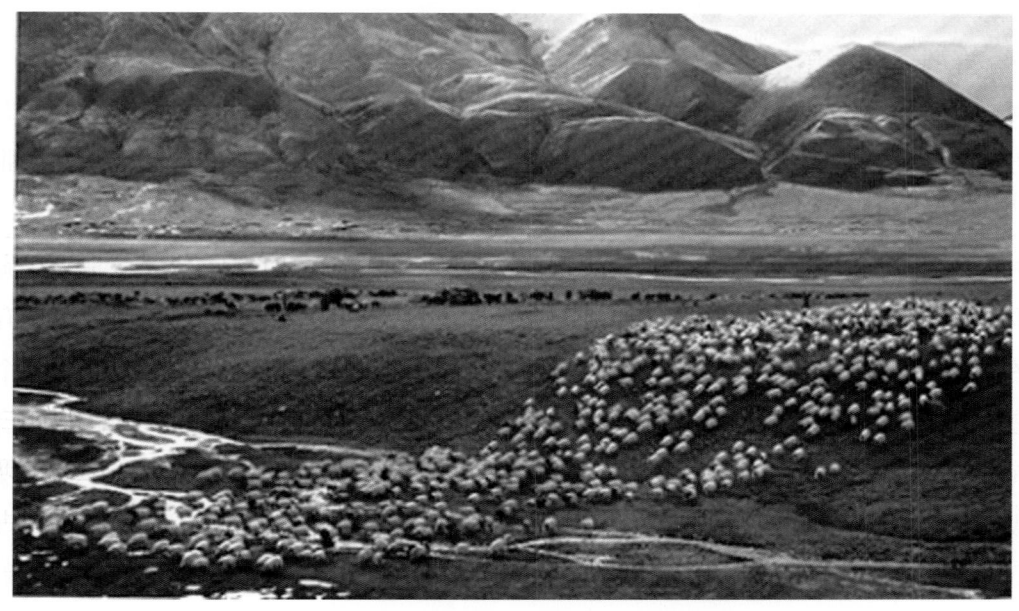

图 1.2　长江上游沱沱河为正源

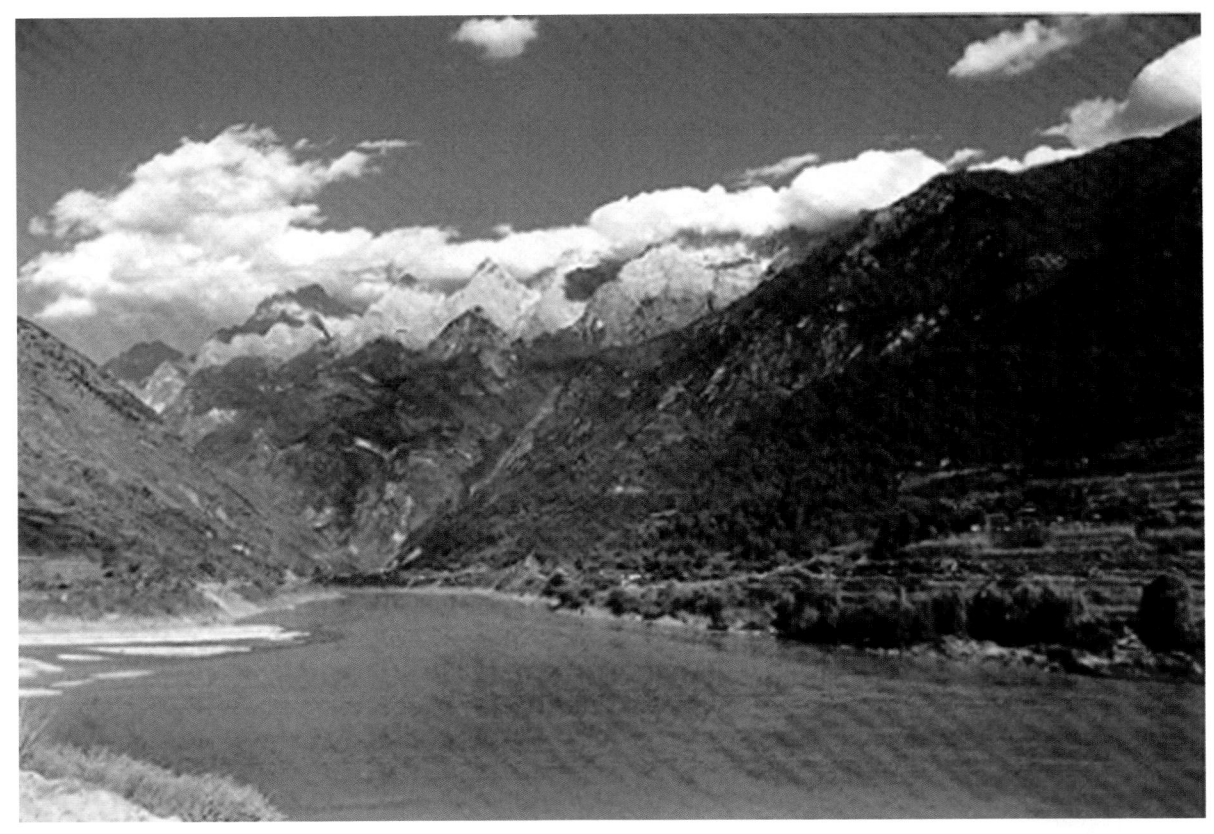

图 1.3 长江通天河以下到四川宜宾称金沙江

二、黄河

黄河（Yellow river）发源于青海的巴颜喀拉山脉格姿各雅山山麓，是我国第二大河，被誉为"中华民族母亲河"，也是世界著名的大河之一[27]（图 1.4）。藏族称之为"红河"（玛曲或曲玛尔，藏语有"红河"之意），其实黄河也不尽为黄或红，在上游流经贵德的一段因周围大量湿地的滤过作用，河水清澈透底，被称为"天下黄河贵德清"（图 1.5）。黄河上游有大量湿地，在流经玛多县时周围有着上千的湖泊，在阳光下有如满天星斗，而被称为"星宿海"，这是青藏高原有如生命的肺（图 1.6）。黄河流经青海、四川、甘肃、宁夏、内蒙古、陕西、山西、河南、山东九个省区，注入渤海[28]。她哺育了中华大地，据考古研究，在 3 000 多年前的殷商时期，黄河中下游气候温和、土地湿润、黄土肥沃，成了鱼米之乡[25,26]。黄河不愧为中华民族文化的摇篮，《黄河大合唱》的"黄河颂"成了"中华魂"，可见中国人对她的感情。（见第 8 章第 2 节）

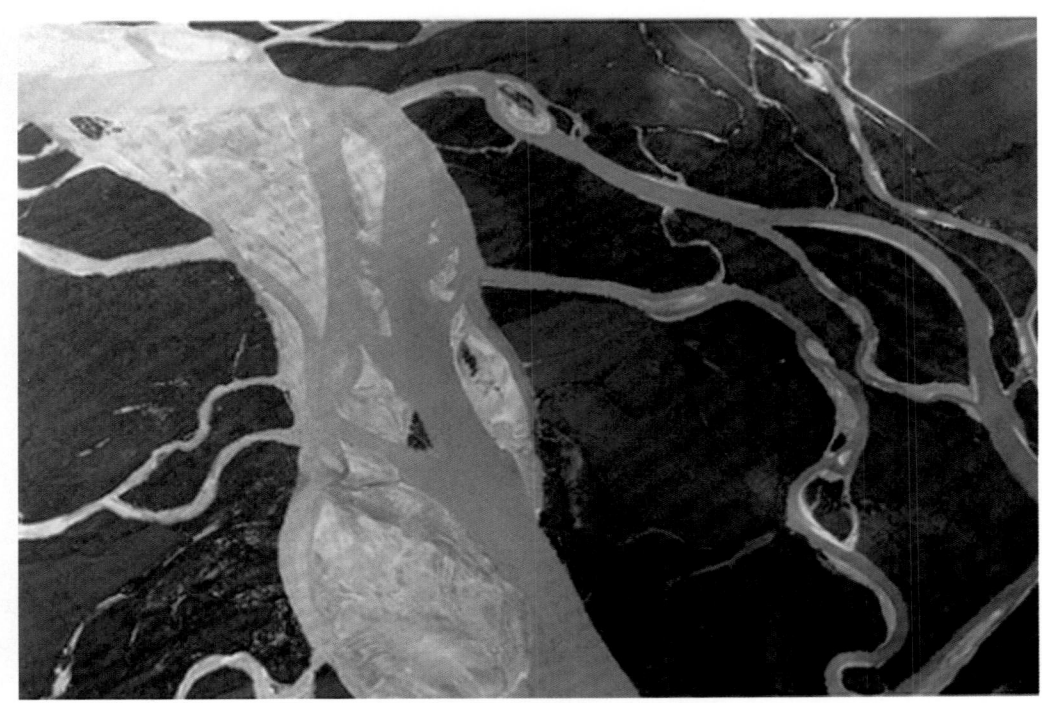

图1.4　航拍的俯瞰黄河图

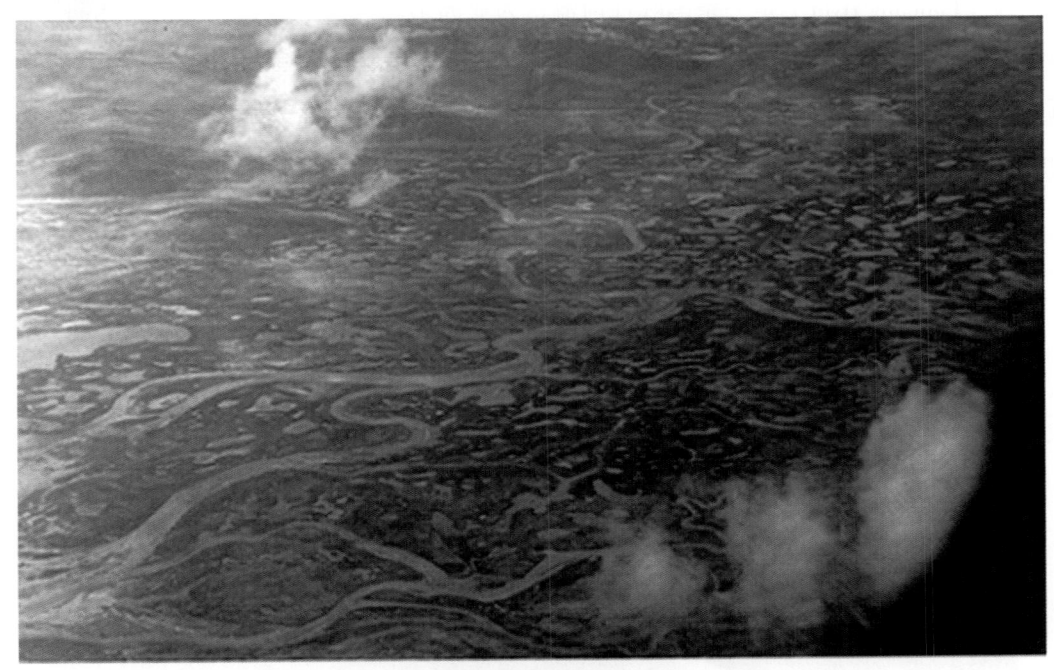

图1.5　黄河上游玛多县境内的星宿海

由千百个大小湖泊组成，这就是青藏高原的一部分"肺"。

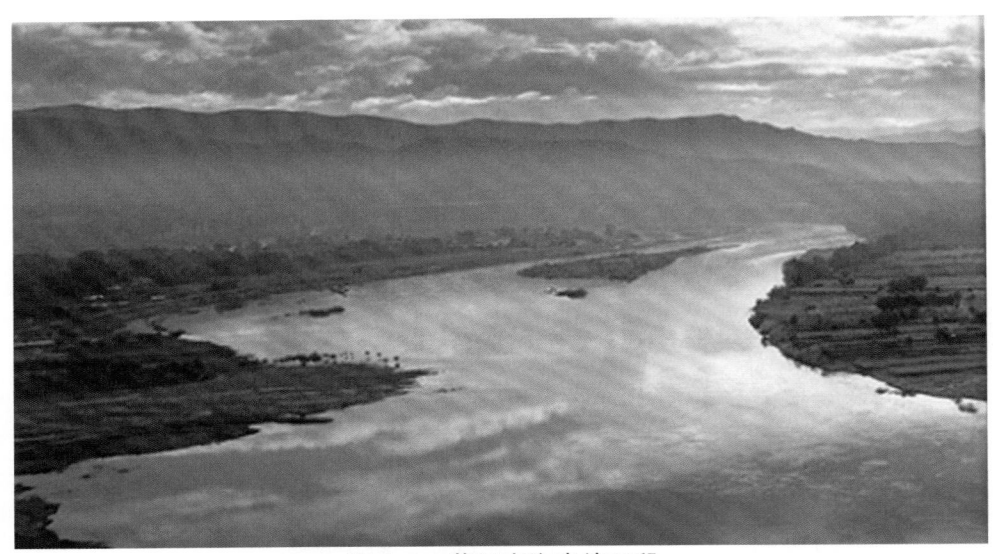

图1.6　黄河青海贵德县段

　　黄河不尽为黄或红，在上游青海贵德县境内，由于周围有大量湿地，河水经滤过而变得清澈透底，被誉为"天下黄河贵德清"。

三、澜沧江

　　澜沧江（Lancang river）是一条国际性河流，为亚洲第六大河。藏族称之为"扎曲"，源头扎曲发源于青海唐古拉山北麓杂多县境内西北部的查加日玛山西侧，海拔 5 388 m（图1.7）。从西向东南流经杂多县、囊谦县，在娘拉附近流入西藏，经云南省出国境，流贯于中南半岛，称湄公河（Mekong River），注入南海，全长 4 500 km，在我国境内长 1 612 km[20,21]。（见第 8 章第 3 节）

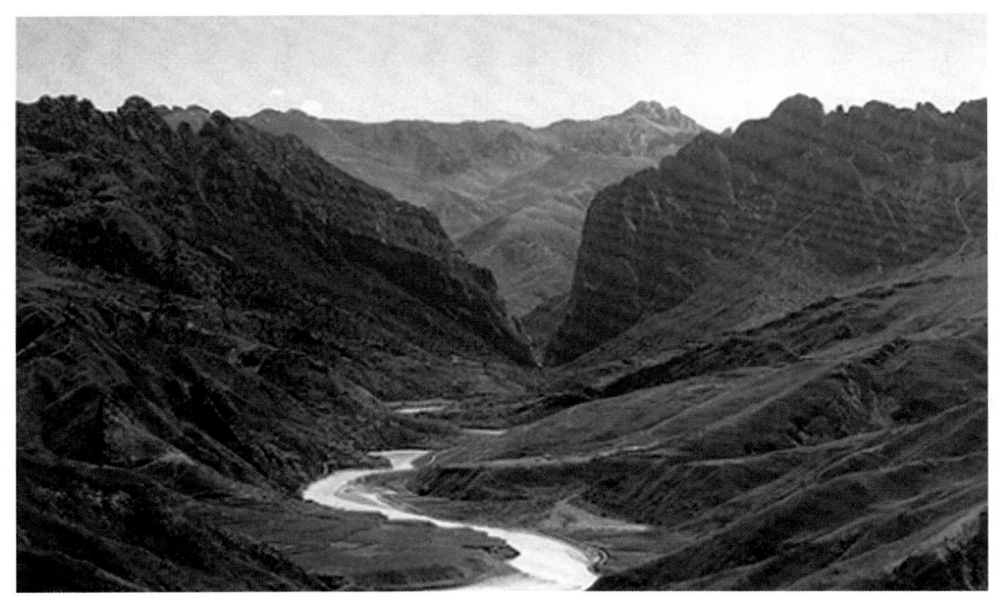

图1.7　澜沧江

　　澜沧江是一条国际河，发源于青海杂多县境内唐古拉山北麓的查加日玛峰西侧。青海境内的上游由扎曲、子曲和解曲组成，扎曲长 448 km，东南流经西藏、云南，然后出境到中南半岛称湄公河。

四、"三江源国家公园"建设

由于长江、黄河及澜沧江均发源于青海，故青海也被称为"三江之源"。三江之水覆盖了我国 66% 的地区。三江源境内河流众多，水量充沛，落差集中，集水面积在 500 km² 以上的河流 278 条，水资源总量为 6.29×10^{10} m³，被称为"中华水塔"，她是中华民族的生命之水、发展之水、文明之水。同时，三江源发育和保持着世界上原始、大面积的高寒生态系统，尤其是冰川雪山、高海拔湿地、高寒草原草甸，具有极其重要的水源涵养功能，维系着全国乃至亚洲的生态安全命脉，也是全球气候变化反应最敏感的区域之一。三江源是我国 35 个生物多样性保护优先区之一，有野生植物 2 238 种、国家重点保护野生动物 69 种，占全国国家重点保护野生动物总数的 26.6%。这里孕育了数量众多、种类独特的高原珍稀和濒危动植物及其生物群落类型，而且都是喜马拉雅—青藏特有高山物种，素有"高寒生物自然种质资源库和生物基因库"之称。其生态系统服务功能、自然景观、生物多样性均具有全国、全球意义的保护价值，因此一直受到国家高度重视并被列为国家重点生态保护区。

然而，目前青藏高原的环境及生态正面临巨大挑战。青藏高原三江源区无论在我国或世界均具有重要地位，又是世界上重要的高海拔区生物多样性最为丰富的地区，三江源区还是自然生态系统非常敏感、生态环境十分脆弱的地区，在生态环境保护中具有很高的学术研究价值。由于受到全球气候变化的影响，特别是随着人类活动的增加及不合理地开发利用，使得这一地区生态环境资源恶化的趋势不断加剧，人口、资源、环境与发展之间的矛盾日益突出，自然修复的能力和超限利用与退化的形势日益严峻。

为此，国家对青藏高原的生态保护加强了力度。如清华大学、青海大学与新西兰奥克兰大学（University of Auckland，New Zealand）于 2007 年 5 月签署了三江源兄弟合作计划备忘录，受到中国科学院地理科学与资源研究所和中国地质大学的支持，对三江源的高原生态、地质地貌与水资源、新材料、生命科学、资源管理和保护等领域开展合作研究和学术交流，必将对三江源的自然保护起到重要作用[29]。

更可喜的是，2015 年 12 月 9 日习近平总书记主持中央全面深化改革领导小组第 19 次会议，会议通过了《中国三江源国家公园体制试点方案》，2016 年 3 月 5 日中共中央办公厅、国务院办公厅正式印发了这一方案，并启动实施[30]。三江源国家公园的主题构架是"一园三区"，即包括长江源（可可西里）、黄河源、澜沧江源三个园区。总面积 1.231×10^5 km²，占三江源地区总面积的 31.16%。其中：冰川雪山 833.4 km²、湿地 29 842.8 km²、草地 86 832.2 km²、林地 495.2 km²。3 个园区包括 12 个乡镇、53 个村、16 793 户牧民，共有 61 588 人。这一青藏高原上的国家公园将被打造成中国生态文明建设的一张名片、国家重要生态安全屏障的保护典范，在世界屋脊上给子孙后代留下一方净土[31]。

五、雅鲁藏布江

喜马拉雅众多的雪峰构成了西藏的大江大河，最主要的是雅鲁藏布江（Yarlung Zangbo river）、拉萨河（Lhasa river）和尼洋河（Nyang river）[32]。河流所经之地湿地广布，土地肥沃。这三条河流哺育着西藏高原的草原、农田和森林，是西藏人民的生命河，与藏族的生存繁衍密切相关，拉萨河藏语为"吉曲"，即幸福之河[33]。

"雅鲁藏布"系藏语，"雅鲁"意为"上谷"，"藏布"即"江"。雅鲁藏布江的正源发源于喜马拉雅山的杰马央宗河，海拔5 590 m，其上游马泉河源出冈底斯山，它是印度河的上游源头，南入印度和孟加拉国，全长2 900 km，在我国境内长达约2 000 km。西部的上游河源地区海拔在4 500～4 800 m，因此是世界最高的大河[34]（图1.8），其两侧雪山辉映，中间地势宽绰，河谷坦荡，水流清澈，周围是大片丰美的高原牧场[35]。其下游穿流在被誉为"西藏的西双版纳"的墨脱（藏语"美朵"，即花的世界）境内的低山热带森林之中，可以毫不夸张地说是"人间仙境"（图1.9）。据考察，雅鲁藏布江的水能蕴藏量达1亿1 000多万kW，仅次于长江，这是由于雅鲁藏布江从海拔6 000 m以上高度的喜马拉雅山麓发源地流到海拔数百米的藏东南谷地，落差在5 000 m以上，其间跌水多达10余处，往往一处跌水就有数十米高的落差[36,37]。千百年来，雅鲁藏布江及其支流灌溉着两岸肥沃的土地，成为西藏人民文化的摇篮。今天，雅鲁藏布江像母亲的怀抱，从这里伸向年楚河中游的英雄城江孜、拉萨河畔的高原古城拉萨和尼洋河旁的林芝，展示高原无比迷人的色彩和一片欣欣向荣的景象[38,39]。

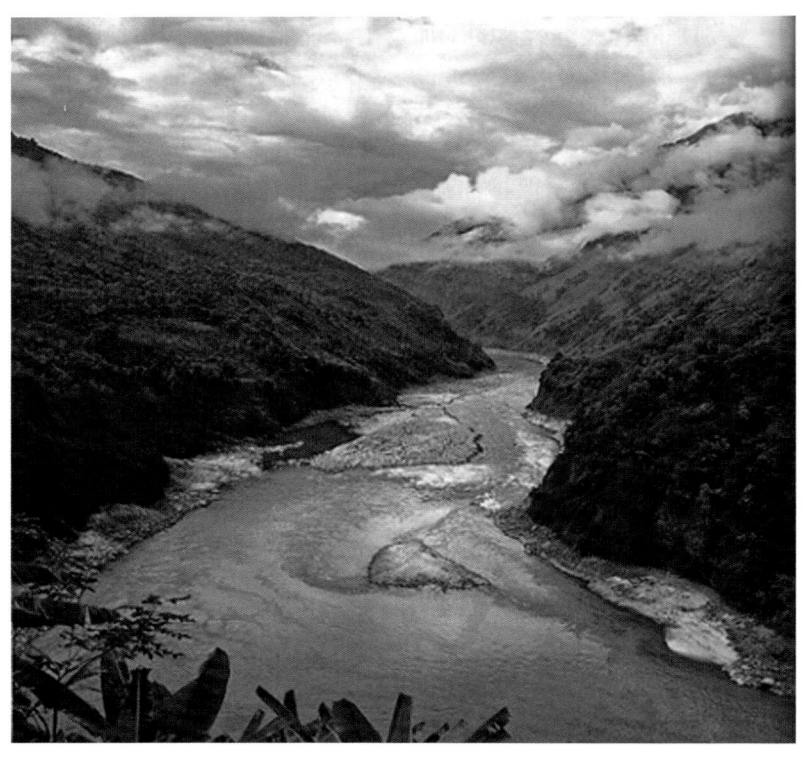

图1.8　雅鲁藏布江

雅鲁藏布江的正源发源于喜马拉雅山的杰马央宗河，全长2 900 km，在我国境内长达约2 000 km。西部的上游河源地区海拔4 500～4 800 m，因此是世界上最高的大河。

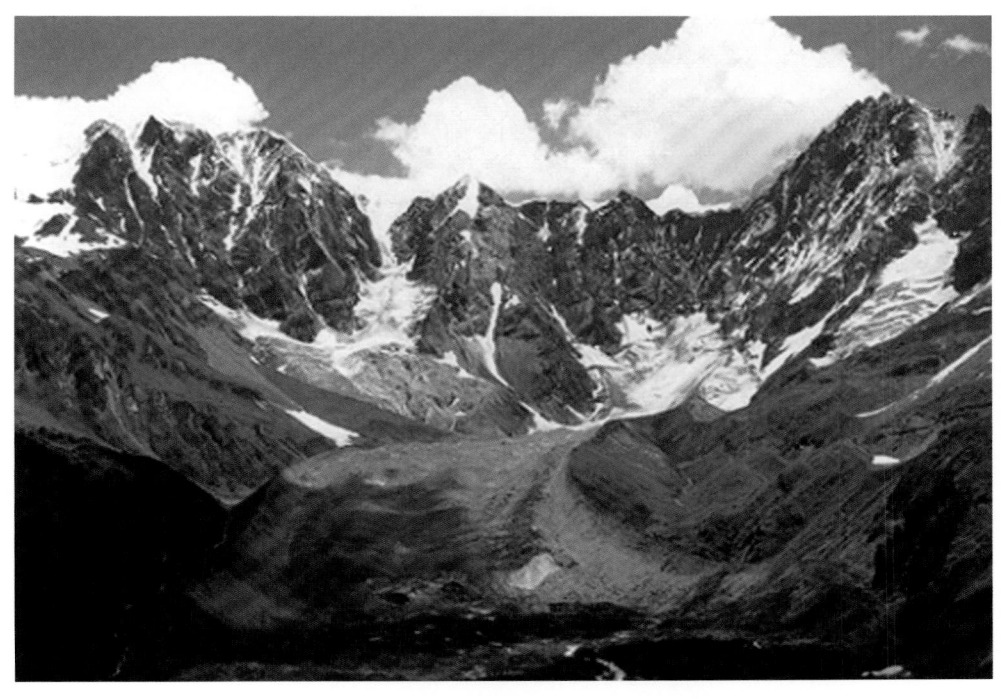

图 1.9　南迦巴瓦峰 (7 782 m) 下的墨脱县

地处喜马拉雅山脉东侧，属雅鲁藏布江下游山川河谷地形。山脉、大川纵横交错，连绵起伏，地势北高南低，海拔 800 ~ 3 800 m，低海拔处属亚热带气候和常绿阔叶林带，居民主要为门巴族和珞巴族。

五、雅鲁藏布大峡谷——世界第一大峡谷

在地质结构的影响下，河流从喜马拉雅山北面的尽头开始在山峰间形成很深的峡谷。雅鲁藏布大峡谷就是最有名的峡谷之一，它北起米林县的大渡卡村 (2 880 m)，南到墨脱县巴昔卡村 (115 m)，全长 504.6 m，最深处 6 009 m，平均深度 2 268 m，是地球上最深的峡谷。大峡谷两侧，壁立高耸着南迦巴瓦峰和加拉白垒峰。其山峰皆为强烈上升断块，巍峨挺拔，往上直插云霄，往下直落谷底。在南迦巴瓦峰与加拉白垒峰间的雅鲁藏布大峡谷最深处达 5 382 m，围绕南迦巴瓦峰核心河段平均深度也在 5 000 m 左右，其深度远超过了深 2 133 m 的美国科罗拉多大峡谷、秘鲁深 3 200 m 的科尔卡大峡谷和尼泊尔深 4 403 m 的喀利根德大峡谷。因此，在 1994 年取代了美国科罗拉多大峡谷和秘鲁科尔卡大峡谷获得世界第一大峡谷桂冠后，1998 年 10 月，国务院正式批准将这一世界最大峡谷科学定名为"雅鲁藏布大峡谷"，简称大峡谷。

在峡谷的隐蔽区发现了大片的旷野，所有地方都受到风雪冰雹的侵袭[18]。在这里，冰川、绝壁、陡坡、泥石流和巨浪滔天的河水交错相依，许多地区人类至今无法涉足，堪称"地球最后的秘境"（图 1.10）。

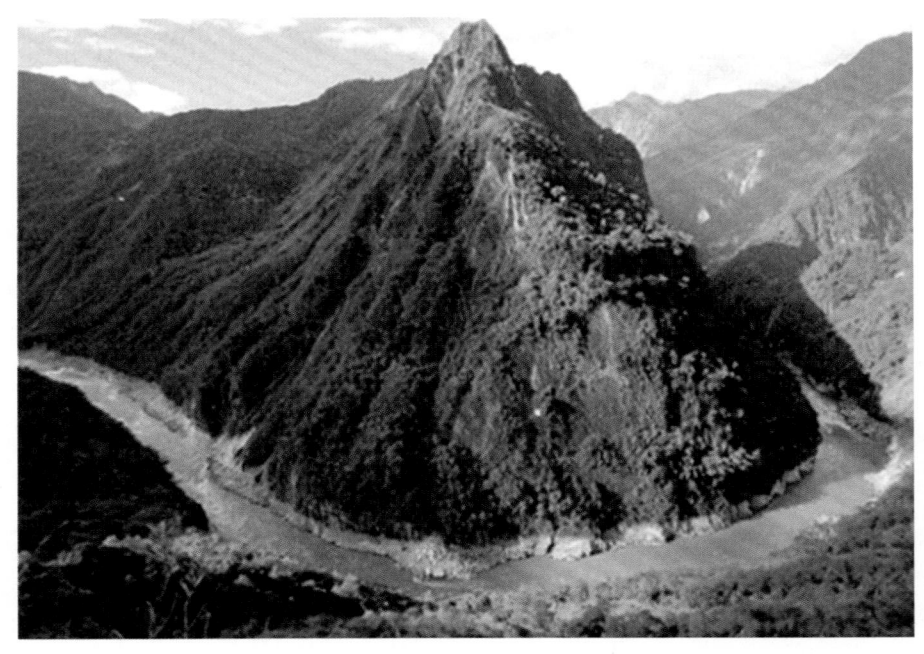

图 1.10 世界第一大峡谷

雅鲁藏布江由南迦巴瓦峰脚下急转直下，形成了著名的雅鲁藏布大峡谷的大拐弯。大峡谷的深度超过 5 000 m，成为世界第一大峡谷。

大峡谷核心无人区河段的峡谷河床上有 4 处罕见的大瀑布群，其中一些主体瀑布落差达到 30 ~ 50 m。从高处俯瞰，雅鲁藏布大峡谷激流澎湃，气势磅礴。这个围绕着南迦巴瓦峰奔腾咆哮的马蹄形大拐弯峡谷江段，被誉为"全世界最难漂流的江段"[40]。由于它地理环境陡峭，难以到达，对于大峡谷究竟能否漂流，国内外相关人士一直争论不休。人在这里都不能轻易地上上下下，何况漂流，其难度极大。1993 年 9 月 10 日中日联合漂流队以 2 名日本队员死亡宣告失败；1998 年 8 月 28 日，中国汉族队员的一次漂流又告失败；1998 年 4 名美国队员漂流，以一人死亡告终。最后由藏族漂流队员显身手了，他们经过反复高原训练，在深度达 2 268 m、长度达 504 km 的极大弯曲的激流险情中，胜利完成了世界上第一次的雅鲁藏布大峡谷漂流运动[41]，这再次显示了藏族强大的高原适应能力和低氧耐力。

六、阿里四河源

在西藏西南部，有 4 条发源于冈底斯山主峰——冈仁波齐峰西侧的河流群，汇集在阿里地区，流向东、南、西、北四方。这就是著名的是狮泉河（森格藏布，意为"狮口河"）、象泉河（朗钦藏布，意为"象嘴河"）、马泉河（达确藏布，意为"好马河"）和孔雀河（玛甲藏布）（图 1.11）。流向东方的是达确藏布马泉河（下游为布拉马普特拉河），绿宝石丰富，据传饮此水的人们如骏马一般强壮；流向南方的是玛甲藏布孔雀河（下游为恒河），银沙丰富，饮此水的人们如孔雀一般可爱；流向西方的是朗钦藏布象泉河（下游为萨特累季河），金矿丰富，饮此水的人们壮如大象；流向北方的是森格藏布狮泉河（下游为印度河），钻石矿藏丰富，饮此水的人们勇似雄狮。

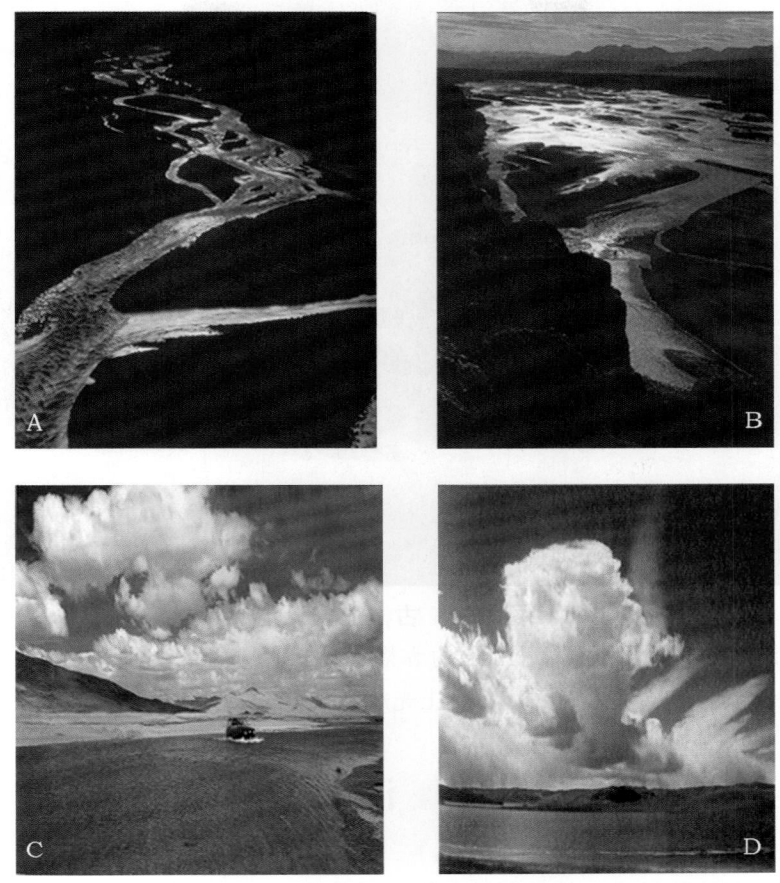

图 1.11　阿里四河源

　　A—孔雀河；B—象泉河；C—马泉河；D—狮泉河，均在海拔 4 200 m 以上。马泉河是布拉马普特拉河的源头，狮泉河源出冈底斯山，它是印度河的上游源头。

　　狮泉河所在地是阿里地区首府，阿里地区被称为"世界屋脊的屋脊"，多在海拔 4 500 m 以上，但阿里的札达盆地地势平坦，草原宽阔，河流谷地的两侧有第三纪的湖相沉积大面积出露[42]。约在公元 10 世纪前保留下来的古格王国遗址就耸立在札达附近的山上（图 1.12），其中寺院的雕塑、绘画显示了浓厚的藏族文化光彩[43]。公元 10 世纪强盛的象雄王朝就建立在象泉河谷上。马泉河等是布拉马普特拉河（Brahmaputra river）的上游源头，流过普兰、札达，切穿喜马拉雅山，流过什普奇后进入印度的喜马偕尔邦，向旁遮普平原流去，最后与印度河相汇，流入阿拉伯海[44]。因此这几条河流有着重要的地理资源。

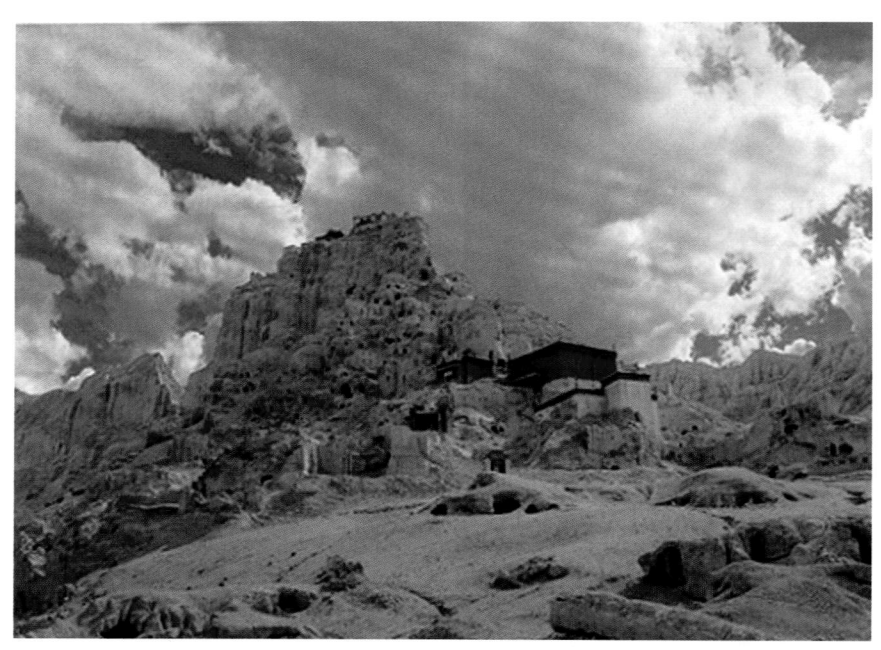

图 1.12　古格王国遗址

　　建立在阿里四湖地区札达县扎布让土山上的古格王国遗址，建于 10 世纪，山上遍布房屋、佛塔、洞窑 600 余处，以及寺庙和碉堡等，这是吐蕃史上光辉的一页。

第 5 节　湖　　泊

　　青藏高原是我国湖泊数量多、总面积最大的地区单元，和长江中下游平原形成东西相对的两大稠密湖群。据统计，高原上的湖泊占全国湖泊总面积的 2/5[45]。西藏的湖泊总数有 1 000 余个，主要分布在藏北高原，约占西藏湖泊总数的 85%，其次是藏南喜马拉雅山坡的山前地带。青海南部地区湖泊也是星罗棋布，高度密集[46]。青藏高原及其周边是世界上高原湖泊分布最广泛的地区（表 1.1），部分湖泊情况列举如下。

表 1.1　我国主要的高原湖泊及其海拔高度

湖名	所在地区	海拔 /m
打加错（Daggyai Co）	西藏萨嘎县	5 170
太阳湖（Lana Nuoer）	青海可可西里	4 882
可可西里湖（Kekexili Nuoer）	青海可可西里	4 878
乌兰乌拉湖（Wulan-Wula Nuoer）	青海可可西里	4 854
西金乌兰湖（Xijing-Wulan Nuoer）	青海可可西里	4 769
纳木错（Nam Co）	西藏当雄县	4 718

湖名	所在地区	海拔 /m
扎日南木错（Zhari Namco）	西藏措勤县	4 613
佩枯错（Paiku Co）	西藏吉隆县	4 591
玛旁雍错（Mapam Yumco）	西藏普兰县	4 587
当惹雍错（Tangra Yumco）	西藏尼玛县	4 535
色林错（Seling Co）	西藏那曲市	4 530
羊卓雍错（Yamzhog Yumco）	西藏山南市	4 441
多庆错（Doqen Co）	西藏康马县	4 300
鄂陵湖（Ngoring Lake）	青海玛多县	4 300
扎陵湖（Gyaring Lake）	青海玛多县	4 296
班公湖（Bangong Co）	西藏日土县	4 241
普玉湖（Puyu Lake）	西藏边坝县	4 100
新路海（Xinlu Lake）	四川德格县	4 040
然乌湖（Rawu Lake）	西藏八宿县	3 850
伍须海（Wuxu Lake）	四川九龙县	3 790
木格错（Muge Co）	四川康定市	3 780
昔姆错（Ximo Co）	青海久治县	3 720
属都海（Shudu Lake）	云南迪庆藏族自治州	3 705
碧塔海（Bita Lake）	云南迪庆藏族自治州	3 539
巴松错（Basum Co）	西藏工布江达县	3 460
青海湖（Qinghai Lake，or Koko Nor）	刚察县、共和县及海晏县交汇处	3 260
纳帕海（Nagpag Co）	云南迪庆州	3 196
察尔汗盐湖（Calhan Nur）	格尔木市和都兰县	2 767
叠溪海（Diexi Lake）	四川茂县	2 700
泸沽湖（Lugu Lake）	云南宁蒗、四川木里	2 685
易贡错（Yi'ong Co）	西藏波密县	2 150

一、纳木错

纳木错（Nam Co）在藏北高原，位于当雄和班戈县之间，是由第三纪喜马拉雅运动时地壳凹陷形成的湖泊[47]，面积 1 940 km²，湖面海拔 4 718 m，东西长约 70 km，南北宽约 30 km，比南美玻利维亚的号称"世界最高湖"的的的喀喀湖（Titikaka lake，3 812 m）高出 900 m，是世界上最高大湖[48]，最深处达 33 m 以上，亦为我国第二大咸水湖[49]。湖的东南是终年积雪的念青唐古拉山的主峰穷母岗日峰，北侧依偎着连绵的高山丘陵，四周是广阔的草原。藏语"纳木错"或蒙语"腾格里诺尔"均为"天湖"之意，湖水湛蓝，雪山环抱，蓝天相衬，如入仙境，是藏族人心目中最圣洁的圣湖，绝不可污染，是西藏三大圣湖之一（图 1.13）。它像一颗晶莹的宝石镶嵌在万里羌塘草原上。纳木错以其瑰丽的湖光山色和神奇的传说使众多游人陶醉、朝圣者倾倒。纳木错湖滨广阔、水草丰美，是全年可以放牧的天然大牧场。野牦牛、岩羊等野生动物时有出现。

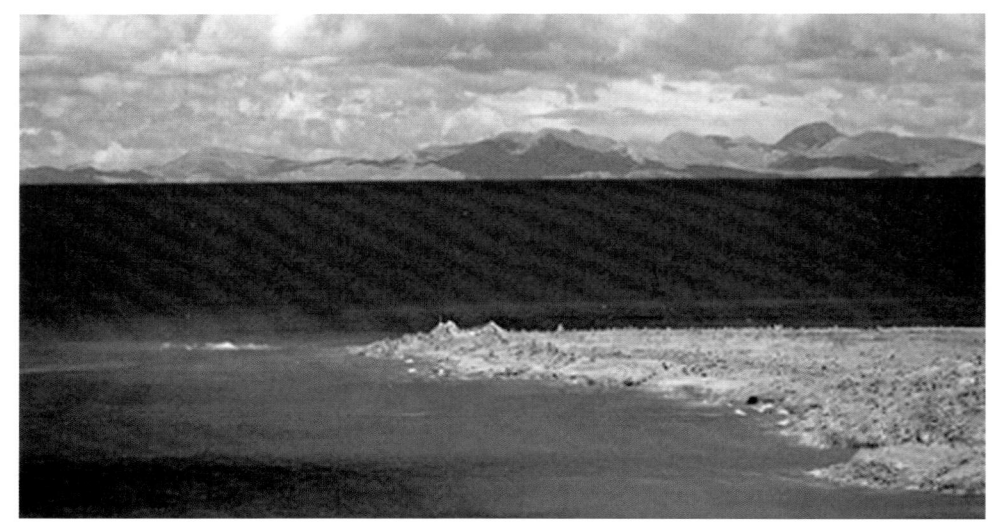

图 1.13　纳木错
位于藏北高原，藏语"天湖"之意，为西藏三大圣湖之一，是世界上海拔最高的湖。

二、色林错

色林错（奇林错，Seling Co）亦在藏北，位于纳木错的西北，藏语意为"威光映照的魔鬼湖"，有研究资料显示，其东西长 70 km，南北宽 40 km，面积 1 865 km²，海拔 4 530 m，是西藏第二大湖[21,50]。由于近年青藏高原湖泊水量的扩增，色林错面积逐年扩大，从 1976 年的 1 667 km² 增加到 2009 年的 2 324 km²，扩大了 40% 左右，已经超越纳木错成了西藏第一大湖。

根据地质考古学，色林错与周围的 20 多个面积较大的卫星湖，原来都是古色林错的一部分，它们曾经共同组成过一个统一的大湖。从色林错盆地中的湖相地层推测，这个古老湖东西长约 240 km，面积近 10 000 km²，湖面高出色林错 100 m。通过对最高湖相地层的分析，判断最大湖泊出现在更新世中晚期，距今数万年至数十万年。中国科学院青藏高原综考队曾在色林错盆地的东南区发现古人类活动遗址及大量石器，证明曾经有古人类在此狩猎或渔猎[50]。

色林错湖区内广泛分布着许多高原珍稀动、植物物种，特别是黑颈鹤，目前正在计划建立集保护、教育和科研为一体的色林错国家公园（图 1.14）。

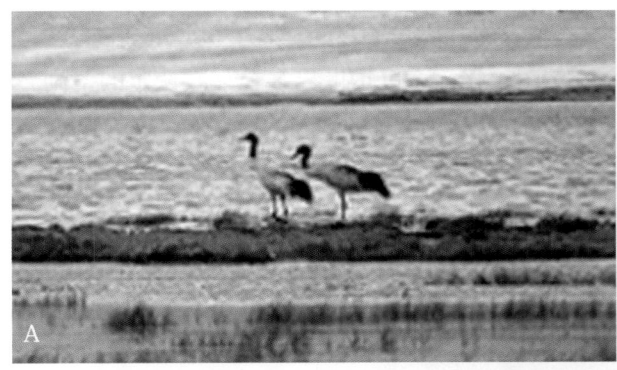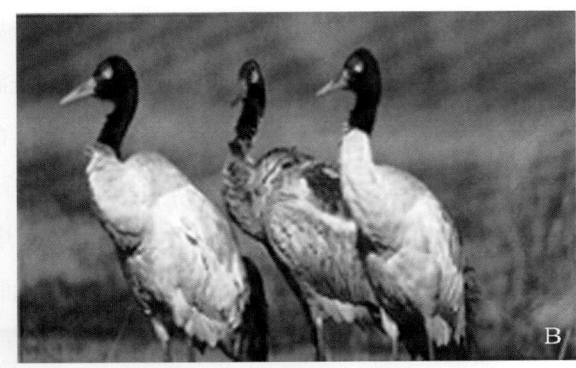

图 1.14　色林错

A—色林错；B—黑颈鹤是高原草甸沼泽栖息的鸟类，但由于湿地的破坏，种群濒危，而青藏高原拥有世界上最大的黑颈鹤种群，约 4 000 只，藏族视为"神鸟"，目前已被列为世界自然保护联盟（International Union for Conservation of Nature，IUCN）红皮书的易危级。

三、羊卓雍错

羊卓雍错（Yamzhog Yumco）距拉萨（Lhasa，3 658 m）不到 100 km，与纳木错、玛旁雍错并称西藏三大圣湖，是喜马拉雅山北麓最大的内陆湖泊，湖光山色之美冠绝藏南。羊卓雍错藏语为"碧玉湖"，位于西藏浪卡子县，海拔 4 441 m，面积 638 km²，湖岸线长 250 km[51]（图 1.15）。羊卓雍错湖水呈深蓝色，似晶莹润泽的蓝宝石，故名"碧玉湖"，而且当你转过每一个角度时，均会呈现出不一样的颜色和光泽，所以更显得神秘而深邃。藏族敬奉羊卓雍错，认为它是龙女的化身，而更多的是将它奉为羊卓雍错达钦姆，即羊卓雍错大湖主多吉盖吉佐，即金刚障碍之主，是藏区的"女护法神"[52]。西藏自治区对羊卓雍错的保护十分重视。

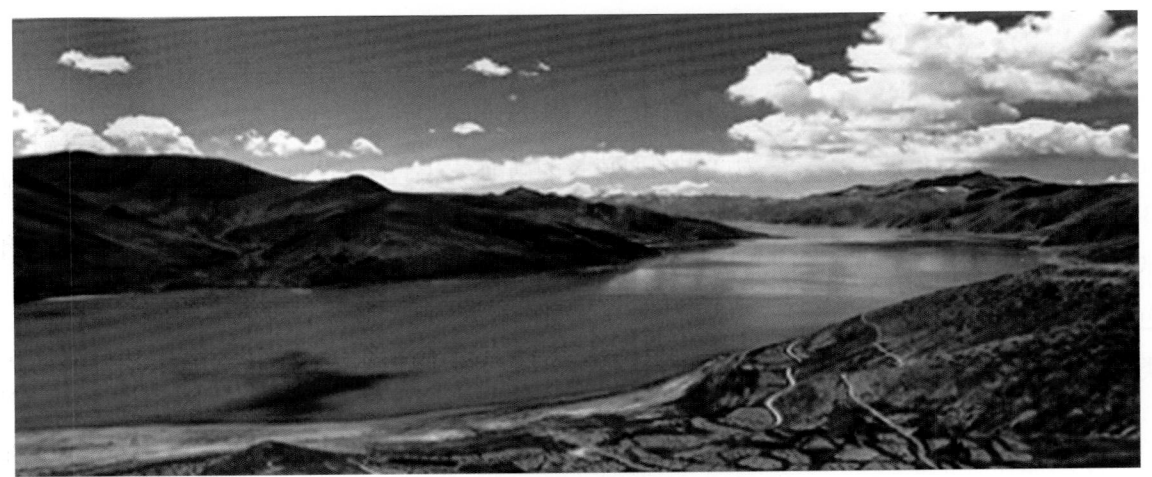

图 1.15　羊卓雍错

藏语意为"碧玉湖"，位于浪卡子县，是西藏三大圣湖之一。

四、玛旁雍错

玛旁雍错（Mapam Yumco）曾译为玛法木错，藏语意为"永恒不败、胜利之湖"，位于普兰县境内，在西藏西南部，坐落在冈底斯山主峰——冈仁波齐峰之南，为我国最高淡水湖之一，海拔4 587 m，面积420 km²，最大水深81.8 m，是西藏三大圣湖之一（图1.16），也是世界多个宗教认定的圣湖，在诸多古经书中，它被称为"圣湖之王"，玄奘在《大唐西域记》中称此湖即西天王母瑶池。在西藏，"神山圣湖"是一个专有名词，特指冈仁波齐峰和玛旁雍错。冈仁波齐峰，藏语意为"雪山之王"，是冈底斯山的主峰，海拔6 656 m，峰顶呈金字塔状，终年积雪，该山被印度教、藏传佛教、耆那教、苯教奉为神山（图1.17）。其西侧是拉昂错，面积265 km²[42]。

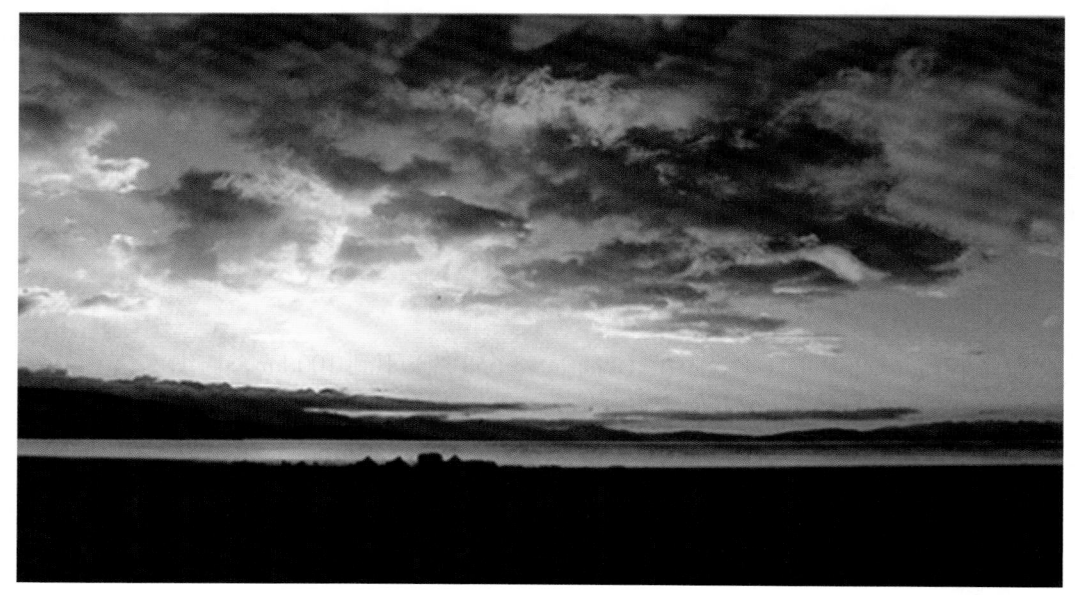

图1.16　玛旁雍错

位于西藏普兰县，为淡水湖泊，是西藏三大圣湖之一。

五、班公湖

班公湖（Bangong Co）位于日土县以北10 km处。"班公"是印度语，意为"小草地"，藏族称此湖为"错木昂拉仁波错"，意为"明媚而狭长的湖泊"，全长159 km，窄处达50 m，水深达41.3 m，湖面海拔4 241 m，面积604 km²，东侧2/3的面积属于中国领土范围，余下1/3属于印控克什米尔（图1.18）。与其他湖不同的是，班公湖在中国境内的部分是淡水，物产丰美，水质洁净，水色碧绿，而在印控克什米尔境内就成了咸水。湖中有几处被称为鸟岛的小岛，有数万只高原珍稀鸟类栖息于此，故又称"天鹅湖"[45,50]。班公湖是中、印边界湖，陆地及湖面均相接壤。

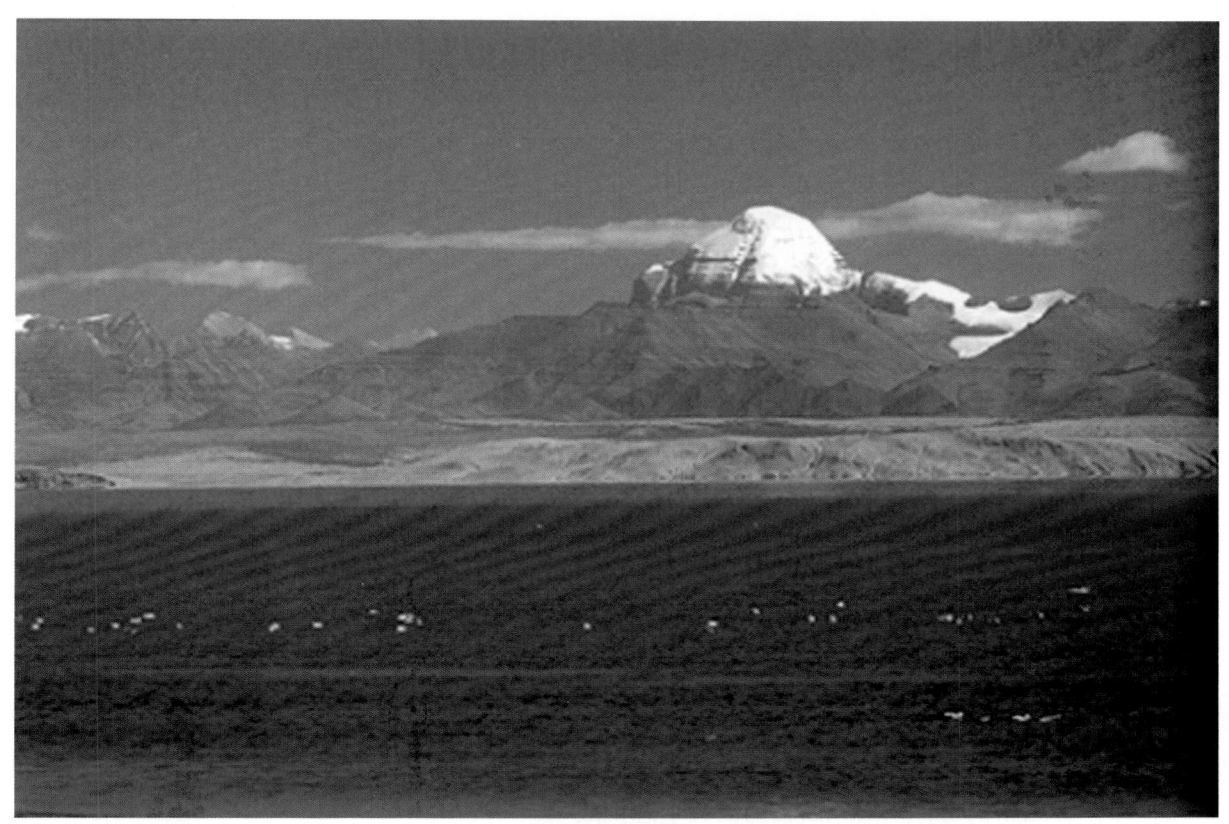

图 1.17 神山与圣水

在西藏,"神山圣湖"是一个专有名词,特指冈仁波齐(上)和玛旁雍错(下)。

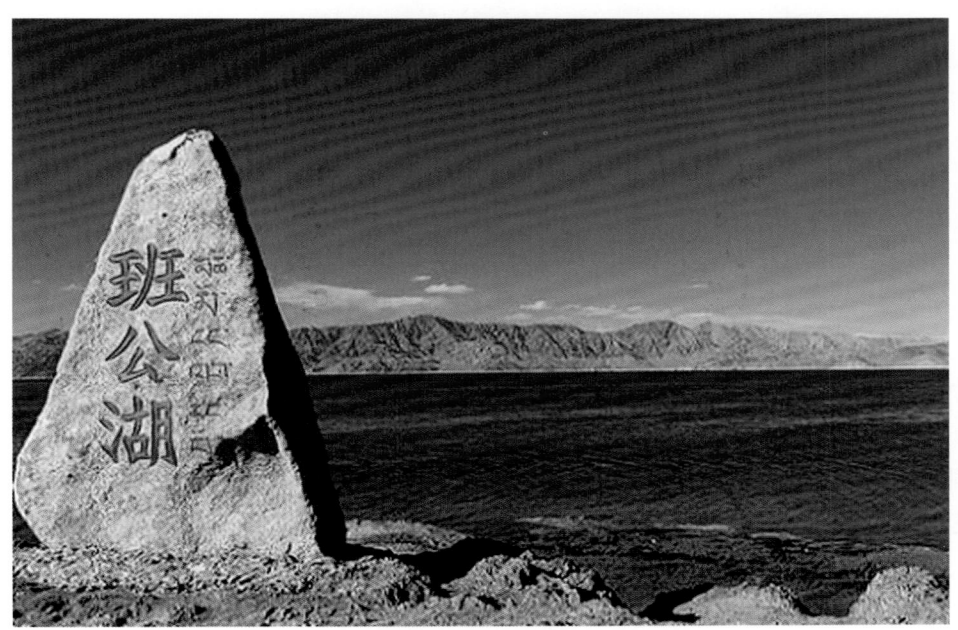

图 1.18 班公湖

位于西藏日土县,为双跨中、印的边界湖,湖面及陆地均相接壤,有重要军事意义。

六、青海湖

青海湖（Qinghai lake, or Koko Nor）藏语"错尔俄温布"或蒙语"柯柯诺尔"均意为"青色之海"，古称"西海"。考古学发现在新生代（7 000 万年前至今）共和盆地在经受较为强烈的沉降中接受了巨大的第三纪碎屑沉积[53]。到第四纪中晚更新世，距今 21 万 ~ 35 万年前发生了一次强烈的新构造运动，周围山体强烈抬升，青海湖区断裂下陷，在青海湖西岸边地层中发现了属于中更新世时期的淡水环境的双线环菱螺化石，反映了青海湖形成和发展的变迁[54,55]。同时新生代以来，这一地区的气候由潮湿向干旱转变，决定了青海湖形成、变化的基本方向，该时期由于青海湖地区的气候日益干燥，从而加速了青海湖由淡水湖向咸水湖的变化过程。

青海湖面积达 4 573 km²，湖面海拔 3 260 m，是我国最大的内陆咸水湖（图 1.19）。湖西北的鸟岛面积不足 1 km²，而每年从 4 月份起就有 10 余万只候鸟从我国南方或东南亚飞来这里筑巢栖息，繁衍后代。鸟岛上的主要鸟类如斑头雁是从印度每年来回两次飞越珠穆朗玛峰的，具有极强的低氧适应耐力，其他的有渔鸥、棕头鸥、燕鸥和鸬鹚，也有少数白天鹅、黑颈鹤等。湖里有著名的裸鲤"湟鱼"，千百年来它哺育着高原人民，然而由于过度捕捞，数量急剧减少，鸟类也随之减少，为此青海省人民政府严格封湖并起到了保护的效果。然而从 20 世纪 60 年代以来，青海湖水位以每年 8.6 cm 的速度下降，周围出现沙化，这是人们十分关切和担忧的问题[56]。不过近年来有水位恢复的迹象，保护青海湖仍是青藏高原面临的巨大生态挑战[57]。

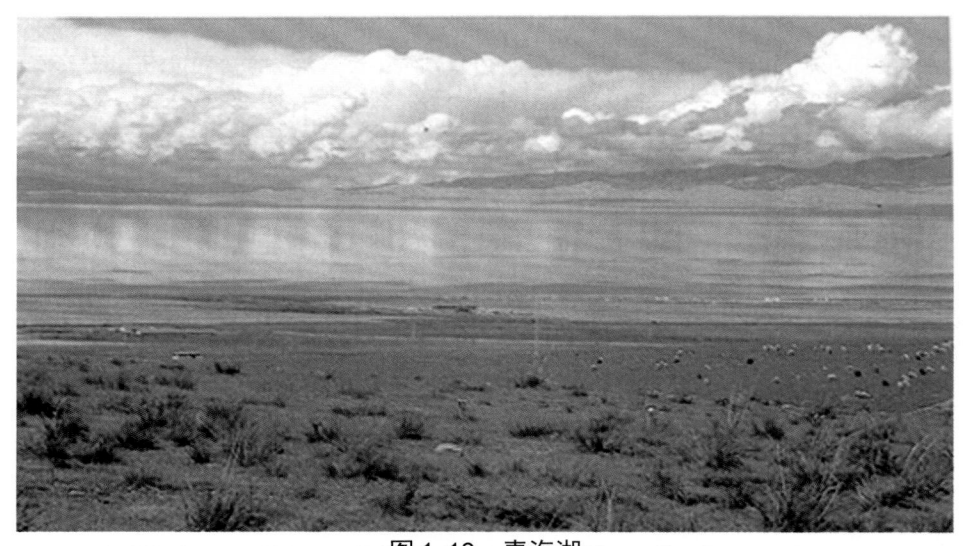

图 1.19　青海湖

是我国最大的内陆湖，为咸水湖，面积 4 573 km²，平均水深 25 m，最深处 31.4 m。位于湖西北的鸟岛面积不足 1 km²，从每年 4 月起就有 10 余万只候鸟从中国南方或东南亚飞来此处筑巢栖息，繁衍后代。

七、扎陵湖

扎陵湖（Gyaring Co）又称"查灵湖"，藏语即"白色长湖"之意，位于玛多县西部，湖面积 526 km²，湖面海拔 4 296 m。玛曲（即黄河）由西南隅流入，从东南隅流出，黄河主流线在湖心偏南，挟带泥沙入海，每当风浪起时，湖面呈现灰白色，故而得名"白色长湖"[58,59]（图 1.20）。

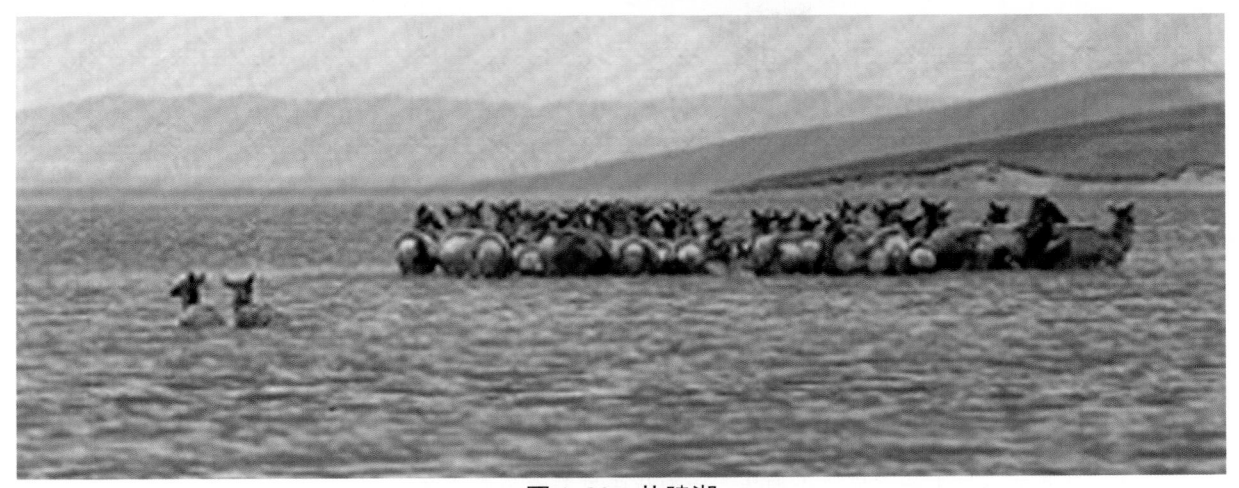

图 1.20　扎陵湖

黄河源头的淡水湖，鹿群每年有涉水向湖心岛迁徙的生物习性。

八、鄂陵湖

鄂陵湖（Ngoring Co）古称"柏海"，藏语意为"蓝色长湖"，位于扎陵湖向下 15 km 处，两湖相依，似姊妹湖，与扎陵湖同被称为黄河源头最大的淡水湖，面积 610.7 km^2，海拔 4 300 m。黄河从西南隅流入，由东北隅流出，因进入该湖的泥沙少而使湖面呈青蓝色[58,59]（图 1.21）。青藏高原的藏、汉族人民对扎陵湖和鄂陵湖倾注了特别的感情，因为它们不仅是黄河源头的"母亲乳汁"，也是吐蕃松赞干布迎娶文成公主成就汉藏一家亲的交融之地，更是中华民族伟大精神的光辉体现，建立在两个湖源上的"牛头碑"就是一个永远的丰碑（图 1.22）。

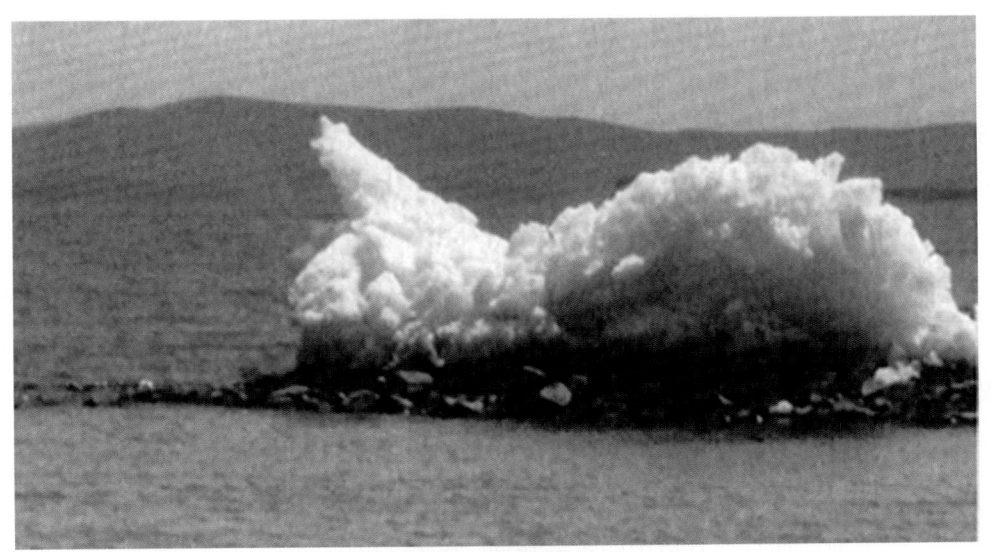

图 1.21　鄂陵湖

黄河源头的淡水湖，由于海拔高，清晨小岛上泛起的晨雾犹如天空的白云和飘拂的哈达。

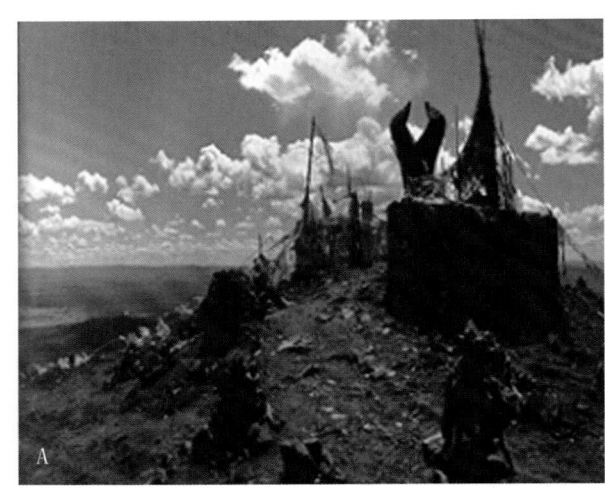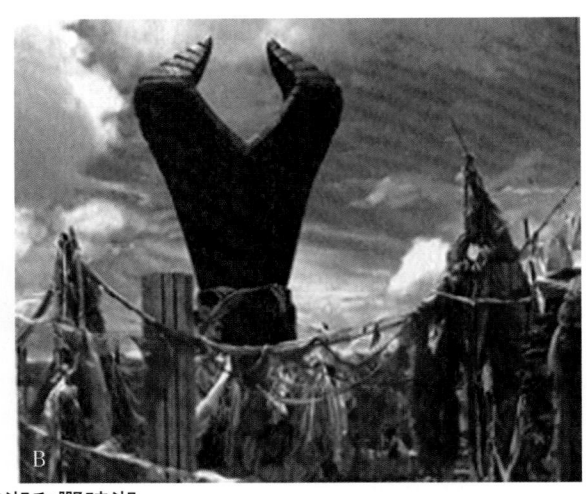

图 1.22　扎陵湖和鄂陵湖

是黄河源头两个巨大的高原淡水湖泊，它们位于巴颜喀拉山北麓的玛多县境内，是黄河地区众水汇集之所。扎陵湖及鄂陵湖古称"柏海"，是吐蕃松赞干布迎娶文成公主之地，被藏族奉为圣湖。1988 年 9 月，玛多县政府在此修建了一座"华夏之魂的河源牛头碑"，碑体总重 5.1 t，已故十世班禅大师及胡耀邦同志分别为纪念碑题写了藏、汉文"黄河源头"字样。牛头碑建在措日尕则山的顶峰，海拔 4 610 m，在这里一望扎陵、鄂陵似一对姐妹湖，尽收眼底。牛头碑身高 3 m，碑座高 2 m，均用铜板铸模镶嵌，碑式别致，字体雄浑，象征着中华民族历经沧桑的悠久历史和勤劳朴实的品格。碑首选择了原始图腾神圣的崇拜物——牛，以其角粗犷、坚韧、有力的造型，概括了我们伟大而坚强的民族精神，使人们油然而生一种无与伦比的强烈凝聚力和向心力。

九、青藏高原的盐湖

青藏高原是世界上高山盐湖最密集之地，被称为"盐湖之家"，是世界上盐湖分布最多、最高的高原。青藏高原由于地质结构特征，同时因气候干燥、蒸发剧烈而使盐分浓缩，故形成大量的盐湖群[60,61]。青海是我国盐湖分布最为集中的省份之一，主要分布在柴达木盆地，盆地内的盐湖及干盐湖共 75 个，在地质时代的第三纪、第四纪沉积而成，地表盐类化学沉积面积 1.56×10^4 km^2，约占盆地面积的 1/3。柴达木由于极其干旱使湖水大量蒸发而促使湖水含盐量不断加大，加之封闭的盆地地形条件，有利于流域内盐分通过径流等方式源源不断地由四周山地向盆地底部湖中输送、汇集，丰富了盐类的物质来源。柴达木盆地广泛分布的第三纪、第四纪陆相碎屑岩系中富有盐类物质，对形成于不同时代约 599 个各类岩石分析的数据显示，锂、硼、钾的区域平均含量分别为 67 mg/L、80 mg/L 及 2.02%。盐湖的水化学类型复杂多样，有氯化物型、硫酸盐型、硼酸盐钾镁型、碳酸盐型等，在通常情况下，水化学类型顺次由碳酸盐型向硫酸盐型和氯化物型转化。碳酸盐型有方解石、文石、白云石等矿物；硫酸盐型有石膏、芒硝、钾盐镁矾、天青石等矿物；氯化物型有石盐、光卤石、水石盐等矿物，如青海海西乌兰县境内的茶卡盐湖，海拔 3 059 m，面积 116 km^2，是当地人食盐（氯化钠）的主要来源。西藏的盐湖相对较分散，但具有特殊的化学类型，如藏北高原泉华里的伊布茶卡盐湖中大量沉积芒硝、无水芒硝、石盐等矿物[62]。在西藏，凡是温泉水流入的盐湖，湖水与温泉水的微量元素非常接近，说明它们二者间的微量元素存在着密切的成因联系，温热沸泉是盐湖微量元素的主要补给源。在错尼（双湖）附近的玛尔果茶卡盐湖发现水钙芒硝和泻利盐矿物，这是首次在西藏发现的盐类沉积矿物。错尼是西藏实测最深的盐湖，在水深 28 ~ 34 m 处的水温比它上面和下面都高，形成一个 20℃的热水层，说明水下的湖盆边缘有温泉，热水直接注入盐湖会出现恒温层。在阿里地区的查玛错湖发现有球粒状正在析出的钠硼解石原生矿物，揭示了盐湖的成硼机制[63]。

十、察尔汗盐湖

青藏高原最著名的盐湖之一便是察尔汗盐湖（Calhan Nur），"茶汗诺尔"系蒙语"白色之湖"，盐湖位于柴达木盆地中东部格尔木市和都兰县境内，面积 5 860 km²，湖面海拔 2 767 m。察尔汗盐湖是一个古老的湖泊，通过对该湖所属达布逊、别勒滩处的钻孔岩芯样品进行 ^{14}C 和铀系法等手段的检测，推测察尔汗盐湖的形成年代在 5 万年前。晚更新世以来，该湖由于水流冲带的陆源碎屑和石盐相互层下沉堆积成盐湖外貌特征，形成具有表面卤水的全新世盐湖。该湖的盐类矿物沉积大多在 30 ~ 40 m，最大厚度达 75 m，是我国钾、镁盐的重要生产基地[64,65]（图 1.23）。青藏铁路通车后，这里已成为重要的枢纽站点之一。

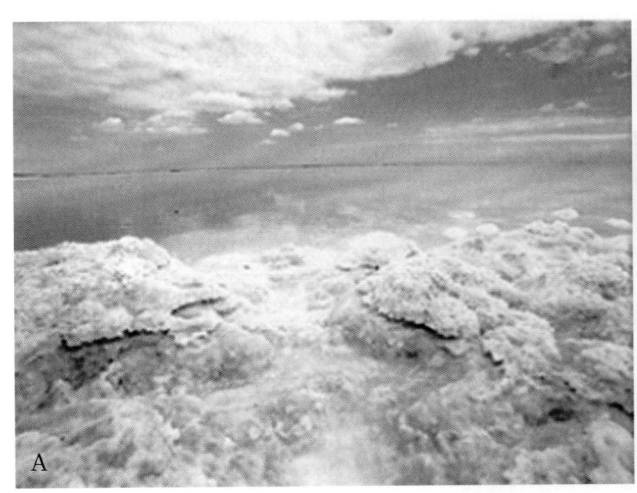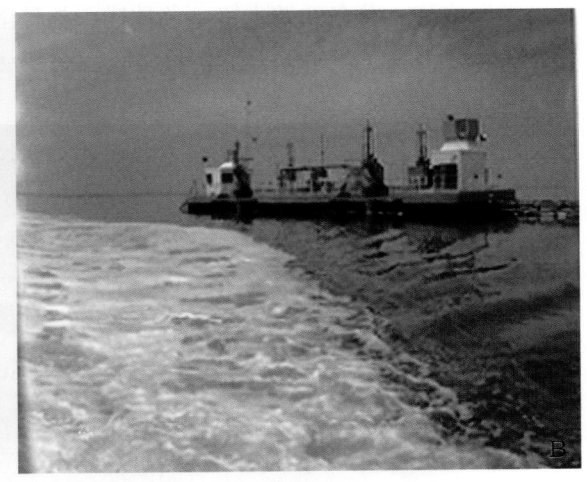

图 1.23　察尔汗盐湖

A—位于青海柴达木盆地我国最大的盐湖——察尔汗盐湖；B—察尔汗盐湖已建成我国钾盐和镁盐的重要生产基地。

青藏高原星罗棋布的湖泊不仅调节着高原地区的气候，还蕴藏着极为丰富的自然资源，湖泊中含有稀有金属元素和化学原料，仅盐类矿物就有多水硼镁石、氯化钾、钾芒硝、钾石膏等 20 余种[66]。湖滨水草丰美，是高原上好的牧场和野生动物的乐园。湖水中水产资源丰富，特别是青藏高原特有的鲤科裂腹鱼和鳅科条鳅等。

第6节　羌塘—青南地区

人类居住的世界最高海拔地带就是中国青藏高原的羌塘—青南地区。它与南美不同的是，在安第斯的秘鲁和智利海拔 4 500 m 以上主要是矿区，矿区的工人是以高原—平原交替性往返模式生活，而当地的土著印第安人并不多（见第 11 篇），而羌塘—青南地区则是以藏族为主体的高原世居者，他们祖祖辈辈都生活在这地球顶极上，在高原医学生物学上有极其重要的意义。

"羌塘"藏语即"北部旷地"之意。它位于昆仑山以南，冈底斯山及念青唐古拉山以北，西与克什米尔接壤，东抵怒江和西藏内陆流域分水岭，是广袤的藏北高原，故汉藏结合地称为"羌塘—藏北高原"[67]。羌塘地区主要位于海拔 4 800 m 以上，占地约 6.2×10^5 km^2，从北到南长度约 700 km，从东到西宽度大约 2 000 km，约占西藏总面积的 1/3，占青藏高原的 1/4[68]（图 1.24）。羌塘高原是青藏高原的腹心，但气候恶劣，一年中有 9 个月冰封土冻，并且天气变化无常，太阳辐射强。羌塘由一系列夹在大小盆地的浑圆的山丘组成，其中低处常堵水成湖，因此成为中国内陆湖泊分布最集中的区域，湖泊总面积为 2.1×10^4 km^2，占土地面积的 1/10，大于 1 km^2 的湖泊有 497 个，故有"千湖羌塘"之称。著名的纳木错、色林错、扎日南木错、当惹雍错、昂拉仁错等大湖都分布在这里，因此有大片湿地（图 1.25），也不乏热气腾腾的地热和温泉涌现。

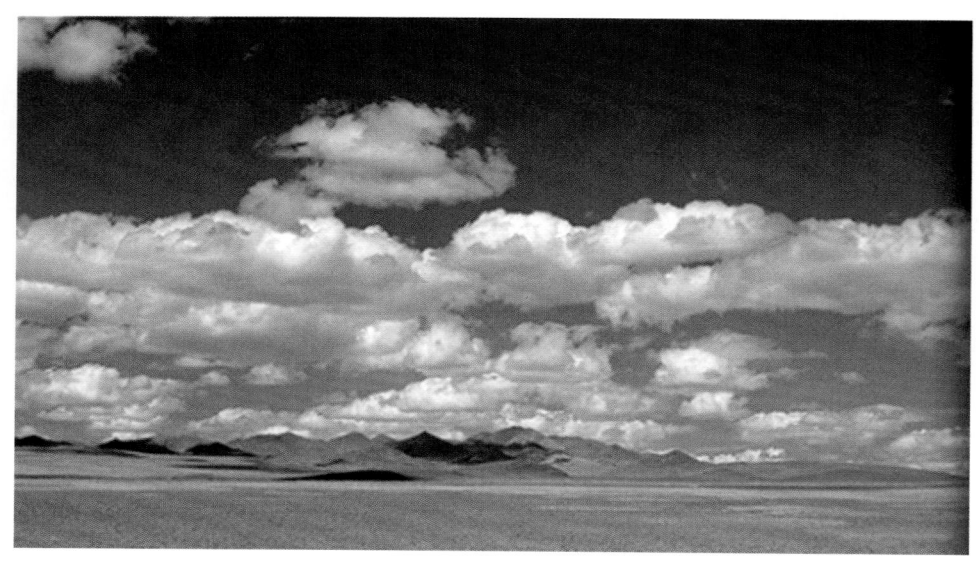

图 1.24　羌塘

羌塘的地貌，海拔虽高，但地面相对平畴坦荡，属于高原矮草草原。

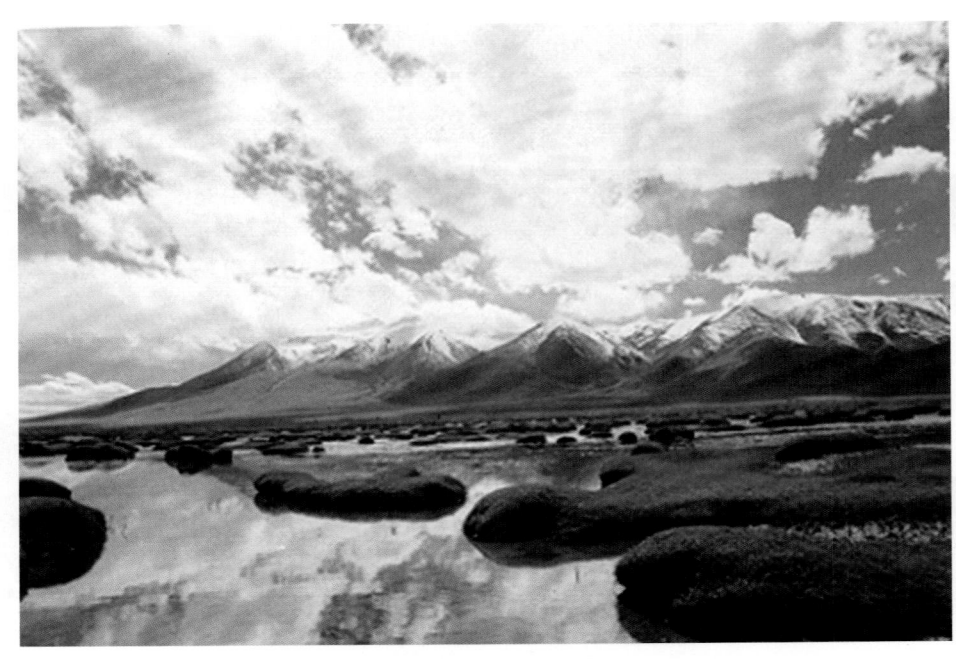

图 1.25　羌塘高原

羌塘高原上湖泊星罗棋布，有大片湿地，对这一世界最高海拔牧场的气候环境起到重要的调节作用。

羌塘高原及其北部的昆仑山地区是我国大陆内部新生代火山活动地区之一，巴毛穷宗、涌波错和羌巴欠是其中的几个较大的火山岩区。这里山岩的研究，对探索高原形成的原因、恢复高原的地质历史都有很大的意义[69]。

羌塘高原东北端昆仑山与唐古拉山之间的可可西里山地区平均海拔 5 000 m，是青藏高原最具代表性和保存最完整的自然生态区域（见第 5 章）。羌塘尽管是一个高寒极端环境，然而这里高山生命活跃，植物种类繁多，青藏苔草遍野，紫花针茅茂盛，马先蒿、点地梅、马兰花、棘豆、水柏枝等植物，四处繁茂。野生动物藏羚羊、藏野驴、野牦牛、黄羊、盘羊、岩羊隐现山间，火山附近是灰尾兔、鼠兔、旱獭、田鼠等出没之地，野生禽类如棕头鸥、赤麻鸭、红脚鹬、白腰鹬鸟、朱雀、地鸦等种类繁多[70]。由于人迹罕至，这里成了野生动物的天堂。

羌塘与相似海拔的青南地区相毗连，青南高地位于青海南部，包括青海的果洛、玉树、泽库、河南蒙旗和四川西部部分地区。它的平均高度超过 4 500 m，占地 $3.6 \times 10^5 \ km^2$，也是环境极其严酷的高寒之地，农作物几乎难以生长，为纯牧业区（图 1.26）。地理上，这两个最高地区连接在一起，因此有个共同的名称，叫作羌塘—青南地区[17,18]。羌塘—青南高原形态完整，地面平畴坦荡，湖泊星罗棋布，以咸水湖为主，盐类资源丰富[71]。

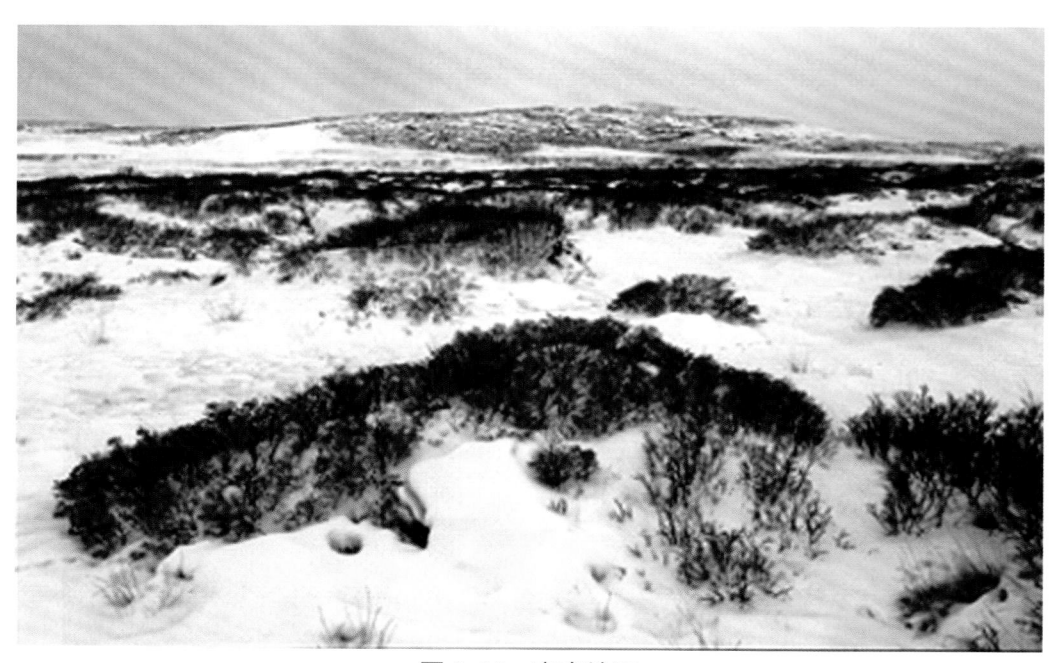

图 1.26　青南地区

海拔高、气候严酷,此为果洛甘德的大片荒漠草原地区。整个青南地区不适种植农作物而为纯牧业区。

羌塘—青南地区拥有广阔的高地并成为高原的中心地区,占高原总面积的 1/3,约有 $1 \times 10^6 \, \text{km}^2$。这是人类居住的最高海拔地区,在中国这里具有最低的人口密度,平均只有 1 ~ 2 人 /km^2。大约有 60 万名世居藏族人永久地居住在如此高海拔地区。他们不仅在此辛勤地劳动、健康地繁衍,而且过着丰富多彩的高原文化生活(见第 3 章)。

第 7 节　盆地和谷地

一、柴达木盆地

高原上的山脉与山脉之间分布着许多盆地和谷地。介于阿尔金—祁连山和昆仑山之间的柴达木盆地,面积 $2.2 \times 10^5 \, \text{km}^2$,是我国第三大内陆盆地。它是青藏高原上陷落最深的巨大构造盆地,柴达木有大面积的沙漠化地貌,约占青海省沙漠总面积的 75.6%,浩瀚戈壁—沙漠一望无际,是骆驼最理想的饲养栖息地(图 1.27、图 1.28)。盆地的雅丹地貌是青藏高原最富有原始魅力的地质特征,把人引入一个离奇魔幻般的世界(图 1.29)。柴达木虽为盆地,实是高原,其底部海拔在 2 600 ~ 3 200 m,比我国的内蒙古高原、黄土高原和云贵高原的海拔还高,是一个典型的高原盆地。盆地的中部和东南部为洪积湖积平原,多咸水湖与盐土沼泽,蒙古语"柴达木"即"盐泽"之意,盐矿资源钠盐储量居世界之冠,钾、镁、硼、锂盐也极为丰富。盆地地势平广,自然资源包括天然气、石油、有色金属、煤矿、金矿、玉石、水晶矿等甚为丰富,故被称为青藏高原的"聚宝盆"。格尔木

（2 801 m）又是青藏交通的咽喉，因此有大量包括汉族、蒙古族、藏族、回族等不同高原习服适应的居住群体[72]。

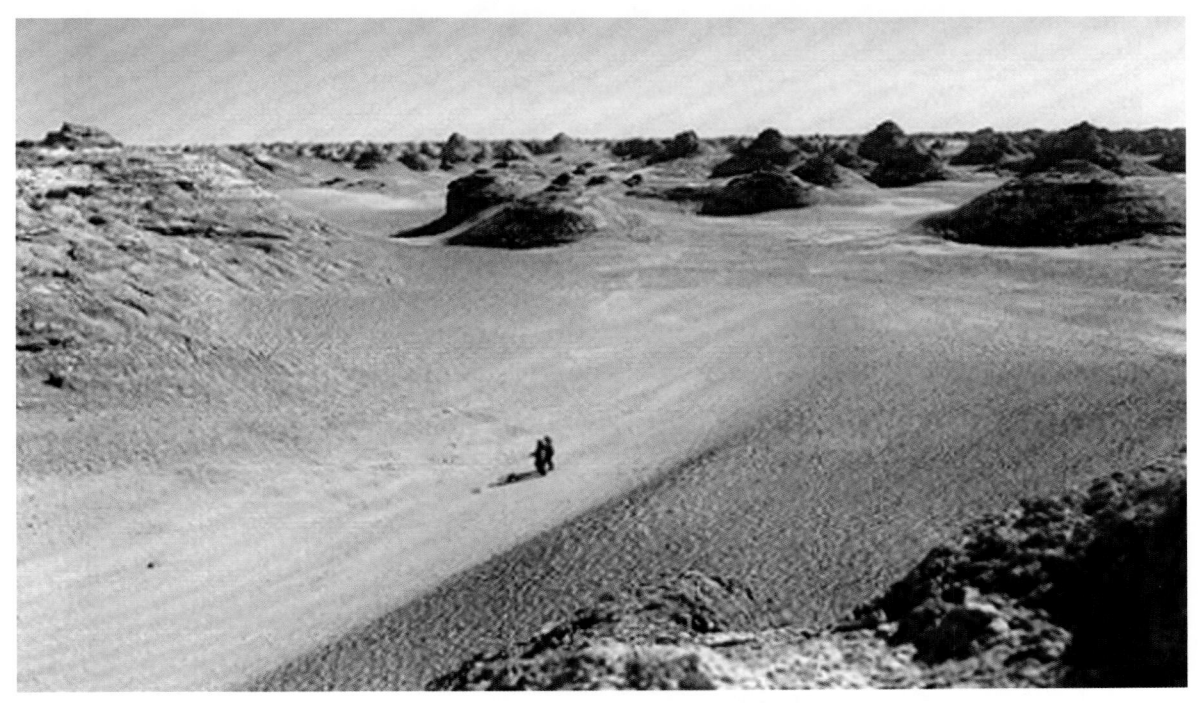

图 1.27　柴达木的戈壁—沙漠地貌

面积达 $9.5 \times 10^4 \ km^2$。

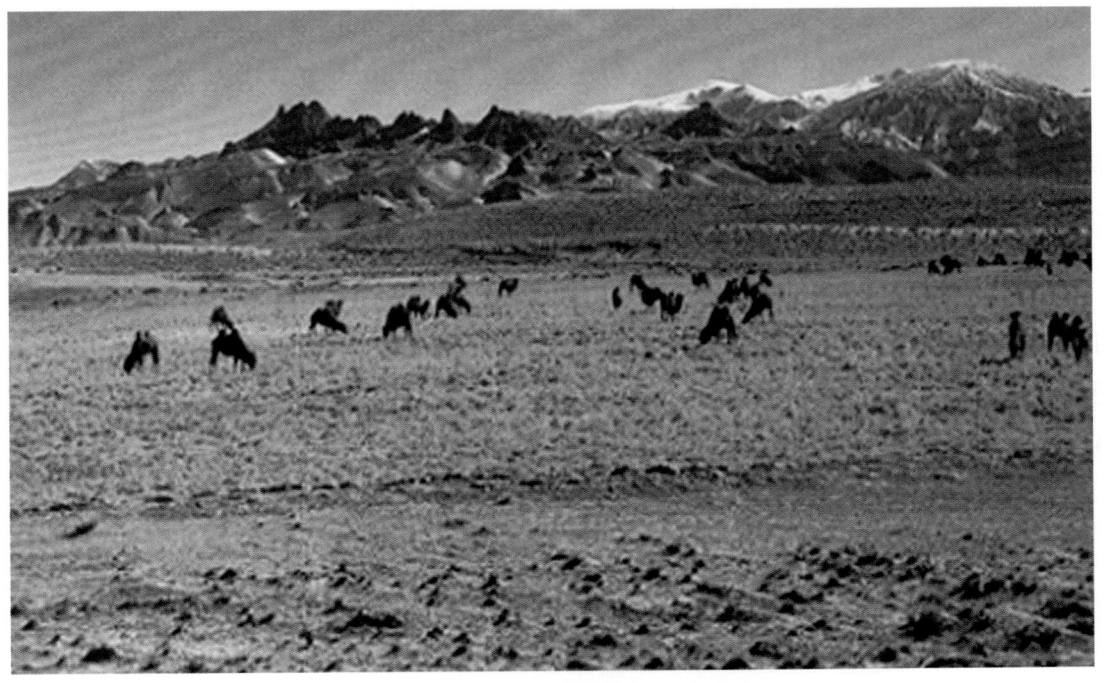

图 1.28　柴达木盆地的骆驼群

骆驼为高原沙漠之舟，适应性好，在修建青藏公路时曾大量用于驮运。

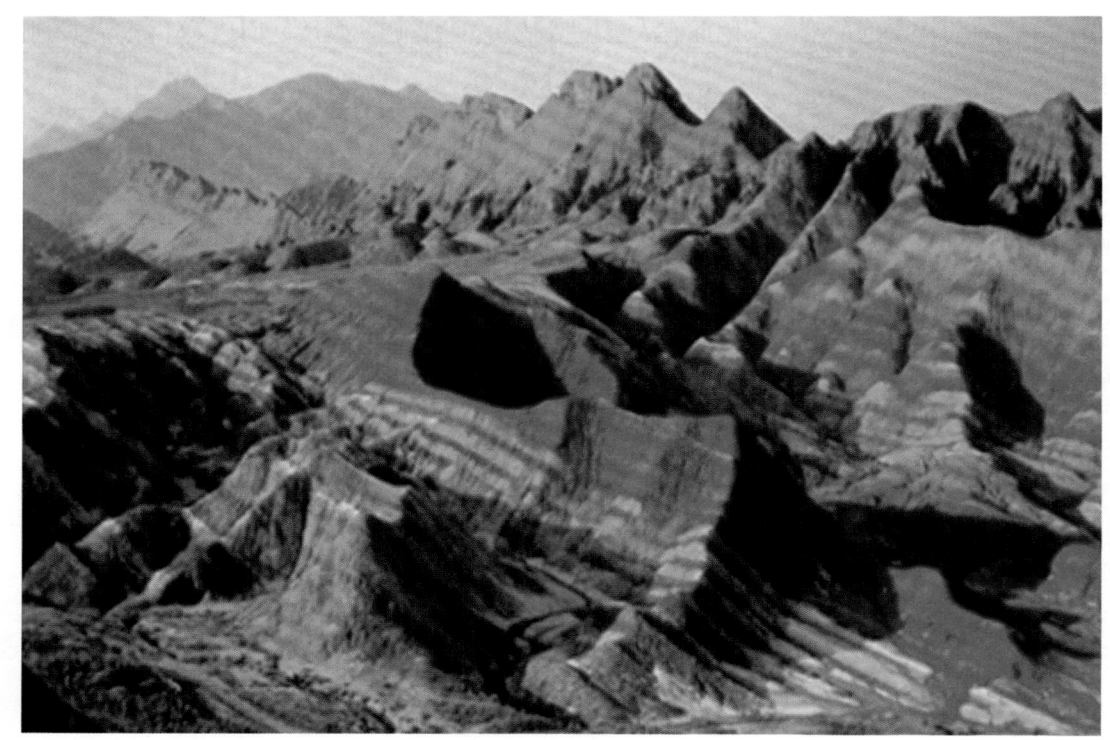

图 1.29　柴达木盆地的雅丹地貌

是青藏高原最具地质特征的神秘之地。

柴达木盆地的大柴旦红崖地区面积达 300 km²，由于其独特的地形、地貌及自然风光与火星表面甚为相似（图 1.30），故 2017 年经中国科学院国家天文台、中国科学院月球与深空探测总体部评估，被定为中国首个"模拟火星基地"。这一基地一方面可以实现火星和地球的对比实验研究；另一方面，还可以进行火星探测器的工作验证、火星探测科学仪器的地面标定，对火星探测工作的研究亦有重要意义[73]。目前在约旦的玫瑰沙漠、美国犹他州、南极冰原中心等多地均有不同方面与火星类似的火星模拟基地，然而在青藏高原的这一基地可能更具特征性。

二、藏南谷地

冈底斯—念青唐古拉以南、喜马拉雅山以北为藏南谷地，是近东西向的宽阔低缓地带。这里汇集了拉萨河、尼洋河和雅鲁藏布江，延伸出大片湿地和西藏原始林区。雅鲁藏布江地段属于高原宽谷，宽 20 ~ 30 km，海拔 4 500 ~ 4 800 m，湖泊沼泽星罗棋布，散布有新月形沙丘。宽谷中水源充足，牧草丰美。雅鲁藏布江的中游谷地，宽窄相间，一束一放，宛如串珠。宽阔地段，地势开阔，是高原上人口、城镇最集中，农业、半农半牧业最发达地区，如拉孜、日喀则、泽当等名城镇均在此[68]。

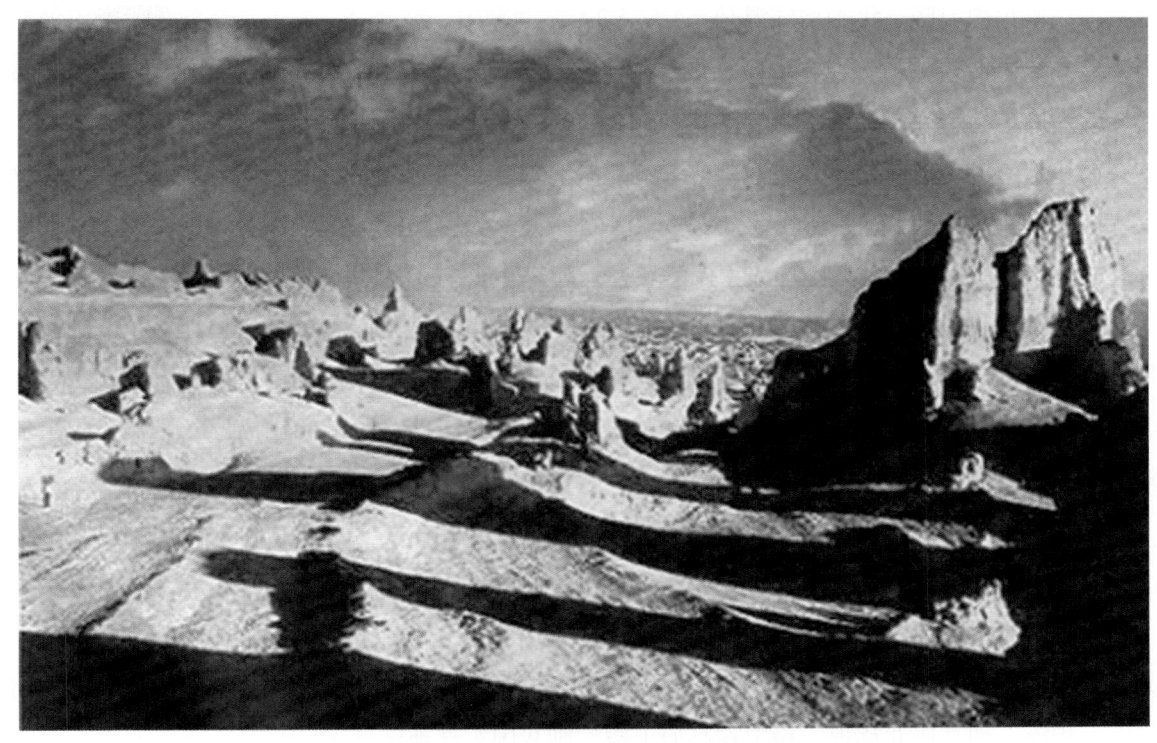

图 1.30　柴达木大柴旦的红崖地区

被选为中国第一个"模拟火星基地"。

第 8 节　气候和地形

随着青藏高原隆升，高原地质冰川、水源的变化及全球气候的影响，青藏高原的气候数百年来发生着变化，世界屋脊的气候哪怕发生微小的变化，不仅对中国、东亚，也对全球气候产生影响[74]。高原气候和整个青藏高原的生态系统密切相关，也与高原人群的生产、生活和健康息息相关[75]。

青藏高原的气候模式是典型的高原大陆性气候。高原气候干燥而且多风，主要的气候特点如下：日照时间长，总共 2 300 ~ 3 600 h/a；平均气温低，白天和夜间气温温差大（15 ~ 20 ℃），形容为"年无炎夏，日有四季"；紫外线辐射强度大，3 000 ~ 6 000 MJ/m²；冬季漫长且寒冷，夏季短暂而凉爽，一年有 100 ~ 177 d 的无霜期[76,77]。

全年的平均气温在 -8.8 ~ 5.6℃，超过一半的地区年平均气温在零度以下。由于地形，高原的南与北气候差异很大，藏东南谷地因地处喜马拉雅南麓，有海洋季风从上谷口吹进，气候温暖湿润，年平均气温在 10℃左右，不少地区年降水量超过 1 000 mm，如墨脱县（藏语"美朵"，即花之乡）被称为"西藏的江南"[77]，是主要的农业区，出产鸡爪谷、青稞、小麦、油菜，藏南的察隅地区盛产稻米、柑橘、香蕉、甘薯等。

雅鲁藏布江和河湟谷地气候也相对温暖一些，年平均温度在 1.6 ~ 8.8℃。在高原的东北部柴达木盆地气候稍微温暖，年平均气温是 1.4 ~ 5.2℃。而藏中、藏北高原则气候寒冷、干燥，羌塘—青南高原不仅是海拔最高的地区，而且还是高原上最冷的地方，年平均气温在 -5.6℃，风力常达到强暴风的强度，在寒冷严酷的冬季气温达到 -40℃ [78,79]。

在高原的不同地区年降水量也有显著差异，这是由于受到地理特征的制约，并受来自孟加拉湾冷暖气流的影响。年降水量集中在 5 月到 9 月这段时间，范围从 17.6 mm（柴达木沙漠的冷湖地区）和 150 mm（羌塘—青南）到 450 mm（拉萨峡谷）和 776 mm（果洛州久治峡谷）[80]。

青藏高原不仅具有独特的气候特征，它还是我国暴雨、冰雹等天气的产生原地之一。同时，它也是外来天气的改造场所。现已查明，造成我国东部地区大雨和暴雨的西南低涡，涡源就在青藏高原。在合适的条件下，高原上空的云泡汇集成云团、云区或云带，最后移出高原，影响我国东部地区降雨 [81]。

以往被认为越不过世界最高峰——喜马拉雅的孟加拉湾风暴，实际上也可从南面越过它，给云南、西藏等省、区的天气带来影响。

我国气象工作者还进一步肯定了夏季青藏高原是个热源。由于热源作用，在高原上空形成一个强大的高压。这个高压如果向北移动早，且偏在我国东部地区上空，则我国东部地区易旱，西部地区多雨；相反，如高压北移迟，稳定在高原上空，则我国东部地区易涝，西部地区少雨或旱 [82]。青藏高压东移，同太平洋副热带高压重合时，在夏季常常造成长江流域梅雨结束，伏旱开始。可见青藏高原气候对全国影响之大 [83]。

青藏高原地形复杂，气候瞬息多变，这点可从当地居民所说的俗语"10 里不同天"看出。这里有高山、草地、荒原、森林和灌木林、戈壁滩和其他沙漠，也有河流和湖泊。属于同一个民族的人们常常处于不同的气候条件下，尽管他们是在相邻的区域内劳作 [84]。

第 9 节　森　　林

青藏高原的森林资源，特别是原始林区在中国十分富饶。根据中国科学院青藏高原综合考察队的考察结果，西藏有着巨大的木材蓄积量、繁多的树种、丰富的森林类型和罕见的森林带谱，不仅是宝贵的财富，也具有重要的科研价值 [85,86]。

青藏高原植被具有高原地带性，还具有显著的垂直带分布特征，以喜马拉雅珠峰地区为例，南、北翼的植被分布和生态系统如下 [87]。

一、南翼

（1）海拔 900 ~ 2 600 m，山地亚热带常绿、半常绿阔叶林，常绿针叶林生态系统。

（2）海拔 2 400 ~ 3 600 m，山地暖温带常绿针叶林、硬叶常绿阔叶林生态系统。

（3）海拔 3 100 ~ 3 900 m，亚高山寒温带常绿针叶林、落叶阔叶林生态系统。

（4）海拔 3 700 ～ 4 700 m，高山亚寒带灌丛、草甸生态系统。

（5）海拔 4 500 ～ 5 700 m，亚寒带冰缘生态系统。

（6）海拔 5 500 ～ 5 700 m 及以上，高山寒带冰雪生态系统。

二、北翼

（1）海拔 3 700 ～ 5 000 m，高原亚寒带灌丛、草原生态系统。

（2）海拔 5 000 ～ 6 000 m，高山亚寒带草甸生态系统。

（3）海拔 5 600 ～ 6 000 m 及以上，高原寒带冰缘生态系统。

（4）海拔 5 600 ～ 6 000 m 及以上，高山寒带冰雪生态系统。

因此青藏高原在海拔 2 500 ～ 4 000 m 的高度上，如松、柏树林资源特别丰富，几乎遍布整个青藏及边缘地带[88,89]。西藏的原始森林主要分布在西藏的东南部，是我国仅次于东北大小兴安岭林区、西南川滇林区的第三个原始林区（图 1.31A）。来自印度洋的季风为这个辽阔地区森林的生长提供了极为有利的水热条件[90,91]。考察发现，这里最高的波密云杉高达 80 m 以上，最粗的通麦栎直径有 6 ～ 8 m，个别地区单棵树木积材量达 30 ～ 40 m³，每公顷积材量高达 2 000 ～ 3 000 m³，这都是世界上罕见的[92]。

据初步统计，这里的树种有 1 000 多种，分属 100 多个科，常见的针叶树有乔松、高山松、喜马拉雅冷杉、川西云杉、方柏枝等 40 余种。在山地温带和亚热带，尚可见红豆杉、罗汉松、穗花杉等稀有针叶树[91,92]（图 1.31B）。有的树种，如林芝云杉、墨脱冷杉等系西藏独有的（图 1.31C）。阔叶树种更多，在高山和亚高山地带，生长着杜鹃、忍冬等科的常绿灌木和柳、桦木、蔷薇等科的落叶树种；在山地亚热带阔叶林里，可见大量梓科、壳斗科、木兰科、五加科的树木（图 1.31D）。特别让人注意的是，在海拔 1 100 m 以下的潮湿河谷地带，分布着我国少有的热带森林植被，生长着龙胆香、棕榈、山龙眼、五丫果、野牡丹等科的热带树木。西藏还有 20 多种油料植物，其中最具经济价值的是核桃，出油率高达 60% ～ 70%。为了保护并利用这些森林资源，西藏已实施了《中华人民共和国森林法》[93,94]。

在青藏高原东北部的青海地区，分布在互助北山、果洛玛可河、玛卿、祁连等的森林，以及川西高山地带的森林实际上与西藏的林区是相延续的，因此植物生态及树种与西藏相似[95-97]，如分布广泛的是寒温性针叶林、建群种川西云松、大果园柏、柳属为主的高寒灌丛等，在柴达木则有柴达木沙拐枣等沙柳属植物[20]。在青藏高原的川西阿坝、甘孜及西昌，有着丰富的芳香油植物、淀粉植物、油料植物、纤维植物及单宁植物和药用植物等[98]。

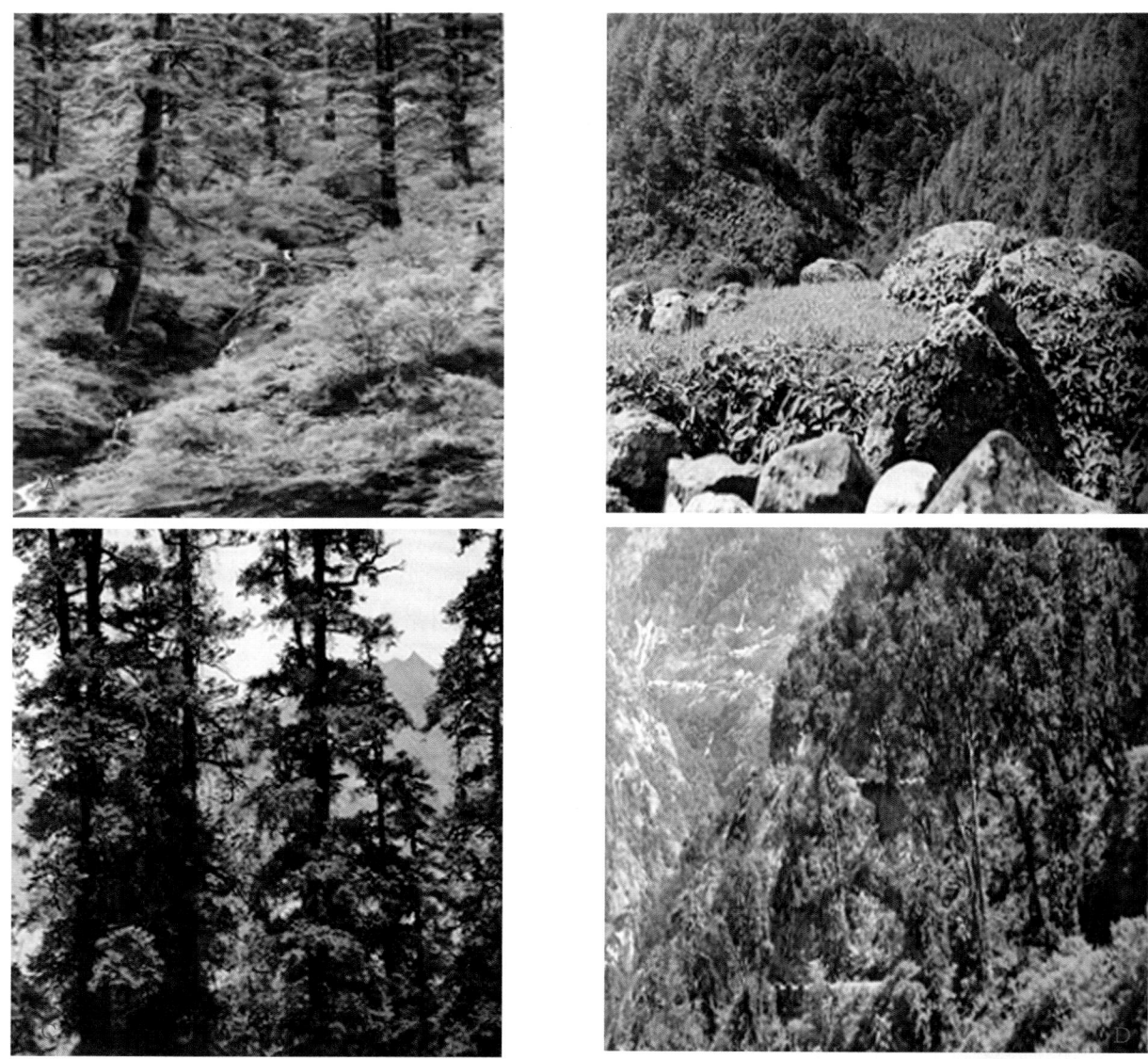

图 1.31　西藏的原始森林
A—波密原始森林；B—喜马拉雅混交林；C—墨脱冷杉；D—喜马拉雅阔叶林。

第 10 节　太　阳　能

　　青藏高原由于海拔高、大气稀薄、空气透明度高、洁净，阳光通过大气层时热量损失少，加之如拉萨等地所处纬度较低，日照时间长，光照充足，太阳辐射能比同纬度平原地区多 1/3 到 1 倍，在世界上名列前茅[99]，而在特高海拔的珠峰地区，在海拔 5 000 ~ 7 029 m 的 12 个高度上取得的太阳辐射系统资料表明，由于该区大气透明度高，因而是世界上太阳辐射最强的地区之一[100]。拉萨日照时数是全国的高值中心，每年的太阳辐射热为 195 kcal/cm^2（约合 815 kJ/cm^2），年光照日在 300 d 以上，总光照时间为 3 005.7 h，因而被称为"太阳城"[101]，开展太阳能利用具有得天独厚的条件。目前青藏已充分利用太阳能，如拉萨建立"太阳能浴室"20多座，采光面积达 2 000 m²[102]，便携式太阳能开水器、太阳能烤箱、太阳能辐射种子处理器、太阳能混凝土构件车间、太阳能蒸馏器、太阳能黑光灯等广泛使用[103-105]。过去，藏族主要依靠牛粪、羊粪、草皮、木材等作为燃料，现在如拉萨郊区的堆龙德庆区已家家用太阳灶做饭，全村安装了太阳能电池供照明和家电使用，好几家还有太阳能暖房，既省钱又省事[106]。太阳能利用既做到了节约，还保持了卫生，保护了生态。目前西藏及其他青藏地区已建立多家高原太阳能研究所，成立太阳能学会，来指导和提高太阳能的利用率。西藏在藏北草原的安多县建成了我国最大的太阳能发电工程——西藏光伏电站，总装机容量 100 kW，解决了机关、学校和居民的供电问题[107]。应该充分利用青藏高原太阳能这种自然资源的优势，将其应用到人们的生活和生产等方面[108]。

第 11 节　地 热 资 源

青藏高原是地热资源最富集之地

青藏高原蕴藏着极为丰富的地热资源，而且分布之广、类型之多、景观之奇特和地热活动之强烈都是世界上少有的[109]。地热资源稳定安全，是唯一不受天气、季节变化影响的可再生能源。根据中国科学院青藏高原综合考察队在西藏行程数万千米、考察了 117 处水热活动区的结果，西藏地区几乎无县不见地热显示。地热显示的类型有火山，有世界上罕见的间歇泉、水热爆炸，有笼罩着腾腾热气的汽泉、沸泉和热华泉等（图 1.32），以及为数很多的各种热泉、温泉、碳酸泉和形成卤水资源的盐泉等[110]。有 30 多处沸泉超过了当地的沸点（高原一般为 80 ~ 90 ℃）[111]，其中水温最高的达 90 ℃以上。

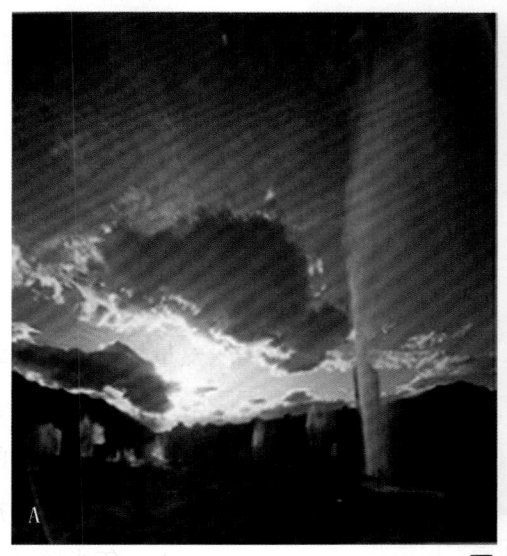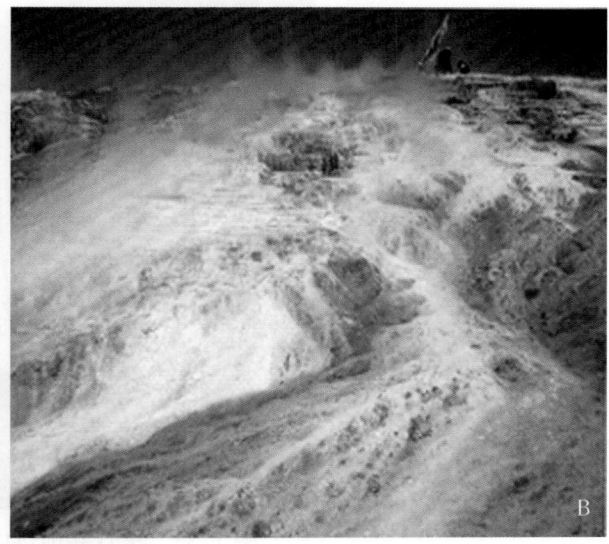

图 1.32　西藏地热

A—西藏阿里的朗久地热正喷发；B—西藏札达地区的扎达布热华泉。

在西藏阿里地区发现了一处 10 多 km 的巨大水热爆炸型热田。位于藏北羌塘伊布茶卡之西约 4 km 的龙马尔曲尊（藏语"曲尊"即"温泉"之意）背山向湖，温泉分布面积约 $6.8 \times 10^4 \, m^2$，喷水泉眼 100 多处，其中 30 多处水温在 40 ~ 50℃，最高为 72 ℃[116]。在青海的兴海、热水、贵德、都兰、同仁、玛多、唐古拉山北麓等地发现了十分丰富的地热资源，属于地下热水田类型。青海发现地热矿点 200 余处，每处几乎都有温泉点或温泉群，利用前景可观[25]。

其中典型的是西藏巨大的地热田羊八井，坐落在离拉萨 90 km 的念青唐古拉山东南侧的宽敞盆地里，附近有一些热水湖泊，水温高达 60 ℃，藏族早就知道人在此沐浴可以治疗皮肤和关节疾病，而牲畜经过洗浴可以杀死寄生虫。1975 年 6 月中国科学院综考队与西藏地质局地质考察队，对羊八井的地质资源进行了探察和实验。同年 7 月 4 日，羊八井地热的第一口探井，在井深 38.89 m 处揭露了第一层浅层热储，随即发生井喷，高温气、水柱冲出井口，我国陆上第一个地热湿蒸汽田由此产生[112]（图 1.33）。以后又进行了多次开钻探井，曾在位于热田北部的硫磺矿区的一口深井中，测到最高温度为 329.8 ℃，从一个侧面表明了地下有局部熔融的岩浆作为热田稳定而强大的热源，这是西藏地热的特点。热田还有钻井诱发的间歇性的喷发活动，喷发突然，很快进入高潮，每次持续约 3 min，水气柱高达 30 m，蔚为壮观（图 1.34）。这一热田的南北高山对峙，中间为面积很大的新陷盆地，内有 10 余个地热显示区，其中有面积近 8 000 m^2、最深处达 16 m 的热水湖[113]，尚有和水热活动有密切关系的硫磺矿，还有很多沸泉和温度超过当地沸点的喷气孔、蒸汽地面等，泉眼星罗棋布，远远望去，一片热气腾腾的景象[114]。随后在羊八井建成的地热发电站不仅在西藏的供电上起关键作用，而且也是世界上应用地热能源的典范。此外还在冈底斯山发现了我国海拔最高的一处沸泉和最大的间歇泉[115]。

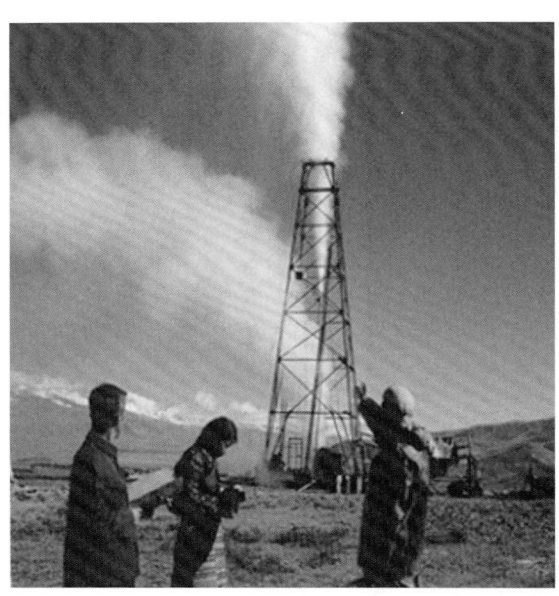

图 1.33　羊八井地热中的第一口探井

1975 年 7 月 4 日，羊八井地热中的第一口探井，在井深 38.89 m 处揭露了第一层浅层热储，随即发生井喷，高温气、水柱冲出井口，我国陆上第一个地热湿蒸汽田由此产生。

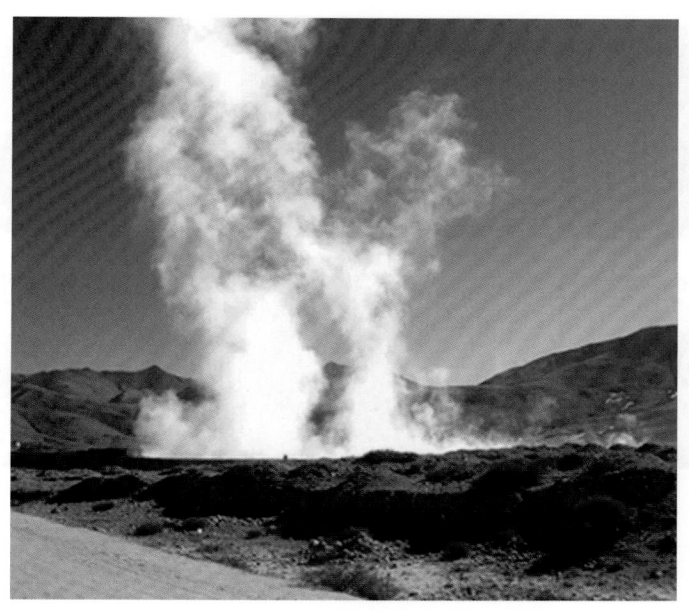

图 1.34　羊八井热田

由钻井诱发的间歇水热活动，突然起喷，很快进入喷发高潮，可持续 3 min，水气柱高达 30 m，蔚为壮观。

第 12 节　生　物　资　源

青藏高原的隆起使这个地区既保留了一些古老的生物种类，又产生了许多动植物的新种属。我国科学工作者已调查到青藏高原拥有超过 75 类 331 属 10 000 多种野生植物。其中，苔藓类 754 种、蕨类 800 余种和种子植物 12 000 余种（分别占各自类群全国总数的 40%、44% 和 44.4%）[117, 118]。由于高寒、风大、干旱，高山植物以菊科、豆科和十字花科为常见，并且大多十分矮小，都在 20 cm 左右，且多数呈坐垫状或匍匐在地上生长。但其生长的海拔高度可以很高，如青藏高原最丰富的菊科风毛菊属植物，其中的几种统称为"雪莲"，在西藏的阿里地区、青海阿尼玛卿山和天峻雪山海拔 5 000 ~ 5 300 m 雪线周围的高山碎石坡上，常能见到连片成群的"雪莲园圃"，真是令人惊叹它们的生命力！这是植物中高原适应的佼佼者。

高山植物中大约 1/3 是西藏的药用草本植物。其中，冬虫夏草、雪莲、大黄、党参、黄连、贝母、蓖麻、红景天、紫堇、唐古特青兰等对治疗高原性疾病有一定的效果[119]（图 1.35）。

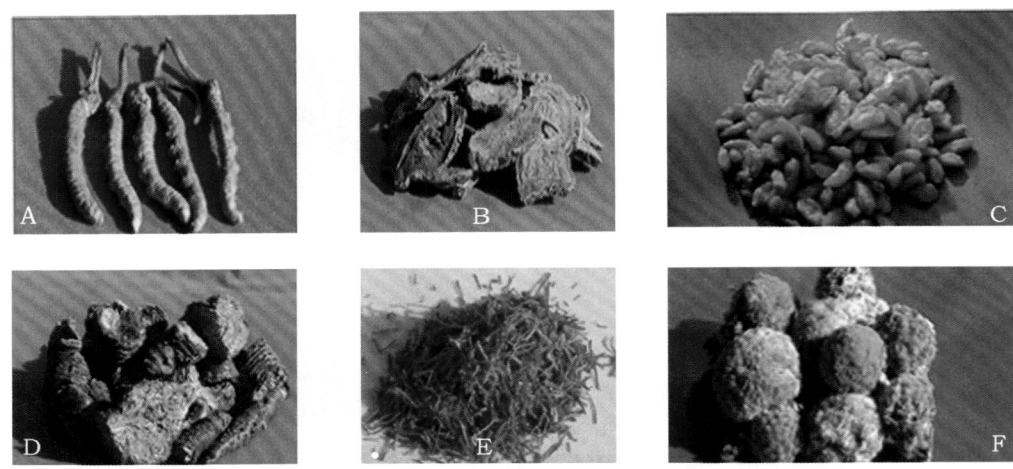

图 1.35 青藏高原典型的药用植物成品

A—冬虫夏草；B—大黄；C—枸杞；D—狭叶红景天；E—藏红花；F—藏雪莲。

在柴达木盆地的干旱沙漠，由于大风、干旱、风沙对植被危害严重，植被覆盖度为 10% ~ 30%。但这里有着大量独特的灌丛植物资源，最突出的如白刺属的落叶灌木，唐古特白刺、西伯利亚白刺和大果白刺分布在湖盆沙地、盐渍化沙地、戈壁前缘及山前平原，开发前景良好[120]。

在青藏高原，野生动物的种类也甚为丰富[121,122]。这里有上千种陆栖脊椎动物，其中哺乳动物 206 种（占全国总数的 41.3%）、鸟类 678 种（占全国的 57.2%）、爬行动物 83 种（占全国的 21.1%）、两栖类 80 种（占全国的 28.7%），由此可见青藏高原物种的多样性及其在我国物种多样性中的重要地位[123]。高山土生的、作为高原适应模式的动物有牦牛（Bos grunniens）、高原鼠兔（Ochotona curzoniae）、喜马拉雅旱獭（Marmota himalayana）、白唇鹿（Cervus albirostris），初步研究结果证实这些动物是"高原基因型"的适应动物，其中高原鼠兔随青藏高原隆升而由较低海拔向高海拔和特高海拔不断向上适应，只要有草就能生存繁衍，其对低氧适应的生理功能、生化代谢及组织结构达到了接近完美的程度，被称为"高原适应的基石性动物"[124]（图 1.36）。

1977 年，我国科技工作者在西藏昌都市海拔 4 200 m 处，发现了 5 个恐龙和鱼类化石产地。恐龙化石有 11 个类别，其中主要是蜥脚类恐龙化石，这种恐龙生活在距今 1 亿 6 000 万年到 1 亿 4 000 万年前的侏罗纪早期和中期。这一发现，对于研究青藏高原的隆起原因和地质发展史、研究古生物演化和古地理环境等均有重要意义[125]。

1995 年，中国科学院科技工作者首次在藏南的吉隆盆地和藏北的夏曲卡盆地发现了丰富的三趾马及鬣狗、犀牛、兔、鹿、羚羊等 10 多种化石，并找到了含化石的地层层位，推测地质年代为距今 1 000 万年到 300 万年前的上新世至早更新世之间。这提示青藏高原在上新世甚至早更新世时还是一个气候湿热、湖泊众多、植物繁茂的低海拔区。在此之后，地壳才大幅度上升为今日的高原（见第 6 章第 3 节）。其后，又在青藏高原海拔 4 200 m 处发现了虎、马、犀牛等大型哺乳动物化石，初步鉴定这些动物系生长在几十万年前的中更新世。其中马、鹿的化石与在北京周口店发现的同类化石一样，提示了这类动物的种属和迁徙史。在如此高海拔发现此类化石，世界上尚属首次[126]。

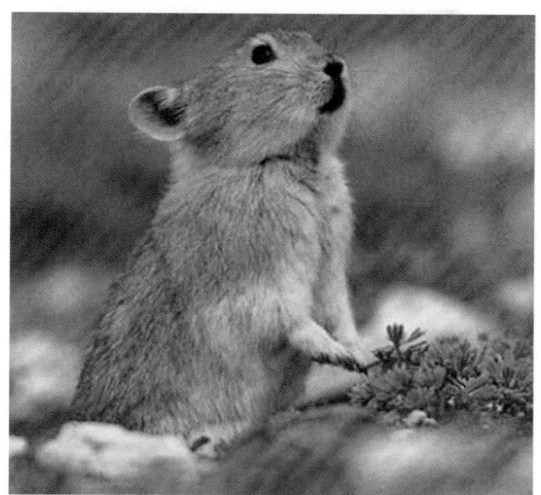

图 1.36　高原鼠兔
在青藏高原适应历史长，被称为"高原适应的基石性动物"。

在青藏高原众多的大江、大河和湖泊中有着极为丰富的鱼类资源，高原鱼类与平原有明显不同[127]，其中如青海湖裸鲤能适应高寒和淡咸水，目前受到严格保护[128]。青藏高原众多的高山湖泊和无数的湖岛上都有不同种类的鸟类生存[129]，目前调查到 530 多种鸟类。高原特有物种如斑头雁（barheaded goose, *Anser indicus*），是迁徙性候鸟，冬季生活在印度，每年 4 月它们从印度飞越喜马拉雅山脉迁徙到青藏高原[130]，飞行高度达 10 000 m，该高度的氧分压约为 50 mmHg，在这样的海拔高度它们的血氧饱和度 P50 左移[131]。有趣的是，如斑头雁的候鸟并不像喜马拉雅的哺乳类动物，如牦牛、鼠兔只能适应高原，它们既可适应高原也可适应海平面[132]（图 1.37），这种"双向性的适应"机制及调控值得研究[133]。

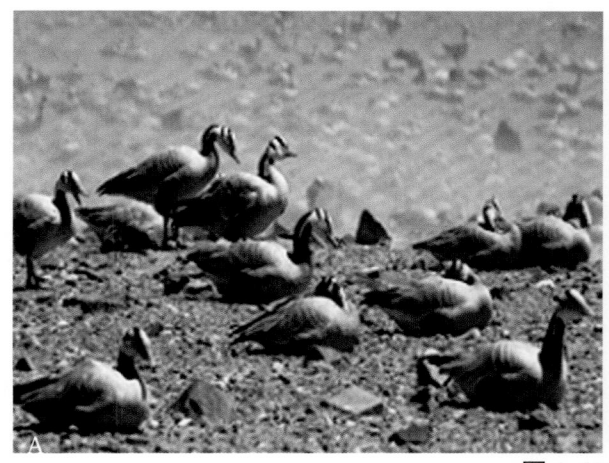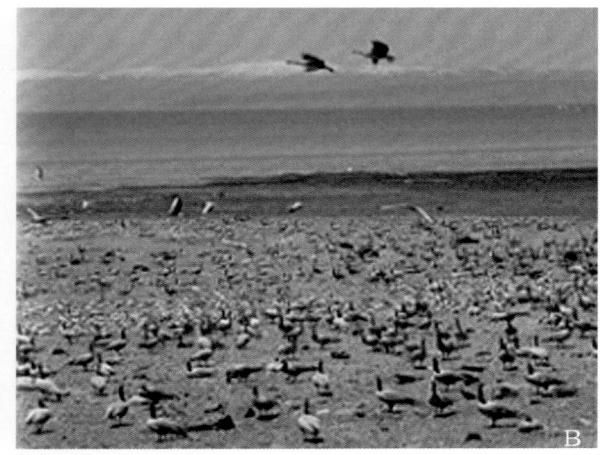

图 1.37　斑头雁
　　A—是高—低海拔双向性适应飞禽；B—青海湖鸟岛是斑头雁最大的栖息地，每年上万只斑头雁飞越海拔近万米的喜马拉雅到此繁育后代。

根据已采集到的十几万只昆虫标本的鉴定结果，发现西藏有昆虫 2 300 多种，其中包括了 20 个新属、400 多个新种和新亚种，占中华人民共和国成立后调查发现的新种数的 1/4[134]。并且在藏东南第一次采到了缺翅目昆虫，填补了一个"目"的空白[135]。

根据对高原生物收集到的大批资料，发现了许多新属种，初步揭示了高原生物区系的组成、发生与演化规律。认为当前西藏动物区系是在第三纪末高原剧烈隆升之后才发展起来的，西藏植物是在康滇古陆上起源并在喜马拉雅山隆升过程中发生、发展的一个新的植物区系。

参 考 文 献

[1]　孙鸿烈，郑度.青藏高原形成演化与发展[M].广州：广东科技出版社，1998：1-3.

[2]　WARD MP. Across Tibet[J]. Alpine，1986，91：84-89.

[3]　WARD MP. Tibet：human and medical geography[J]. J Wilderness Med，1990，1：36-46.

[4]　张荣祖，郑度，杨勤业.西藏自然地理[M].北京：科学出版社，1982.

[5]　洛桑·灵智多杰.青藏高原环境与发展概论[M].北京：中国藏学出版社，1996.

[6]　汪绍铭.青藏高原[N].青海科技报，1979-06-01（4）.

[7]　郑度，杨勤业，刘燕华.中国的青藏高原[M].北京：科学出版社，1985.

[8]　STEIN A. A Chinese expedition across the Pamirs and Hindukush[J]. Geograph J，1922，59：1123-1131.

[9]　李炳文，胡波.人类的继往开来（续）[J].自然辩证法杂志，1975，3：37-61.

[10]　李吉均.青藏高原隆起的时代、幅度和形成探讨[J].中国科学（B辑），1979，6：1-6.

[11]　中国科学院青藏高原综合考察队.青藏高原隆起的时代、幅度和形成问题[M].北京：科学出版社，1981.

[12]　施雅风，李吉均，李炳元，等.高原隆升与环境演化[M]//孙鸿烈，郑度.青藏高原形成演化与发展.广州：广东科技出版社，1998：73-129.

[13]　张青松，李炳元，朱立平.青藏高原西北第四纪环境的新认识[J].地理学报，1994，4：16-24.

[14]　陈和毅.藏北华夏植物群[J].人民画报，1978，(5)：36.

[15]　CHANG C，CHEN N，COWARD MP. Preliminary conclusions of the Royal Society and Academia Sinica 1985 geotraverse of Tibet[J]. Nature，1986，323：501-507.

[16]　Report of the 1985 Royal Society-Academia Sinica Geo-Traverse of the Qinghai-Xizang Plateau：Geological Evolution of Tibet[R]. Phil Tans R Soc，1988.

[17]　郑度，李炳元.青藏高原自然环境的演化与分异[J].地理学报，1990，2：1-12.

[18]　张子桢.中国地理知识[M].北京：中国青年出版社，1982.

[19]　珠穆朗玛峰科学考察.世界第一高峰[J].人民画报，1974，10：16.

[20]　中国科学院青藏科考队.从空中看世界最高峰[J].人民画报，1977，2-3：26.

[21]　郑度.在世界屋脊上航摄[J].地理知识，1977，9：9-11.

[22]　江荻.珠穆朗玛峰[M].北京：商务印书馆，1974.

[23]　陈传友.青藏高原上的河流[M]//郑度.揭开世界屋脊的奥秘.北京：地理出版社，1981：40-46.

[24]　青海省水利志编委会.青海河流[M].西宁：青海人民出版社，1995.

[25]　张忠孝.青海地理[M].西宁：青海人民出版社，2004：89-100.

[26]　青海省地方志编纂委员会.长江黄河澜沧江志[M].兰州：黄河水利出版社，2000.

[27] 祁明荣. 黄河源头考察文集[M]. 西宁：青海人民出版社，1982.

[28] 刘亚民，杨秀云，郭志伟，等. 在黄河上游[J]. 人民画报，1988，5：2-7.

[29] BRIERLEY G，LI XL，CHEN G. Landscape and Environment Science and Management in the Sanjiangyuan region[M]. Xining：Qinghai People's Publishing House，2010.

[30] 中共中央办公厅，国务院办公厅.《三江源国家公园体制试点方案》的批复[R]. 2016-03-05.

[31] 青海省科技厅，三江源国家公园管理局，中国科学院西北高原生物所. 三江源国家公园建设科技支撑院士专家咨询会会议录[C]. 青海：青海省科技厅会议录文件汇编，2016.

[32] 关志华，陈传友. 西藏河流水资源[J]. 自然资源，1980，2：25-35.

[33] 星球地图出版社. 中国分省系列地图集：西藏自治区地图[M]. 北京：星球地图出版社，2009.

[34] 杨勤业. 世界最高的大河：雅鲁藏布江[M]//杨勤业. 世界屋脊. 北京：地质出版社，1989：36-37.

[35] 杨逸畴. 雅鲁藏布江[J]. 地理知识，1979，3：4-6.

[36] 郑度. 美丽富饶的雅鲁藏布江[M]//郑度. 揭开世界屋脊的奥秘. 北京：地理出版社，1981：47-51.

[37] 中国科学院青藏高原综合考察队. 西藏河流与湖泊[M]. 北京：科学出版社，1984.

[38] 新华社. 雅鲁藏布江水能蕴藏量丰富仅次于长江[N]. 光明日报，1981-11-04.

[39] 关志华，陈传友. 雅鲁藏布江水文特征[J]. 西藏科技，1981，1：40-52.

[40] 杨逸畴. 雅鲁藏布江大拐弯[J]. 地理知识，1975，6：7-9.

[41] 许文昆. 雅鲁藏布大峡谷漂流[J]. 文明，2012，2：120-131.

[42] 张新时. 考察在阿里北部高原[J]. 地理知识，1977，11：5-8.

[43] 陈和毅，孙志江. 象泉河谷[J]. 人民画报，1978，4：31-34.

[44] 区裕雄. 西藏森格臧布（狮泉河）的水文特征[J]. 地理，1980，2：41.

[45] 中国科学院青藏高原综合考察队. 西藏河流与湖泊[M]. 北京：科学出版社，1984.

[46] 西藏自治区概况编写组. 西藏自治区概况[M]. 拉萨：西藏人民出版社，1984.

[47] 温景春. 世界上最高的大湖：纳木错[M]//温景春. 中国的世界纪录：地理与资源卷. 长沙：湖南教育出版社，1990：16-18.

[48] 刘文敏. 最高的湖泊：纳木错[J]. 人民画报，1987，12：52.

[49] 中国科学院青藏高原综合考察队. 西藏高原的湖泊[J]. 人民画报，1977，10：22.

[50] 尹泽生. 寻找古人类活动的足迹[M]//中国青藏高原研究会. 追寻青藏的梦. 石家庄：河北人民出版社，2003：31-35.

[51] 曹祖舜. 羊卓雍湖概况[J]. 西藏科技，1981，4：85-95.

[52] 臧威震，朱国金. 羊卓雍错[J]. 地理知识，1979，1：12.

[53] 袁宝印，陈克造. 青海湖的形成与演化[J]. 第四纪研究，1990，3：233-243.

[54] 范云崎. 我国最大的内陆高原湖泊[J]. 地理知识，1982，4：4.

[55] 中国科学院西部资源环境研究中心. 青海湖近代环境的演化和预测[M]. 北京：科学出版社，1994.

[56] 青海省水利志编委会. 青海河流[M]. 西宁：青海人民出版社，1995.

[57] 秦伯强，王洪道. 青海湖水位下降与水量平衡[M]//蔡启鸣. 中国科学院南京地理研究所集刊. 北京：科学出版社，1990：52-69.

[58] 唐乃焕. 黄河上两大湖：扎陵、鄂陵湖名称位置考察[J]. 社会科学战线，1979，3：163.

[59] 萨德木，葛腾. 扎陵、鄂陵湖勘察记[J]. 地理知识，1979，5：7-9.

[60] 陈克造，郑喜玉，杨绍修. 青藏高原的盐湖[J]. 地理学报，1981，36（3）：15-18.

[61] 杨绍修. 青藏高原盐湖的形成与分布[J]. 湖泊科学，1989，1（1）：36-38.

[62] 郑喜玉，于升松. 青藏高原盐湖资源及其利用[J]. 地理科学，1983，1（1）：66-76.

[63] 郑绵平，刘文高，向军，等. 论西藏盐湖[J]. 地质学报，1983，57（2）：184-194.

[64] 新华社. 初步揭开我国盐湖的奥秘[N]. 人民日报，1977-11-16.

[65] 张彭熹. 柴达木盆地盐湖[M]. 北京：科学出版社，1987.

[66] 胡东生. 青海察尔汉盐湖微量元素地球化学[J]. 西北地质，1989，4：37-42.

[67] 朱立平. 藏北-青南高原[M]//洛桑·灵智多杰. 青藏高原环境与发展概论. 北京：中国藏学出版社，1996：25-27.

[68] 中国科学院青藏高原综合科学考察队. 西藏自然地理[M]. 北京：科学出版社，1982.

[69] 邓万明. 羌塘高原的火山[J]. 人民画报，1978，1：10-11.

[70] 中国科学院青藏高原综合考察队. 穿行羌塘无人区：西藏北部的科学考察[J]. 人民画报，1977，9：22.

[71] 张新时. 考察在阿里北部高原[J]. 地理知识，1977，11：8.

[72] 孙桂琴. 柴达木盆地纪行[J]. 人民画报，1974，6：22.

[73] 王佳雯. 我国首个火星模拟基地落地青海[N]. 中国科学报，2017-07-27.

[74] 林振耀，吴祥定. 青藏高原五百年来的气候变化[J]. 科学实验，1977，9：12-13.

[75] 杨鉴初. 青藏高原气象学[M]. 北京：科学出版社，1959.

[76] 徐近之. 青藏自然地理资料：气象部分[M]. 北京：科学出版社，1959：9-18.

[77] 叶笃正，高由禧. 青藏高原气象学[M]. 北京：科学出版社，1979.

[78] 西藏自治区气象局. 西藏气象知识[M]. 拉萨：西藏人民出版社，1974.

[79] 戴加洗. 青藏高原的气候[M]. 北京：气象出版社，1990：55-86.

[80] 马济普. 西藏的天气气候分区及雨量转换的气候特点[J]. 西藏科技，1979，4：26-38.

[81] 中国科学院《中国自然动力》编委会. 中国自然地理：气候[M]. 北京：科学出版社，1984.

[82] 中国科学院青藏高原综合科学考察队. 西藏气候[M]. 北京：科学出版社，1984.

[83] 林振耀，吴祥定. 青藏高原气候纵横谈[M]. 北京：科学出版社，1987.

[84] STEIN RA. Tibetan Civilization[M] . 2nd ed. Paris：Stanford University Press，1981.

[85] 中国科学院青藏高原综合科学考察队林业组. 西藏的森林[J]. 农业科学，1977，4：4-10.

[86] 李文华，韩裕丰，李裕久. 西藏森林的基本特点[C]//中国科学院青藏高原科学讨论会组织委员会 青藏高原科学讨论会论文（摘要）. [出版者不详]: [出版地不详]，1980：206.

[87] 张新时. 西藏植被的高原地带性[J]. 植物学报，1978，20（2）：140-149.

[88] 陈伟烈，张经炜，王金亭，等. 西藏的松树和松林[J]. 植物学报，1980，22（2）：170-176.

[89] 李文华，韩裕丰. 西藏地区几种特有的松林[J]. 自然资源，1982，3：30-38.

[90] 中国科学院西藏综合考察队. 西藏南部地区林业考察报告[M]. 北京：科学出版社，1964.

[91] 陈佳元. 雅砻江下游森林植物的概况[J]. 地理学资料, 1960, 7: 57-66.

[92] 新华社. 西藏森林资源十分丰富[N]. 人民日报, 1977-05-27.

[93] 徐凤翔. 西藏森林的特点、规律及其生态成因初析[J]. 南京林业工学院学报, 1982, 3: 84.

[94] 杨道贵. 西藏林区冷杉、云杉天然更新规律的初步研究[J]. 西藏科技, 1984, 2: 25-35.

[95] 新华社. 西藏颁布《森林保护条例》[N]. 人民日报, 1982-10-23.

[96] 周鸣岐, 陆文正. 试论青海的森林资源[J]. 青海农林科技, 1982, 4: 33-42.

[97] 中国科学院西部地区南水北调综合考察队. 川西滇地区的森林[M]. 北京: 科学出版社, 1966.

[98] 新华社. 富饶的川西[N]. 人民日报, 1997-04-28.

[99] 季国良, 陈有虞. 青藏高原的紫外辐射[J]. 高原气象, 1985, 4 (增刊): 112-121.

[100] 中国科学院西藏科学考察队. 珠穆朗玛地区科学考察报道: 气象与太阳辐射[M]. 北京: 科学出版社, 1975: 118-132.

[101] 谢邦民. 太阳城[N]. 人民日报, 1979-04-07.

[102] 李世荣. 充分利用西藏高原的光能和风能[N]. 人民日报, 1981-03-01.

[103] 新华社. 西藏利用太阳能大有可为[N]. 人民日报, 1981-03-21.

[104] 涂伯强. 西藏研究利用太阳能取得可喜成绩[N]. 人民日报, 1981-11-26.

[105] 新华社. 西藏积极开发利用太阳能[N]. 人民日报, 1982-11-23.

[106] 格来, 窦广生. 访西藏高原的太阳能村[N]. 人民日报, 1986-02-18.

[107] 新华社. 西藏建成最大的太阳能电站[N]. 人民日报, 1998-12-15.

[108] 陈正荣. 西藏自治区的太阳能资源的开发利用[J]. 太阳能, 1987, 12: 476.

[109] 郑长录. 西藏高原地热资源考察[J]. 人民画报, 1975, 2: 40-43.

[110] 中国科学院青藏高原综合考察队. 西藏地热[M]. 北京: 科学出版社, 1981.

[111] 廖志杰. 西藏地热活动的背景及热源问题的讨论[J]. 北京大学学报 (自然科学版), 1982, 2: 72-78.

[112] 柯柏. 西藏羊八井地热田[J]. 地质, 1977, 2: 10-12.

[113] 安可士, 张锡根, 何世春. 羊八井地热田地球化学特征[J]. 水文地质工程地质, 1980, 1: 14-18.

[114] 万子益, 魏绮英. 西藏高原地热资源概况[J]. 青藏高原地质文集, 1985, 1: 383-390.

[115] 新华社. 西藏地区地热资源极为丰富[N]. 人民日报, 1977-01-04.

[116] 陈和毅. 龙马尔曲尊[J]. 人民画报, 1978, 36: 36.

[117] 中国科学院植物研究所. 中国高等植物图鉴[M]. 北京: 科学出版社, 2002: 1974-1980.

[118] 吴玉虎, 梅丽娟. 黄河源区植物资源及其环境[M]. 西宁: 青海人民出版社, 2001.

[119] 青海生物研究所. 西藏阿里地区动植物考察报道[M]. 北京: 科学出版社, 1979: 1972-1978.

[120] 索有瑞. 柴达木盆地白刺研究与开发[M]. 北京: 科学出版社, 2010.

[121] 李德浩. 青海高原野生动物资源[N]. 青海日报, 1978-05-18.

[122] 新华社. 考察阿里地区动植物资源取得成果[N]. 人民日报, 1975-03-11.

[123] 王金亭. 青藏高原生物[M]//洛桑·灵智多杰. 青藏高原环境与发展概论. 北京: 中国藏学出版社, 1996: 65-70.

[124] WU TY，LONG W，ZHOU GL，et al. Physiological pattern of the plateau Pika[J]. J Physiol，1996，42：35-36.

[125] 新华社. 西藏昌都市首次发现恐龙化石[N]. 人民日报，1977-01-21.

[126] 新华社. 青藏高原发现哺乳动物化石[N]. 人民日报，1982-10-27.

[127] 张春霖，王文滨. 西藏鱼类初篇[J]. 动物学报，1962，14（4）：529-536.

[128] 王基琳，武云飞. 青海湖裸鲤[J]. 水产科技，1975，12：6-8.

[129] VAURIE C. Tibet and its birds[M]. London：H.F. & G. Witherby，1972.

[130] 冼耀华. 青海湖地区斑头雁繁殖习性的初步观察[J]. 动物学杂志，1964，6（1）：12.

[131] SWAN LW. Goose of the Himalayas[J]. Nature history，1970，79：68.

[132] BLACK CP，TENNEY SM. Oxygen transport during progressive hypoxia in high-altitude and sea-level waterfowl[J]. Resp Physiol，1980，39：217-239.

[133] YAN H. A preliminary study on the ecologic situation of bar-headed goose[J]. Wild Animal J，1988，2：21-22.

[134] 中国科学院青藏高原综合科学考察队. 西藏昆虫：第一册[M]. 北京：科学出版社，1981.

[135] 中国科学院青藏高原综合科学考察队. 西藏昆虫：第二册[M]. 北京：科学出版社，1982.

第2章 喜马拉雅山脉——地球最强劲的脊梁

第1节 世界最高峰之母

耸立在我国青藏高原南侧的喜马拉雅山脉,分布在我国西藏、巴基斯坦、印度、尼泊尔、不丹境内。"喜马拉雅"系梵语,意为"雪巢、冰雪之乡"。喜马拉雅形成于新生代,是世界上最年轻的山脉之一(图2.1)。它是一条由多列东西向平行山脉组成的巨大弧形山系(图2.2),全长2 450 km,南北宽200 ~ 350 km。山系西起南迦帕尔巴特峰(Nanga Parbat,8 125 m),东至南迦巴瓦峰(Namcha Barwa,7 782 m),向西延伸与一些大山、山口和冰川相融合连接,即昆仑山、喀喇昆仑山和帕米尔高原,面积相当于一个法国的大小。这里高山林立,最高峰即珠穆朗玛峰,这些山峰构成了中亚和印度间的分水岭。由于成山较晚,遭受侵蚀、剥蚀作用的时间较短,所以山势挺拔高峻,平均海拔在6 000 m以上,超过7 000 m的有40余座,8 000 m以上的有14座(表2.1),这些山峰如下[1,2]。

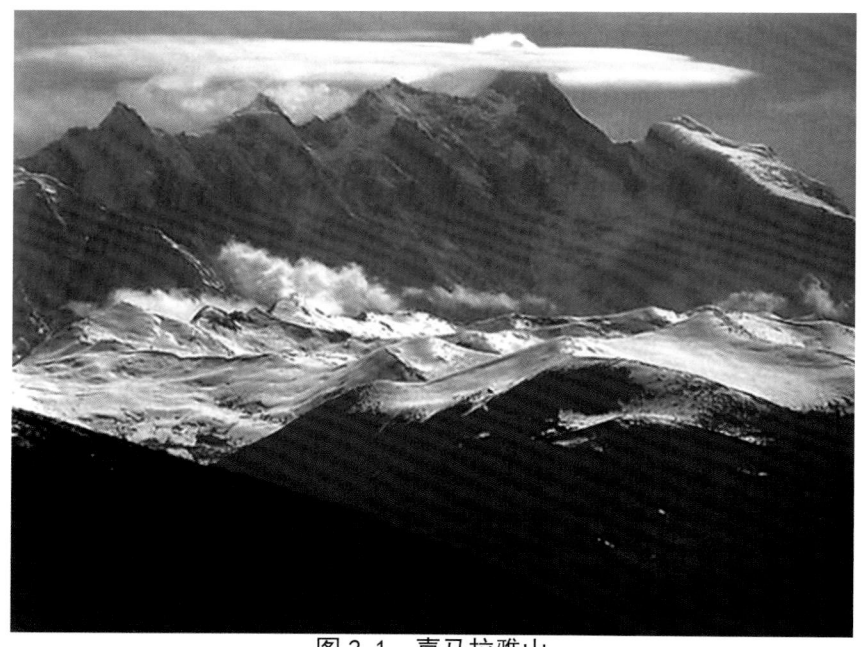

图2.1 喜马拉雅山

喜马拉雅形成于新生代,是世界上最年轻宏伟的山脉之一。

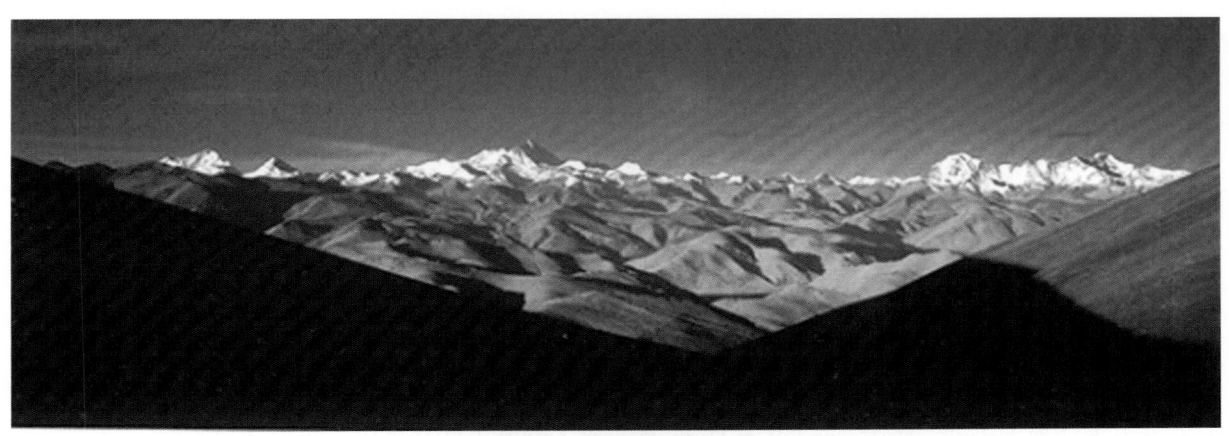

图 2.2　喜马拉雅山脉

是一条由多列东西向平行山脉组成的巨大弧形山系。

表 2.1　喜马拉雅地区 8 000 m 以上的 14 座高峰

名称	位置	海拔	
		ft	m
珠穆朗玛峰	中尼边界	29 017	8 844.43 （8 848.13） *
乔戈里峰 **	喀喇昆仑（中巴边界）	28 251	8 611
干城章嘉峰	尼印边界	28 169	8 586
洛子峰	中尼边界	27 940	8 516
马卡鲁峰	中尼边界	27 766	8 463
卓奥友峰	中尼边界	26 906	8 201
道拉吉里峰	尼泊尔	26 795	8 167
马纳斯鲁峰	尼泊尔	26 781	8 163
南迦帕尔巴特峰	克什米尔	26 657	8 125
安纳布尔纳峰	尼泊尔	26 503	8 078
迦舒尔布鲁姆 I 峰	喀喇昆仑	26 470	8 068
布洛阿特峰	喀喇昆仑	26 414	8 051
迦舒尔布鲁姆 II 峰	喀喇昆仑	26 358	8 034
希夏邦马峰	西藏	26 286	8 012

注：*—关于珠峰的高度，见本章第 2 节；**—因位于喀喇昆仑山脉且为世界第二高峰而被命名为 K2，也称乔戈里峰，由于 1861 年，英国人奥斯汀完成了对喀喇昆仑山脉乔戈里峰的全面考察，故而一度也称奥斯汀峰。它是喀喇昆仑山脉的最高峰，在克什米尔北部与我国新疆交界处。

1. 珠穆朗玛峰

珠穆朗玛峰（简称珠峰），是世界最高峰，海拔 8 844.43 m，位于中尼边界东段，北坡在我国境内，南坡在尼泊尔境内。从 18 世纪开始便陆续有一些国家的登山队前往珠峰探测奥秘，但直到 1953 年 5 月 29 日，才有英国登山队的新西兰人埃德蒙·希拉里和夏尔巴人丹增·诺尔盖两人从南坡首次登上珠峰。

2. 乔戈里峰

乔戈里峰（Mt. Georgory or K2）是世界第二高峰，海拔 8 611 m，它是喀喇昆仑山脉的主峰，位于中国和巴基斯坦边界上。1902 年，英国登山队首次攀登乔戈里峰以失败而告终，以后的 50 多年里，人类多次尝试都未成功，直至 1954 年 7 月 31 日，意大利登山队的里诺·雷斯德里和阿奇里·科帕哥诺尼两人，费时近 100 d，从巴基斯坦一侧沿东南山脊才首次登顶。

3. 干城章嘉峰

干城章嘉峰（Mt. Kangchenjunga）是世界第三高峰，海拔 8 586 m，坐落在喜马拉雅山脉中段尼泊尔和印度锡金边界上。1955 年 5 月 25 日，英国登山队的 G. 班德和 J. 布朗两人首次登顶，次日，N. 哈迪和 T. 斯特里赛尔四人登顶。

4. 洛子峰

洛子峰（Mt. Lhotse）是世界第四高峰，海拔 8 516 m，其山名藏语解作"南面的山峰"，因为它就位于珠峰以南约 3 km 处，所以被误解为"珠峰的南峰"。藏语里它还有一个名字叫"丁结协桑玛"，意为"美丽的仙女"。1956 年 5 月 18 日，瑞士登山队的弗利莱姆·卢嘉格尔姆和埃尔斯·托姆莱索两人从尼泊尔沿西南坡首次登顶成功。至今还未有人从东坡中国一侧登顶成功。

5. 马卡鲁峰

马卡鲁峰（Mt. Makalu）是世界第五高峰，海拔 8 463 m，位于喜马拉雅山脉中段，其西北距珠峰 24 km，沿西北—东南山脊为界，北侧在中国西藏境内，南侧在尼泊尔境内。4 条锋利的山脊构成了金字塔型使得它看起来无比壮观。1955 年 5 月 15 日法国登山队的 L. 泰雷和 J. 库兹两人首次登顶，接下来几天该登山队的其他 6 名队员和 1 名夏尔巴人陆续登顶，这是喜马拉雅登山历史上首次整个登山队全部登顶。

6. 卓奥友峰

卓奥友峰（Mt. Cho Oyu）是世界第六高峰，亦称"乔乌雅峰"（Mt. Qowowuyag），海拔 8 201 m。山峰以东北山脊和西南山脊为界，北侧在中国西藏定日县境内，南侧在尼泊尔境内。"卓奥友"藏语的意思是"首席尊师"，东距珠峰的直线距离约 30 km，其西边就是著名的南帕拉（Nangpa La）通道——中尼边界的贸易通道。正是由于该通道的便利使得卓奥友峰成为海拔 8 000 m 以上独立山峰中最易攀登的山峰之一。1954 年 10 月 19 日，奥地利登山队和夏尔巴人共四人首次沿西北坡登上峰顶。

7. 道拉吉里峰

道拉吉里峰（Mt. Dhaulagiri）是世界第七高峰，海拔 8 167 m。位于喜马拉雅山脉中段尼泊尔境内，因山势险恶，使人望而生畏，故有"魔鬼峰"之称。1960 年 5 月 13 日，多国联合登山队的 A. 希尔伯特、E. 福瑞、科特·戴尔伯格、P. 戴尼尔及夏尔巴人尼玛多吉和那旺多吉共 6 人首次登顶。

8. 马纳斯鲁峰

马纳斯鲁峰（Mt. Manaslu）是世界第八高峰，海拔 8 163 m，位于喜马拉雅山脉中段的尼泊尔境内。"Manaslu"来源于梵语"Manasa"，意为"神灵之山"。从远处看，其顶峰从各个面拔地而起，十分醒目。1956 年 5 月 9 日，日本登山队的 2 名队员和尼泊尔向导共 4 人登顶成功。

9. 南迦帕尔巴特峰

南迦帕尔巴特峰（Mt. Nanga Parbat）是世界第九高峰，海拔 8 125 m，位于喜马拉雅山脉西段巴控克什米尔地区。"Nanga Parbat"的意思是"裸露的山峰"，这一名字恰如其分地描绘了此山，锋利的山脊让落雪难以安身，裸露的外表在白雪皑皑的群峰中独具一格。1953 年 7 月 3 日。奥地利和西德联合登山队的奥地利队员 H. 比尔首次登上峰顶。

10. 安纳布尔纳峰

安纳布尔纳峰（Mt. Annapurna）是世界第十高峰，海拔 8 078 m，位于喜马拉雅山脉中段尼泊尔境内。"Annapurna"在当地语有"粮食供应者"或"收成之神"的意思。Annapurna 峰群由一系列高峰组成。除了主峰外，还有多座独立命名的山峰，包括著名的鱼尾峰（Mt. Machhapuchhare）。1950 年 6 月 3 日，法国登山队的莫里斯·埃尔佐格和路易斯·拉什耐尔两人登上顶峰。

11. 迦舒尔布鲁姆 I 峰

迦舒尔布鲁姆 I 峰（Mt. Gasherbrom I ）是世界第十一高峰，海拔 8 068 m，位于喀喇昆仑山脉的主峰线上，也被称作"隐蔽的山峰或 K5"，是迦舒尔布鲁姆群峰中的一部分。它在乔戈里峰东南方约 21 km 处，是喀喇昆仑山脉的第二高峰，也是中国和巴控克什米尔的界峰。通常人们认为"Gasherbrom"意为"闪烁着光芒的山峰"，但实际上，其名字来源于藏缅语系的"rgasha"（美丽）和"brum"（山），意为"美丽的山"。1958 年 7 月 4 日，美国登山队的 P. 希尔林和 A. 考夫曼两人登顶成功。

12. 布洛阿特峰

布洛阿特峰（Mt. Broad Peak）是世界第十二高峰，海拔 8 051 m，位于乔戈里峰东南方约 8 km 处。原被命名为"K3"（继 K2 之后），但后来发现其峰顶有 1.5 km 长，因此又命名为"Broad Peak"，意思是"宽阔的峰顶"。1957 年 6 月 9 日，奥地利登山队的 M. 舒木克、F. 温特斯特勒、科特·戴姆伯格及 H. 布尔四人登顶。

13. 迦舒尔布鲁姆 II 峰

迦舒尔布鲁姆 II 峰（Mt. Gasherbrum II ）是世界第十三高峰，海拔 8 034 m，位于喀喇昆仑山脉的主脊线上，在乔戈里峰东南约 25 km 处。1956 年 7 月 7 日，奥地利登山队的 F. 拉莫维克、J. 拉尔赫和 J. 维勒帕特三人首次从西南山脊登顶成功。迄今尚无人从中国一侧（北侧）登上顶峰。

14. 希夏邦马峰

希夏邦马峰（Mt. Shisha Pangma）是世界第十四高峰，海拔 8 012 m，旧称"高僧赞峰"，是唯一一座完全在中国境内的 8 000 m 以上的独立山峰。1964 年 5 月 2 日，中国登山队的许竞、王富洲、张俊岩、邬宗岳、陈山、索南多吉、成天亮、尼玛扎西、多吉、云登十人首次登上顶峰，这也是人类登上的最后一座海拔 8 000 m 以上的独立高峰。

喜马拉雅山脉海拔在 6 000 ～ 8 000 m 的主要山峰有迦舒尔布鲁姆Ⅲ峰（7 925 m）、康巴泰峰（7 902 m）、南塔铁峰（7 816 m）、南迦巴瓦峰（7 782 m）、加麦特峰（7 755 m）、希玛利峰（7 661 m）、萨塞尔康格利峰（7 627 m）、珠穆朗玛北峰（7 538 m）、约翰逊峰（7 459 m）、加涅斯峰（7 456 m）、雅卡布鲁峰（7 316 m）、阿比—嘎敏峰（7 355 m）、希阿康格利峰（7 315 m）、喜马拉雅昆峰（7 135 m）、特里苏尔峰（7 120 m）、喜马拉雅浓峰（7 077 m）、希拉山（7 025 m）、比那库尔峰（6 930 m）、嘎雅尔则恩峰（6 705 m）、卡里隆峰（6 700 m）、阿尼康峰（6 593 m）、基什特瓦—新月峰（6 575 m）、迪奥奇巴峰（6 001 m）等，真不愧为"高山之母"。

由于这里极度严寒，海拔 5 000 m 以上的山岭都终年积雪，冰川广布，所以也被称为"世界第三极"，世界现代山岳冰川发育中心就在这里（图 2.3）。在冰川下的谷地常常形成大小不等的湖泊（图 2.4），高山的冰雪融化和湖泊水源也可向更低处浇灌草地和农田（图 2.5），因此在喜马拉雅海拔 4 500 m 以下居住着藏族、夏尔巴人等人类群体。

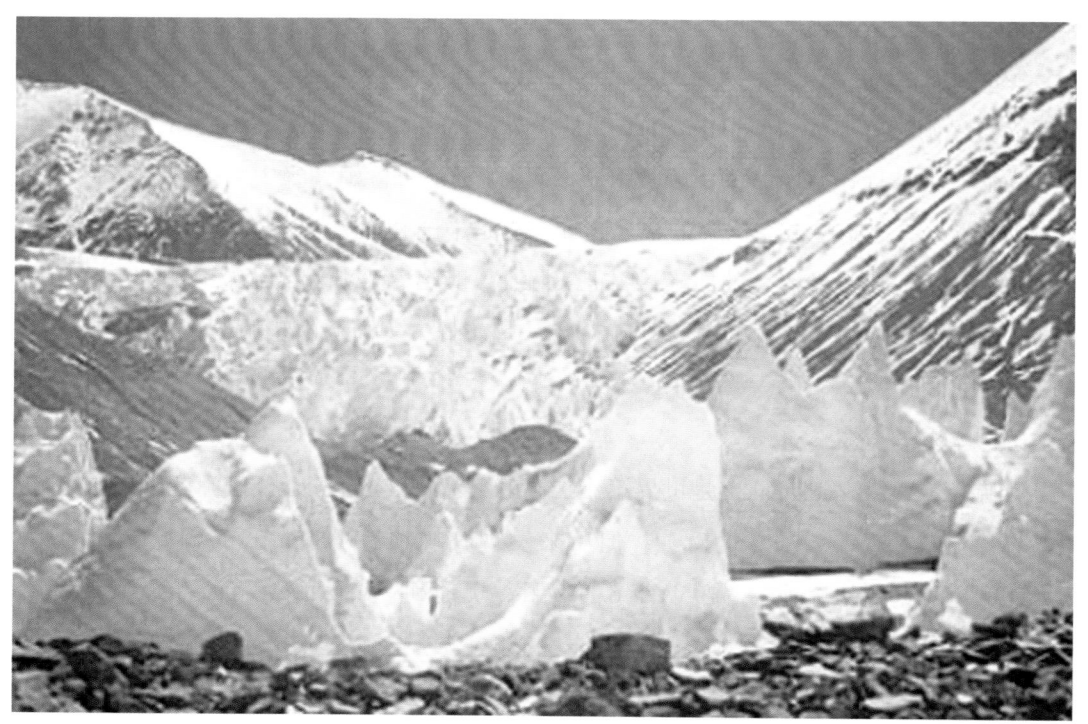

图 2.3　喜马拉雅是世界现代山岳冰川发育中心

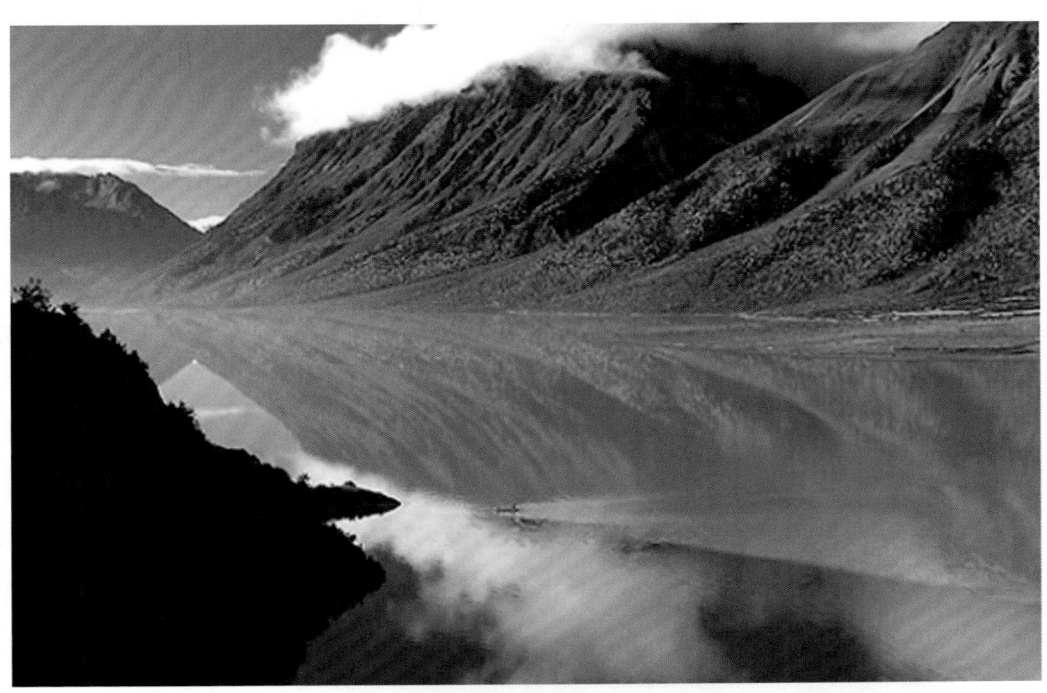

图 2.4　喜马拉雅的山间湖泊是整个山系的储水库

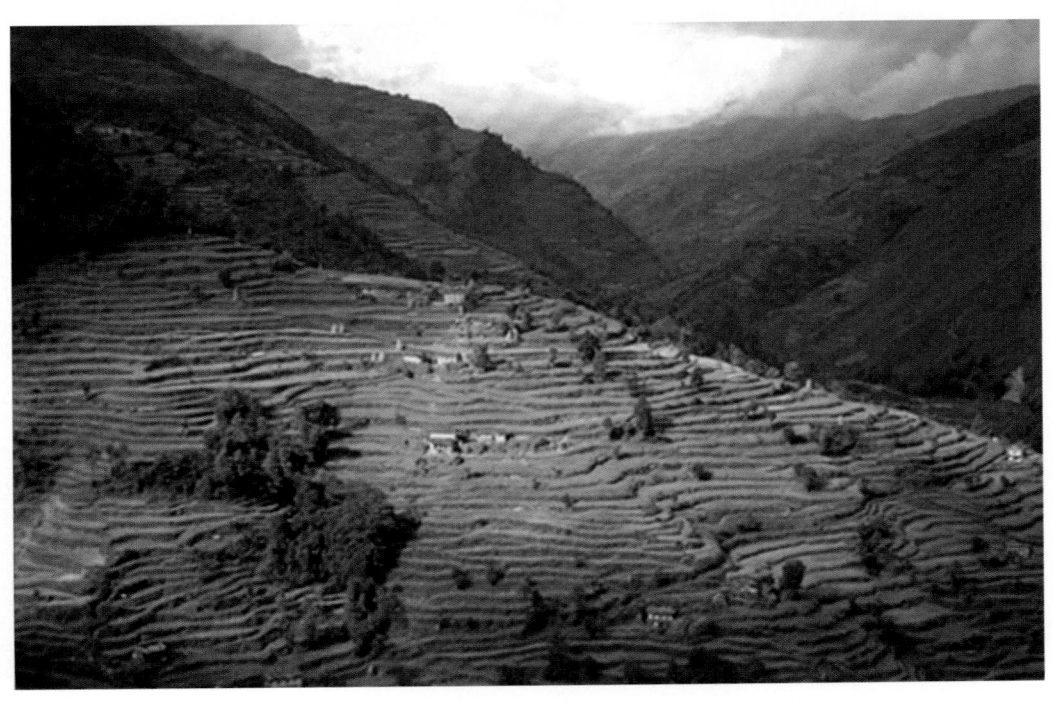

图 2.5　喜马拉雅山脚下的农田由藏族和夏尔巴人耕耘

第 2 节　珠穆朗玛峰

一、珠穆朗玛——最神圣的山峰

喜马拉雅山脉的第一峰即世界最高峰——珠穆朗玛峰，位于中国和尼泊尔交界处。"珠穆朗玛"系藏语，其意为"后妃神女""第三女神"。据藏族古代相传，在高高的雪山群峰中，从前住着五个妖女姐妹，后来莲花生大师前来教诲开导，把她们变成了仙女，统称"次仁切阿"，意为"长寿五姐妹"，她们的名字依次是：扎西次仁玛、丁结协桑玛、米约洛桑玛、觉班珍桑玛和达格卓桑玛。珠穆朗玛就是这五姐妹中的第三个，即"米约洛桑玛"，意为"不动善慧仙女"。

早在康熙四十七年（公元 1708 年）至康熙五十五年（公元 1716 年）清朝对珠穆朗玛峰的考察之后，于 1719 年，清朝应用铜板印制《皇舆全览图》，在总图中增补了西藏和蒙古地区图解说明，并以满文"朱姆朗马阿林"标注出珠穆朗玛山峰的位置及名称（见第 8 章第 4 节）。这时即以藏语"珠穆朗玛"确定此山峰的名称。珠穆朗玛峰是藏族人民心目中最神圣的山峰，也是中国人民最引以为豪的山峰（图 2.6 ~ 图 2.8）。

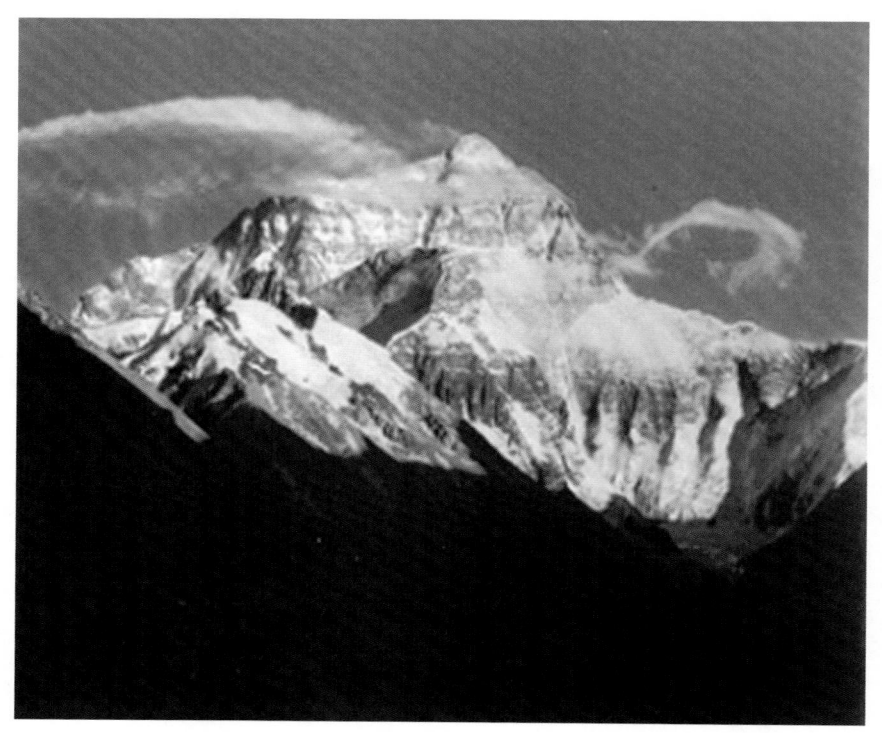

图 2.6　珠穆朗玛峰

世界最高峰——珠穆朗玛峰，北纬 27°59'17"，东经 86°55'31"，地处中尼边界东段，北坡在我国西藏境内，南坡在尼泊尔境内。

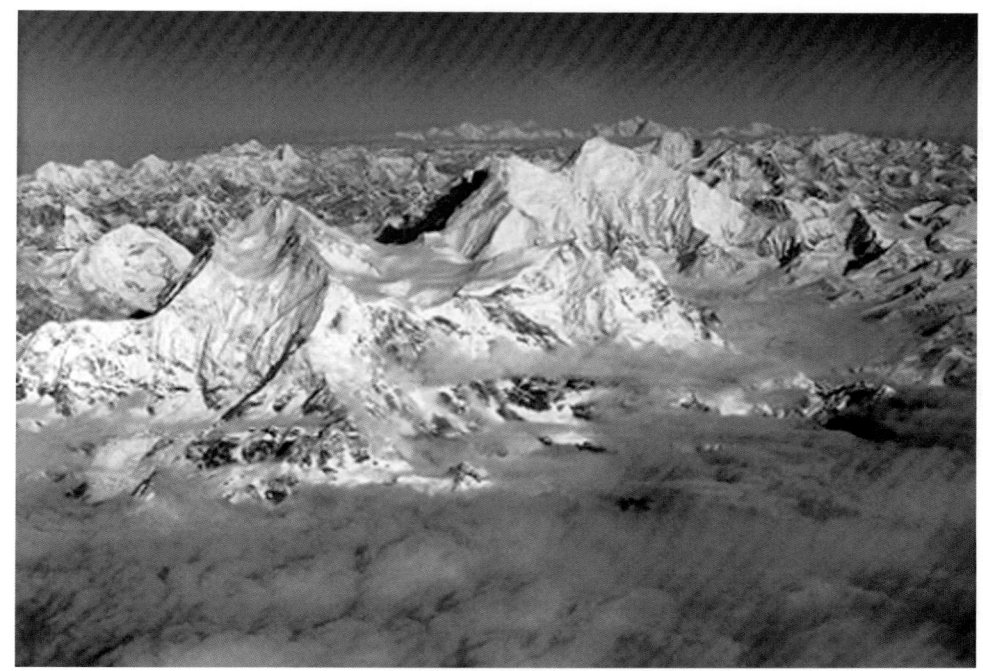

图 2.7　俯瞰珠峰

在喜马拉雅山 8 000 m 以上的群峰中，最中间、最高耸的就是最神圣的珠穆朗玛峰，居地球之巅。

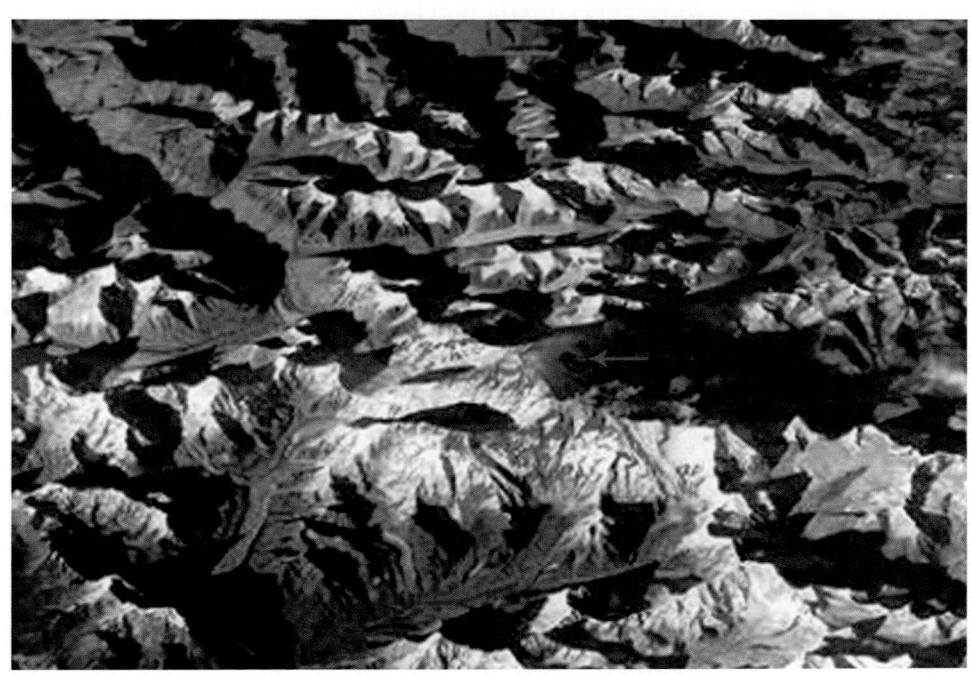

图 2.8　卫星拍摄的珠峰图像（居中红色箭头所指处）

冰山林立，雪峰环绕，均在海拔 8 000 m 以上，环绕着珠峰。

二、珠穆朗玛峰的测高

关于珠穆朗玛峰的高度测量,有很长的历史过程。1848—1852 年,英国人乔治·埃非尔士(George Everest)担任大英帝国印度测绘局局长,他领导测绘队对珠穆朗玛峰进行了地理测量,他们通过在印度平原安置传统的光学机械测量仪器进行远距离观测,以当时印度洋为基准面,从喜马拉雅山摩天群峰中首次推算出珠穆朗玛峰的海拔为 8 840 m(29 002 ft)。珠穆朗玛峰第一次被确认为地球上的最高峰。其后不同国家的地理学者对珠穆朗玛峰进行了 10 多次的测量,高程范围在 8 840 ~ 8 872 m。这些测量结果是从不同坡向、使用不同的现代测量仪器及参数检测,采用不同的高程系计算或推算出来的。

为了更精确检测珠峰的高度,我国进行了数次测量。首次是在 1966 年,通过珠穆朗玛峰登山科学考察,以中国青岛黄海海面为高程基准面,以青岛为起点,经过 5 000 多 km 的测量,用三角高程交会法反复测量获得。在进行大地测量同时,科学家们还运用了天文、重力、定位、高程和气象等测量手段[3]。其后 1975 年中国登山队成功在珠穆朗玛峰顶设立觇标,我国测绘工作者在取得完整的珠穆朗玛峰平面位置和高程的测量数据后,经过理论研究、严密计算和反复验证,测出珠穆朗玛峰峰顶雪面的高度为 8 849.05 m,减去当时测量得到的峰顶 0.92 m 的雪深后,得出峰顶高度为 8 848.13 m。我国政府公布的这一珠穆朗玛峰高程已为国际上大多数国家和科学界认可[3]。30 年后即 2005 年,我国政府决定对珠穆朗玛峰进行再测量和进行题为“珠穆朗玛峰地区对全球变化的响应”的综合考察[4]。2005 年 5 月 22 日我国测绘队员成功登上珠峰峰顶,应用了传统的三角高程测量法、先进的全球定位系统(GPS)和激光测距等手段,将珠穆朗玛峰测量的精确度从 1975 年的 0.35 m 提高到 0.25 m 左右,得出的珠穆朗玛峰海拔高度为 8 844.43 m[5,6]。

尽管我国在 2005 年 10 月 9 日正式宣布“珠穆朗玛峰峰顶岩石面海拔高程为 8 844.43 m”,原 1975 年公布的高程数据 8 848.13 m 停止使用,国内教科书、地图册等均应采用 2005 年公布的珠穆朗玛峰的新高程数据,尽快地完成修改和新的编制工作[7],然而由于传统观念、应用习惯或国外一些学者认为 1975 年与 2005 年珠穆朗玛峰高程检测的差别是由于方法学不同,目前在国际高山生理学界,仍沿用珠穆朗玛峰的 2 个高程数据。一个为我国 1975 年测量所得的 8 848.13 m;另一个为 8 850 m(PB 253 mmHg),此为 1999 年 5 月美国实施“千禧年珠峰测量计划”应用全球卫星定位系统测量所得的数据。在此将 2 个数据同时列出,以供在阅读文献时参考和了解情况。

三、珠穆朗玛峰的岩石组成与山龄

珠穆朗玛峰峰顶究竟是什么时代、由什么种类的岩石所组成的?一直是一个有争议性的问题。1960 年我国登山队第一次登上珠穆朗玛峰峰顶,并从珠穆朗玛峰峰顶采回了岩石标本。对这些岩石标本进行了详细研究并做了年龄检测。珠穆朗玛峰位于喜马拉雅山脊中段的中尼边境,组成峰体的岩石自下而上有以下三个部分:

(1)最底部的基座是地质上所称的“高喜马拉雅”结晶岩,岩石全部为变质较深的各种片麻岩,近年来还有发现麻粒岩的报道，南北出露宽度达 50 ~ 100 km，总厚度达 20 km，其年龄尚不能肯定。20 世纪 60 年代末至 70 年代初科学家们用放射性同位素测年方法曾对这套岩石做过年龄检测，获得了 12 个单矿物钾—氩年龄、6 个镓—锶年龄、5 个铀—铅年龄。根据这些数据，科学家认为这些岩石至今至少经历过 2 期变质作用。第一次变质作用发生在 6.6 亿 ~ 6.4 亿年前，第二次变质作用发生在 2 000 万 ~ 1 000 万年前。之后的测年工作也没能发现更老的变质年代，全部为喜马拉雅期（2 000 万 ~ 1 000 万年前）的变质年代。不过，根据各种地质学方法的对比研究，科学家一致认为这套岩石形成的年龄是老的，应该属于地质上的前震旦纪（大约 8 亿年前），因为印度地质的基底岩石形成于 18 亿 ~ 17 亿年前，在 11 亿 ~ 9 亿年前时又经历了一次强烈的改造，而喜马拉雅山在地质历史上是印度地质的一部分，其基底岩石的形成过程与印度地质是一致的。当然其形成时的面貌与今天完全不同，它们最早是一套泥质、泥砂质的沉积岩，后经几次变质才成为现在的面貌[3]。

（2）峰体中部有浅黄色岩石绕山腰一周分布，酷似腰带，故早期被命名为"黄带"。该层岩石的厚度不大，仅几十米到 200 m 厚，是一些浅变质岩石。其下方为各种片岩，上方为成分极为复杂的结晶石灰岩。它的年龄迄今尚无确切资料。由于它覆盖在 8 亿年前的岩石之上，同时又被上面已确定年龄的岩石所覆盖，所以，可以推测它的年龄应该介于 8 亿年前到 5 亿年前[3]。

（3）组成峰顶的岩石是近千米厚的石灰岩，其矿物成分、结构构造、变质特征和地层层序都同珠穆朗玛峰北坡一些地点的结晶石灰岩相似。根据对采自珠穆朗玛峰峰顶和 8 500 m 高度处的结晶石灰岩所进行的铀—铅年龄法定年结果，其年龄为 5.15 亿 ~ 4.1 亿年前，地质时期为寒武纪至奥陶纪之间。同时，这种岩石在珠穆朗玛峰北坡许多地方又被含早奥陶纪化石的地层所覆盖，所以可以肯定珠穆朗玛峰峰顶的结晶石灰岩的时代应属于地质上的奥陶纪早期。至此，构成珠穆朗玛峰峰顶的岩石时代之争获得了圆满的结果[3]。

四、珠穆朗玛峰古生物地层的发现

中国科学院西藏科学考察队于 1966—1968 年在珠峰地区对古生物进行了大规模的科学考察，在珠穆朗玛峰地区及靠近珠穆朗玛峰的前进沟等处首次发现了奥陶系、志留系和泥盆系，在过去已经发现的石炭系以上地层中也有许多新的发现，由此建立了这个地区比较完整的地层系统。从寒武系、奥陶系至第三系，厚 11 207 m，除寒武系外，每个系统都采有化石。已发现的有藻类、陆生植物、有孔虫、放射虫、珊瑚、方锥石、层孔虫、水螅类、苔藓虫、腕足类、瓣腮类、腹足类、鹦鹉螺、菊石、箭石、竹节石、牙型刺、三叶虫、介形类、海百合茎、海胆、笔石和鱼龙等 20 余门类化石，种类和数量都很丰富[8-10]（图 2.9 ~ 图 2.14）。其中，有几个门类在珠穆朗玛峰地区甚至在喜马拉雅山地区首次发现，特别是奥陶纪鹦鹉螺、三叶虫的发现，志留纪和泥盆纪笔石，尤其是泥盆纪单笔石动物群的发现，泥盆纪竹节石的发现，早石炭世菊石的发现，晚三叠世箭石、放射虫的发现，早侏罗世菊石、有孔虫的发现，晚白垩世和早第三世介形类的发现等，在地层学和古生物学上都具有重要意义[8-13]。

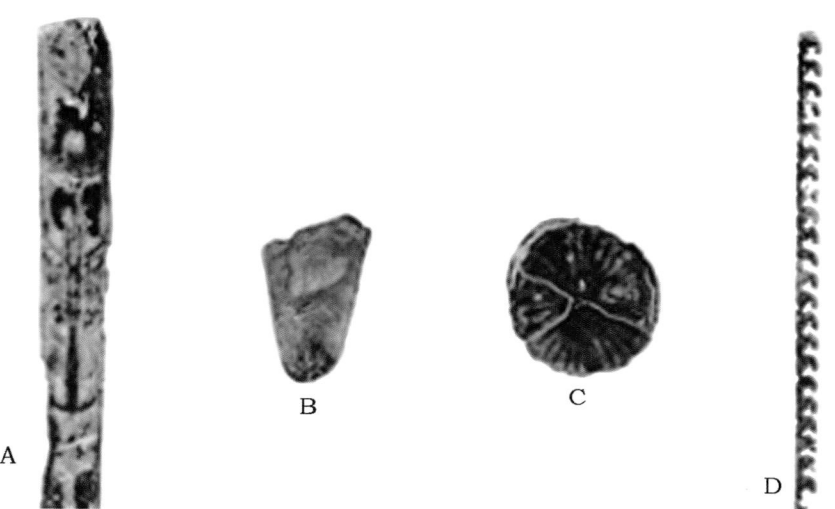

图 2.9　志留纪（距今 4.4 亿～ 4.0 亿年前）海生动物的新种

A—原始小柱角石（Columenoceras priscum Chen）；B—长隔壁三沟珊瑚（Triplophyllum langiseptatum）；C—同 B 横切面；D—西藏卷笔石（Streptograptus xizangensis Mu et Ni）。

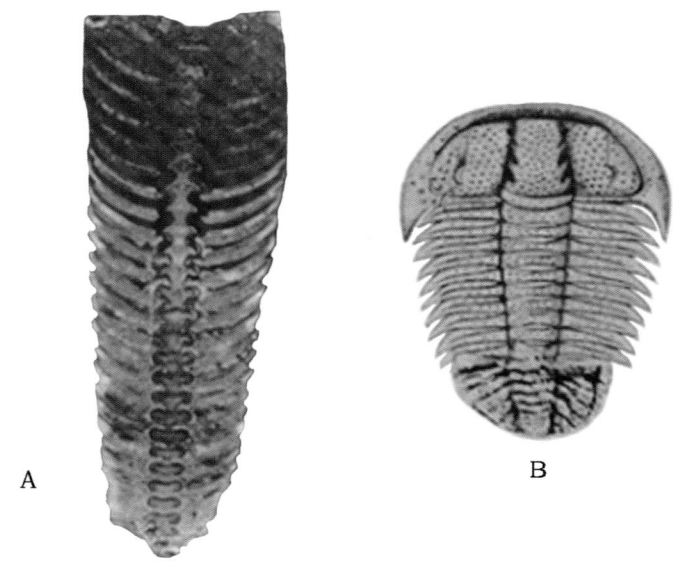

图 2.10　奥陶纪（距今 5.0 亿～ 4.4 亿年前）海生动物的新种

A—聂拉木鄂尔多斯角石（Ordosoceras nyalaniense Chen）；B—瘤状优隐头虫（Eucalymene tuberculata Chien）。

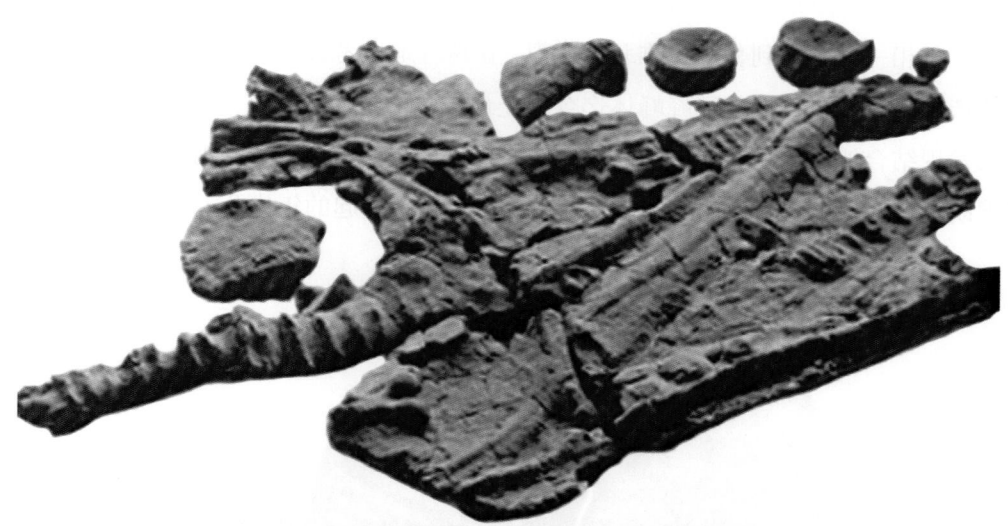

图 2.11　西藏喜马拉雅鱼龙的头肋骨和脊椎骨化石

距今约 1 亿 8 000 万年前的三叠纪地层中发现的海生爬行动物——鱼龙。

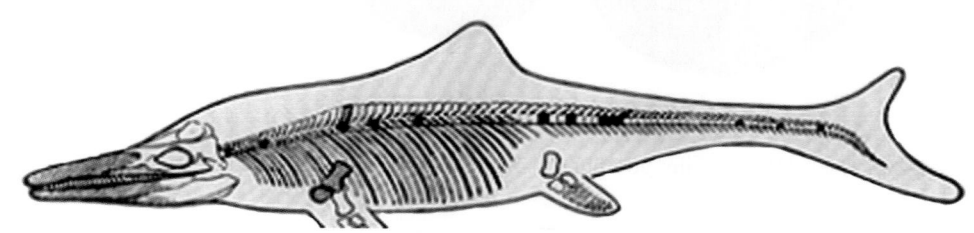

图 2.12　鱼龙骨骼复原图（阴影表示已找到的鱼龙化石部分）

西藏喜马拉雅鱼龙是一种已灭绝的海生爬行动物，生活在深度不超过 200 m 的浅海中，身长 10 m 以上。

　　此外，值得特别关注的是掩埋在中生代地层中的喜马拉雅鱼龙。20 世纪 60 年代，中国科学院西藏考察队在聂拉木县土隆地区海拔 4 800 m 的高山上，发现了一种神奇的生物化石，经科学家鉴定后命名为"喜马拉雅鱼龙"；2002 年，古生物学家在西藏定日县海拔 4 700 m 的卡贡三叠世地层中又找到了新的化石。鱼龙是一种 2.45 亿年前三叠纪晚期出现的著名的海生爬行动物，早在恐龙称霸陆地之前，鱼龙已经成了海上霸主。鱼龙具有极其奇特的生物形态，法国古生物学家居维叶形容这类奇特的生物有着海豚的吻部、鳄鱼的牙齿、蜥蜴的头和胸骨、鲸的四肢和鱼的脊柱，喜马拉雅鱼龙就有这样的特征（图 2.11、图 2.12）。然而和它的出现一样，鱼龙的消失也是一个谜，在距今 9 000 万年前的晚白垩世，海上霸主鱼龙就逐渐退出历史舞台，比恐龙和翼龙因环境的再次突变而灭绝早了 2 500 年。为何会在生态环境相当稳定时期灭绝？这迄今是个谜。喜马拉雅鱼龙的发现证明了当今世界屋脊喜马拉雅山早在 1.8 亿～ 1.6 亿年前还是一片汪洋大海，可以佐证的还有菊石类、双壳类、海百合等海洋生物化石[14]。

在珠穆朗玛峰地区曲布、曲宗一带发现了滨海相沉积及伴生的斯切诺夫动物群与舌羊齿植物群，证明岗瓦纳沉积相一直延伸到喜马拉雅北坡[15,16]。在珠峰地质考察中，系统地收集了岩石标本，测量了地层的产状，获得了珠穆朗玛峰峰体迄今为止最丰富的地质资料[17,18]。更重要的是，珠穆朗玛峰古生物的发现结合地质填图和地质剖面对比，对珠穆朗玛峰古"特提斯海"的历史提供了证据，对确定珠穆朗玛峰峰顶石灰岩层的时代以及探讨喜马拉雅山隆起的年代及方式都有重要价值[19,20]。

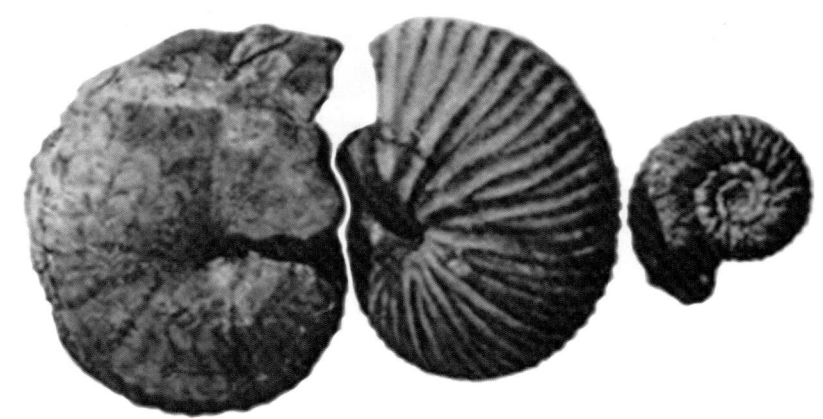

图 2.13　同鱼龙共生的菊石

左为阿氏副西藏菊石（Paratibetites adolphi），右为侏瓦菊石（Juvavites sp., sp. nov）。

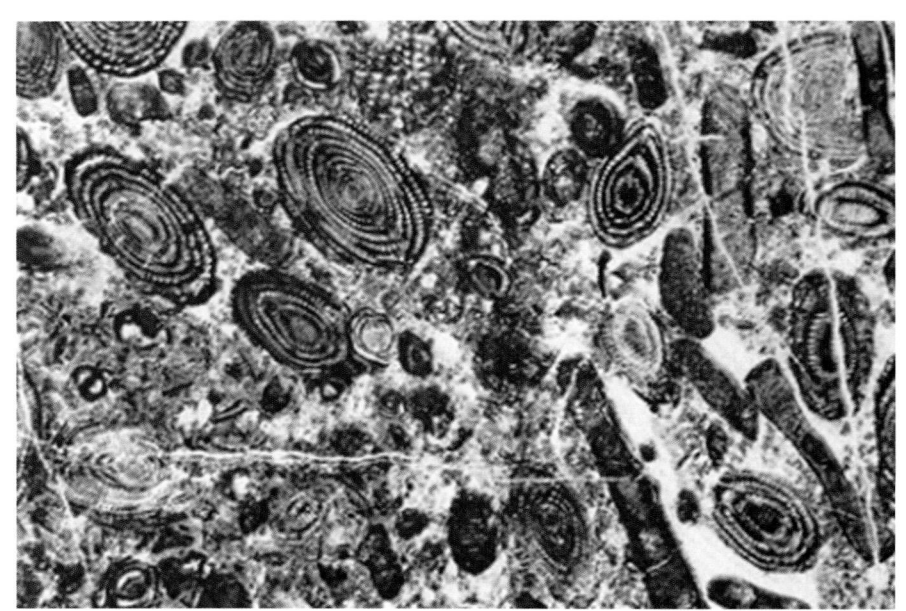

图 2.14　距今约 4 000 万年到 1 亿年前的海生无脊椎动物化石——有孔虫灰岩

图 2.9～图 2.14 珠穆朗玛峰地区古生物化石的发现见证了珠峰古"特提斯海"的历史和其隆升的年代（以上均引自中国科学院珠穆朗玛地区科学考察图片集 1966—1968，北京：科学出版社，1974）。

第 3 节　喜马拉雅的形成

关于喜马拉雅山脉的形成，20 世纪 60 年代提出的板块构造学说认为喜马拉雅山脉是由原在南半球的印度洋板块向北漂移，同北方的欧亚板块发生俯冲和碰撞而形成的。在喜马拉雅山脉升起前很久，大约距今 6 亿年前，北方的欧亚大陆和位于南半球的印度次大陆之间原是一片古老广阔的海洋，人们称之为"特提斯海"，它是古地中海的一部分 [1,2,21-25]。在地球内部巨大作用的驱使下，印度洋板块不断向北漂移，于是海的面积逐渐缩小 [2,21]。在距今 2 亿 2 500 万年到 7 000 万年前的中生代，印度洋板块的海洋型地壳开始俯冲到欧亚板块之下，结果整个藏南地区地壳逐渐抬升，到距今 4 000 万年前的始新世晚期，海水便完全从喜马拉雅地区撤出。又因印度洋板块持续不断地向北移动，终于使它和欧亚板块发生了直接的碰撞，而非以往认为由于印度洋板块在亚洲下方发生游移而导致抬升 [26]。但那个时期，喜马拉雅和珠穆朗玛峰都还并不高，印度次大陆不断北移、推压青藏高原，而喜马拉雅山地区地处推挤的前缘，遭受了巨大的南北向力量的挤压，地壳大规模变动，褶皱冲断和抬升。2 000 多万年前，喜马拉雅山地区经历了一次强烈的地壳运动，山脉快速抬升，很快就达到相当高度，开始影响到印度洋暖湿气流的北上，使青藏高原及其以北地区逐步向干旱化发展。到了大约距今 1 000 万年前，即地质历史上的中新世中期，喜马拉雅山地区又经历了一次俯冲碰撞，结果造成了喜马拉雅地区的强烈褶皱和断裂以及巨大山体的迅速抬升。这就是地质学上所说的"喜马拉雅造山运动" [2,21,24]。

据计算，在过去的 200 万年间，它增高了 3 000 m 以上。在最近的 1 万 2 000 年前的冰河期以后，它还增高了 300 m。据分析检测，它上升的速度，在 1 000 万年以前，每万年平均不到 0.5 m；而在近 50 万年前，每万年上升竟达到 20 m 以上；特别是距今 7 000 年前，每千年上升 70 m 以上。由此可见它上升的速度越来越快，因而上升的幅度也越来越大。根据精确的观察，印度洋板块现在每年以 5 ~ 6 cm 的速度向北推移，使喜马拉雅山脉继续升高。可见它是一个正处于上升成长期的山脉，是现今世界上最高大雄伟和最年轻的山脉 [2,21,24]。

另外，1985—1986 年英国皇家学会和中国科学院的联合勘察研究表明，青藏高原地区的地壳厚度为 50 ~ 70 km，是一般地壳厚度的 2 倍 [21]。而高原最高的喜马拉雅地区的地壳厚度只有 50 km 以上，并非地壳最厚之处。这也表明了该地区目前尚未到地壳重力补偿的均衡状态，即南北两大陆碰撞后，印度洋板块向北运动还没有停止，高原上升的趋势仍在继续，珠峰也在继续升高。

中国地球物理学会主席赵文津教授指出，GPS 测量的结果显示 1991 年以来，印度洋板块正以每年 50 mm 的速度向北水平移动，喜马拉雅山珠穆朗玛峰地区每年向北水平移动 35 ~ 42 mm，拉萨地区为 27 ~ 30 mm，羌塘地区为 28 mm，到了柴达木地区则减少为每年 12 ~ 14 mm。中国科学院青藏高原研究所的方小敏研究员介绍，青藏高原在向北水平移动的同时也在向上生长，其中位于两大陆板块冲撞活动中心地区的珠穆朗玛峰长得尤其快。有关研究显示，目前整个青藏高原正以每年 5.9 mm 的速度隆升，珠穆朗玛峰的上升速度为每年 10 mm 左右，到了青藏高原北部，隆升速度则降为每年 4 ～ 5 mm[27]。

第 4 节　喜马拉雅高原人类群体

在青藏高原和喜马拉雅，最主要的是以藏族血缘为中心的民族，包括藏族、夏尔巴人、门巴族、珞巴族等。根据大量系统的人类基因学研究确定他们源于蒙古人种[28-31]。而南美印第安人系从东北亚地区迁徙而来[32]，他们也系蒙古人种[33]，这给两大洲人类学高原适应提供了有力的对比。藏族血统的人群是世界高原人群中适应历史最长的人类群体[34]，高原医学家及人类学家的考证时间点约为 7 000 年前[35,36]、10 万年前[37]、50 万年前[38]。根据有说服力的考古学的证据，在喜马拉雅山脚的西藏申扎、双湖等海拔 4 500 m 的高原发现了旧石器时代的遗址（距今 5.0 万 ~ 2.5 万年前[39,40]），已被人类学家所认可[41,42]。在这一历史长河的进化史中，藏族形成了具有青藏高原特色的文化背景[43]和在高海拔地区生存、繁衍、健康发展的生物学策略和医学保障体系[44,45]。世界最大的高原移居群体汉族高原习服历史为 50 ～ 100 年。此外，尚有回族、蒙古族、撒拉族、土族、东乡族、保安族、裕固族、哈萨克族等民族（见第 12 章）。

中亚的天山和帕米尔高原居住着吉尔吉斯人、哈萨克人和塔吉克人，大多为牧人，多数放牧于海拔 3 000 ～ 3 500 m，高原适应历史约为 3 000 年[46]。

在亚洲的喀喇昆仑山、兴都库什山脉和喜马拉雅东麓居住着阿富汗人、巴基斯坦人、查谟和克什米尔人，有一些群体和喜马拉雅藏族血缘有密切联系并有极长的高原居住历史[47]，近年来学者们已开始重视对这些群体的高原医学研究[48]。

参 考 文 献

[1] 张子桢. 中国地理知识[M]. 北京：中国青年出版社，1982.

[2] 江荻. 珠穆朗玛峰[M]. 北京：商务印书馆，1974.

[3] 潘裕生. 珠穆朗玛峰的崛起[M]//中国青藏高原研究会. 追寻青藏的梦. 石家庄：河北科学技术出版社，2003：11-15.

[4] 张景勇. 重登地球之巅，重测珠峰高度[N]. 经济日报，2005-05-25.

[5] 张景勇，边巴次仁. "决战"地球之巅[N]. 光明日报，2005-05-23.

[6] 张景勇，边巴次仁. 我国成功进行珠峰登顶测量[N]. 科学时报，2005-05-23.

[7] 胡其峰. 珠穆朗玛最新"身高"：8 844.43 m[N]. 光明日报，2005-10-10.

[8] 中国科学院西藏综合考察队. 珠穆朗玛峰地区科学考察报道1966—1968[M]//古生物：第一分册. 北京：科学出版社，1975.

[9] 中国科学院西藏综合考察队. 珠穆朗玛峰地区科学考察报道1966—1968[M]//古生物：第二分册. 北京：科学出版社，1976.

[10] 中国科学院西藏综合考察队. 珠穆朗玛峰地区科学考察报道1966—1968[M]//古生物：第三分册. 北京：科学出版社，1976.

[11] 中国科学院青藏高原综合科学考察队. 西藏古生物：第三分册[M]. 北京：科学出版社，1981.

[12] 中国科学院青藏高原综合科学考察队. 西藏古生物：第四分册[M]. 北京：科学出版社，1982.

[13] 中国科学院青藏高原综合科学考察队. 西藏古生物：第五分册[M]. 北京：科学出版社，1982.

[14] 胡珉绮. 喜马拉雅鱼龙：遗骨里的沧海桑田[N]. 中国科学报，2017-08-11.

[15] 徐仁. 西藏南部珠穆朗玛峰地区植物化石的发现及其意义[J]. 植物学报，1973，15（2）：254-258.

[16] 徐仁，孙昭宸，孙湘君，等. 珠穆朗玛峰地区第四纪古植物的研究和喜马拉雅的上升[J]. 科学通报，1973，18（6）：274-278.

[17] 穆恩之，尹集祥，文世宣，等. 中国西藏南部珠穆朗玛峰地区地层[J]. 中国科学，1973，1：13-36.

[18] 中国科学院西藏综合考察队. 珠穆朗玛峰地区科学考察报道1966—1968：地质[M]. 北京：科学出版社，1975.

[19] 中国科学院西藏综合考察队. 珠穆朗玛峰地区科学考察报道1966—1968：第四纪地质[M]. 北京：科学出版社，1976.

[20] 尹集祥，郭师曾. 珠穆朗玛峰及其北坡地层[J]. 中国科学，1978，1：90-102.

[21] 郑度，杨勤业，刘燕华. 中国的青藏高原[M]. 北京：科学出版社，1985.

[22] STEIN A. A Chinese expedition across the Pamirs and Hindukush[J]. Geograph J，1922，59：1123-1131.

[23] SHEN TL，LIU SC. Tibet and Tibetans[M]. California：Stanford University Press，1953.

[24] 孙鸿烈，郑度.青藏高原形成演化与发展[M].广州：广东科技出版社，1998：1-3.

[25] WEST JB, SCHOENE RB, MILLEDGE JS. Himalayas[M]//WEST JB. High Altitude Medicine and Physiology. London: A Hodder Arnold Publication, 2007: 28-29.

[26] CHANG C, CHEN N, COWARD MP, et al. Preliminary conclusions of the Royal Society and Academic Sinica 1985 Geograverse of Tibet[J]. Nature, 1986, 323: 501-507.

[27] 周声文，吴晶晶，张宗堂.珠峰至今充满活力，目前仍在边走边长[N].人民日报，2005-05-23.

[28] TORRONI A, MILLER JA, MOORE LG, et al. Mitochondrial DNA analysis in Tibet: Implications for the origin of the Tibetan population and its adaptation to high altitude[J]. AM J Phys Anthropol, 1994, 93: 189-199.

[29] TORRONI A, SCHURR TG, CABELL MF, et al. Asian affinities and continental radiation of the four founding Native American mtDNAs[J]. Am J Hum Genet, 1993, 53: 563-590.

[30] ZHAO TM, LEE TD. Gm and Km allotypes in 74 Chinese populations: a hypothesis of the origin of the Chinese nation[J]. Hum Gent, 1989, 83: 101-110.

[31] CHU JY, HUANG W, KUANG SQ, et al. Genetic relationship of populations in China[J]. Proc Natl Aca. Sci USA, 1998, 95: 11763-11768.

[32] MEERRIWETHER DA, ROTHHAMMER F, FERRELL RE. Distribution of the four founding lineage haplotype in Native Americans suggests a single wave of migration for the New World[J]. Am J Phys Anthropol, 1995, 98: 411-430.

[33] NEEL JV, BIGGAR RJ, SUKERNIK RI. Virologic and genetic studies relate Amerind origins to the indigenous people of the Mongolia/Manchuria/South eastern Siberia region[J]. Proc Natl acad Sci USA, 1994, 91: 10737-10741.

[34] MOORE LG. High altitude populations: an overview[M]//SUTTON JR, COATES G, REMMERS JE. Hypoxia: The Adaptation. Philadelphia, PA: BC Dekker, 1990: 50-52.

[35] BEALL CM. Tibetan and Andean contrasts in adaptation to high altitude hypoxia[J]. Adv Exp Med Biol, 2000, 475: 63-74.

[36] CHANG KC. China[M]//EHRICH RW. Chronologies in Old World Archaeology. Chicago: University of Chicago Press, 1992.

[37] MORPURGO G, ARESE P, BOSIA A, et al. Sherpa living permanently at high altitude: A new pattern of adaptation[J]. Proc Natl Acad Sci USA, 1976, 73（3）: 747-751.

[38] HU ST. Hypoxia research in China: An overview[M]//SUTTON JR, HOUSTON CS, JONES NL. Hypoxia, Exercise and Altitude. New York: Alan R Liss, 1983: 157-171.

[39] SENSUI Z. Uncovering prehistolic Tibet[J]. China Reconstructs, 1981, 1: 64-65.

[40] ZHIMIN A. Paleoliths and microliths from Shenja and Shuanghu, Northern Tibet[J]. Curr Anthropol, 1982, 23: 493-499.

[41] MOORE LG, ARMAZA F, VILLENA M, et al. Comparative aspects of high altitude adaptation in human populations[J]. Adv Exp Med Biol, 2000, 475: 62.

[42] MOORE LG. Human genetic adaptation to high altitude[J]. High Alt Med Biol，2001，2：257-279.

[43] STEIN RA. Tibetan Civilization[J]. Faber London，1972：26-37.

[44] WARD MP. Tibet：human and medical geography[J]. J Wilderness Med，1990，1：36-46.

[45] WARD MP. Medicine in Tibet[J]. J Wilderness Med，1991，2：198-205.

[46] MIRRAKHIMOV MM. Observations on the influence of mountain climate of central Asia on the body (in Russia) [J]. Kirgyzstan，Beshikek，1964：7-22.

[47] DENELL RW，RENDELL HM，HAILWOOK E. Late Pliocene artifacts from Northern Pakistan[J]. Curr Anthrolol，1988，29：495-498.

[48] GEN M，MUHAMMAD SQ. Some medical problems of the mountain people in Pakistan[J]. Progress of Mountain Medicine and Physiology，1998：201-205.

第 3 章 青藏高原人类的生活生产活动

第 1 节 藏族人口和居住高度的分布

在青藏高原人类适应水平及高原病的发病情况中,一个关键的问题是,在青藏高原,藏族人实际居住在多高的海拔高度上? 我们通过藏族居住的地理分布、该地区的海拔高度以及藏族的活动范围可加以综合判定,以帮助解决慢性高山病地理差异所产生的争议问题。

青藏高原地域辽阔而人口稀少。根据中国 1990 年人口普查(中国第四次全国人口普查,1991)[1],藏族总人口为 4 594 188 人。其中 4 506 944 人(占 98.10%)生活在海拔 2 000 m 以上,72.30% 的居民生活在 3 000 m 以上,21.01% 的居民生活在 4 000 m 以上,1.02% 的居民生活在 5 000 m 以上(表 3.1)。

表 3.1 青藏高原藏族居住不同海拔高度的人口分布

海拔 /m	高原人群居住不同海拔高度的人口占比 /%	藏族人数	藏族居住不同海拔高度的人口占比 /%
1 501 ~ 2 000	2.6	87 244	1.90
2 001 ~ 2 500	11.1	317 934	6.92
2 501 ~ 3 000	17.9	867 576	18.88
3 001 ~ 3 500	22.1	1 327 757	28.90
3 501 ~ 4 000	19.7	1 028 187	22.38
4 001 ~ 4 500	19.7	680 932	14.82
4 501 ~ 5 000	6.8	237 566	5.17
5 001 ~ 5 300	1.0	46 992	1.02
总计	100.0	4 594 188	100.00

青藏高原共有 137 个县,分属 4 个省(青海、甘肃、四川、云南)和 1 个自治区(西藏)。尽管整个高原世居藏族人居住分布在这 137 个县上(包括 4 个市),然而实际上,藏族居民占整个人

口数超过 80% 的为其中的 117 个县，其余的县主要以汉族、回族和其他少数民族为主，藏族占居住人口的 10% 或更多。因此，将这一部分少数的藏族居民按其生活的海拔归入各该高度的百分比中（表 3.1）。青藏高原的两大城市，西宁和拉萨，分别是青海和西藏的行政中心。2010 年第六次人口普查西宁和拉萨的人口分别是 2 208 708 人和 559 423 人，包括藏族世居者和汉族移居者[2]。

在青藏高原有 12 个县和地区海拔超过 4 500 m，包括普兰（4 500 m）、那曲（4 520 m）、申扎（4 627 m）、班戈（4 700 m）、安多（4 800 m）、岗巴（4 810 m）、风火山（5 010 m）、可可西里（5 120 m）、定日（协格尔）（5 180 m）、唐古拉五道梁（5 232 m）等。以上提到的这些居住地区海拔要高于安第斯山的最高居民区[3]。

在秘鲁，根据 Gonzales（1998）报道的数据[4]，居住在高山地区（1 500 m 以上）的总人口估计有 800 万人，50.1% 的人居住在 3 000 m 以上，2.7% 的人居住在 4 000 m 以上，由此进一步证实藏族与秘鲁克丘亚印第安人（Quechua Indians）居住在同样的海拔高度上。

我国在少数民族地区实施放宽和鼓励人口政策。在西藏，1950 年匡算为百万人口，1959 年、1976 年分别为 119 万人及 163 万人[5]。1982 年第三次人口普查，西藏总人口为 1 892 393 人，藏族 183.5 万人。1990 年第四次全国人口普查，西藏总人口为 219.6 万人，其中藏族 209.6 万人，占总人口的 94.46%。与 1982 年第三次全国人口普查相比，8 年间藏族人口增长了 26.10 万人，自然增长率为 17.34%，明显高于同期全国平均人口自然增长率 2.64%[6,7]。

在青海，1950 年全省总人口 148.3 万人，1953 年（第一次人口普查）、1964 年（第二次人口普查）、1982 年（第三次人口普查）总人口数分别为 167.65 万人、214.56 万人和 389.57 万人[8,9]，1990 年第四次全国人口普查增长为 445.69 万人，其中藏族为 911 860 人，占全省总人口的 20.48%[10]。

第三次全国人口普查藏族总人口数为 3 847 875 人，8 年后即 1990 年全国第四次人口普查已增长到 4 594 188 人，增加了 746 313 人。由上可见，我国藏族人口在青藏高原上的健康发展是藏族高原适应优越的表现。

第 2 节 所谓藏族"活动高，居住低"的说法非事实

有一个医学—生物学问题，即慢性高山病或称蒙赫病（chronic mountain sickness，CMS or Monge's disease）在青藏高原和喜马拉雅的世居人群中是较罕见的[11]，而 CMS 在居住于安第斯山的克丘亚印第安人和艾马拉印第安人（Aymara Indians）中却很常见[12,13]。世界两大高原地区的两大高原群体中 CMS 发病率差异的原因成了探讨的热点，一些高原学者对差异的原因做出了很多推测，其中最普遍的是提出了"地理差异"（geographical differences）的理论来解释这种 CMS 的群体差异。

Winslow 及 Monge（1987）认为安第斯山脉和喜马拉雅山脉的地理差异对 CMS 发病率的显著差异产生了很大影响。具体地说，他们指出喜马拉雅山区尽管山脉很高，但永久性的居住点建立在海拔较低的地方[14]。Heath 和 Williams（1989）也将这种差异解释为藏族和夏尔巴人永久居住地

的海拔相对于克丘亚人和艾马拉人低。这也是夏尔巴人和藏族人通常血红蛋白含量较低的原因[15]。Hamilton 等（1986）指出大部分南美的高原居民点建立在海拔 3 500 m 以上，而西藏仅在 3 000 m[16]。因此，在喜马拉雅山脉 CMS 发病率低的原因是在相当高海拔的地区并无人群居住[14]。

可以说，做出上述推论的专家们多没有到青藏高原实际考察的经历，他们完全是根据喜马拉雅南坡夏尔巴人的情况而做出的臆测。喜马拉雅山脉南坡的地理环境允许夏尔巴人从海拔高处向较低的海拔转移，这比在安第斯山脉的高原更容易些[17]。此外，夏尔巴人的永久定居点较印第安克丘亚人居住点海拔低[18]。夏尔巴人作为珠峰的登山向导和背夫每年向特高海拔攀登，但他们的生产劳动一年中的部分时间在 4 900 m，其余的时间都在较低海拔地区[19]。相反，藏族人生活在青藏高原的高海拔处，地理条件使他们不易向较低或较高处轻易地转移[17,20]。在近 500 万的藏族人群中，53%的人居住在海拔 3 500 m 以上。有近 60 万人居住在海拔 4 500 m 或以上的羌塘和青南地区。超过 90% 的人从事农业和畜牧业，农作物种植海拔上限在 4 500 m 左右，而一些牧业点可高达 4 800 ～ 5 500 m，由此喜马拉雅的一些小村落海拔达到 5 200 ～ 5 500 m（图 3.1、图 3.2）。近年来，高原地区采矿业使一部分工人长期居住在 3 700 ～ 6 000 m。所以，藏族人居住在青藏高原的海拔高度同南美安第斯人一样高甚至更高。青藏高原藏族也可罹患 CMS[21,22]，然而藏族 CMS 的发病率远比南美印第安世居者低[23,24]，这并非"地理差异"所造成，这是藏族在世界屋脊低氧环境通过长期自然选择获得遗传性适应的结果[25,26]（见第 16 章第 1 节）。

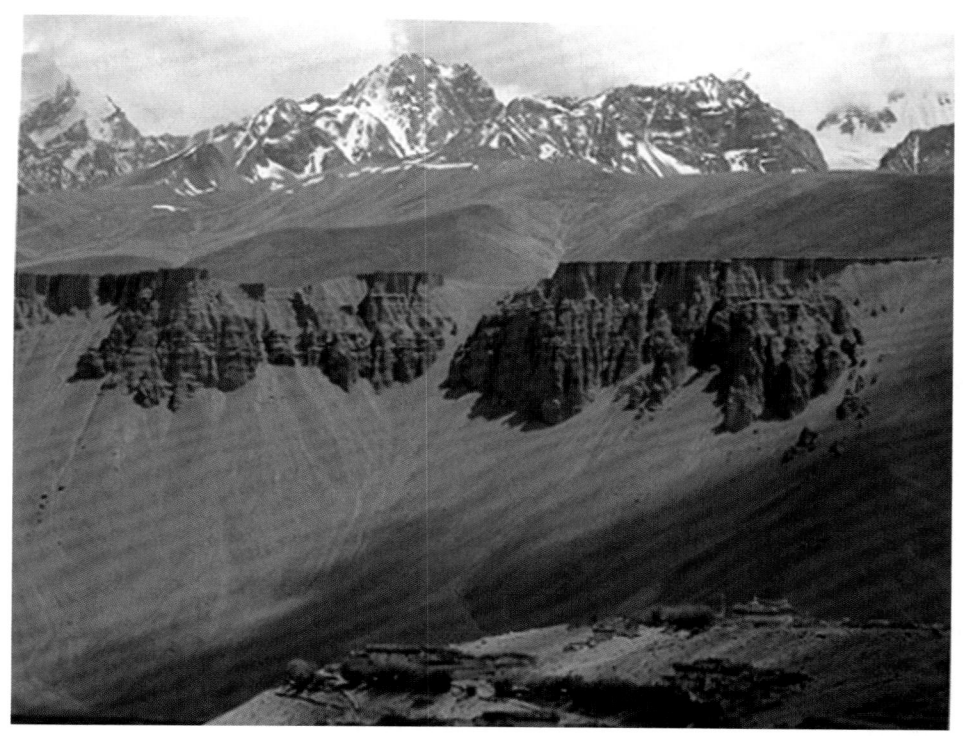

图 3.1　中国喜马拉雅山下海拔 5 200 m 的村落中居住着藏族世居小群体

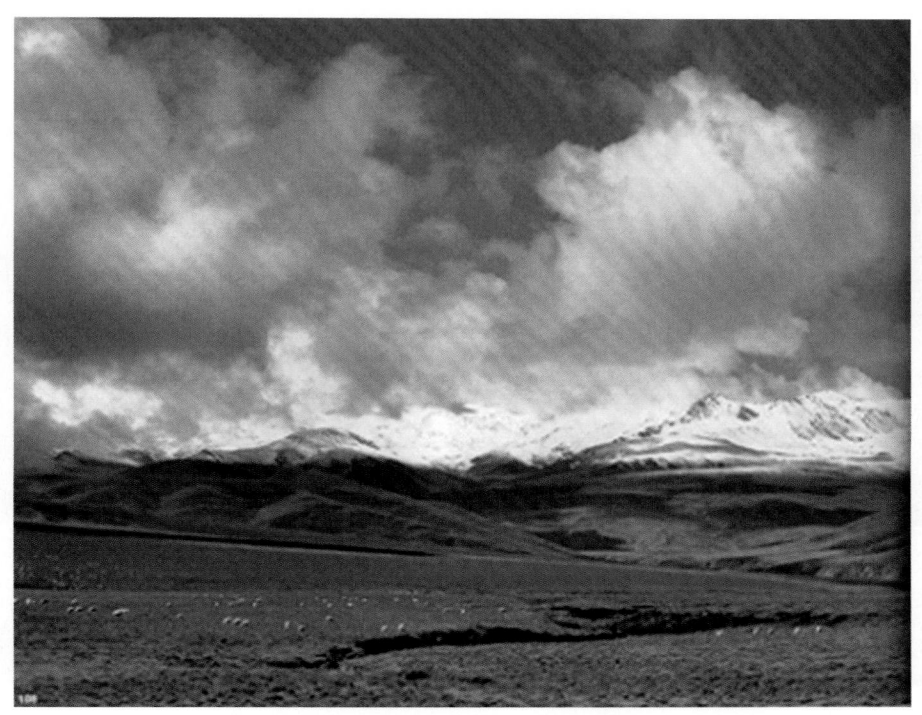

图 3.2　青藏高原青南地区海拔 5 000 m 的高山牧场

第 3 节　农业和畜牧业生产活动

高原的土地利用率相对较低，因为高原包括被白雪覆盖的高山、冰川、戈壁、沙漠、湖泊，这些加起来占高原面积的 36.63%。此外，森林覆盖面积占高原的 8.5%。在高原，相毗邻的地方往往有着不同的环境因素，由此赋予了西藏社会一个重要的特征，即所谓的"二分结构"，并受到当地民族群体和生活方式的影响。二分结构可概括为 2 类：草地和农业区、高山牧场和平坦原野[27]。因此，可将高原环境分为 2 个区域，一个是牧业区，面积达 1.35×10^6 km²，另一个是农业区，面积达 2.35×10^4 km²，分别占高原总面积的 53.93% 和 0.94%[28]。大多数社区依靠畜牧业和农业作为他们的主要经济收入来源。

青藏高原的农业主要集中在西藏察隅县、墨脱县、藏南地区和青海东部的湟水谷地，海拔在 960 ~ 2 500 m。此外，有一些半农半牧的地区分散在较高海拔 3 000 ~ 4 100 m 处，几乎遍布整个高原[29]（图 3.3）。主要农作物有小麦、青稞、蚕豆、豌豆、马铃薯、亚麻油、燕麦、荞麦。青稞面和酥油混合相拌做成的糌粑是藏族人民最喜爱的主食。另外，藏族人民喜爱饮用青稞酒[30]。青稞可以在高海拔地区生长，例如在藏北阿里的日土县东汝乡，海拔 4 900 m 的高处种植着 400 多亩（约 0.27 km²）青稞田[31]，部分藏族农民从春季到秋季劳动的海拔高度要接近 5 000 m。

随着种植技术的发展，近来已经打破了原来难以在较高海拔地区种植农作物和蔬菜的限制，一些作物可在高海拔种植成功，例如冬小麦（4 320 m，西藏洛扎县）、春小麦（4 410 m，西藏浪卡子县）、青稞（4 750 m，西藏列麦乡）和荞麦（4 400 m，西藏隆子县）[32-34]（图3.4）。因此，超过30%的藏族农民从春耕到秋收长期劳作在这些高海拔地区。

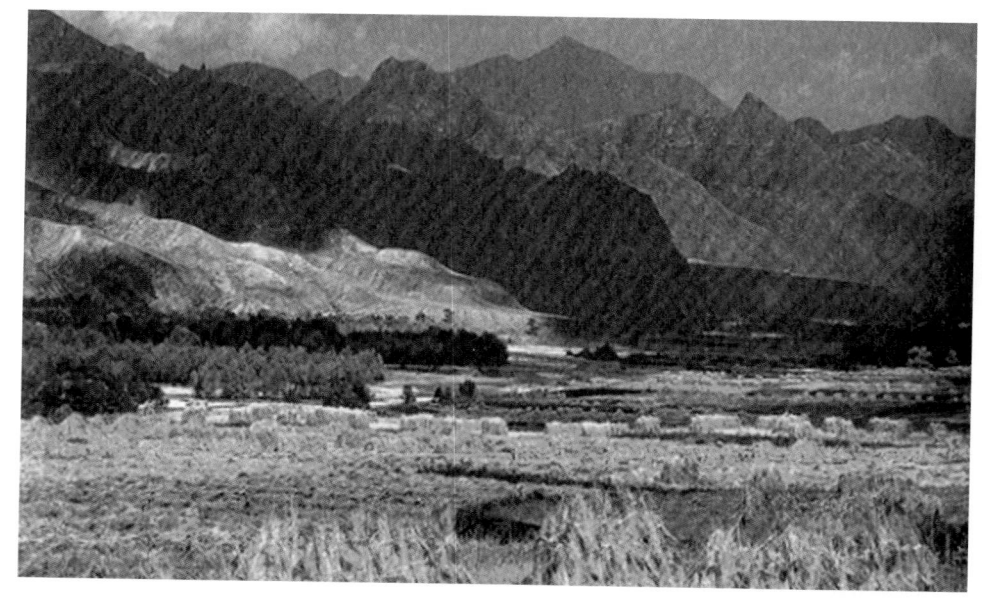

图3.3　祁连山下海拔3 200 m的青稞种植地

青藏高原一些半农半牧区分布很广。

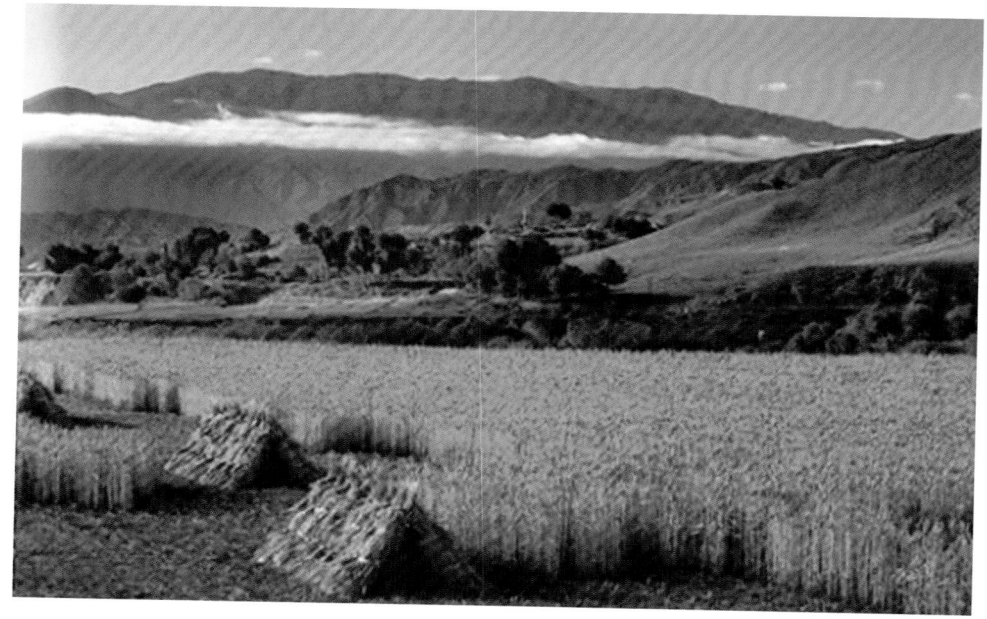

图3.4　西藏当雄地区海拔4 200 m的青稞种植地

秋季已收割。

青藏高原不仅是一个重要的畜牧业基地还是中国最大的牧场。高原拥有巨大的天然草原，这些高山型草原多为矮草区，草质营养丰富，非常适合于本土的高山物种。主要牲畜包括藏绵羊、牦牛、藏山羊、藏马、西藏黄牛和骆驼，其中藏绵羊和牦牛是种群最大且经藏族多年培育的物种（图3.5、图3.6）。

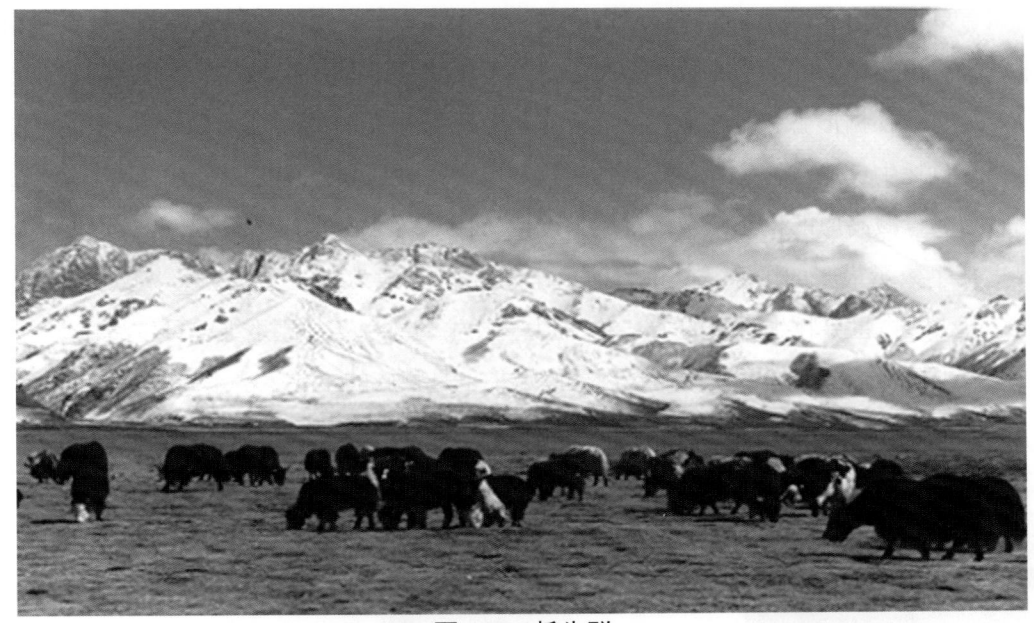

图 3.5　牦牛群

放牧在海拔 5 200 m 高山牧场的牦牛群，适应能力极强，活动奔跑自如。

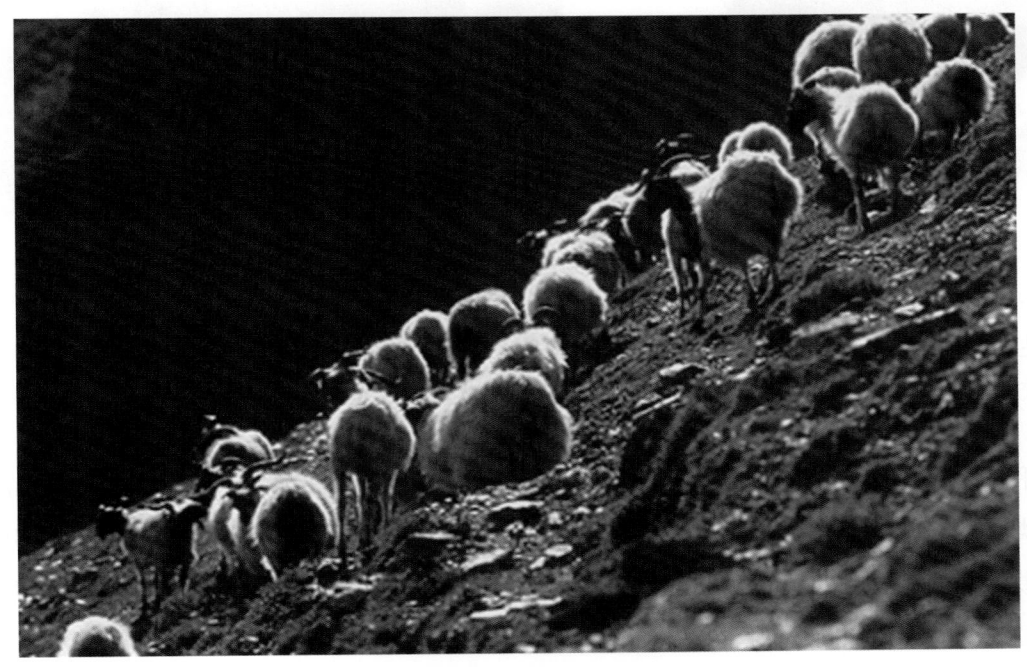

图 3.6　藏系绵羊

藏系绵羊是青藏高原藏族人多年培育的高山适应型动物，可以在海拔 4 500 ～ 5 000 m 自由活动。

作为高山土生动物，牦牛（*B. grunniens*）分布在海拔 3 000 m 以上高山草场，能生活在海拔 5 000 m 甚至 6 000 m 的高度，由于其特有的解剖结构及极厚的皮下脂肪、皮褶和绒毛，即使在 −30 ～ −40 ℃也可很好耐受。牦牛善于跋山涉水、踏雪履冰，耐粗放，抗逆能力强，即使在高原冬季大雪覆盖草地的情况下，也能踢开厚雪采食[35]。现在的家畜牦牛系藏族人民在数千年前驯化野牦牛而来，目前依然用野牦牛与家牦牛杂交来达到"复壮"，最有名的就是具有野牦牛血的"大通牦牛"（图 3.7）。根据形态和所在地，牦牛又可分为高山牦牛、环湖牦牛、狮子头牦牛、西藏牦牛、天山牦牛、甘孜牦牛、迪庆牦牛等。藏族的生存发展与牦牛是分不开的，藏族的衣、食、住、行都与牦牛相联系。青藏高原的生态系统及草原繁茂也与牦牛息息相关，没有牦牛粪，草原将衰退。中国是世界上牦牛数量最多的国家，其中青海由于 97% 的土地为牧业区或半农半牧业区，故牦牛总数约为 400 万头，占世界牦牛总数的 1/3，被称为"牦牛的故乡"。藏系绵羊可生活在 5 800 m 处，耐粗放，适应力极强，毛绒好，皮质韧，肉质鲜嫩，也是藏族的主要生活来源之一。

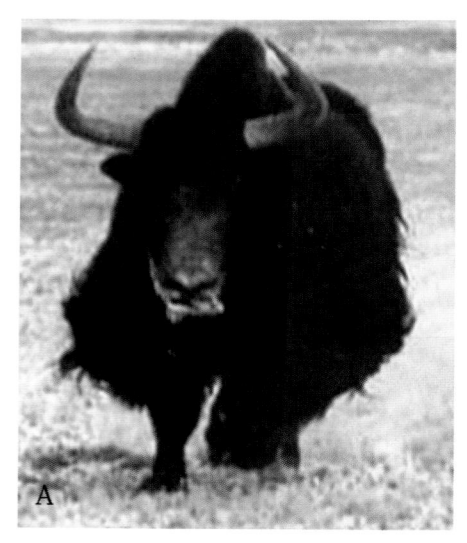 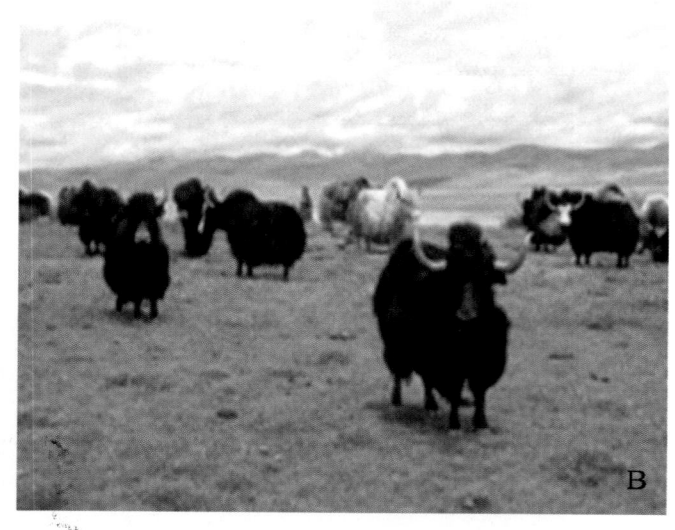

图 3.7　大通牦牛

A—野牦牛是青藏高原特有的，体格健壮，高寒适应能力极强，终年在海拔 5 000 m 的高山草地生活，体长可达 3 m，体重可达 1 ～ 1.5 t，为国家保护动物；B—雄牦牛在发情期常从山上下来混入家牦牛群与母牦牛交配，据此如大通种牛场等用人工方法使野牦牛与家牦牛交配，达到牦牛"复壮"的效果。

而平原来的黄牛或黑花奶牛则是低海拔家畜只能生活在海拔 3 000 m 以下，在 3 000 m 以上则易患牛类胸档病（Brisket disease）[36]（见第 62 章第 2 节）。这种由于低氧性肺动脉高压引起的右心衰竭最终导致死亡，已在青藏高原发现。然而，经西藏藏族多年的培育，形成一种"西藏黄牛"，可以在海拔 3 000 ～ 4 000 m 存活，但个体小而瘦弱，产奶量低，说明尚处于习服阶段（图 3.8）。喜马拉雅特有物种牦牛能很好地适应高海拔，可在海拔 5 000 m 左右生存繁衍，从未发现有患胸档病者。牦牛与黄牛的杂交种被称为"犏牛"，藏族称"卓"，也能很好适应高山，雌性（卓姆）有生殖力，而雄性无生殖能力，但体壮力大，藏族多将其用于驮运。

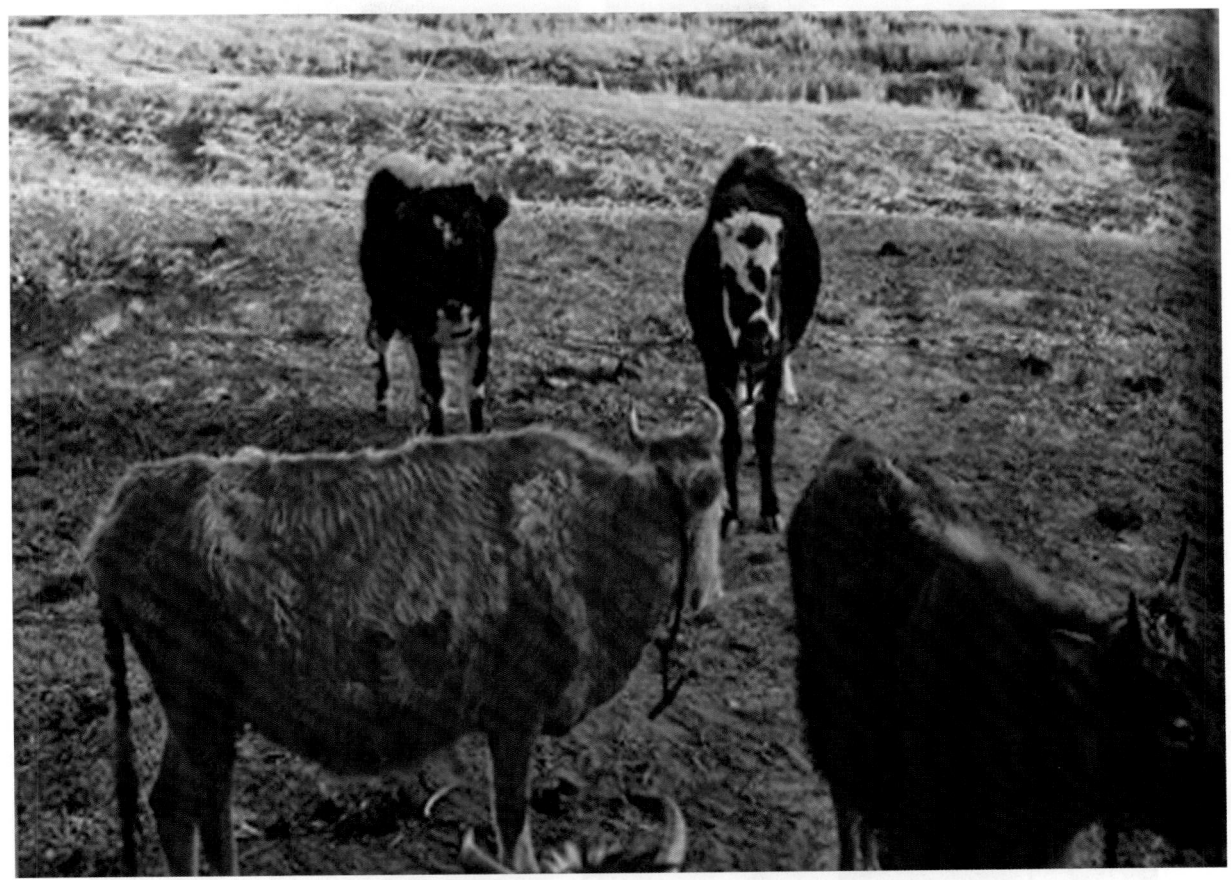

图 3.8　西藏黄牛

西藏黄牛是近百余年来藏族培育的一个高原牛种，大多生活在海拔 3 000 m 左右的农业区，处于高原习服阶段，一般不发生胸档病，但体格瘦弱，产奶量也低。

双峰驼生活在高山戈壁滩和高山沙漠地带，用于骑乘或者驮运货物，在青藏公路和新藏公路建设时派上了大用场，而其他牲畜难以在此生存。

藏族的游牧民在青藏高原持续生活在海拔 3 000 ~ 4 500 m，甚至更高，在夏季一些牧场可迁徙到海拔高达 5 500 m 的雪线以下。最大的牧场位于喜马拉雅山脉的北坡，海拔在 4 850 ~ 5 450 m 的羌塘—青南地区[29,32,37]。尽管在如此高的海拔生活，在低氧环境下劳动，他们却有着健康的体魄及正常的繁育，世世代代，健康成长。这说明藏族已充分适应这一低氧环境（图 3.9 ~ 图 3.12）。

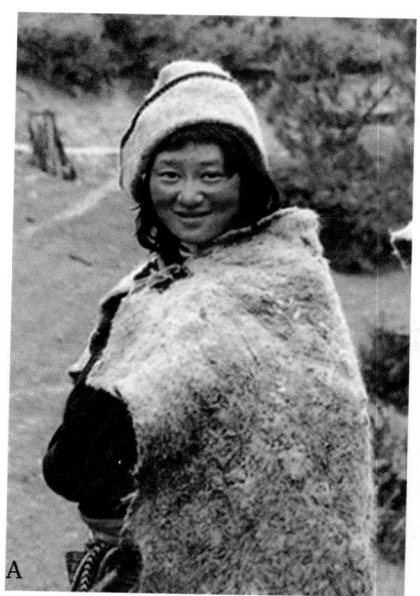
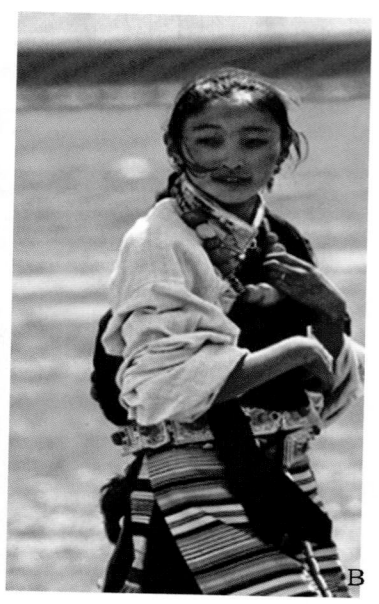

图 3.9   尽管生活在如此高海拔，但藏族已经充分适应这一低氧环境

A—喜马拉雅山下海拔 4 280 m 的牧羊女；B—西藏羌塘当惹雍错海拔 4 520 m 的牧羊女。

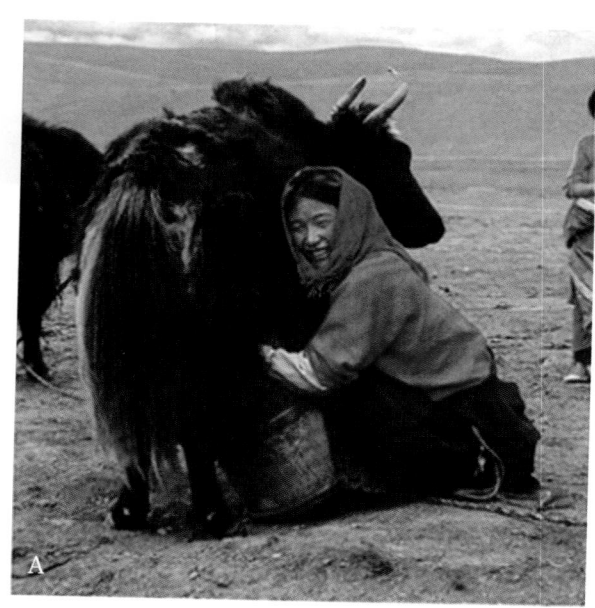
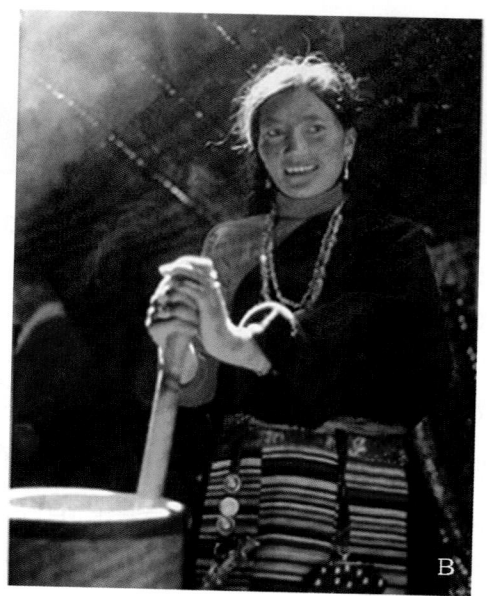

图 3.10   生活在藏北羌塘海拔 4 520 m 的藏族妇女十分健康和快乐

A—正在挤牦牛奶；B—正在打制酥油。她们都是终身生活劳动在这一海拔高度上。

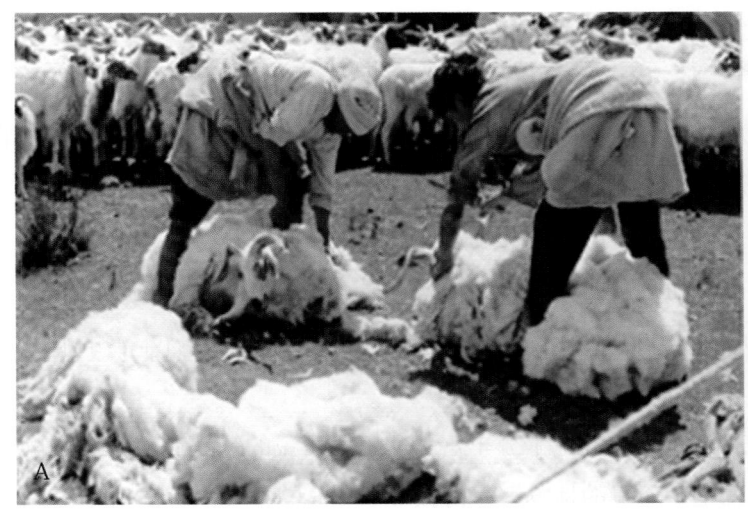
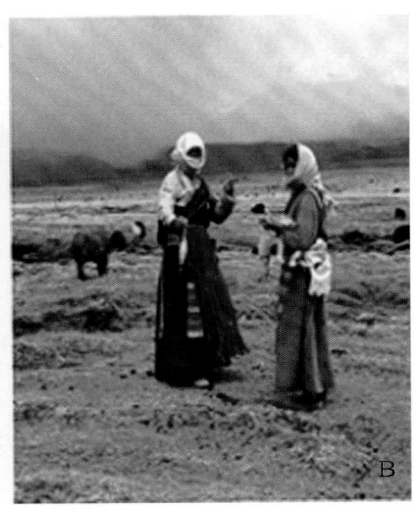

图 3.11　羌塘地区的藏族

　　A—藏北羌塘地区海拔 4 520 m 的藏族男性牧民十分强壮，他们在秋季剪羊毛的情景；B—羌塘海拔 4 520 m 的藏族女牧民正在手工捻羊毛线。

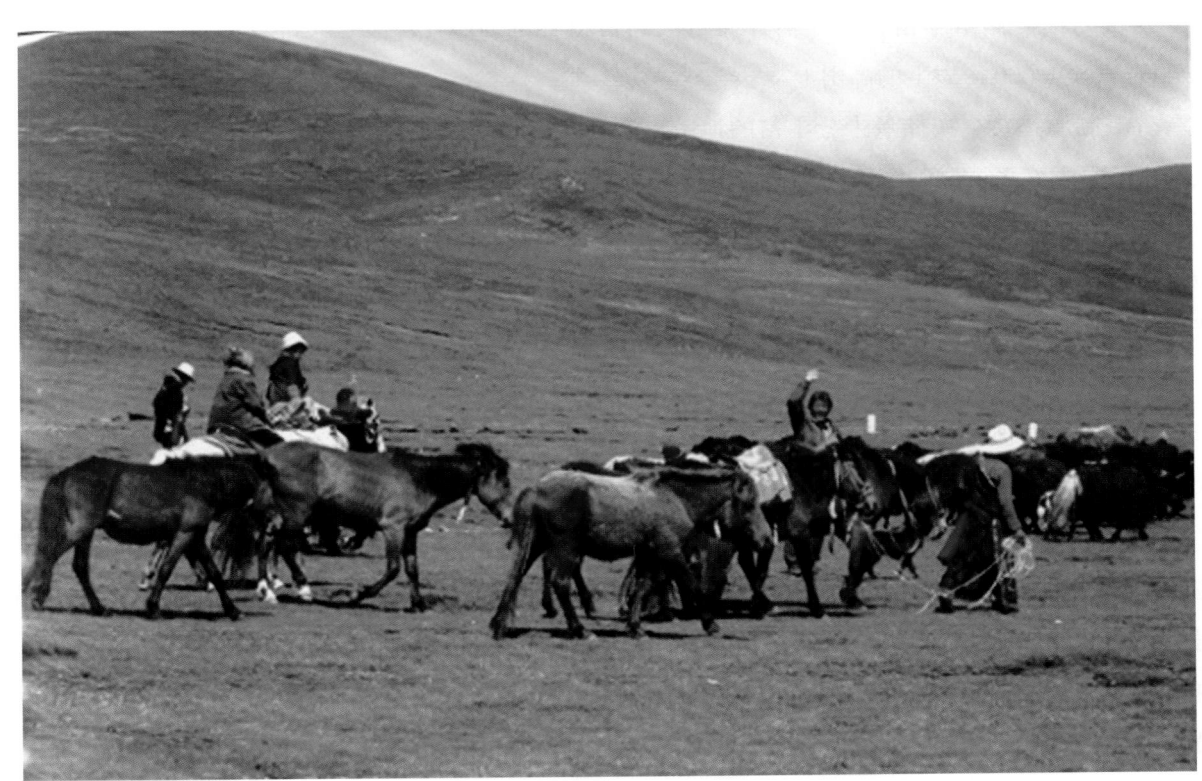

图 3.12　青南玛多地区的藏族牧民

　　生活在青南玛多地区海拔 4 280 m 的藏族牧民依然过着千百年来的游牧生活，与这片土地亲密无间。这是搬迁牧场的情景。

第 4 节　矿产资源及开采活动

青藏高原是中国的自然资源产地之一，有丰富的畜牧业、盐业、石油和天然气、有色金属和非金属矿产，也有极为丰富的水力发电资源。青藏高原或许是中国甚至是世界上最丰富的矿藏地区[38]。超过 120 种矿产资源已经被发现[39]，然而，所有的资源几乎都在高海拔或特高海拔上。

在青藏高原上，有着相当多的采矿活动，主要在祁连山地区、昆仑山脉和唐古拉山区等。这也是人们长期在青藏高原海拔高达 4 000 ~ 6 000 m 的地区永久居住的原因，这里有着丰富的矿藏，下面引用的若干例子就可说明。

根据应用地球物理勘探的结果发现铬铁矿的资源十分丰富[40,41]，仅西藏的铬铁矿就占全国的首位[42]。在西藏的南部罗布莎（藏语意思是"珍贵的地方"）海拔 4 100 m 的香嘎山上[43]，有一片露天铬铁矿。这个矿山是铬铁矿的最大生产基地之一，拥有大量的矿工在此劳动[29,44]。

位于昆仑山脉锡铁山（3 700 ~ 4 200 m）的铅锌矿，它大部分的矿工是出生并成长于青海柴达木盆地的高原世居者[45]。

西藏的锂矿储量丰富，保守估计储量大约占世界的 50%[46]，但是大部分的矿源都位于海拔 4 000 m 甚至 4 000 m 以上的高山上[47]。

青藏高原是黄金矿储量十分丰富的地区，藏族人民开采黄金有悠久的历史[48]。恒河源头的冈底斯山蕴藏着许多黄金矿储备[49]，在这里黄金开采已经持续了几个世纪之久，矿源通常在海拔靠近 5 000 m 的地方。在印度河上游源头的象泉河海拔 4 880 m 的托克桑朗地区有一个古老的金矿[39,50]。位于恒河源头的冈底斯山[50] 旁边的玛旁雍错湖地区还有另一个金矿。在西藏北部那曲（黑河）海拔 4 500 m 处也有两座金矿[51]。青海省黄河、长江源头地区金矿也很丰富[52]。

在昆仑山阿什玛斯有一个玉矿，海拔 5 800 m，大约有 120 名藏族和维吾尔族工人在玉石场采石，未经加工的矿石被送到低海拔区加工处理[53]。这是世界上最高海拔的玉石矿[54]，这个高度接近于人类承受低氧的海拔极限[3]。

由于青藏高原的煤矿广泛分布在高山上，几乎遍及整个高原[55]，因此大量的汉族和藏族工人居住在这些大型煤矿城镇。例如位于高原北部祁连山地区的江仓（藏语为"寒冷的地方"）煤矿，就居住着 12 000 名汉族和 8 000 名藏族。居住着超过 3 000 名采矿工人的煤矿区主要有江仓（3 780 m）、热水（3 600 ~ 4 000 m）、木里（4 200 m）、旺尕秀（4 200 m）、大头羊（4 500 m）及洛窑（4 560 m）。最高的露天煤矿是位于西藏东部海拔 5 250 m 的马查拉煤矿[56]。

目前发现在青藏高原东北部，尤其在柴达木盆地有储量丰富的原油及天然气，从冷湖一直延伸到甘肃的敦煌地区，海拔在 2 800 ~ 3 200 m，局部小气候属于戈壁沙漠干旱区[57,58]。

以上提到的青藏高原诸多矿区，其海拔高度与南美洲安第斯的一些著名矿区例如秘鲁的赛罗·德·帕斯科（Cerro de Pasco，4 330 m）和莫罗科查（Morococha，4 540 m）、玻利维亚的波托西（Potosi，4 070 m）、智利的考拉胡安奚（Collahuasi，4 500 m）相比海拔相当甚至更高，与智利的奥康奎查（Aucanquilcha，5 950 m）矿区相近[59]。

当人们在海拔 4 500 m 以上地区生活和劳动时，大气压的显著降低将会引发一系列医学问题。因此，如果一个矿区的海拔超过 4 000 m，则尽可能挑选健康的世居藏族作为矿工为好，因为他们能忍受这样的高海拔并且有能力进行体力劳动。而来自低海拔地区的汉族，在海拔 4 000 m 或者以上高度生活劳动，将极易患慢性高山病[24]。

吴天一等研究了矿工在慢性低氧环境下的生理反应，并且考察了热水的矿井（地表面和地下的矿井各占一半）。我们观察到在地下矿井劳动的矿工缺氧更明显，而当戴着氧气面罩劳作时会感到呼吸很困难，因此往往脱去面罩，他们的血氧饱和度很低，平均值为 72% ~ 78%。慢性高山病在这些矿工中有很高的患病率[11]。

和安第斯山区的矿区一样，青藏高原大部分的矿区其海拔高度要明显高于传统的高原居民社区的高度。然而在安第斯山的矿区，例如智利的考拉胡安奚，其劳动制度是矿工们（基本上为西班牙血统白人）在矿区工作 1 ~ 2 w，随后就到位于海平面附近的家里休息 1 w。并且遵循"高海拔工作，低海拔睡眠"的原则，他们每天下到海拔 3 800 m 处睡眠。因此，安第斯山的矿工暴露于间歇性低压性低氧（intermittent hypobaric hypoxia）[60,61]。然而，在青藏高原，居住在高海拔地区的藏族世居本土工人，他们的劳动和休息都是在相同的海拔高度上，因此，他们暴露在持续性低压性低氧（continuous hypobaric hypoxia）。矿区可以应用富氧装置，这种设备具有非常好的改善缺氧的效果，尤其在睡眠时[62]。当地的矿山医院也可以为矿工们在需要时提供足够的氧气。

第 5 节　其他军事、科学、宗教活动

高原上存在着其他科学和宗教活动，以及一些军事设施，如油泵站位于海拔 4 980 m 的唐古拉山，用于将汽油从格尔木运送到拉萨[63]。沱沱河气象观测站建立在唐古拉山海拔 4 700 m 的高处。

在整个青藏高原特别是喜马拉雅高山地区散布着许多军事服务站（兵站）或者边防站，许多高山哨所都在海拔 4 000 m 以上，如喜马拉雅甲岗（4 520 m）、岗巴（4 810 m）、查果拉（4 300 m）、喀喇昆仑红其拉甫（4 300 m）、天文点（5 171 m）。在这样的海拔高度下，大气压（PB）、吸入气氧分压（PiO₂）、肺泡气氧分压（P_AO₂）都近于海平面的 1/2，动脉血氧分压（PaO₂）及动脉血氧饱和度（SaO₂）均明显下降。其中最高的边防站位于喀喇昆仑山海拔 5 380 m，被称作神仙湾（"上帝的居所"）的山峰上，藏族人认为在这样的高处就已经接近天堂了[64]。

藏传佛教是佛教的一个分支，在西藏拥有大量的僧侣。历史上，西藏的僧侣曾占到人口的1/5[17,20]，因此得名"喇嘛之地"[65]。直到 20 世纪末，西藏有 1 781 座寺院、46 300 名僧侣和尼姑[66]。在整个青藏高原，大约有 3 000 座藏传佛教寺院和约 10 万名僧侣居住生活在这里，并用其一生来修行布道，这是藏族宗教文化生活中的一大特点[66,67]。大部分寺院建立在海拔 3 700 ~ 4 500 m 的高

山上，其中绒布寺是最著名的寺院，坐落在海拔 5 200 m 的珠穆朗玛峰山脚下，这里的藏族僧侣们终身在此修行（图 3.13），它的海拔要比安第斯山的神庙所在地要高很多。

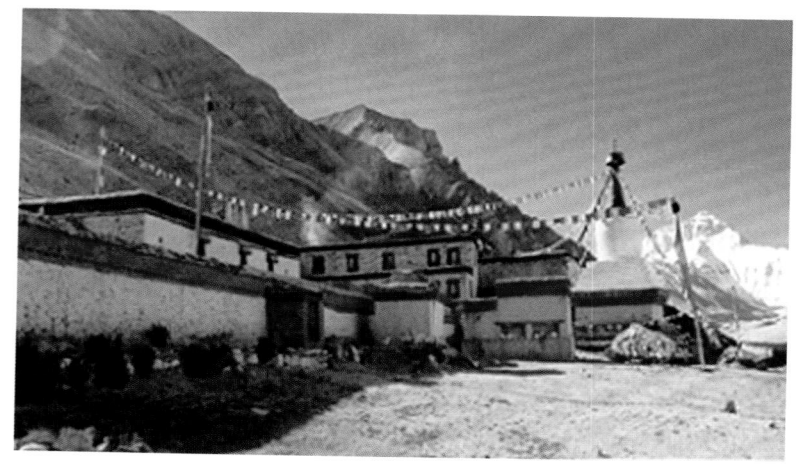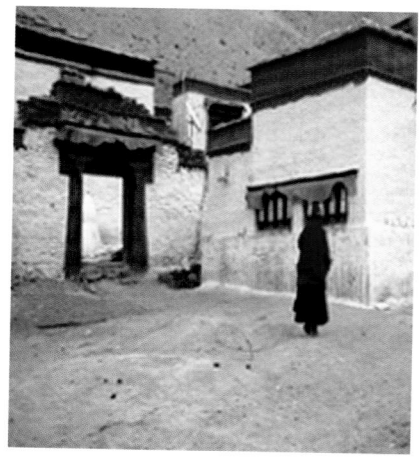

图 3.13　绒布寺

世界上最高的寺庙——珠峰脚下的绒布寺，海拔 5 200 m，僧侣们终身生活在此。

第 6 节　主要的交通干线

一、青藏公路

在青藏高原，有 3 条高山公路与内陆相连接：青藏公路、川藏公路和新藏公路。新藏公路从叶城（1 600 m）到西藏日喀则市拉孜县查务乡，穿过位于海拔 5 000 m 的喀喇昆仑山旁边的阿克赛钦。川藏公路从成都到拉萨，途经许多险峻的高山，这一路段海拔大多在 2 800 ~ 4 500 m，虽不很高，但每到夏秋雨季易发生泥石流及山体塌方，行程艰险[68,69]。

青藏公路从西宁（2 261 m）穿越柴达木盆地，翻过唐古拉山一直延伸至拉萨，路段总长达 1 937 km，平均海拔高度在 3 500 m 以上[29]。其中位于昆仑山和唐古拉山之间海拔 4 460 ~ 5 200 m 的长年冰冻的永冻层路段，长达 500 km。青藏公路一直被旅客们认为是"危险之路"（图 3.14）。每年大约有 15 万人通过这条公路来这里旅游、朝圣或从事商业活动。急性高山病在成人和儿童中均有较高的发病率，成人的急性高山病和高原肺水肿的发病率分别为 38.2% 和 1.2%，儿童的发病率分别为 34.1% 和 1.51%[70]。高山公路由于夏季翻浆和冬季冻裂，每年有成千上万的公路修建工人季节性地生活劳动在海拔 3 200 ~ 5 200 m，另外有近千名养路工（以藏族为主）终年守护在此。

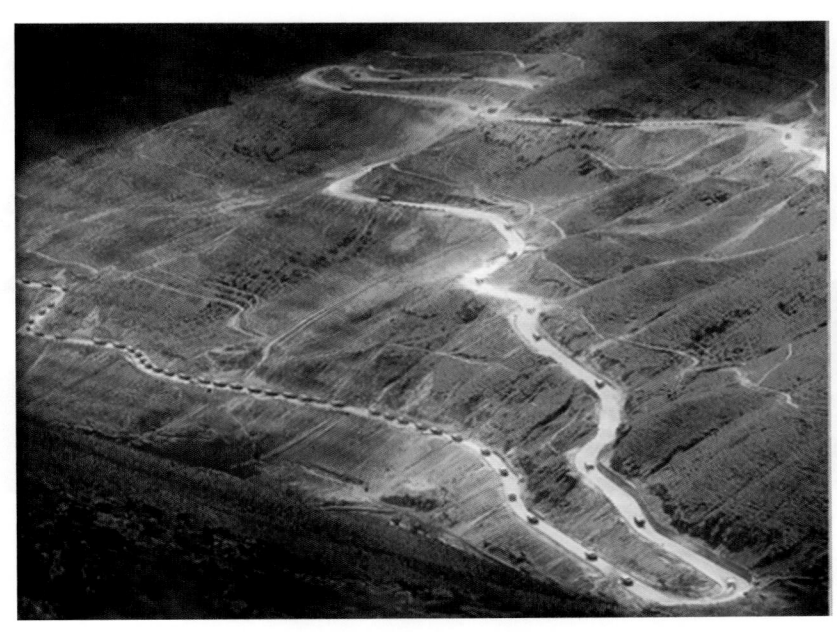

图 3.14　青藏公路

从西宁到拉萨全长 1 937 km, 穿越唐古拉山最高点 5 238 m, 其中永冻层路段达 500 km, 是世界上海拔最高、道路最艰险的公路。

二、青藏铁路

20 世纪 50 年代开始修建青藏铁路一期工程, 使火车线路从西宁通往格尔木。2001 年 6 月 29 日开始动工修建青藏铁路二期工程, 从青藏门户格尔木通往拉萨, 全长 1 142 km。这是世界上海拔最高的铁路, 50% 以上路段在海拔 4 500 m 以上的唐古拉山、念青唐古拉山和昆仑山, 最高路段通过唐古拉山口海拔 5 072 m。经过 5 年 14 万建路大军的奋战, 于 2006 年 7 月 1 日通车, 将其他地区和青藏紧密连接, 从北京、上海、广州、成都、兰州、西宁等地可直达拉萨, 从北京到拉萨需 40 多个小时 (图 3.15)。每年的国内外旅客流量达 1 000 万人次, 至 2016 年 7 月通车 10 周年, 已运送旅客达 1.13 亿人次, 这是全世界罕见的最大进出高原人流数 (见第 88 章第 1 节)。

青藏高原的一些机场 (西宁、格尔木、德令哈、玉树、大武、拉萨、日喀则、昌都、阿里等) 建在海拔 2 500 m 以上的地方, 如玉树巴塘机场, 海拔 3 980 m。昌都机场位于西藏东北部海拔 4 320 m 的邦达草原, 是世界上海拔较高的机场。

目前, 通过 3 条公路干线、青藏铁路以及全国各地飞往西宁、拉萨的航班, 青藏高原与祖国其他地区形成了蛛网般的联系网络, 青藏高原已不再是"在那遥远的地方", 这对于青藏高原的人文交流、经济发展、社会及国防建设都有极大的作用。

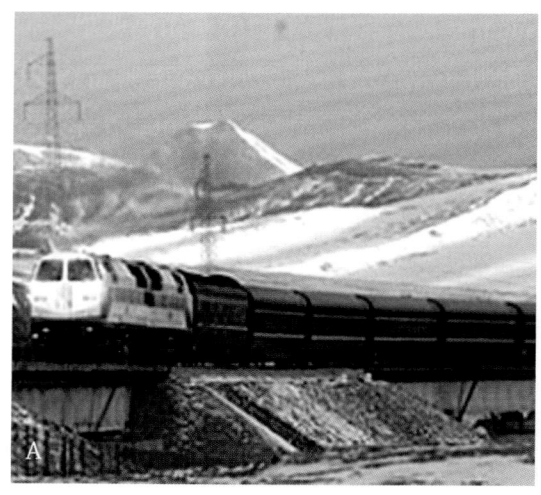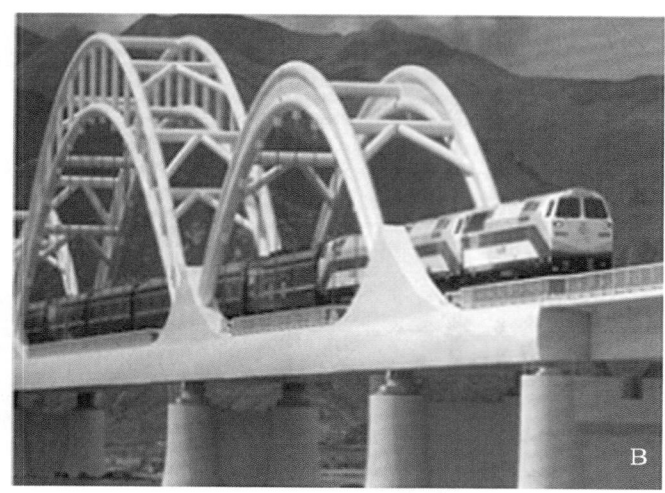

图 3.15 青藏铁路

A—最高点穿越唐古拉山口,海拔 5 072 m; B—全程 1 965 km,从西宁到拉萨,此为穿过拉萨河特大桥。

参 考 文 献

[1]　国家统计局中国第四次人口普查办公室. 全国人口普查资料汇编[G]. 北京：[出版者不详]，1991.

[2]　孙鸿烈，郑度. 青藏高原形成演化与发展[M]. 广州：广东科技出版社，1998：1-3.

[3]　WEST JB. Highest inhabitants in the world[J]. Nature，1986，324: 517.

[4]　GONZALES GF. Demographic reproductive, morbility and mortality pattern at high altitude in Peru[M]// OHNO H，KOBAYASHI T，MASUYAMA S，et al. Progress in Mountain Medicine and High Altitude Physiology. Press Committee of the 3rd World Congress on Mountain Medicine and High Altitude Physiology. Matsumoto，Jpn: [s.n.]，1998：174-179.

[5]　新华社. 西藏自治区藏族人口已发展到一百六十三万[N]. 人民日报，1978-05-29.

[6]　西藏自治区概况编写组. 西藏自治区概况[M]. 拉萨：西藏人民出版社，1984.

[7]　国务院人口普查办公室，国家统计局人口统计司. 关于我国人口状况的几点分析[N]. 人民日报，1982-11-16.

[8]　翟松天. 中国人口：青海分册[M]. 北京：中国财政经济出版社，1989.

[9]　ZHENG D，ZHU LP. Formation and Evolution, Environmental Changes and Sustainable development on the Tibetan Plateau[M]. Beijing: Pademy Press，2000：555-561.

[10]　南文渊. 青海各民族人口社会现代化程度比较分析[J]. 民族经济与社会发展，1992，2：63-68.

[11]　WU TY，DIE TF，LI WS，et al. An epidemiological study on high altitude disease in Qinghai-Xizang (Tibet) plateau [J]. Chin J Epidemiol，1987，8：65-69.

[12]　HURTADO A. Some clinical aspects of life at high altitude[J]. Ann Int Med，1960，53：247-258.

[13]　ERGUETA J，SPIELVOGEL H，CUDKOWICS L. Cardiorespiratory studies in chronic mountain sickness （Monge's syndrome）[J]. Respiration，1971，28：485-517.

[14]　WINSLOW RM，MONGE CC. Hypoxia，Polycythemia and Chronic Mountain sickness[M]. Baltimore and London：The Johns Hopkins University Press，1987：85.

[15]　HEATH D，WILLIAMS DR. High Altitude Medicine and Pathology[M]. London：Batterworths，1989，53：161-162.

[16]　HAMILTON AJ，CYMERMAN A，BLACK PM. High altitude cerebral edema[J]. Neurosurgery，1986，19：841-849.

[17]　WARD MP，MILLEDGE JS，WEST JB. High Altitude Medicine and Physiology[M]. 2nd ed. London：Chapman & Hall Medical，1995：422-423.

[18]　HEATH D，WILLIAMS DR. Man at High Altitude[M]. London：Churchill Livingston，1981：174.

[19]　DICKINSON JG. Discussion，in Heath D. The morbid anatomy of high altitude with a discussion[J]. Postgrad Med，1979，55：502-511.

[20] WARD MP. Medicine in Tibet[J]. J Wilderness Med，1991，2：198-205.

[21] 吴天一，张琪，陈秋红，等.慢性高山病26例报道[J].中华医学杂志，1987，67（3）：167-168.

[22] PEI SX，CHEN XJ，SI-REN BZ，et al. Chronic mountain sickness in Tibet[J]. Q J Med，1989，71：555-574.

[23] WU TY，ZHANG Q，JIN BS，et al. Chronic mountain sickness（Monge's disease）：an observation in Qinghai-Tibetan plateau[M]//UEDA G，REEVES JT，SEKIGUSHI M. High Altitude Medicine. Matsumoto：Shinshu University Press，1992：314-324.

[24] WU TY，LI WS，LI Y，et al. Epidemiology of chronic mountain sickness: ten years study in Qinghai-Tibet[M]//OHNO H，KOBAYASHI T，MASUYAMA S，et al. Progress in Mountain Medicine and High Altitude Physiology. Mress Committee of the 3rd World Congress on Mountain Medicine and High Altitude Physiology. Matsumoto：[s.n.]. 1998：120-125.

[25] MOORE LG，CURRAN-EVERETT L，DROMA TS，et al. Are Tibetans better adapted?[J]. Intl sports Med，1992，13(suppl. 1)：86-88.

[26] WU TY，TU D，ZHA CL，et al. The physiological differences between the Tibetans and Andeans[M]//OHNO H，KOBAYASHI T，MASUYAMA S，et al. Matsumoto: Progress in Mountain Medicine and High Altitude Physiology，Matsumoto: [s.n.]. 1998：190-194.

[27] 新华社.西藏森林资源十分丰富[N].人民日报，1977-05-27.

[28] 洛桑·灵智多杰.青藏高原环境与发展概论[M].北京：中国藏学出版社，1996：1-10.

[29] 张子桢.中国地理知识[M].北京：中国青年出版社，1982.

[30] STEIN RA. Tibetan Civilization[M]. 2nd ed. Paris：Stanford University Press，1981.

[31] 张新时.考察在阿里北部高原[J].地理知识，1977，11：5-8.

[32] 张忠孝.青海地理[M].西宁：青海人民出版社，2004：89-100.

[33] 新华社."世界屋脊"上的农业高速度[N].人民日报，1978-04-27.

[34] 白冰，孕玛多杰.世界屋脊高产麦[N].人民日报，1999-10-03.

[35] 中国科学院西北高原生物研究所.青海经济动物[M].西宁：青海人民出版社，1989.

[36] HECHT HH，KUIDA H，LANGE RL，et al. Brisket disease，clinical features and hymodynamic observations in altitude dependent right heart failure of cattle[J]. Am J Med，1962，32：171-183.

[37] BEALL CM，GOLDSTEIN MC. The Tibetan Academy of Science. Hemoglobin concentration of pastoral nomads permanently resident at 4 850～5 450 m in Tibet[J]. Am J Phys Anthropol，1987，73：433-438.

[38] 徐正余.青藏高原矿产资源远景展望与找矿方向[J].西藏科技，1990，1：1-6.

[39] 郑度，杨勤业，刘燕华.中国的青藏高原[M].北京：科学出版社，1985.

[40] 吴钦.西藏铬矿的地球物理勘察[J].西藏地质，1983，9：50-59.

[41] 万子盖.西藏主要铁矿类型地质特征[J].矿床地质，1986，5（4）：24-33.

[42] 徐进才.西藏的铬铁矿[J].中国地质，1985，9：26-27.

[43] 池三川，师其政.西藏罗布莎铬矿成因[J].地质科学，1981，4：343-350.

[44] 中国新华社每日报道.我国最大铬铁矿基地在藏南崛起[N].新华社经济快讯，1998-09-24.

[45] 任秉埮.青海锡铁山铅锌矿含矿地时代新资料[J].西北地质，1983，1：68.

[46] 郑绵平，刘文高. 西藏发现富锂硼酸盐矿[J]. 地质论评，1982，3：263-266.

[47] 新华社. 西藏锂矿储量占世界总储量近一半[N]. 人民日报，1982-05-19.

[48] BOULNOIS L. Poudre d'Or et Monnaies d'Argent au Tibet[M]. Paris：Centre National de la Recherche, Scientifique，1983.

[49] DESIDERI An account of Tibet：the travels of Ippolito Desideri of Pistoia，1712—1727[M]. London：Filippode Filip，1932.

[50] HEATH D，WILLIAMS DR. High Altitude Medicine and Pathology[M]. London：Batterworths，1989，53：161-162.

[51] 新华社. 西藏发现两处高品位金矿[N]. 人民日报，1999-09-13.

[52] 田耀亭. 青海省金矿主要类型及其远景[J]. 西北地质，1985，6：11-19.

[53] 兰学毅. 昆仑冰峰采玉工[N]. 人民日报，1982-05-26.

[54] FUCHS J. The Jewel of the Heights[EB/OL]. [2011-05-12]. http://www.tea-and mountain-journal.com/the-jewel-of-the-hieghts.

[55] 罗中舒. 青藏高原的煤田成因类型[J]. 煤田地质与勘察，1983，6：16-23.

[56] 中国地理协会. 世界地图：中国西藏[M]. 北京：中国地图出版社，1972，8-10.

[57] 宋建国，廖健. 柴达木盆地构造特征及油、气区的划分[J]. 石油学报，1982，3：14-23.

[58] 王友孝. 柴达木盆地原油的地球化学特征[J]. 石油与天然气，1983，4（10）：121-127.

[59] WEST JB. Tolerable limits of hypoxia: on high mountains[M]//SUTTON JR，HOUSTON CS，COATED G. Hypoxia: The Tolerable Limits. Indianapolis：Benchmark Press Inc，1988：353-362.

[60] JALIL J，CASANEGRA P，BRAUN S，et al. Working at high altitude in Andean miners from Chile: human adaptation to long term intermittent hypobaric hypoxia[M]//SUTTON JR，HOUSTON CS，COATES G. Hypoxia and Brain. Burlington: Queen city Printers Inc，1995：292-297.

[61] JIMENEZ D. High altitude intermittent chronic exposure: Andean miners[M]//SUTTONJR，HOUSTON CS，COATES G. Hypoxia and Brain. Burlington: Queen city Printers Inc，1995：284-291.

[62] WEST JB. Oxygen enrichment of room air to relieve the hypoxia of high altitude[J]. Respir Physiol，1995，99：225-232.

[63] 中国新华社. 每日报道[N]. 1998-09-24.

[64] 王卫东，刘玉亭，赵友. 勇闯"生命的禁区"[N]. 健康报，1999-07-14.

[65] ROCKHILL WW. The land of the Lamas, Noted of a journey through China, Mongolia and Tibet[M]. London: Longmans，1891.

[66] STEIN RA. Tibetan Civilization[M]. London: Faber，1972：26-37.

[67] STEIN RA. Tibetan Civilization[M]. 2nd ed. Paris: Stanford University Press，1981.

[68] 新华社. 跨越"世界屋脊"：沟通西藏与祖国内地联系的两条大动脉[N]. 青海日报，1974-12-26.

[69] 新华社. 西藏修通公路达两万多公里[N]. 人民日报，1979-09-22.

[70] WU TY，MIAO CY，MA RY，et al. Altitude illness in children on the Tibetan plateau[M]//OHNO H，KOBAYASHI T，MASUYAMA S，et al. Matsumoto：Progress in Mountain Medicine and High Altitude Physiology，Matsumoto：[s.n.]. 1998：195-200.

第4章　中国的其他高原和高山

第1节　内蒙古高原

内蒙古高原位于中国的北部，东起大兴安岭，西到甘肃、新疆边境的北山，南界祁连山麓和长城，北止于国境线的广大地区。从行政区域看，它包括内蒙古自治区以及甘肃、宁夏等地的北部。东西长 2 000 多 km，南北宽约 500 km，面积约 1×10^6 km²，是我国第二大高原（图 4.1）。

图 4.1　内蒙古高原地貌特征

在高原抬升过程中，整个地面发生和缓的挠曲，形成低缓的丘陵与宽浅的盆地（蒙古语称为"塔拉"）相间分布的地表结构。

内蒙古高原和青藏高原一样，都是在最近地质历史时期地壳抬升造成的。在距今二三百万年前的第三纪喜马拉雅运动以来，该区地势明显上升，形成高原。不过，它的抬升幅度远没有青藏高原那么猛烈，海拔在 1 000 ~ 1 500 m。在上升过程中，整个地面发生和缓的挠曲，形成低缓的丘陵与宽浅的盆地（蒙古语称为"塔拉"）相间分布的地表结构，只是在高原的东、西和南部微微翘起，最高的部分就形成了山地。分布在高原边缘的大兴安岭、贺兰山、横断山脉以及中南部的阴山山脉就是如此形成的。

阴山山脉作为内蒙古高原的"脊柱"将高原分成南北两部分。北部为狭义的内蒙古高原（包括呼伦贝尔高原、锡林郭勒高原和乌兰察布高原），南部为鄂尔多斯高原。贺兰山以西还有阿拉善高原[1-6]。

内蒙古高原的地形比较简单、完整，是一个起伏和缓、辽阔坦荡的高原。广漠的原野上没有显著的山脉和谷地，分割较轻，相对高差只有 200 ~ 300 m。因此在高处环视，是一片茫茫原野，坦荡无际，浩瀚无边。

内蒙古高原是我国的主要草原和畜牧业基地之一，也有一些工业及矿产资源，还是西部边防重地。在某些高海拔区，除了高寒低氧外，干燥也是一个重要因素，对人类高原习服—适应形成产生综合影响。

内蒙古高原的主体人群为蒙古族与汉族，其他尚有达斡尔族、鄂温克族、布里亚特人及回族等。

第2节　黄　土　高　原

黄土高原位于内蒙古高原以南，北起长城，南达秦岭，东至太行山，西抵祁连山，横跨青海、甘肃、宁夏、陕西、山西、河南诸省区，海拔在 1 000 ~ 2 000 m。在这块面积达 $6 \times 10^5\ \mathrm{km}^2$ 的高原上，有 70% 的地面为黄土所覆盖，是世界上最大也是最典型的黄土地貌区域。黄河及其支流洮河、渭河、洛河等流贯其间[7]。

当置身于黄土高原上，便可见到地面起伏有如波浪一般，其中镌刻着重重叠叠的深沟，破碎不堪的地面，使人印象深刻。高原上的沟渠深达数十至一百米以上，沟壁直立，陡达八九十度。从谷底观，一线蓝天，从高处看，道道山梁，犹如万象齐奔，景象壮观（图 4.2）。

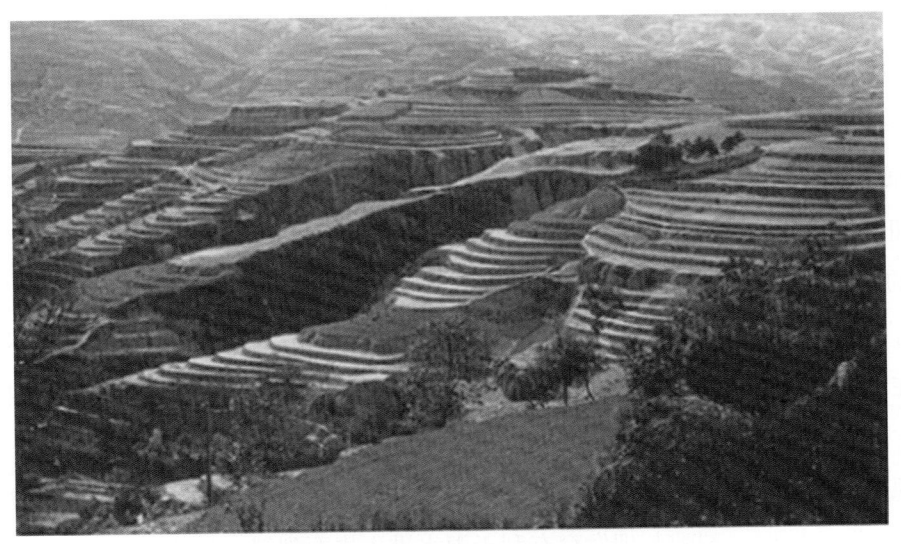

图 4.2　黄土高原地貌，地面起伏，沟渠重叠，道道山梁

由于黄土疏松，具有自立性，雨水容易渗漏以致大片崩塌，形成奇峰、陡壁、溶洞、陷穴、天生桥等微地貌。这类地貌助长沟壑扩展，加速了水土流失。

黄土高原水土流失严重，其中的自然原因，除了黄土本身的特性、黄土高原的地形特点和夏季多暴雨等因素外，也与近代地壳构造上升有关。此外，与人为因素如乱砍滥伐、破坏天然植被等也有密切关系。目前国家正在加强治理[8,9]。

黄土高原的某些地区海拔在 1 500 m 以上，特别是它与青藏高原的连接带存在人类高原习服—适应的问题。

黄土高原的主体民族为汉族，其他尚有蒙古族、回族、东乡族、保安族、哈萨克族及撒拉族等。

第 3 节　云 贵 高 原

云贵高原位于我国西南部，包括贵州全省、云南哀牢山以东地区、广西壮族自治区西北部和四川、湖北、湖南等省边境，其相关延伸部分甚至包括老挝北部、缅甸东北部掸邦高原和泰国北部。云贵高原是我国南北走向和东北—西南走向两组山脉的交汇处，地势西北高，东南低，海拔在 1 000 ～ 2 000 m，是中国的第四大高原。云南境内海拔一般为 2 000 m 左右，到贵州中部后渐降为 1 000 m 左右。高原北、东、南三面边缘的河谷，海拔在 500 m 以下[10]。

云贵高原在距今大约 2 亿年以前，是一个长期被海水淹没的海湾，堆积了深厚质纯且面积广大的石灰岩。黔、滇、桂三省区石灰岩分布面积近 4×10^5 km²，约占该区总面积的 1/2；石灰岩沉积厚度达三五千米以上，约占当地沉积地层总厚度的 70%。这便为岩溶地貌的发育提供了雄厚的物质基础。同时，它们又被地壳构造运动抬升到较高的位置，形成海拔 1 000 ～ 2 000 m 的大高原，有利于流水的侵蚀、溶蚀作用的进行。

云贵高原由于石灰岩分布广泛加上流水切割，高原地貌很不完整，地面崎岖破碎，山地、峡谷、丘陵、河谷平原和山间盆地相互交错（图 4.3），山高谷深，水流急湍，关山险峻。尤其是贵州高原，实际上是一个山地性的高原，人们用"地无三里平"来形容它。

云贵高原是我国东部东北—西南走向和中部南北走向两组山脉的交汇地区。东部贵州境内的大娄山、黔湘境内的武陵山等均为东北—西南走向，而西部云南境内的苍山、乌蒙山和玉龙雪山等为南北走向的山岭。大致以乌蒙山为界分为云南高原和贵州高原两部分。西面的云南高原海拔在 2 000 m 以上，高原地形较为明显。东面的贵州高原起伏较大，山脉较多，高原面保留不多，称为"山原"，海拔在 1 000 ～ 1 500 m。云南高原和贵州高原相连在一起，分界不明，所以合称为"云贵高原"[1-6]。

云贵高原位于构造断裂破碎地带。高原上的许多湖泊，如洱海、滇池就是由于地层断裂陷落而形成的"断层湖"。同时，裂隙节理发育有利于雨水进入岩石裂缝，加速溶蚀作用[11]。

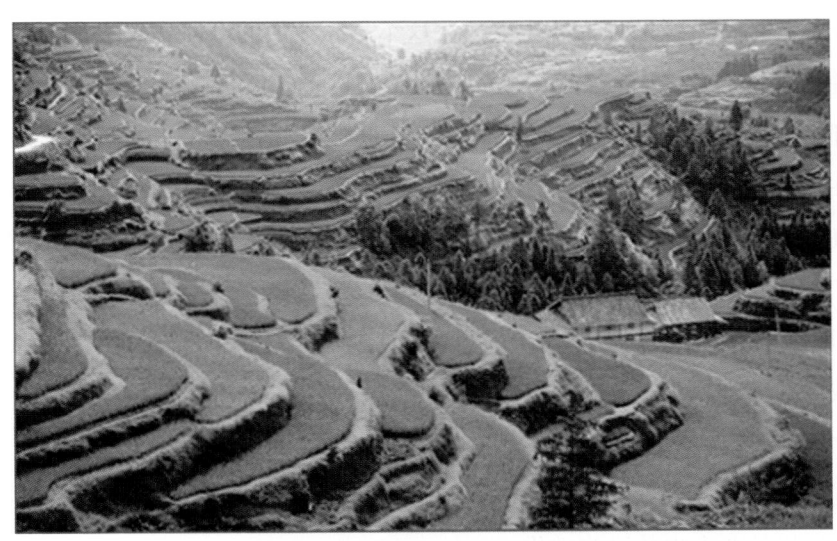

图 4.3　云贵高原地貌，地面崎岖，山高谷深，山地、丘陵、峡谷相间

云贵高原是我国重大水系流经之地，是长江、西江（珠江的最大支流）和元江（下游流入越南，称为红河）三大水系的分水岭。这三条大江的许多支流，如长江水系的金沙江、乌江、赤水河、沅江、柳江等，西江水系的南盘江、北盘江等，都流经了云贵高原。这些河流犹如一把利剑长期切割着地面，使本来就不很平的高原面变得更加崎岖，形成深切峡谷，地形较破碎。北盘江打帮河上源的黄果树大瀑布是中国最大的瀑布[12]。

云贵高原气候温暖湿润，植被生长茂盛。植物根部分泌的酸类以及植物体分解时所产生的酸类都特别多，因而这里无论雨水、河水还是地下水，二氧化碳的含量都比较高。高温多雨的气候和茂密的植被为云贵高原的岩溶地貌发育提供了巨大的动力。无孔不入的雨水、地表水和地下水沿着岩石裂隙溶蚀出一道道裂缝，如果这些裂缝是直立的，就逐渐形成漏斗状的凹坑和溶沟，再继续扩展到彼此连通时，剩下没有被溶蚀的岩石就成为石芽、孤峰和残林了。如果水沿地下的裂隙溶蚀，就慢慢溶蚀成巨大的洞穴（溶洞），地表水遇到地下溶洞，就会突然消失变成伏流（暗河）。因此，在石灰岩地区到处可以看到秀丽多姿的石林、深邃曲折的溶洞、忽隐忽现的暗河和一座座横跨河谷的天生桥，山奇水秀，妩媚多姿。

连绵起伏的山岭间有许多湖盆和坝子。云南有 1 200 多个坝子，占全省耕地的 1/3，低陷的成为盆地，有的积水成湖。如以昆明为中心的高原面上分布着滇池等许多大小湖泊，被称为"滇中断陷湖区"。湖盆四周由于湖水外泄和四周山地泥沙淤积，大多数已发育为湖岸平原。这里土壤肥沃，土层深厚，是高原的主要农业区。

在上述因素综合作用下，便形成了云贵高原的岩溶地貌，石灰岩分布面积之广、类型之多，为世界任何国家所不及。有人观察了云南路南石林之后，称这里是岩溶学的天然百科全书，这并没有夸大。岩溶地貌在国外通称为"喀斯特"。石灰岩经过地表水和地下水溶解侵蚀，形成溶洞、暗河、石芽、峰林等稀奇古怪的地形。首先研究这个高原地形的南斯拉夫地貌学家司威治（1865—1928），把这种地形命名为"喀斯特"（Karst topography）。云贵高原拥有典型喀斯特地形，石灰岩广布，到处都有溶洞、石钟乳、石笋、石柱、地下暗河、峰林等。

云贵高原由于地势较高，平均气温比相同纬度地区低；又因纬度低，故冬季不如中国温带地区那么寒冷，在夏天也不会有酷热难当的天气。例如昆明（1 891 m），冬季与纬度相同、海拔仅167 m 的桂林市一样温暖，这是由于它处在西南暖湿气流影响下，一般较弱的寒潮不能到达；而到了夏季，昆明则因海拔高的"垂直定律"，气温偏低，没有像桂林一样炎热，一年到头，四季如春，故昆明有"春城"的美誉[6,13]。

中国有 55 个少数民族，有 30 余个生活在云贵高原，如壮族、苗族、彝族、蒙古族、藏族、回族、布依族、侗族、瑶族、白族、哈尼族、傣族、傈僳族、佤族、拉祜族、纳西族，少数民族用他们的智慧创造了灿烂的西南少数民族文化。

云贵高原在我国的高原医学中占有重要地位，一方面，它大部分地区属于中度海拔，加上高原人群的特殊性，与青藏高原存在不同，这种人类高原大群体的习服—适应对比，可以观察到整体—器官—细胞—分子几个水平上的差别，自然选择会提供不同的适应优势；另一方面，从整个云贵高原的地理、海拔、气象和风光来说，十分有利于开展高原健康旅游和高原保健。

第 4 节　帕米尔高原

雄伟壮观的帕米尔高原位于青藏高原的西北部，其东部位于新疆维吾尔自治区的西南与哈萨克斯坦和阿富汗接界处，平均海拔 5 000 ～ 5 500 m。帕米尔高原是天山、喀喇昆仑山、兴都库什山和昆仑山等山脉交汇而成的山结，海拔多在 3 200 ～ 4 500 m，最高处海拔 7 700 m，连绵起伏，雄伟壮观，被誉为"万山之祖"[14,15]（图 4.4）。

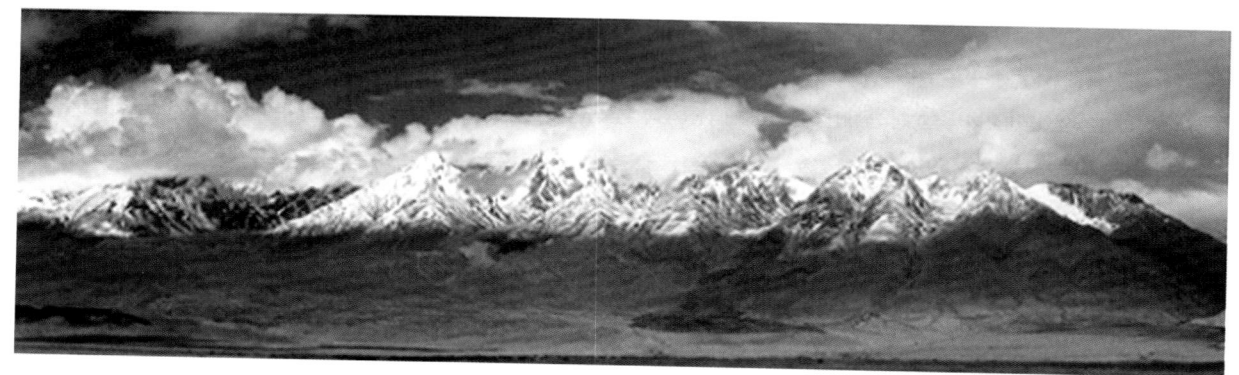

图 4.4　帕米尔高原

位于青藏高原西北部，其东部位于新疆维吾尔自治区西南端，最高海拔 7 700 m。帕米尔高原是天山、喀喇昆仑山、兴都库什山和昆仑山等山脉交汇的山结，因而又有"万山之祖"之称。

　　"帕米尔"一词有几种说法，一说系柯尔克孜语，意为"高山平地"或"寂寞"；一说系古波斯语，意为"平屋顶"；一说来自印度神话中的"梅鲁山下"，传说梅鲁山为世界中心，帕米尔为其讹音。

　　中国史书对帕米尔高原有颇多记载与赞美。《穆天子传》中称之为舂山，谓舂山是"惟天下之高山也"；《汉书·西域传》称其为葱岭；《水经注》引《西河旧事》云："其山长大，上生葱，故曰葱岭也"；《大唐西域记》则称之为波谜罗；《新唐书》称为播密川。很显然，中国古代"波谜罗""播密川""葱岭"等名称都是帕米尔的同音异译[16]。

　　在历史上，帕米尔高原为丝绸之路要冲，历代王朝多在此设置葱岭守捉或驿站。东晋高僧法显、唐高僧玄奘、意大利马可·波罗，都曾途经此地，写下了游记。开辟于公元前 2 世纪的"丝绸之路"是一条世界上最古老的陆上通道，连接着我国中原、中亚、西亚、阿拉伯和欧洲[17]，而今天的"一带一路"从历史中闪耀着时代的光辉（见第 8 章第 5 节）。

　　昆仑山脉和喀喇昆仑山都起自帕米尔高原而并驾迤东，喀喇昆仑山一直延伸到西藏自治区西北部，与冈底斯山脉相接；昆仑山则沿新疆和西藏两自治区的地界向东延伸到青海、四川。喀喇昆仑山山势雄伟，巨峰林立，群峰海拔均在 5 000 ～ 6 000 m。乔戈里峰（又称 K2 峰），塔吉克语意为"巨大的高峰"，海拔 8 611 m，是喀喇昆仑山的主峰，也是世界第二高峰。昆仑山山体壮阔雄伟，其山势如同巨蟒蜿蜒于亚洲大陆中部，故有"蟒昆仑""亚洲脊柱"之称。昆仑山宽约 150 km，山脊高度多在 5 000 m 以上（见本章第 5 节）。

　　帕米尔高原有着巨大的冰川资源。喀喇昆仑山以乔戈里峰为中心，两侧分布着巨大的冰雪层。乔戈里峰北坡著名的音苏盖提冰川，长约 40.2 km，是我国境内已知的最长的现代冰川。在帕米尔东部山地、昆仑山西段，冰川分布很广，总面积达 2 200 km²。其中公格尔山—慕士塔格山冰川面积就达 635 km²，冰层厚度达 100 m，几乎整个山体都被冰层所覆盖，海拔 5 000 ～ 5 500 m 处，分布着 36 条山谷冰川。慕士塔格东坡的可可西里冰川、西北坡的羊布拉克冰川、公格尔山北坡的克拉牙依拉克冰川等，都长达 20 多 km[18]。

　　昆仑山西段耸立着三座著名的大山，并称为"昆仑群峰三雄"，它们是公格尔峰（Mt. Kongur）、公格尔九别峰（Mt. Kongur Tobe）和阿塔·慕士塔格峰（Mt. Muztagata）。公格尔峰是昆仑山高峰之一，海拔 7 649 m，"公格尔"系柯尔克孜语，意为"深灰色的"（图 4.5）。公格尔九别峰是昆仑山高峰之一，海拔 7 530 m，"公格尔九别"系柯尔克孜语，意为"深灰色的峰顶"（图 4.6）。阿塔·慕士塔格峰号称"冰山之父"，海拔 7 546 m，"慕士塔格"系塔吉克语，意为"冰山"，"阿塔"为"父亲"（图 4.7）。这里每年吸引着大批中外登山者和旅游探险者。

　　帕米尔高原上的塔什库尔干塔吉克自治县（也就是本书作者吴天一的故乡）居住着我国塔吉克族[19]，新疆克孜勒苏柯尔克孜族自治州居住着柯尔克孜族，他们都是高原习服—适应型的高山民族（见第 12 章第 9 节、第 10 节）。

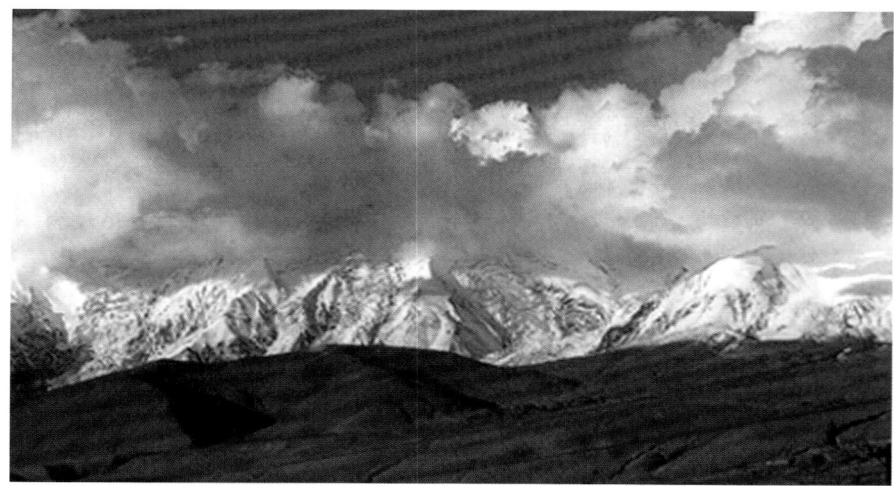

图 4.5   帕米尔"昆仑群峰三雄"第一峰公格尔峰

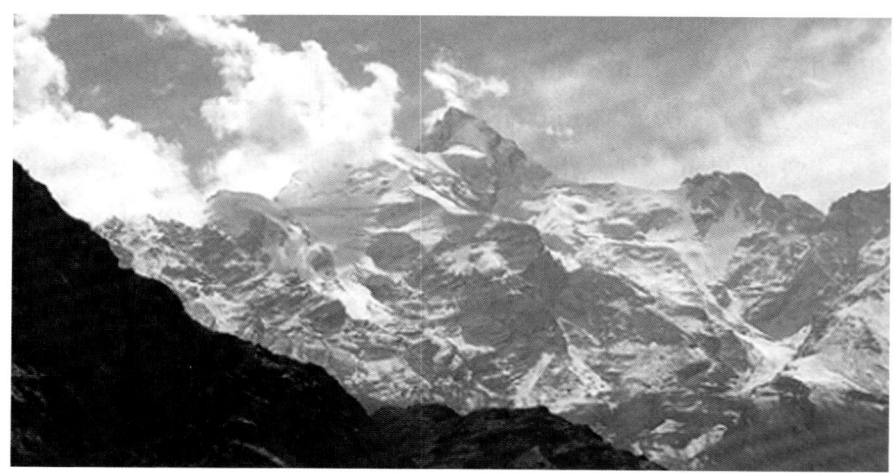

图 4.6   帕米尔"昆仑群峰三雄"第二峰公格尔九别峰

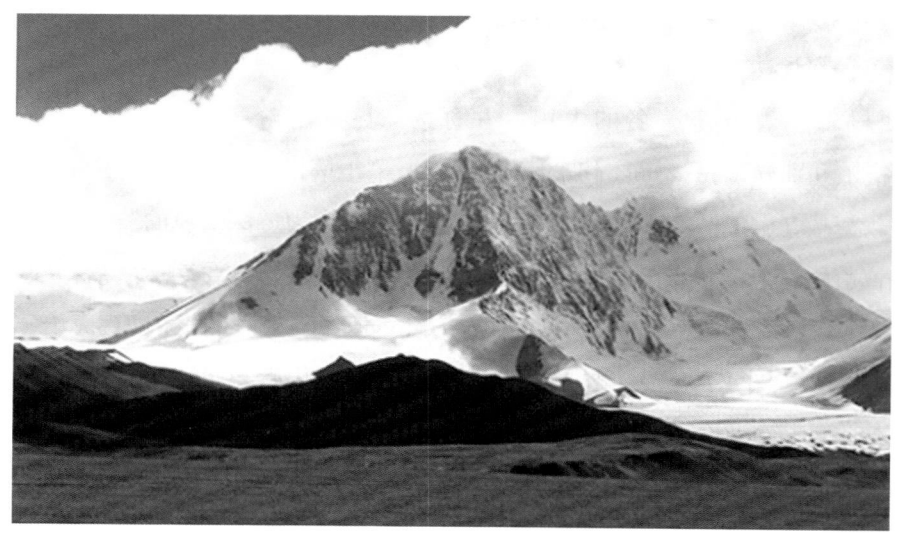

图 4.7   阿塔·慕士塔格峰

帕米尔"昆仑群峰三雄"第三峰的阿塔·慕士塔格峰。

第5节　中国著名的高山及山脉

　　中国是世界上的高山高原大国，包括山地、高原和丘陵在内，广义的山地共占全国陆地面积的2/3。山地不仅面积广大，而且地势高峻，海拔高于1 000 m的山地和高原超过全国土地面积的50%。在兰州—昆明一线以西，绝大部分为高山和极高山，海拔在3 500 m以上，如喜马拉雅山、喀喇昆仑山、冈底斯山、祁连山、横断山、唐古拉山、昆仑山、可可西里山、巴颜喀拉山、阿尼玛卿山、天山、阿尔泰山、阿尔金山等，特别是青藏高原周围的山脉，很多高峰都在海拔6 000 m以上。全世界8 000 m以上的14座高峰，全部坐落在青藏高原的喜马拉雅山和喀喇昆仑山上。世界第一高峰珠穆朗玛峰（8 844.43 m）（图4.8）和第二高峰乔戈里峰（8 611 m）（图4.9）就分别位于喜马拉雅山中尼边境和喀喇昆仑山中巴边境上。坐落在我国海拔8 000 m以上的高峰尚有马卡鲁峰（8 463 m)（图4.10）、卓奥友峰（8 201 m）（图4.11）及希夏邦马峰（8 012 m）（图4.12）等。

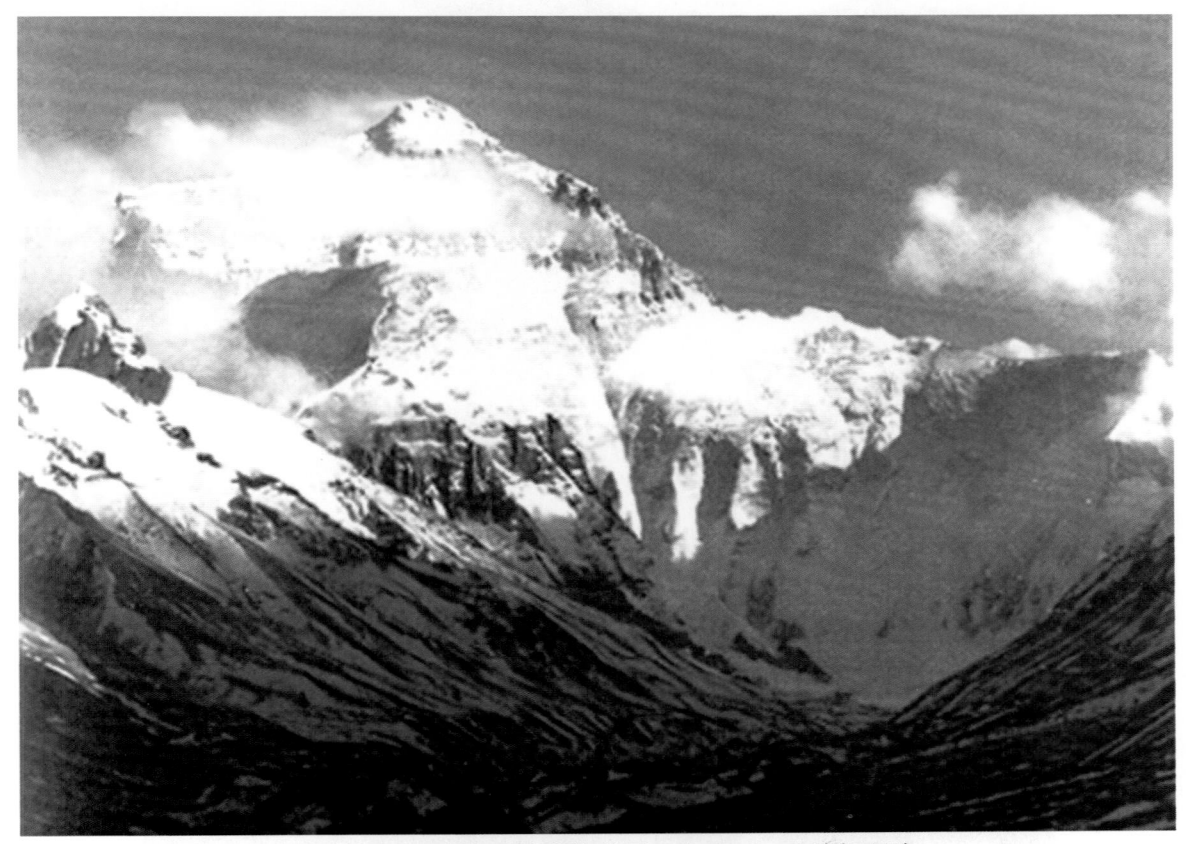

图4.8　耸立在喜马拉雅的世界最高峰——珠穆朗玛峰

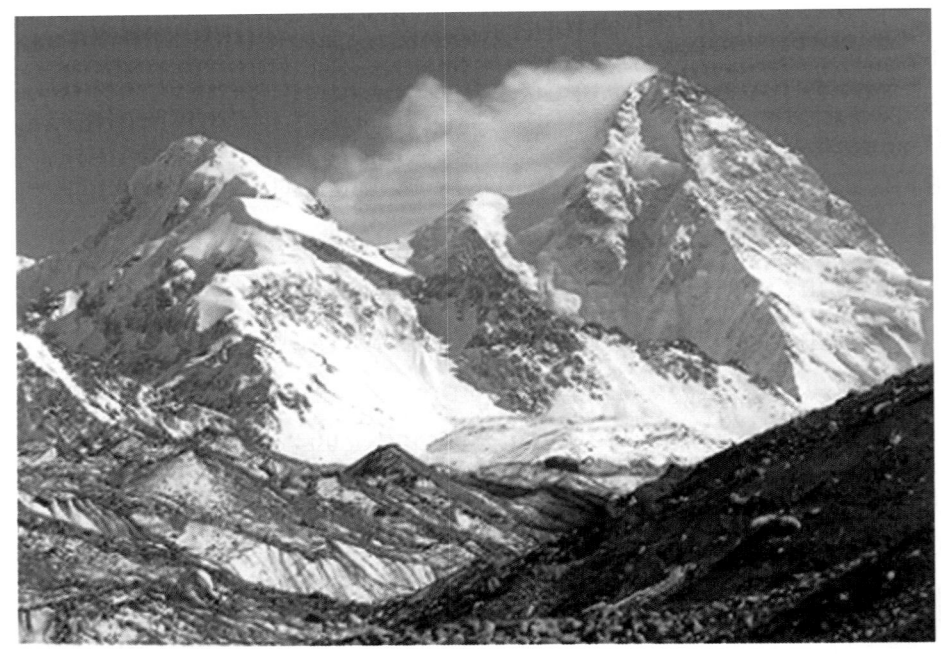

图 4.9　乔戈里峰

　　位于中国和巴基斯坦边界喀喇昆仑山的乔戈里峰（又称 K2 峰），塔吉克语为"巨大的高峰"，是喀喇昆仑山的主峰，也是世界第二高峰。

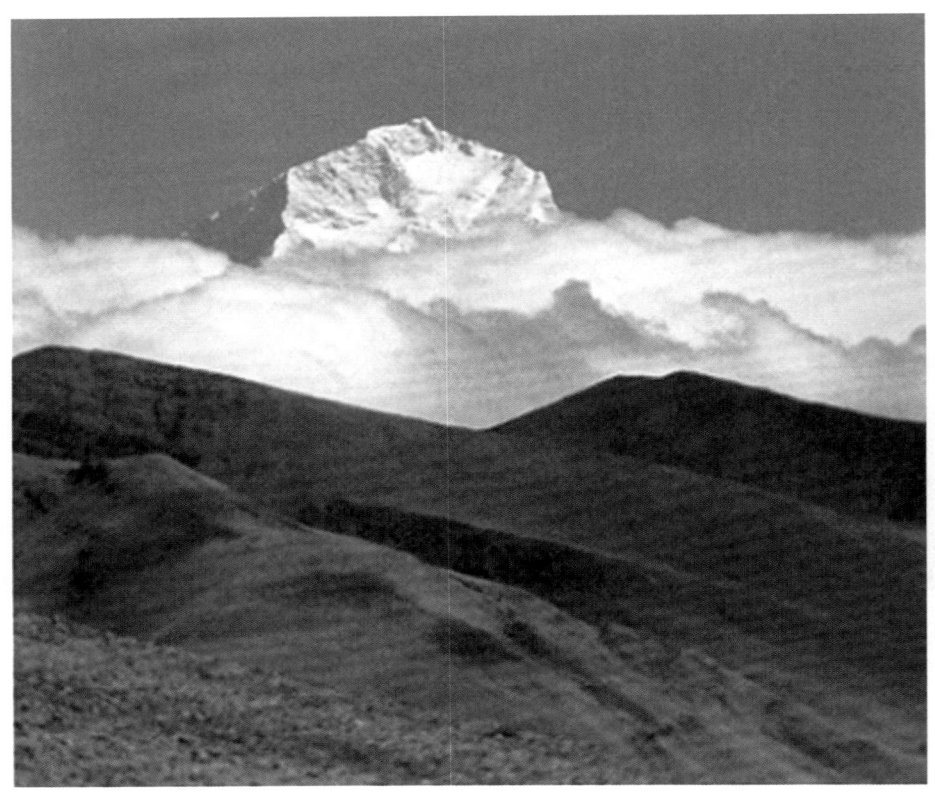

图 4.10　马卡鲁峰

　　位于西藏定日县中尼边境上的马卡鲁峰。

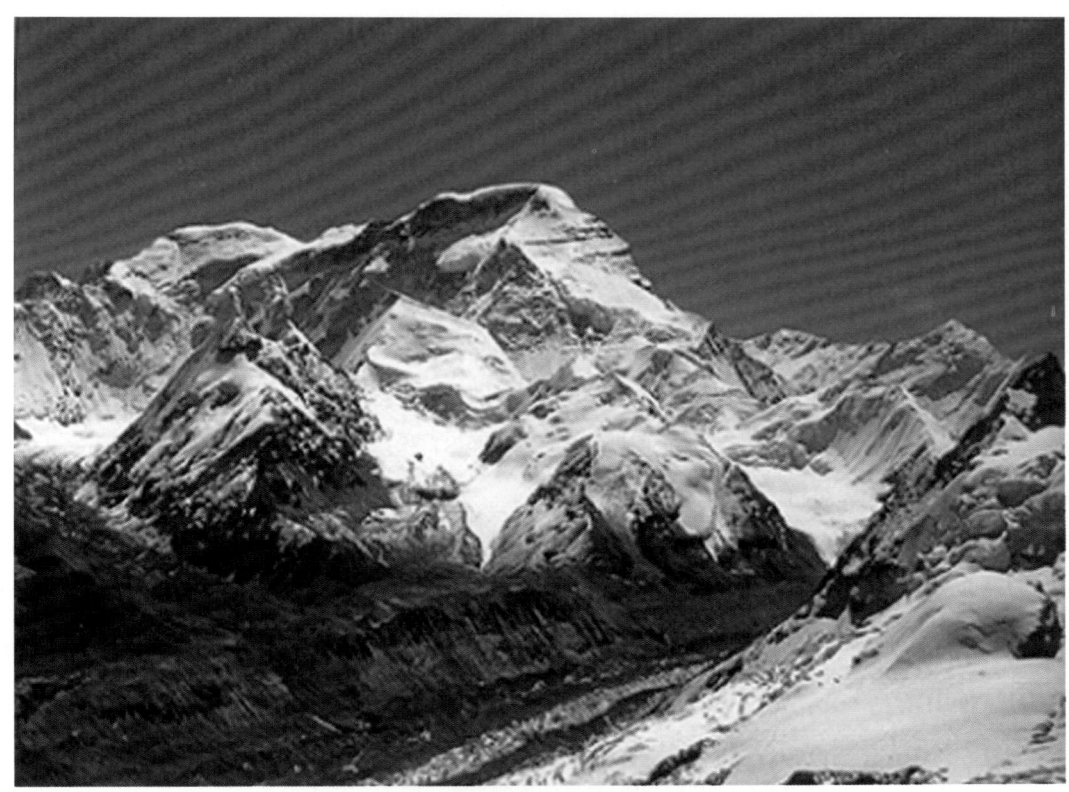

图 4.11　卓奥友峰

位于西藏定日县中尼边境上的卓奥友峰。

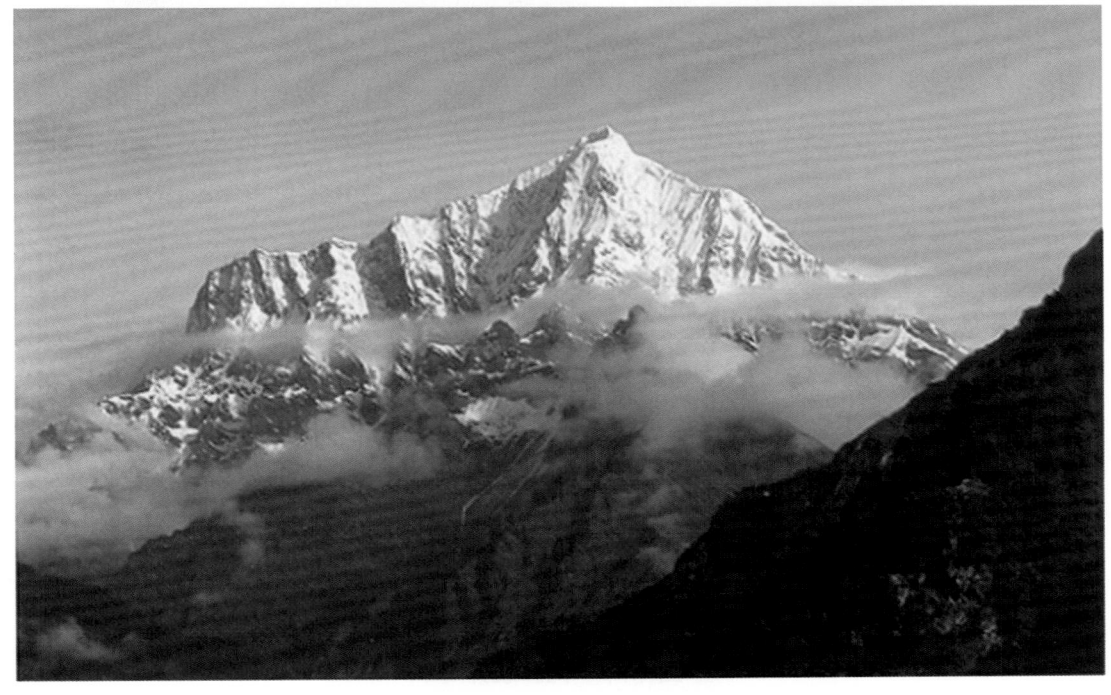

图 4.12　希夏邦马峰

位于西藏聂拉木县的希夏邦马峰。

8 000 m 以下有两座山峰在藏族心目中具有特殊意义，同时也是高原医学特别关注的高山，它们分别是冈仁波齐峰和南迦巴瓦峰。

1. 冈仁波齐峰

在被称为"世界屋脊的屋脊"的阿里高原，群峰挺立，峰峦叠嶂，其中一座傲视群峰，直插云霄的就是冈仁波齐峰。冈仁波齐是世界公认的"神山"，同时被印度教、藏传佛教、西藏原生宗教苯教以及古耆那教奉为"大神山"，认定为"世界的中心"。冈仁波齐并非这一地区最高的山峰，但是只有它终年积雪的峰顶在阳光照射下闪耀着奇异的光芒，夺人眼目，加上特殊的山形，与周围的山峰迥然不同，让人不得不惊叹。

冈仁波齐是冈底斯山脉的主峰，位于普兰县，东经81.3°，北纬31°，海拔6 656 m。冈仁波齐峰形似金字塔，四壁非常对称，终年积雪（图4.13）。"冈仁波齐"在藏语中意为"雪山之神"，在梵文中意为"湿婆的天堂"，苯教更是发源于此。根据印度创世史诗《罗摩衍那》以及藏族史籍《冈底斯山海志》《往世书》等著述中的记载推测，人们对于冈仁波齐神山的崇拜可上溯至公元前1 000 年左右。据苯教经典描述：一条从冈仁波齐而下的河注入不可征服的湖泊——玛旁雍错，这就是特定的"神山圣水"。

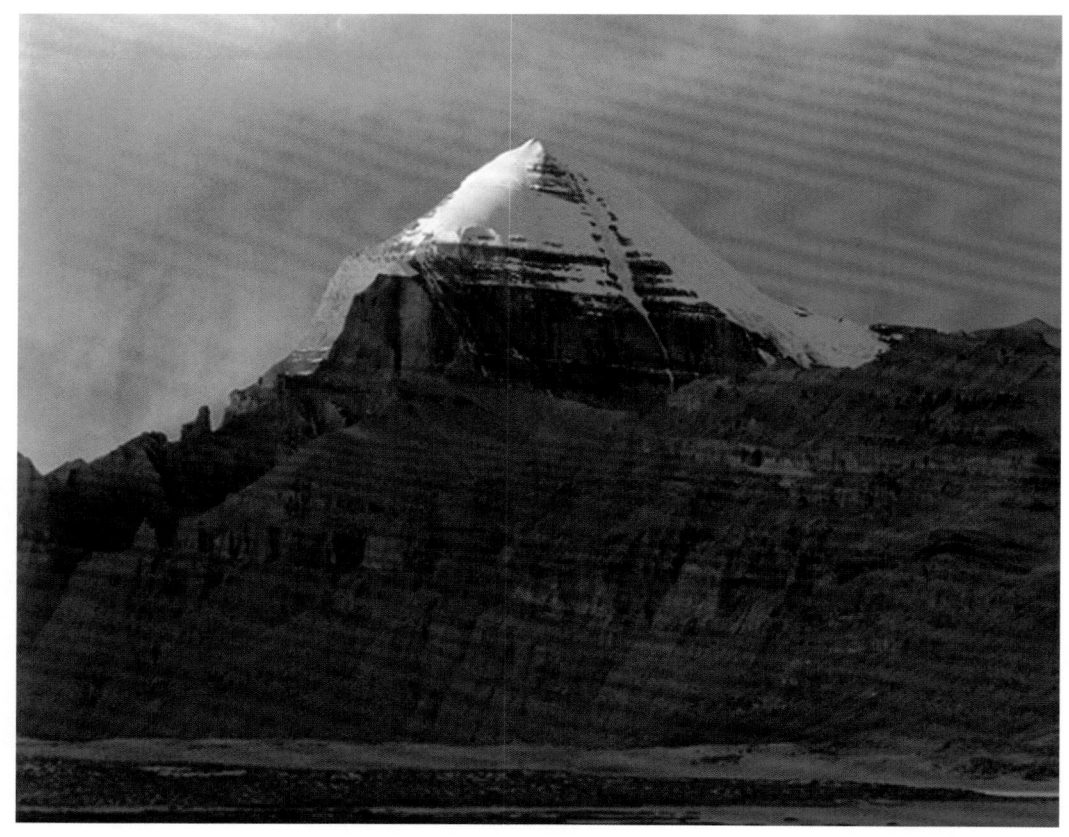

图4.13 冈仁波齐峰

藏语意为"雪山之神"，位于普兰县，被印度教、藏传佛教、苯教、耆那教奉为"大神山"，山下为玛旁雍错，每年数万名信徒通过海拔5 000 m 的转经通道到此朝拜。

几个世纪以来，冈仁波齐一直是朝圣者和探险家心目中的神往之地，但是至今还没有人能够登上这座神山，或者说至今还没有人胆敢触犯这座"世界的中心"。人们向往这块圣洁之地，每年有来自周边国家印度、不丹、尼泊尔以及我国各大藏族聚居区的数万名朝圣队伍，通过海拔 5 000 m 的转经通道到此朝拜，攀登十分艰难。急性高原病发病率很高，高原脑水肿的发病率尤高，女性较男性发病率高，由于山高路险，难以低转，一些患者因此死亡。

2. 南迦巴瓦峰

雅鲁藏布江的两侧壁立高耸着南迦巴瓦峰和加拉白垒峰，其峰皆为强烈隆升断块，巍峨挺拔。南迦巴瓦峰往上直入云端，往下直落峡谷底。在林芝市墨脱县，从各个角度仰望，高峰耸立，令人神往。雅鲁藏布江围绕南迦巴瓦峰作奇特的大拐弯。南迦巴瓦峰是世界登山者向往之山（图 4.14）。

我国其他海拔在 3 000 m 以上的高山不少于 50 座[20-22]（表 4.1）。兰州—昆明一线以东的山地多为中山和低山，海拔在 500 ~ 2 000 m，只有台湾山脉超过 2 000 m，其最高玉山海拔 3 950 m。

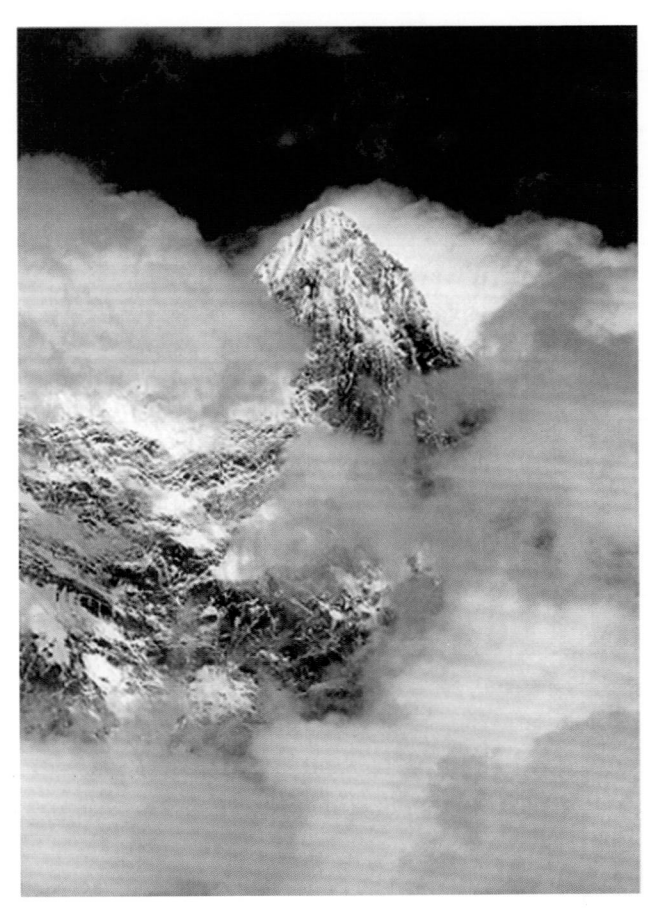

图 4.14　南迦巴瓦峰

耸立在雅鲁藏布江大峡谷的一侧，其山峰皆为强烈上升断块，巍峨挺拔，往上直入云霄，往下直落峡谷底。峰岭上冰川悬垂，云雾缭绕，气象万千。

表 4.1　中国海拔 3 000 m 以上的主要高峰

名称	地区	海拔 /m
珠穆朗玛峰	西藏中尼边界（世界最高峰）	8 844.43*
乔戈里峰	新疆喀喇昆仑山主峰，中巴边界（世界第二高峰）	8 611
洛子峰	西藏定日县中尼边境	8 516
马卡鲁峰	西藏定日县中尼边境	8 463
卓奥友峰	西藏定日县中尼边境	8 201
希夏邦马峰	西藏聂拉木县	8 012
南迦巴瓦峰	西藏墨脱县	7 782
新青峰	新疆和青海的界山，青海昆仑山主峰	7 720
摩拉门青峰	西藏聂拉木县	7 703
纳木那尼峰	西藏普兰县	7 694
公格尔峰	新疆西南昆仑山主峰之一	7 649
贡嘎山	四川横断山主峰	7 556
阿塔·慕士塔格峰	新疆帕米尔高原主峰（冰山之父）	7 546
公格尔九别峰	新疆西南部，昆仑山高峰之一	7 530
托木尔峰	新疆，天山最高峰	7 443
央然康日峰	西藏吉隆县中尼边界	7 417
卓木拉日峰	西藏亚东县的中国不丹边界上	7 326
佩枯岗日峰	西藏吉隆与聂拉木县交界处	7 299
加拉白垒峰	西藏墨脱地区	7 294
汗腾格里峰	新疆天山主峰之一，中吉边界	6 995
木孜塔格峰	新疆若羌县	6 973
布喀达坂峰	青海昆仑山主峰，青海新疆边界	6 860
切尔里丘克山	新疆西昆仑	6 802
阿玛日峰	西藏定日县	6 727
冈底斯山	西藏念青唐古拉主峰	6 714
朗勃康日峰	西藏	6 668
冈仁波齐峰	西藏普兰县，冈底斯山主峰	6 656

续表

名称	地区	海拔 /m
慕士山	新疆帕米尔高原高峰	6 638
各拉丹冬峰	青海唐古拉山，长江源头	6 621
阿尼玛卿山	青海果洛	6 282
四姑娘山	四川横断山邛崃山系最高峰	6 250
岗则吾结峰	祁连山疏勒南山主峰	5 937
卓玛拉	西藏普兰县	5 723
达肯达坂山	柴达木盆地北缘，又称柴达木山	5 650
古尔班保热达拢	祁连山乌兰达坂主峰	5 620
玉龙雪山	云南丽江	5 500
铁克力克山	新疆和田县	5 466
博格达峰	新疆东部天山最高峰	5 445
雅拉达合泽山	青海东昆仑山主峰	5 442
岗什卡峰	青海祁连山高峰之一	5 255
嘉措拉	西藏拉孜县与定日县交界处	5 220
托莱山	青海祁连中段	5 159
亚汝雄拉	西藏聂拉木县	5 124
桑穷拉	西藏定日县	4 479
友谊峰	新疆阿尔泰主峰	4 374
哈尔里克山	新疆东部，哈密盆地北	4 266
达坂山	青海东北部，祁连高峰之一	4 140
玉山	中国台湾地区，我国东南部最高峰	3 950
太白山	秦岭最高峰	3 771
贺兰山	宁夏银川西北	3 556
峨眉山	四川省眉县西南	3 099
神农架	湖北省西部，大巴山东部	3 053

注：*—参阅第 2 章表 2.1 关于珠峰海拔高度的注解。

第6节 昆 仑 山 脉

昆仑山是我国自古以来的著名大山。我国早期的古代地理著作《山海经》《禹贡》和《水经注》等对它都有许多记载，那些记载往往带有神奇的色彩。如《山海经·海内西经》记载海内有昆仑山在西北，是天帝的"下都"，方圆八百里，高七万尺；又说西地母也居于此；山上还有能生长珍珠和美玉之树等。特别记载了我国古代著名的大河——黄河发源地在这里。因此，它在古代中国人的心目中是一座伟大的山峰。

但在汉代以前，人们根据古书记载只知其位置在西北，并不了解它的确切位置。据《史记·大宛列传》："汉使穷河源，河源出于窴，其山多玉石，采来，天子案古图书，名河所出山曰昆仑云。"这里记述的是汉武帝派遣张骞等出使西域，同时探索了黄河的发源地，当时他们认为河源出自古代出产美玉的于田，于是他们把玉石采来献给汉天子，汉天子又按照古代书籍命名河源所出的山为昆仑山。"昆仑"一词有多解，匈奴语中意为"横山"；据《辞海》昆仑为"广大无垠貌"之意。另据岑仲勉《中外史地考证》昆仑即于阗文"南方"，昆仑山犹云"南山"；汉文史籍又称昆仑山为"南山"[23,24]。

关于昆仑山脉的形成，在距今6亿年到3亿年前的下古生代期间，这里还是一片古海汪洋。在古生代末期，由于地壳海西运动的影响，这里的地层皱褶上升并露出水面，从而形成了昆仑山脉的雏形。后来中生代末期的燕山运动又使它进一步抬升。其后又经历较长时间的剥蚀，到新生代，这个古昆仑山实际上已变成了海拔不高、起伏和缓的准平原。直到老第三纪后期的喜马拉雅运动和第四纪以来的新构造运动，这才形成了现今跨越新疆、西藏、青海和四川东西绵延长达2500 km高大雄伟的昆仑山脉[25,26]。

昆仑山是一个由许多山脉组成的巨大山系。它同阿尔金山、祁连山一样是青藏高原北部的重要界山。它从东经75°附近的帕米尔东部边缘一直向东延伸至四川盆地的西北部，海拔平均在5 500 ~ 6 000 m。它的最西端紧连帕米尔高原，以新疆叶尔羌河上游谷地与喀喇昆仑山分界；北侧以巨大的高差俯临塔里木盆地和柴达木盆地；南侧则以一系列山前洼地、盆地和宽谷与藏北草原、长江源山原相分隔。昆仑山脉的总面积超过 5×10^5 km²。由于它高大雄伟，绵亘千里，横贯亚洲中部，故素有"亚洲脊柱"之称。它是继喜马拉雅和喀喇昆仑山两大山系后的世界第三大山脉（图4.15）。

昆仑山通常分为西、中、东三部分。西昆仑，起自帕米尔边缘，向东至玉龙喀什河源区，长约600 km，平均宽150 km，由提斯拉夫山—桑珠山、公格尔—塔赫塔昆仑、塔什库尔干山—苏盖提山三列山脉组成。西端的公格尔峰海拔7 649 m、阿塔·慕士塔格峰海拔7 546 m，东端的慕士山（Mt. Muzta）海拔6 638 m、切尔里丘克山（Mt. Qierliqiuk）海拔6 802 m都是西昆仑较高大的山峰。它们和其他山岭一起组成了一道巨大的天然屏障，阻挡了来自西北的气流，从而形成了较多的降水，使局部地区生长着茂密的森林。这是西昆仑有别于中、东昆仑的重要特征。

中昆仑自玉龙喀什河源区至喀拉米兰山口，长度约600 km，宽度约200 km。由于北临塔里木盆地，故是昆仑山最干燥的部分。降雨极为稀少，河流十分稀疏，仅有很少较短的河流注入北部的盆地。

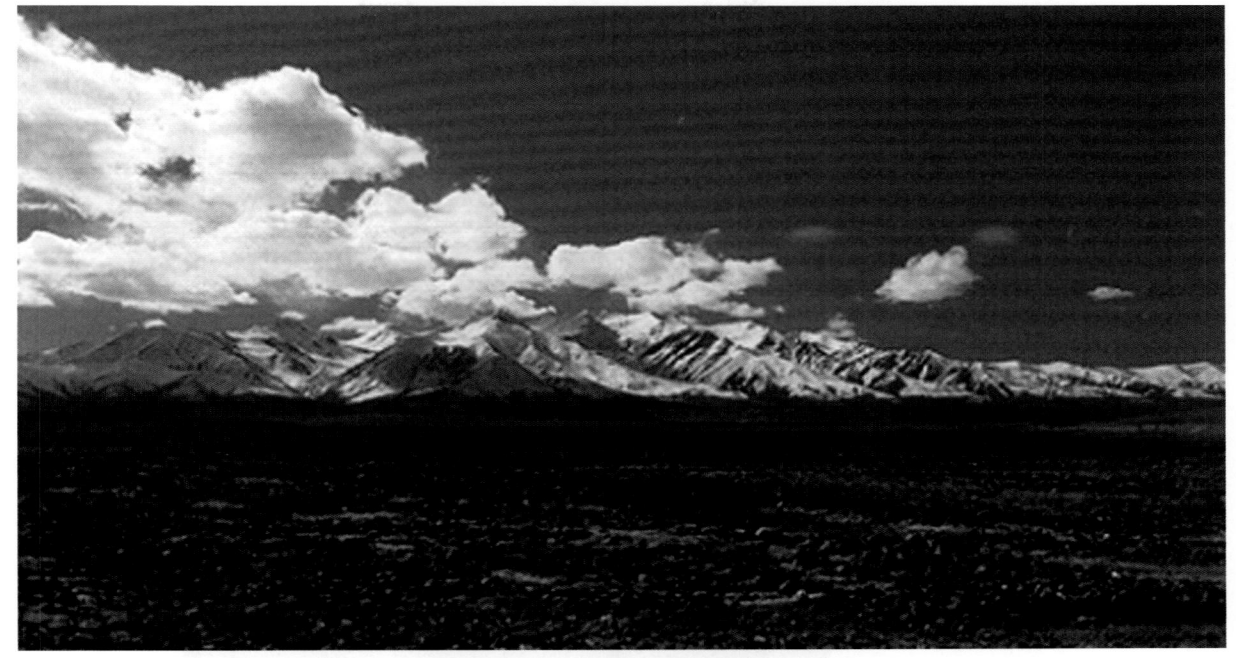

图 4.15　东昆仑山脉

昆仑山脉沿着新疆和西藏两自治区的地界向东延伸到青海和四川。在青海的部分称为东昆仑山脉。

　　喀拉米兰山口以东为东昆仑山。它由三列山脉组成：北支是祁曼塔格山；中支为阿尔格山，向东延为布尔汗布达山及阿尼玛卿山；南支为可可西里山，向东延为巴颜喀拉山等数列大山。其中阿尔格山是昆仑山脉中最高大的山脉，主峰木孜塔格峰，海拔 6 973 m，是东昆仑山的最高峰。巴颜喀拉山是我国最大的河流长江和黄河的分水岭。它的海拔较低，山坡也较和缓，高原特征显著，并有巨大的冰川覆盖。这些冰川成为长江、黄河的水源[27,28]（图 4.16）。

　　高大的昆仑山不但多冰雪，而且还蕴藏着无比丰富的宝藏。按地质构造，它属于秦岭—昆仑构造带，在古生代志留纪以前即已存在，后在加里东、海西、燕山等期造山运动中有广泛岩浆岩侵入，形成了铁、铜、锌、钼等多种金属矿床。又因构造带影响地壳的深度大，地质构造复杂，不但有不同时期的酸性、中性岩浆活动和伴随的多种有色金属、稀有分散元素矿藏，而且在很多地段还有基性、超基性岩体、岩带和有关的铬、镍、钴、铂等重型矿藏。因而昆仑山是内生矿藏特别丰富的地带，是中国的一片高山宝地[1-7]。

　　昆仑山是高山医学、登山医学十分活跃集中之地。如 1955 年 8 月中国登山运动员许竞、师修等登上帕米尔海拔 6 773 m 的团结峰，1956 年 7 月史占春、翁庆章（随队医生）等登上海拔 7 546 m 的阿塔·慕士塔格峰，1956 年 8 月陈荣昌等登上了海拔 7 530 m 的公格尔九别峰，1958 年 5 月许竞等登上海拔 5 100 m 的祁连镜铁山，1958 年 8 月袁扬、周玉英（女）等登上海拔 5 120 m 的祁连冰川，1958 年 9 月王富洲等登上帕米尔海拔 7 143 m 的列宁峰，1959 年 2 月王富洲等又登上海拔

6 177 m 的念青唐古拉山等。在这些登山活动中，都伴随有高山生理学的研究[29,30]。在昆仑山区进行的高山医学专项研究，如 1987 年青海唐古拉山的高山医学研究，在海拔 4 700 m 进行了心肺功能及肺循环的研究[31]；1990 年的中日联合阿尼玛卿山医学登山研究，在海拔 5 000 ~ 5 620 m 获得了大量综合性的低氧生理及急性高原病的资料，取得了重要成果[32]。

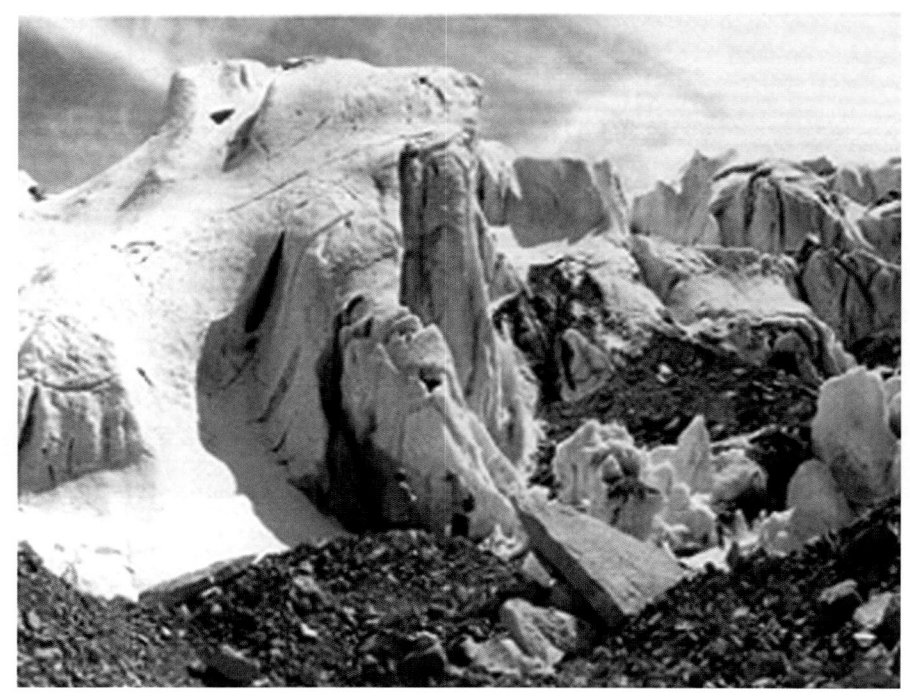

图 4.16　昆仑山脉的冰川资源

　　昆仑山脉有着巨大的冰川资源，冰川广布，面积大、冰层厚，几乎整个山体都被冰层所覆盖，冰层下是许多山谷冰川。

第 7 节　横 断 山 脉

　　我国有许多横列东西的大山，如秦岭、昆仑山和喜马拉雅山等。而横断山脉则是一系列纵贯南北的巨大山脉。它位于我国西南的四川、云南和西藏三省区之间。因山高谷深，山川并列而"横断"了东西交通，故称横断山脉[33,34]。

　　横断山脉自东而西的山岭、河流及谷地主要有邛崃山—大相岭—小相岭—大凉山，大渡河及其谷地，大雪山—折多山—锦屏山，雅砻江及其谷地，雀儿山—沙鲁里山，金沙江及其谷地，芒康山—云岭—苍山，澜沧江及其谷地，他念他翁山—碧罗雪山—怒山，怒江及其谷地，伯舒拉岭—高黎贡山等。整个山势海拔平均高 4 000 ~ 5 000 m，北高南低，北宽南窄。山岭和河谷之间的落差高达 1 000 ~ 2 500 m，而个别如金沙江的虎跳峡，谷深达 3 000 m 以上[34,35]。

　　横断山脉在地质上是一个巨大的构造带，远在震旦纪前，即 6 亿年以前已经存在。到了距今 1 亿年前的中生代侏罗纪，在强大东西向挤压力的作用下产生了一系列南北走向的巨大褶皱和断层，同时伴有大量岩浆侵入，形成了初期的横断山脉[36]。到第三纪末，即距今 300 万年前，由于受到强大的喜马拉雅造山运动的影响，特别是来自西南方向印度洋板块的强大推挤，使整个横断山脉同青藏高原一起迅速隆起，同时又由于河流的深切，便形成了高山深谷，成为世界著名的山脉之一[37]（图 4.17）。

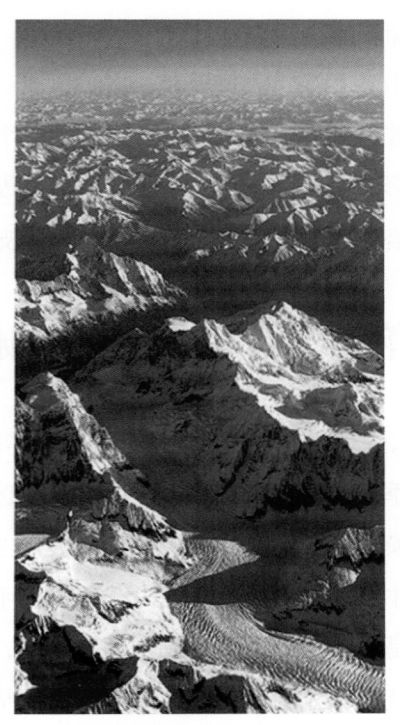

图 4.17　横断山脉

　　横断山脉是由一系列纵贯南北的巨大山脉所组成的。它位于我国西南的四川、云南和西藏三省区之间。因山高谷深，山川并列而"横断"了东西交通，故称横断山脉。

　　由于横断山脉所在地区纬度偏低，山高谷深，故在地貌、气候及生态方面具有极其鲜明的特色[38]。

　　在地貌上，岭谷并列，山高谷深，是其第一个特点。如位于四川西部闻名于世的贡嘎山（Mt. Gongga），由于突兀于群山之上，因此被称为"蜀山之王"。在藏文中"贡"是"冰雪"，"嘎"是"白色"，"贡嘎"意即"白色的冰雪"。贡嘎山海拔 7 556 m，是横断山的最高峰，在地貌上属于极高山。山体呈南北走向，犹如耸立在四川西部的一座天然屏障。整个山脊均在海拔 5 000 m 左右，超过 6 000 m 的孤峰单岭有 30 余座。由于横断山区的地壳仍受太平洋和印度洋板块的挤压而处于不断抬升状态，以及大渡河和雅砻江处于旺盛下切状态，造成江河每年向下侵蚀和切割，使这一带的山脉和河谷之间的相对高度越来越悬殊[39]。如藏彝走廊（Zang-Yi corridor）的最高峰贡嘎山，从山顶到大渡河支流河谷地带的泸定县，水平不超过 25 km，但大渡河谷地和主峰间相差竟达 6 000 m 以上，这在我国其他高山地区是极为罕见的。在三江并流地区，河谷的切割深度也达到 2 000 ~ 2 500 m。同时由于河流下切猛烈，陡崖壁立，谷窄水深，使得河流成为典型的"峡谷型河流"。当地人说的

"峡谷一线天，把人隔两边""对岸能说话，相逢需一天"，就是对这一特征的逼真描述[40,41]。

雪山起伏，冰川峥嵘是横断山脉的第二个特色。其中贡嘎山又是四川省及横断山脉冰川最集中之地，据统计有冰川 110 余条，面积 292 km²，占四川冰川总面积的 57% 以上[38]。横断山脉的冰川属于海洋性冰川，雪线低，气温高，靠丰富的降水涵养生存，而且运动速度快，消融强烈，进退幅度大。一些冰川下伸到森林内，哺育灌溉着森林[39,42]。

由于横断山脉地处低纬度，山高谷深，人迹罕至，是气候带、生物带谱十分清晰和保存相当完备的地区之一。鲜明的垂直气候带、生物带分布构成了它的第三个特色[1,5,8]。

十分重要的是，横断山脉所形成的藏彝走廊是古代人类藏族及彝族从东亚迁徙而来的要道，从而形成了藏缅语族的藏语支和彝语支两个人类学上关系密切的分支[32,43]（见第 16 章第 3 节）。

第 8 节　祁　连　山　脉

2005 年《中国国家地理》杂志曾对祁连山脉做过专题，就祁连山之于中国的意义有这样的描述："东部的祁连山，在来自太平洋季风的吹拂下，是伸进西北干旱区的一座湿岛。没有祁连山，内蒙古的沙漠就会和柴达木盆地的荒漠连成一片，沙漠也许会大大向兰州方向推进。正是有了祁连山，有了极高山上的冰川和山区降雨才发育了一条条河流，才养育了河西走廊，才有了丝绸之路。""祁连山对中国最大的贡献，不仅仅是河西走廊，不仅仅是丝绸之路，不仅仅是引来了宗教，送来了玉石，更重要的是祁连山通过它造就和养育的冰川、河流与绿洲做垫脚石和桥梁，让中国的政治和文化渡过了中国西北浩瀚的沙漠，与新疆的天山握手相接了，中国人在祁连山的护卫下走向了天山和帕米尔高原。"

祁连山脉是位于青藏高原东北部的一条巨大边缘山系，为甘肃西部和青海东北部边境山地的总称，西至当金山口与阿尔金山遥遥相对，东至乌鞘岭，北靠河西走廊，南临柴达木盆地北缘，黄河斜贯南面（图 4.18）。它由一系列大致相平行的西北—东南走向的山脉和山间谷地相间排列而成，面积 2 063 km²，有冰川 3 306 条，全长 1 000 km，平均海拔 4 000 m，最高峰为疏勒南山主峰岗则吾结峰（5 937 m）[44,45]（图 4.19）。

"祁连"是匈奴语，意为"天""青天"，《汉书·卫青霍去病传》颜注："匈奴呼天为祁连"，表示此山山势雄伟、高大、挺拔和人们对它的敬畏。

祁连山形成的发育史，根据其大地构造单元包括北祁连山加里东皱褶带：志留纪的一次造山运动奠定了古祁连山的雏形。中祁连山前寒武纪皱褶带：震旦纪以来一直呈抬升趋势。南祁连山加里东皱褶带：构成该带的基底岩层，北部为前寒武纪变质岩系，南部为地槽性下古生代浅变质岩层[46,47]。

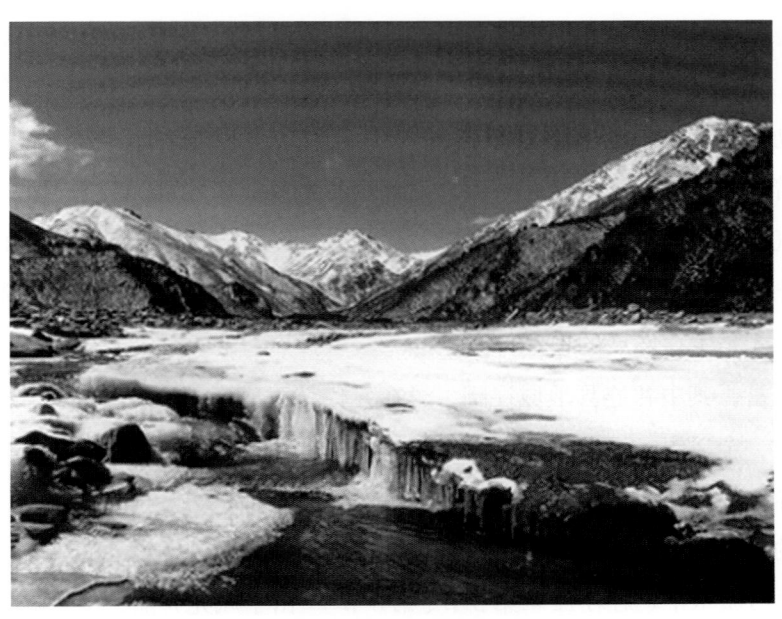

图 4.18　祁连山脉

　　祁连山脉是位于青藏高原东北部的一条巨大边缘山系，为甘肃西部和青海东北部边境山地的总称，具有极为重要的生态地位。

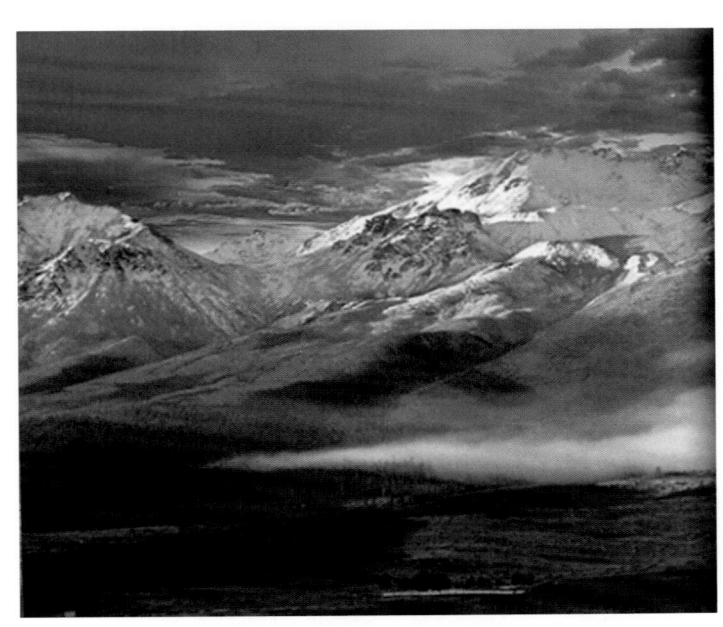

图 4.19　祁连山疏勒南山主峰——岗则吾结峰

海拔 5 937 m，为祁连山脉众山之主，也是冰川之源。

　　祁连山按地形分为西段、中段和东段。每一段面均由许多高山和冰川组成。其中西段有乌兰达坂山主峰古尔班保热达拢（5 620 m）、察汗鄂博图岭（5 249 m）、果青合通夏哈尔格峰（5 592 m）、哈尔克山（5 139 m）。中段有走廊南山主峰素珠链峰（祁连峰）（5 647 m）、托莱山（5 159 m）、托莱南山主峰吾德勒钦（5 294 m）、疏勒南山主峰岗则吾结峰（5 937 m）及哈尔科山（5 161 m）。东段有冷龙岭（5 254 m）、桑斯扎峰（4 755 m）、仙米达坂峰（4 353 m）、拉脊山（4 469 m）、日月山最高峰阿勒大湾山（4 455 m）。祁连山脉群峰广布，雪山连绵，并有大量冰川储存[48,49]。这些冰川水源滋养着祁连山的广袤森林、草原，灌溉着青藏高原东北部和甘肃河西走廊的大片土地。然而，由于全球气温变暖，加上局部生态的破坏、植被的采伐、水土流失，祁连山冰川出现明显退缩[50,51]，雪线上升，这不仅影响人们的生产生计，也会影响整个生态系统，值得高度关注。维持祁连山系的整体生态才是生存发展的根本[50-52]。

祁连山资源丰富，其中祁连县地域辽阔，早在元代就以盛产"八宝"而闻名，八宝是指鹿茸、麝香、蘑菇、大黄、金、银、铜、铁。实际上祁连的资源何止这八种，森林、草场、油菜、禽畜、药材、冰川水源等，都是祁连的珍贵宝藏。

祁连山地区的居民以汉族、藏族和回族为主，在肃北地区居住着蒙古族和裕固族，除藏族外，其他民族属于高原习服水平（见第 12 章第 5 节、第 6 节）。由于风光秀丽，近年来有大量旅游者来访，急性高山病的发病率较高，当地卫生部门已建立防治系统。

参 考 文 献

[1]　中国科学院地理研究所. 中国地理区划[M]. 北京：科学出版社，1959：301-330 .

[2]　张子桢. 中国地理知识[M]. 北京：中国青年出版社，1982.

[3]　[作者不详]. 世界地图册[M]. 北京：地图出版社，1972.

[4]　[作者不详]. 中华人民共和国地图集[M]. 北京：地图出版社，1972.

[5]　[作者不详]. 辞海：地理分册、理科分册[M]. 上海：上海人民出版社，1977.

[6]　方如康. 中国医学地理学[M]. 上海：华东师范大学出版社，1993.

[7]　杨军. 关于我国黄土高原在青藏高原境内范围问题的探讨[J]. 农牧资源与区划研究，1987，1：24-29.

[8]　牛汝辰. 山名[M] //中国地名由来词典. 北京：中央民族大学出版社，1999：449-472.

[9]　康绍志. 我国黄土高原地区农业水资源合理利用途径的探讨[J]. 自然资源，1988，1：42-48.

[10]　昆明师范学院史地系. 云南地理概况[M]. 昆明：云南人民出版社，1978.

[11]　杨留法. 云南高原湖泊的成因类型及其分布规律的初步研究[J]. 海洋湖泊通报，1983，1：34.

[12]　王兴中. 云贵高原大湖[M] //我国的湖泊. 长沙：湖南教育出版社，1985.

[13]　毛政旦. 云南的四季如春[J]. 气象，1977，2：30-32.

[14]　马应贤. 新疆·地学·研究[M]. 乌鲁木齐：新疆人民出版社，1995.

[15]　楼望皓，刘振. 帕米尔[M]. 乌鲁木齐：新疆人民出版社，2004.

[16]　周连宽. 大唐西域记史地研究丛稿[M]. 上海：中华书局，1984.

[17]　王炳华. 丝绸之路考古研究[M]. 乌鲁木齐：新疆人民出版社，1993.

[18]　杨哈斯本. 帕米尔历险记[M]. 任宜勇，译. 乌鲁木齐：新疆人民出版社，2001.

[19]　西仁·库尔班，马达力汗·包仑，段石羽. 中国塔吉克族[M]. 乌鲁木齐：新疆大学出版社，2001.

[20]　史占春. 我们征服了世界闻名的高峰：中国第一支登山队征服贡嘎山的日日夜夜[M]. 北京：人民体育出版社，1958.

[21]　柯公高. 登山运动的历史和现状[M]. 北京：人民体育出版社，1976.

[22]　吕贤如，齐芳. 19座名山"身高"数据首次发布[N]. 光明日报，2007-04-26.

[23]　郑度，张百平. 喀喇昆仑山—西昆仑山地区的垂直自然带、环境和自然保护问题[J]. 自然资源学报，1989，4（3）：254-286.

[24]　张百平. 喀喇昆仑山—阿里喀喇昆仑山的自然特点和垂直分带[J]. 干旱区资源与环境，1990，4（2）：49-63.

[25]　周韬，韩健康. 西昆仑山崇测冰帽温度分布研究[J]. 科学通报，1990，35（3）：213-215.

[26]　苏珍，王志超. 喀喇昆仑山—昆仑山的第四纪冰川遗迹[C] //第四纪全国冰川冻土学术会议论文集

（冰川学）. 北京：科学出版社，1990：172-178.

[27] 郑本兴，陈建明. 1987年中日联合西昆仑山冰川考察初步报道[J]. 冰川冻土，1989，10（1）：84-89.

[28] 苏珍，刘时银，王志超. 穆士塔格和公格尔山的现代冰川[J]. 自然资源学报，1989，4（3）：241-246.

[29] WU TY，LI SP，ZHOU ZN. Mt. Qomolangma: The testing place of high medicine at extreme altitude[J]. US CHHJ，2003，6：48-53.

[30] WU TY，LI P，ZHOU ZN. Chinese Mt. Qomolangma（Everest）expeditions：physiological and medical research at extreme altitude[J]. Jap J Mount Med，2003，23：139-146.

[31] MIAO CY，YANG LR，YANG JY. A comparative study of pulmonary henodynamics in six lowlanders at an altitude of 15 400 ft in China[J]. J Wilderness Med，1994，5：1-3.

[32] WEN B，XIE X，GAO S，et al. Analyses of genetic structure of Tibeto-burman population reveales sex-biased admixture in southern Tibeto-Burmans[J]. Am J Hum Genet，2004，74：565-586.

[33] 严德一. 横断山脉[J]. 地理知识，1956，(3)：103-107.

[34] 钟祥浩，刘淑珍. 横断山综述[M]//横断山研究文集. 昆明：云南人民出版社，1989：198-428.

[35] 中国科学院青藏高原综合考察队. 青藏高原研究：横断山脉考察集[M]. 北京：科学出版社，1986.

[36] 李炳元. 横断山脉范围探讨[J]. 山地研究，1987，5（2）：74-82.

[37] 严德一. 横断山脉[J]. 地理知识，1956，3：103-107.

[38] 杨勤业. 横断山区综合自然区划[M]//青藏高原研究：横断山考察专集. 昆明：云南人民出版社，1990：96-105.

[39] 宋明琨. 横断山冰川考察[J]. 冰川冻土，1985，7（1）：98.

[40] 昆明师范学院史地系. 横断山脉[J]. 人民画报，1976，6：44-45.

[41] 丁锡祉. 横断山山地研究刍议[J]. 山地学报，1983，1（1）：2-6.

[42] 杨勤业，沈康达. 滇西北横断山地区的垂直自然带[J]. 地理学报，1984，39（2）：141-147.

[43] SHI S. Overview of the migration history through Zang-Yi corridor for population living in the upper Yellow River basin based on the culture f Neolithic[J]. J SW Univ Natls，2008，29：1-7.

[44] 魏文泽，黄大桀. 祁连山自然地理[J]. 地理知识，1959，10（9）：399-402.

[45] 邵兴亚，万秀芳. 祁连山自然地理概述[M]. 北京：北京科学技术出版社，1963：1-28.

[46] 中国科学院高山利用研究队. 祁连山冰川分布、储量、发育及利用问题[M]//祁连山现代冰川考察报道. 北京：科学出版社，1959：1-25.

[47] 施雅风. 祁连山现代冰川资源及其利用问题[J]. 科学通报，1959，3：73-76.

[48] 杨针娘. 祁连山冰川水资源[J]. 冰川冻土，1988，10（1）：36-64.

[49] 伍光和. 祁连山的自然地理特征及冰川资源[M]//中国科学院兰州冰川冻土研究所集刊. 北京：科学出版社，1988，5：1-8.

[50]　祁连山冰雪利用研究队. 祁连山冰川的近期变化[J]. 冰川冻土，1979，1（1）：46–50.

[51]　张林源. 祁连山区现代雪线高度及分布趋势分析[C]//中国地理学会第二届全国冰川学术会议论文集. 兰州：甘肃人民出版社，1987：111–115.

[52]　曾群柱，张顺英，陈贤章，等. 祁连山积雪卫星监测与河西地区春季径流特征[M]//中国科学院兰州冰川冻土研究所集刊. 北京：科学出版社，1988，5：40–48.

第5章　可可西里
——青藏高原首个世界自然遗产地

可可西里是青藏高原首个世界自然遗产地，具有独一无二的高原自然资源，是大自然留给人类的瑰宝。可可西里平均海拔 4 500 m，是世界上非常稀有的高原，为中国最大的无人区之一。这里保留着最完备的原始自然状态，是世界上受人类影响最小的区域之一，因此成为藏羚羊、野牦牛、藏野驴等珍稀濒危野生动物最后的乐园。由于有着特殊的生态和特殊的生物多样性，从生态学和生命科学的意义上看，可可西里对中国、对全世界都具有重要意义。

可可西里在青藏高原隆起过程中发生了不间断的地质变迁，在青藏高原上形成了独特的自然环境。可可西里位于青藏高原西北部的腹地，横亘在唐古拉山和昆仑山之间，为两山脉之间一片宽 200 ~ 300 km 的基地山地，其南面是唐古拉山脉及其向西延长线上的普若岗日山、藏色岗日山，北面为昆仑山脉，西面为喀喇昆仑山脉的阿鲁达当山，而青藏公路和青藏铁路则为它的东界。可可西里是横跨在青海、西藏及新疆三个省区之间的一块高山台地，总面积约为 $2.35 \times 10^5 \, km^2$，属于藏羚羊迁徙的地区主要位于青海境内，约为 $8.4 \times 10^4 \, km^2$。此次申遗区总面积共 $6 \times 10^4 \, km^2$，其中提名核心区面积 $3.7 \times 10^4 \, km^2$，外围缓冲区面积 $2.3 \times 10^4 \, km^2$，涵盖了该保护区全境以及三江源国家级自然保护区的一部分。世界遗产地在玉树藏族自治州治多县可可西里地区及索加乡和曲麻莱县的曲麻河乡，面积 $4.5 \times 10^4 \, km^2$。"可可西里"是蒙古语，意为"青色的山梁"。可可西里平均海拔在 5 000 m 以上，最高处可达 6 860 m，气候寒冷、干燥，年平均气温 -7 ~ -3 ℃，即使夏季，气温也大多在 0 ℃ 以下，6 月地面平均雪深也有 6 ~ 7 cm。这里地貌类型多样，不仅有构造运动形成的海拔 6 000 m 以上的高山、高海拔丘陵、台地等基本地貌形态，还有受构造控制的火山熔岩地貌（图 5.1 ~ 图 5.3）。同样，气候地貌类型也比较丰富，有高寒地区特有的冰川、地表冻丘、冰缘冻土、石林、石环，还有常见的流水地貌、湖成地貌、风成地貌等（图 5.4），这些都让这片本来就神秘莫测的土地更增添别样的生机，令人心驰神往。

然而由于可可西里自然环境极度恶劣，这里几乎没有受到现代人类活动的冲击，人类也难以在此长期居住，曾经被认为是"人类生存禁区"，是青藏高原上面积最大的高寒"无人区"（图 5.5）。然而正是因为人类极少干预破坏，这种与世隔绝的状态有利于保护原生态，可可西里成为目前世界上原始生态环境和独特高原自然景观保存最完整的地区之一[1,2]。

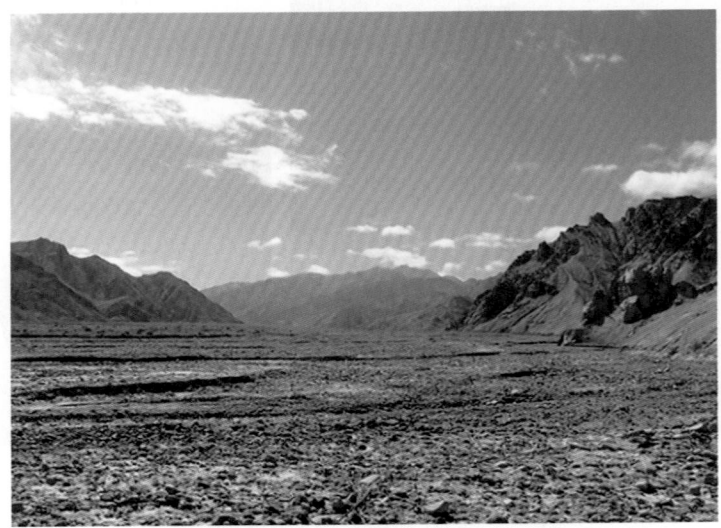

图 5.1　可可西里代表性的荒漠区地貌

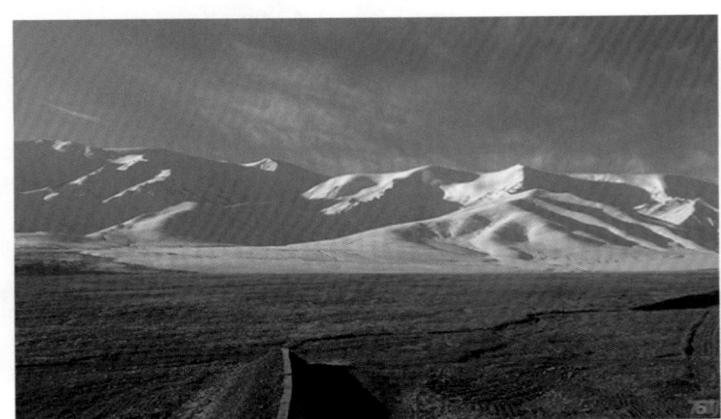

图 5.2　可可西里代表性的雪山连亘的高山地貌

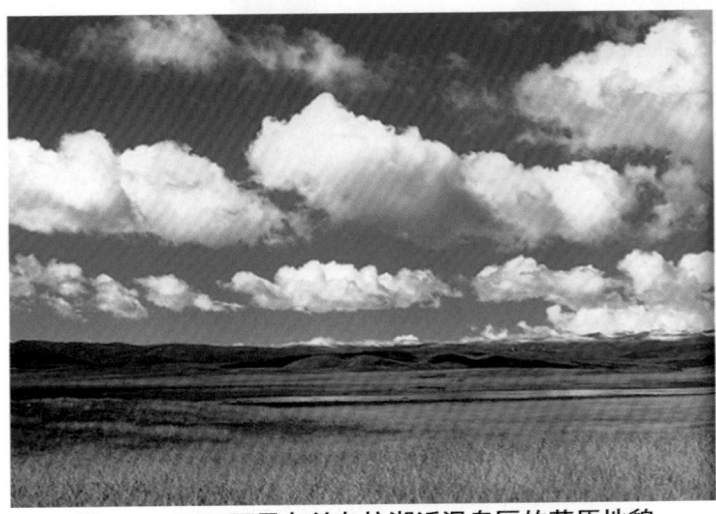

图 5.3　可可西里乌兰乌拉湖近温泉区的草原地貌

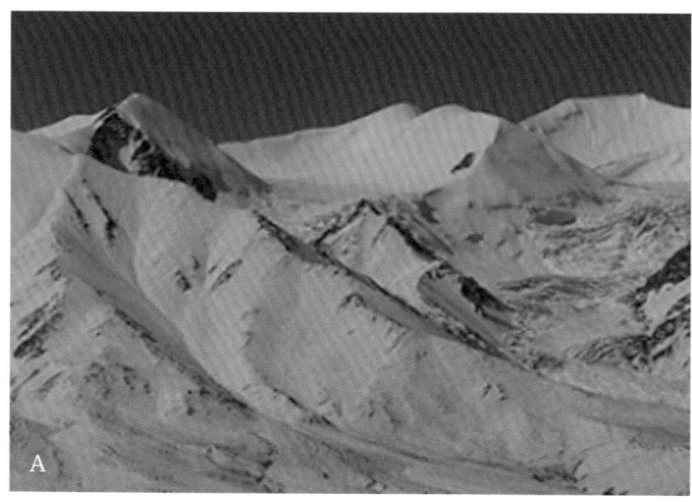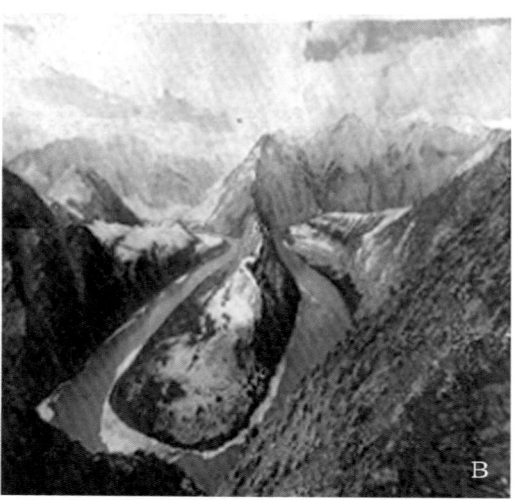

图5.4　可可西里地貌

A—可可西里很广泛的冰川地貌；B—经常可见的冰川下河流地貌。

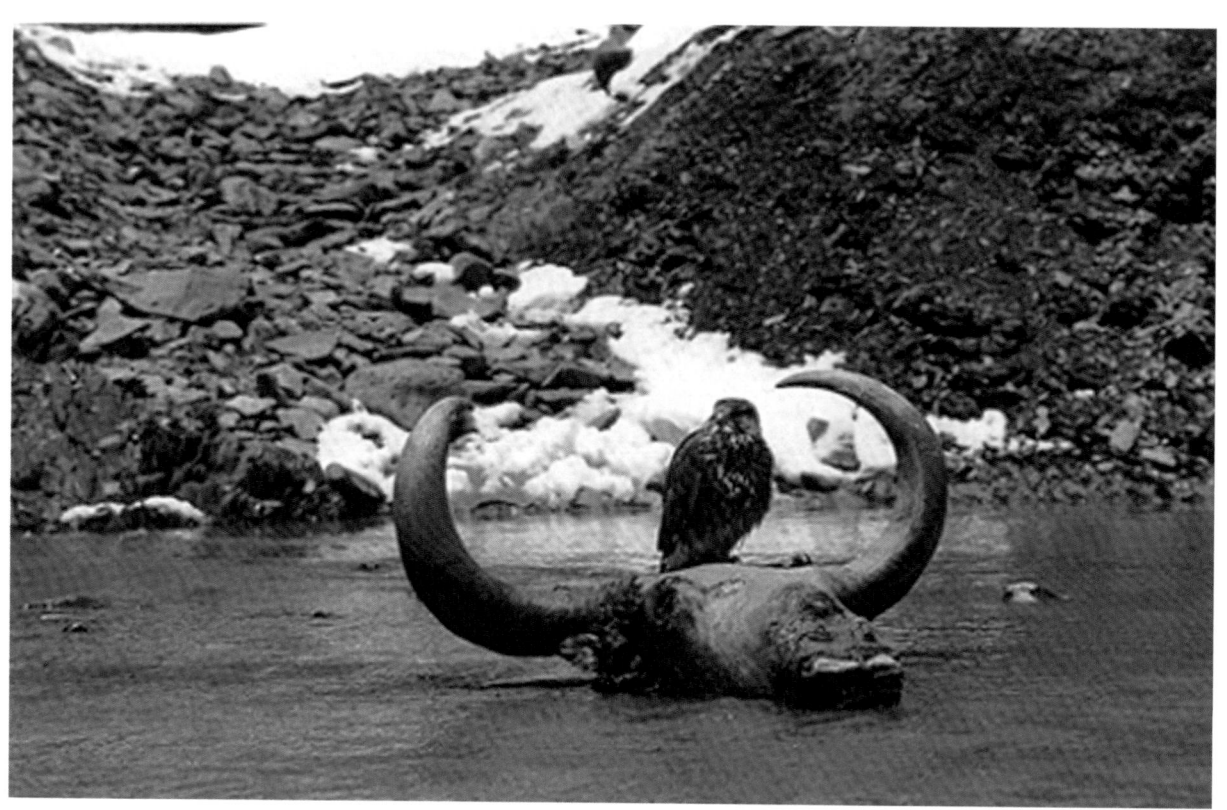

图5.5　可可西里原始景象

可可西里的大部分地区目前仍为"无人区"，这张大鹫落在野牦牛头骨上的图像显示了这里粗犷、野寂和苍凉的原始景象。

第1节　最独特的青藏生物多样性

尽管可可西里是一个高寒极端环境，然而这里却演绎着高原生命进化的轨迹，可可西里成为野生动物恣意生活的天堂。在广袤的可可西里，生活着230多种野生动物，其中属于国家重点保护的一级保护动物有藏羚羊、野牦牛、藏野驴、白唇鹿、雪豹等，国家二级保护动物有马鹿、岩羊、盘羊、藏棕熊、猞猁、藏狐、狼等20余种（图5.6、图5.7）；有大天鹅、大鵟、金雕、秃鹫、黑颈鹤、斑头雁等高原珍稀飞禽48种。这些都是在青藏高原随着青藏高原的演化过程而进化的特殊物种[3-6]。可可西里生存的藏羚羊数量占全球总数的40%，保存了藏羚羊完整生命周期的栖息地和各个自然过程。

可可西里也是自然植物的王国，可可西里超过1/3的高级植物为青藏高原所独有，有雪灵芝、红景天、黄芪、棘豆、水柏枝等250多种高原珍稀植物，还有紫花针茅、垫状点地梅、垫状风毛菊、匍匐水柏枝、虎耳草等许多顽强生长的高寒垫状植物。据不完全统计，全世界有150种垫状植物，可可西里就有50多种。这些垫状植物的存在对改造原始生态环境，尤其对土壤环境有着良好的作用。草原上则生长着青藏苔草、高山蒿草、紫花针茅等覆盖着高山草地[2,7]（图5.8）。可可西里一共生长着214种种子植物，其中有84种是青藏高原特有种。95%的动植物保持着原生态，保存着珍贵的基因谱系。这里的生命坚忍不拔，非常适合在极端环境下生存。

可可西里内广达数万平方千米的荒野、繁衍其间的生灵，与高山、冰川、原野和湖泊一道，构成独特的生态系统、鲜有人类干扰的荒野栖息地和青藏高原上具有代表性的景观，不见于地球上任何其他地方。

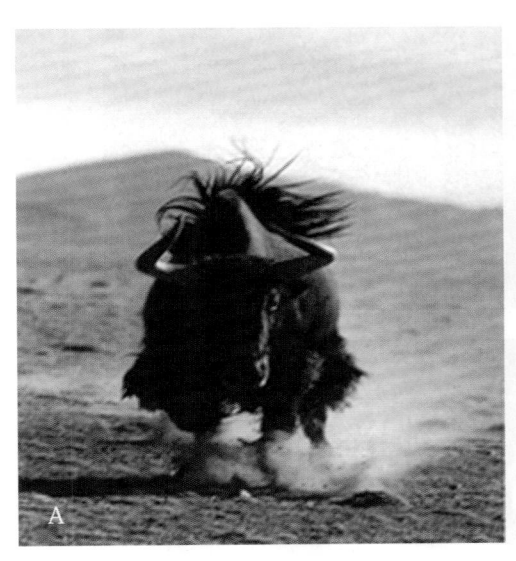
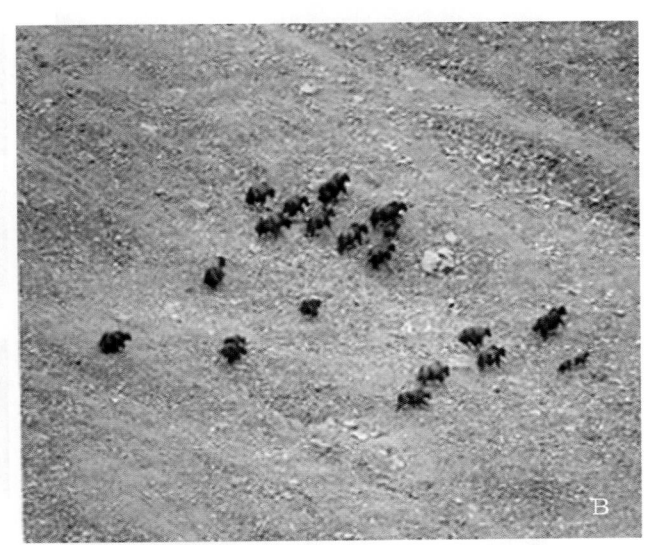

图5.6　可可西里野牦牛

A—可可西里野牦牛；B—可可西里野牦牛群。

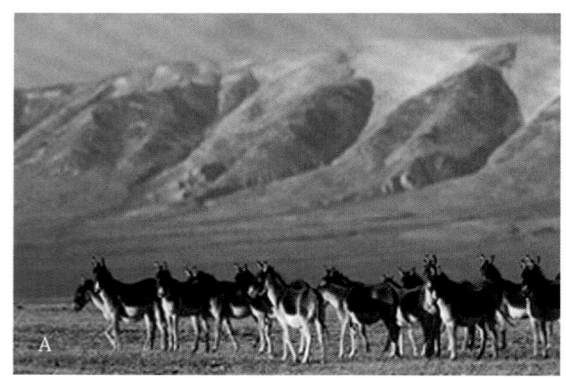
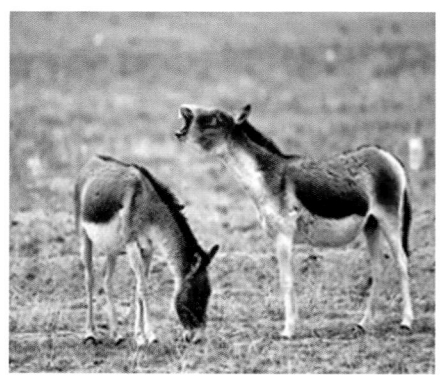

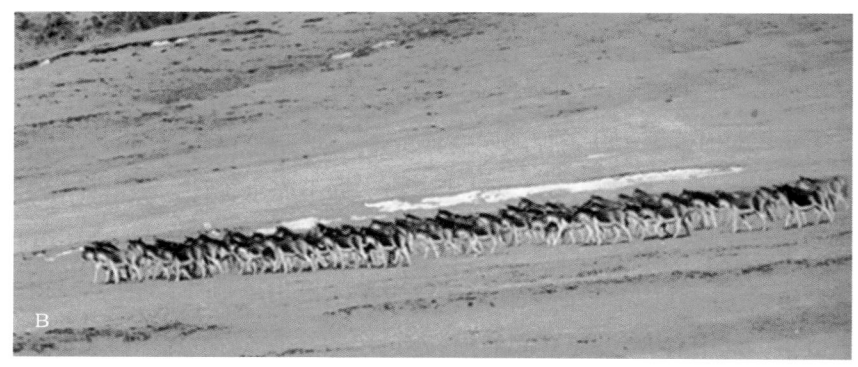

图 5.7　可可西里藏野驴

　　A—可可西里藏野驴，为高原适应性动物，其奔跑的速度可达 60 km/h；B—可可西里藏野驴群，常以数百只的大群体出现，为其他处所少见。

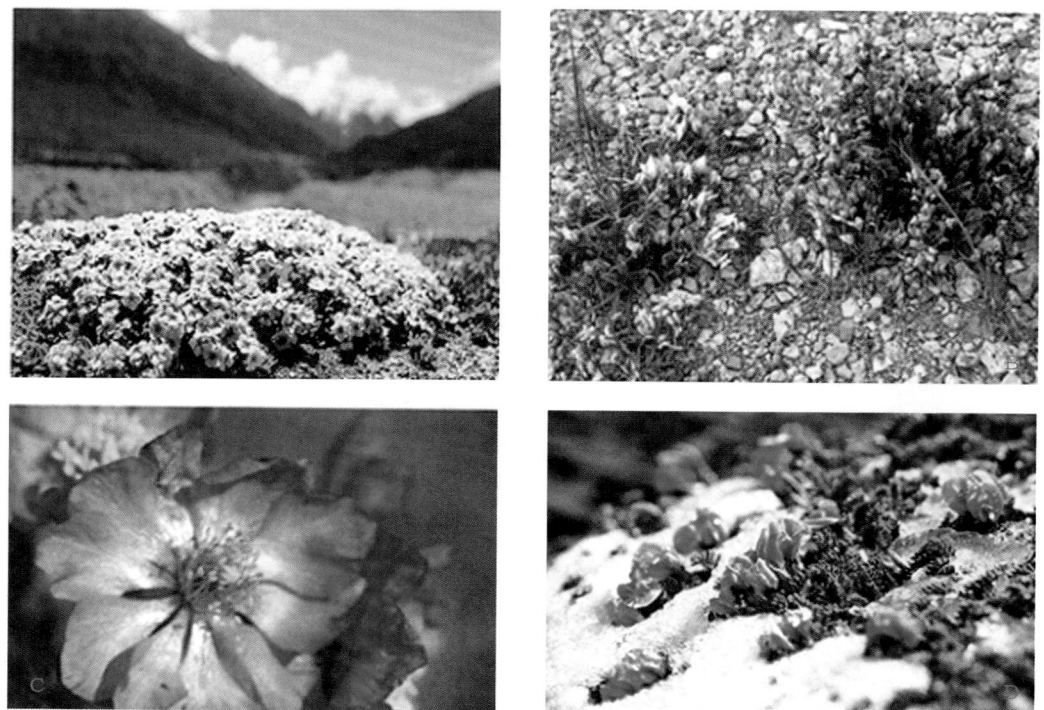

图 5.8　可可西里的植被有高山代表性，大多为低矮的垫状植物

　　A—垫状点地梅；B—千叶棘豆；C—多刺绿绒蒿；D—棘豆。

第 2 节　全球独一无二的高寒生态系统

一、最完备的原生态系统

可可西里平均海拔 5 000 m，地势平坦开阔，保存着青藏高原最完整的高原夷平面和密集的处于不同演替阶段的湖泊群，构成了长江源的北部集水区。独特的至今罕有人迹的高山和湖泊、气候条件以及与此相适应的植被类型，为众多的青藏高原特有的大型哺乳动物提供了完整的栖息地和迁徙通道。

在极端的气候和地理条件下，可可西里的生态系统中包含有大量特有物种，在生境方面，可可西里体现了植被自东南向西北高寒草甸—高寒草原—高寒荒漠草原的过渡，突出代表有高寒草甸向高寒荒漠的演变过程（图 5.9）。特有植物的形成为大型有蹄类动物提供特殊的生存条件，而在其生存的大中型哺乳动物中，青藏高原特有物种的比例高达 60%，其中，藏羚羊和雪豹为濒危物种。

尤为重要的是，这里为青藏高原特有和濒危的藏羚羊提供了最重要的产羔地，并庇护了世界上近一半的野牦牛种群。可可西里内保存着完整的高原夷平面和密集的高原湖群，以及亚洲腹地鲜有的未受人类干扰的完整高原草原、高原草甸生态系统和其间大规模大型哺乳动物迁徙景观，构成了可可西里最突出的特征。

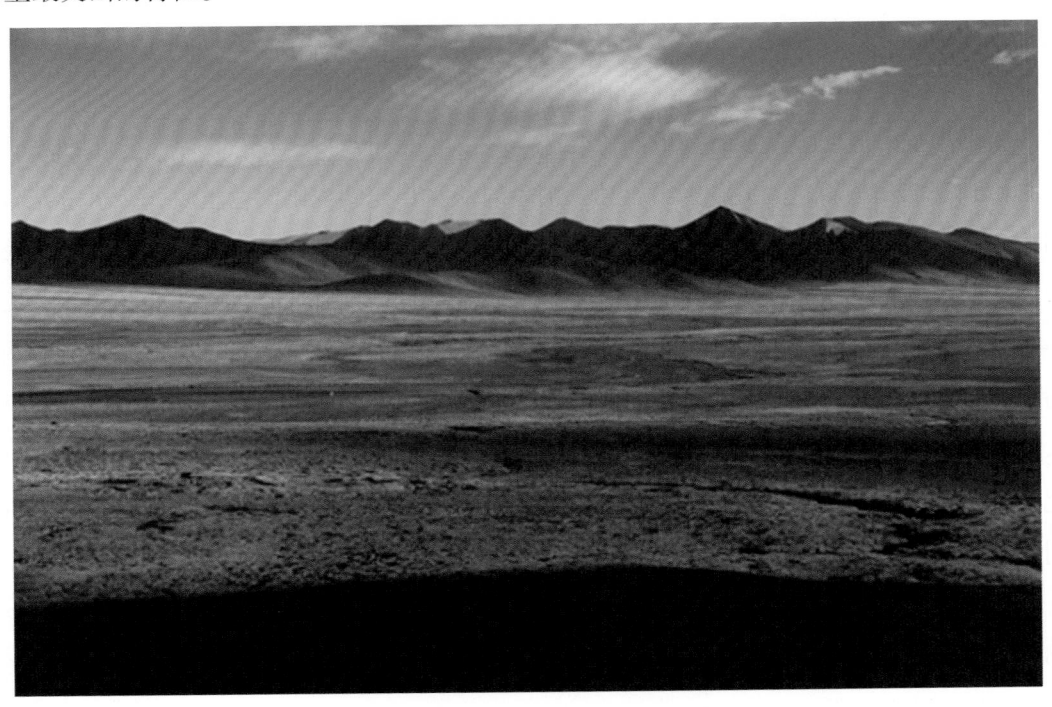

图 5.9　草甸带地貌

在生境方面，可可西里体现了植被自东南向西北高寒草甸—高寒草原—高寒荒漠草原的过渡。

二、最充沛的雪山水系

可可西里水系位于东昆仑山与唐古拉山之间，东与乌兰乌拉山和长江水系分界，西至青海与西藏毗连，海拔在 4 500 m 以上，年均气温大多在 −6℃以下，多年冻土发育，冰川面积 629.52 km^2，年消融量 3.54×10^8 m^3。境内以众多的湖泊为中心形成大小不等的内陆盆地，注入这些湖泊的大小河流约 50 条，流域面积在 300 km^2 以上的河流 20 余条。河网密度小，大多流量不大，流程短，多属季节性间歇性河流，年总径流量为 2.53×10^9 m^3，径流以降水和冰雪融化补给为主。境内河流广布，主要有曾松曲、切尔恰藏布、库赛河、跑牛河、等马河、还东河、陷车河、流沙河、连水河、天水河等。

三、最多样的千湖王国

据考证，可可西里是我国湖泊分布最多、最为密集的地区。由于境内广大地带水流排泄不畅积储成泊，可可西里是青藏高原重要的湖源之一，境内湖泊星罗棋布。据统计，地区湖泊度约为 0.05，平均海拔为 4 500 m 以上，总面积为 3 825 km^2。湖泊面积在 200 km^2 以上的有 6 个，面积大于 1 km^2 的湖泊有 107 个，1 km^2 以下的有 7 000 多个。湖泊类型从淡水湖、咸水湖到盐湖，但多为咸水湖、半咸水湖，淡水湖和盐湖分布较少。淡水湖多呈淡绿色及绿混染色，咸水湖多呈蓝色及深蓝色，盐湖多呈白色及浅灰色，涵盖了湖泊的不同演化阶段。最大湖泊为乌兰乌拉湖及西金乌兰湖，其次为可可西里湖、卓乃湖、库赛湖、阿奇克库勒湖、斜武丹湖、多尔盖错、饮马湖等。这些湖泊具有高海拔、大密度、多类型等特点，在全球高海拔地区罕见[8]。

其中太阳湖是可可西里海拔最高的湖（4 882 m），也是可可西里仅有的 2 个淡水湖之一，湖南面的马兰山和湖北面的新青峰终年积雪，冰雪消融时淡水补充到太阳湖，下游一条水量充沛的河流自西向东一直流去。太阳湖是可可西里地区大多数动物的"生命湖"，也是科考队员获得淡水唯一的源泉（图 5.10）。乌兰乌拉湖是可可西里最大的湖泊，位于可可西里的腹地，蒙古语意为"红山湖"。湖长 44.41 km，平均宽 13 km，湖水面积 544.5 km^2，湖面海拔 4 854 m，水化学性质为硫酸钠亚型。乌兰乌拉湖呈一环形，湖的北侧水体较大，水质为半咸水（图 5.11），湖的南侧又分出西湖和东湖，东湖水质为微咸弱碱性，湖的中心岛称镇湖岭，在湖的南岸和等马河出口地带附近发现了旧石器时代文化遗址。第二大湖为西金乌兰湖，面积 383.6 km^2，海拔 4 854 m（图 5.12）。第三大湖为可可西里湖，东西长 39.4 km，南北宽 14.7 km，面积 299.9 km^2，湖面海拔 4 878 m，水深约 30 m，水色浅绿，水化学性质为硫酸钠亚型（图 5.13）。以冰雪融水补给，连水河在湖的西端注入，冷水河从西南部流入，还有北、东、南面众多溪流变为潜流汇入，致使该湖的汇水面积达 1 125 km^2。湖岸多为砂土带，植被覆盖度低。

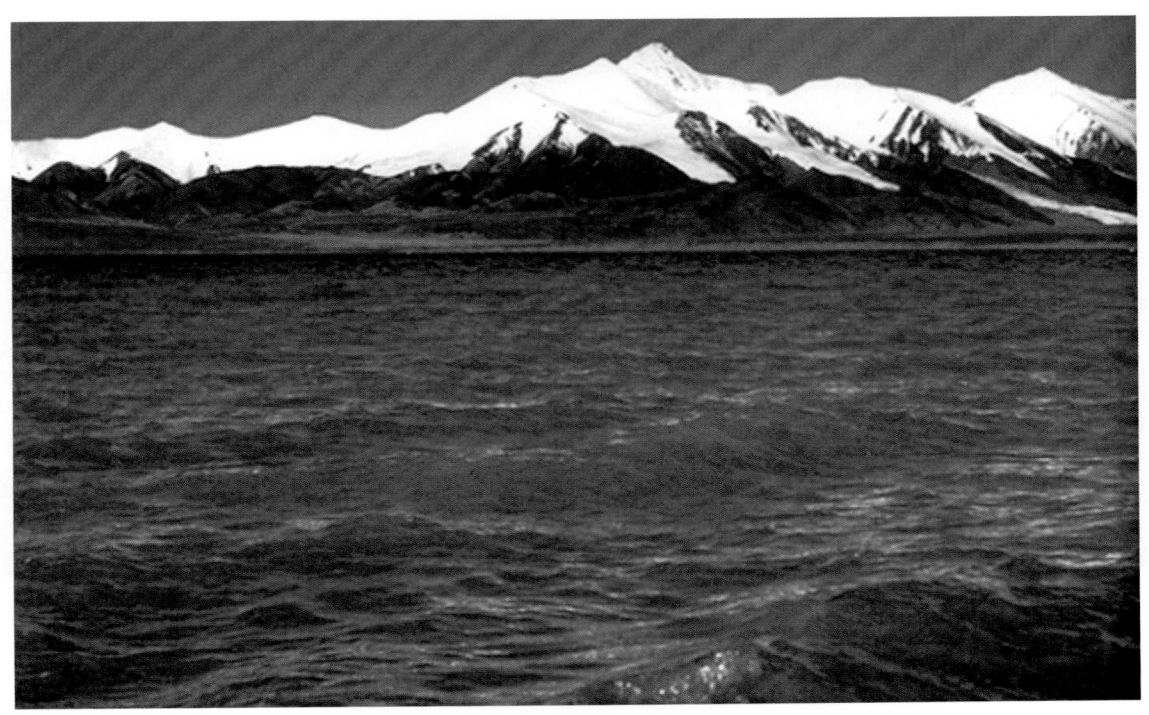

图 5.10　太阳湖

　　位于可可西里北部，布喀达坂峰与马兰山之间断陷盆地内，藏语称"莫禾错根"，海拔 4 882 m，湖长 14.6 km，宽 8.32 km，面积 100.9 km²，湖水深 43 m。由于有大量冰雪融水补给，太阳湖是可可西里地区唯一的大淡水湖，也是青海境内最深的湖。

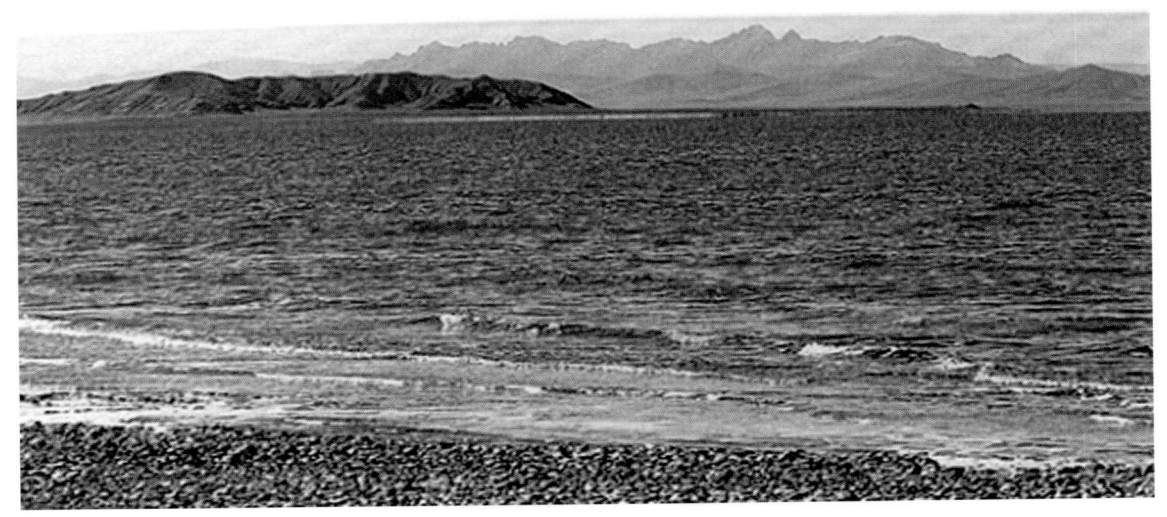

图 5.11　乌兰乌拉湖

　　乌兰乌拉湖是可可西里最大的湖泊，位于可可西里的腹地，蒙古语意为"红山湖"。湖长 44.41 km，平均宽 13 km，湖水面积达 544.5 km²，湖面海拔 4 854 m。在这里发现了旧石器时代文化遗址。

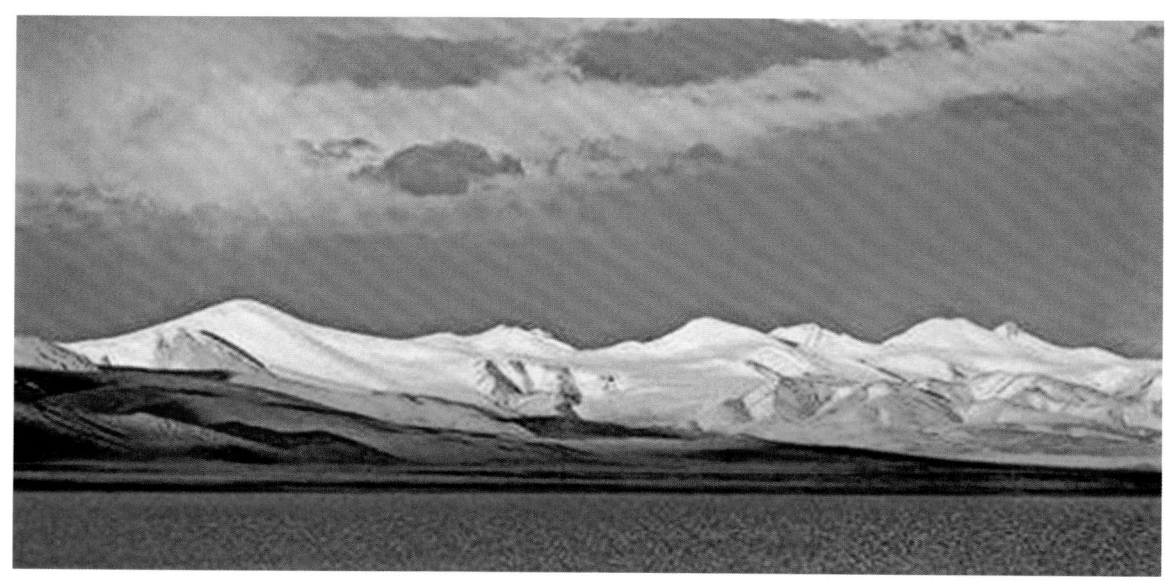

图 5.12　西金乌兰湖

西金乌兰湖为可可西里的第二大湖，面积 383.6 km²，海拔 4 854 m。

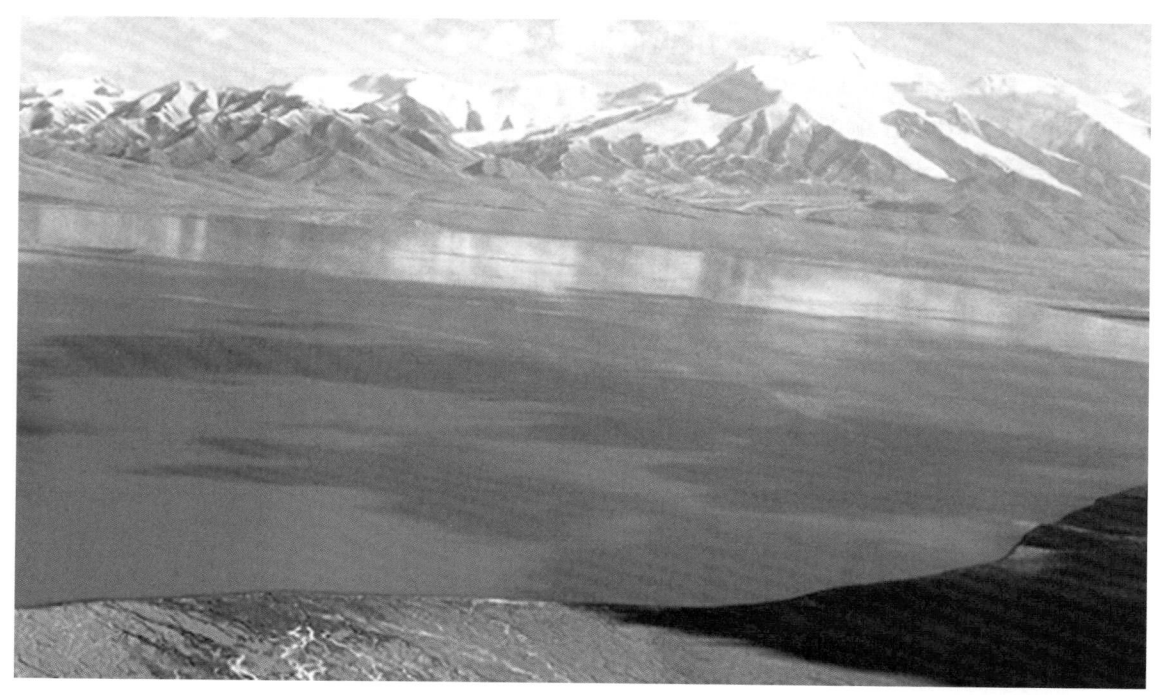

图 5.13　可可西里湖

可可西里湖为可可西里的第三大湖，面积 299.9 km²，湖面海拔 4 878 m，水深约 30 m，水色浅绿，水化学性质为硫酸钠亚型。以冰雪融水补给，致使该湖的汇水面积达 1 125 km²。

在众多湖泊中，具有重要意义的是可可西里北部的卓乃湖，是青藏高原上一个大型半咸水湖泊。从卫星遥感图观察湖体为箕状湖盆，北东一侧陡倾，南西一侧平缓，沼泽湿地多集中发育在湖岸线平缓一侧（图 5.14）。卓乃湖及其周边沼泽是藏羚羊主要产羔地，可可西里及来自青海三江源区、西藏羌塘和新疆阿尔金山的数万只雌藏羚羊在每年七八月份都会集中到卓乃湖以南一片不大的地区产羔崽，到 9 月份返回越冬地与公羚羊合群，年复如此。

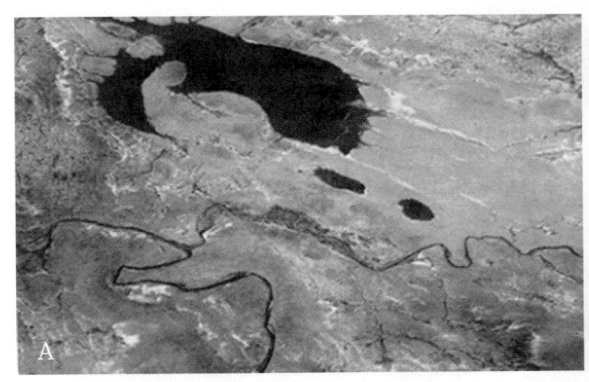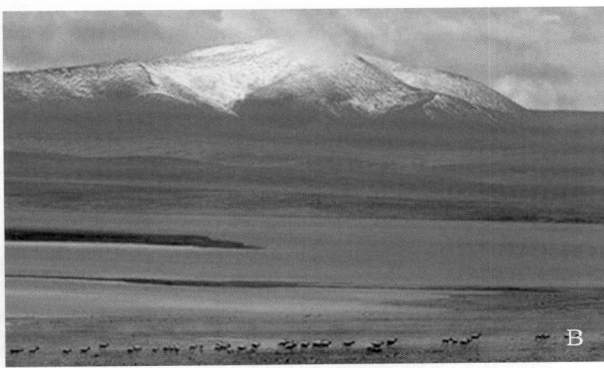

图 5.14　卓乃湖

A—卫星遥感图观察湖体为箕状湖盆；B—卓乃湖畔水草丰美，是藏羚羊的产羔地，生物学意义极为重要。

四、最广阔的冰川冻土

可可西里冰川主要为大陆性现代冰川，具有顶部平缓，周围伸出众多大小冰舌的典型冰帽冰川形态（图 5.15）。主要分布在东昆仑山、唐古拉山山脉及零星分布的东岗扎日、马兰山等海拔 6 000 m 左右的高山上（图 5.16）。主要特点为耐低温而存、冰川的面积积累少、消融弱、运动速度缓慢。

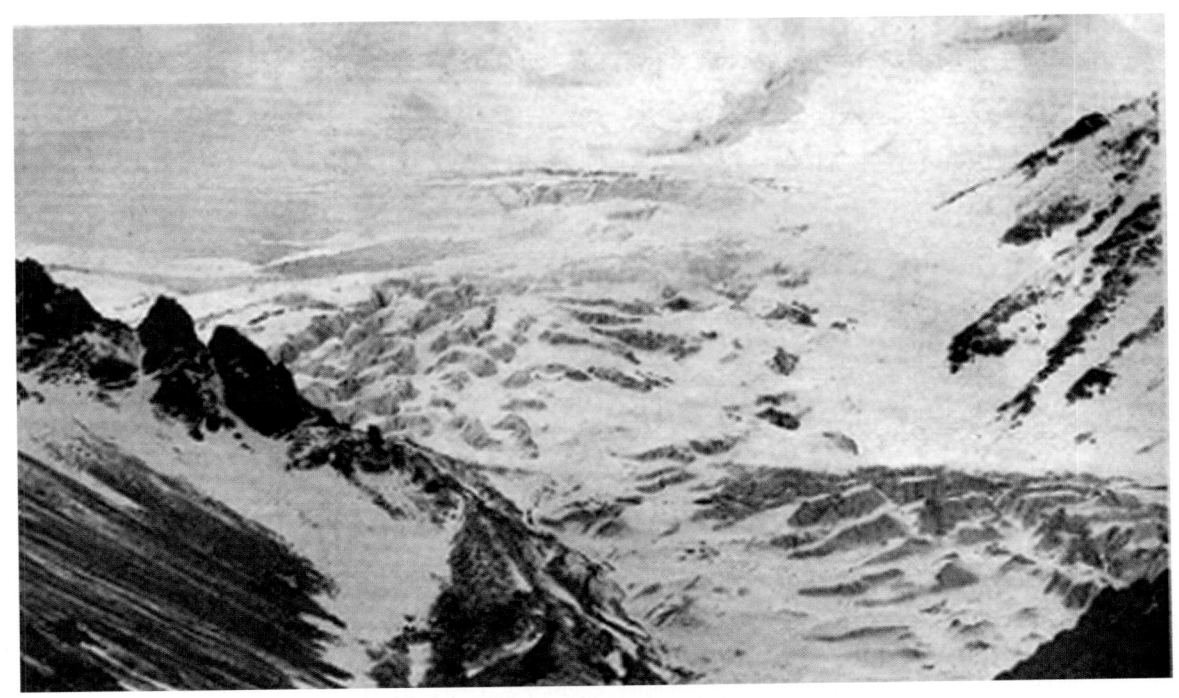

图 5.15　可可西里的大陆性现代冰川

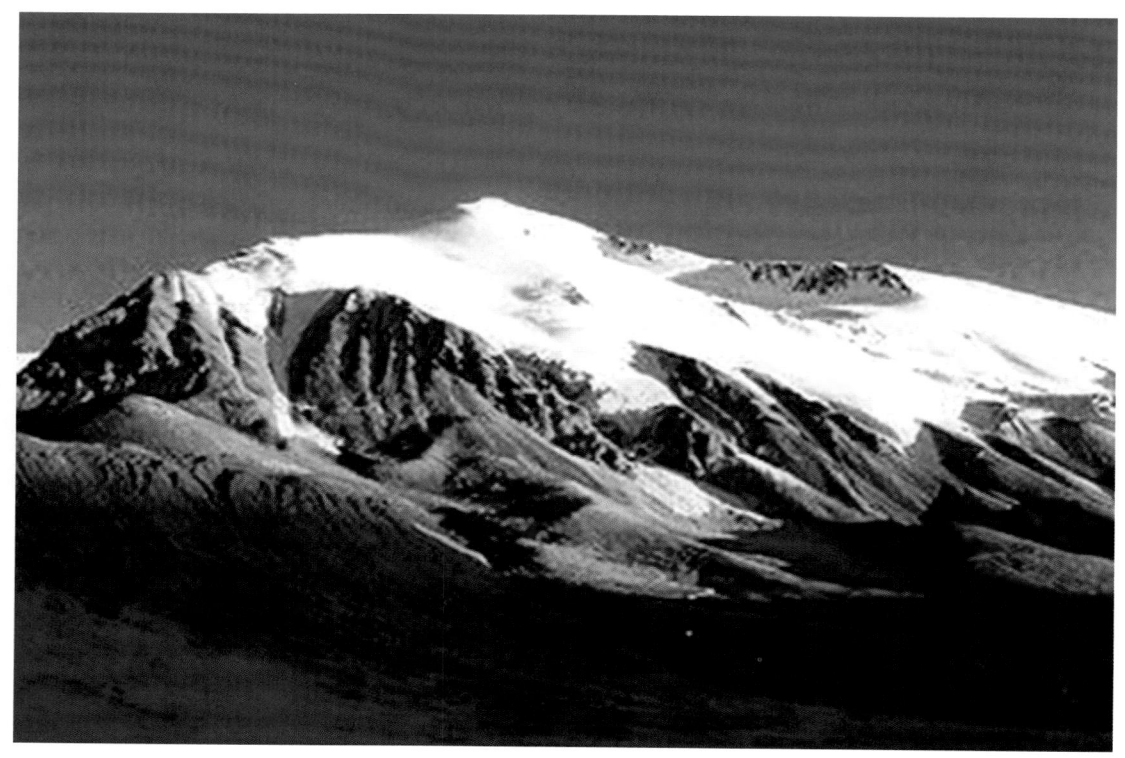

图 5.16　东岗扎日峰

海拔 6 136 m，为可可西里山的最高峰及冰川。

据 2014 年的一项统计，该区冰川发育面积为 852.65 km²，冰川储量为 71.33 km³，为可可西里众多河流湖泊水体的重要补给源泉。由于全球气候变化的影响，与 2004 年统计数字相比，仅仅 10 年冰川面积有明显缩小，但数量上无明显变化。

可可西里地区并不存在所谓统一的青藏高原大冰盖的遗迹。古冰川遗迹主要分布在现代冰川外围。据考察，东岗扎日峰的东南坡、马兰山北坡和布喀达坂峰南坡至少有 1 次冰期，昆仑山口至少有 3 次冰期。在广大中小起伏的高山和高海拔丘陵则没有发现古冰川的遗迹。

布喀达坂峰山势险峻，冰川连绵，附近则地形宽缓，分布的众多湖泊峰区有巨大的冰帽冰川，平均雪线高度 5 550 m，冰川面积 243.6 km²。在冰舌前缘平坦谷地近 2 000 m 的范围内，有残留的冰塔状孔冰和冰碛残留，形态千姿百怪，就像一座魔鬼城堡。在布喀达坂峰的南坡，海拔 5 000 m 左右有许多热气泉喷出，远看高原前面是湛蓝的太阳湖水，后面是高耸入云的冰峰和悬挂半空的银龙，颇为壮观。

可可西里区域内雪山冰川与冻土带形成独特的冰缘地貌景观，由于地区逐渐发育的夷平面，形成了阶梯式的地貌特征，自上而下分别发育冰川、石冰川、冰舌、冻胀"石冰"和融冻褶皱（冰卷泥）、冻胀丘、冻胀草丘、热融洼地、热融湖塘、冰缘黄土与沙丘等冰缘地貌特征[9]（图 5.17）。

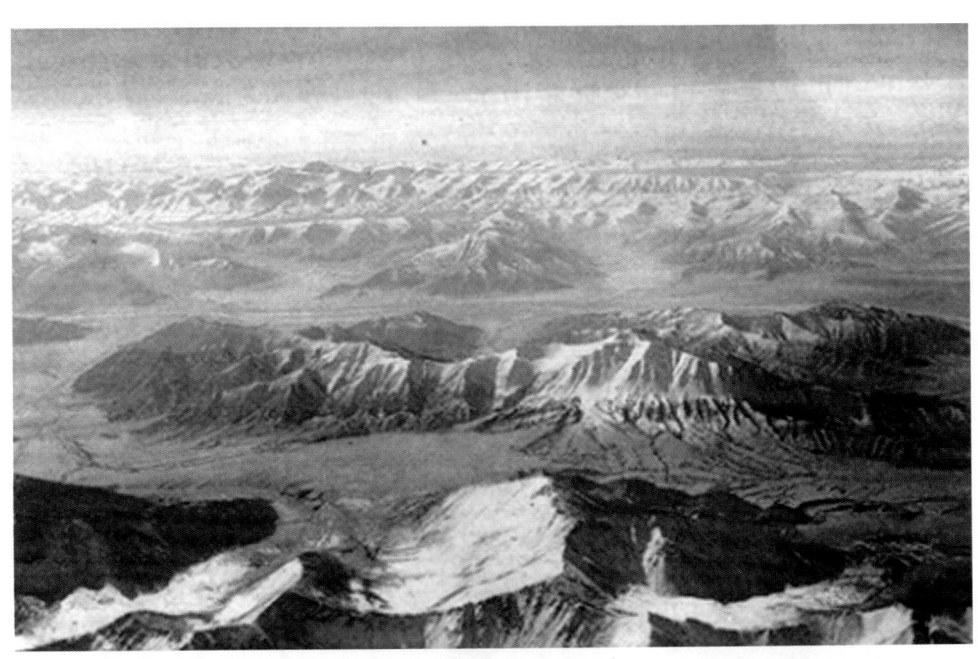

图 5.17 可可西里冰川阶梯式地貌特征

第 3 节 特提斯古海的证据

对这片神奇的土地，中国科学院自 1989 年首次组织考察队以来，于 1990 年 5—8 月，又以中国科学院综合考察队为基础，由武素功教授领队，组织了国内 22 个专业机构，对可可西里进行全面考察，包括地质特征与演化、晚新生代以来的青藏高原隆起对自然环境的影响、环境特点、区域分异及演化、动植物区系特征、形成及高原隆起对生物区系的影响等。青海高原医学研究所的科研人员参与此次考察，对高原适应及高山病进行研究，并且在海拔近 5 000 m 的太阳湖地区对患高原肺水肿的队员成功地实施了现场抢救[10]。

这次考察选择的地点主要为各拉丹东冰川（5 080 m）、西金乌兰湖、勒斜武担湖和太阳湖，海拔都在 4 800 m 以上，是一次人类征服特高海拔的科学行动，初步揭开了可可西里神秘的面纱[11]。

科学考察队在西金乌兰湖地区发现了一个宽约 8 km、东西长约 70 km 颇具规模的蛇绿岩带，包括块状玄武岩、苦橄岩、辉绿岩、辉长岩和硅质岩等蛇绿岩成分。蛇绿岩更精确地应被称为蛇绿混杂岩，是一种深海沉积物硅质岩和黏土，根据对采集的大量蛇绿岩和不整合面上地层标本的研究，又有 3 个重要发现：①在硅质岩中分离鉴定出早石灰世—早二叠世放射虫化石、1.8 亿年前的海扇化石（图 5.18），为确定西金乌兰湖蛇绿混杂岩的时代提供了最重要的佐证；②蛇形沟灰岩标本中古生物化石时代鉴定为晚二叠世—晚三叠世，为确定不整合时代提供了主要依据；③确定不整合面之上的石英砂岩属海滩亚相，它和蛇形沟含晚二叠世—早三叠世化石的灰岩同属稳定型沉积。这些新发现深化了对青藏高原隆升的新认识。此前国内外学者普遍认为古特提斯海发育时期为晚石灰世—三叠纪（距今 3.1 亿 ~ 2.1 亿年前），而此次考察提出在可可西里及邻区早石灰世—早二叠世（距今 3.62 亿 ~ 2.6 亿年前）是古特提斯海演化阶段，早二叠世末古特提斯海基本闭合，晚二叠世—早三叠世处于相对稳定阶段，三叠纪是古特提斯海演化阶段，三叠纪末期—侏罗纪早期是古特提斯海最终闭合及晚印支—早燕山造山阶段，古特提斯海转变为造山带（距今 2.1 亿 ~ 1.9 亿年前）。这些发现对古特提斯及青藏高原大地构造的已有理论和认识有重要补充和深化，对此领域的研究有极其重要的科学意义[11,12]。

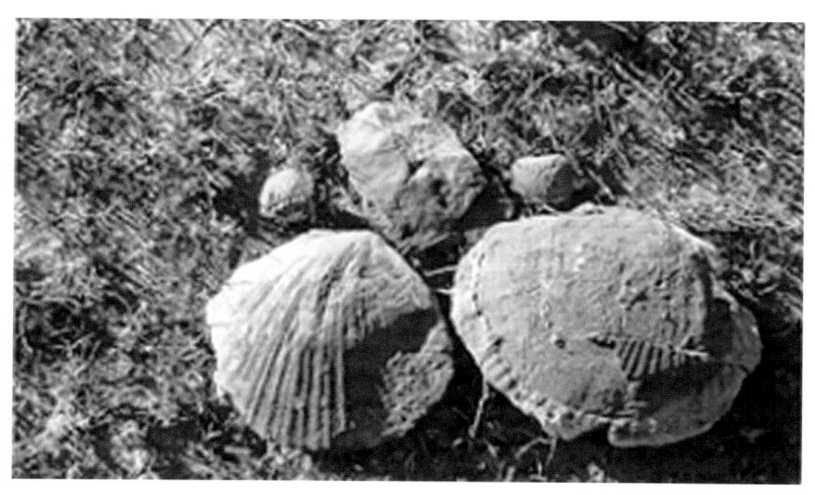

图 5.18　海扇化石

　　在可可西里西金乌兰湖地区的硅质岩中分离鉴定出早石灰世—早二叠世放射虫化石、1.8 亿年前的海扇化石。

第 4 节　火山岩地貌与青新沸泉

　　可可西里有无活火山和是否发生过喷发，专家有着不同看法。1981 年美国著名火山学家 Smikin 主编的《世界火山》一书汇集了有案可查的一万年来世界各地有过活动的活火山资料。书中录入了我国可可西里地区的一个无名火山，其地理位置为北纬 35°51′，东经 91°42′，火山标高 5 200 m，于 1973 年 7 月 16 日在原有破火山口东北沿再次喷发。由于我国内陆地区尚未发现历史上有过喷发的活火山，因此对美国卫星探测到的 1973 年可可西里发生火山喷发存在疑问。可可西里到底有没有活火山成为一个极大的科学悬念。1989 年 5—6 月可可西里综合科学考察进行了预查，通过遥感影像分析和实地调查没有发现任何火山活动的地貌特征，也没有找到火山活动的产物或迹象。1990 年在中国科学院青海综合考察时，郑详身博士的团队再次进入可可西里探察，一方面扩大范围，另一方面以勒斜武担湖以北（可可西里地区新生代火山岩集中的分布区）为重点。结果发现勒斜武担湖附近火山岩很多。在双头山上，火山岩层呈孤立方尖山状，像戴在火山顶的帽子，却无任何火山活动的痕迹（图 5.19A）。在黑驼峰一带，火山岩呈被状分布，在熔岩层顶部还见到一个数十平方米的近圆形小丘，由红色气孔状粗安岩和火山渣构成，突出地面十几米，是一个小的熔岩喷气孔。黑锅头是一个直径数百米的孤立小丘，小丘根部见到杂色的火山角砾——集块岩，丘体熔岩发育有流动构造，顶部主要为黑色块状熔岩。在山顶中央有一个近圆形的洼地，中间充满着结晶较好的安山玢岩，外围十余米宽的岩石因烘烤而变成红、褐、黑等色。所有的证据表明黑锅头是一个小型的古火山口，但并非活火山（图 5.19B）。

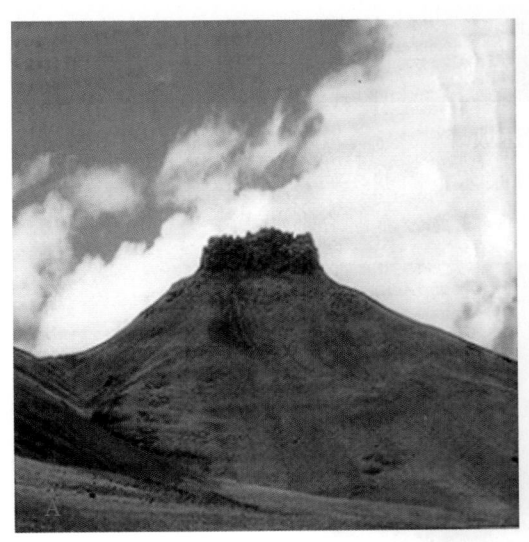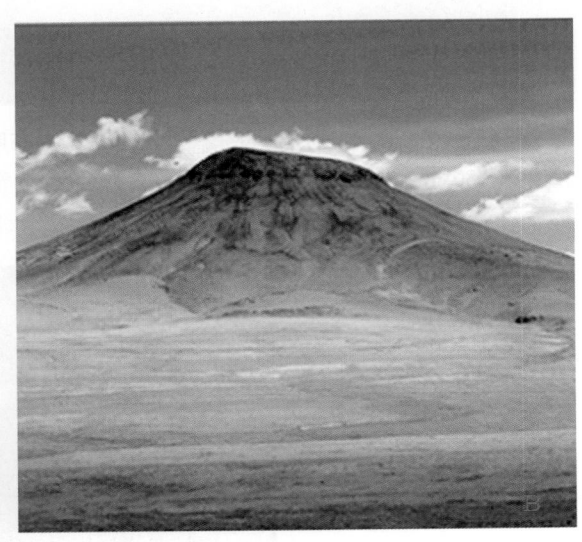

图 5.19　可可西里火山岩地貌

A—可可西里新生代火山岩地貌；B—可可西里的火山锥。

　　在红水河南岸山坡上发现了一个火山机构，周围散布着气孔状熔岩等火山喷发晚期的产物。然而这个"破"火山口太小，直径只有十几米，周围也没有保留任何可以证明近期喷发的火山物质，那些周围散布的岩石及浮岩已发生明显的蚀变，绝非十余年前火山喷发才形成的。据此不得不下结论：可可西里 1973 年没有发生过火山喷发活动。

　　那么，美国卫星的判断为什么发生错误？郑详身博士提出一个大胆推测，即新青峰沸泉被误认为火山喷发了。

　　1989 年 5 月中国科学院可可西里考察队李炳元教授带领的科研组来到了昆仑山脉主峰布喀达坂峰（6 680 m）南麓考察（图 5.20）。在该峰之南太阳湖的东北岸发现了地热异常区，面积近 1 000 km^2，温度超过当地沸点 85°C，记录位置为北纬 35°38′，东经 90°52′，海拔 4 950 m[13]。

　　1990 年，李炳元和郑详身带领包括地质、地理及生物等专业的科考队员再次来到布喀达坂冰川前缘 2 000 m 左右的地热区，发现了沸泉群，泉眼集中在长 60 m、宽 50 m 的范围内，沸泉群由 150 余个喷气冒水的泉眼组成（图 5.21）。

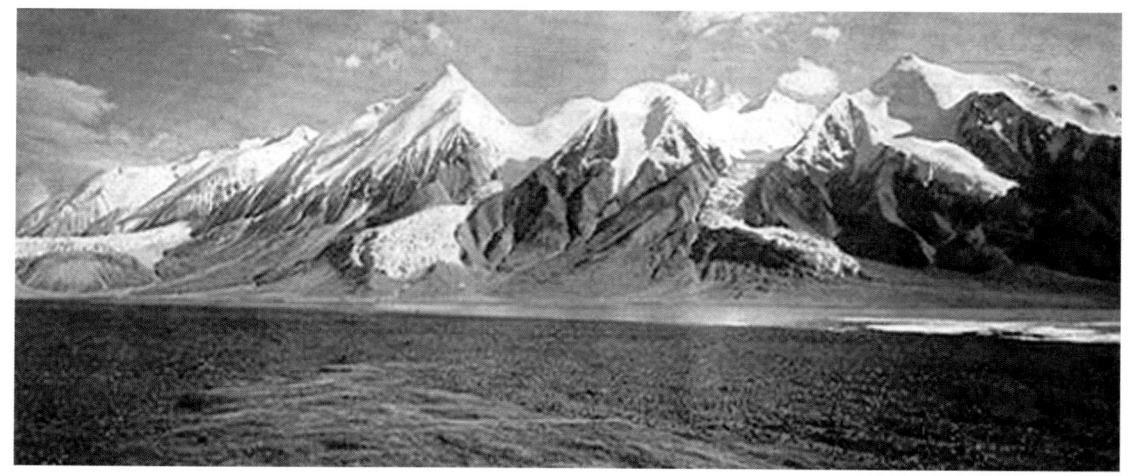

图 5.20　布喀达坂峰

海拔 6 680 m，中间最高者，是昆仑山脉主峰，界于青海和新疆之间，山势险峻，冰川连绵，附近则地形宽缓，分布着众多湖泊峰区有巨大的布喀达坂冰川，成为滋养湖泊的水源。

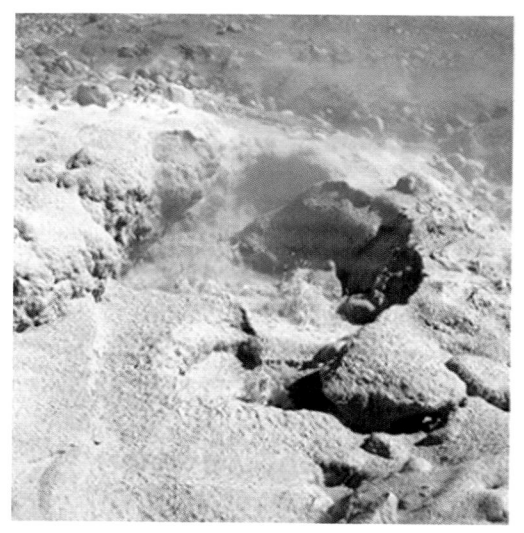

图 5.21　可可西里地热景观

热池表面看似平静，却从水底连续不断地冒出一串串水泡，一类泉眼的喷出物基本是水蒸气，略带碱性，并有一定的周期性高潮变化；另一类泉眼中沸腾的水上下翻滚，喷射的水柱一般在 30 ~ 50 cm，最高达 1 m 左右。较大的冒水泉泉口直径近 0.5 m。经用精密度较高的测量仪测量，泉区内地表温度高达 40 ~ 50 ℃；对 109 个泉口温度进行测量，测得气孔 74 个，其中 ≥ 85 ℃有 30 个，最高为 92 ℃。水中含有较高的硅、铁、锰等元素，对放射性氡（Rn）的检测结果表明泉水来源于地壳深部。由于在新青峰附近发现，故取名为"新青峰沸泉"。新青峰沸泉群的发现证明该地断裂切割较深，此地现代岩浆活动和新构造运动十分强烈，地下热储较低且距地表相对较浅[14]。

第 5 节　旧石器时代古人类活动遗迹

可可西里综合考察的一项重大发现是在该区发现了古人类活动遗迹。在乌兰乌拉湖（4 854 m）东湖南岸的等马河山口地带附近的河岸阶地上，发现了几处温泉，温泉旁有几堆锥状的乱石堆，这些石头不是岩石的自然碎片，也不是河流冲刷的河滩砾石，存在明显人工打击痕迹。在湖岸阶地及河滩上，有湖岸退缩的痕迹并有湖滩岩及泉华沉积物的出现，也有玄武岩的六边棱柱状节理。在乌兰乌拉湖一共发现了 3 个石器露出点：等马河山口、东南部湖岸阶地和等马河下游。其中以等马河山口最为重要，在河岸的阶地上发现有几处温泉（低温温泉），温泉旁有几处锥状的乱石堆，在此采集到的人工打击痕迹的小石块最多，有的还夹裹在华泉沉积物中，可能是古人类石器加工场。东南部湖岸的阶地因有泉华夹裹碎石及石器，选用泉华作测年材料。后经西北大学文博学院及西北考古所综合分析认定，可可西里乌兰乌拉湖石器属于旧石器晚期时代的古人类遗存，活动时期约在距今 2 万年以前。根据对乌兰乌拉湖水样的分析，发现乌兰乌拉湖的东湖从河口到背水湾，依次分布有淡水—半咸水—咸水—近饱和水（卤水）。湖中生长着水草（眼子草）和鱼（裂腹鱼），这是可可西里湖泊的特殊景观，也为人类生存提供了条件[15]。

在继西藏藏北的申扎县珠洛勒谷地、阿里的错尼（双湖）、黑河、定日县、色林错湖盆等（见第 15 章第 2 节）发现旧石器和新石器时代的古人类遗址后，又在可可西里乌兰乌拉湖发现了古人类遗迹，这为湖泊演变环境及人类地质作用提供了新的资料，也为古人类在如此高海拔的进化—适应历史提供了新证据。

关于近代人进入可可西里的历史尚缺乏考证。但是从可可西里的地名看，绝大部分为蒙古语，也有维吾尔语及后来汉族人进入考察取的形象的地名。据此可以推测，在公元 12 世纪时，蒙古大军西征取得重大胜利，公元 1225 年成吉思汗西征东返，于 1227 年 3 月分兵攻破洮州、河州及西夏的西宁州，6 月西夏之蒙古军攻占西宁州后，即有大批蒙古迁民散布于青海柴达木及青海湖环湖地区（见第 12 章第 6 节），青海海西的一部分蒙古族先民勇敢地进入今昆仑山下狩猎，并取了"可可西里"这个地名，从大部分地名源于蒙古语可见蒙古人不但深入可可西里腹地，而且分批、多人、较长期地停留。有一部分地名为突厥语系的维吾尔语，如库赛湖、阿其克库勒湖等，在附近海西尚有嘎斯库勒、博斯坦等突厥语地名，证明维吾尔族先民是从南疆的且末地区沿古丝绸之路进入可可西里的。其后进入的多为藏族。但由于可可西里气候极其恶劣，淡水源缺乏，有野牦牛等猛兽的攻击，人们难以在此持续居住，只是临时性的，故迄今被称为"可可西里无人区"。不过，在中国科学院 1990 年的那次考察时，在乌兰乌拉湖的草原上发现了一家藏族共 5 口人（男主人外出），他们是 20 世纪 70 年代从西藏安多迁移而来，在此放牧，已经生活了近 20 年，并生育了后代，《中国国家地理》杂志刊登了图片（图 5.22），据他们说，附近还有好几家藏族牧民。我们不得不赞叹，在这个地球上只有藏族才能适应这样的极端环境。

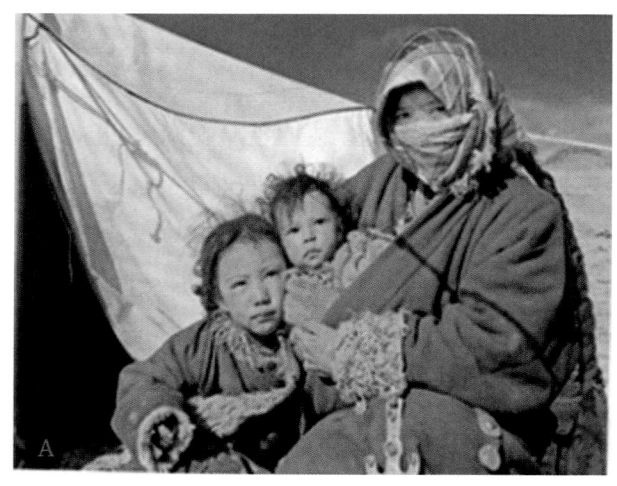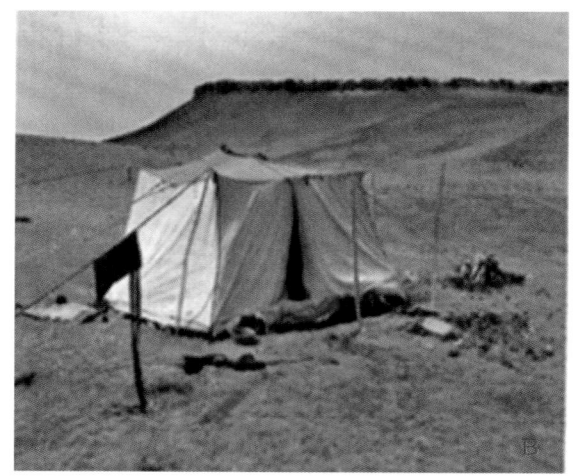

图 5.22　乌兰乌拉湖的草原上的藏族一家

A—可可西里的藏族一家；B—居住的夏季简陋帐房。

第 6 节　可可西里之魂——藏羚羊

　　藏羚羊（Tibetan antelope）学名藏羚（*Pantholops hodgsonii*），牛科，藏羚属，一般体长 135 cm，肩高 80 cm，体重 45 ~ 60 kg，体态优美，身形矫健，全身除面颊、四肢下部及尾部外，其余各部被毛丰厚绒密，通体呈淡褐色（图 5.23）。雄性长角，长且直，姿态高傲（图 5.24）；雌性无角，温和敏感。藏羚羊喜成群活动，平时雌雄分居，待冬末春初发情时汇合一处，有长距离迁徙的生物习性（图 5.25）。

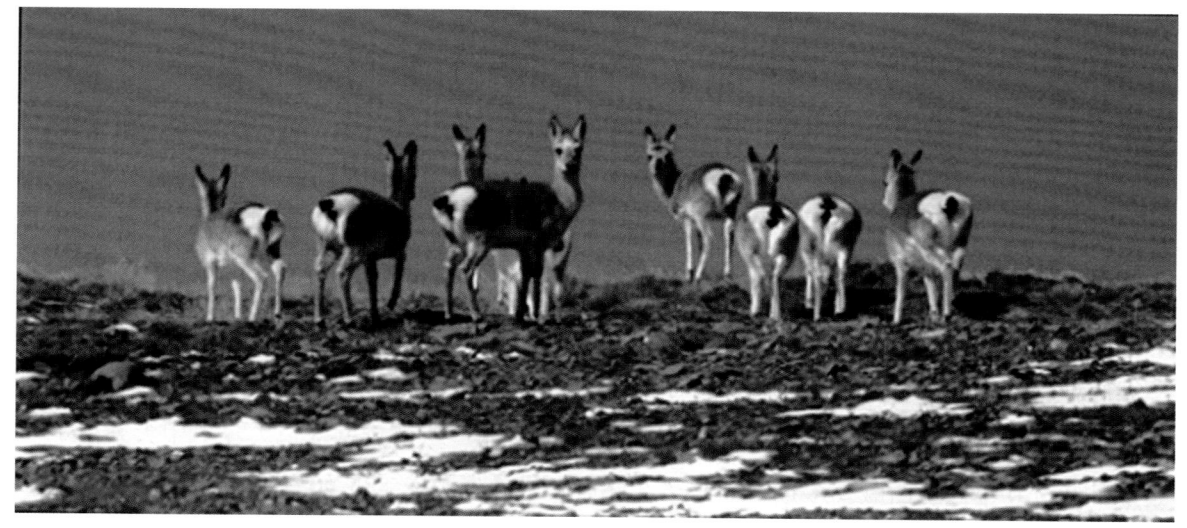

图 5.23　可可西里高原适应性动物——藏羚羊

美丽、善良、机灵、敏捷，被誉为"高原精灵"。

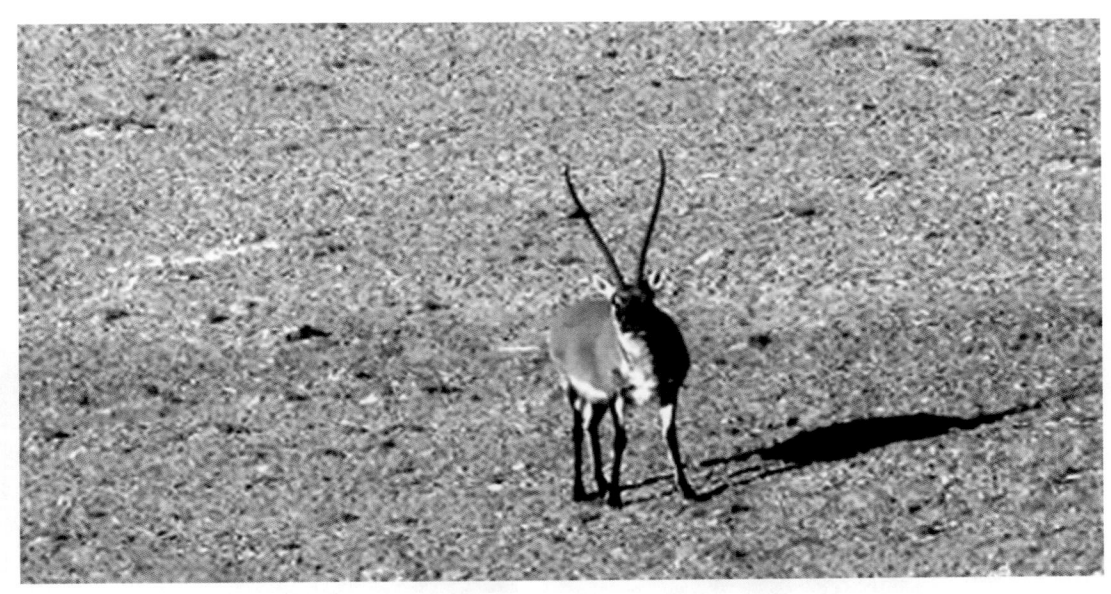

图 5.24　雄性藏羚羊

有直角，姿态高傲，发情期雄性间有激烈争斗。

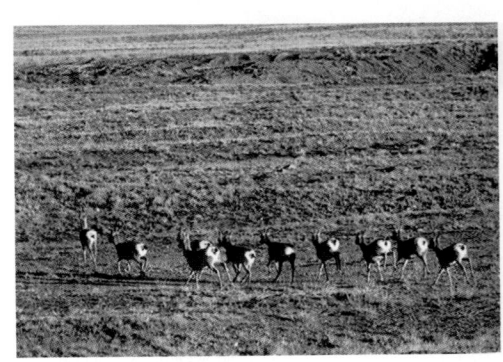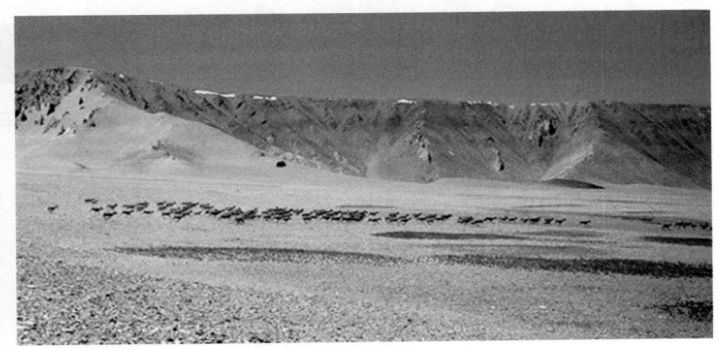

图 5.25　迁徙中的藏羚羊群

A—迁徙中的藏羚羊，长途跋涉，历时近 1 个月，坚定地向目的地奔跑；B—每年七八月数万只雌藏羚羊沿着千百年来古老的通道，来到卓乃湖南岸产崽。世界自然保护联盟（IUCN）专家指出："这里保存着完整的藏羚羊在三江源和可可西里间的迁徙路线，藏羚羊可以不受干扰地迁徙，而数以万计的藏羚羊迁徙是世界罕见现象。"

藏羚羊是国家一级保护动物，主要栖息地在西藏羌塘、新疆阿尔金山及青海的三江源区和可可西里。藏羚羊每年 12 月交配，翌年 6 月底至 7 月上旬产崽，妊娠期 200 d 左右。每年进入 5 月，西藏羌塘、新疆阿尔金山、青海三江源及可可西里本地的数万只藏羚羊，都要沿着迁徙路线来到可可西里的腹地卓乃湖（4 800 m）产崽，因此可可西里是藏羚羊种群的主要产犊地。到 8 月雌性藏羚羊带着年幼的小藏羚羊回迁，沿着固定路线再各自返回栖息地，这种生物习性已延续数千年。更重要的是，可可西里涵盖了来自三江源索加、曲麻河地区的藏羚羊至关重要的完整迁徙路线。这条路线穿越青藏公路、青藏铁路，是所有已知藏羚羊迁徙路线中难度最大，同时也是得到保护最为严格的路线[9]。目前不仅有青藏铁路五道梁北大桥等多处桥洞为藏羚羊迁徙穿越通道，尚有被称为"生态之创"的远程高清视频监控系统 20 个，可以近距离观测藏羚羊的迁徙活动，及时有效保护，并积累了丰富的观测资料。

　　每年夏季是藏羚羊的产崽期，数万只雌藏羚羊经过长途迁徙集中在卓乃湖、太阳湖等湖盆区产羔崽，先后迎来数万个小生命（图 5.26）。在海拔 5 404 m 的好日阿日旧雪山下，万羊奔腾犹如阵阵热浪，空气中充满柔和的藏羚羊的叫声，景象壮观，谱写了一曲青藏高原伟大生态的赞歌。

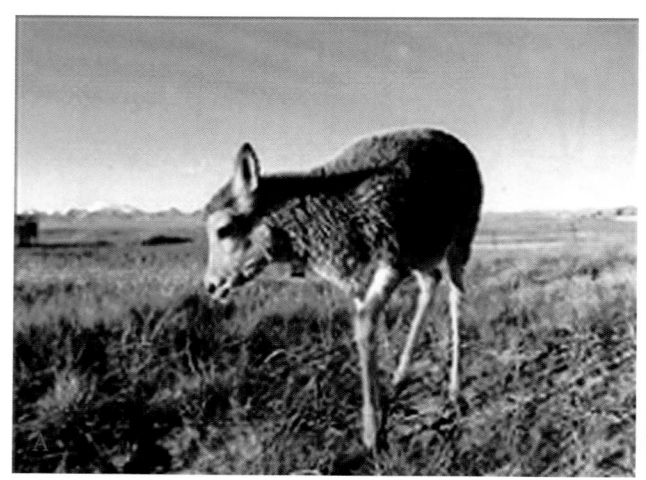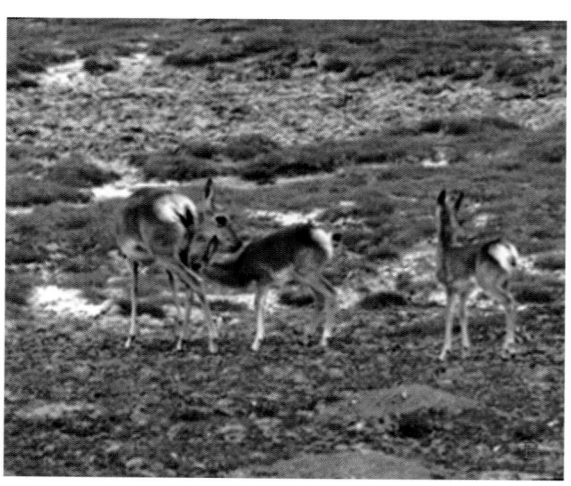

图 5.26　小藏羚羊

　　A—刚出生的小藏羚羊，一般它们只需要 10 min 即可站立起来，约 30 min 后即可随雌羊奔跑，这是进化的结果；B—藏羚羊母子情，每年七八月份雌藏羚羊都会集中到卓乃湖以南一片不大的地区产羔崽，这也是最易受天敌攻击和盗猎者捕杀的时期，是保护的关键时期。

　　藏羚羊是我国特有的珍稀野生动物，主要分布在青海可可西里、藏北羌塘和新疆阿尔金山地区的高原荒漠、冰原冻土地带及湖泊沼泽周围。这些地区海拔均在 4 500 m 以上，年平均温度 -4℃，常年狂风大雪，自然条件极其恶劣。然而在千万年的自然选择下，它们获得了对高寒缺氧的进化适应，成为高原完美的大型哺乳动物。它们敏感机警、性格刚强、动作敏捷，耐高寒、抗缺氧，与冰雪为伴，以严寒为友，是青藏高原上展现顽强生命力的生物活化石，被称为"高原精灵"[6]。

　　早在 1979 年，藏羚羊就被列入《濒危野生动植物物种国际贸易公约》名录中。1988 年，我国政府就将藏羚羊列为国家一级重点保护动物，严禁捕猎与各种贸易行为，国务院还提出在可可西里建立自然保护区的意见。然而可悲的是，由于藏羚羊身上长着优质的羊绒，这种藏羚绒被誉为"绒中之王"，可以制作成一种叫作"沙图什"的昂贵披肩，这在欧美特别是英国的市场上非常红火，据说一件藏羚绒披肩可以卖到 16 000 美元。而羊绒又不能从活体藏羚羊身上直接剪下，唯一办法是在冬季当藏羚羊底绒最丰厚时将其杀死剥皮取得，昂贵的价格催生出诱人的暴利，暴利则使偷猎者对藏羚羊的捕杀变得疯狂。早些年，由于持续的灭绝性的盗猎行为，藏羚羊的种群数量急剧减少，从 20 世纪 50 年代的约 20 万只，到了 20 世纪 90 年代，曾一度只剩下约 2 万只，不足原有的

1/10。可以预见，如果残酷的"沙图什"利益链不被彻底斩断，藏羚羊这种在青藏高原上自由生活了千万年的高原精灵，终将难逃灭绝的厄运[2,6,9]。

　　所幸，国家对藏羚羊的保护加大了力度，在严酷的可可西里冬季广袤冰原上与盗猎者殊死搏斗的首先是藏族，盗猎者都是一些灭绝人性的亡命徒，一些勇敢优秀的抗盗猎行动人员为此付出了生命。时任玉树藏族自治州治多县委副书记的杰桑·索南达杰曾 12 次率队由昆仑山口进入海拔 4 500 m 以上的可可西里无人区腹地巡查。1994 年 1 月 18 日，索南达杰在一次与 18 名盗猎犯罪分子的激烈搏斗中英勇地倒下了，年仅 40 岁，他是中华人民共和国历史上首位为保护藏羚羊而牺牲的公职人员。1996 年 5 月，国家环保部、林业部授予索南达杰"环保卫士"称号。2004 年，一部以索南达杰为真实故事编拍的影片《可可西里》进入人们的视线，用生命守护这片净土的事迹感动了整个中国，他作为藏羚羊的"保护神"鼓舞了更多的人，也唤起了更多人的关心和参与。由此"索南达杰自然保护站"在可可西里建立[16]（图 5.27）。

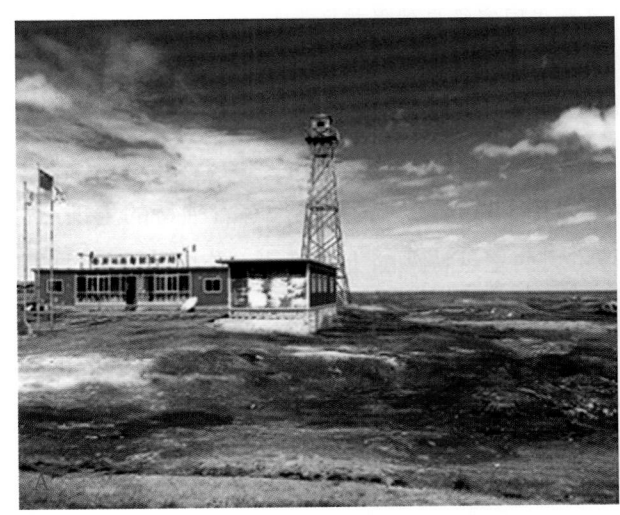
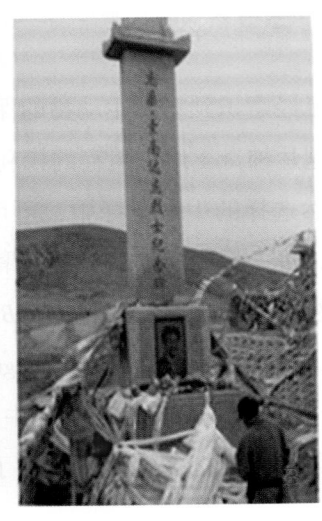

图 5.27　建在可可西里的"索南达杰自然保护站"
这里竖立着索南达杰的英雄纪念碑，它永远是可可西里的一座丰碑。

　　青海省政府于 1995 年建立了被誉为"高原野生动物基因库"的可可西里自然保护区，1997 年底经国务院批准升格为国家级自然保护区（图 5.28），2007 年，可可西里被国家林业局批准为全国示范自然保护区。保护区总面积为 4.5×10^4 km²，是我国第一个为保护藏羚羊而设置的自然保护区。这使可可西里的自然保护力度显著增强，各种装备精良的抗盗猎队也应运而生，盗猎者的末日终于到来，近年来盗猎行为基本灭绝，藏羚羊的种群数量增加到 6 万只，野牦牛种群上万头。可可西里的申遗成功也是对守护可可西里藏羚羊而牺牲的英雄索南达杰和他的战友们最好的告慰。

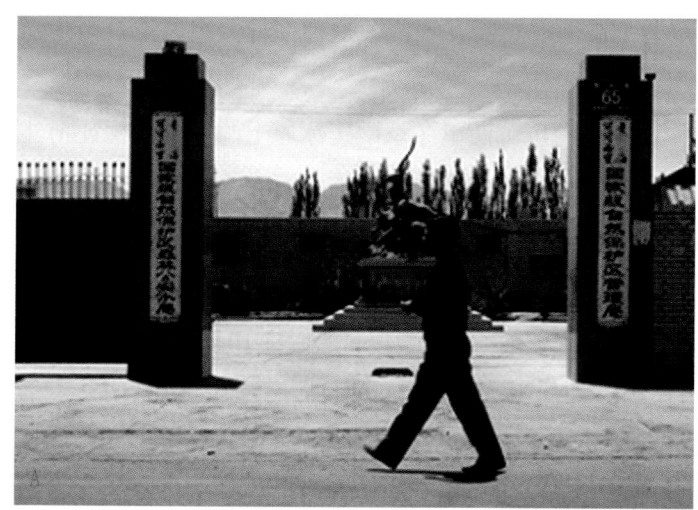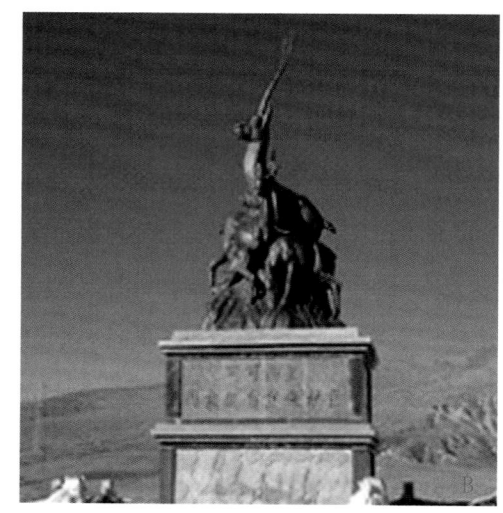

图 5.28 1997 年底经国务院批准，可可西里由省级升格为国家级自然保护区

A—国家级自然保护区管理局；B—可可西里国家级自然保护区。

人们已经意识到对野生动物的保护就是对人类自己的保护，藏羚羊和所有的生物一样，拥有在可可西里这片神奇土地上生存的权利。

在自然选择的生命演绎中，可可西里选择了藏羚羊，藏羚羊是有着独特的生理习性和生理结构的物种，每一只藏羚羊身上都凝聚着被可可西里这块严酷土地筛选、淬炼、凝结过的生命密码。目前已经初步发现藏羚羊与牦牛（*Bos grunniens*）有一个共同基因，即 *SOCS*4（细胞激动素信号 4 的抑制物，suppressors of cytokine signaling 4），受到低氧诱导因子 –1α（hypoxic-inducible factor, HIF-1α）的调控。藏羚羊与野牦牛具有一系列共同的对高原适应的策略及特性，这可能是此二物种趋向进化的一个标志，这也提供了高原适应动物的重要信号[17]。它们是高原适应标志性的基石动物。

第 7 节 可可西里申遗成功的重大意义

2017 年 7 月 7 日，从波兰文化名城克拉科夫传来一条让中国人无比振奋、让青藏人无比骄傲的消息：可可西里申遗成功！当日，第 41 届世界遗产委员会 21 个成员国代表经过审议和表决，随着大会主席雅采克·普尔赫拉先生（Mr. Jacek Purchla）敲下小锤，中国青海的可可西里以其突出的价值符合世界遗产第Ⅶ和第Ⅹ条标准，成功列入联合国教科文组织《世界遗产名录》[18,19]（图 5.29）。具体申遗成功的标准如下[20,21]。

标准Ⅶ：青海可可西里具有较高的完整性、真实性，保护管理整体良好。这里广袤空阔，充满生机，有着世间罕见的自然现象和绝妙独特的自然美景。高山、冰川、原野和湖泊组成了超乎想象的壮美风景，令人叹为观止。青藏高原腹地独特的地理环境与气候特征，造就了全球高海拔地区独一无二的生态系统，记录着地球演变的历史及生命进化的过程。

　　标准X：青海可可西里孕育了独特的生物多样性，是大量高原特有的动植物的重要栖息地以及自然庇护所。提名地范围内生存的藏羚羊数量占到了全球总数的40%，保存了藏羚羊完整生命周期的栖息地和其迁徙的完整自然过程。从科学和保护的角度看，是具有突出普遍价值的濒危物种栖息地。

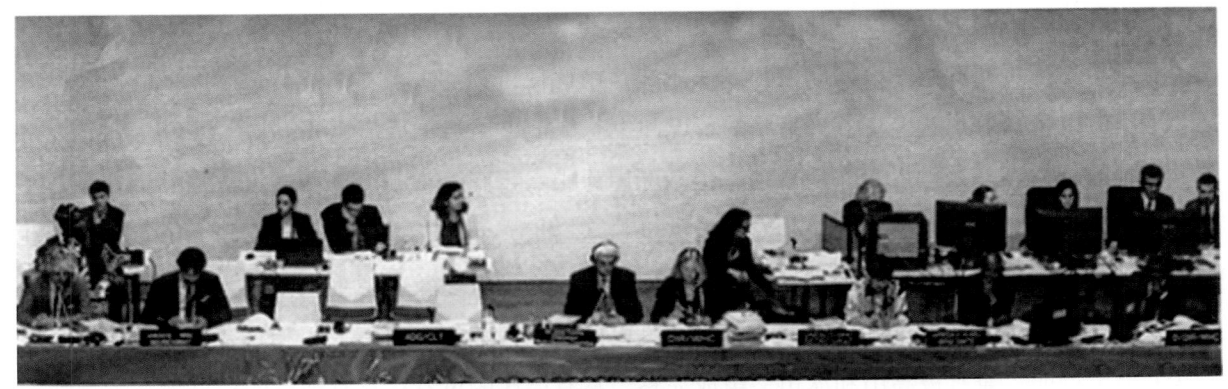

图 5.29　可可西里申遗表决会议

　　2017年7月7日在波兰克拉科夫召开的第41届世界遗产委员会会议上，青海可可西里申遗项目获得表决通过，从此可可西里成为青藏高原第一个世界自然遗产地。

　　世界自然保护联盟（IUCN）认为可可西里符合自然遗产的标准，并具有较高的完整性、真实性，保护管理整体状况良好。可见给予了极高的评价。青海省经过多方连续3年的充分准备，2014年10月，青海正式启动可可西里申报世界自然遗产工作。2016年1月，青海可可西里申遗材料正式报送联合国教科文组织世界遗产中心。2016年10月，青海省政府颁布并施行地方性法规《青海省可可西里自然遗产地保护条例》，投入大量资金，开展了可可西里环境综合整治和保护管理设施建设。2016年10月28日至11月6日，世界自然保护联盟专家对可可西里展开了为期10 d的实地考察评估，参加的评估专家指出："可可西里一望无垠，几乎没有受到现代人类活动的冲击，美景令人赞叹不已。这里保存着完整的藏羚羊在三江源和可可西里间的迁徙路线，藏羚羊可以不受干扰地迁徙。"IUCN还指出，"可可西里是青藏高原的代表，其主要体现青藏高原隆升阶段保存较好的一个平面，形成了冰川、河流等壮美景观，并且为生物多样性提供了栖息地，数以万计的藏羚羊迁徙是世界罕见现象。"[22,23]青海可可西里成功列入《世界遗产名录》，成为青藏高原首个世界自然遗产地。这对于可可西里、青海、中国和世界，都具有重要意义和深远影响。

　　可可西里世界自然遗产地位于世界上最年轻、最大的高原——青藏高原，在极端气候条件下演化出的高寒草原以及众多的高原湖泊、湿地等形成了特有景观，特别是每年夏季数万只雌性藏羚羊从东、西和西北方向产羔崽腹地迁徙，集中在卓乃湖、太阳湖等湖盆区产羔崽，使得这一区域成为世界上少数几处保留有大型陆生野生哺乳动物大规模迁徙现象的地区之一。

可可西里遗产地位于全球 200 个生态区中被列为世界自然遗产优先区中的青藏高原草原（第111 号），被认为是易危地区；遗产提名的东部（三江源自然保护区索加—曲麻河分区）在世界上具有生物多样性方面的不可替代性，且具有提名世界自然遗产价值。可可西里是世界留在青藏高原的最后一片净土，这里是以藏羚羊、野牦牛、藏野驴等为代表的青藏高原特有动植物群落的最佳的栖息地和最后的保护所，其生态系统和景观具有突出的全球意义。可可西里申遗成功，将有助于全世界更进一步了解中国青藏高原独有的自然资源禀赋，强化公众对自然资源的保护意识[24]。

可可西里与三江源国家公园澜沧江园区毗邻，由此促进和加大了对三江源自然保护的力度，这一连锁反应也将辐射到对整个青藏高原的环境和生态保护（见第 1 章第 4 节）。

在我国，尚有多处世界自然遗产地，包括新疆天山、云南三江并流和四川大熊猫栖息地等。然而可可西里充满着极具冲击力的各种对比，从生物多样性方面看，可可西里与新疆天山、云南三江并流和四川大熊猫栖息地分属不同生物地理区划单元，物种虽然较少但绝大部分为特有物种。在地质要素方面，与上述国内世界自然遗产相比，可可西里以完整的高原夷平面和具有最大规模的高原湖盆为突出特征，兼有极高山和冰川，组成完整、富有层次的风景；具有独特的栖息地和大型哺乳动物群落，并存在广袤的无人区，以及大型动物大规模迁徙的现象，这构成了地球上罕有的荒野生灵之美[25]。

可可西里申遗成功，成为青藏高原首个世界自然遗产地，实现了青藏高原世界自然遗产"零"的突破，说明了高原生态在世界上的重要性，标志着青藏高原走向了一个新时代，使全世界的目光注视到这里，为可可西里打开了通往世界的大门[23,26]。可可西里是我国面积最大、平均海拔最高、湖泊数量最多、延续了大型哺乳动物大迁徙景观的世界自然景观遗产地。可可西里被认为是目前世界上原始生态环境保存最完美的地区之一，这是在全世界高原和高山中最具特色、闪耀着金光的一个亮点。申遗的成功无疑将使青海省在世界的目光和督促下，从更高的层面保护这片净土[27]。

世界自然遗产不同于普通的风景名胜区，敏感而脆弱，同时具有原真性、独特性、整体性和高价值性，一旦遭到破坏将无可复制。因此可可西里世界自然遗产地在保护和利用中，要坚持严格保护、统一管理、科学规划、永续利用的原则，按照世界自然遗产的标准，保持其完整性和真实性[28]。IUCN 在对可可西里评估的最后指出："同时，遗产地是受到全球变化影响最为严重，但仍缺乏长期监测数据、科学积累和应对措施的区域，值得深入研究。"

世界遗产是全球罕见的、无法替代的宝贵财富和优秀资源，它不仅仅属于一国一地，更属于全人类。申遗不是目的，保护才是根本，申遗的成功，是荣誉更是一种责任和动力。要主动作为，用实际行动积极履行联合国教科文组织《保护世界文化和自然遗产公约》，共同保护人类共有遗产[29,30]。要树立"绿水青山就是金山银山"的意识，要牢牢记住"像爱护生命一样爱护生态，像保护眼睛一样保护生态"，进一步推进青藏高原生态文明建设和可持续发展。现在，人类正以全新的视角看待可可西里，今天人类对可可西里的保护和治理，将是日后可可西里的命运所存[31,32]。

整个可可西里腹地九成以上的区域将被作为严格意义上的荒野保护区。正如青海省政府所承诺的，不强制安置或迁徙遗产缓冲区的传统牧民很重要。例如处于生态缓冲区的玉树曲麻莱县的多秀村，是一个只有 320 户、949 人的藏族村落，他们世世代代生活在这里，成为可可西里的生态有机组成部分，是保持可可西里文化特质的体现。他们珍爱这片生息与共的土地，同时也是保护可可西里生态和野生动植物的一支尖兵[33,34]。

　　和广袤无垠的青藏高原一样，可可西里具有独一无二的神秘未知性，具有世界罕见的诗意奇美性，具有无与伦比的美。她的一切景象，都会让人感到在自然面前自己的渺小，从感官的每一个方面受到震撼，对无比高耸的冰峰雪岭深感敬畏，对这里顽强的生命力来源于进化感到折服。而对高原生命科学而言，如果说，加拉帕戈斯群岛是达尔文的进化论的源泉，那么可可西里正是高原物种进化的大课堂。

参 考 文 献

[1] 中国科学院自然资源综合考察委员会. 青海可可西里综合科学考察（1987—1990）[C]//中国科学院自然资源综合考察委员会会志. 北京：科学出版社，2016：187-191.

[2] 西胡，奚志农，田捷砚. 可可西里：一个洋溢着生命的高寒草原[J]. 中国国家地理，青海专辑（上辑），2006，544：176-190.

[3] 方克. 藏野驴：青藏高原特有动物[M]//中国的世界纪录：地理资源卷. 长沙：湖南教育出版社，1990：49-50.

[4] 方克. 白唇鹿：我国特有的珍稀动物[M]//中国的世界纪录：地理资源卷. 长沙：湖南教育出版社，1990：50-51.

[5] 方克. 野牦牛：青藏高原珍稀大型动物[M]//中国的世界纪录：地理资源卷. 长沙：湖南教育出版社，1990：51-52.

[6] 方克. 藏羚：典型的高原动物[M]//中国的世界纪录：地理资源卷. 长沙：湖南教育出版社，1990：52-53.

[7] 郭柯. 青海可可西里地区的植被[J]. 植物生态学与地植物学学报，1993，2：16-20.

[8] 张忠孝. 青海地理：陆地水[M]. 西宁：青海人民出版社，2004：100-110.

[9] 赵俊杰. 世界留在青藏高原的最后一片净土[N]. 西海都市报专刊，2017-07-08.

[10] 武素功. 可可西里的那些日子[M]//中国科学院地理科学与资源所. 踏遍神州情未了. 北京：科学出版社，2016：285-287.

[11] 边千韬. 西金乌兰蛇绿岩的发现[M]//青藏高原研究会. 追寻青藏的梦. 石家庄：河北人民出版社，2003：22-26.

[12] 边千韬. 发现原生金矿[M]//青藏高原研究会. 追寻青藏的梦. 石家庄：河北人民出版社，2003：27-30.

[13] 李炳元. 从新青温泉到新青沸泉[M]//青藏高原研究会. 追寻青藏的梦. 石家庄：河北人民出版社，2003：47-52.

[14] 郑详身. 新青峰沸泉群[M]//青藏高原研究会. 追寻青藏的梦. 石家庄：河北人民出版社，2003：53-58.

[15] 胡东生. 发现可可西里古人类遗迹[M]//中国科学院地理科学与资源所. 踏遍神州情未了. 北京：科学出版社，2016：256-258.

[16] 才仁当智. 索南达杰：可可西里之魂[N]. 青海日报，2017-07-13.

[17] WANG Z，MA T，MA JC，et al. Convergent evolution of SOCS4 between yak and Tibetan antelope in response to high-altitude stress[J]. Gene，2015.

[18] 新华社. 鼓浪屿与可可西里同入《世界遗产名录》[N]. 光明日报，2017-07-09.

[19] 刑曼玉. 青海可可西里成功列入世界遗产名录[N]. 西海都市报专刊，2017-07-08.

[20] 世界自然保护联盟委员会（IUCN）. 第41届世界遗产会议对可可西里申遗的决议（中文本）[M].

克拉科夫: [s.n.]，2017.

[21] 邢曼玉. 走进可可西里：可可西里自然遗产满足标准[N]. 青海日报，2017-07-10.

[22] 邢曼玉. 青海可可西里成功列入《世界遗产名录》[N]. 青海日报，2017-07-08.

[23] 李琳海. 青藏高原零突破[N]. 西宁晚报，2017-07-08.

[24] 邢曼玉. 走进可可西里[N]. 青海日报，2017-07-09.

[25] 新华社. 可可西里申遗成功[N]. 青海日报，2017-07-13.

[26] 张涛，李琳海. 可可西里打开通往世界大门[N]. 西宁晚报，2017-07-08.

[27] 邢曼玉. 把可可西里打造成美丽中国的亮丽名片[N]. 青海日报，2017-07-09.

[28] 张涛，李琳海，杨喆. 专家详解可可西里申遗之路[N]. 西宁晚报，2017-07-09.

[29] 芳旭. 使可可西里成为世界自然遗产保护典范[N]. 西宁晚报，2017-07-08.

[30] 杨雪. "世界遗产"不是金字招牌[N]. 科技日报，2017-07-07.

[31] 张多钧，刁永萍. 守护好可可西里这片"人间净土"[N]. 青海日报，2017-07-08.

[32] 张蕴. 为生态大省向生态强省转变注入不竭力量：可可西里申遗成功启示录[N]. 青海日报，2017-07-23.

[33] 芳旭. 申遗成功让青海人备受鼓舞[N]. 西宁晚报，2017-07-10.

[34] 新华社. 可可西里申遗成功：彰显中国政府生态保护决心[N]. 西宁晚报，2017-07-09.

第6章　我国对青藏高原的综合科学考察及成果

第1节　青藏高原是科学研究的天堂

根据本篇第1章至第5章所述，清楚地说明青藏高原作为"世界屋脊"，它的喜马拉雅山脉和其他许多高山海拔要比安第斯山脉高。而且，这些山脉上人群居住的高地要比南美洲安第斯的高原村落要高出许多。

青藏高原通常给人的印象是与天最接近的神秘之地。迄今，上述这些高海拔地区有的依然处于封闭或半封闭状态，因此，生态环境仍然保持着自然的状态，改变甚微。加之，青藏高原地形复杂多样，构成了最完备的高寒地貌特征，它的生态多样性又带来了生物多样性，是研究高原医学—生物学的一个理想的"天然实验室"，是中国的科学家进行开拓性创新研究的"科学天堂"[1]。

我国对青藏高原和喜马拉雅地区的科学考察十分重视，中华人民共和国成立后，自1950年起，我国科学家就随军进藏考察。在回顾青藏高原综合考察的历史时，我们首先要永远怀念的是一代宗师竺可桢先生，他是中国科学院第一届副院长，1956年兼任中国科学院综合考察委员会第一任主任，并连任18年。他是我国自然资源综合考察的创导者、组织者和奠基人，是他早在1955年就提出要在我国新疆、内蒙古、西藏、青海等地开展大地测量和绘制地理—资源图，他的这些建议都成为以后12年我国科技发展的组成部分。他一生关怀着青藏高原的考察和发展（图6.1）。

1960—1966年中国科学院等单位几次组织科学工作者先后对西藏中部地区进行考察，主要集中在我国境内的珠穆朗玛地区，认为这一被誉为地学、生物学研究的"天堂"，是研究大陆地壳内部相对运动规律最理想的地区，是打开当今世界地学重大课题——地球动力学大门的"金钥匙"。在此基础上，1973年起，以中国科学院为核心，联合全国各地方有关研究院所、大专院校等54个单位和50余个专业机构，会同青海、西藏、四川、云南、甘肃、新疆等地的400多名科研人员，组成了"青藏高原综合考察队"，开展了历史上最大规模的对青藏高原的综合学科考察研究。

这些考察辐射青藏大部分地区，行程6×10^5 km以上。考察包括地质、地球物理、地貌与第四纪、古脊椎动物与古人类、地热、冰川、泥石流与滑坡、河流、湖泊、自然地理、动物、植物、土壤、气候、农业、林业、畜牧业、草场、水利、人类适应和珠穆朗玛峰地区高山生理等50多个学科的研究，获取了大量的第一手资料。通过地层古生物、岩石、地热、地球化学、构造地质、地球物理等的研究，论证了青藏高原地质发展历史和地球物理场特征，对高原隆起的原因提出了一些新论点（见第1章）。同时也为人们认识这块神奇的宝地打开了视野，为研究青藏高原有关理论打下了良好基础，为青藏高原的生态保护和建设提供了科学依据。以下仅就与高原生命科学密切相关的主要内容加以概述。

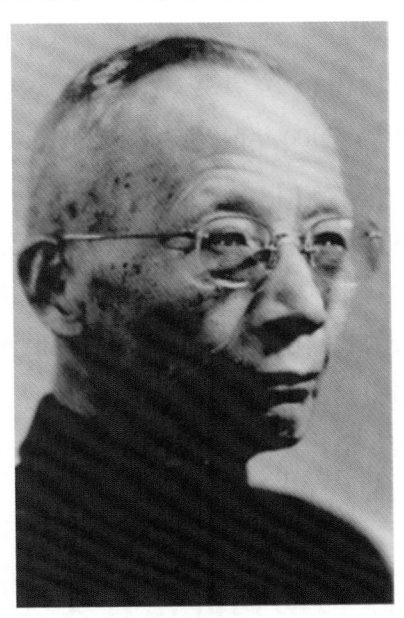

图6.1　我国自然资源综合考察的创导者、组织者和奠基人竺可桢先生

第2节　地层古生物学考察

考察队在地质史的研究方面有较大进展，在仲巴以南喜马拉雅山北麓二叠纪石灰岩地层中，首次发现了暖水型的䗴类与群体珊瑚化石，在仲巴以北冈底斯山南麓发现了古代地质层。在藏北无人区的海相古生代地层中发现了大量层孔虫、苔藓虫、珊瑚、腕足类等动物化石，同时在中生代地层中发现了丰富的圆笠虫化石，这些化石对研究青藏高原的地质发展史和地层的确定具有重要价值。

特别是从事古脊椎动物和古人类考察的科学工作者第一次在藏南的吉隆盆地和藏北的夏曲卡盆地发现了丰富的三趾马、鬣狗、兔、鹿、羚羊等10多种动物的化石，并且找到了含化石的地层层位。根据已经掌握的材料分析，这种三趾马动物群的地质年代为距今1 000万年到300万年前的上新世至早更新世之间（见下文）。此外，地貌与第四纪方面，通过对雅鲁藏布江等河谷地貌、湖泊地貌、冰川地貌以及第四纪沉积的研究，为第四纪冰期划分积累了必要的资料。

1976年，古脊椎动物和古人类考察组在西藏昌都市首次发现恐龙化石[2]。发现的地点为昌都市达玛拉山西坡的大野区，约在10 km²的范围内，发现了5个恐龙和鱼类化石产地，采获到恐龙和鱼类化石20多箱重达4 t多，不仅有脊柱、肋骨、肢骨和部分头骨，而且有大量牙齿[3]。经初步鉴定，这次发现的恐龙化石有 11 个类别，其中主要是蜥脚类恐龙化石。这种恐龙生活在距今约 1 亿 6 000 万年到 1 亿 4 000 万年前的侏罗纪早期和中期。这一发现，对于研究青藏高原的隆起原因和地质发展史，研究古生物演化、古地理环境、古气候、古地貌等，都具有重要的意义 [4]。

同时，考察队还在巴宜区附近发现了下颌骨、肢骨等一批新石器时代的人类化石。1966 年，我国科学工作者在定日县发现旧石器。1975 年又在定日的热久找到了这些旧石器的原产地。同时，还在巴宜区挖掘了一批新石器和同时代的人类头骨。据分析，这些新、旧石器与我国中原地区发掘的石器有相似之处，提示早在 1 万到 4 000 年前，西藏地区的人类就同黄河流域地区有着文化联系（见第 15 章第 3 节）。

此外，根据在珠穆朗玛峰和西藏采集的大量化石和地层资料分析，明确了这一地区各地质时代的古生物区系的组成及古地理环境。根据板块学术的观点，结合这里的地层区、沉积区和古生物地理区的资料，可以说明把印度洋板块和欧亚板块的分界线放在雅鲁藏布江断裂带是比较恰当的。

在珠穆朗玛峰及周边地区的考古发掘中，发现了鱼龙化石、层孔虫和水螅类化石、腹足类化石、鹦鹉螺化石、瓣鳃类化石、古生腕足动物化石及海胆化石等，进一步证明青藏高原在第三纪之前为古地中海——特提斯海的论断 [5,6]（见第 1 章第 2 节）。

第 3 节　三趾马动物群化石发现的学术价值

在古生物的考察中，西藏吉隆三趾马动物群化石的发现对研究青藏高原隆起的历史提供了极为重要的科学依据。西藏吉隆盆地，位于海拔 8 012 m 的希夏邦马峰北侧、马拉山之南的荒凉大漠秃岭之中。盆地平均海拔在 4 000 m 以上，由发育的、厚达 4 500 m 的河湖相堆积物组成。盆地北窄南宽，吉隆河由北而南贯穿其中，流经尼泊尔，注入恒河。盆地南侧的希夏邦马峰一带，均为海拔 6 000 ~ 7 000 m 的冰峰雪岭。辽阔的盆地由于喜马拉雅山剧烈的上升运动，地貌变得异常复杂，河谷纵横，坡陡谷深 [7,8]。1975 年 6 月 9 日，中国科学院古脊椎动物与古人类研究所的黄万波、计宏祥、陈万勇等考察队员首先发现一块三趾马头骨半卧在海拔 4 300 m 的黑沟陡坡山梁上，然后组织藏族同胞等在此挖掘，结果有了许多新的发现，除了三趾马化石外，还有犀牛、小古长颈鹿、葛氏羚羊、鬣狗、鹿麂和吉隆短尾兔等 10 余种哺乳动物化石，特别是三趾马的数量极为丰富 [9]（图 6.2、图 6.3）。

这一重要发现不仅填补了西藏地区古脊椎动物化石的空白，而且引起了国际上学术界的高度关注。原因就在于三趾马与青藏高原隆起密切相关。三趾马是一种远古时期的马，不像现代马只有一个趾头（马蹄），而是三个趾头，故称"三趾马"。西藏三趾马是三趾马动物群中最具代表性的一种动物。三趾马适应于在沼泽草地环境中生活。这些三趾马生活在中新世晚期到早更新世，大致在距今 1 000 万年至 100 万年前最为繁盛 [9,10]（图 6.4）。

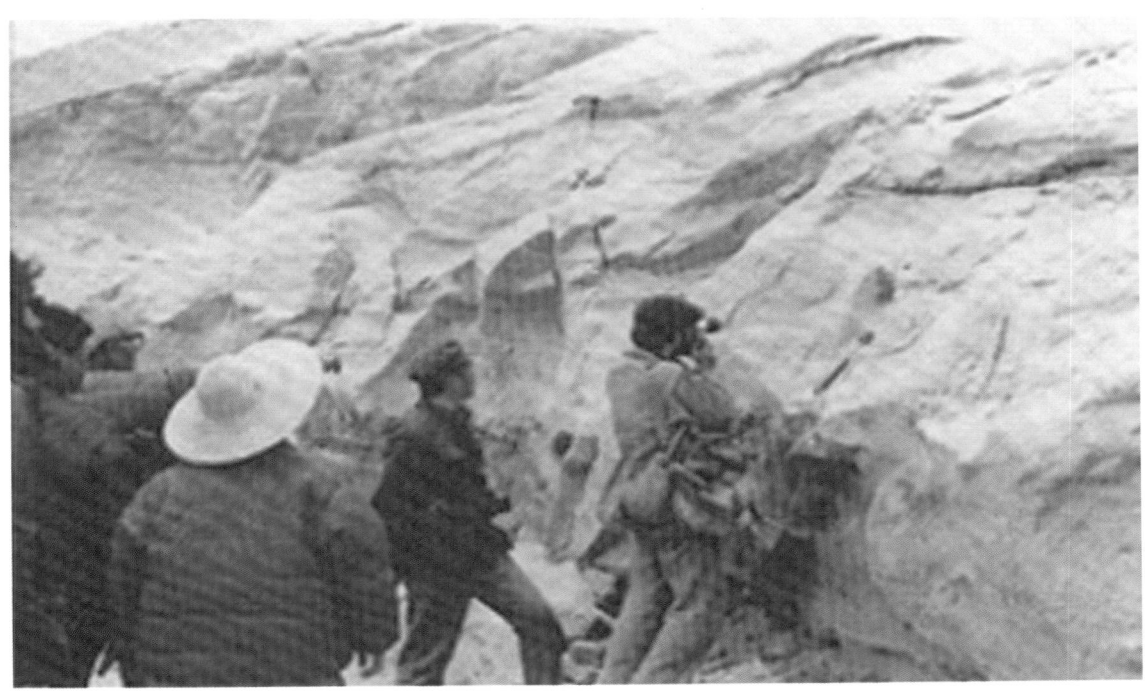

图 6.2 发现三趾马化石的西藏吉隆海拔 4 300 m 的黑沟陡坡山梁上

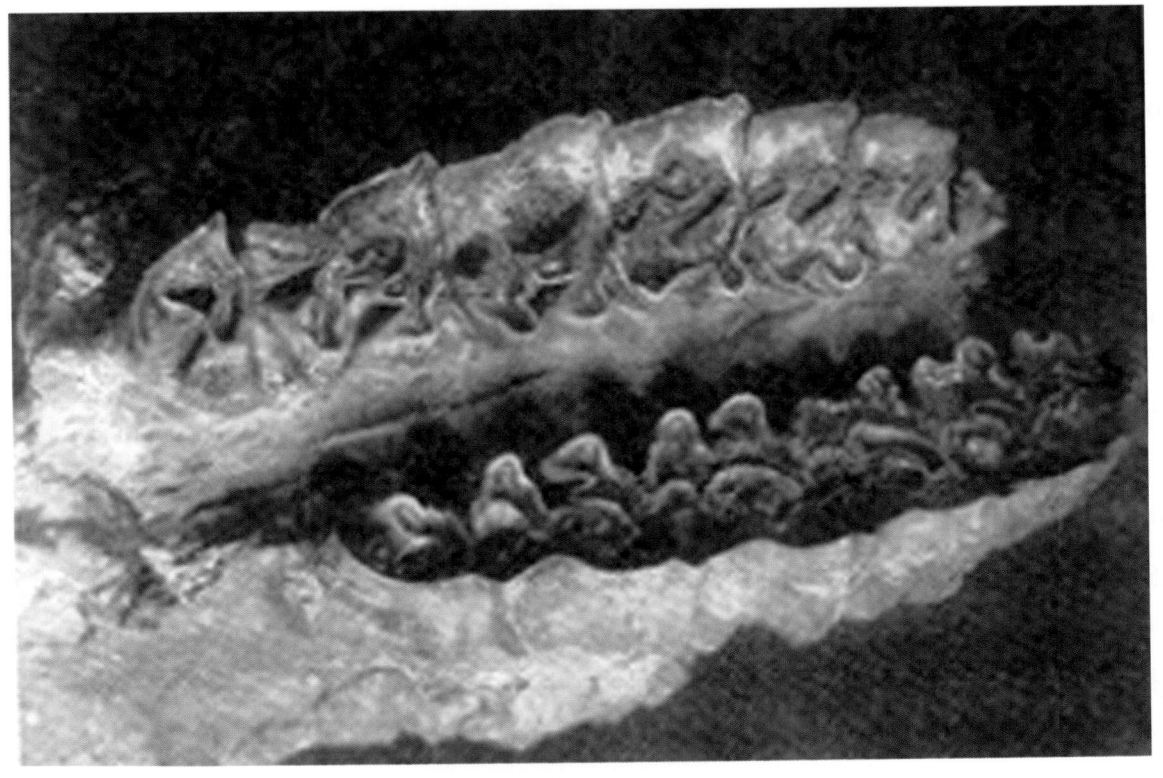

图 6.3 西藏地区首次发现的三趾马牙床化石

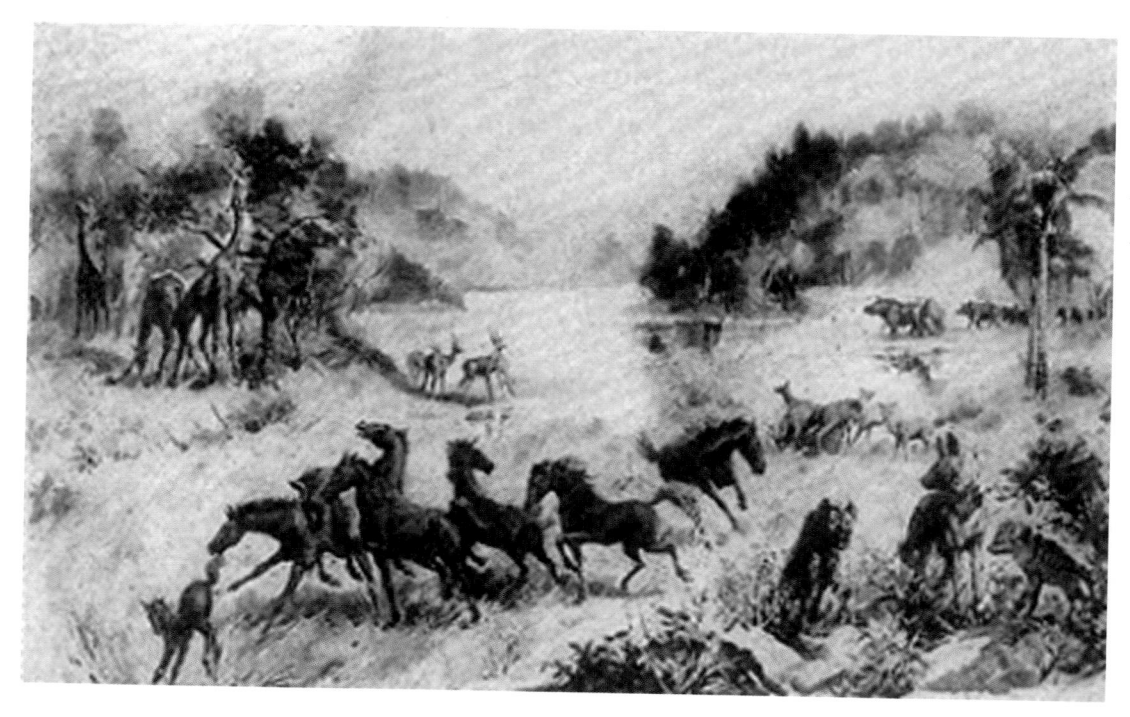

图 6.4 三趾马生活时期的景观（模拟图）

在中新世晚期到早更新世，在距今 1 000 万年至 100 万年前吉隆盆地三趾马生活时期的景观。

从我国及印度的西瓦里克等地区发现的三趾马化石地点来看，其分布高度平均在海拔 300 ～ 1 000 m，例如我国河南安阳、南京方山及陕西蓝田发现三趾马的地点海拔为 300 ～ 500 m。由此可以说吉隆盆地的三趾马动物群是生活在海拔不高的平原或低缓的丘陵地带。再有现在生活在非洲稀疏林带和草原上的斑马、长颈鹿活动的高度也在 1 000 m 左右，我国西双版纳和相邻的不丹在热带和亚热带常叶林中发现的现代犀牛和象群，其活动范围也是在海拔 400 ～ 1 000 m 的低丘陵地带。这就证明西藏三趾马动物群生活时期的海拔高度为 700 ～ 1 000 m[9,10]。

吉隆盆地的三趾马动物群同我国华北地区常见的三趾马动物群性质是相同的，而与印度西瓦里克同一时期的动物群是性质截然不同的 2 个动物群，反映出当时喜马拉雅山脉已上升到一定高度，具有了高山屏障作用，使印度洋暖湿季风无法通过，强烈地改变着山体南北的自然环境，对动、植物等方面都产生了巨大的影响。吉隆盆地三趾马化石的产地海拔在 4 100 ～ 4 300 m，华北地区发现三趾马动物群化石地点的海拔为 500 ～ 1 000 m，两者对比来看，有力地证明了自中新世晚期 1 000 万年前以来，吉隆盆地上升幅度为 3 000 m 左右。这与我国登山队员和科考队采自希夏邦马峰北坡、海拔 5 700 ～ 5 900 m 处高山栎植物化石推测的喜马拉雅山中新世晚期以来至少上升 3 000 m 的论断基本一致。

由于中新世晚期以来，喜马拉雅山脉大幅度隆升，形成了今日的高大山体，具有了显著的屏障作用，使印度洋的暖湿季风无法通过，强烈地改变着山体南北的自然环境，阻隔了喜马拉雅山南北两地动物群的交往，由于长期的地理隔离，使两侧动物群的性质完全不同。这种情形不仅涉及青藏高原而且扩大到东亚大陆。远在中新世晚期 1 000 万年前，吉隆盆地三趾马动物群生活时期，喜马拉雅山一般高度在 2 000 ～ 2 500 m，这样高度的山体阻挡不了印度洋的暖湿季风滋润，当时喜马拉雅山南北坡都是湿热的亚热带气候，生长着各种常绿栎树、木兰、铁杉、柚木和棕榈等[9-11]。那时，三趾马动物群生活的吉隆盆地，海拔在 1 000 ～ 2 500 m，也是一派亚热带的地貌和植被。然而自中新世晚期 1 000 万年前以来，喜马拉雅不断上升，青藏高原由此不断抬升，使现今吉隆盆地含三趾马动物群化石地点分布高度达 4 100 ～ 4 600 m。西藏吉隆三趾马动物群化石的发掘，演绎了一部青藏高原的隆起史[11]，因此在 1980 年北京举办的青藏高原国际科学讨论会上，引起了强烈的反响。

第 4 节　自然地理学考察

青藏高原综合考察队对自然地理学进行了大面积的考察，包括青藏大部分地区，特别是极具代表性的珠穆朗玛峰和横断山脉，全面系统地了解了高原的气候、地貌、冰川、泥石流、河流、湖泊、土壤、植被等各种自然要素的类型、特征、分布及其在高原隆起过程中发生、演变的规律。由此对西藏的自然区划提供了依据[12-16]。

在生物学研究方面，综合考察队系统地考察了高原的生物区系，收集了数万份标本，对珠穆朗玛峰地区的鸟类、哺乳类、鱼类、甲壳类、轮虫、原生生物、藻类、地衣做了调查，收集了大批资料，发现了许多新种，初步揭示了高原生物区系的组成、发生与演化规律。认为当前西藏的动物区系是第三纪末高原剧烈隆升之后才发展起来的，西藏植物是在康滇古陆上起源并在喜马拉雅山隆升过程中发展的一个新的植物区系[17,18]。

对自然环境影响的研究，通过考察，认为青藏高原隆起的过程中，高原上至少发生过 4 次冰期和 3 次间冰期。至晚更新世，因喜马拉雅山上升过高，印度洋季风被阻于高原之南，高原内部变冷变干，永久冻土发育，冰川规模变小，湖泊退缩，出现了许多世界上其他地区没有的自然景观。比较全面地分析了高原上的气候、地貌、冰川、冻土、泥石流、河流、湖泊、土壤、植被等各种自然要素的类型特征、分布及其在高原隆起过程中发生、演变的规律。由此提出了高原边界层问题，了解到高原边界层比高原本身要大得多。观察和计算了高原地面和高原的冷热源强度。此外，还对高原地区环境系统的形成、维持、演变进行了模拟和数值模拟实验，并提出了理论性解释。总的来说，自然地理方面的研究认为，高原的地势格局及作用于它的大气环流对高原自然地域的分异有着决定性的影响。根据高原地表自然界地域分异的特点，按照大地貌的区域差异、温度、水分条件的不同组合，地带性植被、土壤和垂直自然带结构类型的异同，将青藏高原划分为 9 个各具特色的自然地带[17,18]。

第 5 节　高原（山）生理学考察研究

高原生理学的研究是各学科领域中的重中之重，也是最吸引人的领域，因为它涉及人类进化、适应及高山生物学中的关键问题[19]。考察可以分为以下几个阶段。

一、1960 年珠穆朗玛峰登山医学的成果

当时主要是为 1960 年中国登山队首次攀登珠穆朗玛峰提供医学保障，由吉林医科大学领衔的科研小组进行了初步工作，包括攀登珠穆朗玛峰人员在登山活动中高原适应能力及攀登能力的预测、攀登高海拔时对登山人员的医务监护、登顶运动员的生理功能特征、低氧反应的症状、登山后人体生理功能的恢复及登山人员的休整等[20]。

二、1966—1972 年的考察成果

1966—1972 年中国科学院历时 5 年的西藏及珠穆朗玛峰地区考察，初步研究了人在青藏高原和特高海拔的生理变化及其机制。主要有在不同海拔人体肺泡气的检测、从平原到高原后动脉血氧饱和度变化的观察、高原睡眠时的血氧变化、高原心电图的生理性及急性高山病时的改变、高原矿区工人食欲减退的初步调查及发生因素等，特别是胡旭初教授已经开始进行"低氧早期习服机制中的化学感受器问题"的研究。但由于是初步研究，只有中国科学院上海生理研究所内部编印了《高山生理》。正式发表的论文只有 1 篇，即由胡旭初、丁廷楷、宋德颂、黄肇荣、冯连锁及周兆年撰写的《高原世居者及低地世居者在海拔 5 000 m 及 1 600 m 高度上心电图、若干呼吸功能及基础代谢率的比较观察》，获得以下结论[21]。

（1）在海拔 5 000 m 以上，高原世居者及低地世居者均显示右心室负荷加重的心电图征象。自海拔 5 000 m 移居 1 600 m 半年后，以上特征趋于不显著或已消失。

（2）在海拔 5 000 m 以上，高原世居者及低地世居者的静息通气活动水平大致相同，但在海拔 1 600 m 以上，高原世居者比低地世居者表现出较大的静息通气活动。

（3）高原世居者在海拔 5 000 m 及 1 600 m 以上均比低地世居者具有较大的基础氧耗量及较高的基础代谢率。

（4）低地世居者的基础氧耗量及基础代谢率从海拔 6 200 ~ 5 000 m、海拔 5 000 ~ 1 600 m，数值逐渐趋小。高原世居者出现相反情况，从海拔 5 000 ~ 1 600 m，数值逐渐趋大。

这些结果如高原世居者的心电图变化等和以后的一些研究不尽一致，可能与当时样本较狭窄等有关，但发现了高原世居者与平原人在高海拔的不同生理反应现象，还是对今后有借鉴意义的。

三、1975 年的考察成果

1975 年随中国登山队攀登珠穆朗玛峰的活动，以中国科学院上海生理研究所为核心组织国内相关科研人员在珠穆朗玛峰地区开展了高山生理学的研究，取得了丰硕的成果，主要内容如下[22]。

（1）石中瑗等研究攀登珠穆朗玛峰时无线电遥测的心电图。

（2）朱受成等研究高海拔对人体二氧化碳通气反应的影响。

（3）宁学寒等研究高原适应良好与适应不良人体的肺动脉压力间接推测。

（4）宁学寒等研究攀登珠穆朗玛峰过程中"心泵功能检测"的表现与登山能力的关系。

（5）宁学寒等研究攀登珠穆朗玛峰过程中的心电图追踪观察。

（6）周兆年等研究攀登 8 200 m 以上特高海拔后心尖搏动图的变化。

（7）石中瑗等研究健康人体在平原及高海拔的脑电图。

（8）秦诒纯等研究珠穆朗玛峰高山生理科学考察中应用的心电图遥控仪。

（9）胡旭初等研究低压舱内登山运动员候选者的习服性表现及生理评价（含习服能力、通气功能、气体交换、酸碱平衡、心泵功能、心电图、血管功能、脑电图及肺弥散能力共 9 项研究）。

这次成功地运用我国自行设计制造的远距离、耐低温、重量轻的无线电心电图遥控仪，对运动员在海拔 7 000 m 至顶峰间 6 个不同高度进行心电图记录，这在世界登山史上还是首次。在这些心电图上未见心肌缺氧的指征，提示我国登山运动员有优良的身体素质及对低氧的适应能力。同时遥测心电图的成功，还显示了我国在生理功能无线电技术上达到了新的水平。在登山运动员进入高原前、在海拔 5 000 m 以上及返回平原后的不同时间对心血管、呼吸和脑功能的若干方面进行了较系统的检测。分析了海拔高度对人体生理功能的影响，进行了高原世居者与低地世居者在不同海拔高度上生理功能的比较，分析了这些生理功能的变化与低氧适应的关系，提高了对人体低氧适应性规律的认识。另外，在登山前使用低压舱减压模拟高海拔的方法，对一部分候选运动员进行了急性低氧适应能力的评价，作为选拔登山队员的参考。用这种方法做较大规模的系统登山能力的评价工作，在国内是首次。运动员在舱内表现出了不同程度的低氧适应能力，与他们在登山过程中的实际低氧适应能力做比较，初步看出两者大致一致[21,22]。上述研究成果不仅为 1975 年我国第二次攀登珠穆朗玛峰的登山运动员提供了生理和健康保证，积累了登山医学的基础理论与实践，同时这些研究的成果都直接应用到提高人体的高原习服—适应能力及有效地防治高原病上[23]。

四、1980 年青藏高原会议的成果

1980 年的国际青藏高原研讨会上高山生理会场是十分活跃的，我国学者在大会上报道的主要内容如下[24]。

（1）胡旭初等研究周边化学感受器的反应性：人在海平面及患急性高山病者。

（2）黄肇荣等研究藏族高原世居者的通气调节。

（3）谢成范等研究西藏 3 个不同海拔移居汉族及世居藏族的若干生理资料。

（4）宁学寒等研究在急性低氧状态下犬心脏射血期时其机械功能的分析。

（5）宁学寒等研究应用张力环法对急性低氧时心泵能力的评价。

（6）周兆年等研究急性低氧下麻醉犬心泵功能在冠状动脉血流与机械功能间的关系。

（7）胡旭初等研究慢性高原病发生严重低氧血症时呼吸功能在病理机制中的作用。

上述学术报道在这次国际会议上引起极大反响并引起国际高山医学界的极大关注（见下文）。

五、1990 年上海国际低氧生理学会议

为了进一步总结我国高原生理学的进展并增加与国际高原—低氧学术界的交流，1991 年 9 月 23—25 日在上海召开了"上海低氧国际讨论会"，会议由中国科学院低氧开放研究室及上海生理协会主持，由著名神经生理学家杨雄里教授担任主席，胡旭初教授任副主席。22 名国际学者与会，包括美国加州大学医学中心著名高原—低氧学者 J.W. Severinghaus 教授、日本千叶大学呼吸系 Y. Honda 教授、法国南巴黎大学医学院生理系 J. Durand 教授、英国牛津大学 P. Nye 教授等。会议共报道论文 32 篇。我国学者的报道主要有胡旭初的《内啡肽参与低氧呼吸抑制的中枢机制》、周兆年的《世居藏族久居海平面后的再适应》、杜继增的《青藏高原鼠兔对低氧环境的适应》、吴天一的《人在特高海拔静息及运动负荷下心功能特点》、孙秉庸的《低氧性肺动脉高压伴右心室肥大的分子调节机制》、吕永达的《急性高山病发病机制某些环节的探讨》等，引起了热烈的讨论；国际专家 Severinghaus 的《高原低氧的刺激作用与减压反应》、Honda 的《颈动脉体摘除患者对低氧通气与心率的反应》等引起了与会者极大的兴趣。这次会议的最大成效是展示了我国在低氧生理学上研究的方向及特点[25]。

第 6 节　首次国际青藏高原科学讨论会

一、空前规模的国际青藏会议

为了展示我国青藏高原研究的成果和进行国际交流，共同探讨青藏高原隆起及其对自然环境和人类活动的影响问题，1980 年我国决定召开国际青藏高原科学讨论会。为了组织好会议，中国科学院钱三强副院长主持并担任大会主席，西藏自治区政府副主席李本善、中国科学院副秘书长赵北克、中国科学院地质部主任尹赞勋、中国科学院综考会（简称综考会）主任漆克昌任副主席，由刘东生院士担任大会组委会秘书长，中国科学院地学部王遵汲副主任、综考会副主任孙鸿烈、中国科学院外事局局长方均同志担任副秘书长，聘请罗开富教授等共同组织会议的筹备工作。这是一个强有力的会议领导班子。地质所研究员孙亦因与石小媛担任翻译工作，综考会科技处温景春负责大会文集的审阅和出版工作。

1980 年 5 月 25 日，中国召开了"首次青藏高原国际科学讨论会"。这是在祖国大地迎来"科学的春天"以后的第一个大型国际学术会，是世界各国从事青藏高原科学研究的学者相聚北京的一次盛会。这是我国科技工作者在拨乱反正后对全国人民的最好献礼，是一次世界性的成果大检阅，让中国的青藏高原科研成果展示在世界面前[26]。

青藏高原的隆起是近几百万年亚洲大陆发生的最伟大的地质事件，它的存在不仅对高原本身，对其毗邻地区的自然环境和人类活动也都产生巨大的影响。这一高原的形成、演变及其影响等问题，

长期以来一直是中外科学界非常重视的研究课题，并把青藏高原的研究看作解决地壳运动、生物区系起源等重要理论问题的关键之一。深入探索有关青藏高原的各种学术问题，彻底揭开它的奥秘，是各国相关科学家的强烈愿望，正是在这一背景下，大会在中国首都北京召开了。

这次参加会议的国际专家来自世界各地，共有来自澳大利亚、加拿大、荷兰、印度、孟加拉国、意大利、日本、尼泊尔、巴基斯坦、新西兰、瑞士、瑞典、南斯拉夫、土耳其、美国、英国、法国、德国等 18 个国家的近百位国外科学家和近 300 位中国科学家与会，盛况空前。中国科学院副院长钱三强致了热情洋溢的开幕词，他代表中国科学院和青藏高原科学讨论会组委会，向到会的中外专家表示热烈欢迎，他希望各国科学家通过这次学术活动，进一步加强相互了解和学术交往，共同推进青藏高原的科学研究工作[27]。

这次会议的核心内容是：青藏高原的地壳变迁、高原隆升形成的机制及对气候变化、动植物分布和人类活动等带来的影响。在青藏高原与人类活动这一主题中，"高山生理"成为最具吸引力的内容之一。

会议开始由我国地质学家刘东生在开幕式上做了《对我国青藏高原综合科学考察的回顾与展望》的报道，他介绍了为了探索有关青藏高原形成发展的若干理论问题，并对当地自然资源的开发利用和自然灾害的防治提供科学依据，我国科学工作者从 20 世纪 50 年代开始，先后对青藏高原进行了 6 次综合科学考察，获得了丰硕成果。刘东生在报道中说，我们虽然取得了不少成果，但与彻底揭开这个大高原的自然奥秘还有很大距离，我们愿和世界上更多的科学家一道，为进一步探索青藏高原的奥秘，争取对人类做出更大的贡献而努力[28]。他的报道受到与会专家、学者的热烈欢迎。

各国科学家在大会上共报道论文 253 篇，其中中国学者 184 篇。这样的青藏高原综合研究在国际学术界引起震撼，获得国际高山学界的高度好评[26-28]。这次会议起了重要的凝聚作用，让中国高原科学工作者与各国科学家携起手来，为攀登青藏高原和喜马拉雅科学高峰共同做出新贡献。

二、中国的研究令世界震惊

会议上我国学者通过一系列的学术报道，展示出青藏高原综合考察取得的丰硕成果，初步论证了青藏高原的地质发展历史、地球物理的特征以及高原隆起的机制。在参会的国际专家中，有一位国际著名地质学家甘塞尔教授，他自 20 世纪 30 年代就从事青藏高原地质构造研究，1939 年出版了《青藏高原地质》一书，被地质界奉为经典之作。据阅读过的学者说，这部书融会了他对喜马拉雅深切的了解和情怀，而在文字不足以表达之处，则配以素描，他的素描也为许多地质学家所称道，尤其是扉页上对喜马拉雅的描绘令人叫绝。甘塞尔教授的研究由于各种原因主要在喜马拉雅南坡（尼泊尔境内）进行。这次他与中国青藏高原研究专家交流研究成果，实现了他多年的愿望。按照原设想，他已安排了在中国喜马拉雅北坡开展研究的计划，为此他进行了认真的思考和准备。但在大会第二天，他改变了计划。他和许多地质学家惊喜地看到，中国学者的研究远远超出他的想象。特别是中国科学院地质研究所常承法研究员及其合作者潘裕生研究员首次提出的"多地体分阶段拼合说"，认为青藏高原的形成是由多块体（陆地）分若干历史阶段运移、碰撞而成的。这一理论是将海洋形成过程机制运用到陆板块的形成，并首次应用在青藏高原隆升方面，因此备受各国学者重视。甘塞尔教授尤其兴奋地说："常先生的工作十分扎实，他用一种新思想对高原隆升做出很好的解释，清晰地描述了高原构造演化过程。"他认为，常先生的解释合理，使人信服[29]。另有一位 83 岁的国际著名地质学家 Desideri 教授，曾带领意大利考察队对喀喇昆仑山脉和兴都库什山脉进行过多次考察，撰写了许多学术论文，他向中国同行们赠送了他们汇编的 8 卷论文集[26]。

在此之后，中法、中英、中美等国合作进行地质考察，经过多次论证，国内外地学界构造学家一致确认"多地体分阶段拼合说"成立，并公认其"发展了板块构造学说"。当前人们统称的"常板块"就是指的这个贡献。

会议上的另一项成果同样引起了与会代表的强烈反响。那就是中国科学院古脊椎与古人类研究所黄万波研究员等宣布的在藏北吉隆、布隆发现了三趾马群。三趾马通常生活在亚热带气候区的草原和森林附近，即应该在海拔 1 000 m 左右，相当于现今的甘肃、陕西等地。在海拔 4 000 m 的高原发现三趾马，黄万波他们因此推定是由于陆地隆升造成的。国外学者对中国学者有如此重要的发现感到惊奇[29]。

这次会议的学术交流十分活跃，科学家们发言热烈，常常因规定的时间不够，在休息时间继续进行兴致勃勃的讨论，对中国获得的成就给予了肯定，认为这是最珍贵的科学资料[30]。我国科研人员在这样一个极端环境和显著缺氧状态下进行多年连续的研究考察，付出了巨大的代价，这是他们"高原奉献精神"的体现，他们应当受到尊重和赞扬[31]。

三、高山生理领域成为热点

高山生理及高原病成了会议研讨的热点，参会的国际著名高原医学家有英国 1953 年首次登顶珠穆朗玛峰的随队医生 Michael Phelps Ward 博士、德国慕尼黑大学高原医学中心的 Roman A. Zink 教授、英国伯明翰大学高山医学协会的 A.R. Bradwell 教授等。会上我国著名高山生理学家胡旭初做了《呼吸功能在慢性高山病低氧发生原理中的作用》、顾正中做了《适应性锻炼对低氧条件下脑电图的影响》、石中瑗做了《急性低氧下实验性颅内高压对兔脑血流的影响》、周兆年做了《急性低氧时脑血流图的改变》、宁学寒做了《特高海拔高度上登山能力的预测》、蔡英年做了《青藏高原血流动力学的初步研究》等报道。由于原来已有在珠穆朗玛峰考察时一系列高山生理的研究以及低压舱的模拟低氧实验，故中国在这一领域资料十分丰富，对国际科学家的吸引力很强。

Michael Ward 博士是国际知名高山医学家，是英国珠穆朗玛峰基金会登山俱乐部主席，参加了 1953 年英国登山队攀登珠穆朗玛峰的活动，1975 年，他撰写了《高山医学——寒冷及高原临床研究》（*Mountain Medicine. A clinical study of cold and high altitude*）一书，很快被体委体育科学研究所和上海生理所等翻译成中文，成了中国高原医学者人手一册的参考书。Ward 在会上听取了会议报道，获悉了中国高原医学的重要性和系列成果，他感叹地说："看来我的这本书很不全面，需要修改，我要把中国高原医学的研究成果加进去。"[29]Michael Ward、James Milledge 和 John West 后来合著了《高原医学与生理学》（*High Altitude Medicine and Physiology*），目前已出版了第 4 版（2007）。

四、邓小平同志的关怀

中国科学院前院长方毅说："这是这些年开得最成功的一次国际会议。"邓小平同志听取了汇报得知这次会议上中国科学家的学术报道在大会上产生"轰动效应"之后，十分兴奋，为科学家为中国人民赢得的荣誉感到满意和自豪。1980 年 5 月 31 日下午，邓小平同志出席了大会闭幕式。闭幕式结束后，小平同志听取了这次会议情况的汇报并提出开好会议的意见，最后是全体代表与小平同志合影留念。一开始，排在小平同志两侧的人们成了一堆堆、一块块，谁都想靠小平更近，以致无法拍照，只好进行疏导并让外宾们侧身站着，最终留下了这值得永远留存的珍贵照片。至今，意大利著名地质构造学家德意修，在他家里显要的位置上仍悬挂着他与小平同志谈话的大型照片。他说："与他（邓小平）合影，很荣幸。他是个具有远见卓识的人。他对你们是宝贵的，对于我是珍贵的……"这代表了许多国际学者的心声[32]。

五、会后的国际考察活动

不少国外科学家渴望利用这次难得的机会，到青藏高原进行一次实地考察研究，这一愿望，在这次学术会议上得到了满足。会后刘东生、孙鸿烈组织的对西藏的地质考察旅行也十分圆满，路线是拉萨—日喀则—聂拉木—樟木，行程近 1 500 km。有近 80 位外宾参加。1980 年 6 月 5 日，当几十位外宾从中国西藏的樟木口岸上中尼边境桥，顺利进入尼泊尔境内时，许多中外专家流下了惜别之泪，这就是中外科学家对青藏高原科学研究的情结。

这次会议出版了论文摘要[33]及由刘东生院士主编的英文版 1、2 两辑[34]，高原生理部分在第 2辑中，成为青藏高原综合研究国际交流的重要资料，也是最珍贵的历史文献。

第 7 节　青藏研究任重道远

从以上介绍内容可见，青藏高原是地球上极其独特的地理单元，正因为如此，青藏高原研究正吸引着地质、环境、气候、生物、生态等领域世界各国学者的目光。这主要是因为青藏高原不仅是地球上唯一正在进行的"陆—陆碰撞"的巨大天然实验场，还有可能对"洋—陆碰撞"主宰的经典板块构造学形成重要的补充和创新，而且对中国、亚洲，甚至全球气候、环境、生态、资源和经济等产生了特别重要的影响。尤其在通过整个全球看区域的地球系统科学兴起的今天，青藏高原的隆起为研究地球岩石圈、大气圈、水圈和生物圈等各圈层相互作用过程和变化提供了绝佳场所[35]。

为了全面地认识青藏高原、探秘高原，以掌握第一手资料，自中华人民共和国成立以来至 2000年，中国科学院对青藏高原的主要综合科学考察如下[36]。

1956—1960 年：祁连山区、青海盐湖综合科学考察。

1958—1960 年：珠穆朗玛峰登山科学考察。

1958—1960 年：青海、甘肃综合科学考察。

1960—1962 年：西藏自治区综合科学考察。

1966—1968 年：西藏自治区综合科学考察。

1973—1980 年：青藏高原（西藏）综合科学考察。

1975 年：珠穆朗玛峰科学考察。

1977—1978 年：托木尔峰登山科学考察。

1981—1985 年：青藏高原（横断山地区）综合科学考察。

1982—1984 年：登山科学（南迦巴瓦峰，7 782 m）考察。

1987—1992 年：青藏高原（喀喇昆仑山—昆仑山地区）综合考察。

1989—1990 年：可可西里地区综合科学考察。

1989—1997 年：西藏自治区一江两河流域考察。

1992—1995 年：青藏高原形成演化、环境变迁与生态系统研究。

1997—2000 年：青藏高原环境变迁与可持续发展研究。

在此期间，进行了系统科学总结，撰写出版了《青藏高原科学考察丛书》等 36 部 41 册专著。

在 1990 年的可可西里科学考察中，由中国科学院植物研究所武素功研究员领队，这一次由于进入了高海拔无人区，特别设立了"高山生理及高原病"组，青海高原医学研究所派出科研小组参加，由吴天一指导，在海拔 5 000 m 太阳湖等地救治了几名患高原肺水肿的队员，并总结了在高海拔无人区极端环境下人的某些生理—精神变化。

几十年如一日的不断积累，人们对青藏高原隆升、板块碰撞的过程、机制，矿产的形成，各种生态环境具体发生机制等的认识更为深化，并在多个领域取得新的进展。

在青藏高原地质特征与演化、有关特提斯海问题、地球物理场特征、岩石圈结构构造特征、地球化学方面进行了深入研究[37]。通过对青藏高原不同层面，包括天然剖面、湖泊岩芯、冰川岩芯等的分析研究，获得了青藏高原不同地区古环境多指标、长列、定年等较精确的第一手资料。探讨了高原环境变化事件，并与全球变化相对比[38]。通过充分利用已有的常规气象观测、野外考察、定点监测和卫星遥感等各种资料，分析了青藏高原近代气候变化的事实，特别是高原地区的能量收支、云及其对辐射的强迫作用、高原季风、气温和降水的变化、高原冰冻圈和水资源（冻土、冰川、湖冰、湖泊与地下水资源等）变化及其对气候的影响，结合一些数值模拟结果从不同角度探讨高原区域气候变化的成因，并在此基础上对未来数十年甚至数百年高原地区气候变化的趋势做了预测[39]。在大量科学考察的基础上，对青藏高原自然生态环境特征、生态系统结构与演替、生态系统生物生产量，以及生态系统持续利用的优化模式等提出了全面、深入的论述，特别对青藏高原的大气、光照、温度、冰川等自然环境，以及森林、草甸、动植物群落等生态资源进行了科学的分析和评价，为青藏高原生态的可持续利用提供了科学依据[40]。

这里要强调的是，高原医学作为生命科学重要的一支，我国学者开创了研究的新方向。首先是对青藏高原两个最大又最具代表性的人类群体——藏族和汉族进行了系统的医学生物学和疾病谱系的对比；此外对在不同海拔、不同地区进行不同劳作的两个人群用大样本从整体—器官—组织—细胞几个水平上进行生理、生物化学、代谢、形态结构等方面的对比，研究高原低氧习服—适应的机制及发展为病理生理的途径；近年从人类学、基因组学、蛋白组学、代谢组学来阐明作为获得"高原最佳适应"的藏族的遗传进化及其分子生物学基础[41]。这一高原习服—适应生理机制的研究及高原适应生物学模式的建立，为人类能在这一特殊的低氧环境下健康生存、繁衍提供了科学依据，这也是保证高原建设的最基本条件[42]。青藏高原为我们提供了最完整的高原环境下医学—生物学所覆盖的实质性内涵，无数高原生命科学的奥秘正待揭开，我们目前已跨出了可喜的第一步，无数的难关在等待攻克，青藏高原的综合研究任重而道远。

第 8 节　第二次青藏高原综合考察已启动

2017 年 3 月 24 日，中国科学院与西藏自治区政府签署协议，将启动青藏高原科学考察[43,44]。时隔 40 余年，我国于 2017 年 6 月 17 日启动第二次青藏高原大规模综合考察。中国科学院青藏高原研究所牵头，组织国内各学科领域科研人员，并联合周边国家科研机构，对青藏高原全域进行全方位考察，对数十年来青藏高原资源、生态与环境变化情况进行全面了解，为青藏高原生态环境保护与经济社会发展提供科学支持。与首次青藏高原科考不同，随着科学技术发展，此次科考将运用无人机、无人船和卫星等新技术、新手段，对青藏高原实现全域覆盖，科考数据将更加全面和精确[43,44]。这次考察的重点将是：

一、揭开青藏高原湖泊变化机制

首先拉开帷幕的是江湖源考察，科考队员分兵四路，重点对长江源头区域和西藏最大的湖泊色林错区域进行观测研究。第一次考察是"发现"，这一次是看其"变化"。从第一次考察到现在，青藏高原资源环境发生了巨大变化。青藏高原有 1 000 多个湖泊。中国科学院青藏高原地球科学卓越创新中心联合国内外科学家，结合遥感、测高、大地测量等数据，对青藏高原过去 40 年来湖泊面积、水位、水量进行估算，结果表明，青藏高原湖泊面积、水位与水量相似，同时经历 3 个阶段：1970—1995 年间略有减少，1996—2010 年间快速增加，近年来（2011—2015 年）增速减缓。1990 年以来，青藏高原总的湖泊水量已经增长了 1 000 多亿 m^3，这相当于 3 个三峡水库的水量。色林错近年来也在不断扩大，已经超越纳木错，成了西藏第一大湖，色林错从 1976 年的 1 667 km^2，增加到 2009 年的 2 324 km^2，扩大了 40% 左右。初步研究表明，降水在湖泊水量增加中占主体，其次为冰川消融与冻土退化，雪水贡献较小。因为湖泊、积雪、冰川与河流是青藏高原水循环的重要组成部分[45]，高原湖泊面积和水量的增大，对局部气候乃至东部季风区的旱涝都可能产生影响。而封闭流域湖泊对气候变化敏感，由于很少受到人类活动的干扰，湖泊提供了气候变化的独特指标。过去数十年，青藏高原湖泊出现明显扩张，这有别于中国其他地区和亚洲其他高原，甚至全球其他地区或流域的萎缩模式。此次考察重点：一是探明高原气候变化对湖泊到底产生哪些影响；二是要进一步查明过去几十年连续时间尺度的湖泊水量变化。在方法学上启用无人船，将其应用于湖泊水文气象考察。还将钻取水底沉积岩芯，它是重现湖泊历史的一手史料，可以了解湖泊扩张与生态环境的关系[46]。

二、破译冰芯中的气候、环境密码

欲了解过去 100 年特别是近 50 年来青藏高原温度和降水的变化过程，可以通过钻取并解析冰芯而获知。冰川的冰芯记录保存着过去的气候变化信息：冰芯稳定同位素记录可揭示高海拔温度变化，冰芯积累量记录可揭示高海拔降水变化，从而为区域气候环境变化研究提供必要的数据补充。为此科考队将在西藏最大的内流河——扎加藏布源头的各拉丹冬冰川和青藏高原最大的冰川——普若岗日冰原，开展冰芯气候记录和冰川融水径流等考察工作，完善过去已有的野外观测，填补资料空白区，揭示这一区域冰川变化和气候变化特征，认识冰川与气候变化对生态系统健康发展的影响。

此次考察区位于青藏高原中部重要的冰川发育区，如普若岗日冰原，面积达 400 多 km^2，是全球中低纬度最大的冰川；各拉丹冬发育冰川 130 条，其中姜根迪如冰川是长江发源地，各拉丹冬南侧冰川融水是扎加藏布和色林错的补给源。这些冰川不但极具科研价值，而且风光秀丽，具有很高的"颜值"[46]。

三、寻古人类足迹，查珍稀物种分布

位于色林错地区的尼阿木底遗址是一处规模宏大、地层堆积连续的旧石器时代遗址。据 2016 年中国科学院古脊椎动物和古人类研究所的发掘，初步确定该遗址距今已有至少 3 万年。此次考察将继续发掘有地层埋藏的古人类遗存，提取高精密度测年和环境分析样品，进一步还原人类探索高原的历史过程及环境动因。

另外，色林错目前还是黑颈鹤国家级自然保护区，未来，西藏拟在该地区建立集保护、教育、科研等功能于一体的国家公园。除黑颈鹤外，色林错湖区内还广泛分布着许多高原珍稀动植物物种，本次考察将承担着对区域内动植物种类、数量、分布进行摸底，绘制出区域内植物图和动物重点栖息地分布图，为国家公园的自然保护与生态旅游规划提供科学指导与建议的任务[46]。

四、青藏高原环境变化科学评估

由于青藏高原的环境变化对中国、周边国家乃至全球环境都会带来影响，改善青藏高原的生态应成为推动"一带一路"倡议的重要环节。为此，2016 年 8 月，中国科学院青藏高原研究所与西藏自治区政府共同发布了《西藏高原环境变化科学评估》。中国科学院青藏高原研究所姚檀栋院士领衔的"青藏高原多圈层相互作用及其资源环境效应"先导专项研究，将从水圈、大气圈、冰冻圈、生物圈、岩石圈、人类圈范围，研究青藏高原资源环境的变化情况，为决策提供科学依据[47]。

结语：追寻青藏的梦

"我参加过青藏考察"，这是科考队员因为参与过青藏高原考察而从心底升出的一种光荣、自豪和成就感。投身青藏高原意味着奉献。在20世纪50年代前，要"话说青藏高原"还需要阅读德文、法文、俄文、英文的书籍，而经过我国科技工作者数十年的不断考察和探索，今天青藏高原的"话语权"掌握在中国科学家手中，青藏高原已成为世界上科学研究的一个亮点[48]。现在全世界都在讨论青藏高原如何隆起成为第三极，在这样一个极端环境里人类是如何出现、生成和成功繁衍的。在我国取得青藏高原研究的巨大成就背后，是人们难以想象的危险、艰辛和牺牲。在这里展现的几幅图片（图6.5 ~ 图6.12）是让我们不要忘记前人奋不顾身，用自己全部的精力去拼搏、去探索、去寻找青藏高原的奥秘，不要忘记成果是用心血和生命浇灌出来的，永远怀念那些为科考事业献出宝贵生命的同志[49]。

尽管当前条件改善了，青藏高原的极度环境依旧，第二次青藏高原考察也好，今后在这里持续开展的生命科学研究也好，仍然会面临巨大的危险，然而青藏高原的科学工作者"承前启后，继往开来"，会一代又一代地奋战在"世界屋脊"上。他们的动力是什么？那就是他们在追寻自己的梦——青藏高原的梦[50]。

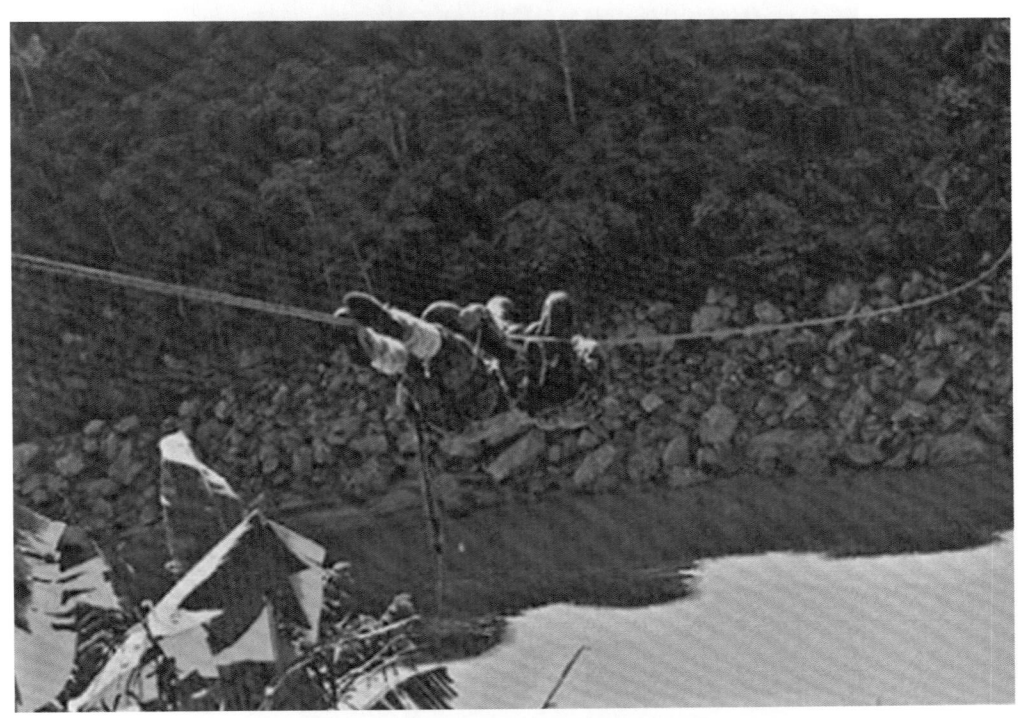

图6.5 科考队员借助滑索桥跨过江河

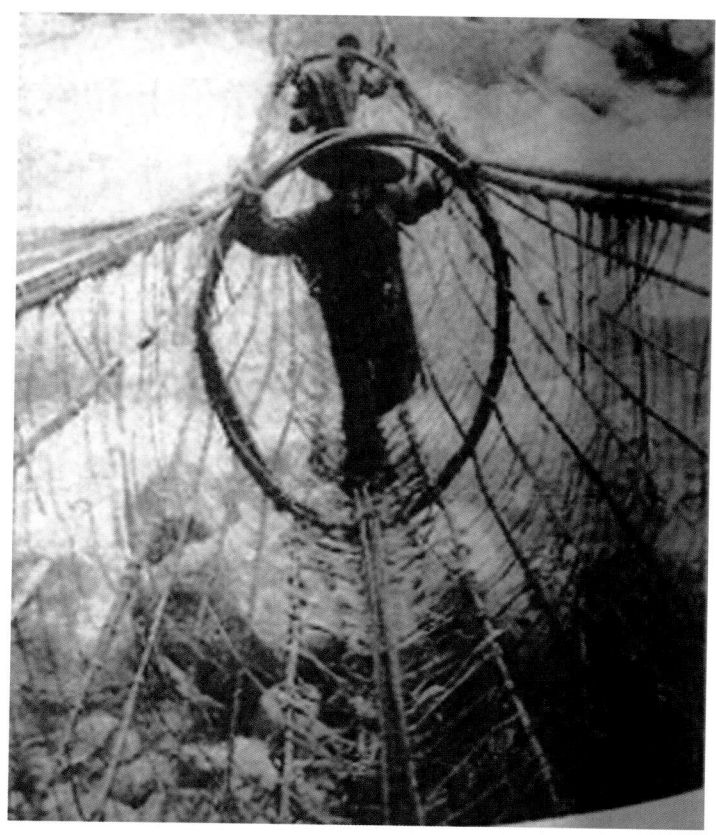

图 6.6　科考队员通过既简陋又危险的藤网桥

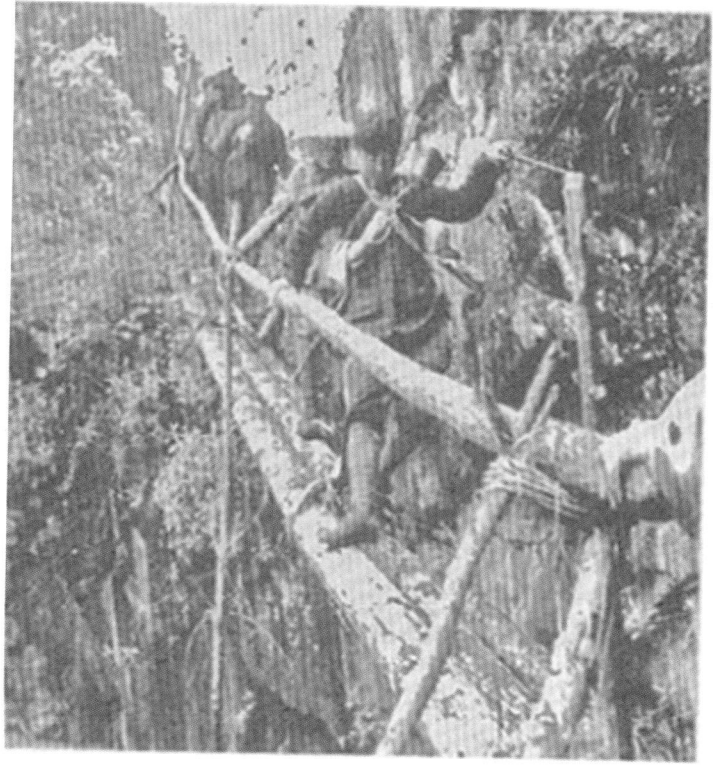

图 6.7　科考队员在艰难地走过栈道

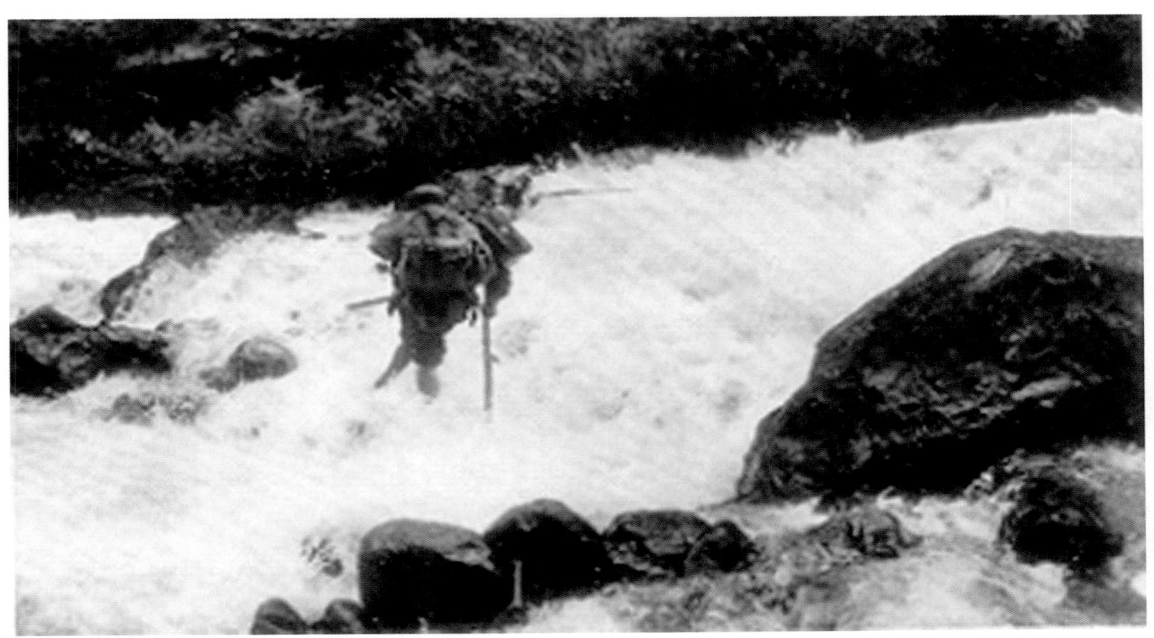

图6.8 科考队员穿越激流渡河

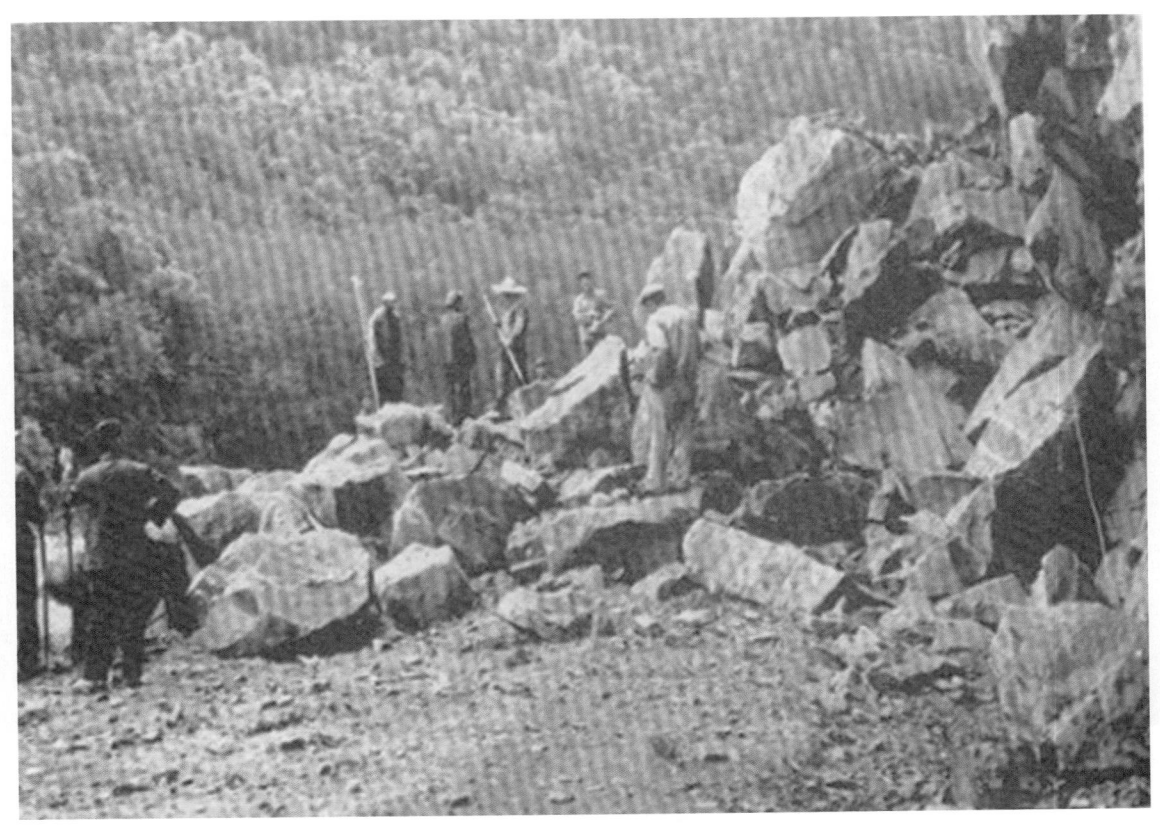

图6.9 1975年川藏线通麦大塌方，青藏科考队员设法开通道路

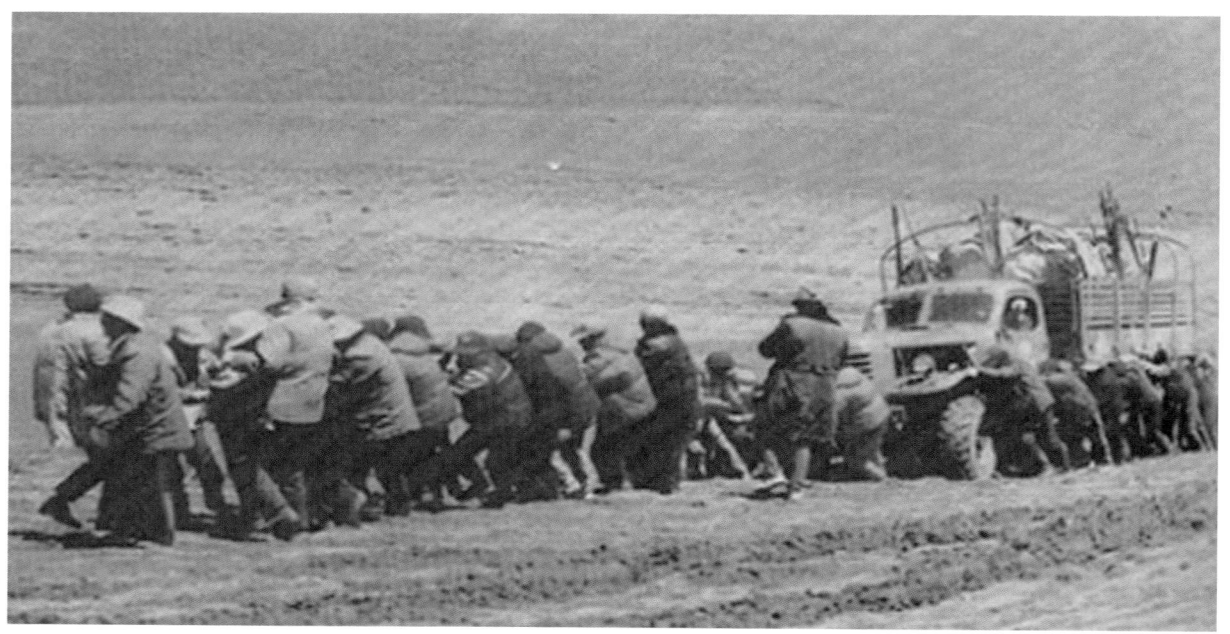

图 6.10　考察队员在阿里无人区的冰冻融地面上艰难地拉车

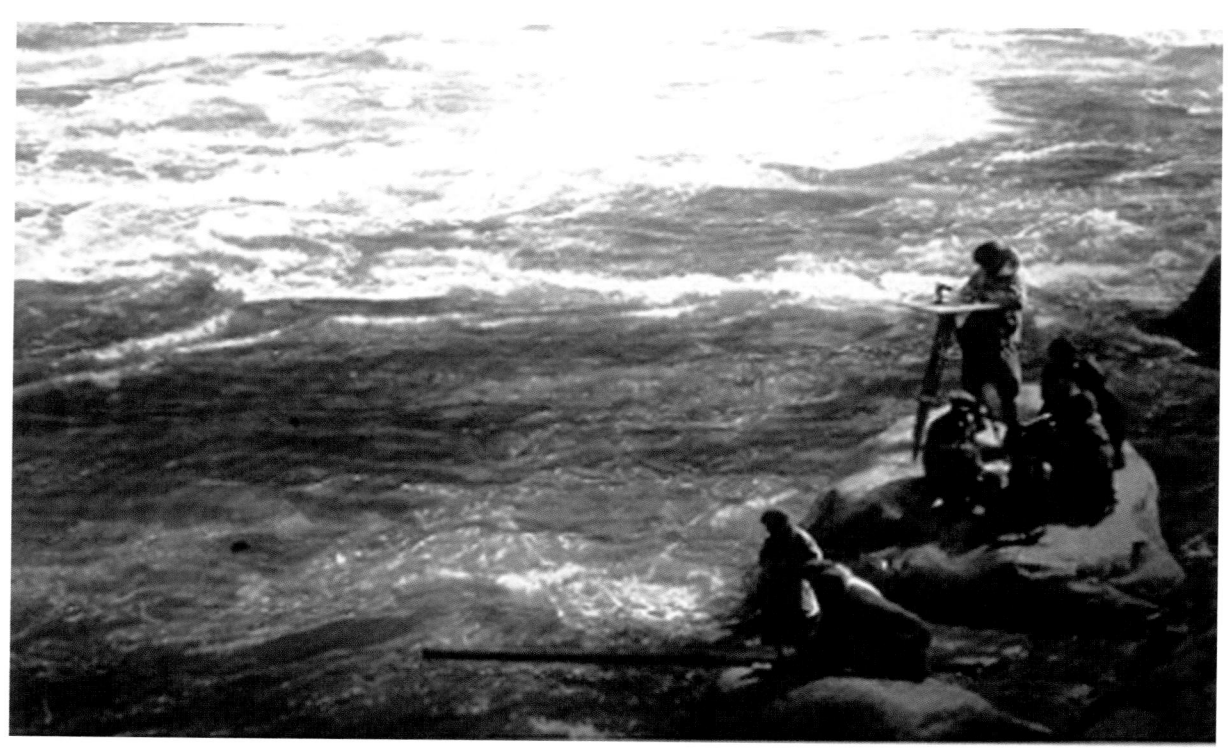

图 6.11　1975 年科考队员在雅鲁藏布江区的考察情景

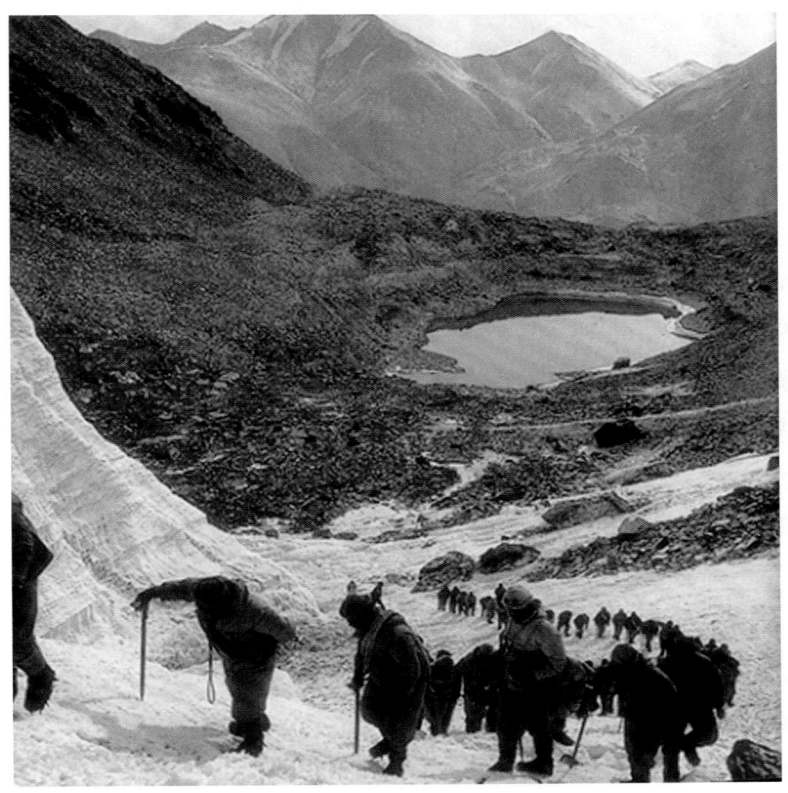

图 6.12　科考队员在珠峰北坡艰难地向上攀登

参 考 文 献

[1]   WU TY. The Qinghai-Tibetan plateau: how high do Tibetans live?[J]. High Alt Med Biol, 2001, 2
      (4): 489-499.

[2]   新华社. 西藏昌都市首次发现恐龙化石[N]. 人民日报, 1977-01-21.

[3]   赵喜进. 世界屋脊擒群龙[J]. 化石, 1976, 2: 5.

[4]   赵喜进. 西藏首次发现恐龙化石[J]. 地层古生物通讯, 1978, 9: 112-114.

[5]   中国科学院西藏综合考察队. 珠穆朗玛峰地区科学考察报道（1966—1968）: 古生物（第一分
      册）[M]. 北京: 科学出版社, 1975.

[6]   中国科学院西藏综合考察队. 珠穆朗玛峰地区科学考察报道（1966—1968）: 古生物（第二分
      册）[M]. 北京: 科学出版社, 1976.

[7]   辛生岱. 西藏三趾马考察记[J]. 化石, 1976, 2: 26.

[8]   徐钦琦. 青藏高原三趾马动物群[J]. 科学实验, 1976, 12: 33.

[9]   黄万波, 计宏祥. 西藏三趾马动物群的首次发现及其对高原隆起的意义[J]. 科学通讯, 1979, 29:
      885-888.

[10] 计宏祥. 西藏吉隆公社三趾马动物群: 西藏古生物（第一分册）[M]. 北京: 科学出版社, 1981:
      18-32.

[11] 陈万勇. 喜马拉雅山中段上新世三趾马动物群生活环境的探讨[J]. 古脊椎动物与古人类, 1982,
      1: 45-53.

[12] 徐近之. 青藏高原自然地理资料: 地文部分[M]. 北京: 科学出版社, 1958.

[13] 王明业. 珠穆朗玛峰地区科学考察报道[M]. 北京: 科学出版社, 1962.

[14] 中国科学院综合考察队. 珠穆朗玛峰地区科学考察报道（1966—1968）: 自然地理[M]. 北京: 科
      学出版社, 1975.

[15] 李炳元. 横断山脉范围探讨[J]. 山地研究, 1987, 5（2）: 74-82.

[16] 郑度, 杨勤业. 横断山区自然区划若干问题[J]. 山地研究, 1987, 5（1）: 7-13.

[17] 刘玉凯. 青藏高原探索[J]. 自然杂志, 1978, 1（8）: 499-510.

[18] 郑度, 李炳元. 青藏高原自然地理研究的进展[J]. 地理学报, 1990, 45（2）: 235-244.

[19] 新华社. 积极开展人类高山生理和防治高山病研究[N]. 人民日报, 1974-07-03.

[20] 吉林医科大学. 中国登山队[M]//高山生理与高山医学论文集. 长春: 吉林医科大学出版社, 1964.

[21] 中国科学院青藏高原综合考察队. 珠穆朗玛峰科学考察报道: 生物与高山生理[M]. 北京: 科学出
      版社, 1974.

[22] 中国科学院青藏高原综合考察队. 珠穆朗玛峰科学考察报道：高山生理[M]. 北京：科学出版社，1975.

[23] 钱昌年，朱锡莹. 把医学科学研究红旗插到青藏高原上[N]. 健康报，1979-12-16.

[24] ANON. Proceedings of a Symposium of Qinghai-Xizang (Tibet) Plateau：Geological and Eacological studies[M]. Beijing：Science Press，1981：1357-1433.

[25] Shanghai Institute of Physiology. Shanghai Symposium on Hypoxia[M]. Shanghai：Chinese Academic Institute Press，1991.

[26] 新华社. 青藏高原科学考察研究成果显著[N]. 人民日报，1980-02-28.

[27] 新华社. 加强学术交流共同促进青藏高原的研究[N]. 人民日报，1980-05-26.

[28] 新华社. 青藏高原综合科学考察取得丰硕成果[N]. 人民日报，1980-05-26.

[29] 新华社. 外国学者称赞我国青藏高原研究[N]. 人民日报，1980-05-31.

[30] 新华社. 青藏高原科学讨论会闭幕[N]. 人民日报，1980-06-02.

[31] 新华社. 他们应当受到尊重和赞扬：中国科学院青藏高原综合考察队[N]. 人民日报，1977-08-16.

[32] 孟辉. 首次青藏高原科学讨论会侧记[M]//中国青藏高原研究会. 追寻青藏的梦. 石家庄：河北科学技术出版社，2003：418-427.

[33] 中国科学院青藏高原科学讨论会组委会. 青藏高原科学讨论会论文（摘要）[C]. 北京：科学出版社，1980.

[34] LIU DS. Geological and Ecological Studies of Qinghai-Xizang Plateau（Vol. I, II）[M]. New York：Gorden & Break，1981.

[35] 新华社. 青藏高原研究缘何成为热门[N]. 人民日报，2005-05-22.

[36] 中国科学院. 中国科学院自然资源综合考察委员会会志[M]. 北京：科学出版社，2016.

[37] 潘裕生，孔祥儒. 青藏高原岩石圈结构演化和动力学[M]. 广州：广东科技出版社，1998.

[38] 施雅风，李吉均，李炳元. 青藏高原晚新生代隆升与环境变化[M]. 广州：广东科技出版社，1998.

[39] 汤懋苍，程国栋，林振耀. 青藏高原近代气候变化对环境的影响[M]. 广州：广东科技出版社，1998.

[40] 李文华，周兴民. 青藏高原生态系统及优化利用模式[M]. 广州：广东科技出版社，1998.

[41] WU TY，LI WS，WANG SZ，et al. Development of resources and human adaptation to high altitude on the Qinghai-Tibetan plateau[M]//ZHENG D，ZHU LP. Formation and evolution，environmental changes and sustainable development on the Tibetan Plateau. Beijing：CSTP，Academy Press，2000：562-566.

[42] 吴天一. 高原人类低氧时适应的研究[M]//郑度. 青藏高原形成、环境与发展. 石家庄：河北科学技术出版社，2003：313-319.

[43] 新华社. 我国将再次开展青藏高原科学考察[N]. 人民日报，2017-03-26.

[44] 彭丽. 中国科学院与西藏签署新一轮战略合作协议[N]. 中国科学报，2017-03-27（1）.

[45] 新华社. 科学家揭示青藏高原湖泊变化机制[N]. 人民日报，2017-05-09.

[46] 吕诺，王沁鸥. 时隔40年再探"第三极"[N]. 中国科学报，2017-06-21（1）.

[47] 倪思洁. 改善青藏高原环境，推动"一带一路"倡议[N]. 中国科学报，2015-03-12（1）.

[48] 中国科学院地理科学与资源研究所. 踏遍神州情未了：中国科学院自然资源综合考察委员会科学考察回忆录（1956—1999）[M]. 北京：科学出版社，2016.

[49] 中国科学院. 中国科学院自然资源综合考察委员会会志[M]. 北京：科学出版社，2016.

[50] 中国青藏高原研究会. 追寻青藏的梦[M]. 石家庄：河北科学技术出版社，2003.

第 2 篇　中国——高原高山之主

第 7 章　中国人最早进入高原

第 1 节　张骞通西域越过天山、帕米尔

张骞是我国历史上最杰出的外交家，是通使西域的第一人。司马迁称赞张骞出使西域的"凿空"，意思是说，西域险阻难通，张骞开凿通之，自此汉王朝才与西域建立了联系。从汉王朝到达西域，必须翻越天山、帕米尔高原和塔里木盆地，路途十分险阻，那时西域被许多小国割据，各持强悍，因此要一一进入，可说险象环生[1]。

"西域"作为地理名称，始见于西汉。主要是指我国新疆地区，也包括今中亚、西亚和非洲东北部。汉高祖于公元前 3 世纪建立了中央集权制的西汉王朝（公元前 206—公元 25），公元前 141 年，汉武帝刘彻继位。此时，西汉王朝经过六七十年的休养生息，社会经济发展，国力空前增长。当时西域各地处于匈奴统治之下，汉朝一直受到北方匈奴奴隶主贵族不断的侵扰和破坏。为了解除匈奴长期以来对中原的威胁，汉武帝从匈奴降人得知，原来居住在今河西走廊的大月氏（音同"大肉支"），被匈奴击破，向西迁徙。西汉王朝决定联络大月氏，共击匈奴。同时，随着西汉社会经济的发展，周边和境外的贸易增加，也需要打通到西域的商路，于是决定通使西域。但由于去西域的道路必经匈奴控制的地区，任务既重而又十分艰险，汉王朝"乃募能使者"。陕西汉中成固人郎官张骞应募出使。

建元三年（公元前 138 年），西汉王朝派遣张骞出使西域，张骞以汉王朝使节的身份，率领 100 多人出使西域，联络大月氏。可是，刚走到陇西，就为匈奴俘虏，被拘留了十余年，"然骞持汉节不失"，始终不投降。由于拘留年久，匈奴看管放松，张骞与其手下从人乘机逃脱，他们继续向西寻找大月氏。他们在缺氧状态下不畏艰辛地翻越了高耸的葱岭，即今日的帕米尔高原，抵达大宛（今乌兹别克斯坦费尔干纳一带，汉代西域都护府辖地），大宛王早就听说汉王朝富饶，"欲通不得"，见到张骞，十分高兴，派向导和议员送张骞到达康居（今乌兹别克斯坦塔什干一带，在咸海与巴尔喀什湖之间）。康居王又派人送张骞一行抵达大月氏（今阿富汗北部阿姆河上游）。大月氏在妫水（今阿姆河）建立了王廷，臣服了大夏（今阿富汗北部），据《汉书·张骞传》记载，距长安已是一万一千多里（汉代 1 里约 415.8 m）。大月氏王认为与汉王朝相距太远，已无意再向匈

奴报仇。张骞在大月氏停留了一年多，到了大夏，联络大月氏一事仍不得要领，只得返回祖国。在归途中，又被匈奴俘获，一年后，因匈奴内乱，张骞才带着他的妻子和助手堂邑父逃出匈奴的羁押，得以亡归，前后已是 13 年。他们的旅途历尽艰险，出使时 100 多人，生还者仅 3 人。张骞这一次出使西域虽然没有达到预期目的，但对西域地区的山川地理和物产民俗有了了解，为再次出使西域打下了基础[2]。

张骞于公元前 126 年返回长安。张骞回长安后，向汉武帝报道了他的经历："骞身所至者，大宛、大月氏、大夏、康居，而传闻其旁大国五六"，即乌孙（巴尔喀什湖东南，汉代属西域都护府）、奄蔡（里海东北角）、条支（今阿拉伯半岛）、安息（即波斯，今伊朗），并叙述了各国的名人风俗、物产经济、政治军事等方面的情况。张骞的报道载于《史记·大宛列传》。特别值得注意的是张骞说："臣在大夏时，见邛竹杖、蜀布。问曰：'安得此？'大夏国人曰：'吾贾人往市之身毒（今印度）。'"可见，当时四川的一些商品，尤其是丝绸已远销印度，再转销阿富汗等地。这是西汉通往中亚的又一条主要商路。古希腊和罗马的史料中有关中国的记载，也与中国商人的丝绸贸易有关，而其商路之一就是经过印度转运到意大利的罗马。[2,3]

汉武帝根据张骞的有关在大夏见到蜀布的报道，想打通由西南经印度通大夏的道路，但没有成功。于是派张骞第二次出使西域。这时，西域的形势发生了变化。原来依附于匈奴的乌孙，逐渐强大，打败了大月氏，大月氏又向西迁徙到大夏地，乌孙占据了大月氏居住的伊犁河流域，与匈奴对峙，"不肯复朝事匈奴"，匈奴数次派兵攻打乌孙。张骞根据变化了的西域形势，提出了一个很有见地的外交方针。其要点是："厚币赂乌孙"，汉与乌孙结为兄弟之邦，遣汉公主与之联姻，招乌孙回到原来居住的祁连山与敦煌之间，以"断匈奴右臂"。联络乌孙的第二个目的是："既连乌孙，自其西大夏之属皆可招来而为外臣。"

汉武帝采纳了这一计划，为了进一步联络西方各国，汉武帝于元狩四年（公元前 119 年），再次派张骞出使西域，封张骞为中郎将，另有持节副使多人，由张骞视情况，"使遣之他旁国"。张骞率领的联络乌孙的庞大使团，队伍有 300 余人，浩浩荡荡向西驶去，每人马二匹，牛羊以数万，携带的金币丝绸"值数千巨万"，以作为联络各国的赐礼。张骞翻山越岭，途经无数艰险，终于到达乌孙（伊犁河上游）后，他"分遣副使使大宛（费尔干纳一带）、康居（咸海与巴尔喀什湖之间）、大月氏、大夏（阿富汗北部）、安息、身毒、于窴、杅罙及诸旁国"。广泛与中亚、西亚、东北非联系。但由于乌孙国内形势不稳，乌孙王昆莫"亦以此不敢专约于骞"。张骞留居了一年多返回。乌孙派数十人为使随同到长安，见汉广大，"其国乃益重汉"。这次张骞再度出使西域诸国，取得了良好成果（图 7.1、图 7.2）。张骞回国后晋升为"大行"，不久，于公元前 114 年逝世[1,2]。

翌年，他的副使们纷纷偕同各国报聘的使臣回到长安，"于是西北国始通于汉矣"。其后，汉武帝又派遣使臣抵安息（伊朗）、奄蔡（咸海与里海之间）、犁靬（即大秦，罗马帝国）、条支（阿拉伯半岛）、身毒（印度）。从此，东西交通路线开始畅通，为中国和西方诸国的文化、宗教、经济、贸易往来奠定了良好的基础[4]。

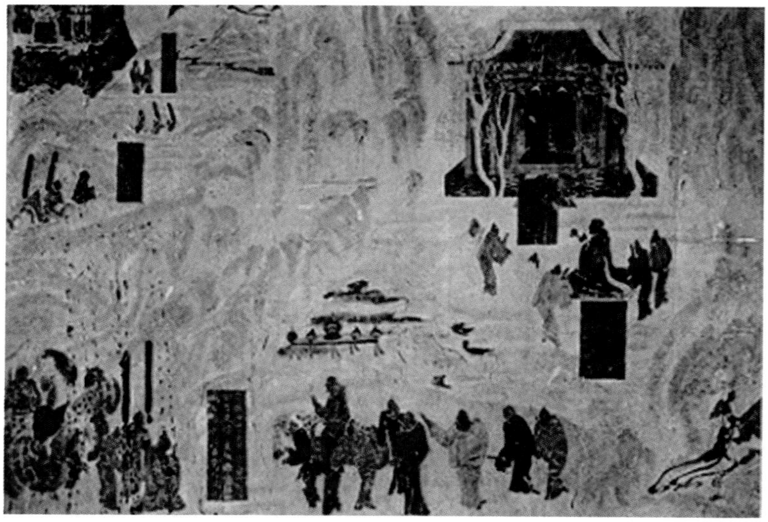

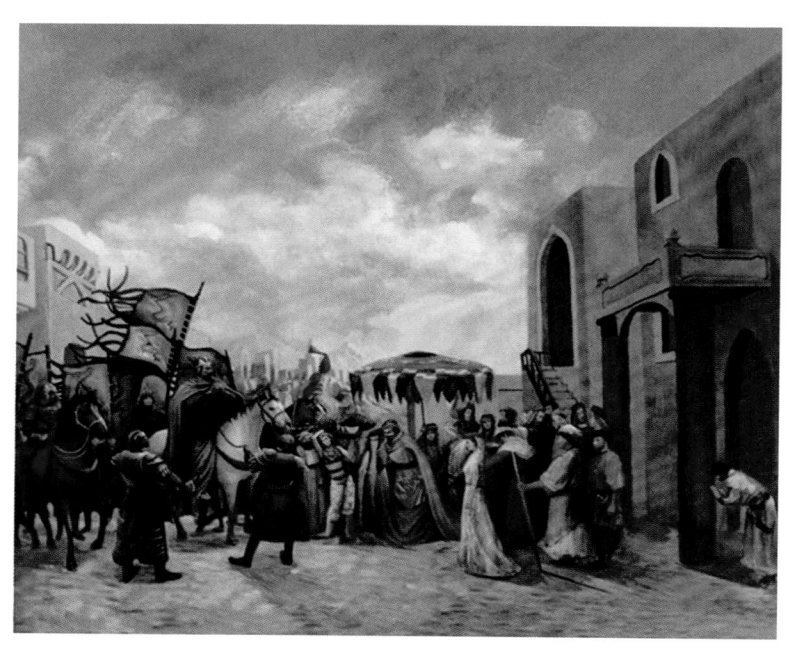

图 7.1　敦煌第 323 窟的张骞出使西域图

　　汉代时张骞于公元前 138 年和前 119 年两次出使西域，使得"胡风"吹进中原，"汉俗"传入西域，一个文化大交流的时代自此开始。

图 7.2　张骞通西域（油画）

　　张骞通西域在历史上具有标志性意义，意味着中国人最早翻越天山、帕米尔及喀喇昆仑等高山峻岭而进入中亚、西亚，意味着丝绸之路的真正开通，这是人类探索高原的伟大创举。

　　史称张骞"为人强力，宽大信人，蛮夷爱之"。剔除"蛮夷"之类的蔑称，意思是说，张骞具有惊人的毅力，坚韧不拔，不论如何艰苦危险，都一定要完成使命。他在与各国的交往中，平易近人，得到西域各国的信任。所以"其后使往者皆称博望侯（张骞封号），以为质（取信）于外国，外国由是信之"。从此以后，汉王朝每年派出的使节，相望于道，"大者数百，少者百余人"。这些庞大的使团，携带着大量牛羊、丝绸等，他们既是使节也是商队，所谓"汉（使）多财物，故必市乃得所欲"。当时，"一岁中使者多者十余，少者五六辈，远者八九岁，近者数岁而返"；而"西北外国使，更来更去"，这些频繁往来的使团，加强了西域与中原的政治经济联系。而西域的名马、多种农作物，尤其是葡萄、苜蓿……也传入中原。所有这些，也丰富了中原地区人民的经济文化生活[5,6]。由张骞"凿空"而开拓的通往西域之路，开辟了著名的"丝绸之路"。（见第 8 章第 5 节）张骞是我国走向中亚高山的第一人，他翻越了天山、帕米尔高原，足迹到达喀喇昆仑及兴都库什山脉，并且留下了那里地理风情的最早记录。这就是后人司马迁根据张骞从西域带回的情报资料写成的《史记·大宛列传》，是中国历史上第一部西部边疆和域外地理专辑。

张骞通西域在历史上有着标志性意义，一方面，意味着丝绸之路的真正开通；另一方面，他开辟的道路，有着深远的历史意义。公元前 121 年，汉军大败驻牧在河西走廊一带的匈奴军队，汉朝在此先后设置武威、张掖、酒泉、敦煌四郡。公元前 101 年，汉朝又在天山南部的轮台、渠犁等地驻军数百人进行屯田，并设"使者校尉"地方官员统领西域。公元前 60 年（汉宣帝神爵二年），汉朝设置"西域都护府"，驻乌垒城（今轮台县境内），治理西域全境，西域各地首领和主要官吏均接受西汉赐予的印绶。西域都护府的设立，标志着西汉开始在西域行使国家主权，西域成为中国统一多民族国家的一个组成部分[7]。

第 2 节　法显西行取经

东晋安帝隆安三年（公元 399 年），著名高僧法显西行求法。法显，本姓龚，是平阳郡武阳（今山西临汾）人。自幼被家人送入佛寺为僧，20 岁受戒，专心研诵经法，成了当时"志行明敏，仪轨整肃"的高僧。他想改变当时缺乏戒律经典所造成的流弊，便在他 65 岁那年春天，和慧景、道整等和尚，踏上西上天竺的漫漫长途，亲自前往印度等国取经求法[8]。

他本应取道古"丝绸之路"。然而公元 4 世纪末的东晋年间，河西走廊先后出现了前凉、后凉、北凉、西凉等割据政权，各霸一方，战乱频仍。与后秦、西秦、南凉为敌的后凉吕氏政权，横亘在武威，挡着西行之道，丝绸之路的交通一时被阻断。这时法显绕道而行，走了唐蕃古道（见第 8 章第 6 节）。他们一行从长安出发，经过西秦所在的金城郡（今兰州市西境），溯湟水沿岸而西上，到了秃发傉檀统治下的南凉首都乐都，再经由南凉控制的西平郡（今西宁）转赴今大通、门源直达河西走廊的张掖，然后沿丝绸之路古道前往鄯善，再越葱岭到天竺，最后到了狮子国（今斯里兰卡）。在翻越葱岭时，深受高山缺氧的折难，他的一名随从慧景死于高原肺水肿（见第 9 章第 3 节）。

法显此次西行又是一个中国人战胜高原的鲜明事例。他求得了不少稀有的佛教经典。晋安帝义熙七年（公元 411 年），法显取道海路回国，在建康译经，并撰写了《佛国记》，详细地介绍了印度、巴基斯坦、斯里兰卡及印度尼西亚等国的佛教和地理风土情况，扩大了当时中国人民对这一地区的视野，促进了东西文化的交流。

从法显所走的这条道路看，虽然因战乱造成"丝绸之路"一时阻断，但智慧的中国人又经青藏高原开辟了一条旁道，绕道进入西域，翻越帕米尔高原到达南亚地区，使"丝绸之路"南迁而畅通不断[5]。

第 3 节　玄奘赴天竺取经

玄奘（602—664），俗姓陈，名祎，洛州缑氏（今河南偃师缑氏镇）人，唐代高僧，著名佛学家，佛经翻译家，佛教唯识宗创始人之一和旅行家（图 7.3）。公元 629 年，他从凉州出发，西行抵玉门关，出关后先经古丝绸之路（见第 8 章第 5 节）、吐鲁番、天山后再经喜马拉雅，穿越了中亚和青藏的高原、高山地区，到达天竺（印度）（图 7.4）。公元 633 年，玄奘抵达尼泊尔南部的蓝毗尼（腊伐尼林），为佛教始祖释迦牟尼的诞生地，玄奘瞻礼遗迹，并做了描述，他写道："至腊伐尼林，有释种浴池，澄清皎镜，杂花弥漫。其北二十四五步，有无忧花树，今已枯悴，菩萨诞灵之处……有大石柱，上作马像，无忧王之所建也。后为恶龙霹雳，其柱中折仆地。"[9]

玄奘后又到达呾叉始罗国（即今塔克西拉，位于巴基斯坦伊斯兰堡西北）。据古书记载，早在公元前 7 世纪，这里就是一个繁华之城和文化中心。印度史诗《摩诃婆罗多》和佛教经典《本生经》都曾提到这里，称之"塔克哈西拉"，梵文"石雕之城"之意，据说是后来希腊人将之简称为塔克西拉的。它是著名的犍陀罗艺术的发祥地。玄奘曾历游南亚并来到这里，取得真经 650 余部。他在《大唐西域记》中做了如下描述："呾叉始罗国周二千余里，国大都城周十余里。""地称沃壤，稼穑殷盛，泉流多，花果茂。气序和畅，风俗轻勇，崇敬三宝。伽蓝虽多，荒芜已甚。僧徒寡少，并学大乘。"在这里，他盛赞当地物产丰富，政通人和，但对寺庙虽多，多以破败，佛教徒少而遗憾。传说中的唐僧讲经台是巴拉尔佛塔对面的一座高台，呈斜坡状，可同时容纳数千听众。尽管时光流逝，但今天在塔克西拉博物馆的讲解员依然能指出当年玄奘念经的佛堂[9]。

玄奘在印度游学，历经 17 年之久，来回行程数万千米，基本上是沿着古丝绸之路及丝绸南道的路线。公元 645 年，他历经艰辛回到长安（西安），受到僧侣和信徒们的热烈迎接，盛况空前（图 7.5），唐高宗永徽三年（公元 652 年），特为其修建大雁塔（在长安城南，今天仍巍然矗立）并为他塑像（图 7.6），大雁塔收藏带回的佛经，迄今存留。玄奘及其弟子在此共译佛经，译出佛经 75 部，凡 1 335 卷，对丰富祖国文化有着重要贡献，对中国乃至东亚和东南亚地区佛教盛行起了巨大影响，并为古印度佛教保存了珍贵的典籍。他还撰有《大唐西域记》一书，为研究印度、尼泊尔、巴基斯坦、孟加拉国及中亚等地区古代历史、文化、地理、宗教提供了重要历史文献[10]。

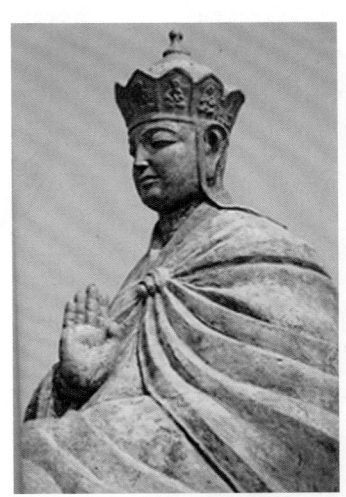

图 7.3　大唐法师玄奘雕塑，庄重、严默而沉思（兰州黄河之滨塑像）

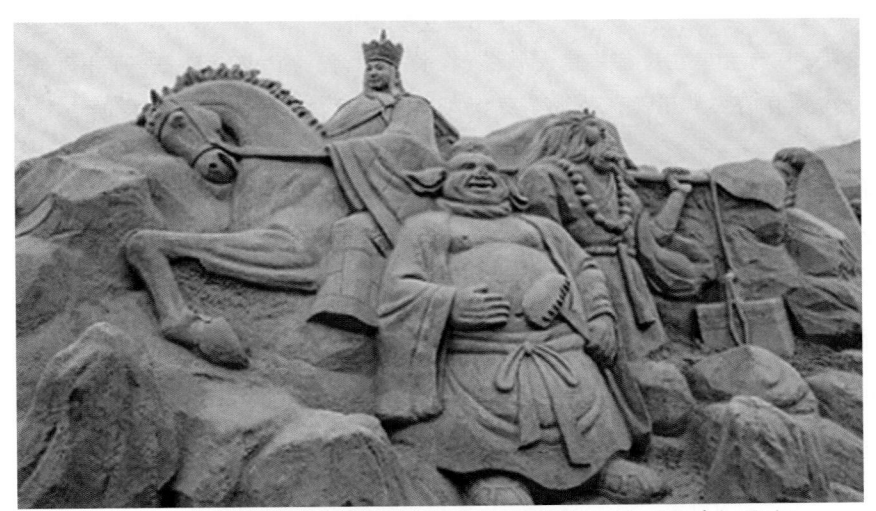

图 7.4　大唐法师玄奘带领其门徒西行前往天竺（印度）取经

《西游记》的形象，为 2014 年中国台湾地区福隆国际沙雕节的获奖作品。

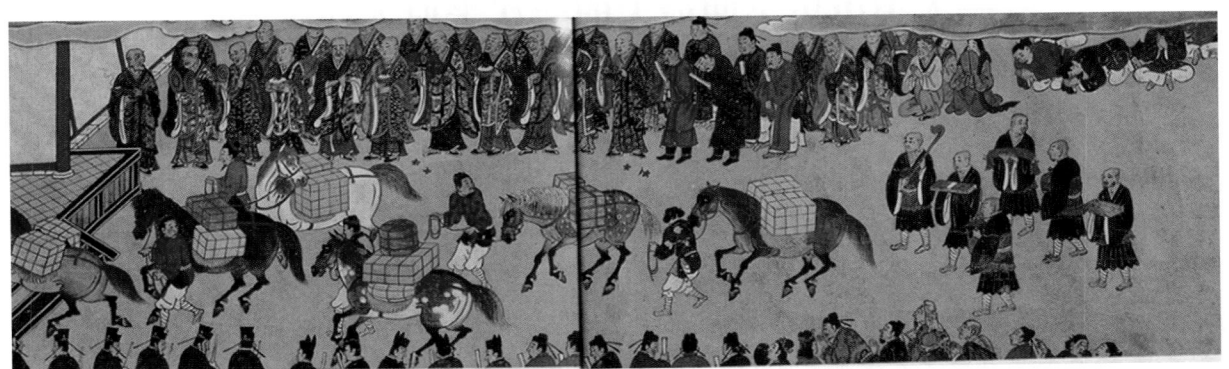

图 7.5　玄奘取经归来（壁画）

　　公元 645 年，玄奘取经归来，僧侣、信徒与官吏在长安的寺院前隆重迎接，马背上驮着来自印度的佛教经典及手稿。

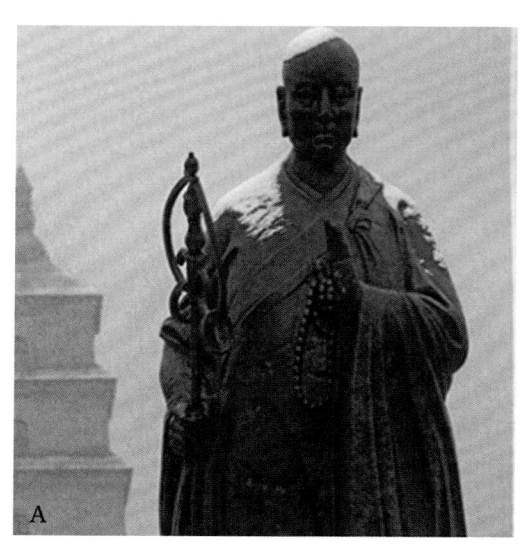
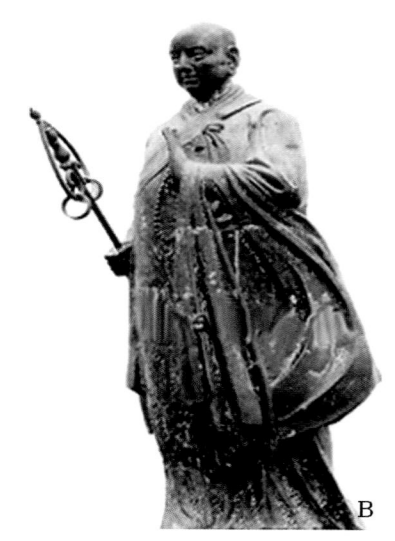

图 7.6　玄奘塑像

A—公元 652 年，特为玄奘在唐都修建大雁塔（在长安城南，今天仍巍然矗立）并为他塑像，流芳百世；B—在西藏大昭寺内保存的玄奘塑像，体现了藏族人民对他伟大功绩的肯定。

据记载，我国东晋高僧法显于公元 405—411 年也到访过塔克西拉，他称当时塔克西拉一带有四座佛塔："众宝校饰。诸国王、臣民，竞兴供养，散华然灯，相继不绝"。这样看来，我国名著《西游记》中唐僧的原型当不止玄奘一人，而是早期到访次大陆的玄奘、宋云、法显等高僧的集合体，彰显了他们为开拓我国文化、经济、对外交流而历尽艰苦、不屈不挠的伟大精神。《西游记》虽然有着浓厚的神话色彩，但玄奘、法显等不畏艰辛穿越青藏和喜马拉雅的伟大历程都是真实的历史记录[11]。

第 4 节　文成公主入藏
——人类历史早期最大的一次平原人移居高原

公元 6 世纪时，藏族先民部落经数千年的发展，形成大大小小数十个联盟，其中分布在西藏地区的有所谓"四十小邦"，后四十小邦合并为"十二小邦"。其中山南地区的"悉补野"部落逐渐强大起来，在第三十二代赞普朗日松赞时期，统一了雅鲁藏布江下游地区，建立了吐蕃王朝。悉补野部落的第三十三代赞普松赞干布亲政后，为巩固新建立的吐蕃王朝，采取了一系列影响深远的重大措施，一方面进行统一青藏高原的事业；另一方面努力扩大对外经济文化交往[12]。

公元 634 年，松赞干布赞普派遣特使到长安向唐朝赠送礼品，请求通婚。但此次求婚未成。公元 640 年，松赞干布命大相噶尔·东赞（《唐书》称禄东赞）为使官，以黄金五千两及珍珠数百为聘礼，请许婚。禄东赞曾多次受命使唐，此人能言善辩，才华出众，礼仪齐全，博得唐廷敬重[13]。

唐太宗贞观十五年（公元 641 年），唐曾出兵助诺曷钵，平息因诺曷钵之相宣王拟降吐蕃而引起的内乱。吐蕃当时不欲与唐朝相争，仍向唐请求和亲，而唐也愿与新兴的吐蕃和好，从而唐太宗答应以宗室女文成公主嫁吐蕃赞普松赞干布[14,15]。是年，唐太宗命其堂弟礼部尚书江夏王李道宗护送。文成公主及唐、蕃专使和随从人员大队人马浩浩荡荡从西安经青海前往吐蕃[16,17]（图 7.7）。到底有多少随行人员共往，所说不一，据塔尔寺酥油花图记录，为 440 人，但实际可能远超此数。队伍经日月山后先抵达吐谷浑，当时吐谷浑首领诺曷钵特为文成公主路经青海地区做了隆重的布置，沿途在河湟谷地为文成公主建筑行馆，诺曷钵和吐谷浑贵族分别迎送[18]。

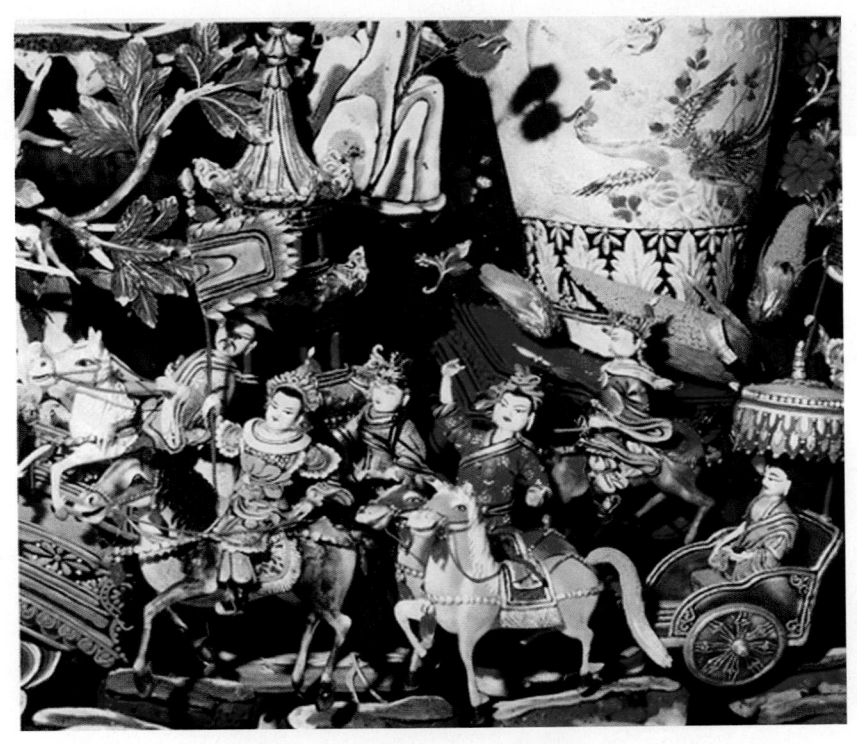

图 7.7　文成公主入吐蕃时情景

青海塔尔寺内艺人制作的酥油花（一种以酥油为原材料制作的油塑艺术品），展现公元 641 年文成公主（中）及随行队伍入吐蕃时的壮观情景。

文成公主入藏的必经通道是日月山，藏语称"尼玛达瓦拉"，蒙古语称"纳喇萨喇"，即"太阳和月亮"的意思，由于山体红层出露，古时称"赤岭"。据说文成公主行至海拔 3 520 m 的赤岭峰顶上（图 7.8），翘首东望，回首为汉界，举目前望为辽阔的塞外草原，远离家乡的愁思油然而生，她便取出临行时帝后所赐日月宝镜观看，可什么也看不见，文成公主意志坚定地将日月镜抛下赤岭，泪流满面湿衣襟，但毅然策马前行。这就是后人流传的"日月山"的来历和寄托思念的泪水流成"倒淌河"的故事，感人至深。为了铭记这一伟大的历史，当今日月山上建造了日月亭（图 7.9）。待下得日月山，就是碧波荡漾的青海湖，文成公主在湖畔的大河坝（今青海兴海县境，3 200 m）的一个行馆驻驿一时，而今行馆遗址虽早已不复存在，但人们迄今仍称这一带为"公主佛堂"。

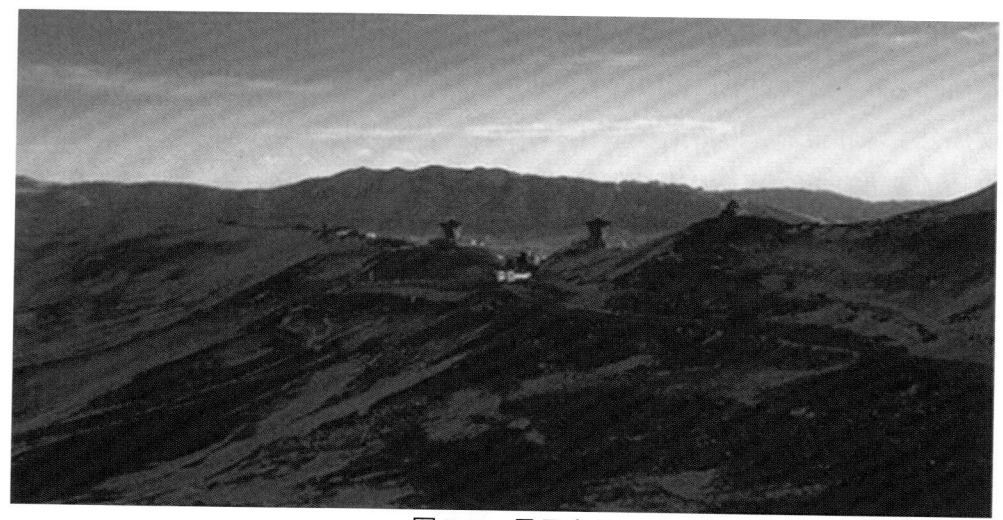

图 7.8　日月山

　　公元 7 世纪，文成公主入吐蕃时需翻越古时称为"赤岭"的海拔 3 520 m 高山，此为我国自然地理上一条重要的分界线——藏汉走廊。传说文成公主为表赴吐蕃的决心，在此摔弃"日月镜"而毅然骑马前行，后人为纪念她，称此山为"日月山"，表示文成公主的伟大，日月同辉。

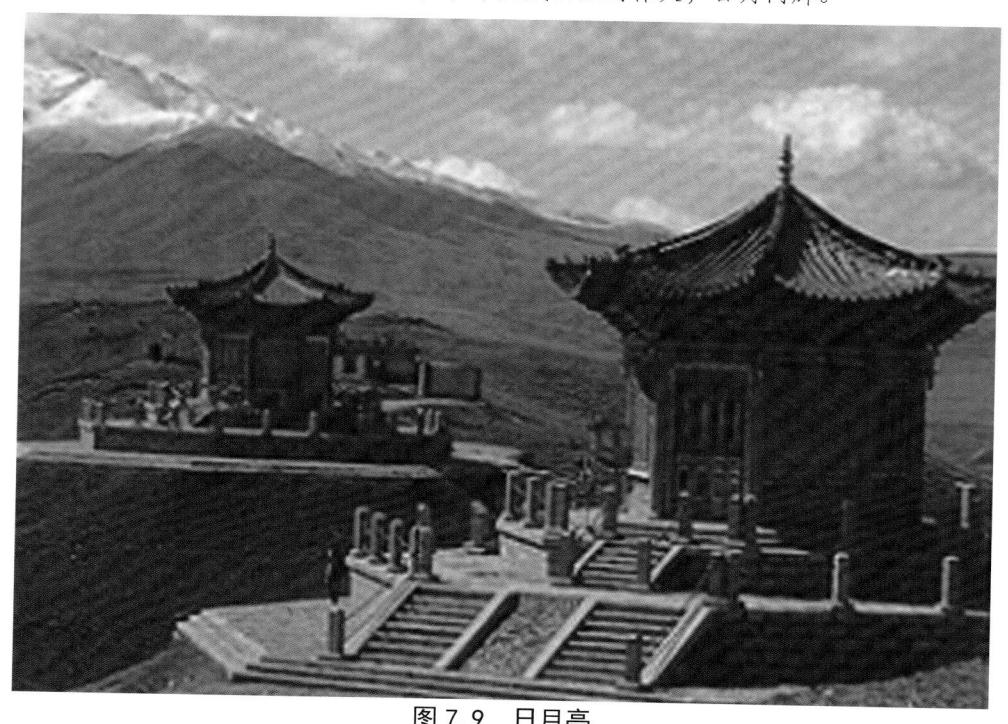

图 7.9　日月亭

　　公元 7 世纪，文成公主赴吐蕃和亲路过日月山，人们为怀念文成公主，修建日亭和月亭，两亭均为八角砖木结构，遥遥相对，亭内有记述文成公主入藏历史的壁画。

　　松赞干布率领藏兵和迎亲队到柏海（为吐蕃之东界，今青海玛多县扎陵、鄂陵湖处，海拔 4 287 m，界外是吐谷浑境）亲迎（此处已被后人定名为迎亲滩，是一块圣地，藏族过此必须下马祈祷）（图 7.10、图 7.11），并执子婿之礼谒见李道宗，然后同返逻些（即拉萨）[18,19]。

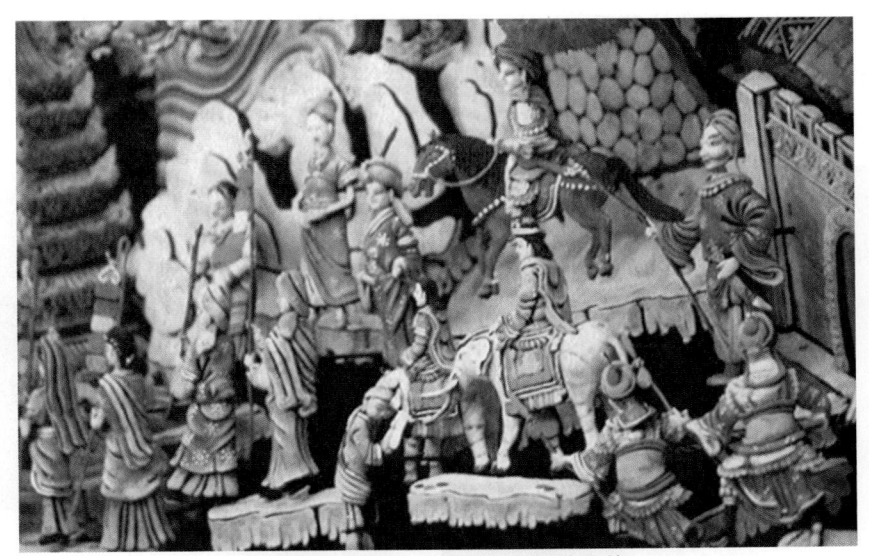

图 7.10　青海塔尔寺内的酥油花

展现文成公主（中）经过千辛万苦到达柏海时的盛景。两幅酥油花图反映了藏族人民对文成公主深深的敬爱。

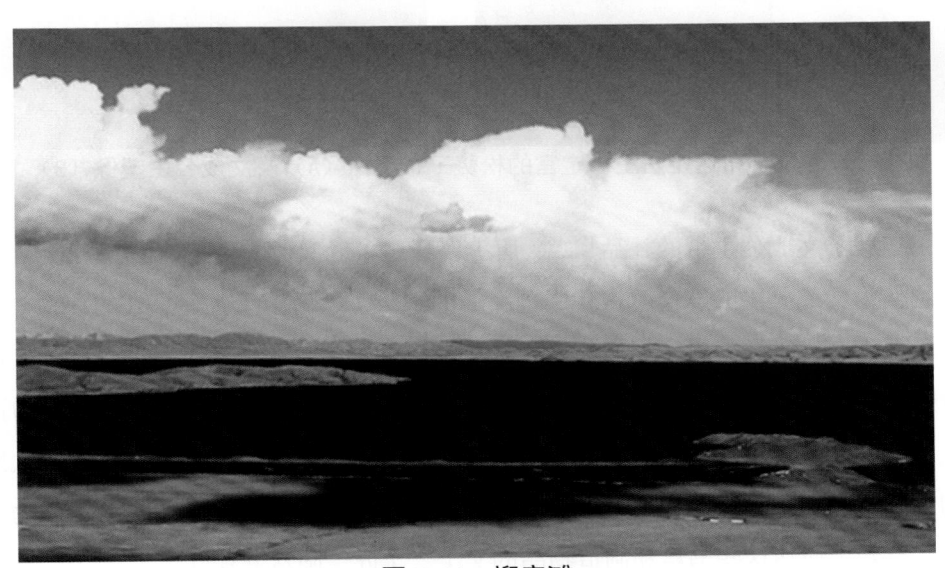

图 7.11　迎亲滩

松赞干布赞普率领藏兵和迎亲队到柏海（今青海玛多县扎陵、鄂陵湖处，海拔 4 287 m）亲迎文成公主入吐蕃，此处已被后人定名为迎亲滩，成为一块圣地。

这条进藏路线经考察确定为：由唐都长安（即西安）西行，越陇山，经甘肃天水、陇西、临洮、临夏，在炳灵寺或大河家附近渡黄河转入青海境内，再经民和、乐都、西宁、湟源，越过赤岭（日月山）、倒淌河、恰卜恰、切吉草原、大河坝、温泉、花石峡，进入玛多柏海（扎陵、鄂陵湖），翻越巴颜喀拉山口转道进入玉树清水河，渡过通天河至子曲，沿当地"通藏大道"过当曲，自唐古拉山察午拉山口逾山至西藏的聂荣，经那曲、当雄，最后直抵逻些（拉萨）[13,16,17]。这条古路线，即"唐蕃古道"（第 8 章第 6 节），蜿蜒在"世界屋脊"上，这是中国人民在世界最高海拔区走出来的。

松赞干布非常喜悦，到达拉萨后，为文成公主于玛布日山（即今拉萨布达拉山）建筑唐式宫室，自己见公主时也改穿纨绮（唐朝高官的绮丽之服），并举行了极隆重的婚礼（图 7.12）。公元 649 年，唐太宗封松赞干布为驸马都尉、西海郡王。

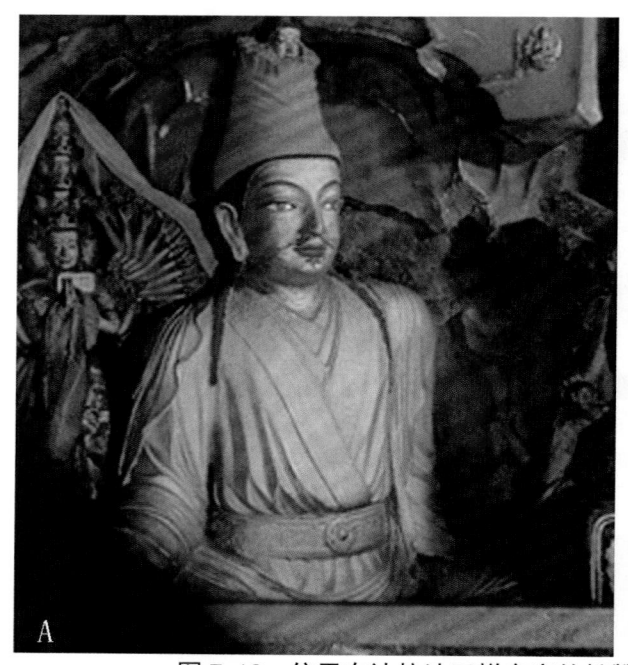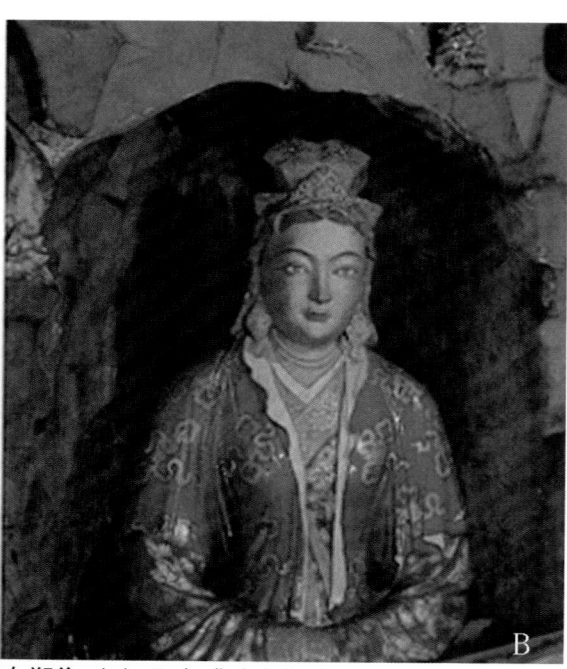

图 7.12　位于布达拉法王禅定宫的松赞干布塑像（A）及文成公主塑像（B）

吐蕃史书记载了文成公主带的礼品[13-16]：唐王以释迦牟尼佛像、珍宝、金玉、书橱、360 卷经典、各种金玉饰物作为文成公主的嫁奁（古代中国女子的嫁妆），又给予各种烹饪的食物、各种饮料，尚有药物、乐器、金鞍玉鞯、狮子凤凰树木宝器等花纹的锦缎垫帔，占卜经典 300 种、识别善恶的明鉴（似指史书）、营造与工技著作 60 种、治 404 种病的医方 100 种、诊断法 5 种、医疗器械 6 种、医学论著 4 种，又携带芜青种子、谷物种子、茶叶和蚕种。以车载释迦牟尼佛像，以大队骡马载珍宝绸锦衣物及日常必需用具。这里所说 360 卷经典，当是佛经经典。其余所带书籍和物品，种类很多，由此自然有若干通达这些书籍和制造物品的文士、工匠、随从共往吐蕃[13,17-19]。

文成公主带到吐蕃的珍贵的释迦牟尼佛像和佛经，至今仍供奉于大昭寺内，被藏传佛教信徒们奉为至尊，天文历算、医药百方、五行经典、工艺技术等，也由文成公主之手传入吐蕃。

松赞干布迎娶文成公主，这是藏族历史上的一件大事，也是藏汉民族关系史上的一件大事，更成为汉藏民族关系的历史佳话。这是规模巨大的第一次汉文化输入，也是人类第一次最大规模的从平原移居高原的伟大行动！

以这次联姻为契机，在文成公主嫁到吐蕃的这段时期，来往于大唐和吐蕃间的使臣不断，还有从吐蕃派往唐朝学习的贵族子弟，有被吐蕃聘请去处理文书的唐朝儒者，以及吐蕃续请唐朝派遣的酿酒、碾硝、造纸、制墨等的工艺匠人等。这些人的交往，形成了一条连接内地和青藏的纽带，促进了唐蕃之间政治、经济、文化的大交流，促进了藏汉两民族人民友好亲密关系的发展，汉地的农耕、造酒、碾磨、纸墨等各种先进生产技术和文学、音乐等文化艺术大量传入吐蕃，汉族的生活方式、服饰、饮食习惯等也在吐蕃产生影响[13,17-19]。

据史书记载，自公元 634 年松赞干布首次遣使入唐，到 846 年吐蕃王朝崩溃的 213 年间，双方往来使者共 191 次，其中唐入吐蕃 66 次，吐蕃入唐 125 次，形成了"金玉绮秀，问遣往来，道路相望，欢好不绝"（见《全唐文》）的亲密关系，为以后汉藏两族间兄弟般情谊的进一步发展开辟了广阔的道路，为西藏最终在元代时归入中国版图打下了基础[20-22]。

世世代代的藏族人民把这个伟大的历史事件当作汉藏友好的象征。千余年来，藏族民间对知书识礼、博学多才的文成公主十分敬重，她的事迹几乎是家喻户晓，藏族人民亲切地称她为"伽莎阿吉"（亦有称"阿姐甲沙"，即"汉族姐姐"之意）[23]。在一些藏区为她塑像立祠，如玉树巴塘等地，由于文成公主入藏时曾在此做短期停留，休整数月（即今称之为高原习服），其间公主与藏族亲密无间，还教授当地藏民种植技术。文成公主还十分尊重藏族人民的文化及信仰，她在玉树巴塘期间，令其随从工匠在玉树勒巴沟石壁上刻了释迦牟尼像，迄今留存可观（图 7.13）。她还令随行工匠及艺人修建了"大日如来佛堂"，位于玉树结古贝纳沟内，在悬崖峭壁上雕塑了大日如来等 9 尊佛像，佛殿为文成公主令随行工匠及当地藏族工匠共同修建的。藏族人民为了纪念她，如今都称此为"文成公主庙"（图 7.14），迄今香火缭绕，是藏汉香客信徒、国内外游客的必访之地，他们为文成公主献上哈达、贡品，寄寓深厚的感情与怀念。在巴塘山的白满都沟北侧石灰岩峭壁上，还留有文成公主的石刻造像，日久已不甚清晰，在 9 座雕像中，文成公主居中，坐于狮子莲花座上，两旁分上下两排排列 8 个宫女，分持刻瓶、花卉等侍立，其雕刻有明显的唐代风格，可见藏族对她的敬爱[24]。文成公主在吐蕃生活了将近 40 年，于公元 680 年在逻些（拉萨）逝世，千百年来在汉、藏两族人民中均流传着许多赞颂她的故事。

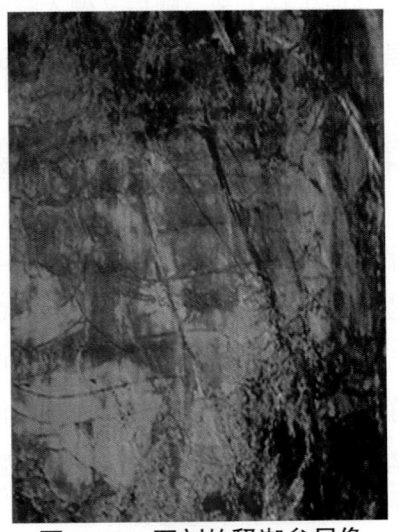

图 7.13　石刻的释迦牟尼像

图为唐文成公主嘱其随从工匠刻于玉树勒巴沟石壁，迄今留存可观。

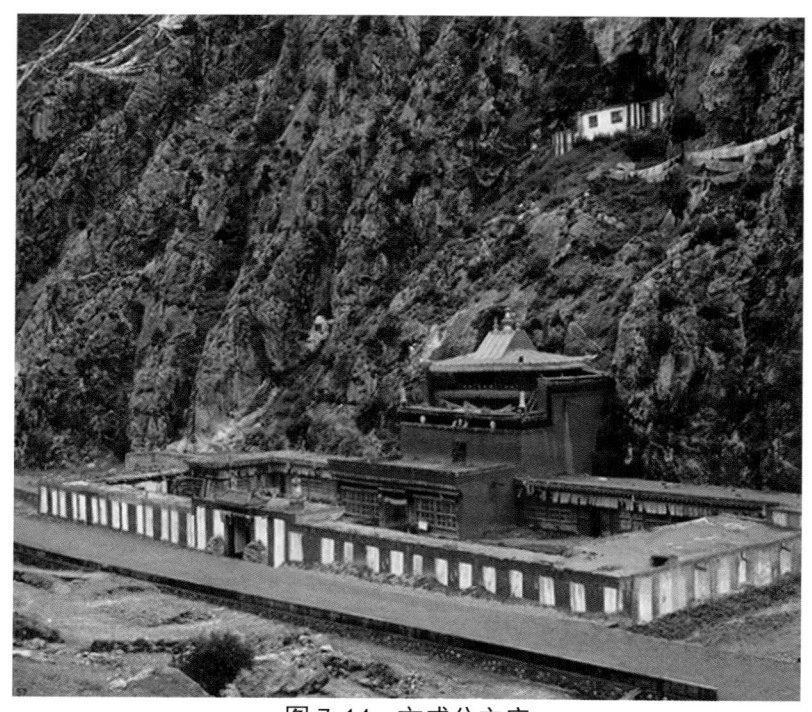

图 7.14　文成公主庙

又称"大日如来佛堂"，位于玉树结古贝纳沟内。文成公主入吐蕃时令随行工匠及艺人在悬崖峭壁上雕塑大日如来等 9 尊佛像，佛殿为文成公主令随行工匠及当地藏族工匠修建的。如今成为人们怀念文成公主必去的敬仰膜拜之地。

文成公主率领千百人计的浩大队伍，从平原西安向青藏高原进发。当时已知逐步登高建立习服的道理，据考他们步步缓行，如在玉树巴塘（3 750 m）曾停留约 3 个月之久，一方面人马休整，另一方面贮备粮草，为随后进入海拔 4 300 m 的柏海地区和翻越海拔 5 000 m 的巴颜喀拉山做好准备。这一支汉族队伍不仅成功地在西藏高原生存下来，随后又融入藏族群体之中，是人类历史上早期最大的一次平原人移居高原，而且强有力地证明，平原人通过长期习服，可以成功地在高原生存繁衍。

第 5 节　金城公主入藏

金城公主远嫁吐蕃为另一次平原汉族迁入西藏高原。公元 704 年藏王赤都松赞在亲征六诏地区时卒于军中，由其子尺带珠丹即位，祖母没禄氏听政。因幼主新立这一吐蕃内部形势的变化，相应地也出现了吐蕃对唐关系的变化。为度过幼主新立的困难局面，吐蕃力求和唐亲好。而当时正是武则天称帝后期，唐亦无力与吐蕃争战，也希望息兵修好，曾多次派遣使臣入吐蕃谈判。706 年，唐蕃盟好，划界立盟，史称"神龙盟誓"。随后，没禄氏于 707 年派使臣入唐为尺带珠丹请婚。唐中宗景龙三年（公元 709 年），唐中宗封雍王李守礼之女为金城公主，许嫁吐蕃。唐决定以宗室女金城公主嫁往吐蕃，结亲于赞普尺带珠丹，这是继文成公主嫁到吐蕃后 70 年，唐和吐蕃的第二次和亲，

是一重大事件 [13,18]。

　　唐中宗景龙四年（公元 710 年），金城公主由唐大将军杨矩护送入藏。临行前，唐中宗亲率百官送金城公主至平县（今陕西兴平），举行隆重的送别盛会，颁发公主远婚制书，说明唐蕃双方和平、通婚的意义，并以河西九曲（今青海湖东南黄河两岸）水草繁茂之地赐给公主为汤沐邑。金城公主在吐蕃大臣的迎接和大唐左卫大将军杨矩的护送下，由长安经青海前往拉萨。吐蕃又为公主营筑宫室，举行隆重完婚典礼。随行人员中包括各种技艺工匠，以及随带的数万匹绸缎和龟兹乐等。行列之大，经济、文化交流之盛仅次于文成公主之行。

　　金城公主在吐蕃王尺带珠丹年幼嗣位的困难时刻来到吐蕃，代表了唐朝对吐蕃的支持，对于稳定吐蕃政局，发展吐蕃经济文化，做出了积极贡献。金城公主才华出众，深明大义，在她入吐蕃后的一段时间，曾赞助玉田等地僧人入藏，建寺译经，并向唐朝求得了《毛诗》《礼记》《左传》《文选》等汉文经典，在吐蕃文化的发展上起了极为重要的作用。迄今传世的《礼记》《战国策》等敦煌古藏文译本，就是最有力的历史见证 [13,18,24]。

第 6 节　弘化公主入吐谷浑

　　其实，早在文成公主和金城公主前后入藏以前，大唐第一位和亲公主——弘化公主已远嫁到青藏高原祁连山区的吐谷浑。

　　唐朝初年，吐谷浑政权已传位 20 代，国业历经近 300 年，国势虽过了最强盛时期，可依然是一个东自今甘南、川西北，西达今新疆东南部，北至祁连山脉，南及江河源头的一个草原王国。对于这样一个边境大国，唐从最初接触、互市，到边境摩擦、局部冲突，直至经过战争平定其进犯，之后又诏令复国，对其采用保全部落传承、顺应风俗习惯的自治政策，使这个西部接壤的王国成为唐朝一个附属国。

　　唐太宗贞观十三年（公元 639 年），吐谷浑国王诺曷钵入朝长安，敬献牛羊万头，向唐请婚。唐太宗以 17 岁的宗室女弘化公主相许配，并在长安完婚，妆奁甚为丰厚。弘化公主也称光华公主，陇西成纪人，唐高祖武德五年（公元 622 年）出生于唐王朝宗室之家，为淮阳王李道明之女，弘化公主自幼受到家庭严格的教育，贤明聪慧、知书达理、容貌美丽，深得诺曷钵宠爱。次年，太宗以淮阳王李道明为特使，右武卫将军慕容宝率军持节，护送弘化公主夫妇回国。

　　为了汉与吐谷浑两族间的团结，年仅 18 岁的弘化公主离开长安，到异族他乡的青藏高原与诺曷钵过起了"有城郭而不居，随逐水草庐帐为室，以肉酪为粮"的游牧生活，可见弘化公主的决心、毅力和献身精神。从此唐浑结成舅甥关系，双方友好往来。弘化公主远嫁吐谷浑是一件意义重大、影响深远的事件。唐朝通过这一系列亲善行为，首先，解除了吐谷浑对河西陇右的骚扰，保证了大唐西北边境的安定；其次，为古丝绸南路（唐蕃古道）的畅通创造了条件，使当地经济繁荣；最后，归附后的吐谷浑成为唐朝与崛起于西藏渐已强大的吐蕃王朝之间一道缓冲的屏障，有效地保护了唐朝西南边陲的安宁。

弘化公主是幸运的。永徽三年（652年），弘化公主申请回大唐省亲获准，成为唐朝与其他兄弟民族和亲的15位公主中唯一回过娘家省亲的，这也与唐浑之间亲密的同盟加附属关系有着必然的联系。在都城长安，弘化公主夫妇受到唐高宗的优待，其间弘化公主为其长子向大唐求婚，并获恩准。龙朔三年（663年），吐谷浑亲吐蕃大臣素和贵叛投吐蕃，最终导致吐谷浑被吐蕃灭国。诺曷钵和弘化公主率领残部数千帐投奔凉州（今甘肃武威），获唐朝接纳。公元666年，唐朝册封诺曷钵为"青海国王"，公元672年徙于灵州，置安乐州，以诺曷钵为刺史，子孙世袭"青海国王"称号。武则天时，弘化公主得赐姓武，改封西平大长公主。

弘化公主于圣历元年（698年）去世，享年76岁，在那个时代应该是长寿的。她及其随从证明了平原人对高原的成功习服，而且在高原繁育了后代。她的墓志铭中写道："大长公主，诞灵帝女，秀奇质于莲波，托体王姬，湛清仪于桂魄。公宫秉训，沐胎教之宸猷。姒幄承规，挺璇闱之睿敏"，给予了这位唐朝公主极高的评价[25]（图7.15）。

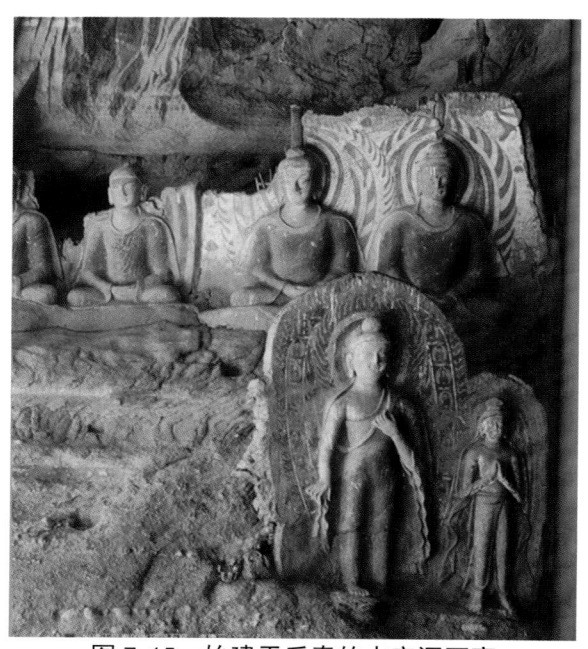

图7.15 始建于后秦的水帘洞石窟
李唐三公主共雕于此，弘化公主（后左）、文成公主（前中）及金城公主（后右）。

第7节 徐霞客对云贵考察

徐霞客，名弘祖，字振之，号霞客，生于明万历十五年（公元1587年），卒于明崇祯十四年（公元1641年），今江苏省江阴市马镇人[26]。

徐霞客从少年时代起，就喜欢涉猎地理、历史和探险游记一类书籍。他最初以攀登名山为主，北方的泰山、嵩山、华山、恒山、五台山，东南一带的黄山、庐山、天台山、雁荡山、海上洛迦山、福建武夷山、广东罗浮山，均有他的身影。他不愧为中国最早的登山家之一[26]。

徐霞客 51 岁以后，在 3 年多的时间里，远走广西、贵州、云南，一直到了与缅甸交界的地方，在此他考察了广大石灰岩地区的地貌特征，有了系统的观察和分门别类的描述。特别是对于石灰岩地区特有的溶洞，他进行了大量的观察，并做了精确的描述。这是世界上最早对我国云贵高原石灰岩地貌的考察研究。在他去世后一百多年，欧洲学者爱士培尔才开始做同类性质的工作，而且考察的广度和深度都不及徐霞客。欧洲最早对石灰岩进行系统研究的是德国人瑙曼，但比起徐霞客来，要晚 200 多年。所以徐霞客既是我国也是世界上石灰岩地貌考察的先驱，他在我国和世界科学史上都占有极其重要的地位[26,27]。

公元 1641 年，徐霞客溯金沙江而上，到川、滇等地实地考察，发现了金沙江是长江的上源，并写了《江源考》一书，推翻了过去"岷山导江"之说，并正确指出发源于犁牛石的金沙江才是长江的正源（第 8 章第 1 节）。

徐霞客，是我国最著名的地理学家之一。1987 年，在他诞生 400 周年之际，对他生前未能完成的志愿，即最新版本的《徐霞客游记》和《纪念徐霞客论文集》相继出版，均有很高的科学价值[26,27]。

参 考 文 献

[1] 王思治. 张骞通西域[N]. 人民日报，1981-07-13.

[2] 史祖瑞. 张骞通西域与丝绸之路[J]. 对外贸易，1979，2：10-12.

[3] 杨东野. 关于佛教的传播路线[N]. 人民政协报，2000-06-16.

[4] 王兆斌，马文庆. 昆仑神话[N]. 青海日报，2000-04-21.

[5] 李得贤. 青海境内丝绸路[N]. 青海日报，1983-03-01.

[6] 李长兴. 古老友谊开新花[N]. 人民日报，1982-12-30.

[7] 首都文明工程基金会. 绝美和田：汉唐文化与丝绸之路[J]. 文明，2016，11：14-47.

[8] FA HSIEN. A record of Buddhistic kingdoms being an account by the Chinese monk Fa-Hsien of his travels in India and Ceylon（AD 399—414）in search of the Buddhist books of discipline[M]. New York：Dover Pub，1965.

[9] 玄奘.《大唐西域记》，《旧唐书》一九六上、列传一四六下，《吐蕃传》[M]. 北京：中华书局，1975.

[10] 李云飞. 兰毗尼花园[N]. 人民日报，1981-06-06.

[11] 李云飞. 塔克西拉漫笔[N]. 人民日报，1981-05-21.

[12] 赵萍，续文辉. 简明西藏地方史[M]. 北京：民族出版社，2000.

[13] 范文澜. 中国通史简编：第三编，第二册[M]. 修订本. 北京：人民出版社，1965：485.

[14] 索南坚赞. 西藏王统记[M]. 刘立千，译. 拉萨：西藏人民出版社，1985.

[15] [作者不详]. 松赞干布赞普与唐朝和亲[M]//汉语和佛教论丛：第三卷. [出版地不详]：[出版者不详].

[16] 欧阳修，宋祁. 新唐书·吐蕃传[M]. 中华书局标点本. 北京：中华书局，1975.

[17] 王忠. 新唐书吐蕃传笺证[M]. 北京：科学出版社，1958：28-31.

[18] 王辅仁，索文清. 藏族史要[M]. 成都：四川人民出版社，1982.

[19] 五世达赖喇嘛. 西藏王臣记[M]. 刘立千，译. 拉萨：西藏人民出版社，1992.

[20] 青海省志编纂委员会. 青海省志：第一卷[M]//青海历史纪要. 西宁：青海人民出版社，1961：21-25.

[21] 陈阴陪. 汉藏民族团结的赞歌[N]. 人民日报，1980-01-02.

[22] 李方桂. 821—822年的唐蕃会盟碑[J]. 通报，1963，44（1-3）：113-118.

[23] 陈真. 阿姐甲沙[N]. 光明日报，1961-01-21（3）.

[24] 中国科学院民族研究所，西藏少数民族社会历史调查组. 藏族简史[M]. 拉萨：西藏人民出版社，1985.

[25] 唐韵，李保明. 大唐第一位和亲公主[M]//秘境青海. 西宁：青海人民出版社，2014：82-83.

[26] 佚名. 徐霞客[N]. 人民日报，1982-02-28.

[27] 侯任之. 献身科学，尊重实践：纪念徐霞客诞生四百周年[N]. 光明日报，1987-12-09.

第 8 章　中国人最早对高原的探察

广袤的青藏高原、喀喇昆仑、天山、帕米尔是中国各族人民自古生息繁衍的土地，具有开拓探索精神的中国人从远古时代起就对这片土地上的奥秘进行了一代又一代的探索，那里的冰峰雪岭、高山险道、大江大河、风寒日烈、烟瘴毒气都没有阻挡他们前进的步伐，在世界上中国人最早走进了高原，最早体验了高原，最早认识了高原，也最早开发了高原。

第 1 节　长江源头早期考察

长江是中华民族的母亲河，是我国第一大河，也是世界上最伟大、最壮丽的河流之一。全长 6 380 km，为世界第三大河，仅次于南美的亚马孙河和非洲的尼罗河。

长江，发源于青海省南部的唐古拉山脉的主峰各拉丹冬大冰峰。自西向东，流经青海、西藏、四川、云南、重庆、湖北、湖南、江西、安徽、江苏、上海共 11 个省市，在上海注入东海。长江犹如一条腾云驾雾的青色长龙，跨雪山，过草原，穿峡谷，绕千山，纳万水，浩浩荡荡，一泻万里，直奔大海。

长江，源远流长，有着几千年的历史，是中华民族漫长历史的见证者，也是我国 5 000 多年文化的发祥地，和黄河一样，创造了中华民族光辉灿烂的文化历史。

一、远古的探察

对长江源的考察，历史悠久。长江，我国古代称之为"江"，汉代称"大江"。"长江"一词首先出现于汉魏六朝的文献中。早在战国时期（公元前 475—前 221 年）《尚书·禹贡》曾把发源于岷山的嘉陵江、岷江当作长江上游，故有"岷山导江"和"江源于岷"之说，其意思是说禹疏导长江曾到过岷山，也有人认为是长江源于岷山之意。在《山海经·中山经》中也明确记载："岷山，江水出焉，东北流注于海。"《博物志》中记载了汉代张骞想探察长江上源的故事，把长江与天河相称。汉代的《史记》（著于公元前 2 世纪末至前 1 世纪初）和《汉书》（著于公元 1 世纪末至 2 世纪初）还记录了这一带的山川、沙漠、气候、物产等[1]。在西汉的历史记载里，有人对"岷山导江"这个说法有了新的解释，认为书中记载的岷江并不是嘉陵江所在的岷江，而是今日四川西部的松潘北部的岷山。东汉班固的《汉书·地理志》说，金沙江从宜宾进入了长江。金沙江和岷江也确实在宜宾相汇，但问题是，到底是金沙江还是岷江，才是长江的正源。当时，由于《尚书·禹贡》被列为"经书"，故"岷山导江"之说的影响很久远。而且北魏时期著名地理学家郦道元在其《水经注》中也肯定了这一说法。

二、唐、明、清时期的探察

到唐代（公元 618—907 年），由于大唐与吐蕃间的交往密切，汉藏人民往来较前明显频繁，对交通必经的通天河已有所了解 [2-4]（见第 7 章第 5 节）。

到明朝，在许多的著作中已指出"江名丽水，源出吐蕃界，共龙川犁牛石下，本名犁水"，"金沙江"别称"丽水"。公元 1641 年，我国著名的地理学家徐霞客，溯金沙江而上，到川、滇等地实地考察，发现了金沙江是长江的上源，并写了《江源考》一书，推翻了过去"岷山导江"之说，并正确指出发源于犁牛石的金沙江才是长江的正源。他指出，岷江流经成都至宜宾不及千里，而金沙江经云南丽江、乌蒙至四川宜宾，共两千余里（1 里 =0.5 km），岷之入江，与渭（渭河）之入河（黄河）一样，只是支流而已，"故推江源者，必当以金沙（江）为首"（见第 7 章第 4 节）。但遗憾的是他未能沿金沙江再上溯，从而并未找到长江真正的河源 [5]。位于云南省西北部迪庆藏族自治州的香格里拉市西南部沙松碧村与丽江市石鼓镇之间的金沙江，从青藏高原奔腾而下，在此突然急转弯向东北，形成罕见的 "V" 字形大湾，人们称这天下奇观为"长江第一湾" [6]。

到清代康熙后期，为了编制精确的全国地图——《皇舆全览图》，公元 1720 年，清朝皇帝多次派专使勘察黄河上源，同时对长江源头加以考察，他们发现了长江上游的通天河，看到了巴颜喀拉山南麓河流众多，密如蛛网，但难以肯定到底哪一条为正源，故只好笼统地说："江源如帚，分散甚阔"，就是说那里的河流多得像扫帚一样，千头万绪，不知长江的源头究竟在何处。不论如何，那时已对长江源有了初步的认识。根据 1708—1718 年实际测量资料绘制的《皇舆全览图》，已绘出通天河和木鲁乌苏等河。后来齐召南的《江道论》，对江河水系的描述已较全面 [7]，此时对长江源头地区的面貌已经有了直观的了解。

三、国外探险家的探察

在这一历史时期，一些外国探险家也曾到青藏高原探察长江源头。例如沙皇俄国探险家普尔热瓦尔斯基于 1867—1885 年的 18 年间，曾 5 次率领武装"探险队"进入我国新疆、青藏地区活动，其中 2 次到达通天河上游一带，但对长江之源仍一无所知。1889 年和 1908 年，沙皇俄国又派科兹洛夫等人 2 次经柴达木盆地，翻越巴颜喀拉山，来到通天河北岸。1892 年，美国人洛克希尔更深入到达现在青藏公路西侧的尕尔曲。1896 年，英国人维尔伯到达楚玛尔河上游。瑞典著名探险家斯文·赫定也曾到达柴达木盆地的南缘昆仑山附近。他们虽然都到达了江源地区，但都未能到达长江源头。

四、中华人民共和国成立后的探察

真正认识长江源头，还是在中华人民共和国成立后。1956 年 8 月，由长江水利委员会组织人力到长江源头的青海曲玛莱等地实地考察，发现长江分南北两源：南源为木鲁乌苏河，发源于唐古拉山北麓；北源为楚玛尔河，发源于可可西里山南麓。此次虽比以往考察大大前进了一步，但仍未找到长江真正发源地[8]。1976 年，由长江流域规划办公室等单位组织的江源考察队，再次来到长江源头地区，深入沱沱河上游，进行了 1 个多月的实地考察[9]，结果发现长江有 3 个源头，南源为当曲，北源为楚玛尔河，中源为沱沱河。经过艰苦的工作，最后于 1978 年 1 月 13 日报道了考察成果，认为长江的真正源头是在唐古拉山主峰北麓的各拉丹冬西南侧的姜根迪如冰峰之下，它的正源是沱沱河。有史以来终于查明了长江的真正发源地[10-12]。

　　然而 2008 年三江源科学考察队对长江源头三大水系考察后认为，当曲长度比沱沱河长 16.6 km，当曲的流量比沱沱河的流量大 5 倍，当曲的流域面积比沱沱河多 1.33 km²，同时河谷发育程度也相对好一些，唯有河流方向与长江主流方向不一致。经综合分析，考察队建议把当曲作为长江正源。至于长江正源是沱沱河还是当曲，也许这已经不是最重要的了，因为都属于长江之源。最关键的是，随着我国对长江源头考察的不断深入，人们对长江如何发源、流经之途径及源区的景象地貌，已经有了越来越清晰明了的认识。

五、长江源地理解析

　　"各拉丹冬"是藏语，意为"高高尖尖的山峰"，海拔 6 620 m，是一片南北长 50 km 以上、东西宽约 30 km 的冰川群，共有 50 多个巨大的冰川。此处冰川被称为"山岳冰川"，它们有的像一片美丽的冰塔林，有的像直刺蓝天的宝剑，有的则如千姿百态的宝塔，美不胜收，真是大自然的杰作。同时，冰川也是用之不竭的巨大固体水源，正是她，孕育了长江的伟大源泉，她的乳汁又哺育着中国人民[13]（图 8.1）。

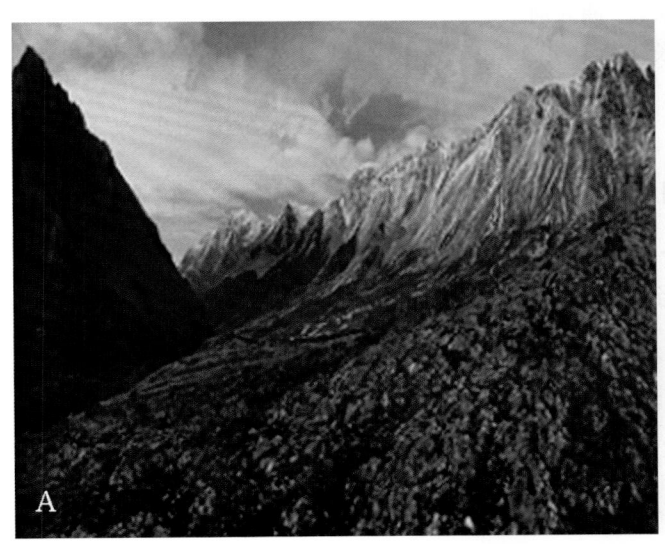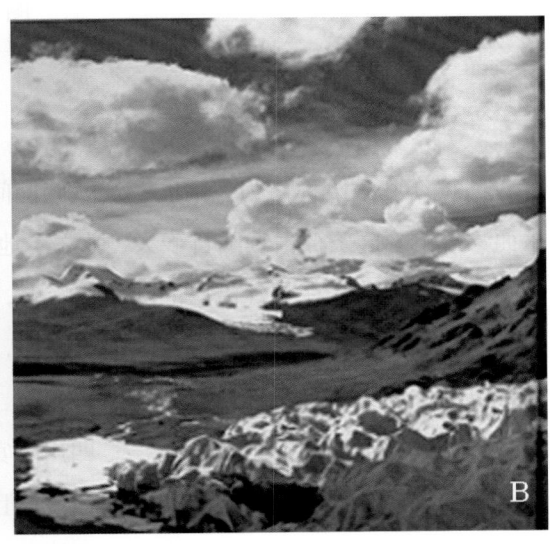

图 8.1　长江源地理解析

　　A—我国江源考察队发现长江的真正源头是在唐古拉山主峰北麓的各拉丹冬西南侧的姜根迪如冰峰之下，它的正源是沱沱河；B—各拉丹冬冰川海拔 6 620 m，是一片南北长 50 km 以上、东西宽 30 km 的冰川群，共有 50 多个巨大的冰川。

　　"沱沱河"系蒙古语，又称"乌兰木伦苏"，蒙古语意为"红河"。它接纳了长江源头的另外3条重要的支流，即当曲、布曲和尕尔曲的河水，汇合成长江上游的通天河。通天河，顾名思义，就是通往天上的河，《曲园琐记》中有"通天河相传为天河下游"的记载[14]（图8.2）。

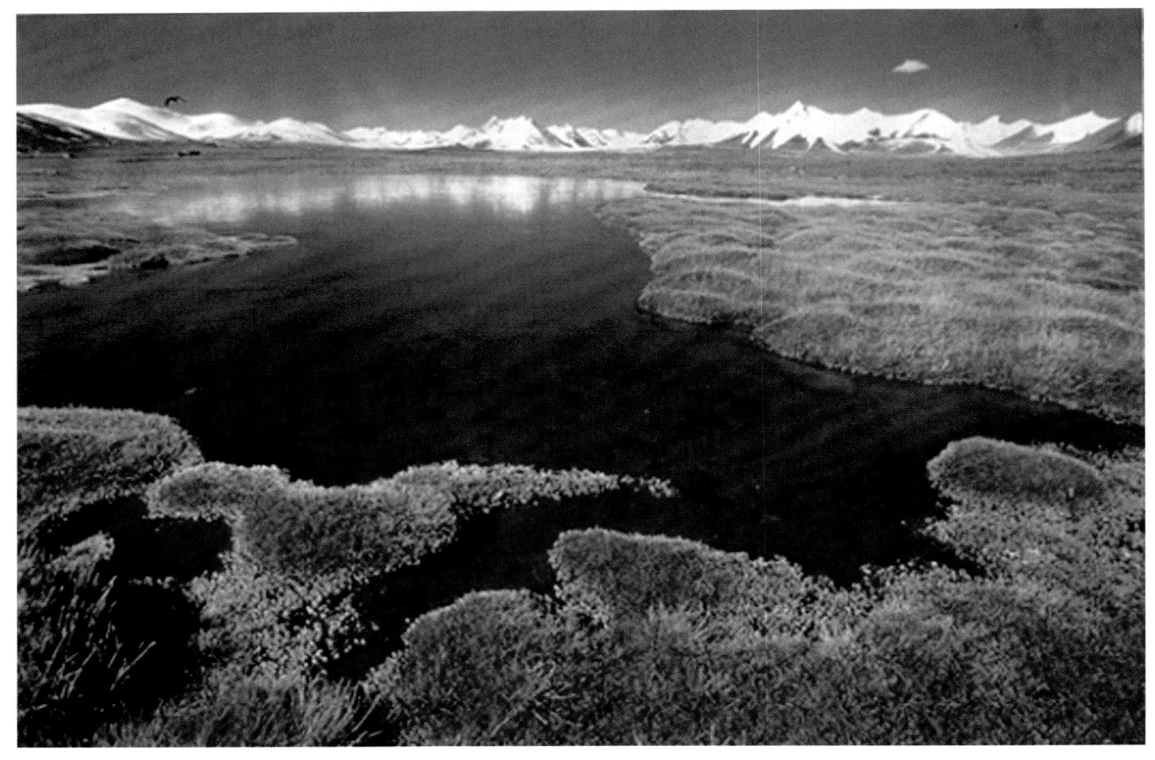

图8.2　通天河

　　长江源头在青海境内被称为"通天河"，是长江的最上游，河面海拔在3 750 ~ 4 700 m，因水天一色，故有河水源于天而通于天之意。

　　"长江"藏语称之为"治曲"。藏族民间流传着这样一个传说：长江是一条神牛犊鼻孔流出的水而集成的。这条神牛犊降自于天，卧之于地，其鼻孔储水甚多，永流不尽。藏语"治"为"牛犊"，"曲"为"河流"。在长江沿岸的陡山峻岭上，到处飘荡着神圣的经幡，可见藏族对长江的敬畏之意。

　　"长江"在青海境内被称为"通天河"，是长江的最上游，长约970 km，河谷宽大；玉树市直门达以下被称为"金沙江"，穿行于川、藏、滇省区之间，全长1 981 km，因该河古代盛产沙金而得名，也是我国最大的水电基地[15]；四川宜宾以下始称长江；扬州以下旧称扬子江，得名于扬州城南十五里（7.5 km）的扬子津，最终在上海汇入东海。长江古称江，汉代称大江，六朝后称长江，均取意江水长流长远。长江是中国人民的生命之河。长江啊，你从雪山来，奔向华地去，长江，你的源远流长永远是中国人民的一首颂歌。

第 2 节　黄河源头早期探察

"君不见黄河之水天上来，奔流到海不复回。"

——《将进酒》李白

黄河，是中国的第二大河，也是世界上最有名的大河之一。它发源于青海中部的巴颜喀拉山北麓，流经青海、四川、甘肃、宁夏、内蒙古、陕西、山西、河南、山东共 9 个省区，注入渤海，总长为 5 464 km[16]。自古以来，它像一把金光灿灿、锐不可当的利剑，劈千山，斩万壑，直指东方的大海；又像是一条自天而降、桀骜不驯的金色长龙，吞云吐雾，奔腾咆哮，飞舞在我国北方苍茫起伏的大地上。

黄河，它是中华民族的发源地，也是中华民族繁衍成长的摇篮，被誉为中华民族的"母亲河"（图 8.3）。千百年来，我国人民为了认识黄河、治理黄河、改造黄河、利用黄河，曾无数次探索过黄河的奥秘，也曾多次寻求过黄河的真正源头，在漫长的历史中中国人为此付出了异常艰辛的劳动，积累了许多宝贵的资料[17,18]。

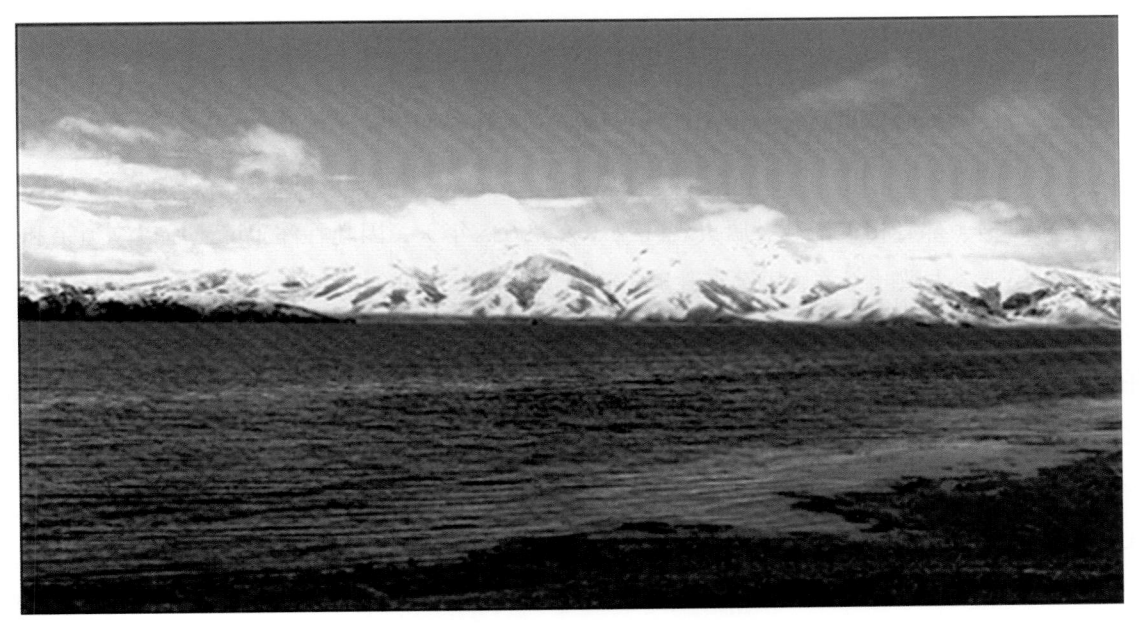

图 8.3　黄河

它是中华民族的发源地，也是中华民族繁衍成长的摇篮，被誉为中华民族的"母亲河"。

一、远古的探察

在中国古籍中，"河"专指"黄河"，直到《汉书》才有"黄河"之名。黄河源头的探察可以追溯到远古时代。《尚书》是儒家经典之一，是中国上古历史文献的汇编，约成书于公元前 5 世纪。

《尚书·禹贡》中有"导河积石"之说,"积石"就是今青海果洛境内的阿尼玛卿山,亦称大积石山。

相传,早在尧舜时,黄河就时有壅塞,河水常泛滥成灾,为了治理黄河,大禹曾经逆黄河而上,到过上游的积石山,从上游治起,终于"导利以通之",收到良效,这就是著名的"大禹治水"。

成书于战国中后期到汉代初中期的《山海经》曾有如下记载:"河出昆仑墟,色白,所渠并千七百,一川色黄""昆仑墟在西北,河水出其东北隅""出其东北隅者,实惟河源"。

西汉汉武帝为打败匈奴,派张骞出使西域,据传交代给张骞的任务里也包括寻访黄河之源。张骞通西域时路过罗布泊,发现不沦塔里木的水丰枯如何,注入罗布泊后其水位都无大变化,于是他认定罗布泊之所以丰枯不盈缩,是因为河水流入罗布泊后,藏入地下,形成一条长 1 000 km 以上的暗流,最后在积石山附近溢出,因此黄河的源头在塔里木河上游。

当时既有《山海经》的记载,又有张骞的"考察之说",故黄河"伏流重源"的说法也被《史记》《汉书》采用,成为一种对后世颇有影响力的说法。当然,根据现代勘察资料来看,罗布泊海拔仅 768 m,而积石山东黄河第一曲的海拔为 3 492 m,显然罗布泊水是不可能从低处越过数千里重障,潜发于积石山的。

以上证明,我们的祖先在千百年前,已到过青藏高原海拔 4 000 m 以上的积石山、昆仑山以探河源。

二、唐、宋、元时期认识到了星宿海

到了魏晋南北朝时期,吐谷浑王国于青海崛起。唐代初期,由于唐王朝与吐谷浑之间时而发生战争,时而又和睦交往,相互联系必经黄河要道,就有人到达了河源区的星宿海,观览了河源。《旧唐书》《新唐书》都有相关记载。唐贞观九年(公元 635 年),因吐谷浑犯境,唐以李道宗和侯君集率领大军反击,大败吐谷浑,唐军乘胜追击到河源的柏海,即今扎陵湖,李道宗等在星宿海驻扎,并登柏海之上,远望积石山,观河源。《唐书》记载:大将李靖、侯君集、李道宗等,曾"次星宿川,达柏海上,望积石山,览观河源"。《博物志》则有"河源出星宿,初出甚清,带赤色,后以诸水注之而浊"的记载。

唐贞观十五年,文成公主嫁往吐蕃,吐蕃赞普松赞干布亲至的柏海迎候(见第 7 章第 4 节)。公元 821 年,唐使刘元鼎出使吐蕃,沿途还专门考察过黄河源[15,19]。

宋朝时期所绘《华夷图》,已把河源绘在积石山以西很远的地方,相当于星宿海地区。然而由于缺乏实地考察,因此,连积石山至河源区之间的大河曲都未能在图上反映出来。

元代的统一结束了中国南北分裂的局面,第一次把藏族地区纳入中原王国的管辖范围。当时元世祖忽必烈决定要在黄河源头建一座城。公元 1280 年,他派遣专使都实奉命查勘河源,发现河源在"尕甘思西部"(即星宿海西部)。元代潘昂霄根据都实的考察经历写成《河源志》一书,书中记载"有泉百余泓,或泉或潦,水沮如散涣,方可七八十里,且泥淖溺,不胜人迹,弗可逼视,履高山下瞰,灿若列星"。可见已认定星宿海为黄河源头[20]。但他们并未再往前行,所以还没有到达真正的河源。

三、清代的两次探察

清朝初期曾两次派人探访黄河的发源地，具有重要意义。

1.拉锡第一次探察

第一次是在清圣祖康熙四十三年（公元 1704 年），清王朝派遣侍卫拉锡探察河源。康熙亲授命于他，曰："黄河之源过去虽然说在'古尔班索罗莫'，其实发源之地从来无人到过，此次务必直穷其源，察看黄河的流向""至何处其入雪山边内，凡经流处宜详阅之"。

公元 1704 年，拉锡由北京出发，率领考察队伍于五月十三日到达青海湖边，会同当地蒙古族部落首领色布腾扎勒，于六月初七日到达鄂陵湖，据拉锡给清帝的报道称："星宿海之东有泽名鄂陵，周围一百余里。初八日至鄂陵西又有泽名扎陵，周围三百余里。鄂陵之西，扎陵之东，相隔三十里。"六月初九日，拉锡一行到达了星宿海，登上附近的高山之顶，只见星宿海一带"小泉万亿，不可胜数"。星宿海是黄河流经两山夹峙间的开阔川地，是人迹罕至的草滩上的"水泡子"，大小不一，星罗棋布，在阳光或星辰的照耀下，草滩上的水泡子也恍如群星闪耀，"星宿海"由此得名，藏族称之为"阿雍嘎玛错"。星宿海的南面有古尔班吐尔哈山，噶尔玛塘河自此发源；西面有巴尔布哈山，噶尔玛楚木朗河自此发源；北面有阿克塔因七奇山，噶尔玛沁尼河自此发源。3 条河流汇集东流，就是以往传说中的"古尔班索里玛勒"。这条河东流入扎陵湖，由扎陵湖再流入鄂陵湖，拉锡认为从鄂陵湖流出的就是黄河了。除了这条主流之外，自星宿海至鄂陵湖"山间平地小泉小河不可胜数，部分则流归黄河东下"。

拉锡等人于六月十一日离开星宿海东返。十三日至哈尔吉山，看见黄河流经呼呼托罗海山。十四日，行经冰山西麓，山岭云雾掩蔽，冰雪未消，当地蒙古牧民对拉锡说："这山长达三百余里，共有九个高峰，经常有雨雪，一月之中只有三四日是晴天。"十六日，拉锡等一行经过席拉库特尔，折向南行，过僧库里高岭，走了一百余里路，又到了黄河岸边，只见黄河从巴尔托罗海山向东北流去，在归德堡（即今青海省贵德县）以北，达喀山以南，通过山峡，浩荡而下，直达兰州。

据拉锡测算，自北京至星宿海，共计长达七千六百余里。

拉锡那时还不懂得海拔高、气压低的道理，他在给清朝康熙皇帝的奏文中形容星宿海附近的情形时说："至星宿海，天气渐低，地势渐高，人气闭塞，故多喘息。"这实际上是对急性高原反应的描述。

拉锡于同年八月底九月初返抵北京，并将沿途山川绘制了地图呈报给清廷。

拉锡等人这次探察黄河源，是继公元 14 世纪元代探访黄河后的第二次探察黄河源活动。而本次探察黄河的流向，他提出了"星宿海上有三山，三山之泉流出三支河，三河东流入扎陵"，而且对上游的山川，特别是鄂陵湖、扎陵湖的情况，做了较为精确的考察，并把此次勘察写成《河源记》，对黄河源头的认识又大大推进了一步[7,16,19]。

2. 阿尔达第二次探察

清代第二次探察黄河是在清高宗乾隆四十七年（公元 1782 年）。乾隆中叶，黄河中下游再次决口泛滥，给生命、生产带来极大危害，从而也影响了清廷的赋税收入，这时清朝中央封建政权已趋巩固，能以较大的精力来治理黄河水道，防治中下游的水害。公元 1782 年 7 月，河南境内青龙岗决口，经抢救仍未能合龙，于是清乾隆皇帝派遣乾清门侍卫满族人阿尔达（亦称阿弥达）前往青海，指示他："务穷河源，告祭河神，事竣复命，并据按定南针绘图见说呈览。"

阿尔达等人沿以往拉锡所走的路线到达了青海，但他西逾星宿海 300 里，对 3 条河进行了实地勘察。他们在星宿海西南发现了一条河，名为"阿勒坦郭勒"，蒙古语"阿勒坦"即"黄金"之意，"郭勒"就是"河"。此河水色金黄，从南方洄旋而来。在阿勒坦郭勒上游，耸立着一座九丈高的石峰，峰名"阿勒坦葛达素齐崂"，"葛达素"意为"北极星"，"齐崂"即"石头"。这座石峰岩壁呈黄赤色，顶上有天池，池中流泉喷涌而下，汇流成阿勒坦郭勒，他们认为这才是黄河之源。

阿尔达这次虽然没有到达真正的河源，但推翻了元代以来认为黄河发源于星宿海的论断，将河源西溯到葛达素齐崂峰，认定阿勒坦郭勒（即今卡日曲）为黄河上源，这是探察黄河源上的一个新贡献[16-19]。

清代，人们为了探察黄河之源，踏遍了青藏高原的高山大水，承受了高原低氧的影响，在海拔 4 000 ～ 5 000 m 的崇山峻岭间留下了他们的足迹，再一次证明了中国人对青藏高原的热爱和坚忍不拔的探索精神[21]。

四、中华人民共和国成立后的探察

真正最终探明黄河源头，是在中华人民共和国成立后。为了彻底治理黄河，改造和利用黄河，以造福人民，国家花费大量人力物力，对黄河进行了全面的勘察。

1952 年，由黄河水利委员会组成的一支 60 人的河源勘察队，经前后 4 个多月的考察，对黄河源头地区的地形、地貌、山水、草原等进行了比较系统的测绘，获得了丰富的科学资料[22]（图 8.4A），但限于当时条件，考察不够准确，认为玛曲为正源，并将源头的扎陵湖和鄂陵湖位置给颠倒了，引起很大争议。

直到 1978 年，在科学的春天里，青海省勘察测绘局组织中国科学院等有关单位进行更为翔实的勘察。经过一个多月，明确了黄河干流在鄂陵湖以上分为 3 条河流，靠北的一条称为扎曲，很短；靠南面的一条称为卡日曲；居中且沿主流方向自西向东的一条称玛曲。扎曲在长度、流量、流域面积等方面都不及玛曲及卡日曲。这次得出了与上相反的结论，认为南面的卡日曲更长，因而认为将卡日曲定为黄河的正源更合适。而且将位置颠倒了的扎陵湖和鄂陵湖这一错误给纠正过来[23,24]（图 8.4）。

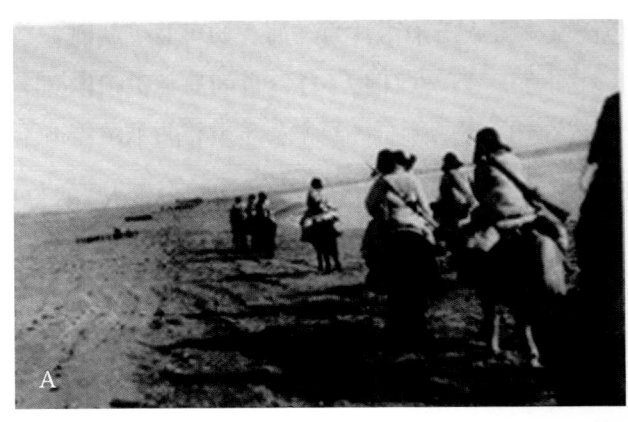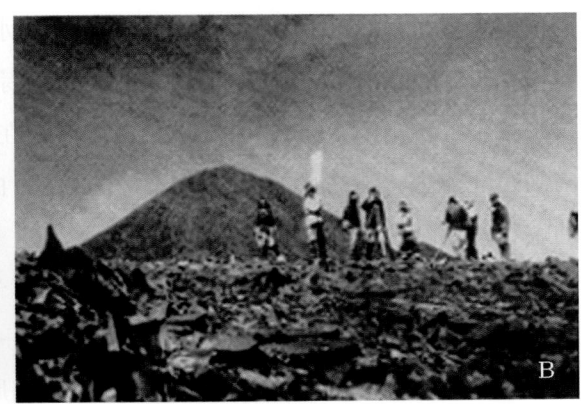

图 8.4　黄河源的勘察

A—1952 年黄河水利委员会组织的黄河源勘察队在艰苦行走；B—1978 年中国科学院等单位对黄河源头进行更为翔实的勘察。

1985 年黄河水利委员会根据历史资料和专家意见，上报水利部，仍认为玛曲为黄河正源，并在玛曲曲果竖立了河源标志。

2008 年，青海省政府组织了三江源头科学考察，这次经过进一步细致全面的调查，考察队的结论是——卡日曲是黄河的正源。

五、黄河正源地理解析

实际上，黄河发源于巴颜喀拉山北麓各姿各雅山北麓的卡日曲河谷和约古宗列盆地，分南北二源（图 8.5）。两地海拔均在 4 600 ~ 4 800 m，这样看来，"黄河之水"真是"天上来"。

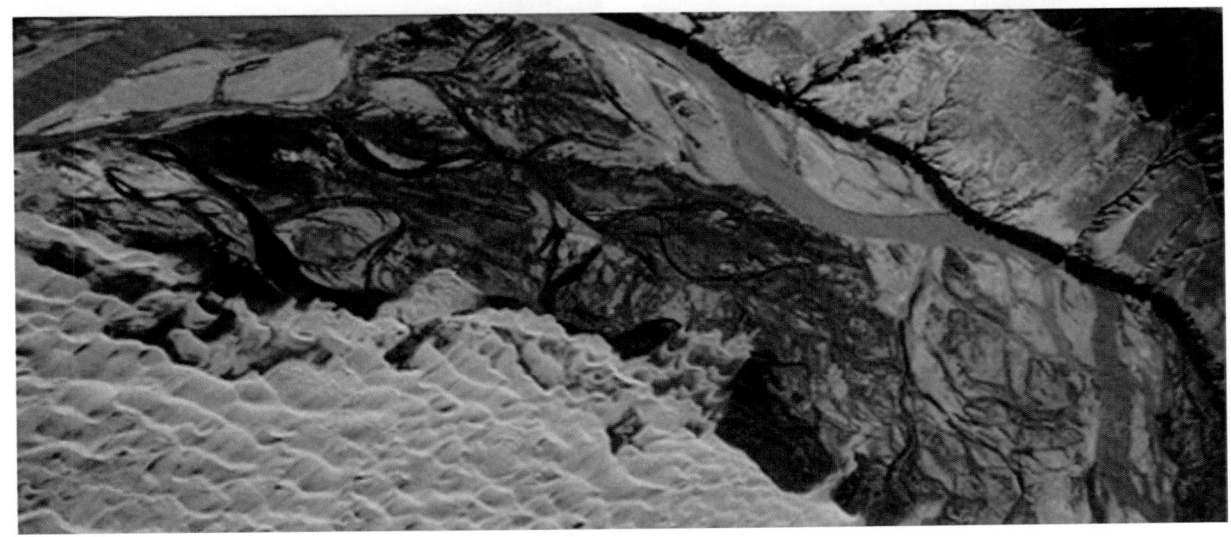

图 8.5　黄河源鸟瞰图

黄河发源于巴颜喀拉山支脉各姿各雅山北麓的卡日曲河谷和约古宗列盆地，分南北二源。

在汉语中，因为黄河流经黄土高原时，夹带大量泥沙，水深色黄，因此生活在黄河中下游的人们称其为黄河，并已成习称。然而在其上游，水色泛红，藏族历来称其为红河。如玛曲（红河）、曲玛莱（红色之河）、玛多（红河沿）、玛曲宗（红河县）等。卡日曲（红铜色的河）位于巴颜喀拉山各姿各雅山下，海拔 4 830 m，河水流淌在缓坡草原上，沿滩地汇成宽不过 2 m 的小溪，由东南向东北流去，沿途接纳众多的泉水汇成卡日曲，水清见底，两岸鲜花盛开。河水穿过 100 余 km 的峡谷，在巴颜喀拉山与约古宗列曲汇合。

约古宗列曲，"约古宗列"为藏语，意为"炒青稞的锅"，"曲"即"河流"，这是当地藏族根据地形特点而形象地取的名字。约古宗列是一个东西长约 40 km、南北宽约 60 km 的椭圆形盆地，周围山岭环抱。盆地内有 100 多个水泊，水泊四周，牧草如茵，著名的雅拉达泽峰（藏语为牦牛神峰）就在这里。约古列宗曲在星宿海之上与卡日曲汇合后，形成黄河源头的最初河道——玛曲，也就是黄河了[20,25,26]。

扎陵湖和鄂陵湖，是黄河源头最大的一对湖泊，号称"姐妹湖"。黄河首先进入扎陵湖，"扎陵错"系藏语，意为"灰白色的长湖"，因水色呈白色，故又称"白色长湖"，这是一个面积为 526 km^2 的巨大湖泊，湖面海拔 4 296 m，湖面东西长而南北窄，状如僧人的木鱼。黄河从扎陵湖西南角注入，那浑黄的河水在湖中形成一条明显的主流线，远看有如一条乳黄色的带子漂在湖面上，将湖水分为两半（图 8.6A）。鄂陵湖，藏语系"鄂陵错"，意为"青色长湖"，鄂陵湖面积约 618 km^2，湖面南北宽而东西窄，形如倒挂的金钟[27,28]（图 8.6B）。

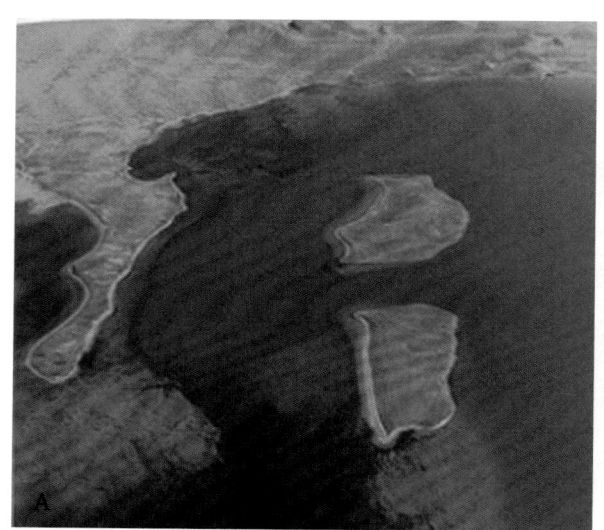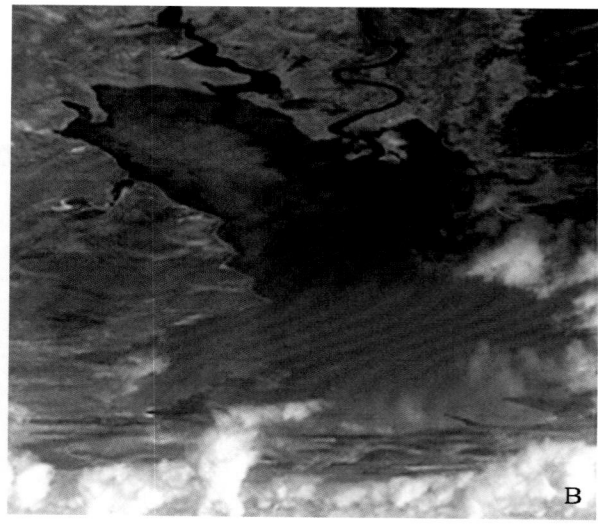

图 8.6　黄河上游两个巨大的姐妹湖泊

A—俯瞰扎陵湖，这是一个面积为 526 km^2 的巨大湖泊，湖面海拔 4 296 m，黄河从扎陵湖西南角注入，将湖水分为两半；B—俯瞰鄂陵湖，湖泊面积约 618 km^2，湖面南北宽而东西窄，形如倒挂的金钟。

尽管扎陵湖和鄂陵湖还不是真正的河源尽头，但却是黄河源的重要标志。1884 年俄国探险家普尔热瓦尔斯基进入青海时，曾到过此处，而苏联的《星火》杂志在 20 世纪 70 年代曾宣称普尔热瓦尔斯基首先发现了这两个湖,从而在他们的地图上分别命名为"俄罗斯人湖"和"探险队湖"。对此,《人民日报》曾于 1971 年 11 月 22 日第 4 版发文加以批驳,系统地阐述了中国人最早发现并认识了这条被称为"中华民族母亲河"的黄河。公元 1280 年,元代派员查明黄河源时已发现此二湖泊及位置,并称为"阿喇脑儿"(即哈拉诺尔)。且不说更早,清朝拉锡(1704 年)探考河源时定名此二湖为"扎陵"和"鄂陵",也比普尔热瓦尔斯基(1884 年)早了近 2 个世纪(180 年)。中国人作为青藏高原的主人,首先发现了黄河、长江之源[29]。

附言之,普尔热瓦尔斯基于 1876 年从俄国进入我国,到达了新疆罗布泊,而苏联的《星火》杂志声称此湖也是他发现的。关于罗布泊,据《史记》记载,公元前 2 世纪,汉代张骞已到过那里。汉代称此湖为"盐泽""泑泽""蒲昌海"。著于 6 世纪初的北魏《水经注》还详细地描述了这些湖泊,并说明湖名虽演变,然实为一湖共称。1755 年清朝派员前往西部进行连续地理测量。在此基础上编写的《钦定皇舆西域图志》,已明确记载了"罗布淖尔"(Lop Nur)这一名称。"罗布"据称与"洛蒲"系同名异译,一说是印度语"顶礼者",一说系波斯语"白色"之意;"淖尔"或"诺尔",即蒙古语"湖"之意。而据《西域同文志》记为回语,"山南众水所汇"之意。不论如何,这一位于今新疆塔里木盆地东部、若羌县北部的罗布泊也是中国人最早发现的[29]。

第 3 节　澜沧江的探察

澜沧江是著名的国际河流,亚洲第六大河,东南亚第一巨川。源头扎曲发源于青海省唐古拉山北麓杂多县西北查加日玛山西侧,海拔 5 388 m,从西北向东南经过杂多、囊谦县,在娘拉附近流入西藏,昂曲河与扎曲河在藏东的昌都汇合,穿城而过,流贯云南省西部西双版纳附近,与南腊河交汇后出国境,后流贯于中南半岛,称湄公河、湄南河,意为"众水之母"。它流经缅甸、老挝、泰国、柬埔寨、越南共 5 个国家,灌溉着东南亚的广泛土地,在越南胡志明市附近最终注入南海,全长 4 500 km,我国境内长 1 612 km(图 8.7)。历史上不论是我国的茶马古道,还是柬埔寨的吴哥文化,都是依靠澜沧江生存和发展的。

从古到今,一方面,虽然无数游客进出澜沧江,到达澜沧江流域,但很少有游客留下历史记录;而另一方面,由于地理位置极为偏远和地势险峻,澜沧江在过去 150 年里,至少挫败了 13 次人们寻找其发源地的努力。由此一段时间众说纷纭,有不同源头说,其河长的说法也从 4 000 km 到最长 4 880 km 不等[30]。

澜沧江藏族称之为扎曲,这是因为扎曲是澜沧江的正源,在青海省境内长 448 km,河流水系发育,支流密布,共有 33 条。扎曲主要有 3 条支流:子曲,一级支流,发源于杂多县扎格俄玛拉东北 2 km,河源海拔 5 428 m;解曲,一级支流,发源于杂多县瓦尔公冰川,河源海拔 5 664 m;巴曲为二级支流,发源于囊谦县境内日阿恰赛东南的山丘,河源海拔 4 640 m。这些河流的主、支流都是有藏语名称的,证明了藏族祖先早就认识它们,有的河名正代表了它在河源中的地位。

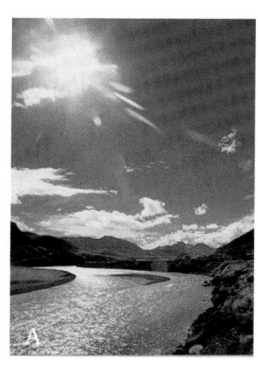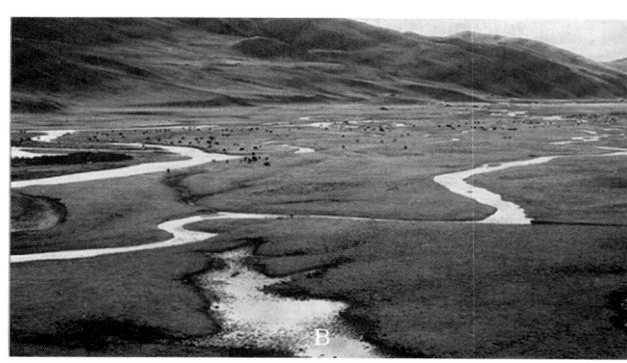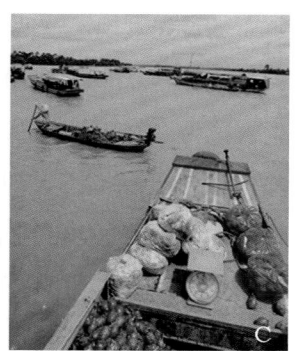

图8.7　澜沧江

　　A—澜沧江上游，澜沧江自杂多县向下至青海与西藏边界区为高山与宽谷相间，河谷宽广，沿程有河岛，河漫滩发育，河谷平均海拔为 3 500 ～ 4 000 m，而两岸的高山海拔在 5 000 m 左右；B—澜沧江上游的扎曲河河段的莫云，海拔 4 600 m，草原丰美，传说格萨尔王曾到此；C—澜沧江是一条重要的国际河，此为下游流入越南的湄公河段。

　　据传意大利人马可·波罗在元朝任职 17 年，其间他曾几次到过澜沧江，但限于当时的条件，他未能沿着澜沧江探寻源头。明朝末年我国著名地理学家徐霞客，他从 20 岁起开始游历，对中国的大江大河做了考察，足迹遍及大半个中国，其中就包括澜沧江、金沙江及周边地区，他在《江源考》及《盘江考》中指出金沙江为长江上源、南盘江为西江主源，纠正了前人的错误观点（见第 7 章第 4 节），然而遗憾的是对澜沧江却未加记述。

　　1914 年，甘肃天水人周希武，作为甘肃勘界大员周务学的随员，与洮阳人牛载坤合作深入考察玉树地区。在考察期间，牛载坤"冲寒冒险"，遍历澜沧江及通天河中下游一带，进行测量，制成我国第一张用新法绘制的玉树地区简图。而周希武"访问长者，参考图志"，深入考察玉树的地理山川、形势要隘、民俗文化，并参考旧时档案，以类排比，著有《玉树调查记》，较详细地记载了澜沧江的源头及周围水流情况。"澜沧江上流有二源：北曰扎曲河，南曰邪穆曲河"，这说明已对澜沧江源头有了初步认识，并为后人留下了可贵的资料[31]。

　　在同一个时期，国外探险家们倒是对这条国际河投入很大的关注。自 19 世纪 60 年代到 20 世纪末，不少外国探险家争相来到这里，法国国家地理学会、美国国家地理学会和英国皇家地理学会等国际知名地理学机构，先后资助了十几支探险队进入中国探寻澜沧江的源头。

　　1866 年，6 名法国人从越南的湿热沼泽地出发，来到青藏的高寒山区，然而当时无任何这条大江的任何资料可循，经过 2 年的艰苦跋涉，行程近 4 000 km，他们仍无法探察到真正的源头而以失败告终。

　　1894 年，法国人 Dutreuil de Rhins 带领一支探险队来到玉树，到达了距离澜沧江源头非常近的地方。不幸的是，由于被怀疑偷盗了当地人的马匹，他遭到当地人的枪击而身亡。

　　对澜沧江的国际考察中，英国探险家米歇尔·佩塞尔（Michel Peissel）是最为人们所熟知的，他曾进行过 24 次穿越中亚、西亚和西藏的探险旅行。1994 年 9 月，已经 58 岁的他与 2 位法国同伴从青海玉树出发，沿澜沧江寻找源头，历尽艰辛，在藏族同胞的支持下，佩塞尔到达了杂多县萨日略钦（5 354 m）与加果空桑贡玛（5 499 m）两座山之间的一个山口，佩塞尔称这个当地名为"隆布拉"的山地为"鲁布萨山口"（Rup-Sa Pass，4 975 m），他认为这就是澜沧江的源头。他将该发现在英国皇家地理学会注册，并出版了著作《最后一片荒蛮之地：湄公河源头的发现》。这个鲁布萨山口是扎那曲的支流扎加曲的源头，而扎加曲并不是扎那曲最长的支流，真正最长的支流是扎加曲东面的加果空桑贡玛曲。因此尽管佩塞尔为探寻源头付出了巨大努力，但实际上并没有取得成功[31]。

探察澜沧江源头的难度极大，以往人们只大致知道澜沧江源头在青海玉树杂多县北部的冰山之间，然而澜沧江支流之多，连长江、黄河都望尘莫及。在扎阿曲与扎那曲的汇合处（尕纳松多）上游地区，共有近 400 条大小支流。到底哪一条支流通达的雪峰冰川才是真正的澜沧江源头呢？这真是大海捞针般的探秘呀！

中国科学家为此进行了极为艰巨的科学考察并最终发现了澜沧江源头。

1994 年中国科学院地理科学与资源研究所的周长进副研究员从澜沧江溯江而行，探寻河源。这次考察搞清楚了一个关键问题，澜沧江在昌都以上分为两大支流，西支为昂曲，东支为扎曲。扎曲河长 518 km，流水量、流域面积都比昂曲大，因此把扎曲定为澜沧江正源，已无异议（图 8.8）。而争论的焦点集中在扎曲上游的两大支流：扎阿曲和扎那曲。同年 9 月，周长进第二次进入澜沧江，曾在扎多的莫云碰到过佩塞尔，但却得出与佩塞尔不同的结论。在澜沧江上游，扎阿曲和扎那曲这两条主要水系的汇合处为尕纳松多，"尕纳松多"在藏语意为"河水汇集的地方"，汇合后即为扎曲，周长进在此进行了水量测量，同时根据十万分之一地图进行两者的流域面积与河长比较，结果扎阿曲在几个方面都超过扎那曲，进而初步推论扎阿曲为源头，但考察工作尚未完成[32]。

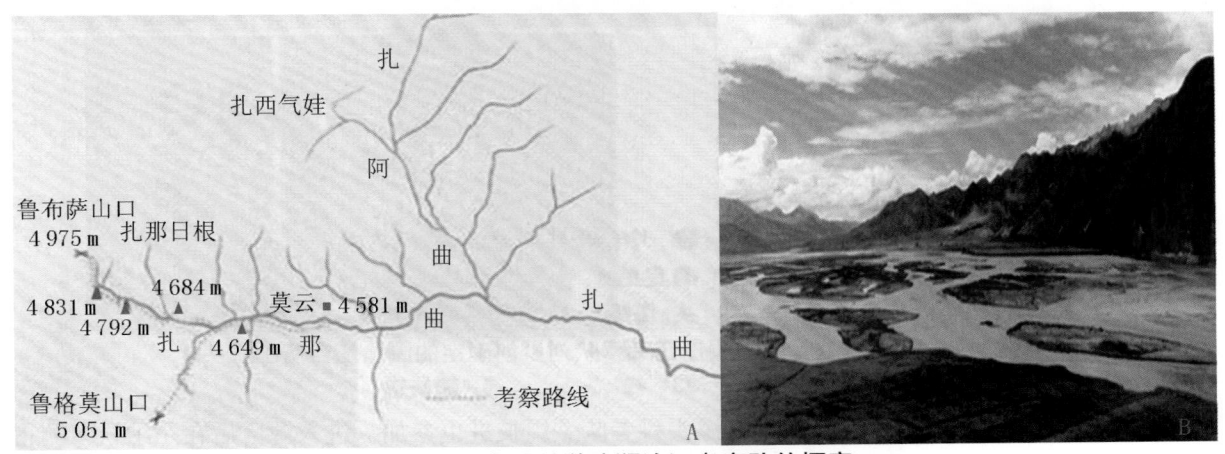

图 8.8　中国科学院澜沧江考察队的探察

1994 年，经中国科学院澜沧江考察队的探察，最终确定澜沧江的源头为扎曲。A—考察路线示意图；B—扎曲实景图。

1999 年 6 月，中国科学院组建了两支中国科考队先后向玉树出发，一支是以中国科学院探险协会常务副主席高登义为领队的德详澜沧江考察队；另一支为中国科学院遥感研究所刘少创博士带领的考察队。

刘少创的考察队首先确定了判定河的正源的标准——河长,澜沧江源头判定采用"河源唯长"的准则,即最长的支流对应的源头就是澜沧江的正源。考察分两步,第一步利用卫星遥感图像对照地形图进行几何纠正,再用遥感图像处理软件中的长度量测工具进行河长量算;第二步到实地用全球定位系统进行验证核实。他们在藏族向导引领下来到杂多县莫云乡,海拔 4 600 m 以上(注:1980 年 6 月吴天一带领小组在藏族江巴·文才的引领下,到过莫云山峰考察),一位队员因高山反应而不得不退出。6 月 26 日,他们沿着谷涌河北上,过一处狭小山口,进入一个像巨大院落一样的山中空地。河水水量渐小,北坡有几小股季节性融雪水汇入。小河最后把他们引入一片被几座高山夹在中间的积雪盆地,附近就是藏族称为"吉富山"的最高山峰。盆地面积约 0.4 km²,四周无植被,呈灰褐色,细微的水从碎石中流出来。刘少创团队认为积雪盆地即是谷涌河的源头,这与卫星图像所显示的情况基本符合。这时(1999 年 6 月 27 日)中国科学院遥感研究所的刘少创博士将一面蓝色旗帜用石头压在冰川边上,这意味着他们发现了澜沧江吉富山源头,海拔 5 552 m,具体位置为东经 94°41'12'',北纬 33°45'35'' [30,31](图 8.9)。

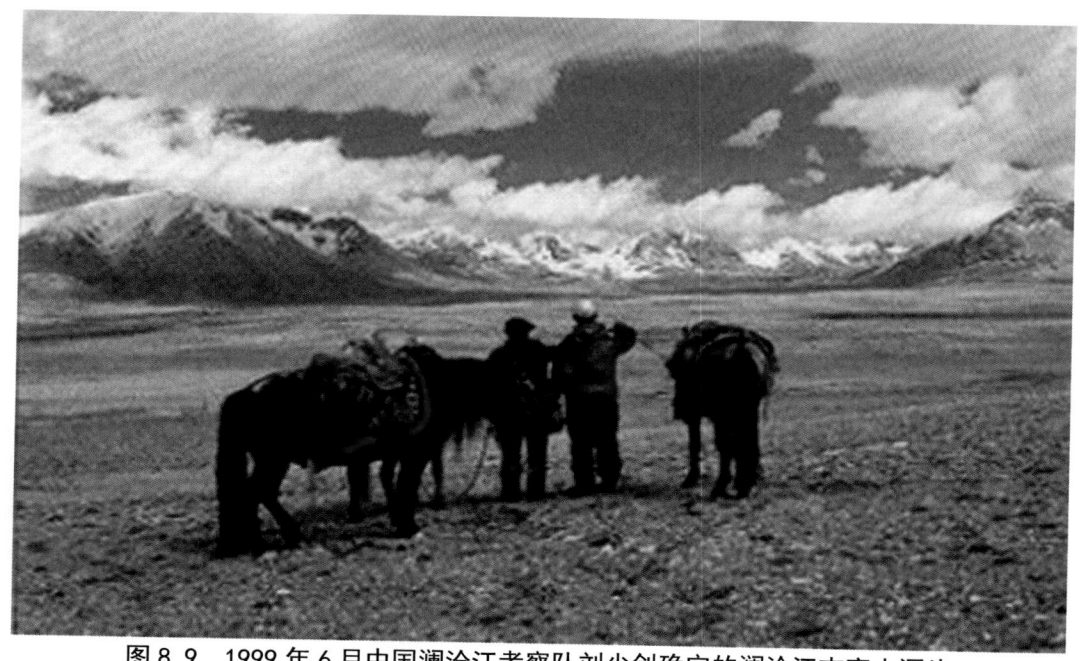

图 8.9　1999 年 6 月中国澜沧江考察队刘少创确定的澜沧江吉富山源头

而同年 7 月 19 日,中国德详澜沧江源头科考队(周长进也参加)进入源区后在尕纳松多测得扎阿曲河宽 62 m,平均水深 0.72 m,流量为 117.4 m³/s;扎那曲河宽 51 m,平均水深 0.35 m,流量为 32.3 m³/s。他们对两河的上述数据进行认真对比后,宣布认定扎阿曲为扎曲的正源。他们将一块"澜沧江源"的石碑立在了果宗木查山坡上,宣布由冰川融水汇成的拉赛贡玛为澜沧江源头,海拔 5 224 m,具体位置为东经 94°41'44'',北纬 33°42'31''[30,31](图 8.10)。

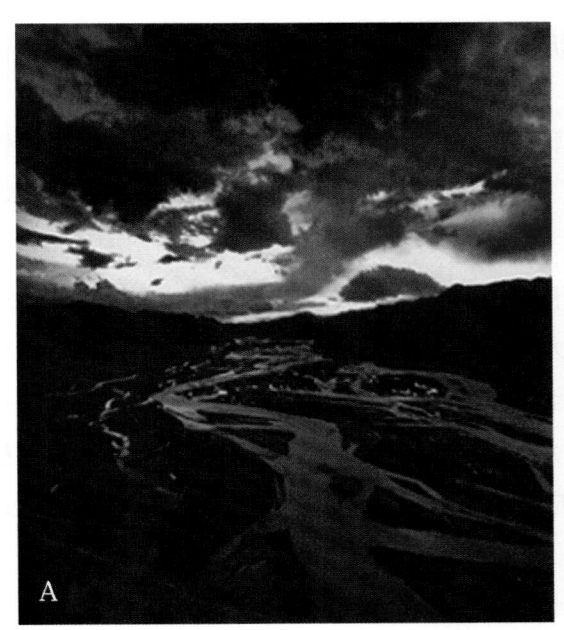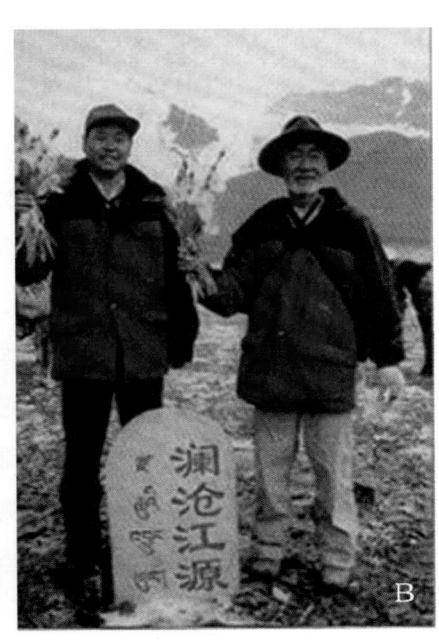

图 8.10　澜沧江源头

A—1999 年 7 月中国德详澜沧江考察队确定拉赛贡玛为澜沧江源头；B—澜沧江源头立碑。

而吉富山源头与拉赛贡玛源头相距约 6 km，仅一山之隔，相隔实在太近了。在扎阿曲众多的支流中，郭涌曲是最长及河流量最大的支流，其上游又分为两支：高山谷西（上游为拉赛贡玛），发源于果宗木查山，为冰川补给源；高地扑（上游为谷涌），发源于吉富山。这 2 条支流汇合处被当地藏族群众称为"野永松多"，意为"左右交汇处"。

在确定扎阿曲为主要支流的基础上，刘少创对扎阿曲最末端的两个源头：谷涌和拉赛贡玛，经计算机对卫星影像判读后的结果进行了长度测量，谷涌源头到野永松多的河源长度为 23.6 km，长于拉赛贡玛源头到野永松多河段长度的 21.5 km。而周长进通过对校正后的 1998 年 9 月的 TM 卫星影像进行详细分析，用计算机测出谷涌源头到野永松多河段长度为 21.6 km，短于拉赛贡玛源头到野永松多河段长度的 22.6 km[32]。对此刘少创认为，承认最远河源是必要的。世界上的大河排列，基本上均以河长排序。一旦要计算河长，就不得不从大河最远的源头算起。叶尼塞河、鄂毕河都得出了最远的河源，同时又保持着习惯上的正源。对于澜沧江有争议的 2 个源头，水量相差不大，河源类型相似，唯长度在两者之间，长江、黄河在保留争议的情况下都能够确认正源，澜沧江当也不难。刘少创说："世界七大万里长河中，有四条在亚洲，其中又有三大长河的河源在中国，中国科学家确认自己的河源显然是责无旁贷的。"

从事高原医学的研究者很清楚，自古至今，中国人在探察三大河源数千年的历史征途中，在那"世界屋脊"的冰封雪岭上，在极端的低氧环境里，以生命为代价，敢于挑战极限，这些成果是他们心血的结晶。

第 4 节　珠穆朗玛峰最早的探察

历史上，最早到达珠穆朗玛峰地区的是我国藏族。早在一千多年以前，他们就来到了珠穆朗玛峰脚下，在那里建立了寺院和房屋并定居下来。他们不仅是最早的珠峰居民，也是最早的珠峰地区开拓者[33,34]。

康熙四十六年（公元 1707 年）开始，在康熙皇帝的支持下法国传教士白晋、雷孝思、杜德美率领中国测量人员用三角测量法在全中国进行大规模测量达 11 年之久，于 1718 年绘制成《皇舆全览图》（图 8.11），这是中国运用近代测量法经过实地测量后绘成的第一本中国地图集。这一《皇舆全览图》是以 1 ∶ 4 000 000 的比例绘制的，结合了西欧先进的测绘技术和中国传统测绘方法进行的实地测量。在天文观测和星象三角测量中应用了装有望远镜的象限仪，通过观测天体星象的位置进行推算。进行距离测量时应用了当时统一尺度的绳索，通过这种方法来计算经纬度，在当时应该是精确和科学的测量。

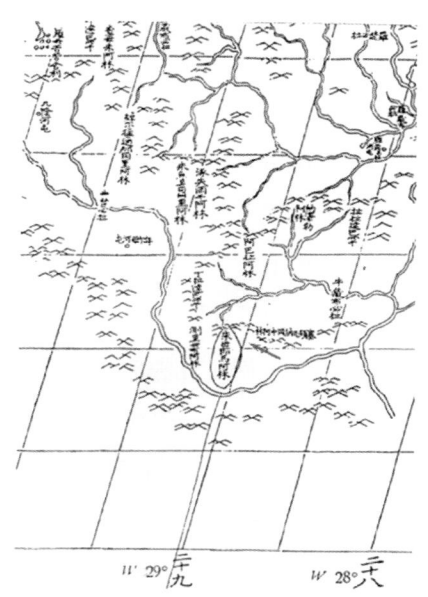

图 8.11　清朝印制的《皇舆全览图》

1721 年，第一次用中国汉文木版印行地图，标出西藏朱姆朗马阿林的位置（红色箭头所指），完全在中国境内，这是珠峰最早的中文名称，这是对世界最高峰最早的文献记载。

1708 年康熙皇帝开展全国性地理地域测量的同时，决定勘察我国西藏地区，并派员远赴珠峰地区。于是派清朝理藩院主事胜住和 2 名懂技术的藏族僧侣，共同勘察。他们于康熙四十七年（公元 1708 年）至康熙五十五年（公元 1716 年）的 8 年间，从青海西宁出发，进入西藏勘测地形，随后到达珠峰地区，绘制山水图纸，首次用汉、满文标注了珠穆朗玛峰的位置（汉文为"朱姆朗马阿林"，"阿林"为满语"大山"之意，很精确地表明了珠穆朗玛的位置，明确其位于中国境内）。于康熙五十六年（公元 1717 年）返回北京向皇帝禀报此次勘察成效[33,34]。

1719 年，清朝应用铜板印制《皇舆全览图》，在总图中增补了西藏和蒙古地区图解说明，并以满文"朱姆朗马阿林"标注珠峰山峰的位置及名称。

1721 年，将勘察的珠峰位置图载于清朝印制的中国地图《皇舆全览图》中。《皇舆全览图》为木版印刷本，总图 1 张，分区图 28 张，第一次用中国汉文木版印行地图，标出西藏"朱姆朗马阿林"的位置，完全在中国境内。这是珠峰最早的中文名称，明确地标记在图中，这是对世界最高峰最早的文献记载。

1733 年，在欧洲以法文印行了《皇舆全览图》。

1748 年，清朝出版的《乾隆内府舆图》中，将"朱姆朗马阿林"改为"珠穆朗玛阿林"。在藏语中，"珠穆"为"女神"，"朗玛"是"排行第三"之意，故"珠穆朗玛"即"第三女神"，"阿林"则为满语"山峰"之意。

然而一些西方学者出于偏见，不接受清朝的这一考察结果及制图，他们认为当时大清王朝钦天监所使用的经纬图法和梯形投影法，并不在欧洲人认可的近现代科学判断的知识体系内。这种论调纯粹是违反科学的无稽之谈，清朝对珠峰的探察及所制包括珠穆朗玛阿林在内的《皇舆全览图》是铁打的事实，是人类的一次辉煌成就。实际上，19 世纪以前，欧洲人还不知道喜马拉雅山脉和喀喇昆仑山脉的存在，一直以为安第斯山脉是地球的最高点。他们对珠峰的高程测量，那是一个多世纪以后的事了。

到了 18 世纪末，英国与沙俄在中亚展开的势力范围竞争，导致 1808 年英属印度测量局开始实施测量整个印度次大陆的计划。但是由于 19 世纪末及 20 世纪初的头 20 年，西方人同中国西藏、锡金、不丹和尼泊尔的关系紧张，特别是清朝，严禁外人进入西藏，因此他们无法进入这些地区，英国人不得不从 402 km 外对喜马拉雅山群进行遥测。从 1830 年到 1883 年，西方无数探险家和登山者加入了喜马拉雅和喀喇昆仑山脉的地理大发现的行列，地理大发现开始从遥远的注目礼方式（遥测）进入身临其境的对话阶段。

1852 年英国人乔治·埃非尔士担任大英帝国印度测绘局局长，对珠峰进行了地理测量，记录了珠峰的位置。同年，即清咸丰二年（公元 1852 年），人类才认识到珠峰就是世界上的最高峰。

中华人民共和国成立后，中央人民政府于 1952 年正式对珠峰以藏族名称"珠穆朗玛"标注，中国从此统一称其为"珠穆朗玛峰"（Chomolangma or Qomolangma）。珠穆朗玛峰的名字从藏族的民间传说到中央人民政府正式公布命名，经过了漫长的历史过程[35]。尽管中国人对珠峰的系统考察是近代才深入进行的，但是正式发现它是世界最高峰还是比英国人早了 138 年，中国人命名珠峰也比英国人早了 134 年。1960 年和 1975 年我国运动员从珠峰北坡 2 次登上珠峰顶，产生了巨大的国际影响，现今一些国家的科学界、地理界及登山界也常采用"Qomolangma"这一历史悠久和最具传统性的名称了[36,37]。

同时要提到，初次录入《皇舆全览图》的是青海西宁至西藏拉萨的一段。到了乾隆二十二年（公元 1757 年），后人在《皇舆全览图》的基础上进行补充编纂，至乾隆二十五年（公元 1760 年）完成的《十三排铜版图》中已经对青海和西藏的地理有详细的测绘，而成为《青海、西藏舆图》。

第5节　古丝绸之路

中国是世界上最早养蚕织绸的古国，丝绸走出国门是中国与世界交往的伟大事件之一。闻名世界的"丝绸之路"（Silk Road），是西汉武帝刘彻时张骞出使西域后开通的（见第7章第1节）。从此，西汉至明代的1 500余年间，虽因沿途地区各国政治军事形势的变化，时有中断，但它一直是中西交通的孔道。

丝绸之路以长安（西安）为起点，向西一直通往遥远的罗马帝国。公元1世纪罗马学者白里内（23—78年）在其《博物志》一书中写道："（中国）锦绣文绮，贩运至罗马。富豪贵族之妇女，裁成衣服，光耀夺目。由地球东端运至西端，极其辛苦。"（见《中西交通史料汇编》第一册，第20页）。中国丝织品传入西亚后，再辗转传入北非埃及。公元2世纪中期，埃及著名地理学家托勒密所著《地理志》中就记载了中国盛产丝绸并同国外通商。那时他把中国称为"秦尼"，认为世界最东边是秦尼的首都[38]。

丝绸之路是一条世界上最长、最古老的陆上商道。这条古老的商道开辟于公元前2世纪，横跨占世界陆地面积1/3的亚欧大陆。它东起渭河流域的长安，经陕西、甘肃、宁夏、青海、新疆，跨越葱岭（今帕米尔高原），经吉尔吉斯斯坦、塔吉克斯坦、乌兹别克斯坦、阿富汗、伊朗、伊拉克、叙利亚而达地中海东岸，全长7 000余km[38-40]。

丝绸之路中国境内的一段由长安（西安）出发往西行，出陇西，经河西走廊到新疆，越葱岭（帕米尔高原），连接中亚、西亚。其主要路线是：经宝鸡、天水，至金城（兰州）渡黄河，再经武威、张掖、酒泉至敦煌，由敦煌再向西分为2路，一是向西北出玉门关，一是向西南出阳关，便进入当年所称的西域（主要是我国新疆地区，当时广义的西域也包括中亚、西亚）。因汉武帝在河西走廊建立武威、张掖、酒泉、敦煌四郡，并在长城外设立了玉门关与阳关，以保护这条东西交通大道的畅通，所以古书上有"出陇右，经匈奴"和"列四郡，据两关"的记载。这一方面是军事上的需要，另一方面是为了促进东西文化和贸易的交流[41]。

丝绸之路经过现在的甘肃敦煌进入新疆后，最初只是沿塔克拉玛干大沙漠的南北边缘西行，所以，《汉书·西域传》称其有"南、北二道"[42]。西行的商旅在穿越了茫无边际的戈壁和茫茫沙漠之后，不论是经由昆仑山北麓西行进入莎车，还是沿塔克拉玛干沙漠北缘到达喀什，都会面对横挡在面前的世界屋脊——帕米尔高原，古称"葱岭"。"西逾葱岭"是古代丝绸之路商旅必须要通过的险道。

帕米尔高原是天山、喀喇昆仑山、兴都库什山和昆仑山等山脉交汇的山结，因此又有"万山之祖"之称。我国古代文献有许多对它的记载和赞誉。《穆天子传》称之为春山，认为"春山是唯天下之高山也"。《汉书·西域传》称其为葱岭，《水经注》引《西河旧事》云："其山长大，上生葱，故曰葱岭也。"而《大唐西域记》则称之为"波谜罗"，《新唐书》称其为"播密"[43]。显然，这些名称都是"帕米尔"（Pamir）的同音异译（图 8.12）。

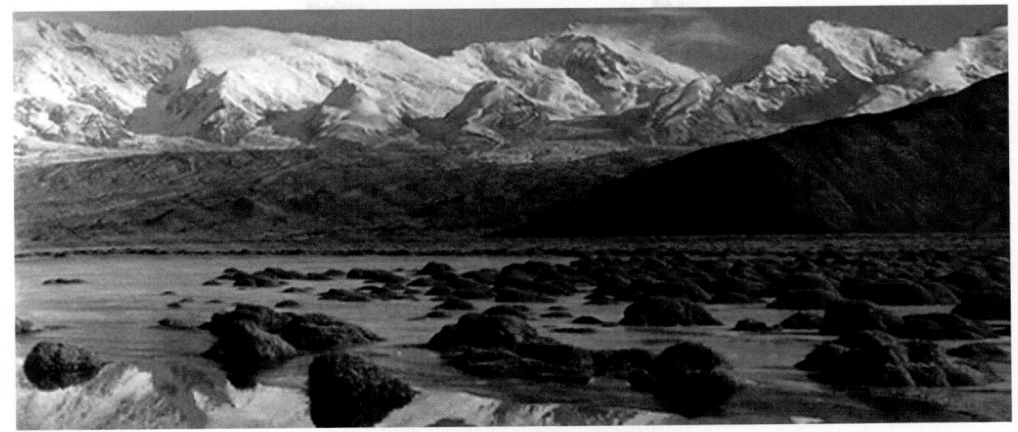

图 8.12　帕米尔高原

遥望的高山为公格尔九别峰（7 530 m）。

昆仑山和喀喇昆仑山都起自帕米尔高原而并驾迤东，喀喇昆仑一直延伸到西藏的西北部，与冈底斯山相接；昆仑山则沿新疆和西藏的地界向东延伸到青海、四川。喀喇昆仑山山势雄伟险峻，巨峰林立，群峰海拔均在 5 000 ~ 6 000 m 以上（图 8.13）。乔戈里峰（又称喀喇昆仑第二峰，K2 峰），塔吉克语意为"巨大的高峰"，海拔 8 611 m，是昆仑山的主峰，为世界第二高峰。昆仑山山体壮阔雄伟，其山势如同巨蟒蜿蜒于亚洲大陆中部，故有"蟒昆仑""亚洲脊柱"之称。昆仑山宽约150 km，山脊高度都在海拔 5 000 m 以上。昆仑山西段，位于帕米尔高原的公格尔峰（7 649 m）、公格尔九别峰（7 530 m）和号称"冰山之父"的阿塔·慕士塔格峰（7 546 m）并称为"昆仑群峰三雄"（图 8.14）。

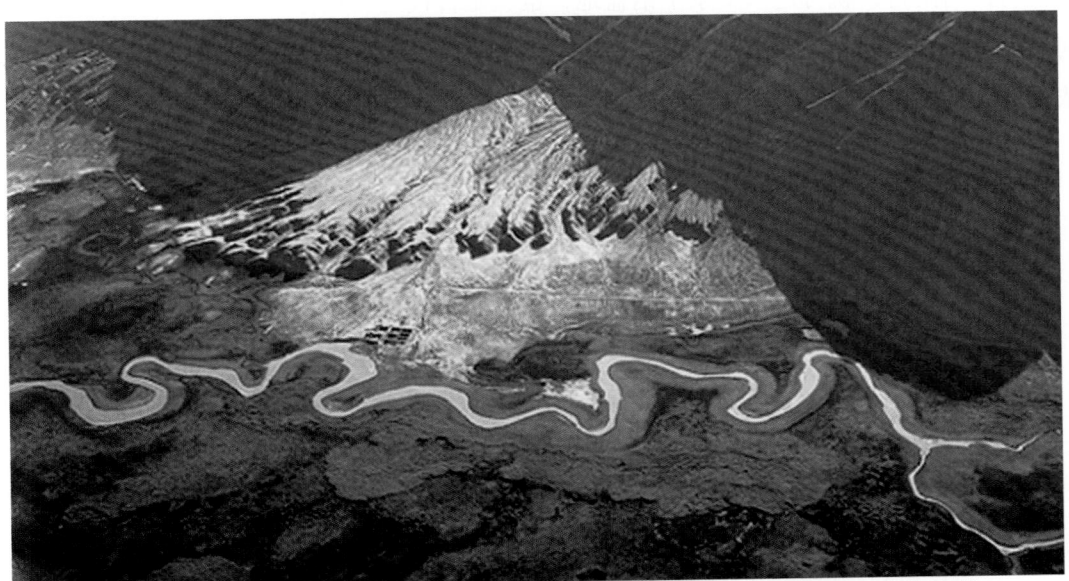

图 8.13　俯瞰喀喇昆仑山，一直延伸到西藏的西北部，与冈底斯山脉相连接

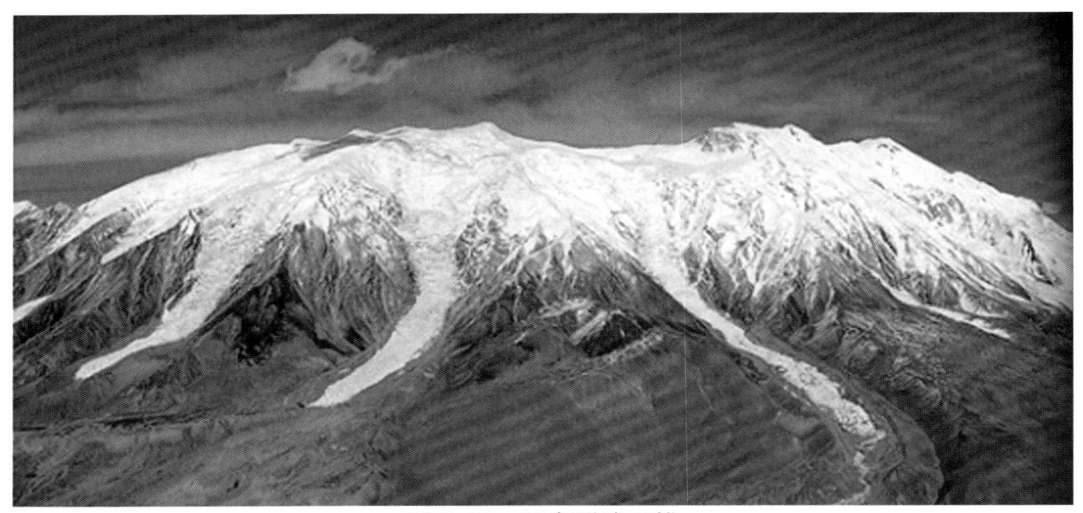

图 8.14　昆仑群峰三雄

号称"冰山之父"的阿塔·慕士塔格峰、公格尔峰以及公格尔九别峰并称"昆仑群峰三雄"。

由上可见，帕米尔高原海拔极高，地势是如此的险峻。丝绸之路首先要通过新疆的塔什库尔干（3 700 m），然后经过世界著名的"冰山之父"阿塔·慕士塔格峰下的苏巴什达坂（5 200 m），随后还要再翻越中国和巴基斯坦交界的红其拉甫达坂（5 000 m），然后经过明铁盖山口进入巴基斯坦的吉尔吉特。这一段路程必须经过高海拔高山、冰川，是最危险和缺氧最严重的路段，古今如此。

《汉书》记述，丝绸北道抵疏勒后，翻越帕米尔可抵达"大宛、康居、奄蔡"，因此，商旅穿越的山口隘道，主要是喀什附近的吐尔尕特、乌鲁克恰提和乌孜别里山口。这里有 2 条不同的路线，一条线路是从喀什绿洲西北经吐尔尕特、乌鲁克恰提，穿越山隘，翻过达坂可抵达乌兹别克斯坦的安集延，再折向南行，就可进入费尔干纳盆地，也就是古代的大宛地境；另一条线路是从喀什向西南方向行进，经布伦朗库里，翻越乌孜别里达坂，然后进入费尔干纳盆地[42]。尽管岁月沧桑，然而今日依然能看到古丝绸北道的种种痕迹，把我们引入昔日的艰苦历程（图 8.15 ~ 图 8.18）。

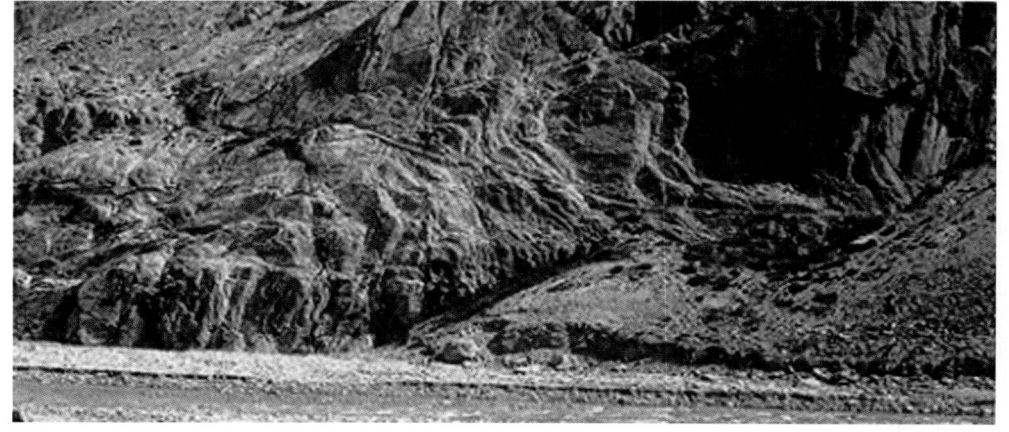

图 8.15　古丝绸之路帕米尔路段上的盖孜河畔的古道遗迹

今日依然可见。

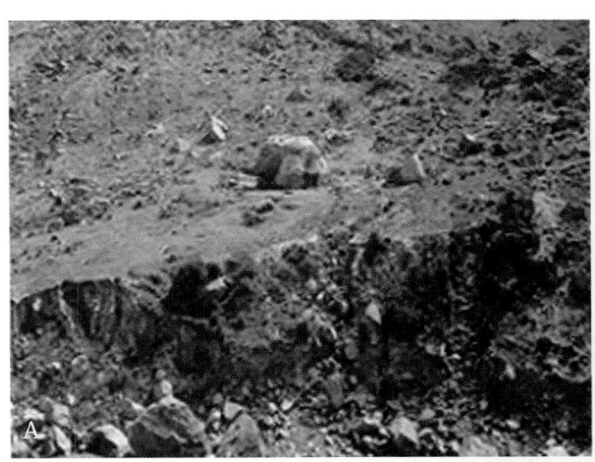
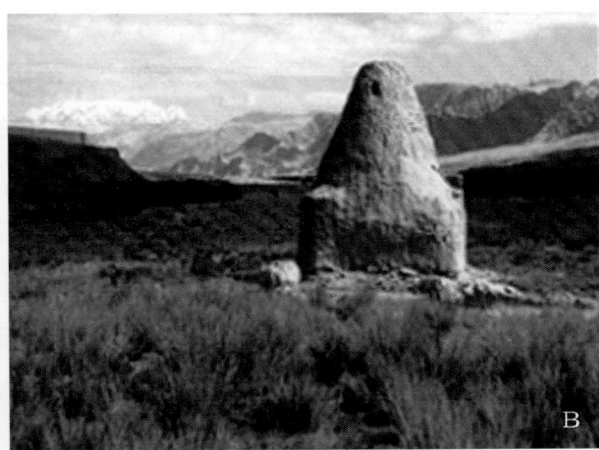

图 8.16　丝绸之路帕米尔古道的驿舍遗迹

是当时商队憩息和躲避风雪之所。

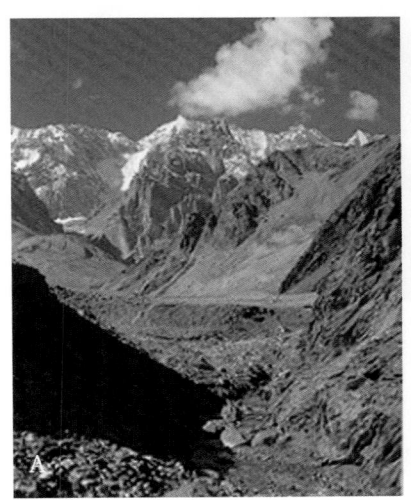
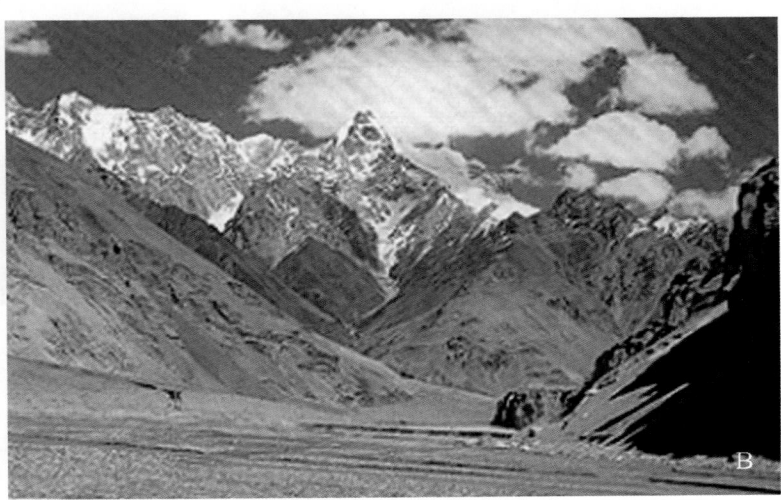

图 8.17　古丝绸之路通道

A—喀喇昆仑山古丝绸之路通道；B—通往克什米尔的古丝绸之路通道。

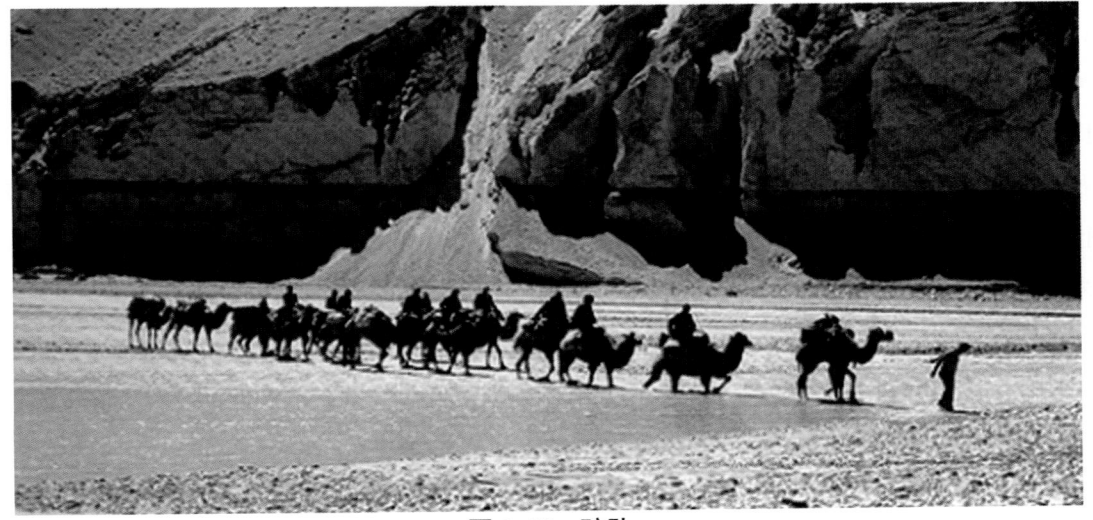

图 8.18　驼队

行进在帕米尔高原上的探险队的驼队，复原了古丝绸之路上商队极其艰难的行走。

丝绸南道可抵达叶尔羌绿洲上的莎车王国。《汉书》记载："西逾葱岭，则出大月氏、安息"，即指阿富汗、伊朗方向。《后汉书·西域传》中记载："莎车国，西经蒲犁、无雷至大月氏"。现经研究及实地考察，有3条穿越帕米尔，可自莎车抵达蒲犁（今塔什库尔干）的路线：一是由莎车向西南，翻越科柏达坂，经格力克洪拜孜、奇奇力克达坂。二是由莎车县经卡群、和什拉甫，过塔尔山，渡叶尔羌河入大同乡，至塔什库尔干。三是自叶城沿提孜那甫河谷西南行，经布伦木沙进入叶尔羌河谷，再前往塔什库尔干（图8.19）。此外，还有自英吉沙，经依格孜牙河谷、克孜尔格尔、切里贡拜，翻越奇奇力克达坂，进入兴地峡谷，抵达塔什库尔干的路线[43]。

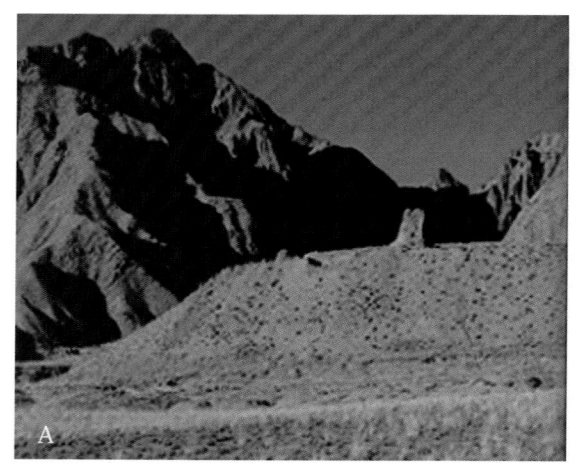 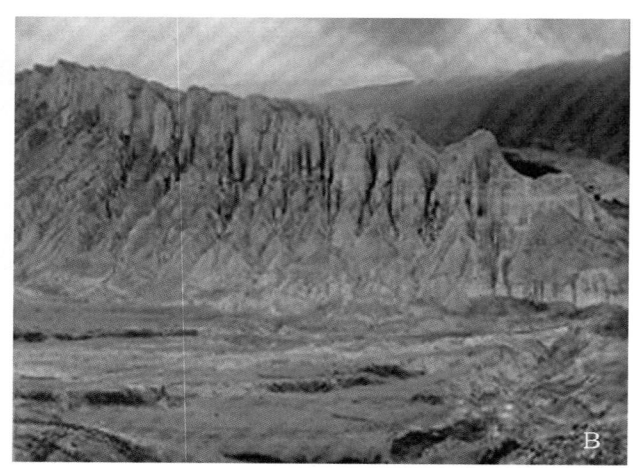

图 8.19　丝绸南道今日遗址

A—翻越科柏达坂；B—经布伦木沙进入叶尔羌。

"塔什库尔干"塔吉克语意为"石头城"，海拔3 700 m，位于比较宽阔平坦的谷地中，是一个重要交通枢纽地带（图8.20）。汉代蒲犁、南北朝至唐代的朅盘陀都城、唐朝的葱岭守捉都曾设于此，朅盘陀与葱岭守捉故址，至今仍巍然耸立。

古丝绸之路，在离开塔什库尔干后，向南行，经达布达尔、公主堡、克切克巴依后，沿喀拉奇古尔河谷西行，经罗布盖子河谷，翻越瓦赫吉里达坂，再沿瓦罕走廊西行即可抵达阿富汗，即古代大月氏，再西行可前往安息（今伊朗）。

我国的丝绸曾经是经"丝绸之路"西运的主要商品，当中国的饮茶习惯传至中亚、俄罗斯后，茶叶也成为丝绸之路上运输的主要商品。有人曾在中亚的布哈拉统计过，1832年从叶尔羌（莎车）经帕米尔高原运到布哈拉的茶叶达950驮载，即90 718 kg之巨。

丝绸之路是商贸之路，也是文化传播之路、宗教传经之路。陆上丝绸之路自西汉武帝时张骞出使西域始，东汉时经班超进一步发展而形成。佛教在西汉之际随着丝绸之路的开辟，经天山南路的龟兹、于阗进入玉门关而向西北、中原、沿海传播。汉明帝时派使者沿着这条路线向西域寻求佛经，并建佛寺。此后西域僧侣便沿着这条路线陆续而来[44]。

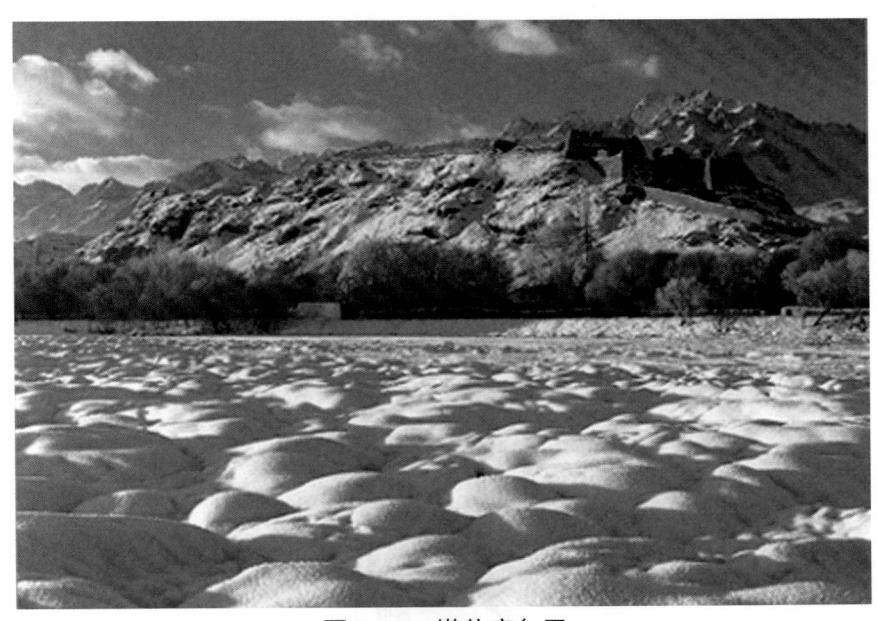

图 8.20　塔什库尔干

　　"塔什库尔干"塔吉克语为"石头城"，位于帕米尔高原上，是古丝绸之路的重要中间枢纽，丝绸南道的 3 条通道汇集在这里。

　　我国唐代高僧玄奘西行求法时，所走的路线须翻越帕米尔高原。玄奘所著《大唐西域记》中还记述了有关"揭盘陀"王国起源于"汉日天种"的传说[45,46]。

　　雪岭、冰峰、悬崖、峭壁、激流，一座座海拔六七千米的高山，连绵起伏，横亘在欧亚之间的帕米尔高原上，缺氧、寒冷、沙尘、风暴、雪崩，随时侵袭着孤单的人们，但这一切都不能阻挡我国古代王朝的一些将军、边疆大使、军队战士、信仰坚定的朝圣者、使节、旅行家和商人。他们犯险涉难，频繁往来于丝绸之路，沟通了中西方经济、文化的交往，加强了边疆与内地的联系，促进了沿途城镇的兴旺繁荣，也给我国内地城市带来了新的繁荣。

　　丝绸之路使西域与内地文化发生了积极的交流。唐代是丝绸之路的繁荣时期，流寓长安、洛阳的西域人（包括中亚人、土耳其人、阿拉伯人、波斯人等）更多，传来了大量的西域文化，对当时居民各方面的生活均有很大的影响。向达所著《唐代长安与西域文明》考说甚详。如当时以胡服为时装，白居易《时世妆》云："时世妆，时世妆，出自城中传四方。"而由波斯传来的一种骑马竞技的"波罗球"（即马球），更是风靡一时，唐玄宗李隆基就是击球的好手，少有对手，由此风俗相尚，长安城内纷纷建筑马球场。

　　通过古丝绸之路，西域的器乐如于阗乐于汉代就已传入长安，成为演奏和配舞的重要器乐[47]（图8.21），而萨马尔罕 8 世纪的壁画则展示了汉唐与中亚间早期的音乐文化交流[48]（图 8.22）。来自中亚的"拓枝舞"，舞者穿着鲜艳的五色罗衫，宽袍窄袖，腰带银蔓垂花，锦靴，头戴绣花卷檐帽，随着鼓声翩翩起舞（相当于今维吾尔族舞蹈）。另有一种"胡旋舞"，其旋转至急速，如流星，唐代著名诗人元稹观看后说："万过其谁辨终始，四座安能分背面。"（《胡旋女》）李白在《前有一樽酒行》诗中写道："胡姬貌如花，当垆笑春风。笑春风，舞罗衣，君今不醉将安归？"由于胡乐胡舞的流行，当时甚至有人说："洛阳家家学胡乐。"（王建《凉州行》）。其他如饮食、绘画、建筑等方面，也无不受西域文化的影响。唐代对我国新疆少数民族文化和外来文化兼收并蓄，因而有了盛唐文化的昌盛。这些也延续到我们今日的中华文化之中[38,39,49-51]。

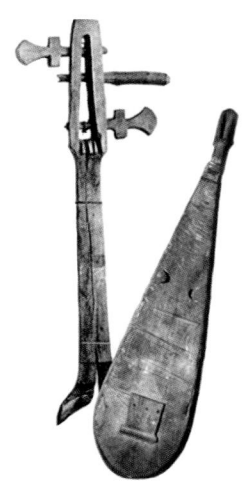

图 8.21　尼雅遗址出土的六弦琴头和达玛沟 2 号遗址出土的三弦琵琶

于阗（今和田）乐于汉代已传入长安，可见当时于阗乐颇负盛名。

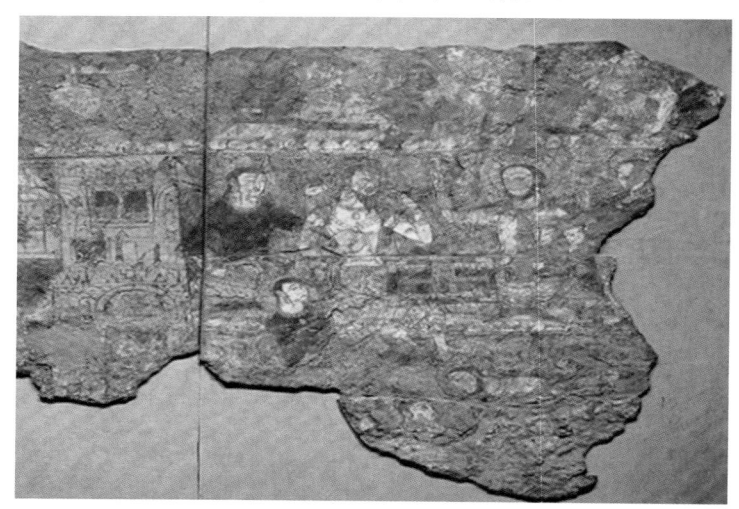

图 8.22　公元 8 世纪的壁画有唐装女乐形象

在泽拉夫善河上游，距今乌兹别克斯坦撒马尔罕 70 km 处的片治肯特 IV 号遗址第 42 号室中，发现了属于公元 8 世纪的壁画。其中有唐装女乐形象（左上第一人），证明了经丝绸之路，汉唐与中亚间的音乐交流。

在古丝绸之路沿线，尚有不少当年的遗址，其中楼兰古城遗址位于孔雀河下游、罗布泊西北岸上，西南距若羌县约 220 km。"楼兰"一词最早见于《史记·匈奴列传》。据考古证明早在新石器时代这里就是远古居民的重要聚居点。汉元凤四年（公元前 77 年），楼兰国更名为鄯善国，并将国都迁往扞泥城（今若羌县附近）。东汉至魏晋时期，作为古丝绸之路上重要交通枢纽的楼兰城继续存在了 400 年左右。从 19 世纪考古发掘的楼兰城遗址可以看出当年古丝绸之路上的兴旺情景（图 8.23）。

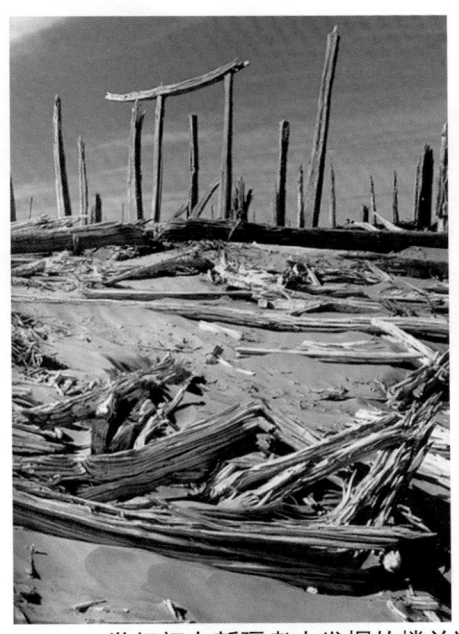

图 8.23　19 世纪初在新疆考古发掘的楼兰遗址

可以看出当年古丝绸之路上的兴旺情景。

在古丝绸之路沿线还出土了许多有价值的文物，其中有从汉到唐的大量丝织品（图 8.24）、大量的古代钱币，以及为数众多的东罗马及波斯金银币。著名的遗址有楼兰遗址，敦煌的莫高窟更是中外有名（图 8.25）。这些都是有力的历史见证[48]。

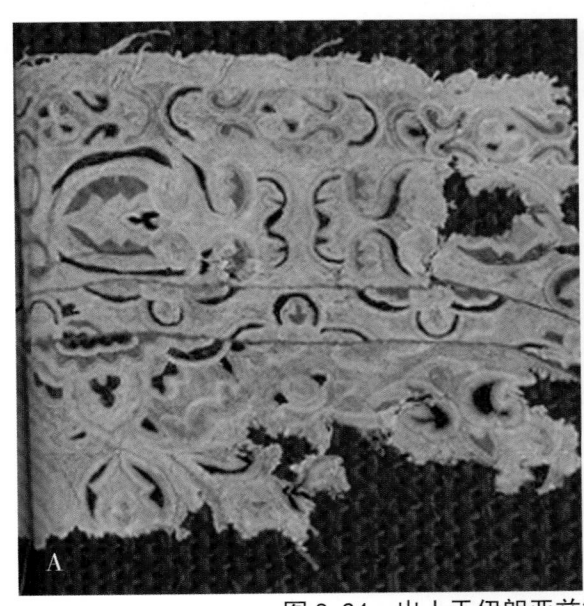
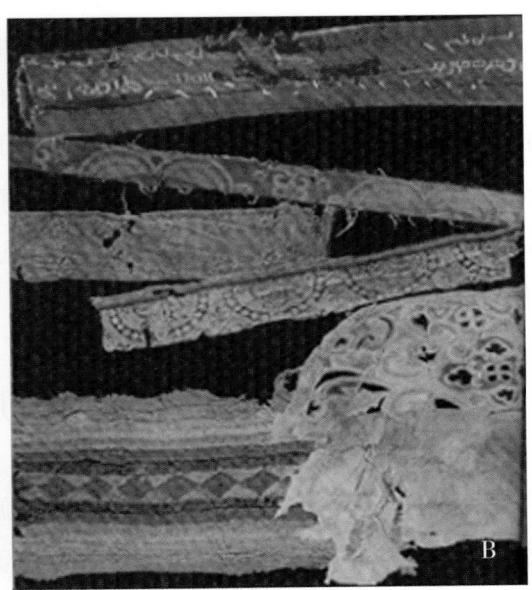

图 8.24　出土于伊朗亚兹德考古地的丝绸锦缎残片

约属于公元 12 世纪。图案证明它来自中国。

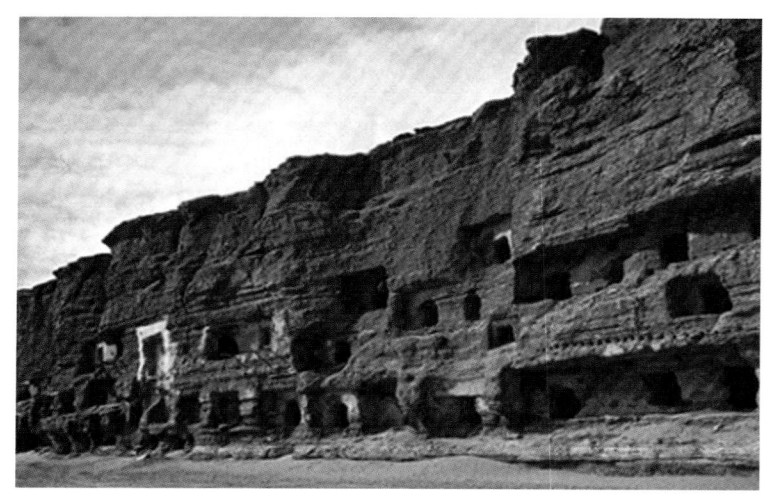

图 8.25　敦煌莫高窟
又名"千佛洞"，位于敦煌东南 25 km 处，鸣沙山东麓的断崖上。敦煌自古以来就是丝绸之路上的重镇，以精美的壁画和塑像闻名于世。

　　由上可见，古丝绸之路虽以丝绸贸易为开端，但其意义却远远超过了贸易的范畴，它把世界文明古国如希腊、罗马、埃及、波斯和中国紧密地联系在一起，为世界四大文明的交融提供了先决条件。丝绸之路上多元文化的频繁接触、摩擦、沟通、包容，使各种各样文化的交流、融合、创新发展成为可能，而乐舞艺术在西域显得尤其突出，在一定程度上，可以说，丝绸之路的畅通，奠定了今天新疆歌舞之乡的地位 [47]。

　　此外，尚有"海上丝绸之路"，这是一条从中国到非洲的重要通道。据考证，海上丝绸之路早在中国秦汉时期就已经出现，到唐宋时最为鼎盛，具体路线是，由广东、福建等沿海港口出发，经中国南海、波斯湾、红海，将中国生产的丝绸、陶瓷、香料、茶叶等运往欧洲和亚非等其他国家。伊斯兰教伊始，阿拉伯人就控制了从阿拉伯波斯湾到中国的航海路线。其中，如穆罕默德·伊德里西（Al Idrisi，1100—1166 年）的作品中就有对中国贸易的描述，中国的帆船带着皮子、剑、铁器和丝绸，还提到杭州的玻璃和泉州的丝绸是最好的。伟大的阿拉伯探险家伊本·白图泰（Ibn Battuta，1304—1377 年）就从马尔代夫乘船到达中国泉州，并描绘了当时的海上丝绸之路图 [52]。因不涉及高山高原，在此不再赘述。

第 6 节　唐 蕃 古 道

　　唐蕃古道，是青藏高原上我国汉藏兄弟民族间友好往来，进行政治、文化交流的纽带，经济贸易的动脉，藏史称之为"汉藏间的金桥"。唐蕃古道的开辟，是文成公主和亲的又一重大影响。文成公主经河源入藏，松赞干布迎亲至柏海，为自陇右至吐蕃交通的初步开通奠定了基础。吐蕃吞并吐谷浑后，使唐蕃双方开辟长达 2 000 多 km 的驿路成为可能。自唐蕃于赤岭定界立碑，互市易马后，唐蕃间驿路的畅通更形成了规模。此后，尽管河陇之间经常争战，但驿路仍然通行，且在长庆会盟的盟约中明确了双方易马的地点及驿道供应的责任[53]。

唐蕃古道几经考察，目前这条进藏路线经考察确定为[54,55]：由唐都长安（即西安）西行，越陇山，经甘肃天水、陇西、临洮、临夏，在炳灵寺或大河家附近渡黄河转入青海境内，再经民和、乐都、西宁、湟源，越过赤岭（日月山）、倒淌河、恰卜恰、切吉草原、大河坝、温泉、花石峡，进入玛多柏海（扎陵、鄂陵湖），翻越巴颜喀拉山口转道进入玉树清水河，渡过通天河至子曲，沿当地"通藏大道"过当曲，自唐古拉山察午拉山口逾山至西藏的聂荣，经那曲、当雄，最后直抵逻些（拉萨）[56,57]。经考证确定了其路线图（图 8.26）。目前多数学者认为，这条古道的基本路线即原文成公主入吐蕃时的那条路线，今称之为"唐蕃古道"。唐蕃古道蜿蜒在"世界屋脊"上，这是中国人民在世界最高海拔区走出来的（图 8.27）。

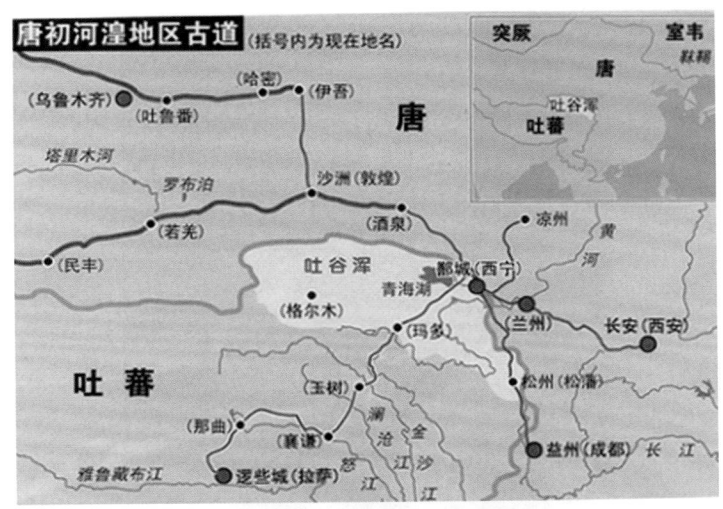

图 8.26 唐蕃古道路线图

从西安到西宁，再到拉萨。

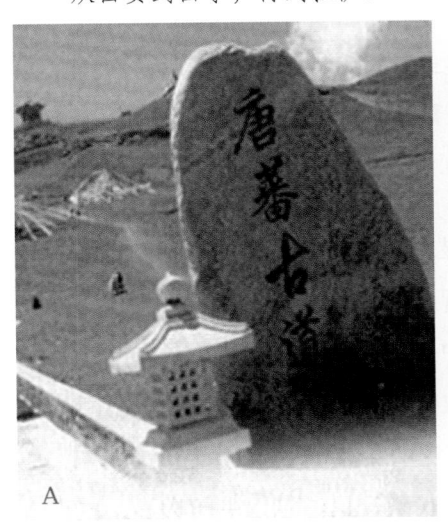

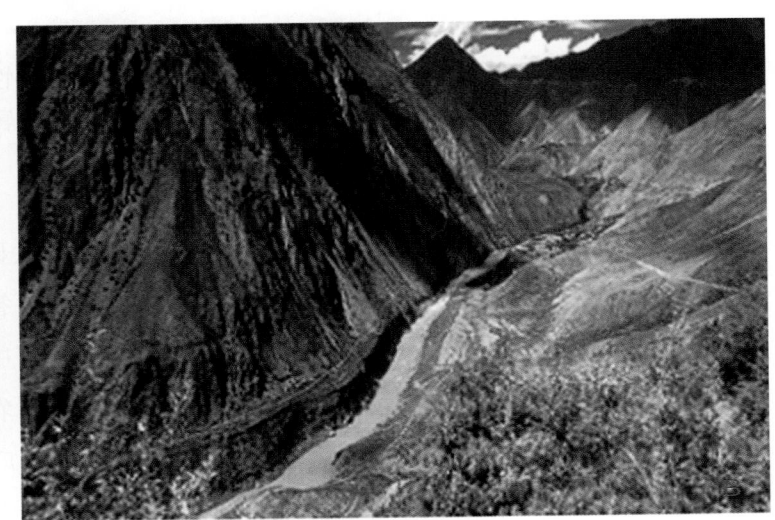

图 8.27 唐蕃古道

A—目前认为唐蕃古道即原文成公主入藏的基本路线；B—仅有的少数古道遗迹。

公元4—6世纪，唐蕃古道成为东西方的主要交通大道，特别是东汉以来古丝绸之路这一重要通道的河西走廊段因争战而受阻时。据《青海通史》记载，魏晋时期，西域各国纷纷脱离中原王朝的控制，河西走廊也先后出现了前凉、后凉、南凉、西凉、北凉等地方割据政权，战祸频发，往来于东西方的部分商人、僧侣改道唐蕃古道，也称"丝绸之路的青海道"，从而为这条通道的兴盛提供了时间、空间上的条件和必要的政治保障[57]。2016年2月考古队在柴达木的茫崖地区发掘了一具男性干尸，身长1.62 m，双手合于腹部，全身皮肤虽已干瘪，但容貌清晰可辨，保存十分完好（图8.28）。经北京大学考古文博学院对干尸取样鉴定，这具干尸距今约1 700年，生前处于魏晋南北朝时期。由于茫崖地处欧亚大陆腹地，远距海洋并受塔克拉玛干沙漠影响，加之高原寒冷干燥，死后迅速脱水，同时抑制了细菌繁殖，为干尸的完好保存提供了条件。这具干尸复原了近2 000年前唐蕃古道上昔日人群来往的景象。

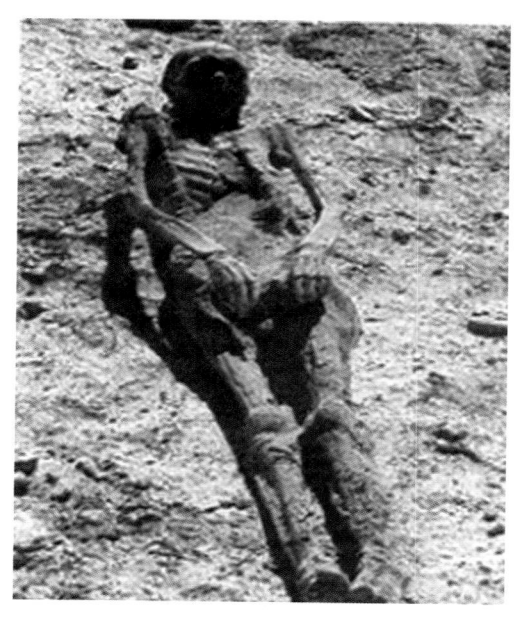

图8.28　在青海茫崖发掘出的男性干尸

距今约1 700年，生前处于魏晋南北朝时期，发掘地正好在唐蕃古道的通道上，证明早期人类在此居住。

在这一时期通过唐蕃古道赴西方求经的高僧有东晋僧人法显，南朝宋僧人昙无竭（法勇），北魏宋云、惠生等，还有犍陀罗国（巴基斯坦）僧人阇那崛多（智藏）等。这些往来于中国、印度次大陆各国的佛教文化传播者，在传播佛教文化的同时，促进了中外文化的交流，增进了中外人民的友谊。随着文成公主、金城公主入藏和亲，中原先进的文化、农耕技术、手工业技术源源不断传入青藏高原，促进了中原地区与青藏高原、汉文化与吐蕃文化间广泛的交流[58]。

自唐蕃古道开辟以来，它不仅是唐蕃之间的驿道，而且还延长到今尼泊尔、中印边界，成为一条新的国际通道。当年文成公主曾资助唐朝僧人于此驿道往来，前去天竺；唐使王玄策亦于此道征调尼泊尔、吐蕃军队，讨平天竺叛乱，在军事上也有重要意义[59]。

唐蕃古道也是我国和南亚地区沟通的桥梁。从西藏经樟木口岸即进入尼泊尔境内。

公元 639 年，尼泊尔尺尊公主被西藏的吐蕃赞普松赞干布聘为后妃。她经过这条古道来到拉萨，入藏时随带一尊释迦牟尼像、大乘佛教的经典著作，以及尼泊尔的工艺、音乐、舞蹈和宗教文化，体现了中尼结亲的历史。

公元 1260 年，尼泊尔著名工匠阿尼哥带领 80 名工匠到中国西藏帮助修建大金塔。他还参与修建了北京阜成门内的白塔。为了纪念阿尼哥，尼泊尔政府将中、尼合建的从加德满都通往樟木友谊桥的那段公路，命名为"阿尼哥公路"。

第 7 节　茶马古道走青藏

一、中国是茶之乡

中国是茶的原产地，是世界上最早发现、种植和利用茶的国家，也是茶树资源最丰富的国家。中国种茶和饮茶历史悠久，源远流长，可以追溯到神农时代，距今已达数千年之久。如今，世界上有 50 多个国家种茶，100 多个国家和地区、20 多亿人饮茶，茶的发现与应用是中华民族对人类文明的贡献。斯拉夫语和中亚突厥语、波斯语等均叫"茶 – Cha or Chai"，而西方欧美语言叫"婍 – tea"，是闽南话对茶的发音。

茶进入人们日常生活，按清代顾炎武《日知录》所记："自秦人取蜀而后，始有茗饮之事。"秦吞并巴、蜀以后，饮茶才传播开来，而巴、蜀地区饮茶历史当更为悠久了。唐代，茶事大兴。据《茶经》和其他文献记载，唐代茶叶产地已遍及今四川、陕西、云南、湖南、湖北等 15 个省区。宋代的茶叶产量，则以四川为多[60]。

茶叶是茶树鲜嫩叶芽经过加工的干燥制品，茶叶经热水冲泡后饮用，有提神醒脑、明目、利尿、解毒等功效。茶的饮法也是多种多样的，在我国少数民族地区，至今根据历史传习、民族风俗，以及自然环境、饮食结构的不同，仍保留着多种多样的饮茶习俗。如新疆维吾尔族的奶茶、西北回族的三炮台盖碗茶、蒙古族的奶茶、哈萨克族的米砖奶茶等。

二、藏族与茶

藏族的饮茶历史，据文字记载，已有 1 500 年左右。藏族民间传说，在公元 300—400 年间，吐蕃的居民们喝的并不是茶，而是一种用树皮熬煮成的汁。藏族人民养成喝茶的习惯，是公元 7 世纪文成公主进藏和公元 8 世纪金城公主进藏以后的事。相传，唐贞观十五年（公元 641 年），文成公主嫁于第三十三代吐蕃赞普松赞干布，陪嫁的礼品中就有茶叶（见第 7 章第 5 节）。文成公主喜欢饮茶，并推广唐朝的饮茶方法。据 1388 年版《西藏王统记》载，文成公主创制了奶酪和酥油，并以酥油茶待客。吐蕃时期，青藏高原以牧业为主，饮茶能帮助肉食和富油饮食的消化，补充维生素类的营养，加牦牛奶营养更丰富[61]。而且藏医学认为饮茶除健身外，还可以防治某些疾病，如糖尿病在藏族人群中是很少见的，或许受益于饮茶[62]。藏族将茶作为一种食谱处方[63]，并成为其饮食中的最爱[64]。甚至可以说，对于生活在"世界屋脊"的高山民族，茶是关系到其生存发展的食品[65]。

藏族饮茶之风迅起，直到遍及全藏区。自此，内地的茶叶源源不断地进入青藏高原，成为藏族人民的生活必需品之一。其中，如湖南产的"茶砖"、云南产的普洱茶（图8.29、图8.30）更受藏族青睐。藏族将之制成清茶、酥油茶、奶茶、糌粑茶等，其香、其味，均妙不可言。

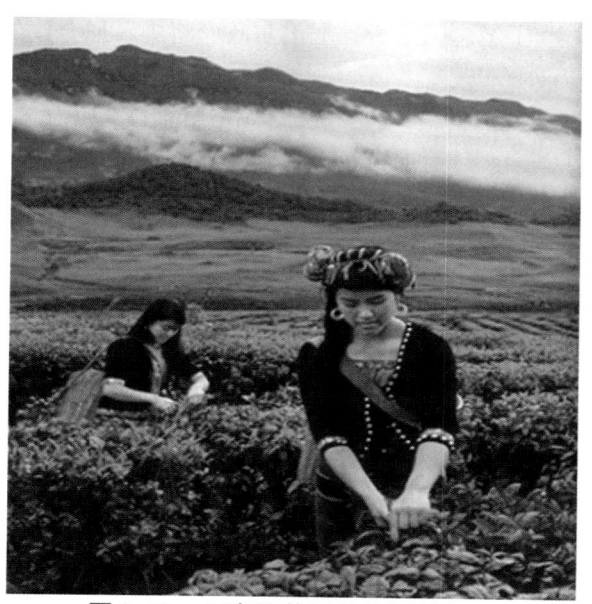

图8.29　云南的普洱茶茶园种植场

在湖南、云南等地均有大片的茶叶种植基地。

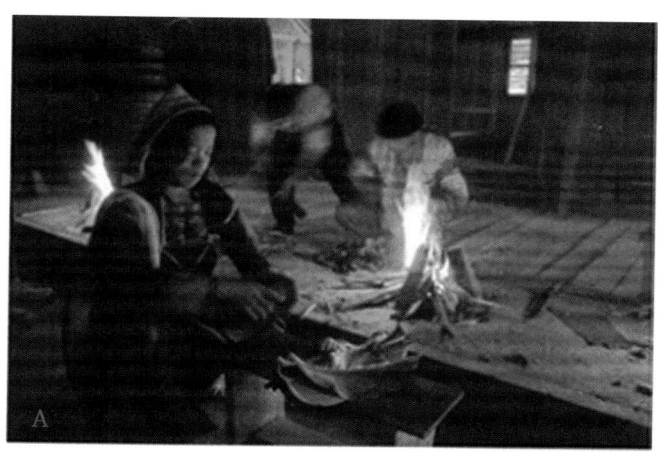
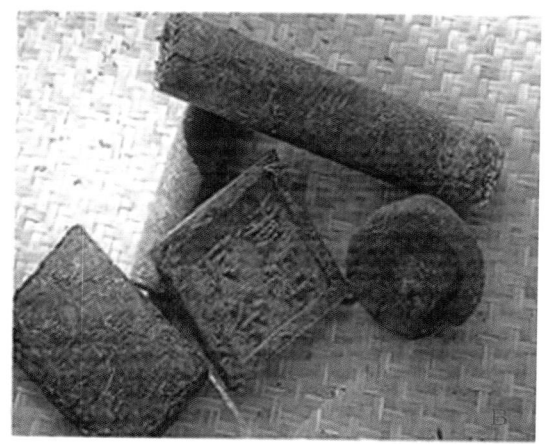

图8.30　普洱茶工艺

A—当时的制茶手工工艺；B—已经制成的茶砖及茶饼，由于易于保藏、便于运输、饮用方便且茶味浓香，故深受藏族人民喜爱。

我国西北地区的其他从事游牧的民族，如蒙古族、哈萨克族、塔吉克族等，他们的饮食中多有肉、奶，因而喜饮奶茶。维吾尔族和回族，生活中也离不开茶。

尼泊尔的背夫，特别是夏尔巴人，他们在喜马拉雅登山时背负的装备重量往往超过其体重，他们离不开茯茶[66]。而藏族登山队的队员们在攀登珠穆朗玛峰时并不青睐所谓的高山食品，依然在海拔 8 000 m 以上的帐篷里饮用酥油奶茶[37]。这提示茶具有维持他们高山体力的功效。

三、以茶易马

茶马古道的基本概念是"以茶易马"，而并非今日误以为的"以马驮茶"进行交易。

中国的西部地区有许多优良的牧场，盛产良马，新疆准噶尔盆地还是普氏野马的故乡。历史上跨越欧亚大陆的丝绸之路所经过的地区，就全世界的范围来说，是养马最古老的地区。世界上许多有名的马种，曾受过这一地区马种的影响，我国的青藏高原也盛产良马。其中西藏吉隆还发现远古三趾马的化石。

当时中国内地的马种主要源自蒙古马，藏马根据考古学及基因组学的研究，也是具有蒙古马血统的高原马[67,68]。这种马耐粗饲、耐力强、抗病能力强，但属于乘挽兼用型，个体小，奔驰速度不足。骑兵需要闪电般的奔驰及由高临下的斩劈，而西亚、中亚及我国西部少数民族中的马种正符合这一条件。早在公元前 3 世纪，中亚大宛国（今费尔干纳）以马闻名于世，特别是贰师城的汗血马。汗血马因疾驰之后肩膀部位慢慢流出像血一样的汗水而得名，在中国史书中有"天马"之称。汉武帝曾命贰师将军李广利去大宛国获取"天马"，汉武帝在获得汗血马之后写下一首西极天马歌："天马徕兮从西极，经万里兮归有德。承灵威兮降外国，涉流沙兮四夷服。"到了唐代，基于军事和通商的需要，唐代官民都极重视马匹的养育，在唐高宗时官方牧马已超过 70 万匹，玄宗时仅宫廷御厩养马就达 40 万匹，这样巨大的马群均来自外族进贡和茶马交易，均为绝种健壮良马（图 8.31）。2014 年 5 月 12 日晚，国家主席习近平与土库曼斯坦总统别尔德穆哈梅多夫在北京共同出席世界汗血马协会特别大会暨中国马文化节开幕式。会上，习近平接受别尔德穆哈梅多夫代表土方赠予中方的一匹汗血马。李白曾这样描述当时的骏马："天马来出月支窟，背为虎文龙翼骨。"自汉武帝得到产自乌孙的"西域马"和产自大宛的"天马"之后，西域的良马除乌孙马、大宛马外，波斯马、康居马、突厥马、吐谷浑马、西域马等源源不断地从西部地区到了中原大地，装备了强大的骑兵部队。

自从唐代吐蕃兴起饮茶之风，藏族人民对茶叶的需求日益增长，这大大地促进了内地对吐蕃的茶叶贸易。马，对于增强军队战斗力，巩固国防有极大的作用。为了从中亚及中国北部、西部和西南部少数民族地区引进优良马匹，以茶易马，这是唐代以来各朝代制定和推行的一种以茶或其他物质、货币与边区少数民族易马的方式。约于唐贞元年间，封演在《封氏闻见记》中称："茶始自中原，流于塞外，往年回鹘入朝，大驱名马，市茶而归"。自从唐代饮茶传入吐蕃后，茶叶对于生活在青藏高原的藏族民众来说，如同粮食、水、火一样，每天不能离开，甚至有的藏族人认为"宁可三日无粮，不可一日无茶"。据载：武则天万岁通天元年（公元 696 年）、唐玄宗开元十九年（公元 731 年）、唐宪宗元和十年（公元 815 年），吐蕃曾遣使唐朝，分别请求允许在益州（今四川成都）、赤岭（今青海日月山）、陇州（今陕西陇县）进行以茶马贸易为主要内容的互市。实际上，西北少数民族沿丝绸之路向中原市马或献马，而中原按值回赐金帛，早在唐开元年间便有了。只是当时对驱马市茶，并没有形成一种定制。

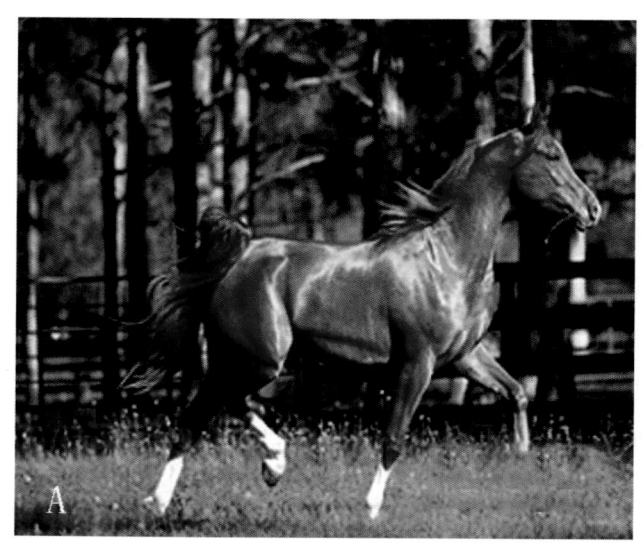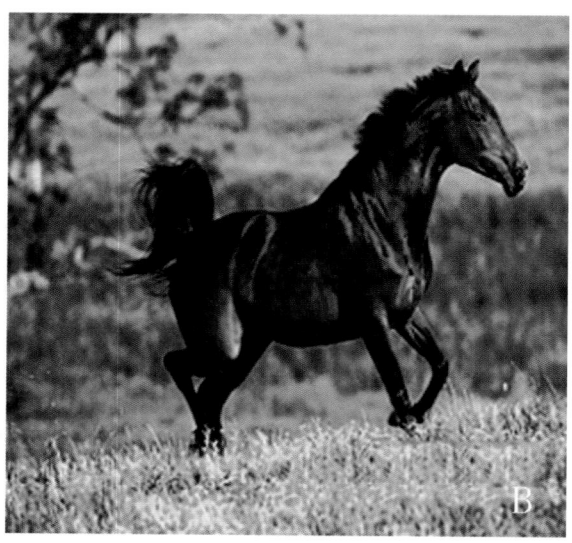

图 8.31　以茶易马的西域良马

A—大宛国特有的"天马"，即今汗血马，产自土库曼斯坦等地，属于轻骑型的马，速度快，耐力强，非常适用于骑兵部队，是汉唐梦寐以求的名马；B—优良的西域突厥马，茶马交易的主要马种之一。

宋朝初期，宋代茶马互市是从向少数民族赐茶，少数民族向宋王朝献马而来。宋太宗、真宗时，为交好和羁縻西部少数民族，常遣使赐茶；少数民族为了表示友好和臣服，也常驱马至京以献，宋王朝均按值回赐茶叶和其他货币。开始是几年一次，以后发展到一年一次，或一年多次。宋初所设的马市，在原（今宁夏固原）、渭（今甘肃陇西）、德顺（今甘肃静宁），以后又增加熙州（今甘肃临夏）。南宋时期，又开有黎州（今四川汉源）、雅州（今四川雅安）、碉门（今四川天全）等8处马市。南宋吴曾在《能改斋漫录》中写道："蜀茶总入诸蕃市，胡马常从万里来。"就是对茶马互市的一种描写[69]。

明清两代，先后在成都、秦州（今甘肃天水）、洮州（今甘肃临潭）、河州（今甘肃临夏）、雅州（今四川雅安）、西宁、庄浪（今甘肃永登）、甘州（今甘肃张掖）、永宁（今四川叙永）、北胜州（今云南永胜）设置过管理茶马互市的茶马司。明代，虽然在辽东、大同等地也曾先后开设过马市，但从总体上看，明清两代在全国范围内开设的马市，均以西部地区马市为主。

四、茶马古道的路线

茶马古道，顾名思义，应是指历史上中原和边疆少数民族地区相互进行茶马互市时所形成的商路。从广义上讲，历史上进行过茶马交易的地方遍及我国西北、西南，以及辽东、晋北等地。唐代，西北地区的回鹘甚至驱马到长安城交易，因此交易路线有多条[69,70]。由于西北地区的茶马交易线路属于丝绸之路的范畴（见本章第 5 节），因而不被人们单独提起；西宁至拉萨的茶马交易路线，由于它历史悠久，以及在政治、军事等方面的重要作用而一直被称作"唐蕃古道"[71]（见本章第 6 节）。今天人们提及的茶马古道，多是指自唐代以来，一直到 20 世纪 50 年代青藏、川藏、滇藏公路通车前仍在发挥作用的，从四川、云南翻越横断山脉、青藏高原到达拉萨，并一直延伸到印度、尼泊尔、不丹的茶马交易之路——滇藏茶马古道和川藏茶马古道[72]（图 8.32）。

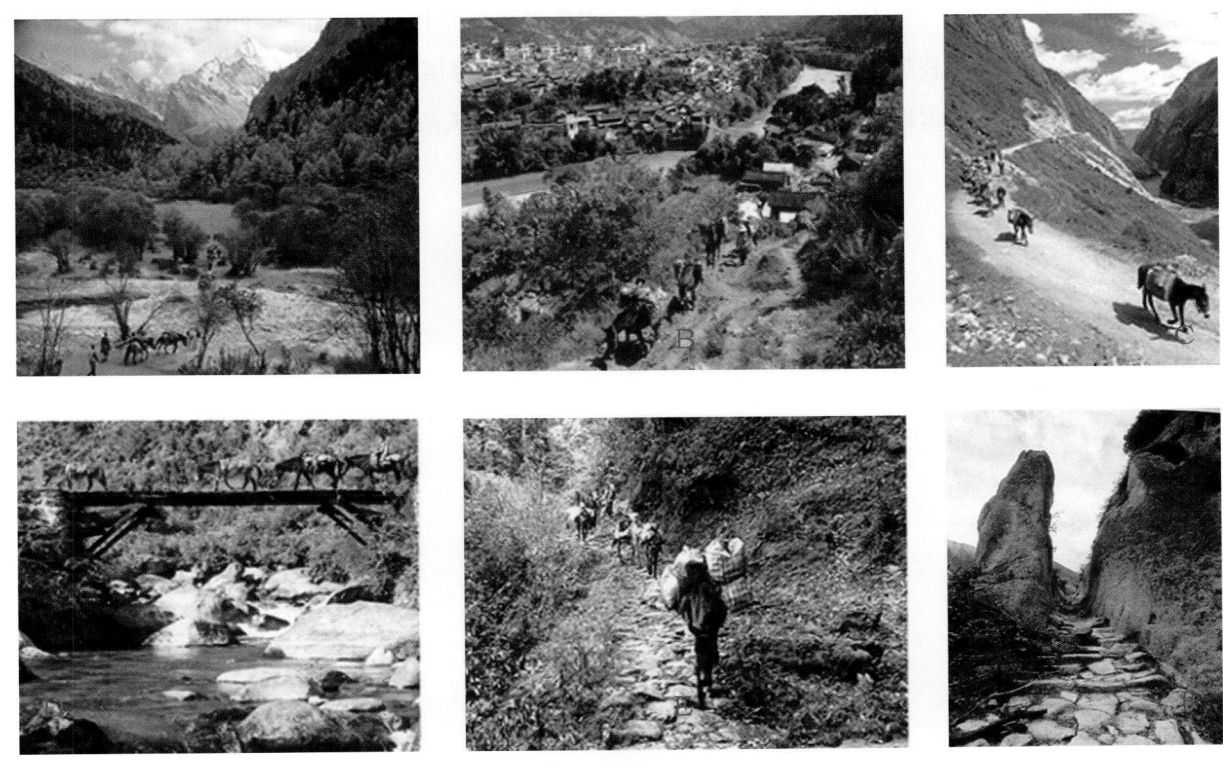

图 8.32　部分马帮行程

　　A—四川木里的马帮；B—大理漾濞县云龙桥畔的马帮；C—云南丽江虎跳峡的马帮；D—西藏察瓦龙进入云南怒江州的马帮；E—翻越高黎贡山，前往独龙江的马帮；F—工布江达县的茶马古道。

　　滇藏茶马古道，南起普洱茶产地的云南西双版纳、思茅，经由大理、丽江、迪庆、昌都、林芝等地到达拉萨。

　　川藏茶马古道，东起四川雅安，经由甘孜、昌都、林芝等地到达拉萨。

　　从拉萨西行经江孜、亚东至印度；也可以从拉萨向西，经日喀则、定日，再经聂拉木或吉隆至尼泊尔。历史上，拉萨、日喀则、江孜、昌都、亚东等地，都是西藏的商贸中心[60]。

　　抗日战争时期，由于日军封锁滇缅公路，阻断中国西南的陆路国际交通线，造成中国大西南的物资供应短缺。此时，从印度经拉萨通往四川、云南的茶马古道发挥了巨大作用，在抗日战争中后期，成了中国大西南后方的主要国际商道。这是茶马古道史上光辉的一页。

　　应该指出的是，自唐代开始的茶马贸易，不但满足了藏族人民日常生活中对茶叶的需求，同时也增进了藏族和内地的汉族等其他民族的友好往来，促进了经济和文化交流，在使西藏和内地融合成一个不可分割整体的漫长历史过程中，发挥了巨大的作用[73,74]。中国的茶马古道有着重要的历史意义，它不仅打通了内地通往青藏的要道，也加强了以骑兵为核心的军事力量，促进了我国民族间的交融。在云、贵、川，迄今仍可见到由茶马古道带来的藏族文化的遗迹[75,76]。

茶叶的运输和交易，不论是自西安经丝绸之路到达西域，从西宁经唐蕃古道到达西藏拉萨，还是滇藏或川藏茶马古道，都要翻越帕米尔和天山，或是青藏高原和喜马拉雅的群山峻岭。那些赶马运茶的人被称为"古代赶骡人"[77]，他们全靠双足走过这"世界屋脊"之路，沿途的艰辛不言而喻，许多人永远被埋在冰峰雪岭，但终于到达了目的地，这是中国人战胜高原缺氧的又一部伟大史诗。

参 考 文 献

[1]　石铭鼎. 长江之源[J]. 地理知识，1977，1：15.

[2]　旧唐书：卷一九八 列传一四[M]. 北京：中华书局，1975.

[3]　新唐书：卷二二一上 列传一四六上：吐谷浑[M]. 北京：中华书局，1975.

[4]　旧唐书：卷一九六下 列传一四六下：吐蕃[M]. 北京：中华书局，1975.

[5]　石铭鼎. 长江之源[J]. 地理知识，1977，12：11.

[6]　First Bend of the Yangtze River[EB/OL]. http://www.chinaseasons.com/lijiang/first-bend-yangtze-river.htm.

[7]　范文澜. 中国通史简编[M]. 北京：人民出版社，1965.

[8]　石铭鼎. 长江之源：1976年江源调查情况报道[J]. 长江志通讯，1985，1（1）：46.

[9]　石铭鼎. 江源首次考察记[M]. 北京：水利电力出版社，1990.

[10]　孙广友. 关于长江正源的新认识[J]. 科学，1987，39（2）：1-3.

[11]　孙广友. 长江正源再考[J]. 地理科学，1988，8（3）：250-258.

[12]　石铭鼎. 关于长江正源的确定问题[J]. 地理研究，1988，2（1）：23.

[13]　崔永红，张得祖，杜常顺. 青海通史[M]. 西宁：青海人民出版社，1999.

[14]　刘思和，朱志良. 长江正源考辩[J]. 地域研究与开发，1989，8（4）：54-60.

[15]　陈历元. 金沙江：我国最大的水电基地[J]. 国土经济，1990，4：54-60.

[16]　First stop the Yellow River source Shandong Zhaojin Geological Survey Co[EB/OL].（2011-05-04）. http://en.sdzjdzkc.com/.

[17]　黄盛璋. 论黄河河源问题[J]. 地理学报，1955，21（3）：287.

[18]　黄盛璋. 再论黄河河源问题[J]. 地理学报，1956，22（10）：49-50.

[19]　青海省志编纂委员会. 青海省志[M]. 西宁：青海人民出版社，1965，1：21-79.

[20]　宋濂. 元史：卷十一本记十一世祖八，卷六三志十五[M]. 北京：中华书局，2016.

[21]　温存智. 黄河源头大事记[M]// 祁明荣. 黄河源头考察文集. 西宁：青海人民出版社，1982：120-132.

[22]　田刚. 黄河河源探讨[J]. 地理知识，1980，36（3）：338.

[23]　赵济. 黄河河源问题[C]// 中国地理学会. 中国地理学会陆地水文学学术会议文集. 北京：科学出版社，1981：43-46.

[24]　赵济. 黄河河源问题探讨[M]// 祁明荣. 黄河源头考察文集. 西宁：青海人民出版社，1982：96-103.

[25]　刘枫. 青海掠影[M]. 北京：人民日报出版社，1990.

[26]　吴玉虎，梅丽娟. 黄河源区植物资源及其环境[M]. 西宁：青海人民出版社，2001.

[27]　唐乃焕. 黄河上游两大湖：扎陵、鄂陵湖名称位置考察[J]. 社会科学战线，1979，3：163.

[28]　赵济. 扎陵、鄂陵湖的名称问题[J]. 地理知识，1979，5：10.

[29]　新华社记者评述[N]. 人民日报，1991-11-22（4）.

[30] 金栋梁. 澜沧江—湄公河的水资源[J]. 水资源研究，1986，7（1）：71.

[31] 杨浪涛，刘少创. 澜沧江：无源之水[J]. 中国国家地理，2006，3：112–121.

[32] 周长进. 澜沧江溯源[M]//中国科学院地理科学与资源研究所.踏遍神州情未了. 北京：科学出版社，2016：344–346.

[33] 江荻. 珠穆朗玛峰[M]. 北京：商务印书馆，1974.

[34] 柯公高. 登山运动的历史和现状[M]. 北京：人民体育出版社，1976.

[35] 张景勇. 重登地球之巅，重测珠峰高度[N]. 经济日报，2005–05–25.

[36] WU TY. The Qinghai–Tibetan plateau: how high do Tibetans live?[J]. High Alt Med Biol，2001，2（4）：489–499.

[37] WU TY，LI SP，WARD MP. Tibetan at extreme altitude[J]. Wilderness Environ Med，2005，16：47–54.

[38] 石羊. "丝绸之路"琐谈[N]. 人民日报，1981–11–17.

[39] 陈家宇. 新的"丝绸之路"上的友谊之花[N]. 人民日报，1982–10–20.

[40] 李得贤. 青海境内丝绸路[N]. 青海日报，1983–03–17.

[41] 海风. 敦煌地名的来源及其他[N]. 光明日报，1986–10–26.

[42] 班固. 前汉书·西域传[M]. 4版. 北京：中华书局，1983.

[43] 王炳华. 丝绸之路南道我国境内帕米尔路段调查[J]. 新疆社会科学研究，1983.

[44] 杨东野. 关于佛教的传播路线[N]. 人民政协报，2000–06–16.

[45] 佚名. 大唐西域记校释[M]. 北京：中华书局，1983.

[46] 季羡林. 大唐西域记校注[M]. 北京：中华书局，1985.

[47] 侯世新. 回响在西域丝绸之路上的古代新疆音乐[J]. 文明，2016，10：78–95.

[48] 兰琪. 金桃的故乡：萨马尔罕古城[J]. 文明，2017，3：114–133.

[49] 余琼. 日本出版"丝绸之路"摄影集[N]. 人民日报，1981–05–21.

[50] 谷维恒. 帕米尔古道[M]//谷维恒，潘笑竹.世界屋脊探秘. 北京：中国旅游出版社，2004：84–93.

[51] 许刚. 刻在丝绸之路上[N]. 人民日报，1978–09–04.

[52] 巴黎阿拉伯文化中心.阿拉伯海上冒险家[J]. 文明，2017，7：30–42.

[53] 崔永红，张德祖，杜常顺. 唐蕃古道[M]//青海通史. 西宁：青海人民出版社，1999：209–211.

[54] 张军，陈小平. "唐蕃古道"得以确定[N]. 青海日报，1986–04–01.

[55] 陈宗立. "唐蕃古道"的走向、路线等已确定[N]. 光明日报，1986–05–11.

[56] 吴均. 对日本佐腾长《西藏地理历史研究》中一些问题商榷之五[J]. 中国藏学，1988，2：188.

[57] 张忠孝. 青藏高原特殊的交通[M]//青海地理. 西宁：青海人民出版社，2004：337–338.

[58] 白渔. 唐蕃古道[M]. 西宁：青海人民出版社，2014.

[59] 唐韵. 唐蕃古道：迎佛之路[M]//秘境青海. 西宁：青海人民出版社，2014：101–104.

[60] 谷维恒. 茶马古道寻踪[M]//谷维恒，潘笑竹.世界屋脊探秘.北京：中国旅游出版社，2004：152–157.

[61] NIKKAH A. Science of camel and yak milk: human nutrition and health respectives[J]. FNS，2011，2：667–673.

[62] ZA K，CHEE N. Tea–supports the Diabetes[EB/OL].http://www. Yinyanghouse.com/store/catalog/tibetan–

mecicinal-teas/za-khu-chee-nyll-tea-supports-diabetes.

[63] Po Cha A Tibetan tea recipe[EB/OL].http://www. Therighttea.com/po-cha. html.

[64] Wooden Bowel. Tibetan's favorities[EB/OL]. （2002-12-18）. http://www.tibetinfr.com.cn/english/ news/2002-12-18/News020021218100117.htm.

[65] MUPA JF，NYIMA，SONG JE. Jeff Fuchs' Tea and Mountain[J]. Journals，2012.

[66] MALVILLE NJ. Porters of eastern hills of Nepal: body size and load weight[J]. Am J Hum Biol，1999，11: 1-11.

[67] DENG T，LI Q，TSENG ZJ，et al. Locomotive implication of a Pliocene three-toed horse skeleton from Tibet and its paleo-altimetry significance[J]. Proc Natl Acad Sci USA，2012，109（19）: 7374-7378.

[68] DAN D，CHUNJIANG Z，HAO Z，et al. Genetic diversity of Tibetan horse and its relationships with Mongolian horse and Ningqiang pony assessed by microsatellite polymorphism[J]. Asian J Animal and Veterinary Advances，2011，6（6）: 564-571.

[69] ZHANG Y. Several routes of the Tea Horse Road[EB/OL]. （2006-03-06）. http://english.cri. cn/725/2006/03/06/168@58494.htm.

[70] CIOLEK TM. Tea-Horse Road, or Cha Ma Gu Dao[EB/OL]. http://trade-routes-resources.Blogspot. it/2008/03/tea-horse-road-or-cha-ma-gu-dao. html.

[71] Ancient Tangbo Road[EB/OL].http://www.Tibettrip.com/arts-cultrure/ancient-tangbo-road.htm.

[72] DEVONSHIRE-HELLIS C. A rare find: a visit to Sikkim and Tibetan borders in 1873[J]. China Expat，2007，5（3）: 8.

[73] SERENELLI G. Una review sul te (prima parte) Ⅱ te in Cina. Leggenda, storiae sangue[J]. Piante Medicinali，2004，3: 84-92.

[74] SERENELLI G. Cha Ma Gu Dao, la strada verso il Tibet (Ⅲ part)[J]. Storiae scienza. 2015，1: 58-63.

[75] BAGLEY R. Ancient Sichuan: treasures from a lost civilization. Princeton[M]. New Jersey: Princeton University Press，2001.

[76] LIANG L. The tea forests of Yunnan[EB/OL]. （2010-04-07）. http://ourworld.unu.edu./en/the tea-forests-of-yunnan/.

[77] FUCHS J. The Ancient Tea Horse Road: travels with the last of the Himalayan Muletters[M]. New York: Viking Press，2008.

第9章　中国人最早发现了高原病

前　言

在人类活动的早期，能感受到高原对人体影响的就是必须翻越高山的军事行动。公元前 326 年马其顿国王亚历山大（Alexander）带领大军越过了号称高山杀手的兴都库什山脉（Hindu Kush）抵达印度。在此次行动中他的士兵受到的最大危害就是缺少必要的后勤补给和恶劣的气候 [1]。迦太基的大将汉尼拔（Hannibal）为了征服罗马人，带着军队和大象越过了法国的阿尔卑斯山这一高山峡谷，他的士兵们也体验了高山对他们的影响。这 6 万迦太基大军出其不意地出现在罗马境内并打败了惊恐失措的罗马人，这就是有名的"坎尼"战役 [2]。不过这些经历并没有使人们明确提出高原对人体的影响，更没有认识到高原病。

而最早提到地势高度对疾病影响的是中国古代医学家，早在公元前 1 世纪，我国医学古籍《黄帝内经》的"异法方宜论篇"已经明确提出自然环境的地势高低和各地生活饮食不同对疾病的影响。有如下记载 [3]："黄帝曰：'医之治病也，一病而治各不同，皆愈，何也？'岐伯对曰：'地势使然也。故东方之域，天地之所始生也，鱼盐之地。海滨傍水，其民食鱼而嗜咸，皆安其处，美其食。鱼者使人热中，盐者胜血，故其民皆黑色疏理，其病皆为痈疡，其治宜砭石。故砭石者，亦从东方来。西方者，金玉之域，沙石之处，天地之所引也。其民陵居而多风，水土刚强，其民不衣而褐荐，其民华食而脂肥，故邪不能伤其形体，其病生于内，其治宜毒药。故毒药者，亦从西方来。北方者，天地所闭藏之域也，其地高陵居，风寒冰冽。其民乐野处而乳食，藏寒生满病，其治宜灸焫。故灸焫者，亦从北方来……'"此段岐伯回答之意为，所以各地之病不同，是因地势高低所然。在东方海平面为开始生发之地，该地之人食鱼且多盐，鱼性属火，热积于中，盐味咸而能入血，多食伤血，宜用砭石（古代针灸用的一种石器）。西方为出金玉之乡，但为沙漠之地，人民依山而居，不穿丝绸以毛布为衣，食用鲜美酥酪肉类，故体肥壮，邪不伤体表而侵其内，宜用多种药物治疗。北方者，为与外界相闭塞之地，人们所居之地地势甚高，天地冰冻，寒风凛冽，而人居野外，游牧而生，以牛羊乳肉为食，内脏受寒，而发生胃肠满胀之病，其治宜用灸焫（艾灸之法）。这一对北方人的描述，正是当今我国西部高原居民的游牧民族，应该是以古代藏族为主。

中国人在其后与高原大自然的军事、探险和开发等斗争中，在世界上最早认识了急、慢性高原病，以下进行介绍。

第 1 节　大小头痛山——中国人最早发现急性高山病

一、前汉书的记载

中国人最早发现了"高原头痛"，见于前汉书的记载[4-7]（图 9.1）。约于公元前 30 年，中国的一位大将军杜钦向当时的丞相王凤建言勿派专使去厥宾（约今阿富汗、克什米尔及印度河上游地区）。这不仅是因为途中盗匪横行，而且此道极其难行。杜钦的理由是越过皮山（今塔里木盆地和田与西藏间的喀喇昆仑山口）以后，必须翻越大头痛山和小头痛山，为赤土、身热之坂。这些山之所以如此命名，是因为人们翻越时感到头痛、头晕及呕吐，所携带之驴和牛也出现相同症状。随后还要通过三十里（15 km）长的三池盘峡谷，在悬崖陡壁之下，路宽仅有二尺（0.67 m），行人须用绳子拴一起，以免步行失足。从此地到身毒（今印度）还有三千里（1 500 km），沿途充满了危险（图 9.2）。

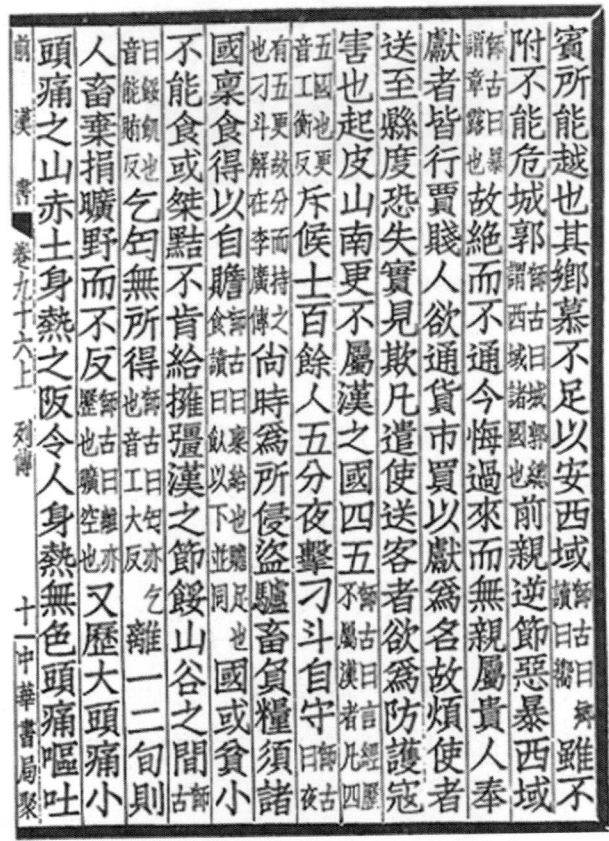

图 9.1　《前汉书》对"大小头痛山"及其发生的记述

这是世界最早的记载急性高山病的文献。

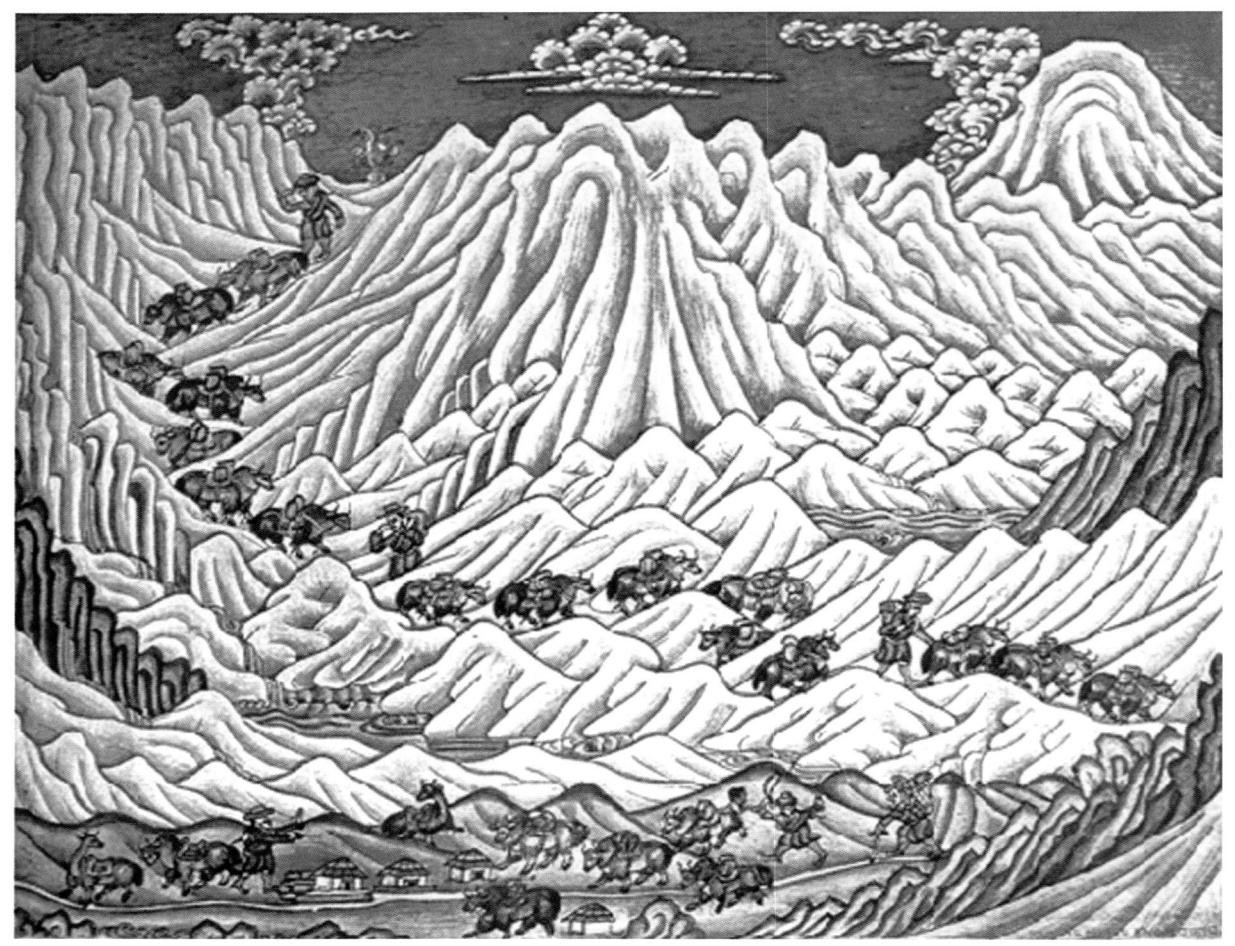

图 9.2　杜钦报道人们翻越大、小头痛山时艰难行进的模拟图
（引自瑞士苏黎世大学，Marco Maggioriri，2012。）

二、路线图的考证

美国学者吉尔伯特（Gilbert）[7] 对此做了地理学考证。他绘制了当时的中亚细亚地图和古丝绸之路地图。他认为这条路线是从中国古都西安出发，先到达西北部的安西和敦煌，由此又有两条路线可穿越塔克拉玛干沙漠（Taklimakan desert），最终均可经喀什而到达喀布尔（Kabul，今阿富汗首都）。这要翻越克里克山口（Kilik pass，4 827 m）（图 9.3）和明铁盖山口（Mintaka pass，4 726 m）（图 9.4）。Gilbert 认为这就是最可能的大、小头痛山。然而，这里还有一些其他可能的路线包括 Gilbert[7] 和沃德（Ward）等 [8] 所指出的，故须进一步查证。维格尔（Wieger）[9] 推测有另一条与此略有不同的杜钦所指路线，但遭到 Gilbert 批驳，认为从地理学范畴看是不可能的。

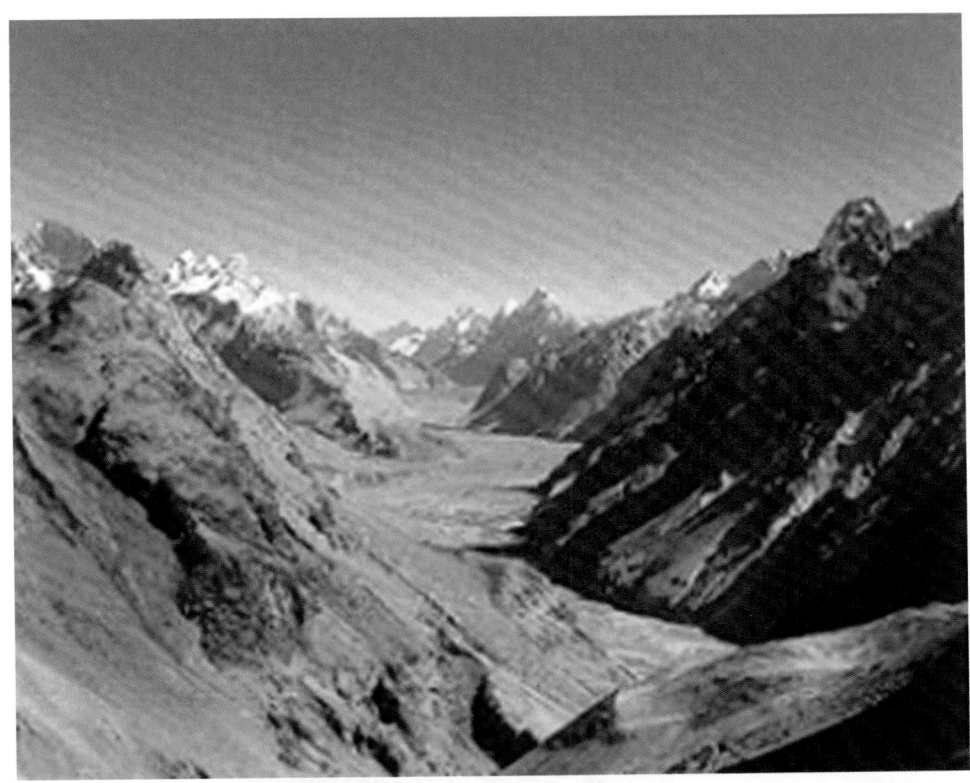

图9.3　克里克山口

Gilbert 认为这可能是大头痛山。

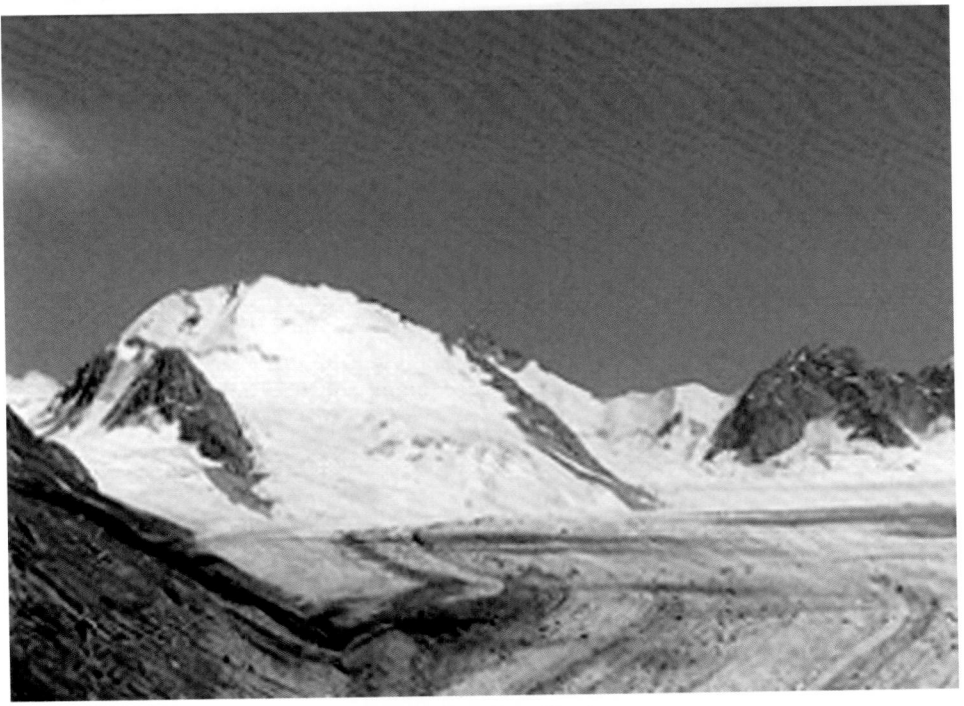

图9.4　明铁盖山口

Gilbert 认为这可能是小头痛山。

现已知道，从喀什到吉尔吉特长约700 km，全线平均海拔在3 000 m以上。中间须翻越两个达坂：一个是中国境内的苏巴什达坂，位于著名的"冰山之父"阿塔·慕士塔格峰之下；另一个是位于中、巴边境的红其拉甫达坂，海拔5 000 m。

我们根据以上文献及地理学的考证，可以推断大头痛山即为喀喇昆仑山口，这是古代帕米尔高原通道，进入中亚、南亚必经之地（图9.5）。小头痛山为阿塔·慕士塔格峰下的通道，这是前往巴基斯坦和印度的必经之道（图9.6）。而三池盘很可能就是火焰山，即所谓赤土、身热之坂（图9.7）。

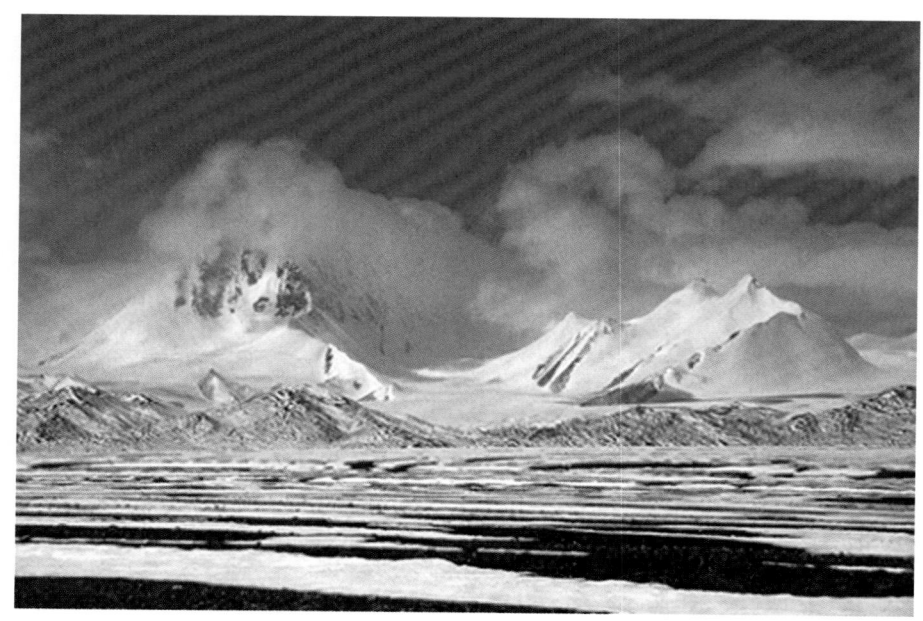

图9.5　喀喇昆仑山口

这可能是真正的大头痛山。

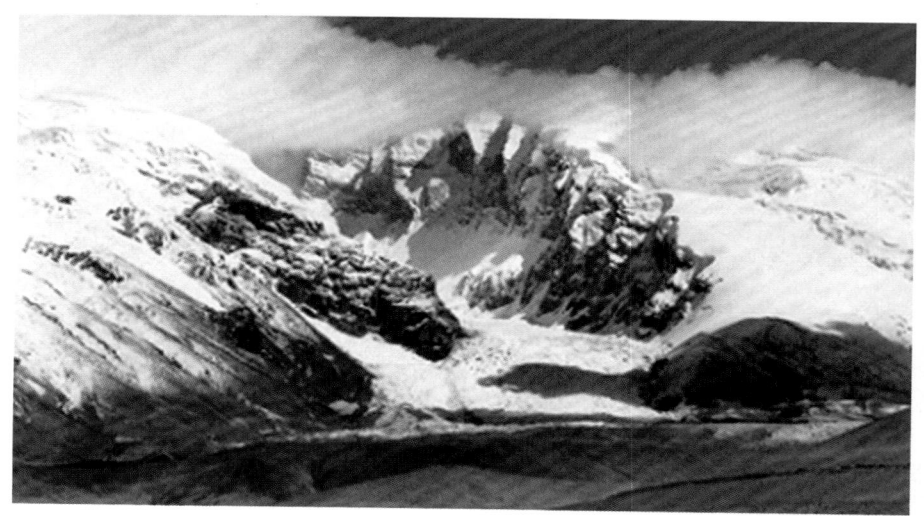

图9.6　阿塔·慕士塔格峰下的通道

这可能是真正的小头痛山。

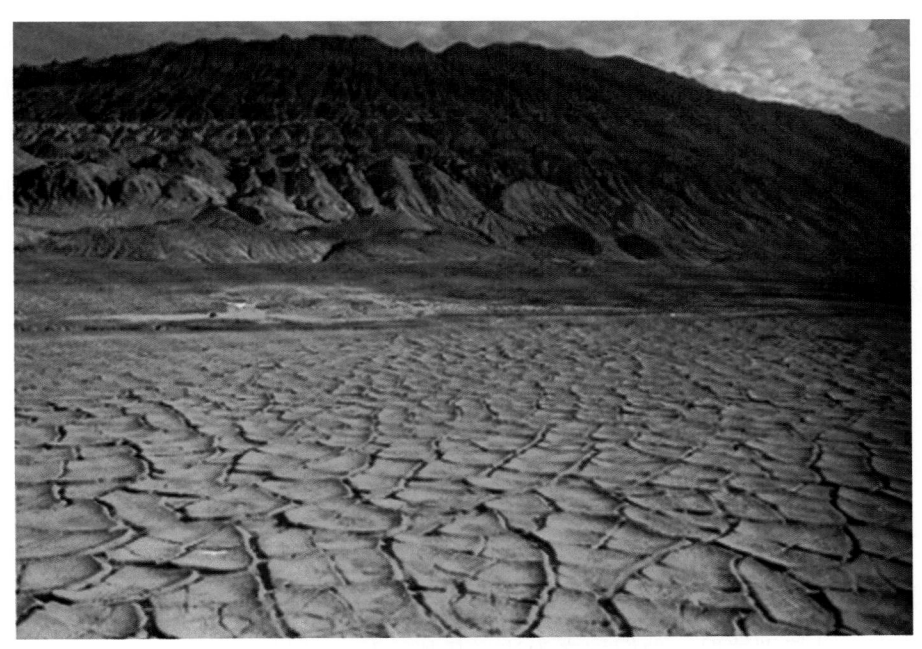

图 9.7　火焰山地区图

可能是《前汉书》所称的三池盘，即所谓赤土、身热之坂。

三、国际上的认可

以上这些历史证据，是受到国际高原医学权威认可的 [10,11]。其中，如英国皇家人类学研究所在 1881 年就加以翻译报道 [6]，然而在当时人们对高山病并未产生浓厚的兴趣。到 1929 年，Wieger 可能是对此产生关注的第一人 [6]，其后又有人对前汉书加以注译 [12]，而使西方人认识到这方面的历史。我们今日已知，头痛和呕吐是急性高山病最常见的症状，所以杜钦所说的"高山头痛"实际上就是急性高山病 [11]。

在历史上，西方奥古斯丁（St. Augustine，354—430 年）报道在希腊奥林匹斯山（Mt. Olympos）山顶因空气稀薄而致人头痛，而杜钦的报道要比之早 400 年 [11]。1519 年，西班牙人入侵南美洲后，科特斯（Cortes）派遣迭戈·奥达斯（Diego Ordaz）带领 9 名西班牙人和一些印第安人攀登波帕卡特培特尔山（Mt. Popacatepetl，海拔 5 334 m），当攀达 3 962 m 时一些人下撤，一些人坚持到了雪线。返回后他们描述其经历"加重他们前进艰苦的是越来越重的呼吸困难，以致在每前进一步时都伴随着剧烈的头痛" [12]，而《前汉书》的记载比此记录早了 1 549 年 [13]。1590 年，西班牙基督教神父约瑟夫·德·阿科斯塔（Joseph de Acosta）在翻越安第斯山海拔 4 500 m 的 Pariacaca 时，即观察到其本人和随从出现的症状，他可能是较详细描述高山病最早的人 [14]，而大、小头痛山的记述比国际上一般公认的更要早 1 638 年。如今，在一些权威性的国外学者的报道中，都十分肯定地认可在公元前 37—前 32 年中国《前汉书》所记载的"大、小头痛山"就是急性高山病，比任何包括南美或欧洲学者后来报道的都要早得多 [15]。多数急性高山病在急速进入高原 1～2 d 发病，转至海拔低处可以好转，但也有少数可迅速发展为高原脑水肿或肺水肿。班固最早报道的病例就有可能是这种[16]。

其实，这就是后来我国古丝绸之路的一段路程（见第 8 章第 5 节）。意大利探险旅游家马可·波罗（Marco Polo）在他的游记中写道，他是从中亚的布哈拉（乌兹别克斯坦城市），由撒马尔罕到达喀什噶尔，随后经过戈壁沙漠（应该是塔克拉玛干沙漠），经北路到达吐鲁番和哈密，再向东南方向到达敦煌，经过河西走廊，于 1266 年到达元朝首府大都（今北京）[17]。他自称，从欧洲到亚洲，再到中国，经过上述路线时，就翻越过"头痛山"[18]。

第 2 节　蒙古首领海德尔对高原病的发现

在 14—15 世纪时，蒙古游牧民的军队穿越中亚及西藏高原，由此进入欧洲。他们经过了许多沙漠，翻越了无数的高山山口[19]。一位叫米尔扎·穆罕迈德·海德尔（Mirza Muhammad Haider）的蒙古首领，非常有洞察力地仔细观察了在中亚高原上高原对人体的损害。有如下一段描述[20]：

"在西藏有一种特别情况，他们称之为达—基利（dam-giri），而蒙古人称之为雅斯（yas），在整个西藏都存在。这种病在城堡和乡村则少见一些。症状主要是感到自己严重地病了，每一例患者都觉得他的呼吸好像被封住了一般，变得逐步耗竭。在爬越小山时背上也如荷重负。一个令人十分苦恼的事就是难以入睡，尽管人很想睡，但是此时感到肺和胸部有压抑感，使人难以合眼呈清醒状态……

"经过一段病情发展，患者渐渐失去知觉，开始胡言乱语，有时话也说不清了，手掌和脚底肿胀起来。当这后一症状出现后，患者常在破晓早餐前就死亡，但也可能会拖延几天才死……

"这种病只发生于外地来的人，西藏人则从无罹患且不知此为何病，可能他们的医生知道为何此病专发生于外地人，但无人可治愈此病。极度寒冷的空气，造成这一病损的严重性。"

豪斯顿（Houston）在此指出[21]，海德尔关注到的几个方面是他早期发现并提供给我们的高山病最重要的症状和体征，他还注意到这些症状也可发生在马身上。他清楚记述了高原世居者具有某些抗拒此病的能力——这可能是第一个明确地注意到了习服和高原世居民族（如藏族）一般不发生高原病[20]。

我国元朝时的这位蒙古将军并不是医生，但他仔细观察并翔实地记下了急性高原病的症状和体征。高原呼吸困难、高原睡眠障碍、高原脑病，最后导致死亡的四肢水肿应该是心力衰竭的结果。

第 3 节　中国人最早发现高原肺水肿

法显（334—420 年）是我国古代最著名的一位高僧。他经历了最艰难的徒步旅程，从中国西部前往南亚取经，先后从我国青海绕道进入我国西域（新疆）经克什米尔、阿富汗、巴基斯坦前往印度北部加尔各答和尼泊尔取经、布道。然后又坐船到达斯里兰卡及印度尼西亚，穿越苏门答腊和爪哇间的巽他海峡（Sunda Strait），沿途考察传经，15 年后经海道回到中国南京[22-25]。

他于公元 403 年观察到在和其同伴们攀越一座大雪山，可能是靠近阿富汗东北部的萨菲吉尔斯山口（3 658 ~ 4 268 m）时，其中一人发生严重疾病，口吐泡沫并死去，这可能是世界上第一例关于高原肺水肿的记载[24,25]。

以下是相关记载[26,27]：

"在冬天已经停留了近 3 个月后，法显和其他两个随从向南的方向前行，要翻越一座叫小雪山的大山，之所以这样称呼它是不论冬季或夏季，它都是终年积雪。当他们进入这座雪山北侧的阴面时，突然一股冷风袭来，冻得他们索索发抖连话都说不出来。慧景和尚病得已经难以向前走了，一股白色的泡沫从他的口中涌出，他对法显说：'我已经活不长了，您就快点走吧，以免我们都死在这儿'，讲完这些话他就死去了。法显抚摸着尸体，极度悲伤地说：'真是灾难啊！我们的计划失败了，我们该怎么办啊？'然后他们继续全力前行，成功越过了山脊的南侧，到达了罗耶王国，这儿有 300 个僧人，正在学习玛哈雅那和希纳雅那（均为经典佛经）。他们在这里避暑，度过了夏天，然后向南行，经过 10 d 旅程到达了婆纳王国，也有 300 余僧人在学习希纳雅那经典。从这里再走了3 d，他们就到了印度，已是低地平原了。"

这里有一段查尔斯·豪斯顿（Charles Houston）的评论[28]，法显所带领的人员已经在这高山地区行走了好几个月，相信他们已适应于高原。慧景和尚可能是死于低温冷凝血症（hypothermia）及我们今日所知的高原肺水肿。在高山，寒冷及高原双重作用于登山者，正如阿拉斯加的德纳利峰（Mt. Denali）是极度寒冷的高山，那里的高原肺水肿发病率非常高。即使在阿尔卑斯山，未经习服的人进入高山也会出现问题。

根据这一报道，这一例是世界上最早记录的"高原肺水肿"，比莫索 1898 年[29]记录因高原肺水肿死于欧洲勃朗峰（4 360 m）的医生雅科台早了 1 495 年。

第 4 节　藏北金矿与慢性高原病

20 世纪初，在西藏北部地区金矿的矿工中发现了一种常是致命性的病症。这种病被当地藏族人称为"吐特"。主要表现为：当这种高山病第一次发作时，患者有着强烈的愿望，希望能转到低地去。随着疾病的进展患者不久就意识到自己的情况不妙，症状主要是全身软弱无力、口唇变为乌紫、难以入睡、食欲完全丧失、头痛、心区疼痛、口渴、心功能降低和体温下降等[30,31]。这是海定（Hedin S.）于 1903 年报道的[32]。这一发生在藏北高原 4 000 m 以上矿工中的慢性疾病，一般被认为就是慢性高山病或以后被称为蒙赫病。1928 年卡洛斯·蒙赫·梅德拉诺（Carlos Monge Medrano，简称卡洛斯·蒙赫·M.，1884—1970）在秘鲁矿区赛罗·德·帕斯科发现了一例红细胞增多且具有明显症状的病例[33]，后为纪念他称为蒙赫病。

第 5 节　中国试制氧气第一人

现在我们已明确认识到氧气是人类生命的必需物质，但这经历了一个漫长的历史过程。早在公元 750 年，一位名叫饶华的中国人，他通过加热硝酸钾（potassium nitrate）以制造氧气，但文献记录并未说明他是如何具体操作的[34]。

在西方，古老的罗马自然史中记载了采挖工人进入井池内时，如果他们携带的照明灯熄灭了，那他们吸入的空气将很危险。达·芬奇（Leonardo da Vinci）最早记录了"空气如果不能点燃，则这种气体对生命无任何支持作用"。其实就是空气中氧的作用[35]。

16—17 世纪，炼金术者企图改变黄金基本金属的性质，加热氧化汞（mercuric oxide）、硝酸钾或氧化铅（lead oxide）而释氧。尽管他们观察到这种"气体"可以引火和支持生命，但只有少数人提出"这是为什么？"因为大多数人的兴趣在其他方面。

从上述氧气制造的历史来看，饶华试图制造氧气比西方人早了大约 800 年。

直到 18 世纪，人们才真正发现氧气。他们是：英国学者约瑟夫·普利斯特列（Joseph Priestley，1733—1804 年），他是第一个分离出氧气的人；法国学者安托万 - 洛朗·德·拉瓦锡（Antoine-Laurent de Lavoisier，1743—1794 年），他建立了氧气实验室，并让学生们呼吸这种气体，1774 年 10 月，约瑟夫·普利斯特列曾访问了这间巴黎实验室。英国学者约瑟夫·布莱克（Joseph Black，1728—1799 年）发现了在高原起第二位作用的气体——他称之为"固定气体"的二氧化碳（carbon dioxide）[36]。

第 6 节　中国人最早认识血液循环

在人类早期的历史上，关于人体是如何将气体从大气中通过呼吸然后又进入循环的，一直是一个难解的谜。然而中国学者最早就提出了这一理论。

李约瑟（Joseph·Needham）将中国古典医籍《黄帝内经》摘录于《中国的科学与文明》一书中[37,38]。文中写道，中国人那时已经很贴切地描述了血液循环，指出在血管内空气和血液相混合，这是在遥远的过去最具标志性的陈述。

"在人体内心脏调节着所有的血液……而血液又循环不已地流动，从不停止……这一循环是无休无止的。每一次呼吸时血流约为 6 英寸（约合 15 cm），形成每十四个时辰（28 h）完成 50 次身体循环……"

尽管是一些早期的记述，但事实上早在公元前 5 世纪，具有神秘色彩的先驱科学家恩培多克勒（Empedocles），他提出血液循环就像涨潮和退潮一样。随后亚里士多德（Aristotle），他说血液又分两种类型，一种是"心灵"上的，通过肺而使之纯净；另一种是"静脉"性的，将余下的血液运至全身。他也是第一个发现动脉有分支而静脉是从大到小再到更小的，然而就像他那个时代的人一样，他认为静脉血管携带血液，而动脉则是充满了灵气，将空气和血液混合。几千年后，法布里修斯（Fabricius）及威廉·哈维（William Harvey），他们向前前进了一大步并发现，血流是如何从心脏到肺，再从肺流至全身，然后再回到心脏而再到肺，不过他们依然把循环分为两个部分[39]。希腊 - 罗马（Greco-Roman）学校的盖伦（Galen，129—199 年），由于他有机会进行心、肺及血管的解剖，所以他指出这两部分循环是相连接的并相互循环的[40]。

我国医学先驱早在公元前 1 世纪就提出了对血液循环的认识，并将心肺循环在功能上相组合，认为："心者，君主之官也，神明出焉。肺者，相傅之官，治节出焉。"意即心为循环之中心而主宰全身，是居于君主地位的脏器，智慧由此产生；而肺主一身之气，辅佐君主（心）之功能，犹如宰相，调节全身的活动[41]。这些论点，为人类开辟了循环学的先河，这对人在高原或高山健康生存还是发生疾病也有重要的启示意义[41]。

第 7 节　藏医学与高原病

一、藏医学是在青藏高原最早发展起来

藏医学是在"世界屋脊"青藏高原上发展起来的，历史悠久，早在公元前 500—前 400 年，在西藏阿里地区已经出现了看病的医生和最古老的医学著作。因为他们生活在如此高寒之地，面对一个极端严酷的环境，人们发生了许多特殊疾病，由此最早的医生和医学书籍就在此诞生了[42]。

藏族在青藏高原和喜马拉雅已经生存了数万年之久。藏医学在保证藏族健康和生存繁衍上起了关键作用。因为面对的是发生在高原的各种疾病，所以藏医学是人类最早对高原疾病开展诊断和治疗的一支独特的高原医学，时至今日，藏医学也依然是高原医学的重要组成部分。

公元 4 世纪，古印度医学传入西藏，在西藏雅砻一带与民间医学结合，出现了许多专门从事医疗的藏曼巴（医生），他们活跃在藏族人群中，不仅辛勤诊治疾病，而且不断总结诊治高原疾病的经验。

二、文成公主入藏对藏医药学的影响

公元 640 年，西藏赞普松赞干布迎娶大唐文成公主。据史书记载，文成公主携带了治 404 种病的医方 100 种、诊断法 5 种、医疗器械 6 种、医学论著 4 种，并有医生及医学工匠随行。金城公主入藏也带了许多医药人员和医学论著，大大促进了汉藏医学的交流融会[43]。同时，随着松赞干布对西藏各部落的统一，藏区农、牧业及经济的发展和藏传佛教的兴旺，印度、波斯、尼泊尔等邻近国家的医学传入西藏，与本地医学结合，藏医药学吸取了这些医学的精华又有了新发展，形成了许多医学专著，包括长达 7 卷的医著《无畏的武器》。

公元 8 世纪，尺带珠丹时期，翻译了有 115 章之多的《索玛拉扎》，藏医史又称之为《月王药诊》[44]。

三、《四部医典》是藏医学最光辉的著作

赤松德赞时期（755—797 年在位），藏医药学有了重大飞跃。一代杰出医学家玉妥·宁玛云登贡布，他广泛总结医疗经验，参考各地医学，吸取了中医药学、天竺和大食等医药学的内容，于公元 773—785 年撰写完成了藏药学历史上伟大的医著《医方四续》也即《四部医典》。这是代表吐蕃乃至后世西藏医学最高水平的巨著，全书分 4 部、156 章，从医学理论到实践、从病因病理到诊断治疗、从药物到方剂、从卫生到保健以至胚胎发育等均有详述，融合了汉藏医学的历史成果，兼收邻族医学之长，集吐蕃医学之大成，体现了吐蕃民族的智慧，奠定了藏医藏药学的基础[44]。这部医典，是公元 8 世纪末 9 世纪初发掘出来的伏藏之一，经过后人的不断整理和补充，成为藏医医药理论和医疗实践的集大成者。后人于 1703 年制成了系统描绘《四部医典》156 章具体论述的 79 幅系列挂图，形象地说明了藏医药学的基本理论、人体解剖构造、病因症状、诊断治疗、药物种类、饮食起居等内容[45]。在这部医典中，已有对高原疾病的详细记载，例如藏医学中早有"多血症"的记载，在《四部医典》中列为"培根木布"病中一个类型[42]，也就是慢性高原病的高原红细胞增多症。

1986 年通过国内有关学者十余年的共同努力，先后于 1986 年由西藏人民出版社出版了《四部医典系列挂图》、1988 年由上海科学技术出版社出版了《四部医典汉文译本》[45,46]。1993 年吴天一在访问俄罗斯时，由著名高原医学—生物学家尤金博士担任向导，发现了在莫斯科出版的《四部医典》。据悉，其中收集了 76 幅图画包括 1 万多张藏医典籍插图，叙述了藏医的目的和任务、藏区的生活方式和饮食方式、发病的原因，以及来源于动、植物和矿物的药品。《四部医典》是世界人民的财富。

四、藏医学对高原病的认识

藏族对"高原"的称谓是与"雪域"相通的，早在一千多年前，藏族认为"雪山环绕的地方就是高原"。藏族伟大诗人六世达赖喇嘛仓央嘉措的诗中就不乏对雪域高原和珠穆朗玛的歌颂。

应该指出，青藏高原当地人民也早就认识到高原病症，在不同藏区有着不同称谓。如西藏地区称之为 La-Drak（蜡毒，即高山之毒），青藏称为 Ge-Cang、Ge-Ku（葛苍或葛库，即头痛症），西藏北部称 Tutek（吐特，指慢性高原病），青海地区称 Yen-Chang（烟瘴），四川地区称 Chang-Chi（瘴气）[22,23]，青海地区称之为 Leiba-Chang（痰—瘴，具体是指高原肺水肿）（均为音译）。

藏族人普遍知道"蜡毒"一症，因为急剧攀登高山是藏族生活劳动中的常事，都知道当人们从较低的谷地到高峻的山地时，就会出现心慌、气急、头晕、头痛、头胀、恶心、呕吐等症状，这就是急性高山病。在近代藏医著作中将此症归于"查龙堆仑""培查"的范畴[42]。

五、藏医学对人体解剖学的贡献

人类最早的解剖学起源于哪里？按照藏族民间宗教习俗，大多数人死后行天葬，天葬有严格的仪式和规程，天葬师对人体的处理要求极其严格，必须按照人体结构特点进行，熟练、精确且快速。藏族天葬的历史可以追溯到约 5 000 年前，那时的藏族先祖已用这种方式来实施人体的轮回，实际

上这是人类最早的解剖学基础，也是藏医学绘制人体图谱挂图非常细致真实的原因（图9.8）。而西方，根据古罗马时代盖伦的著作，赫罗菲拉斯（Herophilus）是最早的古希腊解剖学之父。而解剖学的真正兴起是在文艺复兴时代，意大利解剖学家安德烈·维萨里（Andreas Vesalius，1514—1564 年）和他的学生加布里埃尔·法洛皮奥（Gabriele Falloppius，1523—1562 年）开创了这一学科[47]。而青藏高原的解剖学雏形早在史前时代就萌芽了。

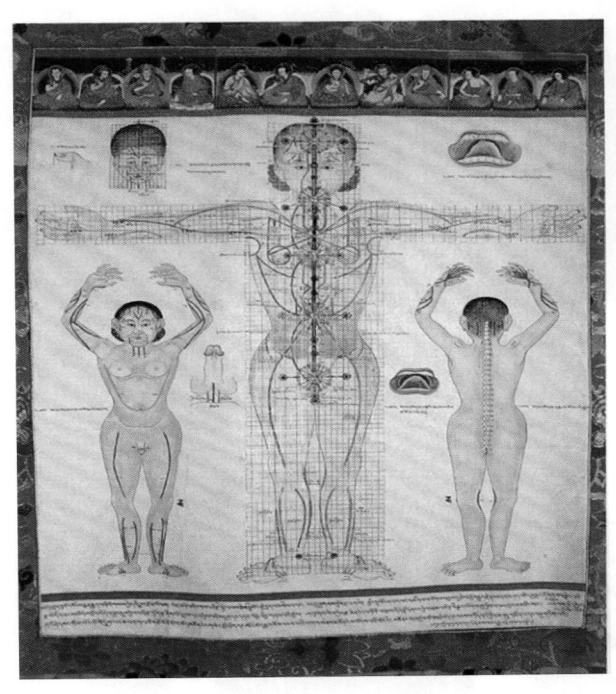

图 9.8　藏医学绘制的人体图谱挂图
该图谱非常细致真实，其解剖结构符合形态生理功能。

六、藏医学把疾病和环境紧密联系

到了公元 16 世纪，西藏各地名医汇聚拉萨，探讨研究藏医学，统一多派学术观点，著书立说，并兴办藏医学院。最早期的藏医学院是附属于寺院的，称为"门孜康"。"门"或"曼"即"药"，"孜"或"则"即"天文"，这是藏医学在世界上最具特色的一点，把医药学和天文历算结合在一起。藏族生活在世界最极端的低氧寒冷环境，深知天体环境对人体的影响和疾病的关系密切，这也是人类最早建立的医学气象学。始建于 1696 年的拉萨药王山的门孜康医学利众学院，培养了一千多名藏医学者，继承培育了藏医学根基（图9.9）。1896 年，拉萨建立了西藏藏医院，应用藏医药治疗高原各种疾病，取得重大效果（图9.10）。现在的西藏自治区藏医院，依然设有藏医研究所、藏药研究所和天文历算研究所。藏医院每年诊治患者的门诊数和住院数都是藏区最高的，藏族人民认为藏医药就是他们的根，也是他们健康信念所系。

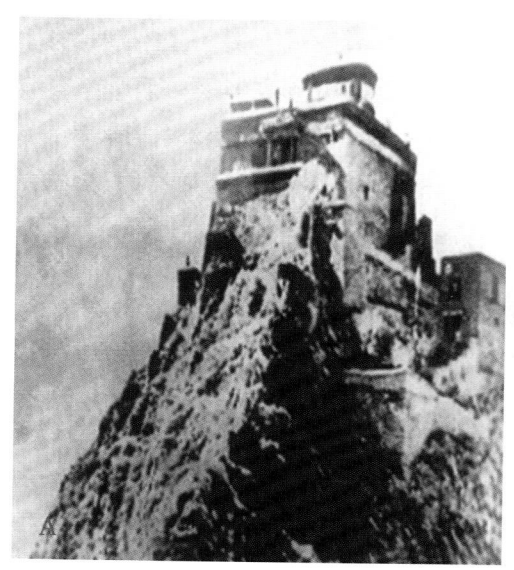
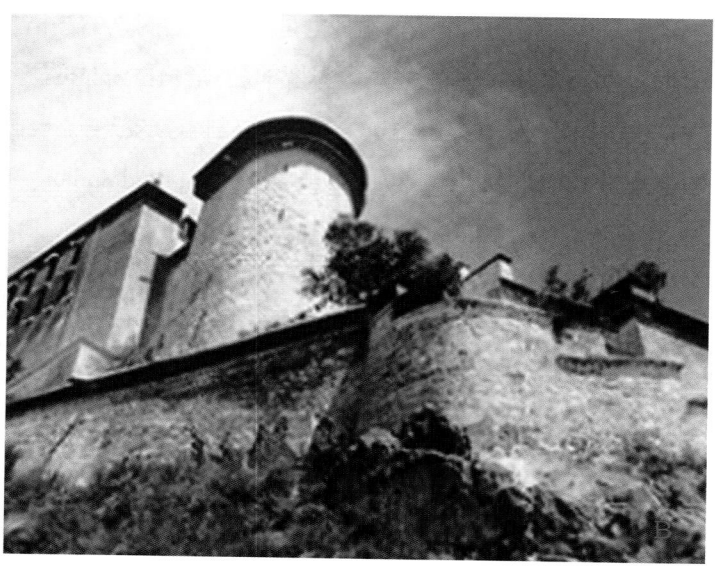

图 9.9 药王山

A—始建于 1696 年拉萨药王山的门孜康医学利众学院,是集医药为一体的机构,治疗了大量高原疾病;B—今日药王山依然屹立在拉萨的山峰顶上。

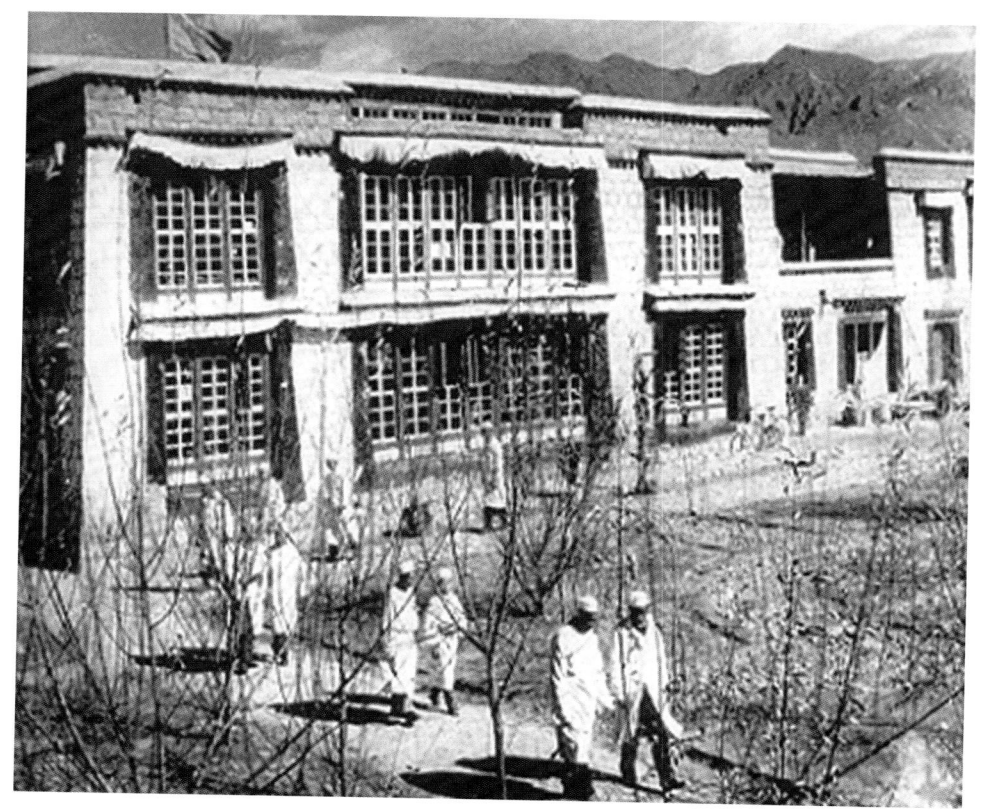

图 9.10 西藏藏医院

建于 1896 年的西藏藏医院,由藏医学、藏药学和天文历算三大部门组成,是西藏藏医学的中心,为今西藏自治区藏医院的前身。

七、藏医学强调人体的不同反应类型

藏医学把人的类型分为 3 大类，即"查龙"型人、"赤巴"型人和"培根"型人；把地域分为 3 部分，即令寒地域、干热地域和湿润地域。令寒地域相当于西藏阿里及那曲市，干热地区相当于卫藏地区，湿润地区相当于西藏东部及以下较低地区。藏医认为，当人从一个地域移居到另一个地域时，易发生与该地域环境所不相适应的疾病，藏医称其为水土不服，意思是人从一个地域移居到另一个地域时，该地的水土不服于人。藏医学强调，疾病的易发人群与人的类型相关，如"查龙"型人在令寒、干热地域易发"查赤"病[42]。这一高原上疾病和群体及个体关系的论点，在西方医学上对应提出的高原习服（high-altitude acclimatization）问题和个体易感性（individual susceptibility）问题。以上可以看出藏医学最早提出并特别重视机体和高原环境的相互作用。

八、藏医药的综合防治

藏医学对高原病的治疗也是根据人的类型、所处地域、饮食起居、病症特点、病程长短，结合望诊、脉诊和尿诊而综合判断。治疗手段多样化，一般采用以下步骤：首先调整饮食起居，再应用具体药物，结合放血疗法和其他方法来治疗。关于放血疗法，最早藏族发现马患高山病时，就在马的鼻子上切一细长的切口[48]，而人如患此病时则在前额部切一小切口[49]。藏医学的针刺放血术是医治许多疾病的重要手段[50]，而西方医学治疗高原病应用放血疗法是 20 世纪 50 年代以后才提出（见第 55 章第 5 节）。从古代起，生活在青藏高原的藏族已开始探索高山动、植物和矿物治疗高原病的药效，充分利用了青藏高原的生物资源（图 9.11）。而这些生长在高寒环境的动、植物常含有特殊的生物活性物质，其中如当今广为应用的"红景天"就是藏族人早就采用的"索罗玛宝"，来源于西藏的野生植物大花红景天和青海的狭叶红景天。而只存在于喜马拉雅和青藏高原具有抗缺氧和增强免疫作用的"冬虫夏草"，是由藏族在几百年前从生物学角度取的名字"雅扎更布"而来，并且藏族最早发现了它的补益和药用价值。目前我国医生已用黄芪等中草药来治疗高原病[51]。在藏药方面，越来越多地应用传统藏药如"然纳桑培""二十五味珍珠丸""二十五味沉香丸"等防治高原病[42]，此外如"七十味珍珠丸"对高原脑血管病有着明显疗效，"仁青芒觉"对高原慢性胃疾患有较好的调理效果，有关这方面的科学研究也正在开展。

藏医药学从宏观来看，就是一门青藏高原的特殊民族医药，它本身密切地包含了诊治低氧环境中疾病的要素。从这个意义上说，藏医药学是高原医学的重要组成部分，两者互为融合[52]。藏医药学，是一个历史源远流长、保障高原人民健康的伟大支柱，是高原医学开放在青藏高原的一朵奇葩，是真正的医学格桑美朵，正像她高耸地屹立在地球之巅曾经所创造出的光辉成就一样，她将在世界医林中独放异彩[53]。

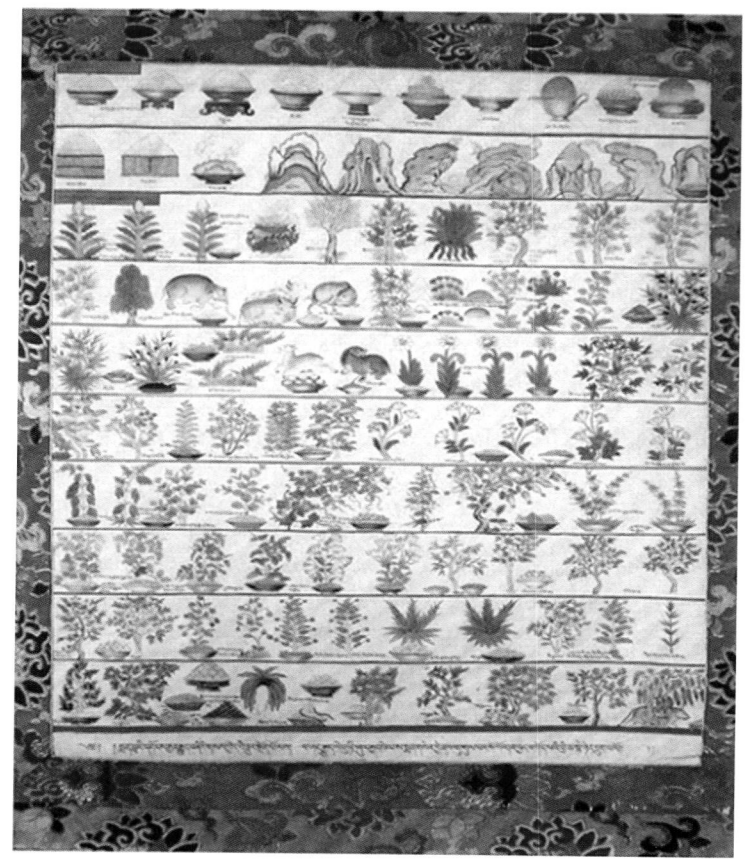

图 9.11　藏医药药物图

藏医学充分利用青藏自然资源，应用高原动、植物和矿物制成药剂，取得明显效果。

参 考 文 献

[1]　PLUTARCH. Alexander and Caesar. Loeb Classics：Vol. 7[M]. London：Heinemann，1971：389.

[2]　TARLE EB. A Biography of Napoleon[M]. Moscow：Academy of Sciences Press，1957.

[3]　李叶. 黄帝内经：异法方宜论篇[M]//黄帝内经彩绘全注全译全解. 北京：北京联合出版社，2016：51-52 .

[4]　班固. 前汉书：第八卷[M]. 北京：中华书局，1962：8887.

[5]　PANKU. Ch'ien Han Shu[M]. Shanghai：Chung-Hua Press，1927：10a-10b.

[6]　WYLIE A. Note on the Western Regions[M]//WEST JB. High Altitude Physiology. Stroudsburg：Hutchinson Ross Publishing Co，1981：6-8.

[7]　GILBERT DL. The first documented report of mountain sickness：The China or headache mountain story[J]. Respir Physiol，1983，52：315-326.

[8]　WARD MP，MILLEDGE JS，WEST JB. High Altitude Medicine and Physiology[M]. 2nd ed. London：Chapman and Hall，1995：4.

[9]　WIEGER L. Textes Historiques：Historie Politique de la Chine[M]. 3rd ed. Lyon：Hien-Lien Press，1929：557.

[10]　WARD MP. Mountain Medicine：A clinical study and cold and high altitude[M]. London：Crosby Lockwood Staples，1975：1-2.

[11]　WEST JB. High Life：A History of High-Altitude Physiology and Medicine[M]. Oxford：Oxford University Press，1998：4-9.

[12]　HEATH D，WILLIAMS DR. Military operation[M]//HEATH D，WILLIAMS DR. High Altitude Medicine and Pathology. Oxford：Oxford University Press，1995：5.

[13]　NEEDHAM J. Science and Civilization in ChinaVol. 1：Introductory Orientations[M]. New York：Cambridge University Press，1954：195.

[14]　ACOSTA J. De. Historia Natural y Moral de las Indias Lib 3，Cap 9. Luan de leon，Seville. 1608，Madrid. Section of English Translation of 1604[M]//WEST JB. High Altitude Physiology. Stroudsburg：Hutchinson Ross Publishing Co，1981：10-15.

[15]　RENNIE D. The great Breathlessness mountain[J]. JAMA，1986，256（1）：81-82.

[16]　SCHOENE RB. Pulmonary edema at high altitude[J]. Clin Chest Med，1985，6（3）：491-507.

[17]　POLO M. Marco Polo and his Travels[M].Cambridge：Cambridge University Press，2010.

[18]　HOUSTON CS. Introductory address：Lessons to be learned from high altitude[J]. Postgrad Med J，1979，55：447-453.

[19]　HOUSTON CS. The ancient history of mountain medicine[J]. ISMM Newsletter，1998，8（4）：12-15.

[20] HAIDER M. A history of the Moguls of Central Asia[M]//ELIAS N. The Tarikh-I-Rashida. Lahore： Pakistan Press， 1896.

[21] HOUSTON C. Acute mountain sickness[M]//Going Higher： Oxygen， Man and Mountain. Shrewsbury： Swan Hill Press， 1999：76-77.

[22] Ward MP. Tibet： human and medical geography[J]. J Wild Med， 1990， 1（2）：36-46.

[23] WARD MP， MILLEDGE JS， WEST JB. History[M]//WARD MP， MILLEDGE JS， WEST JB. High Altitude Medicine and Physiology. London： Chapman & Hall Medical， 1995：1-26.

[24] WARD MP. Chapter One： History[M]//Mountain Medicine： A clinical study of cold and high altitude. New York： Van Nostrand Reinhold Co， 1975：1-19.

[25] WEST JB. First description of high altitude pulmonary edema[M]//High Life： A History of High-Altitude Physiology and Medicine. New York： Oxford University Press， 1998：8-10.

[26] FA-HSIEN. The Travels of Fa-Hsien[M]. Cambridge： Cambrige University Press， 1923.

[27] FA-HSIEN. A record of Buddhistic kingdoms being an account by the Chinese monk Fa-Hsien of his travels in India and Ceylon in search of the Buddhist books of discipline[M]. New York： Dover Pub， 1965：40-47.

[28] HOUSTON C. High altitude pulmonary edema[M]//Going Higher： Oxygen， Man， and Mountain. Shrewsbury： Swan Hill Press， 1999：120-121.

[29] MOSSO A. Life of man on the High Alps[M]. Eton： Hard Press， 2012.

[30] HOUSTON CS. Going High： The story of Man and Altitude[M]. New York： Amer Alpine Club， 1980.

[31] WEST JB. High Altitude Physiology： Benchmark Papers in Human Physiology[M]. Stroudsbury： Hutchinson Ross Pub， 1981.

[32] HEDIN S. Central Asia and Tibet[M]. London： Hurst & Blackett， 1903.

[33] MONGE MC. La enfermedad de los Andes： Anales de la facultad de Mecicina[M]. Lima： Universidad de Lima， 1928：1-309.

[34] HOUSTON C. Oxygen The vital essence[M]//Going Higher： Oxygen， Man， and Mountain. Shrewsbury： Swan Hill Press， 1999：26-27.

[35] WEST JB. Discovery of Oxygen[M]//High Life： A history of High-Altitude Physiology and Medicine. Oxford： Oxford University Press， 1998：42-45.

[36] GILBERT DL. Oxygen and Living Processes： An Interdisciplinary Approach， Perspective on the history of oxygen and life[M]. New York： Springer-Verlag， 1981：1-43.

[37] NEEDHAM J. Science and Civilization in China[M]. New York： Cambridge University Press， 1969.

[38] 李叶. 黄帝内经：灵兰秘典论篇，五脏生成论篇[M]//黄帝内经彩绘全注全译全解. 北京：北京联合出版社，2016：36-45.

[39] HARVEY， WILLIAM. De Motu Cordis[M]. Springfield： Thomas， 1957.

[40] FLEMING D. Galen on the Motions of the blood in the heart and lungs[J]. Isis， 1955， 46：13-21.

[41] HOUSTON C. Moving blood circulation[M]//Going Higher： Oxygen， Man and Mountain. Shrewsbury：

Swan Hill Press，1999：47–48.

[42]　次仁巴珠. 高原病与藏医学[J]. 西藏医药杂志，2004，25：18–19.

[43]　范文澜. 中国通史简编[M]. 修订本. 北京：人民出版社，1965：485.

[44]　赵萍，续文辉. 简明西藏地方史[M]. 北京：民族出版社，2000：56.

[45]　新华社. 藏医名著《四部医典》系列挂图出版[N]. 人民日报，1989–11–08.

[46]　新华社西宁讯. 集古代藏医药学之大成的《四部医典》汉文版出版发行[N]. 青海日报，1988–03–30.

[47]　王重阳. 法洛皮奥与解剖学[J]. 生命世界，2016，10：68–71.

[48]　BOWER H. Diary of a journey across Tibet[M]. Calculta：[s.n.]，1893.

[49]　BONVALOT G. Across Tibet：Vol. 1[M]. London：Cassell，1891.

[50]　宗喀漾正，桑德拉姆. 藏医史上的达拉诺布[N]. 青海日报，1997–11–30.

[51]　XU LN，WANG Q，WU MX，et al. A comparison of compositus Yiqi Huoxe，Huang Qi and Daidzein on acute mountain sickness[J]. Acta Acad Med Sinica，1979，1：277.

[52]　邬克清. 西藏重视高原医学和藏医学研究[N]. 健康报，1990–04–03.

[53]　吴天一. 开放在青藏高原的奇葩：藏医药学[C]//青海省科学技术协会. 藏医药学发展学术论坛会论文集. 西宁：青海人民出版社，2004：8–12.

第 3 篇　中国的高原人类群体

第 10 章　青藏高原的古老居民——藏族

高原医学作为生命科学，其中人对低氧环境的习服—适应是核心。人类群体在高原和高山的发生、发展过程中，有一支成为"自然选择"的优胜者——藏族，这一历史记录就是高原适应的一部活字典[1]。当今种族和人类进化成为研究人类历史中几乎是决定命运的关键[2]，而高原世居人在高原的起源和进化又是该群体高原适应水平最关切的因素[3]。脱离进化和遗传来谈某一群体的高原适应那是无源之水，成为空话[4]。

第 1 节　藏族的起源

在中国占国土陆地面积 26%（2.5×10^6 km²）号称"世界屋脊"的青藏高原上的本土居民就是藏族，由于历史上曾建立过吐蕃王国，故国际上习称他们为"Tibetan"。藏族一直自称为"博"（Bo 或 Bod），较为普遍的看法是认为此源于苯教之"苯"的音译。苯教是古代藏族信奉的一种原始宗教。还有人认为"博"意味"农业"与"卓"（牧业），相对而言，西藏藏族自称"博巴"即"农民"之意[5]，说明古代藏族是崇尚农业的。这与最早生存在雅鲁藏布江河谷地带的冲积平原上、从事农业为主的雅砻部落最终统一高原并建立最早的奴隶制度不无关系[6]。

对于藏族的起源，藏族自认为他们是居住在世界之北，藏族民间广为流传着藏区最初是由"神猴"与"岩罗刹"结合始有人类的说法。这一说法不仅见于古代的藏文史籍，而且后来还出现在布达拉宫、罗布林卡的壁画之中[6-8]（图 10.1）。据古藏文史籍《总遗教》中记载：（西藏地区）初有六猴雏，继之繁衍众多，分为斯、穆、桐、东四个族系，再加上查、楚，总为六氏族，或六人种。他们以采撷为主，过着原始生活。这就是藏族人群的起源、繁衍和发展。这些记载和传说固然带有宗教色彩，但它反映了藏族对本民族来源的基本看法。几乎每个原始民族都有他们关于人类起源的传说和神话，一般可分两类，一类是自然产生说，另一类是神灵创造说，反映了古代人类对世界和人的原始概念。藏族这种由狝猴变人的传说，虽然带有浓厚的神话色彩，然而它和"上帝造人"和"女娲造人"等神话相比，则显得朴实得多，与进化学说人类起源于猿的认识不谋而合，特别是像喜马拉雅这样布满"神山圣水"仙境般和天最接近的地方，这样的传说倒显得十分自然。

关于藏族族源问题学术上众说纷纭，有不少争论。有认为藏族源于西羌的"藏羌同源说"；有认为藏族源于印度释迦王系的"印度说";有认为源于蒙古的"蒙古说";也有认为藏族是源于雅鲁藏布江流域的古代居民,即藏族祖先源于西藏本土等,不下10余种论点,迄今莫衷一是[9-14]。地理、气候条件是人类发生、发展、生产、繁衍所必不可少的。地质资料证明,在距今1.6亿~1.4亿年时期的侏罗纪早期和中期,西藏高原是一片浩海。直到一千多万年前的上新世晚期,才上升为陆地。这时西藏平均海拔为1 000 m左右,年平均气温为10℃左右,年降水量为2 000 ~ 5 000 mm[15-17]。这一地质年代也正是人类产生和形成的年代。从西藏古气候看,与其他人类发祥地气候相似。1987年在藏北申扎地区首次确认了这一带有古生代地层,其时热带植物广泛分布于西藏,是十分温暖而湿润的亚热带气候[18-19]。到距今1 000万年的上新世晚期至200万年前第四纪更新世初期,印度洋板块向北漂移并与欧亚板块相撞和挤压,青藏高原才开始大幅度抬升[16-19],低氧环境逐步形成,从而对生物物种产生新的挑战。

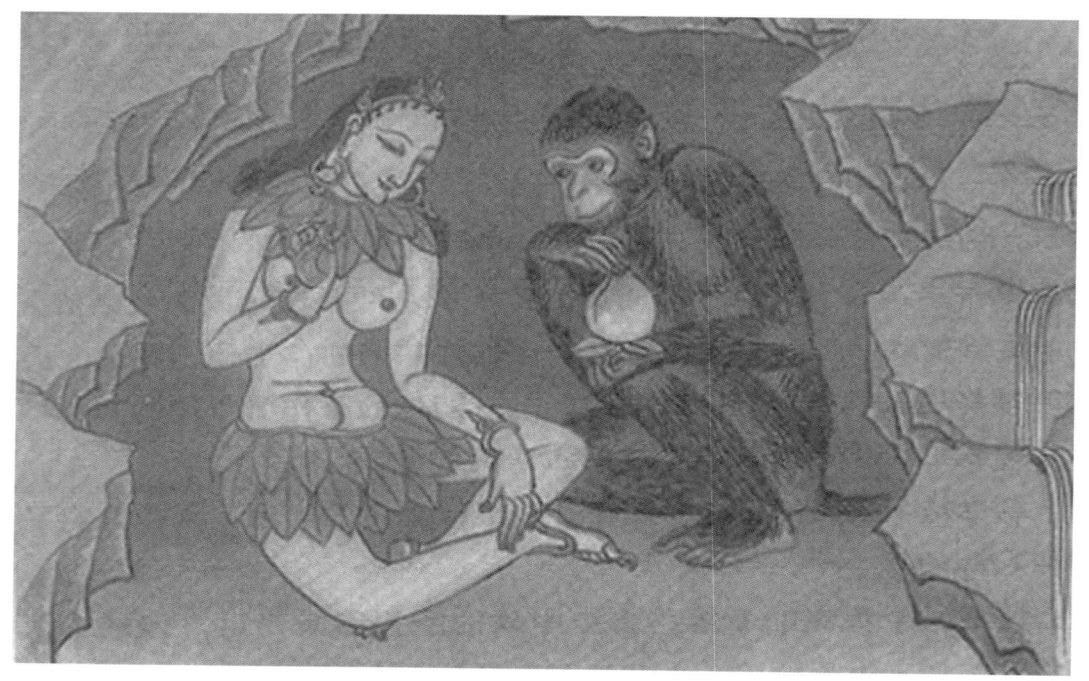

图 10.1　罗布林卡壁画

藏族民间广为流传着藏区最初是由"神猴"与"岩罗刹"结合始有人类的说法。

藏古文籍对西藏地区地貌演变情况的记载与现今地质科学的考察结果有惊人的相似,藏古文献中对西藏远古社会的描述、记载也与现今的科学考察十分吻合。据《智者喜宴》一书记载如下[20]:"其时,上部阿里三围状如池沼,中部卫藏四茹形如沟渠,下部朵康六岗宛如田畴,这些均淹没于大海之中。后来,因观世音菩萨为处于水深火热之中的众生祈祷,热海始冷却、平静、并消逝……其后才使西藏地区面貌清楚显露:阿里三围为鹿、野驴兽区;卫藏四茹为虎、豹等猛兽区;下部六岗为飞禽鸟鸣区"。

一般来说，以新、旧石器为标志的生产力水平是原始社会阶段。在青藏高原新、旧石器时代的人类遗址已明确地显露在海拔 3 500 m 以上若干高原上 [5,7,21,22]（见第 15 章）。根据这些考古学发现，中国科学院古脊椎与古人类研究所提出，早在新石器时代人类已经劳动生息于西藏地区，根据从林芝挖掘的人头骨属于蒙古人种现代人类型，由此可以推断西藏藏族是由西藏新石器时代的古代居民为主发展而来的。但是，后来随着历史的发展和人群的迁移，北方地区古代蒙古人种逐渐向南部和西南部扩张，其中一部分进入西藏，并与当地古代居民不断混血，最后形成今日的藏族 [23,24]。

在长期的历史发展过程中，藏族建立起了特有的高原文化，在青藏高原上独放异彩，但也吸收了汉族、印度、中亚、中东等许多国家或民族文化的精髓，而屹立于世界文化之林 [5,7, 21,25–28]。

第 2 节　藏族在青藏高原的生存历史

对于藏族在青藏高原上生存发展的历史，也有不同的论证 [29]。特纳（Turner）根据古人类的牙齿 DNA，提示在上新世和全新世高原上已有人类活动 [30]；德内尔（Denell）等报道在晚上新世，约距今 200 万年，在亚洲巴基斯坦北部非常接近距西藏高原 75 km 处，发现了打制器 [31]。西方学者多数引证意大利人类学家莫尔普戈（Morpurgo）1976 年提出的藏族在高原适应的生物学模式，藏族在青藏高原生活了 10 万年之久 [32]。胡旭初可能也根据此提出藏族在青藏高原已居住了 50 万年，其适应历史是最长的 [33]，一些国外文献又据此引用。而 Chang 提出按发现的古老耕作工具，藏族的生活年代约为 7 000 年前 [34]，已被有的人类学家认可 [35]。美国著名人类生理学家摩尔（Moore）认为根据古生物学的确凿考证 [36,37]（见后文）喜马拉雅地区（包括西藏）人类最早存在于 2.5 万 ~ 5 万年前 [38]，一系列的考古学和基因组学研究对此提供了更确切的证据（见第 15 章、第 16 章）。

第 3 节　藏族系蒙古人种

一个关键问题是青藏高原及喜马拉雅地区的藏族从哪里来？历史上有两种论点，一种为藏族系外来说；另一种为藏族起源于本土青藏高原。目前可以有充分依据否定所谓的藏族系外来人种之说，因为从线粒体、分子基因标志物和牙齿形态的综合研究，提示藏族比起南方汉族及柬埔寨（Cambodians）人，其种族的血缘更接近于朝鲜人、西伯利亚人、蒙古人、日本的阿依奴人和北方汉族人，这些都属于起源于亚洲北部古老的长期居住的人类群体 [39]。一项对西藏居住在海拔 3 000 ~ 4 500 m 的 54 名藏族的线粒体 DNA（mitochondrial DNAs，mtDNAs）检测，并与 10 个亚洲及西伯利亚人群过去的研究资料相比较，发现藏族具有独特的线粒体 DNA 血缘，而这一线粒体 DNA 仅见于蒙古人种（Mongoloids），进一步证明藏族为蒙古血缘，提示在远古时代藏族系居住于亚洲大陆，尽管今日藏族是居住在近亚洲南部，但起源于亚洲北部的蒙古人群 [40]。另对中国 74 个人群基因标志物的检测，进一步肯定了我国藏族的蒙古人种血缘 [41]。中国科学院古脊椎动物与古人类研究所的科研人员通过对西藏林芝市发现的新石器时代人骨的研究分析，认为是属于中国北部的晚期智人，结合人类学研究，藏族无疑属于蒙古人种的东亚类型[42]。

顺便要指出，南美印第安人与蒙古人/满洲人/西伯利亚东南部人有明显的基因学联系[43]，经线粒体 DNA 检测，证明属于蒙古血缘，与亚洲人有明显的姻亲关系[44]。他们是从东北亚迁移到西半球的[45]。但是早期迁徙到南美的人群数量较少[46,47]，这一点在不同人类的高原遗传进化，特别是在进行藏族与南美印第安人的高原适应对比上，从人类学角度是应加以注意的。

第 4 节　西藏与蒙古的关系

公元 1206 年，成吉思汗在统一蒙古各部建立强大的蒙古汗国后，蒙古王室与藏族及藏传佛教开始发生了接触交往。1235 年，蒙古首次分路出兵进攻南宋，窝阔台命其子阔瑞负责指挥西路，他在率兵进军中，经过甘、青一带，招降了一些藏族首领。1239 年，阔瑞派部将多达那波带领一支蒙古军队，从甘、青地区进入西藏，打到拉萨北面，控制了藏北地区。随后，多达那波转而寻求与藏传佛教的主要领袖人物建立关系，促成了萨迦班智达（即萨迦派大学者）前往凉州会见阔瑞。他于1246 年 8 月抵达凉州，1247 年初与阔瑞会谈，确定了西藏归附蒙古汗国，承认藏族是蒙古汗国的臣民。1368 年，蒙古汗国覆灭，原先忠于元朝的西北藏族首领陆续顺应形势而归附明朝[48]。在 13 世纪到14 世纪，蒙古人虽然征服了西藏，但这一统治时间相对较短（约 100 年），而且这段时间蒙古对西藏更主要采取安抚、资助和庇护政策[49]，他们甚至在宗教上接受了藏传佛教。这里与西班牙人入侵南美洲时间长并造成大量混血的情况是完全不同的。

第 5 节　藏族历史上的封闭性

青藏高原大致呈卵圆形，是安第斯总面积的两倍。青藏地区地理位置的特殊性，由于它海拔最高及处于最偏远之境，有世界上最高群峰的阻隔和最大沙漠的阻挡，它离最近的海洋也有 320 km之距[40,44,49,50]。另外，当时最早期主要的古丝绸之路又避开了西藏高原。除了地理的"隔绝"以外，藏族历来高度的"封闭性"和"神山圣水"的不可侵犯性，使之长期以来对外族呈高度抗拒性，直到 20 世纪 50 年代，不得到达赖喇嘛的应允，是不可进入西藏的。交通的高度闭塞，几乎阻断了与外界的人群交往。按照藏族的民族观念，他们也不与外族通婚[49,51]。这就保持了藏族基因库的纯洁性，这也为研究藏族的高原遗传—进化适应提供了世界上最理想的群体。这一点正好与南美印第安人相反，南美人群是从亚洲的东北部迁移到美洲，当时的人群较分散，数量也较少，而且这一原群体的基因变异也较小[46,47]。在 15 世纪西班牙人入侵安第斯后，大量屠杀土著印第安部落，又与当地人产生了许多混血后代，西班牙语称"Mistizo"，在 500 多年的历史长河中，长期的混杂使种族的血统谱系很难查清，所以在高原生理和高原医学研究时，从人类学观点很难找到一个理想的高原移居群体和血缘纯正的印第安世居群体对照研究，这是南美高原群体研究中的一个不足。

在青藏高原上，藏族根据生活地域、方言和某些习俗又分为几个支系。博巴（Boba 或 Bod-Pa）在西藏绝大部分地区。康巴（Kangba 或 Kahmpa）在青海玉树、西藏昌都、四川甘孜、云南迪庆等地。安多（Anduo）在青海大部分地区、甘南、西藏那曲、四川阿坝等地。这只是生活地域形成的称谓区分，但必须强调，按人类学这几支都是具有共同血缘的藏族。

以下讨论的是与藏族血缘关系密切的几个重要人类群体，藏族在长期的历史进程中，由于生产活动、气候变迁及向周边迁徙分布，有若干与藏族有密切血缘关系的分支，在各章节中主要反映了笔者的一些观点。

参 考 文 献

[1] 吴天一. 高原人类群体研究及其重要性[J]. 高原医学杂志，2000，10（3）：56-61.

[2] WOLPOFF M，CASPARI R. Race and Human Evolution：A Fatal Attraction[M]. New York：Simon & Schuster，1997.

[3] ROTHHAMMER F，LLOP E，CARVALLO P，et al. Origin and evolutionary relationships of native Andean population[J]. High Alt Med Biol，2001，2（2）：227-233.

[4] BAKER PT. Human adaptation to high altitude[J]. Science，1969，163（3872）：1149-1156.

[5] WARD MP. Tibet：human and medical geography[J]. J Wild Med，1990，1（2）：36-46.

[6] 赵萍，续文辉. 简明西藏地方史[M]. 北京：民族出版社，2000.

[7] WEST JB，SCHOENE RB，MILLEDGE JS. Geography and the human response to altitude[M]//High Altitude Medicine and Physiology. Boston：Hodder Arnold，2007：28-29.

[8] 聂作平. 画说西藏：抚摸隐秘岁月[M]. 拉萨：西藏人民出版社，2001.

[9] 范文澜. 中国通史简编：第二册，第三篇[M]. 修订本. 北京：人民出版社，1965.

[10] 石硕. 藏族族源与藏东古文明[M]. 成都：四川人民出版社，2001：35-41.

[11] 安应民. 藏族族源新探[J]. 西藏研究，1984，3：45.

[12] 贡乔泽登. 略谈藏族族源问题[M]. 西宁：青海人民出版社，1983：23-30.

[13] 姚微元. 藏族考源[J]. 边政公论，1944，3（1）：17.

[14] 韦刚. 藏族族源探索[J]. 西藏研究，1982，3：4-8.

[15] 汤懋苍，程国栋，林振耀. 青藏高原近代气候变化及对环境的影响[M]. 广州：广东科技出版社，1998：123-129.

[16] 孙鸿烈，郑度. 青藏高原形成演化与发展[M]. 广州：广东科技出版社，1998：73-129.

[17] 施雅风，李吉均，李炳元. 青藏高原新生代隆升与环境变化[M]. 广州：广东科技出版社，1998：737-408.

[18] 徐仁，孙昭宸，陶君蓉，等. 珠穆朗玛地区第四纪古植物的研究和喜马拉雅的上升[J]. 科学通报，1973，15（1）：102-119.

[19] 徐仁. 青藏古植被的演变与青藏高原隆起[C]//青藏高原科学讨论会论文. 北京：中国科学院，1980.

[20] 巴俄·祖拉乘瓦. 贤者喜宴[J]. 西藏民族学院学报，1980，4：14-20.

[21] STEIN RA. Tibetan civilization[M]. London：Faber，1972：26-37.

[22] WARD MP. Tibet：human and medical geography[J]. J Wilderness Med，1991，2：198-205.

[23] 中国科学院青藏高原综合考察队. 珠穆朗玛地区科学考察报道（1966—1968）：古生物（第2~3分册）[M]. 北京：科学出版社，1976.

[24] 中国科学院青藏高原综合考察队. 西藏古生物（第3~5分册）[M]. 北京：科学出版社，1981-

1982.

[25] 格勒. 藏族早期历史与文化[M]. 北京：商务印书馆，2006.

[26] 南格诺布. 论藏族古代史的几个问题[J]. 中国藏学，1988，2：34.

[27] 索南坚赞. 西藏王统记[M]. 拉萨：西藏人民出版社，1985.

[28] 格桑本. 青藏高原游牧文化[M]. 兰州：甘肃人民出版社，2000.

[29] CAVALLI-SFORZA LL，MENIOZZI P，PIAZZA A. The history and Geography of Human Genes[M]. Princeton：Princeton University Press，1994.

[30] TURNER CG. Late Pleistocene and Holocene population history of East Asia based on dental variation[J]. Am J Phys Anthropol，1987，73：305-321.

[31] DENELL RW，RENDELL HM，HAILWOOK E. Late Pliocene artifacts from Northern Pakistan[J]. Curr Anthrolol，1988，29：495-498.

[32] MORPURGO G，ARESE P，BOSIA A，et al. Sherpa living permanently at high altitude：A new pattern of adaptation[J]. Proc Natl Acad Sci USA，1976，73（3）：747-751.

[33] HU ST. Hypoxia research in China：An overview[M]//SUTTON JR，HOUSTON CS，JONES NL. Hypoxia，Exercise，and Altitude. New York：Alan R Liss，1983：157-171.

[34] CHANG KC. China[M]//EHRICH RW. Chronologies in Old World Archaeology. Chicago：University of Chicago Press，1992.

[35] BEALL CM. Tibetan and Andean contrasts in adaptation to high altitude hypoxia[J]. Adv Exp Med Biol，2000，475：63-74.

[36] SENSUI Z. Uncovering prehistolic Tibet[J]. China Reconstructs，1981，1：64-65.

[37] ZHIMIN A. Paleoliths and microliths from Shenja and Shuanghu，Northern Tibet[J]. Curr Anthropol. 1982，23：493-499.

[38] MOORE LG. Human genetic adaptation to high altitude[J]. High Alt Med Biol，2001，2：257-279.

[39] MATSUMOTO H. Characteristics of the Mongloid and neighboring populations on the basis of the genetic markers of immunologlobings[J]. J Anthro Soc Nippon，1987，95：291-304.

[40] TORRONI A，MILLER JA，MOORE LG，et al. Mitochondrial DNA analysis in Tibet：Implications for the origin of the Tibetan population and its adaptation to high altitude[J]. Am J Phys Anthropol，1994，93：189-199.

[41] ZHAO TM，LEE TD. Gm and Km allotypes in 74 Chinese populations：a hypothesis of the origin of the Chinese nation[J]. Hum Gent，1989，83：101-110.

[42] CHU JY，HUANG W，KUANG SQ，et al. Genetic relationship of populations in China[J]. Proc Natl Acad Sci USA，1998，95：11763-11768.

[43] NEEL JV，BIGGAR RS，SUKERNIK RI. Virologic and genetic studies related Amerind origins to the indigenous people of the Mongolia/Manchuria/Southeastern Siberia region[J]. Proc Natl Acad Sci USA，1994，91：10737-10741.

[44] TORRONI A，SCHURR TG，CABELL MF，et al. Asian affinities and continental radiation of the four founding Native American mtDNAs[J]. Am J Hum Genet，1993，53：563-590.

[45] MEERRIWETHER DA，ROTHHAMMER F，FERRELL RE. Distribution of the four founding lineage haplotype in Native Americans suggests a single wave of migration for the New World[J]. Am J Phys Anthropol，1995，98：411-430.

[46] CHEN YS，TORRONI A，EXCOFFIER L，et al. Analysis of mtDNA variation in African populations reveals the mot ancient of all human continent-specific haplogroups[J]. Am J Human Genet，1995，57：133-149.

[47] SCHURR TG，BALLINGER SW，GAN YY，et al. Amerindian mitochondrial DNAs have rare Asian mutations at high frequencies, suggesting they derived from four primary maternal lineages[J]. Am J Genetics，1990，46：613-623.

[48] 王辅仁，索文清. 藏族史要[M]. 成都：四川人民出版社，1982.

[49] MOORE LG，ASMUS I，CURRAN L. Chronic mountain sickness：Gender and geographic variation[M]// OHNO H，KOBAYASHI T，MASUYAMA S. Progress in Mountain Medicine and High Altitude Physiology. The 3rd World Congress on Mountain Medicine and High Altitude Physiology Matsumoto：[s.n.]，1998：114-119.

[50] MOORE LG，ARMAZA F，VILLENA M，et al. Comparative aspects of high altitude adaptation in human populations[J]. Adv Exp Med Biol，2000，475：62.

[51] WU TY. Life on the high Tibetan plateau[J]. High Alt Med Biol，2004，5（1）：1-3.

第 11 章　藏族血缘相关的其他人群

以下讨论的是与藏族血缘关系密切的几个重要人类群体，藏族在长期的历史过程中，由于生产活动、军事入侵、气候变迁及向周边迁徙分布，有若干与藏族有密切血缘关系的分支。在以下的人群中，有的我国已定为一个独立的民族，如门巴族、珞巴族、纳西族；有的尚未确定是否为独立民族，如夏尔巴人、登人或登巴；有的目前生活在印度北部，如拉达克人。笔者并非肯定地把下列人群列为藏族，而是从这些人群的发展历史、地理迁移，特别是从人类学低氧适应的角度来反映了笔者的一些观点，来论证他们与藏族间密切的血缘关系，可能会对我们认识藏族血统系统对高原的适应有所帮助。

第 1 节　夏 尔 巴 人

夏尔巴人（Sherpa）是一个散居在中国西藏樟木等地区、尼泊尔境内昆布等地区及印度和不丹等国边境喜马拉雅山脉两侧的民族，"Sherpa"即藏语称之为"东方来的人"，人类学家认为他们是藏族的一个支系[1]或起源于藏族的一个亚群[2]。据历史考证，夏尔巴人原系藏族的一支游牧部落，后由于部落分裂，一部分藏人从西藏东部的康地区经杂木山口等来到尼泊尔[3,4]。直到近代（约公元 16 世纪）才逐渐固定主要居住在尼泊尔境内。目前大多居住在喜马拉雅山尼泊尔侧的几个县，以昆布（Khumbu）地区最集中，总人口约 4 万人，我国西藏境内有约 1 200 人。

关于夏尔巴人从西藏迁移定居在尼泊尔的喜马拉雅珠峰南侧后的生存环境、生活习俗、劳动方式及对固有文化的保持，特别是夏尔巴人在喜马拉雅南侧的居住海拔为 2 500 ~ 3 800 m，有一些村落海拔高度达 4 000 ~ 4 800 m，在海拔较低处，从事半农半牧，在高海拔处则从事牧业，以饲养牦牛为主。由于传习于藏族，故和藏族一样，夏尔巴人也没有姓氏，只有名字，名字与藏族相似。但有种姓，同种姓不通婚，一般也不与外族通婚。宗教信仰为藏传佛教，以萨迦派和噶举派为主，也有为宁玛派的。其生活习俗、劳动模式、心理素质均与藏族相近[5,6]。关于夏尔巴人与藏族的族源关系将在第 6 篇细加讨论。

第 2 节　拉　达　克　人

关于拉达克人（Ladakhis）可以简要地说他们是居住在拉达克地区的藏族[7]。

拉达克被称为"小西藏"（small Tibet），拉达克人是藏族的一个支系，通用藏语、藏文，由于不与外族通婚，保持着藏族的血统（图 11.1）。到了拉达克，看到的自然景观、风土人情、宗教习俗和西藏并无区别。拉达克世居人迄今的生活习俗与我国藏族完全一样，种植青稞，用其麦粉制成糌粑，是为主食；饲养牦牛或"犏"（牦牛和黄牛的杂交种）以供应奶和酥油。牛粪仍然是多数人家的燃料。妇女们背水供饮用和浇灌。他们居住在藏式雕房里（图 11.2），信奉藏传佛教，藏传佛教寺院比比皆是（图 11.3）。因此现在的拉达克人其实就是藏族[1,8]。

拉达克首府是喜马拉雅山下的列城（Leh，3 510 m）（图 11.4），行走在那些狭窄的街道上，犹如在拉萨的小巷，这里的商店正兜售西藏的珠宝（图 11.5）。列城虽小和偏远，有一个小飞机场，在海平面未经习服的士兵中有很高的高原肺水肿发病率和病死率[9,10]，因此对拉达克人的生产、生活及健康等造成一定影响。

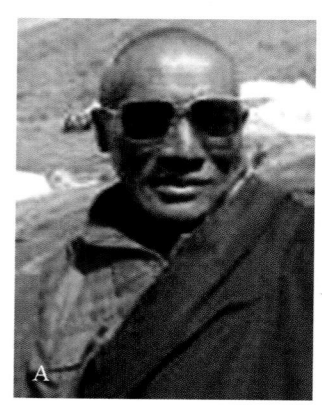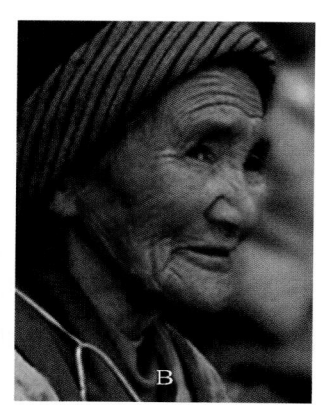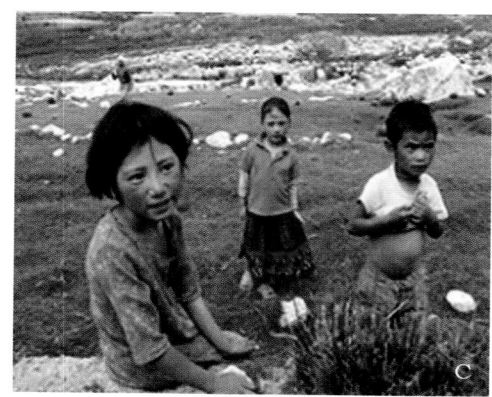

图 11.1　拉达克与藏族是一个血统

A—拉达克男性；B—拉达克女性；C—拉达克儿童。

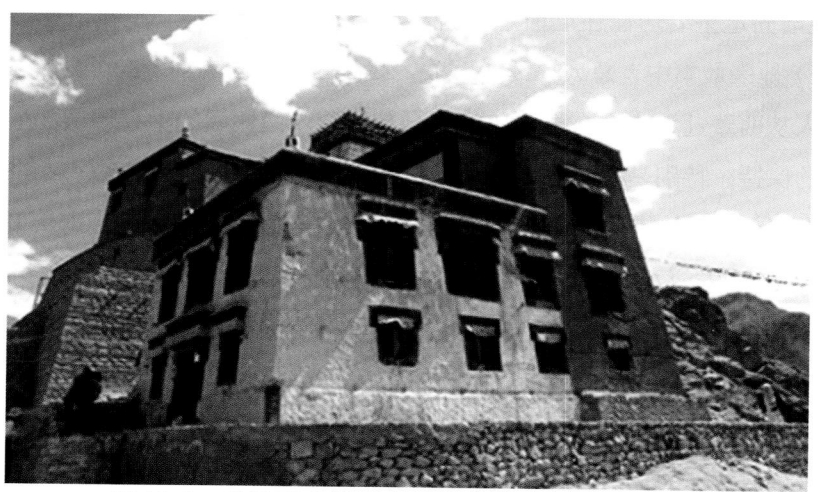

图 11.2　拉达克人的居房是与藏族一个模式的雕房

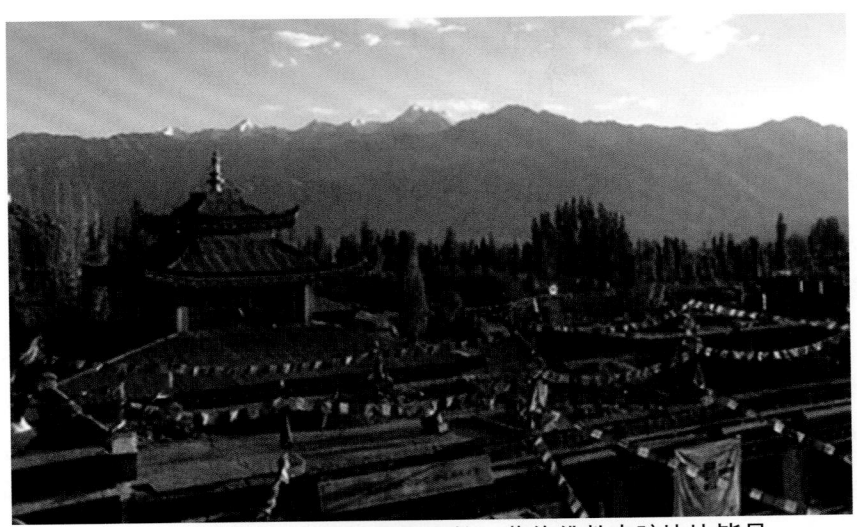

图 11.3　拉达克人信奉藏传佛教，藏传佛教寺院比比皆是

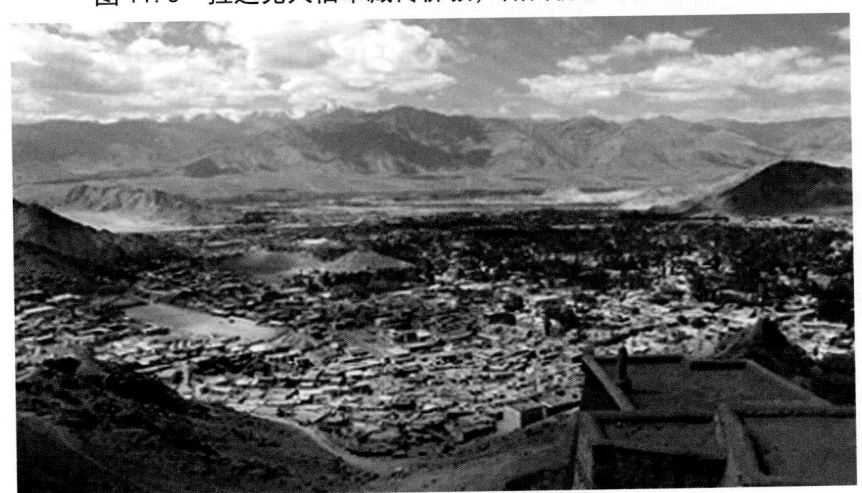

图 11.4　拉达克首府列城

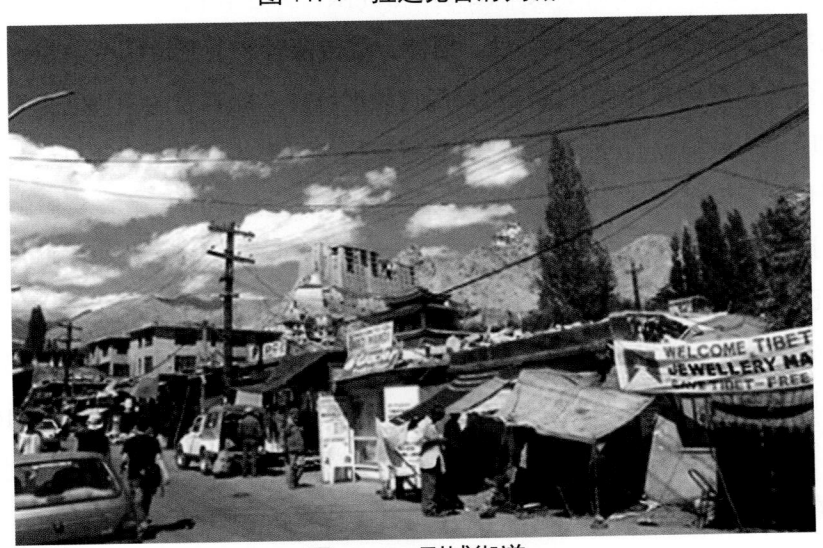

图 11.5　列城街道

在列城狭窄的街道上，小商店正在兜售西藏玉石，看起来与西藏的小城街道并无两样。

第 3 节 门 巴 族

"门巴"（Monba），原是藏族对他们的称呼，意为"居住在门隅地区的人"。他们聚居的门隅，北接错那县和隆子县，东接珞渝，南与印度阿萨姆平原接壤，西同不丹毗邻，面积约 1×10^4 km²。这里处于喜马拉雅山脉南麓，山高谷深，道路艰险，交通闭塞，历史上被视为神秘的地方，藏语称"白隅吉莫郡"，意为"隐藏的乐园"。目前我国西藏的门巴族主要居住在西藏藏南察隅、错那、林芝、墨脱一带。"门巴"，现在也成为门巴族的自称。中华人民共和国成立后，根据本民族的意愿，正式定名为门巴族[11,12]。

关于门巴族的族源，门巴族的先民很早就聚居于世界屋脊喜马拉雅山的东南，按人类学可以认为他们就是具有藏族血缘的居住在门隅地区的人。考证历史，早在公元 7 世纪，门隅即属吐蕃地方政权的统治管辖，13 世纪时错那以南的门隅地区作为西藏的一部分正式归入中国版图，这里土地的主人必然都是藏族血统的。到了 18 世纪，有部分居住在门隅地区的人因不堪西藏封建农奴制度的剥削与压迫，抱着对"莲花圣地"的宗教幻想，东迁墨脱，定居下来，逐渐形成门巴族的另一聚居地，也就是目前居住在西藏主要的门巴人。

尽管门隅地区交通闭塞，但长期以来，门巴人在政治、经济、文化、宗教上与藏族有着密切联系，长期使用藏历、藏币。门巴与藏族也可通婚。门巴语属汉藏语系藏缅语族藏语支，当地方言接近藏语而有所不同，无本民族文字，通用藏文。

从门巴人对宗教的信仰也可从一个侧面看门巴与藏族间的族缘关系。原始宗教、原初苯教和藏传佛教，是在门巴族社会中并存的，为门巴族共同信仰的三种宗教。原始宗教古已有之，是门巴族理解、处理和解决人与自然的基础、矛盾和冲突的原则。门巴族信仰的苯教是从藏区传入门隅的。但苯教在门巴族信仰观念中与原始宗教并没有严格界限，并且有相互融合。佛教传入门隅在 7—8 世纪。藏传佛教扎根门隅是在 11 世纪以后。据传，藏传佛教宁玛派活佛帝尔顿·白玛宁巴和他的弟弟宁玛派的乌金桑布活佛来到喜马拉雅山南麓这块被称作"隐藏着的幸福之地"，传授佛法。宁玛派意为古派或旧派，认为他们的一套教法是从莲花生传下来的，是西藏历史最久远的佛教派别，俗称红教派，因僧人穿戴红衣红帽而得名。至 17 世纪中叶五世达赖时，虽有藏传佛教格鲁派传入门隅并得到官方支持，但在广大门巴族群众中，宁玛教派依然具有深刻广泛的影响。原初苯教及藏传佛教宁玛派在门巴人中曾深深扎根的历史，说明在一千多年前门巴与藏族人有着同步的信仰。

有一点需要提到的是，六世达赖喇嘛仓央嘉措就是门巴族人。仓央嘉措原名洛桑仁钦仓央嘉措。其父扎西丹增，原居错那宗。其母为赞普后裔，名叫次旺拉姆。仓央嘉措诞生于 1683 年（藏历第十一绕迥水猪年）3 月 1 日。1697 年被当时的西藏摄政王第巴·桑杰嘉措认定为五世达赖的转世灵童，同年在桑杰嘉措的主持下在布达拉宫举行了坐床典礼。在藏传佛教一直不可动摇的活佛转世制度及极其严格的转世灵童选拔制度下，达赖喇嘛的传继人必须是藏族血统，这是毋庸置疑的。

　　根据以上判断，门巴目前是我国一个独立的民族，但从人类学、语言学及历史看，他们在血源上与藏族极为密切（图 11.6）。

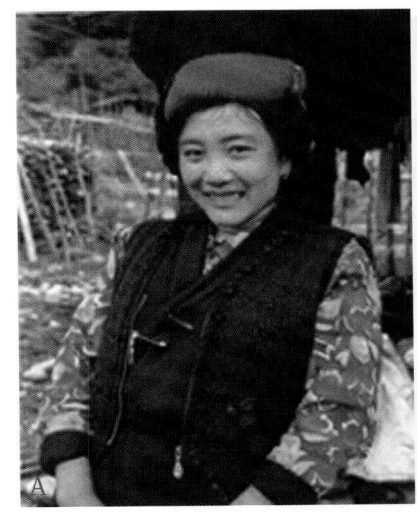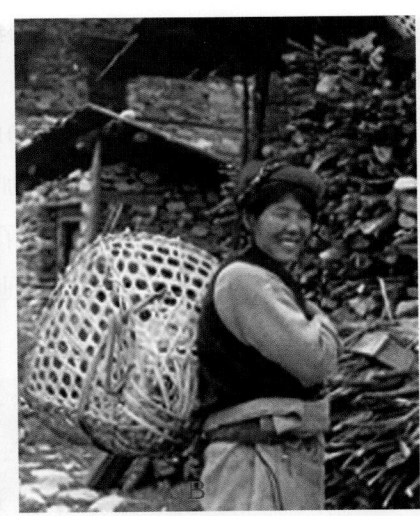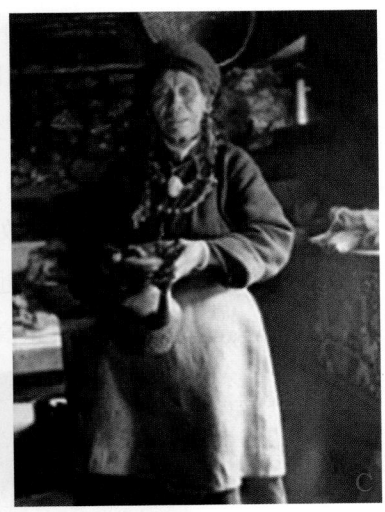

图 11.6　"门巴"藏语意为"门隅地区的人"

门巴与藏族有密切的血缘关系，A—门巴少女；B—门巴中年女性；C—门巴老年女性。

　　门巴族大部分居住在藏南地区。目前以西藏墨脱县最为集中，人口约 7 000 人。"墨脱"古称"白马岗"，藏语意为"隐藏着的莲花圣地"。19 世纪末白马岗地区设墨脱宗，从此易名为"墨脱"，"墨脱"是藏语"密朵"的转音，为"花朵"之意。由于墨脱地处喜马拉雅山脉东侧，属雅鲁藏布江下游山川河谷地形。山脉、大川纵横交错，连绵起伏，地势北高南低。雅鲁藏布江由南迦巴瓦峰急转直下，由东北折向西南，贯穿全境，形成了数百里长的著名的喜马拉雅大峡谷。北部有多雄拉、金珠拉、呷龙拉和遂拉等山口，海拔均在 5 000 m 左右，是米林、林芝、波密和察隅进入墨脱的必经之路。最主要的山脉为喜马拉雅山，主要山峰为南迦巴瓦峰和加拉白垒峰，因此墨脱海拔 750 ~ 4 800 m，这是非常特殊的，形成我国罕有的地形反差 [13,14]。

　　墨脱的气候随海拔高度的不同而变化，从寒带到热带均有分布。门巴族居住的河谷地带属热带和亚热带气候，年平均气温在 20℃以上，年降水量高达 2 000 mm 左右，夏季很少有晴朗无雨的天气。从高海拔干寒区来的人自然有"雾气腾腾"和"湿漉漉"的感觉。

　　墨脱的自然资源十分丰富。森林覆盖率高达 70%，珍稀动、植物众多，原始风貌犹存，生态自成体系，现已被列为国家级自然保护区。据初步统计，在自然保护区内，仅高等植物就有 3 000 余种，其中珍稀植物 10 余类。墨脱植被极为丰富并呈垂直带分布，海拔 800 m 以下河谷显现浓郁的热带景观，香蕉和棕榈随处可见，800 ~ 2 400 m 为亚热带常阔叶林带，2 400 ~ 3 800 m 为山地暗针叶林带，3 800 m 以上为高山灌丛草甸，成为研究不同气候带生态系统的重要基地 [13,14]。

　　特殊的地形由此也导致门巴人的居住点分布在海拔 1 500 ~ 4 000 m，门巴族村寨相对分散，十几户、几十户的村落往往分几个居民点。村寨多坐落在喜马拉雅山谷的斜坡上，淹没在郁郁葱葱的树丛中（图 11.7）。主要务农，居民在山谷的水田中种植鸡爪谷（一种水稻）（图 11.8），在山谷坡地上种植玉米，由于雨量充沛，土地肥沃，气候温湿，一年可收获两三次。这两种农作物是他们的主食，也有吃荞麦、小麦和青稞的。他们喜欢以辣椒佐餐。不分男女普遍每天要饮用自己酿制的低度米酒。进食的盐量很低，山泉的水质很好，无污染。饲养驴、骡和黄牛，除了高山地区，牦牛和藏羊则很罕见，因此肉食较少。这些和藏族有较大的区别。2015 年嘎隆拉山口隧道通车以前，由于墨脱层峦叠嶂，峡谷纵横，地形十分险要，交通极为困难，加上热带雨林蚂蟥等的侵袭，外族人很少能涉足此地，所以几乎处于与外界隔绝状态，然而却保存了门巴人固有的文化传统，保持了青藏高原难得的原生态，人们也维持着古老生活方式，例如现在他们通过雅鲁藏布江还是走摇摇晃晃的藤网桥，但是很习惯、很高兴（图 11.9）。

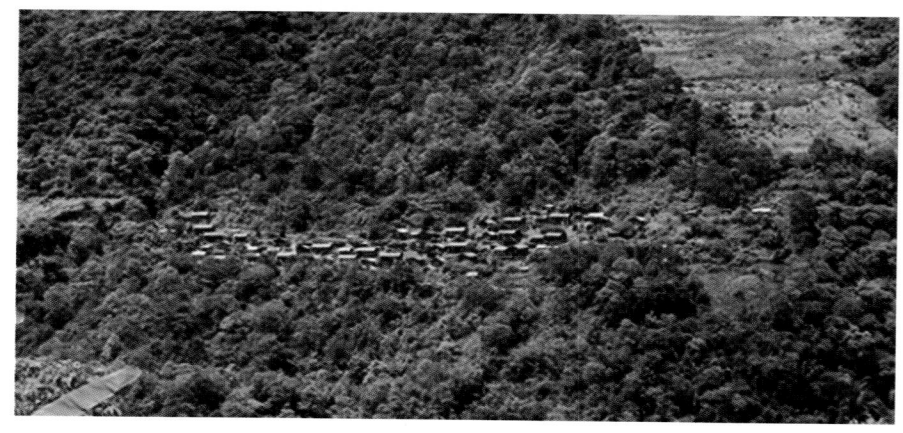

图 11.7 门巴人的村寨

村寨多坐落在喜马拉雅山谷的斜坡上，周围是郁郁葱葱的森林树丛，右侧是他们开垦的山间农田。

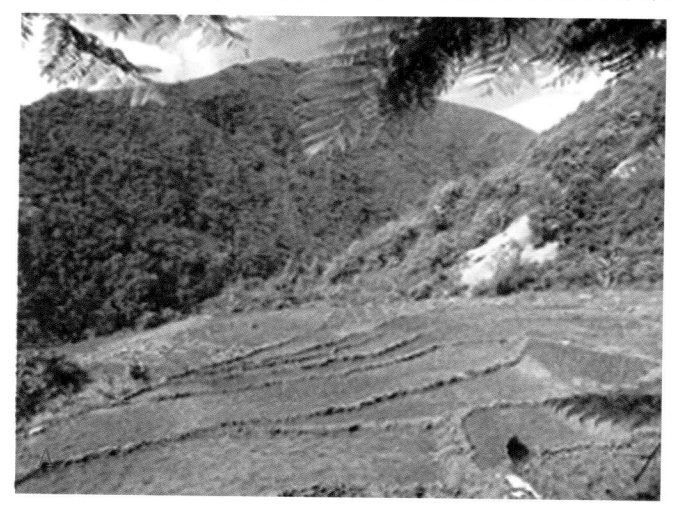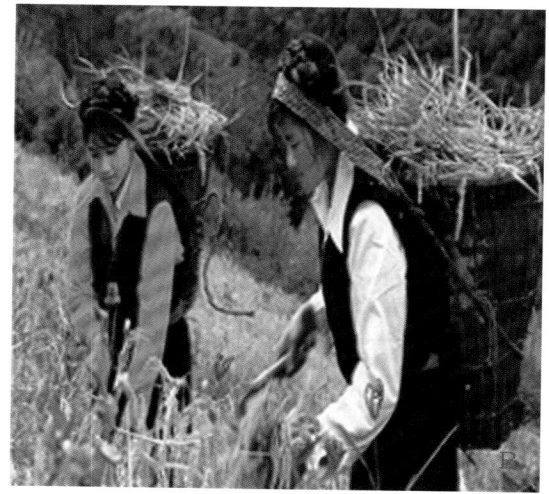

图 11.8 门巴人种植农作物

A—门巴人在山间谷地种植鸡爪谷的水稻田，水稻和玉米是门巴人的主食；B—门巴姑娘在收割水稻。

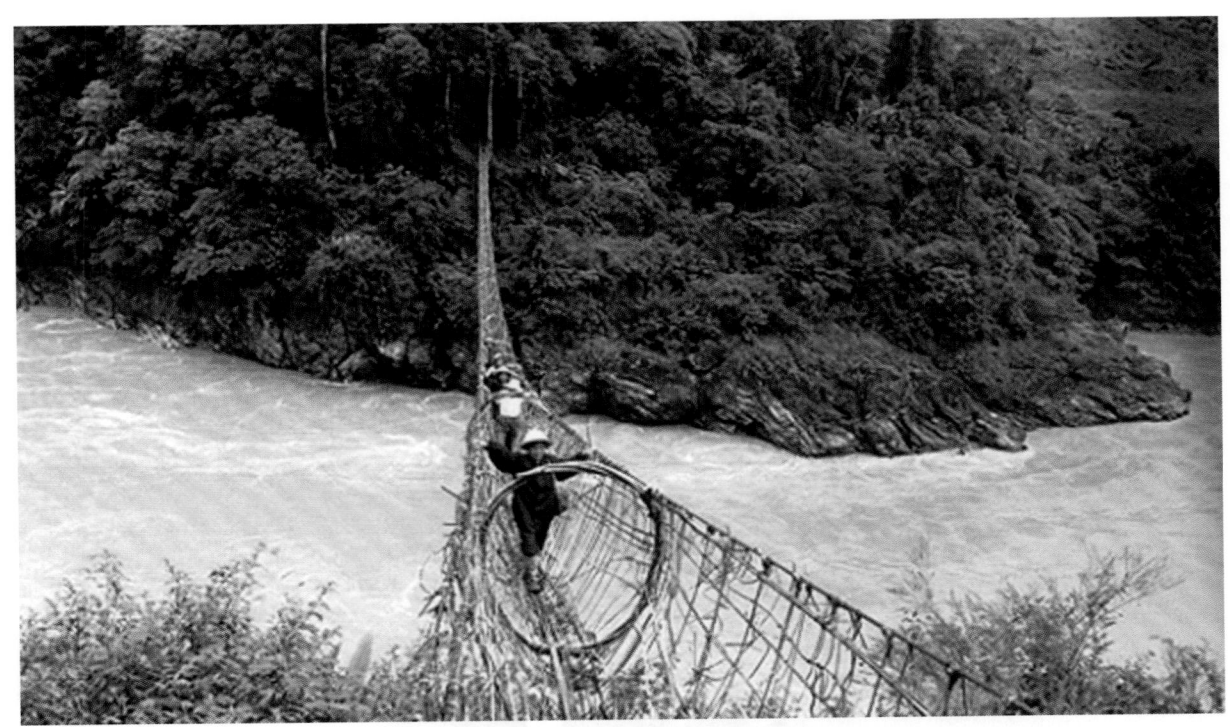

图 11.9　藤网桥

门巴人现在还常常通过雅鲁藏布江上架设的摇摇晃晃的藤网桥，但是很习惯、很高兴。

　　门巴族有丰富的民间文学，民歌曲调优美、流传久远。在经济生活中，门巴族人享誉四方的是他们的家庭手工业，三大手工艺具有独特文化特征，一是特别擅长用竹篾藤条编织出各种精致美观的竹方盒、竹斗笠、藤背篓、竹筐等制品，坚固耐用，工艺精美。二是木碗，选用质地坚硬的桐树、桑树或桦树的树干或树节作原料，经过切削刮制而成。门巴木碗花纹漂亮、纹路清晰、厚薄均匀，再涂上鲜红的染料，令人爱不释手。据说用这种木碗喝酥油茶，茶的香气浓郁扑鼻，且携带轻巧方便，深受藏民喜爱。三是炊具喜用特定石块通过专门工艺打造的石锅，门巴语译为"可"，认为石锅煮出来的饭菜味道更佳。这些手工艺品今日已成为艺术品而长盛不衰（图 11.10）。

　　门巴族的这种生活环境和生活方式不仅在青藏高原人群中是具有特殊性的，在我国 56 个民族中也是独特的，但是对他们的医学生物学研究几乎缺如，吴天一带领的团队到墨脱地区做了这方面的初步调查。他们的疾病谱也不同，例如几乎没有高血压，而风湿病及结核病则广泛流行。更值得关注的是，他们对高原低氧的适应性如何？是否与藏族相同或者不同？包括基因组学等正在研究中（图 11.11），这将会给环境、进化与高原适应间的关系提供线索。

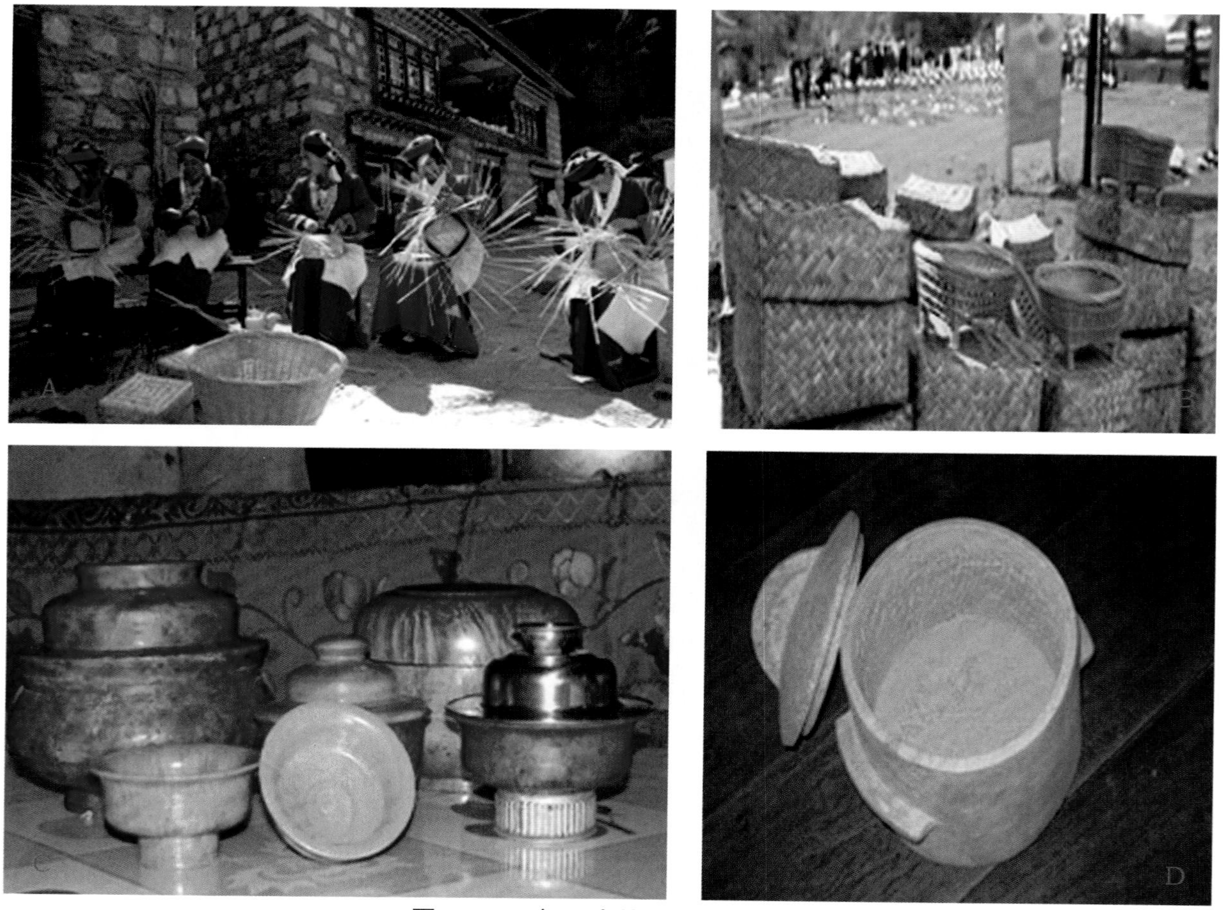

图 11.10　门巴人的手工艺制作品

　　门巴人享誉四方的三大手工艺制作是竹篾藤条编织用品、精致美观的木器和石锅，目前已成为人们喜爱的艺术品。A—心灵手巧的门巴妇女正在编织；B—这些编织品是门巴人日常离不开的家庭用品；C—形态花色不同的木碗；D—著名的石锅。

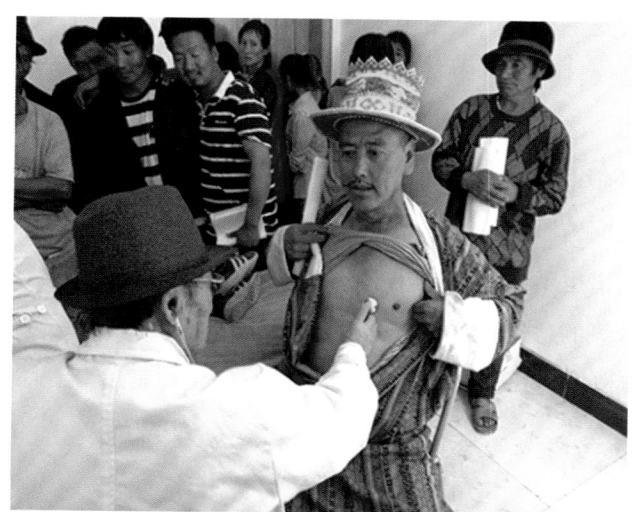

图 11.11　对门巴人的医学—生物学问题调研

　　吴天一（背位者）带领的团队深入墨脱县背崩（哲蚌）乡对该群体的医学生物学问题进行调研。

第 4 节　珞 巴 族

珞巴（Lhoba）主要分布在西藏东起察隅，西至门隅之间的珞瑜地区，一部分在墨脱、米林、错那一带。珞巴族大部分居住在藏南地区，目前以西藏墨脱县较为集中。"珞巴"是藏族对他们的称呼，意为"南方人"。中华人民共和国成立后，于 1965 年 8 月经国务院批准正式定名为珞巴族。据 2003 年人口普查统计，在西藏中国管辖区内的人口为 3 565 人[11,12]，是我国人数最少的少数民族，但实际上珞巴族大部分居住在我国藏南地区，据估算约有 30 万人。

珞巴族有自己的语言，属汉藏语系藏缅语族藏语支。当地方言与藏语及门巴语均有差别，不少人通晓藏语和藏文。珞巴族没有本民族文字，长期保留着刻木结绳记数记事的原始方法，现通用藏文。

关于珞巴族的族源，由于珞巴族没有自己的文字，所以没有关于本民族历史的文献记载，而在藏、汉文献中，也鲜有关于珞巴族族源和历史的记载。而更可能的原因即珞巴与藏族同源。据史料记载，自公元 7 世纪起，珞瑜地区即归入吐蕃王朝建制，此后一直在西藏地方政府统辖之下。珞巴族和藏族的先民彼此之间的交往见诸文献记载者，也始自吐蕃王朝时期。藏文典籍《红史》在记述松赞干布时代的吐蕃疆域时就讲道："南自珞与门，西自香雄，北至霍尔，东自咱米兴米等均置于吐蕃统治之下"。明末清初，格鲁派在逐渐掌握西藏地方政权之后，也进一步加强了对珞瑜地区的管理。1680 年，五世达赖发给梅惹喇嘛的文书中，明确指出："珞瑜人等亦入我治下"。受命于清王朝的西藏地方政府以封赠、委派等方式，通过属下宗、奚谷组织对珞瑜一些地区实行行政管理。说明珞巴人是西藏境内的人群。在珞巴族的传说中，认为珞、藏是一个祖先繁衍的两个兄弟。这些记录说明，从远古时代起，珞巴族先民就生活在这一带，与藏族先民和门巴族先民一道，共同创造了喜马拉雅山区的远古文明[13,14]。

虽然 20 世纪 70 年代以来，中国一批考古工作者在喜马拉雅山区获得了一批珍贵的考古发现，但它们尚不足以勾画出珞巴族先民活动的连续的历史轨迹。因此，关于珞巴族的族源问题，只能从喜马拉雅山区生成的各部落丰富的民族传说中去探寻。较有代表性的观点认为"珞巴族大概是青藏高原东南部一带的古老群体中的一支或数支繁衍而来"[15]，在历史上珞巴人也确曾有一个从北向南迁徙的历史过程[16]。著名的藏文典籍《贤者喜宴》记述"珞"意为"南方"，也说明珞巴的祖先很早就与藏族有着密切关系，因为共同的祖先都是来自青藏高原古老群体，不过其中一支从北向南迁移并定居下来，即珞巴人。

近来一项基因组学的研究获得了有价值的发现。西安交通大学的康龙丽等检测了西藏珞巴族 *HLA DRB*1 等位基因及基因型频率，并将其与 18 个人群的 *HLA DRB*1 频率进行比较，绘制系统发生树[17]。人类主要组织相容性抗原（人类白细胞抗原，*HLA*）基因是人类基因组中迄今所知最复杂、最具多态性的遗传体系，其所编码的白细胞表面抗原在免疫识别、抗原递呈中起重要作用[18]。*HLA* 的等位基因多态性不仅影响着免疫应答和信息的呈递，由于不同人类群体的应答不同，也可用于民族的起源、进化、迁移、融合等人类遗传学研究[19]。研究组应用聚合酶链反应序列特异性寡核苷酸探针（PCR–SSO）技术，对我国西藏南部林芝市3代内无血缘关系的92例珞巴族健康个体进行了 *HLA DRB*1位点的基因分型。采用不加权配对组算术方法（UPGMA）绘制系统发生树。结果在92例珞巴族个体的184个等位基因中共检出11种 *HLA DRB*1等位基因，其中 *HLDRB*1*04（27.20%），*DRB**12（25.50%）在珞巴族中最常见，共占珞巴族可检出等位基因的52.70%；其他频率大于5%的等位基因还有 *DRB*1*14（15.20%）、*DRB*1*15（9.80%）和 *DRB*1*08（8.20%）。西藏珞巴族 *HLA DRB*1等位基因分布与其他华人群体均存在很大的差异[20]，显示其 *HLA* 等位基因频率分布的民族独特性；在遗传距离上珞巴族和藏族最近（从计算的遗传距离结果看，珞巴族离藏族的遗传距离最近，为0.1321，其次为蒙古族，为0.1676），这与民族学、历史学和社会学研究结果相一致[17]。珞巴人和门巴人一样，他们在血统上与藏族极为密切（图11.12）。

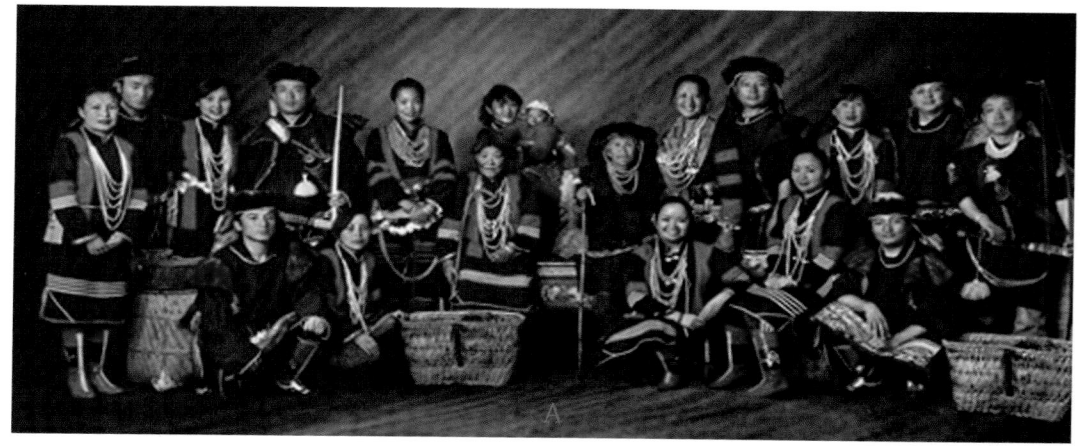

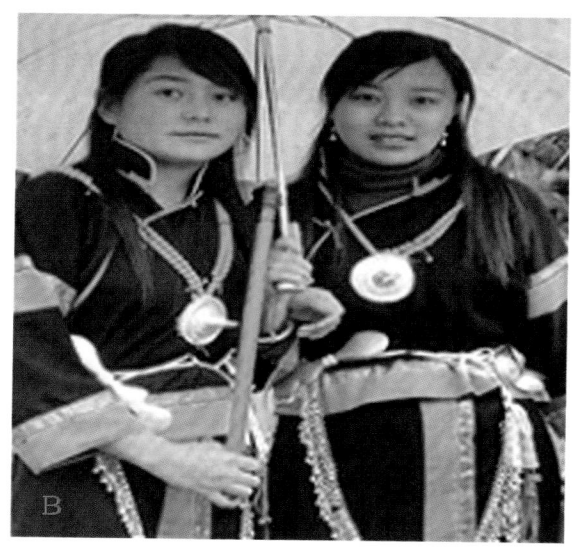 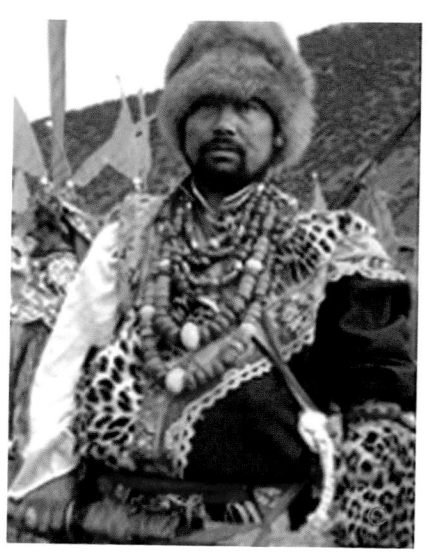

图11.12 珞巴人

珞巴人的面貌、体型及习态都和藏族十分相近，从人类学提示他们与藏族有密切的血缘关系。A—珞巴一个大家庭；B—珞巴女性；C—珞巴男性。

　　珞巴族人所处的环境及其劳动方式基本上与门巴族相似，但门巴、珞巴虽生活在近邻，但这两个民族间保持比较严格的互不通婚习俗。珞巴族生活习俗受藏族影响较深，日常饮食及食品制作方法基本上与藏族相同。珞巴人除了务农外，狩猎活动是男人的习惯和传统。

　　狩猎活动是门巴族和珞巴族历史上一年四季都在进行的。由于门隅和墨脱地区森林密布，为各类野生动物的繁衍生息提供了天然条件，有熊、豹、獐、野牛、岩羊、雪猪、小熊猫、黑狐、金丝猴等。男子出门多随身携带弓箭、长刀。珞巴、门巴族狩猎是一种集体活动，保持着明显的原始习俗，狩猎时自愿结伙，公推首领，他们利用拉弓射箭和下绳套等方法捕获野兽（图11.13）。首先击中猎物者，在分肉时要分得双份，其余人均一份。狩猎结束后，将肉割好、烤熟背回。如果猎物很多，则在离村较近的地方点火为号，召集村民共同来接应，进村后要将多余的猎物分给村人或共同聚餐。如果在归途中遇见行人，无论相识与否，都要赠一份猎物，认为这样下次狩猎才有好运气，这种习俗留下了原始的印记。现在由于对野生动物的严格保护、大力宣传和管理，狩猎已被控制，他们反而成为熟悉情况的保护者。

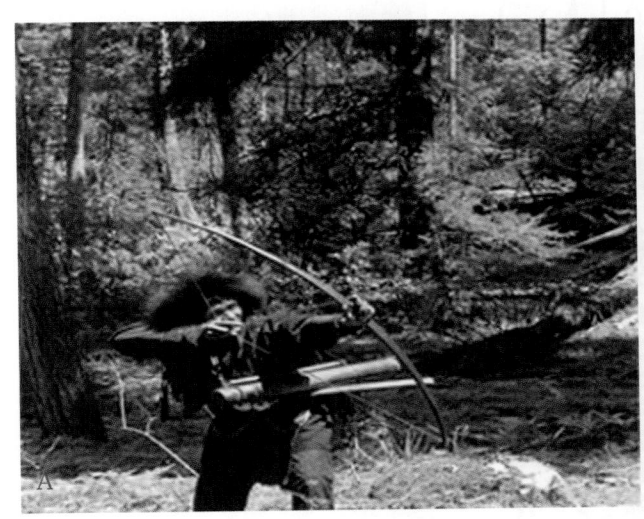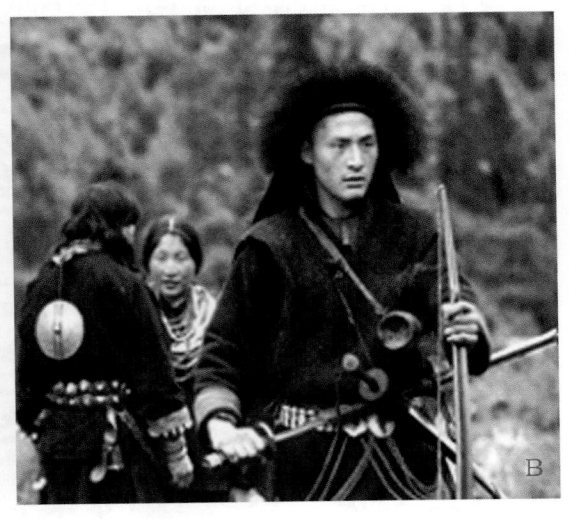

图 11.13　珞巴人狩猎活动

　　珞巴人历史上集体狩猎是一年四季进行的活动，获得的猎物按功分配，但人人都有，保持了原始习俗。A—狩猎主要利用弓和箭；B—珞巴男猎手。

　　珞巴族是一个勇敢、坚强和热爱家乡土地、爱国的民族。19世纪末，由于英国侵略者肆意破坏珞巴人在阿萨姆边缘地区的收税旧制并用武力入侵珞渝地区，导致了珞巴族人民的大规模武装反抗斗争，这种不屈不挠的斗争一直坚持着，保卫了喜马拉雅边陲的国土。现在在珞巴、门巴家院的墙上、门上随处可见写着的是"我是中国人"。

　　在西藏喜马拉雅的另一支群体较少的登人或称登巴（Dengba）与藏族在种族、文化、宗教上有着极其密切的联系，他们在人类学上应该是藏族的支系[21]。

第5节 纳 西 族

纳西族（Naxi）主要聚居在云南丽江地区纳西族自治县，其他在云南宁蒗、水胜、维西、中甸、德钦，在四川省的盐源、盐边、木里等县也有少量分布。纳西族历史悠久，与我国古代游牧民族氐羌支系有渊源关系。自称"纳""纳西""摩梭"等。语言属汉藏语系藏缅语族彝语支，在长期历史发展过程中，纳西族人民创造了灿烂的古代文化，使用过自己的象形文字——东巴文，目前已成为文化遗产（图11.14）。明末清初，纳西人接受了汉族文化，汉文便逐渐为纳西族人民普遍使用。

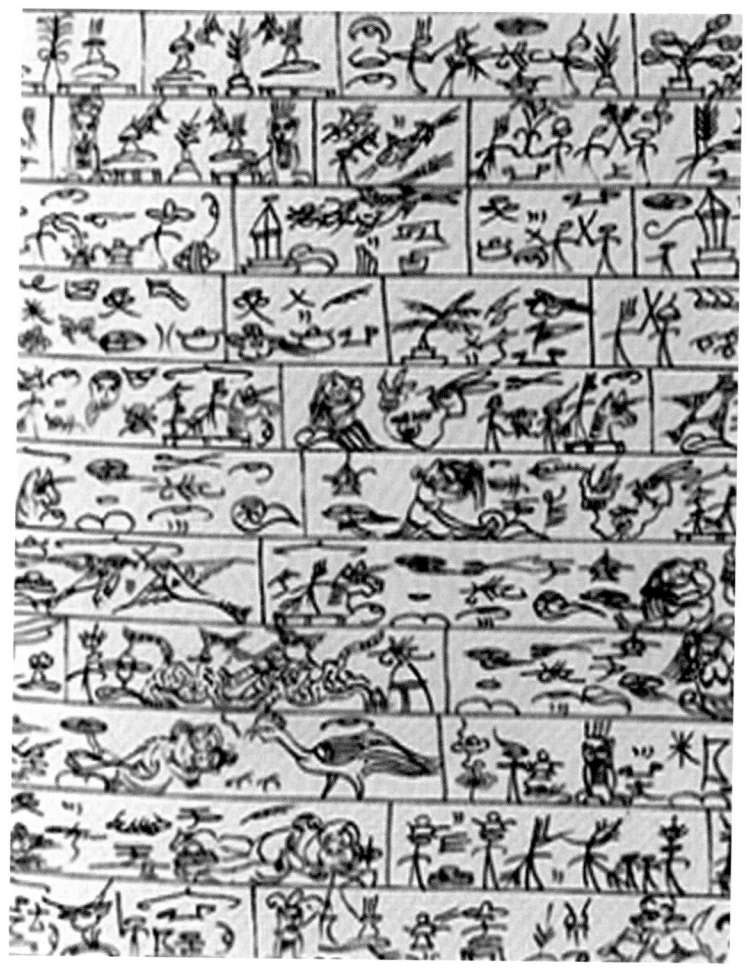
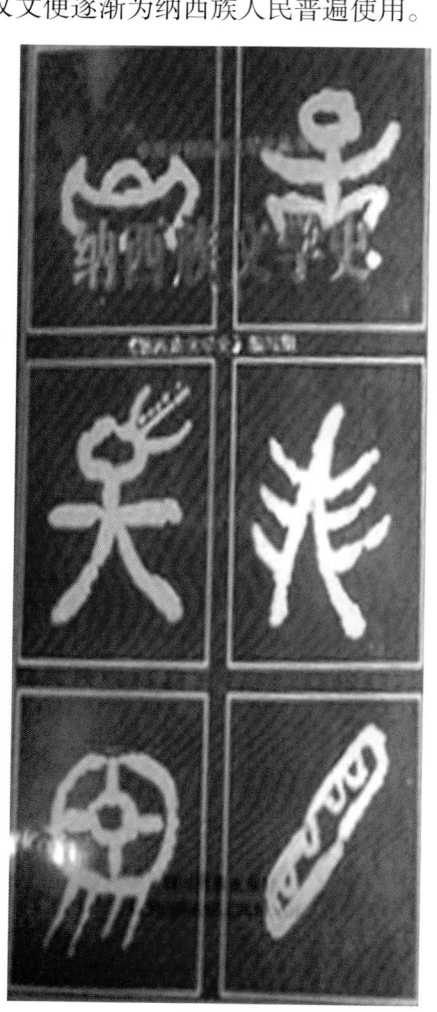

图 11.14　东巴象形文字
东巴象形文字曾在历史上发挥作用，现已作为文化遗产保留。

纳西族目前是一个独立的民族，但依历史考证，其文化背景及宗教信仰和某些习俗与藏族有密切联系，迄今在云南丽江发现的许多藏族文字的碑文就是历史的见证[22]。他们认为是源于"东巴文化"，而这也与吐蕃文化有着密切关联。他们的服饰依然保留着藏式风格（图11.15）；又如云南纳西族俄亚村的建筑装饰上，就既有藏传佛教的左旋白海螺，也有东巴教中的图腾，每个村里的白塔依然保留藏传佛教形式，其建筑风格也与藏族的雕房很相似（图 11.16）。纳西人信仰的东巴教有来自西藏苯教的痕迹，在祭祀过程中也少不了相关的内容，纳西长者会坐在平台上用藏文的印经版印着经幡，然后将经幡绑在高高的杆子上，随风飘扬，这不能不说是藏族文化的遗风[23]（图 11.17）。以上种种说明纳西族与藏族有着密切的文化和宗教背景，也提示可能有着共同的族源关系，但这方面有待人类学和基因组学的证实。

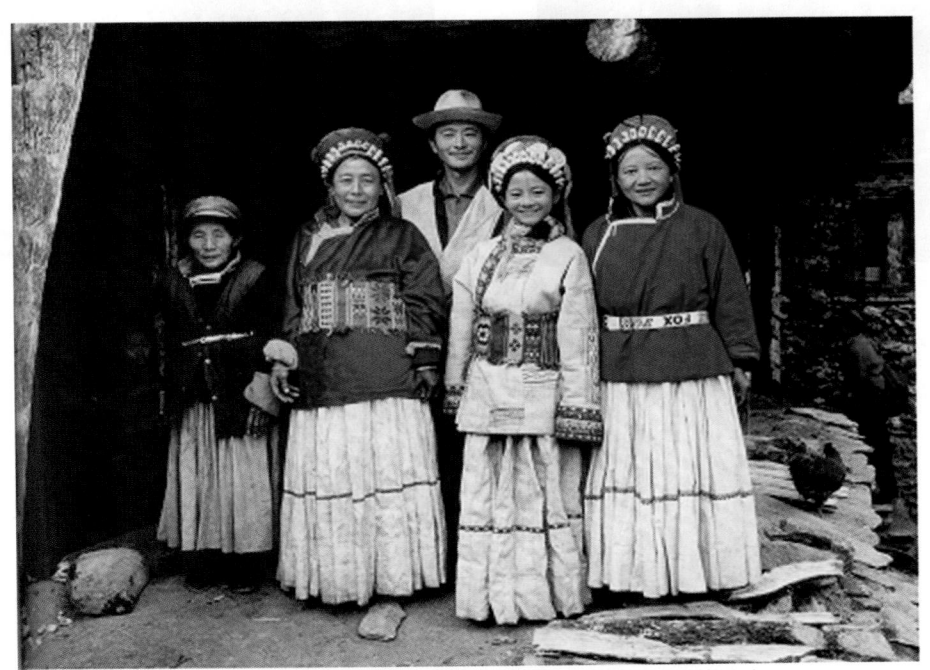

图 11.15　纳西人的一家，在服饰上遗留着藏族风格

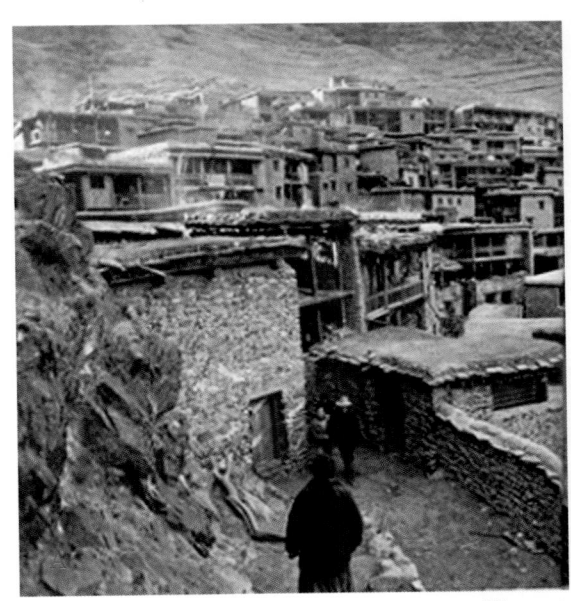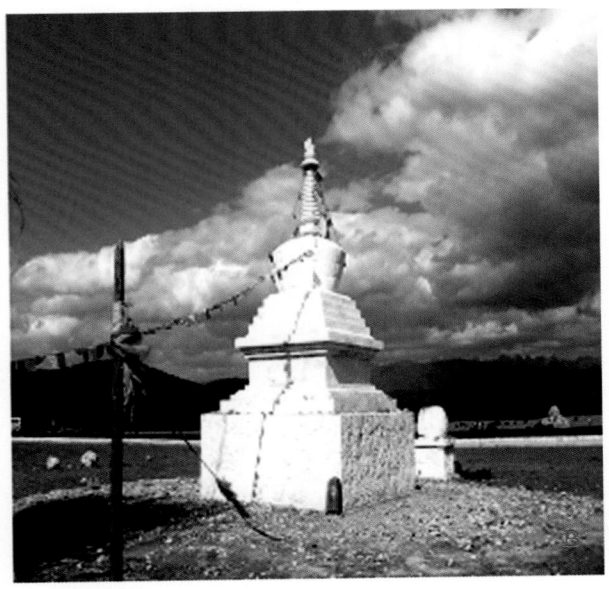

图 11.16　纳西人的建筑

　　A—在云南丽江俄亚村纳西人的石房，具有藏族雕房模式；B—纳西人东巴教的白塔和经幡与藏传佛教的相似。

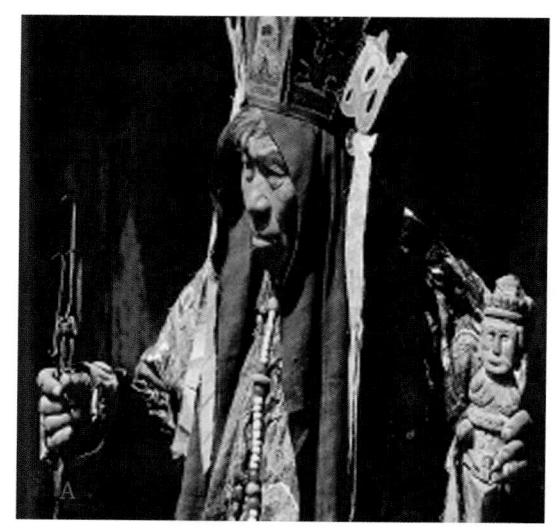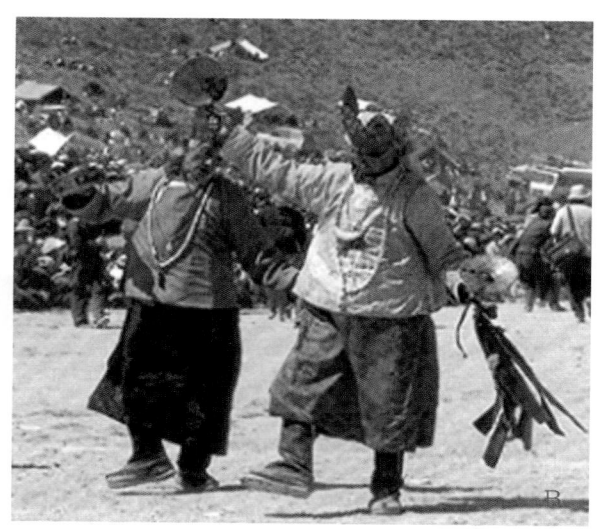

图 11.17　纳西人的信仰

纳西人信仰东巴教。A—纳西长者主持法事活动和诵经；B—在祭祀过程中，法师们跳起大东巴舞。这些模式都有藏族文化的遗风，也提示可能有着共同的族源。

参 考 文 献

[1]　GUPTA R，BASU A，PAWSON JG，et al. Is high altitude a specialized environment in the human case? Analyses of some Eastern Himalayan data. Indian Statistical Institute Technical Report[R]. New Delhi：No. Anthropology/2，1985.

[2]　DICKINSON JG. Severe acute mountain sickness[J]. Postgrad Med，1979，55：454-458.

[3]　HOUSTON CS. Going Higher: Oxygen, Man and Mountains[J]. Swan Hill Press，1999：189.

[4]　HOUSTON CS. A discussion of severe acute mountain sickness[J]. Postgrad Med，1979，55：459-460.

[5]　GUPTA R. Altitude and demography among the Sherpas[J]. J Biosoc Sci，1980，12：103-108.

[6]　HEATH D, WILLIAMS DR. Anthropometric characteristics of Sherpas[M]//High Altitude Medicine and Pathology. Oxford：Oxford Medical Publication，Oxford University Press，1995：25-27.

[7]　赵萍，续文辉. 简明西藏地方史[M]. 北京：民族出版社，2000：158-163.

[8]　GUPTA ML，RAO KS，ANAND IS，et al. Lack of smooth muscle in the small pulmonary arteries of the native Ladakhi. Is the Himalayan highlanders adaptad?[J]. Am Rev Respir Dis，1992，145：1201-1204.

[9]　MENON ND. High altitude pulmonary edema：a clinical study[J]. N Engl J Med，1965，273：66-73.

[10]　SINGH I，KAPILA CC，KHANNA PK，et al. High-altitude pulmonary edema[J]. Lancet，1965，1：229-234.

[11]　武建华. 西藏统计年鉴[M]. 北京：中国统计出版社，2004：31-34 .

[12]　关东升. 中国民族文化大纲[M]. 北京：中国大百科全书出版社，1995：499-503.

[13]　星球地图出版社. 中国分省地图集[M]. 北京：星球地图出版社，2010：179-180 .

[14]　谷维恒，潘笑竹. 世界屋脊探秘：雅鲁藏布大峡谷[M]. 北京：中国旅游出版社，2005：94-103.

[15]　李坚尚，刘芳贤. 珞巴族的社会和文化[M]. 成都：四川人民出版社，1992：12-15.

[16]　珞巴族简史编写组. 珞巴族简史[M]. 拉萨：西藏人民出版社，1992：8-11.

[17]　康龙丽，高放，张红波，等. 西藏珞巴族基因多态性[J]. 中南大学学报，2005，30（2）：135-139.

[18]　DAVIS MM，BJORKMAN PJ. T-cell antigen receptor genes and T-cell recognition[J]. Nature，1988，334（6181）：395-402.

[19]　DHARAKUL T，VEJBAESYA S，CHAOWAGUL W. HLA-DR and DQ associations with Melioidoais[J]. Human Immunol，1998，59（9）：580-586.

[20]　陈仁彪，叶根耀，庚镇城. 我国大陆主要少数民族HLA 多态性聚类分析和频率分布对中华民族起源的启示[J]. 遗传学报，1993，20（5）：389-398.

[21]　KANG L，LI S，GUPTA S，et al. Genetic structures of the Tibetans and the Deng people in the Himalayas viewed from autosomal STRs[J]. J Hum Genet，2010，55：270-277.

[22]　TOKIO T. A note on the Lijiang Tibetan inscription[J]. Asia Major，2006：161-170.

[23]　王郢. 俄亚的神路[J]. 文明，2011，8：62-73.

第12章 中国的其他高原人群

我国是多民族国家，又是高山高原大国。随着国家的开发建设，各民族间互相交流，来到不同地区，可以说在 56 个民族中都有一定的大、小群体生活在高原或高山地区。我国在海拔 2 500 m 以上长期居住的民族群体主要分布在青藏高原和喜马拉雅，也有一部分生活在天山、帕米尔和喀喇昆仑山脉，仅有少数在云贵、内蒙古和黄土高原的较高海拔区。一个民族的历史文化源远流长、内容丰富，本章从高原医学的角度出发，主要对藏族以外的其他人类群体如何进入青藏高原、天山、喀喇昆仑及帕米尔，以及在高原的生存、发展、习服—适应有关的历史及概况分别加以介绍。

第1节 汉 族

以遗传学理论为基础，我们把平原人移居高原并持续居住、繁衍至第三代以后，即从第四代起定义为"世居者"（native），第三代及前为"移居者"（immigrant）。据此，青藏高原汉族与其他民族不同，由于历史原因可分为世居汉族和移居汉族两部分。

一、世居汉族

青藏高原世居汉族主要分布在青海、西藏，其他藏区较少。汉族从内地迁入青藏高原，前后分3 个阶段 [1,2]。第一阶段，汉族人进入青藏高原的东北部相对海拔较低处，始于西汉武帝时，历经东汉、三国，通过在河湟驻军、屯垦、修城、浚渠，对古代青海东部的农业开发做出了贡献。但在历史长河中，早期汉族移民与西部古老民族氐、羌和吐谷浑等有广泛混血，种族谱系已不清。第二阶段，隋唐时期又有大批汉族迁入，但以后或东迁，或在吐蕃统治下大部分藏化。第三阶段，最具有历史和现实意义的，始于明洪武三年至六年。大批汉族从江淮一带移来，后来又有汉族不断迁入河湟谷地和西宁。看来在民间广泛流传的明代南京等地汉族，由于冒犯了皇上被发配到青海守边和务屯，由南京珠玑巷迁来的传说还是有根据的 [1,2]。

这些青海本地汉族人，在海拔 2 000 ～ 2 500 m（部分迁至海西 2 800 ～ 3 000 m）适应了 6 个多世纪，已表现出较好的低氧习服—适应能力。

这些高原世居汉族，在文化传统上保持了汉文化，在习俗、饮食和语言结构上也受到藏族等其他高原民族的一定影响。例如，当地汉族的许多语言是"倒装的"，比如吃饭叫"饭吃"、"喝茶"

叫"茶喝"、"不知道"叫"知不道"、"到炕上去"不叫"上炕去"而叫"炕上上"、"吃不下饭了"不叫"吃不下"而叫"吃不上"，甚至青海老乡把"心电图"也改叫"电心图"、"透视"叫"视透"，等等。在表达方向时以上、下为判定的界线，而且用拉长声音来表示距离的远近，这明显受到了藏族语言"雅朗"（上）和"玛朗"（下）的影响。汉语中一些语词藏化，例如"帕没有"是安多语"帕琊格"（没关系，不要紧）演变而来，"胡图"是黄南安多语"呼鲁呼图"（非常）演变而来，所以叫"胡图好""胡图多"等。

汉族的个别姓氏也来自藏族，如青海湟中等地区姓"星"的甚多，百家姓是没有的。经过对当地老人的探寻，他们说约在 100 年前，他们原是一支河湟谷地的藏族，随着汉族不断进入，逐渐通婚同化，"星"姓是从藏语"嘎尔玛"（星星）演变来的。这种类似情况在青海东部地区较多。例如青海湟源的日月乡等地区，由于地理上处于汉藏走廊交界区，这里的汉藏两个群体在生产上多为半农半牧，在文化上互相交融，汉藏通婚的现象也较普遍，所生育的后代在青海被称为"假藩人"，出现了汉藏混杂的姓名，如"王扎西""李尼玛"等，生活习俗汉藏兼半，而在民族心理上则更趋于藏族。对这一部分在青藏高原中度海拔生活了近 650 年的汉族，在高原研究中既与藏族不同，同时也应与移居汉族相区分。青南地区和西藏地处高海拔的牧业区，加之由于长期地理封闭及隔绝，历史上汉族人群很少，汉藏通婚的现象几无。

二、移居汉族

移居汉族指中华人民共和国成立前后从祖国内地平原地区移居青藏高原者，集中居住于青海省和西藏拉萨、日喀则等地。青海省 1949 年解放初期全省人口总数 1 483 282 人，少数民族占 52%，汉族约 71 万人，当时主要为世居汉族。20 世纪 50 年代后期曾有大批汉族移居青海，农村乡社、工厂工人和技术人员等前来支援高原建设。20 世纪 60—70 年代至 80 年代中期还不断有大批平原汉族迁入。1985 年后迁入减少，净出增多，并有大批离退休干部、工人返回平原故乡。1990 年全国第四次人口普查时，青海总人口为 4 456 946 人，比 1949 年增加了 2 973 664 人，50 年来净增人口增加了 2 倍多，平均每年增加 7.34 万人，少数民族占 42.1%。1950 年至 1985 年青海总迁入人口为 122.3 万人，扣除此间迁出人口 63.4 万人，净迁入 58.9 万人。加上迁入青海人口的自然增长数，粗计从内地移居青海的平原汉族约 80 万人，约占青海总人口的 18%。整个青藏高原的移居汉族约 100 万人，约占青藏高原总人口的 10%，这是世界上最大的平原移居高原群体。

移居汉族大多集聚于青海西宁和东部海拔 2 200 ~ 3 000 m 地区，但也散布在整个青藏高原。除了身居城市的干部、工人及商人外，由于 20 世纪 60—70 年代大量移民的历史原因，大部分在农业区务农（图 12.1）。由于适应历史仅 50 年左右，目前为第三代，故只处于习服水平。这一如此大的移居群体一方面为高原习服提供了难得的研究机遇，另一方面移居汉族群体的高原习服问题较突出，各型高原病的发病率也较高，高原病的防治是一项艰巨的任务[2]。

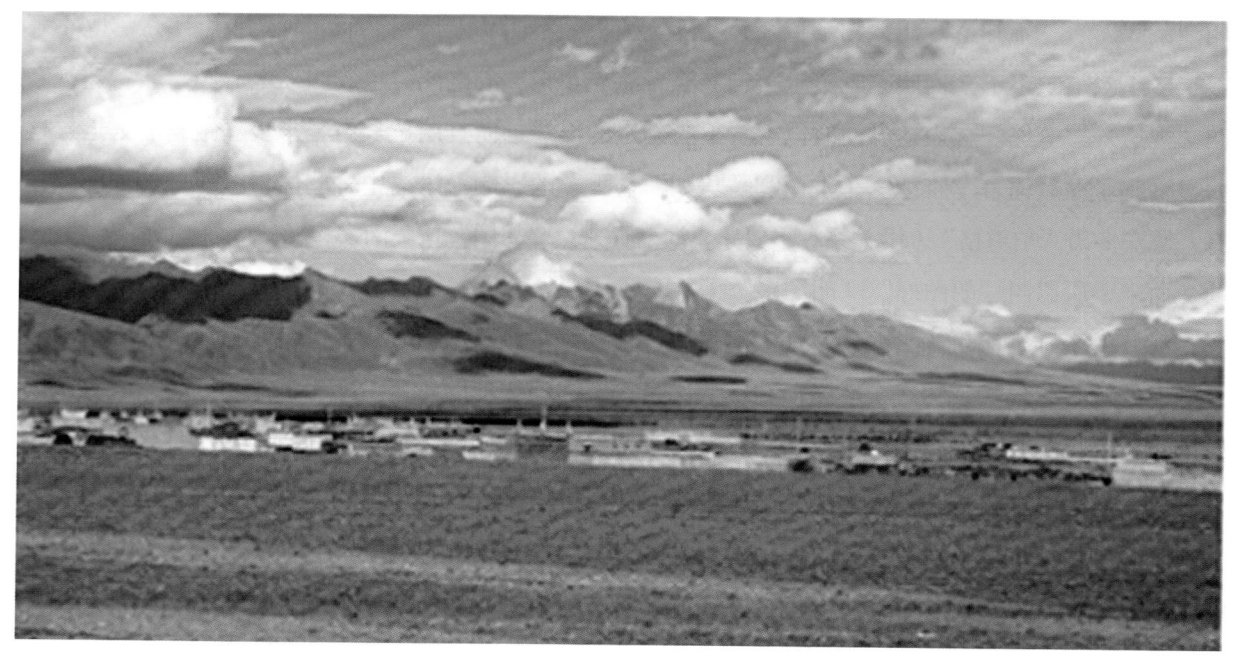

图 12.1　青海海北藏族自治州祁连山下的一个汉族村庄（3 200 m）
高原汉族一般居住的村落海拔在 2 500 ～ 3 500 m，从事半农半牧劳动。

第 2 节　回　　族

　　回族的族源可上溯到唐、宋时期的西北"回鹘""大食"诸部，其先民主要是 13 世纪蒙古人三次西征后大批东迁而来的。在我国唐朝鼎盛时期，大批阿拉伯人、波斯人和突厥人通过古丝绸之路来到中国，教练骑术或经商并定居下来（见第 8 章第 5 节）。在长期历史演变中，逐渐形成了回族。由于长期和汉族及其他民族杂居，衣着打扮与当地民族基本一致，男子戴小白顶帽，穿白布衬衫、黑色坎肩，女子戴盖头（图 12.2A）。汉语为回族的共同语言，在日常交往及宗教活动中，回族保留了一些阿拉伯语和波斯语的词汇，在边疆民族地区，回族人民还经常使用当地少数民族的语言[3]。

　　回族人信仰伊斯兰教，伊斯兰教在回族的形成过程中曾起过重要作用。回族生活习俗固守传统，遵循教规，禁止烟酒。人人早起、讲究卫生及遵循严格的个人净身习惯，更是回族独有的良好风尚。回族十分喜爱"花儿"，一种西北流行的歌曲或舞蹈，回族人往往是最佳歌手（图 12.2B）。这些心理素质和生活习惯，使回族尽管生活高原，但平均寿命较长。回族所有的节日都与伊斯兰教有密切关系，主要有开斋节（肉孜节，即伊斯兰教的新年，十分隆重）、古尔邦节（宰牲节）等。

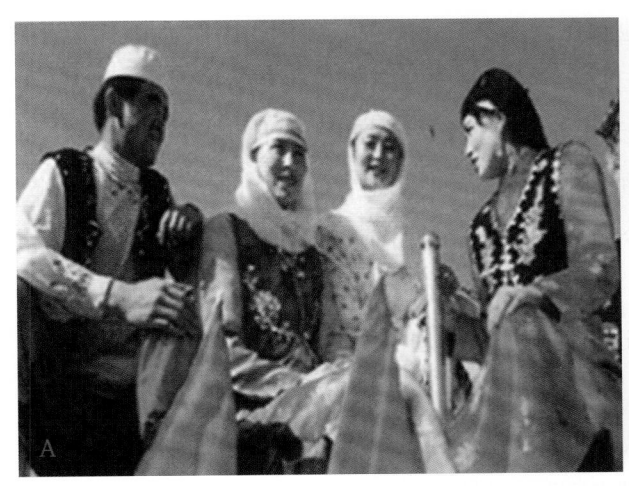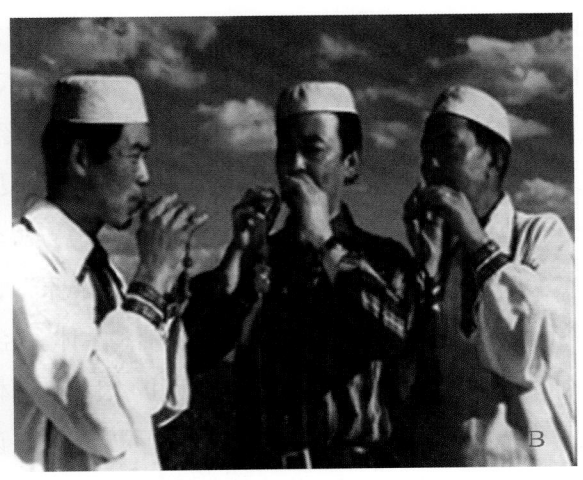

图 12.2　回族，在青藏高原主要分布于青海省和西藏拉萨
A—回族通常的服饰；B—回族喜好"花儿"，进行演唱或吹奏。

回族主要聚居于宁夏回族自治区、新疆昌吉回族自治州、甘肃临夏回族自治州等。在青藏高原，回族主要分布于青海省和西藏拉萨。据历史记载，在唐代及宋代青藏高原已有回族先民活动，元代蒙古军西征时大批迁军来的"西域亲军"中，有大批伊斯兰属民族到河湟谷地屯聚、牧养，以后随地入社，进行垦殖，统称回族。明、清后又有不少回族迁入青海。故回族在青藏高原定居的历史有500～700年。1990年全国第四次人口普查时青海回族总数为638 847人，主要居住在西宁、平安、湟中、大通、门源、祁连、民和、乐都、循化、化隆、贵德。在西藏以拉萨最为集中，大部分居住在海拔2 000～3 000 m，其散居者几乎遍及青藏高原各地 [4]。回族人思想活跃，善于经商，目前有数量可观的回族人到平原和海平面地区开设高原特产店铺或高原特色食品店、拉面馆等，他们在平原的脱习服（deacclimatization）是一个问题。回族也大量生活在青藏高原的高海拔区，从事经商和开发活动，他们吃苦耐劳，高原习服性好。

第 3 节　撒 拉 族

撒拉族生活在我国的青藏高原东部边缘，主要聚居在青海省循化撒拉族自治县及其毗邻的化隆回族自治县甘郸乡和甘肃省积石山保安族东乡族撒拉族自治县的一些乡村。还有少数散居在青海省西宁市及其他州县，在甘肃省夏河县、新疆维吾尔自治区伊宁县、乌鲁木齐市等地也有少量分布。撒拉族主要从事农业、园艺业、手工业，撒拉族的食品烹饪业也很发达。因自称"撒拉尔"，简称"撒拉"而得名。据第六次人口普查统计，撒拉族人口总数为104 503人，撒拉族在青海为77 003人。

关于撒拉族的族源及历史，历代王朝的典籍中缺乏对撒拉族早期历史的记载。目前主要有两种考证。一种是主要依靠本民族历史记事的传说。撒拉族原族名撒鲁尔，属西突厥乌古斯汗部。撒拉尔即乌古斯汗之孙，塔黑汗之长子。"撒拉尔"意为"到处挥动剑和锤矛者"。撒拉族始祖尕勒莽、阿合莽兄弟两人原居住在撒马尔罕地方，由于他俩在伊斯兰教门中很有威望，因而遭到当地国王的忌恨和迫害。于是兄弟俩率本族 170 户集体东迁，牵了一峰白骆驼，驮着故乡的水、土和一部《古兰经》向东方寻找新的乐土（图 12.3）。一行人经天山北路进嘉峪关，经肃州、甘州、宁夏、秦州（今天水）、伏羌（今甘谷）、临羌等地辗转来到今夏河县甘家滩，最终到达青海循化的街子。这里的水、土和他们家乡的一致，就是他们停居的地方。今循化街子地区保留着为尕勒莽和阿合莽建造的拱北（坟墓），拱北附近一泓泉水称"骆驼泉"，是撒拉族祖先远途迁徙而来的纪念。初来时人口约 1 000 人，这是撒拉族形成的基础和主体。经过长期发展，通过与周围藏族、回族通婚增加新鲜血液，以及河州回族不断迁入，而扩大民族主体[5]，但依然保持着明显的中亚人血统（图 12.4）。

另一种说法是据青海民族学院民族历史系考证，认为撒拉族是成吉思汗从中亚带过来的"西域亲军"。成吉思汗征服中亚后，将当地各族人民组成"西域亲军"，撒拉族的先民即为"西域亲军"中的"萨尔特"部。成吉思汗于公元 1225—1227 年从中亚回军，萨尔特部随军转战，至青海循化地区驻屯，成为今日撒拉族的祖先。

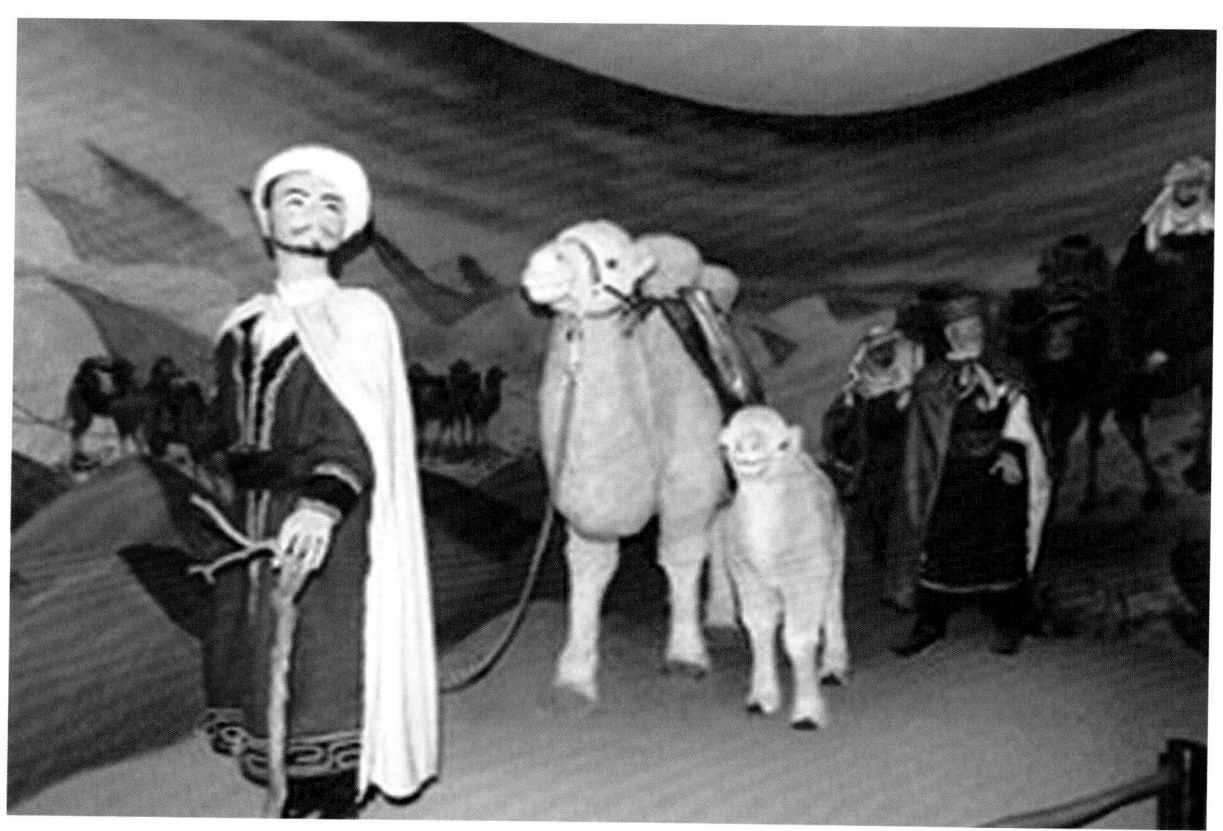

图 12.3　撒拉人自绘的族源图

　　先民从中亚撒马尔罕出发，牵了一峰白骆驼，驮着故乡的水、土和一部《古兰经》向东方寻找新的乐土，队伍中的人有突厥人和阿拉伯人的打扮。

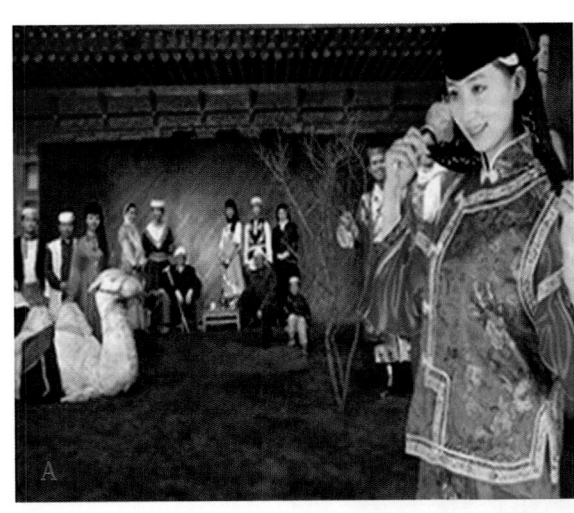 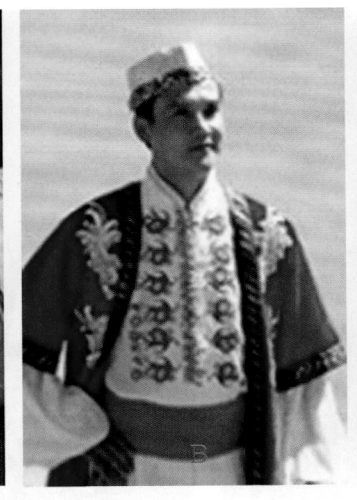 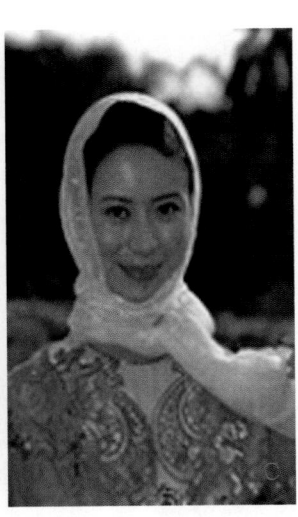

图 12.4　撒拉人

撒拉人虽然在青藏高原生活了 700 余年，并与回族、藏族等通婚，但他们依然保持着明显的中亚人特征。A—撒拉一家人；B—撒拉男性；C—撒拉女性。

撒拉族先民从中亚撒马尔罕一带迁来的历史，被许多历史学家的考证所证实。祖圣尕勒莽、阿合莽的坟墓和抄写本《古兰经》仍在街子清真大寺内。目前又有一种认识是撒拉族来自土库曼斯坦。这是根据一本土耳其文著作《回族源流考》中的记载："原住在撒拉克（今土库曼斯坦境内）的尕勒莽和阿合莽兄弟二人，带领本族一百七十户，离开此地东行至西宁附近定居下来。"我们认为这里可能发生了错误，即将"撒拉克"变成"撒拉尔"或"撒马尔罕"了。因为根据地理学，撒马尔罕并不在土库曼斯坦，而是当时布哈拉王国的首府。为此 1993 年吴天一曾去今乌兹别克斯坦塔什干、撒马尔罕对此进行考察。早在公元 6 世纪，粟特人以撒马尔罕为中心建立了"康国"。唐代时期，粟特人与长安有密切交往，康国一度曾臣属于唐朝，并献良马 4 000 匹，有力地解决了唐初缺马的困难[6]。13 世纪成吉思汗统率蒙古大军攻打当时的布哈拉王国撒马尔罕，守军顽强抵抗，使蒙军久攻不破，伤亡惨重，最后终于破城。气急败坏的蒙古军队不接受投降，而进行了毁灭性的屠城，由此撒马尔罕毁于一旦，布哈拉王朝把中心迁至塔什干，也就是今乌兹别克斯坦的首都。今天撒马尔罕留下的许多古城文化遗址，记录了它当年辉煌的历史。吴天一在这里观察到，从文化、民俗、语言、面貌形态、体格外形、心理、信仰等方面均可证明撒拉族与当地中亚人有历史密切相关性（图 12.5）。尽管民间传说尕勒莽、阿合莽兄弟仅带领少数人，实际上有较大队伍同行，而且在中亚到循化的漫长旅途中又有不少仰慕者、响应者和支持者加入，包括有土库曼人也是可能的。

不论何种说法，根据历史、语言学及其风俗习惯等均可证明撒拉族是从中亚撒马尔罕迁来的，而且从元代就已确定了撒拉族的地位。元代时，撒拉族先民的首领已被元王朝封为"世袭达鲁花赤""世袭百户"和"副千户"，成为本民族的统治者。明、清沿袭之。

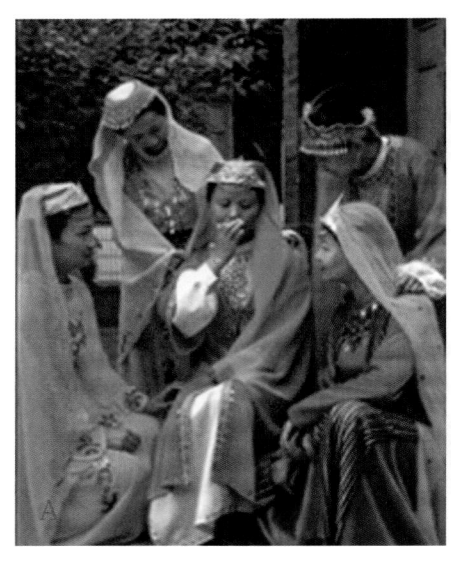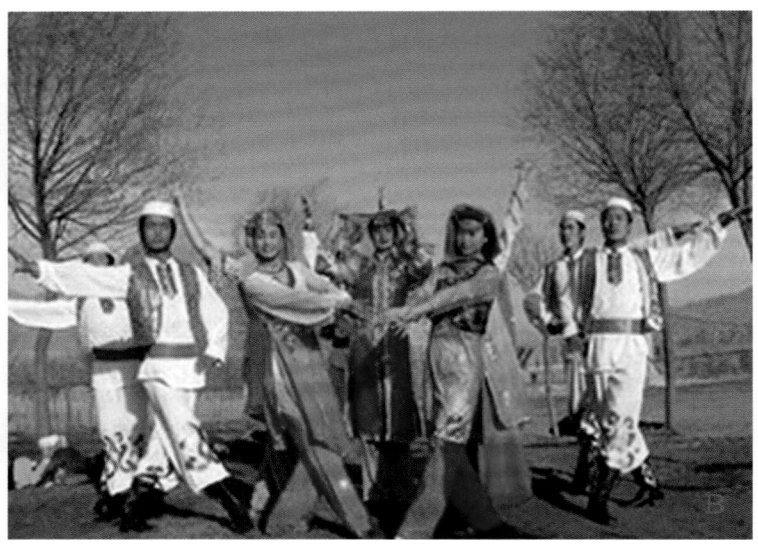

图 12.5　撒拉族在民族文化传统上仍有鲜明的中亚色彩

A—撒拉女性身材修长苗条，面容白洁娇美，传统服饰仍明显保留中亚的式样；B—撒拉族舞蹈明显继承了中亚的风格，与维吾尔族舞蹈有相近之处。

撒拉族语属阿尔泰语系突厥语族乌古斯语支，语言内部比较一致，无方言区别。经过长期历史交流，在突厥语族中撒拉族语受汉语、藏语影响较多。撒拉语以前使用察合台式阿拉伯字母，现在使用拉丁字母的文字。

撒拉族全民信仰伊斯兰教[7]，建于明洪武二年（1369 年）的循化县街子清真寺是西北著名清真寺。"街子"在撒拉族语称"阿勒提欧里"，意为"祖荣之地"，是撒拉族的发祥地。街子清真寺内藏有撒拉族祖先从中亚撒马尔罕东迁时带来的手抄《古兰经》，极为珍贵。寺院对面是撒拉族先祖尕勒莽及阿合莽的拱北（坟墓），附近有著名的骆驼泉，这里记述和证实了撒拉族的历史。

在文化传统上也明显继承了中亚的风格，表现在日常生活的规程、衣着服饰、道德礼节上。在文艺上也极为突出，歌曲中以《哈依勒》劳动号子，表现收割、筑房、打墙、伐木等的形象，生动诙谐，节奏性强；舞蹈《堆威奥依纳》表现先人从中亚拉着骆驼驮着《古兰经》、故乡的土和水一路前行的艰苦历程。伊斯兰教是撒拉族的全民信仰，所以，宗教对其历史发展和政治、经济、文化等方面都有较深的影响。他们在青藏高原 700 余年的历史中，又吸收了汉族、藏族、回族等的文化。

撒拉族人中有"十个撒拉九个韩"的广泛韩姓说。传说，撒拉族先民初来循化时，他们的名字均按突厥语伊斯兰的民族取名。元亡明兴，原世袭达鲁花赤的撒拉族首领神宝归附，被封为土司，并将"神宝"改为"韩宝"。自此，撒拉族使用汉姓，而韩姓则成为撒拉族的根子姓。这里也存在另一种说法，据考证这个"韩"并非汉族的韩姓的意思，而是突厥语或波斯语对国王或长者的尊称"汗"的转音，"韩（汗）宝"即是一个高官称谓。目前撒拉族的姓名都为"官名"与"经名"的结合，如韩尤索夫、韩依布拉、韩穆罕麦等，多数农村人还是只有伊斯兰的经名。

撒拉族以务农为主，但由于先民过着游牧生活，迁徙以后，虽然其人文环境和生态环境发生了变化，但畜牧的习惯至今未变，撒拉族人家仍有饲养牛羊的习惯。撒拉族是一个勤劳、勇敢、强悍、智慧的民族。他们生活的地区海拔范围很大，因为处于黄土高原向青藏高原的过渡地带，四面环山，山谷相间，地势南高北低，海拔 1 780 ~ 4 635 m，大多在 2 500 m。经过 700 余年，其高原习服——适应性较好，加上他们坚强的性格，青藏干线等的公路、铁路修筑，江河源头的采金场地，黄河上艰险的物质运输，他们无所不在。一些海拔 3 000 ~ 4 000 m 甚至更高的艰巨工程，其他民族人难以承担，而撒拉人都能顽强攻克，这在生理学方面是值得研究的。

第 4 节　东 乡 族

东乡族主要聚居在邻近藏东地区的甘肃省临夏回族自治州的东乡族自治县，少数散居在青海省和新疆维吾尔自治区。2000 年第五次人口普查资料显示，东乡族总人口数为 515 000 人，与 10 年前的第四次普查相比，东乡族人口增加了 14.01 万人，增长率为 37.50%，平均年增长率为 3.08%。东乡族，历史上被称为"东乡回回""东乡蒙古""东乡土人"等，泛指古代中亚一带的穆斯林。中华人民共和国成立后，因居住在河州（今甘肃临夏）东乡地区而得名东乡族。东乡族也称为"撒尔塔"（Sarta）。撒尔塔原始意思为"商贾"，指定居于中亚一带信仰伊斯兰教的各族人，主要有突厥人、塔吉克人、波斯人，统称为色目人。13 世纪以来，河州一带就是包括色目人和蒙古人在内的蒙古军驻守、屯田之地。13 世纪末，镇抚陕西、甘肃、宁夏等地的元朝安西王阿难答皈依伊斯兰教，其属下蒙古人大部相从。信仰伊斯兰教的色目人也聚在西北地区。东乡族是 14 世纪后半叶由聚居在东乡的许多不同民族融合而成的，而构成其族源的主要成分是信仰伊斯兰教的色目人和蒙古人。14 世纪初，元成宗死，安西王阿难答与皇后伯要贞氏等策谋政变，事泄被杀，但其属下势力仍很强大。其子曾联合伊斯兰教群众反叛，被元朝政府镇压，阿难答属下纷纷逃避。当时交通不便、偏僻闭塞的东乡，就成为阿难答属下信仰伊斯兰教的色目人、蒙古人退避的地区之一。他们在这里与当地汉族、藏族等长期共同生活，逐渐融合成为东乡族（图 12.6）。

东乡族信仰伊斯兰教逊尼派，其历史、民俗十分悠久，融合发展了多方文化。关于东乡族的族源观点颇为分歧。其中蒙古人为主说，由于近代的语言发展，形成了以语言划分民族的客观标准之一，为他们的蒙古族源提供了依据，这也反映在他们的祭祖活动中（图 12.7）。东乡语属阿尔泰语系蒙古语族，东乡语的词汇中汉语借词较多，也有不少突厥语、阿拉伯语和波斯语借词，无文字，通用汉文[8,9]。

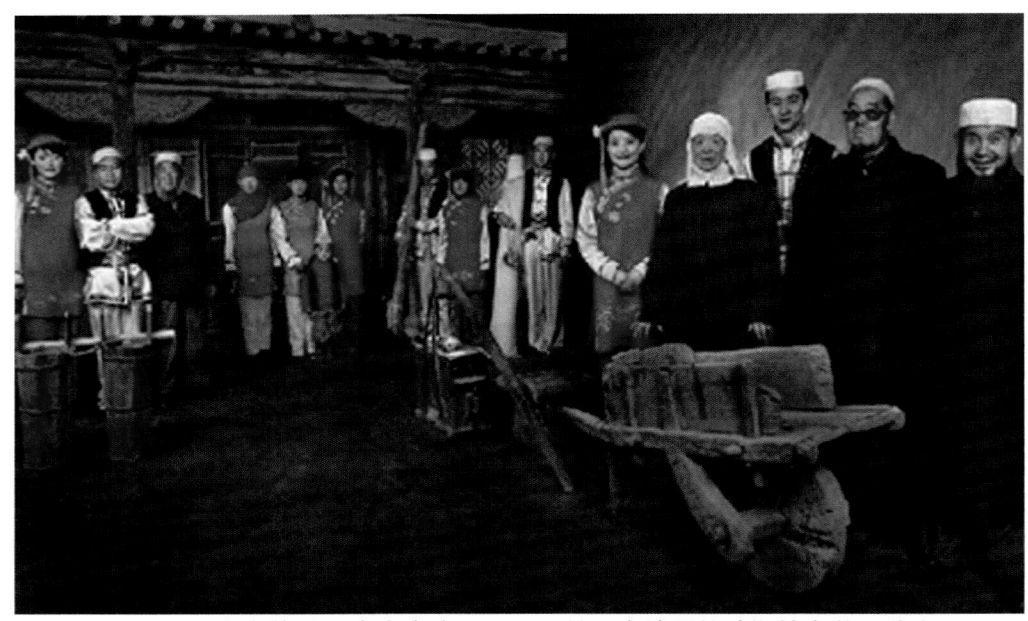

图 12.6　东乡族的一个大家庭，显示了甘、青地区的穆斯林容貌和装束

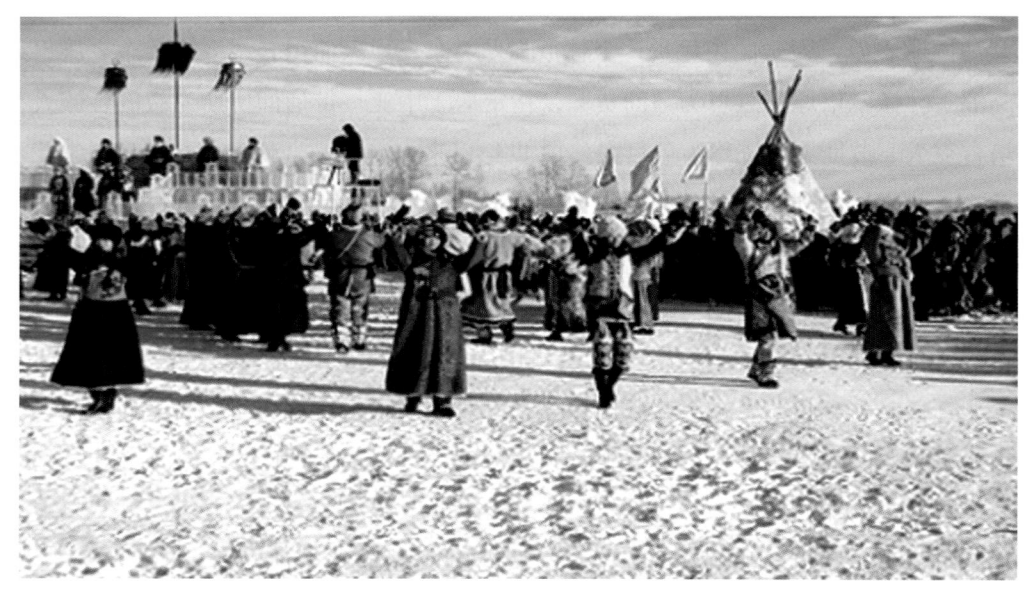

图 12.7　东乡人的祭祖活动

他们的装束及舞蹈又回到了古代蒙古人的时代，这证明了东乡人的族源遗迹。

东乡族聚居地区位于甘肃省的洮河以西、大夏河以东和黄河以南的山麓地带。东乡族以农业为主，明人吴桢在《河州志》中说，当地人"勤于务农"。主要农作物有春小麦、洋芋、玉米和其他夏秋杂粮。在一些山区，也兼有半农半牧。畜牧业，特别是养羊，在东乡族人民生产中占有重要地位。有许多农民还从事小商贩、运输、擀毡、织褐子等，以补家用。由于生活的环境境内山峦沟壑星罗棋布，不少山体险峻，海拔 1 500 ～ 2 500 m，培养了他们在山区艰苦劳作的习惯，东乡人体力健壮，性格强悍，吃苦耐劳。在高原至少有 700 年以上的历史，群体的习服—适应较好（图 12.8）。

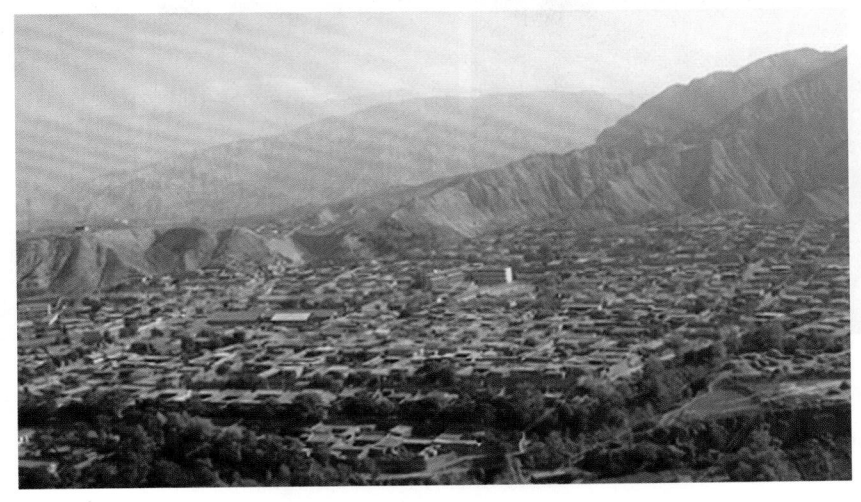

图 12.8　东乡人居住在藏东临夏海拔 1 500 ～ 2 500 m 的山区

翻山越岭，过沟跨壑是日常的活动，培养了他们在山区艰苦劳作的习惯和强壮的体魄。

第 5 节　保　安　族

保安族聚居区位于甘肃、青海交界的积石山下，北临黄河，目前保安族主要在积石山保安族东乡族撒拉族自治县境内，少数散居在临夏回族自治州各县和青海省的循化县。根据 2010 年第六次全国人口普查统计，保安族人口数为 20 074 人。"保安"是自称，历史上曾被称作"保安回"等。中华人民共和国成立后，于 1952 年根据本民族人民的意愿，正式定名为保安族。

保安族是从青藏高原迁徙而来，据文献记载，明洪武四年在今青海省同仁县保安城的西山曾建立保安堡。"保安"是由地名演变为族名的。保安族的族源有 2 种说法，一种认为该族是元、明时期以信仰伊斯兰教的一支蒙古族为主，在长期的历史发展中，长期与当地东乡、撒拉、藏等族交往、通婚，而逐渐形成发展为保安族。另一种认为保安族是以四川、陕西等地迁至青海同仁一带的回族为主发展而来，他们原以驻军垦牧形式住在同仁境内隆务河两岸。但从语言学角度看，保安语属阿尔泰语系蒙古语族，是不存在后一看法这一可能性的，只是后来又重充实到保安地区的一支人，他们融入了保安人中（图 12.9）。

保安族聚居区的保安人使用保安语，保安语属阿尔泰语系蒙古语族，与同一语族的蒙古语、达翰尔语等有同属关系，与东乡语比较接近。其语言还受汉语的影响，有一些汉语借词。现在很多人都会讲汉语。保安族没有自己的文字，通用汉字。

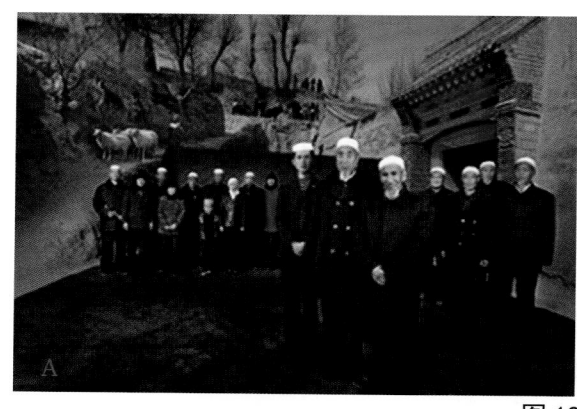
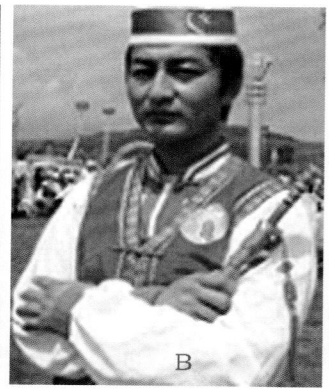
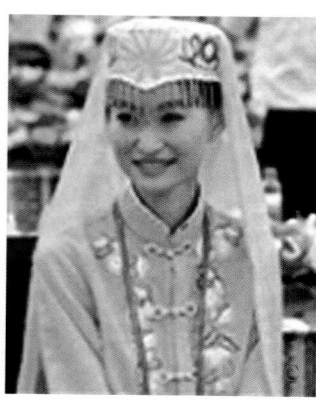

图 12.9　保安族

A—保安族的一个大家庭；B—保安族男性；C—保安族女性。尽管保安族源于蒙古族系，但经过1 000 余年与当地回族、撒拉族等的交融，今日为甘、青地区穆斯林的外貌与装束。

保安族信仰伊斯兰教，在家庭生活习俗及社会等方面与当地回、东乡等民族大体相同。保安族人主要从事农业，少数人从事畜牧业和手工业。农作物主要有小麦、大麦、荞麦、胡麦、洋芋、豆类等。很早就会冶铁的保安族，有着高超的制刀技艺，所制传统手工艺品腰刀有100 多年的历史，工艺高超，锋利耐用，精致美观，誉满甘、青、藏，被称作"保安刀"，是西部三大名刀之一[8,9]（图12.10）。

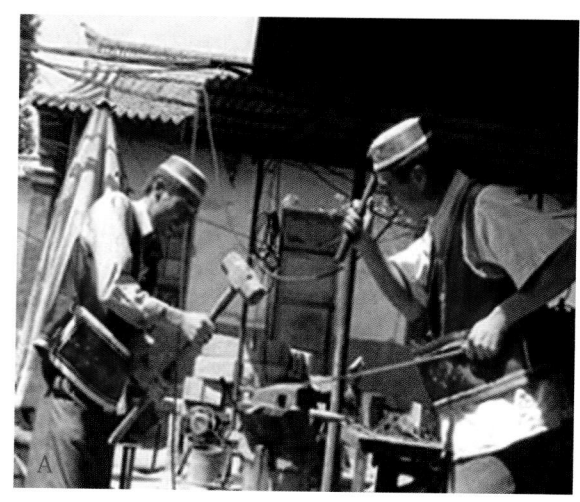
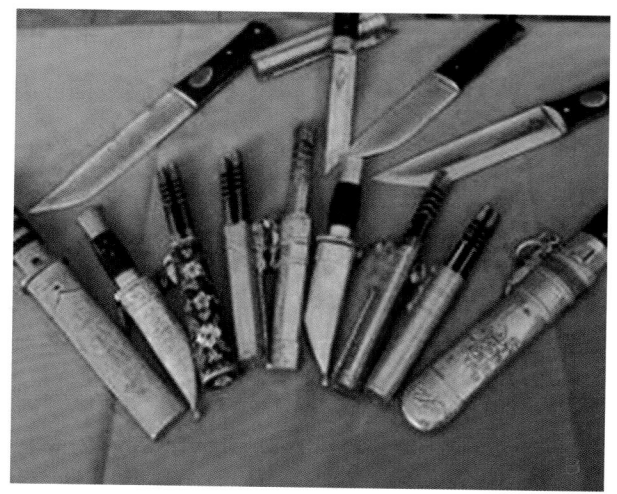

图 12.10　保安刀

A—被誉为保安族文化脊柱的保安刀，祖传手工打制；B—保安刀工艺高超，锋利耐用，精致美观，誉满甘、青、藏，是西部三大名刀之一。

保安族在高原人类适应上是较特殊的人群，他们的族源应是蒙古族，后因历史原因先迁居到青藏高原东部的青海黄南海拔3 000 ~ 3 500 m地区，随后迁往接近甘南藏族自治州的藏东海拔1 800 ~ 2 500 m相对较低的地区，历史过程中又长期与回族、撒拉族等信仰伊斯兰教的民族交往、融合。他们生活在中度高原至少已有700 年历史，已具有较好的高原习服—适应性。

第 6 节　裕　固　族

　　裕固族是分布于中国甘肃祁连山区的少数民族，2010 年全国第六次人口普查约 14 378 人，历史考证为中亚回鹘人的后裔。公元 8 世纪中叶，在蒙古高原回鹘人击败突厥，在乌德勒山（今杭爱山支系）、温昆河（今鄂尔浑河）建立回鹘汗国。9 世纪中叶，回鹘汗国为黠戛斯所破，回鹘各部四处迁徙，其中一支迁徙至河西走廊祁连山北麓地区，与早先迁来的部分河西维吾尔汇合，在这里生息繁衍。而祁连山的原居民为藏族和蒙古族，自然会发生基因交流，故现今的裕固族是以古代维吾尔人的黄头维吾尔为主体，融合蒙、藏等民族而形成的（图 12.11、图 12.12）。

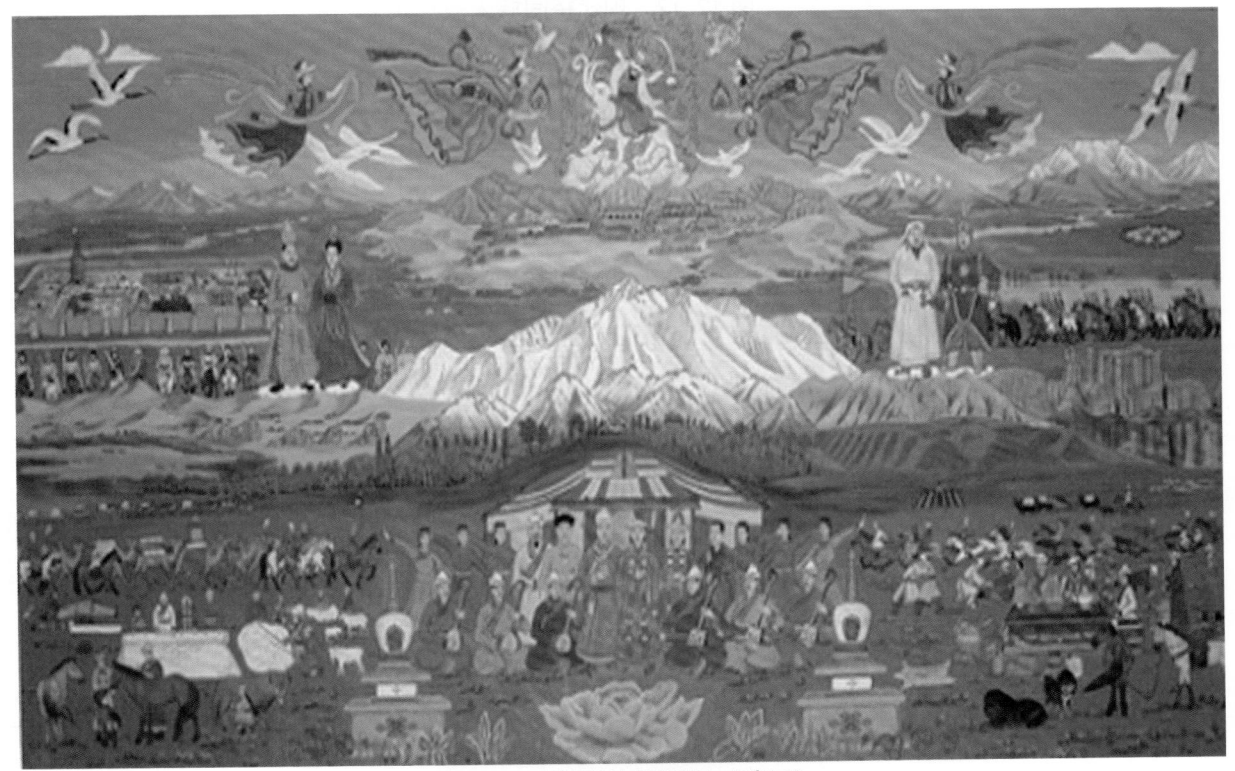

图 12.11　裕固族族源图（壁画）

　　它显示裕固族从中亚迁徙至青藏高原祁连山区，可以看出他们的族源既有回鹘人，也有蒙古人，这也反映在裕固族的语言学上。

　　裕固族的语言属于阿尔泰语系，但又分为 2 种，一种为西部裕固语，属阿尔泰语系突厥语族，是历史上"黄头维吾尔"或"撒里畏兀尔"为主体的人所说的语言。这种语言和同语族语言相比，有自己的独特之处，语言接近维吾尔语，被称为"最古突厥语活化石"。国外学界一致认为，西部裕固语是一种从"古代回鹘语"派生出来，并受类似"古代柯尔克孜语"影响的独立语言。另一种是东部裕固语，属阿尔泰语系蒙古语族。从语言学可以引证出裕固族的族源历史。由于 2 种语言不通，各部落为了便于交流，还使用汉语。汉语、汉文是裕固族共同交际的工具。

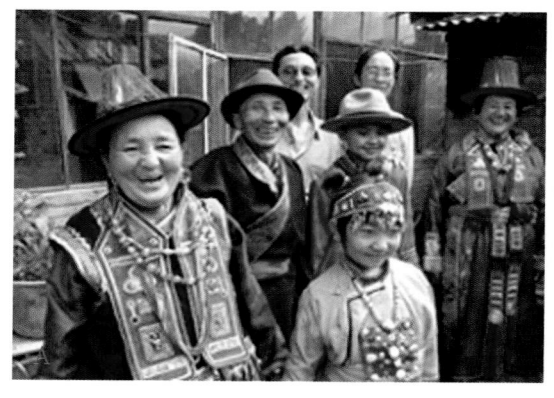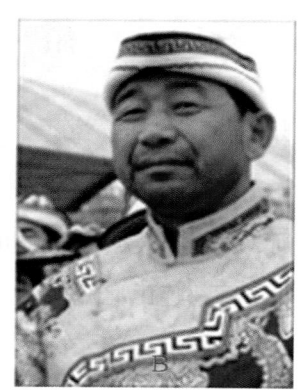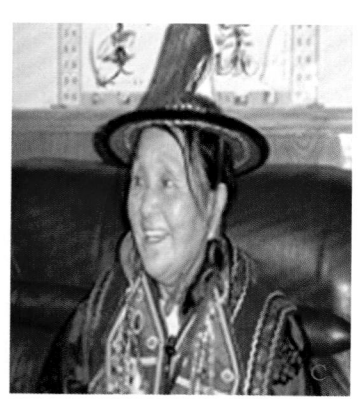

图 12.12　现代裕固族人

A—裕固族一家；B—裕固族男性；C—裕固族女性。尽管他们的族源是古代回鹘人，但现代的裕固族人从容貌看与维吾尔人已有明显不同，而更与藏族、蒙古族相似，这是长期民族间基因交流的结果。

　　裕固族有本民族的文字，裕固族祖先在历史上用回鹘文留下了大量的文献资料，但裕固族文字已经失传。一般认为，回鹘文是公元 8—15 世纪主要流行于今新疆吐鲁番盆地和中亚楚河流域的一种文字。回鹘文献是裕固族和维吾尔族共同拥有的珍贵历史记忆遗产。

　　裕固族近 90% 聚居在甘肃省张掖市肃南裕固族自治县境内的康乐、大河、明花、皇城区及马蹄乡，其余居住在酒泉市肃州区的黄泥堡裕固族乡。裕固族自称"尧乎尔"。中华人民共和国成立后，1953 年 7 月 15—18 日，甘肃省酒泉专署主持召开了"祁连山北麓各族各界人士座谈会"，会议统一了裕固族的民族名称。大家充分讨论后同意以与"尧乎尔"音相近的"裕固"二字作为族名，兼取汉语"富裕巩（坚）固"之意。

　　聚居在祁连山北麓的裕固族以畜牧业生产为主，兼营农业。裕固族信仰藏传佛教，属于藏传佛教格鲁派（黄教）。但是，裕固族的祖先在历史上曾信仰过别的宗教，如萨满教和摩尼教。明末清初，藏传佛教中的黄教势力，逐渐传入撒里畏兀儿地区，并在撒里畏兀儿地区建立了最早的黄教寺院，名为黄藏寺（又称古佛寺）。此后，藏传佛教便逐渐成了裕固人的主要信仰。

　　长期与藏族、蒙古族融合也是裕固族提升高原适应能力的生物学因素。目前裕固族在风俗习惯、生活习俗上近似藏族[8,9]（图 12.13）。不过某些方面尚具回鹘遗风，例如未婚女子有戴头面的习俗，另外有一部分裕固族人的姓名中仍保留着原回鹘的伊斯兰称谓。裕固族崇尚骑马和射箭，崇拜"神鹿"，认为它是快速腾飞的象征。他们是一个能歌善舞、勤劳勇敢的民族，生活的海拔高度在 2 000 ~ 4 500 m，大多在海拔 3 000 m 左右，追溯起来已有近 1 300 年的历史，故有较好的高原习服—适应能力。

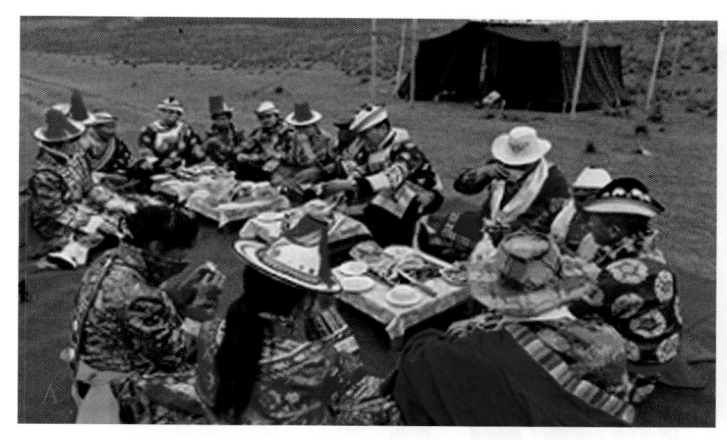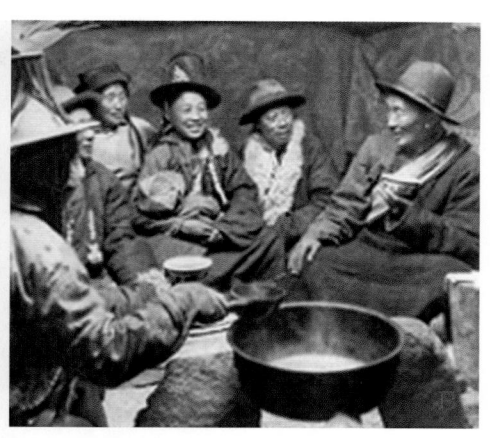

图 12.13　裕固族高原适应能力的生物学因素

A—裕固族由于长期与藏族、蒙古族融合及接受了藏传佛教，目前在风俗习惯、生活习俗上近似藏族；B—人体形象近似藏族，这也是裕固族提升高原适应能力的生物学因素。

第 7 节　蒙　古　族

蒙古族是在祖国北方草原上发展形成的，主要生活在我国内蒙古自治区，在西北分散但形成大群体聚居的有新疆巴音郭楞蒙古自治州、博尔塔拉蒙古自治州及青海海西蒙古族藏族自治州。蒙古族有自己的语言文字，属于阿尔泰语系蒙古语族，我国统一推广通用的是胡都木蒙古文。

1. 蒙古民族进驻青藏高原

蒙古族统一使用蒙古语，但各地方言略有差别。蒙古人自称为"蒙格尔肯"，藏族称他们为"苏呼尔"，他们定居青藏高原与元代蒙古人西征有关。南宋开禧二年（公元 1206 年）铁木真被尊为成吉思汗后，即开始向邻境扩张。公元 1225 年成吉思汗西征东返，于 1227 年 3 月分兵攻破洮州、河州及西夏的西宁州。6 月西夏之蒙古军攻占西宁州后，即有大批蒙古迁民散布于青海柴达木及青海湖环湖地区，这就是当今生活在青海海西的蒙古族，他们迄今保持浓厚的蒙古族民俗民风，使用与内蒙古蒙古族语言稍有不同的海西蒙古族方言。蒙古族热情奔放，喜爱歌舞，每年七八月间各地都举行盛大的"那达慕"大会。届时，杀牛宰羊，饮酒跳舞，进行射箭、赛马、摔跤等民族体育运动。

蒙古族散居者几乎遍及青海全境，以青海海北、海南及果洛较多。从语言学看，青海全境特别是海西地区，较广泛地用蒙语标称地名，如柴达木、乌图美仁、格尔木、德令哈、怀头他拉、察汗乌苏、查汗诺尔、乌苏、柯柯诺尔、可可西里、西金乌兰、达坂山、巴特山等。这就表明在青藏高原的东北部，曾经有着蒙古族深深的烙印，今天蒙古族依然是青藏高原的主要民族之一（图 12.14）。

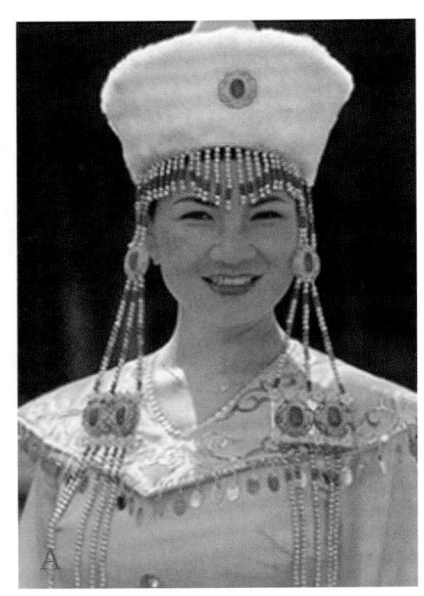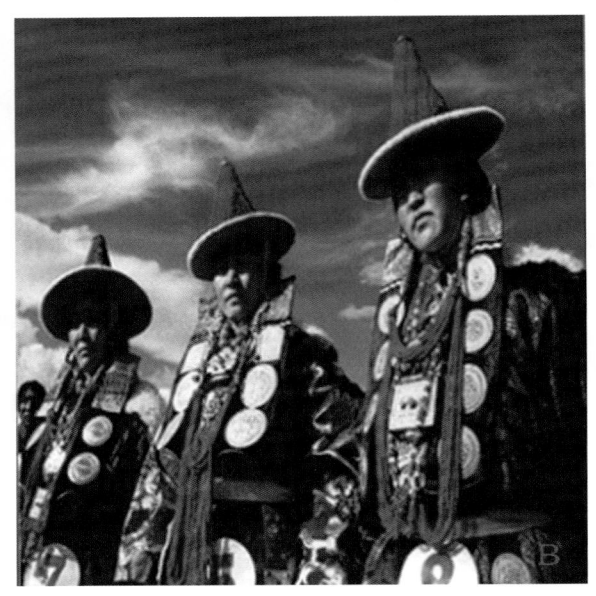

图 12.14　蒙古族

　　A—蒙古族姑娘；B—生活在青藏高原的蒙古族。虽在风俗上与内蒙古、新疆蒙古族相同，但因长期与藏、汉、回等民族杂居交流，也吸收了其他民族的优点，他们信奉藏传佛教格鲁派，受藏族的影响尤其明显。

　　2. 蒙古族与藏族的交融

　　青海河南蒙古族具有很特殊的代表性，这批蒙古人是分两次进入青海的。第一次是在蒙古汗国宪宗二年（公元 1252 年），蒙哥汗命其弟忽必烈征大理以图迂回进攻南宋，蒙军向西北西南进发。次年秋元宪宗三年（公元 1253 年）忽必烈部蒙古将军土默达尔兀部率领蒙古军队沿临洮南下，其达吾尔部在卓格浪地区（今甘肃玛曲、四川若尔盖和青海河南一带）设立驿站和马场，以后一部分留居下来，成为今青海省黄南藏族自治州河南县蒙古人中最早移居该地的部落[10]。第二次蒙古族大规模迁入青海是在明武宗正德四年（公元 1509 年），由蒙古首领亦朴剌、阿尔秃斯率原蒙古土默特部大规模移牧青海，其中一部分驻入河南县地区和原驻守该地的蒙古人会合[10,11]。在漫长的历史过程中，这一部蒙古族在藏族居住区的包围之下形成孤岛状的割裂状态，由于当时交通条件不便，难与青海海西或更遥远的蒙古族交流，故与邻近的藏族有普遍的互相通婚，因此后裔大部分"藏化"，除少数老人外，通用藏语及藏文[4,12]。而且由于基因交流，从人类学外貌看，不少人也接近藏族的外貌及体型，不过仍有一部分人保持蒙古人的特征。然而从民族心理而言，他们坚定地认为他们是"正宗"的蒙古族。他们说："你们想想，我们蒙古人是骑马的军队在前，牛车拉着的家属在后，怎么会没有蒙古后代呢？"特别是居住在多松乡的土默达尔吾后裔，他们居住蒙古包、携蒙古腰带、煨桑的桑台形制还保持着蒙古人的传统特征。根据国家的民族政策，现在自治县政府有计划地请内蒙古的蒙古族教师给部分学生教授蒙古语文，这是恢复蒙古文化精神的好措施。

3. 高原蒙古人的习服—适应

据 1990 年第四次人口普查，青海有蒙古族 71 515 人，主要聚居在海西蒙古族藏族自治州和青海黄南藏族自治州的河南蒙古族自治县，在海北祁连、海南共和、果洛玛沁、西藏拉萨等地也有散居者。历史上原来生活在海拔 1 000 ~ 1 500 m 内蒙古高原的蒙古族，迁居青藏高原后海拔高度上了一个台阶，多数在 3 000 ~ 3 500 m，放牧在祁连山和昆仑山的牧人居住海拔则更高，达 4 000 m 以上。经过了近 780 年后，其群体低氧适应性已发生了较大变化，这应是高原人类生理学上值得关注的问题。

4. 新疆中度高原的蒙古族

生活在新疆的蒙古族是蒙古族的一个支系，属卫拉特蒙古的后裔。18 世纪中叶，清政府出兵伊犁平定准噶尔上层贵族叛乱，并把当地的厄鲁特人按满洲八旗制度编为厄鲁特营，后称"厄鲁特蒙古"。1771 年，原西迁至伏尔加河下游的土尔扈特部 10 余万人，在族将渥巴锡率领下，不顾沙俄的堵截追杀，英勇地东归故土。影片《东归英雄传》就记录了这一历史事实，说明蒙古族对祖国故土的忠贞不屈和勇敢坚强（图 12.15）。现居住在巴音郭楞、和布克赛尔、精河等州县的主要是他们的后裔。这里的海拔与原来蒙古高原的相近，在 1 000 ~ 1 500 m，不会因低氧造成损伤。但新疆医科大学温浩教授的团队调查发现土尔扈特群体中代谢综合征的发病率很高，正威胁着这一人群的发展，值得关注并及早采取防治措施。

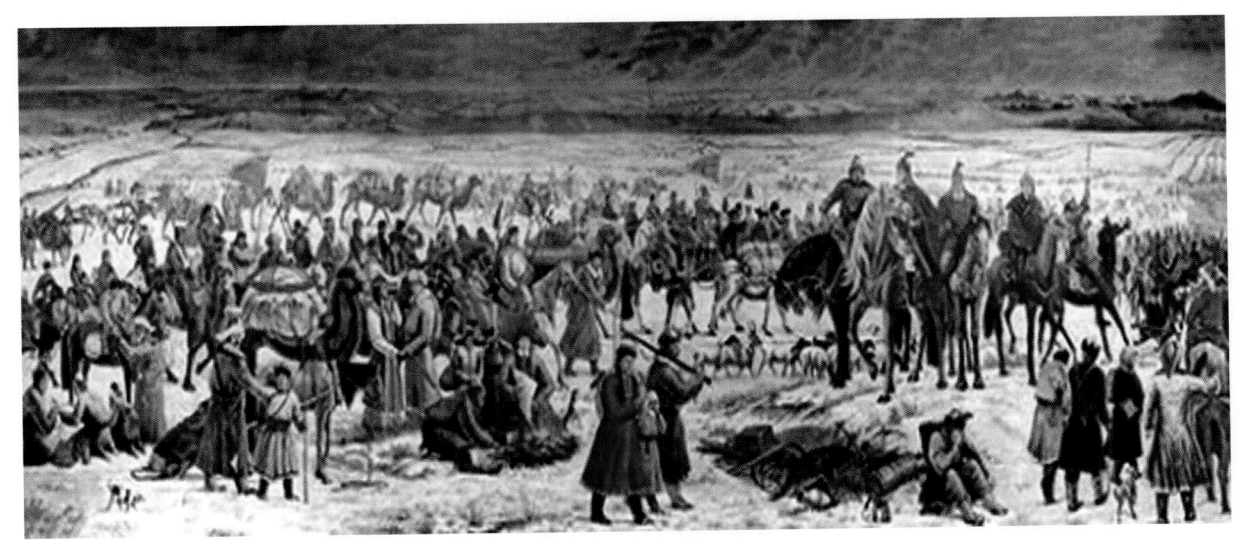

图 12.15　土尔扈特部

我国蒙古族的一支英雄部族土尔扈特部 10 余万人，于 1771 年，在渥巴锡率领下，不顾沙俄的堵截追杀，英勇地东归故土。但目前居住在新疆巴音郭楞一带的这一英雄部族的后代健康状况堪忧，值得关注。他们怀着对祖国的忠诚从伏尔加河下游不远万里返回故土，返途遥远，要经过高山、冰川、沙漠，无比艰辛。

第8节 土 族

土族是青海特有的少数民族，互助土族自治县是全国唯一的以土族为主体民族的自治县，被称为"土族之乡"。土族现有人口大约 29 万人，主要分布在青海省互助土族自治县、民和回族土族自治县、大通回族土族自治县、黄南藏族自治州的同仁县和海东市乐都区，部分散居于海北藏族自治州的门源县以及海西蒙古族藏族自治州等地，还有 2 万多人聚居于甘肃省天祝藏族自治县、肃南裕固族自治县、兰州市永登县、临夏回族自治州积石山保安族东乡族撒拉族自治县和甘南藏族自治州卓尼县等地区。其中聚居青海的土族共 162 865 人。青海省境内的土族约占全国土族总人口的 85%[1]。

"土族"这一族名源于部分土族人自称"土人"，青海地区的汉、回等兄弟民族也称他们为"土人""土民""土护家"等；蒙古族因认为与土族有族源关系而称他们为"蒙古尔"；藏族则因当地历史上称"霍尔"，故称土族为"霍尔"，而称蒙古人为"索霍尔"以资区别，但有联系。中华人民共和国成立后，根据土族人民的意愿，统一称为土族。国内一些人经常把"土族"与"土家族"相混，或者认为其是一部分居住在青海的土家族。土家族主要聚居在湖南湘西土家族苗族自治州，是操汉藏语系藏缅语族的民族，与土族完全无任何联系。

土语属阿尔泰语系蒙古语族，基本词汇和蒙古语相同或相近。现代土族语，分互助、民和、同仁三个方言区，各方言间只有语音的微小差异。在蒙古语族内，土语与东乡语、保安语更为接近。土族过去没有自己的文字，1979 年创制了以拉丁字母为基础的拼音文字，现正在试用当中。

关于土族的族源，学术界有吐谷浑说、阴山白鞑靼说、蒙古人与霍尔人融合说、沙陀突厥说、多源混合说等各种说法，至今尚无定论，主要有两种观点：一说是吐谷浑人后裔说。吐谷浑，原为人名，辽东鲜卑慕容氏部落首领之子。公元 3 世纪末，因部落内部产生矛盾，吐谷浑率部西迁，先"西附阴山"（即今内蒙古河套北之阴山），接着又乘"永嘉之乱"率部"度陇而西"（见《晋书·吐谷浑传》），在 4 世纪初到达今甘肃南部和青海东部地区，逐水草放牧，后逐渐建立了吐谷浑国。公元 663 年，吐蕃攻占吐谷浑全境，吐谷浑王诺曷钵避走凉州（今甘肃武威），后又迁居宁夏，其部属之一部分散居祁连山之南也就是今天的互助县一带，在河湟地区繁衍而成土族先民。元、明时期吸收了部分蒙古人，发展形成土族。另一说是蒙古人与霍尔人融合说。13 世纪元代蒙古将军格尔利特率部进驻互助霍尔地区，后留居下来并与当地霍尔人融合形成土族。土族血源上与蒙古族关系密切，史书上称之"土人"，但土族本身却一直自称"蒙古尔"、"蒙古尔昆"（即"蒙古人"）、"察汉蒙古尔"（即"白蒙古"），并且老人们向子民传颂着他们是源于蒙古人，不要忘却（图 12.16）。土族语言属古阿尔泰语系蒙古语族喀喇沁语支，喀喇沁语是古蒙古语的一支，现已失传，但在土族语中尚存，这也从语言学上提供了蒙古种源的依据。在土族长期的民族共同体形成和发展过程中，逐渐融有藏族、羌族、回族及汉族等的血缘[1,8]。然而迄今土族的蒙古人面貌特征依然明显（图 12.17）。

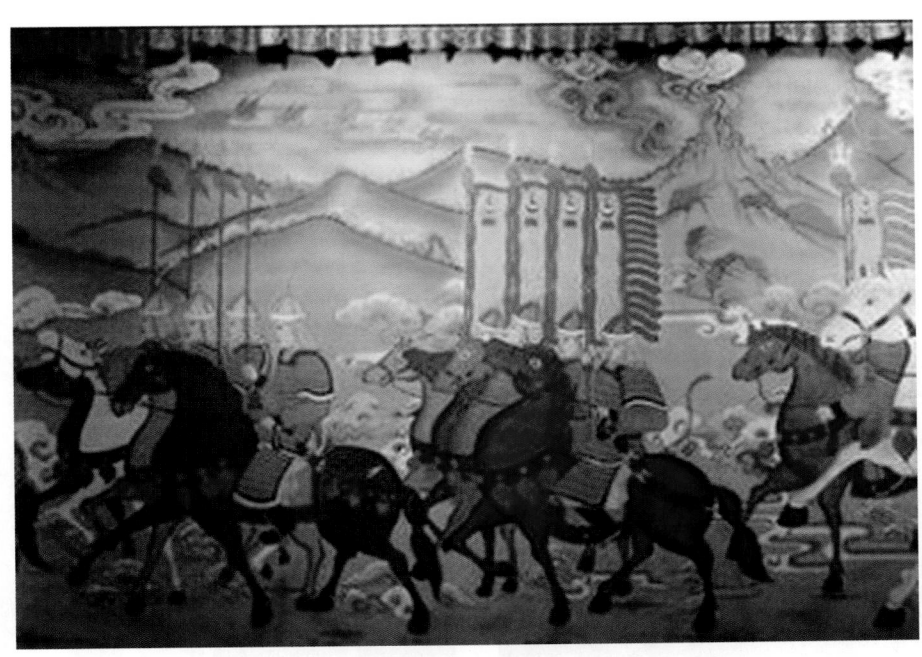

图 12.16　土族自绘的民族渊源图

13 世纪蒙古将军格尔力特率领一支蒙古部队进驻青海东部霍尔地区，并在此屯垦定居。

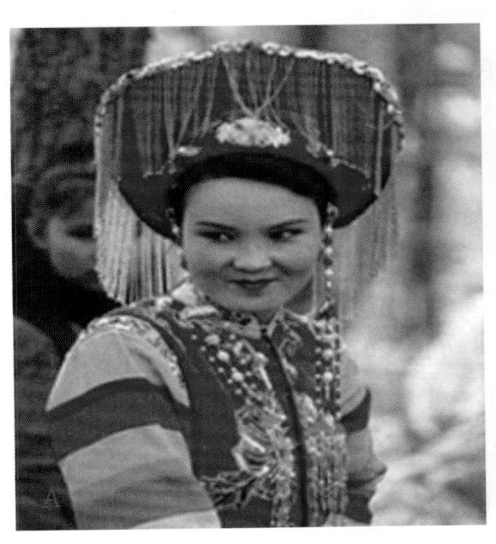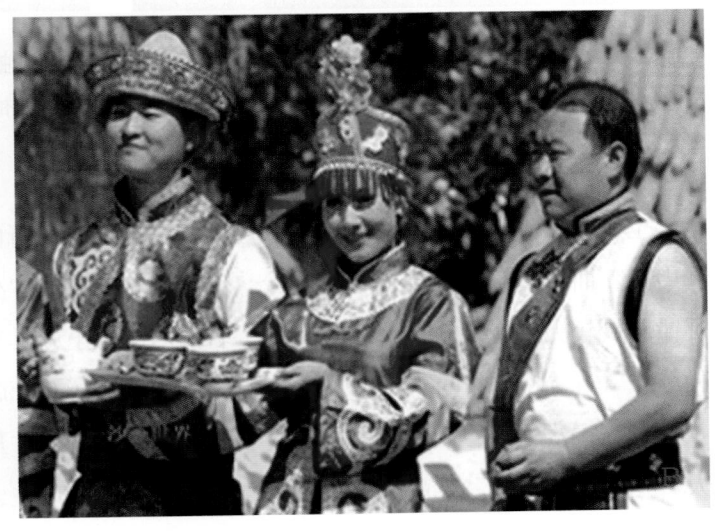

图 12.17　土族

自称"察汗蒙古尔"，面部具有蒙古人的脸型及体态。A—土族姑娘；B—土族一家。

土族基本上全民信仰藏传佛教。早期的土族主要信仰原始的萨满教。元末明初，藏传佛教传入土族地区并得到迅速发展，特别是藏传佛教格鲁派的发展尤为迅速，成为土族大多数人的信仰。这对于土族的政治、文化、习俗及心理均有很大影响[1,8]。

土族具有本民族的文化特色。首先表现在他们独特的服饰上，土族男女的上衣大多配有绣花高领。妇女服饰以五彩花袖衫最具代表性。花袖衫一般为小领斜襟，两袖用红、黄、绿、紫、蓝五色彩布拼成，衣袍腰间还配有一条彩带，因而把土族称为"彩虹"民族，土乡被称为"彩虹之乡"（图12.18）。男子在高领白短褂外套深色长袍，腰系绿花带，头戴毡帽。土族的纳顿节是土族人民喜庆丰收的社交游乐节日，"纳顿"是土语音译，和蒙古族的"那达慕"发音相同，含义一样，意为"娱乐"。

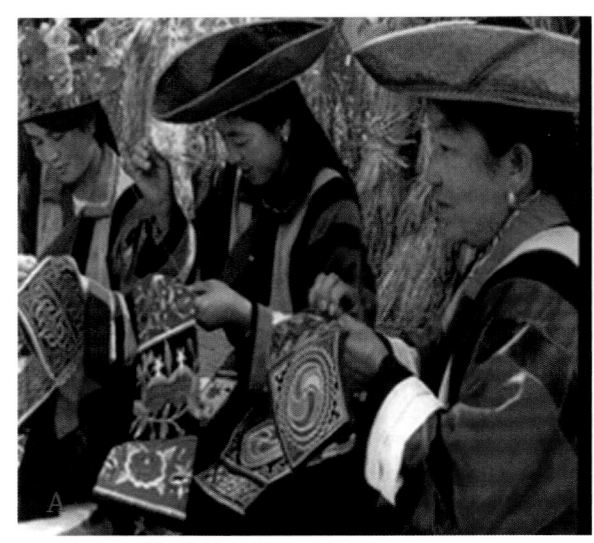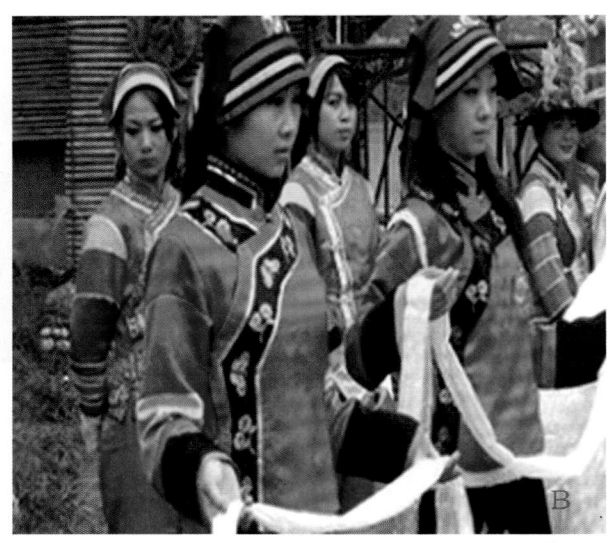

图 12.18　土族又被称为"彩虹民族之乡"

A、B—在土乡旗杆墙头到处是五色标志，妇女身着花袖衫的两袖也用红、黄、绿、紫、蓝五种颜色彩布拼成，鲜艳夺目。

土族是一个能歌善舞的民族。歌谣丰富，分家曲与野曲，是流传于土族地区的民间说唱艺术。其中"野曲"被称为"外面唱的歌"，俗称"花儿"或"少年"，大多属于情歌。土族的"花儿"旋律起伏较大，音域宽广，音色优美，名扬西部。土族具有十分丰富的民间文学艺术，故事众多，长篇叙事诗《拉仁布与吉门索》脍炙人口，在土族中广为流传，影响很大，是土族叙事诗的代表作。

土族喜欢饮酒，酒在土族的饮食中占有重要地位，并形成了土族特有的酒文化。历史上，土族人家几乎都能酿造"酩醯"（一种低度的青稞酒）。现在，酿酒已成为土族地区重要的产业之一，互助牌系列青稞酒已经声誉远播。而我们注意到，土族迎送客人三杯酒就是这种风尚最突出的表现。主人在客人到来之前就拿着酒壶、酒杯在大门口等待，待客人下马或下车，先敬"下马三杯酒"，客人进门时又敬"进门三杯酒"，待客人脱鞋上炕、盘腿坐下时再敬"吉祥如意三杯酒"，当客人离去时还要喝"出门三杯酒"和"上马三杯酒"。这完全是蒙古族延续至今的敬客习俗，一模一样，绝非偶然。

土族喜好运动，体育活动形式多样。传统体育项目"轮子秋"便是其中颇具特点的一种。每逢春节期间，人们常常将马拉大车的"上脚"——车棚卸下来，而将"下脚"——轮和轴整体竖起。在抵地的轮上压上石头等重物，保持重心的稳定和平衡。在上面的轮上横绑一架三四米长的梯子。梯子的两端各绑一"U"字形（秋千形）坐套。比赛时，每两人各坐于秋千套上，然后用力旋转轮子，以旋转时间长而又头不晕、眼不花者为胜。轮子飞旋起来，颇像杂技演员的空中表演（图12.19）。

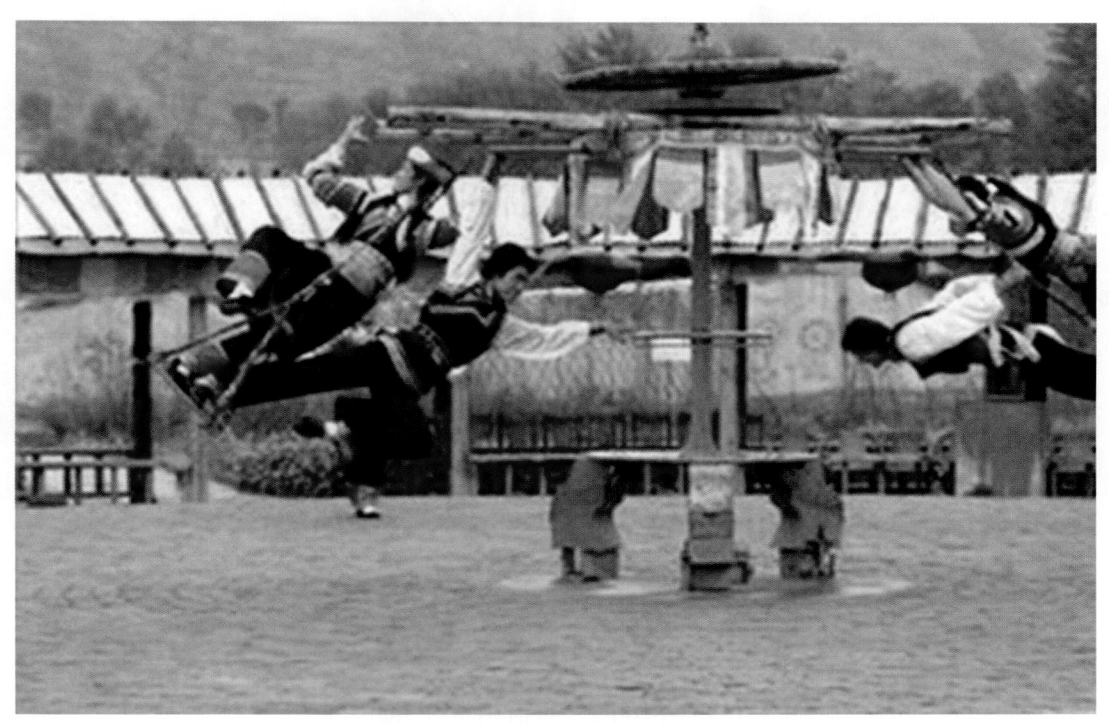

图 12.19　土族最盛行的民间运动"轮子秋"

轮子飞旋起来，颇像杂技演员的空中表演。

　　土族主要从事农业，流动性不大，长期适应于海拔 2 000 ~ 2 500 m，内部凝聚力强，守土观念也强，因此很少离家到更高海拔处去，没有突出的高原习服—适应问题。土族这一特殊的从蒙古或东北迁居青藏高原东北部、有着 700 ~ 1 000 年历史的群体，其对高原医学的人群适应有特殊意义，其遗传背景及高原的习服—适应生理值得进一步研究。

第 9 节　哈 萨 克 族

　　哈萨克族的历史源远流长，西汉天山南北的"乌孙人"（公元前 2 世纪—公元 2 世纪）即是哈萨克族的先民，此后还与突厥（6 世纪中叶）、葛逻禄、回鹘（10—12 世纪）、哈喇契丹（12 世纪）、克烈、乃蛮、钦察（13 世纪）等有渊源[13]（图 12.20）。

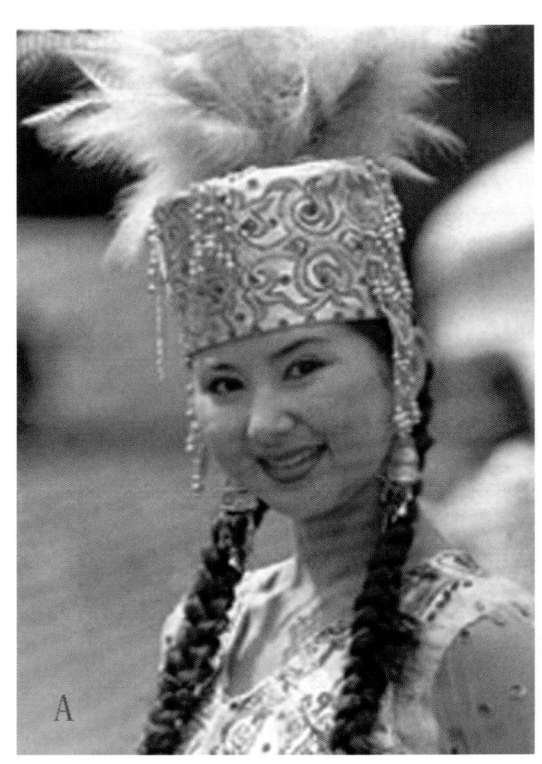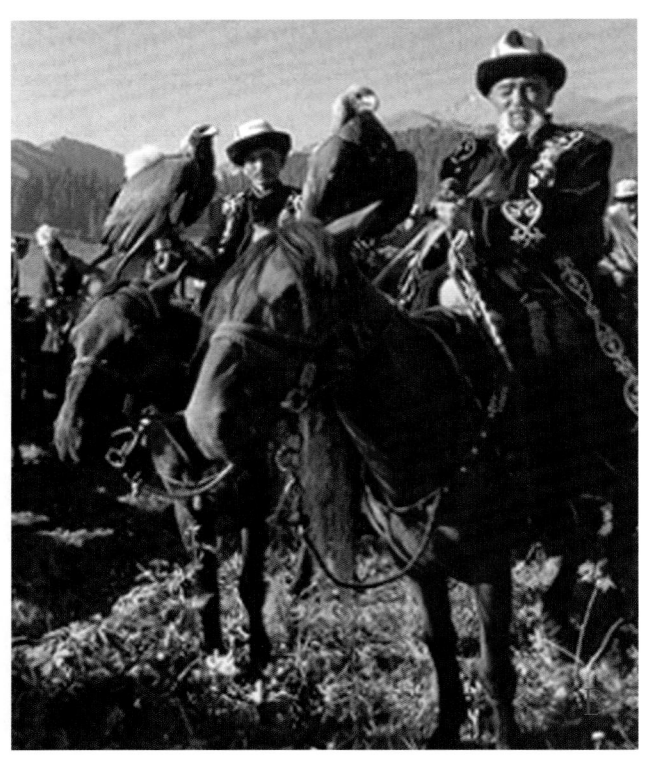

图 12.20　游牧民族哈萨克族生活在阿尔泰和天山

A—哈萨克姑娘；B—哈萨克老人，他们在马上的风姿依然显得英武。

"哈萨克"这一族称最早见于 15 世纪中叶，一直沿用至今，据民间传说，意为"战士""白色天鹅"。哈萨克族信仰伊斯兰教，有自己的语言和文字，其语属于阿尔泰语系突厥语族西匈奴支。现行以阿拉伯字母为基础的哈萨克文。哈萨克的先民曾信奉过其他宗教，8 世纪末开始信仰伊斯兰教，16 世纪基本上全民族信仰。哈萨克族大部分从事牧业，除了少数经营农业已经定居外，绝大部分是按季节转移牧场，过着逐水草而居的游牧生活，这培养了他们豪放开朗的性格[14]。哈萨克民间故事和传说很丰富，大多为歌颂民族英雄，如"江布尔"就是伟大史诗，由阿肯们在草原上传颂。哈萨克放牧、运输、转场、远行，甚至是日常生活几乎一步也离不开马。每个哈萨克人都以善骑骏马为荣，哈萨克族被称为"马背上的民族"。由于哈萨克人一年四季都离不开马，因此运动竞技都在马上进行，如赛马、叼羊、姑娘追、骑马抢带、飞马拾银元、射元宝、马上角力等，锻炼了他们强健的体魄[15,16]（图 12.21）。

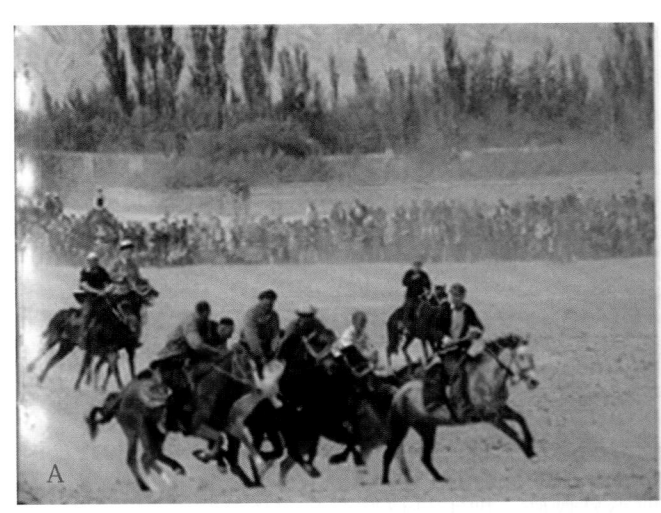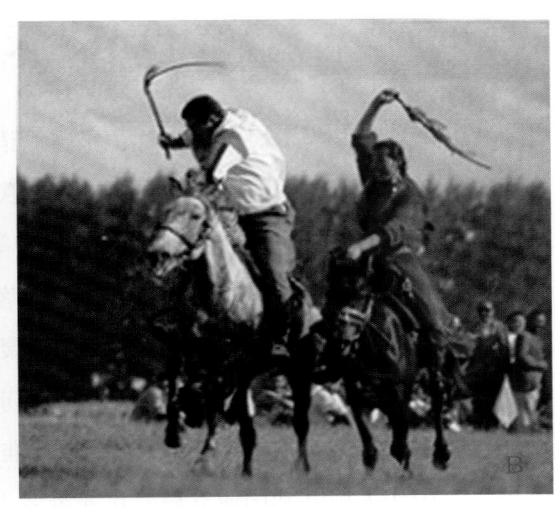

图 12.21　哈萨克族是马背上的民族

A—哈萨克族叼羊的激烈场面; B—哈萨克独有的"姑娘追",姑娘在马上急速地追赶追求她的小伙子,并装模作样地鞭打他。

　　我国的哈萨克族原来主要聚居在新疆维吾尔自治区的伊犁哈萨克自治州、木垒哈萨克自治县和巴里坤哈萨克自治县。1935—1936 年,不堪盛世才残酷镇压的部分哈萨克人,从原居地新疆阿尔泰和巴理坤一带(600 ~ 1 000 m)大批迁居至青海海西柴达木、青海湖环湖地区及海南共和等地,过着流落的游牧生活。中华人民共和国成立后妥善安置于格尔木的阿尔顿曲克区(哈萨克语为"金色的草原"),放牧于海拔 4 000 m 及以上的昆仑山中。另一部分哈萨克人定居于当金山下的甘肃阿克赛地区,和平、前进和团结三个乡约 1 000 人放牧于海拔 3 500 ~ 4 500 m 的阿尔金山区。由于他们原系平原人,后迁入高海拔气候恶劣的山区,因而高原健康问题十分突出,吴天一受甘肃、青海省政府委派,率团队于 1981—1982 年先后在昆仑山和阿尔金山对哈萨克牧民进行了近 1 年高原生理和高原病的调查。尽管他们从第一代起在青藏高原居住,近 50 年已发展至第 3 代甚至第 4 代人,但由于他们生活的昆仑山和阿尔金山地区海拔甚高(3 500 ~ 4 500 m),高山气候严酷,劳动强度很大,故各型高原病发病率甚高,如人群患病率成人为 1.50%,小儿为 2.95%,高于汉、蒙古及藏族[17],在高山环境中新生儿出生率低而婴幼儿死亡率高。后青海哈萨克族终因思念故土等原因(也包括高原不适应因素)经中央批准于 1983 年全部迁返新疆。然而值得关注的是,竟有大批出生在青藏高原的中青年牧民因不再适宜于他们从未生活过的平原故土,又陆续地返回原高原居住区了,他们分散放牧在格尔木及唐古拉山区,在蒙古族的牧地上游荡。青海海西州政府后来将他们集中起来安置在海西的巴伦马海湖草原上,这里的海拔 3 500 m 左右,水草丰美,他们在此安居下来,返回新疆的哈萨克人又有不少来到这里。这种回归高原到底是心理因素还是生理因素是值得探讨的。因历史原因,一个平原群体迁入并定居于青藏高原,在高海拔的山区从事牧业劳动,所出现的高原习服—适应问题是应引以为戒的。

第 10 节　天山上的柯尔克孜族

　　"柯尔克孜"为本民族的自称，是突厥语，意思可以解释为"四十个姑娘""四十个部落"或更贴切地意为"草原人"。柯尔克孜族的先民，史称"高昆""坚昆""纥骨""黠嘎斯""辖嘎斯""吉利吉斯""乞儿吉思""布鲁特"等。原来居住在叶尼塞河上游流域，后来逐步向西南迁移到天山地区，并与当地的突厥、蒙古部落相融合[18,19]。

　　我国的柯尔克孜族有 17.12 万人，主要聚居在新疆维吾尔自治区西南部的克孜勒苏柯尔克孜自治州以及北部的乌什、阿克苏、特克斯、昭苏、额敏等县。柯尔克孜族世代过着以游牧为主，兼事农耕的生活。在清代，柯尔克孜族沿用蒙古准噶尔语，称为"布鲁特"，意即"高山上的居民"（图12.22）。中华人民共和国成立后，正式定名为柯尔克孜族。柯尔克孜族有自己的语言文字，语言属于阿尔泰语系突厥语族，很接近于哈萨克语，使用以阿拉伯字母为基础的柯尔克孜文，并从维吾尔语、哈萨克语、蒙古语和汉语中吸收了大量的词语[15,16]。

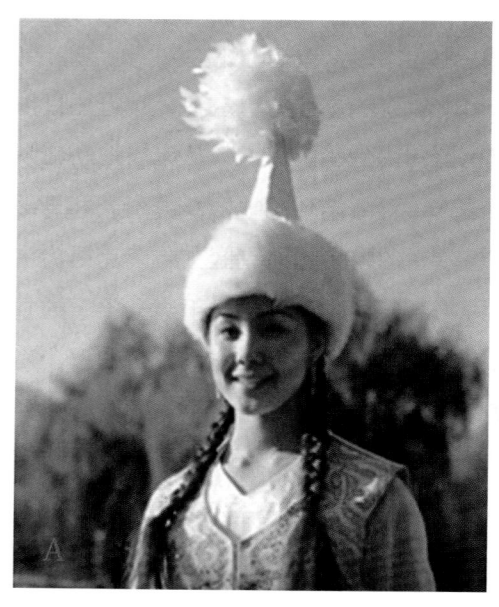 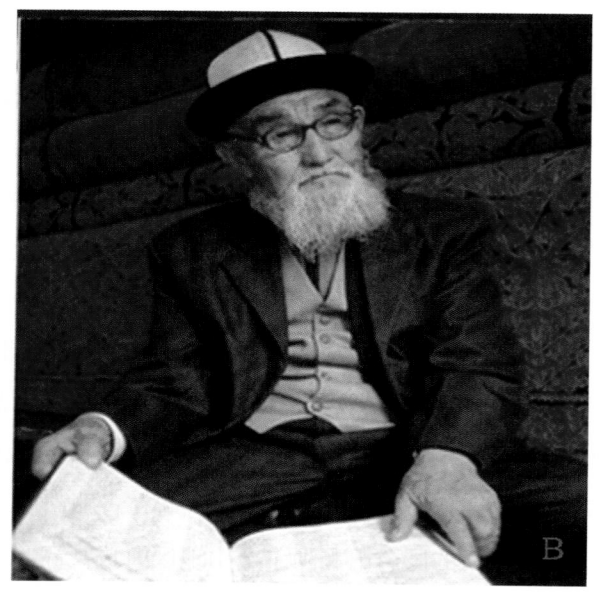

图 12.22　柯尔克孜族

柯尔克孜族是生活在天山的高原世居民族，主要以游牧为生。A—柯尔克孜姑娘；B—柯尔克孜老人。

　　柯尔克孜族主要信仰伊斯兰教，也有一小部分信仰藏传佛教。除了过古尔邦节和肉孜节外，"纳吾热孜节"是柯尔克孜的传统节日，太阳历元月初一（每年 3 月 20 日或 21 日）为节庆日。柯尔克孜族的牧民在天山海拔 3 200 ～ 3 700 m 放牧羊群及牦牛，过着随水草而居的游牧生活。他们体格健壮，性格开朗，能歌善舞，喜好运动，"马上角力"运动是他们独有的，显示了其民族精神（图12.23）。奶和奶制品在柯尔克孜族日常生活中占有很重要的地位，最常食用的有马奶、牛奶和奶皮、奶油、酸奶等，平时喜用青稞、麦子或糜子发酵制成一种名为"雅尔玛"的饮料饮用，柯尔克孜人好饮茯茶，煮沸后加奶和食盐。这些饮食习惯与藏族有相似之处，适合于高寒生活，也有利于高原习服。

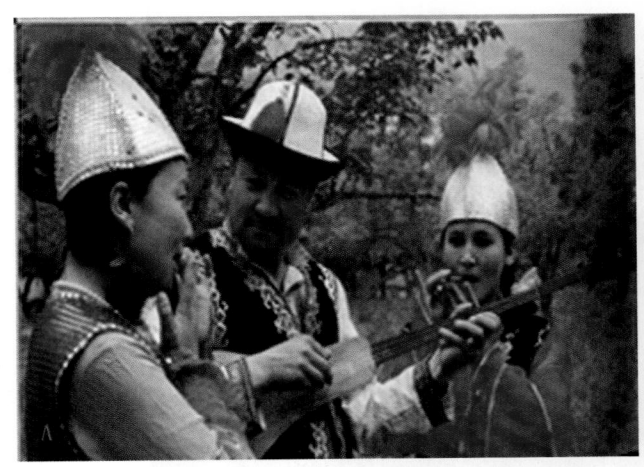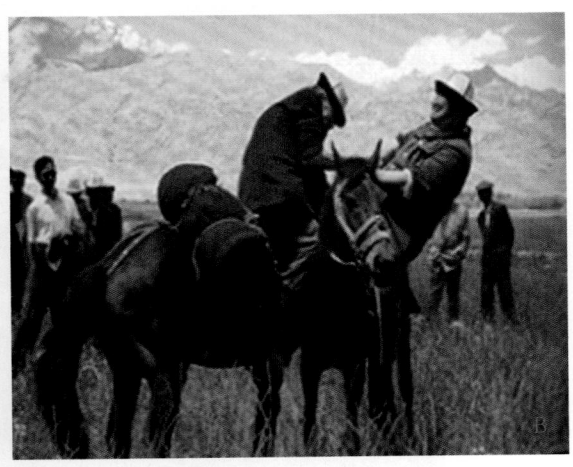

图 12.23　柯尔克孜族是性格开朗，热情好客的民族

A—生活在新疆克孜尔苏的柯尔克孜人正在进行民乐小合奏；B—马上角力是柯尔克孜族特有的运动。

柯尔克孜人与中国新疆克孜勒苏河相邻的吉尔吉斯人是同一个民族，共同生活在天山（在中亚，也用汉语"天山"一词）。天山是全世界的统一称呼，是当年张骞出使西域所见高山通天而留下的名称（见第 8 章第 5 节）。苏联利用天山独特的高山环境将吉尔吉斯斯坦作为高山医学研究中心。苏联解体后独立的吉尔吉斯斯坦将原来的吉尔吉斯高山病研究所改建为吉尔吉斯斯坦国家心血管研究所，设在首都比什凯克（Bishkek，760 m），继续从事高原医学研究。据他们考证，柯尔克孜人在天山生活了近 3 000 年，但尚未获得良好适应，人群中的高原肺动脉高压症发病率很高[20]，这与藏族是不同的（见第 29 章第 3 节）。

第 11 节　帕米尔高原的塔吉克族

塔吉克族是我国的一个具有悠久历史、灿烂文化和光荣传统的古老民族，同时也是我国民族大家庭中富有浓厚情感和道德传统的民族。本书作者吴天一即"冰山之子"——塔吉克族，原名依斯玛依尔·塞里木江，为作为塔吉克人而感到骄傲，怀着深深的民族感情和对故乡的怀念撰写本节。

"塔吉克"是中亚、西亚操伊朗语居民的族名，是一个跨国民族，除了我国新疆境内的塔吉克人外，中亚的塔吉克斯坦、乌兹别克斯坦，西亚的阿富汗、南亚的巴基斯坦等国都有塔吉克人[21]。

中国塔吉克族居住在帕米尔高原东部、昆仑山之北麓、塔里木盆地的西缘、喀什地区西南角的塔什库尔干（图 12.24）。塔什库尔干塔吉克自治县地域广阔，总面积为 2.5×10^4 km^2，自治县境内有红其拉甫口岸和卡拉苏口岸，因此是边关重镇。塔什库尔干作为我国最西端对外开放的窗口，有着连接中亚、西亚、南亚的纽带和桥头堡的美称[22]。

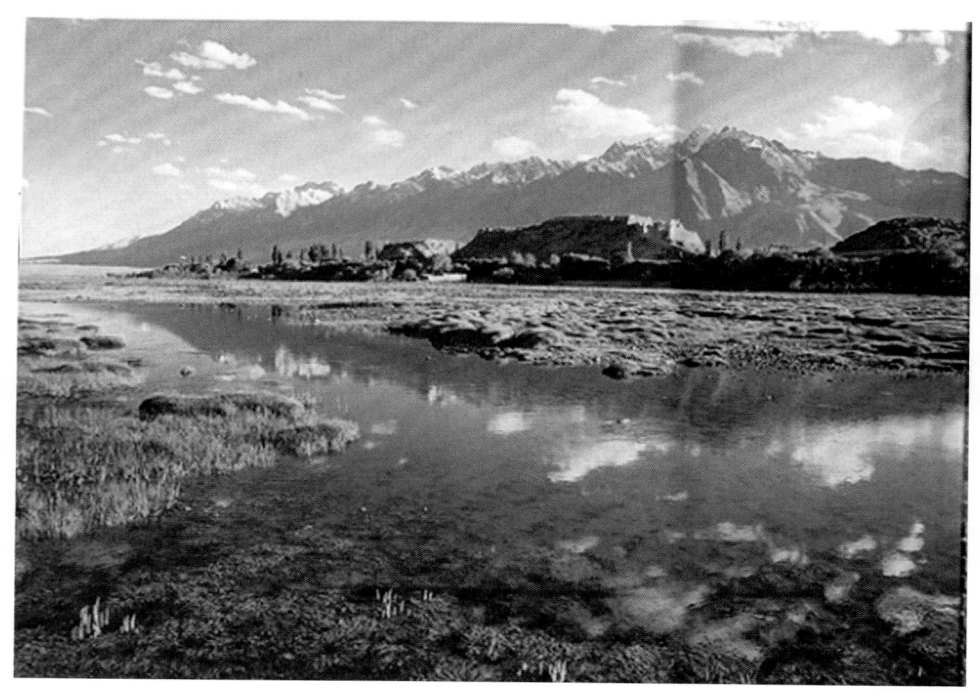

图 12.24　塔什库尔干

塔吉克语为"石头城",位于帕米尔高原的东部、昆仑山之北麓、塔里木盆地的西缘,海拔 3 200 m,是一片群山环绕的洁净世界。曾是古丝绸之路的重镇要驿,现为我国最西端连接中亚、西亚的纽带和桥头堡。

塔吉克族是我国的高原世居民族。据 1990 年第四次全国人口普查统计,我国塔吉克族共有33 538 人,2000 年第五次全国人口普查约 4.35 万人,说明人群数有增长。其中 2 万人居住在塔什库尔干塔吉克自治县,其他则分布在附近的莎车、泽普、叶城和皮山等地。"塔吉"一词按本民族的传说是"王冠"之意。塔吉克语属于印欧语系伊朗语族东帕米尔语支。这一语言包括色勒库尔方言和瓦罕方言,目前塔吉克人中仍有一部分讲这种语言。塔吉克语具有悠久的历史,它的形成和发展可追溯到古老的东伊朗语——塞语和粟特语。目前由于长期和汉族、维吾尔族密切交往,故吸收了许多维吾尔语和部分汉语[23,24]。

塔吉克族是中亚最古老的土著民族之一,祖先是公元前居于中亚操东伊朗语的诸部落,其后他们与从帕米尔西部南迁至塔什库尔干一带的塔吉克人融合(图 12.25)。由于帕米尔高原山高路险,不易受外界影响,故分布在这里的操东伊朗语的居民虽然经历了历史的风风雨雨,但却一直保持着自己的语言和文化传统特征,这就是现在我国的塔吉克人,也是中国唯一说伊朗语族语言的民族。历史上用过波斯文,现在通用维吾尔文[25]。

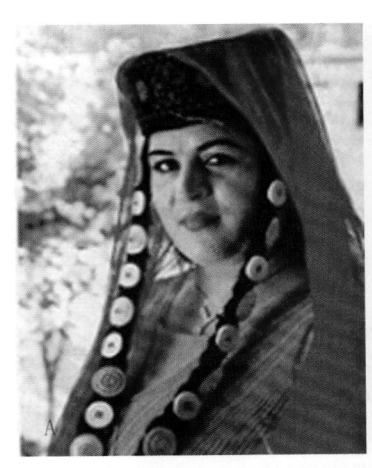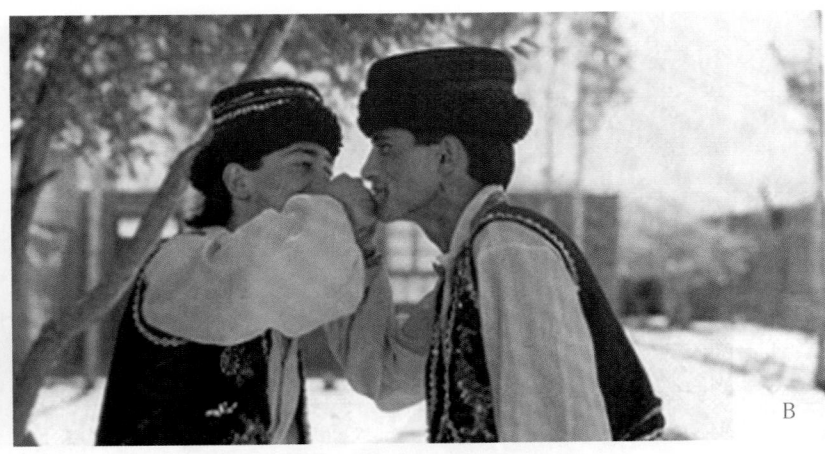

图 12.25　塔吉克族

　　塔吉克族是我国的一个具有悠久历史、灿烂文化和光荣传统的古老民族。"塔吉克"是中亚、西亚操东伊朗语的族名。在《福乐智慧》中，"塔吉克"一词是指伊朗和中亚波斯人和塔吉克人的一个族名。同时，"塔吉"也指塔吉克人先祖所戴的"王冠"。A—塔吉克女性；B—塔吉克男子见面时的"吻手礼"。

　　早在西汉时期，今塔什库尔干及其周围地区为西域三十六国中的蒲犁、依耐、西夜等王国。塔什库尔干的古称据《新唐书·西域传》考为"碣盘陀"国。在我国塔吉克族形成的历史中产生过深刻影响的碣盘陀国存在了 500 多年，有关这一王国的形成、社会制度、社会关系和随后的状况，在我国不同的朝代都有记载。唐朝开元年间（公元 713—741 年），吐蕃势力达到帕米尔一带，碣盘陀国国王投降吐蕃，于是碣盘陀国便从历史舞台上消失了。唐朝于今塔什库尔干设立属安西都护管辖的"葱岭守捉"，将此地作为国家边陲上的一处要塞。以后历代政府对这一边关要塞都十分重视[26]。清朝及民国时期称"蒲犁县"。

　　"塔什库尔干"塔吉克语意为"石头城"，塔什库尔干是古丝绸之路的主要驿站，这里依然保留着石头城的遗址（图 12.26）。古代著名旅行家东晋法显、北魏宋云、唐代玄奘和意大利人马可·波罗均走过这条通道，写下传世的游记[27,28]（见第 8 章第 5 节）。

　　塔什库尔干在帕米尔的群山之中，境内地形地貌结构十分复杂，这里群峰环绕，高耸入云，到处是险峻的沟壑山谷和耀眼的冰峰雪岭。东南方有世界第二高峰，海拔 8 611 m 的乔戈里峰昂首挺立。北方与素有"万山之祖"美称的海拔 7 546 m 的阿塔·慕士塔格峰遥遥相望，"阿塔·慕士塔格峰"塔吉克语意为"冰山之父"，这是塔吉克人最崇拜和尊敬的冰峰，所以加称了"阿塔"这一父亲的尊称（图 12.27）。这里的许多山峰高度也都在海拔 5 000 m 以上，诸山之间的谷地，一般在 1 600 ～ 4 800 m，平均海拔在 3 000 m 左右，也即塔吉克牧民放牧的高度。帕米尔地区的高山终年积雪，冰川高悬，晶莹耀目，山高谷深，激流穿越，草场绚丽，景色壮观。这就使我国塔吉克族文化带有高原"冰山文化"的特征[29]。

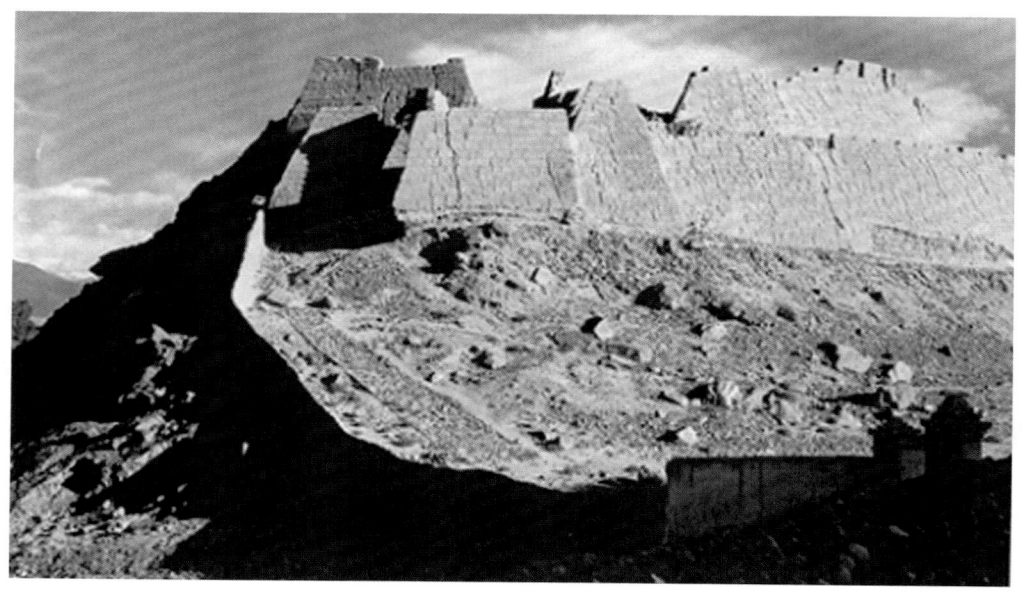

图 12.26　石头城遗址

塔什库尔干现存的石头城遗址记述了古代石国的历史沧桑，也展示了祖国西陲的坚强屏障。

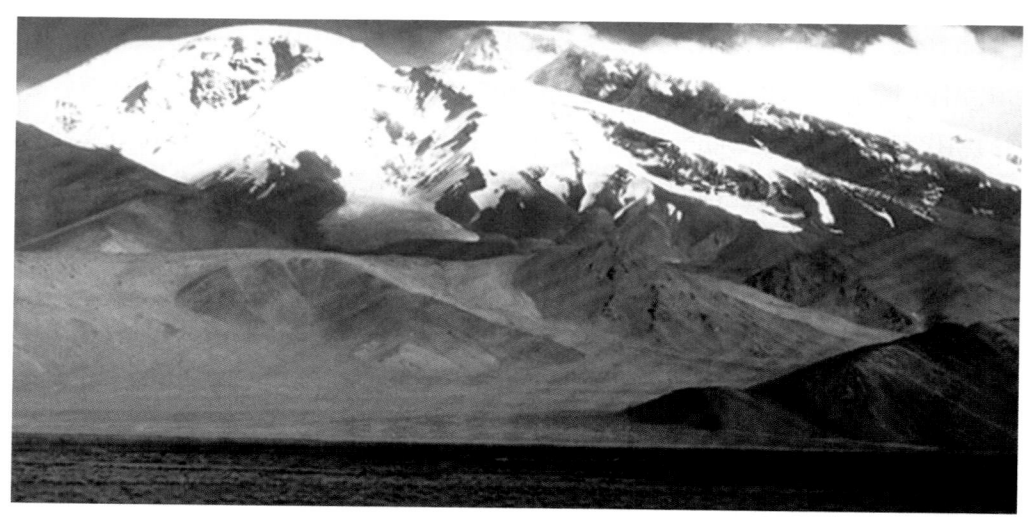

图 12.27　阿塔·慕士塔格峰

位于东经 75.1°，北纬 38.5°，海拔 7 546 m，属于西昆仑山脉，是塔吉克人最崇拜的山峰，代表了塔吉克人纯洁的灵魂和坚强的性格，塔吉克人为其加上了"阿塔"二字，意为"父亲"，即"冰山之父"——阿塔·慕士塔格峰。

世世代代生活在帕米尔高原的塔吉克人，在高寒、恶劣、低氧环境的长期适应中，培养了勤劳勇敢、吃苦耐劳、坚韧不拔的性格。他们过着以牧为主、半农半牧的生活，在高山的山谷里安家落户。春天在平地上种植一些青稞类耐寒作物，初夏赶着畜群到海拔 3 000 ~ 4 500 m 的高山草原放牧，秋后回到村里的冬季牧场，收获过冬，周而复始[21,22]（图 12.28）。中华人民共和国成立以来，塔吉克族的物质生活和精神面貌发生了翻天覆地的变化。

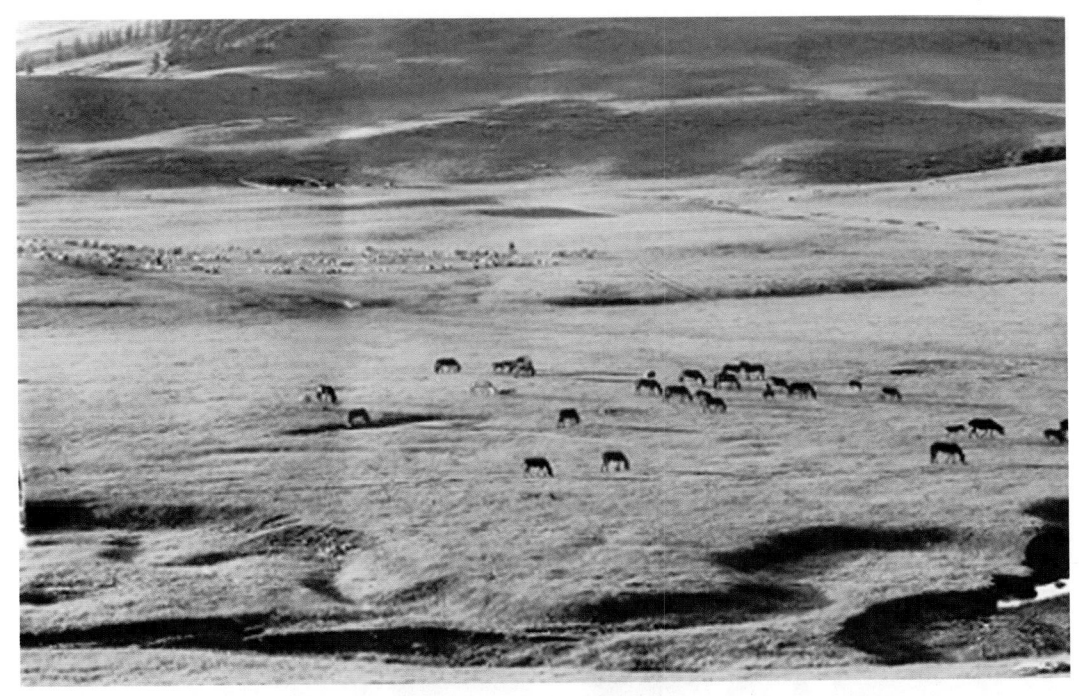

图 12.28　帕米尔草原

　　帕米尔的草原广袤无垠，群山环抱，水草丰美，这就是塔吉克人视为生命的牧场。塔吉克族不论男女，都是放牧能手。

　　塔吉克族普遍信仰伊斯兰教，除了伊斯兰教规定的古尔邦节、肉孜节外，还有本民族每年 3 月的"肖公巴哈尔节"（新日或新春节），十分热闹。其他还有"皮里克节"（八月节或灯节）、"祖吾尔节"（引水节）和"铁合木祖瓦提斯节"（播种节），说明塔吉克人文化的丰富多彩。塔吉克人性格坚韧、豪放、淳朴、忠厚、热情、好客。而且在伊斯兰教民族中，很突出的是尊重妇女，例如在各种婚丧礼庆和迎新年等活动中，年龄最大的妇女被视为最尊贵的客人，进门时先女后男，长辈女性要坐在上席位；人们见面，要先对女性长者行"吻手礼"；在塔吉克的"加玛艾提哈那"（清真寺）中设有女性礼拜室，这在其他民族中是极少见的[30]。

　　对于鹰，塔吉克人向来以特殊的眼光看待它，视鹰为百禽之首，是忠诚、仁慈、勇敢、坚强、正义的象征。在塔吉克的古老传说中，帕米尔鹰是伟大战神和英雄的象征。在塔吉克的民间传说中，有关鹰的就有 10 余种。实际上，在塔吉克社会里，以鹰为主题的形象、精神正反映了人民的理想和追求。因此牧民们最喜欢吹的是用鹰翅骨做的三孔短笛——"鹰笛"（图 12.29A、B、C）。鹰笛被视为"神圣的乐器"，不可凌辱。在帕米尔原野吹响的鹰笛声抒发了塔吉克人的美好愿望。最出色的舞姿是以模仿雄鹰翱翔为特色——鹰舞（图 12.29D）。有时全村男女老少都在草原上跳起鹰舞，这时人们仰望天空，歌颂自然，好像他们自己已化为雄鹰，展翅飞翔。这些被称为塔吉克人的"鹰文化"，塔吉克人也被赞誉为"帕米尔的雄鹰"[31]。

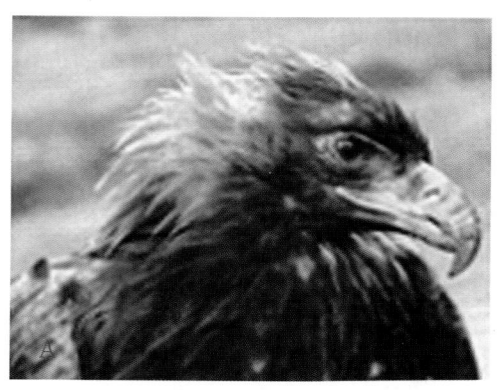
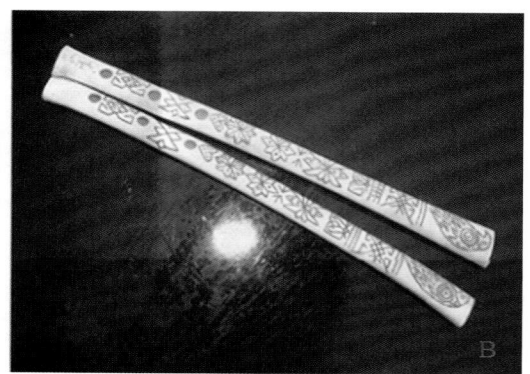
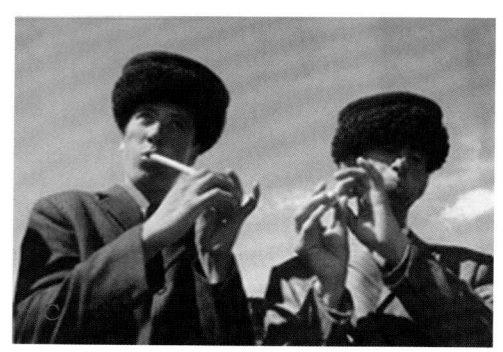
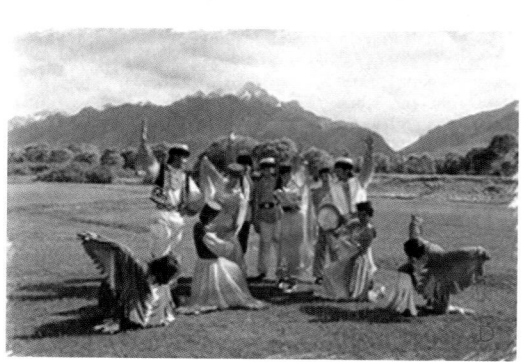

图 12.29　塔吉克族是具有"鹰文化"的民族

　　A—塔吉克族视帕米尔鹰为战神和勇敢的象征；B—用鹰翅骨做成最神圣的鹰笛；C—吹奏美妙动听的鹰笛曲，抒发了塔吉克人的情感；D—展开双臂，跳起模拟雄鹰展翅飞翔的"鹰舞"。

　　塔吉克族还具有"马背文化"。塔吉克人以善骑著称，高山草原的游牧生活使他们从小在马背上长大。据史载塔吉克的先民——粟特人在公元 7 世纪已经培育出优秀的、后被称为"天马"的汗血马。塔吉克人喜好马上运动、叼羊、"挂波齐"（马球）、赛马、赛牦牛等游戏竞技（图 12.30）。在海拔 3 200 m 以上的高山谷地进行这些运动比赛，不仅要求有高超的乘骑技术，还要有强大的体力。这提高了他们的体质，增强了高原适应能力。有意思的是，吴天一曾被央视报道为"马背上的院士"。

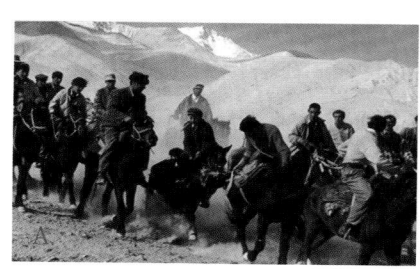
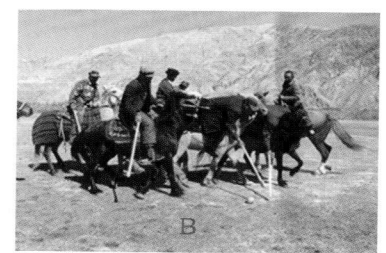
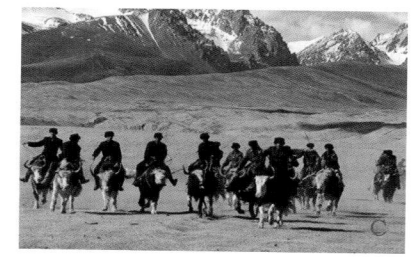

图 12.30　塔吉克族的"马背文化"

　　塔吉克族也是具有"马背文化"的民族，人人是优秀的骑手，他们开展的高山运动都是在马背上一比高低。A—叼羊；B—马球；C—赛马和赛牦牛。这些都是要求体力极强和高超乘骑技术的运动，从而增强了体质，提高了高原适应能力。

在历史上，处于我国边陲的塔吉克人，为了保卫祖国这片宝地，为了捍卫自己的家乡，在抗击英国和沙俄帝国的扩张吞噬和其他外族入侵者的斗争中，表现出英勇奋战和大无畏的牺牲精神[32]。例如清道光十年（公元 1830 年），塔吉克民族英雄库尔察克带领塔吉克人抗击浩罕国的入侵，浴血奋战，几度击退入侵者，最后寡不敌众而牺牲，他可歌可泣的故事迄今在塔吉克人中流传[33]。我国故事片《冰山上的来客》讲述塔吉克人护卫祖国边疆的感人事迹，几乎老少皆知，给人留下深刻印象。

我国塔吉克族形成的历史较长，可追溯到很古老的年代。古时，在新疆南部和帕米尔高原东部的塔什库尔干地区生活着东伊朗部落，如塞人、粟特人等，他们在此生息繁衍并创造了自己的文化，这些古老的部落就是现在我国塔吉克族的祖先[22]。1983 年 8 月，由新疆维吾尔自治区博物馆、北京自然博物馆和新疆地质局测绘大队有关专业人员组成的联合考察队，在对塔什库尔干县吉日尕勒进行考古考察中，发现了原始人打制的石器、烧火堆残迹、烧损的骨头。据估计，这一旧石器时代的遗址不会晚于更新世，距今至少有 1 万年，证明了约 1 万年前在塔什库尔干就有人类活动，由此说明塔吉克人具有很长的高原适应历史和较好的低氧适应能力。

第 12 节　高原人类群体习服—适应的研究方向

高原医学面对的是全世界高山和高原 1 亿 4 000 万人群的习服—适应问题[35]，其中约 4% 的人因习服失败或适应丧失而患有慢性高山病，也即有 560 万 CMS 患者[36]，这不能不说是对高原医学研究者的一个严峻挑战。面对此，高原低氧适应（hypoxic adaptation）是高原医学和生理学的核心，对这一问题的研究从宏观上即是研究高原某一物种或群体，从微观上通过细胞生物学从分子水平上研究氧的利用过程，两者的结合即可获得一个整体的概念[36]。

经过多年的研究初步证实，在机体低氧适应的氧提取、氧运输和氧利用这三个环节上，青藏高原藏族世居人群与汉族移居人群间的习服—适应机制存在着差异。移居者主要依靠功能习服（functional acclimatization），如以通气增强、心输出量增高、红细胞增多等来代偿缺氧；而世居者并非主要依靠呼吸循环功能的增强这一耗氧量大又会带来红细胞增多和肺动脉增压的策略，更多地依靠组织适应（tissue adaptation），即对氧的利用更经济、更充分、更有效[36,37]。与另一支同源于蒙古人种的南美安第斯克丘亚印第安高原世居人群相比，青藏高原藏族人群在低氧下通气敏感性活跃、肺循环的稳态调节及与体循环的有机匹配、最大有氧能力及低氧耐力等均优于克丘亚印第安人。这显示了人类居住高原历史最长的藏族人群具有最佳的生理适应模式，获得了最佳的高原适应性，这是长期自然选择获得高原进化适应（evolutional adaptation）的结果[38,39]，而且这有着基因组学的深深印记（见第 16 章）。

我国对高原医学的研究处于独特的地位且有着特殊的要求。从本篇的 3 个章节即藏族、藏族血缘相关的其他人群及我国高原其他人群的归纳分析看，我国居住在高原（高山）地区的主要民族有

17个，占全国56个民族的30.4%，也即近1/3的民族居住在高原。其中居住青藏高原的民族群体有13个（藏族、门巴族、珞巴族、夏尔巴人、汉族、回族、撒拉族、东乡族、保安族、裕固族、蒙古族、土族、哈萨克族），其中夏尔巴人应属藏族系统；居住在云贵高原及毗邻的有2个（纳西族、彝族）；居住在天山、喀喇昆仑及帕米尔的有3个（哈萨克族、柯尔克孜族、塔吉克族）。其中除哈萨克族同时分布于天山、阿尔泰及青藏高原外，其他民族群体均固定生活在一个地区。从语言学看属于汉藏语系及其藏缅语族的民族群体有7个（汉族、藏族、夏尔巴人、门巴族、珞巴族、纳西族、彝族）；属于阿尔泰语系蒙古语族的有4个（蒙古族、东乡族、保安族、土族）；属于阿尔泰语系突厥语族的有5个（撒拉族、回族、哈萨克族、柯尔克孜族、裕固族）；属于欧亚语系伊朗语族的1个（塔吉克族）。高原适应历史在2万年以上的民族群体有4个（藏族、夏尔巴人、门巴族、珞巴族）；可能超过1万年的有2个（纳西族、彝族）；其余11个民族群体的习服—适应在700～3 000年。在这样的高原，人类生物学的多样性及民族文化的多元化在全世界是绝无仅有的，特别是我国高原地区上述不同适应历史的各个人类群体，为我们研究高原生命科学提供了得天独厚的条件，这是全世界任何其他高原和高山地区所不具备的[40]。目前高原生理研究正和生物适应结合起来，对高原适应正从遗传进化的过程来探讨，对低氧生理适应的分子机制研究正在高原人类群体和高山土生动物中展开[41]，这将为揭开"高原适应之谜"打下更坚实的基础。

参 考 文 献

[1] 芈一之.青海民族史入门[M]. 西宁：青海人民出版社，2002.

[2] 吴天一.高原人类群体研究及其重要性[J]. 高原医学杂志，2000，10（3）：56-61.

[3] 江应梁.中国民族史[M]. 北京：民族出版社，1990.

[4] 喇秉德，马小琴.青海世居少数民族简史丛书：青海回族史[M]. 西宁：青海人民出版社，2014.

[5] 南文渊.青海省各民族人口社会现代化程度比较分析[J]. 民族经济与社会发展，1992，2：63-68.

[6] 兰琪.金桃的故乡撒马尔罕古城[J]. 文明，2017，3：114-133.

[7] 芈一之，张科.青海世居少数民族简史丛书：撒拉族简史[M]. 西宁：青海人民出版社，2014.

[8] 中国少数民族文化编辑组.中国少数民族文化大辞典[M]. 北京：民族出版社，1999.

[9] 白滨，石金波，卢勋，等.中国民族史研究[M]. 北京：中央民族学院出版社，1989.

[10] 卓仓·才让.黄河南蒙古志[M]. 兰州：甘肃民族出版社，2010：123-193.

[11] 中共河南蒙古族自治县委及自治县政府.天河之南[M]. 西宁：青海人民出版社，2009.

[12] 芈一之，张科.青海世居少数民族简史丛书：蒙古族简史[M]. 西宁：青海人民出版社，2014.

[13] 苏北海.西域历史地理[M]. 乌鲁木齐：新疆大学出版社，2000.

[14] 耿世民.新疆文史论集[M]. 北京：中央民族大学出版社，2000.

[15] 毕亚丁，张郁君，柳用能.走遍新疆[M]. 乌鲁木齐：新疆美术摄影出版社，1999.

[16] 侯汉敏，艾力提·沙力也夫，丁晓仑，等.走进新疆[M]. 乌鲁木齐：新疆美术摄影出版社，2006.

[17] 吴天一，格尔力，代廷凡，等.高原心脏病的发病调查[J]. 中华医学杂志，1983，63：90-92.

[18] 何宗.穿越帕米尔高原[M]. 北京：民族出版社，2004.

[19] 阿扎提·苏里坦.新疆民族文化研究[M]. 乌鲁木齐：新疆大学出版社，2006.

[20] ALDASHEV AA，SARYBAEV A，SYDYKOV AS，et al. Charaterization of high-altitude pulmonary hypertension in the Kyrgyz：associated with aniotensin-converting enzyme genotype[J]. Am J Respir Crit Care Med，2002，166：1396-1402.

[21] 中国少数民族简史丛书编辑组.塔吉克族简史[M]. 乌鲁木齐：新疆人民出版社，1980.

[22] 马达力汗·包伦，段石羽.中国塔吉克族[M]. 乌鲁木齐：新疆大学出版社，2014.

[23] 西仁·库尔班，马达力汗·包伦，米尔扎·杜斯买买提依.中国塔吉克史料汇编：汉文版[M]. 乌鲁木齐：新疆大学出版社，2003.

[24] 新疆维吾尔自治区地方志编纂委员会.新疆通志：第27卷：民族志[M]. 乌鲁木齐：新疆人民出版社，2005.

[25] 西仁·库尔班，赵建国.塔吉克族简史[M]. 北京：民族出版社，2008.

[26] 黄石，韩连斌.塔什库尔干[M]. 西安：陕西师范大学出版社，2004.

[27] 赵力.塔什库尔干[M]. 福州：福建人民出版社，2004.

[28] 田卫疆. 丝绸之路上的古代行旅[M]. 乌鲁木齐：新疆青少年出版社，1993.

[29] 王晓平，侯汉敏，艾力提·沙力也夫. 塔吉克族民俗文化[M]. 乌鲁木齐：新疆美术摄影出版社，2006.

[30] 西仁·库尔班，伊明江·木拉提. 塔吉克族民俗文化[M]. 乌鲁木齐：新疆大学出版社，2001.

[31] 吕静涛. 鹰笛：中国白种人的故事[M]. 喀什：喀什维吾尔文出版社，2002.

[32] 佚名. 慕士塔格阿塔不会忘记：新疆塔吉克族作家作品[M]. 苏德新，译. 乌鲁木齐：新疆人民出版社，2013.

[33] 肉孜·古力巴依. 库尔查克[M]. 乌鲁木齐：新疆青少年出版社，2015.

[34] NIERMEYER S，ZUMUDIO S，MOORE LG. The People[M]//HORNBEIN T，SCHOENE RA. Adaptation to Hypoxia. New York：Marcel Dekker，2001：423–500.

[35] MOORE LG，NIERMEYER S，ZAMUDIO S. Human adaptation to high altitude：Regional and life cycle perspectives[J]. Am J Phys Anthropol，1998，27：25–64.

[36] MOORE LG. High altitude populations：An overview[M]//SUTTON JR，COATES G，REMMERS JE. Hypoxia：The Adaptation. Philadelphia. PA：BC Dekker，1990：50–52.

[37] WU TY. High altitude medical research in China[J]. Central Asia Medical Journal，1997，3：65–71.

[38] WU TY，TU DT，ZHAU GL，et al. The physiological differences between the Tibetans and the Andeans[M]//OHNO H，KOBAYASHI T，MASUYAMA S，et al. Progress of Mountain Medicine and High Altitude Physiology. Matsumoto：[s.n.]，1998：190–194.

[39] GARRUTO RM，HOFF CJ. Genetic affinities and history[M]//BAKER PT，LETTLE MA. Man in the Andes. Stroudsburg：Hutchinson and Ross，1976：98–114.

[40] WU TY，KAYSER B. High altitude adaptation in Tibetans[J]. High Alt Med Biol，2006，7（3）：193–208.

[41] MOORE LG，ZUMUDIO S，CURRAN–EVERETT L，et al. Genetic adaptation to high altitude[M]//WOOD SC，ROACH RC. Sports and Exercise Medicine. New York：Marcel Dekker Inc，1994：225–262.

第 4 篇　藏族——高原适应历史最长的证据

青藏高原，具有举世无双的海拔高度、严酷的低氧严寒环境，是对生物生存、进化、适应最具挑战性的地域。人类居住在青藏高原，是人类的行为及生理适应使之可以在这地球上最为极端的环境中生存。这一早期人类主体就是藏族。

人类存在于青藏高原的历史中，一个涉及自然选择压力及进化适应的关键问题，就是藏族从哪里来？在何时何地开始敢于进入这一高原？是在多久以前藏族的行为及生理适应的建立使之能长期居住在这一高原？他们又在青藏高原和喜马拉雅适应了多长时间？上述是人类学领域中目前争议较大、看法尚未统一的问题。澄清这一问题，特别是为了探讨清楚目前的藏族就是史前时代人类群体的后代，必须从语言学（linguistics）、人类学（anthropology）、考古学（archaeology）、古生物学（paleontology）、基因组学（genomics）等来综合判定[1]。但是目前的一些研究往往只是从某方面单独进行，从而获得了各自的结论，具有局限性甚而互相矛盾[2,3]。另外，由于地处世界最高海拔和最偏远地区，以及受到高原气候、地质变化，甚至漫长历史过程中政治、军事和经济的诸多因素影响，对探索上述问题造成了巨大困难[4]。

第 13 章　藏族适应——语言学证据

藏族是藏缅语族（Tibeto-Burman languages）的后裔，是东亚人的一个分支。从语言学角度看，藏彝走廊是我国藏缅语族的分布中心区域和主要活动舞台，同时也是这些民族形成和发展的渊源之地。普遍认为，历史上河湟地区南下的古羌人是今天分布于藏彝走廊地区藏缅语族的一个共同祖源。在《后汉书·西羌传》中即有相关的记载，提到秦献公时（公元前 384—前 362 年在位）秦国势力向西拓展，西北河湟地区的羌人首领"忍季父卬畏秦之威，将其种人附落而南，出赐支河曲西数千里，与众羌绝远，不复交通"。既然"将其种人附落而南"，且"或为牦牛种，越嶲羌是也；或为白马种，广汉羌是也；或为参狼种，武都羌是也"，显然是进入了藏彝走廊地区。

这一段古代文献记述了今日操藏缅语族人群的来源、分支及其迁徙路线，和现今称为"藏彝走廊"的人类群体和地理、历史分不开。故就藏彝走廊与藏缅语族作为中心，加以分析讨论，核心是藏族和彝族在这一发展中的地位。

第 1 节　藏　彝　走　廊

与我国大多数河流、山脉呈东西走向不同，在西藏东部和四川、云南西部一带存在一个山脉、河流均呈南北走向的独特地理单元，这就是闻名于世的横断山脉高山峡谷（Hengduan mountain valleys）地带（图 13.1）。在这里，怒江、澜沧江、金沙江、雅砻江、大渡河、岷江六条大江自北向南从中穿流而过，形成最为壮观和奇艳的"六江并流"景观。峰峦叠嶂中开辟出的一条条南北走向的天然河谷通道，成为众多民族或族群南来北往、频繁迁徙流动的场所，这就是神秘的藏彝走廊。

从地理学上藏彝走廊地区是处于青藏高原与川西平原、云贵高原相连接的一个地理过渡带，也是从青藏高原的高原面向次高原的云贵高原和低海拔的川西平原逐步下降的一个地形阶梯。这个地形阶梯并非像一般台阶那样规则和逐次递减，而是被密集而众多的江河侵蚀，切割成了一列列南北走向的高山深谷，使之成为一个与西部、北部的高原面，以及南部、东部的低山和平原迥然不同且地形环境极为破碎、复杂多样的独特地理区域。

这里也是我国西南众多民族生长繁衍、流动交往、频繁迁徙的天然河谷通道。由于此处的居民是以藏、彝两个民族为主，故被称为藏彝走廊[5]。除地理学外，通过基因组学证实藏族早在旧石器时代晚期已生存在青藏高原。先祖们最早生活在黄河盆地的上、中游一带[5,6]及亚洲北部地区[7]，随后向中国西南部扩延，由此推测出一条藏族移居路线图，称为藏彝走廊路线[8]。这里曾经是吐蕃王国延伸的领土，例如川西坝成都附近的"雅安"藏语意为"牦牛尾巴"，是藏族人繁衍昌盛之地。

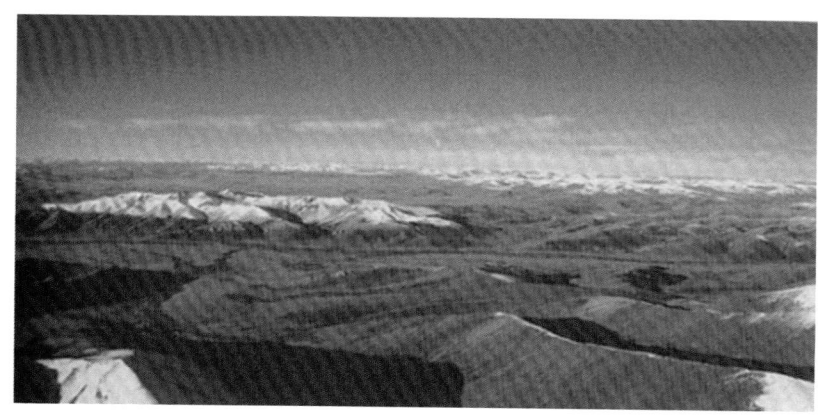

图 13.1　横断山脉

横断山脉是一系列纵贯南北的巨大山脉。它位于我国西南的四川、云南和西藏三省区之间，因山高谷深、山川并列而"横断"了东西交通，故称横断山脉。

20 世纪 80 年代以来，考古学在藏彝走廊上有一些新发现，特别是藏彝走廊北端所发现的三个时代甚早的新石器时代的遗址[9]，即昌都卡若遗址、四川巴丹中路罕额依遗址和四川茂县营盘山遗址。这三个遗址均距今 5 000 年左右，其中茂县营盘山遗址的上限年代距今 5 500 年。三个遗址均出土有同时代甘青地区马家窑文化的彩陶，其陶器、石器类型和特点也明显带有甘青地区的文化因素（见第 15 章第 3 节）。有研究认为藏族是藏缅语族的后裔，是东亚人的一个分支。藏彝走廊沿着横断山脉分布。藏族首先是从青海移居到西藏，经过藏彝走廊，随后逐渐分布于整个青藏高原[10]。

第 2 节　汉藏语系藏缅语族

一、汉藏语系藏缅语族民族分布

藏彝走廊是我国操汉藏语系藏缅语族民族分布的中心区域和主要活动舞台。同时也是藏缅语族起源、发展、融合、分化及其迁徙流动的最重要的历史区域。藏族语言属于汉藏语系藏缅语族。中国操藏缅语族的民族共有 17 个[5]，除藏族外，尚有彝族、纳西族、羌族、景颇族、哈尼族、拉祜族、傈僳族、普米族、独龙族、怒族、白族、基诺族、阿昌族、珞巴族、门巴族、土家族。除土家族分布于川、鄂、湘交界区外，其他 16 个民族在藏彝走廊均有分布。如景颇族据史载系起源于喜马拉雅南麓，与青藏高原上古氐羌人有关，被称为"大山之子"[11]。

二、藏语支与彝语支

汉藏语系藏缅语族又分为藏语支及彝语支两个语支。藏语支和彝语支已成为藏彝走廊地带分布地域最广、人口数量最多的两个语支民族。这两个语支的民族在藏彝走廊的分布与藏彝走廊特殊的地形地貌有关。藏彝走廊地区的山岭海拔高度自北向南逐渐降低，北部山岭的海拔在 4 000 ~ 5 000 m，南部降至 2 000 ~ 3 000 m。同时，北部的山体较为完整，分水岭地区大多保留着较为宽广的高原面，成为辽阔的天然牧场，以藏族为主，主要从事畜牧业，同时种植青稞。南岭则岭谷栉比，山势陡峭，河床深切，加之支流纵横，山体被分割得较为破碎，仅有零星的原始高原面残存，从而形成农牧交错带，在高山峡谷的斜坡上，以彝族为主的当地人在山间开辟梯田，农作物以水稻为主（图13.2）。

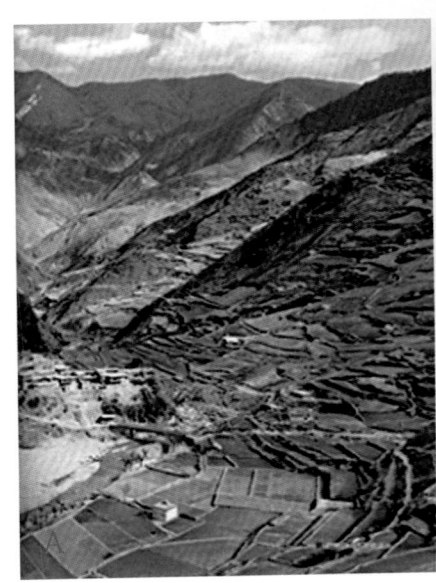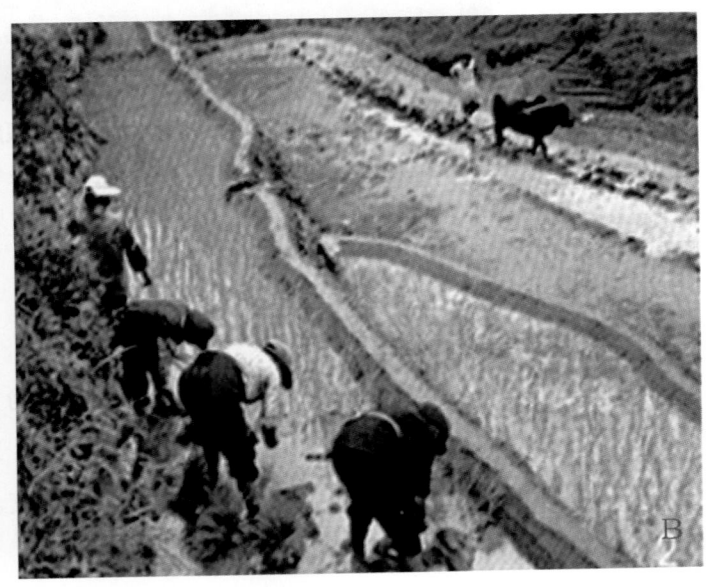

图 13.2　生活在横断山脉的民族

生活在横断山脉的民族根据山体特征有不同的生活方式。北部高原面广，以藏族为主，主要从事畜牧业，同时种植青稞。南岭则岭谷栉比，以彝族为主。A—在高山峡谷的山间开辟梯田；B—农作物以水稻为主。

在此地理环境的作用和影响下，藏彝走廊基本出现了"北藏南彝"的格局。以青藏高原向云贵高原交接、过渡的地带为界，即大致从四川的汉源、石棉、九龙、木里，到云贵高原云南的丽江、迪庆一线。在界线以北海拔较高的高原区域，以藏语支（Tibeto-Burman Tibetan）为主体，随着海拔高度的降低，南部的区域更多集中了各彝语支（Tibeto-Burman Loloish）民族。

"北藏"不仅包括分布极广、人口众多的操"康方言"的康巴藏族，以及与甘青地区相接的操"安多方言"（当地称"草地语"）的藏族人群，同时也包括了众多的藏族人群支系，分别有加绒人、白马人、扎巴人、贵琼人、木雅人、尔苏人、多须人、里汝人、史兴人、纳木依人等（图13.3）。他们至今保留着自己独特的语言，俗称"地脚话"，并且除加绒人口有 20 万 ~ 30 万人，其他人口数量均不大，一般有 1 万 ~ 2 万人[5]。

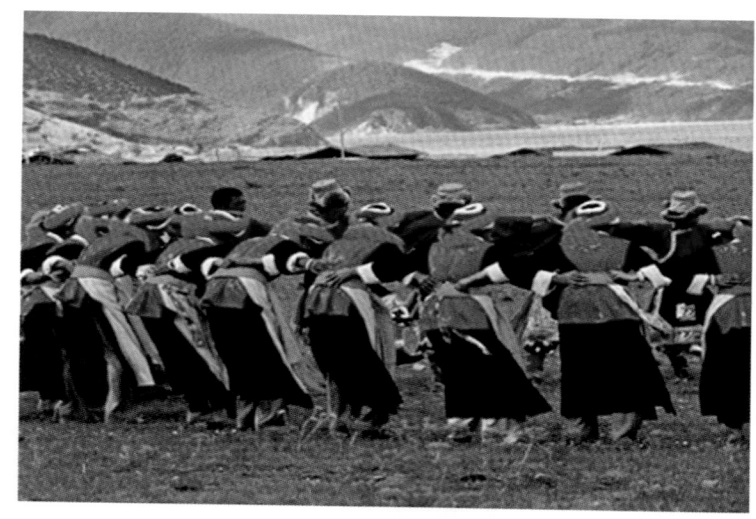

图 13.3　横断山脉高山地区藏族锅庄舞

　　横断山脉高山地区的藏族跳的锅庄舞独树一帜。一般藏族锅庄舞也叫圆圈舞，是无伴奏的集体舞，男女相向，或成排或围成圈。但云南香格里拉一带藏族跳舞时则男女弯腰，互相搂腰搭肩，动作整齐，和谐优美。这可能是受到了纳西族、彝族等民族舞蹈的影响。

　　"南彝"，这里的"彝"不仅指藏彝走廊中分布于大、小凉山地区的彝族，同时也指广泛分布于藏彝走廊南部地区的其他彝语支民族，包括以纳西族为主干的纳系民族（按照其自称，包括了"纳""纳日""纳喜""纳罕""纳恒""纳木依"等支系）以及苗族、傈僳族、普米族、拉祜族、哈尼族、基诺族等民族。这些民族在语言系属上均属彝语支。而在藏彝走廊最南端滇西怒江—高黎贡山一带则分布着至今尚未确定其语支的怒族和独龙族[5]。

　　特别要指出的是，以上 17 个民族均生活在云贵高原及云贵与青藏的毗邻处，没有一个北方民族。这一语族与亚洲北方人群（包括蒙古族）的语言是显然不同的，证明藏族在青藏高原已有悠久的居住历史。虽然他们起源于亚洲北部，但已在语言学上从北方人群中分离出来。

　　然而历史的印记仍留存在这些藏缅语族人的脑海中，今天分布于藏彝走廊地区中的藏缅语民族普遍拥有祖先来自北方的迁徙记忆，也透露出与此相关的蛛丝马迹。这些祖源记忆，保留在藏彝走廊各民族的史诗、传说和仪式之中。例如，许多民族中至今保留一种独特的"送魂"习俗，即在丧葬仪式中要请巫师念"送魂经"，目的是将死者的灵魂一站一站地送回祖居地，而送魂的方向则无一例外地指向北方。

　　根据对藏缅语族藏语支及彝语支语言学的考证，有学者认为藏族与彝族有密切联系，他们可能是源自共同祖先沿着藏彝走廊路线进入横断山脉的[12]。彝族系居住在横断山脉，而藏族越过横断山脉进入青藏高原。藏族与彝族同属藏缅语族而从他们祖先的足迹可以窥探到北方狄羌原始部落的印迹[2,12]。基因组学的研究提示藏族和彝族在种系发生树的同一分支上，都是从东亚祖先群体演化而来的，从而有人提出了"藏彝同源同根"学说[8]（见第 16 章第 3 节）。

三、藏缅语族与苯教

从宗教信仰看，藏族及其各支系分布地区虽以藏传佛教信仰为主，但内部却差异明显。如操"康方言"的康巴藏族地区基本以藏传佛教信仰为主体，而在至今保留"地脚话"的诸藏族支系如白马、扎巴、贵琼、木雅、尔苏、多须、里汝、史兴、纳木依等人群中，虽一定程度上存在藏传佛教的信仰或影响，但在其日常生活层面，苯教及其当地民间信仰体系却发挥着重要作用。即使在加绒藏族和局部的某些康巴藏族地区（如今甘孜藏族自治州的新龙县等地），藏传佛教虽有一定影响，但民间却以苯教信仰为主导。

苯教是藏彝走廊中最广泛存在的一种民间宗教，也是藏彝走廊中最复杂的历史文化现象。苯教，俗称"黑教"，在古代流行于整个藏区。公元 8 世纪以后，吐蕃王朝推行"灭苯兴佛"，苯教遂遭到排挤和打击，逐渐退避至藏区的边缘地带。而藏东川西高原峡谷走廊地区就成了苯教最大的庇护地[13]，这样苯教在藏彝走廊内就成为广泛存在的一种民间宗教。有学者认为，这不仅是环境的作用，更重要的因素在于它在藏彝走廊地区的民间有着深厚的社会、精神基础。

四、藏缅语族在境外的延伸

操藏缅语族的民族在境外的分布也主要集中在与藏彝走廊南端相邻的东南亚的缅甸、泰国、越南、老挝和南亚的印度、孟加拉国、尼泊尔、不丹等国家或地区。

这一语族尚延伸到喜马拉雅的一些族群，如巴基斯坦北部喜马拉雅地区的巴尔梯斯坦的巴尔梯人（Bartian），其语言属于藏语系[14]。据考证，这一部分人在上新世晚期已出现在喜马拉雅高山地区，他们和藏族一样，比世界上其他高原人群在高原的历史都长，从而获得了足够时间的基因选择[15]。另外，尼泊尔的多尔波人（Dolpo）也是操藏语的一个族系[16]。有迹象表明通过对基因组学研究观察到藏缅语族人群的南部群体中有混血的倾向[17]。

五、关于藏缅语族彝语支——彝族

彝族是我国的高山民族，主要分布在四川、云南、贵州及广西西北部的山区，形成大分散、小聚居特点，四川凉山彝族自治州是我国彝族的主要聚居区。元、明以来，"罗罗"（Lolo）开始成为彝族人的泛称。彝族支系繁多，多自称"诺苏""纳苏""聂苏"等。中华人民共和国成立后，正式定名为彝族。彝族有自己的语言文字，语言属汉藏语系藏缅语族彝语支，有 6 种方言，彝文是一种音节文字。每年农历六月二十四日的"火把节"是各地彝族人的共同节日，是彝族人心目中的隆重节日（图 13.4）。但年节却有不同，大、小凉山地区的彝族是在农历十月过年，而有的地区已不过十月年了。不论何处的彝族，骑马、射箭都是他们节日中的重要文娱活动。彝族人至今使用的花包头是典型的民族服饰，荷叶帽则是彝族已婚妇女的头饰。彝族人自古有蓄长发的习俗，"天菩萨"即束发为髻，被视为男子灵魂的藏身之地，神圣不可侵犯（图 13.5）。藏彝走廊北侧的藏族对死者实行天葬，而南岭的彝族葬礼是一项十分隆重而严肃的仪式，不行天葬，而多将死者的遗体在山腰间火化，使死者的肉身回归自然，灵魂升入天堂[5]（图13.6），这体现了藏族与彝族相似的生死观。总的来看，彝族的某些习俗与藏族相似，或明显受到藏彝走廊文化的影响。

藏彝走廊聚居着藏缅语族的多个民族，闪耀着各自文化的光辉。古老原始文化的大量存留是藏彝走廊地区一个突出的文化现象。正如人类学家费孝通先生所言："这条走廊正处于彝藏之间，沉淀着许多现在还活着的历史遗留，应当是历史与语言科学的一个宝贵园地。"

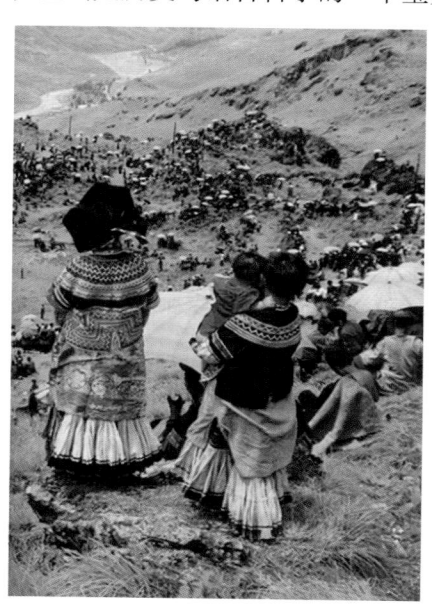

图13.4　四川凉山普格县西洛片区彝族在火把场庆祝他们重大的火把节

藏彝走廊南部，以彝语支民族为主。

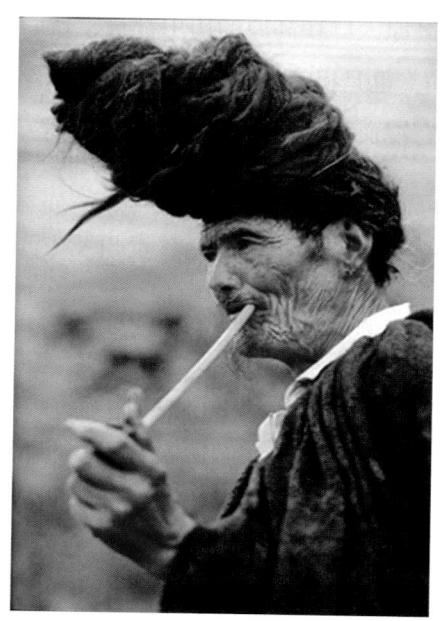

图13.5　四川凉山，头束椎髻"天菩萨"的老人

彝族人自古有蓄长发习俗。"天菩萨"即束发为髻，被视为男子灵魂的藏身之地，神灵不容侵犯。

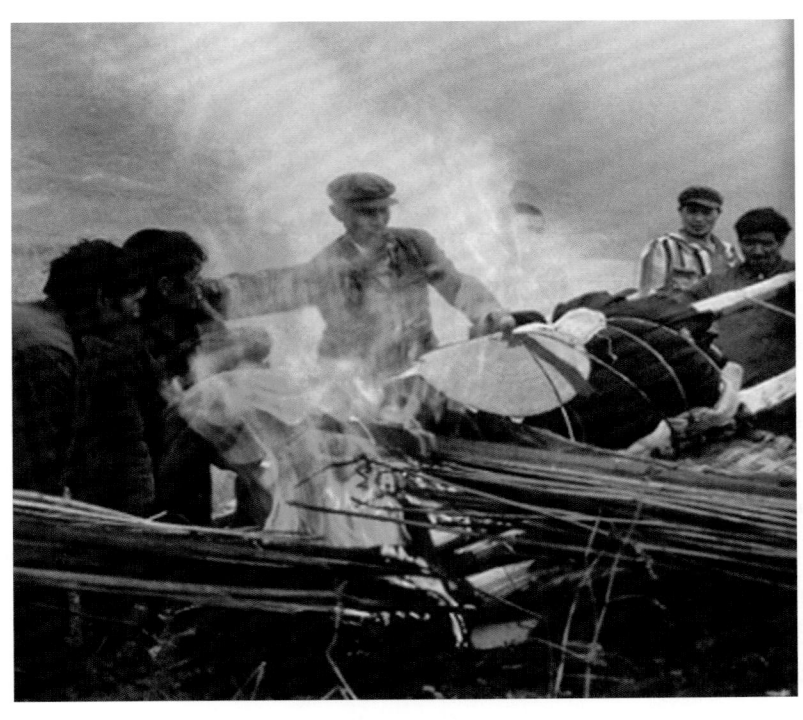

图 13.6　彝族火葬

　　在藏彝走廊，藏族对死者实行天葬，而彝族则将死者的遗体在山腰进行火葬，使死者的肉体回归自然，灵魂升入天堂。与藏族有着相似的生死观。

参 考 文 献

[1] CAVALLI-SFORZA LL，MENIOZZI P，PIAZZA A. The history and Geography of Human Genes[M]. Princeton：Princeton University Press，1994.

[2] ZHAO M，KONG QP，WANG HW，et al. Mitochondrial genome evidence reveals successful Late Paleolithic settlement on the Tibetan Plateau[J]. Proc Natl Acad Sci USA，2009，106：21230-21235.

[3] KANG L，LI S，GUPTA S，et al. Genetic structures of the Tibetan and the Tibetans and the Deng people in the Himalayas viewed from autosomal STRs[J]. J Hum Genet，2010，55：270-277.

[4] WINSLOW RM，MONGE CC. Hypoxia，Polycythemia，and Chronic Mountain Sickness[M]. Baltimore and London：Johns Hopkins University Press，1987.

[5] 石硕，郑云峰. 藏彝走廊，腹地明珠[J]. 文明，2011，8：36-60.

[6] DEN W，SHI BC，HE XL，et al. Evolution and migration history of the Chinese population inferred from Chinese Y-chromosome evidence[J]. J Hum Genet，2004，49（9）：337-348.

[7] TORRONI A，MILLER JA，MOORE LG，et al. Mitochondrial DNA analysis in Tibet：Implications from the origin of the Tibetan population and its adaptation to high altitude[J]. Am J Phys Anthropol，1994，93：189-199.

[8] WANG BB，ZHANG YB，ZHANG F，et al. On the origin of Tibetans and their genetic basis in adapting high-altitude environments[J]. PLoS One，2011，6（2）：e17002.

[9] ALDENDERFER MS. Moving up in the world：archaeologists seek to understand how and when people come to occupy the Andean and Tibetan plateau[J]. Am Sci，2003，91：542-549.

[10] SHI S. Overview of the migration history through Zang-Yi corridor for populations living in the upper Yellow River basin based on the culture of Neolithic[J]. J SW Univ Natls，2008，29：1-7.

[11] 周永仙，朱运宽. 大山之子：景颇人[J]. 文明，2013，8：62-73.

[12] HARRELL S. Perspectives on the Yi of southwest China[M]. California：California University of California Press，2001：28-34.

[13] KVAERNE P. The Bon Religion of Tibet[M]//SAMBALE. The Iconography of a Living Tradition. Boston：Serindia，2001.

[14] GEN M，MUHAMMAD SQ. Some medical problems of the mountain people in Pakistan[M]//OHNO H，KOBAYASHI T，MASUYAMA S，et al. Progress in Mountain Medicine and High Altitude Physiology. Matsumoto：[s.n.]，1998：201-205.

[15] DENELL BW，RWNDELL HM，HAILWOO E. Late Pliocene artifacts from Norther Pakistan[J]. Curr Anthropl，1988，29：495-498.

[16] JEST CD. Communautes de langue tibetaine du Nepal[M]. Paris：Ed du CNRS，1975.

[17] WEN B，XIE X，GAO S，et al. Analysis of genetic structure of Tibeto-Burman populations reveals sex-biased admixture in southern Tibeto-Burmans[J]. Am J Hum Genet，2004，74：856-865.

第 14 章　藏族适应——人类学证据

第 1 节　体　格　形　态

一、外貌特征

藏族虽然属于蒙古人种，但在青藏高原的特殊环境进化适应中，逐渐形成了具有一定特点的人类学民族面貌特征，我们可以从藏族的婴幼儿、儿童、青年、中年至老年的面貌中看出这一基本特征（图 14.1）。从遗传学角度看，一个民族的外形面貌体格特征从儿童期已开始显现出来，在藏族也很明显，不仅是外貌，儿童也初步体现出他们的高原藏族形态特质（图 14.2）。

藏族按生活地区区分的康巴人、安多人及博巴人其外貌可能略有差别（图 14.3）。农业区虽然装束也显示一些特点（图 14.4），但总的均体现了藏民族共有的面部外貌。

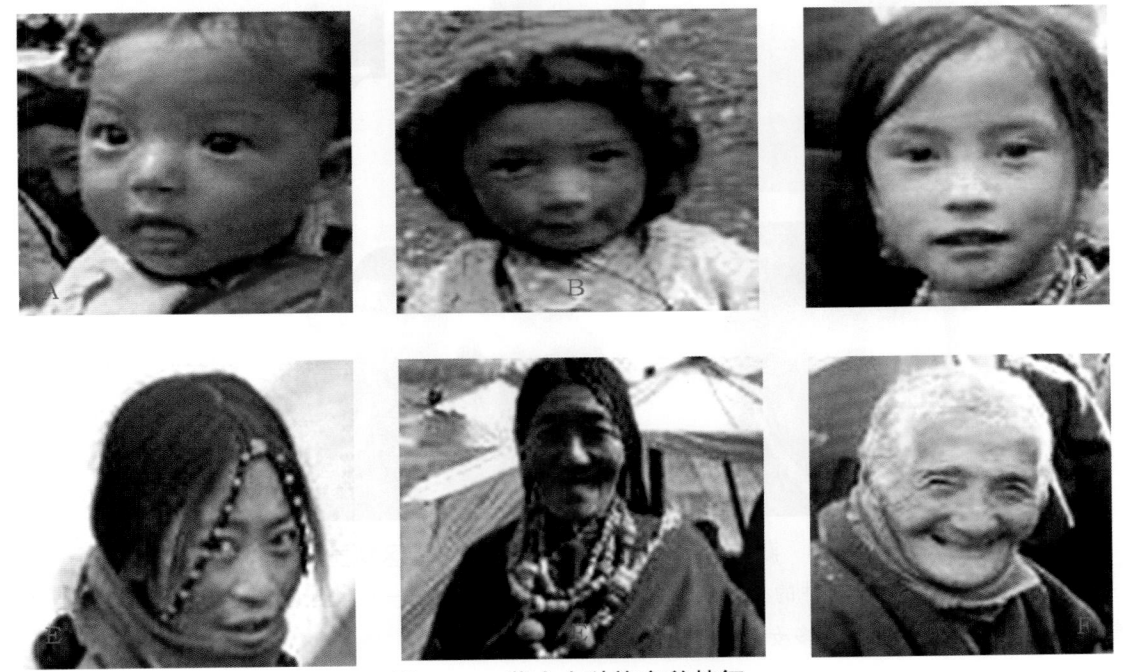

图 14.1　蒙古人种族容貌特征

从人类学的视觉看，虽然是蒙古人种族，但以藏族女性为例，可见藏族具有较明显的民族容貌特征。A—婴幼儿（6 个月）；B—小儿（2 岁）；C—儿童（8 岁）；D—青年；E—中年；F—老年。

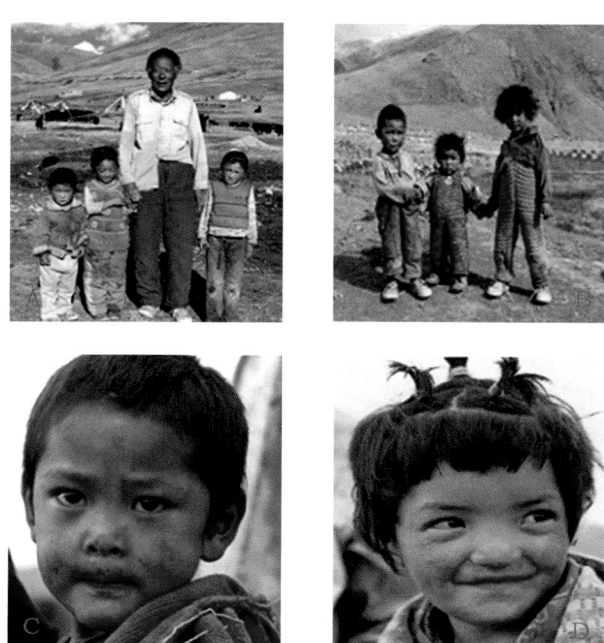

图 14.2　从遗传学角度看，藏族儿童期就应该具有的民族面貌及形象特征

A—西藏阿里地区的一家 3 个儿童；B—青海果洛一家 3 个儿童；C—6 岁藏族男童；D—6 岁藏族女童。

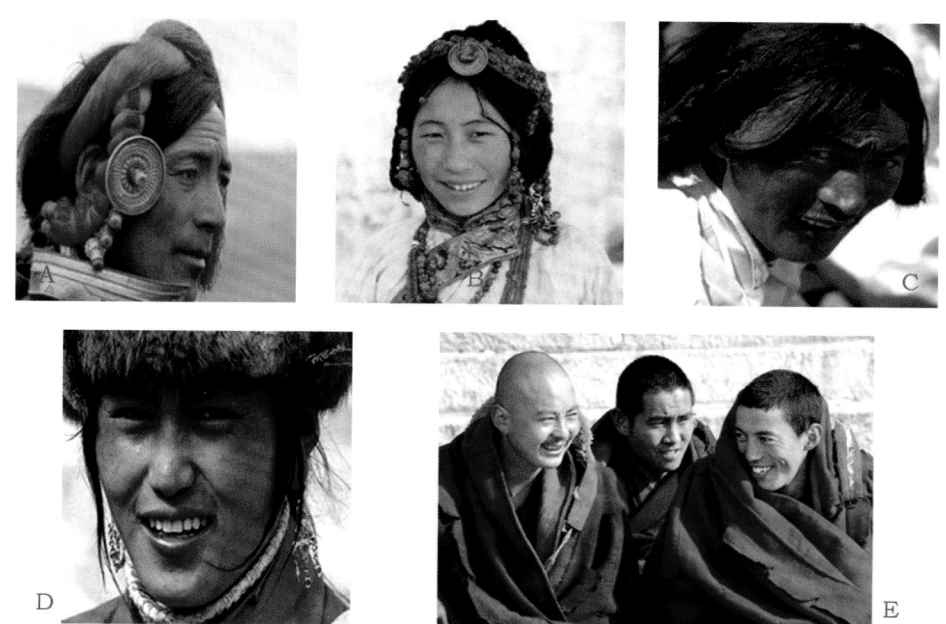

图 14.3　藏族的人类学外貌特征在几个地区均显示出来

这显示藏族和其他蒙古人种的外貌仍有本民族的一些特征。A—西藏康巴男性；B—西藏康巴女性；C—青海安多男性；D—青海安多女性；E—西藏博巴的 3 个阿卡。

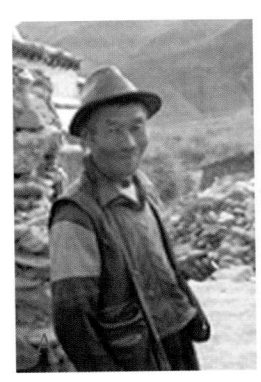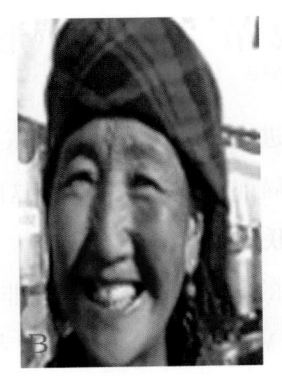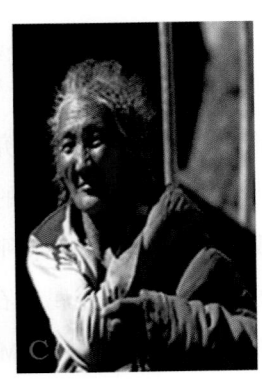

图 14.4 农业区藏族的典型外貌

A—农业区藏族男性；B—农业区藏族女性；C—农业区藏族老年女性。

二、体格特征

对藏族人类学研究进行较多的是藏族体型调查，按照希恩（Heath）和卡特（Carter）测量法及对体型图的描绘[1, 2]，发现藏族儿童在青春期前，不论男女，身高、体重与平原同龄儿童相比均较低，体型较小，在 11 岁前皮褶厚度较薄。但进入青春期后，男性表现为骨骼粗壮、肌肉发达、身体修长；女性表现为皮下脂肪日渐充实，体型较为丰满，但线性度稍差[3-6]（图 14.5）。

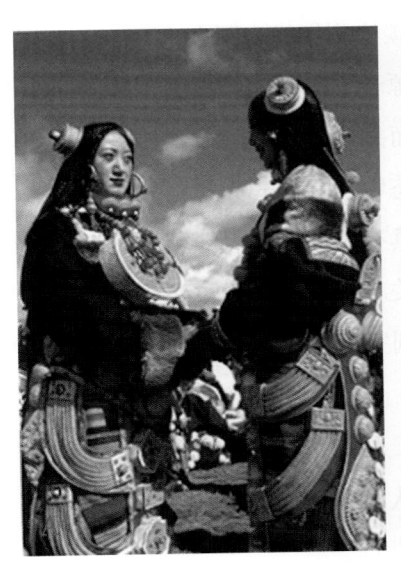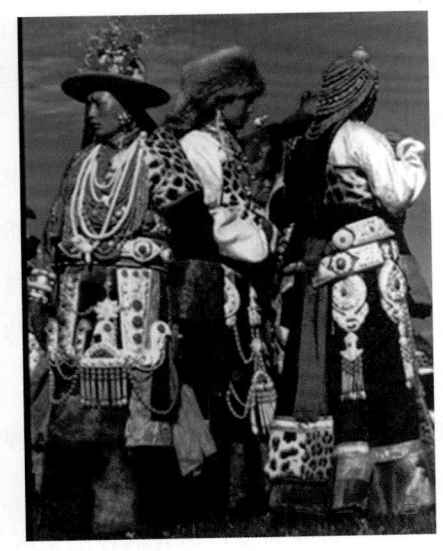

图 14.5 藏族成年人

男性表现为体格健壮、身体修长；女性表现为皮下脂肪丰满。A—康巴人；B—安多人。

中国科学院古脊椎与古人类研究所的张振标按人类学特征指出，从身高看，藏族男性的身高属超中等型，其中多数在 1.67 m 以上，与华北、东北和陕西等地汉族身高相当。从头面部容貌特征分析，藏族头发较黑，发型较直、较硬；眼色多为褐色；鼻梁较直，鼻孔卵圆形；中等唇厚，唇型稍凹；颧骨突出，面部宽而扁平；体毛稀少。从这些判断，藏族无疑属于现代中国人——黄种人的东亚型[7]。

第 2 节 颅 骨 形 态

目前对藏族头颅形态结构的研究进一步证实藏族属于东亚蒙古人种[8]。然而根据一种观点，即人类早期进入青藏高原有两组不同的局部群体，尽管可能这两组在人类学或文化背景上存在差别，但细石器的发现提示在两者间有某种联系。

在青藏高原尚缺乏人类族属化石的研究，尽管有一些非人类族源的化石可以弥补。早在19世纪20年代及30年代，W. Turner、M. Morant、F.Genna等学者就在高原上发现了青铜时代的人类头颅骨[9]。

在上述两组人群间还发现有着生理性形态的差别。据此Turner将藏族分为两组，第一组是高个儿和长头型特征，身体修长，脸部细窄；第二组个体较矮，头呈圆腮型，具有粗线条的脸型特征[10]。

Morant也关注到这两个生理形态类型，他将之分类为：A型，发现在西藏的西南部，形象类似于同代的汉族、马来西亚人及缅甸人；B型，发现在西藏的东部和北部，面形粗壮而不相像于亚洲的其他人类群体，而类似于智利的佛依吉人（Fuegians）、阿根廷人及新西兰的毛利人（Maoli）[9]。

较晚些的研究也观察到藏族有上述的不同生理形态的类型。事实上，林一璞于1958年在西藏南部林芝发掘出的头颅是属于A型的[11]。在青藏高原东部李家山公墓出土的属于卡若文化的头颅，也与Morant的生理型分类一致，这些头颅经放射性碳检测年代为距今（2 740±150）年前[10]。

上述两个青藏高原的不同生理形态类型可能起源于中国不同的地区。Morant A型，具有澳洲人的特征（注：这里指的澳洲人应该是澳洲土著人，而并非澳洲英国血统的移民），可能起源于中国南部，而目前中国南方人仍有部分具有澳洲人样形态特征。Morant B型，具有美洲印第安人特征，可能起源于中国北方，目前中国北方一部分人依然具有蒙古人及美洲印第安人的人类学形态特征。这种北—南间不同形态性质或与人类起源的时代有关。因此，在青藏高原北部和南部存在的文化差异也与其祖先的起源有关。中国南、北方人群迁移到完全不同的地方，也就导致这两个组别的石器传统有不同的模式（见第15章）。

据吴汝康的研究，认为中国南方人类群体是柳江人和资阳人，他们从蒙古人祖先中分离出来，随后则各具其特征性[12]。瓦西里也夫（Wasilyev）认为柳江人系混血的，他们存在于约4万年前，当澳洲人祖先开始居住进原为蒙古祖先居住的地区[13]。

如果青藏高原确实有两种生理形态类型的人，他们起源于中国不同的地区，这两组人就产生了不同的细石器传统模式：A型藏族人引入了中国南方细石器传统，而B型藏族人引进了中国北方的模式（见第15章）。

我们认为，这种产生于100多年前的藏族头颅及面型的考证学说，经过了一个多世纪漫长的历史过程，而这100多年也正是青藏高原不同地区人类群体发生不断迁徙、交流、交融和发展的关键阶段，尽管目前在青藏高原东北以安多人为主，而西南及南部以博巴人为主，作为整个群体，藏族在体型面貌上并无显著的区别，然而作为局部地区小群体或个体则会有一些不同特征，这正像汉族人群一样，不同地区及省份的人面貌体格也有所不同，故藏族的 A 型与 B 型这一学说，由于调查的局限性，更谈不上基因组学的验证，因此仅作为人类学发展历史的参考。

自从英国学者和俄国人类学家一致同意青藏高原是人类起源的地区之一之后，这一观点曾风行一时 [13]。而有些中国学者也同意于这一学说 [14]。然而根据在青藏考古学的一系列发现及由此而获得的关于藏族起源的大量信息，上述这一学说则难以站住脚。

可以认为，在更新世时期，从中国南方和北方各有一部分人迁入青藏高原，进入原无人居住的地区，从而他们产生了两种不同的石器传统模式。此外，因为青藏高原石器的结构看来并未受尼泊尔、巴基斯坦或印度的影响，因此可以认为青藏高原的居民在新石器时代以前，与前述那些人群间无文化联系 [15]。

第 3 节　发育与营养

近年来有少数国外或国内医学人员报道，他们根据藏族按照同年龄的平原标准相比，结果儿童、青少年的身高较低、体重较轻而断下营养不良的结论。这一现象随海拔增高而明显化，甚至把藏族儿童的血红蛋白（Hb）较低这一皆知的适应特征也归为营养短缺 [16]。更有人将 2 000 名藏族儿童与美国同龄儿童相比，显示 50% 的人有明显的矮小及低体重，认为是营养不良及有肝炎等慢性疾病 [17]。这些报道显然是错误的，而且在国际上已有不少借此引证而造成错误结论，故笔者特加批驳。较早已注意到喜马拉雅藏族其发育在身高、体重及青春期性成熟上均较平原人为晚。而且，在高原适应中，高原人体型及较小的体表面积可减少氧耗，有利于有氧代谢能力的提高 [18]。藏族儿童在高寒地区的发育是延迟的，并非发育不良，骨龄的检测证实了这一点 [19]。必须指出发育不良和发育延迟是两个完全不同的概念，在青藏高原高寒低氧环境因素影响下，人类和其他哺乳动物与平原上的比，发育延迟是共同的生物学特征。但是藏族男女在完成发育后，"后来居上"，有着中等身材和比平原人更为强壮的体格。

对西藏拉萨地区各种食物的营养成分分析显示并不存在营养不足 [20]。尽管藏族的饮食习惯与平原人有所不同，但根据对藏族牧民的系统营养调查，其总热量、三大营养素、铁、维生素等的摄入均达到国家标准，而动物蛋白的摄入则超过汉族。血浆蛋白、糖、胆固醇、铁、维生素 A、维生素 B 值均正常 [21,22]。一些报道在未做藏族营养调查而妄下结论，是没有科学根据的。

第 4 节　胸廓及肺量

高原世居的藏族及安第斯山土著印第安人，都表现为胸部发育良好，胸径增大而使肺通气量增大 [23]。胸廓增大、肺发育良好是共同的高原适应特征 [24]。藏族人按全身体积与胸部体积之比，明

显增大 [25]。南美印第安人的胸廓整个胸径增大而常被形容为"桶状胸"，对比生活在同一海拔高度的藏族与南美印第安人的胸径测量，结果胸廓长径两组相似，而胸宽径则藏族较小 [26]。

由于胸肺发育好，藏族有强大的肺功能。世居藏族与移居高原人相比，藏族有较高的最大呼气流量（MEF）及较大的第 1 秒用力呼气容积与用力肺活量（FEV_1/FVC）比值，提示藏族良好的肺机械功能使肺容量明显增大 [27]。藏族的最大呼气流量在较低肺容量下明显增大 [28]。藏族肺的弥散功能强也与肺的发育好有关 [29]。藏族这种解剖—生理学的优势，不仅表现为肺通气、弥散功能的明显增强，其低氧通气反应及低碳酸通气反应均增强，从而保证在静息和运动状态下可获取更多的氧 [30]。这种肺功能学改变，除遗传因素外，也存在低氧下的后天发育因素，出生在青海海拔3 800 ~ 4 300 m 的汉族儿童其肺活量大于低海拔的同龄汉族儿童 [31]。

第 5 节　皮　　纹

另一项研究指标是皮肤纹理（dermatoglyphics）。皮肤纹理简称"皮纹"或"肤纹"，包括指纹、掌纹、足纹等，是人类及灵长目动物特有的上、下（前、后）肢掌面的外露性状，是掌面上的厚型皮肤的脊线组成的各种类型的花纹。皮纹是人类的一个重要遗传性状，广泛应用于人类学和遗传学研究 [32,33]。通过掌指纹拓印方法获取掌指纹评价参数，结合皮纹密度（density dermatoglyphics），藏族掌纹 atd 角的均值男性为 42.95°，女性为 43.28°。男性表现为右大于左，而女性相反，左大于右。藏族掌褶纹（包括门巴、珞巴）以普通型最多见（82.15%），悉尼型最少（1.31%）[34-36]。藏族的皮纹密度与汉族比也有明显差异，藏族皮纹密度大于同年龄组汉族。固然遗传因素是重要的一方面，但进一步通过骨龄检测，证实藏族青少年的骨发育具有延迟的特点，这也表现在藏族儿童及青少年的皮纹上。

第 6 节　高原颜面红

一、毛细血管增生是实质

在高原，一个人体面部的特征就是"红脸蛋"，通俗地称为"高原红"或更准确地称为"高原颜面红"。可以发生在高原移居者和世居者中，后者的发生率更高。

这种所谓的"高原红"并非一般认为的高原风沙长期吹蚀或由于紫外线照射所致。这类人也常常并无红细胞增多，藏族的红细胞值为正常范围。经过我们长期的观察，认为是"适应性的毛细血管增生"表现。对"高原红"经肉眼即可清晰地观察到，在面部以两颊部为中心，显著者可以延伸到下颌部及耳根部，呈圆片状，泛红或紫红色，细看为大量毛细血管增生、扩张、弯曲、蜿蜒相吻，异常丰富，典型者映成特殊的"樱桃红色"。如果系紫外线照射，那么为什么在额头及下颌均不出现？"高原颜面红"是一种极为普遍的高原人体征象，据调查，海拔 3 000 m 以上女性发生率为 96.5%，男性发生率为 62.6%，女性高发与雌激素对毛细血管的扩张作用有关（图 14.6）。根据毛细血管增生的程度及面部映红的深度，可以分为轻、中、重三度（图 14.7）。

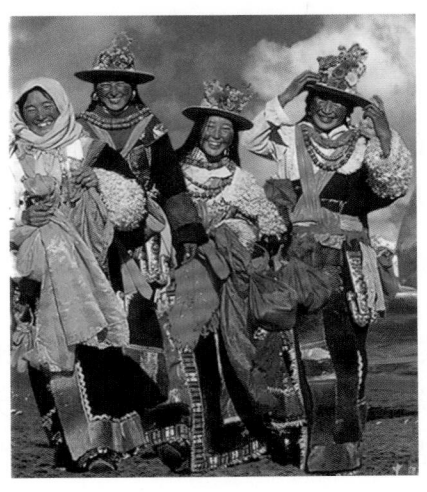

图 14.6　"高原颜面红"

"高原颜面红"在青藏高原人群中为较普遍的面部特征，高海拔比低海拔明显，女性比男性发生率高且明显。

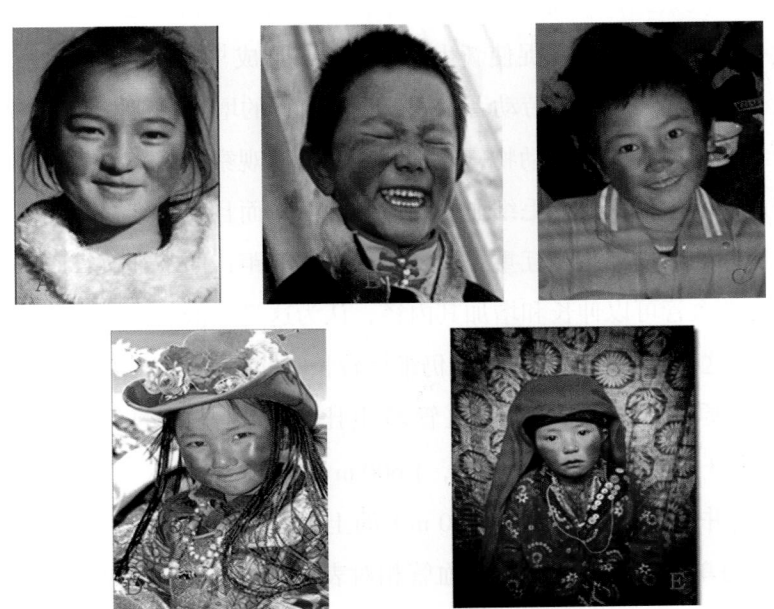

图 14.7　颜面毛细血管增生的程度

可以将"高原颜面红"分为轻度（A—藏族女孩；B—藏族男孩；C—汉族女孩），中度（D—藏族女孩）和重度（E—藏族女孩）。

据询问调查，"高原红"者面部并无疼痛、瘙痒、刺感等任何不适。在高原农、牧区的世居者，对此并无病态之感，而是视为自然，甚至认为是一种美，正如王洛宾的《在那遥远的地方》名曲中的歌词"她那美丽的小脸，好像那红太阳"。然而一些汉族人以为此影响面容，而这正中了一些商家的宣传，企图用某种雪花膏之类甚至激光等物理方法去除之，但结果不但无效反而更伤了面容。

二、发生机制探讨

"高原颜面红"只是一种表征。在机体对低氧的适应中，血管机制的一个重要方面就是毛细血管增生，有利于血液对组织灌注的速率增快及效率增高，在单位时间内组织可以获取更多的氧。颜面皮肤毛细血管增生是外表的显现，其实在习服—适应过程中几乎所有脏器，尤其重要的做功器官及氧化代谢组织（肺、脑、心脏、骨骼肌等）等均出现毛细血管增生。

在大量的动物实验中观察到，对高原豚鼠肌肉的研究中证实，不仅在肺脏，全身毛细血管床也有增加[37]。对荷兰猪的减压舱实验发现心肌纤维的毛细血管数量比海平面对照组明显增加[38]。将犬置于模拟海拔6 000 m的低氧条件下，发现出生的幼犬心肌内有大量毛细血管增生[39]。而在秘鲁海拔4 105 m的高原，土生荷兰猪的心肌显示有大量毛细血管增生[40]。

在对高原习服—适应的动物实验中，观察到毛细血管增生的同时，毛细血管密度增加，不仅表现于皮肤，在骨骼肌[41]、心肌[42]及脑皮质内[43]均可观察到。毛细血管在组织内密度的增加，将缩短血管与组织细胞间的距离，可以更快地和更有效地向组织提供氧。

在动物实验进一步观察到，在高原习服过程中，低氧固然是刺激毛细血管增生的一个因素，而如果同时有运动这一因素时，则更易促使新生的毛细血管形成[44,45]。在高原的实际观察也注意到，那些室外劳动的农、牧民和经常体力劳动者，面部毛细血管的增生往往发生率更高，也更明显。

另外观察到，经高原训练的实验动物，通过电子显微镜观察及组织计量学检测，其血管的形态发生变化比起毛细血管增生更重要，毛细血管变成弯曲状，而且在毛细血管间出现搭桥样横跨，毛细血管内皮细胞与比邻的内皮细胞相互重叠，缩短了细胞间距；向毛细血管腔内突起的内皮细胞则数量减少。据此，毛细血管可以伸长和增加其内径，认为这是经低氧训练后毛细血管的一种"抽条机制"（sprouting）。这种变化在返回平原后仍维持较长时间[46]。

一项实验证明高原土生动物的毛细血管增生比迁养到高原的平原动物更明显。班切罗（Banchero）等研究了3只美国丹佛（Denver，1 600 m）的成年杂种犬，将其置入模拟海拔4 880 m的减压舱内生活3 w，并与5头安第斯（4 350 m）的土生犬相对照。检测在骨骼肌的横切面上的平均毛细血管密度及在每单位组织容量的毛细血管相对表面积。结果在4 880 m停留3 w后与原海平面相比以上数值均有增加，但仍无高原土生犬的此两项指标明显[47,48]。这就提示毛细血管增生在高原适应动物要强于习服动物。

人体实验获得同样结果。对生活在安第斯海拔3 700～5 000 m的49例正常人的尸体解剖发现，在肺可见肺血管床大量增生，肺毛细血管数量增加[49]。对在高原世居的南美印第安人，通过电子显微镜可观察到肺泡—毛细血管壁薄而丰富的毛细血管[50]。在高原世居人的解剖学观察到，甚至他们冠状动脉的 2 级血管也高度发展了[51]。而且卡梅利诺（Carmelino）通过立体血管造影术对比了生活在秘鲁（3 500 m）的世居者和海平面居民的冠状动脉，结果高原居民冠状动脉的一级分支及冠状动脉内的吻合支均比海平面人明显丰富。

以上大量的研究所获得的结论集中到一点，即高原习服和适应的共同血管结构性机制为通过毛细血管增生来提高组织对氧的获取率。而形成在高原人体颜面的毛细血管增生所表现的"高原颜面红"应该是一种生理适应。

第 7 节　眼人类学测量

根据一项在喜马拉雅印度喜马偕尔邦的拉哈尔—斯岬特（3 300 m）与平原对比的眼人类学测量的研究，发现高原世居人的外侧眼眦距离（inter-outer canthal distance，IOCD）、内侧眼眦距离（inter-inner canthal distance，IICD）和瞳孔间距距离（interpupillary distance，IPD）均值均大于平原人，具有统计学意义，同时鼻梁也增宽，认为这是在高原长期强紫外线照射和雪地反射作用下的一种眼人类学变化[52]。从以上描述看其与藏族眼鼻很相像，可惜目前无人对此进行研究。

第 8 节　鼻人类学特征

藏族的鼻形态结构有着明显特征，吴天一团队在青藏高原对 1 258 名世居藏族进行了鼻外观研究，发现其中 478 人（38%）的鼻外形具有明显特征性，224 人（17.8%）特征极为显著。主要表现为整个鼻呈长、隆、大型，尤以鼻端部巨大呈圆隆状似所谓"蒜头样鼻"，同时双鼻孔圆大深邃，鼻梁直而挺拔，无鼻结或中部塌陷外形，鼻根部宽大并常向两侧稍隆突（图 14.8 ～图 14.10）。

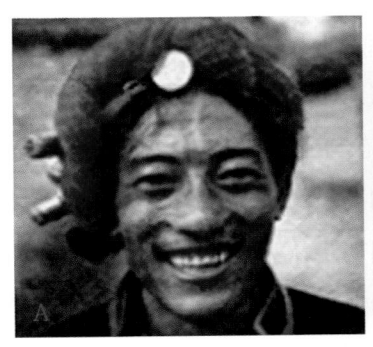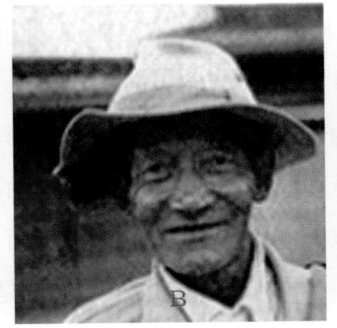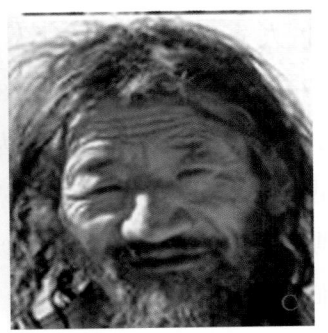

图 14.8　藏族鼻

藏族鼻的鼻尖端部大而圆隆，鼻孔圆大深邃，形似"蒜头样鼻"。A—青年；B—中年；C—老年；均显示这一特征。

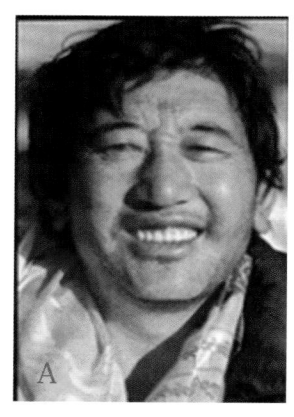
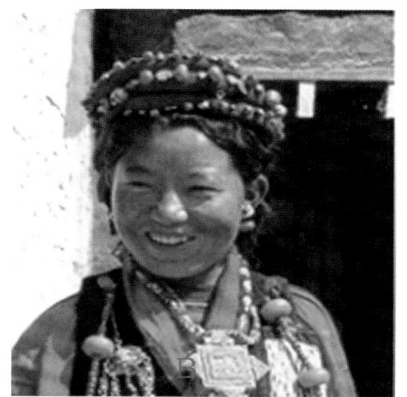
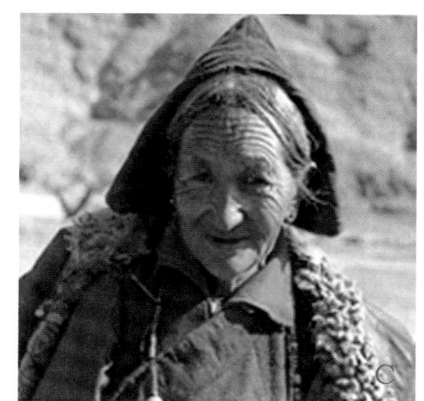

图14.9　藏族鼻根部两侧宽大轻度隆起

A—藏族男；B—藏族女；C—藏族老妇。

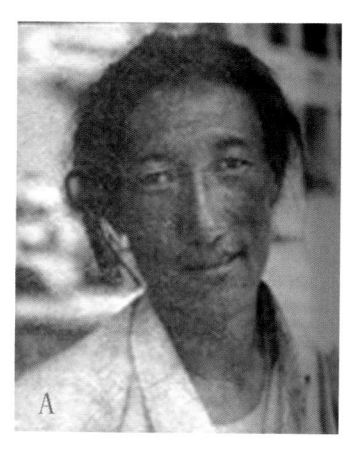
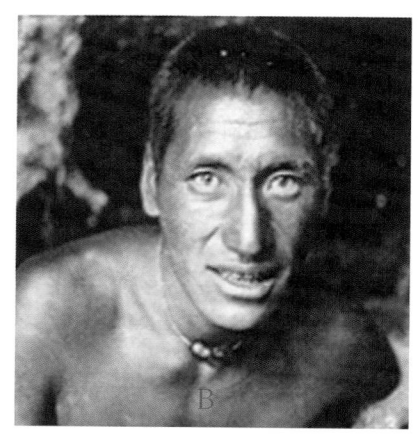
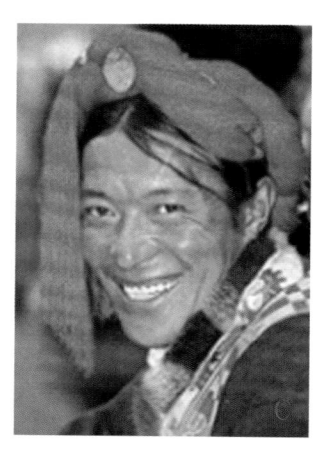

图14.10　藏族鼻径较长，鼻梁挺直

A—鼻呈长鼻型；B—鼻长且巨大；C—鼻长且鼻端隆突。

　　对86人（男52人，女34人）的测量结果（均数 ± 标准差）显示：鼻长度（鼻根至鼻尖），男为（82±12）mm，女为（76±8）mm；鼻根部宽度，男为（46±6）mm，女为（38±4）mm；鼻孔内径，男为（12±3）mm，女为（9±2）mm。这一鼻的形态与平原汉族及高原汉族明显不同，其他蒙古人种的民族也未见这一鼻型，也不同于高加索人种的高鼻梁长鼻型。吴天一在南美时注意到安第斯印第安人部分人也有类似于这一鼻形态者。因此我们初步认为这并非种族特征，而更多地是反映低氧环境进化适应的结果。因为建立适应的第一关就是保证通气，这一巨大型鼻和鼻孔扩大的通气口，对保证每次呼吸时吸入更多量的气体起到了重要作用。高原气温低，湿度低，宽大的鼻根部内腔丰富的毛细血管和绒毛使吸入气经过"温湿化"过滤而进入呼吸道和肺内，起到保护气管和肺泡的作用，藏族通气量大主要是肺发育好，而鼻的上述特征有利于配合增加通气量。在高原其他的土生动物中，也表现为相似的解剖生理特点，如藏马即有粗、壮、短的颈部和巨大的鼻孔，奔跑时鼻孔的扩张度极为显著，呼吸频率并不显著增加而通气效果极佳，在海拔4 000 m可以长时间疾走。而内蒙古体型优美的"三河马"，有着细长的脖子和较窄小的鼻孔，曾在青藏高原高海拔地区作乘骑，在疾驰后有的发生心脏猝死，鼻孔出血倒地而死，有相当一些马发生高原肺水肿而死亡。藏族与藏马等高原土著动物在呼吸的门户鼻的相似形态功能上可能存在"趋同进化"。

目前藏族人类学的研究已成为人类学中的热点问题，因为其成果一方面涉及改善藏族人民健康，促进藏区的经济与社会发展，而另一方面对探讨藏族的起源具有重要意义[53]。值得注意的是，在探讨高原人类遗传—进化适应时，应将人类学与考古学紧密相连，进行深入分析是十分必要的[54]。

参 考 文 献

[1] 王增贤，王小亚.藏族体质特征的初步研究[J].泰山医学院学报，1997，18（2）：82-86.

[2] 杨海航，丁玲辉，周学雷.西藏藏族学生身体形态与机能调查分析[J].西藏科技，2003，1：30-32.

[3] 肖艳杰，席焕久.藏族中小学学生体表面积现状调查[J].中国学校卫生，2008，29（5）：393-394.

[4] 温有锋，叶丽萍，习焕久，等.西藏藏族青少年体型[J].人类学学报，2009，28（1）：64-72.

[5] 温有锋，习焕久，叶丽萍.西藏藏族青少年皮肤密度[J].解剖学杂志，2007，30（5）：620-623.

[6] 胡佩瑾，例成叶，赵德才，等.1965至2004年西藏藏族学生身体形态的变化趋势[J].中华预防医学杂志，2005，39（6）：380-384.

[7] 新华社李希光.人类学家的最新研究[N].解放日报，1989-04-14.

[8] 周惠英，依苏，大多吉.西藏藏族现代人颅骨40项指标的测量[J].解剖学杂志，1998，21（4）：353-356.

[9] MORANT GM. A study of the Tibetan skull[J]. Biometrika, 1923, 14（3-4）: 193-260.

[10] ZHANG J. A ratio-typological study of human skulls from the cemetery of Kayue culture at Lijiashan, Qinghai[J].Acta archaeologica Sinica, 1993, 110（3）: 381-413.

[11] LIN YP. A new anthropological skull found in the Linzhi village, Tibet[J]. Palaeovertebrata et Palaeoanttopologia, 1996, 9: 241-143.

[12] WU RK. Human fossils discovered in Liujiang, Guangxi[J]. Palaeovertebrata et Palaeoanthropologia, 1959, 5（2）: 81-89.

[13] WASILY EV. The problems of the origins of Chinese civilisation[M]. Beijing: Relics Publishing House, 1987: 95-116.

[14] 侯石柱.西藏考古学大纲[M].拉萨：西藏人民出版社，1991.

[15] TANG HS, HARE JM. Lithic tool industries and the earliest occupation of the Qinghai-Tibetan Plateau[J]. The Artefact, 1995, 18: 3-11.

[16] DANG S, YAN H, YAMAMOTO S, et al. Poor nutritional status of younger Tibetan children living at high altitude[J]. Eur J Clin Nutr, 2000, 58: 938-946.

[17] PAWSON IG. Growth characteristics of population of Tibetan origin in Nepal[J]. Am. J. Phys. Anthropol, 1977, 47: 473-482.

[18] FRISANCHO AR, VELASQUEZ T, SANCHEZ J. Possible adaptive significance of small body size in the attainment of aerobic capacity among high-altitude Quechua natives[M]//WATTS ES, JOHNSTON FE, LASKER GW. Biosocial Interrelation in Population Adaptation. The Hague: Mouton Publishers, 1975: 55-64.

[19] 任甫，侯续伟，李春山.藏族骨龄评价[M]//席焕久.西藏藏族人类学研究.北京：北京科学技术出

版社, 2008: 120-129.

[20] 潘光熹, 雷淑贞, 杨松, 等. 拉萨地区营养成分的检测[J]. 青海医药原医学专刊, 1989, 1: 33-36.

[21] 节学丰, 朱芳麟, 袁国佐, 等. 高原藏族牧民的营养调查报道[J]. 青海医药高原医学专刊, 1987, 1: 54-58.

[22] 袁国佐, 宋健军, 郭荣寿, 等. 高原藏族牧民的营养调查[J]. 青海医药高原医学专刊, 1989, 1: 37-42.

[23] HARRIS NS, CRAWFORD PB. Anthropometric lung volunme measurements in Himalayan and Andean natives（Abstract）[J]. FASEB J, 1988, 2: A1281.

[24] BLUME FD, SANTOLAYA R, SHERPA MG, et al. Anthropometric and lung volume measurements in Himalayan and Andean natives（Abstract）[J]. FASEB J, 1988, 2: A1281.

[25] SLOAN AW, MASALI M. Anthropometry of Sherpa man[J]. Ann Hum Biol, 1978, 5: 453-458.

[26] BEALL CM. A comparison of chest morphology in high altitude Asian and Andean populations Hum[J]. Biol, 1982, 54: 145-163.

[27] WOOD S, NORBOO T, LILLY M, et al. Cardiopulmonary function in high altitude residents of Ladakh[J]. High Alt Med Biol, 2003, 4: 445-454.

[28] APTE CV, RAO KS. The maximum expiratory flow-volume loop in natives of Ladakh and acclimatized lowlanders[J]. High Alt Med Biol, 2005, 6: 209-214.

[29] GULERIA JS, PANDE JN, SETHI PK, et al. Pulmonary diffusing capacity at high altitude[J]. J Appl Physiol, 1971, 31: 536-543.

[30] WU TY, KAYSER B. High altitude adaptation in Tibetans[J]. High Alt Med Biol, 2006, 7（3）: 193-208.

[31] WEITZ A, GARRUTO RM. Growth of Han migrants at high altitude in Central Asia[J]. Am J Hum Biol, 2004, 16: 405-419.

[32] RAMIREZ B, MENDOZA LDV, GUERRERO NA. Dermatoglyphics of a high altitude population and interpopulation comparison[J]. High Alt Med Biol, 2001, 2（1）: 31-40.

[33] 郭汉壁. 人类皮纹学研究观察的标准项目[J]. 遗传, 1991, 13（1）: 38.

[34] 汪宪平, 其梅, 琼达, 等. 西藏1 000例藏族肤纹参数的研究[J]. 遗传学报, 1991, 18（5）: 353-385.

[35] 汪宪平, 颜中, 其梅, 等. 西藏珞巴族的肤纹参数和聚类分析[J]. 人类学学报, 1995, 14（1）: 40-47.

[36] 汪宪平, 颜中, 其梅, 等. 西藏门巴族肤纹参数研究[J]. 人类学学报, 1999, 18（1）: 40-45.

[37] VALDIVIA E. Capillary studies at high altitudes[R]. Texas: School of Aviation Medicine. USAF. Randolph Field AFB, 1956: 55-101.

[38] VALDIVIA E. Total capillary bed of the myocardium in chronic hypoxia[J]. Fe Proc Am Soc Exper Biol, 1962, 21: 221-226.

[39] BECHER EL, COOPER RG, HATAWAY GD. Capillary, vascularization in puppies born at a simulated altitude of 20 000 feet[J]. J Appl Physiol, 1955, 8: 166-168.

[40] RAKUSAN K, TUREK Z, KRUEZER F. Myocardial capillaries in guinea pigs native to high altitude

（Junin，Peru，4 105 m）[J]. Flueger Arch，1981，391：22-24.

[41] VALDIVIA E. Total capillary bed in striated muscle of guinea pigs native to the Peruvian Mountains[J]. Am J Physiol，1958，194：585-590.

[42] CASSIN S，GILBERT RD，JOHNSON EM. Capillary development during exposure to chronic hypoxia. Technical Report 66[R]. San Antonio，Texas：Brooks Air Force Base，1966：16-18.

[43] DIEMER K，HENN R. Kapillarvermehrung in der Himvinde der Ratte unter chronischen Sauerstoffmangel[J]. Naturwissenschaften，1965，52：135-141.

[44] SYNDER GK，BYERS RL，KAYAR SR. Effects of hypoxia on tissue capillarity in geese[J]. Respir Physiol，1984，58：151-156.

[45] SYNDER GK，WILCOX EE，BURNHAM EW. Effects of hypoxia on muscle capillarity in rats[J]. Respir Physiol，1985，62：135-161.

[46] APPELL HJ. Morphological studies on skeletal muscle capillaries under conditions of high altitude training[J]. Excep Med Occupat Health and Med，1981，11（8）：503-508.

[47] BANCHERO N. Capillary density of skeletal muscle in dogs exposure to simulated altitude[J]. Proc Soc Exp Biol Med，1975，148：435-445.

[48] EBY SH，BANCHERO N. Capillary density of skeletal muscle in Andean dogs[J]. Proc Soc Exp Biol Med，1976，151：795-801.

[49] CAMPOS J，IGLESIAS B. Anatomical and pathological data on 49 normal persons native to and residents of high altitudes（3 700～5 000 m）who died accidentally[J]. Rev Lat Am Anat Pat，195，1：109-115.

[50] HEATH D，WILLIAMS RD. Alveolar-capillary wall[M]//High Altitude Medicine and Pathology. Oxford：Oxford University Press，1995：42-43.

[51] ARIEAS-STELLA J，TOPILSKY M. Anatomy of the coronary circulation at high altitude[M]//POTER R，KNIGHT J. High Altitude Physiology：Cardiac and Respiratory Aspects. Edinburgh：Churchill Livingstone，1971：149-152.

[52] BALL J，CHAUDHARY KP，THAKUR R. High altitude and the eye：a case controlled study in clinical ocular anthropometry of changes in the eye[J]. High Alt Med Biol，2005，6（4）：327-338.

[53] 吴新智. 序言[M]//席焕九. 西藏藏族人类学研究. 北京：北京科学技术出版社，2009.

[54] LI YX. Deposit of stone implements over Jilong area and the upper and middle reaches of the yaluzangbu river：a reference to correlative questions about the early stone implements in Tibet[J]. Southern Ethnology and Archaeology，1992，4：47-63.

第 15 章　藏族适应——考古学证据

今天，世界上有大量人群居住在海拔 2 500 m 以上的地区，最突出的是青藏高原、安第斯山区和东非高原。这些环绕着地球上的高原和高山，有着我们远古时代的祖先，他们是人类征服低氧环境的先驱者，然而由于高原环境的严酷，人类进入和占领高原是一场与"自然选择"无情的斗争，直到全新世，地球高原上尚有一些无人居住区。揭开这一场人类与高原斗争的历史，考古学研究提供的各种资料（evidence from archaeology）将是最具说服力的铁证，而在"世界屋脊"上生存、繁衍、发展成为"自然选择"优胜者的就是藏族。

根据在青藏高原考古学所获得的资料显示，形成人类物质文化的起源主要在两个地区。一个是在青藏高原的东北部，从青海湖一直扩展到羌塘东部；另一个是在高原的东南部，从昌都市到近于拉萨的雅砻及上年楚河谷地。由此基本上覆盖了整个青藏高原，这些考古资料雄辩地证明，藏族是人类高原适应历史最悠久的群体，故本章做了较详尽的叙述。

第 1 节　青藏高原的隆起形成对生物进化适应的意义

青藏高原的隆起是近几百万年亚洲大陆发生的最伟大的地质事件之一。青藏高原的形成是印度洋板块向北漂移并与欧亚板块相撞的结果。青藏高原是一个动态的地质区域。约 1 500 万年以来，藏南地区在不断坚实地抬升[1]。至中新世晚期、上新世初期，由于经过长期应力积累，产生喜马拉雅第三期运动，至此喜马拉雅山已基本形成。高原强烈隆起的时代开始于上新世末，通过三个剧烈上升的阶段而大幅度上升，并且有明显的后期加速趋势。晚更新世以来高原仍在不断抬升，一直迄今[2]。这一抬升过程与生物的进化适应密切相关[3]。这里的生物不断改造自己以适应高原[4]。随着青藏高原整个隆起的历史过程，特别是在始新世晚期至中新世，对高原生物的形成、繁育及人类的生存活动至关重要[5]。实际上随着青藏高原的隆起，古代人类的生活习性，特别是食物性质发生着改变，这与高原生物在青藏高原的生存繁衍密切相关[6]。对于这些具有重要价值的高原生物，尤其人类的进化适应，从考古挖掘的一些遗址可以发现人类祖先居住的痕迹，是判定史前时代人类在青藏高原存在的关键性的直接证据，因此考古学将提供最坚实的历史证据。

第 2 节　青藏高原考古学的历史回顾

公元 17 世纪 20 年代至 18 世纪 40 年代间，欧洲的一些传教士、探险家和地理学家等或从喜马拉雅山外，或从我国内地进入青藏高原地区进行传教等活动的同时，收集了大量关于藏族文化、历史、宗教及人文的资料加以研究，成为西方学者研究西藏历史的开端，也企图揭开西藏人类起源的奥秘[7]。19 世纪后期，由于西方学者开始从事"西藏学"的研究，从而也推动了西藏考古学工作的陆续开展，但是由于西藏严格的封闭政策，西方人只能获取凤毛麟角的、片面的和局限的一些资料。直到今天，由于西方学者不懂汉文及文献搜集的局限性，加之他们有些并未参与实际的考察工作，故在他们所做的青藏高原考古学综述中，有时不免会有片面性，在地名和年代上也存在某些误差，不过他们从整个人类进化发展史来看待青藏高原地理、环境、气候变迁等对藏族生存、繁衍和发展的关系，同时与南美洲考古学比较，以及将考古学、人类学与基因组学相联系分析，还是具有很高的科学价值[8-11]。

我国真正的青藏考古工作是在 1951 年西藏和平解放后，由中国学者肩负起青藏高原考古的责任。1960—1966 年中国科学院等单位曾几次组织科学工作者先后对西藏中部、珠穆朗玛峰等地进行考察，开展了青藏高原隆起及其对人类影响的研究。在此基础上，自 1973 年起，以中国科学院为核心，和全国各地方有关研究院所、大专院校等近 100 个单位，会同青海、西藏、四川、云南、甘肃、新疆等地的 400 多名科研人员，开展了大规模的对青藏高原综合学科的考察研究。

其中考古及古脊椎动物与古人类研究是重点内容之一。一方面是对青藏高原和喜马拉雅地区古生物的考古发掘，这对整个高原的生物群落有重要意义。这可以追溯到 19 世纪末叶，通过在西藏中部发现了犀牛的化石而推论喜马拉雅的隆起及当时的气候环境[12]。在藏北高原的伦坡拉盆地丁青地区挖掘的古哺乳动物化石来推测青藏高原的隆起高度及形成年代[13]。同时通过考古发现了西藏始祖马动物群的分布[14]。从古生物考古研究，在西藏还发现了虎的遗存[15]，也有一些当今属于热带迁徙的飞禽曾出现在西藏[16]，这都说明在青藏高原曾经有过亚热带气候和丛林。我国在 20 世纪 80 年代曾在希夏邦马峰地区进行考古挖掘以研究青藏高原的植物生态学及地质学[17]。

我国考古工作是有步骤地深入进行，覆盖面极大，采集到的古代文物极为丰富多彩，这些遗址和文物描绘出了一幅古代先民生活在青藏高原的图景，因此取得了一系列重大成果[18]。我国对青藏高原的考古研究正在继续发展中。现将我国及国际学者在青藏高原考古发掘主要属于石器时代和有代表性的主要内容汇集于表 15.1。

表 15.1 青藏高原主要早期石器地点概况

地点	经纬度	海拔 /m	文化遗址	地貌部位	发现者及年代	时代结论及发表报道
黑河（那曲）	—	4 300 以上	细石器 2 件	河流阶地地面	中国科学院地质研究所赵宗溥	新石器时代。邱中郎，1958
定日	—	4 500	打制石器 40 件	高出河面 20 m 的阶地地面	中国科学院西藏科学考察队，1966	旧石器时代中晚期。张森水，1976
亚里（聂拉木）	—	4 300	细石器 27 件	第一阶地地面其中一件出自上面的石灰华层	中国科学院西藏科学考察队，1966	中石器时代或稍晚。戴尔俭，1976
羊圈（聂拉木）	—	4 900	细石器 3 件	第一阶地地面	中国科学院西藏科学考察队，1966	中石器时代或稍晚。戴尔俭，1976
错尼（双湖）	87°09′ E 34°47′ N	4 920	细石器	丘陵洼地地面	中国科学院青藏高原综合科学考察队，1976	中石器时代或新石器时代早期。安志敏等，1979
绥绍拉（双湖）	88°30′～31′ E 33°14′～15′ N	5 200	细石器	河流阶地及洪积扇地面	中国科学院青藏高原综合科学考察队，1976	中石器时代或新石器时代早期。安志敏等，1979
珠洛勒（申扎）	—	4 800	细石器	第二阶地地面	中国科学院青藏高原综合科学考察队，1976	中石器时代或新石器时代早期。安志敏等，1979
珠洛勒（申扎）	—	4 800	打制石器 14 件	洪积扇前沿地面	中国科学院青藏高原综合科学考察队，1976	旧石器时代晚期。安志敏等，1979
卢令（申扎）	89°4′ E 31°124′ N	4 700	细石器	河流阶地地面	中国科学院青藏高原综合科学考察队，1976	中石器时代或新石器时代早期，安志敏等，1979
才多茶卡（班戈）	88°58′ E 33°05′ N	4 800	打制石器 8 件，与细石器共生	湖滨平原地面	中国科学院青藏高原综合科学考察队，1976	新石器时代。张森水，1980
蒂让碧错	89°06′ E 33°03′ N	4 900	细石器 3 件	湖滨平原地面	中国科学院青藏高原综合科学考察队，1976	新石器时代。张森水，1980
雅曲雅土（班戈）	89°21′ E 33° N	4 900	细石器 4 件	湖滨平原地面	中国科学院青藏高原综合科学考察队，1976	新石器时代。张森水，1980
错尼	37°20′ E 34°40′ N	4 900	细石器 1 件	湖滨平原地面	中国科学院青藏高原综合科学考察队，1976	新石器时代。张森水，1980
马法木湖（普兰）	81°55′ E 30°50′ N	4 630	细石器 39 件，打制石器 21 件	第三阶地（高出河面 30 m 地面）	南京大学王富葆	全新世早期。刘泽纯等，1981
帕也真沟（日土）	79°55′ E 30°50′ N	5 200	细石器 3 件	洪积扇地面	南京大学王富葆	全新世早期。刘泽纯等，1981

地点	经纬度	海拔/m	文化遗址	地貌部位	发现者及年代	时代结论及发表报道
戳错龙湖西岸（吉隆）	85°5′ E 29° N	4 620	细石器1件	滨湖高阶地地面	南京大学王富葆	全新世早期。刘泽纯等，1981
卡若（昌都）	97°2′ E 31°1′ N	3 100	打制石器共近7 000件，细石器629件，磨制石器511件。还有骨器、陶器、装饰品及建筑遗迹等	第二阶地上的堆积，厚100～160 cm	西藏文管会等	新石器时代。4 000～5 000年前。西藏文管会等，1985
各听	89°22′ E 31°35′ N	4 663	打制石器100多件	湖滨高阶地面	中国地质科学院，1983	旧石器时代晚期或新石器时代初期。钱方等，1988
可可西里、沱沱河沿岸	—	3 500～4 200	打制石器一批。以砾石制成，一面加工、较小、半圆形的刮削器、或弯曲形或齿形的刃边	河岸地面	中国科学院地质研究所，1956	旧石器时代晚期或新石器时代初期。安志敏等，1959
柴达木高出小柴旦湖面处	—	2 800～3 200	打制石器，包括刮削器、雕刻器、钻器、砍砸器等。对钻孔岩心做了孢粉分析	古湖滨沙砾层	中国科学院地质考古研究所，青海省文物管理委员会	旧石器时代。邱中朗，1958，安志敏等，1959
柴达木的诺木洪地区	—	2 800～3 200	大批陶器、骨铆、石器及少量青铜器，毛织物残片。	谷地区	中国科学院地质考古研究所，青海省文物管理委员会	新石器时代。安志敏等，1959
贵南拉乙亥	—	3 200～3 500	打制石器1 400余件，有石锤、石核、石片、刮削器、石刀、研磨器等	黄河上游青海贵南拉乙亥先民古址	中国科学院地质考古研究所，青海省文物管理委员会	中石器时代或新石器时代
青海湖南岸、黑马河	—	3 250～3 500	10余件打制石器，弧刀刮削器、雕刻器、钻贝、砍砸器、龟背状石器；大量碳渣、灰烬，数件骨器	滨湖高阶地地面	中国科学院盐湖研究所与瑞士、澳大利亚的合作研究	旧石器时代，与古人类的渔、猎息息相关，陈克造等，1988

第 3 节 青藏高原考古学的主要发现

现将在青藏高原有代表性的，并多被国家列为重点文物保护的，属于石器时代主要考古资料分述如下。

一、藏南聂拉木、定日遗址

1966 年，西藏科学考察队在藏南聂拉木县发现了亚里和羊圈两个石器地点。其石器最迟应属于中石器时代晚期。其后 1966—1976 年又在藏南定日县东南的苏热山南坡发现了旧石器地点，属于旧石器时代中晚期，石器标本共 40 件，均采集在高处河面约 20 m 的阶地表面，海拔 4 500 m。石器种类有尖状器和刮削器两种，尤尖状器的尖刃断面呈三角形，尖刃尖锐，尖角约为 75°，这种形状呈心形的尖状器，在我国华北地区的旧石器时代中晚期的尖状器类型中是颇为常见的[19-22]。

二、藏西南仲巴遗址

仲巴位于西藏西南部，南邻尼泊尔。位于东经 85.3°，北纬 29.3°。这里是雅鲁藏布江冲击的平坦谷地，气候温热，土地湿润。美国亚利桑那大学人类学院的哈德逊（Hudson）等考古挖掘在两个点进行，从潮湿土壤下的沉积物中挖掘出大量细石器人工制造物（图 15.1、图 15.2）。对在湿润土壤中的植被及贝壳类用放射性 ^{14}C 标记的年代在一处为 6 600 ~ 2 600 cal. yr B.P，另一处为 3 400 ~ 1 200 cal.yr B.P。在接近这一地区的表面地层尚采集到许多有明显特征的未经加工的黑硅石及玉髓，看似源自白垩纪的基岩石。这类细石器的类型，是呈非几何学的微刀削器，又分为圆锥形及楔状外形的岩芯，而类似于在青海湖盆地和在羌塘自然区所发掘的，其年代相似或要更久远一些（图 15.3）。仲巴古人类在此居住的时期与青藏高原包含青铜和铁器手工制品的年代大致相同，即在全新世的中、晚期。提示细石器的工艺在西藏西部的原始社会是人类的重要工具手段[23]。

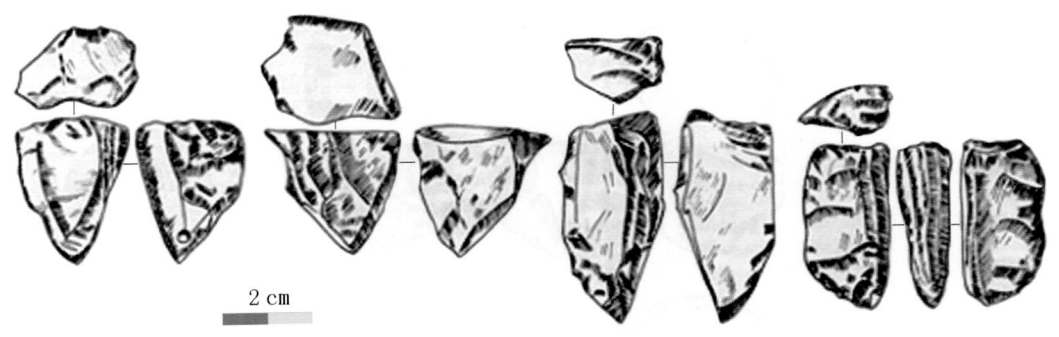

2 cm

图 15.1 藏南仲巴石器细芯图，石核的边缘及尖端已经过再修饰

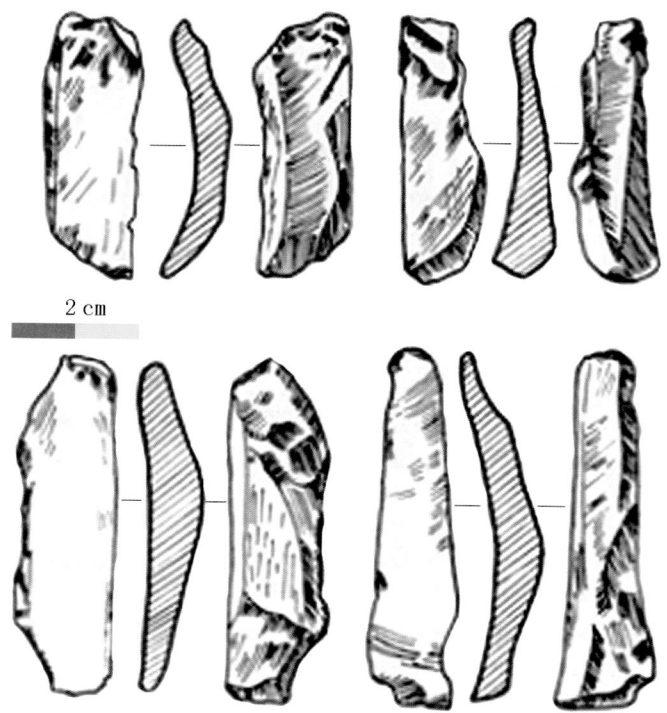

2 cm

图 15.2 藏南仲巴弯曲形薄片石器图

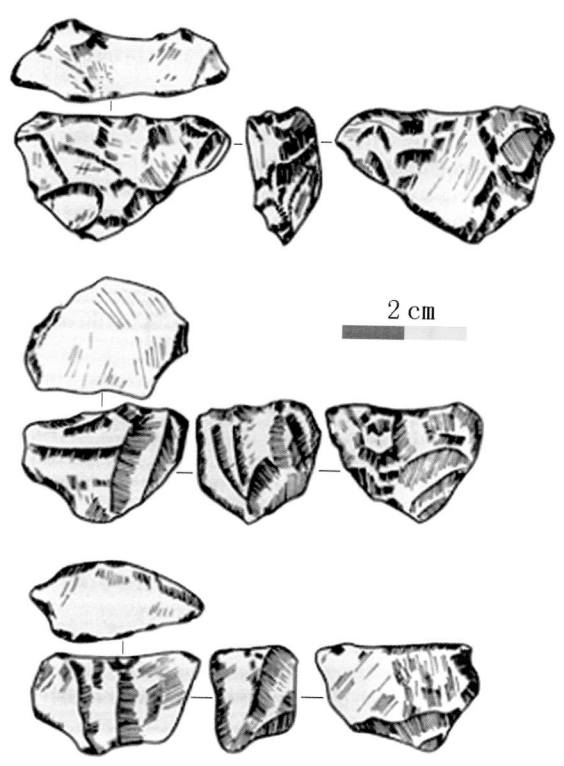

2 cm

图 15.3 从藏南洛隆沟发掘的楔形、船形、漏斗形及椭圆形石器图

三、西藏山南贡嘎昌果沟遗址

1994 年在藏南贡嘎县还发掘了昌果沟新石器时代晚期遗址。昌果沟位于拉萨之南和雅鲁藏布大峡谷的北岸，海拔 3 570 m。年代为距今 3 750 ~ 3 150 年前。在遗址中采集和出土的文化遗物有打制石器、磨制石器、细石器和陶器等[23]。同时在该遗址中还出土了古青稞碳化粒[24-26]。

四、藏北羌塘多格则遗址

综考队在西藏申扎县北羌塘高原多格则附近海拔 4 500 m 处的河谷阶地上，发现了石器，以刮削器为主，说明很早以前这里就有人类的活动[27,28]。1990 年在希夏邦马峰北坡的吉隆县境内发现两处旧石器遗址，石器以砾石石器为主，有别于藏北、普兰以石片为主的特点；在制作工艺上出现了一种相对两边的错向加工或相邻两边的错向加工方法，也与中原旧石器不同[29]。

1983 年中国地质科学院的钱方等在藏北各听的湖滨高阶地地面（4 660 m）发掘到打制石器 100 多件，经年代检测为旧石器时代晚期或新石器时代初期[30]（图 15.4）。

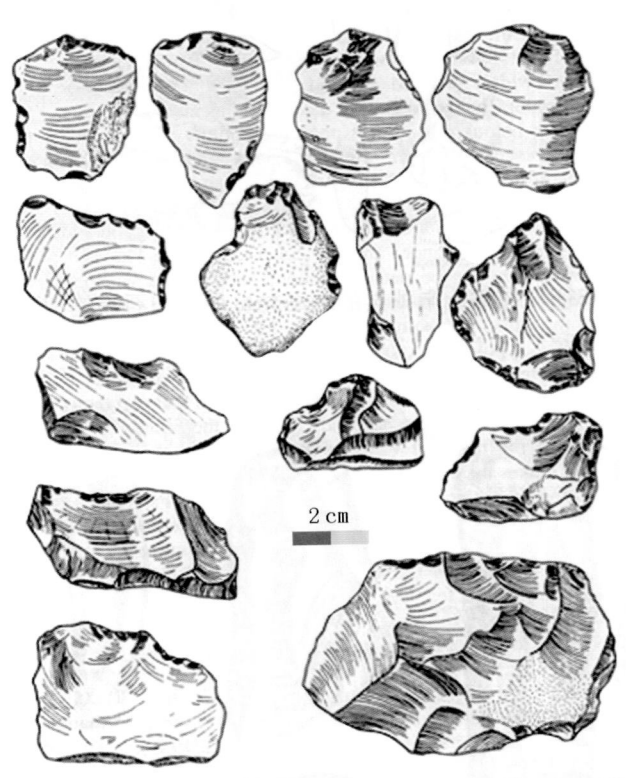

2 cm

图 15.4　藏北湖滨高阶地地面发掘出的打制石器刮削器图

五、藏北申扎双湖等遗址

1976 年以来，中国科学院青藏高原综合考察队，先后在藏北申扎县的珠洛勒、卢令，双湖的玛尼、绥绍拉等地（4 500 m）发现旧石器 14 件和细石器 156 件，还在申扎境内收集到 19 件细石器。以及在普兰县的霍尔区发现打制石器。这类石器的形制特征为多由狭长的石片或者宽大的石片制成，体积比较厚大，不少石器还保留着局部的砾石面（图 15.5 ~ 图 15.7）。在藏北发现的石器基本上分为四类，包括长刮削器、圆头刮削器、双边刮削器和尖状器，这些旧石器器形比较规整，加工较精细，说明在用途上有了明确分工，比在藏南定日、苏热地区发现的旧石器有进步[31-33]。

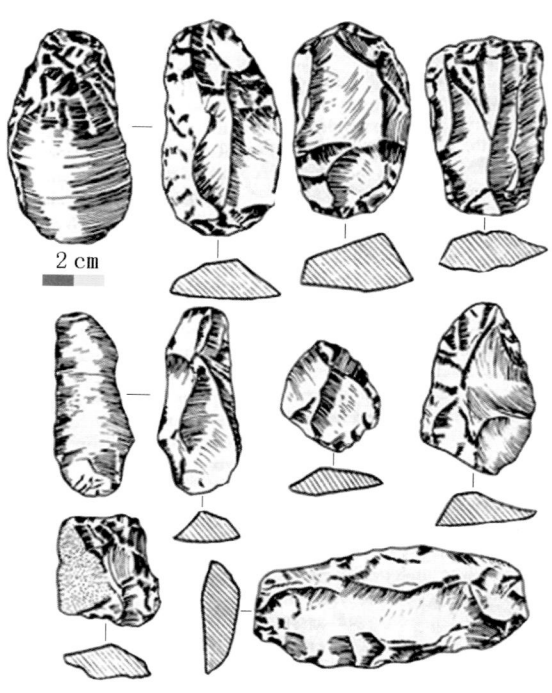

图 15.5　在藏北申扎县的珠洛勒发掘的旧石器的刮削器图

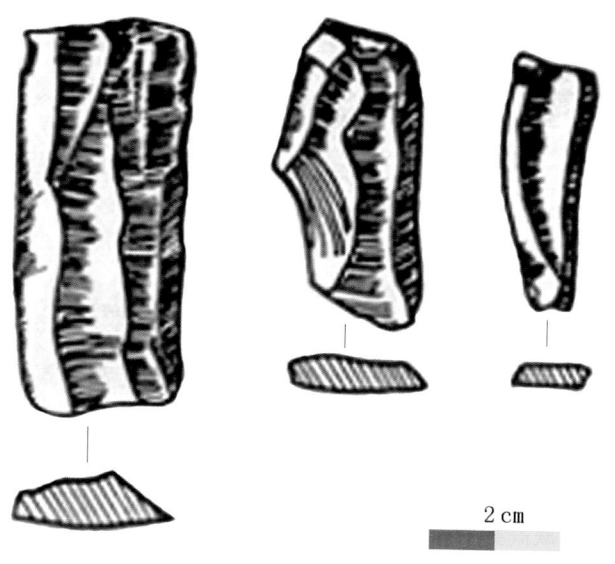

图 15.6　在藏北申扎、双湖发掘的各种细石刀图

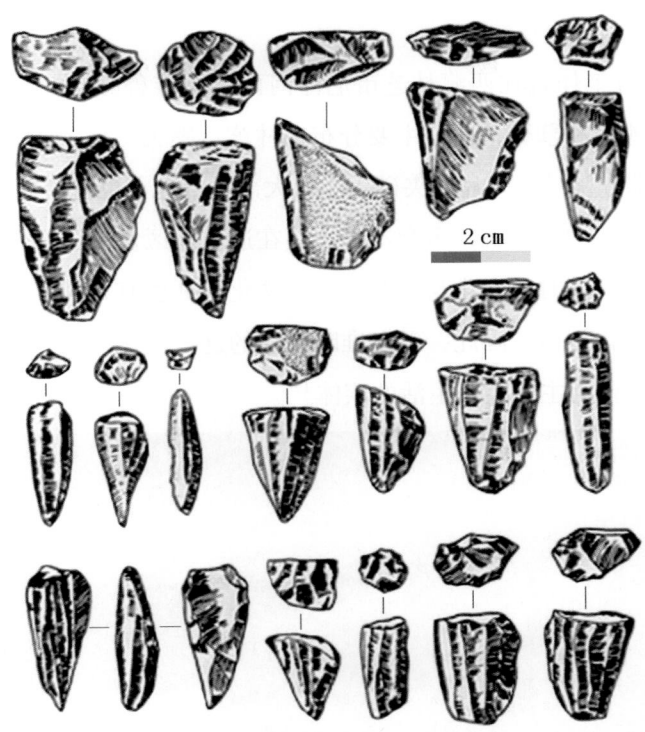

图 15.7　在藏北申扎、双湖发掘的各种石器细芯图，不少石器还保留着局部的砾石面

六、藏北那曲阿里遗址

中国科学院综考队在藏北的那曲和阿里地区，发现和采集到各种古人类石器 250 余件。据考古研究所初步鉴定，可分为两类：一类是形制稍大的石片石器，有制作精致的刮削器和尖状器，可能属于旧石器时代晚期的遗存；另一类是典型的细石器，有形状细小的石核、刮削器和石叶等，但无陶器共存，当属中石器到新石器时代初期的遗物。旧石器的形制，与黄河流域发现的石器基本上属于同一传统，细石器也与中原地区发现的同类石器有密切关系[34]。2004 年又开展了对阿里象雄古城遗址的考古调查[35]。

七、藏北色林湖遗址

这是 21 世纪新发现的一座遗址，在藏北高原的色林错（湖），距拉萨 300 km，海拔 4 600 m。在湖周的土阶上发掘出大批石器，根据对这些器具的鉴定，它们属于旧石器时代晚期，距今 4 万～3 万年前。但石器的年龄是否与地层年龄相一致有待确定[36]。2016 年，中国科学院古脊椎动物与古人类研究所、西藏自治区文物保护研究所联合，再一次考察位于色林错地区的尼阿木底遗址，这是一处规模宏大、地层堆积连续的旧石时代遗址，经过考古发掘，现已初步确定，该遗址距今至少 3 万年，也即早在 3 万年前，已有人类生活在这片土地上。

八、林芝遗址

1974—1975 年，考古工作者在西藏林芝市尼洋河西岸至雅鲁藏布江汇合处及其下游沿江地区发现了一批新石器人类遗骨和墓葬，遗址主要分布在林芝、墨脱（图 15.8）。在此采集到的标本有大型打制石器、磨制石器和陶片，陶片以夹砂为主，大部呈红色，也有磨光的黑陶，纹饰有刻划纹、绳纹等，陶器有钵、罐等，均为平底，多有器耳。还在遗址地区发现了一件陶片似鬶流。其所处的年代与曲贡文化基本相同，同时该文化与卡若遗址的文化特征也有相似之处，如从陶器的形制、陶质和绳纹来看，与卡若文化相似。因此，可以推断林芝的这一文化层是处于曲贡文化和卡若文化之间的交会点上，属于以农业为主要经济生活的族体[37]。

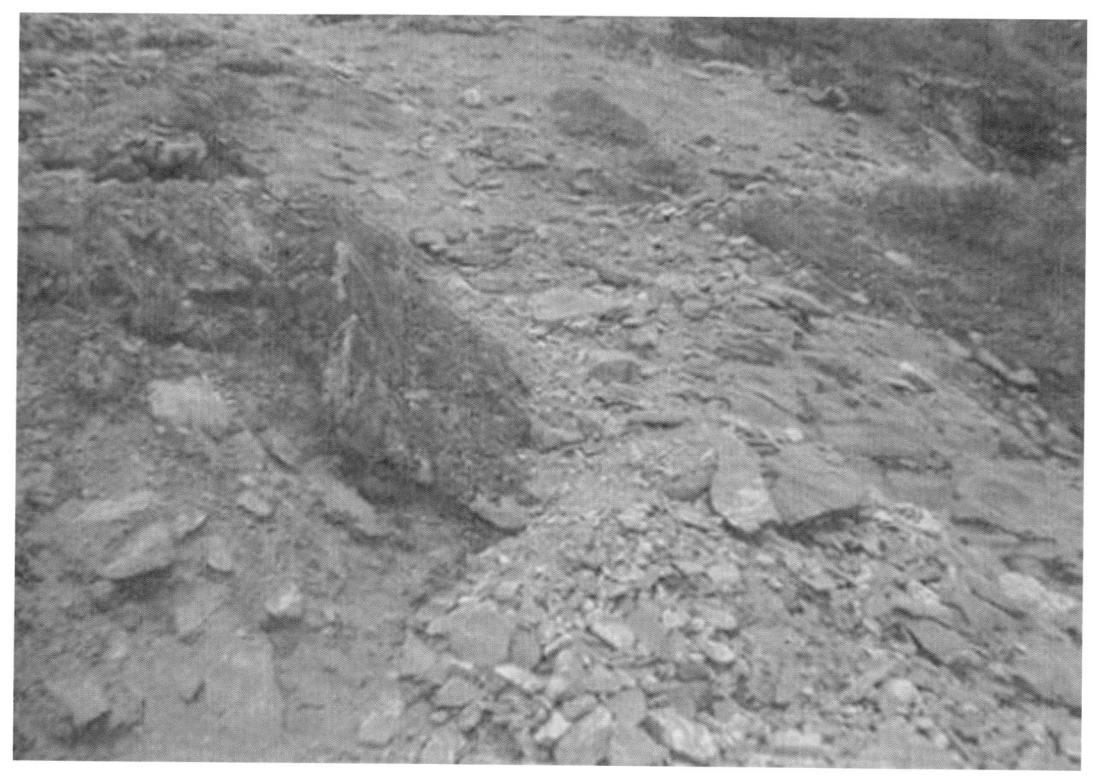

图 15.8　林芝的考古发掘地

1975 年，中国科学院古脊椎动物及古人类研究人员在西藏林芝市附近发现了包括颌骨、肢骨等一批新石器时代的人类化石（图 15.9）。同时，还在林芝市挖掘了一批新石器和同时代的人类头骨。据初步分析，这些新、旧石器与我国中原地区发掘的石器十分相似，可能提示其间有一定的渊源[19, 38, 39]。

林芝人头骨属于蒙古人种现代人类型。由此可以认为西藏藏族是由西藏新石器时代的古代居民为主发展而来的。但是，后来随着历史的发展和人群的迁移，北方地区古代蒙古人种逐渐向南部和西南部扩张，其中一部分进入西藏，并与当地古代居民不断混血，最后形成今日的藏族[39]。

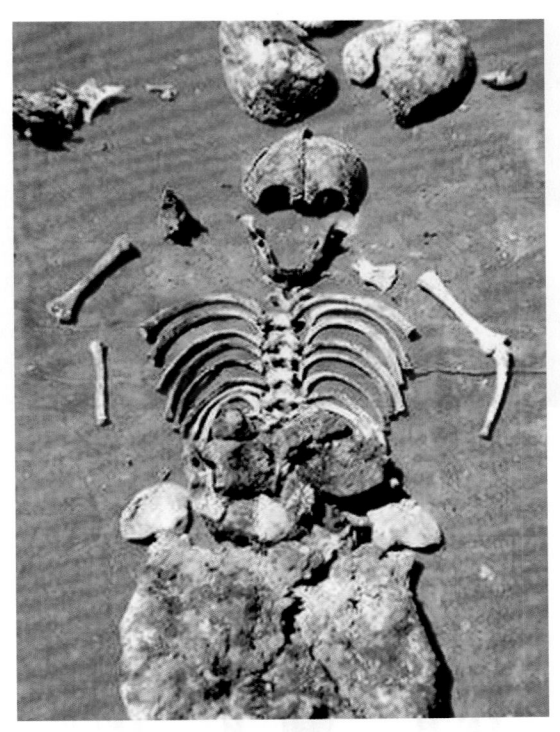

图 15.9　林芝考古发掘的人体尸骨

九、昌都卡若遗址

卡若，位于西藏东部的昌都市，1979—1989 年，西藏文管会主持了两次科学发掘，以藏东河谷昌都卡若遗址的发掘为重心，为人们展示出距今 5 000 ～ 4 000 年前西藏远古社会村落的面貌，同时打开了西藏史前考古遗址科学发掘的先河（图 15.10）。由于卡若遗址独具鲜明的区域文化特征，故被学者们命名为"卡若文化"[40-42]。2002 年，为了实施保护规划，对卡若遗址进行了再次挖掘，此次揭露面积为 200 多 m²，发掘中清理、发现各类遗迹 21 处，其中房屋遗址 3 座、碳坑 16 座、道路 1 处、水沟 1 条。出土各类遗物 7 000 余件（片），其中打制石器、磨制石器、细石器共 1 000 多件，陶器残片 1 200 多件（可复原 3 件），骨料、骨块共 400 多件，其他重要文物 100 余件（图 15.11、图 15.12）。通过此次挖掘证实，在原保护区西侧、东侧仍有原生文化堆积分布，其总面积应在 1 500 km² 以上[40-44]。在西藏昌都市东南 12 km 处的卡若村，位于澜沧江西岸，海拔 3 200 m。这里是川、滇、青、藏的交汇区和交通枢纽。中国科学院综考队出土了一批新石器时代的文物，包括古代房屋基础建设物 9 座，石器、骨器、陶器 32 900 余件，以及许多鸟兽骨骼等（图 15.13、图 15.14）。经鉴定，卡若遗址距今 4 600 余年[45]。卡若遗址发现有家养驯化的猪、耕作过的粟黍的遗迹。一个持续的留居点为 4.2 ～ 5.9 km[10]。卡若遗址具有鲜明的地方特色，然而尽管地处澜沧江边，却不见任何捕鱼工具，未发现鱼骨，也表明了当时的地方特点。这说明卡若文化是新石器时代西藏高原东部地区一种具有代表性的文化。

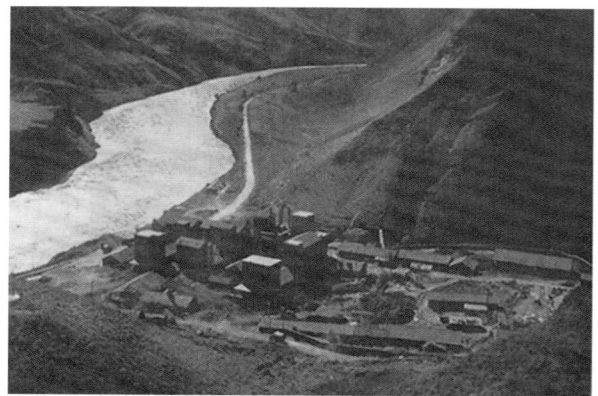

图 15.10　卡若发掘的考古遗址所在地区

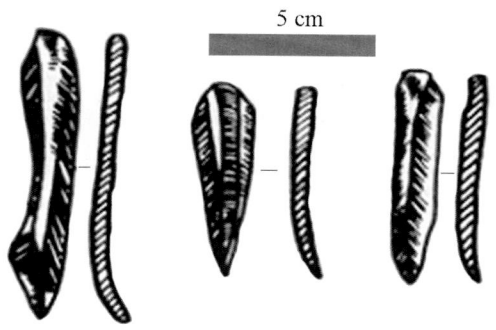

图 15.11　藏东卡若弯曲的石刀片图已经软锤击工艺加工

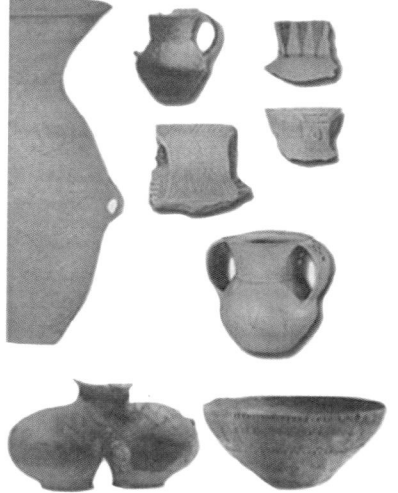

图 15.12　卡若出土的各种陶罐复原图

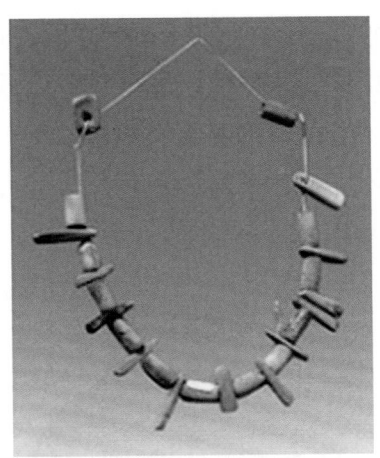

图 15.13　昌都卡若遗址出土的石骨项链，新石器晚期，说明当时女性已爱美、会装饰

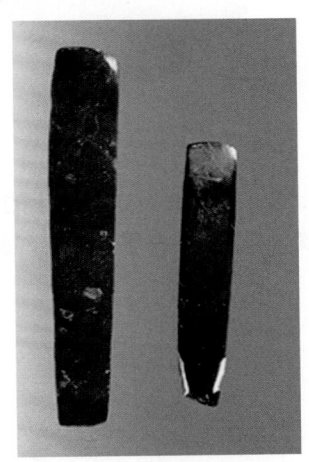

图 15.14　昌都小恩达遗址出土的石凿（长 13.5 cm，厚 1.5 cm），属于新石器晚期

十、拉萨北郊曲贡遗址

1984 年，西藏自治区文管会考古队在拉萨北郊发现一处新石器时代文化遗址。发掘出窑穴基址 1 座、灰坑遗址 2 个，出土了一批石器、骨器和大量陶片。出土的石器，有打制的和磨制的，其形状有盘状器、刮削器、砍砸器等，石质坚硬，人工加工痕迹明显[46]。

1990—1992 年，应西藏自治区文物管理委员会的邀请，中国社会科学院考古研究所对雅鲁藏布江拉萨河谷的曲贡村遗址进行正式发掘。曲贡在拉萨北的 5 km 处，海拔 3 680 m。曲贡村遗址是西藏发掘的一处新石器时代遗址[47]。出土遗物种类包括石器、陶器、骨器等几大类（图 15.15、图 15.16）。在遗址内的碳坑遗址中发现有 4 具被埋葬的人颅或人骨架，出土了大量收割器具和加工谷物的磨盘及兽骨、渔猎具等，反映出新石器时代曲贡人的生活以农耕为主，兼营畜养和渔猎。在发掘中发现了裸青稞碳化粒，发现的动物包括牦牛、驯养的绵羊和猪。但未发现建筑结构物。曲贡遗址的发现，证明拉萨河谷的开发史可以上溯到新石器时代甚至更早，它的年代经放射性碳检测标记为 3.1 ～ 3.7 ka（距今 3 750 ～ 3 150 年）前，并也有家驯化猪、牛和羊的遗迹[10]。

"曲贡文化"作为西藏腹心地区新石器时代文化的代表，有别于西藏东部昌都卡若和东南林芝市发现的新石器时代的文化遗存，曲贡遗址的陶器，在制作工艺、陶质、陶型等文化面貌较卡若文化先进，显示出相当的进步性，年代上应比卡若文化晚[48]。同时，曲贡遗址的发现，填补了新石器时代文化遗址在西藏分布区域上的空白。

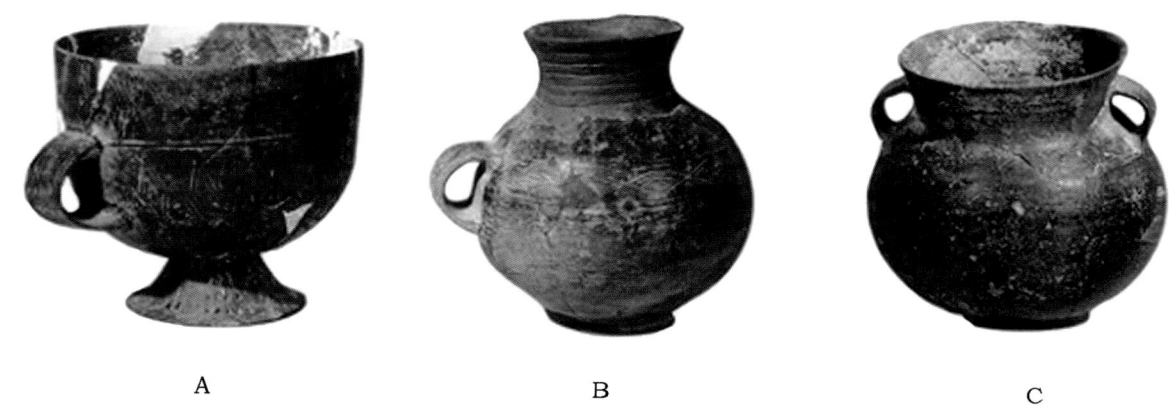

A   B   C

图 15.15　拉萨曲贡遗址出土的遗物

A—黑陶高足单耳杯，属于新石器晚期；B—黑陶平底耳罐，属于新石器晚期；C—黑陶双耳圆底罐，属于新石器晚期。

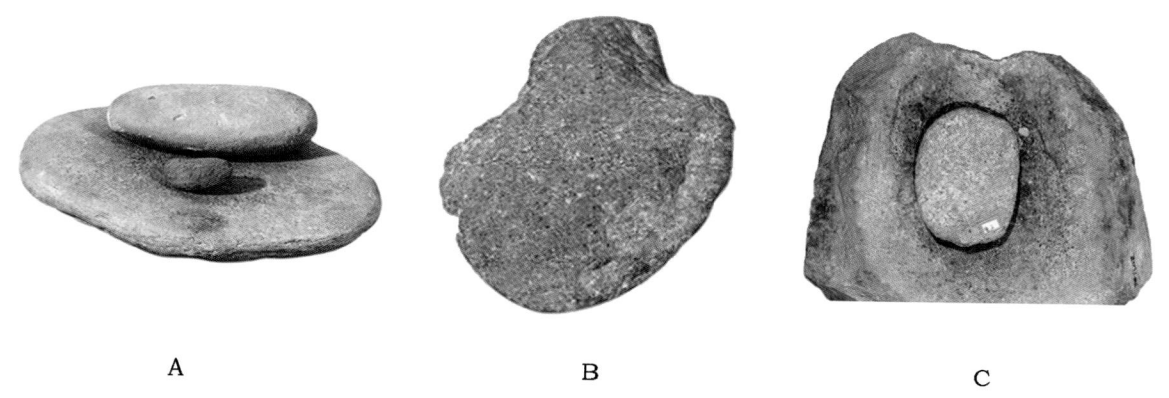

A   B   C

图 15.16　拉萨曲贡遗址出土的石质

A—石质研磨盘（高 36 cm，长 15 cm，宽 11 cm），属于新石器晚期；B—双肩石铲（长 15.5 cm，宽 10 cm），属新石器晚期；C—石质研磨器（高 36 cm，长 33 cm，宽 15 cm），属新石器晚期。

十一、察雅江钦遗址

2000 年，在西藏文物局组织四川大学、西藏博物馆和山南文物局等对西藏"五地一市"开展文物点的补、复查项目中，在澜沧江支流麦曲河畔发现了察雅县江钦遗址。该遗址是藏东三江流域河谷地区继卡若、小恩达遗址之后发现的又一处大型史前遗址。根据在遗址采集到的打制砍研器、盘状器、夹砂陶器残片和地面残留的烧土建筑遗迹等，学者们认为这再次证明横断山脉的河谷地区不但是高原史前文明居民最集中的文化区，而且是西藏山地农业起源最早的区域[25,26]。

十二、堆龙德庆嘎冲遗址

2003 年 5 月起，西藏文物局组织的"青藏铁路沿线考古勘察工程"正式启动。在堆龙德庆区占荣乡境内的嘎冲村，发现了一座古井遗址。从发现特征看，除了有属于新石器时代的瓦陶片外，还有属于金属时代的遗物。2005 年再次在该遗址发现了一些黑皮陶和褐红皮陶及灰陶，少数陶片上还有刻划纹，另采集到一件"涂红色"砾石砍器。该遗址的文化性质与西藏腹地的邦嘎、昌果沟等遗址基本相同，其早期文化距今约在 3 000 年前，而晚期遗存可能到吐蕃时期[25,26]。

十三、可可西里遗址

1956 年 7—8 月，中国科学院地质研究所在青海唐古拉山地区的可可西里的乌拉湖的山垭口处、沱沱河沿等处的河岸地面上，采集到了一批打制石器。这些石器大多以砾石制成，一般只有一面加工，其余部分不加修整，形状都较小，有的是半圆形的刮削器，有的呈弯曲形或锯齿形的刃边。在这些石器采集地未见到陶片或磨光石器[49,50]。然而因缺乏地层证据，还难以肯定为旧石器时代遗物[51]。

1990 年，中国科学院可可西里考察队的一项重大发现是在该区发现了古人类活动遗迹。在乌兰乌拉湖（4 854 m）一共发现了 3 个石器露出点：等马河出山口、东南部湖岸阶地和等马河下游。其中以等马河出山口最为重要，在河岸的阶地上发现有几处温泉（低温温泉），温泉旁有几处锥状的乱石堆，在此采集到的人工打击痕迹的小石块最多，有的还夹裹在华泉沉积物中，可能是古人类石器加工场[52]。东南部湖岸的阶地因有泉华夹裹碎石及石器，选用泉华作测年材料。后经西北大学文博学院及西北考古所综合分析认定，可可西里乌兰乌拉湖石器属于旧石器晚期时代的古人类遗存，活动时期约在距今 2 万年以前（见第 5 章第 4 节）。根据对乌兰乌拉湖水样的分析，发现乌兰乌拉湖的东湖从河口到背水湾，依次分布有淡水—半咸水—咸水—近饱和水（卤水）。湖中生长着水草（眼子草）和鱼（裂腹鱼），这是可可西里湖泊的特殊景观，也为人类生存提供了条件[52,53]。

十四、小柴旦遗址

1982 年，中国科学院盐湖研究所和澳大利亚国立大学生物地理与地貌系等单位组成的联合考察组，在柴达木盆地进行风成堆积考察，于小柴旦湖湖滨阶地上首次采集到一些打制石器。其后中国科学院脊椎动物与古人类研究所等进一步发掘出一批石器，并确认该遗址为旧石器时代晚期人类活动的遗迹[54]。遗址海拔 3 100 m，共有标本 724 件，分石核、石片、石器三大类。石核中包括一般石核和细石核两类，尤细石核的发现，提示大约 2 万年以前。石器中包括刮削器、雕刻器、钻具和砍斫器等。根据钻孔岩心所得的孢粉分析，证实这批石器在距今 35 000 ~ 33 000 年前的旧石器时代。根据地质学家的研究，在晚更新世时期，这里曾出现过多次的咸水与淡水交替现象。由于当时柴达木盆地气候比较温暖，降雨及高山积雪消融增多、增快，湖中的给水量大于蒸发量，湖水淡化，土地潮湿，植物丰富，动物种群增多，适合于早期人类在此采集及狩猎活动。发现的这批石器从其以刮削器为主的组合和制作技术上看，具有旧石器时代晚期华北两大系统中"周口店第一地点：峙峪系"的特色，说明西北与华北古人类在文化技术上有着密切联系[55]。其后有人对石器复查认为其年代为距今 11 000 ~ 3 000 年前[56]。

十五、下大武遗址

在青海果洛沿昆仑断层 600 km 特殊形态的冰川昆仑山的黄河沿，在海拔 4 000 m 的下大武谷地发现的遗址，应用 ^{14}C 判定日期，其年代为 11 000 年前[45]。但其与青海其他地区发掘的古遗址的关系尚不清楚[57]。

十六、拉乙亥遗址

1980 年，青海省文物考古队在黄河上游贵南县拉乙亥遗址出土了各种文化遗物共 1 400 多件。其中打制石器的种类有石锤、石核、砍砸器、刮削器、石片、研磨器等，其中细石片居多，特别是简单的谷物加工工具研磨器的发现，表明采集农业已经出现。骨器有磨制精细的骨锥、骨针等，表明那时的人们已用兽皮缝制衣服御寒。遗址中动物骨骼很多，并且多已破碎，其种属有雉、鼠兔、沙兔、旱獭、狐、羊等，应该是当时人们的主要食物来源。经 ^{14}C 年代检测，该遗址距今约 6 800 年，故拉乙亥遗址属于中石器时代或新石器时代[58]。

十七、柴达木诺木洪遗址

1959 年，中国科学院考古研究所和青海文物管理委员会在柴达木都兰县诺木洪的塔里他里哈地区发现一座古代遗址，出土了大批石器、陶器（有罐、瓮、盆、碗等）、骨器，与少量青铜器（斧、刀、镞、钺等）。有毛布、毛线、毛绳等遗迹，有羊、牛、马、骆驼等动物遗骸，有麦类农作物痕迹。住房采用榫卯结构的木建筑，提示人们已经定居。从石器与铜器并存的情况来看，时间上应属于新石器晚期，距今约 2 900 年[59]。当时这些遗址内的居民虽仍以畜牧为主，但大批陶器和骨耙的出土，说明了农业在这一时期也已有一定地位[50,60]。

十八、青海湖黑马河遗址

1988 年，中国科学院盐湖研究所与瑞士及澳大利亚的科学家首次在青海湖南岸湖畔的黑马河沟一带距地表面 1.0 ~ 1.5 m 以下的黄土层中发现了古代人类遗址，海拔 3 200 ~ 3 300 m。现场发现 10 余件旧石器和大量碳渣、灰烬，尚有几件骨器。这批骨器包括弧刀刮削器、雕刻器、钻器、砍斫器、龟背状石器等器物（图 15.17）。以刮削器数量最多。这批石器全部是用石锤将石片直接打制而成，器物原料有石英石、玛瑙石等[61]。其后经年代鉴定，这一遗址是在全新世以前 15 000 ~ 13 000 年，这些石器与古人类的渔、猎生活密切有关[62]。在黑马河一处海拔 3 202 m 处发掘的遗址被认为是短期居住，其年代约为 8 400 年前[51]。

在青海湖周边的考古发现，最早的居民点是在旧石器时代晚期（距今 4 万 ~ 1 万年前）及前—旧石器时代（距今 1 万 ~ 6 000 年前），是根据此处缺乏陶器、有限的动物类遗存以及短期的半持续居住的营地遗址，而并无建筑物确定的[62,63]。

　　此外，现场还发现新石器时代的磨光石器和陶片。由于这一古人类遗址是在高于青海湖现水位100 余米的黄土台阶地以上，周围散有少量贝壳，由此推断在距今 1 万年左右，青海湖水位比现今的要高出 100 余 m[61,62]。

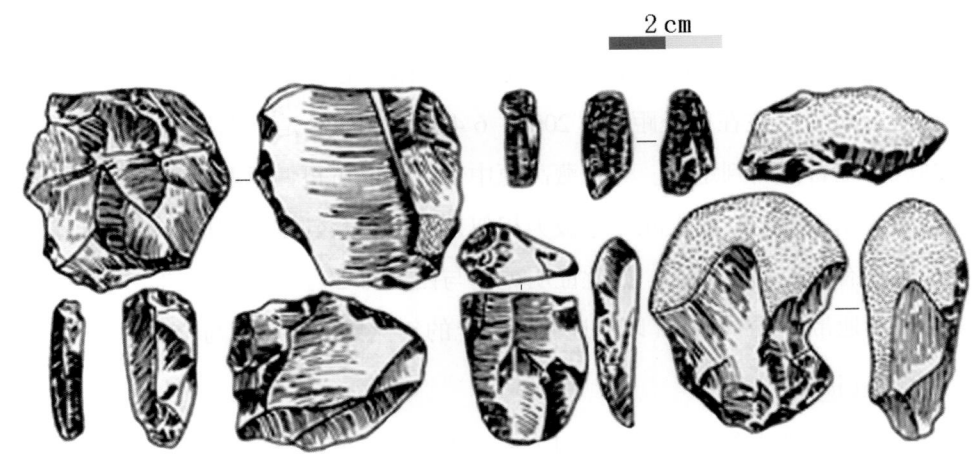

图 15.17　青海湖大雁滩出土的各种细石器图

十九、青海湖江西沟遗址

　　由美国加州大学、中国科学院青海盐湖所及青海师范大学的联合考古组在青海湖地区进行两次考察，第一次于 2007 年在距黑马河不远、青海湖边南侧海拔 3 312 m 处江西沟遗址的发掘发现有 3 个主要点：最早的一个点年代为 9 100 ~ 8 170 年前；第二个点年代为 6 500 ~ 4 950 年前；第三个点挖掘出的粗糙陶器显示年代为 6 500 年前，出土的文物与较低海拔的宗日文化相似[55]。同时出土的动物很像青藏高原的青羊（岩羊），即喜马拉雅蓝羊（Himalayan blue sheep，Pseudois nayaur），还有一些偶蹄类动物。未发现有居住的建筑遗存，然而根据陶器等物的推测，这里可能是半—持久居住点，并显示有多元文化层位[63]。

　　第二次于 2010 年夏季，在江西沟河岸上发现了两处古人类遗存——江西沟 1 号遗址及江西沟2 号遗址。其中在江西沟 2 号遗址地层深度 75 cm 以下发现了许多细石器和动物骨骼。在 80 ~ 90 cm处发现石器 50 个、动物骨骼 310 块，还有一些炭屑。检测年代[64]为距今 7 000 ~ 5 500 年前，这一文化遗存保留着旧石器时期晚期到新石器时期完整的文化地层。同时发现了陶器碎片，证明这一时期先民已进入有陶时期，提示饮食习惯已经从烤食向煮食转变，这是人类饮食的一个重要进步。根据这些陶片的质地和纹饰分析，与距今 6 000 年前的仰韶文化、庙底沟文化陶器十分相似，提示仰韶文化的最西端可能延伸到了青海湖地区，推测可能是经丝绸之路而促成了仰韶先民和江西沟先民间的早期沟通。此外在地层沉积物的陶碎片中提取到一些孢粉，经分析提示，那时期青海湖地区可能曾种植粟黍，这是青海湖地区先民可能种植或食用粟黍的证明[65]。

二十、西大滩遗址

在昆仑山沿着黄河的西大滩，距青海湖 500 km，海拔 4 300 m，在这里发掘出一座遗址，其年代为距今 8 200 ~ 6 400 年前，也有鉴定为 11 000 年前。可能是一个短期定居点，然而这里有黑曜石矿（火山岩气），其离藏北羌塘高原西侧约 951 km[56]。另一项在青藏高原北部昆仑山口的西大滩 2 号发掘点，海拔 4 300 m，应用 $^{10}Be-^{26}Al$ 宇宙射线表面暴露、光学发光刺激及放射性碳的综合技术，提示人类间歇性地或短暂居住在此是距今 9 200 ~ 6 400 年前。这是根据发现大量应用了特殊的圆盘形配置工艺制成的细石器而判定的。与青藏高原中部已知的可可西里及羌塘地区的石器时代相比较，可以发现羌塘的制作工艺与西大滩 2 号极为相似，而且观察到是利用同一种加工石制工艺，包括用一种化学性质、有特色的黑曜石，如此证明羌塘与西大滩 2 号是相联系的。这项考古结果提示人类在青藏高原内部地带海拔 4 000 m 以上地区实际上的年代界于更新世与全新世间[57]。

二十一、宗日遗址

1982—1996 年，青海考古部门先后在黄河上游贵南县宗日发掘出遗址，遗址分布在黄河北岸第二台地上，面积 5×10^4 多 m^2，是目前在黄河上游发现的时代较早、面积最大、内涵极为丰富的一处新石器时代遗址。共发掘墓葬 341 座、探方 31 个、灰坑 18 个、祭品坑 18 个，出土文物 23 000 件（其中包括生产工具、生活用具、装饰品等 2 571 件）。遗址中出土文物相当丰富，从质地来分，有石、骨、陶等；从用途来分，有生产工具、生活用具、装饰品等。生产工具有打制的石斧、盘状器、细石器，磨制的石斧、石刀、骨针、骨锥、骨铲，以及镶嵌细石器的骨梗刀、骨勺、骨叉等。生活用具有陶罐、壶、盆、碗、杯等，陶质分为夹砂陶和泥质陶两种。不论夹砂陶还是泥质陶均有一定量的彩陶，粗陶多饰有绳纹，个别器物颈、肩部饰有附加堆纹。彩绘主要用黑色及紫红色两种，纹饰主要有三角纹、斜线纹、连续弧线纹、漩涡纹、网纹、圆点纹、弧线三角纹等。文化类型主要有马家窑类型、半山类型和地域特点较浓的新的文化因素。这种新的文化因素反映在陶器上，其陶器以夹粗沙乳白色陶施紫红彩为突出特点。彩绘多为连弧纹、多道连弧折线纹、鸟纹和变性鸟纹之类，已甚为精致（图 15.18）。

宗日遗址四号灰坑出土了一件进食餐具——骨叉，较为精致，通长 25.7 cm，由柄和叉头两部分组成，柄长 17.4 cm，宽 1.1 ~ 1.8 cm，端部有齿形装饰，两侧各有一翼，叉头宽 2 ~ 6 cm，长 9 cm，有 3 齿，中齿稍长，整个骨叉侧面略呈弧形，这尚属首次发现（图 15.19）。骨叉的发现至少可以说明，数千年前宗日遗址的人们已经掌握了制造和使用骨叉一类的进食餐具的本领，从而向世人展示了所谓的"西式"餐具并不是西方文明的专利，在遥远的东方青藏高原上，它早就问世了，这也从另一个侧面反映了宗日人的经济生活来源的多元性。

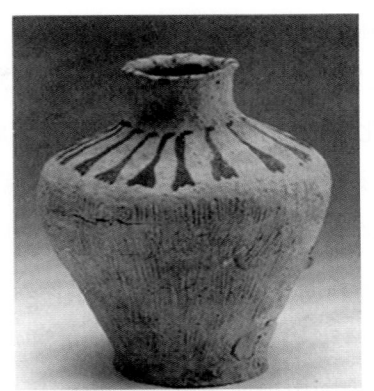

图 15.18　宗日出土的鸟纹粗陶瓶

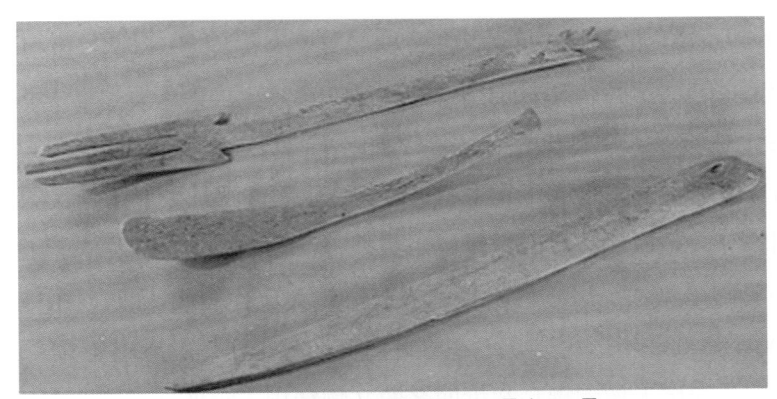

图 15.19　宗日出土的骨叉、骨勺、骨刀

另一个惊人的发现是一件内壁绘有舞蹈图案的彩陶盆，虽有残破，但碎片不缺，易于修复。这件彩陶盆高 12.3 cm，口径 26.4 cm，腹径 26 cm，底径 5.2 cm，在橙红色泥胎上用黑彩描绘出精美的图案，窄窄的口沿上绘有 3 组三角锯齿纹和短斜线纹，显得匀称自然，陶盆外表绘有稍粗的 4 条平行线，简单明快。最令人振奋的就是陶盆内壁上部的两组人像，分别为 11 人和 13 人，头饰较宽大，下着裙装，手拉手，虽是简单的几笔，却生动地描绘出了一幅集体舞蹈的画面。两组人像界以折线、斜线、圆点相隔，下端再绘 4 条平行线，使得整个画面饱满充实，古朴中透出灵动，极富艺术感染力，隐隐地弥散出一种远古文明的神韵。这一陶盆上的图像，经考证认为是 5 000 年前藏族 "锅庄舞" 的原型（见本章马家窑文化遗址部分）。

这件彩陶造型合理，质地细腻，尤其在绘画上运笔娴熟，图案疏密得当，人物形象逼真，充分显示了 5 000 年前先民制陶工艺的精湛和绘画艺术的高超。遗址显示其定居，主要经营农业，渔猎和采集业也占有很大比重。其年代大致与马家窑文化相始终，文化面貌也与马家窑文化很接近，距今 5 400 ~ 4 800 年前[66]，考古界将其命名为 "宗日文化"[66,67]。

二十二、马家窑文化遗址

马家窑文化是黄河上游新石器时代中晚期文化。1924 年由瑞典学者安特生博士及其助手于甘肃省临洮县洮河西岸的马家窑村麻谷沟口发现，他当时定名为"甘肃仰韶文化"。其后，我国考古学家夏鼐先生于 1949 年在其发表的《临洮寺洼山发掘记》一文中首次提出，将甘肃仰韶文化命名为马家窑文化。马家窑文化的地区包括青海、甘肃、宁夏和内蒙古河套等广大地区，尤其是青海、甘肃地区的马家窑文化彩陶发展系列较为清晰。在青藏高原青海境内特别丰富，至 1990 年调查登记的有 917 处 [68]，主要在民和县阳洼坡、核桃庄、大通县上孙家寨、同德县巴沟乡、乐都区脑庄、贵德县尕马台、循化县的黄河沿岸等。对马家窑类型遗址彩陶的 [14]C 检测：公元前（3 280±120）~ 公元前（2 740±145）年，距今 5 280 ~ 4 740 年前，前后历经共约 500 年 [69]。

特别值得一提的是，目前藏于中国历史博物馆，系出土于青海大通县孙家窑的细泥橙黄舞蹈纹彩陶盆，与早期高原人类的文化保健密切有关。该盆外上端及盆沿饰一平行带纹、弧线三角纹、沟叶圆点纹，内壁腹部和口沿的 2 组带纹之间画以 3 列一致的舞蹈场面。每组 5 人，手拉着手，排列整齐，动作一致而协调，全部面向左，头上有饰物或发辫斜向右，下面的男根雄姿勃发，齐向前左方，双腿略弯，似应节奏而舞动，最外面两人的胳膊分别画了两道，寓意上下翻飞舞动 [70]（图 15.20）。这一彩陶经藏族历史文化学家宗喀漾正先生考证分析，认为这就是类似于今日的"锅庄舞" [71]。"锅庄舞"意为"圆圈舞"，是古代藏族融歌舞娱乐与祭神活动为一体的舞蹈。这也是先民男女交流的绝佳机会。从另一彩陶可见，高原古代女性翩翩起舞，无比优美的场景（图 15.21）。这一舞蹈流传至今，已有 4 000 ~ 5 000 年历史，几乎在青藏高原的每个角落，兴盛不衰（图 15.22）。这一历史记录意义重大，这一裸体人像陶罐是举世闻名的文物精华，它展现了青藏高原古代人民劳动生活的情景和超高的艺术情趣 [72]。

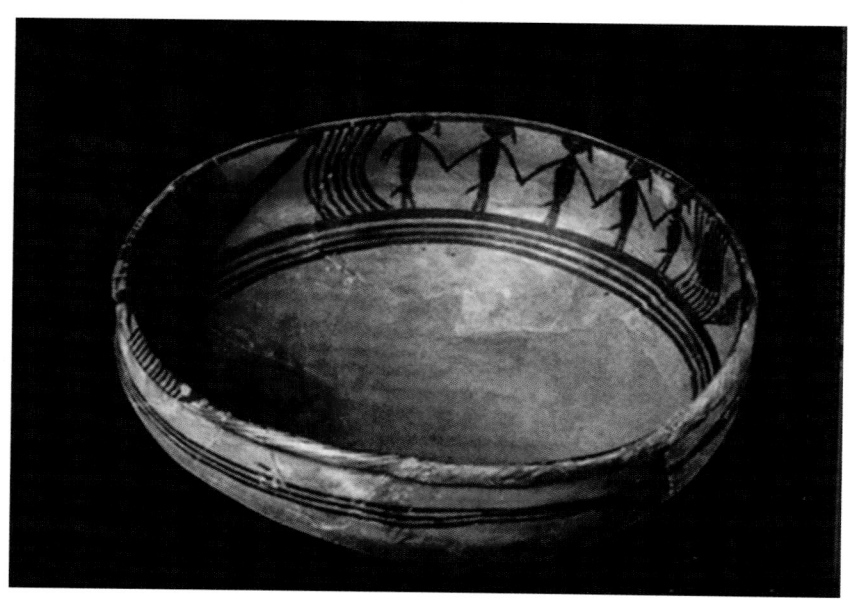

图 15.20　青海大通出土的马家窑文化裸体人像舞蹈彩纹陶盆
显示了古代的"锅庄舞"和男性阳刚之美。对该陶盆图像的考证，认为是 5 000 年前古代藏族"锅庄舞"的原型。

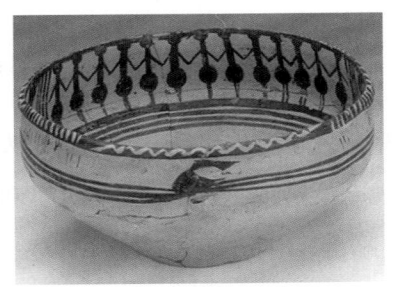

图 15.21　同属于马家窑文化类型的宗日彩陶

显示了青藏古代女性轻柔美丽的舞姿。

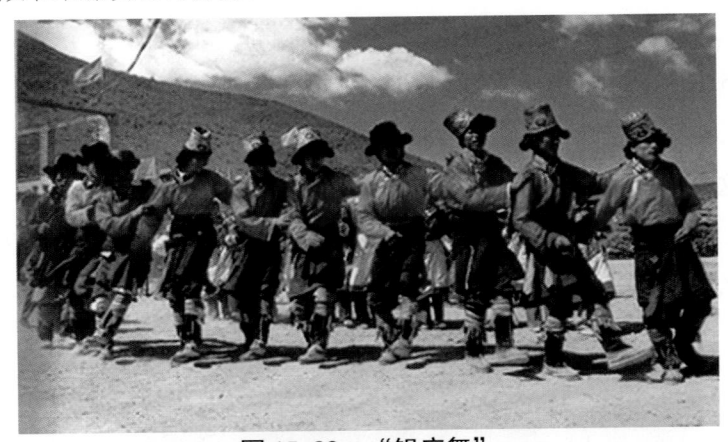

图 15.22　"锅庄舞"

在青藏高原民间流传了近 5 000 年，健康、明快、欢乐，每一个藏族人都会跳，都爱跳。

在马家窑文化遗址出土的另一个值得关注的即石斧。最早的石型器具出土于距今 6 000 年的仰韶文化的底庙沟时期，在青海出土的属于马家窑文化中具有斧型器具的共有 496 件，其中以石斧为最多，还有玉斧、角斧、铜斧等。斧型各不相同，有弧刃长条形、弧刃梯形、长方形等。这是原始先民研制的一种劈砍工具，它的用途广泛，既是生产、生活工具，也可用作武器。在乐都柳湾墓地马家窑文化马厂类型中的 82 座男性墓葬中，陪葬中有石斧的墓葬为 48 座；在 71 座女性墓葬中，只有 8 座陪葬有石斧，提示可能那时已有男女地位之别。另从民和阳山墓地的考古挖掘中，有 3 座男性墓地有大型石斧。陪葬的这些石斧，每一件都磨制精良，且为未经使用的，同时有一男性的上臂还套着一件石臂钏。3 座内均有彩陶鼓，可以推测在 5 000 年前，石斧不仅仅是一件劈砍的工具，尚是一种力量和权势的象征。

二十三、民和马场垣遗址

在青海民和县川口镇边墙村发掘了属于新石器时代中晚期的一处古文化遗址，其内涵丰富，属于马家窑文化马厂类型的命名地[73]。此外在民和核桃庄拱北台遗址发现了距今 5 000 年的原始社会墓葬，墓葬中不仅发掘了一大批精湛的古代原始工艺美术资料，而且对当时的哀葬习俗及社会生活可进一步了解[74]。2000 年，青海省文物考察队在民和官亭镇喇家村发现了一座新石器时代晚期环壕遗址，距今约 4 000 年，显示了史前地震、洪水等多重灾难，真实地反映了 4 000 年前突发灾难来临时大人保护幼儿的人性美[75]。

二十四、乐都柳湾遗址

1974 年，在黄河上游的青海乐都区柳湾农民在开垦土地时发现了一批后被认为是国家级珍贵文物的陶罐和其他文物。上报后青海省文教局立即组织考古人员和中国社科院考古研究所前往发掘。1974—1978 年，共清理墓葬 1 500 座，其中马家窑文化半山类型 257 座、马厂类型 872 座、齐家文化 366 座、辛店文化 5 座；出土陶、石、角、贝等各类文物 3 万余件，还有数以万计的精美陶罐。发掘出的大型墓葬系距今 4 000 年左右的原始社会晚期氏族公共墓地（图 15.23），出土了大量的石器、骨器等生产工具，特别是陶器等生活用具以及随葬品，展示了柳湾墓地及其无与伦比的优秀彩陶工艺艺术（图 15.24 ~ 图 15.26），大大地丰富了中国原始文化的考古学内容。墓地范围大而密集，说明早在 4 000 年前，祖先们就在黄河上游及其支流湟水流域劳动生息，这里曾是人烟稠密的地方[76]。应该指出的是，在这一历史时代，此处并无汉族人存在。柳湾还有几座殉葬墓，墓主仰身直肢，而殉葬者的身手分离，有的四肢不全，这些殉葬者可能均为俘虏。柳湾墓地的发掘，为研究原始社会的发展，以及探讨私有制的产生提供了文物资料[76-78]。

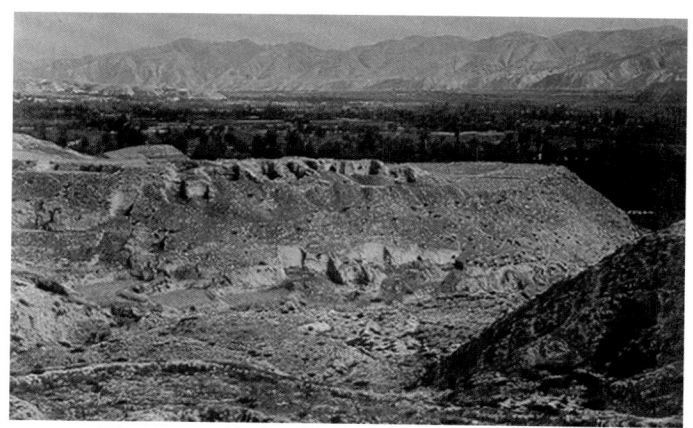

图 15.23　柳湾原始社会的集体墓葬群遗址

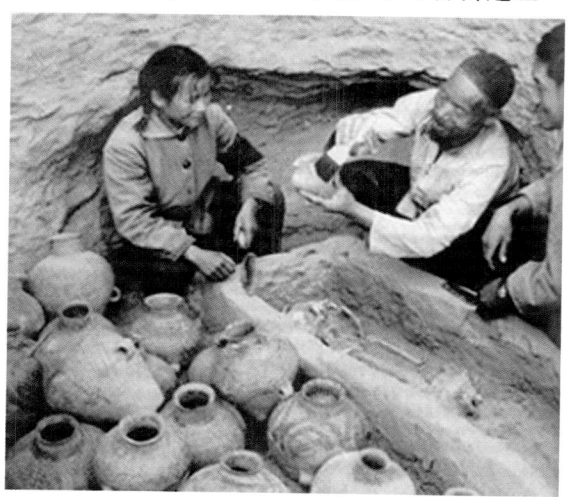

图 15.24　柳湾考古发掘地及出土的大量陶罐

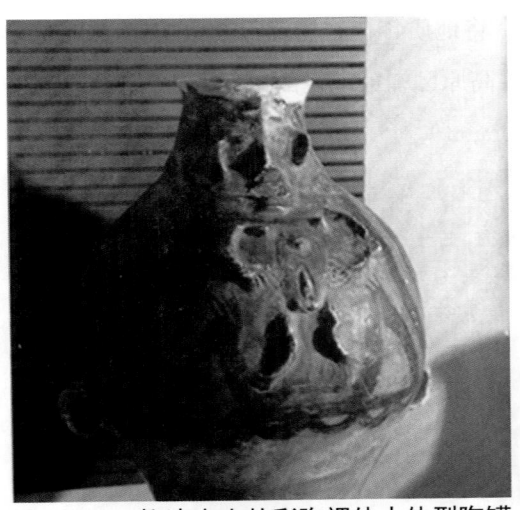

图 15.25　柳湾出土的彩陶裸体人体型陶罐

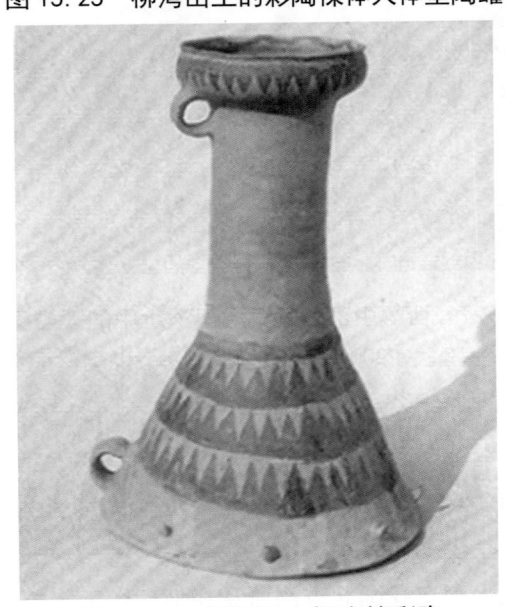

图 15.26　柳湾出土锯齿纹彩陶

二十五、楚桑温泉古代手脚印

另一项重要的考古学证据支持早期人类居住于西藏的根据是，1995 年在近拉萨的青藏高原中部的楚桑温泉的石灰华中，发现了人的手和足的印迹及壁炉残迹，楚桑温泉遗址海拔 4 200 m。

这次一共发现了 19 个人类的手脚印（图 15.27），所有的手脚印都在同一地层中，这些手脚印的边界粗糙而不平滑，不像是在岩石上刻出或雕琢而成的。其形成的过程可能是，一开始石灰华沉淀是一种软性的钙性泥浆，突然间被排出的 CO_2 所溶解，而温泉的水含有过饱和的碳酸钙。但从目前记录到的观察，对这种泥浆沉淀的确切的环境因素尚不完全清楚。手脚印是经过这种沉淀后经一段时间而逐步形成的，泥浆随后也逐步石化了，可能加入了碳酸钙水泥浆，从而形成目前坚硬、钙化的石灰华沉淀。初步的鉴定地质年代约为 21 000 年前，形成了这些手脚印[79]。而其后对地质年代应用了铀—钍等时性方法，将地质年代定为距今 32 000 ~ 28 000 年前。如果这一年代可以断定的话，那么楚桑温泉将是青藏高原已知最古老的居住点之一[50]。证实人类第一次来到青藏高原是在末次冰盛期（Last Glacial Maximum）。

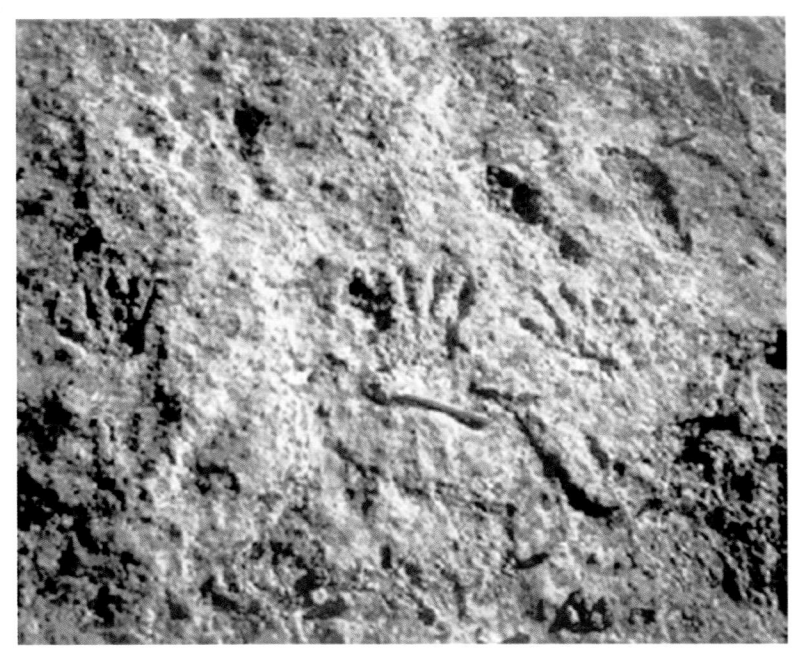

图 15.27　西藏中部的楚桑温泉遗址中的人类手脚印

在西藏中部的楚桑温泉遗址，海拔 4 200 m，一共发现 19 个人类的手（左下）脚（右上）印，清晰可见，初步鉴定年代为距今约 21 000 年前。

第 4 节　青藏高原北部和南部细石器的起源问题

青藏高原北部的细石器几乎和在我国北方的所见相似。在工艺的传统及类型学的性质上，青藏高原北部石器与华北有相似的装配模式。"迁移学说"由此产生，认定青藏高原北部的细石器与华北地区间有联系。加之，在青海拉乙亥及大雁滩遗址出土的石器体现了曾有一时存在青藏高原北部和华北间相似的模式。由此以地理学及年代学作为标志物，则拉乙亥及大雁滩遗址可以阐明石器的工艺传统是如何从华北扩延到青藏高原北部的。

此外，有人认为青藏高原南部的细石器的工艺结构可能来自华北或是由以往薄片型工艺传统而产生。但是缺乏证据来支持青藏高原南部石器模式的这种地方性或源于华北的学说。首先，年代学顺序尚无足够依据，这与目前尚缺乏充足的局部考古遗址有关。其次，青藏高原细石器的工艺在类型学及工艺传统上是与华南地区的相似，而不是华北。因此，青藏高原细石器工艺有可能源于华南。

加之，1990 年在西藏仲巴和洛隆沟遗址发现了细石器而且沿着雅鲁藏布江的上游，由此提出对青藏高原细石器是源于华北的疑问，认为是源于华南。这一疑问又产生了关于北部和南部工艺同源说，然而不同的年代学以及有人认为藏族的细石器系形成源于地方性特有的薄片工艺[80,81]。

四川省广元市的仲孜普细石器遗址，提供了关于青藏高原南部细石器起源的新信息。因为这里出土的细石器与青藏高原南部出土的细石器间有密切的关系。从广元出土的细石器呈楔形、圆柱形及圆锥形，细石器核芯的尖部及底部经修饰（图15.28A）。在该出土地遗址还见到呈椭圆形曲线弯曲的桂冠状具有尖端的细刀刃（图15.28B）。这类细石器是经过软锤击工艺加工的。

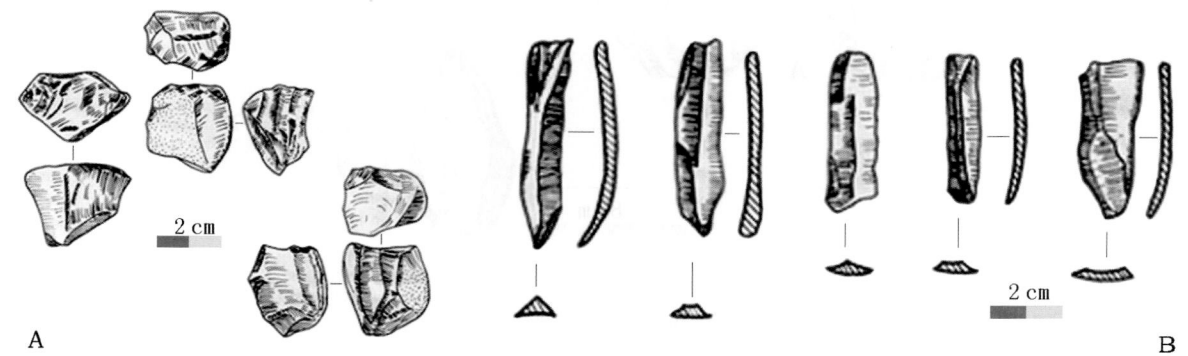

图 15.28　四川仲孜普出土的细石器

A—细石器呈楔形、圆柱形及圆锥形，细石器核芯的尖部及底部经修饰；B—出土的弯曲的石刀片已经软锤击工艺加工。

仲孜普出土细石器的年代在旧石器时代晚期与新石器时代早期。有人认为这反映了四川盆地在旧石器时代至新石器时代早期的文化状态[82]。这一遗址可以和青藏高原南部出土的旧石器相比较，这些细石器的石芯在尖部和底部结构见于旧石器时代晚期，只在中国的南部和西南部发现，而未见于北方[83]。在贵州省的草海旧石器遗址出土的薄片状刀器就是应用软锤击工艺的[84]。手斧也是用软锤击工艺[85]，是在贵州省观音洞所发现的[86]，但在中国北方未发现手斧[87]（图15.29）。

其他一些遗址的石刃应用打击工艺对其进行再修饰，这种工艺则在中国南方较为突出，也是我国西南地区旧石器时代的工艺特征[84]，在云南省[88]及贵州省[86]比较常见。

由上可见，青藏高原南部的细石器比起我国北方来则与我国南方的更为相近。青藏高原旧石器看起来也有一些类似于我国北方的细石器，如其非几何形传统的形象。在沿雅鲁藏布江各村落及藏南地区出土的细石器，很显然带有我国西南部的色彩，在卡若遗址尤为显著。尽管其时代在5 000年前[41,85]，青藏高原南部和北部的细石器在传统模式上有相似之处。从卡若大型遗址出土的石器可以看出与我国西南石器的传统有密切关系，特别是具有Levallois式薄片、圆石斧头样、盘状尖斧样及"S"形的尖缘[89]。正如在青海拉乙亥及大雁滩遗址所提供的北方细石器扩散起的重要作用，卡若遗址说明青藏高原细石器是具有我国南方石器传统，其向着青藏高原的东南扩延并沿着雅鲁藏布江扩散[90]。

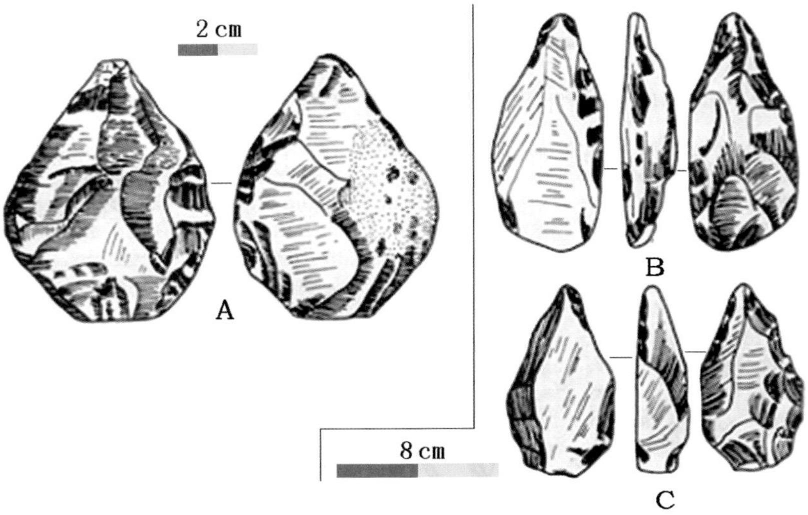

图 15.29　原始石器手斧图

　　A—出自贵州省观音洞；B—出自甘孜地区；C—出自青藏高原东部甘肃省（以上手绘石器图均引自文献 [90]，Tang and Hare，1995，获作者同意）。

　　尽管有了一些考古学证据，然而关于青藏高原北部石器与华北有关，而青藏高原南部石器与华南或西南有关，或者认为青藏高原石器结构模式源于本土地方，这些论点、学说有待进一步研究加以证实。

第 5 节　考古证实几万年前青藏高原就有了人类活动

　　目前对青藏高原古代人类居住的历史仍有不少争议，有人指出古代居民并非固定在一个居住处，例如在距今 45 000 ～ 24 000 年前，高原气候发生了明显的改善，尤其是在高原的北部边缘地区，有着广阔富饶的草原，这吸引了大批人进入该地并重新安置下来，进行狩猎和拓垦，同时也吸引了少数掠夺者的进入 [91,92]。然而到了冰河期的晚期，即距今 24 000 ～ 11 000 年前，气候酷寒，迫使他们向温暖的海拔低处转移，这样一些人到达了雅鲁藏布江的河谷地带；另一些人进入高原东部如青海地区，也就由此提出高原人"三步走"学说（见下文讨论）。不过也有高海拔人群的固定点，如色林错及楚桑，那里的温泉、湖泊吸引人们持续居住于高海拔地区而不离开 [9]。

　　根据上述中国科学院考古队及中国社会科学院考古研究所等在青藏高原所进行的广泛考古发掘，其中属于旧石器遗址的分布甚广，在西藏其范围大致在昆仑山脉以南、喜马拉雅山以北、横断山以西的广阔区域内，大体辐射到整个西藏 2/3 的区域。在整个青藏高原，目前已在藏北羌塘、藏南定日、阿里、那曲、可可西里、双湖、各听、小柴旦、黑马河等地发现和采集到多种古人类打制石器，有形制稍大的石片石器，有制作精致的刮削器和尖状器，其形态与亚洲北部的手工技术特征相似，据鉴定属于旧石器晚期古人类的遗存，按其年代距今 50 000 ~ 25 000 年前，在藏北等地的遗址海拔高达 4 500 ~ 5 200 m[19, 20, 35-38, 57,58, 73, 78, 79]。这种年代考证也获得了国内、国际考古学界的广泛认可[91-100]。这也对某些认为藏族在青藏高原的存在只是距今 3 000 ~ 2 000 年前看法的一种有力否认。一些西方学者根据所挖掘出的旧石器晚期的器屑其工艺及类型与在欧洲发现的中旧石器时代者很相似，提示现代发展到西藏的人类是跨越东半球扩延过来的[101,102]，这一观点有待证实。

在青藏高原发掘更多的是细石器，细石器是西藏史前研究中具有重大研究价值的一类考古遗存。西藏的细石器发现面广，数量多，延续时间长。据不完全统计，西藏从 20 世纪 90 年代以来，新发现细石器地点约 40 处，主要分布在雅鲁藏布江上、中游地区[103]。这些细石器提示在距今 9 000 ~ 6 000 年前，早期的人类持续居住点出现了[3,44,104]。藏北的细石器，从类型、用途来看，其主人应是以牧业为主要经济生活的族群，这与藏北高原的地理条件是一致的。

在冰河时期以后，亚洲的中部和东部气候明显好转，尽管这种气候改善不断被寒冷和干燥所打断，然而人类开始对动物进行驯化，这就是在高原东部海拔较低处所见到的古代文化，大多反映了新石器时代的印记，不过这种古代文化与气象间的关系尚有待进一步研究[105]。

在青藏高原东北部的青海地区，具有新石器早期代表性的就是属于中原地区的仰韶文化，距今 7 000 ~ 5 400 年前[104-106]。其后出现的是马家窑文化（1923 年首次发现于甘肃临洮马家窑，又称甘肃仰韶文化），距今 5 800 ~ 4 000 年前，分布在甘青东部，包括石岭下、马家窑、半山、马厂四个早晚相接的类型；青海境内经发掘的有大通孙家寨、贵南尕马台、民和核桃庄、新民、阳洼坡、乐都柳湾、互助总寨等，出土的石斧、石锛、石凿等工具反映居民过定居生活，其经济生活以农业为主，开垦荒地，实行"火燎杖种"[107]。地方性少有变化的就是宗日文化，距今 5 600 ~ 4 000 年[79]，其文化时代背景大体与马家窑文化相始终。马家窑文化大约延续了 1 500 年，后被齐家文化（1924 年首次发现于甘肃广和县齐家坪）所取代。齐家文化是马家窑文化的发展和延续，距今有 4 000 ~ 3 600 年，出土的石斧、锛、凿、刀、铲、镰、磨谷器等，显示当时主要从事农业，兼营畜牧业和狩猎活动[107]。在贵南尕马台第 25 号墓出土的一面铜镜，经鉴定属于青铜器，标志着历史开始从石器时代进入一个新的时期，即"青铜器时代"[18]。在青藏高原四川西部发掘的遗址，显示距今约 7 000 年[45]，也发现了新石器遗存。在扎多发现的卡若及小恩达遗址，处于青藏高原的极向东侧的边缘部，海拔 3 100 m，在澜沧江发源地（即湄公河，藏语称"扎曲"）台地上，扎曲河流流道经靠近昌都再到拉萨近郊沿雅鲁藏布江和河尼洋河向下。这两处发掘点的年代分别为距今 4 590 ~ 4 145 年和 4 590 ~ 4 160 年。这两个遗址的重要意义是说明古代藏族先民不仅在青海湖一带，而且可以一直扩延到远离南部而到达高海拔区[51,62,108]。

在青藏高原考古发现的早期人类所制作的黑曜石手工品，可以从一个侧面反映当时人类居住的海拔高度及其行为。美国亚利桑那州大学人类进化学院的佩勒尔（Perreault）等对跨越了从青藏高原东北到西南的大部分地区的 20 个考古点[青藏东北的江西沟（3 312 m）、二道沟（4 765 m）、拉瓦营地（4 880 m）、列谢乌旦错（4 913 m）、1 号管辖区（4 451 m）、西大滩 2 号（4 300 m）、青藏西南的巴伦错（5 165 m）、卡依湖（4 670 m）、罗布根日（5 326 m）、纳拉林错（4 790 m）、班公湖（4 658 m）、苏日（4 453 m）、定日（4 358 m）及仲巴（4 574 m）] 所发掘的黑曜石手工制品，进行了 X 线放射荧光（X-ray fluorescence，XRF）及应用中子激活化分析（analyzed by neutron activation，NAA）。发现在这一地区应用了 5 种不同类型的黑曜石来制作手工品。还确定了藏南中部的巴伦错附近一种黑曜石的地质源。这 5 种火山气灰的黑曜石分布在两个分离的地区，即青藏东北及西南地带，提示人类可能在此独立居住，彼此的交往较少。此外，还发现有些黑曜石的转送可以长达数百千米[109]。

在喜马拉雅南坡一侧位于青藏高原西侧边缘克什米尔的布尔扎洪（Burzahom）地区也发现了新石器遗址，距今约 4 500 年[110]。另外喜马拉雅南侧上穆斯塘（Upper Mustang）和拉达克（Ladakh）（这里的居民是藏族血统的）的那些村落均在海拔较低处，可惜未鉴定年代[111,112]。总之，在这一时期，古人类在青藏高原又向前大大发展了一步。所有这些考古迹象，都提示了古代人在这一时期迁徙的历史，如果确实如此，可以认为今天的藏族就是那时古代群体的后代[20,26,29,29-36,51]。

不论如何，我们可以从考古学证据中推论几万年前青藏高原就有了人类活动，他们就是藏族的祖先。考古学还可提证，我国青藏高原世居藏族在世界高原人群中是居住历史最长、居住海拔最高的群体，这一点在认识藏族低氧适应特点上是至关重要的。

中国在青藏高原的考古研究正在不断向前推进，因为目前还存在不少谜团有待揭开，离彻底阐明藏族人群的高原进化史并获得一个完整的整体概念还有很长一段距离。

那么问题是，现代高原人是不是就是史前时代制造工具人的后代呢？只有通过将古代人和现代人的基因相比较才能得出明确结论[93,94]，而且目前高原人群的低氧生理适应所出现的差别也都是受到基因调控的[102]。分子人类学将进一步揭露人类的进化历史[113]，而关于藏族高原适应的分子生物学的内容将在下一章专题讨论（见第 16 章）。

第 6 节　"青稞说"及人类定居青藏高原"三步走模式"说

近日，兰州大学的董广辉团队进行了一项国际合作研究（有英国剑桥大学、美国匹兹堡大学、青海省文物考古研究所、中国社会科学院考古研究所、北京大学、美国华盛顿大学的研究人员参与）[114]。通过研究项目组提出，古代人类定居青藏高原采用了"三步走模式"。他们对青藏高原 53 处古代人类遗迹的动物骨骼、植物遗存及人工制品进行了研究，旨在"认识古代人类是什么时间、以什么样的生计模式（如狩猎采集、粟黍农业、麦作农业、游牧等）扩散到青藏高原的哪个（海拔）区域，是季节性活动还是永久定居？"

一、"三步走模式"

通过相关研究，布兰亭罕（Brantingham）等提出，古代人类向青藏高原扩散可能分为"三步走的模式"（three-step model of the peopling of the plateau）[114]。第一步，距今 2 万 ~ 5 200 年前，旧石器人群在青藏高原进行低强度的季节性游猎；第二步，距今 5 200 ~ 3 600 年前，粟黍农业人群在青藏高原东北海拔 2 500 m 以下河谷地区大规模永久定居；第三步，距今约 3 600 年前，农牧混合的人群向高达 4 700 m 的高海拔地区进行大规模扩张。

研究显示，大约距今 6 000 年前，黄土高原西部粟黍农业快速发展，随后人口迅速增长，迫使一部分人群沿黄河及其支流河谷向西迁徙至青藏高原东北边缘地区，这部分人群以种植粟黍（谷子、糜子）为主，而粟黍的生长受温度限制，因此当时人类主要定居在海拔 2 500 m 以下地区。

距今 4 000 年前左右，欧亚大陆东西两侧文化交流增强，起源于西亚地区的大麦、小麦等农作物和羊等家畜传入中国西北地区，又促使青藏高原东北缘黄河谷地的人群于约 3 600 年前向更高海拔地区扩散，其中大麦成为青藏高原高海拔地区人类依赖的重要食物来源。

该课题组认为："这项研究理清了古代人类向世界最高海拔地区扩散过程的时间框架，对理解人类如何适应青藏高原高寒地区的极端环境，以及认识主要在青藏高原高海拔地区生活的藏族的起源具有重要意义。"

这项研究涉及青藏高原东北部的人群定居的历史，近年有两项在青海东部的发现。通过中国人基因轨迹历史，由线粒体 DNA 分析石器时代。一是在陶家寨，海拔 2 330 m，年代为距今 4 000 ~ 1 700 年前[115]；另一是在拉加，海拔 1 800 m，年代为距今 4 000 ~ 3 800 年前[116]。看来古人类基因（ancient DNA，aDNA）可以存在于现代的高原人线粒体 DNA（mtDNAs）中，并说明在晚更新世时青藏高原东北部已有人类在此长期定居，从事农牧业。

二、关于"青稞说"

"青稞说"则与某些植物生态学及考古学证据不尽符合。该课题组的观点，人类需要有大麦才能到达"世界屋脊"，因为这一来自西方的主要农作物青稞，它们比小米更耐寒，使得他们能在地球的"屋脊"建立永久性的家园（图 15.30）。其后美国华盛顿大学的阿尔波因·格德斯（Alpoim Guedes）等指出，谷类的生长受局部环境生态及气候的影响，而且有明显季节性，特别在高海拔地区。目前争议的是一些文献认为与以上观点正相反，这些环境因素限制了小麦及大麦的生长而有利于粟黍类。他们建议进一步的研究可以用热小生境模型（thermal niche modeling）来观察完整的农业发展潜势，特别是这一模型建立在谷类的热需要潜能（accumulated heat requirements）和每日生长程度（growing degree days，GDD）的关系上，以预测小麦和大麦比起小米来是否更适应于在高原和欧亚高原生长[117]。据考证，小米只有在青藏高原东南部一些选择性的小生境中生长，而且仅在气候温暖的更新世时生长（即使如此，根据模式研究其潜在的生长成功率是低的）。相反，小麦及大麦具有耐寒力及缓慢的 GDD，使之能够生长而成为西藏及其周边地区的主要农作物。局部的生态和气候双重作用及谷类的物候学，形成明显的高原环境对谷物类选择，这与平原有实质性的不同。此外，在西藏大麦（青稞）的生长海拔上限可达 4 000 m 或以上，而并非该文的海拔

3 000 m 及最高到 3 341 m，当然随气候变化，其生长高度也会变迁。在中国，尽管在晚更新世在高原上发展了农业，然而狩猎及采集活动依然很活跃。那么，应该阐明是什么时候和在什么地方青藏高原的人类开始转化成耕作及发展农业，而由此形成持久的居住点[117,118]。

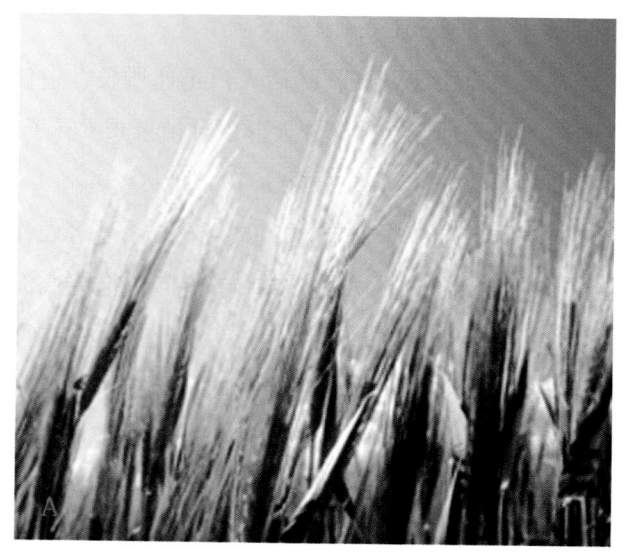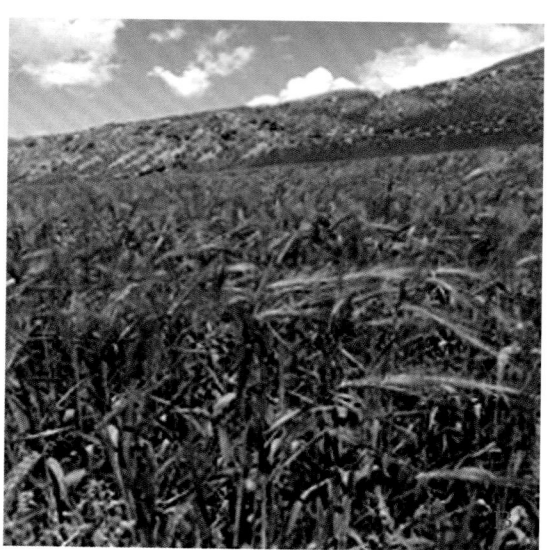

图 15.30　青稞是青藏高原最普遍种植的裸大麦

A—青稞；B—高原青稞种植地（3 520 m）。

三、西藏野生大麦的发现

关于青稞在青藏高原的种植历史和来源有着不同看法，青稞即种植在青藏高原的裸大麦，为大麦的一个变种，藏语中称为"乃"，是青藏高原农牧民的主要粮食和牲畜饲料（图15.31）。青藏高原广大农、牧区的藏族，即使今日住入城市的藏族，都离不开由青稞做成的美味食品——糌粑，糌粑有一套传统的制作过程，即"烤、炒、筛、磨"，然后拌以酥油、曲拉，再冲以奶茶，用手捏拌而成。糌粑可以说是藏族的生命性食源，是藏族在高原能繁衍昌盛的最佳营养食品之一。

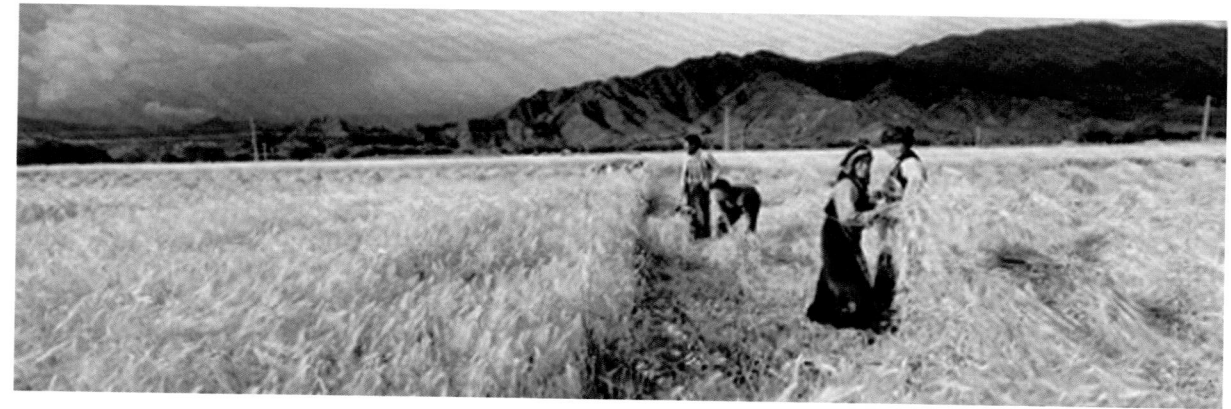

图 15.31　青稞种植

青稞是整个藏区人民群众的基本口粮和青藏高原最大的特色作物。由青稞制成的美味食品——糌粑被藏族人民长期食用，可以说"一日不可不食"。

　　青稞是青藏高原植物中通过自然选择成功进化适应的典型物种之一。在西藏中雅鲁藏布江盆地山南的贡嘎昌果沟（朗姆），考古发掘发现距今约 3 750 年（新石器时代）的裸青稞碳化粒[119]，认为这是青藏高原的古青稞[120]（图 15.32）。

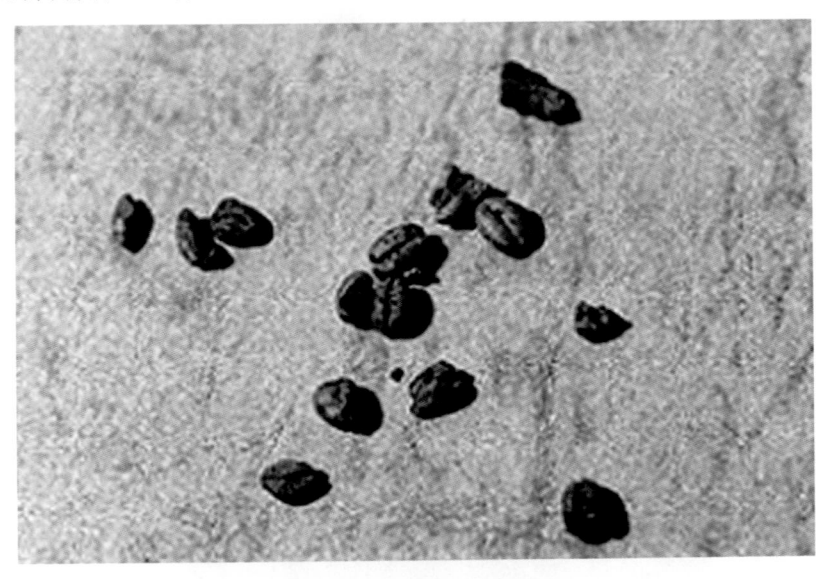

图 15.32　裸青稞碳化粒

考古发掘在山南的贡嘎昌果沟（朗姆）发现了裸青稞碳化粒，距今约 3 750 年，被认为是青藏高原的古青稞。

　　1974 年，中国科学院青藏高原考察队的邵启全等在西藏考察时发现并打开了青藏高原小麦和大麦的野生近缘种的宝库，它们十分丰富而独特。邵启全指出，农作物是从野生种经过人工栽培而来的，这一变化也即进化过程，在进化的漫长过程中定会产生过渡类型。因此，过渡类型是进化的必然产物，也是认识进化轨迹的根据。就拿栽培大麦的公认的原始祖先二棱野生大麦和栽培六棱裸大麦相比较，它们之间的差异太大了，令人惊奇。这就是 1938 年，瑞典学者欧柏格（H. Agriocrithon Aberg）从四川道孚县得到六棱野生大麦时为什么引起轰动的原因。国际著名农作物起源学者瓦维洛夫当时就推论六棱野生大麦可能是栽培大麦的直接祖先。随后，德国人弗赖斯莱本（Freisleben）、舍恩曼（E. Schienman）都先后进入西藏采集到六棱野生大麦。但因资料太少，逐渐有人质疑六棱野生大麦是否真存在于西藏。中国学者不但揭开了这一谜团，而且对西藏野生大麦的研究做出重大贡献[121]。

　　1.西藏野生大麦的地理分布

　　20 世纪 50 年代和 60 年代，中国农科院的专家庄巧生、程天庆等在西藏考察，先后采集到野生大麦并记载于西藏农业考察报道中。1974 年，邵启全等在西藏发现了全新的六棱裸粒野生大麦的 6 个变种；首次记录了西藏六棱瓶型野生大麦的 15 个变种、无柄六棱野生大麦的 16 个变种、二棱野生大麦的 3 个集团变种和 22 个变种，意识到这一发现的重要性和复杂性（图 15.33）。首先开展了它的地理分布调查，研究表明，从川西甘孜阿坝地区、西藏昌都市、林芝的米林，沿澜沧江流域，沿雅鲁藏布江流域的山南和日喀则，到拉萨河流域的拉萨地区的广阔地带普遍存在这种野生大麦[121]。

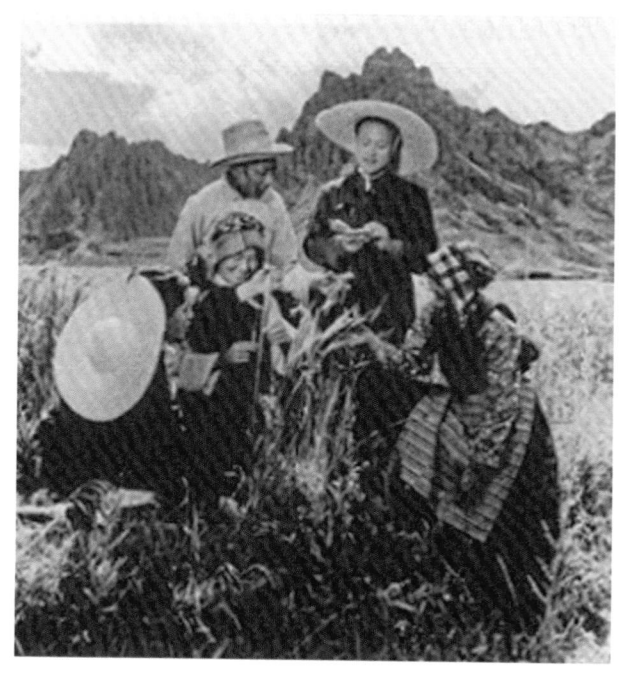

图 15.33　野生青稞

1974 年，中国科学院综合考察队邵启全等在西藏发现了全新的六棱裸粒野生大麦的 6 个变种及 9 个新变种，这是对野生青稞的重大发现。

2. 遗传稳定性鉴定

随后对西藏野生大麦进行遗传稳定性的鉴定，结果确定它们是遗传上稳定的生物类型。在此前提下，对各变种进行了详细的形态学观察，并参考《栽培植物命名的国际法规》和野生大麦分类法的惯例进行了分类，给出了野生大麦各个变种的检索表。

3. 生物学特性

对野生大麦生物学特性的研究结果证明它们是春性类型。对其细胞遗传学鉴定结果，证明它们的染色体数为 $2n=14$。对野生大麦及栽培大麦的酯酶同工酶比较分析和染色体分带的研究，以及对各种野生大麦和栽培大麦之间遗传距离的研究，均确定了六棱野生大麦是处于二棱野生大麦和栽培大麦之间的中间地位。

4. 性状遗传分析

对野生大麦的性状遗传分析结果证明：碎穗性、二棱性、有稃性、有柄性等为显性，从而再次确立了六棱野生大麦是在栽培大麦由野生到栽培的漫长进化过程中所产生的过渡类型的地位。这就是栽培大麦的直接祖先。

以上这一成果引起了关注，在 20 世纪 80 年代，农业部、中国农业科学院品种资源研究所又联合进藏考察，用了近 10 年时间，获得重大成果，并由马得泉编写了《中国西藏大麦遗传资源》一书，于 2000 年出版。其中总结了由中国农科院、中国科学院、四川农业大学、西藏自治区农科所、日喀则农科所等保存的标本数：二棱野生大麦 978 份、六棱瓶型野生大麦 1 075 份、六棱无柄野生大麦 1 052 份。这样一来，西藏野生大麦存在的真实性和它在大麦起源中的地位被最终确定下来。

近来，中国科学院成都生物研究所与西藏农牧科学院、华大基因共同绘制了青稞基因组草图（the draft genome of Tibetan hulless barley reveals adaptive patterns to the high stressful Tibetan Plateau）。通过与已报道的非高原大麦基因组序列（由国际大麦基因组测序协作组完成）进行比较，发现青藏高原野生大麦与该地区栽培品种亲缘关系更近，进一步证实西藏是栽培大麦的驯化中心之一[122]。在青藏高原长期的自然选择和人工驯化下，形成了对高原复杂地理、气候环境良好的适应性，是作物改良的重要遗传资源。此外，高原大麦基因组中植物激素信号转导、植物与病原物互作、次生代谢合成等大量与环境胁迫适应性相关的基因受到显著选择，这可能是青稞适应高原环境胁迫的重要原因[120]。以上大量充分的资料提示了青藏高原青稞的起源很可能是由当地野生品种发展而来，而并非完全由外来传入。至少可以认为，青藏高原大麦（青稞）起源的二元论，极主体是由藏族先民将西藏野生大麦经长期栽培、育种而产生，但也不排除有外来大麦引入的现实。

参 考 文 献

[1] SPICER RA，HARRIS NBW，WIDDOWSON M. Constant elevation of southern Tibet over the past 15 million years[J]. Nature，2003，421：622-624.

[2] HUNTINGTON KW，SAYLOR J，QUADE，et al. High late Miocene-pliocene elevation in the Zhada Basin，southwestern Tibetan plateau，from carbonate clumped isotope thermometry[J/OL]. [2015-01-01]. Geological Society of America Bulletin，2015，127（1-2）：181-199. https://pubs.geoscienceworld. org/gsa/gsabulletin/article-abstract/127/1-2/181/126070/high-late-miocene-pliocene-elevation-of-the-zhada?redirectedFrom=fulltext. DOI：10.1130/B31000.1.

[3] DENG T，DING L. Paleoaltimetry reconstructions of the Tibetan plateau: progress and contradictions. Geosciences：A special Topic：The Tibetan Plateau[J]. Nat Sci Rev，2015，2：417-437.

[4] DECELLS PG，QUADE J，KAPP P. High and dry in central Tibet during the late Oligocene[J]. Earth Planet Sci Lett，2007，253：389-401.

[5] CHANG MM，MIAO DS，WANG N. Ascent with modification：fossil fishes witnessed their own group's adaptation to the uplift of the Tibetan Plateau during the late Cenozoic[M]//LONG MY，MY HY，ZHOU ZH. Darwin's Heritage Today. Beijing：Higher Education Press，2010：60-75.

[6] WANG Y，DENG T，BIASATTI D. Ancient diets indicate significant uplift of southern Tibet after ca[J]. Ma Geology，2006，34：309-312.

[7] MISSAGLIA P. Geheimnis Tibet[J]. Secret History，2012，1（2）：31-40.

[8] BELLEZZA JV. Tibet Archaeology[EB/OL]. [2010-09-01]. http://www.tibetarchaeology.com/September，2010.

[9] ALDENDERFER M. Peopling the Tibetan plateau：insights from archaeology[J]. High alt Med Biol，2011，12：141-147.

[10] ALDENDERFER M，ZHANG Y. The prehistory of the Tibetan plateau to the seventh century AD：perspectives and research from China and the West since 1950[J]. J World Prehistory，2004，18：1-5.

[11] BRANTINGHAM PJ，XING G，OLSEN J，et al. A short chronology for the peopling of the Tibetan plateau[M]//MADSEN D，CHEN FH，GAO X. Late Quaternary Climate Change and Human Adaptation in Arid China. New York：Developments in Quaternary Science 9. Elsevier，2007：129-150.

[12] FALCONER H. On the fossil rhinoceros of central Tibet and its relation to the recent upheaval of the Himalayas[M]//MURCHISON C. Paleontological Memoirs Notes of the Late Hugh Falconer. London：Hardwicke，1968：173-185.

[13] DENG T，WANG SQ，XIE PG. A mammalian fossil from the Dingqing Formation in the Lunpola Basin，northern Tibet and its relevance to age and paleo-altimetry[J]. Chin Sci Bull，2012，57：261-269.

[14] HUANG WP，JI HX. Discovery of Hipparion fauna in Xizang[J]. Chin Sci Bull，1979，24：885–888.

[15] BELLEZZA JV. Long live the tiger[EB/OL].[2012–08].http://www.tibetarchaeology.com/august–2012/.

[16] BELLEZZA JV. A major center of civilization in Upper Tibet, circa the 3rd century CE[EB/OL].[2012–04]. http://www.tibetarchaeology.com/april–2012/.

[17] XU R，TAO JR，SUN XJ. On the discovery of a Quercus semecarpifolia bed in Mountain Shisha Pangma and its significance in botany and geology[J]. Acta Bot Sin，1973，15：103–119.

[18] 中国社会科学院考古研究所. 中华人民共和国的考古发现和研究[M]. 北京：文物出版社，1984.

[19] 新华社. 对青藏高原进行大规模综合考察获丰硕成果[N]. 人民日报，1975–12–06.

[20] 张森水. 西藏定日所发现的旧石器[M]//珠穆朗玛峰地区科学考察报道1966—1968. 第四纪地质. 北京：科学出版社，1979：105–109.

[21] 张森水. 西藏细石器新资料[M]//西藏古生物（第一分册）. 北京：科学出版社，1983：98.

[22] 戴尔俭. 西藏聂拉木县发现的石器[J]. 考古，1972，1：33.

[23] Hudson AM，Olsen JW，Quade J. Radiocarbon dating of interdune paleo–wetland deposits to constrain the age of mild–to–late holocene microlithic artifacts from the zhongba site, Southwestern Qinghai–Tibet plateau[J]. Geoarchaeology，2013，29（1）：33–46.

[24] 何群. 西藏贡嘎县昌果沟新石器遗址[J]. 考古，1994，1：28.

[25] 西藏博物馆编. 西藏的史前文化[M]//西藏博物馆. 北京：中国大百科全书出版社，2007：12–27.

[26] 习焕久. 西藏藏族人类学研究[M]. 北京：北京科学技术出版社，2009.

[27] 新华社. 青藏高原综合科学考察纪实[N]. 人民日报，1977–07–02.

[28] BRANTINGHAM PJ，OLSEN M，SCHALLER G. Lithic assemblages from the Chang Tang region, northern Tibet[J]. Antiquity，2001，75：319–327.

[29] LIU ZC，WANG FB，JIANG ZC，et al. Palaeolithic from localities at Duogeze and Zhabu in Tibet，with a discussion on the environmental influence of the Tibetan Plateau upon the distribution of cultures of the Stone Age[J]. Archaeology，1986，223（4）：289–399.

[30] QIAN F，WU XH，HUANG WW. Preliminary observation on getting site in north Tibet[J]. Anthropologica sinica，1988，7（1）：75–83.

[31] 安志敏，尹泽生，李炳元. 藏北申扎、双湖的旧石器和细石器[J]. 考古，1979，165（6）：481–489.

[32] AN ZM. Palaeoliths and microliths from Shenja and Shuanghu，Northern Tibet. Curr[J]. Anthropol，1982，23（5）：493–499.

[33] 新华社. 几万年前西藏高原就有人类活动[N]. 人民日报，1977–10–19.

[34] 格勒. 藏族早期历史与文化[M]. 北京：商务印书馆，2006：47–55.

[35] 格勒. 西藏高原也是原始人类的故乡[G]//中国藏学研究中心藏学论文选. 北京：中国藏学出版社，1996：778.

[36] YUAN B，HUANG W，ZHANG D. New evidence for human occupation of the northern Tibetan plateau, China，during the Late Pleistocene[J]. Chin Sci Bull，2007，52：2675–2679.

[37] 林一璞. 林芝人及其文化遗物[M]//西藏古生物. 北京：科学出版社，1983：34–39.

[38] LIN YP. An Anthropological skull found in the Linzhi village，Tibet[J]. Palaeovertebrata et Palaeoantropologia，1961，9：241-243.

[39] 侯石柱. 西藏考古大纲[M]. 拉萨：西藏人民出版社，1991.

[40] 童恩正. 西藏考古综述[J]. 文物，1985，352（9）：34-67.

[41] 童恩正. 西藏旧石器时代的文化对我国西北人类学及考古学的贡献[M]. 北京：文物出版社，1990.

[42] 童恩正，候石柱，冷坚，等. 卡若：西藏的新石器遗址[M]. 北京：文物出版社，1980.

[43] 戴纪明. 西藏卡若村附近出土一批新石器时代文物[N]. 人民日报，1979-09-06.

[44] 西藏自治区文物管理委员会. 西藏考古工作的回顾：昌都卡若[M]. 北京：文物出版社，1985：155-156.

[45] 西藏自治区文化遗产局，四川大学历史系. 卡若：西藏新石器遗址[M]. 北京：文物出版社，1985.

[46] 新华社. 西藏发现一新石器时代遗址[N]. 人民日报，1984-12-24.

[47] 中国社会科学院考古研究所西藏工作队，西藏自治区文物管理会. 西藏拉萨曲贡村新石器时代遗址第一次发掘简报[J]. 考古，1991，10：35.

[48] 中国社会科学院考古研究所，西藏自治区文化遗产局. 拉萨曲贡古代遗址及坟墓的挖掘[M]. 北京：中国百科全书出版社，1999.

[49] 青海省志编纂委员会. 青海省志：第一卷[M]//青海历史纪要（修订稿）.西宁：青海人民出版社，1961：1-2.

[50] 格桑本. 青海考古学研究[M]. 西宁：青海人民出版社，1998.

[51] BRANTINGHAM PJ，XIN G，MADSEN DB，et al. Late occupation of the high-elevation northern Tibetan plateau based on cosmogenic luminescence，and radiocarbon[J]. Geoarchaeology，2013，28：413-431.

[52] 胡东生. 发现可可西里古人类遗迹[M]//中国科学院地理科学与资源所.踏遍神州情未了. 北京：科学出版社，2016：256-258.

[53] 杨存瑞. 可可西里乌拉湖发现旧石器[N]. 青海日报，1994-07-15.

[54] HUANG WW，CHENG ZK，YUAN RY. Palaeolithic from the Xiaochai-Damu Lake，Qingha[M]// Contributions of the Sino-Australia Quaternary Geology. Beijing：Scientific Press，1988：168-173.

[55] 陈风贤，毛荣方. 我国西北省首次发现有层位根据的旧石器：说明西北与华北古人类在文化技术上有密切联系[N]. 光明日报，1984-11-14（1）.

[56] SUN Y，LAI Z，LONG H，et al. Quartz OSL dating of archaeological sites in Xiao Qaidam Lake of the NE Qinghai-Tibetan plateau and its implications for paleoenvironmental changes[J]. Quaternary Geochronol，2010，5：360-364.

[57] VAN DER WOERD JP，TAPPONNIER F，RYERSON A，et al. Uniform postglacial slip-rate along the central 600 km of the Kunlun Fault（Tibet）from ^{26}AI，^{10}Be，and ^{14}C dating of riser offsets，and climatic origin of the regional morphology，Geophys[J]. Lett Int，2002，148：356-388.

[58] 盖培，王国道. 黄河上游拉乙亥中石器时代遗址发掘报道[J]. 人类学学报，1983，2（1）：49-59.

[59] 青海省文物管理委员会，中国科学院考古所青海队. 青海都兰县诺木洪塔里他里哈遗址调查与试

掘[J]. 考古学报，1963，1：1-8.

[60]　安志敏. 青海的古代文化[J]. 考古，1959，7：381.

[61]　杨新河. 青海湖畔首次发现距今万余年的人类遗迹[N]. 青海日报，1988-01-08.

[62]　MADSEN DB，HAIZHOU M，BRANTINGHAM PJ，et al. The Late Upper Paleolithic occupation of the northern Tibetan Plateau margin[J]. J Archaeological Sci，2006，33：1433-1444.

[63]　RHODE D，ZHANG H，MADSEN D，et al. Epipaleolithic/early Neolithic settlements at Qinghai Lake，Western China[J]. J Archaeological Sci，2007，34：600-612.

[64]　LABORATORY OF IA CASS. Report on carbon 14 dates（19）[J]. Achaeology，1992，298（10）：655-662.

[65]　侯光良. 青海湖畔的考古发现[N]. 青海日报，2011-08-14.

[66]　陈洪海，格桑本，李国林. 试论宗日遗址的文化性质[J]. 考古，1998，5：1-2.

[67]　CHEN H. A study of the Zongri remains[D]. Beijing：Peking University，2002.

[68]　中国文物地图集·青海卷编辑组. 青海古代文化分布概述[J]. 青海文物，1990，4：1-6.

[69]　赵生琛，谢瑞居，赵信. 青海古代文化[M]. 西宁：青海人民出版社，1986：27-29.

[70]　张建青. 青海彩陶[M]. 北京：中国文史出版社，2007：54-61.

[71]　宗喀漾正. 青藏先民的黄金时代[N]. 青海日报，1997-12-07.

[72]　新华社. 青海古代灿烂文化的展现[N]. 青海日报，1987-05-06.

[73]　何克洲. 青海省两处古遗址列入国家重点文物保护单位[N]. 青海日报，1988-07-02.

[74]　格桑本. 民和核桃庄发现距今五千年的原始社会墓葬[N]. 青海日报，1979-07-17.

[75]　新华社. 民和发现四千年前重要灾难遗迹[N]. 青海日报，2000-06-23.

[76]　新华社. 乐都县发掘出原始社会晚期氏族公共墓地[N]. 人民日报，1977-01-28.

[77]　青海省文物管理处考古队，北京大学历史系考古专业. 青海乐都柳湾原始社会墓地第一次发掘的初步收获[J]. 文物，1976，1：12-16.

[78]　青海省文物管理处考古处，中国社会科学院考研究所. 青海柳湾[M]. 北京：文物出版社，1984.

[79]　ZHANG DD，LI SH. Optimal dating of Tibetan human hand-and footprints：An implication for the palaeoenvironment of the last glaciations of the Tibetan Plateau[J]. Geophys Res Lett，2002，29：1072-1074.

[80]　LI YX. Deposit of stone implements over Jilong area and the upper and middle reaches of the Yaluzangbu River：a reference to correlative questions about the early stone implements in Tibet[J]. Southern Ethnology and Archaeology，1992，4：47-63.

[81]　李永贤. 西藏细石器遗存[J]. 西藏研究，1994，1：126-132.

[82]　WANG RX. Microlithic remains found at the Zhongzipu site of Guangyuan County，Sichuan[J]. Archaeology，1991，284（4）：289-299.

[83]　LIN SL. Soft hammer technique in the Paleolithic cultures[J]. Acta Anthropologia sinica，1994，13（2）：83-92.

[84]　童恩正. 西藏旧石器时代的文化[M]//中国西北部人类学及考古学贡献. 北京：文物出版社，1990.

[85] 童恩正.西藏高原的手斧[J].考古，1989，264（9）：822-826.

[86] 李永贤.贵州观音洞遗址旧石器文化及其意义[M]//石器人类学文集.北京：科学出版社，1978.

[87] LIN SL. Restudy of nine hand-axe specimens and the applicability of Movius' theory[J]. Acta Anthropologica Sinica，1994，13（3）：189-208.

[88] WEN BH. Palaeolithic found in the Yuanmo Basing，Yunnan[M]//Contributions to Palaeoanthropology. Beijing：Science Press，1978.

[89] 童恩正，侯石柱，冷坚，等.卡若：西藏的新石器遗址[M].北京：文物出版社，1980.

[90] TANG HS，HARE JM. Lithic tool industries and the earliest occupation of the Qinghai-Tibetan Plateau[J]. The Artefact，1995，18：3-11.

[91] ALDENDERFER M. Modeling plateau peoples：The early human use of the world's high plateau[J]. World Archaeol，2006，38：357-370.

[92] ALDENDERFER M. Moving up in the world：archaeologists seek to understand how and when people came to occupy the Andean and Tibetan plateau[J]. Am Sci，2003，91：542-549.

[93] MOORE LG，NIERMEYER S，ZAMUDIO S. Human adaptation to high altitude：regional and life cycle perspectives[J]. Am J Phys Anthropol Yearbook，1998，41：225-228.

[94] MOORE LG. Human genetic adaptation to high altitude[J]. High Alt Med Biol，2001，2（2）：257-282.

[95] 邱中郎.青藏高原旧石器的发现[J].古脊椎动物学报，1958，2（2-3）：157-163.

[96] HUANG W. The prehistoric human occupation of the Qinghai-Xizang plateau[J]. Götinger Geögraphische Abhandlungen，1994，95：201-219.

[97] ALDENDERFER M. High risk exploratory research：confirming an Upper Paleolithic occupation of the central Tibetan plateau. Final report submitted to the National Science Foundation for grant BCS-0244327[R].[S.l.：s.n.]，2006.

[98] ALDENDERFER M，OLSEN J. Archaeological research conducted in Ngari Prefecture，Tibetan Autonomous Region and in the Amdo region，Qinghai in 2007. Report submitted to the Henry Luce Foundation[R].[S.l.：s.n.]，2008.

[99] Aldenderfer M，Zhang Y. The prehistory of the Tibetan Plateau to the seventh century A.D.：Perspectives from China and the West[J]. J World Prehistory，2004，18：1-55.

[100] BRANTINGHAM PJ，MA H，OLSEN J，et al. Speculation on the timing and natural of Late Pleistocene hunter-gatherer colonization of the Tibetan Plateau[J]. Chin Sci Bull，2003，48（14）：1510-1516.

[101] CAVALLI-SFORZA LL，FELDMAN MW. The application of molecular genetic approaches to the study of human evolution[J]. Nature Genetics，2003，33（suppl.）：266-275.

[102] UNDERRHILL PA，KIVISILD T. Use of Y chromosome and mitochondrial DNA population structure in tracing human migrations[J]. Annal Review of Genetics，2007，41：539-564.

[103] 张森水.西藏细石器新资料[M]//西藏考古生物（第一部分）.北京：科学出版社，1983.

[104] ALDENDERFER M. Modeling the Neolithic on the Tibetan Plateau[M]//MADSEN D，CHEN FH，GAO X. Late Quaternary Climate Change and Human Adaptation in Arid China. Developments in Quaternary

Science 9. New York：Elsevier，2007：151–165.

[105] 刘江波.青海古代灿烂文化的展现[N]. 光明日报，1987–05–06.

[106] CHAYET A. Art et Archeologie du Tibet[M]. Picard，Paris：Editions A et J Picard，1994.

[107] 崔永红，张得祖，杜常顺.青海通史[M]. 西宁：青海人民出版社，1999.

[108] 王昱.远古至秦时期的青海[M]//青海简史（修订版）. 西宁：青海人民出版社，2013：3–5.

[109] PERREAULT C，BOULANGER MT，HUDSON AM，et al. Characterization of obsidian from the Tibetan Plateau by XRF and NAA[J]. J Archaeol Sci：Reports，2016，5：392–399.

[110] SHARMA AK. Early Man in Jammu, Kashmir, and Ladakh[M]. Delhi：Agam Kala Prakashan，2000.

[111] ALDENDERFER M. Archaeological reconnaissance and exploration of pre–Buddhist and Buddhist cave and terrace systems of Upper Mustang，Nepal. Report submitted to the Committee for Research and Exploration, National Geographic Society[R].[S.l.：s.n.]，2010.

[112] ALDENDERFER M. Archaeological research at Choedzom，Upper Mustang，Nepal. Report submitted to the Committee for Research and Exploration，National Geographic Society[R].[S.l.：s.n.]，2010.

[113] 盛桂莲，赖旭龙，王危.分子人类学与现代人的起源[J]. 遗传，2004，26（5）：721–728.

[114] CHEN FH，DONG GH，ZHANG DJ，et al. Agriculture facilitated permanent human occupation of the Tibetan Plateau after 3 600 BP[J]. Science，2015，347162（9）：248–250.

[115] BRANTINGHAM J，MA H，OLSEN J，et al. Speculation on the timing and nature of late Pleistocene hunter–gatherer colonization of the Tibetan Plateau[J]. Chin Sci Bull，2004，48（14）：1510–1516.

[116] MADSEN DB，HAIZHOU M，BRANTINGHAM PJ，et al. The late Upper Paleolithic occupation of the northern Tibetan Plateau margin[J]. J Archaeological Sci，2006，33：1433–1444.

[117] J. D' ALPOIM GUEDES. Thesis[D]. Cambridge，MA：Harvard University，2013.

[118] J. D' ALPOIM GUEDES，BOCINSKY RK，BUTLER EE. Comment on Agriculture facilitated permanent human occupation of the Tibetan plateau after 3 600 BP[J]. Asian Archael，2015，348（6237）：872–876.

[119] FU D，XU T，FENG Z. The ancient carbonized barley（Hordeum unlgare L. Var. nudum）kernel discovered in the middle Yalu Tsanypo river basin in Tibet[J]. Southwest China J Agricultural Sci，2000，13（1）：38–41.

[120] 西藏博物馆.古青稞碳化粒[M]//西藏博物馆. 北京：中国大百科全书出版社，2007：16.

[121] 邵启全.西藏野生大麦及半野生小麦[M]//中国青藏高原研究会. 追寻青藏的梦. 石家庄：河北科学技术出版社，2003：119–124.

[122] DAI F，NEVO E，WU D，et al. Tibet is one of the centers of domestication of cultivated barley[J]. Proc Natl Acad Sci U.S.A，2012，109（42）：16963–16969.

第16章 藏族适应——基因组学证据

人类何时进入青藏高原，也即藏族确切的起源时间目前仍有很大争议。从以上述及的研究资料来看，目前在藏族历史记录、文化遗存、考古学和语言学等方面获得了一些有力的证据，但往往存在不同的结论，因而导致矛盾。因此期望基因组学研究能得到更确切的论据。

基因作为支持生命基本构造和性能、储存生命全部信息的载体，具有2个特点：一是忠实地复制自己，以保持生物的基本特征；二是在繁衍后代上，能够产生突变和变异，折射了环境与遗传的相互依赖、互相作用的生理过程。这种独一无二的"本事"允许科学家将其作为探针，探讨生物演化的神秘历史进程。

第1节 藏族源于旧石器时代的基因组学证据

然而，目前通过基因组学对藏族人群何时开始定居于海拔3 000 m以上的地区进行研究获得了不同结果。Zhao等[1]应用线粒体基因有力地证明了现代藏族可以追溯到西藏高原旧石器晚期时代，约在21 000年前有他们迁入高原的印迹。即距今45 000～24 000年前，由于高原气候的好转，特别是高原的东部边缘地带，肥美的草地吸引着人们进入牧垦[2]。而最近的一项全基因组水平（外显子组测序）的遗传学研究推测藏族人群的高原适应可能发生比较晚，在大约2 750年前[3]，这与现有的考古学和遗传学证据很不一致[4,5]。特别是在藏北海拔4 500～5 200 m处发现了旧石器时代早期的遗址和具有亚洲北部文化特征的打制石器，提示在距今50 000～25 000年前青藏高原就有人类的足迹[6]。因此这一结论引起不少争议，有人认为这一结果是不可信的[7]，或认为是搞错了[8]。因为已有一系列证明藏族长期持续居住高原的考证；加之，如果藏族居住青藏高原已超过了10个世纪以上，那么在2 750年前当群体分离时他们是如何选择EPAS1基因变异的。奥尔德弗（Alderderfer）等复习了大量考古学及基因学的文献，提出人类生活在西藏高原至少是在晚更新世，即在距今30 000年前形成了具有基因标记的现代高原人[9,10]。

那么现代喜马拉雅的居民是否就是这些古代先民的后代？近年来中国科学院昆明动物所的宿兵团队对群体遗传学研究表明，藏族的确系一个古老的人群。通过人群父系进化遗传标记Y染色体的研究发现，藏族人群中还保留有古老的遗传残余特征，即Y染色体单倍型组D-M174[11]。该单倍型组于 6 万年前起源于东亚大陆南部，随着人群由南向北迁徙而扩散到整个东亚大陆。但是在距今 3 万年～2.5 万年前的另一次人群大规模迁徙后，东亚大陆核心区的 D-M174 被新来的大规模人群稀释而消失，在东亚大陆核心区域人群中频率很低（<5%），而在东亚大陆边缘区域的藏族和日本人群以及一些隔离的少数民族（如苗瑶支系）中却保留了很高的频率（>30%）[12,13]。但是藏族人群在历史的长河中，不免从周边人群尤其是汉族人的基因融入[11,14,15]。人群母系遗传标记线粒体 DNA 的研究也揭示藏族人群起源时间很古老，其祖先到达青藏高原地区后产生了一个群体特异性的单倍型 M62b，该单倍型的形成时间至少在 2.1 万年前[1]。

中国科学院昆明动物所、青海高原医学所和西藏大学的合作进一步研究利用全基因组分析（Affimatrix 6.0 芯片）的手段对青藏高原广大地区不同来源的藏族样本进行分析，结果表明藏族高原低氧适应的一个相关基因（*EPAS* 1）受到选择的时间开始于约 1.8 万年前[16]。随后，进一步对青藏高原 41 个不同地域人群的 6 109 名藏族进行父系（2 354 人）及母系（6 109 人）血缘研究，即同时对遗传标记线粒体 DNA 和 Y 染色体的研究发现，史前时代青藏高原先民约在 3 万年前迁徙进入，也就是发生在旧石器时代早期。同时发现，在我国西北部农业及畜牧业引入青藏高原，而且气候条件好转和有充足食物来源的保障下，又有大量人群迁徙进入，而且人群数量增长也很快，这是在距今 1 万～7 000 年前，即新石器时代的早期[17,18]。以上结果与前述的考古学和遗传学证据基本一致，支持藏族人群已经历了长期的高原极端低氧环境适应这一论断。

第 2 节　进化适应：喜马拉雅藏族与安第斯印第安人的比较

世界上的高原医学生物学学者在对比人类对低氧的遗传适应和生理机制时无一例外地将喜马拉雅青藏高原的世居藏族和安第斯山南美土著印第安人相比较，因为这两支是最大、最古老的高原人类群体。本篇的核心是藏族，有大量论述，故有必要对南美印第安人高原适应历史加以阐述。

一、安第斯印第安人的起源

南美安第斯印第安人（Andean Indians）的起源问题目前仍有争议。因为通过对美洲古代人类的线粒体单倍型频率所构建的基因组图谱分析，可见美洲人群基因的多样性[19]，因此目前对美洲印第安人的来源有多种学说，主要有 4 种。一是"欧洲移民说"，此说认为印第安人的祖先是从欧洲大陆向北经冰岛和格陵兰岛进入美洲的；也有人认为，欧洲人是通过横渡大西洋到达美洲的。二是"南太平洋岛屿说"，此说认为亚洲人经过南太平洋的岛屿，逐步进入美洲；当然，也有人认为，是本来就生活在太平洋群岛上的波利尼西亚人通过南太平洋岛屿进入美洲。三是"非洲移民说"，此说认为非洲黑人，特别是努比亚人、马里人，都有可能横渡大西洋到达美洲。四是"白令海峡说"，此说认为是蒙古人种的亚洲人在 4 万～1.8 万年前，通过白令海峡结冰的"走廊"，从阿拉斯加进入美洲大陆。

前三种学说尚缺乏有力的根据，第四个"白令海峡说"更具有充满说服力的依据。根据考古学及人种学的研究，证明他们原系亚洲西伯利亚一带居民，于距今 10 万 ~ 4 万年前的更新世晚期，越过当时冰封的连接亚洲—美洲的白令海峡冰桥（Bering Land Bridge）[20]。基因组学显示时间可能是在 22 000 年前，有一部分在 16 500 年前。而考古学的证据显示约在 15 000 年前[21]。他们首先来到北美洲，然后有相当数量的一支人群到达南美洲，其中又有一些强悍的群体到达了安第斯山。首先比较集中在海拔 3 812 m 水草丰美的的的喀喀湖地区，发展了安第斯文化，并于公元 10 世纪前后在秘鲁建立了印加帝国[22]，为人类历史谱写了光辉的一页。安第斯印第安人定居高原的年代约距今 1 万 5 000 ~ 1 万年前[23]，但高原人类学家摩尔（Moore）等的考证认为是距今 8 000 年[24]。15 世纪初至 16 世纪，西班牙人逐渐入侵拉丁美洲及安第斯，使群体结构发生改变。西班牙入侵时安第斯印第安人总数为 450 万 ~ 750 万人。1980 年统计为 1 000 万 ~ 1 700 万人居住在海拔 2 500 m 以上[23]。据 1993 年秘鲁政府统计，居住在海拔 1 501 ~ 2 000 m 的人数为 563 427 人，海拔 2 001 ~ 3 000 m 为 3 233 798 人（占全国人口的 14.67%），海拔 3 001 ~ 4 000 m 为 4 031 872 人（占 18.29%），海拔 4 001 ~ 5 000 m 为 216 303 人（占 0.98%）[25]，可见占总人口 19.27% 的人居住在海拔 3 000 m 以上，是世界上高原人口比率最大的国家之一。

二、印加帝国及古印加人的历史

在印加王国一百多万平方千米的土地上，各地区无论气候条件还是地理环境都如同春夏秋冬，各不相同，居住于其间的民族也各异，唯有当他们都向往首都库斯科的"太阳神"放出的光芒时才形成一个整体，也唯有当王国的触角延伸到这些各不相同的"神经末梢"时才促成了一个王国。印加之路就是这样一条横贯王国南北、绵延四万千米的大动脉，它将整个印加帝国连接成一个整体，如同血脉滋养整个王国。虽然经过时光与岁月的洗礼，这条道路已经在现实中隐没，但作为一种精神纽带，依然是安第斯人生命活力生生不息的来源。

——印加之路：史密森学会美洲印第安人国立博物馆语

生活在地球各个高原（山）地区的人类群体对高原的适应都涉及环境因素的作用和遗传进化两大方面，这是非常复杂的生物学问题。南美土著世居人的历史可以追溯到约数万年前，那时亚洲和北美洲只隔着一条白令海峡（Bering strait）。在距今 10 万 ~ 4 万年前的更新世晚期，当时的白令海峡只有 60 ft（约 96.6 km）宽，两岸是西伯利亚和阿拉斯加，而极其寒冷的气候在两岸间形成了冰冻的陆桥[20]。大陆冰被最广泛也是最后覆盖北半球时，全世界的海面下落了至少 300 ft（约 91.4 m）。约 1 万年前，气候增温，冰开始退缩，融冰使海面回升，但此前白令海峡陆桥至少还存在了数千年。亚洲人为狩猎追赶冰河时期的大型动物如野牛、猛犸、驼鹿和其他哺乳动物，跨过了陆桥，首先进入北美洲，这批人被称为古印第安人（Paleo-Indians），从此开始了一个大迁徙的历史[26]。考古学提示的古印第安人留下的石制工具，标志这些古印第安人的遗址从北极圈外的加拿大一直延伸到南美。这些古印第安人足迹到今墨西哥的玛雅人（Maya Indians），他们的才智主要表现在高度的数学能力上。他们根据天象观测，创造了一系列周期历，作为计时和占卜之用。定居在墨西哥中部的阿兹台克人（Aztec）则形成了另一种文明，他们建立了阿兹台克帝国，主要成就在政治和军事方面，正是他们征服和统一了墨西哥和中美洲的大部分地区。

　　我们所要关心的另一支古印第安人，他们从北美洲逐渐迁徙到南美洲的大部分地区。其中有一些强悍的群体到达了安第斯山区，被称为印加人（Incas），并于公元 10 世纪前后在秘鲁建立了强大的印加帝国（Inca Empire），在鼎盛时期其疆域横跨整个安第斯山脉所辐射的地理区域，从哥伦比亚、厄瓜多尔一直延伸到阿根廷、智利，国土呈一狭长地带，南北绵延将近 5 000 km，从东至西最宽处却只有 500 km。整个王国因分成 4 个部分而被称为"四裔之境"。区域中不仅包括了高原高地复杂多变的地理环境和气候条件，还居住着多个印第安部族。他们建立了"国家"制度并由人数众多的强大军队来维护[27]。他们当时的首都建立在库斯科（Cuzco，3 400 m），印加语意为"脐眼"，表示人体的中心。印加人信奉太阳神，迄今可在库斯科看到太阳神祭祀主庙金屋及其石墙上的梯形窗口。而在印加之路上，遍布着建在视野毫无阻挡的山巅上、由石头堆成的金字塔形祭坛，它是各个地区公共祭祀活动的主要场所（图 16.1）。光辉的印加文明还存在于迄今可见的马丘皮丘（Machu Picchu）和萨克莎胡阿曼（Sacsayhuaman）[28]。马丘皮丘（2 440 m），印第安语意为"老山头"，是印加帝国"消失的城市"。它建立在安第斯山脉潮湿的东部悬壁上（图 16.2），向下一直延伸到亚马孙河谷。目前还遗留一条古代安第斯通向这一高山圣地的通道，还原了古印第安人攀登高山的习俗（图 16.3）。这里遗留的古印加人的居所、房舍、兵营令人叹为观止。萨克莎胡阿曼（3 580 m），是位于库斯科上方的印加古代文化遗址（图 16.4）。巨大无比的石块线条分明地堆积相嵌在一起，没有应用也不可能应用任何水泥。在两个连接的石块间连一个刀片也难以插入，真是天衣无缝。这样巨大的石块到底是如何搬运到这样高海拔的？迄今是一个谜。

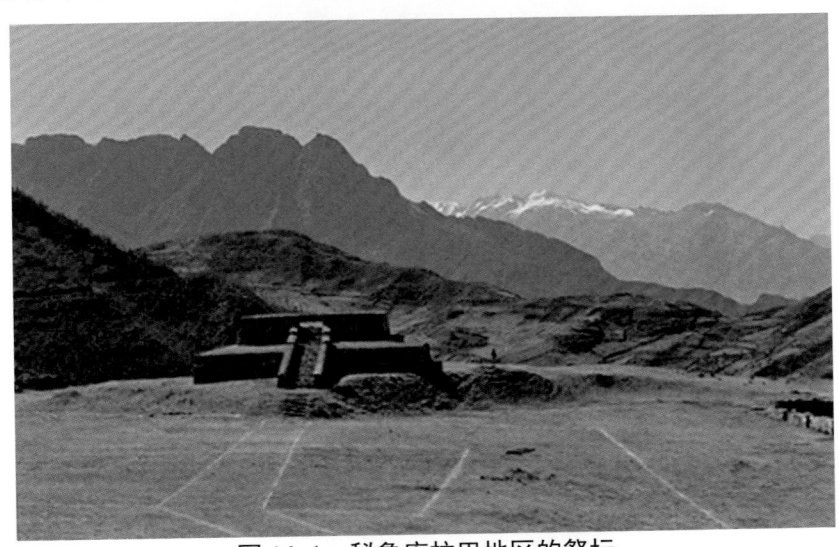

图 16.1　秘鲁库拉巴地区的祭坛
建在视野毫无遮挡的山巅上，以石头堆成的金字塔状祭坛，是各地印加人公共祭祀活动的主要场所。

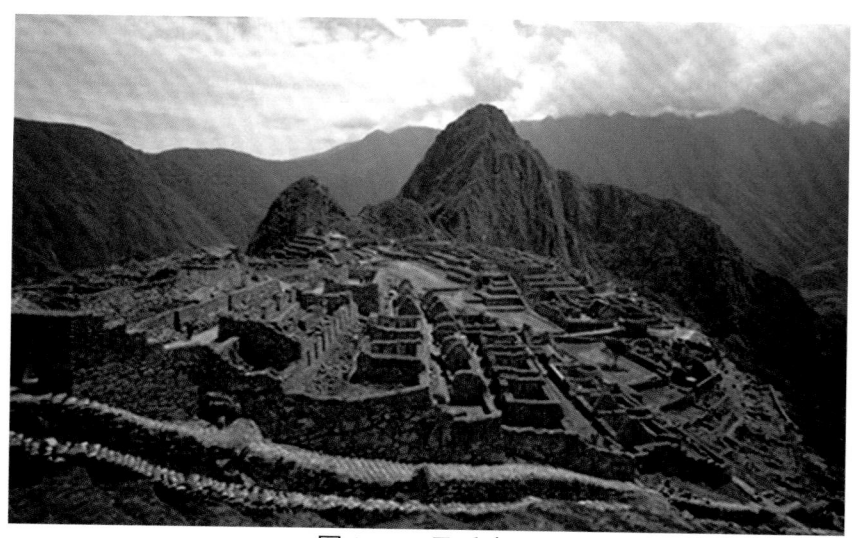

图 16.2 马丘皮丘

　　这一消失了的印加帝国古城，如今成为世界十大奇迹之一。它建于安第斯山潮湿的东侧山壁，向下一直延伸到亚马孙河谷。

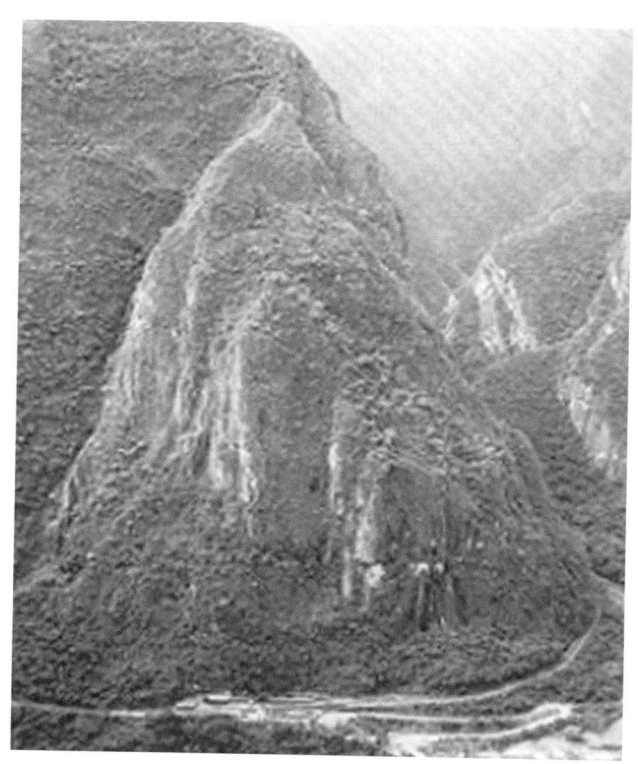

图 16.3 安第斯山通往马丘皮丘之路

复原了古印加人攀登山峰的习惯。这里有引水之渠。

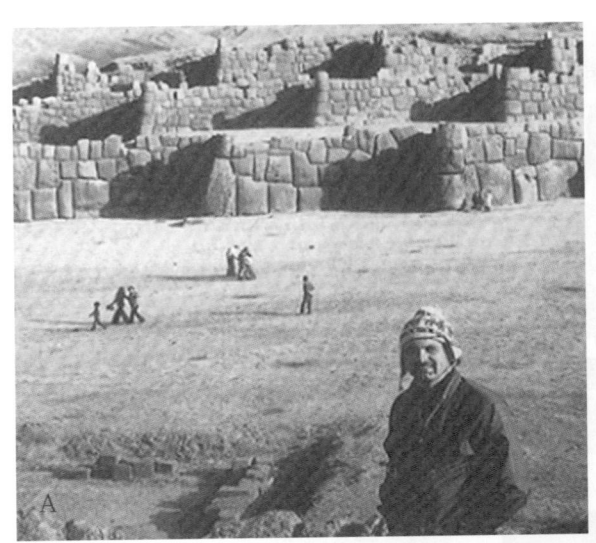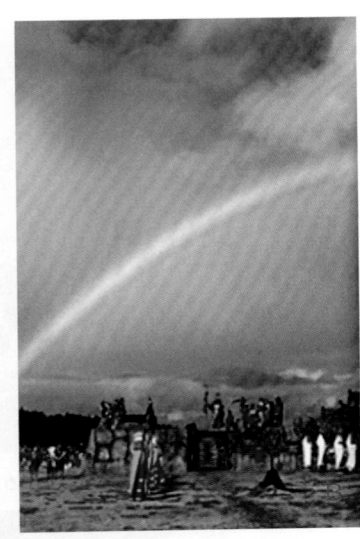

图 16.4　库斯科旁萨克莎胡阿曼的建垒

A—印加文化的标志性建筑；B—今日印第安人对太阳神祭祀的神圣场所。

这些到达安第斯的古印第安人又可分为两大支，一支为克丘亚印第安人，主要居住在安第斯中部的秘鲁，一部分人居住在厄瓜多尔、阿根廷北部及智利（图 16.5）。另一支艾马拉印第安人主要居住在玻利维亚和智利，少数散居在上述安第斯山国[29]（图 16.6）。距今 1 万 ~ 8 000 年前，他们都是在海拔 3 812 m 水草丰美的的的喀喀湖地区繁衍发展起来的（图 16.7），古印第安人就在这里休养生息。他们用芦香蒲编成名为"托托腊"的舟筏下湖捕鱼，使用鸟粪肥地种植玉米、土豆等多种农作物，并在雕刻、建筑、冶金、制陶方面达到很高水平，从某些陶器的造型和图案看，竟与东亚和青藏高原出土的陶器十分相似（图 16.8）（见第 15 章第 3 节）。迄今在的的喀喀湖中的科阿岛和帕利亚拉岛间的太阳岛上还耸立着巨大的石头建筑城堡。古印第安人在这里发展了安第斯文化，当时强大的印加王国为人类历史谱写了光辉的一页。

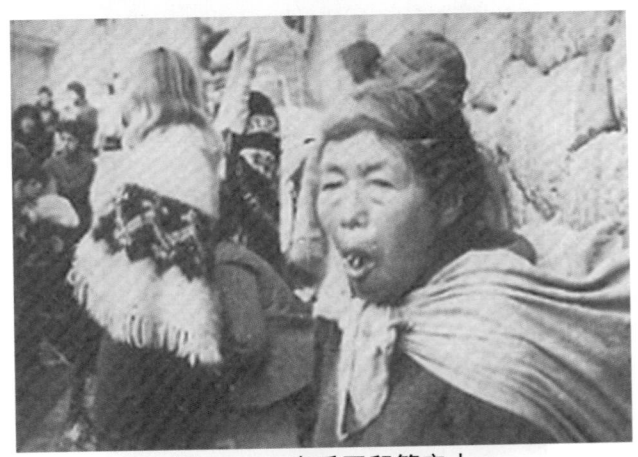

图 16.5　克丘亚印第安人

在库斯科口嚼古柯的克丘亚印第安女人有着典型的东亚人样貌。

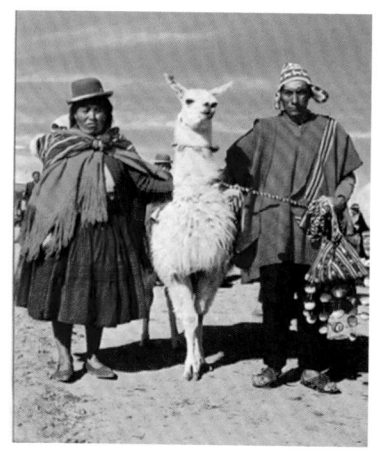

图 16.6 艾马拉印第安人和羊驼

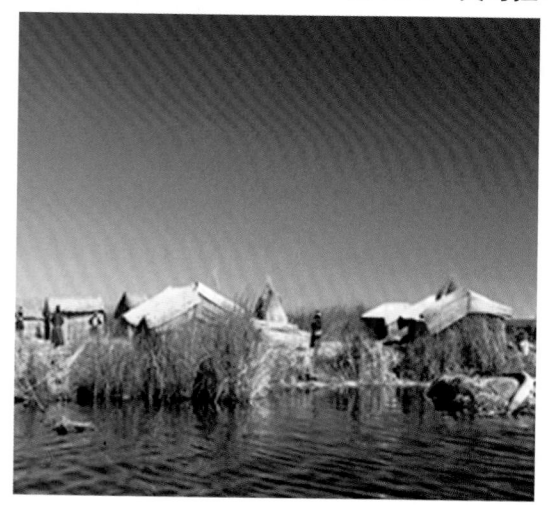 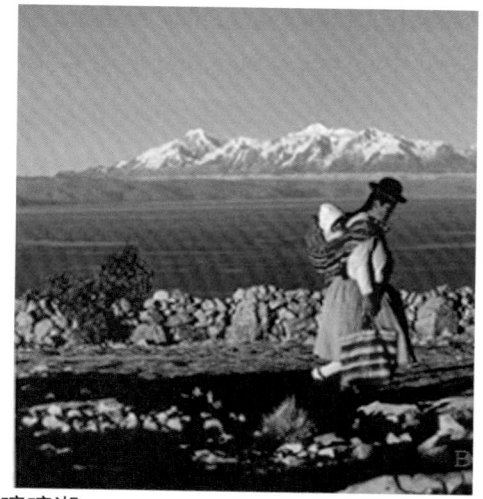

图 16.7 的的喀喀湖

A—湖畔的印第安人村落；B—湖畔的艾马拉印第安女子。

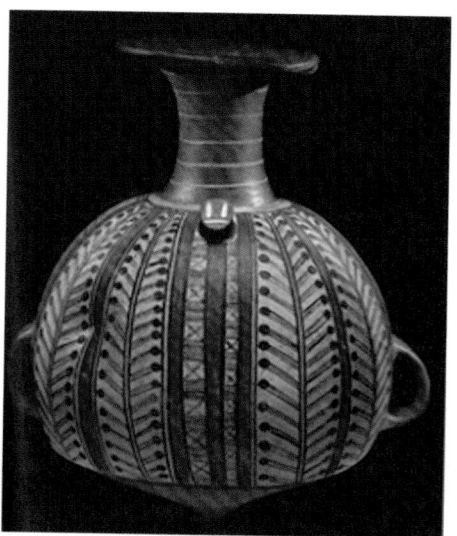

图 16.8 古印加人用来装玉米的罐子

出土于秘鲁利马。这一陶罐与青藏高原东部出土的陶罐在图案及造型上甚为相似。

1996 年，吴天一在玻利维亚高原生物研究所做访问学者时前去考察了的的喀喀湖，惊讶地发现那里印第安人突出的亚洲面貌和服饰、游戏玩的"舍子"、用土坯打的羊圈等几乎和我国藏区一模一样，证明他们和亚洲文化渊源深厚。南美印第安人源于亚洲这一说法已通过线粒体 DNA 检测加以证实[30,31]。印加帝国曾有非常辉煌的历史，但由于无历史记录，早期文化资料不多。不过已知道其早期居民约于 1 万年前，建立了社区制度，在高原和沿海建立社会群体，那时高原的农业耕作已形成并有很大潜力，沿海丰富的渔业获得开发，使经济有效发展[31]。

15 世纪初，西班牙人入侵中、南美洲，改变了整个南美的历史。秘鲁被统治了近 300 年，于 1821 年才宣告独立。西班牙人的入侵也改变了印第安人的某些文化，例如的的喀喀湖边印加风格的十字架，显示了原信仰太阳神的印第安人在西班牙人入侵后逐渐接受了基督教，这是文化交融的一种体现（图 16.9）。西班牙人统治后在安第斯进行建设和开发，发现南美资源丰富，特别是如赛罗·德·帕斯科（Cerro de Pasco，4 330 m）、波托西（Potosi，4 070 m）、奥鲁罗（Oruro，3 706 m）等地有着极为丰富的矿产资源，为此西班牙人进行了多次的远征探险，并占据这些地区。而一个突出的人类学问题是，西班牙人入侵安第斯后，逐渐与当地人产生了许多混血后代。一方面，在 500 多年的历史长河中，长期的混杂使种族的血统谱系很难查清，所以在高原生理和高原医学研究时，从人类学观点很难找到一个理想的高原移居群体以和基因库纯正的世居群体对照研究，这是南美高原群体研究中的一个不足。另一方面，这一基因交流对南美土著人的高原适应能力及高原病的发生产生了重大影响，慢性高原病的高发病率就是一个突出的例证。

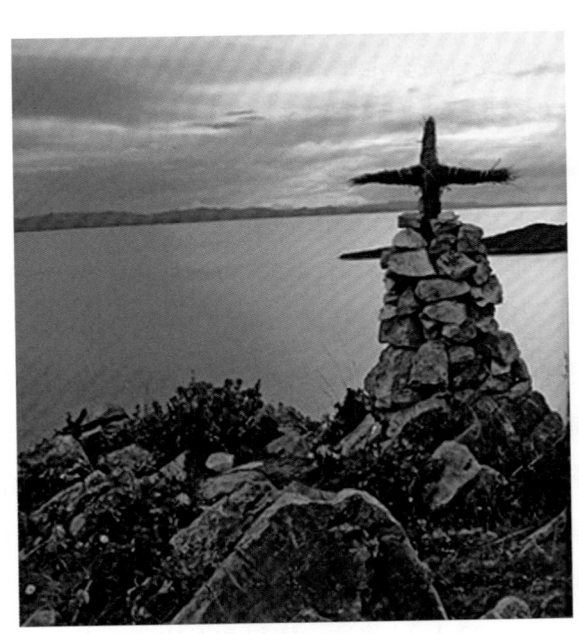

图 16.9　的的喀喀湖边的十字架

　　显示了原信仰太阳神的印第安人在西班牙人入侵后逐渐接受了基督教。但这一十字架却保留了古印第安人祭太阳神的风格，正是两个民族文化交融的体现。

三、藏族与印第安人的比较

从世界两大高原人群的比较可以看出，藏族是一个非常古老的人群，比南美安第斯印第安人涉足安第斯高原的时间（距今 1 万 ~ 8 000 年前）要早了 2 万 ~ 3 万年 [3,16,32-34]。这一时间差距在生物进化的历史长河中虽然微不足道，但对人类高原适应的自然选择则是至关重要的。同时，藏族人群已经进化出一套比安第斯山人群更适应高海拔生活的生理机制。例如安第斯印第安人低氧通气反应钝化、低氧性肺动脉增压反应易感及红细胞增多显著等，均易导致慢性高山病 [35-37]；而藏族在与安第斯同等海拔甚至更高的海拔上生活，其低氧通气反应易感、低氧性肺动脉增压反应钝化及不发生显著的高原红细胞增生，很少发生慢性高山病 [38-40]。这就明显反映出喜马拉雅及青藏高原藏族与南美安第斯印第安人由于在低氧适应上的差异从而出现病理生理变化的不同后果。目前大多数的基因组学研究发现，人类涉足青藏高原是从 3 万年前开始的，逐步从低海拔区域扩散到高海拔区域 [16-18,24,41-44]。大约 6 000 年前，在拥有畜牧业和农业技术的生活保障之后，人类开始长期生活在海拔 3 000 m 以上的青藏高原区域 [7,10,16-18]。

第 3 节 "藏彝同源"及"单一路线"学说

中国科学院北京基因组研究所、拉萨公共安全技术部、北京医学院研究生院及世界卫生组织北京人类生殖合作研究中心等科研团队对藏族的起源做了研究 [45]。根据以往基因组学的研究，提示藏族的祖先可能有 2 个来源。一是认为源于黄河盆地的上游或中游 [1,46]；二是认为源于东亚北部的群体 [47,48]。对其迁徙通道，认为是经过藏彝走廊，由此支持藏族是源于亚洲北部的古代群体。根据黄河上游居民的新石器时代文化分析，来回顾藏彝走廊的迁徙历史，他们可能是从中国北方先到青海然后再移居到西藏高原，随后逐步扩延到周围的广大地区 [49]。

有趣的是，如今分布于藏彝走廊地区的藏缅语族的多个民族普遍拥有祖先来自北方的迁徙记忆，也透露出关于这些基因组学证据的蛛丝马迹。这些祖源记忆，保留在藏彝走廊各民族的史诗、传说、仪式当中。例如，许多民族中至今保留一种独特的"送魂"习俗，即在丧葬仪式中要特地请巫师念"送魂经"，目的是将死者的灵魂一站一站地送回祖居地，而"送魂"的方向则无一例外地指向北方 [50]。

为了进一步探讨藏族起源的基因印记及探寻其高原适应的相关基因，该研究组在近拉萨海拔 3 700 m 的牧业区取得 30 名藏族牧民的血样，应用 Illumina-IM chips 以 100 万个单核苷酸多态性标志物（SNP markers）进行基因组学研究。同时从人类基因组单体型图（HapMap）及人类基因组多样性计划（human genome diversity project，HGDP）中获取其他人群资料，共包含世界范围的 19 个群体（487 人）及 10 个东亚群体（192 人），将这一资料和上述藏族人群资料进行基因组学变化分析。经 509 491 常染色体（autosomal）SNPs 交选这一资料安置，再从资料安置中应用 165 073 较少链合的 SNPs（$r^2<0.5$）以进行个体祖先即混血部分的分析。在事先并不知道相关群体的性质下设定用

祖先成分的范围从 2 ~ 6（K=2 ~ 6）。同时做了群体基因组分析，以探讨藏族和其他群体间的基因相关关系，分析了本组藏族的基因型。结果通过群体基因组的分析证实藏族是源于东亚人群的共同祖先，但并无喜马拉雅西部和南部的中亚及南亚人群的基因[45]。这一结果与以往认为喜马拉雅山阻挡了基因流的看法一致[51]。

　　这项研究的主要结果是观察到藏族与彝族有极密切的联系。根据在世界范围内获取数据资料的事实显示，此项研究与前一项报道的结果相一致，即构成人类群体中人体的基因与其所处地理位置有密切联系。而且事实上每个群体只有一个被推断的主要祖先成分[52]。藏族明显地显示其主要的祖先成分源自东亚人群，从而是东亚人群的一组。彝族的基因变异同时有藏族和汉族的成分。当汉藏语系祖先到达了黄河盆地的上、中游后，分成 2 个亚群，即原藏缅族（Proto-Tibeto-Burman）及原汉族（Proto-Chinese）[11]，这 2 个亚族在东亚人群 2 个祖先的成分上（K=2）是相似的，即均具有相似的东亚群体成分。原藏缅族祖先成分支配着藏及彝两个分支，其进展到中国的西南部。同时彝族与藏族均是藏缅语族的后裔，也均为从东亚迁徙而来形成的 2 个分支之一。他们的主要迁徙路线均是越过横断山脉峡谷（见第 13 章第 1 节）。藏族与彝族同属藏缅语族，而从他们祖先的足迹可以窥探到北方狄羌原始部落的印迹[45,53]。藏族和彝族在种系发生树的同一分支上，都是从东亚祖先群体演化而来。

　　关于中国人群的迁徙路线，通过 Y 染色体单倍型分布可以看到大致的轮廓，原藏缅亚族（proto-tibeto-Burman）这一祖先成分支配着藏及彝两个分支[54]。其中的一支穿越横断山脉后留居于此，即今生活在凉山地区的彝族人，迄今已生存数百代[53]。依据适合生存的条件状况及易于迁移的路线，研究人员赞同单一路线学说（single-route hypothesis），即很有可能是另一支从原藏缅亚族中分离出来，成为现代藏族的祖先，他们越过横断山脉峡谷而进入青藏高原，随后逐步分化形成当今的藏族。

　　他们还指出，从基因组学还观察到原藏缅族人群的形成包含于东亚人群中，而他们进入青藏高原的主要路线是通过横断山脉峡谷。而彝族人群，非汉族群体，在探讨藏族的高原适应时是一个非常值得参考的群体（见第 13 章第 2 节）。

第 4 节　藏族的高原适应基因源于丹尼索瓦人说

　　2010 年，华大基因研究院高原项目组与美国加州大学伯克利分校拉姆·尼尔森（Rasmus Nielsen）的研究团队等，通过全外显子测序技术首次发现藏区原住民体内携带着低氧诱导因子 EPAS1。它是藏族人群受到最强自然选择的基因，而且与居住在高海拔地区人体的血红蛋白含量变化密切相关。随后的多个独立研究组的结果也证实 EPAS1 基因的变化是藏族人受到高原环境正向自然选择最显著的标志（见第 18 第 4 节），从而能够应对相对低氧的环境，成为藏族高原适应的关键基因[3]。至今，这种现象仍然是记录在案的，是人类经历自然选择的最突出例子，而这一基因源于丹尼索瓦人。

这项研究具有的惊人意义在于人们此前对丹尼索瓦人几乎一无所知。其化石于 2008 年俄罗斯莫斯科研究院的安托里·德列凡科和米查尔·舒恩科夫教授在西伯利亚南部阿尔泰山的一个名为丹尼索瓦洞穴（Denisova cave）的古遗址中发现（图 16.10）。化石包括仅有一节指骨的碎块、一节脚趾、两颗臼齿，以及一些饰物。2010 年，一支由俄罗斯科学家和德国斯文特·帕波教授组成的国际研究团队在西伯利亚丹尼索瓦洞穴中又发现了丹尼索瓦 3 号标本，并对该指骨的细胞核基因组测序，鉴定后认为该指骨应该和人类属于同一物种，但这个物种对科学家们来说还是陌生的[55]。化石的主人既不是早期现代人，也不是人类祖先安尼德特人，他属于有别于现代人和尼安德特人的一个此前未知的人族群体，便用发现它们的洞穴进行命名，称为丹尼索瓦人（Denisova hominin or Denisovans）[56]。还在丹尼索瓦洞穴中发现了 2 枚推定的丹尼索瓦人臼齿——丹尼索瓦 4 号和丹尼索瓦 8 号（图 16.11）。科研组通过对化石 DNA 测序，推测该化石来自一名 5～7 岁的女性，她的眼睛、头发和皮肤都是棕色的，生活在距今 8.2 万～7.4 万年前，死于西伯利亚，她被称为"X 女"（Woman X）[57]。由此问题被提出来了，丹尼索瓦人到底是什么人[57]？

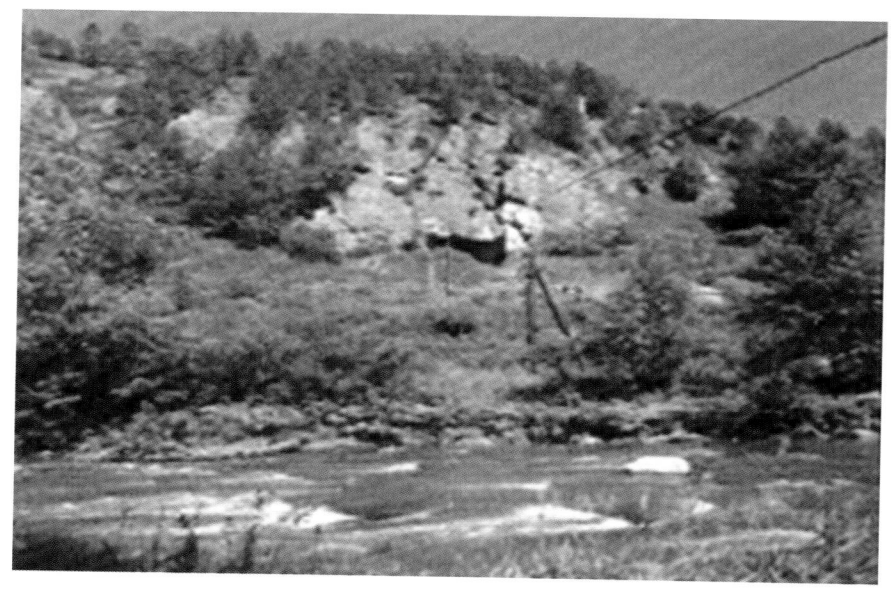

图 16.10 丹尼索瓦洞穴

2008 年，俄罗斯科学家在西伯利亚南部阿尔泰山的一个名为丹尼索瓦洞穴的古遗址中发现了古人类的部分遗骸。

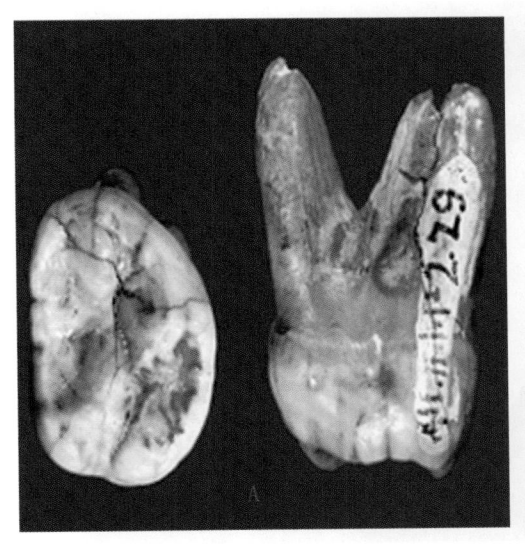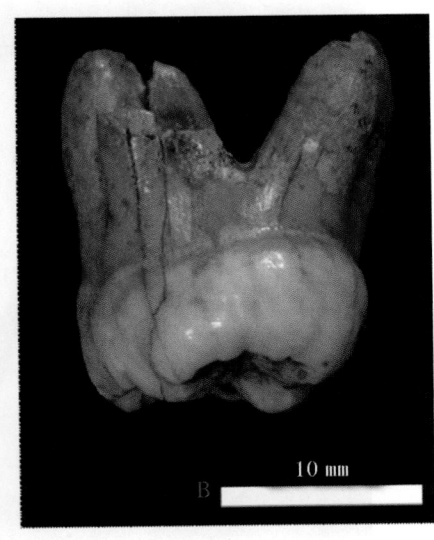

图 16.11　丹尼索瓦人臼齿

　　在西伯利亚南部阿尔泰山的一个名为丹尼索瓦洞穴的古遗址中发掘出的化石。其中 2 枚推定的丹尼索瓦人臼齿。A—丹尼索瓦 4 号；B—丹尼索瓦 8 号。

　　2012 年，与此相关的一项惊动人类学界的研究对藏族的起源提出了崭新的观点。由德国莱比锡马克斯·普朗克（Max Planck）人类进化学研究所进化基因组实验室的斯文特·帕博（Svante Pääbo）领衔，美国马萨诸塞州剑桥哈佛大学医学院分子实验室、美国马萨诸塞州波士顿哈佛医学院基因组学室、美国加州大学伯克利分校整合生物学部、土耳其安卡拉比尔肯特大学计算机工程部、美国华盛顿大学医学院、中国科学院古脊椎动物及古人类学研究所、美国加州大学杰克·巴斯金（Jack Baskin）工程学院、美国亚利桑那大学生物工程部、俄罗斯科学院西伯利亚分院考古及人种学研究所、美国华盛顿西雅图霍华德·休斯（Howard Hughes）医学研究所等 13 个科研单位 33 名学者组成的强大团队[58]，对取样于古代丹尼索瓦人[56] 及尼安德特人（Neanderthals）[59] 的基因组测序。尼安德特人是根据体型特征及由欧洲、中亚及西亚在距今 23 万 ~ 3 万年前化石的记录而确定[60]，丹尼索瓦人是从西伯利亚南部阿尔泰山丹尼索瓦洞中发现的一节脚趾以及两颗臼齿而取样的[55-57]。从丹尼索瓦人的一节脚趾取样所得分子基因组图谱证明丹尼索瓦人是尼安德特人的一个姊妹人组[55]。但丹尼索瓦人的基因测序显示缺乏尼安德特人的基因多态性，提示丹尼索瓦人是在远古时代从尼安德特人分离出来的一个独立群体[61]。对从丹尼索瓦人手指化石里提取出的 10 mg DNA 样本（图 16.12）进行基因组测序，但是利用经历数万年降解过程的远古样品进行基因组测序，当时被认为是一种不可能实现的任务。科研组研发了一种能够扩增 DNA 单链的新技术，使 DNA 双链中任意一条都可用于测序。应用这种 DNA 库制备法对丹尼索瓦人进行全基因组测序，并且对丹尼索瓦人基因组的每个位点进行了多次测序。

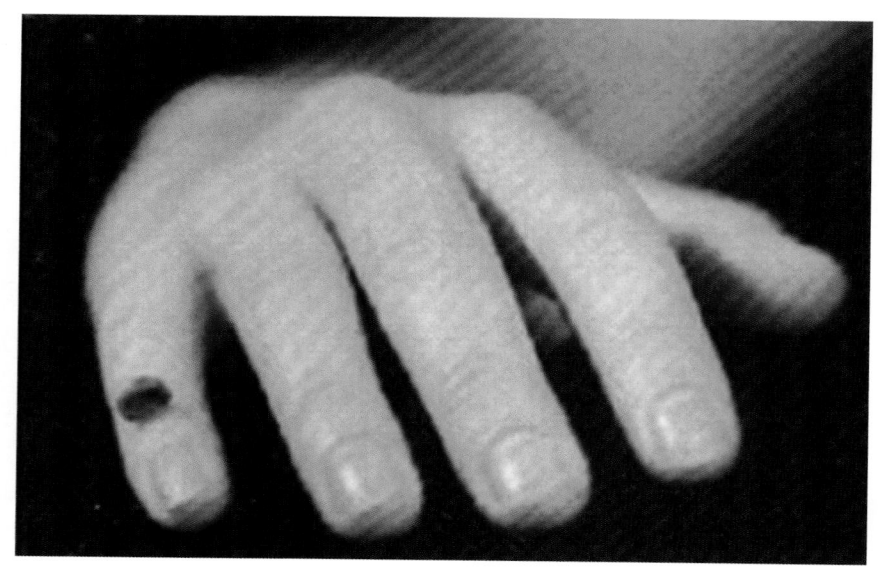

图 16.12 丹尼索瓦洞穴中挖掘出来的远古人小指碎片取材部位

使用丹尼索瓦洞穴中挖掘出来的非常小的一块远古人的小指碎片（图为示意取材部位）进行全基因组测序，难度极大。但科学家应用 DNA 库制备法对丹尼索瓦人成功地进行了全基因组测序。

2012 年 8 月，科研组完成了丹尼索瓦人的全基因组测序。这是一个非常全面的基因组测序，类似于现代人类基因组研究中取得的基因序列质量。在这一丹尼索瓦人全基因组测序工作中，99%以上的核苷酸都至少接受过 10 次测序。所以得到的这个远古丹尼索瓦人的基因组序列图谱，其精确度丝毫不逊色于任何一个现代人基因组序列图谱。

2012 年 8 月 30 日，Svante Pääbo 科研组的研究论文《对于一例古代丹尼索瓦人个体 DNA 的高覆盖基因组序列检测》在 *Science* 杂志发表。研究提示丹尼索瓦人属于已灭绝的尼安德特人的近亲。这一基因组的特性可以直接计算丹尼索瓦人的杂合子，提示基因多态性在这些古人类中特别低[58]。

同时研究组精细地检测了丹尼索瓦人和尼安德特人杂交的印迹存在于现代人中。此外，当今是否在非洲以外的所有人类群体基因库中均有尼安德特人的成分，从东南亚大陆及大洋洲来看丹尼索瓦人是独有的[62]。目前考古学已经证明尼安德特人曾经与现代人发生过跨种交配。大约 6 万年前现代人类祖先走出非洲，由于当时气候寒冷，直到 4.5 万年前才扩散到欧洲大部分地区。现代人类的近亲尼安德特人当时生活在欧洲，他们在灭绝前与现代人类共存过很长时间，两个种族曾发生过跨种交配，现代人类身上也有尼安德特人的基因。但他们最早是什么时候与人类共同生活繁育后代的？以色列研究人员在以色列北部一个尘封了 3 万多年的洞穴内发现了一个女性头颅，她具有现代人类祖先与尼安德特人跨种交配的特征，头颅距今有 5.5 万年[63]（图 16.13）。

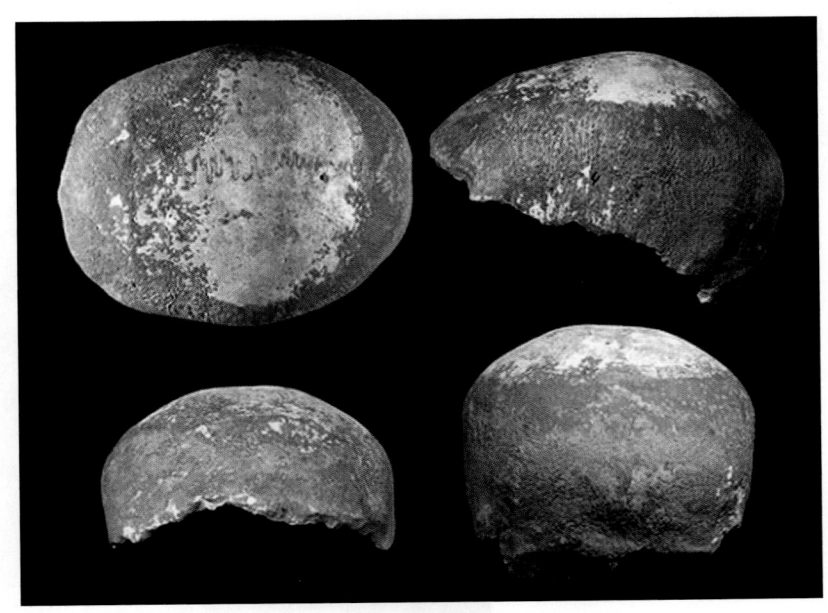

图 16.13　以色列北部发掘的一个女性头颅

Svante Pääbo 及其同事对来自这些臼齿的细胞核 DNA 以及线粒体 DNA 进行了测序。这些丹尼索瓦人臼齿比尼安德特人或早期现代人的臼齿更大，而且缺乏尼安德特人或早期现代人的臼齿典型特征。对细胞核 DNA 序列的分析提示，这 3 个标本属于同一个系统发生群体，并且支持了一种观念，即这个群体有别于尼安德特人和现代人。这组作者使用来自这 3 个丹尼索瓦人标本的线粒体 DNA 推断了他们的相对年龄。丹尼索瓦 8 号的线粒体 DNA 比丹尼索瓦 3 号或 4 号的线粒体 DNA 积累的突变更少，这提示丹尼索瓦 8 号比其他 2 个标本更古老。这组作者说，丹尼索瓦 8 号与其他 2 个标本的年龄差异，提示丹尼索瓦人在丹尼索瓦洞穴附近的区域生活了较长时期。

丹尼索瓦人基因组的测序者 Svante Pääbo 对获得的这一结果非常满意，他说："对我们来说，能够看到丹尼索瓦人的基因传承是非常好的事情。我们 4 年前才确定了这一人种的存在，现在就发现这一人种对现存人群产生着重要影响。这对我们来说是个惊喜。"Rasmus Nielsen 说："在丹尼索瓦人的基因组公布之后，我们用了很长时间来决定是否要进行这个实验，因为我们认为这太不现实了。"

现在，在这颗牙齿的帮助下，科学家们相信丹尼索瓦人生活的时代应该比之前预想的早 6 万年。在智人（现代人学名）生活的时期同时还生活着其他的人种，例如丹尼索瓦人、尼安德特人等。这颗牙齿提供了许多新的、很重要的线索。研究人员估计，这颗牙齿大约有 11 万岁，所以丹尼索瓦人大约在那个时候来到西伯利亚生活或者游荡。

根据牙齿的 DNA 分析结果，研究人员发现丹尼索瓦人和现代欧洲人的基因存在差异，这种差异比和尼安德特人的差异要大。这点进一步证实了丹尼索瓦人是从南方迁移到西伯利亚地区的。研究发现，丹尼索瓦人和尼安德特人是姊妹关系（同一祖先衍生的两个分支），他们的祖先早前就与现代人祖先分道扬镳（图 16.14）。令人惊奇的是，研究发现丹尼索瓦人与现代人祖先有过跨种交配，巴布亚新几内亚人有最多的相关基因。丹尼索瓦人与马来西亚土著人曾发生过基因交流。丹尼索瓦人与亚洲人和南美洲人的亲密关系高于欧洲人（图 16.15）。

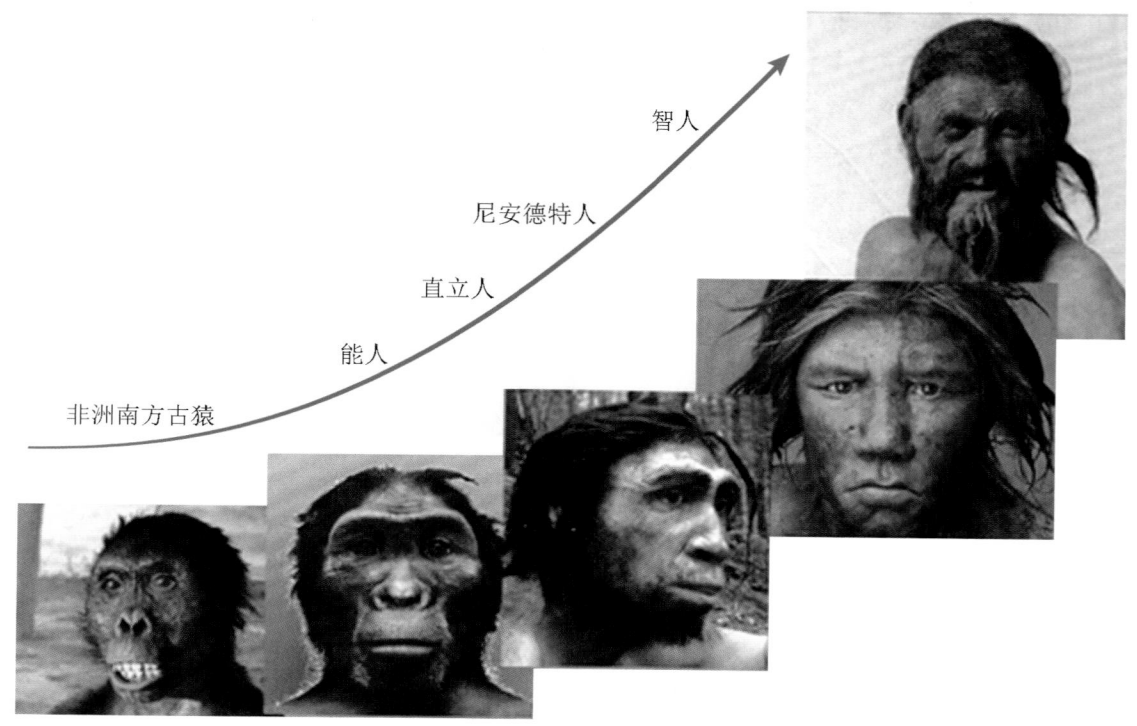

图 16.14　丹尼索瓦人和尼安德特人进化关系

　　基因组测序发现丹尼索瓦化石的主人既不是早期现代人（智人），也不是人类祖先尼安德特人，他属于有别于尼安德特人和现代人的一个此前未知的人族群体（图中没有丹尼索瓦人）。丹尼索瓦人和尼安德特人是姊妹关系，而丹尼索瓦人与现代人类祖先有过跨种交配。

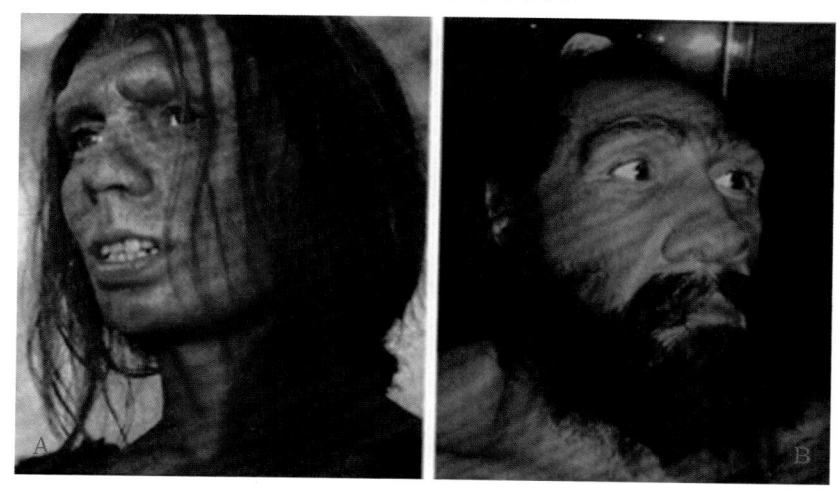

图 16.15　通过考古学和基因组学复原的丹尼索瓦人（A）和尼安德特人（B）

　　他们是最接近现代人类的 2 个人种，而且可能和现代人祖先有过基因交流。他们的眉弓都很突出，体现了他们的攻击性。

正是由于对这些化石所携带的基因进行测序，科学家确定了这一早已灭绝人种的存在，并解密了他们的全基因组。此前，科学家就已经发现属于丹尼索瓦人的基因仍然在一些现代人体内延续。太平洋岛国马来西亚的居民携带 5% ～ 7% 的丹尼索瓦人基因，生活在东亚的部分人群则携带更少数量的丹尼索瓦人基因。现在我们知道，丹尼索瓦人的一些非常有用的基因，延续到了藏族人身上，绘制了 1 个这 2 个人群间可能的交往图。

Svante Pääbo 的论文在 Science 发表后，引起了国际学术界巨大的反响。有专家评论，Svante Pääbo 研究小组创建的扩增 DNA 单链的新技术，对远古人类研究工作来说不亚于一场革命，具有推动整个远古人类研究工作继续向前发展的划时代意义。"丹尼索瓦人的基因组测序"被 Science 评为 2012 年十大科学突破之一。

2014 年 7 月，我国深圳华大基因研究院、美国加州大学伯克利分校综合生物学研究室和自然科学学院、中国南方科技大学生物科学及生物工程学院、中国天津滨海基因组学研究所、天津转化基因组学中心、西藏拉萨人民医院、美国爱荷华州立大学生物信息及计算机生物部、土耳其安卡拉中东工程大学生物科学部、西藏自治区第二人民医院、中国云南西双版纳傣族自治州医院、中国广东人类疾病基因组学重点实验室、中国深圳基因组学生物工程重点实验室、沙特阿拉伯阿卜杜拉王室大学遗传疾病研究中心、中国杭州詹姆斯·D. 沃来（James D. Watson）基因科学研究所、丹麦哥本哈根大学生物部、中国澳门科技大学、中国香港大学医学院、美国加州大学伯克利分校统计学部的 27 名科学家参与了一项关于"藏族高原适应是源于丹尼索瓦人基因的渗入"的综合研究，2014 年在 Nature 发表 [64]，引起了巨大反响。这项研究发现了关于藏族高原适应的一项最新成果。通过对青藏高原世居藏族人群和低海拔汉族人群进行基因重测序研究，发现由于古老的、早已灭绝的一个人类群体——丹尼索瓦人或其近亲的基因渗入可能使藏族人能很好地适应高原低氧环境，从而揭示了通过基因交流可帮助人类适应于极端环境生存的特殊机制。

该项研究对 40 个藏族人和 40 个汉族人的 EPAS1 区域进行了高覆盖度的重测序研究，发现藏族人具有极不寻常的 EPAS1 基因单体型结构。通过与来自全世界的多个现代人人群及古人类基因组数据比较，发现这一受到定向选择的单体型仅以高频率形式存在于现代藏族人和古代丹尼索瓦人中。研究表明 87% 的藏族人携带有该基因，而汉族人携带这一基因的比率仅有 9%，而在包括欧洲人、非洲人的其他主要现代人群中频率均为零。上述发现使研究者确信藏族人中该受选择的单体型源于丹尼索瓦人或与古丹尼索瓦相关人基因交流。研究组推测这一单体型流入现代人的时间要早于汉族和藏族人群分离的时间，而且在藏族人定居青藏高原之后受到了明显的定向选择作用，因此在藏族人中扩散并保持下来。

藏族人的 EPAS1 基因几乎与丹尼索瓦人的 EPAS1 一模一样，只是这一源自丹尼索瓦人的基因，现在已成了藏族人的"专利"（见第 18 章第 4 节）。华大基因组该项目负责人之一金鑫指出："随着我们对人类进化历程理解的逐步深入，有越来越多的证据支持现代人类祖先曾与丹尼索瓦人、尼安德特人等古人类之间有过基因交流。此次在藏族人群中发现丹尼索瓦古人类的基因片段揭示了现代人对极端环境的快速适应很可能得益于与已经适应了这些环境的其他古人类之间的基因交流。"该项目另一负责人阿塞指出："在漫长的进化过程中，现代人祖先和古人类是否有过基因交流，或者现代人是否与古人类有过'血缘'关系，是当下古人类学的热点。本次关于藏族人低氧适应相关的 EPAS1 基因片段源于丹尼索瓦古人的发现，不仅揭示了藏族人祖先与丹尼索瓦古人可能发生过基因交流，而且表明这种基因交流可能对于人类祖先在适应局部自然环境中发挥着重要作用。"

2015 年 3 月，在加拿大露易斯湖举行的第 19 届国际低氧讨论会上，美国加州大学伯克利分校同时兼任深圳华大基因组的艾米利亚·韦尔塔·桑切斯（Emilia Huerta-Sánchez）（上述论文的第一作者），她代表研究组再次做了"藏族可能起源于丹尼索瓦人"的报道。她指出，世界上有三大人群生活在地球的低氧环境，并有足够的时间通过自然选择，这就是东非的埃塞俄比亚人、安第斯的印第安人和喜马拉雅的藏族。而藏族的高原适应—进化历史更具有特征性，与其他 2 个群体有所不同，最典型的就是藏族不发生平原人移居高原最常见的、显著的高原红细胞增多症。目前认为这与藏族有一个 EPAS1 基因有关。除此基因外，在遗传单倍型类型上，藏族与其有亲缘关系的汉族间尚有许多不同，有力地说明藏族从其他人群获取了特异性的基因。她随后拿出了令人信服的资料，目前人类与古人类杂交的基因依然在一些现代人体内延续，这个古人类就是丹尼索瓦人。这个名称的由来是在阿尔泰的洞穴中发现了一些古人类的骨骼，然后提取了足够的 DNA 并加以测序，结果认为现今藏族所获取的 EPAS1 基因，目前看来是源于古人类的丹尼索瓦人的[65]。

这一研究同样为人类进化的过程提供了新的信息，这一信息与人种间的杂交密切相关。人类起源于非洲，在史前时代的某一时间点，一小部分探险者离开了非洲大陆迁徙到世界的其他地方，成为我们的祖先。这些勇敢的开拓者们此前已经适应了非洲草原的气候，而在他们迁徙的过程中，他们必须面对新环境变化带来的挑战，包括极端气候和新的疾病。

与此同时，在世界的其他角落也逐渐开始出现新的人种，其中很重要的是尼安德特人（Neanderthals）以及本文提到的丹尼索瓦人[66]。来自非洲的开拓者们与这些人群相遇并结合，产下新的后代。开拓者们的基因组中因此混入了那些已经适应当地环境人群的基因。"这为思考人类演化提供了全新的角度：多个世系之间其实存在基因交换的网络。"Rasmus Nielsen 表示。他认为，在距今 4 万～3 万年前，后来的现代人曾与在亚洲生活的丹尼索瓦人进行交配并育有后代。这些后代遗传了丹尼索瓦人携带的 EPAS1 基因———一种极其稀少的基因型。这一基因的携带者能够更好地适应高原环境，他们的后代在青藏高原聚居，并最终演化成今天的藏族。这也解释了为什么除了大多数藏族携带丹尼索瓦人的 EPAS1 基因以外，还有少数不在藏区居住的汉族人也是这一基因的携带者[66]。

除此之外，科学家也证实现代人与尼安德特人的交配行为同样使得我们获得了有用的基因。这些基因与皮肤、毛发和免疫系统有关[66]。古生物学家约翰·霍克斯（John Hawks）指出："这些古基因组数据使我们了解到我们的祖先从不同的古代人群中获得了一小部分基因。而这些基因就像闪闪发光的金块一样帮助我们更好的生活。""另一个让人惊讶的事实是，丹尼索瓦人并不在高原上生活。"霍克斯说。他们生活在西伯利亚的阿尔泰山脉，那里显然并没有青藏高原那么高。如果他们携带有能适应高原环境的 EPAS1 基因，那么他们很可能曾经迁徙至中国甚至南亚的山区。"我们甚至可以推测丹尼索瓦人到过东南亚。这样我们的先祖很可能在迁徙至澳大利亚的路上获得了他们的基因。"Rasmus Nielsen 则认为，EPAS1 基因并不一定必须有益于丹尼索瓦人的高原生活，它只是恰好能帮助携带有这一基因的藏区居民更好地在"世界屋脊"上繁衍生息，而在丹尼索瓦人生活的某些方面，这种突变基因可能另有作用[67]。

平原人去青藏高原旅行或移居高原为了代偿低氧将通过制造红细胞运送 O_2 来适应低氧环境。但这一适应性调整一旦出现过度的红细胞增多（excessive polycythemia），由于血液黏稠度过高可产生一系列副效应，这就是所谓的慢性高原病。而藏族通过 EPAS1 基因能够对红细胞的"产量"进行生理性的控制，使得机体能够在不受损害的情况下适应低氧环境。不过也有人认为，寒冷的气候也会引起血管收缩导致血压升高，因此丹尼索瓦人体内的 EPAS1 基因也许原本只是用来让他们更好地适应极端寒冷的气候，而非高原低氧的环境。

对于这项成果 Rasmus Nielsen 给予了客观的评价。他说："只有找到一个丹尼索瓦人，并对他的生理指标进行检测后，我才能得出确切的结论。""但显然，我做不到。"[67] 可见其难度。

第 5 节　藏族是高度遗传混合的族群说

2016 年，中国科学院上海生命科学院计算生物学研究所徐书华教授带领的研究团队，包括中国科学院大学、上海理工大学、复旦大学生命科学院、中国科学院昆明动物研究所、西藏民族大学陕西咸阳分院等参与的一项研究发表在《人类遗传学杂志》上[68]。长期以来，尽管有了若干关于藏族起源的人类学和基因组学研究，但有关青藏高原人群起源和演化的历史仍存在较大的争议，一些关键问题引起了广泛的思考、讨论和研究，但都未获定论。为此该研究组基于藏族人全基因组测序，参考全球 200 多个现代人群及几个已灭绝的远古人类的遗传信息，检测和分析了 33 名藏族人、5 名夏尔巴人和 39 名平原汉族人的基因组，重构高原人群的祖先起源、基因交流和演化历史。

研究结果显示，史前人类基因测序含有 6 个藏族基因库源，并在某些基因区域形成特定的单倍型，其中有丹尼索瓦人样（Denisovan-like）、尼安德特人样（Neanderthal-like）、西伯利亚祖先样（ancient-Siberian-like）及一些未明的祖先被牵连和呈现出来。根据遗传学数据的计算，藏族人群的起源可以追溯到距今 6.2 万 ~ 3.8 万年以前，这个时期属于人类演化史上的旧石器时代中晚期，这样就使藏族在青藏高原的活动可以前推至末次盛冰期之前，也就是人类早期进入青藏高原的年代。此外，从藏族基因库可见大部分是现代人的起源，其与汉族出现分歧是在距今 1.5 万 ~ 9 000 年前，也即是在盛冰期到来以后。

研究还显示，以藏族和夏尔巴人为代表的青藏高原人群，遗传构成极为复杂，是高度遗传混合的族群。经分析了近 200 个现代人群的遗传信息，现存高原人群的基因组中可以鉴定出约 90% 的现代智人谱系不同程度地源于多个已分化的人群，其中藏族基因祖先有近82% 源自东亚、近11% 源自中亚及西伯利亚、近6% 源自南亚及近1% 源自欧亚大陆及大洋洲。因此强调，与以往推测的不同，藏族的起源复杂，是高度遗传混合的族群。

此外，基于遗传学数据的计算，青藏高原的人群起源可追溯至距今6万~4万年前，这也比以往的研究向前推了近1万年，与考古学的发现更为吻合。同时提出使人信服的证据，藏族同时具有旧石器时代及新石器时代的基因库源，说明基因连续性从史前时代的高原征集者一直延续至今日的藏族。基因测序显示了藏族波及多祖先起源而通过长期自然选择保持着一些高频率的基因。徐书华表示，青藏高原人类的起源和演化历史，是整个欧亚大陆乃至全球人类的演化历史研究中不可或缺的部分，对阐明人类遗传多样性产生和进化的机制研究都具有重要的参考价值和理论意义[68]。

参 考 文 献

[1]　ZHAO M, KONG QP, WANG HW, et al. Mitochondrial genome evidence reveals successful Late Paleolithic settlement on the Tibetan Plateau[J]. Proc Natl Acad Sci USA，2009，106：21230-21235.

[2]　QIN Z, YANY, KANG L, et al. A mitochondrial revelation of early human migration to the Tibetan Plateau before and after the last glacial maximum[J]. Am J Phys Anthropol，2010，143：555-569.

[3]　YI X, LIANG Y, HUERTA-SANCHEZ, et al. Sequencing of 50 human exomes reveals adaptation to high altitude[J]. Science，2010，329：75-78.

[4]　BRANTINGHAM PJ, GAO X, OLSEN JW, et al. A short chronology for the peopling of the Tibetan Plateau developments in Quaternary[J]. Science，2007，9：129-150.

[5]　BRANTINGHAM PJ, RHODE D, MADSEN DB. Archaeology Augments Tibet's Genetic History[J]. Science，2010，329：1467-1468.

[6]　ZHIMIN A. Palaeoliths and microliths from Shenja and Shuanghu，Northern Tibet[J]. Curr Anthropol，1982，23（5）：493-499.

[7]　ALDENDERFER M. Peopling the Tibetan Plateau：insight from archaeology[J]. High Alt Med Biol，2011，12（2）：141-147.

[8]　WILLS C. Rapid recent human evolution and the accumulation of balanced genetic polymorphisms[J]. High Alt Med Biol，2011，12（2）：149-155.

[9]　ALDENDERFER M, ZHANG Y. The prehistory of the Tibetan plateau to the seventh century AD：perspectives and research from China and the West since 1950[J]. J World Prehistory，2004，18：1-5.

[10]　ALDENDERFER M. Modeling the Neolithic on the Tibetan Plateau[M]//MADSEN D, CHEN FH, XING G. Late Quaternary Climate Change and Human Adaptation in Arid China. New York：Elsevier，2007：151-165.

[11]　SU B, XIAO R, DEKA MT, et al. Y chromosome haplotypes reveal prehistorical migrations to the Himalayas[J]. Hum Genet，2000，107：582-590.

[12]　SHI H, DONG YL, WEN B, et al. Y-chromosome evidence of southern origin of the East Asian-specific haplogroup O3-M122[J]. Am J Hum Genet，2005，77：408-419.

[13]　SHI H, ZHONG H, PENG Y, et al. Y chromosome evidence of earliest modern human settlement in East Asia and multiple origins of Tibetan and Japanese populations[J]. BMC Biol，2008，6：45-52.

[14]　QIAN Y, QIAN B, SU B, et al. Multiple origins of Tibetan Y chromosomes[J]. Hum Genet，2000，106：453-454.

[15]　ZHAO YB, LI HJ, LI SN, et al. Ancient DNA evidence supports the contribution of the Di-Qiang people to the Han Chinese gene pool[J]. Am J Phys Anthropol，2011，144：258-268.

[16]　PENG Y, YANG Z, ZHANG H, et al. Genetic variations in Tibetan populations and high-altitude

adaptation at the Himalayas[J]. Mol Bio Evol, 2011, 28: 1075-1081.

[17] QI X, CUI C, PENG Y, et al. Genetic evidence of Paleolithic colonization and Neolithic expansion of modern humans on the Tibetan plateau[J]. Mol Biol Evol, 2013, 30: 1761-1778.

[18] QI XB, CUI CY, OUZHULUOBU, et al. Prehistoric colonization and demographic history of modern humans on the Tibetan plateau[J]. PLoS Genet, 2014.

[19] RAFF JA, BOLNICK DA, TACKNEY J, et al. Ancient DNA perspectives on American colonization and population history[J]. Am J Phys Anthropol, 2011, 146 (4): 503-514.

[20] MACNEISH RS. Early man in the Andes[J]. Sci Am, 1971, 224: 36-46.

[21] GOEBEL T, WATER MR, O' ROURKE DH. The late Pleistocene dispersal of modern humans in the Americas[J]. Science, 2008, 319 (5869): 1497-1502.

[22] WINSLOW RM, MONGE CC. The history of chronic mountain sickness[M]//WINSLOW RM, MONGE CC. Hypoxia, Polycythemia and Chronic Mountain Sickness. Baltimore and London: The Johns Hopkins University Press, 1987: 5-20.

[23] MONGE CC, LEON-VELARD F. EL RETO fisologico de vivir en los ANDES[M]. Lima: Universidad Peruana Cayetano Heredia Press, 2003: 27-39.

[24] MOORE LG, NIERMEYER S, ZAMUDIO S. Human adaptation to high altitude: regional and life cycle perspectives[J]. Am J Phys Anthropol, 1998, 27: 25-64.

[25] GONZALES GF. Demographic reproductive, morbidity and mortality patterns at high altitude in Peru[M]//OHNO H, KOBAYASHI T, MASUYAMA S, et al. Progress in Mountain Medicine and High Altitude Physiology. Matsumoto: Shinshu University Press, 1998: 174-179.

[26] MARETT R. The setting. In Peru, London, Ernest Benn, 1969.

[27] CAZEAU CJ, SCOTT SD. Exploring The Unknown: Great Mysteries Reexamined[M]. 2nd ed. New York: Plenum Press, 1980.

[28] Smithson Association National American Indian Museum: INCA Road: facing the brilliance of the sun-god. 转引自: 印加之路. 文明, 2015, 9: 36-59.

[29] WEST JB. The Incas and their attitudes to high altitude[M]//High Life. New York: The Oxford Press, 1998: 196-197.

[30] HEATH D, WILLIAMS DR. The importance of high-altitude studies[M]//High-Altitude Medicine and Pathology. Oxford: Oxford University Press, 1995: 1-6.

[31] WARD M. Mountain Medicine History[M]. London: Crosby Lockwood Staples, 1975: 1-20.

[32] NEEL JV, BIGGAR RJ, SUKERNIK RI. Virologic and genetic studies relate Amerind origins to the indigenous people of the Mongolia/Manchuria/South eastern Siberia region[J]. Proc Natl Acad Sci USA, 1994, 91: 10737-10741.

[33] SCHURR TG, BALLINGER SW, GAN YY, et al. Amerindian mitochondrial DNAs have rare Asian mutations at high frequencies, suggesting they derived from four primary maternal lineages[J]. Am J Genetics, 1990, 46: 613-623.

[34] STORZ JF. Evolution. Genes for high altitudes[J]. Science, 2010, 329 (5987): 40-41.

[35] XU S, LI S, YANG Y, et al. A genome-wide search for signals of high-altitude adaptation in Tibetans[J]. Mol Biol Evol, 2011, 28: 1003-1011.

[36] XIANG K, OUZHULUOBU, PENG Y, et al. Identification of a Tibetan-specific mutation in the hypoxic gene *EGLN*1 and its contribution to high altitude adaptation[J]. Mol Biol Evol, 2013, 30: 1889-1898.

[37] BEALL CM, CAVALLERI GL, DENG L, et al. Natural selection on *EPAS*1 (HIF2alpha) associated with low hemoglobin concentration in Tibetan highlanders[J]. Proc Natl Acad Sci USA, 2010, 107: 11459-11464.

[38] BEALL CM, JABLONSKI NG, STEEGMANN AT. Human adaptation to climate: temperature, ultraviolet radiation, and altitude[M]//STINSON S, BOGIN B, O'ROURKE D. Human Biology: An evolutionary and Biocultural Perspective. NJ: John Wiley & Sons, 2012: 175-250.

[39] JIANG H, GUO R, POWELL-COFFMAN JA. The Caenorhabditis elegans hif-1 gene encodes a bHLH-PAS protein that is required for adaptation to hypoxia[J]. Proc Natl Acad Sci USA, 2001, 98: 7916-7921.

[40] WU TY, LI WS, LI Y, et al. Tibetan adaptive physiology: A recent study in Tibet[J]. Acta Andina, 1996, 5 (2): 100-101.

[41] WU TY, TU DT, ZHA GL, et al. The physiological differences between the Tibetans and the Andeans[M]//ONO H, KOBAYASHI T, MASUYAMA S, et al. Progress in Mountain Medicine and High Altitude Physiology. Matsumoto: [s.n.], 1998: 190-194.

[42] Wu TY, Liu FY, Cui CY, et al. A genetic adaptive pattern: low hemoglobin concentration in the Himalayan highlanders[J]. Chin J Appl Physiol, 2013, 29 (6): 481-493.

[43] MOORE LG. High altitude populations: an overview[M]//SUTTON JR, COATES G, REMMERS JE. Hypoxia: The Adaptation. Philadelphia: BC Dekker, 1990: 50-52.

[44] MOORE LG, SUN SF. Physiologic adaptation to hypoxia in Tibetan and acclimatized Han residents of Lhasa[M]//SUTTON JR, COATES G, REMMERS JE. Hypoxia: The Adaptation. Philadelphia: BC Dekker, 1990: 66-71.

[45] MOORE LG, CURRAN-EVERETT L, DROMA TS, et al. Are Tibetans better adapted?[J]. Int J Sports Med, 1992, 13 (Suppl 1): 86-88.

[46] MOORE LG, ARMAZA F, VILLENA M, et al. Comparative aspects of high altitude adaptation in human population[M]//LAHIRI S. Oxygen sensing: From Molecule to Man. New York: Kluwer Academic/Plenum Press, 2000: 45-62.

[47] WANG BB, ZHANG YB, ZHANG F, et al. On the origin of Tibetans and their genetic basis in adapting high-altitude environments[J]. PLos One, 2011, 6 (2): e17002.

[48] WEN B, XIE X, GAO S, et al. Analysis of genetic structure of Tibeto-Burman populations reveals sex-biased admixture in southern Tibeto-Burmans[J]. Am J Hum Gent, 2004, 74: 856-865.

[49] TORRONI A, MILLER JA, MOORE LG, et al. Mitochondrial DNA analysis in Tibet: Implications from the origin of the Tibetan population and its adaptation to high altitude[J]. Am J Phys Anthropol, 1994, 93: 189-199.

[50] SHI H, ZHONG H, PENG Y, et al. East asia and multiple origins of Tibetan and Japanese

populations[J]. MBC Biol，2008，6：45-52.

[51] SHI S. Overview of the migration history through Zang-Yi corridor for populations living in the upper Yellow river basin based on the culture of Neolithic[J]. JSW Univ Natls，2008，29：1-7.

[52] 石硕，郑云峰. 藏彝走廊，腹地明珠[J]. 文明，2011，8：36-60.

[53] GAYDEN T，CADENAS AM，REGUEIRO M，et al. The Himalayas as a directional barrier to gene flow[J]. Am J Hum Genet，2007，80：884-894.

[54] LI JZ，ABSHER DM，TANG H，et al. Worldwide human relationship inferred from genome-wide patterns of variation[J]. Science，2008，319：1100-1104.

[55] HARRELL S. Perspectives on the Yi of southwest China[M]. California：California University of California Press，2001：28-34.

[56] DEN W，SHI BC，HE XL，et al. Evolution and migration history of the Chinese population inferred from Chinese Y-chromosome evidence[J]. J Hum Genet，2004，49（9）：337-348.

[57] http://www. Nuclear and mitochondrial DNA sequences from two Denisovan indivi-duals，2015.

[58] KRAUSE J，FU Q，GOOD GM，et al. The complete mitochondrial DNA genome of an unknown hominin from southern Siberia[J]. Nature，2010，464：894-901.

[59] REICH D，THANGARAJ K，PATTERSON N，et al. Genetic history of an archaic hominin group from Denisova Cave in Siberia[J]. Nature，2010，468：1053-1060.

[60] GIBBONS A. Paleoanthropology：Who were the Denisovans?[J]. Science，2011，333：1084.

[61] MYER M，KIRCHER M，GANSAUGE MT，et al . A high coverage genome sequence from an archaic Denisovan individual[J]. Science，2012，338：222-226.

[62] GREEN RE，KRAUSE J，BRIGGS AW，et al. A draft sequence of the Neandertal genome[J]. Science，2010，28：710-722.

[63] HUBLIN JJ. Out of Africa modern human origins special feature：the origin of Neandertals[J]. Proc Natl Acad Sci USA，2009，106：16022-16028.

[64] PRÜFER K，RACIMO F，PATTERSON N，et al. The complete genome sequence of a Neanderthal from the Altai Mountains[J]. Nature，2014，505：43-49.

[65] REICH D，KIRCHER，MARTIN，et al. Denisova admixture and the first modern human dispersals into Southeast Asia and Oceania[J]. Am J Hum Genet，2011，89：516-522.

[66] HERSHKOVITZ I，MARDER O，AYALON A，et al. Levantine cranium from Manot Cave（Israel）foreshadows the first European modern humans[J]. Nature，2015，520：687-723.

[67] HUERTA-SÁNCHEZ E，JIN X，BIANBA ZM，et al. Altitude adaptation in Tibetans caused by introgression of Denisovan-like DNA[J]. Nature，2014，512：194-197.

[68] http://www.popsci.com/an-ancient-tooth-sheds-light-on-human-cousin-denisovans，2015.

[69] KAYSER B. The 19th international Hypoxia Symposium 2015 in Lake Louise：A report[J]. High Alt Med Biol，2015，16（3）：261-266.

[70] SANKARARAMAN S. The data of interbreeding between Neandertals and modern humans[J]. PLoS Genetic，2012，8：e1002947.

[71] NIELSEN R，PETER BM，JIN X，et al. Altitude adaptation in Tibetans caused by introgression of Denisovan-like DNA[J]. Nature，2014，512：194-197.

[72] LU DS，LOU HY，YUAN K，et al. Ancestral origing and genetic history of Tibetan highlanders[J]. Am J Hum Genet，2016，99：580-594.

第5篇　藏族高原适应生理

——生物学研究

第 17 章　藏族高原适应生理的研究

藏族，是生活在"世界屋脊"喜马拉雅—青藏高原最古老的民族。根据美国俄亥俄州凯斯西储大学（Case Western Reserve University，OH）运用美国环境系统研究所（ESRI）的地理信息系统软件所获得的数据，目前中国海拔 2 500 m 以上的人口总数为 16 018 246 人[1]。其中青藏高原的总人口约为 1 200 万人，其余高原人口分布在云贵高原、内蒙古高原、天山、帕米尔和喀喇昆仑地区（见第 1 章）。根据中华人民共和国第四次人口普查，我国藏族人口总数为 4 594 188 人，对青藏高原 137 个县的调查，藏族生活在海拔 3 000 m 以上的人口为 2 356 818 人，在 4 001 ~ 4 500 m 共 680 936 人，4 501 ~ 5 000 m 共 37 566 人，而 5 001 ~ 5 300 m 的尚有 46 992 人[2]。根据 1998 年秘鲁冈萨雷斯（Gonzales）的统计，居住在安第斯山海拔 1 500 m 以上的人口总数为 800 万人，其中在海拔 3 000 m 以上为 1 620 168 人[3]，这就说明藏族居住的海拔高度高于安第斯克丘亚印第安人的，是地球上居住在最高海拔的人类群体。

根据第四次全国人口普查，在青藏高原汉族的总人口约 600 万人，其中除由明朝洪武三年至六年（公元 1370—1373 年）由南京一带迁入青海的世居汉族（见第 12 章），目前总数约为 71 万人，其余均为中华人民共和国成立后，从 20 世纪 50 年代以来，逐步移居到青藏高原，在青海分布较广，在西藏更多集中在拉萨、日喀则等大城市，但也居住于全境。汉族是参与建设青藏的一支大军，是持续居住在高原的第二大群体，目前已经延续生育到第 3 ~ 4 代。和南美洲安第斯地区西班牙裔或其他西方白人不同的是，在安第斯大部白人外来者是间歇性或间断性地进入高原，管理他们的庄园或矿区，由此应属于慢性间歇性低氧习服，而青藏高原汉族是持续性低氧习服，这样巨大的处于高原习服水平的群体，而且也相匹配地与藏族居住地不同海拔的分布相一致，这在全世界也难找到类似的群体。由此提供了藏族适应和汉族习服在生物学、生理学、人类进化等领域的对比，获取独一无二的可贵资料。

青藏高原作为研究高原人群习服—适应最理想的宝地，正吸引着国际上的各个领域的高原医学和生物学的学者。其中以美国科罗拉多大学心血管肺研究所（CVP）的洛娜·G. 摩尔（Lorna G. Moore）及约翰·T. 里夫斯（John T. Reeves）教授带领的团队与西藏医科所以孙新甫为负责人的科研小组共同组成研究联合组，从 1985 年起进行了为期 5 年的合作研究；青海高原医学科学研究院、西藏大学高原医学中心吴天一团队与瑞士日内瓦大学医学院运动科学及运动医学研究所本特·凯塞（Bengt Kayser）教授的联合研究组在模拟低氧实验和高原现场合作研究已持续至今，突出地在人类高原适应和慢性高原病的研究中都取得了一系列令人瞩目的成果，以上学术成果都反映在本章的有关领域中。

近年来，青藏高原新的医学—生物学问题是，一方面有大量平原人进入高原，特别是 2016 年青藏铁路通车以来，每年有超过 1 000 万名旅游者进入，急性习服和低氧损伤成为两个尖锐的问题；

另一方面，经济和交通的发达以及退休政策的实施，使相当数量的汉族从高原返回平原，也包括一部分藏族来到海平面学习、交流和工作，因此脱习服是一个新的挑战性的领域。

在探讨藏族适应生理这一庞大领域时，从氧代谢生物学观点出发，氧沿着其通路从吸入气到达线粒体这一氧化的最后基质位点，主要有 3 个过程，即氧摄取、氧转运和氧利用[4]。第一步为肺泡通气以提取更多的氧；第二步为氧从肺泡腔经气—血屏障的弥散从细胞质中结合红细胞内的血红蛋白；第三步是氧继续由心血管系通过血液传送到血管末端；最后一步是氧从毛细血管传送弥散进入细胞并最终进入线粒体。本章就藏族在高原极端环境下对氧摄取、氧转运和氧利用的有效性，以及和汉族、安第斯人等的比较加以探讨。

第 1 节　呼　吸　适　应

一、肺量及胸径

肺量及胸径反映了呼吸功能的解剖—功能基础，世界高原人群的胸径并不一致，这涉及人类种族特征和高原适应进化。其中安第斯克丘亚印第安人和艾马拉印第安人均有较大的胸径，认为有利于在低氧环境下增加肺量，是适应性表现[5]。

在青藏高原的藏族，曾对世居拉萨的 38 名健康藏族及 43 名移居汉族对年龄、身高、体重及吸烟史加以匹配，检测了肺量及胸径[6]，结果见表 17.1。提示藏族的肺量及胸径均大于汉族，其与体积相关的总肺量及肺活量增大相似于以往报道的安第斯克丘亚印第安高原世居者[7,8]。增大的肺容量通过增加肺内表面积使肺的弥散能力增强，从而在运动状态下提高了血液的氧合水平[9,10]。

表 17.1　拉萨地区藏族与汉族的胸径及肺量比较（$\bar{x}\pm S$）

指标	藏族	汉族	P
n	38	43	>0.05
总肺量 /L	6.80±0.19	6.24±0.18	<0.05
肺活量（BTPS）/L	5.00±0.08	4.51±0.10	<0.05
残气量 /L	1.86±0.12	1.56±0.09	<0.05
胸腔径 /cm	85±1	82±1	>0.05

注：总肺量—total lung capacity；肺活量—vital capacity；残气量—residual volume；胸腔径—chest circumference。

二、肺通气

拉萨藏族世居者与在高原有 8 年习服史的汉族相比较，在年龄、身高和体重匹配的情况下，藏族的肺活量（vital capacity，VC）明显高于汉族（5 080 mL vs. 4 280 mL，$P<0.01$）。同时，藏族的

用力肺活量（forced vital capacity，FVC）也高于汉族[11]。

藏族与南美安第斯世居者相比，藏族有较低的血红蛋白（Hb）及血细胞比容（Hct），与此一致的是藏族有更为有效的肺泡通气，也即在一定的呼气末氧分压（PetO$_2$）下的呼气末二氧化碳分压（PetCO$_2$）较低[12]。

三、肺弥散功能

前已述及藏族有较大的肺容量。黄肇荣等在日喀则（3 890 m）检测肺对一氧化碳的弥散能力，结果显示藏族高于汉族[13]。在拉萨对 10 名世居藏族及 9 名汉族习服者的肺泡—动脉血氧分压差（alveolar to arterial O$_2$ differences，A-aDO$_2$）加以检测，以判断肺的弥散功能。在静息及轻、中、重三个强度水平的运动状态下检测。结果静息下血气 PaO$_2$ 及 SaO$_2$ 两组并无显著差别。运动状态下，藏族与汉族比，有较低的总通气及较高的动脉血二氧化碳分压（PaCO$_2$），在极量运动时，A-aDO$_2$ 值在藏族与汉族各为（14 ± 1）mmHg 及（20 ± 1）mmHg。在轻量及中量运动时，藏族也显示这一优势。尽管在各运动量下藏族有较低的运动通气，但其 SaO$_2$ 水平仍高于汉族[14]。藏族 A-aDO$_2$ 较小的值说明其肺弥散功能的强大和有更好的通气—灌注匹配。这一藏族的肺弥散优势在青少年时已表现出来[15]。

第 2 节　低氧通气反应

人体进入高原低氧环境以后，在大气中吸取更多的氧是早期最关键的生理反应，因此呼吸功能的调控就成为诸多习服机制中首当其冲的门户。颈动脉体周边化学感受器会做出快速应答而启动低氧通气反应（hypoxic ventilator response，HVR），而 HVR 将应低氧刺激的模式、刺激强度和持续时间而有不同。随着通气的增强伴同的是肺泡吸入气 CO$_2$（PiCO$_2$）的下降和立即出现的 PaCO$_2$ 降低，和由中枢介导的抑制所引起的低氧通气下降或滚动（hypoxic ventilator decline or roll-off），使二氧化碳分压（PCO$_2$）又回升至原对照值。进入高原的最初数小时，低氧通气开始逐步增加，可能会持续数小时、数天、数周，甚至数月，这取决于不同的物种和海拔的高低[16,17]。这种短期内提高通气而保证低氧环境下机体获取氧的机制被称为高原通气习服（high altitude ventilatory acclimatization），这一现象在返回海平面后尚会保持一段时间，体现了通气对环境逐渐反馈的过程，然后恢复到原海平面正常水平[18,19]。

平原人长期移居高原，经过数年或更长时间，周边化学感受器对低的易感性减退，HVR 出现钝化。而高原世居人的 HVR 问题要复杂得多，因为涉及遗传进化这一个生物学本质问题，同时呼吸适应包括 HVR 是整体低氧适应中的一个链环，和其他生理适应紧密相扣，而绝不是孤立的。这方面地球上两大高原人群——安第斯人和喜马拉雅人的 HVR 是一致的还是不同的引起了大争论。在夏尔巴人与低氧通气反应一章中做了详尽的讨论，也列出了我们的观点。正像夏尔巴人的低氧通气反应一样，曾存在藏族 HVR 是否钝化的争议，但近年来的研究已给出了比较明确的答案，可以看出高原适应历史最长的藏族在自然选择中体现出的低氧通气的最佳模式。

一、藏族具有活跃的 HVR

庄建国和孙新甫等在拉萨对世居藏族及移居汉族进行对比，共 27 名藏族男性和 30 名经习服的汉族男性，汉族组移居高原的时间从儿童期、青年或成年不同。两组在年龄、体表面积及运动训练上加以匹配。静息 SaO_2 及呼气末二氧化碳分压（$PetCO_2$）值两组无明显差别。结果藏族组有高的 HVR（A 值），随年龄增长只有很小的降低；而汉族组 HVR 呈钝化，其程度与居住高原的时间相关，即随在高原居住时间延长而加重。有趣的是，吸入 70%O_2 的高氧气体后，在藏族出现反向的每分通气量（VE）增高而 $PetCO_2$ 降低，但同一现象不出现于汉族[20,21]。对此塞夫林豪斯（Severingaus）做出了评论，他指出，在秘鲁也观察到这一现象，发生在那些具有静息时高 PCO_2 及低 SaO_2 者，提示是出现了低氧通气压抑反应（hypoxic ventilatory depression，HVD），其中有一人有明显的高原红细胞增多症，其静息 PCO_2 为 38 mmHg，PO_2 为 28 mmHg，给予吸入高 O_2 气体将 SaO_2 校正至正常水平，其时 $PetCO_2$ 不变，而静息通气增加至 35 L/min[22]。然而藏族与之不同，提示他们与其他高原人群有着不同的遗传背景[23]。

柯伦（Curran）等将 20 名生活在海拔 4 400 m 的藏族男性健康世居者运至拉萨，与拉萨 20 名年龄性别相匹配的藏族进行通气及 HVR 对比，结果两组的通气水平相当，但海拔 4 400 m 藏族的 HVR 低于 3 658 m 藏族[24]。这说明藏族的低氧通气除了颈动脉体的易感性外，还有遗传性因素。

黄兆荣等在西藏日喀则（3 890 m）对 20 名当地青年世居藏族和 20 名在日喀则居住 1 年以上的汉族员工进行对比，两组年龄匹配，20 ～ 24 岁。结果藏族的通气水平高于移居汉族，保持着他们活跃的 HVR[25]。

孙新甫等在拉萨对比了健康人与患慢性高山病（chronic mountain sickness，CMS）患者间的低氧通气反应，14 例 CMS 患者均为汉族男性，出生和生长在近于海平面，移居高原在 18 岁以后，Hb 值 >20 g/dL；11 名汉族健康对照组在年龄、体表面积和居住高原史与之匹配。结果用 VE/SaO_2 或用 A 值表达时，CMS 组 HVR 均降低。CMS 与对照组对比，具有高的 $PetCO_2$[（36.6 ± 1.0）mmHg vs.（31.5 ± 0.8）mmHg，$P<0.05$]、低的肺活量 [VT 为（0.54 ± 0.02）mL vs.（0.61 ± 0.02）mL，$P<0.05$] 和钝化的 HVR[A 值为（17 ± 8）mmHg/L vs.（114 ± 22）mmHg/L，$P<0.05$]。两组给予急性吸入高氧气体前后检测的 $PetCO_2$，结果 CMS 组比健康组有较高的 HVD[$\Delta PetCO_2$ 为（-3.5 ± 0.5）mmHg vs.（-1.0 ± 0.6）mmHg，$P<0.05$]，提示 CMS 患者存在大气低氧压抑其静息肺泡通气。第 1 秒用力呼气容积与用力肺活量比值（FEV_1/FVC）降低。两组在高氧下的 HVR 及 $PetCO_2$ 均与 $\Delta PetCO_2$ 呈负相关。经多元回归方程分析得到 60% 的 $PetCO_2$ 的变化可以经 HVR 和 $PetCO_2$ 共同推算（$y=-0.83 PetCO_2-0.02HVR$ A 值 +33.8，$r^2=0.60$，$P<0.001$），这一计算结果高于 $PetCO_2$ 的变异，其可单独测算 HVR 或 $PetCO_2$。而两组对高碳酸反应（HCVR）是相似的。经对 4 例 CMS 患者注射纳洛酮（naloxone，

0.14 mg/kg）后，VT、PetCO$_2$、HVR 及 SaO$_2$ 均无改变，从而证明内源性的鸦片样产物对此未产生作用，但此项研究提示钝化的周边 HVR 及中枢 HVD 降低了肺泡通气是导致 CMS 发病的机制[26]。

吴天一团队在青海海拔 3 719 ~ 4 200 m 检测世居藏族 60 例及移居汉族 60 例，结果证明高原世居藏族 HVR 活跃，而长期移居汉族 HVR 钝化，6 名藏族更年期女性 HVR 依然保持正常而无降低，提示藏族 HVR 基于遗传进化的背景（见第 41 章第 6 节）。

二、汉—藏混血人的 HVR

一项很有意义的实验是 Moore 团队观察了汉—藏混血儿的低氧通气特征，Curran 等在拉萨选择了 21 名出生在拉萨的男性，母亲系藏族，父亲系汉族，即汉—藏混血儿，同时与生活在拉萨的 27 名纯藏族及 30 名汉族（以往已检测）相比较。在呼吸室内空气时，汉—藏混血儿与藏族在每分通气量及 SaO$_2$ 相近，但汉—藏混血儿的终末潮气 PCO$_2$ 值比藏族和汉族组均较低，说明其在单位 CO$_2$ 产物下有较高的肺泡通气。汉—藏混血儿的 HVR 及高碳酸通气反应与汉族相似，但比拉萨藏族则较钝化，而且随高原居住时间延长而明显化，这与以上拉萨的汉族正相一致。在行高氧通气时（hyperoxia），反向高通气反应（paradoxical hyperventilation）见于藏族而不见于汉族，在汉—藏混血儿也不出现，这正与上述的拉萨藏族一致。因此在海拔 3 658 m 的汉—藏混血儿对低氧的通气反应上似乎高原居住时间比藏族父母因素更具地位，但是藏族父母因素则涉及静息时在降低周边化学感受器的易感性下仍保持其通气水平[27]。这项实验的延伸研究应对母亲系汉族，父亲系藏族的藏－汉混血儿加以进一步研究对比。

与此项有相似性质的研究系布鲁切特（Brutsaert）等在秘鲁的研究，他们观察 30 名西班牙裔—印第安的混血人 30 名（西班牙血统占 1% ~ 64% 在海平面利马，150 m）和急进到赛罗·德·帕斯科（4 330 m）后的最大摄氧能力（VO$_2$max），并与当地世居克丘亚印第安人对照。结果混血人进入 4 330 m 后 VO$_2$max 下降，明显低于世居克丘亚印第安人[28]。这提示在低氧通气和摄氧能力上的进化优势，需要经许多代始能巩固下来。

三、藏族与海平面习服者的对比

日本千叶大学呼吸室的小林俊夫等在拉萨对比了世居藏族和短期旅居的日本人的通气功能及代谢特征。对 17 名健康藏族男性和 5 名临时旅居拉萨的日本男性在年龄和体表面积上加以匹配。对日本人在海平面、刚到拉萨的 1 ~ 3 d 和拉萨停留 2 ~ 3 w 后各做检测。结果观察到静息通气藏族高于日本人（12.43 L/min vs. 10.25 L/min），HVR（VE/SaO$_2$）在日本人从初到拉萨至居住 2 ~ 3 w 后曲线的斜率变得陡峭（-0.49 vs. -1.27，$P<0.01$），而藏族的斜率低于日本人（-0.55 vs. -1.27，$P<0.01$）。但藏族的曲线是直接趋向左，曲线均集中于 SaO$_2$ 82.5% 的点上。日本人原在海平面的 HVR 曲线斜率为 -0.27，显著低于到拉萨之后（$P<0.01$），提示平原人到高原后 HVR 有反应性增高。静息下与日本人相比，藏族有较高的通气、较高的呼气末氧分压（PetO$_2$）、较高的 SaO$_2$ 和较低的 PetCO$_2$。但 VO$_2$ 和 VCO$_2$ 两组无显著差异。结果证明藏族在高原并无钝化的低氧和高碳酸通气反应，

这是藏族在低氧下可保持良好氧合的一种优势[29]。

四、藏族与安第斯人 HVR 的对比

比尔（Beall）等直接对比了青藏高原藏族和玻利维亚安第斯的艾马拉印第安人的通气功能及 HVR。藏族共 210 名，年龄 9 ~ 82 岁，艾马拉印第安人 542 名，年龄 13 ~ 94 岁，他们生活的海拔高度也相当（3 800 ~ 4 065 m）。藏族的静息通气量是艾马拉印第安人的 1.5 倍，藏族的 HVR 是艾马拉印第安人的 2 倍。通气的遗传差异度贡献率藏族为 35%，而艾马拉印第安人为 0。认为这 2 个高原世居群体 HVR 的不同是由于低氧遗传适应的不同[30]。

Moore 指出，关于藏族的 HVR 与安第斯印第安人的比较出现了复杂的结果[31]，有的认为藏族与新到高原者有相同的低氧通气，而安第斯人则 HVR 低下[20,32,33]，通过 2 个群体的直接对比也证实藏族具有高的低氧驱动[30]。但有的将藏族 HVR 的均值与安第斯人的相比，则有交叉[31]，或者 2 组有差异，后者如拉希里（Lahiri）早期的研究认为喜马拉雅人 HVR 也钝化[32]。而正如 HCVR 经资料获取于某个单独研究小组的对比结果，藏族与安第斯人相似[28]。造成这些相互不一甚至矛盾的结果的一个重要原因是各家对 HVR 的实验方法不同。早期的报道都是应用由低氧介导的高碳酸高通气反应、短暂的 N_2 或 O_2 实验[33, 34]，这些实验比起目前用的进行性通气实验时间间期要短得多；等碳酸水平下的终末潮气 CO_2 值与高碳酸水平实验结果相比，也是不同的。在这种不同实验下就难以确定藏族的 HVR 就是高于安第斯人，因此建议今后应该谨慎地应用相同的特异方法检测急性、等碳酸 HVR 和其他一些涉及低氧通气的实验成分，再做严格的对比[35]。

五、颈动脉体

在高原低氧介导的通气增强是由呼吸中枢调控的周边化学感受器接受低氧刺激的作用，颈动脉体是主要的动脉血氧分压的感受器[36]。颈动脉体位于颈总动脉的分叉处，在人类正常质量约为 10 mg。在急性低氧时，颈动脉体窦神经立即增加传出激发率而导致通气增强。在慢性低氧下可导致颈动脉体形态的改变。在安第斯人，由于颈动脉体实质组织的增生而导致颈动脉体的体积增大，其中主细胞明显增生又以明细胞增生为主，由此低氧通气钝化，而且随着年龄增大，颈动脉体进一步增生致化学感受器易感性进行性减退[37]。在青藏高原，吴天一和屠道同对急性意外死亡而非心肺疾患者的颈动脉体做了检测。生活在海拔 3 320 ~ 4 220 m 的 3 例藏族其颈动脉体的体积及质量均属正常，组织学检查未见有主细胞增生，主细胞中以暗细胞为主；而生活在同高度的 6 例移居汉族颈动脉体出现了与南美安第斯人相似的变化[38]。卡恩（Khan）等报道了拉达克人颈动脉体的组织学，与藏族的特征一致[39]（见第 55 章第 5 节）。

第 3 节　动脉血氧饱和

鉴于保持血红蛋白氧饱和度值则可显著改善氧的传送。是否藏族比起其他群体具有更高的

SaO_2？吴天一等对 12 名藏族及 15 名汉族在阿尼玛卿医学登山时测试到，进山前在西宁藏族和汉族移居者于静息和运动时，SaO_2 值均相近（静息时 94.5% vs. 92.6%，$P>0.05$；运动时 95.0% vs. 92.5%，$P>0.05$）；在海拔 4 520 m，藏族的 SaO_2 仍轻度高于汉族（静息时 90.4% vs. 84.5%，$P<0.05$；运动时 90.5% vs. 82.2%，$P<0.05$）；而到了 5 620 m，不论静息或运动时，藏族的 SaO_2 显著高于汉族（静息时 88.6% vs. 78.8%，$P<0.01$，运动时 88.5% vs. 74.4%，$P<0.01$），在最大运动时差别尤显著，这是由于藏族具有高的通气水平和高的肺弥散能力而保持高的血氧水平[40]。

1994 年，Beall 等对数量较大的居住在西藏海拔 4 850 ～ 5 450 m 的藏族经脉氧仪检测，观察到 SaO_2 呈一种双峰型模式分布，推测这可能是由于一个主基因使 SaO_2 保持于高水平而促进了氧传送，从而成为高原的选择优势[41]。

根据此项观察他们进一步对一组 354 名生活在拉萨附近海拔 3 800 ～ 4 065 m 的藏族进行检测，发现有 44% 呈现个体间的表型变异，由此进而认证一个主要的常染色体支配的显性基因突变，这一藏族的 SaO_2 主基因变异占总表型变异的 21%。其中呈纯合子 SaO_2 低的等位基因，平均 SaO_2 为 83.6%，而呈杂合子和纯合子高 SaO_2 的等位基因，则 SaO_2 各为 87.6% 和 88.3%，具有高 SaO_2 优势等位基因的个体在高原具有选择优势[42]。

据此，Beall 等应用复杂的分离分析检测了这一假说：在孟德尔遗传中，数量性状的水平是可遗传的。这些分析用以检测一个未知部位上的主要基因。藏族群体中遗传方式为常染色体显性遗传，SaO_2 值要高 6% ～ 10%。在检测了 1 745 名生活在海拔 4 000 m 的藏族女性后，推论存在 SaO_2 基因的位点，很可能有常染色体显性等位基因的 1 条或 2 条拷贝，为儿童的 2 倍；而藏族男性为隐性纯合子，低氧饱和量的等位基因[43]。与后代存活有关的基因型的证据表明，有非常强的达尔文选择压力，正在提升后代未知位点上等位基因的频率，而大大提高了后代的存活率[43]。

Beall 等在西藏对 1 582 名从 1 w 到 80 岁生活在海拔 3 800 ～ 4 200 m、不吸烟、非妊娠的健康藏族检测 SaO_2，1 岁以下的婴幼儿比 11 岁达到 89.8% 峰值的 SaO_2 低 5% ～ 6%。在前 20 年随着年龄增长 SaO_2 值呈稳态地增高，但后 20 年时则不再增高。成年男性从 20 ～ 29 岁 SaO_2 轻度降低，而成年男性从 40 ～ 49 岁 SaO_2 保持着峰值水平，到 50 ～ 59 岁 SaO_2 开始降低。在女性生育期的一段时间内其 SaO_2 高于男性。这一发现提示在生命环的 2 个时期 SaO_2 的变化，在婴幼儿到儿童这一发育阶段，藏族氧的体内转运增强了，但不见于其后的 20 年，提示在第一个 20 年期间具有更高的自然选择概率。自然选择的作用在女性生育年龄阶段更显效力，因为作用于进化，变化不同的生育率是一个标志（一起的标志是不同的生存率）。作为自然选择发挥使 SaO_2 增高这一特性，某些 SaO_2 的变异必有其基因基础。SaO_2 明显的遗传率（heritability，h^2）及机体自身调控的主基因使 SaO_2 增高 5% ～ 6%，已在上述的研究中获得证实[44]。

藏族通过自然选择是否更佳地适应而优于其他高原群体，如安第斯人。为此，Beall 等又将藏族女性和安第斯玻利维亚的艾马拉女性相比，在静息时，藏族女性比艾马拉女性的平均 SaO_2 值高 2.6%，认为这是否标志着藏族女性 SaO_2 的变异是由于遗传因素，然而南美安第斯的群体则没有显

示出这种变异对 SaO_2 的作用[45]。自然选择在藏族中 SaO_2 的优势在艾马拉人中未能体现[46]。

Beall 等在埃塞俄比亚研究了 236 名世居海拔 3 530 m 以上 14 ~ 86 岁的埃塞俄比亚人，其 SaO_2 均值为 95.3%；平均 Hb 值在男性和女性各为 15.9 g/dL 及 15.0 g/dL，比海平面的正常值稍高。因此认为埃塞俄比亚高原世居者并无 HVR 降低使其 SaO_2 值保持在海平面正常值范围内[47]。这一结果提示非洲的埃塞俄比亚高原世居者与安第斯人的适应模式不同，但未有与藏族的对比。不过埃塞俄比亚的阿姆哈拉人（Amharas）居住的海拔高度比藏族低得多（平均 2 500 m），他们在高原生存的历史也比藏族短得多（5 000 年）[48]，应该不在一个适应水平上。

尼尔迈尔（Niermeyer）等对比了 15 名藏族新生和汉族新生婴幼儿。在出生时，汉族的 Hb 和 Hct 高于藏族新生儿。藏族和汉族的 SaO_2 均在出生后第 2 日最高，但其后在所有时间和所有状态下，汉族婴幼儿的 SaO_2 都低于藏族。进行了 4 个月的追踪观察，在 4 月龄时，汉族婴幼儿在清醒时 SaO_2 从出生时的 92% 降至 85%，睡眠时由 90% 降至 76%；而藏族婴幼儿 SaO_2 从出生时的 94% 降至 88%，睡眠时由 94% 降至 86%，说明藏族婴幼儿比汉族保持着较高的 SaO_2[49]。这正和汉族在儿童期其 Hb 就已高于同海拔和同龄的藏族一样，明显地成为遗传适应的表征[50]。

第 4 节　心血管功能适应

一、心输出量

已知藏族在慢性低氧条件下有着优越的氧传送能力，心输出量是保证氧传送的重要中间环节[51]。藏族的静息心输出量稍低于习服汉族及印第安人，而藏族心输出量在运动状态下则显著增大，这是由于前负荷增大、心肌收缩力加强及（或）后负荷的降低，使同时每搏量增大及心率增快。同时右心房平均压及肺毛细血管楔压较低，运动下亦在正常范围内增高，提示右心及左心的充盈压并无增高。在近于最大运动时每搏量增高但当吸入氧气时并无进一步增高，说明心肌收缩并无低氧压抑（hypoxic depression of contractility）。静息下全身动脉压及阻力系正常，运动时改变甚微。心率随运动负荷而加快[51]，这是藏族心功能强大的表现。

施耐特（Schneider）等在珠峰金字塔实验站（5 050 m）对比了 10 名喜马拉雅的藏族和 10 名初步获得习服的海平面人，应用多普勒测试腿部血管最大传导流速。对股总动脉血流速率峰值先检测基础值，然后在腿部 1 min 闭塞实验后、最大血管扩张时检测。在发生缺血后的时间内，最大的和基础的血流速率比值高原藏族明显高于海平面人 [（5.7 ± 2.5）vs.（3.8 ± 1.2），$P<0.05$]。缺血后腿部输入阻抗系数在低频率时高原人降低程度大于海平面人，说明在肢体缺血后高原藏族的血流传导是大于平原人的[52]。初步的资料还提示高原藏族人的周围血管极其丰富，其周围组织血流比平原人明显增加，这可能是一氧化氮代谢所起的作用[53]。由此不论他们在高原还是在平原都表现为更节能的生物模式和更有效的生理做功[53]，这是平原人不可比拟的（见第 33 章）。

二、肺循环

格罗夫斯（Groves）等对 5 名居住在拉萨的健康藏族男性，平均年龄 22 岁，平均体表面积 1.62 m^2 BSA，在静息及接近于最大运动时（179 W，93% VO_2max），通过心导管检测肺动脉压力。结果见表 17.2。在静息时，受试者的 PAM 及 PVR 均正常，当吸入 14% O_2 时，仍未发生肺动脉高压。在接近于最大运动时，PAM 轻度上升但 PVR 不变。在运动时吸入 100% O_2 并不降低 PAM 及 PVR。与以往文献相比较，藏族的 PAM 明显低于北美或南美人在同一海拔高度的 PAM 值。藏族这种低的低氧性肺血管收缩反应（hypoxic pulmonary vasoconstriction reaction，HPVR）及运动时的高心输出量，正是其高原适应的标志[54]。

表 17.2　藏族静息及运动时的平均肺动脉压力

指标	静息（坐位）		运动（自行车功率仪）			
Watts	0	0	60	121	179	158
PaO_2/mmHg	54	36	56	53	55	45
PAM/mmHg	15	19	25	32	32	33
CO/L·min^{-1}	5.1	5.6	10.6	15.7	19.4	16.9
PVR/Wood U	1.7	2.6	1.6	1.5	1.0	1.1

注：Watts—运动功率瓦数；PaO_2—动脉血氧分压；PAM—平均肺动脉压；CO—心输出量；PVR—肺血管阻力。

在拉萨对藏、汉对比了心电图（ECG），右心室肥大发生率在藏族仅 17%，而汉族为 29%。也印证了汉族高原肺动脉高压的高发生率[55]。

藏族肺循环的肺血管结构、肺动脉低氧性反应、病理生理及药物防治等见第 7 篇。

第 5 节　最大摄氧能力

对于爆发型或急速奔跑型的体能，暴露于低氧并无或只有很小的影响，因为这类运动对氧的依赖主要在恢复期，而不是在用力期，那时初步的能量需求是通过非乳酸或乳酸代谢（ATP、磷酸肌酸和乳酸产物）包含了巨大的无氧代谢。相反，耐力性的运动则是受到低氧的明显影响[56]。

最大氧耗（maximal oxygen consumption，VO_2max）及其分数（fraction）可以维持 1 h 或数小时，对判定耐力运动能力十分重要。当竞走、长跑和攀登时，实质上其活动的所有能量需求均来自基质的充分氧化作用。鉴于最大氧摄取提供了一个氧传送系统综合功能的指标，因此首先要探讨最大有氧能力和运动时的能量消耗，然后是氧传送的步骤，并研究藏族在这几方面是否不同于其他群体。

一、最大摄氧能力及最大工作能力

1990 年吴天一报道了阿尼玛卿山医学研究登山队，在 20 d 后抵达海拔 5 620 m 处，汉族队员的 VO_2max 从海拔 2 261 m 的 50 mL/（kg·min）降低到 36 mL/（kg·min），而藏族队员依然达到 48.8 mL/（kg·min）[40]。牛文忠等观察了汉族移居者在海拔 3 650 m 长期习服后的有氧能力，并与世居藏族做对比，他们检测了次极量和极量运动时的气体交换，在高原的第 8 d、第 7 个月、第 15 个月和第 27 个月时分别检测。在 15 个月后，VO_2max 值接近于世居藏族，但总工作能力和机械工作总效力仍差于藏族[57]。

庄建国等在拉萨对比了藏族和移居汉族的最大摄氧能力，藏族的 VO_2max 比移居汉族为高 [44 mL/（kg·min）vs. 39 mL/（kg·min）][58,59]。为了进一步探讨与 VO_2max 相关的因素，他们检测了与氧传送能力相关的因素。在拉萨夏季，对 5 名健康藏族世居男性，平均年龄（22±1）岁，体重（54±1）kg，身高（170±1）cm，平均体表面积 1.6 m^2。在自行车功率仪上做 60 W、120 W 及 180 W 的增量运动，结果其最大氧摄取分别为 46%、75% 及 94%。

在行增量运动时，心输出量增高最显著，次为极大范围的动—静脉氧阶差，有效而保持恒定的动脉血氧含量[58]。结果见表 17.3。

表 17.3 静息下藏族氧传送能力的有关指标

指标	数值
动脉 PCO_2/mmHg	28.2±0.7
动脉 PO_2/mmHg	54.5±1.7
肺泡—动脉血 PO_2/mmHg	6.2±0..1
标准 P50 std/mmHg	26.7±0.3
体内 P50/mmHg	25.9±0.9
血红蛋白 /g·dL^{-1}	14.5±0.4
右心房平均压 /mmHg	-0.8±1.1
肺毛细血管楔压 /mmHg	5.2±0.9

注：P50—在 37℃、pH 值为 7.4，$PaCO_2$ 为 40 mmHg，血 SaO_2 为 50% 时的 PaO_2。

由表 17.3 可见，藏族静息时其动脉 PCO_2 较低，并随运动加大、通气增强而进一步下降；动脉 PO_2 保持于稳态；肺泡—动脉血氧分压差不变或变化甚小；标准 P50 是海平面的正常值，从静息到最大运动改变甚微；SaO_2 从静息到最大运动亦无改变，这一点在西藏移居 6 年的汉族、安第斯印第安人及欧洲新移民均表现为明显下降。藏族的 Hb 值于海平面正常范围，动脉血氧含量从静息到运动保持稳定。与高原最大摄氧能力相一致的是，藏族的最大工作能力也明显比移居汉族为高[59,60]。

居住在海拔 4 400 m 的世居藏族，对更加显著的低氧环境必须具有更加高的摄氧能力及工作强度，因此海拔 4 400 m 的藏族到了海拔较低的 3 658 m，其最大有氧能力及最大工作能力均超过了在海拔 3 658 m 的同胞，这是另一个重要适应特征[61,62]。

藏族在提高最大摄氧能力上一个重要生理环节是运动时其内颈动脉体的血流明显增高，以保证低氧通气的神经通路反应，而汉族则缺乏这一适应机制[63]。

直接对比平原移居者和世居藏族是一方面，而另一方面是观察出生在平原的二代藏族在第一次进入高原后的有氧能力，如马可尼（Marconi）等在尼泊尔加德满都（1 300 m）平原出生和从未到过高原的藏族，在他们抵达意大利金字塔实验站海拔 5 050 m 的 26 ～ 28 d 时，他们的 VO_2max 几乎依然保持在平原值的 92%，而未训练和经训练的白人则分别比平原值降低了 31% 和 46%[64]（见第 19 章）。

汇集上述资料，对藏族在低氧或常氧下的有氧能力本身将是无可异议的，但值得关注的是，关于训练的水平，是判定有氧能力的重要方面，目前尚缺乏这方面研究的详细资料，如尚无是否藏族可达到有如优秀耐力运动员的水平 [VO_2max 80 ～ 90 mL/（kg·min）]。但是已经确切地反映出，藏族和其他人群相比，当他们在低氧下工作时与常氧相比可以达到平原有氧能力较高的分数，而低氧暴露时和平原人不同，他们较少处于不利地位[57,64]。这一特性也延续地保留在出生于平原的藏族在第一次暴露于高原时，由此支持藏族的高原适应具有先天性质的竞争优势。

二、动—静脉氧阶差

藏族动脉氧含量在运动时保持不变，混合静脉血氧含量在运动时随运动量而下降，因此从静息到运动其动—静脉氧阶差的差值是增大的，提示细胞对氧的利用率的高效性。与以往同一团队或用同一工艺检测方法与南美印第安人或欧洲白人的资料相比[65,66]，在肺泡通气水平上与其基本相当。但在拉萨的结果则显示藏族的静息通气水平及低氧通气反应均大于移居汉族，这与移居汉族的HVR 钝化有关[17]，而皆知南美印第安人的 HVR 是钝化的[67]。

第 6 节　运动效能与肌肉

机体的耐力及工作能力不仅是有氧能力的功能，同时也是反映运动时的能量耗费。格日力等在唐古拉山海拔 4 700 m 处比较了世居藏族及长期移居汉族，应用自行车增量功率仪做增量运动时，藏族在亚极量运动负荷时，与汉族相比，其 VO_2max 较低 [（30.4 ± 1.5）mL/（kg·min）vs.（36.0 ± 1.9）mL/（kg·min）]，每分通气量也较低 [（68.4 ± 3.4）L/min BTPS vs.（79.7 ± 4.1）L/min BTPS，$P<0.05$）]，然而藏族的工作输出量则较大 [（167.7 ± 4.2）W vs.（150.0 ± 5.9）W，$P<0.05$）]。平均无氧阈值（占 VO_2max 的百分比）藏族高于汉族（84.1% vs. 62.6%）。在运动前后藏族的血乳酸水平均低于汉族，未对静息值加以校正，经以上数值估算藏族的肌肉功效约比汉族大30%，显示藏族肌肉有更大的效力[68]。牛文忠也观察到藏族比起汉族，可以较低的氧耗完成一定的

功[57]。Marconi 观察到高原藏族刚来平原（1 300 m），与平原尼泊尔人相比，在亚极量运动时仍能以较低的有氧能力消耗来完成同样的功（见第 19 章），并在平原可保持 1 个月之久。然而，这些特征可能和运动的模式有关，长跑、竞走运动和自行车循环运动相反。有迹象表明其他的群体暴露于高原也可能改善其运动效力，可能并非藏族独有的，尽管藏族在这方面比其他群体显示得更为突出[57, 64, 69,70]。

从体能来说，氧在体内转运的最后一步是氧合血红蛋白经毛细血管进入肌肉线粒体。凯塞（Kayser）等的研究观察到高原世居者（藏族、夏尔巴人）的肌肉与西方白人相比具有特性，肌纤维的类型和正常的毛细血管密度两者相近，但毛细血管跨越截面的区域降低了，这将增加氧流传送和弥散进入收缩的肌肉[71,72]。杰尔菲（Gelfi）等用蛋白解析法对比了持续居住高原的藏族和出生并生长在平原的藏族，发现有几个基本的从蛋白提取有机物质的成分在高原藏族中比出生在平原藏族中表达明显。他们认为，高原藏族，其至平原藏族由于具有特异的代谢性适应，经活性氧分子可以防止低氧下的组织损伤[73]。有藏族血缘的夏尔巴人可见肌肉的丙酮酸激酶（pyruvate kinase，PK）和乳酸脱氢酶（lactate dehydrogenase，LDH）的比率高达 1.4，这几乎和蜂鸟飞行肌肉的相近，这种高效能尽管保证了丙酮酸激酶进入线粒体代谢，而肌肉组织需要额外高的 ATP 周转率[74]（见第 23 章第 5 节）。

第 7 节　藏族骨骼肌肌红蛋白

肌红蛋白（myoglobin）是一个小的、含有血红素（heme）的蛋白，它有利于骨骼肌和心肌内氧的传送。在能量代谢中起着关键作用，在毛细血管和线粒体间传递交付氧分子，其作用在氧化代谢中犹如一个电子接受器[75]。在某些情况下如氧释放被中断时则可作为氧贮备[76,77]。组织对持续能量产生高度需求时，例如心肌和骨骼肌中很大部分的慢性颤动肌纤维（slow-twitch fibers），比起那些依赖糖酵解的组织来，具有高含量的肌红蛋白。在氧获取减少的情况下，例如在高原、体力劳动或心脏功能受损等，此时基因变异作用于这一蛋白的功能或表达则十分重要。

在生物适应中观察到，具有飞越喜马拉雅习性的鸟类比起生活在印度平原的鸟类，其 Hb 发生突变，具有高度氧亲和性[78]。然而这种通过血红蛋白变异而改变与氧亲和力的生物特性则在高原人类，包括藏族和安第斯艾马拉印第安人并未发现[79,80]。探索辨别人类高原居住者的这种基因变异也未获成功[81-83]。藏族是人类学中一个独特的群体，对高原低氧具有极强的耐力，他们在从肺到组织的氧传送和组织对氧的利用上的生理特征是有别于其他高原人群的[84-86]。此外，一些在高原暴露后发生的不适应性后果，如高原出生的新生儿低体重，藏族也有别于其他群体的这一传承[84]。在慢性低氧下可发生肌红蛋白基因表达增强[87]，并且已知这一基因具有多态性特征[88]。因此肌红蛋白特异的等位基因必然会增加低氧耐力，而且会在长期居住高原的群体中被固定下来。

较早就已知道高原的人类和动物骨骼肌肌红蛋白含量增高[89, 90]，一种生活在海拔 3 200 m 的土生北美小型地鼠，观察到其肌红蛋白量增高伴有高的血氧含量及高的低氧耐力[91]。藏族低氧运动耐力比其他高原人群高[92]。肌红蛋白可能是一个高原上运动能力提高的重要因子，因为肌肉最大氧摄取的限制因素是从红细胞向肌细胞线粒体的弥散受限，而肌红蛋白基因是在肌肉氧依赖性氧化代谢上一个重要的蛋白，与血红蛋白有密切关系，在一些疾病状态中可能发生突变。加之，血红素所含的蛋白可能与氧感受有关[92]。此外，初步研究发现高原肌红蛋白增高与 Hb 增高间呈相关关系，在安第斯海拔 4 400 m 的世居者其缝匠肌肌红蛋白比海平面人高 16%，Hb 含量比海平面世居者高 18%[89]。以往大量研究证明藏族与其他高原群体相比，有着非凡的运动体能，因此将肌红蛋白的基因多态及与高原适应的关系和以上藏族体能联系起来讨论。

但是因检测要获取肌肉活组织，故研究信息较少，目前尚无藏族肌红蛋白的报道，为此 Moore 团队选择特异的血红蛋白等位基因多态性作为高原人体对低氧的适应，比较了我国西藏 146 名藏族（生活在海拔 3 000 m、3 700 m 及 4 500 m）与 525 名美国得克萨斯达拉斯（Dallas，Texas）海平面人的肌红蛋白等位基因频率，同时探讨肌红蛋白基因型及与 Hb 含量的关系，作为肌红蛋白水平的指数。因此此项研究主要检测肌红蛋白基因多态性及其编码区域与高原的相关关系。主要发现结果如下。

一、藏族肌肉肌红蛋白含量高

检测结果显示藏族肌肉的肌红蛋白含量增高，肌红蛋白 79A 等位基因频率高于以往报道的美国达拉斯海平面健康白人，藏族肌红蛋白 79A 等位基因频率也高于所有在达拉斯的其他民族（表 17.4）。

表 17.4　肌球蛋白 A 等位基因在核苷酸 79 的频率：藏族与美国平原人的比较

血样来源	人数/人	A 等位基因频率
藏族（西藏海拔 3 000～4 500 m）	146	0.55（0.51，0.59）
美国得克萨斯州达拉斯平原居民	525	0.43（0.40，0.46）
心脏疾病患者		
安格罗（英国）血统	233	0.46（0.53，0.49）
西班牙血缘	66	0.41（0.35，0.47）
美籍非洲人	169	0.40（0.36，0.44）
非特异性心脏疾病患者	67	0.39（0.33，0.45）

注：美国达拉斯资料系根据 Fernandez et al.，1997；数据系均值（95% 可信限）。

二、与海拔高度的关系

藏族的 79A 等位基因频率与居住海拔高度关系可见，在 4 500 m 时，稍高于海拔 3 000 m 或 3 700 m，但无统计学显著差异（表 17.2，$P=0.308$）。应用哈迪－温伯格（Hardy-Weinberg）平衡判定在各海拔高度间的基因频率仍无差别（海拔 3 000 m、3 700 m 及 4 500 m 的 P 值各为 0.595、0.198

及 0.561）（表 17.5）。

表 17.5　肌红蛋白等位基因频率（核苷酸 79 及 109）与 Hb 值在不同海拔的关系

指标	居住海拔高度 /m		
	3 000	3 700	4 500
人数 / 人	57	39	50
f（A 79），（95% CI）	0.54（0.47，0.60）	0.47（0.39，0.55）	0.59（0.52，0.66）
人数	57	39	50
f（T 109），（95%CI）	0.58（0.51，0.64）	0.55（0.47，0.63）	0.59（0.52，0.66）
Hb/g·dL^{-1}	14.9±0.3	15.1±0.3	17.4±0.3[b,c]
男性 Hb/g·dL^{-1}	15.7±0.3	16.9±0.4a	17.8±0.4[c]
女性 Hb/g·dL^{-1}	14.0±0.4	13.8±0.3	16.7±0.5[b,c]
绝经前 Hb/g·dL^{-1}	13.7±0.8	13.6±0.4	15.8±0.6[b,c]
绝经后 Hb/g·dL^{-1}	14.3±0.5	14.8±0.8	17.9±0.6[b,c]

注：括弧内数值系 95% 可信限，其他数值为 $\bar{x} \pm S_{\bar{x}}$。a—$P<0.05$，3 000 m vs. 3 700 m；b—$P<0.05$，3 700 m vs. 4 500 m；c—$P<0.05$，3 000 m vs. 4 500 m。

三、不同海拔核苷酸 79 基因型与 Hb 值的分布关系

与一般的规律相一致，不论男、女，Hb 值在海拔 4 500 m 高于海拔 3 000 m 和 3 700 m，但并未显示有与不同 79 等位基因型间的相关倾向。在同一个海拔高度藏族男性和女性的 Hb 值也不因 79 基因型的变化而改变（表 17.6）。

以上结果证明青藏高原藏族的肌红蛋白 79 等位基因频率高于美国海平面的居民，这可能与群体间的差异或种群基础作用有关，而与肌红蛋白的功能无关。另外也反映了在高原肌红蛋白等位基因的选择或某种基因的紧密链合。然而此项研究中尚未加以证实。不过，从藏族在海拔 3 000 ~ 4 500 m 无明显的基因频率变化以及在藏族组应用 Hardy-Weinberg 平衡提示特异性血红蛋白等位基因在近来的选择中尚未替换。由此在藏族未显示海拔与特异性血红蛋白基因的联系性[93]。

藏族肌红蛋白 79A 等位基因无论纯合子还是杂合子均与藏族 Hb 含量无相关，同时藏族所在海拔高度与该基因频率间也并无相关。因此他们认为藏族并未显示新的基因多态性或者选择特殊的肌红蛋白等位基因作为高原生存的一种功能[59]。然而 Moore 也指出，由于这一实验的设计、方法、样本选择和统计分析上都存在局限性，选择对象为农业区，既无海拔 3 000 m 以下的资料，又无藏汉混血人基因交流的资料等，故可能影响到总的结论。但是高原藏族低氧适应的基因组学，包括以往尚无人研究过的肌红蛋白等位基因多态性及其突变的编码位点，对整个高原人群的适应有重要意义，

而且可能成为藏族低氧适应的一个基因标志物。故进一步的研究来探讨藏族对高原的适应在基因水平上与其他高原群体的不同十分必要[59,93]。

表 17.6　核苷酸 79 不同基因型与不同海拔 Hb 值的关系

指标	核苷酸 79 基因类型			
	AA	AG	GG	P
3 000 m（n=57）				
基因型（n）	(18)	(26)	(13)	
男性 Hb/g·dL^{-1}	16.2±0.4	15.9±0.4	15.6±0.4	ns
女性 Hb/g·dL^{-1}	14.3±0.6	13.9±0.7	13.7±1.1	ns
3 700 m（n=39）				
基因型（n）	(11)	(15)	(13)	
男性 Hb/ g·dL^{-1}	16.3±0.6	18.1±1.0	16.3±0.6	ns
女性 Hb/g·dL^{-1}	14.2±0.6	13.2±0.8	14.1±0.5	ns
4 500 m（n=50）				
基因型（n）	(16)	(27)	(7)	
男性 Hb/g·dL^{-1}	17.5±0.7	18.3±1.0	16.3±0.6	ns
女性 Hb/g·dL^{-1}	17.7±0.4	16.3±0.8	16.7±1.1	ns

注：数值为 $\bar{x}±S_{\bar{x}}$，P—各个海拔高度基因型与 Hb 间的显著差异，ns—无显著差异。

第 8 节　自主神经活性

自主神经的活性与人体在高原的习服—适应、运动能力和发生急性高原病有密切关系。急性低氧时在最初的数日，交感和副交感神经活性皆有增高。交感神经活性增高导致心率增速和心输出量增高，这是由于交感神经活性增加而刺激了心肌细胞膜上的 β- 肾上腺素能受体[94]。在进行激烈运动时这一交感神经的应激反应尤为明显[95]。在发生急性高山病者和对高原肺水肿易感者中观察到有显著的交感神经活性增高[96,97]。心脏对肾上腺应激的反应约在停留高原 10 d 后钝化，发生钝化的机制可能是儿茶酚胺代谢相关的下调，即心肌内肾上腺素受体的密度降低和由此介导的酶（O- 甲基转换酶，O-methyltransferase）的反应减弱[98,99]。但对这一机制的解释不是唯一的，因为以下讨论将可看到藏族和夏尔巴人似不受此限。

对慢性低氧下的交感神经活性的变化及持续时间的报道不甚一致。在珠峰行动Ⅱ时，于模拟大气压 282 mmHg（7 620 m）下受试者停留 40 d，静息时血浆去甲肾上腺素（Norepinephrine，NE）升高而肾上腺素则降低。在最大运动时，随着海拔增高，两种儿茶酚胺皆降低 [100]。喜马拉雅的印军在海拔 6 000 m 处停留 10 w，血浆 NE 水平比平原高 3 倍 [101]。戈斯尼（Gosney）报道了对玻利维亚拉巴斯（La Paz，3 600 ~ 3 800 m）的 5 名艾马拉世居者的肾上腺和脑垂体的形态学研究，并与海平面人相对照，肾上腺明显增大了约 50%，脑垂体并无增大而含有更多的促肾上腺皮质素细胞（corticotrophs）。他推论为了维持肾上腺的功能，需要大量的促肾上腺皮质激素（ACTH），可能低氧抑制了肾上腺皮质的易感性 [102]。然而也有学者指出并无此种抑制作用 [101]，马泽奥（Mazzeo）等在海拔 4 300 m 观察到并未受到 β-抑制的作用，在高原暴露的 21 d，尿 NE 值明显上升，在第 6 ~ 7 d 达到峰值。静息血浆 NE 增高了 87%。全身血管阻力及动脉压随在高原时间的增加而增高，并与 NE 值相关。到高原初期 HR 增高而在第 4 d 后不论是对 β-抑制或不抑制的 HR 均下降处于稳态，多巴胺的分泌在高原暴露及 β-抑制均无明显改变 [104]。

对南美安第斯世居印第安人的报道十分有限，认为安第斯高原居民发生 CMS，其许多特征表明了自主神经调控的改变 [105]。高原居民到达海平面后其心率反而高于高海拔处的心率，静息血压升高，尤其患 CMS 者，后者血浆儿茶酚胺水平增高、去甲肾上腺素增加、压力感受器调控处于交感神经兴奋和增压状态 [105,106]。另有观察发现尽管在安第斯健康居民中，普遍存在自主神经功能变化，但他们运动训练的自主神经反应尚未受到损伤 [107]。在自主神经功能调控上，周围血管阻力的变化更为重要。Moore 等应用轴颈环技术刺激颈动脉压力感受器，观察颈动脉压力发射调控对血管阻力的作用，发现安第斯高原世居健康者和患有 CMS 者在原高原和下降到海平面 24 h，血管阻力反应相同 [108]。

藏族有着优良的高原适应和 CMS 的低发病率，其自主神经的生理调控的特征，是否比移居高原的习服者副交感神经增强而交感神经则减弱，为此对拉萨 10 名藏族及居住海拔 3 600 m 2 年以上的 9 名汉族进行对比，应用交感神经抑制剂普萘洛尔（propranolol，PRO，0.2 mg/kg i.v.）及副交感神经抑制剂阿托品（atropine，ATR，0.04 mg/kg i.v.），每人进行自行车增量运动，检测：① VO$_2$max；②连接一条适当位置上的干线（CON）加以判定；③注射普萘洛尔（PRO）后；④注射阿托品（ATR）后。在实验 1 中，藏族与汉族的 VO$_2$max 在相同 HR 下（180 次/min vs. 182 次/min）各为 43.8 mL/kg vs. 38.7 mL/kg。在 CON 下结果见表 17.7。

表 17.7　藏族与汉族自主神经活动性比较

CON	HR	VO$_2$max	Pro Δ HR	Δ VO$_2$	ATR Δ HR	Δ VO$_2$
藏族	181	42.1	−41	−3.7	+5	−3.0
汉族	188	39.6	−55	−5.0	−6	−3.5

注：Δ HR—运动前后心率变化；Δ VO$_2$—运动前后氧耗量变化。

由表 17.7 可见，注射普萘洛尔后对 HR 降低的作用藏族比汉族明显低，注射阿托品后藏族 HR 增高而汉族 HR 降低；而不论注射普萘洛尔后或注射阿托品后均改变了最大摄氧能力 VO$_2$max，结果提示藏族的 VO$_2$max 大于汉族，其副交感神经活性大于汉族而交感神经活性低于汉族[109]。然而拉希里（Lahiri）等观察到夏尔巴人在最大运动时心率并不受这种交感调控的限制，在海拔 4 880 m 做最大运动时，他们的 HR 可达到 190 ～ 198 次 /min[110]。这与我们在模拟海拔 5 000 m 时，藏族的 HR max 可达到 220 次 /min 相一致。藏族的这一在慢性低氧下的自主神经调控模式是在整体适应中，尤其是在巨大做功时的一种适应机制。

结　语

人类在高原适应的过程是时间依赖性的，根据目前在青藏高原对藏族系统的生理研究，Moore 等把"高原适应"（high-altitude adaptation）定义为：对氧传送和利用的能力随着在高原世代增长而提高[111]。因此将人类不同群体在高原适应的历史和各个群体间进行对比，对认识生理机制的差别至关重要。根据这一观念，世界上不同人类群体在高原居住的时间是不同的，短的如欧洲人的后裔移居到北美洛基山脉地区（Rocky Mountain region）仅数百年；南美安第斯的印第安人生活了约 10 000 年；考古学证据人类在喜马拉雅地区已生活了 25 000 ～ 50 000 年，这就是说具有藏族血缘的人类高原居住历史最长[112]。

人们对高原生理发生兴趣仅仅是近 100 年的事，实际上我国学者从 20 世纪 50 年代已开始进入和探索这一领域，20 世纪 80 年代以后步步深入，最大的优势是将世居藏族和移居汉族对比，有力地论证了从整体—器官—细胞水平上的生理习服和适应间的差别；其后通过国际合作又将藏族与南美安第斯人、北美洛基山脉利德维尔（Leadville）人、平原白人等对比，在人类生理学（anthro physiology）上有许多突破。研究着重于藏族生命过程的生理机制和运动体能及氧代谢。

研究证明，与高原习服的平原移居者相比，藏族有发育良好的肺而具有更大的肺容量、有着活跃的 HVR，使其具有更高的有效肺泡通气，也就是表现为在一定 PetO$_2$ 下的 PetCO$_2$ 上；有更大的弥散能力，表现为匹配性的肺泡—动脉血氧分压差；藏族在静息和运动时均能保持较高的动脉血氧水平，随着海拔增高依然表现出较高的有氧能力；由于通过 Hb 的变异来提高对氧的亲和力在人类并非适应途径，藏族有较低的 Hb 及 Hct 值，使血液黏滞度保持在生理水平，这又是一个与汉族及南美人不同的适应特征；藏族呼出气的 NO 水平高于安第斯印第安人和平原白人；藏族对低氧性肺增压反应钝化，有较低的肺动脉压力及阻力，而不易发生高原肺动脉高压；藏族有高的运动心输出量；藏族有良好的高原睡眠质量和较高的睡眠血氧饱和；藏族有更稳态的自主神经调控系统；藏族在平原和出生在平原的藏族在急速进入高原后保持着这些适应性优势，以上均充分显示出适应特征的遗传学印记，这些高原适应的优势是通过自然选择而获得的遗传进化适应[113]。

通过对世界不同高原地区人群适应性的对比，得出一致结论，藏族对高原的适应有着综合性的生理特征。科学界已普遍认为藏族是一个有明显人类地源性的群体（ethro-graphically distinct population），对高原低氧环境有极大的耐力。他们与其他长期生活在高原的群体相比，具有不同的适应模式，表现在生理上氧的传送功能从肺到组织及（或）组织细胞的高效性和对氧最有效的利用上[23,114]。所有这些氧传送的优势都超过了汉族及印第安人[35,115]。通过大量的对比研究，显示在人类的高原群体中和欧洲高原移民及安第斯印第安人相比，藏族的高原适应是在最高位置上的[35]。这和吴天一在20世纪80年代提出的藏族在世界高原人群中获得了"最佳高原适应性"的论点正相一致[113]。

参 考 文 献

[1] SWNSON ER，BÄRTSCH P. High Altitude. Human Adaptation to Hypoxia[M]. New York：Spinger-Verlag，2014.

[2] WU TY. The Qinghai-Tibetan plateau: how high do Tibetan live?[J]. High Alt Med Biol，2001，2（4）：489-499.

[3] GONZALES GF. Demographic reproductive,morbidity and mortality patterns at high altitude in Peru[M]// OHNO H，KOBAYASHI T，MASUYAMA S，et al. Progress in Mountain Medicine and High Altitude Physiology. Matsumoto：Japanese Society of Mountain Medicine，1998：174-179.

[4] WEIBEL ER，HOPPELER H. Respiratory system adaptation to hypoxia：Lung to mitochondria[M]// LAHIRI S，CHERNIACK NS，PITZGERALD S. Response and Adaptation to Hypoxia Organ to Organelle. New York：Oxford University Press，1991：3-13.

[5] FRISANCHO RA，BAKER PT. Altitude and growth：a study of the patterns of physical growth of a high altitude Peruvian Quechua population[J]. Am J Phys Anthropol，1970，32：279-292.

[6] DROMA T，MCCULLOUGH RG，MCCULLOUGH RE，et al. Increased vital and total lung capacity in Tibetans compared to Han residents of Lhasa（3 658 m）[J]. Am J Phys Anthropol，1991，86：341-351.

[7] BEALL CM. A comparison of chest morphology in high altitude Asian and Andean populations[J]. Human Biol，1982，54：145-163.

[8] HACKETT PH，REEVES JT，GROVER GF，et al. Ventilation in human populations native to high altitude[M]//WEST JB，LAHIRI S. High Altitude and Man. Bethesda：SPS，1984：179-191.

[9] CERRETELLI P. Gas exchange at high altitude[M]//West JB. Pulmonary Gas Exchange. New York：Academic，1980，2：106.

[10] WEST JB. Rate of ventilatory acclimatization to extreme altitude[J]. Respir. Physiol，1988，74：323-333.

[11] HACKETT PH，REEVES JT，GROVER GF，et al. Ventilation in human populations native to high altitude[M]//West JB，Lahiri S. High Altitude and Man. Bethesda：SPS，1984：179-191.

[12] CERRETELLI P. Gas exchange at high altitude[M]//WEST JB. Pulmonary Gas Exchange，New York：Academic，1980，2：106.

[13] HUANG SY，NIN XH，ZHOU ZN，et al. Ventilatory function in adaptation to high altitude：studies in Tibet[M]//WEST JB，LAHIRI S. High Altitude and Man. Bethesda MD：APS Press，1984：173-177.

[14] ZHUANG JG，DROMA TS，SUTTON JR，et al. Smaller alveolar-arterial O_2 gradients in Tibetan than Han residents of Lhasa（3 658 m）[J]. Respir Physiol，1996，103：75-82.

[15] CHENG QH，GE RL，WANG XZ，et al. Exercise performance of Tibetan and Han adolescents at altitude of 4 417 and 4 300 m[J]. J Appl Physiol，1997，83：6631-6637.

[16] WEST JB. Rate of ventilatory acclimatization to extreme altitude[J]. Respir Physiol, 1988, 743: 323-333.

[17] WEIL JV. Ventilatory control at high altitude[M]//CHERNIACK NS, WIDDICOME JG. Handbook of Physiology. Bethesda MD: APS, 1986, 2 (3): 703-727.

[18] BISGARD GE, FORSTER HV. Ventilatory responses to acute and chronic hypoxia[M]//FRELY MJ, BLATTEIS CM. Handbook of Physiology, Environmental Physiology. New York: Oxford University Press, 1996: 1207-1239.

[19] SMITH CA, DEMPSEY JA, HORNBEIN TF. Control of breathing at high altitude[M]//HORNBEIN TF, SCHOENE RB. High Altitude: An Exploration of human adaptation. New York: Marcel Dekker, 2001: 139-173.

[20] ZHUANG J, DROMA T, SUN SF, et al. Hypoxic ventilator responsiveness in Tibetan compared with Han residents of 3 658 m[J]. J Appl Physiol, 1993, 74: 303-311.

[21] SUN SF, ZHUANG JG, DROMA TS, et al. Higher ventilatory drives in Tibetan than Han residents of Lhasa (3 658 m) [J]. Am Rev Respir Dis, 1988, 137: A410.

[22] SEVERINGAUS J. Tibetan hypoxic ventilator response is not blunted[J]. High Alt Med Biol, 2001, 2 (4): 482.

[23] MOORE LG. Comparative human ventilator adaptation to high altitude[J]. Respir Physiol, 2000, 121: 259-276.

[24] CURREN S, ZHUANG JG, DROMA TS, et al. Hypoxic ventilatory responses in Tibetan residents of 4 400 m compared with 3 658 m[J]. Respir Physiol, 1995, 100: 223-230.

[25] HUANG SY, GU ZZ, PA CF, et al. Ventilatory control in Tibetan highlanders[M]//NIU DS. Geological and Ecological Studies of Qinghai-Xizang Plateau. New York: Golden & Breach, 1981: 1363-1369.

[26] SUN SF, HUANG SY, ZHUANG JG, et al. Decreased ventilation and hypoxic ventilatory responsiveness are not reversed by Naloxone in Lhasa residents with chronic mountain sickness[J]. Am Rev Respir Dis, 1990, 142: 1294-1300.

[27] CURRAN LS, ZHUANG JG, SUN SF, et al. Ventilation and hypoxic ventilatory responsiveness in Chinese-Tibetan residents at 3 658 m[J]. J Appl Physiol, 1997, 83: 2098-2104.

[28] BRUTSAERT TD, PARRA EJ, SHRIVER MD, et al. Ancestry explains the blunted ventilatory response to sustained hypoxia and lower exercise ventilation of Quechua altitude natives[J]. Am J Physiol, 2005, 289: 225-234.

[29] KOBAYASHI T, MASUYAMA S, MASUDA A, et al. Control of breathing and metabolism in Tibetans[M]//UEDA G, REEVES JT, SEKIGUCHI M. High-Altitude Medicine. Matsumoto: Sinshu University Press, 1992: 226-230.

[30] BEALL CM, STROHL P, BLANGERO J, et al. Ventilation and hypoxic centilatoruy response of Tibetan and Aymara high altitude natives[J]. Am J Phys Anthropol, 1997, 104: 427-447.

[31] MOORE LG. Adaptation to high altitude[J]. Annu Rev Anthropol, 1983, 12: 285-304.

[32] HACKETT PH, REEVES JT, REEVES CD, et al. Control of breathing in Sherpas at low and high

altitude[J]. J Appl Physiol, 1980, 49: 374-379.

[33] SEVERINGHUAS J, BAINTON CR, CARCELEN A. Respiratory insensitivity to hypoxia in chronically hypoxic man[J]. Repir Physiol, 1966, 1: 308-334.

[34] LAHII S. Respiratory control in Andean and Himalayan high altitude natives[M]//WEST JB, LAHIRI S. High Altitude and Man. Bethesda MD: American Physiological Society, 1984: 147-162.

[35] MOORE LG, SUN SF. Physiologic adaptation to hypoxia in Tibetan and acclimatized Han residents of Lhasa[M]//SUTTON JR, COATES G, REMMERS JE. Hypoxia: The Adaptation. Philadelphia: BC Dekker, 1990: 66-71.

[36] LAHIRI S, ROZANOV C, CHERNIACK NS. Altered structure and function of the carotid body at high altitude and associated chemoreflexes[J]. High Alt Med Biol, 2000, 1: 63-74.

[37] ARIAS-STELLA J, VALCARCEL J. Chief cell hyperplasia in the human carotid body at high altitude[J]. Physiologic and pathologic significance. Hum Pathol, 1976, 7: 361-373.

[38] WU TY, TU DT. The carotid bodies of Tibetan highlanders[C]//International Congress of Mountain Medicine. Interlaken: Francois-Xavier Bagnoud, 1997: 62.

[39] KHAN Q, HEATH D, SMITH O, et al. The histology of the carotid bodies in highlanders from Ladakh[J]. Int J Biometeorol, 1988, 32: 254-260.

[40] WU TY, ZHANG YB, BAI ZQ, et al. Expedition to Mt Animaqin: 1990-physiological and medical research at great altitudes[M]//UEDA G, REEVES JT, SEKIGUSHI M. High Altitude Medicine. Matsumoto: Shinshu University Press, 1992: 314-324.

[41] BEALL CM, BLANGERO J, WILLIAMS-BLANGERO S, et al. A major gene for percent of oxygen saturation of arterial hemoglobin in Tibetan highlanders[J]. Am J Phys Anthropol, 1994, 95: 271-276.

[42] BEALL CM, STROHL KP, BLANGERO J, et al. Quantitative genetic analysis of arterial oxygen saturation in Tibetan highlanders[J]. Hum Biol, 1997, 69: 597-604.

[43] BEALL CM, SONG K, ELSTON RC, et al. Higher offspring survival among Tibetan women with high oxygen saturation genotypes residing at 4 000 m[J]. Proc Natl Acad Sci USA, 2004, 101: 14300-14304.

[44] BEALL CM. Oxygen saturation increases during childhood and decreased during adulthood among high altitude native Tibetans residing at 3 800 ~ 4 200 m[J]. High Alt Med Biol, 2000, 1: 25-32.

[45] BEALL CM, ALMASY LA, BLANGERO T, et al. Percent of oxygen saturation of arterial hemoglobin of Bolivian Aymara at 3 900 ~ 4 000 m[J]. Am J Phys Anthropol, 1999, 108: 41-51.

[46] BEALL CM. Tibetan and Andean pattern of adaptation to high altitude hypoxia[J]. Human Biol, 2000, 72: 201-228.

[47] BEALL CM, DESKER MJ, BRITTENHAM GM, et al. An Ethiopian pattern of human adaptation to high altitude hypoxia[J]. Proc Natl Acad Sci USA, 2002, 99: 17215-17218.

[48] ALKORTA-ARANBURU G, BEALL CM, WITONSKY DB, et al. The genetic architecture of adaptations to high altitude in Ethiopia[J]. PloS Genet, 2012, 8: e1003110.

[49] NIERMEYER S, YANG P, SHANMINA J, et al. Arterial oxygen saturation in Tibetan and Han infants

born in Lhasa[J]. N Engl J Med，1995，333：1248-1252.

[50] WU TY，WANG XQ，WEI CY，et al. Hemoglobin levels in Qinghai-Tibet：different effects of gender for Tibetans vs. Han[J]. J Appl Physiol，2005，98（2）：598-604.

[51] WOLFEL EE，GROVES BM，BROOKS GM，et al. Oxygen transport during steady-state submaximal exercise in chronic hypoxia[J]. J Appl Physio，1991，70：1129-1136.

[52] SCHNEIDER A，GREENE RE，KEYL C，et al. Peripheral arterial vascular function at altitude：sea-level natives versus Himalayan high-altitude natives[J]. J Hypertens，2001，2（2）：213-222.

[53] ERZURUM SC，GHOSH S，JANOCHA AJ，et al. Higher blood flow and circulating NO products offset high-altitude hypoxia among Tibetans[J]. Proc Natl Acad Sci USA，2007，104：17593-17598.

[54] GROVES BM，DROMA T，SUTTON JR，et al. Minimal hypoxic pulmonary hypertension in normal Tibetans at 3 658 m[J]. J Appl Physiol，1993，74：312-318.

[55] HALPERIN BD，SUN SF，ZHUANG JG，et al. ECG observations in Tibetan and Han residents of Lhasa[J]. J Electrocardiol，1998，31：237-243.

[56] ROACH R，KAYSER B. Exercise at altitude[M]//HORNBEIN T，SCHOENE R. High Altitude. Lung Biology in Health and Disease. New York：Marcel Dekker，2001：663-706.

[57] NIU W，WU Y，LI B，et al. Effects of long-term acclimatization in lowlanders migrating to high altitude：comparison with high altitude residents[J]. Eur J Appl Physiol，1995，71：543-548.

[58] ZHUANG JG，DROMA TX，SUTTON R，et al. Autonomic regulation of heart rate response to exercise in Tibetan and Han residents of Lhasa（3 658 m）[J]. J Appl Physiol，1993，75：1969-1973.

[59] SUN SF，DROMA TS，ZHUANG JG，et al. Greater maximal O_2 uptakes and vital capacities in Tibetan than Han residents of Lhasa[J]. Respir Physiol，1990，79：151-162.

[60] CURRAN-EVERETT L，ZHUANG JG，DROMA TS，et al. Work efficiency and altitude of origin in Tibet [J]. Am J Phys Anthropol，1992，14（1）：66.

[61] CURREN LS，ZHUANG JG，DROMA T，et al. Superior exercise performance in lifelong Tibetan residents of 4 400 m compared with Tibetan residents of 3 658 m[J]. Am J Phys Anthropol，1998，105：21-31.

[62] CURRAN-EVERETT L，ZHUANG JG，DROMA TS，et al. Superior work performance in lifelong Tibetan residents of 4 400 m compared with 3 658 m[J]. Physiologist，1992：35.

[63] HUANG SY，SUN SF，DROMA T，et al. Internal carotid arterial flow velocity during exercise in Tibetan and Han residents of Lhasa（3 658 m）[J]. J Appl Physiol，1992，73：2638-2642.

[64] MARCONI C，MARZORATI M，SCIUTO D，et al. Economy of locomotion in high altitude tibetans migrants exposure to noemoxia[J]. J Physiol，2005，569：667-675.

[65] BANCHERO N，SIME F，PENELOZA D，et al. Pulmonary pressure，cardiac output，and arterial oxygen saturation during exercise at high altitude and at sea level[J]. Circulation，1966，33：249-262.

[66] SUTTON JR，HOUSTON CS，JONES NL. Hypoxia，Exercise and Altitude[M]. New York：Liss，1983.

[67] SORENSEN SC，SEVERINGHSUS JW. Irreversible respiratory insensitivity to acute hypoxia in man born

at high altitude[J]. J Appl Physiol, 1968, 25: 217-220.

[68] GE RL, CHEN QH, WANG LH, et al. Higher exercise performance and lower VO$_2$max in Tibetans than Han residents at 4 700 m[J]. J Appl Physiol, 1994, 77: 684-691.

[69] HOCHACHKA PW, STANLEY C, MATHESON GO, et al. Metabolic and work efficiencies during exercise in Andean natives[J]. J Appl Physiol, 1991, 70: 720-1730.

[70] SAUNDERS PU, TELFORD RD, RYNE DB, et al. Improved running economy in elite runners after 20 days of simulated moderate-altitude exposure[J]. J Appl Physiol, 2004, 96: 931-937.

[71] KAYSER B, HOPPELER H, CLAASSEN H, et al. Muscle structure and performance capacity of Himalayan Sherpas[J]. J Appl Physiol, 1991, 70: 1938-1942.

[72] KAYSER B, HOPPELER H, DESPLANCHES D, et al.Muscle ultrastructure and biochemistry of lowland Tibetans[J]. J Appl Physiol, 1996, 81: 419-425.

[73] GELFI C, DE PS, RIPAMENTI M, et al. New aspects of altitude adaptation in Tibetans: a new proteomic approach[J]. FASEB J, 2004, 18: 612-614.

[74] HOCHACHKA PW. Muscle enzymatic composition and metabolic regulation in high altitude adapted natives[J]. Int J Sports Med, 1993, 13（1）: 89-91.

[75] WHITTENBERG BA, WITTENBERG JB. Transport of oxygen in muscle[J]. Annu RevPhysiol, 1989, 51: 857-878.

[76] COLE RP. Myoglobin function in exercising muscle[J]. Science, 1982, 216: 523-525.

[77] COLE RP, SUKANE PC, WITTENBERG JB, et al. Mitochondrial function in the presence of myoglobin[J]. J Appl Physiol, 1982, 53: 1116-1124.

[78] JESSON TH, WEBER RE, FERMI G, et al. Adaptation of bird hemoglobins to high altitude: demonstration of molecular mechanism by protein engineering[J]. Proc Natl Acad Sci USA, 1991, 88: 6519-6522.

[79] WINSLOW RM, MONGE CC. Hypoxia, Polycythemia, and Chronic Mountain Sickness[M]. Baltimore MD: Johns Hopkings University Press, 1987: 66-68.

[80] BEALL CM, BRITTENHAN GM, STROL KP, et al. Hemoglobin concentratio of high-altitude Tibetans and Bolivian Aymara[J]. Am J Phys Anthropol, 1998, 106: 385-400.

[81] TORRONI A, MILLER JA, MOORE LG, et al. mitochondrial DNA analysis in Tibet: Implications for the origin of the Tibetan population and its adaptation to high altitude[J]. Am J Phys Anthropol, 1994, 93: 189-199.

[82] RUPERT JL, DEVINE DV, MONSALVE MV, et al. Angiotensin-converting enzyme（ACE）allees in the Quechua, a high altitude South American native population[J]. Ann Hum Biol, 1999, 26: 375-380.

[83] RUPERT JL, DEVINE DV, MONSALVE MV, et al. Beta-fibrinogen allele frequencies in Peruvian Quechua, a high altitude native population[J]. Am J Phys Anthropol, 1999, 109: 181-186.

[84] MOORE LG, ZAMUDIO S, ZHUANG JG, et al. Oxygen transport in Tibetan women during pregnancy at 3 658 m[J]. Am J Phys Anthropol, 2001, 114: 42-53.

[85] HOCHACHKA PW. Oxygen, hemeostasis, and metabolic regulation[J]. Adv ExpMed Biol, 2000, 475: 311-335.

[86] BEALL CM. Tibetan and Andean contrast in adaptation to high-altitude hypoxia[J]. Adv Exp Med, 2000, 475: 63-74.

[87] TERRADOS N, JANSSON E, SYLVEN C, et al. Is hypoxia a stimulus for synthesis of oxidative enzymes and myoglobin?[J]. J Appl Physiol, 1990, 68: 2369-2373.

[88] BOULTON FE, HUNTSMAN RG, LORKIN PA, et al. Abnormal human myoglobing: 53（D4）glutamic acidlysine[J]. Nature, 1969, 223: 832.

[89] REYNAFARJE B. Myoglobin content and enzymatic activity of muscle and altitude adaptation[J]. J Appl Physiol, 1962, 17: 301-305.

[90] HURTADO A. Animals in high altitudes: resident man[M]//Handbook of Physiology. Section 4: Adaptation to the Environment. Washington: APS, 1964: 843-860.

[91] LECHNER AJ. Metabolic performance during hypoxia in native and acclimatized pocket gophers[J]. J Appl Physiol, 1977, 43: 965-970.

[92] MOORE LG, ZAMUDIO S, CURRAN-EVERETT L, et al. Genetic adaptation to high altitude[M]// WOOD SC, ROACH RC. Advances in Sports and Exercise Medicine. New York: Marcel Dekker Inc, 1994: 225-262.

[93] MOORE LG, ZAMUDIO S, ZHUANG JG, et al. Analysis of the myoglobin gene in Tibetans living at high altitude[J]. High Alt Med Biol, 2002, 3（1）: 39-47.

[94] REEVES JT, MOORE LG, WOLFEL EE, et al. Activation of the sympatho-adrenal system at high altitude[M]//UEDA G, REEVES JT, SEKIGUCHI M. High-Altitude Medicine. Matsumoto: Shinshu University Press, 1992: 10-23.

[95] WOLFEL EE, GROVES BM, BROOKS GA, et al. Oxygen transport during steady-state submaximal exercice in chronic hypoxia[J]. J Appl Physiol, 1991, 70: 1129-1136.

[96] FULCO CS, ROCK PB, REEVES JT, et al. Effects of propranolol on acute mountain sickness（AMS）and well-being at 4 300 meters of altitude[J]. Aviat Space Environ Med, 1989, 66: 679-683.

[97] DUPLAIN H, VOLLENWEIDER L, DELABERYS A. Augmented sympathetic activation during short-term hypoxia and high altitude exposure in subjects susceptible to high-altitude pulmonary edema[J]. Circulation, 1999, 99: 1713-1718.

[98] MAHER JT, DENNISTON JC, WOLFE DL, et al. Mechanism of the attenuated cardiac response to β-adrenergic stimulation in chronic hypoxia[J]. J Appl Physiol: REEP, 1978, 44: 647-651.

[99] VOELKEL NF, HEGSTRAND L, REEVES JT, et al. Effects of hypoxia on density of β-adrenergic receptors[J]. J Appl Physiol, 1981, 50: 363-366.

[100] YOUNG PM, ROSE MS, SUTTON JR. Operation Everest II: plasma lipid and hormonal response during a simulated ascent of Mt Everest[J]. J Appl Physiol, 1989, 66（3）: 1430-1435.

[101] ANAND IS, CHANDRASHEKHAR Y, RAO SK. Body fluid compartments, renal blood flow, and

hormones at 6 000 m in normal subjects[J]. J Appl Physiol，1993，74：1234–1239.

[102] GOSNEY J. Histopathology of the endocrine organs in hypoxia[M]//HEATH D. Aspects of Hypoxia. Liverpool：Liverpool University press，1986：131–145.

[103] RAMIREZ G，BITTLE PA，HAMMOND M. Regulation of aldosterone secretion during hypoxemia at sea level and moderately high altitude[J]. J Clin Endocrinol Metab，1988，67：1162–1167.

[104] MAZZEO RS，WOLFEL EE，BUTTERFIELD GE，et al. Sympathetic response during 21 days at altitude（430 m）as determined by urinary and arterial catecholamine[J]. Metabolism，1994，43：1226–1232.

[105] CLAYDON VE，NORCLIFFE LJ，MOORE JP. Cardiovascular responses to orthostatic stress in healthy altitude dwellers and altitude residents with chronic mountain sickness[J]. Exper Physiol，2005，90（1）：103–110.

[106] CLAYDON VE，NORELIFFE LJ，MOORE JP. Orthostatic tolerance and blood volumes in Andean high altitude dwellers[J]. Exper Physiol，2004，89（5）：565–571.

[107] CORNOLO J，BRUGNIAUX JV，MACARLUPU JL，et al. Autonomic adaptations in Andean trained participants to a 4 220 m altitude marathon[J]. Med Sci Sports Exerc，2005，37（12）：2148–2153.

[108] MOORE JP，CLAYDEN VE，NORCLIFFE LJ. Carotid regulation of vascular resistance in high altitude Andean natives with and without chronic mountain sickness[J]. Exper Physiol，2006，91：907–913.

[109] ZHUANG JG，DROMA TS，SUTTON JR，et al. Autonomic regulation of heart rate response to exercise in Tibetan and Han residents of Lhasa（3 658 m）[J]. J Appl Physiol，1993，75：1968–1973.

[110] LAHIRI S，MILLEDGE JS，CHATTOPADHYAY HP. Respiration and heart rate of Sherpa highlanders during exercise[J]. J Appl Physiol，1967，23：545–555.

[111] MOORE LG，CURRAN-EVERETT L，DROMA TS，et al. Are Tibetans better adapted?[J]. Int J Sports Med，1992，13（1）：86–88.

[112] MOORE LG. High altitude populations：an overview[M]//SUTTON JR，COATES G，REMMERS JE. Hypoxia：The Adaptation. Philadelphia：BC Dekker，1990：50–52.

[113] WU TY，KAYSER B. High altitude adaptation in Tibetans[J]. High Alt MedBiol，2006，7（3）：193–208.

[114] MOORE LG，ARMAZA F，VILLENA M，et al. Comparative aspects of high altitude adaptation in human population[M]//LAHIRI S. Oxygen sensing：From Molecule to Man. New York：Kluwer Academic/Plenum Press，2000：45–62.

[115] MOORE LG，NIERMEYER S，ZAMUDIO S. Human adaptation to high altitude：regional and life cycle perspectives[J]. Am J Phys Anthropol，1998，27：25–64.

第 18 章　藏族人群高原适应的分子机制

前　言

当前有大量科学家正在致力于研究人类对高原的适应进化，在此我们应该回顾一下达尔文的经典论述：

"现在，我们是否可以提出这样的疑问，在每个物种的生存斗争中，个体为了要更好地适应新环境，在结构、习性和本能方面所产生的每个微小变异，将会对健康和活力产生影响吗？在与环境的斗争中将会有更佳的生存之机，那些获得了这些微小变异遗传的后代，也会有更好的生存机会——将自然选择的作用和生命死亡分成两方面来看，在演变了千余代以后，谁还能说它不会产生效果呢？"[1]

人们发现高原世居人群具有一些独特的生物学特征来应对低氧极端环境时，早在 20 世纪 60 年代已经对"这类生物学特性是由自然选择而进化产生的"这一假说开始研究[2]。

从那以后研究人员开始进行群体调查和基因数据积累，取得了不少新进展。然而在这一领域取得显著进展的是在 20 世纪末期，也就是近 20 ~ 30 年所获得的成果。按照研究历史的发展可以分为经典时期和基因组时代。按照经典策略来检测自然选择所出现的相关特征与变化的选择性因素，从而推断其是否正在发挥或曾经发挥过作用，已经在藏族高原适应生理学研究章中加以讨论。本章将就基因组时代给藏族高原适应研究带来的历史性跨越加以阐述。

第 1 节　全基因组时代

自 2000 年第一次完成人类基因组调查起，尤其是 2005 年第一张人类基因组单体型图谱出版以后，基因组时代正在提供大量检测基因组"自然选择的标志"的新策略[3-6]。随着基因组计划的实施，出现了空前的、革命性的变化[7-9]。

基因组策略从根本上区别于传统策略，它力图发现和阐明与众不同的、原生性的高海拔表型，基因组策略在基因组的鉴别归纳领域具有潜力性作用，其依据存在于高海拔的表型特质，或者其至可以去调查表型，从而来确认基因位点。也就是说，它们可以在事先没有相关基因位点或者表型知识的前提下被应用。然而一些结果可能和研究高原适应性的科学家所产生浓厚兴趣（即在极端环境和长期压力下维持体内平衡）的表型现象不一致。然而正是因为这样，表明基因组学和传统经典策略是互补的，可以通过不同的数据和结果来综合衡量所研究的相关问题[10,11]。

近年来，科学家们应用复杂的分离分析方法检测了高原人群的遗传变异假说，在孟德尔遗传中，数量性状的水平是可以遗传的。经这些分析检测了一个未知部位上的主基因，在藏族群体中遗传方式为常染色体显性遗传，血红蛋白氧饱和度值高 6% ~ 10%。藏族女性很大可能有常染色体显性基因的 1 条或 2 条拷贝，为儿童的 2 倍；而藏族男性为隐性纯合子，低氧饱和量等位基因[12]。藏族与后代存活率有关的基因型证据表明了非常强烈的自然选择正在提升未知位点上等位基因的频率[13]。

生物（包括人类）在进化过程中，由于种种因素经常发生大规模的迁徙移动，但一个群体进入另一新环境中，为了适应新的环境并生存繁衍，一个途径是通过长期的自然选择，发生了基因突变，也就是产生了新的适应基因；另一个途径是与该环境中已经适应的物种进行杂交而发生基因交流，以获取其适应基因。这种历史事件最近由一项英德研究人员的研究，利用世界各地 95 个民族近 1 500 人的脱氧核糖核酸（DNA）数据，而绘制出一幅过去 4 000 年中人类基因交流的地图而加以证实，他们发现历史上丝绸之路的贸易、成吉思汗的西征以及欧洲的殖民扩张等重大历史事件的影响，都反映在现代人的基因中。这样为人类通过基因分析的方法来"考古"历史事件提供了可能[1]。

这全基因组分析方法也揭示了其他重大历史事件的"基因遗产"，如当代巴基斯坦的一些民族显示出他们继承了撒哈拉以南非洲黑人的 DNA，这可能与古代黑奴贩卖有关。他们发现中国土族的基因数据表明，在公元 1200 年左右，类似现代希腊人的欧洲人可能与当地的中国人有通婚，这些欧洲人是沿着丝绸之路来做生意的[14]。下面将要被提到的藏族可能源于丹尼索瓦人，可能也与历史上人群迁移的基因交流事件有关。因此，通过对 DNA 的数据分析，就得到一部记述人类进化的历史日记，这里显示了现代人类进化的细节。

当基因突变出现时，生命特征随之改变。代际之间的传承有益突变，使得相关特征在人群中越来越普遍，进化实时发生。基因技术革命让医学—生物学家能对数十万人大群体的遗传信息进行比较，进而探讨自然选择进程。通过跟踪多代人特定突变的相对增加或减少，可以推断出哪些进化特征正在蔓延或缩减。美国哥伦比亚大学进化遗传学家约瑟夫·匹克雷尔（Joseph Pickrell）近来指出，遗传学证据表明，现代人类的自然选择机制仍在发挥作用。而且自然选择一直在"努力"消除那些不利于种群的变异。这一论点正好在藏族人群中表现得淋漓尽致，藏族在漫长的高原适应过程中，通过自然选择，已清除了不利于高原生存的有害突变，防止了高原疾病的发生，而另一些有利的基因突变"脱颖而出"，通过这些基因的调控和表达，保证了藏族在高原健康的生存和繁衍。

第2节　藏族是最佳的候选群体

近20年来，人们认识到低氧适应是低氧因素与环境背景相互作用的、涉及多基因表达重新调整的过程。因此打开了低氧适应基因机制研究的大门，不同人类群体所表现的生理功能的差异，提示人群中可能存在着低氧适应的相关基因和低氧易感的相关基因，因此对低氧特异性基因（耐受/易感）的确定将是对低氧习服—适应最本质认识的关键。人们开始重视高原人类群体遗传适应（genetic adaptation）或进化适应（evolution adaptation）的观点，并开展了低氧适应基因标志（genetic marker）的寻找工作。在这一领域，青藏高原的藏族成了关注的焦点，这也是不无原因的。

从对比世界高原人群生活的地理环境来看，青藏高原上世居的藏族群体绝大部分生活在海拔3 000 ~ 4 500 m的高海拔地区，这是人类很好适应高海拔低氧环境的一个典型生物学例子[15-17]。而且经过历史长河的"自然选择"，青藏高原的藏族人群已经进化出一套有效的氧摄取、氧运输和氧利用的能力。在生理上，藏族人群表现为较高的通气量、较低的肺动脉压、较高的血氧饱和度以及相对较低的血红蛋白浓度，所有这些生理适应特征都可能具有其遗传基础[16-20]。高原低氧对于人类生存是一个比较强烈的选择驱动力，这种选择驱动力构建出当今藏族所具有的生理、代谢和结构性特征。因此生活在青藏高原的藏族人群是人类对高海拔低氧环境适应最成功的范例，是研究人类对高原低氧环境适应的分子机制的最佳候选群体。藏族建立的高原低氧适应这一"生物学模式"，不仅对人类进化适应，而且对许多与低氧损伤有关的临床医学也有重要的借鉴意义。

对于研究藏族的分子进化，对青藏高原古代人与当代人的DNA的比较，将是最有说服力的证据[21-23]。但正如前述，有2个影响因素：一是基因趋向（genetic drift），是指群体的数量的影响（influences of population size），这是由于群体数量太少或基因变异的丢失；二是基因流动（genetic flow），是指基因混杂（genetic admixture），由于人群种间的杂交或群体间的混合而使新的基因进入某人群[24,25]。以上2个因素均会影响到一个群体的基因成分。在这方面，地缘性因素又会影响到上述2个过程，本来是不同区域的人群，由于某种因素（入侵、扩张、移民、经商等），如西班牙人入侵南美后由于与印第安人大量和多代的混杂，就使安第斯印第安人的基因库受到影响[24,26]。而藏族则有较严格的"地理隔离"[27]，藏族和平原人群间极少发生基因混杂[15,24]。这又为我们提供了研究高原适应的理想群体。

在适应性进化中，一个具有重要意义的因素是自然选择在人群中的作用时间和遗传的代数。大量考古学的证据已经充分说明，在世界几大高原群体中，藏族是世界上最早征服高海拔低氧极端环境的现代人，藏族至少在3万年前的更新世晚期就已在青藏高原居住，并为当今的藏族留下了基因印记[25]。考古学还证明在青藏高原的3个地区，分别在距今6 500年、5 900年和3 750年前已经有永久性定居点[28]。他们在喜马拉雅生存的历史比南印第安人涉足安第斯高原的时间（约11 500年）[29]要早得多（早于3万年前）[30,31]，比东非埃塞俄比亚的阿姆哈拉（Amharas）出现在海拔2 500 m以上的近 5 000 年的历史，更要早得多[32]（见第 4 篇第 15 章）。

根据对上述多因素的综合判定，人类生理学家 Moore[33] 对世界高原人群的适应历史有一个排序：藏族年代最长（25 000 ~ 50 000 年），其次为安第斯印第安人（约 10 000 年），然后为欧洲人进入高原（进入北美洲约 150 年，进入中、南美洲约 400 年），最晚为汉族进入青藏（近 100 年）。关于汉族的结论不尽正确，因古代曾陆续有汉族人群进入青藏，而先后被其他人群融合（见第 12 章第 1 节）。但 Moore 强调，进一步的研究不仅要探明高原群体在高原居住的间期，同时要注意基因驱向和基因流动的影响[25,34]。因此中国学者于 20 世纪 80 年代开始进入这一领域的研究以后，全世界的高原学者都聚焦到青藏高原和藏族的生理适应特征和其分子机制上。

第 3 节　全基因组测序与候选基因

一、低压性低氧是强烈的选择驱动力

大多高原研究几乎有了统一看法，即尽管高原作用于机体的因素包括温度、湿度、紫外线照射、环境微生物等，并也会随海拔变化，然而低压性低氧（hypobaric hypoxia）就是自然选择的产生因素，高原低氧对于人类生存是一个比较强烈的选择驱动力。由此人类学家 Beall 提出了"高原低氧已经成为或者就是自然选择的催化剂"的假设[13]。研究已证实了自然选择在人类进化过程中的一些元素和高原适应直接相关，其中高原低压性低氧是人类不能借助于传统工具和手段驾驭的一个环境压力因子，因此低压性低氧造成的不可避免的压力是显而易见的。

这正是需要在世界高原人群特别是青藏高原人群的适应中加以验证的大课题。国际上公认对人体产生低压性低氧的临界高度是 2 500 m，然而在青藏高原，大多数人生活在海拔 3 000 ~ 4 000 m，不同的海拔梯度反映了低氧选择压力的不同强度。而世界上还有少数居住在环境恶劣、低氧反应最严重的极高海拔的常住居民，他们对自然选择研究有特别的意义[18]，而在青藏高原的青南—羌塘地区就生活着约 60 万以藏族为主的群体，这是全地球上罕见的，成为在自然选择压力下成功适应于低氧的最佳候选群体[15]。

二、全基因组途径

基于全基因组水平的群体遗传学研究不需要预先设定人群中哪些基因可能受到选择，而通过人群遗传筛查结合群体遗传学分析手段就能鉴别出人群进化过程中近期受到自然选择的基因座位，该方法克服了传统候选基因策略的局限性，是一个筛选人群受自然选择的分子信号的有效手段[35,36]。

大量的表型数据支持这样的假说，即自然选择已经在喜马拉雅的藏族和安第斯的印第安人身上起作用。进入 21 世纪初，全基因组测序使得经分子生物学的研究，能确切地展现自然选择学说的真实性。

基因组研究的策略是具有革命性的、从根本上区别于传统的研究方法。吴天一和宿兵科研团队自 2006 年实施国家自然基金项目"藏族高原适应机制研究"（NSFC-2006-30393130）和 2012 年起实施"973"项目"慢性高原低氧损伤与长期适应"（2012-CB518202），参与科研的单位有青海高原医学科学研究院省部共建高原医学研究国家重点实验室、中国科学院昆明动物研究所遗传资源与进化国家重点实验室和西藏大学高原医学研究中心。对青藏高原广泛地区不同海拔的世居藏族和平原地区移居高原的汉族进行比较，对比这两大群体在全基因组 DNA 序列和基因表达谱上的差异，从而筛选藏族人群对高原环境适应的关键基因及其变异序列，并结合人群遗传相关性分析和人工低氧诱导细胞功能验证实验来系统阐明人类是如何通过基因组水平的多基因相互作用来改变其生理功能，进而适应高原低氧极端环境这一核心问题。这项研究结果不仅有助于认识人类对高原低氧环境适应的分子机制，同时可将筛选出来的关键变位点或单倍型类型作为遗传辅助诊断手段，来评估具有不同遗传背景的个体对高原低氧极端环境适应的能力，为平原地区人到高原短期旅游或长期工作提供健康预警，同时为防治高原病的药物设计提供重要的遗传学数据[37]。

因此有重要的科学理论意义和重要的实用价值[37]。

三、候选基因

目前对高原适应的研究已经进入一个新时代，即依照以往大量生理学研究的文献所显示的种种表征，提示出适应机制的某些"假说"，从此设立候选基因系统，关键就在于选择、鉴定出基因中多态性的变异，来确定它与人类低氧适应相关[38]。

首先是高原适应中涉及的基因及基因命名委员会确定的基因位点，这是当前低氧适应中候选基因的主要范围（表 18.1）。

表 18.1　高原适应中涉及的基因及基因命名委员会确定的基因位点*

认可的基因标志	HGNC 基因编码	名称或别名	染色体位点	HIF 在传感或应对低氧中的作用
ACE	2707	血管紧张素 I 转换酶（肽基二肽酶 A）	17q23	HIF 诱导
HIF-1α	4910	HIF-1（α 亚单位基本螺旋 - 环 - 螺旋结构转录因子）	14q23.2	低氧稳定
EPAS1	3374	HIF-2α，内皮细胞 PAS 域蛋白 1	2p21-p16	低氧稳定
EGLN1	1232	PHD2，eg19 同源物 1	1q42.1	标记 HIF-α 结合 VHL 基因
VHL	2867	VHL-1，VHL 肿瘤抑制基因	3p25.3	目标 HIF-1α 降解
PRKAA1	9376	E3 泛素 - 蛋白质连接酶	5p12	随 HIF-1α 调节能量代谢
NOS2A	7873	AMPKa1，腺苷酸活化蛋白激酶催化亚基 α1	17q11.2-q12	HIF-1 诱导

认可的基因标志	HGNC 基因编码	名称或别名	染色体位点	HIF 在传感或应对低氧中的作用
NOS3	7876	iNOS，诱导型一氧化碳合酶 2	7q36	低氧下调
EPO	3415	eNOS，一氧化氮合酶 3（内皮细胞）	7q21	HIF-1 诱导
EDN1	3716	促红细胞生成素	6p24.1	HIF-1 诱导
CBARA1	1530	内皮素 -1，ET-1	10q22.1	与 HIFs 无已知相关
VAV3	12659	线粒体钙离子摄入蛋白 1	1p13.3	与 HIFs 无已知相关
ARNT2	16876	Vav3 鸟嘌呤核苷酸交换因子	15q25.1	蛋白与 HIF-1α 形成二聚体
THRB	11799	芳（香）烃受体核转运蛋白 2	3p24.2	与 HIFs 无已知相关

注：*—被认可的基因标志由 Beall 综合[10,11,13]，基因命名委员会确定的基因位点可通过 http://www.genenames.org 查到。

参与 "973" 项目的中国科学院昆明动物研究所宿兵团队根据以往实验室积累的研究和其他相关文献已发表的数据，将 15 个与低氧代谢直接相关，并在藏族人群受到自然选择的基因列为低氧适应的候选基因（表 18.2）。实验系在 3 个海拔梯度（3 500 m，3 500 ~ 3 700 m，4 500 ~ 4 700 m）地区的代表人群的全基因组分析，并对这些候选基因加以验证，从中找出新的低氧适应基因，并最终确定在藏族低氧适应中发挥重要作用的关键基因[37]。

表 18.2 藏族低氧适应候选基因及其生物功能

候选基因	生物功能
EPAS1	转录因子，传递低氧信号，表达受低氧诱导
EGLN1	催化低氧诱导因子 HIF-α 翻译后羟化，诱导 HIF-α 降解
STATA5B	转录 5B 激活体，信号传导
HBB、HBG2	HBB 构成红细胞的 β 球蛋白；HBG2 构成红细胞的 γ 球蛋白
EP300	组蛋白一酰基转移酶，通过染色体折叠改变转录，受低氧诱导
CAMK2D	Ca^{2+} 依赖的蛋白激酶亚家族
EDNRA	G 蛋白偶联受体
PTEN	磷酸化酶，参与细胞周期调控，阻止细胞生长和快速分离
CYP2E1	细胞色素 P450 成员，参与细胞内氧化体系
HMOX2	血红蛋白氧化酶，参与血红蛋白降解

续表

候选基因	生物功能
*ANGPTL*4	血管生成素，受低氧诱导表达
PPARA	过氧化物体增殖激活受体，受 ANGPTLA 调控
TGFBR3	转移生长因子
*GCH*1	GTP 环水解酶
*PIK3R*1	磷酸酰肌醇激酶
*ANGPTL*4	血管生成素，受低氧诱导表达
PPARA	过氧化物体增殖激活受体，受 ANGPTLA 调控
TGFBR3	转移生长因子
*GCH*1	GTP 环水解酶
*PIK3R*1	磷酸酰肌醇激酶

第 4 节　藏族适应基因组学的重大发现

近年来，关于藏族在高原适应的历史及其分子生物学依据掀起了世界科学界研究的热潮，2010—2011 年几乎同时在《科学》（*Science*）、《分子生物学与进化》（*Mol Biol Evol*）和《美国科学院学报》（*Proc Natl Acad Sci USA*）发表了 7 篇在藏族人群中发现选择性标志的论文[39-45]。展示基因组时代已进入了高原现场和人群的研究，特别是其中有 3 篇具体报道了藏族人群所具有特殊的低血红蛋白浓度相关基因的分型。

这 7 份研究，提供了藏族高原适应相关的 2 个关键基因，即关于藏族 *EPAS*1（即低氧诱导因子 2，hypoxia-inducible factor-2α，HIF-2α）和 4 个 *EGLN*1（即脯氨酰羟化酶，prolyl-hydroxylase，PHD2）的识别位点在人类对高原的遗传适应中所发挥的作用，都具有里程碑的特殊意义。7 项研究覆盖了高海拔的广泛地区和超过了 12 个藏族人群的群体样本，为研究提供了坚实的依据。令人惊讶的是，其结论一致的程度非比寻常。

与此同时，这 7 项研究受到了人类遗传进化学家和高原人类生理学家的关注，他们发表了一系列的重要评论。认为这是对世居青藏高原的藏族在高原人群中获得了"最佳高原适应性"从分子生物学的进一步论证[46]，同时藏族也成为研究高原适应遗传机制的最佳候选人群。在基因水平的适应，已经发现有数十个候选基因在低氧诱导因子通道可以观察到在藏族与汉族间有很大的等位基因差别。血样分析约 100 万个基因变异或单核苷酸多态性（single nucleotide polymorphisms，SNPs），其中，在识别不同海拔梯度的等位基因频率上，报道中有 2 个突出的成功例子，显示重要基因的通路可以发生演变，这些基因的表达在调节多细胞动物体内氧平衡的途径上[47]。科学家们经过 10 余年对不同海拔低氧诱导因子的研究，根据对氧平衡的主要调控因子命名其为 HIF-1 途径。第一个突出研究显示，作为在氧平衡系统的关键传感器 *EGLN*1（PHD2）上的突变，高海拔地区是高于低海拔地区同样操藏缅语样本的[48]。第二个突出研究证实在东亚人群样本和添加的 *EPAS*1 基因中，*EPAS*1（HIF-2α）随着海拔梯度的变化而变化[43]。*EPAS*1 结合另一种蛋白形成 HIF-2，它是调节数百个参与低氧反应基因位点表达的第二个转录因子，如促红细胞生成素（erythropoietin，EPO）的基因位点等重要的与低氧适应密切相关的基因[49]。这些将在以下做详细讨论。

科学界认为所报道的 *EPAS*1 和 *EGLN*1 两个基因，在藏族人群的低氧适应中可能是关键基因发挥了重要作用[50-55]。但它的生物学意义远远超出了藏族适应本身，因为这 2 个基因位点对几乎所有的脊椎动物体内氧平衡的通路调节均极为重要[56-57]。这个古老的、参与许多生化过程的自我平衡生化系统拥有明显的自我适应性变异[58]。所观察到 HIF 对氧调控的变化，可能是一个引发诸多自适应反应的有效途径。目前看来，藏族人从中获益的是新的还是特有的因果突变及基因型和表型之间的功能联系仍在进一步探索中。

第 5 节　低氧诱导因子 -1 与低氧适应

低氧诱导因子 -1（hypoxia-inducible factor-1，HIF-1）是 1992 年格雷格·塞门扎（Grggl Semenza）等在低氧的肝癌细胞株 Hep 3B 中发现了一种特异性结合于红细胞生成素增强子寡核苷酸序列的转录因子[59]。以往的研究已证实 HIF-1 是一种具有 DNA 结合活性的蛋白因子，在低氧信号转导中具有重要作用，多种低氧反应基因的转录调节是在 HIF-1 的介导下进行的[60-64]。HIF-1 是一种氧依赖转录激活因子，调控一系列细胞或全身低氧下的反应的靶基因，被称为在低氧下分子反应的主调控者（master regulator），人体约 5% 的基因受其调控。HIF-1 以二聚体的形式存在，即由 α 及 β 两个亚基构成；低氧诱导因子（HIF）α 亚基是一种螺旋蛋白，其又存在 2 种形式，即 HIF-1α 及 HIF-2α[65-69]。HIF-1α 是功能亚单位，低氧诱导表达；HIF-1β 是结构亚单位，构建性表达，不受低氧诱导[70]。

机体众多氧平衡调节的有关生理过程都有 HIF-1 的参与。在低氧条件下，HIF-1α 降解途径受阻遏，大量的 HIF-1α 蛋白积聚，同 HIF-1β 结合，形成具有活性的 HIF-1，HIF-1 同靶基因的低氧反应元件结合，在转录水平上调节促红细胞生成素（EPO）、内皮素 -1（ET-1）、血管内皮生长因子（VEGF）、一氧化氮合酶（iNOS）及肾上腺髓质素（ADM）等靶基因的表达及蛋白质合成[71-73]，从而调节血管舒缩、血管生成、红细胞生成、能量代谢及细胞增殖等一系列的生理反应，维持机体的氧平衡[74]。无论在细胞水平，还是在组织水平，甚至在整体水平，HIF-1 都是氧感受子和氧效应子之间联系的关键纽带，而 HIF-1α 可以被认为是细胞低氧适应性反应所必需的核信号[75,76]。

对作为藏族支系的夏尔巴人的基因组检测进一步验证了在高原极端环境下机体对低氧反应中 HIF-1α 和希佩尔－林道病（von Hippel-Linsau's disease，VHL）变异的关系。但在低海拔处、大气氧含量正常时，VHL 蛋白瞄准 HIF-1α 和 EPAS1，导致降解。一项在尼泊尔对 49 名夏尔巴人和 54 名日本人对照研究，结果未发现其间的关系[77]。另一项对尼泊尔夏尔巴人的研究，观察到与日本人对比，发现了 HIF-1α 基因的新序列，同时在此位点的其他等位基因的频率不同[78]。已知安第斯印第安人的 HIF-1α 基因序列与平原人对照并无差别[79]。此外在安第斯人中参与低氧反应的一些基因中，未发现与 CMS 的相关关系[80]。根据目前对夏尔巴人的研究，提示存在新的适应突变，而安第斯人则没有这种突变。然而目前对所有高原人群的全基因组变异的研究中，尚未发现 HIF-1α 变异经受了选择。这可能因 HIF-1 在所有组织中表达，没有缩小变异范围，而 HIF-2 则在很少的组织中表达，从而具有更多的效应范围[81]。

第 6 节　EPAS1 与低氧适应

一、EPAS1 是藏族特异的基因成分

EPAS1 为内皮 PAS 域蛋白 1（Endothelial Per-Arnt-Sim domain protein 1），低氧诱导因子 2α（hypoxia-inducible factor 2α，HIF-2α，MIN603349）。

EPAS1 是染色体 2 的基因，涉及复杂的氧感受，其表达于微血管的内皮细胞、肺内皮细胞、心肌细胞及脑细胞[82-86]。EPAS1 影响红细胞生成及血红蛋白的含量，对低氧水平的反应是呈现主要活动基因表达。作为转录因子，所有人类群体具有 HIF 基因，而藏族则具有这一特异的基因成分；EPAS1 的全基因组系列多态性在藏汉群体间频率的差别高达 78%，汉族的频率为 9%，而藏族为 87%[87,88]。

宿兵团队经利用全基因组分析（Affimatrix 6.0 基因组 ANP 芯片系统）的手段对藏族不同来源的样本进行分析，结果表明藏族高原适应的一个相关基因（EPAS1）受到选择的时间开始于约 1.8 万年前。通过重测序分析发现藏族人群 EPAS1 基因受到了很强的达尔文正选择作用，并且藏族人群中受正选择的单倍型频率高达 72%，而在汉族人群中仅有 2.2%，世界上其他人群则没有这个单倍型。EPAS1 与 Hb 的调控密切相关[37,44]。

在进化过程中，有些人这一基因产生了变异并且很好地保持下来遗传给下一代，一直到最终实现整个群体具有这一基因。最近的发现，藏族的 EPAS1 基因可能源自一个最古老的人类群体——丹尼索瓦人。

总体来说，上述资料有力地支持藏族的 EPAS1 基因在高原适应中起着重要作用：使红细胞对低氧的增生反应钝化。由于抑制由低氧诱导的红细胞增生反应，藏族能防止因高原红细胞过度增生导致高血细胞比容的高血液黏稠度综合征，从而可保护心血管功能，且与藏族中慢性高原病的低发生

率有关[45,52,89,90]。

二、藏族特异性拷贝数缺失区域近于 EPAS1

中国科学院上海生科院计算生物学研究所徐书华研究组与中国科学院昆明动物所、复旦大学、西藏民族学院、新疆医科大学、马来西亚 UCSI 大学、韩国加图立大学等多家单位的研究人员合作，检测到一段藏族特异的拷贝数缺失区域，对藏族在高原极端环境生物学适应机制问题做了新的探讨，必将引起学术界的一场大讨论[91]。

在该研究中，徐书华等发展了一种搜寻人群特异拷贝数变异（WinXPVNVer）的新方法，在 DNA 微阵列芯片的原始荧光信号中，检测出一段藏族特异性缺失（Tibetan enriched deletion，TED）的约 3 400 个核苷酸对的区域，同时通过多种实验技术和生物信息学分析技术，在 2 792 例世界范围的人群样本中，确认了该段拷贝数缺失的发生概率。

研究组发现该段拷贝数缺失的频率在藏族中高达 90%，其中纯合缺失个体的频率达到 50%；而在 2 792 个世界其他人群的样本中，其频率则只有 3%（$P<10^{-15}$），并且未发现携带纯合缺失的个体。通过参考现有的数据库和文献，进行功能注释分析，研究组发现该缺失的序列上有组蛋白增强子的记号，并且与此前报道的血红蛋白浓度相关联的单核苷酸位点具有很强的连锁效应。

同时，研究组对 70 名藏族和 182 个其他样本通过对拷贝数缺失区域实施长程 PCR 和 Sanger 测序法（long PCR and Sanger sequencing technologies），进一步验证了这一缺失在藏族群体中的高频率存在，并确定了该缺失区域的断点在基因组的精确位置（chr2：46 694 276 ~ 46 697 683）及 EPAS1 80 kb 下调。

值得注意的是，TED 明显地与 EPAS1 变异失衡（LD，$r=0.8$）密切联动，即与藏族血液 Hb 含量较低有关。同时具有 S-SNP 基调完整的 LD，其被推断为由丹尼索瓦人的基因渗入，然而这一拷贝数缺失区域通过对丹尼索瓦测序则不存在。与此相对应的是，对 TED 正选择足迹的基因学判定为 12 803（95% 可信限：12 075 ~ 14 725）年前。

随后，研究组还对 7 个藏族个体进行了全基因组深度测序，并未发现除此之外的其他藏族特异的拷贝数变异，从而给予针对这个拷贝数变异进一步研究的最大优先权重。该研究提供的一系列发现和证据，都提示了该拷贝数缺失在藏族低氧适应中可能的重要功能意义。此项研究对于解决困扰科学界多年的高原极度环境中人类的生物学适应机制提供了新线索。

第 7 节 EGLN1 与低氧适应

EGLN1（PHD2，MIN 606425）也是一个藏族低氧适应的重要基因，因其对血红蛋白的合成及内环境的氧稳定起重要作用[24, 25, 27, 92]。但已发表的结果大多来源于全基因组单核苷酸系列多态性芯片扫描的数据，而未能对候选基因区域进行重测序（re-sequencing），因而缺乏这些基因序列水平的完整信息，难以确定它们的适应性功能位点[42,89]。

为此，中国科学院昆明动物研究所、青海高原医学研究所及西藏大学高原医学中心的合作研究对来源于青藏高原不同地理群体、46 个代表性藏族个体的 EGLN1 基因序列进行了重测序。结果发现藏族群体在该基因区域存在 185 个序列多态位点，其中 13 个位点为首次发现[93]。同时，位于 EGLN1 基因的非同义突变位点 rs186996510 在藏族群体和包括汉族在内的世界其他群体之间存在极其显著的频率差异。该位点的谷氨酸等位基因，即高原适应型在藏族群体中的平均频率为 70.9%，但在汉族中该频率仅约为 1%；在其他世界代表性人群，如非洲和欧洲人的频率也都在 2.3% 以下。中性检验结果也证明，该位点的 EGLN1 基因区域距今约 8 400 年，在藏族人群中受到了明显的达尔文正选择作用。在此基础上，科研人员还发现该位点的谷氨酸等位基因与藏族高原适应表型之一，即与藏族较低的血红蛋白含量显著相关[25-26]。以上多个证据表明该位点可能是藏族特异的高原适应的位点[47-49, 94-96]。

另一项研究也观察到在藏族中有一个高频率的变异基因 EGLN1 即 PHD2，与高原适应密切有关，并发现 EGLN1 的一个变异，c.[12C>G；380G>C]，对高原适应表型有重要作用，受 HIF 调控，在低氧下高表达，与控制红细胞增生、防止发生高原红细胞增多症有关。该基因位点区域距今约 8 000 年，与我们上述的研究相一致[97]。

第 8 节　血红蛋白氧化酶基因与高原适应

血红蛋白氧化酶基因（HMOX2）由于参与血红蛋白的代谢，因此可能在藏族人群对高原低氧环境的长期适应中发挥重要的生物学功能（如血红蛋白水平的调控等）。

为了进一步研究 HMOX2 基因在藏族人群对高原低氧环境适应中的生物学功能效应，中国科学院昆明动物研究所、青海高原医学研究所及西藏大学高原医学中心的合作研究，对来源于青藏高原不同地理群体的 47 个代表性藏族个体的 HMOX2 基因序列进行了全长重测序。结果发现藏族群体在该基因区域存在 113 个序列多态位点，其中 32 个位点为首次发现。其中，位于 HMOX2 基因第 1 号内含子上的位点 rs4786504 在藏族群体和包括汉族在内的世界其他群体之间存在较明显的频率差异。中性检验的结果也证明该位点的 HMOX2 基因区域在藏族人群中受到了明显的达尔文正选择的作用。进一步利用 2 个独立的藏族群体（当雄群体和康马群体，共 1 250 个个体）中对 HMOX2 基因进行了遗传相关性分析，发现 rs4786504 与藏族高原适应的表型之一——较低的血红蛋白浓度显著相关。体外功能实验进一步表明，当多态位点 rs4786504 为适应型 C 等位基因时，对应的 HMOX2 表达量增加，从而可能加速体内多余血红蛋白的代谢，有利于藏族在高海拔条件下保持较低的血红蛋白含量，从而避免高原红细胞增多症的发生（图 18.1）。该研究的多个证据表明 HMOX2 基因可以调节低氧代谢通路下游血红蛋白的代谢，是藏族人群实现对高原低氧环境的最佳适应的关键基因之一[98]。

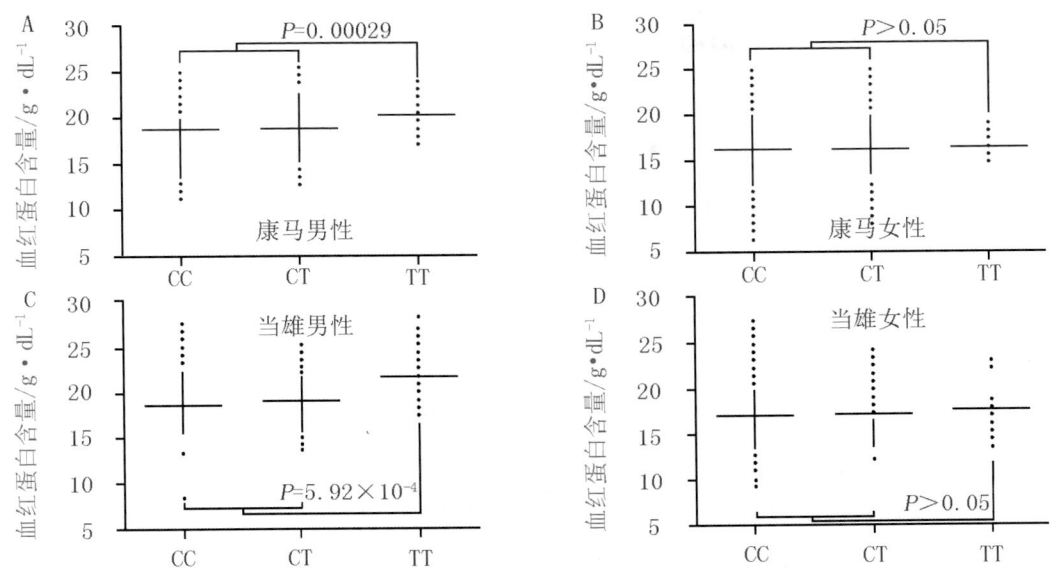

图 18.1　rs4786504 位点 3 种不同基因型在藏族男性与女性样本中的血红蛋白水平比较

第 9 节　全基因组测序与藏族 Hb 浓度

分析自然选择的标志能够涉及 1 个或多个等位基因频率在 2 个或者更多样本间的不同，理想的包括祖先和后裔的人群或者标识单体型、衡量单体型频率，以及单体型之间或其内部的纯合性样本。单体型是沿着一种 DNA 延伸的基因多态性的组合。为了分析自然选择的目的，单倍型（haplotype）通常被作为一个整体共同遗传在一染色体上的等位基因组群，因为它们是由单一祖先染色体传承下来的[3]。独特单倍型的超高频是经过积极自然选择的证明，在单核苷酸多态性这个群体中发生突变而一起遗传。因果变异可能是 SNPs 的一部分或者是在同一数据下的不可预测的一次遗传。如果单体型在一个样本中是普遍的，那就证明发生了选择性清除[13]。

全基因组测序选择的能力取决于外界发生的情况。近年来，在对藏族的研究中，检测了各种自然选择的信号。在设计时考虑到解释研究的相关特性，包括当前被选择的等位基因或单倍型的发生率是高（>90%）还是较低（50% ~ 80%）、选择是否发生了新的变异、选择前等位基因存在的时间和选择开始后的时间[99,100]。正如前面已经讨论的，通过重测序分析发现藏族人群 EPAS1 基因受到了很强的达尔文正选择作用，并且藏族人群中受正选择的单倍型频率高达 72%，而汉族人群仅有 2.2%，世界上其他人群则没有这个单倍型[44]。藏族人群这一较高的发生率意味着，跨人群单元型分析是不成功的，因为当等位基因频率很低时，统计学效能也很低[13]。然而 EPAS1 等位基因与藏族人群的低 Hb 浓度有关，藏族的等位基因频率在 80% 时，汉族人群等位基因频率在 20% 时，EPAS1 的差异性更高[89]。在这一范围内，跨人群的扩展单元型纯合性则具有更高的统计效能[99,100]。

考虑到等位基因的年龄，在藏族人群中找到的一些高频率变量在全球人群中都有表达，这说明其十分古老。如确如此，在人类祖先迁移到青藏高原前，这些基因经历了一段漫长的选择过程和重组的时间，删除了一些选择片段。同样，至少一些藏族人在高原已定居了近几万年，单元型有足够的时间重组、衰退。并且历史特性可以损害其基因型长度[43,100]。为此，多数研究者报道了多种选择信号。

不过藏族高频率的 Hb 浓度等位基因，在报道的不同样本中也存在变化。在藏族人群单元型每增加一个副本时，最大 Hb 浓度下降值为 1.7 g/dL。而当 Hb 处于贫血的低值和红细胞增多的高值的人群则要被排除在正常变异之外[90]。在约 1/2 的标准变异上下时，其效果最小，藏族 SNP 等位基因单元型每增加 1 个副本时，Hb 只有 0.8 g/dL 的下降。这作为 1 个样本加以报道，通过广泛的筛查，只纳入在正常变异之外的正常、健康的成年人[89]。对藏族的 2 项研究都发现与 24 000 名低海拔的欧洲人的全基因组分析结果有差异。只有当 Hb 浓度值在 0.06 g/dL 的高值时，才能检测到微小的关系，而且没有鉴定藏族有影响作用的定位点。这一差别再次表明，低海拔人群中的定位点信息是不能应用到高海拔的人群中的。然而有趣的是，藏族与 Hb 浓度有关的定位点的变异与血氧饱和度（SaO_2）无关[90,91]。

藏族与 Hb 相关的基因在安第斯人中的表达如何？目前在安第斯人的样本进行类似的基因组分析，确定 EGLN1、PRKAA1、NOS2A 三个基因可能是经过自然选择的候选基因[92,93]。对安第斯克丘亚印第安人和艾马拉印第安人，与喜马拉雅藏族人、平原中美洲人、欧洲人和东亚人的比较，发现安第斯人 EGLN1 鉴定的 SNP 与藏族不同。青藏高原藏族人与安第斯人的基因型是存在不同的，这已经获得证实（见第 20 章）。Hb 水平究竟是其他特性选择的目标还是一种表现，也是未来研究的一个重点。

不论如何，藏族人群成功地适应了高原低氧的环境，必然存在低氧环境下调控氧气传输的相关基因的有利遗传变异[10]，但是近年来基于候选基因的研究策略没有能够找到与藏族人群与高原低氧适应直接相关的遗传位点[18]。以上综合了最近国内外几个实验室同时报道的基于全基因组的扫描分析，揭示在藏族人群的基因组中筛选出了多个受到了较强烈的达尔文正向选择的低氧代谢相关基因，包括 EPAS1 和 HMOX2（血红蛋白氧化酶，参与 Hb 降解）等。在这些候选基因中，EPAS1 和 EGLN1 表现出与血液 Hb 浓度很好的相关性。藏族人群血液 Hb 不仅低于新近迁入高原的平原地区人群，也低于南美印第安世居者[101]，从而在低氧极端环境下不会发生由于血液红细胞过度增生而导致的血液高黏稠度综合征（hyperviscosity syndrome），即高原红细胞增多症或慢性高山病或称为蒙赫病，保障了血液流动的畅通和组织的充分供氧[15, 19, 33, 37, 52, 101]。

第 10 节　血浆 miRNA 与低氧适应

微小分子核糖核酸（microRNAs，miRNAs）是一类小片段的非编码核糖核酸（RNAs），其长度约含有 22 个核苷酸，不论在降解还是阻滞转录过程作为 RNA 靶点的信使，在转录水平上对基因调控。miRNAs 因参与到许多生理变化和诸多疾病过程而成为生物标志物[102,103]，先前研究者们认为这类 miRNAs 是遗传过程中产生的垃圾，目前研究者们意识到，miRNAs 可能是控制人类基因组表达的监管者。

一项由南京大学医学院金陵医院和生命科学分析化学实验室合作的研究，对在高原低氧及平原的不同群体的 miRNAs 做了对比观察。研究人群分为 3 组，第一组为居住西藏藏南地区乃东区（3 560 m）的 278 名自出生即生长于西藏的藏族世居者；第二组为 80 名近期由江苏（原籍江苏、安徽及上海）移居到西藏乃东（移居时间为 1～2 年，平均 17 个月）的汉族；第三组为 151 名平原南京（8.9 m）的汉族。共提取了 509 份血浆标本进行分析。其中应用 TaqMan 低密度芯片（TagMan Low Density Array，TLDA）对采集的 50 名西藏移居汉族及 50 名平原南京汉族的 754 份 miRNAs 进行初步检测。对那些 miRNAs 有明显改变的西藏移居汉族的 509 份血浆样本应用个体 qRT-PCR 进行进一步检测。与南京汉族相比，西藏移居汉族的 172 份 miRNAs 出现明显的不同表达（105 份呈上调，67 份呈下调）。两组间的相关系数为 0.72。在对 miRNAs 呈上调的血浆样本经随机选择应用 qRT-PCR 分析，其结果与应用 TLDA 所确定的结果一致。这些 miRNAs 在西藏藏族与南京汉族相比，血浆 miRNAs 呈明显的增高。再同时对 64 名南京汉族、40 名西藏汉族及 64 名西藏藏族应用酶联免疫组化法（ELISA）检测血管内皮生长因子 A（VEGFA）及 EPO，结果西藏移居汉族血浆的 VEGFA 及 EPO 明显高于南京汉族（分别为 $P<0.05$，$P<0.001$），西藏藏族上述水平也明显高于南京汉族（分别为 $P=0.001$，$P<0.001$），而在西藏汉族与西藏藏族间则无明显差异（$P>0.05$）。进而应用斯皮尔曼（Spearman）系列相关分析观察效应性低氧 4 miRNAs 的表达水平与 VEGFA、EPO 的相关性，结构 VEGFA 及 EPO 皆与 4 miRNAs 的表达水平呈明显的正相关。在整体的反应中又有一些个体出现更显著的 miRNAs 反应。也应用 Spearman 系列相关分析观察 4 miRNAs 与血液学指标的关系，结果所有 4 miRNAs 与红细胞（RBC）、Hct 及 Hb 值均呈明显的正相关（$P<0.01$），而与血小板（PLT）值呈负相关（$P<0.05$）。由此说明居住在西藏高原的人类群体中 4 miRNAs 上调是高原低氧环境作用的结果，miRNAs 在高原低氧下可能具有适应性作用[104]。

第 11 节 线粒体 DNA 基因型

关于线粒体基因型在高原适应中的研究存在不同的结果，有的认为没有证据表明线粒体基因型突变与藏族的高原适应相关[105]。但另一项研究通过与汉族及其他亚洲人的单倍型基因表达，观察到产生了一定作用，而主要是论证了藏族起源。托罗尼（Torroni）及 Moore 等对 54 名居住在海拔 3 000～4 500 m 的藏族检测了线粒体 DNA（mtDNA），并与以往检测过的 10 名亚洲其他群体及西伯利亚人的比较。结果获得了一个特异的 mtDNA 血缘，这一 mtDNA 仅见于蒙古人种，说明这 2 个群体都是起源于亚洲并是早年迁移到亚洲大陆的。这一结果也与以往藏族的遗传学研究一致，虽然目前藏族居住在亚洲南部，但他们的祖先是北部蒙古人种。Torroni 推测 mtDNA 变异在藏族的高原适应上似乎不起主要作用，然而其他的迹象表明藏族具有基因的差异，使他们具有在高原生存的优势[106]。

一项对在海拔 3 800 m 以上分娩的女性检测线粒体 DNA 型与再生育记录的研究，发现有 65% 拥有 B 线粒体型（而安第斯人中 42% ~ 80% 具有这一单倍型），其他拥有新世界型[107]。另一项进行了安第斯女性线粒体单倍型与生育史关系的研究，发现不具有 B 线粒体型的女性比拥有 B 线粒体型的女性丧失后代的风险要高出 3 倍以上，新生儿死亡率则要高出 10 倍以上[108]。上述研究反映了自然选择在安第斯女性中的明显作用。

第 12 节　中国研究的优势及展望

近期的研究结果让人们看到了高原低氧适应分子机制研究的曙光，使我们对高原适应本质的认识进入了一个新时代[109,110]。目前全基因组数据分析虽然在藏族人群中筛选出了多个受到自然选择并与低氧代谢相关的基因，也尝试利用表型数据与几个关键的突变位点开展相关性分析。但是，已发表的全基因组数据所涉及的藏族人群的样本量都较小，不同地理区域和不同海拔藏族人群的覆盖度还不够开阔和深远，加之目前尚无研究提供人群移动及其祖先的信息。我们目前正在向这一方面纵深发展。

而且目前在许多方面仍存在较大争议，这是很自然的。一方面，正如西蒙森（Simonson）在复习了近 20 年来的世界文献后指出："由于在不同的大陆群体、不同高原居住的年代存在具有差别的复合性的高原性质。因此各家是戴着不同的镜片来一瞥高原适应而已[110]。"他建议应将精确的分子生物学基因变异、生理学及发育功能学紧密联系起来，在基因组学上要朝向更新的方向发展，从而使我们能最大限度地认识高原世居人群其生物学与进化互相和谐的过程，进一步同时认识对低氧的适应性和不适应性反应[111]。

另一方面，迄今尚未能明确高原病的相关基因，但从目前积累的资料可以看出在环境的作用下是多基因的作用；也是与个体在高原习服过程的能力和有效性相关联的，那些习服—适应的失败者将出现高原病[112,113]。

研究低氧基因组学与临床疾病的关系，格罗克特（Grocott）等认为，利用健康人抵达高原所观察到的一些生理模式来应用到临床的缺氧患者身上是不无限制的，因为我们在高原所获取的机制可能与临床的病理有所不同，在高原除了低氧外还有其他极端环境因子的作用以及受试者的不同健康水平都会造成不同的影响。然而，对大样本的健康志愿者在特定环境和特定的低氧应激下进行综合性的表型—基因型分析，可能会揭开某些低氧重大机制的面纱[114,115]。

高原适应是非常复杂和综合的生命科学问题，按分子生物学的观点，是许多对低氧反应和调控的基因互动联动的结果，基因变异和环境作用是永恒的生物学规律，对这方面的研究任重道远。不论如何，对藏族低氧适应，特别是对其分子机制基因学的研究是当前高原医学的世界性进展[116]。

在人类高原适应这一科学领域，中国有"世界屋脊"的青藏高原，有世界上最古老和最大世居群体的藏族，有世界上最大的高原移居群体汉族，有庞大的科研团队包括流行病学家、生理学家、临床学家和遗传进化生物学家的协同攻关，这是世界上独一无二的研究优势[117]。中国利用这一优势成为世界上研究高原医学最为广泛的国家，对藏族低氧适应的研究成为世界上最具研究特色的国家[118]。当今，人类正面临极端环境（沙漠、酷热、寒区和高原）的挑战，而高原医学，涉及高原人体健康、高原病的防治，尤其是人类对低氧适应的分子生物学，中国在世界之巅研究的成果，将会造福于整个世界高原人群[119]。

参 考 文 献

[1] DARWIN C，WALLACE A. On the tendency of species to form varieties and on the perpetuation of varieties and species by natural means of selection[C]//Proceedings of the Linnaean Society. [S.l.:s.n.]，1858：45-62.

[2] BAKER PT. Human adaptation to high altitude[J]. Science，1969，163：1149-1156.

[3] HANCOCK AM，DI RIENZO A. Detecting the genetic signature of natural selection in human populations：modeles，methods，and data[J]. Annu Rev Anthropol，2008，37：197-217.

[4] The International HapMap Consortium. A haplotype map of human genome[J]. Nature，2005，437（7063）：1299-1320.

[5] HARRIS EE，MEYER D. The molecular signature of selection underlying human adaptations[J]. Yearb Phys Anthropol，2006，49：89-130.

[6] BAMSHAD M，WOODING SP. Signatures of natural selection in the human genome[J]. Nat Rev Genet，2003，4（2）：99.

[7] GROCOTT M，MONTAGOMERRY H. Genetophysiology：using genetic strategies to explore hypoxic adaptation[J]. High Alt Med Biol，2008，9（2）：123-129.

[8] SABETI PC，SCHAFFNER SF，FRY B，et al. Positive natural selection in the human lineage[J]. Science，2006，312（5780）：1614-1620.

[9] SABETI PC，VARILLY P，FRY B，et al. Genome-wide detection and characterization of positive selection in human population[J]. Nature，2007，449（7164）：913-918.

[10] SWENSON ER，BARTSCH P. High Altitude-Human Adaptation to Hypoxia[M]. New York：Springer Science+Business Media，2014.

[11] 埃里克·R. 斯文森，彼得·巴特斯. 高原病[M]. 侯世科，陈锋，樊豪军，译. 北京：军事医学出版社，2016.

[12] BEALL CM，SONG K，ELSTON RC，et al. Higher offspring survival among Tibetan women with high oxygen saturation genotypes residing at 4 000 m[J]. Proc Natl Acad Sci USA，2004，101（39）：14300-14304.

[13] BEALL CM. Human evolution at high altitude[M]//SWENSON ER，BARTSCH P. High Altitude-Human Adaptation to Hypoxia. New York：Springer Science+Business Media，2014.

[14] SIMON MILES. [EB/OL].[2014-02-14].http://www. Sciencenow. org.

[15] WU TY. The Qinghai-Tibetan plateau：how high do Tibetans live?[J]. High AltMed Biol，2001，2：489-499.

[16] WU TY，KAYSER B. High altitude adaptation in Tibetans[J]. High Alt Med Biol，2006，7：193-208.

[17]　WU TY, LI SP, WARD MP. Tibetans at extreme altitude[J]. Wilderness Environ Med, 2005, 16
　　　（1）: 47–54.

[18]　BEALL CM. Two routes to functional adaptation: Tibetan and Andean high–altitude natives[J]. Proc Natl
　　　Acad Sci USA, 2007, 104（1）: 8655–8660.

[19]　MOORE LG, CURRAN–EVERETT L, DROMA TS, et al. Are Tibetans better adapted?[J]. Int J Sports
　　　Med, 1992, 13（1）: 86–88.

[20]　MOORE LG, SUN SF. Physiologic adaptation to hypoxia in Tibetan and acclimatized Han residents of
　　　Lhasa[M]//SUTTON JR, COATES G, REMMERS JE. Hypoxia: The Adaptation. Philadelphia: BC
　　　Dekker, 1990: 66–71.

[21]　CANN RL, STONEKING M, WILSON AC. Mitochodrial DNA and human evolution[J]. Nature, 1987,
　　　325（6099）: 31–36.

[22]　SCALLY A, DURBIN R. Revising the human mutation rate: implications for understanding human
　　　evolution[J]. Nature Rev Genet, 2012, 13: 745–753.

[23]　ENDICOTT P, HO SY, METSPALU M, et al. Evaluating the mitochondrial timescale of human
　　　evolution[J]. Trends in Ecology & Evolution, 2009, 24: 515–521.

[24]　MOORE LG, NIERMEYER S, ZAMUDIO S. Human adaptation to high altitude: regional and life cycle
　　　perspectives[J]. Am J Phys Anthropol, 1998, 27: 25–64.

[25]　MOORE LG. High altitude populations: an overview[M]//SUTTON JR, COATES G, REMMERS JE.
　　　Hypoxia: The Adaptation. Philadelphia: BC Dekker, 1990: 50–52.

[26]　MOORE LG, ARMAZA F, VILLENA M, et al. Comparative aspects of high altitude adaptation in
　　　human population[M]//LAHIRI S. Oxygen sensing: From Molecule to Man. New York: Kluwer Academic/
　　　Plenum Press, 2000: 45–62.

[27]　GAYDEN T, CADENAS AM, REGUEIRO M, et al. The Himalayas as a directional barrier to gene
　　　flow[J]. Am J Hum Genet, 2007, 80: 884–894.

[28]　ALDENDERFER M. Peopling the Tibetan plateau: insights from archaeology[J]. High Alt Med Biol,
　　　2011, 12（2）: 141–147.

[29]　ALDENDERFER MS. Moving Up in the World: Archaeology to understand how and when people came to
　　　occupy the Andean and Tibetan plateaus[J]. Am Sci, 2003, 91: 542–549.

[30]　BRANTINGHAM PJ, GAO X, OLSEN JW, et al. A short chronology for the peopoling of the Tibean
　　　Plateau[J]. Developmemts in Quaternary Sciences, 2007, 9: 129–150.

[31]　BRANTINGHAM PJ, RHODE D, MADSEN DB. Archaeology Augments Tibet's Genetic History[J].
　　　Science, 2010: 1467–1468.

[32]　PLEURDEAU D. Human technical behavior in the African middle strong age: the Lithic Assemblage of
　　　Porc–Epic Cave（Dire Dawa, Ethiopia）[J]. Afr Archaeol Rev, 2006, 22（4）: 177–197.

[33]　MOORE LG. Human genetic adaptation to high altitude[J]. High Alt MedBiol, 2001, 2: 257–279.

[34]　MOORE LG, ZAMUDIO S, CURRAN–EVERETT L, et al. Genetic adaptation to high altitude[M]//

WOOD SC，ROACH RC. Advances in Sports and Exercise Medicine. New York：Marcel Dekker Inc，1994：225-262.

[35] NIELSEN R，HELLMANN I，HUBISZ M，et al. Recent and ongoing selection in the human genome[J]. Nat Rev Genet，2007，8：857-868.

[36] AKEY JM. Constructing genomic maps of positive selection in humans：where do we from here?[J]. Genome Res，2009，19：711-722.

[37] 宿兵. 藏族人群对高原低氧极端环境适应的分子机制研究[M]. 昆明：中国科学院昆明动物研究所，2011：6-21.

[38] GROCOTT M，MONTGOMERY H. Gene to physiology：Using genetic strategies to explore hypoxic adaptation[J]. High Alt Med Biol，2008，9（2）：123-129.

[39] SIMONSON TS，YANG YZ，HUFF CD，et al. Genetic evidence for high-altitude adaptation in Tibet[J]. Science，2010，329（5987）：72-75.

[40] YI X，LIANG Y，HUERTA-SANCHEZ E，et al. Sequencing of 50 human exomes reveals adaptation to high altitude[J]. Science，2010，329：75-78.

[41] BEALL CM，CAVALLERI GL，DENG L，et al. Natural selection on *EPAS*1（HIF2alpha）associated with low hemoglobin concentration in Tibetan highlanders[J]. Proc Natl Acad Sci USA，2010，107：11459-11464.

[42] BIGHAM A，BAUCHET M，PINTO D，et al. Identifying signatures of natural selection in Tibetan and Andean populations using dense genomes scan data[J]. PLoS Genetic，2010，6（9）：e1001116.

[43] XU S，LI S，YANG Y，et al. A genome-wide search for signals of high-altitude adaptation in Tibetans[J]. Mol Biol Evol，2011，28：1003-1011.

[44] PENG Y，YANG Z，ZHANG H，et al. Genetic variations in Tibetan populations and high-altitude adaptation at the Himalayas[J]. Mol Bio Evol，2011，28：1075-1081.

[45] WANG B，ZHANG YB，ZHANG F，et al. On the origin of Tibetans and their genetic basis in adapting high-altitude environments[J]. PLoS One，2011，6（2）：e17002.

[46] BEALL CM，JABLONSKI NG，STEEGMANN AT. Human adaptation to climate：temperature，ultraviolet radiation，and altitude[M]//STINSON S，BOGIN B，O'ROURKE D. Human Biology：An evolutionary and Biocultural Perspective. 2nd ed. Hoboken：John Wiley & Sons，Inc，2012：175-250.

[47] SEMENZA GL. Hypoxia-inducible factors in physiology and medicine[J]. Cell，2012，148（3）：399-408.

[48] AGGARWAL S，NEGI S，JHA P，et al. *EGLN*1 involvement in high altitude adaptation revealed through geneticanalysis of extreme constitution types defined in Ayurveda[J]. Proc Natl Acad Sci USA，2010，107（44）：18961-18966.

[49] SCHODEL J，OIKONOMOPOULOS S，RAGOUSSIS J，et al. High-resolution genome-wide mapping on HIF-binding sites by ChIP-seg[J]. Blood，2011，117（23）：207-217.

[50] STORZ JF. Evolution genes for high altitudes[J]. Science，2010，329（5987）：40-41.

[51] MACINNIS MJ，RUPERT JL. Ome on the range：altitude adaptation，positive selection and Himalayan

genomes[J]. High Alt Med Biol, 2011, 12（2）: 133-139.

[52] RUPERT J. Will blood tell? Three recent articles demonstrate genetic selection in Tibetans[J]. High Alt Med Biol, 2010, 11（4）: 307-308.

[53] SCHEINFELDT LB, TISHKOFF SA. Living the high life: high altitude adaptation[J]. Genome Biol, 2010, 11（9）: 133-135.

[54] WILSON MJ, JULIAN CG, ROACH RC. Genomic analysis of high altitude adaptation: innovations and implications[J]. Curr Sports Med Rep, 2011, 10（2）: 59-61.

[55] CHEVIRON ZA, BRUMFIELD RT. Genomic insights into adaptation to high altitude environments[J]. Heredity, 2012, 108: 354-361.

[56] WEBSTER KA. Evolution of the coordinate regulation of glycolytic enzyme genes by hypoxia[J]. J Exp Biol, 2003, 206（17）: 2911-2922.

[57] LOENARZ C, COLEMAN ML, BOLEININGER A, et al. The hypoxia inducible transcription factor pathway regulates oxygen sensing in the simplest animal, Trichoplax adhaerens[J]. EMBO Rep, 2011, 12（1）: 63-70.

[58] BRAKEFIELD PM. Evo-devo and accounting for Darwin' s endless forms[J]. Philos Trans Biol Sci, 2011, 366（1574）: 2069-2075.

[59] SEMENZA GL, WANG GL. A nuclear factor inducible by hypoxia via de novo protein synthesis binds to the human erythropoietin gene enhancer[J]. Med Cell Biol, 1992, 12: 5447-5454.

[60] JIANG H, GUO R, POWELL-COFFMAN JA. The Caenorhabditis elegans HIF-1 gene encodes a bHLH-PAS protein that is required for adaptation to hypoxia[J]. Proc Natl Acad Sci USA, 2001, 98: 7916-7921.

[61] BRUICK RK, MCKNIGHT SL. A conserved family of prolyl-4-hydroxylases that modify HIF[J]. Science, 2001, 294: 1337-1340.

[62] D' ANGELO G, DUPLAN E, BOYER N, et al. Hypoxia upregulates prolyl hydroxylase activity: a feedback mechanism that limits HIF-1 responses during reoxygenation[J]. J Biol Chem, 2003, 278: 38183-38187.

[63] APRELIKOVA O, CHANDRAMOULI GV, WOOD M, et al. Regulation of HIF prolyl hydroxylases by hypoxia-inducible factors[J]. J Cell Biochem, 2004, 92: 491-501.

[64] BENITA Y, KIKUCHI H, SMITH AD, et al. An integrative genomic approach identifies Hypoxia Inducible Factor-1（HIF-1）-target genes that from the core response to hypoxia[J]. Nucleic Acids Res, 2009, 37: 4587-4602.

[65] HU CJ, LYER S, STAUR A, et al. Differential regulation of the transcriptional activities of hypoxia-inducible factor 1 alpha（HIF-1α）and HIF-2α in hypoxic gene regulation[J]. Mol Cell Biol, 2003, 23: 9361-9374.

[66] AHMAD A, AHMAD S, MALCOLM KC, et al. Different regulation of pulmonary vascular cell growth by hypoxia-inducible transcription factor-1α and hypoxia-inducible transcription factor-2α[J]. Am J

Respir Cell Mol Biol, 2013, 49（1）: 78–85.

[67] HU C, SATAUR A, WANG L, et al. The N-terminal transactivation domain confers target gene specificity of hypoxia-inducible factors HIF-1α and HIF-2α[J]. Mol Cell Biol, 2007, 18（11）: 4528–4542.

[68] HOLMQUIST-MENGELBIER L, FREDLUND E, LOFSTEDT T, et al. Recruitment of HIF-1α and HIF-2α to common target genes is differentially regulated in neuroblastoma: HIF-1α promotes an aggressive phenotype[J]. Cancer Cell, 2006, 10: 413–423.

[69] LOBODA A, JOZKPWICZ A, DULAK J. HIF-1 and HIF-2 transcription factors-similar but not identical[J]. Mol Cells, 2010, 29（5）: 435–442.

[70] WANG GL, SEMENZA CL. Characterization of hypoxia-inducible factor 1 and regulation of DNA binding activity by hypoxia[J]. J Biol Chem, 1993, 268: 21513–21518.

[71] SEMENZA GL, AGANI E, LYER N. Hypoxia-inducible factor-1 from molecular biology to cardiopulmonary physiology[J]. Chest, 1998, 114（1）: 40–45.

[72] SEMENZA GL. Hydroxylation of HIF-1: oxygen sensing at the molecular level[J]. Physiology, 2004, 19: 176–182.

[73] CALO MC, VONA G. Gene polymorphisms and elite athletic performance[J]. J Anthropol Sci, 2008, 86: 113–131.

[74] SEMENZA GL. Expression of hypoxia-inducible factor 1: Mechanisms and consequences[J]. Biochem Pharmacol, 2000, 59: 47–53.

[75] SEMENZA GL. Hypoxia-inducible factor 1: Master regulator of O_2 homeostasis[J]. Curr Opin Gnet Dev, 1998, 8（5）: 588–594.

[76] SEMENZA GL. Regulation of mammalian O_2 homeostais by hypoxia inducible factor 1[J]. Annu Rev Cell Dev Biol, 1999, 15: 551–578.

[77] HANAOKA M, DROMA Y, BASNYAT B, et al. Genetic variants in EPAS1 contribute to adaptation to high altitude hypoxia in Sherpas[J]. PLoS One, 2012, 7: 50566.

[78] SUZUKI K, KIZAKI T, HITOMI Y, et al. Genetic variation in hypoxia-inducible factor 1α and its possible association with high altitude adaptation in Sherpas[J]. Med Hypotheses, 2003, 61: 385–389.

[79] HOCHACHKA P, RUPERT J.Finetuning the HIF-1 "global" O_2 sensor for hypobaric hypoxia in Andean high-altitude natives[J]. Bio Essays, 2003, 25（5）: 515–519.

[80] MEJIA OM, PRCHAL JT, LEON-VELARDE F, et al. Genetic association analysis of chronic mountain sickness in an Andean high-altitude population[J]. Haematologica, 2005, 90（1）: 13.

[81] GUILLEMIN K, KRASNOW MA. The hypoxic response: huffing and HIFing[J]. Cell, 1997, 89: 9–12.

[82] LOBODA A, JOZKPWICZ A, DULAK J. HIF-1 and HIF-2 transcription factors-similar but not identical[J]. Mol Cells, 2010, 29（5）: 435–442.

[83] TIAN H, MCKNIGHT S, RUSSELL D. Endothelial PAS domain protein 1 (EPAS1), a transcription factor selectively expressed in endothelial cells[J]. Genes Dev, 1997, 11（1）: 72–78.

[84] WARNECKE C, ZABOROWSKA Z, KURRECK J, et al. Differentiating the functional role of hypoxia-inducible factor（HIF）-2α and HIF-2α（EPAS1）by the use of RNA interference：erythropoietin is a HIF-2alpha target gene in Hep3B and Kelly cells[J]. Faseb J, 2004, 18（12）：1462-1464.

[85] CHAVEZ JC, BARANOVA O, LIN J, et al. The transcriptional activator hypoxia inducible factor 2（HIF-2/EPAS-1）regulates the oxygen-dependent expression of erythropoietin in cortical astrocytes[J]. J Neurosci, 2006, 26（37）：9471-9481.

[86] HENDERSON J, WITHFORD-CAVE JM, DUFFY DL, et al. The EPAS1 gene influences the aerobic anaerobic contribution in elite endurance athletes[J]. Hum genet, 2005, 118（3-4）：416-423.

[87] JIANG H, GUO R, POWELL-COFFMAN JA. The Caenorhabditis elegans HIF-1 gene encodes a bHLH-PAS protein that is required for adaptation to hypoxia[J]. Proc Natl Acad Sci USA, 2001, 98：7916-7921.

[88] MARTHA C, VAN PATOT MC, GASSMANN M. Hypoxia：adaptating to high altitude by mutating EPAS1, the gene encoding HIF-2α[J]. High Alt Med Biol, 2011, 12（2）：157-167.

[89] BEALL CM, JABLONSKI NG, STEEGMANN AT. Human adaptation to climate：temperature, ultraviolet radiation, and altitude[M]//STINSON S, BOGIN B, O'ROURKE D. Human Biology：An evolutionary and Biocultural Perspective. 2nd ed. Hoboken：John Wiley & Sons, Inc, 2012：175-250.

[90] STORZ JF, SCOTT GR, CHEVIRON ZA. Phenotypic plasticity and genetic adaptation to high-altitude hypoxia in vertebrates[J]. J Exp Biol, 2010, 213（24）：4125-4136.

[91] LOU HY, LU Y, LU DS, et al. A 3.4-kb Copy-Number deletion near EPAS1 is significantly enriched in high-altitude Tibetans but absent from the Denisovan sequence[J]. Am J Hum Genet, 2015, 97：1-13.

[92] MOORE LG, ARMAZA F, VILLENA M, et al. Comparative aspects of high altitude adaptation in human population[M]//LAHIRI S. Oxygen sensing：From Molecule to Man.New York：Kluwer Academic/Plenum Press, 2000：45-62.

[93] XIANG K, OUZHULUOBU, PENG Y, et al. Identification of a Tibetan-specific mutation in the hypoxic gene EPAS1 and its contribution to high altitude adaptation[J]. Mol Biol Evol, 2013, 30：1889-1898.

[94] SONG DS, LI LS, ARSENAUT PR, et al. Defective Tibetan PHD2 binding p23 links high altitude adaptation to altered oxygen sensing[J]. J Biol Chem, 2014, 289（21）：14656-14665.

[95] BIGHAM AW, LEE F. Human high altitude adaptation：forward genetics meets the HIF pathway[J/OL]. Genes & development, 2014, 28：2189-2204[2014-01-24]. http://creativecommons.org/licenses/by-nc/4.0/.

[96] BIGHAM AW, MAO X, MEI R, et al. Identifying positive selection candidate loci for high-altitude adaptation in Andean population[J]. Hum Genomics, 2009, 4（2）：79-90.

[97] LORENZO FR, HUFF C, MYLLYMAK M, et al. A genetic mechanism for Tibetan high altitude adaptation[J]. Nature Genetics, 2014, 46：951-958.

[98] YAN DY, PENG Y, OUZHULUOBU, et al. HMOX2 functions as a modifier gene for high altitude adaptation in Tibetans[J/OL]. Human Mutation, 2016, 37（2）：216-223[2015-11-24]. http://Online

library.Wiley. com/doi/10.1002/humu.22935/0333/.

[99] VOIGHT BF, KUDARAVALLI S, WEN X, et al. A map of recent positive selection in the human genome[J]. PloS Biol, 2006, 4（3）: e72.

[100] PICKRELL JK, COOP G, NOVEMBRE J, et al. Signals of recent positive selection in a world wide sample of human populations[J]. Genome Res, 2009, 19（5）: 826-837.

[101] WU TY, WANG XQ, WEI CY, et al. Hemoglobin levels in Qinghai-Tibet: different effects of gender for Tibetans vs. Han[J]. J Appl Physiol, 2005, 98: 598-604.

[102] CALIN GA, CROCE CM. Micro RNA signatures in human cancers[J]. Nat RevCancer, 2006, 6: 857-866.

[103] SMALL EM, OLSON EN. Pervasive roles of microRNAs in cardiovascular biology[J]. Nature, 2011, 469: 336-342.

[104] YAN Y, SHI YH, WANG C, et al. Influence of a high-altitude hypoxic environment on human plasma microRNA profiles[J]. Sci Rep, 2015, 5: 15156.

[105] LUO Y, GAO W, LIU F, et al. Mitochondrial-nt3010G-nt3970C haplotype is implicated in high altitude adaptation of Tibetans[J]. Metochondrial DNA, 2011, 22（5-6）: 181-190.

[106] TORRONI A, MILLER JA, MOORE LG, et al. Mitochondrial DNA analysis in Tibet: Implications from the origin of the Tibetan population and its adaptation to high altitude[J]. Am J Phys Anthropol, 1994, 93: 189-199.

[107] MERRIWETHER DA, FERRELL RE. The four founding lineage hypothesis for new word: a critical reevaluation[J]. Mol Phylogenet Evol, 1996, 5（1）: 241-246.

[108] MYRES JE, MALAN M, SHUMWAY JB, et al. Haplogroup-associated differences in neonatal death and incidence of low birth weight at elevation: a preliminary assessment[J]. Am J Obstet Gynecol, 2000, 182（2）: 1599-1605.

[109] WU TY, LIU FY, OUZHOU-LOUBU, et al. A genetic adaptive pattern low hemoglobin concentration in the Himalayan highlanders[J]. Chin J Appl Physiol, 2013, 29（6）: 481-493.

[110] SCHEINFELDT LB, TISHKOFF SA. Recent human adaptation: genomic approaches, interpretation and insights[J]. Nature Rev Genet, 2013, 14: 692-702.

[111] SIMONSON TS. Altitude adaptation: A glimpse through various lenses[J]. High Alt Med Biol, 2015, 16（2）: 125-137.

[112] MACLNNIS MJ, KOEHLE MC, RUPERT JL. Evidence for a genetic basis for altitude illness: 2010 update[J]. High Alt Med Biol, 2010, 11（4）: 349-368.

[113] NIERMEYER S, ZAMODIO S, MOORE LG. The People[M]//HORNBEIN TF, SCHONEN RB. High Altitude Exploration of Human Adaptation. New York: Marcel Dekker, Inc, 2001: 43-100.

[114] GROCOTT M, MONTGOMERY H, VERCUEIL A. High-altitude physiology and pathophysiology: implication and relevance for intensive care medicine[J]. Crit Care, 2007, 11: 203.

[115] CROCOTT M, MONTGOMERY H. Genetophysiology: using genetic strategies to explore hypoxic adaptation[J]. High Alt Med Biol, 2008, 9: 123-129.

[116] WEST JB. Recent advances in high altitude medicine and biology[J]. High Alt Med Biol，2015，16 （2）：73.

[117] WU TY. High‐altitude medical research in China：importance and relevance[J]. Science，2012：3.

[118] WEST JB. High altitude medicine and biology in China[J]. High Alt Med Boil，2015，16（1）：1.

[119] LESHNER A. Research atop the roof of the world[J]. Science，2012：4.

第 19 章　平原二代藏族及藏族在平原

藏族体能与夏尔巴人是相同的，优于平原人，认为这是遗传适应特有的生理特征。从自然选择发生基因突变和遗传适应的观点看，如果高原世居藏族的下一代，出生并生长在平原地区，当他们进入高原或处于低氧环境时，其父母系所获得的高原适应是否可以在他们身上反映出来，就像出生在高原的下一代一样，这是一个很有说服力的设计。居住在尼泊尔的藏族，有一部分定居在低海拔处，由此有机会研究他们出生在平原的下一代，并可以和高原藏族、夏尔巴人或当地平原尼泊尔人做对比，以验证他们的低氧适应能力是否可在平原二代藏族中保持，从而成为遗传固有的优势。

同理，已经观察到平原人在高原获得的习服，甚至属于部分适应的安第斯印第安世居者，在返回或迁居到海平面后，他们的高原习服—适应机制会逐渐消退和最终消失，那么高原藏族在平原长期居住后的生理功能又是另一个关注的问题，如果经过数年甚至数十年依然有对低氧耐力的优势，就可进一步论证这是一种先天获得的、固有的生理优势。

第 1 节　平原出生的二代藏族

一、最大有氧能力

皆知，在高原习服的平原人随着海拔逐渐增高，大气氧分压逐渐下降和吸入气氧分压降低，其有氧能力峰值（peak aerobic power，VO_2peak）呈进行性的降低。而且，在任何海拔高度，VO_2peak下降的百分率（ΔVO_2peak，%）与海平面对照值相比，有很大的个体差异[1]。这种机体的个体差异主要与其习服的程度有关。如长时间居住在很高海拔（>5 050 m），平原人出现 2 种反应，一种是正性地提高了血液的携氧能力[2]；另一种是负性的，即出现进行性的肌肉物质减少[3]或可能发生肌肉衰退[4]。如果在高原停留的时间足够长（数年）且海拔不超过 4 000 m，经过习服可使降低的VO_2peak值逐渐恢复到稍低于与年龄、健康状态，或训练情况相匹配的海平面人[5]。关于体质状态，在急性低氧时，有氧能力的峰值VO_2peak于白人中体力活动者比不活动者降低得明显[6,7]。其他人可能出现明显的肺弥散受限[8,9]。在亚急性[10]和慢性低氧下[11]，就有氧能力峰值下降的百分率而言，受过训练者可能比未训练者更为不利。

根据以往的研究观察到，与在高原习服的平原汉族或南美印第安人相比，高原世居藏族存在特有的运动峰值适应性特征，如表现为有较高的血氧饱和[12]、较高的心率[13]、较高的通气和最大有氧能力[14]、高的低氧通气反应[15]，即使在海拔 3 700 m，上述生理参数都与海平面白人的数值相近。然而藏族并无明显的红细胞增多，其具有低的低氧性肺动脉收缩反应[16]，由此在青藏高原藏族 CMS 的低患病率[17]，提示藏族的慢性低氧适应有别于其他任何群体（见第 17 章）。

那么藏族的这种对低氧获得的耐力，特别是高的有氧工作能力是否有着遗传基础？如果是的话，那出生在平原的藏族应该依然具有其祖先的基因，当他们一旦进入高原，表现的习服会比平原白人产生得更快。此外，作为独立于种族的指标，即有氧能力的效应，反映出的最大运动能力及最大有氧能力是判定对低氧习服—适应水平的重要指标。那么在海平面，藏族的最大有氧能力峰值与白人是相近的，而二代藏族进入高原后是否仍能保持原有的有氧能力峰值，为此研究在高原呼吸及心血管对最大运动的反应，尤其由高原所介导的最大摄氧峰值下降的百分率降低，在高原不同时间和不同有氧适应水平上比较二代藏族和平原西方人的差异，将会获得答案。

为此，马可尼（Marconi）等在尼泊尔喜马拉雅侧同时对比研究了几组人体：8 名出生和生长在加德满都（1 300 m）未经训练也从未到达过高原的第二代藏族、生活在索罗孔布地区海拔 2 800 ～ 3 500 m 的 7 名当地高原夏尔巴人、10 名未经过训练的平原白人及 5 名经过训练的白人，先在 1 300 m 检测基础值（PRE），然后这几组人在海拔 5 050 m 的意大利珠峰金字塔实验室停留 1 个月做运动体能对比。在海拔 5 050 m 停留 1 个月后，二代藏族的 VO_2max 已恢复到海平面值的 92%，未经训练和经过训练的白人只分别恢复到海平面值的 70% 和 55%。以运动最大摄氧能力阶差（DVO_2max）作为判定指标。二代藏族在海拔 5 050 m 的第 2 ～ 4 d（ALT1）、第 14 ～ 16 d（ALT2）、第 26 ～ 28 d（ALT3）做 VO_2peak、SaO_2、静息气体交换率（R）、潮气量（VT）、肺通气（VE）、气体交换（VO_2、VCO_2）、心率（HR）等检测；高原世居夏尔巴人只在第 26 ～ 28 d（ALT3）进行同样实验。在完成以上实验后，二代藏族在进行急性低压性正氧实验（$ALT3-O_2$）即吸入湿润的富氧混合气体（冲氮气下至 40% O_2）。夏尔巴人则乘直升机到加德满都后于 1 ～ 2 d 进行对比实验（PRE-Sherpas）。

结果平原二代藏族与夏尔巴人相同，在 5 050 m 停留 26 ～ 28 d 后，二代藏族的 DVO_2max 仅降低 8%，而夏尔巴人降低 15%，经过训练的白人降低 46%，未经训练的白人下降 31%。二代藏族和夏尔巴人比白人均具有高的运动 HRmax 峰值和低的 Hb 值。运动峰值时的 SaO_2 百分率二代藏族为 82%，夏尔巴人为 80%，未经训练的白人为 76%，经过训练的白人为 73%，二代藏族最高，但差异统计学不显著（表 19.1）。

表 19.1　二代藏族、夏尔巴人、西方人未训练及训练的 4 组生理性对比（$\bar{x} \pm S$）

指标	实验时期	二代藏族	高原夏尔巴人	西方人（未经训练）	西方人（经过训练）
VO$_2$/（mL/kg·min^{-1}）	PRE	4.3±0.7	5.2±0.9	3.7±0.4$^\blacklozenge$	4.3±0.4
	ALT1	4.6±0.5	—	4.2±0.9	4.5±1.3
	ALT2	4.5±0.5	—	3.9±0.5	4.1±1.1
	ALT3	5.4±0.6^a	5.1±1.0	4.4±0.8	4.5±0.6
	ALT3-O$_2$	5.3±1.0^a	—	—	—
R	PRE	0.99±0.07	0.94±0.05	0.84±0.12*	0.79±0.10**
	ALT1	0.91±0.15		0.83±0.13	0.86±0.16
	ALT2	0.98±0.08		0.91±0.12	0.98±0.19
	ALT3	1.02±0.09	0.98±0.06	0.84±0.12**	0.88±0.08
	ALT3-O$_2$	0.75±0.12^{abcd}	—	—	—
VE/L·min^{-1}	PRE	12.8±1.4	13.5±2.0	9.2±1.2**	8.2±1.8**
	ALT1	15.5±2.8^a		17.3±7.6^a	14.4±3.7^a
	ALT2	15.7±2.5^a		16.7±3.0^a	15.2±2.9^a
	ALT3	18.3±1.2^{abc}	15.3±3.2	16.4±3.7^a	14.2±3.1^a
	ALT3-O$_2$	16.0±3.0^a	—	—	—
HR/次·min^{-1}	PRE	81±12	70±12	78±12	58±3$^{*\blacklozenge}$
	ALT1	95±16	—	92±10^a	80±19
	ALT2	105±9^a	—	87±6*	78±8*
	ALT3	93±8	87±9^a	96±13^a	79±12
	ALT3-O$_2$	92±10	—	—	—
SaO$_2$/%	PRE	97±1.1	97.9±0.9	97.3±1.5	96.5±0.7
	ALT1	89.1±2.5^a	—	82.5±7.5^a	84.1±5.0^a
	ALT2	91.0±2.2		84.4±6.2	85.9±4.7
	ALT3	91.6±3.5^a	89.0±3.0^a	84.6±5.0^a	84.0±3.6^a
	ALT3-O$_2$	97.6±1.2^{abcd}	—	—	—

注：VO$_2$—静息氧耗量；R—气体交换率；VE—静息每分钟通气量；HR—心率；SaO$_2$—动脉血氧饱和度；ALT1，ALT2，ALT3，ALT3-O$_2$—不同高原暴露时间。人群显著差异：*—与二代藏族比较；•—与高原夏尔巴人比较；$\blacklozenge$—与未训练西方人比较。时间显著差异：a—PRE；b—ALT1；c—ALT2；d—ALT3。

通过此实验可以获得一些初步的信息，即哪些因素使二代藏族在高原保持高的有氧能力峰值。首先据对平原人在海平面的检测，有氧能力峰值主要（约70%）依赖于心输出量峰值（Qpeak），不过似乎最大传送的氧流（Qpeak × CaO$_2$）（Qpeak= 心输出量峰值；CaO$_2$= 动脉氧含量 =Hb × SaO$_2$%；故最大循环传送氧流 = 心输出量峰值 × 动脉氧含量）几乎保持于所有实验对象，而不依赖于其民族。事实上，在海拔 3 800 m 及 5 800 m，习服的白人体力活动的 Qpeak 为 14 ～ 20 L/min[3,18-20]，约比海平面对照值低 15%。不过，对于习服的平原人和安第斯印第安人，其最大传送的氧流的降低，比起靠 Hb 增高约 30% 和增高动脉氧含量来加以代偿，主要是依赖于 Qpeak 的降低 [3,19,20]。而二代藏族依然保持高的心输出量峰值和高的动脉氧含量，故具有高的最大循环传送氧流，而使组织获得更多的 O$_2$，这是第一个关键因素（图 19.1）。

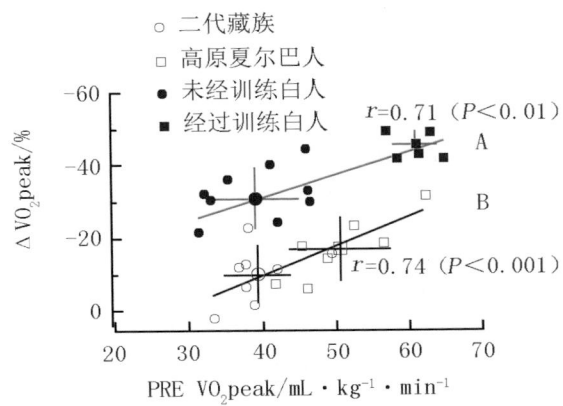

图 19.1　不同海拔不同人群，最大摄氧峰值下降的百分率与有氧能力峰值的相关性

注：4 个试验组二代藏族（○）、高原夏尔巴人（□）、未经训练白人（●）和经过训练白人（■）相对比，在海拔 5 050 m 的 26 ～ 28 d（ALT3），最大摄氧峰值下降的百分率（ΔVO_2peak，%）以每千克体重表达，作为一个功能指标与试验初（PRE）的有氧能力峰值（VO$_2$peak，mL · kg^{-1} · min^{-1}）求相关。数值为 $\bar{x} \pm S$。图中连续直线（A 及 B），A 为二代藏族和夏尔巴人（r=0.71，P<0.01），B 为未经训练和经过训练白人（r=0.74，P<0.001）；各组间均有明显差异（P<0.05）。（引自 Marconi 等，2004）

此外，高原习服的平原人、高原夏尔巴人和安第斯人，他们的血红蛋白氧亲和力是与平原的标准相同的或只有轻度的增高 [21-23]。因此，习服的平原人在高原运动时对工作肌肉的最大氧传送几乎是固定的值，该值与运动时降低的 VO$_2$peak 间是解离的。目前尚不太清楚机制，不过可以提出这样的设想，由于在高原 Hb 值的增高，对运动肌肉灌注的营养性血流分数相对降低[20]。然而这并不出现在高原习服的二代藏族，因为他们没有增高的 Hb 值，不发生血液黏滞度增高。事实上藏族高的 HRpeak 和低的血液黏滞度将有利于 Qpeak 的增高，同时对运动肌肉的血流灌注增大，显然后者本身就反映了肌肉对氧较大的提取能力 [24]。这就是二代藏族比起白人来，在预实验前就保持着较高的 VO$_2$peak 的第二个因素。

此外，实验结果显示最大摄氧能力阶差（DVO$_2$max）与 SaO$_2$peak 相关，在高原的第 26 ～ 28 d

（ALT3），二代藏族和夏尔巴人的 SaO_2peak 高于白人，经训练的白人具最低的 SaO_2peak 而其 VO_2peak 降低最显著，而在峰值运动时，二代藏族和夏尔巴人有相似 SaO_2peak 值，他们保持的 VO_2peak 高于白人。故 SaO_2 的作用是第三个因素，不过 SaO_2peak 不是二代藏族在高原影响 VO_2peak 的唯一因素（图 19.2）。

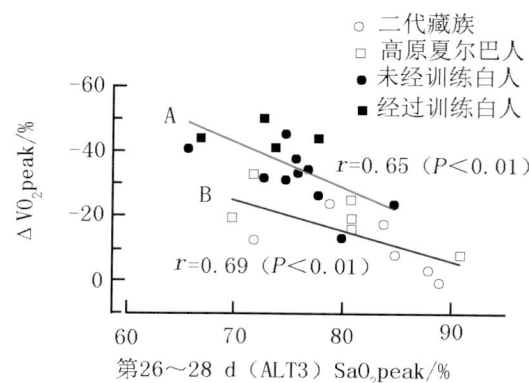

图 19.2 不同海拔不同人群，最大摄氧能力阶差与有氧能力峰值的相关性

注：四个试验组二代藏族（○）、高原夏尔巴人（□）、未经训练白人（●）和经过训练白人（■）相对比，在海拔 5 050 m 的第 26 ~ 28 d（ALT3），最大摄氧峰值下降的百分率（ΔVO_2peak，%）以每千克体重表达，作为一个功能指标与运动峰值时的动脉血氧饱和度（SaO_2peak，%）求相关。数值为 $\bar{x}\pm S$。图中连续直线（A 及 B），A—未经训练和经过训练白人（$r=0.65$，$P<0.01$），B—二代藏族和夏尔巴人（$r=0.69$，$P<0.01$），在此 2 个回归方程间有极显著的差异（$P<0.01$）。（引自 Marconi 等，2004）

此实验还观察到，除了未经训练的白人有轻度体重下降外，实验对象于金字塔实验室期间并未提示有肌肉物质功能和结构的衰退，这可从实验对象的 PRE VO_2peak 不同分数的降低中反映出来。由此也说明二代藏族在跨越区域具有比非藏族更小的肌肉纤维[25]，尽管肌肉的毛细血管密度可能相同，然而二代藏族的这一肌肉适应特征缩短了氧在肌肉内弥散的距离。这就使二代藏族在暴露急性低氧时可以维持其 VO_2peak 值[26]。

以上二代藏族及夏尔巴人的 VO_2peak、HRpeak、SaO_2 等均高于平原白人的结果，有力说明第二代在平原出生和生长的藏族在重返高原后其对低氧的习服快于和高于平原白人，高的氧传送能力和高的运动肌肉氧弥散效应，使其在海拔 5 050 m 依然保持着最佳的肌肉能力。此外二代藏族在运动时具有低的能量消耗，有力地证明了是遗传因素的效应[26]。

二、肌肉做功、代谢与结构

藏族具有强大的低氧下做功能力和肌肉收缩的高效性[27]，在这些生理特征中，ATP 的需求和供应是紧密结合的，也就是藏族在激烈运动时，可以保证能量的供求平衡[28,29,30]。较早时期一些学者已经推测这种高原人独具的生理特征是源于基因的变化[22,28,29,31]。如果出生和生长在平原的二代藏族，在进入高原后依然能体现这一生理特质，将可提供这方面的证据。

当时在保罗·塞里略（Paolo Cerretelli）团队从事高原研究的瑞士日内瓦大学运动生理系的本特·凯塞（Bengt Kayser），在尼泊尔比较了 20 名出生于平原加德满都（1 300 m）的第二代藏族，他们的双亲在以往 50 年都生活在青藏高原海拔 3 000 ～ 4 500 m 的地区；与当地的 21 名平原尼泊尔人对比，均出生在加德满都，属于印度次大陆人血统。2 组均为大学的学生，在社会、经济和体力训练方面是相似的，均无吸烟史；在年龄、性别上匹配。

实验分两步进行，第一步是在加德满都，主要进行在平原对运动的代谢反应研究；第二步是在意大利珠峰金字塔实验室（5 050 m），主要进行低氧适应研究。实验系进行自行车逐步增量功率运动（每 4 min 增加功率 30 W）直至耗竭，氧耗量（VO_2）检测动力再调整是在 90 W 功率不变的负荷运动下按一半时间确定。重复呼吸测气体交换、心率，及血乳酸含量（在静息、每一功能负荷末和恢复时各检测）。结果藏族组与平原尼泊尔组有相似的代谢体重—调节、机械效率、最大有氧能力及最大血乳酸储集。直线斜率与功率负荷的 VO_2 在两组均为 10.8 mL/W，这和机械功效 0.26 W/s 相一致 [是按设定 0.89 RQ（呼吸商）及能量当量 20.9 kJ·$I^{-1}O_2$]。在一定氧摄取时，藏族组通气增强，在次极量负荷时，藏族比当地的尼泊尔人表现出有更高的通气：VE（$P<0.05$），$VE \times VO_2^{-1}$（$P<0.01$），VCO_2（$P<0.001$）。藏族其高的 VE 及相关的高的呼吸频率，导致其与平原尼泊尔人相比，在每一运动负荷下其 $PetCO_2$ 较低及 $PetO_2$ 较高和 SaO_2 较高（$P<0.001$）。VO_2max 绝对值在藏族和尼泊尔人分别（1 977 ± 72）mL/min 和（2 095 ± 80）mL/min（ns），经过体重调整后各为（37.0 ± 1.1）mL/kg·min^{-1} 和（36.7 ± 1.1）mL/kg·min^{-1}，依然相近（ns）。最大乳酸 [La]max 各为（11.4 ± 0.4）mmol/L 和（12.3 ± 0.4）mmol/L（ns）。反应工作负荷强度及在恢复时的消退率两组相似。动力再调整在 90 W 功率下各为（30.7 ± 2.4）s 和（28.9 ± 2.3）s（ns）。与此一致的是平均限制性 O_2 亏空各为 971 mL 和 994 mL（ns）。

根据以上结果可见，出生在平原的藏族在常氧运动时有着更高的通气反应（VE/VO_2），但在对运动的代谢反应上，他们与平原人相似（单位工作的氧耗量、乳酸产物等）。然而他们的运动通气水平则超过平原人，表现在所有工作负荷时高的通气频率、高的 $PetCO_2$ 和高的 SaO_2，这可能是出生在平原的藏族的生理特征，而这些藏族出生于平原从未去过高原，提示是一种先天特征，和平原尼泊尔人存在着遗传差别，对藏族在低氧运动时极为有利 [32]（图 19.3、图 19.4）。

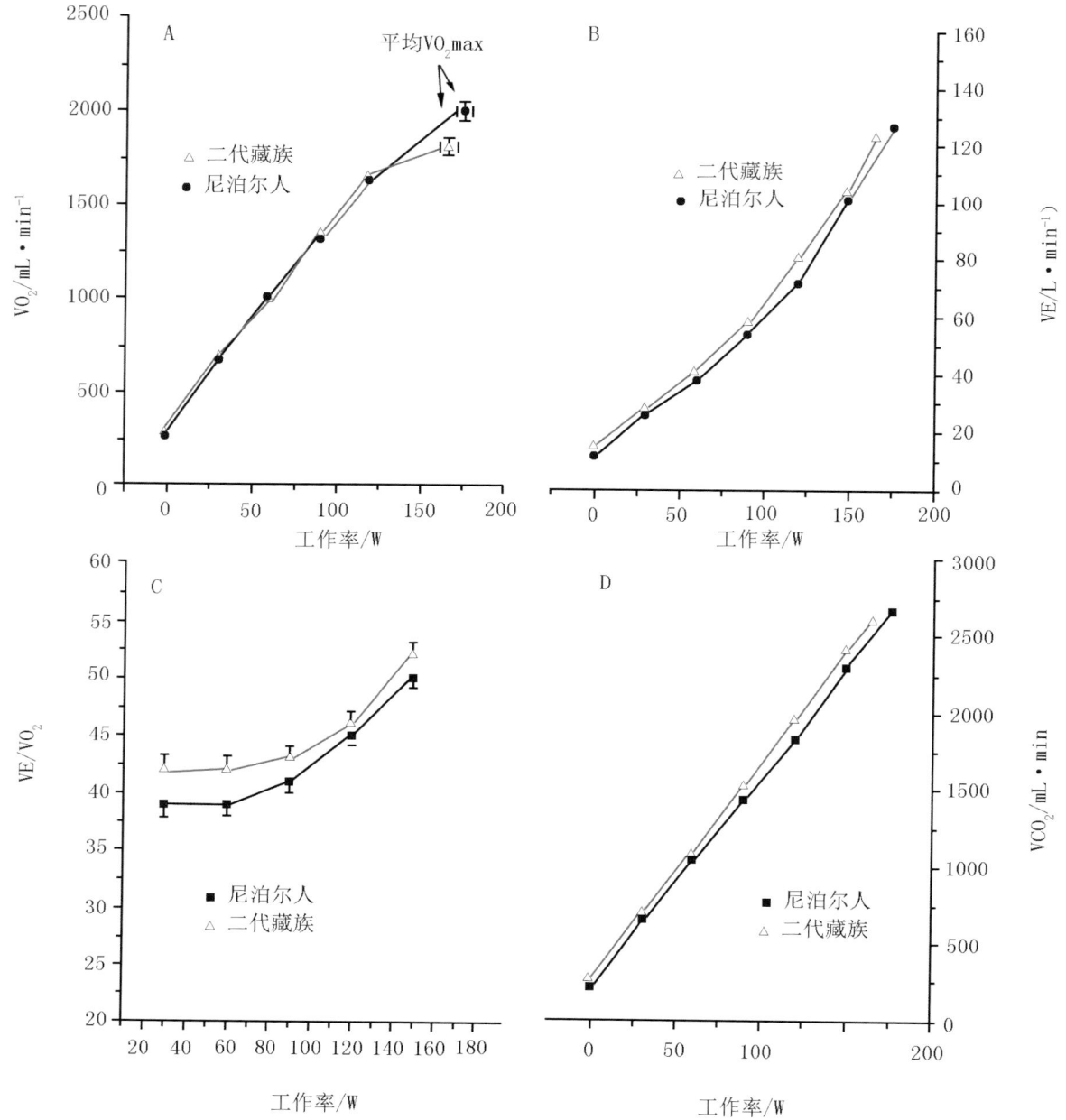

图 19.3 二代藏族与尼泊尔人各通气指标与工作效率比较

注：A—二代藏族与尼泊尔人 VO₂ vs. 工作效率的比较，在次极量负荷下，尼泊尔人只轻度地高于藏族（ns），可能的解释是体表面积的差异，尼泊尔人大于藏族；B—两组的通气（VE）vs. 工作效率的比较，藏族的 VE 显著大于尼泊尔人；C—通气氧耗量（VE·VO₂⁻¹）与工作效率的比较，运动下藏族有明显高的通气反应；D—二氧化碳通气（VCO₂）vs. 工作效率，藏族与尼泊尔人比，曲线轻度而明显地趋向于左，提示在次极量工作效率时，藏族有更高的通气。数值均为 $\bar{x} \pm S_{\bar{x}}$。（引自 Kayser 等，1994）

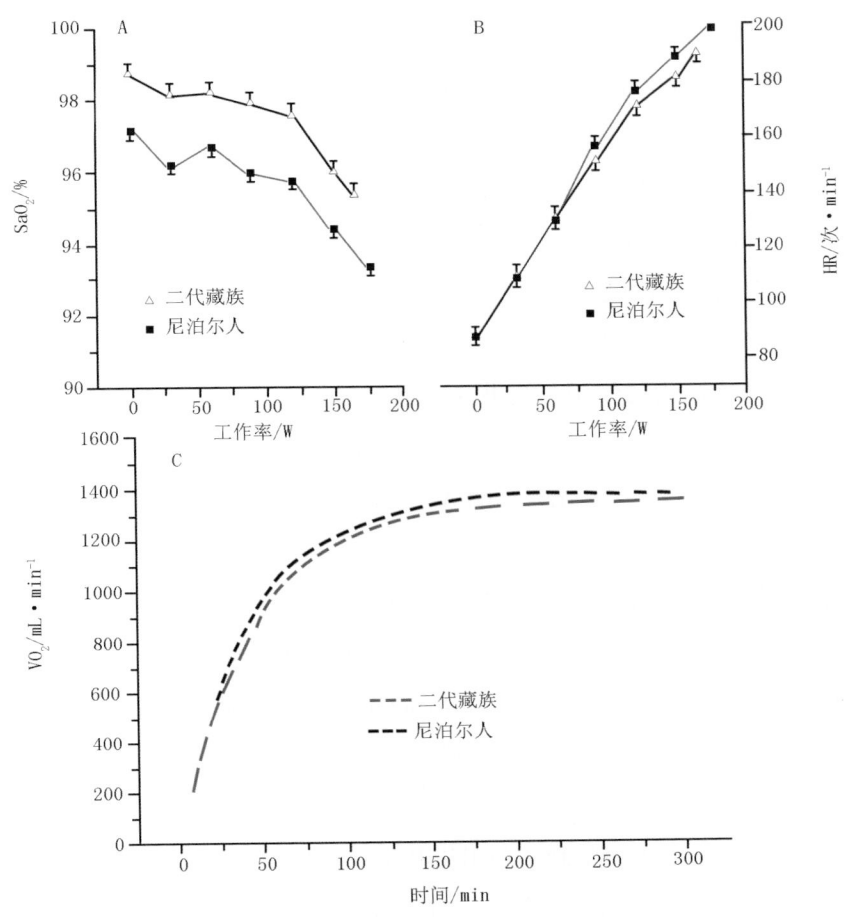

图 19.4　二代藏族与尼泊尔人心功能指标与工作效率比较

注：A——二代藏族与尼泊尔人 SaO_2 vs. 工作效率的比较，藏族的 SaO_2 明显为高；B——心率（HR）vs. 工作效率，藏族在亚极量运动时最大心率（HRmax）轻度但明显地低于尼泊尔人，在最大工作效率（Wmax）时这一效应更明显；C——在时间依赖和稳态氧耗量（VO_2）下的 2 条反应曲线无显著差别。数值均为 $\bar{x} \pm S_{\bar{x}}$。（引自 Kayser 等，1994）

在出生于平原的二代藏族，对其股外侧肌的肌肉超微结构观察发现有与高原夏尔巴人类似的结构特征，即肌肉横切面区每平方微米的毛细血管数比平原人更丰富。尽管线粒体容量密度较低，但比平原人有更高的最大氧耗—线粒体容量比值（O_2 consumption-to-mitochondrial volume ratio），体现了其在运动下肌肉细胞获取氧的优势[33]。

第 2 节　藏族在平原

Marconi 等研究了高原藏族在移居平原后的运动耗能，研究对象均为原在西藏海拔 3 500 ~ 4 500 m 的高原世居藏族，他们在尼泊尔加德满都（1 300 m）生活多年，与在加德满都山谷的尼泊尔平原人对比，在海拔 1 300 m 进行平板运动实验，尽管藏族转移到低海拔的常氧环境，仍然可以较低的有氧能力消耗，去完成较大的运动耗能的功。因此认为藏族经过慢性低氧代谢性适应，具有更有效的运动经济效应。此外，他们和夏尔巴人共同具有的微循环—微线粒体单位（microcirculatory-microchondrial unit）可能就是其良性适应的位点[34]。藏族的高血流和血流中一氧化氮的高含量形成了对组织的高供氧系统[35]。

意大利切鲁泰利（Cerretelli）团队的杰尔菲（Gelfi）等研究了高原和平原藏族及平原的夏尔巴人，在高原自由基对肌肉耐力的作用。结果这三组人在金字塔实验室（5 050 m）观察到谷胱甘肽 –S– 转换酶 P1-1（glutathione-S-transferase P1-1）在出生与生活在高原的藏族和平原藏族各有 380% 和 50% 的过度表达；D（2）- 氧化 - 辅酶 A- 氢化酶 [D（2）-enoyl-CoA-hydratase] 在高原和平原藏族均上调；甘油醛 –3– 磷酸酯脱氢酶（glyceraldehyde-3-phosphate）及乳酸脱氢酶（lactate dehydrogenase）在高原藏族均有轻度下调；磷酸甘油酸盐变位酶（phosphoglycerate mutase）在高原世居藏族上调 50%；磷酸酰胺腺嘌呤二核苷酸 – 血紫醌氧化还原酶（NADH-Ubiquinone oxidor-eductase）在高原藏族有轻度表达；肌球蛋白（myoglobin）在高原和平原藏族均有过度表达。由此认为高原世居藏族，即使是出生在平原，也可依赖于氧生物学的特质，通过特异的代谢适应而具有防止组织低氧损伤的机制[36]。

以往在我国珠峰登山活动中曾观察到一名出生和生长在平原 20 年的藏族，他第一次攀登到海拔 4 700 m 时，既无明显的高原反应也没有 AMS 的症状；另一名藏族在海平面生活了 28 年，重返高原时保持着健康状态[37]。为了探讨藏族长期居住海平面后，是否可以保持他们固有的对低氧显著的耐力，中国科学院上海生理研究所的周兆年等对出生和生长在西藏拉萨的 33 名健康青少年 [平均年龄（16.3±0.2）岁] 进行研究，他们被送至海平面上海求学，共连续居住 4 年；另以年龄、体重、体表面积等相匹配的上海本地青少年学生 [平均年龄（16.1±0.1）岁] 为对照，实验系在减压舱内模拟海拔 3 700 m 高度 2 h 进行生理测试。实验前在海平面，2 组的最大氧耗量（VO$_2$max）并无明显差别。在急性缺氧时，藏族组的 VO$_2$max、组织氧摄取、动脉血氧分压及动脉血氧饱和度均明显高于汉族 [各为（1.41±0.04）L/（min·m^2）vs.（1.25±0.04）L/（min·m^2）；（55.0±4.2）% vs.（47.3±9.1）%；（7.2±0.6）kPa vs.（5.5±0.2）kPa，（87.9±3.3）% vs.（78.2±1.6）%，各值的比较，$P<0.05$][38]（表 19.2）。

表 19.2 海平面及海拔 3 700 m 藏族与汉族生理参数对比

民族	海拔高度 /m	VE/(L/min·m^{-1})	RR/ 次·min^{-1}	HR/ 次·min^{-1}	SaO$_2$/%
藏族	0	4.88±0.24	16.1±1.2	74.6±4.6	99.4±0.3
	3 700	6.46±0.43	21±2.0	83.9±4.6	91.7±0.6
汉族	0	4.71±0.23	15.8±1.1	87.3±2.7	99.2±0.4
	3 700	6.78±0.94	17.2±2.0	102.9±3.0*	86.9±0.6*

注：VE—静息每分钟通气量；RR—呼吸率；HR—心率；SaO$_2$—动脉血氧饱和度。显著性差异—汉族 vs. 藏族 $^*P<0.05$。

另外，以心率变异（heart rate variability，HVR）作为评价交感应激反应水平（sympathetic stimulation level），先在海平面，然后在模拟 3 700 m 1 h 后在静息状态下进行 ECG 10 min 记录的信号加以数字化，将在 10 min 内记录的 1 000 个取样经过软件处理分析，结果如表 19.3。HVR 的系列参数可以很好地判定交感和副交感的应激。在急性低氧时，藏族无明显的交感应激反应，反应 HRV 的各项指标如 SDRR、SDSD、PNN50%、HF 及 LF/HF 几乎没有改变，而汉族组上述指标都明显降低，其中 LF/HF 则明显增高，表示有显著的交感应激。

表 19.3 心率变异参数的时间及频率范围（$\bar{x}\pm S_{\bar{x}}$）

指标	汉族（n=12）		藏族（n=10）	
	海平面	3 700 m	海平面	3 700 m
SDRR/ms	71.9±0.4	40.6±0.8**	94.9±0.0	89.7±1.2
SDSD/ms	52.8±0.5	18.2±0.4**	81.5±1.1	78.5±1.8
PNN50/%	29.6±0.1	2.8±0.9**	45.1±0.1	42.9±0.5
LF/ms^2·Hz^{-1}	1.99±0.43	1.96±0.47	1.58±0.33	2.01±0.37
HF/ms^2·Hz^{-1}	1.10±0.21	0.41±0.09**	1.04±0.19	1.68±0.35
LF/HF	1.97±0.33	5.87±0.06**	2.01±0.76	1.53±0.30

注：SDRR—所有 RR 间期（ms）的标准差；SDSD—比邻 RR 间期（ms）之间差的标准差；PNN50—总 RR 间期中成对邻近 RR 间期超过 50 ms 的百分数（%）；LF—低频范围（0.04～0.15 Hz）的电力；HF—高频范围（0.15～0.4 Hz）的电力。显著性差异：藏族与汉族在海平面及进入海拔 3 700 m 后的统计学比较，海平面 vs. 海拔 3 700 m—$^*P<0.05$，$^{**}P<0.01$；藏汉海平面对比，$P<0.05$；藏汉海拔 3 700 m 对比，$P<0.05$，$P<0.01$。

通过这一实验可以看出，藏族面对急性低氧时，有很高的最大氧摄取和很好的氧储备能力，提示即使藏族在海平面居住 4 年，依然保持着对低氧适应的固有特征。在急性低氧时，藏族并无明显的交感应激，这是另一个保持高原适应能力的表现。平原人尽管经过习服，在高原体力负荷能力下降[39]；而获得习服的高原安第斯印第安人在海平面 3 年后其习服消失[40]。藏族在急性低氧时保持非常好的心力储备，可以完成和在海平面同样的负荷，这必然是一种遗传性适应的表现。在急性低氧时，藏族表现出不依赖于器官水平，例如无过高的 HR、过大的通气、过强的心泵功能以及 P50 水平，然而却有显著的氧传送能力，藏族组织对氧的提取明显高于汉族，藏族高的 PaO_2 和 SaO_2 表示其有很好的氧向细胞弥散和红细胞携氧的能力，提示处于高原适应的藏族优于处于习服或未习服的汉族。其中必然有低氧诱导的分子机制。总之，本实验观察到尽管藏族在海平面生活了 4 年之久，他们仍然表现出优良的体能、强的氧传送能力和对急性低氧较低的应激反应，证明了这些都是对高原适应的固有的和遗传的特征[38]。

第 3 节　重返高原人群的急性高原病发生率

西藏大学医学院高原医学中心的龚嘎蓝孜和吴天一等的一项研究设计了藏族学生在平原学习，经 7 年后重返拉萨的急性高山病（acute mountain sickness，AMS）发生率，并以汉族学生和旅游者做对照。

一、AMS 在一般旅游者的发病情况

2010 年 7—10 月，共对从平原来拉萨的分住在 7 个旅店的共 2 385 名旅客，在到达的第 1 d 至第 3 d 进行调查。AMS 判定应用路易斯湖（Lake Louise）AMS 记分法调查所有症状及相关发病因素，AMS 诊断必须有头痛加总得分 ≥ 4，用 Log-Binomial 模式分析 AMS 相关危险因素。结果 AMS 发生率为 36.7%。发病与原居住的城市无关。在参与的调查者中，47.6% 是在抵拉萨后 12 h 出现症状，79% 报道他们必须减少活动。近来健康状态差、年龄小于 55 岁和快速进入（乘飞机）者是 AMS 的相关危险因素；吸烟和以往到过高原者则 AMS 的危险度较低[41]。

另对 801 名年龄 17 ~ 21 岁的汉族学生（男性 413 人，女性 388 人）从平原来到拉萨时，以指氧仪检测了动脉血氧饱和度（SaO_2，%）和心率（HR）。结果 SaO_2 到高原后每降低 1%，则 AMS 的危险率升高 1.19%，因此从平原进入高原动脉血氧饱和度对 AMS 有一定的预测作用，而 HR 与 AMS 只有弱相关[42]。

二、藏族学生重返高原 AMS 发生率低

对从拉萨派往平原学习的 859 名藏族学生进行检测，年龄 17 ~ 21 岁，在平原已生活了 7 年，同时以 801 名年龄相似、进入拉萨的汉族学生做对照。两组中藏族均乘火车进入拉萨，汉族分乘火车及飞机。AMS 诊断按 LLSS-AMS ≥ 4。出发前及抵拉萨后以指氧仪检测动脉血氧饱和度和 HR，以线性回归比较以上参数。

结果藏族学生重返高原 AMS 发生率仅 1.2%，而汉族学生 AMS 发生率为 37.2%，其中乘飞机于

4 h 内急速抵拉萨者发生率为 42.9%。尽管两组的 SaO_2 值和 HR 在平原相近，藏族学生 SaO_2 从平原抵高原无明显差别，仅降低了 2.95%，而汉族则不论乘火车或飞机均明显降低（表 19.4）。由此可见，尽管藏族学生在平原已经生活了 7 年，但在重返高原时 AMS 的发生率与汉族学生进入高原相比是极低的。这进一步提示是藏族获得性低氧适应的表现[43]。

表 19.4　藏族学生重返高原与汉族学生进入高原 AMS 发生率的比较

组别	指标	世居藏族学生	汉族学生	
		均乘火车 (n=859)	乘火车 (n=395)	乘飞机 (n=406)
在平原	AMS 样症状	0.011（0.004，0.017）	0.015（0.003，0.027）	0.015（0.003，0.027）
	SaO_2/%	99.2（99.1，99.3）	99.2（99.0，99.4）*	98.9（98.7，99.1）▲
	HR/ 次·min^{-1}	72.1（71.6，72.5）	71.6（70.5，72.7）	71.1（70.1，72.1）
抵达高原	AMS	0.012（0.004，0.020）*	0.327（0.280，0.373）**	0.429（0.380，0.477）▲
	SaO_2/%	91.1（90.8，91.3）*	88.1（87.9，88.3）	87.9（87.6，88.1）▲
	HR/ 次·min^{-1}	72.7（72.1，73.2）*	82.2（81.2，83.2）	83.5（82.4，84.5）▲

注：括弧内数值分别表示男、女；*—藏族学生与汉族学生均乘火车从平原抵达拉萨时的显著差异，$P<0.05$；▲—藏族乘火车与汉族乘飞机，$P<0.05$；**—汉族乘火车与乘飞机，$P<0.05$。以上 AMS 发生率为 1%。

最后应该指出，藏族从儿童和青少年时代起，与在高原习服的同龄汉族相比，已经具有较低的 RBC 数和 Hb 值[44]、较大的通气量和较高的低氧通气水平[45]、较大的低氧运动耐力[46]及较大的有氧能力峰值[47]，这些在生命早期就展示出高原适应的生理优势，无疑是遗传适应的另一个有力佐证。

参 考 文 献

[1] CERETELLI PW, HOPPELER H. Morphologic and metabolic response to chronic hypoxia: the muscle system[M]//EREGLY MJ, BLATTEIS CM. Handbook of Physiology, Section 4: Environmental Physiology. New York: Oxford University Press, 1996: 1155-1181.

[2] GRASSI B, MARZORATI M, KAYSER B, et al. Peak blood lactate and blood lactate vs. workload during acclimatization to 5 050 m and in deacclimatization[J]. J Appl Physiol, 1996, 80: 685-692.

[3] CERETELLI P. Limiting factors to oxygen transport on Mount Everest[J]. J Appl Physiol, 1976, 40: 658-667.

[4] MARTINELLI M, HOWALD H, HOPPELER H. Muscle lipofuscin content and satellite cell volume is increased after high altitude exposure in humans[J]. Experientia, 1990, 46: 672-676.

[5] MOORE LG. Human genetic adaptation to high altitude[J]. High Alt Med Biol, 2001, 2: 257-279.

[6] MARTIN D, O' KROY J. Effects of acute hypoxia on the VO_2max of trained and untrained subjects[J]. J Sports Sci, 1993, 11: 37-42

[7] KOISTINEN P, TAKALA T, MARTIKKALA V, et al. Aerobic fitness influences the response of maximal oxygen uptake and lactate threshold in acute hypobaric hypoxia[J]. Int Sports Med, 1995, 26: 78-81.

[8] DEMPSEY JA, HANSON P, HENDERSON K. Exercise induced arterial hypoxemia in healthy human subjects at sea level[J]. J Physiol, 1984, 355: 161-175.

[9] DEMPSEY JA, WAGNER PD. Exercise-induced arterial hypoxemia[J]. J Appl Physiol, 1999, 87: 1997-2006.

[10] YOUNG AJ, CYMERMAN A, BURSE RL. The influence of cardiorespiratory fitness on the decrement in maximal aerobic power at high altitude[J]. Eur J Appl Physiol, 1985, 54: 12-15.

[11] MARZOLATI M, MARCONI C, GRASSI B, et al. VO_2max in chronic hypoxia: greater reduction in athletes than in sedentary subjects[J]. FASEB J, 1995, 9: A648.

[12] ZHUANG JG, DROMA TS, SUTTON JR, et al. Smaller alveolar-arterial O_2 gradients in Tibetans than Han residents of Lhasa (3 658 m) [J]. Respir Physiol, 1996, 103: 75-82.

[13] NIU WZ, WU Y, LI B, et al. Effects of long-term acclimatization in lowlanders migrating to high altitude: comparison with high altitude residents[J]. Eur J Appl Physiol, 1995, 71: 543-548.

[14] SUN SF, DROMA TS, ZHUNG JG, et al. Greater maximal O_2 uptakes and vital capacity in Tibetan than Han residents of Lhasa[J]. Respir Physiol, 1990, 79: 151-162.

[15] ZHUANG JG, DROMA TS, SUN SF, et al. Hypoxic ventilatory responsiveness in Tibetan compared with Han residents of 3 658 m[J]. J Appl Physiol, 1993, 74: 303-311.

[16] GROVES BM，DROMA TS，SUTTON JR，et al. Minimal hypoxic pulmonary hypertension in normal Tibetans at 3 658 m[J]. J Appl Phydiol，1993，74：312–318.

[17] WU TY. Chronic mountain sickness on the Qinghai–Tibetan plateau[J]. Chin Med J（Engl），2005，118（2）：161–168.

[18] BOGAARD HJ，HOPKINS SR，YAMAYA Y，et al. Role of autonomic nervous system in the reduced maximal cardiac output at altitude[J]. J Appl Physiol，2002，93：271–279.

[19] CALBET JAJ，BOUSHEL R，RADEGRSAN G，et al. Why is VO$_2$max after altitude acclimatization reduced despite normalization of arterial O$_2$ content?[J]. Am J Physiol Regul Integr Comp Physiol，2003，284：304–316.

[20] CALBET JAJ，RADEGRAN G，BOUSHEL R，et al. Effect of blood haemoglobin concentration on VO$_2$max and cardiovascular function in lowlanders acclimatised to 5 260 m[J]. J Physiol，2002，545：715–728.

[21] SAMAJA M，VEICSTEINAS A，CERETELLI P. Oxygen affinity of blood in altitude Sherpas[J]. J Appl Physiol，1979，47：337–341.

[22] MOORE LG，CURRAN–EVERETT L，DROMA TS，et al. Are Tibetans better adapted?[J]. Int J Sports Med，1992，13（1）：86–88.

[23] MOORE LG，NIERMEYER S，ZAMODIO S. Human adaptation to high altitude：regional and life–cycle perspectives[J]. Am J Phys Anthropol，1998，41：25–64.

[24] PUGH LGCE. Cardiac output in muscular exercise at 5 800 m（19 000 ft）[J]. J Appl Physiol，1964，19：441–447.

[25] KAYSER B，NARICI M，MILESI S，et al. Body composition and maximum alactic anaerobic performance during a one month stay at high altitude[J]. Int J Sports Med，1993，14：244–247.

[26] MARCONI C，MARZORATI M，GRASSI B，et al. Second generation Tibetan lowlanders acclimatization to high altitude more quickly than Caucasians[J]. J Physiol，2004，556（2）：661–671.

[27] CURRAN–EVERETT L，ZHUANG JG，DROMA TS，et al. Work efficiency and altitude of origin in Tibet[J]. Am J Phys Anthropol，1992，14（1）：66.

[28] HOCHACHKA PW. The lactate paradox：Analysis of underlying mechanisms[J]. Ann Sports Med，1989，4：184–188.

[29] HOCHACHKA PW. Muscle enzymatic composition and metabolic regulation in high altitude adapted natives[J]. Int J Sports Med，1992，13（1）：89–91.

[30] MATHESON GO，ALLEN P，ELLINGER DC，et al. Skeletal muscle metabolism and work capacity：a ^{31}P–NMR study of Andean natives and lowlanders[J]. J Appl Physiol，1992，70：1963–1976.

[31] MOORE LG. High altitude populations：An overview[M]//SUTTON JR，COATES G，REMMERS JE. Hypoxia：The Adaptations. Philadelphia：BC Dekker，1990：50–52.

[32] KAYSER B，MARCONI C，AMATYA T，et al. The metabolic and ventilator response to exercise in Tibetans born at low altitude[J]. Respir Physiol，1994，98：15–26.

[33] Kayser B, Hoppeler H, Desplances H, et al. Muscle ultrastructure and biochemistry of lowland Tibetans[J]. J Appl Physiol, 1996, 81: 419-425.

[34] MARCONI C, MARZORATI M, SCIUTO D, et al. Economy of locomotion in high-altitude Tibetan migrants exposed to normoxia[J]. J Physiol, 2005, 569: 667-675.

[35] ERZURUM SC, GHOSH S, JANOCHA AJ, et al. Higher blood flow and circulating NO products offset high-altitude hypoxia among Tibetans[J]. Proc Natl Acad Sci USA, 2007, 104: 17593-17598.

[36] GELFI C, DE PS, RIPAMONTI M, et al. New aspects of altitude adaptation in Tibetans: a proteomic approach[J]. FASEB J, 2004, 18: 612-614.

[37] 寯学寒, 李舒平. 高原天路健康行[M]. 上海: 上海科学技术出版社, 2006: 23-25.

[38] ZHOU ZN, ZHUANG JG, WU XF, et al. Tibetans retained innate ability resistance to acute hypoxia after long period of residing at sea level[J]. J Physiol Sci, 2008, 58 (3): 167-172.

[39] YOUNG AJ, CYMERMAN A, BRUSE RL. The influence of cardiorespiratory fitness on the decrement in maximal aerobic power at high altitude[J]. Eur J Appl Physiol, 1985, 54: 12-15.

[40] HOCHACHKA PW, STANLEY C, MATHESON GO, et al. Metabolic and work efficiency during exercise in Andean natives[J]. J Appl Physiol, 1991, 70: 1720-1730.

[41] GONGGAANZI, LABASANGZHU, NAFSTAD P, et al. Acute mountain sickness among tourists visiting the high-altitude city of Lhasa at 3 658 m above sea level: a cross-sectional study[J]. Arch Pub Health, 2016, 74: 23-29.

[42] GONGGALANZI, STIGUM H, WU TY, et al. Associations between arterial oxygen saturation, heart rate and acute mountain sickness in a population of 17 ~ 21-year-old Han Chinese students traveling from low altitude to Lhasa at 3 658 m above sea level: a prospective cohort study[D]. Oslo: University of Oslo, 2016.

[43] GONGGALANZI, LABASANGZHU, BJERTNESS E, et al. Acute mountain sickness, arterial oxygen saturation, and heart rate among Tibetan students who reascend to Lhasa after seven years at low altitude: A prospective cohort study[J]. Accepted for publication, BMJ Open, 2016.

[44] WU TY, WANG XQ, WEI CY, et al. Hemoglobin levels in Qinghai-Tibet: different effects of gender for Tibetans vs. Han[J]. J Appl Physiol, 2005, 98 (2): 598-604.

[45] BIANBA, BERNTSEN S, ANDERSEN LB, et al. Estimation of peak oxygen uptake from maximal power output among 9 ~ 10-year-old children in Lhasa, Tibet[J]. J Sports Med Phys Fitness, 2010, 50: 274-280.

[46] BIANBA, BERNTSEN S, ANDERSEN LB, et al. Exercise capacity and selected physiological factors by ancestry and residential altitude: Cross-sectional studies of 9 ~ 10-year-old children in Tibet[J]. High Alt Med Biol, 2014, 15 (2): 162-169.

[47] CHENG QH, GE RL, WANG XZ, et al. Exercise performance of Tibetan and Han adolescents at altitude of 3 417 m and 4 300 m[J]. J Appl Physiol, 1997, 83: 661-667.

第 20 章　藏族与安第斯人高原适应的比较

第 1 节　南美安第斯的研究概况

南美安第斯山国包括秘鲁、玻利维亚、智利、厄瓜多尔、阿根廷、哥伦比亚、委内瑞拉七国，但文献中具有将安第斯人与青藏高原藏族相对比的，主要是秘鲁及玻利维亚两国的资料，这 2 个国家对高原医学的研究历史悠久，成果显著。

一、秘鲁

秘鲁位于南美洲西北部，是个多山的国家，山地面积约占全国总面积的一半。主要为安第斯山中段，平均海拔约 4 000 m，世界最大的河流亚马孙河发源于此。山间多高原与盆地，居住着高原世居民族——印第安人。的的喀喀湖位于秘鲁和玻利维亚之间交界处，海拔 3 812 m，是克丘亚印第安人和艾马拉印第安人共同的发源地和文化摇篮。公元 10 世纪前后，秘鲁成为古代印第安人建立的印加帝国的所在地，克丘亚人用的是古代印加语，当时帝国的扩张使印加语成为广泛印第安土著人的共同语言[1]。因而，克丘亚人是以语言为标志的，并不一定表示一个同质的群体。共同的文化特征可能反映了共同的生物起源，这对认识克丘亚人和艾马拉人群体至关重要，他们都不是独立的，而是在基因的同质上有紧密联系。正如人类中往往有许多亚群，他们是在一个群体内的实质上的变异，相互交叠，不是孤立的高原群体。对高原的遗传适应看来更像是由于这种群体内子集（subset）的变异形成的过度表达，比起这些群体中的特征更为重要[2,3]。

在西班牙人入侵以后，不断产生大量与印第安人的混血后代，在当地称为"Mestizo"，据 20 世纪 70 年代加鲁托（Garruto）和霍夫（Hoff）的统计，有 10% ～ 15% 为混血人[4]；而据萨尔扎诺（Salzano）和卡莱加里·雅克（Callegari-Jacques）的统计，当时在克丘亚人中有 25% 印—欧混血人，在艾马拉人中有 8%[5]。这些发生基因交流的后代又继续与不同代别的印第安人、欧洲人再混血，而形成了复杂的基因流动，这在研究高原适应上成为南美特殊的群体对象。

（一）高原医学研究机构

秘鲁是在南美洲研究高原医学较早和基础性的国家。有两个重要研究机构：

1. 秘鲁圣马尔科斯大学安第斯生物学研究所

秘鲁圣马尔科斯大学安第斯生物学研究所（Centro de Investigacion de Biologia Andina，Facultad de Medicina，UNMSM. Lima 1-Peru）（Institute of Andean Biology，University of San Marcos. Lima，Peru）。同时在首都利马（Lima，150 m）有一个海滨研究站，供实验及对照研究。这里集中了最关键的研究人员，如卡洛斯·蒙赫·M.（Carlos Monge M.）、阿尔贝托·乌尔塔多（Alberto Hurtado）、哈维尔·阿里亚斯-斯特拉（Javier Arias-Stella）、海韦尔·克鲁格（Hever Kruger）、但丁·佩纳洛萨（Dante Penaloza）等。

2. 秘鲁卡耶塔诺埃雷迪亚大学高原研究所

秘鲁卡耶塔诺埃雷迪亚大学高原研究所 [Instituto de Investigaciones de la altura（Institute for High Altitude Investigations），Universidad Peruana "Cayetano Heredia"，UPCH，Apardo 4314，Lima，Peru] 在首都利马，但研究的现场主要在高山矿区，如莫罗科查（Morococha，4 540 m），赛罗·德·帕斯科（Cerro de Pasco，4 330 m）两地皆有一个设备完整的高山研究室。

（二）秘鲁高原适应的研究及学派的形成

秘鲁印第安群体提供了高原适应研究的有利基础。秘鲁主要有两大安第斯世居人群，以克丘亚印第安人为主，也有艾马拉印第安人，南美印第安人在安第斯的生存历史有 8 000 ~ 10 000 年，大部分居住在高海拔地区 [6]；另外就是西班牙血统的白人移居者，习服历史约 480 年，常住沿海或海拔较低地区，其中不少为矿区业主等，他们需定期到高海拔区，流动性很大；一部分为印欧混血人。这两大群体的习服—适应问题十分突出，慢性高原病的发病率很高。20 世纪以后，秘鲁集中在人类高原习服—适应和慢性高原病这两大主题进行了系统深入的研究。他们在国际上提前起步的研究使一些人才脱颖而出，并逐步形成了强大的团队，到 20 世纪末已人才辈出，如约瑟夫·巴克罗夫特（Joseph Barcroft）、卡洛斯·蒙赫·M.（Carlos Monge M）、阿尔贝托·乌尔塔托（Alberto Hurtado）、罗塔（Rotta A）、卡洛斯·蒙赫·C.（Carlos Monge C.）、但丁·佩纳洛萨（Dante Penaloza）、阿里亚斯·斯特拉（Arias-Stella J）、拉莫斯（Ramos J）、雷卡瓦伦（Recavarren S）、里昂·韦拉德·法比奥拉（Leon-Velarde Fabiola）等已为世界熟知。高山学者 Hurtado 就担任过秘鲁卫生部部长，将高原医学作为国家级重点研究，并得到世界卫生组织（WHO）的支持，大大促进了发展。

秘鲁高原研究充分利用安第斯山的现场优势，三大基地：赛罗·德·帕斯科、莫罗科查及拉奥罗亚，但同时多有海平面利马的严密对照，使结论科学牢固。他们除进行有关生理、生化的研究外，还很重视高山病理学的研究，尤其在心肺循环方面已积累较多资料，使论据充分可靠。近 20 年来，开始进入分子生物学的研究。

1. 慢性高原病的发现人

卡洛斯·蒙赫·M. 是世界上第一个发现慢性高原病者，也是秘鲁以至南美高原医学的奠基人 [7,8]。为了纪念卡洛斯·蒙赫·M. 发现，国际上迄今已将 CMS 习称蒙赫病 [9,10]。卡洛斯·蒙赫·M.

及其团队对 CMS 进行了一系列的重大研究。

作为卡洛斯·蒙赫·M. 的儿子——卡洛斯·蒙赫·C.（1921—2006 年）在父亲的熏陶下继承了高原医学事业。他长期在秘鲁卡耶塔诺埃雷迪亚大学高原研究所（UPCH）工作，并成为主任教授，而且领导高原研究所的工作，成为秘鲁高原医学的学科带头人。他的研究领域非常广阔，从临床医学到细胞及比较生物学，但核心是面对低氧的挑战和对应策略。

2003 年，即卡洛斯·蒙赫·C. 80 多岁高龄时，他与 Leon-Velarde Fabiola 合著了《安第斯人类生理学》（*El reto Fisiologico de vivir en los Andes*）一书[11]。从安第斯的气象环境，到安第斯人的起源，分别叙述了呼吸、循环、组织氧代谢、肺循环、肾生理、胃肠功能、低氧下的细胞呼吸、有氧能力、生殖生理、低氧通气及调节、红细胞生成、女性周期等 15 章。特别值得注意的是该书引证了大量我国高原医学有关藏族适应、慢性高原病、高原肺循环及高原心脏病的文献，说明他们对青藏高原高度的关注。

2.“自然习服论”及“高原人”的观点

另一位十分重要的人物为 Alberto Hurtado Abadia。Hurtado 是卡洛斯·蒙赫·M. 的学生，但他的兴趣集中在高原人类生理学上[12]。他利用秘鲁的条件集中对高原世居印第安人进行研究，而克丘亚印第安土著的生理学是他的重点[13]，提出了“自然习服”（natural acclimatization）及“高原人”（high altitude man）的概念[14]。在大量研究的基础上，指出高原世居人产生了对高原的自然习服，在生理、代谢与解剖学上都具有高原人的特征，把高原人的这些变化视为病变或肺心病都是错误的，正如高原人视平原人有肺动脉低压和贫血而为之担忧也是错误的。在同样条件下，高原人的体力、耐力都比平原居民好，这是由于他们具有更高的氧摄取能力和更强的低氧耐力，而这就是高原人自然习服的最好标志[15-17]。

蒙赫父子与 Hurtado 的研究很自然地构成了高原医学的整体观，并形成了高原医学的秘鲁学派。卡洛斯·蒙赫·C. 与 Hurtado 一样，像磁铁般地吸引着年轻人不断参加到秘鲁高原医学的研究队伍中，像 Leon-Velarde Fabiola 就是后起之秀，她在高原医学的领域做出了许多开拓性的研究。

二、玻利维亚

玻利维亚是个山地内陆国家，东部为亚马孙河谷的冲积平原；中部地区，为山麓地带，十分富饶，人口集中；西部为高山高原地区，主要是东科迪勒拉（Cordillera Mountains）和普纳（Puna）高原的一部分（因在此高海拔人们易患高山病，故艾马拉印第安人也将此病称为“Puna”），属安第斯山脉，界于玻利维亚和秘鲁间的的的喀喀湖，是南美古文化的发祥地。首都拉巴斯是高原的一个坡型城市，海拔 3 600 ～ 4 200 m，但气候温和，是世界上最高海拔城市之一。玻利维亚约有 2/3 的人口居住在海拔 3 000 m 以上，因此高原健康问题显得十分突出。玻利维亚的安第斯土著居民以艾马拉印第安人为主，也有部分克丘亚印第安人。

玻利维亚的高原医学研究机构主要有两个。一个是玻利维亚高原生物研究所（The Instituto

Boliviano de Biologia de la Altura，IBBA），建于 1963 年 4 月，系玻利维亚圣安第斯 – 玛岳（Facultad de Medicina，Universidad Mayor de San Andres，La Paz，Bolivia，Casilla 641）（Bolivian institute of altitude Biology）大学医学院与法国共建，位于海拔 3 600 m 的玻利维亚首都拉巴斯，名为高原生物研究所，除小部分研究亚马孙热带雨林疾病外，重点是研究艾马拉印第安世居者的高原适应，这是南美洲最重要的高原医学研究机构之一。由于法国多为平原，故要借助安第斯高原开展高原医学 – 生物学的研究，因此投资并提供科研设备，每年派出科研小组在此工作。研究所按双重领导，即玻利维亚和法方各一位。玻利维亚方第一任所长是 J. A. 韦拉尔（J. A. Vellard）教授，其后由恩里克·瓦尔加斯（Enique Vargas）教授领导。法方第一任是 J. 库代尔（J. Coudert）教授[18]，后任为 V. 马可·尼贡（V. Marco Nigon）教授，他们都是心肺生理学家。美国著名高原医学家科罗拉多大学的络娜·G. 摩尔（Lorna G. Moore）教授和美国俄亥俄州克利夫兰凯斯西储大学的辛西娅·M. 比尔（Cynthia M. Beall）教授都借助与 IBBA 的合作研究艾马拉印第安人与欧洲血统白人的生理区别。

另一个重要的研究机构为 1970 年由吉斯塔沃·苏维塔·卡斯蒂略（Gustavo Zubieta Castillo）医生创建了玻利维亚高原病理研究所及临床诊疗部（Clinica IPPA：del Instituto de Patologia de la Altura）[19]。但严格来说，IPPA 并非仅研究高原病理形态学，而是从事高原临床疾病学的研究及防治机构，多年来以集中研究慢性高原病为中心[20-22]。

第 2 节　人类高原习服—适应的比较学

在世界范围的高原内，对不同地区的不同人类群体，进行他们之间高原习服—适应的对比，可以论证"高原低氧成为自然选择的催化剂"这一假说；同时可以比较不同低氧应激下的生理变化规律及群体差异，并找出生物学特征。目前进入基因组学的时代可以迅速积累和支持经典时代表型的证据。所以一般群体间的对比主要有 3 种设计。

一、海拔梯度对比模式

第一种比较是最经典的，即对高海拔范围所产生的广泛的选择性因素加以验证。通常实施的方法是将 1 个或 2 个高海拔与低海拔对照，或者把不同海拔的某一生理变化加以整合成复合梯度。这种不同海拔体现了在低氧下表型变异的特征及规律，例如在安第斯山地区，新生儿的出生体重随海拔升高而呈直线下降[23]，而 Hb 值是随海拔增高而呈指数级增长[24]。

二、人群移居搬迁模式

第二个经典策略包括微扰自然种群以推断以往自然选择的作用，这一点在人类从平原向高原的"移居搬迁模式"中得到实施。通常的方法是比较居住人群从一个海拔移居到另一个海拔后的生理变化[25]。这里面包括高海拔居民与高海拔居民向低海拔迁徙后其原有良好适应的功能在平原逐步消退，即其低氧生理特征的对比，由此可以作为高原人群特征所具有的遗传基础的证据。这一比较策略体现了经过数千年自然选择的高原人群的表型与早期西方殖民者移居高原通过习服或发展适应所产生的表型间的比较[26]。其中一个典型例证就是将出生和生长在安第斯高原的印第安人与同一血统而出生和生长在海平面的印第安人比较，再将欧洲血统的白人又分出生在高原和出生在海平面相比较。结果表明，出生和生长在高原的 2 组人群，其用力肺活量均较 2 个平原组为大，然而安第斯后裔的影响更为突出，表明发育因素和遗传起源促成了安第斯高原人用力肺活量更大的特点[27]。

据此，按照上述比较方法，美国科罗拉多大学的苏珊·尼尔梅尔（Susan Niermeyer）等根据对 7 组高原人和迁入高原的平原人（依其文献主要是拉萨世居藏族和移居汉族的比较）进行在自习服—适应间的差异研究[28]。结果采用这种方法确定了高原世居人群和移居高原人群之间在自适应成功的差异，由此体现出了所有性状的差异都会受到发育因素和低氧习服—适应双重影响[29]。出现的差异充分体现了高原世居者具有更好的低氧适应功能。高原世居者与移居者相比，宫内发育延迟（intrauterine growth restriction，IUGR）的发生率较低，新生儿的氧化作用更佳，出生后胎性的心肺特征如肌型肺小动脉等很快退化，肺容量迅速增大，肺泡—毛细血管间的弥散梯度（A-aDO$_2$）减小，最大做功能力更高，运动脑血流量保持充分供应，血红蛋白值较低，不易罹患慢性高原病等[30-39]（表20.1）。

表 20.1　高原世居者与移居者成功适应和习服水平间的生理差异

藏族高原世居者与移居者适应优势	梯度海拔的证据	极度海拔的证据	不适应的疾病
子宫内发育延迟发生率低	有	有	低体重儿、先兆子痫[30-32]
新生儿氧合作用佳	尚无足够证据	有	肺动脉高压
出生后胎性心肺特征退化	—	—	动脉导管未闭发生率高[33-35]
肺容量增大、A-aDO$_2$减小	尚无足够证据	有	—
最大运动能力更大	有	有	—
运动脑血流量保持充分供应	尚无足够证据	有	—
Hb 浓度较低	有	有	高原红细胞增多症[36]
CMS 呈低发病率	尚无足够证据	有	CMS
呼出气 NO 含量高	尚无足够证据	有	低氧性肺动脉高压症[37]
妊娠生理反应良好	尚无足够证据	有	新生儿死亡率较高[38,39]

这一比较模式可以阐释高原世居人群与向高海拔迁居的人群的适应和习服在功能上和低氧防护特性上平均值的差异，从而反加论证高原世居人群适应特点的遗传学基础的证据，体现高原世居者具有更好地完成低氧适应的生理功能[28]。

三、跨群体比较模式

最后一种，也是最后一步，称之为"跨群体策略"。即在生存暴露环境相同的前提下，来比较多个高原世居群体间的差异，如果在相同的应激状态下，不同人群的表型不同，在控制了潜在的混杂因素后，就表明自然选择在不同的群体中所表现出的不同。

Niermeyer 等基于以往研究的积累，进一步总结了藏族与安第斯人间的表型差异[28]，现结合当前文献加以充实。与安第斯世居印第安人相比，藏族在生命早期发生宫内发育延迟较少；藏族妊娠期女性依赖于血流重分布而不是通过动脉血氧含量升高来增加对子宫胎盘的氧运输；藏族静息通气量较强，低氧通气反应活跃，保证了较高的血氧水平；藏族肺动脉压及肺血管阻力均较低，而对低氧性肺血管收缩反应表现钝化；从而藏族的 CMS 易感性低而发病率较安第斯人明显为低（表20.2）。这些正为自然选择已经或正在影响的两大高原人群鲜明的表型分析提供了证据。

表 20.2 青藏高原藏族和安第斯印第安人的自适应差异

藏族和安第斯人的表型差别	出现基因突变的证据
藏族宫内发育延迟发生率较低	尚无数据
藏族依赖于增加对宫内的血流运送，提高子宫内血氧含量	尚无数据
藏族静习通气水平高，有活跃的 HVR，安第斯人 HVR 钝化	静息通气的 h^2 是 0.32 且无显著意义，与安第斯人相比，藏族和安第斯人的低氧通气分数分别为 0.35 和 0.22[40,41]
比较肺动脉压，藏族低氧性肺血管收缩反应钝化	尚无数据
藏族 Hb 浓度较低	藏族和安第斯人的 h^2 分别是 0.61 和 1.89，藏族有较低 Hb 浓度相关的高频等位基因[42-44]
用相同方法测量，藏族 SaO_2 较低	藏族的 h^2 范围为 0.33 ～ 0.47，安第斯人则无显著意义，安第斯人的 ACE 和其基因型变异发挥作用[41,45]
藏族呼出气 NO 量更高	尚无数据
藏族对 CMS 易感性低	尚无数据，安第斯人不具有一些 Hb 相关位点的变异，全基因分析未发现关联[46]

关于遗传率（h^2），用定量遗传学来评估遗传率时，个体中某个特征的总变量的比率依赖于生物的亲缘关系。h^2 范围为 0 ～ 1 时，0 表示无遗传贡献，1 表明对于变异来说无非遗传贡献。由于自然选择需要遗传变异，一个明显的 h^2 表明持续的自然选择的可能性。遗传变异缺乏则表明没有选择的可能性，可能由于之前的选择性清除将之移除，或由于另有的特征阻止了其表达。

由表 20.2 可见，藏族群体中有较高的基因变异，其 h^2 范围为 0.3（中值）～ 0.7（高值）。这样应用基因组技术的研究从而展示遗传变异的证据。

第 3 节　发育因素的作用

早年的研究观察到发育因素使印第安人的体型较小而胸廓发育增大 [47,48]。弗里桑乔（Frisancho）在秘鲁中南部的纽尼奥阿（Nunoa），对居住在该地海拔 4 000 ~ 5 000 m 的克丘亚印第安人的胸部进行检测，结果显示尽管全身结构较小，但胸径比欧洲血统白人和出生在海平面的秘鲁人要大 12% ~ 15% [49]。其后又发现都是纽尼奥阿印第安人男性，居住在海拔 < 4 500 m 的胸径大于居住在海拔 4 000 m 的，提示高原人体胸部发育受到大气压力即使是较小变化的影响，同时从 4 000 m 急剧增加到 4 500 m 又是一个刺激因素 [50]。格雷斯卡（Greska）报道在海拔 3 800 m 的艾马拉印第安儿童的胸径大于居住在同一高度欧洲白人的后代 [51]。

Beall 也在纽尼奥阿检测了克丘亚人的胸径，观察到男性儿童（6 ~ 11 岁）胸径的宽度与高度的比率和胸部的高度比美国的白人儿童为大（各大 15% ~ 25% 和 17% ~ 54%）。其后又与尼泊尔马古（Magu）地区海拔 3 800 m 的尼泊尔人相比较，克丘亚人通过发育期后，胸径较大 [52]。

由此，如果从安第斯人的祖先起就一代代受到高原作用而逐步具有较大的胸腔，那么这种被称为安第斯"桶状胸"（barrel chest）就是一种高原适应的遗传性质了 [53]。

以往不少研究认为高原发育因素造就了安第斯世居者较小的体型，但他们有较大的胸径、较大的肺容量和较大的最大摄氧能力。布鲁萨（Brutsaert）等观察到安第斯的儿童随着生长发育期肺容量的逐渐增大，其最大运动能力并未明显增高。他指出发育因素在判定高原适应上十分重要，因为发育因素是不可逆的，但发育因素呈现作用时，将产生一种附加的但极为重要的复杂的层面，介于环境和遗传调控之间。并且认为，如果安第斯艾马拉人和克丘亚人的儿童期即在高海拔地区生长发育，这比起在低海拔地区生长发育会使胸廓和肺的发育更好，而促成用力肺活量较大的生理特征，因此他们强调造成在高原较大肺量的潜在遗传因素是依赖于在低氧下的发育性暴露 [54]。这就使在后天养育和先天遗传之间的复杂化更加突出。

Moore 则指出这一点很重要，应该认识到，发育因素是介于环境和遗传因子间的相互作用，在某些发育阶段一方面受环境影响，另一方面又受到基因调控。而胸部的发育具有代表性 [55]。

加拿大不列颠哥伦比亚大学的鲁伯特（Rupert）和霍查奇卡（Hochachka）则指出，安第斯人和喜马拉雅人在高山和高原居住了数千年以上。尽管海平面人也可经常进入高原旅居此地，但他们罕有在哪个领域可以达到高原人的水平。因此关于出生和生长在稀薄空气的高原世居者具有应对高原低氧的良好策略是无可非议的。什么部分是由于高原世居者通过在生长期获得的发育适应（developmental adaptation）；什么部分又是由于祖先经过充分的数百代适应而发生的良性基因变异（beneficial genetic variants）构成的遗传成分反映了自然选择的传承。对此他们复习了大量有关安第斯土著群体的相关信息。初步考虑安第斯人的适应涉及在儿童和成人期对氧的摄取、分布和利用上，这特别关联到胸部形态学、肺功能、代谢作用和血液学，这些机制又关联到与胎儿及母系的适应，因这一关键的发育时期客观地明显体现了选择压力。显而易见的是自然环境和养育过程都影响到高原人类的表型；目前已有若干迹象证明安第斯人的遗传适应，这些体现在安第斯人的特征都是表达在由环境依赖的发育调控上[56]。

第 4 节　通气功能及低氧通气反应

伦比（Lundby）等报道了丹麦人在玻利维亚海拔 4 100 m 处习服了 8 w 后在最大运动时的肺气交换，并与当地的艾马拉世居者相对比。丹麦人在最大运动时的平均肺泡气氧分压（P_AO_2）超过了艾马拉人；其动脉血氧分压（PaO_2）及 SaO_2（62 mmHg 及 79%）则与艾马拉人（66 mmHg 及 83%）无显著差异。肺泡 - 动脉血氧分压差（$P_{A-a}O_2$）在平原人急进高原时为 10 mmHg，第 2 w 为 11 mmHg，第 8 w 为 10 mmHg，而其时平均 $P_{A-a}O_2$ 艾马拉人则是（1.0 ± 1.4）mmHg，由此可见艾马拉人的肺氧弥散效率比平原人显著为高。平原人的弥散梯度随着在高原时间的延长并无改善的迹象。值得注意的是见于平原人的酸血症（acidemia）、体温增高及在低氧运动时氧离曲线上 P50 增高。例如，在第 8 w，平原人在 T=37℃ 及正常的 P50=26.6 mmHg 下，PaO_2 应为 79 mmHg。但实际检测的 PaO_2 是 62 mmHg，pH=2.27，T=38.6℃，和推测的标化 P50 增高至 29.5 mmHg。这一结果反映出平原人虽经高原习服，但是其肺氧的弥散梯度从未到达高原世居人的效率[57]。

布鲁萨特（Brutsaert）等在秘鲁进行了混血人群低氧通气反应（HVR）的研究，共有 32 名克丘亚印第安人是在他们的父母从高原迁居到海平面后出生在海平面（利马，150 m）的，将他们和不同种代的西班牙人与克丘亚人的混血后代做对比。用 8 个分子标志物来确定这些混血人中每个人所占有印第安血统的比例（native American ancestry proportion，NAAP）。结果有部分克丘亚印第安人的 HVR 轻度降低（$r=-0.36$，$P=0.04$）。受试者乘车去赛罗·德·帕斯科（4 330 m），到高原后 10 h 进行固定的增量运动直到该人的最大功率，结果混血后代在高原的通气和通气当量比率比平原出生的纯克丘亚人低（$r=-0.51$，$P=0.004$），认为该结果支持克丘亚人在静息和运动时钝化的 HVR 体现了遗传因素[40]。

Beall 等对比了喜马拉雅藏族和安第斯艾马拉印第安人间的呼吸功能，藏族的静息通气率比印第安人高出 50%，进一步表明在遗传变异度上不论在低氧通气反应还是静息通气，藏族均明显高于印第安人（各为 31% vs. 21% 和 35% vs. 0%）。根据遗传率须体现在遗传种系变异上，由此他们认为藏族比安第斯人更优越的这些特征反映了很大的进化性修饰作用[58]。不过，这是否支持这些特征是他们祖先就存在的尚不得而知。然而值得注意的是，对不同环境的群体进行遗传率的比较有时会产生误差，因为这也有可能体现了他们采取不同的应对低氧的策略[56]。

以总通气量和较低的肺泡通气中单位 CO_2 产物终 $PetCO_2$ 为标准，由于 $PetCO_2$ 易于排除无效腔通气造成的差别，再以体表面积校正作为指标，则藏族比安第斯人有较高的肺泡通气[58,59]。在同一 $PetO_2$ 下，藏族的 $PetCO_2$ 值要比安第斯人低约 3 mmHg，这就相当于在高原习服后增加了 1/4 的通气量[60]。尽管 Beall 报道在海拔 3 800 m 藏族的 SaO_2 比安第斯人为低，但根据大多报道，藏族与安第斯人的 SaO_2 是相似的[59]。与安第斯人比，藏族的低氧通气反应（HVR）不钝化且有着更活跃的 HVR（见第 17 章第 2 节及第 24 章）。

呼出气 NO 含量涉及一系列低氧适应，特别是肺循环的调控。Beall 等的一项研究比较了 3 组人群呼出气 NO 含量的几何学均值：我国青藏高原藏族、玻利维亚安第斯土著艾马拉印第安人及美国平原白人，结果有了惊人的发现，第一组为西藏高原藏族 105 人，居住海拔为 4 200 m，呼出气 NO 为 18.6 μg/L（5.5 ~ 55.7 μg/L），变异系数（CV）为 2.4%；第二组为南美玻利维亚艾马拉印第安人 144 人，生活海拔为 3 900 m，呼出气 NO 为 9.5 μg/L（2.7 ~ 30.3 μg/L），CV 为 1.9%；第三组为美国海平面白人，以 33 人的参数作基数，呼出气 NO 为 7.4 μg/L，比较 3 组均值有显著差异（NO，ANOVA，$F=77.9$，$df=2$，$P<0.05$），无性别及年龄差异。应用人工缓解低氧（artificial relief from hypoxia）即吸入 42% ~ 50% 的氧（体积分数），结果藏族呼出 NO 增高了 2.5 μg/L（$n=26$，$P<0.05$），但艾马拉组则无改变（$n=25$，$P>0.05$），说明此二组群体间在维持高水平 NO 的机制上存在差异。呼出气经口 CON 检测可以精确地和定量地反映 NO 在肺部产生和消耗的动态过程，降低 NO 消耗不能解释高原世居者 NO 的高水平，而更可能是 NO 的合成增高[61]。

第 5 节　最大有氧能力及工作效能

Brutsaert 等与玻利维亚 IBBA 的法国科研小组合作，对 150 名艾马拉印第安成年男性测试最大摄氧能力（VO_2max），并与平原旅居白人和以往北美科罗拉多利德维尔白人居民的资料对比，结果 VO_2max 峰值并无明显的差别，也没有发现艾马拉人的 VO_2max 依赖于其祖先、出生和发育的因素，提出并非如以往认为的，安第斯人经选择而低氧下表达出更大的体能，他们认为实际上没有这种遗传性的高原优势[62]。

在进行亚极量运动时，玻利维亚的高原艾马拉世居者的 SaO_2 也高于平原白人短期旅居高原者和出生与生长在高原的白人[63]。克丘亚印第安人的肺量和运动体能涉及 2 个因素，一个是他的出生地海拔高度，另一个是如果与海平面人（西班牙血统）混血（Mestizo），某些高原适应的功能将被冲淡[64]。

南美安第斯与青藏高原不同的是，在过去的 500 多年里，西班牙和其他欧洲血统的白人和印第安人产生大量混血，形成不同的混血代别和不同程度的基因流动。这样提供了对这一人群可以既用传统的生理学研究，也可进行基因组学的研究。

随后，Brutsaert 等在秘鲁对克丘亚印第安人与西班牙人的混血后代检测最大耗氧能力（VO_2max），他们对 30 名西班牙裔—印第安的混血人（西班牙血统占 1% ~ 64%），观察在海平面（利马，150 m）和急进到赛罗·德·帕斯科（4 330 m）后的最大摄氧能力，并与当地世居克丘亚印第安人对照。结果混血人进入海拔 4 330 m 后 VO_2max 下降，明显低于世居克丘亚印第安人，没有体现高原有效能力[41]。这提示在低氧通气和摄氧能力上的进化优势，需要经许多代始能巩固下来。

鉴于社会文化背景的不同会造成在最大有氧能力上的混淆。Brutsaert 设计了一种在亚极量运动时检测心率恢复时间来判定体能水平的方法。最初发现比起出生和生活在同一海拔的平原白人来，出生和生活在海拔 3 600 m 的印第安世居者有实质性的较高的 VO₂max（再以身体总的或游离脂肪物质校正）。然而，当应用相对体力活动要素评价时这种差异就消失了，由此他们认为不论是发育性变化（基于强有力的生活习惯的训练效应）还是明显的遗传背景，都在安第斯世居者相对高的 VO₂max 上发挥作用[62]。

Brutsaert 在玻利维亚对 186 名青年男性和女性在自行车功率计上检测运动体能，并与 8 个不同的对照组相比较，包括性别、血统（艾马拉印第安人 vs. 平原西方白人）、出生地（高原人 vs. 平原人）及不同海拔（420 m、3 600 m、3 850 m）。运动按 4 次增量运动，每次 5 min，每一次运动中休息 5 min。结果以次极量氧摄取（VO₂submax）为指标，没有发现艾马拉印第安人与在海拔 3 600 m 习服的欧洲人相比有何能量效应的优势，工作总效率（gross efficiencies，GE）和净工作效能（net efficiencies，NE）及 delta（δ）工作效能（DE）（以身体物质每千克负荷的瓦数表示，即 W/kg），在高原世居印第安人和平原习服白人间均无明显差别；高原艾马拉人和到海平面居住至少 2 个月以上脱习服的艾马拉人间无差异；高原艾马拉人和在海平面出生和生长的艾马拉人也无差异。他们复习了文献，发现喜马拉雅的世居者也是如此[65]。

关于世界上成功适应高原的人类群体，他们在环境作用和遗传进化间的关系是涉及多种因素而非常复杂的。以往已有大量研究针对地球上高原居住历史最长的安第斯和喜马拉雅高原世居人群，在生理学和人类学上做了大量对比，另外尚有许多文化历史的调查文献，综合起来而推论他们是对高原遗传进化适应的群体。然而存在不少设计不足和论据不充分的现状。Burtsaert 认为安第斯印第安人包括秘鲁的克丘亚人和玻利维亚的艾马拉人都不是成功适应高原的群体。Burtsaert 在复习了大量文献的基础上认为，以保守的态度看，目前还难有充分的证据来确定安第斯印第安人和喜马拉雅人符合这一进化推论[66]。

应该指出，在对藏族的低氧运动能量消耗和运动效能的研究观察到，藏族可以较小的能量消耗而完成较大的功（见第 17 章）。然而近年的一项在玻利维亚对安第斯艾马拉人的研究对高原人包括藏族可以提高运动效能提出了异议。Brutsaert 等根据以上玻利维亚不同混血的人和同海拔高度居住的白人在自行车功率上比较，结果在功效上均无差别。他们引用的正是 Lahiri 等对小样本喜马拉雅人群研究的资料，以氧摄取作为功率效能的指标，结果也分布在围绕于平原的参考线上[65]。这可能由于检测的错误或者各研究间方法的不同，但 Brutsaert 仍然认为不论安第斯人或者喜马拉雅人都无可增加运动效应的证据。Brutsaert 于 2005 年访问了吴天一和青海高原医学科学研究院，进行了学术交流，但他从未在喜马拉雅和青藏高原实际研究过藏族适应，而把藏族适应与安第斯人等同起来，显然是不科学的，因为藏族和夏尔巴人的最大工作能力是明显为高的（见第 17 章）。

关于血液学的适应另有一章专题讨论（见第 21 章），大量研究证实在喜马拉雅和青藏高原藏族、尼泊尔夏尔巴人及拉达克人均有比南美印第安人较低的属于生理范围的 RBC、Hb 和 Hct 值[67]，而比印第安人较少发生高原过度的红细胞增多症（high-altitude excessive polycythemia）[68]。同时，藏族的肺动脉对低压性的增压反应则是钝化的，其肺小动脉肌层菲薄，无肺细小动脉异常肌化，而比印第安人较少发生低氧性肺动脉高压症（见第 29 章）。由此藏族慢性高原病的呼吸型（高原红细胞增多症）和血管型（高原性心脏病）的发病率均显著低于安第斯高原世居者[69]（见第 53 章）。

结　语

全世界约有 1 400 万高原人群分布在北美洲、中美洲、南美洲、东非和亚洲。这里一个突出的问题就是他们是否已经发生了遗传性适应（genetic adaptation）[70]。一般是根据该人群在高原的起源、存在的历史、其对氧传送的能力所表现的多种生理过程来加以判断。从人类学角度对几个群体要鉴定出在高原居住的时间、何时迁入、定居位点及有无杂交混血，从而比较。经对比藏族、安第斯人和欧洲血统的群体具有不同的氧传送相关的生理特质，已经可以看出存在影响高原适应的遗传因素，但是对哪个群体适应更佳尚未达到一致的意见。其中一个原因是对其高原居住时间的结论不一致。当然根据进一步更充足的资料确定高原居住时间以及该群体历史特征、其基因趋向及基因流动（genetic drift，genetic flow）是必要的。不过通过目前的资料可以确定藏族在高原居住的历史超过任何其他高原群体[71]。

另一个是围绕"适应"（adaptation）这一概念的认识，适应建立于进化生物学和生理性质，链合到其不同的生殖及（或）死亡率。有 2 个相关联的表征是有力的例子，一是子宫内发育受限（intrauterine growth restriction，IUGR），二是 CMS 的发生率。这些情况存在于群体内和群体外，同时关系到氧传送特征。据此对藏族与其他群体比较，其 IUGR 不明显而 CMS 的发生率最低，这就是藏族良好适应的佐证。进一步研究是否在群体的祖先时代就形成了较好的调控机制，来确定藏族和安第斯高原居民有何不同。需要提供遗传因素在氧传送特征上的表征，从而提供可信的途径来澄清氧传送的生理成分在适应上的量值，同时明确是哪些因素在高原群体中存在不同[71]。

我们认为 2001 年 Moore 的这些意见是至关重要的，从那时起已经过近 20 年的大量研究，提示在世界三大高原历史悠久的群体中，喜马拉雅藏族、安第斯印第安人及东非埃塞俄比亚的阿姆哈拉人，由于地理环境和生存历史的不同，在生理适应的模式上存在着差别[72,73]。然而都证明了一点，自然选择已经或正在影响着高海拔人类群体，并提供了一个具有洞察力的表型证据，自然选择通过基因变异而作用于表型，这些生理适应的特征都有深刻的遗传学基础。据此，从考古学、人类学、生理学及基因组学都已经有力地证实藏族在高原人群中获得最佳适应（见第 4 篇）。

参 考 文 献

[1] WINSLOW M，MONGE C. Inca Empire[M]//Hypoxia，Polycythemia and Chronic Mountain Sickness. London：Johns Hopkins University Press，1987：19-20.

[2] WEST JB. The High Life[M]. Oxford：Oxford University Press，1998：196-197.

[3] CAVALLI-SFORZA LL，MENOZZI P，PIAZZA A. The history and geography of human genes[M]. Princeton：Princeton University Press，1994.

[4] GARRUTO RM，HOFF CJ. Genetic affinities and history[M]//BAKER PT，LITTLE MA. Man in the Andes. Stroudsburg，PA：Dowden，Hutchinson，and Ross，1976：98-114.

[5] SALZANO F，CALLEGARI-JACQUES SM. South American Indians：A case study in evolution[M]. Oxford：Clarendon Press，1988.

[6] MOORE LG，NIERMEYER S，ZAMODIO S. Human genetic adaptation to high altitude：Regional and life cycle perspectives[J]. Am J Phys Anthropol Yearbook，1998，41：25-64.

[7] MONGE MC. Sobre un caso de enfermedad de Vaquez[J]. Communication presentado a la Academia National de Medicina，Lima，1925：1-6.

[8] MONGE MEDRANO C. Sobre un caso de enfermedad de Vaquez（Sindrome Eritremia de Altura）[J]. Comunication presentado a la Academia National de Medicina，Lima，1925：1-6.

[9] WINSLOW M，MONGE C. Carlos Monge Medrano[M]//Hypoxia，Polycythemia and Chronic Mountain Sickness. London：Johns Hopkins University Press，1987：19-80.

[10] MONGE MC. High altitude disease[J]. Arch Int Med，1937，59：32-40.

[11] MONGE CC，LEON-VELARDE F. El reto Fisiologico de vivir en los Andes[M]. Lima：Universidad Peruana Cayetano Heredia，IFEA，Press，2003.

[12] HURTADO A. Studies at high altitude：blood observation the Indian natives of the Peruvian Andes[J]. Am J Physiol，1932，100：487-505.

[13] HURTADO A. Animals in high altitudes：Resident man[M]//DILL DB.Handbook of physiology：Adaptation to the environment. Washington，DC：Am Physiol Soc，1964：843-860.

[14] HURTADO A. Respiratory adaptation in Indian natives of Peruvian Andes. Studies at high altitude[J]. Am J Phys Anthropol，1932，17（2）：137-165.

[15] HURTADO A，VELASQUEZ T，REYNARJE C，et al. Mechanisms of natural acclimatization：studies on the native resident of Morococha，Peru，at an altitude of 14 900 ft[R]. Texas：Air University，School of Aviation Medicine. USAF，Randolph AFB. 1956：57.

[16] HURTADO A. Discussion of papers by S. Lahiri and D. Penaloza[M]//PORTER R，KNIGHT J. High Altitude Physiology：Cardiac and Respiratory Aspects. Edinburgh：Churchill Livingstone，1971：56-60.

[17] HURTADO A. The influence of high altitude on physiology[M]//PORTER R，KNIGHT J.High Altitude Physiology：Cardiac and Respiratory Aspects. Edinburgh：Churchill Livingstone，1971：3-13.

[18] COUDERT J. The Instituto Boliviano de Biologia de la Altura（IBBA）[J]. ISMM Newsletter，1992（1）：4-5.

[19] ZUBIETA GR JR. The High altitude Pathology Institute（Clinica IPPA）in La-Paz Bolivia[J]. ISMM Newsletter，1993，3（2）：4-5.

[20] ZUBIETA-CASTILLO G，ZUBIETA-CALLEJA G. El mal de Montana cronico y los mineros/chronic mountain sickness and miners[J]. Cuad Acad Nac Ciencias（Boliv），1985，4：109-116.

[21] ZUBIETA-CASTILLO G，ZUBIETA-CALLEJA G. Las enfermedades pulmonares y el mal de Montana cronico[J]. Cuad Acad Nac Ciencias（Boliv），1986，5：47-54.

[22] ZUBIETA-CASTILLO G，ZHUBIETA-CALLEJA G. New concepts on chronic mountain sickness[J]. Acta Andina，1996，5（1）：3-8.

[23] GONZALES GF，GUERRA-GARCIA B. Algunas caracteristicas del embarazo y del recien nacido en la altura[M]//LEON-VELARDE F，ARREGUI A. Hypoxia：investigacions basicas y clinicas. Homenaji a Carlos Monge Cassinelli. Lima：Instituto Frances de Estudios Andinos. Universidad Peruana cayetano Heredia，1993：321-337.

[24] VILLAFUERTE FC，CARDENAS R，MONGE CC. Optimal haemoglobin concentration and high altitude：a theoretical approach for Andean men at rest[J]. J Appl Physiol，2004，96（5）：1581-1588.

[25] FERRELL RE，BERTIN T，BARTON SA，et al. The multinational Andean genetic and health program. IX. Gene frequencies and rate variants of 20 serum proteins and erythrocyte enzymesin the Aymara of Chile[J]. Am J Hum Genet，1980，32：92-102.

[26] HARRISON GA. Human adaptability with reference to the IBP proposals for high altitude research[M]//BAKER PT，WEINER JS. The Biology of Human Adaptability. Oxford：Clanrendon，1966：509-519.

[27] BRUTSAERT TD. Do high altitude natives have enhanced exercise performance at altitude?[J]. Appl Physiol Ntr Metab，2008，33：582-592.

[28] NIERMEYER S，ZAMODIO S，MOORE LG. The People[M]//HORNBEIN TF，SCHOENE RB. High altitude Exploration of Human Adaptation. New York：Marcel Dekker Inc，2001：43-100.

[29] FERRELL RE，BERTIN T，SCHULL WJ. An electrophoretic study of glycolytic enzymes in a human population living at high altitude：The Aymara of Northern Chile and Western Bolivia[J]. Hum Genet，1981，56：397-399.

[30] KEYES LE，ARMAZA JF，NIERMEYER S，et al. Intrauterine growth restriction, preeclampsia and intrauterine mortality at high altitude in Bolivia[J]. Pediatr Res，2003，54（1）：20-25.

[31] ARMAZA F，BOHRT R，VARGAS E，et al. Contribution of preeclampsia/Gestational hypertension（PE/GH）to intrauterine growth restriction（IUGR）at high altitude（Abst）[J]. High Alt Med Biol，2000，1（3）：226.

[32] ZAMUDIO S. High-altitude hypoxia and preeclampsia[J]. Front Biosci, 2007, 12: 2967.

[33] PENALOZA D, ARIAS-STELLA J. The heart and pulmonary circulation at high altitude: healthy highlanders and chronic mountain sickness[J]. Circulation, 2007, 115（9）: 1132.

[34] WU TY. High altitude heart disease in children in Tibet[J]. High Alt Med Biol, 2002, 3（3）: 323-325.

[35] 吴天一，肖世军，徐复达. 高原地区动脉导管未闭的特征[J]. 中国循环杂志, 1990, 5（1）: 29-31.

[36] LEON-VELARDE F, MONGE CC, ARREGUI A, et al. Increased prevalence of excessive erythrocytosis with age in healthy high altitude miners[M]//SUTTON JR, COATES G, REMMERS JE. Hypoxia: The Adaptations. Toronto: B.C. Decker Inc Toronto, Canada, 1990: 280.

[37] DONNELLY J, COWAN DC, YEOMAN DJ. Exhaled nitric oxide and pulmonary artery pressures during graded ascent to high altitude[J]. Respir Physiol Neurobiol, 2011, 177: 213-217.

[38] JULIAN CG, WILSON MJ, MOORE LG. Evolutionary adaptation to high altitude: a view in uteri[J]. Am Hum Biol, 2009, 21（5）: 614-622.

[39] GONZALES GF, STEENLAND K, TAPIA V. Maternal hemoglobin level and fetal outcome at low and high altitudes[J]. Am J Physiol Regul Integr Comp Physiol, 2009, 297（5）: 1477-1485.

[40] BRUTSAERT TD, PARRA EJ, SHRIVER MD, et al. Ancestry explains the blunted ventilatory response to sustained by hypoxia and lower exercise ventilation of Quechua altitude natives[J]. Am J Physiol Regul Integr Comp Physiol, 2005, 289: 225-R234.

[41] BRUTSAERT TD, PARRA EJ, SHRIVER MD. Spanish genetic admixture is associated with larger VO_2max decrement from sea level to 4 338 m in Peruvian Quechua[J]. J Appl Physiol, 2003, 95: 519-528.

[42] YI X, LIANG Y, HUERTA-SANCHEZ E, et al. Sequencing of 50 human exomes reveals adaptation to high altitude[J]. Science, 2010, 329（5987）: 75-78.

[43] BEALL CM, CAVALLERI GL, DENG L, et al. Natural selection on *EPAS*1（HIF 2alpha）associated with low hemoglobin concentration in Tibetan highlanders[J]. Proc Natl Acad Sci, 2010, 107（25）: 11459-11464.

[44] SIMONSON TS, YANG Y, HUFF CD, et al. Genetic evidence for high altitude adaptation in Tibet[J]. Science, 2010, 329（5987）: 72-75.

[45] BIGHAM AW, KIYAMU M, LEON-VELARDE F, et al. Angiotensin-converting enzyme genotypes and arterial oxygen saturation at high altitude in Peruvian Quechua[J]. High Alt Med Biol, 2008, 9（2）: 167-178.

[46] MEJIA OM, PECHAL JT, LEON-VELARDE F, et al. Genetic association analysis of chronic mountain sickness in an Andean high altitude population[J]. Haematologica, 2005, 90（1）: 13.

[47] GREKSA LP. Effect of altitude on the stature, chest depth and forced vital capacity of low-to-high altitude migrant children of European ancestry[J]. Hum Biol, 1988, 60: 23-32.

[48] LEONARD WR, DE WALT KM, STANSBURY JP, et al. Growth differences between children of highland and coastal Ecuador[J]. Am J Phys Anthropol, 1995, 98: 47.

[49] FRISANCHO AR. Human growth and pulmonary function of a high altitude Peruvian Quechua

population[J]. Human. Biol，1969，41：365-379.

[50] FRISANCHO AR. Growth and morphology at high altitude[M]//BACKER PT，LITTELE MA. Man in the Andes. Stroudsburg：Dowden，Hutchinson and Ross，Inc，1976：180-207.

[51] GREKSA LP，SPIELVOGEL H，PAREDES-FERNANDEZ L，et al. The physical growth of urban children at high altitude[J]. Am J Phys Anthropol，1984，65：315-322.

[52] BEALL CM. A comparison of chest morphology in high altitude Asian and Andean populations[J]. Hum Biol，1982，54：145-163.

[53] AHN YI. Heritability estimates of four anthropologic measurements on the thorax in a high altitude Peruvian population[M]//ECKHARDT RB，MELTON TW. Population studies on human adaptation and evolution in the Peruvian Andes.University Park，PA：Pennsylvania State University，1992：113-137.

[54] BRUTSAERT TD，SORIA R，CACERES E，et al. Effect of developmental and ancestral high altitude exposure on chest morphology and pulmonary function in Andean and European/North American natives[J]. Am J Hum Biol，1999，11：383-395.

[55] MOORE LG，ARMAZA F，VILLENA M，et al. Comparative aspects of high altitude adaptation in human populations[M]//LAHIRI S. Oxygen Sensing：From Molecule to Man. New York：Plenum Press，2000.

[56] RUPERT JL，HOCHACHKA PW. The evidence of hereditary factors contribution on high altitude adapation in Andean natives：A review[J]. High Alt Med Biol，2001，2（2）：235-256.

[57] LUNDBY C，CALBET JAJ，VAN HALL G，et al. Pulmonary gas exchange at maximal exercise in Danish lowlanders during 8 week of acclimatizations[J]. Am J Physiol，2004，287：1202-1208.

[58] BEALL CM，STROHL KP，BLANGERO J，et al. Ventilation and hypoxic ventilatory response of Tibetan and Aymara high altitude natives[J]. Am J Phys Anthropol，1997，104：427-447.

[59] MOORE LG. Comparative ventilatory adaptation to high altitude[J]. Respir Physiol，2000，121：257-276.

[60] REEVES JT，MCCULLOUGH RE，MOORE LG，et al. Sea-level PCO_2 relates to ventilatory acclimatization at 4 300 m[J]. J Appl Physiol，1993，75：1117-1122.

[61] BEALL CM，LASKOWSKI D，STROHL KP，et al. Pulmonary nitric oxide in mountain dwellers[J]. Nature，2001，414：411-412.

[62] BRUTSAERT TD，SPIELVOGEL H，SORIA R，et al. Effect of development and ancestral high-altitude exposure on VO_2peak of Andean and European/North American natives[J]. Am J Phys Anthropol，1999，110：435-455.

[63] BRUTSAERT TD，ARAOZ M，SORIA R，et al. Higher arterial oxygen saturation during submaximal exercise in Bolivian Aymara compared to European sojourners and Europeans born and raised at high altitude[J]. Am J Phys Anthropol，2000，113：169-181.

[64] BRUTSAERT TD，PARRA EJ，SCHRIVER MD，et al. Effect of birth place and individual admixture on lung volume and exercise phenotypes of Peruvian Quechua[J]. Am J Phys Anthropol，2004，123：390-398.

[65] BRUTSAERT TD，HASS JD，SPIELVOGEL H. Absence of work efficiences differences during cycle

ergometry exercise in Bolivian Aymara[J]. High Alt Med Biol, 2004, 5（1）: 41-59.

[66] BRUTSAERT TD. Limits on inferring genetic adaptation to high altitude in Himalayan and Andean populations[J]. High Alt Med Biol, 2001, 2（2）: 211-225.

[67] BEALL CM. Tibetan and Andean pattern of adaptation to high-altitude hypoxia[J]. HumBiol, 2000, 72: 202-228.

[68] LEON-VELARDE F, ARREGUI A, MONGE C, et al. Aging at high altitude and the risk of chronic mountain sickness[J]. J Wilderness Med, 1993, 4: 183-188.

[69] WU TY, LI W, LI Y, et al. Epidemiology of chronic mountain sickness: Ten years' study in Qinghai, Tibet[M]//OHNO H, KOBAYASHI T, MASUYAMA S, et al. Progress in Mountain Medicine and High Altitude Physiology. Matsumoto: Shinshu University Press, 1998: 120-125.

[70] BAKER PT. Human adaptation to high altitude[J]. Science, 1969, 163: 1149-1156.

[71] MOORE LG. Human genetic adaptation to high altitude[J]. High Alt Med Biol, 2001, 2（2）: 257-282.

[72] BEALL CM. Two routes to functional adaptation: Tibetan and Andean high altitude natives[J]. Proc Natl Acad Sci USA, 2007, 104（1）: 8655.

[73] BEALL CM. Adaptation to altitude: a current assessment[J]. Annu Rev Anthropol, 2001, 30: 423-426.

第 21 章　喜马拉雅高原人群的低血红蛋白浓度

——一种遗传适应的模式

前　言

血红蛋白（hemoglobin，Hb），其血色素赋予血液以红色，Hb 与氧结合并输送到组织。人体进入高原的一个显著特征是 Hb 浓度增高，初期是由于血浆容量的降低，随后则是红细胞数量增加。其生理功能是提高动脉血氧饱和度以代偿高原导致的低氧血症。

尽管一个多世纪以来人们已知在高海拔地区人体的红细胞数会明显上升，然而对红细胞增多在高原习服—适应上的重要性仍有争议。一些学者认为高原红细胞增多症是适应的基本特征，而另一些学者则认为一些高原世居者具有极佳的低氧适应却具有较低的 Hb 或 Hct[1, 2]。尽管 Hb 浓度的增加提高了血液携氧能力，但当 Hb 浓度高于约 18 g/dL 时，血液黏度迅速增加，从而导致在维持微循环下的血流量减少，外周阻力增加和心脏负荷增大。因此，高原居民的这一红细胞增多可能导致进一步的缺氧并进入"恶性循环"。而当男性的 Hb 浓度高于 21 g/dL，女性高于 19 g/dL 时，通常会出现头痛、头晕、疲劳、发绀和静脉扩张，这意味着已发生慢性高山病[3]。因此，高原红细胞增多正如先前所报道的，实际上可能指示为病理反应而并非适应性生物过程。

在人体由高原低压性低氧所介导的 Hb 浓度升高，然而这并不是高原居民的普遍特征。居住在不同海拔和不同高山地区的不同人类群体将呈现出不同的 Hb 水平。如居住在喜马拉雅山脉地区的西藏、尼泊尔、拉达克和其他高山地区的世居人群，都呈现出对慢性缺氧红细胞生成反应的共同特征，这就为我们提供了一个喜马拉雅山脉人群比其他任何世界高原地区人群所具有的不同的适应模式。如果由此而证实喜马拉雅人群发生了遗传性适应，那将是提供观察人类高原进化适应的绝好机会。

人类在高原适应的一个重要领域，目前仍有争议的问题是，藏族在高海拔适应的历史是否比安第斯山脉的居民更长，以及藏族对高原的适应是否比安第斯人更佳，这在有关章节中已经做了细致的论述。在此，通过血液学的比较研究无疑将在藏族遗传适应方面有重要发现，而通过检测高海拔居民的 Hb 浓度是一个非常简单和有效的代表血液适应的指标，喜马拉雅山人群的 Hb 浓度可以确认或反驳以上的观点。本章的目的是总结有关喜马拉雅高地人群 Hb 浓度的现有数据，并与低地人迁移到高海拔或临时居住在高山上人群的 Hb 数据进行比较。以期通过最近的血液学研究分析藏族血统的人群是否与汉族和安第斯人相比对 CMS 不易感，而这正是长期高原居住者获得遗传适应的结果。

本章的喜马拉雅人群数据包括来自 17 项研究总共约 3 500 名受试者。样本包括生活在喜马拉雅山脉的藏族、夏尔巴人和拉达克人的男女儿童、青少年和成年居民。

资料选择尽量由同一科研团队实施相同或相近的设计和检测技术；同时通过与喜马拉雅人群的定向比较来选择安第斯人群的数据。

中国高原汉族人群 Hb 的数据主要源于吴天一团队所检测的青藏高原广大地区的人群，按严格设计和标准方法学检测的 RBC、Hb 和 Hct 资料，并参照相关文献。由平原移居青藏高原的汉族人群的高原居住时间至少超过 1 年。

大多数情况下，Hb 是在受试者静息状态下一式两份样本进行测量，如由指端采血，血液样品在没有手指挤压的情况下获得；大多是通过抽取静脉血，使用分光光度计应用氰化血红蛋白技术来测量和校准样品的。Hct 系静脉取血用肝素（heparin）抗凝以标准温氏（Wintrobe）管离心 30 min 获取数据。

统计：在正文、表格和图中所有计量资料用均数 ± 标准差（$\bar{x}\pm S$）表示，喜马拉雅地区高地和低地人群、喜马拉雅人群和安第斯人群之间的比较采用 t 检验。应用线性回归分析和相关系数来评估变量之间的关系。当 $P<0.05$ 时，样本之间和变量之间的差异被认为具有显著性。

第 1 节　喜马拉雅 3 个人群的比较

对均属于藏族血统的 3 个喜马拉雅人群：藏族、夏尔巴人和拉达克人分别检测及比较。再对喜马拉雅高地人群中的 Hb 浓度与喜马拉雅低地汉族、泰米尔族新移居者和欧洲登山者对比，并将喜马拉雅人群值与安第斯印第安人对比。

1. 藏族的 Hb 值

在青藏高原和喜马拉雅山区海拔 3 250 ~ 5 450 m，藏族男性的 Hb 浓度范围为 14.1 ~ 18.2 g/dL，藏族女性 Hb 浓度范围为 12.1 ~ 17.0 g/dL（表 21.1）。

表 21.1　喜马拉雅地区和青藏高原的藏族 Hb 浓度（Hb，$\bar{x}\pm S$）

海拔 /m	居住地	n	性别	年龄 / 岁	Hb/g·dL^{-1}	参考文献
3 250 ~ 3 560	尼泊尔（上措密克）	126	男	20 ~ 79	16.1±1.2	[7]
		100	女*	20 ~ 49	14.4±1.4	
		44	女**	>49	15.0±1.1	

海拔 /m	居住地	n	性别	年龄 / 岁	Hb/g·dL^{-1}	参考文献
3 650	喜马拉雅	—	男	成人	16.8±1.4	[8]
		—	女	成人	14.5±0.7	
4 850 ~ 5 450	西藏	47	男	成人	18.2±1.9	[9]
		56	女	成人	16.7±1.5	
3 658	西藏（拉萨）	294	男	成人	14.1±1.5	[6]
		300	女	成人	12.1±1.7	
4 040	西藏（甘孜）	173	男	成人	14.9±1.8	
		269	女	成人	13.5±1.8	
4 500 ~ 4 570	西藏（那曲）	145	男	成人	17.7±1.9	
		130	女	成人	17.0±1.7	
3 680 ~ 4 179	青海	30	男	成人	16.6±2.3	[10]
3 800 ~ 4 065	喜马拉雅	75	男	成人	15.6±1.7	[4]
		61	女	成人	14.2±0.8	
3 813	青藏高原	66	男	5 ~ 15	14.3±1.0	[11]
		44	女	5 ~ 15	14.0±1.1	
		262	男	16 ~ 40	15.3±1.7	
		236	女	16 ~ 40	14.1±1.4	
		241	男	41 ~ 60	15.5±1.7	
		206	女	41 ~ 60	14.4±1.1	
4 525	青藏高原	68	男	5 ~ 15	14.57±0.94	
		32	女	5 ~ 15	14.38±0.98	
		288	男	16 ~ 40	15.58±1.45	
		228	女	16 ~ 40	14.48±1.69	
		231	男	41 ~ 60	15.73±1.62	
		204	女	41 ~ 60	14.72±1.51	

注：*—绝经期前；**—绝经期后。

2.夏尔巴人的 Hb 值

许多研究检测夏尔巴人 Hb 浓度，发现无明显的红细胞增多（表21.2）。尼泊尔夏尔巴人较低的 Hb 浓度不能用维生素 B_{12}、叶酸、铁缺乏或甲状腺激素不足来加以解释。

表21.2 喜马拉雅夏尔巴人的 Hb 浓度（Hb, $\bar{x}\pm S$）

海拔 /m	地区	n	性别	年龄 / 岁	Hb/g·dL^{-1}	参考文献
3 800 ~ 4 300	尼泊尔	22	男	成人	17.1	[12]
4 550	尼泊尔	200	男	成人	16 ~ 18	[13]
4 000	尼泊尔	28	男	15 ~ 57	17.0±1.3	[14]
	尼泊尔	23	女	15 ~ 51	15.3±0.8	
4 950	尼泊尔	18	男	成人	16.8±1.6	[25]
3 800 ~ 3 900	尼泊尔	—	男	成人	16.2	[16]
3 700	尼泊尔	30	男	24.7±3.8	16.9±1.2	[2]
3 900	尼泊尔	13	男	14 ~ 50	17.0±1.9	[17]

3.拉达克人的 Hb 值

值得注意的是在拉达克高原人的样本中没有发现高的 Hb 浓度（表21.3）。

表21.3 喜马拉雅拉达克人的 Hb 浓度（Hb, $\bar{x}\pm S$）

海拔 /m	地区	n	性别	年龄 / 岁	Hb/g·dL^{-1}	参考文献
3 650	拉达克	25	男	15 ~ 28	14.7±1.3	[18]
3 900	拉达克	24	男	成人	18.3±2.4	[19]
3 690	拉达克	24	男	成人	13.66	[20]

4.珠峰探险期间夏尔巴人与欧洲登山者之间的 Hb 浓度比较

综合几次珠穆朗玛峰探险队队员的 Hb 浓度变化，发现在高海拔（5 000 ~ 5 800 m）欧洲登山者的 Hb 浓度比夏尔巴搬运工明显增加。当上升到超过 5 800 m 的特高海拔时，二者的 Hb 浓度均显著增加（表21.4）。

5.平原人移居高海拔后的 Hb 浓度

当平原人移居到高海拔并居住较长时间时，虽然有明显的个体差异，但 Hb 浓度显著升高（表21.5）。由图21.1 可见藏族和汉族16 ~ 60岁包括男性和女性的 Hb 分布，藏族（男、女）Hb 值偏离于高值，而汉族 Hb 值则偏离于低值，提示 2 个群体间 Hb 调控水平的差异[11]。

表 21.4　珠峰探险期间喜马拉雅高地人和欧洲登山者之间 Hb 浓度的比较

地区和对象	海拔 /m	n	Hb/g · dL^{-1}	测量时间
卓奥友峰	5 800 ~ 6 000			
欧州平原白人		8	14.9 (14.1 ~ 15.5)	登山前
			20.3 (18.3 ~ 22.0)	登山时
夏尔巴人		6	13.6 (11.6 ~ 15.5)	登山前
			19.0 (17.6 ~ 20.0)	登山时
珠穆朗玛峰	8 000			
欧州平原白人		12	20.9 (19.3 ~ 23.3)	登山时
夏尔巴人		18	19.3 (15.1 ~ 23.6)	登山时
明博	5 800			
欧州平原白人		8	19.6 (18.9 ~ 21.2)	登山时
夏尔巴人		10	17.9 (15.8 ~ 22.7)	登山时

注：*—引自 Pugh L.G.C.E，1964，1966[12, 21, 22]。

表 21.5　平原人移居到喜马拉雅地区后的 Hb 浓度（Hb，$\overline{x} \pm S$）

海拔 /m	地区	n	性别	年龄 / 岁	Hb/g · dL^{-1}	参考文献
3 690	拉达克*	45	男	成人	16.03 (13.4 ~ 19.0)	[20]
海平面	—	66	男	成人	14.11 (11.5 ~ 16.5)	
3 692	拉达克*	23	男	成人	18.0±1.45	[19]
海平面	马德拉斯	39	男	成人	15.10±1.28	
3 890	日喀则 +	56	男	20 ~ 24	17.9	[23]
3 813	青藏 ++	54	男	5 ~ 15	14.3±1.0	[11]
		323	男	16 ~ 40	18.1±1.6	
		283	男	40 ~ 41	18.4±1.4	
		38	女	5 ~ 15	14.8±1.1	
		185	女	16 ~ 40	15.1±1.8	
		174	女	41 ~ 60	15.5±1.6	

续表

海拔 /m	地区	n	性别	年龄 / 岁	Hb/g·dL⁻¹	参考文献
4 525	青藏 ++	28	男	5 ~ 15	16.08±1.24	[11]
		187	男	41 ~ 60	18.97±1.58	
		18	女	5 ~ 15	15.44±1.22	
		145	女	16 ~ 40	16.12±1.63	
		82	女	41 ~ 60	16.84±1.77	

注: *—印度泰米尔人低地居民移居高原地区 2 年; **—印度泰米尔人低地居民移居高原地区 10 个月; +—汉族平原人移居到高原 1 年以上; ++—成年汉族平原人移居高原 10 年以上。

6. 喜马拉雅世居人群和安第斯高原居民的 Hb 浓度比较

喜马拉雅和安第斯是世界两大高原人群的居住地。根据发表的这两大人群居住在 3 700 ~ 4 065 m 的成年人平均 Hb 浓度值,可以看出喜马拉雅人平均 Hb 浓度明显低于安第斯印第安人(表 21.6)。

在海拔 4 850 ~ 5 450 m,藏族男性的平均 Hb 为 17 g/dL,女性为 14 g/dL[8]。这一数值低于大部分在相同海拔的安第斯 Hb 值[9]。一般在相同海拔下,喜马拉雅藏族的 Hb 值较安第斯印第安人要低 1 ~ 4 g/dL[2,4,24](图 21.1)。

表 21.6　喜马拉雅与安第斯高原世居者 Hb 浓度的比较(Hb,$\bar{x}±S$)

海拔 /m	地区	人群	n	年龄 / 岁	性别	Hb/g·dL⁻¹	参考文献
3 700	昆蒂(尼泊尔)	夏尔巴人	30	24.7±3.8	男	48.4±4.55*	[2]
3 700	奥亚圭(智利)	安第斯人	29	27.9±5.9	男	52.2±4.6*	
3 800 ~ 4 065	西藏	藏族**	75	成人	男	15.6±0.2	[4]
		藏族	61	成人	女	14.2±0.1	
3 800 ~ 4 065	玻利维亚	艾马拉人	81	成人	男	19.1±0.2	
		艾马拉人	83	成人	女	17.8±0.2	

注: *—夏尔巴人中的 Hct 值低于安第斯人($P<0.003$); **—藏族的 Hb 值显著低于艾马拉印第安人($P<0.001$)。

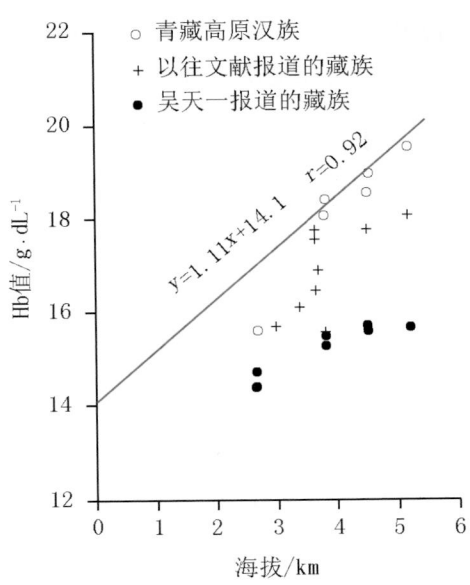

图 21.1 正常男性居住在不同海拔高度的 Hb 值

图中的斜线是一条回归方程线，该回归方程是通过收集了世界文献的北美洲、南美洲人群和青藏高原汉族的 Hb 平均值而计算出。黑色十字是以往文献报道的藏族 Hb 均值，黑色圆形是吴天一报道的藏族男性 Hb 值均值，圆形空圈是本报道汉族的 Hb 均值。（引自 Wu TY, et al., 2005）

第 2 节 喜马拉雅高原人群 Hb 值的共同特征

喜马拉雅人群比世界上任何其他高原人更具有说服力地证明了存在遗传适应。喜马拉雅地区人群中的藏族是主体，而夏尔巴人和拉达克人是藏族血缘的分支，为便于阐述，下面将分别讨论。

一、藏族

考古学、语言学、人类学和基因组学都充分证明藏族是世界高原人群中最古老的人类群体并适应这一高原极端环境[15]。对他们居住在青藏高原的历史曾有不同说法，甚至有的推论为 50 万年[16]。然而，最近基于考古学 / 古生物学证据有力地确证了藏族在高海拔地区生活的时间最长（2.5 万～ 5 万年），其次是安第斯印第安人（大约 1 万年），再次是欧洲人（在北美洲大约 150 年前，在南美洲和中美洲大约 400 年前），最后是近代移居的汉族（过去 100 多年）[25]。长期的高原居住获得"自然选择"的时间，并且有足够的时间发生适应性基因突变和保存这些有利于生存的基因，而更好地适应高原极端环境[25]。也许，安第斯土著人的进化适应时间尚属不足。中国汉族对高海拔环境处于习服而不是所谓的适应。

青藏高原长期的封闭性和藏族本身的相对孤立和极其稳定的特征，使藏族罕有遗传混杂而保持其原始遗传库的纯洁性[5]。因此，藏族是研究低氧对人体生理学和医学慢性作用的独特群体。

上述已发表的藏族血液样本的数据显示，红细胞均无明显增高，无论男性和女性 Hb 浓度均较低。与安第斯印第安人、中国汉族人和印度泰米尔人相比，藏族的 Hb 浓度低于任何海拔高度的人群，这提示高海拔地区藏族人的 Hb 浓度较低可能是遗传因素在起重要作用。

二、夏尔巴人

夏尔巴人生活在喜马拉雅山东部，他们的名字实际上源于藏语，意思是东方（Sha）的人（pa）。夏尔巴人原居住在康省（西藏昌都市），于 500 ~ 200 年前陆续迁往尼泊尔，它们代表了藏族的一个分支，讲藏语的方言并遵循同样的佛教教派[26]。他们的祖先生活在青藏高原上，迁居喜马拉雅东部后依然生活在高海拔地区，并且从事着艰辛的登山背夫和向导的职业，他们永远在极端的低氧环境中适应生存。这就是为什么在所有的登山活动中，夏尔巴人比欧洲低地人具有更强低氧耐力的原因[27]。

现有数据表明，来自尼泊尔夏尔巴海拔 3 800 ~ 3 900 m 人群的平均 Hb 值为 16 ~ 17 g/dL[14,15]，高地人样本中 Hb 浓度和 Hct 值均没有增高，高原夏尔巴人的 Hb 和 Hct 值均处于正常范围。莫珀戈（Morpurgo）等发现，与海平面受试者相比，高地夏尔巴人的 2，3- 磷酸甘油酯（2，3-DPG）水平不升高，氧离曲线明显向左偏移，表明 Hb 对氧的亲和力增加[16]（而我们已经研究了藏族的 P50 是在正常范围内），这让人联想到高山土生动物的适应性特征。在经过数十年人们费解对藏族表型在夏尔巴人和他们的近亲藏族所表现的低 Hb 蛋白浓度，排除一些可能的混淆因素诸如缺铁性贫血后，来探索他们如何不同于其他人而抑制红细胞的增生反应[28]，这本来是一种代偿性反应特性，用以提高动脉血氧饱和，而藏族则具有特有的遗传基础的特性以抵消慢性终身性低氧的应激[29]。

三、拉达克人

拉达克（Ladakh）是喜马拉雅山脉的一个高海拔地区。拉达克人口稀少，居住在海拔 3 000 ~ 4 000 m，这里大部分是由干旱的荒漠组成。列城（Leh）是拉达克的首府，海拔 3 500 m，大多数拉达克人的 Hb 浓度在此进行检查。拉达克也被称为"小西藏"，因为很多人都是藏族血统[30]，因此构成了藏族的一个部分，其文化、宗教和生活方式与其他地区完全不同[31]。藏族优势适应机制使得拉达克高地居民得以在喜马拉雅山长期居住。

拉达克人的初步数据表明，喜马拉雅土著居民的 Hb 浓度较低。拉达克当地人的 Hct 值虽然较高，但与居住在海平面的马德拉斯人群的值比较无显著差异[19]。拉达克人的 Hb（或 Hct）值较低，表明拉达克人的适应程度较高。

四、在珠峰探险期间喜马拉雅高地人与平原欧洲登山者相比

皮尤（Pugh）回顾了 5 次探险的结果（对 40 名登山受试者的 50 次观察）并得出结论，在高海拔停留约 6 w 后的 Hb 浓度平均为 20.5 g/dL[21,22]。在海拔 5 500 m 以上则与 Hb 无明显相关。此外，Pugh 比较了 1952—1961 年间参加喜马拉雅探险的尼泊尔夏尔巴人和英登山队员的 Hb 浓度[12]。结果总结见表 21.4。

在同一次探险期间，Pugh 注意到夏尔巴人在 2 个不同海拔 3 800 ~ 4 000 m 和 5 800 m 处的 Hb

变化。生活在 3 800 ~ 4 300 m 的 22 名夏尔巴人，平均 Hb 值为 17.1 g/dL。而 10 名生活在 5 800 m 的夏尔巴人 Hb 值为 17.9 g/dL。在同一海拔 5 800 m，欧洲人的 Hb 值平均为 19.6 g/dL。作为一种规律，即便是欧洲人在高海拔地区度过了相当长的时间，但在喜马拉雅高原出生和生活的夏尔巴人的 Hb 浓度仍然低于欧洲人。令人惊讶的是，暂时停留在特高海拔高度则是一个例外，在海拔 5 800 m 以上时，夏尔巴背夫和欧洲登山者的 Hb 浓度均有显著增加（表 21.4），尽管夏尔巴人的 Hb 浓度增高程度不如欧洲人明显。这是低地人对高海拔的习服和高地人遗传适应的诸多特征中的一个相似特征。在高达约 6 300 m 的特高海拔，一个充分习服的人通过红细胞数增加和 Hb 浓度增高，其携氧能力可以达到他在海平面时相同的血氧含量水平[32]。

五、喜马拉雅世居居民与移居高海拔地区的低地人相比

1. 世居藏族与移居汉族对比

吴天一等通过自己的数据和已发表的资料进行分析，这些数据源于居住在海拔 3 813 ~ 4 525 m 世居藏族居民和移居汉族的平均 Hb 浓度，在同一海拔和同一年龄组，藏族的平均 Hb 水平较低，而汉族人群 Hb 浓度呈明显增加。在 3 个年龄组，男性中汉族组随着海拔升高，Hb 值呈进行性的升高，而藏族组的 Hb 浓度呈轻度和平缓的增高，因此藏、汉两组随海拔增高而 Hb 浓度值的差异逐步增大。在海拔 2 664 m 以上，这一差别在每升高 1 000 m 时增大 1.0 g/dL。在女性组藏族与汉族 Hb 浓度差别的规律与男性相似，但没有男性显著，在海拔 2 664 m 以上，这一差别在每升高 1 000 m 时约增大 0.3 g/dL[11]（图 21.2）。

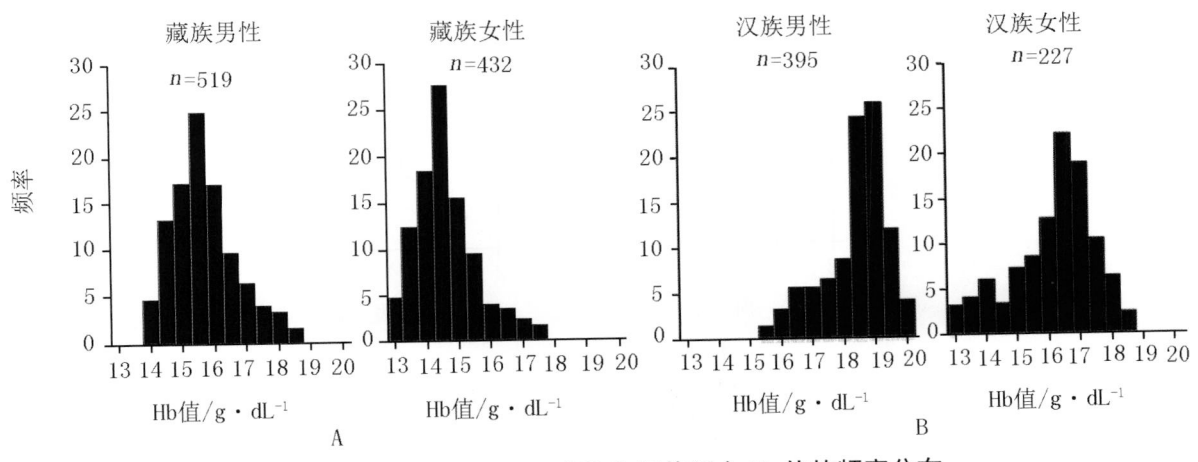

图 21.2　海拔 4 552 m 藏族和汉族男女 Hb 值的频率分布

图中的最大值藏族低于汉族。同时可见 A—藏族的 Hb 值是趋于右（低值）；B—汉族的 Hb 值是趋于左（高值）。（引自 Wu TY, et al., 2005）

平原汉族移居到高海拔地区长时间居住的比居住 1 年的其 Hb 浓度又有显著升高[11,23]。巴拉德瓦吉（Bharadwaji）等[19] 也观察到印度泰米尔人在移居海拔 3 692 m 持续 10 个月比生活在海平面时的 Hct 值显著增高（P<0.05）。印度泰米尔人的 Hb 浓度也高于拉达克人。中国汉族、印度泰米尔

人有如美国利德维尔（Leadville，3 100 m）居民和南美西班牙裔人，他们都是相对的初入高原者，其 Hb 浓度显著高于喜马拉雅高地居民，而且 CMS 发病率也明显高于真正的高原世居人群。上述发现与喜马拉雅高地人获得高原适应的观点一致，而汉族和泰米尔人移居者均为对低压性低氧环境的习服者。藏族世居者比汉族移居者低的 Hb 值再次提示，一个有益的适应需要经过无数代高原生存始能发生。

2. 男性与女性的比较

藏族与汉族间 Hb 值性别的差异也是重要的特征。将两族按年龄分为 3 组，在藏族，儿童期男童的 Hb 值与女童在各个海拔均相近。在藏族成人，尽管男女间 Hb 值存在差异，但并不因海拔增高而差异增大。在汉族儿童期，男童的 Hb 值已经大于女孩（$P<0.05$），不过直到海拔 4 525 m，这种差异无进一步增大，海拔 4 525 m 以上由于样本较少不易确定。在汉族成人，男性在各个高度 Hb 值均高于女性，而且随着海拔增高的差距更明显化。综合以上，青藏高原世居藏族者无论是男性还是女性，Hb 浓度都低于同性别的汉族人，而且汉族随海拔升高，男女 Hb 值的差别更明显，但这未见于藏族（图 21.3）。

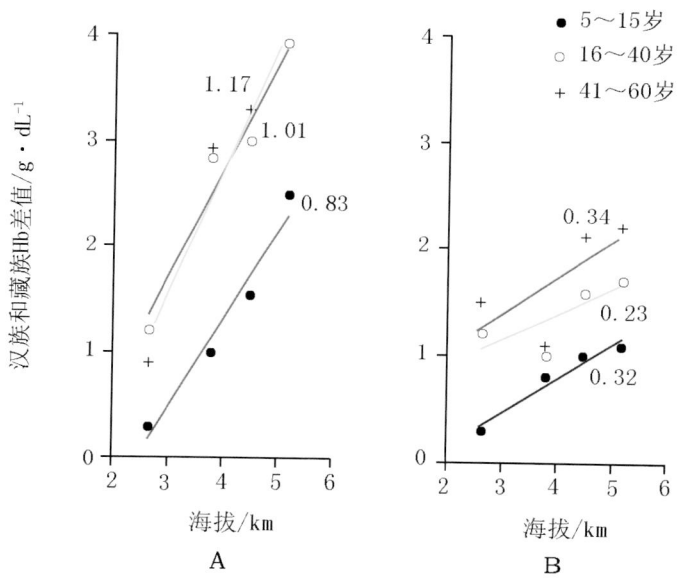

图 21.3　汉族和藏族男女性别 Hb 值差值的比较

图为在 3 个不同海拔高度藏族与汉族不同年龄组（5 ～ 15 岁为黑色圆形、16 ～ 40 岁为圆形空圈、41 ～ 60 岁为黑色十字）各代表的 3 条直线的分布及其斜率。A—男性汉族、藏族比较；B—女性汉族、藏族比较。（引自 Wu TY, et al., 2005）

3. 年龄间的比较

从生命环起，将青年男性和男童比较，在藏族，各个海拔高度，青年均比男童的 Hb 值约高 1 g/dL。在年龄较大组（41 ～ 60 岁）Hb 值只比青年组略有增高。在女性，青年比儿童 Hb 值增高，年龄较大组高于青年组，不过青年组与儿童组比，Hb 值的差距 <1.0 g/dL。藏族在各年龄组中，青

年组 Hb 值高于儿童组是比较突出的。

在汉族男性，青年组在各个海拔高度上比儿童 Hb 值均要高 3 g/dL，而年龄较大组的 Hb 值与青年组相近。在汉族女性，青年女性比女童 Hb 值明显为高，年龄较大组 Hb 值高于青年组。而青年女性与儿童 Hb 值的差距小于 3 g/dL。在汉族各年龄组中，男青年 Hb 值高于男童是比较突出的。然而，汉族男青年 Hb 值高于男童的现象比藏族要明显得多。在藏族、汉族的男性大龄组与青年男性、青年女性与女童、大龄女性与青年女性间的 Hb 值差距均没有青年男性和男童间的差距大（图 21.4、图 21.5）。

六、喜马拉雅世居居民与安第斯世居人相比

世界上有两个最大的高原世居人群——喜马拉雅人和安第斯人。最近 Beall 等[33] 比较了藏族与安第斯人在红细胞生成上的基本生理差异。以往对这两个群体的直接对比由于两组居住高度、年龄和技术方法等的差异而存在许多困难。然而，最近这 2 个地区人群的一系列比较研究由同一团队使用相同的技术进行。温斯洛（Winslow）等人[2] 应用相同的方法比较喜马拉雅世居者（夏尔巴人，居住在尼泊尔的昆蒂）和与年龄匹配、居住在同一海拔 3 700 m 的安第斯克丘亚印第安人（居住在智利的奥亚克）的健康男性。尼泊尔人的平均 Hct 48.8%，明显低于智利的 52.2%（$P<0.003$）。当 Hct 值匹配无差别时，夏尔巴人的 EPO 水平低于克丘亚人（$P<0.01$），这表明夏尔巴人红细胞对缺氧的生成反应比克丘亚印第安人更充分。因此，尽管印第安人的 Hct 高于夏尔巴人，但可能在功能反应上为相对的贫血。Beall 等人[4] 采用相同的方法对比了藏族和玻利维亚高原世居者人（3 800 ~ 4 065 m）进行了类似的研究，发现藏族的 Hb 浓度（15.6 g/dL）显著低于玻利维亚艾马拉印第安人（19.2 g/dL）（$P<0.001$）。

藏族和安第斯人进入高原并持续居住的时间各约为 25 000 年和 11 000 年，他们都有自然选择的机会来适应所面临的终身严重低氧的环境压力。然而藏族与安第斯人出现了不同的低氧适应，在许多生理性质上包括血液学对氧传送的过程都有着很大的性质上的差别。这些研究支持这样的假说，即喜马拉雅和安第斯高原人表现出不同的血液学适应模式，在藏族和安第斯高原世居者间走的是两条功能性适应的道路[33-34]。喜马拉雅地区高原低氧对 Hb 的效应并未见于安第斯人。由此看来遗传性的影响十分突出。可能，不像藏族那样在高原演化出低的 Hb 和避免与氧的亲和力，安第斯人高原适应的能力是有限的，一部分原因是保持着他们"海平面"Hb 的特性。

七、性别差异

不同高海拔人群中 Hb 浓度存在性别差异。如表 21.1、表 21.2 和表 21.5 所示，在藏族、夏尔巴人和汉族人群中，女性的 Hb 浓度均低于男性。Beall 和赖希斯曼（Reichsman）[7] 报道了 270 名居住在尼泊尔海拔 3 250 ~ 3 560 m 的健康藏族成年人（20 ~ 79 岁）的 Hb，126 例成年女性 Hb 浓度为（16.1 ± 1.2）g/dL，100 名绝经前女性 Hb 浓度为（14.4 ± 1.4）g/dL，24 名绝经后女性 Hb 浓度为（15.0 ± 1.1）g/dL。98% 以上的男性、96% 的绝经前女性和 82% 的绝经后女性的 Hb 浓度在正常海

平面均值95%可信限范围内。近来吴天一等检测了居住在不同海拔（2 664 m、3 813 m、4 525 m 和

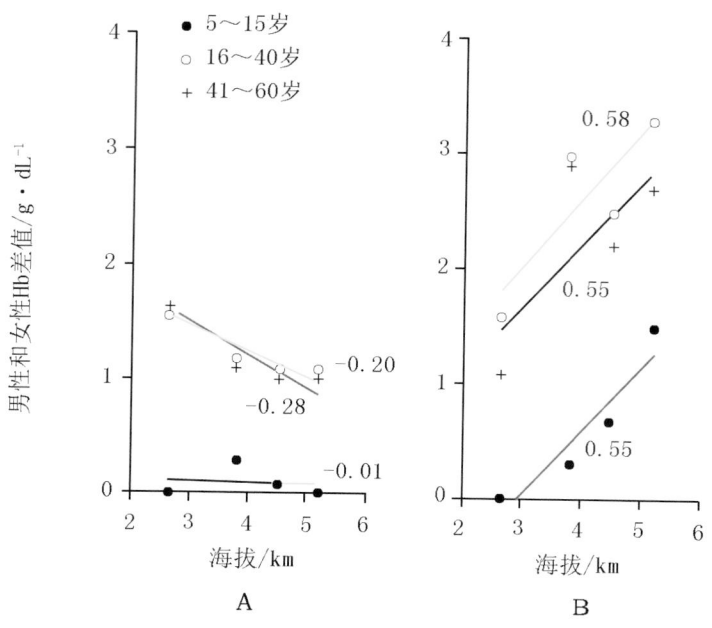

图 21.4　藏族与汉族不同年龄组男女 Hb 值差值的比较

　　图为在3个不同海拔高度藏族与汉族不同年龄组各代表的3条直线的分布和斜率。A—藏族比较；B—汉族比较。可见藏族不同年龄组男女差值均很小，而汉族则各年龄组男女差值均较大。（引自 Wu TY，et al.，2005）

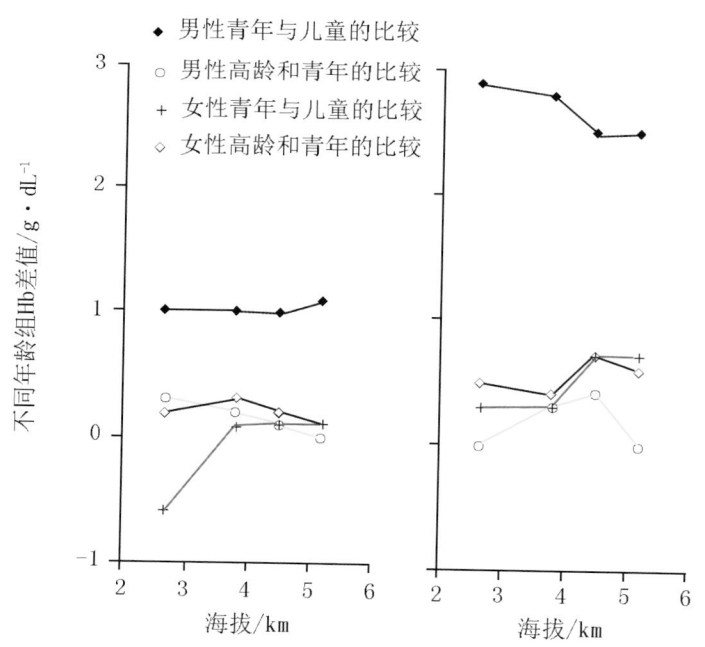

图 21.5　藏族和汉族不同海拔高度不同年龄组间 Hb 值差值的比较

　　图上方4条线分别表示：男性青年与儿童的比较、男性高龄与青年的比较、女性青年与儿童的比较、女性高龄与青年的比较。A—藏族；B—汉族。可见汉族从儿童到青年发育期 Hb 值差值极大，男女随海拔增高 Hb 值差值增加，而藏族则不明显。（引自 Wu TY，et al.，2005）

5 200 m）的 5 887 名年龄在 5 ~ 60 岁的藏族和汉族健康男性和女性的 Hb 浓度。在海拔 2 664 m 以上，在汉族人群中从儿童期到青年期，其相关的 Hb 浓度升高的性别间差异比藏族极为明显。多元回归方程显示汉族男性和女性中海拔和年龄的 β 系数高于藏族男性和女性（$P<0.05$）。这表明海拔、性别和民族之间存在着三向的相互作用（$t=1.93$，$P=0.05$）。作者指出，高原对汉族、藏族 Hb 浓度的影响差异在一定程度上受到性别的作用[11,35]。

在青藏，吴天一等观察到藏族和汉族在所有年龄组和男女两性中，其 Hb 浓度均随海拔升高而增加。然而即使从青春期前，汉族的 Hb 值已经高于藏族。在每一海拔高度，不论藏族和汉族，男性的 Hb 浓度均高于女性。然而随着海拔升高，汉族男性 Hb 浓度值进行性地升高并超过女性，但这种现象在藏族则不明显。以上说明性别差异可能是由于性激素不同导致，睾酮刺激红细胞增生[36]而卵巢激素抑制红细胞生成[37]，雄激素特异性刺激红细胞生成并增加红细胞量，相反，在动物实验已证明雌激素可抑制红细胞生成[11,35]。此外，黄体酮和雄激素作用于颈动脉体和中枢神经系统提高化学感受器对缺氧的应答，从而增加肺通气和动脉血氧饱和度[11,38,39]。然而，绝经后激素的这种刺激作用衰减，此时安第斯女性绝经后 Hb 浓度较男性明显为高[40]。相比之下，藏族女性绝经后的 Hb 浓度仍然是正常值或略有增加[5,7]。需要进一步研究以澄清这个问题。

八、血红蛋白浓度和慢性高山病

慢性高山病（CMS），也称为蒙赫病或高原红细胞增多症（high-altitude polycythemia），是高原适应丧失综合征。高原红细胞增多症经常被用作 CMS 的标志。在 2004 年由国际高山医学协会（ISMM）确定的 CMS 诊断标准中，被列为"呼吸型 CMS"，男性的 Hb ≥ 21 g/dL，女性的 Hb ≥ 19 g/dL，作为高原过度红细胞增多症或 CMS 的量化指标[3]。实际上，在青藏高原 CMS 是一个严重的公共健康问题。流行病学资料显示，CMS 在汉族中的人群患病率是 5% ~ 10%，而在藏族人群的患病率低于 5%[41,42]。藏族人群防止 CMS 发生与其大量生理资料所支持的遗传适应有关。特别在同一海拔高度，藏族的 Hb 值均低于汉族[43]。藏族在高原较其他人群具有较低的 Hb 浓度值，使他们对 CMS 的易感性较低。

藏族与安第斯人相比，如果在相同高度的两地使用相同的 Hb 切割值，藏族较低的 Hb 浓度可以作为判定藏族比安第斯人有较低的 CMS 患病率的一个预测值[38,42]。

高海拔人群具有较高 Hb 浓度也具有较高的 CMS 发病率，并且 CMS 患病率具有性别差异。青藏高原藏族和汉族移居者中，藏族和汉族女性的 CMS 患病率均低于男性，而汉族移居者的这种差异更明显。因此，藏族女性的 CMS 病例很少，但在汉族男性中则相当多见。这与 Hb 浓度的性别差异一致。

喜马拉雅人按照血液学数据的结果表明其对 CMS 的敏感性低于汉族移居者和安第斯印第安人，这是长期遗传适应的结果[1,41,43]。

第3节　高原与促红细胞生成素

促红细胞生成素（erythropoietin, EPO）调控红细胞生成，低氧刺激 EPO 的生成。在拉萨（3 658 m）血清免疫反应性 EPO 含量（serum immunoreactive EPO concentration, SiEp）藏族低于汉族；而在一定的 Hb 值下，则显示出个体明显差异，特别在汉族。虽然在藏族和汉族患有高原红细胞增多症者其 SiEp 均高于健康人，然而高原红细胞增多症者有 59% 其 SiEp 是在正常值 95% 的可信限内[44]。6 例高原红细胞增多症中有 5 例 SiEp 值在正常值范围内[45]。上述结果与在秘鲁赛罗·德·帕斯科的观察一致，在患 CMS 和无 CMS 间 SiEp 值并无差异[46]。

未及预料的是，EPO 基因反应性突变降低红细胞生成并不涉及 EPO 基因编码和相关的调控序列。同时，低氧诱导因子 –1α（HIF–1α）基因是 HIF–1 二聚体的氧依赖底物[47]，后者主调控超过 100 个与低氧诱导的相关基因[48]，包括 EPO。近年来重大的发现是在藏族中有 2 个基因，EPAS1（HIF–2α）和 EGNL1（PHD2）在高原适应和红细胞生成调控上是关键性的基因，钝化低氧导致红细胞增生而使藏族具有较低的 Hb 浓度（见第 18 章）。

此外，高原红细胞增多症常继发于通气低下而低氧血症又反过来刺激过度的 EPO 产生[49,50]，高原移居汉族其通气低下并有钝化的 HVR，由此促使发生过度的红细胞增多[51]。

Winslow 和 Monge 提出高原红细胞增多是双刃剑：适度的红细胞增多有利于血液提高携氧能力，但是当血细胞比容（Hct）超过 50% ~ 55% 时，因增高了血液的黏滞度而增加了危险度。对安第斯人应用血液稀释疗法并没有提高最大运动水平，而在某些个体 Hct 出现了进一步明显的增高，提示一种"反跳"现象[1]。看来尽管生活在高原，而 Hb 值可保持在近于海平面的水平，则是一种高原适应的表型特征，正像在藏族所具有的那样。

结　　语

以上大量资料总结了喜马拉雅人群包括藏族、夏尔巴人和拉达克人在不同海拔高度的血液学参数，并与高原移居汉族和安第斯印第安人的数据相比，在既定海拔高度下，喜马拉雅人群的 Hb 浓度比安第斯人平均低 2 ~ 3 g/dL，比汉族移居者平均低 1 ~ 4 g/dL。从生理因素分析，藏族由于在白天的较高通气和夜间睡眠呼吸不发生抑制，故不至于导致睡眠低氧血症而刺激 RBC 增加[38]。已经证实藏族的 HVR 高于汉族[51,52]和安第斯印第安人[53]。不论如何，其他的藏族生理适应表现为并无波尔效应增加、活跃的 HVR 和钝化的低氧性肺血管收缩反应，这些有利于高原生存的机制，正是区别于其他高原人群的特征[25,38,52]；这些生理优势是由于自然选择而获得的，受到基因调控。

在青藏高原的研究证明，高原世居人群生理适应模式的差别，其特征是遗传和环境之间复杂的相互作用的结果[54]。然而环境因素和遗传/进化因素是如何相互作用及在多大程度上促成高原适应，其机制则是非常复杂的 [55]。近年来，基因组学的研究和全基因组测序将为高原低氧适应打开新的大门，并揭开人类是如何成功和有效地适应高原之谜（见第 18 章）。

Hb 浓度是非常重要和有用的指标之一，喜马拉雅高地人群的较低 Hb 浓度被认为是藏族血统遗传适应的标志 [23-25, 28, 38, 43, 53]。这也进一步证实藏族群体对高原的高度适应，是通过多代人自然选择的结果。

参 考 文 献

[1] WINSLOW RM，MONGE CC. Hypoxia，Polycythemia，and Chronic Mountain Sickness[M]. Baltimore：Johns Hopkins University Press，1987：1-4.

[2] WINSLOW RM，CHAPMAN KW，GIBSON CC，et al. Different hematologic responses to hypoxia in Sherpas and Quechua Indians[J]. J A ppl Physiol，1989，66（4）：1561-1569.

[3] LEON-VELARDE F，MAGIORINI M，REEVES JT，et al. Consensus Statement on chronic and subacute high altitude diseases[J]. High Alt Med Biol，2005，6（2）：147-157.

[4] BEALL CM，BRITTENHAM GM，STROHL KP，et al. Hemoglobin concentration of high-altitude Tibetans and Bolivian Aymara[J]. American journal of physical anthropology，1998，106（3）：385-400.

[5] WU TY. Geust Editorial：Life on the high Tibetan plateau[J]. High Alt MedBiol，2004，5（1）：1-2.

[6] XIE CF，PEI SX. Some physiological data on sojourners and native highlanders of 3 different altitudes in Xizang[M]//LIU DS. Geological and Ecological Studies of Qinghai-Xizang Plateau. New York：Golden & Breach，Vol.2，1981：1449-1452.

[7] BEALL CM，REICHSMAN AB. Hemoglobin levels in a Himalayan high altitude population[J]. Am J Phys Anthropol，1984，63（3）：301-306.

[8] ADAMS WH，SHRESTA AM. Hemoglobin levels，vitamin B_{12}，and folate status in a Himalayan village[J]. Am J Clin Nutr，1974，27（2）：217-219.

[9] BEALL CM，GOLDSTEIN MC. Hemoglobin concentration of pastoral nomads permanently resident at 4 850 ~ 5 450 meters in Tibet[J]. Am J Phys Anthropol，1987，73（4）：433-438.

[10] WU TY，ZHANG Q，JIN BS，et al. Chronic mountain sickness（Monge's disease）：An observation in Qinghai-Tibet plateau[M]//UEDA G，REEVES JT，SEKIGUCHI M. High Altitude Medicine. Matsumoto：Shinshu University Press，1992：314-324.

[11] WU T，WANG X，WEI C，et al. Hemoglobin levels in Qinghai-Tibet：different effects of gender for Tibetans vs. Han[J]. J Appl Physiol，2005，98（2）：598-604.

[12] PUGH LGCE. A programme for physiological studies of high-altitude peoples[M]//BACKER PT，WEINER JS. The Biology of Human Adaptability. Oxford：Clarendon Press，1966：521-532.

[13] LAHIRI S. A discussion on cor pulmonale in chronic mountain sickness[M]//POTER R，KNIGHT J. High Altitude Physiology：Cardiac and Respiratory Aspects. Edinburgh：Churchill Livingston，1971：58-59.

[14] ADAMS WH，STRANG LJ. Hemoglobin levels in persons of Tibetan ancestry living at high altitude[J]. Proc Soc Exp Biol Med，1975，149（4）：1036-1039.

[15] MORPURGO G，ARESE P，BOSIA A，et al. Sherpas living permanently at high altitude：a new pattern of adaptation[J]. Proc Natl Acad Sci USA，1976，73（3）：747-751.

[16] MORPURGO G，BATTAGLIA P，CARTER ND，et al. The Bohr effect and the red cell 2 ~ 3 DPG and Hb content in Sherpas and Europeans at low and at high altitude[J]. Experientia，1972，28（11）：1280-1283.

[17] SAMAJA M，VEICSTEINAS A，CERRETELLI P. Oxygen affinity of blood in altitude Sherpas[J]. J Appl Physiol：REEP，1979，47（2）：337-341.

[18] GULERIA JS，PANDE JN，SETHI PK，et al. Pulmonary diffusing capacity at high altitude[J]. J Appl Physiol，1971，31（4）：536-543.

[19] BHARADWAJ H，SINGH AP，MALHOTRA MS. Body composition of the high-altitude natives of Ladakh. A comparison with sea-level residents[J]. Hum Biol，1973，45（3）：423-434.

[20] CHOHAN IS，SINGH I. Cell mediated immunity at high altitude[J]. International J Biometeorol，1979，23（1）：21-30.

[21] PUGH LGCE. Blood volume and hemoglobin concentration at altitudes above 18 000 ft（5 500 m）[J]. J Physiol，1964，170（3）：344-354.

[22] PUGH LGCE. Animal in high altitudes：man above 5 000 m mountain exploration[M]//DILL DB，ADOLPH EF，WILBER CC. Handbook of Physiology，Section 4. Baltimore：Williams & Wilkins，1964：861-868.

[23] HUANG SY，NIN XH，ZHOU ZN，et al. Ventilatory in adaptation to high altitude：Studies in Tibet[M]//WEST JB，LAHIRI S. High Altitude and Man. Bethesda：Am Physiol Soci，1984：173-177.

[24] BEALL CM，BRITTENHAM GM，MACUAGA F，et al. Variation in hemoglobin concentration among samples of high-altitude natives in the Andes and the Himalayas[J]. Am J Hum Biol，1990，2（6）：639-651.

[25] MOORE LG. Human genetic adaptation to high altitude[J]. High Alt Med Biol，2001，2（2）：257-279.

[26] GUPTA R，BASU A，PAWSON IG，et al. Is high altitude a specialized environment in the human case?Analysis of some eastern Himalayan data[R]. Indian Statistical Institute Technical Report，1985.

[27] HEATH D，WILLIAMS DR. Anthropometric characteristics of Sherpas.Oxford Medical Publication. High Altitude Medicine and Pathology[M]. New York：Oxford University Press，1995：25-27.

[28] MOORE LG，ZAMODIO S，CURRAN-EVERETT L，et al. Genetic adaptation to high altitude[M]//WOOD，ROACH RC. Advances in Exercise and Sports Medicine. New York：Marcel Dekker Inc，1994：225-262.

[29] GELFI C，DE PS，RIPAMONT M，et al. New aspects of altitude adaptation in Tibetans：a proteomic approach[J]. FASEB J，2004，18（6）：612-614.

[30] ANAND IS，HARRIS R. Koilnychias in Ladakh[J]. Brit J Dermatol，1988，119（3）：267-269.

[31] APTE CV. Pulmonary artery pressure in Ladakh men on exposure to acute hypoxia after a stay at sea level[J]. Indian J Physiol Pharmacol，2004，48（3）：321-328.

[32] WARD MP. Optimal hemoglobin concentration[M]//WARD MP，MILLEDGE JS，WEST JB. High Altitude Medicine and Physiology. 3rd ed. New York：Oxford University Press Inc，2001：105-106.

[33] BEALL CM, STROHL KP, GRAY BM. Reappraisal of Andean high altitude erythrocytosis from a Himalayan perspective[J]. Semin Respir Med, 1983, 5（2）: 195-201.

[34] BEALL CM. Tibetan and Andean pattern of adaptation to high altitude hypoxia[J]. Hum Bol, 2000, 72（2）: 201-228.

[35] WU TY, WANG XQ, WEI CY, et al. Hemoglobin levels in Tibet: different effect of age and gender for Tibetans vs Han[J]. Comp Clin Path, 2005, 14（1）: 25-35.

[36] FRIED W. Erythropoietin[J]. Annu Rev Nutr, 1995, 15（3）: 353-377.

[37] LEON-VELARDE F, RIVERA-CHIRA M, TAPIA R, et al. Relationship of orarian hormones to hypoxemia in women residents of 4 300 m[J]. Am J Physiol Regul Integr Comp Physiol, 2001, 280（2）: 488-493.

[38] MOORE LG, SUN SF. Physiologic adaptation to hypoxia in Tibetan and acclimatized Han residents of Lhasa[M]//SUTTON JR, COATES G, REMMERS JE. Hypoxia: The Adaptation. Philadelphia: BC Dekker, 1990: 66-71.

[39] REEVES JT. Chronic mountain sickness（CMS）[M]//OHNO H, KOBAYASHI T, MASUYAMA S. Progress in Mountain Medicine and High Altitude Physiology. Matsumoto: [S.l.:s.n.], 1998: 153-159.

[40] FRISANCHO AR. Origins of differences in hemoglobin concentration between Himalayan and Andean populations[J]. Respir Physiol, 1988, 72（1）: 13-18.

[41] WU TY, ZHANG Q, CHEN QH, et al.Twenty-six cases of chronic mountain sickness[J]. J Natl Med Chin, 1987, 64（2）: 167-168.

[42] WU TY, LI Y, GE RL, et al. Epidemiology of chronic mountain sickness: Ten years' study in Qinghai-Tibet[M]//OHNO H, KOBAYASHI T, MASUYAMA S. Progress in Mountain Medicine and High Altitude Physiology. Matsumoto: [S.l.:s.n.], 1998: 120-125.

[43] WU TY. Chronic mountain sickness on the Qinghai-Tibetan plateau[J]. Chin Med J（Engl.）, 2005, 118（2）: 161-168.

[44] 裴树宣. 高原健康人和高原红细胞增多症血浆红细胞生成素[J]. 中华医学杂志, 1999, 79（7）: 753-755.

[45] JIA NY, HE WL, GUO J. The variation of serum erythropoietin in high-altitude polycythemia[C]//Abstracts of the Third World congress on Mountain Medicine. Matsumoto: Shinshu University Press, 1998: 83.

[46] LEON-VELARDE F, MONG CC, VIDAL A, et al. Serum immunoreactive erythropoietin in high altitude natives with and without excessive polycythemia[J]. Exp Hematol, 1991, 19（4）: 257-260.

[47] WENGER RH, GASSMAN M. Oxygen（es）and the hypoxia-inducible factor-1[J]. Biolchem, 1997, 378（7）: 609-616.

[48] TISSORT VAN PATOT MC, GASMANN M. Hypoxia:adapting to high altitude by mutating EPAS1, the gene encoding HIF-2α[J]. High Alt Med Biol, 2011, 12（2）: 157-167.

[49] BERNARDI L. Erythropoietin and respiration in chronic mountain sickness[M]//VISCOR G, MESONES

AR，LEAL C. Health and Height. Barcelona：Universitate de Barcelona，2002：49–56.

[50] HACKETT PH，REEVES JT，GROVER RF，et al.Ventilation in human populations native to high altitude[M]//WEST JB，LAHIRI S. High Altitude and Man. Bethesda：Am Physiol Soci，1984：1773–1774.

[51] ZHUANG J，DROMA T，SUN S，et al. Hypoxic ventilatory responsiveness in Tibetan compared with Han residents of 3 658 m[J]. J Appl Physiol，1993，74（1）：303–311.

[52] WU TY，KAYSER B. High altitude adaptation in Tibetans[J]. High Alt Med Biol，2006，7（3）：193–208.

[53] BEALL CM，STROHL KP，BLANGERO J，et al. Quantitative genetic analysis of arterial oxygen saturation in Tibetan highlanders[J]. Hum Biol，1997，69（5）：579–604.

[54] WU TY. The Qinghai–Tibetan plateau：How high do Tibetan live?[J]. High AltMed Biol，2001，2（4）：489–499.

[55] MACLNNIS MJ，KOEHLE MS，RUPPET JL. Evidence for a genetic basis for altitude illness：2010 update[J]. High Alt Med Biol，2010，11（4）：349–368.

第 6 篇　夏尔巴人的高原适应

第 22 章　夏　尔　巴　人

我们在第 3 篇第 10 章讨论藏族时已提到藏族的支系夏尔巴人，然而生活在喜马拉雅的夏尔巴人由于对登山事业的卓越贡献，以及他们惊人的低氧耐力和超人的登山能力而名振世界，因此对夏尔巴的高原适应生理成为研究热点，而另一个随之出现的问题是夏尔巴人到底是什么样的人类种系，因此有必要单列一章加以深入讨论。

第 1 节　夏尔巴人群的迁徙历史和生活变迁

一、夏尔巴人从西藏迁来

这里首先有必要简单复习一下夏尔巴人的人类学历史，他们到底是什么人？夏尔巴人（Sherpa）是一个散居在中国西藏樟木等地区、尼泊尔境内昆布等地区及印度和不丹等国边境喜马拉雅山脉两侧的民族，"Sherpa"即藏语称之为"东方来的人"，人类学家认为系藏族的一个支系[1]或起源于藏族的一个亚群[2]（见第 10 章第 6 节）。

据历史考证，夏尔巴人原系藏族的一支游牧部落，后由于部落内部分裂，于公元 1500 年前后，一部分藏人从西藏东部的康地区翻越朗喀巴山口或通过杂木山口等来到尼泊尔[3,4]。直到近代（约公元 16 世纪）才逐渐固定，主要居住在尼泊尔境内。他们来到了珠峰的南坡，定居在昆布和吧拉克地区由波代河和都德河所形成的山谷与险峻的峡谷中[5]。在尼泊尔喜马拉雅地区已经居住了约 500 年的历史[6,7]，但他们不是平原民族迁徙到高原，而是从青藏高原迁居到青藏高原的延伸地区——喜马拉雅珠穆朗玛峰北坡的山谷地带。这一点在认识夏尔巴人的低氧适应上至关重要。加之，由于民族传统和宗教习俗，夏尔巴人除与藏族外不与外族通婚，这样保持了基因库的纯洁性。

夏尔巴人居住的昆布（Khumbu）山谷面积很大，约有 1 100 km²，这里崇山峻岭，夏尔巴人的村落就坐落在层层的山坡上，几乎没有良好铺面的道路，人们习惯了用双脚走路爬山（图 22.1）。在昆布的高山顶上是著名的登博泽寺院，是人们膜拜的地方。都得河尼泊尔语意为"牛奶河"，这很适合形容这样一条每到夏季季风期间就会像香草奶昔一样翻腾冒泡的洪流。随后，许多夏尔巴人移往昆布和吧拉克南方，进入了索罗地区地势较低、气候较和缓的山丘地带，由于气温较温和，农作物的收成也比较好。在昆布的夏尔巴总人口约 4 万人。

夏尔巴在我国西藏境内有约 1 200 人，我国政府在 56 个民族中并未列入夏尔巴，这是因为夏尔巴如果作为一个独立的民族尚缺乏人类学和其他必要的证据，但他们尽管有着藏族血缘，却已经迁徙到喜马拉雅有相当长的历史，故目前称他们为"夏尔巴人"。

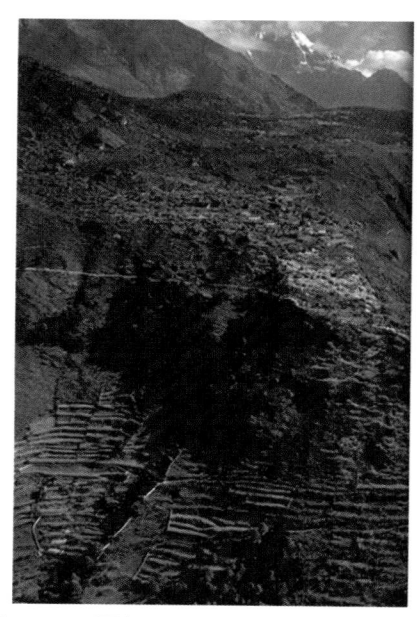

图 22.1　夏尔巴人居住的中心昆布山谷

昆布山谷面积很大，约有 1 100 km²，夏尔巴人的村落就坐落在崇山峻岭层层的山坡上，平均海拔 4 000 m。

还有一个重要原因，在索罗—昆布（Solo-Khumbu）的大部分高海拔地区，都是尼泊尔低地民族信仰印度教徒不会涉足的地方，这样夏尔巴人在这一偏僻的村落里可以保持他们固有的文化传统和宗教信仰。夏尔巴人是保持着用藏语和藏文的族群。他们信奉藏传佛教，提倡对所有人类怀抱慈悲之心，因此夏尔巴人发展的社会结构也是藏式的，并不像信仰印度教的尼泊尔人有着严格的种姓划分。

由于传习于藏族，故和藏族一样，夏尔巴人也没有姓氏，只有名字，名字与藏族基本相似。由于"夏尔巴"是一个值得炫耀的名称，故有一些夏尔巴人往往以自己的种族名作为姓氏，例如：尼玛·夏尔巴、阿旺·夏尔巴等。夏尔巴人有种姓，同种姓不通婚，一般也不与外族通婚。

夏尔巴的宗教信仰为藏传佛教，以萨迦派和噶举派为主，也有宁玛派。夏尔巴人在新月和满月这两天要诵经，寺院里举行的宗教庆典和佛事活动保持着藏传佛教的传统与尊严，灯火缭绕，诵经不断（图 22.2）。至少在昆布，夏尔巴人在日常生活的许多层面依然固守传统做法（图 22.3）。所有这一切都证明夏尔巴人其生活习俗、劳动模式、心理素质均与藏族几乎相同。根据这些，人类学家也认为他们是藏族的一个支系[5-7]。当你身临其境地进入夏尔巴人的村寨，那里的房屋、那里的牦牛、那里高高飘动的经幡，和在西藏的感觉完全是一样的（图 22.4）。

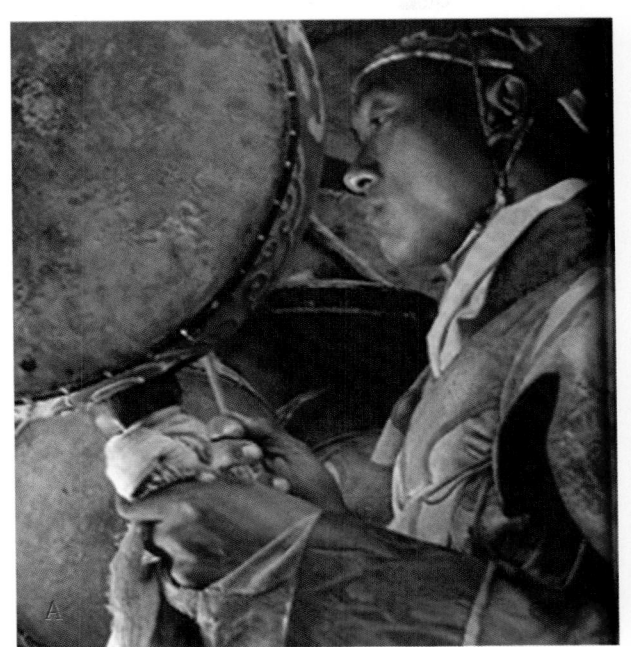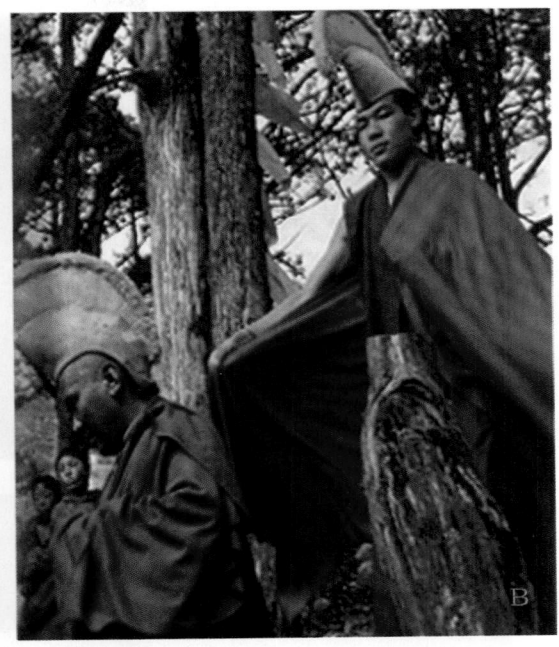

图 22.2　夏尔巴人信奉藏传佛教

A—藏传佛教僧侣正在击鼓诵经；B—在夏季夏尔巴人的"杜姆健"庆典时，寺院的僧侣正在按藏传佛教做着法事。

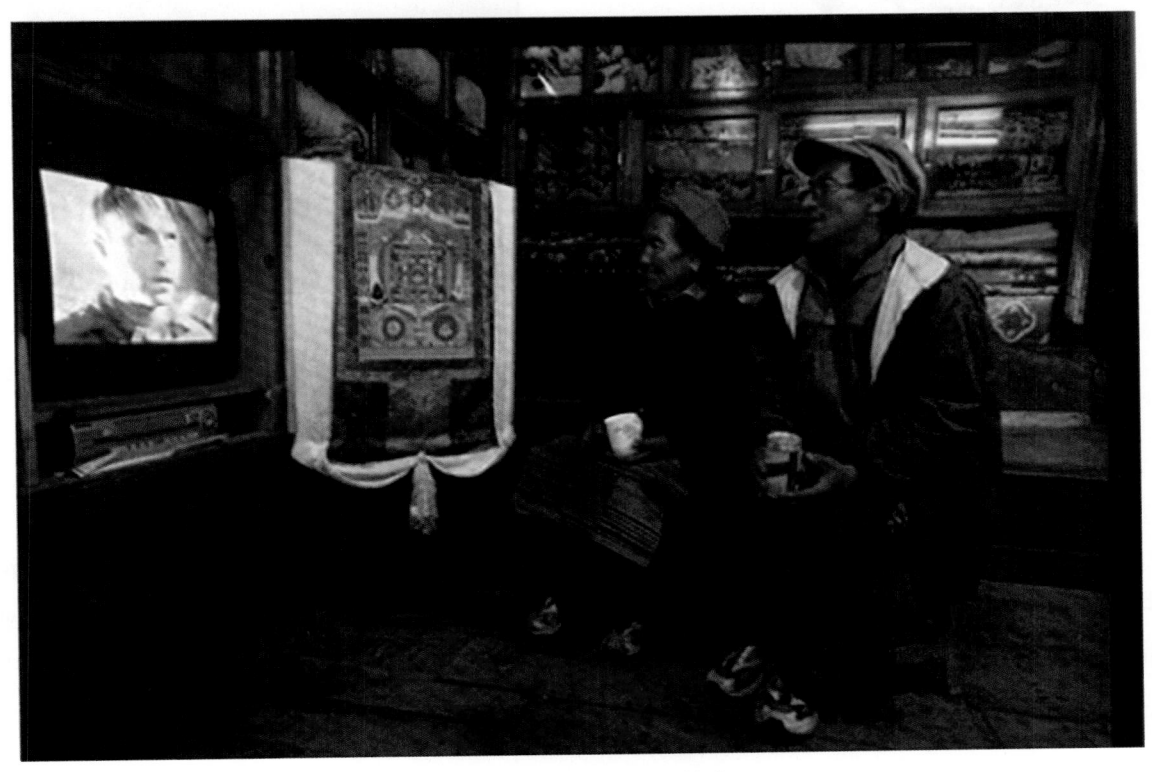

图 22.3　夏尔巴人的住室

一对夏尔巴老年夫妇正在看电视，而他们的住室内的正中放置着西藏唐卡，挂着哈达。

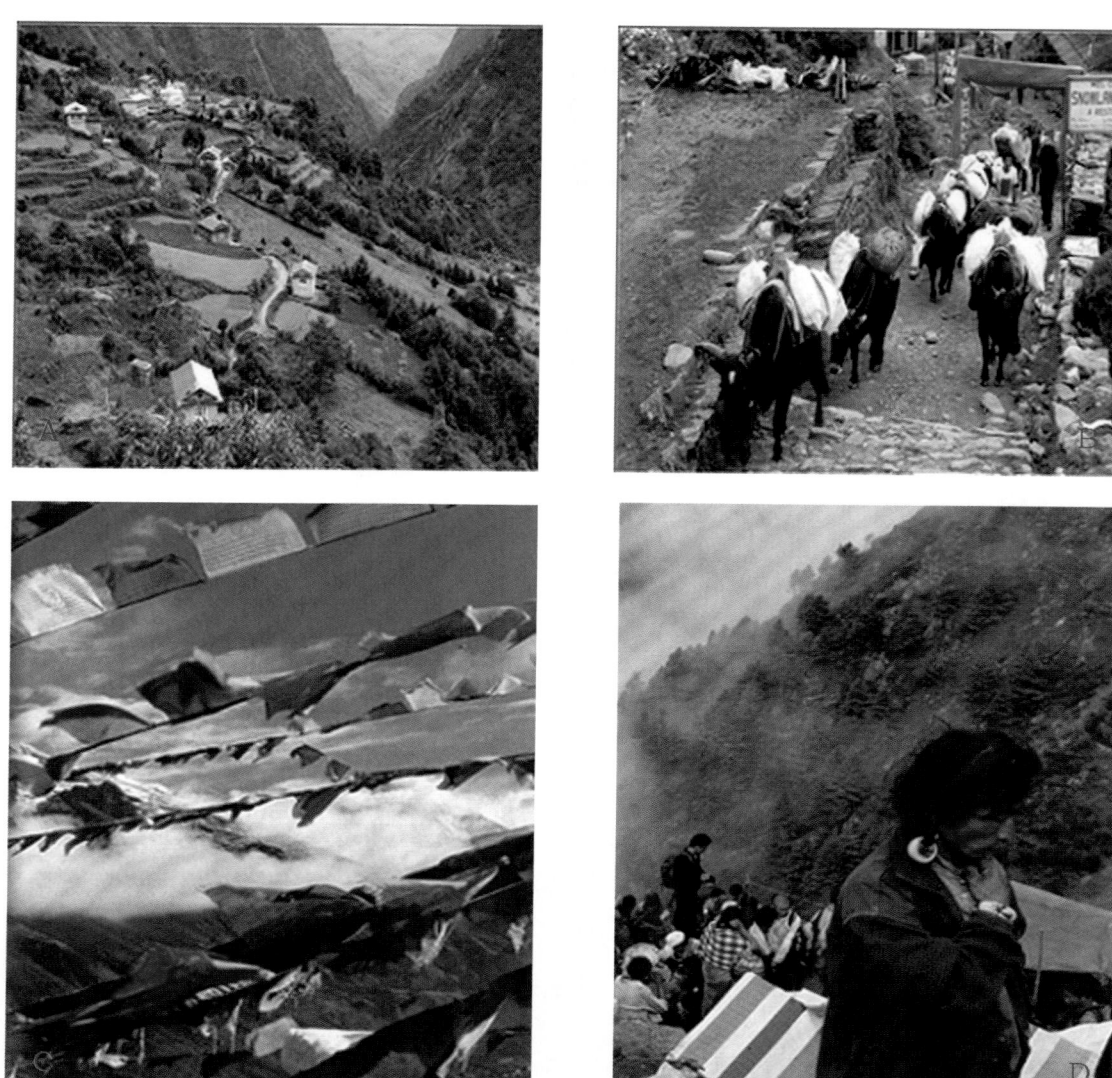

图 22.4 夏尔巴人的日常生活

A—夏尔巴村寨里的房屋；B—赶往珠峰的牦牛群；C—高高的随风飘动的经幡使人感到这就在西藏一样；D—夏尔巴人大部分生活用品来自西藏。

二、夏尔巴人的生活及变迁

夏尔巴人在喜马拉雅南侧的居住海拔为 2 500 ~ 3 800 m，有一些村落海拔为 4 000 ~ 4 800 m，平均海拔为 4 000 m。在海拔较低处，从事半农半牧，主要种植马铃薯和青稞，在高海拔处则从事牧业，以饲养牦牛为主。夏尔巴人的居所坐落在高山的陡坡上，散落的长方形的住房就像五颜六色的积木块，世界上真是很难有比这里更壮丽的地方（图 22.5），喜马拉雅就是他们的家。

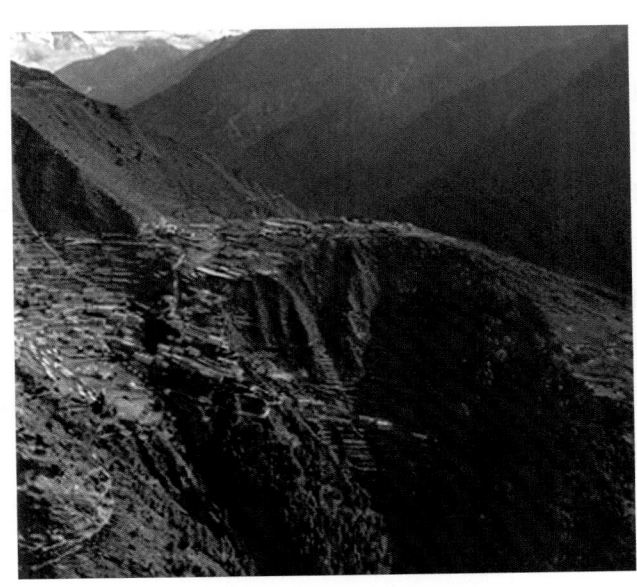

图 22.5　夏尔巴人的住房

坐落在喜马拉雅山坡上五颜六色的积木块似的夏尔巴住房，非常壮丽。这就是大山之子的家。

在喜马拉雅山脚下，夏尔巴人过着自给自足的生活，到了秋季，夏尔巴人不分男女都在田里挖马铃薯，收割青稞和玉米，这是他们一年的粮食（图 22.6），他们最乐意吃糌粑，喝酥油、甜奶茶，男人们饮用的依然是"羌"（一种用青稞自酿的白酒），这就是藏族祖祖辈辈的饮食习惯。还有一点夏尔巴人坚持的，就是不让在索卢—昆布修路，他们认为夏尔巴人就是"走"出来的，如果有了马路，还会感受到那山脉的陡峭吗？还能听到那瀑布从悬崖流下的冲击声吗？还能经过祈祷的玛尼石时诵经吗？这使人想起了一句夏尔巴的谚语"没有路处是天堂"。

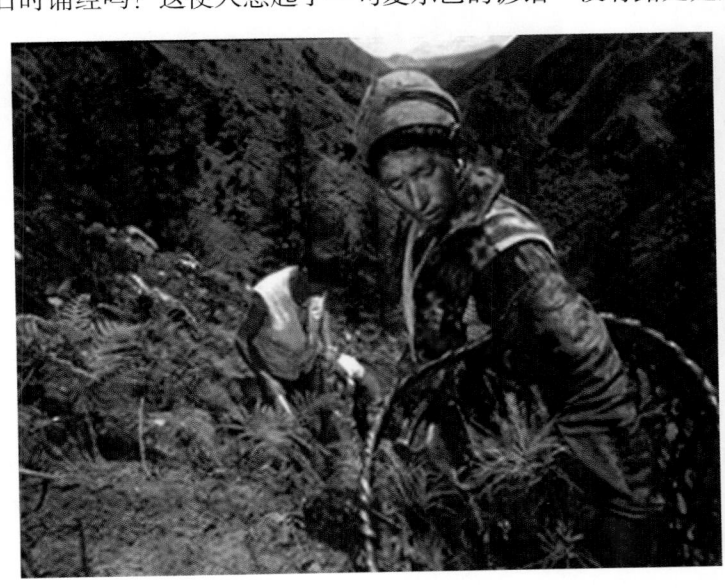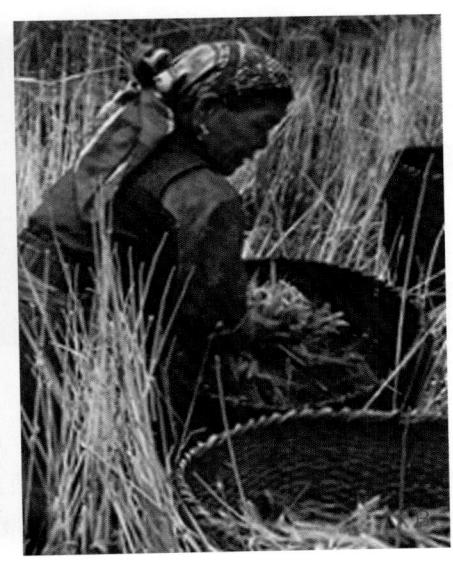

图 22.6　夏尔巴人在田野劳作

A—每到秋季，夏尔巴人在山间的田野里收割，储备他们一年的粮食；B—青稞依然是夏尔巴人的主食，一位妇女正在收割青稞。

夏尔巴人对高山无限敬畏，他们的教诲是：在他们背后所有的雄伟高山都是神明的居所，只可远远瞻仰，不可妄加侵扰。所以历史上夏尔巴人从来没有尝试去攀登珠峰或昆布的其他高峰。然而喜马拉雅的历史发生了变化，对夏尔巴人的传统和生活产生了巨大的冲击。1949 年尼泊尔政府对外开放珠峰，20 世纪 50 年代起各国登山队蜂拥而至，来到珠峰南侧。特别是 1953 年 5 月 29 日英国籍新西兰人艾德蒙·希拉里和夏尔巴人丹增·诺尔盖首次登顶珠峰的消息震惊世界，夏尔巴人的名声大振（图 22.7）。尼泊尔的登山事业也迅速发展，大量西方登山者和探险家来到这里，靠牦牛向珠峰运送物资也只能到海拔 5 000 m，而且茫茫雪原，孤军难探，一些冒险者死于山上。这时，则是夏尔巴人大显身手的时候了，加之，从事农业劳动一年的收入也不过 1 000 ~ 1 400 美元，而从事登山业的收入将是之前的 5 倍以上，这是巨大的吸引力，大批的夏尔巴人靠山吃山，从事登山队的背夫和向导，随后成立了"夏尔巴登山协会"，为各国的登山者提供服务（图 22.8），然而这也从此改变了夏尔巴人的生活方式[8]。

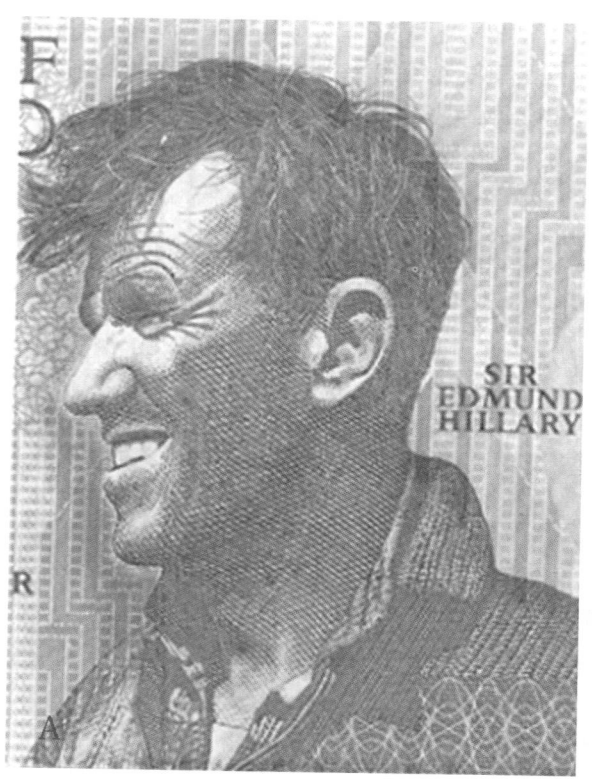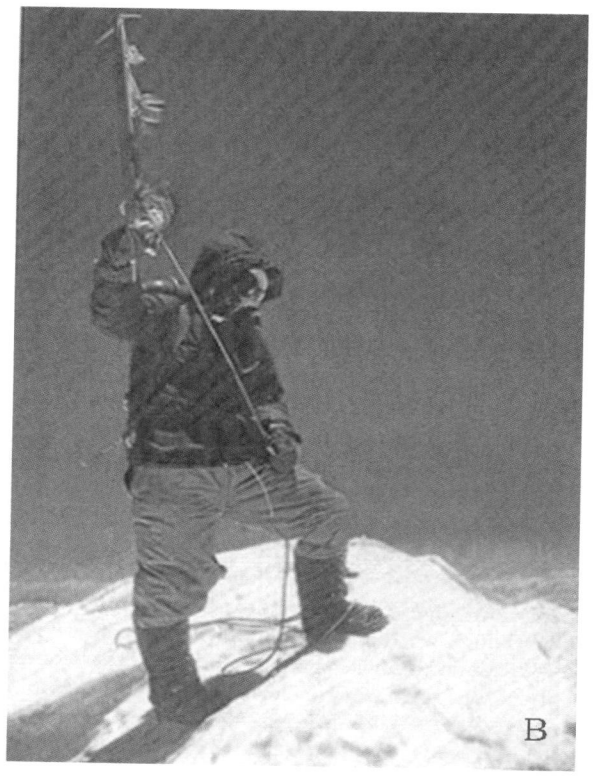

图 22.7 同时登峰的新西兰人和夏尔巴人

1953 年 5 月 29 日上午 11 时 30 分，新西兰人埃德蒙·希拉里（Edmund Hillary）与夏尔巴人丹增·诺尔盖于同时在世界上第一次登上珠峰顶。A—希拉里杂志封面照片，因为丹增不会使用照相机，故没有希拉里在峰顶的照片；B—希拉里为丹增拍摄了在珠峰顶展开旗帜的照片。

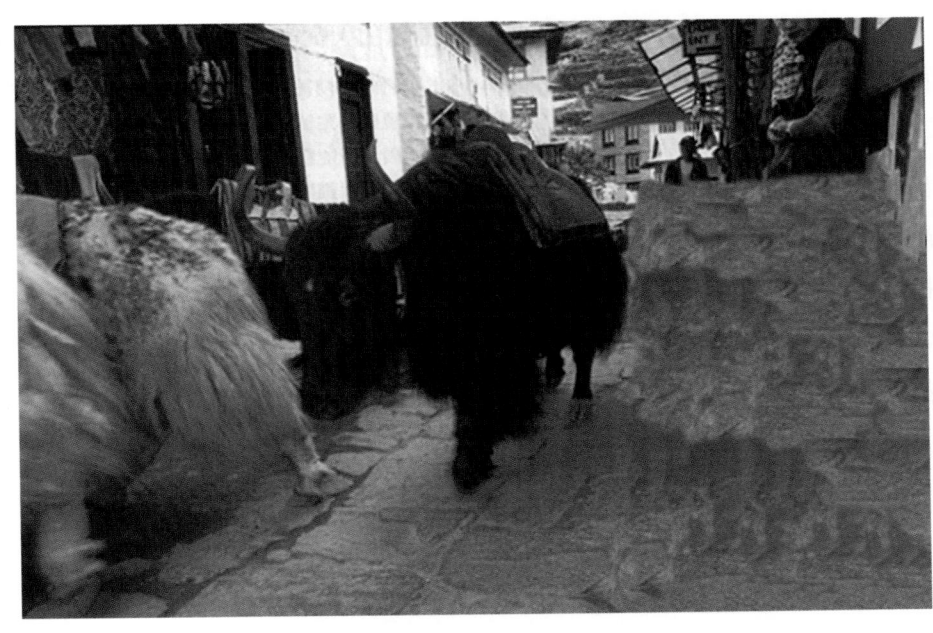

图 22.8　昆布的登山旅店

昆布是夏尔巴人的登山大本营，夏尔巴人在这里组织了"喜马拉雅登山协会"，帮助各国登山队攀登珠峰。

目前一个突出的问题是随着许多夏尔巴人从事登山业，西方的文化也随之进入夏尔巴人的生活，传统和现代之间发生着严重的冲击，夏尔巴人出现了矛盾的心理。随着黑夜退去，白昼到来，粉红色的曙光在周围八座白雪皑皑的峰顶闪耀，而珠峰和它旁边的洛泽峰（海拔 8 501 m）就是这嶙峋皇冠上的两颗宝石，面对这样的景象，夏尔巴人自然而然地、发自内心地产生对大自然的无比敬畏。而今天，他们在这"皇冠"上攀登，难道是一件好事吗？正像登搏泽寺院主持仁波切喇嘛问的"夏尔巴人还是农夫的时候，有牦牛，有黄牛，日子过得很自在""而现在大部分人都去搞登山业了，这一行的好坏都是受外界情况的左右。难道这样比较好吗？"[8]然而现代经济文化的入侵是势不可挡的，即使在喜马拉雅的山脚下。除此之外，夏尔巴人还必须应付脏乱、土地侵蚀，还有因燃料和木材的需要而造成的森林退化和生态破坏，珠峰的污染也在日益严重，要做出清理需要付出很大的努力。

第 2 节　关于夏尔巴人起源的争议

早年已经对夏尔巴人的生理研究做了不少工作，并从分子生理学的角度进一步把夏尔巴与藏族等同起来，认为是一个民族[9]。研究还提示夏尔巴人这一超人的低氧耐力和高原适应能力目前通过基因组学的研究证明是建立在遗传进化的基础上的[10,11]。

然而，近年来学术界对夏尔巴人的起源和迁徙历史出现了不同的观点。例如，最近美国芝加哥大学的安娜·迪·伦佐尔（Anna Di Rienzol）教授和知名的人类学家 Beall 教授的实验室通过分析尼泊尔昆布地区的 49 例夏尔巴人的覆盖全基因组的 54 万个单核苷酸多态位点（SNP）的基因型数据与已发表的我国西藏、青海、云南迪庆三个地方的 96 个藏族个体，以及发表于国际千人基因组计划的汉族人群与其他世界人群的数据之间的遗传关系，他们认为 EGLN1 及 EPAS1 这两个基因变异发生的历史尚不清楚，根据对尼泊尔夏尔巴人的基因测序，提示平原人（指汉族）移居高原后需要从高原人（指夏尔巴）获取适应等位基因，因此，认为现代藏族人群的基因组由夏尔巴人与汉族人群的基因组融合而成，并提出藏族人群对高原低氧的最佳适应能力可能源自夏尔巴人[12]。同时夏尔巴人和藏族都具有相同的血红蛋白适应性特征，证明了这一混血所介导的高原适应显示了适应性基因的渗入[12]。

另外，复旦大学金力教授实验室通过分析 76 个来自我国西藏境内樟木镇的夏尔巴个体的线粒体基因组数据，发现了 2 个夏尔巴人群特有的单倍型组分（命名为 C4a3b1 和 A4e3a），由于这 2 个单倍型在夏尔巴人群中占有很高的频率，并且其中的 2 个关键突变位点与线粒体 NADH 脱氢酶复合物 1 的活性有关，因此认为这 2 个单倍型在夏尔巴人群中受到了自然选择，可能是夏尔巴人对高原低氧环境的遗传适应的结果[13]。

对于 Rienzol 等的论点，我们认为应从考古学、语言学和人类学全面加以分析，如果认为藏族是夏尔巴与汉族人血缘混合的后代，这似乎是本末倒置的，因正如前所述，夏尔巴人是藏族的一个支系，在公元 16 世纪初，他们从西藏的康地区越过喜马拉雅山口进入尼泊尔的历史也是清楚的（见第 10 章第 6 节）。

夏尔巴人与藏族一样有着 EPAS1 基因的高频率[10,11,12]。上述 2 项研究中夏尔巴人群的样本来自尼泊尔昆布地区或西藏樟木镇，且样本量很小。近年来，中国科学院昆明动物研究所、青海高原医学研究所和西藏大学的合作研究，为了系统研究喜马拉雅地区夏尔巴人群的起源与史前迁徙的历史问题，系统采集了覆盖整个尼泊尔昆布地区和我国西藏樟木镇等夏尔巴人群分布区域的 562 例夏尔巴人的 DNA 样本，并对其父系（Y-DNA）和母系（mtDNA）的遗传多样性进行了综合分析。研究发现，夏尔巴人与我国藏族人群共享绝大多数父系和母系的遗传组分，根据夏尔巴人群 2 个特异的亚单倍型（C4a3b1 及 A15c1），证明夏尔巴是藏族人群比较晚近（约 1 500 年前）的一个分支[14]，同时通过对比发现了 Y 染色体覆盖了藏族、夏尔巴人及其他亚洲人群（包括印—欧人、北方汉族、南方汉族、阿尔泰人、澳洲亚裔人及澳州人等），从种系发生树中 Y 染色体单倍型及其频率分布看，夏尔巴人和藏族更为接近。研究结果并不支持"现代藏族人群的基因组是由夏尔巴人与汉族人群的基因组融合而成"的结论；相反，该研究结果支持藏族人群是夏尔巴人的祖先群体，是近代以来由青藏高原迁徙定居于此，随后发生了一定的群体扩张，其群体中特有的 3 个线粒体单倍型是群体扩张的结果，与其对高原低氧环境的适应能力无关。夏尔巴人群在攀登珠峰过程中表现出的超强的适应能力源自其祖先群体——藏族人群经过 3 万多年对高原低氧极端环境长期适应的结果，这表明夏尔巴人群在迁徙到尼泊尔以前就已经从藏族祖先群体那里继承了对高原环境适应的基因[14]。

另一项近期对西藏夏尔巴人的研究，提出尽管夏尔巴人是属于藏—缅语系，但发现一些属于南亚次大陆的人类基因成分存在于夏尔巴人中，即父系进化遗传标记西部 Y 染色体单倍型组 Rlala-M17、J-M304 及 F*-M89 有 17% 存在于夏尔巴人的基因库中，而母系遗传标记中源于西方的 M5c2、M2Id 亦有 8% 存在于夏尔巴人中，从而认为有南亚基因向北越过喜马拉雅渗透，因此存在喜马拉雅北侧与南亚人群间的双向性基因流（bidirectional gene flow）[15,16]。这可能涉及整个藏族系统人群的迁徙进化历史，有待进一步研究。

第 3 节　登山之虎——夏尔巴

一、辉煌的登山记录

这里有不完全的关于夏尔巴人个人登顶珠峰的记录[17-20]，不言而喻，他们是世界上高原适应最强大的群体，也是最勇敢和最有献身精神的人。

1953 年 5 月 29 日：上午 11 时 30 分，新西兰人埃德蒙·希拉里与夏尔巴人丹增·诺尔盖于同时在世界上第一次登上珠峰顶。

1965 年：印度登山队的夏尔巴那旺·贡布成为第一个 2 次登顶的人。

1999 年：巴布成为第一个在珠峰顶睡觉的人，并创造了在珠峰顶停留 21 h 30 min 最长纪录。

2001 年：女性夏尔巴人巴拉巴第二次登顶，第一次从南坡，第二次从北坡。

2003 年：拉巴格鲁以 10 h 56 min 由基地营出发从南坡登顶，创造了有史以来攀登珠峰最快的纪录。

2003 年：夏尔巴人阿帕再度登顶，创下第 13 次登顶纪录；

女夏尔巴登山家巴拉巴第三次登顶；

15 岁的女夏尔巴明姬成为最年轻的女性登顶者。

2004 年：夏尔巴阿旺成为第一位装着义肢登顶的人；

夏尔巴边巴多尔吉以 8 h 10 min 从基地营出发到登顶，打破了攀登珠峰最短时间纪录；

女夏尔巴登山家巴拉巴第四次登顶。

2005 年：5 月 30 日，夏尔巴边巴多尔吉和女性夏尔巴莫妮姆勒巴蒂在珠峰顶举行婚礼；

女夏尔巴登山家巴拉巴第五次登顶。

2006 年：夏尔巴阿帕第 16 次登顶珠峰；

夏尔巴人达瓦只用了 20 h，先从西藏北坡登顶，再从南坡侧下山抵达尼泊尔侧的基地营；

女夏尔巴登山家巴拉巴第六次登顶；

夏尔巴拉巴塔克在珠峰顶裸身站立 3 min。

2007 年：夏尔巴阿帕第 17 次登顶珠峰。

2008 年：夏尔巴阿帕第 18 次登顶珠峰。

2009 年：夏尔巴阿帕第 19 次登顶珠峰。

2010 年：夏尔巴阿帕创下第 20 次登顶珠峰的世界纪录，成为世界上登顶珠峰次数最多的人。

二、国际登山的巨大贡献

必须要强调的是，在全世界的登山队云集珠峰和其他喜马拉雅著名高峰时，他们绝对离不开夏尔巴人。夏尔巴人坚强的体魄、强大的低氧适应能力、难以想象的吃苦耐劳精神、对山的认识和感情以及熟练的攀登技巧，是世界上无与伦比的。没有夏尔巴人作为背夫和向导，这些外国登山队要登顶珠峰几乎是不可想象的，也是难以成功的，夏尔巴成了外来登山者通往登顶之路的"手杖"[21]。

据统计，一个外国登山队到尼泊尔登山，需要四五倍于这个登山队队员数的夏尔巴人服务。从准备工作开始，一般都由夏尔巴人在前面探测路线，在沿途固定好钢钉和绳索，让登山者拉着绳索在向导保护下向上攀登。可以说不少人是在夏尔巴人前拉后拽的帮助下才登顶的，夏尔巴人提供了无微不至的"保姆式"服务[21]。登顶第一人希拉里如果没有夏尔巴人丹增·诺尔盖的帮助，其成功与否也是难以想象的。1974 年春日本女子田部井淳子在向珠峰突击时突然被雪崩的雪块打伤了，夏尔巴向导安则林想尽一切办法来帮助她，不顾自己的安危和极度疲劳，拉着她在山脊上缓缓前进，终于到达峰顶[22]。在 1996 年 5 月 10 日的"珠峰大山难"，中国台湾地区登山家高铭和成功登顶后于下山时被困于海拔 8 400 m 处的冰面上，黑夜的风暴大到 12 级、气温 –40℃ 以下，高铭和已气息奄奄，在他接近死亡之际，夏尔巴人丹增冒着生命危险单人将他背着救下来，使高铭和幸存下来。可丹增在 1997 年随美国珠峰登山队时不幸遇难[17]。这类事例举不胜举。在登山者的预适应过程，在不同海拔的营地，夏尔巴人不但做向导，而且搬运物资、氧气、食品、帐篷，上上下下不下数十次，极其艰辛和危险。在海拔 5 000 m 以上，冰滑陡峭的山坡，牦牛已不可能驮运，全靠夏尔巴人背驮，一般重量等于体重的 100%，甚至 120%[23,24]（图 22.9），在海拔近 8 000 m 的高度，沿着陡峭而难行的小路爬上几乎 100 km 的高处，这是任何其他民族很难做到的。

西方登山队的成功是由夏尔巴相铸就的。例如 1953 年的英国登山队，他们动用了上百名的夏尔巴人，为他们将数十吨装备运上去，为他们开路，为他们做向导，没有夏尔巴人，是不可能有这次成功的（图 22.10）。1963 年 5 月，美国珠峰登山队动用了 900 名夏尔巴背夫，才将 24 吨重的登山物资和装备运至各个登山基地和突击营地（图 22.11），还为他们前面探路、开凿阶梯、铺设绳索，美国人在近峰顶损失了一名队员后于 5 月 1 日有 2 人登顶，在成果的后面，凝集着夏尔巴人的血汗。2013 年，在纪念人类登顶珠峰 50 周年的时候，世界各国的 28 支登山队聚集珠峰，雇用的夏尔巴人向导就有 194 名。

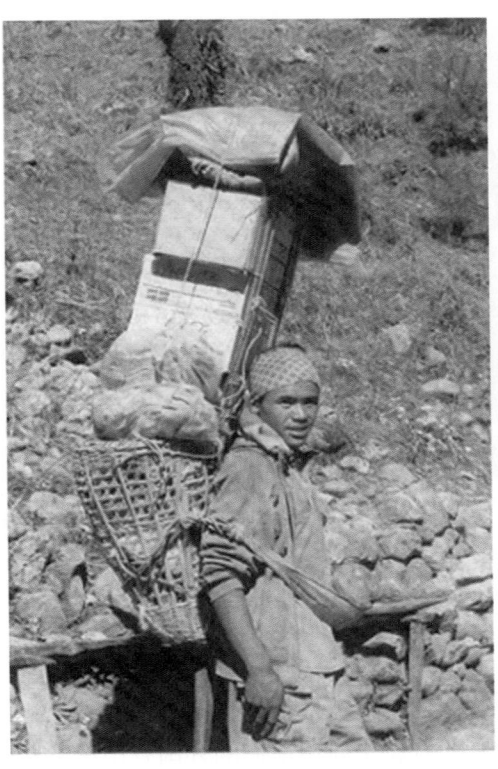

图 22.9　夏尔巴人负重登峰

夏尔巴人往往能背负自己体重 100% ～ 120% 的重量，向珠峰海拔 8 000 m 的高度在崎岖的山路上攀爬，这是任何其他民族做不到也很难做到的（引自 B. Basnyat，2003）。

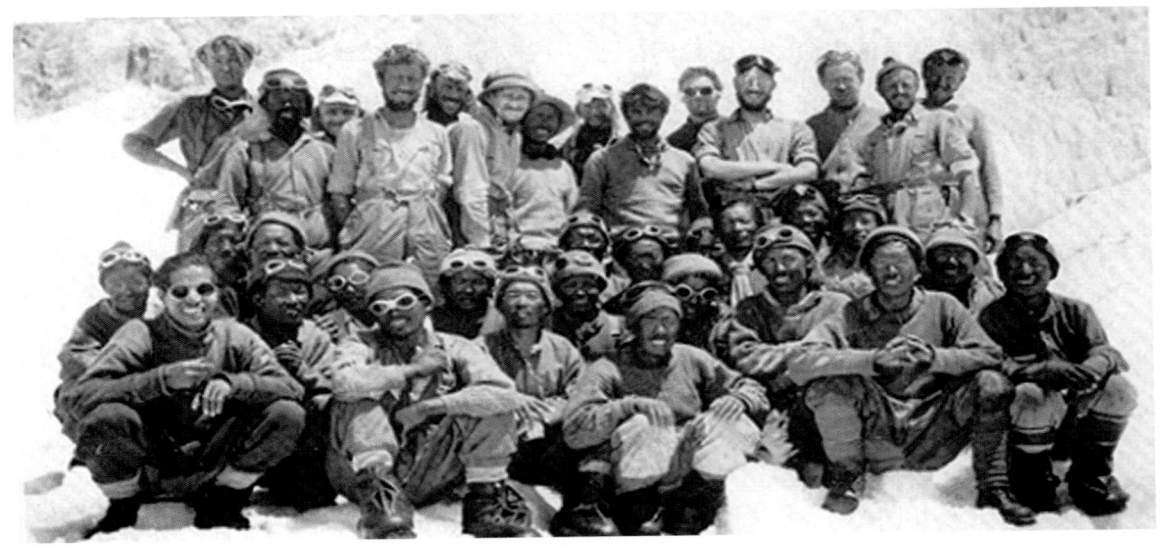

图 22.10　英国珠峰登山队及雇用的夏尔巴人

1953 年，英国珠峰登山队雇用了上百名夏尔巴人，图的前面坐位者都是夏尔巴背夫和向导，后排站立者为英国人。这次登顶成功，夏尔巴人功不可没。

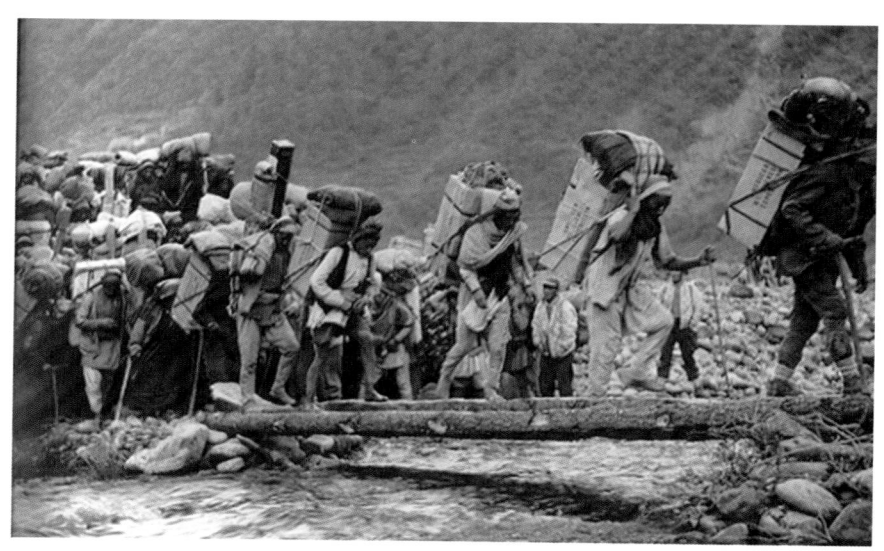

图 22.11　夏尔巴人背负重物，在海拔近 8 000 m 处通过临时的木桥越过喜马拉雅冰川河流时的情景
1963 年 5 月，美国珠峰登山队动用了 900 名夏尔巴背夫。

　　然而，当这些登山队员在珠峰顶激动地展开他们的国旗时，夏尔巴人只是平静地站在一旁，登顶的光荣却几乎从来与他们无缘，只属于雇用他们的外国登山队。在夏尔巴人脸上流露的是自然、平静和祥和，他们是真正的无名英雄，他们的功绩永远铭刻在珠峰的冰石上。

　　截至 2010 年底，已经共有 5 084 人次登顶珠峰，有 220 人在山峰遇难，其中约有 1/3 是夏尔巴人。这是人类征服地球之巅的伟大行动，有许多可歌可泣的故事。这里，属于藏族支系的夏尔巴人做出了巨大的贡献。对于各国上千个登山队，夏尔巴人支持他们、帮助他们、引导他们突击登顶，甚至拯救了许多登山队员的生命[22]。而他们自己，往往永远静躺在珠峰的雪岭上。巴桑哈姆是第一位登上珠峰的夏尔巴女性，她在下山时不幸罹难，在加德满都博达那大街上有座塑造她的铜像，使人肃然起敬。

　　夏尔巴人被称为"登山之虎"，为人类攀登珠峰做出了重大的贡献和牺牲。夏尔巴人的生与死与珠峰同在，著名夏尔巴向导巴桑说[22]：

　　"珠穆朗玛峰给了我生命，也将成为我的归宿。"

第 4 节　超人体能的生理学基础

　　对于珠峰这个大山的子民，夏尔巴人具有"与生俱来的登山天赋"，这种看似神话但为事实的夏尔巴人的体能，其奥秘引起了探讨的热潮。

一、夏尔巴人的能量代谢及氧耗量

　　近年来赫格伦（Heglund）等进行了一项研究，他们给货物称重，检测夏尔巴脚夫的耗氧量和

呼出气 CO_2 量，夏尔巴人所消耗的能量明显低于背负式对照组。众所皆知，非洲女性是最会省力的搬运工，她们能利用一种特别的弹性步伐，在平地负重行走时保存体力。但是对夏尔巴人的研究表明，如果负重较低，仅等于体重的 20% 时，则夏尔巴人与非洲女性的效率相同；他们走起路来，好像两手空空。然而随着负重增加，夏尔巴人表现出更高的效率[23,24]。美国柴郡曼彻斯特都市大学的生物力学家阿尔贝托·米内特（Alberto Minetti）认为，夏尔巴人可能在负重的时候保持躯体稳定，使肌肉的内部运作节省能量[25]。这一推论不久就被比利时卢维恩天主教大学生理系的 Heglung Norman 等加以研究，他们观察到夏尔巴脚夫，平均负重为他们体重的 93% ± 36%，在 7 ~ 9 d 内由加德满都搬运到那姆峭（Namche，3 500 m），行程约 100 km。其中有 20% 的夏尔巴男性脚夫负重达到体重的 125%，氧耗量于 10 $Jkg^{-1} \cdot m^{-1}$ 时是最大的，相当于平均行进速度为 1.1 m/s；而且速度达到 -3 $Jkg^{-1} \cdot m^{-1}$ 时，其负重与体重相等。在相当于体重负荷时，这一负荷使氧耗量的增加，在非洲妇女为 40%，高于尼泊尔女性夏尔巴脚夫；而与夏尔巴男脚夫相比，欧洲男性背负登山包时氧耗量几乎增加 2 倍。夏尔巴人脚夫在负重达到其体重的 100%，当以最适速度向上攀登时，其氧耗量仅增高 60%[25]。

有一个非常奇特的反常现象，即观察到当夏尔巴脚夫在负重增加，其每千克氧耗增高时，总能量负荷与能量负载之比的增加与其负荷间不成比例[26]。

二、夏尔巴人的肌肉结构和体能

夏尔巴人在高原有强大的运动能力可能是遗传或后天获得性因素形成的。瑞士日内瓦大学运动生理系的 Bengt Kayser 研究组在尼泊尔喜马拉雅检测了夏尔巴人股外侧肌的肌肉超微结构，观察其毛细血管—组织屏障的特征及范围、线粒体量密度及分布，以反映人体肌肉对慢性低氧的适应能力、对氧传送的特别适宜机制，可能由此提供夏尔巴人杰出能力的生理依据。所研究的夏尔巴人均具有正常的对低氧的习服能力，所取肌肉纤维组织的平均横径与西方高山登山者相同，但较小于未习服的登山者和平原作业劳动者。肌肉横切面区每平方微米的毛细血管数不比登山者少而比平原作业者多。线粒体容量密度为 3.96%，比报道的任何其他人包括平原作业劳动者为低。由此夏尔巴人：①有利于肌肉氧传送和弥散；②尽管线粒体容量密度较低，但比平原人有更高的最大氧耗—线粒体容量比值（O_2 consumption-to-mitochondrial volume ratio）[27,28]。然而，夏尔巴人拥有的强大能力尚不能以上述结果完全解释[30]。

尽管藏族在转移到低海拔的常氧环境，藏族与对照组相比，仍然可以较低的有氧能力消耗，去完成较大的运动耗能的功[29]。特别是，夏尔巴人的微循环—微线粒体单位（microcirculatory-microchondrial unit）可能就是其良性适应的位点。初步的资料提示高原藏族人的周围血流比平原人明显增加，这可能是一氧化氮代谢所起的作用[30]。

夏尔巴人在特高海拔极强的适应能力和超强的体能是建立在整体低氧适应的基础上，这在夏尔巴低氧适应生理学以下二章中系统讨论。

参 考 文 献

[1] GUPTA R, BASU A, PAWSON JG, et al. Is high altitude a specialized environment in the human case? Analyses of some Eastern Himalayan data. Indian Statistical Institute Technical Report[R]. New Delhi: No. Anthropology/2, 1985.

[2] DICKINSON JG. Severe acute mountain sickness[J]. Postgrad Med, 1979, 55: 454-458.

[3] HOUSTON CS. Going Higher: Oxygen, Man, and Mountains[M]. Shrewsbury: Swan Hill Press, 1999: 189.

[4] HOUSTON CS. A discussion of severe acute mountain sickness[J]. Postgrad Med, 1979, 55: 459-460.

[5] GUPTA R. Altitude and demography among the Sherpas[J]. J Biosoc Sci, 1980, 12: 103-108.

[6] ORTNER S. Sherpas Through Their Ritual[M]. Cambridge, UK: Cambridge University Press, 1986.

[7] FISHER JF. Sherpas: reflections on change in Himalayan Nepal. Oxford India Paperbacks, India: Oxford University Press, 1997.

[8] GUPTA R, BASU A, PAWSON JG, et al. Is high altitude a specialized environment in human case? Analyses of some Eastern Himalayan data. Indian Statistical Institute Technical Report[R]. New Delhi: No. Anthropology/2, 1985.

[9] HEATH D, WILLIAMS DR. Anthropometric characteristics of Sherpas[M]//High Altitude Medicine and Pathology. Oxford: Oxford Medical Publication, 1995: 25-27.

[10] REID TR, KENDRICK R. The Sherpas[J]. Nat Geographic, 2003, 5: 46-50.

[11] PUGH LGCE. Animals in high altitude: man above 5 000 meters—mountain exploration[M]//DILL DB. Handbook of Physiology. Adaptation to Environment. Washington, DC: American Physiological Society, 1984: 861-868.

[12] DROMA Y, HANAOKA M, BASNYAT B, et al. Genetic contribution of the endothelial nitric oxide synthase gene to high altitude adaptation in Sherpas[J]. High Alt Med Biol, 2006, 7 (3): 209-220.

[13] HANAOKA M, DROMA Y, BASNYAT B, et al. Genetic variants in *EPAS*1 contribute to adaptation to high-altitude hypoxia in Sherpas[J]. PLoS One, 2012, 7: e50566.

[14] JEONG C, ALKORTA-ARANBURU G, BASNYAT B, et al. Admixture facilitates genetic adaptations to high altitude in Tibet[J/OL]. Nature communications, 2014, 5: 3281[2014-02-10]. https://www. nature.com/articles/ncomms4281.pdf. DOI: 101038/ncommms 4281.

[15] KANG L, ZHENG HX, CHEN F, et al. mtDNA lineage expansions in Sherpa population suggest adaptive evolution in Tibetan highlands[J]. Mol Biol Evol, 2013, 30 (12): 2579-2587.

[16] BHANDARI S, ZHANG X, CUI C, et al. Genetic evidence of a recent Tibetan ancestry to Sherpas in

the Himalayan region[J].Nature Sci Rep，2015，5：16249.

[17] KANG L，WANG CC，CHEN F，et al. Northward genetic penetration across the Himalayas viewed from Sherpa people[J]. J DNA Mapping，Sequencing，and Analysis，2016，27（1）：342-349.

[18] QIE P，SANG D. Investigation into Sherpa's history and their present situation[J]. North West Ethno-national studies，2006，48：64-74.

[19] 高铭和. 一座山的勇气[M]. 台北：宝瓶文化传播有限公司，2012：241-253.

[20] REID TR. Sherpas[J]. National Geographic，2003，5：45-75.

[21] KRAKAUER J. Into Thin Air. A personal account of the Mount Everest Disaster[M]. New York：Anchor Books，Doubleday，1997.

[22] 吴士嘉. 舍尔巴人和登山运动[N]. 人民日报，1978-02-17.

[23] 税晓洁. 夏尔巴：沉默的"手杖"[J]. 中国国家地理，2008（8）：46-49.

[24] 英辰. 他们带着登山者上珠峰[N]. 环球，2007-06-01.

[25] BASNYAT B，SCHEPENS B. The burden of the Himalayan porters[J]. High Alt Med Biol，2003，2（2）：315-316.

[26] MALVILLE NJ. Porters of eastern hills of Nepal：body size and load weight[J]. Am J Hum Biol，1999，11：1-11.

[27] MASON I. Nepalese Porters Are World's Most Effective Carriers[EB/OL]. [2005-6-16].https://www.sciencemag.org/news/2005/06/nepalese-porters-are-worlds-most-effective-carriers.

[28] BASTIEN GJ，SCHEPENS B，WILLEMS PA，et al. Energetics of load carrying in Nepalese porters[J]. Science，2005，308：1755.

[29] LEVETT DZ，RADFORD EJ，MENASSA DA，et al. Acclimatization of skeletal muscle mitochondrial to high altitude hypoxia during an ascent of Everest[J]. FASEB J，2012，26：1431-1441.

[30] EDWARDS LM，MURRAY AJ，TYLER DJ，et al. The effect of high-altitude on human skeletal muscle energetic：0-P-MRS results from the Caudwell Extreme Everest Expedition[J]. PLoS One，2010，5：e10681.

[31] MARCONI C，MARZORATI M，SCIUTO D，et al. Economy of locomotion in high-altitude Tibetan migrants exposed to normoxia[J]. J Physiol，2005，569-675.

[32] ERZURUM SC，GHOSH S，JANOCHA AJ，et al. Higher blood flow and circulating NO products offset high-altitude hypoxia among Tibetans[J]. Proc Natl Acad Sci USA，2007，104：17593-17598.

第 23 章　夏尔巴人高原适应生理的研究

第 1 节　"夏尔巴生理"概念的提出

早在 20 世纪 60 年代，随着 1953 年英国登山队首次登顶珠峰，在生理学学界，特别是在呼吸生理学学界兴起了"高原研究热"，其中在著名的高山生理学家皮尤（Puph LGCE）领导下，组织了《喜马拉雅科学登山探险队》（*Himalayan Scientific and Mountaineering Expedition*）[1]，对珠峰地区人体的影响做进一步深入研究，重点研究长期低氧对人体的生理效应。Puph 在喜马拉雅银色站探险时对一名夏尔巴人测得其在海拔 5 800 m 的最大摄氧能力（VO$_2$max）为 43 mL/（kg·min），高于西方登山队员们的均值 33 mL/（kg·min），从而注意到了西方平原人和喜马拉雅夏尔巴人的高山体能存在着差别，开创了这一领域研究的基础 [2]。

另一位英国高山医学家詹姆斯·S. 米雷基（James S. Milledge），早在 1960 年就参加了喜马拉雅科学登山远征队（Himalayan Scientific and Mountaineering Expedition of 1960—1961）并在珠峰海拔 5 800 m 的明博冰川的银色站（Silver Hut）工作，积累了经验，关注到夏尔巴人优异的体质和强大的登山能力。1964 年他在南印度的克利斯蒂医学院（Christian Medical College，Vellore，South India）工作时与苏哈米·拉希里（Sukhamy Lahiri）合作，这位印籍生理学科学家拉希里当时正专心于低氧呼吸研究。他再次进入银色站进行高山生理的研究 [3]，他们这次的研究重点是对比尼泊尔高原世居夏尔巴人与西方平原登山者的适应生理学 [4,5]。

他们在喜马拉雅重点比较夏尔巴高原世居者与到高原习服的平原人，观察生理反应的异同，主要实验研究如下。①呼吸调节：采取肺泡气标本在英国牛津大学检测 P$_A$O$_2$ 及 P$_A$CO$_2$，判定通气水平。②肌肉做功：静息及在 475 kg/min、900 kg/min 及 1 265 kg/min 自行车功率下的氧耗量、肺通气、肺泡气压力、动脉血 pH 及吸入不同压力 O$_2$ 的效应。③心率。④最大氧耗量及其恢复时值。⑤动脉血氧饱和度（SaO$_2$）。⑥尿 17- 酮类固醇（17-ketosteroid）及 Na/K 比。⑦心电图。⑧血红蛋白值。⑨肺泡及混合静脉血气压力。

结果发现如下 [4-7]：与新近习服的西方人相比，夏尔巴人不论在静息还是逐步增量的运动下，其呼吸率低而通气量大；在高原对 CO$_2$ 通气反应较低（趋向左侧）但与西方人并无明显差别。夏尔巴人对低氧的易感性明显降低，如在恒定的 P_ACO_2 下，通气增强使夏尔巴人的 P_AO_2 由 200 mmHg 降至 40 mmHg 时，其通气增强只增高了 10%。夏尔巴人肺泡及混合静脉血 CO_2 压力较高，动脉血及脑脊液 pH 值较低；计算的动脉血及脑脊液 CO_2 压力较高；运动下西方人血液明显趋于碱化，而夏尔巴人则呈酸性，这与血液乳酸堆积有关。血液 pH 值趋于酸化，P_ACO_2 无大变化，而西方人则降低；在一定血氧饱和下，夏尔巴人可保持较高的 PaO_2，这是波尔效应（Bohr effect）对氧解离曲线的作用。运动时吸入近海平面压力的氧，西方人肺通气下降而夏尔巴人变化不大；西方人吸氧后不仅 P_AO_2 升高，其 P_ACO_2 也增高，动脉血 H^+ 离子浓度增加，而夏尔巴人吸氧后 P_ACO_2 及血 pH 值均无明显变化；静息时两组 SaO_2 相近，约为 80%，中强度运动时由于过度通气使 P_AO_2 增高而 SaO_2 降低。夏尔巴人的静息 HR 较低而运动最大，HR 可达到 190 ~ 200 次 /min，而在西方人最大心率只有 140 ~ 160 次 /min，吸氧后西方人 HR 增高而夏尔巴人降低。氧债在夏尔巴人较小；最大运动及其恢复期夏尔巴人的血乳酸水平较低。夏尔巴人的脑脊液及血浆中 K^+ 的浓度较高。在同一高度，夏尔巴人的 Hb 值低于西方人。夏尔巴人的心电轴呈水平而西方人右倾。他们还发现夏尔巴人的脑供氧系统更优越于平原人 [8]；但他们早期认为夏尔巴人低氧通气反应钝化，和平原人一样，这一观点持续了 20 余年，也掀起了很大的争议，见以下讨论。

根据这次实验结果，他们发现平原西方人在高山对低氧环境是一种短期的生理调整，即高山习服（acclimatization），使其能在高原生存并从事有效体力活动；但观察到夏尔巴人通过长期生活在高原发生了基本的变化，体现在细胞水平上，能够在低氧下从事更有效的体力劳动，这与平原人的短期调节是不同的，因为他们已经度过了高原第一阶段的危机，但那时，这种喜马拉雅世居者的基本变化是源于种族遗传还是经多年或多代在高原居住而获得的尚是高原医学未获解决的问题 [4,6]。1965 年，Lahiri 与 Milledge 在 *Nature* 上第一次应用了"夏尔巴生理"（Sherpa physiology）这一术语 [9]。

这篇发表在 *Nature* 上的论文是历史性文献，可以看出，在 20 世纪 70 年代，对高原低氧生理及呼吸适应就已做出了如此严密的设计，特别是以藏族支系的夏尔巴人作为研究对象，依据夏尔巴人高原适应的生理特点，Lahiri 与 Milledge 第一个大胆提出"夏尔巴生理"这样一个强烈反映藏族人群高原适应性特征的名词 [9]。这在高原生理学上是一个历史性的贡献。

第 2 节　呼 吸 适 应

一、胸部解剖学测量

关于夏尔巴人的胸径曾有报道认为与安第斯人的相近 [10]，一些间接的对比研究显示其胸径大于平原人 [11,12]。然而通过直接地对比夏尔巴与平原尼泊尔人经体表面积的校正，结果发现夏尔巴人的胸径并无增大 [13,14]。高原人类学家波森（Pawson）指出夏尔巴人并不像南美印第安人那样以增大胸径来适应 [14]。Beall 比较了安第斯克丘亚印第安人与尼泊尔的夏尔巴人、藏族人群的胸部形态学，发现后两者的胸部深径是相似的，而胸部的宽径则藏族较小[15]（表 23.1）。

表 23.1　夏尔巴人与藏族、安第斯高原世居人群胸径测量的比较

对象	海拔 /m	年龄 / 岁	身高 / cm	体重 /kg	胸径测量 /cm*			参考文献
					胸围	宽径	深径	
夏尔巴人								
$n=61$	3 500	—	162.2	54.6	84.6 (0.52)	—	—	[8]
$n=25$	2 880	25.8	164.7	51.1	88.5 (0.537)	—	—	[7]
$n=109$	2 600	18 ～ 85	163.1	56.3	—	28.8 (0.177)	19.7 (0.120)	[2]
藏族								
$n=28$	3 800	25 ～ 35	160.1	—	—	26.6 (0.166)	20.4 (0.127)	[9]
安第斯人								
$n=40$	4 000	30	158.9	55.2	89.7 (0.565)	27.6 (0.174)	20.6 (0.129)	[3]
$n=52$	—	25 ～ 35	160.0	—	—	28.2 (0.176)	20.5 (0.128)	[9]

注：*—括号内是胸径 / 身高的比值。

二、肺活量

据上已知南美印第安人有着大的胸径，而对夏尔巴人则尚不肯定。哈克特（Hackett）等对夏尔巴人的肺活量做了检测并与西方人做比较，应用指标是预测值的平均值（$\bar{x} \pm S_{\bar{x}}$），以白人为基础的身高、年龄及性别方程加以校正。结果夏尔巴人的用力肺活量并不大于徒步登山的西方人（102.7% ± 2.6% vs. 104.5% ± 2.2%）；夏尔巴人与西方人的肺活量与身高比值也相近[16]。因此看来夏尔巴人按其身体的结构大小并不增加肺活量，而南美的秘鲁印第安人与其平原人相比，肺活量增加了 6% ～ 45%[17,18]。

三、静息通气

众所皆知夏尔巴人在特高海拔有着强大的体力，然而早期对在特高海拔夏尔巴人静息通气功能的研究较少。20 世纪 60 年代，Lahiri 及 Milledge 在喜马拉雅海拔 4 880 m 对 3 名夏尔巴人及 5 名习服的西方人做了终末潮气和脑脊液酸碱检测，结果如下：终末潮气二氧化碳分压（PCO_2）夏尔巴人与西方人比（26.8 mmHg vs. 26.2 mmHg），肺泡气氧分压（P_AO_2）夏尔巴人与西方人比（52.5 mmHg vs. 50.5 mmHg），两组均无明显差别，但夏尔巴人脑脊液的 pH 值则低于西方人（7.328 vs. 7.374）。其后他们又对这 5 名西方人及此 3 名夏尔巴人加上另 1 名夏尔巴人检测动脉血，复查结果显示，终末潮气 PCO_2 夏尔巴人高于西方人（28.6 mmHg vs. 25.9 mmHg）[6,7]。这类结果的矛盾性一方面与样本少有关，另一方面与夏尔巴人和西方人在身高体重及体表面积间差别很大有关[6]。为此，Hackett

等对此做了对比性校准的研究，他们首先在尼泊尔加德满都对 25 名夏尔巴人及 25 名西方人做了身体形态学检测，夏尔巴人比西方人体型小，但两者的身高—体重比率则相似[1]。Hackett 等的研究结果显示，夏尔巴人的静息每分钟通气量（VE）高于西方徒步登山者，不论在平原 [（7.37 ± 0.34）$L \cdot min^{-1} \cdot m^{-2}$ vs.（5.94 ± 0.37）$L \cdot min^{-1} \cdot m^{-2}$]（$\bar{x} \pm S_{\bar{x}}$，$P<0.05$）还是在高原 [（9.8 ± 1）$L \cdot min^{-1} \cdot m^{-2}$ vs.（7.8 ± 0.47）$L \cdot min^{-1} \cdot m^{-2}$]（$\bar{x} \pm S_{\bar{x}}$，$P<0.05$）。认为夏尔巴的 VE 较西方人为高，是由于呼吸频率增加所致 [平原为（20 ± 1）次 /min vs.（14 ± 0.7）次 /min，高原为（17 ± 1）次 /min vs.（15 ± 1）次 /min]。这一夏尔巴人的相对高通气现象进一步被在平原时其肺泡气氧分压增高、肺泡气二氧化碳分压降低及在高原时其 SaO_2 保持较高水平所证实[16]。然而关于北美或南美的高原世居者在到达平原后与平原人相比，获得了其通气或增强或降低的不同结果[19]。在高原对 8 名夏尔巴人的检测显示其通气与获得习服的平原人水平相近[16]，而南美秘鲁高原世居者的通气则是相对降低的[20]。这方面需要进一步研究，但喜马拉雅和安第斯的世居者间要做到在地域、方法、年龄及样本上的可比性，仍是困难的。

四、运动通气

这方面的研究也呈现了一些互相矛盾的结果。Lahiri 等的早期研究对小量样本夏尔巴人在海拔 2 900 m 及 3 800 m 进行，观察到其存在相对的低通气，在一定运动量下，其 VE 较低、氧通气当量（VE/VO_2）也较低、P_ACO_2 较高及动脉 pH 值较低[21,22]。但后来的一些研究则观察到夏尔巴人比西方人有更大的最大摄氧量，既然夏尔巴人有高的通气氧摄取能力，则难以从周边化学感受易感性来对以上两组间存在的不同有氧能力结果加以解释。Cerretelli 对喜马拉雅的 21 例夏尔巴人观察到其 VE/VO_2 值与习服的平原人是一样的，直至到达最大氧摄取的峰值时，此时平原人的通气是增加的[22]。另一项研究是对出生及生长在北美美国科罗拉多利德维尔镇的高校运动员在运动时其过度通气水平与初到高原的平原人是相同的，也与南美世居者显示的相对低通气不同[23]。应该指出，总通气检测是较粗糙的，而肺泡通气和动脉二氧化碳分压则是易感指标。

第 3 节　心血管功能

半个多世纪以来，数以千计甚至上万的夏尔巴人作为向导或背夫参与了世界各国的攀登珠峰行动。继 1975 年中国珠峰登山队在峰顶世界上第一次描记了藏族女登山运动员潘多从海平面到珠峰顶，再返回海平面的心电图（ECG），显示完全正常，无任何心肌缺血缺氧的表现后[24]，加里多（Garrido）等又报道了一名夏尔巴登山向导在珠峰登顶后的 ECG，这是一名居住在尼泊尔喜马拉雅孔布地区（3 800 m）的世居者，男性，48 岁，他曾经 15 次攀登珠峰超过 8 000 m，10 次登顶，有一次冬季攀登而不用氧气。在参与的第 21 次国际登山队中在海拔 7 000 m 以上共计停留 1 000 h 以上。结果他在成功登顶第 9 d 时在海平面的 ECG 显示完全正常，没有电轴偏移和心肌缺血，仅心率为

61 次 /min，显示有轻度迷走神经张力增强；尽管他多次攀登珠峰并曾无氧攀登，但 ECG 无右心室负荷过度或右心室肥大的图像 [25]。而海平面人在珠峰特高海拔时 ECG 出现 QRS 电轴右偏、右束支传导阻滞、T 波倒置等改变，不过在返回海平面后很快恢复 [26]。而夏尔巴人由于肺血管平滑肌的菲薄及肺动脉对低氧收缩反应的钝化，即使在特高海拔做强烈运动也不出现明显的肺血管增压反应 [27]。

一项对夏尔巴人与平原人在海平面及海拔 5 050 m 的研究观察到，对高原心血管的功能和结构适应方面，夏尔巴人在心脏的机械做功和心室结构上与到高原短期习服的平原人有区别。在高原运动下，夏尔巴人有较高的最大心率（HRmax）、较低的肺血管阻力，其最大心输出量与静息时并无差异。心室的结构和功能与左心室的机械功密切相关，夏尔巴人有着更有效的心肌射血能力，在心肌收缩时减少心肌纤维的应激而有利于舒张期的回缩；代偿性的心肌舒张期松弛降低仅见于夏尔巴人而不见于平原人。在心脏结构上，发现夏尔巴人出现了慢性功能性重建（chronic functional remodelling），成年夏尔巴人其左心界值呈相对或绝对的较小，尽管在高原夏尔巴人和平原人均有轻度的左心容量降低。这些夏尔巴人在高原的心功能特点与平原人在平原的相似，保障了在低氧条件下和运动时机体供氧的需求 [28,29]，这一特点应是遗传进化适应的表征。

第 4 节　运动体能

夏尔巴人是世界上低氧耐力最强和高山体能最佳的群体，在攀登珠峰和地球上其他 8 000 m 以上高山时充分显露出来（见第 3 节），这是作为藏族支系在遗传进化适应中获得的优势。

一、最大有氧能力

最大运动能力及最大有氧能力是判定对低氧习服—适应水平的重要指标。那么在海平面，藏族的最大有氧能力峰值（VO$_2$peak）与白人是相近的，现在对 8 名出生在加德满都（1 300 m）未经训练的第二代藏族、生活在海拔 2 800 ~ 3 500 m 的 7 名夏尔巴人、10 名未经过训练的平原白人及 5 名经过训练的白人做对比，分别在海平面、海拔 1 300 m 到海拔 5 050 m 的第 2 ~ 4 d、第 14 ~ 16 d、第 26 ~ 28 d 做 VO$_2$peak、HRmax、SaO$_2$ 等检测，结果藏族及夏尔巴人的 VO$_2$peak、HRmax、SaO$_2$ 等均高于平原白人，有力地说明第二代在平原的藏族重返高原后其对低氧的习服快于和高于平原白人 [30]，这有着遗传进化的生理基础。初步的资料提示高原藏族人的周围血流比平原人明显增加，这可能是一氧化氮代谢所起的作用，而其微循环—微线粒体单位（microcirculatory–microchondrial unit）可能就是其良性适应的位点 [31]，当然还有其他机制。

二、夏尔巴人的肌肉结构和体能

夏尔巴人在高原拥有强大的运动能力可能是遗传或后天获得性因素形成的。一项研究检测了夏尔巴人股外侧肌的肌肉超微结构，观察其毛细血管—组织屏障的特征及范围、线粒体量密度及分布，以反映人体肌肉对慢性低氧的适应能力、对氧传送的特别适宜机制，可能由此做出夏尔巴人杰出能力的生理依据。所研究的夏尔巴人均具有正常的对低氧的习服能力，所取肌肉纤维组织的平均横径与西方高山登山者相同但较小于未习服的登山者和平原作业劳动者。肌肉横切面区每平方微米的毛细血管数不比登山者少而比平原作业者多。线粒体容量密度为 3.96%，比报道的任何其他人包括平原作业劳动者低。由此夏尔巴人：①肌肉氧传送和弥散功能较好。②尽管线粒体容量密度较低，但比平原人有更高的最大氧耗—线粒体容量比值[32,33]。然而，夏尔巴人拥有的强大能力尚不能以上述结果完全解释[34]，而是他们综合性的低氧适应机制的最佳组合和最佳发挥。

第 5 节　能 量 代 谢

加拿大不列颠哥伦比亚大学的 Hochachka 教授团队对比了安第斯的克丘亚印第安人、喜马拉雅夏尔巴人和西方白人骨骼肌的酶学，意外地发现夏尔巴人和克丘亚人骨骼肌的酶成分结构和能量代谢特征与训练有素的耐力运动员相似，甚至于有些接近于飞翔能力极强的蜂鸟。

Hochachka 等对 6 名秘鲁克丘亚人、6 名尼泊尔喜马拉雅夏尔巴人和 1 名平原白人马拉松运动员进行了肌肉酶成分和代谢调控的研究。之所以以一名优秀耐力运动员对比，是因为他代表了在有氧和无氧能力下骨骼肌酶学的适应性[35-38]。实验检测了柠檬酸合酶（citrate synthase，CS）作为线粒体代谢能力的标志[35,36,39,40]；羟基化辅酶 A 脱氢酶（Hydroxyacyl CoA dehydrogenase，HOAD）作为脂肪酸氧化能力的标志[35]；丙酮酸激酶（pyruvate kinase，PK）和乳酸脱氢酶（lactete dehydrogenase，LDH）作为糖酵解通路机制的标志[40,41]。应该承认这些标志物都不能计算不同通路的相对最大流量能力，但是酶的活性和与其他酶的活性比值已经被反复地观察到与肌肉总的代谢机能有很好的相关性。例如，CS 和其他酶在线粒体代谢中与最大摄氧能力（VO_2max）有直接相关性[41]，PK 和 LDH 活性及 PK/LDH 比值依次与糖酵解通路的途径（即对无氧糖酵解或对有氧碳水化合物分解代谢）有相关性[42]。

对体能的判定，都是建立在活检肌肉系统的酶学基础上，突出的研究结果显示，首先是肌肉的柠檬酸合酶活性特别得低，其次为夏尔巴人和克丘亚人几乎处于相等的水平（表 23.2）。从这些检测的数据来看脊椎动物的值，柠檬酸合酶活性在鱼类的白肌可以下调低至 2 U/g[43]，而在蜂鸟可上调至 450 U/g[44,45]——作为生物学动态的序列值这二者都超过了。拿这作为一个天平来衡量，在高原世居者的有氧代谢潜能很明显是处于低的位置，与平原人相比，其产值是低的。在高原 CS 作为高原世居者线粒体代谢能力的标志，其肌肉 CS 活性只有耐力性运动员同一肌肉的 1/3[31,32]，而与体力训练者和作业劳动者相当[36,37]，这与 Cerretelli 等在夏尔巴人肌肉活检中观察到低的线粒体容量密度一致[41]。由于在肌肉 CS 和整体 VO_2max 间有很好的相关性[41]，因此这一结果可以在夏尔巴人和克丘亚人中用以预示低的 VO_2max 值，以往的研究已对这两者的预测加以肯定[43,46]。高原世居者对效力（efficiency）[43]和耐力（endurance）[43,47]的适应是不同的实质，然而这不是通过绝对的酶活性的资料就可容易地解释的。

表 23.2　肌肉酶活性（μmol/g·min^{-1}，37℃）的比较（$\overline{x} \pm S_{\overline{x}}$）

酶学	公牛 [1]	夏尔巴人 [7]	克丘亚人 [7]	马拉松运动员 [7]	蜂鸟 [15]
CS	10.0	17.9±2.7	16.4±6.0	44.1	34.3
HOAD	4.0	29.1±4.2	29.6±2.4	67.9	97
PK	675	401±72	619±66	654	672
LDH	2100	376±60	453±41	458	230

注：各注脚为文献来源，所有酶检测在经校正的 37℃。

长期研究已证实酶的活性比值比起单独的酶活性绝对值来是一个更好地反映代谢机制的亮点，而且不同物种间进行比较时在不同酶水平的适应上具有更强的功能意义 [37,38,42,48]。在低压性低氧适应的前后关系上，PK/LDH 是这些比值中最有效的指标。已经观察到，脊椎动物肌肉的 PK/LDH 是在 0.2 ~ 0.33。尽管肌纤维类型对此有所影响（三种肌肉纤维在克丘亚人中均较丰富）。肌肉无氧代谢能力是低的，主要是与作为燃料这一优势相关。这最好地体现在心肌代谢中脂肪酸和葡萄糖的比值的优势上 [39]。而心脏 PK/LDH 比值是低的，例如，奶牛及海豹为 0.2[8]，大鼠为 0.37[37,38]。然而一个特殊的例外就是蜂鸟（表 23.3），其沿着骨骼肌的己糖激酶（hexokinase）和优先消耗的葡萄糖均具有高度活性，其 PK/LDH 的比值为 1.4[44,45]。蜂鸟的心肌和骨骼肌显示有很高的有氧 / 无氧代谢比值，这就是为何人们提出争议，认为高的 PK/LDH 比值是一个泄露出的线索，表示一种适合于有氧糖（或糖原）分解代谢的肌肉酶机制 [42,49]。作为同样的标志，低的 PK/LDH 比值（在 0.2 ~ 0.3）表示优先的脂肪分解代谢或表示高的无氧糖酵解能力 [49,50]。

表 23.3　肌肉组织酶活性比值在不同脊椎动物的比较（$\overline{x} \pm S_{\overline{x}}$）

物种	PK/LDH	CS/LDH
公牛（心脏）	0.2	0.11
大鼠（心肌）	0.4	0.24
克丘亚人（股肌）	1.4±0.2	0.037±0.01
夏尔巴人（股肌）	1.4±0.2	0.047±0.01
马拉松运动员（股肌）	1.4	0.09
蜂鸟（心脏）	1.4	0.69
蜂鸟飞行（肌肉）	3.3	1.49

注：引自 Suarez et al. 1986，1990。

在此项研究中，观察到夏尔巴人和克丘亚印第安人肌肉的 PK/LDH 值为 1.4（表 23.3），揭示了一个新的意义。在动态的物种间作用的天平上，1.4 这一值明显是在高的一侧；在物种相互作用的天平上，这一值正好很精确地与耐力运动员的相一致[48,49]。在这些物种中只有蜂鸟的飞行肌肉 PK/LDH 值超过了夏尔巴人和克丘亚人，可以保证更大的丙酮酸流动进入线粒体代谢，认为这是因该组织需要特别高的三磷酸腺苷（adenosine triphosphate，ATP）翻转率。由于葡萄糖（糖原）代谢比脂肪酸代谢能更有效地利用氧达 25% ~ 60%[40]，这种代谢机制可理解为夏尔巴人和克丘亚印第安人对于低氧环境的适应优势。在耐力运动员于高原运动达到高功率时，依赖于对氧的有效代谢通路以适应不同的因素，活动是介导的氧的限制性。结合 ATP 产生与有效的 ATP 利用通路（主要是与特异的 Ca^{2+}ATP 酶和肌浆球蛋白 ATP 酶）的氧有效通路，也是肌肉所需要的，似是经上调细胞工作 /ATP（但注意到并不上调收缩蛋白本身的效应）[43]。不过后者的这种关系尚需进一步研究。

　　Hochachka 等对高原适应的世居者夏尔巴人和克丘亚人显著的低氧耐力的机制加以概括，那些酶学资料提示：线粒体代谢能力看来是类似于强力训练的运动员，其糖酵解酶能力很像有氧运动的运动员。而这些又如何与高耐力相合理化？不容怀疑，肌肉代谢机制是趋于最大的有氧效应促使 ATP 翻转和最小的无氧糖酵解。实验提示，这是在疲乏时低的乳酸堆积的表达[43,47]。根据生物化学的有效适应，由最大有氧 / 无氧代谢所获得的最大盈利要高得多（因为糖的氧化分解代谢比无氧糖酵解的能量效应要高 18 倍）。可能夏尔巴人和克丘亚人在亚极量运动时显著的耐力特征是反应性通路利用氧和 ATP 效力的直接结果；同时酶学的组织体系在运动性活动时防止终末产物的发生。以上 2 种机制交替使用时，效率更高[50,51]。

　　Hochachka 等的一项研究同样对上述 6 名夏尔巴人、6 名克丘亚人和 1 名优秀的马拉松运动员，及蜂鸟（humming birds）进行低氧下肌肉酶代谢的对比。观察到在增量运动至耗竭时，安第斯克丘亚印第安世居者与平原人比，在同等情况下，其血浆乳酸的堆积量较之为少。尽管在低压性低氧下，这种克丘亚人乳酸堆积少的现象已往知之甚早，被称为"乳酸悖论"（lactate paradox）[52]，即他们在急性低氧暴露时并不受影响[42,43]。早期的核磁共振光谱图和代谢生化学研究指出克丘亚人的能量需求和能量供给紧密连接，使他们在改变工作效率时肌肉的腺嘌呤（adenylate）和磷肌氨酸（phosphagen）含量只有相对中度的改变，这样调和了对丙酮酸糖酵解流动的活性（一种粗略的调控机制，对总通路流动水平发挥作用）。其后的研究对克丘亚人和夏尔巴人骨骼肌酶活性确定了一种很好的调控机制，即通过对丙酮酸流动性调和，以及特异性地减轻乳酸，这是少数关键性的酶适应性效应所致。在他们的研究中，认为克丘亚印第安人骨骼肌的这种特性，在夏尔巴人中几乎表达一致，两者是相似的，而且甚至扩延到大多数脊椎动物的有氧骨骼肌，特别是蜂鸟的飞翔肌肉[47]。

　　根据以上实验，Hochachka 等做出结论，夏尔巴人对高原适应的 3 大关键机制是：①在低压性低氧下极高的有效能力。②低的最大有氧和无氧能力。③高的低氧耐力。通过肌肉的活检和酶的活性检测可以协助阐明这方面的适应机制。首先，以往已观察到氧化代谢酶类低的活性（如与强力运动员相比较）预示低的最大氧耗量；其次，有氧糖酵解能力也降低（对比耐力运动员）可以解释低的无氧工作能力；最后，糖酵解通路获得碳水化合物的氧化，而非发酵。因为葡萄糖（糖原）代谢对氧利用的有效性，机体体能特征将通过以碳水化合物为基底的三磷酸腺苷（ATP）合成和 ATP 利用的有效通路（对肌肉工作的高产出）而获得提高[49,53]。

第 6 节　脑及心脏代谢特征

加拿大不列颠哥伦比亚大学的 Hochachka 团队一直在研究高原人群的进化生理学和能量代谢学[54]。他们考虑是否在不同的高原地区的人体具有共同"保存"的生理性质，或者是否这种性质在这些群体中不同，由此提示为一种新的适应（de novo adaptations）[55]。Hochachka 等指出，人类对低压性低氧的反应在不同血统的人中是不同的（平原人、安第斯世居者、喜马拉雅世居者、东非人），提示人类对低氧反应表现为"可保存的"（concervative）和"可适应的"（adaptable）生理学特征，脑的代谢性有机体是属于前一种，而心脏代谢则属于适应性好的样板[56]。

一、脑代谢

Hochachka 等对较小样本的夏尔巴人、克丘亚人及欧洲平原人应用正电子发射层面 X 线摄像术（position emission tomography，PET）研究脑的代谢，对平原人、夏尔巴人和克丘亚人三组加以比较，在脑的 20 个以上区域观测，发现 3 个组的结果如下：①葡萄糖是提供给大脑的燃料；②脑的代谢率在定性上相似；③从一个区域到一个区域比较，显示有相似的代谢组织机构。

按照稳态的检测，提示要求 ATP 通路和 ATP 供应（这与脑的 ATP 流动调控机制有关），这样，夏尔巴人脑的氧供更为充分、代谢率调低、糖代谢也与心肌的模式相似（见下文），使脑在低氧下获得有效的能量，从而能更佳地应对慢性低氧而构成防御性适应[57,58]。不足为奇的是，这种脑的特征也见于其他的血统（如日本人）[59]。鉴于不同的人类族群分布在种系发生树上，则分子和代谢的相似性提示中枢神经系统的基因特异性结构和功能涉及调控 ATP 的需求和 ATP 供给通道，通过人类发生史的负向选择达到稳态（任何基因突变引起的改变均被防止或被消除）。据此认为人类高原脑代谢的机制反应在生理特征上明显地保存于进化树上，人类的种系在常氧和低氧下其功能表现出明显的相似性[57,58]。

二、心脏代谢

与脑代谢相比，心脏在适应性代谢机制上扮演了一个值得关注的角色。通常在平原人，心脏代谢是在提取能量的基础上而机会性地利用游离脂肪酸（free fatty acids，FFAs）、葡萄糖或乳酸。为了评价心脏代谢的性质，Hochachka 等应用了 ^{31}P 核磁分光摄像仪（^{31}P magnetic resonance spectroscopy）检测以研究心脏代谢，来对比在常氧和低氧下高原世居者和平原人的射频光谱[60]。在夏尔巴高原世居者，磷酸肌酸腺苷（phosphocreatine，PCr）/ATP 含量比值是维持在稳态的常氧值（0.9 ~ 1.0），与常氧下平原人比是异常的低[56,61]。由于肌酸磷酸激酶（creatine phosphokinase）反应是特异性地平衡运转，这种 PCr/ATP 比值的稳态可能是与约 3 倍高的游离二磷酸腺苷（free adenosine diphosphate，ADP）含量相一致。高的 ADP 含量（即低的 PCr/ATP 比值）是通过匹配米氏常数（Km）值得到糖酵解 ADP 所需激酶，此反应的心脏能量需要增高的碳水化合物提供。这是高原人所选择的代谢机制。Hochachka 等研究夏尔巴人在常氧和低氧下的代谢，发现夏尔巴人与平原人相比，在心脏代谢于提取功能燃料上有区别，夏尔巴人对心脏功能更多地利用碳水化合物作为底物，而较少利用游离脂肪酸，这是在低氧下代谢器官优化的表现，因为每分子氧产生的 ATP 在利用葡萄糖时比游离脂肪酸要高 25% ~ 60%[62]。由此他认为心脏代谢是一种"适应性质"的特征，然而一些主要的生理性质（即钝化的通气驱动、血容量的扩大、代谢酶表达的变化）则是所有高原居民共同具有的，因而是保存性的特性。根据这些特性间的相似性，以及考虑到长距离耐力运动中优秀的运动员来自非洲的中度高原，他进一步指出这些特质是源于我们人类共同的祖先。

这种心脏 PCr/ATP 特质在低氧习服反应上于 2 个组间是不同的。夏尔巴人，其心肌糖代谢功能的 PCr/ATP 特质是保持稳态的，即使到了海平面 4 w 后依然如此[56]，而平原人在高原习服后只有中度的倾向于夏尔巴人的模式[63]。拉姆齐（Rumsey）等的一项研究使大鼠在模拟低压性低氧下习服 3 ~ 4 w，导致其脂肪酸氧化能力下降，而相对的糖作为燃料被心脏利用的量增加[63]。由此从以上资料说明高原心脏的适应是依赖于化学剂量效力的调控[60,62]，提高分子氧产生 ATP 的能力，这种作用不仅在心肌，也在骨骼肌，通过优先选择提供碳分子的碳水化合物作为心肌能量的来源[64]。总之可以看出与脑的代谢不同，在心脏的某些组成或 ATP 供给通路的组成是高原夏尔巴人在正选择压力下的产物，这样就形成了两种适应：心脏高度地优先选择葡萄糖作为能源和减轻低氧习服的反应。

综上所述，根据考古学和分子生物学的研究，证明了夏尔巴人和藏族一样，他们低氧代谢的特征、能量利用的最节能效应以及强大的低氧耐力，充分地体现了他们在高原适应过程中具有内在的生理优势，所有这些都反映出夏尔巴人具有显著遗传趋势的印迹[65-68]，这将在夏尔巴人低氧适应分子机制中加以讨论。

参 考 文 献

[1]   PUGH LGCE. Physiological and medical aspects of the Himalayan Scientific and Mountaineering Expedition, 1960—1961[J]. Br Med J, 1962, 2: 621-633.

[2]   PUGH LGCE. A programme for physiological studies of high-altitude people[M]//BAKER PT, WEINER JS. The Biology of Human Adaptobility. Oxford: Charendon Press, 1966: 521-526.

[3]   MILLEDGE JS. The Silver Hut expedition[M]//SUTTON JR, JONES NJ, HOUSTON CS. Hypoxia: Man at altitude. New York: Thieme-Stratton, 1982: 113-117.

[4]   MILLEDGE JS, LAHIRI S. Respiratory control in lowlanders and Sherpa highlanders at altitude[J]. Respir Physiol, 1967, 2: 310-322.

[5]   MILLEDGE JS. Electrocardiographic changes at high altitude[J]. Brit Heart J, 1963, 15: 291-298.

[6]   LAHIRI S, MILLEDGE JS. Acid-base in Sherpa altitude residents and lowlanders at 4 880 m[J]. Respir Physiol, 1967, 2: 323-334.

[7]   LAHIRI S, MILLEDGE JS, CHATTOPADHYAY HP, et al. Respiration and heart rate of Sherpa highlanders during exercise[J]. J Appl Physiol, 1967, 23: 545-554.

[8]   MILLEDGE JS, SORENSEN SC. Cerebral arteriovenous oxygen difference in man native to high altitude[J]. J Appl Physiol, 1972, 32: 687-689.

[9]   LAHIRI S, MILLEDGE JS. Sherpa physiology[J]. Nature, 1965, 207: 610-612.

[10] SLOAN AW, MASALI M. Anthropometry of Sherpa men[J]. Ann Hum Biol, 1978, 5: 453-458.

[11] FRISANCHO RA, BAKER PT. Altitude and growth: a study of thepatterns of physical growth of a high altitude Peruvian Quechua population[J]. Am J Phys Anthropol, 1970, 32: 279-292.

[12] MUELLER WH, MURILLO HF, PALAMINO H, et al. The Aymara of Western Bolivia V Growth and development in an hypoxic environment[J]. Human Biol, 1980, 52: 529-546.

[13] KENNTNER G. Gebrauche and leistungsfahigket in tragen von lasten bei bewohnern des sudlichen Himalaya[J]. Z Morphol Anthropol, 1969, 61: 125-169.

[14] PAWSON IG. Growth characteristics of population of Tibetan origin in Nepal[J]. Am J Phys Anthropol, 1977, 47: 473-482.

[15] BEALL CM. A comparison of chest morphology in high altitude Asian and Andean populations[J]. Human Biol, 1982, 54: 145-163.

[16] HACKETT PH, REEVES JT, REEVES CD, et al. Control of breathing in Sherpas at low and high altitude[J]. J Appl Physiol: REEP, 1980, 49: 374-379.

[17] LAHIRI S, DELANEY RG, BRODY JS, et al. Relative role of environmental and genetic factors in respiratory adaptation to high altitude[J]. Nature, 1976, 261: 133-135.

[18] VELASQUEZ T，MARTINEZ TC，PEZZIA W，et al. Ventilatory effects of oxygen in high altitude natives[J]. Respir Physiol，1968，5：211-220.

[19] HACKETT PH，REEVES JT，GROVER RF，et al. Ventilation in human populations native to high altitude[M]//WEST JB，LAHIRI S. High Altitude and Man. Maryland：Am Physiol Soc Bethesda，1984：179-191.

[20] LAHIRI S. Respiratory control in Andean and Himalayan high-altitude natives[M]//WEST JB，LAHIRI S. High Altitude and Man. Maryland：APS，Bethesda，1984：147-162.

[21] LAHIRI S，MILLEDGE JS，SORENSEN SC. Ventlation in man during exercise at high altitude[J]. J Appl Physiol，1972，32：766-769.

[22] CERRETELLI P. Gas exchange at high altitude[M]//WEST JB. Pulmonary Gas Exchange. New York：Academic，1980，2：106.

[23] GROVER RF，REEVES JT，GROVER EB，et al. Muscular exercise in young men native to 3 100 m altitude[J]. J Appl Physiol，1967，22：555-564.

[24] WU TY，LI SP，WARD MP. Tibetan at extreme altitude[J]. Wilderness Environ Med，2005，16：47-54.

[25] GARRIDO E，JAVIERRE C，SEGURA R，et al. ECG of a record Everest Sherpa climber[J]. High Alt Med Biol，2003，4：259-260.

[26] KARLINER JS，SARNQUIST FF，GRABER DJ，et al. The electrocardiogram at extreme altitude：experience on Mt[J]. Everest Am Heart J，1995，109：505-513.

[27] GROVES BM，DROMA T，SUTTON JR，et al. Minimal hypoxic pulmonary hypertension in normal Tibetans at 3 658 m[J]. J Appl Physiol，1993，74：312-318.

[28] STEMBRIDGE M，AINSLIE PN，SHAVE R. Short-term adaptation and chronic remodeling to high altitude in lowlander natives and Himalayan Sherpa[J]. Exp Physiol，2014，117：334-343.

[29] STEMBRIDGE M，AINSLIE PN，HUGHES MG，et al. Ventricular structure，function and mechanics at high altitude：chronic remodeling in Sherpa verses short-term lowlander adaptation[J]. J Appl Physiol，2014，114：1519-1526.

[30] MARCONI C，MARZORATI M，GRASSI B，et al. Second generation Tibetan lowlanders acclimatize to high altitude more quickly than Caucasians[J]. J Physiol，2004，556（2）：661-671.

[31] ERZURUM SC，GHOSH S，JANOCHA AJ，et al. Higher blood flow and circulating NO products offset high-altitude hypoxia among Tibetans[J]. Proc Natl Acad Sci USA，2007，104：17593-17598.

[32] LEVETT DZ，RADFORD EJ，MENASSA DA，et al. Acclimatization of skeletal muscle mitochondrial to high altitude hypoxia during an ascent of Everest[J]. FASEB J，2012，26：1431-1441.

[33] EDWARDS LM，MURRAY AJ，TYLER DJ，et al. The effect of high-altitude on human skeletal muscle energetic：0-P-MRS results from the Caudwell Xtreme Everest Expedition[J]. PLoS One，2010，5：10681.

[34] DENELL RW，RENDELL HM，HAILWOOK E. Late Pliocene artifacts from Northern Pakistan[J]. Curr Anthrolol，1988，29：495-498.

[35] BURKE ER, CERNY F, COSTILL D, et al. Characteristics of skeletal muscle in competitive cyclists[J]. Med Sci Sports, 1977, 9: 109-112.

[36] COSTILL DL, DANIELS J, EVANS W, et al. Skeletal muscle enzymes and fiber composition in male and female track athletes[J]. J Appl Physiol, 1976, 40: 149-154.

[37] PETTE D, DOLKEN G. Some aspects of regulation of enzyme levels in muscle energy-supplying metabolism[J]. Adv Enzym Regulation, 1975, 13: 355-377.

[38] STAUDTE HW, PETTE D. Correlation between enzymes of energy-supplying metabolism as a basic pattern of organization in muscle[J]. Comp Biochem Physiol, 1972, 41: 533-540.

[39] DRAKE A. Substrate utilization in the myocardium[J]. Basic Res Cardiol, 1982, 19: 1-11.

[40] HOCHACHKA PW. Exercise limitation at high altitude: The metabolic problem and search for its solution[M]//GILLES R. Circulation, Respiration and Metabolism. Berlin: Springer-Verlag, 1985: 240-249.

[41] CERRETELLI P, KAYSER B, HOPPELER H, et al. Muscle morphometry and enzymes in acclimatization[M]//SUTTON JR, COATES G, REMMERS JE. Hypoxia-the Adaptation. Toronto: BC Decker, 1990: 220-224.

[42] HOCHACHKA PW, STANLEY C, MERKT J, et al. Metabolic meaning of elevated levels of oxidative enzymes in high altitude adapted animals: An interpretive hypothesis[J]. J Resp Physiol, 1982, 52: 303-313.

[43] HOCHACHKA PW, STANLEY C, MATHESON GO, et al. Metabolic and work efficiencies during exercise in Andean natives[J]. J Appl Physiol, 1991: 1720-1730.

[44] SUAREZ RK, BROWN GS, HOCHACHKA PW. Metabolic sources of energy for hummingbird flight[J]. Am J Physiol, 1986, 251: 537-542.

[45] SUAREZ RK, LIGHTON RB, MOYES CD, et al. Fuel selection in rufous hummingbirds: Ecological implications of metabolic biochemistry[J]. Proc Natl acad Sci USA, 1990, 87: 9207-9210.

[46] KAYSER B, HOPPELER H, CLASSEN H, et al. Muscle structure and performance capacity of Himalayan Sherpa[J]. J Appl Physiol, 1991, 70: 1938-1942.

[47] MATHESON GO, ALLEN PS, ELLINGER DC, et al. Skeletal muscle metabolism and work capacity: 31P-NMR study of Andean natives and lowlanders[J]. J Appl Physiol, 1991, 70: 1963-1976.

[48] LOWRY CV, KIMMEY JS, FELDER S, et al. Enzyme pattern in single human muscle fibers[J]. J Biol Chem, 1978, 253: 8269-8277.

[49] HOCHACHKA PW, STANLEY C, MCKENZIE DC, et al. Enzyme mechanisms for pyruvate-to-lactate flux attenuation: A study of Sherpa, Quechuas and himming birds[J]. Int J Sports Med, 1992, 13: 119-122.

[50] GUPPY M, HULBERT WC, HOCHACHKA PW. Metabolic sources of heart and power in tuna muscle[J]. J Exp Biol, 1979, 82: 302-320.

[51] EMMETT B, HOCHACHKA PW. Scaling of oxidative and glycolytic enzymes in mammals[J]. Resp Physiol, 1981, 45: 261-272.

[52] HOCKACHKA PW. The lactate paradox：Analysis of underling mechanisms[J]. Ann Sports Med，1989，4：184-188.

[53] HOCHACHKA PW. Muscle enzymatic composition and metabolic regulation in high altitude adapted natives[J]. Int J Sports Med，1992，13：89-91.

[54] HOCHACHKA PW. Mechanism and evolution of hypoxia-tolerance in humans[J]. J Exp Biol，1998，201：1234-1254.

[55] HOCHACHKA PW. Oxygen，hemeostasis and metabolic regulation：Advances in Experimantal[J]. Medicine and Biology，2000，475：311-335.

[56] HOCHACHKA PW，GUNGA HC，KIRSCH K. Our ancestral physiological phenotype：an adaptation for hypoxia tolerance and for endurance performance[J]. Proc Natl Acad Sci USA，1998，95：1915-1920.

[57] HOCHACHKA PW，CLARK CM，BROWN WD，et al. The brain at high altitude：hypo-metabolism as a defence against chronic hypoxia[J]. J Cereb Blood Flow Metab，1994，14：671-679.

[58] HOCHACHKA PW，CLARK CM，MONGE C，et al. Sherpa brain glucose metabolism and defense adaptations against chronic hypoxia[J]. J Appl Physiol，1996，81：1355-1361.

[59] MATSUBAYASHI K，OZAWA T，NAKASHIMA M，et al. Cerebral blood flow and metabolism before and after staying at high altitude[J]. Jpn Mount Med，1986，6：51-57.

[60] HOCHACHKA PW，CLARK CM，HOLDEN JE，et al. ^{31}P Magnetic resonance spectroscopy of Sherpa heart：A PCr/ATP signature of metabolic defense against hypobaric hypoxia[J]. Proc Natl Acad Sci USA，1996，93：1215-1220.

[61] MATHESON GO，ALLEN PS，ELLINGER DC，et al. Skeletal muscle metabolism and work capacity：a ^{31}P-NMR study of Andean natives and lowlanders[J]. J Appl Physiol，1991，70：1963-1976.

[62] HOLDEN JE，STONE CK，BROWN WD，et al. Enhanced cardiac metabolism of plasma glucose in high altitude natives. Adaptations against chronic hypoxia[J]. J Appl Physiol，1995，79：222-228.

[63] HOCHACHKA PW，MONGE CC. Human hypoxia tolerance：Mechanism and evolutionary physiology[M]//OHNO H，KOBAYASHI T，MASUYAMA S，et al. Progress in Mountain Medicine and High Altitude Physiology. Matsumoto：JSMM，1998：25-37.

[64] BROOKS GA，BUTTERFIELD GE，WOLFE RR，et al. Increased dependence on blood glucose after acclimatization to 4 300 m[J]. J Appl Physiol，1991，70：919-927.

[65] SANTACHIARA-BENERECETTI AS，BAUR EW，BERETTA M，et al. A study of several genetic biochemical markers in Sherpa with description of some variant phenotypes[J]. Hum Hered，1976，26：351-359.

[66] BANGHAM CR，HOWARTH SE. Genetic polymorphisms in isolated Sherpa populations of Nepal[J]. Am J Phys Anthropol，1980，53：369-373.

[67] MOORE LG. Human genetic adaptation to high altitude[J]. High Alt Med Biol，2001，2：257-279.

[68] BEALL CM. High altitude adaptations[J]. Lancet，2003，262：14-15.

第 24 章 夏尔巴人与低氧通气反应

人体在高原习服—适应中有 2 种通气变化，即等碳酸低氧通气反应（hypoxic ventilatory response，HVR）及高碳酸通气反应（hypercapnic ventilatory response，HCVR）。HVR 的变化过程很难检测，但目前已知在短期缺氧下随着在高原时间的延长，经数日至数周 HVR 增高。HCVR 的特点是逐步升高并呈现趋向左的曲线，也即在高原习服形成者对低的 PCO_2 产生反应，并比未习服者对 CO_2 极为易感。HCVR 的变化时间过程是指数性的，约有半数是在最初 24 h，但完成获得 HCVR 要 2 w 时间。这两种都是通过呼吸构成的化学调控使通气增强，导致 PCO_2 降低而 PO_2 增高的习服机制 [1]。

HVR 在高原习服—适应中具有重要生理地位，而且是涉及各型急、慢性高原病的关键性病理机制之一。通过对世界不同高原人群的对比研究，显示 HVR 有强烈的遗传进化印迹，这是基于周边化学感受器决定对低氧的易感性是钝化还是易感，早期，基奥迪（Chiodi）已经注意到安第斯印第安人比平原人 $PaCO_2$ 高，提示其通气低下 [2]。赛夫林豪斯（Severinghuas）等观察到出生和生活在安第斯的印第安世居者有钝化的 HVR [3]。韦尔（Weil）等观察到生活在北美科罗拉多利德维尔的白人世居者的 HVR 只有海平面白人的 10% [4]，而且 HVR 的钝化随着在高原居住年限的延长而逐步降低，10 年间约降低 50% [5]。因此高原适应历史最长的夏尔巴人和藏族的 HVR 在高原生理上有特殊的科学价值。

第 1 节 慢性低氧与 HVR

一、动物实验

慢性低氧下的 HVR 如何？这涉及人类长期居住和世居高原的呼吸适应中最关键的问题。在动物实验中，1977 年，Lahiri 对 3 只出生并生长在海拔 3 859 m 的整体猫身上观察到，有很强的等碳酸 HVR，其低氧反应的阈值为 55 mmHg，而海平面猫的同一反应阈值为 90 mmHg。当对颈动脉体去除神经后 HVR 消除 [6]。这与同年坦尼（Tenney）及欧（Ou）的研究相一致，对在海拔 5 500 m 习服数周后的猫研究发现，HVR 阈值由 60 mmHg 下降为 40 mmHg，如剥去中下丘脑皮层则形成一比高原正常偏高的 HVR [7]。辰已（Tatsumi）等在 5 只猫的模拟低氧下观察到，初期 HVR 反应增高，但在海拔 5 500 m 停留 3 ~ 4 w 后，不论在清醒期或麻醉状态下，

HVR 降低到不足原来对照值的 1/3，但是低于 5 000 m 这一现象不出现。同时检测了颈动脉体的窦神经（carotid sinus nerve，CSN）对等张低氧的反应，结果在 3 ~ 4 w 后其反增高是通过颈动脉体周围化学感受器对低氧易感性的增加，而后期 HVR 降低则有中枢机制的参与[8]。鉴于对低氧的正常反应是颈动脉体限制多巴胺（dopamine）的释放，为此 Tatsumi 等进一步将实验动物置于模拟海拔 4 300 m 停留 2 d，给予多巴胺的拮抗剂多潘立酮（domperidone），结果 HVR 和HCVR 均很快增高，由此认为习服后 HVR 的增高是由于降低或消除了多巴胺对低氧的反应[9]。

约瑟夫（Joseph）等将生长在海平面的雌性大鼠摘除卵巢，给予多潘立酮，一种周围性多巴胺（peripheral dopamine）D_2 受体拮抗剂后，在常氧下通气增加 55%，在低氧下通气增加 32%。对这些"无性"的动物经过 10 d 注射卵巢激素黄体酮和雌激素固醇（progesterone estradiol），多潘立酮则失去了原来的刺激作用。在海拔 3 800 m，"无性"的大鼠与未受损完整的雌性大鼠相比，"无性"的雌性大鼠具有高的颈动脉体多巴胺利用、高的酪氨酸羟基酶（tyrosine hydroxylase）活性，每分通气量降低 30%，HVR 降低 57%，Hct 增高 18%，并出现右心室肥大。这一结果说明卵巢激素黄体酮通过阻止颈动脉体的多巴胺释放而驱动呼吸[10]。

二、人体观察

（一）习服与 HVR

在人类，麦驰（Michol）和 Milledge 较早就动态观察了 4 名平原人到达喜马拉雅海拔 5 800 m后的低氧通气反应，经过 1 ~ 3 个月的习服，4 人中有 3 人 HVR（A 值）增大，HVR 反应曲线斜率增高[11]。戈德堡（Goldberg）等也观察到平原人在海拔 3 730 ~ 4 860 m 经过初期习服后其 HVR与原平原值相比是明显增高的[12]。Milldge 等报道英国空格尔登山队中，4 名优秀的登山运动员的HVR 低于 4 名科技人员，前者曾经多次反复参与登山活动，攀登在海拔 6 000 m 以上的特高海拔，可能间歇性、慢性严重的低氧降低了他们的 HVR[13]。因此，Ward 认为高原世居者其 HVR 钝化而体能又超过了习服的平原人，而顶级的登山运动员 HVR 也并不活跃，因此他们都可能是通过其他适应渠道，特别是组织对氧的利用上[14]。

Sveringhaus 等指出，等碳酸低氧通气反应（HVR）（$\Delta VE/\Delta SaO_2$）这一实验是不够精确的，这是由于静息时 $PetCO_2$ 在实验对象可发生变化，和在高原习服期的低氧效应可能会产生影响。为了保证静息高氧时髓质性中枢通气实验"位点"在海平面及高原应是一样的。佐藤（Sato）等选择了一种实验方法，即通过最初的高氧在 10 min 后使 $PetCO_2$ 达到足够上升，以在海平面和高原均驱动VE 到 140 mL·kg^{-1}·min^{-1}（相当于在一个 70 kg 的人约为 10 L·min^{-1}），即在海平面及高原均使静息 $PetCO_2$ 高了 3 mmHg。用此实验在海拔 3 810 m（PB=488 mmHg）5 d 后，6 名海平面的健康者HVR 从 -0.91 增高至 -1.46，时间不长就增高明显；再返回海平面 5 d 后为 -1.24。HVR 独立于 SaO_2（范围 60% ~ 90%）。这一结果显示 HVR 在海平面下降的速率只有约半周，和以往报道在海平面可潜在地保持 1 个月不同[15]。

Sato 等在海拔 3 810 m 对该 6 名高原习服者检测低氧通气压抑反应（HVD），按照降低的通气和向上重调 CO_2 反应曲线。上述参数在吸入高氧 30 min 后重复检测以消除 HVD。在高原第 2 d，同等的 SaO_2 和 $PaCO_2$，通气为（13.3 ± 2.4）L/min，比吸入大气时 HVD 低。这相当于 $PaCO_2$ 反应曲线的位点向上（9.2 ± 2.1）mmHg。至在高原习服的第 12 d，PO_2 和 SaO_2 均增高了，这种作用使 HVR 的量值下降了约 50%。实验同时检测了在高原颈动脉体易感性增高的时间间期和再回到海平面后的下降时间。HVR 从海平面的 -1.13 ± 0.23 增至高原第 12 d 的 -2.17 ± 0.13，但未达到峰值。在返回海平面 4 d 后又恢复到原对照值[16]。

以上实验提示人在高原习服期间，HVR 增高而 HVD 降低，血氧水平升高。因此对平原人旅居高原时 HVR 增高，出现充足的通气反应对于建立高原习服是需要的[17]。

（二）性别与 HVR

关于男女性别的差异，一般认为，女性生活在平原或习服于高原时在月经的黄体期（luteal phase）比滤泡期（follicular phase）有更大、更有效的通气；雌激素可刺激呼吸而使女性通气超过男性，应用醋酸甲羟孕酮（medroxyprogesterone acetate）后可激惹低氧通气[18]，而且黄体酮对正常男性也有刺激周边化学感受易感性的作用[19]。以往的研究观察到在海拔 1 600 m，女性在月经的滤泡期和黄体期 HVR 值低于男性[20]。而女性从平原到达海拔 4 300 m 后的前 2 w，比男性有较高的肺泡通气，提示女性在高原习服的速度和质量超过了男性。女性持续或季节性地居住高原即使在海拔 4 300 m 其通气功能仍超过男性[21]。在玻利维亚的三个不同海拔 1 100 m、1 600 m 及 5 200 m，女性在高原通气水平超过男性，其 $PetCO_2$ 比男性明显为低[22]，洛甫基（Loeppky）等先在海拔 1 646 m 做基础测试，女性在月经的黄体期比起在滤泡期来，具有较高的通气，其 $PaCO_2$ 降低。然而在模拟海拔 4 880 m 的 12 h 急性低氧时，通气水平增高，但同一批受试者其黄体期与滤泡期的通气变得无明显差异[23]。

目前对在高原的女性引起关注。美国陆军环境医学研究所的穆察（Muza）等估计女性与男性相比，对高原的通气习服将比男性出现得更快和程度更大[24]。然而，他们的一项实验在平原和模拟海拔 4 350 m 经过 12 d，女性的静息 $PetCO_2$、HVR、HCVR 斜率和截距等的均值和 SaO_2 与以往对男性研究的检测值相比皆无显著差异[25]。而且未经充分习服的女性急进 4 350 m 后，不论在月经的黄体期还是滤泡期通气水平均相近[24]。应该扩大样本和在同一低氧条件下进行直接对比来证明这一现象。印度国防生理研究所的包米克（Bhaumik）等从 50 名志愿者中随机抽取了 8 名男性（22 ～ 28 岁）及 8 名女性（20 ～ 27 岁），均为健康者，无人在过去 3 个月到达海拔 2 100 m 以上。分 3 个阶段检测，第一阶段为在达吉岭海拔 2 100 m（PB 586 mmHg）进行训练 1 w（第 1 ～ 7 d），于第 5 ～ 7 d 进行基本体检；第二阶段为第 6 ～ 7 d 徒步到达海拔 4 350 m 的珠峰银色站（PB 435 mmHg）；第三阶段为从银色站返回 2 100 m，经 4 ～ 5 d 完成全部测试。主要检测低氧通气功能，包括等碳酸 HVR（$\Delta VE/\Delta SaO_2$）、$PetO_2$、$PetCO_2$ 及 SaO_2 等。结果 HVR 从 2 100 m 到 4 350 m 有明显的增高，但男女并无区别（0.82 ± 0.06 vs. 0.81 ± 0.05，$P<0.05$），而在离开 4 350 m 返回 2 100 m 的 4 ～ 5 d，HVR 又恢复到原基础值，男

女各为 0.51 ± 0.04 vs. 0.55 ± 0.03，*P*>0.05，仍无显著差异。这一实验提示男女在高原具有相似的化学感受易感性[26]。

（三）间歇性低氧与 HVR

应用间歇性低氧观察了对 HVR 的影响。加西亚（Garcia）等在海平面对 9 名志愿受试者予以间歇性低氧，每天 2 h 吸入 13% O_2，结果在第 5 d HVR 增高，从 -0.27 增至 -0.79，而到第 12 d HVR 又下降至 -0.46。然而在正氧下 PCO_2 并无改变。这一结果很意外，因为在海平面周边化学感受器输入的 PCO_2 是一定的。这意味着 HVR 在第 5 d 增加 3 倍时，颈动脉体的输出并非 3 倍[27]。

已经观察到人到高原后经数日 HVR 逐步增高，同时也发现经过反复性的低氧实验，数小时或数日后 HVR 也增高。对于这种奇特的上调现象穆罕默德（Mahamed）与达芬（Duffin）做了一项实验，将人体每天仅 20 min 暴露于等碳酸低氧下（end-tidal PO_2=51 ~ 55 mmHg）共 2 w，结果导致在第 5 d 时通气反应明显地增加，在第 14 d 又显著高于第 1 d。在第 20 min 时通气返回原来正常对照值。用重复呼吸法检测高碳酸通气反应（HCVR），通气逐步增高，在第 14 d 大于第 1 d。还观察到在实验的 20 min 后于这种轻度的低氧下的 HCVR 标绘图（通气 vs. PCO_2）立即趋向右方。这一结果与以往的工作相一致，即提示这种现象证实 HVR 是由于中枢呼吸化学受体重排上调 PCO_2 的所处位点（推论或与强烈集中的低氧代谢性酸中毒通过腹侧髓质的表面有关）[28]。

第 2 节　HVR 与年龄及居住时限的关系

一、年龄与 HVR

Lahiri 等观察了在秘鲁海拔 3 800 m 的印第安世居者，HVR 在儿童 8 岁时最大，其后随着生长发育，HVR 逐渐降低，到了成年期 HVR 已显钝化，在高原居住时间越长、年龄越大，在经过 25 年居住于安第斯海拔 3 800 m 后，HVR 则明显钝化。而且居住海拔越高，HVR 钝化的速度越快[29]。安第斯世居者在吸入 100% 氧后，其通气水平增高，提示低氧通气压抑反应（HVD）的存在。然而在平原地区，HVR 与人的体表面积相关，而与年龄无关，年龄特别大的人例外。不过在一个群体中，HVR 是很分散的[30,31]。这样看来，HVR 随着年龄增大而逐渐降低可能是某些高原人群的生理变化。

波林（Poulin）等指出，HVR 随年龄增加而明显减退的现象，不仅在高原人，在海平面人中也是同样的[32]。

二、居住年限与 HVR

Severingaus 和索伦森（Sorenson）观察到 23 名平原人在秘鲁安第斯高原海拔 4 360 m 居住，经习服 2 个月至 12 年后，其 HVR 与 9 名居住海平面的健康人相比，仍然没有变化[33,34]。

根据 Weil 等在美国科罗拉多利德维尔的一项调查，出生和生活在该地的白人，HVR 降低仅为海平面对照组的 10% 左右。平原人移居高原后发生 HVR 钝化是很慢的，约需 20 年。他们观察到白人高原居住者在高原出现 HVR 钝化也约要 20 年之久。这一现象说明人类在高原要多年后才会缓慢地发生 HVR 钝化，似乎是环境的作用而非遗传因素[35]。这一观察与我们在青藏高原对数十年居住的移居者的测试相一致。

三、HVR 是否可逆

过去 30 年，有一些研究观察到当高原世居人来到海平面多年后 HVR 依然是钝化，提示周围化学感受器的易感性降低是不逆转的。但有一些不同意见，当人体或动物的颈动脉体神经切除后，导致持续的高碳酸血症。里昂·韦拉德（Leon-Velarde）和瓦尔加斯（Vargas）等对 108 名秘鲁安第斯男性克丘亚世居者从海拔 3 000 m 以上高原居住地迁居到海平面（利马，150 m）后进行 HVR 检测，他们已居住在海平面短则 5 年，长达 23 年以上，结果在海平面其 $PetCO_2$、PO_2 及 PCO_2 均正常，提示他们的周边化学感受器对常氧的通气反应是正常的[36,37]。据该课题组的 Monge 称将实验方法予以修改，即在每次低氧时间至少 5 min 时，原居高原者出现对低氧的钝化反应，由此说明比起其后的低氧通气压抑反应来，周边化学感受器对低氧的快速反应是不怎么钝化[37]。目前仍不清楚这些克丘亚印第安人的静息颈动脉体的输出是由于正常的 pH 水平，还是其"钝化"的低氧通气反应在中枢神经系统对低氧输入颈动脉体的脉冲选择性地不易感，对这种低氧通气压抑或滚动的中枢机制也不十分清楚，有待进一步研究[38]。

第 3 节　Lahiri 在喜马拉雅的研究

20 世纪 60 年代，Lahiri 就对生活在喜马拉雅和安第斯的高原世居者的 HVR 做了较深入研究，并与到高原习服的西方平原人相对照。早在 1967 年，Milledge 及 Lahiri 就研究了 3 名尼泊尔喜马拉雅的夏尔巴人，观察到其在急性低氧时有钝化的通气反应，在运动时其通气水平低于习服的平原人[39]。另外他们观察到 4 名夏尔巴人随海拔增高 HVR 并不降低。平原人到高原海拔 5 800 m 停留 1 个月后，低氧通气反应的 HVR 斜率升高[39]。在海拔 4 880 m，与平原习服者相比，夏尔巴人的 HVR 是钝化的[40]。夏尔巴人不仅 HVR 钝化，其运动通气也低于平原人[41,42]。

根据以往的研究，Lahiri 指出，过去在南美洲的研究认为，在高原获得充分习服的旅居者具有与高原世居人一样的通气水平。事实是否如此，为了探明呼吸适应的意义，他们在秘鲁安第斯生物研究所对比了世居印第安人及海平面人在各自环境的呼吸调控，结果高原成年世居者在处于静息代谢率时，其通气较旅居者为低，其肺泡 $PaCO_2$ 较高而肺泡 PaO_2 则较低[43]。同时注意到秘鲁世居克丘亚印第安人 HVR 与初到高原的习服者相比，有低氧呼吸驱动钝化、相对低的通气水平合并静息时 $PaCO_2$ 增高。指出夏尔巴人出现与克丘亚印第安人相似的呼吸模式，而且在高原运动时呈低通气[44,45]。不过 Lahiri 指出，从群体而言，南美印第安人与夏尔巴人都具有钝化的 HVR，然而就个体来看，有极大的差异性，HVR 几乎从 0 直到平原习服人的数值[46]。平原人抵高原后 HVR 增强是对低氧呼吸调控的重要机制[47]，终身生活在喜马拉雅的人和安第斯世居者具有类似的高原低氧通气调控机制[45-48]。这种低氧调控机制是高原适应中的重要策略[49]。他们还注意到平原人在高原居住数年后 HVR 仍无改变，而高原世居人去平原地区后 HVR 也无改变[50]，HVR 呈不可逆性[50]。

在秘鲁的研究观察到 HVR 的钝化随着在高原居住的时间延长而通气逐步降低。安第斯印第安人在儿童期 HVR 是正常的，提示后天环境中低氧的效应起主要作用。安第斯高原世居印第安人的 HVR 钝化，是由于周边化学感受器对低氧的易感性减退，由此形成明显的低氧血症，这与他们CMS 的高发生率有关[49]。

以 Lahiri 为代表的高原世居人，包括安第斯印第安人和喜马拉雅夏尔巴人 HVR 钝化的学术观点，都是具有权威性的，也成了高原生理学中传统性的认识。

第 4 节　Peter Hackett 的研究

然而历经 20 年后，Lahiri 的这一观点遇到了挑战。彼得·哈克特（Peter Hackett）等在尼泊尔喜马拉雅对夏尔巴人 HVR 的研究具有重新认识 HVR 的适应意义，涉及人类呼吸适应的历史焦点性的文件。他们研究了 25 名男性青年夏尔巴人，年龄 18 ~ 48 岁，均出生在海拔 2 200 m 以上，其中14 人终年生活在海拔 2 800 m 以下，另 11 人则居住在高海拔。他们都是从事珠峰向导或背夫，有过 47 次攀登特高海拔的历史，多次负重攀抵 7 000 m 以上，有 3 人曾攀抵珠峰顶，他们报道从未患过 AMS。

另外对照组为 25 名西方男性旅游者，2 组年龄匹配，均出生在海拔 1 600 m 以下，在参与此研究前乘飞机到达加德满都 2 ~ 7 d，数日后徒步到珠峰基地营。均无心、肺疾病史，经体检静息BP、HR 及体温均正常。

在对 HVR 数据处理上，Hackett 强调了 2 点：以往的测试结果并未经过身高、体重、体表面积的校正，如属于东方血统的夏尔巴人比西方白人尤其是登山者体型明显为小，未经校正的绝对值将出现这种体积差异造成的偏差。实际上，夏尔巴人和西方白人一样，身高和体重都是呈线性回归的（图24.1）；此外已知 HVR 是与居住的海拔高度和在该高度生活的时间相关，不同人群在做比较时必须考虑到这一因素的影响，因此他提出了一个海拔—年限指数加以校正（altitude in kilometers × year at that altitude，Alt.km × years，即居住高度千米值 × 居住该高度的年限值），例如将夏尔巴人和科罗拉多利德维尔白人经海拔—年限指数校正后，所检测的 HVR（A 值）则很接近（图 24.2）。Hackett 的上述校正公式不仅应用在 HVR 的人群对比上，对其他生理参数做对比时也有重要参考价值。

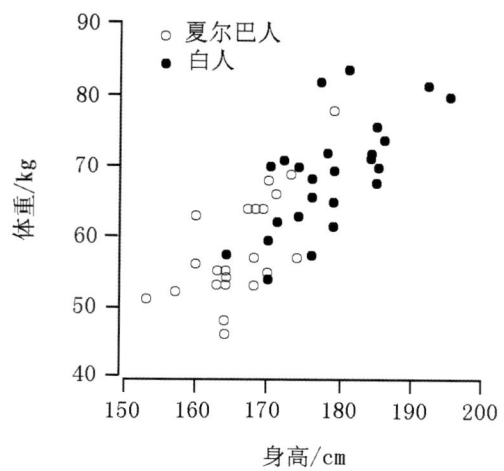

图 24.1 夏尔巴人与白人的身高—体重的相关性

不论夏尔巴人 (o) 还是白人 (•)，其身高—体重的相关性皆呈线性回归，图为夏尔巴人与白人有相似的这种关系。（引自 Hackett 等，1980）

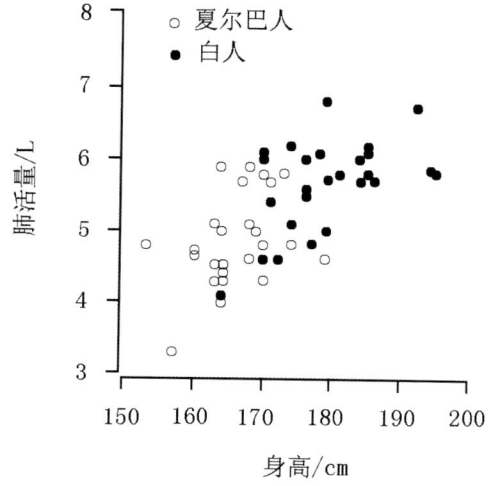

图 24.2 肺活量与身高的关系

肺活量与身高的关系，于夏尔巴人 (o) 和白人 (•) 都有相似的相关性。（引自 Hackett 等，1980）

此项实验夏尔巴人和西方白人的体表面积差异，经过莫里斯（Morris）对身高、体重的计算调整。实验系对比 2 组先在平原（加德满都，1 377 m）然后在喜马拉雅菲力奇高山站（Pheriche，4 243 m）的呼吸调控。

在平原，与西方人相比，夏尔巴人有明显为高的呼吸频率、每分通气量及较低的终末潮气 CO_2 分压，其潮气量也低于西方人（610 mL vs. 830 mL，$P<0.001$）。实验观察到夏尔巴人和西方人的肺活量（L）和身高（cm）的相关性是相似的，因此有必要校正（图 24.3）。夏尔巴人的 HVR（A 值）与西方人相近，在吸氧后，夏尔巴人通气增加而西方人下降（表 24.1）。

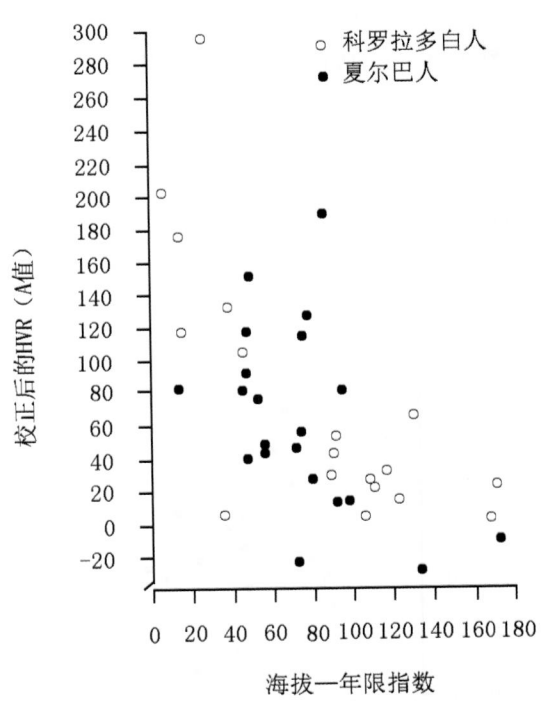

图 24.3　居住高原海拔高度（km）× 居住年限（年）公式加以校正后的 HVR（A 值）

可见夏尔巴人（•）和科罗拉多白人（o）有很明显的相关性。（引自 Hackett 等，1984）

表 24.1　在海拔 1 337 m 夏尔巴人与西方平原白人通气功能的比较（$\bar{x} \pm S_{\bar{x}}$）

检测项目	高原世居夏尔巴人 （$n=10$）	平原世居西方白人 （$n=25$）	P
年龄 / 岁	27.5±2.28	29.8±0.74	ns
身高 /cm	166.6±2.2	178.5±1.5	<0.001
体重 /kg	57.8±1.9	69.4±1.5	<0.001
VC（FVC）/L（BTPS）	5.17±0.14	5.62±0.13	ns
VE/L·min⁻¹（BTPS）	15.8±1.36	14.37±0.82	ns
VE/m²（BTPS）	9.8±1.0	7.77±0.47	<0.05
f/ 次·min⁻¹	17.3±1.1	15±0.96	ns
SaO₂/%	88±0.74	85.6±1.0	ns
ΔVEO₂*	+13.4/8×%	-7/3×%	<0.03

注：*—吸氧时每分通气量 / 吸入大气时每分通气量 ×%。

在高原，夏尔巴人与西方人比，保持了较高的每分通气量及趋于较高的血氧饱和度（SaO_2）。

在海拔 1 337 m，夏尔巴人的通气水平就较高；在海拔 4 243 m，吸氧（100% O_2）后夏尔巴人通气进一步增高而西方人则下降（图 24.4）。HVR 的检测系应用 A 值作 HVR 指标，同时对体表面积做了校正（因夏尔巴人体积较小），结果夏尔巴人与西方人的 HVR 相似（40 ± 7.3 vs. 54 ± 6，P=0.3），不过当未校正体表面积时，夏尔巴人 A 值明显低于西方人（65 ± 12 vs. 101 ± 1，P<0.05）（表 24.2）。HVR 与潮气量（tidal volume，TV）的相关显示，夏尔巴人具有低 HVR（A 值）者其 TV 则增高（图 24.5）。

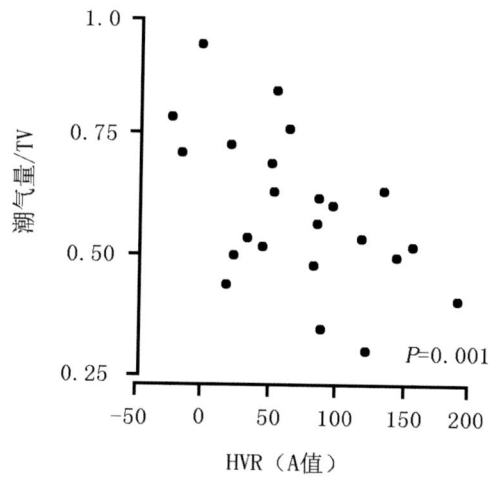

图 24.4　夏尔巴人的潮气量（TV）和 HVR（A 值）的相关关系

具有低的 HVR（A 值）者其 TV 就增高，有密切相关性（P<0.001）。（引自 Hackett 等，1980）

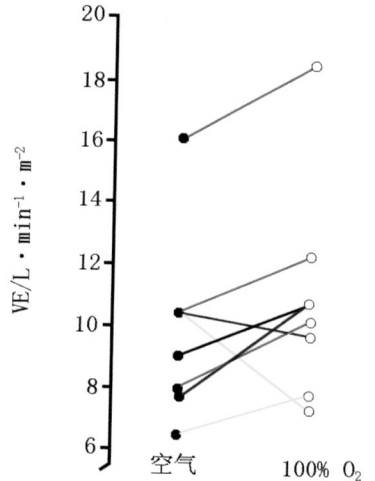

图 24.5　HVR 与 VE 的关系

在海拔 4 243 m 对 8 名夏尔巴人先吸入空气（●），然后吸入 100% O_2（○）检测 VE，结果有 6 人有相似的 VE 增加，另 2 人则 VE 下降，表现出个体差异。（引自 Hackett 等，1980）

表 24.2　在海拔 4 243 m 夏尔巴人与西方平原白人 HVR 的比较（$\bar{x} \pm S_{\bar{x}}$）

检测项目	高原世居夏尔巴人（n=25）	平原世居西方白人（n=25）	P
年龄 / 岁	28±1.5	29.8±0.74	ns
身高 /cm	166±1.1	178.5±1.5	<0.001
体重 /kg	58±1.5	69.4±1.5	<0.001
VC（FVC）/L（BTPS）	4.9±0.13	5.65±0.13	<0.001
VE/L·min^{-1}（BTPS）	12.07±0.59	11.0±0.63	ns
VE/m^2（BTPS）*	7.37±0.34	5.94±0.37	<0.001
f/ 次·min^{-1}	20±1.1	13.7±0.68	<0.001
PetO$_2$/mmHg**	99±1.2	92.9±1.2	<0.001
PetCO$_2$/mmHg***	29±0.9	33.2±0.72	<0.001
HVR（A 值）°	65±12	100.7±10.7	<0.05
HVR（A 值）°°	40±7.3	54±6	=0.3

注：*—每分通气量 / 平方米体表面积（BTPS，L/min）；**—终末潮气氧分压（mmHg）；***—终末潮气 CO$_2$ 分压（mmHg）；°—HVR（A 值）校正前；°°—HVR（A 值）校正后。

以上结果显示高原世居夏尔巴人的 HVR 并不钝化而且有较高的通气[51,52]。由此 Hackett 指出这一研究的结果与前述 Lahiri 与 Milledge 的报道夏尔巴人 HVR 钝化不同，也与北美利德维尔世居者和南美秘鲁印第安人的 HVR 是钝化的不一致[52]。他指出这与黄兆荣等对藏族的检测结果相似，青年藏族（平均年龄 24 岁）在日喀则（3 900 m）的通气水平不低于习服的平原汉族，保持着 HVR 能力[53]。Hackett 等的这项研究对藏族和夏尔巴人的 HVR 和低氧呼吸生理提出了革命性的新论点。

第 5 节　夏尔巴人 HVR 是否钝化的大争议

一、Sukhamay Lahiri 的反驳论点

对于 Hackett 等 1980 年在尼泊尔对夏尔巴人呼吸通气的研究成果，Lahiri 提出了系统反驳，激起了一场国际上对高原世居人 HVR 是否钝化的大争论。

首先，Lahiri 在此列举了大量的历史性研究，指出早在 20 世纪 60 年代英国珠峰医学科学考察时，Pugh 等观察到在海拔 5 880 m，夏尔巴人的高原习服在呼吸适应上也表现呼吸提高率低于平原来的西方登山者[54]。其后于高山探险时进一步集中研究这一现象的机制，都证实夏尔巴人高原世居者表现钝化的低氧通气反应[55]。拉马斯瓦米报道印度步兵进入喜马拉雅克什米尔地区时与当地夏尔巴人

一同工作，在海拔 3 500 m 进行负荷活动时夏尔巴人的呼吸提高率明显低于平原来的士兵 [56]。

其次，他认为 Hackett 的报道中夏尔巴人在海拔 1 377 m 其高通气与其他学者在海平面的 HVR 值一致 [46,47,57]，而在海拔 4 243 m 当给夏尔巴人吸入 100%O_2 时，出现的高通气与 Lahiri 等的研究也一致。安第斯印第安世居者在吸入 100%O_2 后也出现高通气 [46]。因此，通气反应的跨距于增加吸入气氧分压（PiO_2）从低氧到高氧在夏尔巴人及安第斯印第安人都是小的。

Lahiri 认为夏尔巴人的这种通气反应的特征类似于安第斯的高原世居者 [2,3, 58-61]，这些研究的一致结论是：增加 PiO_2 而降低通气的能力在高原短期移居者明显高于高原世居者。在海拔 5 400 m 运动时，观察到高原世居者对低氧通气反应的时间过程与高原移居者比明显延迟和缓慢。这一系列资料可以充分证明，夏尔巴人在高原其周边化学反射在调控运动高通气的能力上的作用是减弱了的 [46,47,62]。

Lahiri 还指出根据 Hackett 等的报道，他发现夏尔巴人的低氧通气易感性随着年龄增大及高原暴露时间的延长而降低，很明确，夏尔巴人年龄超过 20 岁如其居住的海拔在 3 800 m 或以上则将会向低氧通气钝化发展。此外，Hackett 等还观察到夏尔巴人睡眠时不出现周期性呼吸及睡眠呼吸中断，从而证明了夏尔巴人 HVR 钝化的存在。因为 Lahiri 曾强调睡眠时缺乏周期性呼吸（BP）是由于该人对通气钝化的低氧驱动 [63]（见第 39 章）。

他指出 Hackett 提出夏尔巴人在任何高度均有高通气，但他们报道夏尔巴人的静息通气与其低氧通气易感无相关性。因为检测静息通气很困难，特别在未经训练的夏尔巴人，这种高通气有时也与检测的设备有关。Lahiri 也承认很明显离解决目前的争议还有距离，因此对夏尔巴人的进一步研究是值得的，但是夏尔巴人经常频繁地在高海拔和较低海拔间的迁移，随着时间的延长，将会改变它们的适应性。

二、国际评论

对此争议，Severinghaus 指出，HVR 检测技术要求受试者要熟练检测程序，目前用的等碳酸低氧通气反应（HVR）（$\Delta VE/\Delta SaO_2$）这一方法不尽精确，他建议应在一次班夫（Banff）国际低氧讨论会上专题研讨。加之夏尔巴人频繁的高原与平原移动也会影响他们的高原适应特征 [64]。HVR 是否不可逆？ Severinghaus 认为，低氧时很快做出反应的是周边化学感受器（约为数秒至 10 min）从而导致通气增加而 PCO_2 下降，其后（为 20 ～ 30 min）尚有中枢性的低氧通气下降或滚动参与，使 PCO_2 又回升至原对照值，但对这后一中枢机制了解甚少 [65]。韦斯特（West）指出，平原人初到高原者，如赋予活跃的 HVR，则可能习服较快并较少罹患 AMS。在高原居住数十年者，其对高原的适应可能建立在组织水平上，使之对低氧反应尽量减少过度能量消耗及防止过度通气的出现。而高水平的登山家可能也具有这一适应模式，不需要通过 HVR 的活跃来防止 AMS，同时又有良好的体能 [66]。不论如何提示这一争议，有进一步研究的必要性。

用了如此大的篇幅来介绍这一高原生理中关键性争议，不是空谈，而是对高原适应有着重要的理论和实际价值，特别对青藏高原世居藏族的低氧通气适应和移居汉族的呼吸习服有极其重要的借鉴意义。

我们认为，Hackett 的研究团队包括了美国科罗拉多大学的约翰·V. 韦尔（John V. Weil）这样严谨的国际高原呼吸生理学者，这一研究从实验对象、实验方法、统计分析都是无可挑剔的，其结论有重大的科学性及可信性。加之，其他的研究也支持这一结论，如日本千叶大学呼吸生理系的增山茂（Matsuyama）研究组在喜马拉雅对夏尔巴人的呼吸功能做了研究，他们观察到夏尔巴人的 VE、$PetO_2$、SaO_2 和 HVR 均高于日本登山队员[67]。而且观察到 5 名能攀抵干城章嘉峰（8 486 m）海拔 8 000 m 以上的登山者均有高的 HVR，而另 5 名登山者 HVR 较低则无此攀登能力[68]。

近年来一系列对藏族的研究，证明其具有高的 HVR 及高碳酸通气反应（hypercapnic ventilatory response，HCVR）。在海拔 3 658 m 的拉萨，与移居高原的汉族相比，静息时藏族、汉族间 VE、SaO_2 及 $PetCO_2$ 无明显差别，但汉族随在高原居住时间的延长其 HVR 降低，藏族的 HVR 高于汉族，而且随生活在高原时间延长而 HVR 降低的现象不明显，当吸入 70%O_2，藏族通气增强而 $PetCO_2$ 降低[69]。夏尔巴人是藏族的一个支系，有着同样的适应环境和历史，因此藏族 HVR 可作为夏尔巴人的模板。

附言之，近来 Vargas 等对秘鲁印第安高原世居者的观察，在高原（海拔 >3 000 m）生活，然后在海平面（利马，150 m）生活了 5 ～ 30 年，其 HVR 与海平面世居者并无不同，也提示未发生 HVR 钝化现象[70]。随着研究方法的推进，可能会对以往的研究提出进一步的挑战。

应该指出，这些不同的 HVR 结果很难加以相互对比，因尚受到若干因素的影响，如种族、遗传背景及体表面积等，以及检测的仪器和计算的回归方程等不同，而由此对某一群体的检测往往会得出很分散的结果，或者缺乏可比性[71]。在高原居住的海拔高度、持续时间和有无游动性也会影响 HVR，为了减少这方面的误差，因此 Hackett 建议应用体表面积和海拔—年限指数加以校正，这是在研究设计上应该注意到的。不过当时 Hackett 等对夏尔巴人 HVR 不钝化并未从藏族血统人群的高原低氧适应遗传进化的角度来认识，而认为夏尔巴人在喜马拉雅居住的海拔高度不如安第斯人高，游动性也大，不像南美印第安人持续居住于高海拔，因此对低氧应激的强度和时间与印第安人比，都还不够[51,52]。他的这一论点是不符合青藏高原藏族实际的（见第 17 章）。

第 6 节　HVR 与高原体能

曾有报道具有活跃的 HVR 的登山者在高原容易损伤其精神能力[72]，可能由于通气增强使 $PaCO_2$ 降低而导致脑血流的减少。但其后大多数的研究证明 HVR 对人体在高原的体能有重要作用。

舍尼（Schoene）观察到 14 名登山队员，他们曾经攀登达海拔 7 470 m 以上，以另 10 名长跑运动员为对照组，结果登山队员的 HVR 比运动员高出 3 倍。在 1981 年美国珠峰医学研究登山队攀登珠峰时，Schoene 等对此做了进一步观察，在登山前和登山后检测 HVR，结果在高山 HVR 与体能呈明显的相关，达到海拔越高的人，其 HVR 越高；在海拔 6 300 m，凡是 HVR 低的登山者在运动时其 SaO_2 降低极显著，而 HVR 活跃者则降低最小。这一效应在特高海拔非常明显，因此时 PaO_2 处在氧离曲线的陡峭部位上。对几名队员予以吸入低氧混合气体，则这一现象显露得更为清晰。因此具有 HVR 钝化的人比起 HVR 活跃者，不仅静息时缺氧更显著，而且在运动时会出现更加严重的低氧血症[73,74]。这是由于 HVR 与运动通气间呈正相关[75]。

对此 Severinghuas 进行分析评论，Schoene 等的 HVR 系应用 Weil 的进行性等碳酸双曲线法，设定此法通气的渐近线是在 PO_2=32 mmHg。Weil 的 A 值是从 8 次增加通气在肺泡 PO_2=40 mmHg（SaO_2=75%）获得。Weil 的 A 值可以转换，以等碳酸 HVR 为 $\Delta VE/\Delta SaO_2$ 来划分 A 值[8×（97–75）]=176。经这一转换，Schoene 的登山运动员的 HVR A 值 =0.90 ± 0.17，对照组 A 值 =0.625 ± 0.12。两组 A 值均在正常范围而无差异。他还指出，以往一些研究之所以互为矛盾，部分原因是没有同时检测低氧通气压抑反应（HVD）、在方法学上不标化和在习服期的低碳酸抑制作用。为了精确地在高原预测 HVR，应做 20 min 的异碳酸低氧实验，其包括了 HVD 的作用和低碳酸抑制[76]。

曾山茂（Matsuyama）和羽崎（Hasako）等观察到日本登山运动员在攀登昆仑山（7 167 m）和干城章嘉峰时，凡是能登顶及攀抵海拔 8 000 m 以上的登山运动员皆有高的 HVR，而其他 HVR 表现低下者则无此攀登能力[68, 77]。

然而，因为一些研究观察到高原世居者其 HVR 钝化而他们的体能至少是与平原人相等的，由此反驳 HVR 活跃在体能上的必要性。高原世居者可能通过其他的适应途径，诸如发育巨大的肺、高的肺弥散功能及发展出的不同代谢模式。而且也有登山运动员，虽无活跃的 HVR 但也攀登到顶峰。在英国空格尔山登山队中，有 4 名优秀的登山队员 HVR 低于该登山队的 4 名科研人员[78]。Schoene 等 1987 年研究了 2 名不用氧气登达珠峰顶的运动员，其中 1 人 HVR 低下[79]。厄尔茨（Oelz）等也观察到 6 名优秀登山者，他们不用氧气至少登达 8 400 m，但其 HVR 与对照组并无差别[80]。里查勒特（Richalet）等对 128 名曾攀登过不同高海拔的登山者进行一项前瞻性的研究，事先在海平面检测了最大摄氧能力（VO_2max），发现 HVR 值与登顶的高度间并无相关性[81]。

谢列布罗夫斯卡娅（Serebrovskaya）和伊瓦什克维奇（Ivashkevich）观察到具有高 HVR 者在中度海拔表现较强的体能，但在特高海拔低氧下则不具备这一优势，在这样低的大气氧分压（PO_2）下，他们中发生意识障碍者反而高于 HVR 不活跃者。对此的解释是高通气导致 PCO_2 降低，致脑血流降低而发生严重的脑缺氧[82]。

根据 1981 年美国珠峰医学研究登山队的经验，Schoene 对此做出总结，HVR 的变化与个体体能间有相关性，不论在海平面或在高原。在以上 2 种环境下 HVR 会作用于体能都是明确的特征。然而有很大的个体差异，也有例外，如在平原中、长距离赛跑时，HVR 钝化的运动员也会获得成功。但在高原就不同了，在特高海拔 PO_2 显著降低下，HVR 钝化就不能提供充足的肺泡气氧分压（P_AO_2）以保证长时间的体力活动。这次在珠峰观察发现 HVR 与人体在高原习服后的体能相关；在海平面预测运动通气和运动 SaO_2 具有在特高海拔预测适应和体能的意义；在高原运动的 SaO_2 只能部分反映通气。总之，对登山者在特高海拔攀登，尤其不用氧时，高的 HVR 是必需的[83]。

第 7 节　HVR 与急性高原病

一、HVR 与 AMS

关于 HVR 与 AMS 似乎结论比较一致，即平原人进入高原发生 AMS 与他们钝化的 HVR 有关[84]。Hackett 等在喜马拉雅对 96 名罹患 AMS 者进行 HVR 和 HCVR 的研究，观察轻、中、重程度的低氧通气反应，结果证实 HVR 钝化与 AMS 的发病有明显相关，即 HVR 值越低者 AMS 的发生率越高[85]（图 24.6）。

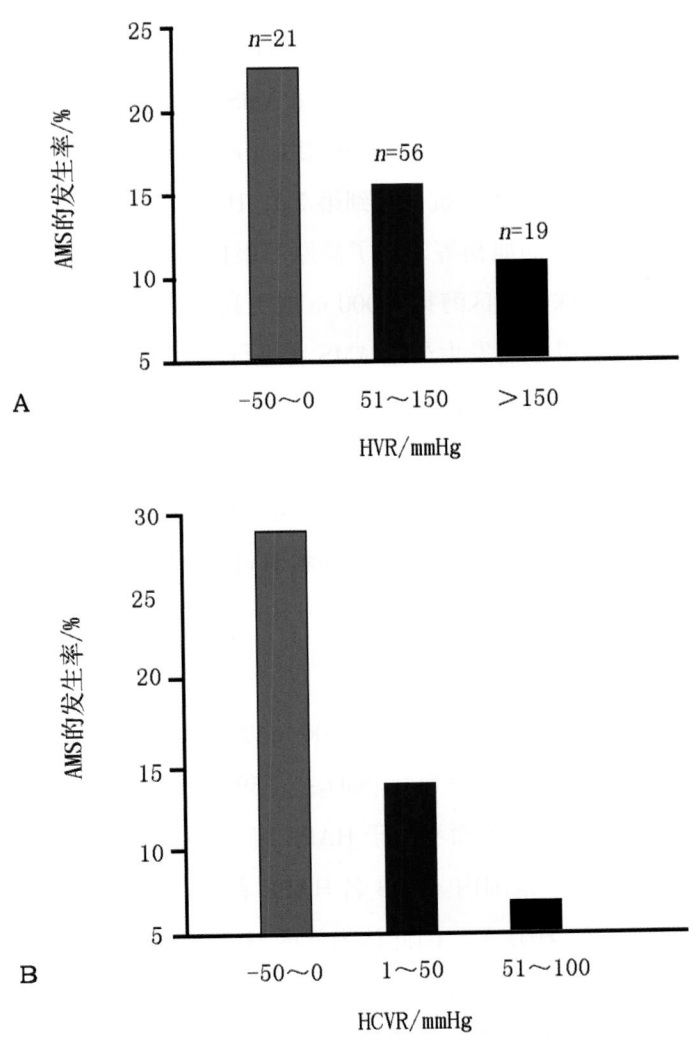

图 24.6　不同程度 HVR 和 HCVR 下，AMS 的发生率情况

轻、中、重程度的等碳酸 HVR（A）和 HCVR（B），均可见凡是具有低的低氧驱动者其 AMS 的发生率就高。（引自 Hackett 等，1984）

但 Milledge 等根据他们 1988 年及 1991 年 2 次在珠峰和肯尼亚山的研究，共对 32 名登山运动员在登山前检测 HVR，他们分别快速攀登到海拔 5 200 m 及 4 300 m，AMS 系按路易斯湖记分系统（LLSS）判定，每天检测，共 4 d，AMS 记分很分散，从未发生 AMS 到严重 AMS，但是 AMS 记分与 HVR 和 HCVR 都无相关性。在海平面预先检测 HVR 可能不是确定高原通气的主要方法，也不能预测对 AMS 的易感性[86,87]。

Richalet 等对 128 名参加过不同登山运动的高山运动员在登山前检测 HVR，结果 HVR 呈低反应者进入高山后是发生 AMS 的危险因素[88]。马苏达（Masuda）等报道 7 名日本海平面人在入住拉萨后 27 d，应已产生习服，观察到一种双期反应，在最初 3 ~ 5 d HVR 轻度下降，随后的 5 ~ 27 d 则逐步增高。因此在抵达高原的最初数日是 AMS 的危险期[89]。

Bärtsch 等对登山人员进入玫瑰峰实验站（4 559 m）之前在海平面，和抵达海拔 4 559 m 后同时检测了等碳酸 HVR 及异碳酸 HVR，观察到在抵达海拔 4 559 m 的最初几天，在海平面的 HVR 值发生明显的变化，与抵达高原第 1 d 的 HVR 值及第 2 d AMS 的症状记分间呈显著的相关，抵高原第 1 d 的 HVR 变化值与第 2 d AMS 的记分间呈明显负相关（$r=-0.54$，$P<0.01$）。也就是，在抵高原后第 1 d，由于 HVR 增高而对 AMS 产生抵抗，而到第 2 d，HVR 降低，则易于发生 AMS[90]。

中国科学院上海生理研究所胡旭初等对比了高原习服良好者和发生 AMS 者周边化学感受易感性的区别，对 6 名平原人曾在珠峰地区海拔 4 000 m 或更高获得很好习服的人、另外 4 名在过去几年内多次到达海拔 3 680 m 或以上而发生严重 AMS 者进行研究。两组均在最后一次离开高原至少有 20 个月之久。实验是在上海（海平面）测试，给以吸入充 N_2 的混合气体作为低氧刺激、吸入高碳酸（12.5%CO_2）及低氧加高碳酸气体，结果高原习服良好组比 AMS 组有高的通气，在 3 种吸入气体后的通气阶差（ΔV）各为 54%、55% 和 159%，同时有高的 $PetO_2$，提示有活跃的 HVR。而患 AMS 者则对以上 3 种刺激出现明显的钝化反应，提示 HVR 钝化。再隔 1.5 年后重复以上实验，结果依然如此[91]。

二、HVR 与 HAPE

Hackett 等在麦金利峰（Mt. Mckinley）海拔 4 400 m 处对 7 例男性患 HAPE 者和 17 名健康者进行对照观察，结果 HAPE 组有明显的低氧血症 [SaO_2：（59% ± 6%）vs.（85% ± 1%），$P<0.01$]，并有浅表的呼吸；吸氧后对照组 VE 增加而不见于 HAPE 组。HAPE 组具有低的异型 HVR，尽管有 6 名对照者的 HVR 值也在 HAPE 组范围内。有 3 名 HAPE 者 HVR 值最低，其 SaO_2 值也最低，在吸氧后出现明显的反向通气反应（HDV），因此认为低的 HVR 在 HAPE 的病理机制上比其他因素更显重要，如果严重的低氧血症伴有低的 HVR，则会导致 HVD[92]。班多帕德哈伊（Bandopadhyay）和塞尔瓦穆尔蒂（Selvamurthy）报道了一组印度平原士兵在进入高山后发生 HAPE 者均具有低的 HVR[93]。

科罗拉多大学的里夫斯（Reeves）研究组观察到高原习服后的通气水平和习服后的氧饱和度

均与在海平面时的 PCO_2 呈负相关而与海平面的 HVR 呈正相关，因此发生 AMS 除高原通气外，尚有个体的其他易感因素[94]。他们还发现 HAPE 易感者在海平面小憩后与重返高原时尽管具有高的HVR，即使在静息下也易于发生 HAPE，也提示 HVR 不是唯一因素[95]。不过那些 HVR 低下者在重返高原时低氧血症特别严重，极易发生再入性 HAPE（re-entry HAPE）[96]。

松泽（Matsuzawa）等观察到 10 例曾有 HAPE 史者其 HVR 是 8 名健康对照组的 1/2[（−0.42 ± 0.23）vs.（−0.87 ± 0.29），$P<0.01$]，因此认为 HVR 钝化是 HAPE 易感性的因素之一[97]。Matsuzawa 和小林（kobayashi）观察到在海平面即有 HVR 低下者到高原极易发生 AMS 和 HAPE。在 9 名日本健康男性平原人中有 4 人在海平面检测的 HVR 低下，当他们暴露于减压舱模拟海拔 3 700 m（相当于PB 485 mmHg）时肺泡通气低而发生严重 AMS。9 名以往有 HAPE 史的平原人（作为 HAPE 易感组）在暴露于模拟海拔 3 200 m（相当于 PB 515 mmHg），HAPE 易感组的 HVR 显著降低，只有健康对照组的 1/2，同时 HAPE 组 $PaCO_2$ 明显增高，提示低通气，肺泡—动脉血氧分压差增大，提示有分流或 V/Q 比率失调[98]。这一实验的缺陷是样本过小。

霍恩豪斯（Hohenhaus）等将在玫瑰峰实验站海拔 4 559 m 发生 HAPE 的 30 例登山者作为HAPE 易感者，随机抽取其中 10 例返回海平面后检测 HVR 及肺动脉压（PAP），并以 10 名不发生HAPE 的登山者作对照，结果 HAPE 易感者的 HVR 比对照组为低（0.8 vs. 1.5，$P<0.05$），HVR 与单纯的 AMS 无明显相关；患 HAPE 者均有显著的肺动脉高压。低的 HVR 表示其 P_AO_2 在同一高度上低于其他人，特别在运动时，从而导致 PAP 的明显增高。然而两组在缺氧性肺血管收缩（hypoxic pulmonary vasoconstriction responsiveness，HPVR）上则无差别，提示 HPVR 与 HVR 是不同的生理渠道[99]。在喜马拉雅地区也观察到那些每次上山均易发生 HAPE 者其 HVR 钝化[100]。

以上这些结果也充分证明了为什么夏尔巴人多次攀登珠峰 8 000 m 以上，并经行重负荷和强体力活动，正是他们具有活跃的 HVR，而使他们绝少罹患 AMS 的原因之一。

结　语

在高原，由于大气氧分压下降，而肺的弥散功能又受限，此时的肺泡—动脉氧阶差则增大，这种情况下，人类对高原的习服—适应中会有一系列对低氧的反应。在这些反应中，增强通气是非常重要的，可以提高肺泡氧的提取和保证随后的组织氧供。关键性的就是 HVR，HVR 是一种先天性的特征，有如许多生理反应一样，它的作用就是让机体在一个极端环境尽量达到有效的生存。一个充分的通气水平是要使肺泡气氧分压和动脉的氧分压保持足够的水平。对在海平面的健康者是容易的，通过大量对 CO_2 分压的介导，伴有低氧效应，形成一种保护措施的机制。在疾病状态时，气体交换和氧合作用均减弱，此时 HVR 增强就十分重要。在高原，大气压下降且不稳定，HVR 是整体适应中的重要部分[83]。

HVR 是机体对低氧增加通气的快速效应，产生立即调整体内缺氧的生理效应，而慢性低氧暴露机体另外一些如形成红细胞增多及组织结构的改变，则发生较慢，有的需演化，但非常有效。这些都是物种在很高海拔经过选择而获得成功的适应模式[101]。而 HVR 对那些以往并未事先暴露于有强度低氧的个体，进入高原通气将是最早期和最重要的适应性反应。调整低氧通气的强度可以对适应于持续低氧的不同强度变化发挥作用。高的低氧通气易感性会产生很好的机体功能和减少高原不适应的症候群[101]。另外很重要的是，低氧反应强度的变化可以反映两方面的作用，一方面，可以事先在未进入高原前预测其通气反应，另外了解低氧本身的变化如何影响低氧通气反应。后一问题包括了即使在中度高原几分钟低氧后即刻出现的低氧通气压抑（HVD），根据动物实验，这主要涉及使周边化学感受器活性驱动通气的中枢神经系统的转化降低。另一方面，更持久低氧暴露导致通气进行性的增强（即通气习服），伴有可能是对低氧通气易感性的进行性增强，明显地反映了颈动脉体低氧易感性的提高。Weil 指出，今后的研究应该更直接集中于两个方向，一是更好地判定于低氧中间间期时中枢压抑活动的机制，二是在更持续的低氧暴露时周边化学感受器的易感效应[101]。

但目前的研究看来是矛盾的，Lahiri 及 Milledge 等的早期研究对高原世居夏尔巴人小样本的研究，观察到周边化学感受器对低氧通气反应是钝化的。这种生理表现曾见于南美安第斯的世居印第安人及某些北美科罗拉多利德维尔的高原居民，在这类人群其 CMS 的发生率均很高[83]。然而这一论点受到挑战，首先 Hackett 等发现夏尔巴人的低氧通气驱动生理模式及分布与平原人很相似，但那时他们认为这起到很好代偿作用，可以改善气体交换，提高肺的弥散，而补偿了出生和生长在高原人的相对低氧通气不足，可能高原人并不依赖于低氧通气的活跃化[52,83]。这些论点又显示了它的局限性，对夏尔巴人和藏族的低氧通气应该用遗传进化适应的观点来认识（见第 5 篇）。

参 考 文 献

[1] WEIL JV, BYRNE–QUINN E, SODAL LE, et al. Acquired attenuation of chemoreceptor function in chronically hypoxic man at high altitude[J]. J Clin Invest, 1971, 50: 186–195.

[2] CHIODI H.Respiratory adaptation in chronic high altitude hypoxia[J]. J Appl Physiol, 1957, 10: 81–87.

[3] SEVERINGHUAS JW, BAINTON CK, CARCELEN A. Respiratory insensitivity to hypoxia in chronically hypoxic man[J]. Respir Physiol, 1966, 1: 308–324.

[4] WEIL JV, BYRNE–QUINN E, SODAL IE, et al. Aquired attenuation of chemoreceptor function in chronically hypoxic man at high altitude[J]. J Clin Invest, 1971, 50: 186–195.

[5] BYRNE–QUINN E, SODAL IE, WEIL JV. Hypoxic hypercapnic ventilatory drives in children native to high altitude[J]. J Appl Physiol, 1972, 32: 44–46.

[6] LAHIRI S. Ventilatory response to hypoxia in intact cats living at 3 850 m[J]. J Appl Physiol, 1977, 43: 114–120.

[7] TENNEY SM, OU LCC. Hypoxic ventilation response of cats at high altitude: an interpretation of "blunting" [J]. Respir Physiol, 1977, 30: 185–189.

[8] TATSUMI K, PICKETT CK, WEIL JV. Attenuated carotid body hypoxic sensitivity after prolonged hypoxic exposure[J]. J Appl Physiol, 1991, 70: 748–755.

[9] TATSUMI K, PICKETT CK, WEIL JV. Possible role of dopamine in ventilatory acclimatization to high altitude[J]. Respir Physiol, 1995, 99: 63–73.

[10] JOSEPH V, SOLIZ J, SORIA R, et al. Dopaminergic metabolism in carotid bodies and high–altitudeacclimatization in female rats[J]. Am J Physiol Regul Integr Comp Physiol, 2002, 282: 765–773.

[11] MICHEL CC, MILEDGE JS. Respiratory regulation in man during acclimatization to high altitude[J]. J Physiol, 1963, 168: 631–643.

[12] GOLDBERG SV, SCHOENE RB, HAYNOR D. Brain tissue pH and ventilatory acclimatization to high altitude[J]. J Appl Physiol, 1992, 72: 58–63.

[13] MILLDGE JS, WARD MP, WILLIAMS ES, et al. Cardiorespiratory response to exercise in men repeatedly exposed to extrenealtitude[J]. J Appl Physiol, 1983, 55: 1779–1854.

[14] WARD MP, MILLEDGE JS, WEST JB. Ventilatory response to hypoxia and carbon dioxide[M]//High Altitude Medicine and Physiology. London: Arnold, Oxford University Press, 2000: 50–64.

[15] SATO M, SEVERINGHAUS JW, POWELL FL, et al. Augmented hypoxic ventilatory response in men at high altitude[J]. J Appl Physiol, 1992, 73: 101–117.

[16] SATO M, SEVERINGHAUS JW, BICKER P. Time course of augmentation and depression of hypoxic ventilatory response at altitudes[J]. J Appl Physiol, 1994, 77: 313–316.

[17] SEVERINGHUAS JW, MITCHELL RA, RICHARDSON BW, et al. Respiratory control at high altitude suggesting active transport regulation of CSF pH[J]. J Appl Physiol, 1963, 18: 1155-1166.

[18] SCHONEN RB, PIERSON DJ, ROBERTSON HT, et al. Effect of medroxyprogesterone acetate on respiratory drives and occlusion pressure[J]. Bull Eur Physiopathol Respir, 1980, 16: 645-653.

[19] ZWILLICH GW, NATILINO MR, SUTTON FD, et al. Effects of progesterone on chemosensitivity in normal man[J]. J Lab Clin Med, 1978, 92: 262-269.

[20] WHITE DP, DOUGLAS NJ, PICKETT CK, et al. Sexual ingluence on the control of breathing[J]. J Appl Physiol, 1983, 54: 874-879.

[21] FITZGERALD MP, HALDANE JS. The changes in the breathing and blood at various altitudes[J]. Trans Royal Soc London, 1913, 203: 351-371.

[22] CUDKOWICZ L, SPIELVOGEL H, ZUBIETA G. Respiratory studies in women at high altitude[J]. Respiration, 1972, 29: 293-426.

[23] LOPPKY JA, SCOTTO P, CHARLTON GC, et al. Ventilation id greater in women than men, but the increase during acute altitude hypoxia is the same[J]. Respir Physiol, 2001, 125: 225-237.

[24] MUZA SR, ROCK PB, FULCO CS, et al. Women at altitude: ventilatory acclimatization at 4 300 m[J]. J Appl Physiol, 2001, 91: 1791-1799.

[25] REEVES JT, MCCULLOUGH RE, MOORE LG, et al. Sea level PCO_2 relates to ventilatory acclimatization at 4 300 m[J]. J Appl Physiol, 1993, 75: 1117-1122.

[26] BHAUMIK G, SHARMA RP, DASS D, et al. Hypoxic ventilatory response changes of men and women 6 to 7 days after climbing from 2 100 m to 4 350 m altitude and after descent[J]. High Alt Med Biol, 2003, 4 (3): 341-348.

[27] CARCIA N, HOPKINS SR, POWELL FL. Effects of intermittent hypoxia on the isocapnic hypoxic ventilatory response and erythropoiesis in humans[J]. Respir Physiol, 2000, 123: 39-49.

[28] MAHAMED S, DUFFIN J. Repeated hypoxic exposure change respiratory chemoreflex control in humans[J]. J Physiol (Lond), 2001, 534: 595-603.

[29] LAHIRI S, MILLEGE JS. Sherpa physiology[J]. Nature London, 1965, 207: 610-612.

[30] HIRSHIMAN CA, MCCULLOUGH E, WEIL JV. Normal values for hypoxic ventilatory drives in man[J]. J Appl Physiol, 1975, 38: 1095-1098.

[31] KRONENBERG RS, DRAGE CW. Attenuation of the responses to hypoxia and hypercapnia with agin in normal man[J]. J Clin Invest, 1973, 52: 1812-1819.

[32] POULIN MJ, CUNNNINGHAM DA, PATERSON DH. Ventilatory sensitivity to CO_2 in hyperroxia and hypoxia in older humans[J]. J Appl Physiol, 1993, 75: 2209-2216.

[33] SEVERINGHAUS JW, BAINTON CR, CARCELEN A. Respiratory insensitivity to hypoxia in chronically hypoxic men[J]. Respir Physiol, 1966, 1: 308-334.

[34] SORENSON SC, SEVERINGHUAS JW. Respiratory sensitivity to acute hypoxia in man born at sea level living at high altitude[J]. J Appl Physiol, 1968, 25: 211-216.

[35] WEIL JV, BYRNE-QUINN E, SODAL IE, et al. Acquired attenuation of chemoreceptor function in chronically hypoxic man at high altitude[J]. J Clin Invest, 1971, 50: 186-195.

[36] LEON-VELARDE F, VARGAS M, MOOGE CC, et al. Alveolar PCO_2 and PO_2 of high altitude natives living at sea level[J]. J Appl Physiol, 1996, 81: 1605-1609.

[37] VARGAS M, LEON-VELARDE F, MOOGE CC, et al. Similar hypoxic ventilatory response in sea-level natives and high altitude Andean natives living at sea level[J]. J Appl Physiol, 1998, 84: 1024-1029.

[38] SEVERINGHUAS JW. High altitude natives living at sea level have a normal PCO_2[J]. High Alt Med Biol, 2001, 2 (1): 11.

[39] MILLEDGE JS, LAHIRI S. Respiratory control in lowlanders and Sherpa highlanders at altitude[J]. Respir Physiol, 1967, 2: 310-322.

[40] LAHIRI S, MILLEDGE JS. Acid-base in Sherpa altitude residents and lowlanders at 4 880 m[J]. Respir Physiol, 1967, 2: 323-334.

[41] LAHIRI S, KAO FF, VELASQUEZ T, et al. Respiration of man during exercise at high altitude: highlanders vs. lowlanders[J]. Respir Physiol, 1970, 8: 361-375.

[42] LAHIRI S, MILLEDGE JS, SORENSON HP. Ventilation in man during exercise at high altitude[J]. J Appl Physiol, 1972, 32: 766-769.

[43] LAHIRI S, DELANEY RG, BRODY JS, et al. Relative role of environmental and genetic factors in respiratory adaptation to high altitude[J]. Nature (Lond), 1976, 261: 133-135.

[44] LAHIRI S, MILLEDGE JS, CHATTOPADHYAY HP, et al. Respiration and heart rate of Sherpa highlanders during exercise[J]. J Appl Physiol, 1967, 23: 545-554.

[45] LAHIRI S. Alveoplar gas pressure in man with life-time hypoxia[J]. Respir Physiol, 1968, 4: 373-386.

[46] LAHIRI S. Physiological response and adaptation to high altitude[M]//ROBERTSHAW D. Environmental Physiology: II. Baltimore, MD: University Park, 1977: 217-251.

[47] LAHIRI S, BARNARD P, ZHANG R. Initiation and control of ventilation to chronic hypoxia of high altitude[M]//PALLOT D. Control of Respiration. London: Helm, 1983: 298-325.

[48] LAHIRI S. Dynamic aspects of regulation of ventilation in man during acclimatization to high altitude[J]. Respire Physiol, 1972, 16: 245-258.

[49] LAHIRI S, EDELMAN NH. Peripheral chemoreceflexes in the regulation of breathing at high altitude natives[J]. Respir Physiol, 1969, 6: 375-385.

[50] LAHIRI S, KAO FF, VELASQUEZ T. Irreversible blunted sensitivity to hypoxia in high altitude natives[J]. Respir Physiol, 1969, 6: 360-367.

[51] HACKETT PH, REEVES JT, REEVES CD, et al. Control of breathing in Sherpa at low and high altitude[J]. J Appl Physiol, 1980, 49 (3): 374-379.

[52] HACKETT PH, REEVES JT, GROVER RF, et al. Ventilation in human populations native to high altitude[M]//WEST JB, LAHIRI S. High Altitude and Man. Maryland: Am Physiol Soc Bethesda,

1984：179-191.

[53] HUANG SY，GU ZZ，PA CF，et al. Ventilatory control in Tibetan highlanders[M]//NIU CO DS. Geological and Ecological Studies of Qinghai-Xizang Plateau. New York：Golden and Breach，1981：1363-1369.

[54] PUGH LGCE，GILL MB，LAHIRI S，et al. Muscular exercise at great altitude[J]. J Appl Physiol，1964，19：431-440.

[55] CERETELLI P. Gas exchange at high altitude[M]//WEST JB. Pulmonary Gas Exchange. New York：Academic，1980：98-147.

[56] RAMASWAMY SS. Load carriage by infantry soldiers at high altitude[M]//International Symposium on Problems of High Altitude. New Delhi，India：Armed Forces Medical Services，1962：74-86.

[57] DEMPSEY JA，FORSTER HV. Mediation of ventilatory adaptation[J]. Physiol Rev，1982，62：262-346.

[58] CRUZ JC，ZEBALLOS RJ. Influencia racial sobre la resquesta ventilatoria a lahypoxia ehipercapnia[J]. Acta Physiol Lat Am，1975，25：23-32.

[59] FRISHANCHO RA. Human Adaptation[M]. Ann Arbor：University of Michigan Press，1981.

[60] HURTADO A. Animal in high altitude: resident men[M]//DILL DB，ADOPH EF. Handbook of Physiology: Adaptation to the Environment. Washington，DC：Am Physiol Soc，1964：843-860.

[61] CRUZ J. Mechanics of breathing in high altitude and sea level subjects[J]. Resp Physiol，1973，17：146-161.

[62] LAHIRI S. Respiratory control in Andean and Himalayan high-altitude natives[M]//WEST JB，LAHIRI S. High Altitude and Man. Maryland：APS，Bethesda，1984：147-162.

[63] LAHIRI S，MOKASHI A，MULLIGAN E，et al. Comparison of aortic and carotid chemoreceptor responses to hypercapnia and hypoxia[J]. J Appl Physiol：REEP，1981，51：55-61.

[64] SEVERINGHAUS J. Hypoxic ventilator response of Sherpa is not blunted[J]. High Alt Med Biol，2005，6（1）：7.

[65] SEVERINGHAUS J. Is blunting of HVR irreversible?[J]. High Alt Med Biol，2000，1（3）：160.

[66] WEST JB，SCHOENE RB，MILLEDGE JS. Hypoxic ventilatory response[M]//High Altitude Medicine and Physiology. London：Hodder Arnold，2007：52-56.

[67] MASUYAMA S，HASAKO K，KOJIMA A，et al. Do Nelalese Sherpas maintain high hypoxic ventilatory drive?[J]. Jap J Mount Med，1990，10：81-90.

[68] MASUYAMA S，KIMURA H，SUGITA T，et al. Control of ventilation in extreme-altitude climbers[J]. J Appl Physiol，1986，61（2）：500-506.

[69] WU TY，KAYSER B. High altitude adaptation in Tibetans[J]. High Alt Med Biol，2006，7（3）：193-208.

[70] VARGAS M，LEON-VELARDE F，MONGE CC，et al. Similar hypoxic ventilator response in sea level natives and high-altitude natives living at sea level[J]. J Appl Physiol，1998，84：1024-1029.

[71] HIRSHMAN CA, MCCULLOUGH RE, WEIL JV. Normal value for hypoxic and hypercapnic ventilator drives in man[J]. J Appl Physiol, 1975, 38: 1095-1098.

[72] HORNBEIN TF, TOWNES BD, SCHOENE RB. The cost to the central nervous system of climbing to extremely high altitude[J]. N Engl J Med, 1989, 321: 1714-1719.

[73] SCHOENE RB. Control of ventilation in climbers to extreme altitude[J]. J Appl Physiol, 1982, 53: 886-890.

[74] SCHOENE RB, LAHIRI S, HACHETT PH, et al. Relationship of hypoxic ventilator response to exercise performance on Mount Everest[J]. J Appl Physiol: REEP, 1984, 56: 1478-1483.

[75] MARTIN BJ, WIEL JV, SPARKS KE, et al. Exercise ventilation corresponds positively with ventilatory chemo responsiveness[J]. J Appl Physiol, 1978, 44: 447-484.

[76] SEVERINGHUAS JW. Hypoxic vebtilatory response in extreme altitude climbers[J]. High Alt Med Biol, 2004, 5 (3): 306.

[77] HASAKO K, MASUYAMA S, KOCHAMA S, et al. Exercise desaturation at high altitude and ventilatory chemosensitivities to hypoxia[M]//UEDA G, KUSAMA S, VOELKEL NF. High Altitude Medical Science. Matsumoto: Shinshu University Press, 1988: 250-254.

[78] MILLEDGE JS, WARD MP, WILLIAMS ES, et al. Cardiorespiratory response to exercise in men repeatedly exposed to extreme altitude[J]. J Appl Physiol, 1983, 55: 1379-1385.

[79] SCHOENE RB, HACKETT PH, ROACH RC. Blunted hypoxic chemosensitivity at altitude and sea level in an elite high altitude climber (Abstr) [M]//SUTTON JR, HOUSTON CS, COATES G. Hypoxia and Cold. New York: Praeger, 1987: 532.

[80] OELZ O, HOWALD H, DI PRAMPERO PE. Physiological profile of world-class high-altitude climbers[J]. J Appl Physiol, 1986, 60: 1734-1742.

[81] RICHALET JP, KEROMES A, DERSCH B. Caracteristiques physiologiques des alpinistes de huate altitude[J]. Sci Sports, 1988, 3: 89-108.

[82] SEREBROVSKA TV, IVASHKEVICH AA. Effects of a 1-yr stay at altitude on ventilation, metabolism and work capacity[J]. J Appl Physiol, 1992: 1749-1755.

[83] SCHOENE RB. Hypoxic ventilatory response and exerciseventilation at sea level and high altitude[M]//WEST JB, LAHIRI S. High Altitude and Man. Maryland: APS, Bethesda, 1984: 19-30.

[84] KING AB, ROBINSON SM. Ventilation response to hypoxia and acute mountain sickness[J]. Aviat Space Environ Med, 1972, 43: 419-421.

[85] HACKETT PH, RENNIE D, HOFMEISTER SE, et al. Fluid retention and hypoventilation in AMS[J]. Respiration, 1987, 43: 321-324.

[86] MILLDGE JS, THOMAS PS, BEELEY JM, et al. Hypoxic ventilatory response and acute mountain sickness[J]. Eur Respir J, 1988, 1: 948-951.

[87] MILLEDGE JS, BEELEY JM, BROOM J, et al. Acute mountain sickness susceptibility, fitness and hypoxic ventilatory response[J]. Eur Respir, 1991, 4: 1000-1003.

[88] RICHALET JP, KEROMES A, DERSCH B. Caracteristiques physiologiques des alpinistes dehuate altitude[J]. Sci Sports, 1988, 3: 89–108.

[89] MASUDA A, KOBAYASHI T, HONDA Y. Effect of high altitude on respiratory chemosensitivity[J]. Jpn Mount Med, 1992, 12: 177–181.

[90] BÄRTSCH P, SWENSON ER, PAUL A, et al. Hypoxic ventilatory response, ventilation, gas exchange and fluid balance in acute mountain sickness[J]. High Alt Med Biol, 2002, 3: 361–376.

[91] HU ST, HUANG SY, CHU SC, et al. Chemo reflexive ventilator response at sea level of subjects with past history of good acclimatization and severe acute mountain sickness[M]//BRENDEL W, ZINK RA. High Altitude Physiology and Medicine. New York: Springer–Verlag, 1992: 28–32.

[92] HACKETT PH, ROACH RC, SCHOENE RB, et al. Abnormal control of ventilation in high altitude pulmonary edema[J]. J Appl Physiol, 1988, 64: 1268–1272.

[93] BANDOPADYAY P, SELVAMURTYY W. Suggested predictive indices for high altitude pulmonary edema[J]. J Assoc Phys India, 2003, 48: 290–329.

[94] REEVES JT, MCCULLOGH RE, MOORE LG, et al. Sea–level relays to ventilatory acclimatization at 4 300 m[J]. J Appl Physiol, 1993, 75: 1117–1122.

[95] SELLAND MA, STELZER TJ, STEVERS T, et al. Pulmonary function and hypoxic ventilatory response in subjects susceptible to high altitude pulmonary edema[J]. Chest, 1993, 103: 111–116.

[96] HYERS TM, SCOGGIN CH, WEIL DH, et al. Accentuated hypoxemia at high altitude in subjects susceptible to high altitude pulmonary edema[J]. J Appl Pysiol: REEP, 1979, 46: 41–46.

[97] MATSUZAWA Y, FUJUMOTO K, KOBAYASHI T, et al. Blunted hypoxic ventilatory drive in subjects susceptible to high altitude pulmonary edema[J]. J Appl Physiol, 1989, 66: 1152–1157.

[98] MATSUZAWA Y, KOBAYASHI T. Exposure to high altitude: ventilatory control in relation to syndromes of high altitude[J]. Nihon Kyobu shikkan Gakkai Zasshi (in Japanese), 1992, 20: 139–146.

[99] HOHENHAUS E, PAUL A, MCCULLOUGH RE, et al. Ventilatory and pulmonary vascular response to hypoxic and susceptibility to high altitude pulmonary edams[J]. Eur Respir, 1995, 136 (1): 1825–1833.

[100] LAKSHIMIANRAYAN S, PIERSON DJ. Recurrent high altitude pulmonary edema with blunted chemo sensitivity[J]. Am Rev Respir Dis, 1975, 111: 869–872.

[101] WEIL JV. Control of ventilation in chronic hypoxia: Role of peripheral chemoreceptors[M]//LAHIRI S, CHERNIACK NS, FITZGERALG RS. Response and adaptation to hypoxia: Organ to organelle. New York: APS, Oxford University Press, 1991: 122–132.

第 25 章　夏尔巴人高原适应的分子机制

夏尔巴人是属于藏族的一个支系[1]，故其生理适应的分子机制应和藏族是一致或相近的（见第 18 章）。而某些研究成果更加丰富了属于藏族血统人群对低氧适应是建立在基因水平上的依据。

第 1 节　一氧化氮合酶基因

人类在高原适应中，肺部一氧化氮（nitric oxide，NO）的高含量是功能性和基因性适应效益的模式。因为 NO 可导致肺部血管的扩张、增加肺血流、降低肺动脉高压。NO 作用于红细胞的 Hb，提高 Hb 的氧饱和并通过促使系统循环血管扩张和增加血流量，从而改善了组织的氧供。

Beall 等的一项研究已经观察到了青藏高原藏族、玻利维亚艾马拉印第安人和美国平原白人三者呼出气的 NO 含量依次为藏族最高、艾马拉人次之、美国人最低，提示 NO 与高原世居人群的低氧适应有关[2]。因此在高原适应的候选基因中，已肯定一氧化氮合酶 3（nitric oxide synthase 3，NOS3）等基因具有重要地位。目前已经知道其蛋白质为内皮缩血管肽和一氧化氮血管扩张合成催化酶编码。但对内皮型一氧化氮合酶（endothelial nitric oxide synthase，eNOS）基因的两个基因型 Glu298Asp 和 eNOS4b/a 多态性以往在高原世居人中的表达尚不清楚。

Glu298Asp 多态性引起谷氨酸的氨基酸替换为丁氨二酸，在 eNOS 基因展开辨认的结构上编码为第 298 的位置[3]。尽管表面上这只是一个小的置换，而舒·法斯曼（Chou-fasmen）继发性结构预示发生了明显的潜在结构变化[4]，其可导致一种不稳定 eNOS 酶产生，其可易感性地在 298 的位置上分裂[4]。一个被认定的 eNOS4b/a 多态性是特别标志了在 eNOS 位点上潜在提供了与多态性相关的标志物[3]并且是具有功能性的，尽管它位于内含子 4 上。eNOS 基因功能的变化可以潜在地改变 eNOS 酶的活性，这样使循环血浆中 NO 的量有所不同[5,6]。由于 NO 的半衰期很短，而将亚硝酸盐（nitrite）和硝酸盐（nitrate，NOx）（后者是 NO 的代谢产物）的含量作为 NO 在循环血浆中的水平[7]。

在日本信州大学医学院内科工作的云登卓玛等预计 eNOS 基因的原型等位基因 Glu298Asp 和 eNOS4b/a 多态性的频率可能在夏尔巴人是高的，因而在高原可以增加 NO 的活性。他们对生活在尼泊尔南恰巴扎（Namche Bazaar，3 440 m）的 105 名夏尔巴人及 111 名生活在加德满都（1 330 m）的非夏尔巴尼泊尔人相对比。105 名夏尔巴人是从世居于南恰巴扎者中随机选出，男女之比为

44∶61，平均年龄（31.2±0.8）岁，没有受过任何体能训练，其中以登山向导和背夫为职业者33人，平均到达海拔为5 701 m，有13人曾攀达8 000 m以上，有6人攀达珠峰顶。111名非夏尔巴的尼泊尔人，是在加德满都的志愿者，男女比例为53∶58，平均年龄（29.9±0.8）岁，包括学生和家庭妇女，不少人是迁入加德满都居住，但原居住地海拔都在1 300 m以下，没有人从事登山职业，但约8年前有的人因娱乐或习俗参加过登山活动，平均抵达海拔2 688 m。无人有夏尔巴人混血血统[8]。

两组受试者均对血清一氧化氮合酶的基因型Glu298Asp及eNOS4b/α进行多态性检测，并对一氧化氮的代谢产物亚硝酸盐及硝酸盐同时检测。结果观察到eNOS4b/α多态性的原基因型（eNOS4b/b）和等位基因（eNOS4b）在夏尔巴人十分活跃；Glu298Asp多态性的原等位基因（Glu）也与高原夏尔巴人有明显相关性（$P=0.036$，$OR=1.7$）。Glu及eNOS4b等位基因在夏尔巴人呈高表达（Glu：87.5%；eNOS4b：96.7%），比起非夏尔巴人（Glu：77.9%，$P=0.036$。eNOS4b：90.5%，$P=0.009$）来有明显极显著差异。将此二型基因的频率合计，则夏尔巴人明显高于非夏尔巴人（66.7% vs. 47.7%，$P=0.008$）。然而，比较血清NOx则夏尔巴人比非夏尔巴人为低[（53.2±4.6）μmol/L vs.（107.3±9.0）μmol/L，$P<0.0001$]。因而认为eNOS的等位基因Glu298Asp及eNOS4b/α多态性对夏尔巴人适应于高原这一生态的生境中是有益的，而NOx由于有很大的个体差异性，因此并非内源性NO产物有效的指标[8]。

卓玛（Droma）等尚曾观察到eNOS基因的2个少见的等位基因Glu298Asp和eNOS4b/α多态性与海平面日本人对高原肺水肿（HAPE）易感相关，而这些日本人正是对高原习服的失败者[9]。

通过以上实验研究NOS3的两种多态性，以此来检验高原夏尔巴人之所以对低氧肺血管反应呈低反应性，是与在高海拔他们较高的一氧化氮合成率相关的等位基因的高合成率有关的[8]。藏族则与夏尔巴人一样，有着同样的NOS3高表达。而平原欧洲人在高原者没有这种基因高表达的优势。然而在安第斯人显示NOS2位点比NOS3位点更能被确认为他们自然选择的候选基因，说明两个群体低氧适应在NO表达上存在的差异[10]。

第2节　血管紧张素转换酶基因

关于低氧诱导因子（HIF）引起的变异中，首次在高原人群中检测出的候选基因是血管紧张素转换酶（angiotansin-converting enzyme，ACE）。ACE具有多态性，即ACEI/D多态性。ACE可使ACEI转换为ACE Ⅱ，由此对循环张力及体液分布产生显著影响。其ACE的插入型（insertion allele，Ⅰ型）可以抑制ACE，而其缺失型（deletion allele，D型）增加血清ACE活性和提高血管运动张力。最初发现ACE与运动体能有关，大多的研究观察到ACE基因的Ⅰ型与运动体能和低氧耐力有关，可以抑制组织内微血管的收缩反应[11-13]，尚使人体在特高海拔保持强有力的体能[14,15]。这种基因结构可以使人在低氧运动时有高的通气水平[16]。

其后注意到 ACE 与人体的高原适应有密切关系，但在世界不同地区具有不同适应历史的高原人群 ACE 基因多态性的表达与功能是有差异的。在高原，ACEI/D 多态性与低氧性肺循环调控有密切关系。在中亚天山的吉尔吉斯（Kyrgyz），阿达舍夫（Adashev）等报道对 136 名吉尔吉斯男性的检测和心导管检测其肺动脉压（PAP），结果肺动脉压增高者具有 ACEI/I 的百分率几乎是肺动脉压正常者的 3 倍[17]。而在埃塞俄比亚的高原阿姆哈拉人（Amharas）则没有这一关系[18]。与吉尔吉斯人相反，在安第斯的秘鲁克丘亚印第安人具有 ACEI/I 型基因型者则拥有一定适应的优势，他们在海拔 4 300 m 静息和运动时 SaO₂ 较高，ACE 基因型约占 SaO₂ 表现变异的 4%[19]。

吴天一团队在青藏高原海拔 3 719 ~ 4 200 m 的地区对世居藏族 102 人和移居汉族 56 人进行分析，比较藏族、汉族两组高原人群的基因型频率，结果显示如下。I/I：高原世居藏族为 49%，高原汉族为 23%，I/D：高原世居藏族为 44%，高原汉族为 50%，D/D：高原世居藏族为 7%，高原汉族为 27%，高原两个群体间的基因型分布比较，I/I 及 D/D 间有显著差异（$P<0.01$），说明处于适应水平的藏族和习服水平的汉族在 ACE 基因型上有明显不同。藏族 ACE 基因型频率与天山吉尔吉斯人群（I/I：26%）也明显不同[20,21]。

云登卓玛等在尼泊尔喜马拉雅对 49 名夏尔巴人和 54 名尼泊尔人做对照，结果 ACE 基因型的分布及频率在夏尔巴人与尼泊尔人间有明显差别（I/I 型及 I/D 型：94.3% vs. 85.6%，$P=0.035$；I 型等位基因：73.7% vs. 64.0%，$P=0.036$）。然而，循环血的 ACE 水平在高原夏尔巴人与平原尼泊尔人间则没有显著性差异 [（14.5 ± 0.4）IU/37℃ vs.（4.7 ± 0.4）IU/37℃，$P=0.755$][22]。

喜马拉雅夏尔巴人与青藏高原的藏族一样，ACE 基因多态性是以 I 型等位基因为主，从而使他们在特高海拔强运动时，有高的通气水平、高的摄氧能力、高的血氧饱和[23]、高的脑血流量和高的脑能量供给[24]，而有极强的低氧体能，并且使肺动脉的低氧性增压反应受到抑制，而保持近于海平面正常人的肺动脉压力[20,25]。这一 ACE 基因多态性在具有长久高原居住史的夏尔巴人和藏族与较短时间习服的吉尔吉斯人、阿姆哈拉人功能表达的不同，提示 ACE I/D 的多态性位点在高原经受了自然选择，这是真正影响基因型的方式（见第 7 篇）。

第 3 节　低氧诱导因子

近年来，在高原人群低氧适应上的重大突破是，在认识不同海拔高度的等位基因频率方面，发现了 2 个重要基因的通路可以发生演变。这些基因是在多细胞动物体内氧平衡的途径上加以表达[26]。经过了 10 年以上在不同海拔对低氧诱导因子（hypoxia-inducible factor，HIF）的研究以后，依据氧平衡的主要调控因子命名了 HIF-1 途径。HIF 和它的目的基因是分析的焦点，目的基因可被转录因子家族诱导，包括 HIF-1 和 FIF-2，首先是聚焦于 HIF-1α，其后关注到 EPAS1。EPAS1（内皮细胞 PAS 域蛋白 1）基因与另一蛋白结合而形成 HIF-2，即 HIF-2α，是调节数百个参与低氧反应基因位点（如 EPO 的基因位点等）表达的第二个转录因子[27,28]。

阿加沃尔（Aggarwal）等在印度的研究，发现在氧平衡系统的关键传感器 *EGLN*1（PHD2）上的某些突变在高原世居者是高于同样操印度藏缅语族的平原人[29]。在东亚人群观察到 *EGLN*1 随海拔梯度而变化，青藏高原藏族表达得最显著[30]。藏族人群 *EPAS*1 基因受到了很强的达尔文正选择作用，并且藏族人群中受正选择的单倍型频率高达 72%，而在汉族人群中仅有 2.2%，世界其他人群则没有这个单倍型（见第 18 章）[31]。

Droma 等的另一项研究，根据以往的对照研究在高原极端环境下处于急性低氧时观察到 HIF-1α 和冯 - 希佩尔 - 林道病（von-Hippel-Lindou disease，VHL）（VHL1，VHL 肿瘤抑制基因，或 E3 泛素蛋白连接酶，目标为 HIF-1α 降解）变异的关系。他们在尼泊尔喜马拉雅对 49 名夏尔巴人及 54 名尼泊尔人进行对照，以验证在极端低氧环境下 HIF-1α 和 VHL 的变异关系。在加德满都（1 330 m）的常氧环境下，VHL 蛋白瞄准 HIF-1α 和 *EPAS*1，导致降解。然而在高海拔（3 440 m）未发现这一关系[32]。Suzuki 等对同上的夏尔巴人与日本人进行对照，发现了 HIF-1α 基因的新序列，同时观察到在此位点的其他等位基因频率的不同，提示可能是夏尔巴人低氧适应的特点[33]。

然而安第斯印第安人的 HIF-1α 基因序列则与平原对照没有区别。提示夏尔巴人在进化适应中与安第斯人不同[34]。目前对夏尔巴人研究的初步结果提示，存在着新的基因突变，而安第斯人则无此种突变。然而在对所有高原人群的全基因组变异的研究中，尚未发现 HIF-1α 变异经受了选择。这可能因为 HIF-1 在所有组织中表达，没有更多变异范围，而 HIF-2 则在更少组织中表达，从而有更多的效应[35]。

夏尔巴人是举世闻名的最杰出的登山者，他们在极度低氧下非凡的体能早已引起关注，前期的生理学和生物化学的研究提示他们有着特殊的高原适应模式，展示出某些适应表型的标志物[36,37]。约在 20 年前科学家已经看出，夏尔巴人无与伦比的低氧耐力的固有生理特征，本质上必然有着基因组学的基础，并且开创了这一领域的研究[38-40]。经过 10 余年的研究，已经具备了揭开夏尔巴人低氧适应的神秘面纱，一方面是表型和基因型间的密切关联，另一方面夏尔巴人在基因水平上的低氧适应是在整体调控下多基因共同表达的作用[41,42]。

参 考 文 献

[1]　FISHER JF. Sherpa: Reflections on Change in Himalayan Nepal[M]. Oxford India Paperbacks, India: Oxford University Press, 1997.

[2]　BEALL CM, LASKOWSKI D, STROHL KP, et al. Pulmonary nitric oxide in mountain dwellers[J]. Nature, 2001, 414: 411-412.

[3]　MARSDEN PA, HENG HHQ, SCHERER SW, et al. Structure and chromosomal localization of the human constitutive endothelial nitric oxide synthase gene[J]. J Biol Chem, 1993, 268: 17478-17488.

[4]　TESAURO M, THOMPSON WC, ROGLIANI R, et al. Intracellular processing of endothelial nitric oxide synthase isoforms associated with differences in severity of cardiopulmonary diseases: claavage of proteins with aspartate vs. glutamate at position 298[J]. Proc Natl Acad Sci USA, 2000, 97: 2832-2835.

[5]　WANG XL, MAHANEY MC, SIM AS, et al. Genetic contribution of the endothelial constitutive nitric oxide synthase gene to plasma nitric oxide[J]. Arterioscl Thromb Vasc Biol, 1997, 17: 3147-3153.

[6]　YOON S, MOON J, SHIN C, et al. Smoking status-dependent association of the 27-bp repeat polymorphism in intron 4 of endothelial nitric oxide synthase gene with plasma nitric oxide concentrations[J]. Clin Chim Acta, 2002, 324: 113-120.

[7]　GREEN LC, WAGNER DA, GLOGOWSKI J, et al. Analysis of nitrate, nitrite and ^{15}N-nitrate in biological fluids[J]. Anal Biochem, 1982, 126: 131-138.

[8]　DROMA Y, HANAOKA M, BASNYAT B, et al. Genetic contribution of the endothelial notric oxide synthase gene to high altitude adaptation in Sherpas[J]. High Alt Med Biol, 2006, 7 (3): 209-220.

[9]　DROMA Y, HANAOKA M, OTA M, et al. Positive association of the endothelial nitric oxide synthase gene polymorphisms with high altitude pulmonary edema[J]. Circulation, 2002, 106: 826-830.

[10]　BIGHAM A, BAUCHET M, PINTO D, et al. Idenifying signatures of natural selection in Tibetan and Andean populations using densegenome scan data[J]. PLoS Geneti, 2010, 6 (9): 100-116.

[11]　MONTGOMERY HE, MARSHAL R, HEMINGWAY S, et al. Human gene for physical performance[J]. Nature, 1998, 393: 221.

[12]　MONTGOMERY H, CLARKSON P, BARNARD M. Angiotensin-converting-enzyme gene insertion/deletion polymorphism and response to physical training[J]. Lancet, 1999, 253: 1884-1885.

[13]　WOOD DR, BRULL D, MONTAGOMERY HE. Endurance and the ACE gene[J]. Sci Prog, 2000, 83: 317-336.

[14]　TSIANOS G, ELEFTHERIOU KI, HAWE E, et al. Performance at altitude and angiotensin I-converting enzyme genotype[J]. Eur J Appl Physiol, 2005, 93: 630-635.

[15]　PUTHUCHEARY Z, SKIPWORTH JR, RAWAL J, et al. The ACE gene and human performance: 12

years on[J]. Sports Med，2011，41（6）：433-438.

[16] PATEL S，WOOD DR，MACLEOD NJ. Angiotensin-converting enzyme genotype and the ventilatory response to exertional hypoxia[J]. Eur Resp J，2003，22：755-760.

[17] ALDASHEV AA，SARYBAEV AS，SYDYKOV AS，et al. Characterization of high-altitude pulmonary hypertension in the Kyrgyz：association with angiotensin-converting enzyme genotype[J]. Am J Respir Crit Care Med，166：1396-1402.

[18] HOIT BD，DALTON ND，GEBREMEDHIN A，et al. Elevated pulmonary artery pressure among Amhara highlanders in Ethiopia[J]. Am J Hum Biol，2011，23（2）：168-176.

[19] BIGHAM AW，KIYAMU M，LEON-VELARDE F，et al. Angiotensin-converting enzyme genotype and arterial oxygen saturation at high altitude in Peruvian Quechua[J]. High Alt Med Biol，2008，9（2）：167-178.

[20] YU MT，WANG XQ，CHEN QH，et al. The study of the angiotensin-convertin enzyme gene polymorphysm in humans of different ethnicity and at different altitude[J]. High Alt Med Biol，2004，5（2）：244.

[21] WU TY，KAYSER B. High altitude adaptation in Tibetans[J]. High Alt Med Biol，2006，7（2）：193-208.

[22] DROMA Y，HANAOKA M，BASNYAT B，et al. Adaptation to high altitude in Sherpa association with the insertion/delection polymorphism in the Angiotensin-converting enzyme gene[J]. Wilderness Environ Med，2008，19：22-29.

[23] SANTOLOYA RB，LAHIRI S，ALFARO RT，et al. Respiratory adaptation in the highest inhabitants and highest Sherpa mountaineers[J]. Respir Physiol，1989，77：253-262.

[24] GARRIDO E，SEGURA R，CAPDEVILA A，et al. Are Himalayan Sherpas better protected against brain damage associated with extreme altitude climbs?[J]. Clin Sci，1996，90：81-85.

[25] KUMAR R，QADAR PASHA M，KHAN A，et al. Association of high-altitude the angiotensin-converting enzyme（ACE）gene[J]. Int J Biometeorol，2003，48（1）：10-14.

[26] SEMANZA GL. Hypoxia-inducible factors in physiology and medicine[J]. Cell，2012，148（3）：399-408.

[27] SCHODEL J，OIKONOMOPOULOS S，RAGOUSSIS J，et al. High-resolution genome-wide mapping of HIF-binding sites by ChIP-seq[J]. Blood，2011，117（23）：207-217.

[28] VAN PATOT MC，GASSMANN M. Hypoxia：adapting to high altitude by mutating *EPAS*1，the gene encording HIF-2α[J]. High Alt Med Biol，2011，12（2）：157-167.

[29] AGGARWAL S，NEGI S，JHA P，et al. *EGLN*1 involvement in high altitude adaptation revealed through genetic analysis of extreme constitution types defined in Ayurveda[J]. Proc Natl Acad Sci USA，2010，104（77）：18961-18966.

[30] XU S，LI S，YANG Y，et al. A genome-wide search for signals of high-altitude adaptation in Tibetans[J]. Mol Biol Evol，2011，28（2）：1003-1011.

[31] PENG Y, YANG Z, ZHANG H, et al. Genetic variations in Tibetan populations and high altitude adaptation at the Himalayas[J]. Mol Biol Evol, 2011, 28: 1075-1081.

[32] HANAOKA M, DROMA Y, BASNYAT B, et al. Genetic variants in *EPAS*1 contribute to adaptation to high altitude hypoxia in Sherpas[J]. PLoS One, 2012, 7: 505-516.

[33] SUZUKI K, KIZAKI T, HITOMI Y, et al. Genetic variation in hypoxia-inducible factor 1 α and its possible association with high altitude adaptation in Sherpas[J]. Med Hypotheses, 2003, 61: 385-389.

[34] HOCHACHKA PW, RUPERT JL. Fine tuning the HIF-1 global O_2 sensor for hyperbaric hypoxia in Andean high-altitude natives[J]. Bio Essays, 2003, 25 (5): 515-519.

[35] MACINNIS MJ, RUPERT JL. ome on the Range: altitude adaptation, positive selection, and Himalayan genomics[J]. High Alt Med Biol, 2011, 12 (2): 133-139.

[36] MORPURGO G, ARESE P, BOSIA A, et al. Sherpas living permanently at high altitude: a new pattern of adaptation[J]. Proc Natl Acad Sci USA, 1976, 73: 747-751.

[37] SANTACHIARA-BENERECETTI AS, BAUR EW, BERETTA M, et al. A study of several genetic biochemical markers in Sherpas with description of some variant phenotypes[J]. Hum Hered, 1976, 26: 51-59.

[38] BANGHAM CR, HOWARTH SE. Genetic polymorphisms in isolated Sherpa populations of Nepal[J]. Am J Phys Anthropol, 1980, 53: 367-373.

[39] MOORE LG. Human genetic adaptation to high altitude[J]. High Alt Med Biol, 2001, 2: 257-279.

[40] BEALL CM. High altitude adaptations[J]. Lancet, 2003, 262: 14-15.

[41] MALACRIDA S, KATSUYAMA Y, DROMA Y, et al. Association between human polymorphic DNA markers and hypoxia adaptation in Sherpa detected by a preliminary genome scan[J]. Annals Hum Genetics, 2007, 71: 630-638.

[42] MARTIN DS, GILBERT-KAWAI E, LEVERTT DZ, et al. Extreme Everest 2: unlocking the secrets of the Sherpa phenotype[M]//MARTIN DS. Extreme Physiology & Medicine. Licensee: BioMed Central Ltd, 2013: 30-33.

第 26 章　夏尔巴人罹患高原病的问题

夏尔巴人由于其极佳的低氧适应能力，表现高的通气水平、活跃的低氧通气反应、处于生理水平的 RBC 数及 Hb 值等[1,2]，在代谢水平上保证了重要器官心、脑能量供应和充足的血流灌注，形成对低氧损伤的有效防护机制[3-5]，而极少罹患急性高山病（acute mountain sickness，AMS）和慢性高原病（chronic high-altitude diseases，CMS）[6]。

另外的观察发现夏尔巴人并不像南美印第安人或北美科罗拉多利德维尔的居民那样，当他们在去海平面后于重返高原时经常发生再入性 HAPE，夏尔巴人返回他们在海拔 3 350 ～ 4 900 m 的索罗—昆布家乡时不发生任何类型的高原病[7]。

第 1 节　急性高原病

然而低的高原病发生率不等于无人发生，文献中有零星报道。迪金森（Dickinson）报道一例夏尔巴向导 1970 年参加意大利珠峰登山队，在海拔 7 000 m 处发生 HACE[7]，从而证明夏尔巴人也会发生 AMS，不可忽视[8]。而克拉克（Clarke）与 Duff 报道 1975 年英国珠峰登山队的 2 例夏尔巴人在珠峰海拔 7 300 m 发生 HACE，都是在快速攀登的情况下发病[9]。其中一名 28 岁的夏尔巴向导，先在海拔 5 000 m 以上停留 4 w 并未患 AMS，而在抵达 7 500 m 时突感不适，有严重头痛、颈部僵硬、嗜睡、不能站立，两眼视盘明显水肿。临床征象还提示有蛛网膜下腔出血，他被立即转移到基地营，经地塞米松治疗 1 w 后恢复[10]。

1994 年珠峰登山队的医生达格玛·瓦布·里格（Dagmar Wabnig）报道了一个很特殊的病例[11]，一名 20 岁夏尔巴人，第一次参加登山活动，在珠峰的北坳（7 100 m）停留 2 d 后出现头痛、疲乏，次夜在前进营地（6 500 m）时其意识丧失。他发生呼吸困难并出现肺部湿啰音、脸色苍白、皮肤发绀，随后清醒而述剧烈头痛，当时要低转是不可能的，在就地予以吸氧、口服阿司匹林、硝苯地平、静脉点滴乳酸林格液等；其间有几次发作性的两侧上肢痉挛和一时性意识丧失。到次日太阳升起时气温上升，由 6 名夏尔巴人及 1 名西方登山向导护送下山到基地营，然后由吉普车立即送往加德满都，途中又有 2 次痉挛发作，其后症状缓解到 5 月末完全康复，他从无癫痫病史。如果没有随队医生及配备的药物治疗，这个夏尔巴人将是难以存活的。另有一例 25 岁夏尔巴人为珠峰登山队的背夫在尼泊尔海拔 5 000 m 的梅刺拉（Mera La）发生 HACE，被领队发现其病情后由直升机转运至低地而获痊愈。其后他参加了一个商业性珠峰登山队，计划要参与攀登，但又怕 HACE 再次发生[12]。

高原视网膜出血症（high altitude retinal haemorrhage）在夏尔巴人中亦罕有发生。伦尼（Rennie）与莫里西（Morrissey）报道对美国道拉吉里（Mt. Dhaulagiri，8 170 m）登山队的观察，在海平面及高山进行视网膜摄影，在 15 名美国队员中有 1/3 发生视网膜出血症，但 5 名夏尔巴人无人发生[13]。1975 年 Clarke 与 Duff 报道英国珠峰登山队的 6 名英籍登顶队员中，在海拔 6 000 m 以上有 4 人发生视网膜出血，在 75 名夏尔巴人中仅有 2 人发生[9]。

云登卓玛等对生活在尼泊尔一侧喜马拉雅南恰巴扎村（Namche bazaar，3 440 m）的 105 名夏尔巴人 [44 名男性、61 名女性，平均年龄（31.2 ± 0.8）岁] 做了调查，其中有 104 人参与过攀登活动，平均高度为（5 701.4 ± 119.1）m，平均每年登山 3.5 次。另以生活在海拔 1 330 m 加德满都村的 111 名非夏尔巴人做对照 [平均年龄（29.9 ± 0.8）岁] 曾有（1.4 ± 1.5）次登山经验，到达高度平均为（2 688 ± 150）m。在 104 名夏尔巴人中，有 45 人（43.3%）至少有过一次出现急性高山病症状（头痛、胃肠症状、无力、头晕、睡眠障碍），出现症状的海拔高度平均为（5 518.9 ± 195.9）m；而 68 名非夏尔巴人有 16 人（23.5%）在平均海拔（2 750.0 ± 288.8）m 即出现急性高山病症状[14]。

夏尔巴女性也常参与做登山背夫，但根据对 60 名夏尔巴女性的统计，她们参加的次数比 44 名男性少 [（3.0 ± 0.3）次 / 年 vs.（4.3 ± 5）次 / 年，$P=0.036$)]，抵达的海拔较男性低 [（5156.7 ± 79.3）m vs.（6 444.3 ± 215.2）m，$P<0.001$]。而 AMS 症状的发生率则与男性无明显差别（36.7% vs. 52.3%，$P=0.113$)，但出现 AMS 症状的女性比男性明显低 [（4 927.3 ± 146.3）m vs.（5 962 ± 290.1）m，$P=0.004$)]。并注意到在海拔 3 440 m 夏尔巴人的家乡，女性的 SaO_2 明显高于男性 [（93.9 ± 0.2）% vs. 92.4%，$P<0.0001$]，这可能与雌激素对呼吸的刺激有关。从这一调查可见，一部分夏尔巴人在比他们居住海拔高得多的地方也可出现 AMS 的症状[14]。

第 2 节　发病危险因素及防治

夏尔巴人发生 AMS 的可能因素是：有些是平原地区生活的夏尔巴人，也没有登山经验，为了挣钱贸然攀登特高海拔；有的夏尔巴人有潜在疾病，如肺结核等是危险因素；有的在登山发生一些早期症状时不在乎，继续上攀；有的出现症状不说，怕失去工作；有的不顾气候极端恶劣依然强行攀登；还有一些其他民族的人为了挣钱冒充夏尔巴人，而他们并无高原适应能力。夏尔巴人在登山过程中常常大量饮酒，增加了氧耗，并易发生消化道出血，斯蒂尔（Steele）曾观察到 3 名夏尔巴人在珠峰上酗酒后出现严重的上腹痛、恶心、呕吐，其中一人特别严重，有上消化道出血征象[15]。

夏尔巴人大部分发病在特高海拔 7 000 m 以上，此时大气压仅为 300 mmHg 的低氧条件下，如不吸氧，人类已接近于耐受极限。他们从事登山向导，又多为背夫，每次登山时攀登在最前面，危险开路、背负超过自身体重的极大重量装备、前呼后应地照顾西方登山者、做极强的体力劳动，有时攀登速度过快[16]。此外，大多夏尔巴人也不服预防药物如乙酰唑胺、地塞米松、硝苯地平等，此外应注意是否患有其他疾病而在高山爆发，这些都是发生 AMS 的危险因素。还有另一种可能，即高原世居者发生 HACE 会没有 AMS 先兆，由此突然爆发，十分危险[10-12]。

从以上事例应该认识到，在特高海拔并非高原世居者都不发生急性高原病，夏尔巴人（包括藏族）都应该遵循逐步登高、阶梯习服的原则；防止过强的体力负荷、防止抬举重物；在初期参加攀登时接受指导等。

随队医生往往认为夏尔巴人不会患急性高原病，而忽略了可能出现的早期症状。尽管夏尔巴人已获得高原适应性，但一旦发生 HAPE、HACE 等重型高原病，必须和平原登山队员一样处理，立即低转，不可延误，不可用药物替代！所以尽管他是藏族或夏尔巴人，在高山活动或强烈攀登时都应关注他们的健康和防治高原病。

CMS 在夏尔巴人也很罕见，Winslow 及 Monge 在 1981 年美国珠峰医学登山队时，观察到一例夏尔巴背夫，其血细胞比容（Hct）达 72%，而且有 CMS 的症状已经数年了，然而在高山条件下未能进一步检测及排除其他继发红细胞增多的原因[17]。目前尚缺少夏尔巴人 CMS 可靠的流行病学资料，但从临床报道看，其 CMS 的发生极为罕见，正像藏族一样，可能与他们的遗传进化适应表现为活跃的 HVR，而对低氧性肺动脉增压反应则呈钝化反应和对红细胞生成的生理性调控有关[18]。

参 考 文 献

[1] MORPURGO G, ARESE P, BOSIA A, et al. Sherpas living permanently at high altitude: a new pattern of adaptation[J]. Proc Natl Acad Sci USA, 1976, 73: 747-751.

[2] SANTOLOYA RB, LAHIRI S, ALFARO RT, et al. Respiratory adaptation in the highest inhabitants and highest Sherpa mountaineers[J]. Respir Physiol, 1989, 77: 253-262.

[3] HOLDEN JE, STONE CK, CLARK CM, et al. Enhanced cardiac metabolism of plasma glucose in high altitude natives:adaptation against chronic hypoxia[J]. J Appl Physiol, 1995, 79: 222-228.

[4] GARRIDO E, SEGURA R, CAPDEVILA A, et al. Are Himalayan Sherpas better protected against brain damage associated with extreme altitude climbs?[J]. Clin Sci, 1996, 90: 81-85.

[5] HOCHACHKA PW, CLARK CM, HOLDEN JE, et al. ^{31}P managnetic resonance spectroscopy of the Sherpa heart: a phosphocreatine/adenosine triphosphate signature of metabolic defense against hypobaric hypoxia[J]. Proc Natl acad Sci USA, 1996, 93: 1215-1220.

[6] ORTNER SB. Life and Death on Mt. Everest: Sherpa and Himalayan Mountaineering[M]. Princeton, NJ: Princeton University Press, 1999: 4-14.

[7] DICKINSON JG. Severe acute mountain sickness[J]. Postgraduate Med J, 1979, 55: 454-459.

[8] DICKINSON JR. Terminology and classification of acute mountain sickness[J]. BMJ, 1982, 285: 720-721.

[9] CLARKE C, DUFF J. Mountain sickness, retinal hemorrhage and acclimatization on Mount Everest in 1975[J]. Br Med J, 1976, 2: 495-497.

[10] CLARKE C. High altitude cerebral oedema[M]//UEDA G, KUSAMA S, VOELKEL N, et al. High Altitude Medical Science. Matsumoto: Shinshu University Press, 1988: 257-263.

[11] WABNIG D. HAPE and HACE in a Sherpa? A case report[J]. ISMM Newsletter, 1994, 4 (4): 3-4.

[12] SHERPA N, MILLEDGE JS, MASUYAMA S, et al. April case discussion[J]. ISMM Newsletter, 1999, 9 (2): 12-14.

[13] RENNIE D, MORRISSEY J. Retinal changes in Himalayan climbers[J]. Arch Ophthalmol, 1975, 93: 395-400.

[14] DROMA Y, HANAOKA M, BASNYAT B, et al. Symptoms of acute mountain sickness in Sherpas exposed to extremely high altitude[J]. High Alt Med Biol, 2006, 7 (4): 312-313.

[15] STEEL P. Medicine on Mount Everest[J]. Lancet, 1972, 2: 32-39.

[16] FISHER JF. Sherpas: Reflections on Change in Himalayan Nepal[M]. India: Oxford University Press, 1997.

[17] WINSLOW RM, MONGE CC. Hypoxia, Polycythemia and Chronic Mountain Sickness[M]. Baltimore and London: The Johns Hopkins University Press, 1987: 17-18.

[18] RONEN R, ZHOU D, BAFNA V, et al. The genetic of chronic mountain sickness[J]. Physiology, 2014, 29: 403-412.

第 7 篇　高原肺循环

概　　述

肺循环是一个高容量、低阻力、低压力系统，代偿功能较强，能防止肺血管液体渗入肺间质，保证右心室在低能消耗下做功，以满足肺的气体交换。正常人在平卧位静息状态下呼吸空气时，其肺血管床的阻力仅为体循环阻力的 1/10，约 1.67 Wood U（1 Wood U=80 dyn·s·cm^{-5}），肺动脉压力（pulmonary arterial pressure，PAP）包括肺动脉收缩压（SPAP）、舒张压（DPAP）和平均压（mean pulmonary artery pressure，MPAP），分别为（21.5±5.1）mmHg、（9.5±3.0）mmHg 及（14.0±3.0）mmHg，仅为体循环的 1/7。MPAP 受包括肺动脉、肺毛细血管、肺静脉在内的肺血管阻力（pulmonary vascular resistance，PVR）、心输出量（cardiac output，CO）和左房压（left atrium pressure，PLA）的影响，其关系可用以下公式表示：

$$MPAP=（PVR×CO）+PLA$$

任何影响到上述因素的生理、病理生理或临床疾病均可导致肺动脉高压（pulmonary arterial hypertension，PAH）。

肺动脉高压既可以是一个疾病的实体，因肺循环本身血管的病变而独立存在，如特发性肺动脉高压症（idiopathic pulmonary arterial hypertension，IPAH）；也可是其他系统病理生理或疾病状态所引发，包括诸多疾病状态，其中高原低氧就是一个重要因素[1]。

人在高原一个显著的心血管变化即由于肺血管阻力的增高而发生肺动脉高压（high-altitude pulmonary hypertension，HAPH）。早在 1946 年，冯·欧拉（Von Euler）及利杰斯特兰（Liljestrand）就发现给猫吸入 10% 的氧后肺动脉压力即明显升高[2]。其后马特里（Motley）等观察到给人吸入有氮气冲淡的含 10% 氧 10min 后，肺动脉压增高 13～23 mmHg[3]。韦斯科特（Westcott）等认为低氧下肺血管的阻力增加与肺动脉高压有关[4]。哈维（Harvey）等指出低氧下的肺动脉高压是对肺小动脉肌层的直接作用[5]。1947 年罗塔（Rotta）在秘鲁的莫罗科查（Morococha 4 540 m）对高原世居者通过 400 张 X 线胸部后前位片及 100 份心电图分析，观察到高原人的心脏横径扩大、心脏/体重比值增大等改变，可能与肺循环变化有关[6]，其后，她及同道 1955 年在莫罗科查对人体进行心导管术，而发现高原当地居民的肺动脉平均压为 24 mmHg，新进入高原者为 18 mmHg，而海平面对照者为 12 mmHg[7]。这些早期的重要发现为高原肺循环的研究开启了先河。关于高原肺动脉高压由于其内容十分丰富，故专列为低氧性肺动脉高压章中系统阐述。

　　高原低氧下肺循环的调控在高原生理习服—适应中有重要意义，适度的肺动脉增压反应对某些动物可能有助于提高肺的血流灌注和改善通气／血流（VA/Q）比值，但是显著的肺动脉高压是发生高原肺水肿、高原心脏病、慢性高山病、胸档病（brisket disease）和某些类型先天性心脏病的病理生理基础，因此，高原低氧与肺动脉高压的关系特别密切，具有重要的临床意义[8,9]。然而，肺循环不论在人类或动物，处于高原习服（acclimatization）水平和获得高原适应（adaptation）的群体或种群其表现有较大不同，这反映了高原低氧环境下生物的遗传进化所表现出的生理功能、生化代谢、组织结构的强大优势，这在低氧肺循环将是最为突出的表征，从而具有十分重要的生物学意义[10]。高原肺循环不是自身孤立的生理调控，它与一系列的其他生理机制密切相关，例如高原低氧通气反应、高原最大摄氧能力、高原红细胞生成反应、高原睡眠结构变化以至于高原神经－精神功能等，也就是在整体调控下反映出肺循环本身的特征，这有着重要的生理和病理生理意义[11]。因此，首先我们应该了解正常人在高原其肺血管结构性的变化，这是引起肺循环与平原不同的解剖学基础，由此表现出高原肺血流动力学特征，然后才能更深刻地了解与高原肺动脉高压密切相关的临床问题。

第 27 章　高原肺血管结构性变化

高原肺循环十分复杂多变，其解剖学结构性特征及在低氧下的变化是生理功能的基质性因素，因此必须对此有一个深刻的了解。高原肺血管的结构变化从胎儿期到出生后、生长期直至老年，贯穿整个生命环。高原低氧适应性进化导致了某些土生动物和藏族适应优势明显者的结构学特征，从而防止了低氧性肺动脉高压的发生。因此高原肺血管结构学对高原肺动脉高压的形成机制和高原肺水肿、高原心脏病、高原慢性阻塞性肺疾病（chronic obstructive pulmonary disease，COPD）等的病理生理本质性的认识也极其重要。

第 1 节　胎儿型肺小动脉退化延迟

人类胎儿期和出生后的肺循环经历了一个巨大的肺血管结构和生理功能的转化，而这一转化在平原与高原又有很大的不同，其中高原新生儿出生后其胎儿型肺小动脉的退化延迟，形成了生命早期的肺血管结构性解剖学基础，这与从新生儿起的生长、发育和终身适应密切相关，特别是由此形成持续性肺动脉高压和发展为高原性心脏病（HAHD）的重要因素。

哺乳动物在胎盘内是处于低氧环境，动物实验检测胎儿的动脉氧分压为 30 mmHg[12]，而人类胎儿在胎盘内根据对子宫内脐动脉血氧分压的检测约为 20 mmHg，由此可以推测约相当于处在海拔 7 500 m[13]，高山生理学家巴克罗夫特（Barcroft）曾生动地描述为"胎儿的珠峰"（fetal Everest）。同时，在胎儿期肺呼吸尚未建立，而肺循环与体循环通过动脉导管而相沟通，此时在肺实质小叶间和小叶内的肺小动脉肌性增厚，形成生理性的肺动脉压力增高，以使肺部血流经动脉导管进入体循环，这种肌性的肺小动脉称之为胎儿型（fetal type）肺小动脉和胎性肺循环[14]。这种胎儿期肺小动脉具有较厚的平滑肌层，使肺血管阻力增高，以保证在未建立肺呼吸前的肺循环获取更多的血流和氧，有重要的生理意义[15]。当出生后，肺脏突然膨胀、开放并出现节律性的呼吸运动，随之肺小动脉扩展，就在这一瞬间，胎儿期由于肺循环特征而处于严重的低氧血症立即获得改善。

在海平面，新生儿出生后是处于常氧环境，大气氧分压及肺泡氧分压升高，肺呼吸建立，此时肺小动脉立即机械性地扩张而保持在低的肌性张力状态，其肺动脉压很快下降，大约在 24 h 后 PAP 已降至接近于儿童期 PAP 值的水平[16,17]。随着 PAP 的下降，胎儿期分流状的动脉导管及卵圆孔先发生功能性闭合，随后呈解剖学关闭[16]。同时其肌性肺小动脉在数周内消退，转化为肌层菲薄的成人型（adult type）肺小动脉，肺血管阻力降低，PAP下降至正常水平，平原人由此保持终身。而在高原出生后，婴幼儿仍处于低氧环境，大气压及大气氧分压降低导致肺泡气氧分压降低，尽管由于出生后肺膨胀建立了肺呼吸而使得肺小动脉机械性地扩张，但由于仍处于低氧环境，仍有不同程度的低氧血症，使肺血管终末部的胎儿型肌性肺小动脉依然处于低氧内环境。结果其胎儿型肺小动脉仍然保持肥厚的肌层和肺细小动脉的肌化（muscularization）并维持高血管张力（图 27.1、图27.2）。新生儿如存活，进入儿童期和成年期，由于仍处于低氧，胎儿型肺小动脉的退化延迟，约须经数月甚至更长至数年，在此阶段 PAP 仍保持较高水平，右心室依然肥大，被称为小儿"高原心脏（high altitude heart）"[18]，有的甚至退化不全（incomplete regression），PAP 持续增高，而发生婴幼儿高原性心脏病。据对秘鲁印第安高原世居者的尸体解剖，发现有 2.5% 的人其肺胎儿型肌性小动脉不退化，这些人将因肺动脉高压而发生 CMS[19]，也就是成人高原性心脏病。

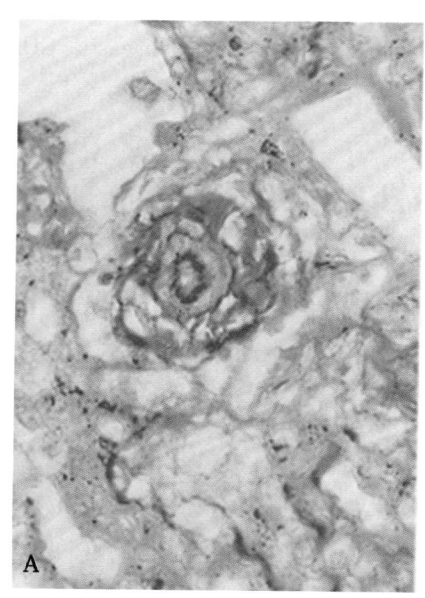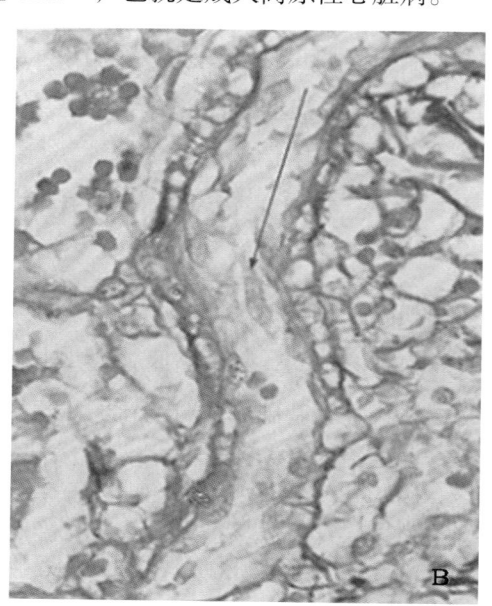

图 27.1　一例生长在拉萨的 11 个月汉族男婴的肺细小动脉横切面

A—可见夹在弹力层间显著肥厚的肌层，使血管内层显得特别厚；B—可见平滑肌细胞伸入到血管内，有的迁移到腔内（箭头所指）。Elastic Van Gieson（EVG），×1000。（引自 Sui 等，1988）

　　而在高原，从几个方面的迹象，包括 PAP 指数、ECG 的演变、心脏形态学、肺组织学以及维持着胎心特征的右向左分流，都说明出生后 PAP 仍然增高，提示婴幼儿的这种肺血管转化延迟，从而形成生理脆弱性并存在着潜在的易受损伤性。以下就几个方面证明高原出生的婴幼儿其肺血管转化延迟。

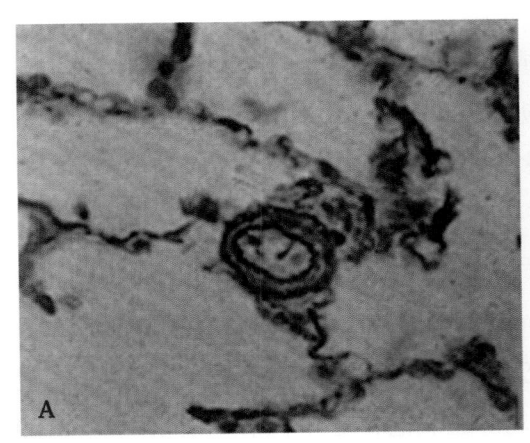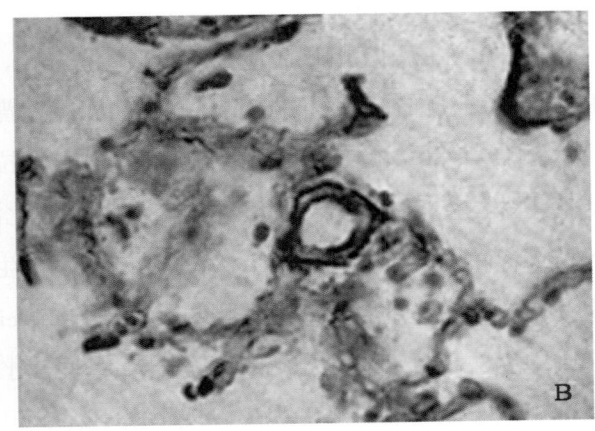

图 27.2　一例出生在秘鲁莫罗科查的克丘亚印第安 1 岁男婴肺小动脉结构

A—肺小动脉肌层肥厚；B—肺细小动脉有肌性中层。该高原世居男婴依然保持着"胎儿型"肺小动脉结构。EVG，×375。（引自 Arias-Stella, 1963）

1. 心电图征象

经 ECG 的动态观察，发现高原出生的婴幼儿其右心室优势在出生后的减退过程延缓。佩纳洛萨（Penaloza）等在秘鲁莫罗科查（4 540 m）对 190 例婴幼儿至 14 岁儿童行 ECG 检查，并以同龄的 350 例海平面小儿做对照，结果显示：刚出生后，海平面与高原小儿的 ECG 完全相似，但几周后则出现明显不同，在海平面，新生儿在出生后的右心室优势很快被左心室优势所取代。在高原从婴幼儿期一直延续到小儿期，AQRS 电轴右倾，V$_1$ 呈 R 波型，QRS 终末环增大，AVR 出现高 R 波，深 S 波出现于标准导联、左胸前导联甚至右胸前导联。出生后数周至数月 T 向量环趋向阳性而右胸前导联 T 波亦转为阳性，但显示右心室负荷过度，上述 ECG 变化提示高原儿童存在右心室压力增高[20]。另一项马蒂科雷纳（Marticorena）的研究仍在莫罗科查进行 ECG 检测，以与右心导管检测的 PAP 相对应，并以海平面为对照。在海平面新生儿出生后 72 h PAP 降至成人水平；在高原肺动脉压力下降缓慢直至成年期仍高于海平面值。与海平面比，高原儿童在 1 ～ 5 岁，SPAP、DPAP 及 MPAP 要各高出 3.4 倍、8.0 倍及 3.4 倍；6 ～ 14 岁，高原儿童 PAP 比海平面各高出 2.5 倍、3.6 倍及 2.8 倍。肺血管阻力检测与上述结果一致。ECG 显示在出生后第 1 w，高原及海平面均显示右心室优势，但海平面新生儿很快转化为左心室优势，以 ECG 的 QRS 电轴相比，在第 4 ～ 11 个月、1 ～ 5 岁及 6 ～ 14 岁，海平面儿童各为 +69°±21.5°、+57°±27.7° 及 +48°±22.2°；在高原各为 +155°±38.1°、+155°±44.9° 及 +137°±46°，可见高原儿童的右心室优势一直保持着，甚至直到成年期[21]。在秘鲁的拉奥罗亚（3 730 m）小儿也呈现明显的肺动脉压力增高及右心室肥大，其右心室优势的退化是发生在海平面与海拔 4 540 m 间的中间段年龄，在 1 岁以后右心室肥大指数已不明显，但在高海拔地区则可延续到成年期。在海拔较低的墨西哥城（2 240 m），对 150 例健康婴幼儿的 ECG 观察，从出生后到第 6 w，ECG 演变已与海平面相似[22]。

2. 超声心动图征象

通过在高原应用多普勒超声心动图来计算 PAP，或者心导管直接检测 PAP，都发现在婴幼儿期 PAP 降低甚缓，如在墨西哥城对 34 例婴幼儿用多普勒以肺动脉瓣收缩时间间期来计算 PAP[23]，发现出生后 15 ~ 30 d PAP 有轻度增高。一项在科罗拉多利德维尔的研究通过多普勒超声心动图对 15 例新生儿右心室/左心室比值进行检测，结果并不比海平面正常值高，但在出生后第 1 ~ 2 d、1 w、2 个月及第 4 个月，则此比值有增高趋势，提示出生后高原低氧环境的影响。对出生第 1 w 的健康新生儿，应用左心室收缩期环状指数（LV systolic circular index）[24] 检测，结果其 PAP 指数呈接近正常或中度增高[25]；在出生后 2 ~ 3 个月时 PAP 才充分降至正常，不过所有的受检婴幼儿在出生后都常规地予以吸氧。继续观察发现在出生后 1 w 时动脉血氧饱和度又下降，由此限制了 PAP 下降，甚至使已降低了的 PAP 又反转回来。若在青藏高原海拔较高处不予吸氧，藏族婴幼儿在出生后 24 ~ 48 h 血氧饱和度达到最高值，从而促进了 PAP 趋向正常化[26]。

尼尔迈尔（Niermyer）等对在玻利维亚拉巴斯海拔 3 700 ~ 4 000 m 出生的 19 例婴幼儿，其中西班牙—印第安混血儿 16 例、平原人后代 3 例，应用多普勒超声心动图检测肺动脉压力（用 Wanzhen 回归方程计算肺动脉收缩压，MPAP），在出生后 2 w、1 个月、3 ~ 6 个月进行动态观察，获得满意数值结果者见表 27.1。婴幼儿出生后前 3 个月 SPAP 增高，到第 6 个月其值近于海拔 3 700 m 的正常值。有 2 例出现了高原肺动脉高压症的临床征像。这种在高原出生后肺血管的不完全转化，具有很大易受攻击的危险性[27]。

表 27.1 拉巴斯出生的婴幼儿肺动脉压力变化过程

PFO, n（%）	第 2 w（n=14）	1 个月（n=11）	3 个月（n=10）	6 个月（n=4）
PDA, n（%）	10（71%）	5（45%）	6（60%）	2（50%）
SPAP/mmHg	1（7%）	0	0	0
$\bar{x}\pm S$	50±9	42±5	42±11	30±5

注：PFO—卵圆孔未闭；PDA—动脉导管未闭；SPAP—收缩期肺动脉压。

在秘鲁海拔较高的莫罗科查应用心导管检测，新生儿肺泡氧分压约为 50 mmHg，出生后 72 h 的 MPAP 为 55 ~ 73 mmHg，SaO_2 为 53% ~ 75%，在 PAP 与动脉血氧饱和间呈负相关。给 3 个婴幼儿吸入 100% O_2，经 72 h 可见 PAP 下降到接近海平面正常值范围[28]。

在玻利维亚的圣克鲁斯（300 m）及拉巴斯应用多普勒超声心动图检测右心室壁厚度，在海平面婴幼儿出生后第 1 个月末右心室肥大已经明显消退，而高原婴幼儿右心室前壁肥大一直保持到 1 岁[29]。

对在拉巴斯自出生后到 6 个月的婴幼儿以多普勒超声心动图检查，卵圆孔到 3 个月时 75% 尚未闭合，到 6 个月时仍有 44% 未闭合[15]。这种高原地区与肺动脉高压相关的先天性心血管异常不仅见于婴幼儿期，也可见于学龄儿童中[30]。症状性的动脉导管未闭合及卵圆孔未闭合的发病率则随海拔增高而增高[31]。

3. 婴幼儿肺血管转化病

所谓"婴幼儿病损性的心肺转化"（impaired cardiopulmonary transition，ICT）或者称为婴幼儿肺血管转化病更确切一些，在高原出生的婴幼儿中也较常见，在科罗拉多利德维尔，对 35 个出生后新生儿的动态观察，发现其在前 3 个月即有 17% 的新生儿发生 ICT[32]。有一项研究观察到 ICT 系包含肺动脉高压或者呼吸窘迫（发绀、呼吸困难）而需要吸入氧气或者正压呼吸通气，在高原 ICT 的发生率比在海平面新生儿发生的持续性肺动脉高压约要高出 100 倍[33]。该报道中有 1 例婴幼儿直接发生呼吸窘迫和肺动脉高压，须予机械通气；另外 4 例出现周期呼吸及 SaO_2 伴随呈波动性下降到低于 70%，在前 10 d 置于氧罩内；第 6 例婴幼儿直到出生后 15 w 其超声心动图仍未正常，SaO_2 为 82% ~ 87%，但其后发生了上呼吸道感染，立即出现肺动脉高压症。因此不论急性肺动脉高压或者延后发生的亚急性症候性高原肺动脉高压症（subacute symptomatic high altitude pulmonary hypertension，SHAPH），均会在高原的新生儿及婴幼儿中形成高发病率[34]。在其后陆续于喜马拉雅、青藏高原、南美洲高原及北美洲高原发现了婴幼儿及儿童中的肺动脉高压、右心损害及心力衰竭的病例——也就是婴幼儿高原性心脏病[35,36]。

第 2 节　低氧性肺小动脉重构

以上阐述了高原胎儿期所形成的肺血管结构特征。在高原出生后，肺小动脉中层平滑肌的量决定了低氧下肺血管收缩的强度和肺动脉阻力的高度，而正常并无平滑肌的肺细小动脉腔内新生出平滑肌将进一步增大肺动脉树终末支血管的阻力，由此引起显著和顽固的肺动脉高压，是导致高原性心脏病的另一个后天性肺血管因素。

一、肺小动脉及肺细小动脉的重构

高原长期居住者的肺血管发生变化与肺动脉高压有关。肺的小型动脉可以分为肺小动脉（arteries），其内径为小于 1 000 μm，中层由平滑肌构成；肺细小动脉（arterioles），其内径为小于 500 μm，多在 100 μm 以下，正常血管的夹层只含有单弹性层而无平滑肌。肺细小动脉与毛细血管相连接，下与肺静脉沟通。在低氧条件下，肺小动脉及肺细小动脉发生了结构性的调整，此时肺小动脉肌层增厚、肺细小动脉异常肌化、肺静脉也出现了平滑肌，被称为血管重构（remodeling）[37]（图 27.3）。

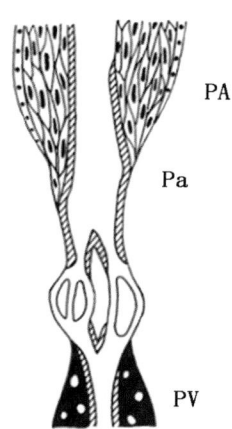

图 27.3　高原人体肺血管结构重构模式图

　　在肺小动脉（PA）和肺细小动脉（Pa）的纵切面可观察到其在血管内中层循环肌肉的形成。内肌管（如交叉口所示）沿着纵行肌层一直延伸到肺静脉内增生的血管内膜。在肺静脉（PV）明显的血管内膜增生是在胶原基质的背景上由平滑肌细胞所构成。

　　首先是肺小动脉的重构，即小动脉肌层增厚。将实验动物置于低氧环境可以观察到血管重建的过程[38]。梅里克（Meyrick）及里德（Reid）将鼠置于只有大气压50%的低氧下1～52 d，结果由于低氧性肺血管收缩导致PAP增高，2 d后已观察到在肺小动脉有新的平滑肌生长，10 d后肺主动脉的中层及外膜由于平滑肌、胶原和弹性硬蛋白的增加而较原来增厚了1倍。再将动物置回常氧环境，3 d后开始有所恢复，经14～28 d增厚的血管中层恢复正常。然而某些胶原增加可持续至70 d[39]。肺小动脉平滑肌中层增厚受到低氧下肺血管平滑肌细胞的增殖以及降低血管中层平滑肌的衰减双重的作用，而失去对平滑肌增殖的调控是发生血管重构的一个关键[40]。

　　其次是肺细小动脉的重构，在低氧条件下原本肺细小动脉是无平滑肌的，现在于内外弹力层间出现了平滑肌嵌夹其间，这样就类似于肺小动脉或全身性的细小动脉。这一肺细小动脉的重构在实验动物置于低氧下易于模制。史密斯（Smith）等将Wistar albino大鼠置于模拟海拔5 500 m，观察到其肺细小动脉出现肌层，血管横切面可见清晰的外弹力层，说明肺细小动脉原有的弹力层明显增厚，而相反其内弹力层则很细薄，看来是新生长的[41]（图27.4、图27.5），有力地证明低氧下肺细小动脉内出现了新的平滑肌增生，而不像肺小动脉那样是平滑肌增殖性构建。阿里亚斯—斯特拉（Arias-stella）及萨尔达纳（Saldana）较早就在秘鲁的克丘亚印第安人中观察到这种肺血管组织学特征，并将这一特性命名为"近侧及远侧肺小动脉"（proximal and distal pulmonary arteries），其后多数病理学家改称为"肌性肺小动脉及肌性肺细小动脉"（muscular pulmonary arteries and pulmonary arterioles）[42]。Arias-stella及Saldana还发现肺细小动脉肌化的数量是与祖源性肌化肺小动脉的数量及肺动脉树远端动脉平滑肌的数量有关[42]。

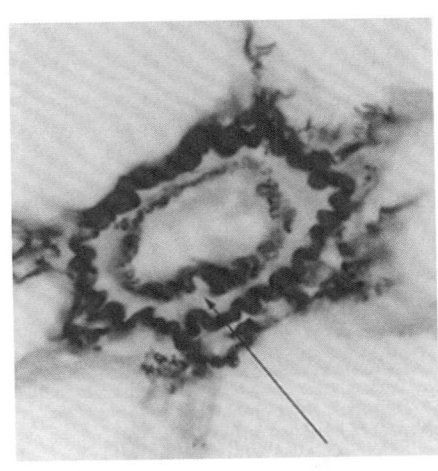

图 27.4　实验动物大鼠被暴露于模拟海拔 5 500 m 5 w

正常的大鼠肺细小动脉与人体一样，只有一单纯的弹力层。而经低氧暴露后其血管结构发生异常，在内膜与增厚的外弹力层间出现明显的新生平滑肌（箭头所指处），在内肌层的下方有一新生成的薄的弹力层。这种肺细小动脉在全身的变化将导致肺动脉压增高及右心室肥大。EVG，×1125。（引自 Smith 等，1974）

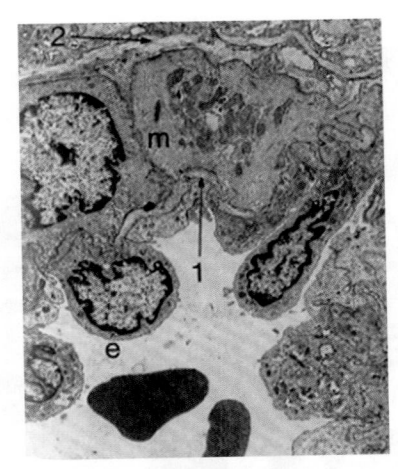

图 27.5　实验动物大鼠被暴露于模拟海拔 5 500 m 2 w 的肺血管电镜所见

在内膜与增厚的外弹力层间出现明显的中层新生平滑肌细胞（m）连接于内（箭头所指处 1）及外（箭头所指处 2）弹力层，内皮细胞（e）进入管腔内。EVG，×3750。（引自 Heath 等，1995）

Heath 等对在玻利维亚的拉巴斯的艾马拉印第安人、西班牙—印第安混血种人及西班牙平原人中进行了一系列的肺血管形态学研究和对比，他们发现，高原世居印第安人的肺小动脉中层平滑肌明显增厚，在肺细小动脉管径小至 30 μm 而出现肌化是很常见的，说明肺细小动脉的异常肌化一直延伸到肺动脉树的最终末端[43]。他们还观察到另一类型肺血管重构形成内肌性管（inner muscular tubes），但比较少见，特征为在肺细小动脉的管腔由 2 层构成，一层在外，为厚的弹力层；一层在内，为纵行平滑肌，中间即为管腔—内肌性管[37]（图 27.6 ~ 图 27.10）。

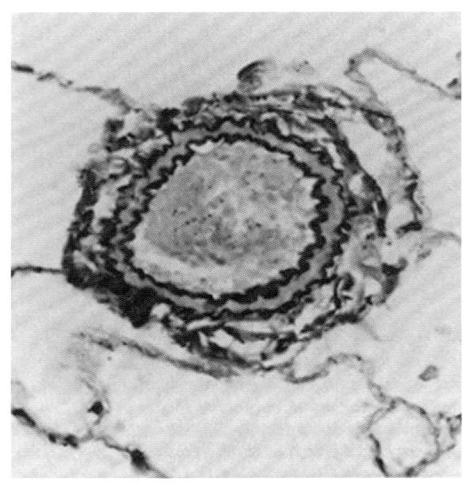

图 27.6　肺细小动脉的横切面

　　标本源自一名男性安第斯世居印第安人，生活在赛罗·德·帕斯科（4 330 m）。肺细小动脉的横切面，平均内径 95 μm，在血管的内膜及外弹力膜间可见夹着一显著的肌性中层。这种在肺动脉树的终末支部分的肌化与海平面人形成鲜明对照，后者正常的肺细小动脉壁是只有一单纯的弹性层构成。EVG，×375。（引自 Heath 等，1995）

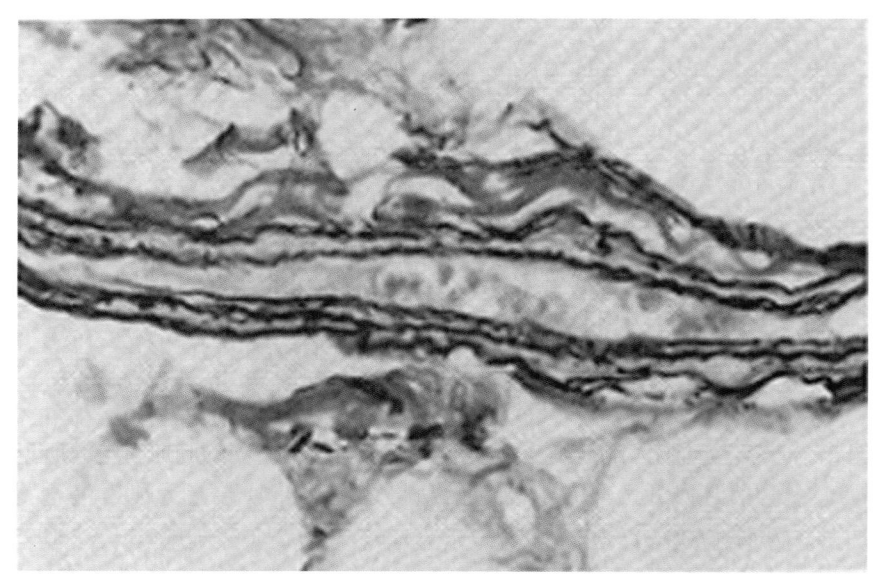

图 27.7　肺动脉树的终末支出现明显的肌化

　　标本源自一生活在拉巴斯的 35 岁男性艾马拉印第安人，在肺动脉树的终末支可见出现明显的肌化，肺细小动脉的内径仅为 25 μm，肺血管的纵切面可见明显的肌性中层。EVG，×397。（引自 Heath 等，1995）

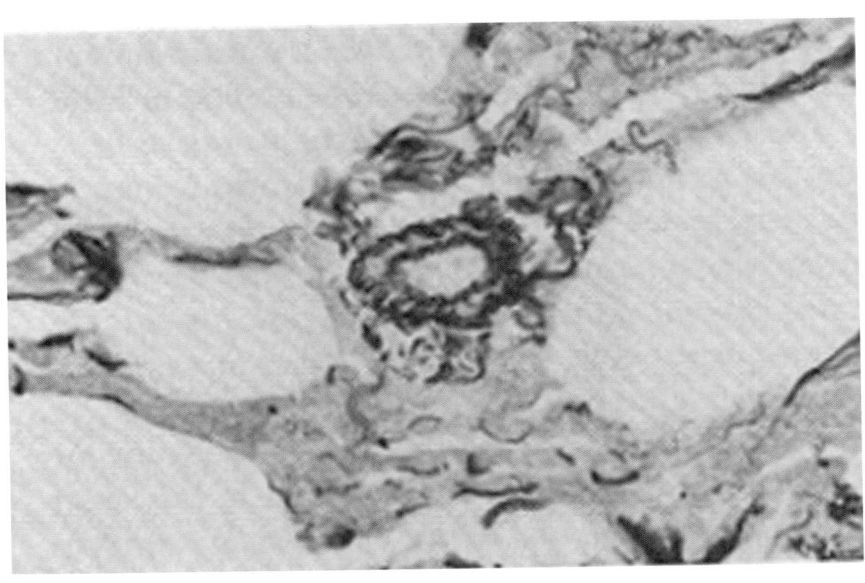

图 27.8　肺血管的横切面

　　同上生活在拉巴斯的 35 岁艾马拉印第安人，肺血管的横切面，尽管其肺细小动脉内径仅 30 μm，但有一显著的肥厚肌层，此人生前曾有明显的肺动脉高压。EVG，×375。（引自 Heath 等，1995）

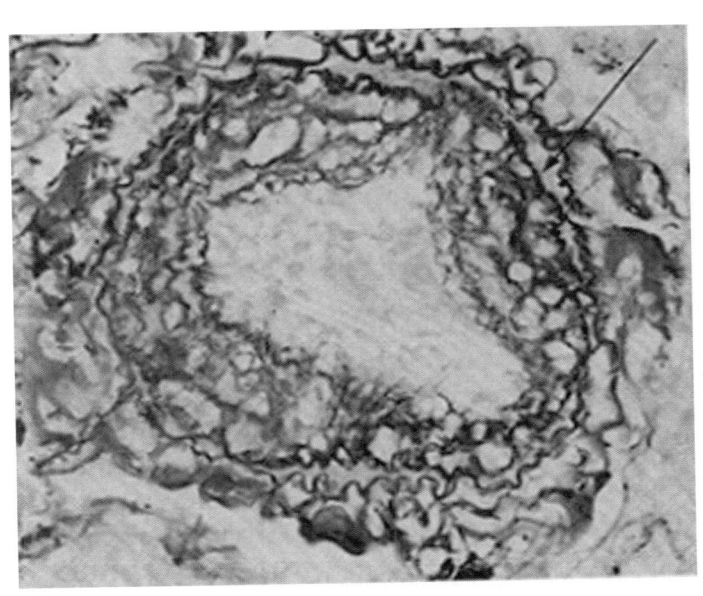

图 27.9　肺小动脉的横切面

　　标本源自一生活在拉巴斯的 66 岁西班牙—印第安混血种人，男性，死于胃癌。肺小动脉的横切面，可见在内层纵行平滑肌及弹力纤维明显增生，而其原发的血管中层肌则很薄并萎缩了（箭头所指）。EVG，×450。（引自 Heath 等，1995）

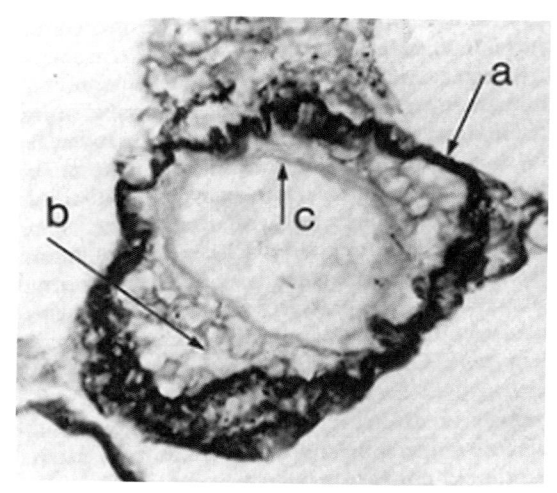

图 27.10　内肌性管

　　标本是一例生活在拉巴斯 28 岁的艾马拉印第安人，他死于脑瘤。从外看管腔，其管层是由含有增生的弹力层（a 指向）、纵行肌层（b 指向）和内肌管（c 指向）所组成。EVG，×745。（引自 Heath 等，1995）

二、肺血管重构的个体差异性

　　肺小血管的重构存在这个体的差异性。Heath 等在拉巴斯（3 600 ~ 3 800 m）对 19 名长期居住者的肺血管组织学研究发现，个体对慢性低氧的反应有差别，婴幼儿以后的 16 例中有 7 例在内径为 20 μm 肺远端肺细小动脉中出现了平滑肌；7 例中有 3 例出现肺小动脉中层肌性肥厚；19 例中有 8 例肺血管内膜纤维化，而且随年龄增加而显著化[43]。另观察了 25 例拉巴斯成人尸体解剖的肺血管组织学异常变化，包括肺细小动脉异常肌化、在肺小动脉及细小动脉内层出现纵行肌、由纵行肌衬套而形成肌性管可以从肺细小动脉延伸到肺的前毛细血管（precapillaries）。肺细小动脉肌化在 13 例艾马拉印第安人中有 3 例，在 12 名混血种人有 2 例。内层纵行平滑肌见于 4 名艾马拉印第安人及 5 名混血人，肌性管仅见于 1 例艾马拉青年。然而也有个别艾马拉印第安人其肺小动脉肌层菲薄，而肺细小动脉仅由一弹力膜形成（图 27.11），提示在印第安群体中也存在适应佳良者。在老年期，由于长期低氧作用的结果，在肺小动脉肌层增厚的同时，出现内膜纤维弹性化变形，由于肺小动脉内膜增厚和弹性减退，则更易导致肺动脉高压（图 27.12）。

　　上述高原肺血管的病变与发生在慢性阻塞性呼吸道病者十分相似。可能肺小血管生长出新的平滑肌是在肺泡低氧引起低氧性肺血管收缩的防御性反应[44]。而有时一个人可以表现肺血管的多种反应，在 1 例年轻艾马拉男性见有内径为 15 μm 的肺细小动脉出现肌化，由此将增加肺动脉阻力；慢性肺泡低氧又导致了肺小动脉及细小动脉内层纵行肌的出现；内肌管也可见类似于 COPD 时；在肺静脉及肺细小静脉也可见血管内层肌化，提示肺泡低氧作用于平滑肌细胞不限制于血管的部位，可以在肺小动脉、细小动脉、肺静脉及肺细小静脉。肺血管重构的性质依赖于低氧和血流动力学双重作用[45]。

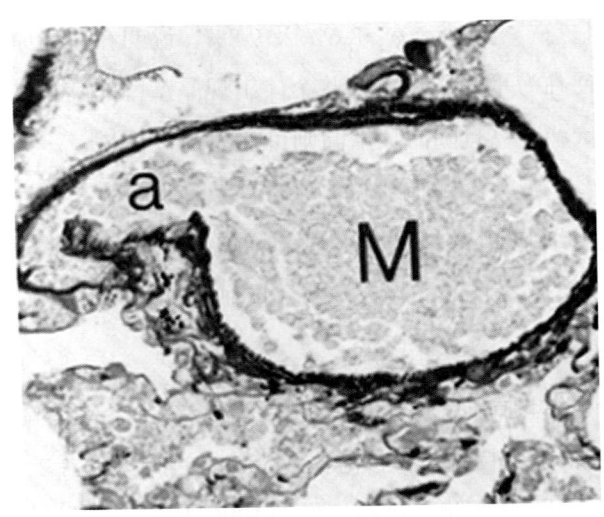

图 27.11　肌性肺血管结构

图示并非所有印第安高原世居者均有肌性肺血管结构。标本源自一例 33 岁的拉巴斯世居印第安人。肌性肺小动脉：M 为横切面，可见非常薄的内层。a 为细小动脉分支，仅有单弹力层而无肌层。（引自 Heath 等，1995）

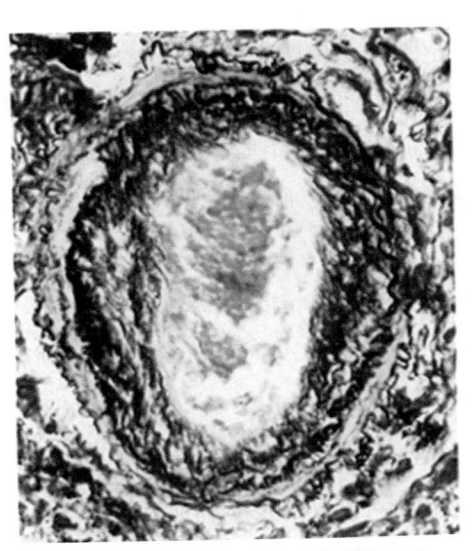

图 27.12　肌性肺动脉的横切面

标本源自一例 83 岁的拉巴斯世居印第安人。肌性肺动脉的横切面，可见明显的与年龄相关的内膜纤维弹性化改变。EVG，×397。（引自 Heath 等，1981）

这一结构变化导致血管管腔狭窄，而使血流阻力增加。作为祖源性的肌性肺小动脉中层增厚（parent "muscular pulmonary arteries"）并非共同的特征[42]，瓦根胡尔特（Wagenvoort）及团队曾应用对肺血管的组织形态计量法对比了几组不同高原居民，年龄 21 ~ 58 岁，丹佛（Denver，1 600 m）、约翰内斯堡（Johannesburg，1 800 m）、科罗拉多州利德维尔（3 100 m）及秘鲁安第斯（4 000 m 以上）。结果肌性肺小动脉中层平均厚度：海平面为 5.1%，在中度高原的丹佛和约翰内斯堡为 4.9%，而在高海拔的利德维尔及秘鲁为 6.6%。但在高海拔的 8 例中有 3 例其祖源性的肌性肺小动脉中层厚度很显著，各为 8.4%、8.6% 及 9.8%，说明在对高原低氧反应的肺血管结构性变化上有着个体差异，即使在海平面，也有某些个体出现厚壁型的肺小动脉而无明显原因可寻，这种高反应者在平原常呈潜伏状，一旦随海拔增高则可变为明显化 [46]。一般闭塞性的腔内纤维化则不会发生，不过在高原世居者中曾观察到肺细小动脉内有纵行肌增生 [46]。有人观察到将实验动物长期暴露于低氧环境可引起柱状细胞（mast cell）密度的增加 [47]。这值得关注，因为曾经有人认为从柱状细胞产生的介导物，如组织胺（histamine），与介导血管收缩反应有关 [48]。

三、肺血管重构与高原暴露间期

对在高原多长时间即可发生肺血管重构，在动物及人体有一系列实验，提示有时可以很快发生。斯腾马可（Stenmark）等将新生牛犊置于模拟海拔 4 300 m 的低压舱内 2 w，结果在肺远端的肺血管出现了中层和外膜肥厚及肺小动脉肌化，最初，吸入 100% O_2 肺血管尚有反应，使 PAP 很快下降，但逐渐地 PAP 高于体循环压，即使吸入 100% O_2 也不产生反应，认为发生的血管重构并不是对低氧本身，而主要是对肺动脉高压的反应 [49]。杜尔莫维奇（Durmowicz）等对海拔 4 570 m 的新生牛犊观察到，与出生在海拔 1 500 m 的牛犊相比，在出生后第 3 d 吸氧后即开始不发生肺动脉降压反应 [50]。这可能就是由于肺小动脉及细小动脉重构的结果。

在平原人中存在对低氧极为易感的个体，在海拔 3 810 m 出现显著的肺动脉收缩反应，并发生肺动脉高压，但 PAP 在第 24 ~ 36 h 对吸氧即不起反应，提示其肺小动脉肌层必然比常人要增厚 [51]。在珠峰行动 II 的实验观察到，随海拔升高，肺动脉压（PAP）及肺血管阻力（PVR）升高。与海平面 PB 760 mmHg（101.3 kPa）及模拟海拔 7 620 m 时 PB 282 mmHg（37.5 kPa）相比，受试者在静息时平均肺动脉压 MPAP 由（15 ± 0.9）mmHg [（2.0 ± 0.12）kPa] 升至（34 ± 3.0）mmHg [（4.5 ± 0.4）kPa]，PVR 由（0.16 ± 0.01）kPa/（L·min）增至（0.57 ± 0.04）kPa/（L·min）；在近于极量运动时，MPAP 由（33 ± 0.98）mmHg [（4.4 ± 0.13）kPa] 增至（53.85 ± 2.03）mmHg [（7.18 ± 0.27）kPa]，PVR 由（0.07 ± 0.01）kPa/（L·min）增至 0.4 kPa/（L·min）。在吸入 100% 氧 10 min 后 PAP 并不下降 [52]，推论经过 40 d 低氧导致的肺动脉高压可能已诱发了肺血管系统的某种变化，在肺血管已出现重构而平滑肌增生，从而抑制了血氧增高时的急性血管扩张反应 [53]。但这是在特高海拔低氧应激极强下发生的例子。不论如何，这种在高原低氧下的肺血管重构可以快速发生，对于平原人进入高原或移居高原都是一个病理性威胁。

另有学者认为，在高原形成肺血管重构是低氧下长时间才获得的生理或病理生理反应，在某些高山土生动物或高原世居人群尚含有遗传性成分 [54]。实际上临床的观察证实 HAHD 的发病（尤其是 AHAHD）需要在高原居留较长时间，这反映肺血管重构是一个量变过程，要达到严重的肺动脉高压需要较长时间。这既提醒我们早期动态观测的重要性和长期检测其发展过程的必要性。

四、分子生物学及内皮机制

米查姆（Mecham）等对新生牛犊在低氧下观察其肺小动脉变化，在肺动脉壁的弹性成分及血管内层的平滑肌细胞增加了 2 ~ 4 倍，伴有弹性硬蛋白（elastin）信使 RNA 在转录水平上相应性增高[55]。普扬特（Poiant）等将大鼠暴露于 10% O_2 下 1 ~ 14 d，在 3 d 内胶原及弹性蛋白的合成增加，在 α_1 前胶原 mRNA 表达增加[56]。托齐（Tozzi）等将鼠的主肺动脉环置于 Kreb-Ringer 碳酸氢钠溶液中，然后处于机械压力相当于转化压为 50 mmHg 4 h，此结构出现胶原合成增加 [结合于 ^{14}C- 脯氨酸（proline）]，硬弹性蛋白合成增加 [结合于 ^{14}C- 缬氨酸（valine），α_1 前胶原 mRNA 及前瘤原 v-sis（proto-oncogene v-sis）] 表达增加；后者是牵连血小板转录生长因子（platelet derived growth factor，PDGF）或转换生长因子（transforming growth factor，TGF）- β 的介体。还发现这些变化是血管内皮依赖性的，因如将肺动脉环的内皮去除，则上述反应不发生[57]。

这种血管重构很可能是肺血管内皮所具有的特性。曾有研究指出毛细血管有一困境，即其必须特别薄以气体交换，而当激烈运动时毛细血管压力升高，就要强大地抵挡毛细血管壁的应激[58]。有一好的迹象是血—气屏障的细胞外基质，是存在于薄的一侧，其反应性是依据其强度而决定的，例如在二尖瓣狭窄时毛细血管的压力长期增高，则细胞外基质的厚度增加[59]。因此可能当内皮细胞感受到毛细血管压力变化时毛细血管持续调控血管壁的结构。在肺循环压力升高时毛细血管是很脆弱的血管。以往在血管重构上对较大血管的较多研究，均提示这是血管系统的共性，在进化过程形成有利的原发性的对毛细血管壁的保护作用。

近年来有几项针对毛细血管壁应激增强下发生的毛细血管壁的重构研究。伯格（Berg）等将兔肺暴露在高度的肺充气压力下，形成对肺毛细血管壁的应激增强[60]，结果与正常肺膨胀压力相比，在周边肺实质出现了 α_1（Ⅲ）及 α_2（Ⅳ）前胶原、纤连蛋白、基底成纤维细胞生长因子（basic fibroblast growth factor，bFGF）、TGF-β_1 等基因表达增加，不过 α_1（Ⅰ）前胶原 mRNA 及血管内皮生长因子（VEGF）则无变化[61]。帕克（Parker）等在鼠分离灌注肺，增高静脉压力而使毛细血管的转运压力增高，结果与灌注肺静脉压正常鼠相比，α_1（Ⅰ）及 α_2（Ⅲ）前胶原、纤连蛋白、层状原（laminin）等基因表达明显增强[62]。Berg 等依据肺泡低氧导致肺血管收缩是不均匀的，某些毛细血管的转运压显著增高而增强了对毛细血管壁的应激，将鼠置于 10% O_2 下 7 h 至 10 d，结果在低氧 6 h 后，α_2（Ⅳ）前胶原 mRNA 表达增强了 6 倍，3 d 后增强 7 倍，在 10 d 后上述表达降低，而 PDGF-β、α_1（Ⅰ）及 α_1（Ⅲ）前胶原、纤连蛋白的 mRNA 表达依然增高[63]。上述实验结果一致地提示毛细血管壁的重构是对毛细血管壁应激增强的反应，但更全面的机制有待进一步研究。

第 3 节　种群及群体高原肺小动脉的结构

一、生物种群间差异与肺血管结构

已经知道，在高原不论人类或动物肺血管对低氧的反应既有种群间的差别，也有很大的个体差异，动物中牛是高反应者，而小羊羔则为低反应者，正常人中亦有高反应及低反应之别，这种差别是由于种群和个体肺血管具有不同的反应性[64]。而这种肺血管功能性反应建立在肺血管的结构性基础上，具体决定于肺小动脉中层厚度。1975 年塔克（Tucker）等就指出这一解剖学指标可以肺小动脉平滑肌厚度（MT）占肺小动脉血管内径（ED）的百分比来衡量高原肺动脉高压[65]，即

$$MT\% = MT（\mu m）/ ED（\mu m）\times 100\%$$

　　根据这一肺血管结构公式，可以看出不同动物种群及不同人类群体其肺血管的低氧反应性与肺血管结构的密切关系。在高原，动物（主要指哺乳类）的低氧肺循环在进化和遗传适应上具有象征代表性，并有重要生理适应意义。肺循环对低氧的反应其功能性指标即肺动脉压（PAP），而其结构性指标即肺小动脉中层平滑肌厚度（MT）。依据动物对低氧性肺血管收缩反应的易感性，可将之分为 2 类。

　　1. 低氧下肺血管呈高反应性者

　　这一类型不仅在物种间有很大差异性，在种群内也有很大差异性。在较低程度的低氧下即可产生反应，按肺血管低氧反应的强度依次排列为：牛、猪 > 大鼠、兔 > 绵羊、山羊 > 狗。

　　而解剖学发现，这一排列次序正好与该动物肺动脉平滑肌的厚度相一致[66]。而美洲长吻浣熊例外，尽管有较厚的肺小动脉平滑肌层，对低氧的肺血管增压反应却不显著，进化意义尚不明。

　　作为解剖学基础，肺动脉平滑肌的厚度也与该物种对低氧性肺血管的收缩反应是易感抑或钝化有关[67]。有肺动脉高压至右心衰竭的牛类兽胸病其肺小动脉平滑肌显著肥厚就是突出的例子[68]（见第 62 章）。

　　2. 低氧下肺血管呈低反应性者

　　此类为高原、高山土生动物（mountain species），系指世代生长在高原、高山地区的动物物种，主要代表动物有：在南美安第斯山区的有美洲驼（llama glama）、骆马（vicuna）、羊驼（alpaca）、安第斯野生褐色美洲驼（guanaco）和秘鲁高山兔（viscacha）等。在青藏高原的有牦牛（yak）、高原鼠兔（plateau pika）、喜马拉雅旱獭（himalayan marmot）等。这些高山物种的共性是肺动脉仅有菲薄的平滑肌层，低氧下肺血管呈低收缩反应性，在物种间的差异较小，种群内的个体差异也较小，只有在较强的低氧刺激下才产生肺血管增压反应[69]。它们还表现为无或仅有轻微的肺血管重构和右心室肥大。这些种系完全无血缘关系，特别是南美安第斯和青藏高原远隔重洋，不同物种出现相似的高原适应模式，强烈地证明是自然选择即"趋同进化"。

　　此外，这些生物学特性与藏族肺循环极为相似，提示这是经过长期"自然选择"获得遗传适应的结果。物种间杂交，如牦牛与黄牛杂交则生育出"卓"，出现了低氧反应的中间型，即是肺循环与遗传间关系的例证[70]（见第 62 章）。

　　因此，不同种属的动物对高原低氧出现不同的肺血管反应。这种种间差别也表现在出生后低氧刺激下肺血流量的不同，不同动物承受着不同的肺循环压力负荷和容量负荷。动物肺循环适应的模式很重要，如果我们能发现动物种属中差异的基础，那么我们就能找到人类不同肺动脉反应的线索。今天已经很清楚地认识到，以上高原动物物种间肺动脉低氧易感性的差异，正构成了生物进化中的

千差万别，从而为肺循环在高原进化—遗传适应中的地位提供了依据。

二、安第斯印第安人特征

早在 1957 年，坎普（Campo）及伊格莱希亚斯（Iglesias）就已经在 49 名生活在海拔 3 700 ~ 5 000 m 死于其他急性意外者的解剖中发现，他们的肺血管平滑肌明显增生[71]。其后，秘鲁病理学家 Arias-Stella 及 Saldana 在南美安第斯的拉奥罗亚及赛罗·德·帕斯科，对世居克丘亚印第安人尸体解剖中对肺动脉进行研究，按年龄分为 2 组，一组为自出生后 1 个月 ~ 2 岁共 16 例，另一组为 6 ~ 76 岁共 28 例。并以海平面利马同年龄组 8 例做对照。两组均为急性意外死亡而无心肺器质性疾患。对 16 例年龄 1 个月 ~ 2 岁和 12 例 6 ~ 19 岁的尸体解剖，并进行了细致的组织定量和定性检查[72-73]。

肌性肺动脉按其与气管局部解剖学的关系进行分类：位于末梢毛细血管两旁者作为近端动脉（proximal arteries，PA），位于肺部管和肺部囊者作为远端动脉（distal arteries，DA）。计算每一例远端动脉数与近端动脉数的比例（DA/PA）。将此比例乘以远端动脉的平均中层面积即得到近端动脉在其远端的横断动脉肌的总面积指数（the total area of transverse arterial muscle at distal level per proximal artery，AMDL index）。高原地区 2 个年龄组的这一指数的平均值均较大（$P<0.001$），意味着高原居民肺动脉枝的远端部分动脉肌性较多。这种较为丰富的动脉肌并非动脉中层肥厚的结果，而是由于许多更小的末梢肺动脉枝也有肌性中层所致。与海平面组对比，高原组除其肌性肺小动脉的中层平滑肌增厚外，更重要的是其远端的周围肺动脉分支出现显著的肌肉层，也即非肌性的肺细小动脉[72]及肺血管树的终末端出现异常肌化[73]。

高原地区居民具有肌性中层的末梢肺动脉较多，说明了他们的肺动脉枝在远端横断面管腔总面积减小，这种形式对泊肃叶定律（Poiseuille's law）的 r4 因子的影响远甚于平原地区的居民，决定着肺血管阻力的增加。

在年幼组（1 个月 ~ 2 岁）还见到远端小血管有收缩现象；在年龄大组（2 ~ 76 岁）其远端肺小动脉中层肥厚更显著。Arias-Stella 等指出，这一远端肺动脉及细小动脉的肌层出现使肺血管横切面腔的总面积减少，在年幼组加上小血管收缩反应，其肺动脉的增压作用则较成人更强。

大量肌性肺小动脉的存在是胎儿晚期和出生后 6 个月内小儿的特征。在高原出生的婴幼儿，由于仍处于低氧环境，其肺小动脉具有肥厚平滑肌中层的"胎型结构"转化成平滑肌层菲薄的"成年型结构"的退化过程，被延迟或呈不完全性退化，这就是形成肺动脉高压的解剖学基础，也就是为什么印第安儿童自出生 4 个月 ~ 10 岁一直有明显的右心室肥大的原因[74]（见第 30 章）。

正如前述及，在同一个玻利维亚艾马拉印第安人群的尸体解剖发现，肺小血管结构不论在婴幼儿期或成年期出现肺小动脉肌层肥厚的概率及程度都有着个体差异，这与个体对低氧性肺动脉增压反应的易感性不同有关。在艾马拉高原世居者和印第安—西班牙的混血人间肺血管的功能反应和结构改变也存在着差异，提示不同群体对高原的习服—适应也影响到肺循环[43-45]。

英国利物浦大学病理学家 Heath 等在玻利维亚对艾马拉印第安人的肺血管结构研究发现，在高原与肺小动脉发生重构一样，肺动脉干的结构也发生了相应改变，体现了低氧下整个肺循环系统包括肺主动脉干、肺小动脉、肺细小动脉、肺静脉的整体性反应和变化[75]。他们还观察到，在安第斯高原，人和动物的肺动脉高压都有一个规律，即在幼年期显著而随年龄增长则有所降低。在婴幼儿期，肺血管对低氧的反应极其易感，肺血管的结构变化也极为明显[76]。他们认为，南美安第斯的高原世居克丘亚印第安人及艾马拉印第安人尚处于对高原的自然习服（natural acclimatization）阶段，因此普遍出现肺细小动脉肌化、肺小动脉内层纵行肌发生及内肌管形成，与之相似的就是连初步习服尚未获得（inability toachieve initial acclimatization）的汉族小儿进入西藏拉萨，出现肺小动脉收缩痉挛、增生肥厚、肺细小动脉肌化等[77]。这成了一对在高原习服—适应中的孪生兄弟。

这一肺血管系统形态学的变化是南美人产生肺动脉高压的基础，而持续的肺动脉高压正是安第斯印第安人中易于发生 CMS 的原因[78]。

第 4 节　青藏高原居民的肺动脉结构

由于民族习俗和宗教原因，尸检难以获得，这方面的资料相对较少。西藏自治区人民医院的隋官杰等与英国的 Heath 等合作，对西藏 15 例在拉萨的婴幼儿和儿童的尸解进行研究，除 1 例为藏族外皆为汉族，年龄 3 ~ 16 个月，平均 9 个月。其中，13 名是出生在平原后随父母移居拉萨，2 名系出生于拉萨。在拉萨驻留的时间全组平均为 4.7 个月，而平原婴幼儿平均为 2.1 个月。另以 19 例藏族婴幼儿及儿童（男童 8 人，女童 11 人）做对比，年龄 2 个月 ~ 3 岁，除了 3 例为 2 岁、2 岁及 3 岁外，其余均为 1 岁内。在汉族小儿组可见其肺小动脉、肺细小动脉均有明显肌化；在肺小动脉可见围绕着肥厚的中层有明显的圆齿状的弹性层，提示有血管收缩；在肺细小动脉有增厚的中层，其由夹在内外弹力层间环形排列的平滑肌细胞组成。外膜由胶原纤维形成，明显肥厚。在藏族组可见肺小动脉的弹力内外层间的中层菲薄，在血管周围环绕着增厚的及界线不清的弹性层（图27.13）。肺细小动脉呈扩张状并由单一的弹性层组成[79]。吴天一等在青海果洛大武（3 719 m）观察到在该地出生的藏族，于出生后 4 个月 ~ 3 岁，其肺小动脉肌层已退化而呈薄壁的"成人型"，而同龄的汉族儿童直至 4 岁其肺小动脉肌层仍明显增厚[80]。郑钟璇报道了青海牧业区的 60 例藏族尸解，发现一些 60 岁以上老人其主动脉壁内膜光滑、弹性良好，保持着青春的状态，只有 6 例 47岁以上者有轻度动脉粥样硬化，其中 4 例为 I 级，仅累及主动脉根部，可惜未做肺动脉检查[81]。古普塔（Gupta）等报道了一组喜马拉雅地区拉达克首府列城（3 600 m）7 名拉达克人的尸解，其右心室/左心室比值与海平面人相同，肺细小动脉薄壁而无肌化、肺小动脉无内层纵行肌性平滑肌增生，认为这是长期低氧遗传适应的结果[82]。以上说明喜马拉雅—青藏高原的世居藏族在出生后肺小动脉很快由胎儿型退化为肌层菲薄的成人型，而同龄汉族儿童则退化延迟，肺动脉肌层肥厚而形成肺动脉高压，一部分严重者发展为高原性心脏病（见第 15 篇）。而藏族肺动脉结构的特征正与前述的其肺动脉压保持与正常水平及其钝化的低氧性肺血管收缩反应相一致。

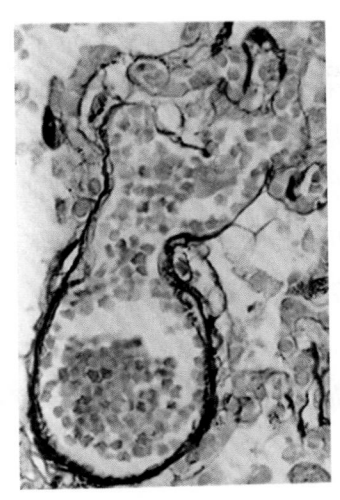

图 27.13　藏族小儿的肺小动脉

　　标本源自一生活在拉萨的 2 岁藏族儿童，死于与缺氧无关的疾病。可见其肺小动脉呈薄壁型，在内外弹力层间为非常薄的肌性中层。在血管周围是由厚的和模糊的弹力层构成。从肺小动脉延伸出的肺细小动脉呈扩张状并只有一弹力层。EVG，×1000。(引自 Sui 等，1988)

　　现根据以上资料，将世界高原地区不同人群肺血流动力学与肺血管结构间的关系列于表 27.2。

表 27.2　世界各地高原世居者的肺血流动力学与肺血管结构的关系

对象	人数	海拔 /m	间期	MPAP/mmHg	MT/%
北美白人	26	3 100	终身	21	肌性肺小动脉
	5	3 100 ～ 3 950	终身	18 ～ 25	肌性肺小动脉
	20	—	—	—	肌性肺小动脉
安第斯人	1	1 000 ～ 2 400	终身	13	5.2 (3 800 m)，肌性肺小动脉，肺动脉干增厚，平滑肌向远端扩延
	8	3 100 ～ 3 950	终身	20 ～ 27	
	5	>4 200	终身	19 ～ 28	脉干增厚，平滑肌向远端扩延
拉达克人	2	3 600	终身	20	4.9 (3 600 m)，薄壁肺小动脉
青藏藏族	31	2 260	终身	14.4	薄壁肺小动脉，肺细小动脉无异
	23	3 200	终身	15.9	同上
	22	3 950	终身	16.6	同上
	5	4 000	终身	15 ～ 28	同上
	1	>4 200	终身	23	同上
	5	4 280	终身	17.2	同上

由表 27.2 可见，处于高原习服水平的汉族及北美白人其 HPVR 较强，PAP 较高，肺小动脉平滑肌增厚；处于部分适应的南美印第安人 PAP 也较高，他们的肺动脉主干呈胶原丰富、弹力纤维致密的"主动脉"型，肺小动脉肌层肥厚，肺细小动脉出现异常肌化；而获得高原适应的藏族则 HPVR 钝化，PAP 接近海平面的正常水平，肺小动脉肌层菲薄，无肺细小动脉异常肌化。特别反映出世界上两大高原群体——藏族和印第安人，在肺循环的低氧适应上的差别[83]。这些肺循环形态学的特征充分表明了高原肺循环与遗传适应的密切关系[84]。

第 5 节　高原肺动脉主干的结构性改变

一、高原肺动脉干的形态学特征

Saldana 及 Arias-Stella 对 200 例年龄从出生到 80 岁的正常尸体进行解剖，检测肺主动脉中层的厚度，100 例是出生和生长在海拔 4 040 ~ 4 540 m 者，另 100 例是出生生长在海平面者。在高原，可见肺动脉干的中层明显较海平面为厚，并保持终身，认为这与出生后一直存在的肺动脉高压有关。而高原人的升主动脉中层在 30 岁后则较海平面人为薄，认为这与高原人的体动脉压较海平面人为低有关[85]。

另一个值得注意的是发生在肺动脉主干的变化。肺动脉主干及其分支承受从右心进入肺的血流，其巨大的血管及容量，可以在每次心搏时对增加的血流量通过扩张血管而承纳。完成这一功能是由于肺动脉主干中层含有大量弹性组织及平滑肌，从而认为它是弹性肺血管（elastic pulmonary arteries）。这一血管的中层结构由血管内压力所介导，肺动脉主干的增厚出现在肺动脉高压形成并持续存在时[85]。

二、肺动脉干结构的分型

Saldana 等研究了高原肺动脉干的组织学结构。根据胎儿期及出生后的变化过程，正常时，胎儿期由于肺动脉与主动脉压力相等，组织结构也相似，即中层弹力纤维呈一致密性的平行排列——胎儿型；出生后肺动脉压力下降，弹力纤维呈失用性退化、断裂、减少、排列紊乱、基质增多；出生后 6 个月即开始与主动脉结构迥异——过渡型；约 2 岁时形成成人型结构。一旦为成人型，即使肺动脉压再升高也不能恢复为胎儿型[86]。

由此他们将肺动脉干的结构分为 5 型：主动脉型（即胎儿型，弹力纤维长而平行，排列致密）、主动脉持续型（少数弹力纤维长而平行，排列密，杂以少数断裂成小片的弹力纤维）、转化型 A（弹力纤维短、断裂、分节、肿胀成块）及转化型 B（断裂的纤维间有纤维的丝状连接）和成人型（弹力纤维短而细，为活跃的纤维组织所代替）（图 27.14）。

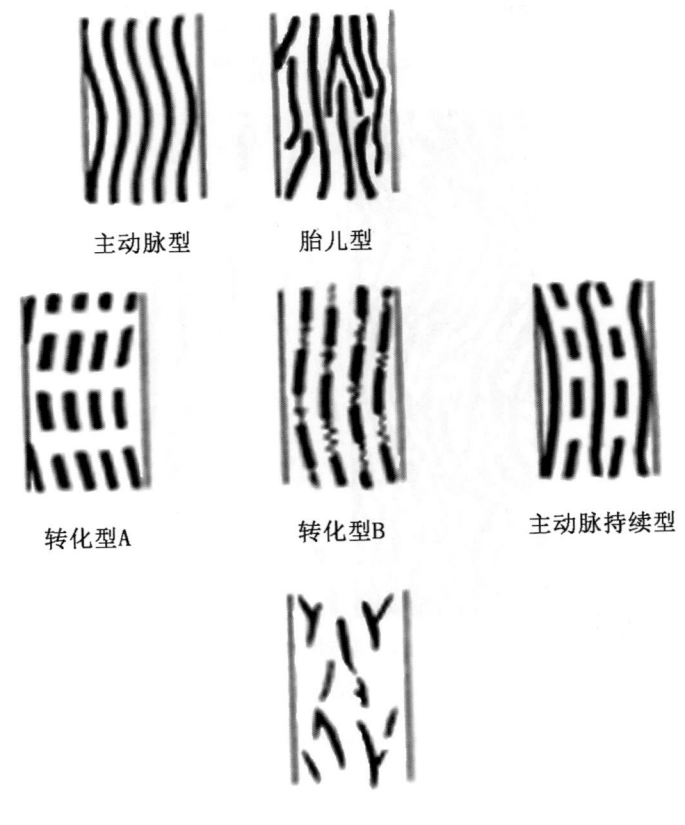

图 27.14　高原肺动脉干弹性组织模式图

主动脉型：主动脉中层的弹力组织是长的弹力纤维，呈一致性平行排列，极为紧密。胎儿型：胎儿肺动脉干中层弹力组织也是排列得很紧密，与主动脉型相似，但纤维较短且有分支。转化型：这是由胎儿型向成人肺动脉结构转化的模式，弹力纤维呈断裂、分节、不规则的开放网状型。在海平面，分为转化型 A 和转化型 B，转化型 A 长的弹力纤维断裂呈支条状；转化型 B 由非常薄的弹力纤维互相呈丝状连接。在高原，则可见到主动脉持续型的结构特征，即由长的连续性的弹力纤维连接于短的杖状枝条所构成。成人型：弹力纤维短而细，为活跃的纤维组织所代替。（引自 Saldana and Arias-Stella，1963）

Saldana 等研究在秘鲁安第斯观察了 267 例居住于不同海拔的高原居民的尸检，包括各个年龄段，从出生后至 80 岁，均无心血管疾病，死于急性事故或非心血管病。另以 238 例年龄分布相当的海平面尸检做对照。结果在海拔 4 040 ~ 4 540 m 的地区，发现在高原组出生后直到 9 岁其肺主动脉干的弹性结构尚保持主动脉型或称胎儿型；这一弹性结构成为唯一的主动脉持续型则可见于其他年龄段。随着年龄增长，特别在 60 岁后看到主动脉持续型可转化为成人型[86]。在海拔 3 440 ~ 3 840 m 的地区，肺动脉干的主动脉型保持到 3 岁。可以观察到转化型结构，但显而易见其易于进入主动脉持续型（图 27.15）。这一胶原性弹性结构的特征可见于儿童、青少年及大部分成年人，到了 55 岁后，几乎所有人均呈现成人型。由上可见，高原人的肺动脉主干结构的进展过程与平原人是不同的，这与高原新生儿出生后一直保持着轻度肺动脉高压有关，而以上 2 个高度肺动脉主干结构的差异则与海拔高地区人的肺动脉压更高有关[86]。

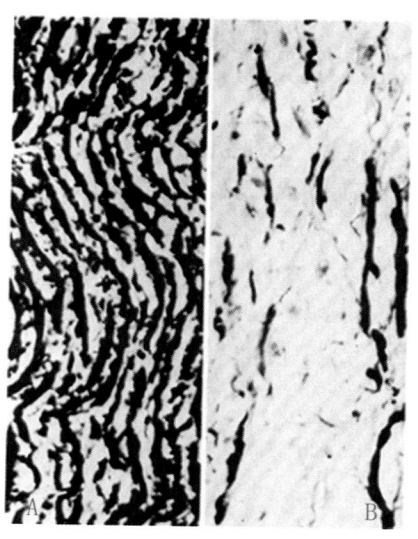

图 27.15　肺动脉干结构

　　A—标本是一例出生和生活在秘鲁安第斯（4 330 m）的高原世居者的肺动脉干的横切面部分；B—是一海平面混血人的对照。海平面居住者可见其成人肺动脉干分支样、呈开放网状不规则型的纤维结构。而高原人则是由更紧密的、坚固的弹力纤维所构成，即主动脉持续型。EVG，×150。（引自 Heath 等，1995）

　　现可将高原肺主动脉干的结构归纳为表 27.3。由表中可以看出，在高原肺主动脉干出现与主动脉相似的结构变化，而与海平面居民不同，后者的弹性层较稀散并形成一个较疏的分支网，这与在高原出生后就持续存在的肺动脉高压是相适应的。高原肺动脉主干的弹性含量增加，当给予小的延展力时，其延展性却异常地降低，这与出现过多的硬性蛋白有关[69]。

表 27.3　海平面与高原肺主动脉干 5 个分型及结构特征对比

分型	结构	发生机制	海平面		150 m		3 440～3 840 m		4 000～4 320 m	
			年龄	%	年龄	%	年龄	%	年龄	%
主动脉型	弹力纤维长而平行，排列致密，基质少	胎儿期肺动脉	妊娠末期胎儿	100	出生～2 个月	64	出生～3 个月	64	出生～9 岁	85
		高压等于主动脉压力	出生后 29 d 内	93						
			出生后 3 个月	65						

续表

分型	结构	发生机制	海平面		150 m		3 440 ~ 3 840 m		4 000 ~ 4 320 m	
			年龄	%	年龄	%	年龄	%	年龄	%
主动脉持续型	弹力纤维多数表面平行，排列密，杂以少数断裂小片状弹力纤维	出生后肺动脉压下降，较正常人略高	1 个月 ~ 5 岁多见 3 岁前，尤 11 个月前	19	1 个月 ~ 5 岁	16	10 个月 ~ 54 岁	60	1 ~ 72 岁	75
转化型 A	弹力纤维短，断裂分节，肿胀成块	肺动脉压低于正常	25 d ~ 3 岁	35	—	—	4 ~ 14 岁	100	10 ~ 47 岁	100
转化型 B	断裂的纤维间有纤细的丝状连接	肺动脉压介于主动脉 A 型与持续型之间	1 ~ 11 个月	27	25 d ~ 6 岁	55	3 ~ 18 个月	9/19 例	—	0
成人型	弹力纤维短而细，为活跃的纤维组织所代替	肺动脉压降至正常的成年人水平	10 岁以上	100	6 岁以上	100	54 岁以上	100	6 岁以上	75

三、肺动脉 / 主动脉中层比值

Saldana 等的另一项研究是对以上资料的 200 例尸检检测了高原人肺动脉主干及升主动脉中层厚度，并计算了肺动脉 / 主动脉中层比值（the ratio of the thickness of the media of the pulmonary trunk to that of the aorta，PT/AR）。据 Heath 等的研究，在海平面，人出生时其胎儿型的肺主动脉干与主动脉一样内层肥厚，故 PT/AR=1，出生后随着生理性的肺动脉高压逐渐下降，至 6 ~ 24 个月时降至 0.4 ~ 0.8（平均 0.6），一直持续到晚年[87]。在 Saldana 等研究的 200 例中，100 例是出生并持续居住在海拔 3 440 ~ 4 540 m，另 100 例是以年龄相匹配的海平面居民做对照。结果观察到高原人的肺动脉主干中层厚度在整个年龄段（出生 ~ 78 岁）均大于海平面，肺动脉中层厚度为 560 ~ 980 μm，主动脉中层厚度为 600 ~ 980 μm，PT/AR=0.97 ~ 0.72；而对照组海平面肺动脉中层厚度为 400 ~ 750 μm，主动脉中层厚度为 650 ~ 1450 μm，PT/AR=0.68 ~ 0.51，这与前述的肺动脉高压存在于各年龄段有关。而高原人的 PT/AR 大于海平面人，由于高原人的升主动脉厚度在 30 岁后比海平面人组为薄，这与高原人的体循环压及心脏收缩压较海平面人低有关[88]。

卡斯蒂略（Castillo）等在秘鲁对 77 例尸体材料进行研究，66 例死于利马，但其中有多例是一生中均生活在高原而在经过利马时死亡，或死前仅在利马居住了一个短时期，另有 7 例是赛罗·德·帕斯科的印第安世居者。研究内容包括肺动脉干的中层组织、生理性扩张及化学成分。在海平面的居住者可见肺动脉干壁的弹性组织具有正常形态并随着年龄增长其生理扩张性逐步减退，而弹性蛋白（elastin）的含量则逐步增加。在高原居民中肺动脉干壁的弹性组织类似于胎儿期的肺动脉干或呈主动脉类型，提示在高原出生后肺动脉高压的存在。这些血管标本的伸展性和年龄相关性是不一致的，而弹性蛋白的含量与年龄相关性也是不一致的。伸展性的降低即使在轻度负荷时也极显著，这是由于弹性蛋白占了很大比率的作用。说明年龄和海拔高度均会影响到成胶原（collagen）成分的浓度[89]。

<h1 style="text-align:center">第 6 节　肺静脉血管的变化</h1>

　　高原低氧引起肺小动脉肌层增厚及细小动脉血管肌化的同时，也涉及肺静脉及肺小静脉，这是值得加以关注的，因为以往多将注意力集中在肺动脉的形态结构变化上，而实际上肺动、静脉的变化是相互作用的。但肺小静脉的内层肌性增殖与前述肺小动脉在性质上有所不同[90]。静脉平滑肌细胞呈现很大的个体变化并被大量的胶原所分隔，可能是血流动力学因素造成动、静脉间的差异。低氧都是肺血管平滑肌增生的原发性应激，而动脉有节奏的搏动使其一开始就保持一种明显紧密的肌肉性质；相反静脉相对不受血流波动性的刺激，有较大的空间被许多硬化组织所分隔。

　　瓦根胡尔特（Wagenvoort）等首先对 14 名高原居民的静脉观察到有中层肌性增厚，其中有 5 例特别明显[91]。随后的研究指出静脉的肌化是发生在海拔 3 000 m 以上的居住者，任何人的肺动脉及肺静脉的中层增厚都是成比例的，其程度取决于个体对同样的低压性低氧的反应[92]。人在高原发生的低氧性肺血管改变与患 COPD 的肺血管病变有相似之处[93]。这种高原人发生的肺静脉中层肥厚要求进一步做组织计量学检查[94]。

　　Heath 指出，据他们的经验，已经报道的低压性低氧下肺小静脉增加的中层增厚普遍是轻度的（图 27.16），有时是检测工艺上的错误，由此不要轻易地信任这些发现[95]。由于在人体观察低氧对肺静脉明确的组织学作用的困难性，因此借助于动物的实验。奈耶（Naeye）报道将牛犊和羊羔置于高原后，发现其肺静脉中层增厚，他认为是由于低氧性肺血管收缩所致[96]。这里有一个问题，即正常牛的肺静脉壁有垫状平滑肌，这些肌肉缠绕着血管呈螺旋状[97]。其次，同一静脉的比邻区的血管内膜缺乏肌层或可见明显的肌垫状涉及开放的血管腔。这种组织学现象在所有的有蹄类是共同的，而且提供了肺静脉中层肥厚评估的指标。Naeye 只在一致的全肌层的横切面进行测量，但是由于肌肉的螺旋状性质，将会降低他观察的可靠性。阿特沃尔（Atwal）及佩尔索夫斯基（Persofsky）给予牛 3- 甲基吲哚（3-methylindole）介导肺动脉高压，结果引起肺水肿，推想是由肺泡低氧引起。目前检测牛类肺静脉腔肌垫的肥厚已引起关注[98]。

　　而啮齿类动物的肺静脉的生理和组织学变化提示了更有意义的一些线索。大鼠在急性严重的低氧条件下，肺静脉出现明显的痉挛性收缩反应；由于大鼠的肺静脉内弹力层因缺乏肌性细胞器及肌性细胞丝，故其细胞质显得清晰，而这些血管的平滑肌收缩外翻主要位于血管内膜（图 27.17）。此外，这类动物的心肌从左心房扩展沿着肺静脉一直深入肺实质。生活在高原的啮齿类动物其心肌和静脉平滑肌对慢性肺泡低氧同时表达。有报道在年幼鼠类经间歇性低氧，在其静脉周围的心肌纤维迅速增多[99]。

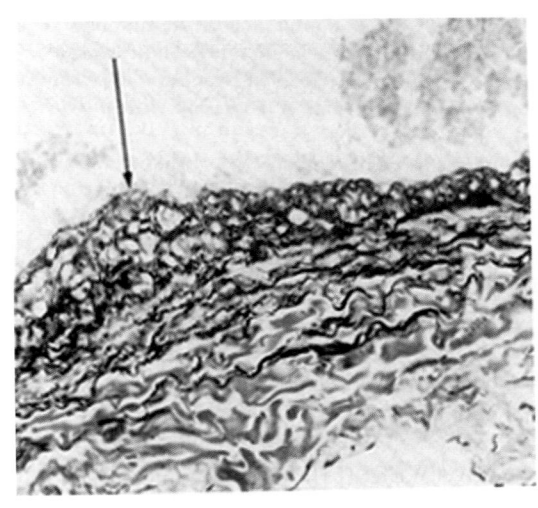

图 27.16　血管内膜增生

　　标本是同上一例生活在拉巴斯 28 岁的艾马拉印第安人，他死于脑瘤。图为一肺大静脉的斜面部分，可见明显的血管内膜增生（箭头所指），在较暗的胶原背景上呈现较清晰的区域是由一组平滑肌细胞所组成。EVG，×322。（引自 Heath 等，1995）

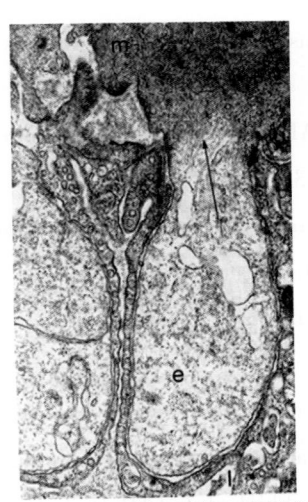

图 27.17　血管平滑肌收缩外翻

　　标本源自大鼠实验的电镜所见，将大鼠急性暴露于减压舱内模拟珠峰高度（8 850 m）。可见低氧应激下血管痉挛性收缩反应，出现血管内肌性外翻（e），因无肌性细胞器和肌性细胞丝而使细胞浆显得清晰。其结合点是在肌性外翻处和平滑肌祖细胞浆处（m），各如箭头所指。静脉管腔的边缘（l）可见。×17 500（引自 Heath 等，1995）

　　由此可见，高原低氧导致的肺血管结构性改变，既涉及肺动脉，也涉及肺静脉，是整个肺血管系统发生反应性和形态学的变化。

参 考 文 献

[1] 吴天一. 高原环境的肺循环变化[M]//陆蔚萱，王辰. 肺循环病学. 北京：人民卫生出版社，2007：685-707.

[2] VON EULER US，LILJESTRAND G. Observations on the pulmonary arterial blood pressure in the cat[J]. Acta Physiol Scand，1946，12：301-320.

[3] MOTLEY HL，COURNAND A，WERKO L，et al. The influence of short period of induced acute anoxia upon pulmonary artery pressure in man[J]. Am J Physiol，1947，150：315-320.

[4] WESTCOTT RN，FOWLER NO，SCOTT RC，et al. Anoxia and human pulmonary vascular resistance[J]. J Clin Invest，1951，30：957-961.

[5] HARVEY RM，FERRER MI. Pulmonary circulation, its relation to normal and altered dynamics[J]. Dis Chest，1954，25：247-252.

[6] ROTTA A. Physiological conditions of the heart in the natives of high altitudes[J]. Am Heart J，1947，33：669-676.

[7] ROTTA A，CANEPA A，HURTADO A，et al. Pulmonary circulation at sea level and at high altitudes[J]. J Appl Physiol，1956，9：328-336.

[8] HARRIS P，HEATH D. The human pulmonary circulation：its form and function in health and disease[M]. New York：Churchill Livingstone，1977.

[9] NAEIJE R，VANDERPOOL R. Pulmonary hypertension and chronic mountain sickness[J]. High Alt Med Biol，2013，14（2）：117-125.

[10] GROVER RF. Pulmonary hypertension: the price of high living[M]//WAGNER WW，WEIR EK. The pulmonary circulation and gas exchange. Armonk，NY：Futura Publishing，1994：317-341.

[11] WEST JB. Pulmonary hypertension at high altitude[J]. High Alt Med Biol，2013，14（2）：89.

[12] ITSKOVITZ I，LACAMMA EF，RUDOLPH AM. Effects of cord compression on fetal blood flow distribution and O_2 delivery[J]. Am J Physiol（Heart Circ Physiol），1987，21：100-109.

[13] MITHOEFER JC. Physiological patterns: the respiration of Andean natives[M]//Pan American Health Organization. Life at High Altitude. Washington：Scientific Publication，1966：21-26.

[14] CIVIN WH，EDWARDS JE. The postnatal structural changes in the intrapulmonary arteries and arterioles[J]. Arch Pathol，1951，51：192-198.

[15] NEIRMEYER S. The newborn at high altitude：cardiopulmonary function[M]//SUTTON JR，HOUSTON CS，COATES G. Hypoxia and the Brain. Burlington：Queen City Printers，1995：155-163.

[16] EMMANOUILIDES GC，MOSS AJ，DUFFIE ER，et al. Pulmonary artery pressure changes in human newborn infants from birth to 3 days of age[J]. J Pediatr，1964，65：327-333.

[17] WALTHER FJ, BENDERS MJ, LEIGHTON JO. Early changes in the neonatal circulatory transition[J]. J Pediatr, 1993, 123: 625–632.

[18] PENALOZA D, ARIAS–STELLA J, SIME F, et al. The heart and pulmonary circulation in children at high altitudes[J]. Physiological, anatomical, and clinical observations. Pediatrics. 1964, 34: 568–582.

[19] ARIAS–STELLA J. Chronic mountain sickness: Pathology and definition[M]//PORTER R, KNIGHT J. High Altitude Physiology: Cardiac and Respiratory Aspects. Edinburgh: Churchill Livingstone, 1971: 31–40.

[20] PENALOZA D, GAMBOA R, DYER J, et al. The influence of high altitude on the electrical activity of the heart. I. Electorcardiographic and vectorcardiographic observations in the newborn, infants, and children[J]. Am Heart J, 1960, 59: 111–128.

[21] MARTICORENA EA. Observaciones desdeel nacimiento hasta los 14 anos de edad, en Alturas comprendidas entre los 3 730 to 4 710 m sus implicancias en la adultezy enfermedad[J]. Arch Instit Biol Andina, 1983, 12: 26–51.

[22] CUETO GARCIA L, MARTINEZ NATERA O, MEANEY E. Los cambios electrocardiograficos en las primeras seis semanas de vida en los nacidos en la Ciruded de Mexico. Implicacuiones fisiologicas[J]. Archiv Instit Cardiol Mex, 1976, 45: 571–578.

[23] VICTORIA–OLIVA G, MOJARRO–RIOS J, ALVA–ERELLANO–PENAGOS M, et al. Ecocardiografia Doppler en recien nacidos con riesgo de hypertension arterial pulmonary[J]. Revista Mex Cardiol, 1996, 7: 25–31.

[24] PORTMAN MA, BHAT AM, COHEN MH, et al. Left ventricular systolic circular index: an echocardiography measure of trans–septal pressure ratio[J]. Am Heart J, 1987, 114: 1178–1182.

[25] NIERMEYER S, SHAFFER E, THILO E, et al. Arterial oxygenation and pulmonary arterial pressure in healthy neonates and infants at high altitude[J]. J Pediatrir, 1993, 123（5）: 767–772.

[26] NIERMEYER S, YANG P, SHANMINA D, et al. Arterial oxygen saturation in Tibetan and Han infants born in Lhasa, Tibet[J]. N Engl J Med, 1995, 333: 1245–1252.

[27] NIERMYER S, ANDRADE P, VARGAS E, et al. Prolonged postnatal cardiopulmonary transition at 3 700 ~ 4 000 m[J]. High Alt Med Biol, 2002, 3: 439.

[28] GAMBOA R, MARTICORENA E. Presion arterial pulmonary en recien nacidos en las grajndes Alturas[J]. Arch Instit Biolog Andina, 1971, 4: 55–66.

[29] APARICIO OO, ROMERO GUTIERREZ F, HARRIS P, et al. Echocardiography shows persistent thickness of the wall of the right ventricle in infants at high altitude[J]. Cardio science, 1991, 2: 63–69.

[30] MIAO CY, ZUBERBUHLER JS, ZHBERBUHLER JR. Prevalence of congenital cardiac anomalies at high altitude[J]. J Am coll Cardiol, 1988, 12: 222–228.

[31] ALZAMORA CASTIRO C, BATTILANA G, ABUGATTAS R, et al. Patent ductus arteriosus and high altitude[J]. Am J Cardiol, 1960, 5: 761–763.

[32] NIERMEYER S, ANDRADE P, VARGAS E, et al. Impaired cardiopulmonary transition at high

altitude[J]. Pediatr Res，1998，43：292.

[33] WALSH-SUKYS MC，TYSON JE，WRIGHT LL，et al. Persistent pulmonary hypertension of the newborn in the era before nitric oxide：practice variation and outcomes[J]. Pediatrics，2000，105：14-20.

[34] NIERMEYER S. Cardiopulmonary transition in the high altitude infant[J]. High Alt Med Biol，2003，4：225-239.

[35] WU TY，MIAO CY，LIN CP，et al. Altitude illness in children on the Tibetan plateau[M]//OHONO H，KOBAYASHI T，MASUYAMA S，et al. Progress in Mountain Medicine and High Altitude Physiology. Matsumoto：Shinshiu Univ Press，1998：195-200.

[36] WU TY，MIAO CY，WANG XQ. High altitude heart disease[M]//VISCOR G，MESONES AR，LEAL C. Health & Height. Barcelona：Publications Universitat de Barcelona，2003：291-294.

[37] HEATH D，WILLIAMS DR. Pulmonary hypertension[M]//High Altitude Medicine and Pathology. New York：Oxford University Press，1995：121-139.

[38] RILEY RL，SHEPHARD RH，COHN JE，et al. Maximal diffusing capacity of the lungs[J]. J Appl Physiol，1954，6：573-587.

[39] MEYRICK B，REID L. The effect of continued hypoxia on rat pulmonary arterial circulation[J]. An ultrastructural study Lab Invest，1978，38：188-200.

[40] DURMOWICZ AG，STENMARK KR. Mechanisms of structural remodeling in chronic pulmonary hypertension[J]. Pediatr Rev，1999，20：91-102.

[41] SMITH P，MOOSAVI H，WINSON M，et al. The influence of age and sex on the response of the right ventricle，pulmonary vasculature，and carotid bodies to hypoxia in rats[J]. J Pathol，1974，112：11-21.

[42] ARIAS-STELLA J，SALDANA M. The terminal portion of the pulmonary arterial tree in people native to high altitudes circulation[J]. Circulation，1963，28：915-925.

[43] HEATH D，SMITH P，RIO-DALENZ J，et al. Small pulmonary artery in some natives of lapaz[J]. Bolivia thorax，1982，36：599-604.

[44] HEATH D，WILLIAMS D，RIOS-DALENZ J，et al. Small pulmonary arterial vessels of Aymara Indians from the Bolivian Andes[J]. Histopathology，1990，16：565-571.

[45] HEATH D，WILLIAMS DR. Pulmonary vascular remodeling in a high-altitude Aymara Indians[J]. Int J Biometeorol，1991，35：203-207.

[46] WAGENVOORT CA，WAGENVOORT N. Hypoxic pulmonary vascular lesion in man at high altitude and in patients with chronic respiratory disease[J]. Pathol Microbiol，1973，39：276-282.

[47] KAY JM，WAYMIRE JC，GROVER RF. Lung mast cell hyperplasia and pulmonary histamine-forming capacity in hypoxic rats[J]. Am J Physiol，1974，226：178-184.

[48] WEST JB，SCHONE RB，MILLEDGE JS. Remodeling[M]//High Altitude Medicine and Physiology. London：Hodder Arnold，2007：99-101.

[49] STENMARK KR，FASULES J，HYDE DM，et al. Severe pulmonary hypertension and arterial adventitial changes in newborn calves at 4 300 m[J]. J Appl Physiol，1987，62：821-830.

[50] DURMOWICZ AG, ORTON EC, STENMARK KR. Progressive loss of vasodilator responsive component of pulmonary hypertension in neonatal calves exposed to 4 570 m[J]. Am J Physiol, 1993, 265: 2175–2183.

[51] ELDRIDGE MW, PODOLSKY A, RICHARDSON RS, et al. Pulmonary hemodynamic responses to hypoxia and exercise in individuals susceptible to high altitude pulmonary edema[J]. J Appl Physiol, 1996, 81: 911–921.

[52] GROVES BM, SUTTON JR, WAGNER P, et al. Operation Everest II: elevated pulmonary vascular resistance during exercise at extreme altitude unresponsive to acute oxygen breathing（Abstract）[J]. Am Rev Respir Dis, 1986, 132: 229.

[53] GROVES BM, REEVES JT, SUTTON JR, et al. Operation Everest II: elevated high-altitude pulmonary resistance unresponsive to oxygen[J]. J Appl Physiol, 1987, 63: 521–530.

[54] REMILLARD CV, YUAN XJ. High altitude pulmonary hypertension: role of K^+ and Ca^{2+} channels[J]. High Alt Med Biol, 2005, 6: 133–146.

[55] MECHAM RP, WHITEHOUSE LA, WRENN DS. Smooth muscle-mediated connective tissue remodeling in pulmonary hypertension[J]. Science, 1987, 237: 423–426.

[56] POIANI GJ, TOZZI CA, YOHN SE. Collagen and elastin metabolism in hypertensive pulmonary arteries of rats[J]. Circ Res, 1990, 66: 868–978.

[57] TOZZI CA, POIANI GJ, HARANGOZO AM, et al. Pressure-induced connective tissue synthesis in pulmonary artery segments is dependent on intact endothelia[J]. J Clin Invest, 1989, 84: 1005–1012.

[58] WEST JB, MATHIEU-COSTELLO O. Strength of the pulmonary blood-gas barrier[J]. Respir Physiol, 1992, 88: 141–148.

[59] KAY JM, EDWARDS FR. Utrastructure of the alveolar-capillary wall in mitral stenosis[J]. J Pathol, 1973, 111: 239–245.

[60] FU Z, COATELLO ML, TSUKIMOTO K. High lung volume increases stress failure in pulmonary capillaries[J]. J Appl Physiol, 1992, 73: 123–133.

[61] BERG JT, BREEN EC, FU Z, et al. Alveolar hypoxia causes increased gene expression of extra cellar matrix proteins and platelet-derived growth factor B in lung parenchyma[J]. Am J Respir Crit Care Med, 1998, 158: 120–128.

[62] PARKER JC, BREEN EC, WEST JB. High vascular and airway pressure increase interstitial protein mRNA expression in isolated rat lungs[J]. J Appl Physiol, 1997, 83: 1697–1705.

[63] BERG JT, FU Z, BREEN EC, et al. High lung inflation increases mRNA levels of ECM components and growth factors in lung parenchyma[J]. J Appl Physiol, 1997, 83: 120–128.

[64] GROVER RF, VOGEL JHK, AVERILL KH, et al. Pulmonary hypertension individual and species variability relative to vascular reactivity[J]. Am Heart J, 1963, 66: 1–3.

[65] TUCKER A, MCMURTRY IF, REEVES JT, et al. Lung vascular smooth muscle as a determinant of pulmonary hypertension at high altitude[J]. Am J Physiol, 1975, 228: 762–767.

[66] TUCKER A, RHODES J. Role of vascular smooth muscle in the development of high altitude pulmonary hypertension: An interspecies evaluation[J]. High Alt Med Biol, 2001, 2（2）: 173-189.

[67] OU LC, SMITH RP. Probable cardiopulmonary responses to chronic hypoxia[J]. Respir Physiol, 1983, 53: 367-377.

[68] RHODES J. Comparative physiological clues from brisket disease[J]. J Appl Physiol, 2005, 98: 1092-1100.

[69] HEATH D, CASTILLO Y, ARIAS-STELLA J, et al. The small pulmonary arteries of the llama and other domestic animals native to high altitude[J]. Cardiovasc Res, 1969, 3: 75-86.

[70] ANAND IS, HARRIS E, FERRARI R, et al. Pulmonary haemodynamics of the Yak, cattle and cross breeds at high altitude[J]. Thorax, 1986, 41: 696-700.

[71] CAMPOS J, IGLESIAS B. Observaciones anatomo patologicas en 49 personas normales natives y residentes en la altitura（3 700~5 000 m）muertas en accidente[J]. Rev Latinoam Anat Patol, 1957, 1: 109.

[72] ARIAS-STELLA J, SALDANA M. The muscular pulmonary arteries in people native to high altitude[J]. Med Thorac, 1962, 19: 484-493.

[73] ARIAS-STELLA J, SALDANA M. The terminal portion of the pulmonary arterial tree in people native to high altitudes[J]. Circulation, 1963, 28: 915-925.

[74] ARIAS-STELLA J, RECAVARREN S. Right ventricular hypertrophy in native children living at high altitude[J]. Am J Pathol, 1962, 41: 55-66.

[75] HEATH DA. Morphological pattern: the structure, composition and extensibility of the pulmonary trunk at sea level and high altitude in Peru[M]//Pan American Health Organization. Life at High Altitude. Washington: Scientific publication, 1966: 13-18.

[76] HEATH D. Some observations on the pulmonary arteries of man and animals at high altitude[J]. Arch Biol Andiana Lima, 1985, 13（1）: 52-61.

[77] HEATH D. Remodelin of the human pulmonary vasculature at high altitude in the Andes and in Tibet[M]// LEON-VELARDE F, ARREGUI A. Hypoxia: Investigaciones basicas y clinicas. Homenaje a Carlos Monge Cassinell. Lima: Instituto Frances de Estudio Andinos. Universidad Peruana Cayatano Heredia, 1993: 89-99.

[78] SPIELVOGEL H, OTERO-CALDERON L, CALDERON G, et al. The effects of high altitude on pulmonary hypertension of cardiopaties, at La Paz, Bolivia[J]. Respiration, 1969, 26: 369-386.

[79] SUI GJ, LIU YH, CHENG XS, et al. Subacute infantile mountain sickness[J]. J Pathol, 1988, 155: 161-170.

[80] WU TY, KAYSER B. High altitude adaptation in Tibetans[J]. High Alt Med Biol, 2006, 7: 193-208.

[81] 郑钟璇. 青海藏族成人60例尸解的分析[J]. 中华病理学杂志, 1965, 9（2）: 125-127.

[82] GUPTA ML, RAO KS, ANAND IS, et al. Lack of smooth muscle in the small pulmonary arteries of the native Ladakhi. Is the Himalayan highlanders adapted?[J]. Am Rev Respir Dis, 1992, 145（5）: 1201-1204.

[83] HEATH D. The pathology of high altitude[J]. Ann Sports Med, 1988, 4（4）: 203-212.

[84] FAGAN KA, WEIL JV. Potential genetic contribution to control of the pulmonary circulation and

ventilation at high altitude[J]. High Alt Med Biol, 2001, 2: 165-171.

[85] SALDANA M, ARIAS-STELLA J. Studies on the structure of the pulmonary trunk[J]. Circulation, 1963, 27: 1074-1085.

[86] SALDANA M, ARIAS-STELLA J. Studies on the structure of the pulmonary trunk II: The evolution of the elastic configuration of the pulmonary trunk in people native to high altitudes[J]. Circulation, 1963, 27: 1094-1100.

[87] HEATH D, WOOD EH, DU SHANE JW, et al. The structure of the pulmonary trunk at different ages and in cases of pulmonary hypertension and pulmonary stenosis[J]. J Path Bact, 1959, 77: 443-458.

[88] SALDANA M, ARIAS-STEELA J. Studies on the structure of the pulmonary trunk III: The thickness of the media of the pulmonary trunk and ascending aorta in the high altitude native[J]. Circulation, 1963, 27: 1101-1104.

[89] CASTILLO Y, KRUGER H, ARIAS-STELLA J, et al. Histology, extensibility, and chemical composition of pulmonary trunk in persons living at sea-level and at high altitude in Peru[J]. Brit Heart J, 1967, 29: 120-128.

[90] HEATH D, WILLIAMS RD. Pulmonary vascular remodeling in a high-altitude Aymara Indian[J]. Int J Biometeorol, 1991, 35: 203-208.

[91] WAGENVOORT CA, WAGENVOORT N. Pulmonary venous changes in chronic hypoxia[J]. Virchows Archiv, 1976, 372: 51-52.

[92] WAGENVOORT CA, WAGENVOORT N. Pulmonary veins in high altitude residents. A morphometric study[J]. Thorax, 1982, 37: 931-935.

[93] WAGENVOORT CA, WAGENVOORT N. Hypoxic pulmonary vascular lesions in man at high altitude and in patients with chronic respiratory disease[J]. Pathol Microbiol (Basel), 1973, 39: 276-282.

[94] WAGENVOORT CA. The pulmonary vein in hypoxia[M]//HEATH D. Aspects of Hypoxia. Liverpool: Liverpool University Press, 1986: 20-21.

[95] HEATH D, WILLIAMS DR. Pulmonary hypertension[M]//High Altitude Medicine and Pathology. New York: Oxford University Press, 1995: 121-139.

[96] NAEYE RL. Pulmonary vascular changes with chronic unilateral pulmonary hypoxia[J]. Circ Res, 1965, 17: 165-172.

[97] HARRIS P, HEATH D. The Human Pulmonary Circulation[M]. 3rd ed. Edinburgh: Churchill Livingstone, 1986.

[98] ATWAL OS, PERSOFSKY MS. Utrastructural changes in intraacinar pulmonary veins. Relationship of 3-methylindole-induced acute pulmonary edema and pulmonary arterial changes in cattle[J]. Am J Pathol, 1984, 114: 472-450.

[99] JARKOVSKA D, OSTÁDAL B. Intermittent high-altitude hypoxia-induced structural changes in the pulmonary myocardium in young mice[J]. Virchows Archiv (Cell Pathology), 1983, 43: 327-329.

第 28 章　高原肺血流动力学

第 1 节　高原生命环与肺血流动力学

在生命早期，胎儿的肺循环发育过程涉及出生后的功能—结构变化。胎儿在子宫内的发育与血管动力调控对子宫血流的供应密切相关[1]。在平原正常妊娠情况下，子宫血管建立了新的循环通路，形成一种在卵巢动脉的子宫动脉分支与主子宫动脉间的吻合。这就提供了子宫的双侧动脉血流供应，其中总子宫—胎盘血流的 2/3 提供给两侧子宫动脉，余下 1/3 血流则提供给卵巢动脉的子宫动脉分支。也就是说，总子宫—胎盘血流量增加了近 1 L/min，约为心排出总量的 20%[2]。这一子宫动脉血流增高了 50 倍，同时伴有血流速度的增快及血管内径的增大，保证了对胎儿的有效供血供氧。增大的子宫动脉内径又反过来改变了血管反应性及子宫动脉壁的活性及其运动特性。在人类于妊娠中期起，子宫动脉扩张了近 2 倍，使血流提高速率直到分娩[2]。子宫动脉不断接受髂总动脉的高血流量甚至从髂外动脉也额外获取一部分高血流。

在高原低氧条件下则改变了妊娠期子宫—胎盘循环的上述若干重要环节，从而又导致胎儿宫内发育受限[3]。对整体动物（绵羊、荷兰猪）在慢性低氧的实验中观察到，长期慢性低氧改变了子宫动脉对药物、血流和压力的收缩和扩张反应，认为是慢性低氧影响到子宫动脉的发育和子宫动脉的血流，从而影响到胎儿的发育及其肺血管的结构性[4,5]。这种低氧下发育的胎儿的肺血管肌层高度肥厚，出现肺血管阻力显著增高[6]。

一项研究在秘鲁海拔 4 330 ~ 4 540 m 处对 32 名高原出生的小儿进行心导管检测，并以 19 名海平面儿童做对照，两组儿童经临床及实验室检测均属健康，其结果见表 28.1。如表 28.1 所示，年龄 1 ~ 5 岁及 6 ~ 14 岁组高原与海平面婴幼儿及小儿 PAP 值对比，可见 1 ~ 5 岁组高原小儿 PAP 及肺血管阻力明显高于海平面儿童，至 6 ~ 14 岁组高原儿童 PAP 及肺血管阻力虽有所下降，但仍高于平原儿童，右心室工作负荷增大[7]。

在高原出生的新生儿中，有一些由于个体对低氧的易感性或由于伴有加重缺氧的因素（如呼吸道感染或有先天性心血管异常），则其肺小动脉的"胎型结构"消退极其缓慢甚至不退化，保持着肥厚的肺小动脉肌层，其 PAP 始终处在高水平，这种特征有的延续到成年[8]。其中有的即发展为亚急性高原病或高原性心脏病。

表 28.1 高原与海平面婴幼儿及儿童肺血流动力学的对比

参数	海平面(n=3)	高原（1～5岁组）(n=7)	海平面（n=16）	高原（6～14岁组）(n=25)
RA/mmHg	-0.7	2.8	-0.3	1.8
PAP/mmHg				
SPAP	17	58	16	41
DPAP	4	32	5	18
MPAP	13	45	10	28
PAW/mmHg	2.3	6.7	5	5
PAR/dyn·s·cm^{-5}				
总肺阻力	99	762	180	558
肺动脉阻力	57	696	91	459
CI/L·min^{-1}·m^{-2}	5.50	4.39	4.71	4.55
RV work/kg·min^{-1}·m^{-2}	0.84	3.05	0.78	1.83

注：RAP—右心房压；PAWP—肺动脉楔压；PAR—肺血管阻力：总肺阻力，肺动脉阻力；CI—心指数；RV work—右心室工作。

一般来说，在高原成年期后 PAP 趋于稳定，但随年龄增加，PAP 有升高的趋势。戴维森（Davidson）及费（Fee）曾对 14 名排除冠心病的老年人，年龄 60～69 岁 [平均（64±3）岁] 进行肺循环研究，并以 33 名中青年人，年龄 24～55 岁 [平均（42±8）岁] 做对照。结果老年组的 MPAP 高于年轻组 [（16±3）mmHg vs.（12±2）mmHg]，肺血管的阻力老年组也高于年轻组 [（124±32）dyn·s·cm^{-5} vs.（70±25）dyn·s·cm^{-5}][9]。

第 2 节　藏族生命早期肺循环适应优势

上述在高原低氧下对肺血管的两重性的影响，一是属于先天性的新生儿出生后胎儿型肺血管退化延迟，二是属于后天性的发生肺小血管重构，然而在不同人群中应对低氧有着不同的策略[10]。生命早期胎儿在胎盘内所获氧的高低对其发育是至关重要的[10,11]。在青藏高原观察到，平原人特别是汉族移居高原者，妊娠妇女的通气水平低而血氧饱和度也较低，而藏族妊娠妇女有高的通气水平和极高的低氧通气反应，保证了高血氧水平对胎儿的供应[12]；其次在高原妊娠时，经多普勒技术检测子宫动脉及髂动脉血流量，汉族与世居藏族相比明显为低，藏族妊娠妇女的髂总动脉及子宫动脉血流增高了 40 ～ 50 倍以保证对胎盘的供血[11,13]。另外，藏族妊娠妇女产前其子宫动脉血流速率与低的周围血流分数（fraction of lower extremity blood flow to the uterine artery）明显高于汉族妊娠妇女，这就是藏族妇女的胎盘获得充分氧供和新生儿高体重的机制[14]。汉族胎儿由于母亲对其供氧不足多易发生胎儿宫内发育迟缓（interauterine growth restriction，IUGR），出生时其脐带血氧饱和度也明显低于藏族新生儿[15]，而藏族由于前述胎盘供血供氧机制防止了 IUGR 的发生。这类在高原出生的汉族新生儿常为低体重儿（<2 500 g），高原低体重儿不仅有很高的婴幼儿死亡率[16]，而且由于其出生后明显的低氧血症使胎儿型肺小动脉向成人型转化延迟，这种肌肉型肺小动脉及肺细小动脉的异常肌化是形成严重肺动脉高压的形态学基础，因而使之更易发生小儿 HAHD[17]。不仅如此，当予低体重儿吸入低氧气体时，其 PAP 迅速明显增高，证明此类患儿肺小动脉对低氧的易感性而产生肺血管阻力明显增高，导致严重肺动脉高压，MPAP 在 33 ～ 47 mmHg，平均 44 mmHg，右心室负荷过度而肥大扩张[18]。

青藏高原藏族与南美世居人群也有明显不同。从南美安第斯的系列研究可以看出，处于自然习服（natural acclimatization）的南美安第斯克丘亚印第安高原世居者及艾马拉印第安高原世居者，肺细小动脉肌化、肺小动脉内层出现纵行肌及形成内肌管都很常见。在青藏高原，平原汉族的后代婴幼儿对获取低氧习服是处于无能状态，肺小肺动脉收缩和肥厚、肺细小动脉肌化及肺细小动脉的平滑肌细胞发生迁移。

肺血管重构受到遗传因素的制约，例如在高原饲养的黄牛发生胸档病就有遗传易感性而形成肺动脉高压和发展为右心衰竭[19,20]。而且一般情况下慢性低氧导致的肺小动脉平滑肌增厚也并非总是正确的反应。青藏高原的藏族和喜马拉雅的拉达克人（藏族一支系）成功地适应了高原，而他们的肺小动脉无肌层肥厚，其肺细小动脉也无肌化。对高原（山）大量土生动物的研究观察到它们适应高原也并不发生肺小动脉肌层增生及肺细小动脉肌化[21]，例如喜马拉雅的牦牛，与它们的远亲黄牛比，其肺小动脉并无中层肥厚，而其肺小动脉的内皮细胞则很长、很宽呈圆柱状，提示可能肺血管及其内皮细胞对慢性低氧起着共同调控的作用[22]。由此显示高原进化—遗传适应在肺血管功能与结构上的优势，也就是藏族比汉族及南美印第安人适应更佳和 HAHD 低发生率的根本原因。

第 3 节　平原人进住高原后的肺血流动力学变化

平原正常人进入海拔 1 000 ～ 2 300 m，其 MPAP 与海平面相比并无明显升高，MPAP 为 12 ～ 16 mmHg，但平原正常人急进海拔 3 000 m 高原后将发生明显的肺血管增压反应。曾对一组 28 名正常人心导管术检测，在海平面 MPAP 为 12 mmHg，但到海拔 3 100 m 增至 25 mmHg，以每上升 1 000 m 上升 6 mmHg 的 MPAP 比率增高[23]。平原人进入海拔 4 540 m 1 年后 MPAP 由 12 mmHg 增至 18 mmHg[24]。但急进海拔 3 800 ～ 4 600 m，MPAP 为 15 ～ 35 mmHg（平均 25 mmHg），SPAP 为 27 ～ 48 mmHg（平均 37 mmHg）[25,26]，已出现明显肺动脉增压反应。一项模拟高原的研究在减压舱内的 8 名受试者在海拔 5 000 m（PB 347 mmHg），其平均 MPAP 为 24 mmHg；在海拔 7 620 m（PB 282 mmHg），其 MPAP 为 34 mmHg[27]。

我国平原汉族在平原和移居高原地区后的 PAP 变化规律与上述结果大致相同[28]（表 28.2）。

表 28.2　平原汉族在平原和移居高原地区后的肺血流动力学变化

地区	海拔 /m	人数 /人	间期	SPAP/mmHg	DPAP/mmHg	MPAP/mmHg
青岛	10	11	终身	—	—	14.8±1.8
杭州	15	15	终身	27.1±4.18	12.1±2.7	18.1±3.1
河南	1 280	9	终身	22.5±2.3	9.8±2.3	14.3±1.5
西宁	2 260	34	>10 年	23.1±4.1	9.4±2.1	14.4±2.5
玉树	3 680	12	>10 年			22.6±5.4
称多	3 950	8	10 年	34.5±8.5	19.8±6.0	25.9±6.7
玛多	4 280	12	1 ～ 5 年			23.4±3.1
沱沱河	4 700	3	1 个月	35.3±6.8	18.0±5.3	24.0±5.3
沱沱河	4 700	3	2 年	36.3±2.8	13.5±2.8	18.0±4.5

注：SMAP—肺动脉收缩压；DMAP—肺动脉舒张压；MPAP—肺动脉平均压。

平原汉族长期移居海拔 3 658 ～ 3 950 m，MPAP 为 28 mmHg。缪澄宇等在唐古拉山通过心导管检测观察到平原汉族移居海拔 4 700 m 地区 1 个月，其 MPAP 为 24 mmHg，居住 2 年后其 MPAP 降为 18 mmHg，提示平原健康人经高原习服可使 MPAP 值近于正常。平原人初到高原 PAP 虽增高，但吸入 100% 氧后 PAP 迅速下降至 13 mmHg，说明此时肺小动脉收缩是肺动脉增压的主要因素，而居住 2 年后虽吸氧 PAP 仅轻度下降（18 mmHg），提示长期居住高原，已发生肺小动脉重建肌层增厚性改变[29]。

平原人在高原发生的肺动脉高压一般是可逆性的，如有一个 16 岁女孩在利德维尔海拔 3 100 m 其 MPAP 为 44 mmHg，在返抵海平面后 11 个月 MPAP 降至 17 mmHg[30]。平原人在高原依据个体对低氧的反应性不同而出现两极分化，一部分人经过高原习服其肺动脉压逐渐趋于稳定水平，而不会发生病理性变化[31]。而另一部分人肺动脉压增高明显甚至进一步升高，导致体力及工作能力逐渐降低[32]，这是日后发生 CMS 等高原动脉肺动脉高压相关疾病发生的原因[33]。

第 4 节　高原世居人群的肺血流动力学

根据高原学者们在北美洲、欧洲、中美南美洲和青藏高原世界不同海拔地区通过心导管实测的肺动脉压（平均压，MPAP）[34-52]归纳列为表28.3。

表28.3 世界不同地区不同海拔正常人的肺动脉压检测值

地区	海拔/m	大气压（PB）/mmHg	吸入气氧分压（PiO₂）/mmHg	动脉血氧分压（PaO₂）/mmHg	MPAP/mmHg	参考文献
北美洲及欧洲						
美国波士顿	0	760	149	95*	13	[1]
肯塔基州列克星敦	300	740	148*	80	16	[2]
瑞士伯尔尼	500	697*	140*	72*	13	[3]
美国丹佛	1 600	625	137	67	15	[4,5]
美国亚利桑那州弗拉格斯塔夫	2 100	580*	121*	65	19	[2]
美国利德维尔	3 100	525	113*	55	24	[6,7,8]
中、南美洲						
秘鲁利马	152	752	158*	91	14	[9,10]
墨西哥城	2 240	580	122*	68	15	[11]
哥伦比亚博加塔	2 650	560	113*	63	13	[12]
玻利维亚拉巴斯	3 700	495	102	51	23	[13-15]
秘鲁拉奥罗亚	3 730	490	100	55	22	[16]
赛罗·德·帕斯科	4 360	451	96	50	22	[2]
秘鲁莫罗科查	4 540	445	93	44	28	[9,17,18]
玻利维亚查卡多	5 215	398	84	42*	36	[19]
青藏高原						
青海西宁	2 261	580	122	68	22	[20]
青海称多	3 950	460	97	58*	27	[20]

注：*—理论值，其他均为实测值。

一、北美

生活在北美洲的常住居民并未居住于海拔较高的地点，他们居住在海拔2 000 m及以下，其MPAP均在正常生理范围。美国科罗拉多州的利德维尔镇海拔3 100 m，被认为是最高居民点，人口仅8 000人，但由于它坐落在落基山下，风光秀丽，每年的游客高达10万人以上。利德维尔居民的MPAP为24 mmHg，有增高趋势[39-40]。根据人类学及考古学的研究，生活在美国科罗拉多州

（Colorado）利德维尔最高处（3 900 m）的白人在该地有近 200 年历史[53]，尚未获得充分的习服—适应。

二、南美

南美洲的印第安人在安第斯山生活了 8 000 ～ 10 000 年[54]。一项典型的在玻利维亚首都拉巴斯的肺循环研究，共检测了 11 名健康印第安世居者（男性 9 名，女性 2 名），平均年龄 22.4 岁，其右心导管检测的肺循环结果[46] 如表 28.4。

表 28.4　在拉巴斯对 11 名世居印第安人的肺循环检测

指标	RAP/mmHg			RVP/mmHg			MPAP/mmHg			PCP/mmHg		
	S	D	X	S	D	X	S	D	X	S	D	X
$\bar{x}$	6.2	0.90	3.81	36.7	0	18.9	38.0	14.5	22.9	10.1	4.2	6.8
$S_{\bar{x}}$	0.73	0.54	0.32	2.01	0	2.05	2.47	0.76	1.34	1.07	0.46	0.59

注：RAP—右心房压；RVP—右心室压；MPAP—平均肺动脉压；PCP—肺楔压；S—收缩期；D—舒张期；$\bar{x}$—均值。

在秘鲁海拔较高的莫罗科查，经对 38 名印第安世居者心导管检测发现，MPAP 均值为 28 mmHg，已经出现了肺动脉高压[53]。

三、中亚

一项对生活在天山海拔 3 200 ～ 4 200 m 的吉尔吉斯男性 19 人、年龄 29 ～ 59 岁的研究发现，其基础 MPAP 为（20.7 ± 1.09）mmHg，肺血管阻力（PVR）为（229.1 ± 32.5）dyn·s·cm^{-5}，逐步吸入低氧气体（10 min 内从 14% 降至 10% O_2）后 MPAP 迅速上升为（36.2 ± 2.9）mmHg（$P<0.01$），PVR 增至（397.2 ± 41.5）dyn·s·cm^{-5}（$P<0.01$），说明肺血管对低氧增压反应极其易感。高原世居人心电图出现右心室肥大的发生率，男性为 52.8%，女性为 39.8%，而年轻组高达 71.1%，间接提示肺动脉高压的高发生率[54]。

四、青藏高原藏族

与以上北美、南美及中亚世居人群均不同，青藏高原的藏族其低氧肺血管收缩反应 HPVR 钝化，保持着与海平面正常人相近的 PAP 值。格罗夫斯（Groves）等对 5 名居住在拉萨的健康藏族男性，平均年龄 22 岁，平均体表面积 1.62 m^2，在静息及接近于最大运动时（179 W，95% VO_2max），通过心导管检测肺动脉压力[55]。结果见表 28.5。

由表 28.5 可见，在静息时，受试者的 MPAP 及 HPVR 均正常，当吸入 14% O_2 时，仍未发生肺动脉高压。在接近于最大运动时，MPAP 轻度上升但 PVR 不变。在运动时吸入 100% O_2 并不降低 MPAP 及 PVR。与以往文献相比较，藏族的 MPAP 明显低于北美或南美人在同一海拔高度的 PAP 值。藏族这种低的低氧性肺血管收缩反应及运动时的高心输出量，正是其高原适应的标志[55]。

表 28.5　5 名世居拉萨藏族吸入 14% O_2 前后及运动时 MPAP 的变化

参数	静息		自行车功率仪运动（运动量）			
	吸 14%O_2 前	吸 14%O_2 后				
Watts/W	0	0	60	121	179	158
PaO_2/mmHg	54	36	56	53	55	45
MPAP/mmHg	15	19	25	32	32	33
CO/L · min^{-1}	5.1	5.6	10.6	15.7	19.4	16.9
PVR/dyn · s · cm^{-5}	1.7	2.6	1.6	1.5	1.0	1.1

注：Watts—运动功率瓦数；PaO_2—动脉血氧分压；MPAP—肺动脉平均压；CO—心输出量；PVR—肺血管阻力。

在拉萨对藏、汉对比了 ECG，右心室肥大发生率藏族仅 17%，而汉族为 29%。也印证了汉族高原肺动脉高压的高发生率[56]。

从藏族高原肺循环的特征可以看出，作为一个高原适应人群，其生理性的 PAP 应是正常或仅轻度升高，提示肺动脉高压并无高原生理适应意义而只能导致高原疾病的发生[55,57]。

吴天一等对比了不同海拔藏族世居者与汉族移居者的 MPAP，汉族均明显高于藏族，海拔愈高，这一差别愈明显。汉族在海拔 3 000 m 以上，开始出现增压反应，PAP 已明显升高，而在海拔 4 000 m 以上，常出现显著肺动脉高压。藏族在海拔 3 000 ~ 4 000 m，MPAP 一般仍在正常范围或仅轻度升高（15 ~ 25 mmHg），在海拔 4 000 m 以上，仍保持轻度肺动脉增压（图 28.1）。高原低氧状态下运动增加氧耗量将加重缺氧而导致肺动脉增压反应，使 PAP 增高，汉族在海拔 3 900 ~ 4 520 m 做次极量或极量运动时，MPAP 高达 55 mmHg，而藏族仅有适度升高（32 mmHg）。这是由于藏族有较大的通气能力、较大的最大摄氧能力（VO_2max）和较高的血氧水平[58,59]。这些肺循环的生理学基础正是藏族与汉族[60]及南美印第安人[61]肺循环不同的原因。

五、高原人去平原后的肺血流动力学

有一组设计将在秘鲁莫罗科查的 11 名当地世居健康人先在原地做心导管测肺动脉压，随后去海平面利马复测，他们在海平面居住 2 年后再复测。结果发现在平原居住 2 年后心率明显降低，静息心输出量则明显增高（3.38 L/min · m^{-2} vs. 4.45 L/min · m^{-2}，$P<0.01$）。肺动脉压及肺血管阻力明显降低。在运动时，平均肺动脉压明显低于原高原值，而又高于平原人的正常值[62]。与此同时，在平原居住后心电图及心向量图示电轴右偏及右心室肥大倾向也明显减轻[63]。高原人去海平面后 PAP 降低缓慢，居住 6 w 后仅仅是启动恢复而已[64]，需 2 ~ 3 年才近于正常，这是因为肺动脉的结构性改变需要一个漫长过程，也即肺血管平滑肌的退化是逐渐地进行，但已不可能完全恢复至正常的海平面结构[65]。此时原居住高原的汉族其 PAP 维持在轻度至中度增高的水平，但尚缺乏藏族在平原

的肺循环资料[66]。

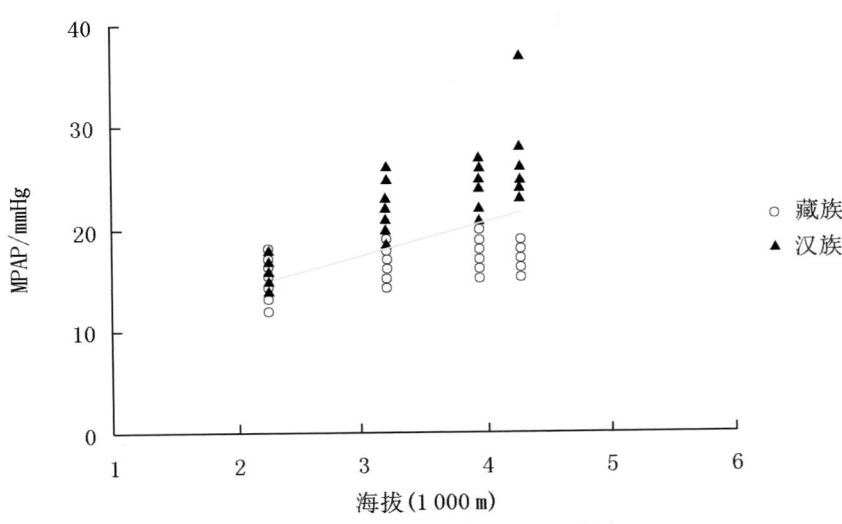

图 28.1 应用右心导管检测肺动脉压，对比青藏高原移居汉族和世居藏族的平均肺动脉压

从海拔 2 300 ～ 4 300 m 汉族 MPAP 在各高度均明显高于藏族，海拔愈高，这一差别愈明显，汉族在海拔 3 000 m 以上，开始出现增压反应，PAP 已明显升高，而在海拔 4 000 m 以上，常出现显著肺动脉高压。藏族在海拔 3 000 ～ 4 000 m，MPAP 一般仍在正常范围或仅轻度升高（15 ～ 25 mmHg），在海拔 4 000 m 以上，仍保持轻度肺动脉增压。

第 5 节 高原运动与肺血流动力学

高原低氧状态下运动增加氧耗将加重低氧血症而导致肺动脉增压反应，PAP 可迅速增高。班切罗（Banchero）等对比了 35 名生活在海拔 4 540 m 的高原人及 22 名海平面居民，年龄 17 ～ 34 岁，做自行车功率仪 300（kg·m）/（min·m²）负荷的运动实验，同时经心导管测 PAP，结果如表 28.6 所示，平原人运动后 MPAP 增高约 50%，而高原人则增高近于 100%，两组有极显著差异（$P<0.001$）[67,68]。

表 28.6 高原运动负荷下 MPAP 比静息时增高的百分率

肺动脉压参数	海平面	高原
SPAP	52%	92%
DPAP	82%	208%
MPAP	58%	118%

注：SPAP—肺动脉收缩压；DPAP—肺动脉舒张压；MPAP—肺动脉平均压。

格罗弗（Grover）等在利德维尔对 18 名 26 ～ 57 岁的正常人经心导管测 PAP，静息时，MPAP

均值为 28 mmHg（18 ~ 40 mmHg），已经达到海平面正常值的 2 倍。做氧耗量增加 4 倍的运动时，平均 MPAP 增至 50 mmHg（30 ~ 60 mmHg），运动时予吸入 100% O$_2$，使 MPAP 下降 10 mmHg[69]。在拉巴斯（3 700 m）对 11 人（男性 9 人，女性 2 人），平均年龄 22.4 岁，进行心导管检测，MPAP 在静息时为 22.9 mmHg，而在运动时（75 W）升高到 49 mmHg，增高了 109%[69]。

青海杨建生等在海拔 3 680 m（17 人）及 4 280 m（12 人）分别观察了在踏车运动为 25 W 1 min，50 W 1 min、2 min、3 min 及 75 W 1、3 min 时的 MPAP，随着海拔升高及运动负荷加大，MPAP 增高明显，与平原组（10 m，12 人）比有极显著差异，如海拔 4 280 m 75 W 3 min 运动时，平原组 MPAP 为（28.9±6.08）mmHg，高原组 MPAP 为（41.0±9.95）mmHg（$P<0.001$）[70]。吴天一等报道在阿尼马卿山医学学术登山时，10 名生活在海拔 2 261 m 的汉族队员和 15 名世居海拔 4 520 m 的藏族队员，在不同海拔静息及运动负荷下的 MPAP 变化，结果静息时汉族的 MPAP 已高于藏族，而在运动负荷下汉族 MPAP 较藏族显著升高，说明汉族在运动负荷下有更强烈的 HPVR（表 28.7）[71]。

表 28.7　高原运动负荷下汉族与藏族登山者 MPAP 值（mmHg）的比较

海拔 /m	汉族（n=10）		藏族（n=15）		P
	静息	运动	静息	运动	
2 261	17.1±1.7	36.4±1.7	—	—	—
4 520	24.8±1.1	42.7±1.7	20.9±0.8	32.5±1.8	<0.001
5 620	33.6±1.3	54.8±1.9	22.7±0.8	34.5±1.0	<0.001

注：P—指各海拔高度运动后汉、藏登山者 MPAP 值 (mmHg) 的比较。

上述结果说明在高海拔地区激烈运动将发生显著肺动脉增压反应[72]，此时心脏负荷增大、心输出量减少，加重组织缺氧[73]，平原人在高原更为显著[74]，对低氧易感者其肺部通气 / 血流灌注比率失衡而进一步加重低氧[75]，急性损害而易引起 HAPE，在高原长期过度劳动也往往发生严重高原肺动脉高压而引起高原性心脏病或慢性高山病。

参 考 文 献

[1]   RUDOLPH AM, AULD PA, GOLINKO RK, et al. Pulmonary vascular adjustments in the neonatal period[J]. Pediatrics, 1961, 28: 28.

[2]   PALMER SK, ZAMUDIO S, COFFIN C, et al. Quantitative estimation of human uterine artery blood flow and pelvic blood flow redistribution in pregnancy[J]. Obstet Gynecol, 2001, 80: 1000–1006.

[3]   MCCULLOGH RE, REEVES JT, LILJEGREN RL. Fetal growth retardation and increased infant mortality at high altitude[J]. Arch Environ Health, 1977, 32: 36–40.

[4]   WHITE MM, ZHANG L. Effects of chronic hypoxia on maternal vascular changes in guinea pig and ovine pregnancy[J]. High Alt Med Biol, 2003, 4: 157–169.

[5]   PAPAMATHEAKIS DC, CHUNDU M, BLOOD AB, et al. Prenatal programming of pulmonary hypertension induced by chronic hypoxia or ductal ligation in sheep[J]. Pulm Circ, 2013, 3 (4): 757–780.

[6]   HAKIM TS, MORTOLA JP. Pulmonary vascular resistance in adult rats exposed to hypoxia in the neonatal period[J]. Can J Physiol Pharmacol, 1990, 68: 419–424.

[7]   SIME F, BAMCHERO N, PENALOZA D, et al. Pulmonary hypertension in children born and living at high altitude[J]. Am J Cardiol, 1963, 11: 143–149.

[8]   PENALOZA D, ARIAS-STELLA J, SIME F, et al. The heart and pulmonary circulation in children at high altitude: physiological, anatomical and clinical observations[J]. Pediatrics, 1964, 34 (4): 568–582.

[9]   DAVIDSON WJ, FEE E. Influence of again on pulmonary hemodynamics in a population free of coronary artery disease[J]. Am J Cardiol, 1990, 65: 1454–1458.

[10] MOORE LG, ZAMODIO S, ZHUANG JG, et al. Oxygen transport in Tibetan women during pregnancy at 3 658 m[J]. Am J Aphys Anthropol, 2001, 114: 42–53.

[11] ZAMODIO S, DROMA TS, NORKYEL KY, et al. Protection from intrauterine growth retardation in Tibetans at high altitude[J]. Am J Phys Anthropol, 1993, 91 (2): 215–224.

[12] ZAMODIO S, PALMER SK, DROMA TS, et al. Effect of altitude on uterine artery blood flow during normal pregnancy[J]. J Appl Physiol, 1995, 79: 7–14.

[13] ZAMUDIO S. The placenta at high altitude[J]. High Alt Med Biol, 2003, 4 (2): 171–191.

[14] MOORE LG. Human genetic adaptation to high altitude[J]. High Alt Med Biol, 2001, 2: 257–279.

[15] MOORE LG, YOUNG D, MCCULLOUGH RE, et al. Tibetan protection from intrauterine growth restriction (IUGR) and reproductive loss at high altitude[J]. Am J Human Biol, 2001, 13: 635–644.

[16] UNGER C, WEISER J, MCCULLOUGH R, et al. Altitude, low birth weight, and infant mortality in Colorado[J]. JAMA, 1988, 259 (23): 3427–3432.

[17] WU TY. Pediatric high altitude heart disease: A hypoxic pulmonary hypertension syndrome[M]// ALDASHEV AA, NAEIJE R. Problems of High Altitude Medicine and Biology. Berlin: Springer, 2007: 231-248.

[18] NIERMYER S. The newborn at high altitude: cardiopulmonary function[M]//SUTTON JR, HOUSTON CS, COATES G. Hypoxia and the Brain. Burlington: Queen City Printers, 1997: 155-163.

[19] GROVER RF, REEVES JT, WILL DH, et al. Pulmonary vasoconstriction in steers at high altitude[J]. J Appl Physiol, 1963, 18: 567-574.

[20] WILL DH, HORRELL JF, REEVES JT, et al. Influence of altitude and age on pulmonary arterial pressure in cattle[J]. Proc Soc Exp Biol Med, 1975, 150: 564-567.

[21] HEATH D. Some observations on the pulmonary arteries of man and animals at high altitude[J]. Arch Biol Andina Lima, 1985, 13 (1/4): 52-61.

[22] DURMOWICZ AG, HOFMEISTER S, KADYRALIEV TK, et al. Functional and structural adaptation to the yak pulmonary circulation to residence at high altitude[J]. J Appl Physiol, 1993, 74: 2276-2285.

[23] VOGEL JHK, WEAVER WF, ROSE RL, et al. Pulmonary hypertension and exercise in normal man living at 10 150 feet (Leadville, Colorado) [J]. Med Thorac (Basel), 1962, 19: 461-469.

[24] SIME F, PENALOZA D, RUIZ L, et al. Hypoxemia, pulmonary hypertension, and low cardiac output in newcomers at low altitude[J]. J Appl Physiol, 1974, 36: 561-565.

[25] VOGEL JHK, COMERON D, JAMERON G. Chronic pharmacologic treatment of experimental hypoxic pulmonary hypertension with observational on rate of change in pulmonary arterial pressure[J]. Am Heart J, 1966, 72 (1): 50-59.

[26] MAGGIORINI M, BÄRTSCH P. High altitude, high-altitude pulmonary edema and the pulmonary circulation[M]//PEACOCK AJ, RUBIN LJ. Pulmonary Circulation. 2nd ed. USA: Oxford University Press, 2004: 541-551.

[27] WEST JB, SCHOENE RB, MILLEDGE JS. Pulmonary circulation[M]//High Altitude Medicine and Physiology. London: Hodder Arnold, 2007: 94-101.

[28] 缪澄宇, 孙水英, 谭肖芬, 等. 高原地区162例肺动脉压值检测结果分析[J]. 中国循环, 1989, 4 (1): 27-29.

[29] MIAO CY, YANG LR, YANG JY. A comparative study of pulmonary hemodynamics in six lowlanders at an altitude of 15 400 ft in China[J]. J Wilderness Med, 1994, 5: 1-3.

[30] GROVER RF, VOGEL JHK, VOIGHT GC, et al. Reversal of high altitude pulmonary hypertension[J]. Am J Cardiol, 1966, 18: 928-932.

[31] HULTGREN HN, KELLY J, MILLER H. Pulmonary circulation in acclimatized man at high altitude[J]. J Appl Physiol, 1965, 20: 233-238.

[32] KOLLIAS J, BUSKIRK ER, AKERS RF, et al. Work capacity of long time residents and newcomers to altitude[J]. J Appl Physiol, 1968, 24 (6): 792-799.

[33] HULTGREN HN. Pulmonary circulation[M]//High Altitude Medicine. Stanford, CA: Hultgren

Publications，1997：64–85.

[34] GROVER RF. Hypoxia and pulmonary hypertension at high altitude[J]. Am NY Acad Sci，1965，127：632–639.

[35] REEVES JT，GROVER RF. High–altitude pulmonary hypertension and pulmonary edema[J]. Prog Cardiol，1975，4：99–118.

[36] GURTNER HP，KELLER MF，SALZMANN C. Doie Haemodynamik gesunder Studenten in Ruhe und bei abgestufter Belastung[J]. Schweiz Z Sportmed，1966，14：70–76.

[37] SLONIM NB. The effect of mild exercise in the supine position on pulmonary arterial pressure of five normal human subjects[J]. J Clin Invest，1954，33：1022–1024.

[38] GROVER RF，OKIN JT，OVERY HR，et al. Natural history of pulmonary hypertension in normal adult residents of high altitude[J]. Circulation，1965，32（S2）：102.

[39] HARTLEY HL. Subnormal cardiac output at rest and during exercise in residents at 3 100 m altitude[J]. J Appl Physiol，1967，23：839–844.

[40] BLOUNT SG，VOGEL JHK. Altitude and the pulmonary circulation[J]. Adv Intern Med，1967，13：11–18.

[41] PENALOZA D，SIME F，BANCHERO N，et al. Pulmonary hypertension in healthy men born and living at high altitude[J]. Am J Cardiol，1963，11：150–157.

[42] BANCHERO N，SIME F，PENALOZA D，et al. Pulmonary pressure，cardiac output，and arterial oxygen saturation during exercise at high altitude and at sea level[J]. Circulation，1966，33：249–262.

[43] DEMICHELI A. Observation sobre los valores hemodinamicos y respiratorios obtenidos en subjectos normales[J]. Arch Inst Cardiol Mex，1960，30：507–511.

[44] ORDONEZ JH. Physiological observations in residents of Bogota，Colombia，altitude 8 700 feet[J]. Rocky Mountain Med J，1969，66：33–36.

[45] MORET P，COVARRUBIAS E，COUDERT J，et al. Cardiocirculatory adaptation to chronic hypoxioa[J]. Acta cardiol，1972，27：283–296.

[46] SPIELVOGEL H，OTERO–CALDERON L，CALDERON G，et al. The effects of high altitude on pulmonary hypertension on cardiopathies at La Paz，Bolivia[J]. Respiration，1969，26：369–374.

[47] COUDERT J. La circulation pulmonaire du natif de la haute altitude a La Paz（3 700 m）. In: Anthropologie des Populations Andines[J]. INSERM，1976，63：305–308.

[48] HULTGREN HN，GROVER RF. Circulatory adaptation to high altitude[J]. Ann Rev Med，1968，19：119–152.

[49] PENALOZA D，SIME F，BANCHERO N，et al. Pulmonary hypertension in healthy man born and living at high altitudes[J]. Med Thorac，1962，19：449–460.

[50] SIME F，BANCHERO N，PENALOZA D，et al. Pulmonary hypertension in children born and living at high altitudes[J]. Am J Cardiol，1963，11：143–149.

[51] ANTEZANA G，BARRAGAN L，COUDERT J，et al. The pulmonary circulation of high altitude

natives[M]//BRENDEL W，ZINK RA. High Altitude Physiology and Medicine. Berlin：Springer-Verlag，1982：142-149.

[52] 杨志，何芝青，刘学良. 高原与肺动脉高压[J]. 中华心血管病杂志，1985，13：32-34.

[53] MOORE LG. High altitude populations：an overview[M]//SUTTON JR，COATES G，REMMERS JE. Hypoxia：The Adaptation. Philadelphia，PA：BC Dekker，1990：50-52.

[54] SARYBAEV A，MIRRAKHIMOV M. Prevalence and natural course of high altitude pulmonary hypertension and high altitude corpulmonale[M]//OHNO H，KOBAYASHI T，MSUYAMA S，et al. Progress in Mountain Medicine and High Altitude Physiology. Matsumoto：[s.n.]，1998：126-131.

[55] GROVES BM，DROMA T，SITTON JR，et al. Minimal hypoxic pulmonary hypertension in normal Tibetans at 3 658 m[J]. J Appl Physiol，1993，74：312-318.

[56] HALPERIN BD，SUN SF，ZHUANG JG，et al. ECG observations in Tibetan and Han residents of Lhasa[J]. J Electrocardiol，1998，31：237-243.

[57] WU TY，MIAO CY. Pulmonary hypertension and altitude adaptation. Proceedings of the 2nd International Symposium on Pulmonary Artery Hypertension[J]. Beshkek，Kyrgyzstan，1992：10-11.

[58] WU TY，JIN BS，ZHAN Q. The functional and structure changes of primary high altitude pulmonary hypertension. Proceedings of the First Central Asia Symposium on Cardiology[J]. Beshekek，Kyrgyzstan，1993：44.

[59] WU TY，KAYSER B. High altitude adaptation in Tibetans[J]. High Alt Med Biol，2006，7：193-208.

[60] MOORE LG，SUN SF. Physiologic adaptation to hypoxia in Tibetan and acclimatized Han residents of Lhasa[M]//SUTTON JR，COATES G，REMMERS JE. Hypoxia：the adaptation. Philadelphia，PA：BC Decker，1990：66-71.

[61] WU TY，TU DT，ZHA GL，et al. The physiological difference between the Tibetans and the Andeans[M]// OHNO H，KOBAYASHI T，MASUYAMA S，et al. Progress in Mountain Medicine and High Altitude Physiology. Matsumoto：[s.n.]，1998：190-194.

[62] BANCHERO N，CRUZ JC. Hemodynamic changes in the Andean native after two years at sea level[J]. Aerospace Med，1970，41：849-853.

[63] DYER J，GAMBOA R，PENALOZA D，et al. Electrocardiographic and vectorcardiographic changes in natives of high altitudes by descent to sea level[J]. Circulation，1965，32（2）：79-85.

[64] MCKENZIE DC，GOODMAN LS，NATH C，et al. Cardiovascular adaptation in Adean natives after 6 week of exposure to sea level[J]. J Appl Physiol，1991，70（6）：2650-2655.

[65] SIME F，PENALOZA D，RUIZ L. Bradycardia，increased cardiac output，and reversal of pulmonary hypertension in altitude natives lived at sea level[J]. Brt Heart J，1971，33：647-657.

[66] 吴天一，缪澄宇，李万寿. 高原人体无创伤性肺动脉压力检测的研究[J]. 高原医学杂志，1999，9（3）：1-8.

[67] BANCHERO N，SIME F，PENALOZA D，et al. Effects of exercise on the heart and pulmonary circulation of the high altitude native[J]. Circulation，1963，28：686-687.

[68] BANCHERO N，SIME F，PENALOZA D，et al. Pulmonary pressure，cardiac output，and arterial oxygen saturation during exercise at high altitude and at sea level[J]. Circulation，1966，33：249-262.

[69] GROVER RF，OKIN JT，OVERY HR，et al. Natural history of pulmonary hypertension in normal adult residents of high altitude[J]. Circulation，1965，32（S2）：102.

[70] SPIEVOGEL H，PTERO L，CALDERON G，et al. El comportamiento de la hupertension pulmonar en cardiopatias quirurgicamente corregibles en residentes de grandes alturas（La Paz-Bolivia）[M]. La Paz：Instituto Boliviano de Biologia de Altura，1980：230-244.

[71] 杨建生，何芝青，瞿海英，等. 运动负荷下平原和高原地区健康人肺动脉压变化的研究[J]. 中华心血管病杂志，1987，15：39-41.

[72] 吴天一，李万寿，张丽珠. 在特高海拔静息及运动负荷下心功能变化的特点[J]. 中华医学杂志，1990，70：72-76.

[73] HARTLEY LH，ALEXANDER JK，MODELSKI M，et al. Subnormal cardiac output at rest and during exercise in residents at 3 100 m altitude[J]. J Appl Physiol，1967，23（6）：839-848.

[74] VOGEL JA，HARTLEY LH，CRUZ JC，et al. Cardiac output during exercise in sea level residents at sea level and high altitude[J]. J Appl Physiol，1974，36（2）：169-172.

[75] PODOLSKY A，ELDRIDGE MW，RICHARDSON RS，et al. Exercise-induced VA/Q inequality in subjects with prior high-altitude pulmonary edema[J]. J Appl Physiol，1996，81（2）：922-932.

第 29 章　低氧性肺动脉高压

自从 1946 年欧拉（Euler）及利杰斯特兰（Liljestrand）最早在猫身上对肺动脉压力检测观察以来[1]，科学家们发现肺泡气氧分压下降是导致肺血管收缩的因素，这就产生了低氧导致肺动脉高压的概念[2,3]。其后的一系列研究认识到肺血管对低氧性压力反应涉及诸多因素，其中低氧的程度决定肺血管收缩的强度[4]。肺血管收缩调控及肺动脉高压具有重要的生物学意义，在生命早期胎儿的低氧性肺血管收缩在减少未通气的肺的血流灌注上起重要作用；在新生儿期，低氧性肺血管收缩发生在较小的肺单位，在肺的未通气区灌注降低的情况下，局部血管的收缩将可防止全身血氧分压的下降[5]。在这些研究的基础上，人们转入高原肺动脉高压机制的研究，在高原应用心导管的检测技术为研究人体肺动脉高压开创了新的里程碑[6]，发现高原低压性低氧可导致整体性的低氧肺动脉高压，而且具有特异的依赖性，有时由于肺的疾患引起慢性低氧而导致肺动脉高压[7,8]。而在急性低氧形成的肺动脉高压[8,9]和慢性低氧导致的肺动脉高压间有许多不同的病理生理过程[10]。其后进入对低氧性肺血管收缩机制及形成肺动脉高压易感因素的研究，肺循环与系统循环不同，有其生理特征，肺动脉高压不仅由于肺血管收缩，而且会很快发生肺细小动脉的重构（remodeling）[11]，由于肺血管结构性的变化，即肺小动脉的肌层增厚及肺细小动脉的异常肌化而使肺动脉的阻力进一步增高，导致右心损害[12]，因此肺动脉高压的消退过程显得十分缓慢[13]，必须要有肺血管功能及结构的共同恢复过程[14,15]。研究发现高原不同物种及不同适应人群对低氧性肺增压反应存在明显的差异，又为高原遗传进化适应提供了最佳的生物学模式[16,17]。低氧性肺动脉高压涉及许多不同的病因，而在病理生理上却有着许多共性，高原低氧环境成为研究低氧性肺动脉高压的天然实验室，一系列的研究已提供了最为丰富的理论[18]。经过了 40 年以上对低氧性肺动脉高压的研究，目前对其直接、间接形成的机制及整体调控因素有了更深入的认识[19]，本章将做较系统阐述。

第 1 节　肺动脉高压的概念及分级

关于肺动脉高压（pulmonary arterial hypertension or pulmonary hypertension，PH）的诊断标准及分级方案，国际上有一个逐步进展和完善的过程。1993 年 WHO 在瑞士日内瓦（Geneve）召开第一届肺动脉高压会议，启动了对肺动脉高压的国际关注和共议。1998 年，WHO 在法国依云（Evian）

召开第二届肺动脉会议，这次会议在 1987 年纽约心脏学会（NYHA）心功能分级的基础上进行了简单的修订，制定了 PH 的功能分级标准[20]。2003 年 WHO 在意大利威尼斯（Venice）举行第三届肺动脉高压会议，此次会议废用了"原发性 PAP"（primary pulmonary arterial hypertension，FPAP）术语，而启用了特发性肺动脉高压（idiopathic pulmonary arterial hypertension，IPAP）的概念[21]；会议对肺动脉高压分类做了新的修订，基本包括 5 类：①动脉性；②左心疾病性；③血栓性；④呼吸及低氧性；⑤肺血管结构性肺动脉高压。这一新的分类方法和采用的术语不仅反映了肺动脉高压研究的进展，也更符合临床实际[22,23]。2008 年在美国达那（Dana Point）召开了 WHO 第四届肺动脉高压会议，进一步讨论、修订和规范了 PH 的分类和名称[24]，是目前各国均加以采用的。共分为 5 大类：

第一类：动脉型肺动脉高压（pulmonary arterial hypertension）。

第二类：左心疾病所致肺动脉高压（pulmonary hypertension owing to left heart disease）。

第三类：肺部疾病和（或）低氧所致肺动脉高压（pulmonary hypertension owing to lung disease and/or hypoxia）。

第四类：慢性血栓栓塞性肺动脉高压（chronic thromboembolic pulmonary hypertension）。

第五类：多种未明机制所致肺动脉高压（pulmonary hypertension with unclear multifactorial mechanisms）。

其中，第三大类的长期处于高原环境（chronic exposure to high altitude）即属于本文的高原低氧性肺动脉高压。

2004 年，欧洲心脏病协会和欧洲呼吸协会发表了《肺动脉高压诊断和治疗指南》，对 PH 的规范化诊断及治疗起到积极作用[25]。2009 年美国心脏病学协会及美国胸科协会（ACCF/AHA）联合达成的专家共识，成为当今国际上被广泛采用的诊断标准[26,27]，会议指出诊断标准中应加入肺血管阻力增高的指标，特别是在左心房充盈压正常的情况下，不应单纯依靠肺动脉平均压升高而诊断 PH。肺血管阻力是更具有说服力的 PH 诊断标准，因为它反映了跨肺压力梯度和心输出量的影响。而且只有当毛细血管前肺循环中出现血管阻塞时才会升高。肺血管阻力可以区分被动 PH（MPAP 升高，肺血管阻力正常）和肺动脉病变引起的 PH（MPAP 升高，肺血管阻力升高）。根据以上定义，PH 中肺血管阻力和 MPAP 均会升高。然而，存在瓣膜病变或左心疾病的患者，肺血管阻力也会升高（其中一些除了被动 PH 外，还会存在肺动脉病变的因素）。

PH 仍是一种排除性诊断，在排除了肺疾病、血管栓塞性疾病、左心疾病或瓣膜疾病后，PH 的诊断需符合[21-27]：

在海平面静息状态下，右心导管检测：MPAP>25 mmHg（1 mmHg=0.133 kPa），肺血管阻力 >3 Wood U。一般根据静息状态下 MPAP 将 PH 分为如下三级。轻度：26 ~ 35 mmHg。中度：36 ~ 45 mmHg。重度：>45 mmHg。或运动状态下 MPAP ≥ 30 mmHg，再根据 MPAP 的高低，PAH 严重度可分为：轻度（25 ~ 40 mmHg）、中度（41 ~ 70 mmHg）、重度（>71 mmHg）。以上是 PH 的血流动力学分级。

对于动脉型肺动脉高压，除了上述 PH 的诊断标准外，尚需满足肺毛细血管嵌顿压（pulmonary capillary wedge pressure，PCWP）或左心室舒张末压（PLa ≥ 15 mmHg），肺血管阻力（pulmonary vascular resistance，PVR）>3 Wood U。

对于 PH 的诊断尚强调以下意见[24]：

（1）对存在易患因素的特别个体须行定期 PH 的筛查。

（2）依据病史、危险度评估、体格检查、胸部 X 线检查和 ECG 发现存在疑似的 PH 患者，应做进一步检查。

（3）对可疑的 PH 患者做出评估，最合适的初步检查是多普勒超声心动图（Doppler echocardi-ography，UCG）。

有创性血流动力学研究对于正确诊断的确立是必须的。但是目前临床上多数是通过应用无创性多普勒超声心动图技术检测 PAP[26-28]，此时估测三尖瓣峰值流速 >3.4 m/s 或肺动脉收缩压（SPAP）≥ 40 mmHg 也可初步诊断为 PAH。根据美国纽约心脏协会（NYHA）按 UCG 估测 SPAP，其严重度分为：轻度（NYHAI 级，40 ~ 50 mmHg），中度（NYHAII 级，>55 mmHg），重度（NYHAIII 级，肺动脉压力增高并伴有中度右心功能障碍，SaO$_2$< 60%）和极重度（NYHAVI 级，重度右心功能障碍，SaO$_2$< 50%）。

由于存在个体差异，有时以肺动脉压之绝对值作为 PH 判定标准难以认识右心后负荷的病理性升高，此时检测运动后 PVR 变化趋势具有重要意义。如运动后 PVR 增高，即使肺动脉压未达到 PH 标准，亦说明右心负荷病理性增高，提示已在原基础值上出现了有意义的肺动脉压升高。

我国肺动脉高压的病例并不少见，阜外医院 1996—2005 年统计资料表明，10 年间住院总人数为 106 640 例，其中肺动脉高压患者为 7 085 例，占住院患者的 6.63%，统计学发现，2004—2005 年肺动脉高压患者住院构成比比前期明显增加（P<0.0001），提示有逐年增长趋势[29]。我国对肺动脉高压的名词一直以 "pulmonary hypertension" 为标准医学名词。在分类上与 WHO 2008 年在美国达那（Dana Point）分类基本一致，即分为如下 5 类[30]。第一类：动脉型肺动脉高压，是指直接引起肺动脉血管本身结构异常的一类肺动脉高压。第二类：左心疾病所致肺动脉高压。第三类：肺脏疾病和（或）低氧所致肺动脉高压。第四类：慢性血栓栓塞性肺动脉高压。第五类：未明多因素机制所致肺动脉高压。高原低氧性肺动脉高压应属于第三类。

第 2 节　海拔高度与肺动脉压力

随着海拔增高，大气压下降，吸入气氧分压（PiO$_2$）随之下降，PaO$_2$ 下降，动脉血氧饱和度（SaO$_2$）降低，机体出现低氧血症（hypoxemia）并随缺氧加重（如运动状态）而加重，肺血管发生低氧收缩反应，肺血管阻力增大（其中肺静脉约占总肺血管阻力的 20%），肺动脉压（pulmonary arterial pressure，PAP）随海拔增高而升高。因此高原肺动脉的增压是根据大气压力变化，而直接受到 PiO$_2$ 作用，其与肺泡气氧分压（PaO$_2$）呈负相关，该海拔高度的平均肺动脉压（MPAP）与该高度的 PaO$_2$ 间具有线性回归方程[31]。一般来说，海拔 10 000 ft（3 050 m）以下，PAP 一般仍在正常范围或趋于正常的上限（15 ～ 25 mmHg），但海拔 3 050 m 以上，常出现肺动脉高压，海拔 4 000 m 及以上，则出现明显的肺动脉高压。

克鲁兹 - 希瓦哈（Cruz-Jibaja）等曾对高原肺动脉压力与其居住地区的海拔高度间的相关性做了研究[32]。他们对 58 名健康人，年龄为 17 ～ 34 岁，生活的海拔高度分几个梯度，从海平面至 402 m 共 25 人，海拔 3 236 ～ 3 726 m 10 人，海拔 4 000 ～ 4 540 m 23 人，均进行了右心导管术检测肺动脉压（PAP），再分析 PAP 与海拔高度的相关，发现二者并非呈单纯的线性关系，而是呈一抛物线图形。回归线的计算使用最小二乘法：$x_2= \sum （f-f'）2/f'$

并求得回归方程如下[18]：

肺动脉收缩压（SPAP）：$y=1.889x_2-3.483x+22.241$（海拔 = $x \times m/1000$）

肺动脉舒张压（DPAP）：$y=1.215x_2-2.779x+6.047$

肺动脉平均压（MPAP）：$y=1.646x_2-3.015x+12.567$

按卡方检验（chi-square test）检测值为 15.948、17.126 及 16.202，其概率为 0.94、0.90 及 0.93，均约为 26 自由度。肺动脉收缩压、舒张压及平均压与海拔高度间的相关系数各为 0.845、0.802 及 0.861。高原肺动脉压力与海拔高度呈抛物线，而这与以往发现的高原动脉血氧饱和度与海拔高度间亦呈抛物线有关联性[33]，如将海拔高度 - 肺动脉压力与海拔高度 - 动脉血氧饱和度作于一个图中，即可观察到 PAP 与 SaO$_2$ 的密切相关性。此外，以往研究还发现高原 ECG 及 VCG 均显示有右心室肥大[34,35]，该学者发现不同海拔高度 ECG 的 AQRS 轴与 PAP 间也呈现抛物线图形，这说明，高原人的肺动脉压力是随着海拔增高，SaO$_2$ 降低，引起肺血管收缩反应而逐渐增高的。

由于不同习服适应人群的 HPVR 不同，而个体间又有很大差异[36]，故上述回归方程仅供一般推算时参考。

目前大多在高原现场或实验室应用无创伤的多普勒超声心动图来检测肺动脉压力，技术方面成熟可靠，与心导管检测数据间相关性好，这一方法获得的肺动脉收缩压值（SPAP）也与海拔高度呈正相关[37]。

第 3 节　高原低氧性肺动脉高压的机制

低氧性血管收缩（hypoxic pulmonary vasoconstriction，HPV）是心肺生理学家及临床医生所共同关注的问题，低氧性血管收缩存在于所有脊椎动物具有气体交换的组织中。在呼吸空气的动物中，这一肺血管系统的基本反应，从胎儿期呼吸形成前的气体转到出生后呼吸空气时达到通气/灌注匹配，这一机制表现于健康的生理过程，也涉及疾病状态。肺血管收缩综合性过程的本质是在血管平滑肌，然而在体内对 HPV 调控上起依赖性的因素尚包括：血管内皮、红细胞物资、血管内神经支配、循环激素、酸—碱状态以及低氧调控的基因转录因子等，这些因素既各行其责发挥作用，又相互联动影响[38]。以下将分述之。

一、一氧化氮

一氧化氮（nitric oxide，NO）是内皮细胞、上皮细胞及炎症细胞生成的小分子物质，参与体内多种生理调节和病理生理过程。体内左旋精氨酸（L-arginine，L-Ang）的 N 端的 N 原子与氧分子的 O 原子在一氧化氮合酶（NO synthase，NOS）催化下生成 NO 和左旋瓜氨酸。目前已经纯化了一氧化氮合酶，根据其基因序列和细胞定位的不同，可将其分为 3 型，Ⅰ型存在于脑细胞，Ⅱ型存在于巨噬细胞等，Ⅲ型存在于内皮细胞；根据其酶调节方式可分为构建型或称基础型（constitutive NOS，cNOS）和诱导型（inducible NOS，iNOS）。NO 作用于血管平滑肌上的相应受体，激活了胞浆内可溶性鸟苷酸环化酶，使鸟苷三磷酸转化成环鸟苷酸（cyclic guanosine monophosphate，cGMP），cGMP 增多，激活 cGMP 依赖性蛋白激酶，通过抑制肌浆钙离子释放，降低细胞内钙离子浓度，细胞内钙离子浓度降低可减少钙离子 / 钙调蛋白肌球蛋白轻链激酶复合物形成，引起肌球蛋白轻链脱磷酸化而产生平滑肌细胞的舒张反应[39-41]。

1. NO 参与低氧性肺动脉高压的证据

通过大量动物实验观察到，NO 参与低氧性肺动脉高压的形成及调控。内源性 NO 存在于血管内皮细胞中，和肺血管内皮细胞 eNOS 酶，为内皮细胞依赖性舒张血管的因子；低氧时肺血管内皮细胞的 eNOS mRNA 减少，NO 也减少；低氧下大鼠肺动脉压升高时 eNOS mRNA 减少。培养的猪肺动脉内皮细胞在低氧条件下，eNOS 及其 mRNA 均减少；吸入 NO 可减轻低氧引起的肺血管收缩和肺动脉高压。有报道，吸入 10% 低氧时新生羊羔肺血管阻力增加，而同时吸入 NO 则可逆转，而且对体循环血管阻力无影响，因为 NO 很快被血红蛋白摄取，经肺到达体循环时已被灭活。增加 NO 前体和应用 NO 合成抑制剂均可分别使低氧性肺动脉高压起抑制和增强作用。在离体肺血管加入 NO 合成前体 L- 精氨酸，使缺氧引起的肺动脉收缩幅度降低，而加入 NO 合成抑制剂 N- 硝基 -L- 精氨酸（L-NNA）时则增高。给低氧下的大鼠注射 L-NNA 也可使低氧肺血管收缩反应增加[39-45]。eNOS 基因缺陷的小鼠肺动脉压比正常小鼠明显为高，其 HPV 也更强[46,47]。

NO 前体 L- 精氨酸在低氧性肺动脉高压的调控上同样起作用，可以使肺动脉高压者出现血管扩张反应[48]，在健康人，以 L-NG- 单甲基 -L- 精氨酸（L-NG-Monomethyl-L-arginine，NMMA）灌注加上低氧则激发肺动脉高压，予以吸入 NO 可减轻这一反应[49]。

2. 急性短期高原习服时 NO 对肺循环的调节机制

人在急性进入高原后，对低氧性肺动脉增压反应有很大的个体差异性[50,51]，其中具有肺动脉功能障碍者经常表现为对 HAPE 的易感性[52,53]。马焦里尼（Maggiorini）等曾对一组急速抵达海拔 4 559 m 玛格丽特高山站的受试者无创检测肺动脉收缩压，结果在正常人对 HAPE 抵抗者其 SPAP 为 35 ~ 40 mmHg，而对 HAPE 易感者 SPAP 为 55 ~ 80 mmHg[54,55]。值得注意的是，这些肺血管功能障碍者在常氧情况下不易被察觉，在平原，HAPE 抵抗者与 HAPE 易感者的 PAP 几乎是相同的。然而到了高原上两者在急性低氧下对肺动脉压的调节机制为我们提供了重要的新的线索[53,56]。即在人类其具有血管扩张缺陷或增强血管收缩反应均可导致高原肺动脉压的明显增高。

在 HAPE 的易感者，进一步证明了肺血管内皮及肺泡上皮 NOS 在急性短期低氧暴露时在调节肺血管反应上的重要作用。当给予 HAPE 易感者吸入 NO 时降低肺动脉压力的作用明显大于从未患过 HAPE 的对照组，提示肺内皮细胞 NO 合成缺陷是导致低氧性肺动脉高压的一个机制[57]。与此相关的是，在 HAPE 易感者，观察到其 eNOS 多态性伴有血管 NO 合成受损[58,59]。而相反，高原适应良好的夏尔巴人其 eNOS 多态性伴有血管 NO 合成增加，从而可在高原降低低氧性肺动脉增压反应[60]。

人体呼吸道上皮产生的 NO 对肺动脉压力也起调控作用。对正常人，这是由于从鼻旁窦产生的内源性 NO 所发挥的调控作用[61]。呼吸道上皮（而非肺内皮）对 NO 的合成可以通过呼出气 NO 的量来加以检测[62,63]。在平原，对 HAPE 易感者短时间地给予低氧可使其呼出气的 NO 降低，但不见于对照组[64]。很重要的是，在高原，HAPE 易感者的呼出气 NO 比 HAPE 抵抗者要低，而且在呼出气 NO 与 PAP 间呈负相关[65]。

以上研究说明当急性短期高原暴露时，人体肺内皮细胞及呼吸道上皮细胞对 NO 的合成不足将会加重低氧性肺动脉高压。支持这一论点的是，对 HAPE 易感者应用磷酸二酯酶 V 型抑制剂（PDE5I）来抑制环鸟苷酸的降解可以防止低氧性肺动脉高压及肺水肿的发生（见低氧性肺动脉高压的药物防治章）。此外，缺乏血管扩张的机制加上增强血管收缩的活性，也对人体加重低氧性肺动脉高压起作用[66]。

也有少数报道认为 eNOS 多态性对高原低氧性肺动脉高压无明显影响，Smith 等对 33 名欧洲高山徒步者进行研究，首先在海平面，随后乘车抵达海拔 5 200 m，于第 1 d、第 3 d 及第 5 d 检测 eNOS 基因的多态性：Glu298Asp 变异及 27-bp 系列重复多态性（27-bp-VNTR），以超声多普勒检测肺动脉收缩压（SPAP），结果 SPAP 在抵达高原后有明显增高，然而平均 SPAP 值与 eNOS Glu 298Asp 及 27-bp-VNTR 多态性间并无相关[67]。

3. 高原居民低氧适应中 NO 对肺循环的调节机制

近年来 NO 在高原人体低氧适应中的作用成为研究热点。但在世界不同高原人群中存在着不同的表达。萨哈奇（Sahach）发现高原居民血液中 NO 的代谢产物亚硝酸盐和硝酸盐水平比平原人高，认为是一种适应机制[68]。Beall 等的一项研究比较了 3 组人群呼出气 NO 含量的几何学均值：我国青藏高原藏族、玻利维亚安第斯土著艾马拉印第安人及美国平原白人，结果有了惊人的发现，第一组西藏高原藏族 105 人，居住海拔 4 200 m，呼出气 NO 为 18.6 ppb（5.5 ~ 55.7 ppb）（1 ppb=1×10⁻⁹ mol/L），变异系数（CV）为 2.4%；第二组南美玻利维亚艾马拉印第安人 144 人，生活海拔为 3 900 m，呼出气 NO 9.5 ppb（2.7 ~ 30.3 ppb），CV 为 1.9%；第三组为美国海平面白人 33 人的参数作基数，呼出气 NO 为 7.4 ppb。3 组均值比较有显著差异（NO，方差分析，$F=77.9$，d$f=2$，$P<0.05$），无性别及年龄差异。应用人工缓解低氧（artificial relief from hypoxia）即

吸入 42% ～ 50% 的氧，结果藏族呼出 NO 增高了 2.5 ppb（$n=26$，$P<0.05$），但艾马拉组无改变（$n=25$，$P>0.05$），说明此二组群体间在维持高水平 NO 的机制上存在差异。呼出气经口 CON 检测可以精确地和定量地反映 NO 在肺部产生和耗减的动态过程，降低 NO 消耗不能解释高原世居者 NO 的高水平，而更可能是 NO 的合成增高 [69]。由此在高原低氧下导致肺血管扩张，增加肺血流，降低肺动脉高压，通过红细胞内 Hb 起作用，并提高了 Hb 的氧合，通过促进全身血管扩张而增加血流供给，改善了在周围组织氧的转运。这就是高原适应的优势。她指出，藏族和艾马拉印第安人，这远隔重洋的 2 个喜马拉雅和安第斯高山群体，却表现为相似的在低氧应激下对 NO 的反应，说明 NO 在人类高原低氧适应中的重要性 [69,70]。

这一发现被进一步证实，喜马拉雅具有藏族血统的世居者其呼出气的 NO 含量增高，NOS3 的 2 个等位基因 G894T 及 4B/4A 多态性与高原适应密切相关，并且在低氧性肺动脉高压上起着调控作用 [71,72]。云登卓玛等在尼泊尔南恰巴扎（Namche Bazzar，3 440 m）对随机选取的 105 名夏尔巴人及在加德满都（Kathmandu，1 330 m）的 111 名非夏尔巴的尼泊尔人对其内皮型一氧化氮合酶（eNOS）的 Glu298Asp 及 eNOS4b 的基因多态性测序，同时检测 NO 代谢型的血清亚硝酸盐及硝酸盐（nitrite and nitrate，NOx）。结果夏尔巴人与非夏尔巴人相比，其 Glu 及 eNOS4b 等位基因的频率明显为高（Glu 87.5% vs. 77.9%，$P=0.036$；eNOS4b 96.7% vs. 90.5%，$P=0.009$）。此外，野生型 Glu298Asp 及 eNOS4b 结合体在夏尔巴人比非夏尔巴人也明显为高（66.7% vs. 47.7%，$P=0.008$）。提示这些 NO 基因多态性有利于夏尔巴人的高原适应。然而夏尔巴人的 NOx 则明显为低 [（53.2 ± 4.6）μmol/L vs.（107.3 ± 9.0）μmol/L，$P<0.0001$）]，由于 NOx 有很大的个体差异，因此不是一个内源性 NO 产物的可靠指标 [60]。

近来一项直接对比艾马拉印第安人和白人儿童的 PAP 与呼吸道 NO 含量，结果艾马拉印第安人的 PAP 低于白人，但这一差别与呼吸道 NO 合成增加似无关系，因为呼吸道 NO 含量在艾马拉印第安人反而低于白人 [73]。平原欧洲人到高原后其交感神经活性增强可持续数周之久 [74]。研究观察到 HAPE 易感者在高原由低氧诱导的过度的交感神经活性促成肺动脉高压的加重 [75]。已知在高原暴露时 α–肾上腺素原拮抗剂酚妥拉明（phetolamine）在降低肺动脉压力上比起非特异性的血管扩张剂及 O_2 更有效 [76]。以上说明低氧条件下交感神经活性的增强参与了肺动脉高压，然而目前还不清楚长期居住高原或高原世居者是否也存在这一生理效应。

4. 其他与 NO 相关的低氧时肺血管舒缩因子

（1）前列环素（prostacyclin）：是膜磷脂释放的花生四烯酸的代谢产物，主要由血管内皮细胞产生，通过刺激环磷酸腺苷的生成，引起肺血管平滑肌舒张，抑制血管平滑肌细胞增殖和生长，抗血小板凝聚。前列环素可促进内皮细胞释放 NO，而 NO 反过来又促进前列环素生成增加。前列环素缺乏可引起肺动脉高压，肺动脉高压患者其尿中前列环素水平低下而血栓素（thromboxane）增多 [77]。低氧条件下，血管内皮细胞释放前列环素减少，从而导致肺动脉压增高。将选择性的肺过度表达前列环素的转基因小鼠暴露于低氧环境中，5 w 后观察到这些转基因鼠的右心室压力明显低于对照组鼠，其肺小动脉结构正常，而对照组鼠的肺小血管肌层增厚。提示前列环素通过 NO 对低氧下的肺血管的功能和结构发挥调控作用[78]。

（2）氧化应激作用：对羊胎羔进行动脉导管结扎导致肺动脉高压时伴有氧化应激（oxidative stress），对这一动物模型给予外源性 NO，作为过氧化清除剂可使血管舒张[79]。在鼠的实验，抗氧化剂 N- 乙酰半胱氨酸（N-acetylcysterine）可以降低由低氧诱导刺激的肺磷脂酰胆碱（pulmonary phosphatidylcholine）氢化过氧化物合成、减轻肺动脉高压及右心室肥大[80]。在人类，急性低氧可激起脂质过氧化和降低抗氧化系统活性[81]，由此引起肺血管内皮功能障碍[82]。一项对 6 名登山者先在海平面随后攀登至海拔 4 559 m 的对比观察，发现 14 人患 AMS，4 名 HAPE 易感者有 3 人发生 HAPE，抵达高原后抗坏血酸、α- 维生素 E 及代谢物由纯性经循环转肺而消失，使在动脉—中心静脉的浓度阶差（arterio-central venous concentration difference，A-CVD）比平原降低（P<0.05），同时可见抗坏血酸自由基及脂质过氧化增强，并与肺动脉收缩压 SPAP 呈负相关（r=0.56 ~ 0.62，P<0.05）及与动脉 3- 硝基酪氨酸（3-nitrotyrosine）也呈负相关（r=0.48 ~ 0.63，P<0.05），这在 HAPE 易感者极为明显，提示在高原，由于自由基介导的氧化应激增强，从而降低了肺部 NO 合成，肺 NO 生物活性降低而使肺血管阻力增大及肺动脉压增高[83]。慢性低氧下，观察到健康的艾马拉印第安人存在氧化应激增加，其程度类似于健康平原人在急性低氧暴露时[84]。然而有趣的是，这种平原人急性低氧导致的氧化应激引起了血管功能障碍，而在高原世居者则对血管功能无任何影响。在慢性高山病患者中，也观察到氧化应激加强，同时血浆 NO 含量降低、全身的和肺的血管功能障碍[66]。如给予抗氧化剂，是否会改善血管功能和降低肺动脉压，值得一试。

二、内皮素 -1

内皮素（endothelin）是由内皮细胞衍生出的肽类，具有强烈收缩血管的特性。内皮素 -1、内皮素 -2 和内皮素 -3（ET-1、ET-2 和 ET-3）是在内皮素转换酶（endothelin-converting enzymes，ECEs）作用于大内皮细胞素（big endothelin，含 38 个氨基酸的活性肽）后合成的，ECE 基因（ECE-1 和 ECE-2，含 21 个氨基酸的活性肽）已被克隆。但基因敲除实验表明 ET-1 生成中还有其他酶的参与。在肺中，ET-1 主要是由内皮和上皮细胞产生，但血管平滑肌细胞也能合成和释放，尤其在细胞因子的作用之后，体内存在 ET-A 和 ET-B 两种受体[85]。ET-A 亚型受体主要分布于外周的肺小动脉，ET-B 亚型受体主要分布于外周阻力血管的血管平滑肌细胞，两者均可介导血管收缩，ET-A 受体还与细胞增殖有关。与血管平滑肌细胞上的受体不同，内皮细胞上 ET-B 受体介导肺对 ET-1 的清除，促进 NO 释放引起的血管舒张和抑制 ECE 表达，故刺激内皮细胞 ET-B 受体可减轻实验动物的肺动脉高压。人和动物各种类型的肺动脉高压均伴有血清 ET-1 增多[86,87]。

机体暴露于高原低氧环境时，ET-1 表达增强、分泌增多。肺动脉内皮细胞经低氧处理后，培养液中的 ET-1 随低氧时间延长而呈增加趋势，明显高于对照组。健康人到高原后血浆 ET-1 含量增高，而给予 ET-1 抑制剂可使低氧性肺动脉高压减轻[86]。ET-1 可引起肺水肿是由于其活性可以增加肺毛细血管的流体静力压。其持续性肺血管收缩的机制涉及通过二氢吡啶（dihydropyridine）易感的钙通道而使钙激活[87]。在 HAPE 易感者观察到，高原低氧诱导血浆 ET-1 含量增高，而且在高原诱导的 ET-1 改变与肺动脉压力间有直接的相关[63]。一项人体在不同海拔高度的检测观察到，随着海拔增高，血浆 ET-1 水平不断增高，ET-1 浓度与海拔高度呈正相关，受试者在海拔 3 700 m ET-1 值明显高于海平面值，而在海拔 5 380 m ET-1 值又显著高于海拔 3 700 m[88]（表 29.1）。以上说明，人体在高原不论是由于 ET-1 的合成增加及（或）对 ET-1 的清除减少均可加重低氧性肺动脉高压。这在应用双重 ET-A/ET-B 受体拮抗剂波生坦（bosentan）时可以降低低氧性肺动脉高压而获得进一步证实（见本章治疗节）。在低氧下人体体外培养的内皮细胞观察到，ET-1 及 NO 有着相互调节的作用，一方面 NO 可抑制 ET-1 基因表达及其合成，而另一方面当 NO 合成有缺陷时则可以促进 ET-1 的合成加强[89,90]。

表 29.1　不同海拔高度和不同居住时间人体内皮素 -1（ET-1）及一氧化氮（NO）的变化（$\bar{x}\pm S$）

指标	平原组		海拔 3 700 m 组		海拔 5 380 m 组
	6 个月（n=20）	第 7 d（n=10）	6 个月（n=8）	第 7 d（n=10）	6 个月（n=18）
ET-1/(ng·L⁻¹)	52.52±16.05	78.75±18.11*	64.78±10.90*	102.23±16.69*##	85.22±15.37*##
NO/(μmol·L⁻¹)	76.76±7.49	65.47±6.33*	74.40±7.23	57.73±5.25*#	64.34±10.22*

注：与平原组比较，*—P<0.05；与 3 700 m 组比较，#—P<0.05，##—P<0.01。

三、血管紧张素转换酶基因多态性

血管紧张素转换酶（angiotensin-coverting enzyme，ACE）是人类 17 号染色体第 16 个内含子中的 Alu 序列（rs4340），有 2 个等位基因变异，即插入型（insertion，I 型）和缺失型（deletion，D 型），是具有不同功能的调节基因[91]。近年来，认为 ACE 基因多态性在人类低氧适应上有重要作用[92]，在 287 结合子片段（287 bp fragment）上的 ACE-I 型等位基因降低 ACE 表达、降低血浆 ACE 水平；而 ACE-D 型等位基因则使 ACE 高表达，血清及组织内 ACE 活性增高。人体在快速抵达高原时，出现低氧血症并增强肾素 - 血管紧张素 - 醛固酮系统（renin-angiotensin-aldosterone system，RAAS）通道的活性。ACE 将血管紧张素Ⅰ（Ang Ⅰ）转换为具有生物活性的血管紧张素Ⅱ（angiotensin Ⅱ，Ang Ⅱ），同时血浆醛固酮升高，导致血管收缩增压反应及钠盐潴留，Ang Ⅱ 的出现尚可引起肺血管收缩反应，出现肺动脉高压[93]。堀田（Hotta）等报道一项对 49 例 HAPE 易感者和 55 名健康人的对比观察，通过心导管检测肺动脉压，发现 ACE-I/D 基因多态性的 D 等位基因具有对低氧下肺血管的高反应性，因而在对 HAPE 易感者中极为普遍[94]。

关于高原居民中发生低氧性肺动脉高压与 ACE 基因的关系，吉尔吉斯国家心血管病研究所的团队做了较系统的研究。莫雷尔（Morrell）等首先观察到居住在天山的吉尔吉斯人中肺动脉高压的高发生率，并与 ACE 基因中的 D 等位基因密切相关[95]。随之该研究组的阿达舍夫（Adashev）等进一步观察到吉尔吉斯高山居民的肺动脉高压与 ACE I/D 基因多态性具有相关性，对 78 人进行心导管检测，结果在有肺动脉高压者中其 ACE I/I 型等位基因是对照组正常人的 3 倍，MPAP 在 ACE I/I 型者比具有 ACE I/D 型及 D/D 型者显著为高，居住在首都别式凯克（Bishkek）的平原吉尔吉斯人，其 ACE I/I 型等位基因频率比高原人明显为低，因此得出 ACE I/I 型比 I/D 型及 D/D 型者更易发生高原肺动脉高压症的结论。其后该研究组对一组具有呼吸困难等临床症状的 136 名男性，检测其 ECG 及应用右心导管检测 PAP，结果 26% 出现较明显的高原性肺动脉高压（high-altitude arterial pulmonary hypertension，HAPH），有 14% 出现酷似慢性肺心病的 ECG 征象，其 MPAP 的值是正常对照组的 2 倍。HAPH 与 ACE 的关系，在具有 I/I 型等位基因组其 MPAP 为（26.9±4.0）mmHg，而 I/D 型为（20.6±1.2）mmHg，D/D 型为（18.3±0.9）mmHg，I/I 型组明显为高（$P<0.05$），认为该高原居民具有 ACE Ⅱ 基因型者是发生 HAPH 的易感指标[96]。同时，他们还对吉尔吉斯高山居民检测了 ACE 基因型与血清 ACE 活性，对 167 名吉尔吉斯高原居民（其中 63 人为健康组，另 104 人为具有 HAPH 组），他们诊断 HAPH 的标准如下：①居住于高原地区；② MPAP>25 mmHg；③肺血管阻力（PVR）>200 dyn·s·m^{-5}；④当予以吸入 10% O_2 30 min，MPAP 及 PVR 比原有值增高了 2 倍以上；⑤排除其他引起肺动脉高压的原因。结果发现有肺动脉高压组其 ACE I/I 型的频率是健康对照组的 2 倍（36% vs.16%，$P<0.05$），而具有 ACE I 等位基因组其 HAPH 的发生率是健康对照组的 1.5 倍（60% vs. 40%，$P<0.05$），进一步认为 ACE I/I 型是高原人群对低氧性肺动脉高压的一个易感标志[97,98]。实际上，在帕米尔及天山高原居民中涉及 ACE 基因多态性的尚有一系列其他相关候选基因，包括 β_2- 肾上腺受体基因、MTHFR 基因 C677T 多态性、p27kip1 基因 838 C>A 多态性、一氧化氮合酶基因多态性及 5-HTT 基因 S/L 多态性等，许多基因多态性形成 HAPH 的基因组学危险因素[99]。我们的初步研究发现青藏高原藏族的 ACE 基因频率及基因型频率为 0.5077 和 I/I 16%，I/D 10%，D/D 7%（平原汉族各为 0.7086 和 I/I 5%，I/D 3%，D/D 26%），显然与吉尔吉斯高山居民不同[100]，这可能是不同高原人群在进化适应中获得对 ACE 基因不同选择的结果。

四、其他低氧性肺血管收缩因子

1. 钾离子及钙离子通道

钾离子通道（potassium channels）与低氧性肺动脉高压关系密切。钾（K^+）是细胞内最丰富的阳离子（120～150 mmol/L 于细胞内及 4～5 mmol/L 于细胞外），存在于大部分易激起兴奋的细胞内，包括血管平滑肌细胞及心肌细胞。由于细胞内 K^+ 含量的梯度及正性地充满在细胞膜内，K^+ 离子是通过细胞膜的电化学阶差而跨膜流出细胞外[101]。肺平滑肌存在电压依赖性钾通道（Kv）、Ca^{2+} 激活性钾通道（KCa）和 ATP 敏感性钾通道（KATP），其中 Kv 被认为在肺动脉平滑肌收缩反应中最具重要性。Kv 有 9 种亚型（Kv1～9，每一亚型又可分 6 种，为 Kv1.1～1.6），肺动脉平滑肌上有 Kv1、Kv2、Kv1.3，其中 Kv1.5 和 Kv2.1 在 HPV 中的作用最受关注。用抗 Kv1.5 的抗体能抑制低氧引起的肺动脉收缩反应。抗 Kv2.1 的抗体能使肺动脉平滑肌细胞膜去极化，使肺动脉收缩，也能抑制低氧性肺血管收缩反应。故有人认为低氧抑制 Kv1.5 及 Kv2.1 可导致 HPV。Kv1.5 基因敲除小鼠 HPV 较野生小鼠为轻。也有报道 KCa 在慢性低氧时是增强的，起到促进肺血管舒张效应，从而起调节 HPV 作用。Kv 拮抗剂四乙胺（TEA）能使离体肺 HPV 增强，KCa 开放剂脱氢表雄甾酮（DHEA）能使 HPV 受抑。总之，电压依赖性钾通道对肺小动脉平滑肌细胞（PASMCs）收缩起主要作用[2, 102-103]。

急性低氧时由于膜的去极化而使 K^+ 通道的活性降低，同时介导 PASMC 内 Ca^{2+} 的汇集而激发 HPV[104]。在持续性低氧下，很明显肺血管系统中钾离子流动的膜转运起着重要作用，其可调节肺血管细胞的收缩反应及中层的增生肥厚[105]。显然，上述过程介导的 K^+ 及 Ca^{2+} 各自经离子通道的流动来调控细胞容量、膜电位潜式、细胞内钙含量、基因运转、细胞内周期运行等。然而目前对高原 K^+ 及 Ca^{2+} 通道是如何感知 O_2 压的变化，以及是怎样的机制影响其活性和表达以适应于高原，还不清楚，需要进一步研究[106]。不过，目前已经比较明确离子通道本身并非实际的 O_2 的传感器。尽管目前对是否在 PASMC 内存有肺的 O_2 传感器，它是在肺动脉的内皮细胞还是在颈动脉及肺血管系统的神经内皮体内的种种说法，都需要进一步证实[107,108]。另外肺血管上皮细胞钠离子的转运障碍也可导致肺动脉高压[109]。

2. 其他因素

引起低氧性肺血管收缩的其他因素尚有：低氧通气反应低下和低氧性肺动脉高压呈密切相关[110]；心钠肽可抑制 HPV 而对体循环无影响[111]；高原红细胞增多可促进肺动脉高压[112]；寒冷与低氧的双重作用可加重肺动脉高压[113]；先天性卵圆孔未闭造成的分流可引起肺动脉高压[114]；妊娠子痫可同时引起体循环和肺循环的增压反应[115]等，在此不一一赘述。

第 4 节　低氧性肺动脉高压与高原习服—适应的生理意义

肺循环的作用有如一个贮藏器，正常人的血液总量为 5 ~ 6 L，其中处于肺循环阶段的血量平均只有 10% ~ 12%，约 500 mL，但其变化范围可以介于 250 ~ 1 000 mL 间，其中约 70 mL 在毛细血管内，其余部分分配在动脉和静脉中。

肺循环压力与血流量间的关系，奈伊（Naeije）等曾对 55 名健康成年人应用右心导管测量仰卧位时的肺循环血流动力学参数，热稀释法测得的肺循环血量 Q 平均为 6.4 L/min（4.4 ~ 8.4 L/min），肺动脉收缩压（SPAP）为 19 mmHg（13 ~ 26 mmHg），肺动脉舒张压（DPAP）为 10 mmHg（6 ~ 10 mmHg），而肺动脉平均压（MPAP）为 13 mmHg（7 ~ 19 mmHg），右心房压（RAP）为 5 mmHg（1 ~ 9 mmHg），肺循环阻力（PVR）为 55 dyn·s·cm^{-5}（11 ~ 99 dyn·s·cm^{-5}）。按性别分组，肺循环压力和血流量无显著差异，而年龄对肺循环的压力及血流量影响较大，表现为随年龄增加，PAP 增大而血流量降低，血管阻力上升。运动对肺循环血流动力学也产生一定影响，一般认为，正常成年人肺循环血流量在一定范围内随运动强度加大而增加，肺循环压力也出现一定程度的升高，但不如血流量变化显著，而肺血管阻力则有所降低[116]。

在心输出量正常时，血液约在 1 s 内通过肺毛细血管，如心输出量增加，则这一时间降到 0.4 s，此时平常呈塌陷的肺毛细血管舒张开来，以部分地适应血流增加时的要求。除有 1% ~ 2% 流经支气管循环外，肺血流率与心输出量相等[117]。急性低氧时肺泡低氧和局部血流的关系从对麻醉猫的实验观察到，通过开放肺叶吸入氧和混合性低氧气体，当肺左下叶低氧时，该叶的血流发生防止缺氧的反应，呈现典型的非线性激惹性反应曲线，但局部肺泡氧分压（PO_2）高于 100 mmHg 时，血流和肺血管阻力均无明显变化，而 PO_2 降低到 70 mmHg 时，血管阻力显著增高，当 PO_2 降低到接近于混合静脉血水平时，局部血流几乎消失[118]。

机体的重力作用产生的肺流体静力学因素会影响肺内压力，当人在站立时，肺尖部的肺血管压力（3 mmHg）比在心脏水平的肺中部的压力（13 mmHg）要低 10 mmHg，而肺底部的压力则又要高出肺中部 10 mmHg（23 mmHg），因而肺上部和下部的血流就有较大差别。肺底部的血流和血量比肺中部要大得多，而肺尖部仅在心脏收缩期才流入血液。然而，肺底部的通气量也大，同时需要更多血流量。人在躺卧时，血液分布有与上述不同的形式，此时有额外的血流到比较低垂的部位。高原低氧下肺泡气氧分压明显降低时，肺血管内血流的氧分压也随之降低，使邻近的肺血管发生收缩反应，肺血管阻力可能会成倍地增加，肺动脉压明显升高，这是使肺通气与血流比率（VA/Q）达到匹配的主要生理机制[119]。动物实验证明，低氧性肺血管收缩反应驱动了远处的局部肺血流到达原来通气不足而现在通气改善的肺区域，以维持通气 / 血流机制及改善全身的血液氧合[120-122]。由此这种血管收缩的效果是把血液驱动而分配到氧摄取最有效的部位去。在肺泡通气差、肺泡氧分压低时局部血管收缩，血流就流到肺的其他通气较好的部位，而为通气 / 血流匹配提供了自动调节系统[123]。因此认为，这一机制在高原上所引起的肺动脉增压反应，有利于增加肺上部的灌注和减少由于重力作用导致的肺部不均匀血流灌注[124]，况且这只是在短期急性低氧时才略显有益作用。这可能是大多数生物在进化中获得的共同对低氧的生理效应。然而，在物种间并不一致，在正常犬的肺，低氧即相当于吸入 10% 及 15% 的氧（FiO_2 0.10 ~ 0.15）时可改善 VA/Q 匹配[125,126]，那么在人类如何？

为了验证人在高原是否增高肺动脉压力以利于增加肺上部的血流灌注和改善通气 / 灌注比率，特别是在坐位和立位时，有 2 项研究值得关注[127,128]。一项研究对 15 名拉巴斯正常男性高原世居者与 5 个平原人对比，应用同位素（铟，[113]In）稀释曲线引导（isotope dilution curves）在坐位和立位时通过表面扫描（surface scanning）肺的 2 个区域，一个为右上肺区（right upper lung zones，RUZ），另一个为右下肺区（right lower lung zones，RLZ）。结果男性高原世居者坐位时 RUZ 占心输出量（Q）的 17%，海平面对照组为 26%，二者无明显差别，而拉巴斯正常人的 MPAP 比平原人高出 7.7 mmHg。第二项研究发现高原世居女性在坐位时，其 RUZ 血流分布比男性垂直位的高，占 Q 的 21.6%。为此对 15 名正常男性（平均 20.9 岁）和 8 名正常女性（平均 27.3 岁）高原世居者（3 600 m 以上）相对比，两组的基本生理参数及 Hb、Hct 值相当。仍通过同位素扫描时间浓度曲线标记左上肺区（left upper lung zones，LUZ）和左下肺区（left lower lung zones，LLZ），结果在直立位时，LUZ 占 Q 总值的百分率（QLUZ）男性小于女性，女性直立位时其 LUZ 和 LLZ 量相似；而卧位时男女两性的 LUZ 和 LLZ 值相近。综合起来，高原男性直立位时的 QRUZ 为 17.5%，QLUZ 为 16.9%，卧位时 QRZU 为 25.9%，QLUZ 为 22.8%，较直立位高；高原女性立位时 QRUZ 为 21.6%，QLUZ 为 22.5%，卧位时各值为 29.9% 及 22.1%，提示女性随体位变化 QRUZ 及 QLUZ 并无显著差异。而在拉巴斯男女两性的 MPAP 值相似，但在直立位时高原世居的女性其上肺区的血流分布比男性高出 15%。不过，高原人与平原人在不同体位时肺部不同区域的血流分布百分率则并无不同。

由上证明，与犬等实验动物不同，在人类则不出现这种改变肺血流灌注的低氧效应[129,130]，这一方面是不同物种低氧下对 HPV 的量化反应有很大差别，另一方面取决于各物种对高原的适应性。高原健康人的肺动脉压力调控在生理范围内，从而获得通气/灌注的有效匹配[131,132]。而且从前述藏族肺动脉压处于正常水平及其钝化的低氧性肺血管收缩反应，为我们展示了肺循环高原适应的生物学模式。不过通过动物实验还发现如果出现显著肺血管增压反应，则反而会造成肺的通气/灌注失衡，而起低氧损害作用[133]。我们同意 West 等的观点，即高原肺动脉高压并无有效的生理功能意义[134]，因为当急性低氧引起显著的肺动脉高压或者长期慢性的肺增压都将走向反面，肺小动脉肌层明显增厚，肺细小动脉异常肌化，肺动脉压异常持续增高，引起病理性的右心室肥大、扩张，以致在后期发生全心损害[135,136]，从而发生高原性心脏病（见第 58 章）。

参 考 文 献

[1]　VON EULER US，LILJESTRAND G. Observations on the pulmonary arterial blood pressure in the cat[J]. Acta Physol Scand，1946，12：301-320.

[2]　LLOYD TC. Influence of blood pH on hypoxic pulmonary vasoconstriction[J]. J Appl Physiol，1966，21：358-364.

[3]　MCMURTRY IF，STANBROOK HS，ROUNDS S. The mechanism of hypoxic pulmonary vasoconstriction：a working hypothesis[M]//LOWPPKY JA，RIEDESEL ML. Oxygen transport to human tissues. New York：Elsevier North Holland，1982：77-87.

[4]　VOELKEL NF. Mechanisms of hypoxic pulmonary vasoconstriction[J]. Am Rev Respir Dis，1980，133（6）：1186-1195.

[5]　GROVER RF，WAGNER WW，MCMURRY IF，et al. Pulmonary circulation[M]//SHEPHERD JT，ABBOUD FM，GEIGER S. Handbook of physiology-the cardiovascular system III. Bethesda，MD：American Physiological Society，1983：103-136.

[6]　ROTTA A，CANEPA A，HURTADO A，et al. Pulmonary circulation at sea level and high altitude[J]. J Appl Physiol，1956，9：328-336.

[7]　TUCKER A，MCMURTRY IF，REEVES JT，et al. Lung vascular smooth muscle as a determinant of pulmonary hyperetension at high altitude[J]. Am J Physiol，1974，228：762-767.

[8]　VOGEL JH，GOSS J，MORI M. Pulmonary circulation in normal man with acute exposure to high altitude 14 260 ft（4 630 m）[J]. Circulation，1956，34（S3）：233-238.

[9]　WALKER BR，VOELKEL NT，MCMURTRY IF，et al. Evidence for diminished sensitivity of the hamster pulmonary vasculature to hypoxia[J]. J Appl Physiol，1982，52：1571-1574.

[10]　GROVER RF. Chronic pulmonary hypertension[M]//FISHMAN AP. The pulmonary circulation：normal and abnormal. Philadelphia：University of Pennsylvania Press，1990：283-299.

[11]　GROVES BM，REEVES JT，SUTTON JR，et al. Operation Everest II：elevated high altitude pulmonary resistance unresponse to oxygen[J]. J App Physiol，1987，63：521-530.

[12]　HULTGREN HN，MILLER H. Right ventricular hypertrophy at high altitude[J]. Ann NY Acad Sci，1965，127：627-631.

[13]　GROVER RF，VOGEL JH，VOIGT GC，et al. Reversal of high altitude pulmonary hypertension[J]. Am J Cardiol，1966，18（6）：928-932.

[14]　HERGET J，SUGGETT AJ，LEACH E，et al. Resolution of pulmonary hypertension and other features induced by chronic hypoxia in rats during complete and inttermitent normoxia[J]. Thorax，1978，33：468-473.

[15] FRIED R, REID LM. Early recovery from hypoxic pulmonary hypertension: A structural and functional study[J]. J Appl Physiol, 1984, 57: 1247–1253.

[16] GROVER RF, WILL DH, REEVES JT, et al. Genetic transmission of susceptibility to hypoxic pulmonary hypertension[J]. Prog Resp Res, 1975, 9: 112–117.

[17] FAGAN KA, WEIL JV. Potential genetic contributions to control of the pulmonary circulation and ventilation at high altitude[J]. High Alt Med Biol, 2001, 2: 165–171.

[18] SCHERRER U, ALLEMANN Y, JAYET PY, et al. High altitude, a natural research laboratory for the study of cardiovascular physiology and pathophysiology[J]. Prog Cardiovasc Dis, 2010, 52: 451–455.

[19] VOELKEL NF, MCDONNELL T, CHANG S, et al. Mechanisms of hypoxic vasoconstriction[M]//UEDA G, KUSAMA S, VOELKEL NF. High–Altitude Medical Science. Matsumoto: Shinshu University Press, 1988: 13–28.

[20] BRITISH CARDIAC SOCIETY GUIDELINES AND MEDICAL PRACTICE COMMITTEE. Recommendation on the management of pulmonary hypertension in clinical practice[J]. Heart, 2001, 86 (S1): 1–13.

[21] PEACOCK AJ, RUBIN LJ. Pulmonary Circulation[M]. London: Edward Arnold Ltd Press, 2004.

[22] SIMONNEAU G, GAILE N, RUBIN LJ, et al. Clinical classification of pulmonary hypertension[J]. J Am Coll Cardiol, 2004, 43: 5–12.

[23] RUBIN JL. Diagnosis and management of pulmonary arterial hypertension: ACCP Evidence–Based clinical practice guidelines[J]. Chest, 2004, 126: 7–10.

[24] SIMONNEAU G, ROBBINS IM, BEGHETTI M. Updated clinical classification of pulmonary hypertension[J]. J Am Coll Cardiol, 2009, 54: 43–54.

[25] GAILE N, TORKICKI A, BARST B. The task force on diagnosis and treatment of pulmonary arterial hypertension on the European Society of Cardiology. Guidelines on diagnosis and treatment of pulmonary arterial hypertension[J]. Eur Heart J, 2004, 23: 2243–2278.

[26] MCLAUGHLIN VV, ARCHER SL, BADESCH DB. ACCF/AHA 2009 expert consensus document on pulmonary hypertension: a report of the American College of Cardiology Foundation Task Force on expert Consensus documents and the American Heart Association development in collaboration with the American colledge of Chest Physicians, American Thoracic Society, Inc and the Pulmonary Hypertension Association[J]. J Am Coll Cardiol, 2009, 53: 1573–1619.

[27] GALIE N, HOEPER MM, HUMBERT M, et al. The Task Force for the Diagnosis and Treatment of Pulmonary Hypertension of the European Society of Cardiology (ESC) endorsed by the International Society of Heart and Lung Transplantations (ISHLT) Guidelines for the diagnosis and treatment of pulmonary hypertension[J]. Eur Respir J, 2009, 34: 1219–1263.

[28] SCIOMER S, BADAGLIACCA R, FEDELE F. Pulmonary hypertension echocardiographic assessment[J]. Ital Heart J, 2005, 6 (10): 840–845.

[29] 程显声, 郭英华, 何建国, 等. 1996—2005年阜外心血管病医院肺动脉高压住院构成比变化[J]. 中

华心血管病杂志，2007，35：251-254.

[30] 瞿振国，谢万木，王辰. 肺动脉高压的概念与临床分类[J]. 中华结核和呼吸病杂志，2007，9：651-653.

[31] CUDKOWICZ L. Mean pulmonary artery pressure and alveolar oxygen tension in man at different altitudes[J]. Respiration，1970，27：417-426.

[32] CRUZ-JIBAJA C，BANCHERO N，SIME F，et al. Correlation between pulmonary artery pressure and level of altitude[J]. Dis Chest，1964，46（4）：446-451.

[33] HURTADO A，ASTE-SALAZAR H. Arterial blood gases and acid-base balance at sea level and at high altitude[J]. J App Physiol，1948，1（4）：304-325.

[34] PENALOZA D，GAMBOA R，DYER J，et al. The influence of high altitudes on the electrical activity of the heart. I. Electrocardiographic and Vectorcardiographic observations in the newborn，Infants and children[J]. Am Heart J，1960，59（1）：111-128.

[35] PENALOZA D，GAMBOA R，MARTICORENA E，et al. The influence of high altitudes on the electrical activity of the heart. II. Electrocardiographic and Vectorcardiographic observations in adolescence and adulthood[J]. Am Heart J，1961，61（1）：101-115.

[36] GROVER RF，VOGEL JHK，AVERILL KH，et al. Pulmonary hypertension：individual and species variability relative to vascular reactivity[J]. Am Heart J，1963，66：1-3.

[37] ALLEMANN Y，SARTORI C，LEPORI M，et al. Echocardiographic and invasive measurements of pulmonary artery pressure correlated closely at high altitude[J]. Am J Physiol Heart Circ Physiol，2000，279：2013-2016.

[38] SWENSON ER. Hypoxic pulmonary vasoconstriction[J]. High Alt Med Biol，2013，14（2）：101-110.

[39] 孙秉庸，薛全福. 缺氧性肺血管收缩机制的研究进展[J].中国病理生理杂志，1990，5：370-374.

[40] 薛全福. 低氧性肺血管收缩[M]//陆慰萱，王辰. 肺循环病学. 北京：人民卫生出版社，2007：75-88.

[41] 蔡英年，邓希贤，薛全福. 肺动脉高压发生发展规律及防治的实验研究[J]. 医学研究通讯，1993，22：22-23.

[42] MICH IK. Phenotypic characterization of pulmonary arteries in normal and diseased lung[J]. Chest，2005，128：547-552.

[43] TRAY S. Molecular and cellular determinant of lung endothelial cell heterogeneity[J]. Chest，2005，128：558-564.

[44] RABINORITCH M. Cellular and molecular path biology of pulmonary hypertension conference summary[J]. Chest，2005，128：642-646.

[45] COOK S，VOLLENWEIDER P，MENARD B，et al. Increased eNOS and pulmonary iNOS expression in eNOS null mice[J]. Enr Respir J，2003，21：770-773.

[46] CHAMPION HC，BIVALACQUA TJ，GREENBERG SS，et al. Adenoviral gene transfer of endothelial nitric-oxide synthase（eNOS）partially restores normal pulmonary arterial pressure in eNOS-deficient mice[J]. Proc Natl Acad Sci USA，2002，99：13248-13253.

[47] DUPLAIN H, PETERSON KL, LEPORI M, et al. Augmented hypoxic pulmonary vasoconstriction and increased susceptibility to lung edema in heterozygous endothelial nitric oxide synthase (eNOS) deficient mice[J]. Am J Respir Crit Care Med, 1999: 153.

[48] MEHTA S, STEWART DJ, LANGLEBEN D, et al. Short-term pulmonary vasodilatation with L-arginine in pulmonary hypertension[J]. Circulation, 1995, 92 (6): 1539-1545.

[49] BLITZER ML, LOH E, RODDY MA, et al. Endothelium-derived nitric oxide regulates systemic and pulmonary vascular resistance during acute hypoxia in humans[J]. J Am Coll Cardiol, 1996, 28: 591-596.

[50] ALLEMANN Y, STUBER T, DE MARCHI SF. Pulmonary artery pressure and cardiac function in children and adolescents after rapid ascent to 3 450 m[J]. Am J Physiol, 2012, 302: 2646-2653.

[51] RIMOLDI SF, SARTORI C, SEILER C. High-altitude exposure in patients with cardiovascular disease: Risk assessment and practical recommendations[J]. Prog Cardiovasc Dis, 2010, 52: 512-524.

[52] HULTGREN HN, GROVER R, HARTLEY L. Abnormal circulatory responses to high altitude in subjects with a previous history of high altitude pulmonary edema[J]. Circulation, 1971, 44 (5): 759-770.

[53] SCHERRER U, REXHAJ E, JAYET PY, et al. New insights in the pathogenesis of high-altitude pulmonary edema[J]. Prog Cardiovasc Dis, 2010, 52: 485-492.

[54] MAGGIORINI M, MELOT C, PIERRE S, et al. High-altitude pulmonary edema is initially caused by an increase in capillary pressure[J]. Circulation, 2001, 103: 2078-2082.

[55] SARTORI C, TRUEB L, SCHERRER U. High-altitude pulmonary edema. Mechanisms and management[J]. Cardiologia, 1997, 42: 559-567.

[56] SCHERRER U, SARTORI C, LEPORI M. High-altitude pulmonary edema: from exaggerated pulmonary hypertension to a defect in transepithelial sodium transport[J]. Adv Exp Med Biol, 1999, 474: 93-107.

[57] SCHERRER U, VOLLENWEIDER L, DELABAYS A, et al. Inhaled nitric oxide for high-altitude pulmonary edema[J]. N Engl J Med, 1996, 334: 624-629.

[58] AHSAN A, CHARU R, PASHA MA, et al. eNOS allelic variants at the same locus associated with PAPE and adaptation[J]. Thorax, 2004, 59: 1000-1002.

[59] DROMA Y, HANAOKA M, OTA M, et al. Positive association of the endothelial nitric oxide synthesis gene polymorphisms with high-altitude pulmonary edema[J]. Circulation, 2002, 106: 826-830.

[60] DROMA Y, HANAOKA M, BASNYAT B, et al. Genetic contribution of the endothelial nitric oxide synthase gene to high altitude adaptation in Sherpas[J]. High Alt Med Biol, 2006, 7 (2): 209-220.

[61] SETTERGREN G, ANGDIN M, ASTUDILLO R. Decreased pulmonary vascular resistance during nasal breathing: Modulation by endogenous nitric oxide from the paranasal sinuses[J]. Acta Physiol Scand, 1998, 163: 235-239.

[62] COOK HL, VOLLENWEIDER P, MENARD B, et al. Increased eNOS and pulmonary iNOS expression in eNOS null mice[J]. Eur Respir J, 2003, 21: 770-773.

[63] SARTORI C, LEPORI M, BUSCH T, et al. Exhaled nitric oxide does not provide a marker of vascular

endothelial function in healthy humans[J]. Am J Respi Crit Care Med，1999，160：869–882.

[64] BUSCH T，BÄRTSCH P，RAPPERT D，et al. Hypoxia decreases exhaled nitric oxide in mountaineers susceptible to high–altitude pulmonary edema[J]. Am J Respir Crit Care Med，2001，163：368–373.

[65] DUPLAIN H，SARTORI C，LEPORI M，et al. Exhaled nitric oxide in high–altitude pulmonary edema：Role in the regulation of pulmonary vascular tone and evidence for a role against inflammation[J]. Am J Respir Crit Care Med，2000，162：221–224.

[66] SCHERRER U，ALLEMANN Y，REXHAJ E，et al. Mechanisms and drug therapy of pulmonary hypertension at high altitude[J]. High Alt Med Biol，2013，14：126–133.

[67] SMITH EM，BAILLIE JK，THOMPSON AA，et al. Endothelial nitric oxide synthase polymorphisms do not influence pulmonary artery systolic pressure at altitude[J]. High Alt Med Biol，2006，7：221–227.

[68] SAHACH VF，DOLOMAN LB，KOTSIURUBA AV. Increased level of nitric oxide stable metabolites in the blood of highlanders[J]. Fiziol Zh，2002，48：8–9.

[69] BEALL CM，LASKOWSKI D，STROHL KP，et al. Pulmonary nitric oxide in mountain dwellers[J]. Nature，2001，414：411–412.

[70] HOIT BD，DALTON ND，ERZURUM SC，et al. Nitric oxide and cardiopulmonary hemodynamics in Tibetan highlanders[J]. J Appl Physiol，2005，99：1976–1801.

[71] AHSAN A，CHARU R，PHSHA MA，et al. eNOS allelic variations at the same locus associated with HAPE and adaptation[J]. Thorax，2004，59：1000–1002.

[72] AHSAN A，NORBOO T，BAIG MA，et al. Simultaneous selection of the wide–type genotype of the G894T and 4B/4A polymorphism of NOS3 associated with high altitude adaptation[J]. Am Hum Genet，2005，69：260–267.

[73] STUBER T，SARTORI C，SALMON CS. Respiratory nitric oxide and pulmonary artery pressure in children of Aymara and European ancestry at high altitude[J]. Chest，2008，134：996–1000.

[74] HANSEN J，SANDER M. Sympathetic neural overactivity in healthy humans after prolonged exposure to hypobaric hypoxia[J]. J Physiol，2003，546：921–929.

[75] DUPLAIN H，VOLLENWEIDER I，DELABAYS A，et al. Augmented sympathetic activation during short–term hypoxia and high–altitude exposure in subjects susceptible to high altitude pulmonary edema[J]. Circulation，1999，99：1713–1718.

[76] HACKETT PH，ROACH RC，HARTIG GS，et al. The effect of vasodilators on pulmonary hemodynaics in high altitude pulmonary edema：A comparison[J]. Int J Sports Med，1992，13：68–71.

[77] CHRISTMAN BW，MCPHERSON CD，NEWMAN JR. An imbalance between the exertion of thromboxane and prostacyclin metabolites in pulmonary hypertension[J]. N Engl J Med，1992，327：70–75.

[78] RADOMSKI MW，PALMER RM，MONCADA S. The anti–aggregating properties of vascular endothelium：interraction between prostacyclin and nitric oxide[J]. Br J Pharmacol，1987，92（3）：639–646.

[79] BRENNAN LA, STEINHORN RH, WEDGWOOD S. Increased superoxide generation is assoxiated with pulmonary hypertension in fetal lambs: A role for NADPH oxidase[J]. Circ Res, 2003, 92: 683-691.

[80] HOSHIKAWA Y, ONO S, SUZUKI S. Correlation of oxidative stress contributes to the development of pulmonary hypertension induced by hypoxia[J]. J Appl Physiol, 2001, 90: 1299-1306.

[81] JONNAY P, STEINBERG J, ROBACH P, et al. Operation Everest III (COMEX'97): The effect of simulated severe hypobaric hypoxia on lipid per oxidation and antioxadant defence systems in human blood at rest and after maximal exercise[J]. Resuscitation, 2001, 49: 307-314.

[82] CHANNON KM, GUZIK TJ. Mechanisms of superoxide production in human blood vessels: relationship to endothelial dysfunction, clinical and genetic risk factors[J]. J Physiol Pharmacol, 2002, 53: 515-524.

[83] BAILEY DM, DEHNERT C, LUKS AM, et al. High-altitude pulmonary hypertension is associated with a free radical-mediated reduction in pulmonary nitric oxide bioavailability[J]. J Physiol, 2010, 588: 4837-4847.

[84] BAILEY DM, RIMOLDI SF, REXHAJ E, et al. Oxidative-nitrosative stress and systemic vascular function in highlanders with and without exaggerated hypoxemia[J]. Chest, 2013, 142: 444-451.

[85] SEO B, OEMAR BS, SIEBENM NN, et al. Both ETA and ETB receptors mediate contraction to endothelin-1 in human blood vessels[J]. Circulation, 1994, 89: 1203-1208.

[86] MODESTI PA, VANNI S, MARABITO M. Role of endothelin-1 in exposure to high altitude: Acute mountain sickness and endothelin-2 (ACME-1) study[J]. Circulation, 2006, 114: 1410-1416.

[87] HORGAN MJ, PINHEIRO JM, MALIK AB. Mechanism of endothelin-1-induced pulmonary vasoconstriction[J]. Circ Res, 1991, 69: 157-164.

[88] 汪海. 职业性高原病药物治疗学[M]. 北京: 军事医学科学出版社, 2010: 311-315.

[89] KOUREMBANAS S, MARSDEN PA, MCQUILLIAN RP, et al. Hypoxia induces endothelin gene expression and secretion in cultured human endothelium[J]. J Clin Invest, 1991, 88: 1054-1057.

[90] ROSSI GP, SECCIA TM, NUSSDORFER GG. Reciprocal regulation of endothelial-1 and nitric oxide: Relevance in the physiology and pathology of the cardiovascular system[J]. Int Rev Cytol, 2001, 209: 241-272.

[91] WOOD DR, MONTGOMERY HE. Angiotensin-Coverting Enzyme and genetics at high altitude[J]. High Alt Med Biol, 2001, 2 (2): 201-210.

[92] ALVAREZ A, TERRADOS N, ORTOLANO R, et al. Genetic variation in the rennin-angiotensin system and athletic performance[J]. Eur J Appl Physiol, 2000, 82: 117-120.

[93] KAMIKOMAKI N, TSUDA Y, NISHIOKA O. The change of serum angiotensin-coverting enzyme level during stay at high altitude[J]. Jap J Mount Med, 2002, 22: 79-82.

[94] HOTTA J, HANAOKA M, DROMA Y. Polymorphisms of rennin-angiotensin system genes with high altitude pulmonary edema in Japanese subjects[J]. Chest, 2004, 126: 825-830.

[95] MORRELL NW, SARYBAEV AS, ALIKHAN A, et al. ACE genotype and risk of high-altitude pulmonary hypertension in kyrghiz highlanders[J]. Lancet, 353: 814.

[96] ALDASHEV AA, SARYBAEV AS, SYDYKOV AS, et al. Characterization of high-altitude pulmonary hypertension in the Kyrgyz: association with angiotensin-converting-enzyme genotype[J]. Am J Respir Crit Care Med, 2002, 166: 1396-1402.

[97] ALDASHEV AA, SARYBAEV A, MORRELL NW, et al. Angiotensin-converting enzyme gene I/D polymorphism and high altitude pulmonary hypertension in high altitude residents[J]. High Alt Med Biol, 2002, 3: 135.

[98] ALDASHEV AA, SARYBAEV AS, SADYKOV AS, et al. High altitude pulmonary hypertension in Kyrgyz: association with the ACE genotype[M]//VISCOR G. Health and Height. Publications: Universitat de Barcelona, 2003: 67-73.

[99] ALDASHEV AA. Gene polymorphisms and high altitude pulmonary hypertension[M]//ALDASHEV AA, NAEIJE R. Problems of High Altitude Medicine and Biology. Berlin: Springer, 2007: 151-168.

[100] YU MT, WANG XQ, CHEN QH, et al. The study of angiotensin-converting enzyme gene polymorphism in humans of different ethnicity and at different altitudes[J]. High Alt Med Biol, 2004, 5: 244.

[101] NELSON MT, QUAYLE M. Physiological roles and properties of potassium channels in arterial smooth muscle[J]. Am J Physiol, 1995, 268: 799-822.

[102] WANG J, JUHASZOVA M, RUBIN LJ, et al. Hypoxia inhibits gene expression of voltage-gated K^+ channel alpha subunits in pulmonary artery smooth muscle cells[J]. J Clin Invest, 1997, 100 (9): 2347-2353.

[103] YUAN XJ, GOLDMAN WF, TOD ML, et al. Hypoxia reduced potassium currents in cultured rat pulmonary but not mesenteric arterial myocytes[J]. Am J Physiol, 1993, 264 (2): 116-123.

[104] YUAN XJ, WANG J, JUHAAZOVA M, et al. Molecular basis and function of voltage-gated K^+ channels in pulmonary arterial smooth muscle cells[J]. Am J Physiol Lung Cell Mol Physiol, 1998, 274 (4): 621-635.

[105] POST JM, GELBAND CH, HUME JR. Ca^{2+} inhibition of K^+ channels in canine pulmonary artery. Novel mechanism for hypoxia-induced membrane depolarization[J]. Cir Res, 1995, 77: 131-139.

[106] HONG Z, WEIR EK, NELSON DP, et al. Subacute hypoxia decreases voltage-activated potassium channel expression and function in pulmonary artery myocytes[J]. Am J Respir Cell Mol Biol, 2004, 31: 447-343.

[107] WEIR EK, REEVE HL, PETERSON DA, et al. Pulmonary vasoconstriction, oxygen sensing and the role of ion channels[J]. Thomas A Neff lecture Chest, 1998, 114 (S1): 17-22.

[108] REMILLARD CV, YUAN J. High altitude pulmonary hypertension, role of K^+ and Ca^{2+} channels[J]. High Alt Med Biol, 2005, 6 (2): 133-146.

[109] SCHERRER U, SARTORI C, LEPORI M. High-altitude pulmonary edema: from exaggerated pulmonary hypertension to a defect in transepithelial sodium transport[J]. Adv Exp Med Biol, 1999, 474: 93-107.

[110] ALBERT TJ, SWENSON ER. Peripheral chemoreceptor responsiveness and hypoxic pulmonary

vasoconstriction in humans[J]. High Alt Med Biol, 2014, 15（1）: 15-20.

[111] HOHNE C, DRZIMALLA M, KREBS MO, et al. Atrial natriuretic peptide ameliorates hypoxic pulmonary vasoconstriction without in fluencing systemic circulation[J]. J Physiol Pharmacol, 2003, 54: 497-510.

[112] BARER GR, BEE D, WACH RA. Contribution of polycythemia to pulmonary hypertension in simulated high altitude in rats[J]. J Physiol, 1983, 336: 27-38.

[113] WILL DH, MCMURTRY IF, REEVES JT, et al. Cold-induced pulmonary hypertension in cattle[J]. J Appl Physiol, 1978, 45: 469-473.

[114] ALLEMANN Y, HUTTER D, LIPP E. Patent foramen ovale and high altitude pulmonary edema[J]. JAMA, 2006, 296: 2954-2958.

[115] JAYET PY, RIMOLDI SF, STUBER T. Pulmonary and systemic vascular dysfunction in young off spring of mothers with preeclampsia[J]. Circulation, 2010, 122: 488-494.

[116] NAEIJE R, CHESLER N. Pulmonary circulation at exercise[J]. Compr Physiol, 2012, 2: 711-741.

[117] WARD MP. Pulmonary Circulation[M]//Mountain Medicine: A clinical study of cold and high altitude. London: Crosby Lockwood Staples, 1975: 97-100.

[118] BARER GR, HOWARD P, SHAW JW. Stimulus-response curves for the pulmonary vascular bed to hypoxia and hypercapnia[J]. J Physiol, 1970, 211: 139-155.

[119] SYLVESTER JT, SHIMODA LA, AARONSON PI, et al. Hypoxic pulmonary vasoconstriction[J]. Physiol Rev, 2012, 92（1）: 367-520.

[120] EULER US, LILJISTRAND G. Observations on the pulmonary arterial blood pressure in the cat[J]. Acta Physiol Scand, 1946, 12（4）: 301-320.

[121] RABINOVITCH M, GAMBLE W, NADAS AS, et al. Rat pulmonary circulation after chronic hypoxia: Hemodynamic and structural features[J]. Am J Physiol, 1979, 236（6）: 818-827.

[122] ALEXANDER AF. The bovine lung: Normal vascular histology and vascular lesions in high mountain disease[J]. Respiration, 1962, 19（2）: 528-542.

[123] MORET PR, COVARRUBIAS E, COUDERT J, et al. Cardiocirculatory adaptation to chronic hypoxia. III. Comparative study of cardiac output, pulmonary and sysemic circulation between sea level and high altitude residents[J]. Acta Cardiol, 1971, 27（5）: 596-619.

[124] HULTGREN HN, KELLY J, MILLER H. Pulmonary circulation in acclimatized man at high altitude[J]. J Appl Physiol, 20: 239-243.

[125] SWENSON ER, ROBERTSON HT, HLASTALA MP. Effects of inspired carbon dioxide on ventilation-perfusion matching in normoxia, hypoxia and hyperoxia[J]. Am J Respir Crit Care Med, 1994, 149: 1563-1569.

[126] SYLVESTER JT, CYMERMAN A, GURTNER G. Components of alveolar-arterial O_2 gradient during rest and exercise at sea level and high altitude[J]. J Appl Physiol, 1981, 50: 1129-1193.

[127] COUDERT J, PAZ-ZAMORA M, BARRAGAN I, et al. Regional distribution of pulmonary blood flow

in normal high altitude dwellers at 3 650 m（12 200 ft）[J]. Respiration，1975，32：189–195.

[128] SPIELVOGEL H，VARGAS E，ANTEZANA G，et al. Effects of posture on pulmonary diffusing capacity and regional distribution of pulmonary blood flow in normal male and female high altitude dwellers at 3 650 m（12 200 ft）[J]. Respiration，1978，35：125–131.

[129] GALE GE，TORRE–BUENO JR，MOON RE. Ventilation–perfusion inequality in normal humans during exercise at sea level and simulated altitude[J]. J Appl Physiol，1985，58：978–988.

[130] MELOT C，NAEIJE R，HALLEMANS R. Hypoxic pulmonary vasoconstriction and gas exchange in normal man[J]. Respir Physiol，1987，68：11–27.

[131] LOCKHART A，ZELTER M，MENSCH–DECHENE J，et al. Pressure–flow–volume relationships in pulmonary circulation of normal highlanders[J]. J Appl Physiol，1976，41（4）：449–456.

[132] SCHERRER U，TURINI P，THALMANN S. Pulmonary hypertension in high–altitude dwellers：Novel mechanisms，unsuspected predisposing factors[J]. Adv Exp Med Biol，2006，588：277–291.

[133] HLASTALA MP，LAMM WJ，KARP A，et al. Spatial distribution of hypoxic pulmonary vasoconstriction in the supine pig[J]. J Appl Physiol，2004，96：1589–1599.

[134] WEST JB，SCHOENE RB，MILLEDGE JS. Pulmonary circulation[M]//High Altitude Medicine and Physiology. London：Hodder Arnold，2007：94–96.

[135] PENALOZA D，BANCHERO N，SIME F，et al. The heart in chronic hypoxia[J]. Biochem Clin，1963，1：293–299.

[136] PENALOZA D，ARIAS–STELLA，SIME F，et al. The heart and pulmonary circulation in children at high altitudes：physiological，anatomical and clinical observations[J]. Pediatrics，1964，34：568–582.

第 30 章　高原右心室肥大

前　言

1937 年卡泼特拉（Capdehourat）首先观察到右心室优势是安第斯山的玻利维亚高山健康居民中一个常见的心电图（electrocardiogram，ECG）征象[1]。1947 年罗塔（Rotta）在秘鲁的矿区小镇莫罗科查（4 540 m）对 400 人进行后前位胸片检查，对 100 人进行 ECG 检查，发现高原居民均有一定程度的右心室肥大（right ventricular hypertrophy，RVH）[2]。1956 年卡西欧·科里利亚诺（Casio Corigliano）观察到从高原来的矿工中 RVH 是 ECG 的常见征象[3]。1954 年 Rotta 在莫罗科查对 5 例在工作中意外急死的尸体进行了解剖，检测了全心脏重量，并应用赫尔曼－威尔逊（Hermann–Wilson）指数检测心脏的左心室重量与右心室重量比值（LV/RV），发现其中 2 例有显著的 RVH，另 2 例为中度 RVH，仅 1 例心脏正常[4]。其后，1956 年 Rotta 等最早应用心导管检测 PAP，对比了成年健康男性的海平面居住者、高原短期居住者和高原持续居住者（均在莫罗科查）及 2 例慢性高山病（CMS）患者的肺循环，结果高原居住者可见具有中度的肺动脉高压，而 MPAP 在高原持续居住者为 24 mmHg，高于高原短期居住者的 18 mmHg，CMS 患者则 PAP 最高达 47 mmHg，认为可能的机制，一是缺氧的程度，二是由此反映的全身和肺的血容量及心输出量的大小，这也是高原居民发生 RVH 的原因[5]。

这些早期开拓性的研究为高原医学打开了高原性右心室肥大的一页，而这影响到心脏在人类对高原的习服—适应中所具有的地位，以及心脏在各型高原性疾病时所发生的病理生理和病理形态学变化[6]。

第 1 节　肺动脉高压及右心工作负荷

高原 RVH 是由于低氧性肺动脉高压导致右心工作负荷增加的结果。在海拔 3 000 m 以上，MPAP 的高低直接与由大气压（PB）决定的吸入气氧分压（PiO₂）再影响到肺泡气氧分压（P_AO_2）所相关，在高原 MPAP 与 P_AO_2 间呈一种线性回归方程（linear regression equation）关系，由此 MPAP

可以被估算并预示，如在拉巴斯，预示 MPAP 为 23 mmHg，与实测值 22.9 mmHg 十分接近[7]。因此也可以间接估计高原右心室肥大程度。

塞姆（Sime）等对出生并生长在高原的儿童进行研究，因其具有肺动脉高压及肺血管阻力增高，由此引起右心室工作负荷加大。在秘鲁海拔 4 330 ~ 4 540 m 处对 32 名儿童进行心导管检测，并以 19 名海平面儿童做对照，两组均为健康儿童。结果 1 ~ 5 岁组 MPAP 高原儿童大于海平面儿童（45 mmHg vs. 13 mmHg），右心室工作负荷 [right ventricular work，kg/（min·m^2）] 高原儿童明显大于海平面儿童（3.05 vs. 0.84）；在 6 ~ 14 岁组，MPAP 高原儿童仍大于海平面儿童（28 mmHg vs. 10 mmHg），右心室工作负荷高原儿童依然大于海平面儿童（1.83 vs. 0.78）[8]。

Penaloza 对 38 名健康人（17 ~ 34 岁）进行研究，他们出生并生长在海拔 3 658 m 而其后 8 年生活在海拔 4 268 m 以上地区，心导管系在莫罗科查进行。另以 25 名出生和生长在海平面的健康人做对照。结果 SPAP、DPAP 及 MAPA 的均值在高原组各为（41±2.1）mmHg、（15±1.2）mmHg、（28±1.7）mmHg；海平面组各为（22±0.7）mmHg、（6±0.5）mmHg 及（12±0.4）mmHg（P<0.001）。右心室收缩期、舒张期Ⅰ、舒张期Ⅱ和平均压的均值，高原组各为（42±1.8）mmHg、（-3.5±0.31）mmHg、（3.6±0.34）mmHg 及（18±0.7）mmHg，海平面组各为（26±0.6）mmHg、（-1.6±0.14）mmHg、（3.4±0.25）mmHg 及（9±0.3）mmHg，右心室收缩压及平均压在 2 组间有显著差异（P<0.001）[9]。

通过在玻利维亚拉巴斯的研究，得出结论为高原世居者与平原人之间的肺循环是不同的，高原世居者有较高的 MPAP、较高的肺血管阻力及较高的右心室压力；此外当做同样功率的运动时，高原人的 MPAP 升高百分率高于平原人。高原人有低的 SaO$_2$、低的 PaO$_2$ 及低的 PaCO$_2$，但其血 pH 仍无改变。尽管高原人的 PAP 较高，但高原人与平原人在肺部不同区域的肺血流分布百分率则并无不同[10]。

马诺哈尔（Manohar）等以牛做实验，一组牛急性低氧予吸入 14% O$_2$，相当于海拔 3 500 m，结果动脉血氧分压（PaO$_2$）急剧下降，由（90±1）mmHg 降至（48±1）mmHg；MPAP 由（34±3）mmHg 升至（43±4）mmHg，升高了 26%，右心室舒张末压（RVEDP）则增高，由（7±1）mmHg 升至（8±1）mmHg，增高了 14%，心率增快、主动脉压升高。另一组牛为慢性低氧，在模拟海拔 3 500 m 的低压舱内 53 d，结果 PaO$_2$ 由（91±1）mmHg 降至（48±1）mmHg，MPAP 由（73±9）mmHg 增至（98±10）mmHg，增高了 29%，RVEDP 由（17.2±2）mmHg 增至（24±2）mmHg，增加了 40%。可见不论急性或慢性低氧，均发生肺动脉压增高而右心室负荷明显增大[11]。

第 2 节　高原自然和实验动物的右心室肥大

一、动物种属对高原低氧的易感性差异

某些生活在高原的动物也和人一样发生右心室肥大，有牛类、兔、羔羊、猪、猫、马、荷兰猪、

狗等[12]。而不同的平原动物在迁徙到高原后出现肺动脉高压和右心室肥大的发生率和程度也各有不同[13]。不同种属的动物对高原低氧出现不同的肺血管反应。这种种间差别也表现在出生后低氧刺激下不同的肺血管收缩反应和不同的肺血流量上[14]。其中如牛这一物种，其肺小动脉的肌层天生较厚，这是对低氧性肺血管收缩反应极为强烈的形态学基础[15]，当平原牛进入高原后，这一反应的结果是肺动脉平滑肌的进一步显著增生，由此造成恶性循环而至严重的肺动脉高压导致右心室肥大、扩张、衰竭即所称胸档病[16]（见第62章）。相反羊类属于对低氧性肺血管反应的抵抗型，如小羊羔在海拔3 870 m并不出现肺动脉高压[17]。由上可见，在种属中，牛是高反应的易感者，而羊为低反应者，如果我们能发现动物种属中差异的基础，那么我们就能找到人类不同肺动脉反应的线索[14]。

在平原物种中，为什么小羊、鸡等以红细胞增多为低氧反应[18]，而牛类等以肺动脉增压为反应，其中基因水平的调控是关键。

在高原土生物种中，均为肺血管对低氧的低反应型。其特点是物种间的差异较小，种群内的差异也较小。典型的在南美安第斯为：美洲驼（Lama glama）、骆马（vicuna）、羊驼（alpaca）、安第斯野生褐色美洲驼（guanaco）、秘鲁高山兔（viscacha）及豚鼠（guinea pig）。在青藏高原的物种为：牦牛（yak）、藏绵羊（Tibetan sheep）、高原鼠兔（plateau pika）及喜马拉雅旱獭（Himalayan marmot）[19]。这些种系完全无血缘关系，特别是南美安第斯和青藏高原远隔重洋，不同物种出现相似的高原适应模式，即称之为趋同进化（convergent evolution），强烈地证明是自然选择适应性进化的结果[20]。

由此Heath将以上动物归为两类：高原遗传适应性动物（high-altitude genetically adapted animals）及高原非遗传适应性动物（non-genetically adapted animals）。前者具有薄壁的肺动脉树、体积小于正常组织的颈动脉体、高的动脉血氧饱和，使之能有效地应对高原环境达到完美的境地。相反，后者则难以适应高原，并常出现严重的临床问题，诸如牛患胸档病（见第62章），而人患CMS（蒙赫病）[21]。

二、高原右心室肥大的动物模型

通过建立低氧下心脏和肺的变化发展的动物模型，可以为人类低氧性疾病的机制提供重要借鉴[22]，当然包括高原性心脏病、高原心血管畸形、高原地区的慢性阻塞性肺疾病等典型的高原低氧性疾病。

1. 鼠类

海格曼（Highman）等将大鼠置于模拟海拔7 620 m，4 h/d，30 d后心脏重量比海平面对照组增加了62%。心脏为全心肥大，但以右心为主。心肌细胞轻度脂肪变性、灶性坏死或萎缩[23]。巴纳德（Barnard）等将小鼠置于模拟海拔4 000～6 000 m的低压舱中35～45 d，发现在海拔5 200 m仅有右心室肥大，而在6 000 m则左、右心室均有显著肥大，认为缺氧严重时导致全心肥大，但未发现肺小动脉的肌性增生[24]。

2. 荷兰猪

瓦尔迪维亚（Valdivia）等将荷兰猪置于模拟海拔 5 480 m 的低氧舱内 7 w，第 2 w 即发生右心室扩大，第 3 w 出现 RVH，8 w 后右心室显著肥大，先始于心前壁，尤以漏斗部为明显，而后延及全右心，但仍以心前壁为显著[25]。随之他们又对比了在模拟低氧下和在自然条件下荷兰猪的心脏重量变化，他们将动物分为 4 组，前 2 组将荷兰猪置于低压舱模拟不同海拔高度，第 3 组为在高原自然生长的荷兰猪，第 4 组为在海平面生长的荷兰猪。处死后心脏以福尔马林固定，然后测其重量，再与海平面 9 只正常荷兰猪的左 / 右心比值为 1.87 相比较。结果见表 30.1。由此得出结论，不论模拟低氧或自然条件下，在海拔 3 650 m 以上，荷兰猪即可发生右心室肥大，海拔越高越明显[26]。

表 30.1　荷兰猪在模拟高原低氧及高原自然条件下的右心室肥大

实验动物条件	只数	体重 /g	心脏总重 /g	左心重 /g	右心重 /g	左 / 右心比值
模拟 3 657 ～ 4 267 m 3 个月	15	900	2.86	1.076	1.02	1.09
模拟 4 877 ～ 5 486 m 1 个月	47	686	2.84	1.11	1.05	1.06
自然生长在秘鲁 4 023 m	9	522	1.81	0.79	0.61	1.31

右心室肥大是肺动脉高压的结果，伦达斯（Rendas）等对不同年龄组（2 ～ 4 w、5 ～ 8 w 及 9 ～ 12 w）的豚鼠，给予吸入低氧气体（10% O_2）5 min，结果与基础 PAP 相比，MPAP 在 2 ～ 4 w 组升高 41.3%，5 ～ 8 w 组升高 83.0%，9 ～ 12 w 组上升 136.9%，总肺阻力（total pulmonary resistance，TPR）在以上年龄组各增高 66.4%、92.4% 及 138.9%。这种随年龄增加而肺血管反应性的差异，是与随年龄增长而进行性的平滑肌扩延进入肺动脉终末支有关[27]。

三、右心室肥大的可复性

狗对低氧的耐受较强，在海拔 1 524 m 出生的小狗其肺动脉压和右心室压力很快下降，右心室肥大随之消退[28]。

Heath 将小鼠置于模拟海拔 5 500 m 5 w 时间，结果很快出现右心室肥大及全心体扩大。当将这些动物再返回海平面，经过了与上相同的 5 w 时间，右心室肥大逐步又恢复到正常[29]。亚伯拉罕（Abraham）等将雌性幼年大白鼠置于模拟海拔 5 500 m 下右心室可迅速发生肥大，右心室压进行性增高，肺小动脉肌性增生。在解除缺氧后，则以上变化得以逐渐恢复[30]。Heath 等对 3 组成年雄性 Wistar 大白鼠进行模拟高原低氧实验。第 1 组在减压舱内减压到 PB 380 mmHg，相当于海拔 5 500 m，共 5 w；第 2 组与第 1 组一样减压 5 w，然后在常压下经 5 w 恢复；第 3 组为在常压 5 w 的对照组。解剖时右心室重量以左、右心室重量比值（LV/RV ratio）判定，肺主动脉干中层厚度以与主动脉中层厚度比值表示，颈动脉体容量以辛普森（Simpson）法对组织学切片检测。结果第 1 组右心室肥大、肺动脉主干中层肥厚，与对照组比颈动脉体容量增加。第 2 组的变化经 5 w 恢复基本上已接近正常。

这些病理与人类患慢性阻塞性肺疾病甚为相似。实验显示低氧下很快产生肺动脉高压，但从解剖学看，其肺血管恢复的时间与低氧应激的时间正好相当[31]。作者将大鼠置于与 Abraham 等同样低氧性实验条件，并未发现肺血管肌性增生等变化，认为这种差别可能由于实验鼠的性别不同。

利奇（Leach）等观察了低氧性肺动脉高压及右心室肥大的发生和恢复过程。首先将大鼠置于低压舱内模拟高原经 3 w 或以上时间而形成肺细小动脉肌化、右心室肥大及红细胞增多。然后将一组大鼠返回平原常氧环境，另一组放回常氧和间歇性常氧的条件下。结果 6 w 后，2 组的右心室肥大均告恢复；12 w 后，2 组的肺血管结构性改变均未完全恢复；而在回到常氧环境组的红细胞数量在第 6 w 恢复，而间歇常氧组到第 12 w 尚未恢复[32]。提示肺动脉高压及 RVH 恢复均较快，而肺动脉结构性变化的消退则需要更长的时间。Heath 认为由于肺小动脉尚无闭塞性内膜纤维化，因此其肺动脉高压及肺血管结构性改变及 RVH 均有可复性[33]。

上述这些低氧性肺动脉高压及高原性右心室肥大不同动物模型的建立，将为药物防治手段的研究提供依据[34,35]。

第 3 节　人体解剖学改变

在青藏高原由于民族习俗及宗教信仰，对高原世居民族的尸体解剖资料获取较少。在南美安第斯，秘鲁卡耶塔诺埃雷迪亚(Cayetano Heredia)大学高原研究所的学者们对此做了大量和系统的研究。

1. 小儿高原 RVH

Arias–Stella 及雷卡瓦伦（Recavarren）对 2 组儿童的尸体解剖并做对比，一组为高原，在赛罗·德·帕斯科及拉奥罗亚（3 730 m）取样，59 例小儿均系急性死亡，对其进行尸体解剖和右心重量的分析，该组年龄为自出生至 10 岁，另以海平面利马处的 70 例同样年龄的小儿尸解为对照[36]。将年龄分为 4 组，应用 Hermann 及 Wilson 指数作右心室重量指数，即将心脏自房室沟至心尖 5 等分后分离左、右心室，分别测重，计算左心室 / 右心室重量指数（LVW/RVW）[37]。据该作者报道在平原正常成人 Hermann 及 Wilson 指数为 1.46 ～ 2.14，指数 <1.46 提示右心室肥大，指数 >2.14 提示左心室肥大。按此指数高原组为 0.77 ～ 1.27，而平原组为 0.92 ～ 1.83，在 2 ～ 10 岁组，海平面组为 1.8，高原组为 1.3，说明高原组右心较海平面组为重。

在海平面，新生儿于出生后 3 个月，左心室重量已大于右心室，而在高原出生的新生儿，持续暴露于低氧环境，其肺小动脉和肺细小动脉保持着胎儿型结构，即有着丰富的平滑肌中层，使肺小动脉阻力增加而肺动脉压力增高（见第 27 章），导致小儿在 3 个月时右心依然占优势，而明显的 RVH 从出生直到 10 岁时一直显示出来（图 30.1）。值得注意的是，高原组 LVW/RVW 比率显示其右心室优势在出生时便大于海平面组（表 30.2）。

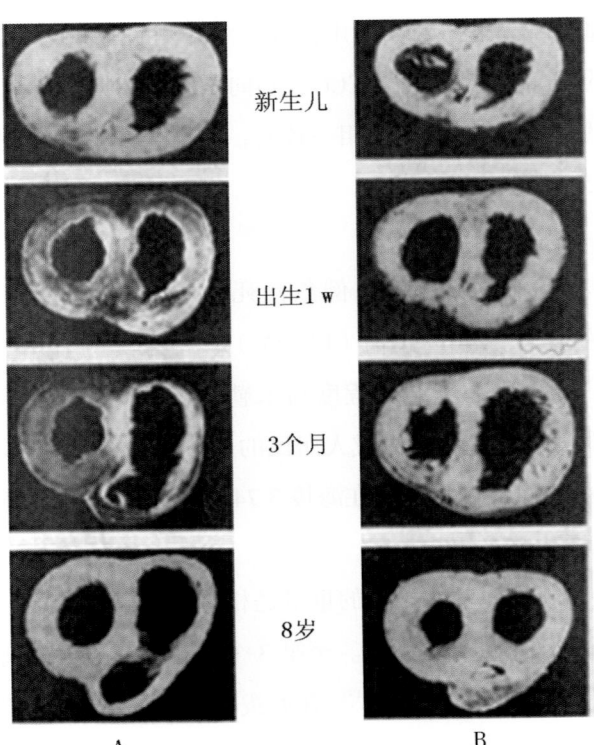

图 30.1　高原与海平面出生的新生儿随年龄增长左／右心室厚度的对比

A—秘鲁利马海平面（150 m）；B—在高原。可见在海平面出生 3 个月时已明显转为左心优势，至 8 岁已完全为左心优势；而在高原出生后，直至 3 个月时，右心室明显肥大而与左心相当，直至 8 岁右心室肥大依然明显。（引自 Arias-Stella et al., 1962）

解剖学观察高原小儿右心室重量增加并非均一性的心室肥大，而是主要由于心底部重量增加，肥大部位以右心室流出道最显。年龄较小的高原第 1 组及第 2 组 LVW/RVW 比率较低，提示高原低氧性肺动脉高压在出生后很早就发生了[36]。

表 30.2　海平面与高原小儿不同年龄组 Hermann 和 Wilson 指数比较

年龄组	海平面组			高原组			t
	$\bar{x} \pm S_{\bar{x}}$	S	范围	$\bar{x} \pm S_{\bar{x}}$	S	范围	
新生及死产	0.92±0.084	0.194	0.97～1.18	0.77±0.057	0.140	0.50～0.90	—
1 d～3 个月	1.32±0.084	0.387	0.81～2.00	1.03±0.084	0.348	0.77～1.55	2.43[*]
4～23 个月	1.85±0.031	0.194	1.50～2.24	1.08±0.093	0.396	0.57～1.80	9.44[**]
2～10 岁	1.83±0.066	0.220	1.49～2.30	1.27±0.058	0.250	0.67～1.52	6.10[**]

注：t—Fisher 法检测，*—$P<0.05$，**—$P<0.001$。

他们认为右心室肥大是高原人的基本特征。按照 LVW/RVW 来判定右心室肥大的程度，最早期右心室肥大主要发生在基底部。通过对 4 例用标准方法检测右心室肥大，不能证明 RVH 是最小程度的肥大，RVH 早期局限于基底部，也与 ECG、心向量图（VCG）的所见相一致[38]。这种高原小儿生命早期的 RVH 是与肺血管的结构变化相一致的，如出生和生长在利德维尔的儿童其肌性肺小动脉中层比正常儿童厚 25%[39]。

2. 成人高原 RVH

Rotta 较早在莫罗科查的一项研究对 5 例急性死亡的世居者进行解剖，检测心室重量并以 Hermann-Wilson 法检测左右心室重量比值（LV/RV），结果 2 例有严重的 RVH，另 2 例为重度 RVH，余 1 例则 LV/RV 正常。右心室肥大程度与米勒（Müller）指数大致相关[40]。另一项在海拔 3 700 ~ 5 000 m 的研究对急性死亡的高原成人居民的尸体解剖，发现 RVH 的发生率为 30%[41]。然而 Recavarren 及 Arias-Stella 在秘鲁对 55 例在海拔 3 740 ~ 4 350 m 急性意外事故死亡的心脏解剖发现，右心室肥大的发生率高达 93%[42]。

在高原或海平面出生的新生儿其右心室的重量是相同的，但在高原出生后右心室生长较快，约于 30 d 时，右心室相对重量已超过海平面值。至第 3 个月右心室肥大达到最大值，并在整个成年期保持不变。肥大部位以右心室流出道最显著[43]。在海拔 3 750 m，右心室重量与左心室重量比值（RV/LV）计为 31.5%，而在海平面为 23.7%，显示在高原右心室重量增加了约 50%。但这只是中度肥大，如与海平面的慢性阻塞性肺疾病相比，后者 RVH 可增大至 300%。高原 RVH 的程度与所生活的海拔高度、肺动脉压力的高低及体力活动的强度相关。而左心室游离壁及室间隔的重量占体表面积是正常的。高原 RVH 在老年人及 Hct>60% 者更为常见[43,44]。

高原右心室肥大的部位有较强的选择性，肥大主要发生于心底部，以后才逐渐向体部和心尖部扩展。右心室底部（流出道）包括室间隔右侧上部和室上嵴，肥大程度远比体部和心尖部为显。右心室肥大发生的速度和程度，首先决定于肺动脉高压的严重度，但也与引起肺动脉高压的其他因素如肺血容量大小和肺动脉高压持续的时间长短有关。右心室肥大的解剖学与血流动力学及 ECG、VCG 的图形特征是一致的[42]。

通过解剖学证明，高原世居者普遍有 RVH，但在青藏高原世居者的胎儿及新生儿其右心的优势并不大于海平面的胎儿及新生儿，而移居高原汉族出生的儿童由于在高原低氧环境保持着肺小动脉的胎性结构和持续的肺动脉高压，其后又形成了大、小肺动脉的肌化，从而导致明显的肺动脉高压，而形成 RVH，甚而可以保持终身[45,46]。尽管目前缺乏有关青藏高原的人体解剖资料，但从以下的心电学及影像学可以证明高原世居人群藏族的 RVH 发生率明显为低，程度也轻。

West 等认为这种对低氧反应的高原 RVH 并非是适应性的，因为没有见其带来任何好处，相反造成心脏劳损[47]。不过高原持续居住者和世居者往往都有轻度的 RVH，应该在判定时认为是属于生理代偿性的。但是如果肺动脉高压程度高而持续性地存在，那么这种生理性的高原 RVH 也将转变为具有临床表现的病理性心脏疾患[48]。

第 4 节　高原 RVH 的 ECG 及 VCG

一、高原 RVH 的 ECG 及 VCG 特征

根据解剖学，高原 RVH 的特点也鲜明地反映在心电图（ECG）和心向量图（VCG）上。目前以 ECG 和 VCG 判定高原不同人群的 RVH 已做了大量研究，这也是临床上判定 RVH 最常用和最实用的方法。RVH 在高原因海拔、地区、人群、劳动等因素不同而不同。如以 ECG 上 V_1 和 V_2 导联的 R/S 比值 >50% 为单一判定 RVH 的标准，则在海拔 3 750 m 有 20% 的人具有 RVH 的表现，随着海拔增高，RVH 的发生率逐步上升。因此在获得这一结果时，对其具有的生理或病理界线应结合临床加以判别，而不宜轻易做出高原心脏病的结论。RVH 的发生率在高原小儿超过成人，在移居高原的平原人或处于习服阶段的南美印第安人明显高于高原世居藏族[49,50]（图 30.2、图 30.3）。

二、高原 RVH 的分型和诊断

由以上系统的资料可知，在高原上人体特别是成人，其 RVH 的 ECG 图形的空间 QRS 向量范围较宽，不论在肢体导联或胸前导联，QRS 综合波的外形均有明显的变异。空间 QRS 环在 2 个平面（额面及横面）有很大差异。由于高原右心室肥大发展过程的特点决定了高原心电生理的特殊性，因此高原 RVH 的 ECG 的诊断与平原有所不同[50]。目前学者们对高原 RVH 的 ECG 分型及诊断都是根据空间 QRS 向量（SAQRS）在 2 个面上的方位而加以确定的。

Penaloza 等[51] 根据在秘鲁的大量资料，将高原 ECG 及 VCG 图形分为 5 类：① SAQRS 在右下后 45° 位置，占成人的 38.4%；② SAQRS 在左下后 45° 位置，占 25.2%；③ SAQRS 在右上后 45° 位置，即 $S_ⅠS_ⅡS_Ⅲ$ 型，占 9.6%；④ SAQRS 在左上后 45° 位置，占 6.4%；⑤ SAQRS 在右下前 45° 位置，占 8.0%（图 30.4 ～ 图 30.8）。

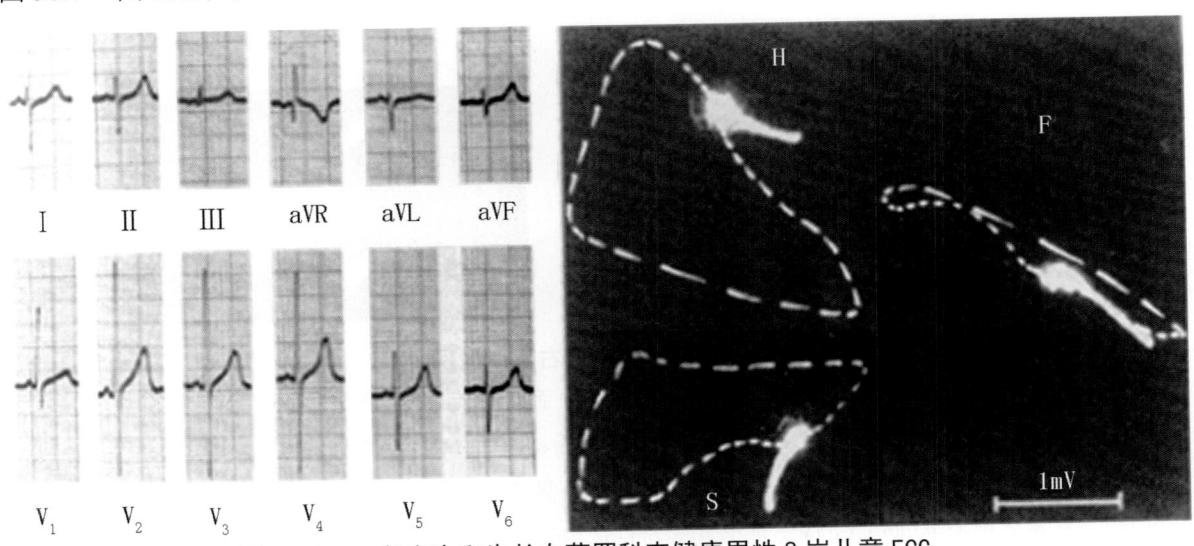

图 30.2　一名出生和生长在莫罗科查健康男性 8 岁儿童 ECG

ECG 示电轴右偏，AQRS 为 180°，RaVR，RsV_1，明显顺钟向转位。VCG 额面 QRS（SAQRS）在右下前 45° 位置，为典型的 RVH 图形。（引自 Penaloza，2003）

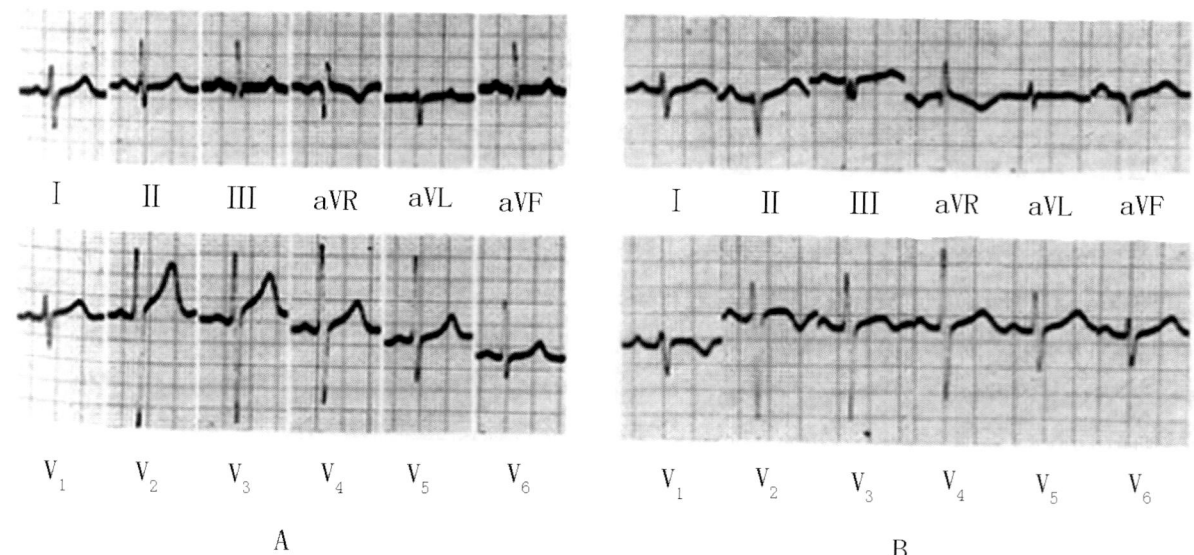

图30.3　两名生活在莫罗科查的健康成年男性 ECG

A—AQRS 为 135°，V$_1$ 呈 rS，T 直立，为轻度 RVH；B—AQRS 为 120°，V$_1$ 呈 rS，TV$_{1-3}$ 倒置，为 RVH。此 2 人均无任何临床症状。（引自 Penaloza，2003）

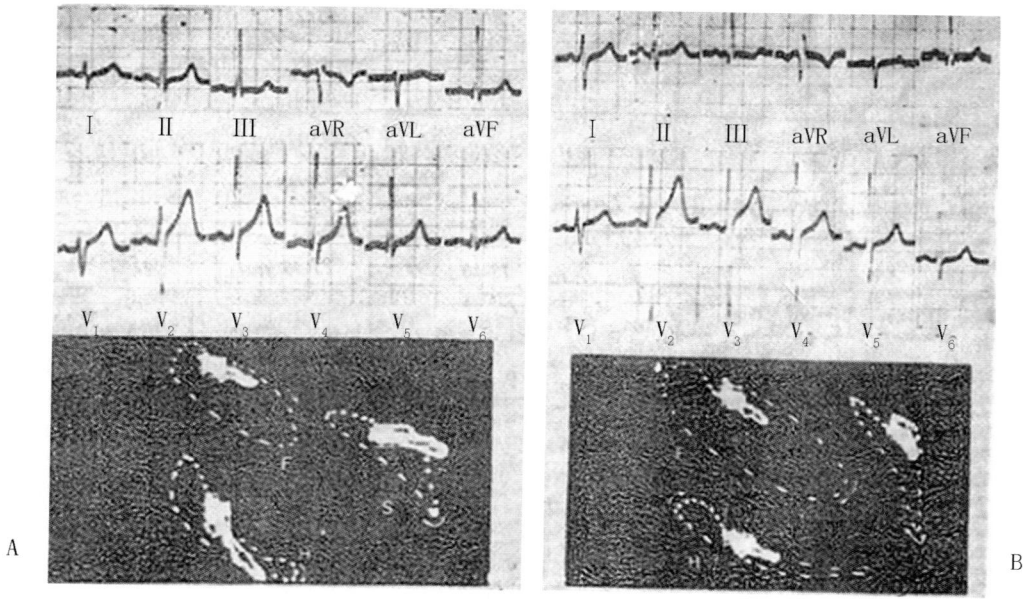

图30.4　RVH 右下后型例

A—23 岁高原健康男性，SAQRS 位于右下后，额面投影定向为 +95°。QRS 环在额面展开，在 3 个水平位均见顺钟向转位。中间及终末向量环几乎相等。他的右心室收缩压为 43 mmHg，Hb 22 g/dL，Hct 60%，SaO$_2$ 82%。B—22 岁高原健康男性，SAQRS 位于右下后，额面投影定位为 +115°。在横面上见 QRS 环在额面及侧面展开，呈 "8" 字形样旋转。

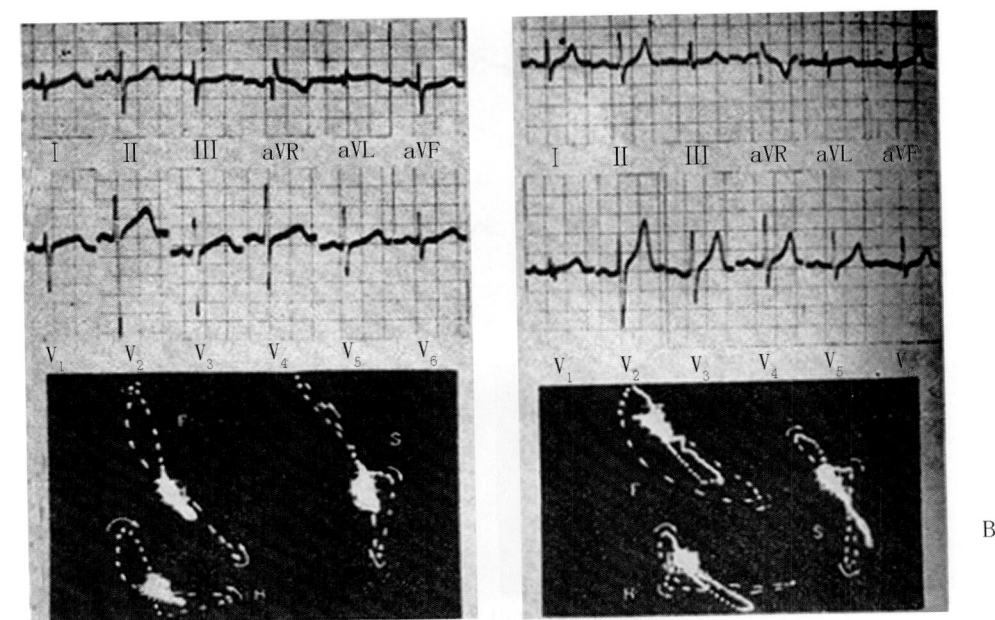

图 30.5　RVH 趋于右下后型例

　　A—25 岁高原健康男性，SAQRS 未确定，在所有 6 个肢体导联均可见双向性 QRS 综合波。在横面投影上 QRS 环呈 "8" 字形样旋转，终末 QRS 环增大。B—35 岁高原健康居住者，SAQRS 趋于左，终末 QRS 环增大，额面 QRS 环拓宽及顺钟向转位。V_1 出现 rsr's' 波形，横面 QRS 环呈 "8" 字形。

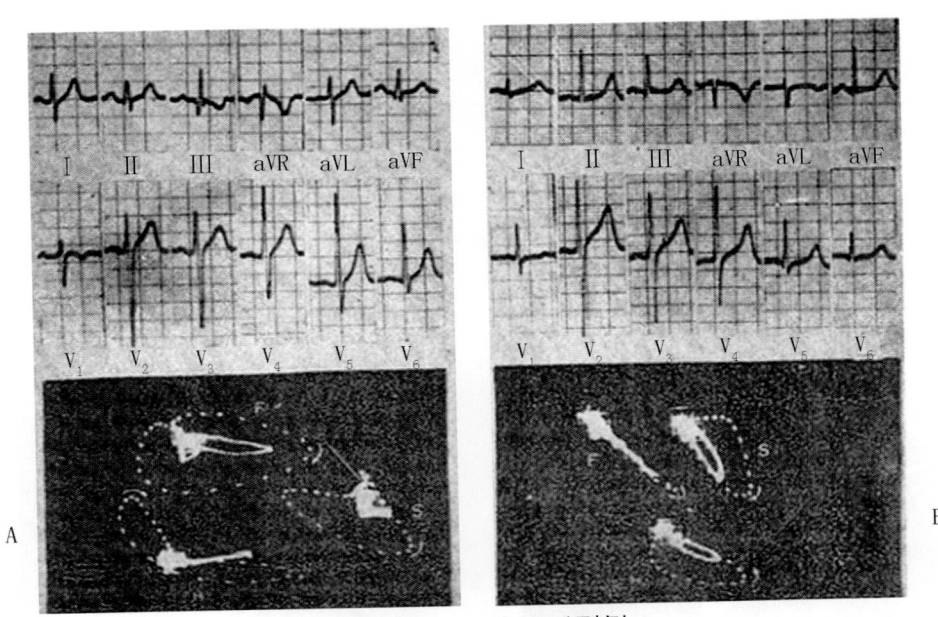

图 30.6　RVH 左下后型例

　　A—28 岁高原健康男性，SAQRS 位于左下后，额面投影于 +70°。QRS 环形态于海平面仅有轻度差异。然而额面 QRS 环增大，在 3 个水平位均见顺钟向转位。横面 QRS 环呈现出 2 个部分。B—31 岁高原健康居住者，SAQRS 位于左下前，肢体导联 QRS 外形正常，V_1 呈 Rs 综合波，横面 QRS 环趋向前位及逆钟向转位。QRS 终末向量小。此例右心室收缩压 37 mmHg，Hb 21 g/dL，Hct 62%，SaO_2 81%。

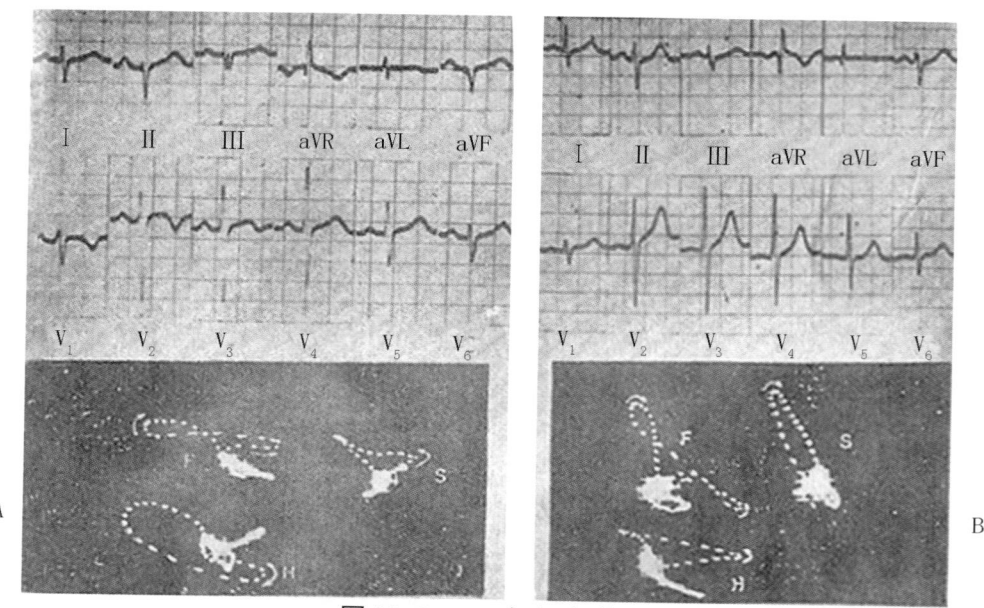

图 30.7　RVH 右上后型例

　　A—27 岁高原健康居住者，SAQRS 位于右上后，额面投影于 -120°。呈现 $S_I S_{II} S_{III}$ 型。所有胸前导联均呈 rS 型。终末 QRS 向量明显占优势。额面 QRS 环呈"8"字形，横面 QRS 环顺钟向转位。右心室收缩压 42 mmHg，Hb 21 g/dL，Hct 61%，SaO_2 82%。B—38 岁高原健康居住者，SAQRS 位于左上后，额面投影于 -75°。QRS 形态与上例 A 相似，但 LI 及左胸前导联呈 Rs 型。终末 QRS 向量占优势，但仅轻度趋向于右。横面 QRS 环逆钟向转位，环体呈"8"字形。

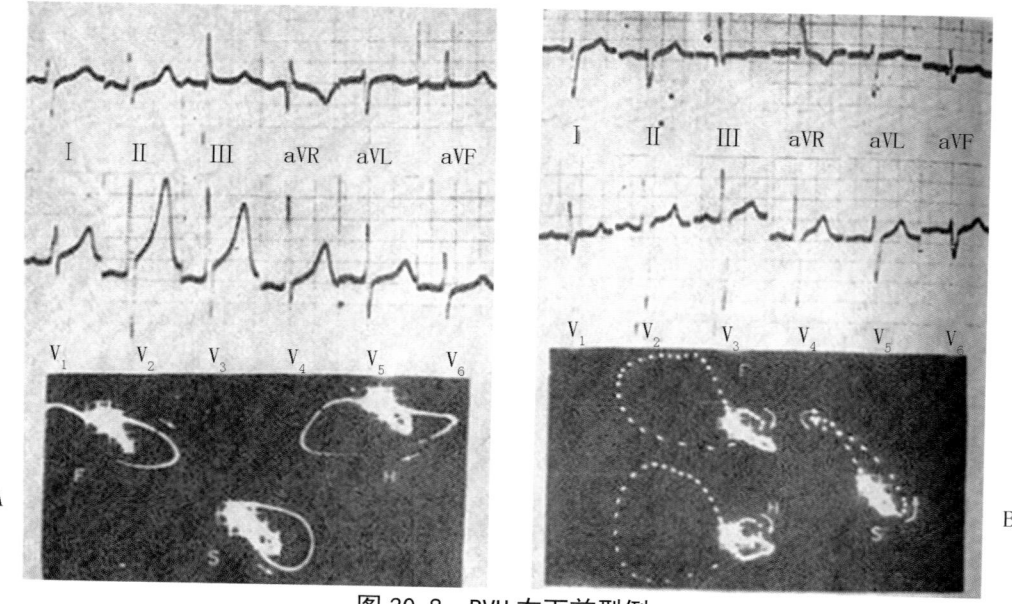

图 30.8　RVH 右下前型例

　　A—22 岁高原健康居住者，SAQRS 位于右下前，右胸前导联为阳性 QRS 综合波，T 波直立。额面和横面 QRS 环拓宽及顺钟向转位。此例右心室收缩压 50 mmHg，Hb 23 g/dL，Hct 66%，SaO_2 79%。B—20 岁高原健康居住者，SAQRS 位于右上前，右 QRS 向量和终末 QRS 向量增大。呈现 $S_I S_{II} S_{III}$ 型，RaVR，V_1 呈 qRs 型。

陈显声等[52]以 ECG 的 QRS 轴划分为左、右、上、下 4 个方位，结合 VCG、QRS 环的类型和分布情况，也分为 5 个类型，即①右下型（Ⅰ型）：又分为右下偏后型（Ⅰ–A 型）及右下偏前型（Ⅰ–B 型）。②右上偏后型（Ⅱ型）。③左上后型（Ⅲ型）。④不完全右束支传导阻滞型（Ⅳ型）。

吴天一等对在青藏高原海拔 4 067 m 和 4 179 m 两地 149 例世居藏族（男性 96 例，女性 53 例）和在该高原居住 15 年以上的汉族移居者 123 例（男性 90 例，女性 33 例）的健康青壮年，均做临床体检、ECG、VCG、UCG、X 线胸片、血气、血氧饱和度及血常规等全面检查，排除了各型器质性心血管病及高原病，无任何临床症状，劳动及生活均正常。另外经临床确诊的高原性心脏病 100 例（男性 63 例，女性 37 例），均为移居汉族。应用 Model–FD–31P 三要素 ECG 机，常规记录Ⅰ、Ⅱ、Ⅲ、avR、aVL、aVF、V_3R、$V_1 \sim V_6$ 等导联。应用 MVC–40A 型心电向量图机，直接描记 VCG，采用弗兰克（Frank）导联体系，同时描记额面、横面及左侧面的图形。再与 M 型超声心动图及 X 线心三位片资料相对比。由此提出高原 RVH 的 ECG 及 VCG 分型和诊断如下[53]：

1. Ⅰ型（右下后型）

标准为：

（1）VCG：

额面：QRS 环多展开，呈顺钟向运行，最大向量方位于右下象限，右下面积 > 总面积 20%。

横面：QRS 环体宽长，呈逆钟向运行，终末向量于右后，右后面积 > 总面积 20%。

（2）ECG：心电轴 ≥ +110°，标导Ⅰ以 S 波为主，Ⅲ出现小 Q 波，呈 S_1Q_3（$S_1S_2S_3$ 或 $S_1Q_2Q_3$）图形，V_1（V_3R）的 QRS 波群呈 rS 型，少数可呈 rsr′s′、rs′r′ 型，胸前导联过渡区左移，aVR R/Q（S）可大于、等于或小于 1.0。

2. Ⅱ型（右上后型）

标准为：

（1）VCG：

额面：QRS 环体窄长，呈逆钟向、顺钟向运行或呈 "8" 字形，最大向量方向位于右上象限。

横面：与Ⅰ型相似。

（2）ECG：心电轴重度右偏（+210° ~ +270°），三个肢导均以 S 波为主，即 $S_ⅠS_ⅡS_Ⅲ$ 征图形，胸导 $V_1 \sim V_6$ 呈 rS 型，即所谓 "一致性 S 型"。

3. Ⅲ型（左上后型）

标准为：

（1）VCG：

额面：QRS 环体狭长，多呈逆钟向运行，最大向量方向位于左上象限，但不及 –90°（+270°）。

横面：与Ⅰ型相似。

（2）ECG：呈 "假性电轴左偏" 现象，即心电轴左偏 >–30°，但 $S_Ⅱ>S_Ⅲ$，RaVR 多大于 RaVL 但小于 RI，胸前导联过渡区左移，V_5R/S 可 ≤ 1.0，aVR R/Q（S）≥ 1.0 及（或）RaVR ≥ 0.5mV。

4. Ⅳ型（右下前型）

标准为：

（1）VCG：

额面：与Ⅰ型相似。

横面：QRS环偏向右前，基本上为顺钟向运行，或起始逆转向左而又顺钟向折向右前，或呈"8"字形而环主要位于右前。

（2）ECG：除有Ⅰ型特征电轴右偏 $\geq$ +110°，肢体导联呈 S_1Q_3 型外，主要是 V_1（V_3R）以R为主波，多数呈Rs型，亦可呈R、qR、qr、qRs、rR′s、rsR′s′型等，$V_1R/S \geq 1.0$ 或 $RV_1 \geq 1.0$ mV，V_5、6S深或 R/S $\leq$ 1.0，$RV_1+SV_5 \geq 1.2$ mV。

5. Ⅴ型（右上前型）

标准为：

（1）VCG：

额面：与Ⅱ型相似。

横面：与Ⅳ型相似。

（2）ECG：出现综合表现，即胸导表现Ⅳ型的特征 V_1 以R为主波，aVR R/Q（S）$\geq$ 1.0 及（或）RaVR $\geq$ 0.5mV，同时肢导呈 $S_1S_{II}S_{III}$ 征。

各型的VCG及ECG图形可参阅 Penalaza 的图形，两者基本一致，不过吴天一的分型更为具体、明确和细致化。

高原肺循环的生理特征是低氧性肺动脉高压，产生机制主要是肺小动脉的收缩和肺动脉树末端的大量肌化而使肺动脉阻力增高，红细胞增多和肺血容量增加仅具有次要意义（见第 28 章）。因此对右心来说，呈现以压力负荷为主、容量负荷为辅的病理生理特点。这样在解剖学上 RVH 有较强的选择性，肥大部位主要发生在心底部，即右心室流出道，包括室间隔右侧上部和室上嵴，只有到后期右心室肥大更显著时，才发展到心体部和心尖部（见第 29 章）。血流动力学和解剖学的特点从而决定了高原人体心脏电活动的特征。当右心室流出道附近肥大时，由于该处除极较晚，使终末的右后向力增加，VCG 横面 QRS 环仍呈逆钟向运行，但环体的大部位于后方，多数终末部位于右后，最大向量多指向右后，投影在 ECG 上 V_1 呈 rS 型，其中多数 QRS 空间向量指向右下后，ECG 肢导表现 S_1Q_3 型（Ⅰ型），部分为右上后，ECG 肢导示 $S_1S_{II}S_{III}$ 征（Ⅱ型），这就是高原 RVH 的主要 ECG 表现。

$S_1S_{II}S_{III}$ 征（Ⅱ型）与假性电轴左偏（Ⅲ型）的 VCG 是很相似的，但前者 QRS 向量环大部位于右上后方，而后者综合的 QRS 向量环大部位于左上后方，投影在 ECG 上出现显著的电轴左偏。本组 VCG 呈 RVH 者心电轴为 −63° ~ −78°，与某些观察一致[54]，即假性电轴左偏超过 −60° 者经常合并 RVH。在此基础上，右心负荷进一步增重，使右上后向力明显增加，终末 QRS 向量明显增大并指向右后，QRS 最大向量方向指向右上象限 +210°（−150°）~ +270°（−90°），ECG 便出现 $S_1S_{II}S_{III}$ 征。

吴天一等在高原 ECG 的动态观察中注意到，人体由平原抵达高原后，ECG 出现如下变化：正常→假性电轴左偏→$S_I S_{II} S_{III}$征，而从高原返回平原后可按相反方向恢复正常。说明假性电轴左偏与$S_I S_{II} S_{III}$征是同一现象的不同发展过程而已。假性电轴左偏一般是轻度的高原 RVH 的表现，而$S_I S_{II} S_{III}$征被认为是室上嵴肥大的表现，是高原右心室收缩期过度负荷的一种类型。

需要指出的是，高原 ECG 呈 rsr's'型者并不就是不完全性右束支传导阻滞，因 VCG 上可无 QRS 终末部向右前，并有传导迟缓而形成附加环的特征；另高原居民 V_1 呈 Rs 型者在平原居住一至数年后，可转为 rsr's'型[49]，故提示该图形为高原右心室肥大的某一过渡阶段，是早期轻度 RVH 的表现[55]。

高原居民中 RVH 的 ECG 多为右后型，即相当于周德全分类的"C"（Chou）[56,57]，说明多为早期右心室流出道附近的肥大。但也有部分 RVH 较明显，整个右心室壁均有向心性肥大，右前向力明显增加，在横面上，环体呈顺钟向运行，主环位于右前，ECG 右胸前导联以 R 波为主，左胸前导联以 S 波为主，即相当于周氏的"A"型[56,57]。

一般来说，ECG 的右后型多为高原生理性的，而右前型则反映了明显的 RVH，在高原心脏病时多为此型，但此二型在健康人和 HAHD 患者间存在交叉，故应结合临床而加以判定。

第 5 节　高原 RVH 的心脏 X 线测量

一、南、北美洲的观测

秘鲁卡耶塔诺埃雷迪亚（Cayetano-Heredia）大学安第斯研究所的 Rotta 教授等从早年开始即对安第斯高海拔地区的世居印第安人和从平原来的移居者做了较系统的 X 线胸片分析，研究人类高原习服—适应在心脏的表现及其生理意义。

1. 心脏面积

他们先在莫罗科查对 250 名高原世居者行 X 线胸片测量，并以 107 名海平面利马居民做对照，受检者年龄 18 ~ 35 岁，均为健康者。投照距离为 2 m，测量心脏横径、心脏正面区域及主动脉弓径。应用昂格莱德（Ungerleider）及克拉克（Clark）计算式获取正常预测值。结果在海平面，94.5% 实测的心脏横径在 Ungerleider 及 Clark 象限的下值，心脏的正面面积在预测值范围内则变化较大，可能与缺乏精确的方法来判定心脏的上下界线有关。

在高原，250 人中，有 66.8% 心脏横径大，比海平面值增大了 11% ~ 30%，平均增大 20%；有 77.6% 心脏正面面积比海平面值增大，平均增大 36.4%。大部分高原人的主动脉弓径也都增大，最大可较海平面大 42%。有 65% 显示肺纹增加及肺动脉圆锥凸出[58]。

随后仍在莫罗科查对 400 名高原世居者的 X 线胸片后前位和侧位进行测量分析，并与海平面对照。结果有 69.5% 出现心脏横径增大，与正常心脏横径比较，平均增大 19.5%（11% ~ 45%）；另有 30.5% 心脏横径在正常范围。应用 Ungerleider 和 Gubner 法检测心脏的侧面径，显示有 67% 的人比正常值平均增大 21.3%（11% ～ 49%）。有 47% 肺动脉圆锥凸出，25% 显示右心缘扩大。心脏的形态一般为球形扩大，同时多伴有右侧心界的扩大。他认为是高原引起心肌肥大的结果 [59]。

2. 心脏横径指数及心胸比率

Rotta 等在莫罗科查对 524 名高原世居者行 X 线胸片测量心脏横径指数（transverse cardiac index，TCI），并与海平面利马相对照。在海平面，95% 的成人 TCI 在正常范围，小儿则 86.5% 在正常范围，而 13.5% 心脏横径轻度增大。在高原，成人有 69%、小儿有 47% 其 TCI 增大。在高原居住的年限对 TCI 的影响较小。高原世居者心脏横径比起移居高原者要较小。40 岁以上者 TCI 值较少再增大。心脏横径的增大主要是由于右心室心腔的扩大，是高原慢性低氧导致肺血管阻力增大的结果 [60]。

同时对 276 人检测了心胸比（cardiothoracic index）。高原人的心脏和胸部的横径均大于海平面人。一般来说，心脏横径的增加与胸径的增加是成比例的，但在高原心脏横径的增长往往超过了胸腔发育，可能人体在高原适应中血流动力学的巨大作用要超过呼吸的变化，或者心脏往往超越了生理的限制 [61,62]。

认为在高原引起心脏扩大的原因主要是高原低氧导致的肺动脉高压及肺血容量增加。一般来说，肺动脉高压程度的排序为：高原短期居住者 < 高原持续居住者 < CMS 患者。而高原人体的心脏形态的变化也大致与此一致 [62]。

早年克尔温（Kerwin）在海拔 3 660 m 对当地高原世居者 273 人进行 X 线的测量，发现心脏横径增加了 11.5%。他认为高原人体的心脏增大原因涉及肺血管收缩导致肺动脉增压、心率增快、心输出量增加及血容量增大等而使心脏负荷增加，使心肌纤维长度增加以增加收缩力及能量释放 [63]。

在海拔较低地区如哥伦比亚首都波哥大（2 440 m）对人体应用远距离 X 线摄影，没有发现心脏横径有任何增大 [64]。

哈里斯（Harris）等观察了 8 名在美国平原地区密苏里（213 m）的青年女学生，对比了在平原和在抵达科罗拉多的皮克峰（4 300 m）10 w 期间的 X 线心脏测量。在高原 1 个月时，心脏面积并无明显改变。在高原 10 w 时，心脏长径降低，但横径或宽径则并无明显改变。在高原计算发现额面心脏面积降低，这就意味着全心脏界线有轻度减小。在 X 线胸片后前位上可见心脏的前后径增加，右下肺动脉横径增大。在密苏里及在高原的 X 线检查显示于右第 10 肋检测吸气时两者的膈肌水平并无显著差异 [65]。

二、青藏高原移居和世居者的对比

国内 X 线心脏测量一般用汪绍训 – 谢志光法 [66]，故有较好的可比性。汪 – 谢二氏法的计算公式：预计面积（cm^2）=0.6207× 身高（cm）+0.6654× 体重（kg）– 常数（42.7946）。实测面积（cm^2）= 0.7019× 纵径（cm）× 宽径（cm）+ 常数 2.096。

如实测面积大于预计面积，再算出增大之百分率。正常大小范围不超过 10%，大于 10% 时视为异常。

1. 平原人进入和移居高原的变化

王伟等对进驻喀喇昆仑山海拔 5 380 m 的 32 名汉族平原青年对比了进入高原前（1 400 m）和于 4 d 内急进高原的第 3 d、第 8 d、第 20 d 期间，分别拍摄 X 线后前位胸片，测量心脏横径、长径及心脏面积等指标[67]，结果见表 30.3。

表 30.3　急进海拔 5 380 m X 线心脏形态变化

海拔高度 /m	进驻时间 /d	心脏横径 /cm	心脏长径 /cm	心脏面积 /cm²
1 400	—	12.40±1.15	14.11±0.74	115.56±17.79
5 400	3	13.03±1.11	13.98±0.89	110.34±13.77
5 400	8	11.95±0.71*	13.84±0.92	108.25±12.74*
5 400	20	11.88±0.71*	13.70±0.78*	106.19±14.74*

注：*—与 1 400 m 相比，$P<0.05$。

由表 30.3 中可见，进驻海拔 5 380 m 的第 3 ～ 20 d，心脏横径、心脏长径、心脏面积逐渐缩小，在第 8 d 后有显著差异。关于心脏面积缩小，格雷贝尔（Graybiel）等通过模拟高原人体习服期间，在海拔 6 850 m 停留 3 w 期间，也观察到 X 线胸片后前位上心脏长径降低、心脏面积有所缩小[68]。可能在急性进入高原低氧环境的早期，人体交感应激增强，心率显著加快，使心脏每搏量减少，心脏舒张期充盈期缩短，心腔充盈不足，而于短期内出现变化[69]。

X 线胸片同时显示肺动脉干横径、肺动脉段凸出度、右肺下动脉横径、升主动脉横径、主动脉结横径值均呈逐步增大，胸宽径和肺面积在第 3 d 及第 8 d 时缩小明显，在 20 d 时又较进高原前稍有增大。

他们又观察了一组 58 名平原汉族青年，在海拔 5 380 m 停留 1 年后的 X 线胸片显示心脏变化，并与在平原时对比（表 30.4）。由表 30.4 可见除心脏面积仍有所缩小但无统计学差异外，心脏宽径、深径、体积及心脏体积指数均有显著增加；右心室高径、肺动脉干横径、肺动脉段凸出度、右肺下动脉横径、右肺下动脉横径与气管横径比值等均显著增加，提示已出现某种程度的肺动脉增压反应。

表 30.4　进驻海拔 5 380 m 高原 1 年后的心脏 X 线变化

海拔 /m	心脏横径 /cm	心脏面积 /cm²	心脏体积 /cm³	右心室高径 /cm
1 400	12.40±1.15	114.84±0.47	567.69±93.63	9.29±0.37
5 380	13.28±0.57	113.66±11.59	705.30±78.93*	12.23±1.30*

注：*—与 1 400 m 相比，$P<0.05$。

青海省人民医院等在青海海北地区海拔 3 700 m 处，用放射学检查了 264 名成人（年龄 16 ~ 51 岁），均为由平原或海拔相当低处进入高原，在高原时间 3 年内占 98.6%。应用汪 – 谢二氏法计算心脏面积。心脏面积 >10%（11% ~ 40%）56 人，占 30.8%，其中 53 人为男性；心脏面积 >30% 者男性占 2.2%，女性占 2.5%。与移居高原时间的关系：心脏面积 >10% 者，男性移居 6 个月为 23.3%、1 年为 34.2%、2 年为 34.7%、3 年为 7.3% 及 4 年为 33.3%；女性移居 1 年为 2.2%、2 年为 8.3%。呈心脏房、室增大者共 35 例，占 16.6%[70]。

赵一为报道了 58 例原居住在中度高原（2 000 m 左右）又迁居到高海拔地区（4 300 ~ 5 000 m）居住 3 ~ 25 年的 X 线变化。结果心脏面积增大者占 10% ~ 52%；以右心增大为主，表现为心相反搏动点向下移位，左心缘腰部消失，心尖圆隆。肺动脉段凸出者占 60% ~ 90%；右下肺动脉支增粗者占 34.8%。肺纹增粗者占 70% ~ 90%，而少数由于肺外带血管骤然变细小，肺野反而显示清晰。作者认为，在高原判定生理性和病理性肺动脉高压光依靠 X 线有时有困难，应密切结合临床[71]。

2. 高原世居者与移居者的对比

王巨良等报道在西藏地区海拔 3 950 ~ 4 300 m 的 219 人的 X 线胸片分析。高原世居 126 人，移居 10 年以上 93 人，男性 132 人，女性 87 人，年龄为 18 ~ 79 岁，多为 21 ~ 37 岁。用汪 – 谢二氏法测量[72]。结果见表 30.5。

表 30.5　高原世居者与移居者的 X 线征象

项目	X 线征象	世居者	移居者
心脏形态	中间型	69.1%	84.7%
	横位型	23.8%	8.6%
	垂直型	7.1%	6.5%
心脏面积	增大	均值 12.2%	均值 13.7%
	缩小	均值 8.4%	均值 5.39%
肺动脉段	负	16.6%	5.4%
	0	54.6%	38.7%
	凸出	28.6%	55.9%

由表 30.5 中可见，心脏面积缩小率世居者高于移居者（$P<0.01$），肺动脉段凸出率移居者显著大于世居者（$P<0.01$）。肺动脉段凸出计量世居男性为 0.50 mm，女性为 0.80 mm，均值为 0.40 mm；移居男性为 1.50 mm，女性为 1.20 mm，均值为 1.40 mm，移居者比世居者明显突出（$P<0.001$）。右下肺动脉横径值世居男为 13.60 mm，女为 12.98 mm，均值为 13.33 mm；移居男为 13.75 mm，女为 12.75 mm，均值为 13.43 mm，移居稍大于世居，但差异不显著（$P>0.5$）。

钱连忠对西藏高海拔地区（5 480 m）的青壮年（20 ~ 38 岁），均为由平原移居高原，在此高度生活了 3 个月至 4 年以上，经临床及 ECG 等排除心血管病，以 X 线胸片按汪 – 谢二氏法测量了心脏面积。发现心脏面积增大者占 62.4%，以右心增大为主，心脏形态多呈梨状。进入高原后不同时期心脏面积增大的百分率见表 30.6、表 30.7，可见随在高原时间延长，心脏面积缓慢增大[73]。

表 30.6　在高原不同时期心脏面积增加百分率（均值）

进入高原后时间	例数	平均增大百分率 /%
1 年以下	17	2.6
1 ~ 2 年	24	5.8
2 ~ 3 年	43	7.7
3 ~ 4 年	21	9.2
4 年以上	9	9.3

表 30.7　心脏面积增大程度百分率的分布

增大百分率	例数	占比 /%
无增大	44	37.6
1% ~ 10%	40	34.2
11% ~ 20%	25	21.3
21% ~ 30%	5	4.3
>30%	3	2.6

该作者同时对同一地区居住在海拔 4 700 ~ 5 000 m 的 24 例成年健康藏族（男性 19 例，女性 5 例）进行 X 线心脏面积测量，除 7 例呈正常范围的轻度（2% ~ 8%）增大外，其余心脏面积均正常。

青海医学院对祁连山区海拔 3 500 ~ 5 000 m 35 岁以上健康牧民 163 例（蒙古族 119 例、藏族 40 例、移居汉族 4 例）做临床查询、体检、ECG、血常规、眼底及 X 线胸片等检查，将结果分为 2 组，其 X 线胸三位片特征如下[74]：

1. 肺动脉高压组

共 8 例，汉族 4 例、蒙古族 4 例，均为男性，ECG 显示 P 性 P 波 2 例，8 例皆有 RVH。胸片示心脏面积增大 30% 以上，心脏宽径增大 10% 以上，心尖圆隆，位置较高，侧位及右前斜位心脏前缘隆突。8 例均见肺动脉段高度凸出，呈动脉瘤样，凸出度 >6 mm，最大 1 例达 30 mm。

2. 对照组

共 155 例，心脏面积 >10% 者占 35%，心脏宽径 >10% 者占 18%，肺动脉段轻度凸出者占

22%，中度凸出者占 18%。

右下肺动脉横径：肺动脉高压组 >19 mm，最大为 30 mm；对照组均 <18 mm，15 ～ 18 mm 14 例，占 9%。

但是很显然，从海拔 2 261 ～ 4 000 m，高原世居的藏族与移居汉族相比，其心脏横径、心脏面积、肺动脉段凸出度及右下肺动脉支横径均小于汉族，大部分是属于正常范围的 X 线值[75,76]，这就进一步证明藏族低氧适应的优越性。

三、右肺下动脉支横径

1957 年施韦德尔（Schwedel）等提出了在后前位胸片上右肺下动脉支的宽径处，测量其横径的宽度，与实测的肺动脉压力有很好的相关性，是放射学上判定肺动脉高压程度的简易方法[77]。这一检测法迅速得到推广，在我国首先用于慢性阻塞性肺疾病的一个临床指标。根据大多数的报道，我国成年人的右肺下动脉支横径正常值为不超过 14 mm。中华医学会全国肺心病诊断标准（1977，1980）提出右肺下动脉支横径 >15 mm 为肺动脉高压标准。吴天一等在青藏高原 2 261 ～ 4 179 m 对大量正常健康人群进行 X 线检测，其右肺下动脉支横径的上限为 16 mm，故提出右肺下动脉支横径 ≥ 17 mm 或右肺下动脉横径与气管横径比值 ≥ 1.10 为诊断标准[78]，这也作为 X 线判定高原肺动脉高压的标准。

国际上也对"右下肺动脉支的横径是判定肺动脉高压的一个放射学指标"加以认可。已经观察到成年男性在海拔 4 300 m 停留 1 个月[79] 或在海拔 4 540 m 居住 1 年[80]，其右肺下动脉支横径变粗。

如果右肺下动脉支的内径明显增大时，应考虑为病理性的。四川医学院附属医院放射科等在四川甘孜翁达地区对 160 名成人（其中 156 人为移居者）进行 X 线胸片普查，结果发现有 2 例男性，在海拔 4 260 m 已生活 17 年，右肺下动脉横径 1 例为 20 mm，另 1 例为 30 mm。此 2 例 X 线胸片均显示心脏显著增大，以右心室为主，右心房亦有增大，肺动脉段显著凸出扩张，肺中外带的中、下支肺血管相对狭小和稀少，呈典型肺动脉高压征象。ECG 均有 RVH，临床有心悸、气短、发绀等，从而诊断为高原性心脏病[81]。

第 6 节　高原红细胞增多与右心室肥大

高原红细胞增多引起的生理效应有两方面，一是血容量增加，二是血液黏稠度增高。关于血容量对肺动脉压及右心的影响尚缺乏明确的评价。在全身血液总量增加的同时，肺血容量也增加，此时肺血容量占全身血容量的比例也增高。据蒙赫的一项研究，在莫罗科查的高原居民肺血容量为 670 mL/m²，而海平面值是 390 mL/m²，高原人的肺血容量占血总容量的 19.4%，而海平面值为 15.2%[82]。罗伊（Roy）在印度喜马拉雅对 11 名受试者的研究发现，在海拔 4 420 m 处停留 64 ～ 114 w 的前后，全身和肺的血容量分别增加了 97% 和 76%。这种增高在第 5 w 后才明显，随后呈进行性增加。

韦斯（Weiss）等曾对伴有显著红细胞增多的 COPD 患者实施放血和血液稀释疗法，结果观察到血细胞容量（PCV）由 61% 下降至 50%，同时肺动脉压力及肺血管阻力也下降[83]。但实际上血液黏稠度对肺动脉压的影响似乎并不重要，在秘鲁及利德维尔对 100 名受试者的研究表明，肺动脉压与血细胞比容（Hct）无关，尽管 Hct 为 40% ~ 78%，MPAP 为 14 ~ 62 mmHg[43]。格罗弗（Grover）报道一例慢性高原红细胞增多症 Hct 为 74%，但休息时 MPAP 为 30/15 mmHg[84]。此外在真性红细胞增多症患者，Hct 明显增高，但既无肺动脉高压，也无右心室肥大[43]。

目前在一些动物实验上观察到慢性低氧或慢性间歇性低氧导致的红细胞增多与肺动脉高压及右心肥大有一定的关系[85,86]。在高原，人体红细胞增多尽管不是形成肺动脉高压及 RVH 的关键因素，但必然是一个促进因素。赫尔特格伦（Hultgren）曾经做了这样精辟的论述，他说："高原居民的肺血管床特点是，在肺循环中动脉管壁的应变性不如海平面居民，因为较大血管的弹性降低而较小血管的肌性增加。"此外尚存在持续性的肺小动脉低氧性血管收缩。随着血管壁应变性降低同时血容量又增高，一个坚硬的充满血液的血管系统对血容量、血流和血管紧张度的应变能力比起海平面正常肺循环应变性较大的系统来，则更易发生反应和导致肺动脉压和右心的改变[43]。

参 考 文 献

[1] CAPDEHOURAT EL. Estudies sobre la biologia del hembre la altitude[M]. Buenos Aires：Ministerio de Jssticia e Instruccion Publica，1937.

[2] ROTTA A. Physiological condition of the heart in the natives of high altitudes[J]. Am Heart J，1947，33（5）：669–676.

[3] COSIO G，CORIGLIANO J. Compromiso ventricular derecho en mineros de altura[J]. Rev Peruana Cardiol，1956，5：25–28.

[4] ROTTA A. Peso del corazon el hombre de la altura[J]. Rev Peruona Cardiol，1954，4：71–77.

[5] ROTTA A，CANEPA A，HURTADO A，et al. Pulmonary circulation at sea level and at high altitudes[J]. J Appl Physiol，1956，9：328–336.

[6] JACKSON F. Editorial：The heart at high altitude[J]. Brit Heart J，1968，30（3）：291–294.

[7] CUDKOWICZ L. Mean pulmonary artery pressure and alveolar oxygen tension in man at different altitudes[J]. Respiration，1970，27：417–424.

[8] SIME F，BANCHERO N，PENALOZA D，et al. Pulmonary hypertension in children born and living at high altitudes[J]. Am J Cardiol，1964，11：143–149.

[9] PENALOZA D，BANCHERO N，SIME F，et al. The heart in chronic hypoxia[J]. Biochem Clin，1963，1：283–298.

[10] ANTEZANA G，BARRAGAN L，COUDERT J，et al. The pulmonary circulation of high altitude natives[M]//BRENDEL W，ZINL R. High Altitude Physiology and Medicine. New York：Springer Verlag，1982：142–150.

[11] MANOHAR M，PARKS C，BUSH M，et al. Transmural coronary vasodilator reserve and flow distribution in unaneathetized calves sojourning at 3 500 m[J]. J Surg Res，1985，39：499–509.

[12] HULTGREN HN，MARTICORENA E，MILLER AH. Right ventricular hypertrophy in animals at high altitude[J]. J Appl Physiol，1963，18：913–918.

[13] REEVES JT，GROVER EB，GROVER RF. Circulatory responses to high altitude in the cat and rabbit[J]. J Appl Physiol，1963，18：575–579.

[14] GROVER RF，VOGEL JHK，AVERILL KH，et al. Pulmonary hypertension：Individual and species variability relative of vascular reactivity[J]. Am Heart J，1963，66（1）：1.

[15] WEIRE EK，WILL DH，ALEXANDER AF，et al. Vascular hypertrophy in cattle susceptibility to hypoxic pulmonary hypertension[J]. J Appl Physiol，1979，46：517–521.

[16] HECHT HH，LANGE RL，CARNES WH，et al. Brisket disease. I. general aspects of pulmonary hypertensive heart disease in cattle[J]. Trans Assoc Am Physic，1959，72：157–172.

[17] REEVES JT, GROVER EB, GROVER RF. Pulmonary circulation and oxygen transport in lambs at high altitude[J]. J Appl Physiol, 1963, 18: 560-566.

[18] MONGE MC, MONGE CC. High Altitude Diseases. Mechanism and Management[J]. Springfield, Illinois, Charles C Thomas, 1966: 70.

[19] WU TY. The Qinghai-Tibetan plateau: How high do Tibetans live[J]. High Alt Med Biol, 2001, 2（4）: 489-499.

[20] WU TY. High Altitude Medical and Physiological research in China[M]. Hong Kong: The Milky Way Publishing House, 2004.

[21] HEATH D. The pathology of high altitude[J]. Ann Sports Med, 1988, 4（4）: 303-212.

[22] HUNTER C, BARER GR, SHAW JW, et al. Growth of the heart and lungs in hypoxic rodents, a model of human hypoxic disease[J]. Clin Sci Mol Med, 1974, 46: 375-391.

[23] HIGHMAN B, ALTLAND PD. Acclimatization response and pathologic changes in rats at an altitude of 25 000 ft[J]. Arch Path, 1949, 48: 503-515.

[24] BARNARD PJ. Experimental anoxia cardiac enlargement[J]. Lab Invest, 1958, 7: 81-88.

[25] VALDIVIA E. Right ventricular hypertrophy in guinea pigs exposed to simulated high Altitude[J]. Circ Res, 1957, 6: 612-618.

[26] VALDIVIA E, RUDZIK JR, RICHARDSON LD. Heart weights in experimental and natural high altitude[J]. Circulation, 1963, 28（4）: 820-828.

[27] RENDAS A, BRANTHWAITE M, LENNOX S, et al. Response of the pulmonary circulation to an acute hypoxia in the growing pig[J]. J Appl Physiol: Environ Exercise Physiol, 1982, 52（4）: 811-814.

[28] AVERILL H, WAGNER WW, VOGEL JHK. Correlation of right ventricular pressure with ventricular weight[J]. Am Heart J, 1963, 66: 632-636.

[29] HEATH D. Histologic features and physical characteristics of pulmonary trunk at high altitude[J]. Pathol Microbiol, 1973, 39: 266-269.

[30] ABRAHAM AS, KAY JM, COLE RB, et al. Hemodynamic and pathological study of the effect of chronic hypoxia and subsequent recovery of the heart and pulmonary vasculature of the rat[J]. Cardiovasc Res, 1971, 5: 95-99.

[31] HEATH D, EDWARDS C, WINSON M, et al. Effects on the right ventricle, pulmonary vasculature and carotid bodies of the rat of exposure to and recovery from[J]. Simulated high altitude Thorax, 1973, 28（1）: 24-28.

[32] LEACH E, EDWARD P, BARER GR. Resolution of hypoxic changes in the heart and pulmonary arterioles of rats during intermittent correlation of hypoxia[J]. Clin Sci Mol Med, 1971, 52: 153-158.

[33] HEATH D. The cardiopulmonary system at high altitude[J]. Medikon, 1973, 9: 10-14.

[34] VOELKEL NF, MCMURTRY IF, REEVES JT. Chronic propranocol treatment blunts right ventricular hypertrophy in rats at high altitude[J]. J Appl Physiol: Respir Environ Exercise Physiol, 1980, 48（3）: 473-478.

[35] MCMURTRY IF，DAVIDSON AB，REEVES JT，et al. Inhibition of hypoxic pulmonary vasoconstriction by calcium antagonists in isolated rat lungs[J]. Circ Res，1976，38：99–104.

[36] ARIAS–STELLA J，RECAVARREN S. Right ventricular hypertrophy in native children living at high altitude[J]. Am J Pathol，1962，41（1）：55–64.

[37] HERMANN GR，WILSON FN. Ventricular hypertrophy：a comparison of electrocardiographic and post-mortem observations[J]. Heart，1921，9：91–96.

[38] RECAVARREN S，ARIAS–STELLA J. Topography of the right ventricular hypertrophy of children native to high altitudes[J]. Am J Pathol，1962，41（4）：467–475.

[39] NAEYE RL. Children at high altitude：Pulmonary and renal abnormalities[J]. Circ Res，1965，16：33–39.

[40] ROTTA A. Peso del corazon en el hombre normal de la altura[J]. Rev Peru cardiol，1955，4（2）：71–77.

[41] CAMPOS J，IGLESIAS B. Observaciones anatomo–pathologicas en 49 personas normales natives y residentes en la altura（3 700～5 000 m）muertas en accidentes[J]. Rev Lat Am Anat Path，1957，1：109–115.

[42] RECAVARREN S，ARIAS–STELLA J. Right ventricular hypertrophy in people born and living at high altitudes[J]. Brit Heart J，1964，26（6）：806–812.

[43] HULTGREN HN，GROVER RF. Circulatory adaptation to high altitude[J]. Ann Rev Med，1968，19：119–152.

[44] HULTGREN HN，MILLER H. Right ventricular hypertrophy at high altitude[J]. Ann NY Acad Sci，1965，127：627–631.

[45] HULTGREN HN，MILLER H. Human heart weight at high altitude[J]. Circulation，1967，35：207–218.

[46] HUICHO L，NIERMEYER S. Cardiopulmonary pathology among children resident at high altitude in Tianaya，Peru：a cross sectional study[J]. High Alt Med Biol，2006，7：168–179.

[47] WEST JB，SCHOENE RB，MILLEDGE JS. Cardiovascular adaptation[M]//WEST JB，SCHOENE RB，MILLEDGE JS. High Altitude Medicine and Physiology. London：Hodder Arnold，2007：242–243.

[48] SALDANA M. Normal cardiopulmonary structure and function and related clinical conditions in people native to high altitudes[M]//INTERNATIONAL ACADEMY OF PATHOLOGY. The Lung. Bartimore，MD：Williams and Wilkins，1967：259–272.

[49] PENALOZA D，GAMBOA R，DYER J，et al. The influence of high altitude on the electrical activity of the heart. I. Electrocardiographic and vectorcardiographic observations in the newborn，infants and children[J]. Am Heart J，1960，59（1）：111–128.

[50] PENALOZA D. Circulacion pulmonar[M]//MONGE CC，LEON–VELARDE F. El Reto Fisiologico de vivir en Los Andes. Lima，Peru：Universidad Peruana cayetano Heredia Press，2003：135–191.

[51] PENALOZA D，GAMBOA R，MARTICORENA E，et al. The influence of high altitude on the electrical activity of the heart. Electrocardiographic and vectorcardiographic observations in the adolescence and adulthood[J]. Am Heart J，1961（1），61：101–115.

[52] 陈显声，蔡英年，恽君愓，等. 高原右心室肥大的类型和诊断标准[J]. 中国医学科学院学报，

1979，1（3）：238-241.

[53] 吴天一，谭肖芬，刘华，等. 高原右心室肥大的分型和诊断[J]. 高原医学杂志，1984：37-42.

[54] 陈显声，蔡英年，恽君惕，等. 高原电轴左偏与S$_I$S$_{II}$S$_{III}$综合征[J]. 中国医学科学院学报，1979，1（3）：238-241.

[55] 黄宛. 浅谈心电图与心电向量图学及其临床应用问题[J]. 中华内科杂志，1978，5：325-329.

[56] CHOU TC. Simple quantitative vectorcardiographyic criteria for the diagnosis of right ventricular hypertrophy[J]. Circulation，1973，48：1262-1266.

[57] CHOU TC. Clinical Vectorcardiography[M]. 2ed. New York：Crune and Stratton，1974：108-113.

[58] MIRANDA A，ROTTA A. Medidas del corazon en natives de la altura（Nota preliminar）[J]. An Fac Med，1944，27（2）：49-58.

[59] ROTTA A. Physiological condition of the heart in the natives of high altitudes[J]. Am Heart J，1947，55：669-676.

[60] ROTTA A，MIRANDA A，ACOSTA J. Medidas cardiacas en las grandes alturas. Observacions en hombres adultos，en ninos y en atletas[J]. Rev Peru cardiol，1952，1：95-115.

[61] ROTTA A. El indice cardio-toracico en el habitante de las grandes alturas[J]. An Fac Med，1955，38（1）：17-21.

[62] ROTTA A，CANEPA A，HURTADO A，et al. Pulmonary circulation at sea level and at high altitudes[J]. J Appl Physiol，1956，3：328-336.

[63] KERWIN A. Observation on the heart size of natives living at high altitude[J]. Am Heart J，1944，28：69-80.

[64] GOMEZ GE. Question of cardiac hypertrophy in residents of high altitude[J]. JAMA，1948，137：1297-1230.

[65] HARRIS CW，SHIELDS JL，HANNON JP. Electrocardiographic and radiographic heart changes in women at high altitude[J]. Am J Cardiol，1966，18：847-854.

[66] 汪绍训，谢志光. 中国人的心脏测检[J]. 中华放射学杂志，1956，1：5-10.

[67] 叶本兰. 高原低氧对循环系统的影响[M]//高钰琪. 高原军事医学. 重庆：重庆出版社，2005：44-45.

[68] GRAYBIEL A，PATTERSON JL，HOUSTON CS. The changes in heart size during partial acclimatization to simulated high altitude[J]. Circulation，1950，1：991-998.

[69] VOGEL JA，HANSON JE，HARRIS CW. Cardiovascular responses of man during rest，exhaustive work and recovery at 4 300 m[C]//Laboratory Report No 294 US Army me Res and Nutrition Lab. Denver：[s.n.]，1966.

[70] 青海省人民医院，青海省医科所. 高原地区210名正常人的心脏测量[J]. 心脏血管疾病，1973，1（3）：19-21.

[71] 赵一为. 从低地移居高原人员的X线表现58例分析[J]. 青海卫生，1976，3：13-15.

[72] 王巨良，雷云肖，梁同治. 高原居民219人X线心血管测量正常值调查[J]. 心脏血管疾病，1978，6（3）：201-203.

[73] 钱连忠. 高原地区117名正常人心脏面积X线测量结果的报道[J]. 中华放射医学杂志，1964，9

（4）：318-320.

[74] 青海医学院附属医院心血管组. 高山性肺动脉压的X线观察：163例祁连山区牧民胸片分析[J]. 青海科技，1974，2（2）：6-9.

[75] 刘世瑞. 70名高原藏族心血管正常值X线测量报道[J]. 中华医学杂志，1979，59（5）：297-299.

[76] 郁慕仪，叶俊雄，何芝清，等. 长期移居和世居高原居民的心脏X线测量报道[J]. 中华医学杂志，1979，59（5）：294-296.

[77] SCHWEDEL JB，ESCHER DW，AARON RS，et al. The roentgen logic diagnosis of pulmonary hypertension in mitral stenosis[J]. 1957，53（2）：163-170.

[78] 吴天一，张琪，代廷凡，等. 高原地区慢性肺心病诊断中的特殊问题[J]. 中华结核和呼吸杂志，1988，11（5）：309.

[79] HARRIS CW，HANSEN JE. Factors influencing electrocardiographic changes at high altitude[J]. Circulation，1965，32（S2）：106-112.

[80] PENALOZA D，ECHEVARRIA M. Electrocardiographic observation on ten subjects at sea level and during one year of residence at high altitudes[J]. Am Heart J，1957，54：811-819.

[81] 四川医学院附属医院放射科，甘孜藏族自治州人民医院，翁达林业局职工医院. 高原地区160人心脏X线检查分析[J]. 四川医学，1973，6（1）：158-161.

[82] MONGE CC，CAZORLA TA，WHITTEMBURY MG，et al. Adescription of the circulatory dynamics in the heart and lungs of people at sea level and at high altitude by means of the dye dilution technique[J]. Acta Pphysiol Latinoam，1955，5：198-210.

[83] WEISS AB，MOSCHOS CB，FRANK ML. Haemodynamic effects of staged haematocrit reduction in patients with stable cor pulmonale and severe elevated harmatocrit[J]. Am J Med，1975，58：92-98.

[84] GROVER RF，OKIN JT，OVERY HR，et al. Natural history of pulmonary hypertension in normal adult residents of high altitude[J]. Circulation，1965，32（S2）：102-112.

[85] OSTADAL B，RESSL J，URBANOVA J，et al. The role of polycythemia in the development of experimental high altitude hypertension and right ventricular hypertrophy[J]. Prog Respir Res，1975，9：130-137.

[86] OSTADAL B，RESSL J，URBANOVA J，et al. The effect of the beta adrenergic blockade on pulmonary hypertension，right ventricular hypertrophy and polycythemia，induced in rats by intermittent high altitude hypoxia[J]. Basic Res Cardiol，1978，73：422-432.

第 31 章　低氧性肺动脉高压的药物防治

第 1 节　药物治疗方向及评价指标

肺动脉高压是一个临床上普遍的和严重的问题，可以引起灾难性后果，病情发展可导致右心衰竭和死亡，而现代的治疗手段仍有局限性。目前的治疗策略主要有两方面。一是支持疗法，二是肺血管靶向治疗。支持疗法主要是抗凝和针对肺血管收缩能力的相关制剂；而肺血管的靶向治疗目前应用的包括内皮素拮抗剂、磷酸二酯酶抑制剂及前列环素类药物等已取得了疗效，可改善血流动力学及机体功能，遏制疾病的进展或使之逆转，甚至得到治愈。联合疗法及新的制剂的产生正改变着这一致命性疾病的进展，而这类创新使我们看到了治疗肺动脉高压的光明前景[1]。

肺动脉高压的治疗药物及其他防治手段近 20 年来发展很快，当今一些特殊性的策略正瞄向细胞膜、第二信使及信号肽类。在此仅重点介绍与高原低氧性肺动脉高压相关的防治药物，基于前述的发病机制，在急性低氧性肺动脉高压与慢性高原适应期，也即在急性初入高原的平原人和高原世居居民发生的肺动脉高压之间是有所不同的，因而在选择药物上也应有区别[1,2]。总之，应进行有针对性的、靶向精准的、对低氧性肺动脉高压的有效防治。

首先要明确对疗效的评价指标，有如下几方面。

一、肺动脉压力

可用右心导管监测或多普勒超声心动图检测。

二、靶器官损害

主要指右心结构和功能的改变。肺动脉高压先引起右心后负荷加大，出现代偿性右心室肥大，随病情发展和肺动脉压进一步增高，右心失代偿出现形态改变即右心房及右心室扩大，最终出现右心衰竭。

三、心功能分级

参照纽约心脏学会（NYHA）的心功能分级如下。

Ⅰ级：体力活动不受限，日常活动不引起过度的呼吸困难、乏力、胸痛或晕厥。

Ⅱ级：体力活动轻度受限，休息时无症状，日常活动可引起呼吸困难、乏力、胸痛或晕厥。

Ⅲ级：体力活动明显受限，休息时不出现症状，轻度日常活动即可引起上述症状。

Ⅳ级：不能从事任何体力活动，休息时亦出现呼吸困难、乏力等症状及右心衰竭体征，任何体力活动后加重。

四、运动耐量——6 min 步行实验

6 min 步行实验（six minutes walk test，6MWT）：是评价 PH 患者活动能力的客观指标。1963 年巴尔克（Balke）等成功改良了一项简单实验，用于测量户外 12 min 内步行的距离来评价患者的运动能力 [3]。后来发现 12 min 的时间比较长，患者非常容易疲惫，于是改用 6 min 步行代替，结果证明也不影响评价效果。研究显示，6MWT 比其他步行实验简单，患者易于接受，可以重复检查，且能反映日常活动能力，结果与 NYHA 心功能分级相关，并能预测 PH 患者的预后。经大量实验（包括高山现场），目前已成为一种成熟的诊断评价患者运动能力的方法 [4]。

第 2 节　磷酸二酯酶 V 型抑制剂

近年来，较多推荐的是磷酸二酯酶 V 型抑制剂（phosphodiesterase type 5 inhibitor，PDE5I），PDE5I 最初被用于治疗男性勃起功能障碍，由于肺和阴茎的生物化学相似，在此二器官内磷酸二酯酶高度集中，它在阴茎中可影响勃起，在肺中则可使血管收缩 [5]。治疗高原肺动脉高压的商品制剂是西地那非(sildenafil)。西地那非的主要成分及化学名称为：1-{4- 乙氧基 -3-[6,7- 二氢 -1- 甲基 -7- 氧代 -3- 丙基 -1 氢 - 吡唑并（4，3d）嘧啶 -5- 基] 苯磺酰 }。分子式为：$C_{22}H_{30}N_6O_4S \cdot C_6H_8O_7$。分子量：666.70[6]。

一、PDE5I 药理作用原理

血管平滑肌细胞内环鸟苷酸（cyclic guanosine monophosphate，cGMP）水平在维持血管张力及血管平滑肌生长中起关键作用。一氧化氮（NO）扩血管作用主要通过血管平滑肌内的 cGMP 来完成，NO 一旦产生就会激活可溶性鸟苷酸环化酶，使得 cGMP 增多，cGMP 能激活 cGMP 激酶，使钾通道开放，从而引起血管平滑肌舒张，使肺动脉压力下降 [7]。由于 cGMP 可被磷酸二酯酶迅速降解，细胞内 cGMP 的血管舒张效应维持时间短暂。磷酸二酯酶是一个水解环化核酸的家族，能水解环腺苷酸（cAMP）和 cGMP，使它们转化为无活性的产物 5'- 磷酸腺苷和 5'- 磷酸鸟苷，限制了它们在细胞内信号传导作用。在急、慢性肺动脉高压动物模型中，选择抑制剂 cGMP 的磷酸二酯酶药物能增强内源性或吸入性 NO 的舒张肺血管平滑肌的效应 [8,9]。以上的关联性为，低氧性肺血管反应涉及 NO 的反作用抑制，由此引起 cGMP 下降，在正常情况下产生钙脱敏活动 [9]。

在急性和慢性低氧诱导的肺血管收缩和肺动脉高压的动物模型实验中，观察到 PDE5I 的效应是有所不同的 [10-12]。在急性模型，观察到西地那非（sildenafil）明显地抑制由低氧介导的肺动脉高压，但对静息时的 PAP 无作用 [13-15]。一种解释是这一低氧性肺血管收缩在正常情况下涉及 NO 逆反性抑

制，由此导致 cGMP 随之降低，并影响到钙脱敏效应[9]。在慢性低氧模型则可见持续性的肺动脉高压伴有肺血管床结构和功能的改变，PDE5I 主要针对血管弹性和扩张效应来发挥其作用[9,15]。

Zhao 等观察到野外型鼠分离灌注肺及内皮细胞 NO 合酶（NO sythase，NOS）缺乏的鼠，西地那非可明显钝化急性低氧性肺血管收缩反应，野外型鼠 3 w 时间暴露于 10% O_2 内，口饲西地那非，显示右心室收缩压明显降低，同时轻度减轻右心室肥大及抑制血管重构；于内皮细胞 NOS 变异的鼠，西地那非则减轻了右心室收缩压的升高，但对右心室肥大及血管重构则无明显作用。这一变化反映了通过内皮细胞 NOS–NO–cGMP 通道对西地那非产生反应，但其他的 cGMP 的生物化学源也起作用。西地那非即使在内皮细胞 NOS 活性降低时，依然对肺血流动力学起着有益效应[16]。其后该研究组注意到 PDE5I 对低氧下新形成的末端肌化的肺小动脉也出现上述同样的表型现象，而当暴露于低氧前就给予西地那非，PDE5I 则可抑制肺动脉压升高及抑制血管重构，因此当发生逐步进展性低氧性肺动脉高压时西地那非可作为一种治疗手段[16]。在低氧性肺动脉高压动物模型的鼠，NO-CGMP 信号是代偿性上调的，而西地那非增强了这一通道的功能并减轻了肺血管收缩反应[17]。在动物低氧性实验还观察到另外一些信号机制涉及 PDE5I 的作用，反映 NO-cGMP 通道起主要作用。慢性低氧实验鼠可引起肺动脉 RhoA 信号改变而导致取消因 RhoA/Rho 激酶（RhoA/Rho 激酶信号是多种类型肺动脉高压血管收缩的常见下游通道，主要抑制肌球蛋白轻链磷脂活性和增加平滑肌细胞钙离子敏感性，参与低氧性肺动脉高压和 G 蛋白偶联受体途径引起的肺血管收缩）[18] 所介导的 Ca^{2+} 对血管收缩的致敏性，并降低了肺血管收缩肌的反应性，这些作用可预防低氧下肺血管增压反应[12,13,17,19]。PED5I 西地那非在低氧 PH 动物模型中下调 Ca^{2+} 信号通道[14-21]。上述动物实验的结果为人类高原低氧性肺动脉高压应用西地那非提供了理论依据[5,21]。

二、临床疗效观察

PDE5I 中的西地那非目前是治疗高原或低氧导致的肺动脉高压的首选药物。由于前已述及 HAPH 的发生主要由于肺动脉血管收缩，因此西地那非有针对性，此外尚可改善低氧下的心输出量及运动能力，但在常氧下却无效[22]。

理查勒特（Richalet）等对 12 人急进海拔 4 350 m 6 d 期间口服西地那非 40 mg，1 d 3 次，在 1～6 d 观察，并应用双盲法对照。结果观察到西地那非可抑制低氧诱导的 PH 发生、改善气体交换、限制高原低氧血症及低氧引起的运动能力下降[23]。

阿尔达舍夫（Aldashev）等在吉尔吉斯纳林地区（2 500 m）对 188 名世居者进行调查，对其中 44 人行心导管术，有 29 人 MPAP>25 mg，然后随机抽取其中具有肺动脉高压的 22 人，使其口服西地那非，每天服用 50 mg 或 100 mg，每 8 h 服用，共 12 w，并以 8 名口服安慰剂者做对照。结果肺动脉高压组的 MPAP 较对照组明显降低（95% CI 为 –12.4 ～ –1.3）。两种剂量均可改善 40 m/6 min 行走距离[24]。

戈弗兰尼（Ghofrani）等在珠峰基地营海拔 4 500 m 对 14 名志愿者进行研究，其中一半是有经验的登山者，他们曾经多次抵达过海拔 3 500 m 以上；另一半也是训练有素者。经口服西地那非（50 mg，

1 ~ 2 d）后在静息和运动状态下均可降低肺动脉压，并可保持气体交换及动脉压[25]。随后瑞成伯格（Reichenberger）等对此 14 名登山者在海平面给予吸入低氧气体，然后抵达海拔 3 440 m 及 5 245 m，于 2 w 后返回海平面。此期间给予西地那非 50 mg，1 ~ 2 d，经安慰剂双盲对比，用药组的 SPAP 明显降低，并改善了右心功能[26]。

贝茨（Bates）等的一项观察与上述结论不同。62 名平原健康者（男性 36 名，女性 26 名，18 ~ 31 岁，平均年龄 21 岁）参加一项登山活动，他们先到拉巴斯（3 600 m）习服 4 ~ 5 d，然后用 90 min 以上时间攀登至 5 200 m，慢性应用西地那非（50 mg，1 d 3 次）观察 1 ~ 7 d，结果在海拔 5 200 m 用药组的 SPAP 与对照安慰剂组并无差别，在 5 200 m 的第 2 d 用药组的 AMS 记分反而为高（对照组 4.0 vs. 用药组 6.5，$P=0.004$），AMS 的发生率则 2 组无差别[27]。

福罗（Faoro）等有一项对 16 名健康人的实验，用双盲安慰剂与对照组相比较，以多普勒心动图检测肺循环指标，先在常氧及急性常压低氧（吸入 10% O_2 的混合气体）条件下观察服用西地那非（50 mg，1 ~ 2 d）后的效应；然后在厄瓜多尔的钦博拉卓峰（5 000 m）进行 2 w 的习服。各型低氧条件下对 PAP 都有较明显作用，常压下 MPAP 由（16±3）mmHg 升至（28±5）mmHg，急性低氧更使 MPAP 增至（32±6）mmHg，但西地那非在不同状态下使肺动脉阻力降低了 30% ~ 50%。Faoro 等认为，西地那非在急性常压低氧时可提高运动能力，在改善动脉氧合上比起降低右心室后负荷更起作用[28]。

马焦里尼（Maggiorini）等观察应用了 PDE5I 的另一制剂他达拉非（tadanafil）对预防高原肺水肿（HAPE）的效果，用随机单纯安慰剂对照。10 例 HAPE 的易感者在迅速攀登至海拔 4 559 m 时服用他达拉非（10 mg，1 d 2 次），只有 1 例服用他达拉非后发生了 HAPE，其他有 2 人因严重的 AMS 而下撤退出实验。在对照组，9 人中有 7 人发生 HAPE。尽管如此，应用他达拉非后仍发生 AMS，他达拉非对预防 HAPE 的效果仍有待进一步研究[29]。Maggiorini 认为如果用西地那非来防治 HAPE，该药实在太昂贵而难以负担，应用其他药物替代[30]。

第三军医大学重庆新桥医院的许等对文献中 5 篇临床应用西地那非治疗急性高原病的疗效进行了综合分析[23,25-27]，共有 60 人接受治疗，另有 72 人以安慰剂做对照，结论是：短期应用西地那非（50 mg，1 ~ 2 d）可明显降低静息时的肺动脉收缩压（Md 为 –4.53；95% CI 为 –6.72 ~ –2.34；$P<0.0001$），但并不能改善抵达高原后的 SaO_2（Md 为 0.07；95% CI 为 –1.26 ~ 1.41；$P=0.91$），心率也无明显变化（Md 为 6.95；95% CI 为 –3.53 ~ 17.43；$P=0.190$），AMS 的 LLSS 计分治疗前后亦无差异。以上提示西地那非选择性地作用于肺血管[31]。

PDE5I 除具有降低肺动脉压的药理作用外，尚可提高人体在高原的运动能力。根据前述 Faoro 对 6 名志愿受试者口服西地那非 50 mg，1 ~ 2 d，并以随机双盲安慰剂对照的实验，应用多普勒 UCG 及心肺功能运动实验观察肺循环改变，先在常氧下检测，然后在急性低氧下对比，随后将受试者送到厄瓜多尔的坎博拉卓峰（5 000 m）。于常氧下，西地那非对 VO_2max 及 SaO_2 均无作用；急性低氧时（吸入 10% O_2），西地那非使 VO_2max 由（27±5）mL/（min·kg）增高到（32±6）mL/（min·kg），SaO_2 由（62±6）% 增至（68±9）%。在坎博拉卓峰进行 2 w 的慢性低氧习服期间，西地那非对 VO_2max 及 SaO_2 均无作用。因此西地那非在急性常压低氧时可提高运动能力，可改善动脉氧合作用[28]。

然而雅各布斯（Jacobs）等对 20 名男性就 15 名经过耐力训练，在模拟海拔 3 900 m（吸入 12.8% 低氧混合气体）下实验，进行相当于 55% 海拔相关的特异性能力及 6MWT，予服西地那非 50 mg，并与随机双盲安慰剂对照。先在海平面，然后在模拟高原，结果与海平面比高原最大运动能力及 SaO_2 下降了 18% ~ 23%，然而与对照组相比，不论男女两性，西地那非并不能明显改善心血管血流动力学（包括心率、每搏输出量和心输出量）及提高 6MWT 距离，在女性组，SaO_2 只提高了 4%。只有 1 名男性以 36 s 完成时间—距离能力实验。因此认为经过训练的男女运动者在海拔 3 900 m，西地那非对其心血管血流动力、SaO_2 及 6MWT 均只有较小的作用，也只有一小部分人提高了有氧能力[32]。

托罗 – 萨利纳斯（Toro-Salinas）复习了有关文献，总结出在常压低氧下，西地那非并无改善体能的作用，但对急性低压性低氧（不论模拟实验或高山现场）西地那非确可提高运动能力，由于西地那非的这种作用，目前很多登山者应用西地那非不仅是为防治急性高山病，而更主要为提高低氧下的体能，但是西地那非的药理反应与海拔高度及个体的反应性相关[33]。

总的来说，西地那非在临床应用是安全可靠的[34,35]，副作用较少，常见为面红、呼吸急促、腹泻，但为轻、中度的，而且是可逆性的[36]。

第 3 节　内皮素受体拮抗剂——波生坦

1988 年，柳泽（Yanagisawa）等首次分离出内皮素 –1（endothelin-1，ET-1），它是一个含有 21 个氨基酸的多肽，分子量为 2 492 kD[37]。随后发现了内皮素家族的其他 2 个成员（ET-2、ET-3），它们具有共同的高度同源的氨基酸序列。人 ET-1、ET-2、ET-3 位于不同的染色体，在不同组织中分布也不同，肾脏细胞表达高水平的 ET-2；而 ET-3 主要在肠道和脑组织中高表达。ET-1 主要由内皮细胞分泌，是一种强效的内源性血管收缩剂，并有使血管平滑肌增生、致纤维化和致炎作用，在肺动脉高压患者的血浆和肺组织中浓度较高。ET-1 表达增加与肺动脉高压的严重度和预后密切相关[38]。

ET 家族有 ET-A 和 ET-B 两个受体，均属于鸟嘌呤核苷酸 G 蛋白偶联受体，ET-A 受体位于肺血管平滑肌细胞，与 ET-1 和 ET-2 有高度亲和力，与 ET-3 的亲和力较低；ET-B 受体位于肺血管内皮细胞和平滑肌细胞，与 3 种 ET 游离体的亲和力基本相似。

临床上应用内皮素 –1 受体拮抗剂治疗肺动脉高压，可分为两类：①双重 ET-A/ET-B 受体拮抗剂，即波生坦（bosentan）；②选择性 ET-A 受体拮抗剂，为司他生坦（sitaxsentan）。目前治疗高原肺动脉高压主要用波生坦。

波生坦是一种高度替代的嘧啶衍生物，化学名称：苯磺胺，4-（1，1-二甲基）-N-[6-（2-羟基乙氧基）-5-（2-甲氧苯氧基）（2，2'-双嘧啶）-4-基]，亲水化合物。分子式：$C_{27}H_{29}N_5O_6S \cdot H_2O$。波生坦口服生物利用度为50%，血浆蛋白结合率98%以上，平均分布容积（17.8±3.6）L/h，每天2次口服，3～5d后血浆水平达到稳态，服药后3～4h达最大血浆浓度，清除半衰期为5.6h，通过细胞色素P450（CYP450）酶系统CYPZC9和CYP3A4在肝脏代谢，90%以上通过胆道排泄。肾脏对波生坦的清除作用极小，经尿液排泄的未经代谢的波生坦仅占0.13%[39]。

波生坦治疗的成人剂量初始量为62.5mg，每天2次，如无明显不良反应，4w后改为125mg，每天2次。

关于波生坦治疗肺动脉高压的临床报道较多，不论单独应用或与其他如PDE5I类配伍用均有较好的降低PAP和PVR、提高心输出量和提高6MWT距离的作用。但对直接用于高原现场的报道较少。

在急性低氧条件下，波生坦可降低肺动脉压及改善运动能力[40]。加列（Galie）等应用波生坦制剂治疗有轻度症状的肺动脉高压，使MPAP降低了2.7mmHg，PVR下降141 dyn·s·cm^{-5}，心输出量提高0.09 L/（min·m^2），但6MWT提高不明显[41]。以上表明波生坦对AMS伴有肺动脉高压者、HAPE的易感者容易在高原早期即发生肺动脉高压者具有降低PAP和改善临床征象的作用[42,43]。

科约纳扎罗夫（Kojonazarov）等对居住在吉尔吉斯斯坦高原（3 200～4 000 m）的居民应用彩色多普勒超声技术检测肺动脉压，口服ET受体拮抗剂——波生坦（125mg），于服药前和服药后3h做检测，血清ET-1在具有肺动脉高压者比健康居民明显为高[（7.05±2.35）pg/mL vs.（4.65±1.65）pg/mL，$P<0.002$]，用药后肺动脉收缩压（SPAP）由（46±1.9）mmHg降至（37±2.2）mmHg，$P<0.05$，肺动脉加速时间（pulmonary artery acceleration time，PAAT）由（0.086±0.001）s增速至（0.098±0.001）s，$P<0.001$。ET-1基因的-4a等位基因在具有肺动脉高压组明显高于健康组（0.43 vs. 0.3，$x^2=4$，$P=0.03$）。因此认为ET-1水平对高原肺动脉高压的发生起重要作用，应用波生坦治疗有效[44]。此外，Kojonazarov等还应用吸入Rho激酶抑制剂法舒地尔（fasudil）治疗高原肺动脉高压，该剂可预防和逆转野百合碱造成的肺动脉重构，使肺动脉平滑肌细胞凋亡增加、增殖减少，从而取得一定疗效[45]。

应用波生坦期间要密切观察肝功能的改变，定期检查转氨酶。目前欧美生产的西地生坦（sitaxsentan）及安贝生坦（ambrisentan）两种剂型，对肺动脉高压患者安全而有效。

第4节　其他药物及治疗手段

这方面的药物种类较多，主要有：

1.钙通道阻滞剂

钙通道阻滞剂（calcium channel blockers, CCB）：有地尔硫䓬（diltiazem）、氨氯地平（amlodipine）及长效硝苯地平（nifedipine），用于治疗HAPE或高原肺动脉高压[46-48]。

2. 前列环素类药物

前列环素类药物（prostanoids）：有曲前列环素（treprostinil）、伊洛前列环素（iloprost）；据目前报道用于治疗原发性或其他继发性肺动脉高压有效，对高原肺动脉高压可作借鉴[49-51]。

3. 乙酰唑胺

乙酰唑胺（acetazolamide）：对急进高原与银杏叶制剂配伍用对肺动脉高压有调控作用[52]；在 CMS 患者，PH 为主要的病理生理及临床表现[53]，应用乙酰唑胺可降低血管阻力，但对 PAP 并无明显影响[54]。

4. 肾上腺皮质激素

对 HAPE 有较好疗效，但地塞米松本身并没有降低 PAP 的作用[55]。

5. 一氧化氮及其前体

一氧化氮（nitric oxide，NO）及其前体 L- 精氨酸（L-arginine）：NO 是一种血管内皮舒张因子，吸入 NO 可激活肺血管平滑肌内鸟苷酸环化酶，使细胞内环鸟苷酸水平增高，有利于降低钙的浓度，从而选择性地扩张肺血管[56,57]。L- 精氨酸为 NO 的前体物质，口服或注射 L- 精氨酸可促进 NO 合成。已有一些报道证实吸入 NO 治疗 HAPE 有效。

6. 其他有关措施

如缺血性预适应可改善肺动脉高压[58,59]；于高肺动脉收缩压时将肺泡液体再吸收可防止 HAPE[60] 等。

7. 在中药方面

已经研究的有：红景天、刺五加、丹参、异叶青兰、银杏叶、黄芪、当归、熟地黄、龙眼肉、北沙参及龙牙葱木等[61]，其中有一些对低氧习服—适应具有较好作用的适应原（adaptogen），通过整体调节而达到对肺循环的有益效应，但直接影响肺动脉功能结构的机制有待进一步研究。

8. 联合药物治疗

根据已阐明的低氧性肺动脉高压的发病机制，联合应用针对不同靶点的药物，将成为治疗肺动脉高压更有效的选择。联合用药的目的在于充分发挥各种药物的作用，进一步提高疗效，又最大限度地降低不良反应的发生。目前治疗肺动脉高压的联合用药方案往往从前列环素类药物（iloprost 或 treprostinil）、西地那非或他达那非及波生坦中任意选择 2 种或 3 种联合。多数学者推荐 PDE5I 与波生坦联合，可以较长期治疗[62]，或将伊洛前列环素和 PDE5I 或波生坦联合，但不适合较长期治疗[63]。

值得注意的是，每一种药物都有其针对发病的病因及病理生理所具有的特定作用，要有的放矢地选择，另外个体对某一药物的反应又有差异性，这在选用药物及观察疗效上十分重要。

参 考 文 献

[1] FRAIDENBURG D, YUAN J. Current and future therapeutic targets for pulmonary arterial hypertension[J]. High Alt Med Biol, 2013, 14（2）: 134-143.

[2] SCHERRER U, TURINI P, THALMANN S. Pulmonary hypertension in high-altitude dwellers: Novel mechanisms, unspected predisposing factors[J]. Adv Exp Med Biol, 2006, 588: 277-291.

[3] BALKE B. A simple field test for the assessment of physical fitness[J]. Res Civ Aeromed Res Inst US, 1963, 53: 1-8.

[4] ENRIGHT PL, SHERRILL DL. Reference equations for the six-minute walk in healthy adults[J]. Am J Respir Crit Care Med, 1998, 158: 1384-1387.

[5] ROSEN RC, KOSTIS JB. Overview of phosphodiesterase 5 inhibition in erectile dysfunction[J]. Am J Cardiol, 2003, 92: 9-18.

[6] KATGHERINE F, MONIQUE P. Sildenafil[J]. Adis Drug Evalut, 2012, 68（3）: 383-397.

[7] SAUSBIER M, SCHUBERT R, VOIGT V. Mechanisms of NO/cGMP-dependent vasorelaxation[J]. Circ Res, 2000, 87: 825-830.

[8] KIRSCH M, KEMP-HARPER B, WEISSMANN N, et al. Sildenafil in hypoxic pulmonary hypertension potentiates a compensatory up-regulation of NO-cGMP signaling[J]. FASEB J, 2008, 22: 30-40.

[9] KOUYOUMDJIAN A, ADNOT S, LEVAME M, et al. Continuos inhalation of nitric oxide protects against development of pulmonary hypertension in chronically hypoxic rats[J]. J Clin Invest, 1994, 94（2）: 578.

[10] ZHAO L, MASON NA, MORRELL NM, et al. Sildenafil inhibits hypoxia-induced pulmonary hypertension[J]. Circulation, 2001, 104（4）: 424-428.

[11] MACLEAN MR, JOHNSTON ED, MCCULLOGH KM, et al. Phosphodiesterase isoforms in the pulmonary arterial circulation of the rat: Changes in pulmonary hypertension[J]. J Pharmacol Exp Ther, 1997, 283（2）: 619-624.

[12] HANASATO N, OKA M, MURAMATSU M, et al. E-4010, a selective phosphodiesterase 5 inhibitor, attenuates hypoxic pulmonary hypertension in rats[J]. Am J Physiol-Lung cell Mol Physiol, 1999, 277（2）: 225-232.

[13] WEIMANN J, ULLRICH R, HROMI J, et al. Sildenafil is a pulmonary vasodilator in awake lambs with acute pulmonary hypertension[J]. Anesthesiology, 2000, 92（6）: 1702-1712.

[14] ICHNOSE F, ADRIE C, HURFORD WE, et al. Selective pulmonary vasodilation induced by aerosolized zaprinast[J]. Anesthesiology, 1998, 88（2）: 410-416.

[15] MCMAHON TJ, IGNARRO LJ, KADOWITZ PI. Influence of zaprinast on vascular tone and vasodilation responses in the cat pulmonary vascular bed[J]. J Appl Physiol, 1993, 74: 1706-1711.

[16] SEBKHI A, STRANGE JW, PHILIPS SC, et al. Phosphodiesterase type 5 as a target for the treatment of hypoxia-induced pulmonary hypertension[J]. Circulation, 2003, 107 (25): 3230-3235.

[17] KIRSCH M, KEMP-HARPER B, WEISSMANN N, et al. Sildenafil in hypoxic pulmonary hypertension potentiates a compensatory up-regulation of NO-cGMP signaling[J]. FASEB J, 2008, 22 (1): 30-40.

[18] SAUZEAU V, ROLLI-DERKINDEREN M, LEHOUX S, et al. Sildenafil prevents change in RhoA expression induced by chronic hypoxia in rat pulmonary artery[J]. Circ Res, 2003, 93 (7): 630-637.

[19] GUILLUY C, SAUZEAU V, ROLLI-DERKINDEREN M, et al. Inhibition of RhoA/Rho kinase pathway is involved in the beneficial effect of Sildenafil on pulmonary hypertension[J]. Br J Pharmacol, 2005, 146 (7): 1010-1018.

[20] PAUVERT O, BONNET S, ROUSSEAU E, et al. Sildenafil alters calcium signaling and vascular tone in pulmonary arteries from chronically hypoxic rats[J]. Am J Physiol Lung Cell Mol Physiol, 2004, 287 (3): 577-583.

[21] 谢万木, 王辰. 肺动脉高压的治疗[M]//陆蔚萱, 王辰. 肺循环学. 北京: 人民卫生出版社, 2007: 383-440.

[22] HSU AR, BARNHOLT KE, GRUNDMANN NK, et al. Sildenafil improves cariac output and exercise performance during acute hypoxia, but not normoxia[J]. J Appl Physiol, 2006, 100 (6): 2031-2040.

[23] RICHALET JP, GRATADOUR P, ROBACK P, et al. Sildenafil inhibits altitude-induced hypoxemia and pulmonary hypertension[J]. Am J Respir Crit Care Med, 2005, 171: 275-281.

[24] ALDASHEV AA, KOJONAZAROV BK, AMATOV TA, et al. Phosphodiesterase type 5 and high altitude pulmonary hypertension[J]. Thorax, 2005, 60: 683-687.

[25] GHOFRANI HA, REICHENBERGER F, KOHSTALL MG, et al. Sildenafil increased exercise capacity during hypoxia at low altitudes and at Mount Everest base camp: A randomized, double-bling, placebo-controlled crossover trail[J]. Ann Int Med, 2004, 141: 169-177.

[26] REICHEBERGER F, KOHSTALL MG, SEEGER T, et al. Effect of sildenafil on hypoxia-induced changes in pulmonary circulation and right ventricular function[J]. Respir Physiol Neurobiol, 2007, 159: 196-201.

[27] BATES MG, THOMPSON AA, BAILLIE JK, et al. Sildenafil citrate for the prevention of high altitude hypoxic pulmonary hypertension: Double blind, randomized, placebo-controlled trial[J]. High Alt Med Biol, 2011, 12: 207-214.

[28] FAORO V, LAMOTTE M, DEBOECK G, et al. Effects of sildenafil on exercise capacity in hypoxic normal subjects[J]. High Alt Med Biol, 2007, 8: 155-163.

[29] MAGGIORINI M, BRUNNER-LA RÖCCA HP, PETH S, et al. Both tadalafil and dexamethasone may reduce the incidence of high-altitude pulmonary edema: A randomized trial[J]. Ann Intern Med, 2006,

145（7）：497-506.

[30] MAGGIORINI M. Prevention and treatment of high-altitude pulmonary edema[J]. Prog Cardivasc Dis, 2010, 52：500-506.

[31] XU Y, LIU YL, LIU J, et al. Meta-analysis of clinical efficacy of sildenafil, a phosphodiesterase Type-5 inhibitor on high altitude hypoxia and its complications[J]. High Alt Med Biol, 2014, 15（1）：46-51.

[32] JACOBS KA, KRESSLER J, STOUTENBERG M, et al. Sildenafil has little influence on cardiovascular hemodynamics or 6 km time trail performance in trained men and women at simulated high altitude[J]. High Alt Med Biol, 2011, 12（3）：21-22.

[33] TORO-SALINAS A, PAGES T, JAVIEGRE C, et al. Can sildenafil improve physical performance at altitude? Current scientific evidence[J]. Apunts Med De I'Esport, 2016, 51：27-35.

[34] CHRYSANT SG. Effectiveness and safety of phosphodiesterase 5 inhibitors in patients with cardiovascular disease and hypertension[J]. Curr Hypertens Rep, 2013, 15：475-483.

[35] MOREIRA SG, BRANNIGAN RE, SPITZ A, et al. Side-effect profile of sildenafil citrate（Viagra）in clinical practice[J]. Urology, 2000, 56：474-476.

[36] GALIE N, GHOFRANI HA, TORBICKI A, et al. Sildenafil citrate therapy for pulmonary arterial hypertension[J]. N Engl J Med, 2005, 353：2148-2157.

[37] YANAGISAWA M, KURIHARA H, KIMURA S. A noval potent vasoconstrictor peptide produced by vascular endothelial cell[J]. Nature, 1988, 323：411-415.

[38] HORGAN MJ, PINHEIRO JM, MALIK AB. Mechanism of endothelin-1-induced pulmonary vasoconstriction[J]. Circ Res, 1991, 69：157-164.

[39] GIAID A, YANAGISAWA M, LANGLEBEN D. Expression of endothelin-1 in the lungs of patients with pulmonary hypertension[J]. N Engl J Med, 1993, 328：1732-1739.

[40] FAORO V, BOLDINGH S, MOREELS M. Bosentan decreases pulmonary vascular resistance and improves exercise capacity in acute hypoxia[J]. Chest, 2009, 136：1215-1222.

[41] GALIE N, RUBIN L, HOEPER M. Treatment of patients with mild symptomatic pulmonary arterial hypertension with bosenta（EARLY study）: A double-blind, randomised controlled trail[J]. Lancet, 2008, 371：2093-2100.

[42] MODESTI PA, VANNI S, MORABITO M. Role of endothelin-1 in exposure to high altitude: Acute Mountain sickness and endothelin-1（ACME-1）study[J]. Circulation, 2006, 114：1410-1416.

[43] PHAM I, WUERZNER G, RICHALET JP, et al. Bosentan effects in hypoxic pulmonary vasocondtriction: preliminary study in subjects with or without high altitude pulmonary edema-history[J]. Pulm Circ, 2012, 2：28-33.

[44] KOJONAZAROV B, ISAKOVA J, IMANOV B, et al. Bosentan reduces pulmonary artery pressure in high altitude residents[J]. High Alt Med Biol, 2012, 13（3）：217-233.

[45] KOJONAZAROV B, MYRZAAKHMATOVA A, SOORONBAEV I, et al. Effects of fasudil in patients

with high-altitude pulmonary hypertension[J]. Eur Respir J，2012，39：496-498.

[46] HACKETT PH，ROACH RC，HARTIG GS，et al. The effect of vasodilators on pulmonary hemodynamics in high altitude pulmonary edema：A comparison[J]. Int J Sports Med，1992，13：68-71.

[47] OELZ O，MAGGIORINI M，RITTER M. Prevention and treatment of high altitude pulmonary edema by a calcium channel blocker[J]. Int J Sports Med，1992，13：65-68.

[48] ANTEZANA AM，ANMTEZANA G，APARICIO O，et al. Pulmonary hypertension in high altitude chronic hypoxia：response to nifedipine[J]. Eur Respir J，1998，12：1181-1185.

[49] MCLAUGHLIN VV，OUDIZ RJ，FROST A. Randomized study of adding inhaled iloprost to testing bosentan in pulmonary arterial hypertension[J]. Am Resp Crit Care Med，2006，174：1257-1263.

[50] HOEPER MM，SCHWARZE M，EHLERDING S. Long-term treatment of prilimary pulmonary hypertension with aerosolized iloprost, a prostacyclin analogue[J]. N Engl J Med，2000，342：1866-1870.

[51] OLSCHEWSKI H，SIMMNNEAU G，GALIE N. Inhaled iloprost for severe pulmonary hypertension[J]. N Engl J Med，2002，347：322-329.

[52] KE T，WANG J，SWENSON ER，et al. Effect of acetezolamide and gingko biloba on the human pulmonary vascular response to an acute altitude ascent[J]. High Alt Med Biol，2013，14（2）：162-167.

[53] PRATALI L，RIMOLDI SF，REXHAI E. Exercise induces rapid interstitial lung ater accumulation in patients with chronic mountain sickness[J]. Chest，2012，141：953-958.

[54] RICHALET JP，RIVEA-CH M，MAIGNAN M，et al. Acetazolamide for Monge's disease：efficiency and tolerance of 6-month treatment[J]. Am J Respir Crit Care Med，177：1370-1376.

[55] MAGGIORINI M，BRUNNER-LA ROCCA HP，PETH S. Both tadalafil and dexamethasone may reduce the incidence of high-altitude pulmonary edema：A randomized trail[J]. Ann Intern Med，2006，145：497-506.

[56] SETTERGREN G，ANGDIN M，ASTUDILLO R. Decreased pulmonary vascular resistance during nasal breathing：Medulation by endogenous nitric oxide from the paranasal sinuses[J]. Acta Physiol Scand，1998，163：235-239.

[57] ALTUNDAG A，SALIHOGLU M，CAYONU M，et al. The effect of high altitude on nasal nitric oxide levels[J]. Eur Ach Oto-Rhino-Laryngol，2014，271（9）：5853-5856.

[58] SCHERRER U，VOLLENWEIDER L，DELABAYS A，et al. Inhaled nitric oxide for high- altitude pulmonary edema[J]. N Eng J Med，1996，334：624-629.

[59] FOSTER GP，GIRI PC，ROGERS DM，et al. Ischemic preconditioning improves oxygen saturation and attenuates hypoxic pulmonary vasoconstriction at high altitude[J]. High Alt Med Biol，2014，15（2）：155-161.

[60] BETZ T，DEHNERT C，BÄRTSCH P，et al. Does high alveolar fluid reabsorption prevent HAPE in individuals with exaggerated pulmonary hypertension in hypoxia?[J]. High Alt Med Biol，2015，16

（4）：283-289.

[61] 汪海. 职业性高原病药物治疗学[M]. 北京：军事医学科学出版社，2010：30-34，311-315.

[62] MATHAI SC，GIRGIS RE，FISHER MR，et al. Addition of sildenafil to bosentan monotherapy in pulmonary arterial hypertension[J]. Eur Respir J，2007，29：469-475.

[63] HUMBERT M，BARST RJ，ROBBIN IM. Combination of bosentan with epoprostenol in pulmonary arterial hypertension：BREATHE-2[J]. Eur Respir J，2004，24：353-359.

第8篇　高原体循环

前　言

　　体循环具有重要的生理功能，可以将氧从大气一直转运到线粒体，由此对机体在氧气不足的高原环境的习服和适应时至关重要。目前对高原上整个心血管系统的功能研究尚存在一定的限制性，在一些领域的认识还不是很清楚。其中的一个原因是在高原广泛开展创伤性检测是不可能的，而目前大多应用的无创伤性检测方法难以精确地判定诸如心输出量和肺动脉压力等参数。不过技术正在发展，例如应用彩色多普勒超声心动图通过三尖瓣反流可较准确地计算肺动脉收缩压。体循环涉及诸多领域，难以全部囊括在本章内，关于心功能将专设一章讨论，血压及高血压在第17篇讨论，冠状动脉循环和心肌代谢在第9篇中讨论。

第 32 章 低氧下体循环的基本反应

在急性暴露于高原低氧时，机体立即出现一系列重要的生理性反应，包括通气增强、心率增快、心输出量增加、血压增高和局部血流出现选择性的收缩反应。

选择性的血管收缩反应涉及肌肉、皮肤和内脏。在冠状动脉则出现扩张性反应，在脑循环则不发生血管收缩性反应。通过这一机制血流移向那些代谢率高的器官[1]。酸性产物增强血管对低氧的收缩反应，而到高原后最初几天的低碳酸性呼吸性碱血症则减弱这一反应。

严重的低氧血症（如 PaO_2 40 mmHg）时则通过局部血管床的作用而发生血管扩张。冠状动脉和脑循环的反应更明显而肢体血管和肾脏血管则较轻。慢性低氧使急性低压性的血管收缩应激反应降低。这类反应通过吸入氧气可以反转，恢复正常。

人到高原后的初期，体循环通过交感神经系统很快出现反应，认为其机制是低氧刺激了颈动脉体，由此激活交感神经活性。在动物实验观察到，当给颈动脉体灌注低氧血液时，全身血压增高，系统性血管收缩发生，心肌收缩力增强，平均左心室周径缩短率增大，而给动物只灌注体循环的低氧血液时，前述反应不发生而周围血管阻力降低[2]。

低氧激惹颈动脉体及中枢神经活性，促使肾上腺素和去甲肾上腺素分泌。肾上腺素活性增加是短暂的，但去甲肾上腺素活性和随后的 α-受体的被激惹则可持续数日。由此产生的主要作用是心率增快、血压增高、心脏收缩速率增加。血管的收缩和中心血容量的增加同时发生。这样导致心脏做功增强，其可由于心率和血压的双重作用，被称为"the double product"（双乘积）。心脏功能通过检测心脏收缩时间间期（systolic time intervals，STI）、应用多普勒技术及无创伤方法等检测一般处于正常，左心室容量则降低。心电图的改变提示有肺动脉高压及右心室肥大。如长期暴露于高原时交感神经活性逐步降低，并低于进入高原前，随之血压亦降低。这些变化在高原居住者即使到平原后尚可持续数日之久。这种生理现象也反映在高原世居者冠心病和高血压的低发生率上。

第 1 节 心 率

一、静息和运动心率

急性低氧时不论是静息或运动均引起心率增速，同时心输出量增高，心率随海拔增高而增快。

赫尔特格伦（Hultgren）综合了文献，包括喜马拉雅科学探险、美国陆军高山生理研究及珠峰行动Ⅱ等资料，在高原习服期间的静息心率与他们在海平面时的心率的比较，可汇集于表32.1[3,4]。

表 32.1 平原人在不同海拔高度习服（从 20 d 至数月）期间的静息心率与他们在进入高原前的海平面值自身对比

海拔高度 /m	受试数 (n) / 人	高原静息心率 / 次·min⁻¹		海平面心率 / 次·min⁻¹	
		$\bar{x}$	S	$\bar{x}$	S
3 100	10	69	11	71	11
3 874	10	77	14	64	8
4 300	5	76	4	62	4
5 400	12	70	9	59	10
5 650	11	90	12	67	11
6 100	6	86	59 ～ 102	64	4
6 300	12	78	12	59	10
6 440	5	82	64 ～ 101	—	—
7 620	5	95	58 ～ 118	64	4
8 800	4	99	80 ～ 118	64	4

在急性暴露于模拟海拔 4 000 ～ 4 600 m，其时动脉血氧分压（PaO_2）相当于 40 ～ 45 mmHg，静息心率比海平面增加了 40% ～ 50%[5-7]。贝努瓦（Benoit）等观察到当正常人急性暴露于低氧，其最低的心率峰值相当于该人具有最低的动脉血氧饱和时的值[8]。急进高原立即引起心率增速是低氧应激交感神经活性增强所致。

在高原已获得适应者，静息心率一直到海拔 4 500 m 仍与海平面值相当，尽管有较大的个体差异[9]。关于运动心率，根据对喜马拉雅科学登山探险队队员的观察，4 名男性健康受试者在海拔 5 800 m 停留达数月之久，原在海平面的心率低于在高原的心率。不过其中 3 人在该高度可以耐受最大工作负荷，换言之，在最大工作负荷下输出同等的功率时在高原是低于平原的（图 32.1）。不过，在全体实例中，这种海拔高度和心率的交互关系伴有检测的氧耗量下降，提示在高工作负荷率时，工作量的增大是在有氧能力下来完成的[10]。

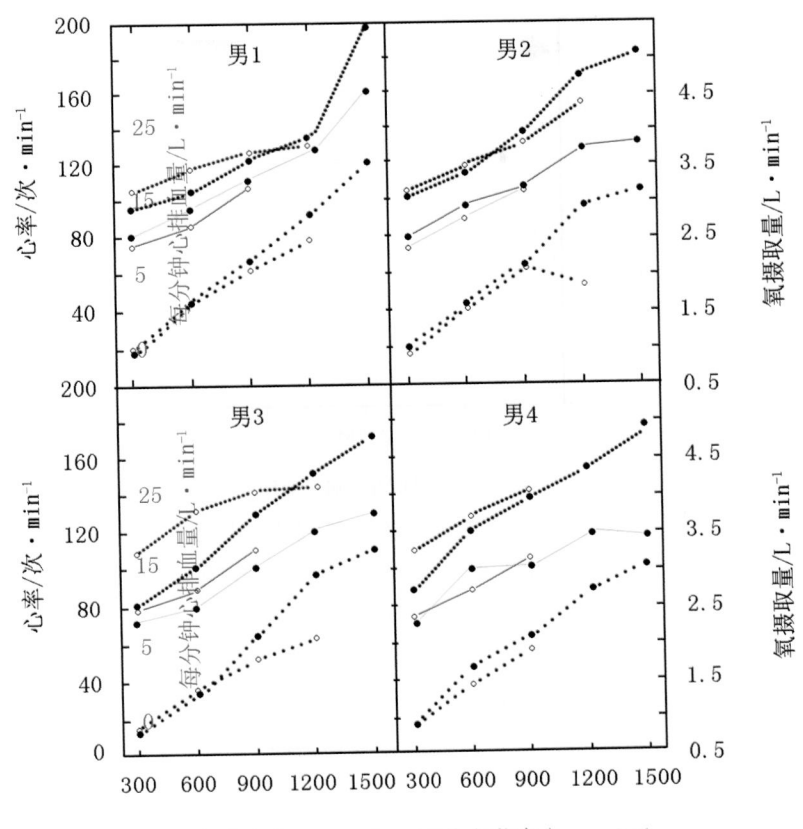

图 32.1　心率在 2 个不同海拔的对比

注：心率在 2 个不同海拔的对比，4 名健康男性受试者先在海平面，然后在喜马拉雅银色站（海拔 5 800 m，PB 380 mmHg）停留达数月之久后，比较在不同工作负荷下的心率、心输出量和在不同工作负荷率下的氧摄取量；及其间的相互关系。●海平面；○5 800 m。结果在不同运动负荷下的心率，高原心率明显高于原在海平面的心率。（引自 Pugh，1964）

二、最大心率

最大心率（HRmax）即在最大运动时的心率，在高原习服者是降低的。对初入高原者，HRmax 随海拔增高而下降。在珠峰行动 II 时，受试者的 HRmax 从海平面的（160±7）次/min 降到模拟海拔 6 100 m 的（137±4）次/min、海拔 7 620 m 的（123±6）次/min 和海拔 8 848 m 的（118±3）次/min[11]。在一定强度的工作水平下，一般高原的 HRmax 都要高于海平面。然而有趣的是，到了大气压为 347 mmHg、282 mmHg 及 240 mmHg（分别相当于海拔 6 100 m、8 100 m、8 700 m）时，则 HRmax 与海平面值仅有很小差别（图 32.2），这可能反映了人体在极高海拔时其习服程度的有限性[12]。伦比（Lundby）等强调有时在高原现场和模拟减压舱实验的结果有差别，他们观察到受试者在珠峰海拔 8 750 m 时，心率要比在舱体实验的结果高[13]。在珠峰行动 III（COMEX' 97），人在特高海拔其 HRmax 也是低于海平面值的[14]。Lundby 证实心率峰值是随海拔增高而降低的[13]。

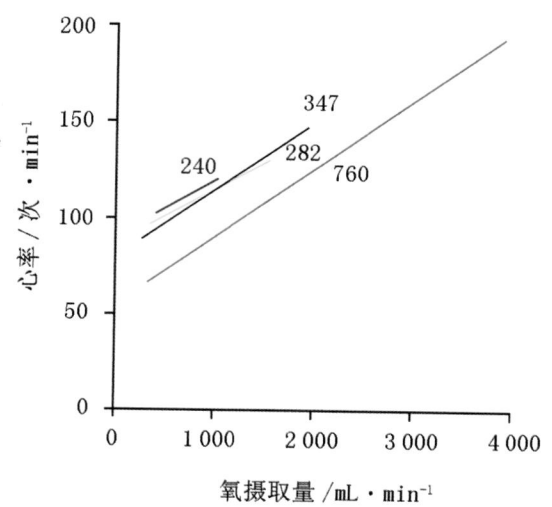

图 32.2　心率和氧摄取量间的回归线

注：在珠峰行动 II 的实验研究当大气压为 760 mmHg、347 mmHg、282 mmHg 及 240 mmHg 时，心率和氧摄取量间的回归线。在检测大气压为 240 mmHg 时，是让受试者吸入氧的混合气体达到吸入气氧分压（PaO_2）为 43 mmHg。结果在一定强度的工作水平下，一般高原的 HRmax 都要高于海平面值。然而，有趣的是，到了大气压为 347 mmHg、282 mmHg 及 240 mmHg（分别相当于海拔 6 100 m、8 100 m、8 700 m）时，则 HRmax 与海平面值仅有很小差别，提示人体在极高海拔时其习服程度的有限性。（引自 Reeves et al.，1987）

已获习服者在高原的 HRmax 的降低被认为是一种生理性适应的表现，因为这是在获取氧减少的情况下来降低心脏的工作[15]。在动物心脏实验中发现低氧介导 β - 肾上腺素受体下调[16,17]，皆知自主神经系统在调控心率和心输出量上发挥着作用。短期暴露于低氧时血浆肾上腺素和去甲肾上腺素的水平增高[11]，而由低氧导致的心率增速可由 β - 抑制剂所消除[5]。马泽奥（Mazzeo）等强调在海拔 4 300 m 运动时所激惹反应的 α - 肾上腺素应激则具有不同的作用[18]。而多巴胺 D_2 受体则不介入低氧导导的 HRmax 降低[19]。

不论如何，对已获习服者在高原的 HRmax 降低可以有不同的解释。高原心率在静息和在一定负荷量下比在海平面显然是增高的，因此其 HRmax 降低则可单纯地解释为是对最大工作水平降低的反应。例如，难以使登山者在模拟珠峰顶时其 VO_2 max 仅有 1 L/min 时而其 HRmax 可以达到在海平面时 VO_2 max 为 4 ~ 5 L/min 下的 HRmax 水平。

在高原对已获习服者予以吸入氧，在一定的工作负荷下比起海平面来其心率是降低的。对此心率低于海平面值的可能解释是，在海拔 5 800 m 予以吸入 100% 的 O_2 时其 PaO_2 是高于海平面的，同时他们由于出现高原红细胞增多而其 Hb 值高于海平面，而皆知在海平面在一定负荷下心率与 Hb 含量是呈负相关的[20]。

第 2 节　心 输 出 量

一、急进高原的心输出量

总的来说，在急性低氧条件下，与常氧下相比，不论在静息或给予一定量的运动负荷，其心输出量（cardiac output，CO）均增高。这包括在海平面给予吸入低氧混合气体或者直接暴露于高原现场[6,21]。

然而，在高原短期习服者尚存在不确定因素，文献报道也不一致。沃格尔（Vogel）及哈里斯（Harris）观察了 16 名健康受试者，暴露于模拟海拔 610 m、3 353 m 和 4 572 m，于第 10 h、第 20 h、第 30 h 及第 40 h 各检测 CO，结果显示在抵达高原后前 40 h 静息 CO 增高[7]。克劳森（Klausen）观察到平原人抵达海拔 3 800 m 后 CO 增高，在 3 ~ 4 w 后恢复到原海平面值。但另一些报道显示人到高原后其心输出量几乎立即下降[22]。亚力山大（Alexander）等观察到人抵达海拔 4 300 m 第 10 d 运动时其 CO 与海平面值相比降低[23]，也有类似的其他报道[24]。胡恩（Hoon）等应用无创伤体积描记仪检测每搏输出量（stroke volume，SV），将 50 名健康的平原人空运到海拔 3 660 m，在 10 d 内系统地记录其 SV，然后在返回海平面 5 d 内记录 SV。在高原，平均 SV 为 63 mL，与海平面值相比降低了 19.4%。在海平面，CO 平均为 4.92 L/min，到高原后降低了 19.5%，到高原后第 3 d 降低 24.8%，第 10 d 降低 26.2%。在返回海平面后 CO 恢复到原正常值[25]。

在高原 SV 的降低并不能为心率的增速而加以完全代偿，这也是为何高原慢性低氧时在整体作用中 CO 是降低的。在安第斯的早期研究中赛姆（Sime）观察到人抵达海拔 2 380 m 静息的 SV 降低了 10%，至第 5 d 进一步下降 20%[26]。Alexander 观察到人抵达海拔 3 100 m 第 10 d 其运动 CO 比海平面值降低，原因为 SV 减少了[23]。然而也有一些不同的结果，有人报道抵达高原后 SV 并无改变[27]，可能是由于同时发生的交感应激使 HR 增速而使 CO 增大[7,28]。

二、高原习服者的心输出量

对平原人在高原已经获得良好习服者，其 CO 与工作负荷间的关系可达到他原来在海平面的水平。这首先由皮尤（Pugh）对喜马拉雅探险队的 4 名获得良好习服队员在银色站应用乙炔（acetylene）工艺检测 CO 来证实，结果其 CO 与工作负荷的相关关系与其在海平面时相当[10]。其后 Cerretelli 在珠峰基地营（5 200 m）对获得高原习服的队员检测 CO，得到相同结论[29]。Reeves 等在珠峰行动 Ⅱ 时对受试者应用热稀释法检测 CO，予受试者在不同大气压下：海平面 PB 760 mmHg（n=8）、PB 347 mmHg（n=6）、PB 282 mmHg（n=4）及 PB 240 mmHg（经吸入低氧混合气体使之 PaO_2 达到 43 mmHg），结果 SV 及 CO 值接近于海平面正常值[11]。在珠峰行动 Ⅲ 结果也相似[30]。由于在高原最大工作负荷量的明显下降，故在最大运动时的最大心输出量（COmax）是降低的，并且认为这并非由于自主神经系统的功能变化[31]。

平原人经在高原长期居住，其静息 CO 也近于正常，但在返回海平面后出现了 SV 持续增高[32]。

有报道在高原运动时 CO 的增高与在海平面时是不相称的，约要高出海平面同样负荷的 20%[33]。

三、高原世居者的心输出量

高原世居者的 CO 在一定量的运动负荷下是与在平原时相同的。Vogel 等在秘鲁的赛罗·德·帕斯科（4 330 m）对 8 名健康印第安人加以检测，然后将他们转移至利马后在 8 ~ 13 d 进行复测，结果发现几乎是完全一致的[34]。Penaloza 等对生活在秘鲁莫罗科查的土著印第安人检测，观察到这些安第斯高原健康世居者的 CO 更趋于正常值[9]，提示高原世居者具有良好的左心功能。关于青藏高原世居藏族更为优越的心输出量见高原心脏功能一章。

获得高原习服者或高原世居者可能能够承受与海平面相当的工作效率即功率。毕竟有充分的资料证明在高原进行激烈运动，将导致组织严重缺氧，此时提高组织氧分压的第一途径就是增高 CO，同时将氧输送到周围组织。然而，Wagner 进行的一项关于这一机制的研究表明，虽然在海平面 CO 的增加可以改善最大氧耗量（VO_2max），但在高原随着海拔的增高，这一改善的效应逐步降低。实际上，一名受试者在模拟珠峰顶高度时其 CO 从增高 50% 达到了增高 150%，而 VO_2max 基本无变化[35]。

关于血红蛋白值与 CO 及 VO_2max 的关系。一项研究发现当 Hb 理论值在 50% ~ 150% 变动时，事实上不论 CO 值和 Hb 含量如何变化，进行最大运动负荷时组织氧耗量是明显增加的。为何 CO 或 Hb 含量的增高并不能改善 VO_2max，是由于氧在肺和肌肉的弥散功能受损，减少了氧的获取。而在中度高原，经计算，由于 CO 增高或 Hb 含量增加而改善 VO_2max 的效应介于海平面和特高海拔之间。总之通过增高 CO 和 Hb 来改善 VO_2max 是有限的[36]。卡尔伯特（Calbert）等报道人体在海拔 5 260 m 获得习服后 Hb 增高但并未使 VO_2max 增高，也不能提高 CO 峰值[37]。尽管在高原习服者和高原世居者其 CO 及相关的工作水平无明显改变，但由于红细胞增多，可估算出其 Hb 值是增大的。有人认为当人体返回海平面而使 CO 恢复到原先值时，这种 Hb 值的增高通过某种途径发挥一定作用。

第 3 节　血浆容量与心泵功能

人从平原到高原出现两方面的生理变化，一方面是由于低氧血症刺激肾脏产生促红细胞生成素（erythropoietin，EPO）而导致骨髓生成更多红细胞，同时机体对铁的吸收增加了 3 ~ 4 倍，网织红细胞增多，Hb 及 Hct 同时增高，适当的红细胞增多有利于提高血液的携氧能力；另一方面由于 Hct 的增高加之高原通气增强，从呼吸道失水增多，及高原干燥蒸发导致皮肤黏膜失水增多，引起血浆容量的降低，减少量占总血容量的 10% ~ 15%，这种血浆容量的降低在高原可持续达 60 d。如果从 Hct 增高看血浆容量降低可能有一点补益，但是可以导致运动能力下降甚至引起直立位低压，更明显的是影响到心输出量。

Alexander 与 Grover 对比了 11 名健康人在海平面及其进入海拔 3 100 m 10 d 后的心输出量，

系在仰卧位自行车功率仪上做亚极量运动时，以 UCG 检测心功能，以菲克（Fick）法检测心输出量，并与海平面值相比，结果到高原 6 ~ 8 d 时平均左心室舒张末内径减小，同时血浆容量减少了 20%，后者与 Hct 增高有关。SV 在静息时平原及高原值各为（92±13）mL/min 及（91±9）mL/min（P>0.05），而亚极量运动后 CO 在高原比平原约低 16%，认为高原运动时 CO 降低是由于 SV 降低。收缩前期（pre-ejection period，PEP）与左心室收缩时间（left ventricular ejection time，LVET）的比值（PEP/LVET）到高原后 24 ~ 48 h 增大。认为心脏的收缩力到高原后静息时并未改变而做运动时有轻度增强[23,38]。

因此 Hultgren 认为在高原 PEP/LVET 的增大并非反映为左心功能的减退，而是由于左心室容量的轻度降低和血浆容量可能减少。关于这方面，Graybiel 等的研究使 4 名健康人在减压舱模拟逐步登高至海拔 6 863 m，并应用 X 线检测，结果表明心脏的心界是缩小的[39]。另外一项研究通过严格控制摄盐量来调控血浆量，对 11 名志愿受试者通过 7 d 限制进盐使其血浆量降低，然后再输入盐水以使血浆量恢复至原对照水平。结果在输入盐水恢复前静息及亚极量运动时 PEP/LVET 各为 33.3 及 35.5；而在输入盐水后各为 28.2 及 30.6。通过限制入盐量而降低血浆容量，可以看出血浆容量的降低导致 PEP/LVET 增大而恢复血浆容量 PEP/LVET 又加以缩小[40]。在海平面对正常人给予利尿剂使其血浆容量减少，导致前负荷降低，也观察到 PEP/LVET 值增大[41]。因此在高原运动时 CO 降低的机制之一可能是其血浆容量的降低。然而也有不同的观点，因为他们观察到当注入葡聚糖（一种高葡萄糖水溶性聚合物，可替代血浆用品）而保持血浆容量和左心室充盈压于海平面正常值水平时并不能再提高高原运动时 SV 值[42,43]。Wolfel 观察了 8 名正常人在海拔 4 300 m 停留 21 d，尽管此时红细胞已增多，使血容量恢复到出发攀登前水平，然而不论静息或运动时 CO 均有下降，故认为此难以用血浆容量降低来解释[24]。在这方面值得进一步研究，可能在慢性低氧时通过中央性调控机制而使 CO 降低[40]。

第 4 节　血容量及血流再分配

高原低氧下机体的一个重要的调控机制就是血流再分配，以保证将血液更多地供应于生命器官及肌肉，使之有效工作。芬奇（Fench）及朗方（Lenfant）有一项重要研究，展示了血流及 O$_2$ 在各个组织的分配：心脏获得心输出量的 4%，而获取 11% 的 O$_2$，在冠状静脉的 SaO$_2$ 仅为 23%，可见心肌对氧的高抽取率；相反，皮肤接受心脏排血 9% 的血量，而获取的 O$_2$ 仅为 2%，静脉 SaO$_2$ 约 60%，可见其对氧的低抽取率[44]。

急性进入高原也引起局部血管床的改变，导致血流分布及血容量趋向于中央性血管床[45]。应用体积描记术（plethysmography）观察到正常人攀登到海拔 4 270 m 时其前臂静脉收缩[46,47]。当低氧伴有正常二氧化碳血症时对前臂静脉并无作用，但低氧伴有低二氧化碳血症时则前臂静脉收缩。高原也影响皮肤循环，如手部的血流在高海拔下降低，尤其当皮肤温度为 0℃ 左右时。杜兰德（Durand）

按手的血流来反映皮肤的循环，他计算了人攀登到高原后皮肤血容量约降低了 250 mL[47,48]。罗伊（Roy）等观察到印度士兵从海平面到达海拔 3 658 m 后肺血容量明显增高[49]，这一肺血量的增加可以解释为什么进入高原后肺活量中度降低。耶格（Jaeger）等观察到 25 名士兵在海拔 3 000 ～ 4 300 m 连续进行 72 h 野外训练，体检及 X 线胸片均证实有肺水肿，但胸部电阻抗出现立即和持续的降低，表明人在高原胸内液体容量增加，这也表现在血液从周边趋向于肺内[50]。Vogel 等对人、犬及兔在急性模拟低氧下的局部血流分布加以评估，观察到它们的 CO 增加及全身 BP 增高，可能与影响心肌收缩力的和速率的交感神经刺激有关。他们还发现随着静脉回流的增加，同时中心血容量增大。局部血流变化还表现为肾脏和脾脏的血流相对减少，而更多地分配到心脏和脑[51]。

马蒂内德（Martineaud）等观察到高原世居者和高原久居者其皮肤循环的血流量均降低[52]。由于其总血流量携带分数在皮肤是低的，由此在慢性低氧下发生的这一血流再分配具有重要的适应意义。高原世居者[53] 和久居者[54] 的肾脏血流量也降低。然而，在犬或者在人，血流的转移并不干预正常肾脏、肝脏和肠道的功能[51]。生活在海拔 3 752 ～ 4 545 m 的秘鲁高原世居者的肾脏血流量是不变的，而肾脏血浆流量则是降低的，肾脏的过滤率轻度减少，由此使肾脏的滤过分数增加，肾小管功能正常[55]。患 CMS 者肾血浆流量降低，而肾脏的氧摄取仍正常[56]。另认为降低的肾脏血流量和增高的血细胞比容间密切相关，后者保证了肾脏的氧供正常，从而保持肾功能正常[50,57]。从以上研究可以看出，在高原血液从周围、脾脏及肾脏血管床驱动流向于肺，这一现象一方面保证了肺的氧供和气体交换，另一方面起着增高肺动脉压的作用，并易于促进肺水肿的发生。

参 考 文 献

[1]　HEISTAD D，ABBOUD E. Circulatory adjustments to hypoxia. Dickinson W，Richards Lecture[J]. Circulation，1980，61：463-470.

[2]　KAHLER R，GOLDBLATT L，BRAUNWALD E. The effects of acute hypoxia on the systemic venous and arterial systems and on myocardial contractile force[J]. J Clin Invest，1962，41：1553-1563.

[3]　HULTGREN HN，KELLY J，MILLER H. Pulmonary circulation in acclimatized man at high altitude[J]. J Appl Physiol，1965，60：233-238.

[4]　HULTGREN HN. Cardiac output at high altitude[M]//High Altitude Medicine. Stanford，California，USA：Hultgren Publications，1997：40-41.

[5]　KONTOS HA，LOWER RR. Role of beta-adrenergic receptor in the circulatory response to high altitude poxia[J]. Am J Physiol，1963，217：756-763.

[6]　KONTOS HA，LEVASSEUR JE，RICHARDSON DW. Comparative circuitry responses to systemic hypoxia in man and in unanethetized dog[J]. J Appl Physiol，1967，23：381-386.

[7]　VOGEL JA，HARRIS CW. Cardiopulmonary responses of resting man during early exposure to high altitude[J]. J Appl Physiol，1967，22：1124-1128.

[8]　BENOIT H，BUSSO T，CASTELS J，et al. Decrease in peak rate with acute hypoxia in relation to sea level VO_2max[J]. Eur J Appl Physiol，2000，90：514-519.

[9]　PENALOZA D，SIME F，BANCHERO N，et al. Pulmonary hypertension in healthy men born and living at high altitudes[J]. Am J Cardiol，1963，11：150-157.

[10]　PUGH LGCE. Cardiac output in muscular exercise at 4 800 m（19 000 ft）[J]. J Appl Physiol，1964，19：441-447.

[11]　REEVES JT，GOVER BM，SUTTON JT，et al. Operation Everest Ⅱ：preservation of cardiac function at extreme altitude[J]. J Appl Physiol，1987，63：531-539.

[12]　WEST JB. Rate of ventilatory acclimatization to extreme altitude[J]. Resp Physiol，1988，74：323-333.

[13]　LUNDBY C，ARAOS M，VAN HALL G. Peak heart rate decreases with increasing seberity of acute hypoxia[J]. High Alt Med Biol，2001，2：369-376.

[14]　RICHALET JP，ROBACH P，JARROT S. Operation Everest Ⅲ：（COMEX' 97）Effects of prolonged and progressive hypoxia on humans during a simulated ascent to 8 848 m in a hypobaric chamber[J]. Adv Exp Med Biol，1999，474：297-317.

[15]　RICHALET JP. The heart and adrenergic system[M]//SUTTON JR，COATES G，REMMEERS JE. Hypoxia：the Adaptation. Philadelphia：Dekker，1990：231-240.

[16]　VOELKEL NE，HEGSTRAND L，REEVES JT，et al. Effects of hypoxia on density of β-adrenergic

receptors[J]. J Appl Physiol, 1981, 50: 363–366.

[17] KACIMI R, RICHALET JP, CORSIN A. Hypoxia–induced down–regulation of β –adrenergic receptors in rat heart[J]. J Appl Physiol, 1992, 73: 1377–1382.

[18] MAZZEO RS, REEVES JT. Adrenergic contribution during acclimatization to high altitude: perspective from Pikes Peak[J]. Exerc Sport Sci Rev, 2003, 31: 13–18.

[19] LUNDBY C, MOLLER P, KANSTRUP LL, et al. Heart rate response to hypoxic exercise: role of Dopamine D2–receptors and effect of oxygen supplementation[J]. Clin Sci, 2001, 101: 377–383.

[20] RICHARDSON TQ, GUYTON AC. Effects of polycythemia and anemia on cardiac output and other circulatory factors[J]. Am J Physiol, 1959, 197: 1167–1179.

[21] HONIG CR, TENNEY SM. Determinants of the circulatory response to hypoxia and hypercapnia[J]. Am Heart J, 1957, 53: 687–698.

[22] KLAUSEN K. Cardiac output in man in rest and work during and after acclimatization to 3 800 m[J]. J Appl Physiol, 1966, 21: 609–616.

[23] ALEXANDER JK, HARTLEY LH, MODELSKI M, et al. Reduction of stroke volume during exercise in man following ascent to 3 100 m altitude[J]. J Appl Physiol, 1967, 23（6）: 849–858.

[24] WOLFEL E, SELLAAND M, MAZZEO R, et al. Sympathetic hypertension at 4 300 m is related to sympathoadrenal activity[J]. J Appl Physio, 1994, 76: 1643–1650.

[25] HOON RS, BALASUBRAMANIAN V, MATHEW OP, et al. Effect of high–altitude exposure for 10 days on stroke volume and cardiac output[J]. Am J Phsiol Resp Environ Exerc Physiol, 1977, 42: 722–727.

[26] SIME F, PENALOZA D, RUIZ L, et al. Hypoxemia, pulmonary hypertension and low cardiac output in newcomers at low altitude[J]. J Appl Physiol, 1974, 36: 561–566.

[27] STENBERG J, EKBLOM B, MESSIN R. Hemodynamic response to work at simulated altitude 4 000 m[J]. J Appl Physiol, 1966, 21: 1589–1594.

[28] KLAUSEN K. Cardiac output in man at rest and work during and after acclimatization to 3 800 m[J]. J Appl Physiol, 1966, 21: 609–614.

[29] CERRETELLI P. Limiting factors to oxygen transport on Mount Everest[J]. J Appl Physiol, 1976, 40: 6658–6676.

[30] BOUSSUGES A, MOLENAT F, BURNET H. Operation Everest Ⅲ（COMEX'97）: Modifications of cardiac function secondry to altitude–induced hypoxia–An echocardiographyic and Doppler study[J]. Am J Resp Crit Care Med, 2000, 161: 264–270.

[31] BOGARD HJ, HOPKINS SR, YAMAYA Y. Role of the autonomic nervous system in the reduced maximal cardiac output at altitude[J]. J Appl Physiol, 2002, 93: 271–279.

[32] HARRIS P. Discussion[M]//HEATH D. Aspects of Hypoxia. Liverpool: Liverpool University Press, 1986: 128–129.

[33] LENFANT C, SULLIVIAN K. Adaptation to high altitude[J]. N Engl J Med, 1971, 284: 1298–1309.

[34] VOGEL JA, HARTKEY LH, CRUZ JC. Cardiac output during exercise in altitude natives at sea level

and high altitude[J]. J Appl Physiol, 1974, 36: 173–176.

[35] WAGNER PD, SUTTON JR, REEVES JT, et al. Operation Everest Ⅱ. Pulmonary gas exchange during a simulated ascent of Mt. Everest[J]. J Appl Physiol, 1987, 63: 2348–2359.

[36] REEVES JA. Is increased hematopoiesis needed at altitude?[J]. J Appl Physiol, 2004, 96: 1579–1580.

[37] CALBET J, RADEGRAN G, BOUSHEL R, et al. Effect of blood hemoglobin concentration on VO₂max and cardiovascular function in lowlanders acclimatized to 5 260 m[J]. J Appl Physiol, 2002, 545: 715–728.

[38] ALEXANDER JK, GROVER RF. Mechanism of reduced cardiac stroke volume of high altitude[J]. Clin Cardiol, 1983, 6 (6): 301–303.

[39] GRAYBIEL A, PATTERSON J, HOUSTON CS. The Changes in heart size in man during partial acclimatization to simulated high altitudes[J]. Circulation, 1950, 1: 991–999.

[40] HULTGREN HN. The systemic circulation[M]//High Altitude Medicine. Stanford, Canifornia: Hultgren Publications, 1977: 32–63.

[41] BUCH J, EGEBLAD H, HANSEN P. Correlation between changes in systolic time intervals and left ventricular end–diastolic diameter after preload reduction[J]. Brit Heart J, 1980, 44: 668–671.

[42] GROVER RF. Pulmonary circulation in animals and man at high altitude[J]. Ann NY Acad Sci, 1965, 127: 632–639.

[43] HARTLEY H. Effects of high altitude environment on the cardiovascular system of man[J]. JAMA, 1971, 215: 241–244.

[44] FINCH CA, LENFANT C. Oxygen transport in man[J]. New Engl J Med, 1972, 286: 407–411.

[45] HEISTAD D, ABBOUD F. Circulatory adjustments to hypoxia. Dickinson W. Richards Lecture[J]. Circulation, 1980, 61: 463–470.

[46] WILL J, BATTOCK D, GROVER RF, et al. Venoconstriction in man upon ascent to high altitude: Studies on potential mechanisms[J]. Fed Proc, 1969, 28: 1160–1163.

[47] RURAND J, MARTINEAUD J. Resistance and capacitance vessels of the ski in permanent and temporary residents at high altitude[M]//PORTER R, KNIGHT J. High altitude physiology: cardiac and respiratory aspects. Edinburgh: Churchill Livingston, 1971: 159–186.

[48] DURAND J, VERPILLAT J, PRADEL M, et al. Influence of altitude on the cutaneous circulation of residents and newcomers[J]. Fed Proc, 1969, 28: 1124–1128.

[49] ROY SB, GULERIA JS, KHANNA PK, et al. Immediate circulatory response to high altitude hypoxia in man[J]. Nature, 1969, 217: 1177–1178.

[50] JAEGER J, SYLVESTER J, SYMERMAN A. Evidence of increased intrathoracic fluid volume in man at high altitude[J]. J Appl Physiol, 1979, 47: 670–676.

[51] VOGEL JA, PULVER R, BURTON T. Regional blood flow distribution during simulated high altitude exposure[J]. Fed Proc, 1969, 28: 1155–1159.

[52] MARTINEAUD JP, DURAND J, COUDERT J, et al. La circulation cutanee au cours de I'adaptation a L'altitude[J]. Pflugers Archiv Eur J Physiol, 1969, 310: 264–268.

[53] BECKER FE，SCHILLING JA，HARVEY RB. Renal function in man acclimatized to high altitude[J]. J Appl Physiol，1957，10：79-83.

[54] PAULI HG，TRUNIGER B，LARSEN JK，et al. Renal function during prolonged exposure to hypoxia and carbon monoxide. I. Glumerular filtration and plasma flow[J]. Scand J Clin Lab Invest，1968，22（S103）：55-62.

[55] MONGE CC，LAZANO R，MARCHENA C，et al. Kidney function in the high altitude natives[J]. Fed Proc，1969，28：1199-1203.

[56] CONSOLAZIO C，NELSON R，MATOUSH L，et al. Energy metabolism at high altitude（3 475 m）[J]. J Appl Physiol，1966，21：1732-1740.

[57] LOZANO R，MONGE CC. Renal function in high altitude natives with chronic mountain sickness[J]. J Appl Physiol，1965，20：1026-1030.

第 33 章　高原心脏功能

前　　言

早在 20 世纪，高原医学专家开始关注人体心脏在高原发生的功能性变化并进行了一些研究工作。1929 年 Grollman 首先在美国派克峰（Pikes Peak，4 300 m）应用乙炔（acetylene）气体反复吸入法检测人体到达高原后的心输出量（CO），结果显示，到高原后 CO 立刻增高，第 5 d 达峰值，第 12 d 恢复到原海平面值[1]。其后 Christensen 及 Forbes（1937）在国际智利高山探险队（International High Altitude Expedition to Chile）中进行了类似观察[2]。20 世纪 40 年代已认识到人体不论是吸入低氧气体还是攀登高山，急性低氧在静息和运动状态下皆可引起心输出量增高[3,4]。那时进行的相关研究主要是根据登山医学和军事行动的需要。其后心脏功能研究的注意力转移到高原居民的习服——适应及其价值。秘鲁学者蒙赫等早期用染料稀释法检测莫罗科查 10 名男性高原世居者和海平面利马的 10 名男性、10 名女性居民的下列血流动力学指标：循环时间、心输出量、肺血容量（Hamilton 方程）、中心血容量（Newman 方程）及总血容量。每一数值均用体表面积加以校正。海平面男女两性的以上指标并无显著区别。高原男性受试者循环时间延长、心输出量稍高、血容量增大、肺血容量也增加，按照 Newman 方程计算肺血容量占总血容量的百分比，则高原人大于海平面人，从而证明高原世居人在适应过程中经肺的血量是增大的[5,6]。这是一项开拓性研究，开启了高原人体心脏功能与高原适应关系的新篇章。

在高原极端环境下，特别是现场研究，创伤性的方法受到很大限制，而且由于方法学及研究条件的不同，所获得的结论往往不同或互相矛盾，使人难以判断。高原肺循环已做了大量有效的研究（见第 29 章），然而高原的心脏功能尤其是对人体的高原习服——适应有重要意义的左心功能却缺乏大量有效的研究。

近 80 年来，关于高原人体的左心功能是否存在障碍，由于测试的环境、海拔、人群、检测工艺及计算方法的差异，而获得了许多不同的结论，以致高原上到底有无左心功能障碍的争论一直持续至今。澄清这一问题，不仅对高原习服——适应、高原运动生理有重要价值，对高原病的防治也有实际意义，故急性和慢性低氧下左心功能的研究越来越显示出其重要性，将在本章各节内容中分别讨论。

可喜的是，近 40 年来心脏诊断的无创伤性方法取得了巨大进展，大量可靠的技术资料使对心脏功能进行科学评价已成为可能。从目前的研究资料看，急性和慢性低氧下的心功能有区别；随着登山医学的发展和高原军事行动的需要，人体心功能在这些条件下的变化备受关注；海拔高度体现了低氧程度和心功能量化变数间的关系；从静息到不同程度运动强度下的心功能变化可以反映心力储备和心脏代偿的极限；不同的人类群体特别是高原世居人群——南美、北美和青藏高原藏族的心功能体现遗传进化适应中心功能的生理地位和在整体适应中的价值。本章将就此做系统介绍。

第 1 节　判定心脏功能的常用指标

近年来应用心阻抗图、心机械图或超声心动图检测心脏功能已广泛开展。目前多应用超声心动图检测，常用的判定指标为：

一、心率

在海拔 3 000 m 以上 HR 增速明显化，常同时伴有血压升高。在高原女性的心率一般比男性高 [7]。急性低氧时静息或运动状态下交感神经活性增强，刺激心脏的 β - 受体，血浆和尿中儿茶酚胺增高，心率增加 [8]。应用 β - 受体抑制剂可改善心动过速 [9]。尽管 β - 受体抑制剂可降低心率，但由于每搏输出量的增高，故心输出量仍增高 [10]。另有少数人在急性低氧时反而呈相对的心动过缓。心率增快同时一般伴有呼吸率（respiratory rate，RR）增快。一般在高原停留 5 ~ 8 d 后心率下降。但在严重缺氧如患高原肺水肿时，心率的增速大致与缺氧的程度一致，HR 及 RR 的增速对早期 HAPE 常有临床预判价值。

二、心输出量

CO 是判定心功能最有效和最科学的指标 [11,12]。CO 是由 HR × 每搏输出量（SV）构成的，以平原为准，正常值为 4.5 ~ 8.5 L/min。SV= 左心室舒张末容积（EDV）- 左心室收缩末容积（ESV），正常每搏量为 80 ~ 120 mL。急性低氧时因交感神经应激而 CO 增高。在抵达高原的最初数日 CO 约增加 20%。在静息及运动时 CO 均有增高，达到的最大 CO（COmax）比海平面值较低。一般到高原 5 ~ 10 d 后，在静息和运动时均有下降。心脏指数（cardiac index，CI）系指心输出量（CO）/体表面积（BSA），正常值为 2.8 ~ 4.2 L/（min·m²）。每搏指数 =CI/HR。

三、左心室功能

过去通常应用心阻抗图、心机械图、心尖冲动图等进行检测，但现今应用最广泛的为超声心动图（ultrasoncardiography，UCG），包括 M 型超声心动图、二维超声心动图（two-dimensional echocardiography）及目前应用最多的多普勒超声心动图（Dopper echocardiography）。它们皆可提供对于左心功能有价值的参数，包括左心室容量、左房容量、左心室射血分数（ejection fraction，

EF）、收缩压峰值与左心室收缩末容量比值、平均左心室收缩期射血率等。判定左心室功能的指标及计算方法如下 [13-19]。

1. 收缩时间间期

收缩时间间期（systolic time intervals，STI）包括射血期、射血前期，常用的检测方法是记录超声心动图及 ECG。射血前期（pre-ejection period，PEP）是 ECG 的 QRS 综合波的起点至主动脉瓣开放 K 点的间期。左心室射血时间（left ventricular ejection time，LVET）是主动脉瓣开放 K 点至关闭 C 点的间期。PEP/LVET 正常值为（34% ~ 37%）±5%，PEP/LVET 值增大可能由于 PEP 增大及（或）射血时间缩短，其他影响因素有血容量降低、SV 下降、左心室容量降低及心脏负荷的改变。如果对同一个人应用标准方法检测，则 STI 判定心功能是比较精确的 [20]，同时也是判定低氧循环应激反应的一个指标 [21]。

2. 射血分数

射血分数为每搏输出量与舒张末期容积之比，即 $EF=SV/EDV=LVEDd^3$。EF 是反映心脏工作性能的一个重要指标，是反映心肌纤维缩短程度的一个全面指标，能为左心室泵血功能提供有用的度量。EF 值愈大，心泵的机械效率越高，越能有效地发挥心脏泵血的功能。正常人卧位时左心室 EF 正常值为 60% ~ 70%。心肌收缩性增强时，每搏输出量和 EF 均增加，收缩末期容积减小。此外，每搏输出量的增加也可能是由于静脉回流量的原发性增加引起心室舒张末期容积增大，或由于后负荷减小而致心室泵血增多。在早期心力衰竭时，心室舒张末期容积和心肌纤维长度往往增加，从而维持适当的每搏输出量，而 EF 则已开始降低。因此，EF 降低是心脏功能减退和早期心衰的客观指标。对心脏功能评定来说，EF 较心输出量更有意义，EF<50% 即可视为心功能异常。

3. 收缩压峰值与收缩末容量比值

收缩压峰值与收缩末容量比值（ratio of peak systolic pressure to LV end systolic volume，PSP/ESV）为左心室收缩性指标，反应静息或运动下左心室心肌收缩功能状态，实际上是一个压力与容量相关的比值。收缩压峰值系用血压计检测右上臂 SBP，ESV 由 UCG 检测。即

$$PSP/ESV=SBP/LV\ ESV$$

4. 平均左心室收缩期射血率

平均左心室收缩期射血率（mean left ventricular systolic ejection rate，MSER）是 SV 与左心室射血时间（用 Doppler 检测）的比值，为确定正常人或疾病状态下左心室收缩能力的一个指标，射血率增大表明左心室功能增强。其标准化是经舒张末容量（EDV）来区分，即 EDV（mL/s）。如用阻抗图时则为 SV/LVET 来检测。

5. 心率 - 血压乘积

心率 – 血压乘积（rate-pressure product，RPP）是心率与收缩压的乘积，为反映心肌耗氧的指标，也反映左心室收缩功能。

6. 左心室短轴缩短率

左心室短轴缩短率（left ventricular fractional shortening，LVFS）是左心室舒张末期内径与左心室收缩末期内径的差值与左心室舒张末期的百分比，LVFS=（LVEDd－LVEDs）/LVEDd×100%。

7. 左心室周径纤维缩短率

左心室周径纤维缩短率（mean normalized velocity of circumferential fiber shortening，mVcf）是心室周径纤维在射血时间内的缩短（以周径为单位）除以射血时间（s）所得之商。在前负荷急性减小和（或）后负荷急性增高时，EF 及 mVcf 均减小；后负荷减小时，即使心肌收缩性有所降低，但 EF 及 mVcf 仍可能正常。由此可知，EF 和 mVcf 同每搏输出量一样，并不是单纯反映心肌收缩性的变量。在反映生理性时，一般是以 EF、LVFS 及 mVcf 三项指标综合判定左心室收缩功能。对于慢性心脏疾患者基础条件下的收缩性水平，常可通过检测 EF 及 mVcf 来衡量，因这些患者的前、后负荷变化的影响已被代偿性的心脏扩大和肥大所纠正而趋于稳定。在左心室负荷保持恒定时，mVcf 的检测得以反映心肌纤维缩短速度这一重要因素，与 EF 相比，它能较灵敏地度量心肌收缩性。

8. 左心室容量

左心室容量包括如下几个方面。

（1）左心室舒张末期容积（EDV）=左心室舒张末期内径（LVEDd）^{3}；

（2）左心室收缩末期容积（ESV）=左心室收缩末期内径（LVEDs）^{3}；

（3）快充盈期充盈量=快充盈末期容量－收缩末期容量；

（4）慢充盈期充盈量=心房充盈末期容量－快充盈末期容量；

（5）心房收缩期充盈量=舒张末期容量－心房开始收缩时容量。

左心室容量（V）计算用 Teicholz 公式：V=（7.0/2.4+D）D^3，以舒张末左心室内径（Dd）、收缩末左心室内径（Ds）、快充盈末期内径（Df）、心房开始收缩时左心室内径（Da）分别代入 D 可得舒张末期容量、收缩末期容量、心房开始收缩时容量及心房充盈末期容量，然后求出舒张期 3 个时相的充盈量及充盈分数。

快充盈期充盈量=快充盈末容量－收缩末容量；

慢充盈期充盈量=心房开始收缩时容量－快充盈末期容量；

心房充盈期充盈量=舒张末期容量－心房开始收缩时容量。

快充盈分数（RFF）=快充盈期充盈量/SV（%）；

慢充盈分数（SFF）=慢充盈期充盈量/SV（%）；

心房充盈分数（AFF）=心房收缩期充盈量/SV（%）。

9. 左心室做功指数

左心室做功指数（left ventricular work index，LVWI）=MAP×CI（L·mmHg/min·m^2）。

10. 左心室充盈压

左心室充盈压（left ventricular filling pressure）可通过检测肺动脉楔压（pulmonary artery wedge pressure，PAWP）估测。正常值静息时不超过 6 mmHg，运动时不超过 12 mmHg。此值增高通常反映左心室功能障碍。

11. 左心室舒张末压

左心室舒张末压（left ventricular end diastolic pressure，LVEDP）用 Abdulla 公式计算：

$$21.6（Q-C/A2-E）+1.1（mmHg）$$

其中，Q-C 为同步 ECG QRS 综合波起点至二尖瓣前叶 UCG C 点的时距，A2-E 为同步 PCG S2 主动脉瓣高频成分的起点至二尖瓣前叶 UCG E 峰的时距。LVEDP 可反映左心室前负荷和左心室顺应性。用 UCG 观察到，在无二尖瓣狭窄的患者，当 LVEDP 增高时，显示 A2-E 缩短和 Q-C 延长，符合上述公式[22]。正常值男性为（10.9 ± 1.3）mmHg，女性为（8.21 ± 1.44）mmHg；大于 15 mmHg 时为异常。

12. 左心室重量指数

左心室重量指数（left ventricular mass index，LVMI）用 Devereux 公式计算[23]：[（LVEDd+IVS+LVPW）^{3}-LVEDd^3]× 1.05/BSA。IVS 是室间隔厚度。LVPW 是左心室后壁厚度，于 R 波顶峰时测量，声束正对二尖瓣尾端下缘水平，垂直室壁。心脏肥大是压力或容量负荷过多的反应，左心室重量增加是左心室肥大的一种表现。心肌重量增加是通过心肌纤维的增粗、心室壁增厚或心室内径增大等实现的，但指数本身不能区分前、后负荷。对于平原地区的正常值，曹中明检测 100 例中 ≤ 120 g/m^2 示左心室不大、≥ 120 g/m^2 示左心室增大[24]；杜宏凯报道 28 名青年健康人的 LVM 为（196.48 ± 30.96）g、LVMI 为（116.89 ± 18.54）g/m^2[25]；黄大显报道男性 >97 g/m^2、女性 >86 g/m^2 为左心室增重[26]。UCG 检测的 LVMI 与尸体解剖左心室肥大的相关性很好，r=0.95，因此 LVMI 是判定左心室肥大的一个可靠指标，提出的诊断标准为男性 >102 g/m^2、女性 >94 g/m^2 为左心室肥大[27]。

超声心动图的各项生理参数有一个标准[28]，但在高原地区相关参数的测算方法及生理参数与平原是有所不同的，在检测心功能时应加以注意[29,30]。

第 2 节　急性暴露高原的心脏功能

根据登山探险、高原救援，特别是军事行动等的需要，人体急性暴露于高原是指在数小时至数日内进入海拔 3 000 m 以上地区。在急性低氧应激下，心功能发生了调整，获取更多的氧以保证全身的血流供应。在这方面已有较多研究，但结论颇不一致，多数结论为心功能保持正常，一些收缩时间间期等的变化是心脏加强收缩的表现，也有认为心功能有一定程度的降低。

Fowles 及 Hultgren 将 24 名平原健康志愿者分为 2 个组，一组 16 人快速进入美国加州白山研究所的 Barcroft 实验室（3 803 m），另一组 8 人进入洛根山育空地区（5 350 m）停留 6 w，作为慢性组。以静脉 Het 值及 SaO$_2$ 来判定低氧应激。用超声心动图检测心功能，检测收缩时间间期及左心室内径。到高原后 2 组 HR 均增高，平均增加 21%，同时 CO 增加。急进组 PEP/LVET 增加 16%，慢性组增加 22%。2 组的心脏界值均有轻度降低，见于左房及左心室内径降低了 10% ~ 12%，有显著性（$P<0.01$）。除了 PEP/LVET 增大外，左心室短轴缩短率（FS）及左心室周径纤维缩短率（mVcf）仍属正常。等容收缩时间（isovolumetric contraction time，ICT）缩短，提示心肌的收缩力在加强而不是减弱，因此左心功能在高原并无衰减。在高原，SaO_2 降低而 Hct 增高。根据超声心动图检测的左心室及左房内径判定心脏界线缩小，因而认为 PEP/LVET 值增大的原因可能与前负荷降低有关，而并非缺氧对心肌的直接抑制[31]。左心室等容收缩期在高原缩短提示收缩功能是增强的，而高原上左心室功能并无减退[31,32]。两组人返回海平面 3 d 所有检测指标均恢复到正常值。

Vogel 早先观察到人到高原的最初数日静息时 HR 增速，CO 不论静息或做中等量负荷运动时均约增高 20%，此后 HR 仍保持较快，而 SV 逐渐降低，从而使 CO 恢复正常[33]。

其后 Vogel 等对海平面（利马，150 m）的 4 名青年医学生进行测试。他们平均年龄是 21 岁，平时爱好运动。先在海平面检测相关指标，然后于 10 h 内运至赛罗·德·帕斯科（4 330 m）进行生理实验，目的是观察到高原后在最大摄氧能力（VO_2max）持续降低的情况下，心输出量的变化。在立式自行车功率仪上测试，从静息、次极量、高强运动到极限运动，以染料稀释法检测心输出量。

结果是到高原第 2 d：SaO_2 由海平面的（96.7 ± 2.4）% 降至（80.6 ± 1.9）%；动脉血氧含量（CaO_2）由海平面的（19.6 ± 0.5）mL/dL 降至（16.8 ± 1.1）mL/dL；动 – 静脉氧阶差（A–VDO_2）由海平面的（5.3 ± 0.2）mL/dL 降至（4.2 ± 0.3）mL/dL；HR 静息及次极量级运动时均增快，而 HRmax 由海平面的 185 次 /min 降至 179 次 /min，下降了 6 次 /min；SV 降低了 12%，SVI max 降低 13%；CI 下降了 16%。

到高原第 10 d，SaO_2 恢复至 89%，A–VDO_2 亦恢复至（5.2 ± 0.5）mL/dL，HR 仍较快，HRmax 降至 171 次 /min，SVI max 降低了 24%，CI 在静息及运动时均下降，相当于海平面的 71%。

由此可见，到高原后第 10 d，尽管动脉血氧含量及动 – 静脉氧阶差恢复到正常，但由于 SV 及 HRmax 均下降导致 CO 降低，SV 及 CO 在亚极量运动时已下降明显。SV 及 CO 下降可能是由于外周血管阻力增高，这可能与交感神经活动增强有关。SV 下降而 HRmax 仍高，可能提示心肌损伤[34]。

类似的观察人自海平面进入高原，最初数日 CO 增高，但 COmax 则比海平面值要低[35]。Wolfel 等观察 7 名平原人急进海拔 4 300 m，21 d 后进行同样运动负荷但 CO 较海平面值降低了 25%[36]。也有报道进入海拔 4 000 m 心功能基本维持无明显变化[37]。

关于急性暴露高原 CO 增加的机制，研究认为急性暴露高原最初引起 CO 增加，因首先反应是心动过速，HR 增快导致 CO 增加，这时急性低氧刺激引起交感神经活性增强，表现为血浆及尿内儿茶酚胺增高[38]。动物实验观察到只有在 β – 交感神经活性驱动用化学抑制剂加以去除时，低氧下心肌的收缩性才被抑制[39]。

第 3 节　特高海拔的心脏功能

在海平面，大气压（PB）为 760 mmHg、吸入气氧分压（PiO₂）为 150 mmHg、PaO₂ 为 90 ～ 100 mmHg。特高海拔一般指海拔 5 500 m 以上，以上 3 值约为 370 mmHg、77.7 mmHg 及 50 mmHg，各值均为海平面值的 50%。在这一极端低氧条件下，机体将产生显著的生理应激，其中心血管功能变化尤为重要。

一、英国珠峰研究

英国生理学家 Pugh 在 1960—1961 年观察了英国喜马拉雅科学考察队健康登山者在特高海拔处从事体力劳动时的心脏功能。在做强体力劳动时，HR 随海拔增高而逐渐降低，在海平面最大做功（1 500 ～ 1 800 kg·m/min）时 HR 为 192 次 /min，而在海拔 6 400 m 最大做功（900 ～ 1 050 kg·m/min）时 HR 为 146 次 /min，2 名队员在 7 440 m 最大做功（600 kg·m/min）时 HR 为 135 次 /min。尽管登山队员体力活动时 CO 与海平面处相似，但最大心输出量（COmax）减少，在 5 800 m 为 16 L/min，在海平面为 23 L/min。登山队员的 COmax 比高原世居者低。高原世居者夏尔巴背夫按 900 kg·m/min 和 1 200 kg·m/min 运动时，CO 比登山者高，而且他们可持续 5 min 从事 1 200 kg·m/min 运动，而登山队员只能做 2 ～ 3 min。认为平原来的登山队员在 5 800 m 以上限制其劳动能力的因素是肺的弥散能力和心输出量的减少，以及过度通气时的大量耗氧[40]。

二、珠峰行动 II 的模拟特高高原研究

1985 年由 Houston CS 及 Sutton JR 领导的珠穆朗玛行动计划 II 在美国陆军环境医学研究所的低压舱内模拟特高海拔，有 9 名健康的受试者参与，先在海平面进行测试做对照，然后 40 d 在不同海拔进行一系列生理实验，直至达到珠峰顶高度，心脏功能是其中重要的部分[41]。

循环泵是氧传送链中起重要作用的一个环节。以往报道高原低氧可降低心功能从而限制了氧运送而影响劳动能力，其中心输出量是一个关键性的变量[42]。为了对照验证，5 名受试者于 PB 为 760 mmHg、347 mmHg、282 mmHg 及 240 mmHg（相当于海平面、6 168 m、7 625 m 及 8 845 m）时检测了静息及运动负荷下的心功能。

1. 心率

静息 HR 随海拔升高而增高。最大心率 HRmax 在海平面为（160±7）次 /min，到 6 100 m 为（137±4）次 /min，至 7 620 m 为（123±6）次 /min，而至峰顶为（118±3）次 /min，此时 PaO₂ 为 27 mmHg（3.6 kPa），SaO₂ 为 37%。即使在此极度缺氧状态下，HR 降低程度亦有限，吸氧可改善低氧血症而不能提高 HR，说明 HR 抑制仅发生于严重缺氧时且程度较轻[43]。Reeves 等观察到 1 名抵达峰顶的受试者静息 HR 为 110 次 /min，做最大运动时经 30 s 达到最大心率，为 124 次 /min；他在海平面静息 HR 为 58 次 /min，最大运动为 190 次 /min；达 HRmax 后于 2 min 内以 6 次 /min 的速度降低，这些特点在低海拔是未曾观察到的[42]。

2. 每搏输出量及心输出量

随着 HR 增速，SV 则降低，其结果 CO 仍可保持。SV 降低与 HR 增速及回心血量减少有关，二维超声心动图检查发现左心室收缩末期容量（ESV）及左心室舒张末期容量（EDV）均降低[42,43]，SV 随海拔增高呈进行性降低，在 PB 282 mmHg（37.5 kPa）时 SV、ESV 及 EDV 各降低了 21%、40% 及 14%。另发现在海拔 6 100 m，心导管检查示右房平均压（MAP）及肺动脉楔压（PAWP）下降，提示心室灌注压降低可能是 SV 降低的一个原因。而在给予灌注压时 SV 不再受抑制，因此说明心脏的收缩功能并未受限制。因此指出在慢性低氧下心脏的收缩功能是保持的，心脏不仅在耐力上而且在功能上是有效的[42]。

3. 左心室射血功能

ECG 显示在特高海拔 P 波振幅增高、电轴右偏，提示轻度肺动脉高压；尽管极度低氧，然而无心律失常、无 ST-T 改变、无传导阻滞，提示无心肌缺血；直至"峰顶"仍无心肌缺氧的表现[44]。Suarez 应用二维超声心动图对 9 名志愿者先在海平面，然后在 5 个不同海拔（4 755 m、5 490 m、6 168 m、7 625 m、8 845 m）记录心功能，结果海拔 7 625 m 与海平面对照，发现左心室收缩功能的 3 项指标：射血分数（EF）、收缩压峰值与收缩末容积比值（PSP/ESV）及平均左心室收缩期射血率（MSER）于静息时均获保持，而于 60 W 运动下 EF 较海平面值增高 10%，由（69±8）% 增至（79±2）%。

（1）MSER：仰卧位的静息值在海平面、6 168 m 及 7 625 m 各为（1.96±0.22）%、（2.35±0.23）% 及（2.66±0.50）%，后两个高原值比海平面增高（$P<0.05$），而且随海拔增高有轻度增加。

（2）EF：在 RPP 为（23 450±500）mmHg·次·min^{-1} 时，EF 在海平面、6 168 m 及 7 625 m 各为（78±2）%、（79±5）% 及（81±4）%。

（3）PSP/ESV：在海平面、6 168 m 及 7 625 m 时静息立位各为 2.2、3.3 及 4.0；在自行车功率仪运动峰值各为 8.4、9.7 及 10.0。

以上 3 个反应心脏收缩功能的指标均随海拔增高而增大，说明左心室收缩功能也随海拔增高而有轻度增加[45]。同时血中儿茶酚胺含量增高，说明低氧促使交感神经活性增强。舒张末期容量降低，在静息及运动时左心室容量一致性降低。

综上认为，尽管有前负荷降低、肺动脉高压及严重低氧血症，但对心泵功能的影响甚微或无，心脏功能仍获得保持[42,43]。

4. 左心室充盈压

在高山极度低氧下直接通过左心房或左心室检测左心室充盈压存在困难，但是经心导管可检测肺动脉楔压（pulmonary artery wedge pressure，PAWP）以进行估测。在海拔 6 100 m、7 620 m 及 8 845 m 三个高度，PAWP 静息及运动时均无增高，在以上每一高度 SV 与 PAWP 的相关性在不同负荷下运动时也是正常的，提示心脏功能并未受损。

三、意大利珠峰金字塔实验室研究

Cerretelli 等在珠峰以金字塔实验室为基地在海拔 6 300 m 对登山运动员进行静息及最大运动后的观察，发现静息及运动后 HR 均增快，但于习服的第 5 ~ 6 d HR 逐步降低且近于海平面水平。认为在特高海拔发生的红细胞增多导致血容量增大及血液黏稠度增高可能对高原运动时的心脏功能产生负效应[46]。

他指出，在海拔 5 500 m 以上，有 2 个因素制约 VO$_2$max 及心功能：①吸入气氧分压（PiO$_2$）的降低导致动脉血氧饱和度降低。②血液血红蛋白量增高。在高原，VO$_2$max 的变化还受到以下因素的影响：①长期高原居住使 Hct 增高致血液黏滞度增高而心输出量下降。②微循环障碍使经毛细血管的最大有效血流降低。③肌肉物质的减少使工作组织的呼吸发生改变。血液稀释法可降低 Hct 而使工作肌肉的有效血流增高，从而使平原习服者的最大运动能力提高[47]。

四、心肌收缩能力

Kikuchi 等在低压舱内模拟高原，使 9 名健康男性，平均年龄 21.9 岁（19 ~ 24 岁），在海平面及 4 个不同海拔高度（4 000 m、5 000 m、6 000 m 及 6 500 m），分别停留 30 min。用 M 型超声心动图与颈动脉搏动图（CPT）、心音图（PCG）、ECG 及心阻抗图同步记录以检测左心室舒张末期内径（Dd）、左心室收缩末期内径（Ds）、SV、EF、CO、HR、mVcf、VO$_2$、SaO$_2$、TPR、MBP 等指标。结果如下：mVcf 是评价心肌收缩能力的可靠指标，随海拔增高由海平面的 1.02 circ/s 增高至海拔 6 500 m 的 1.59 circ/s，海拔 5 000 m 以上有显著差异；EF 通常用以反映心泵能力，在海拔 5 000 m 以上明显升高；HR 及 CO 随海拔增高而增加，海拔 4 000 m 以上显著；SV 也同样随海拔增高而增加，但在海拔 6 000 m 以上则不明显；左心室收缩末期内径缩小；BP 不论 SBP、DBP 或 MBP 均无明显改变，而平均脉压在海拔 6 000 m 以上明显增大；TPR 在海拔 4 000 m 以上较海平面明显降低；Dd 随海拔增高而降低，或与碱中毒和儿茶酚胺的释放有关。本实验观察到血浆肾上腺素值随海拔增高而增加，在 6 000 m 以上尤其明显，肾上腺素可直接作用于心肌促进收缩，故急性低氧下儿茶酚胺的释放与心功能关系密切。此外观察到 Hct 随海拔增高而增高，在 5 000 m 以上明显，可能与循环血容量减少有关。总之，本结果与 Fowles[40] 及 Reeves[42] 的报道一致，即心泵功能在急性和慢性低氧下并无衰减[48]。

另外一项研究，Hirata 等对 11 名登山队员在海拔 5 020 m 及 5 650 m 时，应用二维超声心动图检测其心功能。结果心功能仍保持正常，左心室容量降低，射血分数 EF、左心室周径纤维缩短率 mVcf、左心室短轴缩短率均增加，室间隔运动异常。特别观察到左心室后外侧壁运动增强，或许为代偿室间隔运动异常所致[49]。

Mori 等观察到在模拟海拔 3 000 ~ 6 000 m，SV 的反应在静息组与体力活动组间是不同的，在静息不活动者 SV 随海拔升高而明显降低，在体力活动组 SV 则保持于原对照值水平。而在海拔 4 500 m 睡眠期 SV 均降低[50]。

第 4 节　印度人在喜马拉雅的研究

1962 年中印边界冲突后，印度加强了对高原军事医学的研究，主要由印度国防部国防研究与发展组织领导，设有生理学及综合科学研究所，下设的高原研究室专门从事高原医学研究。除了在喜马拉雅、克什米尔高海拔区外，也在紧靠西藏亚东的大吉岭（3 658 m，与拉萨海拔同高）设点研究，这也是印度在中印边界设立的最前哨的高原军事医学研究站。

在心脏功能研究上，由于是在 20 世纪 70 年代，故印度研究者主要应用心阻抗图（impedance cardiography，ICG）进行研究。心阻抗图为生物医学工程中的一无创伤方法，系用电阻抗的方法来描记体内容积的改变，以容量负荷作为一个变量来判定心功能。20 世纪 40 年代 Nyber 首先提出一个公式。1966 年生理学家 Kubicek 提出了每搏输出量的计算公式，用四电极法来检测，使 ICG 的发展大大推进了一步[51]。尽管对此方法的准确性有着争议，但随后发展为微分阻抗图，可以反映每一瞬间的变化。经常检测的指标包括[51-53]：HR、SV、SVI、CO、CI、TPR、血管顺应性（C）、STI 及 ICT。

Balasubramanian 等对从平原进入大吉岭的 20 名青年男性应用心电阻抗图检测心功能，其 PEP 明显延长、LVET 缩短、PEP/LVET 比率增大，在第 2 ~ 3 d 最明显，存在左心功能障碍，至第 10 d 各值恢复正常。对 14 例高原世居者的检测显示其 STI 与海平面人的值相近，说明左心功能正常[54]。

在此基础上，进一步对比了 3 组人，83 名急进入海拔 3 658 m 的平原青年、56 名高原世居者及 59 名在此高原已居住了 120 ~ 180 d 的平原人，仍用心电阻抗法检测心功能。结果平原人急进高原的第 2 d PEP 延长而 LVET 缩短、PEP/LVET 值增大、SVI 及 CI 均有下降，提示左心功能障碍，而此时尿内儿茶酚胺的水平是增高的，说明有交感神经应激。在他们返回平原的第 3 d 所有的指标恢复正常。世居高原者左心室功能指标全部正常，而短期居高原者左心室功能有中度下降。因此认为急性初入高原时有左心功能障碍，而且认为这种变化可能与急性高原病如高原肺水肿的发生有一定联系[55]。

Hoon 等对 121 名志愿者应用胸部电阻抗图检测进入高原（大吉岭）后的阻抗量及胸内血管外体液量。分为 4 组：50 名平原人乘飞机急速进入高原、25 名乘汽车缓慢进入高原、30 名该地世居者、16 名暂时移居高原者。结果第一组乘飞机急速进入高原者，在到达高原后静息时 SV 及 CO 立即下降，到高原后第 10 d SV 均值为 63 mL，比平原值降低了 19.4%。CO 在海平面均值为 4.92 L/min，抵达高原就下降 19.5%，后逐步降低，第 3 d 降低 24.8%，第 4 ~ 5 d 开始逐渐上升，但到第 10 d 又出现下降，最低下降了 26.2%。CO 并未被 HR 的增速而代偿，在回海平面后 CO 即恢复正常。短暂移居高原者则与平原缓慢进入高原者有相似反应，高原人在高原的 CO 值与海平面人在海平面的值很相近[56]。

急速进入高原组中有 30 名到高原第 4 d 即出现 AMS 症状，伴有阻抗明显降低，4 名症状严重者，阻抗大幅度下降，1 名发生 HAPE 者入院时阻抗值为 1 ～ 24 Ω，经治疗后增至 0 ～ 36 Ω。余下 20 名无症状者及短暂移居高原者胸阻抗均值均有轻度增高，而高原世居者则正常。胸阻抗与胸内血管外体液量呈负相关[7]。在返回海平面第 5 d 心功能恢复正常[57]。

总之，他们认为急速进入高海拔对人体的左心功能是损害性的，心功能明显降低，是发生急性高原病的一个因素。在返回海平面后，心脏功能逐步获得恢复。

第 5 节　进入中度高原的心脏功能

中度高原指海拔在 2 000 m（PB 596 mmHg）至 3 000 m（PB 526 mmHg）间，也可稍高，是平原人进入最多的高原地区。这时人体对大气压下降和低氧分压初步反应，但心脏功能已经发生明显变化。

Sime 等观察了 8 名平原男性足球爱好者，年龄 16 ～ 21 岁，从平原进入秘鲁南部城市 Arequipa（2 380 m），经心导管术和自行车功率仪检测心脏功能。到高原后立即检测，HR 在静息及做中度运动时，与平原比变化不大，5 d 后做亚极量运动时，HR 反而减缓。CI 到高原第 1 d 降低 19%，第 5 d 静息及运动后分别下降 20% 和 15%，由于 HR 无明显变化，故心输出量减少是 SV 降低的结果。做最大运动时 HRmax 由 165 次 /min 降至 156 次 /min。同时观察到，SaO_2 到高原后静息时下降 4%，运动后降低 4% ～ 7%。氧耗量（VO_2）静息时下降 10%，运动降低 7%。MPAP 静息时增高 18%，亚极量运动时增高 30%。肺血管总阻力到高原时增加 18%，亚极量运动时增高 42%。结论是即使在中度高原，平原人进入后尽管有通气增强等代偿，但仍然会引起肺循环和心脏功能的改变。在这一高度，600 kg·m/min 强度运动就已耗尽全力，因此平原的亚极量运动已等于高原的极量运动[58]。

人到中度高原后，心输出量增加以提高氧对组织的传送，但仅维持数日[59]。在海拔 3 100 m CO 降低，与通气过度造成的低碳酸血症有关，给予吸入 CO_2 可使 SV 保持，而 SaO_2 则降低[60]。在低氧条件下，通过化学感受器反射和血管选择性的扩张，使 BP 保持于正常，增加了血流，对心功能起良性作用[61]。

关于睡眠期对心功能的影响，Miller 等观察了 2 例男性和 2 例女性，应用脑电图和心阻抗图研究高原睡眠时的心输出量，在模拟低氧减压舱内进行。先在 152 m 睡眠 3 夜，再在 3 500 m 睡眠 2 夜，进行对比，结果 2 组均为相对正常的睡眠，但高原组可见 CO 降低，约于凌晨 5 时 CO 降至最低点。认为与睡眠通气不足及氧传送降低有关[62]。

在进入稍高的高度，心血管变化更趋明显。Jaeger 等观察了 25 名青年士兵，他们在海拔 3 000 ～ 4 300 m 连续 72 h 进行野外训练，体检及胸部 X 线片均证实有高原肺水肿。胸部电阻抗已发生立即和持续的降低，提示到达高原后胸部的血管外体液量立即增加[63]，与 Hoon 等的观察一致。这也是影响心功能的一个因素[57]。

第 6 节　平原人移居高原后的心脏功能

我国青藏高原，尤其青海省有着世界上最大的平原人移居高原的群体。中国医学科学院邓希贤教授领导的团队针对从平原来的汉族移居人群进行了心血管功能的系统研究。

邓希贤等观察了在不同海拔高度（4 500 ~ 4 600 m、2 800 m、80 m）从事不同劳动强度的 19 ~ 32 岁的健康男性，移居高原时间为 18 ~ 22 个月。按海拔及劳动强度分为 5 组：平原（80 m）对照 34 例、2 800 m 轻劳动 26 例、2 800 m 重劳动 20 例、4 500 m 轻劳动 27 例及 4 600 m 重劳动 22 例。应用超声心动图检测，结果表明，右心负荷随劳动强度和海拔高度的增加而加重，表现为在高原右心室横径、右心室流出道及右肺动脉内径增宽，右心室等容舒张期明显延长，肺动脉高压发生率明显增加，重劳动组尤为突出。左心对高原环境的适应则较好，在海拔 4 500 ~ 4 600 m 高度左心室横径及舒张末期容积虽然明显缩小，但每搏输出量、心输出量、心排血指数等与平原对照值并无明显差别[64]。

他们观察了从海平面（80 m）移居海拔 2 800 m 地区 6 个月以上的 25 名男性青年，在其到达海拔 4 500 m 地区一个月后做 UCG 检测，在其回到海拔 80 m 地区定居 3 个月后再次复查。结果海平面与高原相比，HR 变慢、右心室等容舒张期缩短、肺动脉高压发生率降低，但右心室横径、右心室流出道及右肺动脉内径无显著差异。在高原，心排血指数值大于海平面值，回到海平面每输出搏量与左心室舒张末期容积增大，而心指数与心排血指数有降低趋势，但心输出量大致相同。他们认为，心排血指数为每搏输出量与左心室舒张末期容积的比值，是反映心泵机械效率的一个指标，心排血指数值愈大，则心泵的机械效率愈高，愈能有效地发挥心脏的泵血功能。人体在高原，每搏输出量虽然有所减少，但由于左心室舒张末期容积的缩小更为显著，从而有助于在不增加左心室容量负荷的情况下，保持甚至提高心泵的机械效率。故可认为上述变化在一定范围内具有积极的生理适应意义。至于每搏输出量减少而带来的心脏供血水平可能降低的问题，由于 HR 的适当增速而加以补偿[65]。

恽君惕等将 126 名 28 ~ 32 岁的健康志愿者分为 3 组：①海拔 4 500 m（昆仑山口）47 人。②海拔 2 800 m（格尔木）31 人，以上两组均为平原人移居高原，分别居住 6 个月至 5 年及 6 个月至 3 年，均从事轻劳动。③海平面 80 m（北京）38 人，从未到过高原，也从事轻劳动。同时描记 ECG、颈动脉搏动图和心音图检测心脏收缩时间间期（STI）。结果移居高原者与海平面组相比，HR 无显著差异，而射血前期（PEP）延长，左心室射血时间（LVET）缩短，PEP/LVET 增大，总电机械收缩时间（QS2）则无明显改变。还观察到高原组的外周血管总阻力显著增高，海拔 4 500 m 组的 BP 也增高，表明左心室的后负荷增大；据超声心动图测算高原组的左心室舒张末期内径小于海平面组，提示左心室前负荷减小，因此认为 STI 的改变与左心室前负荷的减小及后负荷的增大有关。心排血指数无显著差别，表明高原低氧并未对心肌收缩性产生不利影响[66]。

以上研究的一致结论为，平原人移居高原后，经过习服期心脏功能从低氧应激调整到整体的系统代偿，心功能保持正常且提供了有效的血液供应。

尽管移居海拔 3 100 m 长期生活，但高原移居者的 COmax 仍然低于高原世居者[67]。高原移居者的 HRmax 降低，与海拔高度及高原暴露时间皆有关。然而 HRmax 在海拔 4 300 m 呈不一致，而到海拔 5 800 m 则规律化。平原人移居高原很长时间后 SV 已达到正常，而从返回海平面的第 10 d 起 SV 自动调到较高水平[68]。

Maresh 等也观察到中度高原的居民已表现出对低氧耐力的优势。中度海拔（1 830 ~ 2 200 m）的居住者与海平面居民相比，在海拔 4 270 m 做极量运动时，海平面人的 VO₂max 下降了 34%，而中度高原人的 VO₂max 仅下降了 15%，说明中度高原人对低压性低氧的早期适应优于海平面人[69]。

关于高原心功能与红细胞数量间的关系，裴澍萱等在拉萨对移居高原 19 年的 90 名 21 ~ 59 岁的健康汉族男性，用阻抗图法检测 STI 与血红蛋白量的关系。结果观察到左心室射血时间指数（LVETI）随 Hb 含量的增加而逐渐缩短，Hb 13 ~ 15 g/dL 组与 >20 g/dL 组间有非常显著差异（355.60 vs. 340.90，$P<0.001$）。而且 Hb 增加到一定程度时左心功能出现减退[70]。这是对于持久居住高原者而言的，短期进入高原者 3 min 步行实验观察到红细胞的适度增高有利于提高工作能力[71]。

第 7 节　南美高原世居者的心脏功能

南美安第斯世居印第安人是世界第二大支高原世居人群，秘鲁圣马尔科斯大学医学院安第斯生物学研究所的研究人员对其心功能做了大量的研究。

Rotta 等早年的研究发现安第斯世居人有窦性心动过缓、轻度的低血压，SV 及 CO 降低[72]。其后蒙赫等用染料稀释法对比高原莫罗科查世居者（男性 10 人）及海平面利马居民（男性 20 人，女性 15 人）的肺部血量，检测下列指标：循环时间、CO、胸内血容量（Hamilton 方程）、中心血容量（Newman 方程）及总血容量。每一参数均以体表面积加以校正。海平面男性、女性间除了 Hct 男性高于女性外，其他各参数无显著差别。与海平面相比，高原世居者循环时间延长、CO 轻度增高、血容量增大、肺血容量也较大，以 Newman 方程计算肺血容量占总血容量的百分比，高原组依然大于海平面组[73]。

Hultgren 等在秘鲁拉奥罗亚地区（3 730 m）对 32 名成年男性世居印第安人予以吸入 11% 的低氧混合气体 15 min，以造成严重的低氧状态（约相当于在海拔 6 700 m）检测血流动力学变化。结果 SaO₂ 由 88% 降至 59%；PaO₂ 由 59 mmHg 降至 30 mmHg；MPAP 由 23 mmHg 增高至 43 mmHg。特别是 SV 由 89 mL 下降至 69 mL，但 CO 只有轻度升高，由 4.0 L/min 至 4.3 L/min；HR 由 72 次 /min 增至 100 次 /min；平均动脉压由 90 mmHg 降至 81 mmHg；周围血管阻力由 1 120 dyn·s·cm⁻⁵ 降至 944 dyn·s·cm⁻⁵。这一结果反映出经习服的高原世居者在严重缺氧下的心血管反应远比平原人在同样状态下要轻微得多，可能由于高原世居者在急性低氧时对交感应激的反应降低[74]。

尽管秘鲁莫罗科查的世居印第安人有轻度的肺动脉高压，但其 HR、SV 及 CO 值与海平面值相比，并无明显差别，提示心功能正常。世居印第安健康人的心输出量在正常范围，平原人移居高原经过较长时间的习服后静息心输出量也正常，接近高原世居者的值。其机制可能是综合性的，除了肺循环调控外，通气增强及肺部毛细血管增生等改善了心血管的氧供也很重要[75]。这些心功能的变化均属于生理性的，是长期自然习服的结果，不应该归为心功能异常或病理性的[76]。

Ramirez 等通过静脉注射洛贝林（lobelin）对比了 100 名居住在拉奥罗亚的世居者及 100 名海平面利马居民的循环时间。结果循环时间高原人明显比海平面居民长，高原男性（7.64±4.95）次/s，高原女性（7.00±5.15）次/s，海平面男性（5.35±0.89）次/s，海平面女性（5.39±0.85）次/s，高原男性、女性的循环时间都明显长于海平面居民（P<0.01）。认为高原世居者循环时间较长与其有丰富的血管床、高血容量和高血液黏滞度有关[77]。

在高原，舌-臂循环时间（the arm to tongue circulation time）是延长的[75]，可能是由于 CO 的降低。高原世居者静息的 CO 是低于海平面居民的。当高原世居者下到海平面后，其静息和做同功率运动时的 CO 仍然低于海平面居民。

第 8 节　高原世居者下到平原后的心脏功能

在低氧环境已获得习服—适应者进入或返回常氧环境后的心功能变化研究具有重要意义。一方面，机体是如何对低氧和常氧实施双向性调控的？另一方面，随着高原人群去到平原或海平面的日益增多，其脱习服或脱适应的生理过程中心功能的变化如何？非常值得探讨。

在南美洲安第斯，Banchero 等对 11 名莫罗科查世居者进行右心导管检查，然后在受试者下到海平面利马 2 年后进行复查，于静息及在自行车功率仪上以 300 kg·m/min 进行负荷运动时检查。结果与高原值相比，HR 明显降低（P<0.01），静息 CO 从高原值 3.83 L/min 增至海平面值 4.45 L/min，这是由于 SV 的明显增高。在海平面全身血管阻力降低而平均动脉 BP 并无改变，MPAP 值及肺血管阻力显著降低，在仰卧位运动时 MPAP 值低于高原值而又高于海平面居民正常值，这与高原居民肺血管的结构性变化到海平面后并未完全退化有关[78]。

Sime 等做了相似研究，对 11 名年轻高原世居者在其原居住地莫罗科查进行血流动力学检测，然后移居到海平面利马居住 2 年后复查，以观察高原人长期受低氧作用的 HR、CO 及 MPAP 到平原后发生的变化，并以在高原吸氧的效应进行比较。高原人下到平原 2 年后，仍以心导管术检测 HR、CO 及 MPAP。另外观察在高原吸入 O₂ 对心肺血管的效应。结果为：

（1）HR：高原世居者到海平面后 HR 逐渐降低并常出现窦性心动过缓，可能与高原人从低氧环境进入富氧环境后副交感神经的活性增强有关。但是在高原吸氧后的效应比起到海平面来要弱得多，在高原时吸氧 HR 比起下到海平面来只有轻度下降。运动后的 HR 在 2 个高度无明显差别。

（2）CO：下到海平面后 CO 有中度增高，这并非摄氧的直接改变，而是由于 Hb 降低、动脉氧含量增加及动—静脉氧阶差减小。SVI 到海平面后明显增高，与 HR 减慢有关。在高原和平原运动时 CO 均有相似的增高，由于 SV 并无明显变化，故是 HR 增速所致。在高原吸氧并不改变 SV 及

CO。但 CO 值不论在静息或同等量运动时仍比海平面正常值稍低。

（3）MPAP：在海平面居住 2 年后 MPAP 下降至近于海平面正常值。但是在运动时 MPAP 的反应与在高原时相似，高于平原健康人的水平，且大于海平面运动值。在高原吸氧时 MPAP 仅轻度降低。高原人重返高原后又恢复肺动脉高压。这些特点都与高原人肺血管发生的结构性变化有关[79]。

Vogel 等观察了 8 名赛罗·德·帕斯科的健康青年世居者，年龄为 19 ~ 28 岁，在当地的 Hct 为 47.5% ~ 58.7%，VO₂max 为 43.2 ~ 57.9 mL/kg，其 CI、A–VDO₂ 则与海平面对照值相同。然后下送到海平面（利马）后第 8 ~ 13 d 复查，在自行车功率仪上做心功能测试，运动负荷按高原最大负荷的 50%、75% 及 100% 三个量，次极量负荷高原与海平面相同。结果高原世居者下到海平面后 VO₂max 比在高原增加了 9%，在所有负荷下的 HR 值均低于海平面，SV 在各摄氧水平上均成比例的增高，COmax 比高原增加了 8%，CImax 增高了 7%，皆有显著差异（$P<0.05$）。高原世居者在高原运动和在海平面运动时相比，其自身对照 CO 均是正常，与海平面居民的 CO 值比则稍低。高原人下到海平面的 SV 较高，而且比海平面人抵高原后的 SV 高，SVI 与海平面居民在海平面的值相同。高原居民的动脉压比平原人移居高原后的低，心脏后负荷在影响 SV 上可能有重要作用。高原人进行亚极量运动时，HR 及 CO 的反应均较小；进行最大运动时 HRmax 及 SVmax 正常，从而产生更高的 COmax。认为高原人具有高的 COmax 和较高的氧含量，并在极限运动时可保持较高的 A–VDO₂，这是其氧传送的适应性优势，从而保证了在运动状态下对心肌的氧供[80]。

在北美洲 Hultgren 等对比了居住在美国科罗拉多海拔 3 803 m 的 30 名高原世居者及 16 名海平面世居者的心功能，再与本节 Sime 等[2] 的秘鲁高原世居者下到海平面的资料相比较，心功能基本参数的变化见表 33.1[81]。

表 33.1　高原世居者与海平面世居者静息心功能相关参数比较

指标	Hultgren		Sime	
	高原世居者	海平面居住者	高原世居者	下到海平面 2 年
人数	30	16	11	11
年龄 / 岁	30	25	20.6	22.6
体表面积 /m²	1.65	1.71	1.54	1.54
Hct/%	54	44	55.4	41.9
SaO₂/%	85	95	78.5	97.3
通气 /L·min⁻¹·m⁻²	8.79	6.26	5.24	4.80

续表

指标	Hultgren		Sime	
	高原世居者	海平面居住者	高原世居者	下到海平面 2 年
氧耗量 /mL·min^{-1}·m^{-2}	154	132	158	162
动 - 静脉氧阶差 /mL·100mL^{-1}	5.0	3.8	4.22	3.63
CI/L·min^{-1}·m^{-2}	3.4	3.6	3.83	4.32
HR/ 次·min^{-1}	73	77	77	59

Hartley 观察了在科罗拉多利德维尔（3 100 m）居住了 4 ~ 32 年的健康居民，静息时其 SV、CO 均较海平面值低，而 CO 减少主要由于 SV 的降低。做极量运动时 VO$_2$max 与海平面值相比明显较低。在高原予以吸氧并不能提高 SV。将受试者移居到海平面 10 d 后，CO 增加了 8%，SV 增加 15%[82]。

由上可见，南美印第安人和北美白人高原世居者，从高原低氧环境进入海平面常氧环境后心功能改变并不完全相同，总的看来均获得一定改善，表现为 SV 增高而使 CO 增加。南美高原世居者还表现出具有高的 COmax 和较高的氧含量，并在极限运动时可保持较高的 A–VDO$_2$。他们下到平原后血容量下降、动脉血氧含量增高、全身循环的压力降低、周围血管阻力降低、肺动脉高压亦下降、肺循环改善，这些综合因素造成心功能的改善，这是其氧传送适应性优势的表现。而北美的高原世居者尽管到海平面后 CO 增高，但 COmax 及 VO$_2$max 均较低，说明他们尚缺乏南美印第安人的生理优势。

第 9 节　高原运动心脏功能

运动负荷下更能反映心脏功能的储备能力，进入高原的平原人及高原世居者在高原的运动心功能有明显差别，进一步证明高原世居人的适应优势。

一、平原人进入高原后运动心脏功能

Alexander 等发现平原人进入海拔 3 100 m 后在自行车功率仪上以仰卧位做亚极量运动时 CO 下降，认为主要由于 SV 降低。在平原，SV 静息时为（92 ± 13）mL，运动后增高 17%；SV 在高原静息时为（91 ± 9）mL，与平原无差别（P>0.05），但运动后只增加 11%，与平原相比明显减少（P<0.05）。认为高原心肌功能降低可能系缺氧继发冠状动脉血氧分压降低、冠状动脉血流量减少或两者的联合作用。由此缺氧对心肌的直接作用是 SV 降低导致 CO 减少[83]。

Saksena 对比了在海拔 3 658 m 地区的 13 名平原人和 11 名高原世居者静息及运动负荷下的心功能，应用心阻抗检测 STI。进入高原第 10 d，平原人的 VO$_2$max 与其平原值相比下降了 20%，与高原世居人比小 20%；PEP/LVET 值与平原值比，在次极量和极量运动时该指数明显增大（$P<0.01$）。人到高原后体力活动能力下降与心功能受抑制有关。而注射利尿剂并不能改变平原人在高原的心功能[84]。

Cymerman 等研究了在高原人的体位与心功能的关系，通过心阻抗图在 12 名青年男性自平原登至海拔 4 300 m 后的 112 h 内做定期检测，每天检测于仰卧位静息 15 min 和站立 15min 时的心功能。到高原 16 h 后 SV 于仰卧位时降低，40 h 后 2 种体位时 SV 均明显降低（$P<0.001$）。CO 于 16 h 后由于 HR 增加而增高，以后则逐渐降低到海平面值。下肢血流及血流瘀积无改变。40 h 后，SV 及 CO 对体位变化的反应明显降低。认为到高原后体位变化对 SV 及 CO 有影响，并与暴露高原的时间相关，但与下肢血流量无关，也与 AMS 症状反应度无关[85]。

二、高原世居人运动心脏功能

在南美秘鲁 Banchero 等对 33 名莫罗科查 17 ~ 34 岁的高原世居者及 22 名年龄相近的海平面利马居民进行对照研究，通过自行车功率仪在 300 kg·m/min 的运动负荷（相当于氧摄取在海平面增加 4.7 倍、在高原增加 4.8 倍）下进行检测。结果在运动时，CO 及氧摄取在高原及海平面的变化几乎是相同的。CO 较静息增高 2 倍，CO 在运动后增大基本上由于 HR 增速，而 SV 保持不变。尽管 CO 在 2 个海拔的反应相似，但肺动脉的增压反应则海平面人较高原人低。同样运动负荷下海平面人 MPAP 增高近 50%，而高原人高达 100%。SaO_2 在海平面运动时无明显变化而在高原运动时则显著降低，这是由于在高原氧解离曲线处于陡峭部位，当动脉血氧分压明显降低时，SaO_2 显著降低[86,87]。

随后他们又对 11 名青年高原世居者先在原居住地莫罗科查进行血流动力学检测，然后到海平面利马居住 2 年后复查对比。检测发现静息及运动 HR 明显降低（$P<0.01$）。静息 CO 由原在高原的 3.83 L/min 增高至海平面的 4.54 L/min，这是由于 SV 显著增大（$P<0.001$）。到海平面后全身平均动脉压无明显改变，这是由于全身血管阻力降低。海平面居住 2 年后 MPAP 及肺血管阻力明显下降（$P<0.001$）。在海平面仰卧位运动时，高原人 MPAP 的增压反应比他们在高原时低，但比海平面人又高，这是由于他们的肺血管结构性变化尚未完全退化[88]。

在北美 Hartley 等检测了在美国科罗拉多利德维尔居住了 4 ~ 32 年的健康成年人，其 SV 及 CO 值均低于海平面值，给予吸氧并无改善；做极量运动时其 COmax 较海平面对照值低。而他们下到海平面后 10 d，SV 增加 15%，CO 增加 8%，认为高原人 CO 降低主要由于 SV 减少[89]。另一项研究则观察到利德维尔的世居者于亚极量运动时 CO 约增加 20%，而于最大运动时，由于 HRmax 及 SVmax 的反应正常，使 COmax 增高明显而保证了氧供[80]。

三、低氧实验下的心脏功能

Hultgren 进行了一项实验，对 13 名健康志愿者先在海平面进行呼吸室内空气静息及运动下的心功能等相关指标检测，运动系在卧位自行车功率仪上进行，运动为次极量，相当于增加氧耗 100%，属中度强度；然后予吸入 11.7% 的低氧混合气体，再做同样功率的运动时检测相关指标，结果见表 33.2。

由表 33.2 可见，在吸入低氧气体做运动时，通气明显增加，HR 及 CO 比海平面运动时增高，提示心脏做功增大；动脉压并无明显改变，说明周围阻力降低；SaO_2 比吸入低氧气体的静息时下降（66% vs.74%）；而双乘积的明显增大说明心脏的做功强度已超过 1 倍[90]。

表 33.2　吸入低氧气体运动对心脏功能的影响

指标	呼吸室内空气静息	呼吸室内空气运动	吸入低氧气体运动
呼吸频率 /（次·min^{-1}）	11（8～16）	15（8～22）	19（9～23）
通气量 /（L·min^{-1}）	8.6（6～10）	16.1（11～21）	25.8（18～36）
HR/（次·min^{-1}）	70（56～97）	97（80～125）	126（100～150）
SBP/mmHg	119（92～136）	131（101～156）	154（118～180）
DBP/mmHg	68（56～85）	73（63～82）	72（60～91）
SaO_2/%	98（96～99）	98（96～99）	66（56～84）
CO/L·min^-	9.1（5.1～15.4）	15.4（9.2～24.8）	22.2（14～32）
CI/L·min^{-1}·m^-	5.1（2.8～8.6）	8.6（5.0～14.0）	12.2（7.8～16.8）
双乘积（均值，U）*	840	1 270	1 940

注：双乘积是指心率血压的乘积，是反映心脏做功的指标。

Levine 等对 12 名受试者 [11 名男性，其中 5 人为冠状动脉性心脏病（CAD）患者] 在吸入氧含量从 21% 逐步降低至 10% 时检测 ECG、SaO_2、BP、LVEF 等，用核听诊器检测左心功能。结果 5 名健康人的 LVEF 随缺氧加重而逐渐增大，其中一人经心导管观察到随缺氧加剧，LVEF 急剧下降。而患有 CAD 者则 LVEF 保持稳定 1 人、增大 2 人、降低 2 人。故认为正常人在急性严重低氧时 LVEF 急速下降，可能由于肺内分流或心功能障碍[91]。

在低压舱模拟海拔 4 000 m 观察到静息时 SV 已明显降低，运动负荷后 HR 明显增快，尽管 SV 下降，CO 维持在一定水平不变[92]。

第 10 节　青藏高原心脏功能的研究

一、左心室收缩间期

青海高原医学科学研究所吴天一团队对青藏高原世居藏族及移居汉族的心功能进行了较系统的研究。在青藏高原不同海拔地区，应用心机械图、心阻抗图、心尖冲动图及超声心动图对比了汉族移居者和藏族世居者在静息及运动状态下，各项心脏功能的生理指数；分析了在汉族高原习服和藏族高原适应中，心脏功能的差别及机制，特别是藏族在特高海拔心功能的特征，以下将分别阐述。

　　一项高原人体左心室收缩间期的研究，在 3 个不同海拔随机检测当地健康居民，青岛（76 m）作为海平面对照，西宁（2 261 m）作为中等高度，玉树治多（4 179 m）作为高海拔区，每一海拔 200 人，共 600 人，年龄 15 ～ 58 岁，经体检及实验室检查排除心肺疾患及高原疾病。男女两性均按 15 ～ 20 岁、21 ～ 30 岁、31 ～ 40 岁、41 ～ 50 岁、51 ～ 60 岁分为 5 个年龄组，3 个地区的年龄分布相当。青岛为当地汉族，从未到过高原。高原 2 个地区分移居汉族及世居藏族，移居者均从平原移居高原 10 年以上，平均 13.5 年，西宁、玉树两地藏族男、女，汉族男、女各 50 名。用日本产 FD-^{31}P 型多导生理记录仪及其配套换能器检测，同步记录 ECG、颈动脉搏动图和心音图，纸速 50 mm/s。检测下列指标：HR、总电机械收缩时间（QS2）、左心室射血时间（LVET）、射血前期（PEP）、PEP/LVET、等容收缩期（ICT）、电机械延迟时间（QS1）等，数据经统计学处理。结果高原地区人体 STI 特征如下[93,94]。

　　1. 心率与 STI 的关系

　　显示 QS2、LVET 与 HR 呈密切的负相关，PEP 与 HR 仅有弱的负相关，QS1、ICT 等与 HR 无相关。高原地区性别 STI 各间期与 HR 的相关系数和回归方程见表 33.3。高原世居与移居 STI 各间期与 HR 的相关系数和回归方程见表 33.4。由于 QS2、LVET、PEP 等受 HR 的影响明显，故在估计其检测结果值对正常的偏差时，进行 HR 校正是必要的，一般均用 Weissler 氏 HR 校正公式检测其指数值[95]。吴天一等将高原地区西宁、玉树两组按本研究回归方程和 Weissler 回归方程计算所得的各指数值进行对比（见表 33.5），结果各 STI 间期值的组间差别明显，按 Weissler 回归方程计算的各值明显偏大，从而提示 Weissler 回归方程系对平原人计算所得，对高原人体 STI 指数测算不尽适用，值得注意。故以下均用本回归方程值进行组间对比，而且也可供国内高原地区计算 STI 参数时参考应用。

表 33.3　高原地区正常人性别 STI 与 HR 的回归方程和相关系数

STI 指数	性别	回归方程	正常指数值	相关系数 r
I . 西宁				
QS2I	男	1.79HR+QS2	522.6±13.6	−0.72***
	女	1.67HR+QS2	524.1±11.2	−0.75***
PEPI	男	0.35HR+PEP	121.8±7.7	−0.28**
	女	0.26HR+PEP	118.3±8.4	−0.19*
LVETI	男	1.24HR+LVET	375.5±9.2	−0.68***
	女	1.27HR+LVET	386.8±10.4	−0.74***

续表

STI 指数	性别	回归方程	正常指数值	相关系数 r
		II. 玉树		
QS2I	男	1.68HR+QS2	519.3±15.7	−0.75***
	女	1.65HR+QS2	524.6±14.9	−0.72***
PEPI	男	0.33HR+PEP	128.4±9.2	−0.22*
	女	0.24HR+PEP	122.5±8.6	−0.20*
LVETI	男	1.21HR+LVET	364.7±10.1	−0.71***
	女	1.29HR+LVET	390.3±9.5	−0.78***

注：***—$P<0.001$，**—$P<0.01$，*—$P<0.05$。

表 33.4　高原世居与移居的 STI 与 HR 的回归方程和相关系数

STI 间期	组别	回归方程	相关系数 r	P
QS2	世居	518.8−1.69HR	−0.67	<0.001
	移居	510.9−1.74HR	−0.69	<0.001
LVET	世居	383.4−1.26HR	−0.70	<0.001
	移居	380.7−1.34HR	−0.72	<0.001
PEP	世居	127.9−0.24HR	−0.24	<0.05
	移居	125.1−0.22HR	−0.22	<0.05

注：P—与 HR 呈负相关的显著性。

表 33.5　本研究回归方程及 Weissler 回归方程计算所得的 STI 指数值的比较（$\bar{x}\pm S$）

组别	回归方程	QS2I	LVETI	PEPI
世居藏族	本研究	518.8±18.2	383.4±8.9	127.9±7.8
	Weissler	544.7±19.7	410.2±9.4	134.3±10.6
	P	<0.001	<0.001	<0.001
移居汉族	本研究	510.9±15.3	380.7±10.2	125.1±7.9
	Weissler	537.1±17.4	404.2±9.8	136.4±10.4
	P	<0.001	<0.001	<0.001

2. 海拔高度与 STI 关系

与海平面地区值相比，高原地区从中度海拔西宁起已显示 PEP 延长、LVET 缩短，故 PEP/LVET 比值增大，而这一变化至高海拔玉树则更明显，方差分析显示 3 个高度间有极显著差异（表 33.6）。PEP/LVET 比值不受 HR 影响，是一项反映左心功能最敏感和最实用的指标，国人平原正常值为 0.28 ～ 0.32。本研究 3 个高度的均值各为 0.31 ± 0.05、0.34 ± 0.05、0.36 ± 0.05，且上述结果在汉族及藏族中均表现出来，这与张琪等用阻抗法在海拔 2 300 m 检测的 0.344 ± 0.04[96] 及恽君惕等在 2 800 m 检测的 0.342 ± 0.09 都较接近 [66]。

表 33.6　3 个海拔高度正常人 STI 参数的比较（方差分析）

海拔高度 /m	QS2I/ms	PEPI[***]/ms	LVETI[***]/ms	PEP/LVET[***]
76	522.6±14.8	115.5±9.1	415.2±10.2	0.31±0.05
2 261	523.0±13.9	120.1±10.0	380.6±9.4	0.34±0.05
4 179	521.2±12.8	125.3±9.1	376.9±9.1	0.36±0.05

注：3 个高度间，***—$P<0.001$。

3. 高原适应性与 STI 关系

比较移居汉族与世居藏族间的区别，结果在中度海拔西宁，汉族与藏族组各间期均无差异，但在高海拔玉树，QS2I 汉族大于藏族，PEPI 汉族较藏族延长（$P<0.05$），LVET 汉族较藏族明显缩短（$P<0.001$）（表 33.7）。

表 33.7　高原世居藏族与移居汉族 STI 的比较（$\bar{x}\pm S$）

海拔高度 /m	民族	QS2I/ms	PEPI/ms	LVETI/ms	PEP/LVET
76	汉族	522.6±14.8	115.5±9.1	415.2±10.2	0.31±0.05
2 261	藏族	524.2±14.2	120.1±8.9	381.4±9.5	0.34±0.04
	汉族	521.9±13.8	119.8±9.2	379.7±9.3	0.34±0.05
4 179	藏族	519.7±11.6	123.6±9.1	381.4±9.0	0.35±0.04
	汉族	523.8±19.9[*]	126.9±9.2[*]	372.5±9.1[***]	0.36±0.05

注：汉族与藏族比，*—$P<0.05$，***—$P<0.001$。

前已述及，急性低压舱模拟海拔 4 000 m 低氧或急速进入海拔 3 658 m 高原，均发现 PEP 延长、LVET 缩短、PEP/LVET 比值增大，认为这是急性缺氧引起的左心功能障碍，并认为这种变化与高原病发生有一定的联系。但以上研究发现高原久居或世居者 STI 变化的生理评价有别于上述急性暴露高原低氧的观点。长期高原习服者和高原世居藏族均显示出相似的 STI 变化规律，以下观察有一定的意义：①同时用超声心动图进行检测，高原组的左心房内径（男、女）、左心室舒张末期内径（女性无统计学意义）均较平原组小，提示前负荷减小；②高原 PEP/LVET 比值增大，PEP 延长主要由于等容收缩期（ICT）延长，提示在高原慢性低氧下静息时迷走神经张力增强而交感神经张力下降，心肌负变力性效应强而正变力性效应弱，心脏的兴奋性和收缩性相对偏低；③同时用心阻抗图检测在高原运动负荷下的变化，结果 PEP/LVET 比值缩小，而 CO 明显增加，藏族较汉族尤为明显。上述变化提示，高原健康人一定范围的 STI 改变可能是长期低氧环境下产生的习服—适应性变化，特别是藏族，具有较大的心肌收缩潜力，以保证在急性低氧应激或从事重劳动时的心泵功能。

4. 左心室舒张功能和顺应性的变化

西宁（2 261 m）、哈力腾（3 270 m）和玉树（4 179 m）作为高原 3 个阶高，各相差 1 000 m，以海平面为对照。随机抽取当地健康男性居民，每一高度 40 人，移居（均汉族，移居 10 年以上）及世居（哈力腾为哈萨克族，其他为藏族）各 20 人，年龄 18 ~ 31 岁。同步描记 ECG、心音图、颈动脉搏动图和心尖搏动图以检测高原人体的左心室舒张功能和顺应性[97,98]。随着海拔增高，主动舒张时间指数（TRTI）有减小趋势，RF 波相对振幅（F/H）逐渐降低，A 波相对振幅（A/D）则逐渐增大，在 3 270 m 以上增大明显（$P<0.05$），舒张振幅时间指数（DATI）逐渐降低，3 270 m 以上差异显著（$P<0.001$）。高原世居与移居相比，在海拔 4 179 m 出现明显差别，移居组 TRTI、DATI、F/H 较低而 A/D 较高（$P<0.05$）。说明高原世居组在海拔 4 000 m 以上仍能保持左心室的舒张功能，而移居组左心室舒张功能和顺应性有一定程度的降低[99]。

二、海拔 4 520 m 的心脏功能：藏族与汉族对比

海拔 4 520 m 这一高度具有代表性，因这一高度的大气压（PB）为 434 mmHg，大气氧分压（PO_2）为 91 mmHg，基本上约为海平面的 56%，人在该海拔的低氧应激明显。而在青藏高原，这一高度仍是人类生产生活活动较频繁的地区，矿产资源丰富，还是藏族牧民放牧的高山草场，故选择在果洛玛卿地区进行健康人静息及运动负荷下心功能的研究。该地世居藏族男性 15 名，18 ~ 36 岁 [平均（26.6±1.7）岁]；移居汉族男性 15 名，18 ~ 34 岁 [平均（29.1±1.9）岁]，移居该地 1 ~ 2 年。2 组均经病史、体检、心肺功能检查，排除了心肺疾患及高原病。将血流阻抗仪连接于 Mingograf 34 型生理记录仪进行测试，运动负荷系在 EGM–II 型自行车功率仪进行，分 4 级逐步增量负荷，即 300kg·m/min 起步，然后 600kg·m/min、900kg·m/min、1200kg·m/min，每级负荷持续 4 min，各级负荷间在原卧位休息 5 min，每次记录负荷第 4 min 末及负荷恢复 1 min、3 min、5 min 的图形。同时以 UCG 检测心脏功能参数。数据经统计学处理，主要结果如下[100,101]。

1. 藏、汉族心功能基本参数对比

藏族与汉族在 SV、SVI、CO、CI 及 TPR 等参数间均无明显差异（表 33.8）。

表 33.8　海拔 4 520 m 心脏功能参数值藏族与汉族对比（$\bar{x}\pm S_x$）

心功能指标	世居藏族（n=72）	移居汉族（n=52）	P
SV/mL	77.17±4.5	78.4±2.3	>0.05
SVI/mL·m^{-2}	47.65±1.56	48.17±2.04	>0.05
CO/L·min^{-1}	4.99±0.32	5.084±0.47	>0.05
CI/L·min^{-1}·m^{-2}	3.10±0.08	3.13±0.10	>0.05
TPR/dyn·s·cm^{-5}	1 396±46	1 432±62	>0.05
左房内径/mm	21.87±0.37	21.25±0.63	>0.05
左心室舒张末期内径/mm	46.47±0.65	44.13±0.94	<0.05
mVcf	1.1±0.03	1.0±0.04	>0.05

2. 静息及运动状态下心功能变化比较

分析逐级增量运动负荷后的 HR，依照国际原则，将 300 kg·m/min 作为低强度负荷，600 kg·m/min 作为中强度负荷，1 200 kg·m/min 则相当于次极量负荷，属高强度负荷。结果可见藏族与汉族有明显不同（表 33.9）。

表 33.9　海拔 4 520 m 运动负荷下移居汉族与世居藏族心功能的比较（$\bar{x}\pm S_x$）

运动负荷/kg·m^{-1}·min^{-1}	SV/mL		CO/L·min^{-1}		HR/次·min^{-1}	
	汉族	藏族	汉族	藏族	藏族	汉族
静息	78.4±5.3	77.1±4.5	5.08±0.47	4.99±0.32	64.8±1.8	63.5±2.2
300	84.7±6.3	86.7±5.2	7.52±0.68	7.48±0.51	87.5±4.5	85.5±4.2
600	99.1±5.3	102.3±4.8	10.06±0.54	11.52±0.63	100.6±6.7	112.3±7.1
900	106.9±4.9	110.2±6.4*	14.83±0.67	16.86±0.57*	138.8±6.3	154.6±6.8*
1 200	90.1±4.8	108.1±7.1*	14.42±0.70	20.04±0.61**	163.4±5.1	182.7±4.2**
恢复 5 min 后	82.8±5.4	80.9±4.7	9.74±0.82	8.67±0.64*	116.7±5.5	108.4±5.0*

注：移居汉族与世居藏族比，*—P<0.01，**—P<0.001。

（1）SV：汉族组在轻、中强度是逐渐上升达峰值，而高强度负荷下随即下降，且低于 600 kg·m/min 负荷水平；藏族组轻、中强度负荷时逐渐上升，上升幅度较汉族组大，于高强度负荷时维持恒定。

（2）CO：汉族组一开始升高，但高强度负荷时反轻度下降，为静息值的 2.84 倍；藏族组一直持续上升且幅度大，至高强度负荷时为静息值的 4.09 倍，显著高于汉族（P<0.01）。

（3）HR：藏族组持续上升幅度大，1 200 kg·m/min 时达 182 次/min，而汉族组逐步上升幅度小，高强度负荷下 HR 为 163 次 /min，较藏族明显低（$P<0.01$）。

（4）SV、HR、CO 的恢复藏族组比汉族组快。

（5）可完成高强度负荷比率汉族组小，仅 46.7%，且缺氧症状明显，藏族组明显大，占 80.05（$P<0.001$），且多无症状。

3.运动前后 STI 变化的比较

在海拔 4 520 m 藏族组与汉族组的 STI 基本生理参数见表 33.10，各值间无明显差异。

表 33.10　海拔 4 520 m STI 各参数的均值（$\bar{x}\pm S_{\bar{x}}$）

心功能指标	世居藏族	移居汉族	P
HR	63.7±0.93	65.1±1.80	>0.05
QS2/ms	403.2±2.85	398.6±4.98	>0.05
LVET/ms	301.3±2.43	294.1±4.71	>0.05
PEP/ms	106.9±1.57	108.6±1.45	>0.05
PEP/LVET	0.356±0.006	0.368±0.007	>0.05
QS1/ms	72.1±1.31	73.0±1.44	>0.05
ICT/ms	31.9±0.90	33.5±1.06	>0.05
ICT/LVET	0.116±0.005	0.115±0.004	>0.05
EF	0.65±0.007	0.66±0.009	>0.05

静息状态下 QS2、LVET 藏族组较汉族组稍长，PEP/LVET 比值汉族组较藏族组稍大。运动负荷开始后，在低强度负荷时，2 组的 PEP、LVET 均缩短，且 PEP/LVET 比值下降，汉族组在 600 kg·m/min 时 PEP 较静息值缩短了 31 ms，而藏族组缩短 25 ms（$P<0.001$）。但随负荷强度增加，汉族组 PEP 缩短幅度变小而趋于稳定，LVET 缩短，PEP/LVET 比值出现回升；而藏族组则 PEP 持续缩短，LVET 虽也逐级缩短，但较汉族组则相对长（$P<0.001$），PEP/LVET 比值持续逐级降低，与汉族组差异明显（$P<0.001$）。STI 各值的恢复藏族组较汉族组快（表 33.11）。

静息下，高原汉族移居组 SV、CO、CI 值各为（78.4±2.3）mL、（5.08±0.47）L 及 3.213±0.10，CO、CI 处于平原静息值下限，有偏低倾向。高原世居藏族组的 SV、CO、CI 值各为（77.1±4.5）mL、（4.99±0.32）L 及 3.10±0.08，绝对值均稍低于汉族组，但无统计学意义（$P>0.05$）。这说明在静息状态下，移居高原 1～2 年的汉族与世居藏族的心泵功能处于接近水平。

运动负荷下心脏做功增大，氧耗增加，可进一步揭示心脏储备功能，此时高原移居汉族则与世居藏族出现明显差别。与平原相比，汉族组在高原运动负荷时 CO 下降，主要由于 SV 下降，而 HR 上升幅度低或反而减慢，特别是 HRmax 和 COmax 明显下降。这种高原上运动负荷时心功能受限的机制可能有两个：①与长时间暴露低氧环境而产生的迷走神经张力增强有关，因给予静脉注射阿托品可使 HR 增加[102]；②低氧对心肌的直接作用，因吸氧可使 HRmax 增加[47]，这与高原上冠状动脉血流量减少及（或）冠状动脉血氧分压下降有关。相比之下，高原世居藏族不但运动负荷耐受量比汉族组大，且 SV、HR 和 CO 同时随负荷增大而增加，而各值的运动后恢复过程也较汉族组快。用 Astrand 和 Rhyring 法推导的 VO₂max，藏族组为 54 mL/（kg·min），较汉族组的 44 mL/（kg·min）明显大（$P<0.001$），说明藏族之所以有更高的心力储备功能，与他们在低氧条件下仍具有更高的最大摄氧能力有关。

表 33.11　4 520 m 静息及运动后移居汉族与世居藏族 STI 变化的比较（$\overline{x} \pm S_{\overline{x}}$）

运动负荷 / kg·m·min⁻¹	PEP/ms		LVET/ms		PEP/LVET	
	汉族	藏族	汉族	藏族	汉族	藏族
静息	106.8±1.08	105.6±0.98	295.7±3.12	298.7±1.93	0.358±0.006	0.354±0.004
300	91.4±1.14	89.7±1.42	269.7±3.54	284.6±2.18	0.339±0.006	0.313±0.005
600	75.2±1.84	80.2±1.57	262.4±3.42	264.3±2.46	0.286±0.007	0.303±0.006
900	72.7±1.97	70.4±1.88	244.7±2.78	258.1±2.71	0.294±0.009	0.275±0.008
1 200	71.5±2.16	52.8±1.94	198.2±2.97	214.8±2.93	0.361±0.009	0.246±0.006
恢复 5 min 后	86.6±1.86	94.6±1.76	278.2±3.13	295.7±2.74	0.313±0.007	0.320±0.007

　　高原运动负荷下 STI 的变化鲜有报道。在海拔 4 520 m 的研究反映出 STI 与心功能相映衬的变化。PEP 与反映心肌收缩性的心室内压上升速率（dp/dt）呈负相关，与 ICT 呈正相关。汉族组在低强度负荷时 PEP 缩短明显，提示其在该负荷功率下可表现良好的心肌收缩性，同时 SV 开始增加；随负荷强度增加，PEP 不再缩短趋于稳定，说明心肌收缩性并无相应递增，此时 SV 亦不再增高。而藏族组 PEP 则伴随负荷强度增加而持续缩短，提示在负荷递增下心肌收缩力量和速度也随之相应递增，致 SV 持续增加。LVET 与 HR 及心肌变力状态呈负相关，与 SV 呈正相关，运动负荷后 2 组 LVET 均逐级显著缩短，推测这是 HR 逐渐增快，同时交感活动增强，儿茶酚胺类的心肌正变力性作用增加，心肌纤维缩速短率增快所致。特别值得注意的是，藏族组尽管在中、强度负荷下 HR 超过汉族组，但 LVET 则较汉族组稍长，说明即使在 HR 和射血速度增快的情况下，仍能保持其 SV 的持续增加。PEP/LVET 比值不受 HR 影响，是反映心功能的有效指标，比值大小与 SV、CO、EF 均呈负相关。汉族组在低强度负荷时缩小明显，至中强度以上时反有回升，这是 LVET 持续缩短，而 PEP 至中强度负荷时趋于稳定，缩短不显的结果，说明中强度负荷时心脏的适应能力较差。藏族组则 PEP/LVET 比值随负荷增强而减小，这正好与 SV、CO 的逐级递增相一致，反映心肌收缩力是逐级递增的，表现心脏在高海拔对强度负荷的良好适应，这也是藏族在高原具有强大劳动能力的生理依据[103]。

三、藏族在特高海拔的心脏功能

1985—1986 年中日联合阿尼玛卿医学登山队在名山阿尼玛卿山（6 282 m）做实验，吴天一为中方队长，有机会率领团队对特高海拔（5 620 m）静息及运动负荷下的心功能进行研究。实验对象分为 2 组：①科学考察队员，均为医务人员，10 名汉族男性，平均年龄（25.3±1.9）岁，平时爱好运动，长期居住于西宁。②世居藏族，15 名男性，当地藏族牧民及干部，协助科研队的牦牛运输及向导，平均年龄（24.8±2.2）岁。2 组经病史、体检及心肺功能检查均为正常。在 PB 580.5 mmHg 时进行心功能测试，然后抵达雪山大本营（PB 438.8 mmHg，4 520 m），5 d 内重复测试，在该地进行适应性锻炼，20 d 后登至基地营（PB 374.3 mmHg，5 620 m），5 d 内再复试。在海拔 4 520 m 及 5 620 m 时队员组与藏族世居组对照[104,105]。

心阻抗图仪连接于 Mingograf 34 型多导生理记录仪按标准方法测试心功能。在自行车功率仪进行逐级递增运动负荷实验，分 4 级递增，由 300 kg·m/min 开始，逐渐递增 600 kg·m/min、900 kg·m/min、1 200 kg·m/min，每级持续 4 min。各级负荷间原卧位休息 5 min，每次记录负荷第 4 min 末及负荷恢复 1 min、3 min、5 min 的图形[106]。数据经 IBM 微机进行相关、回归和 t 检验等统计学处理。

1. 静息状态下心泵指数的变化

汉族组随海拔升高，SV 及 SVI 均无明显增大（$P<0.05$），但由于 HR 增快，CO 及 CI 逐渐增加。TPR 则有变小趋势。世居藏族组从海拔 4 520～5 620 m 时，SV 亦无明显增大（$P>0.05$），而 HR 增速致 CO 增大较显著（表 33.12）。

2. 运动负荷下心泵功能的变化

分析逐级增量负荷后的心率，并参照有关实验[40,53]，将 300～600 kg·m/min 作为低强度负荷，900 kg·m/min 为中强度负荷，1 200 kg·m/min 已近于极量负荷，属高强度负荷，结果汉族组与藏族组有明显不同（表 33.12）。

（1）HR：藏族组 HR 持续上升幅度明显大于汉族组。高强度负荷下，海拔 4 520 m 时藏族组 HR 为 182 次/min，汉族组为 165 次/min（$P<0.05$）；至海拔 5 620 m，藏族组 HR 仍达 184 次/min，而汉族组降为 148 次/min，差异非常显著（$P<0.001$）。

（2）SV：汉族组在海拔 2 261 m 时 SV 随增量负荷逐步上升；从 4 520 m 起，仅于中强度负荷时 SV 逐渐上升达峰值，高强度负荷时反而下降，且低于 600 kg·m/min 水平；5 620 m 高强度负荷时 SV 下降明显（$P<0.05$）。而藏族组于 4 520 m 及 5 620 m SV 均呈逐渐上升，上升幅度大于汉族组，于高强度负荷时仍能维持恒定，与 900 kg·m/min 峰值比无显著差异（$P>0.05$）。

（3）CO：汉族组在海拔 4 520 m 时 CO 初期上升，至高强度负荷时反而下降，但差异不显著（$P>0.05$），为静息值的 2.68 倍；5 620 m 时，CO 开始上升，但高强度负荷时又下降（$P<0.05$），为静息值的 1.98 倍。藏族组则在 4 520 m 及 5 620 m 一直持续上升，且幅度大。高强度负荷下，在 4 520 m 时为静息值的 4.02 倍，5 620 m 时为静息值的 3.22 倍。

（4）SV、HR、CO 运动后的恢复藏族组均较汉族组快。

表 33.12　汉族及藏族队员在特高海拔静息及运动负荷下的心功能对比

运动负荷 /kg·m·min⁻¹	SV/mL		CO/L·min⁻¹		HR/ 次·min⁻¹	
	汉族	藏族	汉族	藏族	汉族	藏族
Ⅰ . 海拔 2 261 m						
静息	77.2±2.6	—	4.88±0.28	—	62.8±1.9	—
300	89.4±4.6	—	7.30±0.42	—	81.6±2.8	—
600	104.9±4.8	—	10.17±0.48	—	96.7±3.7	—
900	109.1±4.7	—	12.81±0.48	—	117.4±4.2	—
1 200	113.4±5.3	—	16.67±0.51	—	147.2±4.7	—
恢复 5 min 后	80.3±4.5	—	7.32±0.44	—	91.1±4.2	—
Ⅱ . 海拔 4 520 m						
静息	79.8±5.6	77±4	5.69±0.23	4.99±0.23	71.2±2.0	63.5±2.2
300	91.1±5.4	87±5	8.21±0.51	7.48±0.51	89.5±3.8	85.5±4.2
600	107.4±5.3	102±5	10.96±0.48	11.52±0.63	102.2±4.2	112.3±7.1
900	119.8±4.8	110±6	16.15±0.43	16.86±0.57	134.7±4.5	154.6±6.8
1 200	92.5±5.2	108±7	15.27±0.42	20.04±0.61	165.2±4.8	182.7±4.2
恢复 5 min 后	86.1±5.3	81±5	10.18±0.40	8.67±0.64	118.4±4.3	108.4±5.0
Ⅲ . 海拔 5 620 m						
静息	80.5±5.2	82±5	6.22±0.22	5.95±0.31	76.9±1.6	72.8±2.7
300	93.5±4.6	103±6	8.41±0.45	9.66±0.54	89.9±3.4	93.6±4.5
600	103.8±4.9	110±6	10.38±0.44	14.16±0.66	99.9±3.9	128.9±6.7
900	102.9±4.5	114±6	13.50±0.41	18.04±0.62	131.4±4.7	157.8±5.1
1 200	82.7±4.8	114±4	12.31±0.37	20.96±0.65	148.8±4.6	184.4±4.4
恢复 5 min 后	85.6±4.7	93±6	10.56±0.34	10.68±0.61	123.6±4.7	114.5±4.2

3. 运动负荷前后 STI 的变化

运动负荷后 STI 出现与心泵指数相映衬的变化，5 620 m 负荷开始时 2 组 PEP、LVET 均缩短，PEP/LVET 比值下降。但中强度负荷后，汉族组 PEP 缩小不显著，且趋于稳定，LVET 缩短，故 PEP/LVET 比值回升；藏族组 PEP、LVET 均逐级缩短，PEP/LVET 比值逐级降低。

4.运动前后动脉血氧分压（PaO₂）及动脉血氧饱和度（SaO₂）的变化

对于 PaO₂，汉族组在 2 261 m 及 4 520 m 运动后增高，但 5 620 m 强度负荷后 PaO₂ 急骤下降；藏族组于 4 520 m 运动后 PaO₂ 增高，5 620 m 时维持恒定。对于 SaO₂，5 620 m 时，汉族组运动后明显下降（P<0.001），藏族组则与运动前差异不显著（P>0.05）。

5.肺动脉平均压（MPAP）的变化

在静息状态下汉族组随海拔升高 MPAP 明显增高（P<0.01），藏族组则上升不明显，且 MPAP 值比汉族组明显为低（P<0.01）。运动后两组与其本身同高度静息值比，均有明显升高，但汉族组运动后的 MPAP 随海拔升高而逐渐上升（P<0.05），而藏族组运动后在 4 520 m 与 5 620 m 比较，尽管增高了 1 100 m，但 MPAP 的变化不显著（P>0.05），处于相对稳定的数值（表 33.13）。

表 33.13 不同海拔高度汉族组与藏族组运动前后 MPAP 等变化（$\bar{x}\pm S$）

运动负荷前后		MPAP/mmHg	PaO₂/mmHg	SaO₂/%	VO₂max/mL·kg·min⁻¹
Ⅰ.海拔 2 261 m					
汉族组	前	16.73±1.13	68.7±1.35	92.4±1.8	—
	后	36.3±1.65	80.85±1.43	95.6±1.8	49.7±1.2
Ⅱ.海拔 4 520 m					
汉族组	前	24.75±1.13	50.7±1.88	88.4±1.7	—
	后	42.68±1.73	54.98±1.20	85.9±1.9	43.6±1.8
藏族组	前	20.85±0.75	49.65±1.28	87.8±0.8	—
	后	32.48±1.43	53.25±0.97	86.4±0.8	54.5±1.1
Ⅲ.海拔 5 620 m					
汉族组	前	33.6±1.28	42.53±1.80	77.4±0.9	—
	后	54.75±1.88	34.2±1.20	65.6±0.7	36.4±2.2
藏族组	前	24.75±0.83	43.58±1.58	79.3±0.9	—
	后	34.5±0.98	46.05±1.28	78.8±0.6	48.8±1.3

6.最大摄氧能力（VO₂max）的变化

对于 VO₂max，2 组均随海拔增高而下降，但藏族组在 4 520 m 明显大于汉族组（P<0.001），至 5 620 m 时仍较汉族组大（P<0.05）。

在海平面大气压（PB）为 760 mmHg，吸入气氧分压（PiO₂）为 150 mmHg，PaO₂ 为 90 ～ 100 mmHg，在特高海拔 5 620 m 以上值各为 374 mmHg、68 mmHg 及 43 ～ 45 mmHg，各值均在海平面值的 50%

以下，在这一显著低氧条件下，机体将产生明显的生理应激，其中心脏功能为重要的反应。汉族队员是经过运动训练的中青年人，在静息状态下与藏族组表现相似的心血管反应，即随海拔升高，SV并无明显增大，而由于 HR 增快，CO 值增大。但是，在高海拔和特高海拔，藏族组的 CO 值都处于较汉族组相对偏低的水平。运动负荷下心脏做功增大，氧耗量增加，可揭示心脏的储备功能。在5 620 m 显著低氧条件下，汉族组与藏族组显示出明显的差别。汉族组仅在中度海拔逐级增量负荷时因 SV、HR 同时逐级增高使 CO 递增。至高海拔时 SV 在高强度负荷时下降，但尚可部分借助 HR增速来提高 CO。至特高海拔，中强度负荷时 SV 较在中、高海拔同级负荷时低，高强度负荷时明显下降，HR 上升幅度受限，导致 CO 值进一步下降。藏族组则不同，在高海拔及特高海拔，运动负荷耐受量比汉族组大，完成高强度负荷的人数比例较汉族组高，且随运动负荷递增除 HR 增速较显著外，尚可部分借助 SV 的提高而使 CO 保持在较高水平，从而可部分抵偿动脉血氧下降的影响。

7. 特高海拔的 STI

上述心功能变化也反映在 STI 上。由于 PEP/LVET 比值大小与 SV、CO、EF 均呈负相关，汉族组在高海拔及特高海拔，PEP/LVET 在低强度负荷时缩小，中强度负荷时回升增大，说明此时心脏的适应性能力已较差。藏族组则随负荷增强而 PEP/LVET 持续缩短，反映心肌收缩力是逐级递增的，表现心脏在特高海拔对强度负荷的良好适应。

8. 特高海拔的 HRmax 及 COmax

关于特高海拔心功能变化的机制，此项研究证实汉族组与藏族组均通过 HR 递增来提高 CO，如能保持 SV 恒定，则 CO 是 HR 的线性函数，因此在显著缺氧时，HR 的增速是增加 CO 的一种简单有效的途径。在海拔 5 620 m 的 1 200 kg·m/min 负荷量时，藏族组的 HR 已接近极量负荷心率（200- 年龄），即 HRmax，而汉族组较之则明显低。Lundy 等观察了 5 名海平面人在常压低氧下和在低压舱内模拟海拔 3 300 m、4 300 m、5 300 m 及 6 300 m 时行最大运动的 HR。在海拔4 300 m 的第 4 h 和第 8 h 重复做最大运动时，HR 峰值从海平面的 191（182 ~ 202）次 /min 降至上述 4 个海拔的 189（179 ~ 200）次 /min、182（172 ~ 189）次 /min、175（166 ~ 183）次 /min 及165（162 ~ 169）次 /min。由此计算出回归方程，随海拔增高 HR 峰值进行性的下降[107]。West 等报道在珠峰 6 300 m 登山队员的 HRmax 与 COmax 下降相一致[108]。以往还观察到登山人员在高海拔运动时 HR 增速，常伴有 SV 下降，此时 CO 保持稳定或降低[109]。Mori 等观察到急性低氧下心功能变化一方面与海拔高度有关，随着缺氧加剧 SV 呈进行性下降，至海拔 6 000 m 时 HRmax 值急剧降低[110]，这与汉族组在 5 620 m 的反应相一致。另一方面与机体原先的活动状态有关，他们将之分为 2 型，一型为非效应型，即平时不活动的人，SV 有明显下降；另一为效应型，即平时活动的人，SV 则保持不降。因此机体的体力状态将影响高原心功能变化[50]。

Wagner 认为下列因素与 HR 峰值降低无直接关系，血液黏滞度增高、心脏充盈压降低、低氧性心功能障碍及与此相关的工作负荷降低。急性低氧暴露时，血液黏滞度增高和心脏充盈压降低并未引起 COmax 下降[111]。2000 年 Danish 在珠峰登山研究时，观察到了工作负荷和 CO 间的关系。和长期停留在高山者相比，急性低氧暴露时最大工作负荷减少约 30%，HR 峰值增加了 12 ~ 15 次 /min，说明 HR 峰值和 CO 的降低并不绝对依赖于最大工作负荷的降低[112]。固然急性低氧下 HRmax 的下降常伴有 COmax 的降低，从而导致对工作肌肉的最大氧传送减少。自海拔 3 000 m 起，VO$_2$max 开始下降，引起 SaO$_2$ 降低。在较高海拔高度，COmax 的下降也影响到 VO$_2$max[112,113]。处于习服水平的汉族是符合这一规律的。

四、藏族在特高海拔心功能的优势

平原汉族在特高海拔 SV 下降或许与冠状动脉血流量减少、冠状动脉血氧分压下降造成缺氧时心肌直接受抑制有关[83]，而藏族冠状动脉的发展及血流供应充足保障了心肌的氧供。高原上心脏储备能力与最大摄氧能力有密切关系，高原上 HRmax、COmax 的下降是与 VO$_2$max 的下降同时发生的[114]。在特高海拔藏族组的 VO$_2$max 为 48.8 mL/（kg·min），较汉族组的 36.4 mL/（kg·min）明显高（$P<0.01$）。VO$_2$ 大小与 CO 大小呈直线相关。这说明藏族即使在显著低氧条件下，由于肺通气和弥散功能的增强[115]，仍具有较高的最大摄氧能力，这正是高原世居藏族的重要适应优势[116]。此外，藏族在进化适应中已学会了更经济有效地利用氧，并以较少的氧做更大的功，从而综合地反映出在显著低氧条件下强大的心脏功能[117]。

结　　论

以上这些研究似乎可以有这样的结论，即在高原左心室的工作并无实质性的增加而实际上有轻度减少，而右心室的工作则显著增加，表现为右心室肥大及右心室冠状动脉血管床在功能性跨越区的增多。一般来说，高原对全身循环的作用是双模式的。在急性暴露于高原的最初数日，低氧激惹颈动脉体，经中枢神经系统介导增加交感神经活性，分泌肾上腺素及去甲肾上腺素，肾上腺素活性是短暂的，而去甲肾上腺素活性增强及随之的刺激可持续数日。此应激使 HR 增快、BP 增高、心肌收缩速率增加和 CO 增大，静脉收缩压及中心血容量增加，双乘积增大反映了心脏做功增加，收缩时间间期尚属正常，左心室容量降低，ECG 常呈现肺动脉高压及右心室肥大的征象，其后，随着在高原的时间延长，交感神经活性降低，基本的特征为 CO 在静息及运动时降低而且低于原先在海平面的水平，动—静脉氧阶差增大和 BP 降低。尽管高原世居者的 CO 与海平面居民比较低，交感应激的反应也低，冠状动脉血流量在静息时也较低，但是由于冠状动脉血管床的大量增生和心肌低氧代谢适应的建立，当机体运动而处于急性缺氧时，冠状动脉血管显著扩张，冠状动脉血流量及心肌摄氧量增加，心肌收缩力增强，实际上高原世居者心脏的做功更为强大和有效。

参 考 文 献

[1]　GROLLMAN A. Physiological variations of the cardiac output of man VII. The effect of high altitude on the cardiac output and its related functions：an account of experimentals conducted on the summit of Pilea Peake，Colorado[J]. Am J Physiol，1930，93：19–40.

[2]　KRISTENSEN EH，FORBES WH. Der Kreialauf in grassen Hohen[J]. Skand Arch Physiol，1937，76：75–87.

[3]　ASMUSSEN E，CONSOLAZIO FC. The circulation in rest and work on Mount Everest（4 300 m）[J]. Am J Physiol，1941，132：555–563.

[4]　KEYS A，STAPP JP，VIOLANTE A. Responses in size，output and efficiency of the human heart to acute alteration in the composition of inspired air[J]. Am J Physiol，1943，138：763–771.

[5]　MONGE CC，CAZORLA A，WHITTEMBURY G，et al. Dinamica circularianel corazony pulmones，a nivel dermary enlas grandes alturas[J]. An Fac Med Lima，1956，39：498–510.

[6]　MONGE CC，CAZORLA TA，WHITTEMBURY MG，et al. A description of the circulation dynamics in the heart and lungs of people at sea level and at high altitude by means of the dye dillution technique[J]. Acta Physiol Latinoam，1955，5：198–210.

[7]　HANNON J，SHIELDS J，HARRIS A. A comparative review of certain responses of men and women to high altitude[M]//HELFFEREICH C. Proccedings of the symposium on arctic biology and medicine. VI. The physiology of work in cold and altitude. Fort Wainwright. Alaska：Arctic Aeromedical Laboratory，1966.

[8]　DOWNING S. Automonic influences on cardiac function in systemic hypoxia[M]//HATCHER J，JENINGS D. International symposium on the cardiovascular and respiratory effects of hypoxia. New York：Hafner，1966：208–230.

[9]　RICHARDSON D，KONTOS H，RAPER A，et al. Modification by beta–adrenergic blockage of the circulatory responses to acute hypoxia in man[J]. J Clin Invest，1965，46：77–85.

[10]　REEVES JT，MOORE LG，WOLFEL EE，et al. Activation of the sympatho–adrenal system at high altitude[M]//UEDA G，REEVES JT，SEKIGUCHI M. High altitude medicine. Matsumoto：Shinshu University Press，1992：10–23.

[11]　BUELL JC. A practical cost–effective，noninvasive system for cardiac output and hemodynamic analysis[J]. Am J Heart，1988，116：567–572.

[12]　EDITORIAL. Measurement of cardiac output[J]. Lancet，1988，11：257.

[13]　姜楞. 全国心血管超声诊断专题学术会议纪要[J]. 中华心血管病杂志，1987，15（1）：1-4.

[14]　胡镇祥. 二维超声心动图对左心室舒张功能的研究[J]. 中华心血管病杂志，1987，15（1）：22-26.

[15]　曹宁. 彩色多普勒超声血流显像评价左心室舒张功能[J]. 中华心血管病杂志，1990，18（4）：

201–205.

[16] 杨浼宜. 超声心动图评价左心室泵功能的现状与展望[J]. 中华心血管病杂志，1992，20（6）：333–338.

[17] 张运. 正确评价心脏功能[J]. 中华内科学杂志，1993，32（6）：415–418.

[18] 张运. 对几种估测左心室舒张功能技术的评价[J]. 中华心血管病杂志，1992，20（3）：143–146.

[19] 张运. 多普勒超声心动图学[M]. 青岛：青岛出版社，1988：387–392.

[20] LIST W，GRAVENSTEIN J，SPODICK D. Systolic time intervals[M]. Berlin：Springer Verlag，1980.

[21] KOWALSKY NB，ANTHONY JR. Cardiac elecromechanical time intervals as indices of hypoxic circulatory stress in man[J]. Srospace Med，1972，43：361–367.

[22] PALOMO AR. Echo–phonocardiographic determination of left atrial and ventricular filling pressure with and without nitral stenosis[J]. Circulation，1980，61：1043–1048.

[23] DEVEREUX RB，REICHEK N. Echocardiographic determination of left ventricular mass in man. Anatomic validation of the method[J]. Circulation，1977，55（4）：613–618.

[24] 曹中明. 高血压患者心功能代偿患者左心室肥大的心电图研究（Fisher判别法）与超声心动图对照[J]. 中华心血管病杂志，1988，16（4）：222–225.

[25] 杜宏凯. 优秀运动员和无训练青年超声心动图检查左心形态功能对比研究[J]. 中国循环，1987，2（3）：399–343.

[26] 黄大显. 心电图诊断左心室肥大的准确性[J]. 中华心血管病杂志，1985，13：202–205.

[27] GEISER EA，BOVE KE. Calculation of left ventricular mass and relative wall thickness[J]. Arch Pathol，1974，97：13–21.

[28] 人体各部位超声操作方法和正常值统一标准（草案）[J]. 中华物理学杂志，1980，2（3）：183–186.

[29] 金炳生. 海拔4 000 m高原地区210例正常成人超声心动图测值分析[J]. 中华物理医学杂志，1981，3（2）：85–87.

[30] 金炳生，张琪. 用超声心动图测算心输出量和左心室收缩间期[J]. 中华物理医学杂志，1984，6（1）：14–16.

[31] FOWLES RE，HULTGREN HN. Non–invasive studies of high altitude left ventricular function[M]// SUTTON JR，JONES NL，HOUSTON CS. Hypoxia：man at altitude. New York：Thieme–Stratton Inc，1982：197.

[32] FOWLES RE，HULTGREN HN. Left ventricular function at high altitude examined by systolic time intervals and M–mode echocardiography[J]. Am J Cardiol，1983，52（7）：862–866.

[33] VOGEL JA，HARRIS CW. Cardiopulmonary response of resting and during early exposure to high altitude[J]. J Appl Physiol，1967，22：1124–1128.

[34] VOGEL JA，HARTLEY LH，CRUZ JC，et al. Cardiac output during exercise in sea level residents at sea level and high altitude[J]. J Appl Physiol，1974，36（2）：169–172.

[35] KLAUSEN K. Cardiac output in man at rest and work during and after acclimatization to 3 800 m[J]. J Appl Physiol，1966，21：609–616.

[36] WOLFEL E, SELLAND M, MAZZEO R, et al. Systemic hypertension at 4 300 m in related to sympatnoadrenal activity[J]. J Appl Physiol, 1994, 74: 1643–1650.

[37] STENBERG J, EKBLOM B, MESSIN P. Hemodynamic response to work at simulated altitude 4 000 m[J]. J Appl Physiol, 1966, 21: 1589–1694.

[38] CUNNINGHAM WL, BECKER FL, KREUZER F. Catecholamines in plasma and urine at high altitude[J]. J Appl Physiol, 1965, 20: 607–611.

[39] TUCKER CE, JAMES WE, BERRY MA, et al. Depressed myocardial function in the goat at high altitude[J]. J Appl Physiol, 1976, 41: 356–361.

[40] PUGH LGCE. Cardiac output in muscle exercise at 5 800 m (19000 ft)[J]. J Appl Physiol, 1964, 19 (3): 441–447.

[41] HOUSTON CS, SUTTON JR, CYMERMAN A, et al. Operation Everest II: man at extreme altitude[J]. J Appl Physiol, 1987, 63: 877–882.

[42] REEVES JT, GROVES BM, SUTTON JR, et al. Operation Everest II: preservation of cardiac function at extreme altitude[J]. J Appl Physiol, 1987, 63: 531–539.

[43] SUAREZ J, ALEXADER JK, HOUSTON CS. Enhanced left ventricular systolic performance at high altitude during Operation Everest II[J]. Am J Cardiol, 1987, 60: 137–142.

[44] MALCONIAN M, ROCK P, HULTGREN HN, et al. Operation Everest II: The electrocardiogram during rest and exercise during a simulated ascent of Mt. Everest[J]. Am J Cardiol, 1990, 65: 1475–1480.

[45] ROCK PB, MALCONIAN MK, DONNER H, et al. Operation Everest II: electrocardiography during maximal exercise at extreme altitude[J]. Med Sci Sports Exrc, 1986, 18: 74.

[46] CERRETELLI P, MARCONI C, DERIAZ O, et al. After effects of chronic hypoxia on cardiac output and muscle blood flow at rest and exercise[J]. Eur J Appl Physiol, 1984, 53: 92–96.

[47] CERRETELLI P. Limiting factors to oxygen transport in Mount Everest[J]. J Appl Physiol, 1976, 40: 658–667.

[48] KIKUCHI K, ASANO K, TAKAHASHI H. Cardiovascular responses at supine rest under acute hypobaric hypoxia[M]//UEDA G, KUSAMA S, VOELKEL NF. High–altitude medical science. Matsumoto: Shinshu University Press, 1988: 45–50.

[49] HIRATA K, BAN T, JINNOUCHI Y, et al. Echocardiographic assessment of left ventricular function and wall motion at high altitude in normal subjects[J]. Am J Cardiol, 1991, 68: 1692–1697.

[50] MORI S, SAKAKIBARA M, TAKABAYASHI A, et al. Cardiac output responses in rest and work during acute exposure to simulated altitude of 3 000 m, 4 500 m and 6 000 m, and during overnight sleep at 4 500 m[J]. Jpn J Physiol, 1982, 32: 337–349.

[51] KUBICEK WG. Development and evaluation of an impedance cardiac output system[J]. Aerosp Med, 1966, 37: 1208–1212.

[52] BALASUBRAMANIAN V, MATHEW OP, TIMARI SC, et al. Electrical impedance cardiogram in derivation of systolic time interval[J]. Brit Heart J, 1978, 40: 268–275.

[53] DENNISTON JC. Mesurement of cardiac output by electrical impedance at rest and during exercise[J]. J Appl Physiol, 1976, 40（1）: 91-95.

[54] BALASUBRAMANIAN V, KAUSHIK VS, MANCHANDA SC, et al. Effects of high altitude hypoxia on left ventricular systemic time intervals in man[J]. Brit Heart J, 1975, 37: 272-276.

[55] BALASUBRAMANIAN V, MATHEW OP, TIMARI SC, et al. Alteration in left ventricular function in normal man on exposure to high altitude（3 658 m）[J]. Brit Heart J, 1978, 40: 276-285.

[56] HOON RS, BALASUBRAMANIAN V, MATHEW OP, et al. Effect of high altitude exposure for 10 days on stroke volume and cardiac output[J]. Am Physiol: Respir Environ Exercise Physiol, 1977, 42: 722-727.

[57] HOON RS, BALASUBRAMANIAN V, MATHEW OP, et al. Changes in transthoracic electrical impedance at high altitude[J]. Brit Herat J, 1977, 39（1）: 61-66.

[58] SIME F, PENALOZA D, RUIZ L, et al. Hypoxemia, pulmonary hypertension and low cardiac output in newcomers to low altitude[J]. J Appl Physiol, 1974, 36: 561-565.

[59] KLAUSEN K. Cardiac output in man at rest and work during and after acclimatization to 3 800 m[J]. J Appl Physiol, 1966, 21: 609-616.

[60] GROVER RF. Maintained stroke volume but impaired arterial oxygenation in man at high altitude with supplemental CO_2[J]. Circ Res, 1976, 38（5）: 391-396.

[61] HEISTAD DD, ABBOUD FM. Circulatory adjustments to hypoxia[J]. Circulation, 1980, 61（3）: 463-470.

[62] MILLER JC, HORVATH SM. Cardiac output during sleep at altitude[J]. Aviat Space Environ Med, 1977, 48（7）: 621-624.

[63] JAEGER J, SYLVESTER J, SYMERMAN A. Evidence for increased intrathoracic fluid volume in man at high altitude[J]. J Appl Physiol, 1979, 47（4）: 670-676.

[64] 邓希贤, 梁益. 高原正常人超声心动图的研究[J]. 中国医学科学院学报, 1979, 1（3）: 191-196.

[65] 邓希贤, 梁益. 不同海拔高度超声心动图的动态观察研究[J]. 中国医学科学院学报, 1979, 1（3）: 197-201.

[66] 恽君愓, 蔡英年, 廖登华. 高原环境对心脏收缩间期的影响[J]. 中国医学科学院学报, 1979, 1（3）: 202-205.

[67] HALTLEY H, ALEXANDER JK, MODELSKI M, et al. Subnormal cardiac output at rest and during exercise in residents at 3 100 m altitude[J]. J Appl Physiol, 1967, 23: 839-843.

[68] HALTLEY H. Effects of high-altitude environment on the cardiovascular system of man[J]. JAMA, 1971, 215: 241-246.

[69] MARESH CM, NOBEL BJ, ROBERTSON KL, et al. Maximal exercise during hypobaric hypoxia（447 Torr）in moderate: altitude natives[J]. Med Sci Sports Exerc, 1983, 15（5）: 360-365.

[70] 裴澍萱, 徐明华, 张希敏. 高原移居者血红蛋白含量对心缩间期的影响[J]. 中华内科杂志, 1982, 21（9）: 552-555.

[71] HORSTMAN D. Work capacity 3-WK sojourn at 4 300 m effects of relative polycythemia[J]. J Appl

Physiol，1980，49：311-315.

[72] ROTTA A，CANEPA A，HURTADO A，et al. Pulmonary circulational sea level and at high altitude[J]. J Appl Physiol，1956，9：328-334.

[73] MONGE CC，CAZORLA TA，WHITTEMBURY MG，et al. A description of the circulatory dynamics in the heart and lungs of people at sea level and at high altitude by means of the dye dilution technique[J]. Acta Physiol Lat Am，1955，5：189-210.

[74] HULTGREN H，KELLY J，MILLER H. Pulmonary circulation in acclimatized man at high altitude[J]. J Appl Physiol，1965，20：233-238.

[75] PENALOZA D，SIME F，BANCHERO N，et al. Pulmonary hypertension in healthy man born nd living at high altitude[J]. Am J Cardiol，1963，11：150-157.

[76] PENALOZA D，BANCHERO N，SIME F，et al. The heart in chronic hypoxia[J]. Biochem Clin，1963，1：283-298.

[77] RAMIREZ A，MARTICORENA E，GAMBOA R，et al. El tiempo circulatorio en la altura y a nivel del mar[J]. Arch Inst Biol Andina，1970，3：106-111.

[78] BANCHERO N，CRUZ JC. Hemodynamic changes in the Andean natives after two years at sea level[J]. Aerosp Med，1970，41（8）：849-853.

[79] SIME F，PENALOZA D，RUIZ L. Bradycardia，increased cardiac output，and reversal of pulmonary hypertension in altitude natives living at sea level[J]. Brit Heart J，1971，33：646-657.

[80] VOGEL JA，HARTLEY LH，CRUZ JC. Cardiac output during exercise in altitude natives at sea level and high altitude[J]. J Appl Physiol，1974，36：173-176.

[81] HULTGREN HN，JANIS B，MARTICORENA E，et al. Diminished cardiovascular response to acute hypoxia at high altitude[J]. Circulation，1967，36（S2）：146.

[82] HARTLEY LH，ALEXANDER JK，MODELSKI M，et al. Subnormal cardiac output at rest and during exercise in residents at 3 100 m altitude[J]. J Appl Physiol，1967，23：839-848.

[83] ALEXANDER JK，HARTLEY LH，MODELSKI M，et al. Reduction of stroke volume during exercise in man following ascent to 3 100 m altitude[J]. J Appl Physiol，1967，23（6）：849-853.

[84] SAKSENA S. Reduced hysical work capacity at high altitude：a role for left ventricular dysfunction[J]. Int J Cardiol，1981，1（2）：197-204.

[85] CYMERMAN A，FULCO CS，BURCE RL，et al. Cardiocirculatory responses to postural change at high altitude：Effect of exposure time and Acetazolamide[M]//SUTTON JR，HOUSTON CS，JONES NL. Hypoxia，Exercise and Altitude. New York：Alan R Liss Inc，1983：454-455.

[86] BANCHERO N，SIME F，PENALOZA D，et al. Effects of exercise on the heart and pulmonary circulation of the high altitude natives[J]. Circulation，1963，28：286-292.

[87] BANCHERO N，SIME F，PENALOZA D，et al. Pulmonary pressure，cardiac output and arterial oxygen saturation during exercise at high altitude and at sea level[J]. Circulation，1966，33：249-262.

[88] BANCHERO N，CRUZ JC. Hemodynamic changes in the Andean native after two years at sea level[J].

Aerosp Med，1970，41（8）：849–853.

[89]　HARTLEY LH. Subnormal cardiac output at rest and during exercise in residents at 3100 m altitude[J]. J Appl Physiol，1967，23（6）：839–848.

[90]　HULTGREN HN. The systemic circulation[M]//High Altitude Medicine. Stanford，Canifornia：Hultgren Publications，1977：32–63.

[91]　LEVINE A，IMBRUCE R，NAIR S，et al. Left ventricular ejection fraction during graded ambient hypoxic stress[M]//SUTTON JR，JONES NL，HOUSTON CS. Hypoxia：Man at Altitude. New York：Thieme–Stratton Inc，1982：203.

[92]　STENBERG J，EKBLOM B，MESSION R. Hemodynamic response to work at simulated altitude 4 000 m[J]. J Appl Physiol，1966，21（5）：1589–1594.

[93]　吴天一，火克信，代廷凡，等. 高原人体左心收缩间期的观察[J]. 中国应用生理学杂志，1989，5（1）：97–100.

[94]　吴天一，火克信，代廷凡，等. 高原地区健康人心脏收缩间期的观察[J]. 心电学杂志，1989，8（2）：76–85.

[95]　WEISSLER AM. Bedside technics for the evaluation of ventricular function[J]. Am J Cardiol，1969，23（4）：557–562.

[96]　张琪，金炳生. 用心阻抗图检测海拔2 300 m地区健康人的心功能[J]. 中华心血管病杂志，1984，12：111–113.

[97]　MANOLAS J. Use of apexcardiography to evaluate left ventricular diastolic compliance in human beings[J]. Am J Cardiol，1979，43：939–946.

[98]　MANOLAS J. Diastolic amplitude time index：A new apexcardiographic index of left ventricular diastolic function in human beings[J]. Am J Cardiol，1981，48：736–742.

[99]　吴天一，火克信，王晓真. 高原人体左心室舒张功能和顺应性的改变[J]. 中国应用生理学杂志，1991，7（3）：193–197.

[100]吴天一，张丽珠，李万寿. 海拔4 520 m健康人安静及运动负荷下的心功能[J]. 中国应用生理学杂志，1989，5（2）：147–152.

[101]吴天一，张丽珠，龙雯，等. 用心阻抗图检测海拔4 520 m地区健康人的心功能[J]. 中华心血管病杂志，1989，17（6）：362.

[102]HARTLEY LH，VOGEL JA，CRUZ JC. Reduction of maximal exercise heart rate at altitude and its reversal with atropine[J]. J Appl Physiol，1974，36：362–365.

[103]吴天一，张丽珠，龙雯，等. 高原地区健康人的左心功能观察[J]. 心功能杂志，1989，1（2）：52–55.

[104]吴天一，李万寿，张丽珠. 在特高海拔静息及运动负荷下心功能变化的特点[J].中华医学杂志，1990，70（2）：71–76.

[105]WU TY，ZHANG YB，BAI ZQ，et al. Expedition to Mt Animaqin，1990 physiological and medical studies at great altitudes[M]//UEDA G，REEVES JT，SEKIGUCHI M. High–altitude Medicine.

Matsumoto：Shinshu University Press，1992：414-417.

[106] DENNISTON JC. Mesasurement of cardiac output by electrical impedance at rest and during exercise[J]. J Appl Physiol，1976，40（1）：91-95.

[107] LUNDY C，MAURICIO A，VAN HALL G. Peak heart rate decreases with increasing severity acute hypoxia[J]. High Alt Med Biol，2001，2（3）：369-376.

[108] WEST JB，BOYER SJ，GRABER DJ，et al. Maximal exercise at extreme altitude on Mount Everest[J]. J Appl Physiol，1983，55：688-698.

[109] ALEXANDER JK，GROVER RF. Mechanism of reduced stroke volume at high altitude[J]. Clin Cardiol，1983，6：301-312.

[110] MORI S，TAKABAYASHI A，MITARAI G，et al. Reduction of maximum heart rate in acute，severe hypoxia[J]. Jpn J Physiol，1983，33（3）：503-506.

[111] WAGNER PD. Reduced maximal cardiac output at altitude：mechanisms and significance[J]. Resp Physiol，2000，120：1-20.

[112] LUNDY C，VAN HALL G. Peak heart rates at extreme altitude[J]. High Alt Med Biol，2001，2（1）：41-45.

[113] SALTIN B，GROVER RF，BLOMQVIST CG，et al. Maximal oxygen uptake and cardiac output sfter 2 weeks at 4 300 m[J]. J Appl Physiol，1968，25：400-409.

[114] GROVER RF，REEVES JT，GROVER EB，et al. Muscular exercise in young men native to 3 100 m altitude[J]. J Appl Physiol，1967，22（3）：555-564.

[115] HUANG SY，NING XH，ZHOU ZN，et al. Ventilatory function in adaptation to high altitude：Studies in Tibet[M]//WEST JB，LAHIRI S. High Altitude and Man. Maryland：Am Physiol Sci Bethesda，1984：173-178.

[116] WU TY，MIAO CY，WANG XQ. Hemodynamic responses to acute hypoxia and exercise in Tibetans with or without chronic mountain sickness[J]. High Alt Med Biol，2004，5：275.

[117] WU TY，LI SP，WARD MP. Tibetans at extreme altitude[J]. Wilderness Environ Med，2005，16：47-54.

第 34 章　急性攀登高山时的心电图研究

心电图（electrocardiography，ECG）及心电向量图（vectorcardiography，VCG）是最广泛应用于科研和临床的技术手段，在高原医学中已积累了大量具有学术价值的资料，对于评价高原生理适应及诊断高原病均有重要价值。本章将重点介绍人体急性低氧暴露时的 ECG 变化，即人体从海平面或平原地区进入高山或高原时的系列研究，其中我国登山队在攀登珠峰时，从海平面上海（50 m）到大本营（5 000 m）期间做了上攀和返回时的双向性对比观察，特别是从 7 000 m 以上应用了我国自行设计的无线电遥控 ECG 仪，并于珠峰顶获得了世界第一份地球之巅的 ECG。在中日联合阿尼玛卿山医学登山时，有海平面日本人、中度高原汉族及高原世居藏族的 3 种不同民族、不同生活高度者在特高海拔的 ECG 对比，资料十分可贵。英国登山队攀登马卡鲁峰（Mt. Makalu，8 463 m）及美国陆军环境医学研究所攀登派克峰等进行的 ECG 研究均具有特色。这些心电图研究反映了人体承受急性低氧同时进行激烈的体力活动时的生理变化，对于高原运动医学、劳动生理及军事作业均有重要的借鉴意义。

第 1 节　我国攀登珠穆朗玛峰的心电图研究

一、海拔 5 000 m 及 1 600 m 的 ECG

1966 年中国科学院西藏科学考察队于珠峰地区考察和随后在兰州休整期间，对 102 名青壮年男性先后（其间隔为半年）做了海拔 5 000 m 及 1 600 m 的 ECG。其中，海平面居住者 56 人，年龄 25 ~ 29 岁；海拔 3 000 m 以上世居藏族 46 人，年龄 20 ~ 24 岁。以上 2 组均在海拔 5 000 ~ 8 000 m 活动 14 ~ 50 d 后描记 ECG。然后以上人员均下撤到海拔 1 600 m，于休整期间复查 ECG，盲法随机抽取 64 名以海拔 5 000 m 与 1 600 m 对比，两次间隔 6 个月。结果如下 [1]：

1. 额面 QRS 向量

在海拔 5 000 m，额面 AQRS 值集中在 90°，其中有一小部分（6 名海平面者）AQRS 越出海平面正常值的左限 -30°，而呈现 -45°、-60° 甚至 -90° 的显著左偏（图 34.1、图 34.2）。图示平原登山者和高原登山者 ECG 均可出现 $S_I S_{II} S_{III}$ 综合征。返回 1 600 m 休整后，ECG 的 AQRS 值最终集中在 75° 附近（图 34.3）。

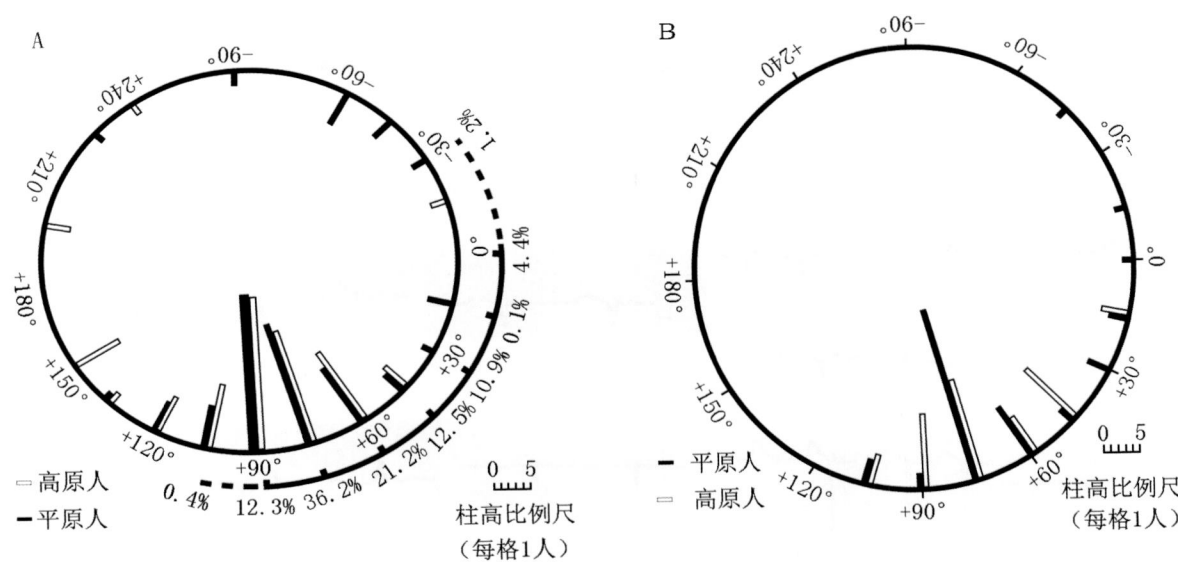

图 34.1　不同人群在不同海拔时，额面 QRS 平均电轴值的频数分布

注：A—为平原人及高原人在海拔 5 000 m 时额面 QRS 平均电轴值的频数分布。柱高表示频数。可见两组频数均集中于 +90°。两组均有一部分越出海平面上的正常右限。平原人有一部分越出左限。图中圆外的一段弧线示海平面高度上的正常范围。此弧线的实线部分示正常值频数的主要分布地带，虚线部分示频数分布稀少的地带。沿弧线所列的数字示海平面上正常值的百分比。注意正常值集中于 +75°，其次是 +60°，在 +90° 的仅占 12.3%，而绝少在 0° ～ +90° 以外。B—为平原人和高原人在海拔 1 600 m 时额面 QRS 平均电轴值的频数分布。柱高表示频数。注意只有个别人分布在海平面正常值范围（ -30° 至 +105°）以外。分布的特征近似于海平面正常值分布，尤其是平原人的数值。两组人均集中于 +75°。提示在海拔 1 600 m 的高度尚未达到肺循环明显的增压反应。（引自胡旭初等，1974）

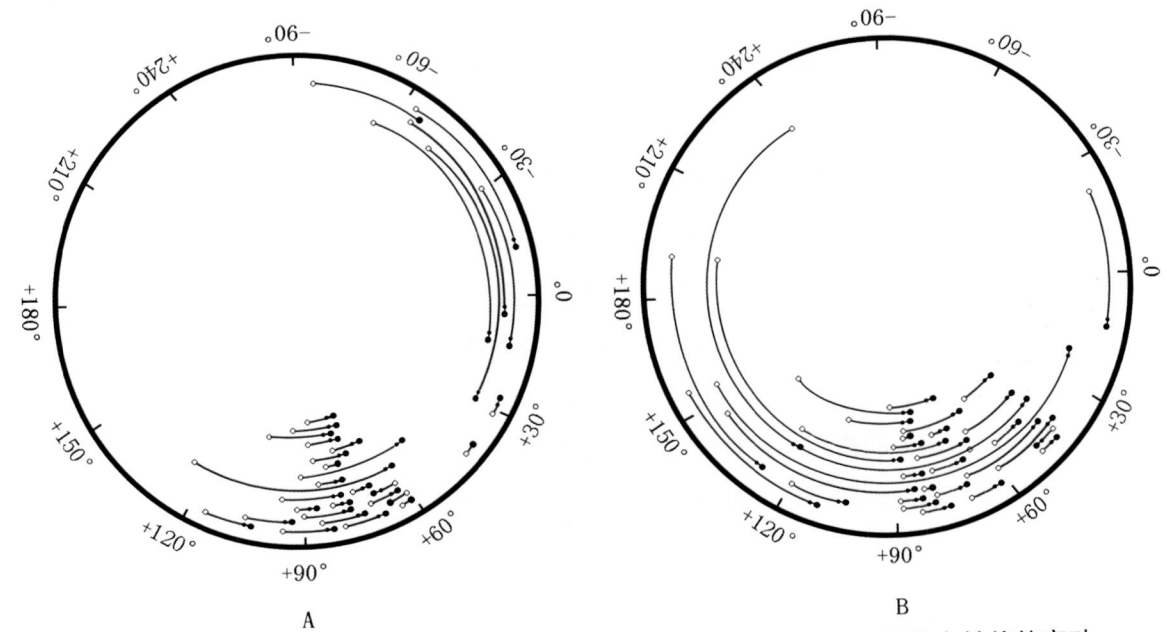

图 34.2　平原人及高原人由海拔 5 000 m 下至 1 600 m 后额面 QRS 平均电轴值的变动

A—平原人 32 名的自身比较；B—高原人 32 名的自身比较。图中白小圆圈为海拔 5 000 m 的个体数据，黑小圆点为 1 600 m 的个体数据，箭头示变动方向。注意由海拔 5 000 m 下到海拔 1 600 m 后，各个体数值变动方向表现出很大的一致性，即原在 +90° 之外和 −15° 之外的数值均向正常值回归，原在正常值范围边缘地带的也向中间回归。提示在海拔 5 000 m 处发生的低氧应激反应在海拔低处迅速消失。比较 A、B 两图，可见平原人在海拔 5 000 m 时数值的右偏程度不如高原人大，而平原人在海拔 5 000 m 的数值左偏至 −15° 以外的有 6 人，而高原人则没有。（引自胡旭初等，1974）

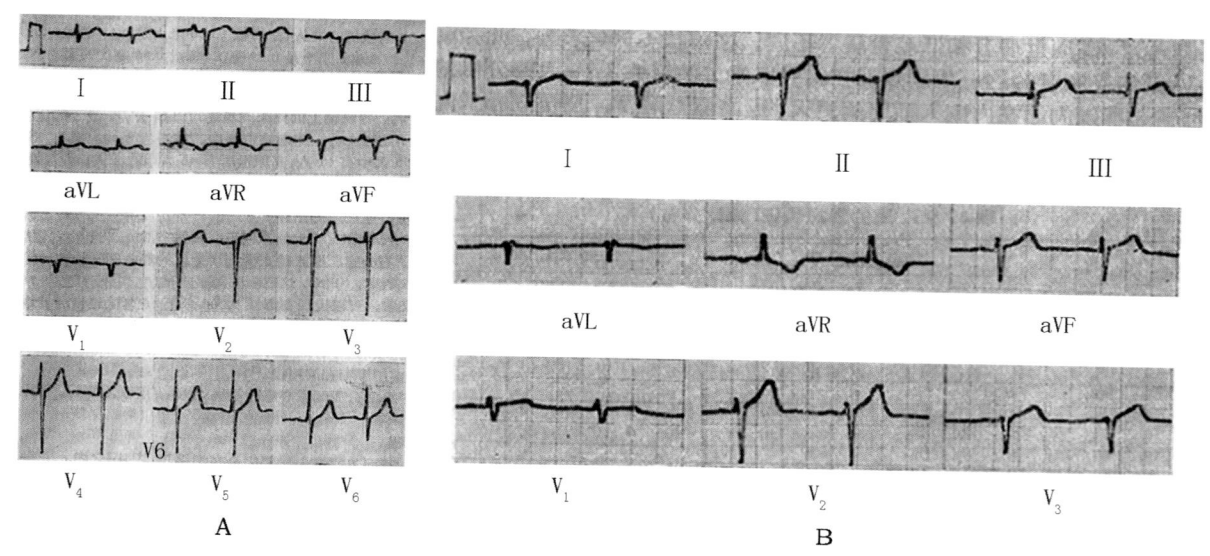

图 34.3　平原人和高原世居者各一名在海拔 5 000 m 上的 ECG

A—平原人，男，29 岁；B—高原世居人，19 岁。两人的 ECG 均出现 $S_I S_{II} S_{III}$ 综合征的图形，均见显著的 RaVR。这一 ECG 提示低氧导致肺动脉高压而使右心负荷增加。

2. 其他 ECG 变化

单级胸前导联 RV_1、SV_5、$RV_1 + SV_5$ 诸数值偏大。自海拔 5 000 m 下撤到 1 600 m 休整半年后，虽然还残留有其他海拔 5 000 m 时发生的生理变化，但 ECG 已近于海平面。

二、1975 年攀登珠峰的 ECG 研究

1975 年我国第二次组织攀登珠穆朗玛峰时，将高山生理作为重要研究内容，包括心血管、呼吸、脑功能、酸碱平衡等。其中心血管在低氧适应和攀登能力上的检测及评价是重要研究议题，而静息和运动时的 ECG 则被列为关键项目。首先对登山队员及科技人员从上海海平面起，在海拔 3 700 m、5 000 m 及 6 500 m 直接记录的 631 份 ECG（其中有 170 份为体力负荷 ECG）进行了分析，发现了一些与高山适应能力相关的指标，这对选拔登山运动员和相似低氧状态下的工作人员、医务人员，提供了生理学的参考依据，并深化了对低氧习服—适应的认识。对那些预示高原不适应和可能发生高原病的 ECG 指标也做了探讨[2]。

三、平原运动员与高原世居运动员对比

由平原到达海拔 5 000 m 的 2 w 内，平原组与高原组的共同 ECG 变化是 HR 加快、心电轴右偏、

Q-Tr 增大、Q-T/T-Q 值升高，个别出现 T 波及 S-T 段较明显变化。本次研究中登上珠峰 8 200 m 以上的高原世居者 17 人，平原人 10 人。攀登过程的动态 ECG 可见，初抵海拔 5 000 m 时，平原组的平均 HR 为 77.5 次 /min，高原组为 75.4 次 /min；经过 2 个月适应性训练及特高海拔攀登后，平原组 HR 为 71.1 次 /min，高原组为 68.2 次 /min，数据很接近。额面 QRS 平均电轴在初抵 5 000 m 时，平原组 63.7°，高原组 68.1°；2 个月后，平原组 77.6°，高原组 83.2°，电轴向右偏移，差异不大。Q-Tr=Q-T/（0.40 $\sqrt{R-r}$）：初抵 5 000 m 时，平原组 1.04，高原组 1.04；2 个月后，平原组 1.10，高原组 1.06，均稍有增加。Q-T/T-Q：初抵 5 000 m 时，平原组 0.94，高原组 0.94；2 个月后，平原组 0.95，高原组 0.89。LII、V_5 导联 T 波：两组初抵 5 000 m 及 2 个月后均有轻度下降，两组差别不大。结果说明，随着对高海拔的适应和特高海拔攀登的训练，平原登山者与高原世居登山者表现出相似的 ECG 特征 [3]。

四、体力负荷 ECG 变化

在登山运动员的选拔过程中进行了低压舱模拟高原运动实验，在模拟海拔 5 000 m 时，女性以 300 kg・m/s、男性以 450 kg・m/s 的强度，在自行车功率仪上做负荷运动，连续 4 min，自动记录 ECG。结果是 30 名高原世居运动员中出现"Ⅱ型 ECG 反应"者仅 2 人，而 38 名平原运动员中出现"Ⅱ型 ECG 反应"者达 8 人，说明在高海拔低氧状态下进行体力活动时，平原人心肌储备能力较差，更容易出现心肌缺血现象 [4]。

五、无线心电遥测仪于珠峰 7 000 m 以上检测 ECG 及分型

1975 年珠峰攀登中一项具有国际创新性意义的事是，在组织攀登珠穆朗玛峰前，中国科学院上海生理研究所研制了无线电心电遥测仪，以获取珠峰海拔 7 000 m 至峰顶间共 6 个不同海拔（其余 4 个分别为 7 600 m、8 200 m、8 300 m、8 680 m）的 ECG。在设计过程中一系列难题需要解决，包括确定总体心电传输方案、挑选和改装收发电讯机使其轻便化和耐低温化、配备小型 Ni-Ca 电池、登山运动员的心电极问题和自动电极转换等。随后训练登山运动员学会安装使用无线电心电遥测仪，保证 ECG 记录的科学性和完整性 [5]。

我国自行设计制造的耐低温无线电心电遥测仪，成功地获取了登山运动员在海拔 7 000 m 至峰顶之间 6 个不同海拔高度的 ECG，这在世界上是第一次 [6]。

20 名运动员第一次攀登到海拔 8 200 m 以上，可将他们的 ECG 分为 2 型 [7]：

第 I 型：在除极过程中，额面 QRS 平均电轴向右或向左偏移为主要表现，偏移幅度并不大，胸导联 QRS 波的幅度并无显著变化。在复极过程中，虽然 T 波电压有下降趋势，但在 LII、V_5 导联中并无 T 波平坦、双向或倒置，S-T 段亦无明显降低。这一型基本上属于正常反应，20 人中有 17 人属于此型。

第Ⅱ型：在除极过程中，不仅额面 QRS 平均电轴可发生猛烈变化，胸导联 QRS 振幅也出现显著变化。复极过程变化显著，LII、V_5 导联 T 波平坦、双向或倒置，S-T 段显著降低。给予吸氧只

能使加快的心率变缓，而对 T 波平坦倒置无影响。此型属于"心肌缺血或近似缺血型"，在 20 人中仅有 3 人属于此型，占 15%。

六、登顶运动员的 ECG

1975 年 5 月 27 日 9 名运动员胜利登上地球之巅的珠穆朗玛峰峰顶，8 名为藏族，1 名为平原汉族。在下抵海拔 5 000 m 的大本营、海拔 3 700 m 及平原后，对他们进行了动态 ECG 观察，特点如下[8]：

1. 传导过程始终未出现明显的异常变化

静息 HR 普遍偏低。在海拔 5 000 m，平均 HR 为 64 次 /min（48 ～ 77 次 /min）；返回 3 700 m，HR 平均 60 次 /min；回平原 1 个月后，HR 平均 58 次 /min（46 ～ 68 次 /min）。说明不论在平原还是高海拔，甚至在登顶后，他们的 HR 都处于较低水平，提示他们有着强大的心脏储备功能。P–R 间期等无明显改变。

2. 除极化过程受低氧的影响不明显

登顶前心房、心室的除极和复极过程均无明显变化。额面 QRS 平均电轴登顶前向右或向左偏移的范围都在 30° 之内，返回大本营及平原后全部恢复正常。QRS 波幅及时间改变均较小，Q 波无明显改变。有个别登山者出现右束支传导阻滞图形（图 34.4）。

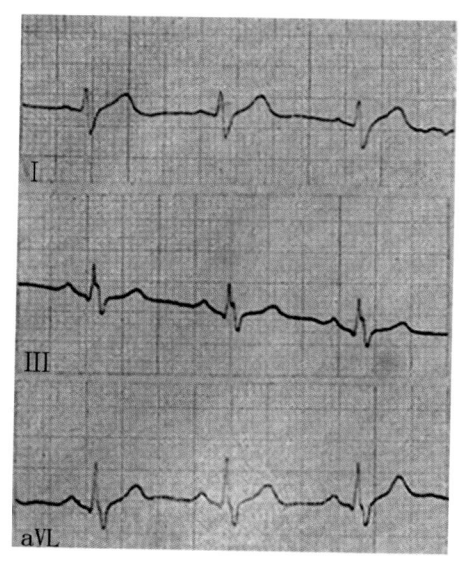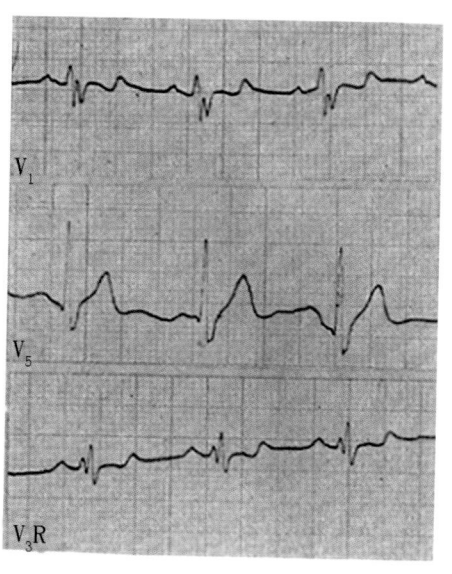

图 34.4　一名登山者在海拔 6 500 m 描记的 ECG

V_3R 导联 QRS 呈 rsR′S′ 型。V_1 导联有显著的胚性 r' 波，QRS 间期为 0.12 s，伴有 T 波双向。I、V_5 导联有宽 S 波。心电轴稍右偏。ECG 示有不完全右束支传导阻滞。标准电压为每 10 小格等于 1 mV。

3. 复极化过程的变化

最突出的变化是 Q–Tr 在登顶后明显增大，返回 5 000 m 时，9 名队员中除 1 人为 0.98 外，其他 8 人都 ≥ 1.08，均值 1.09，而登山前的平原对照值为 0.89（0.75 ～ 0.94），与登顶相比，差异显著（$P<0.001$），下到 3 700 m 为 1.06，到平原 1 个月为 0.96，第 3 个月为 0.92，与登山前比，已无

差异（P>0.05）。T 波的振幅在登顶后下降较明显，以 V_1 导联最为突出，均值为 0.17 mV（登山前为 0.20 mV，P<0.05），下抵 3 700 m 开始回升，到海平面 1 个月为 0.19 mV，第 3 个月末为 0.29 mV，与对照值比已无差别。T 波的形态，登山前 T 波仅有 2 人倒置，登顶后在 5 000 m 有 8 人倒置，1 人直立，返平原 1 个月全部恢复到登山前（图 34.5）。

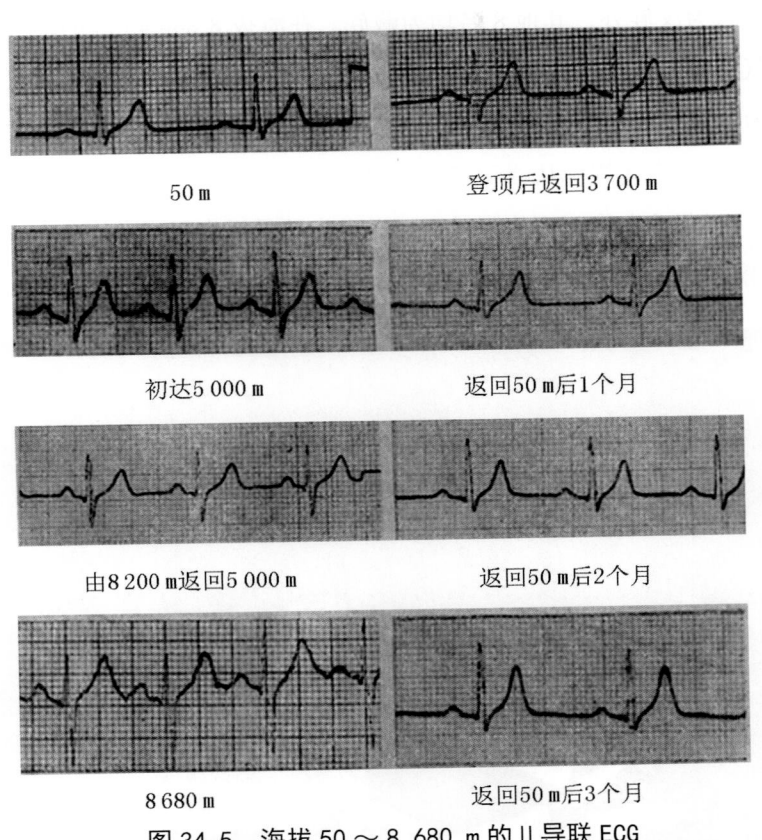

50 m	登顶后返回 3 700 m
初达 5 000 m	返回 50 m 后 1 个月
由 8 200 m 返回 5 000 m	返回 50 m 后 2 个月
8 680 m	返回 50 m 后 3 个月

图 34.5　海拔 50 ～ 8 680 m 的 II 导联 ECG

在各个海拔高度上，ST-T 波均无明显异常。在 8 680 m，P 波电压增高，相当于 50 m 的 4 倍，但未逾 0.24 mV；Ⅱ 导联 S 波明显增深。这也是右心室负荷轻度增强的 ECG 表现。标准电压除有标示者外，其他均为每 10 小格等于 1 mV。

七、返回平原后的 ECG 恢复过程

平原登山者及高原登山者各 9 人，在返回上海的第 1 个月至第 3 个月期间，进行了动态 ECG 观察，结果提示对于 HR、额面 QRS 平均电轴、Q-Tr、Q-T/T-Q，以及 T 波等易受低氧影响的 ECG 诸项指标，连续 3 个月高原世居者均和平原登山者处于相似水平。这说明他们到平原后，高原人与平原人的 ECG 恢复特征相似[4]。

第 2 节　世界第一份峰顶心电图

在 1975 年中国登山队攀登珠峰的高山生理研究中，有 2 件显示藏族无比强大的低氧耐力的事件。第一件是 1975 年 5 月 27 日 14 时 30 分，中国登山队的 9 名运动员集体登上 8 844.43 m 的珠峰顶（图 34.6），9 名中除 1 名为汉族外，其他 8 名均为藏族。在海拔 8 844.43 m 的珠峰顶，大气压（PB）为 253 mmHg，大气氧分压（PO_2）为 53 mmHg，人体肺泡气氧分压（P_AO_2）为 70 mmHg，人体动脉血氧分压（PaO_2）为 31 ～ 32 mmHg，West 教授称，这相当于心肺患者处于濒临死亡状态的血氧水平。队员们还将 4 支长 3 m 的金属觇标从峰下带上峰顶，然后用镐凿开峰顶的岩石上，以便将觇标牢固地竖立在峰顶。这一强劳动在峰顶一共用时 70 min，且队员没有吸氧（图 34.7），世界上没有别的民族可以做到。在攀登珠峰过程中所记录到的 ECG 就是从这些队员身上获得的。

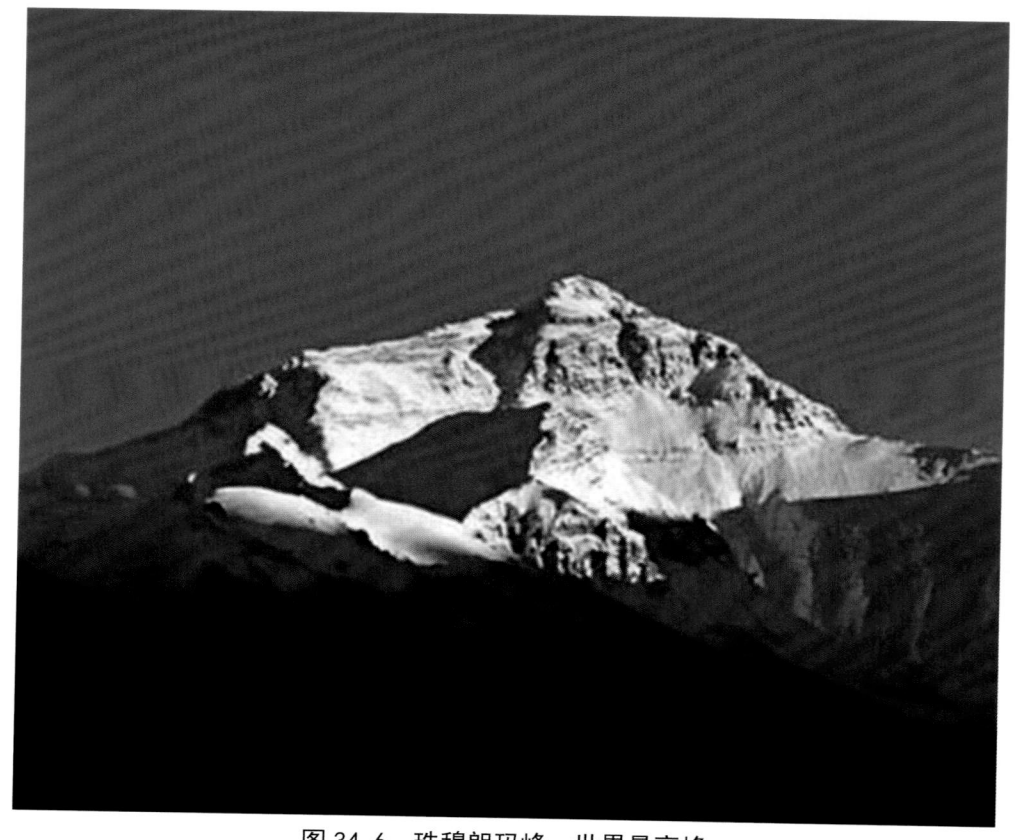

图 34.6　珠穆朗玛峰，世界最高峰

珠穆朗玛峰的高度为 8 844.43 m，温度平均为 -19℃（5 月份），PB 为 253 mmHg，PO_2 为 53 mmHg，P_ACO_2 为 8 mmHg，P_AO_2 为 70 mmHg，PaO_2 为 31 ～ 32 mmHg，人体在峰顶的缺氧状态处于生理的极限。

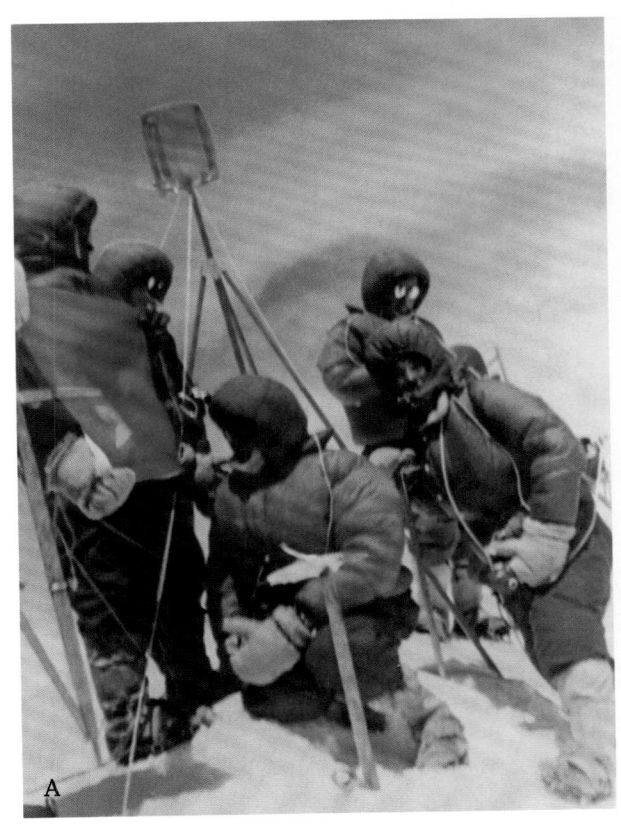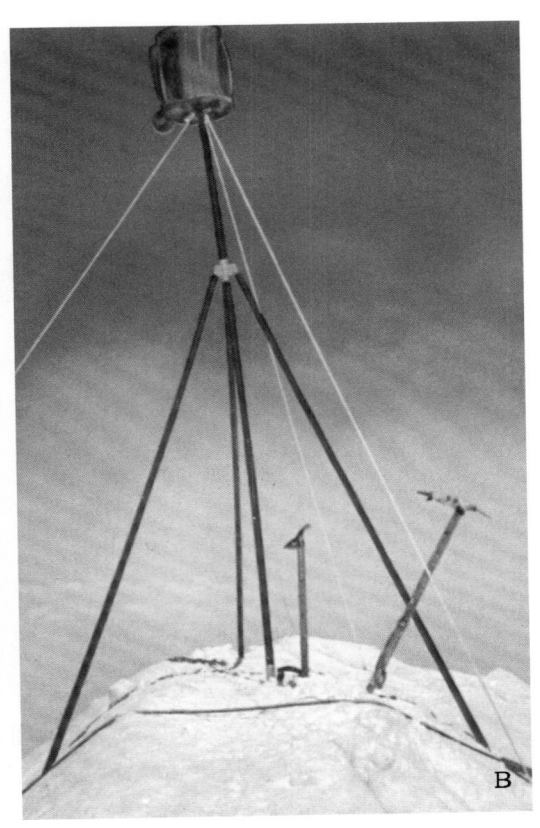

图 34.7　中国登山队 9 名登顶队员在珠峰峰顶

A—1975 年 5 月中国登山队 9 名登顶队员将 4 根长 3 m 的金属觇标从峰下带上峰顶，然后用镉凿开峰顶的岩石上，以便将觇标牢固地竖立在峰顶。这一强劳动在峰顶一共用时 70 min，且队员没有吸氧。B—这一觇标后来成了全世界登顶运动员的标志。本文珠峰登顶过程中所记录到的 ECG 主要来自这 9 名运动员。

　　第二件是藏族女登山运动员潘多，最优秀的登山家之一，于 1975 年登顶珠峰并通过无线电心电遥测仪记录了峰顶 ECG，时年 36 岁（图 34.8）。她在峰顶以仰卧位躺在 9 名队员竖立的金属觇标下，然后通过无线电遥控 ECG 仪的发射部分进行信号发射，科考队员在海拔 5 154 m 处接收（图 34.9），经调解后记录于 XD-4 型 ECG 机，记录了 LI、Ⅱ、Ⅲ 导联的 ECG 及标准信号，每 15 s 自动转换 1 次，同时进行磁带录音。潘多于峰顶及海拔 6 500 m 记录的 LI 导联的 ECG 与登山前在海拔 50 m 及返回海拔 50 m 后的 ECG 对比，完全为正常 ECG（图 34.10），证明了这位藏族女登山家心脏功能的强大 [8,9]。这是世界上最珍贵的一份 ECG，2005 年发表于《美国野外医学杂志》上 [9]，许多国家的医学及登山医学杂志加以转载。

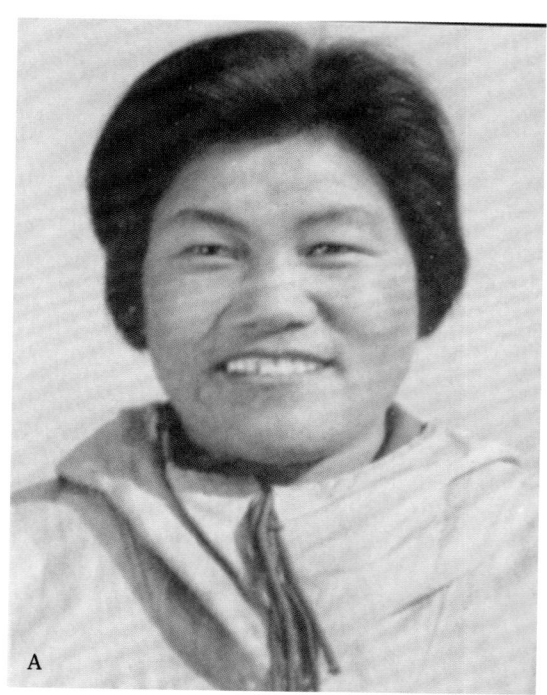
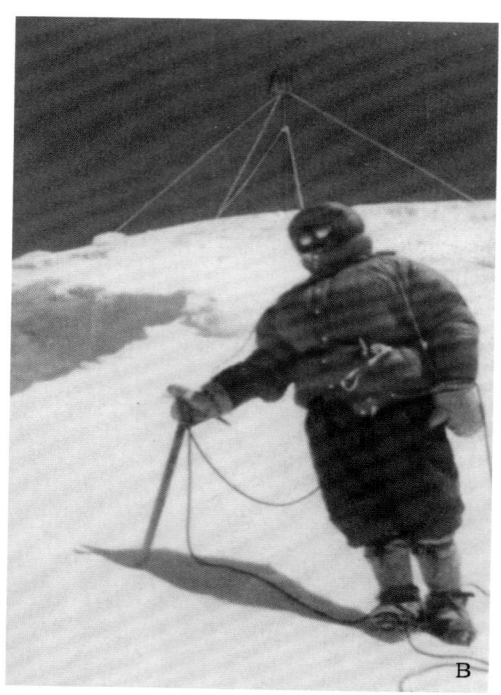

图 34.8　潘多

A—我国最优秀的藏族女登山运动员，登顶时已 36 岁；B—是 1975 年 5 月我国登顶的 9 名运动员中唯一的女性在峰顶时健壮的形象。

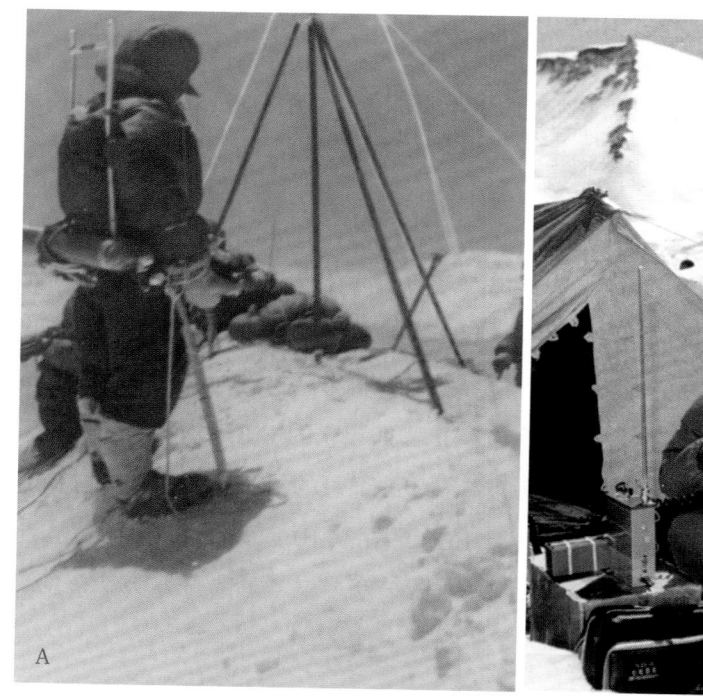
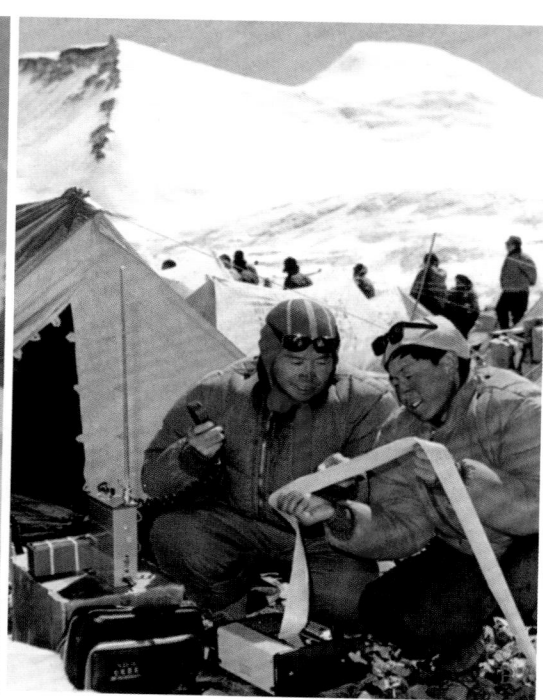

图 34.9　潘多平卧珠峰峰顶进行 ECG 检测

A—潘多平卧珠峰顶觇标下进行 ECG 检测；B—中国科学院上海生理所的科研人员利用我国自行设计的无线电心电遥测仪在海拔 5 154 m 的大本营处接收她的 ECG。

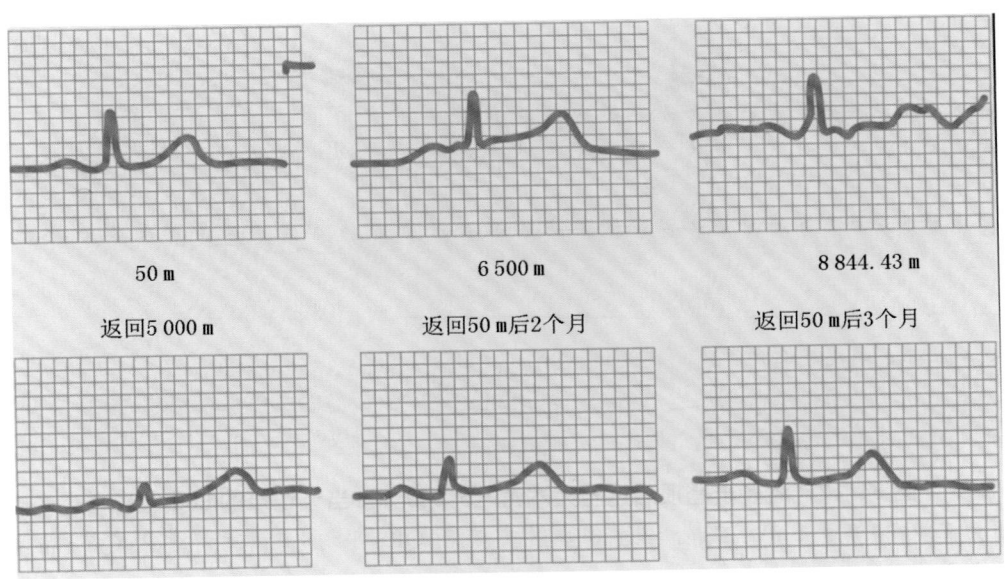

图 34.10　潘多的标准导联 LI 的 ECG

结果显示，她在海平面 50 m、攀登至 6 500 m、到达珠峰顶 8 844.43 m 和返回到海拔 5 000 m、回到海平面 2 个月及 3 个月后的 ECG 全部正常，无任何心肌缺血的表现。这是世界上最珍贵的第一份人类在珠穆朗玛峰峰顶检测的 ECG。

从潘多整个登山过程的动态 ECG 看，作为高原世居者，登山前她在海平面的 ECG 完全正常（图 34.11）。经过激烈的强运动她从海拔 8 844.43 m 的珠峰顶返回 5 000 m 的大本营，海拔 5 000 m 处的大气压为 405 mmHg，大气氧分压为 85 mmHg，都接近海平面的 1/2，但除心率稍快及心电轴轻度右偏外，ECG 基本正常（图 34.12）。从峰顶返回海平面 1 个月的 ECG，除心电轴仍有轻度右偏外，基本为正常（图 34.13）。返回海平面 3 个月已为完全正常 ECG。这和平原人进入特高海拔后，ECG 出现明显的右心室负荷过度及心肌缺血征象是明显不同的，为藏族提供了高原最佳适应的一个心血管生理学的有力证据。

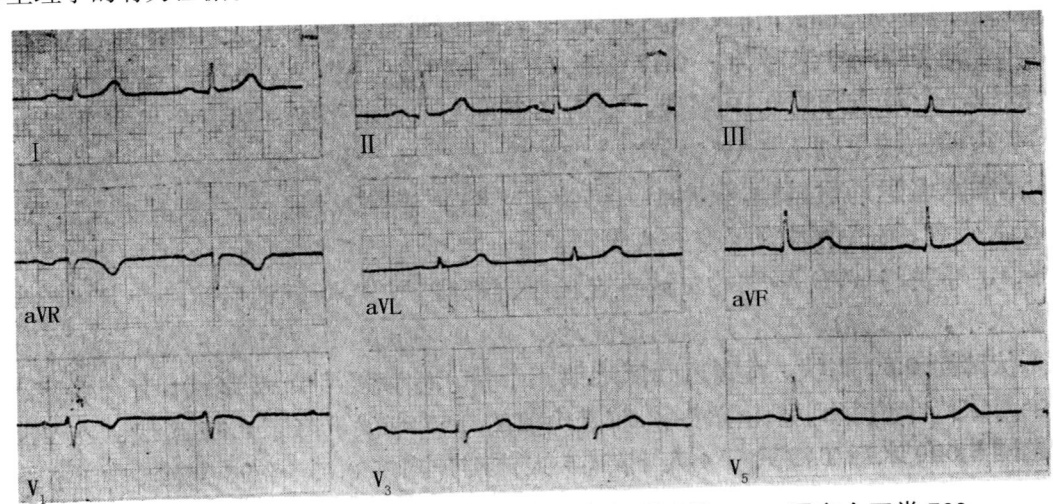

图 34.11　潘多登山前在上海（50 m）海平面描记的 ECG，属完全正常 ECG

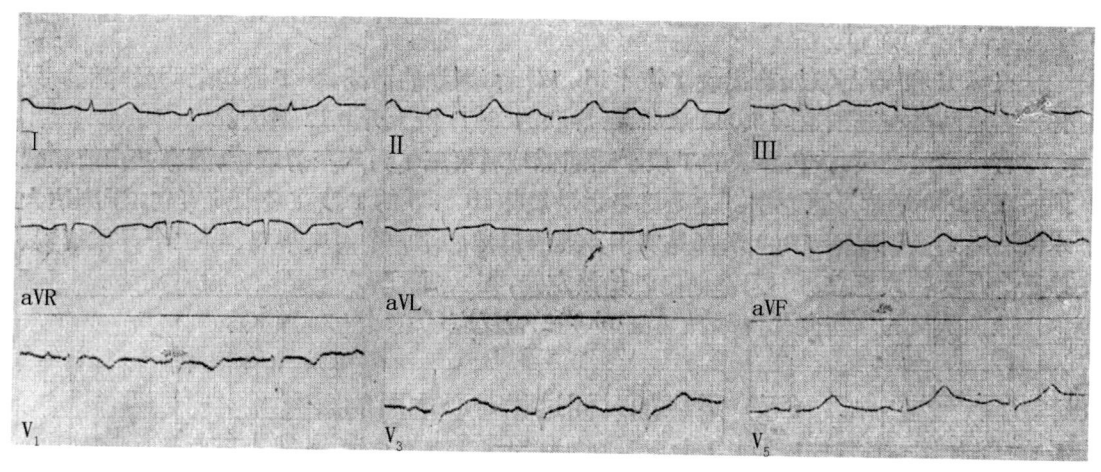

图 34.12　潘多于登顶后返至大本营（5 000 m）当天记录的 ECG

　　标准电压为 12 小格等于 1 mV。除心率比低地略快，额面 QRS 平均电轴有所右移及 Q-Tr 略增大外，未见其他显著变化。

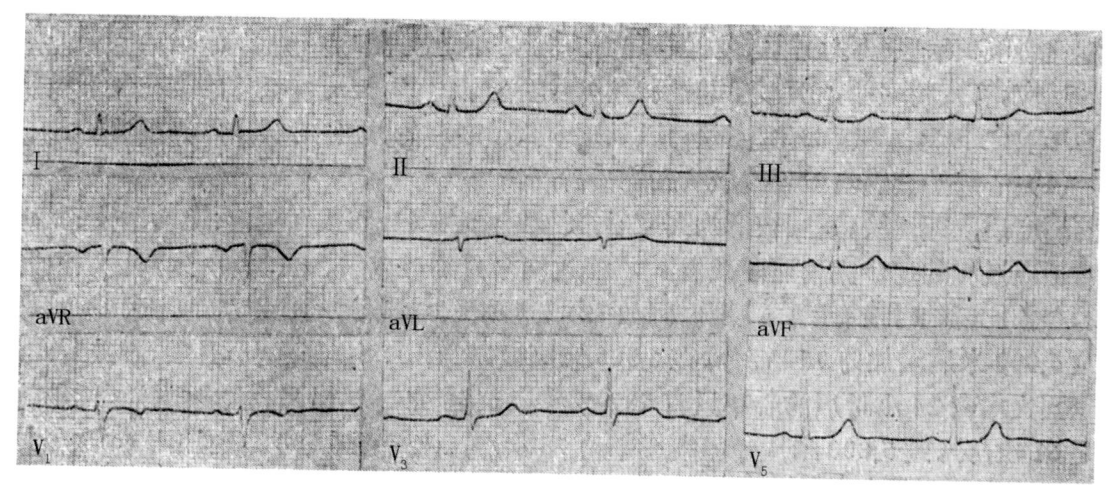

图 34.13　潘多返回海平面（50 m）1 个月描记的 ECG

　　标准电压为 12 小格等于 1 mV。与登山前比较。除额面 QRS 平均电轴仍有右移，L Ⅲ 导联 T 波稍升，V₁ 导联 T 波转为双向外，其他变化不明显。

第 3 节　中日阿尼玛卿山医学登山的心电图研究

　　1990 年中日联合组成阿尼玛卿山医学学术登山队（China-Japan Joint Medical Research Expedition to Mt. Animaqin）。阿尼玛卿山是东昆仑山脉的最高峰，海拔 6 282 m，是我国著名高山及藏族心目中的神山。1985—1986 年中方队员进行预实验时实验对象分 2 组：①科考队员 10 名，均为汉族男性，平均年龄（25.3 ± 1.9）岁，均为医务人员，平素爱好运动，长期居住在西宁中度海拔；②世居藏族 15 名，男性，为当地高原（4 500 m）牧民、干部、协助科研队的运输司机、向导。两组的病史、体检，特别是心肺功能检查均为正常。实验以西宁（PB 580 mmHg，2 261 m）为出发基地，随后在阿尼玛卿山山脚下（PB 438 mmHg，4 520 m）为第一实验营地，20 d 后攀登至 5 620 m（PB 374 mmHg）建立第二实验营地[10]。在这 3 个不同海拔的静息 ECG 见表 34.1。

通过对在阿尼玛卿山不同海拔高度队员 ECG 的比较可以看出，随着海拔增高，心率加快，QRS 电轴逐渐右倾，P_{II} 电压增高，有的队员出现不完全性右束支传导阻滞，与肺动脉增压反应有关。Q-Tc 是一个判断心室肌复极状态的指标，Q-Tc 随海拔升高而缩短，提示心肌电收缩间期缩短。Q-T/T-Q 反映心肌工作与休息时间的比例关系，其随海拔增高而延长提示心脏"工作"负荷加重[11]。

在心泵功能上，藏族在不同海拔的每搏量、心输出量及心排血指数均大于汉族，不过统计学差异不显著，提示经过高原习服可以提高在低氧下的心搏功能[12]（表 34.2）。

表 34.1　静息状态下队员在不同海拔高度 ECG 变化的比较

ECG	海拔 /m			P		
	2 261 m (1)	4 520 m (2)	5 620 m (3)	(2)vs.(1)	(3)vs.(1)	(3)vs.(2)
HR/bpm	62±1.9	71.2±2.0	76.9±1.6	<0.05	<0.001	<0.01
AQRS/°	66±4	80±4	86±5	<0.05	<0.01	<0.05
P_{II} V/mV	0.07±0.03	0.10±0.04	0.13±0.04	<0.01	<0.01	>0.05
Q-Tc/ms	393±1.4	347±12	317±14	<0.001	<0.001	<0.001
Q-T/T-Q	0.759±0.02	0.879±0.02	1.112±0.03	<0.001	<0.001	<0.001

表 34.2　在攀登阿尼玛卿山不同海拔汉族与藏族心功能对比

心功能指标	海拔 /m				
	2 261	3 719		4 904	
	汉族	汉族	藏族	汉族	藏族
SV/mL	76.7±4.1	78.87±3.86	85.7±5.74	75.55±0.69	77.6±4.30
CO/L·min⁻¹	5.08±0.42	5.41±0.37	5.66±0.38	5.89±0.36	5.96±0.40
CI/L·min⁻¹·m⁻²	3.18±0.25	3.23±0.20	3.37±0.18	3.57±0.18	3.88±0.30

1990 年 7 月 15 日至 8 月 25 日中日联合攀登阿尼玛卿山行动正式实施。日本队员为 8 名健康男性，平均年龄（36.8±9.6）岁，医生及大学生，从日本松本市（610 m）出发，乘飞机经北京至西宁，习服 5 d，乘车到达果洛玛沁（3 719 m）习服及做基础检查，5 d 后进入山区。在海拔 4 660 m 及 4 904 m 登山队展开实验，因日方队员发生急性高原病而未再攀登，中方队员在海拔 5 200 m 继续实验。汉、藏族及日本人静息 ECG 的 AQRS 见表 34.3。

表 34.3　阿尼玛卿山汉、藏族及日本人静息 ECG 的 AQRS 比较

单位：°

海拔 /m	汉族队员 n=12	藏族队员 n=12	日本队员 n=8	P
2 261	66±4	—	68±6	汉 vs 日 P>0.05
3 719	77±5	64±4	82±8	汉 vs. 藏，日 P<0.05，藏 vs. 日 P<0.01
4 660	81±7	65±6	90±8	汉 vs. 藏，日 P<0.05，藏 vs. 日 P<0.01
4 904	82±8	68±5	96±10	汉 vs. 藏，日 P<0.01，藏 vs. 日 P<0.001
5 200	84±9	67±5	—	汉 vs. 藏 P<0.01

由表 34.3 可见，在中度海拔经过习服的汉族队员随海拔增高 AQRS 逐步向右倾斜，而海平面的日本队员随海拔增高 AQRS 显著向右倾斜，其中 >110° 者 2 人，世居藏族随海拔增高自身对比 AQRS 几乎没有变化（P>0.05），汉与藏间相比随海拔增高差异逐步显著（0.01<P<0.05），日本队员比汉族右倾显著而较藏族在各高度差异均极显著（0.001<P<0.01）。

以上 2 组实验，尽管样本数较小，但已可看出海平面日本人、中度高原汉族习服者和藏族高原世居者，在高原低氧下肺动脉增压反应的差异性。这也印证了这 3 个不同群体的队员在海拔 4 660 m 急性高山病的发病率差异：日本人为 55.6%，汉族为 15.4%，藏族为 0%[11]。

第 4 节　英国喜马拉雅高山探险队的心电图研究

一、索拉孔布探险队的 ECG 研究

Jackson 及 Davis 报道了他们在 1959 年英国索拉孔布探险队（Sola Khumbu Expedition）攀登喜马拉雅的阿玛达布兰峰（Mt. Ama Dablam，6 827 m）时对两组登山者的 ECG 观察。一组为 6 名海平面欧洲白人和 1 名居住于海拔 1 326 m 的尼泊尔向导，另一组为 5 名居住于海拔 3 657 m 的夏尔巴背夫。从基地营到海拔 5 838 m 均进行 ECG 动态检查。结果为 ECG 中 P 波、P-R 间期及 Q-T 间期均无明显变化，主要为 QRS 综合波的变化。QRS 电压增高，在攀抵海拔 4 630 m 时较登山前海平面增加了约 2/3，胸导联比肢体导联更明显。QRS 电轴右偏为突出征象，随海拔增高而越加明显，S 波在 I 导联中越来越深甚而占据主导，在海拔 4 630 m 时，第一组 4 名欧洲人较第二组 3 名夏尔巴人右偏突出，但两组最初有相当垂直的心电轴。T 波出现两种变化，一为胸前导联 V_1 向上的 T 波倒置，或原已倒置的 T 波加深；另一为左侧胸导联的 T 波振幅降低。T 波变化全部发生于欧洲人而夏尔巴人无 T 波变化。有 1 名欧洲人的 V_4 导联中 T 波高大，S-T 段下降。作者认为 ECG 的变化难以心脏位置变化来解释，而主要是右心室负荷增加所致，肺动脉增压、红细胞增多、血黏度增大、体

力劳动增强是其原因。而 T 波的改变提示与左心室心肌缺氧和电解质紊乱有关。在高山，饮水及食物受限，缺氧及组织脱水可加重钾的丢失，而强体力劳动及精神紧张又使肾上腺皮质激素分泌增加，以致加速了钾的丢失，可能是胸导联中 T 波变化的部分原因。值得注意的是 T 波变化一致性只见于欧洲人而夏尔巴人中则不出现，说明于喜马拉雅世居的夏尔巴人在长期的高原适应中已具有较佳的心肌血液供应系统[13]。

二、马卡鲁峰登山队的研究

Milledge J.S. 报道了 1963 年英国登山队攀登马卡鲁峰（Mt. Makalu，8 463 m）时 15 名登山队员的动态 ECG。观察到随着海拔增高，所有登山队员额面的平均 QRS 向量向右偏移，在矢状面则向量向后偏移，而回到海平面后额面 QRS 向量即恢复正常。他们认为可能的因素有两种：一为高原通气增大致膈肌下降，造成心脏解剖轴向右偏；另一为高原低氧性肺动脉高压及血黏稠度增高导致右心负荷增大而致右心室肥大。认为后者为主要因素，因为运动可使通气增大而 AQRS 并无进一步变化。只有 1 例在第一次吸入 100% O_2 30 min 后 AQRS 恢复至登山前，但以后吸氧 AQRS 不再变化，其他队员吸氧后 AQRS 均无变化。然而随着攀登高度增高及在高山的时间延长，胸导联的过渡区向左侧移动，表示平均 QRS 向量向后偏移，这最可能是心脏呈顺钟向转位而使心尖后位所致。右心室肥大时平均 QRS 向量应向前，而现在反而向后，原因不清楚。

在攀登高峰时，平均 QRS 向量振幅变小，同时向量向后变化，吸氧后 QRS 向量方向并无变化而其振幅却可变大，提示系缺氧导致的心肌力量降低。

在抵达海拔 5 790 m 营地时，右侧胸导联均出现 T 波倒置，也可见于左侧胸导联，在此高度停留数周至数月后最明显，但在更高海拔并无进一步改变。T 波倒置系由于 T 向量向后移位，由于 QRS 向量也向后移位，故 QRS-T 角变化不大。这种 T 波变化并非预后不佳的征象，有 2 例的 T 波倒置扩展至 V_4、V_5，仍可攀登至海拔 8 076 m。T 波变化似并非因心肌缺氧，因向更高海拔攀登时 T 波无进一步变化，而且吸氧并不改善，但运动可使其变化增大。T 波倒置较其他 ECG 变化恢复较慢，1 例回海平面后 3.5 个月仍持续存在。在高原，ECG 的 P 波形态、P-R 间期及 Q-T 间期均无明显改变，认为高原上 ECG 的变化无疑是右心室负荷过度的征象[14]。

Milledge 还注意到，在海拔 7 310 m 有一些登山者出现明显的高原反应症状，然而 ECG 并无或者只有很轻微的变化，ECG 的变化与心脏病征并不完全一致。所有登山者在返回海平面后进行 ECG 复查，均逐渐恢复正常。

第 5 节　美国陆军环境医学研究所在北美的研究

美国陆军环境医学研究所的一个研究小组做了较周密的研究。他们将实验者分为 3 组进行动态 ECG 观察：

第 1 组为 16 名健康男性，年龄 18 ~ 25 岁，于 6 h 内从海平面抵达科罗拉多，8 名先在丹佛（1 600 m），然后去 Climax（3 475 m），最后抵达派克峰（4 300 m）；另 8 名直接抵达派克峰。在到达的第 1 d 及 1 w、2 w、4 w 高原停留期各做 ECG。在派克峰 4 w 后，此 16 人又迅速返回海平面，观察 7 ~ 10 d，期间进行规定的体力活动并做 ECG。另以 8 名海平面居住者做对照。

第 2 组为 8 名正常的科罗拉多居民，至少在近几个月内居住在海拔 1 524 ~ 1 830 m。另 6 名海平面正常人观察 1 w 后与科罗拉多居民于 3 ~ 6 h 共同抵达 Climax，在此停留 4 w。记录抵达时、高原第 3 w 及返海平面第 1 ~ 7 d 的 ECG。

第 3 组为 12 名丹佛科技人员，在丹佛时及抵达派克峰 3 w 后检查 ECG。

主要结果如下[15]：

1. 心率

所有人进入海拔 3 475 ~ 4 300 m 后 HR 均增快，HR 最高值出现在每个高度上的第 1 个周末，经过 3 w 后逐步下降，回到海平面后的第 5 d 恢复到原海平面值。

2. QRS 振幅

抵达 4 300 m 后，QRS 振幅（R+S 波）在肢体导联及左侧胸导联下降，在高原第 1 w 最突出，1 w 后其他导联 QRS 振幅均有较小增加，而 I 导联振幅仍持续降低。在高原右侧胸导联 QRS 振幅明显增加，返回海平面后所有导联的 QRS 振幅均迅速增加。

3. 心室激动过程

（1）16 名从海平面迅速或逐步抵达海拔 4 300 m 与海平面对照组间心室激动过程无明显差异，QRS 电轴右偏则显著。AQRS 由海平面的 76.8° 到高原后的第 1 d、1 w、2 w 及 4 w 各为 83.1°、86.2°、86.6° 及 90.5°（$0.01<P<0.05$），在返回海平面第 10 d 恢复到 83.4°。在高原的 1 ~ 4 w，aVR 的 R/R+S 比值增加，而 V_5 导联 R/R+S 比值下降，这种改变主要由于左侧胸导联的 S 波加深。RV_1 和 SV_5 在高原上于 2 w 内逐步增加（$P<0.05$），到 2 w 末又有进一步增加，胸导联过渡区域移向 V_3 ~ V_4，返海平面 7 d 后始恢复。有 16 人在高原进行了吸气 1 ~ 1.5 L 实验，并观察最大吸气时对 ECG 的影响，结果 AQRS 仅右偏了 3.4°，并无差异（$P>0.1$）。

（2）8 名丹佛居民及 6 名海平面居民抵达海拔 3 475 m 后，丹佛居民在第 3 w 时 aVR 的 R/R+S 比值有明显增加（0.13 vs. 0.16，$P=0.03$），但在 V_1、V_5 和转变区域则均无明显改变，QRS 电轴无明显改变；而海平面居民则 QRS 电轴明显右偏（54.4° vs. 66.1°，$P<0.05$），于返回海平面第 5 d 恢复。

（3）12 名中等高度的丹佛居民抵达 4 300 m 后，在第 3 w 可见平均 AQRS 右偏（由 61.7° 增至 69.9°）（$P<0.05$），该时检测的 R/R+S 在 V_1、V_5 及 aVR 以及转变区均无明显改变。

4. 高原运动的影响

所有人在海拔 4 300 m 运动后 AQRS 电轴进一步右偏及偏后，QRS 振幅稍有增加。有数例 T 波出现明显升高或呈"山峰型（peaking type）"。无心律不齐发生，即使激烈运动亦无期前收缩发生。

从 22 名海平面居住者及 20 名丹佛居民进入海拔 3 475 m 及 4 300 m 的 4 ～ 5 w 连续 ECG 可以看出，在每一个高度上，QRS 均有明显改变，不过丹佛居民在海拔 3 475 m 时仅有轻度改变。ECG 的主要变化还包括暂时性的 HR 增加、QRS 振幅降低、T 波倒置，到高原 24 h QRS 电轴即向右向后偏移并呈进行性的和持续的。到高原第 3 w 时 AQRS 继续右偏，TV_1 则恢复，胸导联转变区向左侧（V_3 ～ V_4）移，Ⅰ、aVL、V_5 导联的 S 波电压增深。其他如运动、深吸气及攀登速度对 ECG 均无明显影响。高原上 T 波及 QRS 振幅的改变是由于心脏一时性的缺氧，而 AQRS 的长期右偏则提示由于肺部血流灌注变化及肺血管阻力增加引起右心室工作量增大导致的早期右心室肥大，与通气无关。

第 6 节　女性急进高原的心电图

由于对于女性进入高原的 ECG 和 VCG 的研究较少，故美国陆军环境医学研究所的另一项研究观察了 8 名女性，她们是美国中部平原密苏里（Missouri, 213 m）大学的青年女生，以往从未去过高原，对她们前往科罗拉多的派克峰（4 300 m）进行了系统研究，包括医学史、Hct、Hb、ECG、VCG 及 X 线胸片等。ECG 在平原，抵达 4 300 m 的第 1 d、第 4 w 和第 10 w（75 d）及返回平原后 14 d 检测。VCG 及 X 线胸片在平原及高原第 10 w 检测。对于 ECG 还进行了吸氧（面罩吸入 100% O_2 45 min）及运动的影响实验。

一、ECG 的主要变化

ECG 的主要变化如下[16]。

1. HR

在抵达高原后 HR 明显增快，但随后逐渐下降，返回平原（Missouri）后 HR 虽有下降但仍比上山前高。在高原的第 4 w 及第 10 w 吸氧均可使 HR 下降。均为窦性心律，无心律失常及期前收缩。

2. 心室激动过程

心室激动间期无改变。AQRS 到高原后逐步向右偏，第 75 d 时与平原相比有明显差异（72.5° vs. 52.4°，$P<0.05$）。在返回平原第 2 w 电轴偏移已有很大降低。在高原第 4 w 及第 10 w 吸氧后电轴可向左转 7°，而激烈运动则无明显影响。

3. QRS 电压

不论肢体导联还是胸导联均只有很小变化。R/R+S 比值降低见于抵达高原后第 1 d 的 Ⅱ 导联，第 30 d 的 aVR 及 V_5 导联，第 70 d 的 Ⅰ 及 aVF 导联。Ⅲ 及 aVR 导联的 QRS 电压均无明显改变。吸氧及运动并无明显影响。

4. QRS 间期

在高原期间 QRS 间期并无明显改变并保持于正常的范围内。仅有 1 例在第 4 w 时 aVR 及 V$_1$ 导联出现电压 1.5 mm 的 R' 波，提示为不完全右束支传导阻滞，保持于整个高原期间。

5. 心房激动过程

在高原仅左侧胸导联的 P 波电压轻度下降，Q-T 间期无明显改变。

6. 心室恢复过程

在高原 T 波的波形及电压均无明显改变，有 1 例原在 Missouri 时 TV$_1$ 倒置，到高原后 TV$_1$ 转为直立。

二、VCG 的主要变化

VCG 的主要变化如下[16]。

1. 额面向量

Q 环于 8 例中 7 例呈一致性，R 环和 S 环在每个高度上所有人均呈一致性。在高原，R、S 向量值明显增加。

2. 水平面向量

在各高度上，所有人的 Q、R、S 环皆为同一的。高原上明显的变化是 R 向量间期的降低和 S 向量值的增高。

3. 矢面向量

每个高度上所有人的 Q、R、S 环是同一的。高原上明显的变化是 R 和 S 向量值的增加。

在高原 S 向量增加的平均空间值是明显的。QRS 环外形的改变在额面上表现为长度增加而在水平面及侧面表现为宽度增加，在高原额面 QRS 环轨迹改变有 7 例，侧面 QRS 环轨迹改变有 1 例。QRS 环的间期无统计学意义的变化。

比较本组资料与前述男性高原 ECG 可以看出，平原女性在到达海拔 4 300 m 的第 1 w 及第 4 w 期间，总的 ECG 变化的量值与男性大致相似。但女性休息时的 HR 不论在平原还是在高原均高于男性，而到高原后 HR 的增加数值各组相近。女性在高原 HR 较男性高，原因是女性在低氧下交感神经活性高于男性[17]。女性 TV$_1$ 波形仅有很小变化，肢体导联电压变化甚小。女性在高原第 1 个月及 2 个半月做激烈运动的即刻 ECG 显示 AQRS 无明显偏移而男性则显示向左侧偏移，差异原因尚不清楚。根据吸氧后 ECG 恢复到接近平原水平以及在高原停留 10 w 后返回平原 ECG 亦获恢复，说明在高原期间心肌尚无明显的器质性变化。

女性在高原 2 个半月后，VCG 的 AQRS 右倾终末向量不论在水平面还是在空间向量均增大，这是肺血管阻力增加及右心工作负荷加大所产生的反应，可导致右心室的结构性变化。

女性在高原第 1 个月期间，心界有稍许减小，这可能与到高原的最初数周心脏的每搏量减少有关[18]。在高原居住 2 个半月后从后前位胸片看，心脏有所缩小，这与 Graybiel 的观察一致[19]。但实际上结合侧位胸片，全心的心界并无改变。

第 7 节　急进高山相关的心电图研究

一、HR 增高记录

在一次喀喇昆仑山的探险活动中，在海拔 4 800 m 的基地营描记了登山者的 ECG，并连续记录了直抵海拔 7 800 m 的整个攀登过程中的 HR。在不吸氧的情况下 ECG 并无心肌缺血的征象，偶尔可记录到室上性或室性期前收缩。攀登时 HR 达 120 ~ 140 次 /min，最高 150 次 /min 出现在抵达峰顶时[20]。

二、高山睡眠 ECG

一组登山队员在海拔 2 280 ~ 4 346 m 停留 5 w 后，ECG 出现 QRS 综合波电压降低和 T 波倒置。在激烈运动时 HR 增速，有一人在攀登接近海拔 3 658 m 时 HR 达 187 次 /min，但无期前收缩，也未见 S-T 段下降等心肌缺血改变。对比了在海平面及海拔 3 505 m 睡眠时的 ECG，均为窦性心律，在高原的 HR 增加，偶有窦性心律不齐、T 波降低及 Q-T 间期延长[21]。

三、Q-T 延长与呼吸性碱中毒

Albrecht 等在登山队员进入高原前给予预防性药物（乙酰唑胺等）。登山队员抵达海拔 4 300 m 时，P 波较海平面时增高，T 波明显低平；抵达海拔 6 200 m 时，QRS 综合波的 R 波降低而 S 波增深，Q-T 间期延长。预防性药物的干预性不明显。他们认为 Q-T 间期延长可能与抵达高原最初 24 ~ 48 h 发生的电解质紊乱有关[22]。在高原激烈运动时由于过度通气形成呼吸性碱中毒而导致低钾血症[23]，这在动物实验上已获证实[24]。然而，有人报道在平原做激烈运动可导致高钾血症，ECG 的 T 波振幅增高，停止运动数分钟后血钾即可恢复正常[25]。

参 考 文 献

[1] 胡旭初，丁廷楷，宋德颂，等.高原世居者及低地世居者在海拔5 000 m及1 600 m高度上心电图、若干项呼吸功能及基础代谢率的比较观察[M]//中国科学院西藏科考队.珠穆朗玛地区科学考察报道（1966—1968）：生物与高山生理.北京：科学出版社，1974：197-208.

[2] 石中瑗.攀登珠穆朗玛峰时高山生理科学考察综述[M]//中国科学院青藏高原综合考察队，中国登山队珠穆朗玛峰科学考察分队.珠穆朗玛峰科学考察报道（1975）：高山生理.北京：科学出版社，1980：1-28.

[3] SHI ZY，NIN XH，HUANG PG，et al. Comparison of physiological responses to hypoxia at high altitudes between highlanders and lowlanders[J]. Scientia sinica，1979，22（12）：1455-1469.

[4] 宁学寒，黄彭国，董兆申，等.攀登珠穆朗玛峰过程中的心电图追踪观察[M]//中国科学院青藏高原综合考察队，中国登山队珠穆朗玛峰科学考察分队.珠穆朗玛峰科学考察报道（1975）：高山生理.北京：科学出版社，1980：84-116.

[5] 秦诒纯，石中瑗.珠穆朗玛峰高山生理科学考察中应用的心电遥测仪[M]//中国科学院青藏高原综合考察队，中国登山队珠穆朗玛峰科学考察分队.珠穆朗玛峰科学考察报道（1975）：高山生理.北京：科学出版社，1980：166-174.

[6] 新华社.我国高山生理研究取得重要成果[N].人民日报，1976-06-21（4）.

[7] 石中瑗，宁学寒.攀登珠穆朗玛峰时无线电遥控的心电图[M]//中国科学院青藏高原综合考察队，中国登山队珠穆朗玛峰科学考察分队.珠穆朗玛峰科学考察报道（1975）：高山生理.北京：科学出版社，1980：29-41.

[8] SHI ZY，NIN XH，HUANG PG，et al. Electrocardiogram made on ascending the Mount Qomolangma from 50 m a.s.l[J]. Scientia sinica，1980，23（10）：1316-1324.

[9] WU TY，LI SP，WARD MP. Tibetans at extreme altitude[J]. Wilderness Environ Med，2005，16：47-54.

[10] 吴天一，张彦博，白志勤，等.中日联合阿尼玛卿山医学科学考察：人在极高高原的生理研究[J].高原医学杂志，1991，1（2）：1-5.

[11] WU TY，ZHANG YB，BAI ZQ，et al. Expedition to Mt. Animaqin，1990，physiological and medical studies at great altitudes[M]//UEDA G，REEVES JT，SEKIGUCHI M. High-altitude Medicine. Matsumoto：Shinshu University Press，1992：414-417.

[12] 吴天一，李万寿，张丽珠.在特高海拔静息及运动负荷下心功能变化的特点[J].中华医学杂志，1990，70（2）：72-75.

[13] JACKSON F，DAVIS H. The electrocardiogram of the mountaineers at high altitude[J]. Brit Heart J，1960，22（5）：671-685.

[14]　MILLEDGE JS. Electrocardiographic changes at high altitude[J]. Brit Heart J, 1963, 25: 291–298.

[15]　HARRIS C, HANSEN JE. Electrocardiographic changes during exposure to high altitude[J]. Am J Cardiol, 1966, 18: 183–190.

[16]　HARRIS CW, SHIELDS JL, HANNON JP. Electrocardiographic and radiographic heart changes in women at high altitude[J]. Am J Cardiol, 1966, 18: 847–854.

[17]　REEVES JT, MOORE LG, WOLFEL E, et al. Activation of the sympatho–Adrenal system at high altitude[M]//UEDA U, REEVES J, SEGIGUCHI M. High Altitude Medicine. Matsumoto: Shinshu University Press, 1992: 10–23.

[18]　VOGEL JA, HANSEN JE, HARRIS CW. Cardiovascular responses to man during rest, exhaustive work and recovery at 4 300 m[R]. Denver: US Army Med. Res. & Nutrition Lab Fitzsimons General Hospital, 1966.

[19]　GRAYBIEL A, PATTERSON JT, HOUSTON CS. The changes in heart size during partial acclimatization to simulated high altitude[J]. Circulation, 1950, 1: 991–996.

[20]　AIGNER A, BERGHOLD F, MUSS N. Investigations on the cardiovascular system at altitudes up to a height of 7 800 m[J]. Z Kardiol, 1980, 69 (9): 604–610.

[21]　SANDERS JS, MARTT JM, COLUMBIA M. Dynamic electrocardiography at high altitude[J]. Arch Int Med, 1966, 118 (2): 132–238.

[22]　ALBRECHT PH, LITTELL JK. Ergometric, rheographic, reflexographic and electrocardiographic test at altitude and effect of during drugs on human physical performance[J]. Fed Proc, 1969, 28 (3): 1262–1267.

[23]　WEIHE WH. The physiological effects of high altitude[M]. New York: Macmillan Company, 1964: 197–263.

[24]　SMITH DC, BARRY JQ, GOLD AJ. Respiratory alkalosis and hypokalemia in dogs exposed to simulated high altitude[J]. Am J Physiol, 1962, 202: 1041–1044.

[25]　ROSE KD, DUNN FL, BARGEN D. Serum electrolyte relationship to electrocardiographic change in exercing athletes[J]. JAMA, 1966, 195: 111–114.

第 35 章　高原不同人群的心电图及心电向量图

世界不同高原地区的不同人类群体在慢性低氧下的 ECG 及 VCG 研究具有重要价值，本章介绍南美洲、北美洲、中亚帕米尔、喜马拉雅和青藏高原等地区，从婴幼儿、青少年到成人的 ECG 及 VCG 动态变化，可以看出不同高原人群在低氧下心血管习服—适应上的差别，这具有重要的生理及病理生理意义。高原右心室肥大是 ECG 及 VCG 上最显著的特征，有关它的形成过程，特别是诊断标准问题是另一个探讨中心。

第 1 节　平原人进住高原后的心电图变化

一、南美安第斯的观察

Penaloza 等观察了 10 名海平面人进入 4 540 m 后第 1 个月到第 1 年的 ECG 。结果到高原后主要表现为 HR 增快，但随居住时间延长逐渐降低，抵达高原第 4 d 起右侧胸导联 T 波倒置并可持续数月，成人出现 AQRS 电轴右偏等 RVH 征象。经心导管检查证实存在肺动脉高压。他们将平原人进入高原后的 ECG 归纳为 3 个类型：额面 QRS 电轴右移型、肢体导联和右侧胸导联 T 波电压增高型及 P 波变异型 [1, 2]。

在 1 年内对他们进行了 5 次动态 ECG 观察，结果在高原时间越长，ECG 顺钟向转位越明显，并逐步出现 RVH 的征象。在抵达高原的初期，往往出现右心室劳损的图形，但随着习服的产生，这一现象减弱或消失。在高原停留 1 年后，ECG 示右心室活动增强，同时 X 线胸片示肺动脉扩大及右心界增大 [3]。在高原 ECG 出现明显的 RVH 征象时，经常伴有继发性的 ST–T 段改变，同时右心室收缩压增高 [4]。

他们不认为以上所见的高原健康人肺循环的血流动力学、心电学及解剖学变化是异常的，而是正常人在高原慢性低氧下发生的生理性和结构性的改变 [5]。

二、北美科罗拉多的观察

Harris 与 Hansen 观察了生活在科罗拉多海平面、丹佛（1 600 m）的 42 名健康年轻人（男性 22 名，女性 20 名）前往海拔 3 100 m 的利德维尔、4 300 m 的派克峰生活 4 ~ 5 w 的 ECG 变化。结果到高原后主要表现为 HR 明显增快、QRS 电轴进行性趋向右后位、QRS 电压降低、除原丹佛组外右侧胸表现导联 T 波倒置，以上均有显著性差异（0.01<P<0.05）。在高原的 X 线胸片示肺动脉段明显突出。从 3 100 m 返回海平面后心电轴右偏至少持续 10 d。他们认为影响 ECG 变化的因素有：从海平面上升的高度、在高原停留的时间及肺动脉段突出程度。而登高的速度、运动量及最大呼吸流量似乎关系不大（P>0.1）。一时性的 QRS 低电压及 T 波倒置说明低氧对心肌产生了直接作用，而进行性和持续性的 QRS 轴偏移则主要由于肺的弥散作用[6]。他们还认为高原 ECG 的特征间接反映了心脏舒张期容量的增加及可能存在 RVH，后者继发于肺血管阻力增加及右心室工作负荷增大。在高原 1 个月，观察到 X 线胸片上右下肺动脉支横径有轻度增大，认为是肺小动脉血管阻力增加及肺循环总血流量增大所致。

第 2 节　南美高原世居人早期的心电图研究

一、Rotta 对高原 ECG 的分型

Rotta 最早在莫罗科查（4 540 m）对 120 名健康世居者和平原人移居高原居住 15 年以上者的 ECG 做出分析，将 ECG 分为 4 种类型[7,8]：

1. 右心室肥大型

有 23 人（19.2%）示 RVH，此型相当于 Penaloza 的右前型（见后），V_1 QRS 综合波以 R 波为主，S 波加深。

2. 提示右心室肥大型

有 39 人（32.5%）示 $S_I S_{II} S_{III}$ 综合征，此型占的比例最大，其中大多数尚具有各种提示 RVH 的 ECG 表现。也认为可能与心脏的位置有关，即心脏沿其纵轴顺钟向转位及心尖后位所致。

3. 正常型

共 21 人（17.5%），此型相当于 Penaloza 的左下后型（见后）。

4. 右束支传导阻滞型

37 人（30.8%）示右束支传导阻滞，其中完全性 2 例（1.7%），不完全性 35 例（29.1%）。

如将 1 型和 2 型合并计算，则通过 ECG 可诊断的 RVH 高达 51.7%，说明在高原无症状的人群中 RVH 是一普遍现象。

二、"婴幼儿"图形的持续存在

Cosio 在秘鲁研究了 40 名不同年龄儿童的 ECG，他们皆出生在海拔 4 600 m 以上的高原，分为 2 个年龄组，一组为 5 ~ 10 岁，另一组为 11 ~ 15 岁。I 导联的 S 波深度及 aVR 的 R 波高度在 2 个年龄组间无明显差别，但均大于在海平面的同年龄组儿童。V_1 导联 R/S 比值在 2 个年龄组各为 40% 及 33%。胸导联 V_4、V_5 的平均 R 及 S 值 2 组无差别。但如与海平面同年龄组儿童相比，在 5 ~ 10 岁组，高原儿童右心室及左心室的偏移潜势大于同年龄海平面组；在 11 ~ 15 岁组，高原的右心室

潜势依然大于海平面组而左心室潜势则相同。高原儿童 ECG 的研究证实，其出生后的右心室优势消退延缓，ECG 的"婴幼儿"图形（infantile pattern）直到青少年时还常可见到[9]。

第 3 节　秘鲁高原婴幼儿及儿童的 ECG 及 VCG

秘鲁 Cayetano-Heredia 大学安第斯高山研究所的 Penaloza 教授领导的团队对高原人群做了大量系统的 ECG 和 VCG 研究。首先他们研究了 540 名正常健康小儿的 ECG 及 VCG，其中 350 名生活在海平面利马，190 名生活在莫罗科查，平均大气压为 445 mmHg。年龄包括新生儿至 14 岁，平均年龄为 5 岁，分为 5 个年龄组：新生儿、1 w ~ 3 个月、4 ~ 11 个月、1 ~ 5 岁及 6 ~ 14 岁。他们都事先经过临床和实验室检查，证明未患任何疾病。

刚出生时，海平面和高原的新生儿心电活动是相似的，均可观察到明显的右心室优势，空间 QRS 环指向右侧及前方，额面 QRS 环位于 +100° ~ +130° 间，水平面 QRS 环按顺时针方向转位。右侧胸导联 QRS 综合波常呈 Rs 型，而左侧胸导联则常为 rS 型。空间 T 波指向左侧下方及前方，右侧胸导联 T 波向上。

但出生后仅数周时间，随着年龄增长，两者的心电活动出现了分离现象。在平原出生后，ECG 及 VCG 很早就出现改变，空间 T 环转移向前，而右侧胸导联 T 波变为向下，这种改变与右心室及肺动脉压力降低有关。在 3 个月后，空间 QRS 环移向左侧，3 岁后逐渐指向后方，表明水平位相上逆时针转位。左侧胸导联 QRS 综合波变为向上，而右侧胸导联变为向下，ECG 呈成人型。这些改变提示在平原地区，右心室优势很快消退，代之以左心室生理性优势。

在高原则与上相反，从出生后婴幼儿期到儿童期仍然保留着右心室优势，AQRS 明显右倾一直存在，仅有轻度变异。QRS 环及 QRS 综合波的移行型式（transitional pattern）仅在成人时期出现，在高原上 ECG 不会出现左心室优势的现象。高原地区婴幼儿及儿童常见 AQRS 明显右偏，而且除新生儿组外，其他各年龄组内 AQRS° 平均值的差别非常明显，这主要是由于在海平面正常出生后心电活动向左迁移的过程被延搁，另外 QRS 终末向量增大（表 35.1）。在整个婴幼儿及儿童期皆保留着右侧胸导联 T 波向上和空间 T 环位置向前。ECG 及 VCG 的特征说明高原健康儿童有着中等程度的 RVH，这是高原肺循环功能性与结构性变化所致（图 35.1）[10]。

表 35.1　海平面与高原不同年龄婴幼儿及儿童 AQRS° 的比较

年龄	海拔 /m						t
	海平面（150）			莫罗科查（4 540）			
	AQRS°	s	$\bar{x} \pm S_{\bar{x}}$	AQRS°	s	$\bar{x} \pm S_{\bar{x}}$	
新生儿	80 ~ 175	20.1	145±2.8	100 ~ 165	28.5	133±7.9	1.74

续表

年龄	海拔 /m						t
	海平面（150）			莫罗科查（4 540）			
	AQRS°	s	$\bar{x} \pm S_{\bar{x}}$	AQRS°	s	$\bar{x} \pm S_{\bar{x}}$	
1 w ～ 3 个月	60 ～ 180	27.2	110 ± 3.9	100 ～ 150	32.1	152 ± 4.5	6.96[*]
4 ～ 11 个月	0 ～ 100	21.5	69 ± 3.1	90 ～ 125	38.1	155 ± 7.6	12.37[*]
1 ～ 5 岁	−30 ～ 110	28.0	57 ± 3.0	80 ～ 95	44.9	155 ± 6.4	15.72[*]
6 ～ 14 岁	−40 ～ 105	27.7	57 ± 2.8	65 ～ 110	46.2	137 ± 6.6	13.04[*]

注：s—标准差；$\bar{x}$—算术平均数；$S_{\bar{x}}$—标准误；t—应用 Fisher's test，*—$P<0.001$。

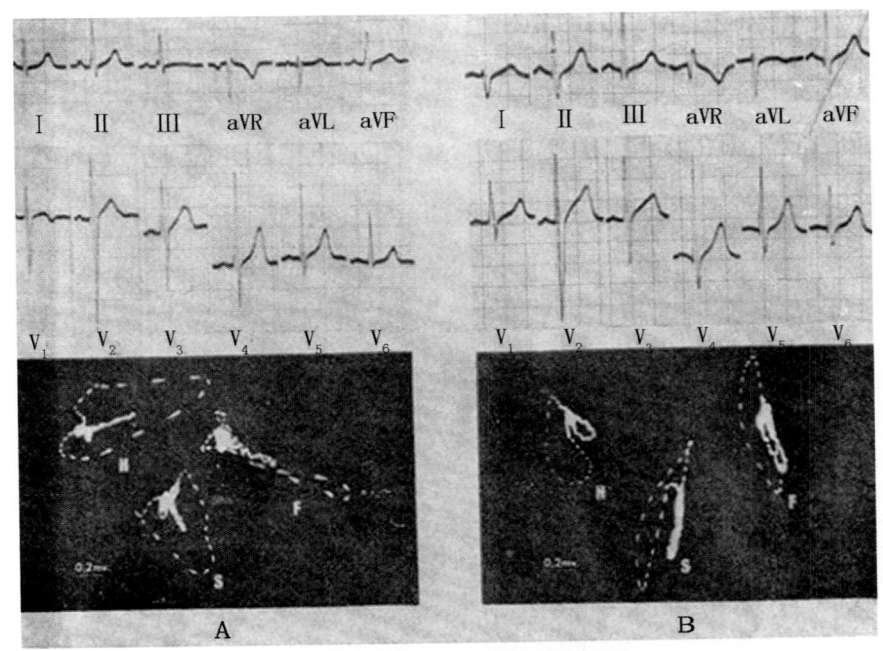

图 35.1　2 名 8 岁儿童的 ECG 及 VCG 对比

A—海平面：SAQRS 趋向右上，电轴不偏，ECG 正常；B—海拔 4 540 m 世居儿童，SAQRS 趋向左下后，此在儿童期多见，aVR 呈 qR，V_1 呈 Rs，右心室依然肥大。（引自 Penaloza，1963）

第 4 节　秘鲁高原青少年及成人的 ECG 及 VCG

随后，他们又研究了健康的青少年及成人的 ECG 及 VCG，300 名生活在海平面，250 名生活在莫罗科查。年龄为 15 ～ 60 岁，将之分为 3 组：15 ～ 20 岁、21 ～ 40 岁及 41 ～ 60 岁。

结果他们的心电活动过程明显不同。在高原的青少年及成人，空间 QRS 向量（SAQRS）的方位很宽，不论在肢体导联还是在胸导联，QRS 环的形状均有很大差异，空间 QRS 向量环的二维投影有着多样性变化[11]。在高原同一高度，成年人的右心室优势不如青少年明显，然而在海平面应出现的生理性左心室优势则在高原成人中并不出现（表 35.2）。高原青少年及成人有着中等度的 RVH，这是由于习服过程中肺循环发生的功能性和结构性变化所致[12]。

表 35.2　海平面与高原青少年及成人 AQRS° 的比较

年龄 / 岁	海拔 /m						t
	海平面（150）			莫罗科查（4 540）			
	AQRS°	s	$\bar{x} \pm S_{\bar{x}}$	AQRS°	s	$\bar{x} \pm S_{\bar{x}}$	
15 ～ 20	−10 ～ 120	22.3	55±2.2	60 ～ 100	46.1	125±6.8	12.31*
21 ～ 40	−30 ～ 120	32.4	45±3.3	-35 ～ 90	70.2	105±7.1	7.77*
41 ～ 60	−40 ～ 90	32.7	30±3.3	-80 ～ 90	78.5	108±7.1	9.08*

注：s—标准差；$\bar{x}$—算术平均数；$S_{\bar{x}}$—标准误；t—应用 Fisher's test，*—P<0.001。

　　至于高原居民 ECG 出现右束支传导阻滞（RBBB）的图形，在高原居民中有时 V₁ 出现 R′ 波形伴有显性的阳性 QRS 综合波（rsR′ S′、Rs′ s 或 qRs 波形），则是 RVH 及一定程度的 RBBB 的表现[13]（图 35.2）。

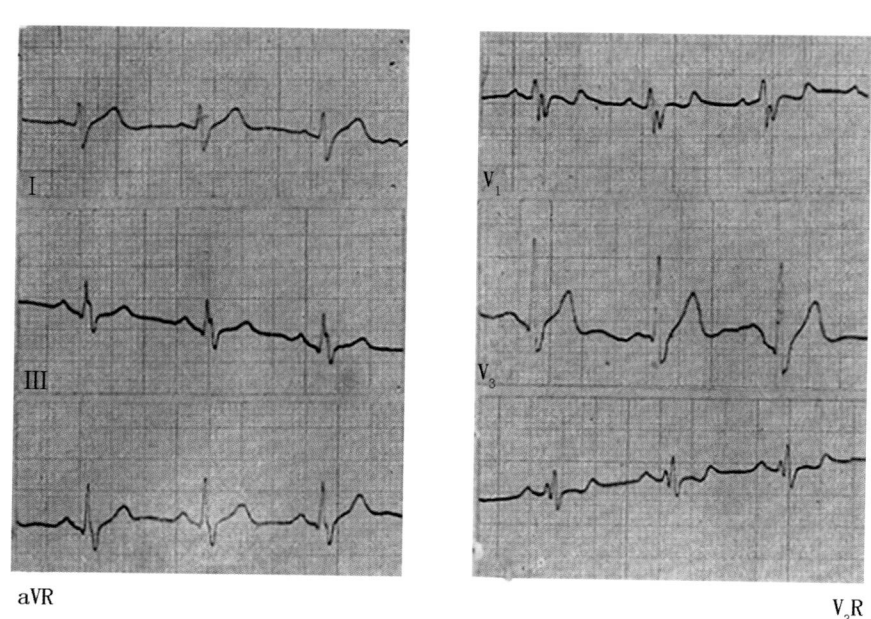

图 35.2　高原不完全右束支传导阻滞图形

　　28 岁男性在海拔 6 500 m，电轴轻度右偏，V₃R QRS 波呈 rsR′ S′ 型，V₁ 有显著的胚性 r′ 波，呈 rsr′ s′，I 和 V₅ 导联中 S 波增宽。

　　Penaloza 等指出，高原地区 ECG 的特征在临床诊断时应加以注意及判断。如在高原发病率很高的动脉导管未闭（PDA），临床 ECG 既有 PDA 本身的 ECG 特征，又有高原 ECG 的改变，故需要仔细分析[14]。

Penaloza 等总结了他们在 Lima（150 m）、Arequipa（2 400 m）、Huancayo（3 000 m）、Cerro de Pasco（4 330m）及 Morococha（4 540 m）共对 1 500 名健康人进行的 ECG 及 VCG 检测，所发生的图形变化直接与海拔高度、RVH 的程度、PAP 的高低及肺动脉树结构性变化的严重度密切相关[15]。

在大量研究的基础上，他们指出以上高原人体的 ECG 及 VCG 特征，应该是人体在高原适应过程中发生的生理性变化，这是由高原人特有的肺循环血流动力学和解剖形态学所决定的[16,17]。而在具有显著肺动脉高压的 CMS 患者则与前述的生理性右心室肥大完全不同了，后者有一系列临床症状及明显的发绀、肺动脉压力值显著高于生理值、常伴有红细胞增多、血氧饱和度处在很低水平，特别在 ECG、VCG 和胸片上可见明显的右心室扩大[18]，这是特别值得注意的。

第 5 节　高原儿童与成人 ECG 比较

Hultgren 等在秘鲁对在不同海拔 3 730 m、4 330 m 及 4 758 m 地区的 58 名成人及 62 名儿童（5 ~ 14 岁）行 ECG 检查，判定 RVH 的发生率及程度（表 35.3）。结果成人的 RVH 发生率在 3 个海拔无显著差别；但在海拔 4 760 m，儿童 的 RVH 发生率为 62%，显著高于成人的 29%。这种成人 RVH 发生率较低的原因尚不清楚，可能是由于成人较儿童其肺的容量占全身体积的比例大于儿童[19]。Hurtado 曾报道成年高原世居者与海平面人相比，其胸周径增大、肺动脉压增高、胸侧围也较大，这样计算出的肺容量也较大[20]。Hultgren 等认为高原成人的这种胸廓可以使 ECG 的 RVH 图形发生率降低，正像海平面肺气肿患者的胸廓对 ECG 的影响一样。

对于以 ECG 判定高原世居人的 RVH 已做了大量研究。如以 V$_1$ 和 V$_2$ 导联的 R/S 比值 >50% 为单一判定 RVH 的标准，则在海拔 3 750 m 有 20% 的人具有 ECG 的 RVH 表现。RVH 图形的发生率在高原是儿童超过成人，尽管在解剖学上 RVH 的发生率在儿童与成人间差别不大[21-23]。有一项在秘鲁海拔 3 965 m，对 43 名高原居民用多普勒超声心动仪进行的研究，结果发现右心室内径增加了 56%[24]。目前缺乏 ECG 与 PAP 间相关的研究，也缺乏 ECG 与 Hct 间相关的研究。

表 35.3　安第斯世居成人与儿童 ECG 的 RVH 征象及发生率比较

海拔 /m	检测数	A QRS >110°/%	V$_1$ R/S>1.0/%	V$_5$、V$_6$ R/S <1.0/%	RVH/%
3 373	A 28	32	25	11	18
	C 20	22	32	9	20
4 330	A 15	36	27	20	20
	C 22	32	29	18	29

续表

海拔 /m	检测数	AQRS >110°/%	V₁ R/S>1.0/%	V₅、V₆ R/S <1.0/%	RVH/%
4 760	A 15	38	14	38	29
	C 20	74	55	30	60
综合	A 58	35	22	22	22
	C 62	40	37	19	31

注：A—成人；C—儿童。

第 6 节　高原 T 波及高原人去平原的 ECG

一、关于高原 T 波

Epstein 等在秘鲁不同地区从 8 204 名成年居民中随机选出 140 人进行 ECG 检查，获得 132 人的完整 ECG 及临床资料。应用明尼苏达编码（Minnesota code）记分，结果有 7 人为 code Ⅲ -2，提示为 RVH；有 46% 属于 code Ⅸ -2，整个右侧胸导联可见 T 波异常增高、呈尖峰型、有 V 型凹口。作者对比了美国密歇根州 Tecumseh 的 16 ~ 29 岁平原人的 ECG，结果发现秘鲁人与 Tecumseh 居民相比，T 波在每个年龄组均要偏高，总的要高出 2 倍，同时秘鲁人在 V₁ ~ V₄ 导联的 R+S 波振幅比 Tecumseh 居民的大 1/3 以上。Penaloza 等观察到高原居民的右侧胸导联直立 T 波外形异常者约占 25%，并指出高原成人其 V₁ 导联阴性 T 波较海平面人常见，提示慢性右心室过度负荷[25]。而在一些从平原初到高原的人中，右侧胸导联缺血型 T 波也很常见，往往是由于亚急性的右心室过度负荷（图 35.3）；如果出现在高原世居者中，则为早期适应丧失的一个预示性指标[1-3]。Rotta 及 Lopez 在对秘鲁高原世居者的 ECG 报道中虽未提及高 T 波，但从发表的图形中很明显可见之[8]。Epstein 在秘鲁世居人 ECG 中所见的高大及尖锐形的 T 波，恰巧在智利的土著印第安人中也发现了这种 T 波图形，因此认为这不一定就是限于高原地区的 ECG，有可能是一种种族的 ECG 特征，有待进一步证实[25]。

二、高原人去海平面后 ECG 的变化

Dyer 等对居住在莫罗科查的 38 名成人及 12 名儿童世居者进行实验，先在当地进行血流动力学及 ECG 检测，显示有肺动脉高压，ECG 示 AQRS 右倾、QRS 基底向量增高、额面 QRS 环顺钟向转位等。然后他们迁往海平面利马 2 年，期间动态地观察 ECG 变化，有 11 人复查了血流动力学。结果在海平面居住 2 年后，PAP 转为正常，QRS 电轴右偏减轻，在成人 AQRS 向量值转变为接近正常，终末 QRS 向量降低，中间 QRS 向量值增高，部分人仍遗留有额面 QRS 环顺钟向转位，其余则变为"8"字形，右侧胸导联 T 波变得很高，HR 有明显降低[26]。

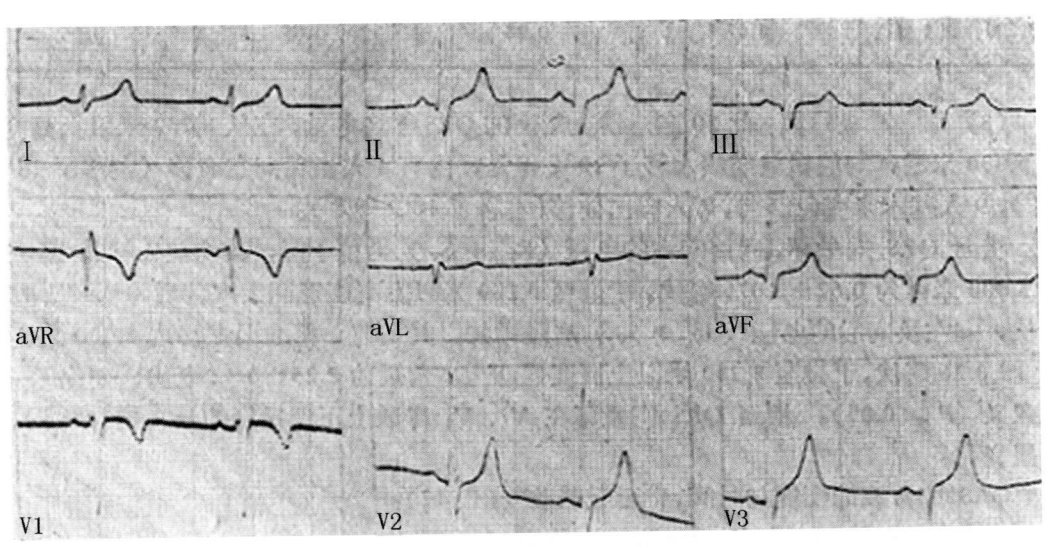

图 35.3　T 波倒置 1 例

22 岁健康汉族男性，在海拔 5 000 m 的 ECG，示 V_1 T 波倒置，电轴轻度右偏，其他正常。提示轻度右心室负荷过度，如为心肌缺血，则会出现更广泛的 T 波改变。

第 7 节　北美高原世居者的 ECG

Pryor 等对居住在科罗拉多利德维尔的 508 名学龄儿童（13 ~ 18 岁）进行 ECG 检查。其中男、女各有 89 例出生于高原，余 330 例在高原居住了 1 ~ 15 年。经体检发现 508 例中有 15 例（2.9%）有先天性或风湿性心脏病而加以剔除，故实际分析 493 例。主要的 ECG 特征如下[27]。

1. P 波

493 例均正常，额面平均 P 波电轴为 +58°。

2. T 波

亦均在正常范围内，额面平均 T 波电轴为 +56°。

3. QRS 电轴

493 例中有 78 例（15%）示 $S_I S_{II} S_{III}$ 型，伴有终末 QRS 向量约 –150°（+210°），其中的 16 例（20%）QRS 终末向量增大或向量向前，提示 RVH。其余 415 例中，平均 QRS 电轴为 +83.4°，其中 127 例（25%）电轴右偏，其范围自 100° 顺钟向至 –90°（+270°）。在 141 例出生于利德维尔者中，有 52 例（37%）QRS 电轴右偏；在 274 例非出生于利德维尔者中，有 75 例（27%）QRS 电轴右偏。在 493 例中共有 148 例（30%）的 ECG 有 RVH 的征象。

从本组研究的儿童中抽出 28 例进行右心导管检查[28]，将其分为 2 组，第一组 16 例系 ECG 示 RVH 者，其中 15 例电轴右倾，1 例为 $S_I S_{II} S_{III}$ 型。MPAP 静息时为 27.9 mmHg，运动时为 61.2 mmHg。其中有 1 名 15 岁女孩曾是滑雪优胜者，其静息 MPAP 为 44 mmHg，运动时高达

109 mmHg。第 2 组 12 例为 ECG 正常者，无 1 例 QRS 电轴右倾，有 2 例示 $S_I S_{II} S_{III}$ 型，但其向右、向上的 QRS 终末向量不足以提示为 RVH。MPAP 静息时为 20.6 mmHg，运动时为 45 mmHg。Pryor 等认为高原额面平均 AQRS 电轴与 MPAP 间似乎存在线性关系，如 AQRS 90°—MPAP 25 mmHg，AQRS 150°—MPAP 45 mmHg。

ECG 提示，在海拔 3 100 m 年龄未满 20 岁的儿童及青少年中，右心室优势是很普遍的征象，持续居住高原者比移居到高原者更为显著。出生在高原者由于出生后正常向左心室转化的生理过程被延迟，而使 QRS 终末向量环增大 [29]。ECG 额面 QRS 平均电轴、aVR 终末的 R 波高度及 PAP 与居住地区高度间呈正比关系。他们认为儿童在高原习服中肺血管床功能和结构的改变，可导致反应性的肺动脉高压，这是在高海拔肺循环的关键性改变 [30]。

Pryor 等强调，海拔 3 100 m 可能是儿童发生 RVH 的临界高度，不仅 ECG 不同于海平面，临床上也有特征征象，例如在体检时常可发现，触诊时肺动脉瓣区有冲击感、右心室有抬举感，听诊时可于肺动脉瓣区闻及喷射性杂音、P2 亢进，胸部 X 线示肺动脉干突出、肺门血管阴影增加、右房及（或）右心室增大等改变。这些在对高原儿童的心血管进行评价时特别重要 [31]。

第 8 节　中亚天山地区居民的 ECG

Mirrakhimov 报道长期居住在天山和帕米尔高原海拔 2 000 ~ 2 500 m 的居民中 ECG 示 RVH 的发生率为 5%，而 10 ~ 15 岁的儿童比 20 ~ 30 岁的成人 RVH 的发生率要高出 50%。他推测可能随着年龄增长在对高原的适应中发生了肺循环的血管分路，而使肺动脉压降低，右心负荷减轻 [32]。

Stoyanov 观察了平均年龄 20 岁的 60 名男性青年在斯大林峰（2 925 m）进行攀登训练时的 ECG。在第 6 个月观察到 R3S1 图形，即在标准导联 I 及 aVL 出现深的 S 波，在标准导联 III 及 aVF 出现 R 波增高。按 Bailey's 六轴系统，初到高原时大部分属于 IV，少数为 V；在高原居住 4 个月后绝大多数属于 V，小部分属于 IV。VCG 示电轴右倾，提示已有 RHV 倾向 [33]。

Meimanaliev 在天山的高原世居者中，以 ECG 的明尼苏达编码（Minnesota code）记分判定 RVH 的发生率。其中 Code 2-3 占 49.2%，Code 2-4 占 1.5%，Code 3-2 占 17.0%，Code 9-4-2 占 54.4% [34]。

有些 RVH（Code 3-2，占 4% ~ 5%）中，ECG 右侧胸导联（Code 5-1 或 5-2）有出现复极化过程障碍的趋势，按照 Minnesota code 的解释，这属于心肌缺血型。但是在 8 名具有上述 ECG 记分者中，Rouz 问答、临床检查及从事最大运动均未显示他们患有任何缺血性的心脏病。为什么这些高原世居者 ECG 出现了 T 波改变示 RVH 而又无缺血性心脏疾患？可能是高原本身导致的缺血 [35]。因此他们指出如果以右侧胸导联 ECG 复极化过程紊乱（Code 5-1 或 5-2）来判定缺血性心脏病，那么将会对高原世居者中缺血性心脏病的患病率做出过高估计，也就是假阳性。研究指出当具有 RVH 时，限制引用 Code 2-3、同时有 Code 5-1 或 5-2 可能将更确切地真实反映缺血性心脏病患病率 [34,35]。

第 9 节　喜马拉雅地区居民的 ECG

Jackson 观察了 2 组喜马拉雅世居人群，一组在索拉孔布（Sola Khumbu），另一组在卢纳那（Lunana），海拔在 3 658 ~ 4 267 m，ECG 均无 RVH 征象。成人的平均额面 QRS 电轴比 74 名平原爱丁堡健康成人相差仅 10° 以下，而 Penaloza 等报道的安第斯海拔 4 660 m 成年印第安世居者平均 QRS 电轴则比平原人相差 70°[36]。

在海拔 5 854 m，静息时夏尔巴人比欧洲平原人 HR 稍慢，在攀登至海拔 5 838 m 时，欧洲人的 HR 比夏尔巴人明显快，说明夏尔巴人有较大的心力储备。他们曾观察到 1 名 25 岁男性白人在攀登内华达峰（Sierra Nevada）时，在海拔 5 180 ~ 5 800 m HR 竟达到 208 次 /min[37]。

Jackson、Turner 及 Ward 1966 年在喜马拉雅不丹北部海拔 3 658 ~ 3 965 m 地区发现该地 75% 的高原世居人（也应该是与藏族有血缘关系的一个支系）临床上并无任何肺动脉高压的征象，ECG 仅出现 QRS 电轴右偏，但未见到有 RVH 者[38]。

在 20 世纪 70 年代，他们那时已认识到喜马拉雅地区居民经过数千年的高原生活，已经在遗传上获得了某种程度对低氧的耐受性，而南美人在安第斯的时间相对较短，尚未形成这一机制[36-38]。

第 10 节　青藏高原不同群体的 ECG

在我国青藏高原的不同地区和不同人群中，主要指移居汉族及世居藏族，从儿童到成人，包括男、女两性，学者们做了大量的 ECG 研究，有一些同时做了 VCG 研究，资料十分丰富[39-52]。但是由于时期不同，在设计上各有偏重，在诊断标准上也不完全一致，特别是 RVH 的心电图标准，大多沿用平原标准并且缺乏 VCG 的对照，故只能看出总体 ECG 特征和进行一般的对比。由于资料较多，不便一一叙述，归纳为表 35.4。

由上述资料可以看出，高原 ECG 最突出的变化为低氧性肺动脉高压引起的右心心电活动过程的改变，随着海拔增高，QRS 环逐步向右、后、下偏移。左向力与前向力减小，右向力与后向力增加。额面 QRS 环振幅缩小，横面和侧面略有增加。环体形状和运动方向未发现明显规律，仅横面呈逆一顺 "8" 字形者增多。T 环的变化也是逐渐向右、后、下偏移，但振幅无明显变化，仅在海拔 4 500 m 似有减少趋势。QRS-T 夹角增大主要发生在横面和侧面上[53]。

高原 ECG 及 VCG 的特征变化与海拔有关，最突出的是对右心的影响随海拔增高而明显化。一般来说，海拔 2 500 ~ 3 000 m 间改变轻微且只有少数易感者发生，海拔 3 500 ~ 4 000 m 间出现较明显的变化且具有普遍性，海拔 4 000 ~ 5 000 m 间改变极为显著并几乎涉及 95% 以上的人。儿童的变化较成人显著，成人中男性较女性为显。除右心外，高原环境对左心也有一定影响，有少数在 RVH 的基础上又呈左心室高电压或左心室肥大，从而证明高原低氧可导致全心的变化[54]。

很明显，处于正在建立高原习服水平的移居汉族不论在何海拔高度，其 ECG 的右心变化都比处于高原适应水平的藏族要明显得多。例如在拉萨（3 658 m）ECG 的 RVH 发生率，在藏族为 17%，而移居汉族为 29%[55]。不过在西藏阿里和那曲市，海拔 4 300 ~ 4 900 m，ECG 的 RVH 发生率汉族与藏族比较接近，虽然在同一海拔，但是汉族几乎都是室内作业工作，而藏族则多为牧业劳动者，其耗氧量要大得多，这是藏族 RVH 的发生率较高的原因。

因此在分析高原 ECG 变化的因素时，要考虑到民族、年龄、性别、职业、生活习惯及劳动强度等诸多因素，而判定其意义时应结合其他生理病理的指标和临床的表现，在划分生理和病理界限时要特别慎重。

表 35.4　青藏高原不同地区移居汉族与世居藏族的 ECG 主要变化

地区	海拔 /m	对象	AQRS	其他 ECG 特征	参考文献
青海祁连	3 500 ~ 5 000	蒙古族 119 人，藏族 40 人，汉族 4 人，世居者	电轴 >110° 8 例	$V_1 R/S>1$、$V_5 R/S<1$ 各 8 例，aVR R/Q>16 例，RBBB 2 例	[39]
青海木里	3 608 ~ 3 998	移居汉族 360 人	电轴 31° ~ 90° 占 56%，91° ~ 120° 占 20%	$RV_1+SV_5>1.2mV$ 占 20.1%，$RV_1>0.7mV$ 占 12.1%	[40]
青海海西	2 800 ~ 4 500	移居汉族 355 人	—	InCRBBB 14 例，占 4%，其中合并 RVH 7 例（50%）	[41]
青海海西	2 800 ~ 4 340 （300 为对照）	汉族青年施工者，每一高度 29 人	300 m: 54.13° 2 800 m: 59.05° 4 340 m: 76.36°	Q-Tc: 0.3675±0.0289 Q-Tc: 0.3911±0.0292 Q-Tc: 0.3976±0.0240	[42]
青海海西	2 800 ~ 4 500	汉族青年施工者：轻劳动 58 人，重劳动 85 人	2 800 m: 轻 vs. 重 68.89°±34.09°(-75° ~ +118°) vs. 65.98°±35.68°(-54° ~ +150°) 4 500 m: 轻 vs. 重 84.74°±56.62°(-58° ~ +210°) vs. 86.03°±63.02°(-82° ~ +258°)	—	[43]
四川甘孜	4 260	世居健康藏族成人 560 人	电轴 >90° 占 44.8%	RVH15%，RVH 倾向占 25%；InCRBBB 17 例	[44]
四川红原	3 500	藏族、汉族成人各 100 人	藏族：68.1° 汉族：74.8°	RVH 藏族占 4%，汉族占 7%；RVH 倾向藏族占 4%，汉族占 10%	[45]
四川甘孜	4 000	汉族 307 人，藏族 65 人，均为 3 ~ 14 岁	AQRS>120° 者，汉族 70 例，占 22.8%；藏族 2 例，占 3.1%	RVH：汉族占 10.6%，藏族占 1.8%；RBBB+RVH 全为汉族，占 3.8%	[46]

续表

地区	海拔 /m	对象	AQRS	其他 ECG 特征	参考文献
西藏拉萨	3 658	世居儿童 911 人，7 ～ 15 岁	电轴 0° ～ 90° 占 84.9%，91° ～ 120° 占 13.8%；平均电轴：8 ～ 12 岁 +72°，12 ～ 15 岁 +74°	—	[47]
西藏拉萨	4 900	移居汉族 110 人，男性，施工者	电轴平原 61.4°，高原 6 个月 80.9°，2 年 8 个月 100.1°	Q-Tc 平原 0.41±0.025；2 年 8 个月 0.42±0.03；$S_IS_{II}S_{III}$ 综合征 3 人	[48]
西藏拉萨	3 658	世居藏族 828 人（男 458 人，女 370 人），移居汉族 844 人（男 517 人，女 327 人）	AQRS：汉族男：71.65°±30.75° 汉族女：65.71°±31.65° 藏族男：71.95°±27.08° 藏族女：66.96°±23.91°	V_1R/S >1：汉 vs. 藏为 6.55% vs. 2.13%；V_5R/S <1：汉 vs. 藏为 0.90% vs. 0.54%	[49]
西藏江孜	4 040	世居藏族 559 人（男 286 人，女 273 人），移居汉族 98 人（男 72 人，女 26 人）	QRS 电轴 >90° 者：汉族占 10.74% 藏族占 10.20%	V_1R/S >1：汉 vs. 藏为 8.39% vs. 2.78%；V_5 R/S <1：汉 vs. 藏为 8.33% vs. 1.05%	[50]
西藏那曲	4 500 ～ 4 900	世居藏族 654 人（男 393 人，女 261 人），移居汉族 165 人（男 111 人，女 54 人）	AQRS：汉族男：80.61° 汉族女：72.78° 藏族男：93.23° 藏族女：88.31°	V_1R/S >1：汉 vs. 藏为 27.74% vs. 2.70%；V_5 R/S <1：汉 vs. 藏为 16.66% vs. 3.31%	[51]
西藏阿里	4 300	世居藏族 617 人（男 362 人，女 255 人），移居汉族 509 人（男 474 人，女 35 人）	AQRS：汉族男：87.29° 汉族女：67.14° 藏族男：92.42° 藏族女：78.22°	RVH：汉 vs. 藏为 15.2% vs. 9.4%；InCRBBB：汉 vs. 藏为 2.32% vs.0.98%	[52]

第 11 节　高原 ECG 的 $S_IS_{II}S_{III}$ 综合征

在高原 ECG 的检测中经常会出现 $S_IS_{II}S_{III}$ 图形，关于其诊断的标准，特别是这一图形形成的其生理及病理生理意义是值得探讨的问题。

一、概念及标准

对 ECG 的 $S_IS_{II}S_{III}$ 图形的概念有着不同的解释。一种认为只要在肢体导联 Ⅰ – Ⅲ 中均出现 S 波就可以，并不计其量，因此任何终末向量向右上的就可出现此图形，这种被称为 "崤性肥大"，在先天性心脏病中十分常见[56]。Burch 等发现在室间隔缺损的病例中 35% 有 $S_I S_{II} S_{III}$ 图形[81]；Moller 等复习了 100 例小儿具有 $S_I S_{II} S_{III}$ 图形者，90 例为先天性心脏病，一般均表现为 RVH 或右心室高电压，另 10 例无心脏疾患，尽管属于电轴不定型，但其他 ECG 特征均正常[57]。另一种认为 3 个标准导联都出现 S 波为基本条件[83]，但 S 波要计量，即 S 波要大于 R 波的量值，QRS 间期正常，V_1 可有小的 r′，即 QRS 平均电轴直接指向右方和上方，电轴的界线为 +210° ～ +270°，然而其中一些例子的确很难确定其为极度右偏还是极度左偏[58,59]。其 ECG 图形见第 30 章高原右心室肥大。

二、形成原因

关于 ECG 的 $S_I S_{II} S_{III}$ 图形形成的原因一般认为是室上嵴肥大引起的[60]。由于其解剖结构的方向是垂直于右肩的，故认为在室上嵴肥大时，大的心电向量由此产生，直接指向 +210° ～ +270°，结果终末向量就朝向此方向而产生 $S_I S_{II} S_{III}$ 综合征。另有一种用心电向量概念来阐明的解释，认为这一 ECG 图形并不是专由室上嵴肥大引起的，再加上同时发生的瞬间向量，如果这一心电势力占优势，电轴直接指向 +210° ～ +270°，从而产生 $S_I S_{II} S_{III}$ 图形[57]。

另有一些患者，特别是 COPD 患者，一方面由于右心室乳头肌近室间隔和室上嵴之处心肌异常肥大，另一方面由于心脏的下移和极度顺钟向转位，QRS 空间向量位于偏左后上方，QRS 环占据 x 轴之前的面积很小，因此整个胸导联（V_1 ～ V_6）的图形均以 S 波为主，标准导联可出现 3S 图形，aVR 有迟晚的高 R 波。肺气肿患者偶尔可以出现类似电轴异常左偏的左前分支阻滞 ECG 图形，出现 $S_I S_{II} S_{III}$，III 导联的 S 波 > I 导联及 II 导联的 S 波[61]。或者也可呈现左前分支阻滞伴有 RVH 的图形，如有 1 例 ECG 呈 $S_I S_{II} S_{III}$ 型，aVR 呈 qR 形，R 高度 0.6 mV，V_5 R/S <1[62]。

分析 79 例慢性阻塞性肺源性心脏病患者的 ECG，共有 32 例（40.5%）呈 $S_I S_{II} S_{III}$ 综合征[63]。大多认为是室上嵴肥大引起的，这一部位除极慢而迟，这时的心电动力相对地不被其他部位的心电动力抵消，也有可能因心脏低垂和沿长轴发生顺钟向转位所致[64]。

赵成英等通过对 52 例的分析，认为在 ECG 额面电轴系统中，QRS 向量常指向 +3° ～ +40° 区域（范围 0 ～ 90°），但在某些情况下，可使 QRS 终末向量指向右、上，即额面电轴位于 -90° ～ -150° 间，这样在所有 3 个肢体导联上均出现终末向量负波，即 S 波，也即 $S_I S_{II} S_{III}$ 综合征。提出诊断标准为：3 个肢体导联皆出现终末的 S 波，且 S_{II} > S_{III}[65]。

三、$S_I S_{II} S_{III}$ 综合征与右心室肥大

ECG 呈 $S_I S_{II} S_{III}$ 图形主要反映为右心室肥大。Schwartz 及 Marcus 统计了 24 800 份 ECG，有 15 例呈 $S_I S_{II} S_{III}$，尸体解剖均见有右心室肥大和扩张[66]。Chappell 分析 112 例慢性肺疾患患者的 ECG，有 3 例出现 $S_I S_{II} S_{III}$ 综合征，认为此乃 RVH 的指征[67]。Pryor 在 493 例 ECG 中发现有 78 例（15%）示 $S_I S_{II} S_{III}$ 图形并有 RVH[52]。Moller 分析平原 3 300 名儿童的 ECG，有 118 名（3.8%）呈 $S_I S_{II} S_{III}$ 综合征，选出 100 名具有此图形者，有 90 名为合并 RVH 或右心室高电压的先天性心血管畸形[57]。Pryor 报道 1 例 50 岁白人，长期患慢性肺气肿，ECG 示 $S_I S_{II} S_{III}$ 综合征。3 个肢体导联的

S 波均很深，并在空间呈一致性，前方有 r 波，aVR 的 R 波呈终末向量，QRS 环向量轻度倾向于前方，因此右侧胸导联描记出 r 波，呈 rsr′ 或 rSr′ 波形。心导管检测 SPAP 为 150 mmHg。死后尸检有明显的肺气肿和 RVH[68]。故 $S_I S_{II} S_{III}$ 综合征常与肺动脉高压引起的 RVH 有关。

四、高原 $S_I S_{II} S_{III}$ 综合征

Wershing 等在丹佛（1 600 m）检查的 883 名健康儿童中只有 5 名（0.5%）有 $S_I S_{II} S_{III}$ 型[69]。Rotta 在秘鲁海拔 4 540 m 对 120 名高原健康居民进行的 ECG 检查中，呈 $S_I S_{II} S_{III}$ 综合征者 39 例（32.5%），称之为"提示右心室肥大型"，认为与心脏位置有关[8]。Penaloza 等在安第斯海拔 4 540 m 对 250 名 15 ～ 60 岁高原居民的 ECG 及 VCG 检查中，出现 $S_I S_{II} S_{III}$ 综合征者 24 人（9.6%），其空间 QRS 向量（AQRS）及空间 QRS 环主要方向直接指向右上和后位 45°，也称之为"一致性 S 型"（concordant S pattern）[11,12]。

在青藏高原，西藏军区总医院在西藏海拔 2 800 ～ 5 000 m 地区对 556 名高原世居者及移居者的 ECG 检查中，健康人群中 $S_I S_{II} S_{III}$ 综合征的发生率为 0.9% ～ 10.6%。

假性电轴左偏是针对真性电轴左偏（多因左前分支阻滞引起）而被提出来的，首先见于一些肺部疾病，但它与左前分支阻滞的 VCG 截然不同。其额面 QRS 环虽也多呈逆钟向运行，但环体并不展开，呈狭长形或逆 – 顺 "8" 字形。环体主要位于左上后象限。横面 QRS 环终末向量向右后偏移。故在 ECG 上除电轴左偏外，还显示 I 导联呈 RS 型、$S_{II}>S_{III}$、RaVR>RaVL、R_I>RaVL 等变化，从而有别于左前分支阻滞的 ECG 所见（图 35.4）。陈显声等在格尔木（2 800 m）和唐古拉山地区（4 500 ～ 4 600 m）对 298 名健康男性工人进行 ECG 检查，其中有 23 人电轴 <0（7.7%），对此 23 例 ECG 电轴左偏做了 VCG 的对比分析。其中 ECG 左偏超过 –30° 者 15 例，VCG 大致正常 4 例，呈 RVH 图形者 5 例，RVH 合并左前分支阻滞、左心室肥大各 2 例，RVH 合并异常 Q 向量、单纯左前分支阻滞各 1 例。他们将高原假性电轴左偏分为单纯假性电轴左偏和假性电轴左偏合并 RVH 两种类型，后者电轴左偏多超过 –60°。他们认为高原 $S_I S_{II} S_{III}$ 综合征多由假性电轴左偏发展而来，也可来自无法测量的所谓"垂直电轴"和真正的电轴右偏[70]。真性和假性电轴左偏的 ECG 鉴别可见表 35.5。

吴天一等在海拔 4 067 ～ 4 197 m 地区对 272 名高原健康居民进行 ECG 及 VCG 检查，其中世居藏族 149 名，移居 15 年以上汉族 123 名，年龄 14 ～ 62 岁，呈 $S_I S_{II} S_{III}$ 综合征者 15 例，额面 QRS 空间向量指向右上，ECG 电轴重度右偏 +210° ～ +270°。$S_I S_{II} S_{III}$ 综合征与假性电轴左偏的 VCG 很相似，仅假性电轴左偏的中部 QRS 向量较大，而终末向量仅轻度向右，因而综合的 QRS 向量环的大部便位于左上后方，而不是右上后方，在 ECG 上出现显著左偏。$S_I S_{II} S_{III}$ 综合征是高原 RVH 的一个 ECG 类型[71]（图 35.4）。

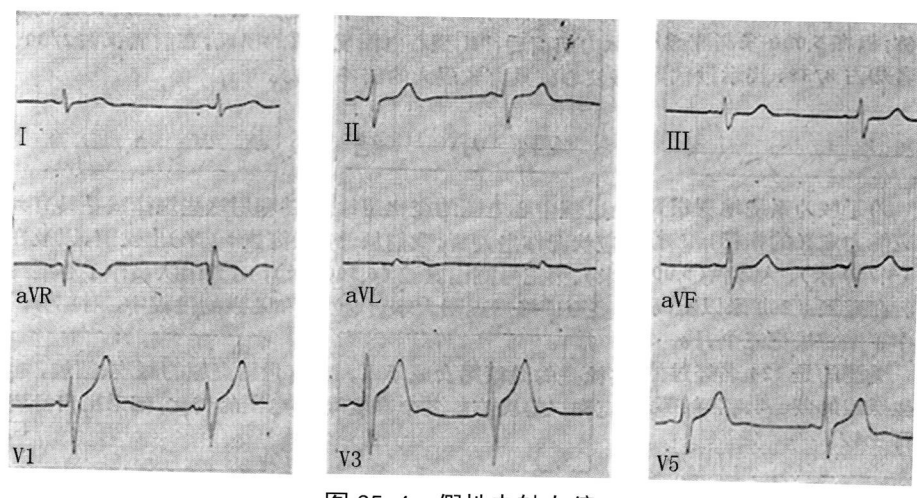

图 35.4　假性电轴左偏

唐古拉山地区（4 200 m）一名 28 岁的汉族养路工，ECG 除示 QRS 电轴左偏 -40° 外，还显示 I 导联呈 RS 型、$S_{II}>S_{III}$、RaVR>RaVL、R_I>RaVL 等变化，为假性电轴左偏，有别于左前分支阻滞的 ECG 所见的真性电轴左偏，为右心室肥大的一种类型。

表 35.5　高原真性和假性电轴左偏的 ECG 鉴别

ECG	真性电轴左偏	假性电轴左偏
机制	多因左前分支阻滞（LAB）	因心脏显著顺钟向转位或合并 RVH
QRS 电轴	QRS 环呈逆钟向运行，环体呈扇形展开，左上象限面积 > 总面积 50%	QRS 位于左前下，终末部则向右后上，额面 QRS 环起始部在右下—左下—左上—终止右上，实质为极度右偏
电压	不一定有低电压	在肢体导联及胸导联中电压均较低
R 波	R_I<RaVL，RaVL>RaVR	R_I>RaVL, RaVR>RaVL
$S_I S_{II} S_{III}$	阴性，呈 $S_I S_{II} S_{III}$ 型	常阳性
S_{II} 与 S_{III} 比	$S_{II}<S_{III}$	S_{II} 往往 >S_{III}、SaVF
S_I	无，仅少数有小 S 波	终末 QRS 向量向上，但常有些向右，引起肢导出现一小的 S_I
PaVL	多为直立，仅少数倒置	P 向量相对向下，故 PaVL 常为倒置，P_I 平坦，P_{II}、P_{III}、PaVF 明显，较高尖

高原右心室肥大的 ECG 及 VCG 是高原心电图最突出和最重要的内容，也是判别人体生理适应抑或病理变化的重要指标[71]。为了章节内容上的连续性，将此节置于第 30 章高原右心室肥大中系统讨论。

参 考 文 献

[1]　PENALOZA D. Electrocardiographic changes observed during the first month of residence at high altitude[R]. Texas：School of Aviation Medicine. US Air Force，Randolph Base，1958.

[2]　PENALOZA D，ECHEVARRIA M，MARTICORENA E，et al. Early electrocardiographic changes produced by ascending to high altitude[J]. Am Heart J，1958，56：493-498.

[3]　PENALOZA D，ECHEVARRIA M. Electrocardiographic observation on ten subjects at sea level and during one year of residence at high altitudes[J]. Am Heart J，1957，54：811-819.

[4]　PENALOZA D，TRANCHESI J，MARSICO F，et al. Vectorial analysis of the electrocardiogram in righty ventricular hypertrophy. I. Congenital heart disease with pure or associated pulmonary stenosis[R]. Acapulco：The Second Congress of SIBIC，1954.

[5]　PENALOZA D，BANCHERO N，SIME F，et al. The heart in chronic hypoxia[J]. Biochem Clin，1963，1：283-298.

[6]　HARRIS CW，HANSEN JE. Factors influencing electrocardiographic changes at high altitude[J]. Circulation，1965，32：106-112.

[7]　ROTTA A. Physiologic conditions of the heart in the natives of high altitudes[J]. Am Heart J，1947，33（5）：669-676.

[8]　ROTTA A，LOPEZ A. Electrocardiographic pattern in man at high altitudes[J]. Circulation，1959，19（5）：719-728.

[9]　COSIO G. Estudio del complejo QRST en ninos nacidos a gran altura sobre el mivel del mar：con referencia especial al disgnostico de la hipertrofia ventricular derecha[J]. Rev Peru Cardiol，1958，7（1）：277-293.

[10]　PENALOZA D，GAMBOA R，DYER J，et al. The influence of high altitude on the electrical activity of the heart. I. Electrocardiographic and vectorcardiographic observations in the newborn，infants and children[J]. Am Heart J，1960，59（1）：111-128.

[11]　PENALOZA D，GAMBOA R，MARTICORENA E，et al. The influence of high altitude on the electrical activity of the heart. Electrocardiographic and vectorcardiographic observations in the adolescence and adulthood[J]. Am Heart J，1961，61（1）：101-115.

[12]　PENALOZA D. The influence of high altitude on the electrical activity of the heart，electrocardiographic and vectorcardiographic observation in adolescence and adulthood[R]. [S.l.:s.n.]，1962.

[13]　PENALOZA D，GAMBOA R，SIME F. Experimental right bundle branch block in human heart. Electrocardiographic and vetrocardiographic observations in the heart with right ventricular hypertrophy，Presented to the Symposium on Electrocardiography，Sixth International Congress of Cardiology[J]. Rio de

Janeiro，1960.

[14] PENALOZA D，MISPIRETA A，ABUGATTAS R，et al. El electrocardiograma en la persistencia del conducto arterioso. Estudio de 100 cases[J]. Resumenes Primer Congreso Periano de Cardiologia，1958：17-22.

[15] PENALOZA D，DEL RIO C，LUY G，et al. Correlacion entre el nivel de altura y los signos electro-vectorcardiograficos de hipertrofia ventricular derecha. Resumen 661[J]. Segundo congreso Peruano de Cardiologia resumenes，1965.

[16] PENALOZA D，ARIAS-STELLA J，SIME F，et al. The heart and pulmonary circulation in children at high altitudes：physiologic，anatomical and clinical observations[J]. Pediatrics，1964，34（4）：568-582.

[17] PENALOZA D，SIME F，BANCHERO N，et al. Physiological patterns: cardiovascular characteristics of healthy man[M]//Life at High Altitudes. Washington，DC：Pan American Health Organization，1966：27-31.

[18] PENALOZA D，ARIAS-STELLA J. The heart and pulmonary circulation at high altitudes：healthy highlanders and chronic mountain sickness[J]. Circulation，2007，115：1132-1146.

[19] TOOLE J，HULTGREN H，KELLEY J. The electrocardiogram at high altitude[J]. Clin Res，1962，10：74.

[20] HURTADO A. Respiratory adaptations in the Indian natives of the Peruvian Andes. Studies at high altitude[J]. Am J Physis Antropol，1932，17：137-165.

[21] HULTGREN HN，KELLY J，MILLER H. Pulmonary circulation in acclimatized man at high altitude[J]. J Appl Physiol，1965，20：233-238.

[22] HULTGREN HN，MILLER H. Human heart weight at high altitude[J]. Circulation，1967，35：207-218.

[23] HULTGREN HN，MILLER H. Right ventricular hypertrophy at high altitude[J]. Ann N Y Acad Sci，1965，127：627-631.

[24] CARRILLO A，BRYCE A，AMAT Y，et al. M-model echocardiography in healthy men born and living at high altitude[J]. J Am Coll Cardiol，1983，1：592.

[25] EPSTEIN FH，POLLACK AA，OSTRANDER LD. An electrocardiographic survey in Peru[J]. Am J Med Sci，1964，247（6）：687-693.

[26] DYER J，GAMBOA R，PENALOZA D，et al. Electrocardiographic and vectorcardiographoc changes in native of high altitudes by descent to sea level[J]. Circulation，1965，32（S2）：79-85.

[27] PRYOR R，WEAVER WF，BLOUNT SG. Electrocardiographic observations of 493 residents living at high altitude（10 150 feet）[J]. Am J Cardiol，1965，16：494-499.

[28] VOGEL JHK，WEAVER WF，ROSE RL，et al. Pulmonary hypertension in children born and living at high altitudes[J]. Am J Cardiol，1963，11：143-152.

[29] VOGEL JHK，PRYOR R. Electrocardiographic observations on high altitude residents[M]//VOGEL JHK. Hypoxia，High Altitude and Heart. Basel：A. Karger，1970：86-90.

[30] VOGEL JHK，PRYOR R，BLOUNT S. The cardiovascular system in children from high altitude[J]. J

Pediatr，1964，64：315-322.

[31] PRYOR R. Electrocardiographic observations on high altitude residents[J]. Adv Cardiol，1970，5：86-91.

[32] MIRRAKHIMOV MM. Electrocardiographic changes in people living on the Tien-Shan[J]. Physiol Res，1972，58：1816-1820.

[33] STOYANOV PK. Observations of people performed physical work during adaptation to high altitude[J]. Clin Med，1960，3：124-126.

[34] MEIMANALIEV TS. Interpretation of ECG changes by means of the Minnesota code in right-ventricular（high-altitude）hypertrophy of heart[J]. Cardiol，1980，20（9）：62-65.

[35] MEIMANALIEV TS. Interpretation of ECG changes by means of Minnesota code in right-ventricular（high-altitude）hypertrophy of the heart[J]. Excep Med Occup Health and Indust Med，1981，11（7）：440-448.

[36] JACKSON FS. Hypoxia and the heart[M]//WILLIAM ES. Mountain Medicine and Physiology：Proceedings of a Symposium Sponsored by the Alpine Clinb. [S.l.:s.n.]，1975：99-112.

[37] JACKSON F. The heart at high altitude[J]. Brit Heart J，1968，30：291-294.

[38] JACKSON FS，TURNER RWD，WARD MP. Himalayan Scientific Expedition to North Bhutan，1965，Report to the International biological programme（IBP）[M]. London：The Royal Society，1967.

[39] 青海医学院附属医院. 高山性肺动脉高压的X线观察[J]. 心脏血管疾病，1976，4：7-9.

[40] 青海省人民医院热水医疗队. 热水矿区人体健康调查报道[J]. 青海科技，1972，8：50-55.

[41] 陈显声，蔡英年，恽君惕，等. 高原不完全右束支传导阻滞[J].中国医学科学院学报，1979，1（3）：235-237.

[42] 陈显声，汪琪，严仪昭，等. 不同海拔高度心电图动态观察[J]. 中国医学科学院学报，1979，1（3）：243-247.

[43] 陈显声，蔡英年，恽君惕，等. 不同海拔高度和劳动强度对心脏电活动的影响[J]. 中国医学科学院学报，1979，1（3）：216-227.

[44] 四川医学院高原地区冠心病调查研究组. 海拔4 260 m高原健康藏族560例心电图分析[J]. 四川医学院学报，1973，6（1）：21-25.

[45] 谢尔单，胡大玉，龚其宏. 海拔3 500 m红原地区健康牧民200例心电图调查分析[J]. 四川医学，1981，2（6）：110-113.

[46] 雷振宇，张思伦，罗忠根. 海拔4 000 m地区儿童心电图442例调查分析[J]. 四川医学，1981，2（6）：373-374.

[47] 张照芝，陆建国，白玛卓嘎，等. 拉萨世居儿童正常心电图911例分析[J]. 西藏医药，1979，1：77-78.

[48] 解放军第八医院高山病防治组. 对某部110人进入高原及返回平原八项生理指标的观察[J]. 高原卫生，1977，7：1-8.

[49] 西藏医学科学研究所.西藏堆龙德庆县和拉萨市（3 658 m）藏、汉族健康居民1 672名心电图分析[J]. 西藏医药，1977，2：35-40.

[50] 西藏医学科学研究所. 西藏江孜县（4 040 m）藏、汉族健康居民657名心电图分析[J]. 西藏医药，1977，2：56-77.

[51] 西藏医学科学研究所. 西藏色尼区（4 500~4 900 m）藏、汉族健康居民819名心电图分析[J]. 西藏医药，1977，2：78-98.

[52] 罗文一. 西藏阿里地区心电图1 126例调查报道[J]. 中华医学杂志，1979，59（2）：87-89.

[53] 邓希贤. 高原环境对心脏的影响[J]. 中国医学科学院学报，1979，1（1）：35-40.

[54] 西藏医学科学研究所. 西藏拉萨、江孜、那曲（现色尼区）三地区健康居民心电图特征比较[J]. 西藏医药，1977，2：99-107.

[55] HALPERLIN BD，SUN S，ZHUANG JG，et al. ECG observation in Tibetan and Han residents of Lhasa[J]. J Electrocardiol，1998，31：237-243.

[56] BURCH GE，DE PASQUALE N. The electrocardiogram, spatial vectorcardiogram, and ventricular gradient in congenital ventricular septal defect[J]. Am Heart J，1960，60：195-206.

[57] MOLLER JH，ROGER DW，ANDERSON RC，et al. Significance of the $S_IS_{II}S_{III}$ electrocardiographic pattern in children[J]. Am J Cardiol，1965，16（4）：524-533.

[58] FRIEDMAN HH. Outline of Electrocardiography[J]. McGraw-Hill Book Co Inc New York，1963：212-213.

[59] FRIEDMAN HH. Diagnostic Electrocardiographyc and Vetrocardiography[M]. London：Mc Graw-Hill Book Co，1971.

[60] GRANT RP. Spatial Vector electrocardiography[J]. Circulation，1950，2：676-680.

[61] 上海第一人民医院内科. 心电图、心向量图学[M]. 上海：上海人民出版社，1976：103.

[62] 新疆医学院附属医院内科心血管组. 临床心电向量图学[M]. 乌鲁木齐：新疆人民出版社，1976：174.

[63] 哈尔滨医科大学附属第二医院内科. 慢性肺心病心电图动态观察及早期诊断的探讨[J]. 心脏血管疾病，1973，1（4）：31-35.

[64] 上海第一医学院中山医院. 慢性肺源性心脏病[M]. 上海：上海人民出版社，1976：50-51.

[65] 赵成英，赵城壁. $S_IS_{II}S_{III}$综合征52例分析[J]. 实用内科杂志，1982，2（1）：17-19.

[66] SCHWARTZ SP，MARCUS H. The electrocardiogram in pulmonary tuberculosis[J]. Am Rev Tuberc，1942，46：35-43.

[67] CHAPPELL AG. The electrocardiogram in chronic bronchitis and emphysema[J]. Brit Heart J，1966，28：517-520.

[68] PRYOR R. The $S_IS_{II}S_{III}$ syndrome in chronic pulmonary disease[J]. Des Chest，1964，46（2）：226-228.

[69] WERSHING JM，WALKER CHM. Influence of age, sex and body habitus on the mean QRS electrical axis in childhood and adolescence[J]. Brit Heart J，1963，95：601-608.

[70] 陈显声，蔡英年，恽君惕，等. 高原电轴左偏与$S_IS_{II}S_{III}$综合征[J]. 中国医学科学院学报，1979，1（3）：238-241.

[71] 吴天一，谭肖芬，刘华，等. 高原右心室肥大的分型和诊断[J]. 高原医学杂志，1984：37-42.

第9篇　高原冠状动脉循环

第 36 章 冠 脉 循 环

心脏做功的能力依赖于冠状动脉对心肌的血流灌注和氧供的大小，在高原低氧条件下急性低氧和慢性低氧下的冠状动脉循环呈现两种模式。在此将人体实际有关检测的和动物实验获取的参数分别叙述。

第 1 节　高原人体冠状动脉循环

心肌收缩时大部分氧是从冠状动脉血流中摄取的，由此在全身脏器中冠状静脉的 PO_2 是最低的。急性及慢性低氧下的冠状动脉血流变化并不一致，因此不能等同地判定其生理功能。

一、急性低氧冠状动脉血流

急性低氧时观察到冠状动脉血流增加以代偿动脉血氧含量的降低[1]。Grover 等观察到海平面正常居民进入利德维尔（3 100 m）10 d 后其冠状动脉血流量低于原海平面值的 32%。进入高原后静息时 CO 已下降，而在利用自行车功率仪做逐步增量负荷运动时，冠状动脉血流量下降，认为部分原因系左心室工作降低引起 CO 下降导致冠状动脉供血不足[2]。但就在同时对冠状动脉的氧摄取增加了 28% 以保持心肌的氧供，心肌内动静脉氧分压差增大，提示对氧的利用增强，由此使心肌耗氧量减少并不大。在平原及高原运动时，冠状窦氧分压都是 18 mmHg，因此即使在运动时，心肌细胞也不会出现明显缺氧的表现[2]。待在此高度停留 2 ~ 3 w 后，冠状动脉血流量即恢复到原平原值或仅稍低[3]。平原人到达海拔 4 316 m，冠状动脉血流量降低可以持续约 20 d[4]。心肌耗氧量在海平面为 8.7 mL/（min·100 g），在 3 800 m 为 7.1 mL/（min·100 g），在 4 330 m 为 6.8 mL/（min·100 g）。在高原冠状窦的血氧饱和度下降，提示 Hb 对 O_2 的亲和力降低，而冠状窦的氧分压则无明显改变，在海平面为 20 mmHg，在 3 800 ~ 4 330 m 为 17 mmHg，说明心肌缺氧并未发生，心脏的外功（external work of the heart）也并未降低[5]。另一项珠峰行动 II 的研究在模拟特高海拔（7 625 m）时对初入高原者进行了 ECG 的检测，由于并无 ST 段的降低，故认为心肌的血流是充分的[6]。

二、慢性低氧冠状动脉循环

关于慢性低氧对人体冠状动脉血流的影响，瑞士日内瓦大学的 Moret 等对高原居民做了一系列深入的研究。他们先检测了 2 个高原世居人组，一个在玻利维亚的拉巴斯；另一个在秘鲁的赛罗·德·帕斯科，并以海平面组做对照。结果显示高原组的冠状动脉血流量较海平面组低，海平面为 72 mL/（min·100 g），高原拉巴斯为 55 mL/（min·100 g），赛罗·德·帕斯科为 49 mL/（min·100 g），降低了 30%。高原组的冠状动脉血管阻力亦有增高[7]。其后他们又进行了系统的对比研究，第一次是 5 名健康者先在秘鲁利马（150 m），然后乘车去秘鲁赛罗·德·帕斯科，在到达 12 ~ 16 h 后检测冠状动脉循环[8,9]；第二次是 10 名健康者先在瑞士日内瓦（350 m），乘车 2 ~ 4 h 到达瑞士阿尔卑斯的 Chandolin（2 000 m）（欧洲最高的持久居民点）进行心脏功能及冠状动脉循环测试[7]；第三次是在秘鲁利马、玻利维亚拉巴斯及秘鲁赛罗·德·帕斯科三地共测量了 53 名健康男性青年的冠状动脉血流量[10]。综合以上研究的主要结果见表 36.1。

表 36.1　不同海拔高度人体冠状动脉血流及心肌氧耗与有效性

指标	海拔 /m						P		
	利马 (150)		拉巴斯 (3 600)		赛罗·德·帕斯科 (4 330)		利马 vs. 拉巴斯	拉巴斯 vs. 赛罗·德·帕斯科	利马 vs. 赛罗·德·帕斯科
	$\bar{x}$	s	$\bar{x}$	s	$\bar{x}$	s			
冠状动脉血流量 / mL·min^{-1}·100g^{-1}	71.7	6.5	54.5	10.3	49.2	8.5	0.001	ns	0.0001
冠状动脉血管阻力 / dyn·s·cm^{-5}	112 215	10 410	139 950	27 339	179 801	29 895	0.01	0.001	0.0001
冠状动脉供氧量 / mL·min^{-1}·100g^{-1}	13.3	1.3	10.7	2.0	10.2	2.2	0.005	ns	0.001
冠状动脉氧摄取率 /%	62.5	8.8	66.4	3.1	66.5	3.0	ns	ns	ns
冠状窦氧含量 / mL·100mL^{-1}	6.5	1.1	6.8	1.2	6.9	0.6	ns	ns	ns
冠状窦血氧饱和度 /%	33.3	3.7	29.9	3.5	27.4	4.3	0.03	ns	0.01
心肌耗氧量 / mL·min^{-1}·100g^{-1}	8.7	0.9	7.1	1.4	6.8	1.7	0.01	ns	0.01
左心做功 / kg·m·min^{-1}	7.8	1.8	7.5	1.0	6.9	1.4	ns	ns	ns
心肌做功效率 /%	31.5	4.9	37.8	7.3	40.1	4.7	0.05	ns	0.004

注：$\bar{x}$—平均数；S—标准差。

1. 高原冠状动脉血流量下降

在海平面利马为（71.7 ± 6.5）mL/（min·100 g）（100 g 心肌组织每分钟血流量），到海拔 4 330 m 时为（49.2 ± 8.5）mL/（min·100g），下降了约 30%（$P<0.001$）。

2. 冠状动脉血管阻力随海拔升高而增高

在利马为（112 215 ± 10 410）dyn·s·cm^{-5}，到海拔 4 330 m 时为（179 801 ± 29 895）dyn·s·cm^{-5}（$P<0.001$）。

3. Hb 的增加补偿

冠状动脉血流量的减少并未通过 Hb 的增加而获得补偿。

4. 高原心肌的供氧情况

然而事实上高原心肌的供氧情况仍为适当的，表现为：

（1）心肌耗氧量：在利马为 8.7 mL/（min·100 g），在 3 700 m 为 7.1 mL/（min·100 g），到 4 330 m 为 6.8 mL/（min·100 g）（$P<0.01$）。高原上按时间和单位质量计算心肌的耗氧量较低，原因不明，最可能是在长期的低氧适应中，心肌细胞通过特殊的代谢能力学会了如何节约用氧，以较少的氧做同样的功。

（2）冠状窦氧分压（PO_2）：在利马为（20.0±1.8）mmHg，在 3 700 m 为（17.1±1.3）mmHg（$P>0.05$），在 4 330 m 为（16.9±2.1）mmHg（$P<0.01$）。据此，心肌不会发生明显的缺氧，心肌对氧的摄取量在正常范围内。

（3）心肌做功：在利马为（7.8±1.8）kg·m/min，在 3 700 m 为（7.5±1.0）kg·m/min（$P>0.05$），在 4 330 m 为（6.9±1.4）kg·m/min（$P>0.05$）。可见尽管氧摄取量减少，但心肌的实际做功却并未降低，而且由于不同海拔的心脏外部功实际上相同，故心肌效率在高原上更高。这与传统的观点认为在高原心脏供氧不足而做功下降正好相反。这是由于急性缺氧时，冠状动脉血管显著扩张，冠状动脉血流量及心肌摄氧量增加，心肌收缩力增强。此外，高原人比平原人有更为丰富的血管[10]。

Moret 同时研究了 4 例在赛罗·德·帕斯科的 CMS 患者，其冠状动脉血流量是 63 mL/（min·100g），较高原健康人为高，这可能是由于 CMS 时左心室的工作增大。同时发生的高原红细胞增多，Hct 增高而提供给心肌的 O_2 增多，因此冠状窦的血氧饱和度也在正常范围内[7]。

Moret 又研究了在急性（数分钟至数日）低氧、亚急性（数周）低氧和慢性（数周至数年）低氧时心脏所利用的代谢基质。他认为在急性低氧与慢性低氧时是不同的，如急性低氧时冠状动脉血流量增加，乳酸耗量减少；慢性低氧时冠状动脉血流量减低，乳酸的消耗增多。

对 10 名健康男性先在瑞士日内瓦（Geneva，350 m）及少女峰（Mt. Jungfrau，3 454 m）两地观察慢性低氧（为期 50 w）对心肌代谢的影响，检测了三磷酸腺苷（ATP）、二磷酸腺苷（ADP）、磷酸肌酸（creatine phosphate，CP）及葡萄糖乳酸利用率。此外，在秘鲁利马（150 m）、拉巴斯（3 600 m）及赛罗·德·帕斯科（4 330 m）三个海拔同时检测了高原世居者的冠状动脉血流量、心肌耗氧量、心肌机械效率、心肌氧摄取率以及心肌对糖、乳酸、丙酮酸及游离脂肪酸（free fatty acids，FFA）的消耗及心肌氧提取比率（oxygen extraction ratio）等指标。总的结果高原人动脉血糖含量稍低，说明心肌消耗葡萄糖增加，而动脉的乳酸和丙酮酸含量则较高，提示心肌氧提取比率增高，而游离脂肪酸高原与平原无明显差别。

对急性、亚急性及慢性低氧下心脏功能及心肌代谢变化的观察，认为在高原，心肌利用较多的碳水化合物需消耗较多的乳酸盐，这可能部分说明在高原心肌具有较佳的效率原因。由此说明高原人的有氧代谢能力比起平原人来，更加发展了。在慢性适应期心脏效率的提高基于下列因素：红细胞增多、心肌毛细血管数量增多、心肌肌红蛋白数量增加、有氧代谢增强及无氧代谢可能增强。此时能量代谢的组成方式尤为重要，线粒体结构和功能的改变及其酶活性的增强，并选择更为经济的能量物质（优先利用葡萄糖、游离脂肪酸），或选用其他更高活性的代谢途径（见第 37 章）。这些体现高原人建立了一种低氧压力下的细胞代谢性适应（adaptation of cellular metabolism to low oxygen pressure）[11, 12]。

三、人在特高海拔的冠状动脉血流

Moret 等曾对 9 名阿尔卑斯的登山运动员（平均年龄 35 岁）进行实验。他们位于喜马拉雅洛子峰（Mt. Lhotse）的基地营（5 500 m），频繁地攀登于 6 000 ~ 6 500 m 之间。在此前后进行血流动力学研究及心肌利用代谢底物（乳酸和游离脂肪酸）的检测，在静息及自行车功率仪上运动应激时检测。结果对比在离开高山（喜马拉雅洛子峰基地营）前和返回平原后，在血流动力学指标（包括 HR、CO、平均肺毛细血管、肺动脉压、平均股动脉 BP）及静息和运动时动脉的乳酸和 FFA 含量，均无明显差别；他们的有氧代谢能力也无差别；然而突出的反应是心肌提取乳酸及 FFA 的能力，经与未经训练的日内瓦人相比，登山运动员在喜马拉雅停留 4 w 后再返回平原乳酸增高了约 25%（$P<0.01$），但比未训练者约高 23%（$P<0.001$）；FFA 由高山返回平原后降低了约 20%（$P<0.01$），而比未训练者低约 50%（$P<0.001$），及 9 名队员返回平原后静息时心肌对乳酸的提取比他们离开高山前增高了；而对 FFA 的提取则是降低了。运动下不论心肌提取乳酸和 FFA 的回归线的斜率在他们到喜马拉雅的去前和返回都有极显著差异（$P<0.01$）。这就说明，在高原低氧下运动，心脏可以改变其代谢行为。这就可以部分解释为什么高原世居者或长期居住者的心肌可以更好地利用氧或减少心肌的氧耗，由此也可推论这种情况也会发生于骨骼肌而使经过高原训练的运动员具有较好的体能[13]。

第 2 节　动物实验研究

一、平原动物进入高原的实验

Valdivia 将豚鼠置于低压舱模拟海拔 5 480 m，2 w 后观察到每条心肌纤维具有的毛细血管数量增加了，认为在慢性低氧条件下毛细血管的再补充分配可能比血管新生更具作用[14]。然而尚有附加的因素，即可能由于心脏工作效率降低而使心肌代谢物减少。

Vegnes 等将大鼠置于瑞士少女峰 3 d 后检测其心肌细胞内代谢的变化，并与在平原（Geneva，350 m）的鼠相对比。结果发现 3 d 后细胞代谢发生了明显变化，磷酸肌酸及 ATP 急剧下降，这 2 个最重要的细胞活性能量支持物。糖原储积也耗尽。而糖酵解活性增强，伴有乳酸、丙酮酸的增加及乳酸 / 丙酮酸比值增大。心肌细胞处于应激状态并有心肌水肿，主要发生于右心室。HR 及 MPAP 在少女峰比在日内瓦时增高。

冠状动脉血流量系用同位素技术(^{137}Cs 及 ^{124}I）检测，鼠在少女峰 3 d 后冠状动脉血流量检测增加，心肌总血流量（右心及左心）增加了 18%，肺的血流量作为 CO 的一个参考值增高了 43%，肾脏血流量减少了 14%，而肝脏、脾脏及脑的血流量无变化。在海拔 3 454 m 3 d 后鼠的代谢变化似乎是缺氧造成的，然而海拔并不高，而且鼠很活跃，进食也不特别多，故除低氧压力外，如禁食、运动及交感神经活性等也可起作用[15]。

二、高原土生犬的实验

Hultgren 及 Miller 在赛罗·德·帕斯科用 7 条当地的土生犬和 37 条海平面犬做对照，通过死后冠状动脉灌注法检测其冠状动脉的最大血流量（maximum flow capacity）。这一方法曾用以检测人的肾脏血管及心脏冠状动脉的血流量[16,17]。首先取下犬的新鲜心脏，然后冷冻 24 h 直至僵硬。用一微型薄壁的导管经主动脉插入冠状动脉口，然后取一压力水槽从 20 mmHg 的压力逐渐增压，从 60 mmHg 到 140 mmHg 对动脉血管床加以灌注，在每一灌注压时记录流量，并以 mL/min 表示。在每一实验后，将左心室壁从室间隔游离出来，将脂肪及血管去除后对左心室心肌进行称重。一般不计非心肌组织则全心肌重量约占心脏重量的 70%。7 条高原犬的冠状动脉血流量在主动脉平均灌注压力下与 37 条海平面犬相比，呈现线性的增加。高原犬与海平面犬冠状动脉循环的最大血流量对比见表 36.2[18]。最大血流量是通过对尸体进行煤油灌注加以检测的，每分钟流量与心脏重量或体重的相关性在高原和海平面犬中是十分相似的；高原犬的每克心肌每分血流量及每 100 g 左心室每分血流量都轻度高于海平面，但统计学差异不显著（$P=0.08$）。对于平均压力为 100 mmHg 时每克心肌每分血流量 [mL/（min·g）]，高原犬心脏为 3.0 mL/（min·g），而海平面犬心脏为 2.5 mL/（min·g）。Dock 报道的人体心脏数值，在相同的实验条件下是 2.1 ~ 3.5 mL/（min·g）[17]。左心室每 100 g 心肌每分血流量高原犬为 532 mL/min，海平面犬为 531 mL/min（$P>0.05$）。尽管统计学差异不显著，但高原犬心脏的轻度增大或许与其右心室的中度肥大有关。而这一程度的肥大使全心脏的重量约增加 10%[19]。Murphy 及 Lynch 应用尸体冠状动脉注射的方法检测 COPD 患者的流量时发现具有中度右心室肥大者其对应右心室的冠状动脉血管床面积增大了[20]。

表 36.2 犬的冠状动脉最大血流量（高原与海平面对比）

指标	海平面（$n=37$）	高原（4 330 m）（$n=13$）
体重均值（范围）/kg	18（8 ~ 42）	13（6.5 ~ 18）
心脏重均值（范围）/g	143（64 ~ 322）	86（61 ~ 129）
左心室重均值（范围）/g	51（19 ~ 322）	41（22 ~ 49）
总血流量 /mL·min^{-1}	251	179
左心室每 100g 心肌每分血流量 /mL·min^{-1}·100g^{-1}	532	—
每克心肌每分血流量 /mL·min^{-1}·g^{-1}	2.5	3.0

续表

指标	海平面（n=37）	高原（4 330 m）（n=13）
心重 / 体重	143/18（8.0）	86/13（6.6）
每千克体重每分血流量 /mL·min^{-1}·kg^{-1}	14.0	13.8

注：*—最大冠状动脉血流量系通过尸体煤油灌注法检测的，每分血流量经心脏重量及体重校正后 2 组值相近；左心室每 100 g 心肌每分血流量及每克心肌每分血流量高原犬稍高，但统计学差异不显著（P=0.08）。

三、高原牛与平原牛对比

在另一项模拟高原的动物实验中，Manohar 等将小牛装置于低压舱内模拟海拔 3 500 m 53 d，同时给予含 14% 氧气的低氧混合气体造成急性缺氧。结果 HR 高原比海平面稍有增高 [（102±4）次 /min vs.（90±5）次 /min]，吸入低氧气体后达（127±8）次 /min，增了 20%；CO 高原亦比海平增高 [（4.1±1.5）L/min vs.（11.3±1.4）L/min]，吸入低氧气体后达（10.8±1.0）L/min，下降 23%；动脉血氧分压由 91 mmHg 降至 48 mmHg；BP 增高伴随双乘积的增高。冠状动脉血流量检测应用放射性核素标记微球法（radionuclide-labeled microspheres）。左心室冠状动脉最大血流量高原牛及海平面牛基本相同；但冠状动脉右心室血流则高原牛大于海平面牛 [1.65 mL/（min·g）vs. 0.47 mL/（min·g）]。高原牛由于严重的肺动脉高压致右心室重量明显增大，而左心室重量则有轻度降低。由此说明右心室冠状动脉血管床在功能性跨越区域是增加的，以与增大的右心室肌肉相匹配，而左心室功能性跨越区血管床则并未增加。实际上，左心室肌肉物质甚至于有轻度减少和相应的左心室最大冠状动脉血流也有轻度减少。在海平面急性缺氧时每克心肌每分血流量由（1.11±0.06）mL/（min·g）增至（1.75±0.31）mL/（min·g），增高了 60%；在高原由（0.98±0.8）mL/（min·g）增至（1.05±0.11）mL/（min·g），增加了 7%，说明高原低氧及急性低氧均导致冠状动脉对心肌的供血增加[21]。

关于在高原低氧下的冠状动脉循环，特别是世居人的优势是否对冠状动脉粥样硬化性心脏病的发生发展产生影响，是一个具有临床现实意义的问题，将在高原与冠心病章介绍。

参 考 文 献

[1]　HELLEMS HK，ORD JW，TALMERS FN，et al. Effects of hypoxia on coronary blood flow and myocardial metabolism in normal human subjects[J]. Circulation，1957，16：893.

[2]　GROVER R，LUFSCHANOWSKI R，ALEXANDER J. Decresed coronary blood flow in men following ascent to high altitude[M]//VOGEL JHK. Hypoxia，high altitude and the heart. Basel：S.Karger，1970：72–79.

[3]　GROVER RF，LUSCHANOWSKI R，ALEXANDER JK. Cardiac performance and the coronary circulation of man in chronic hypoxia[J]. Cardiology，1971，56：197–202.

[4]　VOGEL JHK，JAMIESON G，DELIVORIA–PAPADOPOULOS M，et al. Coronary blood flow during short term exposure to high altitude[J]. Adv Cardiol，1970，5：80–85.

[5]　GROVER RF，LUFSCHANOWSKI R，ALEXANDER J. Alterations in coronary circulation of man following ascent to 3 100 m altitude[J]. J Appl Physiol，1976，41：832–836.

[6]　MALCONIAN M，ROCK P，HULTGREN HN，et al. Operation Everest II：The electrocardiogram during rest and exercise during a simulated ascent of Mt. Everest[J]. Am J Cardiol，1990，65：1475–1480.

[7]　MORET PR. Coronary blood flow and myocardiol metabolism in man at high altitude[M]//PORTER R，KNIGHT J. High Altitude Physiology：Cardiac and Respiratory Aspects. Ciba Foundation Symposium. Edinburgh：Churchill Livingstion，1971：131–148.

[8]　MORET P，COVARRUBIAS E，COUDERT J，et al. Cardiocirculatory adaptation to chronic hypoxia[J]. Acta Cardiol，1972，27：285–305.

[9]　MORET P. Hypoxia and the heart. Bourne，Heart and heart–like organs[M]. New York：Academic Press，1980：333–338.

[10]　MORET P，WEBER J，CLARA FR，et al. Resctions cardiopulmonaries precoces a la moyene altitude[J]. Schweiz Med Wschr，1973，103：295.

[11]　MORET P. Myocardial metabolism：Acute and chronic adaptation to hypoxia[M]//LEXINGTON EJ，BRUSSELS MH. Medicine and Sport Science. Basel：Karger，Munchen，1985：48–63.

[12]　MORET PR. Myocardial metabolic changes in chronic hypoxia[J]. Cardiology，1971，56：161–166.

[13]　MORET P，BOPP P，RIGHETTI A，et al. Entrainement physique et haute altitude[J]. Schweiz Med Wschr，1981，111：1693–1696.

[14]　VALDIVIA E. Total capillary bed of the myocardium in chronic hypoxia[J]. Fed Proc，1962，21：221.

[15]　VERGNES H，MORET P，DUCHOSAL F. Changes in biochemical propoties of myocardial lactate dehydrogenase during exposure of rats to high altitude[J]. Enzyme，1976，21：66–75.

[16] COX A，DOCK W. The maximal flow capacity of the renal arterial bed in man[J]. J Exper Med，1941，74：167–176.

[17] DOCK W. The capacity of the coronary bed in cardiac hypertrophy[J]. J Exp Med，1941，74：177–185.

[18] HULTGREN HN，MILLER H，HARDING J. Maximum coronary flow capacity in dogs living at high altitude[M]//SUTTON J，COATES G，REMMERS J. Hypoxia：The Adaptation. Toronto：BC Decker，1990：278.

[19] HULTGREN HN，MARTICORENA E，MILLER H. Right ventricular hypertrophy in animals at high altitude[J]. J Appl Physiol，1963，18：913–918.

[20] MURPHY M，LYNCH W. A comparison of the size of the arterial vascular bed to the right ventricular mass in patients with chronic obstructive pulmonary disease[J]. Am Heart J，1979，98：435–458.

[21] MANOHAR M，PARKS C，BUSH M，et al. Transmural coronary vasodilator reserve and flow distribution in unanesthetized calves sojourning at 3 500 m[J]. J Surg Res，1985，39：499–509.

第 37 章　高原心肌代谢

第 1 节　高原能量代谢

生物体不断地从事各种功能活动，其最大特点是能利用和转换能量。人的生命过程由人在其所处的环境中进行的一系列功能活动所组成。而进行每个功能活动，都必须不断地消耗能量；能量又不断地通过食物和氧来补充。这一补充过程，是将食物同化而获取能量，并通过氧化作用最后以热的形式释放能量。实际上，氧本身不是能量的来源，氧对细胞功能的重要性完全在于能从食物中释放能量[1]。

从食物中获取的能量具有不同的用途：大约 5% 立即转化为热，其余 95% 的自由能（free energy）转化为高能生物化学复合物（high energy biochemical compounds），但转化的效率不高，由于生化的无效应性而使约 50% 被耗费。余下的则用于：

（1）维持机体的结构及生物化学的同化作用，也就是将能量（营养物质）同化为身体组织成分。

（2）维持机体的内部做功（internal work），包括血液循环、呼吸运动等。

（3）实施机体的外部做功（external work）。

机体功能活动的最终产物是热。热和做功之间的能量分布是可变性的。在最大效率时，外部做功占 25%，热占 75%。通常情况下，外功只占总能量摄入的百分之几，其余都是热。

人的能量代谢可用千卡（kcal）表示。典型食物的含能量情况为：每克糖能产生能量 4 kcal，每克蛋白为 4 kcal，每克脂肪为 9 kcal。

一个人在静息时于稳定状态下，氧化一种普通食物，每消耗 1 L 氧，产生约 5 kcal 能量。由此代谢率（metabolic rate，MR）为每分钟耗氧升数乘以 5，$MR = 5 \times VO_2$。

如此假设基础耗氧量为每分钟 250 mL，则 24 h 耗氧量为：$250 \times 24 \times 60 = 360\,000$ mL/d=360 L/d。因此能量代谢率以千卡计算为：$4.83 \times 360 = 1800$ kcal/d。换句话说，处于静息状态的正常人，在基础情况下每天应摄入能量 1800 kcal。然而由于人的体型和体重的差异，为了便于比较，代谢率一般用每单位体表面积在单位时间内的能量消耗来表示，即千卡 /（平方米·小时）[kcal/（$m^2 \cdot h$）]。

代谢率受到体力活动、年龄、性别、气候变化、24 h 变化、季节性变化、营养状态和特殊动力作用等因素的影响。

总的来说，人在高原的基础代谢率（basal metabolic rate，BMR）并无变化[2]，只是平原人初进低氧环境，由于通气增强导致额外的耗氧，再加上寒冷因素机体产热增加，故一时代谢率略高[3]。Nair 等观察了 2 组平原人进入海拔 3 350 m，一组 10 人进入低氧加温暖环境 3 w，然后进入低氧加寒冷环境 3 w；另一组 10 人先进入低氧加寒冷环境 3 w，再进入低氧加温暖环境 3 w。结果 2 组均在到海拔 3 350 m 的第 1 w BMR 升高，在随后的第 2 w 则逐渐下降；而在高原的第 3 w 期间再上升，认为这个时期与低氧导致的肾上腺素和甲状腺素应激有关，在 3 w 后恢复正常[4]。但如在特高海拔 5 800 m，则高原习服会导致代谢率增高[5]。

对于高原世居者的基础代谢率，Nair 检测了 5 名安第斯高原世居者的 BMR，比平原人略高，但在 24 h 中差别很大，在睡眠期计算为 145 kJ/（m^2·h）（1 cal=4.1840 J），但在最大稳态能量释放则要比此大 10 倍以上[4]。Picon-Reategui 在秘鲁海拔 4 540 m 的矿区检测高原世居者的 BMR，比平原来的人 BMR 要明显高，认为这是长期习服的结果[6]。

还有一项有兴趣的实验，Jones 及 Little 在安第斯 Nunoa（4 000 m）对克丘亚印第安人的周围血流量做了研究。实验方法是在当地一条河流冰冷的河水中洗衣服或浸泡在河流中，然后检测手脚温度。在冷刺激下，男性的手和脚保持相等的温度，但女性的手温则要稍高于脚温，说明女性的肢体末端具有比男性更高的血流量以保持较高的体表温度[7]。然而 Hanna 认为高原女性基础代谢的增高只是暂时性的[8]。

心肌代谢作为整体能量代谢的一部分将在下一节叙述。

第 2 节　心 肌 能 量

心肌细胞获得能量是依赖于高能磷酸键的不断断裂。一般情况下，高能磷酸键多存在于三磷酸腺苷（ATP）中。在心脏收缩过程中，从化学键到产生一次心搏的能量转换是通过肌原纤维的三磷酸腺苷酶（ATPase）来调节的。细胞的其他功能，包括电解质梯度的维持，也都是通过高能磷酸键的断裂来供给能量的。

在线粒体中通过氧化磷酸化作用或在细胞质中通过糖酵解途径使二磷酸腺苷（ADP）转化为 ATP。前者的过程需氧，后者则不需氧。两个过程都要从中间代谢产物中脱氢。氧化磷酸化作用就是利用氢在氧化成水时释放出的能量形成 ATP 的。在无氧时，糖酵解的磷酸化作用决定于丙酮酸形成乳酸过程中的脱氢。糖酵解产生 ATP 的效率远低于氧化磷酸化作用。无氧时，1 分子葡萄糖变成乳酸能形成 2 分子 ATP；有氧时，1 分子葡萄糖，经糖酵解、三羧酸循环和呼吸链反应可形成 38 分子 ATP。

糖酵解作用取决于外源性葡萄糖或心肌细胞内储备糖原的分解，经过细胞质中一系列酶反应，最终形成丙酮酸。有氧时，丙酮酸氧化脱羧形成乙酰辅酶 A，然后进入三羧酸循环，这些过程均在线粒体内进行。

氧化分解代谢可利用糖类或游离脂肪酸。实际上，心肌通常优先利用游离脂肪酸作为能源。游离脂肪酸从血浆进入心肌细胞后，先转变成脂酰辅酶 A，通过肉毒碱转运入线粒体内，再经 β 氧化过程形成乙酰辅酶 A。

这样，丙酮酸和脂酰辅酶 A 二者经氧化作用最终都形成乙酰辅酶 A，进入三羧酸循环。上述过程中所形成的氢在线粒体内参与呼吸链反应。

呼吸链由一系列的连锁反应所组成，在此过程中，一个物质被氧化，另一个物质被还原。若氢和氧直接化合成水就会释放强烈的能量，生物体难以控制。因此在呼吸链的每一步反应中，将能量分成若干小量释放出来，这样每三步反应所释放的能量就可使 ADP 和无机磷酸盐合成 1 分子 ATP。ADP 和 ATP 出线粒体后，由氧化磷酸化作用形成的高能磷酸键能为细胞各种功能所利用[1]。

第 3 节　心肌对氧依赖的特性

心肌由于细胞结构和利用生物能量的特点，对氧有强烈的依赖性。横纹肌纤维有白肌纤维及红肌纤维两种主要形式。许多动物的肌肉是苍白色的，而有的却是暗色的。人的所有骨骼肌都由白肌纤维和红肌纤维混合组成。白肌纤维几乎不含肌红蛋白，线粒体也很少，其能量供应主要来自糖酵解作用，在功能上适于快速而短暂的活动。而心脏在功能上需要保持持续紧张状态和不断进行有节奏的收缩，故它是红色的，可以将心脏看成红肌的典型[9]。红肌含有高浓度的肌红蛋白及大量线粒体，其能量供给主要来自氧化磷酸化作用，对游离脂肪酸的利用优先于葡萄糖。

冠状动脉窦血氧饱和度低表明心肌对氧的依赖性强。一方面，人的冠状动脉窦 SaO_2 约为 25%，而混合静脉血的 SaO_2 约为 70%，这意味着血氧流经心肌时，约有 3/4 的氧为心肌所利用；另一方面，冠状窦血氧分压为 15 ~ 20 mmHg，推测心肌组织的氧分压不会高于此值。细胞外液氧分压与线粒体呼吸链邻近的氧分压之间也存在一个扩散梯度，然其幅度尚不知。如与动脉血氧分压、肺泡气氧分压和大气氧分压相比，则心肌呼吸链邻近的氧分压是很低的。心肌线粒体的临界氧分压非常低，约为 0.5 mmHg，低于此值时就会对氧化磷酸化起限速作用[10]。

血氧分压与线粒体分压之间的扩散梯度受丰富的毛细血管网的影响，毛细血管网决定扩散通路的平均距离。此外，细胞质内的肌红蛋白具有重要的转运功能。肌红蛋白的氧离曲线为直角双曲线，而血红蛋白的氧离曲线呈典型的"S"形曲线。因此，在肌红蛋白与氧呈松散结合的氧分压下，血红蛋白很容易地释放出氧，肌红蛋白就可经细胞质运送相当多的氧。只有在线粒体表面很低的氧分压下，肌红蛋白才释放氧。

随着体力活动时心肌的机械收缩增强，肌原纤维内 ATP 的水解速度成倍地增加，引起 ADP 生成增多。呼吸链中氢的供给是充足的，当氧的供给量并未限速时，氧化磷酸化的速度取决于 ADP 及无机磷酸盐的可获得性。由此就形成一个良好的调控机制，使 ATP 的形成与它的水解速度相关。

呼吸链活性增加，导致氧摄取量增加。由于体力活动使心脏对氧的摄取量增加，同时伴有冠状动脉血流量增加，故冠状窦的血氧饱和度并无改变。由此看来在正常环境下运动时，心肌的氧供给量是充分的，并使冠状窦血液内无乳酸产生，且乳酸与丙酮酸的比值也较动脉血低[11]。

第 4 节　心肌对急性缺氧的反应

当离体心脏的冠状动脉血氧分压突然严重降低时，会有很多代谢机制产生反应。此时由于氧供给量的降低限制了呼吸链的功能，于是氢进入呼吸链受限，还原型辅酶增多。这样就限制了丙酮酸的氧化脱羧作用和脂酰辅酶 A 的 β 氧化作用，因此丙酮酸和脂酰辅酶 A 的浓度升高。由于脂肪酸的分解代谢没有另一条脱氢途径，从而心肌脂肪酸摄取量降低，而糖酵解作用还能不断地通过丙酮酸形成乳酸起到脱氢作用[12]。

有如严重缺氧限制氢进入呼吸链一样，ADP 的进入也受到限制，且氧化磷酸化的速度下降，于是 ADP 浓度升高而 ATP 浓度降低。ADP 和 AMP 的浓度升高，又对糖酵解作用有重要影响。

能够转变果糖 –6- 磷酸（fructose-6-phosphate）为果糖 –1，6- 二磷酸（fructose-1-6-diphosphate）的磷酸果糖激酶（phosphofructokinase），是对糖酵解作用中的一个限速步骤。ATP 通常对它有强烈的抑制作用，而 ADP 和 AMP 则能解除这一抑制作用。如当急性缺氧，这些水解产物升高时，就激活了磷酸果糖激酶的活性。由此可见，无氧时，由于乳酸的产生，不仅糖酵解作用能继续进行，还因为磷酸果糖激酶抑制作用的解除，而使糖酵解作用受到促进。因此，急性缺氧对心肌摄取游离脂肪酸和葡萄糖的影响是相反的，即游离脂肪酸的摄取量下降，而葡萄糖的摄取量升高。

除了丙酮酸生成乳酸外，磷酸二羟丙酮（dihydroxyacetone phosphate）生成 α- 磷酸甘油（α -glycerophosphate），也能引起脱氢作用。随着糖酵解作用的增强，磷酸二羟丙酮的形成将增多，因此，α- 磷酸甘油的浓度也升高。加之急性缺氧时脂酰辅酶 A（fatty acyl coenzyme A）的利用率升高，这将有利于形成甘油酯（glycerides）并以脂肪微粒（lipid droplets）的形式在细胞内储积起来[13,14]。

第 5 节　心肌毛细血管增生

在慢性低氧下，心肌在对高原的习服—适应中产生一系列的生理—代谢效应，如心肌血流量增高以增加氧的运输、心肌毛细血管的增生以缩短氧弥散的距离、心肌肌红蛋白量的增加以提高携氧能力、心肌线粒体数量的增加以提高细胞内氧的利用及与氧化代谢相关的酶活性增强等，综合地建立起低氧下心肌代谢完善的适应系统。以下将分别介绍。

一、平原动物在高原的心肌毛细血管

Valdivia 将豚鼠置于低压舱模拟海拔 5 480 m，2 w 后与海平面的豚鼠相对比，观察到每条心肌纤维所具有的毛细血管数量增加了，推测在慢性低氧条件下毛细血管水平的再补充分配可能比血管新生更具作用[15]。

Miller 将大鼠置于模拟海拔 5 500 m 的低压舱内 8 w，发现每平方毫米心肌横断面的毛细血管数目增加，两心室毛细血管密度增加的程度大致相同。同时鼠经注射钴剂或反复输血所致的红细胞增多症，也可导致心肌毛细血管密度增加，但未达到在低氧条件下所见的程度。毛细血管数目的增加缩短了氧从血液弥散到线粒体的距离，有利于氧的运输[16]。

然而 Clark 及 Smith 将鼠置于模拟高原的低氧中并未发现心肌中有毛细血管增生。他们认为心肌含有最适的毛细血管密度以在毛细血管和心肌纤维中心部位保持一个适合的氧压阶差，故低氧并不能刺激其增生[17]。当然，正如 Grover 等指出的，在高原导致冠状动脉血流减少的情况下增加额外的氧可以维持心肌组织的氧压[18]。而 Clark 等认为很难发现心脏血管增生和冠状动脉血流减少之间的联系。他们的实验未观察到心肌血管增生与他们的低氧实验仅仅只有 34 d 有关，要刺激明显的毛细血管增生，34 d 是不够的。如 Becker 等报道在模拟高原（6 000 m）饲养 2 年的母犬所生育的小狗，心肌毛细血管的密度增加、面积增大且在两心室间并无差别[19]。

二、高原土生动物的心肌毛细血管

机体对低氧适应在组织水平上的一个重要表现就是毛细血管密度增加，以缩短氧从毛细血管弥散到组织细胞的距离。一系列对高原土生的豚鼠、鹿、兔等动物的研究发现，骨骼肌[20]、大脑皮质[21]及心肌[22]的毛细血管计数均有明显增加，间接提示高原世居人的组织（包括心肌）中毛细血管数目也必然增加。

由上可见，急性和慢性低氧条件下均可发生心肌毛细血管增生，但其生物模式不尽相同。此外必须强调，将短期低氧应激的动物实验与终身生活在高原的世居人相比较是十分不妥的。正如 Arias-stella 及 Topilsky 报道的秘鲁世居者冠状动脉血管的组织学变化缺乏可比性（见第 18 篇）。

心肌代谢与心肌的血流供应密切相关。Hultgren 及 Miller 应用死后煤油灌注法对 7 只生活在秘鲁安第斯海拔 4 330 m 的土生犬检测其冠状动脉的最大血流量，并与 37 条海平面犬做对照[23]。结果观察到左心室 100 g 心肌的血流量高原犬为 532 mL/min，而海平犬为 513 mL/min，尽管并无统计学差异（$P=0.08$），但高原犬轻度增大的血流量与高原犬的右心室中度肥大有关，这一肥大使全心的重量约增加了 10%[24]（见第 36 章）。

第 6 节　心肌肌红蛋白

肌红蛋白（myoglobin）是细胞内的一种蛋白质，其分子量约为 17 500，由 153 个氨基酸残基形成的单链和一个含铁血红素组成。由于肌红蛋白与氧呈松弛性和可逆性的结合，故与高原低氧适应关系密切。Millikan（1939）指出当组织氧分压低时，肌红蛋白迅速摄取氧，并形成一个氧储存库，在组织活动时提供氧为组织利用[25]。肌红蛋白甚至在组织氧分压很低时也能与氧结合，如组织氧分压为 40 mmHg 时，血红蛋白氧饱和度为 75%，而肌红蛋白氧饱和度可达 95%；当氧分压为 10 mmHg 时，血红蛋白氧饱和度仅为 10%，而肌红蛋白氧饱和度尚可达 70%[26]。

一、低氧实验动物的肌红蛋白

早在 1937 年 Hartado 等就观察到出生在秘鲁莫罗科查的土生犬与出生在海平面利马的犬相比，多种肌肉内肌红蛋白量增加，这些肌肉包括膈肌、大腿内收肌、胸肌及心肌[27]。

Antony 将大鼠暴露于低压舱内持续地模拟海拔 5 490 m 和间歇地模拟海拔 7 620 m，结果骨骼肌及心肌肌红蛋白的绝对值均是增加的。但他认为骨骼肌肌红蛋白的增加也可能与高原脱水导致体重下降有关[28]。Vaughan 报道观察研究出生并饲养在海拔 3 700 m 的大鼠及在低压舱内模拟高原的大鼠，均发现心室肌肌红蛋白增加，而以高原饲养的大鼠为著，左右心室间的线粒体数量并无差异[29]。Poupa 等进行了一系列实验，将大鼠置于低压舱内模拟高原缺氧，然后游离其心脏，见左心室肌红蛋白含量增加[30]。在模拟海拔 6 000 m 的仓鼠经过低氧习服后其心肌的肌红蛋白量增加[31]。还观察到将平原大鼠运到海拔 3 700 m 高原现场后，其心肌组织中的肌红蛋白也增加[32]。出生并生长在高原的大鼠与从平原迁移到高原的鼠相比，在同样的低氧应激条件下，高原出生大鼠的心肌肌红蛋白量要更高[33]。而安第斯高山土生动物美洲驼在移往海平面后，其骨骼肌中的肌红蛋白逐渐消退[34]。

二、高原世居者的肌红蛋白

在南美洲，Reynafarje 观察到 9 名平均年龄为 28.8 岁的平原健康青年缝匠肌内肌红蛋白的均值为 6.07 mg/g 新鲜组织，而 9 名生活在秘鲁赛罗·德·帕斯科平均年龄 24.3 岁的高原健康青年则为 7.03 mg/g 新鲜组织。这一变化可以认为纯粹是高原的作用，因为同时高原组的肌内氮含量也稍高，而人体水含量在高原与海平面 2 组中是相同的[35]。

已知藏族的低氧运动耐力比其他高原人群高，而肌红蛋白可能是一个在高原提高运动能力的重要因子，因为肌肉氧摄取的最大限制因素是氧从红细胞向肌细胞线粒体的弥散受限，而肌红蛋白是肌肉进行氧化反应做功时的一个重要蛋白，与血红蛋白有密切关系，在一些疾病状态中基因可能发生突变[36]。此外，初步研究发现高原肌红蛋白增高与 Hb 增高间呈相关关系，在安第斯海拔 4 400 m 的世居者中缝匠肌的肌红蛋白含量比海平面人高 16%，Hb 含量比海平面人高 18%[32]。但是因检测要获取肌肉活组织，故研究信息较少，且无藏族肌红蛋白的报道。为此 Moore 团队选择特异的肌红蛋白等位基因多态性作为高原人体对低氧的适应，比较了我国西藏 146 名藏族（生活在海拔 3 000 m、3 700 m 及 4 500 m）与 525 名美国得克萨斯达拉斯海平面人的肌红蛋白 79A 等位基因频率，同时探讨肌红蛋白基因型与 Hb 含量的关系、海拔高度与基因频率的关系。Moore 等的结果显示藏族人肌肉中的肌红蛋白含量高，肌红蛋白 79A 等位基因频率高于海平面人（表 37.1），但藏族肌红蛋白 79A 等位基因无论是纯合子还是杂合子均与 Hb 含量无相关性，同时藏族所在海拔高度与该基因频率间并无相关性。因此他们认为藏族并未显示新的基因多态性或者选择特殊的肌红蛋白等位基因作为高原生存的一种适应[37]。进一步的研究来探讨在基因水平上藏族肌红蛋白对高原的适应与其他高原群体的不同十分必要[37]，因为这在高原遗传进化适应上是一个值得关注的问题。这里尽管未能展现藏族人心肌肌红蛋白的数量及表达，但可看出藏族人肌肉中的肌红蛋白与平原人存在差异。

表 37.1　肌红蛋白 79A 等位基因的频率：藏族与美国平原人的比较

血样来源	样本量（n）	频率均数（范围）
藏族（西藏海拔 3 000 ～ 4 500 m）	146	0.55（0.51，0.59）
美国得克萨斯州达拉斯平原居民	525	0.43（0.40，0.46）

在高原，肌红蛋白除了可以储备氧外，另一个功能为促进氧的弥散。Wittenberg（1959）[38]及 Scholander（1960）[39] 很早就发现了这一物理化学现象，即在组织氧分压极低时肌红蛋白可以促进氧的弥散。很显然血红蛋白分子必须移动才能促进氧的弥散，而如蚯蚓的血红蛋白分子量达 300万，就不易促进氧的弥散。低分子量蛋白质，如肌红蛋白分子紧密地挤在整齐的晶格中，分子的平动（translational movement）很受限制，很可能是分子转动（rotation）促进了氧的弥散，特别是在浓集性蛋白的情况下。Wittenberg 认为，是通过散在较大的肌红蛋白分子的平动与转动的不规则运动使氧分子从毛细血管弥散到线粒体的[40]。由肌红蛋白推动的氧量约为一般氧弥散量的 6 倍，而心肌的需氧则大部分由肌红蛋白提供。当氧分压处于正常时，肌红蛋白不解离；当缺氧且组织氧分压明显降低时，肌红蛋白一方面作为氧的储藏库释放氧[41]，另一方面在实验动物中还观察到增加运动量可引起肌肉组织中肌红蛋白量增加以增加氧释放量[42,43]。动物中如海豹在限制氧获取条件而生理又需要大量氧摄取时，出现典型的肌红蛋白增量[44]。然而在人类则不同，在经过训练、未经训练[45]或者短期运动训练者的对比研究中[46]，没有发现运动训练可以使肌肉内肌红蛋白增加。

第 7 节　心肌线粒体

线粒体是亚细胞呼吸单位，其耗氧量占整个机体的大部分。线粒体的数量增加有可能使组织水平增高的氧分子在短时间内可以寻获酶的部位，具有提高细胞内"弥散能力"（diffusion capacity）的作用[47]。

对于线粒体，一般以其容积密度来表达其数量，也就是该组织每单位容积中的线粒体的数量。肌肉中的线粒体数量与该动物的最大摄氧能力有关，例如有氧能力强的动物如马，其肌肉中的线粒体数量就比活动较少的牛要多[48]。经过运动训练的人，其肌肉中的线粒体容积密度也增加[49]。那么是否可以推测由于人在高原的最大摄氧能力下降，线粒体密度将下降？人在特高海拔骨骼肌中的线粒体数量是减少的。曾两次在瑞士喜马拉雅登山队的队员返回后对他们进行肌肉活体组织检查，结果线粒体数量减少了 20%，同时肌肉组织减少了 10%，这样线粒体的净减量约为线粒体绝对数的

30%[50]。通过电子显微镜观察肌肉活体组织可以发现脂褐素（lipofuscin），这一底物是脂质过氧化的产物，可能和线粒体丧失有关[51]。Kayser 等曾在喜马拉雅对藏族进行下肢肌肉活检，观察到线粒体数量是较低的[52]。还发现出生在平原的第二代夏尔巴人的肌肉线粒体密度减低[53]。在珠峰行动Ⅱ时对模拟珠峰顶登山队员的股外侧肌进行活体组织检查，发现线粒体的数量无明显增加[54]。

但是在一系列的动物研究中则与以上人类的结果不同，特别是在心肌组织。

Ou 等对出生并饲养在海拔 4 250 m 的 8 头赫里福特种牛（Hereford cattle）的心脏进行研究，方法为将心脏在干冰内保存 5 d，然后应用一种差速离心法对心肌线粒体进行计数。结果高原牛比平原对照牛心肌线粒体数增加 40%，但体积仍保持不变。他们认为，由于细胞的直径小，氧在组织中弥散速度迅速，因此弥散过程的时间很短，致使在静息时线粒体数量增加所获益处并不大。然而当运动时，由于新陈代谢升高，因此线粒体数量增加对缩短细胞内氧弥散的距离就大有好处[55]。

但 Kearne 对比了饲养在平原和秘鲁赛罗·德·帕斯科的 3 只家兔和 3 只豚鼠的心肌线粒体数量，应用电子显微镜及形态计量分析，计数线粒体。结果线粒体容量（占胞浆容量的百分率）及每毫升胞浆中线粒体数量的均值在 2 组动物中均无明显差异，甚至每毫升胞浆中线粒体内膜表面积和外膜表面积也无显著差异[56]。

病理学家 Heath 指出，Kearne 与 Ou 等的结果不一致有 2 种可能，一是研究动物的种类不同，另一是实验的方法不同[57]。此外在 1970 年 Ou 等的实验进行组织匀浆的微粒计数时，计数的全部微粒并非都是线粒体，可能还有其他细胞器，如溶酶体等。Heath 等曾报道在赛罗·德·帕斯科高原家兔和豚鼠的心肌内琥珀酸脱氢酶活性增高[57]。但根据 Kearne 的研究结果，认为琥珀酸脱氢酶活性增高并非线粒体数量和线粒体表面积增加所致[56]。

海拔高度对线粒体密度必然造成影响，如 Ou 及 Teney 对牛的研究是在海拔 4 250 m，而 Hoppeler 等对登山运动员的研究是在海拔 6 000 m[49]。一般而言，人在中等海拔是获得习服，而在特高海拔常发生高山衰退（high altitude deterioration）[58]。

另外，在形成差别上值得注意的，一方面是高原对线粒体密度的影响，另一方面是海平面体力训练对它的影响。这两者的差别作用表现在肌纤维膜下的线粒体上。在高原，肌纤维膜下线粒体大量丢失，而在海平面体力训练可使肌纤维膜下线粒体大量增加[59, 60]。

第 8 节　心肌酶活性

高原及平原土生动物心肌的酶活性从一些研究看是存在差异的，并且实验结果也不尽一致。Reynafarge 对安第斯土生豚鼠进行了研究，并以平原实验种系的豚鼠做对照，同时严格控制饲料、环境温度和湿度。结果高原豚鼠心肌组织匀浆中还原辅酶 I 氧化酶（NADH oxidase）、还原辅酶 II 氧化酶（NADPH oxidase）和转氢酶（transhydrogenase）活性都增高，且在左、右心室间并无差异[6]。

Harris 等也研究了安第斯的高原土生豚鼠、兔及犬的心肌组织匀浆酶活性，并以平原伦敦的同类动物做对照，平原豚鼠和兔是实验室的种系动物。结果高原 3 种动物的琥珀酸脱氢酶（succinate dehydrogenase）活性均较高，而乳酸脱氢酶（lactate dehydrogenase）活性并无明显差异，双心室间的结果也无差异[62]。

以上研究的缺陷是用平原的近亲交配实验动物与高原的远亲交配驯养动物进行比较。故在随后的实验中，比较了高原和平原都是远亲交配的豚鼠和兔，并选择了下列酶类：磷酸果糖激酶（phosphofructokinase）、甘油醛 -3- 磷酸脱氢酶（glyceradehyde-3-phosphate dehydrogenase）、乳酸脱氢酶（lactate dehydrogenase）、α- 羟丁酸脱氢酶（α-hydroxybutyrate dehydrogenase）、天冬氨酸氨基转移酶（aspartate aminotransferase）、β- 羟酰基辅酶 A 脱氢酶（β-hydroxyacyl coenzyme A dehydrogenase）、琥珀酸脱氢酶（succinate dehydrogenase）和线粒体 3- 磷酸甘油脱氢酶（mitochodrial glycerol-3-phosphate dehydrogenase）。

结果在 2 组豚鼠间，这些酶的活性都无差异[63]。与豚鼠不同，在 2 组兔间结果却有一定差异，而且两心室都有类似的差异，且以右心室明显。在高原动物组中，甘油醛 -3- 磷酸脱氢酶和磷酸果糖激酶活性均有增高，提示心肌糖酵解作用增强；乳酸脱氢酶活性升高，而 α- 羟丁酸脱氢酶活性无变化，说明乳酸脱氢酶四聚体中 M- 亚基的比率（proportion of M-subunits of the lactate dehydrogenase tetramer）增高；琥珀酸脱氢酶活性无变化，而线粒体的另一种氧化酶 β- 羟丁酸脱氢酶（β-hydroxybutyrate dehydrogenase）活性增高，天冬氨酸转氨酶活性也升高[63]。

此外 Vergnes 及 Walpurger 等发现在慢性低氧中的鼠其心肌琥珀酸脱氢酶活性增高[64]。Tenny 及 Ou 报道在高原饲养的牛其心肌琥珀酸脱氢酶、NADH 氧化酶及 NADH- 细胞色素 C- 还原酶（NADH-cytochrome C-reductase）活性均增高[65]。

需要指出的是，从以上一些结果看，心肌酶的活性除受高原因素的影响外，还可能受到其他复杂因素的影响，诸如动物种系的差别、双侧心室间的差异、饮食营养以及其他环境因素等[66]。

第 9 节　高原心肌代谢特性

关于慢性低氧对人体心肌代谢的影响，瑞士日内瓦大学的 Moret 等对高原居民做了一系列深入的研究，他们在安第斯对生活在秘鲁利马、玻利维亚首都拉巴斯及秘鲁赛罗·德·帕斯科共 59 人进行了冠状动脉血流动力学及心肌代谢的研究，其中 53 人为健康青年男性，6 人患慢性高原病[67,68]。

一、心肌代谢对基质的利用

首先，观察在不同海拔地区心肌代谢对各种基质的利用情况，包括葡萄糖、乳酸、丙酮酸及游离脂肪酸，一共研究了 43 人。这些基质的动脉含量、冠状动脉动静脉阶差及心肌消耗结果见表 37.2。

1.动脉葡萄糖含量随海拔升高而降低

由利马的 80.7 mg/100 mL 降至赛罗·德·帕斯科的 70.2 mg/100 mL（P=0.01），冠脉葡萄糖动静脉阶差及心肌消耗随海拔高度及动脉含量而变化。

2.动脉乳酸含量随海拔升高而增高

由利马的 5.2 mg/100 mL 升高至赛罗·德·帕斯科的 9.0 mg/100 mL（P=0.0025）；乳酸动静脉阶差及心肌消耗随海拔高度及动脉含量而变化。

3.丙酮酸

丙酮酸动脉含量、动静脉阶差及心肌消耗随海拔高度而变化。

4.游离脂肪酸

动脉游离脂肪酸含量及冠脉动静脉阶差并不随海拔而明显变化，心肌消耗在利马和拉巴斯之间有显著性差异。

表 37.2　高原健康人心肌代谢对基质的获取及消耗

指标		海拔 /m						P		
		利马 (150)		拉巴斯 (3 600)		赛罗·德·帕斯科 (4 330)		利马 vs. 拉巴斯	拉巴斯 vs. 赛罗·德·帕斯科	利马 vs. 赛罗·德·帕斯科
		$\bar{x}$	s	$\bar{x}$	s	$\bar{x}$	s			
葡萄糖	动脉含量 /mg·100 mL^{-1}	80.7	10.3	77.5	7.8	70.2	5.0	ns	0.025	0.01
	A-V 阶差 ($^\triangle$AF-SC)*/mg·100 mL^{-1}	5.8	3.2	5.5	2.5	5.1	2.9	ns	ns	ns
	心肌消耗 /mg·min^{-1}·100 g^{-1}	3.0	1.6	2.4	1.5	2.6	1.2	ns	ns	ns
乳酸	动脉含量 /mg·100 mL^{-1}	5.2	2.2	8.6	2.6	9.0	2.5	0.0025	ns	0.0025
	A-V 阶差 ($^\triangle$AF-SC)*/mg·100 mL^{-1}	1.4	0.7	3.8	1.7	4.4	1.2	0.0005	ns	0.0005
	心肌消耗 /mg·min^{-1}·100 g^{-1}	0.8	0.3	2.3	1.0	2.3	0.9	0.0025	ns	0.0025
丙酮酸	动脉含量 /mg·100 mL^{-1}	0.37	0.13	0.68	0.23	0.58	0.16	0.0005	ns	0.0025
	A-V 阶差 ($^\triangle$AF-SC)*/mg·100 mL^{-1}	0.10	0.06	0.29	0.15	0.24	0.14	0.0005	ns	0.005
	心肌消耗 /mg·min^{-1}·100 g^{-1}	0.06	0.03	0.19	0.11	0.12	0.07	0.01	ns	ns
游离脂肪酸	动脉含量 /mg·100 mL^{-1}	93.2	16.5	83.4	32.5	94.5	28.7	ns	ns	ns
	A-V 阶差 ($^\triangle$AF-SC)*/mg·100 mL^{-1}	14.5	6.5	9.3	14.3	12.5	6.3	ns	ns	ns
	心肌消耗 /mg·min^{-1}·100 g^{-1}	11.1	5.3	6.1	1.8	7.6	2.7	0.025	ns	ns

注：*—股动脉 - 冠状动脉窦阶差。

二、基质对能量的贡献率

其次，研究了每一种基质对心肌能量供应的相对贡献率见表 37.3。结果可见，在海平面 150 m，葡萄糖对心肌总能量的贡献率为 36.5%，乳酸为 9.2%，丙酮酸为 0.5%，脂肪酸的贡献率达 68.5%。在高原，碳水化合物对能量的供应十分重要，与海平面不同的是在乳酸的贡献率达 25.2%，FFA 的利用率从海平面的 68.5% 降至高原的 52.7%。在高原碳水化合物之所以重要与心肌细胞的呼吸商（respiratory quotient，RQ）增高有关，从利马的 0.81 增至赛罗·德·帕斯科的 0.91（$P=0.025$）。

从以上关于心脏对不同基质的提取和消耗来看，尽管处于动脉低氧分压，然而并没有无氧代谢的迹象。葡萄糖的消耗并不增高，也没有通常急性低氧时见到的乳酸盐产物储积的现象。相反在高原心脏消耗更多的乳酸，一般通用的在人体计算氧化还原状态的公式（如乳酸/丙酮酸比值、剩余乳酸、无氧代谢百分率及氧化还原潜势的变化）在不同海拔高度也未见明显差异。这些计算的结果进一步证实在高原不存在无氧代谢。

表 37.3　高原健康人各种基质对心肌能量供应的相对贡献率

指标	氧提取百分率 /%						P		
	利马		拉巴斯		赛罗·德·帕斯科		利马 vs. 拉巴斯	拉巴斯 vs. 赛罗·德·帕斯科	利马 vs. 赛罗·德·帕斯科
	$\bar{x}$	s	$\bar{x}$	s	$\bar{x}$	s			
葡萄糖	36.5	19.1	30.1	14.0	35.5	17.0	ns	ns	ns
乳酸	9.2	4.7	22.4	9.0	25.2	6.1	0.0005	0.0005	ns
丙酮酸	0.5	0.4	1.5	0.8	1.2	0.7	0.0025	0.01	ns
总碳水化合物	46.2	20.9	54.0	17.1	61.9	20.8	ns	ns	ns
游离脂肪酸	68.5	31.7	62.2	33.2	52.7	26.5	ns	ns	ns
心肌 RQ	0.81	0.09	0.89	0.36	0.91	0.11		0.025	ns

三、高原心肌代谢特征总结

Moret 对持续居住在高原的健康人的冠状动脉循环及心肌代谢做了如下总结。

（1）在高原动脉血氧分压降低，很显然单位时间和单位心肌物质的冠状动脉血流是低于海平面的。这一点与传统的观念认为急性缺氧是一个对冠状动脉有效的扩张刺激原是相反的。

（2）高原冠状动脉血流的降低并不为血细胞比容增高或动脉氧含量的增加所代偿。氧对心脏的供应也是单纯降低的。

（3）尽管冠状动脉的血流降低和氧供给减少，但心肌并无氧合不足的表征，心脏对氧的摄取在正常范围以内，也没有无氧代谢的迹象。因此，在高原氧对心脏的供应完美地适应于对氧的需求。

而且，在高原对冠状动脉循环的调节与海平面并无不同，冠脉对急性低氧的反应在不同海拔是相同的。

（4）在高原心脏在单位时间和单位物质的氧耗量是较低的，原因不明，但最可能是心肌细胞通过特殊的代谢能力，在长期的适应中学会了节约用氧。

（5）鉴于在不同海拔心脏的外部做功实际上是相同的，故高原心肌的效率更高，心脏能以较少的氧做同样的功。

（6）在高原心脏利用同样的基质产生能量，但在高海拔心脏原更多地利用碳水化合物，特别是乳酸。这就可以部分解释其较好的效率。

（7）在高原心肌对基质摄取的调节并无差异，在不同海拔基质摄取的最低阈值是相同的。然而，对在相同的动脉游离脂肪酸浓度下，心脏更多地选择乳酸盐。

（8）在高原，尽管动脉血氧分压、供血量、供氧量都较低，但是并无无氧代谢的迹象，也无乳酸盐储积产物的出现，相反，由于动脉血中乳酸盐含量升高，心肌对其消耗量也增高。

以上这些发现，也见于其他学者的报道，如 Barbashova[69]、Reynafarje[70] 及 Poupa 等 [30]。可以认为高原比起海平面来，其有氧代谢的能力高度发展了。这也可以部分解释为什么在高原心绞痛和心肌梗死都少见（见第 18 篇）。

参 考 文 献

[1] WARD MP. Energy balance. Mountain Medicine：A clinical study of cold and high altitude[M]. London：Crosby Lockwood Staples，1975：55-60.

[2] STICKNEY JC，VAN LIERE EJ. Acclimatization to oxygen tension[J]. Physiol Rev，1953，33：13-18.

[3] GROVER RF. Basal oxygen uptake of man at high altitude[J]. J Appl Physiol，1963，18：909-912.

[4] NAIR CS，MALHOTRA MS，GOPINATH PM. Effect of altitude and cold acclimatization on the basal metabolism in man[J]. Aerosp Med，1971，42：1056-1059.

[5] GILL MB，PUGH LG. Basal metabolism and respiration in men living at 5 800 m（19 000 ft）[J]. J Appl Physiol，1964，19：949-954.

[6] PICON-REATEGUI E. Basal metabolic rate and body composition at high altitude[J]. J Appl Physiol，1961，16：431-436.

[7] JONES RF，LITTLE MA，THOMAS RB，et al. Local exposure of Andean Indians during normal and simulated activities[J]. Am J Phys Anthropol，1976，44：305-308.

[8] HANNA JM. A comparison of laboratory and field studies of cold responses[J]. Am J Phys Anthropol，1970，32：227-231.

[9] HARRIS P. Myocardial metabolism[M]//HEATH D，WILLIAMS DR. Man at High Altitude. London：Chuchill Livingstone，1981：196-208.

[10] TENNEY SM，SCOTTO LC，OU LC，et al. Suprapontine influences on hypoxic ventilatory control[M]//PORTER R，KNIGHT J. High Altitude Physiology：Cardiac and Respiratory Aspects. Ciba Foundation Symposium. London：Churchill Livingstion，1971：89-102.

[11] HARRIS P，HOWEL-JONES J，BATEMAN M，et al. Metabolism of the myocardium at rest and during exercise in patients with rheumatic heart disease[J]. Clin Sci，1964，26：145-150.

[12] HARRIS P. Myocardial metabolism[M]//HEATH D，WILLIAMS DR. Man at High Altitude. London：Churchill Livingston，1981：196-208.

[13] OPIE LH. Metabolism of the heart in health and disease Part I[J]. Am Heart J，1968，76：685-690.

[14] OPIE LH. Metabolism of the heart in health and disease Part II[J]. Am Heart J，1968，77：100-106.

[15] VALDIVIA T. Total capillary bed of the myocardium in chronic hypoxia[J]. Fed Proc，1962，21：221.

[16] MILLER AT，HALE DM. Increased vascularity of brain, heart and skeletal muscle of polycythemic rats[J]. Am J Physiol，1970，219：702-705.

[17] CLARK DR，SMITH P. Capillary density and muscle fiber size in the heart of rats subjected high altitude[J]. Cariovasc Res，1978，12：578-585.

[18] GROVER RF，LUSCHANOWSKI R，ALEXANDER JK. Cardiac performance and the coronary

circulation of man in chronic hypoxia[J]. Cardiology, 1971, 56: 197–202.

[19] BECKER EL, COOPER RG, HATAWAY GD. Capillary vascularization in puppies born at a simulated altitude of 20 000 ft[J]. J Appl Physiol, 1955, 8: 166–171.

[20] VALDIVIA T. Total capillary bed in striated muscle of guinea pigs native to Peruvian mountains[J]. Am J Physiol, 1958, 194: 585–591.

[21] DIEMER K, HENN R. Kapillarvermehrung in der Himvinde der Ratte unter chronischem Aauerdtoffmangel[J]. Die Narurnissenschaften, 1965, 52: 135–138.

[22] CASSIN S, GILBERT RD, JONSON EM. Capillary development during exposure to chronic hypoxia[J]. Technical Report San Antonio, 1966, 66: 16–18.

[23] HULTGREN HN, MILLER H, HARDING J. Maximum coronary flow capacity in dogs living at high altitude[M]//SUTTON J, COATES G, REMMERS J. Toronto: The Adaptation, 1990: 278.

[24] HULTGREN HN, MARTICORENA E, MILLER H. Right ventricular hypertrophy in animals at high altitude[J]. J Appl Physiol, 1963, 18: 13–18.

[25] MILLIKA NGA. Muscle hemoglobin[J]. Physiol Rev, 1939, 19: 503–508.

[26] WARD M. Respiration: the tissue phase[M]//Mountain Medicine: A Clinical Study of Cold and High Altitude. London: Crosby Lockwoopd Staples, 1975: 130–134.

[27] HURTADO A, ROTTA A, MERINO C, et al. Studies of myohemoglobing at high altitude[J]. Am J med, 1937, 194: 708–713.

[28] ANTONY A, ACKERMAN R, STROTHER GK. Effect of altitude acclimatization on rat myoglobin: Changes in myoglobin content of skeletal and cardiac muscle[J]. Am J Physiol, 1959, 196: 512–516.

[29] VAUGHAN BE, PACE N. Changes in myoglobin content of the high altitude acclimatization rat[J]. Am J Physiol, 1956, 185: 549.

[30] POUPA O, KROFTA K, PROCHAZKA J, et al. Acclimatization to simulated high altitude and acute cardiac necrosis[J]. Fed Proc, 1966, 25: 1243–1246.

[31] CLARK RT, CRISCUOLO D, COULSON DK. Effects of 20 000 feet simulated altitude of myoglobin concent of animals with and without exercise[J]. Fed Proc, 1952, 11: 25–28.

[32] POUPA O, KROFTA K, PROCHAZKA J. Myoglobin content of the heart and resistance of the isolated myocardium to anoxia in vitro during adaptation to high altitude hypoxia[J]. Physiologia Bohemoslovenica, 1966, 15: 450–455.

[33] POUPA O. Anoxic tolerance of the heart muscle in different types of chronic hypoxia[J]. Cardiology, 1971, 56: 188–192.

[34] REYNAFARJE C, FAURA J, VILLAVICENCIO D, et al. Oxygen transport of hemoglobin in high-altitude animals (Camelidae) [J]. J Appl Physiol, 1975, 38: 806–810.

[35] REYNAFARJE B. Myoglobin content and enzymatic activity of muscle and altitude adaptation[J]. J Appl Physiol, 1962, 17: 301–305.

[36] MOORE LG, ZAMUDIO S, CURRAN-EVERETT L, et al. Genetic adaptation to high altitude[M]//

WOOD SC, ROACH RC. Advances in Sports and Exercise Medicine. New York: Marcel Dekker Inc, 1994: 225-262.

[37] MOORE LG, ZAMUDIO S, ZHUANG JG, et al. Analysis of the myoglobin gene in Tibetans living at high altitude[J]. High Alt Med Biol, 2002, 3 (1): 39-47.

[38] WITTENBERG JB. Oxygen transport: a new function proposed for myoglobin[J]. Biol Bull, 1959, 117: 402-406.

[39] SCHOLANDER PF. Oxygen transport through hemoglobin solution[J]. Science, 1960, 131: 585-587.

[40] WHITTENBERG JB. Myoglobin facilitated diffusion of oxygen[J]. J General Physiol, 1966, 49: 57-61.

[41] HONIG CR, GAYESKI TEJ, GROEBE K. Myoglobin and oxygen gradients[M]//GRYSTAL RG, WEST JB. The Lung: Scientific Fpundations. New York: Raven Press, 1991: 1489-1496.

[42] LAWRIE RA. Effect of enforced exercise on myoglobin concentration in muscle[J]. Nature, 1953, 171: 1069-1070.

[43] PTTENGALE PK, HOLLOSZY JO. Augmentation of skeletal muscle myoglobin by a program of treadmill running[J]. Am J Physiol, 1967, 213: 783-785.

[44] CASTELLINI MA, SOMERO GN. Buffering capacity of vertebrate muscle-correlation with potentials for anaerobic function[J]. J Comp Physiol, 1981, 143: 191-198.

[45] JANSSON E, SYLVEN C, NORDEVANG E. Myoglobin in the quadriceps femoris muscle of competitive cyclists and untained men[J]. Acta Physiol Scand, 1982, 114: 627-629.

[46] SVEDENHAG J, HENRIKSSON J, SYLVEN C. Dissociation of training effects on skeletal muscle mitochondrial enzymes and myoglobin in man[J]. Acta Physiol Scand, 1983, 117: 213-218.

[47] TAPPAN DV, REYNOFARJE B. Tissue pigment manifestation at adaptation to high altitudes[J]. Am J Physiol, 1957, 190: 99-103.

[48] HOPPELER H, KAYAR SR, CLAASSEN H, et al. Adaptive variation in the energetic demand: III. Skeletal muscles: setting the demand for oxygen[J]. Respir Physiol, 1987, 69: 27-46.

[49] HOLLOSZY JO, COYLE EF. Adaptations of skeletal muscle to endurance exercise and their metabolic consequences[J]. J Appl Physiol, 1984, 56: 831-838.

[50] HOPPELER H, HOWALD H, CERRETELLI P. Human muscle structure after exposure to extreme altitude[J]. Experientia, 1990, 46: 1185-1187.

[51] HOWALD H, HOPPELER H. Performing at extreme altitude: muscle cellular and subcellular adaptations[J]. Eur J Appl Physiol, 2003, 90: 360-364.

[52] KAYSER B, HOPPELER H, DESPLANCES H, et al. Muscle ultrastructure and biochemistry of lowland Tibeyans[J]. J Appl Physiol, 1991, 70: 1938-1942.

[53] KAYSER B, HOPPELER H, CLAASSEN C, et al. Muscle structure and performance capacity of Himalayan Sherpas[J]. J Appl Physiol, 1996, 81: 419-425.

[54] MACDOUGALL JD, GREEN HJ, SUTTON JR, et al. Operation Everest II: Structural adaptation in skeletal muscle in response to extreme simulated altitude[J]. Acta Physiol Scand, 1991, 142: 421-427.

[55] OU LS, TENNEY SM. Properties of mitochondria from heart of cattle acclimatized to high altitude[J]. Respir Physiol, 1970, 8: 151–159.

[56] KEARNEY MS. Ultrastructural changes in the heart at high altitude[J]. Pathologia et Microbiologia, 1973, 39: 258–262.

[57] HEATH D, WILLIAMS RD. Tissue Diffusion[M]//HEATH D, WILLIAMS RD. Man at High Altitude. London: Chuchill Livingstone, 1981: 67–73.

[58] WEST JB, SCHOENE RB, MILLEDGE JS. Peripheral tissues[M]//WEST JB, SCHOENE RB, MILLEDGE JS. High Altitude Medicine and Physiology. London: Hodder Arnold, 2007: 131–141.

[59] DESPLANCHES D, HOPPELER H, LINOSSIER MT. Effects of training in normoxia and normobaric hypoxia on human muscle structure[J]. Flügers Arch, 1993, 425: 263–267.

[60] CERRETELLI P, HOPPELER H. Morphologic and metabolic response to chronic hypoxia: the muscle system[M]//FREGLY MJ, BLATTEIS CM. Handbook of Physiology. Section 4: Environmental Physiology. New York: APS, 1996: 1155–1181.

[61] REYNAFARJE BD. Pyridine nucleotide oxidizes and transhydrogenase in acclimatization to high altitude[J]. Am J Physiol, 1961, 200: 351–356.

[62] HARRIS P, CASTILLO Y, GIBSON D, et al. Succinic and lactic dehydrogenase activity in myocardiac homogenates from animals at high and low altitudes[J]. J Mole Cellul Cardiol, 1970, 1: 189–196.

[63] BARRIE SE, HARRIS P. Effects of chronic hypoxia and dietary restriction on myocardial enzyme activities[J]. Am J Physiol, 1976, 31: 1308–1312.

[64] WALPURGER G, SCHLAAK M, JIPP P. Mitochondrialer und extramitochondrialer Myokardstoffwechsel Sauerstoffmangelatmung[J]. Zeitshrift für Krieslaufforschung, 1970, 59: 643–646.

[65] TENNEY SM, OU LC. Biomedicine Problems of High Terrestrial Elevations[J]. Army Research Institute of Environmental Medicine, 1969: 160–161.

[66] HARRIS P. Myocardial enzyme activities[M]//HEATH D, WILLIAMS DR. Man at High Altitude. London: Churchill Livingstone, 1981: 204–205.

[67] MORET PR. Coronary blood flow and myocardial metabolism in man at high altitude[M]//PORTER R, KNIGHT J. High Altitude Physiology: Cardiac and Respiratory Aspects. Edinburgh: Churchill Livingston, 1971: 131–148.

[68] MORET PR. Myocardial metabolic changes in chronic hypoxia[J]. Cardiology, 1971, 56: 161–165.

[69] BARBASHOVA ZL. Adaptation to the environment[M]//DILL DB. Handbook of Physiology, Section 4. Washington, DC: APS, 2009: 37–39.

[70] REYANAFARJE R. Proceedings of the Fifth Meeting of the PAHO Advisory Committee on Medical Research[M]. Washington, DC: Pan American Health Organization. Scientific Publication, 1966.

第 10 篇　高 原 睡 眠

人类的生命过程中有 1/3 是处在睡眠中的，婴幼儿和老人可能占的比率更大。

在任何高原生理学和高原医学的研究中都不会忽视睡眠这一关键性的主题。

高原睡眠研究至少有两方面的意义。首先，睡眠通气（sleep ventilation）、睡眠结构（sleep structure）和睡眠节律（sleep rhythm）与低氧适应密切有关。其次，周期性呼吸（periodic breathing）、睡眠呼吸暂停（sleep apnea）和睡眠低氧血症（sleep hypoxemia）与高原病的关系密切，是发生急性高原病的病理因素和红细胞增生、肺动脉增压反应的重要启动机制。

近年来，每年有大量人群进入高原旅游或进行生产活动，全世界高原的长住居民也在不断增加，在各种低氧反应中，睡眠障碍成为一个突出问题。急性进入高原后难以入睡的痛苦往往使人不得不离开高原；长期生活在高原时失眠的折磨更令人苦不堪言，严重地影响生活质量以至于导致生理功能的减退。这就是我们所面对的具有重要现实意义的问题，因此，高原睡眠在高原医学中具有重要地位。

在本篇中首先介绍高原睡眠生理，重点分析高原睡眠与呼吸之间的关系；对高原睡眠障碍中的周期性呼吸、睡眠呼吸中断、表浅呼吸、呼吸不全和频发清醒做重点分析；人在特高海拔的睡眠呼吸在高原呼吸中具有代表性；睡眠具有强烈的遗传特质，尽管长期习服，但是一部分人仍难以恢复到海平面睡眠的质量，有着很大的个体差异；在具有不同高原适应历史的人类群体中表现得非常突出，适应历史最长的夏尔巴人和藏族具有最佳的低氧睡眠质量；睡眠障碍是各型高原病疾病启动和加重的诱因，目前对高原睡眠障碍已经有了有效的药物和供氧措施，其中富氧工程特别值得推荐。本篇对以上问题做了较系统的综述。

第 38 章　高原睡眠生理

第 1 节　睡眠监测方法及概念

一、按国际统一的睡眠监测方法

根据国际通用睡眠监测要求，应用多导睡眠监测仪获得多导睡眠图（polysomnography，PSG）。它由下列各图组成[1]：

脑电图（electroencephalogram，EEG）：电极置于顶区及枕区加以记录。

眼动图（electrooculogram，EOG）：电极置于双眼的眼角外侧加以记录。

肌电图（electromyogram，EMG）：电极置于颏下处加以记录。

胸壁及腹壁呼吸运动：应用介导的胸腹呼吸传感器（plethysmography）经呼吸监护转换仪加以记录。

鼻气流：应用鼻前庭置气流温度传感器加以监测。

心率：由心电图（ECG）加以记录。

动脉血氧饱和度（SaO_2）：由指氧仪（finger oximetry）加以监测。

入睡前及清醒后各测血压（BP）1 次。

二、睡眠研究观测指标

睡眠研究主要包括睡眠结构、周期性呼吸及睡眠低氧血症。睡眠分期由美国国立卫生研究院发布，长时间为全世界通用标准[2]。我国各临床和科研单位也是遵循这一标准实施睡眠观测[3-5]。

（一）睡眠分期

睡眠分期系按 30 s 信号出现的记录，用国际通用的标准判定。

1. 非快速眼球运动睡眠

非快速眼球运动睡眠，简称非快速眼动睡眠（non-rapid eye movement sleep，NREM），又称慢波睡眠（slow wave sleep，SWS），分为 4 期，各占总睡眠时间（total sleep time，TST）的百分率如下：

NREM-Ⅰ 占 5%，NREM-Ⅱ 占 50%，NREM-Ⅲ 占 10%，NREM-Ⅳ 占 10%，NREM-Ⅲ+Ⅳ 占 20% ~ 25%。NREM-Ⅲ+Ⅳ 属于深睡眠。

2. 快速眼球运动睡眠

快速眼球运动睡眠，简称快速眼动睡眠（rapid eye movements sleep，REM）：低波幅，混合频率，伴快速眼球运动，肌张力下降或完全松弛，心率和呼吸加快，脑血流增多，此期占总睡眠时间的 20%。

（二）各睡眠参数及概念

1. 总睡眠时间

总睡眠时间（total sleep time，TST）：由 NREM+REM 时间构成。

2. 总睡眠期

总睡眠期（total sleep period，TSP）：由进入睡眠到次晨清醒的时间构成。

3. 有效睡眠指数

有效睡眠指数（sleep efficiency index，SEI）是 TST 与 TSP 的比值。

4. 清醒及觉醒

清醒（conscious）及觉醒（arousal）的判定系根据美国睡眠疾病协会的报告（American Sleep Disorders Association Report，1992）[6]。

清醒判定：在 30 s 信号出现的记录上 EEG 描记有 50% 以上典型的清醒期。

觉醒判定：在 EEC 上观察到短的、2 ~ 15 s 的 α 波活动。

5. 睡眠觉醒及清醒指数

指每小时睡眠中出现的觉醒或清醒数。

6. 周期性呼吸

周期性呼吸（periodic breathing，PB）：指呼吸变大与变小规律性交替出现，多呈陈 – 施呼吸（Cheyne–Stokes breathing）。发作间期检测系从呼吸峰至呼吸峰 [7,8]。

7. 睡眠呼吸暂停

睡眠呼吸暂停（sleep apnea，SA）：指鼻和口腔气流停止持续 ≥ 10 s，7 h 睡眠呼吸暂停 30 次以上，平均每小时呼吸暂停 5 次以上 [9]。

8. 睡眠呼吸暂停分类

（1）阻塞性：指鼻和口腔气流暂停，而胸腹式呼吸存在。

（2）中枢性：指鼻和口腔气流与胸腹式呼吸运动同时暂停。

（3）混合性：指中枢性与阻塞性呼吸暂停先后同时存在。

9. 睡眠低通气或呼吸不足

睡眠低通气或呼吸不足（hypopnea）：指呼吸运动振幅和气流较正常呼吸时降低 >50%，并持续 ≥ 10 s。

10. 呼吸暂停低通气指数

呼吸暂停低通气指数（AHI=apnea+hypopnea index）= 呼吸暂停次数 + 低通气次数 / 总睡眠时间（min）×60。

11. 改良英国呼吸困难指数

改良英国呼吸困难指数（modified British medical research council，mMRC）：无明显呼吸困难（除非剧烈活动）为 0 级，快走或上缓坡时出现气短为 1 级；以自己平时的速度在平地上行走时需要停下来休息为 2 级，在平地上行走 100 m 或仅过数分钟即需要停下来休息为 3 级，明显的呼吸困难而不能离开房屋或穿脱衣服时即感气短为 4 级。0 ~ 1 级为 0 分，2 级为 1 分，3 级为 2 分，4 级为 3 分。此实验用以阻塞性慢性睡眠呼吸障碍的功能判定[10]。

12. 睡眠血氧饱和度

睡眠血氧饱和度（sleep oxygen saturation）：一般用指氧仪监测。

国际标准要求连续 7 h 睡眠监测。

三、呼吸功能检测

睡眠呼吸测试对象在实验前检测以下基本呼吸功能：用力肺活量（forced vital capacity，FVC），第 1 秒用力呼气容积（forced expiratory volume in one second，FEV_1），呼气流量峰值（peak expiratory flow，PEF）。每项共检测 3 次，变异范围不超过 5%。

四、低氧通气反应

（一）概念

低氧通气反应（hypoxia ventilatory response，HVR）是指肺泡氧分压达到 40 mmHg 时的反应[11]。

（二）检测方法

检测基本方法是逐渐把低氧混合气体（5% O_2，95% N_2）加到吸入气体的储气瓶内，直到在 8 ~ 10 min 内使 P_AO_2 达到 40 mmHg，同时同步记录通气反应，然后分析 VE-P_AO_2 双曲线。

（三）HVR 用两种方法表达

1. A 值

以每分通气量与终末潮气氧分压的关系表示：VE=VO+A/（$PetO_2$-32）[11,12]，其中：

VE：每分通气量；

VO：P_AO_2 外推无限大时的通气量，正常值为 4.8 L/ min[11]；

P_AO_2：肺泡气氧分压（mmHg）；

32：是 VE-P_AO_2 曲线的斜率接近无限大时的 P_AO_2，正常值为 32[12]；

A：是由双曲线的形状决定的参数，A 与 HVR 呈正比，A 值越大则 HVR 越大。

2. 以每分通气量与动脉血氧饱和度的关系表示

HVR 曲线斜率：$\Delta VE/\Delta SaO_2$[13,14]。

A 值大或 $\Delta VE/\Delta SaO_2$ 的线性回归斜率大则表示低氧通气易感，反之则表示低氧通气钝化。

（四）低氧通气压抑反应

低氧通气压抑反应（hypoxic ventilatory depression，HVD）：指低氧通气低下，但在给予吸入 100% O_2 后则通气量增加。

五、其他相关实验

（一）进行性等碳酸低氧实验

进行性等碳酸低氧实验（a progressive isocapnic hypoxia test）：应用 Weil 的重复呼吸循环法，检测终末潮气氧分压及二氧化碳分压从口腔以质谱仪（mass spectrometer）监测。

（二）高碳酸通气反应

高碳酸通气反应：用 VE 随 P_ACO_2 增加的斜率 S（S=ΔVE/ΔP_ACO_2）表示[15]。

（三）肺泡气二氧化碳分压

肺泡气二氧化碳分压（P_ACO_2）=PO_2-[1-（1- 呼吸商）× 吸入 O_2 比例 / 呼吸商 ×PaCO_2]。

第 2 节　睡眠生理结构

睡眠可以定义为一种非意识的状态，此时机体可被传送来的感觉或其他刺激所唤醒，由此可以与深麻醉和导致昏迷的疾病状态区别。生理性的睡眠通常具有某些特征，一般可记录为两种主要类型[16-18]。

一、非快速眼球运动睡眠

非快速眼球运动睡眠，其特征为网状结构活性系统（reticular activating system）的活性降低。也称为"慢波睡眠"（slow wave sleep，SWS），因为在脑电图（EEG）上慢的 δ 波占优势。这些慢波的电压高其发生的率为 $1\ s^{-1}$ 或 $2\ s^{-1}$。在睡眠的早期，在警觉期 alpha（α）节律（8 ~ 13 Hz）经常是很明显的。加之，睡眠的梭状脑波（14 ~ 16 Hz）也可出现。这些特征可以分为 4 个期（Ⅰ ~ Ⅳ）（见第 1 节）。δ 波可能起源于大脑皮质，是由于网状结构活性系统的活性水平降低，并非低层的驱动。NREM 是无梦的，睡得非常平静，同时周围血管的张力降低、血压下降、呼吸频率减小和基础代谢率降低。

二、快速眼球运动睡眠

快速眼球运动睡眠。尽管此时眼睛是闭合的，但眼球呈快速的水平活动。在正常的夜间睡眠，一阵 REM 持续 5 ~ 20 min，通常在平均每 90 min 睡眠中出现一次。在睡着后第 1 个周期时，REM 经常发生于 80 ~ 100 min，此时 EEG 的记录类似于清醒状态，但实际上很难唤醒。REM 睡眠通常会有许多梦境，全身肌肉的张力明显降低了，但偶尔会有突然的肌肉抽搐或肢体痉挛。心律和呼吸通常变得不规律。因此在这一睡眠模式时，脑还是处于相对活动状态，但不是在可让人清楚周围事物的方面。

动物实验发现电刺激脑桥和髓质部的核隙可以形成睡眠，有许多神经纤维连接在核和网状结构之间。这些神经纤维匿藏有血清素（serotonin），一些生理学家认为这就是使睡眠形成的主要的传递底物。然而在睡眠形成上还有其他的底物也在发挥作用。

睡眠剥夺（sleep deprivation）或睡眠破碎（sleep fragmentation）削弱了精神功能，高位的神经功能是很易感的，睡眠习惯被剥夺的人及在高原脑受到低氧作用的人这两者间有些相似。在这两种情况下，精神的活动在性质上是机械呆板性的，比如让他将资料制成一个表可以很好完成，但是要他解答一些疑难问题或从事创造则非常困难。生活在高原的有些个体，他们的某些中枢神经功能受损可能是导致睡眠质量低下的原因，当然低氧对脑的直接作用也是很明确的原因。

第 3 节　高原睡眠特征

一、觉醒频率增加

人们在高原睡眠比起在海平面经常一夜多次醒来，对此进行了一系列研究[19-22]。对受试者持续同步记录 EEG、EMG 和眼动图，结果是在 EMG 的肌动活性发生时、眼动图和 EEG 的 α 波活动出现时而记录下来觉醒。一项海拔 4 300 m 与海平面的对比研究，高原一个夜间睡眠时觉醒平均发生 36 次，而海平面为 20 次[20]。在高原给予乙酰唑胺可使通气增强而减少觉醒的频率。对同一组人在海拔 490 m 和在玫瑰峰 4 559 m 睡眠的对比研究显示在 490 m 睡眠正常，无觉醒波出现，而在 4 559 m 则出现频繁的觉醒，整个睡眠处于浅睡眠状态[21]（图 38.1）。

有些研究者认为觉醒是周期性呼吸经某些途径引发的，以为当周期性呼吸发生的强度高时觉醒的频率也高。这易于想象，当肌肉的活动强烈时一般需要增大呼吸，一个长间期的呼吸暂停可以促使觉醒。不过发现，即使没有周期性呼吸，觉醒在高原仍有很高的发生频率[16,19]。

二、睡眠结构的改变

在大量急进高原的人和登山者中都观察到了高原睡眠结构发生明显改变。Reite 等对比研究了 6 名男性志愿者在海平面及急速进入科罗拉多派克峰睡眠模式。结果在高原觉醒的频度增加，睡眠的各个期的结构和时间间期发生了变化，出现从深睡眠向浅睡眠过渡的趋向，NREM I 期增加，Ⅱ 期保持不变，Ⅲ + Ⅳ 期减少，REM 睡眠减少[19]（图 38.2）。

Anholm 等在珠峰行动 Ⅱ 时应用减压舱模拟 5 000 m、6 500 m 及 8 000 m 的海拔高度，结果与海平面相比，在这些高度睡眠时清醒次数显著增加，TST 缩小，REM 减少，随着海拔增高，这些变化更趋明显（南极洲由于受高纬度的影响实际高度的低氧程度更明显）[23]。

有一项在南极洲进行的高原睡眠研究，Joern 等观察了队员睡眠早期的 EEG 改变，结果 NREM 的Ⅲ期和Ⅳ期几乎不存在，而 REM 睡眠减少了 50%。浅—深睡眠的周期在这一地点是异常的，这一研究证实了在高纬度地区存在明显的睡眠结构变化[24]。

Goldenberg 报道法国医学登山队在攀登安纳普尔纳峰（Annapurna，基地营，4 800 m）和萨哈马峰（Mt. Sajama，6 542 m）时对睡眠呼吸的研究。结果观察到在高原难以保持正常睡眠结构，SWS 减少，周期性呼吸出现在 NREM 及 REM 睡眠。Annapurna 的 12 名队员在海平面睡眠时都没有周期性呼吸，而在基地营睡眠时所有的人都有不同程度的周期性呼吸，发生在 NREM 的 I 、Ⅱ期及 REM 睡眠。在睡眠周期性呼吸时清醒并不经常出现，有的并无周期性呼吸而经常清醒。登顶 Mt. Sajama 的所有队员睡眠时都出现典型的周期性呼吸。在 6 360 m 7 人发生周期性呼吸，而 2 人无周期性呼吸，其中 1 人有高原水肿及 SaO_2 显著降低，另 1 人有 2 次发生肺水肿的历史。在 6 542 m 观察到有 8 人周期性呼吸滞留的时间与 HVR 呈正相关（$r=0.86$，$P<0.05$），因此他们认为周期性呼吸是一种有益于习服的生理反应[25]。

　　一些研究者都观察到人在抵达高原的最初几天，尤其第 1 d，出现最明显的睡眠结构分裂、周期性呼吸和觉醒频发，以后逐渐消退[19,23-26]。

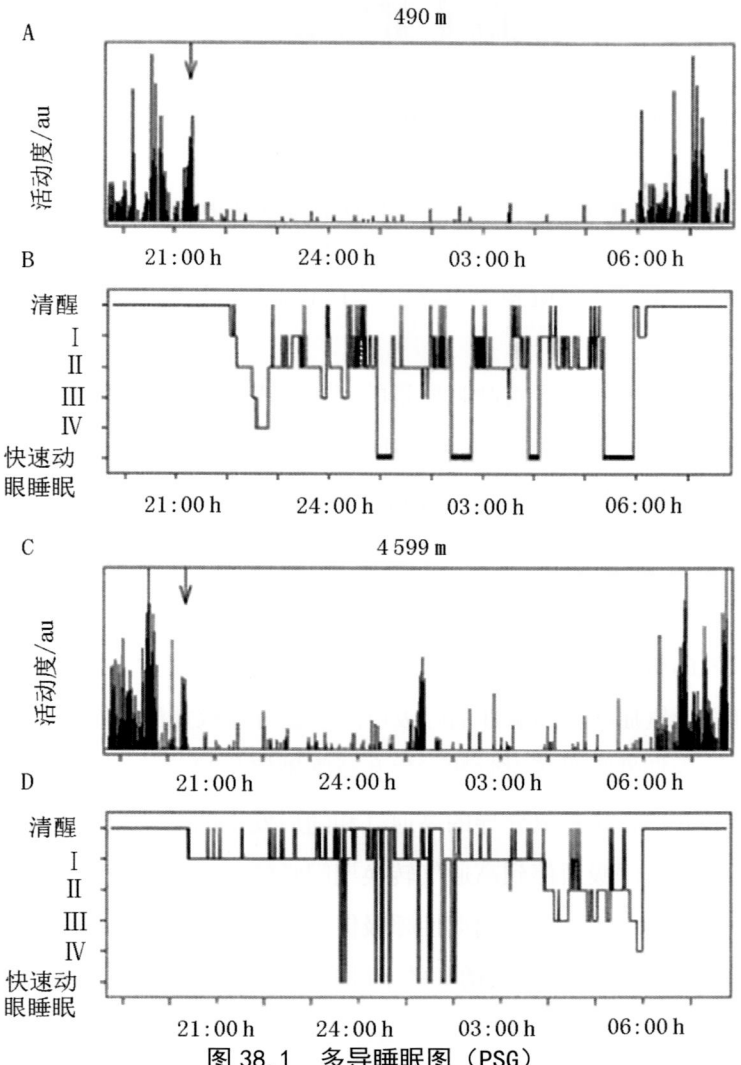

图 38.1　多导睡眠图（PSG）

　　14 名登山队员在海拔 490 m 停留 1 夜，然后在玫瑰峰珍珠室 4 559 m 停留 4 夜，通过多导睡眠图（PSG）记录睡眠活动和睡眠结构。在海拔 490 m，夜间睡眠活动图（A）显示几乎无低活动棘波出现，表明睡眠持续状况良好。相应的睡眠结构图显示结构正常，无中断睡眠的分期情况和 NREM Ⅳ /REM 循环（B）。而在海拔 4 559 m，睡眠活动图示有频繁的活动棘波（C），说明觉醒活动甚多。相应的睡眠结构图（D）显示以伴随频繁觉醒的浅睡眠为主导，而深睡眠的 NREM Ⅲ + Ⅳ极少，REM 则没有。睡眠活动图的 y 轴代表任意单元的增加。垂直箭头表示熄灯时间。（引自 Zussbaumer Ochsner, 2011）

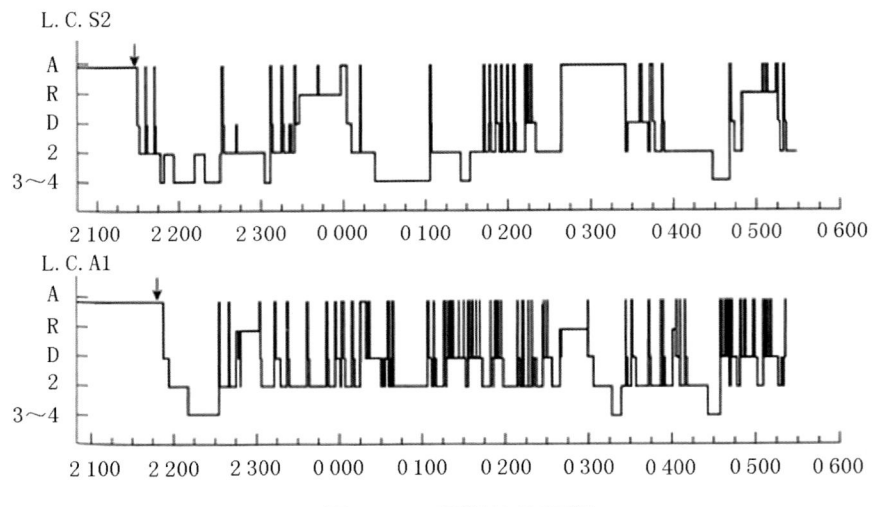

图 38.2　睡眠结构图例

　　一名受试者在海平面的记录（上方）和在海拔 4 300 m 第 1 夜的记录（下方）。水平轴表示睡眠时间，垂直轴表示睡眠分期。可见在高原睡眠的结构被分裂，浅睡眠明显增加而慢波睡眠显著减少。A—清醒；R—REM；D—NREM 第 I 期；2—NREM 第 II 期；NREM3-4—第 III + IV 期。（引自 Reite 等，1975）

　　据此，EEG 的研究已证实在高原有睡眠质量的衰减。浅睡眠（即 NREM 的 I 期和 II 期）增加，而深睡眠的 2 个期（NREM 的 III 期和 IV 期）及 REM 睡眠均减少。有的研究观察到高原睡眠时 REM 睡眠几乎消失 [27]。这些研究从脑电活动方面得到客观的结论，即登山者在高原睡眠质量低劣，不像海平面的睡眠使人精力恢复 [16,23,25]。

三、觉醒频发机制探讨

　　高原睡眠觉醒频发的机制尚未完全阐明。很明显，有些觉醒是由周期性呼吸引起的，出现呼吸短促、头痛及中枢神经低氧症状。间歇性的呼吸道阻塞也可导致觉醒，特别是打鼾者。

　　目前认为脑缺氧、周期性呼吸等对觉醒发生和睡眠破碎化起着某种作用。周期性呼吸是使呼吸出现波动型模式的核心介导，是低氧介导的高通气和随后发生的低碳酸性碱中毒、呼吸暂停间的相互作用。不得不注意到的是呼吸暂停到高通气转换期间觉醒的发生非常常见，但在某些个体觉醒增加而不伴有周期性呼吸或给氧后减少了周期性呼吸但对觉醒的频度则无作用，如此则必然有其他的机制涉及 [11,19,22,28]。其中一个因素为低氧诱导的上呼吸道的阻力增加 [29]，在中枢性的调节下或呼吸道阻塞时均可产生作用 [30]。

　　Pappenheimer 用鼠实验，在相当于海拔 5 490 m 睡眠时，SWS 由平原的 45% 降至 27%，给予吸入加入 CO_2 的气体并不能阻止 SWS 的减少，说明低氧是主要的作用 [31]。

　　高原睡眠周期性呼吸是高原睡眠的重要特征，属于睡眠病理生理的范畴，由于内容十分丰富，故专列一章加以讨论。

四、全身性反应

高原睡眠时发生全身性的生理反应，其中如心血管反应极为明显。在海拔 5 050 m 睡眠，当典型的 NREM 期周期性呼吸发生时，周期性呼吸和 HR 也随之发生周期性波动，但在通气和 SaO_2 处于最低时，血压并非是最高（见第 40 章）。在高原 4 w 后，尽管通气和 SaO_2 只有很小的降低，但血压并未明显下降[32]。

顾玉海等在西宁对 22 例诊断为阻塞型睡眠呼吸暂停综合征（obstructive sleep apnea syndrome，OSAS）的男性患者进行了睡眠监测，并与 20 例年龄相当的健康男性对比。结果不论睡眠前还是睡眠清醒后，OSAS 组的血压均明显高于对照组 [SBP：（155 ± 13）mmHg vs.（121 ± 7）mmHg，DBP：（101 ± 10）mmHg vs.（81 ± 8）mmHg，$P<0.01$][33]。据一项统计称 OSAS 患者中高血压发生率达 60% ~ 90%，而在中老年高血压患者中，约有 30% 有不同程度的 OSAS，二者有一因果关系[34]。

第 4 节　高原婴幼儿和小儿睡眠

随着高山旅游业的日益发展，大量的儿童随其父母到达高原（山）地区。仅据 Yaron 等的一项统计，每年从平原由父母携带到美国科罗拉多高山景点和滑雪基地的 5 岁以下儿童高达 15 万人，加之，乘坐飞机迅速到达高原，这种急进方式会造成许多缺氧问题且易于发生高原病。但对小儿在高原的问题不很清楚，睡眠方面更缺乏研究。根据在平原的观察，婴幼儿和年龄小的儿童睡眠时出现多发清醒和不易进入熟睡的占 10% ~ 30%[35,36]；还观察到双胞胎或三胞胎发生睡眠障碍的概率更高，但与早产无关[37]。由于小儿是生理发育的特殊阶段，处于睡眠呼吸调控的初期，在睡眠生理上具有代表性，因此高原上小儿的睡眠值得关注。

为此，Yaron 等对婴幼儿和小儿在其家中和逐步进入中度高原的过程中对睡眠进行监测，共 30 名幼儿（男性 13 名，女性 17 名），年龄选择为 ≥ 3 个月和 ≤ 36 个月，平均年龄 16.5 个月（4 ~ 33 个月），其中包含双胞胎和三胞胎，均为健康儿童无任何疾患包括睡眠疾病，居住在科罗拉多首府丹佛。实验一共 7 d，第 1 d、第 2 d 在丹佛的家中，第 3 d 在旅店内（无登高，作为旅行对照日），第 4 d 在家中，第 5 d、第 6 d 于登高后在旅店（3 109 m）内，第 7 d 回到家，每夜检测睡眠[38]。

婴幼儿和小儿由于解剖生理和心理因素，不能或难以应用多导睡眠监测仪（PSG）进行睡眠监测。鉴于婴幼儿和小儿睡眠时肢体运动（体动）的增加是其睡眠障碍的特征，因此连续记录睡眠期的活动可以反映睡眠质量和特征。实验研究中进行睡眠监测系用一特制的微型自动体动仪（mini-motionlogger actigraph），原理为通过压力电驱动检测信号出现时间（此研究定为 60 s）内设定的阈值下的活动频率。当一个信号位相出现时，活动频率以体动指数（activity index）加以记录。事先家长已熟悉此仪器的应用，此体动仪是用一个尼龙带子就像一个特大型的手表一样戴在小儿的踝关节上（图 38.3）。从第 1 d 到第 4 d，然后第 5 d 到第 7 d 按时自动记录，第 4 d 与第 5 d 是从较低海拔进入高原的分割日。实验的小儿睡在旅店的一个小房间内，和他的兄弟、姐妹、父母同床，按他的习惯正常地睡眠。父母要事先填写该小儿的睡眠状态表，随后记录每一天小儿睡眠和清醒的时间。

在 37 个参与的小儿中，有 7 例因故资料未能获取，30 例资料完整可加分析，每份资料下载到计算机内，每一小儿均进行自身对照分析。审查原始资料以拒绝显然是人工制造的，如长时间为 0 体动或异常的、特别高的体动时间，结果未发现有这类资料。几个参数包括睡眠间期是从持续的体动记录中分离出来的，计算出每夜睡眠间期中体动数均值，然后进行方差分析。

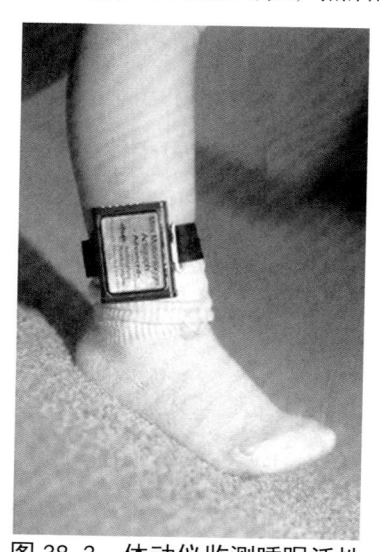

图 38.3　体动仪监测睡眠活性

注：将体动仪戴在一名 2 岁小儿踝关节上方，以监测睡眠活性。（引自 Yaron 等，2004）

结果睡眠体动计数无明显的差别。观察到明显的改变在婴幼儿和小儿抵达海拔 3 109 m 高原的第 1 夜，体动数（29.4±2.5）与旅行对照日（20.9±1.9）和其他观察日比均明显高（$P<0.02$）（图 38.4）。到高原的第 2 夜（总第 6 夜），体动数从第 1 夜的数值降了下来，但差别无统计学意义（$P=0.054$），待返回家后睡眠体动数恢复到原基础值。在本组的年龄段中未观察到体动数有年龄的差异。有 2 例在丹佛睡眠时打鼾并张口呼吸，提示有呼吸道阻塞，他们到 3 109 m 后睡眠十分困难，出现显著增多的体动数，提示有更严重的睡眠低氧。图 38.5 记录了此实验婴幼儿和小儿在抵达 3 109 m 后出现的典型的体动数增加和睡眠障碍，认为婴幼儿和小儿在高原的第 1 夜出现睡眠障碍与成人急性暴露于高原时的情况有相似之处[1]。另一项对 11～12 岁的青春前期儿童在 3 560 m 的同样方法观测实验发现在高原比在海平面出现明显的睡眠不安征象，睡眠体动数显著增加[39]。

体动仪通过电脑持续监测睡眠时的肢体活动获得睡眠—清醒模式的计量可反映睡眠质量[40,41]。体动仪获取的数据可以明确地区分婴幼儿和小儿处于睡眠还是清醒[42]，可以很精确地判别儿童处于睡眠障碍还是睡眠调控状态。体动仪在鉴定睡眠的清醒发作上与睡眠多导监测仪十分一致[43]。因此近年来体动仪已用作对睡眠性病变的筛查和对睡眠程序的监控[44]。对丹佛小儿应用体动仪监测睡眠也证实它可反映睡眠受损及体动的增加可反映清醒，当然该仪器不能确定睡眠障碍（如呼吸暂停、失眠等）的原因并对此加以精确检测。

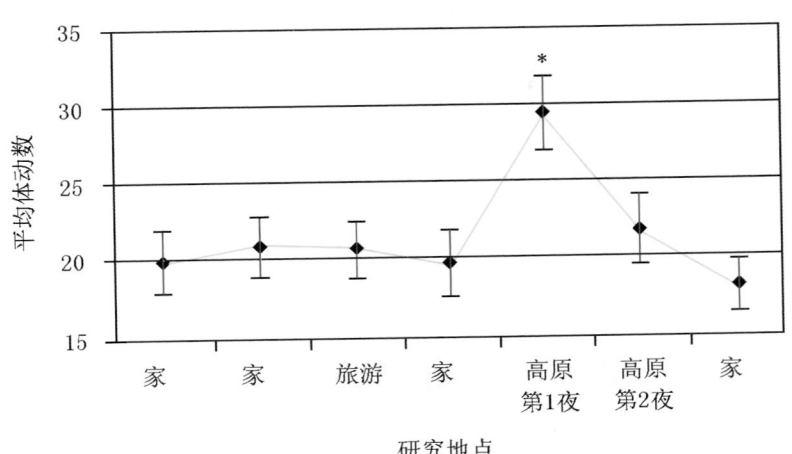

图 38.4　小儿睡眠检测平均体动数变化图

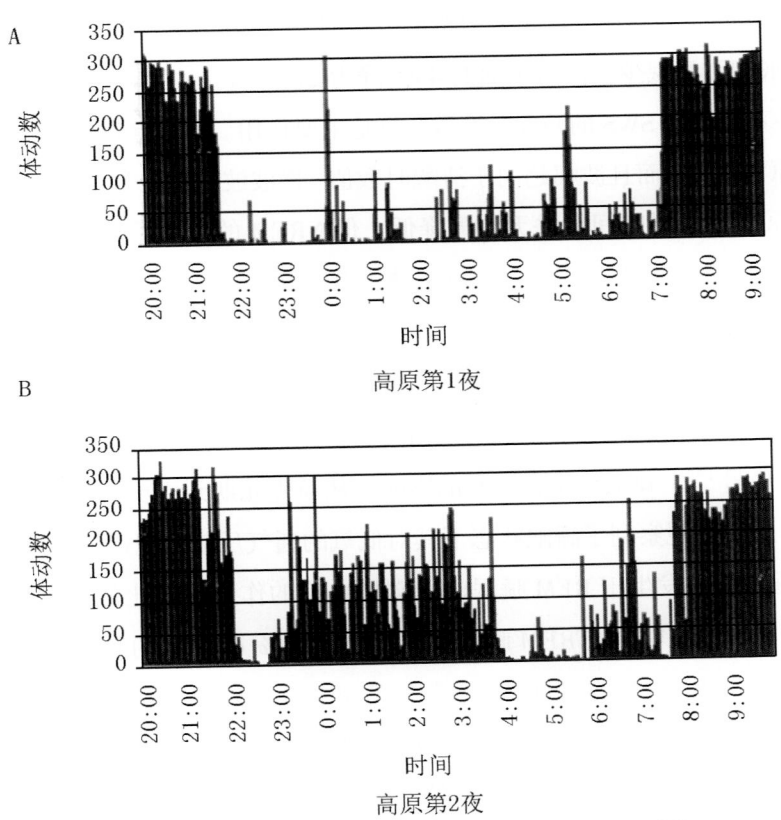

图 38.5　婴幼儿和小儿高原睡眠体动记录图

　　A—小儿在抵达高原第 1 夜时的睡眠体动记录，睡眠间期从 21∶30 开始到次日凌晨 7∶20 结束；B—在抵达高原第 2 夜时的睡眠体动记录，睡眠间期从 22∶00 开始到次日凌晨 7∶50 结束。（引自 Yaron 等，2004）

　　此外体动仪是一种间接的判定，也不能完全替代睡眠多导监测仪，因 Sadeh 等对比了体动仪和

SPG 在判定 12 ~ 48 个月的幼小儿睡眠清醒上的可靠性和正确性，有时只反映在体动仪上[41]。不过体动仪对儿童进行自身睡眠判定的易感性高并可持续观察 5 ~ 7 d，父母要记录睡眠也可同步进行[42]。同时用体动记录仪也可作为高原现场睡眠研究的一个基本仪器，而且可以连续使用数周之久[36]。

小儿高原睡眠障碍的发生机制与成人相似。在成人有睡眠多发清醒和睡眠障碍者常有情绪变化和认知功能受损[45]。儿童也会有类似情况，如白日哭泣或不高兴，这些因素会加重高原相关的睡眠呼吸障碍，甚至于发展为 AMS 而需要治疗。小儿发生高原睡眠障碍时，家长应有清醒的认识或者改变旅游计划。因此对儿童高原睡眠问题的研究和采取有效的干预措施将是重要的保障。

第 5 节　动　物　实　验

为探讨高原睡眠的相关生理机制，进行了动物实验。成年犬在主动性睡眠期（active sleep，即相当于 REM 睡眠）比起静止睡眠期（quiet sleep，即相当于 NREM 睡眠）于 SaO_2 降至最低时更易出现觉醒[46]。Pappenheimer 等用在皮层植入电极的方法研究大鼠的睡眠相，结果显示，在低氧条件下（5 490 m）深睡眠相明显减少，由海平面的 45% 降为 27%，到海拔 5 030 m 时 REM 睡眠几乎消失，给予吸入 CO_2 并不能改善 SWS 的减少，提示低氧是主要作用。还注意到皮质 SW 波幅明显降低，进一步证明低氧是原发作用，而且波幅趋向于清醒时数值。慢波波幅降低是 NREM 劣质睡眠的反映，换言之，即使在高原 NREM 时间间期并无明显降低，但 NREM 的睡眠质量已明显受损了，在静止睡眠期轻度低氧下觉醒的阈值降低[47,48]。这和在人体的观察相一致[49]。

在大鼠实验中还观察到增加呼吸负荷（工作量）并不能干预睡眠时高碳酸血症介导的过度通气，比起低氧导致的过度通气，其干预较小。Juffery 等用新生小牛做实验，在活动性睡眠期和静止睡眠期给予吸入低氧气体，发现在上述 2 个睡眠期在相同的通气水平下觉醒的发生是由于增加了来自呼吸泵传递感觉的输入信号[50]。睡眠受发育因素的影响，从新生儿期到逐步发育期睡眠结构及生理特征有一个发展过程，在幼犬观察到了睡眠状态下其对低氧的通气反应呈现逐渐发育成熟现象[51]。

为了探讨高原睡眠障碍发生于 REM 睡眠时低碳酸血症的作用是否比低氧更重要，Lovering 等在猫身上进行几种情况下的观察，在 REM 睡眠期予以吸入 10% 及 15% 的 O_2，同时吸入足够的 CO_2 以保持肺泡 CO_2 处于正常水平。低氧下 REM 睡眠显著减少，而通过机械性通气减轻低碳酸血症可以减少 REM 的次数[52]。然而 Severinghaus 对此提出异议，他指出 Lovering 等疏忽了 CO_2 的增高刺激呼吸中枢导致通气增强从而提高了 SaO_2。在第 2 个实验中，Lovering 等经正压氧机械性通气使 CO_2 逐渐下降至 85%、75% 直到正常 65%，发现 REM 睡眠减少。但由于未在固定的潮气和潮气率下，经吸入增加 CO_2 量，由此肺的伸展作用难以排除。这样这一实验将难以严格地确定是低碳酸血症和碱中毒导致了睡眠障碍。即使研究固定动脉血氧饱和度，由于肺泡气二氧化碳和动脉血二氧化碳分压改变了动脉 pH 和氧离曲线的位置，如果 SaO_2 值被固定在 75% 而 $PaCO_2$ 从 34 mmHg 提高到 40 mmHg，PaO_2 将从 40.2 mmHg 增高到 42.7 mmHg（人体实验数据）。所以如果 Lovering 观察的作用发生，那是由于多因素，包括 $PaCO_2$、pH 值、PaO_2 或 SaO_2[53]。

Cherniack 等利用中枢化学感受机制实施寒冷抑制，使实验动物形成了周期性（Cheyne–Stokes）呼吸，但在睡眠时这一机制是在中枢化学感受器及中枢呼吸神经元间产生的，并无周边化学感受器输入作用介入其中[54]。

Lahiri 观察到 3 只出生和生活在海拔 3 850 m 的猫有很强的等碳酸低氧通气反应（HVR），其低氧反应的阈值为 55 mmHg，而海平面猫的同一反应阈值为 90 mmHg，当对颈动脉体去除神经后 HVR 消失[55]。这与同年 Tenney 及 Ou 的研究相一致，对于在海拔 5 500 m 习服数周后的猫，其 HVR 阈值由 60 mmHg 下降为 40 mmHg，如剥去下丘脑皮层则 HVR 消失[56]。

为了进一步证明颈动脉体在低氧驱动中的作用，Lahiri 等在 3 只麻醉猫身上观察了周边化学感受器颈动脉体在高氧和低氧条件下对 $PaCO_2$ 变化的超越性和负向性反应。通过记录系统动脉压、呼吸道 PCO_2、呼吸道 PO_2、颈动脉体化学感受器活性等综合判定累积冲动及刺激效应，结果观察到低氧增强了这一刺激作用的发生和解离，达到稳态反应[57]（图 38.6）。这将在低氧睡眠呼吸的调控上发挥作用。

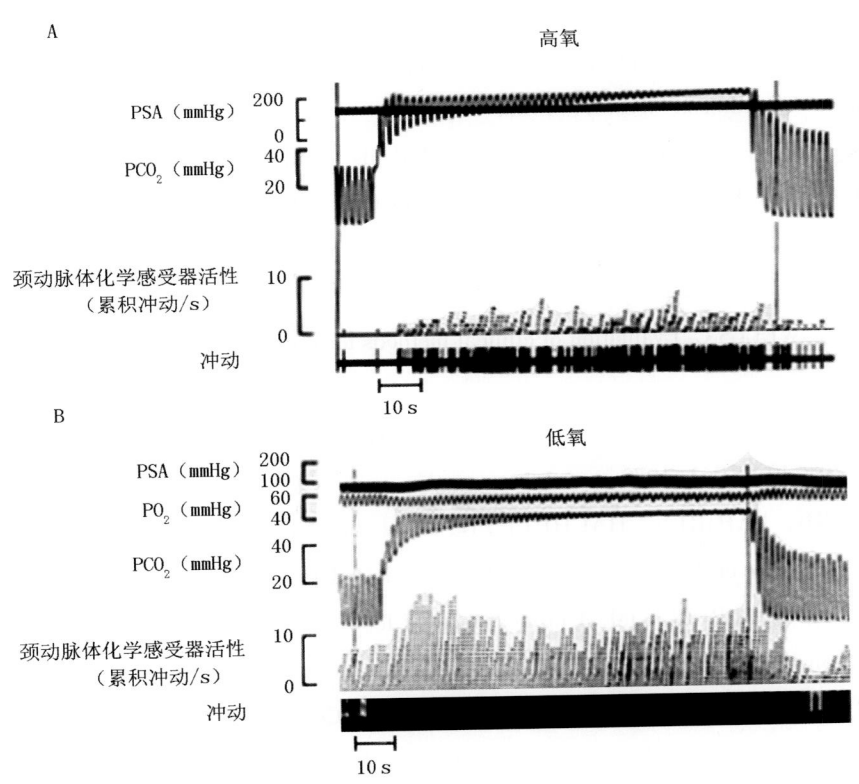

图 38.6　高氧和低氧下颈动脉体对 $PaCO_2$ 变化的反应

注：Lahiri 等观察了 3 只麻醉猫在高氧（A）和低氧下（B）周边化学感受器颈动脉体对 $PaCO_2$ 变化的超越性和负向性反应。A—记录系统动脉压（P_{SA}）、呼吸道 PCO_2、颈动脉体化学感受器活性，判定累积冲动及刺激的效应。B—同上记录外加上呼吸道 PO_2。结果低氧下增强了这一冲动刺激使作用和解离保持稳态反应。（引自 Lahiri 等，1982）

参 考 文 献

[1]   MENDELSON WB. Human sleep research and clinical care[M]. New York：Plenum Publishing Co，1987：4-31.

[2]   RECHTSHAFFEN A，KALES A. A manual of standardized technology. Techniques and scoring system for sleep stage of human subjects[M]. Washington，DC：NIH Publication Service，1968：1-350.

[3]   黄席珍. 睡眠呼吸暂停综合征的进展（综述）[J]. 中华结核和呼吸疾病杂志，1986，5（9）：304-306.

[4]   黄席珍. 阻塞性睡眠呼吸暂停综合征的诊断及外科治疗[J]. 中华医学杂志，1987，67（11）：587-589.

[5]   于英心. 睡眠呼吸障碍的讨论[J]. 中华医学杂志，1988，66（2）：108.

[6]   AMERICAN SLEEP DISORDERS ASSOCIATION REPORT. EEG arousals：scoring rules and examples[J]. Sleep，1992，15：173-184.

[7]   GUILLMINAULT C. Sleep and breathing[M]//Sleep and waking disorders：indications and techniques. Menlo Prk，CA：Addison-Wesley，1982.

[8]   BRUSI L，PAUL J，WAGGENER TB，et al. Methods for identifying respiratory oscillations diaclode altitude effects[J]. J Appl Physiol：REEP，1983，48（3）：545-556.

[9]   DAVID ROSS. The effects of nighttime hypoxia in sleep apnoea[J]. Report in 5th National congress on cor pulmonale，1987，10：23.

[10]   MAHLER D，WELLS C. Evaluation of clinical methods for rating dyspnea[J]. Chest，1988，93（3）：580-586.

[11]   WEIL JV，BYRNE-QUINN E，SODAL IE，et al. Hypoxic ventilatory response in normal man[J]. J Clin Invest，1970，49：1061-1072.

[12]   SCHOENE RB，LAHIRI S，HACHETT PH，et al. Relationship of hypoxic ventilator response to exercise performance on Mount Everest[J]. J Appl Physiol：REEP，1984，56：1478-1483.

[13]   REBUCK AS，CAMPBELL EJM. A clinical method for assessing the ventilatory response to hypoxia[J]. Am Rev Respir Dis，1974，109：345-350.

[14]   FORSTER HV，DEMPSEY JA，BIRNBAUM ML，et al. Comparison of ventilatory responses to hypoxia and hypercapnic stimuli in altitude-sojourning lowlanders，lowlanders residing at altitude and native altitude residents[J]. Federation Proc，1969，28：1274-1279.

[15]   READ DJCA. Clinical methods for assessing the ventilatory response to carbon dioxide[J]. Aust Ann Med，1967，16：20-32.

[16]   WICKRAMASINGHE H，ANHOLM JD. Sleep and breathing at high altitude[J]. Sleep Breath，1999，3：89-102.

[17] LAHIRI SW，DATA PG. Chemo sensitivity and regulation of ventilation during sleep at high altitude[J]. Int J Sports Med，2002，13：31-33.

[18] WEIL JV. Sleep at high altitude[J]. High Alt Med Biol，2004，5（2）：180-189.

[19] RIETE M，JACKSON D，CAHOON RL，et al. Sleep physiology at high altitude[J]. Electrocephalogr Clin Neurophysiol，1975，38：463-471.

[20] WEIL JV，KRYGER MH，SCOGGING CH. Sleep and breathing at high altitude[M]//GUILLEMINAULT C，DEMENT W. Sleep Apnea Syndromes. New York：Liss，1978：119-136.

[21] NUSSBAUMER-OCHSNER Y，SCHUEPFER N，SIEBENMANN C，et al. High altitude disturbances monitored by actigraphy and polysomnography[J]. High Alt Med Biol，2011，12（3）：2290-2236.

[22] SALVAGGIO A，INSALACO G，MARRONE O，et al. Effects of high-altitude periodic breathing on sleep and arterial oxyhaemoglobin saturation[J]. Eur Respir J，1998，12：408-413.

[23] ANHOLM JD，POWLES AC，DOWNEY RD，et al. Operation Everest II：arterial pxygen saturation and sleep at extreme stimulated altitude[J]. Am Rev Resp Dis，1992，145：817-826.

[24] JOERN AT，SHURLEY JT，BROOKS RE，et al. Short-term changes in sleep patterns on arrival at the South Polar Plateau[J]. Arch Int Med，1970，125：649-654.

[25] GOLDENBERG F，RICHALET JP，ONNEN I，et al. Sleep apnea and high altitude newcomers[J]. Int J Sports Med，1992，13：34-36.

[26] WHITE DP，GLEESON K，PICKETT CK，et al. Altitude acclimatization：Influence on periodic breathing and chemo responsiveness during asleep[J]. J Appl Physiol，1987，63：401-412.

[27] MEGIRIAN DA，RYAN AT，SHERREY JH. An electrophysiological analysis of sleep and respiration of rats breathing different gas mixtures：diaphragmatic muscle function[J]. Electroencephalogr Clin Neurophysiol，1980，50：303-313.

[28] NORMAND H，BARRAGAN M，BENOTI O，et al. Periodic breathing and O_2 saturation in relation to sleep stages at high altitude[J]. Aviat Space Environ Med，1990，61：229-235.

[29] ONAL E，BURROWS DL，HART RH，et al. Induction of periodic breathing during sleep caused upper airway obstruction in humans[J]. J Appl Physiol，1986，61：1438-1443.

[30] DEMPSEY JA，SMITH C，HARMS CA，et al. Sleep-induced breathing instability[J]. Sleep，1996，19：236-247.

[31] PAPPENHEIMER JR. Sleep and respiration of rats during hypoxia[J]. J Physiol（Lond），1977，266：191-207.

[32] INSALACO G，ROMANO S，SALVAGGIO A，et al. Blood pressure and heart rate during periodic breathing while asleep at high altitude[J]. J Appl Physiol，2000，89：947-955.

[33] 顾玉海，张海明，杨晓梅，等. 高原地区阻塞性睡眠呼吸暂停综合征与高血压关系的初探[J]. 高原医学杂志，2001，11（1）：16-18.

[34] JAMES M，JOHN W. Cardiovascular effects of sleep disorders[J]. Chest，1990，97（1）：220-226.

[35] BERTRAMINI AV，HERZIG ME. Sleep and bed-time behavior in pre-school aged children[J].

Periatrics，2004，71：145-153.

[36] RICHMAN N. Surveys of sleep disorders in children in a general population[M]//GUILLEMINAULT C. Sleep and Its Disorders in Children. New York：Raven Press，1987：115-127.

[37] GERSHONI-BARUCH R，EPSTEIN R，TZISHINSKY O，et al. Actigraphy home-monitoring of the sleep patterns in vitro fertilization children and their matched controls[J]. Develop Med Child Neurol，1994，36：639-645.

[38] YARON M，LINDGREN K，HALBOWER AC，et al. Sleep disturbance after rapid ascent to moderate altitude among infants and preverbal young children[J]. High Alt Med Biol，2004，5（3）：314-320.

[39] KOHLER M，KRIEMLER S，WILHELM EM. Children at high altitude have less nocturnal periodic breathing than adult[J]. Eur Respir J，2008，32（1）：189-197.

[40] ANCOLI-ISRAEL S，COLE R，ALESSI C，et al. The role of actigraphy in the study of sleep and circadian rhythms[J]. American Academy of Sleep Medicine Review Paper Sleep，2003，26：342-392.

[41] SADEH A，HAURI PJ，KRIPKE DF，et al. The role of actigraphy in the evaluation of sleep disorders[J]. Sleep，1995，18：288-302.

[42] SADEH A，LAVIE P，SCHER A，et al. Actigraphy home-monitoring sleep-disturbed and control infants and young children: a new method for prediatric assessment of sleep-wake pattern[J]. Pediatrics，1991，87：494-499.

[43] DE SOUSA L，BENEDITO-SILVA AA，PIRES ML，et al. Further validation of actigraphy for sleep studies[J]. Sleep，2003，26：81-85.

[44] SADEH A，ACEBO C. The role of actigraphy in sleep medicine[J]. Sleep Med Rev，2002，6：113-124.

[45] BONNET MH. Cognitive effects of sleep and sleep fragmentation[J]. Sleep，1993，16：65-67.

[46] PHILLIPSON EA，SULLIVAN CE，READ JC，et al. Ventilatory and walking responses to hypoxia in sleeping dogs[J]. J Appl Physiol REEP，1978，44：512-520.

[47] PAPPENHEIMER JR. Sleep and respiration of rats during hypoxia[J]. J Physiol（Lond），1977，266：191-207.

[48] PAPPENHEIMER JR. Hypoxic insomnia：effects of carbon monoxide and acclimatization[J]. J Appl Physiol，1984，57：1696-1703.

[49] REITE D，JACKSON D，CAHOON RL，et al. Sleep physiology at high altitude[J]. Electroencephalorg Clin Neurophysiol，1975，38：463.

[50] JUFFERY HE，READ DJ. Ventilatory responses of newborn calves to progressive hypoxia in quite and active sleep[J]. J Appl Physiol REEP，1980，48（5）：892-895.

[51] HADDAD GG，GANDHI MR，MELLINS RB. Maturation of ventilatory response to hypoxia in puppies during sleep[J]. J Appl Physiol REEP，1982，52（2）：309-314.

[52] LOVERING AT，FRAIGNE JJ，DUNIN-BARKOWSKI WL，et al. Hypocapnia decreases the amount of rapid eye movement sleep in cats[J]. Sleep，2003，26：961-967.

[53] SEVERINGHAUS JW. Misinterpreted study of effect of hypocapnia on REM sleep[J]. High Alt Med Biol，

2004, 5（2）: 101.

[54] CHERNIACK N, VON RULER SC, HOMMA I, et al. Experimentally induced Cheyne-Stokes breathing[J]. Respir Physiol, 1979, 37: 185-200.

[55] LAHIRI S. Ventilatory response to hypoxia in intact cats living at 3 850 m[J]. J Appl Physiol, 1977, 43: 114-120.

[56] TENNEY SM, OU LCC. Hypoxic ventilation response of cats at high altitude: an interpretation of "blunting" [J]. Respir Physiol, 1977, 30: 185-200.

[57] LAHIRI S, MULLIGAN E, MOKASHI A. Adaptive responses of carotid body chemoreceptors to CO_2[J]. Brain Res, 1982, 234: 137-147.

第 39 章 高原睡眠周期性呼吸

第 1 节 发 现 历 史

睡眠障碍在高原十分常见，也常成为急性高原病的一个预警性表现或临床征象。Jacottet 医生的悲剧给人留下深刻的印象，他是法国夏蒙尼（Chamonix）的医生，为了体验高山大气压对人体的影响，死于欧洲最高峰勃朗峰（Mt. Blanc，4 807 m）的瓦洛特高山站（Vallot Hut，4 360 m）。1891 年 9 月 1 日，他登上了欧洲最高峰勃朗峰峰顶，当时情况尚好，可这一夜他通宵未眠，气短、咳嗽、头痛、无食欲。次晨他给在维也纳的兄弟的信中写道："我彻夜未眠，而且过了如此难熬的一夜，我实在不希望任何人再受像我这样的折磨。"9 月 3 日凌晨 2 时，他死于高山病。夏蒙尼的 Wizad 医生做了尸体解剖，证实为 HAPE[1,2]。

长久以来，登山者经常会注意到在高山上他们的同伴会出现不规则的呼吸。实际上，任何人到高原过夜都可能出现周期性呼吸，周期性呼吸使高原的旅居者通宵感到烦恼和不适。

早在高原医学的启蒙阶段，一位伟大的高山生理学家——意大利都灵大学的安吉洛·莫索（Angelo Mosso）教授，是第一个发现这一现象的。1886 年 Mosso 报道了他于 1885 年 1 月 4 日的发现，在高山上睡眠时可出现陈 – 施呼吸（Cheyne–Stokes breathing）型的周期呼吸[2]。其后 1898 年他在阿尔卑斯的玫瑰峰 Canpanna Margherita 站指出："我们在 Gnifetti Hut（3 620 m）和珍珠室（4 560 m）观察到 Ugolino Mosso 有一种奇怪的呼吸。这种呼吸的模式为 3 ~ 4 个深呼吸后约有 12 s 的呼吸停顿，呼吸呈一种特殊的波形。"Mosso 用一个旋转的气鼓仪将他的兄弟（Ugolino）的这一呼吸模式图形加以描记[3]（图 39.1）。

Mosso 还指出："我兄弟和我都注意到我们的呼吸变为周期性，不仅发生于睡眠时也发生于清醒时……"指明这是一种周期性的，"这在其他人身上也明显可见。"[4] Mosso 在阿尔卑斯山海拔 3 620 m 及 4 560 m 还观察到另一种异常的呼吸模式，深呼吸的循环转换成周期性的浅呼吸而没有呼吸的中断，这是"高原睡眠周期性呼吸"的一种模式。

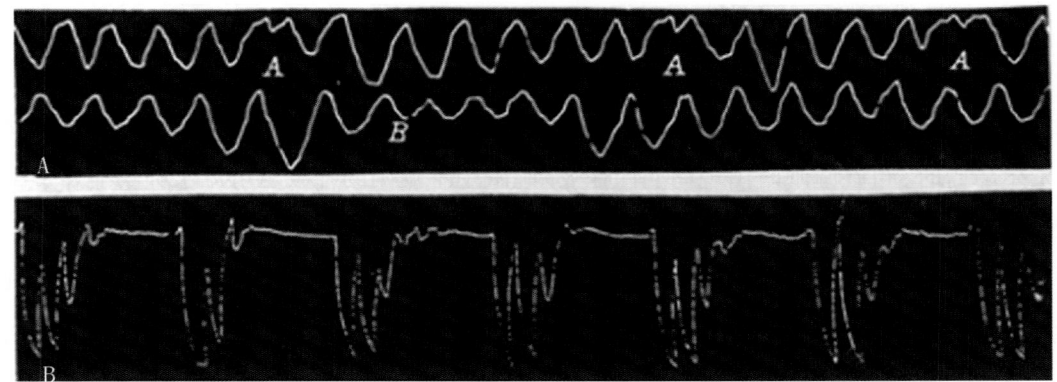

图 39.1 世界上最早描记的在海拔 4 560 m 高原睡眠出现的周期性呼吸

注：A—描记对象为 Angelo Mosso 的兄弟 Ugolino Mosso，其呼吸暂停的时间约为 12 s；B—记录对象为 Francioli，是 Regina Margherita 高山站（3 620 m）的守护人，可见其睡眠呼吸中增大和变小的波交替出现。（引自 Mosso，1898）

1920 年英国剑桥大学的著名高山学者 Joseph Barcroft 在一个低压舱内进行自身实验，舱体是封闭的，可调节舱内的吸入气氧含量，从相当于海拔 3 048 m 开始，经 6 d 时间最后上升到 4 877 m，他在里面度过了 6 d。对此，他做了如下生动的描述：

"在这个舱体内，我体验了低氧血症睡眠与平时睡眠的不同。9 个大学委员会的人监督证明我一直在舱内。其中有 2 人每夜在舱外观察以防有情况需要处理。最后一天的早晨我问他们我睡得怎么样？他们说除了最后一晚，你都睡得很好。然而我感觉并非如此，每个夜晚我有一半时间处于清醒状态，到了次晨感到不清醒，我在舱内观察他们的活动并巡视舱体以判断我真的醒了。期间，我自己计数脉搏数。这次在低氧下的睡眠证实了一种理论，在高原睡眠很轻微，时睡时醒，有连续不断的梦境。我在秘鲁的赛罗·德·帕斯科睡眠感觉与在舱体内一样，检测的睡眠时间是正常的，但睡眠的质量是劣等的。夜似乎太长，而醒来也不清醒[5]。"

关于在高原睡眠出现不平坦的呼吸模式的一些文献记载是见诸 19 世纪。Egli-Sinclair（1894）在他的一篇高山病的论文中写道，在海拔 4 000 m，呈 Stokes 呼吸。即呼吸在一段时间内是规律的，而很快一种深和长的呼吸出现了，在数秒钟暂停后又随之重复[7]。

Stokes 呼吸是爱尔兰医生 Dr. William Stokes 发现的一种呼吸模式。即在正常呼吸以后，呼吸量变为最大，随之呼吸拉长直到发生呼吸暂停，如此往复[8]。

另外一位爱尔兰医生，John Cheyne，早在 1818 年发现了同样模式的呼吸。他观察发现心力衰竭的患者出现一种周期性的呼吸，深呼吸（呼吸过度）至呼吸暂停为一周期，周期时间较长，可以达到 40 s。周期性呼吸时动脉 PO_2 和 PCO_2 同时出现周期性变化。心力衰竭患者出现此种周期性呼吸时 PaO_2 也发生类似的周期性变化，尽管其周期的时间较长[9,10]。后人为了纪念他们的发现，将之称为陈-施呼吸。高原上周期性呼吸常以陈-施呼吸的模式出现。

第 2 节　周期性呼吸特征

在海平面，周期性呼吸可发生于正常的人，但更多发生于脑血管病患者，当这类患者脑中的氧传递发生障碍时，可在睡眠时出现周期性呼吸。睡眠中不规则的呼吸也可见于肺功能异常的患者，如间歇性上呼吸道阻塞、慢性阻塞性肺疾病等伴缺氧和高碳酸血症并于睡眠期恶化时[12-14]。

在高原发生周期性呼吸的人往往在平原并无周期性呼吸。在美国科罗拉多的利德维尔镇观察到，居住在那里的每一人都可能在某一时期于睡眠时出现周期性呼吸[15]。在较低的海拔也可出现，如在科罗拉多海拔 2 440 m 的阿斯彭（Aspen）周期性呼吸伴有睡眠呼吸暂停也常见。据我们的观察，在西宁新进入高原和持续居住的人中周期性呼吸都可发生。在高原周期性呼吸在女性中的发生率明显低于男性[16]。偶尔人在静息清醒状态下也可发生周期性呼吸。

周期性呼吸是高原睡眠的典型特征，通常表现为呼吸加强和减慢交替出现，伴有阶段性的过度通气和中枢性呼吸暂停或低通气（图 39.2）。在海拔 3 815 m 一位年轻的医生记录了一个典型的周期性呼吸，呼吸周期包含 2 ~ 3 个深呼吸，随后呼吸暂停 8 ~ 12 s，周期时长 18 ~ 20 s（图 39.3）。初到高原睡眠时常因憋气而醒，睡眠觉醒通常发生在呼吸暂停与深快呼吸之间。一项研究表明，高原睡眠中有高达 52% 的觉醒与周期性呼吸有关，这一发现意味着周期性呼吸在引发高原睡眠中断中有重要作用，但非唯一的作用[17]。

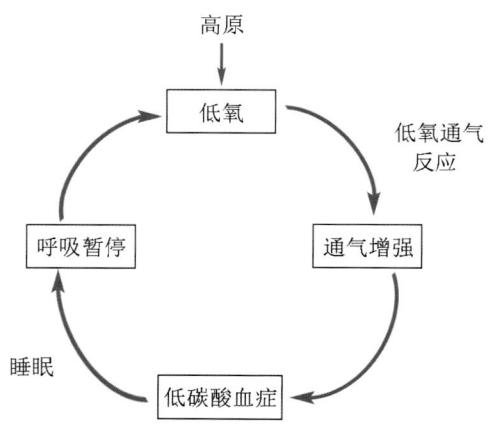

图 39.2　高原周期性呼吸的病理生理模式图

注：高原低氧引起低氧通气反应（HVR），通气增强导致低碳酸性碱中毒，于睡眠时出现呼吸暂停。呼吸暂停又加重了低氧程度及升高了二氧化碳分压（PCO_2），刺激呼吸，如此循环。（引自 Weil，2004）

在海拔 3 050 m 以上，周期性呼吸并不因海拔的增高而频度增加。大部分的周期性呼吸发生在非快速眼动睡眠（NREM）期[18,19]。

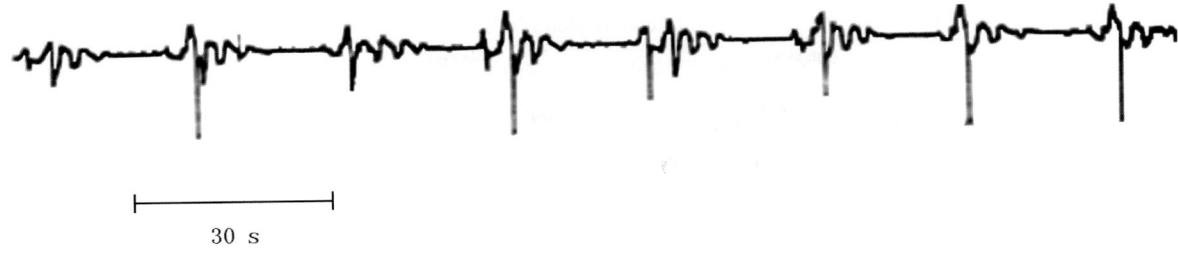

30 s

图 39.3　一例典型的高原周期性呼吸

在海拔 3 815 m 记录于一位年轻的医师，呼吸总的周期长度包含 2 ～ 3 个深呼吸，随后出现呼吸暂停 18 ～ 20 s。（引自 Hultgren，1977）

将更多的最新研究报道与减压舱模拟研究相比[20-24]，周期性呼吸与觉醒的关系在高原实地研究中体现得并不明显[25]，有时甚至没有关系。值得注意的是，周期性呼吸与觉醒之间可能有相互作用，周期性呼吸可引发觉醒，同时在觉醒与睡眠转换过程中呼吸控制发生变化，又可能促进周期性呼吸发生。

第 3 节　发 生 机 制

一、睡眠通气调节

早期的研究就已注意到高原周期性呼吸与睡眠通气调节有关。Douglas 和 Haldane（1909）观察到在高原给予吸氧后呼吸可获恢复，而且认为这是一种正常的生理性现象[26]。其后提出的反馈学说（feedback theory）突出了高原周期性呼吸的现代模式[27]。该学说假定调节环（control loop）包括周边化学感受器感应点和肺肌肉系统效应"处于衰减之下"，也即 O_2 降低和 CO_2 增高"矫枉过正"（over corrected），导致周期性呼吸暂停，必然在自动通气增强后重新启动呼吸。目前对这个系统"处于衰减之下"的原因尚不清楚，有待进一步研究，但也许可以用血液酸碱平衡的差异和脑脊液的 pH 值和 PCO_2 来解释。

不论何种情况，睡眠时发生周期性呼吸引起气体交换率低于清醒时。其原因认为是睡眠时肺容量、心输出量和可能的通气驱动降低了。不论如何，睡眠时对高碳酸血症的通气反应是正常性的降低了[28]，正如对低氧的反应一样[29]，而这两种改变在睡眠 REM 期时特别明显。在高原旅居者，睡眠低氧血症的程度与清醒时的这些驱动不相关[30]。

二、周期性呼吸：平原与高原的不同机制

探讨睡眠时周期性呼吸在平原和在高原发生的机制是否有不同，可以进一步深化对高原周期性呼吸机制的认识。周期性呼吸是由于低氧血症、低 $PaCO_2$ 及固有的正常有节律性的呼吸，其增加或减少呈周期性的方式。部分研究发现，这种周期性质发生于睡眠时而不见于清醒期[31-33]。Phillipson

指出，周期性呼吸在平原是一种与高碳酸性血症相关的现象。而在高原，则源于缺氧[34]。在海平面虽然睡眠时通气降低，但良好的呼吸中枢调控使 $PaCO_2$ 轻度上升，PaO_2 下降，伴有很小的 SaO_2 改变。增高的 $PaCO_2$ 刺激呼吸和减少对呼吸的抑制。这一系列的反应很快。在平原，正常人很少发生周期性呼吸或完全无周期性呼吸也可引起 $PaCO_2$ 轻度上升[35]。

在高原，特别是初到高原的第 1 w 或第 2 w，呼吸明显受到周边化学感受器的调控，反应性地引起 PaO_2 的改变，由于低氧通气而使 $PaCO_2$ 降低，由此对呼吸发挥较小的调控。由于周边化学感受器的反应在改变 PaO_2 上作用很慢，正常的呼吸周期变长，呼吸减少将导致 $PaCO_2$ 升高及刺激呼吸。而周边化学感受器颈动脉体对通气的刺激很强，呼吸增加后又使 $PaCO_2$ 降低和 PaO_2 增高。在高原睡眠时类似的通气下降将引起 PaO_2 显著下降，由此引起低氧性觉醒（hypoxic arousal），随之又可增加通气和改善氧合，使低氧睡眠重新恢复，通气再次下降，如此循环反复地发生，即表现为周期性呼吸，这就是为什么在高原周期性呼吸可发生于那些在平原并无周期性呼吸的人[35]（图 39.4）。

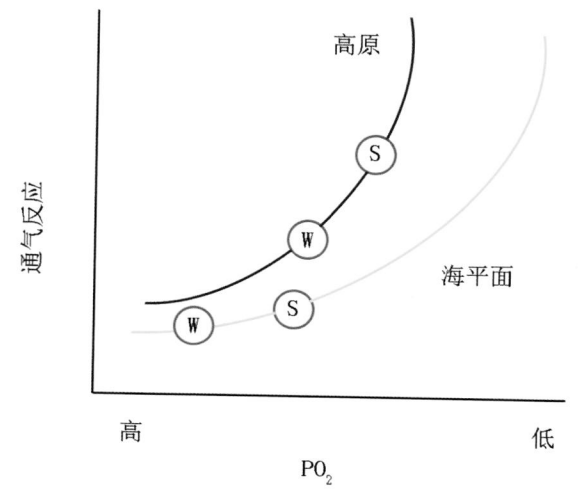

图 39.4 海平面及高原低氧通气反应曲线与清醒（W）及睡眠（S）的相应位点

高原暴露时低氧反应的曲线变得陡峭，而低氧加重使曲线向更高的陡峭位点移动，反应强度的增加似是形成周期性呼吸的因素。（引自 Weil，2004）

在周期性呼吸时呼吸暂停的周期性并非由于呼吸道阻塞，当呼吸暂停时呼吸肌、膈肌及腹部均无活动，因而更可能是要达到刺激阈值的刺激衰减。Hultgren 做了一个生动的比喻，CO_2 及 O_2 具有非常相似的天然调控系统，它们犹如快车道上的一个驾驶员和他的助手，利用速度计以保持一个稳定、只有轻微变化的速率到达目的地。驾驶员就是 CO_2 的调控系统，期望不是较长地操纵速率计，而驾驶员的助手（O_2 的调控系统）通过计算速率和程序来控制车速增速或减速，较大的变速将产生。这反映了 O_2–CO_2 调控系统[36]。

在高原停留 1 ~ 2 w 后，初期发生的呼吸性碱中毒通过肾脏对碳酸氢盐的排出而被代偿，使周期性呼吸的趋向性减少，$PaCO_2$ 水平尤其低，但是，很多人在高原逗留期间周期性呼吸可持续存在。

Lahiri 等观察到高原的夏尔巴人无周期性呼吸，而平原夏尔巴人则存在，因此认为获得高原习服的世居者睡眠时并不发生周期性呼吸，这是对低氧通气钝化的结果[37]，而针对这一观点目前已提出相悖的意见（见第 41 章）。

三、睡眠周期性呼吸的生理意义

睡眠本身并非一种同质状态（homogeneous state）。睡眠不是脑活动简单的抑制，而是一个主动过程，存在于脑干尾端引起睡眠和脑电波同步化的上行抑制系统向上传导作用于大脑皮质，并与上行激动系统的作用相拮抗，从而调节睡眠与觉醒的相互转化。在成年人其具有有机的时间性，在连续的时期阶段的循环相中，每一个循环持续约 90 min。这种睡眠分段现象通过综合的仪器检查，如脑电图、肌电图和眼动图等加以判定睡眠相。

关于周期性呼吸的生理意义有不同的看法，Lahiri 的观点是睡眠周期性呼吸的产生是由于活跃的 HVR，所以从这一角度看，活跃的 HVR 可能是不利的[38]。然而 Masuyama 等在海拔 5 360 m 研究了 9 名登山队员的周期性呼吸[39,40]。这些登山者均有高的低氧通气反应，在高原上出现频率很高和时间很长的周期性呼吸，因此认为低氧化学易感性愈高，则在高原睡眠时周期性呼吸愈长。还观察到周期性呼吸时间长的，其 SaO_2 值高。因此他们认为周期性呼吸改善了血氧饱和，因为周期性呼吸时 SaO_2 值明显高于周期性呼吸发生前，周期性呼吸则睡眠血氧不饱和较轻。因此周期性呼吸对于到高原的健康平原人是生理性有益的。White 等在美国科罗拉多的派克峰也有类似的观察，即凡是周期性呼吸发生率高的人，其周边化学感受器对低氧的易感性高[41]。

伴随周期性呼吸的是心率和心律出现周期性的改变，在深呼吸时 HR 增快而在呼吸暂停时 HR 变慢（见第 40 章）。因此 Hultgren 认为周期性呼吸是一个无害的现象，也不应将之视为 AMS 的症状。恰当的概念是周期性呼吸这一现象发生于正常人身上[36]。

第 4 节　睡眠障碍的其他形式

一、睡眠呼吸困难

在高原睡眠时常会感到呼吸短促而被憋醒。Honigman 调查了 3 158 名成年旅游者，他们到达中度高原后，31% 出现睡眠呼吸困难（noctural dyspnea）[42]。尽管其常伴有周期性呼吸，但也可伴有一种未能达到足够深呼吸后出现的明显且长的憋气感，还有一种围绕胸部的紧压感。不像心力衰竭的呼吸困难，这种感觉并不因站起来或走动而缓解，可以持续数小时甚至整个夜晚，从而使人产生恐慌和惧怕感。此种症状在起床活动后会消失。一般认为这可能是睡眠低氧血症引起的轻度 HAPE，皆知 HAPE 的症状可在夜间数小时内恶化，但这只是一种推测。

二、睡眠低氧血症

正常人在睡眠时，中枢神经系统的功能活性降低，表现为失去对温度的调控、肌肉松弛、疼痛阈增高及 HR、RR 和 BP 均降低[31-33]。呼吸活性的降低导致 $PaCO_2$ 的轻度升高，可通过严密的检测而知。肥胖、肺疾患或阻塞性呼吸道病变者睡眠时会有严重的低氧血症[43]。而睡眠低氧血症（sleep hypoxemia）有时也可见于海平面的正常人[44]。一项实验观察到 2 名女性在高原的睡眠低氧血症程度明显比 3 名男性轻[43]。在高原大部分人睡眠时均可发生低氧血症，有的甚至很严重。但如在特高海拔睡眠时，则所有的人均会出现显著的低氧血症，在海拔 6 000 ~ 7 000 m，SaO_2 低至 50%（见第 40 章），这时将会导致脑缺氧等一系列严重的低氧性损伤。睡眠低氧血症会导致频发的清醒而使次日头痛及（或）呼吸短促，这可能就是初抵高原最初数小时后在夜间加重诱发 AMS、HAPE 和 HACE 加重的原因。

发生睡眠低氧血症的基础可能是中枢性呼吸调控受到抑制，PaO_2 明显降低通过自身反馈环路导致碱中毒造成对通气的阻抑。即使在海平面睡眠，中枢神经系统的功能也是趋于低下的，伴有通气降低。在海平面，睡眠低氧血症并不能用于预测通气反应，不论是高碳酸还是等碳酸低氧通气反应。

在高原睡眠时通气降低的量大致与海平面下降的量相似，但由于氧离曲线的形状陡峭，PaO_2 的轻度降低使 SaO_2 极为显著地降低（图 39.5）。另一个特征是，在高原睡眠时随着周期性呼吸的波动，SaO_2 也呈机械样的波动，其波动幅度可达 20%（图 39.6）。

某些人在低氧时可以发生通气抑制。动物实验观察到在严重缺氧时呼吸被抑制[45]。Hackett 观察到一例有严重低氧血症的 HAPE 患者，给予吸氧后出现反向性的通气增加，提示存在低氧呼吸中枢抑制[46,47]。另一因素是缓慢性心律失常，当 HR 低至 30 次/min 甚至心性停顿达到数秒钟时，可引起心输出量的明显减少和脑血流的明显降低，也可对呼吸中枢活性及通气产生抑制。

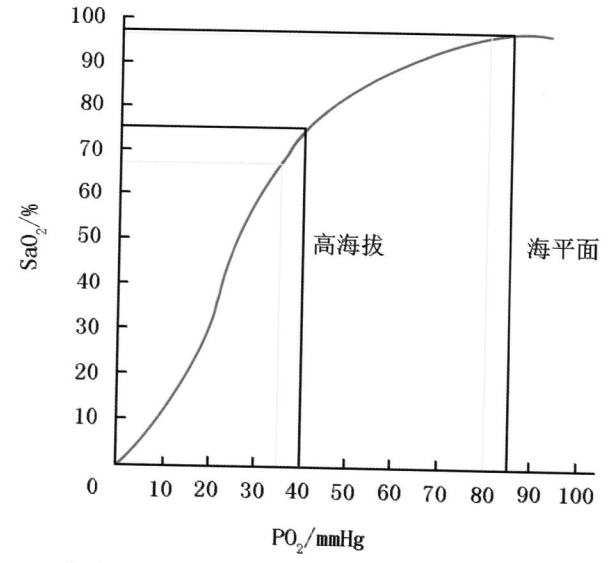

图 39.5 在海平面及高海拔睡眠时，PO_2 的变化对 SaO_2 的影响

在海平面 SaO_2 及血红蛋白氧饱和均属正常。如果在海平面睡眠时动脉血 PO_2 下降 5 mmHg，对 SaO_2 的作用很小；而在海拔 5 340 m 睡眠时如果 PO_2 同样下降 5 mmHg，由于氧离曲线形状陡峭，可使 SaO_2 降低 8%。（引自 Hultgren 等，1997）

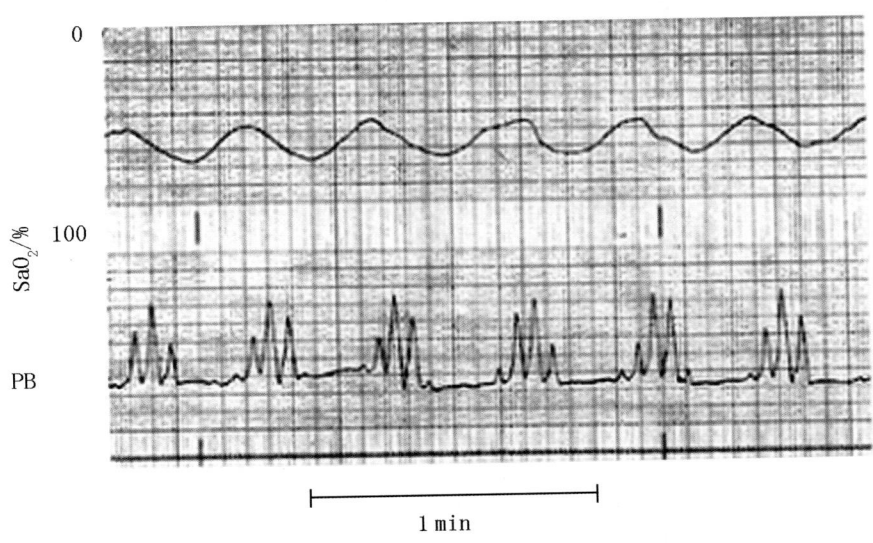

图 39.6　周期性呼吸与 SaO$_2$ 的关系

注：一名登山者在海拔 5 360 m 睡眠时的记录。动脉血氧饱和度（SaO$_2$/%）由指氧仪检测（上方），呼吸活性由电磁记录仪测得（下方）。在高原睡眠时随着周期性呼吸的波动，SaO$_2$ 也呈机械样的波动，其波动幅度可达 20%。（引自 Sutton 等，1984）

三、高原嗜睡

高原嗜睡（sleepiness at high altitude）很少见，一部分人在抵达高原的最初数小时后出现嗜睡现象。在休息时他不断地打哈欠和打盹儿，然后就很容易地进入了深睡眠。Hackett 报道在一次攀登美国加州的夏斯塔峰（Mt.Shasta）时，一名登山者大约在海拔 2 900 m 时落后于其他队员，不一会儿有一个队员下山去寻找他时发现他已经在一块大圆石下睡着了。待他们到达基地营后他不去吃晚餐而是又靠着一块石头睡着了。他有轻度的发绀，在清醒后有几分钟他看起来还处于糊涂状态，他的发绀和糊涂状态可能和睡眠低氧血症有关[48]。登山队或徒步进山队的领导和队医都应该知道这一现象，高原嗜睡有时会使队员掉队或者发展为严重的缺氧和疾患。Mosso 曾观察到几个高原嗜睡的事例，其中一个男性在 Col Du Geant（3 400 m）时极度嗜睡竟不顾危险睡在离山坳几步之遥的雪地上[2]。这种事例在高原的探险队员中偶尔可见，如果发生在汽车驾驶员身上，那很可能是发生严重车祸的根源。

参 考 文 献

[1] WARD MP. Mountain Medicine：A clinical study of cold and high altitude[M]. London：Crosby Lockwood Staples，1975：277-288.

[2] MOSSO A. Life of man on the High Alps[M]. London：T Fisher Unwin，1898：42-47.

[3] MOSSO A. La respiration periodique et la respiration superflue ou de luxe[J]. Arch Ital Biol，1886，7：48-127.

[4] WEST JB. High Altitude Physiology: Benchmark Papers in Human Physiology[M]. Stroudsburg，PA：Hutchinson Ross Pub，1981：363-365.

[5] BARCROFT J. The Respiratory Function of the Blood，Part I：Lessons from High Altitudes[M]. Cambridge：Cambridge University Press，1925.

[6] BERT P. La Pression Barometrique[M]. Paris：Masson，1978.

[7] EGLI-SINCLAIR. Le mal de mantagne. Revue Scientifique（Revue Rose）[J]. Paris，1894，4（1）：172-180.

[8] STOKES W. The Diseases of the Heart and Aorta，Hodges and Smith[J]. Dublin，1854：320.

[9] CHEYNE J. A case of apoplexy in which the fleshy part of the heart was converted into fat[J]. Dublin Hosp Rep，1818，2：216-223.

[10] FISHBERG A. Heart Failure[M]. Philadelphia：Lea and Febiger，1940：159-174.

[11] STROHL K，FOUKE J. Periodic breathing at high altitude[J]. Sem Respir Med，1983，5：169-174.

[12] COATES G，GRAY G，MANSELL A，et al. Changes in lung volume，lung density and distribution of ventilation during hypobaric decompression[J]. J Appl Physiol：REEP，1979，46：752-757.

[13] PHILLIPSON EA. Respiratory adaptation in sleep[J]. Ann Rev Physiol，1978，40：133-138.

[14] SUTTON JR，GRAY GW，MCFADDEN MD，et al. Sleep hypoxemia at altitude[M]//BRENDEL W，ZINK RA. High Altitude Physiology and Medicine. New York：Springer-Verlag，1982：3-8.

[15] WEIL JV，KRYGER MH，SCOGGING CH. Sleep and breathing at high altitude[M]//GUILLEMINAULT C，DEMENT WC. Sleep Apnea Syndrome. New York：Liss，1978：119-136.

[16] LAHIRI S，BARNARD P. Role of arterial chemoreflex in breathing during sleep at high altitude[M]//SUTTON JR，HOUSTON CS，JONES N. Hypoxia，Exercise and Altitude. New York：AR LISS，1983：75-85.

[17] SWENSON ER，LEATHAM KL，ROACH RC，et al. Renal carbonic anhydrase inhibition reduces high altitude sleep periodic breathing[J]. Resp Physiol，1991，86：333-343.

[18] LAHIRI S，BARNARD P. Role of arterial chemoreflex in breathing during sleep at high altitude[M]//SUTTON JR，HOUSTON CS，JONES N. Hypoxia，Exercise and Altitude. New York：AR LISS，

1983：75–85.

[19]　WEST JB, PETERS R, AKNES G, et al. Noctural periodic breathing at altitudes of 6 300 m and 8 050 m[J]. J Appl Physiol, 1986, 61：280–287.

[20]　NUSSBAUMER-OCHSNER Y, SCHUEPFER N, SIEBENMANN C. High altitude sleep disturbances monitored by actigraphy and polysomonography[J]. High Alt Med Biol, 2011, 12（3）：229–236.

[21]　LATSHANG TD, LO CASCIO CM, STADELMANN K, et al. Are sleep, nocturnal breathing and daytime performance impaired at moderate altitude（1 630 ~ 2 590 m）? [J]. Sleep, 2013.

[22]　STADELMANN K, LATSHANG TD, LO CASCIO CM. Quantitative changes in the sleep at moderate altitude（1 630 m and 2 590 m）[J]. PloS One, 2013.

[23]　JOHNSON PL, EDWARDS N, BURGESS KR. Sleep architecture changes during a track from 1 400 m to 5 000 m in the Nepal Himalayas[J]. J Sleep Res, 2010, 19（1）：148–156.

[24]　NUSSBAUMER-OCHSNER Y, URSPRUNG J, SIEBENMANN C. Sleep and breathing in high altitude pulmonary edema susceptible subjects at 4 559 m[J]. Sleep, 2012, 35：1413–1421.

[25]　KHOO MCK, ANHOLM JD, KO SW, et al. Dynamics of periodic breathing and arousal during sleep at extreme altitude[J]. Respir Physiol, 1996, 103（1）：33–43.

[26]　DOUGLAS GS, HALDANE JS. The cause of periodicor Cheyne-stokes breathing[J]. J Physiol, 1909, 38：401.

[27]　STROHL KP, FOUKE JM. Periodic breathing at altitude[J]. Sem Rep Med, 1983, 5（2）：167–174.

[28]　BULOW K. Respiration and wakefulness in man[J]. Acta Physiol Scand Sup, 1963, 209：1–110.

[29]　DOUGLAS NJ, WHITE DP, WEIL JV, et al. Hypoxic ventilatory response decreases during sleep in normal men[J]. Am Rev Respir Dis, 1982, 125：286–298.

[30]　POWLES ACP, SUTTON JR, GRAY GW, et al. Sleep hypoxemia at altitude：Its relationship to acute mountain sickness and ventilatory responsiveness to hypoxia and hypercapnia[M]//FOLINSBEE LJ, WAGNER JA, GORGIA JD, et al. Environmental Stress：Individual adaptations. New York：Academic Press, 1978：378–381.

[31]　HARPER P. Nurophysiology of sleep[J]. Sem Respir Med, 1983, 5：65–73.

[32]　ELDIDGE F, MILLHORN D. Oscillation, gating and memory in the respiratory control system[J]. Handbook of Physiology. Respiratory II, 1989：93–114.

[33]　GOTHE B, MANTEY P, GOLDMAN M, et al. Periodic breathing in normal humans during quiet sleep[M]//SUTTON JR, JONES N, HOUSTON CS. Hypoxia：Man at High Altitude. New York：Hieme-Stratton, 1982：202.

[34]　PHILLIPSON EA. Respiratory adaptation in sleep[J]. Ann Rev Physiol, 1978, 40：133–138.

[35]　SUTTON JR, GRAY GW, HOUSTON CS, et al. Effects of acclimatization on sleep hypoxemia at altitude[M]//WEST JB, LAHIRI S. High Altitude and Man. Maryland：APS, Bethesda, 1984：141–146.

[36]　HULTGREN HN. Sleep at high altitude[M]//High Altitude Medicine. Stanford, Canifornia：Hultgren Publishings, 1997：368–381.

[37] LAHIRI S，BARNARD P. Role of arterial chemoreflex in breathing during sleep at high altitude[M]//SUTTON JR，HOUSTON CS，JONES N. Hypoxia，Exercise and Altitude. New York：AR LISS，1983：75-85.

[38] LAHIRI S，MARET KH，SHERPA MG，et al. Sleep and periodic breathing at high altitude: Sherpa natives versus sojourners[M]//WEST JB，LAHIRI S. High Altitude and Man. Maryland：APS，Bethesda，1984：73-90.

[39] MASUYAMA S，KOHCHIYAMA S，SHINOZAKI T，et al. Periodic breathing at high altitude and ventilatory response to O_2 and CO_2[J]. Jpn J Physiol，1989，39：523-535.

[40] MASUYAMA S，HASAKO K，KOHCHIYAMA S，et al. Pediodic breathing during sleep at high altitude and ventilatory chemosensitivities to hypoxia and hypercapnia[M]//UEDA G，KUSAMA S，VOELKEL NF. High-Altitude Medical Science. Matsumoto：Shinshu University Press，1988：229-238.

[41] WHITE D，GLEESON K，PICKETT C，et al. Altitude acclimatization：Influence on periodic breathing and chemo responsiveness during sleep[J]. J Appl Physiol，1987，63：401-412.

[42] HONIGMAN B，THEIS MK，KOZIO-MCLAIN J，et al. Acute mountain sickness in a general tourist population at moderate altitudes[J]. Ann Intern Med，1993，118：587-592.

[43] TRASK C，CREE E. Oximeter studies on patients with chronic obstructive emphysema，awake and during sleep[J]. N Engl J Med，1962，266：639-642.

[44] BLOCK P，BOYSEN P，WYNNE J，et al. Sleep apnea，hypopnea and oxygen saturation in normal subjects：A strong male predominance[J]. N Engl J Med，1979，300：513-517.

[45] MILLHORN D，ELDIDGE F，KILEY J，et al. Prolonged inhibition of respiration following acute hypoxia in glomectomized cats[J]. Respir Physiol，1984，57：331-340.

[46] POWLES P，SUTTON JR. Sleep at altitude[J]. Sem Resp Med，1983，5：178-180.

[47] HACKETT PH，RENNIE D，HOFMEISTER SE，et al. Fluide retention and relative hypoventilation in acute mountain sickness[J]. Respiration，1982，43：321-329.

[48] HACKETT PH. The Denali medical Research Project，1982—1985[J]. Am Alpine J，1986，28：129-137.

第 40 章　特高海拔的睡眠

特高海拔（extreme altitude）一般指海拔 5 500 m 以上或至少在 5 000 m 以上，此高度的大气压 PB 为 380 ~ 405 mmHg，即相当于海平面的 50% 或以下。根据在珠峰长期的登山观察和在南美智利等高海拔矿区工人中的生理研究，提示在这一高度上，即使有充足的营养和良好的居住条件，人类也无法长期在此生存。因此在这一高度的睡眠生理研究反映了人体在极度低氧应激下睡眠呼吸的结构变化和血氧饱和状态，具有特殊的科学价值，同时对于登山医学、高山军事哨所、高山矿业开发均具有实际意义。但在这一高度由于受到睡眠监测手段和观测对象的限制，研究的难度较大。近 40 年来有几项特高海拔睡眠研究的重要成果，以下分别介绍讨论。

第 1 节　美国珠峰医学登山队

1981 年以 John West 为首组织了美国珠峰医学科研登山队，主要研究人体在高山低氧环境中的以心肺效应为中心整体生理变化，及各型高山病的发病情况。领队 West 教授曾指出，这一研究的成果将用于治疗心肺患者，因为这类患者常有严重的缺氧，其程度与人体处于珠峰的高度相似。而登上珠峰的人遇到的许多问题，又和心肺失调，如心力衰竭、肺气肿和慢性肺部疾患等相似。研究健康人登山的情况，能够为了解人体在急剧缺氧时发生的反应提供许多有用的资料[1]。

这一研究的最终目的是急骤缺氧的影响，并按不同海拔高度进行比较，利用特别设计的先进仪器进行心、肺、血、消化、代谢、内分泌、睡眠等综合性的生理观测[2]。

一、周期性呼吸及睡眠呼吸暂停

在学术登山过程中进行的特高海拔综合生理研究包括睡眠生理的研究。他们在海拔 6 300 m（PB 351 mmHg）建立了高山实验室。8 名年轻健康受试男性在此高度停留数周，睡眠研究主要集中在高山周期性呼吸上。结果在此期间周期性呼吸很明显地出现了，每夜监测 1 ~ 3.5 h，监测时周期性呼吸出现率为 57% ~ 90%[3]。一般而言，周期性呼吸时间占睡眠时间的百分率随海拔高度增加而增高。例如，Waggener 等报道周期性呼吸伴有呼吸暂停在海拔 2 440 m 占睡眠时间的 24%，而到海拔 4 270 m 则增高到 40%[4]。其后，Khoo 等对周期性呼吸占睡眠时间的比率提出了一个理论模式，基本理论是通过呼吸失稳时的反馈调控进行通气预测，当通气从稳态和过度驱动发射形成偏差时经过不断反复的调控增加而加以校正[5]。在海平面，偶尔睡眠时也可发生周期性呼吸，然而所占的睡眠时间比率是很小的[6,7]。

1981 年在 6 300 m 监测周期性呼吸同时监测了 ECG、HR、潮气量和 SaO_2，然而仍很难判定某人实际的非睡眠时间。以往的研究认为在高原非快眼动睡眠（NREM）时周期性呼吸很常见，而在 REM 则周期性呼吸不常见[8,9]。当然，在高原 REM 睡眠本身即少见。周期性呼吸的周期时间平均为 20.5 s。这和本次在海拔 5 400 m 观察到的周期长度相一致[10]。已观察到周期性呼吸周期时间的长度是随海拔增高而减少的[4]。在海平面这一周期时间约为 30 s[11]。AMREE 在不同海拔高度观察到的周期性呼吸周期时间与以往一些实验相比稍高，而与 Khoo 的理论模式和 West 等（1986）的实测结果比较接近。

在海拔 8 050 m（PB 282 mmHg），有 4 人出现睡眠周期性呼吸，在此高度因距基地营极远，故呼吸运动未能直接检测，应用 Holter 监测仪持续监测全夜间 ECG 的变化，根据心率变异间接推算周期性呼吸（图 40.1）。结果可见 1 人的 HR 因周期性呼吸的周期性变化而改变，且和窦性心律失常不同[3]。

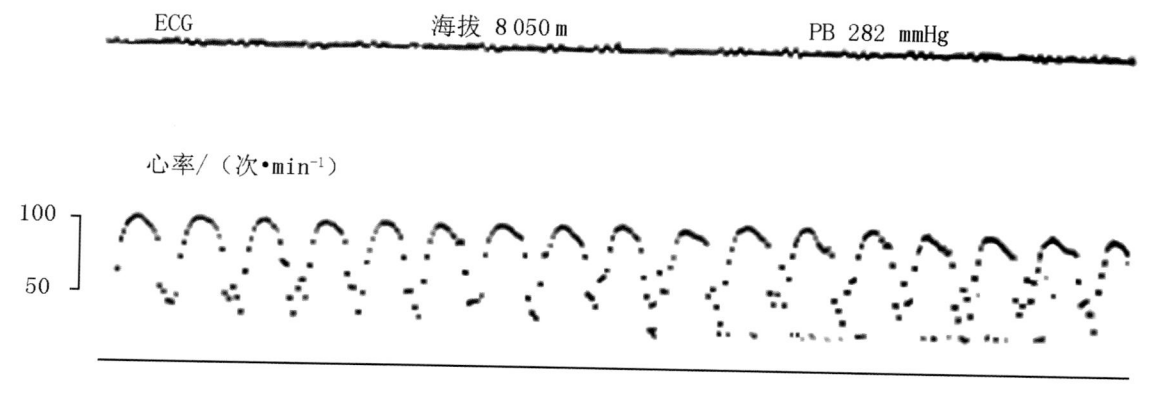

图 40.1　心率随周期性呼吸而波动

注：AMREE 时，1 人在海拔 8 050 m（PB 282 mmHg）睡眠时，其 HR 因周期性呼吸的周期变化也出现了波动性改变，时间长达 40 min。这一 HR 波动与窦性心律失常是不同的。

二、睡眠呼吸及通气调节

在海拔 6 300 m，当美国队员动脉血氧饱和度 ≤ 50% 时于一段呼吸停顿后出现明显的周期性呼吸[12]。周边化学感受器低氧通气与睡眠呼吸类型相关[13]。睡眠心电图显示心率与呼吸之间无明显相关。

对美国人及夏尔巴人都进行了低氧及 CO_2 对通气功能驱动作用的广泛研究，包括清醒及睡眠状态。有趣的是夏尔巴人睡眠时即使吸入气氧含量降低也不出现周期性呼吸[12]。

第 2 节　珠峰行动 II

20 世纪 80 年代高原医学有两项具有雄心和创造性的研究，一项是上述由 West JB 领导的 1981 年美国珠穆朗玛峰医学研究登山队取得的丰硕成果；另一项是由 Houston CS 及 Sutton JR 领导的珠峰行动 II [14]，被认为是高山生理学发展中的里程碑。这两项研究互相对比、互相补充又互为印证，获取了大量资料，否定了一些旧的推理和设想，提出了不少新的观点和论断。

地球之巅珠峰峰顶的大气氧分压据推测为 50 mmHg（6.65 kPa），非常接近人类低氧耐受的极限[15]。在这一极度低氧条件下，机体通过氧传送链反映出的适应能力，大致为 "最大适应"（maximal adaptation）水平。

珠峰行动 II 的实验是在美国陆军环境医学研究所的减压舱内进行的，其优点是可以更有效地控制一些影响因素，如自然环境中气温、气压、大风、冰雪等的不断变化，以及人在攀登过程中心理应激造成的紧张和恐惧等。

在珠峰行动 II 模拟特高海拔的生理研究中，Anholm 等进行了睡眠呼吸的研究，5 名男性健康受试者在减压舱的 40 d 内逐步登高。分别在大气压 760 mmHg、429 mmHg、347 mmHg 及 282 mmHg，即相当于海平面（SL）、4 570 m、6 098 m 及 7 620 m 的海拔高度做睡眠监测[16]。应用多导睡眠监测仪（PSG）观察睡眠结构及睡眠血氧饱和。

结果总睡眠时间缩短，由 SL 的 312 min 降为 282 mmHg 的 186 min（$P<0.01$）。快速眼动睡眠（REM）占睡眠时间的百分比从 SL 的 17.9% 降至 7 620 m 的 4.0%。睡眠夜间清醒次数由 SL 的 14.8 增加为 7 620 m 的 37.2。睡眠效率由 SL 的 81% 降至 429 mmHg 的 47% 及 282 mmHg 的 55%（$P<0.05$，429 mmHg vs. SL）。觉醒期由 SL 的（20±11）min 增加为 7 620 m 的（32±13）min（$P<0.05$）[17]。除了在 SL，所有受试者在 3 个高海拔时均可见周期性呼吸伴睡眠呼吸暂停。

珠峰行动 II 时对 5 名志愿者在减压舱内模拟海拔 7 620 m，清醒时平均 SaO_2 为 54%，睡眠时平均 SaO_2 为 41%[18]。其中在 3 个不同海拔睡眠 SaO_2 均值见表 40.1。

表 40.1　珠峰行动 II 受试者在 3 个模拟高度的睡眠 SaO_2

海拔 /m	大气压 /mmHg	SaO_2/%	
		睡眠时	清醒时
4 527	429	79	81
6 100	347	66	69
7 620	282	41	54

由表 40.1 中可见，在海拔 4 527 m、6 100 m 和 7 620 m 三个高度睡眠时 SaO_2 均值分别为 79%、66% 及 41%，说明随海拔增高，出现明显的睡眠低氧血症。SaO_2 值在睡眠时较白日清醒时明显下降，

在珠峰顶清醒时均值也低至 70%。从而认为在特高海拔引起的低氧损伤多与显著的睡眠低氧血症有关[18]。

在同一特高海拔的睡眠研究中，通过持续的脑电图记录及计算机分析，观察到觉醒比起呼吸过度来与呼吸暂停的关系更为密切[19]。当唤醒终止时并非是重新开始呼吸所必需的原因，但是约发生于半数的在呼吸暂停结束时。第一个呼吸平均在觉醒前 1 ~ 4 s。因此在引起觉醒前已足以导致动脉血氧饱和度（SaO_2）的下降和动脉血二氧化碳分压（$PaCO_2$）的增高[20]（表 40.2）。

表 40.2　珠峰行动 II 模拟人在特高海拔时的睡眠情况

检测指标	海平面（PB 760 mmHg）	模拟 7 620 m（PB 282 mmHg）
睡眠夜间清醒次数	14.8	37.2
总睡眠时间 /min	337±30	167±44
REM 睡眠检测指标占睡眠时间比率 /%	17.9±6.0	4.0±3.3
睡眠连续性（每小时睡眠的觉醒）	22±6	161±66
SaO_2/%	96.6±1.5	52±2
呼吸中断指数（每小时发生次数）	0.7±1.2	75.2±37.8

而另一些人在高原觉醒增多并不伴有周期性呼吸，提示觉醒仅为低氧本身作用所致[19, 21, 22]。不过 Weil 指出，在平原进行睡眠研究时给予低氧和高碳酸血症的刺激同时予以不同程度的呼吸负荷，此时觉醒与血气的变化相比较，显示与增加的呼吸效应机械作用有关（通过检测食管压力的波幅）[23]，因此机械性的呼吸过度可能对一般由周期性呼吸引致的觉醒起着作用。

第 3 节　睡眠心率和心律

特高海拔睡眠心率和心律的研究较少。Cummings 在海拔 5 033 m 睡眠时描记了自己的 ECG，观察到延长的窦性心律失常伴有心率缓慢至 33 次 /min，房性期前收缩和结性逸搏可见[24]。AMREE 时 Lahiri 观察 8 名获得习服的平原人在 6 300 m 睡眠时的生理变化，在研究期间，周期性呼吸出现率为 56% ~ 90%，平均周期长度为（20±2）s，呼吸暂停的间期为（8±1）s。心率也出现了周期性变化，最高心率出现在高通气期的终末时[12]。珠峰行动 II 在海拔 7 620 m，在 4 名受试者睡眠时监测 ECG，3 人出现窦性心律失常，2 人有房性期前收缩，1 人出现室性期前收缩[18]。

Horii 等观察了 14 名登山者在攀登喜马拉雅山海拔 4 400 m、7 800 m 和返回 5 710 m 时用 Holter 自动监测仪记录的 24 h ECG。结果在这些海拔清醒时的平均心率为（94±4.9）次 /min，睡眠时为（75±6.7）次 /min。睡眠时的平均最低心率为（62±5.0）次 /min。有几例登山者在海平面时的正常心律在高原上几乎完全失去，他们在清醒和睡眠时的平均心率是相似的。ECG Q–T 间期延长可见，特别在睡眠时。心律失常则未发现[25]。

　　AMREE 时 Karliner 等在珠峰监测了 3 人的睡眠 ECG，结果基本与此相同，1 人的室性期前收缩主要见于周期性呼吸时，此人在海平面时也偶有室性期前收缩，其他人的 ECG 轻微改变认为与呼吸运动导致的心脏位置改变有关[26]。其中观察到 1 人在海拔 8 050 m 睡眠时，在很长一段时间（达到 40 min）其心率随着周期性呼吸而波动[3]（图 40.1）。

　　由于珠峰行动 II 是模拟实验，故条件允许而获得比较完整的资料。首先监测 7 名志愿者在海平面的睡眠，然后监测 7 人均在模拟 5 490 m、6 人在 6 100 m、4 人在 7 620 m 的睡眠。HR 的变化为从窦性心动过缓到窦性心动过速。在每一高度上最低的 HR 是相近的（41 次 /min），但最高的 HR 随海拔增高而增高，在 7 620 m 时达到 105 次 /min（图 40.2）。心率快速周期变化可能和发生在各个高度上的周期性呼吸有关。在慢心率时（平均 40 次 /min）每个周期包含 6 次心跳，增加至 120 次 /min 时每个周期含 16 次心跳（图 40.3、图 40.4）。在较高的海拔则周期时间较短。这种周期现象在海平面是不出现的。周期性呼吸和 HR 的周期性在海拔 3 813 m 即可观察到，不过这一高度 HR 变化的量较小[27]。

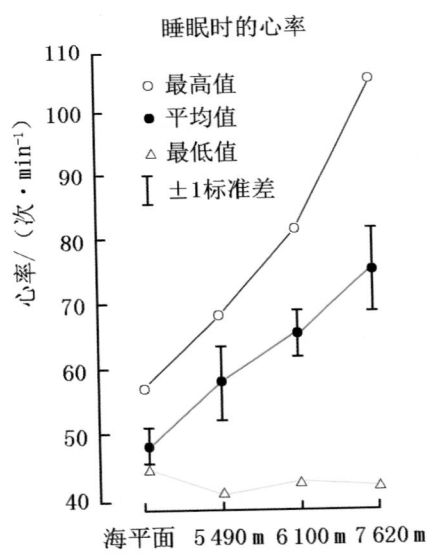

图 40.2　珠峰行动 II 时，HR 随海拔高度的变化

注：珠峰行动 II 时，7 名受试者在海平面（SL）、5 490 m、6 100 m、7 620 m 睡眠时 HR 波动变化情况。HR 最低值（Δ）是发生在窦性心律失常时最低的短暂心率。（引自 Malconian 等，1989）

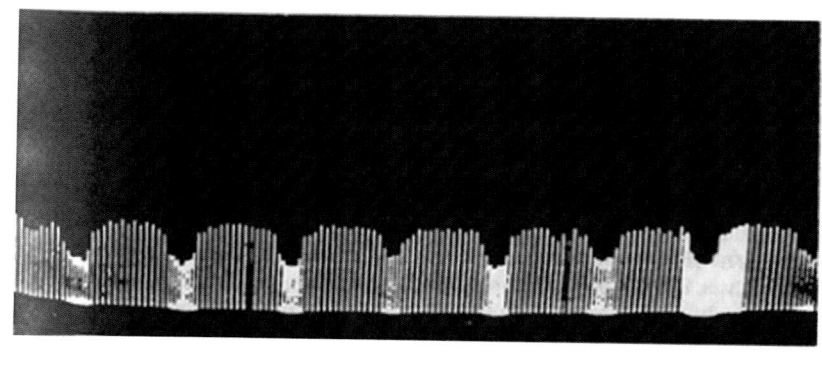

20 s

图 40.3　珠峰行动 II 时，一例在海拔 6 100 m 睡眠时 HR 的波动性周期变化图像

由自动监测磁带记录，可见快心率（较短的垂直线）和慢心率（较高的垂直线）呈周期性波动，周期时间为 17.5 s。（引自 Malconian 等，1989）

心率/（次·min⁻¹）R–R间期/s

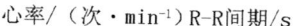

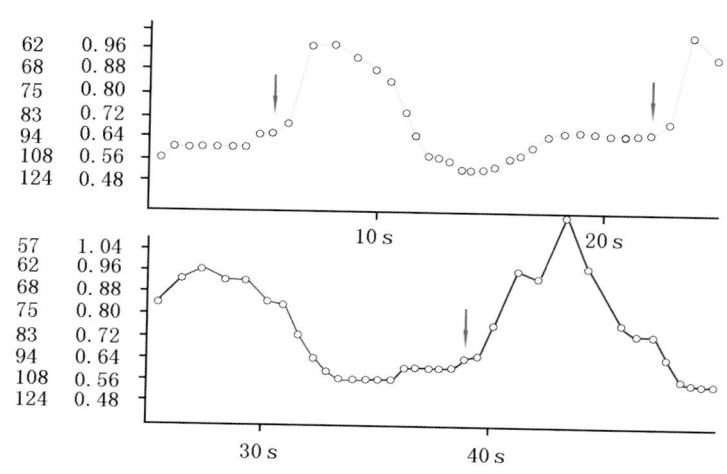

图 40.4　珠峰行动 II 时，在海拔 7 620 m 睡眠时心搏和心搏间（R–R 间期）的变化和 HR 变化

珠峰行动 II 时，在海拔 7 620 m 睡眠时心搏和心搏间（R-R 间期）的变化和在 3 个呼吸周期时的 HR 变化。垂直箭头所示为呼吸暂停发生。（引自 Malconian 等，1989）

珠峰行动 II 在模拟 5 490 m、6 100 m 及 7 620 m 各个高度上，睡眠期窦性心动过缓很常见，但在海平面则不出现[27]。根据一项对睡眠呼吸暂停综合征 24 h 心电监测的结果，总结睡眠心律失常时常见的 ECG 变化有：①阻滞型 P 波而无 P–R 间期延长；②窦性静止或明显的心动过缓伴有结性或室性期前收缩；③窦性心动过缓至 24 次 /min 不伴有期前收缩节律；④房室分离伴有结性心律；⑤自发性室性心律。但对高原上心律失常的发生机制有待进一步探讨，不过根据在海平面睡眠呼吸暂停时出现的周期性心律变化及类似的心率失常，可以推论低氧血症是主要的原发性机制。对于此类患者，给予阿托品可以消除心动过缓而抑制周期性心律失常，而予以吸入 100% O₂ 则只能中度地抑制心率的改变，提示心律失常是迷走神经作用于窦房结的原发性介导所致[28]。

第 4 节　洛根山计划

加拿大的西部科迪勒拉山区，包括东部落基山脉、西部喀斯喀特山脉和海岸山脉以及两山脉之间的山间高原共 3 部分，是加拿大海拔最高的地区，许多山峰海拔在 4 000 m 以上，最高峰是洛根山（Mt.Logan，6 046 m）。1974 年美国和加拿大合作的洛根山计划（Mt.Logan Project）对人体进入高原的急性低氧习服和 AMS 及其防治进行研究，其中高原睡眠为重要内容，由著名高山睡眠生理学家、加拿大麦克马斯特大学（McMaster University）内科学教授 Sutton 领导，睡眠实验室的 Powles 组织具体实施[29-33]。

1976 年夏季观察 13 人，1977 年夏季观察 16 人，2 次的研究设计基本相同故合并统计，共 29 名志愿者，为年轻男性及女性，年龄为 20 ～ 36 岁。登山前在海平面做基础研究，包括低氧通气反应、高碳酸血症实验及运动功能，结果全部属于正常范围。在进入海拔 5 360 m 的实验基地后重复以上研究。一半受试者在抵达高原后 3 ～ 8 d 检测，另一半人在抵达高原后 30 d 以上检测。所有攀登者均在海拔 3 290 m 的阶段营地做 8 ～ 13 d 的预习服。在此期间，尽管尚无人发生 AMS，但睡眠障碍是常见现象，尤其发生于在高原待过很短时间的人，有些人次日清晨有头痛感。

睡眠监测系在一温暖的帐篷内实施，按同步多导睡眠记录（full polysomnography，PSG）所需要的内容加以监测。SaO_2 每 5 min 检测 1 次，取其每个夜间睡眠的最高值、最低值及平均值。

结果所有受试者在清醒时均有明显的低氧血症及低碳酸性碱中毒。平均血气值 $\bar{x} \pm S_x$ 为：PaO_2 为（41±0.01）mmHg，$PaCO_2$ 为（21.2±0.9）mmHg，pH 为 7.47±0.01。2 组人员的 SaO_2 在清醒时和睡眠时均相似地降低，但每组在睡眠时 SaO_2 明显下降，降低了 11%，与清醒时有明显差别[33]（表 40.3）。

表 40.3　SaO_2 值在习服组及部分习服组于清醒时和睡眠睡着时的比较（$\bar{x} \pm S_x$）

受试者	清醒时 SaO_2/%	睡眠睡着时 SaO_2/%	P
习服组	75.2±6.9	64.3±9.7	<0.001
部分习服组	75.4±6.4	64.4±8.6	<0.001

Sutton 等观察发现 5 名正常受试者在海拔 3 355 m 时即有明显的睡眠低氧血症，其中 3 人在 5 340 m 停留 8 d 出现更显著的低氧血症[30]，其中 2 人的 SaO_2 在发生呼吸暂停时急剧下降，有 1 人在此高度睡眠仅半个夜晚其 SaO_2 已降至 40%。经过 8 ～ 11 d 的短期习服，睡眠动脉血氧饱和有了改善，SaO_2 从初期的（63±10）% 增高到（73±5）%。但习服时间的延长并没有进一步改变 SaO_2（图 40.5）。在另一项研究中，Powles 和 Sutton 观察了 20 名受试者，对他们在洛根山海拔 5 340 m 的第 1 w 和第 6 w 后的睡

眠 SaO_2 变化情况进行对比，结果在清醒时第 1 w 和第 6 w 的 SaO_2 值接近，即第 1 w 为 96%、第 6 w 为 73%；睡眠低氧血症在第 1 w 和第 6 w 也类似，PaO_2 第 1 w 为 67%、第 6 w 为 61%。周期性呼吸并未伴有更严重的睡眠低氧血症[33]。

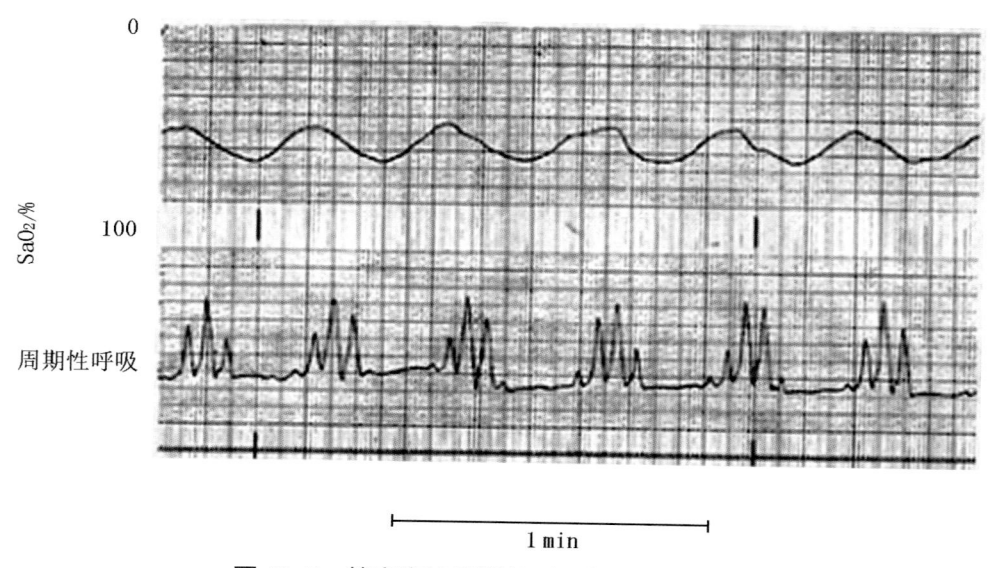

图 40.5　特高海拔周期性呼吸与 SaO_2 的关系

　　一名登山者在海拔 5 340 m 睡眠时的记录。动脉血氧饱和度（SaO_2）由指氧仪检测（上方），呼吸活性由电磁记录仪测得（下方）。在高原睡眠时随着周期性呼吸的波动，SaO_2 也呈机械样的波动，其波动幅度可达 20%。（引自 Sutton 等，1979）

　　睡眠周期性呼吸出现率为 90%，NREM Ⅲ + Ⅳ明显减少，呼吸暂停频繁出现。睡眠低氧血症的程度与睡眠间期并无相关。通气与高碳酸血症、低氧、运动、睡眠低氧血症的严重程度、EEG 的变化、AMS 的记分大小皆无明显相关[29]。

　　Sutton 对高原睡眠的研究集中在与高原习服的关系上。以往的研究已经观察到，当机体急性暴露于高原后，经数日至数周通气习服逐渐形成。如果这一习服过程是正常的，则动脉血氧分压逐渐增高；如患 AMS，则干预了习服形成并使动脉血氧分压降低。而这类研究都是在清醒状态下，因此需要观察睡眠状态下的变化。结果显示高原睡眠时期动脉血氧饱和明显低于清醒状态[34,35]，而且睡眠低氧血症的程度可能对判定习服能力有重要价值。睡眠低氧血症也可预测通气习服[32,33]。但 Sutton 研究了一组在海拔 5 340 m 居住了不同时间从而具有不同程度习服水平的人，虽然稍有上升，然而并未观察到在睡眠期动脉血氧饱和有明显增高[35]，SaO_2 和睡眠时间过程关系如图 40.6 所示。而且惊异地发现随着习服睡眠动脉血氧饱和缺乏明显改善，在观察的全组中睡眠动脉血氧饱和度有很广的变化范围表示存在极大的个体差异。为此进一步对比观察每一个人在清醒和睡眠时的自身变化[36]，此次应用了 Slutsky ji Strohl 法[37] 量化发生的低氧血症对高原习服的干预，结果在海拔 5 360 m 分 2 个阶段，1 ~ 5 d 及 5 ~ 10 d，观察到居住高原时间长的一组并无患 AMS 者，睡眠低氧血症已有改善，认为这与通气习服的形成有关[36]，其 SaO_2 在睡眠累积时间上的变化见图 40.7。

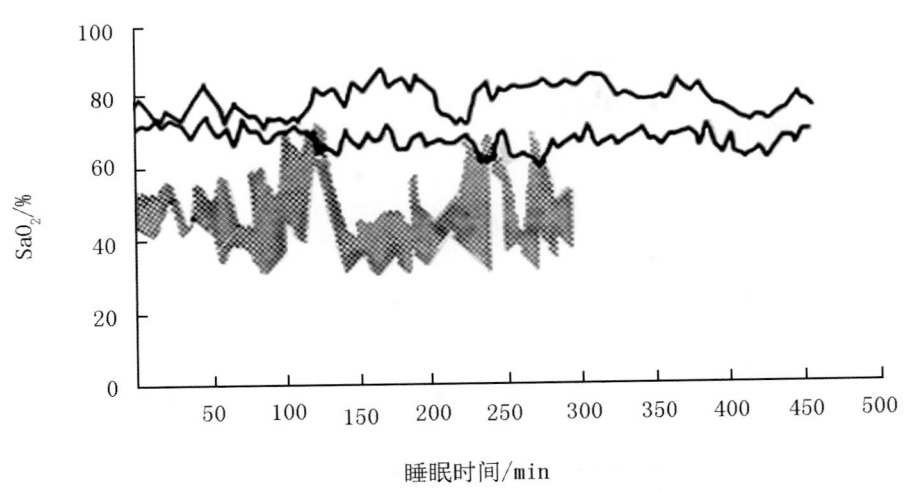

图 40.6　SaO_2 和睡眠时间过程的关系

注：洛根山项目是一例正常男性，乘飞机到达 5 340 m，然后在此高度连续 3 d 睡眠，观测 SaO_2 和睡眠时间过程的关系。图中黑色阴线区表示第 1 d 睡眠时的 SaO_2，上方的图线表示第 2 d 睡眠时的 SaO_2 变化过程。第 2 d 较第 1 d，SaO_2 有所增高，但并不显著，可能与早期习服有关，此人未用药物。

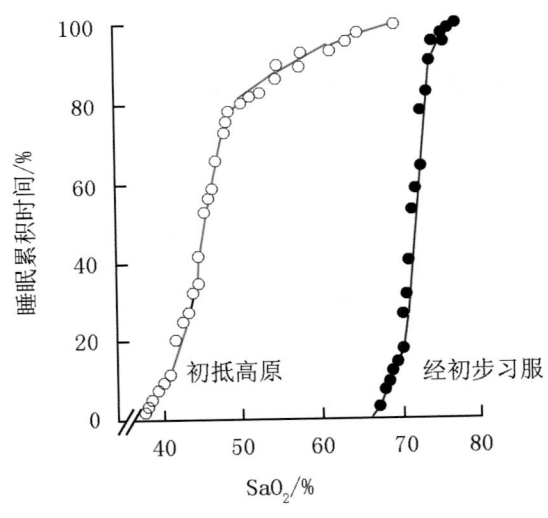

图 40.7　观察 SaO_2 和 SaO_2 在睡眠累积时间上的变化关系

注：同以上受试者，观察 SaO_2 和 SaO_2 在睡眠累积时间上的变化关系，可见经早期习服后曲线趋向右侧，SaO_2 已有升高（左曲线为初抵高原，右曲线为经初步习服）。（图 40.6、图 40.7 引自 Sutton 等，1980）

Sutton 等在洛根山计划的研究中观察了乙酰唑胺在改善高原睡眠上的作用，一组 9 人予乙酰唑胺 250 mg，每 8 h 服用 1 次，共 5 次，并与服安慰剂组对照（图 40.8）。结果观察到服药组睡眠周期性呼吸及呼吸暂停的发生减少，SaO_2 增高（见第 43 章），并缓减了由睡眠严重低氧血症引起的突然清醒的苦恼、儿茶酚胺介导的焦虑和睡眠呼吸紊乱引起的头痛等。因此不仅用于治疗，也推荐应用乙酰唑胺作为预防，以改善高原睡眠[29,36,38]。

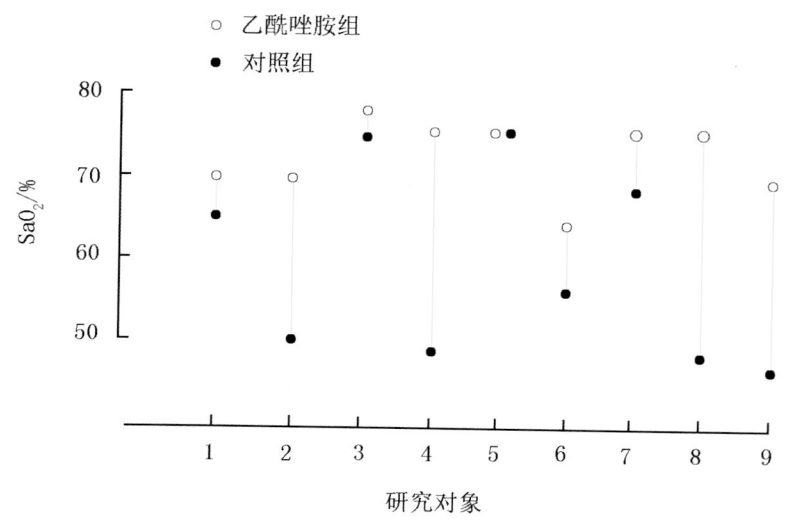

图 40.8　观察服用乙酰唑胺对睡眠动脉血氧饱和的作用

　　注：洛根山计划时，对一组 9 人在海拔 5 340 m 予服用乙酰唑胺观察睡眠动脉血氧饱和情况，与对照组相比，应用乙酰唑胺后在海拔 5 340 m 睡眠动脉血氧饱和度（SaO₂）有明显提高。（引自 Sutton 等，1980）

第 5 节　日本昆仑山登山队

　　1986 年日本东京农业大学组织了昆仑山登山队，日本千叶大学呼吸内科的增山茂（Masuyama）等科研小组参与了医学研究。共对 9 名日本登山队员在攀登中国的昆仑山（7 167 m）时进行了睡眠周期性呼吸的观察，同时探讨了通气化学易感对低氧和高碳酸血症的关系。他们在出发前，先在海平面用进行性低氧法检测低氧通气反应（HVR），用 Read 法检测高碳酸通气反应（HCVR）。到达基地营（5 000 m）经过短时习服后，受试者在海拔 5 360 m 睡眠并用手提式多导睡眠监测仪进行监测，存储资料，返回海平面后分析，并将高山资料与海平面资料对比[39,40]。

　　结果观察到 SaO_2 的变化过程，进入睡眠后 SaO_2 即开始下降，其后保持在一定水平，均值约为75%，其后出现周期性呼吸及中枢性 SA，伴随周期性呼吸的波动，SaO_2 也相一致地出现规律性的波动变化。

　　观察到周期性呼吸与 SaO_2 间的变化关系，计算周期性呼吸维持时间，平均一个周期性呼吸间期为（11.5±7）min，在周期性呼吸开始时 SaO_2 为（71.4±3.9）%，周期性呼吸间期中 SaO_2 的最高及最低值各为（78.3±5）% 和（68.2±4.2）%，周期性呼吸期间 SaO_2 均值为（73.3±3.9）%，可见比睡眠开始的 SaO_2 已明显增高。在周期性呼吸时 SaO_2 的波幅差为（10.2±1.6）%。一次周期性呼吸的周期时间为（23.2±2.0）s，一次 SA 的时间为（13.3±2.6）s。周期性呼吸间期与 SaO_2 在此间的值呈明显正相关（$r=0.726$，$P<0.05$）。

观测周期性呼吸发生时的 SaO_2 值与 HVR 的相关关系，用通气反应和闭锁压力反应两种判定法，均发现 HVR 与 SaO_2 呈显著的正相关（前者 $r=0.856$，$P<0.01$，后者 $r=0.736$，$P<0.05$）（图40.9）。对于这一结果，在洛根山计划时 Sutton 等并未观察到周期性呼吸的频率与 HVR 呈正相关[36]，在 AMREE 时 West 等也未发现[3]。而其他一些研究者报道了高原睡眠周期性呼吸与 HVR 间呈正相关，与此一致[9,41,42]。

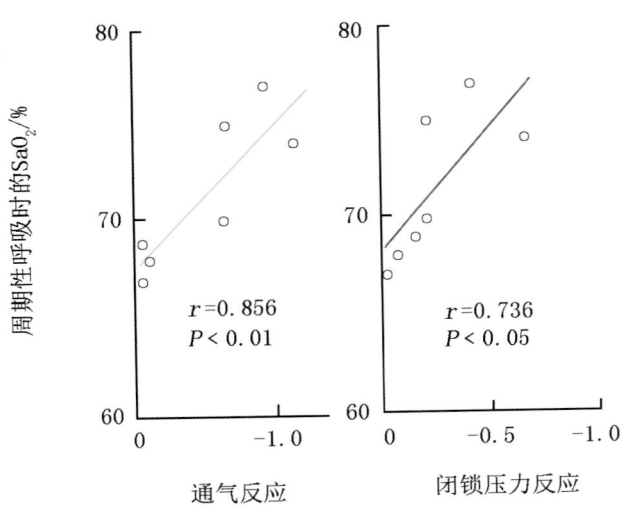

图 40.9　周期性呼吸出现时的 SaO_2 值与 HVR 的相关关系

注：日本昆仑山登山队 9 名队员在海拔 5 300 m 睡眠时，观测周期性呼吸出现时的 SaO_2 值与 HVR 的相关关系，用通气反应（左）和闭锁 PO_2 压力反应（右）两种判定法，均发现 HVR 与 SaO_2 呈显著的正相关。（引自 Masuyama 等，1988）

以上提示如一个登山队员有高的 HVR，那他的 SaO_2 值也高，换言之，HVR 活跃者其周期性呼吸的发生率更高，第一个周期性呼吸的出现也较早。高原睡眠时周期性呼吸的周期越长，则血氧不饱和程度越重[39,40]。这一结果也提示一个人在高原睡眠时周期性呼吸的出现、SA 的开始和恢复都有其自身的 SaO_2 阈值，这可经低氧易感性的量来确定[40]。

Masuyama 等在另一报道中观察到与海平面相比，高原睡眠时周期性呼吸与 HVR 间表现与低氧通气和高碳酸通气均有密切相关（$P<0.05$）。所有登山队员均有明显的睡眠低氧血症，且血氧不饱和程度与低氧通气反应（HVR）呈明显的负相关（$P<0.05$）。因此认为人在高原时低氧化学易感性起着关键作用，高的 HVR 可以使高原睡眠时动脉血氧饱和程度得以保持，因此是一种有利的反应[43]。

第 6 节　中日阿尼玛卿山医学登山队

1990 年 7—8 月，来自中国青海高原医学科学研究所、青海省人民医院等 5 个单位和日本信州大学、东京大学等的基础 – 临床科研人员共同组成中日联合阿尼玛卿山医学科学登山队（China Japan joint Medical Research Expedition to Mt. Animaqin，1990），对人体急进高原和体力登山活动过程中的生理反应及 AMS 进行研究。阿尼玛卿山是中国著名高山，是第一批对外开放的 8 座山峰之一，是东昆仑山的主峰，海拔 6 282 m，尽管不是特别高，但周围冰峰林立，有大量冰川，攀登难度很大，而且雪崩频繁，十分危险。吴天一是中方队长，酒井秋男（Akio Sakai）是日方队长。这次很特殊的是有 3 种不同研究对象，一是海平面的日本人，二是在中度海拔 2 261 m 长期习服的汉族，三是果洛阿尼玛卿地区（3 719 ~ 4 520 m）的世居藏族，分别测试相关生理资料并进行对比。

阿尼玛卿山科考队的基地营设在海拔 4 660 m，在此取得基本测试结果，然后在海拔 5 000 m 建立 1 号实验室，10 d 后完成全部生理测试，但来自海平面的日方队员中有 3 人发生严重 AMS，其他人有不同程度的高原水肿（high–altitude edema）而未能继续上攀。中方队员继续登至海拔 5 260 m 建立 2 号实验营地，取得特高海拔生理资料，只有 1 人出现 HAPE 征象而下撤。这次实验包括心血管、呼吸、神经、代谢、血液、微循环、眼、耳反应及动物实验，其中包括睡眠生理[44,45]。

睡眠生理实验是在基地营进行的，分两部分。第一部分对象为 5 名男性汉族队员，年龄为 30 ~ 41 岁，在西宁长期生活 10 年以上，先在西宁监测，然后于急进阿尼玛卿后 7 h 进行睡眠监测。结果可见到阿尼玛卿后总睡眠时间（TST）降低、睡眠有效指数（SET）减小、总睡眠觉醒时间增长；NREM Ⅰ、Ⅱ期延长，而Ⅲ + Ⅳ期缩短；REM 虽增加但差别不显著；出现明显的睡眠低氧血症[44–46]（表 40.4）。

表 40.4　5 名汉族男性在西宁和阿尼玛卿的睡眠监测参数对比

指标	西宁（2 261 m）	阿尼玛卿（4 660 m）	P
TST/min	379.5±23.9	235.3±11.4	<0.01
TAT/min	24.1±9.2	84.7±8.6	<0.001
SET/%	94.1±2.2	79.8±2.1	<0.01
NREM/%	88.0±2.7	86.9±4.8	ns
NREM Ⅰ、Ⅱ期	68.05±4.36	77.1±4.8	<0.05
NREM Ⅲ + Ⅳ期	19.96±2.89	9.66±2.93	<0.001
REM/%	86.9±4.8	88.0±2.7	ns
AS SaO_2/%	96.8±0.8	89.4±2.2	<0.001
Sleep SaO_2/%	92.6±0.9	78.2±2.6	<0.001

注：TST—总睡眠时间；TAT—总觉醒时间；SET—睡眠有效指数；Sleep SaO_2—整个睡眠期 SaO_2 均值。

这一结果提示尽管人体在中度海拔（2 261 m）经过长期习服建立稳定的生理机制，且在该高度的睡眠结构基本正常，但进入近特高海拔区依然出现明显的睡眠呼吸紊乱和睡眠低氧血症，易于发生急性高原疾病。遗憾的是此次未对当地藏族进行睡眠研究。

第二部分对象为 8 名从海平面（松本，610 m）来的日本男性队员，在海平面、海拔 2 261 m、3 300 m、3 730 m 和 4 660 m 不同高度对睡眠血氧饱和及呼吸模式进行监测。运动实验是用一自行设计的高 40 cm 木制台梯，以 15 次 /min 的速率反复上下，共运动 3 min。结果睡眠 SaO_2 均值在海拔 3 300 m 和 3 730 m 间并无明显差异，而到了 4 660 m 则显著下降。在从 4 660 m 下撤到 3 730 m 时，睡眠最低 SaO_2 均值已较初上 3 730 m 时大，ΔSaO_2（该高度的 SaO_2 均值与海平面对照值的阶差值）也比初上 3 730 m 时小。周期性呼吸则有很大的个体差异，只有 1 个人在初到 3 730 m 和从 4 660 m 下到 3 730 m 时均无周期性呼吸，而他的 ΔSaO_2 则是减少的。对于运动 SaO_2 和运动心率，从 4 660 m 下到 3 730 m 时比初上时 SaO_2 增高而 HR 降低。这一结果说明日本队员在阿尼玛卿经过 15 d 习服后对睡眠血氧调控稍有改善，然而对周期性呼吸则无明显影响[47,48]。

第 7 节 喀喇昆仑驻守战士

新疆解放军第十八医院哈振德等对驻守在喀喇昆仑山的新兵战士进行了睡眠监测，来自平原（1 400 m 以下）的男性青年 24 人，均为汉族，年龄为 18 ~ 21 岁，进高山前体检均属健康，在海拔 5 380 m 某高山哨所驻守 1 年。睡眠监测结果睡眠分期 NREM Ⅰ 期 55.4%、Ⅱ 期 26.6%、Ⅲ 期 7.02%、Ⅳ 期 5.8%，REM 期 5.3%。出现频繁的周期性呼吸及 SA，周期性呼吸（21.00±9.65）次 /h，平均周期性呼吸时间（55.25±9.3）s；SA（8.50±4.63）次 /h，平均 SA 时间（16.25±3.06）s。说明尽管在此特高海拔习服了 1 年之久，但仍整夜处于浅睡眠和呼吸紊乱中。分别试用乙酰唑胺、红景天复方及乙酰唑胺 + 红景天治疗 1 个月后，观察到睡眠 NREM 的 Ⅰ、Ⅱ 期缩短，而 Ⅲ + Ⅳ 期延长，周期性呼吸和 SA 的出现次数和平均时间减少，认为有改善睡眠的作用，乙酰唑胺 + 红景天未观察到有协同作用[49]。

他们又对从平原进驻海拔 5 380 m 一年的另一组 5 名男性青年，均汉族，年龄均为 19 岁，用 CFM-8 型便携式脑电监测仪进行睡眠脑电监测，每人每夜连续监测 7 h。结果可见整夜自主脑电活动紊乱，整夜睡眠处于表浅、频发觉醒状态，慢波比率达 85%，而快波比率不足 15%。脑电活动以 4 ~ 7 次 /s 的 θ 波占优（74.12±4.96）%，无 β 波出现，且各脑电波波幅以中等波幅及高波幅为主，未检测到低波幅脑波，可能与脑缺氧有关，对此机制有待进一步探讨[50]。

参 考 文 献

[1] WEST JB. Introduction: American Medical Research Expedition to Everest[M]//WEST JB, LAHIRI S. High Altitude and Man. Washington, DC: American Physiological Society, 1984: 1-3.

[2] WEST JB. Man at extreme altitude[J]. J Appl Physiol, 1982, 52: 1393-1399.

[3] WEST JB, PETER RM, AKSNES G, et al. Noctural periodic breathing at altitudes of 6 300 m and 8 050 m[J]. J Appl Physiol, 1986, 61: 280-287.

[4] WAGGENER TB, BRUSIL PJ, KRONAYER RE, et al. Strength and cycle time of high-altitudeventilatory pattern in unacclimatized humans[J]. J Appl Physiol, 1984, 56: 576-581.

[5] KHOO MCK, KRONAUER RE, STROHL KP, et al. Factors inducing periodic breathing in humans: a general model[J]. J Appl Physiol, 1982, 53: 644-659.

[6] GOODMAN L. Oscillatory behavior of ventilation in resting man[J]. IEEE Trans Biomed Elec, 1964, 11: 82-93.

[7] LENFANT C. Time-dependent variations of pulmonary gas exchange in normal men at rest[J]. J Appl Physiol, 1967, 22: 675-684.

[8] REITE M, JACKSON D, CAHOOM RL, et al. Sleep physiology at high altitude[J]. Electroenceph Clin Neurophysiol, 1975, 38: 463-447.

[9] BERSSENBRUGGE AD, DMPSEY JA, IBER C, et al. Mechanisms of hypoxia-induced period breathing during sleep in humans[J]. J Physiol, 1983, 343: 507-526.

[10] LAHIRI S, MARET K, SHERPA MG. Dependence of high altitude apnea on ventilatory sensitivity to hypoxia[J]. Resp Physiol, 1983, 52: 281-301.

[11] LUGARESI E, COCCAGNA G, CIRIGNOTTA R. Breathing during sleep in man in normal and psychological conditions[M]//FITZGERALD RS, CAUTIER H, LAHIRI S. The regulation of respiration during sleep and anesthesia. New York: Plenum, 1978: 35-45.

[12] LAHIRI S, MARET K, SHERPA MG, et al. Sleep and periodic breathing at high altitude: Sherpa natives vs. sojourners[M]//WEST JB, LAHIRI S. High Altitude and Man. Washington, DC: American Physiological society, 1984: 73-90.

[13] LAHIRI S. Role of peripheral chemoreflex in breathing pattern during sleep at high altitude[M]//SUTTON JR, HOUSTON CS, JONES NL. Hypoxia, exercise and altitude. New York: Alan R Liss, 1983.

[14] HOUSTON CS, SUTTON JR, CYMERMAN A, et al. Operation Everest II: man at extreme altitude[J]. J Appl Physiol, 1987, 63: 877-882.

[15] WEST JB, HACKETT PH, MARET KH, et al. Pulmonary gas exchange on the summit of Mt Everest[J]. J Appl Physiol, 1983, 55: 678-687.

[16]　ANHOLM JD，POWLES ACP，HOUSTON CS，et al. Arterial oxygen saturation and sleep stages at high altitude：Operation Everest Ⅱ [J]. Fed Proc，1987，46：1092.

[17]　ANHOLM JD，POWELES ACP，DOWNEY RD，et al. Effects of high altitude on periodic breathing cycle times and distribution among sleep stage：Operation Everest Ⅱ [J]. Am Rev Respir Dis，1988，137（4）：127.

[18]　ANHOLM JD，POWLES AC，DOWNEY R，et al. Operation Everest Ⅱ：arterial oxygen saturation and sleep at extreme simulated altitude[J]. Am Rev Respir Dis，1992，145：817-826.

[19]　WICKRAMASINHE H，ANHOLM JD. Sleep and breathed at high altitude[J]. Sleep Breath，1999，3：89-102.

[20]　KHOO MC，ANHOLM JD，KO SW，et al. Dynamics of periodic breathing and arousal during sleep at extreme altitude[J]. Respir Physiol，1996，103：33-43.

[21]　NETZER NC，STROHL KP. Sleep and breathing in recreational climbers at altitude of 4 200 m and 6 400 m：observational study of sleep and patterning of respiration during sleep in a group of recreational climbers[J]. Sleep Breath，1999，3：75-82.

[22]　REITE M，JACKSON D，CAHOON RL，et al. Sleep physiology at high altitude[J]. Elecroencephal Clin Neurophysiol，1975，38：463-471.

[23]　GLEESON K，ZWILLICH CW，WHITE DP. The influence of increasing ventilatory effort on arousal from sleep[J]. Am Rev Respir Dis，1990，142：295-300.

[24]　CUNMMINGS P，LYSGAARD M. Cardiac arrhythmia at high altitude[J]. West J Med，1981，35：66-68.

[25]　HORRI M，TAKASAKI K，OHTSUKA K. Changes in heart rate and QT interval at high altitude in Alpinist：Analysis by Holter ambulatory monitoring[J]. Clin Cardiol，1987，10：238-242.

[26]　KARLINER J，SARNQUEST F，GRABER D，et al. The electrocardiogram at extreme altitude：experience on Mt. Everest[J]. Am Heart J，1985，109：505-513.

[27]　MALCONIAN M，HULTGREN H，NITTA M，et al. The sleep electrocardiogram at extreme altitude（Operation Everest Ⅱ）[J]. Am J Cardiol，1989，65：1014-1020.

[28]　GUILLEMINAULT C，COUNELLEY S，WINKLE R，et al. Cyclical variation of the heart rate in sleep apnea syndrome: mechanisms and usefulness of 24 hour electrocardiography as a screening technique[J]. Lancet，1984，1：126-131.

[29]　SUTTON JR，GRAY GW，MCFADDEN MD，et al. Sleep hypoxemia at altitude[M]//BRENDEL W，ZINK RA. High Altitude Physiology and Medicine. New York：Springer-verlag，1982：3-8.

[30]　POWLES ACP，SUTTON JR，GRAY GW，et al. Sleep hypoxemia at altitude：its relationship of acute mountain sickness and ventilatory responsiveness to hypoxia and hypercapnia[M]//FOLINSBEE LJ，WAGNER JA，BORGIA JF，et al. Environmental Stress: Individual human adaptations. New York：New York Academic Press，1978：373-381.

[31]　POWLES ACP. Sleep at altitude[M]//SUTTON JR，JONES NL，HOUSTON CS. Hypoxia：Man at

altitude. New York: Thieme Verlag, 1982: 182-185.

[32] POWLES ACP, COATES G, GRAY G, et al. Sea level ventilator responsiveness, acute mountain sickness and sleep hypoxemia on acute exposure to altitude[M]//SUTTON JR, JONES NL, HOUSTON CS. Hypoxia: Man at Altitude. New York: Thieme-Stratton, 1982: 196.

[33] POWLES ACP, SUTTON JR. Sleep at altitude[M]//POWLES ACP, SUTTON JR. Seminars in Respiratory medicine: Man at altitude. New York: Thieme-Stratton, 1983: 178-180.

[34] SUTTON JR, GRAY GW, HOUSTON CS, et al. Effects of acclimatization on sleep hypoxemia at altitude[M]//WEST JB, LAHIRI S. High Altitude and Man. Bethesda: American Physiological society, 1984: 141-146.

[35] SUTTON JR, HOUSTON CS, JONES NL. Hypoxia, Exercise and Altitude[M]. New York: Alan R Liss, 1983.

[36] SUTTON JR, GRAY GW, HOUSTON CS, et al. Effects of duration at altitude and acetazolamide on ventilation and oxygenation during sleep[J]. Sleep, 1980, 3: 455-464.

[37] SLUTSKY AS, STROHL KP. Quantification of oxygen saturation during episodic hypoxemia[J]. Am Rev Respir Dis, 1980, 121: 893-895.

[38] SUTTON JR, HOUSTON CS, MANSELL AL, et al. Effect of acetazolamide on hypoxemia during sleep at high altitude[J]. N Engl J Med, 1979, 301: 1329-1331.

[39] MASUYAMA S, HASAKO K, KOHCHIYAMA S, et al. Relationship between disordered breathing during sleep at high altitude and ventilatory chemo sensitivities to hypoxia and hypercapnia[J]. Am Rev Respir Dis, 1987, 135（4）: 184.

[40] MASUYAMA S, HASAKO K, KOHCHIYAMA S, et al. Periodic breathing during sleep at high altitude and ventilatory chemo sensitivities to hypoxia and hypercapnia[M]//UEDA G, KUSAMA S, VOELKEL NF. High-Altitude Medical Science. Matsumoto: Shinshu University Press, 1988: 229-233.

[41] HACKETT PH, ROACH RC, HARRISON GL, et al. Respiratory stimulants and sleep periodic breathing at high altitude: Almitrine versus acetazolamide[J]. Am Rev Respir Dis, 1987, 135: 896-898.

[42] WHITE DP, GLEESON K, PICKETT CK, et al. Altitude acclimatization: influence on periodic breathing and chemo responsiveness during sleep[J]. J Appl Physiol, 1987, 63: 401-411.

[43] MASUYAMA S, KOHCHIYAMA S, SHINOZAKI T, et al. Periodic breathing at high altitude and ventilatory response to O_2 and CO_2[J]. Jpn J Physiol, 1989, 39: 523-535.

[44] WU TY, ZHANG Y, BAI Z, et al. Expedition to Mt Animaqen, 1990: Physiological and medical studies at great altitudes[M]//UEDA G, REEVES JT, SEKIGUCHI M. High Altitude Medicine. Matsumoto: Shinshu University, 1992: 414-428.

[45] 吴天一，张彦博，白志勤，等. 中日联合阿尼玛卿山医学科学考察：人在极高高原的生理研究[J]. 高原医学杂志，1991，1（2）：1-5.

[46] 张海明，杨之，藤国奇，等. 健康人急进高原夜间睡眠、呼吸和动脉血氧饱和度的改变[J]. 应用生理杂志，1992，7：336-339.

[47] ASANO K，SAKAI A，YANAGIDAIRA Y，et al. Oxygen desaturation and abnormal breathing pattern during sleep in Qinghai plateau expedition[M]//SUTTON JR，COATES G，HOUSTON CS. Hypoxia and Mountain Medicine. New York：Pergamon Press，1991：298.

[48] ASANO K，SAKAI A，YANAGIDAIRA Y，et al. Acclimatization to high altitude in lowlanders: Assessment with EEG and exercise test in 1990 Qinghai plateau expedition[M]//UEDA G，REEVES JT，SEKIGUCHI M. High–Altitude Medicine. Matsumoto：Shinshu University，1992：259–261.

[49] 哈振德，朱永安，张西洲，等. 海拔5 380 m居住一年青年睡眠呼吸障碍的特征及药物的调节作用[J]. 高原医学杂志，2001，11（3）：22–25.

[50] 哈振德，简新琼，张西洲，等. 海拔5 380 m居住一年青年整夜脑电图监测[J]. 高原医学杂志，2002，12（3）：15–16.

第 41 章　高原睡眠与习服和适应

第 1 节　高原睡眠与习服

关于人到高原后的睡眠质量和睡眠通气的习服，文献中报道不尽一致。有一些观察到短期内出现习服的迹象。Reite 等观察了受试者在海拔 4 300 m 的睡眠呼吸变化，在高原经过 4 d 习服，睡眠结构已恢复到海平面的模式。但是这存在极大的个体差异性，例如周期性呼吸的发生率，正常健康人在海拔 4 300 m 睡眠的第 1 夜，周期性呼吸的发生率竟为 0～90%[1]。Berssenbrugge 观察到平原人在海拔 4 300 m 停留 4 d 后即开始出现睡眠期通气习服，表现为低氧通气反应增强[2]。Reed 等的一项实验观察了 4 名健康男性受试者从平原进入海拔 4 310 m，经过 23 d 后，HVR 反应曲线的斜率增高[3]。

据法国医学登山队的 Goldenberg 报道，在攀登安纳普尔纳峰（Mt. Annapurna）时，对 12 名登山队员在基地营（4 800 m）进行了睡眠监测，观察到在该地停留 24 d 后，总睡眠时间（TST）、REM 睡眠及 NREM 的 III 期明显增加，呼吸暂停的平均和最大时间间期和周期性呼吸的滞留时间均有降低[4]。Normand 等发现平原人在拉巴斯停留 3 w 后，睡眠转为正常。6 人中 3 人有周期性呼吸，各占 NREM 睡眠的 48%、43% 和 60%，发生周期性呼吸时 SaO_2 也呈现规律性波动[5]，随着习服产生周期性呼吸减少。不过随着在高原停留时间的延长，低氧通气反应和高碳酸反应都没有改变，提示上述这些变化并非化学易感性降低的结果[6]。

Zielinski 等观察到平原人在海拔 3 200 m 停留 1 w 后，开始出现通气习服，在第 6 d 睡眠血氧饱和度比上山第 1 d 睡眠时出现有临床意义的增高（88.8% vs. 91.4%，$P<0.05$）。由于存在个体的差异性，因此应该注意那些易感者，他们比别人有频繁的觉醒和清醒，同时一直处于浅睡眠状态。进入海拔 3 000 m 以上的老年人和处于亚健康状态的人，也是重点观测的对象[7]。

另一方面，Joern 等报道了在南极洲海拔 3 300 m 对 2 名探险队员在到达后的第 4 d 和第 7 d 进行的睡眠监测。结果完全没有深睡眠，也即根本无 NREM III + IV 睡眠，而在第 4 个和第 7 个睡眠时 NREM I 期明显增加[8]。在南极，由于极度低温和高纬度，所以实际海拔高度比公式预判定的高度要高。Selvamurthy 则观察到平原健康人在海拔 3 500 m 睡眠时，其睡眠结构分裂和睡眠深度降低，在高原持续停留 2 w，并未观察到呼吸质量改善[9]。

在洛根山计划时，Sutton 等观察 2 名正常人在海拔 5 340 m 睡眠时的 SaO_2，其中一人低至 40%。经过 8 ~ 12 d 短期的习服睡眠 SaO_2 获得改善，从最初的（63±10）% 增至（73±5）%，但是随着习服的时间延长未见睡眠血氧饱和度的进一步升高[9]。Powles 及 Sutton 观察了 20 名健康者在洛根山 5 340 m 的第 1 w 和第 6 w 的 SaO_2 变化，在清醒期 SaO_2 于第 1 w 和第 6 w 是相近的，应为 96% 和 93%；睡眠 SaO_2 值第 1 w 和第 6 w 也相近，即 67% 和 61%；周期性呼吸与 SaO_2 的严重程度间无明显相关；睡眠 SaO_2 的个体差异很大[10]。以上说明经短期习服睡眠血氧饱和有所改善，但进一步习服未见有更佳的效果。

海拔高度是一个影响因素，不同程度的低氧应激对睡眠呼吸产生不同作用[11]。Mizuno 等将同一受试组在减压舱内模拟 2 个海拔高度，在海拔 3 000 m 时，睡眠质量及睡眠呼吸并无明显改变；而在海拔 4 000 m 时，周期性呼吸出现频繁，出现于 NREM 的 Ⅲ、Ⅳ 期和 REM，频率高达 30%，睡眠呼吸暂停同期指数（AHI）均值为 17，但有很大的个体差异，有效睡眠减少，总睡眠时间缩短，NREM Ⅰ 期睡眠增加[12]。据 Anholm 等报道在海拔 4 570 ~ 7 620 m，周期性呼吸也出现于 REM 睡眠[13]。

以上报道都是在高原短期的观察，人体建立低氧习服需要一个漫长的过程，最后才能进入生理的稳态和巩固。根据在青藏高原的实际经验和系列研究，我们认为睡眠这一生理表征具有强烈的自然选择和遗传适应的特质。汉族在青藏高原是典型的处于习服水平的群体。其中有一部分人，尽管在高原生活数年甚至更长，但他们长期被睡眠紊乱困扰，难以入睡、呈半睡眠状态、似睡非睡、睡睡醒醒、噩梦缠身、睡眠中经常憋醒，以致次日精神疲惫，工作效率降低；有的人"高原失眠"成了习惯性，时间久了则可发展为慢性高原病或高原衰退（high-altitude deterioration）。这是由于高原低氧导致睡眠结构紊乱、睡眠质量下降和发生与睡眠相关的呼吸性病损（sleep related breathing disorders，SRBD）。

张海明等对移居高原的 2 组汉族进行了睡眠监测对比。A 组为青海果洛（3 700 m）的 8 名健康男性（其中有 4 名当地藏族），平均年龄 38.3 岁，4 名汉族移居高原均 5 年以上，在当地进行睡眠监测；B 组为青海天峻（3 500 ~ 3 700 m）的 12 名健康男性（其中有藏族 2 名），将他们下撤到海平面苏州（15 m）后监测睡眠。结果总睡眠时间 A 组较 B 组少，总觉醒时间占实际记录时间 A 组比 B 组多（17.6% vs. 8.8%，P<0.05），有效睡眠指数 A 组小于 B 组（80.2% vs. 91%，P<0.01），REM 占总睡眠时间 A 组比 B 组明显少（4.8%. vs. 10.4%，P<0.05），NREM 占总睡眠时间 A 组比 B 组明显多（95.1% vs. 90.6%，P<0.05）[14]。这项研究提示高原居民在转至海平面后睡眠质量有改善，但由于设计上把藏、汉族混组，并把不同海拔地区高原居民下撤到海平面后对比，因此缺乏科学性和可比性。

谈友芬和王纯莹对长期移居高原的汉族进行 7 h 睡眠监测，共 22 名，男性 15 名，女性 7 名，平均年龄 42.5 岁（20 ~ 60 岁），生活在海拔 3 200 m，移居高原均在 20 年以上。睡眠呼吸紊乱以 SA 最多见，最多 171 次，最少 12 次，平均 32 次。NREM Ⅰ 期占 37.4%，较平原明显增加，Ⅱ 期占 41.5%，Ⅲ 期占 14.8%，Ⅳ 期占 4.9%，NREM Ⅲ + Ⅳ 明显减少。REM 占 1.4%，显著低于平原。说明汉族移居者尽管已移居 20 年以上，其睡眠依然存在结构紊乱及处于浅睡眠状态[15]。

格日力等在唐古拉山的沱沱河地区（4 700 m）对 7 名在该公路段施工的男性工人进行了 7 h 睡眠监测，汉族 5 名，藏族 2 名，平均年龄 27.6 岁，汉族移居时间 15 d 至 1 年内。观察到有明显的睡眠呼吸紊乱，夜间总观察时间为 375.85 min，TAT 平均为 310.5 min（占 82.77%）；SA 最多为 190 次，最少 112 次，平均 142 次；SA 最长为 56 s，平均 28.33 s；NREM Ⅰ期占 54.6% ~ 75.6%，Ⅱ期占 6.3% ~ 22.1%，Ⅲ期占 0.13% ~ 0.43%；REM 占 2.5% ~ 3.1%，上述结果提示处于浅睡眠状态。其中 1 名汉族工人 SA 112 次，最长 30.5 s，高原不适应症状明显，返回四川原籍[16]。

这些资料一致提示平原汉族在高原长期生活后，其中一部分人依然存在睡眠呼吸紊乱和睡眠质量下降。这和青藏高原世居藏族优良的睡眠质量形成鲜明对比（见第 6 节）。

第 2 节　天山吉尔吉斯人

吉尔吉斯斯坦国家心血管研究所与波兰国立结核和肺病研究所呼吸科合作，进行了几项中亚睡眠呼吸的研究。其中一项是，在吉尔吉斯斯坦有一库托金矿，海拔 4 200 m，工人在此劳动但在海拔 3 700 m 条件甚好的集体宿舍睡眠。工人们按 2 w 在该矿劳动，2 w 到首都比什凯克（Bishkek，760 m）的轮回模式休整，由此进行睡眠对比研究。7 名健康吉尔吉斯男性工人，平均年龄（25 ± 6）岁，进行多导睡眠记录（full polysomnography，PSG）监测。结果在 760 m 平原时睡眠质量良好（监测 PSG 1）。7 名工人在快速到达 3 700 m 睡眠的第 1 d（监测 PSG 2）和第 7 d（监测 PSG 3）睡眠监测结果见表 41.1[17]。

表 41.1　吉尔吉斯工人在平原及高原睡眠结构及动脉血氧饱和监测结果

PSG	NREM/%			REM/%	CA/H	SaO$_2$/%
	Ⅰ	Ⅱ	Ⅲ + Ⅳ	—	—	—
1	27±13	56±8	11±5	6±6	3±4	96±2
2	24±7	54±8	10±4	12±8	34±18	84±3
3	21±13	60±18	14±8	14±8	5±2	86±2

注：CA/H—表示中枢性睡眠呼吸暂停和低通气。

由表 41.1 可见，工人在急进高原的第 1 d REM 睡眠增加而 NREM 减少，出现明显的睡眠低氧血症，至第 7 d 已有所恢复，但睡眠质量仍低于平原。

随后一项研究的对象是 9 名吉尔吉斯血统的青年男性，平均年龄（20.3 ± 3.5）岁（19 ~ 29 岁），他们出生和生活在比什凯克，身体健康，无吸烟史，肺功能及血气均属正常，在 6 个月以前均未到过高原。然后乘车于当天到达图亚 – 阿苏高山站（Tuya-Ashu mountain station，3 200 m）。在出发前于比什凯克监测睡眠，到图亚 – 阿苏后的第 1 夜和第 6 夜睡眠时分别进行睡眠呼吸监测，结果见表 41.2。

表 41.2　吉尔吉斯青年在平原和高原睡眠呼吸监测的对比

监测指标	平原（760 m）	高原（3 200 m）		P
		第 1 夜	第 6 夜	
NREM Ⅰ 期 /%	4.3±2.0	7.3±6.3	6.6±3.9	ns
NREM Ⅱ 期 /%	57.6±5.1	57.8±5.9	58.9±3.4	ns
NREM Ⅲ + Ⅳ 期 /%	19.8±5.2	17.7±4.3	15.4±5.0	ns
REM/%	18.3±4.8	17.1±5.6	19.1±3.3	ns
TST/h	6.6±0.8	7.0±1.4	7.4±1.2	ns
ArAw	32±11	78±63	59±53	ns
有效睡眠率 /%	92±3	90±9	91±3	ns
病理性呼吸发作次数	17.5±12.6	125±177	99±174	ns
总 SA 次数	4.9±4.6	91±155	65±138	ns
总呼吸不全数	12.6±12.5	33.9±28.2	33.2±36.9	ns
AHI	2.7±1.9	16.3±21.0	13.6±24.3	ns
NREM 中枢性 SA 数	3.8±4.0	82±154	58±137	ns
NREM 中枢性呼吸不全数	8.1±9.1	26±27	24±34	ns
REM 中枢性 SA 数	0.4±0.7	4.0±5.9	4.4±4.9	ns
REM 中枢性呼吸不全数	4.3±5.8	5.9±5.0	6.4±6.2	ns
阻塞性 AS 数	—	2.9±4.2	1.8±3.0	ns
阻塞性呼吸不全数	—	0.4±0.7	0.8±1.4	ns
SaO$_2$ 均值 /%	97.3±1.9	88.8±2.6	91.4±1.8	1～2*,1～3*,2～3*
最低 SaO$_2$ 值 /%	87.8±3.2	82.0±3.6	86.9±3.8	1～2*,2～3+
T 90/%	0.1±0.3	66.3±36.6	28.7±36.8	1～2*,1～3#,2～3#

注：NREM Ⅰ 期（%）—Ⅰ期睡眠占 TST 的百分比，其他类推；ArAw—觉醒和清醒的次数；T9—在记录时间内 SaO$_2$ 低于 90% 的百分比；AHI—SA+ 呼吸不全指数；1～2—在平原和高原第 1 夜的显著性差异；1～3—平原和高原第 6 夜的显著性差异；2～3—高原第 1 夜和第 6 夜的显著性差异。*—$P<0.001$，+—$P<0.02$，#—$P<0.05$。

由表 41.2 可见，通过 NREM Ⅰ、Ⅱ、Ⅲ + Ⅳ期、REM、TST、有效睡眠率、觉醒和清醒的次数等综合判定，吉尔吉斯人睡眠分期的期间时间和睡眠质量在平原和高原并无显著差别，在平原也不出现周期性呼吸。但在高原睡眠觉醒和清醒数高于平原。此外高原 NREM 睡眠时周期性呼吸频繁出现而且几乎只限于 NREM，周期性呼吸有很大的个体差异，在整个睡眠期占 0.1% ~ 24%。高原与平原相比，睡眠期出现阻塞性呼吸暂停和呼吸不全发作，有明显区别（$P<0.0001$）；SaO_2 均值高原显著低于平原，但 SaO_2 均值到第 6 d 已较第 1 d 增高了 2%（$P<0.001$），提示开始呼吸习服，然而血氧饱和的提高并没有影响觉醒和清醒的次数，也未使周期性呼吸减少，说明全夜间轻度的 SaO_2 改善还不足以使呼吸中枢的不稳定性获得调整[7,18]。吉尔吉斯斯坦是高山之国，全国 600 多万人大多生活在高原上，吉尔吉斯人在天山高原适应了约 3 000 年，但当进入海拔 3 200 m 时依然出现睡眠相关的病理性呼吸。从整个监测指标看，存在着极大的个体差异，提示他们高原习服—适应的不稳定性。

第 3 节　北美科罗拉多居民

美国科罗拉多大学心血管肺研究所（CVP）的 Weil 和 Kryger 团队较早对居住在科罗拉多州利德维尔（Leadville，3 100 m）的居民进行睡眠呼吸研究，该人群在此高海拔区生活了 100 年以上[19]。Kryger 等对 17 名正常人和 5 名高原红细胞增多症患者进行睡眠监测加以对比，在正常人观察到睡眠分期和各睡眠间期与平原人无明显差别，但未做直接对比[20]。虽然睡眠呼吸暂停很少或不出现，但是观察到多数人有不同形式的呼吸节律改变，特别是无真正的呼吸暂停但其呼吸深度出现波浪式的波动，伴 SaO_2 值也同时呈波动性变化。由于受试者为中年男性，即使在平原睡眠时出现呼吸节律改变也很常见，所以不清楚长期在高原慢性低氧下睡眠呼吸与海平面的不同之处。可能由于高原睡眠时所介导的血氧不饱和使 SaO_2 处于血红蛋白氧离曲线的陡峭部位，从而增大了通气节律失常对 SaO_2 的影响[21]。

对利德维尔世居者在清醒期检测的 HVR 是降低的[22]。但 HVR 与高原世居者睡眠时出现的睡眠呼吸节律失常和睡眠低氧血症间有何种关系尚不明确。不过 Weil 等较早就注意到，患有高原红细胞增多症（high-altitude polycythemia，HAPC）者在 3 100 m 出现周期性呼吸，并伴有 SaO_2 的波动，有较长间期的睡眠呼吸暂停和明显的血氧不饱和，而健康的利德维尔居民并不出现[19]。还注意到 HAPC 组出现低氧通气压抑反应，即给予吸入 100% 的 O_2 时，其通气增强，但对照健康组则无此反应，认为是一种中枢性机制[23]。同时应用呼吸刺激剂醋酸甲羟孕酮（medroxyprogesterone acetate）治疗 HAPC 患者后可改善通气水平，因此认为高原世居存在睡眠通气低下，并是发生 HAPC 的一个可以认定的因素[23,24]。

第 4 节　南美安第斯印第安人

一、秘鲁

Coote 等在秘鲁赛罗·德·帕斯科（4 330 m）进行了睡眠呼吸的研究，对 8 名世居印第安人，年龄 18 ~ 69 岁，连续观察 3 个夜间睡眠。结果其睡眠结构属于正常的，和海平面正常人相似，但与平原人到高原访问而发生睡眠障碍不同，在年轻人常出现较多的慢波睡眠，其 REM 并未减少[25]。

Coote 等另在秘鲁赛罗·德·帕斯科对 8 名年轻人，平均年龄 20.9 岁，进行连续 3 个夜间睡眠的观察，受试者的 Hct 为 48% ~ 64%（平均 57.9%）。结果高原世居者睡眠时间长且清醒期出现早，总睡眠时间为 400 min。睡眠常被周期性的清醒干扰，在所有秘鲁世居者中均观察到周期性呼吸伴有 SA，在第 1 夜平均为（29±5）次，发生在明显的低氧血症时，平均 SaO_2 为（81±4.5）%，波动范围为（6±2.5）%。这种变化也见于 NREM 睡眠第 IV 期或 REM 睡眠，多见于 Hct 值较低者。清醒期每夜为 2 ~ 3 次比预计的海平面年轻人高。清醒与呼吸暂停相关（$P<0.02$），与 Hct 值呈负相关（$P<0.05$）。另在年龄超过 40 岁者其 I 期睡眠的间期明显增长，而 II 期睡眠则与年轻人和老年人相似。在年轻者其慢波睡眠 NREM 的 III 期和 IV 期睡眠显著增加，但到 40 岁以后则减少。REM 睡眠的量和率（25%）在 2 个年龄组间无差异。REM 睡眠的出现发生在早期（平均 36.1 分），而且在年龄较大者特别明显（表 41.3）。结果提示安第斯高原世居者的睡眠总体类似于海平面的正常人群，也发生睡眠周期性呼吸及 SA，在年龄大于 40 岁者 REM 早期发生为高原世居者的特点[26]。

表 41.3　秘鲁安第斯印第安高原世居者睡眠分期时间

单位：min

指标	全组（$n=8$）		40 岁以下组（$n=8$）		40 岁以下组（$n=3$）	
	$\bar{x}$	s	$\bar{x}$	s	$\bar{x}$	s
清醒期	38.2	30.7	13.0	3.4	63.4	57.3
NREM I 期	42.8	22.9	24.0	8.3	61.7	19.3
NREM II 期	203.4	41.5	201.7	48.3	205.2	36.8
NREM III 期	27.8	23.5	46.0	17.6	9.7	8.1
NREM IV 期	14.3	22.6	28.6	22.7	0.0	0.0
REM 睡眠	96.2	27.8	94.0	34.5	98.3	17.6
总睡眠时间	382.8	57.9	399.1	67.9	366.6	43.1

Mazess 等观察了 7 名秘鲁安第斯 Nunoa（4 000 m）印第安世居的年轻男性，他们按印第安习惯进食高碳水化合物，检测了在自如的夜间睡眠下及在热中性反应条件下的基础的及平均的夜间代谢热产生，结果均接近 42 kcal/（m^2·h），与以往的报道相一致，提示高原世居者夜间睡眠状态下的

静息代谢有轻度提高 [27]。

二、玻利维亚

玻利维亚高原生物研究所的研究小组对 6 名平原人先在海平面检测睡眠呼吸，然后在首都拉巴斯停留 3 w 后再次检测，并进行对比。结果发现如下特征：①高原与平原的睡眠结构相一致，REM 百分率及 NREM IV 期睡眠相同；②除了 REM（占总睡眠的 43% ~ 60%）外，3 人于所有睡眠期出现周期性呼吸（每次长 20 s，中枢性呼吸暂停 9 s），在通气波动时可见周期性心率降低；③在周期性呼吸时，SaO$_2$ 随之发生波动，范围在 78% ~ 90% 间，经计算其均值相当于非周期性呼吸期值。因此认为肺在周期性呼吸期对氧的摄取是维持在正常状态的 [5]。

Normand 研究小组在拉巴斯检测了 7 名高原正常人（平均 Hct 51%）和 14 名患 HAPC 的高原世居者（平均 Hct 68%）的睡眠呼吸。计算呼吸暂停的时间间期和 SaO$_2$ 的波动，以大于 1% 为准。结果正常组和 HAPC 组均有很大的个体差异，与其睡眠呼吸不稳定有关，尽管 2 组在呼吸暂停的总数和 SaO$_2$ 的波动性上无明显差别，然而 HAPC 组有最长的呼吸暂停时间和最高的 SaO$_2$ 的波动数 [28]。

第 5 节　喜马拉雅夏尔巴人

人在高原睡眠或思睡时出现的周期性呼吸是一个共同的特征，高原发生周期性呼吸有哪些因素及其生理意义须加探讨。夏尔巴人是藏族的一个支系，作为喜马拉雅高原适应人群，其呼吸调控具有某些特征，由此可能提供周期性呼吸总体模式的关键信息。

以往研究发现世界各地的成年高原世居者有极充足的代偿性呼吸性碱中毒。在徒步行走时对低氧的通气反应减弱。在低氧通气及睡眠领域具有权威性的美国宾夕法尼亚大学医学院生理系的 Lahiri 较早提出一种论点，认为这是一种适应性的策略以应对周边和中枢化学感受器内环境的更加酸化。此外相对不易感的化学反射可以使调控系统的波动性被衰减。另外，处于更加酸性的状态可使睡眠呼吸暂停不易发生。这些综合性因素降低了在高原发生周期性呼吸及睡眠呼吸暂停（sleep apnea，SA）的倾向。如能证实上述推测就可论证初步的观点，即高原人有钝化的低氧通气反应及明显的代偿性呼吸性碱中毒，及其与周期性呼吸的关系 [29]。Lahiri 的这一论点在相当长的历史阶段中占据着统治地位。

周期性呼吸有多种模式，如常见的陈 – 施呼吸（Cheyne–Stokes breathing），也存在其他类型。Lahiri 将周期性呼吸定义为：呼吸出现反复的循环式模式伴有或不伴有呼吸睡眠暂停。呼吸暂停可以出现或消失，但循环式呼吸则一直持续 [29]。

一、Lahiri 对夏尔巴人睡眠周期性呼吸的观察

Lahiri 等发现 6 名夏尔巴人在海拔 5 400 m 睡眠时均无周期性呼吸及 SA，而与之对比的西方高原习服者则有持续的周期性呼吸及 SA[30]。其后，Lahiri 及 Data 对尼泊尔坎德地区（Kunde，3 800 m）

的 8 名夏尔巴儿童（6 ~ 12 岁）和智利安第斯奥亚圭（Ollague，3 800 m）的 8 名青少年（10 ~ 16 岁）印第安高原世居者进行了睡眠生理的对比研究。结果观察到夏尔巴儿童的 HVR 呈钝化反应，对低氧的通气易感性夏尔巴儿童明显低于智利青少年。睡眠期内夏尔巴儿童不出现 AS，SaO_2 可低至 55%。智利青少年于睡眠期低氧通气易感，出现周期性呼吸伴有 SA，且低氧通气反应与睡眠周期性呼吸及 SA 间有很好的相关[31]。

Lahiri 等进一步比较了高原世居夏尔巴人和出生并生活在平原地区的夏尔巴人的睡眠呼吸情况。他们观察到一名平原的夏尔巴人，在海拔 5 400 m 睡眠时 SaO_2 自发性地降低（图 41.1）。周期性呼吸的周期时间为 18 ~ 19 s，伴有的 SA 为 9 ~ 10 s，肺 – 耳延搁时间为 12 ~ 13 s（图 41.2），这一反应特征与海平面的白人在高原睡眠时相似。在其 SaO_2 开始明显下降时给予吸入 O_2 以增加其吸入气 PO_2，可见呼吸周期强度显著降低而很快地恢复到正常的呼吸；不过吸氧时和吸入空气时一样，大的呼吸波并不跟随着 SA 出现或易感性的波动，提示在缺乏低氧驱动时肺泡 P_ACO_2 及 PaO_2 受到扰乱而缺乏足够的引起呼吸波动的能力（图 41.3）。也就是说，周边化学感受器的输入对形成大的呼吸波动起关键性作用。另一名夏尔巴人出生和生活在平原，在海拔 5 400 m 则出现周期性呼吸伴有 SA（图 41.4），提示周期性呼吸伴有 SA 与 HVR 有密切相关（$r=0.85$），这源于遗传[30]。上述结果提示夏尔巴人的祖先在发展过程中尚未获得足够的可预防在高原发生呼吸不稳定性的能力[29]。

根据对少数夏尔巴人的观察，发现其不发生睡眠周期性呼吸，而且夏尔巴人睡眠时 SaO_2 只有轻微的正常范围内的降低。一般认为，频发的周期性呼吸与睡眠血低氧饱和有关。低氧通气钝化者睡眠时的周期性呼吸发生率低，从而认为夏尔巴人的 HVR 是钝化的[32]。Lahiri 的一个观点是睡眠周期性呼吸的产生是由于活跃的 HVR，所以从这一角度看活跃的 HVR 可能是不利的[29,33]，这一论点迄今产生重大影响。

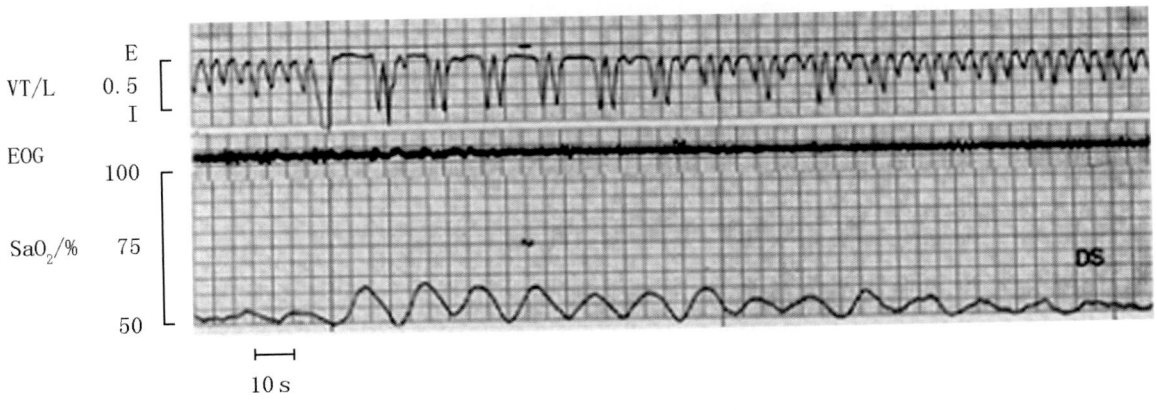

图 41.1　一名夏尔巴人在海拔 5 400 m 睡眠时 SaO_2（%）自发性地降低
在一次深呼吸后呼吸开始波动，但不稳定。（引自 Lahiri 等，1983）

关于机制，Lahiri 强调了化学感受器的作用。他和其他研究者观察到高原居住者发生周期性呼吸及 SA 的基础是周边化学感受器反射伴有呼吸性碱中毒。他们还指出化学反射的减弱和充分的代偿呼吸性碱中毒是这种现象普遍缺乏的反应。有限的化学性输入需要超过中枢性呼吸阈值[34,35]。观察发现在夏尔巴人中有兴奋作用的输入是超越这一阈值的，但是一种波动性的信号或其作用与平均低氧驱动则是减弱的。从而周边化学感受器的易感率在此可见，颈动脉体周边化学感受器对 $PaCO_2$ 伴有一种超越的反应和对负向减弱的反应[36,37]，低氧增强了这些对 CO_2 的动态性反应[38]。

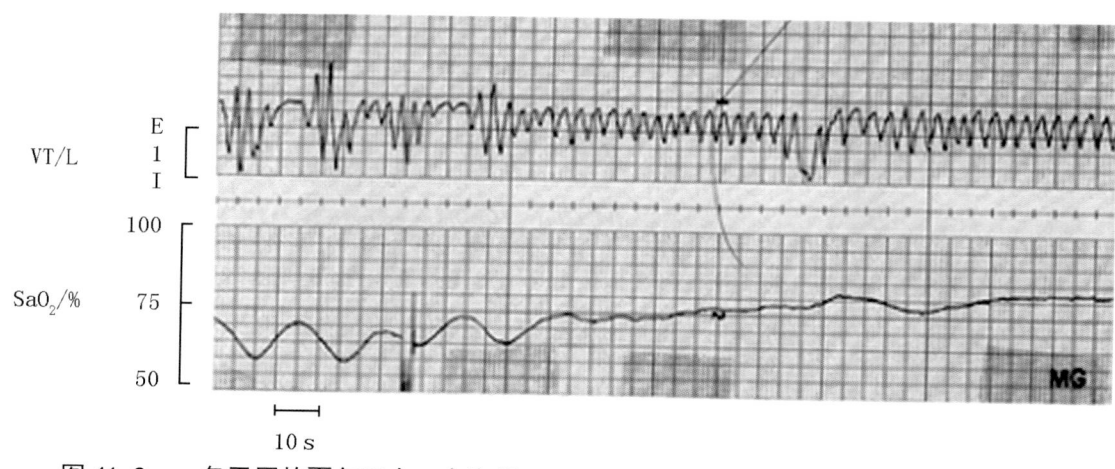

图 41.2　一名平原的夏尔巴人，在海拔 5 400 m 睡眠时，出现自发的周期性呼吸伴有 SA

这与大多数平原人的测试相似。周期性呼吸的周期为 18～19 s，伴有的 SA 为 9～10 s。当在其 SaO_2 开始明显下降时给予吸入 O_2 以增加其吸入气 PO_2，可见显著的呼吸周期强度降低而很快恢复到正常的呼吸；不过吸氧时和吸入空气时一样，大的呼吸波并不跟随 SA 或易感性的波动，提示在缺乏低氧驱动使肺泡 PCO_2（P_ACO_2）及 PaO_2 受到扰乱而缺乏足够的引起呼吸波动的能力。（引自 Lahiri 等，1984）

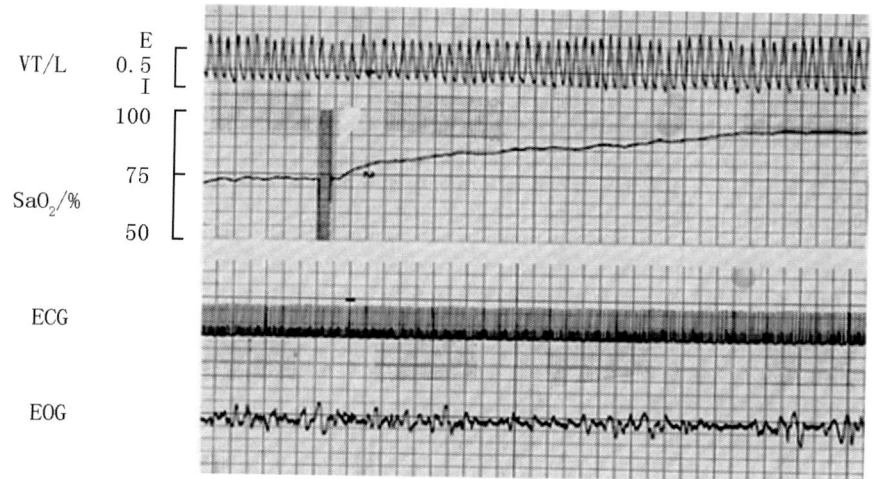

图 41.3　一名夏尔巴人在海拔 5 400 m 睡眠时增加其吸入气氧分压后，
可见通气有所增强，SaO_2 稳态升高

注：在其 SaO_2 开始明显下降时给予吸入 O_2 以增加其吸入气 PO_2，可见呼吸周期强度显著降低而很快恢复到正常的呼吸；不过吸氧时和吸入空气时一样，大的呼吸波并不跟随 SA 或易感性而波动，提示在缺乏低氧驱动时肺泡 PCO_2（P_ACO_2）及 PaO_2 受到扰乱而缺乏足够的引起呼吸波动的能力。VT—通气（L）；E—呼出；I—吸入；SaO_2（%）；EEG—脑电图；EOG—眼动图。（引自 Lahiri 等，1984）

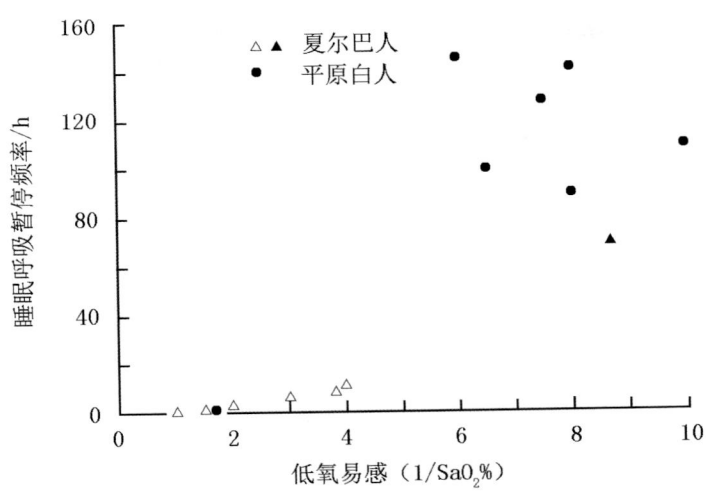

图 41.4　在海拔 5 400 m，示对低氧通气的易感性与 SA 发生频率的相关关系

注：△—高原夏尔巴人；▲—平原夏尔巴人；●—平原白人。高原夏尔巴人对低氧通气反应减弱，表现为睡眠时 SA 具有最小的频率；7 名平原人对低氧通气易感，SA 发生率高；而 1 名平原白人对低氧通气反应钝化，并不出现周期性 SA，由此对低氧易感越高则 SA 的发生率越高。1 名夏尔巴人出生和生活在平原则出现周期性呼吸伴有 SA。因此周期性呼吸伴有 SA 与 HVR 有密切相关（$r=0.85$），推测这可能源于遗传。（引自 Lahiri 等，1983）

二、睡眠周期性呼吸生理意义的争议

然而 Lahiri 的这一观点近年受到挑战。对于夏尔巴人睡眠呼吸的争议中的一个关键问题是夏尔巴人低氧呼吸驱动到底是钝化的还是易感的？ HVR 与周期性呼吸的关系及生理意义应如何评价？首先，Hackett 认为夏尔巴人是藏族的一个亚群（a subpopulation of Tibetans），他在喜马拉雅进行了长期研究，他提出了夏尔巴人的低氧通气驱动生理模式及分布是与平原人很相似的[39]。其后，Hackett 等做了进一步研究，他们对 25 名夏尔巴青年 [（28±1）岁] 应用 A 值做 HVR 指标，同时对体表面积做了校正（因夏尔巴人体积较小），结果夏尔巴人与西方平原人 HVR 相似 [（40±7.3）vs.（54±6），$P=0.3$]，不过当未校正体表面积时，夏尔巴人 A 值明显低于西方人 [（65±12）vs.（101±11），$P<0.05$]。这样证明了夏尔巴人的 HVR 并不钝化[40]，这与以往报道的夏尔巴人[41]、北美利德维尔世居者[42] 和南美秘鲁印第安人[43] 的 HVR 是钝化的不同，而与黄兆荣等对藏族的检测结果相似，年轻藏族（平均年龄 24 岁）在日喀则（3 900 m）的通气水平不低于习服的平原汉族，保持着 HVR 的能力[44]。

同时，Masuyama 等在日本登山队攀登中国昆仑山（7 167 m）时，对 9 名日本登山者在海拔 5 360 m 进行睡眠呼吸与通气易感性的研究，结果有 7 人睡眠呈频发和延长的周期性呼吸，他们均有高的 HVR，而且凡具有频发周期性呼吸者，其 SaO$_2$ 均较高。也就是说，高原睡眠频发周期性呼吸者低氧通气易感，SaO$_2$ 高，是适应优良的表征[45]。

年龄可能是一个影响因素。Arai 与 Masuyama 等在尼泊尔喜马拉雅对 61 名夏尔巴人（男性 29 名，女性 32 名），年龄从青少年到老年，世居于海拔 3 450 ~ 3 850 m 地区，观测睡眠期血氧饱和度（SaO_2）和脉率（PR）与年龄的关系。结果观察到睡眠期 SaO_2 随年龄增长而降低，睡眠期平均 SaO_2 值与 PR 呈负相关。有约 1/3（19 名）的人睡眠期 SaO_2 出现周期性的波动，主要是在年龄较大和 SaO_2 值较低者，随着年龄增长睡眠期 SaO_2 波动持续的时间变长[46]。

应该指出，这些不同的 HVR 结果很难加以对比，因尚受到若干因素的影响，如种族、遗传背景、体表面积和实验方法等，由此对某一群体的检测往往会得出很分散的结果[47]。在高原居住的海拔高度、持续时间和有无游动性也会影响 HVR，因此 Hackett 建议应用一个海拔－年限指数加以校正[13]。不过当时 Hackett 提出夏尔巴人 HVR 不钝化并未从藏族血统人群的高原低氧适应遗传进化的角度来认识，而认为夏尔巴人在喜马拉雅居住的海拔高度不如安第斯人高，游动性也大，不像南美印第安人持续居住于高海拔，因此对低氧应激的强度和时间与印第安人比，都还不够[39,40]。皆知，这一论点已经受到批判。藏族是世界上持续居住在喜马拉雅和青藏高原海拔最高的人类群体[48]，夏尔巴人作为藏族的一个支系，在低氧适应的生理模式上与藏族有着共性，在高原睡眠模式和质量上与藏族基本一致（见本篇第 6 节）。因此睡眠周期性呼吸、低氧通气易感性与高原习服—适应的生理意义有着密切关系。

Lahiri 等对高原呼吸生理做出了巨大贡献，Lahili 和 Milledge（1965）第一个提出"夏尔巴人生理"（Sherpa physiology）这一概念[49]，他们还发现夏尔巴人的脑供氧系统优于平原人[50]。但他们早期认为夏尔巴人低氧通气反应钝化，和平原人在高原一样，这一观点持续了 20 余年，应该说许多实验有重要科学价值，但在理解和解释上出现了偏差。其后证明藏族和夏尔巴人的低氧通气反应不钝化反而是易感的，这对于睡眠期保持高通气有重要意义。夏尔巴人和藏族一样，高原睡眠质量优越，长时间处于深睡眠，并保持着较高的睡眠血氧水平，次日保持着充沛的脑力和体力，这正是长期高原适应遗传进化在睡眠上的印记。

第 6 节 青藏高原藏汉族对比

青藏高原世居藏族是高原适应历史最久和适应水平最佳的人类群体，这是长期自然选择获得遗传适应（genetic adaptation）的结果，由此建立了一系列生理适应机制。但对藏族的睡眠研究尚乏报道，仅见对藏族的一个支系喜马拉雅夏尔巴人（Sherpas）高原现场的少数 HVR 及周期性呼吸与睡眠关系的报道，结论也不尽一致。青藏高原另一人类群体是处于高原习服（acclimatization）水平的移居汉族，对比藏汉间睡眠生理的变化，将会得出更有价值的结论。

2000 年青海高原医学科学研究所吴天一团队和波兰国立结核和呼吸病研究所 Jan Zielinski 教授团队联合进行藏族睡眠生理的项目研究，在青海西宁青海高原医学科学研究所实施。

一、睡眠研究的实施

（一）低压舱模拟实验及检测方法

睡眠研究在低压舱内模拟高原低氧环境下实施，便于严格控制条件。模拟海拔为 5 000 m，其相关气体压力理论值 PB 405 mmHg、PiO$_2$ 85 mmHg、P$_A$O$_2$ 43mmHg、PCO$_2$ 32mmHg、SaO$_2$ 74%，能够反映机体在明显低氧下的生理和病理生理反应。舱内温度 22℃，舱内相对湿度 45%。

实验舱体面积 9.3 m×4.0 m，可实验面积 30 m^2，舱体容积达 68 m^3，保证了实验空间及通气环境。舱内安置一张卧床，十分宽敞，睡眠实验设备及急救物品均在舱内，舱门关闭后密封好，安静，可保证受试者自然睡眠，受试者夜间如厕在舱内。睡眠监测系通过微机自动记录，通过观察窗口及电视屏可同时观察舱内情况（图 41.5）。

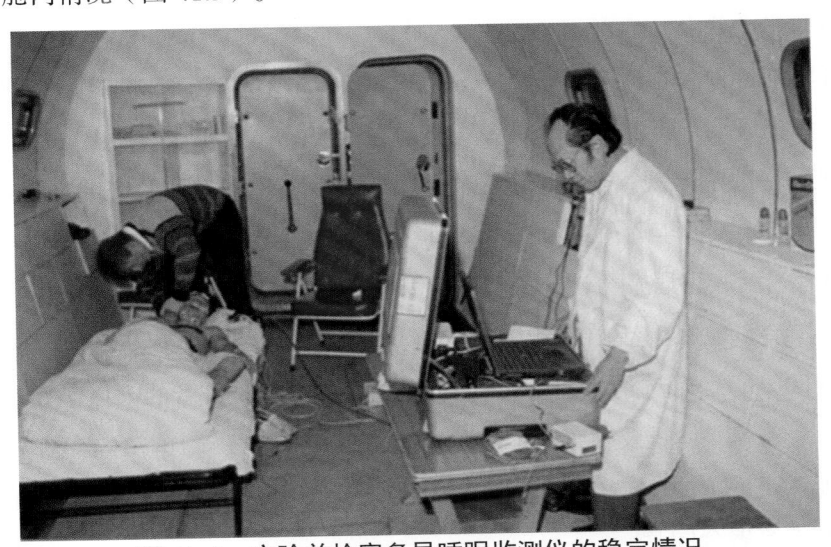

图 41.5　实验前检察多导睡眠监测仪的稳定情况

注：藏族高原睡眠研究在青海高原医学科学研究所的低压舱内实施，模拟海拔 5 000 m 睡眠，大型低压舱舱内宽阔，睡眠安静。右侧站立者为作者。

按国际统一的睡眠监测方法[51,52]，应用睡眠监测仪（polysomnography，PSG）进行睡眠监测。

实验为连续 10 h 睡眠时间，前 5 h（从 21：30 PM 到 02：30 AM）在海拔 2 261 m，后 5 h（从 03：30 AM 到 08：30 AM）在海拔 5 000 m。

（二）观测指标

1.睡眠结构

主要研究睡眠结构（sleep structure）、周期性呼吸及睡眠低氧血症。睡眠分期系按 30 s 信号出现的记录，用国际通用的标准判定[53]（见第 38 章）。

2.呼吸功能检测

应用肺量计检测下列指标：用力肺活量（forced vital capacity，FVC）、第 1 秒用力呼气容积（forced expiratory volume in one second，FEV$_1$）、呼气流量峰值（peak expiratory flow，PEF），每项共检测 3

次，变异范围不超过5%。

3. 低氧通气反应

低氧通气反应（hypoxic ventilatory response，HVR）的检测基本方法是通过逐渐地把低氧混合气体（5% O_2，95% N_2）加到吸入气体的储气瓶内，直到在 8 ~ 10 min 内使 P_AO_2 达到 40 mmHg，同时同步记录通气反应[54]。结果以 A 值（每分通气量与终末潮气氧分压的关系）表示：VE=VO+A/（$PetO_2$-32）。其中 VE 为每分通气量；VO 为 P_AO_2 外推无限大时的通气量，正常值为 4.8 L/ min；32 表示 VE-P_AO_2 曲线的斜率接近无限大时的 P_AO_2，正常值为 32；A 是由双曲线的形状决定的参数，A 值与 HVR 呈正比，A 值越大则 HVR 越大，表示低氧通气易感，反之则表示低氧通气钝化。

睡眠动脉血氧饱和度（SaO_2）用指氧仪检测。

（三）睡眠研究受试者

所有受试者均来自青海省治多县（4 179 m，PB 405 mmHg，PiO_2 92 mmHg，年平均气温 –1.8℃，相对湿度54%），统一乘车至西宁。受试者实验前在西宁统一安排居住 2 d，此间正常饮食起居，禁酒，禁咖啡，进行一般临床观察。实验对象为男性，藏、汉各10人，实验完成且资料完整藏族8人、汉族6人。藏族男性8人，年龄（26±7）岁，职业牧民，生活活动范围海拔为 3 700 ~ 4 800 m，经筛选均为健康者。汉族移居者男性6人，原籍平原地区，5人出生于海拔 2 200 ~ 2 267m，1人出生于海平面，在治多地区生活 10 年以上，年龄（30.5±4）岁，职业牧区干部，生活活动范围海拔为 3 700 ~ 4 800 m，经筛选均为健康者。实验前检测了2组受试者的人体学及基本功能学参数，2组受试者在年龄、身高、体重及呼吸功能上均有较好匹配，但藏族 Hb、Hct 低于汉族（$P<0.001$），而 FEV_1/FVC 藏族高于汉族（$P<0.014$）（表 41.4 与表 41.5）。所有受试者均按 Helsinki 国际条约人体实验 42 条要求签署合同[55]。

（四）资料统计学

数值按均数 ± 标准差（$\bar{x}\pm S$）的形式统计，2组间的数据差异进行单方差分析（one-way ANOVA），在海拔 2 260 m 及 5 000 m 的呼吸特征与动脉血氧饱和度间关系用 Pearson Product Movement 相关实验，各睡眠数据处理均用 t 检验，百分率比较用卡方检验，显著性差异以 $P<0.05$。

表 41.4　8名藏族睡眠受试者的人类学特征和生理参数

受试者	年龄/岁	BMI/kg·m⁻²	出生及生活海拔/m	低转到西宁时间	吸烟习惯	PEF/L·min⁻¹	%N	FVC/L	%N	FEV₁/L	%N	FEV₁/FVC/%	Hb/g·dL⁻¹	Hct/%
SG	23	13.9	3 800	2 月	–	627	106	4.44	86	4.24	98	95	15.45	48.1
GS	37	24.4	4 068	2 d	+	391	73	3.74	85	3.39	98	95	16.72	50.2
DS	40	27.1	3 900	6 d	+	504	99	4.61	115	3.59	107	77	14.81	46.6
ZL	24	19.8	3 700	7 d		519	119	3.32	88	3.07	93	92	15.26	47.8
ZC	21	23.9	3 800	10 月	–	519	109	3.49	81	3.47	93	99	14.24	45.5

续表

受试者	年龄/岁	BMI/kg·m²	出生及生活海拔/m	低转到西宁时间	吸烟习惯	PEF/L·min⁻¹	%N	FVC/L	%N	FEV₁/L	%N	FEV₁/FVC/%	Hb/g·dL⁻¹	Hct/%
SY	21	23.2	3 800	1 年	–	546	92	5.04	98	4.36	100	86	15.58	48.2
LC	23	23.8	出生3 800，生活4 800	2 月	–	618	105	4.60	91	3.97	93	86	15.26	48.3
QN	24	23.7	4 068	6 年	–	592	103	4.72	97	4.14	100	87	15.12	47.6
$\bar{x}\pm S$	26.6±7.4	23.1±2.5	—			548.2±77.6	100.7±13.6	4.2±0.6	92.6±10.7	3.8±0.4	97.7±4.8	89.6±7.0	15.3±0.7	47.8±1.4

注：BMI—体重指数 [体重（kg）/ 身高（m²）]；PEF—呼气流量峰值；FVC—用力肺活量；FEV₁—第 1 秒用力呼气容积；Hb—血红蛋白；Hct—血细胞比容；%N—占 %。

表 41.5　6 名汉族睡眠受试者的人类学特征和生理参数

受试者	年龄/岁	BMI/kg·m⁻²	出生地海拔/m	低转到西宁时间	前期居住海拔/m	吸烟习惯	PEP/L·min⁻¹	%N	FVC/L	%N	FEV₁/L	%N	FEV₁/FVC/%	Hb/g·dL⁻¹	Hct/%
YS	28	18.8	2 261	1 年	3 800	+	687	116	4.4	86	3.78	87	85	18.16	58.8
XT	28	19.1	2 261	6 月	4 068	+	658	118	3.94	85	3.44	87	87	18.94	59.1
ZX	36	20.8	2 200	7 d	3 900	已戒	658	92	3.82	86	3.73	101	97	17.72	57.7
YW	36	22.0	2 200	1.5 年	4 068	+	677	127	4.56	104	4.43	121	97	19.02	60.8
CS	30	22.9	100	6 月	4 068	+	646	118	4.5	100	3.65	81	99	17.06	58.4
XT	25	21.7	2 200	8 月	4 068		540	95	4.2	88	3.37	83	86	17.12	48.2
$\bar{x}\pm S$	30.5±4.5	20.9±1.6	—	—	—		616.3±80.5	111.0±14.1	4.2±0.3	91.5±8.3	3.7±0.4	95.6±14.0	88.8±6.6	18.0±0.85	58.5±1.5

注：BMI—体重指数 [体重（kg）/ 身高（m²）]；PEF—呼气流量峰值；FVC—用力肺活量；FEV₁—第 1 秒用力呼气容积；Hb—血红蛋白；Hct—血细胞比容；%N—占 %。

二、藏、汉对比结果分析

（一）藏族有较好的睡眠结构

在海拔 2 261 m（PB 581 mmHg），藏、汉两组间在睡眠结构、呼吸模式和动脉血氧饱和度上并无明显差别，藏族保持着正常的睡眠结构，但汉族出现较多的清醒和觉醒（$P<0.002$）。说明汉族虽在海拔 4 200 m 长期习服，在中度高原有着近于正常的睡眠结构，但其睡眠质量仍较藏族差。

在海拔 5 000 m（PB 405 mmHg），藏族与汉族相比，有着较长的睡眠时间（TST）（171 min vs. 121 min，$P<0.002$），较短的 NREM Ⅰ 期睡眠（24% vs. 51%，$P<0.001$），和较长的 NREM Ⅱ 期睡眠（64% vs. 39%，$P<0.001$），NREM Ⅲ + Ⅳ 期睡眠藏族 7%、汉族 4%，汉族的 REM 睡眠基本消失。说明世居藏族有着近于正常和良好的睡眠结构，而汉族的睡眠质量较差，停止于浅睡眠状态[55, 56]（表 41.6 和图 41.6、图 41.7）。

表 41.6　藏族与汉族在海拔 2 261 m 及 5 000 m 睡眠时基本参数和睡眠结构比较

海拔	组间比较	TSP/min	TST/min	SE/%	Arousals and awakenings /n·h⁻¹	NREM Ⅰ /%	NREM Ⅱ /%	NREM Ⅲ +Ⅳ /%	REM/%	PB/%	SaO₂mean	SaO₂min
2 261 m	藏族	258.2±48	197.140.6	73.9±7.7	6.8±5.7	33.1±14.1	46.5±13.7	11.6±8.7	8.5±5.9	0.04±0.01	91.9±1.6	87.5±2.5
	汉族	300.3±16.7	231.1±15.3	71.0±5.6	21.8±14.5	34.5±12.4	48.2±6.1	9.9±6.3	7.4±3.4	0.003±0.005	92±0.9	85±3.5
	藏族 vs. 汉族 P	ns	ns	ns	0.022	ns	ns	ns	ns	ns	ns	ns
5 000 m	藏族	270.4±26.3	171.2±27.7	62.6±8.3	25.8±6.2	23.9±9.8	64.1±11.5	6.7±5.5	5.3±3.6	53±21	68.3±5.3	56.9±5.8
	汉族	220.2±67.1	121.1±44.9	51.8±14.3	24.3±36.7	50.5±14.2	39.8±9.9	4±4.9	5.7±3.3	44.6±30.3	64.3±8	55.3±9.3
	藏族 vs. 汉族 P	ns	0.002	ns	ns	<0.001	<0.001	ns	ns	ns	ns	ns
2 261 m vs. 5 000 m	藏族 vs. 藏族 P	ns	ns	0.007	0.045	ns	0.008	0.046	ns	ns	<0.001	<0.001	<0.001
2 261 m vs. 5 000 m	汉族 vs. 汉族 P	0.034	0.0013	0.018	ns	0.035	ns	ns	ns	0.015	<0.001	<0.001

注：TSP—总睡眠期；TST—总睡眠时间；SE—睡眠效率；NREM—非快速眼动睡眠的Ⅰ、Ⅱ、Ⅲ+Ⅳ期各占 TST 的百分比；REM—快速眼动睡眠占 TST 的百分比；PB—周期性呼吸占 TST 的百分比；SaO₂mean—整个睡眠期均值；SaO₂min—整个睡眠期最低值。

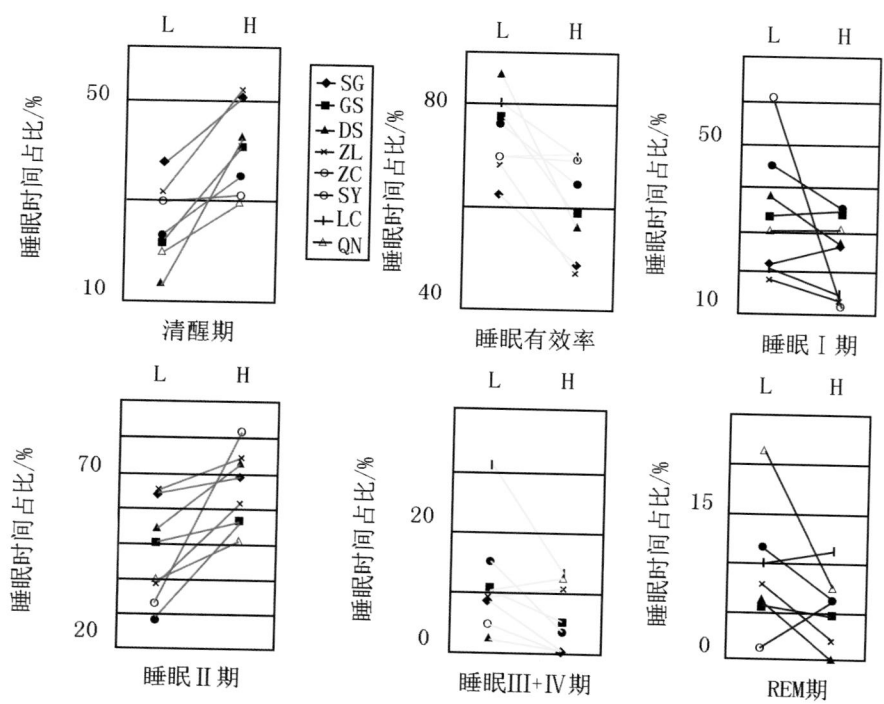

图 41.6　8 名世居藏族在两个海拔高度睡眠呼吸个体性的比较

注：L—海拔 2 261 m；H—海拔 5 000 m；Waking—清醒期占总睡眠周期的 %；TST—总睡眠时间；TSP—总睡眠周期；SE—睡眠有效率，TST 与 TSP 的比值；NREM 睡眠的Ⅰ、Ⅱ、Ⅲ+Ⅳ期各期占 TST 的百分率；REM—快速动眼睡眠占 TST 的百分率。

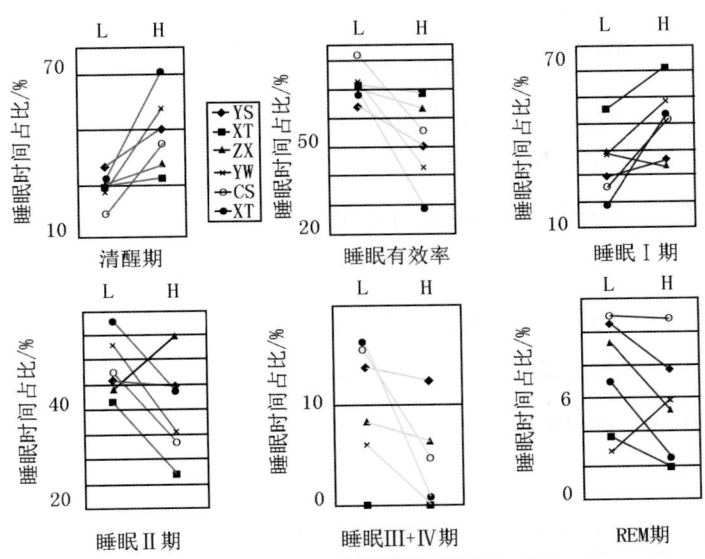

图 41.7　6 名汉族在两个海拔高度睡眠呼吸个体性的比较

L—海拔 2 261 m；H—海拔 5 000 m；观测生理参数见表 41.5。

（二）藏族有较活跃的睡眠周期性呼吸

在海拔 2 261 m，2 组实际上并无周期性呼吸。而急性暴露于海拔 5 000 m 睡眠时，周期性呼吸成为 2 组受试者呼吸型式中最重要的改变。周期性呼吸出现十分活跃，藏族组周期性呼吸占睡眠时间 53%，而汉族组占 44.6%（ns）。藏族组周期性呼吸延至（21.9±4.0）s，汉族组延至（21.2±3.3）s（ns）。周期性呼吸在 2 组中均存在潜在的变异，藏族组 5 例周期性呼吸占睡眠时间的 50% 以上，其余 3 例占 25% ~ 50%。汉族组中 6 人周期性呼吸占睡眠时间的 10% ~ 25%[57]（图 41.8）。

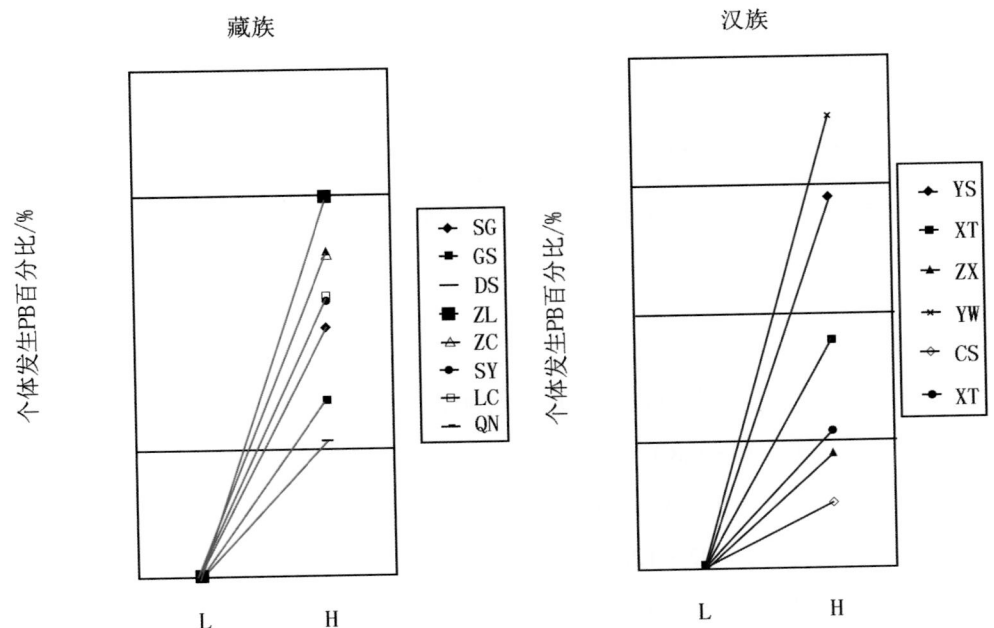

图 41.8　藏族与汉族睡眠时个体发生周期性呼吸的比较，藏族较汉族周期性呼吸发生的频率要高

周期性呼吸与平均 SaO_2 间并无相关，与最低 SaO_2 间亦无相关：

藏族组：平均 SaO_2，$r=-0.3$，$P=0.46$；最低 SaO_2，$r=-0.6$，$P=0.1$。

汉族组：平均 SaO_2，$r=-0.44$，$P=0.38$；最低 SaO_2，$r=-0.37$，$P=0.41$。

（三）藏族有较高的睡眠血氧饱和水平

在海拔 2 261 m 睡眠时，两组的平均 SaO_2 均为 92%。在海拔 5 000 m 睡眠时，两组均出现低血氧饱和，但藏族组 SaO_2 水平比汉族组高出 4%。

低血氧饱和在 REM 期较 NREM 期显著。藏族组在 NREM 期平均 SaO_2 为 62% ~ 75%，而汉族组为 54% ~ 78%。于 REM 睡眠期，藏族组平均 SaO_2 为 66% ~ 79%，而汉族组为 54% ~ 78%。由此，藏族组的最低 SaO_2 在 NREM 期和 REM 期各高出汉族组 8% 及 12%，尽管其统计学意义不明显[55-57]（表 41.7、表 41.8 和图 41.9）。

表 41.7　藏族与汉族在海拔 2 261 m 睡眠时周期性呼吸与 SaO_2 变化的比较（$\bar{x} \pm S$）

对象	周期性呼吸占 TST 百分比 /%	平均 SaO_2/%	平均 SaO_2 min/%	REM 期平均 SaO_2/%	NREM 期平均 SaO_2/%
藏族	0.04±0.01	91.9±1.6	87.5±2.5	92.6±1.6	91.7±1.8
汉族	0.003±0.005	92±0.9	85±3.5	92.5±0.8	91.7±1.0
P	ns	ns	ns	ns	ns

表 41.8　藏族与汉族在海拔 5 000 m 睡眠时周期性呼吸与 SaO_2 变化的比较（$\bar{x} \pm S$）

对象	周期性呼吸占 TST 百分比 /%	平均 SaO_2/%	平均 SaO_2 min/%	REM 期平均 SaO_2/%	NREM 期平均 SaO_2/%
藏族	53±21	68.3±5.3	56.9±5.8	71.3±4.8	67.5±5.4
汉族	44.6±30.3	64.3±8	55.3±9.3	65.8±8.5	64.0±7.8
P	ns	ns	ns	ns	ns

注：表 41.7、表 41.8 示睡眠期藏、汉两组在海拔 2 261 m 及 5 000 m SaO_2 在 REM 睡眠和 NREM 睡眠的均值，以及藏、汉两组周期性呼吸与 SaO_2 变化关系。尽管统计学差异不显著，但藏族在海拔 5 000 m 睡眠时 REM 及 NREM 期的 SaO_2 均较汉族高。

（四）藏族有较敏感的低氧通气反应

（1）除睡眠实验组以外。在青海海拔 3 719 ~ 4 200 m 检测了世居藏族 60 名，男、女各 30 名，职业为牧民及干部，年龄为男（36±6.8）岁、女（35±8.4）岁；移居汉族 60 名，男 33 名、女 27 名，职业为干部、职工、教员，年龄为男（35±5.6）岁、女（33±7.5）岁。HVR 的 A 值检测结果如下：

藏男：162±17.8　　　汉男：92±12.4　　　　$P < 0.001$

藏女：152±10.7　　　汉女：86±9.4　　　　$P < 0.001$

　　$P > 0.05$　　　　　　　$P > 0.05$

6 名藏族更年期女性：148 ± 4.3。

（2）睡眠实验组。藏族组 8 人的 A 值检测结果为 159 ± 6.4，汉族组 6 人的 A 值检测结果为 90 ± 7.5，与藏族组比 A 值明显低，存在显著性差异（$P<0.01$）。

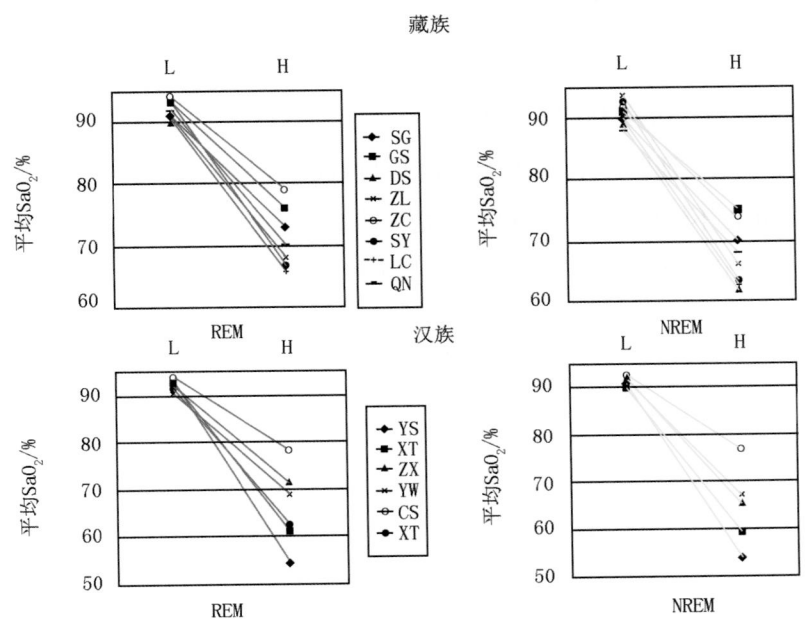

图 41.9　藏族与汉族个体在海拔 2 261 m（L）及 5 000 m（H）睡眠时
于 NREM 和 REM 期时的平均 SaO_2 的比较，汉族 SaO_2 降低较藏族明显

三、青藏高原藏族睡眠特征

这是国际上第一次研究青藏高原藏族的睡眠生理，比较系统地研究了睡眠结构、周期性呼吸及睡眠血氧饱和，并对比了 2 261 m 和 5 000 m 两个海拔高度世居藏族和移居汉族的高原睡眠结构和质量。1996 年孙新甫等在拉萨研究了慢性高山病（CMS）的呼吸和睡眠脑血流，但无睡眠结构的资料，也无正常人对照[58]。1990 年张海明等报道了果洛汉、藏各 4 名患高原红细胞增多症者的睡眠呼吸暂停情况，也无当地藏族对照[59]。而本项目首次全面研究了正常藏族的睡眠结构。

（1）此项研究初步证实青藏高原的世居藏族保持着良好的睡眠结构和较高的睡眠血氧饱和，表现为在海拔 5 000 m，藏族与汉族比具有较长的睡眠时间，且大部分睡眠处于 NREM 睡眠，而汉族有一半睡眠处于浅睡眠。这一汉族睡眠特征与 Anholm 等报道在低压舱模拟海拔 4 572 m 对 6 例平原白人的睡眠研究[13]和 Salvaggio 等报道在高原现场海拔 5 050 m 对 5 例平原白人的睡眠研究结果基本一致，而且其清醒及觉醒指数较高，占（30.1 ± 15.5）/h[60]，提示了处于习服水平的平原人睡眠质量差的原因。而藏族的这一良好的高原睡眠质量优势是其低氧生理适应的重要组成部分。

（2）此项研究提示睡眠周期性呼吸是高原睡眠通气易感的标志。早期的研究认为高原睡眠出现周期性呼吸者易发生睡眠呼吸暂停，是不利的表现[30]。另一些研究认为高原睡眠周期性呼吸是睡眠低氧血症的原因[20,61]。但其后的研究提示高原睡眠周期性呼吸可改善血氧饱和,活跃的周期性呼吸是有利的生理反应[45]。本研究藏族组有活跃的睡眠周期性呼吸和较高的SaO_2水平,但两者并无相关。而SaO_2水平高是与HVR易感有关的,这是一个新发现。

此外,早期大部分报道均认为高原久居和世居者低氧通气反应钝化[31]。但其后发现喜马拉雅夏尔巴人的HVR并不钝化[39, 62]。此研究进一步证实藏族具有对低氧易感的通气反应,HVR不钝化反而活跃,与久居高原的汉族、北美利德维尔人和南美印第安人钝化的HVR不同。而且发现藏族睡眠生理与HVR有密切联系,证明睡眠SaO_2水平高是与HVR易感(A值高)有关的。另对6例藏族更年期妇女检测HVR也不钝化,进一步提示这是长期繁衍于高原获得遗传适应的结果[48,63]。

但是此项研究总体来说样本较小,有待进一步扩大样本加以重复证实。关于连续睡眠和分期睡眠也应通过实践进一步验证。

参 考 文 献

[1]　REITE M，JACKSON D，CAHOOM RL，et al. Sleep physiology at high altitude[J]. Electroenceph Clin Neurophysiol，1975，38：463-447.

[2]　BERSSENBRUGGE AD，DEMPSEY JA，SKATRUD JB. Effects of sleep state on ventilatory acclimatization to hypoxia in humans[J]. J Appl Physiol，1984，57：1089-1096.

[3]　REED DJ，KELLOGG RH. Effect of sleep on hypoxic stimulation of breathing at sea level and altitude[J]. J Appl Physiol，1958，15：1130-1134.

[4]　GOLDENBERG F，RICHALET JP，KEROMES A，et al. Effects of loprazolam on high altitude insomnia and ventilation during sleep[M]//KOELLA WP，OBAL F，SCHULZ H，et al. Sleep. New York：Gustav Fisher Verlag，1988：340-342.

[5]　NORMAND H，BARRAGAN M，BENOIT O，et al. Periodic breathing and O_2 saturation in relation to sleep stage at high altitude[J]. Aviat Space Environ Med，1990，61：229-235.

[6]　WHITE DP，GLEESON K，PICKETT CK，et al. Altitude acclimatization：influence on periodic breathing and chemorespnsiveness during sleep[J]. J Appl Physiol，1987，63：401-412.

[7]　ZIELINSKI J，KOZIEJ M，MANKOWSKI M，et al. The quality of sleep and periodic breathing in healthy subjects at an altitude of 3 200 m[J]. High Alt Med Biol，2000，1：331-336.

[8]　JOERN AT，SHURLEY JT，BROOKS RE，et al. Short-term changes in sleep pattern on arrival at the south polar plateau[J]. Arch Intern Med，1970，125：649-654.

[9]　SUTTON JR，GRAY GW，HOUSTON CS，et al. Effects of acclimatization on sleep hypoxemia at altitude[M]//WEST JB，LAHIRI S. High Altitude and Man. Bethesda：Md APS，1984：141-146.

[10]　POWLES AC，SUTTON JR. Sleep at high altitude[J]. Sem Resp Med，1983，5：178-180.

[11]　SELVAMURTHY W，RAJU VRK，RANGANATHAN S，et al. Sleep pattern at an altitude of 3 500 m[J]. Int J Biometeor，1986，30：123-135.

[12]　MIZUNO K，ASANO K，OKUDAIRA N. Sleep and respiration under acute hypobaric hypoxia[J]. Jpn J Physiol，1993，43：161-175.

[13]　ANHOLM JD，POWLES AC，DOWNEY R，et al. Operation Everest II：arterial oxygen saturation and sleep at extreme simulated altitude[J]. Am Rev Respir Dis，1992，145：817-826.

[14]　张海明，杨之，刘建凯，等. 海拔高度对人体睡眠结构和神经机能影响的对比研究[J]. 高原医学杂志，1992，2（2）：38-40.

[15]　谈友芬，王纯莹. 高原地区夜间睡眠及呼吸功能障碍的观察[J]. 高原医学杂志，1992，2（3）：31-32.

[16]　格日力，张素琴，王占刚，等. 高原地区夜间睡眠呼吸紊乱的观察[J]. 高原医学杂志，1988：39-

41.

[17] PLYWACZEWSKI R，PALASIEWIEZ G，SARYBAEV AS，et al. Quality of sleep and periodic breathing during sleep in health men at 3 700 m[J]. Eur Respir J，1999，12（88）：1245.

[18] ZIELINSKI J，KOZIEJ M，MANKOWSKI M，et al. Quality of sleep-disordered breathing in healthy man at high altitude[J]. Acta Andina，1996，5（2）：41.

[19] WEIL JV，KRYGER MH，SCOGGIN CH. Sleep and breathing at high altitude[M]//GUILLEMINAULT C，DEMENT WC. Sleep Apnea syndromes. New York：Liss，1978：119-136.

[20] KRYGER MH，GLAS RD，JACKSON RE，et al. Impaired oxygenation during sleep in excessive polycythemia of high altitude: improvement with respiratory stimulation[J]. Sleep，1978，1：3-17.

[21] WEIL JV. Sleep at high altitude[J]. High Alt Med Biol，2004，5（2）：180-189.

[22] WEIL JV，BYRNE-QUINN E，SODAL IE，et al. Acquired attenuation of chemoreceptor function in chronically hypoxic man at high altitude[J]. J Clin Invest，1971，50：186-195.

[23] KRYGER ME，MCCULLOUGH RE，COLLINS D，et al. Treatment of excessive polycythemia of high altitude with respiratory stimulant drugs[J]. Am Rev Respir Dis，1978，1217：455-464.

[24] KRYGER M，WEIL JV，GROVER RF. Chronic mountain polycythemia：a disorder of the regulation of breathing during sleep?[J]. Chest，1978，73：303-304.

[25] COOTE JH，TSANG G，BAKER A，et al. Respiratory changes and structure of sleep in young high-altitude dwellers in the Andes of Peru[J]. Eur J Appl Physiol，1993，66（3）：249-253.

[26] COOTE JH，STONE BM，TSANG G. Sleep of Andean high altitude natives[J]. Eur J Appl Physiol OccupPhysiol，1992，64：138-181.

[27] MAZESS RB，PICON-REATEGUI E，THOMAS RB，et al. Oxygen intake and body temperature of basal and sleeping Andean natives at high altitude[J]. Aerosp Med，1969，40（1）：6-9.

[28] NORMAND H，VARGAS E，BORDACHAR J，et al. Sleep apnea in high altitude residents（3 800 m）[J]. Int J Sports Med，1992，13（1）：40-42.

[29] LAHIRI S，MARET KH，SHERPA MG，et al. Sleep and periodic breathing at high altitude：Sherpa natives versus sojourners[M]//WEST JB，LAHIRI S. High Altitude and Man. Maryland：APS，Bethesda，1984：73-90.

[30] LAHIRI S，MARET K，SHERPA MG. Dependence of high altitude sleep apnea on ventiratory sensitivity to hypoxia[J]. Respir Physiol，1983，52：281-301.

[31] LAHIRI S，DATA PG. Chemo sensitivity and regulation of ventilation during sleep at high altitude[J]. Int J Sports Med，1992，13（1）：31-33.

[32] LAHIRI S，EDELMAN NH. Peripheral chemo reflexes in the regulation of high altitude natives[J]. Respir Physiol，1969，6：375-385.

[33] LAHIRI S，BARNARD P. Role of arterial chemo reflexes in breathing during sleep at high altitude[M]//SUTTON JS，HOUSTON CS，JONES NL. Hypoxia，Exercise and Altitude. New York：Liss，1983：75-85.

[34] ELDERIDGE F. Subthreshold central neural respiratory activity and after-dischange[J]. Respir Physiol, 1980, 39: 327-348.

[35] LAHIRI S, MOKASHI A, DELANEY RG, et al. Arterial PO_2 and PCO_2 stimulus threshold for carotid chemo receptors and breathing[J]. Respir Physiol, 1978, 34: 359-375.

[36] BAND DM, WILSHAW P, WOLFF CB. The speed of response of the carotid body chemoreceptor[M]// PAINTAL AS. Morphology and mechanisms of chemoreceptors. Delhi: Univ Delhi Press, 1976: 197- 207.

[37] BLACK AMS, MCCLOSKEY DI, TORRANCE RW. The responses of carotid body chemoreceptors in the cat to sudden changes in hypercapnic and hypoxic stimuli[J]. Respir Physiol, 1971, 13: 36-49.

[38] LAHIRI S, MULLIGAN E, MOKASHI A. Adaptive responses of carotid body chemoreceptors to CO_2[J]. Brain Res, 1982, 234: 137-147.

[39] HACKETT PH, REEVES JT, REEVES CD, et al. Control of breathing in Sherpas at low and high altitude[J]. J Appl Physiol: REEP, 1980, 49 (3): 374-379.

[40] HACKETT PH, REEVES JT, GROVER GF, et al. Ventilation in human populations native to high altitude[M]//WEST JB, LAHIRI S. High Altitude and Man. Maryland: APS, Bethesda, 1984: 179- 191.

[41] LAHIRI S, MILLEDGE JS, CHATTOPADHYAY HP, et al. Respiration and heart rate of Sherpa highlanders during exercise[J]. J Appl Physiol, 1967, 23: 545-554.

[42] WEIL J, BYRNE-QUINN E, SODAL IE, et al. Acquired attenuation of chemoreceptor function in chronically hypoxic man at high altitude[J]. J Clin Invest, 1971, 50: 186-195.

[43] VARGAS M, LEON-VELARDE F, MONGE CC, et al. Similar hypoxic ventilator response in sea level natives and high-altitude natives living at sea level[J]. J Appl Physiol, 1998, 84: 1024-1029.

[44] HUANG SY, GU ZZ, HU ST. Ventilatory control in Tibetan highlanders[M]//LIU DS. Geological and Ecological Studies of Qinghai-Xizang Plateau. New York: Gordon & Breach, 1981: 1363-1369.

[45] MASUYAMA S, KOHCHIYAMA S, SHINOZAKI T, et al. Periodic breathing at high altitude and ventilatory response to O_2 and CO_2[J]. Jpn J Physiol, 1989, 39: 523-535.

[46] ARAI Y, TATSUMI K, SHERPA NK, et al. Impasred oxygenation during sleep at high altitude in Sherpa[J]. Respir Physiol Nurobiol, 2002, 133: 131-136.

[47] HIRSHMAN CA, MCCULLOUGH RE, WEIL JV. Normal value for hypoxic and hypercapnic ventilator drives in man[J]. J Appl Physiol, 1975, 38: 1095-1098.

[48] WU TY. The Qinghai-Tibetan plateau: How high do Tibetans live?[J]. High Alt Med Biol, 2001, 2 (4): 489-499.

[49] LAHIRI S, MILLEDGE JS. Sherpa physiology[J]. Nature, 1965, 207: 610-612.

[50] MILLEDGE JS, SORENSEN SC. Cerebral arteriovenous oxygen difference in man native to high altitude[J]. J Appl Physiol, 1972, 32: 687-689.

[51] AMERICAN SLEEP DISORDERS ASSOCIATION REPORT. EEG arousals: scoring rules and

examples[J]. Sleep，1992，15：73-184.

[52] MENDELSON WB. Human sleep research and clinical care[M]. New York：Plenum Publishing Co，1987：4-31.

[53] RECHTSCHAFFEN A，KALES A. A Manual of Standardized Terminology. Techniques and Scoring System for Sleep Stages of Human Subjects[M]. Washington DC：NIH Publication Service，1968：1-350.

[54] WEIL JV. Hypoxic ventilatory response in normal man[J]. J Clin Invest，1970，49：1061-1972.

[55] PLYWACZEWSKI R，WU TY，WANG XQ，et al. Sleep structure and periodic breathing in Tibetans and Han at simulated altitude of 5 000 m[J]. Respir Physiol & Neurobiol，2003，136：187-197.

[56] ZIELINSKI J，WU TY，WANG XQ，et al. Sleep structure and periodic breathing in Tibetans and Han at 5 000 m. Abstracts of the Lake Louis International Hypoxia Symposium，Canada[J]. High Alt Med Biol，2002，3（4）：439.

[57] WU TY，PLYWACZEWSKI R，WANG XQ，et al. Periodic breathing and arterial blood oxygenation in Tibetans and Han at simulated altitude of 5 000 m. Abstracts of the Sixth World Congress on High Altitude Medicine and Physiology[J]. High Alt Med Biol，2004，5（2）：275.

[58] SUN SF，OLIVER-PICKETT C，DROMA J，et al. Breathing and brain blood flow during sleep in Patients with chronic mountain sickness[J]. J Appl Physiol，1996，81：611-618.

[59] 张海明，杨之，苏小玲，等. 高原红细胞增多症与夜间睡眠呼吸暂停的关系[J]. 中华医学杂志，1990，70：289-291.

[60] SALVAGGIO A，INSALACO G，MARRONE O. Effects of high-altitude periodic breathing on sleep and arterial oxyhaemoglobin saturation[J]. Eur Respir J，1998，12：408-413.

[61] SUTTON JR，GRAY GW，HOUSTON CS，et al. Effects of duration at altitude and acetazolamide on ventilation and oxygenation during sleep[J]. Sleep，1980，3：455-464.

[62] MASUYAMA S，HAYAMA M，KOJIMO A. Altitude acclimatization and hypoxic ventilatory depression：lowlanders and highlanders[M]. Canada：[s.n.]，1991：312.

[63] WU TY，BENGT K. High altitude adaptation in Tibetans[J]. High Alt Med Biol，2006，7：193-208.

第 42 章　高原病的睡眠障碍

第 1 节　急性高原病

高原睡眠障碍往往是 AMS 的一个表现，如不警惕，有时会造成严重后果。1891 年 9 月法国夏蒙尼的 Jacottet 医生在瓦洛特高山站（Vallot hut，4 360 m）彻夜未眠后次日死于 HAPE，就是一个沉痛的例子[1-3]。频发的睡眠觉醒和呼吸暂停导致低氧血症而引起头痛、无力等，是急速进入高原后发生 AMS、HAPE、HACE 的基础，会加重病情。而一旦发生 AMS 且病情加重，则此时习服难以建立，并进一步使睡眠恶化，形成更显著的低氧血症[4]。

AMS 和 HAPE 常在夜间病情恶化[5]。Penaloza 曾报道了 2 例罕见的 HAPE，其中一例是一名印第安高原世居者，他去海平面小憩数日后重返赛罗·德·帕斯科发生了"再入性 HAPE"，于夜间发病，该人又是一个 HAPE 的易感者，认为是睡眠低氧血症导致肺血管收缩和循环阻力增高所致。右心导管示有显著的肺动脉高压，予以吸氧后很快恢复，复查则与当地健康人的生理状态相同[6]。高原睡眠发生的周期性呼吸或睡眠呼吸暂停常是 AMS 发生和加重的因素[7]。

为了探讨 AMS 易感者的睡眠呼吸变化，Fujimoto 进行了对照研究。一组为对 5 名日本青年男性 [平均年龄（27±3）岁]，他们都是海拔 610 m 以下的海平面居民，以往在攀登长野县海拔 2 766 ~ 3 190 m 高山时发生过 HAPE。对照组为 5 名青年男性 [平均年龄（23±2）岁]，他们也有迅速攀登海拔 2 700 m 以上高山历史，但从无 AMS 或 HAPE。让他们再次攀登长野高山，第 1 d 从 610 m 攀达 2 700 m，第 2 d 攀达 2 922 m，第 3 d 到 2 650 m，随后返回 610 m。睡眠监测在 610 m 出发前和登山的第 1 d、第 2 d、第 3 d 进行，每晚监测 7 h。结果 2 组在海平面攀登前几乎都没有睡眠异常呼吸。到达高原以后，对照组在第 2 夜开始出现异常呼吸，主要是周期性呼吸伴有或不伴有短的呼吸暂停。而 HAPE 易感组，在登高后的第 2 夜、第 3 夜异常呼吸比对照组显著。发生的 4 例睡眠异常呼吸主要表现为多种不规则呼吸型，特征为不规则的反复波动型或非波动呈集束状的呼吸，其中偶有呼吸停顿，或者出现不同时间间期的呼吸暂停，常呈周期性表现。有 1 例在第 3 夜出现 Biot 样的呼吸型，中间由于 8.5 ~ 28 s 间期的呼吸暂停而发生不同的呼吸隔断。这一结果提示 HAPE 易感者会出现频繁的睡眠异常呼吸，特别是各种不规则呼吸类型[8]。

关于低氧通气易感性（HVR）与周期性呼吸的相关关系和 AMS 发病的联系性，文献中有着不同的结论。法国医学登山队曾 2 次攀登喜马拉雅尼泊尔侧的安纳普尔纳峰（Mt. Annapurna，4 800 m）和萨迦玛峰（Mt. Sajama，6 542 m），此间均进行了睡眠监测。12 名攀登安纳普尔纳峰的登山者在海平面都无睡眠周期性呼吸，而到达基地营后，全体均有不同程度的周期性呼吸，发生于 NREM 的 Ⅰ 和 Ⅱ 期，偶尔也见于 NREM Ⅲ 期，有 2 人见于 REM 睡眠。在攀登萨迦玛峰的 8 名登山者中，在 6 542 m 观察到睡眠周期性呼吸的滞留时间与 HVR 呈正相关（r=0.86，$P<0.05$），患有显著 AMS 者 SaO_2 值最低而周期性呼吸滞留时间最短，而轻症 AMS 者周期性呼吸滞留时间较长。换言之，即机体的低氧呼吸驱动越强，则周期性呼吸的滞留时间越长[9]。睡眠时低氧易感性高的人 SaO_2 较高，登山者中具有高 HVR 者比起低 HVR 者攀登的能力更强，攀抵的高度更高，这些人也不易患 AMS[10]。

关于 SWS 的意义及与 AMS 的关系，Selvamurthy 等认为 SWS 的缩短和频发的觉醒可能对由低通气引起的低氧血症的加重起到预防作用。因此如不表现为这一睡眠反应而具有正常同步发生的睡眠模式者易患 AMS[11]。

Milledge 等指出在高原睡眠周期性呼吸是呼吸唤醒调控不稳定的一个表现。呼吸调控系统的不稳定在负反馈增强（即 HVR）时是高的。而对于 AMS 的易感者，HVR 值的意义尚不清楚，为此他们对 42 名志愿者在攀登尼泊尔的 Chamlang 峰前后进行了测试。志愿者经过 6 w 的徒步到达基地营（5 100 m），在此停留 19 ～ 22 d。先在海平面测试 HVR，到高原后在探险期间每天 2 次按 LLSS 判定 AMS，在抵达基地营的前 3 夜进行睡眠监测。结果海平面 HVR 与到高原后周期性呼吸的时间百分数无明显相关（P=0.5），HVR 在 9 名无 AMS 症状者（HVR 0.72+0.56 $L/SaO_2\%$）和 33 名发生 AMS 者（HVR 0.63+0.43 $L/SaO_2\%$）间也无明显差异。这一结果与上述 Goldenberg 等[9] 及 Lahiri[10] 的报道不同，本项研究未观察到 HVR 与周期性呼吸间的相关性，可能的因素是本组受试者攀登的速度慢而可能获得部分习服，并且并非全部受试者是在高原的第 1 个夜间测试[12]。不过 West 等也没有观察到在 REM 睡眠出现呼吸暂停，也没有发现 HVR 与周期性呼吸间的相关性[13]。因此 HVR 可能并非为 AMS 关键性的判定因素，至少在缓慢进入高原时是这样。HVR、周期性呼吸和 AMS 的关系值得进一步研究。

第 2 节　红细胞增多症与高原睡眠

以往有些研究观察到高原世居者睡眠时周期性呼吸比平原来的旅居者要少。在 1981 年美国珠峰医学科学研究项目中，Lahiri 观察了数例世居高原和平原的夏尔巴人，同时对比了平原的白人，结果不论是夏尔巴人还是白人，具有高低氧通气反应者在睡眠时发生 SA 的次数最多，相反，那些低氧通气反应钝化者则最少见[14]。这正好可以合理地说明反馈环学说（the hypothesis of the feedback loop），如果机体有钝化的低氧驱动，则衰减了正常 pH 值和 PCO_2 的摆动。然而对这一观点的看法是不一致的，即在低氧驱动钝化、睡眠呼吸暂停和低氧血症与 CMS（呼吸型即高原红细胞增多症，

HAPC）的病因性关系上存在分歧。

较一致的意见是红细胞增多不是高原世居者通气驱动钝化的原因，对此 Lahiri 注意到当海平面世居者移居到高原而发生红细胞增多时，有正常的低氧驱动[15]。他还注意到年轻的高原世居者虽然也有红细胞增多，但并无通气钝化。不过红细胞增多和通气驱动钝化可能存在某种关系，某些在海平面患有真性红细胞增多症（polycythemia vera）者，可发生睡眠呼吸暂停，而当采取放血治疗降低 Hct 后则可获恢复[16,17]。此外在安第斯高原世居者放血或血液稀释疗法后，也注意到其 PaO_2 升高和 $PaCO_2$ 下降，提示改善了低氧通气。

不可忽视的是脑循环的作用，Winslow 和 Monge 指出脑血流与睡眠通气间的相关关系在 CMS 中是重要的，它可作为一个环链在红细胞增多和通气之间发挥效应。红细胞增多导致脑血流减少，使脑的氧供降低，从而影响脑功能，这一损伤的特点是长期持久的，例如美国珠峰医学登山队的队员在返回平原 1 年后仍然有脑功能受损的迹象。HAPC 患者比起健康对照组睡眠时有明显的血氧不饱和，如给予呼吸刺激剂则有改善。海平面的旅游者到高原睡眠时有明显的周期性呼吸，而高原世居者则并不显示周期性呼吸，这种周期性呼吸的丧失是与低氧呼吸驱动钝化有关的，因而显然睡眠血氧不饱和是结果，而非原因[18]。这种现象可能适合于南美印第安世居者和从平原移居高原的长期居住者，他们的低氧通气是钝化的。而目前在高原世居的藏族和夏尔巴人的研究中观察到睡眠时有活跃的周期性呼吸，是低氧通气易感性高的表现，而他们的红细胞及血红蛋白值调控在生理范围内，较少发生 HAPC。黄肇荣等在拉萨对比了 15 名世居藏族和 11 名长期移居汉族，应用多普勒检测颈内动脉的血流速率，当在亚极量运动达到峰值时，藏族的血流速度增加而汉族降低，提示藏族脑内氧传送是增强的[19]。

第 3 节　北美、南美慢性高原病睡眠观察

一、北美科罗拉多的观察

美国科罗拉多大学心血管肺研究所（CVP）的 Weil 和 Kryger 团队较早对在科罗拉多州利德维尔（3 100 m）生活了 100 年以上的居民进行了一系列睡眠呼吸研究。Weil 等较早就注意到只有患有高原红细胞增多症（high-altitude polycythemia，HAPC）者在 3 100 m 出现周期性呼吸，且 SaO_2 伴随波动，有较长间期的睡眠呼吸暂停和明显的血氧不饱和；健康的利德维尔居民并不出现[20,21]。

Weil 等还观测到利德维尔居民睡眠分期和各睡眠间期与平原人无明显差别，但未做直接对比。虽然睡眠呼吸暂停很少或不出现，但是观察到多数人有不同形式的呼吸节律改变，特别是无真正的呼吸暂停但其呼吸深度出现波浪式的波动，伴有 SaO_2 值也同时呈波动性变化。由于受试者为中年男性，即使在平原睡眠时出现呼吸节律改变也很常见，所以不清楚长期在高原慢性低氧下睡眠呼吸

与海平面的不同之处。推测可能由于高原睡眠时介导的血氧不饱和使 SaO₂ 处于血红蛋白氧离曲线的陡峭部位，从而增大了通气节律失常对 SaO₂ 的影响[22]。

Kryger 等检测了 10 名有红细胞增多的高原世居男性者，其平均 Hct 为 59.3%，HVR 结果与居住在该高度而无红细胞增多者相似，但都较海平面正常人稍低。而 HAPC 组出现低氧通气压抑反应，即给予吸入 100% 的 O₂ 时，其通气增强，但对照健康组则无反应[23,24]。他们还注意到 HAPC 者在睡眠时 SaO₂ 比起健康组来下降明显，特别在 NREM Ⅲ + Ⅳ 期及 REM 期显著降低。而在清醒期睡眠低氧不饱和与 HVR 则无相关。由此推论睡眠低氧血症这一刺激可导致 RBC 生成增加。认为这一反应提示中枢化学感受器的易感性被削弱[25]。他们认为高原睡眠障碍，特别是睡眠呼吸中断是 CMS 发病的重要机制；也认为红细胞增多使血液黏滞度增加而导致脑血流降低，从而又加重了睡眠呼吸障碍[26]。

Kryger 等根据这一原理，试以呼吸刺激剂——醋酸甲羟孕酮，亦称甲羟孕酮治疗 17 例 HAPC 患者，观察到用药后 Hct 降低、SaO₂ 增高和 PaCO₂ 下降。他们认为该剂的原发性作用是提高了通气，从而降低了红细胞的生存[27]。青海高原医学科学研究所和西藏军区总医院也曾试用过此药治疗 HAPC 患者，但由于出现男性乳房发育及性功能障碍而停药。国际上也未见有进一步推荐应用。

Kryger 等认为在利德维尔观察到的 CMS（HAPC 型）发病机制有 2 种情况，即肺部疾患和低氧通气低下。观察到约有一半患者的低氧血症系由肺部疾患所致，肺疾患者在伴有通气 - 灌注比例失衡时将引起肺泡 - 动脉氧阶差（A-aDO₂）的增大和动脉血氧分压降低。另一半患者的肺正常，但对高原的适应丧失，其低氧血症是通气水平降低所致，即正常时保持静息高通气水平而 PaCO₂ 降低，出现一种异常的浅表呼吸类型，引起无效腔增大、通气量减少、潮气量下降、无效腔 / 潮气量比值增大，而引起无效呼吸。HAPC 患者的 HVR 钝化，不过在长期居住高原的正常人中也可有 HVR 钝化，因此可能尚有其他原因引起 CMS 低氧血症。HAPC 患者在吸入 100% O₂ 后通气增高，而健康对照组则无此反应，因此认为 HAPC 者存在低氧通气压抑反应（hypoxic ventilatory depression，HVD）或称低氧通气衰落（hypoxic ventilatory decline），是一种中枢机制[28]。这 2 种机制引起的低氧血症比健康人要严重得多，尽管睡眠时 HAPC 组与健康组呼吸异常的模式有些相似，特别在 REM 睡眠，但 HAPC 组在睡眠时由于通气进一步下降和频繁出现的 SA，故 SaO₂ 显著降低[23,26]。

在他们报道的 10 例患有肺疾患的 HAPC 者中，7 例有呼吸道功能障碍，可能与他们长期暴露于粉尘和吸烟有关；3 例为矿工，有限制性呼吸功能障碍，认为与尘肺有关[25,28]。北美和南美学者将高原上慢性呼吸道疾病或脊柱侧突等疾病引起的红细胞增多症称为"继发性慢性高山病"（secondary chronic mountain sickness）。我们认为这些由明确原发性病因引起的红细胞增多是该症的一个临床表征，尽管有低氧因素影响，但不是高原病，如果把这类疾病也列入高原病，势必导致高原病概念的紊乱，故中华医学会高原医学分会的《我国高原病命名、分型及诊断标准》中是拒绝将这类疾病状态列入高原病的。

二、南美安第斯的观察

Sime 对秘鲁莫罗科查的印第安高原世居者的睡眠通气进行了早期研究，对年龄在 4 ~ 60 岁的受试者和患 CMS 进行睡眠通气观测，实验中受试者从高氧下逐步稳态进入不同低氧下，观察在等碳酸低氧和高碳酸低氧下的 PaO_2 和睡眠通气反应。结果观察到随年龄增长 PaO_2 和睡眠通气均降低，此外海拔高度、在高原居住的时间也与之相关。而儿童及成人不伴有红细胞增多者有一个小的通气反应，但对高氧则无反应。CMS 患者对上述两种刺激均无反应[29]。

Spicuzza 等对比研究了秘鲁安第斯赛罗·德·帕斯科世居印第安人发生 CMS（过度红细胞增多型）者和当地健康者。在清醒时，CMS 组的 SaO_2 已经明显低于健康组，睡眠时 CMS 组的低氧血症更趋显著，在整个睡眠期内，CMS 组 $SaO_2<80\%$ 比健康组的比率要大得多。如此严重的低氧血症将激发促红细胞生成素（EPO）释放而进一步刺激红细胞增生[30]。Reeves 和 Weil 综述了文献中报道的 900 例 CMS，其中极度的睡眠低氧血症是一个特征[31]。

对玻利维亚拉巴斯的 HAPC 患者进行睡眠通气的观察，结果在慢波睡眠时 SaO_2 值降得最低，并呈比例性的下降。所有患者均有周期性呼吸伴有睡眠呼吸暂停，但与 Hct 值无关。睡眠低氧血症也不依赖于通气波动的间期和高度[32]。

第 4 节　青藏高原慢性高原病睡眠观察

青海省人民医院呼吸科张海明等对 15 名 HAPC 患者在果洛大武进行了睡眠监测。15 名皆为移居高原汉族男性，平均年龄（43.8±6）岁，居住在青海果洛（3 730 m）10 年以上，有典型的临床征象，发绀，平均 Hb 值为（23.15±2.35）g/dL。以居住在同一地区的 8 名汉族男性健康志愿者为对照，平均年龄（38.6±7）岁。结果 HAPC 组与对照组间在睡眠质量上明显不同。HAPC 组觉醒和清醒的次数明显增加，总睡眠时间显著降低。5 名出现了周期性呼吸和 SA，主要发生于 REM 睡眠及 NREM Ⅰ 期，少数发生于 NREM 睡眠 Ⅲ + Ⅳ 期（表 42.1）。睡眠低氧血症是突出的表现，周期性呼吸加重了低氧血症，SaO_2 平均最低值 HAPC 组为（65±10）%，对照组为（78±9）%（$P<0.001$）。5 名出现呼吸暂停者中有 1 名睡眠低通气达 168 次，呼吸暂停达 140 次，呼吸暂停时间最长达 109 s，SaO_2 降低至 29%（表 42.2）[33]。CMS 患者睡眠病理性变化导致频繁的觉醒、周期性呼吸、睡眠呼吸暂停和睡眠呼吸不全，综合性地引起显著低氧血症，又进一步刺激导致红细胞增生，反过来又加重低氧血症，再刺激红细胞增生，由此形成"恶性循环"[34]。

随后，该科研小组将以上 15 名 HAPC 患者中的 8 名转移到海平面区，先从果洛低转至西宁停留 10 d，然后乘火车转至海平面苏州（15 m）。在海平面 2 w 后，Hb 值降至（16.25±1.39）g/dL，此时进行睡眠监测，并与在高原时的监测记录对比，结果睡眠质量已有明显改善，表现为每一人与果洛相比，其总睡眠时间延长、总觉醒时间降低、有效睡眠指数增高。其中 4 例仍有睡眠周期性呼吸，但频率减少、时间缩短[35]。

表 42.1　CMS 患者组和健康对照组在海拔 3 730 m 7 h 睡眠监测的比较

组别	TAT/min	TRT/%	睡眠觉醒次数	SEI/%
CMS 组	119±54	28±13	237±108	70±13
对照组	71±46	17±11	143±92	83±11
P	<0.02	<0.02	<0.02	<0.01

注：TAT—总觉醒时间；TRT—总觉醒时间占总记录时间的百分比；SEI—有效睡眠指数。

表 42.2　5 例 CMS 患者在海拔 3 730 m 7 h 睡眠监测期间睡眠呼吸暂停和 SaO_2 变化

患者编号	SA 次数	SA 最长时间 /s	SA 平均时间 /s	SaO_2 为 60%～79% 次数	SaO_2 为 50%～59% 次数	SaO_2<40% 的次数	SaO_2 的最大值 /%	SaO_2 的最小值 /%
1	140	109	29.1	188	313	248	74	29
2	32	18.1	13.6	16	0	0	94	67
3	54	29.3	16.3	15	0	0	91	81
4	43	17.0	11.2	0	0	0	91	78
5	44	16.1	12.3	5	0	0	94	76

注：SA—睡眠呼吸暂停；SaO_2—动脉血氧饱和度。

西藏医学科学研究所的孙新甫与美国心血管肺研究所（CVP）的科研组在拉萨对 8 名诊断为 CMS 的患者进行睡眠呼吸监测，同时以多普勒检测颈内动脉血流速率（反映脑血流指标），看其间的关系，并以 8 名拉萨健康居住者为对照。结果观察到 CMS 组的脑血流降低、睡眠障碍出现频繁、睡眠呼吸暂停和呼吸不全的时间延长。有趣的是，在健康对照组，他们睡眠期发生呼吸暂停或呼吸不全时颈内动脉血流速率是增高的，提示是一种代偿反应，而在 8 名 CMS 组则是降低的，因而是病理性变化。观察到与健康组相比，CMS 患者呈现更多的病理性睡眠呼吸模式、更低的动脉血氧饱和以及更长的未睡眠时间。他们认为由于血细胞容量的增高导致血液黏滞度的增大而引起脑血流减少，特别在睡眠时加上低氧血症、脑氧传送率降低，造成脑细胞显著缺氧，而发生 CMS 的一系列的临床症状[36]。

从第 41 章高原世居群体的睡眠生理可以看出，即使在海拔高达 5 000 m 的低氧条件下，青藏高原藏族和移居汉族相比，有着优良的睡眠质量、较高的睡眠通气和较高的睡眠动脉血氧饱和，这是进化适应的表现，也是藏族对 CMS 抵抗免于发生的重要因素[37]。

参 考 文 献

[1]　EDITORIAL. Nupse and ddiee[J]. Lancet，1976，2：1177.

[2]　SUTTON JR. Acute mountain sickness：An historical review with some experiences from the Peruvian Andes[J]. Med J Aust，1971，2：243-252.

[3]　SUTTON JR，HOUSTON CS，MANSELL AL，et al. Effect of acetazolaminde on hypoxemia during sleep at high altitude[J]. N Engl J Med，1979，301：1329-1342.

[4]　SUTTON JR，BRYAN AC，GRAY GW，et al. Pulmonary gas exchange in acute mountain sickness[J]. Aviat Space Environ Med，1976，47：1032-1037.

[5]　POWLES AP，SUTTON JR. Sleep at altitude[M]//SEMIN. Respir Med Man at High Altitude. New York：Thieme-Stratton，1983：175-180.

[6]　PENALOZA D，SIME F. Pulmonary circulation during high altitude pulmonary edema[J]. Bull Physio-Pathol Respir，1968，4：17-45.

[7]　HACKETT PH，ROACH RC，HARRISON GL，et al. Respiratory stimulants and sleep periodic breathing at high altitude：almirine versus acetazolamide[J]. Am Rev Respir Dis，1987，135：896-898.

[8]　FUJIMOTO K，KOBAYASHI T，KOYOMA S，et al. Sleep at high altitude in HAPE susceptible subjects[M]//UEDA G，KUSAM S，VOELKEL NF. High-Altitude Medical Science. Matsumoto：Shinshu Univ Press，1988：313-317.

[9]　GOLDENBERG F，RICHALETT JP，ONNEN L，et al. Sleep apneas and high altitude newcomers[J]. Int J Sports Mee，1992，13：34-36.

[10]　LAHIRI S，BARNARD P. Role of arterial chemoreflex in breathing during sleep at high altitude[J]. Prog Clin Biol Res，1983，136：75-85.

[11]　SELVAMURTHY W，RAJU VRK，RANGANATHAN S，et al. Sleep pattern at an altitude of 3 500 m[J]. Int J Biometeor，1986，30：123-135.

[12]　MILLEDGE JS，TSIANOS G，RICHARDS P，et al. Are periodic breathing and acute mountain sickness dependent upon the hypoxic ventilatory response?[J]. High Alt Med Biol，2004，5（2）：245.

[13]　WEST JB，PETERS RJ，AKNES G，et al. Nocturnal periodic breathing at altitudes of 6 300 m and 8 050 m[J]. J Appl Physiol，1986，61：280-287.

[14]　LAHIRI S，MARET K，SHERPA MG. Dependence of high altitude apnea on ventilatory sensitivity to hypoxia[J]. Resp Physiol，1983，52：281-301.

[15]　LAHIRI S，MARET K，SHERPA MG，et al. Sleep and peridiodic breathing at high altitude：Sherpa

natives vs sojourners[M]//WEST JB, LIRARI S. Man at High Altitude. Bethesda. Md: American Physiological Society, 1984: 73-90.

[16] NEIL JF, REYNOLDS CF, SPIKDER DG, et al. Polycythemia vera and central sleep apnea: Case report[J]. Lancet, 1980: 19.

[17] STRADING JR, LANE DJ. Polycythemia vera and central sleep apnea[J]. Br Med J, 1980, 280: 404.

[18] WINSLOW RM, MONGE CC. Hypoxia, polycythemia and Chronic Mountain Sickness[M]. Baltimore and London: John Hopkins University Press, 1987: 94-95.

[19] HUANG SY, SUN S, DROMA T, et al. Internal carotid arterial flow velocity during exercise in tibetan and Han residents of Lhasa (3 658 m) [J]. J Appl Physiol, 1992, 73: 2638-2642.

[20] WEIL JV, BYRNE-QUINN E, SODAL IE, et al. Acquired attenuation of chemoreceptor function in chronically hypoxic man at high altitude[J]. J Clin Invest, 1971, 50: 186-195.

[21] WEIL JV, KRYGER MH, SCOGGIN CH. Sleep and breathing at high altitude[M]//GUILLEMINAULT C, DEMENT WC. Sleep Apnea syndromes. New York: Liss, 1978: 119-136.

[22] WEIL JV. Sleep at high altitude[J]. High Alt Med Biol, 2004, 5 (2): 180-189.

[23] KRYGER MH, GLAS RD, JACKSON RE, et al. Impaired oxygenation during sleep in excessive polycythemia of high altitude: improvement with respiratory stimulation[J]. Sleep, 1978, 1: 3-17.

[24] KRYGER MH, GROVER RF. Chronic mountain sickness[M]//PETTY TL, CHERNIAK RM. Seminars in respiratory medicine. New York: Theieme-Stratton, 1983: 164-168.

[25] KRYGER MH, MCCULLOUGH RE, DOCKEL R, et al. Excessive polycythemia of high altitude: role of ventilatory drive and lung disease[J]. Am Rev Respir Dis, 1978, 118: 659-666.

[26] KRYGER MH, WEIL JV, GROVER RF. Chronic mountain polycythemia: a disorder of the regulation of breathing during sleep?[J]. Chest, 1978, 73: 303-304.

[27] KRYGER ME, MCCULLOUGH RE, COLLINS D, et al. Treatment of excessive polycythemia of high altitude with respiratory stimulant drugs[J]. Am Rev Respir Dis, 1978, 1217: 455-464.

[28] KRYGER MH, GROVER RF. Chronic mountain sickness[M]//PETTY TL, CHERNIAK RM. Seminars in respiratory medicine. New York: Theieme-Stratton, 1983: 164-168.

[29] SIME F. Ventilacion humana en hipoxia cronica: etiopatogenia de la enfermedad de Monge o desadaptacion cronica a la altura[M]. Lima: Universidad Peruana Cayetano Heredia, 1973.

[30] SPICUZZA L, CASIRAGHI N, GAMBOA A, et al. Sleep-related hypoxemia and excessive polycythemia in Andean high-altitude natives[J]. Eur Respir J, 2004, 23: 41-46.

[31] REEVES JT, WEIL JV. Chronic mountain sickness. A review from the crows nest[J]. Adv Exper Med Biol, 2001, 542: 419-437.

[32] VILLENA M, VARGAS E. Importancia del estudio de la ventilacion durante el sueno[J]. Acta Andina, 1992, 1 (1): 48.

[33] 张海明，杨之，苏小玲，等. 高原红细胞增多症与夜间睡眠呼吸暂停的关系[J]. 中华医学杂志，1990，70：289-291.

[34] 张海明，杨之，刘建凯，等. 高原红细胞增多症的夜间睡眠[J]. 高原医学杂志，1991，1（1）：1-6.

[35] WU TY. Chronic mountain sickness on the Qinghai-Tibetan plateau[J]. Sleep studies Chin Med J，2005，118（2）：161-168.

[36] SUN SF，OLIVER-PICKETT C，DROMA T，et al. Breathing and brain blood flow during sleep in Patients with chronic mountain sickness[J]. J Appl Physiol，1996，81：611-618.

[37] WU TY，BENGT K. High altitude adaptation in Tibetans[J]. High Alt Med Biol，2006，7（3）：193-208.

第43章　高原睡眠障碍的防治

　　高原睡眠障碍涉及多种因素，包括环境因素、生理变化和心理应激等，睡眠障碍还是 AMS 等许多高原病发病的重要机制之一，因此应该通过提高机体的高原习服和预防高原病来改善高原睡眠，例如控制登高的速度、阶梯习服、防止过劳、防止脱水、防止呼吸道感染等。尽力优化高原睡眠的条件，保持温暖、舒适的睡眠和周围环境的安静等。高原低氧本身会引起许多心理上的变化，而睡眠障碍又加重了焦虑、烦躁、心急、不安，睡前的放松是十分必要的。

　　探讨高原睡眠障碍的有效防治十分重要，因高原病理性的睡眠和睡眠低氧血症不仅干预了正常的低氧习服过程，而且还导致各型急性高原病，如果持久发展也是导致慢性高原病的病理生理环节[1]。高原睡眠障碍目前的防治手段主要为药物及睡眠富氧。

第 1 节　乙　酰　唑　胺

一、改善睡眠

　　防治高原睡眠障碍的首选药物为碳酸酐酶抑制剂，如乙酰唑胺（acetazolamide）。应用乙酰唑胺防治 AMS 且取得较好效果已有较长历史，1960 年 Steve Cain 等首先用它提高人体高原习服和减少 AMS 的发生率[2]，随后被推荐广泛应用于登山队员中。其后又发现它对在高原过夜者有改善睡眠的作用[3]。1979 年 Sutton 等首先用它治疗高原睡眠障碍，观察到周期性呼吸及 SA 减少，睡眠 SaO_2 提高[4]。其后 Sutton 等的一项研究设计具有代表性，他们在洛根山项目时，将从海平面攀登到洛根山（5 360 m）的登山队员分为 2 组，一组 9 人，给予乙酰唑胺 250 mg，每 8 h 服用，共 8 次；另一组为对照组，服安慰剂，行双盲法。结果服药组与对照组相比，在 5 360 m 睡眠时的不规则呼吸减少，SaO_2 提高，包括平均值、平均高值和平均低值，还观察到在服药前，有的睡眠 SaO_2 甚至低至 50% 以下。服药组皆觉睡眠良好，只有极少数人次日清晨仍有头痛[5]（图 43.1、图 43.2）。其后证实乙酰唑胺和阿米三嗪（almitrine）均可改善高原睡眠血氧饱和及减少周期性呼吸[6]，其有效作用体现在抑制中枢型的睡眠呼吸暂停上[7]。

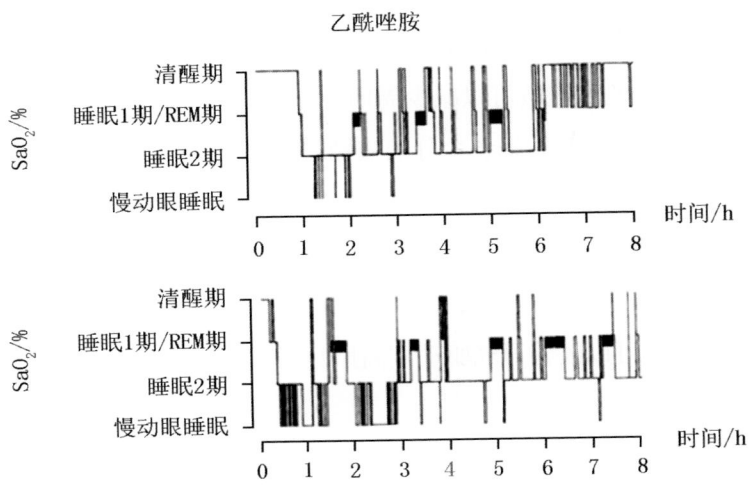

图 43.1　一例在海拔 5 360 m 应用乙酰唑胺后对睡眠血氧饱和的影响

图为血氧饱和度在睡眠各个分期时的波动情况，服用乙酰唑胺后（上）比起治疗前（下）动脉血氧饱和呈一致性的较高且非常稳定。（引自 Sutton 等，1979）

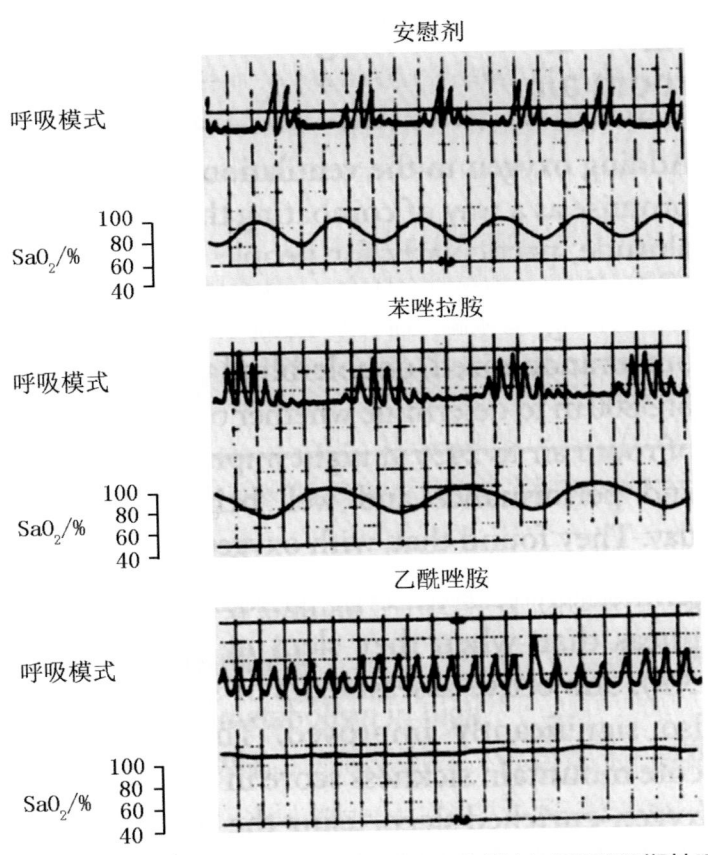

图 43.2　在海拔 4 000m 应用乙酰唑胺、苯唑拉胺和安慰剂对睡眠周期性呼吸的影响对比

由图可见应用乙酰唑胺后周期性呼吸基本消失，睡眠血氧饱和度（SaO_2）维持稳定和处于 85% 上下水平。而安慰剂时周期性呼吸明显，SaO_2 降低在 70% 波动；应用苯唑拉胺时则对周期性呼吸无明显效应。（引自 Hackett 等，1987）

在高原或特高海拔应用乙酰唑胺后观察到睡眠血氧饱和明显增高，其机制是乙酰唑胺可以阻止 CO_2 的转运，造成脑积液增加、脑 CO_2 压增高及氢离子含量增高，由此可维持肺泡高通气。此外尚可能有改善氧分压的其他机制，乙酰唑胺可以减少周期性呼吸及 SA 或可改变睡眠模式而改善血氧饱和，一些研究已经观察到乙酰唑胺在睡眠各个分期减轻睡眠低氧血症的作用是相同的，而且 SaO_2 和睡眠各个分期间也无相关 [4,5,8]。

一般认为，乙酰唑胺通常的作用是可减少高原睡眠时频繁的周期性呼吸及反复的清醒期，在药理上一方面可以抑制肾脏对碳酸氢盐的再吸收；另一方面可延缓血液将 CO_2 传输到肺和组织内，提高脑组织血流量 [9]。上述作用都可以改善通气驱动。高原睡眠过度通气引起低氧性清醒，而乙酰唑胺延缓肺内 CO_2 的排出可防止呼吸性碱中毒 [4-10]。

然而近年来 Swenson 等对乙酰唑胺的药效做了更深入的研究，他们强调碳酸酐酶抑制剂对调控睡眠呼吸的作用是综合的，具有激惹和压抑的双重效应 [10]。他们认为碳酸酐酶抑制剂可以促进肾脏碳酸氢钠的排出，从而抵消低氧通气导致的呼吸性碱中毒，通过增强二氧化碳通气反应来刺激呼吸，所有上述作用均可改善低氧驱动 [11,12]。过度通气可以抑制周期性呼吸，通过代谢双曲线的右移使 CO_2 分压处于更陡峭的位点，进而增强了降低 CO_2 分压所需的过度通气量。低碳酸血症可缓解因化学感受器相互作用而造成的低氧通气敏感性过度增加 [13]，而与过度通气相关的高血氧饱和导致了回路增益降低 [14]。一组 34 例阻塞型睡眠呼吸暂停综合征（OSAS）患者前往海拔 490 m、1 860 m 和 2 590 m，暂停了计算机自动调节呼吸道持续正压通气（continuous positive airway pressure，CPAP）治疗，结果观察到海拔因素加重了低氧血症，频发的中枢性呼吸暂停／低通气增加了睡眠相关的呼吸紊乱 [15]。在高原 OSAS 者模拟自驾测试时表现不佳，伴有血压升高、心律失常、体重增加、下肢水肿等，证明高原对 OSAS 者产生不良影响。而后进行随机、安慰剂、双盲对照，药物组给予乙酰唑胺 250 mg，1 日 2 次，观察到可改善氧合及睡眠呼吸紊乱，提高睡眠质量，还可防止高原低氧引起的血压升高 [15,16]。单独使用 CPAP 与不用其他任何治疗比也有一定疗效。然而乙酰唑胺和 CPAP 联合疗法，取得了最佳效果，因此这种联合疗法才是治疗高原睡眠呼吸紊乱的最优方案 [17]（图 43.3）。

二、防治急性高原病

乙酰唑胺在改善高原睡眠的同时，起到了促进高原习服和防治 AMS 的作用。乙酰唑胺是碳酸酐酶抑制剂，碳酸酐酶广泛地分布于人体内，因此乙酰唑胺具有多种作用，例如可以减少脑积液的产生 [18] 从而可减少脑水肿的颅内循环效应，这是 AMS 发病机制中的先决性因素。这一点是重要的，因为低氧血症本身并不与 AMS 等同起来，有些人即使在高原停留数周有着很明显的睡眠低氧血症然而并没有出现 AMS 的症状 [19]，所以尽管对于初到高原者应用乙酰唑胺以改善睡眠期的动脉血氧饱和为主要药理效应，但该剂促进高原习服的作用也不容忽视。

大部分研究者都是事先让进山人员服用乙酰唑胺以预防 AMS，而 Sutton 等观察到在紧急的情况下，在登山人员到达高山后予以服用乙酰唑胺也有预防 AMS 的作用，并且对已发生 AMS 者具有治疗作用，可改善动脉血氧饱和，特别在夜间睡眠时[5]。

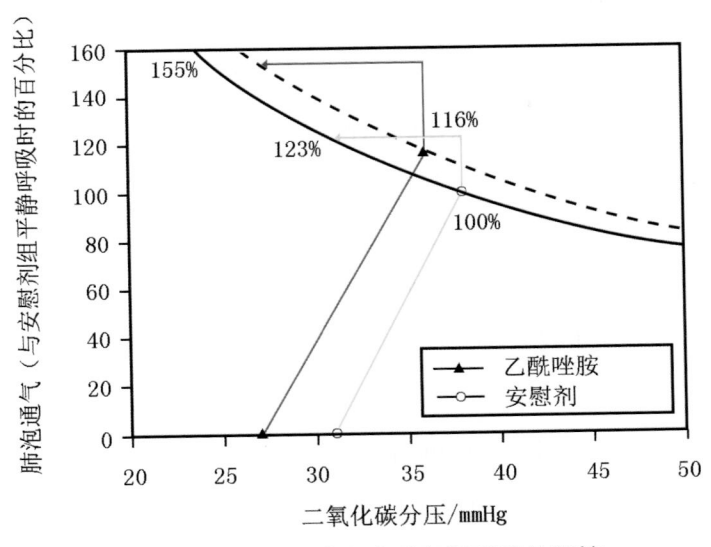

图 43.3　乙酰唑胺对高原睡眠的调控

注：图示对阻塞型睡眠呼吸暂停综合征（OSAS）患者在海拔 2 590 m 睡眠时应用乙酰唑胺降低中枢性睡眠呼吸暂停的机制。图为肺泡通气（V'A）与肺泡气二氧化碳分压（P_ACO_2）的关系。选取正常通气状态（37 mmHg）呼气末二氧化碳分压（PetCO₂）代替肺泡气二氧化碳分压，其对肺泡通气状态定义为 100%，即对照组。31 mmHg 情况下，V'A 为 0 时 PetCO₂ 为呼吸暂停阈值。假设乙酰唑胺引起的代谢率增加（任意增加 10%）与过度通气有关，正如第 2 条代谢双曲线所示（虚线）。对应的 PetCO₂ 为 35 mmHg 时呼吸暂停阈值为 27 mmHg。PetCO₂ 从正常值到呼吸暂停阈值在乙酰唑胺组（肺泡通气量从 116% 增至 155%）比对照组（从 100% 增至 123%）需要更大的呼吸调节。这是由于在相同 CO₂ 贮备量（正常呼吸与呼吸暂停 PetCO₂ 差值）的情况下，乙酰唑胺组的 PetCO₂ 值在代谢双曲线上左移。曲线的斜率所示呼吸暂停阈值与对应正常呼吸下 PetCO₂ 的联系反映了呼吸对 CO₂ 降低的敏感度在乙酰唑胺组与对照组相似。（引自 Zussbaumer Ochsner，2012）

以往多数情况下乙酰唑胺每 8 h 服用 1 次，1 日服用 750 mg，而这一常规用量用法饱受争议。Carlsten 等的一项研究显示 250 mg 每日 1 次优于 125 mg 每日 1 次或安慰剂[20]。而 Basnyat 等在喜马拉雅的 3 项实验显示 125 mg 每日 1 次有效。第一项实验是喜马拉雅山的登山者和徒步旅游者从海拔 4 293 m 登达 4 937 m[21]，第二项实验是受试者从海拔 1 600 m 1 d 内攀至 4 300 m，在 AMS 发生率很高的情况下，均服用乙酰唑胺 125 mg 每日 1 次比安慰剂组明显有效[22]；第三项实验是登山队员从海拔 3 440 m 攀登至 4 920 m 的过程中，每日 1 次服乙酰唑胺 125 mg 组与每日服 375 mg 组疗效相同，两组间的 SaO₂ 值也无差别，而明显减少了诸如感觉和味觉异常等副作用[23]。研究还提示，计量 < 5 mg/kg 可显著地阻断碳酸酐酶从而有效预防 AMS。

目前的观点是为了防治 AMS 和改善睡眠，一般情况下，每日服用乙酰唑胺 125 mg 即可取得疗效[21-23]；或在高原睡前 1h 服用 250 mg，已足以改善睡眠质量和减少次日早晨头痛的发生率和严重度[5]。但对一些易感人群或需急进高原而又未获习服者，以 250 mg 每日 1 次为妥。

第 2 节　其他防治药物

一、地塞米松

地塞米松（dexamethasone）在治疗 AMS 和 HAPE 上取得了肯定的效果，在对 HAPE 易感者的预防作用上也获得了验证[24]。在 HAPE 易感人群中观察到受试者在 24 h 内从平原到达 4 559 m 过程中，如果提前服用地塞米松，可以提高夜间睡眠的血氧饱和及增加慢波睡眠[25]。目前关于应用地塞米松改善高原睡眠的报道很有限。普遍认为该药物预防和治疗 AMS 有明显的疗效，进而也改善了睡眠，这一功效似乎已超过了其可能存在的干扰睡眠的副作用[26]。

二、氨茶碱

氨茶碱（aminophylline）在国内防治 HAPE 上曾广泛应用，在国际上氨茶碱也被派生出用于改善高原睡眠，可减少陈－施型的周期性呼吸[27,28]，然而此剂可潜在增加肺在通气下的区域灌注，从而理论上在某些个体会加重低氧血症，尤其亚临床型的肺水肿[29]。Fischer 等在海拔 3 454 m 对 30 名登山者的随机对照实验中观察到，氨茶碱和乙酰唑胺在纠正睡眠周期性呼吸上具有相同的疗效，而乙酰唑胺在提高睡眠 SaO_2 上效果更明显[30]。

三、醋酸甲羟孕酮

北美科罗拉多大学心血管肺研究所（CVP）的 Kriger 和 Weil 团队对应用醋酸甲羟孕酮改善高原睡眠进行了研究，共对 17 例高原红细胞增多症患者应用此剂治疗，用法为每日 3 次，每次 20 mg，治疗 10 w 为 1 个疗程。并以健康对照组应用安慰剂、双盲法对照。结果 HAPC 服药组平均 Hct 由（60.1±1.6）% 降至（52.1±1.5）%，同时由于潮气量增加，静息平均通气量从（9.7±0.98）L/min 增至（11.7±0.32）L/min，$PaCO_2$ 从（32.9±0.8）mmHg 降至（28.6±0.8）mmHg（$P<0.001$），SaO_2 从（88.9±1.1）% 增至（89.6±0.9）%[31,32]。

睡眠监测观察到 HAPC 组有明显的睡眠低氧血症，平均的睡眠 SaO_2 值为（79.4±1.7）%，正好处在氧离曲线的陡峭部位（对照健康组为 88%）。两组均有睡眠呼吸异常，尤其于 REM 睡眠，但 HAPC 组周期性呼吸明显增多。在服用醋酸甲羟孕酮后，睡眠周期性呼吸减少而睡眠氧合作用提高，睡眠期 SaO_2 最低值由（64.6±4.7）% 提高到（76.0±2.1）%，通宵 SaO_2 均值由 79% 提高到 84%。因此认为该剂可改善高原睡眠，可以减少周期性呼吸、提高通气反应而增加氧摄取[32,33]。但是该剂可能会提高对呼吸的感知，因此不适宜于那些已经接近运动通气受限的登山者。加之长期应用会导致男性性功能障碍和男性乳房发育而不受欢迎。

四、镇静和安眠药

在平原地区，安眠药经常用以缓解失眠和睡眠障碍。但在高原，医生们对应用安眠药普遍采取保守态度。安眠药类一般有抑制通气的作用，可能加重低氧血症而诱发睡眠呼吸暂停，或者抑制中枢而干预正常的生理习服。在我国高原医生常推荐应用中药中的五味子、酸枣仁等缓和类的镇静剂。一项经机安慰剂对照实验评估了苯二氮䓬类催眠药在模拟高原或高原实际现场睡眠时的作用，均观察到可改善睡眠通气、改善睡眠质量，认为其机制是作用于 GABAA 受体，对氧饱和度和呼吸没有不良作用。推荐于中等高度（4 000 m 以下）登山等活动时应用[34]。国内尚无这方面的经验。

第 3 节　睡　眠　吸　氧

引起高原睡眠障碍和高原睡眠相关性疾患的根本原因就是环境低氧，因此对缺氧机体供氧是改善睡眠和防治睡眠性疾患的有效方法。大气是物理的混合体，在任何高度 O_2 都占大气总成分的 21%，随着海拔增高，大气压下降，其中的氧分压也按比率降低，为此在给定的某海拔高度，以该高度的大气压乘以 21%，即等于该高度的大气氧分压。根据这一大气定律，吸入气每增加 1% 的氧含量，即可增加氧在大气中的分压，也相当于海拔降低了约 300 m[35]。例如在海拔 3 800 m 的室内睡眠时将吸入氧增加 3% 的浓度来提高氧分压时，也即等于降低了 900 m，即相当于在海拔 3 000 m 睡眠，显著降低了低氧的程度，观察到睡眠时周期性呼吸减少、SaO_2 增高，睡眠质量改善[35]。

在一项模拟海拔 3 500 m 睡眠实验中观察到，通宵睡眠的吸氧可使周期性呼吸减少，由此减轻了因过度通气造成的酸碱失衡等连锁反应[36]。在高海拔或特高海拔（5 400 m、6 300 m 和 8 050 m）极度的低氧环境下，睡眠期予以氧气后观察到周期性呼吸明显减少、周期性呼吸变浅和 SaO_2 值增高[37,38]（图 43.4）。

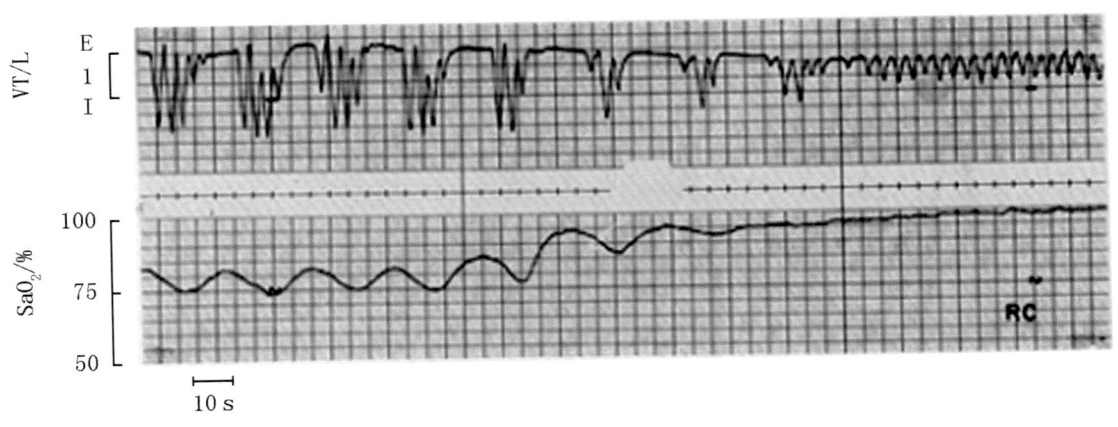

图 43.4　1 例平原人在海拔 5 400 m 睡眠时吸氧后的改变
注：AMREE（1981）时 1 例平原人在珠峰海拔 5 400 m 睡眠时予以吸氧，以增高吸入气 PO_2，图上方为对周期性呼吸的影响，吸氧后周期性呼吸波形明显变浅，强度降低；图下方为对 SaO_2 的影响，可见明显增高。VT—潮气量（L）；SaO_2—动脉血氧饱和度；E—呼气；I—吸气。（引自 Lahiri and Barnard, 1983）

在青藏铁路修建期间，工人们劳动在唐古拉山海拔 4 000 m 以上，夜间睡眠时都采取低流量鼻导管吸氧，如风火山隧道的工地在海拔 4 905 m，而工人夜间睡眠点位于海拔 4 600 m 的山崖下一块平地上，夜间根据个人需要间歇性或持续性低流量（1 ~ 1.5 L/min）吸氧，SaO_2 可保持在 80% ~ 86%，改善了睡眠，提高了次日的劳动效率[39]。目前在我国青藏高原大多数的劳动生产区的居室、宿舍、宾馆、招待所基本上均在床旁放置有氧气瓶及其使用说明和鼻导管，需要时可自行应用或由服务人员指导使用。但鼻导管吸氧存在两个缺陷，一是导管插入鼻内有不适感影响睡眠，且氧流量不易精确掌握；另一是存在安全隐患。最佳的措施是居室富氧装置，将在第 11 篇第 46 章中详细讨论。

参 考 文 献

[1] WHITE DP, GLEESON K, PICKETT CK, et al. Altitude acclimatization: influence on periodic breathing and chemo responsiveness during sleep[J]. J Appl Physiol, 1987, 63: 401-412.

[2] SEVERINGHAUS JW. Acetazolamide reduces sleep hypoxemia at altitude[J]. High Alt Med Biol, 2005, 6（2）: 89.

[3] CAIN SM, DUNN JE. Low doeses of acetazolamide to aid accommodation of men to altitude[J]. J Appl Physiol, 1966, 21: 1195-1200.

[4] SUTTON JR, HOUSTON CS, MANSELL AL, et al. Effect of acetazolamide on hypoxemia during sleep at high altitude[J]. N Engl J Med, 1979, 301: 1329-1331.

[5] SUTTON JR, GRAY GW, MCFADDEN MD, et al. Sleep hypoxemia at altitude[M]//BRENDEL W, ZINK A. High Altitude Physiology and Medicine. New York: Springer-Verlag, 1982: 3-8.

[6] HACKETT PH, ROACH RC, HSARISSON GL, et al. Respiratory stimulants and sleep periodic breathing at high altitude. Almitrine versus acetazolamide[J]. Am Rev Rspir Dis, 1987, 135（4）: 896-898.

[7] WHITE DP, ZWILLICH CW, PICKETT CK, et al. Central sleep apnea improvement with acetazolamide therapy[J]. Arch Intern Med, 1982, 142: 1816-1819.

[8] WEIL JV, KRIGER MH, SCOGGIN CH. Sleep and breathing at high altitude[M]//GUILLEMINAULT C, DEMENT WC. Sleep Apnea Syndromes. New York: Liss, 1978: 119-123.

[9] SEVERINGHAUS JW. How carbonic anhydrase inhibitors help sleep at high altitude[J]. High Alt Med Biol, 2002, 3（3）: 152.

[10] SWENSON ER. Carbonic anhydrase inhibitors and ventilation: a complex interplay of stimulation and suppression[J]. Eur Respir J, 1998, 12: 1242-1247.

[11] SWENSON ER, TEPPEMA LJ. Prevention of acute mountain sickness by acetazolamide: as yet an unfinished story[J]. J Appl Physiol, 2007, 102（4）: 1305-1307.

[12] SWENSON ER, LEATHAM KL, ROACH RC, et al. Renal carbonic anhydrase inhibition reduces high altitude sleep periodic breathing[J]. Respir Physiol, 1991, 86（3）: 333-343.

[13] TEPPEMA LJ, VAN DORP EL, DAHAN A. Arterial [H$^+$] and the ventoilatory response to hypoxia in humans: influence of acetazolamide induced metabolic acidosis[J]. Am J Physiol Lung Cell Mol Physiol, 2010, 298（1）: 89-95.

[14] WELLMAN A, MALHOTRA A, JORDAN AS. Effect of oxygen in obstructive sleep apnea: role of loop gain[J]. Respir Physiol Neurobiol, 2008, 162（2）: 144-151.

[15] NUSSBAUMER-OCHSNER Y, LATSHANG TD, ULICH S. Patients with obstructive sleep apnea

syndrome benefit from acetazolamide during an altitude sojourn: a randomized, placebo-controlled, double-blind trial[J]. Chest, 2012, 141（1）: 131-138.

[16] LATSHANG TD, NUSSBAUMER Y, ULRICHSOMAINI S. Effect of acetazolamide and auto CPAP therapy on breathing disturbances among patients with obstructive sleep apnea syndrome who travel to altitude: randomized controlled trial[J]. JAMA, 2012, 308: 2390-2398.

[17] LATSHANG TD, BLOCH KE. How to treat patients with obstructive sleep apnea syndrome during an altitude sojourn[J]. High Alt Med Biol, 2011, 12（4）: 303-308.

[18] KISTE SJ. Carbonic anhydrase inhibition: effect of acetazolamide on cerebrospinal fluid flow[J]. J Pharmacol Exp Ther, 1956, 117: 402-408.

[19] POWLES ACP, SUTTON JR, GRAY GW, et al. Sleep hypoxemia at altitude: its relationship to acute mountain sickness and nentilatory responsiveness to hypoxia and hypercapnia[M]//FOLINSBEE LJ, WAGNER JA, BORGIA JD, et al. Environmental Stress. Individual human adaptation. New York: Academic Press, 1978: 373-381.

[20] CARLSTEN C, SWENSON ER, RUOSS S. A dose-response study of acetazolamide for acute mountain sickness prophylaxia in vacationing tourists at 12 000 ft（3 630 m）[J]. High Alt Med Biol, 2005, 5（1）: 33-39.

[21] BASNYAT B, GERTSCH JH, JOHNSON EW, et al. Efficacy of low-dose Acedazolamide (125 mg BID) for the prophylaxis of acute mountain sickness: a prospective, double-blind, randomized, placebo-controlled trail[J]. High Alt Med Biol, 2003, 4（1）: 45-52.

[22] VAN PALOT MC, LEADBETTER G, KEYES LE, et al. Prophylactic low-does acetazolamide reduced the incidence and severity of acute mountain sickness[J]. High Alt Med Biol, 2008, 9（2）: 289-293.

[23] BASNYAT B, GERTSH JH, HOLCK PS, et al. Acetazolamide 125 mg BD is not significantly different from 375 mg BD in the prevention of acute mountain sickness: the prophylactic acetazolamide dosage comparison for efficacy（PACE）trail[J]. High Alt Med Biol, 2006, 7（1）: 17-27.

[24] MAGGIORINI M, BRUNNER-LA ROCCA HP, PETH S. Both tadalafi 1 and dexamethasone may reduce the incidence of high altitude pulmonary edema: a randomized trail[J]. Ann Intern Med, 2006, 145（7）: 497-506.

[25] NUSSBAUMER-OCHSNER Y, URSPRUNG J, SIEBENANN C. Sleep and breathing in high altitude pulmonary edema susceptible subjects at 4 559 m[J]. Sleep, 2012, 35: 1413-1421.

[26] BORN J, DEKLOET ER, WENZ H. Gluco-and antiminieralo corticoid effects on human sleep: a role of central corticosteroid receptors[J]. Am J Physiol, 1991, 260（2）: 183-188.

[27] DOWELL AR, HEYMAN A, SIEKER HO, et al. Effect of aminophylline on respiratory center sensitivity in Cheyne-Stokes respiration and in pulmonary emphysema[J]. N Engl J Med, 1965, 273: 1447-1453.

[28] MARAIS OAS, MCMICHAEL J. Theophylline-ethylenediamine in Cheyne-Stokes respiration[J]. Lancet, 1937, 2: 437-439.

[29] COATES G, GRAY G, MANSELL A, et al. Changes in lung volume, lung density and distribution of ventilation during hypobaric compression[J]. J Appl Phyiol: REEP, 1979, 46: 725–732.

[30] FISCHER R, LANG SM, LEITL M, et al. Theophylline and acetazolamide reduce sleep disordered breathing at high altitude[J]. Eur Respir J, 2004, 23（1）: 47–52.

[31] KRYGER MH, GLAS RD, JACKSON RE, et al. Impaired oxygenation during sleep in excessive polycythemia of high altitude: improvement with respiratory stimulation[J]. Sleep, 1978, 1: 3–17.

[32] KRYGER ME, MCCULLOUGH RE, COLLINS D, et al. Treatment of excessive polycythemia of high altitude with respiratory stimulant drugs[J]. Am Rev Respir Dis, 1978, 1217: 455–464.

[33] SKATRUD JB, DEMPSEY JA, KAISER DJ. Ventilatory response to medroprogesterone acetate in normal subjects: time course and mechanism[J]. J Appl Physiol: REEP, 1978, 44: 939–944.

[34] NUSSBAUMER-OCHSNER Y, BLOCH KE. Sleep at high altitude[M]//SWENSON ER, BÄRTSCH P. High Altitude. Human Adaptation to Hypoxia. New York: Springer Sci Bus Media, 2014: 329–344.

[35] WEST JB, SCHOENE RB, MILLEDGE JS. Oxygen enrichment of room air to relieve the hypoxia of high altitude[M]//WEST JB. High Altitude Medicine and Physiology. London: Hodder Arnold, 2007: 366–370.

[36] BERSSENBRUGGE AD, DMPSEY JA, SKATRUD JB. Effects of sleep state on ventilatory acclimatization to hypoxia in humans[J]. J Appl Physiol REEP, 1984, 57: 1089–1096.

[37] LAHIRI S, BARNARD P. Role of arterial chemoreflex in breathing during sleep at high altitude[M]//SUTTON JR, HOUSTON CS, JONES N. Hypoxia, Exercise and Altitude. New York: AR Liss, 1983: 75–85.

[38] WEST J, PETERS R, AKENS G, et al. Noctural periodic breathing at altitude of 6 300 m and 8 050 m[J]. J Appl Physiol, 1986, 61: 280–287.

[39] 吴天一. 青藏铁路建设对高原医学的挑战[M]//徐匡迪. 中国科学技术前沿. 北京: 高等教育出版社, 2007, 10: 51–84.

第 11 篇　间歇性低氧

第 44 章　概述及智利矿区模式

第 1 节　间歇性低氧是突出的高原医学问题

当今在高原医学及生物学领域一个引人注目的问题就是间歇性低氧（intermittent hypoxia，IH）。急性间歇性低氧（acute intermittent hypoxia，AIH）是指登山队员反复急性攀登高山或如临床上常见的睡眠呼吸暂停综合征，因周期性呼吸停顿而短期缺氧。慢性间歇性低氧（chronic intermittent hypoxia，CIH）是指某一海平面（或平原）人群在高原生活劳动又定期返回平原，往复不已。CIH 实际上是人类在高原生活的一个特殊的生物学模式，在人们生活中非常常见，不少于慢性持续低氧[1]。

近年来，由于商业、生产、旅游、科学考察及其他许多原因，人们往来于高原与平原间的机会日益增多，West 注意到这是一个高原医学的特殊问题，并取了一个名词——"commuting"[2]，即"上上下下来回"之意。

Commuting 在世界不同地区及不同情况有着不同模式。鲜明的例子是世界上有不少矿区都座落在海拔 4 000 m ~ 6 000 m，如智利海拔 4 200 m 以上的考拉胡安奚铜矿（Collahuasi copper mine）的矿工们必须定期上下山交替活动，矿工们通常住在海平面，大概每 7 d 在山上工作，再回到海平家呆 7 d，如此往返不已，促进这一活动的是目前交通越来越发达，可以廉价的在几小时内将大批工人从海平面运抵海拔 4 000 m 以上的高原。这一"commuting"模式涉及人体的习服问题，而且什么样的间歇时间对此最佳，回到海平面这一习服能力可保持多久，均为探讨中的问题。

另一个是因为科学需要在高海拔建立天文点，由于大气透明度好易于观测所以要求海拔很高，如在美国夏威夷州玛纽阿峰顶（Manua Kea Peak）的天文站（4 200 m）已经建成多年；而在智利北部圣·彼得罗村（San Pedro de Atacama，2 440 m）阿塔卡玛沙漠的峰顶建成的 Chajnantor 天文站则高达 5 050 m，但由于交通方便可以在约 1 h 内从圣·彼得罗村庄到达天文站。这类天文点的间歇性交替方式与矿区明显不同，天文学家往往早上驾车前往天文点而在傍晚开车返回到村庄过夜，然而有时因工作需要也会在山顶度过 1 d 或数日，在这样的高度严重缺氧将限制他们工作的能力，为此建立富氧室（oxygen enrichment of room air）是必要的[3]。全世界高海拔的矿区及天文点见表 44.1。

表 44.1 世界高海拔（3 000 m 以上）的矿区及天文点

所在地区	地名	海拔 /m	纬度	矿产或活动
智利	安地那	3 400 ~ 4 200	33°S	铜
	奥康奎查	5 950	21°S	硫
	Choquelimpie	4 500	20°S	银
	考拉胡安奚	4 500 ~ 4 700	21°S	铜
	El Indio	3 800 ~ 4 000	30°S	铜、金、银
	Quebrada Blanca	4 400	21°S	铜
	Chajnantor	5 000	23°S	天文站点
秘鲁	赛罗·德·帕斯科	4 330	11°S	铜、金、铅、锌
	莫罗科查	4 540	12°S	铜
玻利维亚	波托西	4 000	20°S	银、锡
美国夏威夷州	Mauna Kea	4 200	20°N	天文站点
美国科罗拉多州	克莱马克斯	4 350	39°N	钼
	Summitville	4 050	37°N	金
中国西藏	马查拉	5 250	31°N	煤
	香嘎山罗布萨	4 100	29.2°N	铬、铁
	托克查龙	4 880	30.3°N	金
	那曲	4 500	31.4°N	金
	玛法木错	4 588	32.1°N	金
中国昆仑山	阿斯玛	5 800	33°N	玉石
中国青海	江仓	3 780	37.3°N	煤
	热水	3 600 ~ 4 000	38.1°N	煤
	木里	4 220	39°N	煤
	老窑	4 250	39.2° N	煤
	锡铁山	3 700 ~ 4 200	36°N	铅、锌
	大头羊	4 250	36.2°N	煤
	旺尕秀	4 200	36.8°N	煤
中国喜马拉雅	甘巴拉	5 500	38.2°N	天文站点
中国西藏	阿里	5 100	33.4°N	天文观测站
	阿里	5 250	33.4°N	原初引力波观测站

　　军事建设需要也是间歇性高海拔暴露的重要因素，有些高山军事点因战略需要而非常高，例如锡亚琴冰川的哨所高达 6 300 m 以上，大量士兵需要驻守在如此高的海拔，Anand 报道了大量印军发生肺动脉高压症和亚急性高山病[4]，Sudhir Jha 等报道了在高海拔哨所印军年轻士兵中卒中的高发生率[5]。

　　当今体育竞赛日益激烈，自从高原训练的"高住低训"论点提出后，运动员需要在高原睡眠以增加血液的红细胞数量来提高携氧能力，而真正的训练在海拔低处，以提高其有氧能力，这就造成运动员上下高原承受间歇性低氧的影响。

第 2 节　中国面临间歇性低氧的挑战

　　上述情况在中国都存在，甚至更突出，涉及的问题更复杂，间歇性低氧导致的人体习服—适应和低氧损伤的挑战更严峻。

　　青藏高原是矿产资源最富有的地区，但几乎所有的矿区均在高海拔 4 000 ~ 6 000 m。例如坐落在藏南地区香嘎山的罗布萨大型露天铬铁矿（4 100 m）、昆仑山锡铁山的铅锌矿（3 700 ~ 4 200 m）、储量丰富的许多锂矿都在海拔 4 000 m 以上。金矿也极为富有，在冈底斯山的恒河源头约有数百个大小金矿，其中如在象泉河源头的托克查龙金矿海拔 4 880 m、玛法木错旁的金矿海拔 4 588 m，藏北那曲地区的两座金矿都在 4 500 m 以上。昆仑山阿斯玛玉石矿海拔 5 800 m。煤矿广为分布，其中祁连山脉的江仓（3 780 m）、热水（3 600 ~ 4 000 m）、木里（4 200 m）及老窑（4 560 m）四个煤矿的工人总数在 3 000 人以上，西藏的玛查拉煤矿更高达海拔 5 250 m[6]。在这里上百万的矿工定期由平原进入高海拔劳动再回平原休整，往复不已。在地下采矿的工人低氧问题极为严重。

　　中国从天山、帕米尔、喀喇昆仑到喜马拉雅有长达 4 200 km 的高山国防线，许多军事边防站和哨所都在海拔 4 000 m 以上，最高点神仙湾在海拔 5 380 m[6]。

　　中国的高原天文点有喜马拉雅甘巴拉天文站（5 500 m）、中国科学院国家天文台阿里观测站（5 100 m）及阿里原初引力波观测站（5 250 m），其中，阿里原初引力波观测站是世界上海拔最高的宇宙微波背景辐射观测站，并将在北半球首次实现对原初引力波信号的精确测量，与南半球的智利阿塔卡马观测站、南极观测站一起，成为对原初引力波探测的三大基地，实现对引力波观测的全天区覆盖[7]。以上这些工人、边防军及科学家都存在不断上下高山的间歇性低氧问题。

　　中国有另一个极为突出的间歇性低氧问题，即青藏铁路。北京、上海、广州、重庆、成都及哈尔滨 6 条平原铁路站每日向青海西宁—西藏拉萨发车，中间穿越海拔 4 500 ~ 5 072 m 的唐古拉山，行程约 50 h，列车组乘务人员在拉萨过夜，次日再返回平原，实施 10-10 日轮换制，即随列车工作 10 d，平原休整 10 d，往复不已，每年要为超过 1 000 万名以上的旅客服务，工作强度很大，目前已出现一些医学—生理学问题。

第3节 智利矿区7-7交替模式

智利共和国位于南美洲的西南部。智利地势狭长，南北长 4 200 km，而东西宽不到 400 km。东部为安第斯山脉西麓，西部为海岸山脉，中间为纵谷。这样一个极其狭长的地形正如智利诗人加夫列拉·米斯特拉尔（Gabriela Mistral）所言，形成了孕育智利的子宫型发源地。智利北部地区有著名的阿塔卡玛沙漠（Atacama desert），几乎全年无雨，极其干旱。西部的安第斯山区有极其丰富的矿产，盛产铜矿，包括丘基卡马塔（Chuquicamata）和考拉胡安奚两大高原矿区。智利铜产量居世界首位，每年铜产量达 380 000 t，价值 10 亿美元[8,9]。但许多矿区在高海拔，人们需要在海拔 4 500 m 以上劳动，故智利对高原医学的研究给予很大重视。

智利北部高原地区在地理上具有特殊性，它是一个几百千米长的狭长地带，从海平面可以在数小时内很快进入，广泛覆盖的矿产资源易于开采并且由于矿区设备的发展使矿物易于运出，这样就不需要矿工们持续居住于高原矿区。由此就产生了一种新的特殊的工作模式：从海平面上到高原工作，从高原下到海平面休息，如此不断往返，使人体承受慢性间歇性低氧的影响。

慢性间歇性低氧（CIH）是指某一海平面（或平原）人群在高原生活劳动又定期返回平原，往复不已。这是人类生活在高原的一个特殊的生物学模式，对人的高原习服及高原病发病有何影响，仍需研究探讨。CIH 与急性间歇性低氧（AIH）不同，AIH 一般见于登山者、高原训练的短期 IH、临床上常见的睡眠呼吸暂停综合征的 IH。CIH 和慢性持续性低氧一般见于高原久居或世居者的模式也不相同[10]。全世界高原地区不同人群 CIH 的模式各有不同，其产生的生理影响也不同。智利矿区就是一种典型模式。

最突出的是智利北部的考拉胡安奚铜矿，在 20 世纪初已经开始开发，今日此矿已有了很大发展（图 44.1）。目前矿区约有 1 500 名工人及 500 名参建人员，工人居住在海滨城市伊基克（Iquique），距矿区 200 km。伊基克是一个非常诱人的小镇，地理气候条件很像美国加州的拉由拉（La Jolla）。工人们乘大巴从海平面经数小时抵达考拉胡安奚（4 500 ~ 4 700 m）矿区，在此工作，睡眠高度为海拔 3 800 m，劳动 7 d 后，再坐大巴返回海平面伊基克，如此往复，即 7-7 交替制[10,11]。医学和生理学家对为什么要采取这一交替模式并不很了解，可能有重要的经济价值，因为后来成立的一些高山矿区也采用这一模式。

这种特殊的 7-7 "commuting" 模式使智利最突出的高原医学问题是慢性间歇性低氧，这也是世界高原医学中一个极大的亮点，这一模式更成为许多矿区和其他高山经济、科学点的模拟模式。当前智利的医学科研部门已开展了前瞻性的研究，对 CIH 这样一个特殊的生物学模式会给生理习服和病理变化带来哪些影响进行探讨[10]。

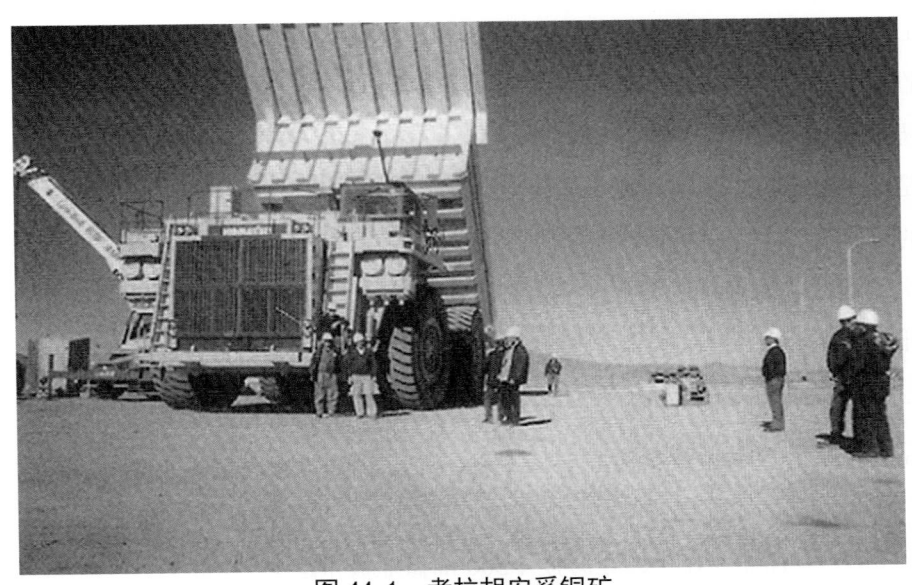

图 44.1　考拉胡安奚铜矿

智利北部的考拉胡安奚铜矿，海拔 4 500 ～ 4 700 m，巨大的柴油电动铲车每日可运出 240 t 矿铜。

一、对心血管及肺循环的影响

法国 Bogigny 医学院 Antezana 等在考拉胡安奚矿区（4 500 ～ 4 700 m）在 24 名矿工经过 32 个月的 7–7 日交替制后检测其肺动脉压力（PAP）的改变。受试者进行临床体检、ECG、UCG 及多普勒超声心动图检测，在未进行 CIH 前先在海平面检测上述指标作为基础数值，在经过 CIH 12 个月、19 个月和 31 个月后复查。结果观察到 PAP 在每次进入高原低氧下均出现升高，大约增高 30%，大多数人在第 8 个月时达到最高，在以后的第 19 个月和第 31 个月仍然增高，但未达到肺动脉高压的程度。右心室有轻度扩张。MPAP 在 CIH 结束时不论在海平面还是在高原均下降。SBP 的变化很大，在急性缺氧时多数人均增高但不存在持续性的血压升高，而到了后期则不论在海平面还是在高原血压均呈偏低倾向。心率在每次急性进入高原后可观察到交感（增高）和副交感（减慢）两型神经的调整作用，但经 CIH 后在海平面及高原均无改变。提示经过 CIH 后全身循环和肺循环都保持着对低氧的反应，但和高原世居者仍不同，不过不会发生心血管的主要事件[12]。

二、对血液学的影响

德国 Bayreuth 大学的 Schmidt 指出不同类型的 CIH 在血液学的反应上也有所不同。低氧的反应可以是数秒、数分、数小时、数日甚至数周。短时间的低氧，如睡眠呼吸暂停（sleep apnea）只会导致轻度的 Hb 升高，这主要是由于激素调控使血浆量降低，在这一情况大多数低氧暴露积累的关键性阈值不超过 90 min。耐力性运动员或登山者进行"高住低训"模式暴露于低氧，即夜间在高海拔睡眠数小时、白天又回到常氧环境以提高体能，表现为血浆 EPO 增加及运铁蛋白受体增多而使红细胞生成活性增强，然而未完全达到使红细胞容量增高的目标。在南美洲和亚洲一些国家，人们频繁地从平原进入高原，这样的 CIH 是很常见的，由此在高原适应时红细胞增多接近于高原世居者。然而，在高原血浆量降低而在返回平原后又增高。据对智利矿区 CIH 的观察，经过 20 年的低—高—低规律性交替，在每一次低氧—常氧循环时，总血浆容量、Hb 含量、Hct 值及血浆 EPO 含量都会出现明显的低氧—常氧摆动性交替环变化（anoticeably oscillate during every hypoxic-normoxic cycle），这是一个很醒目的生理现象。他认为这种波动性变化是对低氧和常氧环境表现在氧传送系统上最适当的快速适应（习服），然而某些器官由此是否会产生危险也不能排除[13]。此组通气反应也一样，每次出现低氧通气反应增强，但出现高碳酸（CO_2）通气则不增强，也不出现如慢性低氧导致的睡眠呼吸中断。

三、7-7 模式与高原习服

智利 Arturo Prat 大学生物医学实验室的 Farias 等在考拉胡安奚铜矿（4 500 m）观察经 7-7 日型 CIH 达 36 个月（3 年）之久的矿工在低压性低氧条件下是否已达到习服。将 CIH 暴露的 25 名健康工人作为间歇性暴露组（IE），在海拔 4 500 m 做亚极量运动（100 W），对收缩压（SBP）、舒张压（DBP）、心率（HR）及 SaO_2 进行监控测试。将经习服急进高原 4 500 m 的 17 名海平面工人作为急性暴露组（AE），其年龄、身高及体重均与 IE 组相匹配。另一组为 17 名未经 IH 的海平面工人（NE），在海平面做 5 min 亚极量运动进行对照比较。结果 IE 组及 AE 组在运动时 SBP、DBP 及 HR 均无显著差异（$P>0.05$）。静息的 SaO_2 在 IE 组为 87%±6%，低于 NE 组的 97%±3%（$P<0.05$），但高于 AE 组的 82%±4%（$P<0.05$）。运动状态下的 SaO_2，IE 组的 85%±5% 低于 NE 组的 95%±3%（$P<0.05$），但高于 AE 组的 76%±2%（$P<0.05$）。AMS LLSS 计分 IE 组（1.1±0.9）明显低于 AE 组（3.5±1.49）（$P<0.05$），但高于 NE 组（0.4±0.5）（$P<0.01$）。这一反应模式在研究期间保持了 6 个月。因此，提示矿工经过 3 年的间歇性低氧，已获得较好高原习服，并随时间而巩固[14]。

Jalil 等观察到智利考拉胡安奚矿区的矿工在海拔 4 500 m 经过 2 年的 CIH 暴露后，在进入高原的第 1 d 及第 4 d 做亚极量运动时，心血管反应并无差别。经过 2.5 年 CIH 的矿工在海拔 3 800～4 600 m 的 SaO_2 值较经过 2 年 CIH 的矿工高，尽管只差半年，但说明这一习服过程与时间的关系。而那些在高原未能获得习服者其 SaO_2 值则较低[15]。

对性功能的影响也是一个值得关注的问题。有一个现象即工人下到海平面后的前 2 d，难以从事性生活，有一句开玩笑的话说："如果要想得小孩，是在回海平面的第 3 d"，提示了高原对性功能的影响[2,11]。矿工这种慢性间歇性低氧引起的医学问题是双向性的，一方面，可以通过 CIH 提高工作效率和降低对 AMS 的易感性；另一方面，又有某些生理功能的影响，故应该受到关注并加以研究[16,17]。

四、智利矿工 CIH 的特殊性

法国巴黎第 13 医学院的 Richalet 等指出，智利北部高原地区在地理上和安第斯的一些高原矿区不同，如玻利维亚的波托西及秘鲁的赛罗·德·帕斯科，这些矿区需要平原人持续居住和工作在海拔 4 000 ~ 4 500 m 的高原上。而智利矿区与上述地方不同，它是一个几百千米长的狭长地带，从海平面可以很快在数小时内进入，由此就产生了一种新的特殊的 CIH 工作模式[18]。

Richalet 等观察智利科瓦亚西矿区的 29 名男性矿工，平均年龄（25 ± 5）岁，在海拔 3 800 ~ 4 600 m 按 CIH 7-7 日模式劳动。未上山前的生理参数作为基础值，进入高山后对受试者进行 ECG、血液学、最大运动实验、低氧（FiO_2=0.114）下静息和运动时的通气及心血管反应等检测。高原暴露时每天记录 AMS 记分、24 h ECG、BP 及睡眠状态。所有测试在平均经 CIH 第 12 个月、第 19 个月及第 31 个月时复查。结果观察到 Hct 值在 CIH 的第 12 个月至第 19 个月增高，但未达到慢性持续缺氧的程度，而在第 31 个月又恢复到未低氧暴露前的值。动脉压及肺动脉压在海平面无变化，但在高原则升高，右心室有轻度扩大。而且 SaO_2 值在经 CIH 后高于初次急进高原者。运动能力在经 CIH 31 个月后比海平面对照组降低了 12.3%，HRmax 降低了 6.8%，通气习服在 CIH 12 个月后出现。但每次进入高山时的第 1 ~ 2 d 仍有 AMS 症状及睡眠障碍，然而无人发生 HAPE 或 HACE。但 AMS LLSS 计分在 CIH 的第 0 个月、第 12 个月及第 19 个月间并无差别。Richalet 等指出经 CIH 获得高原习服是有时间过程的，然而 CIH 导致的习服水平与慢性低氧不同，工人达不到高原世居者的健康水平，而且依然存在发生急性高原病的危险。这一习服间期对大量应用 7-7 日模式的工人应该有借鉴意义[18,19]。

五、改善矿工健康的建议

根据以上智利矿区矿工们经 CIH 反映出来的各种生理学变化及存在的问题，West 提出了 3 项建议[1,3]：

1. 矿区员工的选拔

过去安第斯矿区的工人都是当地印第安人，而如今一是在矿区周围很少有世居的土著人；二是现今采用先进的开采技术，需要受过教育掌握技术的人来工作，而当地人则不具备这一条件。

2. 低氧易感的预测

应该选择对低氧耐力好的人去高海拔劳动，最简单有效的方法是如果该人曾在高原工作则习服良好，还可在海平面作低氧通气反应（HVR）及在吸入低氧气体下进行运动实验，但如何科学判定有待进一步研究。

3. CIH 的模式选择

目前情况是矿区员工的家在海平面，不论哪种模式，员工必须离开家庭在高原工作一段时间。而现行的 7-7 模式有一定问题，因为如在高原不足 7 ~ 10 d，则获得习服不足，故通气习服不能少于 7 d。目前最佳的 CIH 交替模式尚难确立，他建议可在高原工作 2 ~ 3 w，再以同样时间在海平面，如此交替。然而在高原获得的习服能力能够维持多长时间也是一个需要深入研究的问题。

世界上的高海拔矿除分布在智利外，有秘鲁的赛罗·德·帕斯科、莫罗科查，玻利维亚的波托西及美国科罗拉多的克莱马克斯（Climax）等，海拔高度在 3 700 ~ 4 500 m，需要平原人间歇地居住和工作在这一海拔的高原上。中国青藏高原的一些矿也都在海拔 3 500 ~ 5 000 m，所出现的 CIH 问题与智利有着共性，不过中国高海拔矿的员工多为经过挑选的高原习服—适应者，有定期的体检制度可及时发现高原疾病等问题，此外已逐步建设富氧装置，在工作间及卧室内增高氧含量，提高了工作效率，减少了高原病发生。然而许多生理 – 临床的研究仍有待深入。

参 考 文 献

[1]　WEST JB. Editorial：Intermittent exposure to high altitude[J]. High Alt Med Biol，2002，3：141–143.

[2]　WEST JB. Commuting to high altitude for commercial and other activities[M]//WEST JB，SCHOENE RS，MILLEDGE JS. High Altitude Medicine and Physiology. 4th ed. London：Hodder Arnold，2007：359–370.

[3]　WEST JB. Commuting to high altitude in the Andes[J]. High Alt Med Biol，2000，1：201.

[4]　ANAND IS. Letter from the Siachen glacier[J]. High Alt Med Biol，2001，2（4）：553–557.

[5]　SUDHIR KJ，ANAND AC，SHARMA V，et al. Stroke at high altitude：Indian experience[J]. High Alt Med Biol，2002，3（3）：21–28.

[6]　WU TY. The Qinghai–Tibetan plateau：How high do Tibetans live?[J]. High Alt Med Biol，2001，2（4）：489–499.

[7]　丁佳. 白春礼考察调研阿里天文观测站[N]. 中国科学报，2017-03-29（1）.

[8]　WEST JB. High altitude problems connected with new mines in the Andes[J]. Int Soc Mount Med Newsletter，1994，4（1）：7–8.

[9]　WINSLOW RM，MONGE CC. Chile[M]//WINSLOW RM，MONGE CC. Hypoxia，Polycythemia and Chronic Mountain Sickness. Baltimore and London：The John Hopkins University Press，1987：16–17.

[10]　WEST JB. High altitude medicine and biology in North Chile[J]. High Alt Med Biol，2000，1（3）：149–151.

[11]　WARD MP，MILLEDGE JS，WEST JB. Commercial activities at altitude[M]//WARD MP，MILLEDGE JS，WEST JB. High Altitude Medicine and Physiology. New York：Oxford University Press Inc，2000：336–344.

[12]　ANTEZANA AM. Cardiovascular changes in chronic intermittent hypoxia[M]//VISCOR A，RICART DE MESONES A，LEAL C. Health and Height. Barcelona：Publications de la Universitat De Barcelona，2003：151–155.

[13]　SCHMIDT W. Effects of intermittent exposure to high altitude on blood volume and erythropoitic activity[J]. High Alt Med Biol，2002，3：167–176.

[14]　FARIAS JG，OSORIO J，SOTO G，et al. Sustained acclimatization in Chilean mine workers subjected to chronic intermittent hypoxia[J]. High Alt Med Biol，2006，7：302–306.

[15]　JALIL J，BRAUN S，CHAMORRO G，et al. Cardiovascular response to exercise at high altitude in workers chronically exposure to intermittent hypobaric hypoxia[J]. Rev Med Chile，1994，122：1120–1125.

[16]　JALIL J，CASANEGRA P，BRAUN S，et al. Working at high altitude in Andean miners from Chile：

Human adaptation to long term intermittent hypobaric hypoxia[M]//SUTTON JR, HOUSTON CS, COATES G. Hypoxia and Brain. Burlington: Queen City Printers Inc, 1995: 292-297.

[17] JIMENEZ D. High altitude intermittent chronic exposure: Andean miners[M]//SUTTON JR, HOUSTON CS, COATES G. Hypoxia and Brain. Burlington: Queen City Printers Inc, 1995: 284-291.

[18] RICHALET JP, VARGAS M, JIMENEZ D, et al. Chilean miners commuting from sea level to 4 500 m: a prospective study[J]. High Alt Med Biol, 2002, 3: 159-166.

[19] RICHALET JP, VARGAS M, JIMENEZ D, et al. Consequences of chronic exposure to intermittent hypoxia: the model of the Chilean miner[M]//VISCOR A, RICART DE MESONES A, LEAL C. Health and Height. Barcelona: Publications de la Universitat De Barcelona, 2003: 145-150.

第 45 章　世界高山天文站等模式

第 1 节　夏威夷莫纳克亚天文站模式

世界上许多国家在高海拔的山上建立天文台，这是由于海拔高，大气稀薄，空气的透明度大，应用射电天文望远镜观察效果更佳。其中最著名的是美国夏威夷的莫纳克亚天文站。

美国夏威夷的莫纳克亚峰（Mauna Kea Peak）是太平洋盆地的最高点，从洋面腾升而起是夏威夷大陆体积巨大的潜伏火山，到峰顶海拔为 4 205 m。对于视觉、红外线及亚毫米的天文学观察，莫纳克亚峰峰顶被认为是世界上天文台的最佳地点，由于峰顶大气压只有海平面的约 40%，故可以获取特殊的线条明显的天体影像。峰顶下的一条热带转化云层正好隔离开了妨碍观察的水蒸气，其吸收了下方的红色和亚毫米放射线、光及由海平面居民区带来的大气污染。此外良好的公路使得从海平面只需 1.5 h 就到达峰顶观察站进行科学活动。

夏威夷大学天文研究所负责 Mauna Kea 峰顶的科学服务。1970 年 6 月，英国皇家爱丁堡天文台（The Royal Observatory Edinburgh，ROE）决定在此建立一具世界上最大的长达 3.8 m 红外线望远镜（United Kingdom Infrared Telescope，UKIRT）。这就是莫纳克亚天文站（图 45.1），这里有专门的科研和工作人员[1]。

最初，工作人员系居住在海平面的科学人员。但随着在山上发生了 1 例高原肺水肿及工作人员在峰顶遇到了一次雪崩，ROE 意识到为了加强安全及有效地工作运行，必须要在天文站设置综合的设备并进行全面的研究，其中就包括对这些慢性间歇性低氧员工的关于高原医学的研究[1]。

峰顶由于海拔高，大气层的厚度降低，因此大气压及氧分压随之下降。峰顶的大气压为 465 mmHg，相当于海平面的 61%，吸入肺的湿空气的氧分压（PiO_2）降为 88 mmHg，而海平面为 149 mmHg[1]。

高海拔天文站点的员工上下山交替有两种工作方式。

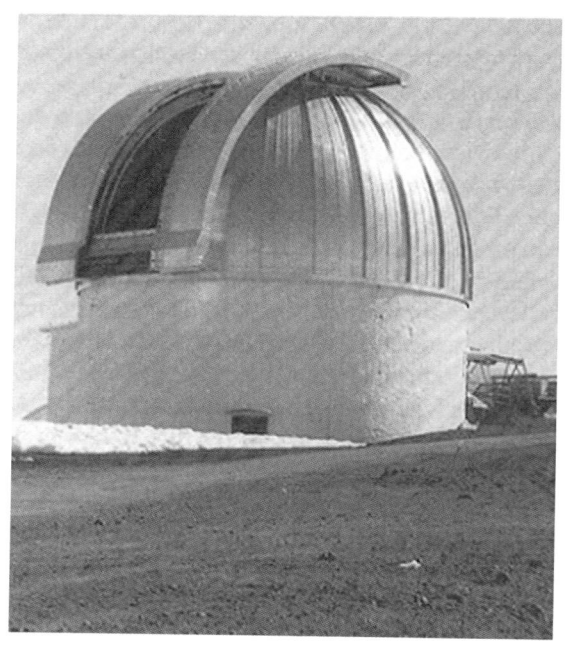

图 45.1　美国夏威夷莫纳克亚峰天文站

一、每日交换型

在美国国家航空航天局（NASA）3.0 米红外线望远镜（IRTF）工作的员工（图 45.2），每日交换间歇低氧。他们每日上山，于 8 AM 离开海平面，于 10 AM 到达峰顶，允许在海拔 3 000 m 暂时休息 30 min，其余时间在峰顶工作，于午后 16：00 从峰顶下山，1.5 h 后抵达海平面，如此往复，这一方式称为每日交换型（shift schedule）。对这一模式的 19 人共 44 次交换进行了研究。

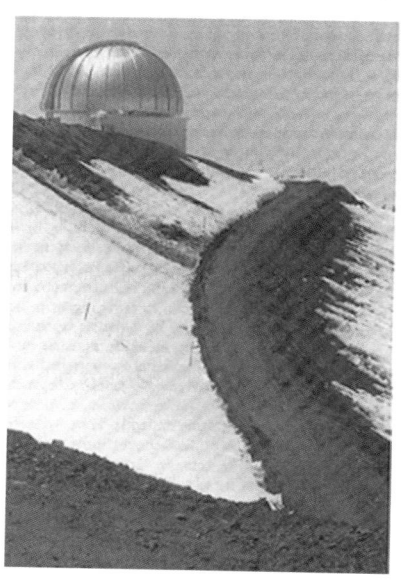

图 45.2　直通夏威夷红外线天文点（IRTF）的盘山车路

二、40 日交替型

UKIRT 的员工按 40-40 模式工作，即 40 d 在山上工作，随后 40 d 在海平面的公司工作。而在高山的工作又包含 4 种变化，第 1 d 夜间在海拔 3 000 m 习服然后连续 5 d 山顶工作，员工进食及睡眠在一个中间位置，即奥尼扎库中心的哈尔波哈库（Hale Pohaku，2 835 m），偶尔也穿插有 5 d 在海平面休息。这一方式被称为持续交替型。对实施这一交替模式的 41 人共 134 次交替进行了研究，包括生理学及发生 AMS 等的研究 [2]。

英国皇家天文台的 Peter Forster 在夏威夷 Mauna Kea 峰顶长期工作和观察，与他一起工作的是英国利物浦大学的 Heath 教授，他们共同做了系统生理学测试并提出了一系列有建设性意义的问题。他们对这 2 个间歇性低氧组分群进行了大量交替性和交换性研究，并进行比较，研究结果如下 [3-5]。

三、急性高原病

UKIRT 的 40 日交替员工中 80% 在第 1 d 抵达峰顶时有 AMS 的症状，主要为头痛（41%）及气短（50%），也有食欲不振、无力、思维不集中及记忆力减退等。到第 5 d，60% 的人症状消失，余下的仍有轻度头痛及运动性气短。而 IRTF 每日交换型的员工感觉较好，只有 40% 的人上山时有症状，60% 无症状，但在峰顶工作 5 h 后，35% 出现气短，25% 感觉头痛，10% 有思维不集中、头晕等神经症状，50% 有视网膜静脉扩张，无视乳头水肿，在返回海平面后恢复。每日交换型之所以缺乏 AMS 症状，是因为快上快下，在山顶也就 6 ~ 9 h，这一间期一般是在发生 AMS 之前。

有意思的是，对比了返回海平面后停留 4 d 组和延长至 37 d 组重返高原后的 AMS 发生率，并无差异，提示在高原第 5 d 起获得的习服在回到海平面后数日即消退 [6]。

2 年内，在 UKIRT 发生 1 例 HAPE，为一名 29 岁计算机工程师，临床症状明显，但无 X 线发现，相当于在 UKIRT 的每年 2000 次上山中发生 1 例 HAPE，这一低发生率与上山过程中无体力运动有关。有 1 名 39 岁工程人员发生 HACE，在吸氧和立即低转后好转。还有 1 名 30 岁的计算机工程师，每次上山都发生严重的 AMS，习服和服药预防等均无效。上述后 2 人不得不退出高山工作。

鉴于每年约有上千的访问者从平原前往 Mauna Kea，夏威夷大学的 Onopa 等为此对比了 2 组人发生 AMS 的情况，一组为一日访问者，共 350 人，驾车从海平面出发上下连续 2 d 时间，在 Hale Pohaku 进行症状问答。另一组即天文台的员工，他们按 7-7 CIH 模式上下，同样填写症状问答表，有 200 人参与，有 46 人资料完整。按 AMS LLSS 计分诊断 AMS。结果如下 [7]：

访问组：350 人参与，198 份资料完整，年龄 18 ~ 60 岁，男性 52.6%，69% 为白人。到达峰顶后，只有 15% 做中度至重度活动，其他人少活动，在峰顶多数停留 2 h，最长 4 h。60 人（30%）符合 AMS，在下山时有 3 人因症状明显在路边诊所就诊，并立即快速转往海平面。主要症状头痛占 1/3，17% 有精神方面变化，29% 静息或轻活动后气短，仅 5 人水肿，4 人软弱无力。无人需要吸氧或药物治疗。

CIH 员工组：46 人的资料分析，年龄在 60 岁以下，男性 63%，85% 为白人。他们乘大巴前往

Mauna Kea，在峰顶工作，在中间点 Hale Pohaku（2 835 m）休息睡眠，在山上停留数日至数周，全部都超过 24 h，所有人均需做轻度或中度活动。他们从中间点到峰顶进行高原习服的时间从 0 h至 2.5 d，其中 32% 的人在 2 h 或以下。从到达峰顶到出现症状平均为 3.9 h（0 ~ 8 h）。结果有 31人患 AMS，发生率为 69%，其中在峰顶 LLSS ≥ 5 者占 51%。头痛 76%，中轻度 41%、中度 22%、重度难忍 13%，恶心呕吐 35%，疲乏 70%，头晕 41%，睡眠障碍 70%，嗜睡 50%，静息或活动后气短 38%。70% 因症状而影响工作。1 例报道感到迷糊半清醒状，水肿 7 人，1 人难以保持平衡，1人发生过昏厥。有 35% 的人需要用乙酰唑胺等治疗，都称药物只有部分效果，其中，5 人用氧、5人低转。参与者的经验是应该在中度海拔的 Hale Pohaku 多停留以获得习服，此外高山上多饮水对预防症状有效。

尽管 2 组的 AMS 发生率均较高，但并无重症 HAPE 或 HACE 发生，一旦 AMS 症状较重，特别是出现神经症状或呼吸困难则立即予以吸氧或低转等处理。同一研究组的 Gertsch 等报道了以往在 Mauna Kea 的观察，有 26 名海平面居民急进高原，1 h 抵达 2 835 m，在 4 h 内抵达 Mauna Kea 峰顶（4 250 m），有 20 人发生 AMS，AMS LLSS 计分高峰是在 4 h，而在 48 h 内不再增高[8]。但 Onopa等认为该研究具有局限性，因为凡是 AMS 记分 ≥ 6 者均立即低转了，停留山顶 48 h 为症状轻微者。

对上山者进行健康及高山病防治知识教育很重要，Mauna Kea 的员工往往不愿意应用预防药，尽管有的人每次上山常有症状，而实际这类药物还是有益的。富氧工程更为有效，可改善低氧。

四、血气分析

对 24 名 IRTF 即每日交换型的员工共 35 次上山，在到达峰顶的 3 h 内采血，检测动脉化毛细血管血气，结果平均动脉血氧分压（PaO_2）为 39.9 mmHg，$PaCO_2$ 为 27.7 mmHg。而对 27 名 UKIRT即 40 日交替型的员工共 40 次上山的血气进行分析，峰顶第 1 d 平均 PaO_2 为 42 mmHg，第 5 d 升至44.4 mmHg。可见 40 日交替型员工的 PaO_2 水平高于每日交换型者，可能与在海拔 3 000 m 的夜间睡眠习服有关，PaO_2 值保持 5 d，而且此时症状也较少。

观察到血气检测有很大的个体差异。而且发现如果某人在第 1 次交替时的 PaO_2 值较高，那他第 2 次交替时则更高，如一人第 1 次为 49 mmHg，第 2 次为 57 mmHg；另一人第 1 次为 33 mmHg，第 2 次则为 38.2 mmHg。

五、个体差异性大

在本次研究中注意到了高原低氧反应的个体差异性。在模拟低压舱的实验中已经发现对低氧的反应存在个体差异。而在 Mauna Kea 这一工作环境，上下山的是同一个个体，他们到同一个高度，经过同一个路线，正是观察个体反应的好机会。Porster 检测了 12 人连续 2 次交替的动脉血氧分压，结果发现，到峰顶 PaO_2 的范围很大，从 33 mmHg 到 57 mmHg，平均值为 43.3 mmHg。即第一次登顶者中 PaO_2 最高的为 52.5 mmHg，其第二次登顶时高达 57 mmHg，而第一次登顶时 PaO_2 最低的为 33 mmHg 者，其第二次登顶时为 38 mmHg，差别如此之大[4]。

有的人上山完全无症状，有的人发生高原病，有 5 人按 2 种模式交替上山均无症状。有发生 HAPE 者，每次上山工作能力都很好而且可以持续工作，不过在某次上山时突然发病。有一人采取了种种策略来减少应激比如延长在 Hale Pohaku 习服的时间、减少在峰顶的工作时间、服用预防药乙酰唑胺等还是每次发生 AMS，从而不适合这一工作[4]。

六、血压及心率

在对 40 日交替型组的观察中，DBP 在上山后较海平面增高了 10%，而且在峰顶停留期间保持。SBP 在第 2 d 增高。但血压的高低与 AMS 是否发生无关，也与是否有头痛无关。在每日交换型组中血压无变化，反而有些偏低。静息 HR 在抵峰顶 5 h 后增快，约比海平面增加 10 次 /min。

有一位 45 岁工程师在峰顶出现多发的室性期前收缩，在做运动实验时呈二联律，但他无不适感。另一名 37 岁工程人员出现单发性室性期前收缩，在运动后也呈二联律。然而此 2 人在做亚极量自行车功率增量运动时 ECG 均无异常，提示他们并非老年性的期前收缩。二人均在 Mauna Kea 一直工作而无问题。

对天文人员的 ECG 检测，在海平面时平均 QRS 电轴为 58.1°，到高山后并无明显的进一步电轴右倾，第 1 d 为 63.9°，第 5 d 为 65°。P 波或 T 波轴向也无明显改变。V_1 导联的 T 波在海平面有 25% 倒置，到峰顶后 50% 出现倒置。

七、呼吸率、通气及血液

RR 呈轻度但有统计意义的增高，在海平面为（16.5 ± 3.4）次 /min，到峰顶第 1 d 为（18.2 ± 3.2）次 /min，第 5 d 为（18.7 ± 3.7）次 /min，返回海平面立即恢复。每分通气量并无明显增高，在海平面为（10.7 ± 3.4）L，到峰顶第 1 d 为（10.6 ± 3.0）L，第 5 d 有所升高，为（12.5 ± 3.5）L。

鉴于不少报道称呼吸流速峰值（peak expiratory flow rate）与 AMS 发生有关，故 Forster 对此做了观察，他在海平面、海拔 3 000 m 及 4 200 m 分别测试，结果发现在峰顶出现的呼吸流速峰值的轻度下降是由于在呼吸做功时，所吸入大气密度的降低，而与 AMS 并无相关，也无预测 AMS 的价值[9]。

对于血液检测，从在抵达高山的第 5 d 起，RBC、Hb 及 Hct 值均增高，而在返回海平面 20 d 内均恢复正常。

八、心血管意外及防范

曾经发生了 1 例心脏猝死，是一名 37 岁的天文工作者，他有吸烟、糖尿病史，在峰顶工作及睡眠数日后突发心肌梗死死亡，尸体解剖见冠状动脉有广泛性病变。自发生这一事故后，加强了人员的安全和健康保障措施，主要是对进山的人员进行筛查，在海平面进行体检、静息 ECG、胸部 X 线、肺功能及自行车踏车最大运动实验等。30 岁以下每 3 年、30 ~ 39 岁每 2 年、40 岁以上每年一次检查。此外对员工们进行高原健康安全教育，使他们自己能及早认识和发现一些问题，及早采取措施。Mauna Kea 已经建立了高水平和有效的救援系统。对每一个进入峰顶的人根据他的年龄、性别、体质状态等加以检查，一旦有问题可以在 2 h 内由救护车送往海平面，如怀疑有 HAPE 或 HACE，在 Hilo 有 CT 及 MRI 设备检查诊断。对从美国、欧洲或亚洲来的短期科学访问者和长期在此工作的员工的健康提供有力保障[10]。

九、心理测试

在慢性间歇性低氧的过程中，观察到可出现所谓的"精神应激"（mental irritability）表现。为此做了心理测试，采用 Wechsler 指距数字测试记分法。对于 40 日交替型员工，在抵高山的第 1 d 第一项 Wechsler 实验的能力下降，而到第 5 d 其测试能力与海平面已无异。而每日交换型员工的所有实验结果均呈衰减。因此尽管交换型员工的临床问题不如交替型者明显，但实际上每日交换型者只在 4 200 m 峰顶的 6 h 内情况较好，这是由于每日交换的模式未能获得习服[11]。

UKIRT 的 40 日交替型员工这样总结，他们低氧耐力的改善是由于经过多次的交替，和在高原 40 d 期间克服了上高山初期时的种种不适，随后又在海平面休整 40 d，所以比起仅仅 5 d 的交替要好。这仅是根据感觉，资料分析包括症状记分及生理测试（肺功能、ECG、运动实验、血液学指标等）示 40 d 和 5 d 两种交替型并无明显差异，不过还不能下最后结论，因为测试的指标中没有包括如血气等非常易感的判定指标[12]。

自 1970 年 6 月第一台视觉望远镜建立以来，Mauna Kea 的最佳位点及其科学的效应引起了世界各国的关注，促使在此建立更多的观测点[13]。

十、另一每日交换型——双原人

美国科罗拉多山顶县（Summit County，2 800 m）的工作人员住在海平面，每天清晨乘车或直升机抵达 Mauna Kea 工作，傍晚则再乘车返回海平面，日日如此，取了个风趣的名字，将他们叫作"双原人"（bi-landers）。这也是一种很特殊的慢性间歇性低氧暴露的形式，值得对他们的生理状态加以观察。美国科罗拉多医学中心的 Bachman 对这类人的血压做了前瞻性研究，研究对象为经过 1 609 次 CIH 的员工共 70 人，平均每人有 19.8 次上下山，全体均有医学健康记录。结果这些人每次上山大多仍有头痛，有 29 人上山后 DBP>90 mmHg，4 人有高血压史，36 人有高血压家族史。另发现全体受检者平均动脉压均有增高，高原与海平面为 97.8 mmHg vs. 93.8 mmHg。有高血压史、家族史及进入高原 DBP>90 mmHg 者，可以预测血压增高率达 90%，但与性别及日间活动无关。这一现象与高原世居者的血压偏低正相反，认为是由于他们根本未获得持久居住低氧环境的反应[14]。

第 2 节 智利查南托天文站模式

一、拉诺德查南托天文站概况

另一个对高原生命科学极富有意义的是在智利高原干旱沙漠建立天文站。在智利北部的阿塔卡玛沙漠（Atacama desert）的查南托高原（Chajnantor high plateau）上建设海拔高达 5 000 m 的天文台。

选中的原因是：①在这样的高度空气稀薄，光学信号易于接收。②智利北部 Atacama 大沙漠是世界上最干旱的沙漠，从未记录过降水量，水蒸气对光学天文望远镜有影响，而干旱则对射电天文望远镜观察极为有利。③交通方便，Chajnantor 坐落于 Atacama 的圣彼得罗（San Pedro，2 440 m）的东南侧，海拔 5 000 m，尽管很高但从 San Pedro 有一条公路通向这里，全年通车；此外，Chajnantor 的纬度为 23°，在热带范围以内，故想接近它也就不难[6]。因此，多国合作在海拔 5 000 m 的阿塔卡玛的查南托高原建立了阿塔卡玛大型毫米 / 亚毫米波阵（Atacama Large Millimeter Array，ALMA），是世界上海拔最高、规模最大的天文台。该台的终年守护人被称为世界上最高的居民[15]。在此可影像测试到宇宙的放射及红色光谱区域之间的毫米波长，由 66 个口径为 7 m 和 12 m 的大型射电望远镜组成（图 45.3）[2,16]。

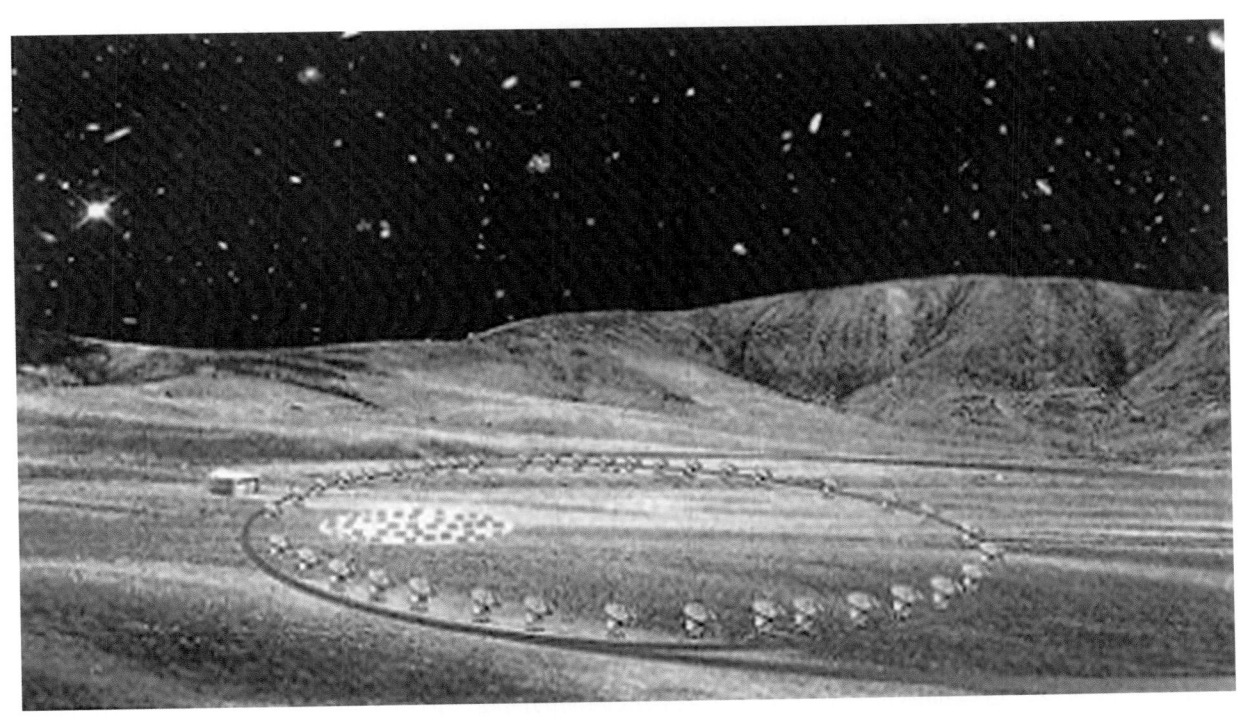

图 45.3　智利北部海拔 5 000 m 的阿塔卡玛的查南托高原的阿塔卡玛大型毫米波 / 亚毫米波阵（ALMA）
海拔 5 000 m，由 66 个口径为 7 m 和 12 m 的大型射电望远镜组成。

清晨时在 ALMA 检测的大气压为 419 mmHg，PiO_2 为 78 mmHg，而在海拔 4 200 m PiO_2 为 88 mmHg，也就是说工作人员在 ALMA 比起在 Mauna Kea PiO_2 要减少 11%[17]。ALMA 站的建设面对一系列问题，什么是最安全的交替模式，哪些是必需的设备，如果发生事件如何有效迅速地向低地转移及采取什么救援措施，哪些是易发生事故的导火线，如何建立全面的医学保障系统，是否需要在工作间及居室进行富氧等，ALMA 项目的成功建设依赖于对这些问题的解决。正像夏威夷的 Mauna Kea 天文站一样，这些问题的逐个解决形成了强有力的工作基础[13]。在这里实施了与 Mauna Kea 不同的一种高－中度高原每日交替型模式。

二、高－中度海拔每日交替型与习服

这一CIH模式的特点是天文台工作人员在5 000 m观测，而在海拔2 500 m休息睡眠，如此每天往复。关于天文台工作人员的高原习服问题有待研究，因其工作高度5 000 m高于矿区，而其睡眠高度2 500 m又比矿区的3 800 m要低，偶尔也在5 000 m过夜，已有一系列的高原健康问题出现了。

根据高海拔天文站员工的CIH模式表现出来的生理问题，John West深化了高原习服（altitude acclimatization）的概念。他强调应该纠正目前在学术界很流行的观点，即认为获得的高原习服非常有效，它使人体的生理状态几乎回到了原有的海平面水平。他指出这是错误的，他列举了在夏威夷Mauna Kea对天文学工作者的观察，即使在高原长期停留获得了充分习服，人体仍处于某种氧不足的状态，血氧水平仍低于海平面值，因此生理状态也不可能达到在海平面的水平。以VO_2max作为指标，一系列的研究观察到大约每升高3 000 m，VO_2max下降3%，在海拔5 500 m，即使训练有素的登山运动员，其VO_2max也达不到海平面的50%，随着在高原停留数月获得充分习服，VO_2max可达到海平面的60% ~ 70%；高原世居者可达到海平面世居者的75% ~ 80%[18]。如果某人的低氧血症是慢性肺疾患引起的，那他必须接受医学监护供氧治疗。必须认识习服的有限性。人为的一些措施可能会加速习服的产生，但目前来看，维生素、矿物质和各种药物都只有很小的作用[19]。

CIH引起了科学家对高原习服的兴趣。同时试图判定人在高原的最佳工作模式。如智利北部海拔5 000 m的拉诺德查南托天文站应用富氧室来解决缺氧的问题。富氧是指每增加大气1%的氧含量就等于降低了海拔300 m。在查南托已观察到富氧的生理效果，在白昼可改善神经－精神状态，在夜间可改善睡眠，从而提高工作效率及健康水平[20]。

第3节 智利军人CIH模式

许多军事哨所和据点设在南美洲、北美洲、欧洲和亚洲的高山和高原地区，其中以喜马拉雅山的驻军数量为多，这些部队都存在士兵上下轮换或调动的问题，但由于军事涉密，公开报道的资料有限，而处于相对和平状态的智利高山驻军总结了部分经验。

智利高山部队驻守在智利北部，实行高原－平原轮休制。其上下交替的模式是：安第斯高山驻军驻扎在普特雷（Putre，3 550 m），然后到海平面的阿里卡（Arica，SL）轮休，因其间隔的时期不同，所形成的CIH模式又有几种。

一、1 w 4-3日模式

每周的前4 d在3 550 m，后3 d在海平面，如此往复。智利Arturo Apat大学的Brito等对50名男性军人，平均年龄（48.7±2）岁，经4-3 CIH交替已经12年以上[平均（22.1±5.8）年]，观测他们的健康状态，在进入高原的第1 d、第2 d、第4 d以及下到海平面的第1 d、第2 d、第3 d测定BP、HR、SaO_2、AMS LLSS计分及睡眠状态，并在海平面的第1 d检测血液学指标、血脂、肾脏功能及多普勒肺循环。结果在每次急进高原时出现心率增速 [SL（79.8±0.3）次 /min vs. CIH（82.6±0.4）次 /min，$P<0.001$]，到第 4 d 降至接近海平面值。BP 在海平面时为该年龄的正常值，SBP 于上山第 1 d 明显增高 [SL（122.1±1.2）mmHg vs. CIH（127.1±1.8）mmHg，$P<0.001$]，至第 4 d 仍有 42% 的人偏高；DBP 于第 1 d 同样升高 [SL（79.0±0.9）mmHg vs. CIH（83.8±1.3）mmHg，$P<0.001$]，DBP>90 mmHg 者占 20%，第 4 d DBP 恢复海平面值。多普勒检测 PAP，在海平面即有 2 人（4%）显示肺动脉高压，MPAP>20 mmHg 者占 12%，48% 出现非生理性三尖瓣反流，右心室壁厚度 RVT>40 mm 者占 12%。以 MPAP>25 mmHg 为切割值进行相关因素的多元回归分析，示与吸烟等多种因素相关，而与 MPAA 直接相关的是甘油三酯值（$r^2=0.21$，OR=1.008，$P<0.05$）。Hct>45% 及 Hb>14 g/dL 者占 60%，而 Hct>50% 者仅占 6%。血浆肌酐平均值处于正常值的上限，有 48% 超过了上限（1.1 mg/dL）；26% 的肌酐清除率处于下限（<90 mL/min），8% 示肾脏轻度受损（<80 mL/min）。甘油三酯的均值为 238.0 mg/dL（正常为 150 mg/dL），甘油三酯值增高率为 60%，甘油三酯增高与相关因素的多元回归显示与吸烟有关（$r^2=0.25$），与到高原第 1 d 的 SaO$_2$ 值呈负相关（OR=1.30，$P<0.05$），与血胆固醇值呈正相关（OR=1.03，$P<0.05$）。

到高原第 1 d AMS 记分明显增高，有 60% 符合 AMS 诊断，多为中度（40%）；第 2 d 症状基本消失，30 名 AMS 的平均记分为 5.4±0.42。头痛是最主要的症状，占 66%。睡眠记分示 66% 出现睡眠障碍。AMS 与 SaO$_2$（$r^2=0.096$，$P<0.045$）及睡眠障碍（$r^2=0.114$，$P<0.05$）均呈弱相关。

从这一项前瞻性的研究可以看出，尽管经过了 12 年以上的 CIH，然而在他们每次进山时仍有 AMS 的症状，不过很快消失。而且发现在肺循环、甘油三酯代谢及肾脏功能上均有一些改变的迹象，是值得关注的[21]。

二、11-3 日模式

德国 Bayreuth 大学及智利大学的 Prommer 等对另一组智利军人进行研究，重点在长期 CIH 对体能的影响。他们研究了一组南美典型的长期 CIH 模式，观察 30 名男性智利军人，15 名为 CIH 士兵，平均年龄（18.8±0.4）岁，15 名为海平面对照士兵，平均年龄（18.2±0.7）岁，从未到过高原。2 组士兵均出生于智利首都圣地亚哥（Santiago，300 m），而且在年龄、营养状态、体力方面均匹配。CIH 组为 11 d 在 3 550 m 的 Putre，然后 3 d 在海平面 Arica，从海平面到高原乘大巴 2 h 抵达，如此往复已有 6 个月。海平面对照组士兵也已服兵役 6 个月。2 组均在海平面及高原做最大摄氧能力实验。

海平面组：在去高原前 1 w 在海平面检测，到海拔 3 550 m 的第 1 d 检测。

CIH 组：从高原下到海平面的第 1 d 检测，从海平面重上 3 550 m 的第 1 d 检测。

检测最大摄氧能力 VO$_2$max 是在自行车功率仪上进行的。先做 5 min 40 W 功率的预运动，然后以每分钟 20 W 的逐级增量运动直至运动耗竭。氧耗量及通气指标通过一个移动式呼吸功能仪检测。每间隔 5 min 测 1 次 HR。

结果在海平面，CIH 组的 Hct 明显高于 SL 组（CIH 46.7%±2% vs. SL 43.6%±2.5%），两组到

高原后 Hct 均有增高。在高原 CIH 组的 PaO_2 在静息及运动时均高于 SL 组 [CIH（60.7±4.3）mmHg vs. SL（54.2±2.9）mmHg]。高原及海平面，CIH 组在运动时的通气（VE L/min）都明显高于 SL 组 [（CIH（82.4±12.0）vs. SL（74.9±13.6），$P<0.05$）]，同时导致 P_ACO_2 及 $PaCO_2$ 下降。至于 VO_2 max，CIH 与 SL 在海平面 CIH[（45.2±5.7）vs. SL（46.2±5.4），$P>0.05$] 或高原 [CIH（42.0±4.2）vs. SL（42.4±4.4），$P>0.05$] 均无差别[22]。在高原，CIH 组的 VO_2max 比在海平面降低率不明显。但 2 组的 VO_2max 不论在海平面或高原均无显著差别。而动脉血氧含量于 CIH 组在最大运动时升高的程度比 SL 组明显。CIH 组动脉血氧含量值较高有 2 个因素，一为其 Hb 值较高 [CIH（836±103）g/L vs. SL（751±72）g/L，$P<0.05$]；二为在高原时 CIH 组的 SaO_2 值较高（CIH 89% vs. SL 87%，$P<0.05$）（表 45.1）。由此可见，CIH 组经低氧习服，不论在海平面还是在高原，并不能增加 VO_2max 而使有氧能力增加。不过也可看到总血红蛋白物质增加、Hb 增多及动脉血氧含量增高，由此氧在组织的弥散可改善。但可推测这些有益作用被下列因素抵消了，包括分布到做功肌肉的血流灌注降低、肌肉内线粒体容量密度的减少和低氧直接影响到肌肉代谢，因此通过 CIH 可以使动脉血氧含量保持于较高水平，但这对在海平面或在高原体能的提高似无明显作用[23,24]。

表 45.1　CIH 组与 SL 组在海平面及海拔 3 550 m 最大有氧能力的比较

指标	CIH 组		SL 组	
	0 m	3 550 m	0 m	3 550 m
VO_2 max/ mL · kg^{-1} · min^{-1}	46.7±4.6[+++]	41.7±4.5[+]	49.7±6.5[+++]	42.5±4.5
ΔVO_2 max/ mL · kg^{-1} · min^{-1}	—	−5.0±2.1[*]	—	−7.2±2.9
ΔVO_2 max/%	—	−10.6±4.2	—	−14.1±4.7[**]
tHb-mass/g		836±103[*]	751±72	—
PV/mL	3 334±459[+++]	3 089±366	3 528±375[+++]	3 013±358[++]
Hct /%	46.6±3.1[***]	48.7±4.0	42.9±1.7[+++]	46.7±2.0
BC/mmol · L^{-1}	62.1±14.9	59.2±9.9	61.7±15.3	75.0±16.7
BC corr/mmol · L^{-1}	48.7±9.5	52.2±7.2	49.2±10.8	58.9±9.6

注：VO_2 max—最大耗氧量；ΔVO_2 max—最大耗氧量降低的绝对值及相对值；tHb-mass—总血红蛋白物质；PV—血浆容量；Hct—血细胞比容；BC—体外缓冲能力；BC corr—通气校正的 BC（PCO_2=40 mmHg）。统计学组内差别：+—$P<0.05$，++—$P<0.01$，+++—$P<0.001$；组间差别：*—$P<0.05$，**—$P<0.01$，***—$P<0.001$。

参 考 文 献

[1]　HEATH D，WILLIAMS RD. Telescopes in high places[M]//HEATH D，WILLIAMS RD. Man at High Altitude. 2nd ed. Edinburgh：Churchill Livingstone，1981：2–3.

[2]　WEST JB，READHEAD A. Working at high altitude：Medical problems，misconceptions and solutions[J]. Observatory，2004，124（1178）：1–14.

[3]　FORSTER PJG. Work at High Altitude：A Clinical and Physiological Study at the United Kingdom Infrared Telescope. Mauna Kea，Hawaii[M]. Edinburgh：Royal Observatory，1983.

[4]　FORSTER PJG. Reproducibility of individual response to exposure to high altitude[J]. Brit Med J，1984，289：1296.

[5]　HEATH D，WILLIAMS RD. Astromers at high altitude[M]//HEATH D. High Altitude Medicine and Pathology. Oxford：Oxford University Press，1995：366–372.

[6]　FORSTER P. Telescope in high places[M]//HEATH D. Aspects of Hypoxia. Liverpool：Liverpool University Press，1986：217–233.

[7]　ONOPA J，HALEY A，YEOW ME. Survey of acute mountain sickness on Mauna Kea[J]. High Alt Med Biol，2007，8：200–205.

[8]　GERTSCH J，SETO T，MOR J，et al. Ginkgo biloba for the prevention of severe acute mountain sickness （AMS）starting one day before rapid ascent[J]. High Alt Med Biol，2002，3（1）：29–36.

[9]　FORSTER PJG，PARKER RW. Peak expiratory flow at high altitude[J]. Lancet，1983，2：100.

[10]　FORSTER PJG. Health and work at high altitude：A study at the Mauna Kea Observatories[J]. Proc Astro Soc Pacific，1984，96：478–487.

[11]　FORSTER PJG. Effect of different ascent profiles on performance at 4 200 m elevation[J]. Aviat Space Environ. Med，1985，56：758–764.

[12]　FORSTER PJG. Working at high altitude[M]//RAFFLE PAB，ADAMS PH，BAXTER PJ. Hunter's Diseases of Occupation. 8th ed. London：Edward Arnold，1994：342–363.

[13]　FORSTER P. Chronic intermittent exposure to high altitude：The view from Mauna Kea[J]. Int Soc Mount. Med. Newsletter，2000，10（1）：3–5.

[14]　BACHMAN JT，DEY S，NEWMAN JH. Altitude–induced hypertension in bi–landers[J]. High Alt Med Biol，2004，5（3）：380–381.

[15]　WEST JB. Highest permanent human habitation[J]. High Alt Med Biol，2002，3（4）：401–403.

[16]　WARD MP，MILLEDGE JS，WEST JB. Commercial activities at altitude[M]//WARD MP. High Altitude Medicine and Physiology. New York：Oxford University Press Inc，2000：336–344.

[17]　WEST JB. Medical aspects of long term intermittent exposure to high altitude in north Chile[J]. ISMM

Newsletter, 1996, 6 (1): 8-10.

[18] FRISANCHO AR. Functional adaptation to high altitude[J]. Science, 1975, 187: 313-318.

[19] WEST JB. Acclimatization to high altitude: Truths and misconceptions[J]. High Alt Med Biol, 2003, 4: 401-402.

[20] WEST JB. High altitude medicine and biology in North Chile[J]. High Alt Med Biol, 2000, 1 (3): 149-151.

[21] BRITO J, SIQUES P, LEON-VELARDE F, et al. Chronic intermittent hypoxia at high altitude exposure for over 12 years: Assessement of hematological, cardiovascular, and renal effects[J]. High Alt Med Biol, 2007, 8 (3): 236-244.

[22] PROMMER N, HEINICKE K, VIOLA T, et al. Intermittent exposure to hypoxia improves O_2-transport but not aerobic performance[M]//VISCOR A, RICART DE MESONES A, LEAL C. Health and Height. Barcelona: Publications de la Universitat De Barcelona, 2003: 131-136.

[23] PROMMER N, HEINICKE K, VIOLA T, et al. Long-term intermittent hypoxia increased O_2-transport capacity but not VO_2max[J]. High Alt Med Biol, 2007, 8 (3): 225-235.

[24] HEINICKE K, PROMMER N, CAJIGAL J, et al. Long-term exposure to intermittent hypoxia results in increased hemoglobin mass, reduced plasma volume, and elevated erythropoietin plasma level in man[J]. Eur J Appl Physiol, 2003, 88: 535-543.

第 46 章　中国青藏铁路模式及生理效应和富氧措施

第 1 节　青藏铁路工人模式

2001 年至 2005 年在青藏铁路修建期间，吴天一团队对筑路工人的 CIH 模式进行了观察。平原工人上山，每年的 4—10 月在唐古拉山的 3 个工地劳动，即风火山隧道工程（4 779 m）、可可西里工程（5 505 m）及当雄工程（4 292 m），3 个点的平均海拔为 4 525 m，在唐古拉山劳动 7 个月，然后返回海平面 5 个月，即 7–5 月交替型 CIH。吴天一等对 600 名按此 CIH 模式在高原连续工作共 5 年的工人每年定期观察，并与每年从平原第 1 次新上山的 600 名工人进行对照[1]。

一、观察对象

1. CIH 交替组

实施 CIH 的 600 名志愿受试工人均出生和生长在海平面，无到高原的历史，经临床检查排除各种疾病，无吸烟史，不用 AMS 预防药物，均为汉族男性，平均年龄（28±6）岁（18 ～ 42 岁），经过 5 年 CIH 后，每人年龄增长 5 岁。在这 5 年期间，8 人于 2001—2003 年发生 HAPE 或 HACE 而撤出工作返回平原，2004—2005 年无人撤出。此组被称为 CIH "交替组"（commuters）。工人从海平面出发，乘火车经 2 d 到达西宁，在此停留 2 d，再乘火车经 12 h 到达格尔木（2 808 m），在此停留 3 d，均为阶梯习服，最后乘大巴 6 ～ 8 h 到达唐古拉山工地。在平均海拔 4 525 m 的高山工地每年工作 7 个月（4—10 月）后返回海平面（当年 11 月休息，余 4 个月仍工作，到次年 3 月），如此往复 5 年。

2. 新进山对照组

由于在 5 年上山劳动的共 78 721 名工人中，有大量工人因健康问题或其他原因而撤离高山工作，故每年须补充大量新工人，由此 5 年中随机选取新上山未经习服的工人共 600 名，称为 "新来者"（newcomers）作为对照。他们均为汉族男性，平均年龄（28±5）岁（18 ～ 44 岁），经临床检查为健康者，基本生理条件与 CIH 组相匹配，进入唐古拉山的过程与 CIH 组相同，并与 CIH 工人在同一工地劳动，间期亦为 7–5 月模式。

二、AMS 判定及生理检测

1. AMS 判定

应用 AMS LLSS 计分为诊断依据。在抵达高原的数小时内及第 2 d 至第 7 d 每天于清晨及傍晚各一次检测填表，在高原的第 3 个月和第 6 个月时复查。AMS 严重度按 LLSS 计分：0 ~ 2 为无，3 ~ 4 为轻度，≥ 5 为重度。HAPE 诊断必须有 X 线胸片，HACE 诊断必须根据 CT 或 MRI。AMS 易感判定中同一人连续发生 2 次为易感，连续发生 3 次为高度易感。

2. 生理检测

每一人在从海平面进入高原前、抵达高原后数小时内、在高原的 1 ~ 7 个月、返回海平面后均需重复检测。HR、SaO$_2$、SBP、DBP、ECG 及 X 线胸片于到高原的第 1 d、第 7 d 检测。Hb 于第 7 d、第 15 d 及第 30 d 检测。进山前后用彩色多普勒检测 PAP，MPAP ≥ 25 mmHg 定义为肺动脉高压。

三、结果及发现

1. 急性高原病

2001 年工人第一次从海平面上山时，AMS 的发病率在风火山、可可西里及当雄各为 63%、58% 及 57%，无显著差异，故合并计算，第 1 年 AMS、HACE 及 HAPE 总发病率各为 59%、0.50% 及 0.83%。随着 CIH 组工人在高原习服时间延长，AMS 的发病率逐年降低，由 2001 年的 59% 降为 2005 年的 29%，严重度也逐年减轻，AMS LLSS 计分逐年降低。前 3 年 HACE 及 HAPE 发病率逐年减少，第 4 ~ 5 年无 HAPE 或 HACE 发生。而新进山组在 5 年中 AMS 的发病率相似，从 63% 至 57%，无显著差异。从第 4 年起，AMS 发病率在 CIH 组明显低于新进山组（图 46.1）。此外，根据 AMS LLSS 计分总数可见，重度 AMS 在 CIH 组呈逐年下降，而新进山组则各年相同，第 4 年、第 5 年 CIH 组明显较新进山组轻（图 46.2）。

2. 生理性习服指标

HR 在 CIH 组有逐年降低的倾向，观察到 HR 与 AMS LLSS 计分间呈正相关，由此新进山组在后 3 年 HR 始终高于 CIH 组。SBP 及 DBP 在新进山组各有 8% 及 10% 比进山前增高，而在 CIH 组 BP 随进山年限增加，原增高或偏低的 BP 逐步调整至生理正常水平。SaO$_2$ 水平与 AMS 严重度相关，故后 3 年几乎每年新进山组的 SaO$_2$ 均低于 CIH 组。Hb 在 CIH 组随在高原时间增加而增高且高于新进山组，但返回海平面约 30 d 内恢复至原有值。睡眠记分于 CIH 组逐年降低，睡眠改善。PAP 值于 CIH 组在海平面时在正常范围 [MPAP（14.8 ± 2.6）mmHg]，抵高原后 2 w 有 32% 显示轻度肺动脉增压 [（22.4 ± 4.7）mmHg]，6 人呈肺动脉高压 [（26.8 ± 5.2）mmHg]，但均在吸氧后很快降至正常，提示肺血管的增压机制主要是肺小动脉收缩性反应，而且在 15 d 后 PAP 都逐步降至正常。在第 3 到第 4 次交替时，有 8 人出现明显肺动脉高压 [（32.4 ± 7.5）mmHg] 并伴有红细胞增多。新进山组于 5 年中有 10 例 HAPE 发生，其 MPAP 比未发生 HAPE 者明显高 [（37.7 ± 8.2）mmHg vs.（19.6 ± 4.8）mmHg，$P<0.001$]。

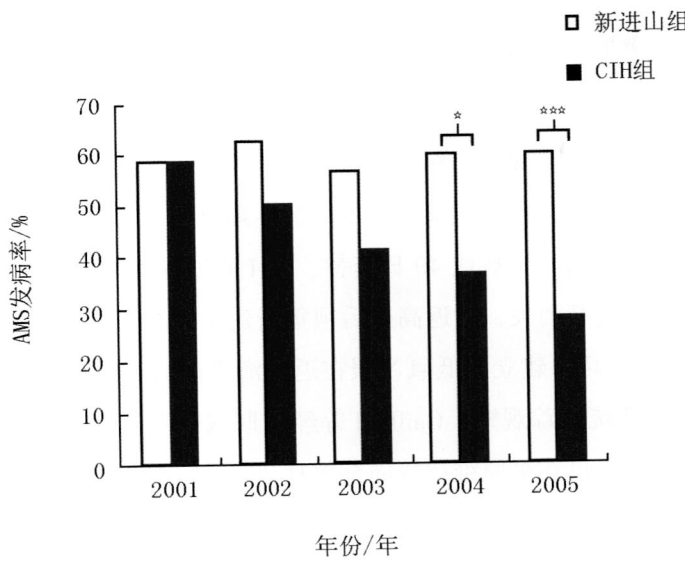

图 46.1　AMS 发病率在 CIH 组与新进山组间的比较

　　在 2001 年均为第 1 次上山，两组发病率相同。在以后 4 年间，CIH 组的发病率逐年降低，并于第 4 年、第 5 年明显低于新进山组。*——$P<0.05$，***——$P<0.001$。

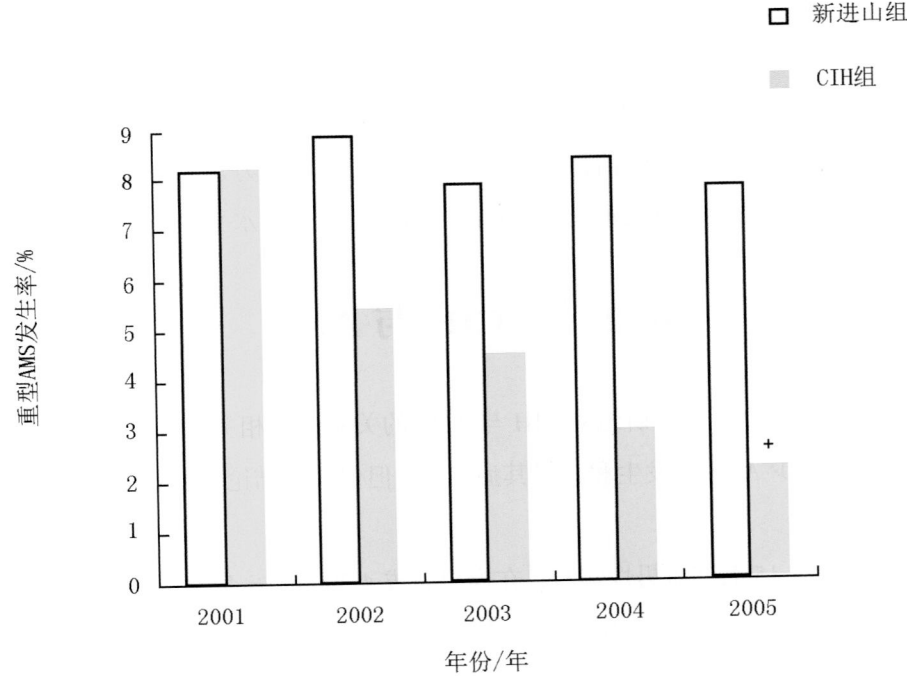

图 46.2　根据 AMS LLSS 计分总数判定 AMS 严重度（≥5 为重度）

　　可见 CIH 组的重度 AMS 从第 2 年起至第 5 年逐年下降，而新进山组则各年发生率相同。AMS 的严重度于 CIH 组在第 4 年、第 5 年明显较新进山组轻，+——$P<0.001$。

这一结果有力地说明高原 CIH 长时间型的习服建立稳固，在海平面停留时间长，重返高原发生记忆性的习服反应[1]。因为世界上此前没有像这样长时间的交替型间歇性低氧模式，这一报道在国际上产生极大反响。

根据以往的报道，在智利矿区、天文台、军事据点以及美国夏威夷的 Mauna Kea 天文点参与工作的人员应用不同的 CIH 模式，而不同的模式又产生不同的生理反应，导致对习服的产生形成不同影响。然而在这些不同模式中不论每日交替或 40 日交替、CIH 的过程经过数月或 12 年以上，高原习服在每次返回平原后都很快或逐渐消失，重返高原后须重新建立，故几乎每次再急进高原时均有低氧症状及相似的 AMS 发生率。高原建立的低氧习服在返回海平面后可保持多长时间？这个问题尚无肯定回答，因为无人做过系统追踪观察，Gaillard 等经短期观察发现在 2 ~ 4 w 内有遗留的习服机制存在[2]，West 推测好的习服可在平原维持数周至数月[3]。根据青藏铁路的 7-5 月模式，观察到 CIH 的员工在 5 年期间，AMS 的发病率逐年降低，AMS 的严重度逐年减轻，提示经 CIH 后机体降低了对 AMS 的易感性；5 年间，Hb 值及 SaO_2 逐步增高，提示习服机制的建立。

高原习服是机体对低氧环境逐步形成对立统一的生理过程，CIH 建立的高原习服随在高原时间延长而逐渐完善和巩固，而时间短则难以建立习服并十分脆弱，在每次返回平原后很快或逐渐消失，重返高原后须重新建立，再急进高原时对急性高原病的防治不可忽视。在高海拔进行大群体的施工工程时，如对平原来的工人频繁地进行大调动、大轮换，将使人群初步建立的低氧习服毁于一旦，得不偿失。如何提高高原习服并防治高原病？在铁路建设期间下列措施至关重要：①定期体检，早期发现"高原亚健康"状态者，追踪观察；②进行临床观察及生理测试，及时撤出低氧易感的个体；③教育、营养、训练、药物等综合防治；④海拔 4 000 m 以上应尽力建成富氧室，改善高原睡眠至为关键。不论如何，平原人的高原习服永远达不到高原世居人的适应水平，所有防护一刻也不应放松。

第 2 节　CIH 与 AMS

美国陆军环境医学研究所的科研组对 CIH 与 AMS 的关系做了相关生理学的研究，有人认为反复低氧与暴露并不能减少 AMS 的发生和减轻其症状[4]，但他们的结论是通过 CIH 可以降低 AMS 的发生率和严重度。

Beidleman 等报道对 15 名健康男性实验，在模拟海拔 4 300 m 按 4 h/d、5 d/w，共 3 w 的模式间歇性低氧，期间或在低氧下运动。经 30 h 急性低氧暴露后对比 IH 前后肌肉功能改善的情况。结果实验功率的踏车时间由 33 min 降为 25 min；内收肌伸缩耐力增强，由 9 min 达到 15 min。这些体能指标的改善与获得足够的通气习服有关，而更显优势作用的是，在 4 300 m 经 3 w IH 后的静息 SaO_2 由 82% 升高到 90%，普遍认为 SaO_2 是判定 IH 后机体获得低压性低氧良好习服的指标。此外，应用环境症状问答记分（ESQ）判定 AMS 时，在海平面低氧时 AMS-C 记分明显增高而 SaO_2 下降，而经 IH 后，AMS-C 记分降低而 SaO_2 上升，说明静息 SaO_2 值与 AMS 严重度呈明显相关，从而认为 SaO_2 对 AMS 有一定的预测作用[5]。

Ainslie 等对 12 名男性志愿受试者实验，在模拟海拔 4 300 m 正压低氧条件下连续 5 个 8 ~ 9 h 睡眠，观察前后对低氧和高碳酸血症的通气反应。结果经 CIH 睡眠后，在 6 AM 实验组的低氧通气反应较对照组增高了（1.1 ± 0.7）L/min ~（2.8 ± 1.3）L/min，这一 HVR 值与在海拔 3 810 m 停留 12 d 的值相当或较高。低氧性 CO_2 斜率增高而截距缩短，这一结果提示经过 CIH 颈动脉体的易感性迅速增高而其衰退则很慢，机制尚不清楚[6]。Severinghaus 对 Beidleman 的实验给予了评价，他认为，根据 Ainslie 的研究需要 5 个连续的低氧睡眠从而产生通气习服，故 CIH 对肌肉功能可能不是直接作用，而与低氧通气增强导致血氧水平增高有关[7]。

Beidleman 等做了进一步实验，认为通过 IH 训练有防止 AMS 发生的作用。他们对 6 名平原健康男性，平均年龄（23 ± 3）岁，体重（77 ± 6）kg，应用环境症状问答记分（ESQ）及 LLSS 同时判定 AMS 的发生率及严重度。受试者在模拟海拔 4 300 m 以 4 h/d、1 w 5 d，共 3 w 的模式间歇性低氧。检测静息呼气末二氧化碳分压（$PetCO_2$），收集在海平面和经过 3 w 4 300 m 低氧暴露后的 24 h 尿量。在每次 IH 时，3 人在自行车功率仪上每天进行 40 ~ 60 min 运动功率为 60% ~ 70% VO_2max 的实验，其他 3 人休息，加以轮换。由于每一次的训练结果并无差异，故将 6 人的 50 份资料合并计算。

AMS 的发生率以 ESQ 及 LLSS 计分共同判定，结果 6 名受试者在海平面为（0 ± 0）%，IH 前在 4 300 m 为（50 ± 22）%，24 h 高原暴露后，有 3 人发生 AMS，而在经过 3 w IH 后，无人发生 AMS（$P<0.05$）。AMS 的严重度以 ESQ 脑症状和 LLSS 自我报道综合判定，平均值在海平面为（ESQ 0.02 ± 0.02，LLSS 0.17 ± 0.17），IH 前在 4 300 m 24 h 高原暴露（ESQ 0.49 ± 0.18，LLSS 4.17 ± 0.94），而经过 3 w 的 IH 后明显降低（ESQ 0.03 ± 0.02，LLSS 0.83 ± 0.31，$P<0.05$）。上述结果证明经 30 h 4 300 m 的 CIH 后 AMS 的发生率降低及严重度减轻。

静息呼气末二氧化碳分压作为判定通气习服的有效指标，在海平面为（38 ± 1）mmHg，在低压舱内 24 h 降为 32 mmHg，至 3 w IH 结束时进一步降至（28 ± 1）mmHg（$P<0.05$），提示通气增强。同时观察到 IH 可使颈动脉体的易感性增高，由此使通气增强而使 SaO_2 从第 1 d 至第 15 d 逐步增高，SaO_2 与 AMS 严重度记分间呈负相关，从而起到防治 AMS 的作用，这与 Severinghaus 的认识正好一致[8]。24 h 尿量在海平面、IH 前及 IH 后并无显著差异。

研究组还观察了预习服的生理效应，一组青年士兵先在海拔 4 300 m 预习服 3 w，在海平面停留 8 d，然后急进海拔 4 300 m，此时 AMS 的发生率明显低于未经预习服者[9]。据此认为获得的习服机制在返回海平面后可以维持一段时间，约为 8 d。所获得的肌肉体能提高在重返高原时也表现出维持的效应[10]。经 CIH 后在一个时间段内重返高原是有益的，且 AMS 发生率降低。他们观察到经上述 CIH 的实验者在返回海平面后 8 d，其生理习服均值为：SaO_2 为 92%、血浆容量为 74%、乳酸含量为 58%、运动 VO_2max 为 75%[50,51]，这是在这一时间段内重返高原降低 AMS 发生的生理基础。

Beidleman 等还指出，根据美国陆军环境医学研究所的系统研究，通过 IH 人体获得的生理习服作用与应用某些防治 AMS 的措施产生的作用相似，也类似于慢性居住于高原的效应 [11,12]。

第 3 节　CIH 的生理效应

在高原生理领域内大量的研究集中在相对长期或持续居住在高原时对低氧的反应。然而频繁的间歇性低氧或周期性低氧暴露所形成和发展的生理反应与慢性长期低氧的异同则所知不多，而这一情况涉及反复的登山运动、工人在高山劳动且往返于平原之间、高原训练及若干疾病状态。尽管一些实验研究尚未提供 IH 具有明显益处的生理学证据，但 IH 已成为登山者获得最适习服的途径；运动员在平原进行 IH 训练，在不降低训练强度的前提下，可提高血氧水平及增加运动耐力；工人在高原和平原间的不断间歇性往返，选择最佳的交替模式是保持良好的体力及精神状态的关键；实施富氧工程时在慢性低氧下出现了间歇性的常氧，对人体的生理及体能的影响是一个新课题。为此 IH 的机制与急性、慢性低氧的不同值得探讨，比较生理学的研究会提供新的亮点。低氧生物医学的分子和细胞机制可供我们作为借鉴 [13]。

在前述的各有关章节中已经对 CIH 的神经、血液、心血管及代谢等的生理变化及其机制做了穿插性的叙述。在此对某些 CIH 导致的生理效应做进一步阐述。

一、通气及低氧通气反应

皆知，低氧通气反应（hypoxic ventilatory response, HVR）是高原习服的生理性标志。CIH 训练（IHT）增强 HVR 是通过对低氧的通气反应的上调，涉及颈动脉体的易感性或传入神经的活性，为此进行了实验，观察 IHT 前后的低氧通气反应。对 18 名年龄为 23 岁的健康男性进行 14 d 等碳酸低氧暴露 [14]，每天 1 次持续 30 min，每次含 3 次 6 min 的低氧（中间插入正氧），最小呼气末氧分压值由最初几天的约 50 mmHg 下降到最后一天的 35 mmHg。经 2 w IHT 后，HVR 明显增强，全组在 45 mmHg PetO$_2$ 低氧下的通气由（30.4±1.9）L/min 增至（43.6±4.2）L/min，约增高了 50%。对比 IHT 前后，PetO$_2$ 无改变（37.6 mmHg vs. 38.1 mmHg），提示 IHT 对常氧下通气并无作用。其他的研究也一致证实 IHT 对高碳酸通气也无作用，这样就证明 IHT 具有对低氧的选择性作用 [15-17]。以上实验为自身对比，需要设对照组以进一步证实。Bernardi 等在 18 名乌克兰的年轻士兵中随机抽取 12 人为实验组，连续 14 d 低氧实验，1 h/d，含 4 次 5 ~ 7 min 的等碳酸低氧（PetO$_2$ 降低为 35 ~ 40 mmHg）；6 人为对照组，也按以上程序和次序进行，但无低氧。与 IHT 训练前相比，HVR 在实验组 2 w 后有明显增高，HVR 应用"A"值（Weil 等，1970）判定，"A"值由 268±59 增至 948±196（P=0.003），而在对照组"A"值由 525±180 增至 808±245，无明显改变（P>0.1）。从上述实验研究可以看出，2 w 的 IHT 可提高 HVR，提示伴随高原习服的产生，颈动脉体对低氧的反应性增强 [18]。关于其形成的时间过程，在第一次低氧暴露时即已对低氧的易感增加，而在约第 3 d 达到峰值 [15,16]。一个健康人，每天仅仅是数分钟的低氧暴露，即可很快介导低氧通气反应的增强。

Prabhakar 指出，人们在实际生活中遇到的间歇性低氧要比持续性低氧多，例如睡眠呼吸暂停。慢性重复发生的睡眠呼吸暂停既可引起 HVR 增强又可导致 HVR 压抑，反复发作的睡眠呼吸暂停经常会引起对高碳酸通气反应（HCVR）的压抑。而反复登上高原这种模式的 CIH 将增加 HVR，使对急性低氧的通气反应增强，然而对 HCVR 则作用很小或完全无作用[19]。

在鼠的反复睡眠呼吸暂停实验模型中，长期的 IH 可激惹而致颈动脉体对急性低氧的易感性增强，表现为在基础活性的基础上出现长期持续的活性，而反复上高山的 IH 模式则对周围化学感受器的作用很小或无作用。如此看来，不同的 IH 模式对 HVR 的作用是不同的。在人类和实验动物中，长期间断性低氧可以长期促进呼吸动力的输出[19]。

二、血液学反应

平原人经长期的 CIH 导致血 Hb 中度增高，但比当地世居者的值仍稍低，同时血浆容量降低和 EPO 水平增高。然而正如 Schmidt 观察到的，即使经过 20 年的低 - 高 - 低规律性交替，在每一次低氧 - 常氧循环时，总血浆容量、Hb 含量、Hct 值及血浆 EPO 含量都会出现明显的波动性变化（noticeably oscillate）。他认为这种波动性变化是对低氧和常氧环境表现在氧传送系统上最适当的快速适应 - 习服[20]。

西班牙巴塞罗那大学第Ⅲ生理室的 Casas 及 Rodriguez 的研究小组针对短期间歇性低氧对体能及红细胞生成的影响做了研究。5 名男性健康受试者在模拟海拔 5 000 m 的低压舱内 90 min，共 9 次，然后返回海平面，在 0、60 min、180 min 及 300 min 时做血液学等检测。结果经急性 IH 后血浆平均 EPO 的值由 8.7 mU/mL 增至 13.5 mU/mL（$P<0.001$），增高了 55.2%，EPO 一直持续升高到第 3 h 达峰值。另一组为 8 名曾经在中度高原训练过的男性志愿者，也经过以上间歇性 9 次每次 90 min 模拟海拔 4 000 ~ 5 500 m，3 次 /w，共 3 w 的低氧暴露。结果血液学参数中红细胞数明显增加并在实验的第 2 w 达峰值，RBC 计数由 4.55×10^6/L 增至 4.86×10^6/L（$P<0.01$）；网织红细胞增生，由 0.5% 增至 1.4%（$P<0.01$）；Hb 由 14.3 g/dL 增至 16.2 g/dL；Hct 由 42.5% 增至 45.1%（$P<0.01$），而血液黏滞度并不增高；SaO_2 经低氧暴露由 60% 增至 78%（$P<0.05$）。他们还采用了另外 3 种不同时间间歇性低氧的 IH 模式，均在海拔 4 000 ~ 5 500 m（PB 462 ~ 379 mmHg）：模式 1 为 17 d，1.5 h/d；模式 2 为 9 d，3 ~ 4 h/d；模式 3 为 21 d，1.5 h/d。

结果这 3 种模式均观察到经 IH 后红细胞数增多、Hb 值增高、Hct 值增大、网织红细胞增生，而未出现血液黏滞度的增高。

为了进一步证实 IH 与习服的关系，9 名受试者在低压舱内模拟海拔 5 000 m，2 h/d 共 14 d。在海平面常氧和模拟 5 000 m 的第 1 d 及第 14 d，各于静息和运动（VO_2 max 的 30%）时检测以下指标：SaO_2、肺通气量（VE）、呼吸频率（RR）、潮气量（VT）及心率（HR），同时进行血液学检测。结果经 IH，在低氧下运动时，SaO_2 由 65% 升至 71%（$P=0.02$），VE 由 55.5 L/min 升至 67.6 L/min

（*P*=0.02），VT 由 2 L 升至 2.6 L（*P*=0.03）。在 IH 实验结束时，以上 3 种 IH 模式不论是常氧还是低氧下、不论在静息时还是运动时上述指标间均无显著性差异。相似的是，在常氧及运动时上述指标间并无差别，仅在模拟高原运动时这些模式间才发生变化。在第 2 w 末，Hct 和 Hb 值的变化亦无明显差异。

据此认为上述 3 种减压低氧的 IH 模式，对血液适应都显示有效的反应。同时指出通气反应和 SaO₂ 是反映早期高原习服的有效指标，比血液学指标出现统计学意义要早。总之，IH 这一模式对人体获得高原习服是有效的，尽管会受到低氧暴露模式的限制。根据受试者在舱体内更适合的时间（这也需要根据实验舱体性能条件）来确定模拟低氧 IH 时应选择的强度和间期[21]。

三、肺循环反应

吉尔吉斯斯坦海拔 3 700 ～ 4 200 m 的康托金矿，由吉尔吉斯斯坦和加拿大合资开采。加拿大平原人在高原劳动 1 个月，再返回平原（500 m 以下）休假 1 个月，再上山，如此往复。26 名健康加拿大男性，平均年龄（42±9）岁，用多普勒超声心动图检测他们在高原工作 4 w 后的肺动脉平均压（MPAP），并与在比什凯克（760 m）的结果对照。另外对其中 21 人在这一间歇性低氧模式 1 年后测 MPAP，又对在初期暴露高原显示有明显肺动脉高压的 10 人在高原 2 年后进行检测。结果在平原时 MPAP 均正常，从平原到高原后 MPAP 由（14.7±2.7）mmHg 增至（25.8±8.3）mmHg，1 年后 MPAP 无明显变化（25.0±7.3）mmHg。对 10 名低氧易感的肺动脉增压反应者连续检测，其 MPAP 初期值为（28±4.0）mmHg，2 年经间歇性低氧后为（29±2.5）mmHg，与初期时的值相近。因此认为这一 CIH 模式延续到第 3 年，每次上山时 MPAP 虽仍有增压反应但并无进一步增高，未发生持续型的肺动脉高压[22]。

四、自主神经系统

早年的动物实验或人体研究均已经观察到经反复低氧暴露后再暴露于低氧时心率减慢及血压降低，提示在间歇性低氧训练（IHT）过程中有自主神经参与，由此探讨多巴胺原系统在 IHT 中的作用。在健康人血液中多巴胺及其前体物二羟苯丙氨酸（dihydroxy phenylalanine）水平低时，对急性低氧呈现较高的 HVR[23,24]。进一步要更特异地检验正常人在 IHT 时自主神经是如何作用的，应用对心率无创伤的光谱分析来评价交感神经和副交感神经的作用。在常氧下，不论是接受过低氧训练的受试者还是对照组的受试者，均未见有自主神经的变化；在低氧下，经 IHT 者几乎可将低氧增高的心率予以消除，而对照组在急性低氧时不能防止心率的增高。光谱分析提示与对照组相比，经过 IHT 者在低氧下副交感神经的活性显著增强。这就说明 IHT 的作用酷似高原习服，伴有初发的副交感神经活性增强[25,26]，而且已在动物实验上获得进一步证实[27-29]。

五、实验研究

1.CIH 时 Hct 及体重变化

Siques 等对 2 组 Wistar 大鼠在低压舱内模拟高原（4 600 m，PB 428 mmHg）进行 CIH 实验，共

12 个月，一组为 CIH 4-4（4 d 低氧，4 d 常氧），另一组为 CIH 2-2（2 d 低氧，2 d 常氧），每组各 50 只动物，并以 30 只大鼠为常氧组和 28 只为慢性低氧组对照，目的是为安第斯智利 CIH 的工人提供经验。检测指标有死亡率、体重、血液学指标、心率及血压。结果在第 1 个月死亡率较高，随低氧暴露的延长死亡率稳定，同时体重降低。与常氧组相比，CIH 组的 Hct 增高、Hb 值增加，而仍低于慢性低氧组的值。他们认为 Hct 可作为一个进展性和预测性的指标。与 2 组的 BP 基础值 [（163±3）mmHg，（163±3）mmHg] 相比，CIH 4-4 及 CIH 2-2 呈现相似的 SBP 增高 [（171±3）mmHg，（174±2）mmHg]，但慢性组 SBP 不增高。HR 在所有实验组均呈相似的降低。这一结果提示 CIH 导致轻度的红细胞增多和心率降低，在低氧暴露的第 1 个月即出现明显反应，其后出现更显著的表达，而在随后的 3 个月间保持稳定状态[30]。Germack 等同样对 Wistar 大鼠进行 CIH 实验，结果也观察到体重一开始下降随后维持、BP 升高和 Hct 水平增高[32]。这一结果与 Siques 的不仅相一致，而且增强了这样的概念，即 Hct 的水平可反应适应性改变及生理性的进程[30]。McGuire 在鼠的高碳酸血症伴有低氧的 CIH 实验中，当暴露时间较短时并未观察到体重在实验前后有何差别[31]。这个结果说明此间充分的代偿性或适应性反应尚未达到，而体重可以认为是一个进展性的因子。

2. 脑神经细胞

朱玲玲等发现实验大鼠在低氧暴露时可出现脑的缺血性或低氧性损伤，而当大鼠暴露于模拟海拔 3 000 ~ 5 000 m，2 h/d，共 2 w 时，在脑的皮层下及齿状回处发现新的神经生成。免疫细胞化学性染色可见经 IH 的鼠在脑的上述 2 个区域神经干细胞增殖，而对照组无。在齿状回的细胞计数于低氧暴露停止后 4 w 仍然是成倍的[33]。

3. 肺循环

Zielinski 复习了关于 CIH 对肺血流动力学影响的文献，发现动物和人之间存在差别，在 CIH 实验动物的模型中可以观察到短期或间歇性低氧暴露均可导致肺动脉高压及肺动脉重构；在人类，例如睡眠呼吸暂停或间歇性在高原工作时，大多数人并不发生以上变化[34]。

第 4 节　CIH 治疗某些临床疾病

利用慢性间歇性低氧治疗某些临床疾病的理论和实践主要是由苏联和当今独联体的高原学者们提出的，其中吉尔吉斯斯坦的 Mirrakhimov 是这一领域的先驱者（见第 22 篇）。除了在高山现场的一些高原治疗和康复院进行外，也常利用模拟高山环境（低压舱）或吸入低氧混合气体等进行研究[35,36]。治疗的主要的疾病如下。

一、支气管哮喘

高原现场治疗主要是小儿过敏性支气管哮喘[37]、伴有迁延性和复发性小儿支气管炎[38]。研究发现间歇性低氧训练模式对支气管哮喘[39]、感染依赖的支气管哮喘[40]、发展为慢性支气管炎的哮喘[41]均有较好效果。其理论依据是慢性间歇性低氧训练导致支气管及细支气管对多种过敏原反应钝化，呼吸道支气管平滑肌的柔顺性获得明显改善[42-44]，低氧通气增强及肺功能好转或恢复[45]（见第22篇）。

二、慢性支气管炎及非特异性肺疾患

在模拟高山环境时对患慢性尘源性支气管炎的煤矿矿工进行呼吸及循环系统功能的检测，观察到呼吸及心血管功能皆有一定程度的改善[46]。应用间歇性正压性低氧及间歇性低压性低氧治疗慢性非特异性肺病，两者均有改善临床症状及呼吸功能的作用，以低压性低氧效果较佳[47]。此外尚有一定的预防作用，经慢性间歇性低氧训练的煤矿工人发生慢性支气管炎的概率较未受训练者低，心肺功能也较好[47]。

三、慢性阻塞性肺疾病

吉尔吉斯斯坦的 Talant Sooronbaey 对比了海拔 2 400 ~ 3 600 m 及平原（700 m）的 COPD 患者，经过 3 年的随访，2 组 COPD 患者的病情均有明显的衰退，然而在某些生理指标上，如肺功能 FEV_1 及 SaO_2，高原组要高于平原组[48]。应用间歇性正压性低氧治疗 COPD 也取得一定改善症状及肺功能的作用[49]。还观察到应用低氧及高碳酸混合气体治疗 COPD，通过刺激通气反应而改善呼吸功能，促进康复[50]。

四、其他疾病

目前 CIH 治疗已比较广泛地应用于高血压、高血压合并冠心病[51,52,53]、精神性疾病及情感损伤[54]、糖尿病[55,56]、帕金森病[57,58]、感染性疾病[59-61]、放射性毒性损伤[62-65]及各型职业性疾病[61,65,67]等。

某些西方学者并不十分信服应用 CIH 治疗上述疾病取得的疗效，他们认为这具有商业性宣传的性质[68]。这种看法实为一种偏见，因为早在 20 世纪 60 年代在苏联开展的高原气候及低氧治疗疾病根本不涉及商业宣传问题，而且这些研究都有生理学基础[69]。正如 Houston 指出的，由于这一理论学说是建立在坚实的生理基础上的，故治疗仍是可靠和值得尝试的[70]。著名高原医学家 James Milledge 在吉尔吉斯斯坦召开的高原医学和生物学研讨会上，听取了有关利用高原气候或低氧条件治疗疾病取得的疗效后，也给予了肯定[48]。目前对 CIH 的生理及病理生理学有了更深入的理解[71]，而且从整体的低氧感受进入到细胞及分子生物学的研究，将揭开其本质性的机制[72,73]。这一领域是有着光辉的科学前景的[74]。

第 5 节　高海拔室内"富氧"的创建

在高海拔的人类工作或生活区建立室内富氧是为了改变环境低氧的影响，提高吸入气的氧浓度。Cudaback（1984）提出在美国夏威夷的莫纳克亚山（Mauna Kea）的 Keck 天文站（4 209 m）建立富氧室的设想[75]，但未被实施。到了 20 世纪 90 年代，West 关注到人在高原 – 平原经常来回上下——"commuting"的活动模式所带来的医学问题，设想用居室富氧（oxygen enrichment）加以改善低氧的损伤[76]，并提出了整套理论及实施方案。

一、基本原理

基本原理是氧气经一低温源浓集后进入通风的室内，使室内的氧浓度增高。为什么富氧有效？是因为它可显著降低相当高度。所谓相当高度（equivalent altitude）是指在某一高度，室内湿化了的吸入气氧分压（PO_2）与富氧室内吸入气 PO_2 相同。West 提出高原海拔下降与富氧效应的量化值为：氧的百分率每增加 1%，相当于海拔降低了 300 m，此公式在海拔 6 000 m 内适用[77]。例如，在海拔 5 000 m 的智利高海拔矿区 Chajnantor，经富氧将吸入氧的百分率提高 6%（21%+6%=27%），则 6×300 m=1 800 m，也即下降了 1 800 m，5 000 m-1 800 m=3 200 m，即经富氧等于下降到 3 200 m，这时人体易于耐受，特别在睡眠时。

二、富氧与高原习服

最初提出这一设计时，有人指出高原健康人吸氧或富氧将会干扰其生理习服的建立[78]，West 的研究观察到富氧因提高了血氧饱和能力，故对建立高原习服反而有促进作用[79]。另有一些人提出要保持富氧室内的氧浓度是不可能的，因不可避免地会发生泄漏。事实上在实施时是简单、可靠的，富氧室并非气体绝对密闭，但室内有一些防泄漏的措施，如窗户周围是用胶布粘住的、双重门起闭锁气体的作用等。而且富氧的气体是吹胀式的进入室内可避免小的泄漏，实施时是易于控制氧的水平变化在 0.25% 以内[80]。

三、富氧室的构建及通气标准

富氧室的建立目前已较容易，大型的氧量化设备可生产，也较便宜。空气在高压下经泵泵入一个非易燃的化学合成物沸石（zeolite），它可吸收空气中的氮，使排出的气体含氧量高达 90% ~ 95%（分子筛的作用），20 ~ 30 s 后，沸石将不能吸收更多的氮，气体则转换到另一个含有沸石的气筒内。最初的气筒靠喷吹空气净化（清除）氮气使之达到正常压力。这样，持续供给 90% ~ 95% O_2，一般是在 350 W 的耗量下，产生 5 L/min 的 90% 以上浓度的纯氧。氧气也可通过一个液态氧槽获得，因为此槽要反复填满，故价格昂贵，也不便利[80]。

一个重要的问题是室内要求达到什么通气水平？很明显，如室内通风大则室内提供氧量也要大，才能保持富氧浓度[76]。West 等应用 1975 年美国变热、冷藏及空气状态工程师协会（American Society of Heating, Refrigeration and Air-Conditioning Engineers, ASHRAE）的标准，即每人 8.5 m³/h，也即 142 L/min。这可保持室内 CO_2 含量在 0.24% 以下，这是基于每人 CO_2 的排出量为 0.3 L/min。这一 CO_2 浓度由 ASHRAE 提出，是一个可接受的通风水平标准。潜在的高 CO_2 浓度可以存在而人并未感觉，但 CO_2 也是一个激发通气的标志，浓度高时则人可嗅出其味。

到了 1989 年，ASHRAE 修正标准将每分标准通气提高了 3 ~ 4 倍，对此有争议，这是针对室内可能有吸烟者、室内人的健康状态各异、室内的设置（家具）也可排出有害气体等。因此要规定室内禁止吸烟，要选用无排气损害的家具设备。

关于富氧室的大小规格，如在野外，一个标准装运型建室的空间是长 6.1 m、宽 2.44 m、高 2.44 m，是一可放置几张床的生活空间。较大的实验室安装装运型富氧室，其空间标准是长 12.19 m、宽 2.44 m、高 2.44 m（图 46.3）。目前智利 Chajnantor 站点、CalTech 无线电天文站点，均有供氧的富氧设备，室内的一侧有对 O_2 及 CO_2 监控的装置。

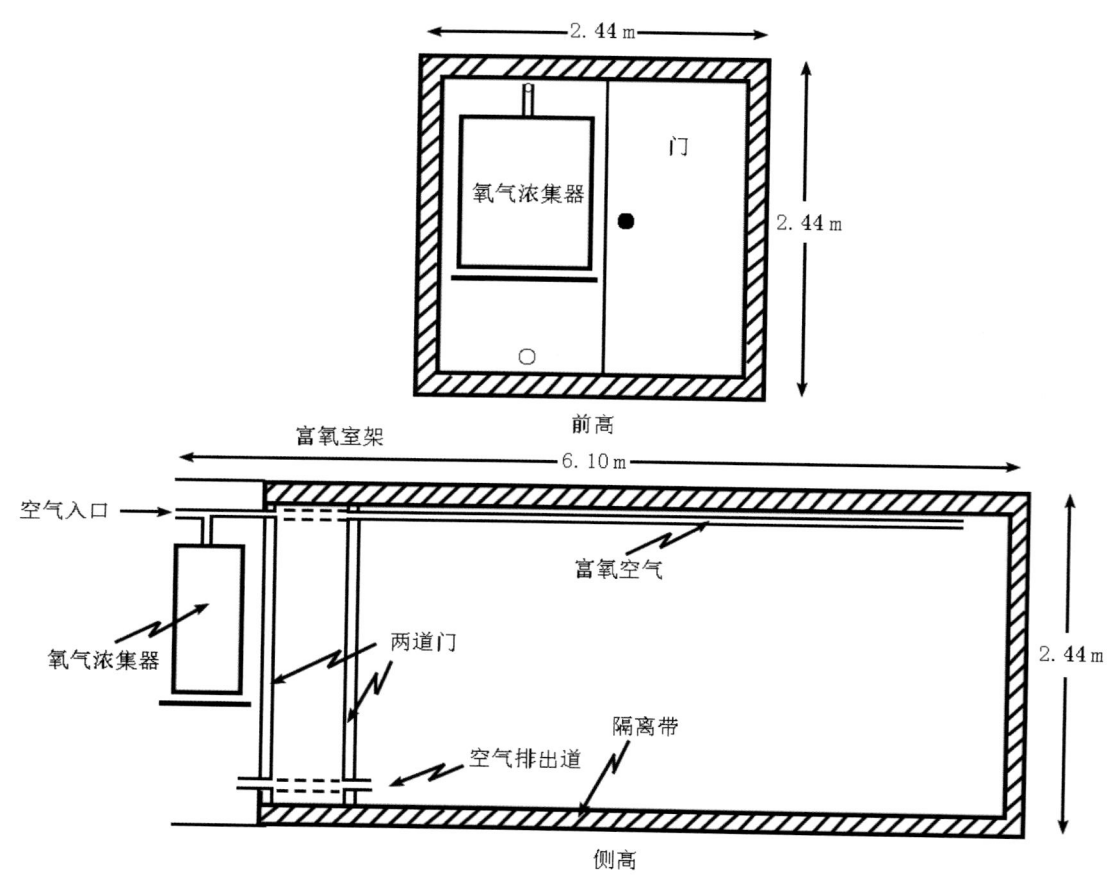

图 46.3　富氧室的基本设计图

注：上图为正面的高度及宽度，左侧为通过分子筛的氧气浓集器，右侧为门。下图为侧面高度及长度和富氧室示意图：左侧上方为空气入口，然后经氧气浓集器，经管道将富氧空气输入室内和室内密封严密，有两道门，下方为隔离带和室内空气出口，由此循环。（引自 West 等，2007）

四、富氧室的生理效应

天文学家很满意富氧室的作用[81]。工程方面按标准要求保持 O_2 浓度为 27%，CO_2 含量低于 0.25%。CalTech 无线电站点是最有价值的野外富氧实验点，在最初 2 w，天文学家工作于大气状态下，尽管他们在 San Pedro（2 440 m）睡眠，但仍感到非常疲乏。在应用富氧设施后，他们的睡眠质量获得改善，并提高了工作效率。在富氧前无人可调控天文望远镜及使用高功率设备，但富氧后可行。当天文人员不在富氧室内时，他们应用个体供氧器继续富氧。Chajnantor 人员反映在富氧室内睡眠质量改善，而在原大气条件下睡眠质量很差，有时基本一夜难以入睡[82]。特别是改善睡眠将明显提高习服能力[76]。

　　目前 West 科研组进行了富氧对高原生理效应的研究。在美国加州白山研究站（White Mountain Research Station，3 800 m），富氧组的 O_2 浓度从 21% 提高到 24%，相当于海拔高度为 2 900 m，经双盲对比实验，结果富氧组夜间睡眠时周期性呼吸持续减少，较少出现睡眠呼吸中断，睡眠质量评估明显提高，经富氧后次晨 AMS 记分明显减小，整个睡眠期监测的 SaO_2 明显增高[83]（图 46.4、图 46.5）。对于睡眠 SaO_2 明显增高的机制，对比了富氧组及吸入大气组从夜间睡眠到次晨的通气调节、低氧通气及 CO_2 通气反应。结果未发现富氧下对通气调节的明显影响，推测可能与减少了亚临床型肺水肿有关。而富氧导致 SaO_2 的增高是短暂性的，到次日中午 SaO_2 又下降[84]。另一项在 Bacroft 实验室（3 800 m）模拟海拔 5 000 m，用双盲法研究富氧（27% O_2）对神经精神的影响，结果明显改善了神经功能活动、反应时间缩短、手 – 眼协调提高及精神状态改善[85]。

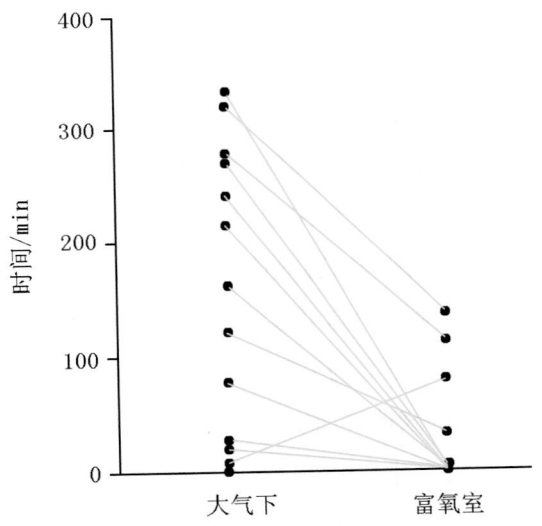

图 46.4　一个通宵睡眠周期性呼吸伴有 SA 持续时间的比较

注：18 人在美国加州白山站海拔 3 800 m 于大气中睡眠和同一组人在富氧室内吸入 24% O_2 下睡眠，图示在近 7 h 整个睡眠期内富氧下发生周期性呼吸的时间明显减少（$P<0.05$）。（引自 Luks 等，2000）

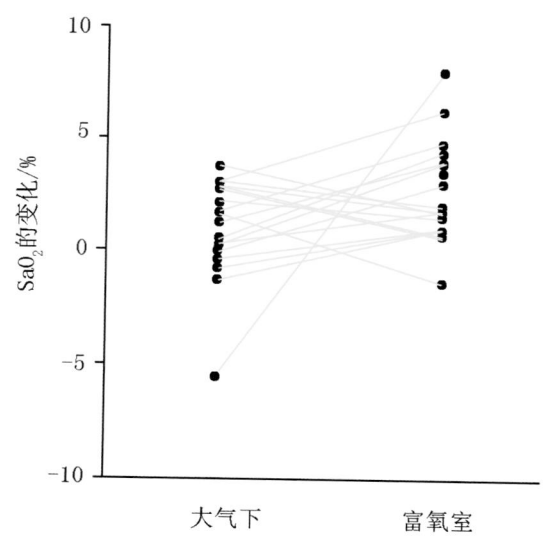

图 46.5　一个通宵睡眠 SaO_2 的比较

　　注：在美国加州白山站海拔 3 800 m 睡眠于大气中和同一组人在富氧室内吸入 24% O_2 下睡眠，图示 SaO_2 的变化以增减 5% 为一格，结果在整个睡眠期内富氧下 SaO_2 增高的程度极为明显（$P<0.05$）。（引自 Luks 等，2000）

五、富氧室的安全性

　　人们关心富氧提高 O_2 浓度是否安全？是否易导致火灾？对此 West 做了慎重研究[86]。结果是在高原富氧引起火灾的概率比平原还低。尽管在高原富氧提高了 PO_2，但实际上其值远比平原低。此外有人认为在高原降低了氮气分压可能也会引起火灾，因为降低了这一惰性气体的灭火效能，但是实际上其危险概率也低于海平面。美国国家防火协会（National Fire Protection Association，NFPA）认为在大气富氧下有增加火灾的危险，的确可以增加材料的易燃性，此时 O_2 的浓度需大于 23.45/（Pf0.5），Pf 是总大气压作为海平面压力的分数。那么例如在 Chajnantor，Pf =0.55，富氧使 O_2 浓度达到 31.6% 时才超过 NFPA 规定的阈值，而实际富氧为 27%，是低于此值的[87]。

　　目前，世界上的高原富氧室大多建在海拔 4 000 m 以上，West 建议，低于这一海拔的滑雪场和其他基地也可应用富氧，因为去的人多而且也存在低氧的影响，特别是抵达高原的最初 2 ～ 3 d 发生的夜间睡眠呼吸障碍令人不适。在海拔 2 000 m 以上建立富氧卧室也是可行的。在中度海拔修建的避暑地设置了富氧，明显减少了度假游客因缺氧感到的不适和睡眠障碍，也无火灾之忧[88]。

　　关于富氧室是否要加入 CO_2，Bartsch 等在玫瑰峰海拔 4 559 m 的珍珠室对发生 AMS 者随机予以吸入 33% O_2、3% CO_2 及呼吸正常空气加以对比，结果富氧组明显提高了血氧分压（PaO_2）、改善了 AMS 症状及降低了脑血流。而吸入 CO_2 组所增加的通气使 PaO_2 仅有轻度升高，故不支持以往认为 CO_2 有治疗 AMS 的效应[89]。

　　近年来，一项重要的富氧工程已在智利的考拉胡安奚矿区启动，主要用于两大间集体宿舍，因睡眠供氧致关重要。这一技术现已扩展到集体宿舍、办公室、会议室及实验室等。在海拔 4 300 m，对 16 间房室应用了富氧，效果满意[77]。

随着富氧工艺的改进，其造价更低廉、使用更科学有效[76]。可以考虑将来在卡车驾驶室等也予以应用。实际上，我国青藏列车内应用的弥散式供氧，与此原理相似。很遗憾，目前在智利如阿康奎查（aquanquilcha）矿区，海拔 5 950 m 尚无富氧工程。尽管一些人认为这种富氧措施并不需要，但相信一旦人们获益，最终将会被接受推广。

2007 年 9 月 West 在访问青藏铁路期间，他建议拉萨的列车员公寓（3 700 m）及青藏铁路沿线站点（4 000 ~ 4 500 m）均应建立富氧室，比现在的氧气瓶鼻导管吸氧要安全且有效。目前在青藏铁路沿线已逐步实施室内富氧工程，改善了沿线驻点员工的健康状态。在我国的一些高山边防站、天文点、高海拔居民点，如青海的玛多、河南蒙旗、三江源区等建立富氧工作室或卧室。如青海江仓矿区由北京某公司在此建设的大型气膜增压富氧装置，覆盖工作房及卧室，改善了睡眠、减少了高原病发病率并提高了员工工作效率。

参 考 文 献

[1] WU TY, DING SQ, LIU JL, et al. Reduced incidence and severity of acute mountain sickness in Qinghai-Tibet railroad construction workers after repeated 7-month exposures despite 5-month low altitude periods[J]. High Alt Med Biol, 2009, 10（3）: 221-232.

[2] GAILLARD S, DELLASANTA P, LOUTAN L, et al. Awareness, prevalence, medication use, and risk factors of acute mountain sickness in tourists trekking around the Annapurnas in Nepal: A 12-year follow-up[J]. High Alt Med Biol, 2004, 5: 410-419.

[3] WEST JB, SCHONEN RB, MILLEDGE JS. Acclimatization and deacclimatization[M]//ANON. High Altitude Medicine and Physiology. London: Hodder Arnold, 2007: 46-47.

[4] BURSE RL, FORTE VA. Acute mountain sickness at 4 500 m is not altered by repeated eight hour exposure to 3 200 ~ 3 550 m normobaric hypoxic equivalent[J]. Aviat Space Environ Med, 1988, 59: 942-949.

[5] BEIDLEMAN BA, MUZA SR, FULCO CS, et al. Intermittent altitude exposure improve muscular performance at 4 300 m[J]. J Appl Physiol, 2003, 95: 1824-1832.

[6] AINSLIE PN, KOLB JC, IDE K, et al. Effects of five nights of normobaric hypoxia on the ventilatory responses to acute hypoxia and hypercapnia[J]. Respir Physiol Neurobiol, 2003, 138: 193-204.

[7] SEVERINGHAUS JM. More intermittent hypoxic acclimatization[J]. High Alt Med Biol, 2004, 5（1）: 10.

[8] BEIDLEMAN BA, MUZA SR, FULCO CS, et al. Intermittent altitude exposure reduce acute mountain sickness at 4 300 m[J]. Clin Sci（Lond.）, 2004, 106: 321-328.

[9] LYONS TP, MUZA SR, ROCK PB, et al. The effect of altitude pre-acclimatization on acute mountain sickness during reexposure[J]. Aviat Space Environ Med, 1995, 66: 957-962.

[10] BEIDLEMAN BA, MUZA SR, ROCK PB, et al. Exercise responses after altitude acclimatization are retained during reintroduction to altitude[J]. Med Sci Sports Exerc, 1999, 29: 1588-1595.

[11] ROCK PB, JOHNSON TS, CYMERMAN A, et al. Effect of dexamethasone on symptoms of acute mountain sickness at Pikes Peak, Colorado（4 300 m）[J]. Aviat Space Environ. Med, 1987, 58: 668-672.

[12] FULCO CS, ROCK PB, REEVES JT, et al. Effects of propranolol on acute mountain sickness（AMS）and well-being at 4 300 meters of altitude[J]. Aviat Space Environ Med, 1987, 60: 679-683.

[13] POWELL FL, GARCIA N. Physiological effects of intermittent hypoxia[J]. High Alt Med Biol, 2000, 1: 125-136.

[14] SEREBROVSKAYA TV, KARABAN IN, KOLESNIKOVA EE, et al. Human hypoxic ventilatory

response with blood dopamine content under intermittent hypoxic training[J]. Can J Physiol Pharmacol, 1999, 77（2）: 967–973.

[15] SEREBROVSKAYA TV. Comparison of respiratory and circulatory human response to progressive hypoxia and hypercapnia[J]. Respiration, 1992, 59（1）: 35–41.

[16] SEREBROVSKAYA TV, IVASHKEVISH AA. Effects of one year exposure to altitude on ventilatory responses to hypoxia and hypercapnia, metabolism and physical working capacity[J]. J Appl Physiol, 1992, 73（5）: 1749–1755.

[17] KOLESNIKOVA EE, SEREBROBSKAYA TV. Age-related peculiarities of catacholamines exchange and ventilatory responses to hypoxia and hypercapnia under adaptation to intermittent hypoxia[J]. Arkhiv Clin Exper Med, 2001, 10（2）: 165–166.

[18] BERNARDI L, PASSINO C, SEREBROBSKAYA Z, et al. Respiratory and cardiovascular adaptation to progressive hypoxia. Effect of interval hypoxic training[J]. Eur Heart J, 2001, 22: 879–886.

[19] PRABHAKAR NR, KINE DD. Ventilatory changes during intermittent hypoxia: importance of pattern and duration[J]. High Alt Med Biol, 2002, 3: 195–204.

[20] SCHMIDT W. Effects of intermittent exposure to high altitude on blood volume and erythropoitic activity[J]. High Alt Med Biol, 2002, 3: 167–176.

[21] CASAS H, CASAS M, PGES T, et al. Short intermittent exposure to hypoxia induces acclimation to high altitude, erythropoiesis and increases aerobic capacity[M]//VISCOR A, RICART DE MESONES A, LEAL C. Health and Height. Barcelona: Publications de la Universitat De Barcelona, 2003: 157–162.

[22] SARYBAEV A, PALASIEWICZ G, USUPBAEVA DA, et al. Effects of intermittent exposure to high altitude on pulmonary hemodynamics: A prospective study[J]. High Alt Med Biol, 2003, 4（4）: 455–463.

[23] SEREBROSKAYA TV, KARABAN IN, MANKOVSKAYA IN, et al. Hypoxic ventilatory sensitivity and dopamine insufficiency[J]. Fisiol Zh, 1996, 42（3–4）: 32–33.

[24] KOLESNIKOVA EE, SEREBROVSKAYA TV, KARABAN IN, et al. Role of dopamine in peripheral mechanisms of respiration[J]. Neorophysiology, 1999, 31（1）: 18–22.

[25] REEVES JT. Sympathetics and hypoxia: A brief review[M]//SUTTON JR, HOUSTON CS, COATES G. Hypoxia and molecular Medicine. Burlington VT: Queen City, 1993: 1–6.

[26] HUGHSON RL, YAMAMOTO Y, MCCULLOUGH RE, et al. Sympathetic and parasympathetic indicators of heart rate control at altitude studied by spectral analysis[J]. J Appl Physiol, 1994, 77: 2537–2542.

[27] DOLIBA MM, KURGALYUK NM, MUZIKA FV. Synergism of a–ketoglutarate and acetylcholine effects on energetic metabolism in mitochondrial[J]. Fiziol Zh, 1993, 39（5–6）: 65–70.

[28] KURHALYUK NM, IKKERT OV, GORIN OV, et al. Nitric oxide effects on free radical processes in rats with different resistance to hypoxia[J]. Med Chem, 2001, 3（3）: 14–18.

[29] KURHALYUK NM, SEREBROVSKAYA TV. Intermittent hypoxic training influences on antioxidant

enzymes activity and lipid peroxidation under acute hypoxia and nitric oxide donor treatment[J]. Med Chem, 2001, 3（3）: 69-71.

[30] SIQUES P, BRITO J, LEON-VELARDE F, et al. Time course of cardiovascular and hematological response in rats exposure to chronic intermittent hypobaric hypoxia （4 600 m）[J]. High Alt Med Biol, 2006, 7（1）: 72-80.

[31] MCGUIRE M, BRADFORD A. Chronic intermittent hypoxia increases hematocrit and cause right ventricular hypertrophy in the rat[J]. Respir Physiol, 1999, 117: 53-58.

[32] GERMACK R, LEON-VELARDE F, DE LA BARRA R, et al. Effect of intermittent hypoxia on cardiovascular function, adrenoceptors and muscarinic receptors in Wistar rats[J]. Exp Physiol, 2002, 87: 453-460.

[33] ZHU LL, ZHAO TL, LI HS, et al. Neurogenesis in the adult rat brain after intermittent hypoxia[J]. Brain Res, 2005, 1055: 1-5.

[34] ZIELINSKI J. Effects of intermittent hypoxia on pulmonary hemodynamics: Animal models versus studies in humans[J]. Eur Respir J, 2005, 25: 173-180.

[35] BEREZOVSKII VA, LEVASHOV MI. Physiological premises and mechanisms of normalizing effect of normobaric hypoxia and inhalation therapy[J]. Fiziol Zh, 1992, 38（5）: 3-12.

[36] MEERSON FZ, TVERDOKHLIB VP, SOEV VM. Adaptation to periodic hypoxia in therapy and prophylaxis[M]. Moscow: Nauka, 1989: 70.

[37] ANOKHIN II, GEPPE NA, DAIROVA RA, et al. Effects of hypoxic stimulation observed in the experiment on animals and in children with bronchial asthma[J]. Fiziol Zh, 1992, 38（5）: 33-39.

[38] FESENKO ME, LISYANA TO. Approach to employment of hypoxic stimulation for treatment of lingering and relapsing bronchitis in children of early age[J]. Fiziol Zh, 1992, 38（5）: 31-33.

[39] SEREBROVSKAYA TV, MANKOVSKAYA IN, LYSENKO GI, et al. Use of intermittent hypoxic training in treatment of bronchial asthma[J]. Likarska Sprava Med Act, 1998, 6: 104-108.

[40] CHIZHOV AI, BLUDER AA. Efficiency of intermittent and resonance intermittent normobaric hypoxia therapy in patients with infection-dependent bronchial asthma[J]. Vestn Ross Akad Med Nauk, 2000, 9: 48-50.

[41] REDZHEBOVA OK, CHIZHOV AI. Results of intermittent normobaric hypoxia utilization in patients with bronchial asthma and chronic obstructive bronchitis[J]. Fiziol Zh, 1992, 38（5）: 39-42.

[42] GOZAL F, GOZAL D. Invited review: Respiratory plasticity following intermittent hypoxia: developmental interaction[J]. J Appl Physiol, 2001, 90（5）: 1995-1999.

[43] BAVIS RW, MACK KJ, OLSON EB. Invited review: Intermittent hypoxia and respiratory plasticity[J]. J Appl Physiol, 2001, 90（6）: 2466-2475.

[44] MITCHELL CS, BAKER TL, NANDA SA, et al. Invited review: Intermittent hypoxia and respiratory plasticity[J]. J Appl Physiol, 2001, 90（6）: 2466-2475.

[45] RAGOZIN ON, BALYKIN MV, CHARIKOVA EI, et al. The analysis of rhythm spectrum of respiratory

and cardiovascular parameters in bronchial asthma patients under normobaric hyporitherapy[J]. Fiziol Zh, 2001, 47（1）: 36-39.

[46] BEREZOVSKY VA, DEINEGA VG, NOSAR VI, et al. Effect of artificial mountain climate on respiration and blood circulation in coal-miners suffering from chronic dust bronchitis[J]. Fiziol Zh, 1985, 31（5）: 619-623.

[47] DONENKO YI. Comparison of intermittent normobaric hyporitherapy and hypobarotherapy in treatment of chronic nonspecific lung disease[M]//INSTITUTE OF PHYSICAL CULTURE. Intermittent Hypoxia Training, Effectiveness, and Mechanisms Action. Kiev: [s.n.], 1992: 65-68.

[48] MILLEDGE JS. High altitude medicine and biology advanced research workshop, Issyk-Kul, Kyrgyzstan, June 5-8, 2006[J]. High Alt Med Biol, 2006, 7（4）: 315-318.

[49] EHRENBERG IV, KORDYKINSKAYA II. Effectiveness of the use of intermmittent normabaric hypoxia in treatment of chronic obstructive lung disease[M]//INSTITUTE OF PHYSICAL CULTURE. Intermittent Hypoxia Training, Effectiveness, and Mechanisms Action. Kiev: [s.n.], 1992: 96-98.

[50] VINNITISKAYA RS, DAVIDOV EG, CTRUCHKOV PV. Hypoxic and hypercapnic gas mixtures in complex treatment and rehabilitation of patients with chronic obstructive diseases[M]//INSTITUTE OF PHYSICAL CULTURE. Intermittent Hypoxia Training, Effectiveness, and Mechanisms Action. Kiev: [s.n.], 1992: 62-64.

[51] MEERSON FZ, TVERDOKHLIB VP, SOEV VM. Adaptation to periodic hypoxia in therapy and prophylaxis[M]. Moscow: Nauka, 1989: 70.

[52] POTIEVSKAYA VL, CHIZHOV AY. Complex studies of patients with hypertensive disease during the adaptation to intermittent normobaric hypoxia[J]. Fiziol Zh, 1992, 38（5）: 53-57.

[53] REZAPOV BR. Clinical effectiveness of intermittent normobaric hypoxia in patients with severe angina pectoris and arterial hypertension[M]//INSTITUTE OF PHYSICAL CULTURE. Intermittent Hypoxia Training, Effectiveness, and Mechanisms Action. Kiev: [s.n.], 1992: 73-76.

[54] GUREVICH MO, SUMSKAYA AM, KHACHATURYAN AA. Treatment of depression by hypoxemia[J]. Nevropatol Psikhiatr, 1941, 10（9-10）: 3-9.

[55] KONESNYK JK, ABRAMOV AV, TRZHETSYNS SD, et al. The function of the oxygen-synthesizing system of the hypothalamus in rats with diabetes mwllitus undergoing hypoxic training[J]. Fiziol Zh, 1999, 45（5）: 31-37.

[56] ZAKUSILO MP, BOLSHOVO-ZUBKIVSKA OV, SHESHUN OO, et al. Respiration and oxygen supply in patients with diabetes mellitus under hypoxic hypoxia[J]. Aukr Med Almanac, 2001, 4（1）: 74-76.

[57] KOLESNIKOVA EE, SEREBROVSYAYA TV. Participation of dopamine in oxygen chemoreception[J]. Neurophysiology, 1998, 30（1）: 68-77.

[58] SEREBROVSKAYA T, KARABAN I, MANKOVSKAYA I, et al. Hypoxic ventilatory responses and gas exchange in patients with Pakinson's disease[J]. Respiration, 1998, 65（1）: 28-32.

[59] TKATCHOUK EN. Prevention of postoperative complication in gynecologuy with interval hypoxic

training[J]. Hypoxia Med J, 1994, 2（2）: 50.

[60] TSVATKOVA AM, TKATCHOUK EN. "Hypoxia User": The opportunity of individual programming of interval hypoxic training[M]//ANON. Hypoxia: Mechanisms, Adaptation, Correction. Moscow: BEBIM, 1999: 83-84.

[61] KARASH YM, STRELKOV BB, CHIZHOV AY. Normobaric hypoxia in treatment, prophylaxis and rehiblitation[M]. Moscow: Meditsina, 1988: 352.

[62] SUTKOVYI DA, DTEPANENKO IV, SLESARENKO NI. The effect of the combined treatment of patients with postradiation encephalopathy on lipid peroxidation activity[J]. Lik Sprava, 1995, （7-8）: 62-64.

[63] SEREBROVSKAIA ZA, SEREBROVSKAYA TV, AFONINA GB. Chemiluminescence, blood lipid peroxidation and neutrophil activity during the hypoxic training of persons subjected to ionizing radiation exposure[J]. Radiats Biol Radioecol, 1996, 36（3）: 394-399.

[64] STRELKOV RB. The prospects for the use of a method of intermittent normobaric hypoxic stimulation （hyporitheraphy） in medical practice[J]. Vopor Kurortol Fizioter Lech Fiz Kult, 1997, （6）: 37-40.

[65] STRELKOV RB, CHIZHOV AY. Normobaric hyporitheraphy and hyporiradio theraphy[M]. Moscow: Nauka, 1998: 22.

[66] BEREZOVSKY VA, DEINEGA VG, NOSAR VI, et al. effect of artifical mountain climate on respiration and blood circulation in coal-miner suffering from chronic dust bronchitis[J]. Fiziol Zh, 1985, 31（5）: 619-623.

[67] RUCHKEVICH OP, LEPKO EE. Interval hypoxic therapy in multi-modality treatment of occupational chronic bronchitis[J]. Hypoxia Med J, 2001, 9（3）: 48.

[68] WEST JB. Medical aspects of long term intermittent exposure to high altitude in north Chile[J]. ISMM Newsletter, 1996, 6（1）: 8-10.

[69] KYRGHYZ UNIVERSITY, MEDICAL INSTITUTE. Scentific Bibliology: Altitude Medicine[M]. Frunze: [s.n.], 1983.

[70] HOUSTON CS. Hypoxic training: Approaches to acclimatization[J]. ISMM Newsletter, 1999, 9（4）: 11-13.

[71] NEUBAUER JA. Invited review: Physiological and pathophysiological responses to intermittent hypoxia[J]. J Appl Physiol, 2001, 90（4）: 1593-1599.

[72] PRABHAKAR NR. Oxygen sensing during intermittent hypoxia: Cellular and molecular mechanisms[J]. J Appl Physiol, 2001, 90（5）: 1986-1994.

[73] PRABHAKAR NR, FIELDS RD, BAKER T, et al. Intermittent hypoxia: Cell to system[J]. Am J Physiol, 2001, 281（3）: 524-528.

[74] SEREBROVSKAYA TV. Intermittent hypoxia research in the Former Soviet Union and the Commonwealth of Independent States: History and review of the concept and selected applications[J]. High Alt Med Biol, 2002, 3（2）: 205-221.

[75] CUDABACK DM. Four-km altitude effects on performance and health[J]. Publ Astronom Soc Pacif, 1984, 96: 463-477.

[76] WEST JB. Oxygen enrichment of room air to relieve the hypoxia of high altitude[J]. Respir Physiol, 1995, 99: 225-232.

[77] WEST JB. Commuting to high altitude: Value of oxygen enrichment of room air[J]. High Alt Med Biol, 2002, 3 (2): 223-235.

[78] RICHALET JP, VARGAS M, JIMENEZ D, et al. Chilean miners commuting from sea level to 4 500 m: A prospective study[J]. High Alt Med Biol, 2002, 3: 159-160.

[79] WEST JB. Improving oxygenation at high altitude: Acclimatization and O_2 enrichment[J]. High Alt Med Biol, 2003, 4 (3): 389-398.

[80] WEST JB. Oxygen enrichment of room air to improve well- being and productivity at high altitude[J]. Intl J Occup Environ Health, 1999, 5: 187-193.

[81] WEST JB. Commuting to high altitude in the Andes[J]. High Alt Med Biol, 2000, 1: A201.

[82] BARASH IA, BEATTY C, POWELL FL, et al. Nocturnal oxygen enrichment of room air at 3 800 meter altitude improves sleep architecture[J]. High Alt Med Biol, 2001, 2 (4): 525-533.

[83] LUKS AM, VAN MCLICK H, BATARSE RR, et al. Room oxygen enrichment improves sleep and subsequent day-time performance at high altitude[J]. Respir Physiol, 1998, 113: 247-258.

[84] MCELROY MK, GERAND A, POWELL FL, et al. Nocturnal O_2 enrichment of room air at high altitude increases daytime O_2 saturation without changing control of ventilation[J]. High Alt Med Biol, 2000, 1 (3): 197-206.

[85] GERARD A, MC ELROY MK, TAYLOR MJ, et al. Six percent oxygen enrichment of room air at simulated 5 000 m altitude improves some aspects of neuropsychologic function[J]. High Alt Med Biol, 2000, 1: 51-61.

[86] WEST JB. Fire hazard in oxygen-enriched atmospheres at low barometric pressures[J]. Aviat Space Envir Med, 1997, 68: 159-162.

[87] WEST JB. Safe Upper Limits for Oxygen Enrichment of Room Air at High altitude[J]. High Alt Med Biol, 2001, 2: 47-51.

[88] WEST JB. Potential use of oxygen enrichment of room air in mountain resorts[J]. High Alt Med Biol, 2002, 3: 59-64.

[89] BÄRTSCH P, BAUMGARTNER RW, WABER U, et al. Comparison of carbon-dioxide-enriched- oxygen enriched, and normal air in treatment of acute mountain sickness[J]. Lancet, 1990, 2: 772-775.

第 12 篇　急性高原病的研究

第 47 章　我国高原病命名、分型及诊断标准

第 1 节　1982 年全国第一个命名和分型稿

在我国，高原病原来并无统一标准，1982 年 8 月在西宁召开的全国第一次高原医学学术会议上经与会专家讨论，拟定了一个概念性的命名和分型，具体如下[1]。

一、命名

统称"高原病"（旧称"高原适应不全症"），系高原低压缺氧等因素引起的特发性疾病。

二、分型

按发病急缓分为急性高原病和慢性高原病两大类。

急性高原病分 3 型：①急性高原反应；②高原肺水肿；③高原脑水肿。

慢性高原病分 5 型：①慢性高原反应；②高原心脏病；③高原红细胞增多症；④高原高血压症；⑤高原低血压症。

这是我国第一个高原病命名及分型的雏形标准，但它在命名的概念上已较明确，认为高原病是高原低压性低氧引起的特发性疾病。特别将原来概念模糊的、应用较久的"高原适应不全症"一词加以废除，直接称"高原病"，这是一大进步。在其他高原国家，高原病或称高山病（mountain sickness）是由学者们自行称呼的，如急性、慢性、良性、恶性、一般型、肺型、心血管型、脑型等[2-8]，没有国际的统一标准，我国走了第一步。虽然 1982 年在德国召开的国际高原医学会议上 Zink 及 Brendle 等会议主持人建议尽快建立高原病的统一国际标准[9]，但迟至 10 年后（1992 年）才有了第一个国际 AMS 诊断标准。

经过 10 年的应用，认为这一标准太笼统，其中如"急性高原反应"和"慢性高原反应"这一科普性的病名在国际交流时也发生了困难，"反应"一词到底是"reaction"还是"response"？是生理性还是病理性？看起来模糊不清。既然是高原病，就应冠以"病"或"症"而一目了然。加之由于当时的标准缺乏具体诊断指标，在实际操作时难以统一掌握，更难以相互比较，故必须进一步完善。

第 2 节　1995 年中华医学会推荐标准的建立

在其后的 10 年间，随着我国对高原病临床科研相关资料有了进一步积累，认识不断深化，我国高原医学工作者迫切期望建立一个统一的高原病命名、分型和诊断标准，使得流行病学、临床学和病理生理学有依可循，全国统一，有据可比。为此，中华医学会高原医学分会按照"百家争鸣、百花齐放"的原则，让高原医学家各抒己见，提出方案，一年间有 20 余篇文章发表于《高原医学杂志》，但学者间的认识甚为不一。尽管 1992 年在海口专门召开了一次高原病命名及分型研讨会议，但因意见分歧很大，未臻一致。

为了做好理论性的前期工作，在国内学者们发表于《高原医学杂志》所反映出的各种意见的基础上，吴天一教授拟定了急性、慢性高原病命名、分型的意向性意见[10,11]，并撰写了 2 篇"高原病命名分型"[12] 和"高原病诊断标准"[13] 的大型述评，概括了国内外的各种意见和不同方案，分析了各自的利弊，根据我国 20 余年、上万例病例的丰富资料，进行纵横联系的分析，接受国际上分类及诊断的优越之处，再依据学者们的精华意见，加以系统综合，提出了建立我国标准的一个整体框架[12,13]。

对以上综合意见，经过国内高原医学界的反复讨论，1995 年 9 月在西宁召开的中华医学会第三届高原医学会上，达成了专家共识，通过了《我国高原病命名、分型及诊断标准》，这在我国高原医学史上是一大跨越。在命名上，将"急性高原反应"改称为"急性高原病"，并分为轻型和重型，建立了记分系统。将"慢性高原反应"改称为"高原衰退症"。应该指出，其中难度最大的是慢性高原病，我国这一标准将慢性高原病细分为高原衰退症、高原红细胞增多症、高原心脏病（小儿型及成人型）、慢性高原病或蒙赫病，明确提出了各型的概念，并列出相应的诊断标准和具体条件[14]。对于慢性高原病中原列入的"高原高血压"及"高原低血压"，由于通过动态观察（在高原和平原），血压的变化受神经 – 激素等多因素的调控，在高原习服过程中常是波动变化不定的，随着时间、饮食、运动、睡眠等血压可以增高或降低，不是一种稳定的生理状态，故不宜列为独立的病型，而应在其他高原病型中注意对血压变化的观察和处理。这一全国标准的建立，对推动临床和科研工作的统一化、科学化和标准化起到了重要作用。1996 年起，经中华医学会学术部批准，在全国统一使用了这一标准[15]。

第 3 节　我国高原病命名、分型及诊断标准

（中华医学会第三次全国高原医学学术讨论会推荐稿，1995，9）

高原病（high altitude disease，HAD）是发生于高原低氧环境的一种特发性疾病。高原低氧性缺氧是致病的主要因素，低氧性病理生理改变是发病的基础和临床表现的根据，脱离低氧环境则病情一般均呈好转。高原病依其发病急缓分为急性、慢性两大类，再根据低氧性损害在某器官系统更

为集中和突出而作临床分型。根据在我国本病发病的高原地理环境实际，原则上在各型前，均冠用"高原（high altitude）"××病或症。根据国际疾病分类（International classification of disease, Geneva, WHO, 1977）原则，一律用"disease"一词。

一、高原病的命名及分型

1. 急性高原病（acute high altitude disease, AHAD）

1.1 轻型（mild type）

1.1.1 急性轻症高原病（acute mild altitude disease, AMAD）

1.2 重型（serious type）

1.2.1 高原肺水肿（high altitude pulmonary edema, HAPE）

1.2.2 高原脑水肿（high altitude cerebral edema, HACE）

2. 慢性高原病（chronic high altitude disease, CHAD）

2.1 高原衰退症（high altitude deterioration, HADT）

2.2 高原红细胞增多症（high altitude polycythemia, HAPC）

2.3 高原心脏病（high altitude heart disease, HAHD）

2.4 慢性高山病（chronic mountain sickness, CMS）或蒙赫病，即混合型 CHAD

二、高原病诊断标准

1. 急性轻症高原病诊断评分及分度标准

症状分度及评分见表 47.1，病情分度及标准见表 47.2。

表 47.1 急性轻症高原病症状分度与评分

症状	分度	评分
头痛		
1. 头痛不明显，无痛苦表情，不影响日常活动	±	1
2. 头痛较轻，有痛苦表情，服一般止痛药后明显好转，不影响日常活动	+	2
3. 头痛较重，有痛苦表情，服一般止痛药有所缓解，影响日常活动	++	4
4. 头痛极重，不能忍受，卧床不起，服一般止痛药无效	+++	7
呕吐		
1. 每日呕吐 1～2 次，呕吐物以食物为主，服一般止吐药后明显好转，不影响日常活动	+	2
2. 每日呕吐 3～4 次，最后呕吐物为胃液，服一般止吐药后有所缓解，影响日常活动	++	4
3. 每日呕吐 5 次以上，卧床不起，服一般止吐药无效	+++	7
头晕、恶心、心慌、气短、胸闷、眼花、食欲减退、腹胀、腹泻、便秘、口唇发绀、嗜睡、手足发麻		各1分

表 47.2　急性轻症高原病病情分度及标准

分度	标准
基本正常（±）	总记分 1～4 分
轻度（＋）	头痛（＋），或呕吐（＋），或总记分 5～10 分
中度（＋＋）	头痛（＋＋），或呕吐（＋＋），或总记分 11～15 分
重度（＋＋＋）	头痛（＋＋＋），或呕吐（＋＋＋），或总记分 ≥ 16 分

2. 高原肺水肿诊断标准

2.1 现场诊断标准

2.1.1 发病：近期抵达高原（一般在海拔 3 000 m 以上）。

2.1.2 症状：静息时呼吸困难、胸闷压塞感、咳嗽、咳白色或粉红色泡沫状痰、无力或活动能力降低。

2.1.3 体征：一侧或双侧肺野出现湿性啰音或喘鸣、中央性发绀、呼吸过速、心动过速。

症状、体征各至少具备 2 项始可诊断。

2.2 临床诊断标准

2.2.1 近期抵达高原（一般在海拔 3 000 m 以上），出现静息时呼吸困难、咳嗽、咳白色或粉红色泡沫状痰。

2.2.2 中央性发绀、肺部湿性啰音。

2.2.3 胸部 X 线是诊断的主要依据，可见以肺门为中心向单侧或两侧肺野呈点片状或云絮状浸润阴影，常呈弥漫性、不规则性分布，亦可融合成大片状阴影。心影多正常，但亦可见肺动脉高压及右心增大征象。

2.2.4 经临床及心电图等检查排除心肌梗死、心力衰竭等其他心肺疾患，并排除肺炎。

2.2.5 经卧床休息、吸氧等治疗或低转，症状迅速好转，X 线征象可于短期内消失。

3. 高原脑水肿诊断标准

3.1 现场诊断标准

3.1.1 近期抵达高原，一般在海拔 3 000 m 以上发病。常先患 AMAD 并为重度 AMAD。

3.1.2 患 AMAD 后出现精神状态改变及（或）共济失调，或并未患 AMAD 但同时出现精神状态改变及共济失调（神经精神症状按程度依次分为冷漠/倦怠、定向障碍/精神混乱、昏睡/半意识、昏迷。共济失调按程度分为平衡技巧失调、步幅出线、跌倒、不能站立）。

3.2 临床诊断指标

3.2.1 近期抵达高原后发病，在海拔 3 000 m 以上。

3.2.2 神经精神症状：剧烈头痛、呕吐、表情淡漠、精神忧郁或欣快多语、烦躁不安、步态蹒跚、共济失调（Romberg 征阳性）。随之神志恍惚、意识蒙眬、嗜睡、昏睡以致昏迷，也可直接发生昏迷。可出现肢体功能障碍、脑膜刺激征及（或）锥体束征阳性。

3.2.3 眼底：可出现视乳头水肿及（或）视网膜出血、渗出。

3.2.4 脑脊液：压力增高，细胞及蛋白无变化。偶有血性脑脊液。

3.2.5 排除急性脑血管病、急性药物或一氧化碳中毒、癫痫、脑膜炎、脑炎。

3.2.6 经吸氧、利尿剂、激素等治疗及低转后症状缓解。

4. 高原衰退症诊断标准

4.1 发生于久居海拔 3 000 m 以上的移居者或长期逗留海拔 5 000 m 以上的登山人员。

4.2 脑力衰退表现为头痛、头晕、失眠、记忆力减退、注意力不集中、思维判断能力降低、情绪不稳和精神淡漠等。

4.3 体力衰退表现为食欲减退、体重减轻、疲乏无力、劳动及工作能力降低、性功能减退、月经失调等。

4.4 伴随症状有血压降低、脱发、牙齿脱落、指甲凹陷、间歇水肿、轻度肝大等。

4.5 不伴有红细胞增多和显著肺动脉高压。

4.6 病程迁延，呈波动性，但逐渐加重，出现持续进行性衰退，但转至海拔低处或海平面地区，症状逐渐减轻消失。

5. 高原红细胞增多症诊断标准

5.1 一般在海拔 3 000 m 以上高原发病，多为移居者，少数世居者亦可罹患。病程呈慢性经过。

5.2 临床表现：主要是头痛、头晕、乏力、睡眠障碍、发绀、结膜充血、皮肤紫红等多血症病状。

5.3 血液学参数：具以下 3 项，RBC ≥ 6.5×10^{12}/L，Hb ≥ 20 g/dL，Hct ≥ 65%。

5.4 真性红细胞增多症和其他继发性红细胞增多除外。

5.5 转至海拔低处，症状减轻，病情逐渐好转，RBC、Hb、Hct 值逐渐降低。

6. 高原心脏病诊断标准

6.1 小儿高原心脏病诊断标准

6.1.1 发病一般在海拔 3 000 m 以上，少数易感者亦可于海拔 2 500 m 左右发病。

6.1.2 平原人移居高原后生育的子女、在平原出生后移居高原的小儿均易罹患。少数世居儿童也可发病。

6.1.3 2 岁以内小儿最为易感，但其他年龄儿童亦可罹患。发病多为亚急性（数周至数月）。

6.1.4 主要表现为呼吸困难、发绀及充血性心力衰竭，有显著的肺动脉高压及极度右心肥大征象（心电图、超声心动图、胸部 X 线摄片、心导管等检查中有 2 项以上证实）。

6.1.5 排除渗出性心包炎、心肌病、先天性心脏病、风湿性心脏病等。

6.1.6 转往海拔低处，病情即有明显好转。

6.2 成人高原心脏病诊断标准

6.2.1 高原发病，一般在海拔 3 000 m 以上，移居者易患，世居者亦可罹患。

6.2.2 临床表现主要为心悸、胸闷、呼吸困难、乏力、咳嗽、发绀、P2 亢进或分裂，重症者出现尿少、肝大、下肢水肿等右心衰竭征象。

6.2.3 肺动脉高压征象表现有以下 4 项：心电图（心电轴右偏及明显右心室肥大），超声心动图（右心室流出道 ≥ 33 mm，右心室内径 ≥ 23 mm），X 线胸片（右肺下动脉干横径 ≥ 17 mm 及或右肺下动脉干横径与气管横径比值 ≥ 1.10），心导管（肺动脉平均压 ≥ 3.3 kPa，25 mmHg）。无肺动脉压检测时，需具有 2 项以上始可诊断。

6.2.4 排除其他心血管疾病，特别是慢性阻塞性肺疾病、肺心病。

6.2.5 转至海拔低处病情缓解，肺动脉高压及心脏病损逐渐恢复正常。

7. 混合型慢性高原病，即 CMS 诊断标准

7.1 发病一般在海拔 3 000 m 以上，发生于久居高原的平原移居者和少数高原世居者，曾经一度适应高原，其后逐渐发病，呈慢性经过。

7.2 无其他心肺疾患和尘肺。

7.3 临床表现为 HAPC 和 HAHD 症状、体征的综合。

7.4 符合 HAHD 诊断中肺动脉高压的条件。

7.5 符合 HAPC 诊断中血液学参数的条件。

7.6 转至海拔低处病情逐渐好转。

我国 1995 年建立的中华医学会关于高原病命名、分型及诊断标准在实施的 20 年中，证明其较完整、科学地概括了高原病，对统一我国在高原病流行病学、临床学及病理生理学的研究中起到了重要的作用。随着科学的发展及认识的深化，对 CMS 又有了进一步的创新，建立了量化记分系统，对其他的一些分型也起着重要的指导作用。

这一标准原已向国际介绍[16]，其后引起美国《高原医学及生物学杂志》（*High Altitude Medicine and Biology*）主编 John B. West 教授的关注，他指出我国 1995 年中华医学会关于中国高原病命名、分型及诊断标准，十分系统，很有特色，一定会引起国际高原医学学者的浓厚兴趣和互相交流，希望能翻译成英文加以介绍。吴天一教授和加州大学袁小健教授完成了这一译本，由 John B. West 加以标注后将此英译本在 2010 年第 2 期 *High Alt Med Biol* 上发表[17,18]。正好，国内一些同道提出，在国际发表论文时，需要引用我国的高原病诊断标准，提供一个较标准的英译本作为统一使用实属必要。这一中国标准英译本的发行，对于国际上了解中国对高原病的认识必将有很大的促进。（英译本见附录 1）

参 考 文 献

[1] 1982年高原医学学术讨论会拟定试行稿：高原病命名和分型[J]. 青海医药杂志，1982.

[2] RAVENHILL TG. Some experiences of mountain sickness in the Andes[J]. J Trop Med Hyg，1913，16：314–320.

[3] BHATTACHARJYA B. Mountain Sickness[M]. Bristed：Wright and Sones LTD，1964：27–55.

[4] HOUSTON CS. Classification of altitude illness[M]//SUTTON JR，JONES L，HOUSTON CS. Hypoxia：Man at High Altitudes. New York：Thieme–Stration Inc，1982：156–157.

[5] JOHNSON TS，ROCK PB. Current concepts：Acute mountain sickness[J]. N Engl J Med，1988，319：814–815.

[6] FITCH RF. Mountain Sickness：A cerebral form[J]. Ann Int Med，1964，60：871.

[7] HOUSTON CS，DICKINSON J. Cerebral form of high altitude illness[J]. Lancet，1975，2：758.

[8] DICKINSON JR. Terminology and classification of acute mountain sickness[J]. Brit Med J，1982，285：720–721.

[9] ZINK RA，BRENDEL W. Proposal for international standardization in the research and documentation of high altitude medicine[M]//BRENDEL W，ZINK RA. High Altitude Physiology and Medicine. New York：Springer–Verlag，1982：301–306.

[10] 吴天一，王晓真，李万寿，等. 急性高原病命名及分型问题的探讨[J]. 解放军预防医学杂志，1991，9：227–229.

[11] 吴天一，王晓真，李万寿. 慢性高原病命名及分型问题的探讨[J]. 解放军预防医学杂志，1991，9：67–70.

[12] 吴天一. 建立我国高原病命名及分型的综合评论[J]. 高原医学杂志，1994，4（1）：1–8.

[13] 吴天一. 确立我国高原病诊断标准的综合评论[J]. 高原医学杂志，1995，5（3）：3–8.

[14] 吴天一. 高原医学进展[M]//中华医学会. 中华医学会成立90周年庆典：五年学科进展专辑（上册）. 北京：出版者不详，2005：496–508.

[15] 中华医学会高原医学分会. 我国高原病命名、分型及诊断标准[J]. 高原医学杂志，1996，6（1）：2–6.

[16] WU TY. The terminology and classification of high altitude disease in China[J]. The ISMM Newsletter，1993，3（2）：2–3.

[17] 中华医学会高原医学分会. 关于我国高原病命名、分型及诊断标准（1995年中华医学会标准）英译本的介绍[J]. 高原医学杂志，2010，20（1）：2–4.

[18] WEST JB. English translation of nomenclature，classification，and diagnostic criteria of high altitude disease in China[J]. High Alt Mede Biol，2010，11（2）：169–181.

第 48 章　高原肺水肿的研究

高原肺水肿（high altitude pulmonary edema，HAPE）是急性高原病中最常见和严重的一型，诊治不及时或错误常导致死亡。在中国，20 世纪 50—60 年代随着人们进入青藏，开始有一些个案发现，但那时常被误认为是"高山肺炎"和"高原肺充血症"等[1]，真正引起关注是在 1962 年中印边界自卫反击战时，印军在喜马拉雅的 HAPE 发病率高达 15.5% 并有较高的病死率[2]。到了 20 世纪后期，随着人们进入世界各高原高山，几乎在所有高山地区都发现了 HAPE[3]，而且人们认识到存在一些特殊的危险因素，如日本人在日本阿尔卑斯的长野县登山时，在海拔 2 800 ~ 3 000 m 即可发生 HAPE，可见存在人群易感性；南美世居高原者在去海平面小居一段时间后重返高原时特别易于发生 HAPE，被称为再入型 HAPE（re-entry HAPE）；在北美的美国科罗拉多观察到儿童对 HAPE 的易感性最高[4]。中国有着最广大的高原和最大人群参与高原建设，在青藏公路建筑初期，HAPE 的发病率也曾高达 9.9%[5]，如不及时有效救治，病死率也较高。因此对包括 HAPE 在内的重症急性高原病的研究必须作为攻关研究和防治的重点[6]。

第 1 节　病理学研究

一、组织形态学

肺充血水肿，重量增加，压之充实，有大量粉红色液体溢出。肺的水肿分布常不一致，有些区域明显水肿或出血，有些区域正常或仅过度膨胀。肺部血管甚至毛细血管均有显著扩张充血，导致肺泡隔膜增厚。肺泡及胸膜可有散在出血灶。镜下可见肺泡腔内充满水肿液，有水肿凝块、红细胞、多形核白细胞、巨噬细胞，数量不多（图 48.1），肺泡腔内常有透明膜形成，与肺泡壁密切相接，这种透明膜的组织化学性质与新生儿呼吸窘迫综合征（neonatal respiratory distress syndrome）的透明膜相似[7-14]。肺毛细血管呈充血状，内有红细胞沉积，肺小动脉或薄壁肺小静脉内可见新鲜血栓形成或纤维素凝块，且肺内有小梗死区[8,10,15]。血管周围水肿出血可见。有肺淋巴管扩张及间质性肺水肿。重症者伴有肺泡出血，在充血的脑髓中有出血灶[7]，或同时伴有高原脑水肿病变[7]。右心室扩张，左心室一般正常。平原人患初入性 HAPE 者的肺血管肌层是正常的[9]。高原世居人发生再入性 HAPE 时，可见显著右心室肥大，提示有肺动脉高压。肌性肺小动脉中层增厚，弹力层呈锯齿状，反应血管收缩。肺细小动脉肌化[8]（图 48.2）。

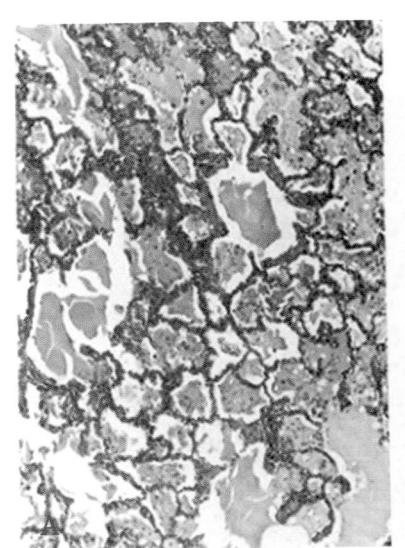
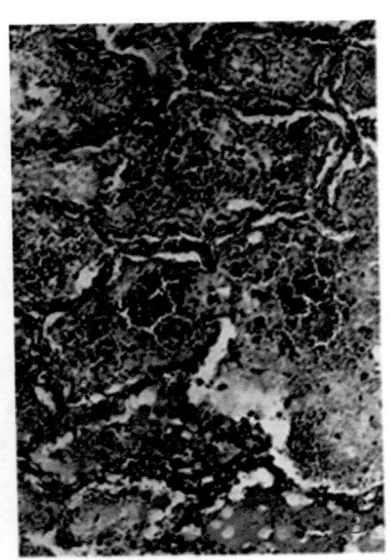

图 48.1　镜下肺泡腔内可见水肿液

A——一例 29 岁男性，在海拔 4 330 m 患 HAPE 死亡，在肺泡腔内有大量水肿凝聚液浸润。HE，×55。B—— 一例 63 岁男性在海拔 5 200 m 患 HAPE 死亡，可见肺泡腔扩张且充满血性水肿液。HE，×150。（引自 Heath 等，1995）

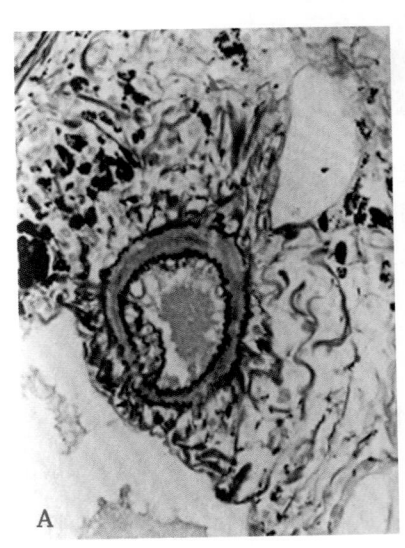
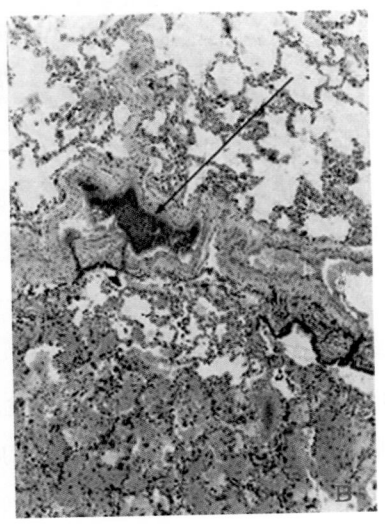

图 48.2　肺细小动脉肌化

A——一例秘鲁安第斯世居印第安人，在海平面居住 1 个月后返回海拔 4 330 m 时发病，患 HAPE 死亡，在肺小动脉的横切面可见中层肥大，弹性层呈锯齿状，提示有肺血管痉挛。这就是高原世居者从平原重返高原时易于发生再入性高原肺水肿的基础。EVG，×335。B——一例 38 岁男性，在海拔 5 200 m 患 HAPE 死亡，肺组织横切面可见肌性肺小动脉且腔内有一新形成的血栓（箭头所指），在血管下方是红色梗死区的边缘。HE，×60。（A 引自 Arias-Stella，1963; B 引自 Heath 等，1995）

有的病例并发或继发肺部感染，或患支气管肺炎，这类患者极易发生急性呼吸窘迫综合征（ARDS）（图48.3）。

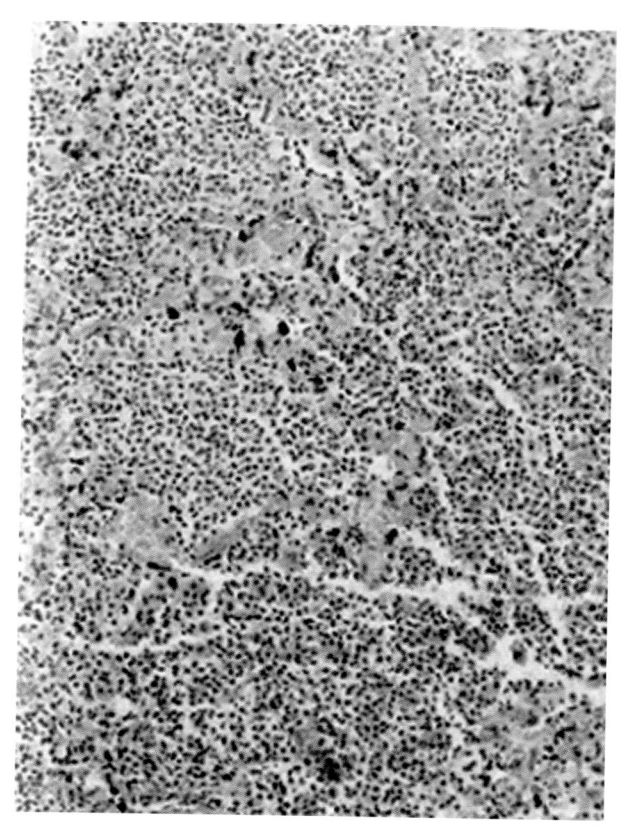

图 48.3　镜下支气管肺炎涂片

一例 54 岁男性在海拔 3 440 m 患重症急性高原病死亡病检见有支气管肺炎，在肺泡腔内有大量中性粒细泡浸润。这种病变临床上极易发展为 ARDS。HE，×60。（引自 Heath 等，1995）

二、超微结构学

Heath 等进行了与 HAPE 相关的动物实验，将 Wistar 大鼠置于减压舱内，在模拟大气压为 265 mmHg 下 12 h，这一高度相当于珠峰峰顶高度（PB 255 mmHg）[16]。在这一极度低氧条件下，肺内有多发性的内皮水泡形成，并伸入肺毛细血管内。从纵切面观，这些水泡沿着所在毛细血管呈长形分布，足以阻塞肺毛细血管。水泡以蒂从肺泡壁融合的似有积液的基底膜局部增宽处突出，被一层极薄的肺毛细血管内皮细胞及其胞浆所覆盖。从横切面观，有时则未见泡蒂，看起来像是双重膜覆盖的圆形体，给人以游离于肺毛细血管内的假象。在模拟高原低氧条件下，肺内许多毛细血管均含有水泡，从而使含有红细胞的毛细血管变形，其血管直径减小。膜性肺细胞显示出微胞饮液现象（micropinocytosis）和水肿变性（图48.4）。

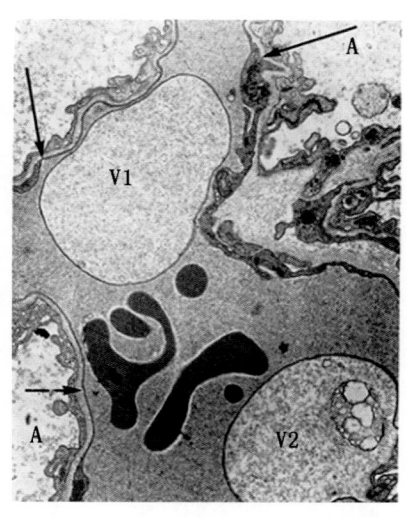

图 48.4　动物实验肺超微结构

　　肺泡周围毛细血管电镜所见：在模拟低氧大气压 265 mmHg（相当于珠峰高度下），Wistar 大鼠暴露 12 h 后的变化，内皮水泡 V1 和 V2 从肺泡 - 毛细血管伸入（如图 A）。水泡 V2 显示毛细血管伸入方式，水泡以蒂从毛细血管内皮与扁平膜性肺细胞形成的融合基底膜（箭头）的水肿区域伸出。当水泡蒂偶尔未出现在切片时，内皮水泡则易给人以游离在毛细血管腔内的假象（如图 V1）。水泡由肺内皮细胞及其薄层胞浆所覆盖。×9 375。（引自 Heath 等，1981）

　　需要指出，这里所描述的水泡并无特异性。以往还将之当作毒性物质所致肺水肿的特征，如硫酸铵[17]、α – 萘基脲（alpha naphthyl urea）[18]和含野百合碱的野百合花种子等[19]都可引起这种水泡。

　　要强调的是，在缺乏生理性资料时，将功能与结构的相关性联系起来应加慎重。Heath 等认为病变是由于大量水肿液迅速形成，说明了 HAPE 症状发作的突然性[16]。同时，患 HAPE 者一旦转至低地或予以氧疗，水肿液很快消退而恢复。这些水肿液可进入肺静脉端毛细血管而对血液流体动力学产生影响。这与 Fred 等在左心房和肺静脉压都处于正常时，对急性低氧性肺动脉高压与急性肺水肿形成的解释相一致[15]。然而，因毛细血管床具有巨大的储备能力，这些水泡的产生可能只具有功能上的意义，不过在不知道这些腔内的突起物累及毛细血管的具体百分率前，还难以做出这种否定。

　　另一项超微结构的研究是将大鼠急性暴露于模拟高原的低氧环境，发现肺静脉及小静脉壁的平滑肌细胞出现外翻，迫使内皮细胞表面下方突向血管内膜（图 48.5）。这种平滑肌细胞的外翻是由于肌细胞的收缩。这种超微结构的改变明确提示低氧介导的肺静脉收缩反应可能伴有甚至发生在 HAPE 以前。需要说明的是，小的肺静脉的收缩也见于头部损伤导致的肺水肿。这也是临床上常常见到 HAPE 和高原脑水肿同时存在的一个因素[20]。

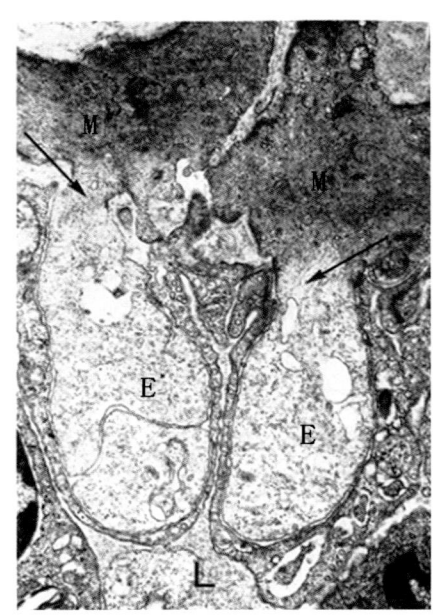

图 48.5　肺血管的电镜所见

可见模拟低氧应激引起血管收缩伴有肌性外翻形成（图示 E 处）；细胞浆清晰缺乏肌丝状体和细胞器。示平滑肌细胞的胞浆与细胞器的连接位（图示箭头所指的 M 处）；血管腔的边缘部（图示 L 处）。×17 500。（引自 Heath 等，1981）

第 2 节　J 受体与高原肺水肿

近年的研究发现肺泡壁的 J 受体与高原肺水肿间的关系密切。印度德里大学萨达尔·瓦拉巴伊·帕特尔胸科研究所的 Paintal 认为在高原对肺泡壁的 J 受体的刺激在防治肺水肿上具有生理作用。他观察到 J 受体位于肺泡壁的间质组织，是微小的感觉神经纤维，其横径为 0.1 ~ 0.3 μm[21]。由于肺毛细血管处于连接组织的支架位置，因而有 2 个实质性的微解剖学部分。一侧靠近膜性肺泡细胞，具有薄壁和丰富的泡浆，其融合肺泡上皮的基底膜及肺毛细血管，肺泡毛细血管内皮细胞具有超薄的细胞质，肺泡 – 毛细血管薄壁的部分参与呼吸气体的交换；另一部分的肺泡 – 毛细血管膜是由肺毛细血管内皮细胞、基底膜、胶原间质组织及网蛋白、肺泡上皮的基底膜及上皮细胞本身所组成。肺泡毛细血管壁厚的部分参与肺间质液体的移动。肺泡壁的 J 受体认为是在越过间质层的位置[21,22]。J 受体是"juxta-pulmonary capillary receptors"（近 – 肺毛细血管受体）的缩写，反映了其所在的位置（图 48.6）。当向心房或心室注射苯基双胍（phenyl diguanide）或向肺喷注液体状挥发性麻醉剂很快会刺激 J 受体，有力地证明了 J 受体在肺泡壁的位置[22,23]。

J 受体在间质组织内并可能与胶原纤维相连接。液体进入间质的机制就好像海绵吸水，当很多液体进入时，J 受体即被激惹。肺毛细血管压轻度升高可引起间质容量的轻度增加，刺激 J 受体。Paintal 提出在高原特别是运动时肺动脉压增高及血浆容量增加引起肺毛细血管充血及压力升高，一小部分人就会发展为肺水肿[24]。他引证了 Vogel 等[18] 的实验，在利德维尔（3 100 m）的 28 名健康者，年龄 13 ~ 17 岁，当运动时肺动脉压由 25 mmHg 上升至 54 mmHg，肺泡壁的 J 受体即被激惹并感到呼吸困难，起到预警保护作用[25,26]。他认为有一个反射反应即 J 受体反射（the J reflex），这一反射是脑旁路刺激导致骨骼肌抑制和运动体能下降。Deshpande 及 Devanandan 研究了激惹 J 受体的反射作用，在对后肢肌肉单触突反射研究时观察到激惹末端产生了对后肢的屈肌及伸肌单触突反射的抑制。这种反射抑制作用可在给予马钱子碱（strychnine）后消除。去脑髓作用可以消除 J 反射，提示有高级中枢的介入[27]。

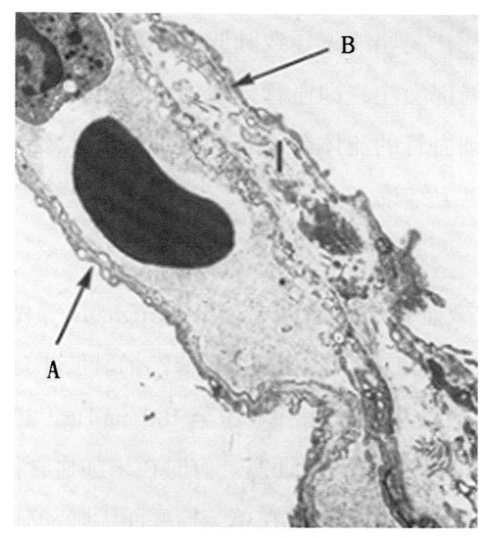

图 48.6　肺泡毛细血管及 J 受体

同前 Wistar 大鼠的电镜显示了毛细血管的两侧。毛细血管的薄壁（箭头 A）参与呼吸气体的交换，它系由稀薄的膜性肺细胞胞浆、肺泡毛细血管壁的融合基底膜以及稀薄的肺内皮细胞的胞浆所组成。毛细血管的厚壁（箭头 B）参与肺间质液体的移动。厚壁包括组织含有埋置在基质中的胶原纤维，间质组织内侧与肺内皮及其基底膜相连接，外侧则与稀薄的膜性肺细胞胞浆及基底膜相连接，J 受体就位于间质层内。×9 375（引自 Heath 等，1981）

　　2015 年该胸科研究所 DST 的首席研究员 Ashima Anand 专程来中国访问了青海高原医学科学研究所，吴天一团队与她交换了高原与 J 受体的生理与病理生理反应的研究结果。Ashima Anand 做了有关运动下 J 受体的活性方面的报道[28]。J 受体与 HAPE 及高原肺动脉高压相关疾病的联系值得关注。

第 3 节　病理生理学研究

　　尽管从发现 HAPE（Mosso，1898；Ravenhill，1913）迄今已经历了一百多年，但科学家对此病研究的热情未减。一方面，HAPE 每年危害着大量高原旅游者、登山者、平原来的建设者及军事行动中的部队成员；另一方面，HAPE 可以作为我们对低氧所致肺损伤病理生理机制认识的借鉴。

HAPE 的病理生理涉及下列有关机制。

一、肺动脉高压

肺血流动力学的研究证实肺动脉高压是关键因素。Fred 等（1962）[15] 及 Hultgren 等（1964）[29] 首先应用心导管术直接测量 HAPE 患者的肺动脉压力，发现有不同程度的肺动脉高压，显著者可高达 144/104 mmHg（19/14 kPa）。同时左心房压及肺楔压正常，排除了左心衰竭，是非心源性肺水肿。曾患 HAPE 的恢复期患者吸入低氧气体，出现明显的低氧性肺动脉增压反应（HPVR），提示肺血管对低氧存在易感性[30]。

根据肺小动脉解剖学的特征，高原缺氧导致肺肌性小动脉明显收缩，而肺非肌性小动脉的通路则变大，从而引起不均匀的肺局部灌注，即血管痉挛处血流减少，大量血流涌入这些大口径的通道流动，造成它们供血的那些毛细血管的流体静力压增高，使液体渗入肺[31]。大量有创和无创性[32,33] 血流动力学研究进一步证实了以上结论。

二、肺微血管裂隙

电子显微镜技术证实了肺微血管裂隙的存在。Severinghaus 等做过一系列研究。首先在 Long-Evans 大鼠身上分离出肺，静脉注入 12 ~ 35 μm 的聚苯乙烯乳胶小球以完全阻塞终末血管床，使血流被迫进入未被阻塞的肺动脉，使之过度扩张并增压至 100 mmHg（13.3 kPa），结果发现在血管周围出现袖带状水肿[34]。以后在犬的实验中进一步证实。有时在未加血管栓塞而有低氧肺动脉高压的对照组中也可出现类似的血管周围袖带状水肿，不过在单纯栓塞而无肺动脉高压时则从不出现这一水肿[35]。

肺泡壁通常由邻近肺泡上皮细胞的胞浆突起连接形成，肺毛细血管壁亦由内皮细胞的胞浆突起构成[31]。发生本病时，肺泡上皮细胞和肺血管内皮细胞变性，胞浆突起皱缩，细胞因缩回突起而使这种突起的链接点处间隙变大，内皮细胞分离，基底膜暴露，血管裂隙形成，于是较大的分子，如水、胶体粒子甚至细胞可通过此孔隙从毛细血管进入肺泡[34-36]。这一裂隙说（leakage theory）提供了 HAPE 时肺毛细血管通透性增高的生物物理学原理。

三、肺毛细血管应激衰竭

近年来，West 等通过一系列动物实验观察到低氧应激下肺毛细血管壁的完整性受损，认为这是低氧下肺毛细血管应激衰竭的结果。他们首先观察在极度低氧下（PB 236 ~ 294 mmHg，相当于 7 000 ~ 9 000 m）8 ~ 12 h 的 Sprague-Dawley 大白鼠，肺动脉收缩压由对照的（30.5 ± 0.5）mmHg 上升至（48 ± 2）mmHg。此时于气管内可见泡沫血样液体，超微结构下观察到一系列肺毛细血管受损现象，包括毛细血管内皮层或整个壁层崩裂、肺泡上皮层肿胀、红细胞及水肿液进入肺泡壁间质中、肺泡腔内充满蛋白液体及红细胞、内皮细胞胞饮突起伸入毛细血管腔内[37]。

随后在兔的实验中突然增高左心房或肺动脉压力，可引起高分子量蛋白及红细胞由血管内外渗至肺泡腔内[37-40]。电镜下可见在肺泡腔内有内皮细胞及上皮细胞碎片，渗漏的高分子蛋白、红细胞、白三烯及白三烯 B4[41,42]。这些形态改变在升压至 24 mmHg 时即可出现。这一学说进一步为 HAPE

时肺毛细血管损伤导致通透性改变及随之的炎症反应打下了理论基础。

四、高蛋白、高渗出性肺水肿

在肺水肿的发病机制上，肺通透性渗漏和流体静力性渗漏间存在着差别。前者一般是由于炎症，肺血管内皮屏障受损害而导致大量蛋白及红细胞从血管内渗漏至血管外间隙。而流体静力性渗漏是由于血管内压增高，最常见于充血性心衰，引起液体和蛋白选择性地渗漏至间质或肺泡腔，渗液为低蛋白含量[43]。临床上如何区别二者？1979 年 Fein 等首先推荐检测肺水肿患者的肺水肿液蛋白含量来判别是否属于通透性肺水肿[44]。自 1984 年起，Schoene 等先后在麦金利峰海拔 4 000 m 处，应用纤维支气管镜技术采集 HAPE 患者的支气管肺泡灌洗液（bronchoalveolar lavage fluid，BALF），取得了惊人的发现[45]。首先发现 HAPE 患者的 BALF 含有大量高分子蛋白，其总蛋白量比健康对照组高 60 倍，这种高通透性渗漏与 ARDS 患者相似，但 HAPE 患者的 BALF 中有大量肺泡巨噬细胞，而 ARDS 患者的 BALF 则为大量多形核中性粒细胞，显示炎症反应[46]。

以后的研究获得了更丰富的内容[47,48]，HAPE 患者的 BALF 中不仅有大量蛋白、肺泡巨噬细胞，尚有中性粒细胞、淋巴细胞及红细胞，并且有较高量的免疫球蛋白 IgG、IgA、IgM、α – 补体 C3、补体 C5 裂片、α1 抗胰蛋白酶、血浆铜蓝蛋白等。

这样的 BALF 特性可以排除左心衰竭时因肺毛细血管压力增高引起的低蛋白渗漏液，而证明 HAPE 者的是一种高蛋白、高渗出性肺水肿[49]。然而另一方面因肺水肿性质与 ARDS 者的相似从而增加了鉴别的难度。

在同一地区的急性高山病（AMS）不伴有肺水肿者，其 BALF 并无蛋白渗漏，尽管其血氧合水平降低，SaO_2 为 70.0% ± 2.4%。Schoene 等认为此时可能有间质性肺水肿而尚无肺泡水肿，间质性肺水肿可以导致肺膨胀不全、肺内分流和通气 / 灌注（V/Q）障碍[49]。

五、细胞因子和炎性介质的共性作用

细胞因子和炎性介质的作用是近年来的研究热点。日本信州大学医学部以酒保惠嗣为首的研究小组对发生在日本长野县登山者中的 HAPE 进行了这方面的研究[50-52]。他们对入院 1 ~ 4 d 的 HAPE 患者抽取了 BALF，发现细胞总数、肺泡巨噬细胞、中性粒细胞及淋巴细胞数均增多，同时总蛋白、白蛋白、乳酸脱氢酶（LDH）、白细胞介素 –1β（interleukin-1β，IL-1β）、IL-6、IL-8、肿瘤坏死因子 –α（tumor necrosis factor-α，TNF-α）及 IL-1Ra 也均增高，但 IL-1α 及 IL-10 不增高。还注意到 IL-6、TNF-α 与肺动脉压、肺动脉楔压及 PaO_2 值相关，即低氧血症愈重，肺动脉压愈高，IL-6 及 TNF-α 的含量愈高。因此他们认为炎性介质在 HAPE 发病早期起着一定作用。尽管这些炎性介质的作用十分类似于 ARDS 的，但其反应是短暂的，并且没有原发性感染的因素。

德国汉堡大学以 Bärtsch 为首的一批学者却得出不同的结果，他们在 HAPE 早期发现血清 TNF-α、IL-1、IL-2 及 IL-6 均不增高[53,54]。另一组 Pavlicek 等发现 HAPE 易感者（曾患过 HAPE 者）在抵达海拔 4 000 m 第 1 d，尽管出现明显低氧血症（SaO_2 69.6% ± 9.1%），血清补体 C3 及 α1 抗胰蛋白酶水平有所提高，但仍在临床允许范围内，IL-6、运铁蛋白（TF）及 C 反应蛋白（CRP）均不增高[55]。为此，Bärtsch 认为所观察到的炎症反应只是继发现象而非原因，他们坚持 HAPE 的流体静力压说，即高原低氧作用下，肺小动脉及小静脉发生显著的低氧性肺血管收缩，导致某些血管壁过度扩张，由此使细胞连接开裂及可能引起肺泡毛细血管膜应激衰竭。由于上述肺损伤，HAPE 时 BALF 中所出现的炎症反应只是一个继发性事件[56]。在此基础上，血纤溶系统活性障碍导致纤维蛋白异常增高，促进了肺血管微血栓形成，也是一个重要因素[57]。

但是不论是始发机制还是继发现象，效应细胞、细胞因子及炎性介质在 HAPE 的病理生理过程中有重要作用。

关于 HAPE 发病的分子机制将在急性高原病的分子生物学研究章内详加讨论。

第 4 节　再入型高原肺水肿

HAPE 根据发病情况和发病对象可以分为 2 个类型。I 型即初入型高原肺水肿（entry or ascent HAPE）：指未经习服的平原地区人，在急速进入高原后的 1 ~ 3 d，或晚至 7 ~ 14 d 发病。这在我国的参与高原建设者、旅游者、登山者和高原军事行动中最为常见。II 型即再入型高原肺水肿（re-entry or reascent HAPE）：指高原久居者或高原世居者，已获得对高原的习服—适应，到海平面或海拔低处短期居留一段时间（1 ~ 15 d）后，于重返高原后很快发病。这一类型 HAPE 在南美安第斯区的秘鲁和玻利维亚高原土著居民中很常见[58,59]，北美科罗拉多利德维尔的儿童及青少年在去平原重返家乡时也常发生[60]。

首先，HAPE 在藏族血统的人群中很少发生，喜马拉雅山区的夏尔巴人偶尔发生 HAPE 及（或）HACE，通常都在特高海拔发生[61-63]。青藏高原的藏族发生 HAPE 的文献鲜有报道。吴天一等报道从 1984—1995 年一共观察了 242 例发生在青藏高原的 HAPE，其中有 8 例（男性 7 名，女性 1 名）为藏族世居者，年龄为 21 ~ 37 岁，发病的海拔高度为 4 280 ~ 5 520 m。诊断根据为临床表现及 X 线胸片。7 例是单纯 HAPE，1 例 HAPE 合并 HACE。其中 5 例为再入型 HAPE，他们在平原逗留的时间为 6 ~ 21 d，从返回高原到发病出现症状的时间为 8 ~ 32 h。尽管临床经过较重，但全部经治疗获得痊愈。经过 2 ~ 4 年的随访，他们在高原地区生活劳动正常，无人再发生 HAPE[64,65]。

其次，为何藏族和南美印第安世居者相比，再入性 HAPE 发生率极低？在秘鲁中部的拉奥罗亚再入型 HAPE 的发生率为 2.6%[66]。这比我们报道的在青藏高原藏族中再入型 HAPE 的发生率为 0.17% ~ 0.24% 高出甚多[64]。在世界大多数高原地区均有高原世居者到平原后重返高原易于发生再入型 HAPE 的报道，然而藏族却是例外。皆知，藏族对低氧性肺动脉增压呈钝化反应[67]，而南美印第安人则易于发生低氧性肺动脉高压。一个重要的病理生理因素是他们具有明显肌化的肺小动脉、肺细小动脉[68]（图 48.2），在低氧下肺血管床的收缩性反应活跃，导致显著的肺动脉高压，这就是 HAPE 发生的主要病理因素[69]。相反，藏族的肺小动脉肌层菲薄，肺细小动脉也不出现异常肌化，没有低氧肺血管增压反应的解剖学基础而防止 HAPE 的发生。另一个重要的病理生理因素就是高原红细胞增多症，南美印第安人在高原大多有明显的红细胞增多，在下降到海平面常氧环境后，红细胞迅速减少，相对的血浆容量增高[70]，当他们重返高原时高血浆容量是另一个 HAPE 发生的易感因素。而藏族在高原 Hb 及 Hct 并不增高，一般在海平面值的 ±2s 范围内。

最后，为什么有的藏族人仍发生再入型 HAPE 呢？可能有以下因素。第一，大部分藏族均认为他们是适应于高原的，所以在平原停留 3 ~ 5 d 后迅速返回高原（乘飞机），回到高海拔地区多立即进行体力活动；平原汉族缓慢进入高原，到高原后一般均较谨慎而减少活动。5 例藏族再入型HAPE 者回到海拔 4 000 m 以上家乡立即从事强体力活动，如骑马、爬山、背负重物等。另外 3 例虽从未离开过青藏，但他们作为高山向导领队进入比他们家乡高得多的海拔（5 480 ~ 5 520 m），步行且背负重装备强行军，激烈活动成为发病的危险因素。这是应该加以宣传教育的[71]。第二，尽管藏族为高原适应群体，但其中依然存在对低氧易感的个体。如吴天一报道了 1 例患有慢性高原病的藏族于重返高原后发生了高原肺水肿。慢性高原病和再入性 HAPE 发生在 1 名藏族人身上是罕见的，以往未见报道。该名藏族男性，37 岁，西藏出生，在海拔 4 300 m 的青海玛多患有慢性高原病，表现为红细胞增多和肺动脉高压，当他下到海平面 12 d 后返回其家时，背负重物徒步翻越高山，发生了 HAPE，幸好他是兽医及时发现病情求医，经低转和高压氧治疗肺水肿痊愈[71]。恢复后在减压舱模拟海拔 4 300 m 条件下，静息时 MPAP 迅速由 28 mmHg 上升至 38 mmHg，运动时增压到46 mmHg，PaO_2 由静息的 62 mmHg 降低至运动时的 42 mmHg，因此其致病原因与低氧通气反应钝化、重度低氧血症、肺动脉高压、肺血容量增加，以及激烈运动和心房肽过多释放有关[72,73]。

值得注意的是，近年来随着交通条件的改善，我国高原人往返平原的机会增多，发生再入型HAPE 的概率亦增加。例如 3 例出生和生活在青藏高原 3 000 m 以上地区 2 ~ 5 岁的汉族小儿，在随父母去平原探亲 10 余天后返回高原，乘飞机 2 ~ 4 h 到达西宁，即发生 HAPE。小儿对高原低氧性肺动脉增压反应非常易感。3 例经治疗后全部康复。

尽管发病情况有别，但这 2 型高原肺水肿的临床表现相同，治疗原则也一致[71]。

第 5 节　亚临床型高原肺水肿

HAPE 的治疗效果及预后均取决于能否获得早期的诊断，典型的 HAPE 一般不难诊断，但往往症状体征明显时，疾病已进入发展阶段或严重期，给治疗带来困难。近年来观察到在 HAPE 的典型临床征象出现前，已有一些迹象可以提示并随后证明是 HAPE，这就是"亚临床型高原肺水肿"（subclinical high altitude pulmonary edema，SCHAPE）或"无声型 HAPE"（silent HAPE）。

一、临床表现

快速进入高原是发生 HAPE 最大的危险因素。典型的 HAPE 见于平时健康而迅速抵达海拔

2 500 m 以上且未经习服的人，常在抵达高原后的第 2 ~ 4 d 发病[74,75]。也可见于高原世居者在去往海平面小居后重返高原时发病，这种被称为重返型或再入型 HAPE[76]。早期症状为呼吸困难、咳嗽、无力、胸部压塞感、咳白色或血性痰、肺部可闻啰音[77]。LLSS 提出的诊断标准为：近期抵达高原；至少有下列 2 项症状，静息时呼吸困难、咳嗽、无力或活动能力下降、胸闷或壅塞感；至少有以下 2 个体征，至少在一个肺野可闻及啰音或喘鸣音、中枢型发绀、呼吸增速或心率过速[78]。然而在玉树地震时，在平均海拔 4 200 m 观察到 12 例亚临床型高原肺水肿的临床表现与之有所不同。李素芝等对此 12 例做了临床分析。与典型的高原肺水肿不同，他们无明显的呼吸道症状，但多与 AMS 征象密切。如患者出现原因不明的静息心率增快（HR>90 次/min）、呼吸增快（RR>20 次/min）、显著发绀、SaO$_2$ 明显下降（平均 68% ± 5.4%），这些表现已不能单纯用 AMS 解释，但此时胸部听诊并无啰音，立即进行胸部 X 线检查，可见一侧或双侧肺野特别在近肺门处有斑点状阴影，考虑为亚临床型高原肺水肿，并立即给予治疗。实际上，亚临床型高原肺水肿并不少见，如临床观察发现和治疗不及时，随后可出现咳嗽、咳痰、肺部啰音等典型高原肺水肿征象，是高原肺水肿的早期表现，此期加以治疗，效果极佳[79]。

为了能够早期诊断，我们提出下列几条标准[79]。

（1）在抵达海拔 3 000 m 或以上，出现 AMS 的临床症状及活动能力下降。

（2）进行性频繁的干咳而无痰是一提示症状，只有到疾病后期才会出现呼吸困难、窘迫和咳血性泡沫痰[76,77]。

（3）呼吸增快和心率增速是重要的预警体征。

（4）动脉血氧饱和度（SaO$_2$）显著下降是预示指标。

当出现上述任何一项指标时，均应立即进行胸部 X 线检查，以获诊断。

二、X 线检查特征

典型 HAPE 的胸片一般表现为心界不大、肺动脉膨隆、肺部出现浸润性阴影，在较轻病例中一般多在右肺和下野明显，随着病变加剧两肺出现浸润的絮状、片状阴影[77-79]。Vock 等对 HAPE 的 X 线影像特征的发展过程进行了研究，25 名男性志愿者先在海拔 500 m 的平原进行 X 线胸片检查，随后受试者攀登 Mt. Rosa（4 559 m），在抵达峰顶后的 6 h、18 h 和 42 h 进行 X 线胸片检查。其中 8 人有 HAPE 史。最早在到达峰顶的第 6 h，肺部水肿影像已经显现，主肺动脉增大了 10% ~ 30%。在第 18 ~ 42 h 更明显，检查结果为 8 人出现明显的肺水肿，其中 6 人原有 HAPE 史，其余 2 人则无[80]。这种 X 线影像的特征与具有通透性或过度灌注性而肺静脉压正常的肺水肿影像相一致。这一研究提示 HAPE 的病理发展过程可以在 X 线胸片上表达出来。在早期仅有中心肺动脉扩大并无肺部浸润，逐渐发展为周边性和对称性，证明 HAPE 的不均匀肺血管收缩[81]。X 线胸片所见与肺部啰音并不一致，特别是那些临床征象不显、肺部听诊也正常的人，X 线胸片对早期发现 SCHAPE 有重要价值[82,83]。应加注意，与 HAPE 不同，SCHAPE 早期可能仅肺门两侧有斑点状阴影，

肺纹理粗乱或模糊，肺透明度降低，肺部呈玻璃絮样或云絮样影[84]而无明显的片状和絮状影（图
48.7、图 48.8）。X 线胸片应动态观察。

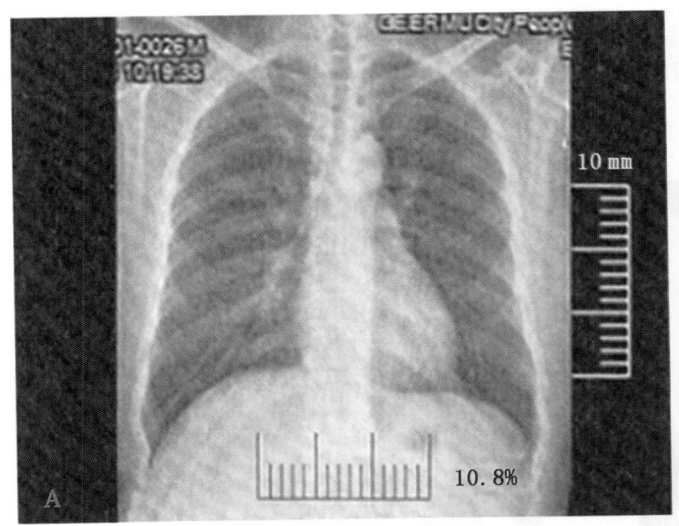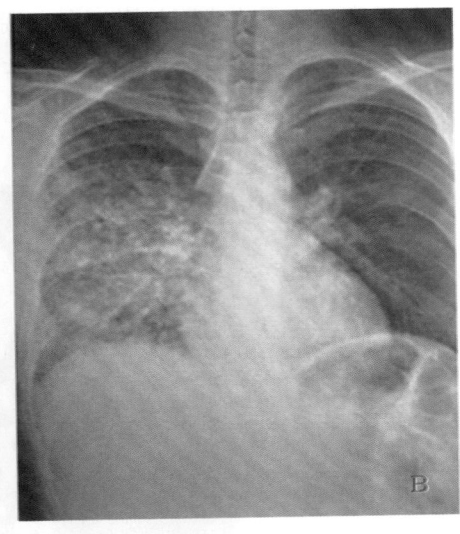

图 48.7　亚临床型高原肺水肿与典型 HAPE X 线胸片

　　A——一例 18 岁男性在 3 750 m 出现明显呼吸困难、干性咳嗽、胸闷，肺部听诊呼吸音粗糙、无啰音，
明显发绀，HR 102 次 /min，SaO₂ 56%，X 线胸部后前位片示两肺纹理粗糙，有散在小点状结节影，诊
断为亚临床型高原肺水肿，经吸氧等治疗迅速好转；B——对比一例典型 HAPE，X 线胸片显示右肺大量
点状、絮状浸润阴影，肺部听诊有湿性啰音。

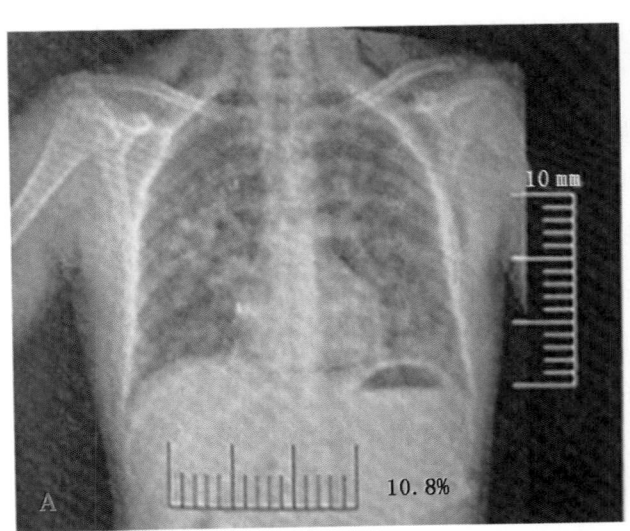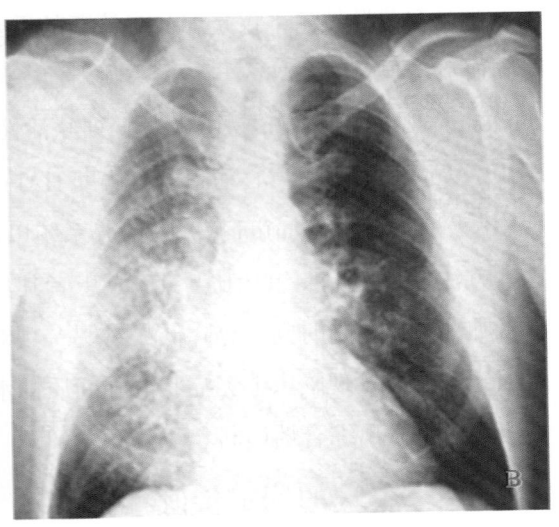

图 48.8　亚临床型高原肺水肿与典型的 HAPE X 线胸片

　　A——一例 22 岁汉族男性，在急进海拔 3 750 m 后发病，呼吸困难、干性咳嗽、发绀、RR42 次 /min，
HR 98 次 /min，SaO₂ 54%，肺部听诊呼吸音粗糙、无明显啰音。X 线胸片示两肺对称性周围斑片状浸润影，
诊断为亚临床型高原肺水肿，治疗痊愈；B——对比一例典型的 HAPE，X 线胸片显示右中下肺大量浸润
阴影。

三、CT 及彩色多普勒检测

近年来，应用 CT 扫描可对肺部不同层面的水肿性病变进行观察。早期显示肺纹理增大增粗，有散在絮状、结节状或网状影，在末端细支气管周围常有散在或孤立的水肿形成[84]（图 48.9）。CT 尚可扫描到肺泡气体空间相及胸膜下的病变。应用 CT 不仅可获得早期诊断，并可分析 HAPE 的病理生理[85]。

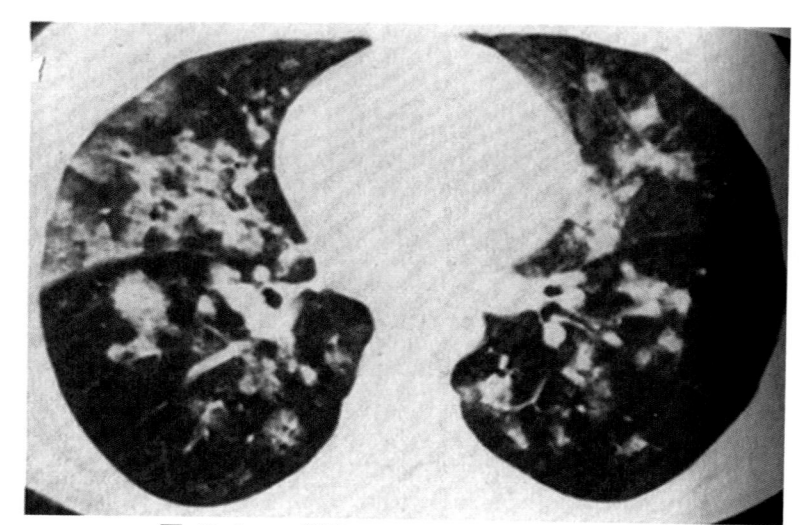

图 48.9　一例患 HAPE30 岁男性的 CT 扫描
在肺组织前位可见两侧对称性、融合性的水肿浸润影。

彩色多普勒技术不仅是 HAPE 诊断的重要手段，而且尚可预测 HAPE。Vechelery 观察到在低氧时肺血流增强时间（AT）与三尖瓣喷射速率峰值（TR）的比值下降，而这是 HAPE 易感的表现[86]。Duplain 等观察到 HAPE 易感者交感神经活性增强[86]。Grunig 等应用应激多普勒超声心动图来判定 HAPE 易感者[87]。超声心动图可以协助 HAPE 的早期诊断，特别是应用一种被称之为"彗星尾状"赝影（"Comet tail" artifacts）的计分系统以对肺间质或肺泡水肿产生侧影影像。Fagenholz 等应用这一方法发现与对照组相比，HAPE 患者其具有高的彗星尾征记分和低的动脉血氧饱和。当 HAPE 患者肺部转为清晰时则记分降低[88]。另一项对登山者的观察发现随着动脉血氧饱和下降，应用彗星尾征记分可以发现临床上无症状的肺间质性水肿的高发病率。然而，彗星尾征记分应该结合其他的临床资料以做出综合性诊断。

四、SaO₂ 的判定价值

Cremona 等对 262 名攀登 Mt. Rosa（4 559 m）的登山者进行了肺功能的观察，对比了在攀登前和大约经 24 h 攀抵峰顶后 1 h 的变化。1 名登山者因患 HAPE 被排除。40 人（15%）肺部可闻及啰音或于登顶后 X 线胸片有间质性肺水肿，92% 的人肺终末量增加。在 197 名无水肿者中，74% 也有肺终末量增加。这一肺终末量的增加可以认为是肺对高原易感的一个指标，可反映肺血管外的液体增多。使人不解的是，平均 SaO₂ 为 77%，而 40 名肺部有啰音或 X 线示水肿者的 SaO₂ 值并不降低[89]。对此 Bärtsch 认为如果没有在平原的胸片对照，高原肺间质性肺水肿有时很难诊断。他们观察到健康登山者在攀至 Margherita 站（4 559 m）时，只有 6% 的人经 X 线胸片及血气分析可证实患有 HAPE，故认为肺部啰音及肺量改变并不一定预示 HAPE[90]。另外一些报道观察到在这一高度运动对肺功能异常起到重要作用。Imoberdorf 等报道健康男性乘直升机飞抵 Margherita 站时，平均 SaO_2 为 82%，而攀至该站时，SaO_2 为 75%[91]。Hohenhaus 等报道当抵达 4 559 m 峰顶时，未患 AMS 者的平均 SaO_2 为 82% ± 1.4%，患 AMS（以 LLSS 为判定标准）者的平均 SaO_2 为 75.9% ± 1.5%[92]，发生 HAPE 者的平均 SaO_2 为 67% ± 10%，明显降低[93]。Severinghaus 认为 Cremona 等的报道在多数登山者中具有生理意义，并且可能是低氧运动导致肺血管外液体增多的一种说法，然而具有较小的临床重要性[94]。

五、相关的病理机制

有一些研究应用间接方法来检测肺水量，如肺功能仪、肺阻抗图等[95]，但是受到许多与高原环境相关因素的影响，如心输出量的增多、寒冷介导的轻度支气管痉挛、运动及低碳酸血症等[82]。尚有一些研究认为在高原低氧性肺血管收缩和肺动脉高压使肺局部血容量增高[79,94]。

关于肺动脉压与肺水肿形成的关系，有研究指出当平均肺动脉压明显增高（>35 ~ 40 mmHg）时，通过反应链终将导致肺水肿和呼吸衰竭[96,97]。不均衡的肺动脉收缩压增高造成某些肺毛细血管床区的通气 / 灌注比率失衡，致使相对无血管收缩的区域过度灌注，而这些过度灌注区域的毛细血管内皮由于应激衰竭而衰变形成高度通透性[74,75,97]。实际上，肺微血管的压力达到 20 mmHg 就可能引起早期间质性肺水肿[75]。Bouzat 等观察到数名登山者在攀登海拔 4 350 m 的前 2 d 出现了无症状的一过性间质性肺水肿，认为是在高原习服过程中出现的一种隐伏的好的现象[98]。其后，Cremona 等在攀登 Mt. Rosa 峰的登山队员中也观察到这一现象，但他们认为这就是亚临床型 HAPE 的表征[89]。

然而有人认为仅肺动脉压力增高本身并不一定就引起肺水肿，因一些基因调控在发病上起着重要作用[99,100]。另外一个在 HAPE 发生发展上非常关键、不容忽视的机制，即肺泡液体的产生和随后的再吸收之间的平衡失调[75,97,99]。另一 HAPE 的病理因素是其伴随发生的炎性反应，在发病数小时后大量的液体进入肺泡[74,101]。这些机制已在 HAPE 的病理生理学研究节做了讨论。

六、发生率

亚临床型高原肺水肿的确切发生率尚不清楚[82]。近年来有 2 项报道均指出人抵达高原（4 268 m）后在第 1 d 约有 50% 以上发生亚临床的肺水潴留，与潜藏的肺水肿是一致的，但这些液体即使在高原也逐步自发性吸收了[94,102]。对一组攀登雷尼尔峰（Mt. Rainier, 4 392 m）的登山者在登顶后体检，发现 24% 的人有肺部啰音[76]。Cremona 等根据在 Mt. Rosa（4 559 m）的观察，认为在登山数小时后几乎每 4 名登山者中有 3 人患有轻度的亚临床型 HAPE。他还指出，如果人的肺量小、攀登速度快、运动强度大，则大多数人均会罹患 HAPE，这就很难用遗传易感性来解释[84]。在尼泊尔喜马拉雅发生 AMS 的徒步旅游者中 30% 有肺部啰音[103]。这些报道提示 SCHAPE 比实际上我们估计的要多，发病也高于 HAPE[104]。这不得不引起高度关注。

第 6 节 高原肺水肿的预防和治疗

一、预防

个体和群体都存在对 HAPE 的易感性。HAPE 的预防一是强调逐步登高。一般原则是在海拔 2 000 m 以上时每天的上升高度不要超过 350 m[105]，防止快速连续急进高原，因急进高原既可诱发高原病，又延长高原习服的时间[105,106]。二是避免抵达高原后的前数日即做强烈体力活动[107]。三是禁酒及不用安眠药[106]。药物预防是一种手段，但不可替代上述措施。药物使用的原理是促使肺血管扩张，以防止肺动脉增压反应及改善肺的气体交换[108]。

（一）硝苯地平

硝苯地平（nifedipine）是一种钙通道拮抗剂。降低肺动脉高压为防治 HAPE 的关键，而多种钙通道拮抗剂均可同时作用于体循环和肺循环而使血管扩张，具有降低肺动脉压力、阻力和改善肺气体交换的功能[109]。此药用于预防 HAPE 已有一段时间，可有效抑制低氧性肺血管收缩、降低高原肺动脉高压[110]、改善运动能力、改善肺气体交换及减少肺 X 线影像上的病损。Bärtsch 等对 21 名（男性 20 名，女性 1 名）X 线影像显示曾患 HAPE 的易感者进行观察研究，在快速攀登 Mt. Rosa 时，10 人在 3 d 内每 8 h 服硝苯地平 20 mg。另外 11 人中有 7 人服用安慰剂。多普勒检测肺动脉压时，服用硝苯地平组的肺动脉收缩压（SPAP）较对照组低 12 mmHg，肺泡 – 动脉氧阶差（A–aDO₂）及 AMS 症状记分均低于对照组，证明硝苯地平可降低 PAP 从而有预防 HAPE 的作用[111]。Oelz 等认为当发生 HAPE 而又难以下撤或缺乏氧气时，对 HAPE 患者应用硝苯地平可以作为第一救援措施[112,113]。一般用法为在进入高原前 24 h 开始服用，每次服用 20 mg，每 8 h 1 次，其吸收缓慢，可持续服用到下山[105]。应注意与 α – 受体阻断剂或 β – 受体阻断剂等降压药同时使用，常导致低血压。服用降压药的患者如必须用硝苯地平时，则应减量至 1/2，每 12 h 1 次，并严密观察血压。硝苯地平应避免和银杏叶制剂（gingko biloba）同时使用[114]。此外肝功能异常者慎用。

（二）他达拉非或西地那非

他达拉非（tadalafil），每次服用 10 ~ 20 mg，1 日 2 次，或西地那非（sildenafil），每次服用 50 mg，每 8 h 1 次，应在进入高原前 24 h 开始服用。二者均为磷酸二酯酶 V 型抑制剂（phosphodiesterase–V inhibitor），可以有效预防 HAPE。

NO 作为血管扩张剂产生于肺血管内皮细胞，但局部磷酸二酯酶（phosphodiesterase，PDE）的活性作用使其半衰期很短，因而，磷酸二酯酶的抑制物可以加强内源性 NO 的作用。根据这一原理，磷酸二酯酶 V 型抑制剂可以在低氧下降低肺动脉高压，有如吸入 NO 一样，可作为 HAPE 防治的药物[116]。西地那非更适用于有低血压倾向的人[34]。观察到在海拔 4 350 m，西地那非 40 mg，1 d 3 次，连用 6 d，提高了运动能力，减轻了低氧血症，且未影响到正常的习服过程[117]。主要的争议是有人观察到磷酸二酯酶 V 型抑制剂有时可加重 AMS，机制未明，因此反对用该剂[118]。有静脉高压的患者禁用西地那非，因有引起食管静脉曲张出血的危险。冠状动脉患者应用含有硝酸成分的药物，或 NSAIDs 时，应禁用磷酸二酯酶 V 型抑制剂[114]。

（三）沙美特罗

沙美特罗（salmeterol）是一种 β$_2$ 受体激动剂，用于治疗支气管哮喘，观察到可逐步清除掉肺部积液[119]。Sartori 等由此提出了一个理论即 HAPE 时肺内皮细胞对钠的转运不足[106]，因此进行一项实验。37 名对 HAPE 易感的登山队员，于 1 d 内攀至 Mt. Rosa（4 559 m），分为 2 组对比，吸入沙美特罗组 HAPE 的发生率下降了 50% 以上。随后又对比了 37 名登山队员中对 HAPE 易感的 33 名队员，应用鼻黏膜电位差（nasal transepithelial potential difference）作为对钠转运的指标，结果 33 名 HAPE 易感者中有 30% 出现了亚正常的鼻黏膜电位差，提示对钠和水转运能力的不足[120]。这篇发表在《新英格兰杂志》（New England Journal of Medicine）的论文，配了一篇 Voelkel 的展望[121]。他根据低氧下肺的血管收缩而推论活性氧（ROS）激活了化学性介导的炎症反应和生长因子，如血管内皮生长因子（VEGF）、IL-1 及 TNF 等参与发生 HAPE 的因子。但是由于 HAPE 与肺动脉高压和肺泡 – 血管屏障的物理学损伤密切相关，由此上述，作者疏忽了很重要一点是该药物对血流动力学的作用[122]。

由此在《新英格兰杂志》引起一场大争议，在此简要介绍。Bärtsch 及 Mairbäurl 亦反对以刺激钠的再吸收来解释此药的效应。注意到沙美特罗紧紧与上皮细胞连接，通过一系列机制亦可降低肺动脉压力。支气管灌洗液检测证明了肺血管通透性增高，其对活性钠的转运无效。多普勒检测肺动脉压的关键时刻应该是在攀登时，此时 PAP 可能是最高的，即在美沙特罗发挥扩血管作用以前[123]。Swenson 及 Maggiorini 也认为支气管肺泡灌洗液提示在 HAPE 发生的前后均只有很轻的炎症或无炎症，肺动脉增压导致肺血管机械性损伤才是原发性病因[124]。Cruden 等注意到血流动力学作用的意义，认为目前仅用间接的无创多普勒检测肺动脉压，而 NO 作为血管扩张剂防治 HAPE 的作用不容忽视，建议行心导管术直接检测肺动脉压，同时在应用沙美特罗时检测鼻上皮细胞潜能[125]。Basnyat 观察到患 HAPE 的登山者吸入沙丁胺醇（β$_2$ 受体激动剂）时 SaO$_2$ 增高[126]。Prodhan 等由此提出一个问题，由于烟中含有 NO，它是否能降低肺动脉压[127]？

对于上述种种问题，Scherrer 及 Sartori 做了回答，同意许多意见，但他们根据对沙美特罗疗效的观察，认为对钠转运的作用是有益的。受试者中无吸烟者。最后指出关于沙美特罗药理机制的争议不应该影响医生和登山者应用沙美特罗预防 HAPE[128]。一般用量 125 μg，1 日 2 次。认为此药便于携带和作用时间较长可预防 HAPE 发生[120]，对 HAPE 的易感者有清除肺泡液体的作用[124]。但下列疾病，如肝脏功能不全、低钾血症及过速型心律失常者应禁用[119,120]。

至于 β$_2$ 肾上腺素激动剂 [低氧性肺血管收缩反应抑制剂，刺激低氧通气反应而增加低氧通，加固细胞间的相互作用以及增加一氧化氮] 的多重作用，而提高肺泡液体转运能力（alveolar fluid transport capacity，AFC）是否会对 Salmetero 研究的阳性结果有促进作用，目前尚不能确定[123-125]，他达拉非和沙美特罗对于进入高山人员的安全性都值得进一步研究。

（四）地塞米松

已证明地塞米松（dexamethasone）可有效预防 AMS 和 HAPE。Ellsworth 等观察攀登雷尼尔峰（Mt. Rainier，4 392 m）的 18 人服用地塞米松，每 8 h 1 次，每次 4 mg，在预防 AMS 上较服用乙酰唑胺 250 mg，每 8 h 1 次有效[129]。Basu 等使登山人员服用泼尼松 20 mg，每日 1 次，在登山前 2 d 开始，服到登顶后的 3 d，结果观察到 AMS 的 LLSS 计分明显下降。再按小剂量和大剂量服用泼尼松以及服地塞米松 0.5 mg，每日 1 次，按上述方式服用，结果认为用小剂量的糖皮质激素即可预防 AMS，又不至于影响肾上腺皮质对低氧的正常反应[130]。

一般在进山前 1 d 开始服用并服用至下山[128]，登山速度 >1 000 m/ d，在 5 d 以内时，用量为 4 ~ 8 mg，每 12 h 1 次。如与西地那非联合服用可更有效预防 AMS 和 HAPE。根据动物实验，地塞米松可以通过抑制低氧介导的内皮功能障碍而促进 NO 合酶的合成[131]，因此具有扩血管作用而预防 HAPE。地塞米松可以提高上皮层 Na^+-K^+ 泵的功能，而清除肺部的积液[132]。地塞米松通过调节因低氧介导的肺血管转运蛋白增高而降低肺血管的通透性[133]。综合起来，地塞米松降低肺动脉压力的机制可能和下列因素有关：①在低氧下刺激平滑肌细胞内环磷酸鸟苷（cGMP）产生，对维持血管张力起重要作用；②增加 NOS 基因活性；③调节交感神经活性；④改善肺上皮细胞 Na^+ 和水的转运；⑤改善肺泡表面物质；⑥增强肺毛细血管内皮活性而可能抑制炎性反应。地塞米松的禁忌证是：变形虫病、圆线虫病、溃疡病活动期及上消化道出血。应避免同时饮酒及服用 NSAIDs（见高原消化道出血症章）。在高原服用地塞米松时不能突然停药。尽管其不一定促进习服，但对抵抗 HAPE 者可提高体能[134]。

（五）乙酰唑胺

乙酰唑胺是碳酸酐酶抑制剂，可以抑制肺血管的收缩，主要用于防治 AMS 和 HACE，也可降低 HAPE 的危险因素，如可抑制低氧性肺血管收缩反应[135]，从而起到预防 HAPE 的效果。用量为 250 mg，每 8 h 1 次，在上山前 1 d 开始服用。近来都建议 250 mg，1 d 2 次，同样有效而副作用少。对于肾功能不全的患者，根据病情减少剂量及延长用药间期或者完全禁用。酸中毒、磺胺过敏及肝病者也应禁用[109]。

二、治疗

HAPE 如治疗处理及时有效，则恢复快且可完全治愈。几十年来的临床观察一致认为迅速低转至平原是最有效的策略，病情很快好转及自愈。然而在患者发病的现场，地形、交通及种种当时的条件常不允许实施快速低转，此时只有采取就地治疗，同时应用综合疗法。

（一）迅速低转

发现患者后立即迅速向低地转移是最有效的疗法，至少争取向下低转 1 000 m。在高山条件下，低转应由组织和有经验的人来实施，做好各种准备（药物、氧气）以便随时采取应对措施。直升机或救护车当然理想，但很多情况下是靠人力抬运或牦牛驮运的，这时患者应处于被动及尽量安静的状态，因任何导致患者颠簸的活动都会加剧缺氧而使病情恶化[136]。

有时低转会处于非常困难的境地，如 1996 年珠峰山难时，患严重冻伤及低温症的患者和 HAPE 患者倒在珠峰顶，必须要从海拔 8 500 m 的险峻高峰上向下撤，患者已完全处于昏迷及瘫痪状态，生命体征极其微弱，危在旦夕。当时暴风大雪，气温 –40℃，风力近 12 级，视线被路面冰雪阻断，救援者随时可能牺牲，但勇敢和经验丰富的夏尔巴人采取轮换向下背抬的方式取得成功。高山环境气温极低，要给予患者头、身和四肢的保暖，防止因寒冷刺激致交感神经活性增强而使 HAPE 恶化[137]。

在患者不可能或不适宜低转，或在低转过程中（如在唐古拉山建设青藏铁路时需长途低转），可用简便手提式低压舱——增压袋（pressure bag），目前有多种类型可选择，增压数小时达到模拟下降 1 500 m 或更低的程度[138]。

（二）呼气末正压通气

对重症 HAPE 或怀疑发生 ARDS 者，可应用持续气道正压通气（continuous positive airway pressure，CPAP）治疗，对有自发性呼吸的患者可以保持其呼吸道的正压通气，类似于呼气末正压通气（positive end-expiratory pressure，PEEP）的生理效果[139]。对于重症 HAPE，CPAP 是院前救援的一项首要措施[140]。动物实验观察到，油酸诱导的肺水肿在高原条件下用呼气末正压通气的疗效比用氧好[141]。可以防止低氧导致的肺损伤程度加剧[142]。临床治疗参阅本章节。

（三）氧气应用

不论低转还是暂时难以低转，供氧都是关键性治疗，应立即实施。改善动脉血氧水平可以抑制肺血管收缩和降低肺动脉压力，从而清除血管外潴积的液体。应用氧疗治疗 HAPE 自 20 世纪 30 ～ 40 年代开始，现在已经发展出诸多的供氧设备，机制都是达到呼吸道正压氧吸入，改善动脉血氧饱和，减轻低氧应激引起的一系列病理生理变化[140]。供氧的综合措施是吸入高流量氧（4 ～ 6 L/min），严格卧床，加强保温，争取立即低转 500 ～ 1 000 m。氧气治疗最为关键，结合迅速低转将取得显著效果（图 48.10）。

（四）吸入一氧化氮

一氧化氮（nitric oxide，NO）产生于肺内皮细胞，是一种自然的血管扩张剂[143]。HAPE 易感者在低氧条件下呼出气的 NO 水平降低[144]（见第 50 章）。Scherrer 等在 4 559 m 治疗 18 例 HAPE 易感者。治疗前与非 HAPE 易感对照组相比，MPAP 增高明显而 PaO_2 下降，出现了肺动脉高压及低氧血症。NO 治疗后 PAP 降低而 PaO_2 升高，但对照组的 PaO_2 则下降，这可能与通气 / 灌注比率失衡（V/Q mismatching）加重有关。NO 首先到达具有通气功能的非水肿区并扩张此处血管，由此将水肿区的血流驱向非水肿区，改善了 V/Q 比率，纠正了低氧血症[145]。Anand 等对 14 例 HAPE 患者，对比了单用 NO、50% O_2 治疗及 NO 和 50% O_2 并用治疗，结果 NO、O_2 均可降低 PAP 并提高 PaO_2，而同时吸入 NO 及 O_2，则加重疗效，效果更好。应用的 NO 剂量是非常低的，约为 20 mg/L，因高剂量时具有毒性[146]。动物实验中将大鼠暴露在常压低氧（FiO_2=0.10）及对比同样低氧而吸入 83 mg/L NO（高剂量），结果 83 mg/L NO 组的存活率由对照低氧组的 39.5% 降为 6.2%，对照组的肺湿重明显高于 NO 组，提示 NO 对 HAPE 的动物模型有良性效果，也提示了 HAPE 的发病机制中肺动脉高压是关键[147]。一般吸入量 40 mg/L 共 15 min 可以改善 HAPE 患者的血氧合能力，因此，吸入 NO 的浓度至关重要[146]。

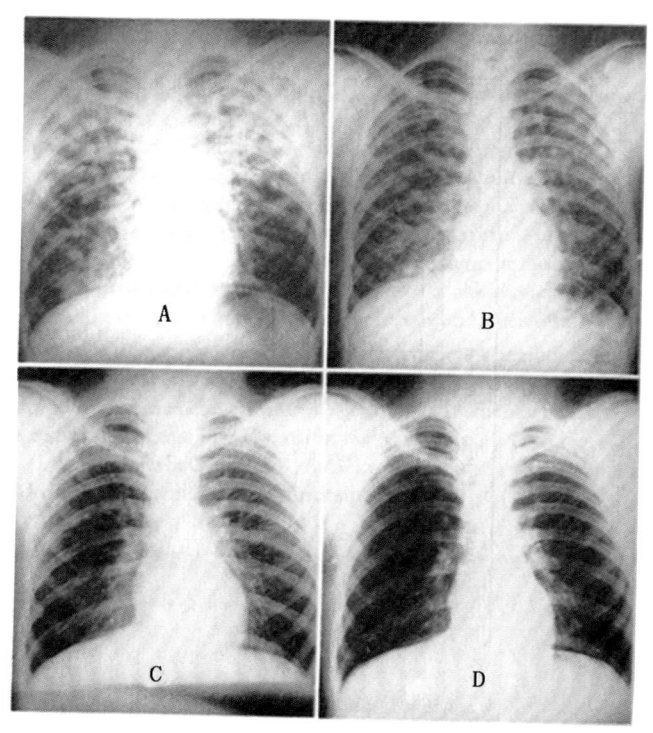

图 48.10　HAPE 者低转及氧疗的效果

一例 HAPE 患者经氧气吸入及低转后的 X 线胸片恢复情况：A 为 HAPE 发作期，B、C、D 分别为低转加吸氧后 24 h、48 h 及 72 h 肺部浸润影逐步吸收消退的变化过程。24 h 肺部浸润开始吸收，至 72 h 已完全吸收。从 HAPE 发作到 72 h 肺部浸润完全吸收的相关生理指标为：HR 138 次 /min vs. 60 次 /min，SaO_2 55.3% vs. 84.8%，MPAP 62 mmHg vs. 18 mmHg。

观察到通过鼻旁窦内源性的 NO 作用调节可降低肺血管阻力[148]。在临床上已观察到，对有低氧性肺动脉高压的患者，低浓度的 NO 可选择性地作用于肺血管、扩张肺动脉、降低 PAP、改善心功能、提高对周围组织的氧供，取得明显疗效[149]。

新疆叶城解放军十八医院对发生在喀喇昆仑山的 HAPE 应用 NO 治疗做了观察。一共 12 例 HAPE 患者，均为汉族男性，年龄 19 ～ 45 岁（平均 26.3 岁），在进入海拔 3 900 ～ 5 400 m 劳动的第 3 ～ 5 d 发病，立即下送至海拔 3 700 m 救护中心治疗，一次性吸入 10^{-6} NO 30 min，并配合氧疗（0.001% NO 用高纯度氮气平衡，吸入气 O_2 浓度为 80%，吸入量 8 ～ 10 L/min）。在吸入 NO 前、15 min 后及恢复后应用无创法监测血流动力学。吸入 NO+O_2 后，临床症状较单纯吸氧组有明显好转[150]，同时血流动力学的效应十分明显，吸入 15 min 时，全血黏度、周围血管阻力、左心喷血阻抗、微循环半更新时间及冠状动脉灌注压明显降低（$P<0.001 \sim 0.01$），有效血容量、每搏量明显增加（$P<0.001$）。因此认为 NO 对 HAPE 有选择性地扩张肺血管及即时改善肺循环和心功能的作用[151]。

但在高原现场因限于条件应用 NO 治疗常不可能实施，此时可用 NO 的合成底物 L- 精氨酸（L-arginine）替代治疗[152]。在医院等地应用 NO 是值得推荐的，疗效是肯定的[153]，而且应配合其他药物治疗，主要有：

（1）地塞米松。Magiorini 等报道应用大剂量的地塞米松治疗 HAPE 可以防止低氧肺动脉增压，效果和应用他达拉非相似。地塞米松可以通过抑制由低氧诱导的内皮功能障碍而促进 eNOS 的合成[154]，从而具有和其他血管扩张剂一样的功效，起到预防和治疗 HAPE 的作用[155]。

（2）硝苯地平。应用钙通道拮抗剂是防治 HAPE 的主要药物手段，可降低肺动脉高压[156]。在 Mt. Rosa 治疗 6 例经临床和影像学诊断的 HAPE 患者，患病时都处在运动状态下，且无吸氧，服用硝苯地平，先 10 mg 舌下含服，再口服 20 mg 缓释剂，6 h 1 次。后临床征象改善、SaO_2 增高、$A-aDO_2$ 下降、MPAP 降低、肺泡液体逐步吸收[29]。由于硝苯地平的舌下含化剂吸收很快，有时引起低血压，故目前多已不用。如同时用增压袋则疗效更好，可于 24 ~ 48 h 缓解病情。由于其具有降低肺动脉压的作用，故对慢性低氧肺动脉高压有作用[157]。

（3）西地那非。因 HAPE 发病机制与肺动脉高压密切有关，故能够扩张肺血管而降低肺动脉高压的药物有预防 HAPE 的作用[156]。西地那非可以降低由低氧介导的肺动脉高压和提高低氧下的运动能力[146,153]，可用以治疗 HAPE。14 名平原地区的健康男性志愿者（平均年龄 33.1 岁）在低压舱内模拟海拔 5 000 m（PB=405 mmHg，PO_2=85 mmHg）进行了 2 次实验，第一次服用西地那非 100 mg，第二次服用安慰剂，对比在海平面及 5 000 m（每次上升及下降各 20 min，海平面及高原静息和运动各 5 min）的生理效应。结果抵达 5 000 m 后迅速上升的肺动脉收缩压（SPAP）在服用西地那非组于静息下很快从（40.9 ± 2.6）mmHg 降至（34.9 ± 3.0）mmHg（$P<0.0046$）；运动后 MPAP 从（49.0 ± 3.9）mmHg 降至（42.9 ± 2.6）mmHg（$P<0.003$）。但在常压下不论静息还是运动前后 MPAP 均无差别，提示在低氧下西地那非在静息及运动时均有降低肺动脉高压的作用，但对运动能力及通气均无明显的影响[156]。西地那非对慢性低氧引起的肺动脉高压也有效[157]，故也可用于诸如亚急性高原病或高原心脏病等疾患的治疗[158]。

有时在用氧及静息卧床后病情已有明显好转的情况下，也不一定要用药[106,108]，可以加强监测观察病情变化。

第 7 节　关于高原肺水肿就地治疗的原则

关于 HAPE 的治疗，国际上均指出首要的是将患者从发病的高海拔迅速向低地转移[159]，甚至强调"低转，低转，再低转"（descent，descent，and descent）[160]，切不可延误，因为这是脱离缺氧环境的根本措施[161]。喜马拉雅急救协称这一原则为"金科玉律"[162]。这在安第斯、阿尔卑斯及喜马拉雅高山地区无疑是完全正确的，因患者一般可垂直下降，地理特点保证了低转的实施，比如安第斯山区距海滨路途近且有公路相通，搭乘汽车仅 2 ～ 3 h 即可转至低地。

然而在我国青藏高原情况就常常不同了，因患者发病地点往往是在青藏高原的某个腹地，周围数十千米与交通干线隔绝，特别在 20 世纪 60 ～ 70 年代，在偏僻的高原乡镇，与外界往来的交通工具就是马或牦牛，很难驮运患者；加之具有抢救肺水肿条件的医院常在数十千米甚至数百千米之外。在这种情况下，过分强调低转常会导致严重后果。我们及其他高原医务工作者都观察到，在一些 HAPE 患者强行向低地转移时，由于路途颠簸、翻越比发病点更高的高山、缺乏有经验的医护人员陪伴、或供氧中断，患者往往死于途中[163]。

有很多惨痛的教训，如 20 世纪 80 年代，一位高龄 72 岁的日本黄河学者决心要亲自去黄河考察，他从日本海平面出发，先乘机到西宁，再坐车到玛多县（4 280 m），在此已有头痛不适之感，但他随之乘车经便道到黄河源的牛头碑（4 780 m），然后攀登约 200 m 到达山峰上，在这里他见到了黄河之源的扎陵湖和鄂陵湖，兴奋不已，不断摄影、录像和记录，不久头痛、呕吐、呼吸困难，他自知可能难以生还，对随行者说："看来我不行了，你们把我的这些资料保存好，很宝贵，一定带回日本，我亲自见到黄河的浩瀚，了此心愿，也值得。"随后立即将其转至玛多县医院，当地医生对急性高原病很有经验，见他已处于昏迷且两肺满是啰音，诊断为"高原肺水肿并发脑水肿"。然而考虑当地医院条件简陋，决定将其下送到约距离 450 km 的海南藏族自治州人民医院，派医生带氧气乘救护车下送，但路途中还要翻越巴颜喀拉山口（4 900 m）和姜洛岭（4 500 m），行车中尽管给予患者不断吸氧，但病情迅速恶化，在行经温泉（4 200 m）距海南约 100 km 时死亡。这一类的例子很多，使我们考虑有时在青藏高原实施急性高原病"低转原则"的不现实性[164]。

对此，吴天一在 1975 年首先提出青藏高原对 HAPE 低转的 3 个条件：①向低处转移的路途必须较近，最好中间有接应的医疗站点；②病情稳定，生命体征显示不处于危急状态；③由有经验的医护人员护送，救护车况较好，携带的氧气充足。并提出就地治疗的基本方法：①绝对安静，包括精神和体力的安静；②大流量吸氧，以 4 ～ 6 L/min 流量为基础，必要时可加大流量；③综合性药物治疗，包括氨茶碱、利尿剂、阿托品、激素等；④合并高原脑水肿者，应用甘露醇等脱水剂，并增大肾上腺皮质激素及静脉用能量合剂的用量[163,164]。

1980 至 1985 年在青藏高原海拔 3 797 ～ 5 226 m 因前述不适合低转条件的 HAPE 病例共 22 例，男 19 例，女 3 例，平均 25 岁，采用上述方法就地治疗后，全部治愈，临床及 X 线胸片综合判断平均恢复为 82 h（图 48.11、图 48.12）。16 例患者后来转至海拔低处工作，4 例轻症患者及 2 例世居患者治愈后在原地工作无复发[165]。

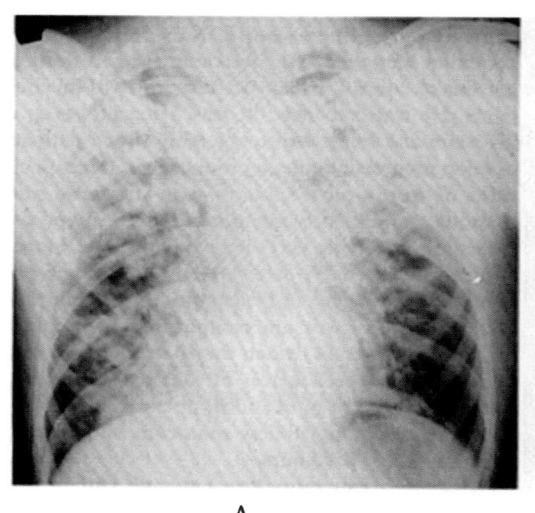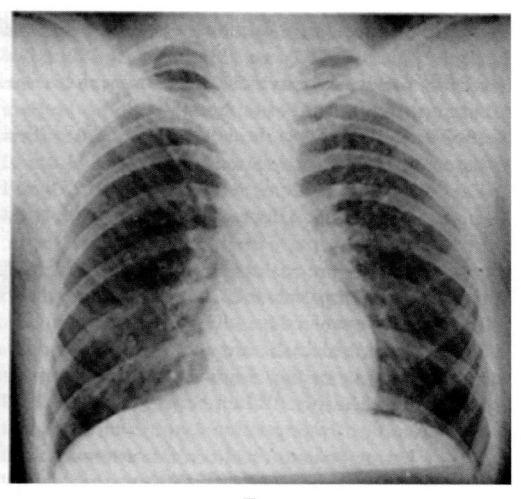

图 48.11　HAPE 者就地治疗的效果

A—一例 32 岁男性汉族，急进海拔 4 250 m 后发生 HAPE，X 线胸片示两肺有大量点、片、絮状浸润阴影；B—在当地医院经绝对安静、吸氧及肾上腺皮质激素治疗 72 h 后肺部阴影已基本吸收。

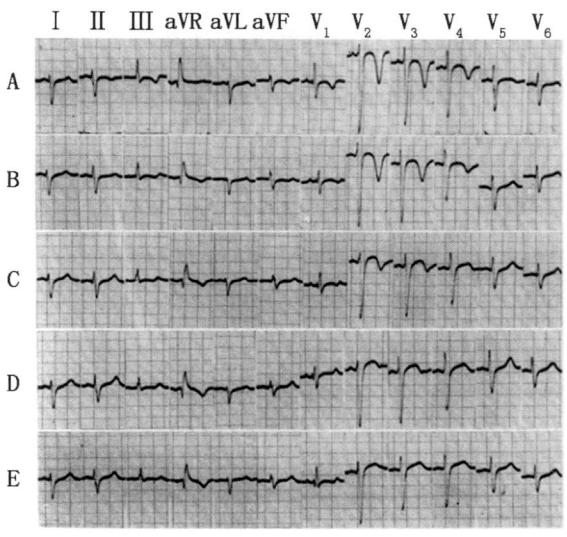

图 48.12　该例患者的 ECG 动态变化

A 发作时 aVR 呈 qR，V_1 至 V_4 的 T 波倒置，V_5 至 V_6 的 T 波低平，显示右心室负荷过度；B、C、D 为各间隔 24 h 后的变化，B、C 胸导联中 T 波依然倒置，D 中 T 波已转为直立。

逐渐积累了 HAPE 高原就地治疗经验，至 1989 年共观察了 64 例，在海拔 3 680 ~ 5 226 m 发病，男 58 例，女 6 例，平均年龄 28.4 岁（17 ~ 58 岁）。经上述就地疗法治疗后 61 例治愈，3 例死亡[166]。其死因是：①患者为晚期诊治，发病后 3 ~ 5 d 始送医院，病情重笃；②3 例皆为肺水肿合并脑水肿，这是急性高原病中最重的一型，病死率高达 30.8%[166]，其中一例尚并发肺部严重感染；③一例经尸体解剖后发现两肺有广泛水肿及弥散出血，肺泡内纤维素渗出，形成透明膜结构，右心室扩张。说明上述患者系晚期有严重心肺损害，对治疗已不产生反应，晚期诊治将导致致命性后果。

　　HAPE 的就地治疗是根据特定条件提出来的，决不能误解为就地治疗优于低转。我们根据进一步积累的资料提出患者是否低转应根据下列因素综合判定[167]。①地理条件：如为高山向低地呈直线下降，路途较近，则应低转，如青藏铁路修建期间，在唐古拉山沿线，从山顶至格尔木基本是缓直下降的，故将山上海拔 4 000 m 的急性高原患者全部低转至格尔木救治而无死亡[168]。②交通条件：如玉树地震时，兰空的伊尔 –76 大型运输机快速转运伤员及高原患者至西宁，亦获成功[169]。③海拔高度：一般而言，海拔 4 000 m 以上，因血红蛋白氧离曲线处于陡峭部位，PaO_2 的轻度下降也会引起 SaO_2 的明显下降，机体严重缺氧，故应尽可能低转，即使下转 300 ~ 500 m，也可使症状缓解。海拔 4 000 m 以下，抢救条件较好时，可就地治疗。如西藏军区总医院，在拉萨 10 年就地治疗 627 例 HAPE，无一例死亡。④病型：Ⅰ型（初入型）HAPE 争取低转。而Ⅱ型（再入型）HAPE 发生在高原久居或世居者，在平原或海平面短期居住后于重返高原后发病。这与他们的肺小动脉平滑肌肥厚及肺血管对低氧的易感有关[127]，此型因考虑就地或转至较低处治疗，如转至海平面或平原于重返高原时可能二次复发及病情更重。⑤抢救设备：就地治疗至少应具备充足氧气及必要药物，如既无氧气，又不低转，加上海拔高，则极易死亡。据统计低转而未用氧的病死率为 12%，不低转又不用氧则高达 44%[29]。有时低转不一定须转至海平面，一般转至 HAPE 发病的临界高度（2 200 ~ 2 500 m）以下已很理想。总之，要根据具体病情和具体条件当机立断地做出是否低转的决定，这关系到患者的预后。

参 考 文 献

[1]　陆强. 高山肺炎11例报道[J]. 人民军医，1957，2：78.

[2]　吴天一. 高原肺水肿[J]. 国外军事医学参考资料，1965，1：362-364.

[3]　吴天一. 高原肺水肿发病规律的研究[J]. 国外医学军事医学分册，1986，4：204-207.

[4]　吴天一. 高原病的地理分布及发生率[J]. 国外医学地理医学分册，1986，4：145-148.

[5]　YANG JY，ZHOU QQ. Epidemiological study of acute high altitude pulmonary edema[J]. Chin Med Sci J，1986，10（2）：69.

[6]　吴天一. 进一步提高我国高原医学的研究水平[J]. 中华医学杂志，1990，2：61-62.

[7]　HOUSTON CS，DICKNSON J. Cerebral forms of high altitude illness[J]. Lancet，1975：758-762.

[8]　ARIAS-STELLA J，KRÜGER H. Pathology of high altitude pulmonary edema[J]. Arch Pathol，1963，76：147-157.

[9]　DICKINSON J，HEATH D，GOSNEY J，et al. Altitude-related deaths in seven trekers in the Himalayas[J]. Thorax，1983，38：646-656.

[10]　MARTICORENA E，TAPIA FA，DYER J，et al. Pulmonary edema by ascending to high altitudes[J]. Dis Chest，1964，45：273-283.

[11]　HULTGREN H，SPICKARD W，LOPEZ C. Further studies of high altitude pulmonary edema[J]. Br Heart J，1962，24：95-102.

[12]　NAYAK NC，ROY S，NARAYANAN TK. Pthologic features of altitude sickness[J]. Am J Pathol，1964，45：381-387.

[13]　SINGH I，KAPILA CC，KHANNA PK，et al. High-altitude pulmonary edema[J]. Lancet，1965，1：229-234.

[14]　HULTGREN HN，WISLOW R，KOSEK JC. Lung pathology in high altitude pulmonary edema[J]. Wild Environ Med，1997，8：218-220.

[15]　FRED HA，SCHMIDT A，BATES T，et al. Acute pulmonary edema at altitude. Clinical and physiological observations[J]. Circulation，1962，25：929-937.

[16]　HEATH D，MOOSAVI H，SMITH P. Ultrastructure of high altitude pulmonary edema[J]. Thorax，1973，28：694-699.

[17]　HAYES JA，SHIGA A. Ultrastructure changes in pulmonary edema produced experimentally with ammonium sulphate[J]. J Pathol，1970，100：281-286.

[18]　MEYRICK B，MILLER J，REID L. Pulmonary edema induced by ANTU，or by high or low oxygen concentrations in rat：An electron microscopic study[J]. Brit J Exper Pathol，1972，53：437-442.

[19]　KAY JM，SMITH P，HEATH D. Electron microscopy of Crotalaria pulmonary hypertension[J]. Thorax，

1969，24：511-516.

[20] HEATH D，WILLIAMS DR. High altitude pulmonary edema[M]//HEATH D，WILLIAMS DR. Man at High Altitude. New York：Churchill Livingstone，1981：151-168.

[21] PAINTAL AS. The mechanisms of excitation of type J receptors，and J reflex[M]//PORTER R，FOUNDATION C. Breathing：Hering-Breuer Centenary Symposium. London：Churchill，1970：59.

[22] HEATH D，WILLIAMS DR. J receptors and pulmonary edema at high altitude[M]//HEATH D，WILLIAMS DR. Man at High Altitude. New York：Churchill Livingstone，1981：162-164.

[23] HEATH D，WILLIAMS DR. J receptors and pulmonary edema at high altitude[M]//HEATH D，WILLIAMS DR. High-Altitude Medicine and Pathology. Oxford：Oxford University Press，1995：175.

[24] GROVER RF，HERZOG H. Progress in Research in Emphysema and Chronic Bronchitis 1 normal and abnormanl pulmonary circulation[M]. New York：Karger，1963：269-285.

[25] PAINTAL AS. Impulses in vagal afferent bibers from specific pulmonary deflation receptors. The response of these receptors to phenyl diguanil，potato starch，5-hydroxytryptamine and nicotine，and their role in respiratory and cardiovascular reflexes[J]. Quarterly Journal of Experimental Physiology and Cognate Medical Sciences，1955，40：89-92.

[26] PAINTAL AS. Respiratory reflex mechanisms and respiratory sensations[J]. Indian J Med Res，1968，56：1-12.

[27] DESHPANDE SS，DEVENANDAN M. Reflex inhibition of monosynaptic reflexes by stimulation of type J pulmonary endings[J]. Journal of Physiology，1970，206：345.

[28] ANAND A，SRIVASTAVA N，RAJ H. Effect of sublingual nitrate on respiratory reflexes arising from stimulation of juxta-pulmonary capillary receptors by i.v. lobeline and short duration[J]. Respir Physiol Neurobiol，2012，181：259-266.

[29] HULTGREN HN，LOPEZ C，LUNDBERG E，et al. Physiological studies of pulmonary edema at high altitude[J]. Circulation，1964，29：393-408.

[30] HULTGREN HN，GROVER RF，HARTLEY LH. Abnormal circulatory responses to high altitude in subjects with a previous history of high altitude pulmonary edema[J]. Circulation，1971，44：759-770.

[31] 吴天一. 高原肺水肿[J]. 中华医学杂志，1975，55（4）：293-296.

[32] KOBAYASHI T，KOYAMA S，KUBO K，et al. Clinical features of patients with high altitude pulmonary edema in Japan[J]. Chest，1987，92：814-821.

[33] ALLEMANN Y，SARTORI C，LOPORI M，et al. Echocardiographic and invasive measurements of pulmonary artery pressure correlated closely at high altitude[J]. Am J Physiol Heart Circ Physiol，2000，8：2013-2016.

[34] WHAYNE TF，SEVERINGHAUS JW. Experimental hypoxic pulmonary edema in the rat[J]. J Appl Physiol，1968，25：729-732.

[35] SEVERINGHAUS JW. Transarterial leakage：A possible mechanism of high altitude pulmonary edema[M]//PORTER R，KNIGHT J. High Altitude physiology：Cardiac and Respiratory Aspects.

Edinburgh：Churchill Livingston，1971：61-68.

[36] JEROME EH，SEVERINGHAUS JW. High altitude pulmonary edema（editorial comment）[J]. N Engl J Med，1996，334：662-663.

[37] WEST JB，COLICE GL，LEE YJ，et al. Pathogenesis of high altitude pulmonary edema：Direct evidence of stress failure of pulmonary capillaries[J]. Eur Respir J，1995，8：523-529.

[38] WEST JB，MATHIEU-CASTELL O. High altitude pulmonary edema is caused by stress failure of pulmonary capillaries[J]. Int J Sports Med，1992，13：54-58.

[39] WEST JB，TSUKIMOTO K，MATHIEU-COSTELLO O，et al. Stress failure in pulmonary capillaries[J]. J Appl Physiol，1991，70：1731-1742.

[40] WEST JB，MATHIEU-COSTELLO O，JONES JH. Stress failure of pulmonary capillaries in racehorses with exercise-induced pulmonary hemorrhage[J]. J Appl Physiol，1993，75：1097-1109.

[41] TSUKIMOTO K，MATHIEU-COSTELLO O，PREDILETTO R，et al. Ultrastructural appearance of pulmonary capillaries at high transmural pressure[J]. J Appl Physiol，1991，71：573-582.

[42] WEST JB. Invited review：Pulmonary capillary stress failure[J]. J Appl Physiol，2000，89：3483-3489.

[43] STAUB NC. Pulmonary edema due to increased microvascular permeability[J]. Am Rev Med，1981，32：291-312.

[44] FEIN A，GROSSMANN RF，JONES JG，et al. The value of edema fluid protein measurement in patient with pulmonary edema[J]. Am J Med，1979，67：32-38.

[45] SCHOENE RB，MARTIN TM，HACKETT P. Bronchoalveolar lavage in high altitude pulmonary edema[J]. Am Rev Respir Dis，1984，129：104.

[46] SCHOENE RB. Pulmonary edema at high altitude：Review，Pathophysiology and update[J]. Clin Chest Med，1985，6：491-507.

[47] SCHOENE RB，HACKETT P，HENDERSON WR，et al. High altitude pulmonary edema. Characteristics of lung valage fluid[J]. JAMA，1986，256：63-69.

[48] SCHOENE RB. High altitude pulmonary edema：Pathophysiology and clinical review[J]. Ann Emerg Med，1987，16：987-992.

[49] SCHOENE RB，SWENSON ER，PIZZO CJ，et al. The lung at high altitude：Bronchoalveolar lavage in acute mountain sickness and pulmonary edema[J]. J Appl Physiol，1988，64：2605-2613.

[50] KUBO K，HANAOKA M，YAMAGUCHI S，et al. Cytokines in bronchoalveolar lavage fluid in patients with high altitude pulmonary edema at moderate altitude in Japan[J]. Thorax，1996，51：739-742.

[51] DROMA Y，HAYANO T，TAKABAYASHI T，et al. Endothelin-1 and interleukin-8 in high altitude pulmonary edema[J]. Eur Respir J，1996，9：1947-1949.

[52] KUBO K，HANAOKA M，HAYANO T，et al. Inflammatory cytokines in BAL fluid and hemodynamics in high altitude pulmonary edema[J]. Respir Physiol，1998，111：301-310.

[53] BÄRTSCH P. High altitude pulmonary edema[J]. Med Sci Sports Exerc，1999，31：23-27.

[54] SWENSON ER，MAGGIORINI M，MONGOVIN S，et al. Pathogenesis of high altitude pulmonary

edema: Inflammation as not an etiologic factor[J]. JAMA, 2002, 287: 2228-2235.

[55] PAVLICEK V, MARTI HH, GRAD S, et al. Effects of hypoxic hypoxia on vascular endothelial growth factor and the acute phase response in subjects who are susceptible to high altitude pulmonary edema[J]. Eur J Appl Physiol, 2000, 81: 497-503.

[56] BÄRTSCH P, MAGGIORINI M, SWENSON ER. Update on high altitude pulmonary edema[M]//VISCOR G, RICAT A, LEAL C. Health and Height. Barcelona: Publications Universitat de Barcelona, 2003: 23-29.

[57] BÄRTSCH P, WABER U, HAEBERLI A, et al. Enhanced fibrin formation in high altitude pulmonary edema[J]. J Appl Physiol, 1987, 63: 752-757.

[58] HULTGREN H, SPICKARD W, HELLRIEGEL K, et al. High altitude pulmonary edema[J]. Medicine, 1961, 40: 289-313.

[59] ANTEZANA G, LEGUIA G, GUZMAN AM, et al. Hemodynamic study of high altitude pulmonary edema (12 200 ft) [M]//BRENDEL W, ZINK RA. High Altitude Physiology and Medicine. New York: Springer-Verlag, 1982: 232-241.

[60] SCOGGIN CH, HYERS TM, REEVES JT, et al. High altitude pulmonary edema in the children and young adults of Leadvill, Colorado[J]. N Engl J Med, 1977, 297: 1269-1272.

[61] WARD M, MILLEDGE JS, WEST JB. High Altitude Medicine and Physiology[M]. London: Chapman & Hall Medical, 1995: 389.

[62] WABNING D. HAPE and HACE in a Sherpa? A case report[J]. ISMM News, 1994, 4 (4) : 3.

[63] DICKINSON JG. Severe acute mountain sickness[J]. Postgard Med L, 1979, 55: 454-458.

[64] WU TY, LI WS, YANG GE, et al. Low incidence of renascent high altitude pulmonary edema in Tibetan native highlanders[J]. Acta Andina, 1996, 2: 39-40.

[65] WU TY, LI WS, YAO RL, et al. Re-entry high altitude pulmonary edema in Tibetans[J]. The Newsletter of the International Society for Mountain Medicine, 1998, 8 (3) : 6-7.

[66] HULTGREN HN, MARTICORENA EA. High altitude pulmonary edema: Epidemiologic observation in Peru[J]. Chest, 1978, 74: 372-376.

[67] GROVER BM, DROMA T, SUTTON JR, et al. Minimal hypoxic pulmonary hypertension in normal Tibetans at 3 658 m[J]. J Appl Physiol, 1993, 74: 312-318.

[68] ARIAS-STELLA J, SALDANA M. The terminal portion of the pulmonary arterial tree in people native to high altitudes[J]. Circulation, 1963, 28: 915-925.

[69] VISWANATHAN R, SUBRAMANIAN S, RADHA TG. Effect of hypoxia on regional lung perfusion by scanning[J]. Respiration, 1979, 37: 193-197.

[70] WINSLOW RM, MONGE CC. Hypoxia, Polycythemia, and chronic Mountain Sickness[M]. Baltimore and London: The John Hopkins university Press, 1989: 48-54.

[71] 吴天一, 李万寿. 再入型高原肺水肿的临床特点（附25例报道）[J]. 临床心血管病杂志, 1989, 5 (3) : 148-150.

[72] WU TY. A Tibetan with chronic mountain sickness followed by high altitude pulmonary edema[J]. High Alt Med Biol, 2004, 5: 190–194.

[73] WU TY. Atrial natriuretic peptide in high altitude pulmonary edema[J]. International Society for Mountain Medicine Newsletters, 1993, 3（3）: 8–10.

[74] BASNYAT B, MURDOCH DR. High–altitude illness[J]. Lancet, 2003, 361: 1967–1974.

[75] BASNYAT B. High altitude cerebral edema and pulmonary edema[J]. Travel Med Infect Med, 2005, 3: 199–211.

[76] HULTGREN HN. High altitude pulmonary edema[M]//HULTGREN HN. High Altitude Medicine. Stanford: Herb Hultgren, 1997: 256–274.

[77] HACKETT PH, ROACH RC. High altitude illness[J]. New Engl J Med, 2001, 342（2）: 107–114.

[78] ROACH RC, BÄRTSCH P, HACKETT PH, et al. The Lake Louie acute mountain sickness scoring system[M]//SUTTON JR, COATES G, HOUSTON CS. Hypoxia and Molecular Medicine: Proceedings of the 8th International Hypoxia Symposium. Burlington VT: Queen City Printers, 1993: 272–274.

[79] LI SZ, ZHENG BH, WU TY, et al. Subclinical high altitude pulmonary edema: A clinical observation of 12 cases in Yushu[J]. Eng Sci, 2012, 11（2）: 29–33.

[80] VOCK P, FRETZ C, FRANCIOLLI M, et al. High altitude pulmonary edema: Findings at high–altitude radiography and physical examination[J]. Radiology, 1989, 170: 661–666.

[81] VOCK P, BRUTSCHE M, NANZER AQ. Variable radiomorphologic data of high altitude pulmonary edema[J]. Chest, 1991, 100: 1306–1311.

[82] BÄRTSCH P, MAIRBAURL H, SWENSON ER. High altitude pulmonary edema[J]. Swiss Med Wkly, 2003, 133: 377–384.

[83] BÄRTSCH P, VOCK P, MAGGIORINI M, et al. Respiratory symptoms, radiographic and physiologic correlations at high altitude[M]//SUTTON JR, COTES G, REMMERS JE. Hypoxia: The Adaptations. Toronto: BC Decker Inc, 1990: 241–245.

[84] BÄRTSCH P, MAIRBÄL H, MAGGIORINI M, et al. Physiolocal aspects of high altitude pulmonary edema[J]. J Appl Physiol, 2005, 98: 1101–1110.

[85] GLUECKER T, CAPASSO P, SCHNYDER R, et al. Clinical and radiologic features of pulmonary edema[J]. Radiologists, 1999, 19: 1532–1533.

[86] DUPLAIN H, VOLLENWEIDER L, DELABAYS A, et al. Augmented sympathetic activation during short–term hypoxia and high–altitude exposure in subjects susceptible to high–altitude pulmonary edema[J]. Circulation, 1999, 99: 1713–1718.

[87] GRÜNIG E, MERELES D, HILDEBRANDT W, et al. Stress Dopller echocardiography for identification of susceptibility to high altitude pulmonary edema[J]. J Am Coll Cardiol, 2000, 35: 980–987.

[88] FAGENHOLZ PJ, GUTMAN JA, MURRAY AF, et al. Chest ultrasonography for the diagnosis and monitoring of high–altitude pulmonary edema[J]. Chest, 2007, 131: 1013–1018.

[89] CREMONA G, ASNAGHI R, BADEMS P, et al. Pulmonary extravascular fluids accumulation in

recreational climbers: A prospective study[J]. Lancet, 2002, 359: 303-309.

[90] BÄRTSCH P. Acute mountain sickness and high altitude pulmonary edema[J]. Dtsch Med Wochenschr, 1993, 18: 1463-1464.

[91] IMOBERDORF R, GARLICK PJ, MC NURLAN MA. Enhanced synthesis of albumin and fibrinogen at high altitude[J]. J Appl Physiol, 2001, 90: 528-537.

[92] HOHENHAUS E, NIROOMAND F, GOERRE S, et al. Nifedipine does not prevent acute mountain sickness[J]. Am J Respir Crit Care Med, 1994, 150: 857-860.

[93] SCHERRER U, VOLLENWEIDER L, DELABAYA A. Inhaled oxide for high altitude pulmonary edema[J]. New Engl J Med, 1996, 334: 624-629.

[94] SEVERINGHAUS JW. Subclinical high altitude pulmonary edema seen in most climbers of Monte Rosa[J]. High Alt Med Biol, 2002, 3 (2): 149.

[95] MASON NP, PETERSON MM. Serial changes in nasal potential difference and lung electrical impedance tomography at high altitude[J]. J Appl Physiol, 2003, 94: 2043-2050.

[96] BÄRTSCH P, MAIRBAURL H, MAGGIORINI M, et al. Physiological aspects of high-altitude pulmonary edema[J]. J Appl Physiol, 2005, 98: 1101-1110.

[97] SCHOENE RB. Unraveling the mechanism of high altitude pulmonary edema[J]. High Alt Med Biol, 2004, 5: 125-135.

[98] BOUZAT P, WALTHER G, RUPP T, et al. Time course of asymptomatic interstitial pulmonary edema at high altitude[J]. Respir Physiol Neurobiol, 2013, 186: 16-21.

[99] MORTIMER H, PATEL S, PEACOCK AJ. The genetic basis of high-altitude pulmonary edema[J]. Pharmacol Ther, 2004, 101: 183-192.

[100] SARTON C, VOLLENWEIDER L, LOFFLER BM, et al. Exaggerated endothelin release in high-altitude pulmonary edema[J]. Circulation, 1999, 99: 2665-2668.

[101] SWENSON ER, MAGGIORINI M, MONGOVIN S, et al. Pathogenesis of high-altitude pulmonary edema: Inflammation is not an etiologic factor[J]. JAMA, 2002, 287: 2228-2236.

[102] COATES G, GRAY G, MANSELL A. Changes in lung volume, lung density, and distribution of ventilation during hypoxia decompression[J]. J Appl Physiol, 1979, 46: 752-755.

[103] HACKETT PH, ROACH RC. High altitude pulmonary edema[J]. J Wilderness Med, 1990, 1: 3-6.

[104] HACKETT PH, ROACH RC, SWENSON ER. Subclinical pulmonary edema in acute mountain sickness[M]//SUTTON JR, HOUSTON CS, COATES G. Hypoxia: The Tolerable Limits. Indiana: Benchmark Press, 1988: 383.

[105] BÄRTSCH P, MAGGIORINI M, RITTER M, et al. Prevention of high-altitude pulmonary edema by nifedipine[J]. N Engl J Med, 1991, 325: 1284-1289.

[106] MAGGIORINI M. High-altitude induced pulmonary oedema[J]. Cardiovasc Res, 2006, 72: 41-50.

[107] PENNARDT A. High-altitude pulmonary edema: Diagnosis, prevention, and treatment[J]. Curr Sports Med Rep, 2013, 12: 115-119.

[108] MAGGIORINI M. Prevention and treatment of high-altitude pulmonary edema[J]. Prog Cardiovasc Dis，2010，52：500-506.

[109] HACKETT PH，ROACH RC，HARTIG GS，et al. The effect of vasodilators on pulmonary hemodynamics in high altitude pulmonary edema：A comparison[J]. Int J Sports Med，1992，13：68-71.

[110] KENNEDY T，SUMMER W. Inhibition of hypoxic pulmonary vasoconstriction by nifedipine[J]. Am J Cardiol，1982，50：864-868.

[111] BÄRTSCH P，MAGGIORINI M，RITTER M，et al. Prevention in high attitude pulmonary edema bu nifedipine[J]. New Engl J Med，1991，325：1284-1289.

[112] OELZ O，MAGGIORINI M，RITTER M，et al. Nifedipine for high altitude pulmonary edema[J]. Lancet，1989，2：1241-1244.

[113] OELZ O，NOTI C，RITTER M，et al. Nifedipine for high altitude pulmonary edema[J]. Lancet，1991，1：556.

[114] LUKS AM，SWENSON ER. Medication and dosage considerations in the prophylaxis and treatment of high altitude illness[J]. Chest，2008，133：744-755.

[115] JACKSON G，BENJAMIN N，JACKSON N，et al. Effects of sildenafil citrate on human hemodynamics[J]. Am J Cardiol，1999，83：13-20.

[116] MICHELAKIS E，TYMCHAK W，LIEN D，et al. Oral sildenafil is an effective and specific pulmonary vasodilator in patients with pulmonary arterial hypertension：Comparison with inhalated nitric oxide[J]. Circulation，2002，105：2398-2403.

[117] RICHALET JP，GRATADOUR P，ROBACH P，et al. Sildenafil inhibits altitude-induced hypoxemia and pulmonary hypertension[J]. Am J Rspir Crit Care Med，2005，171：276-281.

[118] MAGGIORINI M，BRUNNERP-LA ROCCA HP，PETH S，et al. Both tadalafil and dexamethasone may reduce the incidence of high-altitude pulmonary edema：A randomized trail[J]. Ann Intern Med，2006，145：497-506.

[119] SARTORI C，LIPP E，DUPLAIN H，et al. Prevention of high altitude pulmonary edema by beta adrenergic stimulation of the alveolar transepthelial sodium transport[J]. Am Respir Crit Care Med，2000，161：415.

[120] Sartori C，Allemann Y，Duplain H，et al. Salmeterol for the prevention of high altitude pulmonary edema[J]. N Engl J Med，2002，346：1631-1636.

[121] VOELKEL NF. High altitude pulmonary edema[J]. N Engl J Med，2002，346：1606-1607.

[122] SEVERINGHAUS JW. Salmeterol prophylaxis of high altitude pulmonary edema[J]. High Alt Med Biol，2003，4（1）：7-8.

[123] BÄRTSCH P，MAIRBÄURL H. Salmeterol for the prevention of high-altitude pulmonary edema[J]. N Engl J Med，2002，347：1282-1285.

[124] SWENSON ER，MAGGIORINI M. Salmeterol for the prevention of high-altitude pulmonary edema[J]. N Engl J Med，2002，347：1282-1285.

[125] CRUDEN NL, NEWBY DE, WEBB DJ. Salmeterol for the prevention of high-altitude pulmonary edema[J]. N Engl J Med, 2002, 347: 1282-1285.

[126] BASNYAT B. Salmeterol for the prevention of high altitude pulmonary edema[J]. N Engl J Med, 2002, 347: 1282-1285.

[127] PRODHAN P, NOVISKI NN, KINANE TB. Salmeterol for the prevention of high altitude pulmonary edema[J]. N Engl J Med, 2002, 347: 1282-1285.

[128] SWENSON ER, MAGGIORINI M. Salmeterol for the prevention of high altitude pulmonary edema[J]. N Engl J Med, 347: 1282-1285.

[129] ELLSWORTH AJ, MEYER EF, LARSON EB. Acetazolamide or dexamethasone use versus placebo to prevent acute mountain sickness on Mount[J]. Rainier West J Med, 1991, 154: 289-293.

[130] BASU M, SAWHNEY RC, KUMAR S, et al. Glucocorticoids as prophylaxis against acute mountain sickness[J]. Clin Endocrinol, 2002, 57: 761-767.

[131] MURATA T, HORI M, SAKAMOTO K, et al. Dexamethasone blocks hypoxia-induced endothelial dysfunction in oxygen-cultured pulmonary arteries[J]. Am J Respir Crit Care Med, 2004, 170: 647-655.

[132] NODA M, SUZUKI S, ISUBOCHI H. Single dexamethasone injection increases alveolar fluid clearance in adult rats[J]. Crit Care Med, 2003, 4: 1183-1189.

[133] STELZNER TJ, O'BRIEN RF, SATO K, et al. Hypoxia-induced increases in pulmonary transvascular protein escape in rats modulation by glucocorticoids[J]. J Clin Invest, 1988, 82: 1840-1847.

[134] FISCHLER M, MAGGIORINI M, DORSCHNER L, et al. Dexamethasone but not tadalafil improves exercise capacity in adults prone to high-altitude pulmonary edema[J]. Am J Respir Crit Care Med, 2009, 180: 346-352.

[135] SWENSON ER. Carbonic anhydrate inhibitors and hypoxic pulmonary vasoconstriction[J]. Respi Phydsiol Neurobiol, 2006, 151: 209-216.

[136] WEST JB. The physiologic basis of high-altitude diseases[J]. Ann Intern Med, 2005, 141: 789-800.

[137] BÄRTSCH P, SWENSON ER, MAGGIORINI M. Update high altitude pulmonary edema[J]. Adv Exp Med Biol, 2001, 502: 89-106.

[138] FOTI G, SANGALLI F, BERRA L, et al. Is helmet CPAP first line pre-hospital treatment of presumed severe acute pulmonary edema?[J]. Intensive care Med, 2009, 35: 656-662.

[139] BELLANI G, FOTI G, SPAGNOLLI E, et al. An improved Boussignac device for the delivery of non-invasive CPAP: The SUPER- Boussignac[J]. Intensive Care Med, 2009, 35: 1094-1099.

[140] BARACH AL, MOLOMUT N. An oxygen mask metered for positive pressure[J]. Ann Intern Med, 1942, 17: 820-822.

[141] LAWLESS N, TOBIAS S, MAYORGA M. FiO_2 and positive end-expiratory pressure as compensation for altitude-induced hypoxemia in an acute respiratory distress syndrome model: Implications for air transportation of critically ill patients[J]. Crit Care Med, 2001, 29: 2149-2155.

[142] STIVALET P，LEIFFLEN D，PAQUIN D，et al. Positive expiratory pressure as a method for preventing the impairment of attentional processes hy hypoxia[J]. Ergonomics，2000，43：474–485.

[143] DUPLAIN H，SARTORI C，LEPORI M，et al. Exhaled nitric oxide in high–altitude pulmonary edema：Role in the regulation of pulmonary vascular tone and evidence for a role against inflammation[J]. Am J Respir Crit Care Med，2000，162：221–224.

[144] WILKINS MR，ALDASHEV A，MORRELL NW. Nitric oxide，phosphodiesterase inhibition，and adaptation to hypoxic conditions[J]. Lancet，2002，359：1539–1540.

[145] SCHERRER U，VOLLENWEIDER L，DELABAYS A，et al. Inhaled nitric oxide for high–altitude pulmonary edema[J]. N Engl J Med，1996，334：624–629.

[146] ANAND IS，PRASAD BA，CHUGH SS. Effect of inhaled nitric oxide and oxygen in high altitude pulmonary edema[J]. Circulation，1998，98：2441–2445.

[147] OMURA A，ROY R，JENNINGS T. Inhaled nitric oxide improve survival in the rat model of high altitude pulmonary edema[J]. Wilderness Environ.ed，2000，11：251–256.

[148] SETTERGREN G，ANGDIN M，ASTUDILLO R. Decreased pulmonary vascular resistance during nasal breathing：Modulation by endogenous nitric oxide from the paranasal sinuses[J]. Acta Physiol Scand，1998，163：235–239.

[149] 赵一举，赵彦芬，陈白屏. 肺动脉高压患者吸入一氧化氮的即刻血流动力学效应[J]. 中华医学杂志，1995，75：287–290.

[150] 王伟，张西洲，吴桂龙，等. 吸入低浓度一氧化氮治疗高原肺水肿对比观察[J]. 中华结核和呼吸病杂志，1998，21：212–214.

[151] 王伟，朱永安，张西洲，等. 高原肺水肿患者吸入一氧化氮的即刻血流动力学效应[J]. 高原医学杂志，1999，9（3）：31–33.

[152] SCHOENE RB. Unravling the mechanism of high altitude pulmonary edema[J]. High Alt Med Biol，2004，5：125–135.

[153] HIMASHREE G，CHATTOPADHYAY PK，SELVAMURTHY W. Indigenisation of Nitric oxide therapy for treatment of HAPE[M]. New Delhi：Delhi Tata McGraw Hill，2003.

[154] MURATA T，HORI M，SAKAMOTO K，et al. Daxamethasone blocks hypoxia–induced endothelial dysfunction to organ–cultured pulmonary arteries[J]. Am J Respir Crit Care Med，2004，170：647–655.

[155] MAGIORINI M，BRUNNER–LA ROCCA HP，PETH S. Both tadalafil and dexamethasone my reduced the incidence of high altitude pulmonary edema：A randomized trail[J]. Ann Inern Med，2006，145：497–506.

[156] OELZ O，MAGGIORINI M，RITTER M，et al. Prevention and treatment of high altitude pulmonary edema by a calcium channel blocker[J]. Int J Sports Med，1992，13：65–68.

[157] ANTEZANA AM，ANTEZANA G，APARICIO O，et al. Pulmonary hypertension in high–altitude chronic hypoxia：Response to nifedipine[J]. Eur Respor J，1998，12：1181–1185.

[158] ZHAO L，MASON NA，MORRELL NW，et al. Sildenafil inhibits hypoxia–induced pulmonary

hypertension[J]. Circulation，2001，104：424-428.

[159] HULTGREN HN. High altitude pulmonary edema[M]//HULTGREN HN. High Altitude Medicine. Stanford：Hultgren Publications，1997：256-315.

[160] HACKETT P，RENNIE D，LEVINE HD. The incidence，importance and prophylaxis of acute mountain sickness[J]. Lancet，1976，2：1149-1154.

[161] HACKETT PH，ROACH RC. High altitude pulmonary edema[J]. J Wild Med，1990，1：3-26.

[162] HEATH D，WILLIAMS DR. Rate of ascent：Acclimatization[M]//HEATH D，WILLIAMS DR. High Altitude Medicine and Pathology. Oxford：Oxford University Press，1995：152-153.

[163] 吴天一. 高原肺水肿[J]. 青海卫生，1974，4：45-49.

[164] 吴天一. 高原肺水肿[J]. 中华医学杂志，1975，55（4）：293-296.

[165] 吴天一，李万寿，赵桂兰. 高原肺水肿治疗问题的探讨[J]. 中国循环杂志，1989，4（2）：120-122.

[166] 吴天一. 高原肺水肿就地治疗22例观察报道[J]. 实用内科杂志，1987，7（7）：357-358.

[167] 吴天一，李万寿，赵桂兰. 高原肺水肿就地治疗问题的探讨[J]. 解放军预防医学杂志，1989，7（1）：46-48.

[168] WU TY，DING SQ，LIU JL，et al. Reduced incidence and severity of acute mountain sickness in Qinghai-Tibet railroad construction workers after repeated 7-months exposures despite 5-months low altitude period[J]. High Alt Med Biol，2009，10（3）：221-232.

[169] WU TY，LI SZ，HOU SK，et al. A successful mountain rescue operation in Yushu earthquake[J]. Eng Sci，2012，10（1）：2-7.

第 49 章　高原肺水肿与急性呼吸窘迫综合征

第 1 节　HAPE 与 ARDS 的关系

首先应指出，HAPE 与急性呼吸窘迫综合征（adult respiratory distress syndrome，ARDS）是两种不同疾病。HAPE 是高原特发病，是肺型的重症急性高原病。急性肺损伤（acute lung injury，ALI）和 ARDS 是由严重的创伤、感染、休克、中毒等多种病因使肺成为受损的靶器官而继发的一种呼吸衰竭综合征。但是，观察注意到 HAPE 与发生于高原地区的 ARDS 非常相似，而这种临床征象的相似性必然存在着相近的病理生理基础。可以说，HAPE 与 ARDS 是高原急性危重病中最引人注目的一对疾病。

一、临床表现的相似性

高原病学的先导者 Houston（1978）[1] 较早已注意到 HAPE 与 ARDS 在临床上很相像。两者均以呼吸困难、进行性的低氧血症和肺水肿为特征，血气分析均可出现 PaO_2、SaO_2 下降，$PaCO_2$ 一定程度降低及肺泡 – 动脉氧阶差（$A-aDO_2$）增大 [2]。对于早期病例，依据发病原因不难区别二者。而当 HAPE 出现呼吸衰竭、ARDS 出现明显肺水肿时，二者则极易混淆，例如过去报道在高原施行心胸或腹部大手术时可并发 HAPE[3]，其实可能并发的是 ARDS。

二、病理改变有类似性

HAPE 的尸体病理检查可见肺泡腔内有大量蛋白、纤维素渗出和透明膜形成 [4-6]，这些病变与 ARDS 的尸检病理特征相一致 [7]。实验动物模型超微结构的改变显示肺细小微血管的内皮细胞肿胀及囊泡形成 [8,9]，说明首先遭受低氧损害的是肺血管床的表面区，这些内皮细胞的病损引起通透性渗漏，这也与 ARDS 形成高渗性肺水肿的病理改变相一致 [10]。

Vinhaes 等 [11] 的一项研究十分有趣，他们对 8 例死于 ARDS 的患者颈动脉体的 4 种细胞（明细胞、暗细胞、祖细胞和支持细胞）做了形态计量学检测，并与 COPD 患者及高原居民相对照，结果主细胞中的明细胞在 ARDS 组占 33%，对照高原人组为 44%，COPD 患者为 36%；而暗细胞在 ARDS 组占 22%，高原人组为 12%，COPD 患者为 8%。这一改变提示颈动脉体作为周边化学感受器处于急性低氧应激下的反应与高原慢性缺氧引起的颈动脉体增生并以明细胞为主是不同的 [12]。

三、BALF 蛋白含量及意义

BALF 的蛋白含量，特别是其与血浆蛋白的比值对区分高渗型和流体静力（高压）型肺水肿有重要价值。Fein 等（1979）[13] 及 Sprung 等（1981）[14] 提出了一个判定标准，即 BALF 总蛋白 / 血浆总蛋白比值（L/P）<0.5 是高压型，如 >0.7 则为高渗型。一般来说，ARDS 的 BALF 蛋白含量要更高一些，达 6.4 ~ 11.78 g/dL，而血浆总蛋白值为 6.0 ~ 8.0 g/dL，使 L/P>1.0[15]。关于 HAPE 时的 BALF 蛋白量及 L/P 值可见表 49.1。

表 49.1　HAPE 患者 BALF 蛋白量及血浆总蛋白比值

例数	水肿液蛋白 /g·dL⁻¹	血浆总蛋白 /g·dL⁻¹	L/P	报道人
3	6.73	7.33	0.92	Schoene[15]
2	6.35	6.20	1.02	Kobayashi[16]
1	8.2	6.5	1.42	Fukushima[17]
1	4.3	7.0	0.61	Hultgren[18]
1	4.8（右中叶）	5.9	0.81	Hackett[19]
	6.3（左下叶）	5.9	1.06	
1	6.2	6.2	1.0	Hackett[20]

由表可见，HAPE 时 BALF 蛋白含量的差异较大，为 4.3 ~ 8.2 g/dL，这或与病变严重程度有关，早期轻症病变或仅限于一肺叶时，蛋白渗出较少，但当病变扩延或加重时，则肺水肿液的蛋白含量增加，L/P 比值多 >0.7 或 ≥ 1.0，进一步证明 HAPE 是一种高蛋白含量、高渗出性肺水肿。故仅凭 BALF 的蛋白含量有时是难以与 ARDS 相鉴别的 [21]。

四、BALF 的细胞学及作用

HAPE 患者的 BALF 中可有少量红细胞，提示有少量肺出血存在，但 BALF 总蛋白 /BALF 红细胞数与血浆总蛋白 / 血红细胞数比值要大近 100 倍 [22-26]。

BALF 中白细胞总数增多程度在 HAPE 与 ARDS 间相近，为（28.4 ± 12.7）× 10⁷/L ~（36.7 ± 16.5）× 10⁷/L[23-26]。白细胞分类中 HAPE 以肺泡单核 / 巨噬细胞为主，可占白细胞总数的 78.7% ~ 89.5%，中性粒细胞仅占 8.0% ~ 8.3%；而 ARDS 则以中性粒细胞增多为主，可占 68%[27]。此外，均可有少量淋巴细胞及上皮细胞。

在白细胞分类上，尽管 Schoene 等 [22-26] 及 Maunder 等 [28] 一再强调 HAPE 以巨噬细胞为主，而 ARDS 则以中性粒细胞为主，这是二者在 BALF 细胞学上的主要区别，然而这只是针对病变早期和相对而言的。因为 ARDS 的 BALF 中也可有多量的巨噬细胞和多形核中性粒细胞（polymorphonuclear neutrophil leukocytes，PMN）[29]，而且牟信兵等（2002）[30] 报道一组 HAPE 的 BALF 中性粒细胞高达（38.93±5.80）×10^6/L，而巨噬细胞相对较少，为（5.50±0.46）×10^6/L，故 HAPE 与 ARDS 在 BALF 的细胞学上也有相近似处。

不论如何，PMN、单核 / 巨噬细胞、淋巴细胞、肺泡上皮细胞、肺毛细血管内皮细胞及血小板等均为效应细胞。例如，正常情况下，肺内 PMN 较少，但在 ALI/ARDS 时，PMN 被免疫复合物补体 C5α、TNF-α 等激活，使血中的 PMN 大量在肺内积聚并释放活性氧自由基、蛋白溶解酶、花生四烯酸代谢产物等而损伤毛细血管内皮细胞及基底膜[31-34]。而各种感染和非感染因素都可激活单核 / 巨噬细胞，导致细胞因子和炎性介质的失控性释放，如 TNF-α、IL-1、IL-6、IL-8、血小板活化因子（PAF）等，这些细胞因子再引发其他炎性介质的释放，如花生四烯酸代谢产物血栓素 A2（TXA2）、组织胺、缓激肽以及 NO 等，这些物质又进一步激活 PMN 及肺微血管内皮细胞[35,36]，而活化的 PMN 跨血管游出，产生活性氧自由基及蛋白溶解酶等活性物质，使肺组织间质及肺上皮细胞受损，这种连锁式反应最终引起肺毛细血管通透性增强和肺水肿形成[37,38]。

五、细胞因子和炎性介质的共性效应

目前研究证明，炎性介质在 HAPE 和 ARDS 的疾病过程中起重要作用。首先，肺是花生四烯酸（arachidonic acid，AA）代谢很活跃的器官，AA 存在于细胞膜磷脂中，在多种刺激下，膜磷脂被磷脂酶 A$_2$ 水解而释放出一种不饱和脂肪酸即 AA，游离出的 AA 迅速按环加氧酶（cycloxygenase）和脂加氧酶（lipoxygenase）两条途径作用：环加氧酶活化的产物总称前列腺素类物质（plostaglandins，PGs），包括 PGE2α、PGF1α、PGF2α、PGD2、前列环素（PGI2）及血栓素 A2（thromboxane，TXA2）。其中 PGE2α、PGF2α、PGD2 和 TXA2 具有缩肺血管作用，而 PGI2、PGF1α 具有舒肺血管作用。PGI2 尚有抗 TXA2 的损伤性作用而成为一种保护性介质。脂加氧酶途径的活化产物是白三烯（leukotriene，LT）、LTB4、LTC4、LTD4 及 LTE4，具有收缩肺血管的作用，增高肺动脉压，增加毛细血管通透性而导致肺水肿[32,39-41]。

在 HAPE 及 ARDS 时，舒血管物质 NO 及 PGI2 减少，而缩血管物质内皮素 –1（ET-1）及 TXA2 增多[17-20,35,36]。前已述及 NO 是内皮舒张因子。前列环素 PGI2 有降低肺血管阻力的作用，并可抑制肺血管平滑肌的增殖反应[37]。内皮素为 21 个氨基酸组成的活肽，在血管内皮细胞内由无活性的前体经内皮素转化酶催化生成，具有强烈的肺血管收缩作用，引起显著的肺动脉高压，在 HAPE 及 ARDS 的发生上均有重要作用[28,29,42-45]。

细胞因子 TNF 主要由单核 / 巨噬细胞产生，在应激反应时表达释放增加，本身有很强的肺损伤作用，又可介导 IL-2、IL-6 等多种炎性介质产生[37,45-47]。PAF 在低氧性肺动脉高压形成及 HAPE 发生上也可能起作用。在实验中大鼠暴露于模拟海拔 5 100 m 3 w，应用抗 PAF 剂 WEB 2170 及 BN 50739，皆可降低肺动脉压力、减轻右心室肥大及防止肺动脉平滑肌增生[44]。

补体系统的 C5α 可见于 HAPE 及 ARDS 的 BALF 中。C5α 在肺内可裂解成若干碎片，后者可激活 PMN，C5α 尚具有趋化 PMN 的功能[25,26]。

上述的细胞因子和炎性介质除表现出各自的生物学特性外，共同的特点是激起机体的炎性反应，不仅造成局部脏器肺的损伤，也作用于全身系统。以毛细血管损伤为例，肺毛细血管通透性增强是 HAPE 及 ARDS 发生肺水肿的共同病理基础，然而急性低氧损伤引起的炎性反应同时可引起其他脏器如肠系膜[32]、肾脏乃至全身毛细血管通透性增强[33]。同理，上述病理过程先在肺引起急性肺损伤、HAPE、ARDS，继而序贯地发生在肺外多个脏器而引起全身炎症反应，最终导致多脏器功能障碍综合征（MODS）。

过去把 HAPE 患者出现发热和中性粒细胞增多作为并发感染的指征，从而使用抗生素。其实，大多数 HAPE 患者均有中度发热，这是机体一种非感染性的炎症反应。HAPE 时的炎症反应是多种因子介导的一种继发性的反应，而非 HAPE 的原发病因[48]，HAPE 也非感染性疾患。

为什么高原地区一个普通感冒或轻度上呼吸道感染可迅速诱发 HAPE[2]？为什么高原地区 ARDS 的病情更重且可迅速发展为 MODS？认识到在低氧与感染、创伤等复合病理性应激下，TNF-α、IL-1、PAF 等激活 PMN 等效应细胞，引发大量多种细胞因子和炎性介质的失控性释放，刺激加重导致反应加重，引起更严重的局部和全身炎症反应，就不难解释。

第 2 节　HAPE 继发 ARDS

HAPE 可继发 ARDS 已引起关注[2]。Zimmerman 等[49] 报道的 2 例甚为典型，例 1 为 26 岁男性，5 年前曾有过一次 HAPE，此次自海拔 600 m 抵达 2 900 m 后发病，先为典型 HAPE 表现，经吸氧并转至海拔 1 400 m 后，病情反恶化，出现发热、低血压、严重低氧血症（PaO_2 29 mmHg），胸片示双肺广泛肺泡及间质性浸润，实验室检查确定继发 ARDS。这显然是一例低氧易感者。例 2 为 43 岁男性，在海拔 3 650 m 发病，诊断为 HAPE，经吸氧等治疗后病情恶化，发热、咳嗽持续，进行性呼吸困难，双肺弥漫性湿啰音。胸片示斑片状肺泡性浸润。乘机转至海拔 1 400 m 处仍无好转，实验室检查证实已发展为 ARDS。此二例均经机械通气、呼气末正压通气（PEEP）而治愈。阜外医院收治 1 例在西藏发病的 HAPE，虽乘机转至海平面北京，但仍因严重呼吸衰竭而死亡，尸检证实并发间质性肺炎而发展为 ARDS[50]。邹恂达等[51] 报道 2 例，一例为初入型 HAPE；另一例为再入型 HAPE，2 例皆为 HAPE 合并高原脑水肿（HACE），即所谓 "严重混合型高原肺脑水肿"[52]，出现呼吸衰竭，就地抢救无效死亡，尸检均见双肺高度充血水肿，肺泡腔内有大量蛋白及透明膜形成，1 例并有间质性肺炎。2 例脑均呈实质性水肿，1 例有散在点状出血。

HAPE 在下列情况下可发展为 ARDS：①延误诊断或治疗不当，致病情恶化；②严重的双肺弥漫性肺水肿，病变在短期内迅速发展者；③混合型肺 / 脑水肿，是 AMS 中最严重一型；④继发肺部严重感染，也要注意有时并发肠道感染。在上述情况下，严重的低氧血症可导致显著的肺动脉高压、肺毛细血管通透性增强、肺泡透明膜形成，此时低氧损伤若再并发感染，产生大量白细胞及炎性介质，进一步造成肺损伤，导致肺微血管血栓形成、肺微循环障碍、通气 / 灌注比率失衡、肺内动静脉分流等，则必然发展为 ARDS。因此，在 ARDS 的病因分类中，应增添高原低氧一项。

实际上，HAPE 继发 ARDS 的概率远远超过目前的临床报道，回顾以往在青藏高原观察到的大量 HAPE 病例，其中有的虽经静卧、吸氧及药物治疗但病情仍无改善，或者在转至海拔低处后仍然无效，甚至更趋严重，终因循环呼吸衰竭而死亡，令人痛心而费解，其实就是并发 ARDS 了。

故凡 HAPE 患者，临床上出现严重呼吸困难、窘迫、呼吸 ≥ 30 次 /min，胸片肺部阴影扩散化呈大片状，甚至融合至整个肺野（图 49.1），PaO_2 低于该高度的生理下限 [2,28]，就可诊断为继发 ARDS。做 BALF 细胞学分类，有一定协助诊断的意义。

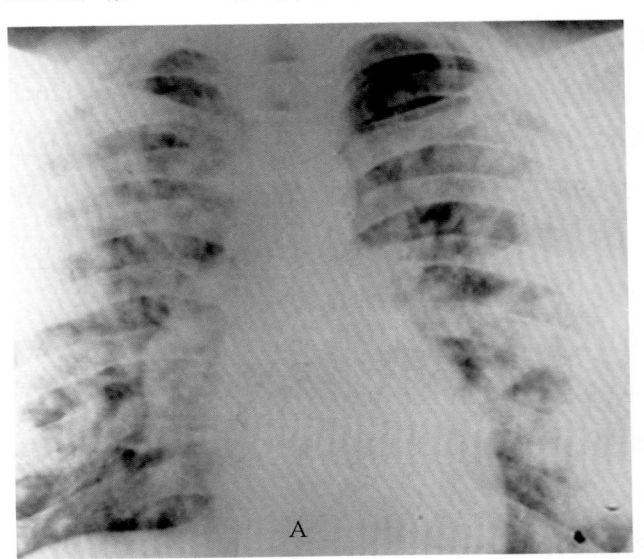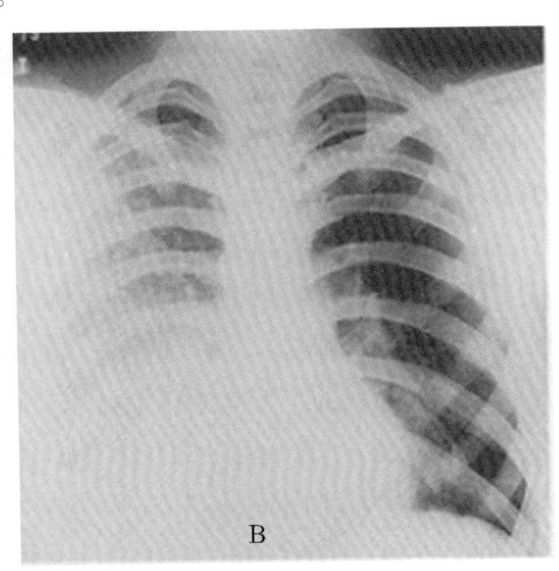

图 49.1　HAPE 患者 X 线呈现"白肺"

A——一例 18 岁男性在海拔 4 520 m 罹患 HAPE，两肺布满片状和云絮状影，心界不扩大。呼吸极度困难，RR 42 次 /min，HR 128 次 /min，SaO_2 58%，临床诊断 HAPE 继发 ARDS；B——一例 42 岁男性在海拔 4 520 m 发病，有典型肺水肿征象，随后病情恶化，X 线胸片示右肺中下叶大片浸润阴影，呈"白肺"，依此临床诊断 HAPE 继发 ARDS。

有关治疗方面，过去对重症 HAPE 的治疗往往是不断加大吸入氧流量、增加皮质激素等药物剂量，偏偏忽略了机械通气，特别是呼气末正压通气（PEEP）。如邹恂达等报道的 2 例已经呈现严重呼吸衰竭，但始终未采取 PEEP 这一措施，患者未救治成功 [51]。PEEP 是抢救重症 HAPE，特别是呼吸衰竭患者的重要手段 [53]，在高原（山）现场有人设计出一种简易 PEEP 仪，效果也很好 [54]。HAPE 继发 ARDS 更是应用 PEEP 的适应证 [2]。但要注意通气量及酸碱平衡，防止过度低碳酸血症对中枢神经的损害 [55] 或由于 PEEP 减轻肺水肿同时使更多血流进入脑部而使颅内压增高 [56]。对于高原地区 ARDS 所致的肺水肿，PEEP 更是治疗成功的关键 [57]。

第 3 节　血流动力学及氧代动力学

吴天一项目组的一项研究系将在唐古拉山海拔 4 200 ~ 4 800 m 发病且经临床确诊的 8 例 HAPE

继发 ARDS 患者作为研究对象，在肺水肿发生后的 2 h 内接受有创机械通气治疗，监测治疗前及治疗 96 h 后血流动力学、心输出量、动脉和混合静脉血气及氧代谢指标[58]。结果观察到治疗前患者右房压（RAP）、平均肺动脉压（MPAP）、肺循环阻力指数（PVRI）、肺内分流（Qs/Qt）均高于正常，氧输送（DO_2）、氧摄取率（ERO_2）及氧合指数（PaO_2/FiO_2）均低于正常。机械通气治疗后，患者动脉血氧分压（PaO_2）、PaO_2/FiO_2、动脉血氧饱和度（SaO_2）、混合静脉血氧分压（PvO_2）、混合静脉血氧饱和度（SvO_2）均较治疗前明显增加。PaO_2（mmHg）为（49.9±3.5）vs.（70.3±2.9），$t=15.29$，$P=0.001$；PaO_2/FiO_2（mmHg）为（134.5±5.2）vs.（201.6±4.8），$t=19.62$，$P=0.004$；SaO_2 为（78.0%±7.3%）vs.（92.9%±2.13%），$t=6.23$，$P=0.002$；PvO_2（mmHg）为（44.9±2.6）vs.（54.8±2.9），$t=6.77$，$P=0.002$；SvO_2 为（66.3%±5.3%）vs.（72.6%±1.7.3%），$t=3.26$，$P=0.008$。心率（HR）、RAP、MPAP、肺动脉楔压（PAWP）、PVRI、右心室做功指数（RVSWI）、Qs/Qt 较治疗前明显降低。HR（次/min）为（102±13）vs.（73±2），$t=6.23$，$P=0.000$；RAP（mmHg）为（13.9±1.5）vs.（6.9±1.0），$t=3.61$，$P=0.008$；MPAP（mmHg）为（41.6±3.0）vs.（18.5±2.9），$t=4.77$，$P=0.000$；PAWP（mmHg）为（14.0±4.2）vs.（6.9±2.2），$t=2.75$，$P=0.030$；PVRI（$kPa·s·L^{-1}$）为（49.6±10.0）vs.（26.3±1.7），$t=9.86$，$P=0.000$；RVSWI（$g·cm^{-1}·min·m^2$）为（22.0±1.5）vs.（11.0±1.9），$t=12.70$，$P=0.000$；Qs/Qt 为（0.35±0.15）vs.（0.26±0.18），$t=7.60$，$P=0.000$。同时心输出量指数（CI）、DO_2、氧消耗（VO_2）、O_2ER 亦较治疗前明显降低。CI（$mL·s^{-1}·m^{-2}$）为（71.68±6.67）vs.（70.01±6.67），$t=2.83$，$P=0.036$；DO_2 为（460.9±14.0）vs.（410.3±3.1），$t=9.27$，$P=0.000$；VO_2 为（158.5±9.2）vs.（129.9±5.3），$t=2.82$，$P=0.004$；ERO_2 为（20%±1%）vs.（18%±1%），$t=7.65$，$P=0.000$。

经治疗上述 8 例患者全部存活。从而认为 HAPE 继发 ARDS 在导致呼吸衰竭的同时出现明显肺循环血流动力学及全身氧代谢紊乱，以早期机械通气为核心的综合治疗可明显改善患者的氧合，纠正肺动脉高压，提高患者心输出量及氧输送能力。

第 4 节　高海拔地区 HAPE 继发 ARDS 的诊断标准

在以上研究的基础上，进而对在海拔 4 520 ～ 4 800 m 发病的单纯 HAPE（pure-HAPE，PHAPE）10 例与 HAPE 继发 ARDS（acute respiratory distress syndrome secondary to HAPE，ARDSS）8 例进行临床表现对比（表 49.2），同时经右心导管对肺血流动力学进行对比（表 49.3）。

结果可见 ARDSS 比 PHAPE 出现更明显的呼吸困难以致呼吸窘迫、显著发绀、咳出大量血性痰、静息呼吸率及心率明显增快。

肺血流动力学显示，尽管上述两组均出现肺动脉高压，但 ARDSS 组的右心房压、肺动脉收缩压、舒张压及平均压及肺血管阻力均明显高于 PHAPE，肺毛细血管楔压提示有左心功能的障碍。经治疗后以上指标均有明显改善（表 49.3）。

表 49.2　单纯 HAPE 及 HAPE 继发 ARDS 的临床表现比较

症状及体征	PHAPE （n=10）	ARDSS （n=8）
年龄 / 岁	28±4	30±3
发病海拔高度 /m	4 500	4 500
发病时间 /h	48 ～ 96	96 ～ 120
咳嗽	干咳或有痰	严重，有痰
咳痰	白色泡沫状痰	大量，通常为血性
呼吸困难	静息时明显的呼吸困难	严重的呼吸窘迫
发绀	明显	严重
昏迷	无	2 例
静息 HR/ 次·min^{-1}	102±12.5	134±14.0**
静息 RR/ 次·min^{-1}	23±4.0	42±5.0**
SBP/mmHg	136±18	122±12
DBP/mmHg	78±12	64±8*
肺部啰音	湿性啰音	水泡音
血红蛋白 /g·dL^{-1}	14.5±2.5	13.4±5.2
白细胞数 ×10^9/L	11.6±2.8	13.6±2.2

注：PHAPE （pure-HAPE） —单纯高原肺水肿；ARDSS （acute respiratory distress syndrome secondary to HAPE） —高原肺水肿继发 ARDS；HR—心率；RR—呼吸率；SBP—收缩压；DBP—舒张压。ARDSS vs. PHAPE：**—P<0.001，*—P<0.01。上述资料均取自治疗前的静息状态，呼吸室内空气。

表 49.3　单纯 HAPE 及 HAPE 继发 ARDS 的心导管肺血流动力学对比

指标参数		PHAPE （n=10）	ARDSS （n=8）	
			治疗前	治疗后
RAP/mmHg		9.46±0.85	13.85±1.15^{++}	6.87±0.99$^{\triangle}$
PAP/mmHg	S	46.4±5.6	55.08±6.8*	35.04±3.5$^{\triangle\triangle}$
	D	21.6 ±3.2	28.12±5.5$^+$	20.02±4.5$^{\triangle}$
	M	35.8±3.0	41.63±3.0$^+$	25.50±2.9$^{\triangle\triangle}$
PWP/mmHg		6.28±3.84	14.00±4.21*	6.88±2.23$^{\triangle}$

续表

指标参数	PHAPE （n=10）	ARDSS （n=8）	
		治疗前	治疗后
PARI/dyn·s·cm^{-5}	396±33.8	496.50±10.22[*]	262.65±17.23[△△]
CI/L·min^{-1}·m^{-2}	4.14±0.34	4.20±0.38	4.28±0.42[△]

注：RAP—右心房压；PAP—肺动脉压；S—收缩压；D—舒张压；M—平均压；PWP—肺毛细血管楔压；PARI—肺血管阻力指数；CI—心排出指数。ARDSS vs. PHAPE：++—$P<0.001$，+—$P<0.01$，*—$P<0.02$。ARDSS 治疗前后对比：△△—$P<0.001$，△—$P<0.01$。PHAPE 及 ARDSS 的资料均取自治疗前的静息状态，呼吸室内空气。

由于中华医学会高原医学分会对高原 ARDS 的诊断中未能明确在海拔 4 000 m 及以上的诊断指标，故对上述 10 例 HAPE 与 8 例 HAPE 继发 ARDS 进行相互对比、治疗前后的对比，以及与 10 例健康正常人心导管血流动力学的资料进行对比，根据三重对比获取的病理生理参数，在国际上第一次提出在海拔 4 000 m 及以上，HAPE 继发 ARDS 的诊断判定标准如下[59]：

（1）ARDS 通常发生在 HAPE 急性发病后 24 ~ 48 h。

（2）胸部 X 线出现两肺双侧浸润性阴影。

（3）无左房压增高的征象，肺楔压≤ 18 mmHg（1 mmHg=0.133 332 kPa）。

（4）动脉血氧分压（PaO_2）<60 mmHg，动脉血二氧化碳分压（$PaCO_2$）<50 mmHg，提示低氧性呼吸衰竭已发生。

（5）氧合指数（PaO_2/FiO_2）为 100 ~ 150 mmHg。

这一标准，在国内高原地区应用，也初步获得国际认可[60]。

参 考 文 献

[1] HOUSTON CS. Lessons from high altitude pulmonary edema[J]. Chest，1978，74（4）：359-360.

[2] 吴天一. 高原肺水肿与急性呼吸窘迫综合征[J]. 高原医学杂志，2001，11（2）：62-66.

[3] 温志大，郝景坤，朱世楣. 高原临床外科学[M]. 成都：四川科学技术出版社，1989.

[4] ARIAS-STELLA J，KRUGER H. Pathology of high altitude pulmonary edema[J]. Am J Pathol，1962，24：95-102.

[5] NAYAK NC，ROY S，NARAYAMA PK. Pathologic features of altitude sickness[J]. Brit Heart J，1964，45：381-388.

[6] DICKINSON J，HEATH D，GOSNEY J. Altitude related death in seven trekkers in the Himalaya[J]. Thorax，1983，38：646-656.

[7] HOPEWELL PC，MURRAY JF. The adult respiratory distress syndrome[J]. Am Rev Med，1976，29：243-256.

[8] HYERS TM，MARTINE ZAM，GROVER RF. Hypoxic exercise-induced lung injury in rat[J]. Fed Proc，1978，37：392.

[9] HEATH D，MOOSAVI H，SMITH P. Ultrastructure of high altitude pulmonary edema[J]. Thorax，1973，28：694-700.

[10] 张世范，朱运奎，林树新. 高海拔地区与平原地区急性肺损伤的对比观察[J]. 中国病理生理杂志，1995，11：616.

[11] VINHAES EN，DOLHNIKOFF M，SALDIVA RH. Morphological changed of carotid bodies in acute respiratory distress syndrome：A morphometric study in humans[J]. Braz T Med Bio Res，2002，35：1119-1125.

[12] WU TY，TU DT. The carotid bodies of Tibetan highlanders. Proceedings of the International Congress of Mountain Medicine[C]. Interlaken：[s.n.]，1997：62.

[13] FEIN A，GROSSMANN RF，JONES JR. The values of edema fluid protein measurement inpatient with pulmonary edema[J]. Am J Med，1978，67：32-38.

[14] SPRUNG CL，RACKOW EC，FEIN IA，et al. The spectrum of pulmonary edema：Differentiation of cardiac，intermediate，and noncardiogenic forms of pulmonary edema[J]. Am Rev Respir Dis，1981，124：718-722.

[15] SCHOENE RB. Letter from Denali：Pulmonary edema at high altitude[J]. High Alt Med Biol，2001，2（3）：463-469.

[16] KOBAYASHI T，KOYAMA S，KUBO K，et al. Clinical features of patients with high altitude pulmonary edema in Japan[J]. Chest，1987，92：814-821.

[17] FUKUSHIMA M，KOBAYASHI T，KUBO K，et al. A case of high altitude pulmonary edema followed by brain computerized tomography and extroencephalogram[J]. Avia Space Environ Med，1988，59：1076-1079.

[18] HULTGREN HN. Pulmonary hypertension and pulmonary edema[M]//LOEPPKY JA，RIEDESEL ML. Oxygentransport to Human Tissues. New York：Elsevier Science Publicating CO Inc，1982：252.

[19] HACKETT P，BERTMAN J，RODRIGUEZ G. Pulmonary edema fluid protein in high altitude pulmonary edema[J]. JAMA，1986，256：36-38.

[20] HACKETT P，RODRIGUEZ G，ROACH RC. Clove cigarettes and high altitude pulmonary edema[J]. JAMA，1985，253：3551-3552.

[21] BÄRTSCH P，MAGGIORINI M，SWENSON ER. Update on high altitude pulmonary edema[M]//VISCOR G，RICAT A，LEAL C. Health and Height. Barcelona：Publications，Universitat de Barcelona，2003：23-29.

[22] SCHOENE RB，MARTIN TM，HACKETT P. Bronchoalveolar lavage in high altitude pulmonary edema[J]. Am Rev Respir Dis，1984，129：104.

[23] SCHOENE RB. Pulmonary edema at high altitude：Review，Pathophysiology and update[J]. Clin Chest Med，1985，6：491-507.

[24] SCHOENE RB，HACKETT P，HENDERSON WR，et al. High altitude pulmonary edema. Characteristics of lung valage fluid[J]. JAMA，1986，256：63-69.

[25] SCHOENE RB. High altitude pulmonary edema：Pathophysiology and clinical review[J]. Ann Emerg Med，1987，16：987-992.

[26] SCHOENE RB，SWENSON ER，PIZZO CJ，et al. The lung at high altitude：Bronchoalveolar lavage in acute mountain sickness and pulmonary edema[J]. J Appl Physiol，1988，64：2605-2613.

[27] MCGUIRE W，SPRAGG RG，COHEN AB. Studies on the pathogenesis of the adult respiratory distress syndrome[J]. J Clin Invest，1982，69：543-553.

[28] MAUNDER RJ，MARTIN TR，MOORE R. The safety of bronchoalveolar lavage in patients with adult respiratory distress syndrome（ARDS）[J]. Am Rev Respir Dis，1985，131：137.

[29] HUNNINGHAKE GW，GADEK JE，KAWANAMI O. Inflammatory and immune processes in the human lung in health and disease：Evaluation by bronchoalveolar lavage[J]. Am J Pathol，1979，87：149-206.

[30] 牟信兵，郑建保，左天林. 高原肺水肿患者炎症性质的研究[J]. 高原医学杂志，2002，12（3）：10-12.

[31] 崔建华，张西洲，何富文，等. 健康青年进驻高原血清TNF-α和IL-6的变化[J]. 西北国防医学杂志，1999，20：197-198.

[32] RICHALET JP，HORNYCH A，RATHAT C. Plasma prostaglandins，leukotrienes and throboxane in acute high altitude hypoxia[J]. Respir Physiol，1991，85：205-215.

[33] HOSHIKAWAY，VOELKEL NF，GESELL TL，et al. Prostacyclin receptor-dependent modulation of pulmonary vascular remodeling[J]. Am Respir Crit Care Med，2001，164：314-318.

[34] GRISSON CK，ZIMMERMANN GA，WHATLEY RE. Endothelial selectins in acute mountain sickness and high altitude pulmonary edema[J]. Chest，1997，112：572-578.

[35] BÄRTSCH P. High altitude pulmonary edema[J]. Respiration，1997，64：435-443.

[36] BÄRTSCH P. High altitude pulmonary edema[J]. Med Sci Sports Exerc，1999，31：S23-S27.

[37] DURMOWICZ AG，NORDEWEIR E，NICHOLAS R. Inflammatory processes may predispose children to develop high altitude pulmonary edema[J]. J Pediat，1997，130：838-840.

[38] HANSEN JM，OLSEN NV，FELDT-RASMUSSEN B，et al. Albuminuria and overall capillary permeability of albumin in acute altitude hypoxia[J]. J Appl Physiol，1994，76：1922-1927.

[39] COCHRANCE CG，SPRAGG RG，REVAK SD. The presence of neutrophil elastase and evidence of oxidation activity in bronchoalvedlar lavage fluid of patients with adult respiratory distress syndrome[J]. Am Rev Respir Dis，1983，127：525-527.

[40] LEE CT，LEWIS RA，LIPPMAN M. Elastalytic activity in pulmonary lavage fluid from patients with adult respiratory distress syndrome[J]. N Engl J Med，1981，304：192-196.

[41] LUCE JM. Acute lung injury and the acute respiratory distress syndrome[J]. Crit Care Med，1998，26：369-376.

[42] STENMARK KR，JAMES SL，VOEKEL NC. Leukotrienes C4 and D4 in neonates with hypoxemia and pulmonary hypertension[J]. N Engl J Med，1985，309：77-80.

[43] VOLLENWEIDER L，SAVCIC M，LOFFER BM. Exaggerated endothelin-1 release in high altitude pulmonary edema susceptible subjects[J]. Eur Respir，1995，8：322.

[44] ONE S，WETCOTT JY，VOELKEL NF. PAF antagonists inhibit pulmonary vascular remodeling induced by hypobaric hypoxia in rats[J]. J Appl Physiol，1992，73：1084-1092.

[45] WOOD JG，JOHNSON JS，MATTIOLI LF，et al. Systemic hypoxia increases leukocyte emigration and vascular permeability in conscious rats[J]. J Appl Physiol，2002，89：1561-1568.

[46] MATTHAY MA，ESCHENBACHER WL，GOETZL ET. Elevated concentrations of leukotriene D4 in pulmonary edema fluid of patients with the adult respiratory distress syndrome[J]. J Clin Immunol，1984，4：479-483.

[47] KAMINSKY DA，JONES K，SCHOENE RB，et al. Urinary leukotriene E（4）levels in high altitude pulmonary edema. A possible role for inflammation[J]. Chest，1996，110：934-945.

[48] SWENSON F，MAGGIORINI M，MONGOVIN S，et al. Pathogenesis of high-altitude pulmonary edema：Inflammation is not an etiologic factor[J]. JAMA，2002，287：2228-2235.

[49] ZIMMERMAN GA，CRAPO RO. Adult respiratory distress syndrome secondary to high altitude pulmonary edema[J]. West J Med，1980，133：335-337.

[50] 阮英茚，蔡如升，刘玉清，等. 急性呼吸窘迫综合征尸检九例的临床病理报道[J]. 中华结核和呼吸病杂志，1982，5：330-332.

[51] 邹询达，王旺强，杨宏恩. 重型急性高原病继发成人呼吸窘迫综合征诊断及治疗（附2例报道）[J]. 高原医学杂志，1995，5（3）：54-56.

[52] WU TY，LI WS，ZHOU GL. Severe mixed high altitude pulmonary and cerebral edema[J]. Acta Andina，1996，2：39.

[53] FELDMAN KW，HERNDON SP. Positive expiratory pressure for the treatment of high altitude pulmonary edema[J]. Lancet，1877，1：1036-1037.

[54] LARSON EB. Positive airway pressure for high altitude pulmonary edema[J]. Lancet，1985，1：371-372.

[55] HORNBEIN TF，TOWNES BD，SCHOENE RB. The cost to the central nervous system of climbing to extreme altitude[J]. New Engl J Med，1989，321：1714-1719.

[56] OELZ O. High altitude cerebral edema after positive airway pressure breathing at high altitude[J]. Lancet，1983，11：1148.

[57] LAWLESS N，TOBIAS S，MAYORGA MA. FiO_2 and positive end-expiratory pressure as compensation for altitude-induced hypoxemia in an acute respiratory distress syndrome model：Implication for air transportation of critically ill patients[J]. Crit Care Med，2001，29：2149-2155.

[58] MA SQ，WU TY，CHENG Q，et al. Studies on monitoring hemodynamics and oxygen dynamics of adult respiratory distress syndrome secondary to high altitude pulmonary edema[J]. Eng Sci，2013，11（2）：34-37.

[59] MA SQ，WU TY，CHEN Q，et al. Acute respiratory distress syndrome secondary to high altitude pulmonary edema：A Diagnostic study[J]. J Med Lab Diag，2012，10（7）：18-23.

[60] 马四清，吴天一，张雪峰. 急性重症高原病与多脏器功能障碍综合征[M]. 北京：人民卫生出版社，2014：11-17.

第 50 章　急性高原病的分子生物学研究

人体对高原的习服—适应与 HAPE 的发生密切相关，许多生理环节的变化涉及一系列基因调控 [1]。低氧易感者更易发生高原不适应的反应，诸如低氧通气钝化、肺循环的血管收缩反应等可引起肺动脉压力升高及右心过度负荷，过度增压反应导致的肺动脉高压是发生 HAPE 的关键因素 [2]。此外尚有肺的顺应性降低、呼吸肌疲劳、静息肺量降低及气体交换受损等生理变化。在这些可能造成易感的多因素中，每一个因素又将受到年龄、性别、遗传、饮食、生活习惯以及以往有无高原史等的影响 [3-5]。已有的研究发现患 HAPE 者常有发病史，来自于易感人群，具有民族、家族聚集性，提示存在 HAPE 易感者。进一步又观察到这类极易感者往往表现一些不同的特征，如其肺容量、肺密度、肺动脉压水平、静息时鼻黏膜电位差等都与常人不同，这些表征提示在 HAPE 的病因上，有不同的基因或细胞成分参与 [6-9]。近年来许多基因组学研究利用已有的全球基因组资源，应用 PCR 技术检测基因和 HAPE 易感间的关系。

第 1 节　基因组学的研究

基因表达的变化对认识 HAPE 的病理生理，特别是其易感机制有重要意义。一项短时间（3 h）的低氧暴露即已观察到出现一些不同类型的基因表达 [10]。在低氧暴露下还发现许多基因是与细胞的抗氧化能力有关，在动物实验脑和肺的遗传信息转录过程中也观察到基因表达变化伴有血管再收缩及抗氧化调节变化 [11,12]。近年来的研究发现 HAPE 与多种基因类型相关，包括一氧化氮合酶 3（nitric oxide synthase 3，NOS3）、细胞色素 P450（cytochrome P450）、细胞色素 P450 家族型 11（family 11）、细胞色素 P450 亚家族 B（subfamily B，CYP11B）、血管紧张素转换酶（angiotensin converting enzyme，ACE）、热休克蛋白 70（heat shock protein 70，HSP70）、内皮素 –1（endothelin–1，ET–1）、肺表面活性蛋白（pulmonary surfactant protein）、酪氨酸羟化酶（tyrosine hydroxylase，TH）及血管内皮生长因子（vascular endothelial growth factor，VEGF）。这些基因通过不同的生物分子表达出各种生理表征。

近年的一项研究观察到在低氧条件下大量基因不同的表达伴有能量代谢改变可能引起易感性，HAPE 的易感性可能与基因组广泛的表征伴有不同的氧化磷酸化通路调控有关 [13]。

HAPE 的发病率及病程进展涉及许多基因多态性与单倍型[14,15]，广义上说，HAPE 基因多态性主要有两大类型：①涉及低氧感受及信号；②涉及血管结构及心肺构建。

一、涉及低氧感受及信号的基因多态性

（一）一氧化氮合酶（eNOS）基因

一氧化氮（NO）是由 L- 精氨酸（L-arginine）经一氧化氮合酶催化而产生的，NO 是内皮细胞源性血管舒张因子（EDRF）的一种，由肺血管内皮细胞释放，可舒张血管。高原低氧可显著抑制 eNOS 的基因表达，使 NO 合成减少，从而成为低氧性肺血管收缩的重要机制之一。因此 eNOS 的减少可能是 HAPE 发病的重要因素[16]。事实上，大部分的研究均指出 eNOS 对于 HAPE 的病理生理最关键的是其对肺通气及血氧饱和的影响，吸入 NO 可降低 PAP，由此防止 HAPE 原发性的生理变化——肺液体潴留[8,17-20]。Busch 等[21] 检测了 HAPE 易感者呼出气的 NO 量，结果在吸入 12% 氧 2 h 后，NO 排出量减少了 25%，而健康对照组并无减少。还注意到低氧下肺动脉收缩压（SPAP）的升高程度与呼吸道排出 NO 的浓度呈负相关（r=-0.49，P=0.04）。Duplain 等在高山现场（4 559 m）检测发现 HAPE 患者呼出气 NO 含量比健康对照组低 30%[22]。张西洲等（1999）[23] 对海拔 3 700 m 的 11 例 HAPE 患者检测血浆 NO 含量，结果治疗前为（59.60 ± 6.8）μmol/L，比治疗后（69.80 ± 4.65）μmol/L 明显低（P<0.01）。以上研究也为应用 NO 治疗 HAPE 提供了依据，并已取得了实际效果[24-26]。

近年来，在 HAPE 发病的分子生物学研究上，许多作者报道了他们对 HAPE 的易感基因在不同人群中的研究[27]。

根据这些研究不难看出在不同人群间 HAPE 易感基因存在多态性。如对于日本人，Droma 等[28] 发现 HAPE 与肺血管内皮 eNOS 基因多态性有相关性。他们确定了两个编码 eNOS 的基因，结果 Glu289Asp 的等位基因频度在 HAPE 易感者组为 25.6%，而对照组为 9.8%（P=0.0044）；另一个 27-bp VNTR（eNOS4α）等位基因频度在 HAPE 易感者组为 23.2%，对照组为 6.9%（P=0.0016），其中 27% 的 HAPE 易感者同时具有两个等位基因，而对照组则无[1,8]。而另一项在印度的研究观察到 HAPE 易感者其 G894T、A922G 及 T786C 多态性的高频率[29]。对青藏铁路修建工人中患 HAPE 的汉族人进行 eNOS 多态性的研究，发现 894T 等位基因及 894G/T 变异的杂合子 G/T 频率明显高，认为这是 2 个单倍型即 27-bp VNTR 的 T-T-5 复制型及 27-bp VNTR 的 C-G-4 复制型[17]。这说明 HAPE 易感型基因在不同人群中存在差别。

然而也有一些学者对 eNOS 基因多态性与 HAPE 的关系有不同看法，目前来看 HAPE 易感与 eNOS 基因多态性间尚难以下肯定的结论[30]。因多数研究的不足之处是在设计上用了小样本及研究群体具有不固定性[1]，故对此仍需要进一步的研究。

另一项重要研究是对慢性低氧条件下高原长期居住人群呼出气的 NO 含量进行几何平均值比较，结果有了惊人的发现。三组人进行对比，第一组西藏高原藏族 105 人，居住海拔为 4 200 m，呼出

气 NO 为 18.6 ppb（5.5 ~ 55.7 ppb），变异系数（CV）为 2.4%；第二组南美玻利维亚艾马拉印第安人 144 人，生活海拔为 3 900 m，呼出气 NO 为 9.5 ppb（2.7 ~ 30.3 ppb），CV 为 1.9%；以第三组美国海平面白人 33 人的参数作基数，呼出气 NO 为 7.4 ppb。三组均值比较有显著差异（NO，ANOVA，F=77.9，υ=2，P<0.05），无性别及年龄差异。人工缓解低氧即吸入 42% ~ 50% 氧，结果藏族呼出 NO 增高了 2.5 ppb（n=26，P<0.05），但艾马拉组则无改变（n=25，P>0.05），说明此二组群体在维持高水平 NO 的机制上存在差异。呼出气经口呼出气一氧化氮（FeNO）检测可以精确地和定量地反映 NO 在肺部产生和耗减的动态过程，不能以 NO 消耗减少解释高原世居者 NO 的高水平，更可能的原因是 NO 的合成增高。由此在高原低氧下导致肺血管扩张、肺血流增加、肺动脉高压降低，NO 还可对红细胞内 Hb 起作用，提高 Hb 的氧合，通过促进全身血管扩张而增加血流供给，改善氧对周围组织的转运。这就是高原适应的优势。藏族和艾马拉印第安人，两个完全地理隔离的群体，却在低氧应激下表现出相似的 NO 反应，说明 NO 在人类高原低氧适应中的重要性[31]。

（二）血管紧张素 Ⅱ 1 型受体

血管紧张素 Ⅱ 1 型受体（Ang Ⅱ type 1 receptor，AT1R）：观察到 HAPE 伴有血管阻力增高而导致 PAP 增高，G1517T 是 AT1R 的基因多态性，有报道称它可引起 HAPE 的易感性。Hotta 等[32]报道在日本人群中不是 ACE-I/D 基因型且具有 AT1R 多态性者对 HAPE 易感[33]。

（三）肾上腺素受体

肾上腺素受体（adrenergic receptor，ADR）有 3 个单核苷酸多态性（single nucleotide polymorphisms，SNPs），即 46A/G、79C/G 和 523C/A，与 HAPE 相关。其中，46A/G 单倍型及 79C/G SNPs 与 HAPE 极为密切而且可作为 HAPE 的预测基因。单倍型 46G-79C-523C 在 HAPE 的耐受者中出现显著表达[34]。

（四）表面活性蛋白 A

表面活性蛋白 A（surfactant protein A，SP-A）是 C 型凝集素超家族内的成员，是先天免疫系统的一部分，可调控巨噬细胞和防止过度的炎症反应所致的损害[35]。SP-A 有两个类型，SP-A1 及 SPA2，已经发现 SP-A1 的 1101T、3192C、3234C 等位基因及 SP-A2 的 3265C 等位基因与 HAPE 易感相关[36]。

（五）HSP70

HSP70 包括 HSP70-1、HSP70-2、HSP70-hom。一项研究认为对于高原病的发生危险，带有基因型 HSP70-2B/B 及 HSP70-hom A/B、B/B 者是易感者，而带有 HSP70 hom A/B 基因型者则对高原病耐受[37]。另一项在青藏铁路建设工人中的研究发现单倍型 Hap4（G-C-A，排序为 rs106158、rs1043618 及 rs1008438）、Hap5（G-G-A）可降低 86% 危险性，而 Hap7（A-C-C）则使 HAPE 的风险增加 2.43 倍。双倍型 Dip5（Hap 1-Hap7）可增加 HAPE 的易感性[38]。此外，在 HSP70 家族中 rs1061581、rs1043618 及 rs1008438 多态性可以引起汉族人对 HAPE 的易感性，rs1008348 多态性可以促进 HSPA1A 活性而导致 HAPE 发病[38]。HSP1A 及 HSP1B 基因也可致 HAPE 易感性[39]。

（六）内皮 PAS 区域蛋白 1

内皮 PAS 区域蛋白 1（endothelial PAS domain protein 1，EPAS1）是氧传感器，具有综合心血管功能、能量需求、肌肉活性及氧摄取等适应性生理功能。支配 EPAS1 单倍型（A/rs13419896-G/rs4953354-A/rs4953388）已发现存在于夏尔巴人及藏族，但 SNPs 在非夏尔巴人的平原人中则是不存在的[33]。这一特异的 EPAS1 单倍型与夏尔巴人及藏族的高原适应能力有关（见第 18 章第 6 节）。EPAS1 又称为 HIF-2α，能编码许多低氧诱导基因，如其主要调控红细胞生成基因，EPAS1 尚可直接结合 VEGF，促进其功能，提示 VEGF 在 HAPE 时具有内皮细胞的功能作用[1]。

（七）EGLN1

EGLN1 是已知的细胞氧传感器，在低氧下一般不活跃，隔断普遍存在的 HIF-1α，由此形成一个稳定的功能性 HIF-1 蛋白，调控低氧适应反应[40]。这样，EGLN1 与 HIF-1 呈负相关的效应。但 EGNL1 基因的 rs479200 的 TT 基因型，当增高 EGLN1 水平时与 HAPE 的易感相关[1]。HAPE 时 EGLN3 水平也增高，其在 HIF-2 的稳定性及调节上起作用。EGLN3 抑制 HIF-2α 调节低氧反应的成分[13]。

（八）线粒体单倍型

一些研究还提出线粒体在 HAPE 的易感上起作用，已观察到 HAPE 易感与线粒体单倍型的关系。在汉族的线粒体单倍型中，D4b 及 B4 参与对 HAPE 的耐受，而单倍型中的 B 对 HAPE 的易感起一般作用，B4c 则是特别易感[41]。

尽管以上提供了不少有关 HAPE 易感性与基因水平的相关信息，但面对上述这些不同的结果，目前尚很难确定到底哪些基因对 HAPE 的易感性发生直接的作用。况且氧感受本身也未完全阐明，因此须进一步长期观察、研究。

二、涉及血管结构及心肺构建的基因多态性

（一）肾素 - 血管紧张素 - 醛固酮系统

肾素 - 血管紧张素 - 醛固酮系统（renin-angiotensin-aldosterone system，RAAS）是信号通道，可促进血管增压感应和导致血流过度灌注。肾素转换血管紧张素原（angiotensinogen）为血管紧张素Ⅰ（angiotensinⅠ，AngⅠ）。血管紧张素转换酶（angiotensin converting enzyme，ACE）转换 AngⅠ为具有生物活性的血管紧张素Ⅱ（angiotensinⅡ，AngⅡ），AngⅡ可降解血管扩张剂，具有很强的血管增压作用，要比肾上腺素大 10 ~ 40 倍。AngⅡ通过 CYP11B2（醛固酮合成酶基因）的调节刺激醛固酮合成。醛固酮引起肾脏对钠的再吸收而导致液体潴留（图 50.1）。

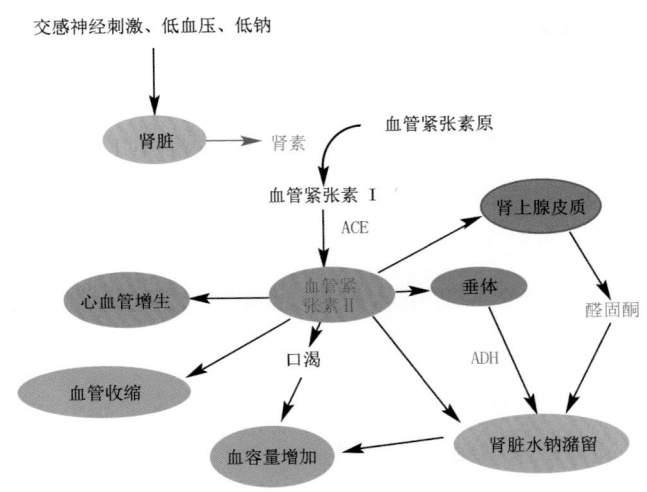

图 50.1　肾素 - 血管紧张素 - 醛固酮系统

肾脏产生肾素而转换血管紧张素原为血管紧张素 Ⅰ（Ang Ⅰ），血管紧张素 Ⅰ 经血管紧张素转换酶（ACE）转换成血管紧张素 Ⅱ（Ang Ⅱ），由此引起一系列病理生理变化，心血管增生、血管收缩、血容量增加、激惹肾上腺皮质分泌醛固酮、激惹下垂体产生抗利尿激素（ADH）、肾脏水钠潴留。

（二）血管紧张素转换酶

血管紧张素转换酶（ACE）是人类 17 号染色体第 16 个内含子中的 Alu 序列，有两个等位基因变异，即插入型（insertion，Ⅰ型）和缺失型（deletion，D 型），是具有不同功能的调节基因[42]。近年来，认为 ACE 基因多态性在人类低氧适应上有重要作用[43]，发现在 287 结合子片段上的 ACE Ⅰ型等位基因可改善和提高高原体能和耐力，观察到在优秀的长跑运动员[44]、划船运动员[45,46] 及其他运动员中 ACE I/I 的频率很高[43]。优秀登山运动员的 ACE Ⅰ型基因几乎占 100%[47]。一项特别引人注目的报道，英国珠峰登山队中不用氧气而攀至海拔 7 000 m 以上高度的 25 名男性队员，其 ACE 等位基因与其他人群相比，ACE Ⅰ型的频率显著高（Ⅰ型为 0.7，I/I 为 0.48，$P=0.003$ 及 $P=0.02$）而缺少 D/D 型；15 人未用氧而登达 8 000 m 以上，其中 6 人 Ⅰ型，9 人 I/D 型，ACE Ⅰ型频率为 0.65，无人为 D/D 型；登达峰顶的 5 名队员则均为 I/I 型（对比其他人平均频率仅为 2.4 ± 0.3）。尽管样本很小，但提示我们在极高海拔、在摄入热量很少而消耗热量很大及氧供给很少的情况下，ACE Ⅰ型等位基因对运动体能所具有的重要作用[42,48]。这与 ACE Ⅰ型等位基因降低 ACE 表达，降低血浆 ACE 水平，使具有高的运动通气量、高 SaO_2 值[49,50] 和高的最大摄氧能力有关[51]。而 ACE D 型等位基因则使 ACE 高表达，血清及组织内 ACE 活性增高，引起全身和肺循环异常的血管收缩，产生增压反应及液体潴留，从而防碍人的高原习服[40,43,44,52]。另有人认为在高原急性低氧时具有 ACE I/I 型等位基因者体力增强是通过提高心率，而Ⅰ型及 D 型间对通气反应并无明显差别[53]。

Milledge 等在珠峰对运动与 ACE 的活性做了动态观察，在海拔 6 300 m，ACE 的活性逐渐降低直到第 8 d，随后又缓慢升高，第 20 d 达到原海平面水平，第 53 d 时比基础值高 123%[54]。运动对 ACE 活性影响明显，在高原静息时 ACE 活性比海平面高，运动时 ACE 活性升高，运动停止 2 min ACE 活性立刻下降[55]，到第 5 min 恢复到原静息时水平[56]。

关于 ACE 基因与高原病发病的关系，人进入高原，血浆 ACE 活性是增高的[57]。9 人进入海拔 3 700 m，4 d 停留在高原时血浆 ACE 活性较海平面明显增高（14.8 IU/L vs. 28.7 IU/L），而血浆 ACE 水平在返回海平面后下降且低于原海平面值（12.5 IU/L vs. 15.6 IU/L，P=0.032）[58]。Kumar 等报道了 46 名男性进入海拔 3 500 m，将之分为年龄相匹配的两组，正常血压组（28 人）及高血压组（18 人）。两组的 ACE 血浆水平在进入高原第 1 d 明显增高，但组间无差异，后逐渐下降。正常组 ACE I 型等位基因频率为 0.68，D 型等位基因为 0.32；而高血压组 I 型为 0.33，D 型为 0.67，说明人抵高原后 ACE 活性增高而基因型频率不同[59]。

在快速抵达高原时，低氧血症出现并增强 RAAS 通路的活性。ACE 将 Ang Ⅰ 转换为 Ang Ⅱ，同时血浆醛固酮升高，导致血管收缩，产生增压反应及钠盐潴留，Ang Ⅱ 的出现还可引起肺血管收缩反应，从而使 AMS 加重[60]。如果 ACE 活性受到调节和存在 I/D 等位基因变异，可能降低上述作用的程度。对 ACE I 型等位基因可以改善高原耐力，而 ACE D 型等位基因则可以增加发生 HAPE 的危险性仍有争议[61,62]。有报道指出 ACE 多态性促使 HAPE 易感性的有 A240T、A2350G 及 A344T[63]。此外有报道称 HAPE 的发生尚与 C344T、细胞色素 P450 家族的 K173R 有关。还有报道称 CYP11B2 及 ACE A240T 多态性与 HAPE 密切有关[64]。

同时存在一些与以上结果不同的报道。Bärtsch 等[65] 及 Dehnert 等[66] 在海拔 4 559 m 的 Margarita 站对健康登山者、AMS 和 HAPE 患者做了 ACE 基因表达的研究，结果没有发现 ACE I/D 基因多态性与 AMS 有何关联，对 HAPE 易感性也并无影响。他们的研究不支持 ACE I/I 型是高原耐力优越性的基因，相反，具有 D/D 型基因型者 AMS 的发病率低。另外 Aldashev 等观察到在天山的吉尔吉斯斯坦人群中，通过心导管检测肺动脉压力，结果肺动脉高压者的 ACE I/I 型等位基因是正常人的 3 倍，得出与上述相反的结论，即 ACE I/I 型者比 I/D 型、D/D 型者更易发生高原肺动脉高压症[67]。因此 ACE 基因多态性与 HAPE 易感性、低氧肺动脉高压的关系尚须增大样本，在不同海拔及不同人群中反复验证。

（三）血管内皮生长因子

近年来人们对血管内皮生长因子（VEGF）在高原的作用投以关注。VEGF 是内皮细胞特异的丝状分裂原（mitogen），是低氧介导血管增生的重要介体。低氧在提高 VEGF 的转录感应同时也提高 VEGF mRNA 转录后的稳态。VEGF 促进内皮细胞的增生和迁移，也提高其通透性。已知 VEGF 对胚胎发育、血管增生、创伤修复及肿瘤生长均具有重要作用[68]。

不论急性低氧还是运动均可使人[69,70] 及动物[71] 的骨骼肌中 VEGF mRNA 的表达增强。强运动训练可以增加肌肉毛细血管数量、线粒体密度及氧化酶的活性，这是局部组织低氧介导的激惹所致。而 VEGF 的感应可能是此机制。

然而，对慢性低氧具有类似作用则存在争议。观察到在急性低氧时动物骨骼肌的 VEGF mRNA 表达增强，但在慢性低氧时则降低到急性低氧的水平以下。这也见于其他生长因子，如 TGF-β 1[72]。在慢性低氧条件下动物和人的颈动脉体出现增生，这或与 VEGF 的上调有关[73]。

关于在低氧下介导 VEGF 基因的机制，认为是通过氧依赖转录激活因子的低氧诱导因子 1α（HIF-1α）的增加而起到重要的调控作用。

VEGF 是由低氧介导的血管通透性因子。关于 VEGF 与急性高原病的关系，人体进入海拔 4 559 m 后 VEGF 水平增高，但在健康组与 AMS 或 HAPE 组间并无差别[74]。另一在低氧下对鼠的实验不仅发现 VEGF 升高，同时显示有脑水肿的迹象（以荧光做标记）[75]。另有观察到在海拔 4 300 m 发生 AMS 者血浆 VEGF 增高[76]。

然而，在低氧条件下 VEGF 与脑的关系更为密切。1995 年 Severinghaus 首先指出血管通透性、血管增生状态及 VEGF 的介导均涉及 HACE 的发生[77]。低氧可刺激转换生长因子的释放而吸引巨噬细胞。这样反过来释放的 VEGF 及其他因子随之引起新的毛细血管生成，如毛细血管基底膜破裂则直接引起通透性增高。他指出在此发生之前，低氧可导致渗透型的脑软化。地塞米松之所以对 HACE 有效，可能就是通过防止血管增生[77]。这一学说被进一步证明，在低氧模拟实验（6% ~ 12% O_2，24 h）中，鼠脑的 VEGF mRNA 的表达在第 3 h 即增强，12 ~ 24 h 时达到峰值，比对照组高 3 倍[78]。这可以解释血 - 脑屏障的通透性增高及血管源性水肿的形成。两项研究证实 VEGF 增高与血管通透性的增高是相一致的，而这又与低氧程度相关。对人体急进海拔 4 300 m 的观察发现血浆游离 VEGF 与 AMS 症状记分间有明显的相关[76]。以上实验强烈支持 VEGF 的反应介导血管通透性增高及低氧继发的初期血管增生。

VEGF 与脑和神经系统的关系密切尚表现在急性低氧暴露时，VEGF 诱导液体从毛细血管裂隙进入脑[79]。近年来得以阐明此机制，其中对脑的有益作用是增加对脑的氧传送，是一重要亮点。脑对慢性低氧及缺血时的反应是通过血管增生和神经保护双重途径来实现的。启动的因素是通过转录因子 HIF-1α[80]。HIF-1α 作为介导的转录因子作用于多种生长因子，包括 VEGF。在低氧或缺血时 HIF-1α 在许多组织内立即表达但时间短暂。HIF-1α 靶向 mRNA 基因，刺激及介导 VEGF 基因，使之在受损的脑组织中产生糖酵解代谢的协同作用和血管增生[81,82]。

在大鼠低氧暴露数周的实验中观察到脑内立即并持续的 HIF-1α 增高[83]，由此而刺激 VEGF，使之与其他的生长因子共同作用，使脑内血管增生和血管重构，脑内毛细血管密度增加，提高并维持脑的氧供[84-87]。这一领域的主要研究是机体在分子水平上的低氧适应，如何使氧获取减少并降低到最低程度，这对高原适应及疾病的防治均有重要价值[88]。

此外，在 VEGF 对低压性低氧的生理反应中，心肺反应和血管重构是对低氧应激产生的原发性适应性特征。在多数分子水平上的血管重构交叉在 VEGF 信号轴上，故 VEGF 的多态性及其基因可作为 HAPE 易感的关键指标。然而，目前有关 VEGF 及多态性的研究尚较有限，应对不同人类群体包括高原世居者加以进一步的研究，以说明形成单倍型的基础进而增进我们的认识。

（四）人类白细胞抗原等位基因

Hanaoka 等[38] 对 HAPE 易感者检测了人类白细胞抗原（human leukocyte antigen，HLA）等位基因，结果 HAPE 易感组表现为明显的肺动脉高压，HLA-DR6 出现 50% 阳性，而健康对照组阳性率仅 16%，HAPE 耐受组则 HLA-DR6 均为阴性，在 HAPE 患者中则 100% 阳性，说明这一免疫基因在 HAPE 发病中有一定作用[89]。

人们正在努力探讨 HAPE 的基因标志物，这方面应与生理学及临床学的表型相联系[90]。如果可以确定某些 HAPE 的特异基因，一方面，可以为靶向治疗提供依据；另一方面，可以及早发现 HAPE 的易感者，因此意义十分重要。然而目前仅仅是处在胚胎的起步阶段，研究之路任重道远[91]。

第 2 节　蛋白组学的研究

大部分关于 HAPE 易感性在蛋白组学的研究，大部分生物标志物是从基因组学中获取的。有些独立的蛋白组学对 HAPE 易感性的研究，如 Yasmin 等检测 HAPE 的是患者，而没有健康高山人员的资料，因这些人进山的模式等因素使 HAPE 易感性的判定很困难[49]。以下所说的是被认定为是生物标志物的一些蛋白。

一、表面活性蛋白及通路蛋白

Roach 等在海拔 4 559 m 将 HAPE 易感者的支气管肺泡灌洗液（BALF）与健康对照组相比，观察到红细胞数及总蛋白含量呈极显著的增高，然而在海拔 550 m 时这两组则甚为相似[92]。在海拔 4 559m 时，BALF 中红细胞数占总细胞数的比值在健康组为 6%，HAPE 组为 71%；BALF 总蛋白含量在健康组为 14 mg/dL，而 HAPE 组为 163 mg/dL[4]。

（一）内皮素 -1 与水通路蛋白

内皮素 -1（endothelin-1，ET-1）的增高可导致肺动脉高压[33]。在 HAPE 时内皮素转换酶 -1 启动转换功能、内皮素受体 A 调控基因上调，此二者均可作为 HAPE 的生物标志物[13]。观察到在模拟海拔 5 000 m 敲除水通路蛋白（aquaporin，AQPs）后，鼠肺的湿重 / 干重比率增高，BALF 中的蛋白含量增加，认为在 HAPE 时敲除 AQPs 加重了水肿和肺损伤[14]。

（二）钠钾 ATP 酶及上皮细胞钠通路蛋白

钠钾 ATP 酶（Na+-K+·ATPase）及上皮细胞钠通路蛋白（epithelial Na channel protein，ENaC）决定液体是在肺泡内潴留还是排出，其中 ENaC 是氨基类敏感性的钠离子通道。液体逃逸进入血管外空间的量及对液体的清除率及肺泡发生水肿还是肺泡依然清洁是由存在于肺泡上皮细胞的 ENaC 及钠钾 ATP 酶来决定[6,93]。它们相互串联分布在细胞的间质（后基底侧），将肺泡内的液体排出以使肺部保持清洁状态[94]。钠钾 ATP 酶的活性依赖于低氧方式及线粒体 ROS，随时间而衰减[91]。低氧及低温可使 ENaC 的活性降低[94]。钠钾 ATP 酶及 ENaC 两个通路的活性可作为转运蛋白功能的标志。

还观察到同时伴有氨基类敏感性降低，以上在 HAPE 易感者均有明显降低，即使在海拔较低处[18]。钾通路与钠通路一起作为膜性蛋白稳定性及肺部钠再吸收的主要通路[6]。这些通路与转运受体蛋白 Ca^{2+} 及 K^+ 阳离子通路，集中在钙库。Murray 等研究了对氧易感的 K^+ 及 Ca^{2+} 通路在调控肺循环上的潜在作用。在 HAPE 时涉及钙库而观察到钙库耗竭（可能通过抑制素的作用），由于降低肺血管的收缩及保护内皮屏障功能，钠钾 ATP 酶及 ENaC 可以作为对 HAPE 的一个新的治疗或者作为 HAPE 的预防治疗措施[95]。

（三）血浆蛋白

Ahmad 等在 HAPE 的急性期进行观察，与海平面居民相比，触珠蛋白（haptoglobin）及载脂蛋白 A- I（apolipoprotein A- I）表达过度，认为它们可能是 HAPE 的两个生物标志物[96]。在恢复期，载脂蛋白 A- IV 及血清淀粉样 P 成分（serum amyloid P component）过度表达[96,97]。杨（Yang）等指出在 HAPE 患者急性期血浆蛋白可作为生物标志物[97]。另外还发现高原世居者与平原人相比，触珠蛋白水平增高，提示这一蛋白可能具有促进高原适应的功能[96]。上述研究提示这些蛋白在脂质转运调控通路及其代谢和对血管重构均具有潜在的作用。然而这些变化的相互联系目前尚不清楚，对 HAPE 需要进行系统的生物学探讨和血浆蛋白间相互联系的关联性研究。

（四）肺组织蛋白 / 细胞外基质蛋白

肺组织蛋白 / 细胞外基质蛋白（lung tissue protein/extracellular matrix proteins）：组织金属蛋白酶抑制物（tissue inhibitor metalloproteinase 3，TIMP3）与细胞外基质（extracellular matrix，ECM）相结合，并调节基质金属蛋白酶活性。TIMP3/ECM 系统受损引起肺水肿、炎性反应和 ECM 缺失，这是一个显著的特征。Kobayashi 等观察到多态性形式使这些蛋白的结构变异，从而导致 HAPE 易感者和耐受者间的肺间质的强度和弹性存在差异[39]。

第 3 节　代谢组学的研究

采用核磁共振（^{1}H-NMR）的代谢组学方法对在同一海拔高度的 HAPE 患者和 HAPE 耐受人群的血浆进行分析，结果有明显不同[98]。汉族 HAPE 组与年龄 20 ~ 30 岁的男性对照组相比，共发现 20 个代谢产物在 HAPE 组明显增高，包括自由氨基酸缬氨酸（valine）、赖氨酸（lysine）、亮氨酸（leucine）、异亮氨酸（isoleucine）、甘氨酸（glycine）、谷氨酸（glutamic acid）、甘油磷酰胆碱（glycerophosphocholine）、肌酐（creatinine）、柠檬酸盐（citrate）及甲基组氨酸（methylhistidine）等，说明 HAPE 组通过下调蛋白水解作用及糖酵解途径促进能量供应而使氨基酸消耗[98]。与对照组相比，HAPE 组的 a- 及 b- 葡萄糖三甲胺（a and b-glucose trimethylamine）及脂肪代谢产物（极低密度脂蛋白、低密度脂蛋白）水平明显降低。这些现象提示 HAPE 患者显然缺乏 ATP，将影响到 HAPE 的病程发展[98]。

结　　论

　　HAPE 发病的分子机制涉及上述基因组学、蛋白组学及代谢组学和相关病理生理的多个方面，他们在 HAPE 的发病机制及病程转化过程中均有至关重要的作用。近 30 年来，有许多具有重大创新的研究，包括肺动脉高压在 HAPE 发病中的重要地位、血管收缩活性的调控等，其中一氧化氮和内皮素 –1 为 HAPE 的防治提供了方向。近年来另一个值得关注的是肺泡内皮及钠钾 ATP 酶在清除肺泡内液体上的作用。分子生物学研究使我们大大深化了认识，但是起步阶段还有不少争论[99]。进一步的研究尚有许多问题摆在我们面前[47,48]。应该强调，HAPE 所有关于分子生物学的研究，其目标都是 HAPE 的防治[100-101]。

参 考 文 献

[1] LUO Y, ZOU Y, GAO Y. Gene polymorphisms and high altitude pulmonary edema susceptibility: A 2011 update[J]. Respiration, 2012, 84: 155–162.

[2] BÄRTSCH P, MAIRBAURL H, MAGGIORINI M, et al. Physiological aspects of high–altitude pulmonary edema[J]. J Appl Physiol, 2005, 98: 1101–1110.

[3] MORTIMER H, PATEL S, PEACOCK AJ. The genetic basis of high–altitude pulmonary edema[J]. Pharmacol Ther, 2004, 101: 183–192.

[4] CHARU R, STOBDAN T, RAM RB, et al. Susceptibility to high altitude pulmonary edema: Role of ACE and ET–1 polymorphisms[J]. Thorax, 2006, 61: 1011–1012.

[5] COLICE GL, LEE YL, CHEN J, et al. Susceptibility to high–altitude pulmonary edema in Madison and Hilltoprats I. Ventilation nd fluid balance[J]. J Appl Physiol, 1995, 78: 2278–2285.

[6] CARTER EA, MAYO JR, MACLNNINS MJ, et al. Individual susceptibility to high altitude and immersion pulmonary edema and pulmonary lymphatics[J]. Aviat Space Environ Med, 2014, 85: 9–14.

[7] CLARENCACH CF, SENN O, CHRIST AL, et al. Lung function and breathing pattern in subjects developing high–altitude pulmonary edema[J]. PLOS One, 2012, 7: 41188.

[8] DROMA Y, HANAOKA M, OTA M, et al. Positive association of the endothelial nitric synthase gene polymorphisms with high–altitude pulmonary edema[J]. Circulation, 2002, 106: 826–830.

[9] DEHNERT C, LUKS AM, SCHENDLER G, et al. No evidence for interstitial lung edema by extensive pulmonary function testing at 4 559 m[J]. Eur Respir, 2010, 35: 812–820.

[10] ARYA M, MEENA R, SETHY NK, et al. NAP（davunetide）protects primary hippocampus culture by modulating expression profile of antioxidant genes during limiting oxygen conditions[J]. Free Radic Res, 2015, 49: 12.

[11] ARYA A, SETHY NK, SINGH SK, et al. Cerium oxide nanoparticles protect rodent lungs from hypobaric hypoxia–induced oxidative stress and inflammation[J]. Int J Nanomedicine, 2013, 8: 4507–4520.

[12] SETHY NK, SINGH M, KUMARR, et al. Upregulation of transcription factor NRF2–mediated oxidative stress response pathway in rat brain under short–term chronic hypobaric hypoxia[J]. Funct Interg Genomics, 2011, 11: 19.

[13] SHARMA M, SINGH SB, SARKAR S. Genome wide expression analysis suggests perturbation of vascular homeostasis during high altitude pulmonary edema[J]. PLOS One, 2014, 9: 85902.

[14] SHE J, BI J, TONG L, et al. New insights of aquaporin 5 in the pathogenesis of high altitude pulmonary edema[J]. Diagn Pathol, 2013, 8: 193.

[15] LUO Y，CHEN Y，ZHANG Y，et al. Association of endothelial nitric oxide synthase（eNOS）G894T polymorphism with high altitude pulmonary edema susceptibility：A meta-analysis[J]. Wilderness Environ Med，2012，23：270-274.

[16] SORELLE R. Endothelial nitric oxide synthase gene polymorphisms at heart of high altitude pulmonary edema[J]. Circulation，2002，106：9013-9014.

[17] YU JS，MING WF，WEN QN，et al. Endothelial nitric oxide synthase gene polymorphisms associated with susceptibility to high altitude pulmonary edema in Chinese railway construction workers at Qinghai-Tibet over 4 500 meters above sea level[J]. Chin Med Sci J，2010，25：215-221.

[18] SARTONI C，DUPLAIN H，LEPORI M，et al. High altitude impairs nasal transsepithelial sodium transport in HAPE-prone subjects[J]. Eur Respir J，2004，23：916-920.

[19] BUSCH T，BÄRTSCH P，PAPPERT D，et al. Hypoxia decreases exhaled nitric oxide in mountaineers susceptible in high-altitude pulmonary edema[J]. Am J Respir Crit Care Med，2001，163：368-373.

[20] SCHERRER U，VOLLENWEIDER L，FELABAYS A，et al. Inhaled nitric oxide for high-altitude pulmonary edema[J]. N Engl J Med，1996，334：624-629.

[21] BUSCH T，BÄRTSCH P，PAPPERT D，et al. Hypoxia decreases exhaled nitro oxide in mountaineers susceptible to high altitude pulmonary edema[J]. Am J Respir Crit Care Med，2001，163：368-373.

[22] DUPLAIN H，VOLLENWEIDER L，DEBALAYS A，et al. Augmented sympathetic activation during short-term hypoxia and high altitude exposure in subjects susceptible to high altitude pulmonary edema[J]. Circulation，1999，99：1713-1718.

[23] 张西洲，何福文，崔建华，等. 高原肺水肿患者一氧化氮含量与红细胞膜ATPase活性[J]. 高原医学杂志，1999，9（3）：25-27.

[24] 王伟，张西洲，吴桂花，等. 吸入低浓度一氧化氮治疗高原肺水肿对比观察[J]. 中华结核和呼吸病杂志，1998，21：212-214.

[25] SCHERRER U，VOLLENWEIDER L，DELABAYS A，et al. Inhaled nitric oxide for high altitude pulmonary edema[J]. N Engl J Med，1996，334：624-629.

[26] ANAND IS，PRASAD BA，CHUGH SS. Effect of inhaled nitric oxide and oxygen in high altitude pulmonary edema[J]. Circulation，1998，98：2441-2445.

[27] PAUL S，GANGWAR A，ARYA A，et al. High altitude pulmonary edema：An update on omics data and redefining susceptibility[J]. J. Proteomics Bioinfom，2015，8（6）：116-125.

[28] DROMA Y，HANAOKA M，KATSUYAMA Y，et al. Positive association of the endothelial nitric oxide synthase gene polymorphism with high altitude pulmonary edema[J]. Circulation，2002，102：826-830.

[29] AHSEN A，MOHD G，NORBOO T，et al. Heterozygotes of NOSS polymorphisms contribute to reduced nitrogen oxide in high-altitude pulmonary edema[J]. Chest，2006，130：1511-1519.

[30] WEISS J，HAEFELI WE，GASSE C，et al. Lake of evidence for association of high altitude pulmonary edema and polymorphisma of the NO pathway[J]. High Alt Med Biol，2003，4：355-366.

[31] BEALL CM，LASKOWSKI D，STROHL KP，et al. Pulmonary nitric oxide in mountain dwellers[J].

Nature，2001，414：411-412.

[32] HOTTA J，HANAOKA M，DROMA Y，et al. Polymorphisms of nenin-angiotensin system genes with high-altitude pulmonary edema in Japanese subjects[J]. Chest，2004，126：825-830.

[33] HANAOKA M，RROMA Y，BASNYAT B，et al. Genetic variants in *EPAS*1 contribute to adaptation to high-altitude hypoxia in Sherpas[J]. PLOS One，2012，7：50568.

[34] STOBDAN T，KUMAR R，MOHAMMED G，et al. Probable role of beta2 adrenergic receptor gene haplotype in high-altitude pulmonary edema[J]. Respiration，2010，15：651-658.

[35] PASTVA AM，WRIGHT JR，WILLIAMS KL. Immunomodulatory rales of surfactant protein A and D：implications in lung disease[J]. Proc Am Thorac Soc，2007，4：252-257.

[36] SAXENA S，KUMAR R，MADEN T，et al. Association of polymorphisms in pulmonary surfactant protein A1 and A2 gene with high-altitude pulmonary edema[J]. Chest，2005，128：1611-1619.

[37] ZHOU F，WANG F，LI F，et al. Association of hsp70-2 and hsp-hom gene polymorphisms with risk of acute high-altitude illness in a Chinese population[J]. Cell Stress Chaperones，2005，10：349-356.

[38] QI Y，NIU WQ，ZHU TC，et al. Genetic interaction of Hsp70 family genes polymorphisms with high-altitude pulmonary edema among Chinese railway constructors at altitude exceeding 4 000 meters[J]. Clin Chim Acta，2009，405：17-22.

[39] KOBAYASHI N，HANAOKA M，DROMA Y，et al. Polymorphisms of the tissue inhibitor of metalloproteinase 3 gene are associated with resistance to high-altitude pulmonary edema（HAPE）in a Japanese population：A case control study using polymorphic microsatellite markers[J]. PLOS One，2013，8：71993.

[40] HACKETT PH，ROACH RC，HARTIG GS，et al. The effect of vasodilators on pulmonary hemodynamics in high altitude pulmonary edema：A comparison[J]. Int J Sports Med，1992，13：68-71.

[41] Luo YL，Gao WX，Li SZ，et al. Mitochondrial haplogroup D4 confers resistance and haplogroup B is a genetic risk factor for high-altitude pulmonary edema among Han Chinese[J]. Genet Mol Res，2012，11：3658-3667.

[42] WOOD DR，MONTGOMERY HE. Angiotensin-Coverting Enzyme and genetics at high altitude[J]. High Alt Med Biol，2001，2（2）：201-210.

[43] ALVAREZ A，TERRADOS N，ORTOLANO R，et al. Genetic variation in the rennin-angiotensin system and athletic performance[J]. Eur J Appl Physiol，2000，82：117-120.

[44] MYERSON S，HEMINGWAY H，BUDGET R，et al. Human angiotensin 1-coverting enzyme gene and endurance performance[J]. J Appl Physiol，1999，87：1313-1316.

[45] GAYAGAY G，YU B，HAMBLY B，et al. Elite endurance athletes and the ACE I allele-the role of genes in athletic performance[J]. Hum Genet，1998，103：48-50.

[46] JELAKOVIC B，KUZMANIC D，MILICIC D，et al. Influence of angiotensin converting enzyme（ACE）gene polymorphism and circadian blood pressure（BP）changes on left ventricle（LV）mass in competitive oarsmen[J]. Am J Hypertens，2000，13：182.

[47] TSIANOS G, ELEFTHERIOU KI, HAWE E, et al. Performance at altitude and angiotensin I—converting enzyme genotype[J]. Eur J Appl Physiol, 2005, 93: 630–635.

[48] MONTGOMERY HE, MARSHAL R, HEMINGGWAY S, et al. Human gene for physical performance[J]. Nature, 1998, 393: 221–222.

[49] WOODS DR, HUMPHRIES SE, MONTGOMERY HE. The ACE I/D polymorphism and human physical performance[J]. Trends Endocrinol Metab, 2000, 11: 416–420.

[50] WOOD DR, WORLD M, RAYSON MP, et al. Endurance enhancement related to the human angiotensin 1—converting enzyme I/D polymorphisms is not due to differences in the cardiorespiratory response to training[J]. Enr J Appl Physiol, 2002, 86: 240–244.

[51] SWENSON ER. ACE inhibitors and high altitude[J]. High Alt Med Biol, 2004, 5 (1): 92–94.

[52] PATEL S, WOODS DR, MACLEOD NJ, et al. Angiotensin-converting enzyme genotype and the ventilator response to exertional hypoxia[J]. Eur Respir J, 2003, 22: 255–260.

[53] SAMER P, WOODS D, BROWN A, et al. The effects of ACE gene polymorphism on cardiorespiratory responses to hypoxia[J]. High Alt Med Biol, 2001, 2 (1): 91.

[54] MILLEDGE JS, CATLEY DM, WARD MP, et al. Renin-aldosterone and angiotensin-converting enzyme during prolonged altitude exposure[J]. J Appl Physiol, 1983, 55: 693–702.

[55] MILLEDGE JS, CATLEY DM, BLUME FD, et al. Renin-angiotensin-converting enzyme and aldosterone in humans on Mount Everest[J]. J Appl Physiol, 1983, 55: 1109–1112.

[56] MILLEDGE JS, CATLEY DM, WILLIAMS ES, et al. Effect of prolonged exercise at altitude on the rennin-angioterone system[J]. J Appl Physiol, 1983, 55: 413–418.

[57] KAMIKOMAKI N, NISHIOKA O. Serum angiotensin-converting enzyme (ACE) is alterad at altitude[J]. High Alt Med Biol, 2004, 5 (4): 465–466.

[58] KAMIKOMAKI N, TSUDA Y, MISURA Y, et al. The association between high-altitude mountaineering and ACE allele[J]. Jap J Mount Med, 2001, 21: 45–47.

[59] KUMAR R, QUDAR PASHA MA, KHAN AP, et al. Association of high-altitude systemic hypertension with the deletion allele of the angiotensin-converting enzyme (ACE) gene[J]. Int J Biometerol, 2003, 48: 10–14.

[60] KAMIKOMAKI N, TSUDA Y, NISHIOKA O. The change of serum angiotensin converting enzyme level during stay at high altitude[J]. Jap J Mount Med, 2002, 22: 79–82.

[61] DEHNERT C, WEYMANN J, MONTGOMERY HE, et al. No association between high-altitude tolerance and the ACE I/D gene polymorphism[J]. Med Sci Sports Exerc, 2002, 34: 1928–1933.

[62] KUMAR R, PASHA Q, KHAN AP, et al. Renin angiotensin aldosterone system and ACE I/D gene polymorphism in high-altitude pulmonary edema[J]. Aviat Space Environ Med, 2004, 75: 981–983.

[63] RAJPUT C, ARIF E, VIBHUTI A, et al. Predominance of interaction among wild-type alleles of CYP11B2 in Himalayan natives associated with high-altitude adaptation[J]. Biochem Biophys Commun, 2006, 348: 735–740.

[64] QI Y, NIU W, ZHU T, et al. Synergistic effect of the genetic polymorphisms of the rennin-angiotensin-aldosterone system on high-altitude pulmonary edema: A study from Qinghai-Tibet altitude[J]. Eur J Epidemiol, 2008, 23: 143-152.

[65] BÄRTSCH P, WEYMANN J, MONTAGOMERY H, et al. Acute mountain sickness（AMS）and angiotensin-converting enzyme（ACE）gene polymorphism[J]. High Alt Med Biol, 2000, 1（3）: 227.

[66] DEHNERT C, WEYMANN J, MONTGOMERY HE, et al. No association between high altitude tolerance and the ACE I/D gene polymorphism[J]. Med Sci Sports Exrc, 2002, 34: 1828-1933.

[67] ALDASHEV AA, SARYBAEV A, MORRELL NW, et al. Angiotensin-converting enzyme gene I/D polymorphism and high altitude pulmonary hypertension in high altitude residents[J]. High Alt Med Biol, 2002, 3: 135.

[68] FERRARA N, DAVIS-SMYTH T. The biology of vascular endothelial growth factor[J]. Endocr Rev, 1997, 18: 4-25.

[69] GUSTAFSSON T, PUNTSCHART A, KAIJSER L, et al. Exercise-induced expression of angiogenesis related transcription and growth factors in human skeletal muscle[J]. Am J Physiol Heart cric Physiol, 1999, 276: 679-685.

[70] HOPPELER H. Vascular growth in hypoxic skeletal muscle[J]. Adv Exp Med Biol, 1999, 474: 277-286.

[71] BREEN EC, JOHNSON EC, WAGNER H, et al. Angiogenic growth factor mRNA responses in muscle to a single bout of exercise[J]. J Appl Physiol, 1996, 81: 355-361.

[72] OLFERT IM, BREEN EC, MATHIEU-COSTELLO O, et al. Chronic hypoxia attenuates resting and exercise-induced VEGF, flt-1, and flk-1 mRNA levels in skeletal muscle[J]. J Appl Physiol, 2001, 90: 1532-1538.

[73] PRABHAKAR HR, JOCONO FJ. Cellular and molecular mechanisms associated with carotid body adaptation to chronic hypoxia[J]. High Alt Med Biol, 2005, 6: 112-120.

[74] WALTER R, MAGGIORINI M, SCHERRER U, et al. Effects of high-altitude exposure on vascular endothelial growth factor levels in man[J]. Eur J Appl Physiol, 2001, 85: 113-117.

[75] SCHOCH HJ, FISCHER S, MARTI HH. Hypoxia-induced vascular endothelial growth factor expression causes vascular leakage in the brain[J]. Brain, 2002, 125: 2549-2557.

[76] TISSOT VAN PATOT MC, LEADBETTER G, KEYES LS. Greater free plasma VEGF and lower soluble VEGF receptor-1 in acute mountain sickness[J]. J Appl Physiol, 2005, 98: 1626-1629.

[77] SEVERINGHAUS JW. Hypothetic roles of angiogenesis, osmotic swelling and ischemia in high-altitude cerebral edema[J]. J Appl Physiol, 1995, 79: 370-375.

[78] XU F, SEVERINGHAUS JW. Rat brain VEGF expression in alveolar hypoxia: Possible role in high-altitude cerebral edema[J]. J Appl Physiol, 1998, 85: 53-57.

[79] FISCHER S, CLAUSS M, WIESNET M. Hypoxia induces permeability in brain microvessel endothelial

cells via VEGF and NO[J]. Am J Physiol Cell Physiol, 1999, 276: 812-820.

[80] SEMENZA GL. Surviving ischemia adaptive responses mediated by hypoxia-inducible factor 1[J]. J Clin Invest, 2000, 106: 809-812.

[81] BERGERON M, GIDDAY JM, YU AY, et al. Role of hypoxia-inducible factor 1- in hypoxia-induced ischemic tolerance in neonatal rat brain[J]. ANN Neurol, 2000, 48: 285-296.

[82] MARTI HJH, BERNAUDIN M, BELLAIL M, et al. Hypoxia-induced vascular endothelial growth factor expression precedes neovascularization after cerebral ischemia[J]. Am J Pathol, 2000, 156: 965-976.

[83] CHAVEZ JC, AGANI F, PICHIULE P, et al. Expression of hypoxia-inducible factor-1alpha in the brain of rats during chronic hypoxia[J]. J Appl Physiol, 2000, 89: 1937-1942.

[84] BOERO JA, ASCHER J, ARREGUI A, et al. Increased brain capillaries in chronic hypoxia[J]. J Appl Physiol, 1999, 86: 1211-1219.

[85] DOR Y, PORAT R, KESHIET E. Vascular endothelial growth factor and vascular adjustments to perturbations in oxygen homeostasis[J]. Am J Physiol Cell Physiol, 2001, 280: 1367-1374.

[86] PICHIULE P, LAMANNA JC. Angiopoitin-2 and rat brain capillary remodeling during adaptation and deadaptation to prolonged mild hypoxia[J]. J Appl Physiol, 2002, 93: 1131-1139.

[87] LA MANNA JC, CHAVEZ JC, PICHIULE P. Structural and functional adaptation to hypoxia in the rat brain[J]. J Exp Biol, 2004, 207: 3163-3169.

[88] XU K, LAMANNA JC. Chronic hypoxia and the cerebral circulation[J]. J Appl Physiol, 2006, 100: 725-730.

[89] HANAOKA M, KUBO K, YANAZAKI Y, et al. Association of high altitude pulmonary edema with the major histocompatibility complex[J]. Circulation, 1998, 97: 1124-1128.

[90] SCHOENE RB. Letter from Denali: Pulmonary edema at high altitude[J]. High Alt Med Biol, 2001, 2 (3): 463-469.

[91] SCHOENE RB. Unraveling the mechanism of high altitude pulmonary edema[J]. High Alt Med Biol, 2004, 5 (2): 125-135.

[92] SWENSON ER, MAGGIORINI M, MONGOVIN S, et al. Pathogenesis of high-altitude pulmonary edema: Inflammation is not an etiologic factor[J]. JAMA, 2002, 287: 2228-2235.

[93] SCHERRER U, REXHAJ E, JAYET PY, et al. New insights in the pathogenesis of high-altitude pulmonary edema[J]. Prog Cariovasc Dis, 2010, 52: 485-492.

[94] BASNYAT B. High altitude cerebral edema and pulmonary edema[J]. Travel Med Infect Med, 2005, 3: 199-211.

[95] MURRAY F, INSEL PA, YUAN JX. Role of O_2-sensitive K^+ channels in the regulation of the pulmonary circulation: Potential role of caveolae and implication for high altitude pulmonary edema[J]. Respir Physiol Neurobiol, 2006, 151: 192-208.

[96] AHMAD Y, SHUKLA D, GARG I, et al. Identification of haptoglobin and apolipoprotein A-1 as biomarkers for high-altitude pulmonary edema[J]. Funct Integr Genomics, 2011, 11: 407-417.

[97] YANG Y, MA L, GUAN W, et al. Differential plasma proteome analysis in patients with high-altitude pulmonary edema at the acute and recovery phases[J]. Exp Ther Med, 2014, 7: 1160-1166.

[98] LUO Y, ZHU J, GAO Y. Metabolomic analysis of the plasma of patients with high-altitude pulmonary edema (HAPE) using ^{1}H NMR[J]. Mol Biosyst, 2012, 8: 1783-1788.

[99] BÄRTSCH P, SWENSON ER, MAGGIORINI M. Update: High altitude pulmonary edema[J]. Adv Exp Med Biol, 2001, 502: 89-106.

[100] PENNARDT A. High-altitude pulmonary edema: Diagnosis, prevention, and treatment[J]. Curr Sports Med Rep, 2013, 12: 115-119.

[101] MAGGIORINI M. Prevention and treatment of high-altitude pulmonary edema[J]. Prog Cardiovasc Dis, 2010, 52: 500-506.

第 13 篇　我国高原危重病急症研究

第 51 章　高原呼吸窘迫综合征与多脏器功能障碍综合征

第 1 节　高原危重病急症的重要性

近一个世纪以来，人们逐渐认识到在许多疾病状态下，人体在高原低氧环境中的病理生理变化和临床经过与平原有很大不同，特别是在一些急性危重病症时。这里所指高原急性危重病主要涉及的是重型急性高原病，包括高原肺水肿（high altitude pulmonary edema，HAPE）、高原脑水肿（high altitude cerebral edema，HACE）及其混合型；此外，也涉及高原地区的创伤、高原大面积烧伤、高原严重感染、高原所致冷冻伤和高原急性脑血管病等。而以上病变均可能与急性肺损伤（acute lung injury，ALI）、急性呼吸窘迫综合征（acute respiratory distress syndrome，ARDS）和多脏器功能障碍综合征（multiple organ dysfunction syndrome，MODS）的病理生理和临床问题密切关联。虽然国内[1]和国外[2]已经有人认识到高原危重病急症的重要性和处理的特点，但直到 20 世纪末，尚缺乏以高原 HA-ALI/ARDS/MODS 为中心，对高原创伤进行分类与评分，对 HA-ARDS/MODS 的病理生理从整体、器官到细胞分子水平加以系统研究，特别是建立高原地区 ARDS/MODS 的诊断标准，以达成共识并在我国高原统一实施，提高诊断的正确性和急救的有效性。根据上述面临的问题，可以清楚地看到，"高原危重病急救医学"无疑将成为高原医学的一个重要分支和站在一线的救援医学。

一、高原与肺

已经认识到 ARDS/MODS 在病理生理过程中表现出"瀑布样炎症反应"，而从临床过程来看，多脏器功能障碍的发生呈"序贯式"（sequence）的多米诺骨牌现象（the Domino-phenomenon），多米诺骨牌中倒下的第一个骨牌，即多脏器中的首发器官。在高原低氧条件下，肺具有重要地位，在一系列器官功能不全的连锁反应中它往往是启动因子，这可能与以下生理和病理生理因素有关。

（1）肺在高原低氧适应中具有门户作用，机体为了从大气中摄取更多的氧，首先增强肺的通气和弥散功能。肺是唯一与大气低氧直接接触的脏器，同时也是蒙受低氧刺激首当其冲的器官。

（2）在高原低氧和疾病状态下，随着缺氧加重，低氧血症对周边化学感受器的刺激引起通气进一步增强，但这种增强有一定的限度，并且本身将引起耗氧增加及酸碱失衡。肺是与外界氧交换的唯一器官，尽管肺功能有很大的代偿潜力，但也有其脆弱的一面，即易受损伤，祖国医学把"肺"称为"娇脏"，不无道理。

（3）肺内血管的内皮细胞及肺泡上皮细胞具有多种免疫、代谢和释放血管活性物质的功能，在多种病理损伤下，这些功能的失调不仅引起肺动脉高压及肺毛细血管通透性增强，而且导致细胞因子和炎性介质的失控性释放，从而影响全身多脏器而形成病理性连锁反应。

（4）高原低氧本身就可导致肺损伤，HAPE 就是一个明显例证，这时如果低氧再复合创伤、感染，则损伤程度明显大于平原，预后严重。

提高对这一问题的认识，对于高原地区危重病症——HAPE、ALI/ARDS、MODS 的早期诊治，从肺入手，把好病理生理第一关，这具有重要意义，故本章以下内容将对此重点讨论。

二、高原与 ARDS

引起 ARDS 的原发病或基础疾病很多，包括创伤、休克、感染、中毒、放射损伤及诸多临床疾病。但在高原地区 ARDS 往往与 HAPE 关系密切，二者间有十分相似的临床表现，又有相为交错的病理生理，HAPE 可以继发或转化为 ARDS，抢救治疗措施亦有许多共同点，这是非常有趣并具有特征性的，将在以下讨论。

（一）高发生率及高病死率

较有限的临床流行病学资料显示高原地区 ARDS 的发生率较高。据张世范等（1999）统计的兰州军区总医院（1 500 m）自 1989 年 1 月至 1998 年 10 月院内 2 335 例总死亡病例中，符合 ARDS/MODS 诊断标准（1992 年欧 – 美会议标准）的为 114 例，占临床相对死亡构成比的 4.9%。而且，ALI/ARDS 的发生率与自然累积死亡率随着海拔的增高而显著上升，海拔 2 200 m 已经成为病死率上升的折点[3,4]。马四清（1999）报道青海省人民医院（2 261 m）自 1991 年 12 月至 1998 年 2 月胸心外科共收治胸外伤和以胸部伤为主的全身多发伤 94 例，均出现呼吸衰竭且需呼吸机支持呼吸，其中符合 ARDS 诊断标准（1992 年欧 – 美会议标准）的 20 例，占胸外伤相对构成比的 21.3%，20 例中并发 MODS 的 16 例（占 80%）、死亡 7 例（占 35%）[5]。郭远明等（1999）报道解放军第四医院 1985—1998 年收治海拔 2 261 ~ 3 200 m 各类严重创伤患者 1 006 例，其中 87 例发生 ARDS，占创伤患者相对构成比的 8.6%，87 例中死亡 19 例，占 21.8%[6]。高原地区 ARDS 发生率高，除成人外，儿童中也易发生[7]，此外在妇产危重症中，也十分突出[8,9]。

（二）严重的低氧血症

高原地区 ARDS 的病理生理特点是低氧血症（hypoxemia）迅速发展且极为严重。在高原，健康的人体可以通过器官水平心肺等功能的代偿而使血氧维持于较高水平，但患 ALI/ARDS 时，高原外环境低氧复合机体内环境缺氧产生的叠加作用将形成极为严重的低氧血症，使机体完全处于失代偿状态，特别是肺的通气、弥散功能严重障碍，PaO_2 明显下降并处于氧离曲线的陡峭部位，动脉血氧饱和度（SaO_2）急剧下降。兰州军区总医院在海拔 1 500 ~ 2 260 m 抢救成功的伤员，其 PaO_2 和 SaO_2 降低到令人难以置信的程度，下限分别为 PaO_2 20 mmHg（2.67 kPa）和 SaO_2 40%[3,4]。其他一系列的临床观察[10-15]PaO_2 界于 35 ~ 45 mmHg（4.7 ~ 6.0 kPa），下限为 17 ~ 24mmHg（2.3 ~ 3.2kPa）。这样严重的低氧血症是致命的，血氧水平处于极限以下，脏器的氧供及代谢进入枯竭状态，如不及时采取机械通气等有效治疗，MODS 迅速暴发是不可避免的。

三、高原与 MODS

关于多脏器功能障碍的问题，1967 年 Tilney 报道了一组腹主动脉切除术后死亡的病例，提出了"序贯性系统衰竭"（sequential system failure）。1973 年 Baue 改称为"多系统器官衰竭"（multiple system organ failure，MSOF）。其后 1977 年 Eiseman 又简称为"多器官衰竭"（multiple organ failure，MOF）。但是衰竭是一静态词，表示量上的终结和程度上的不可逆性，不能全面反映 MOF 的临床表现和病理生理发展过程。为此，1991 年 8 月美国胸科医生学会 / 危重病学会在芝加哥开会，共同倡议将 MSOF 或（和）MOF 更名为"多脏器功能障碍综合征"（multiple organ dysfunction syndrome，MODS）[16]。这已在世界范畴内被大家接受，而且这一名词和概念的更新推动了这一领域研究的进展。

高原低氧对人体的损伤是全身性的，如肺、脑、心、肾、胃肠及内分泌系统等均可受累，而肺往往是最突出、最易受损的靶器官，也是激发全身炎症反应的策源地。ALI 和 ARDS 往往是 MODS 的前奏，在高原地区，从 ALI 和 ARDS 的临床经过可以看出，一个在平原地区看来较轻的创伤或并不十分严重的感染，却闪电似的发病，短时间内恶化，并迅速波及并导致心、脑、肾、肝等多脏器功能严重损害，甚至不可逆而死亡。这就是高原低氧环境具有的特殊性。这方面的研究从国际上看仅仅是起步。但我国高原地区的急救医学者却注意到了这一问题，并逐步认识到，在高原发生的 ALI/ARDS、MODS 在发病机制及临床表现方面有其自身的一些特殊规律[3-15]。注意到了它与平原地区的差别，进而提出高原地区 ARDS/MODS 的诊断标准及相应防治措施是十分必要的。

高原地区的 ARDS/MODS 是高原急性危重病中急中之急、危中之危，除了加强临床研究外，实验动物模型的建立，如低氧（特别是符合高原实情的低压性缺氧）复合创伤、灼伤、感染、内毒素、油酸等的实验组与不复合缺氧的平原组相对照[17-19]，对发病机制和防治措施研究有重要价值。加强高原急性危重病的研究对高原建设者的健康保障、高原经济的稳定和国防建设的加强有不可低估的重要作用。

第 2 节　平原地区 ARDS/MODS 诊断标准

应该指出，平原地区的 ARDS/MODS 诊断标准是高原相应标准的建立基础，平原与高原的

ARDS/MODS 在病理生理上具有共同性，而高原低氧对呼吸功能、血气改变和各脏器的损伤产生更为显著的影响。

一、国际标准

1967 年 Ashbaugh 首次提出了成人呼吸窘迫综合征（adult respiratory distress syndrome，ARDS）的概念[20]。随后，1981 年 Petty 提出了当时被普遍接受的 ARDS 诊断标准，即①急性肺或肺外损伤事件；②呼吸窘迫气促；③排除心源性肺水肿及（或）呼吸衰竭；④吸氧 >0.6 或 $PaO_2<50$ mmHg；⑤肺顺应性下降，肺含水量增加。这一标准比较适合临床判断[20]。1988 年 Murray 进一步提出了 ARDS 的评分方法。1992 年欧美联合会议提出了更为完善的 ARDS 标准，即①急性起病；② $PaO_2/FiO_2 \leqslant 300$ mmHg（ALI），$\leqslant 200$ mmHg（ARDS）（不论 PEEP 水平）；③肺部有斑片状阴影；④无左心衰竭临床证据或 PCWP $\leqslant 18$ mmHg。这一标准大大向前发展并且更便于临床操作。由于发现此症不仅见于成人，也见于儿童，故将 "adult" [21] 改为 "acute"（急性）一词，其缩写仍为 ARDS[22,23]。

1980 年 Fry 首次提出了多系统器官衰竭（MSOF）的诊断标准[24]。1985 年 Knaus 指出尽管 "多器官""多系统""多脏器" 是同义词，但各有其固定用法，也各有其局限性，MODS 更合适，这种统一，势在必行，并提出了 MODS 的诊断标准[25]。期间如美国胸科医生协会等尚有一些其他关于 MODS 的临床判别及诊断标准[16,25]。随着实践和发展，1995 年由 Marshall 等提出的 MODS 评分标准大大向前推进了一步（见表 51.1）[26]，这是一种从生理到病理、从轻到重的病情判别模式，科学性及使用性均强，故被广泛引用。

表 51.1　Marshall MODS 评分诊断标准

脏器	评分标准 / 分				
	0	1	2	3	4
肺（PaO_2/FiO_2，mmHg）	>300	226 ～ 300	151 ～ 225	76 ～ 150	$\leqslant 75$
心血管（PAR*，次 /min）	>10	10.1 ～ 15	15.1 ～ 20	20.1 ～ 30	>30
肾（Cr，μmol/L）	$\leqslant 100$	101 ～ 200	201 ～ 350	351 ～ 500	>500
血（PLT，$\times 10^9$/L）	>120	81 ～ 120	51 ～ 80	21 ～ 50	< 21
脑（GCS）	15	13 ～ 14	10 ～ 12	7 ～ 9	$\leqslant 6$

注：*—PAR（压力校正心率，pressure-adjusted heart rate），PAR = HR×CVP/MAP。

二、国内标准

1995 年国内危重病急救医学界的专家在江西庐山举行专题会议，达成共识，重修了 MODS 病情分期诊断标准及严重程度的评分标准，这一标准被称为 "庐山标准"。这一标准对受累脏器从外周循环、心、脑、肺（特别细致）、肾、肝、胃肠道、凝血功能、代谢九个方面提出了具体的诊断依据，基于早期防治，和与国内外诸多标准达到统一化的需要，庐山标准具有一定的代表性，起到了在国内统一认识的作用[27]。

第 3 节　高原地区急性呼吸窘迫综合征诊断标准

首先在 2005 年 9 月兰州会议（见下文）上对高原急性呼吸窘迫综合征的诊断标准达成了专家共识，这是建立 HA-MODS 诊断标准的前提和基础。

一、HA-ARDS 定义

高海拔地区 ARDS 在平原 ARDS 病因病生相同基础上受海拔梯度上升、氧分压梯度性下降、高原环境暴露等因素影响启动了全身系统器官内分泌轴系应激，炎性介质网络对 ARDS 产生分子叠加作用，从而使病生变化、临床病征、血气参数与平原相比出现更显著差异，此种差异在海拔 1 500 m 即已出现，海拔愈高，变异愈显著。

二、诊断标准

有诱发 ALI/ARDS 的原发病因，急性起病，可排除心源性、高原性肺水肿或引起通气性呼吸困难的其他病因，具备下列临床标准中任何一项与血气标准中符合本梯度的任何两项即可诊断本病。

（1）临床标准：①呼吸次数 ≥ 30 次 /min（ALI），≥ 40 次 /min（ARDS），发病迅猛，严重呼吸困难，窘迫，发绀；②胸部可听到干、湿性啰音或哮鸣音（ALI），咯大量泡沫状黏痰、粉红色液态痰（ARDS）；③胸片显示肺纹理模糊（ALI），一侧或两侧肺野片状或融合状阴影（ARDS）。

（2）血气标准（表 51.2）。

表 51.2　不同海拔高度 ALI/ARDS 4 项血气标准参数对照表

单位：mmHg

海拔高度 /m	PaO_2		PaO_2/FiO_2		$P_{A-a}O_2$		SaO_2/%	
	ALI	ARDS	ALI	ARDS	ALI	ARDS	ALI	ARDS
1 500 ～ <2 260	≤ 50	≤ 45	≤ 250	≤ 180	≥ 150	≥ 200	≤ 85	≤ 80
2 260 ～ <3 200	≤ 45	≤ 40	≤ 200	≤ 150	≥ 200	≥ 300	≤ 80	≤ 70
3 200 ～ <4 100	≤ 40	≤ 35	≤ 150	≤ 100	≥ 250	≥ 300	≤ 70	≤ 60

第 4 节　高海拔地区多脏器功能障碍综合征评分诊断标准

（2005 年 9 月兰州会议专家共识）
中华医学会高原医学分会推荐标准

一、高海拔地区 ARDS/MODS 诊断标准的前期基础

由于高原人体在低氧习服—适应的生理过程中，呼吸功能、肺循环，特别是血气及酸碱平衡发生了一系列变化，例如从海拔 1 500 m 起，血气的生理值 PaO_2、SaO_2、pH 已与平原不同，表现为轻度的低氧水平和呼吸性碱中毒[28]，在海拔 3 000 m 以上，进一步显化，因此如果在高原诊断 ARDS 时仍沿用平原地区的标准，就会造成误导，混淆生理与病理界限，不利于抢救。为此，1999 年 8 月在兰州召开了"中国西部地区急性呼吸窘迫综合征（ARDS）诊断标准专题讨论会"。会上，与会专家认为我国西部地区特别是高海拔地区，由于环境低氧引起健康人的生理变化和发生 ARDS 时出现特殊的病理生理，因此需要建立一个高原 ARDS 诊断标准，核心在于 PaO_2 或 PaO_2/FiO_2 的判定。经深入讨论及不同海拔血气等资料分析，达成了《高海拔地区 ARDS 诊断标准（试行草案）》[29]，这对高原地区 ARDS 认识深化、早期诊断和及时抢救将会起到指导作用。这一标准已向国际介绍，引起关注[30]。但这仅是一个诊断标准草案，需要在不同海拔高度加以临床验证，以确定这一标准的敏感性、特异性和正确性。

会后，启动了总后勤部卫生部医药卫生科研基金 <95′ D004><10′ 5 01–L003> 并在兰州军区的支持下，成立了以兰州军区总医院为牵头单位的高海拔地区急性呼吸窘迫综合征（ARDS）和多脏器功能障碍综合征（MODS）诊断标准和早期防治研究课题组，由第四军医大学、解放军第四医院、青海高原医学科学研究所、青海大学附属医院、兰州大学附属医院等多家实力强大的团队联合攻关，由吴天一院士任技术顾问，张世范教授任课题组负责人。

1999—2005 年，建立了大鼠高原烧伤后发生 ARDS/MODS 的动物实验模型[31-33]；进行了不同海拔高原人群大样本量血气、酸碱变化和心、肺、肝、肾功能、血液学及生化全项等的改变研究[34-36]，进而结合临床探讨高原 MODS 的病理生理及发病机制[37-39]；系统地探讨了高原 ARDS/MODS 的发病特征，明确其定义，修订了原初步建立的诊断标准草案[40-42]；提出了适合平原人急进高原和大部队突进高原军事作业的低氧防护措施[43]。

动脉血气在诊断 ARDS/MODS 及判定治疗、预后上有关键性作用。对不同海拔高度的健康人在静息呼吸室内空气下抽取动脉血，肝素化后应用血气分析仪检测动脉血氧分压（PaO_2）、动脉血二氧化碳分压（$PaCO_2$）、动脉血 pH 及其他酸碱指标。动脉血氧饱和度（SaO_2）应用指氧仪检测，受试者以坐位静息状态，在 2 min 内检测 3 次，取均值，结果如下（表 51.3）。

表 51.3　不同海拔高度健康人的动脉血气分析

地区	高度 /m	PB/mmHg	PO$_2$/mmHg	PiO$_2$/mmHg	P$_A$O$_2$/mmHg	PaO$_2$/mmHg	SaO$_2$% $\bar{x} \pm SD$
青岛	海平面	760	160	150.0	100.0	95 ~ 100	90
兰州	1 517	635	133	124.5	83.5	75.3±7.44	60.42
西宁	2 261	581	122	111.6	72.9	68.4±5.78	56.84
海晏	3 207	525	110	110.4	62.2	60.5±3.99	52.53
拉萨	3 658	489	103	94.3	60.8	53.7±4.06	45.58
治多	4 179	467	98	87.8	53.7	51.5±5.01	41.48
阿尼玛	4 520	434	91	81.3	52.3	50.5±4.39	41.72

注：PB—大气压，PO$_2$—大气氧分压，PiO$_2$—吸入气氧分压，P$_A$O$_2$—肺泡气氧分压，PaO$_2$—动脉血氧分压，SaO$_2$—动脉血氧饱和度。

二、高海拔地区多脏器功能障碍综合征评分诊断标准

有了上述建立高原地区 MODS 诊断标准的坚实基础和临床研究。2005 年 9 月 12—15 日由中华医学会高原医学分会主办的全国首届高原与平原危重急症与多脏器功能障碍综合征学术会议在兰州召开，来自全国各地的代表 87 人、特约代表 7 人参加了会议。国内著名专家，创伤、烧伤学主要学科带头人盛志勇院士、高原医学学科带头人吴天一院士等 7 名著名专家参加了本次会议。国内危重病急救医学界的开拓者和主要奠基者王今达教授书面交流了本标准的讨论稿。会议收到论文 93 篇，围绕脓毒症、急性高原病与高海拔地区急性呼吸窘迫综合征 / 多脏器功能障碍综合征（HA-ARDS/MODS）等方面进行了学术交流。在此基础上，大会学术委员会还对由兰州军区兰州总医院牵头的由 9 个协作单位共同完成的 HA-MODS 评分诊断标准（征求意见稿）进行了专题讨论，就 HA-MODS 的高原覆盖范围、评分诊断标准等问题达成了共识，并建议作为国内首部高原地区的多脏器功能障碍评分诊断标准向国内推荐。

高原地区 MODS 评分诊断标准如下（表 51.4）。

（1）有原发性病 / 伤因素打击，急性起病，无心源性肺水肿证据。

（2）高原发病有典型急性高原反应（AHAR/HAPE/HACE），救治 24 h 无效或加重者。

（3）实验项目不全但可满足表中 3 个或以上系统器官评分标准者。

说明：①以上 3 个条件中 1、2 条中必备其中 1 条；②8 个脏器中任何 3 个脏器满足评分者即可做出诊断；③8 个系统器官损伤评分，可任选其中 6 个系统器官进行评估，总积分为 24 分。LD50 相当于 13 ~ 16 分，作为结局概率适度评估。

表 51.4　HA-MODS 评分诊断标准

脏器		评分标准				
		衰前期评分			衰竭期评分	
		0	1	2	3	4
肺（PaO_2/FiO_2，mmHg）		≥ 250	249 ～ 151	150 ～ 101	100 ～ 75	≤ 74
收缩压 /mmHg		≥ 90	<90	小量扩容 +CVAD ≥ 90	连续扩容 +CVAD ≥ 90	连续扩容 +CVAD<90
脑（GCS，分）		15	13 ～ 14	10 ～ 12	8 ～ 9	≤ 7
肾（Cr，μmol/L）		≤ 100	101 ～ 150	151 ～ 200	201 ～ 300	≥ 301
血（PLT，$\times 10^9$/L）		≥ 130	90 ～ 129	70 ～ 89	40 ～ 69	≤ 39
胃肠		肠鸣音正常，无自觉腹胀	肠鸣音弱，腹胀	腹胀痛，OB（+）	急性胆囊炎、胰腺炎，OB>++	应激性消化道出血
代谢	血糖 /mmol·L⁻¹	3.9 ～ 6.5	≤ 3.8 或 ≥ 7.0	≤ 3.0 或 ≥ 9.0	≤ 2.5 或 ≥ 11.0	>13.0
	血钠 /mmol·L⁻¹	135 ～ 145	≤ 134 或 ≥ 146	≤ 130 或 ≥ 150	≤ 125 或 ≥ 155	≤ 110 或 ≥ 160
肝（TBIL，μmol/L）		≤ 19	20 ～ 40	41 ～ 60	61 ～ 80	>81

注：CVAD—心血管活性药。

　　这一中华医学会的标准在《中国危重病急救医学》《高原医学杂志》《西北国防医学杂志》等同时发表[44-49]，在全国高海拔地区统一实施[50,51]，也向国际上做了介绍[52]。项目组负责人张世范及吴天一对此做了系统总结，并撰写了专著，有重要参考意义[53]。

参 考 文 献

[1]　温志大，郝景榅，朱世榅. 高原临床外科学[M]. 成都：四川科学技术出版社，1989.

[2]　DURRER B，HENZELIN P，DUBAS F. Mountain rescue today[M]//DUBAS F，VALLOTTON J. A Colour Atlas of Mountain Medicine. London：Wolf Publishing Ltd，1997.

[3]　张世范，刘惠萍，高炜，等. 中度高原严重创伤并发成人呼吸窘迫综合征：94例死亡回顾性分析 [J]. 中华外科杂志，1999，37：51-53.

[4]　张世范，陈天铎. 危重急救医学论文选编[C]. 兰州：[出版者不详]，1999.

[5]　马四清. 高原地区胸外伤并发成人呼吸窘迫综合征的报道[C]//张世范，陈天铎. 危重急救医学论文 选编. 兰州：[出版者不详]，1999.

[6]　郭远明，王秀瑞，魏文渊，等. 高原地区严重创伤性成人呼吸窘迫综合征[C]//张世范，陈天铎. 危 重急救医学论文选编. 兰州：[出版者不详]，1999.

[7]　马如存. 高原地区小儿急性呼吸衰竭与多器官功能衰竭[J]. 高原医学杂志，2000，10（2）：47-48.

[8]　张建青. 高海拔地区妇产科危重症并发多系统器官功能衰竭的特点与抢救[J]. 现代妇产科进展， 1997，6（2）：64-66.

[9]　张建青. 高海拔地区妇产科危重症并发多器官功能失常综合征的诊断标准和综合治疗的临床研究 [J]. 高原医学杂志，1998，8（3）：23-29.

[10]　郭远明，王秀瑞，魏文渊，等. 高原地区严重创伤性成人呼吸窘迫综合征27例分析[J]. 中华外科杂 志，1990，28：235-237.

[11]　郭远明，张圣安. 高原严重胸部创伤后急性呼吸窘迫综合征30 例诊治探讨[J]. 中华胸心外科杂 志，1994，10：105-107.

[12]　张世范，朱运奎，林树新，等. 高海拔地区与平原地区急性肺损伤的对比观察[J]. 中国病理生理杂 志，1995，11：616.

[13]　杨正平，田中，张斌. 中度高原地区急性呼吸窘迫综合征32 例临床分析[J]. 高原医学杂志， 1998，11（4）：15-17.

[14]　高炜，张世范，郭远明，等. 不同海拔梯度严重创伤后诱发急性肺损伤的对比观察[J]. 西北国防医 学杂志，2000，21：243-245.

[15]　杨永珠，张建华，李宗乾. 高海拔地区急性呼吸窘迫综合征的临床研究[J]. 高原医学杂志， 2001，11（4）：15-17.

[16]　AMERICAN COLLEGE OF CHEST PHYSICIAN/SOCIETY OF CRITICAL CARE MEDICINE CONFERENCE. Definition for sepsis and organ failure and guidelines for the use of innovative therapies in sepsis[J]. Crit Care Med，1992，20：864-874.

[17] WOOD JG, JOHNSON JS, MATTIOLI LF, et al. Systemic hypoxia increases leukocyte emigration and vascular permeability in conscious rats[J]. J Appl Physiol, 2002, 89: 1561-1568.

[18] LAWLESS N, TOBIAS S, MAYORGA MA. FiO_2 and positive end-expiratory pressure as compensation for altitude-induced hypoxemia in an acute respiratory distress syndrome model: Implication for air transportation of critically ill patients[J]. Crit Care Med, 2001, 29: 2149-2155.

[19] IRWIN DC, RHODES T, BAKER DC, et al. Atrial natriuretic peptide blockade exacerbates high altitude pulmonary edema in endotoxin primed rats[J]. High Alt Med Biol, 2001, 2: 349-360.

[20] ASHBAUGH DG, BIGELOW DB, PETTY TL, et a1. Acute respiratory distress in adults[J]. Lancet, 1967, 2: 319-323.

[21] BIONDI JW, HINES RL, BARASH PG, et al. The adult respiratory distress syndrome[J]. Yale J Biol Med, 1986, 59 (6): 575-597.

[22] PLANTADOSI CA, SCHWARTZ DA. The acute respiratory distress syndrome[J]. Ann Intern Med, 2004, 141 (6): 460-470.

[23] LAYCOCK H, RAJAH A. Acute lung injury and acute respiratory distress syndrome: A review article[J]. BJMP, 2010, 3 (2): 324-332.

[24] BERNARD G, ARTIGAS A, BRIGHAM K, et al. The American-European Consensus Conference on ARDS: Definition, mechanisms, relevant outcomes and clinical trial coordination[J]. Am J Respir Crit Care Med, 1994, 149: 818-821.

[25] ARTIGAS A, BERNARD GR, CARLET J, et al. The American-European Consensus Conference on ARDS, Part 2. Ventilatory, pharmacologic, supportive therapy, study design strategies and issue related to recovery and remodeling acute respiratory distress syndrome[J]. Am J Respir Crit Care Med, 1998, 157: 1332-1347.

[26] FRY DE. Multiple system organ failure[M]. ST Louise: Moshy-Year Book Press, 1992.

[27] BAUE AE. Multiple organ failure, multiple organ dysfunction syndrome and systemic inflammatory response syndrome. Why no magic bullets?[J]. Arch Surg, 1997, 132: 703.

[28] BONE RC, BALK RA, CERRA FB, et al. Definition for sepsis and organ failure and guidelines for use of innovative therapies in sepsis[J]. Chest, 1992, 101: 1644-1655.

[29] MARSHALL D, COOK-DJ, CHRISTON NV, et al. Multiple organ dysfunction score: A reliable descriptor of complex clinical comments[J]. Crit Care Med, 1995, 2 (10): 1638-1652.

[30] 王今达, 王宝恩. 多脏器功能失常综合征（MODS）病情分期诊断及严重程度评分标准[J]. 中国危重病急救医学, 1995, 7 (6): 346-347.

[31] 盛铁仁. 兰州地区118名健康人血液气体分析数值报道[J]. 中华医学杂志, 1979, 59 (2): 90-92.

[32] 张世范, 郭远明, 高炜, 等. 高海拔地区急性呼吸窘迫综合征诊断标准（试行草案）[J]. 高原医学杂志, 2000, 10 (2): 1-3.

[33] ZHANG SF, LIN SX, GAO W, et al. Report of the consensus conference of diagnostic criteria of ALI/

ARDS at high altitude on Western China[J]. Intens Care Med，2001，27：1539-1546.

[34] 于晟，薛晓东，杨生岳，等. 大鼠高原（3 480 m）严重烧伤动脉血气动态分析[J]. 高原医学杂志，2002，12（1）：2-3.

[35] 于晟，薛晓东，杨生岳，等. 大鼠高原严重烧伤后早期肝损伤的病理变化及复发红景天参芪花粉对其保护作用[J]. 高原医学杂志，2003，13（2）：11-13.

[36] 于晟，薛晓东，杨生岳，等. 大鼠高原严重烧伤后早期小肠的病理变化及复发红景天参芪花粉对其保护作用[J]. 高原医学杂志，2003，13（2）：20-21.

[37] 刘惠萍，张世范，刘传兰，等. 兰州地区（1 517 m）118例健康人中心动脉血气分析[J]. 西北国防医学杂志，2001，22（4）：318-320.

[38] 刘传兰，耿智隆，刘惠萍，等. 不同海拔高度多脏器功能障碍综合征诊断指标参数的对比观察[J]. 中国现代医学杂志，2004，23（12）：1-3.

[39] 张世范，刘惠萍，张德海，等. 严重多发伤合并急性呼吸窘迫综合征和多器官功能障碍综合征诊断标准参数的判别[J]. 中华创伤杂志，2004，20（1）：7-11.

[40] 高炜，张世范，张德海，等. 急性高原病合并多脏器功能障碍综合征（附9例报道）[J]. 西北国防医学杂志，2004，25（1）：7-9.

[41] 张世范，刘惠萍，高炜，等. 高原地区创伤和感染性急性呼吸窘迫综合征94例死亡原因分析[J]. 中华外科杂志，1999，37（1）：751-753.

[42] 刘惠萍，蒋建芳，刘传兰，等. 高海拔地区急性呼吸窘迫综合征在ICU监护中的预测（附94例回顾性分析）[J]. 中华急诊医学杂志，2001，10（1）：30-32.

[43] 刘惠萍，张世范，高炜，等. 不同海拔梯度急性呼吸窘迫综合征诊断标准的探讨[J]. 西北国防医学杂志，2002，23（3）：186-188.

[44] 张世范，张德海，刘惠萍，等. 高海拔地区ARDS和MODS诊断标准的研究（附高海拔地区ARDS诊断标准重修意见稿）[J]. 危重病急救医学杂志，2003，15（1）：3-7.

[45] 张世范，吴天一. 加速高原危重病学学科建设提高MODS认识水平[J]. 高原医学杂志，2005，15（2）：1-3.

[46] 张世范，张德海，高炜，等. 多器官功能障碍评分系统：3个评分标准预测多器官功能障碍综合征结局关联性和准确性的比较与评估[J]. 中国危重病急症医学，2005，17（6）：346-352.

[47] 张世范，张德海，刘惠萍. 多脏器功能障碍评分系统：一种适应于中度高原地区的ARDS/MODS诊断标准[J]. 中国危重病急救医学，2005，17（4）：3-7.

[48] 中华医学会高原医学分会. 高海拔地区多脏器功能障碍综合征评分诊断标准[J]. 高原医学杂志，2005，15（1）：1-3.

[49] 张世范，刘惠萍，罗晓红，等. 高海拔地区多器官功能障碍综合征评分诊断标准（2005.9兰州会议）：中华高原医学分会推荐标准[J]. 西北国防医学杂志，2006，27（1）：1-4.

[50] 高炜，罗晓红，张鲜英，等. 不同海拔高度多脏器功能障碍评分系统比较[J]. 西北国防医学杂志，2006，21（5）：243-245.

[51] 张世范，吴天一. 全身炎症反应综合征与急性高原反应综合征的关联性研究思考[J]. 西北国防医学杂志，2007，28（2）：81-83.

[52] ZHANG SF，WU TY. An evaluation of the diagnostic criteria of ARDS/MODS at high altitude[M]//ZHANG SF，WU TY. Man Mountain and Medicine. Pashawa：Pakistan heart Foundation Press，2010：223-228.

[53] 张世范，吴天一. 危重病急症与多脏器功能障碍：高原与平原[M]. 北京：人民军医出版社，2004.

第 52 章　高原消化道出血症

第 1 节　名称及发病率

一、名称

在高原病领域对心血管、呼吸及神经系统的症状研究报道较多，但对消化道的正常反应及高原病时的表现却鲜有报道。事实上，消化道疾病的征象如食欲减退、上腹不适、上腹疼痛、消化不良、恶心、呕吐、腹泻、血便、痔疮及溃疡均较常见 [1,2]。而且，流行病学及临床观察均证实在高原胃肠道出血并不罕见，且常常是致命性的 [3]。遗憾的是，在急性高山病的两个诊断标准，即美国陆军环境所的环境症状问答 Ⅲ（ESQ Ⅲ）[4] 及加拿大路易斯湖 AMS 标准（Lake Louise consensus scoring system，LLSS）[5] 的诊断记分中有恶心、呕吐、食欲减退、胃或腹部疼痛及便秘，但均未提及胃肠道出血。高原胃肠道出血症在以往文献中仅有少数个案报道，见于中国、日本及秘鲁，而西方文献则缺如 [6]。

2001—2003 年在青藏铁路建筑期间，我们项目组利用这一机会在海拔 4 779 m 的风火山站点医院及海拔 4 505 m 的可可西里站点医院，对在平均海拔 4 905 m 工作的 13 502 名建筑工人进行系统观察，共有 66 例发生高原胃肠道出血，并将其中 28 例发生显著胃肠道出血的患者在 24 h 内转往格尔木或西宁进行内窥镜检查。其他患者逐步转至海拔低处治疗。

此综合征的名称在国际上并不统一，如秘鲁学者用"低氧性胃出血"（hypoxic gastric bleeding）一词 [7]，另有用"高原消化道出血"（altitude digestive hemorrhage）[8]。在高原，出血的形式可表现为口腔出血、消化道黏膜出血、指甲出血、胃肠道出血、尿路出血、视网膜出血及齿龈出血等 [9,10]，故有人将之命名为"高原出血综合征"（high altitude hemorrhage syndrome），并认为胃肠道出血仅为该综合征的表现之一 [10]。但是，高原胃肠道出血症（high altitude gastrointestinal bleeding，AGIB）是一个临床实体，病理上是独立的消化道黏膜病损，从而引起出血，故我们建议应用高原胃肠道出血症（AGIB）一词 [3,11]。

在唐古拉山的观察发现，约 58% 的 AGIB 患者合并有 AMS 症状，而另外 42% 的 AGIB 系单独发生的。尚未发现 AGIB 与 HAPE 或 HACE 并发。因此，关于 AGIB 是否为高原病的一个独立型，尚待进一步探讨。

二、发病率

我们在 1978—1984 年修建青藏公路时，调查了 5 000 名筑路员工，其劳动的海拔高度为 4 746 ~ 5 000 m，在从平原到达唐古拉工地后的第 10 d 至第 70 d，AGIB 的发病率为 1% ~ 2%，由于当时向低处转移困难和就地输血的条件较差，病死率高达 6.8%。因此，AGIB 是对筑路员工构成生命威胁的一个高原性重症疾病，但以往对此关注得不够[3,11]。而在 2001—2006 年青藏铁路修建 5 年间，在同一海拔高度的唐古拉山区，由于采取了一系列防护措施，AGIB 的发病率降到 0.49%，并且无一例死亡。这一发病率比有关报道的登山者的发病率都要低。

根据在唐古拉山的观察，AGIB 的发病率随海拔升高而增高（图 52.1）。AGIB 在海拔 3 000 m 以上即可发生，在海拔 3 500 m 的发病率为 0.2%，在海拔 4 500 m 以上发病率近于 1.0%。Saito（1989）报道 1988 年中日尼泊尔三国联合攀登珠峰时，52 名日本登山队员在海拔 5 154 m 处向海拔 7 790 m 高峰攀登时，有 5 名队员发生 AGIB，发病率高达 9.6%，说明在特高海拔此病甚为常见[12]。在我国喀喇昆仑山山底部（3 550 m）的某驻军医院观察发现，在海拔 3 700 ~ 5 380 m，一年内 AGIB 的患病人数占其总住院患者的 0.8%，占高原病患者的 1.5%[13]。通过胃肠道内窥镜检查，在高山人员中急性胃黏膜病损（acute gastric mucosal lesion，AGML）的发生率高达 16% ~ 49%[14–16]，提示有某些亚临床型的 AGIB 存在。

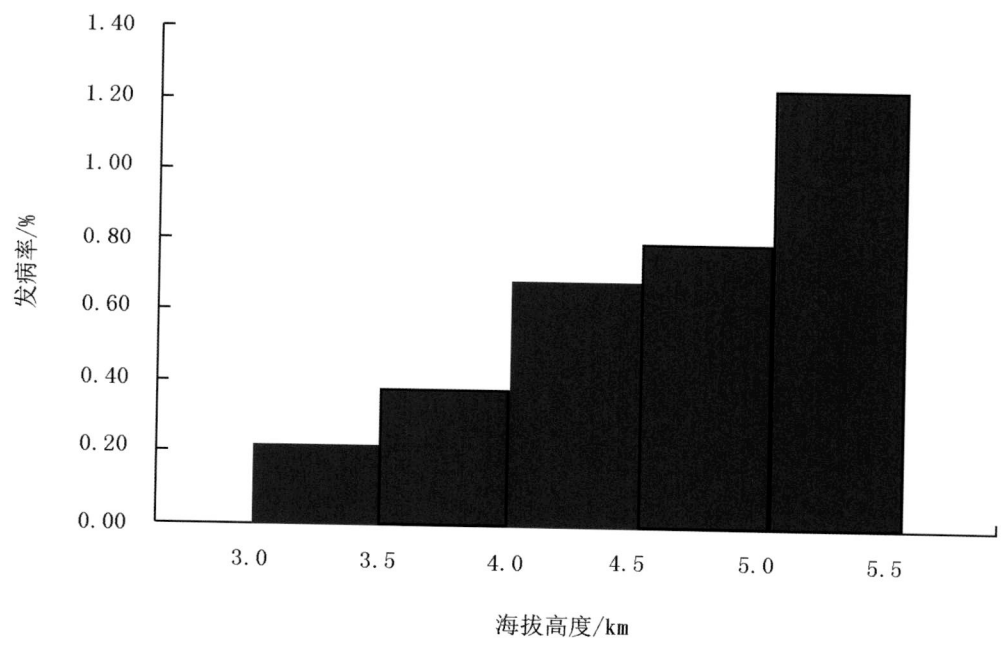

图 52.1　高原胃肠道出血症发病率

第 2 节　临 床 表 现

一、发病时间

AGIB 的发病时间在抵高原后的 5 ～ 122 d，但大多在 3 w 以内。据发生在唐古拉山的 66 例 AGIB 的分析，17 例在抵达海拔 3 500 m 以上 10 d 内发病，大多（55 例）在 21 d 内，11 例在 21 d 后（图 52.2）。这一点与高原肺水肿和高原脑水肿在抵达海拔 3 500 m 后的平均发病时间为 3 d（1 ～ 5 d）不同，提示在整个高原居留期间对此病均不能放松警惕。

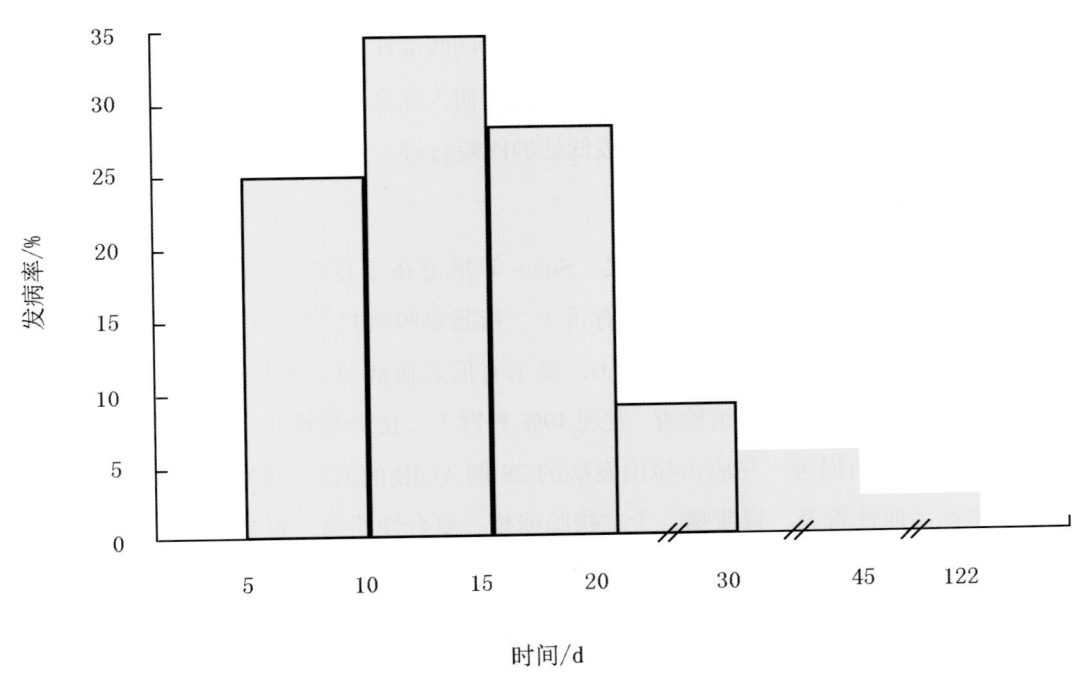

图 52.2　高原胃肠道出血症的发病时间

二、发病对象

AGIB 可发生于平原进入高原者及高原世居者 [7,17]。Macedo 报道了 2 例男性安第斯世居克丘亚印第安人突发严重的胃出血，原因不明 [7]。根据目前报道的及我们在唐古拉山对大量民工的观察，尚未发现藏族发生 AGIB 者，可能与藏族良好的遗传性高原适应有关。

发病者多为年轻人或中年人，最大 46 岁，平均年龄为（34 ± 7.8）岁。AGIB 者多数为男性，这与女性总人数少有关（21 人）。在修建青藏铁路的工人和干部中，发病率各为 0.51% 和 0.46%，两组比较无明显差异（$P>0.05$）。有 6 例有潜在溃疡病史，5 例有慢性胃炎病史。

三、出血表现

在高原，AGIB 的出血表现可为呕血、吐血（呈鲜红或咖啡色），但只占少数，97% 的患者表现为黑便或柏油样便[3]，少有鲜血样便，出现鲜血样便时必须排除痔疮。应注意早期可能仅有大便潜血实验阳性，建议采用 Naito 等（1998）推荐的 "OC-Hemodia kit" 法，该法具有特异性，只与人类血红蛋白（Hb）产生反应，与其他动物的 Hb 不产生交叉反应[18]。1989 年他们在 Iwate Karakoram 登山探险时，用此法检测 10 名队员，有 8 名队员出现潜血反应阳性，说明在登山者中发生胃肠黏膜潜在出血是很常见的[18]。

出血的严重度取决于出血的速率和出血量。据我们在唐古拉的观察发现，急性中度出血（出血量 500 ~ 1 000 mL）时，患者多有上腹不适、面色苍白、无力、尿少、直立性低血压、心率增快。但心率这一指标不具有重要性，因为在高原，特别是登山者常有心动过速。但急性（数分钟至数小时内）出血量 >1 500 mL 或达全身循环血量的 25% 时，患者的收缩压及舒张压均下降、心率明显增快、Hb 或 Hct 明显下降、出现失血性休克症状，是危症。因此任何人在高原发生便血，不论是否伴有呕血、是否具有症状或血压降低，都应立即转移到海拔低处的医院行进一步检查[3,11]。

四、内窥镜检查所见

内窥镜检查对明确病因、病理有重要意义。Sugie 等报道在希夏邦马峰基地营（5 020 m）时对 22 名登山队员进行内窥镜检查，发现 13 人有胃十二指肠黏膜病损[19]。血气分析如下[20]：PaO_2=43 mmHg，$PaCO_2$=23.5 mmHg，pH=7.51，BE=1.0，提示有低氧血症及呼吸性碱中毒。对 51 名健康男性在海拔 3 658 m 及 4 200 m 进行胃镜检查，发现 49% 有胃十二指肠黏膜的病损[15,16]，提示高原"健康人"普遍具有潜在的胃肠损害。在唐古拉山发病的 28 例 AGIB 的内窥镜检查显示，AGIB 的病变是多样的，包括急性出血性胃炎、胃溃疡、十二指肠溃疡、复合性溃疡、胃黏膜广泛糜烂等。

Saito 报道了一名男性登山者在珠峰海拔 7 028 m 处发生严重的 AGIB 及失血性贫血[12]，立即由高原医学者 Masuyama 护送乘机返回日本海平面，事隔 3 d，胃镜检查竟未发现病变[21]，说明有些黏膜的损伤恢复也很快。曹桢吾等报道 1 例汉族移居者在拉萨居住期间反复发生严重的 AGIB 导致死亡，尸体解剖见胃黏膜弥散性浅表糜烂，而未见溃疡[22]。偶有胃癌患者到高原后发生上消化道出血的报道[23,24]。

第 3 节　发 病 机 制

AGIB 的发病机制目前尚未完全阐明。对死于本症者进行尸解，观察到胃黏膜的小动脉及小静脉显著扩张、毛细血管广泛分布[25]并发生胃黏膜内出血[26]。不同的应激均可导致 AGIB。大鼠实验证实高原低氧或寒冷单一因素以及二者复合均可引起 AGIB[27,28]。然而健康的登山者在高山所受到的寒冷刺激是同时伴有低氧刺激的，提示低氧血症可能是导致 AGIB 的主要因素[19]。Kamiyama 等认为作为胃黏膜完整性标志的胃黏膜电位差（potential difference，PD）是胃黏膜的保护机制，其在由低氧所介导的 AGIB 的病理机制上有重要意义[29]。PD 与胃黏膜细胞所依赖的有氧代谢时电解质的转运密切相关。低氧血症可以改变组织水平的氧浓度而使 PD 降低。激烈的运动及高强度工作均可加重低氧应激而导致胃毛细血管的损伤[14,17]。Naito 等注意到胃黏膜的磷脂酰胆碱过氧化可能是导致 AGIB 的另一个机制。观察到溃疡指数（ulcer index，UI）及磷脂酰胆碱过氧化物（phosphatidylcholine hydroperoxide，PCOOH）在低氧组明显高于对照组，而硫代巴比妥酸（thiobarbituric acid，TBA）底物在两组间则无差别，说明胃黏膜的脂质过氧化在低氧介导的 AGIB 发病机制上起作用[30]。由于上述应激导致的急性弥漫性损害是病理性的，包括应激性溃疡、上消化道黏膜糜烂、坏死和出血，从而具有实质性的临床意义。

第 4 节　危　险　因　素

一、酒精

　　AGIB 发病的主要危险因素是饮酒，尤其是酗酒。在高原普遍应用糖皮质激素地塞米松防治急性高山病，应用阿司匹林（aspirin）或其他非甾体消炎药（NSAIDs）治疗高山头痛或关节疾患，然而地塞米松与阿司匹林联合使用时非常危险，易激发 AGIB。我们在青藏铁路建设期间观察到一个典型病例，一位 37 岁男性健康工人从山西太原先乘飞机、后乘车经 5 d 到达可可西里工地（4 505 m），在进入高原期间，随队保健医生让他服用地塞米松，4 mg，每 8 h 一次以预防 AMS。到达高山工地后，他因严重头痛遂到诊所就诊，医生给予阿司匹林，0.5 g，每 8 h 与地塞米松同服，头痛有所缓解。次日清晨又严重头痛，他的一个同伴告诉他，饮用一点酒既可治头痛又可改善睡眠，于是他就饮了 300 mL 白酒（酒精含量 50%）。8 h 后，他突感不适，呕吐、腹痛、无力，停服阿司匹林及地塞米松。在到高原的第 3 d 晨起，反复排出柏油样便，而他并无溃疡病或上消化道出血史。体检时面色苍白，HR110 次/min，BP96/58 mmHg，Hb10 g/dL，SaO$_2$86%。数小时后病情进一步恶化。鉴于高海拔现场无救治条件，在吸氧和输液下立即转往 290 km 外的格尔木医院（2 808 m），入院时已出现休克，Hb 降至 6.5 g/dL。立即给予输血、输液、吸氧等治疗，病情缓解。入院后 6 h 行内窥镜检查发现胃黏膜广泛糜烂，并有线性的胃溃疡合并十二指肠溃疡。此患者经系统治疗及应用 H$_2$ 抑制剂，逐渐康复，于第 3 w 出院返回平原家乡。在此期间，在可可西里还观察到类似病例两例，一例为年轻工人非吸烟者，他同时用阿司匹林及地塞米松防治 AMS，于服药当晚大量饮酒，次晨即出现黑便；另一例为中年吸烟者，有溃疡病史，他服用阿司匹林治疗头痛，后又饮白酒 100 mL 而出现柏油便[31]。

　　曾认为酒精可改善或预防 AMS，然而如今受到批驳。如 Houston 提出在高原应减少饮酒，因为"喝一份酒，等于增加两份的工作消耗"（one drink does the work of two），他还指出，低氧和酒精对脑起相似的作用，而且两者一同作用会加重影响。酒精是一种少见的底物即可迅速通过血脑屏障而进入脑内的物质[32]。Ravenhill 观察到酒精可加重 AMS 症状的严重度[33]。当在模拟高原低氧下（7 620 m）实验时，即使饮用少量酒，也可影响到精神和体力[34]。Steel 报道了 3 个夏尔巴人在珠峰上酗酒出现严重的上腹部疼痛、恶心和呕吐 [35]。在拉萨，3 个年轻人大量饮酒后，由于急性出血性胃炎引发大量胃出血 [22]。高原地区的世居者，如克丘亚印第安人，喜饮当地的劣质粗糙的酒，这可能是其胃溃疡高发的原因 [36]。1978—1984 年，在青藏公路修建期间，据统计饮酒量高的工人 AGIB 的发病率高（1.93%），而饮酒量低的工人 AGIB 的发病率低（0.95%），表明在高海拔地区饮酒会增加 AGIB 的风险，这可能与酒精可引起胃黏膜的扩张和充血有关 [11,35]，故应避免在高海拔地区饮酒，严禁酗酒 [3,11,33]。

二、阿司匹林

已经证明阿司匹林可有效地治疗 AMS 引起的头痛 [37]，阿司匹林单用不能有效预防高原头痛，而阿司匹林联合地塞米松可以收到很好的效果 [38]。阿司匹林虽可通过减轻头痛而改善睡眠，但对 AMS 的其他症状均无作用。服用阿司匹林可引发胃炎及溃疡，导致急性上消化道弥漫性出血性病变 [33]。有一些证据说明阿司匹林吸收后引起的急性胃肠道出血是上消化道弥漫性出血性病损所致的。因此治疗 AMS 的头痛是一个疑难问题，应用阿司匹林及 NASIDs 均有导致出血的危险性 [6,39]。据报道，应用如对乙酰氨基酚（acetaminophen）或布洛芬（ibuprofen）治疗高原头痛比阿司匹林疗效好且无引起胃肠道出血的副作用 [40]。

三、地塞米松

在高原应用地塞米松方面，普遍认为地塞米松预防和治疗 AMS 有效 [41,42]，而且在高原短期应用也无明显副作用 [32]。然而，地塞米松在高原可促进低氧应激性胃溃疡的发生，特别对于有溃疡病史者，有发生 AGIB 的危险，这是需要特别注意的。

地塞米松联合阿司匹林使用，如再饮酒，三者的加重作用将对上消化道黏膜产生严重的损害，可以很快地发生严重的 AGIB。正如以上一些生动的病例。

AGIB 在任何海拔地区发生都将会是威胁生命的。然而在高原，胃肠弥漫性出血，加之低氧、细胞功能障碍、代谢性酸中毒等病损即可引起死亡 [3,11]。在高原为防治 AMS 而单用阿司匹林或阿司匹林联合地塞米松使用，是需要特别警惕的，建议不联合使用，用药时绝对禁忌饮酒。

第 5 节　高原与溃疡病

一、高原红细胞增多症与溃疡病

红细胞增多在高原居民中很常见，红细胞显著增加也是慢性高原病的一个表现，多伴有低氧血症 [15,16,22]。消化道症状如上腹疼痛、消化不良、食欲不振、呕吐及腹泻在高原红细胞增多症（high-altitude polycythemia，HAPC）的患者中发生率高达 89% ~ 100% [22]。AGIB 是 HAPC 常见的合并症。我们在唐古拉山观察 5 例 HAPC 患者（Hb>21 g/dL），在海拔 4 000 m 以上 45 d 后发生 AGIB。曹桢吾等报道驻守在拉萨的 21 名年轻士兵（平均年龄 26.6 岁）患 HAPC，他们并无溃疡病史，在罹患 HAPC 后发生 AGIB。他们发现寒冷、强烈运动和饮酒是主要的促发因素[22]。

赵光斌和李琳报道他们在拉萨对 98 名患 HAPC 者（Hb >21 g/dL）做内窥镜检查，结果 29 人有浅表性胃炎、26 人有胃溃疡、12 人有十二指肠溃疡、5 人有复合性溃疡、3 人有萎缩性胃炎。HAPC 患者胃溃疡发生于胃前壁的可能性（40%）高于平原地区（13%）（P<0.01），发生在胃小弯的可能性（7.09%）低于平原地区（88.3%）（P<0.01），发生在胃底部的可能性（11.54%）高于平原地区（1.1%）（P<0.05），这一差别可能与胃血管分布有关，胃前、后壁比胃大、小弯侧缺氧及微循环障碍严重。组织学观察可见 HAPC 患者的胃、十二指肠黏膜间质血管丰富，扩张瘀血，伴有小灶性出血，血管壁增厚，血管内皮增生，血管扭曲、变形及轻度透明变性，纤维组织有不同程度增生，有轻到中度淋巴细胞、浆细胞浸润，黏膜全层、上皮无明显缺损，腺体无减少。这种病理改变提示 HAPC 患者的胃、十二指肠黏膜在缺氧性损害的基础上出现炎症性改变，使黏膜损害加重[15,16]。

褚行琦及孙宏夫报道在海拔 3 680 m 及 4 237 m 对高原正常人进行胃镜检查，并与平原地区（江苏常熟，50 m）的正常人对照，发现高原正常人的胃黏膜表面有点状充血、水肿，呈暗红色及紫红色瘀血状态[43,44]。而 HAPC 患者的胃黏膜常见糜烂、陈旧性出血，黏液多，胃窦部多数粗糙，结节形成，黏膜苍白、变薄，血管呈树枝状错乱分布[45]。对 5 例在玛多（4 280 m）发病的 HAPC 患者（Hb=22.5 g/dL）进行内窥镜检查并取胃黏膜活检，结果发现黏膜有弥漫性出血、坏死和溃疡性坏死；电镜检查发现胃黏膜被覆上皮细胞的微绒毛增多且呈不规则排列，分泌小管的微纤维增大，壁细胞线粒体增大、密度增加，胃腺主细胞质内的酶原颗粒增多，粗面内质网及胃腺颈黏液细胞内的黏液原颗粒增多，出现微绒毛样改变，表层及基底膜增厚。认为 HAPC 患者因过度的红细胞增多而导致微血管血栓形成，从而导致胃黏膜缺血性病损[46]。

二、高原低氧与溃疡病

不论在喜马拉雅、青藏高原还是在安第斯山区进行的临床观察均指出高原地区溃疡病的发病率高于平原[22,23,47]。同时，高原地区溃疡病中胃溃疡的发病率高于十二指肠溃疡[48,49]。Berrios 等报道在秘鲁拉奥罗亚总医院观察了 100 例 AGIB 患者，均经内窥镜检查，胃溃疡占 33%，十二指肠溃疡占 23%，胃黏膜坏死占 23%，胃新生物占 2%[47]。而且胃溃疡的发病率随海拔增高而增高，但十二指肠溃疡则无此规律[47]。高原地区溃疡病的最常见并发症就是 AGIB[41,44]，其出血率为 20% ～ 66%[8,50]。

皆知，高原居民长期暴露在低氧环境是导致胃溃疡和出血高发的原因[47-51]。同时，低氧和寒冷所导致的胃黏膜病损可以部分解释高原群体中胃溃疡的高发生率。

第 6 节　预后及防治

AGIB 是危及生命的高原急症，而且在高原急性大量失血可引起休克，继而又加重组织缺氧、细胞功能障碍及酸中毒，往往导致死亡[3,11]。在青藏公路修建期间，唐古拉山筑路工人患此症的死亡率达 6.8%。而在青藏铁路修建期间同样在唐古拉山，由于提高了对本症的认识，有效防治，积极抢救，无一例死亡[52]。在 66 例 AGIB 患者中，4 例有溃疡病史，其中 1 例在抵达高原应用了阿司匹林后迅速发病，告诫我们有溃疡病史者最好不要上山，除非其症状已被很好控制，否则在高山野外条件下，胃肠道大出血会导致致命后果[39]。

AGIB 一旦发生，应立即向低地转移，予吸氧、止血、输液、输血等急救治疗。H_2 受体拮抗剂如雷尼替丁、西咪替丁是高原必备药物，防治溃疡病出血有效[3,11]。患过 AGIB 者原则上不宜再次进山。所有进山人员和登山者均应认识此症的危害，掌握 AGIB 的症状自救法（symptomatic self care，SSC）[53]。一旦在高原出现上腹疼痛及消化不良等症状，应立即服用 H_2 受体拮抗剂，这是当前治疗 AGIB 的有效药物。

高原医生识别此症的早期症状及体征非常重要，早期诊断、早期治疗和及时低转是关键，可以避免患者死于山区，也决定 AGIB 患者的预后和康复。

在世界医学文献中，2007 年吴天一等报道的《高原胃肠道出血症：在唐古拉山对青藏铁路建筑工人的观察》一文[52]，应该是首次对 AGIB 做了最系统总结分析的论著，也是在青藏铁路建设卫生保障和重症高原病防治上取得的成果之一。

参 考 文 献

[1]　BHATTACHARJYA B. Mountain Sickness[M]. Toronto：Bristol John Wright & Sons LTD，1964.

[2]　胡鸿勤，吴天一，李天麟. 高原病[M]. 西宁：青海人民出版社，1997：65-68.

[3]　吴天一. 关注高原消化道出血症[J]. 高原医学杂志，2000，10（1）：1-5.

[4]　SAMPSON JB，CYMERMAN A，BURSE RL，et al. Procedures for the measurement of acute mountain sickness[J]. Aviat Space Environ Med，1983，54：1063-1073.

[5]　ROACH RC，BÄRTSCH P，HACKETT PH，et al. The Lake Louise acute mountain sickness scoring system[M]//SUTTON JR，HOUSTON CS，COATES G. Hypoxia and Molecular Biology. Burlington. VT：Queen City Press，1995：272-274.

[6]　ANON. October case discussion[J]. ISMM Newsletter，1999，9：13-15.

[7]　MACEDO DIADERAS J. Hemorragia gastricas por hypoxia de altura[J]. Arch Inst Biol，1968，2：183-187.

[8]　MONGE ES，DIAZ JF. Aparato gastrointestinal[M]//MONGE CC，LEON-VELARDE F. EL RETO Fisiologico de vivir en los ANDES. Lima：Universidad Peruana Cayatano Heredia，2003：227-229.

[9]　HEATH D. The morbid anatomy of high altitude[J]. Postg Med J，1979，55：502-511.

[10]　LI SP. High-altitude hemorrhage syndrome[J]. J Wilderness Med，1993，4：155-157.

[11]　WU TY. Take note of altitude gastrointestinal bleeding[J]. Newsletter Int Soc Mount Med，2001，10：9-11.

[12]　SAITO A. The medical reports of the China-Japan-Nepal Friendship Expedition to Mt. Qomolungma/Sagamatha[J]. Jap J Mount Med，1989，9：83-87.

[13]　刘梅芳. 上消化道出血[M]//吕永达，李开兴，尹昭云. 高原医学与生理学. 天津：天津科技翻译出版公司，1995：586-593.

[14]　NAKASHIMA M，SAITO A，ENDO K，et al. The report of Kyoto University Medical Research Expedition to Xixabangma（8 027 m）1999（KUMREX' 90）[J]. Jap J Mount Med，1990，10：135-144.

[15]　赵光斌，李琳. 高原红细胞增多症的胃、十二指肠黏膜损害[J].中华医学杂志，1991，71（11）：611.

[16]　赵光斌，李琳. 高原红细胞增多症的消化系统损害[J]. 中华内科杂志，1991，30：492-493.

[17]　MACEDO DJ. Hemorragia gastricas en la altura（4 540 m）[J]. Arch Inst Biol，1965，1：53-56.

[18]　NAITO H，MATUNO A，SAKAI I，et al. Gastrointestinal symptoms in high mountain climbing-Medical report in Iwate Karakoram Friendship Expedition on 1989[M]//UEDA G，REEVES JT，SEKIGUSHI M. High Altitude Medicine. Matsumoto：Shinshu University Press，1992：286-299.

[19]　SUGIE T，ADACHI M，JIN-NOUCHI Y，et al. Gastroduodenal mucosa lesion at high altitude[J]. Jap J Mount Med，1991，11：55-58.

[20]　SUGIE T，KAN N，SAITO A，et al. Acute gastric mucosal lesson at the high altitude[M]//SUTTON JR，

COATES G，HOUSTON CS. Hypoxia and Mountain Medicine. Burlington：Queen City Printers Inc，1992：320.

[21] MASUYAMA M. A discussion on the October case discussion[J]. ISMM Newsletter，1999，9：13–15.

[22] 曹桢吾，牛惠民，裴澍萱，等. 高原红细胞增多症[M]. 北京：军事医学科学出版社，1996：96–97.

[23] BERRIOS J，ZAPATA C，NAGO A，et al. Estudio comparative de la patologia digestive de las grandes Alturas y del nivel del mar en el Peru[M]//Jornades Cientificas Ⅲ. En bomenaje al centennnnnario del naciminto del professor doctor Carlos Monge Medrano. Lima：Universidad Peruana Cayatano Heredia，1985：197.

[24] VILLAMEVA PALACIOS J，LOPEZDE GUIMARAES D，AVILA POLO F. Homorragia digestive alta en los Andes Peruana：Reporte de 115 casos observados on Huaraz[J]. Rev Gastroenterol，1976，16：99–104.

[25] ZEVALLOS G，MEILLER M. Algunos aspectos histopathologicos de la ulcers gastroduodenal en la altura[J]. Rev Asoc Med Frov，1959，4：66–73.

[26] HEATH D，WILLIAMS DR. High Altitude Medicine and pathology[M]. Oxford：Oxford University Press，1995：258–259.

[27] KAMIYAMA Y，SAKAI I，NAITO H，et al. Pathogenesis and prevention of experimental acute gastric ulcers by cold restraint stress[M]//UEDA G，KUSAMA GS，VOELKEL NF. High Altitude Medical Science. Matsumoto：Shinshu University Press，1988：454–457.

[28] AICHI M. Experimental studies on development of gastric mucosal damage following acute hypoxia in rats[J]. Jap J Gastroent，1980，77：1223–1233.

[29] KAMIYAMA Y，MATSUNO S，SAKAI I，et al. Pathogenesis of experimental acute mucosal lesion induced by hypoxia in rats[M]//UEDA G，REEVES JT，SEKIGUCH IM. High Altitude Medicine. Matsumoto：Shinshu University Press，1992：280–285.

[30] NAITO H，MASUKO T，KASMIYAMA Y，et al. A possible role of lipid peroxidation in the pathogenesis of acute gastric mucosal lesion induced by hypoxia[C]//ANON. The Third World Congress on Mountain Medicine. Matsumoto：Shinshu University Press，1998：111.

[31] WU TY，LIU JL. Alcohol and Aspirin in combination with Dexamethasone causes gastrointestinal bleeding at high altitude[J]. Wilderness Environ Med，2006，17：69–71.

[32] HOUSTON CS. Go Higher，Oxygen，Man and Mountain[M]. 4th ed. Shrewsbury：Swan Hill Press，1998：157–164.

[33] RAVENHILL TH. Some experiences of mountain sickness in the Andes[J]. J Tropical Merd & Hygiene，1913，16：313–320.

[34] NETTLES JL，OLSON RN. Effects of alcohol on hypoxia[J]. JAMA，1965，194：1193–1194.

[35] STEEL P. Medicine on Mount Everest 1971[J]. Lancet，1971，2：32–39.

[36] HEATH D，WILLIAMS DR. High Altitude Medicine and pathology[M]. Oxford：Oxford University Press，1995：258–259.

[37] BURTSCHER M，LIKAR R，NACHBAUER W，et al. Aspirin for prophylaxis against headache at high altitudes：Randomized，double blind，placebo controlled trail[J]. BMJ，1998，316：1057-1058.

[38] BURTSCHER MB，PHILADELPHY M，LIKAR R，et al. Aspirin versus diamox plus aspirin for headache during physical activity at high altitude[M]//ROACH RC，WAGNER PC，HACKETT PH. Hypoxia into the Next Millennium. New York：Plenum Academic/Kluwer Publisher，1999：133.

[39] WARD MP，MILLEDGE JS，WEST J. High Altitude Medicine and Physiology[M]. Oxford：Oxford University Press，2000：326-327.

[40] BROOME JR，STONEHAM MD，BEELEY JM，et al. High altitude headache：Treatment with ibuprofen[J]. Aviat Space Environ Med，1994，65：19-20.

[41] RABOLD M. Dexamethasone for prophylaxis and treatment of acute mountain sickness[J]. J Wilderness Med，1992，2：54-60.

[42] HACKETT PH，ROACH RC，WOOD RA，et al. Dexamethasone for prevention and treatment of acute mountain sickness[J]. Aviat Space Environ Med，1988，59：950-954.

[43] 褚行琦，孙宏夫. 不同海拔正常人胃镜和胃黏膜组织学观察[J]. 中华消化杂志，1986，6：175-177.

[44] 孙宏夫，褚行琦. 不同海拔正常人的胃黏膜组织电镜观察[J]. 临床与实验病理学杂志，1985，4：1-3.

[45] 褚行琦，孙宏夫. 高原红细胞增多症的内镜特点[J]. 内镜，1986，3：10-12.

[46] CHU XQ，SUN HF. Ultrastructural characteristics of gastric mucosa in patients with high altitude polycythemia[C]//ANON. The Third World Congress on Mountain Medicine. Matsumoto：Shinshu University Press，1998：164.

[47] BERRIOS J，SEDANO O，CALLE E，et al. Homorragia digestive alta en los habitants de las grandes Alturas del Peru[J]. Rev Gastroenterol，1996，16：13-18.

[48] GARRIDO-KLINGE G，PENA L. Ulcera peptica en la altura[J]. Diagnostico，1982，10：70-72.

[49] GARRIDO-KLINGE G，PENA L. The gastro-duodenal ulcer in high altitudes[J]. Gastroenterology，1959，37：390-400.

[50] GARRIDO-KLINGE G，PENA L. La ulcera gastroduodenal en las grandes Alturas（Andes Peruanos）[J]. An Fac Med，1960，43：419-436.

[51] MACCAGNO FV. Ulcera gastro-duodenal en la altura[J]. Rev Asoc Med Prov Yauli，1960，5：74-100.

[52] WU TY，DING SQ，LIU JL，et al. High-altitude gastrointestinal bleeding：An observation in Qinghai-Tibetan railroad construction workers on Mountain Tanggula[J]. World J Gasroenterol，2007，13（5）：774-780.

[53] ANON. The Symptomatic Self Care for prevention and treatment of patients with peptic ulcerations[J]. Chinese Health News，1999，11-12.

第 14 篇　慢性高原病的研究

第 53 章　慢性高山病——蒙赫病

在国际文献中，通常将慢性高山病称为蒙赫病，这是由于秘鲁学者卡洛斯·蒙赫·M. 首先发现了此病，而且以卡洛斯·蒙赫·M. 为代表的秘鲁学者们对 CMS 提出了一系列的论点，不仅在历史上，而且迄今影响着整个学界对 CMS 的认识。因此有必要首先对这方面做一概况介绍，这对随后涉及的 CMS 的病理生理和临床问题有所补益。

第 1 节　蒙赫及蒙赫病

目前世界上不同国家对慢性高山病的基本概念及区分并不一致，本文所指为多数西方国家公认的 CMS 即蒙赫病。卡洛斯·蒙赫·M.（Carlos Monge M.）是世界上第一个发现慢性高原病者，也是秘鲁甚至南美高原医学的奠基人。1925 年，医生卡洛斯·蒙赫·M. 在临床上见到一男性患者，38 岁，系秘鲁赛罗·德·帕斯科的印第安土著人，出现头痛、失眠、皮肤晦暗、结合膜充血等症状，但每当他去平原时则症状消失，重返高原病情复发，RBC 高达 8.86×10^{12}/L，Hb 21.1 g/dL。卡洛斯·蒙赫·M. 即以 "一例 Vaquez 病（高原红细胞增多症）" 为题发表报道，限于当时的认识，误认为这是秘鲁发现的第一例 Vaquez 病（即真性红细胞增多症），他的附题明确了此病与高原环境有关[1,2]。其后他又收集到类似病例。1928 年他写出经典著作《安第斯山病》（*The Disease of the Andes*），引证了上述病例并做了探讨，此时已认为这是一种慢性的高山病[3,4]。1942 年卡洛斯·蒙赫·M. 明确地以慢性高山病为此症命名，并做了进一步描述，此症是包括神经、精神、血液、心血管和呼吸系统的复杂病症[5]。因此他是国际学术界公认的世界上第一个发现慢性高原病者，为了纪念他的发现，国际上将 CMS 习称蒙赫病（Mong's disease）[6]。卡洛斯·蒙赫·M. 及其团队对 CMS 进行了一系列的重大研究。

第 2 节　蒙赫病的临床—病理分型

随着对 CMS 的进一步认识，卡洛斯·蒙赫·M. 等[7] 对这一病症又做了不同的命名和分型，将 CMS 分为两型。原发性 CMS（primary chronic mountain sickness）指原无肺部等疾患而罹患本病者；

继发性 CMS（secondary chronic mountain sickness）指伴有肥胖、肺气肿或脊柱后侧突等疾患而出现 CMS 征象者。目前秘鲁仍坚持用这一分类。

卡洛斯·蒙赫·M. 团队中的秘鲁著名高原病理学家 Arias-Stella 等[8]认为 CMS 是由不同病因引起的临床综合征，将其分为 3 个临床病理型。

Ⅰ型：称为慢性赛罗切（chronic soroche），"soroche" 为秘鲁印加语"高山病"，发生于平原人移居高原后而从未适应者，类似于牛类发生的胸档病。

Ⅱ型：称为蒙赫综合征（Monge's syndrome），发生于平原人移居高原后曾适应并一度生活良好者或高原世居者，后因某些器质性疾病如肥胖、脊柱后侧突、胸廓神经肌肉疾患或罹患某些影响肺功能的疾患如肺气肿、肺结核、尘肺，而加重了低氧血症。此型相当于继发性 CMS。

Ⅲ型：命名为蒙赫病（Monge's disease），发生于高原世居者或曾成功地适应高原的人，并无加重低氧血症的器质性疾患，但却发生了 CMS 的症状，相当于原发性 CMS。

一些学者对上述的继发性 CMS 或蒙赫综合征提出了异议，因为可以肯定这些器质性疾病在高原低氧环境中必然加重低氧血症，若将这些有明确病因的疾患也纳入 CMS 中，则将从根本上造成"高原病"概念的混乱，而且也失去了原来对此症描述的优点[9]。

第 3 节　地理病理学

卡洛斯·蒙赫·M. 等证实 CMS 在秘鲁主要见于高海拔矿区，如库斯科（3 400 m）、拉奥罗亚（3 730 m）、赛罗·德·帕斯科（4 330 m）、莫罗科查（4 540 m）等地病例较多，其中以克丘亚印第安世居者发病率最高[3-5]。其后，将发生于高原世居人的 CMS 称为"真正的蒙赫病"（true Monge's disease）[10]。

北美有少数病例报道，发生于美国犹他、加利福尼亚和科罗拉多等州海拔 2 100 ~ 3 100 m 的地区[11,12]。

Milledge 等[13,14]在喜马拉雅山尼泊尔境内调查了数百名夏尔巴人但未发现此症。由此宣称，在亚洲喜马拉雅山区尚未见过一例此种患者,特别强调可能在这一地区甚至青藏高原 CMS 极为罕见[15]，但这并非完全是事实。

这导致秘鲁学者分析何以 CMS 在南美发病率如此之高，而在喜马拉雅地区发病率却很低？对此，有多种推断[8,15,16]。①气候因素：有人认为南美安第斯山区潮湿多雾，易发生呼吸道感染而促发 CMS，而喜马拉雅山区则十分干燥。②职业因素：有人认为秘鲁莫罗科查、拉奥罗亚等地皆为矿区，人们广泛从事矿业劳动，易患尘肺而促发此病。③饮食因素：有人怀疑安第斯山区的植物和草药可能有促进肺动脉高压的作用，从而促进发病。

目前普遍认为差异主要源于群体高原适应因素，即虽同属高原群体，但南美印第安人在安第斯高原仅生活了约 1 万年，而藏族人（夏尔巴人亦为藏族一支系）则于青藏高原至少已居住了 3 万 ~ 5

万年，因此安第斯世居者的进化适应在时间上尚不足[17]。Beall 等还从人类生理学角度提供了依据，认为这两大群体可能具有不同的高原生物学适应模式，藏族的高原适应模式更完善，由此来解释 CMS 发病率差异[18]（见第 17 章和第 18 章）。

第 4 节　病 理 改 变

在安第斯，由于 CMS 患者转往平原后好转及当地民俗，所获尸检资料较少。Fernan-Zegarra 等（1961）报道 1 例 35 岁男性，海拔 4 320 m 处印第安世居者，4 年来进行性呼吸困难、水肿、发绀，心电图示右心室过度负荷，Hb 25.5 g/dL，在海拔 2 400 m 某医院多次治疗无效，死于心衰（表 53.1 之例 1）[19]。Reategui-Lopez（1969）报道在库斯科所见 CMS 30 例，其中，5 例死亡，2 例获尸检者皆死于严重心衰（表 53.1 之例 2、例 3）[20]。Arias-Stella 等报道 1 例 48 岁女性，出生并生长于赛罗·德·帕斯科，3 年来呼吸困难，由劳力性发展为静息时也发作，夜间不能平卧、水肿、发绀、咯血，Hb 21.6 g/dL，死于心衰（表 53.1 之例 4）[21]。Cruz 等尸检 1 例原发性 CMS，肺小动脉肌层显著增厚，但资料不详[22]。上述病例的主要病理改变见表 53.1。

现已明确，高原正常人也有肺小动脉肌层增厚[23]及以发生在心底部为主的右心室肥大[24]，但患 CMS 时，肺小动脉肌层增厚程度明显高于高原正常人，右心室肥大明显并发展至心体及心尖部。肺小动脉内膜发生纵行肌纤维、肺细小动脉异常肌化，这种形态学变化被称为"低氧性高压性肺血管病"（hypoxic hypertensive pulmonary vascular disease）[25]。病程长的和更严重者的肺小动脉内膜增生肥厚、纤维化导致肺小动脉硬化，成为不可逆的病变，少数肺动脉或肺小动脉内血栓形成。这些病理变化是形成更严重低氧血症和更显著肺动脉高压的基础。

表 53.1　CMS 的病理解剖主要改变

例号	心脏	肺脏	并发症
1	左、右心室肥大，心脏重 750 g	肺动脉干扩张，内膜呈粥样变，周围肺小动脉中层增厚，内膜纤维化，肝、脑充血	脊柱后侧突
2	右心室肥大	周边肺小动脉肌层增厚	肥胖
3	右心室肥大	周边肺小动脉肌层增厚，肺气肿	肥胖
4	右心室肥大，心脏重 370 g	周边肺小动脉中层及内膜增厚，肺动脉血栓形成，慢性支气管炎，肝、肾、脑、肺充血	脊柱后侧突结节性甲状腺肿

第5节 基 本 特 征

秘鲁高原医学学者提出 CMS 的基本特征是[5-9,26]：①显著的低氧血症；②过度的红细胞增多症；③严重的肺动脉高压症；④有神经精神症状（如头痛、头昏、感觉异常、抑郁、激动、瞌睡等），具体参数见表 53.2。

表 53.2 CMS 患者与高原健康人及平原健康人若干参数（$\bar{x} \pm S$）的比较

项目		CMS 患者	高原健康人	平原健康人	P
Hb/g·L^{-1}		248.0±23.6	201.0±16.9	147.0±9.0	<0.001
Hct/%		79.3±4.2	59.4±5.4	44.1±2.6	<0.001
SaO$_2$/%		69.6±4.9	81.4±4.6	95.7±2.1	<0.001
平均压/kPa	右心房	0.52±0.24	0.39±0.19	0.35±0.17	ns
	右心室	3.87±1.81	2.00±0.45	1.20±0.20	<0.001
	肺动脉	6.27±2.40	3.07±0.67	1.60±0.27	<0.001
	肺楔压	0.76±0.31	0.92±0.19	0.83±0.23	ns
	全身血压	14.0±2.40	12.13±1.28	12.53±1.07	<0.001

本病诊断的基本条件是：①在高原发病；②以往无心肺等疾患及尘肺史；③具有前述特征的相应临床表现；④低转至平原后临床征象逐渐消退。

第6节 发 病 机 制

一、网络状的恶性循环说

Carlos Monge Medrano 的儿子 Carlos Monge Casinelli（1921—2006）继承父业，他在研究 CMS 时，特别着眼于发病机制与相关高原生理学的密切结合，因这是基础[27]，并从人类对高原自然习服的角度看问题[28]。需要探讨的关键问题是，CMS 发生于久居或世居高原者，为何他们在一度适应后又发生本病？在同一低氧环境中，为何有的发病，有的不发病？对此有 2 种学说，一种认为发病是由于丧失习服（loss of acclimatization）[10]，这是 Monge 早期经典性的学说，其机制为长期生活在低氧环境中，随着年龄的增长，某些人发生了低氧通气驱动不足，肺泡通气低下，从而引起明显的低氧血症而致本病。另一种认为系适应过度（over response or hyperxis to altitude adaptation）所致，这是近年来的观点，其机制为机体对高原更完备的适应建立在细胞分子水平上，即所谓的"组织适应"（tissue adaptation）[29]，表现为低氧条件下对氧的利用更经济、有效，但某些高原居民的适应主要依靠甚或停止在器官水平上，即所谓的"细胞外适应"（extracellular adaptation）或称"功能适应"（functional adaptation）[30]，表现为红细胞增多、肺动脉压增高等，而恰是这些生理变化的进一步加重或积累导致了 CMS[31]。

在上述研究的基础上，提出了关于蒙赫病性质的 2 个关键环节[29-33]。①"呼吸型"的 CMS：发病的启动机制是慢性低氧条件下呼吸中枢对 CO_2 的敏感性减退及（或）周边化学感受器对低氧的敏感性降低，由此引起肺泡性通气低下，形成明显的低氧血症。目前很重视周边化学感受器颈动脉体的研究，颈动脉体增大可见于高原世居者和有低氧通气反应降低的慢性呼吸道疾患者。大鼠实验证明，暴露于低压舱慢性缺氧可引起颈动脉体增大，切除颈动脉体后则周边化学反射消失从而不产生低氧通气驱动[34,35]。潜在的肺部疾患，如慢性支气管炎和小叶中心性肺气肿等，即使病变轻微，在高原也可加剧低氧血症[36,37]。②"心血管型"的 CMS：其启动因素是显著的低氧性肺动脉高压。肺小动脉平滑肌层显著增厚是肺动脉高压的解剖学基础，而这正是 CMS 的病理学特征。据统计高原人群中约 2.5% 成人的肺小动脉胎性结构退化延迟或退化不全，肌层明显增厚，形成高于一般高原正常人的肺动脉高压，形成动 – 静脉短路。这种肺内分流势必将加剧低氧血症，刺激红细胞增多，久之又可引起 PaO_2 下降、SaO_2 下降、肺泡 – 动脉氧阶差（A–aDO_2）增大、通气 / 灌注比例失衡及高碳酸血症[10,38]。

实际上，对于具体的患者，呼吸和心血管机制可能以其中之一为主或同时存在。2004 年在中国西宁举行的第六届世界高原医学会上，通过专家共识的慢性高原（山）病"青海标准"已将 CMS 分为呼吸型和心血管型，各有具体标准[39]（见第 54 章）。

Monge C. 加入了美国加州大学旧金山莱特曼军队研究所血液研究室主任 Robert M. Winslow 在秘鲁安第斯的考察，进行了深入的探讨，并合著了《低氧、红细胞增多及慢性高原病》（*Hypoxia, Polycythemia and Chronic Mountain Sickness*）[15]。Winslow 和 Monge C. 认为 CMS 发病至少涉及 5 个主要环节，即高原低氧本身、通气敏感性降低、睡眠血氧低饱和、肺功能衰减和心功能减退。这些因素互相影响，互相促进，形成一个网络状的恶性循环[15]（图 53.1）。但这只是一个总的发病机制模式图，不同的患者可有不同的主要发病途径。

二、CMS 是与年龄相关的观点

秘鲁学派中一个重要的观点是 CMS 是与年龄相关的高原病。Whittemburt 及 Monge C. 对莫罗科查、赛罗·德·帕斯科及 Puna（3 800 m）的 3 组高原持续居住者进行实验，比较其血细胞比容（Hct）水平，以 Hct 75% 为 CMS 的标准。结果 Hct 随年龄增长而增高，Hct 还与海拔高度有关，在莫罗科查 30 岁即可达此标准，而在赛罗·德·帕斯科 63 岁才达此标准[40]。随后 Monge C. 研究组在莫罗科查对健康人和 CMS 患者进行对比观察，随年龄增长 Hct 增高而通气水平下降，存在相关性[41]。该结论在赛罗·德·帕斯科的人群调查中获得进一步证实，以 Hb 21.3 g/dL 作为 CMS 的标准，结果 20 ~ 29 岁组发病率为 6.8%，而 60 ~ 90 岁组为 33.7%，同时随年龄增长肺活量下降，在海平面则无此现象[42]。在赛罗·德·帕斯科对经绝期前后女性的对比观察显示，绝经后 Hct 增高、呼气流量峰值下降，CMS 发病率增高。认为这与绝经期后女性激素水平下降[43]导致的通气驱动不足有关[44]。因此这里的关键问题是南美安第斯印第安人的低氧通气钝化，并随年龄增长而加剧，造成严重低氧血症，结果红细胞过度增多、肺动脉压显著上升。这一适应模式和病理生理并不适用于其他低氧适应模式，即 HVR 呈活跃的藏族。

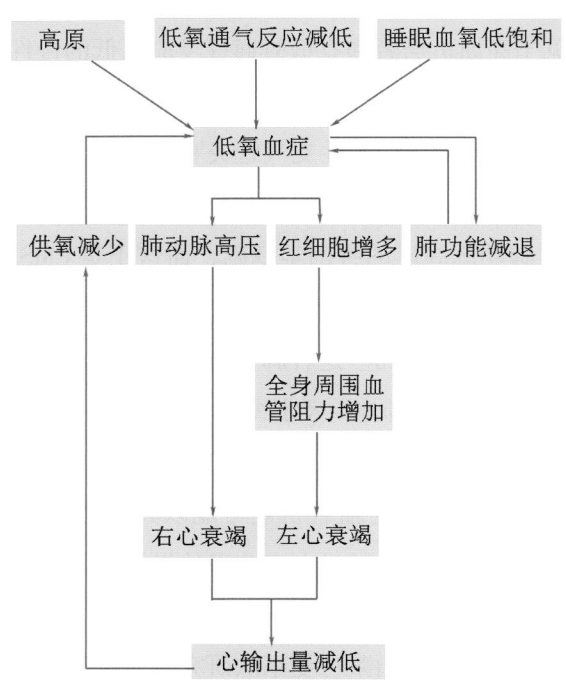

图 53.1　CMS 发病机制的主要环节

三、CMS 是综合生物学的表现

60 岁的 Monge C. 从南美的现实考虑，认为 CMS 已经不是一个普通的慢性高原病了，他认为，一方面，CMS 是一门综合生物学，应从人类对低氧环境的进化适应来分析病因机制；另一方面，他强调这是国家的公共健康问题[45]，防治也不单纯是药物和放血疗法可以解决的，而要涉及社会医学，即贫困人群的居住、营养等生活条件问题。他说："CMS 可以去掉'Monge'这一名字，但绝不能改变 CMS 的观点。"Monge C. 和吴天一交往很深，长期相互交流安第斯和青藏人类适应和高原疾病研究的信息，1996 年在秘鲁库斯科、1998 年在日本松本，两人进行了安第斯和喜马拉雅 CMS 新近研究进展的热烈交流并互赠学术资料。他认为，吴天一的观点即现代工业与城市化的发展也是 CMS 的重要因素正和他们的看法一致[44, 45]。

参 考 文 献

[1] MONGE MC. Sobre un caso de enfermedad de Vaquez[J]. A la Academia National de Medicina de Lima，1925：1-6.

[2] MONGE MC. La enfermedad de los Andes，syndromes eritremicos[J]. Anals de la Facultod de Medicina de Lima，1928，11：314.

[3] MONGE MC. Les erythremias de l'altitude：Les rapports avec la aladie de Vaquez. Etude physiologique et pathologique[M]. Paris：Masson et Cie，1929.

[4] MONGE MC. Life in the Andes and chronic mountain sickness[J]. Science，1942，95（2456）：79-84.

[5] WEST JB. Carlos Monge Medrano（1884—1970）[M]//High Life：A history of High-Altitude Physiology and Medicine. Oxford：Oxford University Press，1998：203-206.

[6] MONGE MC. High altitude disease[J]. Arch Int Med，1937，59：32-40.

[7] ARIAS-STELLA J. Chronic mountain sickness：Pathology and definition[M]//PORTER R，KNIGHT J. High Altitude Physiology：Cardiac and Respiratory Aspects. Edinburg：Churchill Livingston，1971：31-40.

[8] WARD MP. Monge's disease[M]//Mountain Medicine：A clinical study of cold and high altitude. London：Crosby Lockwood Stapls，1975：269.

[9] MONGE MC，MONGE CC. High Altitude Disease：Mechanism and Management[M]. Springfield：Charles C. Thomas，1966.

[10] GROBECK C. Chronic mountain sickness at an elevation of 2 000 meters[J]. Chest，1984，85（4）：577-578.

[11] KRYGER M，WEIL J，GROVER RF. Chronic mountain polycythemia：A disorder of the regulation of breathing during sleep[J]. Chest，1978，73（2）：303-304.

[12] MILLEDGE JS，LAHIRI S. Respiratory control in lowlanders and Sherpa highlanders at altitude[J]. Respir Physiol，1967，2：310-322.

[13] MILLEDGE JS. Electrocardiographic changes at high altitude[J]. Brit Heart J，1963，15：291-298.

[14] WINSLOW RM，MONGE CC. Hypoxia，Polycythemia and Chronic Mountain Sickness[M]. Baltimore and London：The Johns Hopkins University Press，1987：19-80.

[15] WINSLOW RM. High altitude polycythemia[M]//WEST JB，LAHIRI S. High Altitude and Man. Maryland：APS press，1984：163-172.

[16] MOORE LG. Human genetic adaptation to high altitude[J]. High Alt Med Biol，2001，2：257-279.

[17] BEALL CM. Two routes to functional adaptation：Tibetan and Andean high altitude natives[J]. Proc Natl Acad Sci，2007，104（1）：8655.

[18] FERMAN-ZEGARRA L, LAZO-TOBOADA F. Mal de montana cronico: Consideraciones anatomopatologicasy referencias clinicos de un caso[J]. Revista Peruana de Cardiologia, 1961, 6: 49.

[19] REATEGUI-LOPEZ L. Soroche cronico: Observaciones realizadias en el Cuzco en 30 casos[J]. Revista Peruana de Cardiologia, 1969, 55: 45.

[20] ARIAS-STELLA J, KRUGER H, RECAVARREN S. Pathology of chronic mountain sickness[J]. Thorax, 1973, 28: 701-708.

[21] CRUZ JC, DIAZ E, MARTICORENA E. Phlebotomy improves pulmonary gas exchange in chronic mountain sickness[J]. Respiration, 1979, 38: 305-313.

[22] ARIAS-STELLA J, SALDANA M. The terminal portion of the pulmonary arterial tree in people native to high altitudes[J]. Circulation, 1963, 28: 915-928.

[23] RECAVARREN SV, ARIAS-STELLA J. Right ventricular hypertrophy in people born and living at high altitudes[J]. Br Heart J, 1964, 26: 806-811.

[24] HEATH D, WILLIAMS DR. Morbid anatomy of Monge's disease[M]//High Altitude Medicine and Pathology. Oxford: Oxford University Press, 1995: 198-199.

[25] PENALOZA D, SIME F. Chronic cor pulmonale due to loss of altitude acclimatization (chronic mountain sickness) [J]. Am J Med, 1971, 50: 728-743.

[26] MONGE CC, WHITTEMBURY J. High altitude adaptations: Whole animal[M]//BLIGH J, CLOUDSLEY-THOMPSON JL, MACDONALD AG. The Environmental Physiology of Animals. London: Blackwell Scientific Pub, 1976: 289-308.

[27] MONGE CC. Natural acclimatization to high altitude: Clinical conditions[J]. Scientific Publication, 1966, 140: 46-58.

[28] DURAND J. Physiological adaptation to altitude and hyperexis[M]//BRENDEL W, ZINK RA. High Altitude Physiology and Medicine. New York: Springer-Verlag, 1982: 209-211.

[29] MOORE LG, REGENSTEINER JG. Adaptation to high altitude[J]. Annu Rev Anthropol, 1983, 12: 285-304.

[30] WINSLOW RM, MONGE CC, STATHAM NJ, et al. Variability of oxygen affinity of blood: Human subjects native to high altitude[J]. J Appl Physiol, 1981, 51: 1411-1416.

[31] MONGE CC, LOZANO R, WHITTEMBURY J. Effect of blood-letting on chronic mountain sickness[J]. Nature, 1965, 207: 770.

[32] MONGE CC, WHITTEMBURY J. Increased hemoglobin oxygen affinity at extreme high altitudes[J]. Science, 1974, 186: 843.

[33] ARIAS-STELLA J. Human carotid body at high altitudes[J]. Am J Cardiol, 1969, 55: 82.

[34] ARIAS-STELLA J, VALCARCEL J. The human carotid body at high altitudes[J]. Path Microbiol, 1973, 39: 292-297.

[35] MONGE CC, WHITTEMBURY J. Chronic mountain sickness[J]. Johns Hopkins Med J, 1976, 139: 87-89.

[36] MONGE CC, WHITTEMBURY J. Chronic mountain sickness and the physiopathology of hypoxemic polycythemia[M]//SUTTON JR, JONES NL, HOUSTON CS. Hypoxia: Man at Altitude. New York: Thieme-Stratton, 1982: 51-56.

[37] MONGE CC, ARREGUI A, LEON-VELARDE F. Pathophysiology and epidemiology of chronic mountain sickness[J]. Int J Sports Med, 1992, 13 (1): 579-581.

[38] LEON-VELARDE F, MAGGIORINI M, REEVES JT, et al. Consensus statement on chronic and subacute high altitude disease[J]. High Alt Med Biol, 2005, 6 (2): 147-157.

[39] WHITTEMBURY J, MONGE CC. High altitude, hematocrit and age[J]. Nature, 1972, 238: 278-279.

[40] SIME F, MONGE C, WHITTEMBURY J. Age as a cause of chronic mountain sickness (Monge's disease) [J]. Int J Biometr, 1975, 19 (2): 93-98.

[41] LEON-VELARDE F, ARREGUI A, MONGE C, et al. Aging at high altitude and the risk of chronic mountain sickness[J]. J Wild Med, 1993, 4: 183-188.

[42] LEON-VELARD F, RAMOS MA, HERMANDEZ JA, et al. The role of menopause in the development of chronic mountain sickness[J]. Am J Physiol, 1997, 272: 90-94.

[43] LEON-VELARDE F, GAMBOA A, RIVERA-CH M, et al. Peripheral chemoreflex function in high-altitude natives and patients with chronic mountain sickness[J]. J Appl Physiol, 2003, 94 (3): 1269-1278.

[44] MONGE CC, LEON-VEKARDE F. Chronic mountain sicknes: Integrative biology[M]//OHNO H, KOBAYASHI T, MASUYAMA S, et al. Progress in Mountain Medicine and High Altitude Physiology. Matsumoto: [s.n.], 1998: 107-113.

[45] LEON-VELARDE F. A note on high altitude research in Peru (1925—1978) [J]. ISMM Newsletter, 1996, 6 (1): 8-10.

第 54 章　慢性高原病国际诊断标准
——"青海标准"的研究及建立

第 1 节　概　　述

慢性高原病（chronic high altitude disease），国际上习称慢性高山病（chronic mountain sickness，CMS）。

1925 年，秘鲁学者卡洛斯·蒙赫·M. 报道了第一例"高原红细胞增多综合征"（altitude polycythemia syndrome）[1]。其后（1942）也称之为"慢性高山病"（chronic mountain sickness，CMS）[2]。为纪念他对此病的发现，将之称为"蒙赫病"[3]。该例患者为一名 38 岁男性，长期生活于秘鲁海拔 4 330 m 的赛罗·德·帕斯科，红细胞计数高达 8.86×10^9/L，显著高于该高度的正常值。由于过度的红细胞增多（excessive polycythemia）是 CMS 的重要标志，故"高原过度红细胞增多症"（high altitude excessive polycythemia）或简称高原红细胞增多症（high altitude polycythemia，HAPC）是 CMS 或蒙赫病的同义词[3]。在中国，吴天一等（1987）首先报道了 26 例发生在青藏高原的慢性高山病（CMS）[4]。

CMS 是一个持续生活在高原而后高原适应丧失导致的临床综合征，发生于久居或世居高原者，特征为过度的红细胞增多、显著的肺动脉高压及严重的低氧血症，转至海拔低处病情好转，此为 CMS 的一个特征性表现。Winslow 及 Monge C. 提出蒙赫病多发生于南美安第斯高原世居者，而在喜马拉雅山地区的藏族中很少有人罹患此病，这是由于"地理差异"，即尽管喜马拉雅山地区山脉很高，但永久性的居住点建立在海拔较低的地方[5]。Heath 和 Williams 也将这种差异解释为藏族和夏尔巴人永久居住地的海拔相对于安第斯克丘亚人和艾马拉人低，这也是夏尔巴人和藏族人通常血红蛋白含量较低的原因[6]。而吴天一通过考评青藏高原地理学和藏族居住高度的分布，对此"地理差异"说加以否定[7]（见第 3 章第 2 节）。目前认为藏族和南美印第安人的这一发病差异并非缘于"地理差异"，而是由于在高原的遗传进化历史背景不同（见第 18 章）。此外，我国学者通过流行学及临床学研究，现已证实本病在青藏高原的移居汉族中有较高的发病率，在世居藏族中仍可发生，提示在藏族群体中由于某些因素，依然有低氧易感的个体存在[8]。

慢性高原病发生于世界各高原地区，如南美洲的秘鲁、玻利维亚、智利，北美洲的美国科罗拉多、加利福尼亚，中亚的吉尔吉斯斯坦和我国的青藏高原。据 1998 年美国科罗拉多大学 Moore 教授的统计，全世界约有 560 万人患有 CMS，而且呈逐年递增态势[9]。在中国，青藏高原总人口约为 1 200 万，流行病学研究证实 4% ~ 5% 的高原居民患有 CMS，相当于有 50 万 ~ 60 万 CMS 患者。故青藏高原是世界上慢性高原病发病率最高的地区之一，CMS 是一个青藏高原人群严重的公共健康问题。因此，如何积极有效地防治慢性高原病，对发展青藏高原经济和进行国防建设具有重要的战略意义[10]。

第 2 节　我国对慢性高原病的命名、分型和诊断标准的研究

我国高原医学领域对慢性高原病十分重视，多次组织有关专业人员对本病的防治进行较广泛深入的研究。"八五"期间国家科技部下达了"高原红细胞增多症及其防治的综合研究"重大课题，吴天一作为课题负责人带领青海省高原医学科学研究所、青海省人民医院临床医学研究所、青海中医药研究所、人民解放军第四医院等单位的科研人员，在青藏高原广泛地区，对不同地区、不同海拔、不同民族、不同群体进行了长达 2 年的系统研究，提出了许多创新性观点以及在分型和诊断上的独特见解，形成了具有中国特色的慢性高原病的理论体系[11]。

国内高原医学界经过 2 年的讨论，1995 年在西宁召开的中华医学会第三届高原医学会上，通过了《我国高原病命名、分型及诊断标准》，应该指出，其中难度最大的就是慢性高原病。这一标准将慢性高原病细分为高原衰退症、高原红细胞增多症、高原心脏病（小儿型及成人型）、慢性高原病，明确提出了各型的概念，并列出相应的诊断标准。这一全国标准，对推动临床和科研工作的统一化、科学化起到了重要作用。1996 年起，全国统一使用了这一标准。

第 3 节　慢性高原病国际诊断标准的研究和争议

在世界高原病的研究和防治中，人们对急性高原病有比较统一清晰的认识，而对慢性高原病则认识含混，概念不清，一病多名，一名多病，诊断标准不一，如北美以 Hb>18 g/dL，而秘鲁以 Hb > 23 g/dL 为高原红细胞增多症的临床诊断标准，差别很大，严重影响了 CMS 在国际上的统一研究、互相比较和有效防治。

1991 年在加拿大 Lake Louise 低氧讨论会上达成了专家共识，建立了一项"急性高山病的诊断标准"[13]，修订后由国际高山医学协会（ISMM）于 1992 年在国际上实施[14]。这激发了国际高原医学家的热情，提出也应建立国际统一的"慢性高原病诊断标准"，而且很快得到广泛支持，1997 年末由 ISMM 组织成立了一个国际慢性高原病工作小组（International CMS working group），由世界上

高原医学专家组成，包括中国、秘鲁、玻利维亚、智利、美国、法国、瑞士、意大利、吉尔吉斯斯坦、日本等国学者。我国青海省高原医学科学研究所的吴天一和格日力参加了 CMS 工作小组。工作组首先采用了大量交流信息和意见的方法，由秘鲁的 Leon-Velarde Fabiola 教授及美国 John T. Reeves 教授负责组织[15]，各国专家提出了许多方案，吴天一提交了中国的慢性高原病命名、分型和诊断标准建议。这些不同方案发给各国学者以供交流，但从反馈的情况看，当时意见很分散，分歧也很大。

1998 年 5 月在日本松本召开的第三届世界高原医学与生理学大会期间，CMS 工作组开会讨论国际标准，意见分歧很大，争论十分激烈，有的甚至认为慢性高山病都是由慢性呼吸道病变引起的，真正的慢性高山病并不存在[16]。

在这次会上，我国学者吴天一提出 CMS 不仅表现为高原红细胞过度增多症，同时血管型的 CMS 表现为明显的肺动脉高压，尤其在小儿，出现右心肥大、扩张、衰竭，病死率很高，在中国将其命名为高原心脏病（high-altitude heart disease），应该纳入慢性高原病的分型及诊断标准中[17]。但会上对这一意见基本上持否定态度。作为专家组长的秘鲁学者 Leon-Velarde Fabiola 说："肺动脉压在高原现场怎么测？心导管不可能，多普勒尚未普及，况且肺动脉高压只是 CMS 的一个晚期表现。"可见这位秘鲁学者在安第斯山对 CMS 的观察主要集中在红细胞增多症，对肺动脉高压则予以忽视。对此，我们提出 CMS 不包括肺动脉高压就不是一个完整的疾病综合征。

针对当时意见分歧很大的局面，工作组仅起草了一个"慢性高山病的概念"，其他问题待后协商讨论[18]。对于 CMS 概念包括继发性 CMS，吴天一当时指出，所谓的继发性 CMS 都是有明确病因的特发性疾患，如 COPD，只是在高原低氧环境中其临床表现为更明显的红细胞增多及更显著的肺动脉高压，预后很坏。如果把这类疾病都归入 CMS，势必引起 CMS 的概念紊乱，不利于科研及临床处理。到目前为止，尚未见到任何一篇有关继发性 CMS 的临床报道。

这些争议的出现是不足为奇的，因为慢性高原病的病理生理和临床表现远比急性高山病要复杂得多，各国学者所处地理环境及面向的人群又不相同。为此，必须拿出建立诊断标准的基础研究依据来。

为了使更多的人了解和认识中国对慢性高原病的研究，也便于国际间进行学术交流，1992—1998 年，在日本召开的国际高原医学会及第三届世界高原医学与生理学大会上，吴天一、缪澄宇等在大会上报道了《中国青藏高原的慢性高山病（Monge's disease）》[19]《中国青海慢性高原病的研究现状》[20]《中国慢性高原病流行病学 10 年研究》[21] 及《对青藏高原慢性高原病诊断标准的初步意见》[22] 等一系列重要学术研究的英文版论文，在国际上产生了影响力，而且为建立 CMS 标准提供了基础资料。

2001 年 2 月在加拿大贾斯珀（Jasper）召开的国际低氧讨论会上，专家们提出建立 CMS 的诊断标准。首先应有高原正常人群的血液学各项指标（RBC、Hb、Hct）等，并希望中国学者能提供这方面的参数[23]。在此期间，我国学者，特别是青海省高原医学科学研究所的学者做了大量扎实的工作，一是建立高原地区正常人的血液学指标（RBC、Hb、Hct），特别是最适血细胞比容、血红蛋白（optimal

Hct or Hb），作为高原生理与病理间切割点的依据[22-25]；二是论证高原肺动脉高压导致的右心损害是慢性高原病的重要表现，而且提供了从右心导管所获得的正常人和 CMS 患者的肺动脉压力参数[26,27]。

2002 年，在西班牙巴塞罗那第五届世界高原医学大会上，国际高山医学协会主席 Peter Hackett 主持了慢性高山病国际工作组会议，工作组对我国在 CMS 诊断标准上所做的大量工作给了很高评价，同时要求中国学者和南美学者密切配合，进一步完善和统一对 CMS 在认识上存在的不同观点和意见[28]。

这次会议有了很大转机，主要是对高原肺动脉高压作为 CMS 的病理生理及临床分型的依据做了认可。我国代表吴天一、许成和、格日力、王晓勤等多位代表参加了会议。吴天一在工作组会议上再次强调了 CMS 的病理生理涉及通气、血液功能及心血管（肺循环）等多方面，临床上明确地分为 2 个类型，即红细胞增多型及肺动脉高压型。到了疾病后期，可以同时出现红细胞增多及肺动脉高压的综合表现[27]。这也是为何中国不将继发性慢性高原病列入 CMS 分类的原因。这一意见，获得了认可，在会议纪要的第四条中有如下表述[28]。

"慢性高山病"的广义称呼为"慢性高原病"（chronic high altitude disease，CHAD）。

慢性高原病应包含所有在高原慢性低氧暴露过程中引起的病理性变化，且无相关疾病存在。这必须包括：

（1）Monge's disease 即蒙赫病（或称 CMS），过度的红细胞增多是主要表现，而肺动脉高压亦可出现并引起右心衰竭。

（2）高原肺动脉高压。

（3）高原相关的心脏疾病。

（4）其他由高原慢性暴露引起的高原相关性病变。

工作组做了分工，让中国学者在 2004 年中国西宁召开的第六届国际高原医学会议上提供这方面资料及依据。实际上，我们先后在杂志 *Proceedings-Health & Height*、*J. Appl. Physiol*、*High Altitude Medicine & Biology* 及 *Wilderness Med J.* 上发表了多篇论文，并在国际会议上阐述了我们的观点及根据，为以后进入国际标准打下了基础。

第 4 节　慢性高原（山）病国际标准——"青海标准"的建立

2004 年 8 月在西宁召开的世界第六届高原医学与生理学会议暨中华医学会第五次全国高原医学大会上，慢性高原病（CMS）是本次会议的重中之重，CMS 诊断标准又是关键中的关键。会议之前，吴天一在 *High Altitude Medicine and Biology* 2004 年第一期特邀的"Guest Editor：Life on the high Tibetan plateau"一文中强调在国际专家工作组以往 6 年（1997—2003）工作的基础上，以及各国专家的共同努力下，建立国际统一的慢性高原病共识及诊断标准的条件已经成熟，CMS 是一个全球高原地区严重的公共卫生健康问题，希望专家组成员本着"求大同，存小异"的态度在 CMS 的诊断标准上达成一致，这将是这次会议的重大成果 [29]。

应该说明，1995 年我国高原病诊断标准中，虽然对慢性高原病的血液学指标等做出了量化要求，但是尚未建立一个症状记分系统 [10]。1998 年在日本松本召开的第三届世界高原医学与生理学大会会议上，吴天一在报告中已进一步把这一标准改良为一个症状量化记分系统 [22]。会后几年中，对这一量化标准进一步在健康人群、拟诊为慢性高原病患者及临床确诊患者中三重验证，具有扎实的科学依据。

2004 年第六届高原医学与生理学会议上，形势依然紧张，争议依然激烈，各个国家（如美国、日本、秘鲁、玻利维亚、法国、吉尔吉斯斯坦、瑞士等）都希望自己的方案能成为国际标准。这样，本次大会专家组又先后召开了 4 次会议。以吴天一为代表的中国学者，根据 15 年来在青藏高原的研究，以大量流行病学、生理学、病理生理学和临床学资料为依据，提出了 CMS 量化诊断系统（questionnaire scoring system）。该系统可操作性强，敏感性、准确性高，显然更为完善。经过艰巨的协商讨论，终于达成了国际 CMS 量化诊断标准，在众多的国际提案中，应用了以我国提案为主的记分系统，并将此定名为"青海慢性高山病记分系统"（Qinghai CMS score），并于 2005 年 6 月由 ISMM 正式发布，在全世界执行 [30]。这在我国高原医学史上是一个重大的里程碑。中华医学会高原医学分会随后宣布在我国统一实施这一标准 [31]。

第 5 节　关于统一使用慢性高原（山）病"青海标准"的决定
（中华医学会高原医学分会，2007 年 1 月）

2004 年 8 月在西宁召开的世界第六届高原医学与生理学会议暨中华医学会第五次全国高原医学大会上，慢性高原病（CMS）是会议的重中之重，CMS 诊断标准又是关键中的关键。国际专家工作组在以往 6 年（1997—2003）工作的基础上，又先后召开了 4 次会议，经过艰巨的协商讨论，终于达成了国际 CMS 量化诊断标准，在众多的国际提案中，应用了以我国提案为主的记分系统，并将此定名为"青海慢性高山病记分系统"，并于 2005 年 6 月由国际高山医学协会（ISMM）正式发布，请参考：

LEON-VELARDE F，MAGGIORINI M，REEVES JT，et al. Consensus on chronic and subacute high altitude diseases[J]. High Alt Med Biol，2005，6（2）：147-157.

中华医学会高原医学分会常务委员会经广泛征求意见，一致认为这一 CMS 的"青海标准"，从原有的定性标准进入了量化标准，诊断的科学性更强，记分系统的可操作性好，便于判断病情程度。这一标准凝结了我国高原医学工作者多年的成果，故应与国际一致，统一采用这一标准，而停止使用原中华医学会高原医学分会 1995 年颁布的关于慢性高原病（高原红细胞增多症）的诊断标准 [30]。

至于高原肺动脉高压（HAPH），即高原性心脏病这一部分，一些专家对诊断标准中肺动脉压的参数标准有不同意见，认为将静息肺动脉平均压 >30 mmHg 或肺动脉收缩压 >50 mmHg，婴幼儿肺动脉平均压 >50 mmHg 或肺动脉收缩压 >65 mmHg 作为诊断标准，数值过高，容易造成假阴性，一些患者（儿）有明显右心肥大甚至右心衰竭，肺动脉压并未达到上述标准。世界肺动脉高压协会和 WHO 规定的肺动脉高压标准为肺动脉平均压 >25 mmHg。为此，这一标准仅作试行，也可继续应用中华医学会高原医学分会关于高原心脏病的标准，使标准在实践中完善[29]。

中华医学会高原医学分会根据 ISMM 发布的专家共识及慢性高山病的诊断标准内容，将"青海慢性高山病记分系统"主要内容公布如下。

一、历史曾用名称

高原过度红细胞增多症、红细胞增生、过度红细胞增生、高原病理性红细胞增多症。

二、概念

此病为一临床综合征，发生于海拔 2 500 m 以上的世居者或久居者。主要特征为过度的红细胞增多（女性 ≥ 19 g/dL，男性 ≥ 21 g/dL），严重的低氧血症，某些患者尚有中度或严重的肺动脉高压，可发展为肺心病和充血性心衰。当患者转至低海拔区症状逐渐消失，重返高原则症状复发。

三、鉴别诊断

（1）患者应无慢性肺疾患（肺气肿、慢性支气管炎、支气管扩张症、囊性纤维化、肺癌等）以及其他导致低氧血症的慢性疾病。对于这一类情况，即由于低氧血症而继发红细胞过度增多，在高原可诊断为继发性 CMS。应通过肺功能检测来判断正常肺功能。

（2）居住海拔 2 500 m 以下不能诊断 CMS。

四、诊断条件

1. 症状

头痛，头晕，气短及（或）心悸，睡眠障碍，疲乏，局部发绀，手心、脚底有灼烧感，静脉扩张，肌肉及骨关节疼痛，食欲不振，记忆力减退，精神不集中。

2. 体征

过度红细胞增多（女性 ≥ 19 g/dL，男性 ≥ 21 g/dL），严重的低氧血症，显著的肺动脉高压（参照 HAPH，不是必定的）及心力衰竭（不是必定的）。

3. 危险因素

既往有 CMS 史、有低通气史、对低氧通气缺乏呼吸易感性、睡眠呼吸暂停及其他呼吸不全、超重肥胖、绝经期后。

五、青海 CMS 记分系统

此记分系统可诊断 CMS 及其严重度，也便于世界范围内不同高原地区的 CMS 相互比较。该系统建立于临床症像学及高原的血红蛋白（Hb）值，症状记分如下。

1.呼吸困难及（或）心悸

0分：无呼吸困难／心悸；

1分：轻度呼吸困难／心悸；

2分：中度呼吸困难／心悸；

3分：重度呼吸困难／心悸。

2.睡眠障碍

0分：正常睡眠；

1分：睡眠不如正常好；

2分：较长时间清醒，睡眠不佳；

3分：难以入睡。

3.发绀

0分：无发绀；

1分：轻度发绀；

2分：中度发绀；

3分：重度发绀。

4.静脉扩张

0分：无静脉扩张；

1分：轻度静脉扩张；

2分：中度静脉扩张；

3分：重度静脉扩张。

5.局部感觉异常

0分：无局部感觉异常；

1分：轻度局部感觉异常；

2分：中度局部感觉异常；

3分：重度局部感觉异常。

6.头痛

0分：无头痛；

1分：轻度头痛；

2分：中度头痛；

3分：重度头痛。

7.耳鸣

0分：无耳鸣；

1分：轻度耳鸣；

2 分：中度耳鸣；

3 分：重度耳鸣。

8. Hb 值

男性：18 g/dL ＜ Hb ＜ 21 g/dL，记分 =0；

　　　　Hb ≥ 21 g/dL，记分 =3。

女性：16 g/dL ＜ Hb ＜ 19 g/dL，记分 =0；

　　　　Hb ≥ 19 g/dL，记分 =3。

将上述症状记分与 Hb 记分累加一起，按总记分数判定 CMS 如下：

无 CMS：记分 0 ~ 5；

轻度 CMS：记分 6 ~ 10；

中度 CMS：记分 11 ~ 14；

重度 CMS：记分 ≥ 15。

参 考 文 献

[1] MONGE MC. Sobre un caso de enfermedad de Vaquez（sindromo eritremico de altura）[J]. A la Academia Nacional de Medicina，1925：1-6.

[2] MONGE MC. Life in the Andes and chronic mountain sickness[J]. Science，1942，95（2456）：79-84.

[3] WEST JB. Carlos Monge Medrano（1884—1970）[M]//High Life：A history of High-Altitude Physiology and Medicine. Oxford：Oxford University Press，1998：203-206.

[4] 吴天一，张琪，陈秋红，等. 慢性高山病26例报道[J]. 中华医学杂志，1987，64：167-168.

[5] WINSLOW RM，MONGE CC. Hypoxia，Polycythemia and Chronic Mountain Sickness[M]. Baltimore and London：The Johns Hopkins University Press，1984：17-19.

[6] HEATH D，WILLIAMS DR. High Altitude Medicine and Pathology[M]. London：Butterworths，1989：161-162.

[7] WU TY. The Qinghai-Tibetan plateau：How high do Tibetans live?[J]. High Alt Med Biol，2001，2（4）：489-499.

[8] WU TY. A Tibetan with chronic mountain sickness followed by high altitude pulmonary edema on reentry[J]. High Alt Med Biol，2004，5：190-194.

[9] MOORE LG，ASMUS I，CURRAN L. Chronic mountain sickness：gender and geographical variation[C]// OHNO H，KOBAYASHI T，MASUYAMA S，et al. Press Committee of the 3rd World Congress on Mountain Medicine and High Altitude Physiology. Matsumoto：[s.n.]，1998：114-119.

[10] WU TY. Chronic mountain sickness on the Qinghai-Tibetan plateau[J]. Chin Med J，2005，118（2）：161-168.

[11] 吴天一. 我国高原医学研究进展[J]. 高原医学杂志，2005：496-508.

[12] 中华医学会第三次全国高原医学学术讨论会. 我国高原病命名、分型及诊断标准[J]. 高原医学杂志，1996，6（1）：2-6.

[13] ANON. The Lake Louise Consensus on the definition and quantification of altitude illness[M]//SUTTON JR，COATES G，HOUSTON CS. Hypoxia and Mountain Medicine. Oxford：Pergamon Press，1991：327-328.

[14] ROACH RC，BÄRTSCH P，HACKETT PH，et al. The Lake Louise acute mountain sickness scoring system[M]//SUTTON JR，HOSTON CS，COATES G. Hypoxia and Molecular Medicine. Burlington：Queen City Printers，1993：272-274.

[15] REEVES JT. Chronic mountain sickness[C]//OHNO H，KOBAYASHI T，MASUYAMA S，et al. Press Committee of the 3rd World Congress on Mountain Medicine and High Altitude Physiology. Matsumoto：

[s.n.]，1998：153-159.

[16] MONGE C，LEON-VELARDE F. Chronic mountain sickness at the third international congress on mountain medicine[J]. ISMM Newsletter，1998，8（4）：11-12.

[17] LEON-VELARDE F，WU TY，GE RL，et al. Handout of the session of CMS[C]//OHNO H，KOBAYASHI T，MASUYAMA S，et al. Press Committee of the 3rd World Congress on Mountain Medicine and High Altitude Physiology. Matsumoto：[s.n.]，1998：160-165.

[18] LEON-VELARDE F. First International Consensus Group Meeting on Chronic Mountain Sickness[C]// OHNO H，KOBAYASHI T，MASUYAMA S，et al. Press Committee of the 3rd World Congress on Mountain Medicine and High Altitude Physiology. Matsumoto：[s.n.]，1998：166.

[19] WU TY，ZHANG Q，JIN BS，et al. Chronic mountain sickness（Monge's disease）：An observation in Qinghai-Tibet plateau[M]//UEDA G，REEVES JT，SEKIGUCHI M. High Altitude Medicine. Matsumoto：Shinshu University Press，1992：314-324.

[20] MIAO CY，ZHANG YB，BAY ZQ. Studies on chronic mountain sickness in recent years in Qinghai，China[M]//UEDA G，REEVES JT，SEKIGUCHI M. High Altitude Medicine. Matsumoto：Shinshu University Press，1992：265-274.

[21] WU TY，LI WS，LI Y，et al. Epidemiology of chronic mountain sickness：Ten years study in Qinghai-Tibet[C]//OHNO H，KOBAYASHI T，MASUYAMA S，et al. Press Committee of the 3rd World Congress on Mountain Medicine and High Altitude Physiology. Matsumoto：[s.n.]，1998：120-125.

[22] WU TY，LI W，WEI Y，et al. A preliminary study on the diagnosis of chronic mountain sickness in Tibetan population [C]//OHNO H，KOBAYASHI T，MASUYAMA S，et al. Press Committee of the 3rd World Congress on Mountain Medicine and High Altitude Physiology. Matsumoto：[s.n.]，1998：337-342.

[23] INTERNATIONAL WORKING GROUP FOR CHRONIC MOUNTAIN SICKNESS. 12th International Hypoxia Symposum，Albertya，Canada[J]. Adv Exp Med Biol，2001，502：439-440.

[24] WU TY，WANG XQ，WEI CY，et al. Hemoglobin levels in Qinghai-Tibet：Different effects of gender for Tibetans vs. Han[J]. J Appl Physiol，2005，98：598-604.

[25] WU TY，WANG XQ，WEI CY，et al. Hemoglobin levels in Tibet：Different effects of age and gender for Tibetans vs. Han[J]. Comp Clin Path，2005，14：25-35.

[26] WU TY，MIAO CY，WANG XQ. High-altitude heart disease in children in Tibet[C]//VISCOR G，RICART A，LEAL C. Health & Height：Proceedings of the 5th World Congress on Mountain Medicine and High Altitude Physiology. Barcelona：Universitat de Barcelona，2000：291-295.

[27] WU TY，MIAO CY. High altitude heart disease in children in Tibet[J]. High Alt Med Biol，2002，3：323-325.

[28] ASMUS I，RICHALET JP. International working group for chronic mountain sickness[C]//VISCOR G，RICART A，LEAL C. Health & Height：Proceedings of the 5th World Congress on Mountain Medicine

and High Altitude Physiology. Barcelona：Universitat de Barcelona，2000：39–42.

[29] WU TY. Life on the high Tibetan plateau[J]. High Alt Med Biol，2004，5（1）：1–2.

[30] LEON–VELARDE F，MAGGIORINI M，REEVES JT，et al. Consensus Statement on Chronic and Subacute High Altitude Diseases[J]. High Alt Med Biol，2005，6（2）：147–157.

[31] 中华医学会高原医学分会. 关于统一使用慢性高原（山）病"青海标准"的决定[J]. 高原医学杂志，2007，17（1）：1–2.

第 55 章　青藏高原的慢性高原病 I ——流行病学及相关病理生理的研究

自 1925 年秘鲁学者 Carlos Monge Medrano 报道了第一例高原红细胞增多综合征 [后被称为慢性高山病（CMS）或称 "Monge's disease"] 以来，在中国，吴天一等（1979）首先正式报道了 82 例发生在青藏高原的高原红细胞增多症 [1]，并随后对其发病因素做了分析 [2]，证明作为慢性高原病的一型，它在青藏高原十分常见，严重危害高原人群健康。本章所述 CMS 主要是 2004 年国际高山医学协会（ISMM）对慢性高原病分类中的呼吸型，以高原红细胞增多症（high altitude polycythemia，HAPC）为主要症状。慢性高原病的血管型即高原性心脏病（high altitude heart disease，HAHD）在高原性心脏病篇中专题叙述。

第 1 节　流行病学研究

流行病学的研究可进一步确定 CMS 在青藏高原的存在、流行规律，以及发病的危险因素，为防治提供依据。

一、患病率

为了探讨在青藏高原 CMS 的人群分布，从 1984—1993 年，在青藏高原人群中进行了一项 CMS 流行病学研究，调查自然人群，普查率在 90% 以上，总计调查藏族世居者 2 314 人，汉族移居者 2 719 人，年龄 15 岁以上，居住于中度（2 267 ～ 2 980 m）、高度（3 128 ～ 3 968 m）和极高度（4 006 ～ 5 226 m）三个海拔范围。诊断基于中华高原医学会的标准。结果人群患病率于世居藏族为 1.21%，而移居汉族为 5.57%（$P<0.01$）[3,4]。移居汉族持续居住海拔 3 500 m 以上多年者患病率是藏族的 5 倍，甚至汉族居住海拔高达 5 380 m 者一年即可发生 CMS[5]。尽管藏族有很低的患病率，仍可证明 CMS 确实也存在于这一土生高山群体 [6]。

二、易感因素

1. 高度

海拔 3 000 m 以下 CMS 罕见。患病率随海拔升高而增高，海拔 2 980 m 为 1.05%，4 128 ～

3 968 m 为 3.75%，4 006 ~ 5 226 m 为 18.3%。

2. 性别

CMS 于男性多见。在玛多（4 280 m），CMS 的患病率于汉族男性为 7.77%，女性为 1.76%；于藏族男性为 1.78%，女性为 0.56%。男性约为女性的 4 倍。性别差别受若干因素影响，如月经期妇女的经血有如"自然放血"起预防红细胞增多的作用，此外或与雌激素对通气的激惹而使通气增强有关[7,8]。

3. 年龄

在南美，观察发现 CMS 的平均发病年龄为 40 岁。秘鲁的研究提出年龄是 CMS 发病的主要因素，因为红细胞增多是基于年龄相关的通气（功能）丧失及动脉低氧血症，大部分 CMS 发生于中老年[9-11]。然而，在藏族生理学的研究未见静息通气、Hct 与年龄间有明确的相关，年龄与 CMS 记分间也无相关性。由此认为对于藏族，年龄并非 CMS 的一个独立易感因素，这一点在高原藏族与安第斯居民间有重要区别[12]。

4. 居住时间

CMS 的发生通常需要一定的高原居住时间。一个健康汉族持续居住高原，发病需 15 ~ 20 年，而藏族发病通常要 35 ~ 40 年。而汉族年轻工人在海拔 4 500 m 以上只需数年，甚至在海拔 5 000 m 一年即可发生 CMS。因此居住海拔高度、性别及遗传背景是影响 CMS 发生早晚的因素。

5. 吸烟

调查研究吸烟与 CMS 间的关系，发现在汉族男性，吸烟者 CMS 患病率是不吸烟者的 3 倍。机制尚不清楚，可能是吸烟的产物造成小气道功能障碍并导致小叶中心肺气肿，从而降低肺泡通气，加重低氧血症。在海拔 4 500 m 的唐古拉山区观察到，吸烟者与不吸烟者相比，3 个月后红细胞增多及肺动脉增压反应均十分明显，而到第 6 个月则极为显著[13]。

6. 职业

CMS 还与职业有关。在同等海拔高度，不论藏汉，也不论男女，机关工作者包括公务员、教师等的 CMS 患病率为农民、牧民的 2 ~ 3 倍[3]。提示城市工业化发展将是 CMS 的危险因素[12,14]。

第 2 节　对所谓 CMS "地理差异"说的批判

CMS 在汉族比藏族显然常见。为了对比藏族人和安第斯印第安人，吴天一等（1998）应用 Monge（1992）的同一标准，即 Hb>21.3 g/dL、SaO_2<83% 来判定 CMS[11]，结果居住在玛多（4 280 m）的藏族人 CMS 患病率仅 0.91%，而居住在赛罗·德·帕斯科（4 300 m）的秘鲁克丘亚印第安人 CMS 患病率高达 15.6%，有极显著差异（P<0.001）[3,4]。认为人群发生 CMS 有着重要的遗传适应差别。藏族比安第斯世居者对低氧不易感，因此后者 CMS 极为常见。根据 Leon-Velarde 等在秘鲁的调查，在海拔 2 500 m 的人群中 CMS 患病率仍高达 10%，依然明显高于青藏高原的藏族[15]。

对于 CMS 在藏族中的低患病率，某些西方学者提出了看法。Winslow 及 Monge C. 提出 Monge's disease 多发生于南美安第斯高原世居者，而在喜马拉雅山地区的藏族中很少有人罹患此病，这是由于"地理差异"，即尽管喜马拉雅山地区山脉很高，但永久性的居住点是建立在海拔较低的地方[16]。Heath 和 Williams 也将这种差异解释为藏族人和夏尔巴人永久居住地的海拔相对于安第斯克丘亚人和艾马拉人低，这也是夏尔巴人和藏族人通常血红蛋白含量较低的原因[17]。而吴天一通过对青藏高原地理学考证和对藏族居住高度的分布做了系统调查，发现青藏高原有 117 个居民点、4 594 188 名藏族人，居住在海拔 3 000 m 以上者占 53%，并有 60 万藏族人生活在海拔 4 500 m 左右的羌塘—青南地区，藏族是世界最高海拔地区的常住居民，比安第斯人口海拔高度的分布还要高，因此对这一"地理差异"说加以否定[18]。根据大量的研究，我们认为，藏族人和安第斯人在 CMS 的患病率上有显著的不同，这并不是由地理环境不同而引起的。研究表明，青藏高原藏族原居民是一个独特的群体，藏族是最古老的高原人群，在青藏高原有着最长的居住历史，比其他高海拔群体居住在高原的时间都长，通过长期自然选择已经发生了高原适应的基因突变，其低 Hb 值是 EPAS1、LGLN1 等基因调控的结果[19]，这一高原生理特征不仅表现在藏族的男女两性，而且自儿童期一直延续到老年期[20]。因此藏族和南美印第安人的 CMS 发病差异并非"地理差异"，而是由于在高原的遗传进化历史背景不同，这也是藏族人和安第斯人相比不易患 CMS 的原因（见第 18 章）。

第 3 节　"真性蒙赫病"也存在于世居藏族

CMS 发生于高原世居者，那些曾成功适应高原，但随后却出现了 CMS 征象，并可完全排除其他器质性疾病，则可称之为"真性蒙赫病"（true Monge's disease），这是典型的高原适应衰竭（failure of high altitude adaptation），故有重要的生物学意义[17]。报道证实在安第斯山的克丘亚印第安世居群体和艾马拉印第安世居群体中 CMS 十分常见，而且随着年龄的增长，其高原适应的衰减趋势明显化，发病率增高。然而，长期以来对藏族世居者中是否也存在此病则不清楚。由此一些西方学者怀疑此病是否存在于藏族人群，甚至推测 CMS 实际上只限于安第斯人[21]。然而，这并非事实，前已述及，不论与青藏高原移居汉族还是与南美印第安世居者相比，CMS 在藏族人群中呈低发病率，存在发病的个体。吴天一等（1992）[22] 详细报道了 26 例生活于海拔 3 680 ~ 4 179 m 患 CMS 的世居藏族，年龄 22 ~ 66 岁，平均年龄为（44.6±7.8）岁，临床表现与安第斯山的病例相似。对他们进行了血液学、血流动力学及心电图等研究。同时以生活在同一高度的 36 名健康藏族进行对照。CMS 组红细胞数明显增多，Hb 均值为 22.2 g/dL（对照组为 16.6 g/dL），Hct 均值 74.7%±6.6%（对照组 56.6%±4.8%）。所有病例均排除了慢性肺疾患，由此，作者认为这是发生于高原世居藏族的"真性蒙赫病"[21]，这已被国际认可[22,23]。

藏族为何仍可罹患 CMS？可能有两方面的原因。第一，尽管藏族作为高原世居群体已获得了高原适应性，然而在其群体中由于某些因素（如基因混杂），少数对低氧易感的个体依然存在；第二，藏族对高海拔的低氧适应也有极限，如果藏族人长期居住在海拔超过 5 000 m 的高度，并且从事耗氧巨大的繁重劳动，由此导致显著低氧血症，则 CMS 亦可能发生 [24,25]。由此可见，CMS 在青藏高原是一个既可发生于移居人群也可发生在世居人群的慢性高原病，防治应面向整个高原人群。就世界高原（山）地区而言，慢性高山病是一个严重的涉及高原人类群体的公众健康问题，我们同世界上人群发病最高的南美安第斯和中亚吉尔吉斯斯坦一起向 WHO 提出过呼吁，以引起 WHO 对这一高原疾病的高度重视 [26]。

第 4 节 相关病理生理研究

一、红细胞增多

高原红细胞增多（high altitude polycythemia，HAPC）是呼吸型 CMS 的主要临床表现，血液学的检测示红细胞数、血红蛋白和血细胞比容值均明显增高，Hb 值可高达 28 g/dL，Hct 值可高达 82%，以上数据均有报道。多数患者 Hb 为 25 g/dL 左右。52 例骨髓检查显示红细胞系统显著增生，但白细胞系统及血小板系统不增生 [1]。藏族世居者的 RBC、Hb、Hct 的生理值明显低于移居汉族。

二、肺血流动力学

心导管术对肺循环检测的研究资料证明 CMS 患者与居住同高度的健康人相比，有轻度或中度的肺动脉高压。杨之等（1985）报道 6 例男性汉族 CMS 患者均在称多（3 950 m）当地医院行右心导管术，有 4 例表现肺动脉高压，其肺动脉平均压（MPAP）为 30.8 mmHg[27]。吴天一等（1999）观察 18 例 CMS 患者中有 5 例（27.8%）呈现肺动脉高压。1 例明显 [10.0/4.8（6.4）kPa，75/36（48）mmHg]，余 4 例为轻度。上述患者在海拔 3 719 ~ 4 280 m 发病，但右心导管术是在海拔 2 261 m 进行的。肺动脉压于低转后迅速下降，提示肺血管收缩是肺动脉高压的主要因素，而吸氧并未能使肺动脉压降至正常，说明肺血管解剖学变化参与了肺阻力增高 [28]。

三、睡眠研究

为了研究 CMS 患者的睡眠质量及与睡眠相关的呼吸病变，张海明等（1990）用多导睡眠监测仪对 15 例高原红细胞增多症患者 [平均年龄（43.8±6）岁，平均 Hb（23.1±2.4）g/dL] 在果洛大武（3 730 m）进行了监测，并以同地区 8 名健康汉族男性做对照，平均年龄（38.6±7）岁。结果两组在睡眠质量上存在明显差异，红细胞增多组与健康组相比，睡眠唤醒及清醒数增多，总睡眠时间（TST）减少，差别明显（$P<0.001$），5 例患者出现周期性呼吸及睡眠呼吸暂停。CMS 组及对照组的 SaO_2 各为 65%±10% 及 78%±9%。睡眠时 CMS 组的血氧不饱和程度显著大于对照组（$P<0.010$）[29]。其后，张海明等（1991）又从上述 15 例高原红细胞增多患者中抽选 8 例，低转至苏州近海平面处（15 m），在此逗留 2 w 后，CMS 组 Hb 降至（16.3±1.4）g/dL，并再次睡眠监测，与在高原时的睡眠相比，观察到睡眠质量改善，TST 增加，有效睡眠指数（SEI）增高，总唤醒时

间（TAT）降低[30]。提示 CMS 患者在转往海平面后睡眠质量有了明显的改善。此外，CMS 患者的睡眠呼吸障碍将引起脑血流障碍及脑供氧降低[31]。

在北美，Kryger 等在利德维尔对一组 5 例 CMS 患者进行睡眠监测，并与健康人对照，睡眠时 CMS 患者的 SaO_2 较健康人明显降低（79.4% ± 1.7% vs. 87.8% ± 1.7%，$P<0.01$）。一些患者的 SaO_2 可降至 50% ～ 70%，但清醒期睡眠低氧不饱和与 HVR 并无相关，这样的结果使 Hct 值超过了原来清醒时的水平。因此认为睡眠呼吸障碍与本病关系密切，应用甲基乙酰孕酮可使夜间 SaO_2 明显改善，由 79.4% ± 1.7% 增至 83.7% ± 0.7%（$P<0.05$），提示兴奋呼吸可改善睡眠低氧血症，从而推测低氧血症是刺激红细胞生成的因素[32]。

在南美，Sime 在秘鲁莫罗科查对世居的健康成人、儿童及 CMS 患者进行研究，受试者暴露在不同程度高氧到低氧水平的 PaO_2，于等碳酸和高碳酸状态下，观察上述情况下及睡眠时不同实验阶段的通气反应、PaO_2 的阶梯变化及其与年龄、海拔及在高原居住年限的关系。结果观察到睡眠通气随年龄（4 ～ 60 岁）增长而逐渐降低。不论儿童还是成人，无 HAPC 者在等碳酸低氧下通气降低，但对高氧则无反应。CMS 患者则对以上刺激均无反应[33]。这也是他们提出 CMS 是一个高原上随年龄增长发病率增加的疾病的论据之一[34]。然而在青藏高原并不符合这一规律。

高原睡眠障碍是 CMS 的危险因素。在高原上藏、汉之间的睡眠结构及睡眠质量存在明显差别。一项模拟海拔 5 000 m 的藏汉睡眠对比研究，8 名健康藏族男性，平均年龄（26 ± 70）岁，及 6 名汉族男性，平均年龄（30.5 ± 4）岁，均居住在海拔 4 179 m，汉族居住 10 年以上。2 次睡眠监测的结果显示，在海拔 2 261 m 时，汉族出现较多的睡眠唤醒和清醒期；在 5 000 m，藏族的总睡眠时间较汉族长，REM Ⅰ 短而 REM Ⅱ 长，出现较频繁的周期呼吸[35]，睡眠结构明显优于汉族，汉族出现明显的睡眠低氧血症而藏族可保持较高的动脉血氧饱和度[36]。

四、促红细胞生成素和 2，3- 二磷酸甘油酸

裴树宣在拉萨检测了 HAPC 患者的 EPO，尽管汉、藏高原红细胞增多组的血浆 EPO 水平均高于汉、藏健康组，但 59% 的红细胞增多症患者的 EPO 水平并未超过正常 EPO 值的 95% 可信限[37]。贾乃镛等（1998）观察一组 7 例红细胞增多症患者，仅有 1 例血浆 EPO 值明显增高，在 CMS 的后期 EPO 值一般保持于一个正常稳定值[38]。这一结果与秘鲁报道的对高原过度红细胞增多症的观察相一致[39]。可能在高原慢性低氧下，EPO 的表达并非仅在血浆水平，也在骨髓 EPO 受体上。2，3-二磷酸甘油酸（2，3-DPG）是红细胞内糖酵解的中间产物，结合于 Hb 以降低其对氧的亲和力。格日力等应用紫外分光光度仪检测了全血和红细胞内 2，3-DPG，在海拔 4 300 m 处观测 18 例汉族移居者、24 例藏族世居者和 21 例慢性高山病患者。结果红细胞增多的 CMS 患者其红细胞 2，3-DPG 量较健康藏、汉族高 19%。一般认为 2，3-DPG 的增高是平原人高原习服和高原世居者适应的重要特征[40]。但是，如 2，3-DPG 过度增高则将显著降低 Hb 的亲和力，从而加重低氧血症。

五、自由基代谢

高原低氧可影响自由基代谢，随着海拔增高红细胞超氧化物歧化酶（RBC-SOD）降低而血浆丙二醛（MDA）增高[41]。然而，郗爱旗等在海拔 4 300 m 进行实验发现，与汉族相比，藏族的 RBC-SOD 水平较高而血浆 MDA 则较低，提示在高原世居藏族的氧自由基代谢处于一种稳态[42]。高原红细胞增多症患者的脂质过氧化随着海拔增高而明显增高，其 RBC-SOD 的活性比同高度的健康对照组明显降低，这可能是红细胞变形能力降低的重要因素[43]。

第 5 节　高原人体颈动脉体

按照国际高山医学协会（ISMM）的分类，慢性高原病的呼吸型，即我们所说的狭义的慢性高山病、蒙赫病及习称的"高原红细胞增多症"均为同义词。高原红细胞增多只是一个表征，CMS 并非血液病。它的基本病理机制为低氧通气低下，而这与驱动通气反应的颈动脉体密切相关。

一、高原颈动脉体的功能与结构

皆知，低氧通气反应是通过颈动脉体（the carotid bodies）这一周边化学感受器来感受低氧和向呼吸中枢传导信号的。颈动脉体位于颈内动脉的分叉处，呈球形小结节状，重量约为 10 mg。在对平原人死后颈动脉体体积的研究中，Heath 等检测右侧颈动脉体平均重量为 12.9 mg，左侧为 11.3 mg[44]。颈动脉体含有血管网状物、毛细血管、静脉及两大类细胞。拉丁文称之为"裹起体"（rolled-up body），实为一个血管球（glomus），这一名词在组织学中的经典定义为含有密集细胞和小血管的球形体。

在高原人体颈动脉体的功能结构如何？秘鲁学者做了大量工作，1969 年 Arias-Stella 首先发现安第斯世居克丘亚印第安人的颈动脉体比秘鲁平原人大[45]。其后 Arias-Stella 等又对 2 组尸检做了对比，一组为海拔 4 330 m 的世居者，另一组为海平面居住者，皆无心肺血管疾病而意外死亡，每组又各分为 3 个年龄组：10 ～ 20 岁、21 ～ 40 岁、41 ～ 70 岁。在每个年龄组高原人的颈动脉体均较平原人大，并随年龄增长而增大，如 41 ～ 70 岁组颈动脉体的平均体积，平原组为 4.00 mm × 1.48 mm × 1.12 mm，高原组为 6.56 mm × 3.12 mm × 2.18 mm。高原组颈动脉体的合并重量大于平原组。此外颈动脉体的平均重量在平原 3 个年龄组中变化较小，而高原组则随年龄增长颈动脉体的重量也不断增加[46]。

为了探讨高原人颈动脉体增大的功能学意义，病理学家 Heath 等做了深入研究，颈动脉体是由血管球细胞、血管、结缔组织和神经等组成的。颈动脉体有两种主要细胞类型，即主细胞（1 型，chief cell，type 1）和支持细胞（2 型，sustentacular cell，type 2）[44,47]。主细胞有 3 种不同（明的、暗的和固缩的）形态[48]。明细胞（light chief cells）数量最多，直径 13 μm，胞浆轮廓不明显，核直径约 7 μm，呈开放型染色质（open chromatin pattern），胞浆色淡，嗜酸性，含有直径达 7 μm 的空泡，其形成可能与缺氧有关，性质上属于自溶现象（图 55.1、图 55.2）。暗细胞（dark cells）的核染色质较致密，有较多颗粒，胞浆嗜酸性更深，边缘清晰。在海平面暗细胞在婴幼儿及年轻人中特别突出并被认为是一种具有活性的化学感受器细胞（active chemoreceptor cell）[49]（图 55.3、图 55.4）。固缩细胞或称祖细胞（progenitor cells）直径约 10 μm，有颗粒和深的嗜酸性胞浆，核小且有深的嗜碱性（图 55.5）。2 型细胞呈簇状，也称支持细胞，有一长 13 μm、宽 4 μm 的细长核，电子显微镜下超微结构可见 2 型细胞以包绕着胞浆的突起与 1 型细胞相连接，普遍认为它起着对神经轴突的支持作用[50]（图 55.6）。

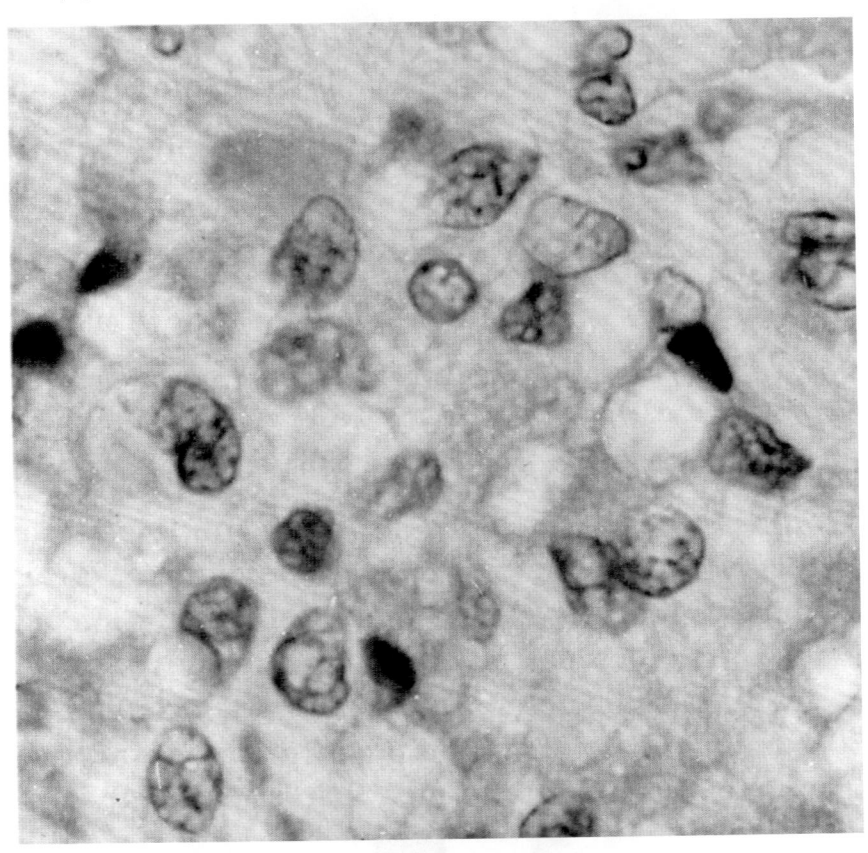

图 55.1　颈动脉体明细胞

　　一例成年平原人的颈动脉体，可见在一小叶簇的核心有一组明细胞，细胞核苍白，呈开放型染色质，胞浆色淡，嗜酸性，无明确轮廓，含有微空泡，染色质有呈线状清晰的凝块。HE，×1 500（引自 Heath，1995）

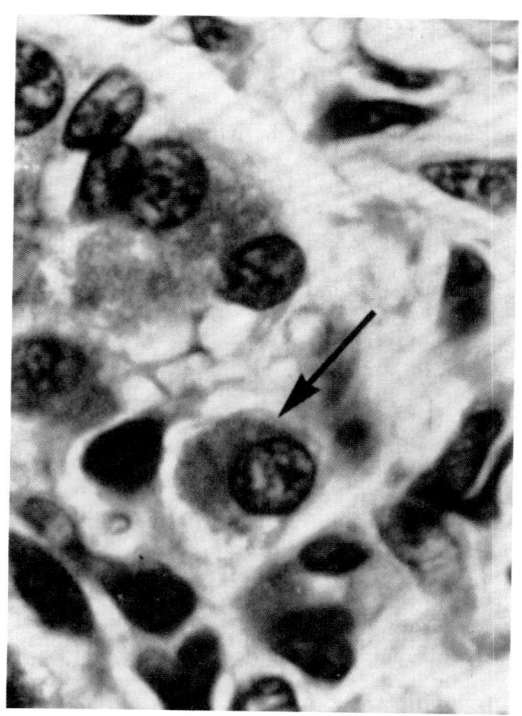

图 55.2　颈动脉体明细胞

　　人类颈动脉体的明细胞（箭头），胞浆无明显轮廓，核呈开放型染色质。左上方为明细胞的集群。HE，×1 500（引自 Heath，1995）

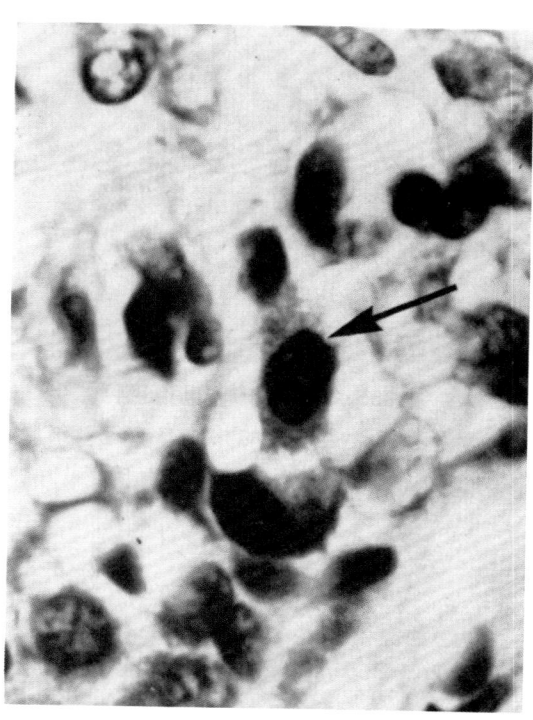

图 55.3　颈动脉体暗细胞

　　人类颈动脉体暗细胞（箭头），核染色质较明细胞致密，胞浆染色更深，注意在胞浆中空泡明显。HE，×1 500（引自 Heath，1981）

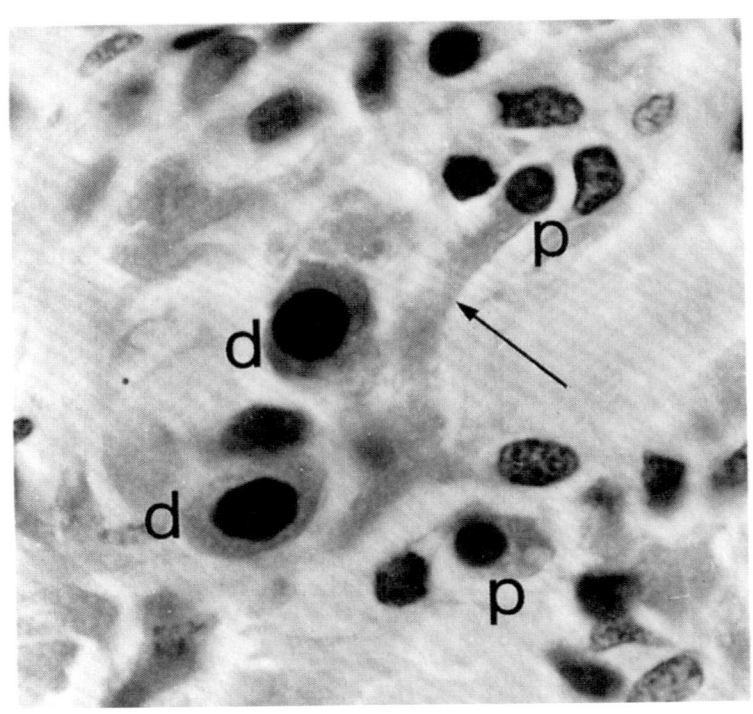

图 55.4 颈动脉体暗细胞（d）和祖细胞（p）

暗细胞核苏木素染色，核染色质较致密有较多颗粒，胞浆嗜酸性更深，边缘较明确。祖细胞的核暗，染色质较致密，胞浆不丰富，染色与暗细胞相似。可见一暗细胞的胞浆下垂呈带状（箭头所指）。HE，×1 500（引自 Heath，1995）

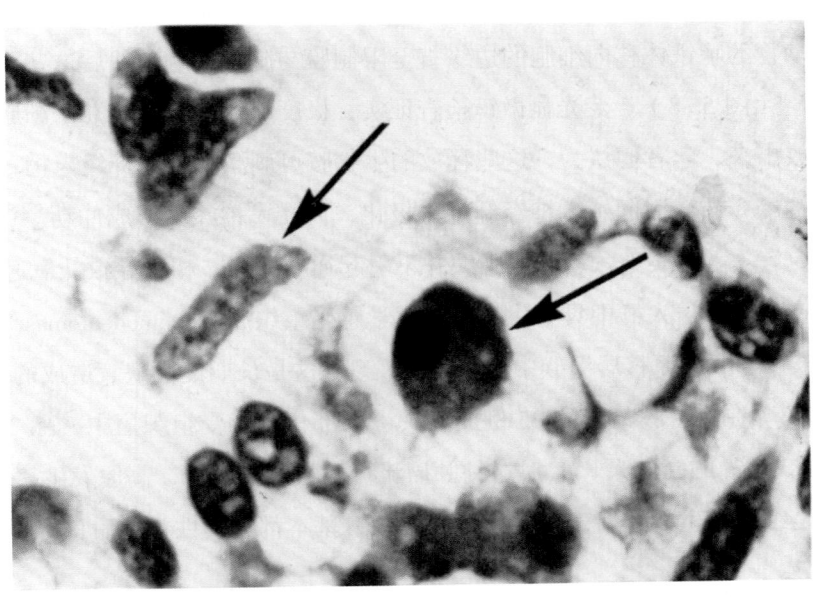

图 55.5 颈动脉体固缩细胞

一例成年平原人的固缩细胞（右箭头所指），可清楚见到暗颗粒胞浆和偏离中央的固缩核，固缩细胞的左侧为具有细长核的支持细胞（左箭头所指）。苏木素伊红染色，×1 500（引自 Heath，1981）

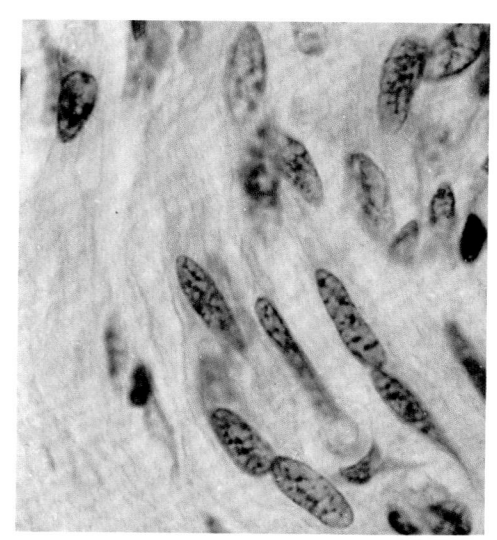

图 55.6　颈动脉体支持细胞（2 型细胞）

　　取材于一位年龄为 72 岁的女性正常右颈动脉体。可见核细长，纺锤样，细胞浆呈苍白色并有原纤维。HE，×1 500（引自 Heath，1995）

　　目前已知人体颈动脉体内含有血管活性肠肽、P 物质、神经降压肽、铃蟾肽、甲硫氨酸、脑啡肽、亮氨酸脑啡肽七种肽类[51]。动物实验的电子显微镜发现主细胞嗜锇体（osmiophilic core）呈重氮染色反应阳性，被认为含有酚胺[52]（图 55.7）。随后认为嗜锇体是生物胺（biogenic amines）的来源，并称为"儿茶酚胺神经传送小体"（catecholamine-containing neurotransmitters）。在模拟高原极度缺氧时，实验动物的嗜锇体移向细胞的边缘直至限制膜与胞浆接触，然后这些小体的全部内含物释放到细胞间隙[53]（图 55.8）。荧光显微镜检查证实，极度缺氧 20 min，儿茶酚胺从颈动脉体感受器细胞中全部释放出来。学者们认为，这些释放的生物胺可刺激附近的神经末梢，而且在感觉传入神经周围可合成神经介质，引起感觉神经纤维去极化，而在窦神经中形成冲动[52,54]。这可能与低氧刺激引起通气反应有关。事实上颈动脉体肥大并不引起通气增强，相反导致低氧通气钝化。

　　南美发现在高原世居人群中具有代表性的化学感受组织瘤（chemodectomas）——颈动脉体瘤发生率高，近年来在青藏高原移居汉族中也有同样发现，这是长期慢性缺氧造成的组织极度增生反应。Saldana 等（1973）在秘鲁收集到的 25 例成人头、颈部化学感受组织瘤中，除 2 例外，均为居住在海拔 2 105 ~ 4 330 m 的高原人[55]。对这种肿瘤流行病学调查发现，高原发生率是平原的 10 倍。化学感受组织瘤是细胞增生而非新生，生长速度缓慢，基本都为良性，预后良好。

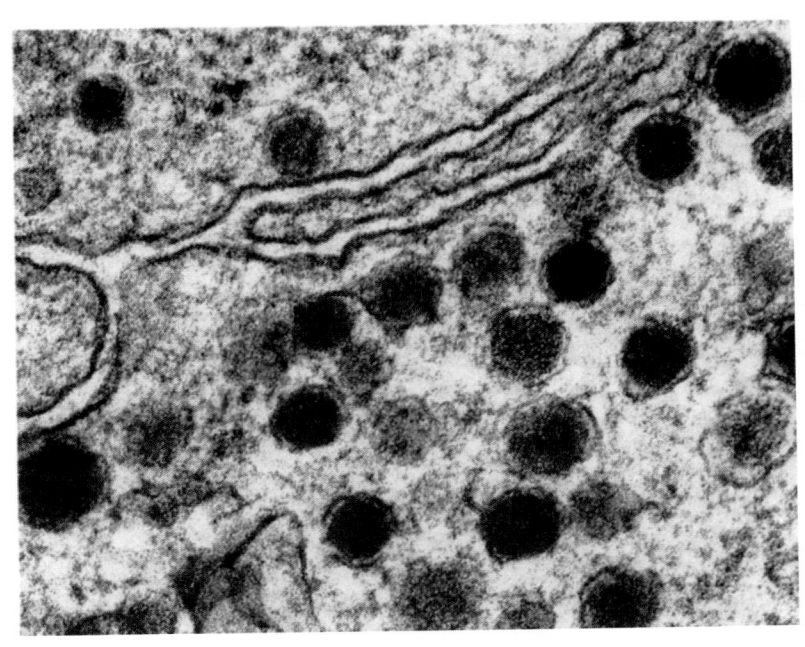

图 55.7　平原豚鼠的颈动脉体的电镜

在主细胞的胞浆中有膜结合的颗粒。许多颗粒中有一中心嗜锇体，它具有一个很狭窄而清晰的乳晕（邻近一个外层限制膜）。在其他的颗粒中没有限制膜，其内含物似融合在周围的胞浆中。×52 500（引自 Heath，1981）

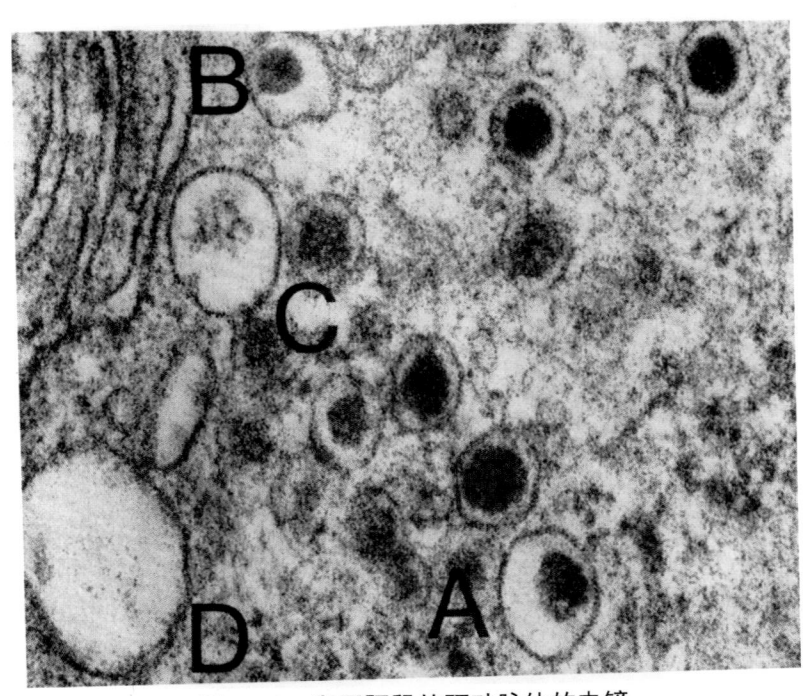

图 55.8　高原豚鼠的颈动脉体的电镜

有些神经分泌囊泡被清晰的增宽的乳晕所膨胀，嗜锇体偏离中央位置（A）。其他神经分泌囊泡核的致密度比正常显著为差（B）或仅遗留有模糊的残迹（C）。在有的颗粒中，核已丧失而呈现微小空泡的外貌（D）。×52 500（引自 Heath，1981）

二、藏族的颈动脉体

藏族的颈动脉体在功能结构上与上述南美印第安人的不相同。吴天一与屠道同在青藏高原对急性意外死亡而非心肺疾患的颈动脉体进行形态学观测，分为3组。第一组为6名汉族高原移居者，男性，年龄为1～20岁，在海拔3 100～4 080 m地区居住1～20年；第2组为3名世居藏族，男性，为20岁、28岁、32岁，分别居住于甘德（4 220 m）、天峻（3 407 m）及刚察（3 320 m）；第3组为对照组，3名居住在上海海平面的汉族，男性，年龄为23岁、31岁、71岁。颈动脉体的合并平均重量在海平面汉族为20.4 mg，而高原移居汉族为45.4 mg，3名藏族颈动脉体的体积及重量皆属正常，颈动脉体的合并平均重量各为21 mg、24 mg、28 mg。世居藏族颈动脉体的组织学检查并未见主细胞增生、血管扩张及主细胞空泡形成等变化，主细胞以暗细胞为主的，相反移居汉族增大的颈动脉体是以明细胞为主，海拔4 000 m以上更明显[56]。

夏尔巴学者色林·诺尔布收集到喜马拉雅拉达克列城（3 600 m）的4例男性拉达克人（藏族血统）的颈动脉体，年龄为4岁、29岁、35岁、52岁，出生地海拔为3 300～4 200 m。颈动脉体合并重量各为6.6 mg、18 mg、50 mg、78 mg，随年龄增长而重量增加。血管球小叶的面积增大，是由于明显的簇状细胞增殖，但仍比平原小（图55.9）。4例明细胞占细胞总数的百分率各为：48%、54%、47%、26%，海平面对照组为54%；暗细胞的百分率各为23%、17%、14%、14%，海平面对照组为5%；固缩细胞百分率各为1%、2%、2%、2%，海平面对照组为2%；支持细胞的百分率各为28%、27%、37%、58%[57]，海平面对照组为39%[58]（图55.10、图55.11）。

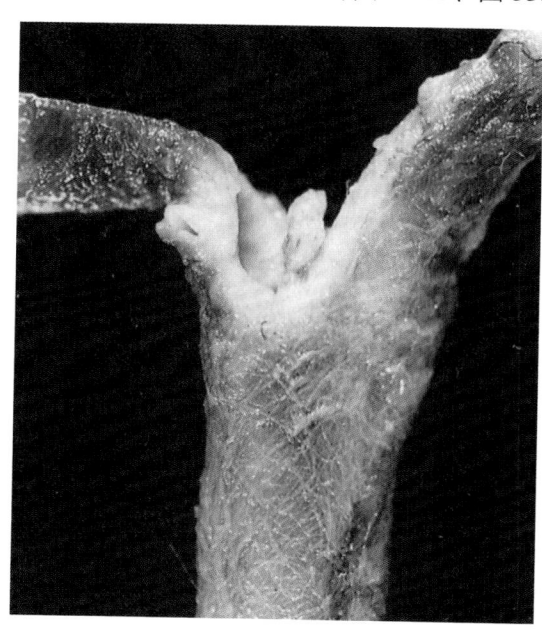

图55.9 右颈动脉体

一名29岁拉达克人（藏族支系）的右颈动脉体，他生活于秋苏尔（Chusul, 4 200 m），意外死亡，无心肺疾病。其右颈动脉体重8 mg，左侧重10 mg。这一重量与海平面人正常标准重量相一致，提示藏系高原人的颈动脉体是不增大的。×3（引自 Heath, 1995）

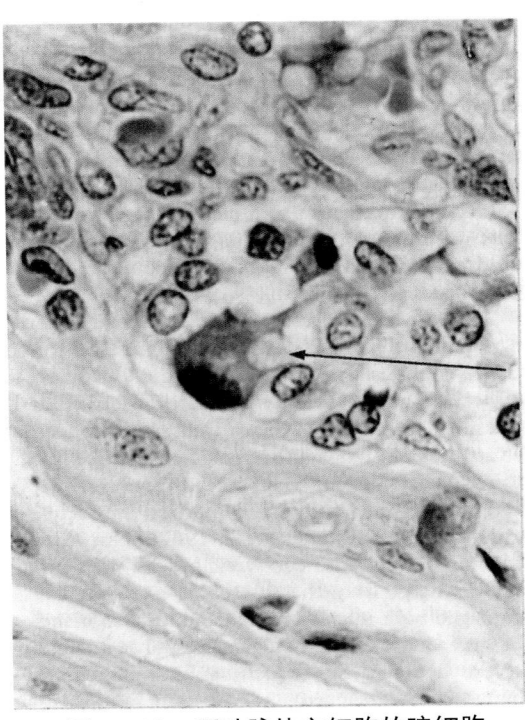

图 55.10　颈动脉体主细胞的暗细胞

　　一名 35 岁拉达克人颈动脉体主细胞的暗细胞，细胞有大的致密核，胞浆体积大而含有小泡，有的出现溶解而形成大的空泡，有的空泡从细胞表面排出（箭头所指）。HE，×1 250（引自 Heath，1995）

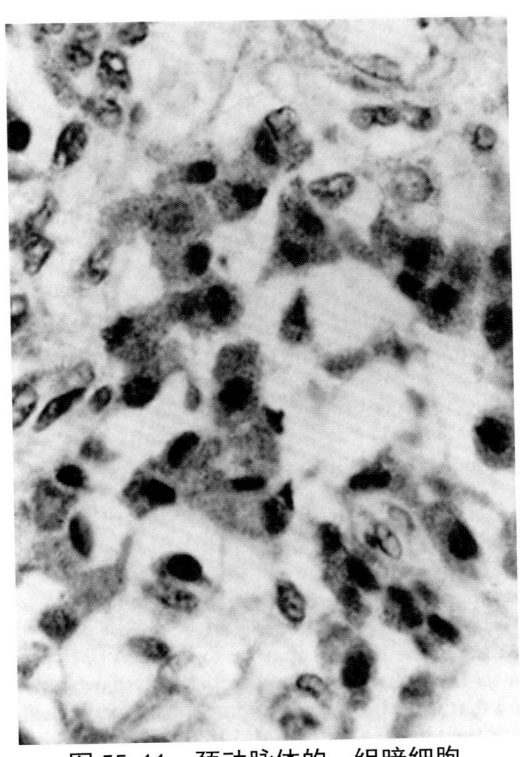

图 55.11　颈动脉体的一组暗细胞

　　同图 55.10 的拉达克人，颈动脉体的一组暗细胞，含有甲硫氨酸脑啡肽、过氧化酶 - 抗过氧化酶及抗甲硫氨酸脑啡肽。×1 250（引自 Heath，1995）

　　以上两组藏族的颈动脉体的共同特点为暗细胞占据细胞的主要百分比，在一例 4 岁儿童中暗细胞高达 23%，而尽管随年龄增大比例下降，但仍占有高比率，比平原成年人的预期值大 3 倍。暗细胞在颈动脉体细胞中占显著地位是一个特点。暗细胞的核增大，含有丰富的异染质（heterochromatin）且排列成稠密和粗糙的形式。暗细胞的胞浆呈显著的嗜碱性染色，呈长串状，这一特征与环绕周围的明细胞胞浆淡的嗜酸性染色形成鲜明对比。暗细胞的边缘轮廓清晰而周围的明细胞则呈现合胞体（syncytium）样。暗细胞的胞浆内含有清晰的小泡（vesicles），在许多细胞内这些小泡较小，但在一些细胞内小泡融合成大泡并从细胞表面释放出。藏族的固缩细胞存在于颈动脉体然而并不突出，其细胞数的百分率也不增加。通过放射免疫血清培育法可见白氨酸（Met-enkephalin）在暗细胞及固缩主细胞中呈明显阳性反应，而散发在暗细胞中的这一反应则更为明显[59]。这些形态组织学的特征是藏族低氧通气生理功能的基础，也与藏族的高通气水平和 CMS 的低发生率有密切关系。

参 考 文 献

[1] 吴天一. 高原红细胞增多症82例分析[J]. 中华血液学杂志，1979，3（3）：27–30.

[2] 吴天一，张琪，李贵兰，等. 高原红细胞增多症发病影响因素的探讨[J]. 中华血液学杂志，1987，8（6）：336–339.

[3] WU TY, LI WS, LI Y, et al. Epidemiology of chronic mountain sickness：Ten years' study in Qinghai–Tibet[C]//OHNO H，KOBAYASHI T，MASUYAMA S，et al. Press Committee of the 3rd World Congress on Mountain Medicine and High Altitude Physiology. Matsumoto：[s.n.]，1998：120–125.

[4] 吴天一，代廷凡，火克信，等. 青藏高原高原病流行病学的研究[J]. 中华流行病学杂志，1987，8（2）：65–69.

[5] 张西洲. Monge病25例报道[J]. 高原医学杂志，1993，3（1）：29–30.

[6] WU TY. A Tibetan with chronic mountain sickness followed by high altitude pulmonary edema on reentry[J]. High Alt Med Biol，2004，5：190–194.

[7] WU TY，WANG XQ，WEI CY，et al. Hemoglobin levels in Qinghai–Tibet：different effects of gender for Tibetans vs. Han[J]. J Appl Physiol，2005，98：598–604.

[8] WU TY，WANG XQ，WEI CY，et al. Hemoglobin levels in Tibet：Different effects of age and gender for Tibetans vs. Han[J]. Comp Clin Path，2005，14：25–35.

[9] LEON–VELARDE F，ARREGUI A，MONGE CC，et al. Aging at high altitude and the risk of chronic mountain sickness[J]. J Wilderness Med，1993，4：183–188.

[10] SIME F，MONGE CC，WHITTEMBURY J. Age as a cause of chronic mountain sickness（Monge's disease）[J]. Int J Biometeorol，1975，19：93–98.

[11] MONGE CC，ARREQUI A，LEON–VELARDE F. Pathophysiology and epidemiology of chronic mountain sickness[J]. Int J Sports Med，1992，13：79–81.

[12] WU TY，TU DT，ZHA GL，et al. The physiological differences between the Tibetans and the Andeans[C]//OHNO H，KOBAYASHI T，MASUYAMA S，et al. Press Committee of the 3rd World Congress on Mountain Medicine and High Altitude Physiology. Matsumoto：[s.n.]，1998：190–194.

[13] WU TY，DING SQ，LIU JL，et al. Smoking，acute mountain sickness and altitude acclimatization：A cohort study[J]. Thorax，2012，67：914–919.

[14] MONGE CC，LEON–VELARDE F. Chronic mountain sickness：Integrative biology[C]//OHNO H，KOBAYASHI T，MASUYAMA S，et al. Press Committee of the 3rd World Congress on Mountain Medicine and High Altitude Physiology. Matsumoto：[s.n.]，1998：113.

[15] LEON–VELARDE F，ARREGUI A，VARGAS M，et al. Chronic mountain sickness and chronic lower respiratory tract infections[J]. Chest，1994，106：151–155.

[16] WINSLOW RM，MONGE CC. Hypoxia，polycythemia and chronic mountain sickness[M]. Baltimore and London：The Johns Hopkins University Press，1984：17-19.

[17] HEATH D，WILLIAMS DR. High Altitude Medicine and Pathology[M]. London：Butterworths，1989：161-162.

[18] WU TY. The Qinghai-Tibetan plateau：How high do Tibetans live?[J]. High Alt Med Biol，2001，2（4）：489-499.

[19] WU TY，LIU FY，OUZHOU-LOUBU，et al. A genetic adaptive pattern：Low hemoglobin concentration in the Himalayan highlanders[J]. Chin J Appl Physiol，2013，29（6）：481-493.

[20] WU TY，LIU FY，HU L，et al. Hematological parameters in high altitude residents：Tibetan natives versus Han migrants[J]. Chin J Appl Physiol，2014，30（6）：516-525.

[21] HAMILTON AJ，CYMERMAN A，BLACK PM. High altitude cerebral edema[J]. Neurosurgery，1986，19：841-849.

[22] REEVES JT. Chronic mountain sickness[C]//OHNO H，KOBAYASHI T，MASUYAMA S，et al. Press Committee of the 3rd World Congress on Mountain Medicine and High Altitude Physiology. Matsumoto：[s.n.]，1998：153-159.

[23] REEVES JT，WEIL JV. Chronic mountain sickness：A view from the crow's nest[M]//ROACH RC，WAGNER PD，HACKETT PH. Hypoxia：From Genes to the Bedside. New York：Kluwer Academic/Plenum Publishers，2001：419-437.

[24] 吴天一，张琪，陈秋红，等. 慢性高山病26例报道[J]. 中华医学杂志，1987，64：167-168.

[25] WU TY，ZHANG Q，JIN BS，et al. Chronic mountain sickness（Monge's disease）：An observation in Qinghai-Tibet plateau[M]//UEDA G，REEVES JT，SEKIGUCHI M. High Altitude Medicine. Matsumoto：Shinshu University Press，1992：314-324.

[26] 吴天一. 我国青藏高原慢性高原病研究的最新进展[J]. 中国实用内科杂志，2012，32（5）：321-323.

[27] 杨之，何芝清. 高原肺动脉高压[J]. 中国心血管杂志，1985，13：32-34.

[28] 吴天一，缪成宇，李万寿. 高原肺动脉高压的研究[J]. 高原医学杂志，1999，9：1-8.

[29] 张海明，杨之，苏小玲. 高原红细胞增多症与睡眠呼吸暂停[J]. 中华医学杂志，1990，70：289-291.

[30] 张海明，杨之，刘青科. 高原红细胞增多症睡眠呼吸的研究[J]. 高原医学杂志，1991，1：2-5.

[31] SUN S，OLIVER-PICKETT C，DROMA T，et al. Breathing and brain blood flow during sleep in patients with chronic mountain sickness[J]. J Appl Physiol，1996，81：611-618.

[32] KRYGER MH，GLAS RD，JACKSON D，et al. Impaired oxygenation during sleep in excessive polycythemia of high altitude：Improvement with respiratory stimulation[J]. Sleep，1978，1（1）：3-17.

[33] SIME F. Ventilacion human an hipoxia cronica etiopatogenia de la enfermadad de Monge o desadaptacion cronica a la altura[D]. Lima：Cayetano Heredia Univ，1973.

[34] SIME F，MONGE CC，WHITTEMBURY J. Age as a cause of chronic mountain sickness （Monge's

disease）[J]. Int J Biometr，1975，19（2）：93-98.

[35]　PLYWACZAWSKI R，WU TY，WANG XQ，et al. Sleep structure and periodic breathing in Tibetan and Han at simulated altitude of 5 000 m[J]. Respir Physiol Neurolobiol，2003，138：187-197.

[36]　WU TY，PLYWACZEWSKI R，WANG XQ，et al. Periodic breathing and arterial blood oxygenation in Tibetans and Han at simulated altitude of 5 000 m[J]. High Alt Med Biol，2004，5：275.

[37]　裴树宣. 高原红细胞增多症血浆红细胞生成素[J]. 中华医学杂志，1999，79：753-755.

[38]　JIA NY，HE WL，GUO J. The variations of serum erythropoietin in high altitude polycythemic subjects[C]//OHNO H，KOBAYASHI T，MASUYAMA S，et al. Press Committee of the 3rd World Congress on Mountain Medicine and High Altitude Physiology. Matsumoto：[s.n.]，1998：83.

[39]　LEON-VELARDE F，MONGE CC，VIDAL A. Serum immunoresctive erythropoietin in high altitude natives with and without excessive erythrocytosis[J]. Exp Hematol，1991，19：257-260.

[40]　格日力，佘海茹. 高原红细胞增多症红细胞2，3-二磷酸甘油酸及红细胞亲和力的研究[J]. 中国应用生理杂志，1995，11：205-208.

[41]　张西洲. 海拔4 300 m世居藏族与移居汉族氧自由基代谢的对比研究[J]. 高原医学杂志，2000，10（2）：9-11.

[42]　郗爱旗. 高原红细胞增多症血液流变学特性的研究[J]. 中国病理生理杂志，2000，16：412-414.

[43]　张鑫生，郗爱旗. 不同海拔高原健康人的RBC-SOD活性及血浆MDA的含量[J]. 中华医学杂志，1994，74：344.

[44]　HEATH D，EDWARDS C，HARRIS P. Postmortem size and structure of the human carotid body[J]. Thorax，1970，25：129-137.

[45]　ARIAS-STELLA J. Human carotid body at high altitudes[J]. Am J Cardiol，1969，55：82.

[46]　ARIAS-STELLA J，VALCARCEL J. The human carotid body at high altitudes[J]. Path Microbiol，1973，39：292-297.

[47]　ARIAS-STELLA J，VALCARCEL J. Chief cell hyperplasia in the human carotid body at high altitudes：Physiologic and pathologic significance[J]. Hum Pathol，1976，7（4）：361-373.

[48]　HEATH D，SMITH P. Normal histology[M]//ANON. Diseases of the human carotid body. Heidelberg and London：Springer-Verlag，1992：15-24.

[49]　HURST G，HEATH D，SMITH P. Historical changes associated with aging of the human carotid body[J]. J Pathol，1985，147：181-190.

[50]　HEATH D，SMITH P，JAGO R. Dark cell proliferation in carotid body hyperplasia[J]. J Pathol，1984，142：39-45.

[51]　HEATH D，QUINZANINI M，RODELLA A，et al. Immunoreactivity to various peptides in the human carotid body[J]. Research Communications in Chemical Pathology，1988，62：289-299.

[52]　LEVER JD，LEWIS PR，BOYD D. Observations on the fine structure and histochemistry of the carotid body in the cat and rabbit[J]. J Anat，1959，93：478-486.

[53]　BLÜMCKE S，RODE J，NIEDORF HR. The carotid body after oxygen deficiency[J]. Zitschrift für

Zellfoeschung und MikroskopischeAnatomie，1967，80：52-64.

[54] GRIMLEY PM，GLENNER GC. Ultrastructure of the human carotid body：A perspective on the mode of chemoreception[J]. Circulation，1968，37：648-656.

[55] SALDANA M，SALEM LE，TRAVERAN R. High altitude hypoxia and chemodectomas[J]. Hum Pathol，1973，4（2）：251-263.

[56] WU TY，TU DT. The carotid bodies of Tibetan highlanders[C]//FRANCOIS-XAVIER BAGNOUNG. Inetrnational Congress of Mountain Medicine. Casino Kursaal：[s.n.]，1997：62.

[57] KHAN Q，HEATH D，SMITH P，et al. The histology of the carotid bodies in highlanders from Ladakh[J]. Int J Biometeorol，1988，32：254-260.

[58] SMITH P，JAGO R，HEATH D. Anatomical variation and quantitative histology of the normal and enlarged carotid body[J]. J Pathol，1982，137：287-295.

[59] HEATH D，WILLIAMS DR. The carotid bodies[M]//ANON. High-Altitude Medicine and Pathology. Oxford：Oxford University Press，1995：85-103.

第 56 章　青藏高原的慢性高原病 II
——发病机制及防治的研究

第 1 节　红细胞增多与通气不足

一、青藏与南美人的通气水平差异

吴天一等对一组在青藏高原海拔 3 302 ~ 4 588 m 发病的 34 例 HAPC 患者进行血气分析，与健康组相比，PaO_2 明显降低 [（44.03 ± 8.85）mmHg vs.（51.23 ± 3.15）mmHg，$P<0.001$]，而 $PaCO_2$ 又明显增高 [（31.97 ± 7.23）mmHg vs.（26.93 ± 3.45）mmHg，$P<0.001$]，pH 相对较低（7.421 ± 0.016 vs.7.472 ± 0.038，$P<0.001$）。$PaCO_2$ 是反映通气功能的重要指标，若按大气压校正公式计算则 HAPC 组 $PaCO_2$ 相当于海平面值 52.07 mmHg，提示患者处于相对肺泡通气不足状态[1]。与南美的报道差别较大，如 $PaCO_2$，南美一组 22 例患者的均值为（38.1 ± 2.91）mmHg[2]，比青藏高原病例的（31.97 ± 7.23）mmHg 明显高（$P<0.001$）。且南美安第斯高原健康人的 $PaCO_2$ 为（32.5 ± 2.49）mmHg，也高于青藏高原同海拔健康人 [（26.93 ± 3.45）mmHg，$P<0.001$）] 而接近于 HAPC 患者值。不论如何，以上事例说明，南美与青藏高原两组人群的基础通气水平有着差异，而通气驱动不足似乎在南美人群中的发病地位更为突出，因为安第斯印第安人在高原慢性低氧下发生了周边化学感受器对低氧通气反应的钝化[3]。

二、低氧通气压抑

此外，青藏高原病例中尚有 25.5% 的患者 $PaCO_2$ 在正常范围内。据一项综合统计，约有 41% 的 HAPC 患者 $PaCO_2$ 属于正常，尚有一些患者通气水平与健康人相比无明显差别甚至较高，通气不足只是部分患者的原因而难以解释全部病例。对此 Kryger 等在美国科罗拉多的利德维尔（3 100 m）做了一系列研究，检测 10 名当地世居男性患者（平均 Hct 值为 59.3%）对低氧及高碳酸血症的通气反应，发现他们的低氧通气反应与当地居住时间相当的无红细胞增多者相似。尽管在患者中存在对呼吸的化学驱动不足，但这些结果也存在于健康人，看来这并非是引起低氧血症的原因，显然尚有其他因素存在[4]。他们进一步将 20 例 HAPC 患者与当地健康人进行对照，观察到两组间低氧通气反应并无差别，而患者组的无效腔 / 潮气量比值增大，且在吸入 100% O_2 后通气增加，提示存在低氧通气压抑（hypoxic ventilatory depression）[5]。

三、关于肺部疾患问题

有人认为真正的蒙赫病并不存在，都是由慢性肺部疾患引起的[6]，这当然是一种极端的看法，也不符合事实。Kryger 报道的 HAPC 患者中有一半患者的低氧血症系肺部疾患所致，肺部疾患引起通气 / 灌注比率失调，使 A-aDO_2 增大和 PaO_2 降低，因而认为肺部疾患及肺功能障碍是引起低氧血症的另一个重要原因[7]。

不过吴天一报道的 HAPC 病例均在临床上经体检、X 线胸片等检查排除了肺疾患。尽管患者组 A-aDO_2 值仍在正常范围，但较健康组已明显增大 [（6.83 ± 4.13）mmHg vs.（2.78 ± 2.18）mmHg，$P<0.001$]。Heath 指出在高原有些病理上存在的肺疾患像小叶中心型肺气肿（centrilobular emphysema）等易被遗漏[8]，故须要仔细排除肺部疾患。总之，HAPC 通过多个病理生理渠道影响肺循环和肺功能，从而引起肺动脉增压和心脏损害，HAPC 在后期一般表现为 CMS 的混合型，即既有肺动脉高压，又有红细胞增多，这时的病情是更为严重的[9]。

第 2 节　低氧通气反应与 CMS

低氧通气钝化造成的通气不足是呼吸型慢性高原病最根本的病理机制。大量的研究观察显示，长期居住高原的平原移居者、南美印第安高原世居者的低氧通气反应（hypoxic ventilator response，HVR）迟钝。而这种低氧通气钝化似乎是后天获得的，进入高原时的年龄及在高原持续居住的时间是决定低氧通气不敏感的 2 个重要因素。在高原居住了 2 ~ 3 年的儿童，即使以后长期居住于平原，对低氧通气也缺乏正常的易感性；相反，在平原出生的高原世居者的后代，他们并未受到慢性低氧影响，因而显示出与平原人相似的对高 CO_2 和低氧刺激的通气反应[10,11]。一些观察还发现这种高原低氧通气反应钝化是不可逆的，即使长期居住在平原也难以恢复。

然而青藏高原的藏族则不同。居住在拉萨地区的藏族静息状态下肺活量及肺总量均大于汉族移居者[12]。藏族的低氧通气并不钝化反而易感。在拉萨将 27 名藏族男性和 30 名移居汉族的年龄、体表面积及运动训练程度相匹配，结果两组的静息 SaO_2 及 PetCO_2 无显著差别。但藏族有高的低氧通气反应，随年龄增长 HVR 降低的幅度很低；而汉族 HVR 钝化并随高原居住时间延长而加重。同时，藏族于高氧时增加了每分通气量并降低了 PetCO_2，但同一现象不出现于汉族[13]。Severinghaus 指出，这种现象一般见于具有高静息 PCO_2 及低 SaO_2 者，说明有低氧通气压抑（hypoxic ventilator depression），但藏族不是这样，提示藏族在遗传上不同于其他民族[14]。与南美安第斯世居者相比，藏族有较低的 Hb 及 Hct，与此一致的是藏族有更为有效的肺泡通气，也即在一定的呼气末氧分压下的呼气末二氧化碳分压较低[15]。

海拔高度是否对藏族 HVR 有影响？ Curran 等将 20 名生活在海拔 4 400 m 的藏族男性健康世居者运至拉萨，与拉萨 20 名年龄性别相匹配的藏族对比通气及 HVR，结果两组的通气水平相当，但海拔 4 400 m 藏族的 HVR 低于海拔 3 658 m 藏族[16]。这说明藏族的低氧通气除了与颈动脉体的易感性有关外，还有遗传性因素的影响。

有意思的是，在海拔 3 658 m 进行运动功能对比，发现海拔 4 400 m 的藏族较拉萨海拔 3 658 m 的藏族具有较高的运动耐力水平[17]。

为了进一步验证是否有遗传因素影响，一项很有意义的实验是，Curran 等在拉萨选择了 21 名出生在拉萨的男性，父亲系汉族，母亲系藏族，即汉 – 藏混血儿，同时与生活在拉萨的 27 名纯藏族及 30 名汉族（以往已检测）相比较。在呼吸室内空气时，汉 – 藏混血儿与藏族的每分通气量及 SaO_2 相近，但汉 – 藏混血儿的呼气末二氧化碳分压比藏族和汉族均低，说明其在单位 CO_2 产物下有较高的肺泡通气。汉 – 藏混血儿的 HVR 及高碳酸通气反应与汉族相似，但与拉萨藏族相比则较钝化，而且随高原居住时间延长而明显化。在行高氧通气时，反常高通气反应（paradoxical hyperventilation）见于藏族而不见于汉族，在汉 – 藏混血儿中也不出现。因此通过观察海拔 3 658 m 的汉 – 藏混血儿对低氧的通气反应，发现高原居住时间比藏族父母因素更具地位，而藏族父母因素则涉及静息时在降低周边化学感受器的易感性下仍保持其通气水平[18]。

吴天一实验组（1998）对 12 例 CMS 患者在玛多地区（4 280 m）进行了通气功能研究，患者均为男性汉族移居者，平均年龄 42 岁，并以 12 名健康男性移居汉族及 12 名健康男性世居藏族对照。结果 CMS 患者的每分通气量（VE）、潮气量（VT）、肺泡通气量、动脉 pH、SaO_2 值均降低，而呼吸频率（f）及动脉二氧化碳分压（$PaCO_2$）值则增高，说明汉族移居者罹患 CMS 时与藏、汉健康者相比，有通气功能及气体交换障碍。与健康组相比，患者存在低氧通气反应（hypoxic ventilatory response，HVR）钝化[19]，由此说明 CMS 患者周边性钝化的 HVR 降低了肺泡通气[20,21]。而在拉萨 CMS 患者通气低下及 HVR 钝化，应用纳络酮也不能逆转[22]。

HVR 在人对高原的习服适应中具有极其重要的意义[23]。通过对世界高海拔地区不同人类群体的 HVR 对比研究可以看出[20,24]，生活在喜马拉雅及青藏高原的藏族及夏尔巴人的 HVR 并不钝化，相反在运动状态下通气活跃并保持较高的最大有氧能力和较高的血氧合能力[25]，同时肺泡 – 动脉血氧分压差较小而有良好的肺弥散功能[26]，并有效地保持脑的血流和氧供[27]，即使在高原低氧条件下，其工作效率也不降低[28]。而生活在同一地区的移居者如汉族以及生活在南美洲的世居印第安人，均表现 HVR 钝化，通气低下导致其血液氧合能力低下而形成低氧血症，从而激发红细胞的过度增生（excessive polycythemia）而发展为 CMS[23,29,30]。

最后，把颈动脉体在低氧通气及肺动脉高压中的作用联系起来，不仅人类，在不同高原习服适应水平的群体中颈动脉体的功能结构有着明显差别[29,30]，在喜马拉雅出生和饲养的牦牛、绵羊和山羊的低氧通气反应与平原人相似[11]，安第斯土生动物美洲驼类的低氧通气反应也不钝化[31]，而且牦牛和美洲驼类的颈动脉体体积也不增大[32]。在完全隔离的地区完全不同物种中，出现相似的低氧通气反应,难道不是趋向性进化适应吗?而这一高原通气反应是与颈动脉体的功能结构密切相关的。

慢性低氧条件下的其他病变也可引起颈动脉体肥大增生甚至颈动脉体瘤,如慢性阻塞性肺气肿。还注意到颈动脉体的重量和右心室重量似有相关性[33]。这提示高原低氧下肺血管收缩,阻力增加而使压力上升,右心室负荷增大而发生肥大,从而与颈动脉体肥大形成关联性反应[32,34]。

第 3 节　分子生物学的研究

慢性高山病(CMS)是对高原适应丧失(loss of adaptation)的病理学状态。此综合征表现为过度的红细胞增多、高血红蛋白(Hb)、低氧血症及有时伴有肺动脉高压。此症在全球高原地区人群中很流行。近年来基因组学分析的相关研究(genome-wide association analysis)及对候选基因的探讨已在藏族、安第斯人及埃塞俄比亚人群中开展,确定了一些基因组的区域,并发现了一些与人类(特别是藏族)高原适应相关的候选基因,诸如 *EPAS*1(HIF2α)、*EGLN*1(PHD2)、*FANCA*、*PKLR*[35]、*HMOX*2(36)、*NOS*2A、*PRKAA*1、SNP rs10803083[36-40]。认为这些基因可调控红细胞的生成,使血红蛋白保持在较低的水平并能稳定其值,因此不发生高原红细胞过度增多而形成 CMS(见第 55 章)。但尚无这些基因与 CMS(特别在藏族中)的相关研究。目前已知通过自然选择藏族成为对 CMS 抵抗的人群,其中 *EPAS*1 及 *EGLN*1 是 2 个对红细胞和血红蛋白起调控作用的关键基因,因此这些基因也可能是最具期望的 CMS 的候选基因。为此进一步的研究即通过全基因组扫描来确定哪些候选基因与 CMS 相关是必要的。

近年来的主要研究发现下列基因与 CMS 的发病有关联。

一、血管内皮生长因子 A

血管内皮生长因子(vascular endothelial growth factor,VEGF)是最强有力的血管生成源性因子[41]。其中,*VEGFA* 基因由数个 VEGF 的同分异构体经不同的选接而具有 8 个外显子[42],编码基因 *VEGFA* 在低氧下上调,调控丝状分裂体作用于内皮细胞,由激惹血管内皮细胞及其他组织[43],成为低氧诱导血管生成、血管通透性及其他功能的主要介体[44]。VEGF 及促红细胞生成素(erythropoietin)的派生均由低氧诱导因子 1(hypoxia-inducible factor 1,HIF1)调控,并与多种血管生长因子和红细胞生成通路间的其他因子相互作用,发挥中枢神经系统的趋神经系和神经保护作用[45]。在 Hippel 氏病(von Hippel Lindau disease)患者中给予抗 VEGF 药物介导红细胞增多症[46]说明这样的观点,即在 CMS 患者中 VEGF 生成的增加是对红细胞增多的一种代偿机制。

除了血管生成功能,VEGF 尚可激活 NO 合酶通路由此介导血管扩张及改善心肌细胞的血流供应[47]。在急性低氧、EPO 缺乏时,鼠的心脏和脑中 HIF-1α、VEGF、EPO 受体过度表达,而在慢性低氧、EPO 缺乏的鼠中可见 HIF-1α/VEGF 通路抑制[48,49]。

血管发生(angiogenesis)和血管形成(vasculogenesis)是低氧反应的一部分,而这是久居高原者,特别是伴有过度红细胞增多者的一种对低氧的适应性生理反应，可能系用于代偿改善微循环[50,51]。因此与 VEGF 相关的基因表达可以认为是从适应而发展至疾病的标志物，而不是红细胞增多的效应。

已经观察到进入高原的人和 CMS 患者的循环血 VEGF 水平增高[52,53]。在上述 2 种情况下，当返回到海平面时，VEGF 水平下降。尚不清楚这一反应是否会影响到长期居住于高原并患有 CMS 者的预后。不过，CMS 患者周围血单核细胞 VEGF 的表达与高原世居者居住于高原或海平面相比均是不同的[47,52]。有趣的是，急性高山病发病的危险因素也与 VEGF 多态性有关[54,55]。

中国科学院上海生命科学研究院周兆年与华盛顿大学 Buroker、宁学寒等的一项合作研究，对 VEGFA 与西藏藏族患 CMS 的相关性进行探讨，在西藏将 48 例 CMS 患者与 31 例未患 CMS 的藏族相比较，结果 VEGF 的单核苷酸多态位点（rs1570360，rs28357093，rs13207351）与 CMS 明显相关[56]。而且，在同一研究中，单核苷酸的变化是与生理变化相对应的，如血氧饱和度（SaO_2）及红细胞数量。其后该研究组又进一步实验，发现在 VEGFA 启动子区（promoter region）的 SNPs 是与高山病发生相关的[57]。这一结果与秘鲁赛罗·德·帕斯科南美印第安 CMS 患者的 VEGFA 表达结果颇相一致[58]。

二、血管紧张素转换酶系统

中国科学院上海生命科学研究院周兆年与华盛顿大学 Buroker、宁学寒等进行合作研究，将青藏高原 50 例藏族 CMS 患者与 36 名藏族健康人对照，检测了下列基因：ACE、AGT（血管紧张肽原，angiotensinogen，属于 RAAS，是 angiotensin I 的前体）、AGTR1（血管紧张素 Ⅱ 受体，1 型，属于 RAAS）、APOB（apoli 蛋白 B，apoliprotein B，调节血压及肺血管张力）及 GNB3[鸟嘌呤核苷酸结合蛋白（G 蛋白），β 多肽 3，调节血压内稳定]，但未发现这些基因与藏族 CMS 有何相关性[59]。

三、其他相关基因

一项对 10 例 CMS 患者和 10 例对照人员的研究，应用全基因组测序，显示有两个基因 [SENP1（红细胞生成调控基因）及 ANP32D（一个肿瘤基因）] 在 CMS 患者中呈高表达[60]。可惜其样本数太小（10 例），因此需要重复研究。

在低氧通气方面，动物实验发现 fos-B 基因与提高低氧通气反应（HVR）有关，是人体高原呼吸习服的重要基因之一。这一基因家族也对高原适应的脑功能有影响[61]。

呼吸型慢性高原病的肺动脉压可以正常，但多有轻度或中度的肺动脉高压。在肺动脉高压方面，人类在高原适应中对肺动脉压的调控在不同群体间存在差异，这是长期遗传进化过程形成的结果[62]。在吉尔吉斯斯坦人群中，一项对 22 名肺动脉高压者与 15 名健康者的研究观察到 ACE 的 I 型等位基因与肺动脉高压明显相关（$P=0.04$）[63]，肺动脉高压者的 ACE I/I 基因型是正常人的 3 倍[64]。然而我们在青藏高原藏族人群中并未发现这一相关[65]。

在不同物种间这种差别也十分明显，Tucker 及 Rhodes 指出肺血管平滑肌的厚度可作为发生高原肺动脉高压的形态学指标，可以测量肺动脉平滑肌的厚度来判定机体对肺循环反应的程度。不同物种的情况如下：牛和猪属于高反应型而具有极厚的肺动脉平滑肌层；绵羊、狗和其他高原土生动物则是低反应型而具有较薄的肺动脉肌层；人类、兔及鼠属于中间型[66]。高原典型适应动物牦牛具有极薄的肺动脉壁，黄牛则是肺动脉的厚壁型，而牦牛和黄牛的杂交种——卓，则属于肺动脉厚度的中间型[67]（见第 62 章）。而藏族的肺小动脉平滑肌层呈菲薄型，是不发生肺动脉高压的解剖学基础[68]。非常有意思的是这一特征竟然和牦牛相似，这又是一个遗传进化高原适应的生物形态标志[69]。这体现了自然选择法则下不同物种对环境的趋向进化，产生能适应于低氧极端环境的后代[70]，并有力地证明了遗传进化在低氧肺循环中的重要作用。

第 4 节 预防和治疗的研究

患者低转至平原并不再返回高原是可靠的防治，但不尽可取，因不少患者由于家庭和经济的原因仍需留居高原，特别是那些高原世居者。对于这些患者，在高原就地治疗目前有以下一些对策。

一、放血或血液稀释疗法

在南美安第斯曾提倡行放血术，单独放血或同时输入等容量液体（等容血液稀释），认为后者可能更为可取，因其改善症状的时间更长。关于对红细胞增多型的 CMS 行放血疗法是否可改善肺气交换有着不同看法，Cruz 等在秘鲁的拉奥罗亚（3 730 m，PB=491 mmHg）对 6 例 HAPC 型的 CMS 患者进行了慢性放血疗法，一周后进行了检测，包括呼吸功能、A-aDO$_2$、A-aDCO$_2$、PaO$_2$、吸入 100% O$_2$ 后变化和一氧化碳弥散功能。放血前，有 2 例 HAPC 患者有肺功能异常及气体交换障碍，仅 1 例 PaCO$_2$ 增高，所有病例吸氧后，PaO$_2$ 值仍低。放血后，尽管呼吸功能及气体交换获得改善，但认为 SaO$_2$ 及 PaO$_2$ 的增高并非完全由于肺泡通气的变化，可能这类患者存在通气 / 灌注比率失衡（VA/Q mismatching），放血后通气 / 灌注比率（VA/Q）得到了改善，生理无效腔明显减小。这与在一些真性红细胞增多患者中的观察一致。COPD 伴有红细胞增多的患者经放血疗法也观察到 PaO$_2$ 改善。故 Cruz 等认为 HAPC 加重了低氧血症，而放血疗法可改善气体交换[71,72]。Winslow 等在秘鲁赛罗·德·帕斯科对 HAPC 患者应用放血或血液稀释疗法，发现 Hct 降低肺部气体交换和低氧通气得到改善[73,74]。

Manier 等在玻利维亚拉巴斯（PB=500 mmHg）对 8 例在海拔 3 600 ~ 4 200 m 发病的 HAPC 患者（Hct 65.1% ± 6.6%）进行实验。他们有低氧血症，PaO$_2$ 为（45.6 ± 5.6）mmHg。A-aDO$_2$ 为 10.5 mmHg 显著大于同高度健康人的 2.9 mmHg（P<0.01）。应用惰性气体排除工艺进行等溶血液稀释，在血液未稀释前，呈现低的通气 / 血流灌注（VA/Q）模式（VA/Q<0.1），经血液稀释后，心输出量（CO）由（5.5 ± 1.2）L/min 增至（6.9 ± 1.2）L/min，通气值由（8.5 ± 1.4）L/min 增至（9.6 ± 1.3）L/min，尽管动脉及静脉的 PO$_2$ 仍然保持在该水平，但 VA/Q 比率失衡有统计学意义的减轻。认为 HAPC 患者发生低氧血症是由于血流灌注进入肺通气低下的区域增加，而并不存在肺内或肺外的分流。同时存在的低氧通气不足及混合静脉血 PaO$_2$ 下降也是造成低氧血症的因素[75]。

然而，我们观察到有时在放血术后数日至数周出现了"反跳"现象，此时血红蛋白值明显增高甚而超过了放血前值，这可能是放血后血氧水平的波动引起了负反馈，使 EPO 一过性增高，骨髓造血再增强。因此对于高原红细胞增多症的放血疗法，我们认为这只是权宜之计，在国内较少采用[76]。

二、呼吸刺激药物

Kryger 等在科罗拉多利德维尔（3 100 m）对 19 例 HAPC 患者应用呼吸兴奋剂如醋酸甲羟孕酮治疗，20 ~ 60 mg/d，取得一定疗效，表现 Hct 降低、SaO_2 增高及 $PaCO_2$ 下降，提示通气获得改善，但副作用较大[77]。曹桢吾在西藏也应用醋酸甲羟孕酮治疗 HAPC 患者，观察到用药后可增加通气，提高 PaO_2，降低 $PaCO_2$，由此使 Hct 降低并改善若干症状，但在男性患者中可能导致性欲降低，而令部分患者难以接受[78]。

三、乙酰唑胺

Richalet 等根据在秘鲁安第斯的经验推荐应用乙酰唑胺治疗 CMS，连续服用 6 个月后临床症状改善、红细胞及 Hb 降低、动脉血氧饱和增高[79]，并可改善血液流变学及肺循环，最好同时配合供氧治疗，可提高血液氧合及降低 EPO 水平[80]。

四、中藏药

近年来，中藏药对慢性高山病的防治显示出较好的效果，如红景天可改善氧自由基代谢及红细胞性状[81]，在高原可促进睡眠，而高原睡眠低氧血症在 CMS 患者中常常很显著，该剂则可改善血液氧合作用[82]。其他中藏药，如黄芪、唐古特青兰和人参总皂苷等也有某些防治作用。

结　语

慢性高原病发生于世界各高原地区，如南美洲的秘鲁、玻利维亚、智利，北美洲的美国科罗拉多，中亚的吉尔吉斯斯坦，印度的近喜马拉雅地区和我国的青藏高原、帕米尔高原、天山、喀喇昆仑山及云贵高原部分地区[83,84]。据 1998 年美国科罗拉多大学 Moore 及 Reeves 教授的统计，全世界约有 560 万人患有 CMS，而且呈逐年递增态势[85]。

从国内在青藏高原对 CMS 的研究可见，此症常见于移居汉族而少见于世居藏族，说明藏族世居群体良好适应高原而汉族是对 CMS 相对易感的人群[86]。目前，一项量化诊断记分系统已被国际高山医学协会（ISMM）接受，并用于 CMS 诊断，该标准被命名为青海标准。这对今后国际上及国内在 CMS 的流行病学、病理生理学及临床学的研究上统一标准、形成互相可比性将起到重大作用，应该在实践中积累资料，加以不断完善。最后，随着我国西部大开发，大量人群从平原进入青藏高原，无疑 CMS 的患病率势必增高。在中国，青藏高原总人口约为 1 200 万，流行病学研究证实有 4% ~ 5% 的高原居民患有 CMS，粗略估计相当于有 50 万 ~ 60 万 CMS 患者，故 CMS 是一个青藏高原人群的严重公共健康问题。因此，积极有效地防治慢性高原病对发展青藏高原经济和进行国防建设具有重要的战略意义[87]，而且将是高原医学 – 生物学领域世界性的贡献[88]。

参 考 文 献

[1] 吴天一，张琪，陈秋红，等. 高原红细胞增多症的心血管改变和血气分析[J]. 军队卫生杂志，1987，5（3）：31-36.

[2] HACKETT PH，REEVES JT，GROVER RF，et al. Ventilation in human populations native to high altitude[M]//WEST JB，LAHIRI S. High Altitude and Man. Maryland：APS Press，1984：179-192.

[3] WINSLOW RM. High-altitude polycythemia[M]//WEST JB，LAHIRI S. High Altitude and Man. Maryland：APS Press，1984：163-171.

[4] KRYGER M，MCCULLOUGH R，DOEKEL R，et al. Excessive polycythemia of high altitude：Role of ventilatory drive and lung disease[J]. M Rev Respir Dis，1978，118：659-666.

[5] KRYGER MH，GROVER RF. Chronic mountain sickness[M]//PETTY TL，CHERNIACK RM. Seminars in respiratory medicine. New York：Thieme-Stratton，1983：164-168.

[6] ZUBIETA-CASTILLO G，ARANO E，ZUBIETA-CALLEJIA L. Respiratory disease，chronic mountain sickness and gender differences at high altitude[C]//OHNO H，KOBAYASHI T，MASUYAMA S，et al. Press Committee of the 3rd World Congress on Mountain Medicine and High Altitude Physiology. Matsumoto：[s.n.]，1998：132-137.

[7] KRYGER M，MCCULLOUGH RE，COLLINS D，et al. Treatment of excessive polycythemia of high altitude with respiratory stimulant drugs[J]. Am Rev Respir Dis，1978，117：455-464.

[8] HEATH D. The pathology of high altitude[J]. Ann Sports Med，1988，4（4）：203-212.

[9] 吴天一，张琪，李贵兰，等. 高原红细胞增多症影响因素的探讨[J]. 中华血液学杂志，1987，8（6）：336-340.

[10] LAHIRI S，KAO FF，VELASQUEZ T，et al. Irreversible blunted respiratory sensitivity to hypoxia in high altitude natives[J]. Respir Physiol，1969，6：360-367.

[11] LAHIRI S. Genetic aspect of the blunted chemoreflex ventilatory response to hypoxia in high altitude adaptation[M]//PORTER R，KNIGHT J. High Altitude Physiology：Cardiac and Respiratory Aspects. Edinburgh：Churchill Livingstone，1971：103.

[12] DROMA T，MCCULLOUGH R，MCCULLOGH E，et al. Increased vital and total lung capacities in Tibetan compared to Han residents of Lhasa（3 658 m）[J]. Am J Phys Anthropol，1991，86（3）：341-351.

[13] ZHUANG J，DROMA T，SUN SF，et al. Hypoxic ventilator responsiveness in Tibetan compared with Han residents of 3 658 m[J]. J Appl Physiol，1993，74：303-311.

[14] SEVERINGAUS J. Tibetan hypoxic ventilator response is not blunted[J]. High Alt Med Biol，2001，2（4）：482.

[15] MOORE LG. Comparative human ventilatory adaptation to high altitude[J]. Respir Physiol，2000，121：259-276.

[16] CURRAN LS, ZHUANG JG, DROMA T，et al. Hypoxic ventilatory responses in Tibetan residents of 4 400 m compared with 3 658 m[J]. Respir Physiol，1995，100：223-230.

[17] CURRAN LS, ZHUANG JG, SUN SF，et al. Ventilation and hypoxic ventilatory responsiveness in Chinese-Tibetan residents at 3 658 m[J]. J Appl Physiol，1997，83：2098-2104.

[18] CURREN LS, ZHUANG JG, DROMA T，et al. Superior exercise performance in lifelong Tibetan residents of 4 400 m compared with Tibetan residents of 3 658 m[J]. Am J Phys Anthropol，1998，105：21-31.

[19] LI Y, CHEN QH, LI HL，et al. Study of oxygen transportation in high altitude polycythemia[C]//OHNO H, KOBAYASHI T, MASUYAMA S，et al. Press Committee of the 3rd World Congress on Mountain Medicine and High Altitude Physiology. Matsumoto：[s.n.]，1998：226-227.

[20] HACKETT PH, REEVES JT, GROVER RF，et al. Ventilation in human populations native to high altitude[M]//WEST JB, LAHIRI S. High Altitude and Man. Maryland：APS Press，1984：179-191.

[21] HUANG SY, NING XH, ZHOU ZN，et al. Ventilatory function in adaptation to high altitude：Studies in Tibet[M]//WEST JB, LAHIRI S. High Altitude and Man. Maryland：APS Press，1984：173-177.

[22] SUN SF, HUANG SY, ZHUANG JG，et al. Decreased ventilation and hypoxic ventilatory responsiveness are not reversed by Naloxone in Lhasa residents with chronic mountain sickness[J]. Am Rev Respir Dis，1990，142：1294-1300.

[23] MOORE LG, SUN SF. Physiological adaptation to hypoxia in Tibetans and acclimatized Han residents of Lhasa（3 658 m）[M]//SUTTON JR, COATES C, REMMERS J. Hypoxia：The Adaptations Philadelphia. New York：Marcel Dekker，1990.

[24] SCHOENE RB. Hypoxic ventilatory response and exercise ventilation at sea level and high altitude[M]//WEST JB, LAHIRI S. High Altitude and Man. Maryland：APS Press，1984：19-30.

[25] SUN SF, DROMA TS, ZHUANG JG，et al. Greater maximal O_2 uptakes and vital capacities in Tibetan than Han residents of Lhasa[J]. Respir Physiol，1990，79（2）：151-162.

[26] ZHUANG JG, DROMA TS, SUTTON JR，et al. Smaller alveolar-arterial O_2 gradients in Tibetan than Han residents of Lhasa（3 658 m）[J]. Respir Physiol，1996，103：75-82.

[27] HUANG SY, SUN SF, DROMA T，et al. Internal carotid arterial flow velocity during exercise in Tibetan and Han residents of Lhasa（3 658 m）[J]. J Appl Physiol，1992，73：2638-2642.

[28] CURRAN-EVERETT L, ZHUANG JG, DROMA TS，et al. Work efficiency and altitude of origin in Tibet[J]. Am J Phys Anthropol，1992，14：66.

[29] HEATH D, SMITH P, JAGO R. Hyperplasia of the carotid body[J]. J Pathol，1982，138（2）：115-127.

[30] HEATH D, SMITH P, FITCH R，et al. Comparative pathology of the enlarged carotid body[J]. J Comp Pathol，1985，95：259-271.

[31] BROOKS JG, TENNEY SM. Ventilatory response of llama to hypoxia at sea level and high altitude[J]. Respir Physiol, 1968, 5: 269-274.

[32] HEATH D, WILLIAMS DR. The carotid bodies[M]//High-Altitude Medicine and Pathology. Oxford: Oxford University Press, 1995: 85-103.

[33] EDWARD C, HEATH D, HARRIS P. The carotid body in emphysema and left ventricular hypertrophy[J]. J athol, 1971, 104: 1-6.

[34] HEATH D, EDWARDS C, WINSON M, et al. Effects on the right ventricle, pulmonary vasculature and carotid bodies of the rat on exposure to and recovery from simulated high altitude[J]. Thorax, 1973, 28: 24-32.

[35] YI X, LIANG Y, HUERTA-SANCHEZ E, et al. Sequencing of 50 human exons reveals adaptation to high altitude[J]. Science, 2010, 329: 75-78.

[36] YAN DY, PENG Y, WANG LB, et al. *HMOX*2 function as a modifier gene for high altitude adaptation in Tibetans[J]. Human Mutation, 2016, 37（2）: 216-223.

[37] BEALL CM, CAVALLERI GL, DENG L, et al. Natural selection on *EPAS*1（HIF2α）associated with low hemoglobin concentration in Tibetan highlanders[J]. Proc Natl Acad Sci, 2010, 107: 11459-11464.

[38] SIMONSON TS, YANG Y, HUFF CD, et al. Genetic evidence for high-altitude adaptation in Tibet[J]. Science, 2010, 329: 72-75.

[39] ALKORTA-ARANBURU G, BEALL CM, WITONSKY DB, et al. The genetic architecture of adaptations to high altitude in Ethiopia[J]. PLOS Genet, 2012, 8: 1003110.

[40] HANAOKA M, DROMA Y, BASNYST B, et al. Genetic variants in *EPAS*1 contribute to adaptation to high-altitude hypoxia in Sherpas[J]. PLOS ONE, 2012, 7: 50566.

[41] LEUNG DW, CACHIANES G, KUANG WJ, et al. Vascular endothelial growth factor is a secreted angiogenic mitogen[J]. Science, 1989, 246: 1306-1309.

[42] TISCHER E, MITCHELL R, HARTMAN T, et al. The human gene for vascular endothelial growth factor. Multiple protein forms are encoded through alternative exon splicing[J]. J Biol Chem, 1991, 266: 1947-1954.

[43] FERRARA N, GERBER HP, LEE J. The biology of VEGF and its receptors[J]. Nature Med, 2003, 9: 669-676.

[44] RONBINSON CJ, STRINGER SE. The splice variants of vascular endothelial growth factor（VEGF）and their receptors[J]. J Cell Sci, 2001, 114: 853-865.

[45] DALE EA, MITCHELL GS. Spinal vascular endothelial growth factor（VEGF）and erythropoietin（EPO）induced phrenic motor facilitation after repetitive acute intermittent hypoxia[J]. Respir Physiol Neurobiol, 2013, 185: 481-488.

[46] RICHARD S, CROISILLE L, YVART J, et al. Paradoxical secondary polycythemia in von Hippel-Lindau patients treated with anti-vascular endothelial growth factor receptor therapy[J]. Blood, 2002, 99: 3851-3853.

[47] SCHOCH HJ，FISCHER S，MARTI HH. Hypoxia-induced vascular endothelial growth factor expression causes vascular leakage in the brain[J]. Brain，2002，125：2549-2557.

[48] EL HASNAOUI-SAADANI R，PICHON A，MARCHANT D. Cerebral adaptation to chronic anemia in a model of erythropoietin-deficient mice exposed to hypoxia[J]. Am J Physiol Regul Integr Comp Physiol，2009，296：801-811.

[49] EL HASNAOUI-SADANI R，MARCHANT D，PICHON A，et al. EPO deficiency alters cardiac adaptation to chronic hypoxia[J]. Respir Physiol Neurobiol，2013，186：146-154.

[50] APPENZELLER O，MINKO T，POZHAROV V，et al. Gene expression in the Andes：Relevance to neurology at sea level[J]. J Neurol Sci，2003，207：37-41.

[51] GE RL，MO VY，JANUZZI JL，et al. B-type natriuretic peptide，vascular endothelial growth factor，endothelin-1 and nitric oxide synthase in chronic mountain sickness[J]. Am J Physiol Heart Circ Physiol，2011，300：1427-1433.

[52] WALTER R，MAGGIORINI M，SCHERRER U，et al. Effects of high-altitude exposure on vascular endothelial growth factor levels in man[J]. Eur J Appl Physiol，2001，85：113-117.

[53] SENGER DR. Vascular endothelial growth factor：Much more than an angiogenesis factor[J]. Mol Biol Cell，2010，21：377-379.

[54] TISSOT VAN PATOT MC，GUY LEADBETTER G，KEYES LE，et al. Greater free plasma VEGF and lower soluble VEGF receptor-1 in acute mountain sickness[J]. J Appl Physiol，2004，98：1626-1629.

[55] DING H，LIU Q，HUA M. Associations between vascular endothelial growth factor gene polymorphisms and susceptibility to acute mountain sickness[J]. J Int Med Res，2012，40：2135-2144.

[56] BUROKER NE，NING XH，ZHOU ZN，et al. AKT3，ANGPTL4，eNOS3 and VEGFA associations with high altitude sickness in Han and Tibetan Chinese at the Qinghai-Tibetan Plateau[J]. Int J Hematol，2012，96：200-213.

[57] BUROKER NE，NING XH，ZHOU ZN，et al. VEGFA SNPs and transcriptional factor binding sites associated with high altitude sickness in Han and Tibetan Chinese at the Qinghai-Tibetan Plateau[J]. J Physiol Sci，2013，63：183-193.

[58] ESPINOZA JR，ALVAREZ G，LEON-VELARDE F，et al. Vascular endothelial growth factor-A associated with chronic mountain sickness in the Andean population[J]. High Alt Med Biol，2014，15（2）：146-154.

[59] BUROKER NE，NING XH，ZHOU ZN，et al. Genetic associations with mountain sickness in Han and Tibetan residents at the Qinghai-Tibetan Plateau[J]. Chin Chim Acta，2010，411：1466-1473.

[60] MEJIA OM，PRCHAL JT，LEON-VELARDE F，et al. Genetic association analysis of chronic mountain sickness in an Andean high altitude population[J]. Haematologica，2005，90：13-19.

[61] MALIK MT，PENG YJ，KLINE DD，et al. Impaired ventilator acclimatization to hypoxia in mice lacking the immediate early gene fos B[J]. Physiol Neurobiol，2005，145：23-31.

[62] FAGAN KA，WEIL JV. Potential genetic contribution to control of the pulmonary circulation and

ventilation a high altitude[J]. High Alt Med Biol, 2001, 2: 165-171.

[63] MORRELL NW, SARYBAEV AS, ALDASHEV AA, et al. ACE genotype and risk of high altitude pulmonary hypertension in Kyrgyz highlanders[J]. Lancet, 1999, 353: 814.

[64] ALDASHEV AA, SARYBAEV AS, SUDYKOV AS, et al. Characterization of high-altitude pulmonary hypertension in the Kyrgyz: Association with angiotensin-converting enzyme genotype[J]. Am J Respir Crit Care Med, 2002, 166: 1396-1402.

[65] YU MT, WANG XQ, CHEN QH, et al. The study of the angiotensin-converting enzyme gene polymorphisms in humans of different ethnicity at different altitudes[J]. High Alt Med Biol, 2004, 5 (2): 244.

[66] TUCKER A, RHODES J. Role of vascular smooth muscle in the development of high altitude pulmonary hypertension: An interspecies evaluation[J]. High Alt Med Biol, 2001, 2: 349-360.

[67] ANAND IS, HARRIS E, FERRARI R, et al. Pulmonary haemodynamics of the yak, cattle and cross breads at high altitude[J]. Thorax, 1986, 41: 696-700.

[68] GUPTA M, RAO K, ANAND I, et al. Lack of smooth muscle in the small pulmonary arteries of the native Ladakhi: Is the Himalayan highlander adapted[J]. Am Rev Respir Dis, 1992, 145: 1201-1214.

[69] RUPERT JL, KOEHLE M. Evidence for a genetic basis for altitude-related illness[J]. High Alt Med Biol, 2006, 7 (2): 150-167.

[70] ZHOU D, XUE J, CHEN J, et al. Experimental selection for drosophila survival in extremely low O_2 environment[J]. PLOS One, 2007, 2: 490.

[71] CRUZ JC, DIAZ C, MARTICORENA E, et al. Polycythemia impairs pulmonary gas exchanges in chronic mountain sickness[J]. Proc Hypoxia Symp Banff, 1979, 12: 103-115.

[72] CRUZ JC, DIAZ C, MARTICORENA E, et al. Phlebotomy improves pulmonary gas exchange in chronic mountain sickness[J]. Respiration, 1979, 38: 305-313.

[73] WINSLOW RM. Blood letting at high altitude[J]. Sem Resp Med, 1983, 5 (2): 188-194.

[74] WINSLOW RM, MONGE CC, BROWN EG, et al. The effect of hemodilution on O_2 transport in high altitude polycythemia[J]. J Appl Physiol, 1985, 59 (2): 1495-1502.

[75] MANIER G, GUENARD H, CASTAING Y, et al. Pulmonary gas exchange in Andean natives with excessive polycythemia: effect of hemodilution[J]. J Appl Physiol, 1988, 65 (5): 2107-2117.

[76] 邹恂达, 曹桢吾. 应用醋酸甲羟孕酮治疗高原红细胞增多症60例的临床观察[J]. 中华血液学杂志, 1983, 4: 132-133.

[77] KRYGER M, MCCULLOUGH RE, COLLINS D, et al. Treatment of excessive polycythemia of high altitude with respiratory stimulant drugs[J]. Am Rev Respir Dis, 1978, 117: 455-464.

[78] 曹桢吾. 应用乙醛甲基孕酮治疗高原红细胞增多症的临床观察[J].中华血液学杂志, 1983, 4: 132-133.

[79] RICHALET JP, RIVERA-CH M, MAIGNAN M, et al. Acetazolamide foe Monge's disease: Efficiency and tolerance of 6-month treatment[J]. Am J Respir Crit Care Med, 2008, 177: 1370-1376.

[80] PICHON A, CONNES P, QUIDU P, et al. Acetazolamide and chronic hypoxia: Effects on haemorheology and pulmonary haemodynamics[J]. Eur Respir J, 2012, 40: 1401-1409.

[81] 郗爱旗, 张鑫生, 吕雪梅. 藏药三普红景天胶囊对高原红细胞增多症红细胞变形能力和氧自由基代谢影响的研究[J]. 中草药, 2000, 31: 442-444.

[82] 哈振德. 红景天及乙酰唑胺对高原睡眠及血氧饱和度的影响[J]. 中华结核和呼吸病杂志, 2000, 25: 527-530.

[83] 吴天一. 高原红细胞增多症发病机制的探讨[J]. 国外医学军事医学分册, 1987, 2: 86-89.

[84] 吴天一. 慢性高山病[J]. 国外医学军事医学分册, 1990, 3: 107-112.

[85] MOORE LG. Human genetic adaptation to high altitude[J]. High Alt Med Biol, 2001, 2: 257-279.

[86] WU TY. High-altitude medical research in China: Importance and relevance[J]. Science, 2012, Sponsored Suppl: 3.

[87] WU TY. Chronic mountain sickness on the Qinghai-Tibetan plateau[J]. Chin Med J, 2005, 118: 161-168.

[88] WEST JB. High altitude medicine and biology in China[J]. High Alt Med Biol, 2015, 16 (1): 1.

第 15 篇　高原性心脏病

第 57 章　中国对高原性心脏病研究的贡献

第 1 节　中国学者的重要发现

高原性心脏病（high altitude heart disease，HAHD）的发现及这一高原特殊疾病名称的确立，都是我国学者自 20 世纪 50 年代起做出的巨大贡献。可以说对高原病及心血管病均具有里程碑意义。

1955 年我国四川省人民医院的吴德诚和刘永儒首先报道了一例出生于拉萨的汉族男婴，11 个月，在拉萨出现水肿、尿少、呼吸困难、发绀，胸部 X 线检查心脏呈球形增大，心电图示右心室肥大。该患儿辗转 2 个月始从拉萨低转至成都，但经治无效死亡。尸检发现肺动脉弥漫性扩大，肺小动脉有多发性新鲜血栓，右心显著肥大扩张。关于此病的认识，他们有如下的叙述：高原缺氧引起肺小动脉痉挛，婴幼儿出生后，由于动脉导管关闭，肺循环内压力的改变和不正确的自身调节适应，巩固了或加重了肺小动脉痉挛的病变，终致形成肺动脉高压。由于基本的氧缺乏因素未能得到纠正，最后转变为不可恢复的右心衰竭。尽管是在成都发现了来自西藏的第一例，但已做出了如此科学和精辟的论述。该例患儿从病理上排除了先天性或其他器质性心脏病，从而第一次被命名为"高原性心脏病"，认为属于急性肺心病的范畴[1]。

1965 年吴天一等正式报道青藏高原的一组 22 例成人高原性心脏病病例，男 21 例，女 1 例。4 例发病海拔在 3 402 ～ 3 750 m，18 例在 4 150 ～ 4 888 m。18 例为平原地区人，移居高原后 2 ～ 9 年发病，4 例为中度高原（2 000 ～ 2 500 m）居住者，包括 1 名藏族，在迁往海拔 4 200 m 以上 2 ～ 12 年后发病，全组平均发病时间为 5 年 3 个月。主要临床症状为呼吸困难、心悸、胸闷、疲乏、咳嗽。声音嘶哑 2 例，其中 1 例经喉镜检查有左喉返神经麻痹，在心力衰竭消失 2 个月后恢复，提示可能系扩张的肺动脉及肥大的心脏压迫牵引所致。全部病例均有不同程度的右心衰竭，出现颈静脉怒张、肝大、腹水及皮下水肿等。实验室检查有红细胞增多，Hb 平均 21.1 g/dL（17 ～ 24.5 g/dL）。X 线检查示肺门扩大、肺纹理增粗、肺动脉段凸出、右心或全心扩大。ECG 示垂悬型心电位、顺钟向转位、电轴右偏、肺性 P 波、右心室肥大及右束支传导阻滞。由于临床上有明显的肺动脉高压征象及均有右心衰竭，故命名为"成人高原性心脏病"（adult high altitude heart disease，AHAHD）[2]。

关于 HAHD 的本质，吴天一于 1965 年第一次提出，HAHD 是一个牛类高山病——胸档病（Brisket

disease）的人类模型[2]，这一观点具有极为重要的医学生物学学术价值。1915 年在美国科罗拉多州及犹他州先后发现平原地区的牛迁饲到高原（2 000 ～ 3 000 m）后，发生严重的肺动脉高压症，出现右心肥大及右心衰竭[3]，由于牛的胸档（Brisket）为最低垂部位，心力衰竭引起的水肿在此处最显，从而称此病为兽胸病或"胸档病"[4]（见第 62 章）。随后有国外学者认为这一概念是他们于 1988 年提出的[5]，吴天一对此做了重要声明，强调中国学者早在其 22 年前就已提出来了。虽然当时论文以中文发表，但国外学者的合作作者中有多名中国人，应该不会不知道这一重要信息。该声明在国际高山医学学会通讯中发表后，纠正了这一历史背景[6,7]。

吴德诚和刘永儒关于小儿高原性心脏病（pediatric high altitude heart disease，PHAHD）的报道，迅速引起中国特别是西藏儿科学界的关注[8,9]，随即有大量发生在青藏高原的病例报道，发病的基本情况大多是移居高原的小儿或平原父母在高原生出的小儿（表 57.1），在临床表现上几乎是一致的[8-19]，但对发病机制早期有左心衰竭等不同看法，其后通过肺循环血流动力学和病理学明确地认识到 PHAHD 为高原低氧性肺动脉高压引起的右心损害[19,20]。对这一特殊青藏高原小儿心血管病也及时在国际学术刊物上做了系统报道，产生了重要影响[21-24]。

表 57.1 青藏高原小儿高原性心脏病发病情况

报道人	例数	性别 男	性别 女	年龄	发病地区	海拔/m	发病情况
吴德诚，刘永儒[1]	1	1	0	5 个月	拉萨	3 658	汉族，出生拉萨，第 3 个月发病，拉萨治疗无效，辗转 2 月始到成都，病期已晚，死亡
谢成范[8]	15	11	4	2 个月～ 1 岁 9 个月	拉萨	3 658	均汉族，双亲移居高原不久
邹恒顺等[10]	238	155	83	1 岁内占多数	西藏	最低 3 024	汉族婴幼儿，冬春发病占 73.2%
郁慕仪等[11]	40	34	6	3 个月～ 6 岁	青海	2 261 ～ 3 750	均汉族，高原出生后 3 个月至 3 年发病
华炳春等[12]	61	31	30	32 d ～ 2 岁	玉树	3 750	均汉族，30 例有厌食及喂养缺陷史
李经邦等[13]	57	35	22	1 个月～ 2 岁	拉萨	3 658	汉族 54 例，藏族 1 例，汉族混血 2 例。1 岁内 54 例
林治平，吴天一[14,15]	286	189	97	20 d ～ 12 岁	青海	2 261 ～ 4 780	平原汉族 267 例，本地 19 例，其中藏族 7 例，蒙古族 3 例。1 岁内占 73.1%，2 岁内占 90%
155 医院[16]	172	103	69	3 个月～ 2 岁	林芝	3 024	均汉族，父母迁居，55 d ～ 6.5 岁发病
75 医院[16]	100	72	28	22 d ～ 4 岁	昌都	3 175	均汉族，1.5 岁内占 90%，2 岁内占 99%
蒋民选[17]	412	—	—	2 个月～ 12 岁	西藏	>3 658	平原汉族，2 月～ 1 岁占 70.6%
莫丽芬等[18]	2 500	—	—	2 个月～ 12 岁	西藏	>3 658	汉族 1 岁内占 83.2%，2 例藏族进入更高海拔
隋官杰等[20]	15	10	5	3 个月～ 9 个月	拉萨	3 658	汉族 14 例，藏族 1 例。13 例于平原出生后移居高原，2 例于高原出生。全组平均发病 4.7 个月，平原婴幼儿为 2.1 个月

　　同时发现，不仅小儿，成年人高原性心脏病在青藏高原也十分常见，一开始发现急性高原病时就有心血管症状，其至有的以心血管表现为主[25,26]。其后认识到在青藏高原成人发生的以肺动脉高压、右心损害为病症最终发生右心衰竭的心脏疾患，在病理生理的本质上与小儿高原性心脏病是相同的[19,20]。而先后又有一系列临床报道[27-34]，同时也向国际上介绍中国青藏高原的高原性心脏病的流行病学及临床表现[21-24,33,35]，绝大多数发病者为平原人，移居高原后经数年发病，但高原世居者如迁居到更高海拔后也有发病情况，因而涉及高原所有人群，并造成严重危害（表57.2）。

　　在我国，小儿高原性心脑病和成人高原性心脏病病例报道的总数达近万例之巨，这是世界上最大和最为丰富的一组高原病数据库。而且对此病的临床、流行病学、病理生理、病理形态、分子机制以及防治的研究，也是世界上最为系统和完整的，应该说在此型高原病领域，中国学者做出了重大贡献。

表 57.2　青藏高原成人高原性心脏病发病情况

报道人	例数	性别		年龄	发病地区	海拔 /m	发病情况
		男	女				
吴天一等[2]	22	21	1	18～51	青海	3 402～4 888	平原人高原移居者18例，中度高原人迁居海拔4 200 m以上4例，发病间期5年
陈一初等[27]*	300	289	11	17～49	拉萨	3 658	均平原移居汉族，发病间期2～5年占77%，5年以上占16%，急性发病占7%
况允等[16]*	253	241	12	25～43	西藏	3 000～5 000	均平原移居者，进入高原1年占45%，余1～2年。冬季发病占45.3%
郭从厚等[31]	29	29	0	19～58	拉萨	3 658	均平原移居者，在拉萨居住2～30年后发病
李英悦等[32]*	500	416	84	16～58	拉萨	3 658	均平原移居者，高原居住1～5年发病占90%
裴澍萱等[33]+	24	24	0	48.6	拉萨	3 658	23例移居汉族，1例藏族，平均居住26.2年发病
吴天一等[34]	202	168	34	18～66	青藏	3 050～5 188	平原移居者115例，为汉族及哈萨克族。中度高原世居者87例，迁居更高海拔后发病。发病间期4～32年，平均21.8年

　　注：*—陈一初、况允、李英悦报道的均为西藏军区总医院的临床病例，病例可能有重复。+—裴澍萱是以慢性高山病报道的，但病例除有红细胞增多外，尚有肺动脉高压，故亦列入。

第 2 节　高原性心脏病的命名

"高原性心脏病"一词在我国学术界已普遍被接受[19,22]。不过，还存在一些不同命名而病理实质相同的该病名称，这些病名在世界文献中依然经常出现，2004 年 ISMM 确定的慢性和亚急性高原病的专家共识中将其中的一些名称并列起来。为此有必要加以介绍。

一、婴幼儿亚急性高山病

1988 年西藏自治区人民医院病理医生隋官杰等与英国利物浦大学病理学家 Heath 等合作，对发生在西藏拉萨的 15 例死于心力衰竭的婴幼儿及儿童进行了病理学检查分析，发现他们是由于肺动脉高压引起的右心衰竭而死亡，除 1 例为 16 个月的藏族男孩外，其余均为汉族，年龄为 3 个月至16 个月，平均为 9 个月。1 例汉族女婴（14 个月）及 1 例藏族男婴（16 个月）出生在拉萨，余下13 例汉族婴儿出生在平原而由父母携带至拉萨，在高原居住的时间全组平均为 4.7 个月，而平原婴幼儿平均为 2.1 个月。鉴于这一高原发病间期既不是急性的数周，也不是慢性的数年，因而认为是亚急性的，定名为"婴幼儿亚急性高山病"（infantile subacute mountain sickness，SAMS）[20]。

其后，吴天一与美国 Anand 合著文，由于小儿及成人均可发生这一亚急性型的高原心血管病，根据患儿大多为 1 岁以内婴幼儿，出生至发病时间为数周至数月，临床上以显著的肺动脉高压及右心损害为特征，故建议此症亦可称为"亚急性高山病综合征"（syndrome of subacute mountain sickness）[36]。2007 年吴天一采用了"儿童高原性心脏病 – 低氧性肺动脉高压综合征"（pediatric high altitude heart disease–a hypoxic pulmonary hypertension syndrome）这一病名[37]。事实上，鉴于临床及病理的一致性，可以清楚地认为，HAHD 和 SAMS 实际上是同一个病。

二、肺心病型慢性高山病

在秘鲁，因具有肺动脉高压的这一类型慢性高山病的临床及病理生理均与慢性肺源性心脏病相似，故 Penaloza 等称为"肺心病型慢性高山病"（corpulmonale in chronic mountain sickness）[38, 39]；Mirrakhimov 将这一临床综合征称为"慢性高原肺心病"（chronic high–altitude cor pulmonale）[40,41]；鉴于我国慢性阻塞性肺疾病（COPD）的病因分类中有一"血管型"，即因肺动脉病变导致肺动脉高压而发生此病，而 HAHD 是符合这一病理生理的，吴天一认为高原性心脏病是慢性肺心病的一个特殊类型[42]。然而应该指出，尽管 HAHD，特别成人型的与 COPD 在低氧性肺动脉高压和某些临床表现上有着共性，而且 COPD 在高原发病率及病死率均较高[43]，但两者是不同的疾病。COPD 是由原发病因即慢性支气管炎导致慢性阻塞性肺气肿发展而来，并不是高原病，在高原将其列为继发性慢性高原病也不尽恰当；而 HAHD 是高原低氧引起肺动脉高压的特发性疾病，上述这些看法应该不至于导致 HAHD 概念的混乱。

第 3 节　临 床 分 型

一段时期将慢性高原病中的红细胞增多与肺动脉高压混为一体，实际上两者的病理生理与机制不同，应分列，当然疾病后期为混合型的表现[44]。为了概念的统一和名称的一致，1995 年 9 月在西宁召开的"中华医学会高原医学分会第三届全国高原医学学术讨论会"上，通过了《我国高原病命名、分型和诊断标准的意见》，其中将高原心脏病（high altitude heart disease，HAHD）依病理生理和临床表现分为小儿型（pediatric high altitude heart disease，PHAHD）和成人型（adult high altitude heart disease，AHAHD），将其列为慢性高原病（chronic high-altitude disease）的一个类型[45]。后者成人高原性心脏病是一个生活在高原而丧失习服或适应（loss of acclimatization or adaptation）的临床综合征，发生于久居高原者和世居高原者，特征为显著的肺动脉高压、过度的红细胞增多及严重的低氧血症，转至海拔低处病状好转[34,35]。对这一术语及分型，全国都统一使用了这一标准，不仅有更强的科学性，而且使全国在 HAHD 的流行病学和临床诊断方面均有可比性（见第 54 章）。

由于在世界其他地区发现了与我国青藏高原 HAHD 具有相似表现的临床综合征，而不同的学者给此病冠以不同的名称，因此，造成了不必要的混乱。为此，2001 年国际高山医学协会（International Society for Mountain Medicine，ISMM）专家组在讨论小儿高山病的命名和分型时大量引证了我国文献，建议称此症为"症候性高原肺动脉高压"（symptomatic high altitude pulmonary hypertension），并将此症也即"小儿高原性心脏病"纳入 ISMM 的《儿童在高原》（Children at High Altitude）的国际专家共识中[46]。随后欧洲国际高山和登山者协会（UIAA）的医学委员会也将同一概念列入其《儿童在高原》的专家共识中[47]。

2004 年 8 月由 ISMM 在中国青海西宁召开的第六届世界高原医学及生理学大会上，各国专家经过 7 年的反复讨论，终于达成了对慢性和亚急性高原病的共识，具有里程碑式的意义，这一共识具有国际权威性，2005 年 ISMM 宣布在国际上统一实施（见第 54 章）。这一专家共识将慢性和亚急性高原病明确分为二型[48]。

呼吸型：慢性高山病（CMS）或称蒙赫病，是由于低氧通气低下引起低氧血症而导致红细胞过度增生，故也称高原红细胞过度增多症（high-altitude excessive polycythemia）或简称高原红细胞增多症（high-altitude polycythemia，HAPC）。

血管型：慢性高山病的血管型，属于高原肺动脉高压（high altitude pulmonary hypertension，HAPH）引起的病变。为了尊重各国使用过的名称，有几个同义词：高原心脏病（high altitude heart disease）、低氧性肺心病（hypoxic cor pulmonale）、婴幼儿亚急性高山病（infant subacute mountain sickness）、小儿高原性心脏病（pediatric high altitude heart disease）及成人亚急性高山病（adult subacute mountain sickness）。这一临床综合征可以发生于小儿也可见于成人，发病海拔在 2 500 m

以上，表现为肺动脉高压、右心室肥大、心力衰竭，呈中度低氧血症而多无过度的红细胞增多（Hb 值：女性 <19 g/dL，男性 <21 g/dL）。

按照以上定义及我国中华医学会的高原病分型（1995），在实施以上 2 个标准时，我们可以概括分为小儿高原性心脏病及成人高原性心脏病两个临床型，这在临床上有实际意义且便于指导。

参 考 文 献

[1] 吴德诚，刘永儒. 高原心脏病[J]. 中华儿科杂志，1955，6（5）：348-350.

[2] 吴天一，王祖慰，李春华. 成人高原心脏病22例分析[J]. 中华内科杂志，1965，4：293-296.

[3] GLOVER GH，NEWSON IE. Brisket disease（dropsy at high altitude）[J]. Colorado Agricultural Experimental Station Bulletin，1915，204：3-24.

[4] HECHT HH，KUIDA H，LANGE RL，et al. Brisket diseaseⅢ. Clinical features and hemodynamic observations in altitude-dependent right heart failure of cattle[J]. Am J Med，1962，32：171-183.

[5] HEATH D，WILLIAMS DR. High Altitude Medicine and Pathology[M]. Oxford：Oxford University Press，1995：215.

[6] WU TY. Children on the Tibetan plateau[J]. News Int Soc Mount Med，1995，4（3）：5-7.

[7] 吴天一. 关于亚急性高山病的问题[J]. 高原医学杂志，1995，5（2）：1-3.

[8] 谢成范. 高原性心脏病初步观察[J]. 中华儿科杂志，1959，10（4）：287-291.

[9] 李耕田. 近年来小儿心脏病防治工作的概况[J]. 中华儿科杂志，1959，10（6）：476-480.

[10] 邹恒顺，莫丽芬，王鼎琴. 小儿高原性心脏病238例临床分析[J]. 中华儿科杂志，1964，13：384-386.

[11] 郁慕仪，叶俊雄，何芝清，等. 小儿高原性心脏病40例的X线分析[J]. 中华放射学杂志，1964，9（4）：314-316.

[12] 华炳春，龚鸿诒. 婴幼儿高原适应不全症（心脏型）61例临床分析[J]. 中华儿科杂志，1966，15（1）：39-40.

[13] 李经邦，王银蓉，焦宏骏. 57例婴幼儿高山适应不全症病理学观察[J]. 中华病理学杂志，1966，10（2）：98-100.

[14] 林治平，吴天一. 小儿高原性心脏病286例临床分析[J]. 中华医学杂志，1974，54（6）：353-356.

[15] LIN CP，WU TY. Clinical analysis of 286 cases of pediatric high altitude heart disease[J]. Chin Med J，1974，54（6）：99-100.

[16] 况允. 高原心脏病[J]. 解放军医学杂志，1981，6（3）：160-162.

[17] 蒋民选. 小儿高原性心脏病[J]. 西藏医药，1977，2：160-168.

[18] 莫丽芬，蒋民选，李经邦，等. 小儿高原心脏病[M]//西藏自治区人民医院. 实用高原医学. 拉萨：西藏人民出版社，1983：251-260.

[19] 吴天一，林治平. 高原性心脏病[J]. 心脏血管疾病，1978，6（3）：186-196.

[20] SUI GJ，LIU YH，CHENG XS，et al. Subacute infantile mountain sickness[J]. J Pathol，1988，155：161-170.

[21] WU TY，MIAO CY，LIN CP，et al. Altitude illness in children on the Tibetan plateau[M]//OHNO H，

KOBAYASHI T，MASUYAMA S. Progress on Mountain Medicine. Matsumoto：[s.n.]，1998：195–200.

[22] WU TY，MIAO CY. High altitude heart disease in children in Tibet[J]. High Alt Med Biol，2002，3：323–325.

[23] WU TY，MIAO CY，WANG XQ. High altitude heart disease in children in Tibet[M]//GINES VISCOR，ANTONI RICHART DE MESONES，CONXITA LEAL. Health and Height. Barcelona：Universitat de Barcelona Press，2003：291–294.

[24] WU TY，TU D，XUE F，et al. Cardiovascular disease amongst Tibetan populations[M]//OHNO H，KOBAYASHI T，MASUYAMA S. Progress in Mountain Medicine and High Altitude Physiology. Matsumoto：[s.n.]，1998：357–358.

[25] 孙新甫. 高山病性心功能不全[J]. 中华内科杂志，1960，8（2）：153–155.

[26] 于之章. 高原适应不全症120例初步分析[J]. 中华内科杂志，1962，10（1）：50–52.

[27] 陈一初，王烈珍，孟昭亨，等. 成人高原心脏病300例分析[J]. 中华心血管病杂志，1982，10（4）：256–258.

[28] 钟乃川. 高山心脏病致左侧喉返神经瘫痪[J]. 中华耳鼻喉科杂志，1983，9（3）：184.

[29] 吴天一，张琪，代廷凡. 慢性高山病26例报道[J]. 中华医学杂志，1987，67（3）：167–168.

[30] WU TY，ZHANG Q，JIN BS，et al. Chronic mountain sickness（Monge's disease）：An observation in Qinghai–Tibet plateau[M]//UEDA G. High Altitude Medicine. Matsumoto：Shinshu University Press，1992：314–324.

[31] 郭从厚，雷淑贞，廖扬发，等. 高原心脏病患者心脏阻抗微分图、心电图、血气和酸碱平衡的改变[J]. 中华心血管病杂志，1984，12（4）：292–294.

[32] 李英悦，友莉. 成人慢性高原心脏病500例分析[J]. 中华内科杂志，1985，28：171–175.

[33] PEI SX，CHEN XJ，SI–REN BZ，et al. Chronic mountain sickness in Tibet[J]. Q J Med，1989，71：555–574.

[34] 吴天一，金炳生，徐复达. 成人高原心脏病的临床表现：附202例分析[J]. 心肺血管学报，1990，9：32–35.

[35] WU TY. Chronic mountain sickness on the Qinghai–Tibetan plateau[J]. Chin Med J（English），2005，118（2）：161–168.

[36] ANAND IS，WU TY. Syndromes of subacute mountain sickness[J]. High Alt Med Biol，2004，5：156–170.

[37] WU TY. Pediatric high altitude heart disease：A hypoxic pulmonary hypertension syndrome[M]//ALDASHEV A，NAEIJE R. Problems of High Altitude Medicine and Biology. Berlin：Springer–Verlag Press，2007：231–247.

[38] PENALOZA D，SIME F. Chronic cor pulmonale due to loss of altitude acclimatization（chronic mountain sickness）[J]. Am J Med，1971，50：728–743.

[39] PENALOZA D，SIME F，RUIZ L. Cor pulmonale in chronic mountain sickness：present concept of Monge's disease[M]//PORTER R，KNIGHT J. High Altitude Physiology：Cardiac and Respiratory

Aspects. Edinburgh：Churchill Livingstone，1971：41–60.

[40] MIRRAKHIMOV MM. Chronic high–altitude cor pulmonale[M]//ANON. Transactions of the International Symposium on Pulmonary Arterial Hypertension. Frunze：Kirghiz Inst Cardiol，1985：267–287.

[41] MIRRAKHIMOV MM，WINSLOW RM. The cardiovascular system at high altitude[M]//FREGLEY MJ，BLATTEIS CM. Environmental Physiology. New York：Oxford University Press，1996：1241–1258.

[42] 吴天一，张琪，代廷凡，等. 慢性肺心病的特殊类型：高原心脏病[J]. 中华结核和呼吸病杂志，1988，11（5）：186.

[43] MOORE LG，ROHR A，MAISENBACH J，et al. Emphysema mortality is increased in Colorado residents[J]. Am Rev Respir Dis，1982，126：255–258.

[44] 吴天一，陈秋红，王晓真. 慢性高原病命名及分析问题的探讨[J]. 解放军预防医学杂志，1991，9（1）：67–70.

[45] 中华医学会第三次全国高原医学学术讨论会. 我国高原病命名、分型及诊断标准[J]. 高原医学杂志，1996，6（1）：2–6.

[46] POLLARD AJ，NIERMEYER S，BARRY P，et al. Children at high altitude：An International Consensus Statement by an ad hoc committee of the ISMM，March 12，2001[J]. High Alt Med Biol，2001，2：389–403.

[47] MEIJER HJ，JEAN D. The International Mountaineering and Climbing Federation（Union International des Association D' Alpinisme）：Consensus Statement of the UIAA Medical Commission. Vol.9：Children at Altitude[J]. UIAA Medical，2008，32：1–15.

[48] LEON–VELARDE F，MAGGIORINI M，REEVES JT，et al. Consensus Statement on Chronic and Subacute High Altitude Disease[J]. High Alt Med Biol，2005，6（2）：147–157.

第58章 高原性心脏病的病理生理及发病机制

第1节 肺动脉高压

不论小儿高原性心脏病还是成人高原性心脏病，肺动脉高压是基本的病理生理机制，以下介绍符合临床诊断标准和通过右心导管检测的 PHAHD 的肺动脉压力。

一、PHAHD 的肺动脉高压

小儿高原性心脏病的肺动脉压力资料比较有限，表58.1 为北美科罗拉多、南美秘鲁及青藏高原少数 PHAHD 的肺动脉压资料进行的横向对比。

表 58.1 小儿高原性心脏病的肺血流动力学变化

检测地区	海拔 /m	对象 /n	肺动脉压 /mmHg		
			SPAP	DPAP	MPAP
利德维尔[1]	3 100	1 名白人 15 岁女孩，出生高原	67	27	44
	3 100	自行车功率计运动后	144	85	109*
	0	去海平面 11 个月后	33	8	17
利德维尔—克莱马克斯[2]	3 100	6 名白人婴幼儿（6～17 个月）	70.8±27	30±26	47±24
秘鲁[3,4]	3 730	1 名美国男孩	56	33	47
		8 岁患再入性 HAPE	144	104	117+
		吸氧 15 min 后	76	36	57
	0	回到海平面后	47	9	22
青藏高原[5]	3 719～4 280	8 名汉族婴幼儿	52.9±16	19.9±9	33.2±2
青海西宁[6]	2 261	12 名汉族健康婴幼儿（对照）	22.5±2	7.8±2	13.4±3

注：*—自行车功率计运动后；+—该患儿返回平原小居后重返高原患再入性 HAPE 时的 MPAP。

由表 58.1 可知 PHAHD 患儿的 PAP 明显增高，而且吸氧并不能降低肺动脉压，主要原因就是婴幼儿在高原出生并停留在高原，其肺小动脉的肌性结构退化延滞，而这一情况并不发生在海平面，因此 PAP 依赖于肺细小血管的重构[7]。这种肺血管结构性特征在某些儿童中持续年龄较长如 15 岁，甚至于发展到成年期而形成 APHAD。

按照国际高山医学协会（ISMM）2005 年发布的标准，肺动脉压的检测须应用超声心动图测算，即肺动脉收缩压的计算为检测右心室及右心房间的压力阶差（ΔP-RV/RA），以 Bernouli 方程计算出（ΔP-RV/RA=4V²），V 是三尖瓣反流的峰值速率。婴幼儿 HAHD 肺动脉高压的标准为：要求在发病现场检测，肺动脉平均压（MPAP）>50 mmHg 或肺动脉收缩压（SPAP）>65 mmHg[8]。根据目前实际观察到的上述病例结合其他应用多普勒超声心动图检测肺动脉压的结果，PHAHD 的 MPAP 为 46 mmHg，SPAP 为 62 mmHg，基本接近 ISMM 标准。在做出临床诊断时，PAP 固然是重要标准，但由于 PAP 受到诸多因素的影响，尤其当患儿从高海拔转至海拔较低处时，PAP 会有所下降，故应密切结合临床综合判定，如已出现右心衰竭，即使肺动脉压未达到以上标准，也应做出 PHAHD 的诊断。

二、AHAHD 的肺动脉高压

为准确性和可比性，均选取心导管资料对肺循环的研究，证明 AHAHD 患者与居住同高度的健康人相比，有轻或中度的肺动脉高压。

裴澍萱等（1989）在拉萨观察 5 例患者的 MPAP 为（39.6±11.1）mmHg[（5.3±1.5）kPa][9]。杨之等报道 6 例男性汉族患者均在称多（3 950 m）当地医院行右心导管术，有 4 例表现肺动脉高压，其 MPAP 平均为 30.8 mmHg[10]。吴天一等[11] 观察 18 例患者中有 5 例（27.8%）呈现明显肺动脉高压。1 例高达 75/36mmHg（MPAP 48 mmHg），余 4 例为轻度肺动脉高压。这 18 例患者在海拔 3 719 ~ 4 280 m 发病，右心导管术是在海拔 2 261 m 进行的，鉴于肺动脉压于低转后下降，提示肺血管收缩是导致肺动脉高压的一个因素，而吸氧并未能使肺动脉压降至正常，说明尚有肺血管解剖学变化即肺小动脉的肌化参与了肺阻力增高[10]。青藏高原不同海拔 AHAHD 患者的 PAP 值见表 58.2[5,11,12]。由表可见虽 PAP 较 PHAHD 患儿的低，但肺动脉高压持续存在，特别当运动或并发呼吸道感染时，PAP 将明显增高，日久必将引起右心损害。

国际高山医学协会（ISMM）2005 年发布的 AHAHD 的肺动脉压标准[8]，要求在发病现场检测，肺动脉平均压（MPAP）>30 mmHg 或肺动脉收缩压（SPAP）>50 mmHg。根据我们在青藏高原的实测结果，认为 MPAP>30 mmHg 的诊断标准偏高，容易出现假阴性，建议以目前国际上广泛采用的欧洲心脏病协会和欧洲呼吸协会（2004）[13] 及美国心脏病学会及美国胸科协会（ACCF/AHA）（2009）[14] 发布的专家共识，以 MPAP>25 mmHg 为肺动脉高压的诊断标准，建议关于 AHAHD 的诊断亦采取此标准。

表 58.2　我国青藏高原 AHAHD（CMS）患者肺血流动力学的改变

地点	海拔 /m	人数	平均 Hb/g·dL^{-1}	SPAP/ mmHg	DPAP/ mmHg	MPAP/ mmHg
拉萨	3 658	5	20.3	56.6	27.8	39.6
称多	3 950	6	21.9	42.8	22.1	30.8
果洛*	3 719 ～ 4 280	18	22.3	28.3	11.6	17.6

注：*—心导管术在海拔 2 261 m 进行。

三、红细胞增多与肺动脉增压

AHAHD 常伴有红细胞增多，而高原红细胞增多可使血容量增大，肺循环容量负荷的增大也可使肺动脉的增压反应增强[15]；血液黏滞度增高可使肺血管阻力增大并加重心脏负荷[16]。红细胞增多本身可引起肺功能障碍和肺循环阻力增大，而使 PAP 进一步增高[17]。

Cruz 等认为，肺动脉高压是红细胞增多的一个启动因素，通过高原病理学的研究，发现一些高原居民的肺小动脉肌层比正常高原人的厚，因此发生显著的肺动脉高压。此时由于肺动脉高压，终末前细小动脉（preterminal pulmonary arteriole）开放，产生肺内动 – 静脉分流，进一步使 PaO_2 及 SaO_2 明显下降，严重的低氧血症又刺激红细胞增生，形成过度的高原红细胞增多症[18]。随着时间延长，过度的红细胞增多又导致肺功能不全、气道阻塞及肺泡 – 动脉血氧分压差增高，致 PaO_2 下降及 CO_2 潴留，形成高碳酸血症和更重的低氧血症，如此形成恶性循环[19]。

第 2 节　关于左心问题

近年来，对 HAHD 在右心损害的基础上是否存在左心功能障碍存在争议，到底 HAHD 仅是由肺动脉高压引起的右心病变，还是左、右心均有病损的全心疾病？看法并不一致。然而在围绕 HAHD 的左心功能展开讨论前，首先要对正常人在高原的左心功能加以分析，才能认识病理状态下的变化，这已在高原心脏功能一章中加以深入探讨。在此集中讨论 HAHD 的左心问题。

目前对此的认识尚不一致。郭从厚等检测了在拉萨西藏军区总医院住院的 29 例成人 HAHD 增高，并以 48 名健康人对照，应用阻抗微分图检测左心功能。结果观察到 AHAHD 患者表现 TPR 增大，SV、CO、心脏做功指数（CWI）及心肌收缩指数（HI）均明显降低，左心室顺应性降低，左心室舒张压增高，等容舒张期延长。因此认为慢性缺氧导致心肌收缩力减弱和左心功能障碍[20]。

谢增柱等在拉萨对 AHAHD 患者应用超声心动图检测心脏的结构和功能。结果观察到 AHAHD 患者的左心室收缩功能包括左心室舒张末内径、左心室收缩末期内径、心搏指数（SI）、心指数（CI）、射血分数（EF）、左心室小轴缩短率、左心室内径缩短率与健康组比均无差异，提示左心收缩功能是正常的。但左心室舒张功能则出现异常，表现为左房排空指数减小、二尖瓣前叶 EF 斜率减小。

左房排空指数是最初 1/3 左房排空（相当于左心室快速充盈期）和左房被动排空之比，比值减小意味着左心室迅速充盈的减少。在无二尖瓣狭窄时，二尖瓣前叶 EF 斜率也是检测左心室舒张早期充盈和左心室顺应性的指标。此外，左心室间隔及左心室后壁均增厚[21]。

为了搞清 HAHD 时的心脏功能变化，吴天一等对在海拔 4 067 ~ 4 680 m 发病的 56 例成人 HAHD 患者进行了心功能系统研究。其中移居高原者 43 例，高原世居者 13 例，均男性，年龄 24 ~ 56 岁，平均（40.2±7.7）岁，移居高原后平均（18.6±6.8）年发病，均符合 HAHD 的诊断标准[22]，并严格排除其他心血管病。按我国肺心病的心功能分级，属心功能代偿期（COMG）21 例，心功能失代偿期（DECG）35 例，其中心功能不全 Ⅰ 级 10 例、Ⅱ 级 14 例、Ⅲ 级 11 例。另以高原健康组做对照，均生活在 4 100 m 左右，世居者及移居高原 10 年以上者各 25 例，均男性，年龄 22 ~ 57 岁，平均年龄（39.6±8.1）岁。经检查排除各型心血管病及高原病。因世居者、移居者间各项生理参数无明显差异故列为一组统计。

全部受检者于休息后取平卧位、左侧卧位，用 Aloka SSD-110 SM 型超声心动图仪（UCG）与 ECG、心音图（PCG）同步显示，按统一方法进行操作[23]，采用 135 胶卷拍摄后在缩微器上放大后测量。

检测下列指标：二尖瓣前叶 EF 斜率（EFamv）、右心室流出道 RVOT（mm）、右心室内径 RVD（mm）、左房内径 LAD（mm）、左心室舒张末内径 LVIDd（mm）、左心室收缩末期内径 LVIDs（mm）、舒张末室间隔厚度 IVSd（mm）、舒张末左心室后壁厚度 PWTd（mm）。同时计算左心室壁平均厚度 mWTd =（PWTd-IVSd）/2，左心室重量用 Devereux 解剖学公式推导，即 LVMA（g）=1.05×[（LVIDd+PWTd+IVSd）^{3}-（LVIDd）^{3}]-14g，左心室重量指数 LVMI=LVMA/BSA，左心室舒张末压 LVEDP 用 Abdulla 回归方程推导，即 LVEDP=21.6（QC/A2E）+1.8（mmHg）。并按照我们以往方法测算左心室收缩功能及收缩间期[24]，即根据测得左心室舒张末内径（Dd）及收缩末内径（Ds），用 Teichholz 公式 V=[7.0/2.4+D]·D^3，求得心每搏量（SV），再推算每搏指数（SVI）、心输出量（CO）、心排血指数（CI）、左心室射血分数（EF%）、左心室周径缩短率（mVcf）、左心室短轴缩短率（%ΔD）、射血前期与左心室射血时间比值（PEP/LVET）及平均收缩期射血率（SV/ET）。并同时检测 12 导联 ECG、VCG、X 线、血气、血红蛋白 Hb（g/dL）、血细胞比容 Hct（%）等以综合评价 UCG 变化的意义。

一、HAHD 临床心脏代偿功能分级与心功能变化的比较

1. CO

关于反映心泵功能的心输出量以往有正常[25]、增高[26]及降低[20]的不同结果，这一方面与病例选择及检查方法差别有关，另一方面则与上述报道的病例均未按临床分期区分观察有关。吴天一等注意到，如以 CI 为指标，HAHD 组的总体病例与高原健康对照组相比并无明显差异，但如按心功能区分则可看出变化规律，心功能代偿组 CI 正常占 68.4%、增高（按 >3.5 L/min·m^{-2}）占

31.6%，说明部分患者由于缺氧及血容量增加等存在高心输出量。而在出现心功能不全后，CI 正常占 62.5%、降低（按 <2.5 L/min·m^{-2}）占 37.5%，CI 总值较健康组及心功能代偿组均明显降低（$P<0.001$）（表 58.3）[27,28]，说明 HAHD 与肺心病相似，是一种正常排出量或低排出量型心力衰竭[29]。

表 58.3　HAHD 临床心功能代偿与失代偿期心功能指标的对比（$\bar{x}\pm S$）

指标	高原健康组	HAHD		P		
	A 组（30 例）	B 组 COMG（19 例）	C 组 DECG（24 例）	A/B	A/C	B/C
年龄 / 岁	38.40±5.80	37.70±6.60	41.10±6.80	>0.05	>0.05	>0.05
BSA/m^2	1.62±0.07	1.65±0.08	1.66±0.08	>0.05	>0.05	>0.05
SBP/mmHg	107.63±10.35	113.70±10.80	146.10±12.23	>0.05	<0.001	<0.001
DBP/mmHg	68.55±8.70	75.6±11.7	92.40±8.33	<0.05	<0.001	<0.001
MAP/mmHg	81.90±9.08	88.88±10.73	111.3±11.33	<0.05	<0.001	<0.001
TPR/dyn·s·cm^{-5}	1 301±282	1 286±274	1 856±365	>0.05	<0.001	<0.001
PaO$_2$/mmHg	51.30±4.23	44.85±4.88	41.55±4.28	<0.001	<0.001	<0.05
SaO$_2$/%	87.10±4.30	78.80±4.60	74.00±4.20	<0.001	<0.001	<0.01
Hct/%	53.20±5.50	74.20±6.70	79.50±5.80	<0.001	<0.001	<0.01
HR/bpm	72.80±9.40	75.60±8.70	81.90±11.30	>0.05	<0.05	<0.05
SV/ml	68.20±14.10	74.40±15.30	58.20±12.70	>0.05	<0.01	<0.001
SVI/mL·m^{-2}	42.20±5.70	44.80±6.20	35.60±4.80	>0.05	<0.001	<0.001
CO/L·min^{-1}	5.08±0.86	5.58±1.24	4.74±0.66	>0.05	<0.01	<0.01
CI/L·min^{-1}·m^{-2}	3.24±0.41	3.37±0.45	2.83±0.38	>0.05	<0.001	<0.001
EF/%	62.60±6.70	59.60±5.70	55.90±4.83	>0.05	<0.01	<0.05
FS/%	31.50±5.60	29.10±5.20	26.30±4.70	>0.05	<0.01	<0.05
mVcf/cir·s^{-1}	1.12±0.23	1.02±0.20	0.96±0.18	>0.05	<0.05	>0.05
PEP/LVET	0.34±0.01	0.35±0.05	0.38±0.05	>0.05	<0.05	>0.05
SV/ET/mL·s^{-1}	263.80±68.30	277.60±72.40	299.40±9.60	>0.05	<0.05	<0.05
LVMI/g·m^{-2}	118.40±16.20	131.40±17.40	148.30±18.50	<0.05	<0.001	<0.01
MPAP/mmHg	24.3±2.7	34.80±2.85	36.9±3.3	<0.05	<0.001	<0.01

2. 心肌收缩力

EF 是反映心脏工作性能的一个重要指标。HAHD 组的 EDV 明显减少，说明前负荷降低[30]，而 ESV 则减少甚微，EF 保持正常，从而有助于在不增加左心室容量负荷的情况下，保持心脏的机械效率，这是机体在低氧下心泵功能的一种适应性表现。

HAHD 患者早期处于心功能代偿时，左心室后负荷开始增大，但 SBP、TPR 与健康组间尚无明显差异（$P>0.05$），同时发生左心室前负荷增加，出现 EDV 增大，这时 CI 虽有增高趋势以代偿缺氧，但 EF 已趋于减少，不过与健康组的差别尚不明显（$P>0.05$），其他代表左心室心肌收缩力的一系列指标，如 FS、mVcf、PEP/LVET、SV/ET 等均有相似反映，说明在心功能代偿阶段左心室心肌收缩力仍能维持正常。在发生心功能失代偿出现心力衰竭后，一个病理性特点是左心室后负荷明显增加，BP 和 TPR 与健康组及心功能代偿组相比均有明显增高（$P<0.001$）。尽管肺动脉压明显升高，肺血管阻力增加可能减轻左心室前负荷，而 ESV 实际并无明显减少，提示已出现病理性心脏收缩功能不全，表现为 SVI、CI 明显降低，EF、FS、MVCF 明显减少，PEP/LVET 比值增大，SV/ET 比值缩小，综合地表明心肌收缩力减退[31]。

二、左心室收缩及舒张功能变化

HAHD 组与高原健康组心脏功能变化主要指标见表 58.4。

表 58.4　高原健康组与 HAHD 组左心室功能性参数（$\bar{x}\pm S$）比较

参数	高原健康组	HAHD 组	P
SVI/mL·m^{-2}	42.45 ± 5.82	44.37 ± 6.14	>0.05
CI/L·min^{-1}·m^{-2}	3.03 ± 0.45	3.39 ± 0.51	>0.05
%ΔD/%	36.5 ± 6.8	32.6 ± 9.7	<0.05
EF/%	71.4 ± 8.2	68.2 ± 9.4	>0.05
mVcf/cir·s^{-1}	1.21 ± 0.27	1.10 ± 0.32	>0.05
EFamv/mm·s^{-1}	103.42 ± 32.24	86.64 ± 18.37	<0.01
PCWP/kPa	1.48 ± 0.24	1.57 ± 0.24	>0.05
LVEDP/kPa	1.51 ± 0.31	1.60 ± 0.35	>0.05

1. 左心室收缩功能

HAHD 组除 %ΔD 较正常组降低外，EF 及 mVcf 值均与高原健康组无明显差异，且均在正常值范围内，提示心肌收缩力改变不明显。而至心功能失代偿期则出现收缩功能障碍，已如前述。

2. 左心室舒张功能

若无二尖瓣狭窄，则 EFamv 代表舒张早期左心室的充盈状态和左心室舒张顺应性，HAHD 组的 EFamv 较高原健康组明显降低（$P<0.01$），<60 mm/s 者 15 例，占 26.8%。以 LVEDP>16 mmHg 为异常，则 HAHD 组有 8 例，占 11.3%，而高原健康组仅 1 例。从而提示部分 HAHD 患者存在左心室舒张期顺应性减退、舒张早期充盈障碍，这可能是长期低氧性心肌受损和冠状动脉供血不足的结果。

第 3 节　心脏结构改变

HAHD 病理生理的基本特征是高原低氧性肺动脉高压及右心肥大。我国平原地区 RVOT 和 RVD 的正常上限分别为 30 mm 和 20 mm，在海拔 4 100 m 的健康成人已近于此值，这是由于人体在高原习服中发生的生理性肺动脉高压，右心室肥大主要发生在 RVOT（见第 30 章第 3 节）。而患 HAHD 时发展为病理性的显著肺动脉高压，HAHD 组的 MPAP 为（35.85 ± 2.85）mmHg，明显高于高原健康组的（24.0 ± 2.63）mmHg，故其右心室肥大的发生率更高，程度更甚，且由心底部发展至心体和心尖部。

关于 HAHD 患者左心室结构的变化，以往主要用 ECG 及 X 线胸片观察，有其局限性。此项研究经 ECG、VCG 及 X 线胸片检出 HAHD 组的左心室肥大或增大阳性率仅为 10.7%、12.5% 及 16.1%。而经 UCG 检测，IVSd 及 PWTd 增厚，mWTd 增加。因 UCG 的 LVMI 与尸检左心室重量相关良好（$r=0.95 \sim 0.99$）[32]，故是判定左心室肥大的一项可靠指标。HAHD 组的 LVMI 总体均值较高原健康组明显大（$P<0.001$）。LVMI 若以 $\bar{x}±2S$ 作为高原正常范围值，则上限为 150 g/m²，HAHD 组的 LVMI>150 g/m² 者 12 例，占 21.4%，高原健康组仅 1 例，差异非常显著（$P<0.01$）（表 58.5）。鉴于 HAHD 组有 23.2% 的患者合并有高血压，Hct 值高达 73.3% ± 6.2%，而其 LVMI 与 MAP 呈明显正相关（$r=0.36$，$P<0.01$），与 Hct 呈弱的正相关（$r=0.28$，$P<0.05$）。这就说明 HAHD 的晚期即心功能失代偿期可发生左心室肥大，主要因素为血压增高及红细胞增多，高原血压升高与缺氧、交感神经受激、心率增速、心输出量增加及肾脏瘀血等因素有关。过度的红细胞增多使血液黏滞度增加、血容量增大，同时亦可使血压升高，这样使左心的前、后负荷均增高，左心室负荷加重。而此时冠状动脉血氧饱和度下降，心肌某些部位灌注不足，出现乏氧代谢迹象[33]，心肌供氧不足导致收缩功能降低。故提示在 HAHD 的心功能代偿阶段其左心室收缩功能改变不明显，只有到了后期至出现心力衰竭时左心室的收缩功能及舒张功能障碍才显现出来，故早期诊断和及时治疗以防止向晚期发展十分必要。

HAHD 在早期是以显著低氧性肺动脉高压导致右心受损为主的心脏疾患，随着疾病发展，则是左、右心均受损的全心性病变，这已从心功能和病理解剖学获得双重证实。

表 58.5　高原健康组与 HAHD 组心脏结构性参数（$\bar{x}\pm S$）的比较

参数	高原健康组	HAHD 组	P
RVOT/mm	29.88±5.43	36.64±6.67	<0.001
RVD/mm	18.56±5.26	27.92±5.56	<0.001
RVOT/LAD	1.25±0.44	1.47±0.52	<0.05
LVD/RVD	2.47±0.90	1.73±0.88	<0.001
LAD/mm	23.87±4.12	25.44±4.48	>0.05
LVIDd/mm	46.17±5.53	48.23±8.17	>0.05
IVSd/mm	10.06±1.40	10.84±2.13	<0.05
PWTd/mm	10.14±1.74	10.98±1.98	<0.05
IVS/PWT	0.99±0.09	0.99±0.11	>0.05
mWTd/mm	10.09±1.49	10.93±1.98	<0.05
LVMI/g·m^{-2}	117.1±17.4	140.7±18.6	<0.001
MPAP/mmHg	24.0±2.63	35.6±2.85	<0.001

第 4 节　HAHD 的动物模型

　　HAHD 的动物模型需要在低氧条件下复制出有明显肺动脉高压及右心室肥大的病理变化。第三军医大学病理生理系高原医学实验室孙秉庸教授领导的团队对 HAHD 动物模型的复制进行了系统研究。在现场（拉萨）和低压舱模拟高原同时进行，选择了对低氧易感的猪为主要实验动物。首先在实验方法上做了探讨，秘鲁病理学家 Recavarren 和 Arias-Stella（1962）对人的方法（将人心切为5 个横断，比较每段的重量和总重量）在猪上不完全实用。因为猪心的形状与人的不尽相同，而且只根据右心室壁某段的重量增加与否判断右心室有无肥大，也不尽全面，故采用了心室壁重量的绝对值、Hemann-Wilsons 指数、肺重 / 心室重量指数等指标综合判定[34]。

　　该实验室谢增柱等在西藏拉萨对 3 种不同高原动物（12 只杂种犬、4 只猪及 7 只兔）进行研究，观察慢性低氧对肺动脉压及血气的影响。所有动物都用戊巴比妥钠麻醉。以右心导管检测 PAP，以PHMZ MK2 Digital Acid-base Analyzer 检测血气。结果显示高原犬和猪的肺动脉压高于平原同种动物，但存在个体差异。在这 3 种动物中，猪的肺动脉压最高，兔次之，犬最低（表 58.6）。高原犬的冠状窦血氧分压比猪高 [（22.9±6.4）mmHg vs.（16.5±2.0）mmHg，$P<0.01$]，提示其左心室心肌并不缺氧。这一结果提示在同一高度的低氧条件下，肺动脉的增压反应存在种间差异，而经血气检测，

PAP 与 PaO_2、pH、$PaCO_2$ 及 Hct 均无明显相关[35]。

表 58.6 犬、兔、猪肺动脉压、右心室压、楔压（$\bar{x} \pm S$）的比较

动物种类	例数	MPAP/mmHg	右心室压 /mmHg	楔压 /mmHg
犬	12	19.5±4.9	—	4.2±2.2
兔	7	22.78±0.7*	23.9±2.0	—
猪	4	36.1±14.1**	—	6.2±0.2

注：*—兔与猪比，P<0.05；**—猪与犬比，P<0.01。

孙秉庸等对 10 只雄性长白种（Landrace strain）幼猪进行实验，每天在低压舱内模拟海拔 4 000 m 高原停留 8 h，共 30 d。第 31 d 再次缺氧时，其低氧性肺血管增压反应比急性缺氧组（11 只）显著增强 [4 000 m，MPAP（72.6±3.9）mmHg vs.（50.4±3.4）mmHg，P<0.001]，肺循环阻力比平原值有显著增加 [（1 125.1±1.9730）dyn·s·cm^{-5} vs.（549.50±1.7766）dyn·s·cm^{-5}，P<0.001]，与此同时，心输出量减少 [由平原的（4.45±0.14）L·min^{-1} 减为（4.0±0.41）L·min^{-1}] 但同时测得的全血量、血浆量均无显著增加，仅 RBC 计数及 Hct 值增高，且 Hct 比急性缺氧组增加明显（49.6%±2% vs. 37.5%±0.6%，P<0.001），但 Hct 未超过 55%。心脏的 Hemann–Wilons 指数（LV+S/RV）急性组明显大于慢性组（3.38±0.65 vs. 3.01±0.08，P<0.01），说明后者有右心室肥大。两组动物的体动脉压在缺氧时都升高。在海拔 4 000 m 停留 2 h 后，立即腹腔注射钙离子拮抗剂维拉帕米（verapamil）60 mg，在 120min 内可见两组动物的 PAP 及体动脉压均明显下降，间接说明钙离子与低氧性肺动脉增压反应和体动脉增压反应有关[36]。

其后，孙秉庸等试图观察慢性间歇性低氧是否可导致实验猪的右心室肥大。雄性猪共 22 只，分为两组，急性缺氧组 12 只，低压舱内急性减压至海拔 4 000 m，停留 4 h，检测肺动脉压等指标；慢性间歇性缺氧组 10 只，每天在低压舱内 8 h，共 30 d，第 1 d 检测有关生理参数，然后减压到海拔 4 000 m，减压过程中检测观察指标。随后做病理解剖学处理及检测。按心脏纵轴的长度将其分为三等份，沿与纵轴垂直的平面，将心脏切成厚度相等的三段，切面互相平行，自心底向心尖的顺序，将三段分别称为 S_I、S_{II}、S_{III}，三者之和称 ST，心脏在福尔马林液中固定 138 d 后称重。结果慢性间歇性缺氧组的 S_I、S_{II}、S_{III} 和 ST 的重量都比急性缺氧组的重，但只有 S_{II} 和 ST 两组有统计学差异（表 58.7）。

由表 58.7 可见，经过慢性缺氧 30 d 后，猪的右心室重量增加。同时又检测了两组心脏的 Hemann–Wilsons 指数，结果慢性间歇性缺氧组 ST 小于急性缺氧组（3.0114±0.0813 vs. 3.3769±0.0514，P<0.01）；检测肺 / 心指数（肺重 /RV），慢性间歇性缺氧组 ST 小于急性缺氧组（11.9536±0.5889 vs. 11.9536±0.9522，P<0.01），综合证实慢性间歇性低氧导致猪右心室明显肥大[37]。

表 58.7　模拟急性缺氧和慢性缺氧对猪右心室重量（g）的比较（$\bar{x} \pm S$）

分组	S_{I}	S_{II}	S_{III}	ST
急性缺氧组	10.694±1.0680	7.718±0.7235	2.108±0.2878	19.979±1.8790
慢性缺氧组	13.370±0.8875	10.023±0.5481	2.466±0.3198	25.859±1.2485
P	>0.05	<0.01	>0.05	<0.05

　　在以上动物模型的基础上，该实验室王肇文等观察了硝苯地平对幼猪缺氧性肺动脉增压和右心室肥大的影响，在模拟海拔 4 000 m 经心导管注入硝苯地平（40 μg/kg）溶液后，原增高的 MPAP 和 PVR 显著下降，原增高的颈总动脉压（Psa）和 TPR 亦下降，CO 明显增加。另有每天肌肉注射硝苯地平溶液的幼猪，虽经 30 d 模拟 4 000 m 的间歇性低氧，但右心室无明显肥大。说明硝苯地平对猪的低氧性肺动脉高压及慢性间歇性缺氧引起的右心室肥大有一定的防治效果[38]。

　　郝丽珊等针对上述 4 000 m 猪的动物模型，将前列腺素（PGE1）（1 μg/kg）和花生四烯酸（AA）（100 μg/kg）由心导管注入猪的腔静脉，观察到 PGE1 明显降低了 MPAP、PVR、Psa 和体循环血管阻力（SVR）；AA 则增强了低氧性肺动脉增压反应（HPPR），降低了 Psa 和 SVR。结果提示：PGE1 对猪的肺循环和体循环具有明显的减压作用；注入 AA 时猪的体循环血管可能合成了舒血管性 PG（VDPG），肺血管合成了收缩血管性 PG（VCPG），破坏了肺血管 VCPG 与 VDPG 的作用平衡，这可能是 HPPR 增强的原因之一。以上实验为 HAHD 的病理生理机制研究和药物防治提供了线索[39]。

　　吴天一等根据人类 CMS 的发病在高原移居及世居人群间的明显不同，首先选择对比了 3 大类高原土生动物和平原动物：高原灰兔与平原大白兔、高原土猪和平原巴克夏猪、高原鼠兔和平原 Wistar 大鼠。将上述动物在低压舱内模拟高原实验，检测肺循环，进行心、肺形态学研究，结果发现以最后一组动物作为 CMS 或 HAHD 的实验动物模型较理想[40]。高原鼠兔（Plateau Pika, *Ochotona curzoniae*）是典型的青藏高原土生动物，适应高原的历史几乎与青藏高原隆起的历史相当，具有鲜明的适应动物代表性。38 只高原鼠兔是从海拔 3 700 ~ 4 200 m 的果洛地区捕获的，Wistar 大鼠是从平原（76 m）运抵西宁的。两组动物先在西宁饲养 1 个月，以稳定生理状态。然后在低压舱内模拟海拔 5 000 m（PB 450 mmHg）慢性间歇性低氧，每日 8 h，共 42 d。结果见表 58.8[41]。

　　由表可见，Wistar 大鼠经由平原运抵中度海拔西宁后，某些生理指标如 PaO₂、SaO₂ 已降低，而 MPAP 已升高，经 42 d 海拔 5 000 m 慢性间歇性低氧后，非常明显地出现高血红蛋白、高血细胞比容、低氧血症及右心室增大，已经符合 HAHD 或 CMS 的病理生理变化。而高原鼠兔从高海拔运至中度海拔后，血液学、血气指标均为正常水平，肺动脉压力显示属于低压型高原动物，无右心室肥大，经 42 d 海拔 5 000 m 慢性间歇性低氧后，令人惊讶的是，几乎所有指标均无明显变化，特别是 PAP 保持于原水平，也无右心室肥大。两组动物的 P50 有明显不同，Wistar 大鼠随海拔升高其值增大而趋向右，高原鼠兔则降低而趋向左，提示高原鼠兔 Hb 对 O₂ 的亲和力增强。高原鼠兔生活在青藏高原，在海拔 5 000 m 以上只要有草地就可以有其巢穴，这就是它在自然界的生存高度，充分证明高原鼠兔是经过遗传进化的适应型动物[42]。

表58.8　Wistar 大鼠与高原鼠兔在海拔 5 000 m 慢性间歇性低氧后生理指标对比

指标	Wistar 大鼠	高原鼠兔	P^{**}
$Hb/g \cdot dL^{-1}$	$14.8 \pm 0.1—18.8 \pm 1.2^*$	$9.8 \pm 0.5—10.1 \pm 0.6$	<0.001
Hct /%	$44 \pm 4.4—67 \pm 4.5^*$	$33.25 \pm 0.98—34.45 \pm 1.02$	<0.001
$PaO_2/mmHg$	$51.6 \pm 16.8—32.3 \pm 8.5^*$	$57.8 \pm 12.6—56.4 \pm 16.6$	<0.001
$PaCO_2/mmHg$	$26.2 \pm 4.9—30.8 \pm 5.2^*$	$28.2 \pm 8.4—25.0 \pm 4.28$	<0.01
$SaO_2/mmHg$	$78.6 \pm 8.2—62.6 \pm 14.7^*$	$92.2 \pm 6.60—91.1 \pm 5.58$	<0.001
P50/mmHg	$32.3 \pm 1.42—38.4 \pm 2.16^*$	$25.9 \pm 0.86—24.3 \pm 0.93$	<0.001
MPAP/mmHg	$25.7 \pm 3.3—36.3 \pm 2.5^*$	$12.8 \pm 3.2—13.4 \pm 2.8$	<0.001
LVW/RVW	$6.86 \pm 0.44—4.24 \pm 0.12^*$	$4.28 \pm 0.84—4.11 \pm 0.16$	<0.001

注：*—Wistar 大鼠在海拔 2 261 m 与 5 000 m 的自身对比；**—Wistar 大鼠与高原鼠兔在 5 000 m 慢性间歇性低氧后的对比。

第 5 节　HAHD 分子机制的研究

HAHD 的病理机制尚未完全阐明，但目前已经明确的是低氧性肺动脉高压是最为关键的，慢性低氧与肺动脉压间呈负相关，由于吸氧并不能使肺动脉压完全下降，故低氧导致的肺动脉增压反应有待研究。这与肺血管的结构性变化有关，高原健康居住者的肺血管床明显增加[43]、肺小动脉的肌层增厚、肺细小动脉出现肌化（muscularization）[43,44]。关于低氧性肺动脉高压的分子调控机制已在低氧性肺动脉高压章第 3 节中系统介绍。HAHD 的另一个相关的致病因素为红细胞增多，其分子机制已在青藏高原的慢性高原病章中加以探讨。而肺动脉高压与红细胞增多之间又形成相互促进的密切关系。人类群体居住在高原受到自然选择的压力，CMS 被认为是对高原应激缺乏 / 丧失了适应，从而过度地产生大量循环血的红细胞且导致高血红蛋白含量。由于低氧性肺血管收缩及重建，且红细胞过度增生导致的高血液黏稠度增加了血管阻力，因此促使肺动脉压愈增高。

近年的研究已证实不同的高原人群对慢性低氧的反应存在差异，而这些人群中只有一部分人是 CMS 的易感者。而对于这些易感者的易感性是否与其基因成分有关，Mejia 等在安第斯对 48 名 CMS 患者及 56 名健康人进行了一组基因学对照研究，观察一系列候选基因包括红细胞生成素（erythropoietin，EPO）、红细胞生成素 - 受体（erythropoitin-receptor，EPOR）、低氧诱导因子 -1α（hypoxic-inducible factor 1 alpha，HIF-1α）、von Hippel-Lindau（VHL）病肿瘤抑制物、羟基赖氨酸酶域 1（prolyl hydroxylase domain 1，PHD1）、羟基赖氨酸酶域 2（PHD2）、羟基赖氨酸酶域 3（PHD3）、及其他基因，结果没有发现基因多态性在这些候选基因与过度红细胞增多间有何相关[45]。

不过根据一项全基因测序应用 SNPs 片段发现某些基因如 *EGLN*1（PHD2）、*NOS2A*、*PRKAA*1，在 HIF 调控下成为正选择的候选基因[46,47]。因此这些基因也可能是与 CMS 相关的候选基因。目前对某些基因组学的研究，已显示出一些与 HAHD（CMS）相关的亮点。

1. 内皮素 1

观察到低氧性肺动脉高压性疾患时内皮素 1（endothelin-1, ET-1），在肺内及血浆表达增强[48,49]，成为低氧性肺动脉高压的标志物或介导体[50]。动物实验观察到慢性低氧条件下，在围出生期已出现肺内皮合成一氧化氮合酶减少及内皮素 -1 前体增多[51]。由此可能埋下了日后发生 HAHD 的祸根。

2. 肺血管平滑肌细胞增生的基因调控

蛋白激酶 C（protein kinase C）活性增强，在低氧下激惹肺血管平滑肌细胞增生[52]，同时在低氧下抑制肺动脉平滑肌细胞内作为电压闸门的钾通道 α 亚基的表达[53]。

3. 内皮细胞生长因子 A

Espinoza 等对在秘鲁赛罗·德·帕斯科发生 CMS 的患者 [131 人，平均年龄（49.1±12.7）岁] 和健康人群 [84 人，平均年龄（47.2±13.4）岁] 进行内皮细胞生长因子 A（VEGFA）基因测序，发现单核苷酸多态位点（SNPs）包含 VEGFA 的 2.2 kb 区共 11 基因型。结果 VEGFA 信息基因（tag SNP）位点 rs3025033 在 CMS 明显表达（$P<0.05$），具有 AG 基因型者比具有 GG 型者 CMS 危险度高 2.5 倍（$P<0.002$；OR=2.54；95%CI：1.10～5.88）。Pairwise Fst 和 Nei′s 的距离显示赛罗·德·帕斯科人群与 HapMap 3 人群基因具有差异（Fst>0.36，$P<0.01$），提示 VEGF 基因是选择性地运转。研究结果认为 VEGFA 基因存在于长期居住于秘鲁安第斯的 CMS 者中[54]。

虽然此项研究并未检测循环血的 VEGF 以阐明观察到的 SNP 多态性和蛋白含量变化间的相关。但已经观察到长期居住于高原并患有 CMS 者其循环血 VEGF 水平增高[55,56]。当返回到海平面时，VEGF 水平下降。是否这一反应会影响到长期居于高原并患有 CMS 者的预后尚不清楚。不过，CMS 患者周围血单核细胞 VEGF 的表达与高原世居者居住于高原或海平面均是不同的[57,58]。有趣的是，急性高山病发病的危险因素也与 VEGF 多态性有关[59]。

由于 Espinoza 的研究未实施 Bonferroni 的相关多元比较，因而不能排除 VEGFA tag SNP rs3025033 与 CMS 间相关的偶然性。然而，OR 的低下限及距 1 值很大[47]，提示对危险预测的假性相关的概率是低的。不论如何，该研究目的是要对居住于高原并患有 CMS 的相似的人群进行重复实验。Espinoza 等发现 haploblock 2 SNPs 的等位基因及基因型频率与国际 HapMap 3 联合团队的（the International HapMap 3 Consortium，2010）是不同的[60]。一个明显的基因变异发生在赛罗·德·帕斯科人群与 HapMap 3 人群间（Fst>0.36，$P<0.01$）说明高原对 VEGF 所在位点形成选择性的压力[60]。

上述研究结果提示 VEGFA 与秘鲁患 CMS 者相关。尽管目前的研究提示藏族的高原适应在基因上与安第斯人不同[61,62]，然而 VEGFA 则可能在这两个群体发生 CMS 上均起作用。

关于 HAHD 与遗传进化适应，目前认为藏族 HAHD（CMS）的低发病率可能是自然选择的结果，然而 CMS 本身看来不像是一个自然选择强有力的驱动体，因为 CMS 通常发生在年龄较大者，而且安第斯人成功地开发了高海拔地区，尽管他们是 CMS 的相对易感者[63]。MacInnis 认为防止高原红细胞增多是自然选择的继发性结果，而安第斯人可能具有另一条代偿途径[64]。

不过，CMS 的遗传学基础难以获取，是因为其临床症状发生较晚，并且缺乏遗传学的动物模型[64,65]，使之难以确定该病的遗传模式及通过联动分析来绘制疾病的基因图谱。首先应提出候选基因，但迄今尚无很明确的涉及 CMS 发生的相关基因[66-68]。因此对于阐明 HAHD（CMS）发病的分子机制，目前仅仅处于起步阶段，今后仍需进行大量的研究。

参 考 文 献

[1]　GROVER RF，VOGEL JHK，VOIGHT GC，et al. Reversal of high altitude pulmonary hypertension[J]. Am J Cardiol，1966，18：928-932.

[2]　KHOURY GH，HAWES CRC. Primary pulmonary hypertension in children living at high altitude[J]. J Pediat，1963，62：177-185.

[3]　VOGEL JHK，VOGEL R，BLOUNT SG. The cardiovascular system in children from high altitude[J]. J Pediat，1964，64：315-324.

[4]　HULTGREN HN，GROVER RF. Circulation adaptation to high altitude[J]. Ann Rev Med，1968，19：119-152.

[5]　WU TY，MIAO CY. High altitude heart disease in children in Tibet[J]. High Alt Med Biol，2002，3：323-325.

[6]　WU TY，MIAO CY，WANG XQ. High altitude heart disease in children in Tibet[M]//GINES VISCOR，ANTONI RICHART DE MESONES，CONXITA LEAL. Health and Height. Barcelona：Universitat de Barcelona，2003：291-294.

[7]　SEVERINGHAUS JW. Development of irreversibility of hypoxic pulmonary hypertension[J].High Alt Med Biol，2001，2（4）：482.

[8]　LEON-VELARDE F，MAGGIORINI M，REEVES JT，et al. Consensus Statement on Chronic and Subacute High Altitude Disease[J]. High Alt Med Biol，2005，6（2）：147-157.

[9]　PEI SX，CHEN XJ，SI-REN BZ，et al. Chronic mountain sickness in Tibet[J]. Q J Med，1989，71：555-574.

[10]　杨志，何芝青，刘学良. 高原与肺动脉高压[J]. 中华心血管病杂志，1985，13：32-34.

[11]　WU TY，MIAO CY，LIN CP，et al. Altitude illness in children on the Tibetan plateau[M]//OHNO H，KOBAYASHI T，Masuyama S. Progress on Mountain Medicine. Matsumoto：[s.n.]，1998：195-200.

[12]　缪澄宇，孙水英，谭肖芬，等. 高原地区162例肺动脉压值检测结果分析[J]. 中国循环杂志，1989，4（1）：27-29.

[13]　GAILE N，TORKICKI A，BARST B. The task force on diagnosis and treatment of pulmonary arterial hypertension on the European Society of Cardiology. Guidelines on diagnosis and treatment of pulmonary arterial hypertension[J]. Eur Heart J，2004，23：2243-2278.

[14]　MCLAUGHLIN VV，ARCHER SL，BADESCH DB. ACCF/AHA 2009 expert consensus document on pulmonary hypertension：A report of the American College of Cardiology Foundation Task Force on expert Consensus documents and the American Heart Association developed in collaboration with the American college of Chest Physicians；American Thoracic Society，Inc；and the Pulmonary Hypertension

Association[J]. J Am Coll Cardiol，2009，53：1573-1619.

[15] LAOCKHART A，ZELTER M，MENSCH-DECHENE J，et al. Pressure-flow-volume relationships in pulmonary circulation of normal highlanders[J]. J Appl Physiol，1976，41（4）：449-456.

[16] TYSON KR，SCIARROTTA N，FENDER HR，et al. Effect of blood viscosity on pulmonary vascular resistance[J]. J Pediatr Surg，1971，6：559-564.

[17] BARER GR，BEE D，WACH RA. Contribution of polycythemia to pulmonary hypertension in simulated high altitude in rats[J]. J Physiol，1983，33：627-638.

[18] CRUZ JC，RECAVARREN S. Chronic mountain sickness：A pulmonary vascular disease?[M]// BRENDLE W，ZINK R. High Altitude Physiology and Medicine. New York：Springer-Verlag，1982：271-277.

[19] CRUZ JC，RUSSELL BE，REEVES JT，et al. Relationship of venous admixture to pulmonary hypertension[J]. Fed Proc，1979，38：1379.

[20] 郭从厚，雷淑贞，廖扬发，等. 高原心脏病患者心脏阻抗微分图、心电图、血气和酸碱平衡的改变[J]. 中华心血管病杂志，1984，12（4）：292-294.

[21] 谢增柱，王俊元，刘联荣，等. 高原心脏病左和右心室的结构和功能改变[J]. 解放军医学杂志，1988，13（6）：448-450.

[22] 吴天一，徐复达，金炳生. 高原心脏病诊断问题探讨[J]. 临床心血管病杂志，1989，5（4）：229-232.

[23] 人体各部位超声操作方法和正常值统一标准（草案）[J]. 中华物理医学杂志，1980，2（3）：183-186.

[24] 金炳生，张琪. 用超声心动图测算心输出量和左心室收缩间期[J]. 中华物理医学杂志，1984，6（1）：14-16.

[25] WINSLOW RM，MONGE CC. Cardiac output in CMS[M]//ANON. Hypoxia，Polycythemiaand Chronic Mountain Sickness. Baltimore and London：The Johns Hopkins University Press，1987：84-88.

[26] 谢增柱，王俊元，刘联荣，等. 高原心脏病的超声心动图表现[J]. 解放军医学杂志，1982，7（1）：19-21.

[27] 吴天一，金炳生，徐复达. 高原心脏病左心室收缩功能的改变[J]. 心功能杂志，1991，3：33-36.

[28] 吴天一，金炳生，徐复达，等. 高原心脏病的超声心动图研究[J]. 中国超声医学杂志，1990，6（4）：239-240.

[29] 吴天一，张琪，代廷凡，等. 慢性肺心病的特殊类型：高原心脏病[J]. 中华结核和呼吸病杂志，1988，11（5）：186.

[30] FOWLES RE，HULTGREN HN. Left ventricular function at high altitude examined by systolic time intervals and M-mode echocardiography[J]. Am J Cardiol，1983，52（7）：862-866.

[31] SUAREZ J，ALEXANDER JK，HOUSTON CS. Enhanced left ventricular systolic performance at high altitude during Operation Everest II[J]. Am J Cardiol，1987，60：137-142.

[32] 黄大显. 心电图诊断左心室肥大的准确性[J]. 中华心血管病杂志，1985，13：202-205.

[33] MORET PR. Coronary blood flow and myocardial metabolism in man at high altitude[M]//PORTER

R，KNIGHT J. High Altitude Physiology：Cardiac and Respiratory Aspects. Edinburgh：Churchill Livingston，1971：131-148.

[34] 孙秉庸，谢增柱. 由慢性间歇性缺氧导致的猪右心室肥大[C]. 西南地区病理生理学学术会议论文集. 重庆：第三军医大学学报社，1982：29-34.

[35] 谢增柱，王俊元，宋德颂，等. 慢性缺氧对动物肺动脉压和血气的影响[J]. 高原医学杂志，1984，2：1-5.

[36] 孙秉庸，谢增柱，王俊元，等. 缺氧性肺动脉和体动脉增压反应的研究：慢性间歇性缺氧的影响及其机制[J]. 病理生理学报，1985，1（2）：8-12.

[37] 孙秉庸，谢增柱，杨映波，等. 由慢性间歇性缺氧导致的猪右心室肥大及其判断标准的探讨[J]. 第三军医大学学报，1987，9（1）：44-47.

[38] 王肇文，孙秉庸，刘福玉，等. 硝苯吡啶对幼猪缺氧性肺动脉压增高和右心室肥大的影响[J]. 中国病理生理杂志，1986，2（1）：22-25.

[39] 郝丽珊，孙秉庸，裴震，等. 前列腺素E1和花生四烯酸对猪缺氧性肺动脉增压反应的影响[J]. 中国病理生理杂志，1986，2（2）：75-77.

[40] 吴天一，王晓真，龙雯. 慢性高山病动物模型的研究[J]. 中国病理生理杂志，1997，13：461.

[41] WU TY，LONG W，WANG SZ，et al. Animal Model of chronic mountain sickness：a comparison of the Plateau Pika and rat[C]. Proceedings of the Third World Congress on Mountain Medicine and High Altitude Physiology and 18th Japanese Symposium on Mountain Medicine. Matsumoto：[s.n.]，1998：76.

[42] WU TY，LONG W，ZHAO GL，et al. Physiological pattern of the Plateau Pika adapted to high altitude[J]. J Physiol，1996，42：33-34.

[43] ARIAS-STELLA J，SALDANA M. The muscular pulmonary arteries in people native to high altitude[J]. Med Thorac，1962，19：55-64.

[44] HEATH D. Remodelling of the human pulmonary vasculature[M]//MONGE CASSINELLI，CARLOS. Hypoxia：Investigations basics y clinics. Lima：Universidad Peruana Cayetano Heredia，1993：89-99.

[45] MEJIA OM，PRCHAL JT，LEON-VELARDE F，et al. Genetic association analysis of chronic mountain sickness in an Andean high-altitude population[J]. Haematologica，2005，90：13-19.

[46] BIGHAM A，BAUCHET M，PINTO D. Identifying signatures of natural selection in Tibetan and Andean populations using dense genome scan data[J]. PLOS Genet，2010，6：1001116.

[47] BIGHAM AW，MAO X，MEI R. Identifying positive selection candidate loci for high altitude adaptation in Andean populations[J]. Human Genomics，2009，4：79-90.

[48] GIAID A，YANAGISAWA M，LANGLEBEN D，et al. Expression of endothelin-1 in the lungs of patients with pulmonary hypertension[J]. N Engl J Med，1993，328（24）：1732-1739.

[49] GOERRE S，WENK M，BARTSCH P，et al. Endothelin-1 in pulmonary hypertension associated with high-altitude exposure[J]. Circulation，1995，91（2）：359-364.

[50] STEWART DJ，LEVY RD，GERNACEK P，et al. Increased plasma endothelin-1 in pulmonary hypertension：Marker or mediator of disease[J]. Ann Intern Med，1991，114（6）：464-469.

[51] SMITH APL，EMERY CJ，HIGENBOTTAM TW. Perinatal chronic hypoxia decreases endothelial nitric

oxide synthase and increases preproendothelin-1 mRNA level in rat[J]. Eur Respir J, 1997, 10: 433.

[52] DEMPSEY E, MCMURTRY I, O'BRIEN R. Protein kinase C activation allows pulmonary artery smooth muscle cells to proliferate to hypoxia[J]. Am J Physiol, 1991, 260（1）: 136-145.

[53] WANG J, JUHASZOVA M, RUBIN LJ, et al. Hypoxia inhibits gene expression of voltage-gated K$^+$ channel alpha subunits in pulmonary artery smooth muscle cells[J]. J Clin Invest, 1997, 100（9）: 2347-2353.

[54] ESPINOZA JS, ALVAREZ G, VELON-VELARDE F, et al. Vascular endothelial growth factor-A is associated with chronic mountain sickness in the Andean population[J]. High Alt Med Biol, 2014, 15（2）: 146-154.

[55] TISSOT VAN PATOT MC, GUY LEADBETTER G, KEYES LE, et al. Greater free plasma VEGF and lower soluble VEGF receptor-1 in acute mountain sickness[J]. J Appl Physiol, 2004, 98: 1626-1629.

[56] WALTER R, MAGGIORINI M, SCHERRER U, et al. Effects of high-altitude exposure on vascular endothelial growth factor levels in man[J]. Eur J Appl Physiol, 2001, 85: 113-117.

[57] APPENZELLER O, MINKO T, POZHAROV V, et al. Gene expression in the Andes: Relevance to neurology at sea level[J]. J Neurol Sci, 2003, 207: 37-41.

[58] APPENZELLER O, MINKO T, QUALLS C, et al. Gene expression autonomic function and chronic hypoxia lessons from the Andes[J]. Clin Auton Res, 2006, 16: 217-222.

[59] DING H, LIU Q, HUA M, et al. Association between vascular endothelial growth gene polymorphisms and susceptibility to acute mountain sickness[J]. J Int Med Res, 2012, 40: 2135-2144.

[60] THE INTERNATIONAL HAPMAP 3 CONSORTIUM. Integrating common and rare genetic variation in diverse human populations[J]. Nature, 2010, 467: 52-58.

[61] BEALL CM. Tibetan and Andean pattern of adaptation to high-altitude hypoxia[J]. Hum Biol, 2000, 72: 201-228.

[62] MOORE LG. Human genetic adaptation to high altitude[J]. High Alt Med Biol, 2001, 2: 257-279.

[63] LEON-VELARDE F, MEJIA O. Gene expression in chronic high altitude disease[J]. High Alt Med Biol, 2008, 9: 130-139.

[64] MACLNNIS MJ, KOEHLE MS, RUPERT JL. Evidence for a genetic basis for altitude illness: 2010 update[J]. High Alt Med Biol, 2010, 11（4）: 349-368.

[65] STORZ JF. EvolutionGenes for high altitudes[J]. Science, 2010, 329: 40-41.

[66] NAEIJE R, VANDERPOOL R. Pulmonary hypertension and chronic mountain sickness[J]. High Alt Med Biol, 2013, 14: 117-125.

[67] RIMOLDI SF, REXHAJ E, PRATALI I. Systemic vascular dysfunction in patients with chronic mountain sickness[J]. Chest, 2012, 141: 139-146.

[68] XING G, QUALLS C, HUICHO L. Adaptations and maladaptation to ambient hypoxia: Andean, Ethiopian and Himalaya patterns[J]. PLOS One, 2008, 3: 2342.

第 59 章　高原性心脏病的病理学

第 1 节　小儿高原性心脏病的病理

不论是小儿高原性心脏病还是成人高原性心脏病的病理研究，尽管各学者的报道有大量相似的发现，但由于病理检查的对象、地区和海拔的不同，特别是方法学上也各有特点，因此所报道的内容各有特色、侧重及由此提出了他们各自的观点，为此本节对各家报道分别择要地加以介绍。

一、最早李经邦等在西藏的报道

1966 年李经邦等在西藏较早对 57 例死于"高原不适应症"的乳幼儿尸检材料做了分析[1]，1978 年他又将尸检病例增加到 100 例加以报道，并将病名改为"乳幼儿高原心脏病"[2]。100 例中男性 58 例，女性 42 例；年龄最小 1 个月，最大 3 岁多，1 岁以内 89 例；汉族 95 例，藏族 2 例，藏汉混血儿 3 例。发现主要病变在心脏和肺血管。

1. 肉眼所见

心脏体积增大，重量增加，较一般正常同龄乳幼儿增加 31% ~ 150%（占 71.9%），最严重者增加 2 倍。右心房、右心室高度肥大扩张，肉柱及梳状肌明显增粗，乳头肌不增粗，但前乳头肌均有不同程度的变性，肺动脉圆锥均有不同程度的突出或延长，肺动脉主干扩张。左心一般无改变，严重病例的左心室壁亦较正常稍厚。卵圆孔未闭及动脉导管未闭常见。2 例临床上有反复病史者，其心脏外形似老年性萎缩状态，外膜皱缩，表面血管弯曲，重量不增加，右心无明显肥大扩张，但肺动脉主干明显扩张，镜下改变则与其他各例基本相同。

2. 镜下所见

1）心脏：

（1）心肌病变种类有：①肌纤维肥大；②心肌纤维混浊肿胀；③肌浆凝集；④水滴状变；⑤脂肪性变；⑥肌溶解性坏死；⑦变性坏死的肌纤维或瘢痕组织中发生钙盐沉着；⑧灶性炎性浸润；⑨瘢痕形成。

（2）心肌病变分布：一般来说，病变分布有一定的规律性。按其轻重程度，心室较心房为重；右心较左心为重；乳头肌较房室为重；右心乳头肌中，前乳头肌最重，后乳头肌次之，隔侧最轻。

在心肌各层分布中，肉柱或靠近内膜部分较重，乳头肌中又以腱索相连部分为最重。

2）肺脏：常见有瘀血、水肿及出血，31 例合并肺炎。肺动脉常有内皮细胞肿胀（91.2%）、内膜（14.0%）或中层（77%）增厚、弹力纤维增生或破坏等改变，7 例见肺血管内血栓形成。

3）其他脏器：肝脏呈浊肿、脂肪性变、胆汁淤积、肝细胞灶性坏死等。大脑严重出血 2 例。部分神经细胞具有不同程度的变性。小脑浦肯野细胞有消失现象，脑软化及脱髓的区域亦有发现，个别病例脑实质的中、小静脉有血栓形成。9 例中 7 例交感神经节的神经细胞有不同程度的变性。坐骨神经及迷走神经无明显改变。

据此李经邦等提出以下观点[1,2]：乳幼儿 HAHD 的心脏重量增加、右心房室肥大扩张、肺动脉圆锥突出、肺动脉主干扩张及肺动脉分支的各种改变与肺源性心脏病及原发性肺动脉高压症相似，因此可以认为本病之心脏改变与肺动脉高压有关。在北美 Khoury 及 Hawes 称为"高原儿童原发性肺动脉高压症"的病例可能属于同一性质[3]（见第 61 章）。

二、林治平及吴天一在青海的报道

1974 年林治平和吴天一报道了在青藏高原海拔 2 231 ～ 4 780 m 所见的 286 例小儿高原性心脏病，其中 11 例进行尸检病理检查，主要病变在肺动脉及右心，右心室高度肥大，常超过左心室厚度而占据心脏大部（图 59.1、图 59.2），右肺动脉高度扩张，肺小动脉肌层显著增厚，肺细小动脉肌化（图 59.3、图 59.4），明确指出本病系高原低氧引起的一种肺动脉高压症[4]。

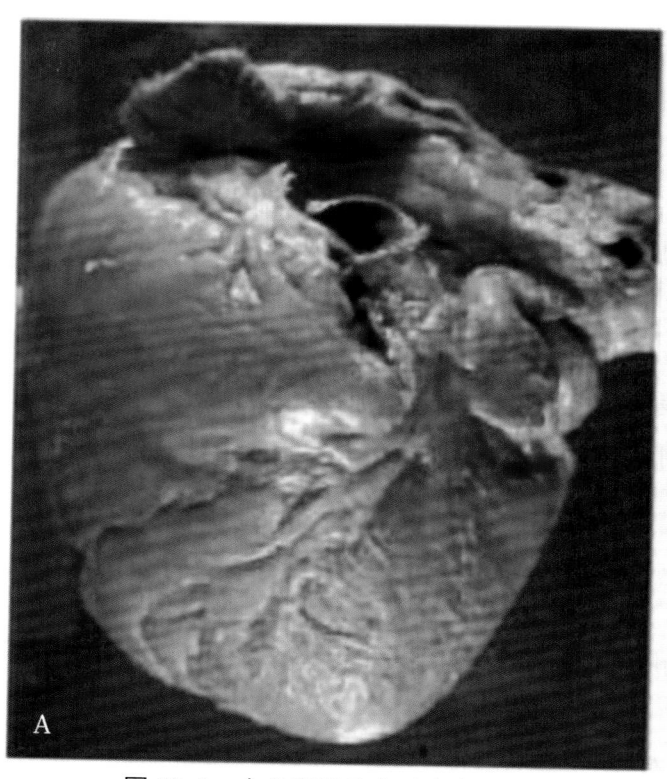
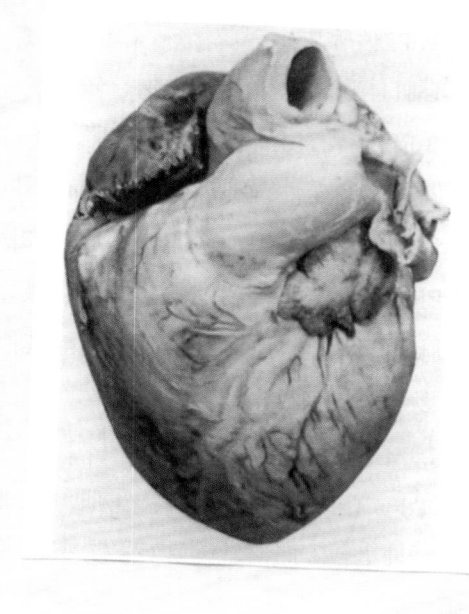

图 59.1　小儿高原性心脏病心脏大体观的特点是右心高度肥大扩张，肺动脉干扩张

A—发生在安第斯 1.5 岁的 PHAHD；B—发生在青藏高原 18 个月的 PHAHD。

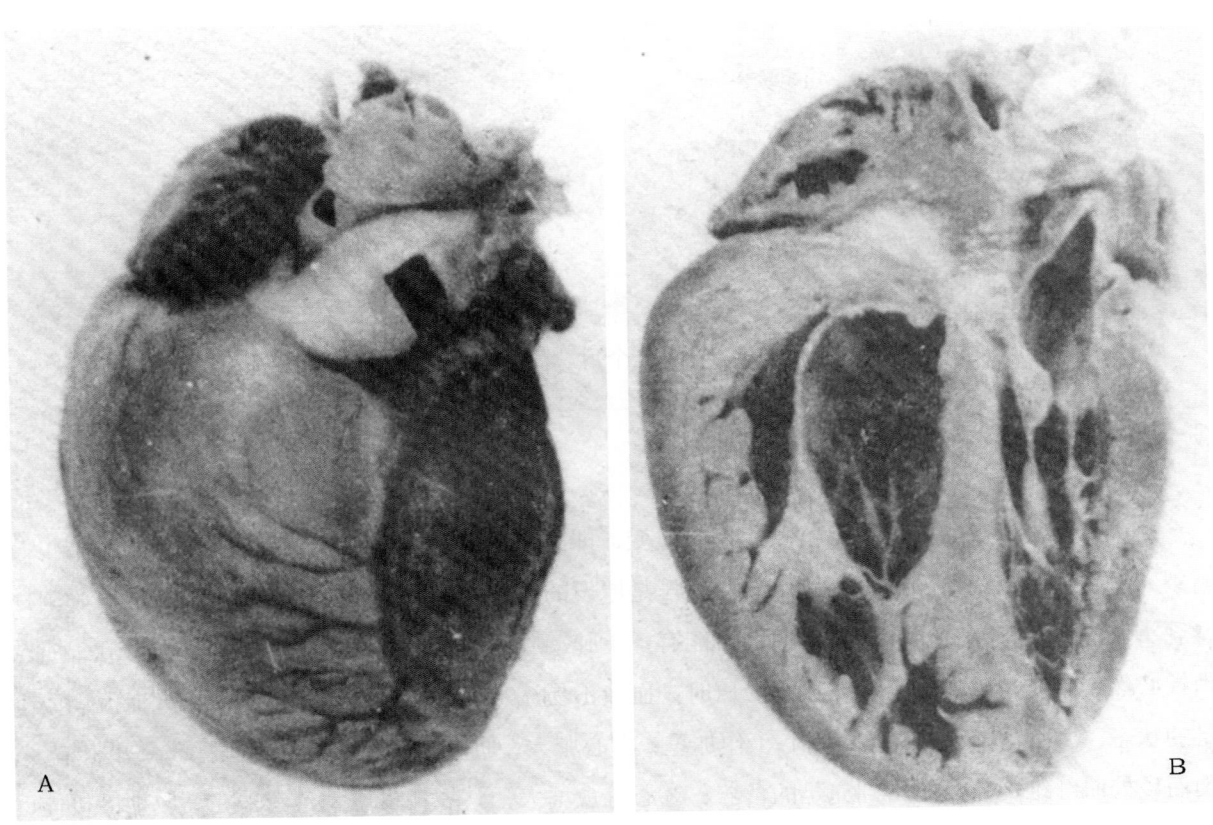

图 59.2 PHAHD，汉族，女，14 个月，海拔 3 658 m 发病，死于心力衰竭

正面（A）及切面（B）示肺动脉高度扩张，右心室高度肥大。

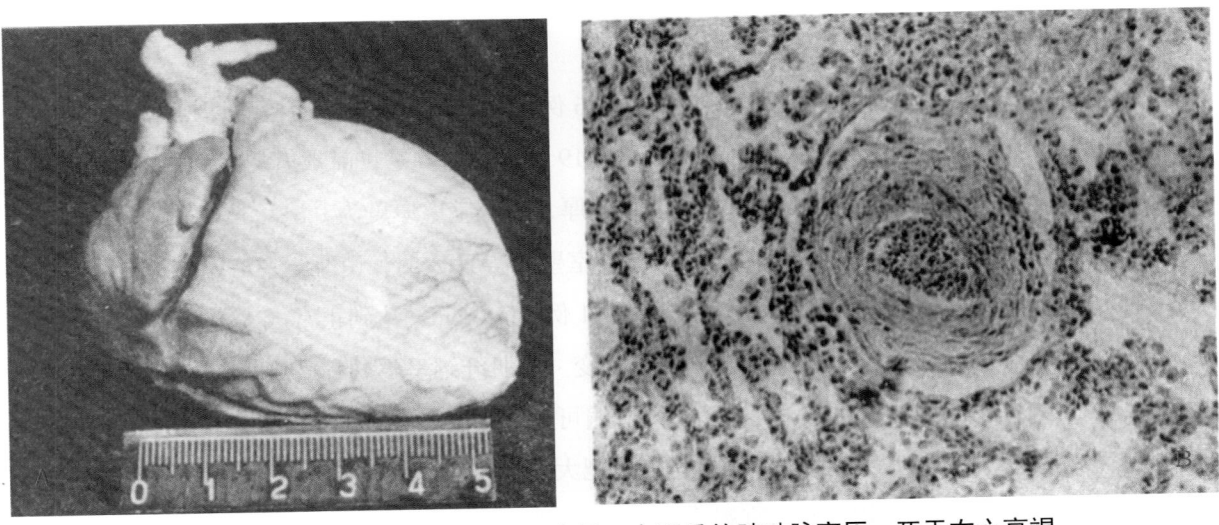

图 59.3 PHAHD，汉族，女，15 个月，有严重的肺动脉高压，死于右心衰竭

心脏正切面（A），右心室高度肥大扩张。肺小动脉横切面（B），示肺小动脉肌层显著增厚，在血管内外弹力层间。（HE×100）

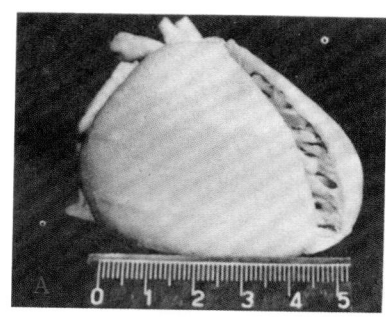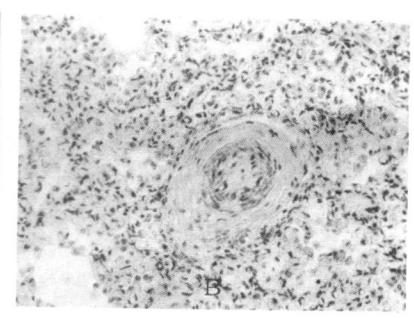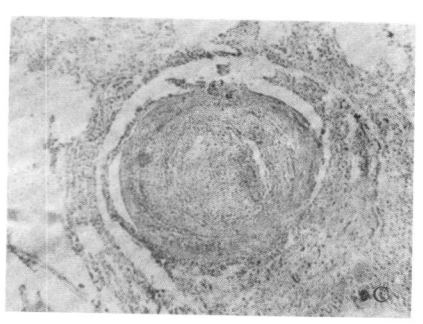

图 59.4　PHAHD，汉族，男，4 个月，死于心力衰竭，心脏重 76 g

A—心脏正面观右心高度肥大扩张占据心脏之大部；B—肺小动脉横切面，中层高度肌性肥厚；C—另一肺小动脉管腔内血栓形成并有部分机化。

　　吴天一等发现了肺动脉高压的基本形态改变，即肺动脉内膜增生，中层增厚，弹力纤维增生、断裂，以及血栓形成等，从而证明肺动脉高压是原发的，右心的改变继发于肺动脉高压。右心肉柱及乳头肌的退行性病变最为严重，原因可能有：①肺动脉高压时，右心承受的压力增大，乳头肌及肉柱必然也承受很大压力，该处血管受压时，血液不易流入，因而该处经常处于缺氧和血流供应不足的状态；②由于肺动脉高压，右心工作加重，右心肥大，肌纤维增粗，但毛细血管数目并未增多，因而该处肌纤维不能及时得到充足的营养；③心脏愈增大，其氧耗也愈大，本来在高原地区机体已处于低血氧状态，心脏增大就更加重了氧的供应不足。左心在镜下的改变可能系缺氧时心肌直接损害的结果。这是在中国以至全世界第一次如此完整的对婴幼儿 HAHD 提出病理学方面的论点，为阐明本病的实质和进行今后的研究打下了坚实的基础。

三、钟天乐在青海的报道

　　1981 年钟天乐报道在青海高原医学研究所对 16 例 PHAHD 患儿进行尸检病理检查，男 9 例，女 7 例，年龄 2 个月～2 岁，发病海拔为 2 567～3 719 m，2 567 m 是目前报道的病例中较低的海拔。心脏重量为同龄小儿的 1.7～2.7 倍，右心室明显增厚，右心室壁厚度为 0.6～1.3 cm，为左心室壁厚度 2 倍者 2 例，稍厚于左心室壁者 8 例，与左心室壁相等者 3 例，稍薄于左心室壁 0.1～0.2 cm 者 3 例。左心室壁厚度亦较正常同龄儿稍厚，其中 1 例达 1.0 cm，达到正常成人之厚度。肺动脉圆锥膨隆，肺动脉显著扩张，但血管内膜未见明显改变。心肌纤维呈不同程度肥大，尤以右心室前壁近肺动脉圆锥处之内层为显，散在心肌灶性坏死普遍可见。16 例均有程度不等的肺小动脉管壁肌化。肌性肺小动脉中层肥厚，血管内膜内皮细胞增生、肥大，管腔变小，也有肌性肺小动脉管腔扩张者。14 例临床死因为肺炎，实际均有心力衰竭[5]。

四、隋官杰等西藏的报道

　　1988 年西藏自治区人民医院隋官杰等和英国利物浦大学病理学家 Heath 及低氧肺循环学者 Harris 等合作，对发生在西藏拉萨的 15 例患"婴幼儿亚急性高山病"（infantile subacute mountain sickness，ISMS）死于心力衰竭的婴幼儿及儿童做了病理学检查分析。15 例中 14 例为汉族，1 例藏族，10 例男性，年龄 3～16 个月，平均年龄为 9 个月。13 例系出生平原后由父母携至拉萨；2 例系出生并生活在高原，1 例为汉族女孩（14 个月），另 1 例为藏族男孩（16 个月）。全组在拉萨的平均时间为 4.7 个月，平原婴幼儿在拉萨的平均时间为 2.1 个月。大多数入院是因为出现呼吸困难和咳嗽，此外常见症状为睡眠不安、烦躁、发绀、面部水肿及无尿。临床检查主要体征为心动过速、呼吸急速、肝脏肿大及肺部啰音。不少患儿有发热。体检常发现心界扩大，X 线检查也见心脏增大。有 Hb 记录的 3 例并不增高（11 g/dL、8 g/dL 及 8 g/dL）。有红细胞计数的 5 例也不增多（3.2×10^{12}/L～4.5×10^{12}/L）。这些患儿在随后的尸体解剖中被证实死于肺动脉高压导致的右心肥大及充血性心力衰竭[6,7]。

在病理学上进行了系统的包括光镜及电镜的检查，是十分完整的 PHAHD 病理学研究，提供了许多有力的科学证据。

1. 心脏及肺血管病变

为了搞清此病的心脏病变和肺血管病变的性质，特地设立了同海拔地区非心肺疾患死亡的对照组。对照组为 19 例藏族婴幼儿及小儿，男性 8 例，女性 11 例，平均年龄（9.5 ± 9.0）个月，除了 3 例（2 岁、2 岁及 3 岁）外，均在 1 岁以内。大体观察 15 例 ISMS 患儿均有严重的右心室肥大和显著的肺动脉干扩张，左心室亦有某种程度的肥大。检测左、右心室肥大指数，包括右心室重/体重（RV/BW）、左心室重/体重（LV/BW）及右心室重/左心室重（RV/LV），与对照组比，三项指数均有增高。

右心室肥大系继发于肺血管性病变。对照组的藏族正常婴幼儿，在出生 4 个月到 2 岁，其肺小动脉已经变为薄壁型，肺细小动脉呈一薄壁的单一弹力层（图 59.5）。呈鲜明对照的是，患病组的肺小动脉及肺细小动脉（图 59.6A）均有明显的肌化。肺小动脉可见肥厚的肌性中层和周围增厚呈明显锯齿状的弹性层（图 59.6B），提示血管收缩。外膜增厚具有波浪状粗线索样的胶原。肺细小动脉增厚的中层有环形排列的平滑肌细胞明显地夹在内外弹力层之间（图 59.6）。胶原纤维组成的外膜增厚显著。

可见一例患儿的肺细小动脉血管内膜呈纺锤样细胞增殖，这些细胞沿着血管的纵轴延伸，在以 Van Gieson's 染色时呈黄色。尽管未做电镜检查，但根据组织学背景可以推测这些增殖的细胞为肌细胞。同样，在肺静脉及肺小静脉也有内膜增殖，可见肌成纤维细胞显著增生从血管内膜伸入静脉（图 59.7）。这就导致许多细胞物质伸进血管腔而形成明显的静脉阻塞。血铁质巨噬细胞分散地通过肺而形成灶性聚集。

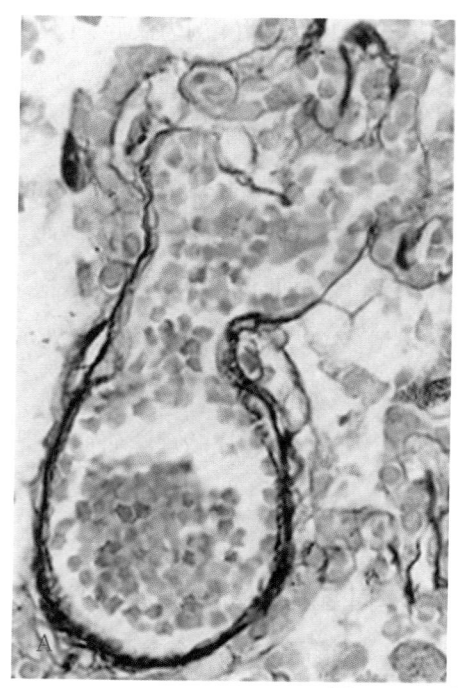
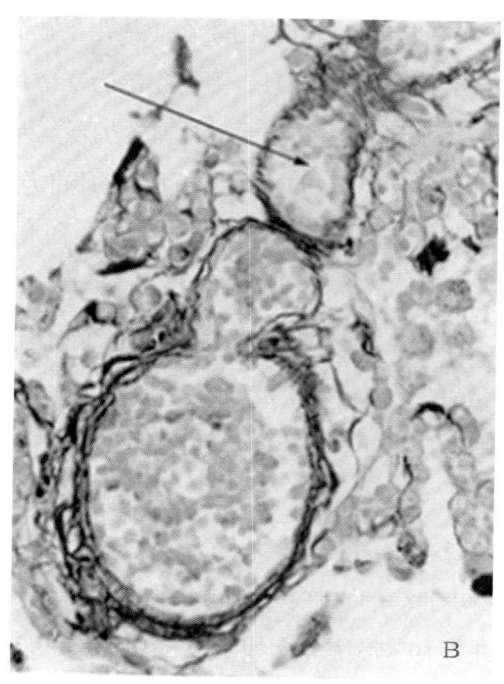

图 59.5　藏族非心肺疾患死亡的肺血管

　　一名西藏拉萨 2 岁藏族男孩，死于非高原性疾病，其肺小动脉（横切面）肌层菲薄，在血管的内外弹力层间为极菲薄的平滑肌中层（A）。肺细小动脉为单层，无异常肌化（B）。EVG×1000（引自Sui，et al.，1988）

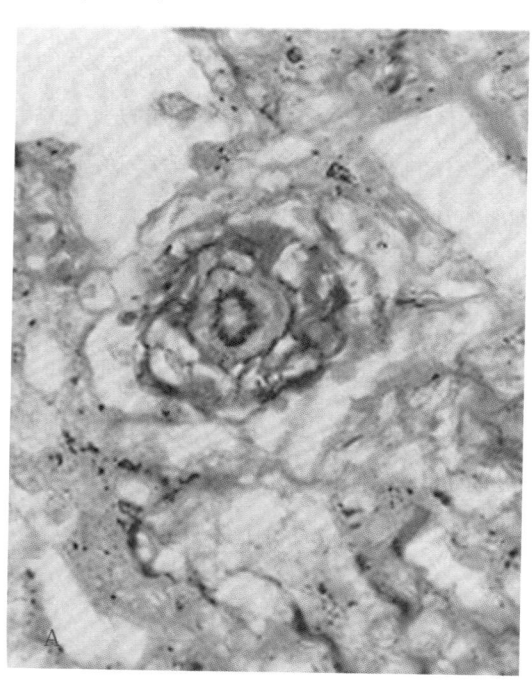
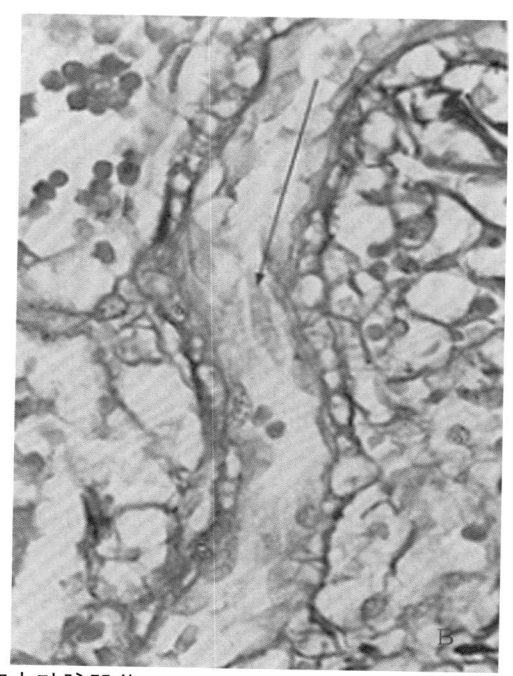

图 59.6　PHAHD，肺细小动脉肌化

　　A—藏族，男，11 个月，于拉萨发病，死于心力衰竭。肺细小动脉肌化，在弹力层间出现显著的肌性中层，内膜层亦有明显的增厚。B—汉族，女，16 个月，于拉萨死于心力衰竭。肺细小动脉纵切面血管内出现细长形平滑肌细胞，少数迁入膜内。VEG ×1000（引自 Sui，et al.，1988）

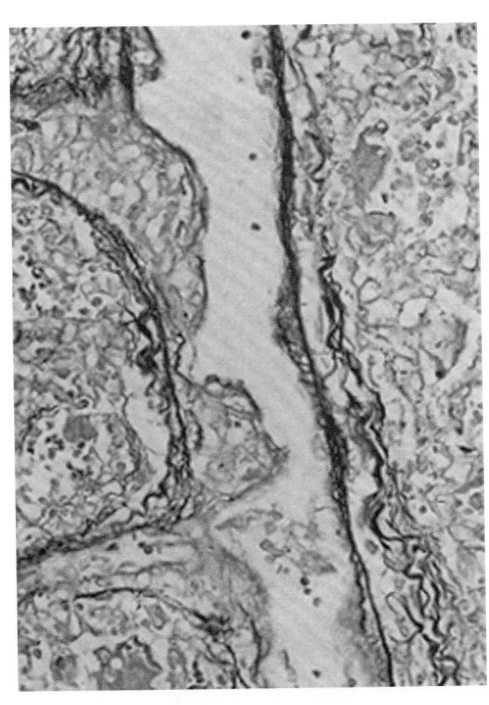

图 59.7　PHAHD，汉族，女，16 个月，于拉萨死于心力衰竭

　　肺静脉纵切面，可见肌成纤维细胞显著增生，从血管内膜伸入静脉。EVG×375（引自 Heath，Williams，1995）

2. 肺内皮细胞[8,9]

　　观察 1 例 16 个月 PHAHD 汉族患儿的肺内皮细胞。应用抗血清导致促胃素释放肽（gastrin-releasing peptide）[两栖类皮肤中铃蟾肽（bombesin）的同源物] 及降钙素（calcitonin）易于渗入胞内，但是亮胺酸（leucine）及血清素（serotonin）则未发现这一作用。在细支气管含有降钙素的肺内皮细胞很明显地呈不规则扩大，达到 20 个细胞簇状聚集（图 59.8）。而含铃蟾肽的内皮细胞则为 2 ~ 8 个细胞聚集（图 59.9）。由于簇状的肺内皮细胞是被瓦解开打乱的，因此不像人类正常婴幼儿所见的。肺内皮细胞只限于细支气管。此外，簇状细胞的增大面上，簇串状细胞的数量及单个免疫活性细胞的数量均增加。定量的研究观察到在肺组织的横切面每平方厘米有 98 个含蟾肽的细胞及 31 个含降钙素的免疫活性细胞。此例患儿的肺细小动脉及肺静脉在血管内膜及管腔内均有血管性平滑肌细胞移植迁入。检查发现 8 例患 ISMS 的患儿肺内神经内皮细胞（neuroendocrine cells）的数目没有增加。这就提示含肽丰富的细胞数量增加是上述进入肺血管内膜及管腔的平滑肌细胞刺激所致。同时观察到肺内皮细胞神经丛源性肺动脉病变在含铃蟾肽的肺内皮细胞中是处在增高水平的，呈现出细胞丛状病变，这在血管平滑肌细胞移植最活跃的前 – 丛状期（pre-plexiform stage）是最为突出的[10]。然而他们在玻利维亚的安第斯艾马拉印第安人中则未发现有免疫活性的含铃蟾肽的肺内皮细胞数量增加，在这些印第安人中是限制血管平滑肌细胞向管腔内移植的[11]。

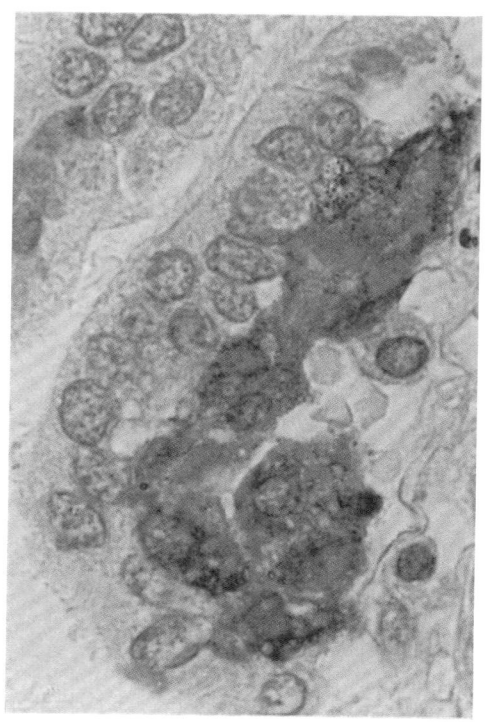

图 59.8 PHAHD，汉族，女，16 个月，于拉萨死于心力衰竭

在细支气管内可见一大簇含降钙素（calcitonin）的肺内皮细胞。Peroxidase-anti-peroxidate anti-calcitonin ×1500（引自 Sui, et al., 1988）

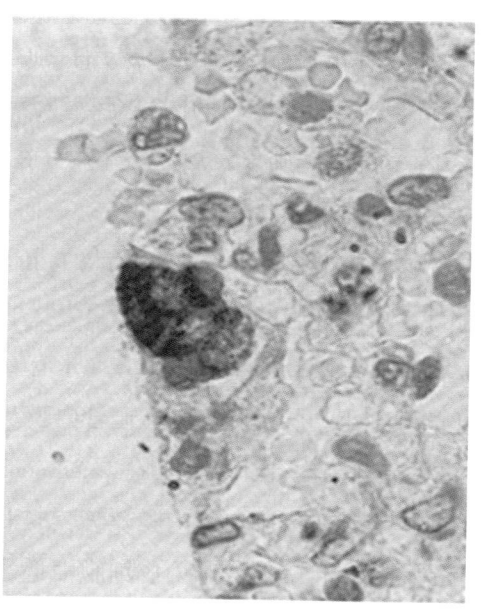

图 59.9 PHAHD，汉族，女，16 个月，于拉萨死于心力衰竭

在细支气管内可见一簇含铃蟾肽（bombesin）的肺内皮细胞。Peroxidase-anti-peroxidate anti-calcitonin ×1500（引自 Sui, et al., 1988）

五、王瑞荣等西藏的报道

1990 年西藏军区总医院王瑞荣等报道了该院 1960—1990 年 37 例 PHAHD 患儿的尸检病理所见，37 例均为汉族，男性 18 例，女性 19 例，年龄 1 个月 ~ 5.5 岁。患儿居住在海拔 3 000 ~ 4 500 m。临床主要表现为呼吸道感染而发热、咳嗽、消化功能紊乱、烦躁不安、夜间哭闹、精神萎靡、全身水肿、发绀等。14 例 ECG 示右心室肥大及（或）劳损；23 例 X 线检查示右心室增大，肺动脉段及肺动脉圆锥膨隆，肺门阴影扩大及肺纹理增多。用于光镜检查的心脏标本以 10% 福尔马林固定，心脏各部位全面取材，石蜡包埋，HE 染色，Van-Gieson 胶原纤维、Verhoeff 弹力纤维以 PTAH 染色。用于电镜检查的 3 例，取材部位同光镜，制备电镜超薄切片，用 Phillips T-400 Model 透射电镜观察。病理学观察结果如下[12]。

（一）心脏

1. 大体观察

心脏多呈椭圆或圆形，主动脉干及肺动脉圆锥隆突，右心高度肥大扩张，而左心相对显得较小。心脏重量 25 ~ 175 g，<50 g 有 5 例，100 ~ 150 g 有 12 例，>150 g 有 1 例。19 例右心室壁厚度大于左心室壁，4 例左、右心室壁厚度相等，14 例左、右心室壁厚度几乎相等（±1 mm），右心梳状肌、肉柱及乳头肌多增粗，乳头肌呈暗红色或见灰白色斑块。

2. 光镜观察

心肌各部位均有不同程度的坏死和瘢痕形成。病变发生在右心室前乳头肌的有 23 例，13 例右心室前乳突肌、右心室后乳突肌和隔侧乳头肌同时有病变，6 例右心室乳头肌、右心室壁和左心室乳头肌同时有病变。同一乳头肌病变以远端重，右心室病变较左心室为重，心肌中以肉柱或靠近内膜为重，心房未见坏死灶。此外，各心肌均有不同程度变性，主要是混浊、空泡变性。心肌纤维增大或局灶性增粗（最大横径达 30 μm）。尚有肌纤维断裂、萎缩，小血管壁增厚或坏死，心外膜点状出血，心肌灶性单核细胞浸润等。

3. 电镜观察

心肌肌原纤维凝聚融合，排列紊乱，稀疏或溶解消失，肌纤维的 Z 线增粗、弯曲，细胞核或染色质减少，或核膜不规整，线粒体肿胀空泡化，有的出现致密颗粒（微量元素分析证实为钙盐沉着），毛细血管内皮细胞肿胀，内质网扩张，基底膜局灶性溶解。

（二）其他脏器

（1）肺：所有病例肺小血管壁显示不同程度增厚，常见内皮细胞肿胀，中层肌细胞增生。27 例合并肺炎，4 例有肺出血，3 例镜下见血栓形成。

（2）肝：浊肿 25 例，脂肪变性 23 例，灶性坏死 3 例，胆汁淤积 4 例。

（3）脑：检查 25 例，神经细胞多呈缺氧性改变，小脑浦肯野细胞减少或消失，大脑严重出血 2 例。

六、病理性质分析

根据以上病理变化，可以看出，所有患儿在并无肺动脉狭窄的情况下，均有极显著的右心室肥大扩张，肺动脉主干扩张，几乎均死于严重的肺动脉高压。组织病理学发现肺动脉高压形成的基础是肺血管病而并非肺的实质性疾病。肺血管病的性质就是大量肌性化，由肺小动脉中层肥厚及肺细小动脉的肌化所组成。ISMS 与 CMS 不同，因 CMS 多发生于中年成人，常在高原居住多年之后，特征为过度的红细胞增多症，而 ISMS 则红细胞数正常或减少。ISMS 也与 AMS 不同，AMS 是在进入高原数小时或数天内急性发病，婴幼儿少见，与他们不活动有关。而 ISMS 发生于汉族婴幼儿，正像发生在牛的 Brisket 病一样，由于对低压性低氧的初步习服失败而发病[13]（见第 62 章）。那么，这一观点与吴天一（1965）提出来的，至少是不谋而合了[14]。

第 2 节　成人高原性心脏病的病理

成人的尸检病理资料较小儿少，西藏军区总医院王瑞荣等总结了该院 1960—1990 年 20 例 AHAHD 患者的病理组织学及超微结构改变。20 例中汉族 19 例，藏族 1 例，男 19 例，女 1 例。年龄 20 ~ 30 岁 12 例，31 ~ 39 岁 3 例，40 ~ 49 岁 5 例。居住地海拔 3 000 ~ 4 900 m，移居高原时间 1 ~ 18 年，1 例藏族患者原居住于 3 240 m，迁居到海拔 4 507 m 后发病。临床症状主要为气促、胸闷、疲乏等。8 例 ECG 示右心室及（或）左心室肥大，心肌缺血。6 例 X 线检查示右心或（和）左心增大。患者死于心力衰竭。20 例光镜检查及 3 例电镜检查的标本处理与前述的 PHAHD 检测方法一致。病理学观察结果如下[15]。

一、心脏病变

1. 肉眼观察

心脏呈不同程度的肥大扩张。心脏重量为 280 ~ 510 g，<350 g 有 5 例，>400 g 有 15 例，右心室壁厚度 0.4 ~ 1.0 cm，>0.5 cm 19 例，左心室壁厚度 1.0 ~ 1.8 cm，>1.1 cm 18 例，单纯右心肥大 4 例，双室肥大 16 例，梳状肌及乳头肌多明显增粗，最大可达 4 cm×1.4 cm×1.3 cm，表面色暗红或见灰白色斑块，内膜粗糙呈灰白色，左、右房室口径有不同程度增大，2 例主动脉内膜可见轻度粥样斑块，1 例有肺动脉栓塞，6 例心腔有附壁血栓。

2. 光镜观察

心肌均有不同程度的坏死和瘢痕形成。乳头肌病变最重，左心室乳头肌病变略重于右心室乳头肌，前壁乳头肌重于后壁乳头肌和隔侧乳头肌，同一乳头肌病变以远端为重。心室病变较心房重，心肌病变以靠近内膜为重，左、右心的心肌病变无明显差异。各例均有不同程度的心肌变性，主要是浊肿，偶见脂肪变性及空泡变性。心肌纤维普遍增大或局灶性增粗（最大横径 40 μm）。尚有肌纤维断裂、萎缩，小血管壁增厚，血管周围或心内膜下纤维组织增生，外膜点状出血，心肌有灶性单核细胞、淋巴细胞浸润等。

3. 电镜观察

心肌肌原纤维凝聚融合、排列紊乱、稀疏或溶解消失，肌原纤维凝固性坏死，线粒体肿胀空泡化，有的出现致密颗粒（微量元素分析证实是钙盐沉积），毛细血管内皮肿胀，内质网扩张，基底膜局灶性溶解。

二、其他脏器病变

20 例中，肺瘀血 14 例，肺水肿 13 例，肺出血 2 例，5 例合并有肺部炎症。肺小血管常有内膜纤维性增厚或中层肌细胞增生，2 例镜下见肺小血管内有血栓形成，部分体循环小动脉中层增厚。肝脏：浊肿 10 例，肝脂肪变 3 例，胆汁淤积 2 例，肝细胞灶性坏死 2 例。脑：大脑出血 6 例，部分神经细胞呈缺氧性改变，小脑浦肯野细胞减少或消失，大脑可见软化灶及脱髓鞘 9 例。

根据以上病理所见，王瑞荣等总结了 AHAHD 的病理特征为：

（1）病变多先累及右心，严重者可累及左心，心脏体积增大，重量增加，右心及（或）左心肥大扩张，房室壁增厚。

（2）心肌病变以小灶性坏死为主，多为散在性分布，但近心内膜的心肌和乳头肌的病变较其他部位重。镜下见左右心乳头肌、室壁和个别心房有不同程度的肌溶性坏死、凝固性坏死、出血性坏死，坏死灶中除见间质细胞增生和少量单核细胞浸润外，几乎见不到多形核的细胞浸润。心肌也可见到瘢痕形成或伴有钙盐沉积。

（3）间质疏松水肿及少量间质细胞增生。

（4）心壁内的细动脉和毛细血管前动脉常见内皮细胞增生肿胀，管壁因水肿和肌细胞增生而增厚，管腔狭窄，这种血管病变是局灶性的。

（5）肺动脉病变表现肺动脉圆锥膨隆，主干扩张，肺小动脉肌层显示不同程度的增厚，直径小于 100 μm 的肺细小动脉出现异常的肥厚肌层，以致管腔狭窄。弹力层增生或断裂。内膜增厚，纤维增生，有的肺小动脉内皮细胞增生肿胀，突向管腔，闭塞血管。少数可见肺动脉弥散性轻度扩大。部分肺动脉内有广泛血栓形成，甚至形成多发性肺栓塞。

Penaloza 等曾在秘鲁安第斯对死于 AHAHD 患者进行了病理学检查，其结果与在青藏高原的成人病变一致，表现肺小动脉肌层显著增生，并有血管收缩，右心室高度肥大扩张（图 59.11）。

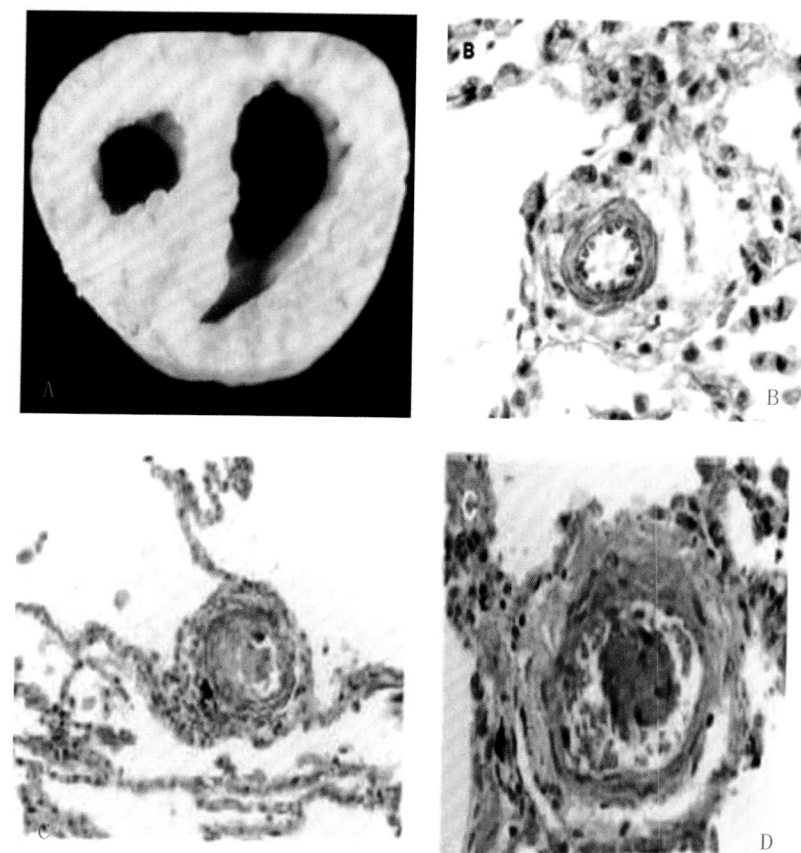

图 59.11 AHAHD

　　为一秘鲁安第斯克丘亚女性，45 岁，死于肺动脉高压及右心衰竭。A—右心室壁高度肥大；B—肺细小动脉异常肌化；C—肺小动脉肌层明显增厚；D—在一肺小动脉内血栓形成并部分机化。（引Penaloza，1966 和 Arias-Stella，1993）

参 考 文 献

[1]　李经邦，王银蓉，焦宏骏.57例乳幼儿高山适应不全症病理学观察[J].中华病理学杂志，1966，10（2）：98-100.

[2]　李经邦，王银蓉，焦宏骏.100例乳幼儿高原心脏病的病理分析[J].西藏医药，1978，1：12-16.

[3]　KHOURY GH，HAWES CR. Primary pulmonary hypertension in children living at high altitude[J]. J Pediat，1963，62：177-185.

[4]　林治平，吴天一.小儿高原性心脏病286例临床分析[J].中华医学杂志，1974，54（6）：353-356.

[5]　钟天乐.高原心脏病病理[J].青海医药，1981，1：1-4.

[6]　SUI GJ，LIU YH，CHENG XS，et al. Subacute infantile mountain sickness[J]. J Pathol，1988，155：161-170.

[7]　HEATH D，WILLIAMS DR. Infantile subacute mountain sickness[M]//HEATH D. High Altitude Medicine and Pathology. 4th ed. Oxford：Oxford University Press，1995：213-221.

[8]　HEATH D，HARRIS P，SUI GJ，et al. Pulmonary blood vessels and endocrine cells in subacute infantile mountain sickness[J]. Respir Med，1989，83：77-81.

[9]　COSNEY J，HEATH D，SMITH P，et al. Pulmonary endocrine cells in pulmonary arterial disease[J]. Arch Pathol Lab Med，1989，113：337-341.

[10]　HEATH D，YACOUB M，GOSNEY JR，et al. Pulmonary endocrine cells in hypertensive pulmonary vascular disease[J]. Histopathology，1990，16：21-28.

[11]　HEATH D，SMITH P，RIOS DALENZ J，et al. Small pulmonary arteries in some natives of La Paz，Bolivia[J]. Thorax，1981，36（8）：599-604.

[12]　王瑞荣，崔培文.小儿高原心脏病并发心衰临床病理分析[J].解放军医学杂志，1990，15（1）：43-45.

[13]　HEATH D，WILLIAMS DR. Monge's disease：Subacute infantile mountain sickness[M]//HEATH D，WILLIAMS DR. High Altitude Medicine and Pathology. London：Butterworths，1989：171-173.

[14]　吴天一，王祖慰，李春华.成人高原心脏病22例分析[J].中华内科杂志，1965，4：293-296.

[15]　王瑞荣，胡爱侠，王德文.高原心脏病病理组织学及超微结构的改变[J].中华病理学杂志，1992，21（5）：302-305.

第 60 章　高原性心脏病的临床及流行病学

第 1 节　临床特征

一、临床症状

PHAHD 与 AHAHD 的表现有所不同。PHAHD 的小儿早期一般表现为烦躁不安、夜啼不眠、食欲不振、咳嗽、多汗、声嘶等。约半数患儿有呼吸道感染的前期症状，并常反复。继而精神萎靡、颜面苍白、憋气、呼吸困难、消化功能紊乱（呕吐、稀便、腹胀），或有发作性昏厥，最终发展为右心衰竭。

AHAHD 起病缓慢，主要出现劳力性呼吸困难、心悸、胸闷、头痛、头晕、耳鸣、失眠、疲乏、食欲减退、发绀及小血管高度扩张等。

二、体征

呼吸迫促，发绀明显。小儿体格发育一般较差，可有心前区隆起。成人常呈多血症外观，可有代偿性肺气肿征，部分有杵状指。血压多正常，心窝部收缩期搏动，心界扩大，心率增快，也有少数呈心动过缓。部分病例心尖区或三尖瓣区有柔和的收缩期吹风样杂音，心尖区或肺动脉瓣区偶尔出现舒张期杂音，肺动脉瓣区第二心音亢进或分裂。肺部可闻干、湿啰音，多与感染有关。当出现右心衰竭时有颈静脉怒张、肝大、肝颈静脉返流征阳性、腹水及水肿等。现将发生在青藏高原的 286 例 PHAHD 患儿的症状和体征完整资料列于表 60.1[1]。

表 60.1　286 例 PHAHD 患儿的症状和体征分析 *

症状和体征	例数	占比 /%	症状和体征	例数	占比 /%
烦躁不安	149	52.1	二尖瓣区收缩期杂音Ⅰ级	91	31.8
夜啼不眠	49	17.1	二尖瓣区收缩期杂音Ⅱ级	140	49.0
呼吸困难	233	81.5	二尖瓣区收缩期杂音Ⅲ级	9	3.1
咳嗽	255	89.2	无二尖瓣区收缩期杂音	46	16.1

续表

症状和体征	例数	占比 /%	症状和体征	例数	占比 /%
憋气	126	44.1	肺动脉瓣区第二心音亢进	226	79.0
多汗	111	38.8	肺动脉瓣区第二心音分裂	94	32.9
声嘶	36	12.6	颈静脉怒张	68	23.8
发热	157	54.9	肝大	240	83.9
稀便	60	21.0	脾大	18	6.3
呕吐	29	10.1	肺部干性啰音	152	53.1
腹胀	23	8.0	肺部湿性啰音	155	54.2
厌食	121	42.3	杵状指	5	1.7
颜面苍黄	147	51.4	心前区隆起	8	2.8
精神萎靡	81	28.3	尿少	162	56.6
鼻翼扇动	137	47.9	水肿	138	48.2
发绀	230	80.4	咳粉红色泡沫痰	3	1.0
心率增快（100 ～ 180 次 /min）	157	54.9			

注：*—体征以入院时体检为准，病史中有水肿，向海拔低处（2 261 m）转移在入院时水肿已经消退者未计入。

三、实验室检查

综合国内报道文献将 PHAHD 主要实验室指标及预后、病死率和病理所见的情况列于表 60.2。

表 60.2　小儿高原性心脏病实验室检查、病理特征及临床病死情况

报道人	血液学检查	X 线胸片	ECG	尸体解剖所见	治疗	病死情况
林治平，吴天一[1]	贫血 64 例，Hb>15 g/dL，7%	肺动脉段凸出，右心或全心扩大	右心室肥大劳损，肺性 P 波	11 例右心肥大扩张，肺小动脉肌层增厚	吸氧，强心，抗感染	死亡 43 例（15%）
吴德诚，刘咏儒[2]	RBC 4.7×10^{12}/L Hb 14.6 g/dL	心脏球形增大	右心室肥大，右心扩大	右心肥大扩张，肺动脉多发血栓形成	吸氧，抗感染	死亡
谢成范[3]	继发贫血及红细胞增多各 3 例	心影全面扩大	—	3 例，右心肥大扩张，心肌变性、灶性坏死	吸氧，洋地黄	死亡 8 例，回海拔低处死亡 10 例

报道人	血液学检查	X线胸片	ECG	尸体解剖所见	治疗	病死情况
邹恒顺等[4]	轻度贫血50%，Hb 18 g/dL，8例	肺动脉圆锥凸出，晚期心脏球形扩大	右心室肥大劳损，P波高尖	7例，右心肥大扩张，肺小动脉肌层增厚	吸氧，强心，利尿	死亡36例（15.1%）
郁慕仪等[5]	Hb 12.5 g/dL	肺动脉段凸出，球形心占40%	右心室肥大，ST段改变	5例，右心室肥大扩张，心肌变性坏死	吸氧，强心	死亡5例
华炳春等[6]	轻度贫血70%	肺动脉圆锥凸出，心脏球形增大，波动弱	窦性心动过速，右心室肥大	—	吸氧，强心，调整营养	死亡14例（23%）
155医院[7]	贫血75.5%，Hb>15 g/dL，2.9%	肺动脉圆锥凸出，右心或全心扩大	右心室肥大劳损，双室肥大8.1%	10例，右心显著扩大，肺小动脉肌层增厚	吸氧，强心，利尿	17例死亡（9.9%）
75医院[7]	贫血41.2%	右心室或全心扩大，肺动脉圆锥凸出	右心室肥大劳损，肺型P波，低电压	—	吸氧，强心，抗感染	12例死亡（12%）
隋官杰等[8]	轻度贫血	右心肥大或全心扩大	—	右心室显著肥大扩张，肺小动脉肌层增厚	—	均死亡
蒋民选[9]	轻度或中度贫血	心脏球形扩大	右心室肥大，极度顺钟向转位	心脏呈圆锥形或球形，右心室流出道肥大	吸氧，强心	死亡105例，住院病死率4.2%

吴天一等对发生在青藏高原的202例成人高原性心脏病的临床表现做了分析，发病海拔高度为3 050～5 188 m，其中男168人，女34人，平均年龄（39.9±6.3）岁，移居高原者115例，世居者87人，均符合中华医学会诊断标准，排除心肺疾患及其他高原病，并以200名居住在海拔3 681～4 179 m的健康藏族男女各50名及移居汉族男72名、女28名为对照，年龄22～66岁，平均43.9岁。两组对比的主要实验室指标参数归纳于表60.3[10]。

表60.3 成人高原性心脏病患者与高原健康者对比的实验室主要参数

实验室参数	AHAHD患者	高原健康人	P
血红蛋白（Hb）/g·dL^{-1}	23.3±1.5	15.9±1.3	<0.01
血细胞比容/%	72.9±6.0	51.8±4.6	<0.001

续表

实验室参数		AHAHD 患者	高原健康人	P
心电图	额面 QRS 平均电轴	$122°\pm31.9°$	$85°\pm31.6°$	<0.001
	尖峰型 P 波 /%	33.2	5.5	<0.001
	肺型 P 波 /%	13.9	2.5	<0.01
	$V_1R/S>1$ /%	17.8	6.5	<0.01
	右心室肥大 /%	84.7	7.0	<0.001
心向量图	右心室肥大 /%	93.1	43.0	<0.001
超声心动图	右心室内径 /mm	27.7 ± 5.4	17.8 ± 4.7	<0.001
	右心室流出道内径 /mm	36.9 ± 6.7	31.5 ± 5.6	<0.001
胸片	肺动脉段突出度 /mm	5.3 ± 2.7	0.91 ± 0.26	<0.001
	右肺下动脉干横径 /mm	20.8 ± 3.7	15.1 ± 2.3	<0.001
血气	PaO_2 /mmHg	43.8 ± 6.45	53.78 ± 5.40	<0.001
	$PaCO_2$/mmHg	32.3 ± 5.78	26.77 ± 3.53	<0.001
	pH	7.414 ± 0.04	7.434 ± 0.03	<0.01
	SaO_2/%	78 ± 4.2	88.7 ± 3.4	<0.001
MPAP/mmHg*		36.2 ± 3.2	24.5 ± 2.6	<0.001

注：*—应用超声心动图无创法。

现将 HAHD 的主要实验室检测逐项分述如下。

1. 血液学

白细胞数多数正常，计数大于 1×10^{10}/L 者占 43.2% ～ 45.4%，常与合并呼吸道感染有关。成人患者常出现高原红细胞增多症（high altitude excessive polycythemia，HAPC），红细胞（RBC）值 6.8×10^{12}/L ～ 9.5×10^{12}/L，血红蛋白（Hb）19 ～ 28 g/dL。小儿红细胞增多者仅占 10% 左右，相反有 22% ～ 50% 呈不同程度的贫血[11]。

2. 胸部 X 线表现

PHAHD 与 AHAHD 也有所不同，在婴幼儿心脏常呈球形增大或全心扩大，搏动减弱，与心肌炎或心包积液相似，易误诊，需加注意（图 60.1、图 60.2）。随着年龄增长，其心脏特征向成年改变过渡（图 60.3）。AHAHD 主要表现为右心室增大、肺动脉段突出、肺动脉圆锥膨隆，有的甚至呈动脉瘤样隆突（图 60.4）。突出之肺动脉段常见搏动增强，但未见肺门舞动。右肺下动脉干扩张（高原地区成人以 ≥ 16 mm 为标准），也有中心肺动脉扩张而外围分支收缩，形成"残根状"者（图

60.5、图 60.6）。部分肺门影扩大，肺纹理增多、粗重或呈网状。心脏扩大占 66.3% ~ 95%，主要是右心增大、心尖圆钝上翘，也有以右心为主的全心扩大，单纯表现左心增大者甚少。上腔静脉影多增宽[12]。

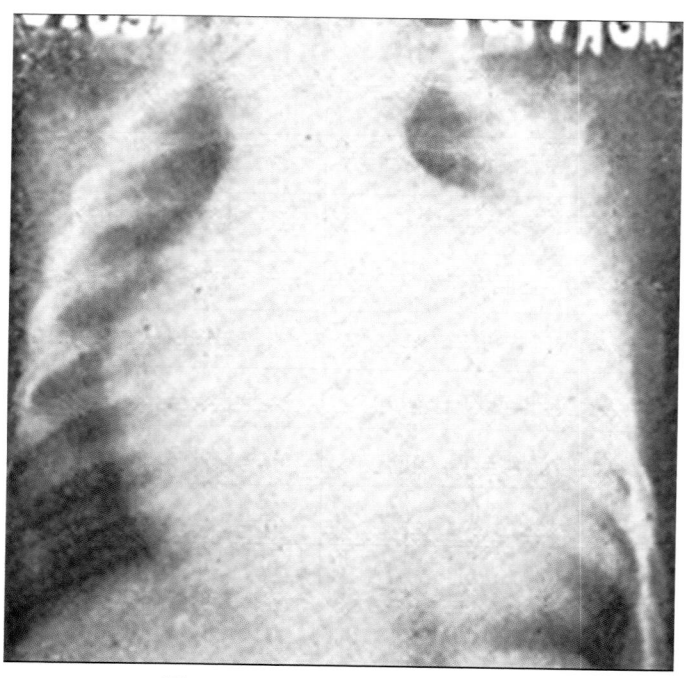

图 60.1　PHAHD 的 X 线胸片 1

一名 6 个月汉族男婴，死于婴幼儿高原心脏病。胸片示心脏高度扩大呈球形心，曾被疑诊为心包炎。

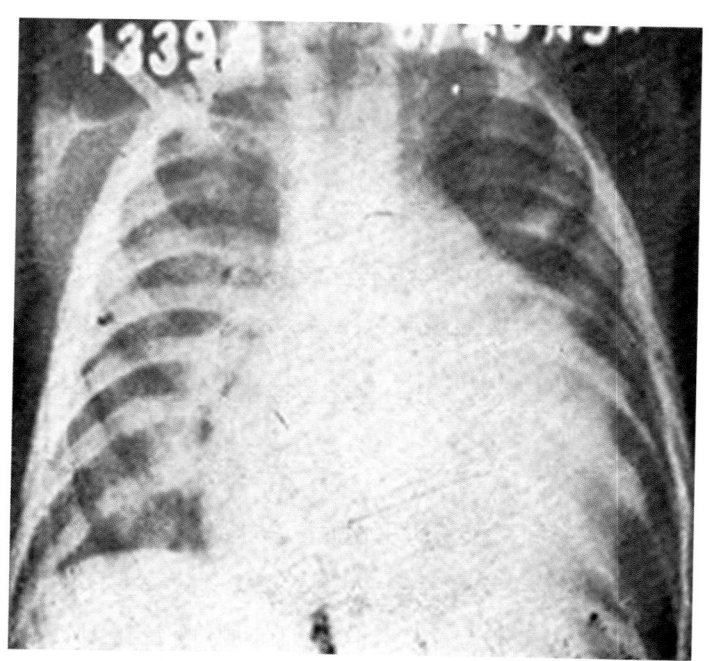

图 60.2　PHAHD 的 X 线胸片 2

一名 1.5 岁汉族男性儿童，海拔 3 700 m 发病，死于心力衰竭。胸片示全心扩大，右肺下动脉显著增粗。

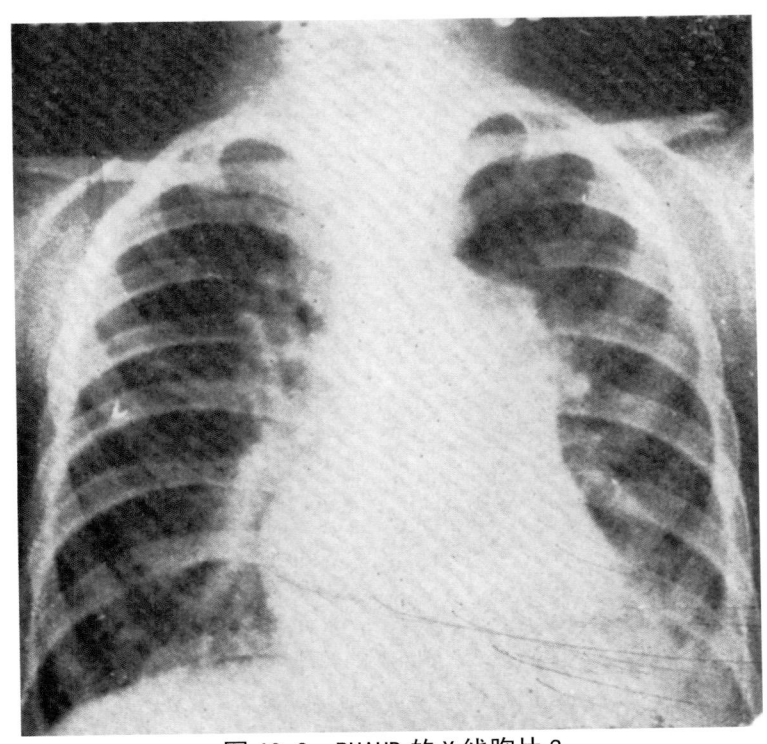

图 60.3　PHAHD 的 X 线胸片 3

一名 4 岁汉族男性儿童，出生并生长于海拔 3 400 m。出现咳嗽、呼吸困难、发绀及周围水肿，胸片示肺动脉段显著突出、右肺下动脉横径增宽、右心室增大。

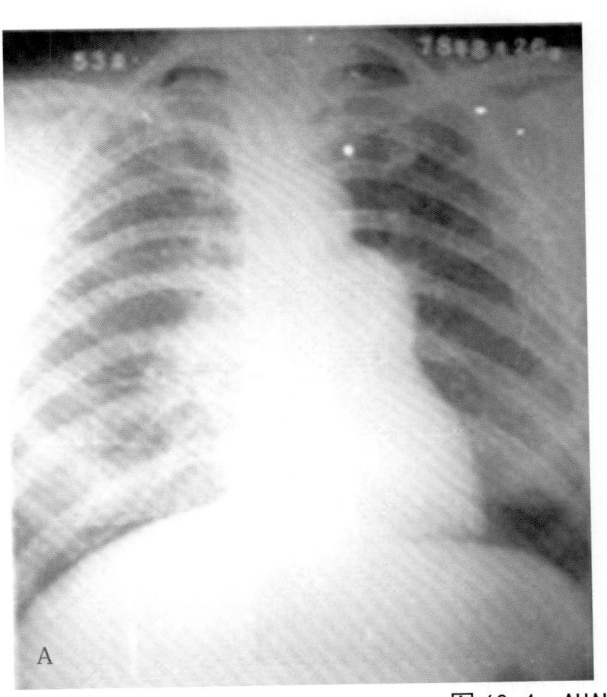

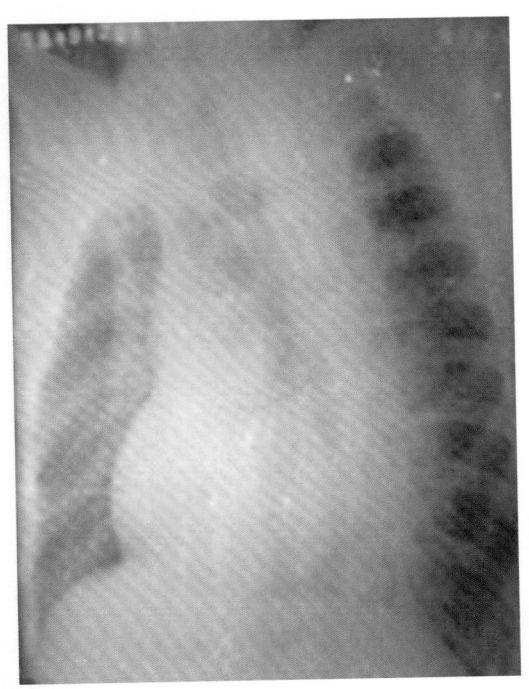

图 60.4　AHAHD 的 X 线胸片 1

一名 42 岁汉族女性，于海拔 4 280 m 发病。右心功能不全，胸片示肺动脉段高度突出、右肺下动脉横径增宽（A），右前斜位示右心室增大（B）。

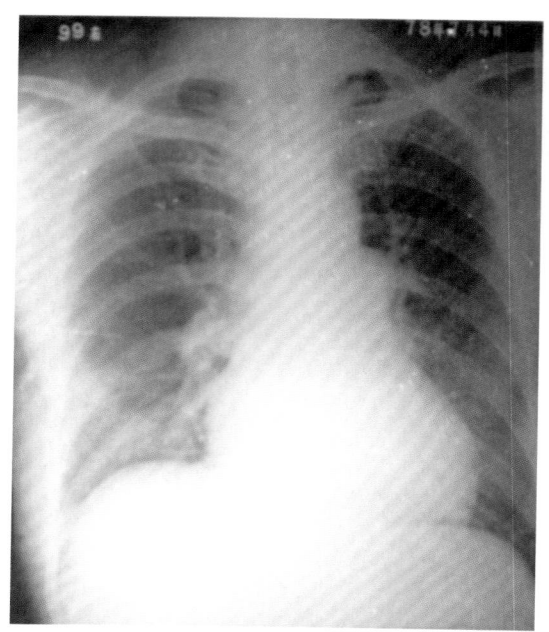

图 60.5　AHAHD 的 X 线胸片 2

　　一名 36 岁男性，在海拔 4 280 m 生活 12 年后发病。右心功能不全，胸片示肺动脉段明显突出、右心增大、右肺下动脉横径 21 mm。

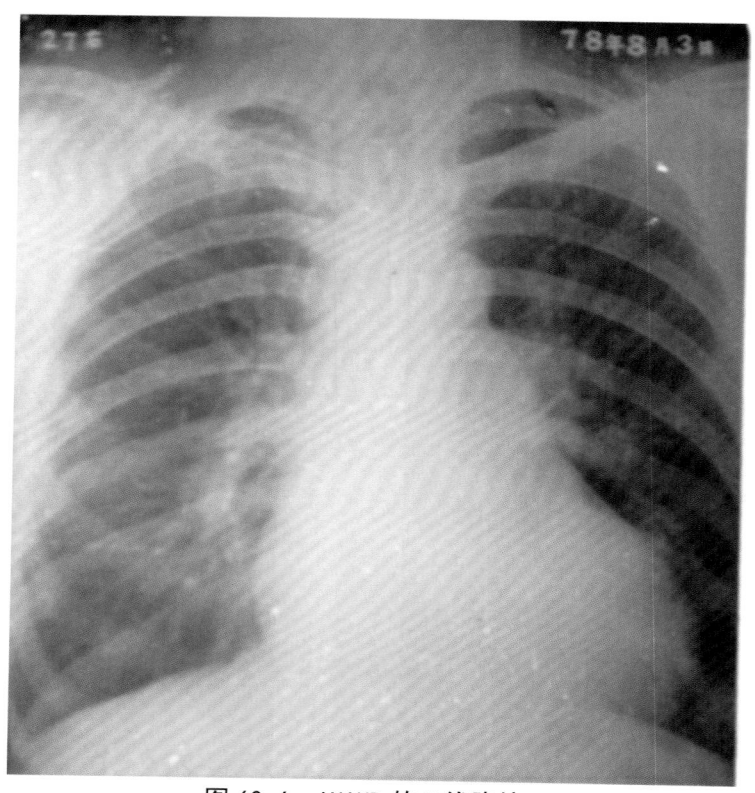

图 60.6　AHAHD 的 X 线胸片 3

　　一名 42 岁汉族男性，在海拔 3 900 m 生活 28 年后发病。胸片示肺纹理粗乱、肺动脉段轻度突出、右心增大、右肺下动脉横径 17 mm，属早期高原性心脏病。

居住于海拔 2 500 m 以上的健康汉族移居者的 X 线胸片，常有轻度的右心室增大及轻度的肺动脉段增宽，但尚不构成 AHAHD 的诊断，如不易判断时可结合其他指标及临床来加以判别；而高原适应的健康藏族，即使生活在海拔 4 280 m 的木里地区，X 线胸片示心影不增大、肺动脉段不突出、右肺下动脉横径不增宽，完全是正常的心脏结构（图 60.7、图 60.8）。

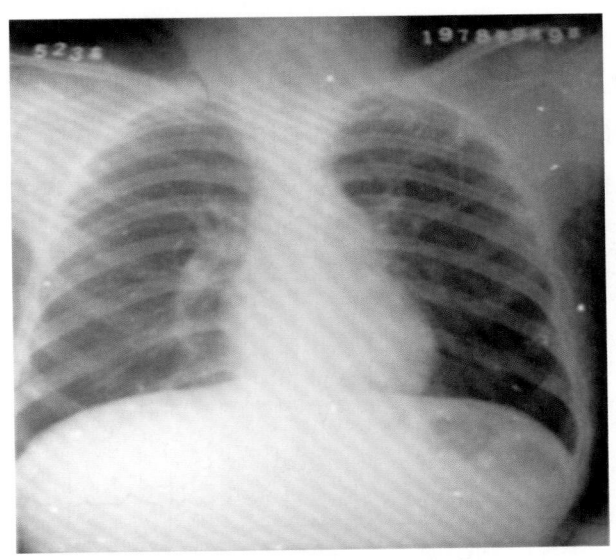

图 60.7　健康藏族 X 线胸片 1

　　一名 36 岁健康藏族男性，海拔 4 280 m 世居者。胸片示心影正常，肺动脉段平滑不突出，右肺下动脉横径 14 mm，不增宽。

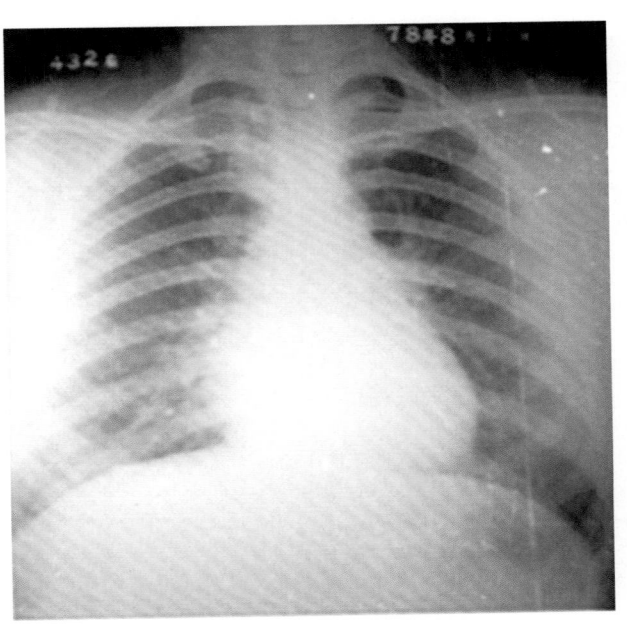

图 60.8　健康藏族 X 线胸片 2

　　一名 42 岁健康藏族男性，海拔 4 280 m 世居者。胸片示心影正常，肺动脉段不突出，右肺下动脉横径 12 mm，不增宽。

3. 心电图及心向量图

主要特征为电轴右偏，极度顺针向转位（$V_5 R/S \leqslant 1$），肺型 P 波（3.2% ~ 29.3%）或尖峰型 P 波（27.3% ~ 29.2%），右心室肥大或伴有心肌劳损（33.5% ~ 100%）（图 60.9），右束支传导阻滞（完全性或不完全性，占 4.9% ~ 26.8%），仅少数呈双侧心室肥大。也可出现下述值得注意的变化。

（1）V_1 ~ V_3 呈 QS 型，酷似心肌梗死，待病情好转或转往低地区可转为 rs 或 rS 型。

（2）$S_I S_{II} S_{III}$ 综合征，一般反映右心室肥大（图 60.10）。

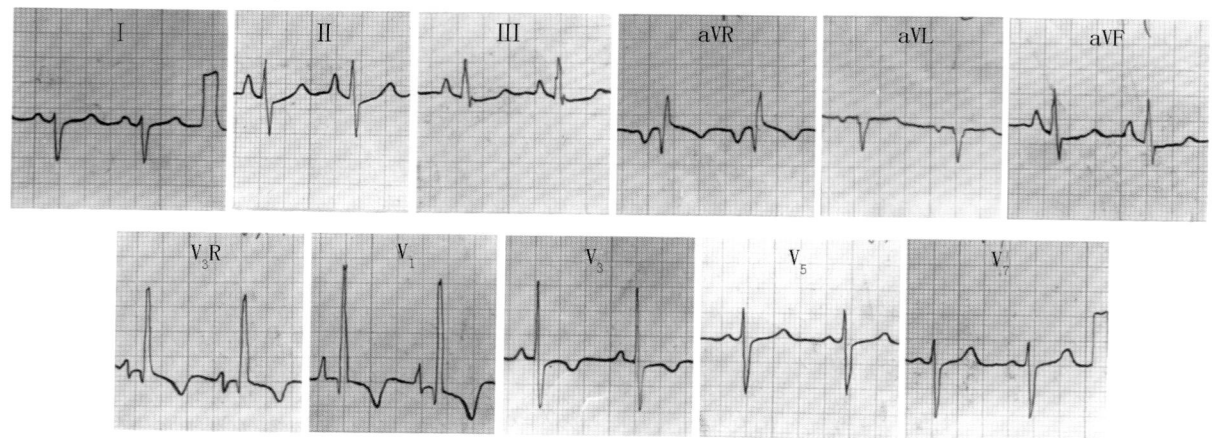

图 60.9　PHAHD，心电图

一名 14 个月汉族女性幼儿，ECG 示窦性心律，电轴右偏，肺型 P 波见于 V_3R、V_1、V_3；ST 段下降见于 II、III、aVF，右胸前导联 R 波为主波，V_5 ~ V_7 中 S 波深，示右心室肥大，显著顺钟向转位。

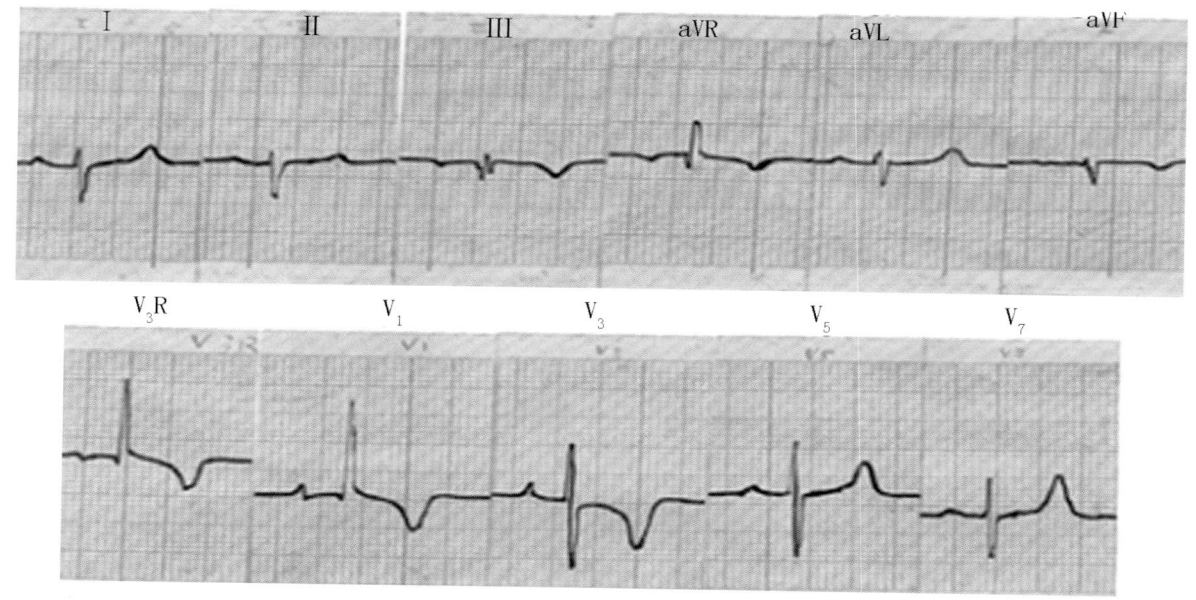

图 60.10　AHAHD，心电图

一名汉族男性，42 岁，海拔 3 900 m 发病，ECG 示 $S_I S_{II} S_{III}$ 综合征，R 波为主波见于 V_3R、V_1，T 波倒置见于 V_3R、V_1、V_3，右心室肥大，显著顺钟向转位。

（3）"假性"电轴左偏，实际也是 QRS 电轴极度右偏，右心室肥大的一种表现。

（4）ST–T 段改变，常见于 Ⅱ、Ⅲ、aVF 及右胸前导联，有的 T 波倒置，颇似"冠状 T"。

（5）少数有期前收缩、P–R 间期或 Q–T 间期延长、低电压等[13,14]。

吴天一报道的 202 例 AHAHD 的 ECG、VCG 与高原健康组及 COPD 患者组的比较见表 60.4[10]。

表 60.4　高原健康组、肺心组与高心组的心电图、心向量图有关指标的比较

ECG 及 VCG 主要指标	健康组 n=200	肺心组 n=200	高心组 n=202	健康组 vs. 高心组，P	肺心组 vs. 高心组，P
ÂQRS 平均电轴（$\bar{x}\pm S$）	$85°\pm31.6°$	$98°\pm29.7°$	$122°\pm31.9°$	<0.001	<0.01
ÂQRS 平均电轴 ≥ 90°/%	43.6	66.0	100.0	<0.001	<0.001
V_1 R/S ≥ 1/%	8.5	19.0	17.8	<0.01	>0.05
V_5 R/S ≤ 1/%	16.5	23.0	28.7	<0.01	>0.05
RV_1+SV_5 >1.05 mV /%	13.5	17.0	23.3	<0.05	>0.05
aVR R/S 或 R/Q ≥ 1/%	13.0	18.0	21.3	<0.05	>0.05
肺型 P 波 /%	5.5	21.5	13.9	<0.01	<0.05
横面 QRS S/R >1.2 /%	15.5	51.0	55.0	<0.001	>0.05
横面右后 >20% /%	12.5	23.0	28.7	<0.01	>0.05
额面右下 >20% /%	2.0	33.5	25.3	<0.01	>0.05
额面右上 >20% /%	2.5	7.5	5.9	<0.05	>0.05
横面前环 + 右后 >70% /%	3.0	24.0	22.8	<0.001	>0.05
横面 QRS 环呈"8"字形 /%	2.0	9.0	7.9	<0.01	>0.05
横面 QRS 环呈顺钟向 /%	2.0	15.5	18.3	<0.001	>0.05
P 环改变 /%	2.5	7.0	5.9	>0.05	>0.05
额面平均电轴 >70°/%	33.5	79.5	82.7	<0.001	>0.05
VCG 右大阳性率 /%	43.0	89.5	93.1	<0.001	>0.05

4. 超声心动图

吴天一报道了 202 例 AHAHD 患者的 UCG、X 线与高原健康组及 COPD 患者组的比较，结果见表 60.5[10]。可见 AHAHD 患者的超声心动图主要特征为：右心室流出道增宽，平均宽径（36.9±5.7）mm，右心室内径增大，平均（27.7±5.4）mm，左心室 / 右心室内径比值减小为（1.98±0.6），右心室 / 左房内径比值增大，为（1.82±0.8）（图 60.11）。

表 60.5　高原健康组、肺心组与高心组超声心动图及 X 线胸片有关指标的比较

UCG 及 X 线主要指标	健康组 $n=200$	肺心组 $n=200$	高心组 $n=202$	健康组 vs. 高心组，P	肺心组 vs. 高心组，P
右心室流出道内径（$\bar{x}\pm S$）/mm	31.5±5.6	35.6±4.8	36.9±5.7	<0.001	<0.05
右心室内径（$\bar{x}\pm S$）/mm	17.8±4.7	26.7±5.1	27.7±5.4	<0.001	<0.05
左心室 / 右心室内径比（$\bar{x}\pm S$）	2.6±0.9	2.0±0.6	2.0±0.6	<0.001	>0.05
右心室流出道 / 左房内径比（$\bar{x}\pm S$）	1.6±0.6	1.8±0.6	1.8±0.8	<0.01	>0.05
右心室流出道 / 左房内径 >1.4 /%	57.0	92.5	93.6	<0.001	>0.05
右肺下动脉干横径（$\bar{x}\pm S$）/mm	15.1±2.3	19.7±3.3	20.8±3.7	<0.001	<0.01
右下肺动脉与气管横径比（$\bar{x}\pm S$）	0.98±0.15	1.07±0.25	1.09±0.23	<0.001	<0.05
肺动脉段突出度（$\bar{x}\pm S$）/mm	0.91±0.26	4.7±2.3	5.3±2.7	<0.001	<0.05
中心肺动脉扩张外支纤细 /%	6.5	37.0	33.2	<0.001	>0.05
肺动脉圆锥高度（$\bar{x}\pm S$）/mm	3.7±2.1	7.8±2.6	8.5±3.2	<0.001	<0.05
右心室增大 /%	21.0	59.0	72.9	<0.001	<0.01

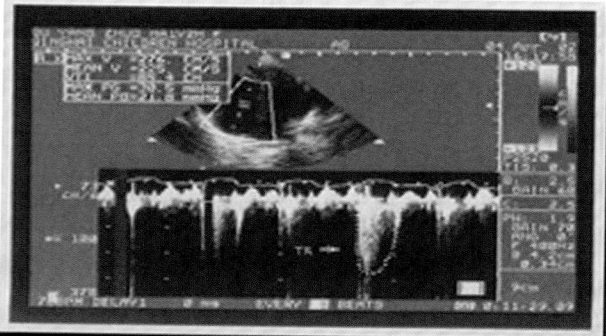
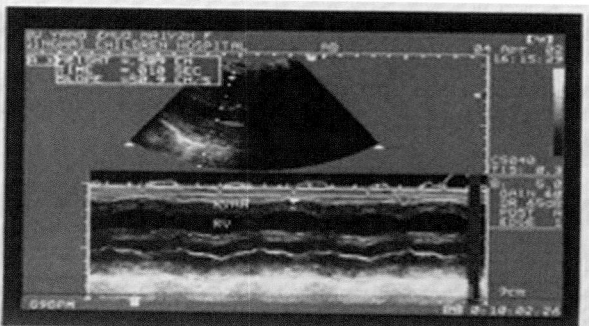
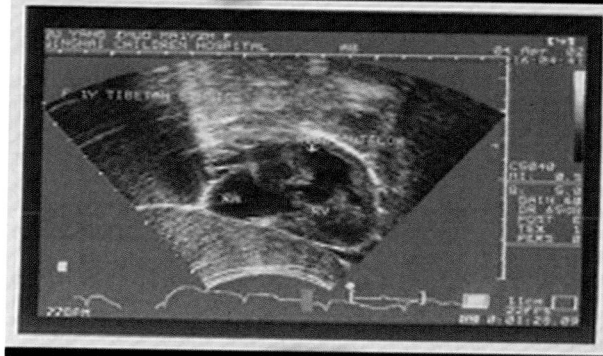
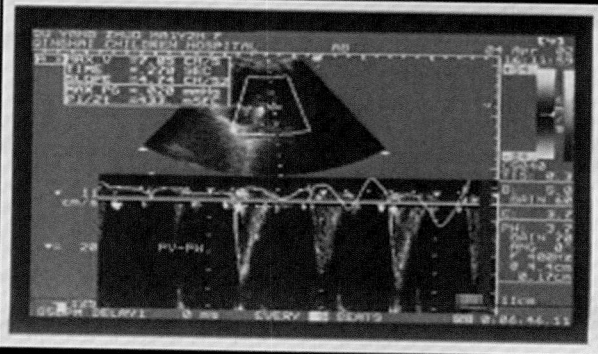

图 60.11　AHAHD 超声心动图

A—明显的三尖瓣反流；B—右心室前壁明显增厚；C—右心室流出道增宽；D—肺动脉收缩压显著增高为 68 mmHg。

5. 血气分析

动脉血氧饱和度（SaO_2）明显低于同海拔高度的正常人。动脉血氧分压（PaO_2）降低而动脉血二氧化碳分压（$PaCO_2$）增高，此与 HVR 钝化有关。pH 值多正常或略偏酸，虽有通气低下，但由于血浆碳酸氢盐含量增高而加以代偿。吴天一报道的 202 例 AHAHD 患者的 Hb、Hct、血气值及 MPAP 值与高原健康组及 COPD 患者组的比较见表 60.6[10]。

表 60.6　高原健康组、肺心组与高心组 Hb、Hct、血气及 MPAP 值的比较（$\bar{x} \pm S$）

指标	健康组 n=200	肺心组 n=200	高心组 n=202	健康组 vs. 高心组，P	肺心组 vs. 高心组，P
Hb /g·dL⁻¹	159±13.5	198±13.5	233±15.2	<0.001	<0.001
Hct /%	52.7±5.7	67.9±6.7	72.9±6.0	<0.001	<0.001
PaO_2/kPa⁺	6.81±0.51	6.36±0.95	5.84±0.86	<0.001	<0.001
$PaCO_2$/kPa⁺	3.57±0.47	5.52±0.69	4.31±0.77	<0.001	<0.001
pH	7.47±0.04	7.37±0.04	7.41±0.04	<0.001	<0.001
SaO_2/%	88.7±3.4	81.2±5.4	80.0±4.2	<0.001	>0.05
SE/mmol·L⁻¹	−4.39±1.7	−2.21±0.87	−3.91±1.79	<0.001	<0.001
SB/mmol·L⁻¹	20.5±1.2	22.7±1.1	21.8±1.2	<0.001	<0.001
MPAP/mmHg*	24.46±2.55	30.98±4.05	36.23±3.15	<0.001	<0.001

注：*—超声心动图按 Haham 回归方程计算出。+—1 kPa ≈ 7.50 mmHg。

6. 肺功能

李英锐等在拉萨对 30 例 AHAHD 患者进行肺功能检测，均为汉族男性，年龄 20 ～ 56 岁（平均 34.6 岁），移居高原 2 ～ 38 年（平均 16.1 年），均符合中华医学会诊断标准，且均心脏肥大及不同程度心力衰竭。对照组 40 例，汉族男性，19 ～ 58 岁（平均 34.5 岁），移居拉萨 1 ～ 36 年（平均 16 年），经检查无心、肺疾患及高原病史。两组均入院检测。应用 Chest-25 F，Jpn 电子肺量计检测肺功能，结果显示如下：

（1）肺容量（VC）：患者组 12 例正常、18 例有明显增高，对照组各项指标均较平原正常预计值扩大 20% ～ 80%，示肺容积相应扩大。AHAHD 组过度扩大者较对照组显著扩大（P<0.05），而未扩大者则较对照组显著降低（P<0.01）。

（2）肺通气：对照组通气流速各项指标均较平原正常预计值增高 20% ～ 80%，示通气流速加快，与 VC 增大都是高原习服的表现，目的是获取更多的氧；患者组无论肺容积扩大与否，与对照组相比最大呼气中期流量（MMEF）及用力肺活量（FVC）的 V_{50}、V_{25} 均有明显降低（P<0.01），最大通气量（MVV）、V_{75} 也降低，但统计学不显。对其中返回成都平原的 5 例在 5 d 内复查肺功能，

以上指标均大致恢复正常，提示并非肺疾患引起，可能与对高原低氧应激代偿过度有关。同时患者组的残气量过高、通气量及通气流速降低，因此无论肺容积增大与否，仍然导致 PiO_2 降低、弥散功能降低及肺摄氧减少。

（3）肺换气：患者组摄氧量较对照组明显降低，从 PaO_2 值判定，对照组为轻度低氧血症，而患者组为中度低氧血症，两组 PaO_2 分别为（26.36±1.68）mmHg 及（28.14±1.98）mmHg，均在正常范围内。

（4）耗氧量及基础代谢：患者组耗氧量、产热量及基础代谢（BMR）较对照组均明显增高（表60.7）。摄氧减少而耗氧量增加会严重损害其氧储备，长期发展导致低氧血症形成，在 AHAHD 发生和发展中可能起重要作用[15]。

表 60.7　AHAHD 组与对照组在标准状态下的氧代谢比较（$\bar{x}\pm S$）

组别	例数	体温 /℃	潮气量 / mL·次 $^{-1}$	摄氧量 / mL·m^{-2}·min^{-1}	产热量 / CAL·m^{-2}·h	BMR
对照组	40	36.71±0.31	430.3±52.1	112.3±22.3	29.2±7.3	−9.3±2.2
AHAHD 组	30	36.80±0.32	473.9±118.9	198.6±36.8	46.9±13.1	8.11±3.8
P		>0.05	>0.05	<0.05	<0.01	<0.01

第 2 节　临 床 诊 断

应该说明，1995 年中华医学会高原医学分会已分别对高原心脏病的小儿型和成人型提出了统一的诊断标准，并在全国应用。但不足之处是尚未建立一个症状记分系统（questionnaire scoring system）。1997 年，国际高山医学协会（ISMM）提议应建立慢性高山病（CMS）的国际统一诊断标准，由此成立了一个国际慢性高山病研讨工作组，其目的是要统一概念和诊断标准。我国学者对此做出了贡献。2004 年 8 月在我国西宁召开的第六届国际高原医学与生理学学术会议上，由 ISMM 领导的 CMS 国际工作组经过认真讨论，在多项方案中选择了由吴天一代表我国提出的一个症状问答记分系统（questionnaire scoring system）的 CMS 量化诊断标准（含 PHAHD 及 AHAHD），将此诊断记分系统接纳为国际 CMS 的诊断标准，并命名为"青海标准"（见第 54 章第 4 节）。

中华医学会高原医学分会结合 ISMM 的国际标准（"青海标准"）于 2007 年 1 月发布的 HAHD 的诊断标准如下[16]：

一、小儿高原性心脏病诊断标准

（1）发病一般在海拔 3 000 m 以上，少数易感者亦可于海拔 2 500 m 左右发病。

（2）平原父母移居高原后生育的子女，小儿在平原出生后移居高原亦可罹患，少数高原世居儿童也可发病。

（3）2 岁以下儿童最为易感，其他年龄儿童亦可罹患。发病多呈亚急性（数周至数月）经过。

（4）主要表现为呼吸困难、发绀及充血性心力衰竭。有显著的肺动脉高压及右心肥大征象（心电图、超声心动图及胸部 X 线摄片等证实）。

（5）肺动脉压标准：PAP 检测应用心导管术或超声心动图以 Bernoulli（2003）法计算[17]。婴幼儿（指 1 岁以内）MPAP>50 mmHg；其他年龄儿童，当 MPAP>25 mmHg 时为肺动脉高压，PAP ≥ 40 mmHg 为达到诊断高原肺动脉高压症（即 PHAHD）的诊断标准。

（6）排除渗出性心包炎、心肌病、先天性心血管病及风湿性心脏病。

（7）转往海拔低处，病情即有明显好转。此项在高原现场诊断时只作参考。

二、成人高原性心脏病诊断标准

（1）高原发病，在海拔 2 500 m 以上，移居者易患，世居者亦可罹患。

（2）以下症状体征各按无、轻、中、重分别计 0、1、2、3 分：呼吸困难 / 心悸、睡眠障碍、发绀、静脉扩张、局部感觉异常、头痛、耳鸣。

（3）Hb：男性，18 g/dL < Hb < 21 g/dL 计 0 分，Hb ≥ 21 g/dL 计 3 分；女性，16 g/dL<Hb< 19 g/dL 计 0 分，Hb ≥ 19 g/dL 计 3 分。将上述症状记分与 Hb 记分累加一起，按总分数判定是否属于 CMS，即无 CMS，0 ~ 5；轻度 CMS，6 ~ 10；中度 CMS，11 ~ 14；重度 CMS，≥ 15。

（4）肺动脉压标准：PAP 检测应用心导管术或超声心动图以 Bernoulli（2003）法计算肺动脉压[17]。成人诊断标准为 MPAP>25 mmHg。

（5）无肺动脉压检测条件的现场，诊断肺动脉压高压的征象为：心电图心电轴右偏及明显右心室肥大；超声心动图右心室流出道 ≥ 33 mm，右心室内径 ≥ 23 mm；X 线胸片右肺下动脉干横径 ≥ 17 mm。至少具备以上 2 项。

（6）排除其他心血管疾病，特别是慢性阻塞性肺疾病、肺心病。

（7）转往海拔低处，病情即缓解，肺动脉高压及心脏病损逐渐恢复正常。此项在高原现场诊断时只作参考。

三、诊断中应关注的问题

1. 生理性和病理性肺动脉高压的区别

不论成人还是小儿，HAHD 在诊断中的一个突出问题是如何判定肺动脉高压，前面提出的 PAP 数据是诊断时重要的参考依据，但是在生理性和病理性之间有时会形成交叉。根据对 202 例 AHAHD 患者的多普勒超声心动图检测，AHAHD 患者的 MPAP 为 30.98 mmHg，比同海拔健康人的 24.45 mmHg 明显高（$P<0.001$）。一般来说 MPAP>30 mmHg 应认为属于病理性的。但在高原现场直接检测 PAP 常有困难，故吴天一等提出如达到下列间接指标时一般不应再视为生理性肺动脉高压[18]：①心电轴 ≥ 120° 或 RV_1+SV_5 ≥ 1.2 mV；②心电向量图出现右前型（横面 QRS 环呈顺钟向），示右心室肥大；③超声心动图右心室流出道 ≥ 33 mm 或右心室流出道 / 左房内径 >1.6；④ X 线右

肺下动脉干横径 ≥ 17 mm 或右肺下动脉干横径与气管横径比值 ≥ 1.10。

2. 应紧密结合临床

由于高原健康人居住历史、海拔高度不同，特别是个体对低氧反应存在较大差异，因此如以通常判定肺动脉高压及右心室肥大的指标（例如全国肺心病右心室肥大诊断标准以心电轴 >90° 为指标之一）为高原标准，则在高原将出现大量健康人的假阳性。故诊断时应特别重视病史及经过，如有较明显的临床症状，又有较明显的肺动脉高压征象、明显的低氧血症（SaO₂ 低于健康值的 10% 以下）、明显的红细胞增多，则有助于确定 HAHD 的诊断。相反，无明确的临床症状，在高原劳动生活均正常，虽有轻度肺动脉高压及右心肥大，也应视为生理习服变化，而不符合 HAHD 的诊断；或者虽有的症状较明显，但诊断的所有客观指标均不达标，也不宜轻易诊断为 HAHD，可以追踪观察[18]。

在南美也有同样现象，Penaloza 等指出，在安第斯人群中具有生理性右心室肥大及肺动脉高压征象的人十分普遍[19]，他们并非 CMS，而具有肺动脉高压的 CMS 患者则与前述的生理性右心室肥大完全不同了，后者有一系列临床症状及明显的发绀、显著高于生理值的肺动脉压、红细胞增多、处在很低水平的血氧饱和度，特别在 ECG、VCG 和胸片上可见明显的右心室肥大[20]。邓希贤等根据在唐古拉山地区的研究，指出对 HAHD 的诊断及临床功能评估仅采用某一种方法往往会有局限性和容易做出片面的结论，应该尽量做综合性的检测，如临床检查、ECG、VCG、心脏收缩间期、UCG、PAP 的间接推算及 X 线胸片等，再做综合判断[21]。

3. 与慢性肺心病的鉴别

HAHD 是肺血管病变引起的肺动脉高压及右心损害，广义上属于肺心病的血管型。而慢性阻塞性肺源性心脏病在高原发病率高，病情重[22]。目前根据 AHAHD 的诊断客观指标与全国肺心病的诊断标准很难区别二者。但 HAHD 在病因、经过及预后上则与肺心病不同。HAHD 的下列几项表现有助于鉴别[10,18]：①无慢性肺、胸疾病史，仅后期并发感染或出现心衰时才咳嗽、咳痰；②临床症状相对较轻，病程迁延；③转往海拔低处病状好转，但固有征象不变；④ X 线胸片多无慢性弥漫性纤维化及肺气肿征象；⑤ CO₂ 潴留及呼吸性酸中毒不如肺心病明显。

第 3 节 流 行 病 学

一、PHAHD 的流行病学

在我国，在积累了大量流行病学和临床数据之后，我们具有了强有力的证据，得出如下结论：HAHD 没有年龄界限，临床病例既可见于婴幼儿、儿童、青少年，也可见于不同年龄段的成年人，但婴幼儿的发病率最高（占所有病例的 89.5%）[23]。

1. 发病情况

根据吴天一等在青藏高原的观察，PHAHD 的发病有以下 3 种情况[23,24]。

（1）平原父母移居高原后生育并留居高原的小儿，占总病例数的73.7%，这类儿童人群的患病率为2.5%。

（2）小儿出生于平原，后由父母携往高原，占总病例数的16.1%，儿童人群患病率为1.6%。

（3）小儿随父母从中等高度高原（2 000～3 000 m）移居到更高高原（3 000～5 000 m）生活，占总病例数的10.2%。

除平原汉族后代外，藏汉混血儿、个别藏族小儿也有发病。特别当居住海拔过高，并发呼吸道感染、营养不良、贫血等加重低氧血症而出现严重肺动脉高压时，更可促发本病。藏族，除1岁以内婴幼儿可发病外，2～13岁的儿童中也有发病者。

许多汉族儿童即使在中度海拔地区也常常未获得对低氧环境的习服。一项流行病学调查研究显示，在海拔高度2 261～2 808 m，汉族儿童HAHD的患病率为0.47%，而成年人在此高度却不发病。在海拔3 050～5 188 m的更高海拔地区，儿童和成人的HAHD的患病率分别为0.96%和0.32%，前者明显高于后者（$P<0.001$），这再次表明对HAHD的易感性儿童远高于成人。为何儿童患病风险高于成人呢？这是由于在高海拔，儿童肺血管对缺氧有着更为活跃的反应性，其肺血管的肌层比成人更为丰富，由此导致更高的肺动脉高压。

2. 人群患病率

吴天一等曾连续8年（1978—1985）在青藏高原不同海拔高度对移居及世居人群进行了高原病的流行病学调查，诊断基于中华医学会的诊断标准，自然人群普查率达82.5%～97.3%，共查儿童（出生后至14岁）15 251人，PHAHD的人群患病率见表60.8。

表60.8　青藏高原小儿高原性心脏病的人群患病率调查

海拔/m	移居汉族			世居民族 *		
	调查人数	患病数	患病率/%	调查人数	患病数	患病率/%
2 261～2 808	2 330	11	0.47	3 017	6	0.20
3 060～3 797	3 347	51	1.52	2 258	8	0.35
4 068～5 226	1 146	42	3.66	3 153	29	0.92
合计	6 823	104	1.52	8 428	43	0.51

注：*—世居民族以藏族为主，还包括蒙古族、土族、回族和撒拉族。

由表60.8可见，移居汉族儿童患病率较高，并随海拔增高而增高，高原世居儿童亦可发病。因此HAHD是涉及高原所有儿童的公共健康问题[25]。

3. 海拔高度与患病率

海拔高度与HAHD患病率关系见表60.9。

表 60.9　海拔高度与 HAHD 患病率关系

海拔 /m	小儿				成人			
	调查数	患病数	患病率 /%	P	调查数	患病数	患病率 /%	P
2 261 ~ 2 808	5 347	17	0.32	<0.01	12 514	5	0.04	<0.01
3 050 ~ 3 797	4 944	54	1.09	<0.01	3 363	16	0.48	<0.01
4 068 ~ 5 188	3 392	61	1.80	<0.01	4 438	41	0.92	<0.05
合计	13 683	132	0.96		20 315	62	0.31	<0.01*

注：*—小儿与成人患病率的显著性差异。

由表 60.9 可见，患病率随海拔升高而增高，且在 3 个不同海拔高度范围均有明显差异，海拔 4 000 m 以上的患病率比平均患病率高 2 ~ 3 倍。

4. 民族

调查地区为青海海北、海西和玉树海拔 2 808 ~ 5 188 m 的 10 个地区，覆盖了青藏高原东北部大部地区，对汉族、哈萨克族、蒙古族及藏族自然人群的调查结果见表 60.10。

表 60.10　不同民族间 HAHD 患病率的比较

民族	成人			小儿		
	调查数	患病数	患病率 /%	调查数	患病数	患病率 /%
汉族	2 846	44	1.55	4 773	99	2.07
哈萨克族	599	9	1.50	508	15	2.95
蒙古族	718	4	0.56	828	7	0.85
藏族	3 638	4	0.11	2 227	6	0.27

显著性测验：

成人：汉族、哈萨克族比较，$P>0.05$；汉族、蒙古族比较，$P<0.05$；汉族、藏族比较，$P<0.01$；哈萨克族、蒙古族比较，$P>0.05$；哈萨克族、藏族比较，$P<0.01$；蒙古族、藏族比较，$P<0.01$。

小儿：汉族、哈萨克族比较，$P>0.05$；汉族、蒙古族比较，$P<0.05$；汉族、藏族比较，$P<0.01$；哈萨克族、蒙古族比较，$P<0.01$；哈萨克族、藏族比较，$P<0.01$；蒙古族、藏族比较，$P<0.05$。

由表 60.10 可见，不论小儿还是成人，汉族和哈萨克族的患病率为高，蒙古族居中，藏族最低。这一患病率恰与这 4 个民族的高原适应历史相呼应。藏族在青藏高原已有近 5 万年的适应史，获得了全面而巩固的低氧适应，故极少发病，患病率最低，而且发病者都长期居留在海拔 4 551 ~ 5 100 m 的高山牧场，无一低于此高度。汉族多系从平原移居高原的第 1 ~ 3 代，习服历史短、适应能力差，患病率最高。哈萨克族系 1934 年前后从新疆巴里坤一带平原陆续移居来的第 1 ~ 4 代，长期居住在海拔 4 012 ~ 4 887 m 的昆仑山和阿尔金山,从事繁重的牧业劳动,成人患病率与汉族相近,小儿比汉族稍高,但无统计学差异。而且,汉族、哈萨克族从海拔 2 808 m 起就开始有发病者,说明是对低氧易感的群体。青海蒙古族是 13 世纪末叶由蒙古地区迁入的,有 700 余年的历史,已获得了较好的高原适应性,患病率居中,低于汉族、哈萨克族而高于藏族。这一结果有力地说明 HAHD 的发生率是与该群体高原习服、适应历史密切相关的。

二、AHAHD 的流行病学

当然,流行病学的研究可进一步确定 HAHD 在青藏高原的存在及其流行规律,以及发病的危险因素,为防治提供依据。

1. 发病间期

根据在青藏高原的观察,平原人移居高原后发生 AHAHD 要 15 ~ 20 年,而藏族发病通常要 35 ~ 40 年 [11,26,27]。而汉族年轻工人在海拔 4 500 m 以上只需较短数年甚至在海拔 5 000 m 一年即可发病。如果居住地海拔更高,达到 5 000 ~ 6 000 m,则可于数月或数年内发病。如印军在喜马拉雅海拔 5 000 m 或更高处可在 6 个月内发生严重的肺动脉高压和右心衰竭 [28],其实就是 AHAHD,说明高原低氧严重程度所致肺动脉高压的发展速度和进展程度决定了发病间期。

2. 人群患病率

为了探讨 AHAHD 的人群分布,1984—1993 年,在青藏高原的人群中进行了一项 AHAHD 流行病学研究。该调查自然人群普查率在 90% 以上,总计调查藏族世居者 2 314 人,汉族移居者 2 719 人,年龄 15 岁以上。居住于中度(2 267 ~ 2 980 m)、高度(3 128 ~ 3 968 m)和极高(4 006 ~ 5 226 m)三个海拔范围。诊断基于中华高原医学会的标准。结果人群患病率于世居藏族为 1.21%,而移居汉族为 5.57%(P<0.01)。移居汉族持续居住海拔 3 500 m 以上多年者患病率是藏族的 5 倍。尽管藏族有很低的患病率,但证明 AHAHD 确实存在于这一高原世居群体 [29]。

3. 易感因素

(1)高度:海拔 3 000 m 以下 AHAHD 罕见。患病率随海拔升高而增高,海拔 2 980m 为 1.05%,3 128 ~ 3 968 m 为 3.75%,4 006 ~ 5 226 m 为 5.83%。

(2)性别:AHAHD 于男性多见。在玛多(4 280 m),本病的患病率于汉族男性为 7.77%,女性为 1.76%;于藏族男性为 1.78%,女性为 0.56%。男性约为女性的 4 倍。性别差异受若干因素影响,如月经期妇女的行经有如"自然放血",起预防红细胞增多的作用,此外或与女性激素对通气的刺激有关。

(3)年龄:秘鲁的研究提出年龄是发病的主要因素,因为年龄所依赖的红细胞增多是基于年龄所依赖的通气(功能)丧失及动脉低氧血症,大部分病例发生于中老年。然而,生理学的研究在藏族中未见静息通气、Hct 与年龄间有何相关,年龄与 HAHD 记分间也无相关性。由此认为对于藏族,年龄并非一个明显的易感因素,这一点在高原藏族与安第斯居民间有重要区别。

（4）民族：汉族 AHAHD 的患病率比藏族明显高（表 60.10）。为了对比 2 个世界最大的高原世居群体：藏族和安第斯印第安人，吴天一等（1998）应用蒙赫（1992）的同一标准，即 Hb>21.3 g/dL、SaO_2<83% 来判定本病，并与其报道的相同海拔高度（玛多，4 280 m）做对比，结果藏族患病率仅 0.91%，而居住在赛罗·德·帕斯科的秘鲁克丘亚印第安人患病率高达 15.6%，有极显著差异（P<0.001）[30]。这与藏族肺动脉压和红细胞值都维持在近于海平面的正常值范围内有关[10,11,31]。而秘鲁一项流行病学研究观察到印第安高原土著人的基础肺动脉压和红细胞值都较高，在高原长期生活后有一部分人因出现了对高原适应的丧失（loss of altitude adaptation）而发生 CMS[32]，藏族和印第安人间存在着明显的进化适应差异，这也证明遗传适应对 HAHD 发病的影响。近年来，认为人群发生 HAHD 有着重要的遗传学基础。

（5）吸烟：观察到在汉族男性，吸烟者患病率是不吸烟者的 3 倍。其机制尚不清楚，但可能是烟的产物造成小气道功能障碍，导致小叶中心肺气肿，从而降低肺泡通气而加重低氧血症，进而促进肺动脉高压[33]。

（6）职业：有趣的是本病与职业有关。在同等海拔高度，不论藏族、汉族，也不论男女，机关工作者包括干部、教师和政府官员的 AHAHD 患病率为农民、牧民的 2 ~ 3 倍。提示高原居民的居住区如城市化和工业化，将是一个危险因素。

随着我国西部大开发，大量人群从平原进入青藏高原，无疑 AHAHD 的患病率势必增高。而且，在中国，青藏高原总人口约为 1 200 万，一个粗略估测约 2.5% 的高原居民患有 AHAHD，相当于有 25 万 ~ 30 万患者，故 HAHD 是一个严重影响高原居民健康的疾患，必须引起高度关注。

第 4 节　预防与治疗

一、PHAHD 是最严重的高原心血管病

20 世纪 50 年代到 70 年代，青藏高原小儿高原性心脏病的患病率很高。西藏自治区人民医院 1964 年的报道显示，PHAHD 占了儿科住院总数的 20.7%，均为汉族[10]；10 年后在同一医院，1974—1975 年该院收治 PHAHD 412 例，占儿科住院总数的 16.2%，仅略有降低，占移居汉族小儿住院总数的 32.7%[3]；青海儿童医院 1974 年报道，收治 PHAHD 286 例，占儿科住院总数的 4.6%，占儿科心脏病住院总数的 41.6%，仅次于先天性心脏病（52.9%），居第二位，其中汉族占 93.3%[1]。许多患儿经过氧疗、强心剂、利尿剂和类固醇皮质激素治疗后症状得以改善，然而若出院后仍停留在原发病的高海拔地区，病情很快复发，许多患儿如此反反复复，病情愈来愈重，终于不治。综合青藏高原的 873 例 PHAHD，治疗无效死亡 131 例，住院病死率为 15%，死因主要为严重心力衰竭或合并重度肺部感染[14]。还有相当一部分患儿在院外死亡，特别在偏远地区。尽管当时部分患儿通过向低海拔转移而病情得以缓解，然而那时转运的交通条件十分困难，速度缓慢，路途颠

簏，缺乏氧气，一些患儿死于途中，有的病程变化太快以至于即使向低海拔转运也无法阻止出现死亡的恶性结局。对于肺动脉压极高的恶性病例以及晚期病例，即使患儿被转运到海拔 2 261 m 的医院，病死率仍高达 62% 以上 [1]。据一项在西藏的统计，那时汉族母亲哺育的婴幼儿成活率约为 50% [34]。PHAHD 成为严重威胁高原儿童健康生存的一个致命性的特殊的高原心血管病。

二、必须全面控制的关键因素

面对 PHAHD 的严峻挑战，高原医务人员逐步提高了认识，积累了经验，在防治上有几个关键问题必须高度关注。

1. 低体重儿

那时在高原出生的汉族新生儿中低体重儿（体重低于 2 500 g）的发生率很高。据吴天一等在果洛（3 750 m）地区的调查，42 例汉族新生儿的母亲在该地至少生活 2 年以上，32 例藏族新生儿均为当地世居者后代。藏族新生儿平均体重为（3 448 ± 48）g，汉族新生儿平均体重为（3 014 ± 42）g，与藏族相比明显低（$P<0.05$）。汉族低体重儿发生率为 19%，藏族为 3%。经 2 年随诊，汉族低体重儿中有 5 例（12%）发生 PHAHD，其中 3 例死亡；而藏族无 1 例发生 PHAHD。汉族低体重儿宫内发育不良，肺小动脉的肌性结构更重并在出生后退化极为延滞，从而形成严重的肺动脉高压 [35]。高原低体重儿是发生 PHAHD 的一个重要危险因素。

2. 改善婴幼儿的营养状态

PHAHD 患儿常有营养不良、贫血、先天不足和后天消化道功能低下，30% 左右有腹泻，夜间哭闹不安消耗很大，不少患儿面黄肌瘦，十分衰弱。因此改善哺乳及饮食营养极为重要，必要时可少量多次输血或输入血浆、白蛋白等。

3. 母亲的低氧习服状态

母亲的高原低氧习服优劣直接影响到新生儿的健康状态。移居高原的汉族孕妇中有一部分处于习服不良状态，其心血管功能较低，通气水平低下，在妊娠期有明显的低氧血症，造成对胎儿的供氧及营养提供不足，从而导致胎儿宫内发育迟缓（intrautering growth restriction，IUGR）[36]，由此产生高原低体重新生儿。如果妊娠母亲有心血管问题、高血压、过劳、吸烟等，或有妊娠期子痫或有流产史者，则其胎儿的 IUGR 呈高发生率 [37]，特别是母亲妊娠期贫血，一项在海拔 2 220 ～ 4 850 m 的观察发现，母亲的贫血程度和海拔的高度与新生儿体重呈负相关 [38]。因此在妊娠前后提高母亲的习服水平和改善营养状态是另一个预防 PHAHD 的关键因素。

4. 汉族孕妇以到平原分娩为佳

最有效的预防是汉族母亲，特别是在海拔 3 000 m 以上的孕妇，最好在预产期前 6 个月返回平原，并在平原分娩，这样会更安全。此外如能待到小儿 2 岁后再携带其去高原，则较理想。多年来的事实证明，这一措施已使 PHAHD 发病明显减少。

三、治疗手段

1. 向低处转移

小儿高原性心脏病在高原就地治疗疗效不佳，预后严重，有较高病死率，故应坚决将患儿及时转往低海拔处。在低转过程中，特别是从高海拔偏远地区向低海拔或平原低转，如果只有父母携带患儿将有很大危险，一旦病情发生恶化，束手无策，患儿往往死于途中。必须有医护人员护送，有良好的交通工具、急救药品和充足的氧气，沿途严密观察病情。

成人高原性心脏病目前尚无特效治疗，对于病情较重且在高原就地治疗无明显效果、病情不断发展者，最有效的方法仍然是将患者转往平原地区。低转至平原并不再返回高原对于早期患者也是可靠的治疗，可以防止病情进一步发展。但实际上不尽可取，不少患者由于家庭、经济和社会的原因，特别是那些高原世居者仍需留居高原，或者在平原好转后返回高原的家，这是一些需要特殊应对的患者。

2. 氧疗

氧疗是首要的治疗措施，并要求早期、及时和充分供氧，以纠正低氧血症，疗效尤为明显，氧流量依病情决定，病情稳定后仍以湿化持续低流量供氧。对 AHAHD 患者宜用间歇性供氧，治疗可提高血液氧合及部分降低肺动脉压。但在高原就地吸氧只能暂时减轻症状，特别是对 AHAHD 并不理想[39]。高压氧治疗可用于重症严重缺氧患者，但长期应用也无明显疗效。

3. 预防和控制感染

HAHD 患者极易并发各种感染，尤上呼吸道、下呼吸道感染，这在 PHAHD 患儿中极为普遍而且是致命性的，因感染后呼吸道缺氧更严重，肺动脉压进一步增高，心力衰竭易于发生或很快加重甚至不可逆转。故预防和控制感染是一项关键性治疗，应选择强有力的抗生素，或者联合用药，疗效不佳时应及时调整用药，须注意过敏反应和毒性反应。

4. 强心药物

心功能不全或已有心力衰竭者应尽早选用快速洋地黄制剂，常用地高辛、西地兰静脉注射。20世纪在青藏高原较普遍地应用毒毛旋花子苷 K，疗效快速稳定，一般在用药 10 d 后心力衰竭可获得控制[1]，在心衰稳定后改为口服地高辛。然而在高原应用洋地黄制剂必须注意的是，高原心肌缺氧下对洋地黄的耐受性降低，另外高原多处水质过硬和含钙较高，用平原常规剂量有时也易出现中毒反应，必须加以注意。对心衰并有水肿者，宜用利尿剂，其间注意水和电解质平衡。

5. 血管扩张剂

有研究推荐应用血管扩张药物如硝酸甘油，认为可通过舒张容量血管而减少静脉回心血量，减轻心脏的前负荷，降低心室壁张力；同时又能舒张阻力血管，减轻心脏后负荷，减少左心室的射血阻力，从而使心肌耗氧量减少，有利于心功能恢复。硝酸甘油片舌下含服量为 0.3 ~ 0.6 mg/ 次，1 ~ 2 min 见效[40]。这一疗法并不适用于所有 AHAHD 患者，但冠状动脉缺血型的 HAHD 患者可以试用。

6. 放血疗法

对伴有显著红细胞增多的患者,可行放血术。单独放血或同时输入等容量液体(等容血液稀释),后者可能更为可取,因其改善症状的时间更长。然而,我们观察到在放血术后数日至数周偶尔出现"反跳"现象,血红蛋白值又明显增高。放血疗法也只是权宜之计(见第55章、第56章)。

7. 降低肺动脉高压药物

α-受体抑制剂酚妥拉明有降低肺动脉高压的作用,但不稳定。目前认为硝苯地平是降低高原肺动脉高压较有效的药物,常先选用控释片口服,首剂 10 mg,后可 20 mg/d,应注意禁忌证,与氧疗并用可提高疗效。吴天一等对在青海海拔 3 000 m 以上发病的 AHAHD 患者 112 例应用某制药公司生产的枸橼酸西地那非片,25 ~ 50 mg/d,疗程 15 ~ 20 d,发现它有明显地降低肺动脉高压的作用,可改善心功能,副作用极少,值得采用(见第29章)。

8. 改善低氧通气药物

醋酸甲羟孕酮可增加通气,提高动脉血氧分压(PaO_2)而降低动脉血二氧化碳分压($PaCO_2$),由此使血细胞比容(Hct)降低并改善若干症状,但部分男性患者可能出现性欲降低,因而拒绝应用。

9. 中藏药物

近年来,中、藏药对 HAHD 的防治显示出较好的作用,如红景天在高原可改善睡眠,提高血氧合。其他中藏药,如丹参、人参总皂苷(红参性平为佳)及唐古特青兰等也有某些防治作用(见第55章、第56章)。

结　语

当前父母们因旅游、经商或工作带领其子女甚至婴幼儿去高原的概率越来越高,而父母们由于缺乏思想准备,小儿高原病又难以识别,因此可能造成严重后果甚至死亡[41,42]。对此已有一系列观察,发现年龄越小的儿童对低氧更为易感,往往心率过速,通气过度,出现的低碳酸血症和低氧血症更显著,脑组织氧合(cerebral tissue oxygenation)降低,由此发生 AMS、HAPE 和其他高原问题,如果高原居住的时间较长,则易发生小儿肺动脉高压症[43,44](即 PHAHD)。因此携带小儿去高原前的准备、对小儿高原生理反应及各型高原病的认识、早期获得诊断及正确处理,都极为重要[45]。

在我国,随着西部大开发及青藏高原的建设发展,从平原来到高原的人日益增多,而且逐步在高海拔区居住,尽管对高原病的防治工作逐步加强,然而机体对低氧的反应是生理规律,而且人群中存在对低氧易感的个体,尤其是在高原出生的婴幼儿及从平原移居高原的 2 岁以下的儿童,是一个特殊的最易发生低氧损伤的群体[46]。低氧性肺动脉高压不论在儿童还是成年人中均极常见,其中重度的和持续的肺动脉高压将发展为高原性心脏病,目前除了向低地转移外,高原就地治疗尚难取得明显效果,因此对 HAHD 的系统研究特别是有效防治尚须进一步深入[47]。

参 考 文 献

[1] 林治平，吴天一. 小儿高原性心脏病286例临床分析[J]. 中华医学杂志，1974，54（6）：353-356.

[2] 吴德诚，刘咏儒. 高原性心脏病[J]. 中华儿科杂志，1955，6（5）：348-350.

[3] 谢成范. 高原性心脏病初步观察[J]. 中华儿科杂志，1959，10（4）：287-291.

[4] 邹恒顺，莫丽芬，王鼎琴. 小儿高原性心脏病238例临床分析[J]. 中华儿科杂志，1964，13：384-386.

[5] 郁慕仪，叶俊雄，何芝清，等. 小儿高原性心脏病40例X线分析[J]. 中华放射学杂志，1964，9（4）：314-316.

[6] 华炳春，龚鸿诒. 婴幼儿高原适应不全症（心脏型）61例临床分析[J]. 中华儿科杂志，1966，15（1）：39-40.

[7] 况允. 高原心脏病[J]. 解放军医学杂志，1981，6（3）：160-162.

[8] SUI GJ，LIU YH，CHENG XS，et al. Subacute infantile mountain sickness[J]. J Pathol，1988，155：161-170.

[9] 蒋民选. 小儿高原性心脏病[J]. 西藏医药，1977，2：160-168.

[10] 吴天一，金炳生，徐复达. 成人高原心脏病的特征：附202例分析[J]. 心肺血管学报，1990，9：32-35.

[11] WU TY，ZHANG Q，JIN BS，et al. Chronic mountain sickness（Monge's disease）：An observation in Qinghai-Tibet plateau[M]//UEDA G. High Altitude Medicine. Matsumoto：Shinshu University Press，1992：314-324.

[12] 郁慕仪，叶俊雄，何芝清，等. 成人高原性心脏病40例X线分析（附40例慢性肺源性心脏病的对照分析）[J]. 中华放射学杂志，1980，14（1）：21-23.

[13] WU TY，MIAO CY. High altitude heart disease in children in Tibet[J]. High Alt Med Biol，2002，3：323-325.

[14] WU TY，MIAO CY，WANG XQ. High altitude heart disease in children in Tibet[M]//GINES VISCOR，ANTONI RICHART DE MESONES，CONXITA LEAL. Health and Height. Barcelona：Universitat de Barcelona，2003：291-294.

[15] 李英锐，王鹿朝，主召新，等. 慢性高原心脏病患者肺功能、摄氧量和机体耗氧量的研究[J]. 高原医学杂志，1995，5：33-35.

[16] 中华医学会高原医学分会. 关于统一使用慢性高原（山）病"青海标准"的决定[J]. 高原医学杂志，2007，17（1）：1-2.

[17] LEON-VELARDE F，MAGGIORINI M，REEVES JT，et al. Consensus Statement on Chronic and Subacute High Altitude Disease[J]. High Alt Med Biol，2005，6（2）：147-157.

[18] 吴天一，徐复达，金炳生.高原心脏病诊断问题探讨[J].临床心血管病杂志，1989，5（4）：229-232.

[19] PENALOZA D，BANCHERO N，SIME F，et al. The heart in chronic hypoxia[J]. Biochem Clin，1963，1：283-298.

[20] PENALOZA D，ARIAS-STELLA J. The heart and pulmonary circulation at high altitudes： healthy highlanders and chronic mountain sickness[J]. Circulation，2007，115：1132-1146.

[21] 邓希贤，程显声，蔡英年，等.高原环境对心脏的影响[J].中国医学科学院学报，1979，1（1）：35-40.

[22] WU TY，CHENG GJ，DIE TF. High prevalence and high mortality of chronic obstructive pulmonary disease on the Tibetan plateau[J]. Central Asian Med J，2000，6：89-90.

[23] 吴天一，林治平.高原性心脏病[J].心脏血管疾病，1978，6（3）：186-196.

[24] WU TY，MIAO CY，LIN CP，et al. Altitude illness in children on the Tibetan plateau[M]//OHNO H，KOBAYASHI T，MASUYAMA S. Progress on Mountain Medicine. Matsumoto：[s.n.]，1998：195-200.

[25] 吴天一，格尔力，代廷凡，等.高原心脏病的发病调查[J].中华医学杂志，1983，63（2）：90-92.

[26] 吴天一，张琪，代廷凡.慢性高山病26例报道[J].中华医学杂志，1987，67（3）：167-168.

[27] PEI SX，CHEN XJ，SI-REN BZ，et al. Chronic mountain sickness in Tibet[J]. Q J Med，1989，71：555-574.

[28] SINGH I，KHANNA PK，LAI M，et al. High altitude pulmonary hypertension[J]. Lancet，1965，2：146-148.

[29] 吴天一，代廷凡，火克信，等.青藏高原高原病流行病学的研究[J].中华流行病学杂志，1987，8（2）：65-69.

[30] WU TY，LI W，LI Y，et al. Epidemiology of chronic mountain sickness：ten years study in Qinghai-Tibet[M]//OHNO H，KOBAYASHI T，MASUYAMA S. Progress in Mountain Medicine and High Altitude Physiology. Matsumoto：[s.n.]，1998：337-342.

[31] WU TY. Chronic mountain sickness on the Qinghai-Tibetan plateau[J]. Chin Med J（English），2005，118（2）：161-168.

[32] MONGE CC，ARREGUI A，LEON-VELARD F. Pathophysiology and epidemiology of chronic mountain sickness[J]. Int J Sports Med，1992，13（1）：79-81.

[33] WU TY，DING SQ，LIU JL，et al. Smoking，acute mountain sickness and altitude acclimatization：A cohort study[J]. Thorax，2012，67：914-919.

[34] 莫丽芬，蒋民选，李经邦，等.小儿高原心脏病[M]//西藏自治区人民医院.实用高原医学.拉萨：西藏人民出版社，1983：251-260.

[35] WU TY. Pediatric high altitude heart disease：A hypoxic pulmonary hypertension syndrome[M]//ALDASHEV A，NAEIJE R. Problems of High Altitude Medicine and Biology. Berlin：Springer- Verlag Press，2007：231-247.

[36] NEIRMEYER S，YANG P，SHANMINA D，et al. Arterial oxygen saturation in Tibetan and Han infants

born in Lhasa，Tibet[J]. N Engl J Med，1995，333：1248–1252.

[37] KEYES LE，ARMAZA JF，NIERMEYER S，et al. Intrauterine growth restriction，preeclampsia，and intrauterin mortality at high altitude in Bolivia[J]. Pediatr Res，2003，54：20–25.

[38] NAHUM GG，STANISLAW H. Hemoglobin，altitude and birth weight：does material anemia during pregnancy influence fetal growth?[J]. J Reprod Med，2004，49：297–305.

[39] 蔡英年，邓希贤，恽君惕，等. 吸氧对高原肺动脉高压缓解作用的观察[J]. 中国医学科学院学报，1979，1（3）：206–210.

[40] 邹询达，蒋吉清. 血管扩张剂治疗高原心脏病心力衰竭45例疗效观察[J]. 天津医药，1984，12（6）：297–230.

[41] BÄRTSCH P. Going high altitude with children[J]. Newsletter of International Society for Mountain Medicine，1994，4（1）：2–3.

[42] DOMINIQUE J. Children and Altitude[J]. Newsletter of International Society for Mountain Medicine，1994，4（1）：4–5.

[43] YARON M，NIERMEYER S，LINGREN KN，et al. Physiological response to moderate altitude exposure among infants and young children[J]. High Alt Med Biol，2003，4（1）：53–59.

[44] NIERMEYER S. Going to high altitude with a newborn infant[J]. High Alt Med Biol，2007，8（2）：117–123.

[45] YARON M，NIERMEYER S. Travel to high altitude with young children：An approach for clinicians[J]. High Alt Med Biol，2008，9（4）：265–269.

[46] 吴天一. 高原心脏病[M]//陈显声. 右心疾病. 北京：人民卫生出版社，2008：400–419.

[47] 吴天一. 肺动脉高压型慢性高原病：高原心脏病[M]//钟南山，刘又宁. 呼吸病学. 2版. 北京：人民卫生出版社，2012：789–795.

第 61 章　世界范围的高原性心脏病

第 1 节　概　　述

高原性心脏病（high altitude heart disease，HAHD）作为高原低氧性肺动脉高压的临床综合征、慢性高山病的心脏型或混合型，并非如某些报道所认为的只发生在喜马拉雅或西藏[1,2]。高原低氧性肺动脉高压是在慢性低氧条件下引起肺动脉收缩，继而在肺小动脉及细小动脉血管床发生平滑肌增生性病变，导致右心肥大、扩张而最终右心衰竭，即 HAHD，实际上存在于世界各高原（山）地区的人群中。但由于同一个疾病在世界不同高原地区时学者们对它冠以不同的病名，中国学者统一称为"高原性心脏病"，其他国家的高原学者对其有不同的病名称呼，由此产生概念上的紊乱和认为 HAHD 只见于青藏高原的错觉。

对于这一状况，学者们希望国际上加以统一。Maggiorini 及 Leon-Velarde 建议将从高原病中划分出的"亚急性高山病"（subacute mountain sickness）改为"心脏型亚急性高山病"（cardiac subacute mountain sickness），包括婴幼儿及成人；而"亚急性高山病"这一术语属于急性高山病症状仍持续存在着，这在安第斯的矿工中很常见。把病名混淆的高原红细胞增多和发生右心衰竭的情况区分开来，应该避免用"慢性高山性红细胞增多症"（chronic mountain polycythemia）一词，而应采用"蒙赫病"或"慢性高山病"（chronic mountain sickness），它包括呼吸型（respiratory type）和心脏型（cardiac type），或两者皆存（一般为后期）[3]。Severinghuas 则建议慢性高山病应分为"心脏型 CMS"及"红细胞增多型 CMS"，或二者皆有的混合型[4]。

2004 年 ISMM 通过的"慢性及亚急性高原病"国际专家共识则明确将慢性高原病区分为呼吸型及血管型两型。血管型的概念是：它是慢性高山病的血管型，属于高原肺动脉高压（high altitude pulmonary hypertension，HAPH）引起的病变。为了尊重各国使用过的名称，有几个同义词：高原性心脏病（high altitude heart disease）、低氧性肺心病（hypoxic cor pulmonale）、婴幼儿亚急性高山病（infant subacute mountain sickness）、小儿高原性心脏病（pediatric high altitude heart disease）及成人亚急性高山病（adult subacute mountain sickness）[5]（见第 55 章）。经过以上介绍，就会对本章介绍的各国所报道的与 HAHD 相一致或相近的高原性心 – 肺性疾病有一个明确的认识，即 HAHD

是一个全世界高原地区突出的心血管问题[6]，严重地影响世界高海拔地区的儿童和成年人的健康，是一个全球性的高原公共健康问题。

第 2 节　南美洲秘鲁

秘鲁位于南美洲西北部，是个多山的国家，山地面积约占全国总面积的一半。主要为安第斯山中段，平均海拔约 4 000 m，世界最大的河流亚马孙河发源于此。山间多高原与盆地，居住着高原世居民族——印第安人。的的喀喀湖位于秘鲁和玻利维亚的交界处，海拔 3 812 m，是克丘亚印第安人和艾马拉印第安人共同的发源地和文化摇篮。

一、成人肺动脉高压型 CMS

卡洛斯·蒙赫·M. 是世界上第一个发现慢性高原病者，但当时患者的主要表现为红细胞过度增多（见第 53 章）。其后 Rotta 和 Penaloza 等发现其中一部分患者临床上有明显的肺动脉高压、右心室肥大及右心功能障碍，最终发生右心衰竭。其中值得特别注意的是肺动脉压力，Rotta 等最早进行心导管术检测肺动脉压（PAP），对比了在海平面利马和在莫罗科查的 3 种人：短期进驻高原者、世居高原者和罹患 CMS 者，结果高原世居者的 PAP 高于临时居住者，而 2 例 CMS 患者则有显著的肺动脉高压[7]。其后，Penaloza 与 Sime 较早（1971）报道了在赛罗·德·帕斯科检测 11 名高原世居健康者，其静息 PAP 为 34/11 mmHg，MPAP 24 mmHg；受试者在海平面居住 2 年后 PAP 降至 27/6 mmHg，MPAP12 mmHg，肺血管阻力只有原高原值的 1/3[8]。而对于该地 10 名患 CMS 者，通过心导管检测，发现 MPAP 高达 47 mmHg，较正常人增高了一倍（$P<0.001$），有明显的肺动脉高压症，同时显示有显著的低氧血症、过度的红细胞增多症，但其他心功能指标并无明显差异[8]（表 61.1）。当时 Penaloza 认为 CMS 是肺动脉增压型的 COPD 的一个类型[9]。

表 61.1　秘鲁安第斯海平面健康人、高原健康人、CMS 患者的各项指标对比

指标	海平面健康人（12 名）	高原健康人（12 名）	CMS 患者（10 例）	P
年龄 / 岁	21 ± 1.2	24 ± 5.6	38 ± 8.9	<0.001
BSA/m^2	1.61 ± 0.076	1.60 ± 0.085	1.57 ± 0.074	>0.05
HR/ 次·min^{-1}	68 ± 8.7	72 ± 9.7	83 ± 15	>0.05
SBP/mmHg	127 ± 8.4	124 ± 11.7	136 ± 24.2	>0.05
DBP/mmHg	70 ± 6.4	72 ± 8.5	88 ± 14.9	<0.001
MBP/mmHg	94 ± 7.8	91 ± 9.6	105 ± 17.7	<0.05

续表

指标	海平面健康人（12 名）	高原健康人（12 名）	CMS 患者（10 名）	P
LVW/kg·min^{-1}·m^{-2}	5.19±1.32	4.71±0.91	6.05±2.08	>0.05
CO/L·min^{-1}	8.35	6.13	6.30	>0.05
CI/L·min^{-1}·m^{-2}	3.970±0.976	3.833±0.621	4.010±0.935	>0.05
TPR/dyn·s·cm^{-5}	900.5	1 193	1 333	<0.05
MPAP/mmHg	12±2	23±5	47±18	<0.001
Hb/g·dL^{-1}	14.70±0.90	20.10±1.69	24.77±2.36	<0.001*
Hct /%	44.1±2.6	59.4±5.4	79.3±4.2	<0.001*
SaO$_2$ /%	95.70±21.00	81.10±4.60	69.60±4.92	<0.001*

注：P 为高原健康组与 CMS 患者组相比，<0.001 表示海平面健康组与高原健康组间除后三项外，其他均无统计学差异。

在南美安第斯发病的成人高原肺动脉高压症患者的 X 线胸片表现为右心扩大、肺动脉段高度凸出及右肺下动脉横径增宽，ECG 示显著的右心室肥大、极度顺钟向转位、右心室劳损。而在转往海平面 2 个月后，显示增大的右心缩小、肺动脉段凸出减轻，提示病变有所好转，甚至明显好转[10]（图 61.1、图 61.2）。

对这类患者进行病理检查时，主要发现肺小动脉内膜发生纵行肌纤维、肌层增厚和肺细小动脉的异常肌化，这种形态学变化被称为"低氧性高压性肺血管病"（hypoxic hypertensive pulmonary vascular disease）[11]。长病程者和病情严重者的肺小动脉内膜增生肥厚、纤维化导致肺小动脉硬化，成为不可逆的病变。少数肺动脉或肺小动脉内血栓形成。这些病理变化是形成更严重低氧血症和更显著肺动脉高压的解剖学基础，从而引起以右心受损为主的高原心血管病（图 61.3）。秘鲁的这种 CMS 病例，从临床到病理形态学改变，和在中国青藏高原发现的高原性心脏病相一致。

二、小儿血管型慢性高山病

Penaloza 等较早在秘鲁莫罗科查通过 ECG 及右心导管观察到小儿自出生至 5 岁均有右心室肥大及肺动脉高压。其中有些小儿对低氧性肺动脉增压反应特别易感，去海平面短居后重返高原时易发生高原肺水肿，处理不及时则死亡，这些小儿的肺动脉压是健康小儿的 2 ~ 3 倍。另一发现是高原小儿肺动脉高压的持续存在导致动脉导管未闭的高发生率[12]。

其后他们在秘鲁的莫罗科查、拉奥罗亚均观察到婴幼儿发生严重的肺动脉高压，有的发展为小儿血管型慢性高山病（a vascular variety of CMS），特征为严重的肺动脉高压和进行性的心力衰竭，它与呼吸型 CMS 的不同点为后者表现为肺泡通气低下、严重的低氧血症、肺动脉压中度增高而罕有心力衰竭[13]。Penaloza 对成人及小儿高原肺循环做了全面综述，明确指出，发生在秘鲁的小儿慢性高山病的血管型就是中国吴天一等报道的高原性心脏病[14]。

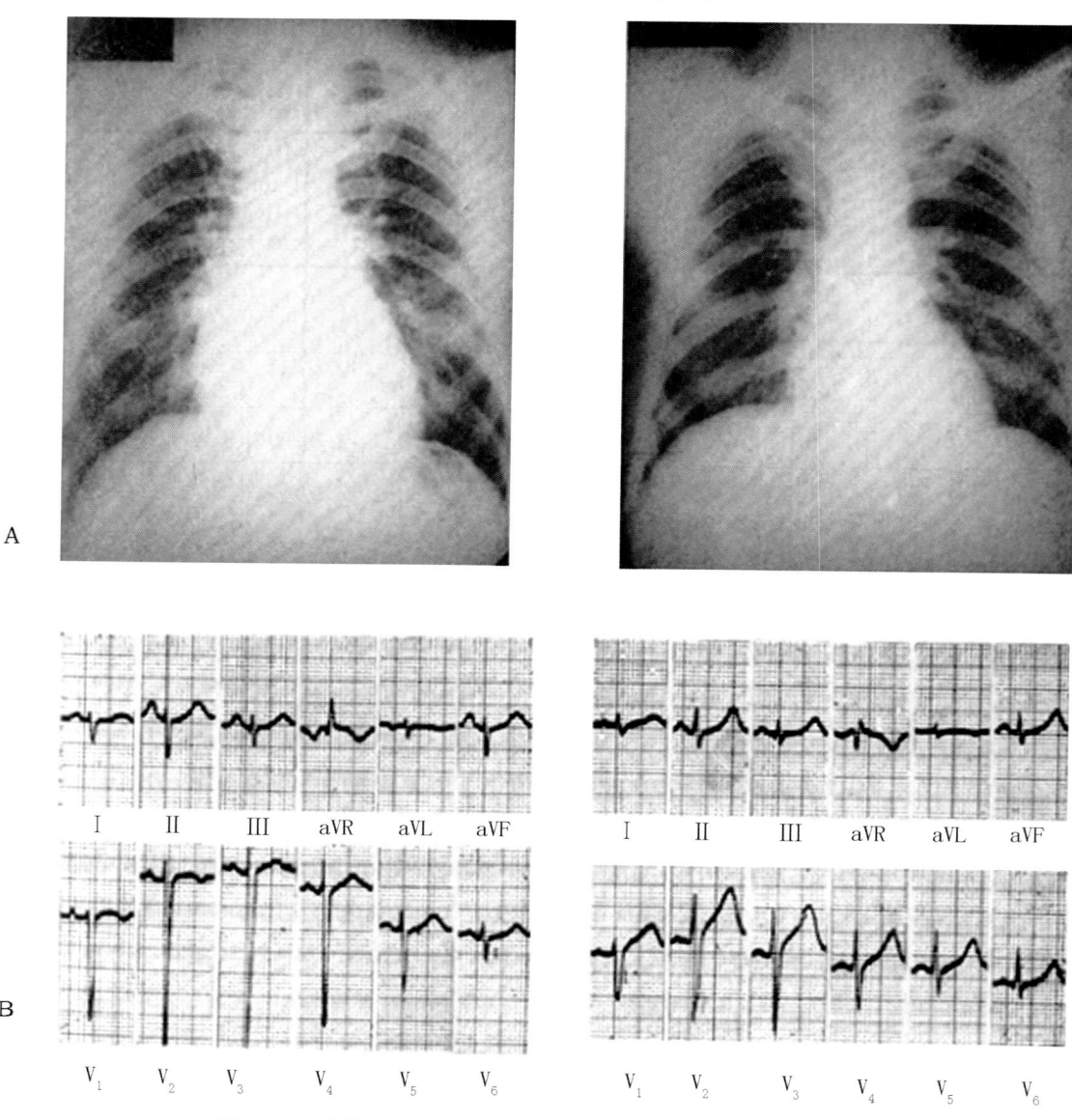

图 61.1　慢性高山病（CMS）或蒙赫病患者 X 线胸片及心电图

南美洲安第斯慢性高山病（CMS）或蒙赫病患者中大部分有明显的肺动脉高压、右心室肥大及不同程度的右心衰竭。此例为一名成年男性，世居印第安人，在赛罗·德·帕斯科发病。Hct 86%，Hb 23.2 g/dL，SaO$_2$ 66.6%，MPAP 62 mmHg。图 A 示其 X 线胸片，显示肺动脉段膨隆，右心增大（左），在转至海平面 2 个月后肺动脉段膨隆及右心增大均有明显减轻（右）。图 B 为其 ECG，在高原时 SAQRS 电轴 –120°，aVR 中 R 波明显，I、II、III、aVF 均以 S 波为主（S$_\text{I}$S$_\text{II}$S$_\text{III}$综合征），极度顺钟向转位，提示明显右心室肥大（左），低转至海平面 2 个月后，QRS 综合波在 aVR 为 rSr′，I、II、III、aVF 已转变为 rS 型，V$_1$ T 波倒置转为直立，顺钟向转位减轻（右），提示右心室肥大已有明显消退。这就是一例典型的成人高原性心脏病。（引自 Penaloza，2003）

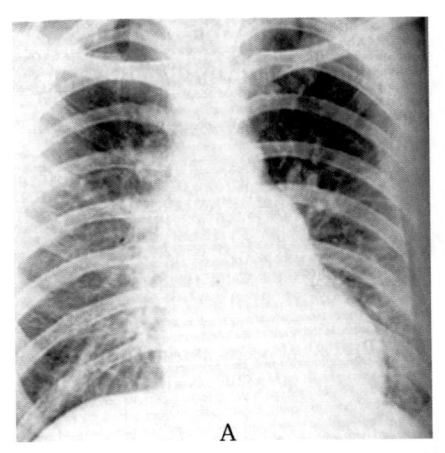

A

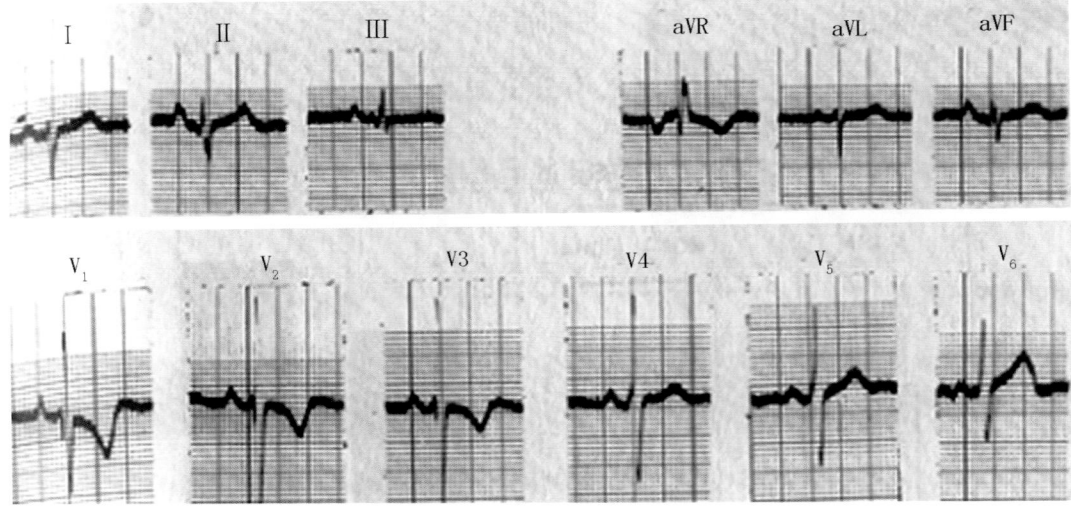

B

图 61.2　高原性心脏病患者的 X 线胸片及心电图

　　一例发生在秘鲁拉奥罗亚的高原性心脏病，世居印第安男性，X 线胸片示心脏扩大、肺动脉段膨隆、肺血管影增粗（A）；ECG 示电轴右偏，P 波高尖，V_1、V_2 R 波高耸，aVR 呈 qR，$V_1 \sim V_6$ S 波较深，右胸前导联 T 波倒置，示右心室肥大（B）。此例患者诊断为 CMS，实际上为一例成人高原性心脏病。（引自 Hultgren，1997）

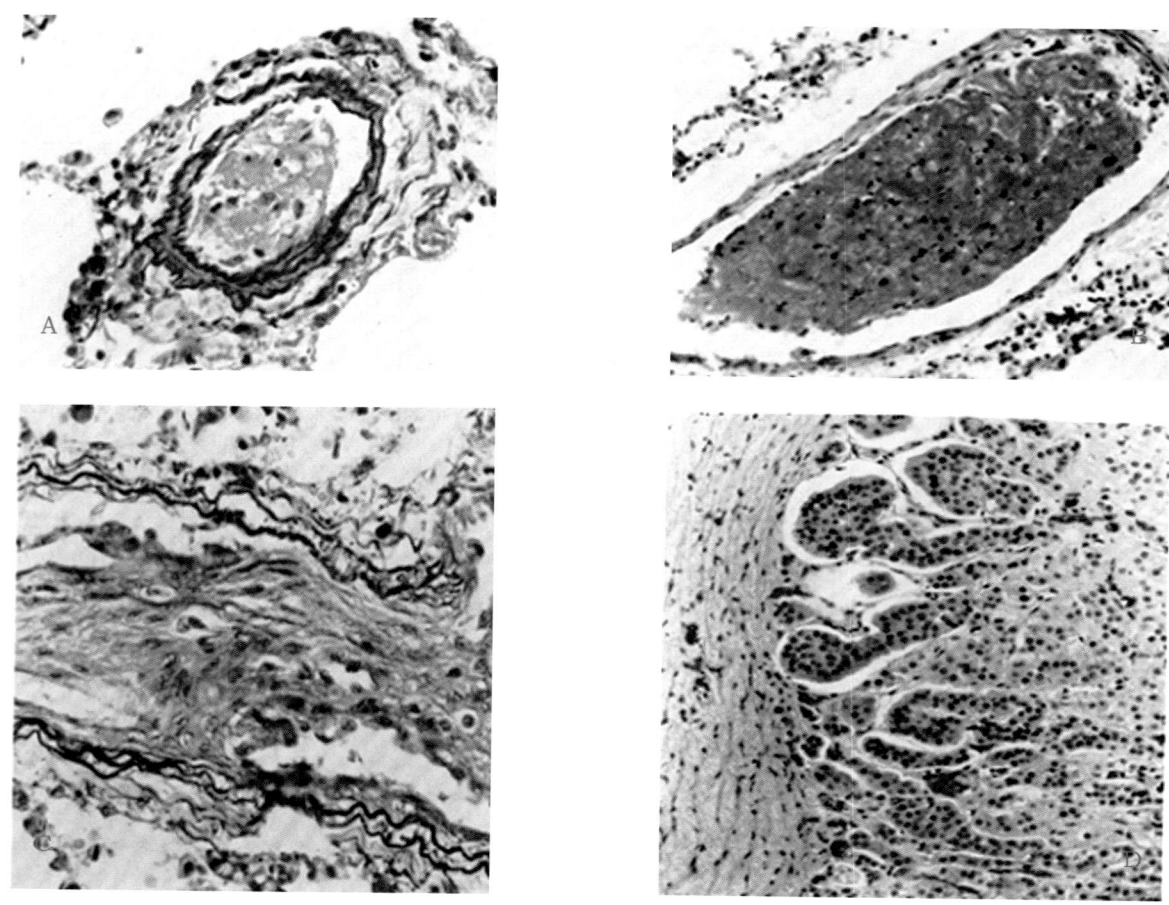

图 61.3 蒙赫病患者的肺细小动脉平滑肌细胞

A——一例秘鲁安第斯 48 岁女性蒙赫病患者，其肺细小动脉的横断面可见内外弹力层间有明显新生的平滑肌层。尽管健康高原世居者也可发生肺细小动脉的异常肌化，但蒙赫病患者在肺细小动脉肌性增生的量上明显大于正常人，这种形态学的变化是造成肺动脉增压反应的解剖学基础。在肌性肺细小动脉的基础上往往有血栓形成。（Elastic Van Gieson 染色，×375）B——斜切面、C——纵切面示该例患者的肌性肺小动脉，血管内有新近的和肌化了的血栓。（B——苏木精 - 伊红染色，×177；C——Elastic van gieson 染色，×375）。D——该例患者在低氧应激下肾上腺皮质球状带增生。（苏木精 - 伊红染色，×150）（引自Arias-Stella，1973）

第 3 节 南美洲玻利维亚

玻利维亚是个山地内陆国家，东部为亚马孙河谷的冲积平原；中部谷地为山麓地带，十分富饶，人口集中；西部为高山高原地区，主要是东科迪勒拉（Cordillera Mountains）和普纳（Puna）高原的一部分（因在此高海拔人们易患高山病，故艾马拉印第安人也将此病称为"Puna"），属安第斯山脉（the Andes），界于玻利维亚和秘鲁间的的喀喀湖是南美古文化的发祥地。首都拉巴斯是高原的一个坡型城市，海拔 3 500 ~ 4 200 m，但气候温和，是世界上最高海拔城市之一。玻利维亚约有 2/3 的人口居住在海拔 3 000 ~ 4 850 m，因此高原健康问题十分突出。

一、成人慢性高山病

Vargas 等做了一项调查，在拉巴斯对 5 年内无肺疾患的 6 200 人进行体检和血液学检查，结果男性的平均 Hb 值为 17.5 g/dL，认为如大于此值则可判断为高原红细胞增多症，在玻利维亚男性人群中红细胞增多型 CMS 的患病率高达 8% ~ 10%[15]。在发病机制上观察到 CMS 患者的红细胞增高值与动脉血氧分压（PaO_2）降低值间呈正相关（$R^2=0.55$），也与动脉血二氧化碳分压（$PaCO_2$）增高值间呈正相关（$R^2=0.36$），因此认为在无肺疾患者中肺泡通气低下及低氧通气钝化是发生 CMS 的原因[15]。他们在拉巴斯对 7 名正常健康人（平均 Hct 51%）及 14 名 CMS 红细胞增多症者（平均 Hct 68%）进行夜间睡眠呼吸监测。白昼时 CMS 组的动脉血氧分压（PaO_2）仅有轻度降低，睡眠时在睡眠呼吸中断的次数和 SaO_2 的波动上两组间无明显差别，但有很大个体差异，CMS 组周期性睡眠呼吸中断的时间最长，SaO_2 波动幅度最大，由此 SaO_2 急剧下降最明显[16]。不过 CMS 病情发展有很大的个体差异[17]。这些 CMS 患者不仅有红细胞增多，经临床及 X 线胸片检查尚发现有高原肺动脉高压（HAPH），具体肺动脉压数值不详。在玻利维亚海拔 4 100 m 以上地区观察到的 CMS 患者，其低氧血症显著、Hb 明显增高，特别是具有极严重的 HAPH，与 Penaloza 在秘鲁报道的高原肺心病相一致[18]。

二、CMS——"三重低氧综合征"学说

玻利维亚高原病理研究所（IPPA）的 Zubieta 研究小组在玻利维亚重点对 CMS 做了研究，他们发现在海拔 3 658 m 的矿区，工人中硅肺及硅肺 - 结核病的发病率均很高，再加上高原慢性低氧引起的红细胞增多，有的发展为 CMS[19]。他们又探讨了 CMS 和肺疾患间的关系，认为红细胞增多与通气低下、一种低潮气量伴高呼吸频率的浅呼吸模式、肺弥散功能障碍和肺内分流几个环节有关[20]。

随后，Zubieta 父子对 CMS（高原红细胞增多症）提出新理念，他们认为在安第斯慢性呼吸道疾病伴有明显通气和呼吸功能障碍导致了高原适应性病损而引起红细胞增多，因此 CMS 多数是由肺部疾病引起的[21]。对 CMS 的发病机制提出了"三重低氧综合征"（triple hypoxia syndrome）的理念[22]，认为高原红细胞增多症的患者受到层层低氧损伤，即①高原低氧；②红细胞增多导致低氧；③肺部炎症的低氧。有的患者入院时 PaO_2 低至 20 mmHg，给予氧疗后可有短暂的改善，形成了所谓"急性"可逆性高原红细胞增多症（"acute" reversible polycythemia at high altitude）[23]。但这一学说尚有争议，未被普遍接受。

三、小儿高原性心脏病

Aparicio 等在拉巴斯和平原圣克鲁斯（400 m）对婴幼儿进行二维超声心动图检测。结果在平原，新生儿出生后第一个月已可见胎性的右心室前壁肥大开始消退，婴幼儿仍保留着一些胎性痕迹。在高原，新生儿出生时肥大的右心室前壁与平原新生儿出生时相同，但一直到出生后 12 个月，还未

见其肥大消退。至于主动脉与肺动脉内径的比值，平原各年龄组均大于高原组。这与高原出生的婴幼儿有持续性的肺动脉高压相一致 [24]。

Hurtado 及 Gomez 等在拉巴斯观察到 25 例 4 ~ 18 个月的婴幼儿发生了右心衰竭，常先有呼吸道感染，表现为焦虑不安、苍白、发绀、心动过速、奔马律、P2 亢进、心脏扩大、肝脏肿大、水肿及焦虑不安。ECG 示右心室肥大和负荷过度。常有肺炎反复发作的历史。在 25 例中，14 例为平原人后代，23 例出生在玻利维亚高原，17 例为男性 [25]。在玻利维亚的拉巴斯发现了 15 例婴幼儿肺动脉高压症，出现明显心力衰竭，如不低转则往往死亡 [26]。上述病例与婴幼儿 HAHD 是一致的。

四、高原地区常见的心血管病

1. 先天性心脏病

在玻利维亚高原，心血管病是个突出问题，发病率最高的是先天性心血管病（congenital heart disease，CHD）。在拉巴斯胸科医院进行心脏外科手术的 440 例患者中，有 289 例为先天性心脏病，占了总患者数的 66% [27]。在这些先天性心脏病手术病例中，213 例为动脉导管未闭（patent ductus arteriosus，PDA），占 73%，房间隔缺损（atrial septum defect，ASD）21 例（7.3%）、室间隔缺损（ventricle septum defect，VSD）19 例（6.5%）、主动脉缩窄 20 例（6.9%）、Fallot 四联症 7 例（2.4%）及 9 例其他不甚严重病例（3.1%）。

对 71 例 PDA 患者进行右心导管检测，结果只有 8 例的 MPAP 属于拉巴斯的正常值，其余病例的 MPAP 均 >30 mmHg，45% 患者的 MPAP>60 mmHg，MPAP 最高值达 120 mmHg，说明高原地区的 PDA 伴有严重肺动脉高压。上述先天性心脏病 91.5% 发病在海拔 3 000 m 以上，213 例 PDA 患者中，生活在海拔 3 000 m 以上的占 90.5%，其中女性 145 例，男性 68 例，平均年龄 9 岁（6 个月至 47 岁）。将拉巴斯的婴幼儿及小儿多普勒超声心动图及心导管检查结果和玻利维亚圣克鲁斯的小儿检测值进行对比研究，证实高原出生的小儿有持续的和很高的高原肺动脉高压（HAPH），提示出生后仍保留着其"胎性肺小动脉"结构，HAPH 使动脉导管难以闭合，发生 PDA [28,29]。

此外在拉巴斯胸科医院观察到心血管病的住院构成比，其中房间隔缺损（ASD）也呈高发生率，在住院的 9 924 例心脏患者中，ASD 有 17 例、肺动脉狭窄有 2 例。后天性心脏病中，风湿性瓣膜病 13 例、二尖瓣关闭不全 8 例、二尖瓣狭窄 1 例、主动脉瓣关闭不全 2 例、三尖瓣关闭不全 1 例及主动脉狭窄 1 例，另有 16 例肺动脉高压症 [30]。

在玻利维亚海拔 3 900 ~ 4 100 m 的流行病学调查发现，先天性心脏病的发病率比平原要高得多，特别在矿区小儿中 [31]。在海拔最高点圣塔巴巴拉村（Santa Barbara，4 850 m），对 500 名 5 ~ 18 岁男女学生进行调查，其中 PDA 13 例、ASD 6 例、VSD 5 例，无发绀型先心病 [32]。这些调查结果与我们在青藏高原观察到的先天性心脏病的流行病学十分一致 [33]。

2. 后天性心脏病

在后天性心脏病中，比较常见的是查格斯病（Chagas disease），即南美锥虫病性心肌病，见于热带，也见于安第斯高海拔的村落，一种寄生虫（trypanosoma cruzi）经血感染，引起心脏扩大，尤以右心为主，导致心律失常，有时可累及心包，发生心力衰竭[34]，须与高原性的心脏疾患鉴别。

慢性阻塞性肺源性心脏病在高原是高发病，在拉巴斯胸科医院，它占心肺患者年住院率的20% ~ 25%，年龄为 40 ~ 70 岁，男女两性发病相当，高原地区的慢性阻塞性肺源性心脏病与 CMS 伴有严重肺动脉高压者很相似。其他如肺血栓栓塞、肥胖、侧凸性脊柱炎等损及心脏均很常见，值得关注[35]。

在高原，全身性高血压发病率很低。在高海拔农业区人群的调查中，不论过去的调查还是2004—2006 年的调查均未发现冠心病（coronary artery disease，CAD），可能是由于玻利维亚农村人群缺乏 CAD 的危险因素，如吸烟、坐业、高脂肪饮食及精神应激等，但是否与高原环境因素有关，值得探讨。不过在拉巴斯，CAD 导致的心脏急症还是可见的，说明生活在高原城市的居民已经改变了生活方式[18]。

第 4 节　北美洲美国

北美主要是美国和加拿大，落基山脉（Rocky Mountains）贯穿其间，山峰形如锯齿，高耸入云，许多山峰在海拔 4 202 ~ 4 418 m，分布在科罗拉多州、犹他州、加利福尼亚州和怀俄明州等。落基山也是美国最高州科罗拉多州（Colorado）的脊梁。科罗拉多州有不少在海拔 2 000 ~ 2 800 m 的旅游景点、登山营地、滑雪营地和高山运动训练基地。最高常住居民点为利德维尔，仅有居民 8 000 人，不过每年有超过 10 万名旅游者，该地区居民系高加索人种，移居高原已数代近 200 年，通过和秘鲁协作与世居印第安人进行对比，证实其生理习服—适应仍有较大差异，并且易于发生慢性高原红细胞增多症或（和）肺动脉高压，证明了人如长期居住在海拔 3 000 m 也可发生慢性高山病（CMS）。

一、成人慢性高山病

1958 年美国犹他州大学的 Hecht 及 McClement 报道了一例发生在北美科罗拉多落基山脉的 CMS 患者，该患者出生在科罗拉多的温泉镇（1 830 m），后又在 Fairplay（3 015 m）度过其儿童及青少年时代。中间曾经返回过平原，然后又回到 Fairplay 成为一个牧场雇员。在他 22 岁时出现疲乏及运动性呼吸困难，逐渐加重而就医，经检查无明显病变，给予一般处理后症状虽有所缓解，但依然时好时坏，直至 1958 年 31 岁时再次就医，检查发现红细胞增多，Hb 22 g/dL、Hct 81%，在 2 w 内给予放血疗法，共抽出血液 1 200 mL。其后转到犹他州医院（1 460 m）就诊，检查发现 Hb 23.8 g/dL、Hct 80%；X 线胸片示肺血管充血、肺动脉段凸出；ECG 示电轴右偏 +144°、右胸导联 R 波增高、T 波倒置；心导管检查 3 次静息均值及（运动），PAP 分别为 44/18（59/26）mmHg、46/14（95/43）mmHg 及42/20（54/28）mmHg，MPAP 分别为 27（37）mmHg、25（60）mmHg 及 27（36）mmHg。这显然是一例同时具有红细胞增多及肺动脉高压的混合性慢性高山病。此患者转往海平面 2 年后症状消失，红细胞数恢复正常，但仍有轻度的肺动脉高压[36]。

Weil 等（1971）报道长期居住在利德维尔者与居住在丹佛者相比，低氧通气反应（hypoxic ventilatory response，HVR）可发生降低，这种发生在移居高原者的 HVR 钝化与其在高原生活时间的长短有关，一般高原生活 25 年后其 HVR 近于高原世居者。还可观察到利德维尔居民对 CO_2 的压抑性反应。运动通气尚未降低。皆知，低氧通气综合征是形成 CMS 的特征，包括红细胞增多及肺动脉高压[37]。

Gronbeck（1984）报道了 2 例他们诊断为 CMS 的病例。1 例在科罗拉多的利德维尔，1 例在美国加尼福尼亚州（1 982 m）。2 例的肺功能皆正常，只有动脉血二氧化碳分压（$PaCO_2$）轻度增高。其中在加州发病的是 67 岁女性，在高原居住了 7 年，出现无力、气短和水肿。实验室检查发现 Hb 19.1 g/dL，Hct 60.2%，PaO_2 60 mmHg，$PaCO_2$ 49 mmHg，肺活量（VC）降低为 1.52 L（约为正常值的 59%），第 1 秒用力呼气容积（FEV_1）1.45 L（约为正常值的 80%），右心室射血分数 38%，左心室射血分数 78%。低转至海平面后症状消失，而在重返高原 3 w 后症状复发[38]。Gronbeck 认为这是典型的 CMS。但多数评论认为，由于患者缺乏在秘鲁或喜马拉雅所见的肺动脉高压，因此，难以认同[39]。

科罗拉多大学医学中心的 Meir Kryger 研究组对发生在科罗拉多的慢性高山病做了较系统的研究。他们发现在科罗拉多海拔 3 000 m 以上地区高原红细胞过度增多症（excessive polycythemia of high altitude）并不少见（其诊断标准为 Hb>18 g/dL），接近 4 000 m 的 50 名 40 岁以上男性被诊断为此症。此症男性明显多于女性，在 60 例中，女性仅 2 例[40]。

他们研究了利德维尔的 20 例 CMS 患者，均男性，Hct>58%。20 例 CMS 患者中 10 例有肺功能障碍，以 10 例 Hct 正常者做对照。与对照组相比，CMS 组呼吸增快、肺活量相近，而通气无效腔增大。CMS 患者组的肺泡 – 动脉氧阶差（A–aDO_2）为 18.0 mm（对照为 8.3 mm），提示通气/灌注比率失衡，或可能存在右向左分流（right–left shunt）。这类患者的生理无效腔/肺容量比值增大，当吸入 100% O_2 时通气增大，说明有低氧通气压抑（hypoxic ventilatory depression，HVD），但不见于对照组；动脉血二氧化碳分压增高（平均 $PaCO_2$ 为 38 mmHg，对照组为 31 mmHg），提示通气低下。但低氧通气驱动两组无差别，他们认为周边化学呼吸驱动钝化并非原因[40]。

他们又将 20 例高原红细胞增多症（high–altitude polycythemia，HAPC）患者从病因学分为两组进行研究，一组 10 例为无肺疾患者，另一组 10 例为有肺疾患者（7 名为呼吸道阻塞型，可能与粉尘及吸烟有关；3 名为呼吸道限制型，可能与尘肺有关），另有 10 例正常人作为对照组。结果低氧血症在肺疾患组明显重于无肺疾患组，认为与 A–aDO_2 增大有关；有肺疾患组与对照组相比，$PaCO_2$ 增高，PaO_2 及 SaO_2 均降低，通气降低至 $PaCO_2$ 潴留；无肺疾患组与健康对照组的 HVR 相似，肺疾患组的 HVR 反而增大；吸入 CO_2 反应，无肺疾患组与健康对照组亦相似；吸入 100% O_2 反应，20 例患者中有 14 例通气增强而 $PaCO_2$ 降低[40-42]（表 61.2）。

表 61.2　高原红细胞增多型 CMS 有肺疾患组、无肺疾患组和对照组的特征对比

特征	对照组（n=10）	HAPC 无肺疾患组（n=10）	HAPC 有肺疾患组（n=10）
年龄 / 岁	48.9±2.6	46.1±2.7	56.4±2.3
出生在 3 000 m 以上（n）	5	5	5
生活在 3 000 m 年数（年）	41.2±4.0	31.2±5.9	44.7±6.0
BSA/m²	1.93±0.05	1.93±0.05	1.91±0.05
Hct /%	47.9±1.3	59.3±1.7	62.0±2.4
Hb/g·dL⁻¹	17.1±0.5	19.7±0.7	19.0±0.8
血浆铁量 / μg·100 mL⁻¹	99.2±15.7	89.9±15.2	88.5±4.5
铁 / 全铁结合能力 /%	33.6±4.8	23.3±5.0	9.8±1.7
静脉放血 / 年次数	0	2.6±0.7	5.4±1.4

对 5 例高原红细胞增多的 CMS 患者进行了睡眠监测，观察到重症高原红细胞增多症患者与正常组相比，白天 SaO_2 即已较低，睡眠时出现显著的低氧血症（平均 SaO_2=78%±1.7%，并有多次急剧降至 50% ~ 70%，在同一高度正常人为 88%）；两组均有睡眠呼吸异常，尤在快速眼动睡眠（REM）时，频发的浅表呼吸将增加通气无效腔。从而认为本病与睡眠呼吸调节障碍有关[43]，是一个高原睡眠呼吸调节障碍性疾病[44]。

他们认为此症是由于通气驱动不足，有些患者又患肺部疾病[2-3]，因此治疗应用呼吸驱动药物[45]。他们应用醋酸甲羟孕酮治疗了 17 例 CMS 患者，用量为 20 mg/ 次，每日 3 次。治疗 10 d 后，Hct 由 60.1%±1.6% 降至 52.1%±1.5%，由于治疗后潮气量增加，静息时平均通气量从（9.7±0.98）L/min 增至（11.7±0.32）L/min，无效腔 / 潮气量比值（VD/VT）从 42.1±1.6 降至 35.7±2.1（P<0.01），$PaCO_2$ 从（32.9±0.8）mmHg 下降至（28.6±0.8）mmHg（P<0.001），SaO_2 由 88.9%±1.1% 增至 89.6%±0.9%。经 5 年观察疗效较满意，但有些患者因出现性欲减退而不能接受[45]。

这一组的研究着重于呼吸功能及睡眠，比较遗憾的是对心血管功能及肺循环的研究不足。可以确信有些患者具有肺动脉高压，尤其肺功能障碍及严重低氧血症的患者。

二、小儿高原性心脏病

Khoury 及 Hawes 报道 2 例生活在科罗拉多利德维尔及 Climax 地区（3 049 m）的小儿"原发性肺动脉高压症"（primary pulmonary hypertension），均在丹佛儿童医院入院检查。一例为 17 个月男孩，白人，发育不良、体小、苍白、不规则呼吸、发绀、下肢水肿；HR 130 次 /min，P2 亢进，Hb 6.5 g/dL，SaO_2 90%，ECG 示右心室肥大及负荷过度，X 线胸片示心脏扩大及肺动脉突出，心导管 PAP 68/25 mmHg、MPAP 39.3 mmHg，肺楔压正常。经吸氧、洋地黄、利尿等治疗后好转。

但病情波动曾 2 次再入院，4 岁半时入院肺动脉压为 45/16 mmHg；第 3 次入院为 6 岁，SPAP 已降至 40 mmHg，其他征象提示患儿已恢复。第 2 例为 6 个月白人男孩，出生于利德维尔，表现疲倦无力、易于激动、呼吸困难、发绀、肝脏肿大、水肿；HR 140 次 /min，RR 48 次 /min，P2 亢进，Hb 15g/dL，EGC 示右心室肥大，X 线胸片示全心扩大，心导管检查示肺动脉显著高压、PAP 115/75 mmHg、MPAP 88 mmHg。用洋地黄维持治疗心衰，并立即转移至平原，显示好转。在 3 岁时重返高原病情复发，临床经过更为严重，经治疗有好转，但 3 个月后突然死于家中 [46]。

他们同时对该地 11 名年龄 6 w 到 6 岁的儿童进行了心导管检查，有 4 名中度至重度的肺动脉高压，2 例死亡，解剖发现，心脏增大，右心房及右心室扩张，乳头肌明显肥厚，右心室心肌厚度 9 mm，肺动脉及其分支明显增厚，两肺表面有淡蓝色瘀斑。镜下示心肌纤维轻度增厚，心肌间隙纤维组织增生，多数肺切面可见肺泡壁增厚，支气管有中度慢性炎症，肺小动脉中层增厚，肺小动脉壁有明显纤维化和硬化，在中小肺动脉和细小动脉均见不同程度的中层坏死，同时有内膜及内膜下增生。这些根据高原的临床表现诊断为"原发性肺动脉高压症"的病例，又被病理诊断为"特发性肺动脉硬化症"，故认为高原缺氧和本病的发生关系最为密切 [46]。

高原病理学家 Heath 复查了 2 个病理变化。第 1 例为死亡的 18 个月女婴，其肌性肺小动脉的肌层明显增厚，伴有细胞密集增生，而且为一种同心性血管内膜（洋葱皮样，onion-skin）增生，符合原发性肺动脉高压的丛状原性肺动脉病变。第 2 例为 6 个月男婴，原报道为肺细小动脉血管内膜明显增生，在肺中小动脉及细小动脉均可见不同程度的中层坏死，这类病理变化更符合"原发性肺动脉高压"，与在安第斯世居人中见到的肺动脉树终末端单纯的肌性变化是不同的。Heath 指出，这 2 个在科罗拉多落基山发病的小儿，由其平原的父母携带到高原或出生在高原，后发生中度至重度肺动脉高压，因此更像是在青藏高原观察到的由平原汉族父母携带到高原或出生在高原的婴幼儿。这类小儿的肺小动脉肌层增厚和细小动脉肌化，导致肺血管阻力增加、肺动脉压力升高，发生右心室肥大和肺主动脉扩张，最终右心衰竭死亡，被称为"婴幼儿亚急性高山病"[47]。

在北美洲落基山脉下，美国科罗拉多州的 Vogel 等（1965）较早在利德维尔镇发现一个家庭有 5 个儿童都发生了肺动脉高压症，其 MPAP 不但高于当地的正常人，而且肺动脉高压的规律与南美洲安第斯人的有所不同 [48]。在安第斯，人体发生肺动脉高压与海拔不完全呈正相关，而且一般在海拔 3 660 m 以上才发生，而在利德维尔镇发生的肺动脉高压，其程度相当于在秘鲁的莫罗科查发生的程度 [49]。这是因为和史前时代就已居住在安第斯的高原人群相比，科罗拉多州的利德维尔镇是在一个世纪前才建立的，习服历史较短，在人群中存在着对低氧性肺动脉高压易感的个体，因此突出的表现为一些家庭成员具有较高的肺动脉压 [50]。

Grover 等报道了一例非常特殊的小儿病例。一名 15 岁出生于科罗拉多利德维尔镇的女孩，第一次是在 1961 年由 Weaver 领导的对 13 ~ 17 岁的 508 名利德维尔镇学生进行关于肺动脉高压的发生情况调查临床体检时发现的 [51,79]，该女孩在运动时很活跃，又是高坡滑雪获奖者，但在体检时发现其 P2 亢进并分裂，肺动脉瓣区有轻度收缩期杂音，ECG 示电轴右偏，AQRS + 120°，X

线胸片正常。1962 年 2 月有 28 名学生到利德维尔镇医院做心导管检查，她是其中之一，发现肺动脉压力升高早在临床症状出现前。她在利德维尔镇一直生活到 1964 年 9 月，随后去了田纳西州和马里兰州平原地区生活。在海平面生活的第 11 个月时复查，仅发现 P2 轻度亢进，该区有一轻柔的收缩期杂音并向锁骨上窝放射，ECG 示电轴轻度右偏，AQRS + 90°。右心导管检测发现，静息时吸入周围空气（PO_2=110 mmHg）PAP 为 67/27 mmHg（正常约为 25/10 mmHg），MPAP 为 44 mmHg。仰卧位做自行车功率仪运动实验，当达到需氧量的 5 倍时，PAP 上升到了顶峰，为 165/99 mmHg，运动后 4 min 为 144/85 mmHg，MPAP 为 109 mmHg。运动后第 5 min 吸入 44% O_2（PO_2= 235 mmHg），3 min 后 PAP 降至 100/60 mmHg，MPAP 为 77 mmHg；继续吸入该高浓度氧，在静息状态下 PAP 降至 45/21 ~ 37/21 mmHg。运动后 3 min，经导管将肺血管扩张剂盐酸妥拉唑林（tolazoline hydrochloride）50 mg 输入肺动脉，5 min 后 PAP 降至 60/40 mmHg，说明给氧或应用血管扩张剂可使肺动脉压下降，因此，这种肺动脉高压是可逆的。经肺动脉造影，未见有血管狭窄，左、右肺动脉径均正常。在海平面 11 个月后，静息 PAP 降至 33/8 mmHg，运动后为 70/23 mmHg，MPAP 为 38 mmHg[51]。

Grover 等对肺动脉高压的发生机制做了探讨。由于该女孩肺楔压正常，故肺静脉高压可以排除；肺血管造影无血管狭窄，如果肺血管有阻塞性病变到平原后 PAP 也不可能迅速降低；15 岁时在利德维尔镇检测的血细胞比容为 43.6%，而到平原为 43%，因此 PAP 降低也不能用血流量减少来解释。所以该女孩的高原肺动脉高压最好的解释是低氧性肺动脉收缩。

据此 Vogel 指出，小儿在高原尽管可发生显著的肺动脉高压，但可以是无症状性的[52]。但 Daries 认为这一个女孩具有极度的肺小动脉收缩反应和极其明显的血管反应，应该是一个特殊个体易感病例，并不见于多数人[53]。Hultgren 等也发现一例生活在秘鲁拉奥罗亚的美国白人小孩，有明显的肺动脉高压，但并无症状，他认为该小孩处在高危状态[54]。因此，所谓的"无症状性高原肺动脉高压"（asymptomatic high-altitude pulmonary hypertension）并非生理性的，症状的出现只是时间问题[55]，对于这类患者，症状出现时恐怕已是后期，预后严重，所以不是根据有无症状，而是应根据肺动脉压力的高低来判定病情并及时做相应处理。

三、"高原原发性肺动脉高压"问题

所谓的"高原原发性肺动脉高压"引起了争议。1981 年 O' Neill 报道了一例英国籍白人女孩，出生于秘鲁安第斯海拔 3 960 m 地区，在婴幼儿期就有呼吸不全的表现，18 岁时发生了"原发性肺动脉高压症"，未来得及转至欧洲平原老家，19 岁时死亡。诊断根据是尸检时见到的"丛状原性肺动脉病变"（plexogenic pulmonary arteriopathy），认为她生命早期即暴露于高原低氧，由此启动了肺血管病变并进行性地发展，属于原发性肺动脉高压（primary pulmonary hypertension）或特发性肺动脉高压（idiopathic pulmonary hypertension），特征性的花丛状血管病变导致她死亡[56]。

须指出，尽管"原发性肺动脉高压"在大多病例中的血管病损也包含血管收缩源性机制，但此

症在安第斯高原生活了许多代的克丘亚印第安人中却很少见。Khoury 及 Hawes 报道的科罗拉多利德维尔镇及 Climax 地区（3 048 m）的 11 例原发性肺动脉高压症中 2 例死亡，其余 9 例则在转往低海拔处后好转，值得注意的是，经复查属于原发性肺动脉高压的丛状原性血管病变在这 2 例均未出现，而且已经观察到高原低氧性肺动脉高压的可复性和通常的可耐受性。因此认为 Khoury 及 Hawes 报道的病例并非原发性肺动脉高压症，而应该是高原性的肺动脉高压症[57]。

Heath 等观察到一例出生和生长在肯尼亚高原的平原后代男孩，他在婴幼儿期存活很困难，而在小儿期返回平原后，获得恢复。青年时参加了皇家空军，在一个低压舱内模拟高空低氧进行训练。在他 36 岁时发生了丛状原性肺血管病，进行了心 – 肺联合移植术[58]。Wistar 白化大鼠出生和生长在模拟高原的低压舱内，发现其肺小动脉及细小动脉对某些物质特别易感，如吡咯里西啶类生物碱（pyrrolizidine alkaloids）可介导发生血管收缩性肺血管病[59]。因此从以上一例临床和动物实验可以发现，平原人的后代出生并在新生儿期停留在高原可以发生血管收缩性病变和丛状原性肺动脉病变而导致死亡[58]。通过对高原不同人群和不同物种（特别是牛类）肺动脉增压反应的比较，发现在个体和种属间均存在对低氧肺血管收缩活性的极大差异[60]，而这种差异也可能反映在低氧肺血管病变的不同形态结构上。

第 5 节　亚洲吉尔吉斯斯坦

吉尔吉斯共和国是天山之国，东部与我国新疆接壤。山峦起伏，位于中吉国界线上的汗腾格里峰（Khan Tengri，6 995 m）非常壮丽。国土面积为 199 900 平方公里，90% 在海拔 1 500 m 以上，41% 在 3 000 m 以上。全国人口几乎都生活在高原上。

吉尔吉斯斯坦，具有得天独厚的高原和高山环境，曾是苏联的高原医学研究中心所在。主要负责领导研究工作的是苏联医学科学院中唯一从事高原医学研究的院士穆拉依德·米哈依洛维奇·米拉希莫夫（Мирсаид Миррахидович Миррахимов）（Mirsaid Mirhamidovich Mirrakhimov）教授。属于突厥人族的吉尔吉斯族群进入高山的历史约为 3 000 年[61]，处于习服水平，人群中高原病的问题突出，是研究的重点。

一、慢性高原病

红细胞增多症

Mirrakhimov 等较早对天山和帕米尔地区 6 个不同海拔高度人群的血液指标（RBC、Hb 及 Hct）做了检测，结果观察到随着海拔增高（从 1 650 ~ 4 000 m 以上）血液参数逐步增高。穆哈德（Muhad，3 600 m）45 名高原世居者的结果为：平均 Hb（18.5 ± 0.25）g/dL，平均 Hct 61.0% ± 2.0%，这与生活在塔吉克斯坦海拔 3 600 m 的世居者的平均 Hb 18.5 g/dL 和平均 Hct 61.0% 完全一致[62]。另一项相似的检测获得了同样的结果，海拔 3 500 m 以上人群的 Hb 值达 18 ~ 20 g/dL[63]。

这一血液学参数明显高于喜马拉雅的藏族和夏尔巴人，而与南美安第斯人群的参数十分接近。而天山和帕米尔的平均海拔则要低于南美，这可能与天山和帕米尔地区居住者在高原居住的历史较短有关，而且在天山地区高原世居者的红细胞参数要明显高于高原移居者，这正好与喜马拉雅地区的结果相反，提示世居者存在适应问题[64]；另外也可能与他们频繁地在高山上下活动有关，这不利于建立稳定的高原习服—适应[61,62]。

二、高原肺动脉高压症

1. 肺动脉压及肺血管阻力值

较早已经在吉尔吉斯斯坦人群中发现高原肺动脉高压症发生率很高，既可见于高原世居者，也发生于短期移居者，表现为肺动脉高压、右心室肥大、扩张，如处理不足，最终死亡，是一个突出问题[65,66]。还发现在高原世居者中肺血管对低氧有 2 种反应类型，一为抵抗型，另一为易感型。为何在同一高原人群中会出现这种两极分化的生理现象，这是值得研究的问题[67,68]。其中发生严重的肺动脉高压、右心室肥大，最终心力衰竭而导致死亡的，被称为慢性高原肺源性心脏病（chronic high-altitude Cor pulmonale）[69]，具有病理生理和临床的一致性，也即我国的 HAHD。

为此对天山和帕米尔海拔 3 000 ～ 4 200 m 的 30 ～ 59 岁的 651 名成年男性、384 名成年女性和 15 ～ 17 岁的 302 名青年男性、284 名青年女性，进行肺动脉高压的临床征象调查，方法为体检、ECG、多导生理记录仪和多普勒超声心动图结合分析判定 RVH 的发生率，按 RVH 严重度分为 4 级，再判定其仅为高原肺动脉高压（high-altitude pulmonary hypertension，HAPH）或已构成高原性肺心病（high altitude cor pulmonale，HACP），其 HACP 相当于我国 HAHD。

此外，将持续居住在中度海拔（2 000 ～ 2 500 m）年龄 16 ～ 40 岁的 35 名健康男性和 19 名年龄 29 ～ 59 岁生活在海拔 3 200 ～ 4 200 m 的高原世居者，均低转至比什凯克（760 m），吸入低氧气体（14% O_2、12% O_2 及 10% O_2）后经右心导管检测肺循环及周围血淋巴细胞 β - 肾上腺受体（β-AR）水平[70]。结果显示，平原组右心室前壁厚度（RVAT）为（0.32 ± 0.02）cm，中度高原（2 000 ～ 2 500 m）的健康居民 RVAT 仍在正常范围（0.36 ± 0.02）cm。高海拔高原居民在吸入低氧气体后可以分为 2 组，肺动脉压平均压（pulmonary arterial pressure，PAP）及肺血管阻力（pulmonary vascular resistance，PVR）在吸低氧气体后与基础值相比增高不足 50% 者为正常反应型 [基础值 PAP 及 PVR 各为（12.8 ± 1.6）mmHg、（203.2 ± 12.5）dyn·s·cm^{-5}，吸入低氧气体后各为（21.6 ± 2.9）mmHg、（277.2 ± 19.5）dyn·s·cm^{-5}，$P<0.01$]，而 PAP 及 PVR 增高超过 50% 者为高反应型 [基础值 PAP 及 PVR 各为（16.7 ± 1.9）mmHg、（215.1 ± 34.5）dyn·s·cm^{-5}，吸入低氧气体后各为（34.8 ± 2.7）mmHg、（284.2 ± 39.45）dyn·s·cm^{-5}，$P<0.01$]。在高海拔组中发生 HAPH（9 人）基础值 PAP 及 PVR 各为（20.7 ± 1.09）mmHg、（229.1 ± 32.5）dyn·s·cm^{-5}，吸入低氧气体后各为（36.2 ± 2.9）mmHg、（397.2 ± 41.5）dyn·s·cm^{-5}，$P<0.01$。有 8 例是 HAPH+RVH，其 PAP 基础值为（0.76 ± 0.04）mmHg，吸入低氧气体后为（38.5 ± 3.2）mmHg，比前述 2 组均显著，

$P<0.001$。中度海拔组的高反应型及高海拔 HAPH 组的周围血淋巴细胞 β–肾上腺受体（β–AR）水平均呈明显降低（$P<0.05 \sim 0.01$），而在 HAPH+RVH 组则呈极显著降低（$P<0.001$）[70]。

2. 高原肺动脉高压症患病率及病死率

在海拔 3 000 ~ 4 200 m，30 ~ 59 岁的成年人 ECG 示 RVH 发生率男性为 52.8%，女性为 39.8%；14 ~ 16 岁年轻人组更高，男性为 71.1%，女性为 58.2%。男性的 HAPH 及 HAPC 的发生率也显著高于女性。对 467 名高原居民进行 6 年的随诊，发现高原人群病死率与 RVH 呈密切相关，一开始就有明显 RVH 者的病死率为 19.0‰，而一开始并无 RVH 者的则为 5.89‰。与 RVH 严重度的关系为：无 RVH 者、Ⅰ°、Ⅱ°及Ⅲ°RVH 者的 6 年病死率各为 5.89‰、7.12‰、13.8‰及 19.0‰。死亡原因是右心衰竭及心律失常。而 PAP 往往伴有对 β–AR 异质性的低易感性[70]。

三、高原常见心血管病的发病率

Mirrakhimov 总结了在吉尔吉斯斯坦高原相关心血管病患者与海平面人群发病率的比较，诊断皆按 WHO 的同一标准，可见肺动脉高压、右心室肥大、先天性心脏病（CHD）及 COPD 发病率皆很高，而支气管哮喘、高血压及冠心病的发病率则较低，而且这种状况从中度海拔（1 500 ~ 3 000 m）就已显现，这种体现在肺循环和体循环的疾病发病率和南美洲、北美洲以及青藏高原的人群发病率基本相似[71]（表 61.3）。

表 61.3 吉尔吉斯斯坦高原地区常见心血管病的人群患病率

疾病类型	发病率	海拔高度 /m
高山病	常见	>3 000
HAPH	5% ~ 8%	>2 000 ~ 2 500
RVH	50% ~ 70%（重度占 5%）	>3 000
CHD（动脉导管未闭或二尖瓣、主动脉瓣病变）	高出 3 ~ 4 倍	>3 000
支气管哮喘	非常低	>2 500
COPD	高出 1.5 ~ 2 倍	>2 000
高血压	降低 2 ~ 3 成	>1 500
冠心病	降低 2 ~ 3 成	>2 500
冠心病危险因素	降低 2 ~ 3 成	>2 500

四、HAPH 的分子机制

由于吉尔吉斯斯坦高原人群中低氧肺动脉高压具有高发病率和较高的病死率，是严重的健康问题，因此他们集中研究高原肺动脉高压发生的病理生理及分子机制。首先研究了血管紧张素转换酶（angiotensin-converting enzyme）基因多态性在人群中的频率及与肺动脉高压的关系[72]。在吉尔吉斯斯坦人群中发现高原群体有高的 ACE D/D 基因频率和低的 I/I 频率，提示吉尔吉斯斯坦高原人群经遗传进化选择表现为 ACE D/D 等位基因[73,74]。在具有高原肺动脉高压的人群中 ACE I/I 频率高于正常人群 2 ~ 3 倍（36% vs. 16%，$P<0.05$）。ACE 基因与肺动脉平均压（MPAP）间的关系是肺动脉高压组 ACE I 等位基因频率是正常人组的 1.5 倍（0.60 vs. 0.40，$P<0.05$）[73-75]。应该指出，这一结果和藏族是完全不同的。在防治方面应用了 5 型磷酸二酯酶抑制剂西地那非及内皮素受体拮抗剂波生坦等，取得一定疗效（见低氧性肺动脉高压章）。

第 6 节　亚 洲 印 度

印度的西北部与喜马拉雅山南侧相接，其东部与我国、尼泊尔、不丹相邻，这一地带多高山峻岭，也是世界最高海拔区。

一、高原肺动脉高压症

1. 临床表现

高山地区的军事冲突为高原医学增添了重要的一页。1962 年中印边界战争期间，印度驻军中出现了右心衰竭的病例，均为从平原来的印度士兵，发病海拔高度为 3 485 ~ 4 480 m，发病年龄在 18 ~ 53 岁间，在高原居住 5 ~ 42 个月发病。主要症状为运动呼吸困难、胸痛、肺动脉第二心音（P2）增强、ECG 顺钟向转位、电轴右倾、P 波高尖、右心室肥大、右束支传导阻滞。X 线胸片示肺动脉明显凸出及右心室肥大。对运动后发生显著呼吸困难者要倍加注意，尽管可能习以为常。在报道的 102 例中有 10% 的病例发生右心衰竭，表现为颈静脉压增高、肝脏肿大、腹水、水肿及发绀[76,77]。印军的经验指出，在高原诊断右心衰竭时要注意，由于肺容量的增大，胸径增宽，膈肌下降，由此肝脏容易触及，因此能触及肝脏的不一定就是右心衰竭。在右心衰竭时，肝脏不仅大而且柔软，同时颈静脉压增高。Singh 等称之为高原肺动脉高压症（high-altitude pulmonary hypertension，HAPHP）[76,77]，实际上就是我国报道的 AHAHD。

2. 病理改变

其中 1 例因进行性心力衰竭死亡，尸解病理所见如下：肺脏膨大，两肺重量各为 410 g 及 400 g，肺动脉一直到肺动脉瓣完全为血栓所阻塞并有扩张，肺动脉分支处及近左肺门处的动脉内血栓与血管壁紧密粘连；心脏重 430 g，右心室显著增大，右心室壁厚 1.5 cm，心内膜增厚并有纤维素，右房扩张，左心无明显改变，冠状动脉良好。镜下在肺动脉及其分支可见明显的、不均匀的动脉硬化性改变，并可见节段性的血栓形成；在肺动脉干及主支末梢可见新鲜附壁血栓及血栓早期机化。根据这些病理特征，他们认为此症的肺动脉高压与肺动脉多发性血栓有关，肺动脉终末支的血栓阻塞导致了死亡。他们认为在高原凝血功能障碍是发生高原肺水肿和高原肺动脉高压的重要病理因素[76,77]。

HAPHP 下撤到平原的绝对指征为 [76]：用力时呼吸（尽管可能习以为常），心绞痛样胸痛，肺动脉第二音分裂常伴有肺动脉瓣收缩期杂音，X 线胸片示明显的肺动脉凸出，ECG 示 I 级右心室肥大（V_4R 呈现高 R 波或 V_5 有深的 S 波）、右心室劳损（$V_1 \sim V_4$ T 波倒置）、右束支传导阻滞（$V_1 \sim V_3$ 及 $V_3R \sim V_4R$ 的 R 波变形、QRS 间期超过 0.10 s）。

3. 低转平原后变化

印军驻守在高原的官兵每年有 2 ~ 3 个月返回海平面休整，HAPHP 症状在返回海平面后通常于第 3 个月消失。有少数人在平原肺动脉高压依然存在，征象也未能改变；而另一些人在平原 HAPH 消退，但在重返高原后的第 2 ~ 3 w 复发 [77]。另有一些人先发生 HAPE，HAPE 治愈后肺动脉压恢复正常，但有的在 HAPE 所有征象均告消失后肺动脉高压依然存在，转化成 HAPHP [78]。

患 HAPHP 者对妥拉唑林、胍乙啶、利血平、硝酸甘油、乳酸普尼拉明等药物均不起反应。如患者有水肿，利尿剂的效果较好，但呼吸困难及胸痛则难以缓解 [79]，如不下撤，在高原就地治疗无明显疗效。

4. 发病机制

HAPHP 的病理机制尚未完全阐明，慢性低氧与肺动脉压间呈负相关，由于吸氧并不能使肺动脉压完全下降，故低氧导致肺动脉的增压反应有待研究。这与肺血管的结构性变化有关，高原健康居住者的肺血管床明显增加 [80]，肺小动脉的肌层增厚，肺细小动脉出现肌化（muscularization）[80,81]。当低氧下增加的肺血流通过狭窄的肺血管时，阻力增加，压力增高。高原红细胞增多并非 HAPHP 的易感因素，因为 HAPHP 者可无红细胞增多，且部分 HAPHP 者返回海平面后肺动脉高压依然存在而红细胞数已恢复正常。而血凝系统异常则与 HAPHP 有关，正如 HAPE 发生急性肺动脉高压时可在肺泡毛细血管及肺动脉的细小分支血管内见淤泥样的红细胞及纤维栓子阻塞 [82]。在 HAPHP，阻塞性的栓子常见于小血管中，这些栓子有时可再疏通。这就说明为什么 HAPHP 患者转到海平面后恢复很慢，因血管内的栓子阻塞血管后再疏通需要时间。

肺泡毛细血管及肺小动脉分支内的纤维素沉积并非孤立的，类似的纤维素栓子也见于肾血管球、肾小管周围的毛细血管及肝脏的血管窦内，甚至在肺泡内也有纤维素沉积。由此提示在高原纤维素原酶系统受损，导致纤维素的形成和溶解间的平衡被打破了，这也是导致 HAPHP 的病理因素。

二、成人亚急性高山病

1. 印巴冲突及发病情况

另一个引起高原问题的高山战争就是印度和巴基斯坦在锡亚琴发生的武装冲突。锡亚琴冰川（Siachen Glacier）位于克什米尔北部，界于萨尔托诺山（Saltoro Mountain）和喀喇昆仑山脉两者之间，面积为 3 000 km²，长达 77.66 km，是世界上最长的冰川，冰川谷深达 15 ~ 17 km，极为险峻，海拔高度在 3 550 ~ 7 200 m。这里虽然荒无人迹，却地处战略要塞，一旦控制该地区，就掌握了克什米尔北部的控制权。1947 年，印巴脱离英国殖民统治分别独立时，该地区并无明确的分界线。因此，双方均声称对该冰川拥有主权，并派驻大军对峙，驻守地的海拔为 5 400 m。1948 年第一场边境战争以来，冲突不断，到 1984 年，尽管有了停火线，但双方在这一地区冲突依然不断，已经在此发生过 3 次较大的边界战争。21 世纪以来，印巴间在克什米尔高山区形成十分紧张的军事对峙，印度有大量驻军驻扎在特高海拔 6 700 m 的锡亚琴冰川地区，至少要持续驻防 6 个月才换防[83]。由于军事保密，能获取的信息较少，但是有一点可以肯定，即高原疾病的发病率和死亡率要超过军事冲突本身所引起的伤亡率[79]。

2. 临床表现

一重要观察是印军中的年轻士兵在特高海拔发生了充血性心力衰竭，Anand（1990）[112,84] 报道了 21 名平均年龄 22 岁的士兵，在海拔 5 800 ～ 6 700 m 驻留 11 w 后，发生了明显的呼吸困难，随后发生严重的充血性心力衰竭，伴有周围水肿及腹水。这些患者在该处停留（19 ± 5.5）w 后，空运至昌迪加尔（Chadigarh，300 m）近海平面处，在医院及研究所内接受观察，并在到平原后 3 d 内进行系统检查，第一个现象是发生自发性利尿。这些士兵均有心衰及红细胞增多，多数有视乳头水肿。10 例患者出现右心室第三心音，2 例有三尖瓣关闭不全杂音。肺部则清晰。患者的总体水量（642.6 ± 49.2）mL/kg 及总体交换钠盐量（54.6 ± 1.8）μmol/kg 均有明显增高[81]。体检可见心脏扩大、右心肥大及红细胞增多。ECG 示电轴右偏、胸导联 T 波倒置，提示右心室肥大。超声心动图示均有右心肥大扩张。X 线胸片显示均有心脏扩大伴静脉充血，3 例有胸膜渗出。Anand 在海拔 4 800 m 的高山临时实验室大胆地做过肺循环研究，右心导管示有轻度肺动脉高压，平均肺动脉压（MPAP）为（26 ± 4）mmHg，但对吸氧并无反应。然而当患病士兵在海平面做轻微运动时，其肺动脉压很快升高，MPAP 达 40 mmHg。这样可以推测，这些士兵在高原每天均做强体力劳动，因此会出现显著的肺动脉高压。9 例有轻度全身血压增高，平均收缩压为（136 ± 16）mmHg，舒张压为（89 ± 15.6）mmHg。21 例中 17 例有周围性渗出，但转至低地后病情很快好转。所有患者在转至海平面后，未经药物治疗，在 2 w 内心衰消失。这一病症被 Anand 等命名为"成人亚急性高山病"（adult subacute mountain sickness），之所以称为"亚急性"，是因为该病的发病时间间期既不是急性的数天，也不是慢性的数月或数年。他们认为这是严重的肺动脉高压引起的右心衰竭[83,84]。

3. 发病机制

关于肺动脉高压形成的机制，Anand 等认为在低氧及运动导致肺血管收缩的基础上，寒冷和红细胞增多会加重这一作用而使肺动脉压愈加升高[83,85,86]。超声心动图示右心肥大、扩张，ECG 示右心室肥大和劳损，这些都比高原世居者的轻度变化明显。这些病例在海平面的肺动脉高压提示在高原并非由于右心室的后负荷增加，由此认为肺动脉高压才是引起心力衰竭的真正原因。

Anand 等进一步在高原观察了 40 名患有成人亚急性高山病的士兵，认为他们有左心衰竭。尽管返回海平面，仍有 2 例心输出量降低，其他人入院时的静息心输出量尽管在正常范围，但在恢复期有明显升高，而且患者可在较低的充盈压下达到同样的每搏量，提示左心功能获得改善；有 7 例肺楔压升高，支持左心功能不全的论点。因此认为在高原，心肌功能不全在心衰上起着作用[85]。

Singh 报道驻守在海拔 3 660 ~ 5 490 m 的印军在 5 个月后发生了严重的肺动脉高压，但在返回海平面后其肺动脉高压可以逆转[84]。尚不清楚 Anand 与 Singh 报道的病例有何不同。在 Singh 报道的病例中发现有血栓闭塞性的肺血管病变，这可能为亚急性高山病的肺动脉高压机制提供了线索[84]。

随后印军对 10 例无症状的年轻人进行研究，在海拔 6 000 m 驻留了 10 w 后，进行了体液分布、肾脏血流及激素系统的检测，并与海平面组进行对照[85,86]。显示体液在组织间隙有广泛的膨胀性分布，例如，总体液、血浆容量及血容量与海平面对照组相比，各增加了 18%、33% 及 85%。总体钠量也增加了 14%。这种病理生理状态与未获治疗的充血性心力衰竭相似。

对于发生在喜马拉雅及青藏高原的儿童及成人"亚急性高山病"，Anand 与吴天一从流行病学、病理生理、病理形态、临床表现、预防和治疗等方面做了详尽的综述报道，是对这一综合征的全面论述[87]。

成人亚急性高原病并非一定发生在特高海拔[88]，在海拔 2 500 m 以上即有发生。实际上，前述的高原肺动脉高压症或成人亚急性高山病，其临床表现和病理机制的实质均与我国报道的高原性心脏病一致。

结　语

从本章所述的高原性心脏病，亦称为慢性高山病血管型（本章简称 CMS）、蒙赫病，可以明确地认识到此病是一个在全世界几乎所有高原地区均存在的高原特发性心血管病。尽管各国学者所用的疾病名称不同，但其病理生理的实质是相同或相近的，就是中国学者提出的高原性心脏病。HAHD 从婴幼儿到老年人均可罹患，男女两性皆可发病，从海拔高度 2 000 m 起就有发病者，高原世居者、移居者甚而短期居留者均可患病，可见此病涉及人群之广，危害之大[89]。根据高原流行病学的初步统计，全世界高原地区人群患病率约为 5%，即相当于至少有 560 万人罹患 CMS，因此我们应该从全球的高度来看待此病[90]。为此应该呼吁重视此病，包括向 WHO 提醒 HAHD 为危害全世界高原人群的常见病之一。另外一个重要建议是，全世界各国有实力的高原医学研究机构，如秘鲁的 Cayetano Heredia 大学高原研究所、中国青海省高原医学研究所、吉尔吉斯斯坦国家心血管研究所、日本信州大学医学院、法国巴黎大学、美国科罗拉多高原中心等，应该联合起来，在国际高山医学协会（ISMM）的协调下，在各国政府的支持下，开放大门，协作交流，共同攻关[91]。

参 考 文 献

[1]　HEATH D, WILLIAMS RD. High-Altitude Medicine and Pathology[M]. Oxford: Oxford University Press, 1995: 213.

[2]　GE RL, GAOWA H, JIN GE, et al. High-altitude heart disease in Qinghai-Tibet[M]//VISCOR G, RICHAR A, LEAL C. Health and Height. Barcelona: Universitat de Barcelona, 2003: 197-204.

[3]　MAGGIORINI M, LEON-VELARDE F. High-altitude pulmonary hypertension: A pathophysiological entity to different diseases[J]. Eur Respir J, 2003, 22: 1019-1025.

[4]　SEVERINGHUS JW. Proposed terminology chang for long-term high altitude cardiac-pulmonary diseases[J]. High Alt Med Biol, 2004, 5 (2): 103.

[5]　LEON-VELARDE F, MAGGIORINI M, REEVES JT, et al. Consensus Statement on Chronic and Subacute High Altitude Disease[J]. High Alt Med Biol, 2005, 6 (2): 147-157.

[6]　WU TY, MIAO CY, WANG XQ. High altitude heart disease in children in Tibet[M]//GINES VISCOR, ANTONI RICHART DE MESONES, CONXITA LEAL. Health and Height. Barcelona: Universitat de Barcelona, 2003: 291-294.

[7]　ROTTA A, CANEPA A, HURTADO A, et al. Pulmonary circulation at sea level and high altitude[J]. J Appl Physiol, 1956, 9: 328-336.

[8]　PENALOZA D, SIME F, BANCHERO N, et al. Pulmonary hypertension in healthy men born and living at high altitude[J]. Med Thorax, 1963, 19: 449-460.

[9]　PENALOZA D, SIME F. Chronic cor pulmonale due to loss of altitude acclimatization (chronic mountain sickness) [J]. Am J Med, 1971, 50: 728-743.

[10]　PENALOZA D, SIME F, RUIZ L. Cor pulmonale in chronic mountain sickness: Precent conception of Monge's disease[M]//POTER R, KNIGHT J. High Altitude Physiology: Cardiac and Respiratory Aspects. New York: Churchill Livingstone, 1971: 41-60.

[11]　CRUZ A, RECAVARREN S. Chronic mountain sickness: A pulmonary vascular disease[M]//BRENDLE W, ZINK R. High Altitude Physiology and Medicine. New York: Springer-Verlag, 1982: 271-277.

[12]　PENALOZA D, ARIAS-STELLA J, SIME F, et al. The heart and pulmonary circulation in children at high altitudes: physiological, anatomical and clinical observations[J]. Pediatrics, 1964, 34 (4): 568-582.

[13]　PENALOZA D, RUIZ L, ARIAS-STELLA J, et al. Mal de Montana cronico: formas vascular y respiratoria[M]//ANON. Jornadas Cientificas (XV Aniversario) 1961—1978.Lima: Universided Peruana Cayatano Heredia, 1977: 52.

[14]　PENALOZA D. Circulation pulmonary[M]//MONGE CC, LEON-VELARDE F. El Reto Fisiologico de

Vivir en los Andes. Peruana: Universidad Peruviana Cayetano Heredia, 2003: 135-206.

[15] VARGAS E, VILLENA M, SALINAS C, et al. Excessive polycythemia occurs in young high altitude (3 600 m) residents in the absence of lung disease[M]//VISCOR G, RICHART A, LEAL C. Health and Height. Barcelona: Universitat de Barcelona, 2002: 43-48.

[16] NORMAND H, VARGAS E, BORDACHAR J, et al. Sleep apnea in high altitude residents (3 800 m) [J]. Int J Sports Med, 1992, 13: 40-42.

[17] VARGAS E, VILLENA M. Factores predominantes en la etiopatogenia de la enfermedad de Monge (EPA) en La Paz, Bolivia (3 600 ~ 4 000 m) [M]//MONGE CASSINELLI, CARLOS. Hypoxia: Investigations basics y clinics. Lima: Universidad Peruana Cayetano Heredia, 1993: 263-282.

[18] VARGAS E, SPIELVOGEL H. Chronic mountain sickness, optimal hemoglobin, and heart disease[J]. High Alt Med Biol, 2006, 7: 138-149.

[19] ZUBIETA-CASTILLO G, ZUBIETA-CALLEJA G. El mal de Montana cronico y los mineros/chronic mountain sickness and miners[J]. Cuad Acad Nac Ciencias (Boliv), 1985, 4: 109-116.

[20] ZUBIETA-CASTILLO G, ZUBIETA-CALLEJA G. Las enfermedades pulmonnares y el mal de Montana cronico[J]. Cuad Acad Nac Ciencias (Boliv), 1986, 5: 47-54.

[21] ZUBIETA-CASTILLO G, ZHUBIETA-CALLEJA G. New concepts on chronic mountain sickness[J]. Acta Andina, 1996, 5 (1): 3-8.

[22] ZUBIETA-CASTILLO G, ZHUBIETA-CALLEJA G. Triple hypoxia syndrome[J]. Acta Andina, 1996, 5 (1): 15-18.

[23] ZUBIETA-CASTELLO G, ZHBIETA-CALLEJA G, ARNAO E, et al. Respiratory disease, chronic mountain sickness and genetic differences at high altitude[M]//OHNO H, KOBAYASHI T, MASUYAMA S. Progress in Mountain Medicine and High Altitude Physiology. Matsumoto: [s.n.], 1998: 132-137.

[24] APARICIO OTERO O, ROMERO GUTIERREZ F, HARRIS P, et al. Echocardiography shows persistent thickness of the wall of the right ventricle infants at high altitude[J]. Cardioscience, 1991, 2: 63-69.

[25] HURTADO GL, CALDERON RG. Hipoxia de altura en la insuficiencia cardiaca del lactante[J]. Bolet Soc Boliv Pediatr, 1965, 9: 11-23.

[26] APARICIO O, ANTEZANA G. Enfermedades cardio-vasculares en la altura[J]. Acta Andina, 1992, 1: 54-55.

[27] PONCE CABALLERO G, LOMA RODRIGUEZ F, VILLAGAS PJ, et al. Persistencia del conducto arterial hiertenso en la altura[J]. Anthropologie des Populations Andines, 1976, 63: 333-344.

[28] FARFAN CJ, SALINAS SALMON C, APARICIO O, et al. Pulmonary artery pressure, right ventricular wall thickness and EKG, in 6 to 8-year-old children of La Paz-Bolivia (3 600 m) [J]. High Alt Med Biol, 2000, 1: 238.

[29] NIERMEYER S, ANDRADE P, VARGAS PE, et al. Prolonged postnatal pulmonary transition at 3 700 ~ 40 00 m[J]. High Alt. Med. Biol, 2002, 3: 349.

[30] APARICIO O, GARABIO LR. Cardiopatias congenitas en adultos natives de la altura. Estudio retrospectivo sobre incidencia hospitalaria, manifestaciones clinicas y examenes complementarios[J]. Cuadernos del Hospital de Clinicas, 1990, 36（2）: 10–23.

[31] CORONE P, DROUET L, ESCOURROU P, et al. Epidemiologie cardio-vasculaire des sujets boliviens residents en haute et bases altitude[J]. Anthropologie des Populationes Andines, 1976, 63: 333–344.

[32] ANTEZANA G, VILLENA CM, DAVALOS F, et al. Encuesta cardiovascular en Chorolgue. Informe Encuesta en la Poblacion de chorolque[M]. La Pazx: Universitat Mayor de San andres, 1978: 73–76.

[33] MIAO CY, ZUBERBUHLER J, ZUBERBUHLER J. Prevalence of congenital cardiac anomalies at high altitude[J]. J Am Coll Cardiol, 1988, 12（1）: 224–228.

[34] SALINAS SALMON C. La-Cardiopatia Chagasica cronica. Chagas, la enfermedad en Bolivia[J]. OPS/OMS, 1999, 8: 49–59.

[35] ZUAZO VH, JAUREGUI TP, ORDONES BJ. Enfermedad cardiopulmonar cronica en Instituto nacional del Torax[J]. Caceta del Torax, 1982, 4: 29–43.

[36] HECHT HH, MCCLEMENT JH. A case of chronic mountain sickness in the United States[J]. Am J Med, 1958, 25（7）: 470–477.

[37] WEIL JV, BRYNE-QUINN E, SODAL IE, et al. Acquired attention of chemoreceptor function in chronically hypoxic man at high altitude[J]. J Clin Invest, 1971, 50: 186–195.

[38] GRONBECK CC. Chronic mountain sickness at an elevation of 2 000 meters[J]. Chest, 1984, 85（4）: 577–578.

[39] HULTGREN HN. Chronic mountain sickness[M]//STANFORD UNIVERSITY SCHOOL OF MEDICINE. High altitude Medicine. California: Hultgren Publication, Stanford, 1997: 348–365.

[40] KRYGER MH, MCCULLOGH RE, DOCKEL R, et al. Excessive polycythemia of high altitude: Role of ventilator drive and lung disease[J]. Am Rev Respir Dis, 1978, 118（4）: 659–666.

[41] KRYGER MH, GROVER RF. Chronic mountain sickness[M]//PETTY TL, CHERNIAK RM. Seminars in Respiratory Medicine: Vol.5: Man at Altitude. New York: Thieme-Stratton, 1983: 164–168.

[42] KRYGER MH, GROVER RF. Chronic mountain sickness[J]. Seminars Respir Med, 1983, 5（2）: 164–168.

[43] KRYGER MH, GLAS RD, JACKSON S, et al. Impaired oxygenation during sleep in excessive polycythemia of high altitude: Improvement with respiratory stimulation[J]. Sleep, 1978, 1（1）: 3–17.

[44] KRYGER M, WEIL J, GROVER R. Chronic mountain polycythemia: A disorder of the regulation of breathing during sleep[J]. Chest, 1978, 73: 303–304.

[45] KRYGER M, MCCULLOUGH RE, COLLINS D, et al. Treatment of excessive polycythemia of high altitude with respiratory stimulant drugs[J]. Am Rev Respir Dis, 1978, 117: 455–464.

[46] KHOURY GH, HAWES CRC. Primary pulmonary hypertension in children living at high altitude[J]. J Pediatr, 1963: 62: 177–185.

[47] HEATH D, WILLIAMS DR. Infantile subacute mountain sickness[M]//High Altitude Medicine and

Pathology. Oxford：Oxford University Press，1995：213-218.

[48] GROVER RF，VOGEL JHK，VOIGT GC，et al. Reversal of high altitude pulmonary hypertension[J]. Am J Cardiol，1966，18（6）：928-932.

[49] PENALOZA D，SIME F，BANCHERO N，et al. Pulmonary hypertension in healthy men born at high altitudes[M]//GROVER RF. Normal and abnormal pulmonary circulation. Basel：S. Karger，1963：257.

[50] GROVER RF. Pulmonary circulation in animal and man at high altitude[J]. Ann NY Acad Sci，1965，127：632-636.

[51] WEAVER WF，VOGEL JHK，ROSE RL，et al. Pulmonary hypertension in normal man living at 10 000 feet[J]. Mem. IV Congreso Mundial de Cardiologia，1963，5：192.

[52] VOGEL J，PRYOR R，BLOUNT S. The cardiovascular system in children from high altitude[J]. J Pediatr，1964，64：315-322.

[53] DARIES H. Letter to the editor：Comment for Leadville girl with high altitude pulmonary hypertension[J]. Lancet，1973，5：999.

[54] HULTGREN H，LOPEZ C，LUNDBERG E，et al. Physiologic studies of pulmonary edema at high altitude[J]. Circulation，1964，29：393-408.

[55] JONES TK，WIGGINS JW，WOLFE RR. Symptomatic high altitude pulmonary hypertension in infancy[J]. Circulation，1982，66（2）：11-48.

[56] O'NEILL D，MORTON R，KENNEDY JA. Progressive primary pulmonary hypertension in a patient born at high altitude[J]. Brit Heart J，1981，45（6）：725-728.

[57] LOCKHART A，SAIAG B. Altitude and the human pulmonary circulation[J]. Clin Sci（Lond.），1981，60：599-605.

[58] HEATH D，WILLIAMS DR. Pulmonary hypertension[M]//High Altitude Medicine and Pathology. Oxford：Oxford University Press，1995：121-139.

[59] CASLIN A，HEATH D，SMITH P. Influence of hypobaric hypoxia in infancy on the subsequent development of vasoconstrictive pulmonary vascular disease in the Watar albino rat[J]. J Pathol，1991，163：133-138.

[60] GROVER RF，VOGEL JHK，AVERILL KH，et al. Pulmonary hypertension：Individual and species variability relative to vascular reactivity[J]. Am Heart J，1963，66：1-3.

[61] GAVRILOCK A，YAPOSHENKO V. Pamir（in Russian）[M]. Moscow：Planet Press，1987：159-173.

[62] MIRRAKHIMOV MM. Biological and physiological characteristics of the high-altitude natives of Tien Shan and the Pamir[M]//BAKER PT. The Biology of High-Altitude People. Cambridge：Cambridge University Press，1977：299-315.

[63] SON YA. Quantization of hemoglobin and its fractions in permanent mountain dwellers in the Tien Shan and Pamir[J]. Hum Physiol，1979，5：208-210.

[64] MIRRAKHIMOV MM，WINSLOW RM. The cardiovascular system at high altitude[M]//FREGLEY M，

BLATTEAL C. Hand Book of Physiology: Environmental Physiology. Oxford: Oxford University Press, 1996: 1241-1257.

[65] MIRRAKHIMOV MM, GOLDBERG PH. High Altitude Medicine (in Russian) [M]. Frunze: Kyrghyzstan Press, 1978: 56-63.

[66] MIRRAKHIMOV MM, MEIMANALIEV TC. High-Altitude Cardiology (in Russian) [M]. Frunze: Kyrghyzstan Press, 1979: 72-108.

[67] MIRRAKHIMOV MM. Pulmonary Arterial Hypertension (in Russian): Transactions of the International symposium, June 28-30, 1982[M]. Frunze: USSR, 1985: 102-115.

[68] MIRRAKHIMOV MM. Pulmonary Arterial Hypertension (in Russian): Proceedings of the 2nd International Symposium, Sept.30-Oct.2, 1992[M]. Bishekek: Republic Kirghizstan, 1992: 67-82.

[69] MIRRAKHIMOV MM. Chronic high-altitude Cor pulmonale[M]//MIRRAKHIMOV MM. Pulmonary Arterial Hypertension (in Russian). Frunze: Kirghiz Institute of Cardiology Press, 1985: 267-288.

[70] SARYBAEV A, MIRRAKHIMOV MM. Prevalence and natural course of high altitude pulmonary hypertension and high altitude cor pulmonale[M]//OHNO H, KOBAYASHI T, MASUYAMA S. Progress in Mountain Medicine and High Altitude Physiology. Matsumoto: [s.n.], 1998: 126-131.

[71] MIRRAKHIMOV MM. Problems of high altitude medicine[M]//OHNO H, KOBAYASHI T, MASUYAMA S. Progress in Mountain Medicine and High Altitude Physiology. Matsumoto: [s.n.], 1998: 169-173.

[72] MORRELL NW, SARYBAEV AS, ALIKHAN A, et al. ACE genotype and risk of high altitude pulmonary hypertension in Kyrghyz highlanders[J]. Lancet, 1999, 353: 814.

[73] ALDASHEV AA, SARYBAEV AS, SYDYKOV AS, et al. Characterization of high-altitude pulmonary hypertension in the Kyrgyz: Associated with aniotensin-converting enzyme genotype[J]. Am J Respir Crit Care Med, 2002, 166: 1396-1402.

[74] ALDASHEV AA, SARYBAEV AS, MORRELL NW, et al. Angiotensin-converting enzyme gene I/D polymorphism and high-altitude pulmonary hypertension in high-altitude residents[J]. High Alt Med Biol, 2002, 3 (1): 135.

[75] ALDASHEV AA, SARYBAEV AS, SADYKOV AS, et al. High altitude pulmonary hypertension in Kyrgyz: Association with the ACE genotype[M]//VISCOR G, RICART A, LEAL C. Health and Height. Barcelona: Universitat de Barcelona, 2003: 67-73.

[76] SINGH I. High-altitude pulmonary hypertension[J]. Am Heart J, 1967, 71 (6): 841-843.

[77] SINGH I, KHANNA PK, LAI M, et al. High altitude pulmonary hypertension[J]. Lancet, 1965, 2: 146-148.

[78] SINGH I, KAPILA CC, KHANNA PK, et al. High-altitude pulmonary edema[J]. Lancet, 1965, 1: 229-234.

[79] SINGH I. Pulmonary hypertension in new arrivals at high altitude[R]//WHO. Proceedings of World Health Organisation Meeting on primary pulmonary hypertension. October, 1973. Geneva: [s.n.], 1974.

[80] CAMPOS J, IGLESIAS B. Anatomical and pathological data on 49 normal persons native to and residents

of high altitudes（3 700 ~ 5 000 m）who died accidentally[J]. Rev Lat Amer Anat Pat, 1957, 1: 109–111.

[81] ARIAS–STELLA J, SALDANA M. The muscular pulmonary arteries in people native to high altitude[J]. Med Thorac, 1962, 19: 55–64.

[82] SINGH I, CHOHAN IS. Blood coagulation at high altitude predisposing to pulmonary hypertension[J]. Br Heart J, 1972, 34: 611–617.

[83] ANAND IS. Letter from the Siachen Glacier[J]. High Alt Med Biol, 2001, 2（4）: 553–557.

[84] ANAND IS, MALHOTRA RM, CHANDRASHEKHAR Y, et al. Adult subacute mountain sickness: a syndrome of congestive heart failure at very high altitude[J]. Lancet, 1990, 335: 561–565.

[85] ANAND IS, CHANDRASHEKHAR Y. Subacute mountain sickness syndrome: role of pulmonary hypertension[M]//SUTTON JR, COATES G, HOUSTON CS. Hypoxia and Mountain Medicine. Burlington, VT: Queen City Printers, 1992: 241–251.

[86] ANAND IS, CHANDRASHEKHAR Y, RAO SK, et al. Body fluid compartment, renal blood flow, and hormones at 6 000 m in normal subjects[J]. J Appl Physiol, 1993, 74: 1234–1239.

[87] ANAND IS, WU TY. Syndromes of subacute mountain sickness[J]. High Alt Med Biol, 2004, 5（2）: 156–170.

[88] PODUVAL RG. Adult subacute mountain sickness: A syndrome at extremes of high altitude[J]. J Assoc Physicians India, 2000, 48: 511–513.

[89] REEVES JT. Chronic mountain sickness[C]//OHNO H, KOBAYASHI T, MASUYAMA S, et al. Press Committee of the 3rd World Congress on Mountain Medicine and High Altitude Physiology. Matsumoto: [s.n.], 1998: 153–159.

[90] REEVES JT, WEIL JV. Chronic mountain sickness. A view from the crows nest[J]. Adv Exper Med Biol, 2001, 542: 419–437.

[91] LEON–VELARDE F. Pursuing international recognition of CMS[J]. High Alt Med Biol, 2003, 4（2）: 256–258.

第 62 章　胸　档　病

——牛的高原性心脏病

2001 年美国科罗拉多大学 2 位著名的高原医学家 John T. Reeves 教授及 Robert F. Grover 教授出版了《对高原的认识》（*Attitudes on Altitude*）一书。在这本他们追忆性地记述美国科罗拉多高山医学研究先驱者们伟大事迹的第一章，用了这样的题目"高原心力衰竭：牛的'Brisket disease'是人类的一堂医学课"（"Failing heart at high altitude：'Brisket disease' in cattle teaches humans a medical lesson"）[1]。从这我们就可以简单明了地认识到胸档病（Brisket disease）的重要性。

尽管此病是在 1915 年被发现的，但如今却激起了医学界新的兴趣，因为这一牛的疾病却与人类的蒙赫病和婴幼儿亚急性高山病相关联[2]。遗憾的是目前认识此病的人还很少，不论是在西方还是在中国。从中国高原医学的观点出发，小儿和成人高原性心脏病在青藏高原是一个十分突出的问题，而胸档病这一天然典型的动物模型在病理生理甚而在临床上都会给我们许多借鉴和深化我们的认识。此外，牛类作为哺乳动物中对低氧肺血管反应极为易感的物种，为我们提供了一个生物遗传进化的生理结构与高原疾病相关的典型模型。事实上，胸档病就是牛类的高原性心脏病（见第 62 章）。

第 1 节　胸档病的发现

1915 年美国科罗拉多大学兽医及生物医学科学院（Courtesy College of Veterinary Medicine and Biomedical Sciences，Colorado State University，Fort Collins）的 George H. Glover 及 Isaac E. Newson 二人最早在美国科罗拉多州发现了牛患有一种水肿病，多为平原牛到高原后发病，在解剖时观察到心脏高度肥大和扩张，这种病在绵羊中从未见过[3,4]。水肿由心力衰竭引起，而在牛中心衰引起的水肿以在牛的胸档部（brisket）即身体的低垂部最为明显，因而称之为"胸档病"（图 62.1、图 62.2）[3-5]。1918 年，Glover 及 Newson 已经积累了 45 个 Brisket 病的病例，均为从平原迁饲到高原来的牛，解剖可见心脏呈"扩大、松弛和变形状"，认为是由于"对高原习服的衰竭"（failure of acclimatization at high altitude）所致[6]。

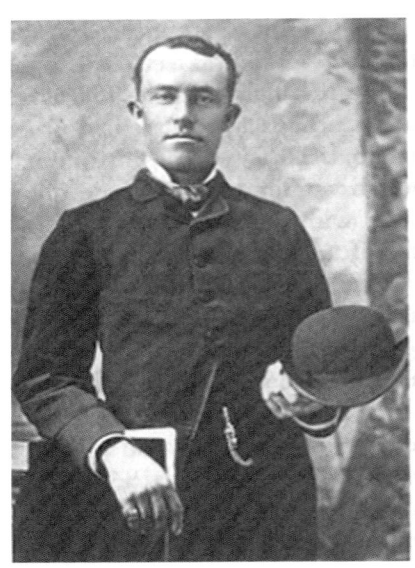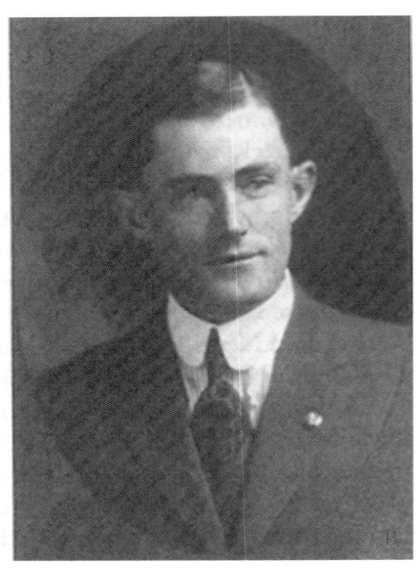

图 62.1 George H. Glover 和 Isaac E. Newson

1915 年首先在美国科罗拉多发现牛在高原发生心力衰竭，并将其称为胸档病的学者 George H. Glover（A）及 Isaac E. Newson（B）。

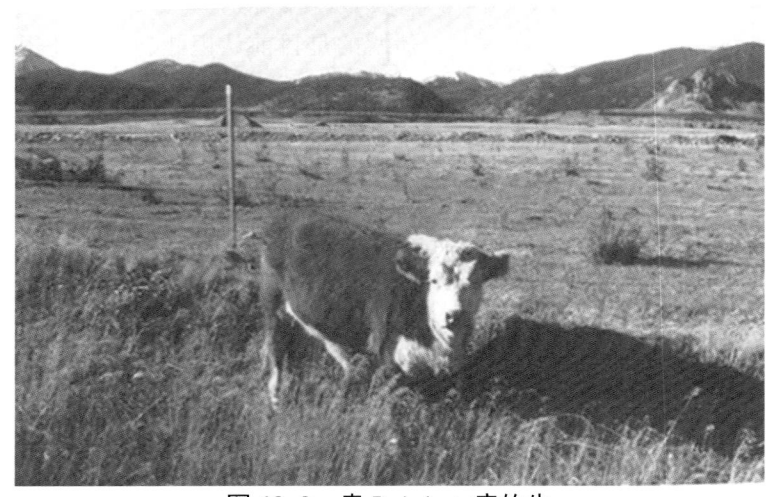

图 62.2 患 Brisket 病的牛

在科罗拉多南公园患胸档病的牛，其胸档部明显水肿。（引自 Reeves and Grover，2001）

第 2 节　发病地区及牛种

胸档病发生在美国的某些高原地区[7]，主要在科罗拉多州和犹他州，每年夏季，牧民将牛群赶往海拔 2 500 ~ 3 700 m 的高山牧场放牧[8]。胸档病比较集中在犹他州的 Unitah 山南坡及 Wasatch 山的西坡[7]，在科罗拉多州多见于海拔 2 744 ~ 3 050 m 的南公园及海拔 2 744 m 北公园的 Divide

镇，最低海拔为 1 610 m，一般在海拔 2 400 m 以下罕见有本病发生。虽然冬季更易发病，但在海拔 3 964 m 夏季亦可发病 [7,8]。

发病的牛种主要是欧洲的平原牛种（*Bos taurus*），有赫勒福特种牛（Hereford cattle）、荷兰北部的 Holstein 种牛、苏格兰西南部的 Ayrshire 种牛（Jersey）及瑞士种牛（Swiss breeds）等。高山土生牛种尚无发生此病的报道，如埃塞俄比亚高原的印度牛和非洲牛，特别是生活在青藏高原和喜马拉雅海拔 5 000 m 的牦牛（Yak，*Bos grunniens*）从不罹患。有趣的是，美洲水牛（American buffalo）是一种平原动物，但它们却能成群地生活在犹他州海拔 3 000 m 的地区 [8]。

胸档病多见于初到高原的平原牛，也常见于上述牛群中初生的牛犊。成年牛在高原也有发病的，但发病病程较长，发病率为 1% ~ 5%，发病率随牛群牛种、季节和地区而不同 [7]。

Monge M. 及 Monge C. 提供了 Cuba-Caparo（1949，1950）的报道，在秘鲁高山地区，羊羔曾有类似的胸档病 [9]，然而报道的这些羊羔有显著的红细胞增多却无水肿，而后者正是胸档病的主要特征。

喜马拉雅和青藏高原的广袤牧场，不仅是牦牛的天堂，也引进了一些平原牛种，非常有趣的是，海拔 3 000 m 几乎成了一条天然分界线，在这一高度以上几乎没有平原种的黄牛，而是一色的牦牛和犏牛。当你看见黄牛出现时，不用海拔仪也可知道大概是在 3 000 m 以下了，这是藏族牧民在实践中获得的经验。1988 年秋季，青海省畜牧兽医学院的张旭静教授来找吴天一，说在贵南高山牧场（3 200 m）有一头引进的西门塔尔种牛出现了全身水肿，卧倒不起，已奄奄一息，牧场来电话询问。吴天一立即意识到可能就是患了胸档病，很有学术意义，但当时交通不便，待与随员共同驱车赶赴牧场，病牛死亡肉体已被处理，未能取得心脏，成为遗憾。但这提示青藏高原是可能存在胸档病的。随后组织科研队到该牧场进行了流行病学调研，该牧场从平原引进的黄牛放牧于海拔 3 200 ~ 3 500 m，根据临床征象胸档病的发生率高达 20.6%，但该牧场并无任何防治措施，只是及早屠宰。西藏目前也开始引进平原西门塔尔牛，先在林芝地区（2 800 m）进行习服，但牛对低氧极为易感，这一高度已足以发生肺动脉高压，因此这是高原畜牧业值得关注的问题。

第 3 节　临　床　表　现

胸档病的主要临床表现是全身严重水肿 [3-6]，且不断发展，致病后期，躯干下垂部水肿明显，此时前腿与颈项之间，即肉铺中称为前档肉的那个部位水肿最为严重，这就是被称为"胸档"的部位，由此而得名。（但 Grover 等认为称此病为"胸档病"是一个失误，称之为"高原水肿病"更妥）病牛下巴也有水肿，貌似患了腮腺炎，而四肢无水肿（图 62.3）。

患病动物在高原上呼吸极为困难，稍有活动即难以耐受，病牛心脏处在极其衰弱的状态，例如牛在吃草时尚活着，但当被驱赶时即倒地死亡。病牛的黏膜发绀，毛皮粗糙，双耳下垂，头位低置 [10]。另一个突出症状是大便稀臭，称为"溏便"，十分常见。全身水肿常伴有胸腔积液和腹水，颈静脉怒张，且可见收缩期波动，提示有三尖瓣关闭不全。肺部有水泡音，心脏听诊肺动脉区第二心音（P2）亢进，心尖区可闻及与三尖瓣关闭不全相一致的收缩期杂音，有时有收缩前期奔马律 [3-8,10]。

总的来说，是充血性心力衰竭的临床表征，同时出现因肺动脉高压导致的三尖瓣关闭不全征象。

胸档病牛的血氧饱和度仅有轻度降低，SaO_2 在 78% ~ 94% 间，均值 87%。红细胞无明显增生，Hct 值为 30% ~ 45%[7]。

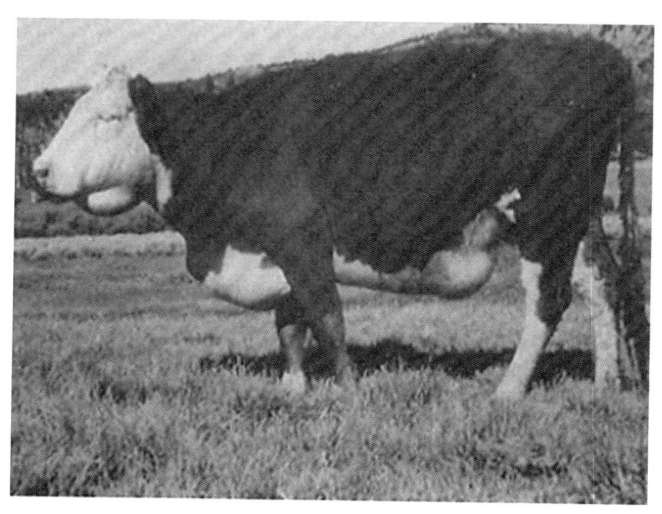

图 62.3　患胸档病的牛典型特征

病牛胸档部高度水肿，其下巴也有水肿，貌似患了腮腺炎，而四肢无水肿。（引自 Reeves and Grover，2001）

第 4 节　发病相关因素

一、牧草及水源

在胸档病的发病因素上，首先考虑的是美国这些发病地区牛类的食草质量，同一草原放牧的种马群使一些小河及支流有轻度污染，但并无毒性。某些水源含盐量稍高，牛类摄入盐分过高推测可能为发病的部分原因 [10]；在犹他州病牛的发病地区也是含盐的草原，对生长在此的沼泽金盏花、毛茛属植物及千里光等植物进行分析，均无碱性毒性 [7]。因此，食草种源、水质等都不是发病的关键因素 [10]。

二、寒冷应激

寒冷可以成为在低氧应激基础上促进此病发生的一个附加因素 [11]，Bligh 报道秘鲁的 Chauca 将 6 头牛从海平面转运到胡安卡约（Huancayo，3 300 m），然后将动物分为两组，一组在户外的寒冷环境中，一组置于户内约 20℃。结果只有户外组牛有胸档病的症状。当将户外牛迁进户内温热的环境时，症状消失。Bligh 由此指出寒冷应激将增加牛胸档病的发生率及加重其病情 [11]。

第 5 节　牛肺血管的结构特征

一、牛类家族具有肌性肺血管

牛类是对低氧特别易感的动物，牛类家族的共性特征是具有肌性的肺血管，肺小动脉及肺细小动脉皆有丰富的肌层壁而形成肥厚的血管中层。在海平面不同牛龄的中层厚度如下：胎儿占 21.1% ~ 24.5%；出生 1 d 至 3 个月占 13.4% ~ 22.6%；1 岁以上占 6.2% ~ 16.4%[12]。Best 等首先发现牛的肺动脉中层呈肌性肥厚[13]。Alexander 证实健康牛的肺小动脉也是肌性的，观察到牛的肺细小动脉肌化一直发展到内径小至 20μm 的部位，还观察到肺静脉的肌性壁层是呈螺旋状的[14-16]。Wagenvoort 等（1969）对平原牛及小牛的肺动脉做了定量测量，发现牛肺动脉中层百分比比正常人的肺动脉中层（占 2.8% ~ 6.8%）要高得多[12]。

不同物种肺血管的组织学结构差异很大，Best 及 Heath 对平原母牛的肌性肺小动脉中层厚度进行了横截面图像测量，发现健康牛的肌性肺小动脉肌层较厚，某些牛的肺动脉中层厚度达到总管腔厚度的 20%，而人体的这一比率为 2.8% ~ 6.8%，平均 5%[17]。因此如以人的标准则可视为肺动脉高压的证据，这也是牛对低氧肺血管增压反应极为易感的解剖学基础[13]。

牛的肺细小动脉天生就有肌化，其肺静脉壁呈节段性的肌性串珠样结构。Kuida 等将平原的 2 头公牛及 1 头母牛迁往秘鲁的赛罗·德·帕斯科，结果肺小动脉肌层增生，占血管管壁总厚度的 10% ~ 13%[18]。但 Heath 等认为很难判定这就是对低氧的异常反应，因为牛的肺血管天生就是肌性的。

Naeye 发现牛和牛犊暴露在高原时肺静脉的中层也发生肌性肥厚，认为这是低氧导致血管收缩的结果[19]。但牛的正常肺静脉壁有平滑肌垫呈螺旋状围绕着血管[17]。

二、肌性肺血管对低氧的反应

在这样的肺血管结构特征下，牛的肺循环也就可想而知。Will 等（1962）及 Reeves 等（1962）将正常牛的 PAP 及楔压值与人的正常值相比，发现在低氧激惹下牛的呈现急剧的升高。牛肺细小动脉自然的肌化使其在高原低压性低氧下出现强烈的反应[20,21]。Will 等观察到将牛类置于 1 520 m 时，其肺动脉压与海平面仅有较小差别，当将 10 头出生在海拔 1 100 m 的小公牛迁往海拔 3 050 m 时，6 头牛的 MPAP 从 27 mmHg 升至 45 mmHg，余下的 4 头牛则出现极为严重的肺动脉高压，有 2 头牛的 MPAP 超过了 100 mmHg。当将牛上迁至海拔 3 870 m 慢性低氧暴露时，所有的牛均出现明显的肺动脉高压，程度也比在 3 050 m 时更高[22]。

但这些小公牛的心输出量及血容量均无明显增高，肺楔压也正常，由此证明肺动脉高压是肺血管阻力增高的结果，当给予吸入氧气时 PAP 获得改善进一步证实了这一点。牛的 PAP 在海平面不随年龄增长而增高，但在高原则随年龄而增长。Will 等对 195 头牛进行观察，发现高原低氧对肺动脉的增压作用在初到高原的数周或数月即出现，而高原土生的牛则要数年。这种肺增压的易感和抵抗差别可能是具有遗传性质的。发生肺动脉高压的易感牛在高原要么死亡，要么须尽快转移到海拔低处。由于观察到持续生活在高原的牛有 PAP 降低的倾向，因此也可解释为什么高原土生的牛只有 2% 发生胸档病，而从平原迁饲到高原的牛有 40% 或更高概率发生胸档病。

Grover 等认为，在高原牛肺动脉压的增高不但可以耐受，而且可以改善肺上半部的血流灌注，起到更大的氧合作用，这可能是对缺氧的必要补偿机制[22,23]。应该指出，和人类一样，只有适度的肺动脉压力增高才可能起到生理调节作用，而明显增高的和持久的肺动脉高压必然导致右心损害而发展为胸档病（见第 29 章）。

第 6 节　遗传因素对牛高原肺动脉高压的影响

一、低氧反应的"易感型"和"抵抗型"

为了证实牛对发生高原肺动脉高压存在"易感型"和"抵抗型"且与遗传有关，Weir 等将 49 头健康的牛迁往科罗拉多海拔 3 000 m 处，然后检测 PAP，依此将这一种群分为两组，一组 15 头牛具有低的 PAP，认为属于对肺动脉高压的"抵抗型"；另一组 10 头牛临床上表现为胸档病，认为属于对肺动脉高压的"易感型"。两组动物均下转至海拔 1 500 m，"易感型"组的牛获得恢复。两组牛在此地均繁育了后代，对第一代后代在平原和高原分别研究。"易感型"的后代在高原肺血管阻力上升至比"抵抗型"后代明显高的程度。提示"易感型"和"抵抗型"间的确存在遗传差异。再对两组牛的第二代后代进行相似的研究。将牛置于海拔 3 400 m 2 w 后，"易感型"后代的 MPAP 几乎增加了 1 倍，从平均 23 mmHg 上升到 44 mmHg，肺血管阻力有同步的增高；而"抵抗型"后代 MPAP 只有轻度增高，从 28 mmHg 增至 32 mmHg。这种差别在高原进一步停留 2 w 后更为明显。这项研究有力地说明在高原时牛的肺动脉高压在量化上遗传因素起着重要作用[24,25]。对胎牛肺血管的检测认为这是先天遗传性的[26]。肺动脉高压的牛经过几代可以获得遗传性，成为肺动脉高压型的牛[25]。

然而对遗传的机制尚不清楚。当给予前列腺素 F2α5（prostaglandin 2α5）——一种强有力的血管收缩剂时，"易感型"和"抵抗型"表现出相同的反应，提示肺血管的高反应性并非两者区别的特征。比起"抵抗型"的牛，具有发生肺动脉高压倾向的牛常表现为低通气（hypoventilation），这样客观上就形成更为严重的低氧应激[25]。而"易感型"牛与"抵抗型"相比，Hct 值显著高，进一步证明了更强的低氧应激促使了大量红细胞的生成。

二、牛处在"易感型"的顶端位

关于不同动物的肺血管结构、低氧性肺血管反应及右心室肥大的发生率等已在高原右心室肥大章第 4 节中叙述。问题是其他哺乳类动物是否也有可能发生类似于胸档病的病变，目前在自然条件下尚未发现。目前对不同哺乳动物的肺循环及肺动脉结构已有不少研究，包括羔羊[27]、猫[28]、兔[28]、狗[29]等。这类动物属平原种，在低氧下按照肺血管对低氧反应的程度可排列为：牛、猪 > 大鼠、兔>绵羊、山羊>狗。由上可见，牛是对低氧肺动脉增压反应最易感的物种[30]。在海拔 1 600 m 的丹佛，对新生牛犊结扎其左肺动脉可引起肺动脉压进行性的升高；但在海平面则不发生肺动脉高压，而将其运往丹佛后立即出现进行性的肺动脉升压，这说明在海平面结扎左肺动脉引起的肺血流量增加尚不足以引起肺动脉高压，而在高原吸入气氧分压（P_AO_2）的降低则是形成低氧肺动脉高压不可缺少的刺激[31]。将小公牛从海平面迁往海拔 3 500 m 高原很快发生显著的肺动脉高压[32]。而新生的羊羔在海拔 3 870 m 高度并不发生肺动脉高压，羊为低反应者[28]。犬则为对低氧肺增压反应抵抗型的动物，如在海拔 1 524 m 出生的新生幼犬，观察到其 PAP 迅速下降，右心室肥大很快减退[33]。牛在哺乳动物中处于对低氧性肺血管反应最易感的前列，从而一旦进入高原极易发生胸档病，这也给人类中对低氧易感易于发生低氧性肺动脉高压性疾患的群体和个体提供了启示[34]。

第 7 节　胸档病的肺血管结构与肺循环

一、肺血管结构

Alexander 对死于胸档病的牛进行尸体解剖，对肺做血管造影，观察到一种肺血管的"树枝修剪样作用"（tree-pruning effect），这是由于肺血管树的血管收缩导致周围肺动脉树呈节段性的重建。他对 24 头患 Brisket 病的牛的肺血管结构行组织学研究，发现大部分呈现天生高度肥厚的肌性肺小动脉并且肺细小动脉也有肥厚的肌层（图 62.4），但无血管内膜闭塞性病变[16]。Alexander 又对 10 头 1 周岁从平原迁往海拔 3 050 m 的赫勒福特种小公牛（Hereford steers）进行肺血管的研究，所有牛均有肺动脉高压，其中 6 头呈中度肺动脉高压者的肺小动脉并无中层增厚，而另 4 头有重度肺动脉高压，其中 3 头肺小动脉肌层明显增厚，超过了正常的肌化程度。

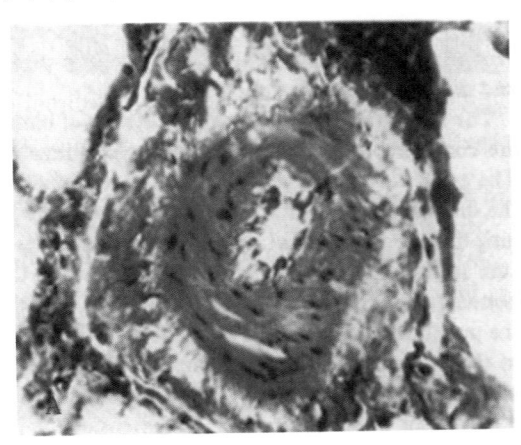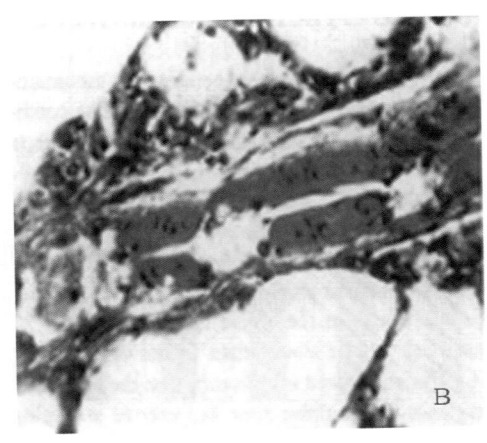

图 62.4　患胸档病的牛的肺小动脉

　　A—在美国犹他州患胸档病的牛的肺小动脉横断面，可见中层肥厚及显著肌化；B—在血管纵切面可见肺细小动脉出现了肥厚的肌层。（引自 Heath and Williams，1995）

二、肺血流动力学

Glover 与 Newson（1918）最早提出胸档病系"高原习服衰退"（failure of acclimatization at high altitude）所致[6]。如将病牛迅速从海拔 2 500 ~ 3 350 m 转移到海拔 1 370 m 的盐湖城，4 ~ 6 w 后症状即告消失[35]。随后通过对 14 头病牛的血流动力学研究，发现恢复期其肺动脉平均压（MPAP）降低了一半，由 63 mmHg 降至 32 mmHg。肺血管阻力、左房压、肺楔压等均逐渐恢复到平原值，进一步证明胸档病是由高原肺动脉高压引起的，到平原后是可复性的[35,36]。

Will 等将 10 头出生在海拔 1 100 m 的小公牛带到海拔 3 050 m 处进行研究，6 头的 MPAP 从 27 mmHg 上升至 45 mmHg，其余 4 头的肺动脉高压更为严重，有 2 头的 MPAP 超过 100 mmHg，这已经显著达到胸档病的病理性肺动脉高压。而这些小牛的心输出量及血容量无明显增高，肺楔压也无升高，可以明确肺动脉高压是由肺血管阻力增高所致的，而且给氧后 MPAP 可缓解进一步证实了这个观点[19]。

其后，美国科罗拉多大学健康中心的 Grover 及 Reeves 两位肺循环专家对高原的小牛犊进行了肺血流动力学的研究。当将牛迁往海拔 3 872 m 时，发现所有的牛均出现明显的肺动脉高压，程度高于海拔 3 050 m 处。严重的肺动脉高压导致牛类发生胸档病，右心肥大衰竭，此时给予吸氧，肺动脉压仅有轻度下降，说明肺小动脉已发生结构性变化[19,20,37,38]。

Grover、Reeves 和 Will 检测高原正常牛的肺动脉压和肺楔压，发现其与健康正常人的相似[19,20,37]。然而，牛的肺血管运动系统极为活跃，对极小刺激就十分易感而使肺动脉压迅速升高[19]。年幼牛犊的肺血管易感性更高[39]，故比成年牛更易发生此病[40]。在高原，除了低氧刺激肺动脉增压反应外，寒冷、激烈活动等复合因素也促使肺动脉高压而导致 Brisket 病[11,41]。

三、肺动脉中层厚度与肺动脉高压

皆知，肺小动脉中层肌的厚度是判定肺动脉高压的形态学基础[42]。一般是以肺动脉中层厚度与血管外径的比值（MT%）[medial thickness as：MT%=thickness of the medial（μm）/external diameter（μm）×100] 来表示的。现将高原牛与平原牛中健康牛与患胸档病牛的肺动脉压和 MT% 文献报道的结果汇集于表 62.1。

由表 62.1 可见，牛这一物种的肺小动脉肌层天生较厚，这是对低氧性肺血管收缩反应极为易感的形态学基础[24]，在高原这一反应的结果是肺动脉平滑肌的进一步增生，由此造成恶性循环而至发生胸档病。

表 62.1　平原牛到高原后的肺动脉压力和肺小动脉中层厚度的分化（健康和患胸档病）

牛类	例数	海拔 /m	间期 /d	MPAP/mmHg	RV/LV+S	MT/%	参考文献
健康牛	24	2 600	Life	18	0.36	肥厚	Hecht[7]
	6	3 100	—	48	0.45 ~ 0.65	肥厚	—
	10	1 524		27.4	0.24*	3.71**	Alexander[15]
	10	3 100	182	63.0	0.32*	6.02**	
	—	0	Life			5.0 ~ 22.6	Best and Heath[13]
	—	1 600		28	0.26*		Grover and Reeves[39]
	10	3 850	56	78	0.38*	肥厚	Grover[22]
		2 450	—		0.455*		Alexander and Jensen[43]
胸档病牛	24	2 900	Life	69	0.77	—	
	3	4 344	Life	—	—	11.76	Heath[44]
	16		9 个月			15.1	Wagenvoort
	10	0	1 ~ 11 年			11.2	Wangenvoort[12]
	34	0	1.5 ~ 11 年			10.4	—
	10	1 524		24		肥厚	Jaenke and Alexander[45]
	7	4 572	5 ~ 36	87（6）		较肥厚	
	4	1 600		25	0.40	7.3	Tucker[42]
	5	4 500	19	75	0.76	12.7	

注：Life—生活在高原。RV/LV+S—右心室壁重 / 左心室壁重 + 室壁重。与海平面正常值相比：*—$P<0.05$，**—$P<0.01$。

第 8 节　肺动脉高压的可复性

一、低转后肺循环改善

患胸档病的牛由于肺血管的肌性化导致右心室肥大，但并无内膜增生[7,14]。内膜的改变仅仅有轻度的钙化或血栓样形成。如此可以预期患胸档病的牛从高原低转至平原后由于低氧性肺血管的收缩改善而使肺动脉高压降低。这一点已经是很明确的，当患胸档病的牛从高山夏季牧场转移到盐湖城（Salt Lake city，1 370 m）后，其临床症状在 4 ~ 6 w 后消失[35]，同时肺动脉压显著下降，12 头病牛的 MPAP 由原先的 63 mmHg 降至恢复期的 32 mmHg，降低了 50%，肺血管阻力、右心房压、肺楔压均同时下降。

　　还观察到与患胸档病的牛的衰退作用相比，一些牛在高原获得了活动耐力的改善。Hays 研究了两组牛，一组放牧在海拔 1 700 ～ 2 600 m 的高山牧场 5 个月，另一组则放牧在 400 m 的乡村。然后在模拟海拔 3 500 m 进行踏车运动实验，结果高山牧场牛的心率比平原牛要低 10 ～ 20 次 /min，提示 5 个月的高山放牧起到了运动训练的效应[41]。

二、乙酰胆碱等的作用

　　在海拔 1 600 m 的丹佛，结扎新生牛犊的左肺动脉，引起进行性的肺动脉高压，然后观察吸氧、乙酰胆碱（acetylcholine）和血管扩张剂妥拉唑林（tolazoline）的降压效果。发现给予吸入高氧混合气体或急性静脉内注射乙酰胆碱均可使肺动脉压力下降，如二者合用则效果更超过单独应用时。但这种急性作用的反应并不明显，效应出现也较晚而应用血管扩张剂妥拉唑林则对牛类无降肺动脉压作用。对 5 个月龄的牛犊，其 MPAP 达到 120 mmHg 时，给予急性吸氧 MPAP 可下降到 96 mmHg，而用乙酰胆碱，降至 75 mmHg。2 h 后再注射乙酰胆碱，同时吸氧，则 MPAP 下降至 55 mmHg。在间隔 12 d 后，其间间歇性地给乙酰胆碱及吸氧，MPAP 进一步降至 33 mmHg。于终止治疗后的第 7 w，其 MPAP 在丹佛又回升至原先值 120 mmHg，予急性吸氧不产生降压反应，当将 PaO_2 从 58.2 mmHg 增至 90 mmHg 时，MPAP 才从 122 mmHg 降至 93 mmHg。而将牛犊从丹佛运往海平面的休斯敦（Houston）后，在 1 h 内 MPAP 降至 75 mmHg，同时 PaO_2 达到海平面水平 94 mmHg。在抵达休斯敦 17 h 后，MPAP 进一步下降至 38 mmHg，PaO_2 处于稳定水平，同时静脉压下降、心功能改善、动物的运动耐量亦显示增进。这就说明牛犊的低氧性肺动脉高压大部分是可逆转的，并提示慢性药物治疗有一定的效果[46,47]。

第 9 节　胸档病的左心问题

一、存在左心损害

　　胸档病有左心功能的损害[8]。患病牛经常同时有肺楔压、左心房及左心室舒张末压的增高。Hecht 等对此做了可能的解释，即胸档病是由于围心脏或者围心脏的液体流动受限而使左心室扩张受损的。胸档病时动脉低氧血症并不是突出的特征，看来也非导致左心衰竭的原因；也没有明显的肺疾患引起支气管 - 肺的血管连通，因此也不是左心室肥大的原因。在患胸档病时有显著的体液潴留，可能由于心肌间质性水肿而导致左心功能障碍。另外，左心室和右心室解剖学上的连续性造成左心室心肌纤维的过度牵张和损害可能也是一个原因。

　　在人类，患高原性心脏病时早期只表现轻度的左心室舒张功能受损，只有到后期或发生心力衰竭时才比较明显地出现左心室功能障碍（见第 58 章）。目前对胸档病左心室功能的分期变化还有待进一步研究，判定其是否与人类的高原性心脏病相似或不同。

二、体、肺循环的比较

（一）体、肺循环特征

吴天一和缪澄宇等对青海湖地区（3 200 ～ 3 800 m）的土生环湖牦牛及从平原迁饲的黄牛各 5 头进行了血液学指标检测及通过心导管术检测体、肺循环的相关生理指标，结果见表 62.2。由表可见以下特点[48]：

表 62.2　青海湖地区的黄牛与牦牛体、肺循环指标对比

指标		黄牛（n=5）	牦牛（n=5）	P
年龄 / 岁		5 ～ 8	5 ～ 7	ns
Hct /%		48.2±1.3	41.3±2.2	<0.05
WBC/×10^9·L^{-1}		6.1±0.8	7.2±0.3	>0.05
HR/ 次·min^{-1}		72.2±9.5	53.6±11.8	<0.05
CAP/mmHg	S	202±17	227±19	<0.05
	D	134±18	137±13	>0.05
	M	172±10	176±16	>0.05
PAP/mmHg	S	59±6.2	42.0±9.7	<0.01
	D	17.6±4.6	10.0±3.1	<0.05
	M	37.2±3.4	21.3±3.5	<0.01
TPR/dyn·s·cm^{-5}		363±56	128±35	<0.01
Ventricular Weight/g	R	186±40	192±68	>0.05
	L	491±113	606±216	<0.05
Ratio of RVW/LVW		0.365±0.02	0.318±0.03	<0.05

注：CAP—颈动脉压，S 为收缩压，D 为舒张压，M 为平均压；PAP—肺动脉压；TPR—总周围血管阻力；Ventricular weight—心室重量，R 为右心室，L 为左心室；Ratio of RVM/LVW—右心室与左心室重量比值。

（二）相关生理变化

1. 红细胞值

牦牛的 Hct 值明显低于黄牛，说明黄牛更多地通过增加红细胞数来提高携氧量，这是平原哺乳类动物高原习服的共同表现，而这将导致血液黏滞度增高、微循环障碍和心脏负荷增大等负效应。也有研究认为牦牛的生理适应有其特点，表现为红细胞增多及血液对氧的亲和力提高，但其平均红细胞容量（MCV）则降低，从而不增加血液黏滞度，更重要的是其乳酸脱氢酶（lactate dehydrogenase，LDH）的活力与海拔高度呈正相关，随着低氧程度的加重这种酶活性的增加对代谢

能量减耗及无氧代谢能力均有重要作用[49]。

2. 体循环

牦牛的 HR 低于黄牛且较缓，测定的颈动脉压二者无明显差别，说明接近大血管外的压力相近。而总周围血管阻力黄牛显著高于牦牛，说明为周围组织提供血液及氧黄牛心脏要作更大的功和付出更大的氧耗，牦牛显然优于黄牛。

3. 肺动脉压力

牦牛的肺动脉收缩压、舒张压及平均压均在正常范围内且偏低，MPAP 在 3 200 m 为 20 mmHg，在 3 800 m 为 21.5 mmHg；而黄牛在 3 200 m 的肺动脉压增高明显，MPAP 达 37.2 mmHg，出现肺动脉高压。牦牛的左、右心室均大于黄牛，这与牦牛的体型明显大于黄牛有关，而右心室与左心室的比率黄牛大于牦牛，这是肺动脉高压的结果。此结果与 Heath 报道的尼泊尔海拔 4 000 m 的牦牛，其肺小动脉中层占管腔的 3.1%，左、右心室厚度比值为 2.8 比较一致[50]。

第 10 节　蒙赫病、胸档病、高原性心脏病的比较

本章介绍胸档病的目的是为人类肺动脉高压型的高原疾病提供一个动物模式。病理学家 Heath 曾列表将蒙赫病、胸档病和婴幼儿亚急性高山病三者做了横向对比，我们结合我国青藏高原情况对此做了一定修改，列入表 62.3 中。

表 62.3　蒙赫病、胸档病、高原性心脏病三者性质的比较

指标	蒙赫病（呼吸型 CMS）	胸档病（血管型兽胸病）	高原性心脏病（血管型 SAMS 或 CMS）
患病年龄	多为中年人	多为牛犊	婴幼儿、儿童、成人
暴露高原性质	长期暴露	多亚急性暴露	亚急性、慢性
习服状态	习服或适应丧失	建立初步习服失败	习服失败或适应丧失
基本机制	肺泡通气低下	肺动脉肌性结构对低氧的高反应性	肺动脉肌性结构对低氧的高反应性
综合征类型	呼吸型	心血管型	心血管型
低氧血症	显著	较轻	较轻
高碳酸血症	明显	无	无
Hb 及 Hct	显著增高	正常	正常或轻度增高
红细胞增多症	明显存在	无	无、轻度、贫血
肺动脉高压	中度	严重	严重
右心衰竭	少见	很常见	很常见

由表 62.3 可见，蒙赫病按 ISMM 2004 年的高原病分类属于呼吸型的慢性高山病（CMS），主要发生于长期居住高原者或高原世居者，以中年人居多，在多年生活于高原后丧失了建立的习服或已获得的适应，具体发病机制是周边化学感受器颈动脉体对低氧通气的钝化，肺泡通气不足引起显著的低氧血症和红细胞增多症，肺动脉压轻度或中度增高，很少发生充血性心力衰竭。因此 ISMM 的分类将蒙赫病作为呼吸型 CMS 而与血管型区分开来是必要的。而胸档病和高原性心脏病（HAHD）则有很大的相似性，胸档病多见于牛犊，而 HAHD 则多见于婴幼儿，从平原进入高原后在建立初步习服时失败了，此二病都是由于肺血管出现高度肌化，对低氧产生高反应性，引起肺动脉阻力增高导致肺动脉高压，最终引起右心衰竭。胸档病对人类的肺动脉高压型高原病有重要的启示意义，更重要的是显示了高原病理生理学、适应进化学上的生物学联系。正如 1965 年吴天一指出的那样，HAHD "是胸档病的人类模型"[48,51]，其后，在小儿肺动脉高压性心脏病的研究中进一步提出了 "人类胸档病"（human brisket disease）这一概念[52]。这对我国在青藏高原的相关研究更具实际意义。

参 考 文 献

[1]   REEVES JT, GROVER RF. Attitudes on Altitude: Pioneers of Medical Research in Colorado's High Mountain[M]. Boulder, CO: University Press of Colorado, 2001: 1-24.

[2]   HEATH D, WILLIAMS DR. Brisket disease[M]//HEATH D, WILLIAMS DR. High-Altitude Medicine and Pathology. Oxford: Oxford University Press, 1995: 206-212.

[3]   GLOVER GH, NEWSON IE. Brisket disease (dropsy at high altitude) [J]. Colorado Agricultural Experimental Station Bulletin, 1915, 204: 3-24.

[4]   NEWSON IE. Cardiac insufficiency at high altitude[J]. Am J Veter Med, 1915, 10: 837-893.

[5]   GLOVER GH, NEWSON IE. Brisket disease[J]. Colo Agr Exp Sta Bul, 1917, 229: 3-8.

[6]   GLOVER GH, NEWSON IE. Further studies on brisket disease[J]. J Agricultural Res, 1918, 15: 409-413.

[7]   HECHT HH, LANGE RL, CARNES WH, et al. Brisket disease. I. General aspects of pulmonary hypertensive heart disease in cattle[J]. Tr Assoc Am Physician, 1959, 72: 157-172.

[8]   HECHT HH, KUIDE H, TSAGARIS TJ. Brisket disease. IV. Impairment of left ventricular function in a form of cor pulmonale[J]. Tr Assoc Am Physicians, 1962, 75: 263-268.

[9]   MONGE MC, MONGE CC. High Altitude Disease: Mechanism and Management[M]. Springfield, Illinois: Charles C Thomas, 1966: 70.

[10]   HECHT HH, KUIDA H, LANGE RL, et al. Brisket disease. II. Clinical features and hemodynamic observations in altitude-dependent right heart failure of cattle[J]. Am J Med, 1962, 32: 171-177.

[11]   BLIGH J. The additive stresses of hypoxia and cold exposure: Brisket disease in cattle[M]//SUTTON JR, HOUSTON CS, GOATES G. Hypoxia and Cold. New York: Praeger, 1987: 178-182.

[12]   WAGENVOORT CA, WAGENVOORT N. The pulmonary vascular in normal cattle at sea level at different ages[J]. Pathol. Europ, 1969, 4: 265-273.

[13]   BEST PV, HEATH D. Interpretation of the appearance of the small pulmonary blood vessels in animals[J]. Circ Res, 1961, 9: 288-294.

[14]   ALEXANDER AF, JENSEN R. Gross cardiac changes in cattle with high mountain (brisket) disease and in experimental cattle maintained at high altitude[J]. Am J Vet Res, 1959, 20: 680-689.

[15]   ALEXANDER AF, WILL DH, GROVER RF, et al. Pulmonary hypertension and right ventricular hypertrophy in cattle at high altitude[J]. Am J Vet Res, 1960, 21: 199-204.

[16]   ALEXANDER AF. The bovine lung: Normal vascular histology and vascular lesions in high mountain disease[J]. Med Thorac, 1962, 19: 528-542.

[17]   HARRIS P, HEATH D. The Human Pulmonary Circulation[M]. 3rd ed. Edinburgh: Churchill

Livingstone，1986.

[18] KUIDA H，BROWN AM，THORNE JL，et al. Pulmonary vascular response to acute hypoxia in normal unanesthetized calves[J]. Am J Physiol，1963，203：391–398.

[19] NAEYE RL. Pulmonary vascular changes with chronic unilateral pulmonary hypoxia[J]. Circ Res，1965，17：160–165.

[20] WILL DH，ALEXANDER AF，REEVES JT，et al. High–altitude–induced pulmonary hypertension in normal cattle[J]. Circ Res，1962，10：172–178.

[21] REEVES JT，GROVER RF，WILL DH，et al. Hemodynamics in normal cattle[J]. Circ Res，1962，10：166–170.

[22] GROVER RF，REEVES JT，WILL DH，et al. Pulmonary vasoconstriction in steers at high altitude[J]. J Appl Physiol，1963，18：567–574.

[23] GROVER RF. Effects of hypoxia on pulmonary ventilation and cardiac output[C]//New York Academy of Sciences. Conference on Respiratory Failure. Feb.11，1963. New York：[s.n.]，1964.

[24] WEIR EK，WILL DH，ALEXANDER AF，et al. Vascular hypertrophy in cattle susceptibility to hypoxic pulmonary hypertension[J]. J Appl Physiol，1979，46：517–521.

[25] WEIR EK，TUCKER A，REEVES JT，et al. The genetic factor influencing pulmonary hypertension in cattle at high altitude[J]. Cardiovasc Res，1974，8：745–752.

[26] CRUZ JC，REEVES JT，RUSSELL BE，et al. Embryo transplanted calves：The pulmonary hypertensive trait is genetically transmitted[J]. Proc Soc Exp Biol，1980，164：142–145.

[27] REEVES JT，GROVER EB，GROVER RF. Pulmonary circulation and oxygen transport in lambs at high altitude[J]. J Appl Physiol，1963，18：560–566.

[28] REEVES JT，GROVER EB，GROVER RF. Circulatory responses to high altitude in cat and the rabbit[J]. J Appl Physiol，1963，18：575–579.

[29] WEIR EK，TUCKER A，REEVES JT，et al. Increased pulmonary vascular pressor response to hypoxia in highland dogs[J]. Proc Soc Exp Biol Med，1977，154：112–115.

[30] ALEXANDER AF，JENSEN R. Pulmonary vascular pathology of bovine high mountain disease[J]. Am J Vet Res，1963，24：1098–1111.

[31] VOGEL JHK，AVERILL KH，POOL PE，et al. Experimental pulmonary arterial hypertension in the newborn calf[J]. Circ Res，1963，13：557–562.

[32] MANOHAR M，PARKS C，BUSCH M，et al. Transmural coronary vasodilator reserve and flow distrubution in unanesthetized calves sojourning at 3 500 m[J]. J Surg Reserch，1985，39：499–590.

[33] AVERILL KH，WAGNER WW'R，VOGEL JHK. Correlation of right ventricular pressure with ventricular weight[J]. Am Heart J，1963，66：632–638.

[34] GROVER RF，VOGEL JHK，AVERILL KH，et al. Pulmonary hypertension. Individual and species variability relative of vascular reactivity[J]. Am Heart J，1963，66（1）：1.

[35] KUIDA H，HECHT HH，LANGE RL，et al. Brisket disease. Ⅲ. Spontaneous remission of pulmonary hypertension and recovery from heart failure[J]. J Clin Invest，1963，42：589–592.

[36] KUIDA H, TSAGARIS TJ, HECHT HH. Evidence for pulmonary venoconstriction in brisket disease[J]. Circ Res, 1963, 12: 182-189.

[37] GROVER RF, REEVES JT, WILL DH, et al. Pulmonary vasoconstriction in steers at high altitude[J]. J Appl Physiol, 1963, 18: 567-574.

[38] REEVES JT, GROVER RF, BLOUNT SG, et al. Altitude as a stress to the pulmonary circulation of steers[J]. Clin Res, 1960, 8: 138-142.

[39] GROVER RF, REEVES JT, WILL DH, et al. Pulmonary vasoconstriction in steers at high altitude[J]. J Appl Physiol, 1963, 18: 567-574.

[40] WILL DH, HORREL JF, REEVES JT, et al. Influence of altitude and age on pulmonary arterial pressure in cattle[J]. Proc Soc Exp Biol Med, 1975, 150: 564.

[41] HAYS FL. Alp and valley cattle: Exercise in cold, hot and high environments[J]. Pflugers Archiv, 1976, 362: 185-188.

[42] TUCKER A, MCMURRY IF, REEVES JT, et al. Lung vascular smooth muscle as a determinant of pulmonary hypertension at high altitude[J]. Am J Physiol, 1975, 228: 762-767.

[43] ALEXANDER AF, JENSEN R. Normal structure of bovine pulmonary vasculature[J]. M J Vet Res, 1963, 24: 1083-1093.

[44] HEATH D, CASTILLO Y, ARIAS-STELLA J, et al. The small pulmonary arteries of the llama and other domestic animals native to high altitudes[J]. Cardiovasc Res, 1969, 3: 75-78.

[45] JAENKE RS, ALEXANDER AF. Fine structural alterations of bovine peripheral pulmonary arteries in hypoxia-induced hypertension[J]. Am J Pathol, 1973, 73: 377-398.

[46] GROVER RF, REEVES JT. Experimental induction of pulmonary hypertension in normal steers at high altitude[J]. Med Throac, 1962, 19: 543-550.

[47] VOGEL JHK, CAMERON D, JAMERON G. Chronic pharmacologic treatment of experimental hypoxic pulmonary hypertension with observations on rate of change in pulmonary arterial pressure[J]. Am Heart J, 1966, 72 (1): 50-59.

[48] WU TY. High Altitude Medical and Physiological research in China[M]. Hong Kong: The Milky Way Publishing House, 2004: 143-155.

[49] DIN XZ, LIANG CN, GUO X, et al. Physiological insight into the high-altitude adaptations in domesticated yaks (Bos grunniens) along the Qinghai-Tibetan plateau altitudinal gradient[J]. Livestock Science, 2014, 162: 233-239.

[50] HEATH D, WILLIAMS D, DICKINSON J. The pulmonary arteries of the yak[J]. Cardiovasc Res, 1984, 18: 133-138.

[51] 吴天一, 王祖慰, 李春华. 成人高原性心脏病22例分析[J]. 中华内科杂志, 1965, 13 (8): 700-702.

[52] WU TY. Pediatric high altitude heart disease: A hypoxic pulmonary hypertension syndrome[M]// ALDASHEV A, NAEIYE R. Problems of High Altitude Medicine and Biology. Boston: Springer Publication, 2007: 231-247.

第 16 篇　高原氧化应激及自由基代谢

第 63 章　高原与氧化应激

第 1 节　自由基的基本概念

近年来，自由基在医学中的意义日益受到基础和临床医学界的重视，自由基一方面参与了对机体有益的生命活动的某些环节，而另一方面又参与了对机体的病理性损伤。

什么是自由基？通常电子围绕着原子并成对地占有规定的空间轨道。而自由基（free radical，FR）是化合物分子中的共价键在体内代谢中均裂后所形成的外层轨道具有不成对电子的原子或原子团，具有化学结构特征[1]，其类型可以归纳为表 63.1。

表 63.1　自由基的类型及化学模式

自由基	化学模式
超氧阴离子自由基（superoxide）	$O_2^- \cdot$
羟自由基（hydroxyl）	$OH^- \cdot$
过氧自由基（peroxyl）	RO_2
烃自由基（alkoxyl）	$RO \cdot$
氢过氧自由基（hydroperoxyl）	$HO_2 \cdot$
一氧化氮（nitric oxide）	$NO \cdot$

生物体内的物质在需氧代谢过程中，常伴有自由基的生成。在正常情况下，机体自由基在生成与清除间保持着动态平衡。而当组织缺氧时，细胞不能产生足够的能量，由此触发一系列的生物化学反应最终使细胞质中的黄嘌呤脱氢酶转变成氧化酶形式，后者能以 O_2、次黄嘌呤（hypoxanthine）和黄嘌呤（xanthine）为基质催化生成过多的超氧阴离子自由基 $O_2^- \cdot$ 或羟自由基 $OH^- \cdot$（也是 $O_2^- \cdot$ 的重要来源）[2]。同时，细胞内 ATP 的耗竭，还能使 AMP 增多、分解，生成次黄嘌呤[3]。这些自由基通过其强氧化作用对生物大分子、生物膜产生毒性，导致组织细胞结构的损伤或退化。

细胞代谢过程中利用分子氧是不可避免的，这些高能量自由基可从膜上的多个不饱和脂肪酸支链中提取氢，这一过程即脂质过氧化（lipid peroxidation）。这一过程调整为"链反应"（chain reaction）的扩延可最终导致膜不稳定及细胞受损。氧化损伤的程度取决于机体复杂的抗氧化防护系统，它可通过多量的化学复合物及酶的活性来稳定或终止这些自由基而实施防护。

然而，已有一些资料提示当人体进入高原时这些防护的机制被某种程度地压制，如体力活动、UV-A/B放射线、气温变化、脱水及缺氧均可触发随后的前-氧化物效应（pro-oxidant effects）[4]。在体力活动时形成自由基的机制是多方面的，机体处于持续的兴奋状态等都会加重缺氧。另一个涉及的机制是从红细胞释放氧自由基及从线粒体呼吸链增加的电子"裂隙"（electron leakage）[5]。

自由基是普遍存在于生物体内的数量大、种类多、活性高的一类过渡状态的中间产物。自由基代谢中与人类关系最密切的是活性氧的代谢。氧分子在新陈代谢变为水的过程中，要经历获得4个电子阶段，产生 $O_2^-\cdot$、$OH^-\cdot$ 等自由基，称为活性氧（reactive oxygen，RO）。活性氧和其他自由基对细胞有明显的损伤作用，可引起各种生物结构广泛损伤，如导致核酸、蛋白质、脂肪、糖类和生物膜变性，组织破坏和老化[6]。而超氧化物歧化酶（SOD）通过对 $O_2^-\cdot$ 起超氧化作用合成 H_2O_2，再由其他抗氧化酶连续代谢而转变成水，起到清除自由基的作用[7]。

另一个自由基涉及的领域就是人类的衰老机制，Hartman 提出了衰老的自由基理论，这具有重要地位[8]，研究证实，随着年龄增长，体内自由基增加[8]，而对某些自由基具有清除作用的RBC-SOD则减少，由此认为自由基是使机体逐渐走向衰老的原因之一。然而也有报道称SOD与年龄并无密切的线性关系[9]。

关于在高原低氧下自由基代谢发生怎样的变化；除了与人群年龄的关系外，自由基与高原习服—适应有何关联；不同人群间自由基代谢是否存在差异等是本章重点探讨的问题。

第 2 节　高原氧化应激的因素

一、活性氧簇与氧化应激

活性氧簇（reactive oxygen species，ROS）是具有高能量的、含有1个或多个无配偶电子的分子。在正常的细胞代谢过程中，1%～2%的分子氧可转变为ROS，主要是从线粒体电子链电子裂隙[10]。ROS是有氧生命的产物，需要通过信号传导通路来调节氧化还原作用状态和细胞生长[11,12]。在正常情况下，在线粒体的电子转运、细胞吞噬及药物代谢中ROS只有很少的量，而这些ROS具有潜在毒性，机体可通过广泛的抗氧化防护系统加以抵消并限制其对组织的损伤。而在缺氧的情况下，如在高原，由于获取的氧减少需通过氧化磷酸化来最终接受电子，因此线粒体也相等地累积减少。氧的减少使这种环境有利物的降低而导致高度的过氧化活性、过氧化及羟基原子团生成。这时如果ROS的量超过了机体抗氧化防护能力，则氧化应激（oxidative stress）产生。其结果可导致细胞及器官的损伤，最终损害机体健康。

ROS 水平增高典型地形成于高血氧及缺血性再灌注。曾经有学者认为当暴露于高原低氧时，因限制了氧的供给而降低了自由基的形成 [13,14]。而后来的研究指出，与早期的预测正相反，高原低氧可伴有氧化应激增强及自由基生成增多 [15-20]。

在体外的实验中观察到当鸡急性暴露于低氧时，其心肌细胞 ROS 以及培养的 Hep3B 细胞形成增加 [18,19]。动物模型经模拟高原（低压性低氧），在血浆 [20-25] 及组织 [21-23,26] 中氧化应激的水平增加，而经抗氧化治疗上述某些改变获得改善 [23,26]。

在人体可以检测氧化损害的产物间接地判定氧化应激。血浆硫代巴比妥酸活性物质（whole-blood thiobarbituric acid reactive substances，TBARS）是脂质过氧化关键的非特异性指标。尿 8- 异前列腺素 F2α，是一种花生四烯酸（arachidonic acid）脂质过氧化的产物，是非常可靠的体内氧化应激指标 [27]。谷胱甘肽（glutathione）是细胞内抗氧化防护的核心物质，可改变 GSH/GSSG 比值而用于判定氧化应激，血浆总谷胱甘肽水平的增高提示在细胞内抗氧化而降低了对谷胱甘肽（GSH）的耗竭 [28,29]。

氧化应激的发生可源于暴露于紫外线光照、暴露于寒冷、增强运动、饮食因素及交感神经系统受刺激等 [30]，而所有这些都是高原环境所具备的。

二、氧化应激 - 脂质过氧化

低氧条件下氧化应激的机制涉及多通路 [30,31]。例如，在缺血时，ATP 消耗产生腺苷及黄嘌呤，在缺血组织，黄嘌呤的氧化增强。黄嘌呤氧化酶（xanthine oxidase）将黄嘌呤氧化生成尿酸及超氧化阴离子。低氧条件下氧化应激的机制还包括嗜中性被激活、儿茶酚胺的氧化、线粒体电子传送链的分裂 [31]。此外，在高原，除了低氧外的其他因素也可导致自由基形成，包括极度的温度变化、电离辐射及体力运动。

不论如何，目前人体短期（1 ~ 4 w）暴露于高原的研究所获取的资料仍存在争议。某些研究观察到氧化损伤的明显标志，如呼出气戊烷的增高 [32]、脂质过氧化（lipid peroxidation）的标志增加 [33] 及血浆脂质氢过氧化物的增加而不伴有血浆丙二醛（malondialdehyde）的变化 [15]。模拟高原的研究也得到氧化应激增强的结果 [16,34]。而另外有些研究则未获得脂质过氧化标志物增加的结果 [35]。有些报道称在高原运动时脂质过氧化的标志增加 [36-40]。然而，这些研究不能将高原的作用从运动中区分出来，而高原本身就使 ROS 生成增加 [41]。

三、高原 - 多氧化应激源

高原是一个多应激的环境，包括低氧、寒冷、电离辐射、体力活动及精神应激等。每一个应激因子均可导致自由基的产生 [17,32,42]。因此我们没有理由去排除这些环境因子对人类造成的氧化应激影响。事实上，一系列的研究已经观察到氧化应激对高原人群产生了病理生理影响 [15,43-45]。自由基应激而产生的 ROS 可能是造成高原损害（包括各型高原病）的一个因子。Bailey 等做了深刻分析后认为，在高原自由基介导的神经源性损伤及由此改变的血脑屏障通透性及炎症反应，成为 AMS 潜在的病原性机制 [46,47]。

大量的实验研究也观察到低压性低氧可引起动物[20,21,24,26]和人体[16,34,44,45,48，49]的氧化应激。进一步研究证实在低氧暴露时机体会出现"过氧化迹象"（peroxidation goot-print），随之引起一系列病理生理反应。

第 3 节　超氧化物歧化酶的变化

机体有着抗氧化防护系统，而在诸多抗氧化物质（剂）中，超氧化物歧化酶（superoxide dismutase，SOD）既具有代表性，又具有特征性。SOD 广泛存在于生物体内，它特异性地催化超氧离子（$O_2^-·$）的歧化反应：$2O_2^-· + 2H^+ \xrightarrow{SOD} H_2O_2+O_2$。机体利用分子氧的第一步是通过 NADH（还原型辅酶Ⅰ）或 NADPH（还原型辅酶Ⅱ），在超氧游离基合成酶作用下首先形成 $O_2^-·$，然后再产生一系列氧化反应。$O_2^-·$是生物体内的主要自由基，在很多情况下，它对机体是有害的，是导致炎症、衰老及癌变等的原因之一[7]。研究表明，由氧自由基（oxygen free radicals）介导的连锁反应是造成组织细胞损伤和多种疾病发病的重要因素[50,51]。因此探讨氧自由基在某些疾病发病中的作用减少自由基的形成及对抗氧自由基对机体的危害，成为当前防治某些疾病的新措施[52]。SOD 一类重要的氧自由基清除酶，对于由 $O_2^-·$所致的疾病，如炎症、放射病、免疫性疾病、衰老等都有较好疗效。

SOD 是含金属离子的酶蛋白，有含锰离子的 SOD（Mn-SOD，称 SOD-2），也有含铜、锌离子的 SOD（CuZn-SOD，称为 SOD-1），红细胞和所有体细胞一样是含有 SOD-1 的，即红细胞超氧化物歧化酶（RBC-SOD），这是临床上最常用的判定自由基代谢的指标。一般通过放射免疫法（RIA）检测 RBC-SOD 来反映机体的氧自由基代谢状况[53]。

一、平原人急进高原后的变化

青海省人民医院张鑫生等对 263 名平原战士在抵达青海西宁（2 261 m）的当天和到达格尔木（2 800 m）的第 10 d、第 40 d、第 80 d 分别进行超氧化物歧化酶（SOD）、谷胱甘肽过氧化物酶（GSH-PX）、过氧化氢酶（CAT）及丙二醛（malondialdehyde，MDA）检测。结果显示进驻高原后 40 d SOD、GSH-PX、CAT 测值和 SOD/MDA 的比值明显降低（$P<0.01$）并伴有 MDA 的显著升高（$P<0.01$），80 d 后上述变化更趋明显。说明平原人进驻高原后体内发生一定程度的自由基代谢失衡[54]。

解放军 18 医院张西洲等选择 51 名平原健康官兵，年龄 18 ~ 28 岁，平均 20.3 岁，他们都是第一次上高原，从海拔 1 400 m 起步，分别在海拔 3 700 m 及 5 270 m 处进行 5 公里跑步越野，于越野前静息状态和越野后即刻检测 RBC-SOD 和血液流变学指标。结果静息状态时随海拔升高 RBC-SOD 活性逐步下降，5 270 m 较 3 700 m 下降非常显著 [（14 322 ± 2 028）NU/gHb vs.（12 780 ± 1 661）NU/gHb，$P<0.01$]，同时伴有血液黏滞度增高；越野后即刻检测的结果与静息状态时相比，海拔 3 700 m RBC-SOD 降低明显 [（14 322 ± 2 028）NU/gHb vs.（13 171 ± 2 602）NU/gHb，

$P<0.05$]，5 270 m 前后降低更显著 [（12 780±1 661）NU/gHb vs.（11 525±1 709）NU/gHb，$P<0.01$]，血液黏滞度相对降低。认为随海拔增高，尤当机体激烈运动时，机体缺氧加重，抗衡自由基损伤的活性物质急剧减少，表现为 RBC-SOD 活性较同一海拔静息状态进一步降低[55]。

二、中度高原移居者的变化

张鑫生等对居住在西宁的 600 名不同年龄（20～80 岁）的健康人（大多为移居高原 10 年以上汉族），进行了 RBC-SOD 和过氧化脂质（LPO）检测，并与居住在平原西安（340 m）的 336 名不同年龄（20～81 岁）健康居民相对比。结果高原组与平原组均表现出随着年龄增加 SOD 活性降低，LPO 升高；年龄相匹配的各组比较，可见高原组的 SOD 降低更明显，而血清 LPO 较之更升高（$P<0.01$）。提示平原人长期移居在中度高原后，体内的自由基代谢也发生一定的失衡[56]。

三、高原居民返回平原后的变化

张鑫生等对比了在中度高原西宁居住了 10～36 年（平均 19 年）并返回海平面上海居住半年至 15 年（平均 5 年）的 63 人（50～70 岁，平均 58 岁）、居住西宁 74 人（50～70 岁，平均 57 岁）及居住海平面苏州（海拔 58 m）51 人（50～70 岁，平均 60 岁）的 RBC-SOD（U/gHb），结果见表 63.2。由表可见，从西宁返回海平面组的中老年人 RBC-SOD 比西宁组中老年人的高，较海平面组低。三组间相比差异均显著。返回海平面组的 RBC-SOD 尽管比西宁组中老年人的高，但仍比海平面组的低，说明其氧自由基代谢并未完全恢复[57]。

表 63.2　西宁组、返回海平面组、海线平面组的健康中老年人 RBC-SOD（U/gHb）值的比较

组别	n	$\bar{x}\pm S$	P
西宁组	74	1 298±152	<0.01*
返回海平面组	63	1 399±126	<0.01**
海平面组	51	1 496±109	<0.01***

注：*—西宁组 vs. 返回海平面组；**—返回海平面组 vs. 海平面组；***—西宁组 vs. 海平面组

张鑫生及郭雪微对乘火车于 48 h 进入苏州的 45 名西宁居民、9 名高原红细胞增多症患者进行了 RBC-SOD 检测。中度高原居民和 HAPC 患者急速进入平原后第 7～10 d，RBC-SOD 水平已有明显升高，前者由（1 350±133）U/gHb 升至（1 480±138）U/gHb（$P<0.01$），后者由（966±115）U/gHb 增至（1 120±133）U/gHb（$P<0.01$）。说明高原居民或 HAPC 患者到平原后 SOD 的活性开始升高，然而进一步的恢复尚需时间过程[58]。

第 4 节　高原人类群体的自由基代谢

张西洲等对藏、汉两个民族在高原的氧自由基代谢进行了对比。世居西藏阿里地区的 20 名藏

族战士，年龄（19.0±0.8岁），均出生和生长在阿里（4 300 m），未曾到过平原；另20名汉族战士，年龄（20.5±2.7）岁，出生平原，在高原服兵役1~3年，平均1.5年，均经体检确认为健康，无高原病。用分光光度计等检测Hct、RBC-SOD、MDA、全血和血浆谷胱甘肽过氧化物酶（GHS-PX）、维生素C及维生素E。结果见表63.3。

表63.3　海拔4 300 m世居藏族及移居汉族氧自由基代谢比较（$\bar{x}\pm S$）

| 人群 | n | Hct/% | RBC-SOD/ U·gHb^{-1} | MDA/ μmol·L^{-1} | GHS-PX/U | | 维生素C/ μg·mL^{-1} | 维生素E/ μg·mL^{-1} |
					全血	血浆		
藏族	20	51.1±3.6	12 731±746	4.42±0.67	197.9±12.4	136.9±5.3	21.9±3.7	8.55±0.78
汉族	20	58.2±3.7	11 571±606	5.10±0.9	192.1±16.1	126.1±12.5	21.0±2.8	7.77±0.7
t	—	6.157	5.398	2.653	1.269	3.567	0.926	3.392
P	—	<0.001	<0.001	<0.05	>0.05	<0.001	>0.05	<0.01

由表可见，汉族战士在海拔4 300 m居住1年后，在低氧和紫外线宇宙射线照射量增加的作用下，体内产生过多的自由基，并消耗体内产生的抗氧化剂等物质，表现为RBC-SOD明显低于藏族，而MDA则明显高于藏族。而同在高原环境的藏族，因具有较强的自由基代谢的自身调节和平衡机制，从而使自由基代谢相对平衡和稳定，不会由此导致组织损伤或疾病发生[59,60]。

师成杰等用放射免疫法对青海玉树结古镇(3 750 m)的29名藏族居民及果洛大武地区(3 719 m)的65名藏族中学生，检测了血清SOD，结果玉树居民为（1 589.7±1 158.6）μg/L，果洛中学生为（1 520±942）μg/L，均明显高于吴德林报道的上海市民的（353±150）μg/L（$P<0.01$）（表63.4）[61]。师成杰等从藏族遗传进化的低氧适应观点来看，认为这一SOD过度增多可能是一种负效应，这样的解释显然是不恰当的，恰恰相反，藏族作为高原适应群体，其血清SOD的增高正是一种抗氧化防护机制增强的表现。

表63.4　青海果洛、玉树藏族血清SOD-1（μg/L）值与海平面上海汉族的比较

地区	n	性别	年龄	SOD-1	合计	P
果洛大武	65	男35	11~16	1 652.14±1 014.44	1 520.23±942.17	<0.01
		女30	13.4	1 395.52±865.30		
玉树结古	29	男23	18~50	1 495.93±1 124.41	1 589.71±1 158.64	<0.01
		女6	29.9	1 949.17±1 326.40		
上海	73	男59	成人	1 213±173	1 239±178（静脉血）	—
		女14		1 347±160	385±150（血清）	—

注：P—均与上海汉族值的比较。

不过张鑫生等的检测结果与上不同，他们用微量指血法检测了天峻地区（3 460 m）的世居藏族 43 人和当地移居汉族 36 人的 RBC-SOD，并与西宁地区 46 名移居汉族对照。结果天峻世居藏族的 RBC-SOD 值较当地汉族低 [（1 150 ± 143）U/gHb vs.（1 225 ± 159）U/gHb，$P<0.01$]，也低于西宁移居汉族的（1 445 ± 127）U/gHb（$P<0.01$）。认为可能与本组测试的移居汉族在高原时间较短而 RBC-SOD 变化尚不明显有关，藏族因进食大量乳、肉类而可能产生更多的自由基[62]。但这些解释似乎显得十分牵强，这一检测结果差异可能与测试技术有关。

一些学者如 Arfors（1985）、Strehler（1988）及 Cufle（1985）均指出，生物体在进化过程中具有了多种防御性机制以对抗不可避免的氧化代谢所产生的自由基；食物中抗氧化剂含量减少时，机体能产生较多的内源性抗氧化剂，从而使机体内抗氧化系统处于稳定水平[63]。一般认为，在高原低氧下，哺乳类动物的 SOD 生成减少，脂质过氧化这一过程将加速[64]，然而藏族经过长期自然选择，对氧自由基代谢产生了适应性的自身调节机制，在自由基的生成和消除间形成新的平衡。

第 5 节　氧化应激与高原习服—适应

一、长期居住高原的氧化应激

长期居住高原会出现氧化应激[44,65]，长期暴露于高原也使卒中的发生率增高[66]，这促使印度国防研究所生理室的 Vij 等对长期停留高原对健康的影响产生兴趣。过去大部分研究关注于短期（几小时到 31 d）在高原时低压性低氧的氧化应激。关于平原人在高原居住超过 1 个月时的氧化应激及出现的抗氧化防护则缺乏报道。而军队则在高山长期驻守。此项研究是探讨在高原长期居住（超过 1 年）且已经具有某种适应时，所涉及的氧化应激标志和机体的抗氧化状态。早期研究由于内在的困难，因而样本很小并缺乏饮食调控及摄生法。

Vij 等的研究从实际出发未实施任何对饮食和水摄入的控制，也没有对受试者生活习性的任何限制。这是一项针对驻守在海拔 4 000 ~ 4 500 m 达到 13 个月的 100 多名士兵的氧化应激及血液抗氧化物的系列研究[67]。

1. 实验目的及方法

为了探讨长期居住高原可以对氧化应激产生一种适应性反应及恢复氧化还原的体内平衡，此项研究通过检测与氧化相关的生化值变化及抗氧化状态来评价人体在海平面（190 m）及在高原第 3 个月至第 13 个月时的习服状态。

研究对象为一批从平原运往海拔 4 000 ~ 4 500 m 的士兵，驻守该地 18 个月。研究在保持自然状态下进行，即按原有的生活及饮食习惯，食物按士兵配给制，每日热量为 4 000 kcal，食物成分含蛋白质 184 g、脂肪 140 g 及碳水化合物 750 g，维生素 C 100 mg 及复合 VB 片也于进餐时服用。

先在海平面筛选出 303 名士兵，平均年龄（28.8 ± 6.4）岁，但只有 200 名注册的官兵到达高原，由于每年士兵的淘汰撤离，因此对有179名资料完整者进行最终分析，其中25名进行每日症状问答，实验期间在检测的前1d禁止饮酒、咖啡及服用药物。在进入高原前先在海平面检查，对健康状态、血液学及临床加以评估。然后于进入高原的第3个月及13个月时复查。体格检查包括血压、心率及身体成分（身高、体重）。从前臂静脉抽血后经不同抗凝检测空腹血糖及血胆固醇。全血脂质过氧化检测是依据全血硫代巴妥酸活性物质（whole-blood thiobarbituric acid reactive substances，TBARS）、血浆总抗氧化能力（total antioxidant capacity，TAC）、抗氧化物在附加标本中的染色成分而加以确定的。血液的微抗氧化分子（small antioxidant molecules）包括谷胱甘肽（glutathione）、血浆铜蓝蛋白（caeruloplasmin）、尿酸、胆红素。酶性抗过氧化基、RBC-SOD、SOD活性是按对染色形成的抑制程度而定的。

2. 实验结果

这些士兵在高原停留的13个月期间并无任何高原疾病，但体重下降（4%～6%）、BP增高、进行性的血糖降低（空腹血糖降低了13%～18%）、轻度的高胆固醇血症（血浆胆固醇增高了10%～11%）和持续的红细胞增多（Hb增加了23%～24%）。

而高原环境导致的氧化应激在第3个月时表现为TBARS水平增高了65.6%，非酶性抗氧化物如抗坏血酸及血浆铜蓝蛋白均明显降低（各降低41%、22%），血浆总抗氧化能力、谷胱甘肽水平（轻度增高2.8%）及过氧化物歧化酶活性与其原基础值相比出现边沿性改变。

在高原13个月后，TBARS水平恢复到低氧暴露前水平。与海平面值相比，血浆TAC在第3个月及13个月各增高4.8%、21.5%，但不具有统计学意义。谷胱甘肽水平增高32.8%，血浆胆红素增高35.8%（$P<0.05$）。在高原13个月与3个月值相比，抗坏血酸及血浆铜蓝蛋白各增加18%、37%。此外，红细胞-过氧化物歧化酶活性进行性增高，RBC-SOD比海平面值增高27%，有时几乎增高2倍之多。出现持续的高尿酸血症，血浆尿酸水平第3个月增高58%（$P<0.05$），至第13个月仍有明显增高（表63.5）。

表 63.5　驻守高原士兵在13个月期间的过氧化应激及抗氧化能力（$\bar{x}\pm S$）

指标	海平面	高原3个月	高原13个月
TBARS（全血）/nmol·dL^{-1}	130.17±6.81	215.63±3.56*	137.24±3.18#
TAC（血浆）/mmol·L^{-1}	1.07±0.14	1.12±0.12	1.30±0.12
血浆铜蓝蛋白/mg·dL^{-1}	17.32±1.11	13.68±0.55*	18.77±0.62#
谷胱甘肽（血浆）/μmol·dL^{-1}	138.56±4.89	142.55±2.96	184.06±5.26*#
维族素C/mg·dL^{-1}	1.68±0.08	0.99±0.08*	1.17±0.17*
尿酸（血浆）/mg·dL^{-1}	4.81±0.18	7.66±0.24*	7.38±0.58*
直接胆红素（血浆）/mg·dL^{-1}	0.49±0.05	ND	0.45±0.06

续表

指标	海平面	高原 3 个月	高原 13 个月
总胆红素（血浆）/mg·dL^{-1}	1.09 ± 0.07	ND	1.48 ± 0.18
RBC-SOD 活性 /U·L^{-1}	173.85 ± 14.64	213.40 ± 1.05	$356.81 \pm 17.09^{*\#}$

注：各检测指标见文内注译。ND—未查；*—$P<0.05$，与海平面相比；#—$P<0.05$，与 3 个月相比。

此项研究观察到，士兵们在高原的第 3 个月时，全血脂质过氧化明显增强，总抗氧化能力、谷胱甘肽水平及 SOD 活性仅出现边沿性的增高，而与海平面基础值相比，血浆抗坏血酸及血浆铜蓝蛋白出现实质性的降低，间接提示在高原初期习服时由于抗氧化防护的不足而导致氧化应激的增强。而在长期停留高原 13 个月后，TBARS 水平降低及酶性的和非酶性的抗氧化防护均增强，说明此时机体出现有效的和获得性的适应反应，以对付自由基的形成。这一结果支持这样的观点即氧化应激的介导成为一种初期习服过程的激发因子。

此研究观察到未获得习服的士兵在高原短期停留时出现氧化应激增强与某些报道，如模拟海拔 5 000 m 急性显著的低氧于未获得习服者[45]、短期暴露于中度高原（2 100 ~ 4 300 m）[38,49]、长期进行性的严重低氧模拟暴露（6 000 ~ 8 848 m）[16]和在特高海拔（7 161 m）3 w 徒步中第 1 w 习服期间[45]的结果相一致。

二、抗氧化防护结构的作用及变化

高原习服初期血液抗氧化的主要系列研究中观察到，在高原居住 3 个月时，比起海平面值，维生素 C 及血浆铜蓝蛋白均明显降低，这些抗氧化物的降低可能是由于机体在自由基的中和作用及其他抗氧化防护机制不足的情况下对这些物质的利用增加。

维生素 C 是防护氧化应激的第一道防线。它对自由基起到有效净化剂的效应，即使在常氧下[47]。但它需要再生成以再激活，为此维生素 C 需要从谷胱甘肽、NADPH 或 NADH 缩减等量[68]。尽管氧化应激增强但谷胱甘肽水平依然未改变，维生素 C 为了进一步发挥对自由基的清除作用将不进行再生成。这样效率不足的维生素 C（抗坏血酸）再循环导致其氧化为脱氢抗坏血酸（dehydroascorbic acid）及 2，3- 双酮异葡萄糖酸（2，3-diketogulonic acid），最终导致维生素 C 耗竭[69]。

抗氧化防护的组织结构好比网络一样并按一体化的方式实施。如谷胱甘肽再生成抗坏血酸，反过来又再生成维生素 E，然后降低谷胱甘肽[70]。在网络中任何成分缺乏均可以影响到其他成分的功能。维生素 C 缺乏可以作用到维生素 E 的抗氧化，维生素 E 是脂质环境如红细胞膜中自由基的主要清洁剂。如此可对高原红细胞增多的脂质过氧化产生明显的作用。高原红细胞的滤过性降低及维生素 E 的增补使红细胞衰减，提示红细胞膜脂质的自由基损伤可能是由于在高原维生素 C 的缺乏或对其的需求增加[32]。此研究观察到高原居住者的红细胞强烈抵抗低渗透冲击（尽管统计学差异不显著），可能是由于红细胞膜脂质的交叉链合。抗坏血酸的另外一个重要作用是作为高能量电子的有效供体参与再生 NADPH 并减少分子氧的产生，特别在数小时内急需时，如感染或氧缺乏时[71]。

在高原总血浆抗氧化能力并未降低，尽管此时抗坏血酸、血浆铜蓝蛋白降低及谷胱甘肽含量未变。这就说明可能有其他的自由基清除剂参与，如尿酸、胆红素及维生素 E，如此保持了血浆的抗氧化能力。有报道高原居住者伴有红细胞增多时尿酸水平增高[44]。尿酸被认为是羟基自由基及过氧化氮的有效清除剂[72]。另认为在氧化损伤情况下高尿酸血症可能是有目的性和调控适应性的[73]。Brites 等（1999）观察到足球运动员的血浆尿酸含量增高，认为这可能是对运动介导的自由基生成的一种代偿反应[74]。

据此，该项研究中血浆内尿酸的高含量（高于海平面 58%）是高原予以自由基的防护。当氧化应激达到最高时，尿酸含量也同时增高，根据防护作用的需要可以达到双倍。是否通过次黄嘌呤 - 黄嘌呤通路（hypoxanthine-xanthine pathway）促成过氧化自由基的产生而增加氧化应激的负荷，从而增加了损伤的严重性？是否同时氧化应激伴有尿酸的生成？正如在动脉硬化、糖尿病及心力衰竭时常见的尿酸水平增高，而这些疾病也都具有过氧化应激增强[75,76]。这些问题尚待澄清。在低氧时肾脏对尿酸的清除率受损可能是另一个造成高原尿酸增高的原因。

血红蛋白的自氧化（auto-oxidation）[77,78] 或者暴露于环境物质（剂）的氧化应激[79] 使红细胞形成一种过氧化及 H_2O_2 的持续性流动。红细胞血浆膜也可激发自由基的侵袭。事实上，Bailey 应用 EPR 光谱学技术，在高原静脉中获得了碳浓集的自由基的浓度增高。在金属催化（当血红蛋白自氧化及血红素自氧化活性增加时 Fe^{2+} 释放）及 OH^- 自由基介导的作用下，这种羟基可以在磷脂膜形成，从而降低了细胞外氢过氧化物的形成（hydroperoxides formed）[47]。此研究中的士兵在高原 3 个月时 RBC-SOD 的活性增高了 20.7%，长期在高原增高达 101.8%，提示通过上调这些酶的防护将这些细胞内生成的过氧化基清除掉了。

经此可以得出如下结论：当人体长期居住在高原达 13 个月时，TBARS 在循环水平降低，而抗氧化分子如谷胱甘肽、尿酸、血浆铜蓝蛋白及胆红素的浓度增高，SOD 活性平均增长了 2 倍，所有这些提示自由基的生成与抗氧化防护之间重新达到体内平衡。因此，抗氧化的上调在对高原低氧介导的氧化应激的适应上起重要作用，人体在高原长期暴露后可以产生一种有效的适应机制即通过抗氧化能力的增强来对付氧化应激。增强抗氧化防护将是一种有效对策来预防自由基介导的病理生理变化。通过外源性的补充抗氧化剂来增强抗氧化防护可以对氧化应激产生快速习服，不过这一能力的获得约在 1 年以后。

参 考 文 献

[1] HALLIWELL B. Free radicals and antioxidants：A personal view[J]. Nutr Rev，1994，52：253-265.

[2] 陈瑗. 自由基生物学和自由基医学[J]. 解放军医学情报，1988，2（3）：143-146.

[3] 郑荣梁. 自由基生物学[M]. 北京：高等教育出版社，1992：24-26.

[4] VASANKARI TJ，KUJALA UM，RUSKO H，et al. The effect of endurance exercise at moderate altitude on serum lipid peroxidation and antioxidative functions in humans[J]. Eur J Appl Physiol，1997，75：396-399.

[5] RIFKIND JM，ZHANG L，LEVY A，et al. The hypoxic stress on erythrocytes associated with superoxide formation[J]. Free radic Res Commun，1991，12-13：645-652.

[6] 丁克详. 微量指血超氧化物歧化酶微量快速检测法[J]. 中华老年医学杂志，1987，7（2）：42-43.

[7] 陈瑗，周玫. 自由基医学[M]. 北京：人民军医出版社，1991：393-400.

[8] HARMAN DJ. The Free-radical Theory of Aging：Free Radicals in Biology：Vol. 5[M]. New York：New York Academic Press，1982：225-274.

[9] SAITO T. Determination of true specific activity of superoxide dismutase in human erythrocyte[J]. Clin Sci，1982，63（3）：251-256.

[10] BOVERIS A，CHANCE B. The mitochondrial generation of hydrogen peroxide. General properties and effect of hyperbaric oxygen[J]. Biochen J，1973，134：707-716.

[11] DAVIES KJ. Oxidative stress：The paradox of aerovbic life[J]. Biochem SOC Symp，1995，61：1-31.

[12] SUNDRESAN FW，YU-XI，FERRANS VJ，et al. Requirement for generation of H_2O_2 for platelet derived growth factor signal transduction[J]. Science，1995，270：296-298.

[13] CHANCE B，SIES H，BOVERIS A. Hydroperoxide metabolism in mammalian organs[J]. Physiol Rev，1979，59：527-605.

[14] DE GROOT H，LITTAUER A. Hypoxia，reactive oxygen，and cell injury[J]. Free Radical Biol Med，1989，6：541-551.

[15] BAILEY DM，DAVIES B，YOUNG IS，et al. A potential role for free radical-mediated skeletal muscle soreness in the pathophysiology of acute mountain sickness[J]. Aviat Space Environ Med，2001，72：513-521.

[16] JOANNY P，STEINBERG J，ROBACH P，et al. Operation Everest Ⅲ（COMEX' 97）：The effect of simulated severe hypobaric hypoxia on lipid peroxidation and antioxidant defence system in human blood at rest and after maximal exercise[J]. Resuscitation，2001，49：307-314.

[17] MOLLER P，LOFT S，LUNDBY C，et al. Acute hypoxia and hypoxic exercise induce DNA stand breaks and oxidative DNA damage in humans[J]. FESEB J，2001，15：1181-1186.

[18]　CHANDEL NS，MALTEPE E，GOLDWASSER E，et al. Mitochondrial reactive oxygen species trigger hypoxia-induced transcription[J]. Proc Natl Acad Sci USA，1998，95：11715-11720.

[19]　DURANTEAU J，CHANDEL NS，KULISZ A，et al. Intracellular signaling by reactive oxygen species during hypoxia in cardiomyocytes[J]. J Biol Chem，1998，273：11619-11624.

[20]　CHANG SW，STELZNER TJ，WEIL JV，et al. Hypoxia increases plasma glutathione disulfide in rats[J]. Lung，1989，187：269-276.

[21]　NAKANISHI K，TAJIMA F，NAKAMURA A，et al. Effects of hypobaric hypoxia on antioxidant enzymes in rats[J]. J Physiol，1995，489：869-876.

[22]　RADAK Z，LEE K，CHOI W，et al. Oxidative stress induced by intermittent exposure at a simulated altitude of 4 000 m decreases mitochondrial superoxide dismutase content in soleus muscle of rats[J]. Eur J Appl Physiol，1994，69：392-395.

[23]　SARADA SK，DIPTI P，ANJU B，et al. Antioxidant effect of betacarotene on hypoxia induced oxidative stress in male albino rats[J]. J Ethnopharmacol，2002，79：149-153.

[24]　SINGH A，ECKARDT KU，ZIMMERMANN A，et al. Increased plasma viscosity as a reason for inappropriate erythropoietin formation[J]. J Clin Invest，1993，91：251-256.

[25]　YOSHIKAWA T，FURUKAWA Y，WAKAMATSU Y，et al. Experimental hypoxia and lipid peroxide in rats[J]. Biochem Med，1982，27：207-213.

[26]　ILAVAZHAGAN G，BANSAL A，PRASAD D，et al. Effect of vitamin E supplementation on hypoxia-induced oxidative damage in male albino rats[J]. Aviat Space Environ Med，2001，72：899-903.

[27]　MORROW JD，HILL KE，BURK RF，et al. A series of prostaglandin F2-like compounds are produced in vivo in humans by a noncycloxygenase，free radical-catalyzed mechanism[J]. Proc Natl Acad Sci USA，1990，87：9383-9387.

[28]　EKLOW L，THOR H，ORRENIUS S. Formation and efflux of glutathione disulfide studies in isolated rat hepatocytes[J]. FEBS Lett，1981，127：125-128.

[29]　JONES DP. Redox potential of GSH/GSSG couple：Assay and biological significance[J]. Methods Enzymol，2002，348：93-112.

[30]　ASKEW EW. Work at high altitude and oxidative stress：Antioxidant nutrients[J]. Toxicology，2002，180：107-119.

[31]　ROCHE E，ROMERO-ALVIRA D. Role of oxygen free radicals in altitude-related disorders[J]. Med Hypotheses，1994，42：105-109.

[32]　SIMON-SCHNASS I，PABST H. Influence of vitamin E on physical performance[J]. Int J Vitam Nutr Res，1988，58：49-54.

[33]　RICHALET JP，HORNYCH A，RATHAT C，et al. Plasma prostaglandins，leukotrienes and thromboxane in acute high altitude hypoxia[J]. Respir Physiol，1991，85：205-215.

[34]　WING SL，ASKEW EW，LUETKEMEIER MJ，et al. Lack of effect of Rhodiola or oxygenated water supplementation on hypoxemia and oxidative stress[J]. Wilderness Environ Med，2003，14：9-16.

[35] GUZEL NA, SAYAN H, ERBAS D. Effects of moderate altitude on exhaled nitric oxide, erythrocytes lipid peroxidation and superoxide dismutase levels[J]. Jpn J Physiol, 2000, 50: 187-190.

[36] CHAO WH, ASKEW EW, ROBERTS DE, et al. Oxidative stress in humans during work at moderate altitude[J]. J Nutr, 1999, 129: 2009-2012.

[37] PFEIFFER JM, ASKEW EW, ROBERTS DE, et al. Effect of antioxidant supplementation on urine and blood markers of oxidative stress during extended moderate altitude training[J]. Wilderness Environ Med, 1999, 10: 66-74.

[38] SCHMIDT MC, ASKEW EW, ROBERTS DE, et al. Oxidative stress in humans training in a cold, moderate altitude environment and their response to a phytochemical antioxidant supplement[J]. Wilderness Environ Med, 2002, 13: 94-105.

[39] VASANKARI TJ, KUJALA UM, RUSKO H, et al. The effect of endurance exercise at moderate altitude on serum lipid peroxidation and antioxidative functions in humans[J]. Eur J Appl Physiol Occup Physiol, 1997, 75: 296-299.

[40] WOZNIAK A, DREWA G, CHESY G, et al. Effect of altitude training on the peroxidation and antioxidant enzymes in sportsmen[J]. Med Sci Sports Exerc, 2001, 33: 1109-1113.

[41] JENKINS RR. Exercise, oxidative stress, and antioxidants: A review[J]. Int J Sport Nutr, 1993, 3: 356-375.

[42] SAHIN E, GUMSULU S. Cold stress induced modulation of antioxidant defence: Role of stressed conditions in tissue injury followed by protein oxidation and lipid peroxidation[J]. Behav Brain Res, 2004, 155: 241-248.

[43] BAILEY DM, DAVIES B, YOUNG IS. Intermittent hypoxia training: Implication for lipid perioxidation induced by acute normoxic exercise in active men[J]. Clin Sci, 2001, 101 (5): 465-475.

[44] JEFFERSON JA, ESCUDER E, HURTADO ME, et al. Hyperuricemia, hypertension, and proteinuria associated with high-altitude polycythemia[J]. Am J Kidney Dis, 2002, 39: 1135-1142.

[45] MAGALHAES J, ASCENSAO A, VISCOR G, et al. Oxidative stress in humans during and after 4 hours of hypoxia at a simulated altitude of 5 500 m[J]. Aviat Space Environ Med, 2004, 75 (1): 16-22.

[46] BAILEY DM, KLEGER GR, HOLZGRAEFE M, et al. Pathophysiological significance of perioxidative stress, neuronal damage, and membrane permeability in acute mountain sickness[J]. J Appl Physiol, 2004, 96: 1459-1463.

[47] BAILEY DM. Ascorbate, blood-brain barrier function and acute mountain sickness: A radical hypothesis[J]. Wilderness Environ Med, 2005, 15 (3): 231-233.

[48] BARTSCH, BAILEY DM, BERGER MM, et al. Acute mountain sickness: Controversies and advances[J]. High Alt Med Biol, 2004, 5 (2): 110-124.

[49] SUBUDHI AW, JACOBS KA, HAGOBIAN TA, et al. Antioxidant supplementation does not attenuate oxidative stress at high altitude[J]. Aviat Space Environ Med, 2004, 75 (10): 881-888.

[50] DEL MAESTRO RF. Free radicals as mediators of tissue injury[J]. Acta Physiol Scand, 1980, 492: 43-

48.

[51] COCKRANE CG. Cellular injury by oxidants[J]. Am J Med，1991，91（3）：23-30.

[52] 王文杰. 超氧自由基和超氧化物歧化酶[J]. 生理科学进展，1985，16（3）：196-198.

[53] 吴德林. 人超氧化物歧化酶的放射免疫检测及其应用[J]. 放射免疫学杂志，1988，2（1）：1-4.

[54] 张鑫生，郭雪微，刘丽萍. 不同海拔高度健康人超氧化物歧化酶和丙二醛的检测[J]. 中华医学杂志，1994，6：344-346.

[55] 张西洲，何富文，张素萍. 部队在高原越野前后RBC-SOD和血液流变学的变化[J]. 高原医学杂志，1996，6（2）：16-17.

[56] 张鑫生，刘丽萍，郭雪微，等. 高原居民超氧化物歧化酶和过氧化脂质的检测[J]. 高原医学杂志，1994，4（1）：18-20.

[57] 张鑫生，郭雪微，张玲荣. 久居高原中老年人返回平原后SOD的变化[J]. 高原医学杂志，1991，1（2）：20-22.

[58] 张鑫生，郭雪微. 高原居民进入平原后超氧化物歧化酶的变化[J]. 高原医学杂志，1992，2（2）：50-52.

[59] 张西洲，何富文，康学文，等. 高海拔居住及返回平原后RBC-SOD和GHS-PX 的改变[J]. 中华内科杂志，1994，33（7）：448.

[60] 张西洲，崔建华，陈占诗，等. 海拔4 300米世居藏族和移居汉族青年氧自由基代谢的对比研究[J]. 高原医学杂志，2000，10（2）：9-11.

[61] 师成杰，肖惠宁，赵方萍，等. 青海高原人体超氧化物歧化酶检测及其意义[J]. 高原医学杂志专号，1990，2：28-33.

[62] 张鑫生，郭雪微. 高原世居藏族、移居汉族及不同海拔高度中老年人超氧化物歧化酶的对照观察[J]. 高原医学杂志，1993，3（1）：30-32.

[63] 张鑫生，郗爱旗. 氧自由基在某些疾病中的发病学意义[J]. 高原医学杂志，1996，6（4）：63-66.

[64] JEFFERSON L，LAWRENCE M，SIMON J. Superoxide dismutase activity in hypoxic mammalian systems[J]. J Appl Physiol，1977，42（1）：107-110.

[65] JEFFERSON JA，SIMONI J，ESCUDERO E，et al. Increased oxidative stress following acute and chronic high altitude exposure[J]. High Alt Med Biol，2004，5（1）：61-69.

[66] JHA SK，ANAND AC，SHARMA V，et al. Stroke at high altitude[J]. High Alt Med Biol，2002，3（1）：21-27.

[67] VIJ AG，DUTTA R，SATIJA NK. Acclimatization to oxidative stress at high altitude[J]. High Alt Med Biol，2005，6（4）：301.

[68] HALLIWELL B，GULLERIDGE JMC. Free Radicals in Biology and Medicine[M]. Oxford：Oxford University Press，1989：83-123.

[69] MAY JM，QU Z，MORROW JD. Mechanisms of ascorbic acid recycling in human erythrocytes[J]. Biochim Biophys Acta，2001，1528：159-166.

[70] PACKER JE，SLATER TF，WILSON RL. Direct observation of a free radical interaction between vitamin

E and vitamin C[J]. Nature, 1979, 278: 737-738.

[71] CATHCART RF. A unique function for ascorbate[J]. Med Hypotheses, 1991, 35: 32-37.

[72] HOOPER DC, SPITSIN S, KEAN RB, et al. Uric acid, a natural scavenger of peroxynitrite, in experimental allergic encephalomyelitis and multiple sclerosis[J]. Proc Nat Acad Sci (USA), 1998, 95: 675-680.

[73] KIRSCHBAUM B. Renal regulation of plasma total antioxidant capacity[J]. Medical Hypotheses, 2001, 56: 625-629.

[74] BRITES FD, EVELSON PA, CHRISTIANSEN MG, et al. Soccer players under regular training show oxidative stress but an improved plasma antioxidant status[J]. Clin Sci (Lond.), 1999, 96 (4): 381-385.

[75] LEYVA F, ANKER SD, GODSLAND IF, et al. Uric acid in chronic heart failure: A marker of chronic inflammation[J]. Eur Heart J, 1998, 19: 1814-1822.

[76] NIETO FJ, IRIBARREN C, GROSS MD. Uric acid and serum antioxidant capacity: A reaction to atherosclerosis[J]. Atherosclerosis, 2000, 148: 131-139.

[77] MISRA HP, FRIDOVICH I. The generation of superoxide radical during the autoxidation of hemoglobin[J]. J Biol Chem, 1972, 247: 6960-6962.

[78] HEBBEL RP, EASTON JW. Pathobiology of heme interaction with erythrocyte membrane[J]. Semin Hematol, 1989, 26: 136-149.

[79] THOM RS, KANG M, FISHER D, et al. Release of glutathione from erythrocytes and other markers of oxidative stress in carbo monoxide poisoning[J]. J Appl Physiol, 1997, 82 (5): 1424-1432.

第 64 章　高原自由基损伤及防护

第 1 节　自由基与高原食欲减退

英国格拉摩根大学（University of Glamorgan）低氧研究室的 Bailey 等为了探讨在高山环境中缩胆囊肽（cholecystokinin，CCK）可能在食欲缺乏、体力极度消耗及 AMS 中发挥的病理生理作用，对 13 名男性登山者，平均年龄（38±12）岁，于攀登干城章嘉峰（Mt. Kanchenjunga）时在向基地营（basecamp，BC）（5 100 m）徒步进军的（20±50）d 及在该 BC 停留的（7±5）d 期间进行了研究。受试者在海平面、登山后回到海平面（SL1/SL2）及在 BC 营停留时于静息及做最大运动时做检测。在 BC 的最后 1 d AMS LLSS 计分轻度增加 [SL（1.1±1.2）points vs. HA（2.3±2.3）points，$P<0.05$]。与在海平面相比，在 BC 的第 2 d 清晨血浆 CCK 在静息时明显增高 [HA（62.9±42.2）pmol/L vs. SL1（4.3±8.3）pmol/L，$P<0.05$，vs. SL2（26.5±25.2）pmol/L，$P<0.05$]。于 SL1 在最大运动时与静息时相比，血浆 CCK 水平增高 [（78.5±24.8）pmol/L，$P<0.05$]。同时在 BC 与在海平面（SL1/SL2）相比，血浆非脂化的脂肪酸（non-esterified fatty acids）及甘油（glycerol）增高（BC vs. SL1/SL2，$P<0.05$）。CCK 反应在 5 名于 BC 第 2 d 出现食欲减退与食欲正常者间并无差别。在 BC 发现 AMS LLSS 计分与 CCK 增高间也无相关，不过观察到静息时 CCK 显著增高见于在 BC 的最后 1 d，AMS 记分 ≥ 3 者比起 AMS 记分不增高者 [（98.9±1.4）pmol/L vs.（67.6±37.2）pmol/L，$P<0.05$]。在停留于 BC 期间，热量的摄入明显较低（8.9±1.4）MJ/d，同时有全身体重进行性的降低 [（−4.5±2.1）kg 在于 BC（31±13）h 后 vs. SL1/SL2 $P<0.05$]，可能选择性地丧失了躯干脂肪组织。此项研究发现在高原 CCK 会导致热量不足及体重下降，尽管给予了可口的美味食品。而 CCK 增高在 AMS 对代谢的影响尚需做进一步评价[1]。

与此同时，对受试者还进行了脂质过氧化的检测，在 BC 于清晨空腹时抽取静脉血检测血浆丙二醛（malondialdehyde，MDA）及血清脂质过氧化物（lipid hydroperoxide，LH）。结果观察到不论静息还是运动时血清 LH 选择性的增高，证明发生了脂质过氧化的早期反应并提供了高原增加分子氧化损伤的直接证据。在 BC 的第（1+2）d 发现 AMS 记分与运动时的 LH 间呈明显的相关性（$r=0.69$，$P<0.05$），这就说明运动介导的氧化应激构成了 AMS 发病的危险因素，这也可解释长期以来任何

的体力运动为什么是高原病的危险因素。还有一个有趣的发现是在 BC 于静息增高的 LH 与增高的 CCK 间有相关性，后者伴有明显的热量不足 [1]。鉴于患有 AMS 者在 BC 时 CCK 显著增高与其健康状态相对应，提示有着共同的机制。这些都是自由基的迹象。以上结果也提示于高原常见的进食减少及体重降低与自由基改变了下丘脑对食欲的调控有关 [2]。

第 2 节 自由基与急性高山病

自由基参与 AMS/HACE 的发病

目前认为自由基类（free radicals）参与了 AMS 的综合病理生理的部分。自由基属于高能量的分子类（highly energized molecular species），在其原子轨道上可含 1 个或多个未配对的电子 [3]。细胞代谢不可避免的结果是利用分子氧（molecular O_2），这些生物分子在调控数量上是具有生理特异性的，当其量过多时则可启动和蔓延膜性不稳定而造成细胞损伤。自由基涉及许多病理过程，最值得关注的是肺疾患，如成人呼吸窘迫综合征（ARDS），以及由缺血或损伤导致的神经变性引起的中枢神经系统疾患 [4]。不过，其是否只涉及疾病的病理仍待澄清。

抗氧化程度的调控是通过机体复杂的抗氧化系统，主要依靠化学复合物及酶的功能而加以防护，不论是抑制还是稳定这些自由基。然而，研究发现当人体到达高原时这些防护机制几乎被压制。Bailey 等观察到攀登到 5 000 m 时由自由基介导的脂质过氧化及细胞内肌原纤维蛋白（myofiber protein）缩短的代谢迹象明显增加。而在发生 AMS 者中这种现象尤其明显 [5]。进而指出激素类，特别是地塞米松的有效作用可能和其具有抗氧化特性和能保持血脑屏障（blood-brain barrier，BBB）的血管完整性有关 [6]，而 BBB 是对氧化损伤特别易感的部位 [7]。

尽管有了上述知识，然而尚不清楚饮食性地供给抗氧化维生素是否对 AMS 有潜在的良性有效作用。因此 Bailey 等设计了一项实验，在攀登珠峰基地营时应用双盲控制的实验方法合并应用水溶性和脂溶性的抗氧化维生素来验证是否可降低 AMS 的发生率及严重度 [8]。供服的抗氧化剂包括有效的混合剂 L-抗坏血酸（L-ascorbic acid）、dl-α-醋酸维生素 E（dl-α-tocopherol acetate）及 α-硫辛酸（α-lipoic acid），特异性地选择其活性以抑制脂质过氧化。抗坏血酸可中和水溶性的过氧化基、过氧基、羟基自由基并间接生成 α-维生素 E [9]。脂质可溶的 α-维生素 E 是一最重要的链阻断（chain-breaking）抗氧化剂 [10]，可以清除过氧化的自由基。α-硫辛酸，是一个特殊"理想"的抗氧化剂，既是水溶性的又是脂溶性的，有能力降低羟基、过氧化基、抗坏血酸基及嗜铬性基等自由基，也可使细胞水平的谷胱甘肽增高及生成抗坏血酸和 α-维生素 E [11]，从而被认为是机体内关键性的抗氧化物。将维生素作为正常的食物成分进行供给，但在此研究中比起一般供给量稍低。例如在登山者类似攀登珠峰基地营时给予相似的食物及进食状态，实验记录每天供给的抗坏血酸和 α-维生素 E 各为（188±141）mg/（23～517）mg 及（9±5）mg/（5～19）mg [12]。

第 3 节　自由基与高原肺水肿

解放军 18 医院的张西洲等对 14 例急进高原在海拔 4 500 m 发生高原肺水肿的青年战士（平均年龄 28.1 岁），在其转往海拔 3 700 m 后于治疗前及临床治愈后检测了自由基的变化。检测了 RBC-SOD、锰 SOD（Mn-SOD）、铜锌 SOD（CuZn-SOD）、全血谷胱甘肽过氧化物酶（GHS-PX）、丙二醛（MDA）、脂质过氧化物（LPO）、维生素 C（VC）、维生素 E（VE）和血清总抗氧化能力。在 HAPE 患者临床治愈后（平均 4.4 d）抽晨间空腹血复查。同时与 12 名该海拔地区的健康青年做对照（平均年龄 22.4 岁）。结果见表 64.1。

由表可见 HAPE 患者治疗前 RBC-SOD 和血清 VC[（96.63 ± 4.11）μg/mL vs.（102.29 ± 4.90）μg/mL，$P<0.01$）] 较健康组低，而 LPO 显著增高，差异非常显著（$P<0.01$），说明机体抗氧化酶和抗氧化物质已被大量消耗，脂质过氧化物大量堆积，从而加重了组织细胞损伤。HAPE 临床治愈后 MDA（肝脏脂质过氧化物 LPO 的产物）及 LPO 较治疗前虽有所恢复，但 RBC-SOD 和总抗氧化能力却进一步降低（$P<0.05 \sim 0.01$），而健康组青年的 RBC-SOD、维生素 C 和总抗氧化能力均较治疗后的 HAPE 组显著高（$P<0.01$）。提示可能此时 HAPE 患者体内自由基损伤仍然存在，恢复尚需一个时间过程。

表 64.1　高原肺水肿治疗前后与健康组的氧自由基损伤情况对比（$\bar{x} \pm S$）

组别	n	RBC-SOD	Mn-SOD	CuZn-SOD	GSH-PX	MDA	LPO	总抗氧化能力
治疗前	14	12 742 ± 1 029*	44.55 ± 7.57	62.84 ± 4.58	189.34 ± 8.12	6.67 ± 1.41	5.86 ± 0.86*	10.09 ± 1.39
治疗后	14	10 734 ± 935**	43.40 ± 4.77	58.11 ± 7.63	189.657 ± 7.95	5.76 ± 0.65**	4.77 ± 0.37**	9.34 ± 1.15
健康组	12	14 058 ± 984+	43.27 ± 7.40	54.25 ± 17.01	191.51 ± 6.01	6.02 ± 0.43	4.72 ± 0.28	10.88 ± 1.44+

注：治疗前与健康组比，*—$P<0.01$；治疗后与治疗前比较，**—$P<0.05$；健康组与治疗后比较，+—$P<0.01$。

成人呼吸窘迫综合征（ARDS）的基本病理生理机制是肺微血管低氧损伤而导致的高渗透性肺水肿，而肺损伤又与肺内聚集的和由补体激活的中性粒细胞释放的氧自由基等毒性产物有关[13,14]。HAPE 与 ARDS 在低氧肺损伤上具有共性，提示低氧性自由基损伤在 HAPE 的发病中具有地位[15]。

第 4 节　自由基与慢性高原病

一、高原红细胞增多症

青海省人民医院刘丽萍等在青海甘德（4 080 m）对当地居民 225 人进行高原血液学流行病学调查，其中符合高原红细胞增多症的有 51 例（中华医学会 1996 年标准，Hb ≥ 20 g/dL，Hct ≥ 65%）。对此 51 例检测了血 SOD 及 LPO，并与当地 174 名健康人相对照，结果患高原红细胞增多症者的 SOD 明显降低而 LPO 则明显增高（表 64.2）。由此提示患高原红细胞增多症者清除氧自由基的能力下降，LPO 增加则反映了体内氧自由基含量增多。他们认为高原红细胞增多症患者由于血液流变学及微循环的改变导致组织缺氧，缺氧组织的氧自由基如超氧阴离子自由基和羟自由基等产生增加，同时对自由基的清除能力下降，导致体内自由基的储积。从而成为高原红细胞增多症引起体内组织结构和功能损伤的一个重要因素[16]。

表 64.2　高原红细胞增多症患者与健康人的 SOD 及 LPO 值比较（$\bar{x} \pm S$）

组别	n	SOD/U·gHb^{-1}	LPO/μmol·L^{-1}
健康对照组	174	1 017±147	5.68±0.63
高原红细胞增多症组	51	887±154	6.07±0.77
P	—	< 0.01	< 0.01

二、高原性心脏病

解放军 22 医院杜智敏等对发生在唐古拉山地区临床诊断为高原性心脏病的 38 例患者进行了血自由基相关检测。38 例中 13 例为单纯高原性心脏病、25 例伴有红细胞增多症、18 例有不同程度的心力衰竭。空腹抽血检测血 SOD 及 MDA。并与生活在海拔 2 801 m 的 60 名健康人相对照。结果高原性心脏病组血 SOD 明显降低，而 MDA 显著增高（表 64.3）。提示不论单纯的高原性心脏病还是合并高原红细胞增多症，由于心功能不足导致组织缺氧，体内自由基失衡，因此在治疗时须注意对自由基的清除[17]。

表 64.3　高原性心脏病患者与健康人血 SOD 及 MDA 值比较（$\bar{x} \pm S$）

组别	n	SOD/U·gHb^{-1}	MDA/nmol·L^{-1}
健康对照组	60	1 478.3±158.3	2 990±550
高原性心脏病组	38	1 237.9±15.2	4 760±1560
P	—	<0.01	<0.01

第 5 节　高原急、慢性氧化应激比较

美国华盛顿大学的 Jefferson 及秘鲁 Cayetano Heredia 大学的学者们认为人体暴露在高原低氧时氧化应激将增加，表现为脂质过氧化，尤其尿 8- 异前列腺素 F2α（F2-isoprostane，8-iso PGF2α），一种花生四烯酸（arachidonic acid）脂质过氧化的产物增加。为此选择 28 名生活在秘鲁利马的健康者进行急性缺氧自身对照，取得他们在海平面的基础值，然后让他们乘大巴经 7 h 到达

秘鲁赛罗·德·帕斯科,并暴露于该地 48 h,急性暴露高原时按 AMS-LLSS 计分。在高原期间对体力活动加以限制,饮食问答表记录了每日摄入维生素 A、维生素 C 及维生素 E 的量,受试者禁用任何药物,体检包括身高、体重、BP 及 SaO₂。

为了研究慢性作用,对 25 名居住在秘鲁赛罗·德·帕斯科的男性健康成人(Hct<65%)和 27 名生活在赛罗·德·帕斯科而患有过度红细胞增多症(HAPC)(Hct ≥ 65%)的 CMS 患者进行研究,CMS 者按 CMS 记分系统加以诊断[18](表 64.4)。

表 64.4　急性及慢性暴露高原者的生理特征

研究内容		SL	SA (48 h)	HA	EE	P (HA vs.SL)	P (EE vs.SL)	P (EE vs.HA)
人数		28	28	25	27	—	—	—
平均 Hct /%		44±2.8	44±2.8	60±3.9	76±6.0	—	—	—
Hct 范围 /%		38 ~ 49	38 ~ 49	51 ~ 65	66 ~ 91	—	—	—
年龄 / 岁		36.6 (23~58)	—	38.2 (26~56)	42.7 (22~65)	ns	0.002	ns
体重 /kg		71.0±6.5	—	62.1±7.2	64.0±9.0	<0.001	0.001	ns
SaO₂/%		98±0.6	81±2.2	86±3.0	82±4.0	<0.0001	<0.0001	<0.0001
BP/mmHg	平均压	90±9.0	—	94±11	106±15	ns	<0.0001	0.0005
	收缩压	118±12	—	118±17	129±19	ns	0.01	0.03
	舒张压	77±9.0	—	81±10	94±15	ns	<0.0001	0.0001
肌酸清除率 /L · min⁻¹		128±19	119±18	117±20	120±19.7	ns	ns	ns

注:SL—海平面;SA—急性高原暴露 48 h;HA—高原居民;EE—高原过度红细胞增多症。

结果急性高原暴露导致尿 8- 异前列腺素 F2α [(1.31±0.8)μg/g creatinine vs.(2.15±1.2)μg/g creatinine,P=0.001] 及血浆总谷胱甘肽增高 [(1.29±0.10)μmol/L vs.(1.37±0.09)μmol/L,P=0.002],并有血浆硫巴比妥酸反应物质(thiobarbituric acid reactive substance,TBARS)增高的趋势 [(59.7±36)pmol/mg protein vs.(63.8±27)pmol/mg protein,P=ns]。高原居住者与海平面值相比,其尿 8- 异前列腺素 F2α 明显增高 [(1.3±0.8)μg/g creatinine vs.(4.1±3.4)μg/g creatinine,P=0.007],血浆 TBARS[(59.7±36)pmol/mg protein vs.(85±28)pmol/mg protein,P=0.008] 和血浆总谷胱甘肽 [(1.29±0.10)μmol/L vs.(1.55±0.19)μmol/L,P=0.0001] 均明显增高。高原居民伴有过度红细胞增多症者比起红细胞值正常者有较高的氧化应激水平(表 64.5)。由此证明氧化应激既可发生于急性高原暴露而无运动时,也见于在高原的慢性居住者,特别是患有 HAPC 或 CMS 者[18]。

表 64.5　急性和慢性高原暴露时氧化应激的检测

研究指标	SL	SA (48 h)	HA	EE	P (SA vs. SL)	P (HA vs.SL)	P (EF vs.SL)	P (EF vs.HA)
血浆 TBARS/ pmol · mg^{-1} protein	59.7±36	63.8±27	85.0±28	99.0±42	ns	0.008	<0.0001	ns
尿 8- 异前列腺 素 F2α/μg · g^{-1} creatinine	1.31±0.8	2.15±1.1	4.10±3.4	7.38±6.6	0.001	0.007	<0.0001	0.002
血浆总谷胱甘肽 /μmol · L^{-1}	1.29±0.10	1.37±0.09	1.55±0.19	1.81±0.16	0.002	<0.0001	<0.0001	<0.0001

注：SL—海平面；SA—急性高原暴露 48 h；HA—高原居民；EE—高原过度红细胞增多症。

　　此项研究可见急性及慢性高原暴露时均发生脂质过氧化水平增高（血浆 TBARS 及尿 8- 异前列腺素 F2α 增高），而这些又与血浆总谷胱甘肽水平增高相关。在所有 4 个组中，尿 8- 异前列腺素 F2α 及血浆 TBARS 水平增高均与血浆总谷胱甘肽水平增高相关（r=0.48，P<0.0001）。此研究在高原暴露 48 h 出现氧化应激增强并无运动，表明氧化应激的增强会是 AMS 的重要因素[19,20]。另一些报道中应用抗氧化剂起到了预防的良好作用[19,21]。

　　此研究观察到人体慢性暴露在安第斯高原海拔 4 300 m 时血浆总谷胱甘肽及脂质过氧化产物增多，特别是尿 8- 异前列腺素 F2α。值得注意的是，以往在安第斯人群中发现低水平的硒（selenium）可减弱抗氧化防护[22]。已知高原居民的期望寿命低，而过氧化应激可导致一系列疾病，包括动脉硬化[23]、癌变[24]及神经退行性病变[25]，均是导致较早死亡的原因。

　　另一组患高原过度红细胞增多症、肺动脉高压及右心衰竭的患者，即 CMS 或蒙赫病患者。此组患者与海平面人及高原健康组相比，脂质过氧化水平增高。HAPC 的 SaO$_2$ 比高原健康人低（平均 SaO$_2$ 81% vs. 86%，P<0.001），低氧血症可能引起氧化应激的增加。

　　此项研究观察到急性暴露高原及慢性居住高原均有氧化应激增强。

第 6 节　高原自由基损伤防护的研究

一、应用抗氧化维生素的防治效果

　　自由基介导的血脑屏障损伤可能影响到 AMS 的病理生理。为了间接对此检测，英国格拉摩根大学 Bailey 等利用 1998 年组织攀登喜马拉雅珠峰及干城章嘉峰的机会，对攀登队员采用了随机双盲安慰剂的方法来判定在攀登高原时应用抗氧化维生素是否具有潜在的有益的预防作用。18 名健康的受试者（男性 16 名，女性 2 名）平均年龄（35±10）岁，裸体重为（78.6±9.3）kg，均为白人，来自英国的南威尔士平原地区，过去无攀登珠峰的经验。将之随机按双盲分为一组应用抗氧化剂（9

例）及一组应用安慰剂（9 例），在 4 w 前无进食任何抗氧化维生素或食品，保持正常饮食及生活习惯，也不能应用任何防治 AMS 的药物。抗氧化组内服 4 个胶囊 / 日（2 个在早餐后，2 个在晚餐后），每个胶囊含 250 mg L- 抗坏血酸（L-ascorbic acid）、100IU α–醋酸维生素 E（α–tocopherol acetate）及 150 mg α–硫辛酸（α–lipoic acid）。安慰剂组同样每天服用 4 个胶囊，其外观、气味及味道均与真胶囊一样。先在海平面供给服用 3 w，维生素供应一直持续到到达珠峰 5 180 m 的第 1 个早晨。在攀登至珠峰基地营的 10 d 期间，除了 3 d 休息以外，以 HR 115 ~ 145 次 /min，攀登 3 ~ 4 h/d，也相当于平均攀登高度为 338 m/d。受试者在实验期间于徒步攀登时不限制进食所供给的新鲜可口的食物[8]。

结果抗氧化剂组比起安慰剂组来 AMS 记分较低 [（2.8 ± 0.8）points vs.（4.0 ± 0.4）points，$P=0.036$]、静息 SaO_2 较高（89% ± 5% vs. 85% ± 5%，$P=0.042$）。抗氧化剂组在攀登的前 7 d 进食的热量比安慰剂组明显较高 [（13.2 ± 0.6）MJ/d vs.（10.1 ± 0.7）MJ/d，$P=0.001$]，认为是后者对定额的标准饮食具有较低的饱腹感，在两组的食物成分始终未改变。这一发现提示在规定的剂量下外源性地提供水溶性及脂溶性的抗氧化维生素实际上可以安全有效地干预并减轻 AMS，并改善登山者在高原的生理状态。此项研究也间接证明了氧自由基在 AMS 病理生理上的作用[8]。

已知在高原时自由基介导的氧化损伤的危险性增加[12]，说明饮食中抗氧化剂的营养性干预是具有生理性益处的。其他的可能应激源，如 UV–A/B 放射线及大气温度变化，体力运动和环境低氧本身是独立的自由基生成源，各可导致氧化应激或降低应激[2]。在运动或低氧时应用分光镜电子顺磁共振（spectroscopic technique of electron paramagnetic，EPR）结合旋冲分离技术易于分离自由基类的生成。初步的资料有力地说明这类自由基是继发性的过氧化或羟基自由基，从氧 – 中心自由基对膜性磷脂化损伤中派生出来[12]，这一发现有助于在高原确定有效的靶向抗氧化治疗。

二、脑组织对氧化应激的易感性及对血脑屏障的防护

为什么脑对氧化损伤特别易感？人类脑组织的解剖学及代谢特征决定了该组织对氧化应激特别易感。脑的内皮细胞对氧化应激特别易感，与其他组织相比，其抗氧化防护能力只是中度的，尽管有高氧流及丰富的自氧化神经传递体，但高度不饱和脂肪酸支链的神经元膜脂质特别的丰富，这就构成了其对氧化反应的易感[26]。单位脑组织对氧的高消耗率、钙离子跨膜流动以及神经元传递体的自氧化都成为自由基生成的潜在根源。脑的某些区域如半球的苍白球和脑实质的黑质区含铁丰富，也易于引起自由基反应[3]。

因此保持血脑屏障（BBB）的正常生理功能，防止其受到自由基侵袭就是关键[2]。这说明血脑屏障的氧化损伤会形成血管性水肿，至少涉及 AMS 神经症状的发生。这一机制也解释了为什么攀登的速率是 AMS 或 HACE 重要的独立危险因素，快速攀登高原将使自由基生成。

此研究观察到 AMS 的减轻可以认为是由于改善了血脑屏障血管完整性而减轻了自由基介导的脑水肿。关于在高原血脑屏障与氧自由基损伤可以通过应用地塞米松来相对成功地预防和治疗 AMS

及 HACE 尚未加以证实[27]。对这一糖皮质激素的预防作用尚未充分阐明，但认为它作为一种非酶类抗氧化剂通过抑制脂质过氧化及防止在低氧下培养的内皮细胞单层通透性增高而发挥作用[28]。在一项由安慰剂调控的研究中观察到在海拔 5 400 m 给予银杏叶（ginkgo biloba）提取物（EGb 761）160 mg/d，这种植物酚含有黄酮样物质具有抗氧化能力，也可解释这一机制[21]。随后的动物实验观察到应用自由基清除剂后实验性介导的脑 / 肺水肿明显地降低了[29,30]。然而缺乏在人体的临床性质的比较，初步的资料显示患有神经退行性病变[31]、急性缺血性脑卒中、创伤性脑损伤[32]、ARDS[33]及 COPD[34] 的患者，应用抗氧化剂可有效地减少水肿及改善临床预后。当前关注的焦点是如何发展新的药物性对策，通过应用抗氧化剂所释放的效能来减轻和改善氧化应激导致的组织损伤，防治急性高原病。

三、抗氧化剂对肺功能等的作用

此项研究还提示抗氧化剂发挥了对肺功能的有益作用，中等度地改善了静息动脉血氧饱和度。在肺循环清除反应性的氧化应激，可以通过改善肺泡内皮细胞屏障的血管完整性而有效地降低血管外液体的转移。自由基介导的亚临床肺水肿，同时伴有的 PiO_2 降低可以部分解释在 AMS 患者中经常可观察到的肺泡 – 动脉血氧分压差明显增大[35]。两者间，应该考虑抗氧化介导的肺通气改善这种可能性，如线粒体氧化产生、NADP（H）氧化活性、细胞内 Ca^{2+} 及化学受体活性间的连接（所有这些可以被抗氧化所作用）[36]，这些可能值得今后进一步研究。气雾化是一个有效地释放抗氧化剂到肺血管的方法，可能对 HAPE 患者有特殊效果。Milldge 等采用与此实验相似的方法来实施研究，认定周围微血管脆弱并非是 AMS 在 4 300 m 的实质性危险因素[37]。Bailey 等同意他的观点并进一步排除任何抗氧化的作用。

抗氧化的过度摄食作用在以往文献中无记载，此研究报道称可在食用一种标准膳食后增加热量摄入继发性地降低饱腹感。直接的征象提示这种现象也具有自由基基础。Bailey 等观察到在类似的高海拔，血浆饱腹缩胆囊肽（cholecystokinin，CCK）含量增加，认为这是继发性的食欲低下及体重丧失的原因[1]，认为血浆 CCK 的增加与增强的脂质过氧化有关[5]，CCK 是一个初期主要的脂质过氧化反应物。尽管这种看法尚未被证实，但却提出了 CCK 及其他短期的分解代谢信号分子由氧化应激所激发的可能性。在抗氧化组饱腹感的降低可能对此提供了直接的证据。

Bailey 等根据研究指出按规定剂量饮食性地供给抗氧化维生素是既安全又具有潜在有效干预效果的，可使 AMS 减轻并改善登山者在高原的生理状态。如若这样，则此类维生素对 AMS/HACE 易感者的预防或者情况要求快速攀登时特别有益。目前尚无关于应用这类特殊的维生素抗氧化物毒性的报道，应提倡大剂量应用脂溶性抗氧化维生素例如维生素 E、α – 硫辛酸，在将来剂量反应是一个值得关注的问题[5,8]。

第 7 节　间歇性低氧的防护作用

一、间歇性低氧增强了抗氧化能力

在高原适应领域中非常具有特色的是间歇性低氧与自由基代谢。正如在对间歇性低氧（intermittent hypoxia，IH）作用机制的研究所中观察到的，IH 和持续性低氧在许多方面有着共同性[38,39]。而二者的主要不同即 IH 时中间插着一段正氧（normoxia）的时间，而在再复氧（reoxygenation）的时期可以引起氧自由基的形成，这就类似于发生在短暂的低氧或缺血组织的常氧再灌注（normoxic reperfusion）[40,41]。在低氧期后再伴随常氧可导致氧自由基形成，但如果低氧的时间比起常氧来要短暂得多，再如果这种暴露模式连续重复达数日，可判定这一间歇性低氧比起持续低氧来，抗氧化的能力会增强。Meerson 的一项动物实验观察到在海拔 2 100 m 轻度低氧持续暴露 30 d，即可导致脂质过氧化的产物减少及抗氧化过氧化双酶（antipxidants superoxide dismutase）过氧化氢酶（catalase）的组织活性降低。但当他将鼠暴露在显著低氧环境海拔 5 000 m，6 h/d，总共 30 d 时，这些抗氧化酶的组织活性增强及过氧化产物仍处正常水平（表 64.6）。这就提示轻度的持续低氧降低了抗氧化的能力，可能由于这些抗氧化酶不具活性而导致衰减所致，而更显著的 IH 则增强了抗氧化能力[42]。

表 64.6　持续低氧及间歇低氧对脂质过氧化及抗氧化酶活性的影响（鼠实验）

各项指标		海平面	持续低氧（2 100 m，30 d）	间歇低氧（5 000 m，6 h/d，30 d）
心脏	MAD/nmol · mg^{-1} protein	0.68±0.03	0.61±0.04	0.63±0.03
	过氧化氢酶 /nmol H$_2$O$_2$ · mg^{-1} protein · min^{-1}	162±3	140±2*	176±8*
	SOD/units · g^{-1} protein	640±41	416±36$^+$	712±23*
肝脏	MAD/nmol · mg^{-1} protein	0.77±0.05	0.47±0.03$^+$	0.62±0.04
	过氧化氢酶 /nmol H$_2$O$_2$ · mg^{-1} protein · min^{-1}	580±10	472±27$^+$	743±29$^+$
	SOD/units · g^{-1} protein	720±30	500±48*	1 060±39$^+$
脑	MAD/nmol · mg^{-1} protein^{-1}	1.15±0.05	0.66±0.04*	1.03±0.03
	过氧化氢酶 /nmol H$_2$O$_2$ · mg^{-1} protein · min^{-1}	325±9	283±8*	410±11$^+$
	SOD/units · g^{-1} protein	1 270±12	850±18*	1 760±16$^+$

注：各检测指标见文内注译。*—$P<0.05$（与海平面相比），+—$P<0.01$（与海平面相比）。

这一观点被进一步认可。在另一项鼠的实验中，将鼠置于低压舱内模拟海拔 5 000 m，5 h/d，分 14 d 组及 42 d 组[43,44]。然后当对鼠实施急性低氧（7% O$_2$）暴露时，与对照组相比，可见其骨骼肌的氧分压获得保持，钙和镁 ATP 酶的活性亦保持。在肝脏和脑的线粒体膜中，细胞色素 C 氧化酶

（cytochrome c oxidase）、琥珀酸脱氢酶（succinate dehydrogenase）的活性及钠、钾的活性保持正常。与对照组相比，在肝、脑及心脏较少出现乳酸潴积。另一项实验，将鼠置于短期低氧暴露，一次15 min，1 d 5 次，共 14 d[45]，然后当予 7% O_2 的急性低氧时，血过氧化氢酶及谷胱甘肽的活性增加而丙二醛（malondialdehyde）的含量只有非 IH 组的一半。这就提示 IH 可刺激增强抗氧化的能力。Semenov 及 Yarosh 将鼠置于海拔 4 000 m，7 h/d，共 2 w，发现可以防止肺炎介导的肝脏线粒体脂质过氧化。他们将大鼠分为 4 个组：①对照组；②上述 IH 训练组；③低氧训练及患肺炎（在训练 3 d 后形成）；④患肺炎无低氧训练。通过对比以下的指标评定脂质过氧化：双酮、总脂含量的形成及过氧化氢酶活性。间歇性低氧训练（IHT）组与对照组相比，线粒体的脂肪与蛋白的比值（lipid to protein ratio）明显增高了 1.6 倍。低氧训练及患肺炎组的脂肪与蛋白的比值与对照组相似，而患肺炎无低氧训练组比对照组低了 18%。脂质过氧化的标志物在 IHT 组、低氧训练及患肺炎组、对照组间无明显差别。对比起来，患肺炎无低氧训练组表现了明显的脂质过氧化。这一研究提示 IHT 导致线粒体能量代谢的重调整，提高了对脂肪的利用，正如研究指出 IHT 组的鼠与对照组相比，ADP 氧化磷酸化获得明显改善[46]。

二、切尔诺贝利综合征的 IH 实验例

1986 年苏联发生了切尔诺贝利核站爆炸事故（the 1986 explosion at Chernobyl atomic station），在参加清除污染活动的工人中出现了一些非特异的征象，包括全身不适、极易疲乏和性欲消失，被称为切尔诺贝利综合征（Chernobyl syndrome）[47-49]。一些学者指出，这些工人经历了持续的氧化应激，根据观察那些在切尔诺贝利事故后参与清除污染的工人出现了明显的自由基脂质过氧化活性增强[47,50]。那么有这样一个问题，即接受了持续的氧化应激而患有切尔诺贝利综合征的工人，如果经过 IHT 是否能减轻和改善症状？乌克兰 Bogomoletz 生理学研究所 Serebrovskaya 的研究组对此进行了研究，他们选择了 18 名切尔诺贝利工人（年龄 25 ~ 43 岁）和 11 名基辅的健康男性（年龄 24 ~ 40 岁）进行对照。在实施 IHT 前，切尔诺贝利工人的氧化应激指标是高的，按 IHT 步骤每天反复吸入低氧气体 5 ~ 6 min，直到吸入气达到 7% ~ 8% O_2 时，再吸入 5 min 常氧，连续 14 d。实施 IHT 的结果是自发性的血液化合光及过氧化氢 – 初始血液化合光的降低，同时 MDA 含量降低（表 64.7）[51]。有意义的是，对支气管哮喘患者的研究发现，通过指标特征反应，支气管哮喘患者也存在氧化应激，应用类似于 IHT 后，结果 SOD 活性增高了约 70%，并与 MDA 含量降低相关（$r=-0.61$，$P<0.05$）[52,53]。尽管氧化应激见于受过放射线损伤的工人及支气管哮喘患者的情况是综合性的，但在上述实验中观察到有很大的个体差异性，现尚未建立病因和效应间的相关性。因此，尽管这些发现是一致的，即切尔诺贝利工人在放射暴露后可产生氧化应激并可通过 IHT 而获得改善，但许多研究还有待进行。

上述这类研究观察到通过 IH 的习服过程可以增强抗氧化的能力，在呼吸链上加快电子转运、使细胞膜处于稳定及 Ca^{2+} 从细胞质中被清除。这些生理基础为应用 IHT 治疗某些疾病提供了依据（见第 11 篇），鲜明的例子就是支气管哮喘及切尔诺贝利综合征。

表 64.7　患切尔诺贝利综合征工人及健康人的血液化合光及脂质过氧化情况分析

指标	IH 训练组（切尔诺贝利）			对照组（基辅）		
	自发性血液化合光 / imp·min^{-1}	诱导的 H_2O_2 血液化合光 / imp·min^{-1}	MDA/ nmol·L^{-1}	自发性血液化合光 / imp·min^{-1}	诱导的 H_2O_2 血液化合光 / imp·min^{-1}	MDA/ nmol·min^{-1}
IH 前	357 ± 44	719 ± 62	3.50 ± 0.40	$221 \pm 35^{+}$	$481 \pm 38^{++}$	$2.13 \pm 0.31^{+}$
IH 后	238 ± 35	$578 \pm 51^{*}$	$2.24 \pm 0.16^{**}$	246 ± 43	$440 \pm 15^{+}$	2.30 ± 0.77

注：*—$P<0.05$，**—$P<0.01$（切尔诺贝利组 vs. 基辅组）；+—$P<0.05$，++—$P<0.01$（IH 后 vs. IH 前）。

参 考 文 献

[1]   BAILEY DM, DAVIES B, MILLEDGE JS, et al. Elevated plasma cholecystokinin at high altitude：Metabolic implications for the anorexia of acute mountain sickness?[J]. High Alt Med Biol, 2000, 1：9-23.

[2]   BAILEY DM, DAVIES B, DAVISON G, et al. Oxidatively stressed out at high altitude[J]. News Int Soc Mount Med, 2000, 10（4）：3-5.

[3]   HALLIWELL B. Free radicals and antioxidants：A personal view[J]. Nutr Rev, 1994, 52：253-265.

[4]   HALLIWELL B, GULLERIDGE JMC. Free Radicals in Biology and Medicine[M]. Oxford：Oxford University Press, 1989：83-123.

[5]   BAILEY DM, DAVIES B, YOUNG IS, et al. Evidence for increased oxidative stress and consequence of acute mountain sickness?[J]. Av Space Environ Med, 2000：16-21.

[6]   HACKETT PH, YARNELL PR, HILL R, et al. High-altitude cerebral edema evaluated with magnetic resonance imaging[J]. JAMA, 1998, 280：1920-1925.

[7]   HALLIWELL B. Reactive oxygen species and the central nervous system[M]//PACKER L, PRILIPKO L, CHRISTEN Y. Free Radicals in the Brain. Berlin：Springer-Verlag, 1992：21-40.

[8]   BAILEY DM, DAVIES B. Acute mountain sickness, prophylactic benefits of antioxidant vitamin supplemenation at high altitude[J]. High Alt Med Biol, 2001, 2（1）：21-29.

[9]   BENDICH AL, MACHLIN J, SCANDURRA O. The antioxidant role of vitamin C[J]. Adv Free Radical Biol Med, 1986, 2：419-444.

[10]   BURTON GW, INGOLD KUY. Autoxidation of biological molecules. 1. The antioxidant activity of vitamin E and related chain-breaking phenolic antioxidant in vivo[J]. J Am Chem Soc, 1981, 103：6427-6477.

[11]   PACKER JE, SLATER TF, WILSON RL. Direct observation of a free radical interaction between vitamin E and vitamin C[J]. Nature, 1979, 278：737-738.

[12]   BAILEY DM, DAVIES B, YOUNG IS. Evidence for reactive oxidant generation during acute physical exercise and normobaric hypoxia in man[J]. J Physiol, 2000, 27：47P.

[13]   HARMAN DJ. The Free-radical Theory of Aging：Free Radicals in Biology：Vol. 5[M]. New York：New York Academic Press, 1982：225-274.

[14]   CHANCE B, SIES H, BOVERIS A. Hydroperoxide metabolism in mammalian organs[J]. Physiol Rev, 1979, 59：527-605.

[15]   张西洲, 何富文, 陈占诗, 等. 高原肺水肿与自由基损伤[J]. 高原医学杂志, 1997, 9（3）：28-30.

[16]   刘丽萍, 张鑫生, 郭雪微, 等. 高原红细胞增多症患者超氧化物歧化酶和过氧化脂质的研究[J]. 高

原医学杂志，1994，4（2）：15–16.

[17] 杜智敏，刘崇礼，余忠江，等. 高原心脏病患者血中MDA和SOD含量及意义初探[J]. 高原医学杂志，1994，4（1）：21–23.

[18] JEFFERSON JA，SIMONI J，ESCUDERO E，et al. Increased oxidative stress following acute and chronic high altitude exposure[J]. High Alt Med Biol，2004，5（1）：61–69.

[19] BAILEY DM，DAVIES B，YOUNG IS，et al. A potential role for free radical–mediated skeletal muscle soreness in the pathophysiology of acute mountain sickness[J]. Aviat Space Environ Med，2001，72：513–521.

[20] ROCHE E，ROMERO–ALVIRA D. Role of oxygen free radicals in altitude–related disorders[J]. Med Hypotheses，1994，42：105–109.

[21] RONCIN JP，SCHWARTZ F，ARBIGNY P. EGb 761 in control of acute mountain sickness and vascular reactivity to cold exposure[J]. Av Space Environ Med，1996，5：445–452.

[22] AGOSTONI A，GERLI GC，BERETTA L，et al. Erythrocyte antioxidant enzymes and selenium serum levels in an Andean population[J]. Clin Chim Acta，1983，133：153–157.

[23] URSINI F，ZAMBURLINI A，CAZZOLATO G，et al. Postprandial plasma lipid hydroperoxides：A possible link between diet and atherosclerosis[J]. Free Radical Biol Med，1998，25：250–252.

[24] GASCHE C，CHANG CL，RHEES J，et al. Oxidative stress increases frameshift mutations in human colorectal cancer cells[J]. Cancer Res，2001，61：7444–7448.

[25] BEAL MF. Aging，energy，and oxidative stress in neurodegenerative diseases[J]. Ann Neurol，1995，38：357–366.

[26] BOURRE JM. Protection against peroxidation by radicals in cerebral capillaries and microvassels during aging[M]//PRILIPKO LL，CRISTEN Y. Free Radical in the Brain. Berlin：Springer–Verlag，1992：41–48.

[27] JOHNSON TS，ROCK PB，FULCO CS. Prevention of acute mountain sickness by dexamethasone[J]. N Engl J Med，1984，310：683–686.

[28] OGAWA S，KOGA S，KUWABARA R. Hypoxia–induced increased permeability of endothelial monolayer occurs through lowing of cellular cAMP levels[J]. Am J Physiol，1992，262：546–554.

[29] ARMSTEAD WM，MIRRO R，THELIN OP. Polyethylene glycol superoxide dismutase and catalase attenuate increased blood–brain permeability after ischemia in piglets[J]. Stroke，1992，23：755–762.

[30] WANG S，LANTZ RC，ROBLEDO RF，et al. Early alterations of lung injury following acute smoke exposure and 212 aminosteroid treatment[J]. Toxicol Pathol，1999，27：334–341.

[31] DRUNDMAN M. Vitamin E and Alzheimer disease：The basis for additional clinical trials[J]. Am J Clin Nutr，2000，71：630–636.

[32] DEL ZOPPO GJ，WAGNER S，TAGAYA M. Trends and future developments in the pharmacological treatment of stroke[J]. Drugs，1997，54：9–38.

[33] PARARAJASINGAM R，NICHOLSON ML，BELL PR，et al. Non–cardiogenic pulmonary edema in vascular surgery[J]. Eur J Vasc Endovasc Surg，1999，17：93–105.

[34] STOCKLEY RA. New approaches to the management of COPD[J]. Chest，2000，117：58-62.

[35] BAILEY DM，DAVIES B，RICHARDS M，et al. Acute mountain sickness，individual susceptibility and implications for exercise performance at high altitude[J]. J Physiol，1999，523：78.

[36] LAHIRI S. Historical perspectives of cellular oxygen sensing and responses to hypoxia[J]. J Appl Physiol，2000，88：1467-1473.

[37] MILLEDGE JS，BROOME JR，BEELEY JM. Microvascular fragility and acute mountain sickness[J]. Br Med J，1988，296：610.

[38] CHIZHOV AI. Physiologic bases of the method to increase nonspecific resistance of the organism by adaptation to intermittent normobaric hypoxia[J]. Fiziol Zh，1992，38（5）：13-17.

[39] MEERSON FZ. Adaptation to intermittent hypoxia：Mechanisms of protective effects[J]. Hypoxia Med J，1993，1（3）：2-8.

[40] BELYKH AG，GUKASOVV VM，CHUKAEV SA. State of free-radical oxidation system in normobaric hypoxia[J]. Fiziol Zh，1992，38（5）：73-76.

[41] MEERSON FZ，FROLOV BA，NIKONOROV AA，et al. The role of liver macrophage system in decreasing the immune complex level of the blood during adaptation to periodic hypoxia[J]. Biull Eksp Biol Med，1992，114（11）：461-463.

[42] MEERSON FZ，ARKHIPENKO YUB V，ROZHITSKAYA II，et al. Opposite effects on antioxidant enzymes of adaptation to continuous and intermittent hypoxia[J]. Biull Eskp Biol Med，1992，114（7）：14-15.

[43] MANKOVSKAYA IN. Peculiarities of lipid peroxidation realization mechanisms in intermittent hypoxic hypoxia[J]. Hypoxia Med，1993，1（4）：8-11.

[44] MAN' KOVSKAIA IN，VAVILOVA GL，KHARLAMOVA ON，et al. Activity of the cell membrane marker enzymes in rats under adaptation to hypoxia[J]. Ukr Biochem J，1997，69（2）：79-87.

[45] KURHALYUK NM，SEREBROBSKAYA TV. Intermittent hypoxia training influences on antioxidant enzymes activity and lipid peroxidation under acute hypoxia and nitric oxide donor treatment[J]. Ukr Med Chem，2001，3（3）：69-71.

[46] SEMENOV VL，YAROSH AM. Effect of hypoxia on oxidative phosphorilation and peroxidation of rat liver mitochondrial lipids at pneumonia[J]. Ukr Biochim J，1991，63（2）：95-101.

[47] CHAIALO PP，BEREZA VI，CHOBOT' KO GM. Free radical processes and blood antioxidant system in the late period following acute radiation sickness[J]. Me Radiol，1991，36（5）：20-21.

[48] EVDOKIMOV VV，ERASOVA VI，DEMIN AI，et al. State of the reproductive system of men who participated in the cleaning-up of after effects of the Chernobyl AES accident[J]. Med Tr Prom Ekol，1993，21（3-4）：25-26.

[49] GORPINCHENKO AA，TKACHUK EN，EHRENBURG IV，et al. Hypoxic training in prevention and treatment[J]. Ter Arkh，1994，66：28-32.

[50] SUTKOVYI DA，STEPANEKO IV，SLESARENKO NI. The effect of the combined treatment of patients

with postradiation encephalopathy on lipid peroxidation activity[J]. Lik Sprava，1995，8（7-8）：62-64.

[51] SEREBROVSKAIA ZA，SEREBROVSKAIA TV，AFONINA GB. Chemiluminescence，blood lipid peroxidation and neutrophil activity during the hypoxic training of persons subjected to ionizing radiation exposure[J]. Radiats Biol Radioecol，1996，36（3）：394-399.

[52] SAFRONOVA OS，SEREBROVSKAYA TV，GORDIY SK. Pro-and antioxidant balance under the adaptation to intermittent hypoxia in healthy humans and patients with bronchial asthma[J]. Exper Clin Physiol Biochem，1999，10（4）：61-66.

[53] SEREBROVSKAYA TV，SFRONOVA OS，GORDIY SK. Free radical sources under different oxygen supply conditions[J]. Fiziol Zh，1999，45（6）：92-104.

第 17 篇　高原与高血压

第 65 章　高原对血压的影响

高原人体血压的变化反映了机体在低氧条件下体循环的调节功能，体现了高原习服—适应水平。同时对于高原某些个体，高血压为心血管病的元凶。高原血压变化存在诸多情况，近年来，因为高原建设、经济活动和旅游等大量平原人进入高原，特别是运动时，血压变化是一个敏感的生理反应，而且随着留居高原的时间不同而呈现一个调控过程。在进入高原的人群中，不乏患有高血压病者，其血压如何变化以及是否存在危险，是值得关注的问题。而高原居民到平原后，原有的高原血压值会如何变化则涉及脱－习服的生理表现。在上述各种情况下人体交感神经活性起着重要调控作用。

第 1 节　平原人进入高原的血压变化

一、急进高原的血压变化

平原地区居民急进高原后血压会立即升高，但血压变化的规律则在各个观察中有所不同。Kamat 等观察到 32 名健康者急进海拔 3 500 ~ 4 000 m 时，有 31 人（97%）的血压升高，SBP 从 115 mmHg 升至 125 mmHg，DBP 由 78 mmHg 升高至 93 mmHg，一直持续 3 w，在返回海平面后血压恢复正常[1]。Vogel 等观察到 4 名海平面居民到达海拔 4 350 m 后，平均动脉压（MBP）由 100 mmHg 增高至 128 mmHg，一直持续 10 d[2]。Siques 等在秘鲁观察一组 346 名 18 岁的年轻士兵第一次急进海拔 3 550 m 驻防，结果在到高原后的 3 ~ 12 个月期间 DBP 有明显升高，在一组体格结实的士兵中 SBP 及 DBP 均有增高[3]。

Forster 报道夏威夷州 Mauna Kea 火山顶的英国红外线望远镜天文站（British infrared telescope，4 200 m）的工作人员每次从海平面上山工作 5 d，观察到在到高山的第 2 d 血压即升高，一直持续 5 d，在他们下降到海平面后血压立即恢复到原有水平[4]。

而 Bulstrode 的观察则有所不同，认为血压与是否获得习服有关。他观察了 7 名未经习服的士兵攀登非洲肯尼亚山（Mt. Kenya，4 880 m）时的血压变化，同时以 7 名已经习服了的高山急救队员，包括 4 名当地 Kikuyu 族人为对照，发现在向上攀登时收缩压有一急性降低过程，急救队员的 SBP 由 130 mmHg 降至 125 mmHg，而未习服的士兵更为明显，SBP 由 129 mmHg 降至 119 mmHg；舒张压的变化则不十分明显，未习服组由 84 mmHg 降至 79 mmHg，习服组由 84 mmHg 升至 88 mmHg。

在返回平原后血压均恢复正常 [5]。

吴天一在青藏铁路修建期间，追踪观察了 530 名健康青年男性工人从平原进入海拔 3 486 ~ 5 072 m 的唐古拉山后的血压变化。结果初入高原后有 45 人（8.5%）血压升高，静息平均 SBP 由（124 ± 15）mmHg 升至（147 ± 16.0）mmHg，平均 DBP 由（76 ± 11）mmHg 升至（96 ± 11）mmHg。其中 33 人在 12 ~ 21 d 后，血压下降至原有水平。此外有 12 人工作在海拔 3 486 ~ 4 905 m，血压增高明显而且持续 32 ~ 120 d，静息平均 SBP 由（132 ± 13）mmHg 升至（166 ± 17.0）mmHg，平均 DBP 由（78 ± 7）mmHg 升至（104 ± 11）mmHg，因此认为他们不适应高原工作而将其转往平原，经过 2 ~ 4 w 血压恢复原平原值。其中 8 人坚决要求返回高原工地，返回后血压又迅速明显增高，只有再劝其返回平原。这一结果提示在人群中存在对低氧易感的血压显著升高者 [6]。

据在克什米尔地区工作的 Norboo 报道，他观察到大多数平原人进入该高原地区后，收缩压均有增高，可持续 1 w 左右 [7]。Harris 观察到从平原到高原驻守的印军发生血压增高，这些印军每次要驻守在高山哨所 6 个月，这期间血压有的升高，他认为可能是进入高原后低氧导致去甲肾上腺素的分泌增加所致 [8]。

Wolfel 等观察到 7 名健康青年男性在急进到派克峰实验站的 21 d 期间，血压及周围血管阻力均有明显增高。平均 BP 由 124/71 mmHg 升至 145/88 mmHg，全身血管阻力均值从 1 360 dyn·s·cm^{-5} 增高至 2 240 dyn·s·cm^{-5}。在高原运动时血压的升高明显高于在海平面运动时。他们进一步对 11 名平原健康男性进行实验，在急进派克峰高原后的 21 d 习服期内，不论静息还是运动时血压均增高，此间血浆去甲肾上腺素及肾上腺素水平同时增高，而应用普萘洛尔可以抑制这一增压反应，提示血压增高系交感神经活性增高所致 [9-11]。Bärtsch 等在玫瑰峰珍珠室高山研究站（4 559 m）的研究观察到，那些发生 AMS 或 HAPE 的人其血浆去甲肾上腺素及肾上腺素的水平高于未罹患者 [12]，说明血压与低氧应激和损伤的程度有关。

二、长期居住高原的血压变化

Marticorena 等在秘鲁观察了移居高原的 100 名白人男子，年龄 25 ~ 66 岁，无人有秘鲁血统，62% 来自美国、加拿大和英国。他们已经生活在拉奥罗亚 2 ~ 15 年，其中生活 2 ~ 5 年者 33 名，6 ~ 9 年者 30 名，10 ~ 15 年者 37 名。血压值是根据每年一次的体检资料，并与原在平原的基础血压相比较。结果为 [13]：①收缩压和舒张压均有明显降低，SBP 和 DBP 下降 ≥ 10 mmHg 者各占人群的 56% 和 46%；②收缩压随在高原居住的时间延长而变化更明显；③在平原地区一般血压随年龄增长而增高，而在高原这一现象则不明显；④高原低氧对动脉平滑肌起松弛作用而使 SBP 降低，但高原由于红细胞增多、血液黏滞度增加而使周围血管阻力增大，从而对 DBP 的降压作用则不大；⑤白人移居高原的血压变化随在高原居住的时间延长而明显化，其中 SBP 降低最显著，DBP 则不如 SBP 明显（表 65.1）；⑥移居白人随着在高原居住时间延长，最终其血压与当地世居的健康人血压值相近。值得提出，这些白人到高原后，其饮食、体力活动和生活习惯与原在平原时并无多大变化，这与当地克丘亚印第安人是完全不同的，这就难以遗传因素来解释了，这样他们的血压变化应认为是高原环境的影响[14]。

表 65.1 海平面白人移居高原后血压变化与居住时间的关系

高原居住年限 / 年	n	年龄 / 岁	SBP/mmHg			DBP/mmHg		
			初期	最终	P	初期	最终	P
2 ～ 5	30	35	129	113	<0.001	79	72	<0.01
6 ～ 9	33	40	130	117	<0.001	81	73	<0.01
10 ～ 15	37	45	132	120	<0.001	79	76	0.30

Rotta 等在莫罗科查（Morococha，4 540 m）进行肺循环研究时，同时发现从平原移居高原 1 年，血压 SBP 及 DBP 均已有明显降低，而这一血压数值随后处于稳定状态，在高原居住时间延长，血压无进一步改变[15]。

第 2 节　高血压进入高原的血压变化

一、在较低高原血压即升高

高血压患者与健康人不同，即使在海拔稍高处高血压患者血压也可能升高。Palatini 等观察了 12 名患临界高血压未用药物治疗者，血压为 140/80 ～ 160/95 mmHg，从海平面到海拔 1 200 m 处，同时与 12 名血压正常的健康者对照，进行 24 h 血压监测。发现临界高血压者步行活动时 SBP 最高增高 17 mmHg，DBP 最高增高 16 mmHg；血浆肾上腺素及去甲肾上腺素同时升高；然而血压变化的幅度与对照组并无明显区别[16]。

Scholing 观察了平原人较长时间停留高原的血压变化，包括 31 名高血压患者及 8 名健康人，原居住在慕尼黑（520 m），随后到达近于中度海拔处（1 700 ～ 2 000 m）。高血压组在到高原后的第 2 d 静息时，SBP 由 146 mmHg 升至 156 mmHg。13 d 后，SBP 降至 141 mmHg，其后一直保持 30 d。但有一特殊发现即返回平原后平均 SBP 下降到 136 mmHg，并持续 3 个月之久。运动后血压出现与此相似的变化。但健康组无此改变[17]。

二、高血压到高原交感神经活性增强

平原患高血压者在急速进入高原（3 460 m）后，不论静息还是运动状态下血压均趋升高[18]。Somer 等对两组人进行了实验，一组为 8 名临界高血压患者，另一组为 8 名健康人，给予短时 5 min 吸入等 CO_2 的 10% O_2，观察到两组在心率、血压及通气上无显著区别，但在临界高血压组的交感神经活性增高的程度比健康组要高（41 ± 5 vs. 21 ± 5，$P<0.01$）。直接从腓肠肌神经末端到肌纤维

的结头来记录神经束到肌肉的活性，即交感活性，认为在低氧下临界高血压患者的颈动脉体化学感受器刺激增强而导致交感神经活性增高[19]。

Ledderhos 等观察到 18 例年轻的临界高血压患者在进入模拟海拔 4 200 m 后，8 人出现肾 – 血管性反应（reno–vascular response），表现为抗利尿现象和出现 AMS 症状，但无更严重问题[20]。

有的老年人初到高原血压可能显著升高。Roach 等观察 95 名老年人（59 ~ 83 岁，平均年龄 69 岁）从平原到达科罗拉多的一处旅游胜地韦尔（Vail，2 500 m）后血压的变化，其中 62 人系健康者，在到高原的 24 h SBP 及 DBP 均增高，但随后即血压下降而仍比在平原时要高；另外 34 例高血压患者也在到高原第 1 d SBP 及 DBP 均升高，其后即渐下降至正常值。有 7 人在平原时并未报道他们患有高血压，但到高原后血压明显升高，由 183/78 mmHg 升至 218/105 mmHg，但只持续了 1 ~ 2 d。这可能与急性交感神经活性过度激活有关。而在高原停留的 5 d 期间，所有人均无症状也不影响体力活动，部分人的 ECG 示心肌缺血[21]。

吴天一等在青藏铁路修建期间，观察了 42 例患轻度高血压者进入唐古拉工地后的血压变化。上山后原用的抗高血压药物（包括利尿剂、ACE 抑制剂、钙通道拮抗剂、利血平及 α – 受体抑制剂）继续服用，只有少数适当增加剂量。总的血压变化是，与血压正常的上山工人相比较，患高血压者血压升高明显，在进入海拔 3 468 ~ 5 072 m 的第 2 d，静息平均 SBP 由（154 ± 18）mmHg 升至（168 ± 17）mmHg，平均 DBP 由（92 ± 12）mmHg 升至（101 ± 12）mmHg。其中有 7 例在抵达 4 500 ~ 4 905 m 后血压升高极为明显，平均 SBP 由（152 ± 17）mmHg 升至（188 ± 21）mmHg，平均 DBP 由（98 ± 13）mmHg 升至（124 ± 14）mmHg。尽管服用抗高血压药，但血压增高持续了 28 ~ 42 d，给予吸 100% O_2 后血压仅有轻度下降（SBP 及 DBP 各降低 8 mmHg 及 5 mmHg），可能是由于周围血管阻力有所下降，此组患者因不适高原施工而不得不被低转至平原，返回平原后血压恢复到原有值。AMS 的发病率在 42 例高血压者中为 36%，与健康组的 38% 相近（$P<0.05$），15 例高血压同时发生 AMS 者的血压增高较明显 [平均 SBP（161 ± 12）mmHg，平均 DBP（101 ± 7）mmHg]，高于 27 例未患 AMS 的高血压患者 [平均 SBP（146 ± 12）mmHg，平均 DBP（94 ± 11）mmHg]（$P<0.05$）[6]。

三、经高原习服后血压降低

值得关注的是，有一些高血压患者在高原居住一段时间后，增高的血压降低，而且在返回海平面后尚可持续维持这一较低的血压水平。Hultgren 报道了一名 77 岁的女性医生，患临界高血压已 6 年，血压在 135/76 mmHg 与 150/80 mmHg 之间。在平原期间血压仅有轻度波动，未用药物。一个月后，她前往科罗拉多阿斯彭（2 440 m），并要参加跨乡村的滑雪活动。但到高原后第 2 d 自觉不适去诊所就诊，检测血压为 200/125 mmHg，立即住院治疗，应用硝苯地平、氢氯噻嗪和吸氧，血压下降。等出院后她用一手提式氧罐吸氧然后去到 Grand Junction（1 403 m），自感良好，其后血压一直保持于 130/70 mmHg 并用些降压药，无症状[28]。另外一名男性中年医生有轻度高血压，海平面血压为 120/82 ~ 134/92 mmHg，服普萘洛尔 40 mg/d。他随后到落基山去旅游并每日服药，其血压随海拔高度而波动，血压最高时在 Dillon（2 836 m），为 160/105 mmHg，最低时在丹佛（1 600 m），为 155/100 mmHg。在 Dillion 时早晨血压高于傍晚，可能与夜间睡眠低氧血症有关。血压去高原前在海平面为 130/83 mmHg，返回海平面后为 110/75 mmHg，这又是一个去高原返回海平面后血压比原来低的例子[22]。

Jungmann 对一组患有原发性高血压、到欧洲阿尔卑斯海拔 2 600 m 处停留 6 w 的患者进行了观察，每天检测血压，结果在前 4 w 血压有明显下降，从 170/110 mmHg 降至 150/90 mmHg，而返回到平原后血压又恢复到原有血压值[23]。Halhuber 等观察了 593 例中度高血压患者从平原到达海拔 3 000 m 处，到高原后并无明显症状，在 1 w 左右获得习服后 SBP 及 DBP 均有下降。这一降低的水平在返回海平面后可保持 4 ~ 8 个月之久。在高原期间，无人有心脑血管问题。认为如果高血压已获得较好调控则可去高原。另外 2 例在治疗的高血压患者到达海拔 3 500 ~ 5 000 m 后，在停留 6 w 期间其 SBP 及 DBP 的改变均很小[24]。认为临界高血压患者到高原后血压会有所升高，但并无心血管的危险性。同时强调未见到危险性不等于无危险性。

Penaloza 观察到有些高血压患者在拉奥罗亚生活了 2 ~ 15 年，全身血压有所降低，但有 4 例舒张压 >95 mmHg 者则并无改善。这就提示如果高血压的基础是血管收缩性的和肌肉性的，则高原慢性缺氧促使血管扩张的效应可改善血压，但当动脉已发生明显器质性硬化性损害时，低氧的血管扩张效应就无明显效果了[25]。

高血压患者与健康人一样，到高原后首先对低氧出现调节反应的是心血管系统和呼吸系统，但与健康人相比，他们的低氧耐力降低，这可能是发生高原病或其他意外的潜在因素[26]。患高血压的患者去高原后，一般在第 1 ~ 2 w 血压会有所增高，但不同的高血压患者对高原低氧有不同的反应，目前对预测判定还缺乏手段。当前每年有大量的高血压患者前往高原旅游或进行其他活动，应该认识到由于交感神经活性在到高原的最初数日是会有反应的，因此在平原时并无症状的高血压患者到高原后会出现头痛，此时应与 AMS 相鉴别。去高原时，抗高血压药物应准备好而且在高原根据血压变化有时需增量。在到高原的第 1 w 有时会出现全身无力或发生直立性低血压，特别在应用利尿剂时，需加注意[22]。高血压患者去高原前，应在平原先进行有关检测，特别是运动时血压的变化，以及在运动后或变换体位时不会发生直立性低血压。如去高原，应接受医生对于用药及注意事项的指导。并在整个高原活动和停留期间，进行血压检测，发现变化，及时处理。

第 3 节　高原居民去平原的血压变化

关于高原居民去平原或海平面后的血压变化是一个值得研究的问题，从某种意义看其具有生理学反馈的作用。目前，多数为南美洲的报道。

Torres 对比了秘鲁 100 名海平面居民和 100 名生活在 Huancayo（3 200 m）的安第斯高原世居者

的血压，结果高原世居者的 SBP 较海平面者低，而 DBP 无明显差别，高原人脉压较小。但高原人去到海平面后，SBP 升高而 DBP 下降，脉压也增高[27]。另一个发现是南美高原世居者如果在成年期移居到平原，其血压并无明显改变。一项研究观察到秘鲁高原男性在秘鲁海平面城市居住了 10 年或以上后，他们的血压值和血清胆固醇值仍然保持着原先在高原的水平[28]。另一项研究观察了秘鲁高山村落 Nunoa（4 000 m）移居到秘鲁沿海 Tambo 村社 1 ~ 20 年的高原世居者包括男女两性，检测其血压并与海平面居民相对照。结果移居海平面的高原世居者虽然血压有轻度增高，但比当地海平面居民仍明显低，而且也无血压随年龄增长现象。如有区别的话，那就是移居高原人随年龄增长，血压依然低于海平面人[29]。而与此相反的是，一组平原人在移居到高原的若干年间，收缩压逐渐降低[30]。

由此可以看出，短期居住高原的平原人，在返回海平面后由于低氧引起的交感应激消除，血压逐步恢复到原有平原水平。而高原世居者到海平面后往往还遗留有遗传进化的血压调控印迹，如血压依然保持较低水平并不随年龄增长。看来高原世居者出生并生长发育在高原环境，低氧似乎有有益的作用，反映在可以从多渠道防止高血压及心血管病的发生。但是如果高原人从小即出生和生长在海平面的现代化社会，那他们的血压将会如何变化，尚缺乏报道，是值得研究的。

第 4 节　交感神经活性与血压

一、急性低氧

高原急性低氧引起的血压增高显然与交感神经活性增强有关。美国科罗拉多大学心肺血管研究所 Reeves 的研究组在派克峰美国陆军环境医学研究站对此做了多年的深入系统研究[31]。他们指出在人急速进入高原 4 h 以内，在急性低氧刺激下肾上腺髓质分泌的 β - 肾上腺素原和 α - 交感神经原的活性均增强，这犹如自主神经系统的两臂，但其调控机制、活性的时间和间期是存在不同的。β - 肾上腺素原系统激活与低氧血症的严重程度有关，在运动时它可增大代谢率、堆积乳酸和增快心率。α - 交感神经原的活性出现在 β - 肾上腺素原之后，其活性机制目前尚未阐明，但与其活性相一致的表现即增加周围血管阻力及增高全身血压，并降低血容量。α - 肾上腺素原的活性增强可被酚妥拉明所阻断，β - 肾上腺素原活性增强可被普萘洛尔所阻断，进一步证明急性低氧使交感神经系统活性增强[32]。而关于其启动机制，认为是在急性低氧时，动脉血氧分压（PO_2）下降，颈动脉体感应低氧刺激而激惹交感神经系统，交感神经活性增强使肾上腺素和去甲肾上腺素分泌增加，导致心脏做功增强和血压升高[31,32]。肾上腺素于抵高原后的 2 ~ 4 d 达到增高峰值，随后的 7 ~ 14 d 随着高原习服通气增强及 Hb 增多而逐渐下降。肾上腺素由交感神经分泌，有 10% ~ 20% 释放进入血液循环。人抵高原后 48 h 内血去甲肾上腺素升高了 32%[33]。运动可使肾上腺素进一步增高，其增高程度根据运动强度和低氧程度而定，低氧和运动在刺激肾上腺素上起着重要作用；去甲肾上腺素水平增高的程度也取决于运动强度，如以 VO_2max 来判定运动强度，则去甲肾上腺素升高的程度在高原与在海平面相似[34]。

在高原习服期间与动脉血氧含量增高相一致的是运送到腿部的血流减少，推测这是供求之间的平衡[35]。这一平衡过程可能是由于交感神经活性增强而增加周围阻力。虽然尚不清楚在高原 α-交感神经原活性出现稍晚的调控机制，但推测周围阻力的增加而使血流减少，这种平衡可使氧供给到更需要的运动肌肉中去。如是，那高原的心血管习服由于 α-交感神经活性的介导，就包括增高血压、降低心输出量和增加周围阻力。

低氧导致交感-肾上腺活性增强，而这一活性究竟对在高原的血流动力学和代谢变化有多大作用？研究组分别对海平面者和在高原（4 300 m）习服间期（19 ~ 21 d）的健康人于静息和稳态运动（30 ~ 45 min）时加以观察对比。于 4 300 m 运动强度达 100 Watts 时，动脉血肾上腺素含量比海平面的高，但在出现习服且动脉氧合程度增高时则降至正常[36]。在另一项研究中观察到，在静息和做 80% VO_2max 的运动时，给予受试者强 β-肾上腺素能受体阻滞剂，同时与安慰剂组相对照，观察到：①出现一些 AMS 症状；②静息时代谢率不增加；③静息心率较慢；④最大心率较慢（135 次 /min vs. 178 次 /min）；⑤最大摄氧量维持（2.54 L/min vs. 2.56 L/min）；⑥运动乳酸含量较低；⑦通气习服正常；⑧血压增高钝化。在静息和进行 65% VO_2max 的运动时，去甲肾上腺素的含量在抵达高原后和在海平面是相当的，在习服的最初 15 d 可见逐步增高，其后则开始降低[37]。去甲肾上腺素比肾上腺素增高晚而维持更好。去甲肾上腺素增高伴有较高的动脉血氧含量。同时，在运动时伴有血压增高、心输出量降低及全身和下肢血管阻力增加，从而形成这样的认识，即在人对高原习服期间去甲肾上腺素参与全身血管阻力的调控，同时可能促使氧的供需更加平衡[31,34]。这在鼠的低氧实验中获得进一步证实，鼠在高原习服期交感神经活性增强，导致周围血管收缩而使血压增高[38]。在急性低氧条件下未麻醉的犬的平均动脉压增高，β-肾上腺素受体的活性增强，这是高原低氧在循环系统的主要反应[39,40]。

二、慢性低氧

一些研究证实在慢性低氧下，交感神经活性依然存在增强的反应。Cunnigham 等在玫瑰峰（Monte Rosa，4 559 m）观察一组从平原来的人，发现血和尿中儿茶酚胺于 24 h 即增高，一直维持 17 d，而肾上腺素无明显变化，但在高原的第 12 d 去甲肾上腺素增高[41]。Pace 等获得与此相似的结果，在海拔 3 850 m 的 14 d 期间，尿去甲肾上腺素缓慢升高，而肾上腺素无改变[42]。美国陆军环境医学研究所生理室的 Maher 等较早即在派克峰进行实验观察，人急进高原的第 1 d 尿儿茶酚胺立即增高，到第 11 d 进一步增高。在轻运动量和强运动量下，慢性低氧比急性低氧下的儿茶酚胺又有进一步升高[43]。Hoon 等对进驻大吉岭（3 658 m）的印度士兵进行观察，76 名无 AMS 症状者的尿儿茶酚胺无明显改变，而 29 名有 AMS 症状者的尿儿茶酚胺则在到高原第 1 d 即有统计学意义的增高，一直保持到第 10 d[44]。在珠峰行动 II 时，受试者在模拟 PB=282 mmHg（相当于海拔 7 800 m）舱体内 40 d，静息血浆去甲肾上腺素增高而肾上腺素却降低，在做最大运动时，随着海拔增高，两种儿茶酚胺均下降[45]。

在高原停留时间再延长到 10 w。Anand 等观察到驻守在锡亚琴冰川海拔 6 000 m 的印军，其血浆去甲肾上腺素水平比正常的几乎增高了 3 倍[46]。Gosney 等对玻利维亚拉巴斯 5 名高原世居者的内分泌腺形态学变化进行研究，并以海平面居住者为对照。结果发现肾上腺明显增大了约 50%，脑垂体并不增大但含有丰富的促肾上腺皮质激素，他们认为为了维持肾上腺皮质功能，需要大量的 ACTH，可能是由于在低氧下肾上腺皮质的易感性受到抑制[47]。然而 Ramirez 并未发现这一抑制作用[48]。

Calbet 对 9 名在海拔 5 260 m 停留 9 w 的健康人直接检测血压，结果血压升高同时血浆肾上腺素及去甲肾上腺素均增高，并观察到去甲肾上腺素量要高于海平面值，这种交感神经活性的增强是随着高原习服 Hb 正常增高使动脉血氧含量获得恢复而出现的[49]。在一次高山探险中，Hansen 等应用小腿外侧微神经仪（peroneal microneurography）直接检测交感神经活性，观察到人抵海拔 5 260 m 停留 4 w 后，交感神经活性约增高了海平面的 3 倍。他们还研究了氧的吸入及盐水灌注（可降低气压反射减弱活性）的干预效果，这些干预措施对交感神经活性只有很小的作用。在返回海平面 3 d 后，交感神经活性仍然比出发前要显著增高，平均动脉压及心率仍明显高于海平面。这一增强的活性在返回海平面后可持续 4 ~ 6 个月[50]。一般来说，只有当 SaO_2 降低到 80% 以下时，低氧应激才刺激交感神经使其过度激活，而 Hansen 等的观察对象在高原通过习服 SaO_2 已达 85%，从而提示交感神经活性增强在高原习服中具有生理意义[51]。

Dhar 等观察原居住在海拔 250 m 以下的平原世居者移居到喜马拉雅海拔 4 500 ~ 4 800 m 地区后，在高原习服建立过程中自主神经的心血管反应，结果经随访 18 个月发现，与在低海拔的基线值相比，移居高原 6 ~ 18 个月期间，交感神经活性显著增强，而同时副交感神经的活性则降低，表现为心率变异性（heart rate variability，HRV）降低及血浆肾上腺素、去甲肾上腺素增高，去甲肾上腺素增高尤显，从时间间期看，在第 6 个月儿茶酚胺浓度增高最明显（$P<0.05$），到第 18 个月时，逐渐减缓而接近基础值[52]。Bogaard 等以一组健康人抵达海拔 3 800 m 后运动时的心率和心输出量为指标，来观察药物对自主神经系统的交感神经和副交感神经的抑制效应。认为普洛萘尔可降低心率而格隆溴铵（glycopyrrolate）则可提高最大心率到海平面的水平。但是结果不论这些药物在高原对最大心输出量、VO_2max 或最大做功有何作用，所有这些参值均低于海平面[53]。Mazzeo 等对一组女性在 4 300 m 应用药物抑制 α - 肾上腺素系统，结果与未抑制组相比，不论静息还是运动时，去甲肾上腺素水平均增高[37]。女性在高原的交感神经活性反应与男性一样，并不受月经周期的影响[33]。不过不能忽视的是，这一交感神经活性的增强可能会导致妊娠妇女在高原先兆子痫的发生率增高[54]。

在高原慢性低氧下，交感神经活性逐渐对此产生适应性变化[53]，在高原停留 1 w 或 10 d 后，心脏对肾上腺素原的激惹逐渐钝化，这可能是由于感应受体的下调和对儿茶酚胺代谢酶反应的介导所致。长期高原暴露导致的交感肾上腺素活性增强在返回海平面后尚可持续一段时间[55]。这表现为有的高血压患者到高原后血压增高，在返回平原后这一状态仍然保持一段时间。

　　从这里不难看出，有些平原人到高原相当一段时间（6个月、一年甚至更长），交感神经活性依然处于激活状态，自主神经系统并未能经习服而加以适应性地调控，导致血压持续增高，这就是国内曾经视为的"高原性高血压"。在返回平原后血压渐趋正常，重返高原后血压又明显增高，有的以后发生适应性调控而在再入高原时血压正常，有的则一进入高原血压立即升高，反而复之，这种个体应该属于"不适应型"而不宜高原工作。

参 考 文 献

[1] KAMAT S，BANERJI B. Study of cardiopulmonary function on exposure to high altitude[J]. Am Rev Resp Dis，1972，106：404-413.

[2] VOGEL JA，HARTLEY LH，CRUZ JC. Cardiac output during exercise in altitude natives at sea level and at high altitude[J]. J Appl Physiol，1974，36：173-176.

[3] SIQUES P，BRITO J，BANEGAS JR，et al. Blood pressure responses in young adults first exposed to high altitude for 12 months at 3 550 m[J]. High Alt Med Biol，2009，10：329-335.

[4] FORSTER P. Telescopes in high places[M]//HEALTH D. Aspects of Hypoxia.Liverpool：Liverpool University Press，1986：224-225.

[5] BULSTRODE CJK. A preliminary study into factors predisposing mountaineers to high altitude pulmonary edema[J]. J Royal Naval Med Serv，1975，61：101-106.

[6] WU TY，DING SQ，LIU JL，et al. Who should not go high：chronic disease and work at altitude during construction of the Qinghai-Tibet railroad[J]. High Alt Med Biol，2007，8：88-107.

[7] NORBOO T. Discussions[M]//HEALTH D. Aspects of Hypoxia.Liverpool：Liverpool University Press，1986：75-120.

[8] HARRIS P. Discussions[M]//HEALTH D. Aspects of Hypoxia.Liverpool：Liverpool University Press，1986：128-129.

[9] WOLFEL RR，GROVES BH，BROOKS GA，et al. Oxygen transport during steady state submaximal exercise in chronic hypoxia[J]. J Appl Physiol，1991，70：1129-1136.

[10] WOLFEL E，SELLAND M，MAZZEO RS，et al. Systemic hypertension at 4 300 m is related to sympatho-adrenal activity[J]. J Appl Physiol，1994，76：1643-1650.

[11] BROOKS GA，BUTTERFIELD GE，WOLFEL RR，et al. Decreased reliance on lactate during exercise after acclimatization at 4 300 m[J]. J Appl Physiol，1991，71：333-341.

[12] BÄRTSCH P，MAGGIORINI MM，SCHOBERSBERGER W，et al. Enhanced exercise induced rise of aldosterone and vasopressin preceding mountain sickness[J]. J Appl Physiol，1991，71：134-143.

[13] MARTICORENA E，RUIZ L，SEVERINO J，et al. Systemic blood pressure in white men born at sea level：Changes after long residence at high altitude[J]. Am J Cardiol，1969，23（3）：364-368.

[14] HULTGREN HN. Reduction of systemic arterial blood pressure at high altitude[J]. Adv Cardiol（Basel），1970，5：49-55.

[15] ROTTA A，CANEPA A，HURTADO A，et al. Pulmonary circulation at sea level and at high altitudes[J]. J Appl Physiol，1956，9（3）：328-336.

[16] PALATINI P，BUSINARO R，BERTON G，et al. Effects of low altitude exposure on 24-hour blood

pressure and adrenergic activity[J]. Am J Cardiol，1989，64：1379-1382.

[17] SCHOLING W. High altitude climate：Adaptation processes of healthy individuals and hypertensive patients[J]. Medixinische Klinik，1981，76：519-525.

[18] SAVONITTON S，CANDELLIO G，DOVER G. Effects of acute exposure to altitude（3 460 m）on blood pressure response to dynamic and isometric exercise in men with systemic hypertension[J]. Am J Cardiol，1992，70：1493-1497.

[19] SOMER V，MARK A，ABBOUD A. Potentiation of sympathetic nerve response to hypoxia in borderline hypertensive subjects[J]. Hypertension，1988，11：608-612.

[20] LEDDERHOS C，PONGRATZ H，EXNER J. Reduced tolerance of simulated altitude（4 200 m）in young men with borderline hypertension[J]. Aviat Space EnvironMed，2002，73：1063-1066.

[21] ROACH RC，HOUSTON CS，HONIGMAN B，et al. How well do the older person tolerate moderate altitude?[J]. West J Med，1995，162：32-36.

[22] HULTGREN HN. Systemic hypertension[M]//High Altitude Medicine. California：Hultgreen Publishings，1997：439-447.

[23] JUNGMANN H. Studies on the course and duration of acclimatization to altitude[M]//GROVER RF. Symp. on the Effects of Altitude on Physical Performance.Chicago：The Athletic Inst，1967.

[24] HALHUBER MI，HUNPELER KJ. Does altitude cause exhaustion of the heart and circulatory system? [J]. Med Sport Sci，1985，19：192-202.

[25] PENALOZA D. General Discussion[M]//POTER R，KNIGHT J. High Altitude Physiology.Cardiac and Respiratory Aspects，Ciba Foundation symposium. Edinberger and London：Chuchill Livingston，1971：169-170.

[26] LEDDERHOS C，PONGRATE H，EXNER J，et al. Reduced tolerance of simulated altitude（4 200 m）in young men with borderline hypertension[J]. Aviat Space Environ Med，2002，73：1063-1066.

[27] TORRES RH. Contribucion al estudio de la fisiologia del andino. La presion arterial en hombre anivel del mar y en las altiplanicies andinas[J]. An Fac Ciencias Med（Lima），1937，20（2）：340-410.

[28] WATT EW，PICON-REATEGUI E，GAHAGAN HE，et al. Dietary intake and coronary risk in Peruvian Quechua Indians[J]. J Am Diet Assoc，1976，10（2）：128-133.

[29] DAVIN EP. Blood pressure among residents of the Tambo valley[D]. Pennsylvania：The Pennsylvania State University，1975.

[30] GALVEZ J. Presion arterial en el sujeto de nivel del mar con residencia prolongada en las grandes alturas[J]. Arch Inst Biol Andina，1966，1：238-243.

[31] REEVES JT，MOORE LG，WOLFEL EE，et al. Activation of the sympathetho-adrenal system at high altitude[M]//UEDA G，REEVES JT，SEKIGUCHE M. High Altitude Medicine. Matsumoto：Shinshu Univ Press，1992：10-23.

[32] REEVES JT，MAZZEO RS，WOLFEL EE，et al. Increased arterial pressure after acclimatization to 4 300 m：Possible role of Norepinephrine[J]. Int J Sports Med，1992，13（1）：18-21.

[33] BOUISSOU P, RICHALET JP, GALEN FX, et al. Effect of β –adrenoreceptor blocker on renin-aldosterone and α–ANF during exercise at altitude[J]. J Appl Physiol, 1989, 67: 141–146.

[34] MAZZEO RS, REEVES JT. Adrenergic contribution during acclimatization to high altitude perspective from Pikes Peak[J]. Exerc Sport Sci Rev, 2003, 31: 13–18.

[35] WOLFEL EE, GROVES BM, BROOKS GA, et al. Oxygen transport during steady–state submaximal exercise in chronic hypoxia[J]. J Appl Physiol, 1991, 70: 1129–1136.

[36] MAZZEO RS, BENDER PR, BROOK GA, et al. Arterial catecholamine responses during exercise with acute and chronic high altitude exposure[J]. Am J Physiol, 1991, 261: 419–424.

[37] MAZZEO RS, DUBAY A, KIRSCH J, et al. Influence of α–adrenergic blockade on the catecholamine response to exercise at 4 300 meters[J]. Metabolism, 2003, 52: 1471–1477.

[38] MOUE F, SMITH D, CLANCY R, et al. Role of vasoconstrictions in the systemic hypertension of rats acclimatized to hypoxia[J]. J Appl Physiol, 1995, 79: 1657–1667.

[39] KONTOS HA, LOWER R. role of beta–adrenergic receptors in the circulatory response to high altitude hypoxia[J]. Am J Physiol, 1963, 217: 756–763.

[40] KONTOS HA, LEVASSEUR JE, RICHRDSON DW. Comparative circulatory responses to systemic hypoxia in man and in unanesthetized dog[J]. J Appl Physiol, 1967, 23: 381–386.

[41] CUNINGHAM WL, BECKER EJ, KREUZER F. Catecholamine in plasma and urine at high altitude[J]. J Appl Physiol, 1965, 20: 607–610.

[42] PACE N, GRISWOLD RL, GRUNBAUM BW. Increase in urinary norepinephrine excretion during 14 days sojourn at 3 800 m elevation [J]. Fed Proc, 1964, 23: 521.

[43] MAHER JT, MANCHANDA SC, CYMERMAN A, et al.Cardiovascular responsiveness to β –adrenergic stimulation and blockade in chronic hypoxia[J]. Am J Physiol, 1975, 228: 477–481.

[44] HOON RS, SHARMA SC, BALASUBRAMANIAN V, et al. Urinary catecholamine excretion on induction to high altitude（3 658 m）by air and road[J]. J Appl Physiol, 1977, 42: 728–730.

[45] YOUNG PM, ROSE MS, SUTTON JR, et al. Operation Everest II: plasma lipid and hormonal responses during a simulated ascent to Mt. everest[J]. J Appl Physiol, 1989, 66: 1430–1435.

[46] ANAND IS, CHANDRASHEKHAR Y, RAO SK, et al. Body fluid compartments, renal blood flow, and hormones at 6 000 m in normal subjects[J]. J Appl Physiol, 1993, 74: 1234–1239.

[47] GOSNEY J, HEATH D, WILLIAMS D, et al. Morphological changes in the pituitary–adrenocortical axis in natives of La Paz[J]. Int J Biometeorol, 1991, 35: 1–5.

[48] RAMIREZ G, BITTLE PA, HAMMOND M. Regulation to aldoesterone section during hypoxemia at sea level and moderately high altitude[J]. J Clin Endocrinol Metab, 1988, 67: 1162–1165.

[49] CALBET JA. Chronic hypoxia increases blood pressure and noradrenalin spillover in healthy subjects[J]. J Physiol（London）, 2003, 551: 379–386.

[50] HANSEN J, SANDER M. Sympathetic neural overactivity in healthy humans after prolonged exposure to hypobaric hypoxia[J]. J Physiol（Lond）, 2003, 546: 921–929.

[51] SMITH ML, MUENTER NK. Effects of hypoxia on sympathetic neural control in humans[J]. Respir Physiol, 2000, 121（2-3）: 163-171.

[52] DHAR P, SHARMA VK, HOTA KB, et al. Autonomic cardiovascular responses in acclimatized lowlanders on prolonged stay at high altitude: a longitudinal follow up study[J]. PLos One, 2014, 9（1）: 1-11.

[53] BOGAARD HJ, HOPKINS SR, YAMAYA Y. Role of the autonomic nervous system in the reduced maximal cardiac output at altitude[J]. J Appl Physiol, 2002, 93: 271-279.

[54] WEST JB, SCHONEN RB, MILLEDGE JS. Sympathoadrenal system[M]//High Altitude Medicine and Physiology. London: Hodder Arnold, 2007: 211-214.

[55] SANDER M. Does the sympathetic nervous system adapt to chronic altitude exposure?[J]. Adv Exp Med Biol, 2016, 903: 375-393.

第 66 章　世界高原地区人群的血压

高原世居人群的血压是最具代表性的人群心血管适应标志，在世界的不同地区，南美安第斯、北美科罗拉多、东非埃塞俄比亚、天山、帕米尔、高加索、喜马拉雅的人群由于地理环境、生活习性，特别是适应历史的不同而血压水平存在差别；同一民族群体，居住在高原和平原的血压也不同，这为我们提供了人类高原习服—适应和遗传进化对血压影响的重要信息。此外在生活和饮食因素对血压的影响中，盐的摄入量关系最为密切。

第 1 节　南美高原人群血压

早在 1934 年 Monge M. 就发现居住在秘鲁安第斯的高原居民血压比海平面居民的低[1]。而收缩压的这种反应比舒张压更为明显。Rotta 观察到海平面人到莫罗科查居住 1 年后收缩压和舒张压均有所下降，但在高原居住数年后则无进一步降低[2]。随后在南美洲出现了大量关于人群高血压的研究。

一、WHO 的人群调查

鉴于对在平原常见的心血管病在高原人群中的发病情况，一直知之甚少，1965 年世界卫生组织（WHO）在安第斯秘鲁等地区进行一项庞大的研究计划，称为"高原与心血管病的研究"（Altitude and Cardiovascular Disease），主要内容为血压在高原的变化和高血压、冠心病、先天性心脏病等在高原的发生率及临床观察。该研究由秘鲁 Cayetano Heredia 大学高山研究所的 Ruiz、Penaloza、Sime 及智利圣地亚哥 Aguirre 医院的 Cruz-Coke 教授等著名高原学者主持，他们在 1967 年至 1978 年开展了系统工作，多数是高血压流行病学的研究，获得了一系列重要发现。WHO 提出的报道如下[3-5]。

1. 年龄对血压的影响

据 Cruz-Coke 在智利多个高原社区的调查观察到收缩压或舒张压随年龄增长只有很小升高或无升高。在世界其他地区，诸如复活节岛、巴布亚新几内亚、非洲和亚洲的某些地方也有同样现象。这些人群的共同特点为从事重体力劳动、摄入低盐（4 g/d 或以下）及低热量饮食。

2. 地域分布

Ruiz 及 Penaloza 在秘鲁进行了一项巨大的流行病学调查，研究的地区包括 2 个海平面的城镇——Puente Piedra 和 Infantas，海平面总人数 4 359 人（男性 1 970 人，女性 2 389 人）；另外 3 个高原城镇坐落在海拔 4 100 m 和 4 360 m 间——Milpo、Colquijirca 及 Cercapuquio，共调查了 3 055 人（男性 2 189 人，女性 866 人）。诊断标准为 WHO 的 SBP>160 mmHg，DBP>90 mmHg，患病率经年龄标化。结果高原人群的高血压患病率明显低于海平面人群，海平面 2 个城镇的 SBP 高血压患病率比高原 3 个城镇要高出 12 倍（40% vs. 3%），而且在平原女性高血压较男性常见，以收缩高压为主，而在高原男性高血压较女性常见，并以舒张高压为主，这是高原血压的自然规律。高原人到了海平面则血压有如海平面的，海平面人移居到高原则血压渐趋于高原人的，这说明环境压力的作用比遗传因素更重要[6]。

在南美洲高原地区人群的血压偏低，当他们移居到平原后可观察到一个生理性的血压升高；有趣的是，在埃塞俄比亚，高原居民中属于高社会经济条件的比低经济条件的血压要高；克鲁人移居到新西兰后血压升高；托德地区的赫布里底岛人比住在苏格兰大陆西部的人血压高。以上提示不同人群的血压水平涉及遗传、环境、地域、文化、社会经济状态以及饮食诸多因素的影响。

冠心病和高血压的患病率和发病率有着明显的民族差别。平原和高原患病率的差别在冠心病可以达到 2 ～ 3 倍，而在高血压可达到 5 ～ 10 倍，高血压等是冠心病的主要危险因素，由此促成这一差别[7]。

在秘鲁安第斯对高原居民进行 ECG 检查发现左胸导联高 R 波比平原居民少见，反映高原人血压偏低。在玻利维亚、秘鲁及瑞士对高原居民的高原适应研究提示，心脏对低氧的适应主要表现在心肌细胞水平上，高原居民的心肌代谢犹如胎儿的心肌代谢[8]。

二、印第安世居人群血压的研究

Rotta 对比了秘鲁利马（Lima，150 m）的 130 名海平面居民与莫罗科查（Morococha，4 540 m）的 236 名当地健康世居印第安人间血压的差别，年龄在 20 ～ 69 岁。结果海平面组 SBP 为（124.8±17.8）mmHg，高原组为（107±19）mmHg，高原人的 SBP 明显低（$P<0.01$）。两组的 DBP 在正常范围内，且无明显差别，由此脉压有轻度降低[9]（表 66.1）。

表 66.1　秘鲁莫罗科查世居印第安人与利马海平面居民的血压值对比分析

组别	SBP/mmHg		DBP/mmHg	
	均值	范围	均值	范围
高原居民	107.0±19.0	108 ～ 126	73±1.00	59 ～ 83
海平面居民	124.8±17.8	109 ～ 140	72.3±0.86	60 ～ 85
P	<0.001		>0.05	

Marticorena 等对秘鲁中部赛罗·德·帕斯科的 300 名印第安世居者进行血压测量，观察到尽管在青春期发育时体内有若干激素等变化，但此时 SBP 及 DBP 均无明显变化。在高原血压随年龄增长而增高的倾向是不明显的（表 66.2）。一项在同一区域对 60 ～ 80 岁老年人进行的血压研究发现

只有 SBP 有轻度升高，而 DBP 则无变化[10]。

表 66.2　秘鲁海拔 3 700 m 地区高原世居人不同年龄的血压

年龄 / 岁	男性		女性	
	SBP/mmHg	DBP/mmHg	SBP/mmHg	DBP/mmHg
15 ～ 20	117.2	68.0	110.9	67.0
21 ～ 40	118.1	73.0	116.7	73.8
41 ～ 60	118.2	75.3	116.7	76.0

这一安第斯人的血压值明显低于同一年代美国南部地区平原人的血压值[11]，也低于 Master 等报道的美国平原人的血压值，而与秘鲁海平面人的血压值相当[12]。而安第斯高原世居克丘亚印第安人的血压值低于属于同血缘的居住在海平面的印第安人[13]。

Baker 在秘鲁南部一个传统印第安村庄 Nunoa（4 000 m）对 300 人进行调查，无一人患有高血压病，也无血压随年龄增长而增高的趋势，在 60 ～ 80 岁的年龄段，很少有 SBP>165 mmHg 及 DBP>95 mmHg 者。认为除高原因素外，这或与当地人的饮食、信仰和传统的生活习惯有关[14]。如果在人群中，将儿童按进学校读书和不读书、成人按不接受现代文明生活和接受更现代化的生活分为两类，那就可以在所谓的"文明人"中观察到血压随年龄增长而增高的现象[15]。这一现象，很快引起美国陆军环境医学研究所的关注[16]。

Silva Leon 观察了居住在玻利维亚波托西（4 040 m）和 Pailaviri（4 200 m）的 100 名高原世居者，结果 SBP 较低，而 DBP 是与 SBP 的变化相平行的[17]。

关于血压与运动的关系，Vogel 等观察到海拔 4 350 m 的印第安世居者在做增量运动时，其 MBP 持续增高程度高于居住在海平面的印第安人。而移居高原获得习服的海平面人在高原做极量运动时，其血压增高的程度与他们在海平面运动时相当[18]。

关于血压与海拔高度的关系，Donoso 报道测量玻利维亚不同海拔高度包括拉巴斯（3 600 m）、波托西（4 000 m）、Oruro（3 706 m）、Cochabamba（2 570 m）、Chuquisaca（2 850 m）及 Tarija（1 957 m）人群的血压，均为世居印第安人，结果除拉巴斯世居者的舒张压偏低外，其他收缩压均无显著差别，说明高原适应的印第安人在一定海拔范围内，血压已处于稳态[19]。

三、高血压人群患病率

在莫罗科查的印第安土著人中，血压一般均偏低，高血压极少见，冠状动脉血栓形成及心肌梗死也很少发生[20]。Hurtado 在秘鲁拉奥罗亚的 Chulec 总医院一组 2 206 例住院患者中，发现仅有 2 例为原发性高血压病（0.1%）。住院患者的高血压多继发于慢性肾脏疾患，如慢性肾血管球性肾炎和肾盂肾炎。即使患原发性高血压，也较少发生视网膜病变、血管性病变、肾脏功能不全。罕见血压极高的患者。合并冠心病者少见[21]。

Zapata 及 Marticorena 在拉奥罗亚对 90 名中老年高原世居者进行血压调查，年龄 60～80 岁，包括男女两性，并与海平面利马（Lima，150 m）同样条件组对照。高原组的 SBP 明显低于海平面组，DBP 则无明显差异。无 1 人的 SBP >165 mmHg 或 DBP>95 mmHg。认为高原血压的特征与组织大量血管网的形成以及中老年少有动脉硬化发生有关[22]。

Ruiz 等在秘鲁安第斯的 Milpo（4 100 m）及 Colquijirca（4 260 m）对 1 752 名 15 岁以上的高原世居者进行普查，在 Milpo 调查 1 032 人（男性 816 人，女性 216 人），在 Colquijirca 调查 720 人。结果高血压患病率比平原人群要低得多，而且在男女两性中收缩压值偏高者也极少，收缩压与年龄相关性男性高于女性。诊断为高血压性心脏病的男、女各为 6‰ 及 5‰，明显低于海平面。认为在安第斯高原高血压及冠心病的低患病率与慢性低氧的作用有关[23,24]。

Murillo 等对在玻利维亚西部高原世居的艾马拉印第安人群进行血压调查，结果血压较海平面居民明显低，而且血压也不随年龄增长而增高，高血压人群患病率为 1.7%[25]。Diaz 等对安第斯高原村落的艾马拉印第安人进行调查，高血压患病率为 4.2%。他们认为这种情况在其他高山和山岭地区也是基本一样的。由于一些偏见使艾马拉印第安人的真正疾病谱及不利的方面未被真实地反映出来[26]。

Saldana 以为，在南美值得注意的是，有些高原人的高血压系由化学感受器瘤所引起的，可能是儿茶酚胺分泌所致[27]。

Hoobler 调查了 598 名危地马拉高原印第安土著人，平均年龄 45 岁，显示血压偏低，为 113.4/72.6 mmHg，从 20～60 岁血压只有很小的上升倾向。影响血压的相关因素中，观察到一组接受过西方教育、从事工业和商务、经济收入高的印第安人，其血压比从事原始农业劳动且经济收入低的同血统的印第安人高；另外观察到腹部肥胖和上臂周径大者血压较高，因此认为饮食营养和文化背景是影响血压的因素[28]。

以上多为 20 世纪 50—80 年代的研究，当今高血压在南美印第安世居者中的流行病学及临床资料均较少。不过在玻利维亚已经注意到，受到现代化的影响，居住在城市的人群由于生活习惯的改变，心血管病的发病率正在增高[29]。

第 2 节　北美及东非高原人群血压

一、北美洲

Appleton 在美国调查了 2 782 名科罗拉多的高原学校的学生，分布在 1 220 m、1 980 m、2 350 m 三个高度，结果是血压有随海拔升高而降低的倾向，平均收缩压在 2 350 m 为 119 mmHg，在 1 220 m 为 124 mmHg，而舒张压在不同高度仅有微小差别[30]。

二、东非埃塞俄比亚

Harrison 等在埃塞俄比亚对居住在不同海拔的三种民族：Adi Arkai（1 500 m）、Debarek（3 000 m）及 Geech（3 500 m）的人群进行血压测量，结果 3 个海拔高度间收缩压无明显差异，不过高原男性的血压较女性稍高（表 66.3）。没有发现任何高血压患者[31]。

表 66.3　埃塞俄比亚不同高原人群的正常血压值比较

BP/ mmHg	Adi-Arkai			Debarech			Geech		
	n	$\bar{x}$	$S_{\bar{x}}$	n	$\bar{x}$	$S_{\bar{x}}$	n	$\bar{x}$	$S_{\bar{x}}$
当地男性									
SBP	71	119.0	1.20	76	123.2	1.52	22	121.0	2.62
DBP	71	76.3	1.32	76	76.5	1.29	22	79.9	2.15
当地女性									
SBP	35	115.0	2.41	34	119.2	2.28	—	—	—
DBP	35	75.9	1.70	34	74.4	1.85	—	—	—

Clegg 发现居住在高原的埃塞俄比亚人血压高于平原人，而这并不是高原因素所致，而是社会 – 经济条件所影响的。因为在埃塞俄比亚海拔较高地区的气候条件清凉而较好，而低海拔区气候炎热干燥，故经济条件好的有钱人居住在高海拔区，他们的血压尤其舒张压增高，而经济条件差的平原人反而血压较低[32]。此外在低海拔区传染病猖獗，这可能也是一个血压低的因素。在新几内亚的人群中传染病如疟疾发病率很高，导致人群的血压降低，尤其是收缩压[33]。

第 3 节　天山、帕米尔及高加索人群血压

吉尔吉斯斯坦国家心血管研究所的 Mirrakhimov 教授较早已观察到在天山和帕米尔高原海拔很高处居住世居者中，高血压及冠心病等十分少见[34]。

在苏联有关高原气候对心血管系统影响的研究首先由 M.3. Зфедиев（1928）开始，最初在依斯齐苏（Истису，2 200 m）进行，由 Д.К. Ахундов 领导，随后又在中度高原苏夏（Шуша，1 450 m）进行了血流动力学的研究。主要的观察结果如下[35]。

一、高原对血压的影响

1. 中度高原居民血压呈偏低趋向

对依斯齐苏的 100 名高原健康世居者进行调查，年龄 20 ~ 68 岁，男性 75 人，女性 25 人。97 人血压在正常偏低范围（109 ~ 90/79 ~ 50 mmHg），仅有 2 例血压增高，1 例女性血压过

低（95/60 mmHg）。在苏夏对 108 名年龄为 17 ~ 60 岁的高原健康世居者进行调查，血压为 109 ~ 90/79 ~ 60 mmHg。

2. 平原人到高原血压降低

一组 100 名健康者从平原来到苏夏，年龄 17 ~ 59 岁，在高原停留的第 2 d、第 5 d 及第 15 d 观察血压变化，结果发现血压降低，SBP 降低 10 ~ 40 mmHg，DBP 降低 5 ~ 20 mmHg。但脉压则很少波动，从而认为高原血压的降低并非心肌收缩功能的降低，而是与周围血管的张力变化有关。

3. 代偿期心血管病的血压变化

一组 96 人患有代偿期心血管病，其中 36 人（男性 12 人，女性 24 人）患各种原因的心肌营养不良症，到苏夏 5 d 后血压有降低倾向，36 人中 26 人的 SBP 降低，14 人 DBP 降低，4 人血压恢复正常，其余无变化；到第 15 d 25 人的 SBP 由降低转为正常，12 人 DBP 降低，3 人明显好转，余无变化；到第 24 d 4 人血压完全恢复正常，其他人血压降低并处于稳定状态。

4. 动脉硬化性心脏病（冠心病）血压变化

24 例冠心病患者，男性 20 人，女性 4 人，年龄 36 ~ 73 岁，多伴有血压升高，到达苏夏后血压逐渐降低，到第 5 d 即有 18 人 SBP 降低了 10 ~ 50 mmHg，3 人无变化，9 人 DBP 降低了 10 ~ 20 mmHg，11 人无变化，1 人血压转为正常；到第 15 d 时 13 人 SBP 降低，2 人无变化，6 人 DBP 降低；到第 24 d 时 SBP 继续降低的仅有 4 人，其余血压处于降低后的维持状态。

5. 高血压患者去高原的观察

10 例高血压患者（男性 6 人，女性 4 人），年龄 39 ~ 74 岁，SBP 达 220 mmHg，DBP 达 120 mmHg，到苏夏后逐步观察血压变化，在不到 1 年时间内，SBP 及 DBP 均有降低，SBP 降低更明显，2 人降低 20 mmHg，3 人降低 30 mmHg，1 人降低 50 mmHg，2 人降低 60 mmHg，有一女性患者甚至降低 70 mmHg，仅 1 人无变化。有 1 例回到平原一年后再来苏夏疗养，结果血压恢复正常。

6. 对低血压的影响

24 名低血压（BP 80/60 mmHg）者到苏夏后血压逐步转为正常。另有 5 例患二尖瓣代偿性病变者，血压过低，经在苏夏疗养后血压呈恢复正常趋势。

7. 运动对血压的影响

在依斯齐苏观察 62 人运动时血压的变化，高原世居者和长期在高原的工作人员动脉血压不受体力劳动的影响，而从平原来的人初到高原在运动时血压出现增高，但经数日后可恢复正常。

8. 劳动强度对血压的影响

Стоянов 等在海拔稍高的穆萨拉峰（2 925 m，是巴尔干半岛的最高点）对当地的世居者和平原来的人进行研究。在两组的 ECG 均可见 SI 加深及 R Ⅲ 增高，在左胸导联可见 S 波加深及 R/S 比值降低。VCG 有明显的电轴右倾，甚至可达到 Bailey's 六轴系统的 Ⅲ 6 分级。同时观察平原人到达 2 925 m 后的血压变化，将从平原来的人分为 2 组，A 组 10 人，从事生理性强度的劳动；B 组 50 人，从事紧张的劳动建设工作。先检测平原血压，到高原从第 1 w 开始检测血压，其后每隔 2 个月复查

1 次。血压系按常规法，在工作后 1 h 检测，每隔 3 min 测 1 次，共 3 次，取其均值。结果从平原到高原后血压均有升高，A 组到高原后血压有持续升高的倾向；而 B 组在高原居住不到 6 个月，SBP 在急剧升高后又呈中度降低，而 DBP 未有明显改变。对两组升高的 SBP 进行比较并未见有任何优势的表现，而 DBP 在两组均无明显变化 [36]（表 66.4）。

表 66.4　不同劳动强度者到高原后的血压变化

单位：mmHg

组别	高原前	高原第 1 w	高原第 2 个月	高原第 4 个月	高原第 6 个月
A 组	124/82	130/85	130/82	134/88	142/90
B 组	118/76	138/78	136/80	134/76	132/80

同时，格鲁吉亚大学心脏学院的 Т. Я. Мамаладзе 等在斯瓦涅金高原地区的乌斯古丽村（Ушгули，2 790 m）对当地居民进行调查，发现健康居民中低血压及心动过缓极为常见。在中亚细亚，Л.Б. Перельма 及 Л.Р.Серкин 在帕米尔高原对 216 名健康青年体检也发现血压有普遍偏低的表现。吉尔吉斯斯坦科学院及医科大学的探险队在天山发现，年龄 17 ～ 45 岁的健康人从海拔 780 m 到达较高高度 3 400 m 时，血压也有降低 [35]。

二、慢性间歇性低氧的作用

在苏联，较早时期（1938—1943 年）的不少学者们已经注意到动物或人事先暴露于低压舱减压缺氧，然后在下次再予低氧性缺氧时，心率减慢及动脉血压降低，说明通过这一低氧性的训练，自主神经系统参与机体适应 [37-41]。著名高原医学家 Nikalai Sirotinin（1948、1957）指出，在低氧条件下，自主神经系统在机体的适应中是一个原发性的关键因素 [42]。随后（1967）他又进一步指出，在交感神经和副交感神经间，既有拮抗作用又有协同作用 [43]。其后，Meerson 发现将鼠置于海拔 5 000 m 减压，4 h/d，一共 30 d，全身动脉张力降低，可以抑制一种遗传性高血压的发生 [44]。以后的实验进一步对正常人于慢性间歇性低氧训练（intermittent hypoxic traning，IHT）时自主神经的作用做了验证，应用无创伤法监测心率变化来判定交感神经和副交感神经的相对贡献率 [45]。在常氧下不论经过低氧训练还是未经训练，自主神经系统均无明显的变化，而 IHT 组在急性低氧暴露时本应出现的心率增速基本被消除，但受设的"假性"训练对照组则不能避免这种急性低氧性心动过速。从而说明经过 IHT 后再遇到低氧挑战时，与对照组相比 IHT 组有着更大的副交感神经优势。这项研究证明，IHT 就像通常的高原习服，首要的是激活了副交感神经的活性 [46,47]。这一理论也在鼠的系列实验中获得证实 [48,49]。这里我们可以清楚地看到，和前述的急性低氧引起交感神经活性增强相反，IHT 是引起副交感神经活性增强，换句话说，在慢性低氧作用下，副交感神经扮演着主角的作用，也是导致血压降低的机制之一。

三、利用高原气候防治高血压的前景

根据以上发现，鉴于高原低氧环境对高血压、动脉硬化及冠心病有其有益的一面，一些学者较早已发现可以利用高原气候治疗某些心血管疾病。Г. 贝格曼 早在 1936 年在其著作《机能病理学》中就写道："高原气候治疗高血压往往会收到卓效。我反对这样的论点，即认为原则上禁止高血压患者居留于海拔 800 m 以上地区。"实际上这种禁止的论点可能只针对那些血压在 200 mmHg 以上的极个别病例，而对于中度的高血压患者在较高海拔高度上居住数周恰好是有益的。Н. П. Афонский 持有相同观点，他在《内科学临床讲义》（1953）一书中指出："据我们的经验及研究，依斯齐苏疗养地对高血压、心肌疲劳症及动脉硬化均是适宜的。"[36]

苏联在高加索中度海拔地区依斯齐苏（2 200 m）及苏夏（1 450 m）建立高山疗养院，收治上述患者，并通过高山气候疗法来改善病情。Зфедиев 等观察到 21 例伴有高血压的冠心病患者在苏夏疗养后血压逐渐降低，症状获得改善[35]。他提出高血压到中度高原疗养的适应证是高血压一期、二期并无心血管功能失调的患者。遗憾的是，自从阿塞拜疆和格鲁吉亚在纳戈尔诺—卡拉巴赫地区的争议冲突以后，这些实验和临床观察已被中断。不过可以相信，利用高原气候和低氧应激防治高血压是一个值得开辟的途径。

第 4 节　喜马拉雅地区人群血压

Dasgupta 等的一项研究较有代表性，他们在印度北部喜马拉雅地区喜马偕尔邦的普赫村（Pooh，3 050 m）对当地人群的血压分布与年龄、性别的关系进行研究，并与印度北部的平原地区人群相对照。Pooh 村的人群包括 3 种成分：从印度来的吠陀教徒、从兴都库什来的喀什人及从西藏来的藏族人。多数是蒙古人种，信仰佛教及印度教，从事农业劳动，主食大麦（青稞）和全小麦，全年进行辛苦的劳作，很少有肥胖者，妇女主持家务。共调查全村 982 人（男性 412 人，女性 570 人），大部分为低收入的农民。其人群的血压分布见表 66.5[50]。

由表可见男性于 15 ~ 34 岁血压逐步增高，而 35 ~ 49 岁血压又呈下降趋势，在 55 岁后血压明显增高；女性相似，于 15 ~ 39 岁血压增高，随后至 49 岁呈降低趋势，其后 SBP 及 DBP 均升高。这一血压的增高和下降均呈线性，尽管生理性波动并不大，男性在 45 ~ 49 岁血压最低，随后稳态上升，女性在 45 ~ 49 岁血压最低，其后重新增高。在年轻时期男女血压值并无差异，到年龄较高时 SBP 及 DBP 均升高，女性尤甚。血压的频率分布呈斜性正态分布。男女两性皆在以 SBP 在 100 ~ 110 mmHg、DBP 在 60 ~ 70 mmHg 为中心的范围内。不过女性血压较男性稍高。高血压患病男性 5 人（1.2%），女性 14 人（2.4%），二者无显著差异，总患病率为 1.9%，3 名男性和 7 名女性高血压患病年龄均在 44 岁以下。Dasgupta 在喜马拉雅的 Spiti 村（4 000 m）进行血压调查，发现高血压人群患病率与此相近[51]。这一患病率和印度北部农业区人群高血压患病率的 1.5% ~ 3.5%

相近，因此认为传统的生活方式可能比高原因素更起作用[50,51]。不过这一生理血压值及分布与吴天一等在青藏高原对藏族的检测较接近（见第 67 章）。

表 66.5　Pooh 地区人群的血压、年龄及性别分布情况

单位：mmHg

年龄 / 岁	男性			女性		
	n	SBP（$\bar{x}\pm S$）	DBP（$\bar{x}\pm S$）	n	SBP（$\bar{x}\pm S$）	DBP（$\bar{x}\pm S$）
15 ～ 19	49	105.4±16.1	67.5±11.3	76	108.4±12.7	72.7±8.7
20 ～ 24	75	109.7±11.5	73.4±7.3	109	112.7±12.1	73.9±9.6
25 ～ 29	72	111.1±12.6	74.0±10.4	91	109.6±13.0	72.8±8.8
30 ～ 34	37	117.5±16.3	78.4±11.9	76	107.2±10.3	74.2±9.4
35 ～ 39	59	112.1±12.7	75.4±8.2	59	112.6±14.4	74.2±10.1
40 ～ 44	30	107.0±11.2	72.6±10.5	55	108.2±13.4	72.2±10.3
45 ～ 49	18	104.6±9.3	71.9±7.8	28	107.9±13.2	72.0±8.7
50 ～ 54	26	108.1±11.1	73.8±7.8	30	117.0±14.4	76.1±19.6
55 ～ 59	11	113.6±11.2	79.2±8.0	10	130.0±29.8	85.1±14.3
60 ～ 64	18	110.8±13.1	77.6±9.6	25	121.2±23.5	78.2±12.6
65 ～ 69	5	126.0±19.5	78.8±8.8	4	122.5±5.0	80.0±8.2
70 ～ 74	12	119.2±28.4	79.0±15.4	7	120.0±10.0	80.6±1.5

Puri 等在喜马拉雅地区印度喜马偕尔邦（3 000 ～ 4 410 m）对 3 103 名高原健康世居者进行血压测量，高血压的人群患病率为 2.4%[52]，低于平原的哈里亚纳邦农业区，其患病率为 3.6%[53]。Sehgal 观察到居住在喜马拉雅地区海拔 2 080 m 的藏族人，在 40 岁以前，血压处于较低水平，而 45 岁后与居住在海拔 3 750 m 的秘鲁印第安人不同，其血压有升高趋势[54]。

Jackson 等报道，在不丹北部居住在与西藏拉萨海拔相当（约 3 700 m）的 70 名藏族血统人中，血压 >165/90 mmHg 者只有 4%[55]。

Lang 等报道在尼泊尔的上孔布地区的临床观察，这里的夏尔巴人很少患心血管病，也没有高血压及动脉硬化症[56]。然而值得注意的是，目前已有报道称高原世居者如与藏族同一血缘的夏尔巴人，从喜马拉雅高山移居到海平面后，受到现代化生活方式影响，并很少有体力活动，结果出现了高血压、肥胖及心血管病[57]。

色林·诺尔布（Tsering Norboo）在海拔 2 600 ～ 4 990 m 地区做了人群高血压流行病学调查，总患病率很高，为 37%，移居该地区的印度人患病率更高，达 48.3%，城市患病率（41.1%）高于

农村（33.5%），而高山牧民的患病率（27.7%）相对较低[58]。这一高患病率一方面与他报道的该地区进食高盐有关，另一方面也与当前高血压的发展势态一致。

Wood 等在印度拉达克观察了拉达克人和藏族的血压特征，居住在不同海拔，3 300 m、4 200 m 及 4 500 m，共 574 人，年龄 17 ~ 82 岁，男女两性。拉达克人男性 SBP 高于女性（91 mmHg vs. 81 mmHg），而 SBP 无差别；而藏族男女间血压无差别。只有在海拔 4 500 m 时，与 3 300 m 相比，印度和藏族男性的血压才明显增高，但女性则无差别，而且印度男性的 MAP 明显高于藏族男性（$P<0.01$）。印度高血压发病率在世界上也是很高的，而卒中是死亡的首位原因，机制尚不清楚，尽管近年来已将当地居民的平均进食钠盐量降低为每日 183.6 mmol[59]。

关于我国藏族的血压及高血压人群患病率将在青藏高原人群的高血压一章中详加讨论。

第 5 节　高原血压变化机制探讨

一、动物实验

对这方面的研究不多，但观察到慢性低氧可导致血压降低。Inge 等将 2 只猴生活在一个封闭舱内，将导管插入其肺动脉、左房及主动脉内，在海平面每日观察共 1 个月，然后用直升机运至海拔 3 780 m 处饲养 1 个月，再返回海平面进行研究。在抵达高原后肺动脉压迅速升高，随后虽有下降但仍高于原海平面水平。主动脉压在抵高原后也很快增高，但 3 w 后降至比海平面还低的水平。返回海平面后，肺动脉压和主动脉压均恢复到其原有水平[60]。

Fregley 及 Otis 在鼠的研究中观察了慢性低氧对实验性肾性高血压的作用。血压检测系用 Friedman 及 Freed 的微型血压检测仪。一共实验 36 只雄性白鼠，未加麻醉，在第 2 w 末的调控期，双侧肾脏被含乳状液囊的包膜所包裹。18 只鼠先暴露在 17% O_2 的舱体内，然后每天将氧减少 1%，一直到减少为 13% O_2，温度为 26℃，每日从早上 8 时至下午 6 时缺氧。另 18 只鼠为对照，结果自肾脏被包裹后，对照组的平均收缩压在第 7 w 上升到稳态；低氧实验组与对照组一样在第 6 w 血压上升到稳态。随后，到实验结束时低氧组的平均 SBP 降至 144 mmHg，而对照组的平均 SBP 为 178 mmHg，而两组动物在肾脏包裹前平均动脉压均为 133 mmHg。在低氧实验组只有轻度的体重降低。这一实验发现鼠持续生活在 13% O_2 的环境中可以防止高血压的发生，这是某种生理性反应的作用，在低氧实验组中观察到鼠的甲状腺活性降低，但推测还涉及其他机制，如酸 - 碱平衡及降低醛固酮的分泌等[61]。

二、高原世居者的血压调控机制

关于慢性低氧对血压作用的机制尚未完全阐明。但是，已知高原世居者和海平面居民对急性低氧的反应是不同的。高原人对急性低氧表现为不增加心输出量、降低全身性血压而且可出现直立性低血压；而海平面居民对急性低氧表现为增加心输出量、全身血压无明显改变，而且直立性低血压少见[62,63]。

1. 钠代谢

Hultgrenn 推论高原人体内钠盐含量比平原人低，这可能是由于高原人体内组织二氧化碳和重碳酸盐缓冲系降低，因此引起全身小动脉壁内钠盐含量降低[62,63]。Tobian 观察到这是作用于全身血管阻力的重要因素。皆知噻嗪类利尿剂治疗高血压主要是通过降低体内钠并同时引起小动脉壁的钠含量降低[64]。动物实验观察到在低氧条件下，钠离子、钾离子的含量及 ATP 酶的活性降低[65]。已观察到高原世居居民的血清钠含量较低，同时也观察到居住在高原的人其血清钠含量也是低的[66]。

2. 肺动脉高压引起的反射性机制

已知慢性低氧可引起人体和多种种属动物的肺动脉压增高[63]。Coleridge 及 Kidd 观察到牛的肺动脉增压可引起反射性的全身血压降低[67]。他们的实验方案是使肺血管增压而不伴有肺血流增加，上述反射可通过切断迷走神经而加以阻断。这一机制似可解释为什么急性低氧时高原居民的肺动脉增压反应及全身血压的降低均较平原人明显[68]。

3. 毛细血管增生

对安第斯高原世居者的解剖发现，高原世居者在组织水平上存在大量毛细血管增生和侧支开放[69]，以利于向组织细胞供氧，从而降低了周围血管阻力，导致血压降低[70]。

除了血压偏低外，还观察到这些高原世居者的血清胆固醇水平也较低。Buch 等在秘鲁的 4 个高原村社对印第安世居者检测血清胆固醇，均值为 3.15 mmol/L，即使老年人也只有 4.09 mmol/L[71]。Watt 等在城市对秘鲁克丘亚青年士兵检测血清胆固醇，均值为 3.88 mmol/L[72]。青藏高原藏族的脂肪代谢与之类似（见第 69 章），说明血压尚与代谢有关。

为什么高原世居者的收缩压降低较舒张压明显？一般认为收缩压降低与周边小动脉平滑肌松弛有关，而在高原由于红细胞增多而使血液黏滞度增高，周围血管阻力增加，因此冲淡了小血管平滑肌扩张的作用。另一个证据是，高原妇女在更年期以前，血液经月经流失起了调控作用，使红细胞相对较低，因而血压也较男性低。然而对于蒙赫病患者，红细胞显著增多使舒张压明显增高[73]。

4. 高原遗传适应

在青藏高原还观察到，高原世居藏族和移居汉族在对低氧习服—适应上是存在明显差别的，这也反应在对体循环和血压的调控上。藏族的血压处于一个稳态水平，海拔高低、气象变化及体力运动均不会使血压有很大波动；而汉族在高原的血压处于不稳定状态，血压值的分布高度分散，在同一地区不同个体的差异较大，而且往往显示出两极分化，高的高，低的低，临床上一部分人发生高血压（包括所谓的高原性高血压），另有一部分则表现为明显的低血压[74,75]，说明尚处于低氧习服，缺乏对血压的稳态调节。高原世居人群的血压特征是他们获得遗传进化适应的表征。

参 考 文 献

[1]　MONGE MC, ENCINAS E, CERVELLI M, et al. Fisiologia andina: circulacion. 2a. Memoria. 2. El rendimiento cardio-vascular al esfuerzo en el hombre de los Andes[J]. An Fac Ciencias Med. (Lima), 1935, 17 (1): 29-42.

[2]　ROTTA A. Physiologic condition of the heart in the natives of high altitude[J]. Am Heart J, 1947, 33 (5): 669-676.

[3]　WHO. The work of the WHO in 1970 annual report of the director-general[R]. Geneva: WHO, 1971: 48-51.

[4]　WHO. Arterial hypertension. Diagnostic criteria, Tech. Rep. Series 628[R]. Geneva: WHO, 1978: 1-16.

[5]　WHO. Arterial hypertension: report of WHO expert committee. Epidemiology of hypertension. Tech. Rep. Series No.628[R]. Geneva: WHO, 1978: 16-17.

[6]　RUIZ L, PENALOZA D. Systemic blood pressure in high altitude residents. Progress Report[R]. Lima: WHO, 1967—1968.

[7]　RUIZ L, SIME F, PENALOZA D. Altitude and cardiovascular disease. Progress Report[R]. Lima: WHO, 1968—1970: 1-48.

[8]　RUIZ L, PENALOZA D. Altitude and hypertension[J]. Mayo Clin Proc, 1977, 52: 442-445.

[9]　ROTTA A, MORALES SG, BATTILANA G. Valores de colesterol sanguineoy de presion arterial en sujetos sanos, de nivel del mar y de la altura. Reporte preliminar[J]. Rev Peru Cardiol, 1965, 12 (1): 9-15.

[10]　MARTICORENA E, SEVERINO J, CHAVEZ A. Presion arterial sistemica en el nativo de altura[J]. Arch Inst Biol Andina, 1967, 2: 18-26.

[11]　COMSTOCK G. An epidemiologic study of blood pressure level in a biracial community in the Southern United states[J]. AM J Hyg, 1957, 65: 271-276.

[12]　MASTER A, DUBLIN L, MARKS H. The natural blood pressure ranged and its clinical implications[J]. JAMA, 1950, 17: 34-38.

[13]　TOSELLI S, TARAZONA-SANTOS E, PETTENER D. Body size, composition and blood pressure of high-altitude Quechua from the Peruvian Central Andes (Huancavelica, 3 680 m) [J]. Am J Hum Biol, 2001, 13: 539-547.

[14]　BAKER PT. Human adaptation to high altitude[J]. Science, Washington, 1969, 163: 1149-1156.

[15]　BAKER PT. The biology of high-altitude peoples[M]. London: Cambridge University Press, 1978: 334-337.

[16] BAKER PT. Human adaptation to high altitude. A biological case study of a Quechua population native to High Andean Region with special reference to hypoxia and cold[M]//High Altitude adaptation in a Peruvian community. University Park, PA: Pennsylvania State University, 1968: 1-32.

[17] SILVA LEON R. Presion arterial, presion venosay velocidad circulatoria en al habitante de altura[J]. Arch Boliv Med, 1967, 18: 71-83.

[18] VOGEL JA, HARTLEY LH, CRUZ JC. Cardiac output during exercise in altitude natives at sea level and at high altitude[J]. J Appl Physiol, 1974, 36: 173-176.

[19] DONOSO TE. Presion sanguine-arterial en la ciudad de La Paz[J]. Arch Gabinete Med. (La Paz), 1947, 2 (2): 1-16.

[20] HURTADO A. Pathological aspects of life at high altitudes[J]. Military Med, 1955, 117: 272-284.

[21] HURTADO A. Some clinical aspects of life at high altitudes[J]. Ann Int Med, 1960, 53: 247-252.

[22] ZAPATA B, MARTICORENA E. Presion arterial sistemica en el individuo senil lation Studies[J]. Arch Inst Biol Andina Lima, 1968, 2 (5): 335-346.

[23] RUIZ-CARRILLO LY. Epidemiologia de la hypertension arterial y de la cardiopatia isquemica en las grandes alturas, Prevalencia y factores relavates asu historia natural[D]. Lima: [s.n.], 1973.

[24] RUIZ L, FIGUEROA M, HORNA C, et al. Prevalencia de la hipertension arterialy cardiopatia isquemica en la grandes alturss[J]. Arch Inst Cardiol Mex, 1969, 39: 474-489.

[25] MORILLO F, BARTON SA, PALOMINO H, et al. The Aymara of Western Bolivia: Health and disease[J]. Bulletin PAHO, 1980, 14: 52-64.

[26] DIAZ B, GALLEGAS D, MURILLO E. The multinational Andean genetic and health programme. II. Disease and disability among the Ayamara[J]. Bull Pan Am Health Organ, 1978, 12: 219-235.

[27] SALDANA MJ, SALEM LE, TRAVEZAN R. High altitude hypoxia and chemodectomas[J]. Hum Pathol, 1973, 4: 251-255.

[28] HOOBLER SW, AEBOR A, MICHIGAN TC, et al. Influence on nutrition and "Acclimatization" on the blood pressure levels and changes with age in the highlander Guatemalan Indian[J]. Circultion, 1965, 32 (2): 116-119.

[29] VARGAS E, SPIELVOGEL H. Chronic mountain sickness, optimal hemoglobin, and heart disease[J]. High Alt Med Biol, 2006, 7: 138-149.

[30] APPLETON E. Possible influence of altitude on blood pressure (Abst.)[J]. Circulation, 1967, 36 (2): 55.

[31] HARRISON GA, KUCHEMANN CF, MOORE MAS, et al. The effects of altitudinal variation in Ethiopian populations[J]. Philosophical Transactions of the Royal Society of London, 1969, 256B: 147-182.

[32] CLEGG EJ, JEFFRIES DJ, HARRISON GA. Determinants of blood pressure at high and low altitudes in Ethiopia[J]. Proc Royal Sic London, 1976, 194: 63-66.

[33] MADDOCKS I, VINES AP. The influence of chronic infections on blood pressure in New Guinea males[J].

Lancet, 1966, 2: 262-263.

[34] MIRRAKHIMOV MM. Heart disease and high altitude. (in Russian) [M]. Frunze: Kirghistan Publising House, 1971.

[35] ЗФЕДИЕВ МЗ, БОДАЛОВА СМ, И АХУНДОВ ДК. Влияние горных условий на артериальное давление[J]. Клин Мед, 1959, 7: 59-64.

[36] СТОЯНОВ ПК. К вопросу об адалаций у лиц занимаюшихся физическим трудом на большой высте[J]. Клин Мед, 1960, 8: 124-127.

[37] GURVICH HE. Influence of high-altitude on the organism[M]//KROTKOV FG. Physiology and Hygiene of High-Altitude Flights. Moscow-Leningrad: State Publishing House of Biological and Medical Literature, 1938: 17-24.

[38] KROTKOV FG. Aviation hygiene[M]//Handbook in Military Hygiene.Moscow-Leningrad: Medgiz, 1939: 403-469.

[39] MIROLJUBOV VG. Heart-Circulatory System[M]//KROTKOV FG. Physiology and Hygiene of High-Altitude Flights. Moscow-Leningrad: State Publishing House of Biological and Medical Literature, 1939: 70-79.

[40] ALPERIN DE, BERGER EN. Influence of decreased barometric pressure on vegetative nervous system of normal and sensibilized animals. (in Russian) [J]. Bull Exper Biol Med, 1943, 21 (7-8): 13-16.

[41] ROZENBLYUM DE. Adaptation to oxygen deficiency in short-term and repeated exposure to low barometric pressure (in Russian) [J]. Bul Exp Biol Med, 1943, 21 (7-8): 6-9.

[42] SIROTININ NN. Effect of acclimatization to high mountain climates on adaptation to decreased atmospheric pressure in decompression chambers (in Russian) [J]. Arkh Pat Anat Pat Physiol, 1940, 6 (1-2): 35-42.

[43] SIROTININ NN. Comparative physiology of acclimatization to high mountains. (in Russian) [M]//Oxygen Deficiency. Kiev: Naukova Dumka, 1963: 3-13.

[44] MEERSON FZ. Mechanism of phenotypic adaptation and the principles of its use for prevention of cardiovascular disorders. (in Russian) [J]. Kardiologiia, 1978, 18 (10): 18-29.

[45] BERNARDI L, PSSINO C, SEREBROVSKAYA Z, et al. Respiratory and cardiovascular adaptation to progressive hypoxia. Effect of interval hypoxic training[J]. Eur Heart J, 2001, 22: 879-886.

[46] REEVES JT. Sympathetics and hypoxia: a brief review[M]//SUTTON JR, HOUSTON CS, COATES G. Hypoxia and Molecular Medicine. Burlington, VT: QueenCity, 1993: 1-6.

[47] HUGHSON RL, YAMAMOTO Y, MCCULLOUGH RE, et al. Sympathetic and parasympathetic indicators of heart rate control study by spectral analysis[J]. J Appl Physiol, 1994, 77: 2537-2542.

[48] DOLIBA MM, KURGALYUK NM, MUZIKA FV. Synergism of a-ketoglutarate and acetylcholine effects on energetic metabolism in mitochodrial (in Russian) [J]. Fiziol Zh, 1993, 39 (5-6): 65-70.

[49] KURGALYUK NM, SHOSTAKOWSKAYA IV. Effects of sodium a-ketoglutarate injection on the succinate dehydrogenase and transamination enzymes activity in rats with different hypoxia resistancel. (in

Russian）[J]. Fisiol Zh，1999，45（6）：51-58.

[50] DASGUPTA DJ，PRASHER BS，VAIDYYA NK，et al. Blood pressure in a community at high altitude （3 000 m）at Pooh（North India）[J]. J Epidemiol Community Health，1982，36：251-255.

[51] DASGUPTA DJ. Study of blood pressure of a high altitude community at Spiti（4 000 m）[J]. Indian Heart J，1986，38：134-137.

[52] PURI DS，PAL LS，GUPTA BP，et al. Distribution of blood pressure and hypertension in healthy subjects residing at high altitude in the Himalayas[J]. J Assoc Physic India，1986，34：451-477.

[53] GUPTA SP，SIWACH SB，MODA VK. Epidemiology of hypertension based on total community survey in the rural population on Haryana[J]. Indian Heart J，1978，30：315-320.

[54] SEHGAL AI，KRISHAN I，MALHOTRA R，et al. Observation on the blood pressure of Tibetans[J]. Circulation，1968，37：36-41.

[55] JACKSON FS，TURNER RWD，WARD MP. Report of I.B.P Expedition to north Bhutan[R]. London： Royal Society，1966.

[56] LANG SDR，LANG A. The Kunde hospital and the demographic survey of the upper Khumbu，Nepal[J]. New Zealand Med J，1971，74：1-8.

[57] SMITH C. Blood pressures of Sherpa men in modernizing Nepal[J]. Am HumBiol，1999，11：469-479.

[58] NORBOO T，STOBDAN T，NORBOO A，et al. Prevalence of hypertension at high altitude: cross-sectional survey in Ladakh, Northern India 2007—2011[J]. BMJ Open，2015，5（4）：e007026.

[59] WOOD S，NORBOO T，LILLY M，et al. Cardiopulmonary function in high altitude residents of Ladakh[J]. High Alt Med Biol，2003，4（4）：445-454.

[60] INGE H，PACE N，JANES H. Effect of high altitude on pulmonary and systemic blood ptessure in unanesthetized monkeys[M]. Master Thesis Berkeley： University of California Press，1968.

[61] FREGLEY M，OTIS A. Effect of chronic exposure to hypoxia on the blood pressure and thyroid function of hypertensive rats[M]//WEIHE WH. The Physiological Effects of High Altitude. New York： Macmillan CO，1964：141-152.

[62] HULTGREN HN，JANIS B，MARTICORENA E，et al. Diminished cardiovascular response to acute hypoxia at high altitude（Abst）[J]. Circulation，1967，36（2）：146.

[63] HULTGREN HN，GROVER RF. Circulatory adaptation to high altitude[J]. Ann RevMed，1968，19： 119-152.

[64] TOBIAN L. Interrelationship of electrolytes, juxtaglomerular cells and hypertension[J]. Physiol Rev， 1960，40：280-286.

[65] JONES RM，TERHAARD C，ZULLO J，et al. Mechanism of reduced water intake in rats at high altitude[J]. Am J Physiol，1981，240：187-191.

[66] HANNON J，SHIELDS J，HARRIS C. A comparative review of certain responses of men and women to high altitude[M]//HELFFERICH. The Physiology of Work in Cold and Altitude. Arctic Aeromedical Laboratory. Alaska： Ft. Wainwright，1966：208-209.

[67] COLERIDGE J，KDD C. Reflex effects of stimulating baroreceptors in the pulmonary artery[J]. J Physiol，1963，166：197-201.

[68] HULTGREN HN. Reduction of systemic arterial blood pressure at high altitude[J]. AdvCardiol（Basel），1970，5：49-55.

[69] RAMOS DA，KRUGER H，MURO M，et al. Patologia del hombre nativo de las grandes alturas. Investigacion de las causas de muerte en 300 autopsias[J]. Boletyn de la oficiana Sanitaria Panamericano，1967，62：450-496.

[70] HEATH D，WILLIAMS RD. Systemic circulation[M]//High-Altitude Medicine and Pathology. London：Oxford University Press，1995：222-233.

[71] BUCK AA，SASAKI TT，ANDERSON RI，et al. Health and disease in four Peruvian villages：contrasts in epidemiology[M]. Baltimore，Md：The Johns Hopkins University Press，1968.

[72] WATT EW，PICON-REATEGUI E，GAHAGAN HE，et al. Dietary intake and coronary risk in Peruvian Quechua Indians[J]. J Am Diet Assoc，1976，28：983-986.

[73] PENALOZA D，SIME F，RUIZ L. Discussion[M]//PORTER R，KNIGHT J. High Altitude Physiology. Ciba Foundation symposium. Edinburgy and London：Churchill Livingston，1971：41-52.

[74] 罗健安. 高山低血压[J]. 中华内科杂志，1965，13（11）：974-975.

[75] 林济中. 高山低血压症应用皮质激素类药物的疗效观察（摘要）[J]. 中华内科杂志，1964，12（8）：790.

第 67 章　青藏高原人群的高血压

前　　言

在 20 世纪 80 年代，中国的高血压平均人群患病率为 7.7%[1]。然而时隔 40 年，随着我国经济的快速发展，城市化和现代化生活模式的出现，饮食营养的提高，包括高血压在内的心血管病发病率呈现持续上升势态。据一项全国流行病学的统计，2013 年全国有心血管病患者 2.9 亿，其中第一位即高血压，患者多达 2.7 亿，平均患病率近 20%[2]。从世界范围来看，不仅在发达国家，高血压在发展中国家发病率也急剧增高。皆知高血压是心脑血管病和肾脏病的最主要危险因素，也往往是决定心脑血管病发生发展和最终转归的决定性病理生理因素，全球约 1/3 的死亡与之有关，因此这是全球所面临的一个对人类健康问题极为严峻的挑战 [3]。

早在 1978 年，世界卫生组织（WHO）鉴于高血压病在世界范围内发病率日益增高，严重危害人群健康，与国际心脏病学会联合倡议从 1978 年起将 4 月 7 日定为"世界高血压日"[4]。我国对此积极响应，号召全国的心血管病临床和预防的人员动员起来，大力宣传防治高血压的重要意义，提出"打倒高血压"的口号 [5,6]。这是我国高血压防治中具有里程碑意义的事件，这也带动了我国高原地区对高血压从流行病学 – 临床学 – 公共卫生学的全面关注和投入研究。本章将系统介绍在全世界不同高原地区人群中的血压变化及高血压患病率情况，重点在我国青藏高原高血压的流行病学及临床学特征，由此可以看出我们所面临的严峻挑战。

第 1 节　我国高血压诊断标准

在阐述我国高原地区人群高血压发病率、患病率及相关因素前，首先要介绍我国高血压的诊断标准，在不同时期、不同地区和不同人群中只有应用统一的血压检测法的严格规范和高血压诊断判定的标准，在所有资料之间方有可比性，才能科学地分析形成差异的种种因素，从而为高血压的防治探明方向。我国高血压的诊断标准经历了 3 个时期的修正，从 1978 年以后，是与 WHO 的国际标准基本一致的。

一、诊断标准的变迁

高血压（动脉）是指收缩压（systolic blood pressure，SBP）及（或）舒张期动脉（血）压（diastolic blood pressure，DBP）的增高。在人群中无论收缩压还是舒张压，其增长都呈一平滑曲线或直线。正常血压与不正常血压并没有一个明确的界限，指定某一个血压水平作为高血压的诊断标准只能是人为的。医学－生理界对要不要定一个血压的正常界限也存在着分歧，但是防治工作需要有统一的普查标准，临床上也需要有具体的血压数值标准来判定病情及疗效，以便对各组患者和各个人群进行比较并评估预后及健康状态，否则临床学家及流行病学家将无所适从，因此有必要划定一个统一的高血压诊断标准及分类。

判定高血压的人群患病率，我国不同时期的血压标准有所不同。1974 年全国冠心病、高血压病普查预防座谈会议在北京召开，确定了高血压第一个全国统一标准：SBP 是根据年龄而规定的，即 39 岁以下 >140 mmHg，40 岁以上按年龄每增长 10 岁 SBP 亦增长 10 mmHg 为高血压诊断标准[7]。1978 年世界卫生组织（WHO）鉴于高血压病在世界范围发病率日益增高，严重危害人群健康，与国际心脏病学会联合倡议从 1978 年起将 4 月 7 日定为"世界高血压日"，同时提出了修订的[8]高血压诊断的国际标准[9,10]，世界上许多国家均按此执行。1979 年 4 月我国在郑州召开了全国心血管病流行病学及人群防治的汇报讨论会，经过充分讨论，一致同意将我国的高血压诊断标准与 WHO 标准统一，这不仅是因为这一标准的科学性，而且也为了与国际高血压资料取得可比性。标准如下[10,11]：

（1）正常成人血压：SBP 140 mmHg 或以下，DBP（采用听诊第 5 期，即声音消失时）90 mmHg 或以下。

（2）高血压（成人）：SBP ≥ 160 mmHg，DBP ≥ 95 mmHg（二者有一项核实即可确诊为高血压）。

（3）临界高血压：国际上称"borderline hypertension"。血压值在正常血压与高血压之间，即凡是 90 mmHg<DBP<95 mmHg 或 140 mmHg<SBP<160 mmHg 者可确定之（国内曾译为边缘性高血压，后统一称临界高血压）。

关于临界高血压，学术界有不同看法，国外有些学者认为临界高血压表示血压有时高于 140/90 mmHg，而有时又低于此值[10]。国内如上海高血压研究所等认为，经过一段时间随访观察，DBP 波动在 92 ~ 98 mmHg 内，可间歇达到正常，而又未发现明显心、脑、肾等器官器质性损害，可视作临界高血压[12]。由于人群血压的分布是连续的，血压的生理性波动相当大，因此临界高血压和高血压间仅存在量的差别，而无质的不同[13]。这一临界高血压在 1979 年全国高血压普查时统一实施，在这一时段的高血压患病率中分出确诊高血压及临界高血压。而为了实施对高血压的早期有效防治，1988 年我国和国际统一，将所谓的"临界高血压"确定为"确诊高血压"，故 1988 年前高血压的人群患病率为"确诊高血压"+"临界高血压"，这一值可与 1988 年以后的高血压人群患病率相比较。

二、血压的测量规范

1. 气袖带宽度

一般气袖带应比被测试者上肢的直径宽 20%。测成人血压时，应用 12 ~ 14 cm 宽的气袖带。气袖带过窄，测出的血压比实际高；气袖带过宽，测出的血压比实际低。故宽度应有一定规格，WHO 规定标准气袖带宽为 12.5 cm，但对于儿童及肥胖的人，气袖带宽度应有所不同[10]。我国一般成人应用的袖带宽度标准为 12.7 cm。

2. 听诊测压方法

WHO 及我国皆规定用 Korotkoff 氏听诊法，第 1 期放气后首次听到的脉搏声为收缩压，成人一般以第 5 期（脉搏声消失）为舒张压。测量时按以下程序操作[9-11]：

（1）测量血压前应有 15min 的休息，避免精神和体力因素的影响。

（2）一般测量坐位右臂血压，血压计的位置应与心脏水平位同高，袖口向上平卷或脱出衣袖，袖带在肘关节上 3 cm，听诊器置于袖口中心压在肱动脉上。

（3）将袖带迅速充气打到触摸脉搏消失以上 10 mmHg 高度。

（4）开始缓慢放气，速度每秒钟不超过 3 mmHg，随着听诊，逐步将气放完。

（5）在听诊初步获取 SBP 值后，要再核实，每次将水银柱打到该数值上约 20 mmHg，然后再缓慢放气，每次测量应反复几次直至血压值相对稳定。判定 SBP 及 DBP 的误差不超过 2 mmHg。

其中舒张压的判定根据 1974 年全国标准：舒张压取变音（第 4 期）为准，若变音不易判别时取消失音（第 5 期）为准。1979 年的全国标准则规定舒张压以声音消失为准（如个别人声音持续不消失，可采用变音值，并加以注明）。舒张压到底以变音还是消失音为准，一直有着不同看法。有人做过这方面研究，与动脉内直接测压法的舒张压相比，以第 4 期为舒张压，较之高 7 ~ 10 mmHg，以第 5 期为舒张压，较之低 5 mmHg[14]。鉴于第 5 期比第 4 期易于掌握，很少混淆，故在测压时以第 5 期为舒张压可减少误差。WHO 规定除孕妇以第 4 期为舒张压外，成人皆以第 5 期为舒张压[10]。血压听诊及判定是比较复杂且难度较大的，不论临床还是流行病学研究检测血压的医护人员均要经过严格培训。血压计要放置平稳，保持清洁，必须定期检查核对及校准。

3. 必须复查

对初诊或普查中发现的血压升高者，要确定是否为高血压，WHO 规定至少要经过分开的 2 次（期）检查（以 24 h 为 1 期），而每次检查测压不少于 3 次[10]。我国规定血压升高者，需非同日检查核实或 3 次检查中有 2 次升高，方能确定。非同日检查确有困难时，亦可同日内间隔 1 h 以上复查核实[11]。

4. 询问用药史

对过去有高血压史（诊断应符合以上标准）、长期（3 个月以上）未经治疗、此次检查血压正常者，可不列为高血压。对高血压一向服药治疗在此次检查血压正常者，普查时仍应列为高血压。有疑问者可停药 1 个月后再做复查，以便诊断[11]。

5. 高原地区高血压诊断的一些问题

有关高原地区正常人的生理血压值，虽然国内外有过大量调查，WHO 也支持过此项研究，但结论普遍不一致，主要受到诊断标准、调查对象、生活在高原的时间、海拔高度、劳动性质、生活习惯，特别是高原习服—适应水平等因素的影响。由此也造成很多资料间缺乏可比性。尽管有的学者提出高原地区应另立血压值来判定高血压，但这是一个复杂的生理和病理生理问题，加之目前尚缺乏可靠的依据，因此在高原地区正常血压及高血压诊断标准还是应执行全国统一标准。

回顾一下近年来国内外在高原地区实施的高血压流行病学研究，有许多并未按照 WHO 或我国的上述规定，虽然看来样本较大，但调查过程粗糙，常把一次的血压值作为定论，因此所获得的患病率或发病率的精确性实属不足，这是应该加以纠正的问题。

在高原地区进行高血压流行病学调查时，我们建议对从平原移居高原不足 1 年者，不将其作为普查对象，但可另作观察，因移居高原 1 年内属于高原习服建立期，生理调节尚不稳定，血压波动较大，血压偏高者较多，但以后随着习服建立稳定，血压多能降至正常。在不足 1 年内将其纳入，则此时测算的患病率必然偏高，不能反映实际，待移居 1 年后血压基本稳定，可作为普查对象[14]。

第 2 节　青藏高原高血压——20 世纪 70 年代

在不同的历史时期，在青藏高原所进行的高血压流行病学调查，由于调查地区、对象、方法，特别是高血压诊断标准的不同，所获得的患病率有一定差异，但在青藏高原高血压的发生发展上，依然有重要参考价值。大致可分为 3 个流行病学调查时期。第一时期为 20 世纪 70 年代，这时主要为不同单位学者们的研究；第二时期为 20 世纪 80 年代以后，应用全国高血压流行病学统一的要求，按照 WHO 的诊断标准，在青藏高原广大地区进行大规模的普查，获得了最具有科学意义的资料；第三时期是 21 世纪以来的调查，反映了近年来高血压所发生的变化。

一、高血压患病率

20 世纪 70 年代的调查应用我国 1974 年高血压诊断标准，主要在西藏进行，获得的患病率因海拔、地区及对象不同而有较大差别（表 67.1）。

从这一时期所进行的高血压流行病学调查来看，由于地区、海拔、对象的差别很大，在方法学上不够规范和统一，因此所获患病率差异较大，例如同在四川甘孜州对藏族农牧民调查，重庆医学院和四川省协作组的结果差别很大，故很难得出一个统一的结论，但可看出一个迹象，即随着海拔增高，藏族的高血压患病率反而趋低，而汉族移居者的患病率则明显增高。这些可作为历史资料加以参考。

表 67.1 青藏高原高血压人群患病率的调查（20 世纪 70 年代）

报道者	年代	地区	海拔 /m	对象	人数	患病率 /%
重庆医学院等[15]	1972	甘孜	2 780 ~ 4 800	藏族	4 057	藏男：16.13 藏女：22.25
				汉族	4 324	汉男：5.2 汉女：8.3
四川省协作组[16]	1977	甘孜	3 000	藏族	2 144	农牧民 男：5.70 女：4.51
		阿坝	3 800	藏族	4 062	农牧民 男：2.90 女：2.61
西藏军区普查组	1973—1976	拉萨	3 658	汉族	504	汉干：25 汉战：23.5
		日喀则	3 850	汉族	1 072	干战：22.8
				藏族	57	干战：12.3
		林芝	3 100	汉族	400	干战：4.5
		边防站	5 000	汉族	46	干战：8.7
		钻井队	4 740	汉族	170	工人：3.5
				藏族	95	工人：2.7
西藏医科所[17-21]	1977	拉萨	3 658	汉族	828	职工 男：19.26 女：12.37
				藏族	248	职工 男：21.93 女：18.18
		江孜	4 040	汉族	99	男：29.90 女：20.69
				藏族	181	职工 男：11.66 女：22.67
					421	农民 男：20.59 女：21.71
		那曲	4 500 ~ 4 700	汉族	180	职工 男：27.60 女：20.55
				藏族	305	职工 男：17.29 女：10.19
					264	牧民 男：15.14 女：7.69
那曲人民医院等[22]	1977	那曲	4 520	藏族	1 631	职牧 男：7.78 女：5.93
		班戈	4 700	汉族	682	职工 男：10.34 女：10.10
吴天一等[23]	1979	青海	3 800 ~ 4 520	汉族	810	职工：7.04
				藏族	952	牧民：4.31

二、高原人群中的低血压倾向

在调查中，注意到高原人群中有一部分人的血压偏低。西藏那曲市人民医院和辽宁省赴藏医疗队在西藏那曲镇（4 520 m）、班戈县（4 700 m）及索县（4 000 m）三地区对部分世居藏族（以牧民为主）1 631 人（男性 990 人，女性 641 人）和移居汉族（以职工为主）682 人（男性 474 人，女性 208 人）进行了血压调查，除发现高血压外，还注意到了人群中有低血压倾向，SBP=90 mmHg 的发生率很高（表 67.2）。由表可见，按此标准则低血压的发生率藏男为 12.9%，藏女为 16.1%，汉男为 13.8%，汉女为 15.9%。这一发生率较西藏医科所在西藏地区的调查中 SBP=90 mmHg 发生率为 2.74% ~ 8.28% 明显高，而且这一血压范围的人也都无症状，因此他们认为"高原低血压"不能以 SBP=90 mmHg 为标准。他们以 SBP ≤ 80 mmHg 为判定标准，如此则高原低血压的发生率为 5.29% ~ 9.67%（表 67.3）。有意思的是，最高为藏族女性组，最低为汉族女性组。藏族男性 5 个年龄组间的低血压发生率有显著差异（$P<0.01$），即年龄愈小，发生率愈高，年龄愈大，发生率愈低。藏族女性 5 个年龄组间的低血压发生率无显著差异（$P>0.05$）。汉族男性 5 个年龄组间的低血压发生率有显著差异（$P<0.01$），即年龄愈小，发生率愈高，年龄愈大，发生率愈低。汉族女性 4 个年龄组间的发生率无显著差异（$P>0.05$）。提出低血压发生率与年龄的关系，在青少年发育阶段，体循环压力调控在较低水平；低血压发生率与性别的关系，藏族男女组间有明显差异，即藏族女性高于男性（$P<0.05$），提示世居者的血压调控受性激素的影响，汉族男女组间则无明显差异（$P>0.05$）；低血压总的发生率在世居藏族和移居汉族间无明显差异[24]。该研究统计学的缺陷是，各组间的样本分布极不均匀，许多样本极小，故难以有统计学意义。尽管如此，如以高原适应藏族为样本，也可看出在高海拔地区人群中仍有一部分人的血压明显偏低。吴天一等在青海共和县塘 – 嘎尔玛地区（2 080 ~ 3 600 m）对从平原移居高原 2 ~ 5 年的健康汉族男性 5 968 人，年龄 18 ~ 46 岁，均为工人或农工，从事体力劳动，应用 Korotkoff 氏听诊法测量血压[25]，血压分布见表 67.4。

表 67.2　西藏那曲、班戈及索县 SBP=90 mmHg 发生率

单位：%

年龄组	15 ~ 19 岁		20 ~ 29 岁		30 ~ 39 岁		40 ~ 49 岁		50 ~ 59 岁		60 岁以上		合计	
	n	发生率	n	发生率	n	发生率	n	发生率	n	发生率	n	发生率	n	发生率
藏男	63	30.1	33	10.4	22	9.7	8	5.7	2	2.5	0	0	128	12.9
藏女	39	23.2	36	17.6	18	13.0	8	8.5	2	6.8	0	0	103	16.1
汉男	5	18.5	29	13.9	20	14.3	10	11.4	1	10.0	0	0	65	13.8
汉女	6	28.6	10	10.8	13	18.6	4	19.1	0	0	0	0	33	15.9

表 67.3　西藏那曲、班戈及索县低血压发生率

单位：%

年龄组	15～19 岁		20～29 岁		30～39 岁		40～49 岁		50～59 岁		60 岁以上		合计	
	n	发生率	n	发生率	n	发生率	n	发生率	n	发生率	n	发生率	n	发生率
藏男	30	14.4	19	6.0	7	3.1	5	3.6	5	6.3	0	0	66	6.7
藏女	22	13.1	21	10.2	14	10.1	4	4.3	0	0	1	16.7	62	9.7
汉男	5	18.5	11	5.3	7	5.0	6	6.3	3	30.0	0	0	32	6.8
汉女	2	9.5	5	5.4	3	4.3	1	4.8	0	0	0	0	11	5.3

表 67.4　青海塘－嘎尔玛地区汉族男性工人的血压分布

SBP/mmHg	人数	发生率 /%	DBP/mmHg	人数	发生率 /%
140～158	129	2.1	90～118	458	7.7
120～139	2 180	36.5	70～89	2 547	42.7
100～119	3 103	54.5	50～69	2 565	42.9
80～99	504	8.4	30～49	358	6.0
70～79	52	0.9	0～29	40	0.7

由表 67.4 可见，高血压患病率为 7.7%，舒张压增高占较高比例。同时，这一人群有明显的低血压倾向，SBP 80～99 mmHg 者占 8.4%，DBP 30～49 mmHg 者占 6.0%，其中 SBP 低于 80 mmHg 者占 0.9%，DBP 低于 30 mmHg 者占 0.7%，这一部分人都有头晕、头昏、黑矇、晕倒等症状，认为符合"高原低血压"的表现[26]。

罗健安在西藏海拔 4 300 m 观察移居高原者 233 人，移居高原 6 个月以上，均为体力劳动者，1 个月以上连续 3 次测压，如 SBP 低于 80 mmHg，认为是高山低血压，结果有 59 人符合，发生率达 25.3%，除 3 例无明显症状外，均有类似神经衰弱样症状，头昏、无力、失眠、记忆减退、头痛、手足发麻、食欲减退、鼻衄、遗精、心悸等。他认为可能与低氧及紫外线增强导致体内组织胺增高有关，建议给氧及抗组织胺治疗[27]。林济中在海拔 4 500 m 观察了 5 例高山低血压，SBP 在 50～80 mmHg，DBP 在 40～70 mmHg，有类似头晕、无力、心悸、失眠等症状。他认为这是由高原低氧导致的肾上腺皮质应激水平不足引起的，建议用肾上腺皮质激素治疗，可使血压升高，症状好转或消失[28]。

我国 1982 年拟定的高原病诊断标准中有"高原高血压"及"高原低血压"二型，但根据以后对于血压的长期大量动态观察，鉴于进入高原后不论血压一时增高还是降低，均处于习服建立过程

的自主神经不稳定生理状态，血压变化波动很大，甚至初期血压高其后又转为血压过低，相当一部分人在高原习服较稳定的建立以后，血压转为正常，而高原世居者的血压偏低多为一种生理适应现象，故不宜列为高原病的独立类型，只作为一个征象对血压变化进行动态观察，因此在 1995 年的全国诊断标准中未将其列为高原病的一个独立病型[29]。

第 3 节　青藏高原高血压——20 世纪 80 年代

在青藏高原高血压的流行病学研究中，针对青海藏族的高血压研究比较具有代表性。青海高原医学科学研究所吴天一团队在吴英凯教授指导下，按照 1979 年全国高血压抽样普查方案及 1980 年民族、高原与心血管病流行病学研究协作方案的要求[30]，先后在青海省的海南、海北、黄南、果洛、玉树五个藏族自治州和海西蒙古族藏族自治州进行了高血压流行病学调查。这一地区属于青藏高原东北部，海拔 3 050 ～ 5 188 m，大气压为 538 ～ 405 mmHg，大气氧分压为 85 ～ 112 mmHg，年平均气温 2.8 ～ 6.3℃，年最低气温 –27.4 ～ –36.9℃，日温差 14.1 ～ 16.3℃，年平均 300 ～ 410 Pa，低氧、低温、低湿，为典型的高原大陆性气候。调查人群主要为藏族牧民，少数为半农半牧民，共 8 330 人，同时也普查了居住在同一地区的其他民族。由于高原牧区人口高度分散，故 6 个州共普查了 13 个县、22 个乡，每个乡至少抽查 1 个村，普查率均在 90% 以上，有很好的自然人群代表性[31-35]。

一、藏族正常血压值

根据病史、体检及心血管基本检查（ECG、X 线胸部检查、SaO_2 等）将人群中患有心肺疾患和高原疾病者剔除，男女两性按每个年龄组随机抽取 100 人（有些高龄组不足 100 人），然后分别检测其血压值，血压分布见表 67.5。由表可见，藏族正常人群血压的特点为：不论 SBP 还是 DBP 均较国内多数平原地区正常血压值低，SBP 低得更明显一些；血压随年龄增长而上升的趋势不如平原明显。

表 67.5　青海世居藏族正常血压分布

年龄组 /岁	男					女				
	正常人数	收缩压 /mmHg		舒张压 /mmHg		正常人数	收缩压 /mmHg		舒张压 /mmHg	
		均值	标准差	均值	标准差		均值	标准差	均值	标准差
15 ～ 19	100	108.68	14.96	68.62	7.03	100	109.93	10.19	67.12	6.54
20 ～ 24	100	111.68	12.63	70.08	9.39	100	111.59	11.14	70.64	7.23
25 ～ 29	100	111.83	13.98	70.61	7.64	100	110.22	10.02	69.91	7.70
30 ～ 34	100	113.74	13.40	72.14	5.97	100	111.89	8.28	70.19	6.64
35 ～ 39	100	112.06	7.10	72.65	8.78	100	111.43	8.22	71.75	5.97

续表

年龄组/岁	男					女				
	正常人数	收缩压/mmHg		舒张压/mmHg		正常人数	收缩压/mmHg		舒张压/mmHg	
		均值	标准差	均值	标准差		均值	标准差	均值	标准差
40～44	100	114.64	11.64	74.04	7.72	100	113.32	9.25	72.12	5.63
45～49	100	113.69	13.73	73.71	7.67	100	113.33	9.72	73.72	7.16
50～54	100	115.42	10.81	74.75	7.74	100	115.71	11.12	74.20	7.70
55～59	100	116.96	11.31	75.32	6.16	100	116.66	9.12	76.18	7.13
60～64	100	119.09	12.46	75.34	7.77	100	118.12	11.73	75.20	7.51
65～69	78	121.46	11.36	74.55	9.94	100	121.92	12.51	74.91	9.25
70～74	53	126.35	15.45	75.81	10.13	68	126.79	14.22	76.35	11.93
75 以上	30	130.80	16.32	75.80	12.63	84	123.30	15.51	76.09	8.17

二、藏族高血压患病率

普查 15 岁以上藏族 8 330 人，确诊高血压 216 人，患病率 2.59%，标化患病率（简称标化率）2.73%，临界高血压患病率 1.04%，合计 3.77%。男性患病率 2.41%，标化率 2.63%，临界率 1.05%，合计 3.68%；女性患病率 2.77%，标化率 2.84%，临界率 3.88%，合计 2.15%（表 67.6）。

表 67.6 青海世居藏族高血压患病率（1979—1980）

年龄组/岁	男						女						合计					
	实查人数	临界		确诊			实查人数	临界		确诊			实查人数	临界		确诊		
		人数	患病率%	人数	患病率%	标化率%		人数	患病率%	人数	患病率%	标化率%		人数	患病率%	人数	患病率%	标化率%
15～19	880	2	0.23	6	0.68		771	4	0.52	6	0.78		1 651	6	0.36	12	0.73	
20～24	530	4	0.75	5	0.94		516	1	0.19	5	0.97		1 046	5	0.48	10	0.96	
25～29	496	4	0.81	6	1.21		507	2	0.39	7	1.38		1 003	6	0.60	13	1.30	
30～34	480	4	0.83	6	1.25		467	3	0.64	5	1.07		947	7	0.74	11	1.16	
35～39	379	2	0.53	8	2.11		387	2	0.52	5	1.29		766	4	0.52	13	1.70	
40～44	347	4	1.15	8	2.31		372	5	1.34	7	1.88		719	9	1.25	15	2.09	
45～49	289	4	1.38	7	2.42		301	4	1.33	8	2.66		590	8	1.36	15	2.54	

续表

年龄组/岁	男						女						合计					
	实查人数	临界		确诊			实查人数	临界		确诊			实查人数	临界		确诊		
		人数	患病率 %	人数	患病率 %	标化率 %		人数	患病率 %	人数	患病率 %	标化率 %		人数	患病率 %	人数	患病率 %	标化率 %
50 ～ 54	235	3	1.28	13	5.53		259	3	1.16	9	3.47		494	6	1.21	22	4.45	
55 ～ 59	161	4	2.48	12	7.45		184	4	2.17	11	5.98		345	8	2.32	23	6.67	
60 ～ 64	115	3	2.61	7	6.09		146	4	2.74	8	5.48		261	7	2.68	15	5.75	
65 ～ 69	90	4	4.44	8	8.89		119	5	4.20	13	10.92		209	9	4.31	21	10.05	
70 ～ 74	63	3	4.76	7	11.11		86	3	3.49	12	13.95		149	6	4.03	19	12.75	
75 以上	39	2	5.13	6	15.38		111	4	3.60	21	18.92		150	6	4.00	27	18.00	
合计	4 104	43	1.05	90	2.41	2.63	4 226	44	1.04	117	2.77	2.84	8 330	87	1.04	216	2.59	2.73

而且分布在广大地区的藏族高血压患病率皆较低，如海拔 3 200 ～ 3 500 m 的海南地区标化率为 1.35%，海拔 4 067 ～ 4 179 m 的玉树地区标化率为 2.50%，地势最高的曲麻莱地区（4 262 ～ 5 188 m）标化率仅为 0.88%，属青海藏族中的最低发地区，与西藏阿里地区（4 300 m）的 0.80% 相一致[36]。

三、不同藏区高血压患病率比较

1979 年起按全国统一标准对青藏高原各地藏族的高血压患病率进行调查，结果见表 67.7。根据全国高血压普查方案，依标化患病率的高低将高血压患病率分为：极低发（≤ 2%）、低发（>2% ～ 3%）、较低发（>3% ～ 6%）、较高发（>6% ～ 9%）、高发（>9%）及特高发（>10%）。

由表可见，青海、甘南、四川甘孜的藏族高血压患病率皆属低发或较低发，标化患病率青海与甘南无差异（$P>0.05$）[37] 而低于甘孜（$P<0.01$）[38]。唯西藏拉萨藏族患病率特高，为 22.17%，标化率 19.37% 高于其他地区藏族的标化率（$P<0.001$）[39]（表 67.7）。

表 67.7　我国青藏高原不同地区世居藏族高血压患病率

地区	海拔 /m	职业	高血压			
			普查数	病例数	患病率 /%	标化率 /%
青海	3 050 ～ 5 188	牧民、半农牧民	8 330	216	2.59	2.73
甘南	3 362 ～ 3 471	牧民、半农牧民	2 940	103	3.50	3.44
甘孜	2 500 ～ 3 300	半农牧民	2 144	106	4.94	4.80
拉萨	3 653	干部、职工、农民	7 924	1 757	22.17	19.37

四、同地区不同民族的比较

在以上同一地区范围，对青海的 6 个民族也进行了高血压抽样普查，结果见表 67.8。由表可见，居住在高原的 6 个民族高血压患病率皆属较低发或低发。藏族高血压患病率与其他民族相比较，藏族与汉族、蒙古族和回族有较大差异，而与撒拉族及土族无明显差异（表 67.9）。

表 67.8　青海省六个民族高血压患病率

民族	男性			女性			合计		
	实查人数	高血压		实查人数	高血压		实查人数	高血压	
		确诊	标化患病率/%		确诊	标化患病率/%		确诊	标化患病率/%
		例数	患病率/%			例数	患病率/%			例数	患病率/%
汉族	7 850	326	4.15	4.77	8 186	337	4.12	5.82	16 036	663	4.13	5.33
蒙古族	1 536	76	4.95	5.22	1 599	62	3.88	3.68	3 135	138	4.40	4.45
撒拉族	639	12	1.88	1.30	795	37	4.65	4.77	1 434	49	3.42	3.03
回族	1 325	23	1.74	2.08	1 211	35	2.89	4.27	2 536	58	2.29	2.96
土族	477	8	1.68	2.18	627	9	1.44	2.44	1 104	17	1.54	2.31
藏族	3 596	63	1.75	2.02	3 782	84	2.22	2.13	7 378	147	1.99	2.06

表 67.9　藏族与其他民族高血压患病率的比较

| 民族 | 普查数 | 确诊病例数 | 患病率/% | 标化率/% | 与藏族标化率比 | |
					x^2	P
汉族	16 436	704	4.28	5.23	49.51	<0.001
蒙古族	3 354	136	4.05	4.00	12.26	<0.001
回族	2 521	65	2.58	3.61	5.04	<0.05
撒拉族	1 434	51	3.56	3.01	0.35	>0.05
藏族	8 330	216	2.59	2.73	—	—
土族	1 104	17	1.54	2.31	0.66	>0.05

这一次青藏高原进行的藏族血压生理及高血压流行病学调查是我国心血管病的研究中最精确、最广泛、最深入的，提供了大量科学数据，为高原心血管生理奠定了基础，为高原地区高血压的发病机制及防治提供了研究方向[40]。

第 4 节　中国民族及高原与高血压

随着我国高血压流行病学研究的开展，在拥有"世界屋脊"及多民族的中国，民族和高原两个特殊的主题受到关注。在我国心血管病流行病学及人群防治工作 1979—1985 年规划中确立了我国民族和高原地区高血压的研究，形成了全国包括云南（昆明医学院王明英等）、贵州（贵州心血病研究所张兴正等）、四川（四川省人民医院等，吴德诚等）、广西（百色地区医院等，梁祖光等）、内蒙古（内蒙古中医学院等，陈亦玑等）、黑龙江（高血压普查协作组）、吉林（延边医学院，金顺吉等）、西藏（西藏医科所，孙新甫等）、甘肃（兰州医学院等，王永铭等）、新疆（新疆医学院，汪师贞等）及青海（青海高原医学科学研究所，吴天一等）的大型科研协作组，由吴天一和汪师贞教授负责统一领导，按全国统一的高血压流行病学实施方案进行。像这样有组织有计划地在大地域范围和大群体中进行的调查，在世界上是十分罕见的。

我国是一个多民族国家，此次选择居住地区、劳动方式和生活习惯有一定代表性的民族进行抽样普查，共对 22 个少数民族共 200 286 人进行普查，同时均与当地汉族人群进行对比，合计普查 323 240 人，这些民族居住在新疆、西藏等 11 个省区（表 67.10）。

这次普查获得极为丰富的资料，民族和高血压的关系十分复杂，涉及多种因素。在此仅对高原与高血压发现的问题加以讨论。我国高原面积辽阔，仅青藏高原即占全国大陆面积的 1/4。此次普查主要在青藏高原海拔 3 000 m 以上地区进行，包括青海、西藏、甘南和四川西北部。普查对象主要为世居藏族和移居汉族、哈萨克族等，后者均为定居高原的群体，并不包括一年以内的移居者，以排除高原习服不稳定期的血压短暂升高。主要发现如下 [41,42]。

一、高血压患病率

居住在青海、甘南和四川甘孜的世居藏族高血压标化患病率各为：2.06%、3.44% 及 4.81%，属于低发及较低发。

在青海同一地区各民族高血压患病率依高低排序为：汉 ≈ 蒙古 > 撒拉 ≈ 回 > 土 ≈ 藏。在海拔最高处生活历史最长的世居藏族标化患病率最低。王永铭的报道称甘南高原牧区藏族的标化率为 3.44%，比该省农村（4.08%）、工厂（4.86%）和城市（5.20%）的标化率均低。在四川比较了居住在不同地貌的人群的标化率，高原居民的平均标化率（1.89%）低于丘陵（4.65%）及平原（4.87%）的。总的看来，高原地区的高血压患病率较低。此次高原民族中高血压患病率最高的是西藏拉萨藏族，西藏自治区人民医院对拉萨市民、工人、干部及市郊堆龙德庆区岗德林乡农民共 9 672 人进行血压调查 [43]。结果世居藏族 7 924 人（其中农民 2 197 人），高血压 1 757 人，患病率 22.17%，临界高血压 296 人，患病率 3.74%，总患病率 25.91%，标化患病率为 19.14%；男性确诊患病率 18.73%，而女性确诊患病率为 24.71%，极显著高于男性（P<0.001）。当时拉萨藏族的高血压患病率在全国应属最高的。移居汉族 1 748 人，高血压确诊 93 人（5.32%），临界 14 人（0.80%），总患病率 6.12%，

标化率 8.73%；男性确诊患病率 5.43%，女性 5.09%，两性间无差别（*P*>0.05）。汉族移居者大多为移居 3 年以上，平均移居年限为 13.93 年，注意到在移居 1 年以内时高血压患病率最高，可能与高原习服能力低有关，其后则逐渐降低。其后西藏医科所的孙新甫将这一信息向外报道[44]，对于这一极高的高血压患病率国外对此并不完全认同，认为邻近藏区的夏尔巴人和不丹人的高血压患病率都较低，如果一个高原适应的人类群体有如此高的高血压患病率，如何健康生活和繁衍昌盛[45,46]？调查者对藏族高血压如此高发的原因也不清楚。他们认为难以用高原缺氧及种族因素来解释，可能与摄食盐量过大有关[43]。钠盐的大量摄入与高血压有密切关系，因钠离子一旦进入血管平滑肌细胞，则促进其应激性而使小动脉发生强烈收缩导致血管阻力增加而发生增压反应，但 1981 年西藏医学科学研究所与上海高血压研究所协作，对拉萨当地 200 例藏族（随机抽样）的 9 h 夜尿液钠检测，结果钠排量并不高 [均值为（70.18 ± 36.48）mg]，故其原因尚待进一步探讨[47,48]。1983 年西藏自治区卫生厅原厅长次仁卓嘎教授组织在拉萨对藏族人群高血压患病率复查，采取比较严密调研，结果为 11%。可惜未见进一步的流行病学资料。

表 67.10　不同地区部分民族高血压患病率（1979—1982 年普查资料）

民族		省、区	地区	实查人数	临界		确诊		
					例数	患病率/%	例数	患病率/%	标化率/%
低发	彝族	四川	普格县	2 258	19	0.84	2	0.09	0.22
	彝族	四川	凉山州	6 342	26	0.41	19	0.30	0.34
	柯尔克孜族	新疆	喀什	1 974	13	0.66	15	0.76	0.63
	彝族	贵州	威宁县	1 000	—	—	9	0.90	0.70
	哈尼族	云南	红河州	5 639	225	3.99	44	0.78	0.75
	彝族	云南	楚雄州	7 140	195	2.73	111	1.55	1.59
	哈萨克族	甘、青	昆仑山	981	12	1.22	20	2.03	1.96
	藏族	青海	牧区六州	7 378	83	1.12	147	1.99	2.06
	壮族	广西	百色专区	5 132	80	1.56	128	2.49	2.08
	白族	云南	大理州	7 693	152	1.97	207	2.69	2.27
	土族	青海	互助县	1 104	14	1.27	17	1.54	2.31
	壮族	云南	文山州	8 076	216	2.67	188	2.33	2.52
	维吾尔族	新疆	全区	46 222	990	2.14	1 233	2.67	2.60
	回族	青海	西宁、化隆	2 536	19	0.75	58	2.29	2.96
	傣族	云南	西双版纳	6 088	125	2.05	140	2.30	3.00

续表

民族	省、区	地区	实查人数	临界		确诊		
				例数	患病率/%	例数	患病率/%	标化率/%
较低发 撒拉族	青海	循化	1 434	24	1.67	49	3.42	3.03
傣族	云南	德宏州	5 065	158	3.12	224	4.43	3.25
羌族	四川	阿坝州	4 062	185	4.55	112	2.76	3.31
藏族	甘南	玛曲、碌曲	2 940	63	2.14	103	3.50	3.44
佤族	云南	思茅区	711	16	2.25	29	4.08	4.12
锡伯族	新疆	察布查尔	3 439	46	1.34	127	3.69	4.21
蒙古族	新疆	博尔塔拉	3 392	187	5.51	153	4.51	4.43
蒙古族	青海	海西州	3 384	72	2.13	143	4.22	4.45
藏族	四川	甘孜州	2 144	126	5.88	106	4.94	4.81
回族	新疆	昌吉市	6 243	117	1.87	229	3.67	4.89
较高发 哈萨克族	新疆	全区	18 840	859	4.56	1 167	6.19	6.62
塔吉克族	新疆	塔什库尔干	2 009	25	1.24	156	7.77	7.47
高发 蒙古族	内蒙古	全区	13 711	334	2.44	997	7.27	9.96
朝鲜族	吉林	延边	11 608	—	—	1 199	10.33	10.20
藏族	西藏	拉萨	7 924	296	3.74	1 757	22.17	19.14

注: 普查数 500 以下者尚有内蒙古鄂温克族猎民 90 人（患病率 5.56%），黑龙江达斡尔族 206 人（6.31%），黑龙江鄂伦春族 332 人（8.69%），内蒙古鄂伦春族 209 人（10.05%），黑龙江赫哲族 249 人（10.06%），内蒙古鄂温克族牧民 456 人（33.11%）。

二、与海拔高度的关系

在青海比较了居住在高原及平原同一民族的标化率，结果高原均低于平原。其中如哈萨克族，在新疆阿勒泰地区（735 m）的牧民标化率高达 13.91%，而在青藏高原海拔 3 260 ～ 4 887 m 地区的哈萨克牧民（由阿勒泰一带迁来，已有 40 多年历史），其人群标化率仅 1.95%，二者差异十分显著（$P<0.001$）。居住在青海西部（3 050 ～ 4 215 m）的蒙古族由内蒙古一带（1 000 m 左右）迁来，已有 700 余年历史，其标化率为 4.45%，也低于内蒙古蒙古族的 9.96%（$P<0.01$）及新疆蒙古族的 5.92%（$P<0.05$）（表 67.11）。这是一个鲜明的例子，即同一民族，且劳动方式及饮食习惯完全相同，居住平原地区的属高血压高发的群体，在他们长期移居高原后，患病率则显著降低，显然与高原低

氧环境有关 [43]。

表 67.11　不同地区蒙古族高血压患病率（1979—1982）

地区	实查人数	劳动方式	确诊高血压		
			例数	患病率 /%	标化率 /%
青海乌图美仁 *	249	牧民	7	2.81	3.15
新疆博尔塔拉	2 376	牧民	115	4.84	4.18
青海乌兰、德令哈 *	3 135	牧民	138	4.40	4.48
内蒙古呼盟部分旗	9 114	市民、干部	515	5.65	4.55
新疆塔城地区	1 016	牧民	38	3.74	5.92
内蒙古哲盟部分旗	1 536	市民、干部	66	4.30	8.80
内蒙古达茂旗	668	牧民	83	12.42	11.49
内蒙古四王子旗	252	牧民	42	16.67	12.64
内蒙古太仆寺旗	2 141	牧民	291	13.59	13.70

注：*—高原，海拔 2 808 ～ 4 280 m。

三、与饮食习惯关系

此次调查全国高血压患病率最低的为四川凉山彝族自治州（1 500 ～ 3 200 m）的世居彝族农民，总调查 8 600 人，确诊高血压 21 人，患病率为 0.24%，临界高血压 45 人，患病率为 0.52%，合计患病率为 0.76%。四川省高血压普查组 1977 年调查了 6 342 人，确诊高血压 19 人，患病率为 0.30%，临界高血压 26 人，患病率为 0.41%，合计患病率为 0.71%。四川省原卫生防疫站 1977 年对该州普格县 306 名彝族农民进行调查，无 1 例确诊为高血压，临界高血压患病率为 0.29%[38]。四川省人民医院心血管内科吴德诚等按 1979 年标准调查凉山彝族农民 2 002 人，也无 1 人确诊为高血压，临界高血压 2 人（0.10%），另有 374 人 SBP 在 90 mmHg 以下（18.68%）[49]。调查者一致认为，该州世居高山的彝族农民长期食谱单调，多以玉米、土豆、豆类为主食，肉类、油类食物较少，每日进食盐量与其他地区相似，体力劳动强度大，几无肥胖型者。同时调查显示血胆固醇及甘油三酯水平较低。这些因素可能和高血压低发有关。

第 5 节　青藏高原高血压——21 世纪初

21 世纪以来，在青藏高原有组织大规模的高血压人群流行病学资料几乎缺如，但有一些散在的报道，从中可以看出，青藏高原不论藏族还是汉族，人群的基础血压值增高，高血压的患病率呈明显上升势态。代青湘等 2011 年在青海的海晏（3 000 m）和玉树结古镇（3 700 m）对 60 岁以上老年人（60 ~ 87 岁）共 506 人进行了调查。结果可见生活在海拔较高的玉树藏族老年人的基础血压值高于海晏藏族的，高血压患病率也较高（P<0.01）；而海晏移居汉族的基础血压值和高血压患病率均高于世居藏族的（P<0.01）（表 67.12）。两地老年人高血压的平均患病率高达 50.6%[50]。

表 67.12　青海海晏及玉树两地区老年人血压及高血压的调查

地区	海拔 /m	民族	调查数	患病数	患病率 /%	年龄分布	—	P
青海海晏	3 000	汉族	229	108	47.2	60 ~ 87 岁	—	—
		藏族	138	46	33.3	农牧区老年	—	<0.001
玉树结古	3 700	藏族	132	99	75.0	城镇老年	—	<0.001

地区	海拔 /m	民族	调查数	SBP/mmHg	DBP/mmHg	脉压 /mmHg	BMI	P
青海海晏	3 000	汉族	236	141.9±26.7	86.4±14.7	55.5±18.9	23.4±3.9	—
		藏族	138	133.5±26.2	80.3±16.42	53.2±18.2	24.36±3.98	<0.023
玉树结古	3 700	藏族	132	152.1±26.1	96.7±15.5	55.4±16.9	28.2±4.80	<0.001

2014 年潘明琼等报道了云南木里藏族自治县当地居民的高血压患病率为 14.29%，显著高于云南平原地区人群高血压患病率 2.22%，考虑差异因素主要为生活方式不同[51]。措姆等对文献中的藏族高血压患病率做了相关因素的荟萃分析，发现高血压患病率在 23% ~ 56%，而且患病率与海拔高度有相关性（P=0.06），从海拔 3 000 m 以上至 4 300 m，患病率随海拔增高而增高，每增高 1 m，患病率约增加 0.02%（即每增高 100 m，高血压患病率增高 2%）[52]。然而这一统计学的取样有很大的局限性，从选择的参考文献看，他摒弃了国内许多重要资料，与很多事实不符，因此这一结论有片面性，仅供参考而已。实际上高原地区人群高血压不是海拔这一个因素引起的，因此也不存在藏族高血压随海拔增高患病率也增高的现象。大量的世界高原人群的血压调查都证实了长期慢性高原低氧对血压的调控是趋于偏低倾向的。以下将讨论作用于血压的多因素。

不论如何，从 20 世纪 70—80 年代到 21 世纪前 20 年，经过了半个世纪即 50 年，青藏高原人群高血压的流行病学显示，高血压的患病率从低发上升为高发，从而也导致冠心病、脑血管病、脑卒中等的高发生率。

高血压流行病学很注意危险因素的研究。其中超重和肥胖是首要的危险因素[53]，代青湘等进行了危险因素的多元回归分析，以高血压为因变量，体重指数（body mass index，BMI）、心率、血红蛋白量及 SaO_2 等为自变量进行多因素分析，结果发现 BMI 对高血压发生有显著性影响（r=0.092，P<0.001）[50]。扎西平措等在对拉萨世居藏族中老年人的高血压调查中，观察到在高血压组超重及肥胖的发生率比血压正常组要明显高[54]。达娃次仁等对西藏地区 416 例高血压患者进行危险因素分

析，发现没有合并危险因素的高血压患者仅占 12.5%，合并 1 项危险因素者占 33.17%，合并 2 项危险因素者占 34.62%，合并 3 项危险因素者占 15.86%，合并 4 项危险因素或以上者占 3.85%，提示高血压往往是由多危险因素所致的[55]。随着城市化和现代化生活的影响，现今在部分年轻人中吸烟人数在增多，吸烟是导致心血管病的主要危险因素，而且在高原可引起小气道功能障碍，加重缺氧及红细胞增多，致使血液黏稠度增加和周围血管阻力增高[56]。青藏高原盛产青稞酒，饮酒之风在高原很盛，在南美和喜马拉雅都注意到，饮酒会导致血压升高[57,58]。一份血压防治指南提出，每日酒精的摄入量男性应少于 25 g，女性应少于 15 g[59]。中医认为，酒之物，少饮壮身，多饮丧命，应警戒之。

另外一个非常值得关注的问题是，在地广人稀、相对闭塞和文化比较落后的青藏高原，人们对疾病的认识程度较内地低。在青藏高原藏族对高血压就是如此，调查显示，拉萨市区藏族对高血压的知晓率在 70%，治疗率为 59%，控制率仅 31.8%[60,61]；而在以牧民为主的羊八井地区，知晓率不到 20%，治疗率仅为 2.6%，控制率只有 0.3%[62]。这是高原地区高血压防治中的大难题，这种情况应该立即改变，应大力加强卫生知识宣传、加大对高血压的普及力度、每年的"高血压日"组织各种形式的宣传活动、发送藏汉文版的高血压防治宣传手册、进行定期的血压检测和定时的巡诊。

关于高原人群高血压发病的基因研究才起步，只有少量报道。有研究发现高原世居藏族人群中，内皮型一氧化氮合酶（NOS3）基因 rs2070744 C 等位基因以及脂肪细胞定向和分化因子 1（ADD1）基因 rs4961 T 等位基因与高原地区藏族高血压高发密切相关[63]，而在日本人群中，NOS3 rs2070744 基因突变并不引起高血压发病率的升高[64,65]。考虑可能的原因是藏族在长期的高原低氧适应中，体内一氧化氮（nitric oxide，NO）水平升高，一氧化氮可以维持适当的血管张力，保持血压正常，而当藏族的 NOS3 rs2070744 发生突变时，NOS 合成减少，体内 NO 水平降低，从而最终导致血压升高。但这方面的推测有待进一步的工作验证。

第 6 节　钠盐摄入与高血压

一、高原与体内钠 / 钾平衡

关于高原人体对钠、钾等氯化物的代谢，报道文献中有着不同结果。Hannon 观察到人到高原后出现钠的净丢失，男性更甚[66]。一组进入海拔 3 500 m 者在最初 2 d 为钠正平衡，随后为钠负平衡[67]。Bulstrode 观察攀登肯尼亚山（5 200 m）的两组人，一组为未获习服的英军士兵，另一组为获得高原习服的救援队员，结果两组人在攀登时均有轻度的血浆钠和氯化物增高，早期出现钠的正平衡[68]。而 Sutton 等将 4 名受试者置于模拟海拔 4 760 m，最初 2 d 血浆钠含量及尿中钠排出量均正常[69]。由此说明急性低氧对体内钠平衡无明显影响。

Janoski 及 Slater 等发现在进入海拔 4 300 m 的 9 d 停留期间，尿排钾减少而血清钾增高，血清

钠则无改变 [70,71]。不过 Malhotra 等其他学者则观察到，不论急性缺氧还是进入高原，肾脏排钾增加而使血清钾降低 [72,73]。人到高原一般并不需要增加钠和钾的摄入，因为在高山食品中已含有足够的钠和钾了。在高山或高原如额外补充钠盐有时会出现危险，血钠增高可导致口渴难解、脱水发生、肾脏功能降低和血液浓缩，高钠血症还可导致精神障碍，甚至昏迷 [74]。有因过度摄入钠盐导致死亡的报道 [75]。

高原通气过度导致呼吸性碱中毒时，由于钾离子移动进入细胞内，而使血清钾降低，对此的拮抗作用就是暴露高原后引起的醛固酮分泌减少，从而减少钾的丢失而使血清钾增高。观察到高原居民的体钾升高伴有唾液中钠 / 钾比值增高及尿中排出的醛固酮减少 [76]。从高原世居者的血 pH 值正常来看，肾脏具有完善的代偿功能。不过 Winslow 等检测了 46 名生活在莫罗科查的秘鲁印第安高原世居者，其平均血浆 pH 为 7.439 ± 0.065，提示有轻度呼吸性碱中毒 [77]，但不至于引起体内钠 / 钾平衡失调。

由上可见，在一般情况下，如果人体摄入的钠盐量在正常范围，则高原低氧不至于因钠钾代谢而引起血压的明显变化。

二、藏族高钠盐摄入与高血压

根据在青藏高原腹地的调查，藏族血统的人群出现不同的血压变化及不同的高血压患病率。Norboo 观察到居住在高山地区的居民约有 1/5 血压增高，经他考察与当地人摄入大量盐有关，他们在食物中和奶茶中都放入大量的盐，每人每天大约要喝 30 杯含高盐的茶 [78,79]。西藏自治区人民医院在西藏拉萨及周边的堆龙德庆区调查了人群高血压患病率，发现患病率高达 19.14%，而拉萨城区又高于周围农业区，血压随年龄而增高，高血压并不随海拔增高而降低，女性的血压值明显高于男性，认为这些现象皆与当地藏族喝含大量盐的茶有关 [39]。

Ward 对拉萨周围藏族高血压的高发生率感到不解，藏族少有肥胖，吸烟率也低，在不丹人群的高血压患病率仅 4%，一个可能原因就是他们在饮用的牦牛奶奶茶内放入大量盐，特别是牧民 [80]。Ward 等观察到不丹人及夏尔巴人也喜饮藏茶，每次在茶或奶茶中放入盐，然后尝一尝看咸味够不够，大约每人每月要食用 1 kg 盐之多。因而推论藏族也可能是每人每月摄入盐量超过 1 kg，也即每日 30 g 以上 [81]。

对于藏族的钠盐摄入量多少，一项初步调查显示，藏族成人每日的钠盐摄入量是 20 ~ 26 g，是 WHO 所规定的 5 g/d 的 4 ~ 5 倍 [82]，而钠盐主要是放入藏族习惯饮用的酥油奶茶中，从而认为高钠盐摄入是藏族高血压高发的主要原因之一 [83, 84]。而藏族不可一日无茶，一项调查估计藏族人平均每人每日要饮入 4 L 茶 [85]。

其实在广大藏区，不同地区的藏族在摄入盐量上并非完全一致，有的地区如西藏拉萨市等摄入高盐，有的偏远地区因历史上盐的购入昂贵而十分不易，也就形成进食低盐的习惯。吴天一对居住在青海玉树的世居藏族做了饮食及食盐量调查，藏族的主食为青稞糌粑、藏系绵羊或牦牛肉，其他淀粉类进食较少，每日大量饮用加入盐的奶茶，水果及蔬菜极少。对盐的摄入量用了精密称量法，检测每人每日的摄盐量。在玉树的两个县情况非常不同，在杂多县（4 068 m）人们习惯进食大量盐，人均每日摄入量为 14.6 g，高血压患病率 3.48%（WHO 标准）。而治多县（4 179 m）因历史上难以购盐而习惯摄入低盐，人均为 2.2 g/d，高血压患病率 2.62%，但两处患病率无显著差异（$P>0.05$）。在藏区调查的 15 826 名世居藏族中，78% 为牧民，19.4% 为农民，牧民进食低盐，平均为 4.5 g/d，低于农民的 12.2 g/d。经年龄标化的牧民高血压患病率为 1.78%，明显低于农民的 3.16%（$P<0.01$）。经与上海高血压研究所协作，用火焰光电仪检测 24 h 尿钠排出量（是反映钠盐摄入量的确切指标），藏族牧民低于农民 [（62.38 ± 32.87）mg/d vs.（70.18 ± 36.48）mg/d]（$P<0.05$），从这一数值可推算藏族牧民每日摄入盐量约为 5 g；尿钠 / 钾比值藏族牧民也低于藏族农民（5.56 vs. 9.43）（$P<0.01$），从而证实藏族进盐量与高血压的关系 [86]。

有一项在西藏的实验研究，将藏族高血压患者随机分为 2 组，一组 282 人予以常规钠盐（100% 氯化钠）摄入，另一组共 213 人予以钠盐替代物（65% 氯化钠 +25% 氯化钾 +10% 硫酸镁）摄入。随访 3 个月，结果摄入钠盐替代物组与常规摄入钠盐组相比，血压值在校正前后均有明显降低，其中 SBP 较 DBP 下降幅度更大些。由此证明钠盐摄入量过大是藏族高血压发病的重要因素之一，而低钠高钾的饮食结构则有助于血压的调控和降低高血压的发病率 [87]。

结　语

在 20 世纪 50—60 年代，青藏高原处于相对封闭状态，藏族依然保持着高山游牧的传统生活方式，青稞糌粑是绝大多数藏族人的主食，青藏高原的原生态环境受影响较小，人和自然处于和谐之中，在藏族遗传进化对心血管的适应性调控下，血压维持在最适合氧供的循环状态，高血压的发病率很低。这也是世界上几乎所有高原世居民族如南美安第斯印第安人、北美科罗拉多世居者和天山帕米尔高山土著者的共同生理适应特征。

然而从本章可以明显地看到，高血压及冠心病这两个病 [88]，在短短的不到半个世纪以前，在青藏高原居民，特别是世居藏族患病率都是明显低的 [89]。然而这种现象正在改变，城镇化的出现和劳动方式的改变使体力活动减少、传统生活习俗的改变使人们趋于更强的神经 – 精神应激、饮食习惯的改变使人们进食大量高脂食物、不良的烟酒和作息侵蚀着体肤，高血压和冠心病在高原的发病率正在逐年增高和逐渐年轻化。这有力地提示，环境生活与遗传进化之间，环境生活的作用日益明显，而遗传优势逐步退居，这就是今天包括藏族在内高原地区高血压高发的原因。这也是全世界的趋势，这是一个高原人群的公共健康问题，需要从源头加以防治。高原本会给我们带来好处，千万不要丢失它。

参 考 文 献

[1] 刘力生. 中华医学会全国高血压会议报道[J]. 中华心血管病杂志，1986，14：2-3.

[2] 陈伟伟，高润霖，刘力生，等. 中国心血管病报道2013概要[J]. 中国循环杂志，2014，29（7）：487-491.

[3] Institute of Medicine（US）Committee on Preventing the Global Epidemic of Cardiovascular Disease. Meeting the Challenges in Developing Countries[M]//FUSTER V，KELLY BB. Promoting Cardiovascular Health in the Developing World：A critical Challenge to Achieve Global Health. Washington：National Academies Press，2010.

[4] World Health Organisation. Arterial hypertension[R]. Geneva：WHO，1978：1-5.

[5] 吴英凯. 祝"世界高血压日"圆满成功[J]. 心脏血管疾病，1978，8：1-2.

[6] WU YK. Epidemiology and community control of hypertension，stroke and coronary heart disease in China[J]. Chin Med J（Engl），1979，92：665-670.

[7] 高血压普查方法及诊断参考标准：1974年修订[J]. 心脏血管疾病，1975，3：80-82.

[8] 陶寿淇. 世界卫生组织1978年高血压专家座谈会报道[J]. 心脏血管疾病，1978，6：239-242.

[9] WHO.Hypertension and coronary heart disease, classification and criteria for epidemiological studies[R]. Geneva：WHO，1959：9-11.

[10] WHO.Arterial Hypertension. Report of WHO Expert Committee：Technical Report Series 628 [R]. Geneva：WHO，1978：1-5，16-17.

[11] 心血管病流行病学及人群防治工作1979—1985年规划[J]. 中华心血管病杂志，1979，7：81-84.

[12] 上海市高血压研究所. 边缘性高血压转归的初步观察[G]//心血管流行病学及人群防治科研工作汇报讨论会资料汇编.北京：人民卫生出版社，1979：98.

[13] 上海市高血压研究所. 高血压病[M]. 上海：上海科学技术出版社，1979：19-21.

[14] 吴天一.关于高血压诊断的一些新认识[J]. 青海医药，1980，3：79-82.

[15] 重庆医学院，四川医学院. 甘孜藏族自治州六县8 381人的血压调查分析[J]. 心脏血管疾病，1972，3：3-8.

[16] 四川省高血压普查协作组. 四川省113 970人高血压调查报道[G]//全国高血压普查石家庄会议资料汇编. 石家庄：河北省医学科学研究院，1980.

[17] 西藏医学科学研究所. 西藏江孜县（4 040 m）藏、汉族健康职工和农民691名血压值的调查报道[J]. 西藏医药，1977，2：4-10.

[18] 西藏医学科学研究所. 西藏拉萨地区（3 658 m）藏、汉族健康职工和农民1 771名血压值的调查报道[J]. 西藏医药，1977，2：11-16.

[19] 西藏医学科学研究所. 西藏那曲市（4 500～4 700 m）藏、汉族健康职工和牧民749名血压值的调

查报道[J]. 西藏医药，1977，2：17-22.

[20]　西藏医学科学研究所. 西藏拉萨、江孜、那曲三个地区藏、汉族健康居民血压数值比较[J]. 西藏医药，1977，2：23-26.

[21]　西藏医学科学研究所. 西藏拉萨、江孜、那曲三个地区藏、汉族居民血压异常的调查报道[J]. 西藏医药，1977，2：27-34.

[22]　那曲市人民医院，辽宁省第三批赴藏医疗队. 那曲镇、班戈县、索县1 874名健康人血压调查报道[J]. 西藏医药，1978，1：33-37.

[23]　吴天一，陈国金，李贵兰. 青海高原部分地区高血压、冠心病调查报道[J]. 中华心血管杂志，1979，7（3）：57-60.

[24]　那曲市人民医院，辽宁省第三批赴藏医疗队. 那曲镇、班戈县、索县1 138名血压异常的调查报道[J]. 西藏医药，1978，1：38-43.

[25]　МЯСНИКОВ А.Л. 内科学基础[M]. 北京：人民出版社，1956：148-153.

[26]　吴天一. 高血压调查报道[J]. 青海医药，1980，6：1-3.

[27]　罗健安. 高山低血压[J]. 中华内科杂志，1965，13（11）：974-975.

[28]　林济中. 高山低血压症应用皮质激素类药物的疗效观察（摘要）[J]. 中华内科杂志，1964，12（8）：790.

[29]　吴天一. 建立我国高原病命名及分型的综合评论[J]. 高原医学杂志，1994，4：1-8.

[30]　心血管病流行病学及人群防治汇报讨论会：常见心血管病流行病学研究工作1979—1985年规划[J]. 中华心血管病杂志，1978，9：81-84.

[31]　吴天一，张琪，王晓真，等. 青海省1979—1980年高血压抽样普查报道[G]//全国高血压普查石家庄会议资料汇编. 石家庄：河北省医学科学研究院，1980.

[32]　吴天一，张琪，王晓真，等. 青海高原高血压的调查[J]. 中华心血管病杂志，1981，9：164-165.

[33]　吴天一，徐复达，刘华. 高原地区1 164例高血压分析[C]//中华医学会心血管分会论文集. 北京：人民卫生出版社，1981：149-150.

[34]　吴天一，格日力，代廷凡，等. 青海高原不同民族高血压比较流行学研究[J]. 高原医学杂志，1982，1：17-23.

[35]　吴天一，徐复达，刘华，等. 青海高原藏族高血压的流行病学调查[J]. 中华流行病学杂志，1983，4：65-69.

[36]　罗文一. 西藏阿里地区高血压调查（摘要）[J]. 中华心血管病杂志，1979，7（4）：244.

[37]　王永铭. 甘肃省高血压抽样普查报道[G]//全国高血压普查石家庄会议资料汇编. 石家庄：河北省医学科学研究院，1980.

[38]　四川省高血压普查协作组. 四川省113 970人高血压调查报道[G]//全国高血压普查石家庄会议资料汇编. 石家庄：河北省医学科学研究院，1980.

[39]　西藏自治区人民医院. 拉萨市9 672人的血压调查分析[G]//全国高血压普查石家庄会议资料汇编. 石家庄：河北省医学科学研究院，1980.

[40]　吕长清. 全国1979年高血压抽样普查的初步总结[J]. 中华心血管病杂志，1980，8（3）：165-167.

[41] 吴天一. 民族、高原与高血压的病因学初探[J]. 心肺血管学报，1982，1（3）：5-6.

[42] 吴天一，汪师贞. 我国部分民族及高原地区高血压调查的综合报道[J]. 中华心血管病杂志，1984，12（1）：1-4.

[43] 西藏自治区人民医院. 拉萨9 672人的血压调查分析[J]. 中华心血管病杂志，1980，9（2）：90-92.

[44] SUN SF. Epidemiology of hypertension on the Tibetan plateau[J]. Hum Biol，1986，58：507-515.

[45] WARD MP，MILLEDGE JS，WEST JB. High altitude population—Hypertension[M]//High Altitude Medicine and Physiology. New York：Arnold，Oxford University Press Inc，2000：210-211.

[46] WEST JB，SCHOENE RB，MILLEDGE JS. Hypertension[M]//High Altitude Medicine and Physiology. London：Hodder Arnold，2007：246，340.

[47] 赵光胜. 西藏拉萨藏族夜尿钠排出量与高血压关系的研究[G]//全国高血压普查石家庄会议资料汇编. 石家庄：河北省医学科学研究院，1980.

[48] 赵光胜. 营养、代谢与高血压：我国三个民族营养性参数与血压关系的对比研究[J]. 中华心血管病杂志，1986，14：8-11.

[49] 吴德诚，唐元昌. 凉山彝族农民血压普查报道[J]. 中华心血管病杂志，1981，9：2-4.

[50] 代青湘，李占全，王红心，等. 不同海拔高度藏汉族老年人血压变化特点及影响因素[J]. 高原医学杂志，2011，21（4）：14-19.

[51] 潘明琼，戴秀华，曾昭宇. 木里藏族自治县居民高血压病的调查分析[J]. 现代临床医学，2014，40（4）：295-296.

[52] MINGJI C，ONAKPOYA IJ，PERERA R，et al. Relationship between altitude and the prevalence of hypertension in Tibet：a systematic review[J]. Heart，2015，101（13）：1054-1060，1065.

[53] 武阳丰，马冠生，胡永华，等. 中国居民的超重和肥胖流行现状[J]. 中华预防医学杂志，2005，39（5）：316-320.

[54] 扎西平措，黄贵文，胡学军，等. 拉萨市区藏族中老年人群高血压患病率调查[J]. 中华心血管病杂志，2003，31（10）：778-781.

[55] 达娃次仁，格桑罗布，次旦罗布，等. 高原地区高血压病住院患者危险分层特点及降压疗效评价[J]. 西藏科技，2016，5：47-53.

[56] TARAZI IS，SIRDAH MM，EL JEADI H，et al. Does cigarette smoking affect the diagnostic reliability of hemoglobin alpha 2 delta 2（HbA2）？[J]. J Clin Lab Anal，2008，22（2）：119-122.

[57] QUIÑONES-LAVERIANO DM，ESPINOZA-CHIONG C，SCARSI-MEJIA O，et al.Geographic Altitude of Residence and Alcohol Dependence in a Peruvian Population[J]. Rev Colomb Psiquiatr，2016，45（3）：178-185.

[58] KOJU R，MANANDHAR K，RISAL A，et al. Undertreated Hypertension and its Implications for Public Health in Nepal：Nationwide Population-Based Survey[J]. Kathmandu Univ Med J（KUMJ），2015，13（49）：3-7.

[59] GERC V，BUKSA M. European Society of Cardiology. Arterial hypertension 2007：Guidelines for the management of arterial hypertension[J]. Med Arch，2007，61（2）：27-30.

[60] ZHAO X, LI S, BA S, et al. Prevalence, awareness, treatment, and control of hypertension among herdsmen living at 4 300 m in Tibet[J]. Am J Hypertens, 2012, 25（5）: 583–589.

[61] ZHENG X, YAO DK, ZHUO–MA CR, et al. Prevalence, self–awareness, treatment, and control of hypertension in Lhasa, Tibet[J]. Clin Exp Hypertens, 2012, 34（5）: 328–333.

[62] SHERPA LY, DEJI, STIGUM H, et al. Prevalence of metabolic syndrome and common metabolic components in high altitude farmers and herdsmen at 3 700 m in Tibet[J]. High Alt Med Biol, 2013, 14（1）: 37–44.

[63] LI K, LIANG Y, SUN Y, et al. The relationship between polymorphisms at 17 gene sites and hypertension among the aboriginal Tibetan people[J]. Biomed Environ Sci, 2012, 25（5）: 526–532.

[64] TSUJITA Y, BABA S, YAMAUCHI R, et al. Association analyses between genetic polymorphisms of endothelial nitric oxide synthase gene and hypertension in Japanese: the Suita study[J]. J Hypertens, 2001, 19（11）: 1941–1948.

[65] KAJIYAMA N, SAITO Y, MIYAMOTO Y, et al. Lack of association between T—786→C mutation in the 5′–flanking region of the endothelial nitric oxide synthase gene and essential hypertension[J]. Hypertens Res, 2000, 23（6）: 561–565.

[66] HANNON JP, CHINN KSK, SHIELDS JL. Alterations in serum and extracellular electrolytes during high altitude exposure[J]. J Appl Physiol, 1972, 31: 266–270.

[67] SALTER JDH, TUFFLEY RE, WILLIAMS ES, et al. Potassium retention during the respiratory alkalosis of mild hypoxia in man: its relationship to aldosterone secretion and other metabolic changes[J]. Clkin Sci, 1969, 37: 311–319.

[68] BULSTRODE CJK. A preliminary study into factors predisposing mountaineers to high altitude pulmonary edema[J]. J Royal Naval Med Serv, 1975, 61: 101–106.

[69] SUTTON JR, VIOL GW, GRAY GW, et al. Renin, aldosterone, electrolyte, and cortisol responses to hypoxia decompression[J]. J Appl Physiol, 1977, 43: 421–425.

[70] JANOSKI W, WITTEN B, SHIELDS J, et al. Electrolyte pattern and regulation in man during acute exposure to high altitude[J]. Fed Proc, 1969, 28: 1185–1189.

[71] SLATER J, WILLIAMS E, EDWARDS R. Potassium retention during the respiratory alkalosis of mild hypoxia in man[J]. Clin Sci, 1969, 37: 311–326.

[72] MALHOTRA M, BRAHMACHARI K, SPIDHARAN T. Electrolyte changes at 3 500 m in males with and without high altitude pulmonary edema[J]. Aviat Space environ Med, 1975, 46: 409–412.

[73] ALELROD D, PITTS R. Effects of hypoxia on renal tubular function[J]. J Appl Physiol, 1952, 4: 493–501.

[74] PHILLIPS R, ROLLS B, LEDINGHANM J. Reduced thirst after water deprivation in healthy elderly men[J]. N Engl J Med, 1984, 311: 753–759.

[75] MODER K, HURLEY D. Fatal hypernatremia from exogenous salt intake, Report of a case and review of the literature[J]. Mayo clin Proc, 1990, 65: 1587–1594.

[76] AYRES P, HUNTER R, WILLIAMS E, et al. Aldoesterone excretion and potassium retention in subjects living at high altitude[J]. Nature, 1961, 191: 78.

[77] WINSLOW R, MONGE C, STATHAM N. Variability of oxygen affinity of blood: Human subjects native to altitude[J]. J Appl Physiol, 1981, 51: 180-200.

[78] NORBOO T. Discussions[M]//HEALTH D. Aspects of Hypoxia. Liverpool: Liverpool University Press, 1986: 75, 129.

[79] NORBOO T, STOBDAN T, NORBOO T, et al. Prevalence of hypertension at high altitude: cross-sectional survey in Ladakh, Northern India 2007—2011[J]. BMJ Open, 2015, 5（4）: 7026.

[80] WARD MP. Tibet: human and medical geography[J]. J Wilderness Med, 1990, 1: 36-46.

[81] WARD MP, MILLEDGE JS, WEST JB. Systemic blood pressure[M]//High Altitude Medicine and Physiology. London: Chapman and Haa Medical, 1989: 163.

[82] CHARLTON K, WEBSTER J, KOWAL P. To Legislate or Not to Legislate? A Comparison of the UK and South African Approaches to the Development and Implementation of Salt Reduction Programs[J]. Nutrients, 2014, 6（9）: 3672-3695.

[83] LIU L, DING Y, HUANG ZD, et al. Ethnic and environmental differences in various markers of dietary intake and blood pressure among Chinese Han and three other minority people of China: Results from the WHO cardiovascular Disease and Alimentary Comparison（CARDIAC）Study[J]. Hypertens Res, 2001, 24（3）: 315-322.

[84] NARA Y, ZHAO GS, HUANG ZD, et al. Relationship between dietary factors and blood pressure in China. The Sino-Japan CARDIAC Cooperative Research Group[J]. J Cardiovasc Pharmacol, 1990, 16（8）: 40-42.

[85] CAO J, ZHAO Y, LIU J, et al. Brick tea fluoride as a main source of adult fluorosis[J]. Food Chem. Toxicol, 2003, 41（4）: 535-542.

[86] WU TY. Low prevalence of systemic hypertension in Tibetan native highlanders[J]. ISMM Newsletter, 1994, 41: 5-6.

[87] ZHAO X, YIN X, LI X, et al. Using a low-sodium, high-potassium salt substitute to reduce blood pressure among Tibetans with high blood pressure: a patient-blinded randomized controlled trail[J]. PLoS One, 2014, 9（10）: 110131.

[88] SCHROEDER EB, LIAO D, CHAMBLESS LE, et al. Hypertension, blood pressure, and heart rate variability: the Atherosclerosis Risk in Communities（ARIC）study[J]. Hypertension, 2003, 42（6）: 1106-1111.

[89] WU TY, TU DT, XU FD, et al. Cardiovascular disease amongst Tibetan population[M]//OHNO H, KOBAYASHI T, MASUYAMA S, et al. Progress in Mountain Medicine and High Altitude Physiology. Kyoto: Dogma & Co, Ltd, 1998: 357-358.

第 18 篇　高原与冠心病

　　冠心病（coronary heart disease，CHD）是当前心血管疾患中最突出的问题。在西方国家，如美国，早在 20 世纪 50 年代，冠心病的相对患病率已跃居心血管病的首位[1]。据美国心脏病学会（AHA）报道，在 2010 年，缺血性心脏病（即冠心病）居全球死亡原因的第一位[2]。尽管 21 世纪以来，冠心病在世界大部分地区的发病率和死亡率有所降低，但由于人口增长及老龄化的影响，自 2010 年起，全球冠心病的负担增加。在我国，从 1979—2002 年的趋势看，高血压、冠心病的人群危险因素在不断增加，正常高值血压人群卒中发病危险增加 56%，冠心病发病危险增加 44%，总心血管病发病危险增加 52%[3]。阜外心血管病医院蒋立新团队定量评价了 2001—2011 年 10 年间全国城市大医院和农村县级医院急性心肌梗死的住院模式，发现 2001 年全国每年每 10 万人中约有 3.7 人因 ST 段抬高型心梗入院治疗，到 2011 年这一数字增加了 3 倍，每 10 万人中约有 15.8 人因此入院，而急性心梗住院病死率及主要并发症等则无明显下降[4]。据 2015 年 7 月中华医学会第十七次全国心血管大会发布，2014 年，全球约有 300 万人发生心脏性猝死，我国达到 54 万人，占总猝死数中的 75%[5]。由此可见我国冠心病形势严峻，加强防治刻不容缓。

　　在全球面临冠心病挑战的今天，一个很值得关注的问题是，几乎在世界所有的高原地区，人群冠心病的发病率是相对低的，如果流行病学和临床学提供的是相对性的信息，那么病理解剖学则是绝对的科学依据，但这尚未引起充分关注。早在 20 世纪 70 年代，吴天一就提出了"高原与冠心病"的问题，阐述了一系列可能的因素来印证高原居民心绞痛和冠心病的低发生率[6]。50 年过去了，今天再次系统地介绍世界和我国不同高原地区不同人群的冠心病问题，包括冠心病的发病机制、危险因素及可能利用低氧习服—适应来改善冠状动脉循环和心肌氧供，会有很重要的意义，可为冠心病的防治提供一些理论借鉴。

第 68 章　世界高原人群与冠心病

第 1 节　南美高原人群冠心病

一、南美洲高原人群患病率

鉴于对平原常见的心血管病在高原人群中的发病情况一直知之甚少，1965 年世界卫生组织（WHO）在安第斯秘鲁发起了一项庞大的研究计划，称为"高原与心血管病的研究"（Altitude and Cardiovascular disease），主要内容为血压在高原的变化以及高血压、冠心病、先天性心脏病等在高原的发生率及临床观察，由秘鲁 Cayetano Heredia 大学高山研究所的 Ruiz、Penaloza、Sime、Arias-Stella 等著名高原学者主持，获得了一系列重要发现[7]。

对 100 名出生在欧洲或美国后迁居海拔 3 750 m 的平原人，进行了 15 年的回顾性调查，发现约 50% 的人收缩压及舒张压均有降低，血压升高者不足 10%。在海拔 4 300 m 某地对该地 10% 的人群进行调查，又在海拔 4 030 m 高原某地对 95% 的成年男性及 25% 的成年女性进行高血压及冠心病调查，与美国同期的血压调查相比，高原居民收缩压较低，舒张压的差别小一些。在海拔 4 030 m，高血压及冠心病的发病率比美国 1960—1962 年全国健康调查的结果要低得多，与处于海平面的牙买加人群相比，心绞痛和 ECG 显示心肌缺血性改变的发生率均少得多。血浆胆固醇在 5.17 mmol/L 以下，总血脂在 16.55 mmol/L 以下。1968 年在一海拔 4 260 m 的城市做了同样调查，1967 年在一海拔 4 000 m 的小矿社区进行调查，均发现成人中高血压及冠心病的表现和发生率均极低[7,8]。

根据以上研究结果，认为值得将研究范围扩大到其他高原地区及中度海拔（2 000 ~ 3 000 m）高原。这项研究有助于探讨缺氧的"保护"作用，通过实验和临床研究来探明其机制，有利于高血压及冠心病的预防。

诸多因素影响人的血压水平，如遗传、地理环境、文化、社会经济状态及营养。在世界范围，高血压及冠心病的发病率在不同民族间有很大差别，高血压的发病率可相差 2 ~ 3 倍，而冠心病的发病率可相差 5 ~ 10 倍，高血压与冠心病是相互影响的，这也是形成地区差别的一个原因。总的来看，高原地区高血压的发生率是低的（见第 66 章），这将是影响高原冠心病发病率的重要因素[9]。

Ruiz 等应用 Rose 的症状问答表（Rose's questionnaire）来诊断心脏缺血性疼痛，认为用该方

法来进行流行病学调查不论在高原还是平原皆是实用的[10]。他们在秘鲁对比了利马（150 m）及
Milpo（4 100 m）的人群，在 Milpo 对 15 岁以上 816 名男性和 216 名女性进行调查。应用 Rose 心
血管问答表做劳力性心绞痛的临床诊断，患病率为 0.22%，明显低于平原地区（$P<0.001$）。同时
心电图明尼苏达编码（Minnesota code）结合临床所诊断的"心肌缺血"也明显低于平原的结果。
关于这是环境因素还是遗传因素的影响尚待探讨。不过，海平面冠心病的危险因素（coronary risk
factors）诸如高脂血症、吸烟、ECG 异常、高血压及超重在调查的社区中均不突出。这一调查证明
在安第斯处于慢性低氧下人群高血压及冠心病的发病率均是低的[11,12]。

在高原，有多层次的因素影响冠状动脉循环及冠心病的低发生率，发生在血管床的适应机制即
心肌血管的增生和血管扩张看来比血流量增加更具有生理意义；另外涉及发生在细胞水平的适应机
制即心肌代谢及酶学的变化；还有发生在代谢水平的变化。而调查发现安第斯高原世居者的血清胆
固醇、总血脂、甘油三酯及 β - 脂蛋白均是低的，吸烟率也低，高血压、肥胖及糖尿病均属罕见。
由此可以认为南美高原世居者为冠心病的"低危人群"（low-risk population）。关于涉及的其他环
境因素，诸如饮食结构、体力活动及社会应激等有待进一步研究[13]。

秘鲁著名高原医学家 Hurtado 指出，进行人体高原适应问题的研究，可加深我们对临床上因心
血管系统和呼吸系统等导致的缺氧问题的认识[14]。

二、心肌梗死发生率

Ramos 等在秘鲁赛罗·德·帕斯科对急性死亡的 300 具高原世居者的尸体进行解剖，分析了高
原世居者的死亡原因，除去婴幼儿死亡，大部分死于呼吸道疾病，肺炎及支气管肺炎居死亡原因的
首位并高于海平面居住者，感染性疾患如结核病亦常见，成人高原肠扭转致肠梗阻亦比平原常见，
此外中枢神经系统的血管病多见，发生在呼吸道及消化道的出血性病变亦比平原多见。一项突出的
发现是在成人中没有发现心肌梗死及中度的冠状动脉病变[15]。

在临床上，Emilio Marticorena 教授在秘鲁拉奥罗亚的丘力克总医院（Chulec General Hospital）
工作 25 年，从未发现过 1 例急性心肌梗死的患者，也未见过因变异性心绞痛和冠心病而猝死的病
例[16]。Hurtado 报道在该院 2 206 例住院患者中，仅有 2 例高血压（0.1%）和 1 例冠状动脉硬化性
心脏病并发心肌梗死[17]。

三、安第斯人的冠状动脉结构

心脏的主要动脉——冠状动脉有 3 个主支，左侧为回旋动脉支及前降支，右侧为回旋动脉总
支，由此发出的血管成为二级分支。秘鲁病理学家 Arias-Stella 及 Topilsky 在赛罗·德·帕斯科获
取了 10 具当地世居印第安人尸体的心脏，这些人一生都生活在高原，并以同年龄组的平原尸检做
对照。将丙烯酸树脂（acrylic resin）以 150 ~ 200 mmHg 压力快速注入主动脉，即可进入冠状动脉
分支内，然后浸入固定，即可显示冠状动脉的血管，从所得的铸型标本中，计算 2 个主要冠状动脉
第二级分支的数目。同时又与秘鲁 Cayetano Heredia 大学的 Carmelino 教授在普诺（Puno，3 466 ~

4 286 m）经立体血管造影技术（stereo angiographic method）获得的冠状动脉计数相对照。结果观察到，与海平面人相比，高原人冠状动脉主干发出的分支明显较多，平原组的二级分支数为 56.4，而高原组则为 79.6。以等距离和等放大率对每份标本拍摄标准照片，对较小冠状动脉分支所占据的面积进行比较，结果冠状动脉分支占据的面积，平原组为 33% ~ 52%，而高原组为 55% ~ 58%，据此证明在高原从冠状动脉主干发出的分支数量及周围的细小分支密度明显增加，数量也大大增加了，冠状动脉的吻合支数目亦增多[18]。这就是高原世居者冠状动脉循环在低氧条件下发展的优势。

Carmelino 在秘鲁对 86 具心脏标本应用立体血管造影技术，其中 28 例系出生和生活在普诺的世居者，25 例为海拔 1 000 ~ 3 500 m 的世居者，33 例系出生和生活在海平面的世居者。结果在高原组，冠状动脉第一级分支的数目有统计学意义的增多，冠状动脉有大量分支及吻合支，心室壁有明显的血管增生。高原人右冠状动脉分支占优势。高原人比平原人有更为丰富的冠状动脉血管，认为这是高原适应在冠状动脉循环的表现[19]。

慢性低氧对发展冠状动脉间吻合是一个有力刺激。动物实验观察到羊在高原低压下右心室压力负荷持续增加使右心室重量增加及右侧冠状动脉直径增大。高原居民中常见肺动脉高压及右心室肥大，故其右侧冠状动脉血管床也可能发生相应的增加[20]。慢性低氧下冠状动脉循环的适应性改变保证了心肌的氧供及心肌对氧的有效利用，这是高原心血管适应的重要环节（见第 36 章和第 37 章）。

第 2 节　北美高原人群冠心病

虽然北美洲高原居民点的人群不多而且海拔也不是很高，但对此却做了较细致的研究，包括不同地域、不同海拔、不同民族、不同饮食、不同文化及不同社会 - 经济背景等与冠心病发病的关系。重点是冠心病在高原人群的患病率及死亡率。

一、在新墨西哥州的调查

在美国，冠心病的发病在不同地区和不同人群均有很大差别，是否也与海拔有关，对此开展了高原居住与冠心病发病关系的调查。地区选择了新墨西哥州，因该州具有代表性，在横贯美国的主要州中，新墨西哥州高海拔地区的范围是最大的[21]。

1. 与海拔高度的关系

美国克利夫兰西部预备大学医学院的 Mortimer 等在新墨西哥州观察了白人的冠状动脉硬化性心脏病或称缺血性心脏病（ischemic heart disease，IHD）即冠心病的死亡率与高原之间的关系。他们将新墨西哥州的 32 个县以海拔 305 m 为一级，从 914 m 起步，分 914 ~ 1 219 m 组、1 220 ~ 1 523 m 组、1 524 ~ 1 828 m 组、1 829 ~ 2 133 m 组及海拔高于 2 133 m 组共五组，后将第 3 组中的 Bernalillo 县（该州最大的县）另分出来，共分 6 个组。他们报道随着居住地的海拔升高，男性人群的 IHD 死亡率呈明显的降低：经年龄校正后的死亡率（即标化死亡率）以 914 m 为基线（死亡率按 100%），则海拔

1 220 m 为 98%、1 525 m 为 90%、1 830 m 为 86%、2 133 m 为 72%。他们发现随着海拔增高动脉硬化性心脏病经年龄校正后的死亡率下降。但此见于男性而不见于女性，尽管海拔最高处女性的死亡率是最低的。他们认为男性的这种趋向不能用居住城市的不同、吸烟的差别、种族的混合（西班牙 - 美国或美国人的其他混血）来解释，也不能用供应的软水来解释，因在新墨西哥州水的软硬度是与海拔高度呈负相关的，而认为高原因素起主导作用，提示居住高原对 IHD 有预防性效应。他们提出了，即"平原人到高原后，低氧环境的适应都是不完善的，因此在高原，每天生活在此的日常活动，反应出体力活动比起在平原时是增加的"，从而导致一种客观的"适应性锻炼"可能起着作用[21]。Enterline 及 Stewart 检测了 1950 年 IHD 的死亡率，也发现在新墨西哥州不论男女 IHD 死亡率都是最低的，而且城乡间的差别也较小[22]。

2. 与性别的关系

Mortimer 等指出，1949—1951 年及 1959—1961 年除了内华达州以外，落基山脉冠心病的死亡率与全美国的平均值相比，不论男性还是女性都是低的。在美洲大陆的 48 个州中，新墨西哥州在以上两个时期，白人男性的 IHD 死亡率都是最低的；新墨西哥州女性 IHD 的死亡率最低是在 1949—1951 年，其后为 1959—1961 年。职业性因素可以解释新墨西哥州冠心病死亡率性别间的差异[21]。

3. 与民族的关系

美国新墨西哥州肿瘤登记、研究和治疗中心及得克萨斯州公共卫生学院的 Buechley 及 Morris 等在新墨西哥州对此做了进一步研究[23]。新墨西哥州有美国居住海拔最高的西班牙裔人群，分布在50 个地区，据 1970 年的人口统计，西班牙裔约占人群总数的 40.1%[24]，其中包括 2% 印第安 - 西班牙裔；得克萨斯州及亚利桑那州西班牙裔约占人群总数的 18%；加利福尼亚州约占人群总数的15%。在新墨西哥州 IHD 的死亡率在西班牙裔及英裔人群间有明显的差别。为了做好准备，复习了1970 年人口统计，包括印第安 - 西班牙裔，然后统计每年该地区人群数、年龄、性别及民族。该研究的人群数是根据该州肿瘤的登记数。

然后再分析新墨西哥州三种文化背景的群体居住海拔高度与 IHD 死亡率的关系，即将白种人分为"西班牙裔（Hispanic）"，按美国人类调查局定义为所有操西班牙语的人，在新墨西哥州被称为"Spanish"；另一种为"英血裔（Anglo）"，指所有非西班牙裔的白人；还有西班牙 - 美裔（Spanish-American 混血）。在新墨西哥州的高原城市中大量的人群属于西班牙裔。该研究校正了IHD 死亡率与现场海拔高度及性别因素。

结果发现该研究中总的白人男性 IHD 死亡率随海拔增高有降低的趋向，西班牙裔 IHD 的死亡率随海拔增高是降低的（表 68.1）[22]，与 Mortimer 等报道相似。但当将白人分为不同民族组时，这一相关就衰减了。西班牙裔男性的死亡率与海拔高度呈正相关，而英裔男性作为高危人群，只在海拔最高处时 IHD 的死亡率呈现最低，在其他处则显示不稳定。

表 68.1 经年龄校正后新墨西哥州在不同海拔高度及民族白人男性 IHD 死亡率对比

不同海拔组	总体白人男性	西班牙裔男性	英裔男性
整个高原	262.8	193.1	299.6
最低海拔 914 ～ 1 219 m	289.5	189.8	319.1
低海拔 1 220 ～ 1 523 m	297.0	202.3	336.8
中度海拔 1 524 ～ 1 828 m（不包括 Bernalillo 县）	253.4	181.6	286.0
中度海拔 1 524 ～ 1 828 m（Bernalillo 县）	217.4	156.0	263.5
高海拔 1 829 ～ 2 133 m	262.4	223.2	300.0
最高海拔 >2 133 m	224.8	215.0	232.2

注：率的标化是按美国 1970 年的人群数；资料来源是美国 1970 年人口统计及新墨西哥州生命记录；海拔高度与 Mortimer 报道的相一致，每个县的全居民再分成民族成分。死亡率是按死亡绝对数 /10 万人数计。

而相比之下，新墨西哥州英裔男性的 IHD 死亡率则与美国的平均值相接近。这样海拔与 IHD 死亡率呈正相关就与西班牙裔占人群总数的百分率有关。从而，Buechley 等认为 Mortimer 等在种族性差异的因素方面做得不充分，而种族因素有超过海拔这一因素的倾向。因此 IHD 死亡率与海拔高度的关系显著受到西班牙裔占人群百分率的影响（表 68.2）。在新墨西哥州三种文化背景下进行流行病学研究时民族要作为主要的关注对象[23]。

表 68.2 1969—1975 年 IHD 死亡率与海拔高度及与西班牙裔占人群百分率的相关系数

组别	与海拔高度	与西班牙裔占人群百分率
英裔男性	−0.21	−0.30
英裔女性	0.14	0.06
西班牙裔男性	0.29	0.03
西班牙裔女性	0.09	0.03

注：计算时各县的人群数在 2 500 ～ 3 000 000。

由表 68.2 可见，英裔男性 IHD 死亡率与西班牙裔占人群百分率的负相关超过与海拔的相关，而西班牙裔男性 IHD 死亡率与海拔呈正相关，两个民族的女性 IHD 死亡率与海拔及西班牙裔占人群百分率皆无明显相关。这一结果强调 IHD 死亡率与海拔间的相关性是复杂的。IHD 死亡率与民族及性别的相关性远远超出了与高原的关系。

二、在科罗拉多州的调查

在美国另一个拥有高原居民的科罗拉多州也做了调查，Morton 等和 Buechley 几乎得出相同的结论，即科罗拉多人群的 IHD 死亡率与海拔间有着轻度的相关性。在落基山脉 8 个州的西班牙裔人中，海拔高度与 IHD 死亡率间呈负相关[25,26]。这一结论又与 Mortimer 等的相一致。

在美国 100 个城市海拔与冠心病死亡率：Voors 及 Johnson 报道了在美国 100 个大城市中 99 个城市中按海拔高度与白人性别间动脉硬化性心脏病按年龄校整的死亡率。这两者间的关系是呈中度负相关（r=-0.43），但观察到一种呈明显曲线型的分布状态，这就对统计学根据提出了诘难，类似的疑问也适用于应用特别的相关技术而观察到软水与动脉硬化性心脏病病死率在与海拔高度的测算后并无任何相关。然而，8 个海拔 400 m 以上的城市经过年龄校正后的死亡率，无一例外地均处于中间程度[27]。

Sauer 对 163 个主要城市区进行调查，显示海拔高度与 IHD 的死亡率呈负相关（r=-0.45）。但他又指出，这种关联性并不意味着就是一个直接的原因[28]。

三、高原 CHD 死亡率的相关因素

1. 放射线

在高原，除了低氧外，强太阳辐射也是一个因素，放射线对癌症及心血管病的影响如何？低氧和放射线间的作用关系又如何？美国国家环境卫生科学研究所 Weinberg 的一项研究探讨了高原、放射线与动脉硬化及肿瘤的关系，观察到如将高原因素包括在模式之中，则本底放射线与动脉硬化性心脏病、肺癌、肠癌及乳腺癌死亡率的负相关性消失或变为正相关。否则，这一明显的负相关持续存在当对放射线因素调节时，阐明这一结果是有问题的。但目前有一些证据表明致癌（carcinogenesis）和动脉硬化时，氧的反应模式是与此有关的。在美国用生命统计的资料进行癌症相关的研究，并未观察到低放射水平时致癌作用缺乏，而吸入气氧分压的降低可能对上述导致死亡的确凿原因起到防治作用[29]。

2. 氧的作用

北美高原可以降低心血管病的死亡率已受到关注[13,18,19]，对高原的适应可使心肌的肌球蛋白增加及血管增生（基于 WHO 在秘鲁利马及玻利维亚拉巴斯的研究）[30]，使高原世居者的冠状动脉血流及氧耗量降低，提示心脏对氧的利用效率提高。将鼠暴露于模拟低氧环境，结扎冠状动脉后发现心肌坏死范围减轻、死亡率降低（见以下讨论）。

在低氧条件下有诸多生理适应机制[31]。而这种适应的程度常是不完整的，组织与氧的接触减少，特别是直接与氧接触的组织，如肺及口咽腔。Byers[32] 注意到肺癌易发生于肺的上叶，提示可能与肺的上叶发生更多的氧合有关，而组织获取氧减少或可解释为什么高原肺癌死亡率降低。

有迹象表明氧具有毒性及诱变作用，尽管在生理水平，也可能对致癌及动脉硬化有关[33-35]。正如 Pryor 所指出的，对氧的反应形式在疾病的变异过程可能具有重要作用，包括致癌及动脉硬化发生[36]。最后，氧长期被认为是一个对放射性潜在易感的因子，这就提示高原可能在氧和本底放射线间或氧与其他癌源性暴露间起到协同作用。

Weinberg 指出，生态学在研究本底放射线的水平与恶性肿瘤及心脏病死亡率的关系时，认为高原是生理性的不重要，这是错误的。当我们线性地调整海拔高度时，本底放射线与死亡率间的负相关就完全消失了或变为正相关。该研究提示降低吸入气的氧分压具有防护性作用，对中子放射线（neutron radiation）起衰减作用，而对非中子放射线（non neutron radiation）则无作用。我们未观察到现象支持这样的观点，即低量的电离放射线（ionizing radiation）是有益的[29]。

3. 其他因素

其他的一些可用来解释 IHD 死亡率与海拔间变化的因素包括吸烟、遗传背景、水的硬度，及其总的文化及发展情况。建议研究西班牙男性的吸烟模式，可能有助于阐明这一问题[37-39]。

不容置疑，许多因素皆可影响到人群死亡率的差别，但在这些因素中，这些群体所生活的社会环境对生理反应造成的影响是重要的。人类学家对此的认识是不同的种族组是对居住高原产生反应差异的原因[40]。此外，在判定预后上，对群体中那些具有最高危险的个体，以及长期疾病的最终事件可能形成的影响应加以关注。

社会因素也很重要，Mortimer 等认为其他一些因素也可影响高原与冠心病死亡率间的关系，例如人群的城乡分布差别[21]；Seltzer 及 Jablon 强调在新墨西哥州，西班牙裔人群的许多因素均涉及这一问题，如低的教育水平、低的经济收入、低的从业水平及不同的居住和饮食模式，而这些对于疾病（包括 IHD）都是重要的因素，因此在新墨西哥州做研究必须注意到种族这一因素[41]。此外，在解释这种死亡率的差别时，也应考虑到该地区的医疗健康救援水平[42]。在多种因素的相互作用及相互影响下，例如海拔、性别、民族诸因素，在流行病学中可能会出现一个教训，即造成混淆，然而Mortimer 指出，这不是混淆而是相互作用或作用缓和[43]。

四、关于高原与西方人及冠心病的关系

在非西方人中，冠心病危险因素是缺乏或较少的，而在白人中则是常见的，可用以解释这两大人群间死亡率的差别，因此，对居住高原和平原的冠心病死亡率进行研究时就需要对人群进行分别研究。

上述在美国的发现是否存在于欧洲尚不清楚。欧洲有少数城市的海拔在 600 m 以上，不过持续居住高原者比新墨西哥州要少，因此"高原作用"（altitude effect）在欧洲将是有限的。和其他地区不同，对于欧洲人的研究还会遇到文化背景上的问题。尽管有这些困难，但某种类型的调查仍值得重视，在欧洲有些国家有中度海拔的地区，如西班牙、法国和德国可能有大量这样的人群可供研究，值得研究者反复分析，其次也可在高加索人群中进行研究，他们也居住在不同的海拔高度地区。还有一些地区人种单一，如东非或南非的人群可以作为自然的实验者。另外，俄罗斯报道了在高加索、帕米尔地区的研究，这里有一个中度海拔的居住中心，也是值得加以探索的。

然而在英国则只有较小的实际价值，因为英国海拔 300 m 以上的城市很少，英国最高的村子也高不过海拔 450 m，即居住在 Milton keynes，也即在 Dartmoor 的顶上来降低动脉硬化性心脏病的死亡率[44]。

第 3 节　中亚高原人群冠心病

中亚高原主要指天山和帕米尔地区。苏联高山医学中心的 Миррахимов 观察了居住在中亚吉尔吉斯斯坦天山地区海拔 3 000 m 以上的当地居民，发现肺动脉高压和肺源性心脏病高发，缺血性心脏病罕见，很少发生心肌梗死[45-48]。同时，吉尔吉斯斯坦高山医学研究所 С.Б. Малышев 的调查证明吉尔吉斯斯坦高山居民的心肌梗死发生率是苏联中部平原地区居民发生率的 1/12。据 А. А. Джабиева 的观察，阿塞拜疆高加索山区的居民比其他地区的较少出现高胆固醇血症、β - 脂蛋白血症、肥胖症和冠状动脉功能不全[45-49]。

根据以上发现，鉴于高原低氧环境对高血压、动脉硬化及冠心病有其有益的一面，在苏联，一些学者较早已发现可以利用高原气候治疗某些心血管疾病，这一研究首先由 М.З. Зфедиев（1928）开始。他们在高加索中度海拔地区，具有风光秀丽、植被丰富和气候宜人条件的依斯齐苏（Истису，2 200 m）及苏夏（Шуши，1 450m）建立高山疗养院，收治上述患者，企图通过高山气候疗法来改善病情，经过临床观察及血流动力学研究，证明高原低氧环境对高血压病、动脉硬化性心脏病、心肌缺血症均有较好效果。Зфедиев 等观察到 21 例伴有高血压的冠心病患者在苏夏疗养后血压也逐渐降低，症状获得改善[50]。因此特别指出，禁止高血压及冠心病患者去中度高原的观点是错误的，大量的研究证实这样的海拔高度可能反而是有益的[51]。Н. П. Афонский 持有相同观点，他在《内科学临床讲义》一书（1953）中指出："根据我们的经验及研究，依斯齐苏疗养地对高血压、心肌疲劳症及动脉硬化均是适宜的。"

第 4 节　喜马拉雅人群冠心病

Jackson 等在喜马拉雅观察到在高海拔地区缺血性心脏病的发生率比西方社会低。2 份调查均提示心绞痛是罕见的，经 ECG 判定的缺血性心脏病（即冠心病）亦罕见[52]。

1965 年国际生物学计划倡导在不丹北部进行一项人体健康状况调查，结果发现不丹北部人的血清胆固醇和甘油三酯含量都很低，同时在各年龄组未见随年龄增长而递增的现象。ECG 普查显示人群中并无冠心病的表现[53]。在喜马拉雅的不丹北部海拔 3 658 ~ 4 267 m 地区进行居民调查，没有发现冠状动脉疾患，心肌梗死极为罕见[54]。认为可能与高原低氧环境、人们普遍低脂饮食及加强活动有关[55]。在喜马拉雅的夏尔巴人及不丹北部人群中，营养不良及肥胖症均少见。

一项针对喜马拉雅海拔 3 000 ~ 5 000 m 地区高原世居居民（包括夏尔巴人等）的综合调查，包括临床、生物化学、心电图及无创伤心功能检查等，发现血脂处于偏低或正常水平，冠心病少见，心肌梗死罕见[56]。

参 考 文 献

[1] WHITE PD. Changes in relative prevalence of various type of heart disease in New England. Contract between1925 and 1950[J]. JAMA, 1953, 152: 303-308.

[2] 编辑部. 20年全球缺血性心脏病版图变迁[N]. 中国医学论坛报, 2014-03-20.

[3] 高润霖.中国心血管病报道2014（心血管危险部分）[N]. 中国医学信息导报, 2015-08-27.

[4] 蒋立新. 我国急性心梗住院患者十年翻两番[N]. 中国科学报, 2014-07-02.

[5] 王丹. 我国每年54万人心脏性猝死[N]. 健康报, 2015-07-15.

[6] 吴天一. 高原地区与冠心病[J]. 心脏血管疾病, 1978, 6（2）: 84-87.

[7] WHO. The Medical Research Programme of the WHO 1964—1968, 1969. "High altitude and cardiovascular disease" [R]. Geneva: WHO, 1969: 191-208.

[8] WHO.The work of the WHO in 1970 annal report of the director-general studies[R]. Geneva: WHO, 1971: 48-51.

[9] WHO.Epidemiology of Hypertension: Report of WHO Expert Committee. Technical Report Series No. 628[R]. Geneva: WHO, 1978: 16-17.

[10] RUIZ L, FIGUEROA M, HORNA C, et al. Prevalencia de la hipertensión arterial y cardiopatía isquémica en las grandes alturas[J]. Arch Inst Cardiol Mex, 1969, 39: 474-489.

[11] RUIZ L, CLEMENTE J, PENALOZA D. Validez del cuestionario de Rose en el diagnostico del dolor cardiaco isquemico en poblaciones de altitude[J]. Rev Peru cardiol, 1968, 14（1/2）: 33-43.

[12] RUIZ L, PRENALOZA D. Altitude and cardiovascular disease. Progress Report[R]. Lima: WHO, 1968—1970: 1-48.

[13] PENALOZA D. A disscussion on anatomy of the coronary circulation at high altitude[M]//PORTER R, KNIGHT J. High Altitude Physiology: Cardiac and Respiratory Aspects. Ciba Foundation Symposium. Edinburgh: Churchill Livingstone, 1971: 156-157.

[14] HURTADO A. The influence of altitude on man[J]. WHO Chronicle, 1972, 26（8）: 354.

[15] RAMOS A, KRUGER H, MURO M, et al. Patologia del hombre nativo de las grandes alturas. Investigacion de las causaa de muerte en 300 autopsia[J]. Boln of Sanit Panam, 1967, 62: 496-502.

[16] MARTICORENA EA, MARTICORENA JM. Nueva tecnica en rehabilitacion cardiac y prevention primaria coronaria: Utilizacion de las grandes alturas[J]. Arch Biol Andina, 1985, 13: 18.

[17] HURTADO A. Pathological aspects of life at high altitudes[J]. Military Med, 1955, 117: 272-282.

[18] ARIAS-STELLA J, TOPILSKY M. Anatomy of the coronary circulation at high altitude[M]//PORTER R, KNIGHT J. High Altitude Physiology: Cardiac and Respiratory Aspects. Ciba Foundation Symposium.

Edinburgh：Churchill Livingstone，1971：149–154.

[19] CARMELINO M. Caracteristicas del arbol arterial coronario del nativo de las grandes altituras en estereo-angiografia post-mortem[D]. Lima：Universidad Peruvian Cayetano Heredia Arch Biol，1978：74.

[20] HULTGREN HN，GROVER RF. Circulation adaptation to high altitude[J]. Ann Rev Med，1968，19：119–152.

[21] MORTIMER EA，MONSON RR，MACMAHON B. Reduction in mortality from coronary heart disease in men residing at high altitude[J]. N Engl J Med，1977，296：581–585.

[22] ENTERLINE PE，STEWART WH. Geographic patterns in deaths from coronary heart disease[J]. Public Health Rep，1956，71：849–855.

[23] BUECHLEY RW，KEY CR，MORRIS DL，et al. Altitude and ischemic heart disease in tricultural New Mexico：An example of confounding[J]. Am J Epidemiol，1979，109：663–666.

[24] BUREAU OF THE CENSUS. County and City，Data Book，USA[M]. Washington，D.C：US Government Printing Office，1972：319.

[25] MORTON WE，DAVIDS DJ，LICHTY JA. Mortality from heart disease at high altitude[J]. Arch Environ Health，1964，9：21–24.

[26] BUECHLEY RW. Lung cancer epidemiology in the Rocky Mountain states，1953—1962[D]. Berkeley：University of California，1965.

[27] VOORS AW，JOHNSON WD. Altitude and arteriosclerotic heart disease mortality in white residence of 99 of the 1 000 largest cities in the United State[J]. J Chronic Dis，1979，32：157–162.

[28] SAUER HI. Epidemiology of cardiovascular mortality-geographic and ethnic[J]. Am J Public Health，1962，52：94–105.

[29] WEINBERG CR，BROWN KG. Altitude，radiation，and mortality from cancer and heart disease[J]. Radiat Res，1987，112：381–390.

[30] FEJFAR Z. WHO′s work in cardiovascular disease：A brief review[J]. WHO Chronicle，1971，25：354–362.

[31] FRISANCHO AR. Functional adaptation to high altitude[J]. Science，1975，187：313–319.

[32] BYERS WE，VENA JE，RZEPKA TF. Predilection of lung cancer for the upper lobes：An epidemiological inquiry[J]. J Natl cancer Inst，1984，72：1271–1275.

[33] BRUYNINCKX WJ，MASON HS，MORSE SA. Are physiological oxygen concentrations mutagenic?[J]. Nature，1978，274：606–607.

[34] FARR SR，DARI R，TOUAT D. Oxygen-dependent mutagenesis in Escherichia coli lacking superoxide dismutase[J]. Proc Natl Acad Sci USA，1986，83：8268–8272.

[35] MARX JL. Oxygen free radicals linked to many disease[J]. Science，1986，235：429–531.

[36] PRYOR WA. Oxy-radicals and related species：Their formation，lifetimes，and reactions[J]. Annu Rev Physiol，1986，48：657–667.

[37] FRIEDMAN GD. Cigarette smoking and geographic variation in coronary heart disease mortality in the

United states[J]. J Chronic dis，1967，20：769-779.

[38] SYME SL，BORHANI NO，BUECHLEY RW. Cultural mobility and coronary heart disease in an urban area[J]. Am J Epidemiol，1966，82：334-346.

[39] SYME SL，HYMAN MM，ENTERLINE PE. Cultural mobility and the occurrence of coronary heart disease[J]. J Health Hum Behav，1965，6：178-189.

[40] BUSKIRK ER. Work performance of newcomers to the Peruvian highlanders[M]//BAKER PT. Man in the Andes：A multidisciplinary study of high altitude Quechua. MA Little Stroudsburg. Pennsylvania：Dowden，Hutchinson and Ross，1976：340-350.

[41] SELTZER CC，JABLON S. Army rank and subsequence mortality by cause：23-year follow up[J]. Am J Epidemiol，1977，105：559-566.

[42] SAUER HI，ENTERLINE PE. Are geographic variations and death rates for the cardiovascular disease real?[J]. J Chronic Dis，1959，10：513-524.

[43] MORTIMER ED，MONSON RR. Comment on "altitude and ischemic heart disease in tricultural New Mexico：An example of confounding" （Letter）[J]. Am J Epidemiol，1979，109：719-720.

[44] LEADING ARTICLES. Cardiovascular mortality and altitude[J]. Brit Med J，1980，280：5-6.

[45] МИРРАХИМОВ ММ.Седечно-Сосудистая систама в услвиях высокогоръя[M]. СССР：Флонз，1968.

[46] MIRRAKHIMOV MM. Heart disease and high altitude （in Russian）[M].Frunze：Kirghizistan Publishing House，1971.

[47] МИРРАХИМОВ ММ. Артериалъное давление на Памир и Тиансан[J]. Клин. Мед，1972，12：104-109.

[48] MIRRAKHIMOV MM. Biological and physiological characteristics of high altitude natives of Tien Shan and the Pamir[M]//BAKER PT. The Biology of High Altitude People. Cambridge：Cambridge University Press，1978：313.

[49] DZHAILOBAEV AD，GRINSTEIN BJ，DUBININA JS，et al. In Human physiology and psychology at high altitude[M]. 2nd ed. Frunze：1973，92：155.

[50] ЗФЕДИЕВ МЗ，БОДАЛОВА СМ，И АХУНДОВ М. Влияние горных условий на артериалъное давление[J]. Клин Мед，1959，7：59-64.

[51] СТОЯНОВ ПК. К вопросу об адалаций у лиц занимаюшихся физическим трудом на большой высте[J]. Клин.Мед，1960，8：124-127.

[52] JACKSON F. The heart at high altitude[J]. Brit Heart J，1968，30：291-294.

[53] JACKSON FS，TURNER RWD，WARD MP. Himalayan Scientific Expedition to North Bhutan，1965，Report to the International biological programme （IBP）Party to North Bhutan[R]. London：The Ro-yal Society，1967.

[54] SINGH I. Clinical problems at high altitude. WHO/PAHO/IBP meeting of investigators on population

biology at altitude[C].Washington DC：Pan-American Health Organisation，1968.

[55] WARD MP，JACKSON FS，TURNER RDW. Report of IBP party to North Bhutan[R]. [S.I.：s.n.]，1967.

[56] SHARMA S. Clinical，biochemical，electrocardiohraphic and noninvasive hemodynamic assessment of cardiovascular status in natives at high to extreme altitude（3 000～5 000 m）of the Himalayan region[J]. Indian Heart J，1990，42：375-378.

第 69 章　青藏高原人群与冠心病

第 1 节　高原人群的病理学检查

在 20 世纪 60—70 年代，由于历史条件在青藏高原获取了较大数量的尸检资料，特别是藏族的资料，十分珍贵。病理资料应该是病变发生率、严重程度和病变分布特点等最确凿的证据。

一、青海的尸检病理资料

青海高原 310 例尸体解剖资料来源基本囊括全省，海拔高度为 2 200 ~ 4 226 m，其中汉族 239 例、藏族 62 例、回族 5 例、土族 2 例、蒙古族及撒拉族各 1 例，年龄从出生后 1 d 至 79 岁，除汉族 54 例儿童病例外，其他均为成人。屠道同根据这 310 例尸检资料结合中华医学会 1980 年全国会议主动脉及冠状动脉的病理诊断标准[1]，所获结果如下[2]：

1. 总检出率

主动脉硬化总检出率为 114/310（36.8%），其中男性为 96/248（38.7%）、女性为 18/62（29.0%），汉族为 102/239（42.7%）、藏族为 9/62（14.5%），发病最早年龄汉族 16 岁、藏族 31 岁。冠状动脉硬化总检出率为 13/310（4.2%），其中男性为 12/248（4.84%）、女性为 1/62（1.61%），汉族为 12/239（5.02%）、藏族为 1/62（1.61%），最早发生年龄汉族 25 岁、藏族 65 岁。

2. 动脉硬化病变级别、性质与部位

冠状动脉狭窄级别为 Ⅰ 级 5 例，Ⅱ 级 5 例，Ⅲ 级 0 例，Ⅳ 级 3 例。具体见表 69.1。

3. 主动脉硬化与冠状动脉硬化病变级别的关系

13 例冠状动脉硬化中有 11 例伴有主动脉硬化。主动脉病变级别高者的冠状动脉硬化检出率也高，Ⅰ、Ⅱ 级主动脉硬化 10 例中仅 6 例伴有冠状动脉硬化，且属于Ⅳ级者仅 1 例；而Ⅲ、Ⅳ级主动脉硬化 14 例中有 5 例冠状动脉硬化，其中Ⅳ级者就有 2 例。二者病变是平行发展的。

4. 病变与年龄关系

脂纹随年龄增长而比率下降。主动脉硬化脂纹在 10 岁、30 岁、50 岁、60 岁组的比率各为 2/2、19/23、21/28 及 8/15；冠状动脉硬化脂纹在 40 岁、60 岁组比率各为 4/6 和 1/3。在 40 岁左右出现复合病变。

5. 职业与病变的关系

以牧民的发生率最低，60 例牧民全为藏族，主动脉硬化 Ⅰ 级 4 例、Ⅱ 级 1 例、Ⅲ 级 0 例、Ⅳ 级 2 例，共 7 例，占 11.67%；冠状硬化仅有 Ⅰ 级 1 例，占 1.7%。而其他劳动者 148 例，主动脉硬化占 56.9%；冠状动脉硬化 10 例，占 6.8%。脑力劳动者 18 例，主动脉硬化 11 例，占 61.1%；冠状动脉硬化 2 例，占 11.1%。

6. 藏族特点

共 62 例，均为男性，年龄 18 ～ 69 岁，60 例为牧民。主动脉硬化共 9 例，检出率 14.5%，Ⅰ 级 6 例，Ⅱ 级 1 例，Ⅲ 级 0 例，Ⅳ 级 2 例；冠状动脉硬化仅 Ⅰ 级 1 例，为 65 岁牧民，检出率 1.61%。

表 69.1　13 例冠状动脉病变级别、性质与部位的分布情况

病变部位		例数	例冠状动脉病变级别					脂肪单纯	单纯斑块	脂肪+斑块	脂肪+复合病变
			Ⅰ级	Ⅱ级	Ⅲ级	Ⅳ级	合计				
左开口		13	1	2	0	3	6	1	3	2	1
左总干		13	4	5	0	3	12	5	6	1	1
前降支	近	13	1	4	0	3	8	4	4	2	1
	中	13	0	2	0	3	5	1	3	1	1
	远	13	1	2	0	1	4	2	2	1	0
左旋支	近	13	1	0	0	0	1	1	0	0	0
	中	13	0	1	0	0	1	1	0	0	0
	远	13	1	2	0	0	3	1	2	0	0
右开口		13	1	0	0	1	2	1	0	0	0
右主干	近	13	1	1	0	1	3	2	0	0	0
	中	13	0	1	0	0	1	1	0	0	0
	远	13	0	0	0	0	0	0	0	0	0

由表 69.1 可见，冠状动脉病变程度依次为左总干 > 前降支 > 左开口 > 左旋支 > 右主干。这可能是由于左冠状动脉血流量大、压力高且比右侧直和短，由此加重左冠状动脉硬化[3]。

总的结果是，主动脉硬化检出率为 36.77%，其中 20 岁以上 250 例的检出率为 48.3%，略低于同时期天津医学院报道的 51.1%[4]、贵阳医学院的 57.69%[57]，更低于北京医院报道的 99.15%[5]、解放军总医院的 94%[6]，最早发病年龄与王德修及胡正祥报道的、解放军总医院和贵阳医学院的资料相比，晚发 10 年左右，藏族更晚，在 31 岁，发生率更低（14.52%）。冠状动脉硬化检出率为 3.2%，其中 20 岁以上为 5%，明显低于北京医学院等 15 个单位的总检出率 40.89%[1, 7, 8]；最早发病年龄较

阜外医院等单位的[1]约晚 20 年，而藏族则更晚，约在 65 岁。

在 1982 年报道的 12 年后，1994 年屠道同等又报道了青海地区 711 例尸检资料，其中病理诊断符合冠状动脉粥样硬化性心脏病的 16 例，占 2.3%，当时国内平原地区报道尸检中冠心病的检出率高达 40.3%，相差悬殊[9]。

郑钟璇报道在青海地区海拔 2 500 ~ 4 000 m 生活的 60 例藏族的尸检结果，亦观察到主动脉硬化及冠状动脉硬化发生率低且程度甚轻，发生较晚，仅 6 例有主动脉硬化，且 4 例为 I 级，未发现 1 例冠心病[10]。吴天一报道在青南藏区海拔 2 900 ~ 4 200 m 世居的 32 例藏族牧民的尸检资料，均为男性，年龄 18 ~ 69 岁，未发现 1 例冠心病，且观察到一些 40 岁以上的人，其主动脉内膜光滑、弹性良好[11]。

二、西藏的尸检病理资料

另一组有重要价值的是李经邦及焦宏钧报道的西藏拉萨地区 420 例藏族的尸检资料，均为当地高原世居者，年龄 20 ~ 107 岁，平均年龄 55.5 岁。病理学特征如下[12]：

1. 冠状动脉粥样病变的阳性率

以肉眼可见冠状动脉出现粥样斑作为判定标准，420 例中阳性 280 例，阳性率为 58.3%；男性 222 例，阳性 159 例（71.6%），女性 198 例，阳性 121 例（61.1%）。阳性率男 : 女 =1.17 : 1，男性比女性高，具有统计学意义（$P<0.05$）。发病年龄女性较男性晚，病变程度女性较男性轻。在 40 岁以后病变发展迅速。病理上看，斑块所占管腔内膜面积随年龄增加而发展较快，而管腔狭窄程度发展较慢。

2. 病变程度

男性 159 例，0 级 113 例（71.07%），I 级 27 例（16.98%），II 级 12 例（7.55%），III 级 5 例（3.14%），IV 级 2 例（1.26%）。女性 121 例，0 级 96 例（79.34%），I 级 19 例（15.70%），II 级 4 例（3.31%），III 级 2 例（1.65%），IV 级 0 例。由上可见，病变程度不论男女皆较轻。

3. 病变部位及程度

冠状动脉 3 主支中，病变严重程度依次为前降支 > 右总支 > 左旋支。左心工作量比右心大，左冠状动脉压力比右侧高，左冠状动脉比右侧直，且短，尤其是左前降支，这些都可能是左冠状动脉粥样硬化的原因。在解剖中见该组冠状动脉分布类型绝大多数为右优势型，右总支显得又粗又大。从每支冠状动脉来看，近端阳性率高，程度重，由近端向远端阳性率逐渐降低，程度也逐渐减轻。

4. 病变范围与狭窄程度

不一定成正比，部分病例虽然病变范围广泛，但管腔狭窄程度却并不严重，甚至无明显影响。

5. 职业关系

藏传佛教徒阳性率为 82.8%，市民为 75.1%，二者均较农民组的 47.6% 高，推测可能与他们的生活条件、营养状况和参加体力劳动等的不同有关。

6. 其他病变

以合并高血压（阳性率90.6%）及胆石症（阳性率87.0%）为最高。需要指出，屠道同、李经邦和焦宏钧报道的均是冠状动脉粥样硬化，而冠心病的病理诊断标准为冠状动脉主支斑块占管腔的50%以上，如依此判定，也就是属于Ⅲ级以上病变，屠道同的仅占0.97%，李经邦、焦宏钧的仅占2.14%，明显低于天津等地的14.8%[4]，显著低于中国医科大学宋继谒报道604例尸检中的29.1%。可见藏族冠状动脉粥样化病变虽然发生普遍，但程度轻，真正属于冠心病的较低。

第2节 青藏高原急性心肌梗死

冠心病的临床类型中急性心肌梗死（acute myocardial infarction，AMI）是最具代表性的。关于青藏高原AMI的发生率有不同报道。

一、青海地区

据坐落在西宁的青海省人民医院张鑫生等报道[13]，该院1981—1984年4月，共收治AMI 28例，占同期内科住院患者数9 032的0.31%，与国内同期天津医学院附属医院1969—1973年5月AMI占内科住院人数的6.5%（5年内内科住院总数4 949人次，AMI 324人次）相比[14]，相差极为悬殊（P<0.001）。两院床位规模相似，但青海省人民医院每年收治的AMI仅5～6例[13]。张鑫生等报道了1978—1984年4年共收治的33例AMI。男性29例，女性4例，男女比为7.25∶1。年龄40～72岁，平均56.6岁。33例中移居者24例，世居者9例，大致反应世居者发病低于移居者，这与其获得高原适应有关。死亡2例，病死率6.1%。将青海省人民医院AMI的年住院率和死亡人数与同期的北京、天津、上海、广州等城市规模相似的医院进行对比分析，结果表明西宁地区急性心肌梗死住院相对构成比低、病情轻且死亡率也较低。尽管青海属于AMI的低发区，但该组资料1978—1980年3年共收治AMI 5例，而1981—1984年4月共收治AMI 28例，可以看出有明显增长的趋势，随着高原人群生活、饮食的改变及人口平均年龄增长，AMI发生率将会逐年上升[14]。

在张鑫生等报道的10年后，青海省人民医院的心血管内科报道西宁地区1990—1993年4年间共收治AMI 43例，青海省人民医院为拥有1 200张床位的大型综合医院，AMI的住院构成比仍较低。43例中的男女比例为20.5∶1，移居汉族与世居汉族AMI发生率之比为5.8∶1，移居汉族35例于移居高原10～43年（平均30年）后发病，发病年龄平均为56.6岁，似较提前，而世居汉族6例平均发病年龄为65.5岁（P<0.01），说明高原世居汉族比移居汉族AMI的发生率要低。AMI大多为首次发病，急性期病死率为14.0%，主要见于前壁及广泛性心肌梗死[16]。

二、西藏地区

在西藏，藏族AMI的发生率也是低的。在西藏自治区人民医院内科住院患者1 958例中，心肌梗死患者2例，占循环系统病例数的0.7%，占内科住院总数的0.1%。据他们的经验，临床上很少见典型的心绞痛症状，自该院建立心电图室以来，查见典型的 AMI 也很少[17]。1983 年吴天一在西藏自治区人民医院调查，在心电图室复习回顾心电图中冠心病的表现，约 10 000 份藏族 ECG 中才有 1 例心肌梗死的心电图表现。但由于海拔高，一旦发生 AMI 则预后不佳。一组报道中拉萨地区的 AMI 42 例，急性期死亡 15 例，病死率达 35.7%[18]。冠心病在高海拔也易于发生猝死。邹恂达报道拉萨地区 40 例在 6 h 内猝死的病例经尸体解剖证实死因，其中心血管疾患 24 例（60%），占首位，24 例中 12 例为 AMI，居心血管病种中的首位[19]。

第 3 节　青藏高原冠心病的人群流行病学

20 世纪 70 年代中期，我国开始重视高血压及冠心病在不同地区和不同人群中的流行病学调查，以有针对性地加强防治[20]。在阜外医院我国著名心血管病学家吴英恺教授牵头下，当时成立了全国协作组，对全国 22 个省、市、自治区的地方和部队人群开展了流行病学调查，共调查了 30 ~ 50 岁的 52 298 人，按照全国统一的"三病会议试行诊断标准"可做分析判断的有 45 826 人，发现符合冠心病诊断的有 2 962 人，平均患病率为 6.46%，一般在 5% ~ 7%。调查还发现我国冠心病的发病率呈上升趋势，如 1959 年普查的 40 岁以上人群资料中，冠心病患病率上海为 3.18%，北京为 2.54%，而 1973 年上海为 5.40%。一些大医院发现冠心病占住院内科总人数和心血管病的相对构成比也呈直线上升，这提示我国的冠心病防治形势渐趋严峻[20, 21]。

由于青藏高原的人群结构包括藏族、汉族和其他民族，在广大牧业区人群以游牧民为主，他们的生活环境、劳动方式、饮食结构和平原地区人群有明显不同，他们的冠心病发病情况如何？哪些是危险因素或反危险因素？这些研究是极有学术价值和实际意义的[22]。就在这一时期，在青藏高原开展了大量人群普查工作，应用全国统一的流行病学要求，依照全国统一的"三病会议试行诊断标准"。这与 WHO 的国际标准[23]基本一致，但均为平原标准。符合上述标准的青藏高原不同地区和不同人群冠心病的患病率归纳为表 69.2。

表 69.2　青藏高原不同地区和不同人群冠心病流行病学调查

报道人	地区	海拔 /m	对象（民族职业）	人数 / 人	显性冠心病 n /%	隐性冠心 n /%	合计 n /%
西藏人民医院[24]	拉萨	3 658	藏族居民	306	9 (2.94)	29 (9.48)	38 (12.4)
西藏军区总院[25]	拉萨	3 658	汉族军干	100	8 (8.0)	16 (16)	24 (24)
四川医学院[26]	甘孜	3 700 ~ 4 260	藏族牧民	1 002	4 (0.40)	93 (9.28)	97 (9.68)
	甘孜	3 700 ~ 4 260	汉族干部	747	16 (2.14)	34 (4.55)	50 (6.69)
青医附院[27]	祁连	3 500 ~ 5 300	藏族牧民	295	3 (1.02)	20 (6.78)	23 (7.80)
吴天一等[28]	祁连	3 800 ~ 4 200	藏族牧民	862	19 (2.20)	12 (1.39)	31 (3.60)

对于以上的冠心病人群，患病率只能作一概括性参考。因为在当时高原普查出的冠心病大部分属于隐性冠心病，诊断主要是根据心电图二级梯运动试验阳性。然而这项试验在高原地区的假阳性率甚高，如四川医学院等按 1964 年全国标准（ST 段呈缺血型及近似缺血型下降 ≥ 0.5 mm 为阳性），报道一组 264 例藏、汉族健康男女在海拔 4 260 m 的假阳性率为 6.44%[29]；青海省人民医院在热水（3 608 m）[30] 和果洛（3 719 m）[31] 分别检测 103 人和 342 人，按此标准的假阳性率分别高达 13.6% 及 12.6%；西藏医科所报道在安多（4 800 m）检测 457 人，假阳性率为 7.66%[32]，以上所有结果均不符合临床观察。而且假阳性率随海拔增高而增高，其中女性假阳性率更高达 11.3% ～ 13.43%[30,32]，不符合实际。吴天一对高原大量心电图运动试验进行分析，提出了心电图二级梯双倍运动试验阳性标准：运动后缺血型 ST 段下降 ≥ 1.0 mm，ST 段水平段长度 ≥ 0.06 s，持续 4 min 以上；或在 R 波占优势的导联上，运动后 T 波由直立变倒置，持续 2 min 以上[11]。吴天一等在海拔 3 800 ～ 4 200 m 地区对 862 人普查，心电图二级梯运动试验如以平原地区标准即缺血型 ST 段下降 ≥ 0.5 mm 为阳性标准，则假阳性率高达 15.78%；如以 ST 段下降 ≥ 0.75 mm 为阳性标准，假阳性率为 7.89%，均差距较大；而按以上双倍运动试验标准，则假阳性率为 3.48%，较能反映实际情况，判定的显性冠心病占人群 2.20%，隐性冠心病占 1.39%，更与临床病情相符合[28]。在青藏高原大多数学者将心电图二级梯双倍运动试验标准作为流行病学和临床诊断冠心病的依据，使冠心病患病率与临床符合率达到 80% ～ 85%[33-35]。现今运用踏车或平板运动试验，但上述 ECG 运动试验的生理变化仍可作重要参考。

郝崇昭等报道在青海大学附属医院冠心病占住院患者相对构成比的情况，该院位于西宁，除收治西宁地区患者外，也收治青海全省患者。1964—1978 年内科心血管组收治 2 724 例（不包括脑血管病）心血管患者，占同期内科总住院数 20 388 的 13.36%，其中风湿性心脏病 744 例，占 27.3%；高血压 593 例，占 21.8%；肺心病 420 例，占 15.4%；冠心病 317 例，占 11.6%，居第四位。冠心病在 1964—1970 年占心血管病的 4.13%，而 1971—1978 年占 17.66%，升居第三位，是心血管病相对构成比中上升明显的病种[36]。目前高血压及冠心病已跃居前两位了。

第 4 节　高原适应与脂质代谢

冠心病与脂肪代谢密切相关。冠心病的发生与低密度脂蛋白（LDL）的升高有关，而高密度脂蛋白（HDL）在动脉粥样硬化方面则具有保护作用，其机制可能在于 HDL 能将胆固醇从周围组织运走。载脂蛋白（Apo）有十大类，其中 ApoA-Ⅰ是 HDL 的主要载脂蛋白，参与胆固醇的逆向转运，ApoA-Ⅰ水平升高，有利于细胞内胆固醇的清除。同时，ApoB 是 LDL 的主要载脂蛋白，ApoB 能更好地反映动脉粥样硬化的易患性。

在国内一些平原地区的学者曾推论，由于高寒地区牧民进食大量含高胆固醇的动物脂肪及乳肉类食品，而膳食中胆固醇量与血清胆固醇量有一定关系，饱和脂肪酸占总热量的百分数与冠心病患病率明显相关（$r=0.8$）[37]，因此牧民的饮食胆固醇量与血清胆固醇量呈一定的相关性，由此形成的高胆固醇血症可能导致高原牧区人群冠心病的高发病率[38,39]，这种推论也灌输在高原的医务界，形成高原藏族高脂血症和冠心病高发的概念。但实际事实却并非如此，或者恰恰相反。以下为对青藏高原不同地区藏族血脂的实测结果统计。

藏族的血脂检测

1. 青海

高继东对青南地区（3 628 ~ 4 262 m）藏、汉族男性城镇居民进行了血糖及血脂水平的检测。藏族 309 人，汉族 137 人，经临床检查排除糖尿病、内分泌疾病及心肺疾患。按体重指数 ≥25kg/m² 为界限，分为肥胖组与非肥胖组。结果在非肥胖组的人群中，藏族的空腹血糖、甘油三酯水平均显著低于汉族（$P<0.01$）；而肥胖组的血糖、血脂水平与非肥胖组并无显著差异（表 69.3）；以 TG ≥ 1.70 mmol/L 为高甘油三酯血症，非肥胖组汉族的发生率高于藏族（31.96% vs. 16.56%，$P<0.01$），肥胖组汉族亦高于藏族（65.0% vs. 44.30%，$P<0.05$）。结果表明藏、汉族间在利用代谢底物方面可能存在差异，藏族有较强的脂肪代谢能力[40]。

表 69.3 青南地区藏、汉族血糖血脂水平的比较

检测项目	非肥胖组		肥胖组	
	藏族（$n=151$）	汉族（$n=97$）	藏族（$n=158$）	汉族（$n=40$）
年龄／岁	45.56±7.35	44.85±7.39	47.56±8.32	48.33±6.96
BMI/kg·m⁻²	22.21±1.94	22.32±1.82	27.58±2.44	26.78±1.28
FPC/mmol·L⁻¹	4.69±0.52	4.84±0.58**	4.98±1.28	4.96±0.89
TC/mmol·L⁻¹	4.92±0.73	4.94±0.78	5.30±0.86	5.43±0.95
TG/mmol·L⁻¹	1.25±0.46	1.42±0.52**	1.57±0.50	1.72±0.49
HDL-C/mmol·L⁻¹	1.62±0.55	1.56±0.49	1.53±0.61	1.72±0.66

注：BMI—体重指数；FPC—空腹血糖；TC—血清总胆固醇；TG—甘油三酯；HDL-C—高密度脂蛋白胆固醇 -C；**—$P<0.01$。

2. 西藏

Fujimoto 等在西藏拉萨对 35 名藏族世居者进行了血脂检测，并以 30 名海平面日本人做对照，年龄、性别均匹配。结果观察到藏族血清总脂及血清磷脂均较低；其血清胆固醇、ApoB 及 ApoB/ApoA- I 比值均较低；同时，藏族在血清磷脂方面软脂酸（palmitic acid）低而亚油酸（linoleic acid）高；还观察到藏族血压偏低。这些都起到防止动脉硬化的作用，也是藏族世居者缺血性心脏病低发的原因[41]。

解放军驻日喀则部队医院在日喀则地区（3 800 ~ 4 300 m）对藏、汉族各 100 例健康成人（除

4 人在 50 岁以上，其余均为 19 ~ 40 岁）检测血脂水平，结果总胆固醇、磷脂及 β - 脂蛋白的值均在正常范围，与平原正常值基本相近。世居藏族与移居汉族间、男女性别间均无明显差异（ $P>0.05$ ）[42]（表 69.4）。

表 69.4 日喀则地区藏、汉族健康人血脂值检测

民族	性别	n	总胆固醇 / mmol·L^{-1}	磷脂 / mmol·L^{-1}	β- 脂蛋白 / mmol·L^{-1}	Ch/ph*
藏族	男	74	3.99±0.41	4.09±0.39	1.76±0.04	0.97 : 1
	女	26	3.82±0.46	3.95±0.41	1.74±0.06	0.96 : 1
汉族	男	71	4.00±0.64	4.41±0.64	1.76±0.05	0.96 : 1
	女	29	3.98±0.46	4.15±0.44	1.73±0.07	0.95 : 1

注：*—胆固醇与磷脂比值。

西藏军区总医院在拉萨地区进行血脂检测，血清总胆固醇藏族为 4.80 mmol/L，汉族为 5.08 mmol/L；甘油三酯藏族为 1.08 mmol/L，汉族为 1.36 mmol/L。在西藏检测的结果与青海结果相近，且汉族均高于藏族[43]。

3. 四川

甘孜藏族自治州人民医院等在四川甘孜藏族自治州色达地区（3 000 ~ 4 260 m）对 452 名世居藏族牧民及 204 名移居汉族干部进行血脂调查，血清胆固醇（Ch）用醋酸酐法直接检测，血清甘油三酯（TG）按改良的 Van Handel 法检测。结果该区藏、汉族血脂水平处于正常值范围，血清 Ch 分布近常态，TG 分布呈正偏态。Ch 和 TG 都有随年龄增高而上升的趋势，男性 50 岁以上含量较稳定，而 60 岁以上有的增高有的甚至降低；女性 50 岁以下一般较男性低，而 50 岁以上较男性高，可能与更年期后雌激素的降低有关。血脂与体重及吸烟无明显相关[44]（表 69.5）。

表 69.5 甘孜地区健康藏、汉族的血脂正常值

性别	藏族牧民 Ch/mmol·L^{-1}		汉族干部 Ch/mmol·L^{-1}		藏族牧民 TG/mmol·L^{-1}	
	n	$\bar{x}\pm S$	n	$\bar{x}\pm S$	n	$\bar{x}\pm S$
男	337	5.15±0.90	169	4.75±0.96	155	3.56±1.39
女	115	5.12±0.62	35	4.49±0.81	55	3.10±1.33
总计	452	5.12±0.87	204	4.70±0.94	210	3.44±1.20

四川医学院等在甘孜地区进一步对藏族牧民、干部及农民的膳食结构应用查账、询问和称重法，计算膳食中的蛋白质、脂肪、动物脂肪占总热量的百分比及血清总胆固醇的含量。结果藏族牧民的膳食中胆固醇及饱和脂肪酸的摄入量最高。尽管牧民的脂肪量较高和血清总胆固醇含量较高，但如

以小于 6.47 mmol/L 为正常值，则藏族牧民、干部和农民的检测值均在正常范围内 [45]（表 69.6）。

表 69.6   甘孜地区藏族牧民、农民及干部的膳食调查及血清总胆固醇量

组别	人数	蛋白质占总热量百分比 /%	脂肪占总热量百分比 /%	动物脂肪占总热量百分比 /%	总热量 /kJ	血清总胆固醇量 /mmol · L⁻¹
藏牧	3 359	13.1	33.7	31.0	9 704.5	4.99±1.01
藏干	79	9.5	27.1	15.9	9 126.0	4.82±1.07
藏农干	66	9.4	19.8	12.9	8 699.0	4.58±0.97
藏农	325	11.7	8.0	—	8 809.1	—

重庆医学院在四川甘孜地区对健康藏族居民检测的血清总胆固醇和脂蛋白含量亦与平原值相同，无增高现象 [46]。

4. 南美印第安人

Lindgärde 为了研究高原与平原对脂代谢的影响，对比了两组克丘亚印第安人女性的体脂量、血清胰岛素及瘦素。一组为居住在秘鲁高原库斯科（Cuzco，3 400 m）农业区的 105 名世居者，平均年龄（35±10）岁，她们是纯血统的印第安人，过着农民的传统生活，膳食主要为当地的谷物，如土豆、谷子和大麦。她们每天从家出发到耕地需翻越小山，耗时 1.5 h。另一组为生活在首都利马的克丘亚印第安人，89% 在利马生活了 20 年以上。她们的饮食结构稍有改变，即比库斯科的要多食大米和白面，但海平面组则为坐业劳动。膳食中的脂肪比例高原组为 15%，海平面组为 18%，均含量很低。两组的体重指数和腰围相当，但在海平面组可见体脂量、血压舒张压、血糖、血胰岛素及瘦素均较高原组明显高，胰岛素抵抗亦较高 [47]。这里也存在运动对脂肪和糖代谢的影响，提示改变生活方式增加活动量十分重要 [48]。

值得注意的是，血清瘦素（leptin）的水平是心血管病的危险信号，特别是心肌梗死 [49]，海平面组的空腹血清瘦素、HOMA（homeostasis model assessment）指数（胰岛素抵抗指数公式：空腹胰岛素 × 空腹血糖 /22.5）及瘦素占体脂量比都增高，而在秘鲁高原经常从事体力活动的世居印第安人和没有肥胖的人中则是低水平的，不仅低于海平面印第安人，也低于西方白人女性 [50]。这一研究有力说明，两个有相同遗传背景的人群，尽管有相似的饮食习惯和膳食结构，但一个在高原，一个在平原，高原组的脂肪和糖代谢明显地调控在更佳的生理范围（表 69.7）。

环境和遗传是作用于脂肪代谢的两大因素并相互影响。例如同样是印第安人，Santos 报道智利高原的艾马拉印第安人，即使有相对的肥胖（BMI>30 kg/m²），但 T2DM 的人群患病率还是很低的，约为 1.5% [51]。而亚利桑那皮玛印第安人 T2DM 的患病率则高达 50% 以上 [52]。这样就突出了高原因素的作用。

表 69.7 两组克丘亚印第安人在高原及海平面的脂肪代谢特征

指标	库斯科（$n=105$）	利马（$n=105$）	P
年龄 / 岁	35 ± 10	37 ± 10	ns
体重指数 /kg · m^{-2}	24.6 ± 3.9	25.1 ± 4.7	ns
腰围 /cm	83.1 ± 9.8	83.7 ± 10.6	ns
SBP/mmHg	97 ± 10	96 ± 11	ns
DBP/mmHg	59 ± 9	66 ± 6	<0.001
体脂百分率 /%	31.2 ± 4.8	34.1 ± 4.8	<0.001
体脂量 /kg	17.7 ± 5.3	21.5 ± 5.8	<0.001
空腹血糖 /mmol · L^{-1}	3.8 ± 1.1	4.6 ± 0.7	<0.001
血胰岛素 /mmol · L^{-1}	47 ± 20	80 ± 45	<0.001
HOMA 指数	8.1 ± 4.4	16.3 ± 9.6	<0.001
血瘦素 /ng · L^{-1}	9.7 ± 6.5	14.0 ± 0.7	<0.001
瘦素占体脂量比 /ng · L^{-1} · kg^{-1}	0.51 ± 0.02	0.70 ± 0.03	<0.001

注：HOMA—胰岛素抵抗国际上一般通用 Matthews（1985）公式，HOMA 指数公式 = 空腹胰岛素 × 空腹血糖 /22.5。

5. 动物实验

人在高原低氧的整体代谢适应中，有人观察到随着海拔增高和高原居住时间的延长，血液中高密度脂蛋白胆固醇增高，这有利于防止动脉粥样硬化的发生[53]。下述动物实验比较有说服力，李侠等对不同海拔的家兔饲喂同样的高胆固醇食物，然后对实验动物的主动脉和冠状动脉进行光镜和电镜扫描。结果平原（南京，20 m）组家兔的主动脉及冠状动脉内皮破坏明显，管腔明显狭窄。而在天峻（3 460 m）饲喂同量高胆固醇食物的家兔，其主动脉和冠状动脉内皮基本完整，管腔狭窄不明显。而西宁组家兔的主动脉和冠状动脉病变介于以上两者之间，提示在高脂饮食下，高原低氧环境对主动脉及冠状动脉的血管完整性有保护作用[54]。在另一实验中将兔置于高原同时饲予高脂食物，结果动脉壁的脂肪沉积比对照常氧组要轻得多[55]。

第 5 节 高原相关危险因素变化

除了脂肪代谢是冠心病发病的重要病理生理因素外，涉及冠心病发病的还有诸多危险因素，这里主要探讨与青藏高原冠心病发病关系密切的一些因素，主要包括高血压、糖尿病及生活劳动方式等。有一点与平原不同，特别在世居藏族中，导致冠心病的相关危险因素的作用被衰减，甚至成为"反危险因素"，而成为冠心病低发的原因。

一、高血压

血压升高与心血管病发病率显著相关，血压升高是脑卒中和冠心病发病的危险因素。我国的人群研究显示收缩压在 120 ~ 139 mmHg 和 140 ~ 159 mmHg 时，冠心病的相对危险比收缩压 <120 mmHg 者分别增高 40% 和 130% 倍[56]。高血压在 2 型糖尿病（type 2 diabetes mellitus，T2DM）患者中的发生率为 55% ~ 60%，长期以来被认为是代谢综合征的最主要的构成因素之一。据估计有 30% ~ 50%的原发性高血压患者伴有胰岛素抵抗[57]。而在全世界的高原人群中高血压皆为低发的，在青藏高原除了个别具有特殊饮食结构的群体外，不论世居者还是长期移居者，与平原地区相比，基础血压值偏低，高血压患病率也较低，这一适应性生理变化恰恰在防止冠心病发生上起作用（见第 67 章）。

二、糖尿病

在世界范围内，人群中大约 50% 的死亡是由大血管疾病导致的，而 2 型糖尿病是大血管疾病进展的强独立危险因素，而且，与非糖尿病人群相比，T2DM 还与加速动脉粥样硬化形成有关。目前已证实，胰岛素抵抗不仅是多数 T2DM 的始动因素，也是导致脂质代谢异常、高血压、冠心病等发生的重要危险因子。选择性胰岛素学说解释了为什么 T2DM 的大血管并发症如高血压、冠心病在胰岛素抵抗早期，甚至在糖尿病诊断前 10 ~ 20 年就已经发生。在糖尿病诊断时，30% ~ 40% 的患者伴有高血压，50% ~ 80% 的伴有脂质代谢紊乱。为此，美国心脏病协会（AHA）在 1999 年正式提出"糖尿病是一种心血管疾病"。

糖尿病和血脂异常是大血管疾病的两大危险因素，二者间又相互影响和促进。糖尿病患者发生冠心病、脑卒中的可能性是非糖尿病患者的 3 倍及 4 ~ 10 倍。血清总胆固醇增高、低密度脂蛋白胆固醇（LDL-C）升高、高密度脂蛋白（HDL）降低是冠心病和缺血性脑卒中的危险因素[57]。研究表明血清总胆固醇在 5.17 ~ 6.18 mmol/L 者，冠心病的发病危险为低于 5.17 mmol/L 者的 2 倍；高于 6.20 mmol/L 者为低于 5.17 mmol/L 者的 3 倍。

WHO 使用的血脂异常标准为：空腹血浆 TC>3.88 mmol/L 或血浆 HDL-C 男性 <0.91 mmol/L、女性 <1.00 mmol/L。应用这个标准，在芬兰对年龄为 35 ~ 71 岁的个体进行的人群研究发现，血脂异常在糖耐量正常的男性和女性中发病率分别为 29% 和 16%，在糖耐量受损或空腹血糖异常的男性和女性中发病率分别为 45% 和 31%，而在 T2DM 患者中男性和女性的发病率分别为 54% 和 56%。由此可见，糖尿病是血脂异常和促进冠心病发生的危险因素。而在世界高原地区都见到相同的现象，即糖尿病呈低发态势，这又起到一个冠心病发病的反制作用（见第 73 章）。

三、血凝机制

在安第斯观察到，高原居民虽然有血压偏低、红细胞增多、循环时间缩短和血液黏滞度增加，但是几乎不发生静脉血栓和冠状动脉梗塞[68]。据 Hellriegel 报道，他在秘鲁拉奥罗亚医院 10 000 例患者中，只见到 1 例肺栓塞，而此例患者的红细胞并不增多[59]。高原红细胞增多症与原发性红细胞增多症不同，低氧导致红细胞增多而不伴有血小板增多。关于高原居民血液凝固性的研究发现，尽管血细胞比容（Hct）达到 60%~70%，但血凝并无异常。Severinghaus 在秘鲁赛罗·德·帕斯科观察发现临床患者在休息时的 Hct 为 60%，但并未有发生下肢静脉血栓者[60]。需要指出，平原人进入高原会发生血凝系统、纤溶活性及血小板功能变化，表现为纤维蛋白活性减弱，血浆纤维蛋白原浓度升高，因子 V、Ⅷ、Ⅹ 增加，因子Ⅶ减少，血小板胶黏性和血小板因子Ⅲ增加，由此引起肺血管内凝血，诱发急性高山病和高原肺水肿[61,62]。高原世居居民虽有轻度生理性的红细胞增多，但其血液的抗凝系统增强了，凝血系统和抗凝系统达到新的平衡[11]。孙志新等在阿尼玛卿雪山（4 660 m）对比 17 名急进高原的健康汉族和 12 名当地世居藏族的凝血系统和纤溶活性的变化。结果血浆因子Ⅷ促凝活性及血浆因子Ⅷ相关抗原随海拔升高而下降，尤其是由西宁进入雪山前后自身对照更明显，但血浆纤溶酶原（PLG）改变不明显。从西宁急进雪山的健康汉族，其Ⅷ-C 的活性下降了 18%，Ⅷ R-Ag 下降了 45.5%；而 12 例世居藏族，其检测值不仅不降低，且均较平原值稍高（表 69.8）。这说明长期高原适应的藏族，其凝血因子和纤溶酶原均在较高的水平上[63]，从而达到一个稳态平衡的状态，不易形成血管内凝血。

表 69.8 不同海拔地区凝血因子和纤溶活性检测

地区与对象	n	Ⅷ-C（$\bar{x} \pm S$）	Ⅷ-Ag（$\bar{x} \pm S$）	PLG（$\bar{x} \pm S$）
上海 汉族	17	102.96±25.25	94.09±32.46	95.06±9.27
西宁 汉族	17	93.9±24.3	130.03±35.9	94.7±15.1
雪山 汉族	17	77.2±24.5	70.9±40.2	96.8±17.6
雪山 藏族	12	109.9±2.7	140.9±13.6	100±13.6

四、运动

体力活动和劳动使机体热量消耗增加，肌肉摄取葡萄糖增多，运送到肝脏的葡萄糖减少，因而肝内合成胆固醇和甘油三酯也减少，从而减少高脂血症的发生。一项调查显示运动对体重和血脂水平有调节作用。在瑞士的农民、东非的牧民及以狩猎为生的默撒族人的膳食中，脂肪摄入量都很高，但对他们的流行病学观察表明，他们的血胆固醇水平均较低，这通常被归因于运动的保护作用[64]。藏族牧民、农民均为终身体力劳动者，日常骑马、骑牦牛、徒步越野、翻山越岭，放牧中日行 10~15 km 是常事。人在高原生活时，经常进行体力活动可起到防止肥胖的效应。对高原世居藏族的体重指数检测显示藏族牧民为低体脂多肌肉强健型[65]，这也是降低冠心病发病的因素。值得注意的是，目前已有报道称高原世居者如与藏族同一血缘的夏尔巴人，从喜马拉雅高山移居到海平面后，受到现代化生活方式影响，很少体力活动，结果出现了高血压、肥胖及心血管病[66,67]。目前一些藏区建成现代化城市，部分藏族进入城市生活，饮食结构的变化、劳动方式的改变和很少体力活动使高血压和冠心病的发病率逐步增高，这是一个十分值得关注的问题。

五、饮茶

藏族的饮茶历史，据文字记载，已有 1 500 年左右。据 1388 年版《西藏王统记》载，文成公主入藏后创制了奶酪和酥油，并以酥油茶待客。吐蕃时期，青藏高原以牧业为主，饮茶能帮助肉食和富油饮食的消化，补充维生素类的营养，所以饮茶之风迅起，直至今日遍及全藏区。自此，内地的茶叶源源不断地进入青藏高原，成为藏族人民的生活必需品之一，藏族对茶是"一日不可不饮"。其中，如湖南产的"茶砖"、云南产的普洱茶更受藏族青睐（见第 8 章第 7 节）。有趣的是，在福建省茶区的调查显示，常喝茶者、偶喝茶者及不喝茶者冠心病的患病率分别为 1.4%、2.3% 及 3.1%，尽管统计学差异并不显著，但似乎有这样的迹象，即饮茶对预防冠心病有好处[68]。

根据 WHO 在世界范围的一项调查，心血管疾病受多种因素的影响，诸如饮食习惯、血脂水平、体力活动情况、遗传因素、吸烟及微量元素的不平衡等。微量元素中铬含量的降低易导致冠心病及心肌梗死的发生，低铬与进食大量精糖有关。还发现动脉硬化、高血压、心肌梗死、冠心病猝死的发生率与饮水的硬度成反比，其中尤以动脉硬化性心脏病与应用软水的关系密切。此外发现饮水中的钙含量与动脉硬化性心脏病的死亡率呈显著的负相关[69]。相关的这些因素值得在青藏高原进一步研究。

第 6 节　低氧适应对心肌保护的实验研究

一、低氧预适应的保护作用

动物实验已经证明，低氧预适应（hypoxic pre-conditioning）使结扎冠状动脉后心肌坏死的范围小，死亡率低。苏联医学科学院实验心血管实验室的高原生物医学家 Меерсон（Meerson）教授领导的团队对此做了一系列的研究。

他们给鼠结扎冠状动脉引起心肌缺血，发现一组预先在低氧环境适应的大鼠 2 d 内死亡了 8.4%，而未低氧预适应的对照组动物死亡 52%，死亡率增加了 5 ~ 6 倍[70,71]。这样就减少了因缺血性心肌坏死导致的心脏收缩功能障碍和心脏在最大负荷时心肌收缩力不足的发生率，在低氧预适应组仅为对照组的 1/3 ~ 1/2.5。心肌组织坏死范围在预适应组比对照组少 35%[72,73]。实验提示经过低氧预适应的动物，其冠状动脉血流量增大、心肌中三磷酸腺苷氧化合成系统相应增加、心肌的线粒体系统增加，从而使心脏对氧的传送和利用增强，这些可能在减少心肌梗死方面起重要作用[74,75]。

二、间歇性低氧的保护作用

无论是在分离的动物心脏还是在整体鼠的心脏中进行研究，均观察到间歇性低氧可以通过减少缺血性再灌注损伤、致命的钙离子过度负荷损伤[76]和易于诱发的心律失常而对心脏起保护作用。

其机制可能是改变线粒体 ATP 敏感钾通道[77]而起调控作用[78]；或是抑制线粒体渗透性转运微孔的开放而防止再灌注损伤[79]，并经慢性间歇性低氧使心肌毛细血管增生，心肌血流供应改善[80]，增强了心肌对缺血的耐受力[81]。

在人体观察到冠心病患者通过在高原（3 454 m）间歇性运动锻炼改善了心肌的灌注功能并提高了低氧耐力[82,83]。健康人[84]或冠心病患者[85]经间歇性暴露于模拟高原后冠状动脉血流量增加，心肌血流改善。

慢性间歇性低氧还有利于冠心病的康复，秘鲁 San Marcos 大学安第斯生物研究所的 Marticorena 团队对健康人和冠心病患者做了间歇性低氧对心脏供血、能量供应和功能改善效果的研究，并进行动态的随诊，认为间歇性低氧适合于病情稳定的冠心病患者，也适合于冠心病外科手术后中度病情者[86,87]。

他们做了大胆的尝试，选择 6 例有过或无心肌梗死的男性冠心病患者（平均年龄 53 岁），均做了冠状动脉搭桥手术，均为海平面世居者。然后观察慢性间歇性低氧对心脏康复的效果。方法为在低压舱内模拟海拔 4 200 m 进行 14 次间歇性低压性低氧，心肌灌注使用同位素锝 ^{99}Tc 显像技术。结果经间歇性低氧后，心肌灌注获得明显改善，低灌注的总应激记分判断单位，从 9.5+ 降为 4.5+（P=0.036），无 1 例患者出现心肌灌注性损害。认为这是一个处理慢性重症冠心病的新途径[88]。

随后他们对这些患者又进行了 4 个月的追踪观察，发现在心肌缺血、心律失常、晚期潜电位差、心肌灌注及分子生物化学几个方面均有明显改善，认为这些效果应归为低氧的作用[89]。

为了探讨相关机制，他们对比了饲养在海平面和暴露于低氧下的荷兰猪，观察其在高原条件下心脏的生物能量，结果主要发现如下：①在 ADP 量低（<20 μM）时，ATP 的合成速率及程度高原组明显高于海平面组；② Hill 系数，即 ATP 合成酶在 3 个催化位点间的合同程度高原组（n=1.36）较海平面组低（n=1.94）；③ ATP 催化位点的分数占有率高原组高于海平面组，而 P50，即 ADP 含量在 50% 催化位点时 ADP 及（或）ATP 的供给，高原组与海平面组相当，即约 74.7 μM；④ ADP 含量的生理范围高原组明显高于海平面组。以上提示经低氧暴露后心脏能量转换的分子机制是在高原低氧和 ADP 含量降低的情况下，可迅速和有效地产生 ATP 以供能量代谢之需[90]。

以上的实验研究提示慢性间歇性低氧对心肌具有保护作用及对冠心病患者具有改善心脏功能的作用，在冠心病防治上具有良好前景，值得进一步研究。

三、低氧习服的保护作用

Turek 等将鼠暴露在模拟高原的两个海拔（3 500 m 及 6 000 m）各 6 ~ 7 w，通过结扎左冠状动脉造成心肌坏死，或结扎左冠状动脉前降支造成心肌梗死，或注射大剂量异丙肾上腺素（isoprenaline）诱导坏死。海平面对照组鼠同样实施以上实验模式。24 h 后以左心室组织的肌酸磷酸激酶（creatine phosphokinase）活性判定坏死程度，同时也在坏死表面组化检测组织切片磷酸化酶（phosphorylase）的活性。鼠暴露在海拔 3 500 m，其异丙肾上腺素诱导的坏死程度比对照组小，但在心肌梗死的程度上则无统计学差别。鼠间歇性暴露在 6 000 m，与海平面对照组相比，所有实验模式造成的心肌坏死程度均无差别。对于持续暴露于 6 000 m 的鼠，所有实验模式造成的心肌坏死程度均轻于对照组。发生心肌梗死的心脏组织可分为坏死和组织未受损的组织、整体坏死区及部分坏死区。左冠状动脉主干结扎后，鼠持续暴露于 6 000 m 组的整体坏死区较小，部分坏死区较大，与对照组比，发生心肌梗死而心肌未受损的程度并无差异。以上实验证明不论暴露在海拔 3 500 m，还是持续暴露在 6 000 m，对心肌均有一定的保护作用，而海拔 6 000 m 的作用更明显一些[91]。

四、对心肌收缩功能的保护

Poupa 等将大鼠置于低压舱模拟海拔 5 000 m 及 7 000 m 后，刺激右心室肌，检测肌机械收缩停止时间及随后肌张力峰值的恢复过程。发现在以上两个海拔高度经过习服的大鼠上述两种结果都有增高[92]。Poupa 还发现，用异丙肾上腺素诱导引起大鼠心肌严重坏死，经以上低氧适应后，左、右心室的坏死程度均可减轻[93,94]。

McGrath 等实施了与此相似的实验，观察到在缺氧条件下连续刺激大鼠的右心室肌可引起肌张力降低，而静息张力增高。经低氧适应后，大鼠的以上这些效应均延缓，碘代醋酸（iodoacetate）可消除这种适应影响。碘代醋酸可以抑制 3- 磷酸甘油酸脱氢酶（glyceraldehyde-3-phosphate dehydrogenase）的活性，因此推想这种适应的影响作用可能是由糖酵解作用增强所致的[95]。

五、低氧习服—适应对心肌保护的机制

Meerson 结合苏联科学家等的研究对于可能的机制做了如下探讨。

（1）高原适应导致在脑的神经元和神经胶质部核酸的活性逐步增强、蛋白合成增加，尤其在皮质部[96]，这一过程促进了脑部的血管增生[97]及增加了脑组织单元中线粒体的能量生成活性[96,98]。结果脑通过 ATP 的合成提高了对氧的利用能力。脑能量供给系统的增强作用于特定的功能，当氧含量正常时，低氧适应的动物其条件反射发生很快并对极度的应激产生明显的抵抗[99-101]。

（2）高原低氧适应使脂肪组织明显减少[102,103]，同时，使线粒体对交感介导的反应降低[104]。这一变化可使由去甲肾上腺素引起的"氧耗"作用衰减，在不同应激导致的心肌坏死及 ATP 缺乏上起重要作用。

（3）在高原低氧适应过程，特别是在过度负荷的体力训练，身体各部位需要额外增多的氧，这可能源自线粒体系统能力的增强[105,106]，在心输出量较少和更经济的循环功能下保证对组织转送氧。这种在过度负荷下迅速出现的变化归功于心脏的贮备功能及尽量减少心肌 ATP 的耗损。

（4）高原低氧适应使心脏增强了心肌氧化 ATP 合成的能力，这在减少心肌坏死方面上起重要作用。因此高原低氧适应一方面增强了脑的调控机制，另一方面提高了心脏神经内分泌的调控，从而使心肌坏死的程度减小。这种机制用于预防心肌梗死还要一个过程，因为在人体中有诸多因素导致冠状动脉阻塞，这和实验动物间还有较大差距[104,106]。

参 考 文 献

[1] 中华病理学会.全国动脉粥样硬化病理普查会议纪要[C].北京：[出版者不详]，1980.

[2] 屠道同.青海地区310例尸检中主动脉和冠状动脉粥样硬化分析[J].青海医药，1982，6：5-8.

[3] 王德修，胡正祥.动脉粥样硬化885例[J].中华医学杂志，1957，43（6）：411-415.

[4] 丘道明.主动脉和冠状动脉粥样硬化的病理学分析[J].天津医药，1981，10：579-583.

[5] 马正中.主动脉粥样硬化与年龄的关系[J].医学参考，1980，3：29.

[6] 解放军总医院.184例主动脉和冠状动脉粥样硬化尸检资料的调查研究[C]//全国动脉粥样硬化病理普查会议资料汇编.北京：人民卫生出版社，1980：6.

[7] 陈国芬.100例我国成年人心脏冠状动脉的解剖学研究[J].中华病理学杂志增刊，1965，17：45-47.

[8] 朱清余.508例尸检心脏的冠状动脉粥样硬化调查资料[J].心脏血管病，1973，1（4）：53-56.

[9] 屠道同，卜风珍，程仲谋，等.青海地区711例尸检分析[J].高原医学杂志，1994，5（4）：25-27.

[10] 郑钟璇.青海藏族成人60例尸检分析[J].中华病理学杂志，1965，9：125-127.

[11] 吴天一.高原地区与冠心病[J].心脏血管疾病，1978，6（2）：84-87.

[12] 李经邦，焦宏钧.420例藏族成人尸检中冠状动脉粥样硬化的观察[J].中华医学杂志，1978，58（7）：429-431.

[13] 张鑫生，刘大林，刘连凯.高原地区急性心肌梗死某些特点的探讨[J].临床心血管病杂志，1985，12：25-26.

[14] 石稣澍，张鸿修.冠心病[M].天津：天津科学技术出版社，1981：41.

[15] 张鑫生，刘大林，刘连凯.西宁地区急性心肌梗死若干特点的初探[J].高原医学杂志，1985，2：38-41.

[16] 李旭东，杨建生，周百丽，等.高海拔地区急性心肌梗死43例临床分析[J].高原医学杂志，1994，4（4）：31-33.

[17] 董全增，龚雅宜.对内科藏族住院患者病种分布及有关发病特点的探讨[J].西藏医药卫生，1976，4：37-41.

[18] 田德一.西藏拉萨地区急性心肌梗死42例临床分析[J].临床内科杂志，1990，7：23-24.

[19] 邹恂达.西藏拉萨所见猝死40例病因分析（摘要）[J].中华心血管杂志，1986，16（4）：323.

[20] 王海秋.全国冠心病座谈会简讯[J].心脏血管疾病，1974，2（1）：83-85.

[21] 刘力生，吴英凯.冠心病及高血压的流行病学及预防[J].心脏血管疾病，1975，3（1）：61-63.

[22] 吴天一.高原与心血管病[J].心肺血管，1982，1（2）：5-6.

[23] WHO.Task Force on Standardization of Clinical Nomenclature and Criteria for Diagnosis of Ischemic Heart Disease[S]. Circulation，1979，59：607.

[24] 西藏自治区人民医院内科.西藏拉萨市部分藏族居民冠心病发病情况的初步调查[C]//1973年全国

冠心病座谈会议资料选编.北京：人民卫生出版社，1974：30.

[25] 张清勤.100例高原移居汉族冠心病调查小结[J].高原卫生资料，1976：30-35.

[26] 四川医学院高原地区冠心病调查研究组，甘孜藏族自治州人民医院，色达县人民医院.我国甘孜高原地区冠状动脉粥样硬化性心脏病的调查[J].四川医学院学报，1973，6（1）：1-9.

[27] 青海医学院附属医院心血管病研究组.青海祁连山区310名牧民的冠心病发病情况调查[J].青海科技，1974，2：10-13.

[28] 吴天一，陈国金，李贵兰.青海高原部分地区高血压、冠心病调查报道[J].中华心血管杂志，1979，7（3）：57-60.

[29] 四川医学院高原地区冠心病调查研究组，甘孜藏族自治州人民医院，色达县人民医院.4 260米高原地区正常人心电图二级梯运动测验的探讨[J].四川医学院学报，1973，6（1）：30-35.

[30] 青海省人民医院，青海省医学科学研究所.高原地区心电图二级梯运动测验意义的观察[J].心脏血管疾病，1973，1（2）：16-18.

[31] 青海省人民医院，青海省医学科学研究所，果洛州人民医院.心电图二级梯在高原地区测试的意义探讨[J].青海卫生，1978，3：1-9.

[32] 西藏医学科学研究所.西藏地区性血管病的患病情况[C]//全国心血管病流行病学及人群防治科研工作汇报讨论会资料汇编.北京：人民卫生出版社，1979：14-15.

[33] 川医学院高原地区冠心病调查研究组，甘孜藏族自治州人民医院，色达县人民医院.高原地区冠状动脉粥样硬化性心脏病的早期诊断探讨[J].四川医学院学报，1973，6（1）：151-157.

[34] 王成凯.高原地区冠心病调查及心电图双倍二级梯运动测验的诊断价值[J].中华心血管病杂志，1979，7（3）：202-204.

[35] 四川省冠心病调查组.四川省冠心病普查报道[C]//1973年全国冠心病座谈会议资料选编.北京：人民卫生出版社，1974：2-3.

[36] 郝崇昭，芦惠民，汪如源，等.西宁地区常见心脏病的相对患病率及其病种的变迁：2 724例分析[J].青海医药，1982，1：16-19.

[37] 北京医学院卫生系营养卫生教研组.饮食与动脉硬化的预防和治疗[J].北京医学院学报，1975，4：258-260.

[38] 天津医学院卫生学教研组.营养与动脉粥样硬化[J].天津医药，1976，8：391-393.

[39] 张英珊.血浆脂质与动脉粥样硬化[J].心脏血管疾病，1974，2（2）：235-237.

[40] 高继东.高原地区藏、汉男性血糖血脂的比较研究[J].高原医学杂志，2001，11（1）：19-21.

[41] FUJIMOTO N，MATSUBAYASHI K，MIYAHARA T，et al. The risk factors of ischemic heart disease in Tibetan highlanders[J]. Jap Heart J，1989，30（1）：27-34.

[42] 解放军驻日喀则部队医院检验科.日喀则市藏汉两族血清胆固醇、磷脂和β-脂蛋白的正常值调查[J].中华内科学杂志，1976，1（2）：85-86.

[43] 李素芝，牟信兵.高原病学[M].拉萨：西藏人民出版社，2001：243-244.

[44] 甘孜藏族自治州人民医院，四川医学院.甘孜高原地区正常人及冠心病患者血清总胆固醇和甘油三酯的含量[J].四川医学院学报，1973，6（1）：10-15.

[45] 四川医学院高原冠心病调查组，甘孜州人民医院，色达县人民医院.高原地区居民膳食及其与冠状动脉粥样硬化性心脏病发病的关系[J].四川医学院学报，1973，6（1）：16-20.

[46] 重庆医学院，四川医学院. 甘孜藏族自治州六县8 381人的血压调查分析[J]. 心脏血管疾病，1972，1（1）：3-4.

[47] LINDGÄRDE F，ERCILIA MB，CORREA LR，et al. Body adiposity, insulin, and leptin in subgroups of Peruvian Amerindians[J]. High Alt Med Biol，2004，5（1）：27-31.

[48] DIABETES PREVENTION PROGRAM RESEARCH GROUP. Reduction in the incidence of type 2 diabetes with lifestyle intervention or metformin[J]. N Engl J Med，2002，346：393-403.

[49] SÖDERBERG S，AHREN B，JANSSON JH，et al. Leptin is associated with increased risk of myocardial infarction[J]. J Int Med，1999，246：409-418.

[50] LINDGÄRDE F，SÖDERBERG S，OLSSON T，et al. Overweight is associated with lower serum leptin in Peruvian Indian than in Caucasian women：A dissociation contributing to low blood pressure?[J]. Metabolism，2001，50：325-329.

[51] SANTOS JL，PEREZ-BRAVO F，CARRASCO E，et al. Low prevalence of diabetes despite a high average body mass index in the Aymara natives from Chile[J]. Nutrition，2001，17：305-309.

[52] KNOWLER WC，SAAD MF，PETTITT DJ，et al. Determinants of diabetes mellitus in the Pima Indians[J]. Diabetes Care，1993，16：216-227.

[53] DOMINIGUEZ CS，CABRERA DLA，BOSAOJEDA F，et al. High density lipoprotein cholesterol increases with living altitude[J]. Int J Epidemiol，2000，29：65-70.

[54] 李侠，张鑫生，叶俊雄. 实验性动脉粥样硬化海拔差异的超微结构研究[J]. 中华心血管病杂志，1994，22（3）：209-211.

[55] Fronek K，Alexander N. Sympathetic activity，lipids accumulation，and arterial wall morphology in rabbits at high altitude[J]. Am. J. Physiol，1986，250：485-491.

[56] 顾复生.高血压病诊断治疗的最新进展[J].中国实用内科杂志，2000，20（1）：4.

[57] BARBARA V，HAWARD，MICHAEL H，et al. Risk factor clustering in the insulin resistance syndrome and its relationship to cardiovascular disease in postmenopausal white, black, hispanic, and Asian/Pacific Islander women[J]. Metabolism，2003，52（3）：362-371.

[58] SAFAR P，TENICELA R. Anesthesiology at high altitude[J]. Anesthesiology，1964，25：515-520.

[59] HELLRIEGEL K. La cirugia toracica en las grandes alturas[J]. Rev Asoc Med Prov Yauli（Peru），1960，5（1/4）：26-53.

[60] SEVERINGHAUS JW. Pulmonary vascular function[J]. Am Rev Respir Dis，1977，115（1）：149-158.

[61] SINGH I，CHOHAN IS. Abnormalities of blood coagulation at high altitude[J]. Int J Biometerol，1972，16：283-297.

[62] SINGH I，CHOHAN IS，MATHEW NT. Fibrinolytic activity in high altitude pulmonary edema[J]. Int J Med Res，1969，57：210-217.

[63] 孙志新，恽寿全，潘卫红，等. 不同人群血液流变学及凝血纤溶变化的观察[J]. 高原医学杂志，1993，3（1）：21-25.

[64] WALTER M，BORTZ F. The pathogenesis of hyper-cholesterolemia[J]. Ann Intern Med，1974，80（6）：738-746.

[65] WU TY，TU DT，ZHA CL，et al. The physiological differences between the Tibetans and Andeans[M]// OHNO H，KOBAYASHI T，MASUYAMA S，et al. Progress in Mountain Medicine and High Altitude Physiology. Matsumoto：Shinshui Univ Press，1998：120-125.

[66] SMITH C. Blood pressures of Sherpa men in modernizing Nepalc[J]. Am J Hm Biol，1999，11：469-479.

[67] CABRERA DE LEON A，GONZALEZ DA，MENDER LI. Leptin and altitude in the cardiovascular disease[J]. Obes Res，2004，12：1492-1498.

[68] 福建医科大学冠心病防治研究组，附属第一医院医疗队. 茶区高血压、冠状动脉粥样硬化性心脏病患病率及发病因素调查[J]. 心脏血管疾病，1976，4（2-3）：85-88.

[69] WHO. Trace elements and cardiovascular diseases[J]. WHO Chronicle，1972，26（1）：81-92.

[70] MEERSON FZ，GOMZAKOV OA，SHIMKOVICH MV. Adaptation tio high altitude hypoxia as a factor preventing development of myocardial ischemic necrosis[J]. Am J Cardiol，1973，31：30-34.

[71] МЕЕРСОН ФЗ. Hypoxic pre-conditioning and myocardial infarction（in Russian）[J]. Природа，1973，6：74-81.

[72] MEERSON FZ，USTINOVA EE，ORLOVA EH. Prevention and elimination of heart arrhythmias by adaptation to intermittent high altitude hypoxia[J]. Clin Cardiol，1987，10：783-789.

[73] МЕЕРСОН ФЗ. Hypoxic pre-conditioning and myocardial ischemic necrosis（in Russian）[J]. Кардиология，1972，10：37-43.

[74] MEERSON FZ. Role of the synthesis of nucleic acids and protein in the adaptation of the organism to altitude hypoxia[J]. Cardiology，1971—1972，56：173-176.

[75] MEERSON FZ. Role of synthesis of nucleic acids and protein in adaptation to the extreme environment[J]. Physol Rev，1975，55：70-74.

[76] XIE Y，ZHU WZ，ZHU Y，et al. Intermittent high altitude hypoxia protects the heart against lethal Ca^{2+} overload injury[J]. Life sci，2004，76：559-572.

[77] ASEMU G，PAPOUSEK F，OSTADAL B，et al. Adaptation to high altitude hypoxia protects the rat heart against ischemia-induced arrhythmias. Involvement of mitochondrial K（ATP）channel[J]. J Mol Cell Cardiol，1999，31：1821-1831.

[78] NECKAR J，SZARSZOI O，KOTEN L. Effects of mitochondrial K（ATP）modulators on cardioprotection induced by chronic high altitude hypoxia in rats[J]. Cardiovasc Res，2002，55：567-575.

[79] ZHU WZ，XIE Y，CHEN L，et al. Intermittent high altitude hypoxia inhibits opening of mitochondrial permeability transition pores against reperfusion injury[J]. J Mol Cell Cardiol，2006，40：96-106.

[80] ZHENG N，ZHANG Y，ZHU HF，et al. Myocardial capillary angiogenesis and coronary flow in ischemic tolerance rat by adaptation to intermittent high altitude hypoxia[J]. Acta Pharmacol Sin，2002，23：305-310.

[81] BEQUIN PC, JOYEUX-FAURE M, GODIN-RIBUOT D, et al. Acute intermittent hypoxia improves rat myocardium tolerance to ischemia[J]. J Appl Physiol, 2005, 99: 1064-1069.

[82] SCHMID JP, NOVEANU M, GAILLET R, et al. Safety and exercise tolerance of acute high altitude exposure（3 454 m）among patients with coronary artery disease[J]. Heart, 2006, 92: 921-925.

[83] DEL PILAR VALLE M, GARCIA-GODOS F, MARTICORENA JM. Improvement of myocardial perfusion in coronary patients after intermittent hypoxia[J]. J Nucl Cardiol, 2006, 13: 69-74.

[84] KAUFMANN PA, SCHIRLO C, PAVLICEK V, et al. Increased myocardial blood flew during acute exposure to simulated altitudes[J]. J Nucl Cardiol, 2001, 8: 858-864.

[85] WYSS CA, KOEPFLIV P, FIETZ G, et al. Influence of altitude exposure on coronary flow reserve[J]. Circulation, 2003, 108: 1202-1207.

[86] MARTICORENA E, MARTICORENA JM. Coronary prevention and rehabilitation utilizing high altitudes[M]. Lima: Universidad Nacional Mayor de San Marcos. Instituto de Biologia Andina, 1990: 85.

[87] MARTICORENA E, MARTICORENA JM. Cardiac rehabilitation of coronary bypassed patients-natural and simulated high altitude techniques（Abst.）[C]//The First World Congress of High Altitude Medicine and Physiology. La Paz: IPPA, 1994: 101.

[88] MARIA PV, GARCIA-GODOS F, WOOLCOTT OO, et al. Improvement of myocardial perfusion in coronary patients after intermittent hypobaric hypoxia[J]. J Nucl Cardiol, 2006, 13: 69-74.

[89] MARTICORENA EA, MARTICORENA JM, OYOLA L, et al. Impact and mild-term assessment of coronary patients rehabilitate with intermittent simulated hypoxia technique[J]. Acta Andina, 1999, 8: 39-45.

[90] REYNAFARJE BD, MARTICORENA E. Bioenergetics of the heart at high altitude: Environmental hypoxia imposes prefund transformation on the myocardial process of ATP synthesis[J]. J Bioemergetics and Biomenbranes, 2002, 34: 407-412.

[91] TUREK Z, KUBAT K, RINGNALDA BEM, et al. Experimental myocardial infarction in rats acclimatized to simulated high altitude（in Germ.）[J].Excepta Medica Cardiovas Dis Cardiovas Surg, 1981, 34（5）: 344-354.

[92] POUPA O. Anoxic tolerance of the heart muscle in different types of chronic hypoxia[J]. Cardiology, 1971, 56: 188-192.

[93] POUPA O, KROPTA K, PROCHAZKA J, et al. Acclimatization to simulated high altitude and acute cardiac necrosis[J]. Fed Froc, 1966, 5: 1243-1248.

[94] POUPA O, KROPTA K, RAKUSAN K, et al. Myoglobin content of the heart and resistance of the isolated myocardium to anoxia in vitro during adaptation to high altitude hypoxia[J]. Physiologia Bohemoslovenica（Praha）, 1966, 15: 450-456.

[95] MCGRATH JJ, BULLARD RW, KOMIVER GK. Functional adaptation in cardiac and skeletal muscle after exposure to simulated high altitude[J]. Fed Froc, 1969, 28: 1307-1312.

[96] MEERSON FZ. Role of the synthesis of nucleic acids and protein in the adaptation of the organism to

altitude hypoxia[J]. Cardiology, 1971, 56: 173-176.

[97] DOMANTOVICH VN. Some physiological mechanisms of the adaptation of organism to oxygen insufficiency[M]//Physiology and Pathology of Respiration, Hypoxia and oxygen Therapy. Kiev: [s.n.], 1958: 67-74.

[98] SMIALEKA A, HAMBERGER A. The effect of moderate hypoxia and ischemia on cytochrome oxidase activity and protein synthesis in brain mitochondria[J]. Brain Res, 1970, 17: 369-371.

[99] MAIZELIS MY, MEERSON FZ, LEIKINA E. The effect of training for altitutional hypoxia on the intensity of protein synthesis in the brain and resistance of animals in spastic factors[J]. Bulletin Experimental Biology and Medicine (USSR), 1970, 1: 28-30.

[100] MEERSON FZ, ISABAYABA VA, IVANSHINA AZ. conditioned reflexes in massive and distributed learning of animals of two different genetical lines in the process of adaptation to altitude hypoxia[J]. J Wjsschei Nervnoj Dejatelnosti (USSR), 1971, 21: 470-477.

[101] MEERSON FZ, KRUUGLIKOV RI, IVANSHINA AZ. Activation of RNA and protein synthesis in the brain and increase in altitude hypoxia adaptation[J]. Kosmitscheskaja Biology and Medicine (USSR) 1970, 2: 56-59.

[102] CONSOLAZIO CF, MATOUSK LD, NELSON BA. Energy metabolism in maximum and submaximum performance at high altitudes[J]. Fed Proc 1966, 25: 1381-1385.

[103] NAEYE RL. Organ and cellular development in mice growing at simulated high altitude[J]. Lab Invest, 1966, 15: 700.

[104] MEERSON FZ, GOMAZKOV OA. The effect of adaptation to altitude hypoxia and cold upon metabolic effect of noradrenaline in rats[J]. J Evoluzionoj Biochimii and Physiologi (USSR), 1970, 6: 276-281.

[105] LAUER NV, KOLTSCHINSKAJA AZ. Oxidative regimen of organism and its regulation[J]. Naukova Dumka, 1966: 3-15.

[106] MEERSON FZ. Pathophysiological principles of the prophylaxis of cardiac insufficiency[J]. Cardiologia (USSR), 1970, 10: 56-61.

第 70 章　冠心病患者去高原

　　首先一个概念是：在世界高原人群与冠心病章已述及高原世居人群冠心病呈低发趋势，但这并不意味着平原冠心病患者到高原即可改善其病状，这是完全不同的情况，前者是高原世居者经过长期遗传进化获得的适应性变化，而本章是探讨平原人患冠心病者去高原的一系列问题。近年来平原人到高原的人数逐年增加，青藏铁路自 2006 年 7 月通车到 2016 年 10 年间共搭载国内外旅客 1.13 亿人次，其中根据旅客健康登记表资料（乘车保健制度的要求）统计，40 岁以上旅客中患有冠心病者占 0.48%，可想仅此一项旅游中冠心病患者数的巨大。

第 1 节　冠心病患者到高原的一般生理反应

　　一般来说，冠心病患者去高原的第 1 w 会出现一些症状和活动能力减退。一项研究观察发现冠心病患者到海拔 3 100 m 后初期常出现的症状是心绞痛，ECG ST 段压低，逐级增量运动能力减退[1]，睡眠阵发性呼吸困难有时也会发生，于 7 ~ 10 d 后症状逐渐消退。冠心病患者急进高原而未获高原习服时由于心脏工作量增大或促进冠状动脉收缩而使症状加重。心功能增加是由于低氧血症刺激导致心率增快、血压升高、心搏量增大及心脏收缩的速率增加[2]。在抵高原的最初数日，出现的自发性过度通气导致呼吸性碱中毒，而呼吸性碱中毒可促进冠状动脉收缩，干预心肌的氧供和增加血液与氧的亲和力[3,4]。在变异性心绞痛患者中观察到过度通气导致低碳酸血症、呼吸性碱中毒，引起冠状动脉痉挛[5]。

　　高原对冠状动脉循环的作用起初是心脏做功增加及可能的冠状动脉收缩，比低氧血症导致的心肌氧供不足更为重要，因为在海平面吸入 100% O_2 形成的高氧血症使动脉血氧饱和度明显增高，但并未明显地增加心肌氧供和改善慢性心肌缺血状态[6]。心脏做功增加使心脏能量消耗增大[7]。冠状动脉血流量在初入高原时是降低的，于 7 ~ 10 d 后增高[8]，然而也有报道称冠心病患者急进高原后的冠状动脉血流量是增加的[9]。

第 2 节　运动试验及评价

　　冠心病患者的心功能以及心储备功能如何？以体力活动下的心功能变化是否能承受高原低氧的影响来判定是否适合前往高原，最常用的就是运动试验或低氧运动试验。

　　冠心病患者在高原运动与在平原运动相比，并未发生明显的心肌缺血。Grover 研究了 149 人在落基山海拔 3 100 m 滑雪时的遥控 ECG 记录，有 50% 的人最高 HR 达到 150 次 /min 或以上，25% 的 HR 超过 160 次 /min。有 5 人，年龄 40 岁或以上，在运动时或运动后即刻 ECG 显示 ST 段压低 ≥ 1 mm。在 90 名年龄超过 40 岁者中，ST 段压低发生率为 5.6%[10]。而这一发生率并不高于海平面同年龄人的发生率。

　　Froelicher 报道对海平面 451 人进行了自行车增量运动试验，年龄 40 ～ 54 岁的在最大运动时 ECG ST 段压低的发生率为 8.6%，年龄 30 ～ 39 岁的发生率为 5.5%[11]。Cumming 报道一组 563 名健康人，年龄 40 ～ 50 岁，在海平面运动时 ECG 的 ST 段压低发生率为 7.7%[12]。

　　Brammell 及 Morgan 等对 9 例冠心病患者在急性暴露于海拔 3 100 m 及海拔 6 100 m 时进行运动试验，结果诱发了心绞痛，ECG 出现 ST 段压低，平均 VO_2max 降低了 11%。通气、心率及收缩压在亚极量运动时均增加，而在最大运动时则无进一步改变。而反映心脏负荷的双乘积指数 HR × SBP/100 在两个运动量是相同的，心绞痛和 ST 段压低在亚极量运动时有的已出现。以上结果提示在海拔 3 100 m 轻度低氧血症造成心肌缺血的直接作用很小，而运动间接地引起血压增高及心率增快则是造成心肌缺血的主要原因[1,13]。

　　Burchell 等设计了低氧血症试验（hypoxemia test），方法为吸入由氮气充填的 10% O_2 20 min，如出现心绞痛或者 ST 段压低则反映心肌缺血。此试验在海平面实施时，产生的低氧血症相当于在海拔 4 880 ～ 6 100 m 高度，此时的 SaO_2 为 70% ～ 85%。进行了数百次试验没有发生严重的心脏问题，也无死亡[14]。Kasselbaum 等对 39 例冠心病患者进行卧位自行车功率仪运动试验，ECG ST 段压低 ≥ 0.5 mm 的发生率为 26%，ST 段压低 ≥ 1.0 mm 的发生率为 18%，同时最大 HR 达到 114 次 /min[15]。

　　根据这些结果可以做一个推测性判定，即如一个冠心病患者可以进行 Bruce 3 级自行车踏车运动试验（≥ 6 min）而无任何不适，那么这个患者相当于可到达海拔 4 270 m 而不会有问题。还提示高原的急性作用使心脏做功呈中等度程度的增加，而并非直接与心肌缺氧有关。

　　Okin 对 11 例临床诊断为冠心病的患者在海拔 1 585 m、2 440 m、3 170 m 进行标准的运动试验，并未发生心肌缺血性改变。但他认为高原或高山气候对患有心血管病者是不适宜的，因为可能带来不利影响[16]。

第 3 节　老年冠心病患者去高原

　　老年人从海平面到中度高原一般是安全的，很少会发生所谓的"冠状事件"（coronary

events），即心肌缺血、心绞痛等。Yaron 及 Roach 等对从平原到科罗拉多的韦尔（Vail，2 484 m）参加一个团聚会的 97 名老年人进行观察。男性 77 人，女性 20 人，平均年龄（69.8±4.4）岁。其中有 20% 患有冠心病，因冠心病做了搭桥手术者 12 例，做了冠状动脉成形术者 2 例。到高原后应用 ECG 记录心血管的变化，他们在海平面时，38% 有静息 ECG 异常，到 Vail 后除了 SBP 稍有升高外，临床上均无明显不适，ECG 均无提示明显心肌缺血的 ST-T 波改变，因此在这一高度仍是安全的[17,18]。Erdman 等观察了一组有左心功能受损但无明显心肌缺血的冠心病患者，并以一健康组做对照，到达海拔 2 500 m 后两组的运动能力均有降低，但均无心肌缺血的表征和合并症[19]。老年人，即使患有冠心病，到高原后一般均能获得习服[2]。但是冠心病患者应谨慎，到高原后须减少活动，特别是初到的前几天处于高原习服期时。

吴天一等在青藏铁路通车后，在运行的列车上观察了 22 例前往拉萨旅游的冠心病患者，他们从北京乘车出发，从格尔木起火车要穿越唐古拉山，85% 的路段在海拔 4 500 m 以上，最高点 5 072 m，行车 24 h。在列车运行过程中对他们进行 BP、ECG、SaO_2 等检测。除 1 例一度出现心绞痛发作外，其他患者均耐受良好。ECG 示有 1 例有完全性右束支传导阻滞和 ST 段压低 >0.5 mm，其他均无心肌缺血表现。SaO_2 在 68% ~ 85%。全体患者安全到达拉萨[21]。

对年龄在 60 ~ 73 岁的老人进行调查，发现在老年人中 20% ~ 25% 患有冠心病，33% 有静息 ECG 异常[22]。Furberg 等调查了 5 150 名年龄 65 岁以上的男女，根据 ECG 异常判定冠心病，发生率为 19.4%[23]。所以在到高原的老年人中冠心病是常见的。而他们中的隐性冠心病患者是值得注意的，因为这类患者在平原并无症状，而到高原后可能会发作。因此对年龄大于 40 岁的人，特别对那些具有危险因素，如家族史、吸烟、肥胖、高脂血症、糖尿病、高血压及坐业劳动等的人，随队医生对这种人应加以关注，并随时评估其心血管的生理状态。

Hultgren 列举了 2 个冠心病伴有心绞痛在高原发作的事例[24]，很有启发及借鉴意义。

例 1 为一位 70 岁男性医生，他有稳定性心绞痛发作，1 ~ 3 次/d，常发生于饭后，在休息或服用硝酸甘油片后症状很快消失。平时服用硝酸异山梨酯 40 mg 1 d 2 次、硝苯地平 20 mg 1 d 2 次及普萘洛尔 40mg 1 d 2 次。他由于正常活动受限而为坐业劳动。他需要到科罗拉多的阿斯彭（Aspen，2 440 m）参加 1 w 的会议，从丹佛（Denver，1 600 m）乘飞机前往阿斯彭时情况很好。在阿斯彭的第一晚他晚餐进食很多，当他步行回卧室时出现了频繁的心绞痛发作而立即服用硝酸甘油。他每走一步要停一步，用了约 1.5 h 才走了相当于 3 个横跨马路的距离。他当时省掉了一次晚服药，最终好不容易才走到他的房间取上药，这时他坐在椅子上出现持续性的心绞痛，直到清晨他才睡了 2 h。次日他感到好一些，但只能走很短距离而不得不全天休息。他继续按原来的剂量服药。第 3 d 开始睡得好些，6 d 后心绞痛发作减少，活动也和在海平面时差不多。在阿斯彭期间未就医。在回到海平面后 ECG 也无明显改变。以后他做了冠状动脉搭桥手术，心绞痛消失。

Hultgren 对此病例的评论为：①到高原后低氧导致心脏工作增强而使症状加剧；②到高原后应预处理，在前几天应该适当增加药量、少吃、多休息和用氧；③由于他曾经有过一次心肌梗死，因此应该到医生处诊疗；④到丹佛或阿斯彭后首先应获得习服以减轻症状，如果他能服用乙酰唑胺进行预防将是有益的；⑤他到高原后症状逐步减轻是与交感神经活性逐渐减弱有关的。

例 2 为一位 70 岁的商人，在 22 年前发生一次心肌梗死后有心绞痛发作史。他的心绞痛发展很慢，因他稍感胸部疼痛就立即休息。他尽力减少活动，这样 1 d 有 1 ~ 2 次胸痛发作，偶尔睡眠中有心绞痛发作。他服用硝酸甘油片、阿司匹林、普萘洛尔等药。无高血压。他进行过多次自行车功率运动试验而在运动 1 ~ 2 min 后因胸痛而停止。他未做过冠状动脉造影或手术。一次他与妻子到科罗拉多旅游，先到丹佛停留 1 d，无任何不适。次日驾车到韦尔，须穿越海拔 3 658 m 的 Loveland 山口，此时出现了频繁发作的心绞痛，须立即服用硝酸甘油，他妻子注意到他口唇发绀，明显衰弱。到达韦尔后心绞痛仍有发作而只有轻度睡眠。次日心绞痛发作频繁而有明显呼吸困难，只好返回丹佛，在再次穿越 Loveland 山口下降到海拔 1 830 m 后，他感到好转，随后回到海平面，胸痛发作与原先在海平面时相同。

Hultgren 对此病例的评论为这一患者在海平面就有严重心绞痛和活动受限，因此根本就不应去高原。而到韦尔后其心绞痛频繁发作应立即就医，并且立即小量快速地用氧十分必要。有意思的是，他在丹佛竟无症状加重，说明在海拔 1 600 m 以上心脏是可以代偿的。

第 4 节　冠心病患者手术后去高原

一、冠状动脉搭桥术

一般而言，冠心病患者行冠状动脉搭桥术或冠状动脉成形术后心肌供血改善而症状逐渐消失，不需用药，可完成运动试验。运动试验及核医学扫描均无心肌缺血表现，判定为"低危状态"，不是去高原地区的禁忌证 [25]。有一个例子即一位美国 *JAMA* 的编辑 [26,27]，他做过冠状动脉搭桥术后攀达海拔 5 760 m 并无不利的影响。另一例是一位 67 岁登山者，他做了冠状动脉搭桥术后曾 2 次参加喜马拉雅登山活动，不过他第二次攀登的上限为 4 700 m，然而在他攀登时和在 4 700 m 睡眠时监测的 ECG 记录中，未见心肌缺血的征象。因此认为像这两人都适合去高原。但有些医生对此有异议，认为即使做了搭桥手术，但患者残余的病变依然存在，而前往海拔 5 765 m 就必然会发生危险，因此进行这样的旅行是十分轻率的 [28]。这方面有诸多探讨，应该告诉患者他的实际情况将限制他的活动能力。他的同行者应心中有数，即心脏病患者在高原有发生猝死的危险。另外应清楚手术的心脏移植物可能有随时发生血管阻塞的危险，但并无迹象表明高原可以促进其发生 [29,30]。以上情况也适于做冠状动脉成形术者 [31]。

二、冠状动脉支架手术

文献罕有报道。吴天一等报道一个十分有趣的病例，一位 49 岁的汉族干部，因冠心病在北京于右冠状动脉支和左冠状动脉支各装一涂膜支架（Cypher Select，DES，Cordis Co. USA），术后服用阿司匹林（300 mg）及氯吡格雷（75 mg），每日 1 次。6 个月后心绞痛完全消失。行冠状动脉造影术示冠状动脉血流重建。2 年后因为他是建设青藏铁路风火山隧道（4 905 m，PB 417 mmHg）的领导，所以尽管医生一再规劝他勿上高山，但他执意前往。从北京（76 m）经西宁到格尔木乘火车共 34 h，然后乘车经 6 h 到达风火山工地工作，睡在海拔 4 600 m 的基地。第一次共停留 7 d，一开始稍感疲乏，随后感到比他手术前的身体状况还好。从 2002 年至 2006 年，他一共上山 10 次，每次在风火山工作 10 ～ 15 d。在海拔 4 905 m，他的 AMS LLSS 计分均为 1 ～ 2 分（<3 分），ECG 检查示无心肌缺血或心律失常，SaO_2 为 78% ～ 89%。在海拔 4 600 m 进行睡眠呼吸监测，有较多的清醒期及周期性呼吸，Ⅰ期非快速眼动睡眠（NREM）延长，睡眠 SaO_2 为 67% ～ 88%。2006 年青藏铁路建成，他一直居住在北京，身体情况良好，无心绞痛发作，可以从事室内工作[32]。此例冠心病患者经冠状动脉支架手术后，冠状动脉血流明显改善，心脏功能获得较好恢复，在 10 次前往海拔近 5 000 m 停留 10 d 以上过程中，患者均无心绞痛发作和心功能不全的表现，由此说明支架手术成功的冠心病患者去高原是安全的。

不论如何，所有做过冠状动脉搭桥术、成形术或支架手术的患者，即使状况很好也无症状，在计划去高原前必须咨询医生，并进行相关的系统检查，千万不要自行其是，进行冒险，到了高原上发生问题往往已经太晚了。

第 5 节　心律失常与心肌梗死

一、心律失常

在急性暴露于高原时由于交感神经活性的增强、可能发生的碱中毒和血清钾降低，心律失常可突然发生。在科罗拉多的冠石城（Keystone，2 928 m），Hultgren 观察到数例患者在抵达高原后的 48 h 发生了心房颤动、心房扑动或房性心动过速[24]。约有 30% 的这类患者在海平面时已有过类似的发作[22]，期前收缩比较常见。例如一例 75 岁商人，他患有冠心病，做过冠状动脉搭桥手术和血管成形手术后无心绞痛，他要到海拔 2 440 ～ 2 745 m 进行考察，旅行时随身携带一个氧气瓶。到高原后他出现了室性期前收缩二联律，心率从 80 次 /min 降至 40 次 /min，胸部有重击感。他过去有类似发作并有 ECG 记录。在通过一塑料面罩予以吸氧后逐渐恢复正常。另有一个 65 岁的医生在攀登 Kilimanjaro（5 895 m）时出现了期前收缩而无心脏病史[33]。由此说明发生心律失常不一定就有心脏疾患。

二、心肌梗死

Halhuber 等统计了 1 273 例前往海拔 1 500 ～ 3 000 m 的心血管病患者，其中 434 例是冠心病患者，141 例有心肌梗死病史，在去高原时仅有 1 例发生新的心肌梗死（0.70%），这一发生率是极低的[34]。此外，如果患者的心律失常已获控制，在急进高原后并未观察到有新的变化出现。即使正常人也可因交感神经活性增强而增加心脏的应激性[35]。

近期发生的心肌梗死显然是前往高原的禁忌证。但如为轻度的心肌梗死，已经过数月的康复期，症状已告消失，则去高原危险性很小[34]。有心肌梗死病史而进入稳定期者在较低海拔（470 ~ 1 220 m）小山区进行徒步时可以很好耐受[36]。连续的 ECG 及 UCG 动态监测也未发现有冠状动脉功能不全的表征。Schmid 等对曾经发生心肌梗死和血管再生成者，于 1 个月后在平原和高原（3 454 m）进行极量的运动试验，未发现有不利的迹象[37]。

冠心病患者如有未获控制的心力衰竭是肯定不宜去高原的。如果疾病获得控制可以实际试验一下，如让他在低海拔做较强的运动，例如在小山上步行，这样可以预测他在高原时是否能够耐受。Agostoni 等发现获得控制的冠心病心衰患者在高原的运动受限与他们在平原时的运动受限是相平行的，但没有患者因出现心脏症状而使运动受限[38]。

在高原不能忽略寒冷因素，寒冷可促进血小板的血黏附性，理论上是易于促进心肌梗死的，寒冷还可触发冠状动脉痉挛[39]。

第 6 节　高 山 猝 死

年轻人由于冠心病而发生猝死是罕见的。有一项从 1965 年到 1985 年对空军新兵在基地训练期间的调查，猝死发生率是 19 人 /160 万人，死者年龄 17 ~ 28 岁。近半数（8/19）是由于心肌炎，6 人由于先天性异常、冠状动脉异常、肥大型心肌病、二尖瓣脱垂，仅 2 人伴有冠状动脉硬化。19 例中 17 人是在激烈体力活动后发生的[40]。这说明年轻人在进行有规则的激烈运动时发生猝死的概率极低，而其病因是冠心病的也很少，心肌炎和先天畸形则是常见原因。

体力条件好的中年人发生猝死则冠心病是常见原因[41]。死者以往的病史及症状往往反映其原患有冠心病。Fridewald 等对 45 人在运动时猝死的病例做了分析，16 人有过 1 个以上的前驱症状，只有 9 人因有症状而就诊过医生（表 70.1）[42]。这些中年人病例中有关心脏病史、体检、ECG 及运动试验的结果可以提示他们是患有冠心病的[41]。

表 70.1　45 人运动性猝死病例 1 w 内有过的前驱症状

症状	发生人数
胸痛或类似心绞痛样发作	15
疲乏感较前明显	12
消化不良，胃部灼热感	10
运动呼吸困难	6
耳部或颈部疼痛	5

症状	发生人数
身体不适	5
上呼吸道感染	4
头晕目眩，心悸	3
头痛	2

在高原或高山猝死只是偶发事件。一项在高山滑雪者和徒步者中的调查显示，约每 1 630 000 h 滑雪死亡 1 人，大多发生在 40 岁以上男性中。发生率稍高于海平面而并不高于身体状况适合者[42]。

高山猝死的原因大多是激烈活动导致急性心肌梗死或心搏骤停[43,44]，在特高海拔极端缺氧环境更易发生[45]。

运动试验对猝死是否具有预测及判定价值仍有争议。Rennie 认为这一试验的预测率只有0.001%，换句话说，即在 100 000 次运动试验中只有 1 例隐性冠心病患者在高山旅游时可能发生致命后果。运动试验的敏感性只有 50%，特异性为 90%，而且有很大的假阳性率[27]，因此是无价值的。

实践经验证明高原对冠心病患者只有很轻的、偶然发生的不利影响。Shilm 及 Houston 从 1984 年到 1987 年在尼泊尔对 148 000 名获得许可证的喜马拉雅徒步旅游者做了调查，有 10% 的旅游者年龄在 50 岁及以上，他们在海拔 2 745 ~ 5 185 m 徒步，23 例死亡，111 人需要直升机紧急救援。主要死因为创伤（11 人）、疾病（8 人）及急性高山病（3 人）。无 1 例因心血管疾病死亡。有 2 例紧急低转者患有严重冠心病且曾被劝阻不要去高原，在到高原后疾病发作。1 例 27 岁男性有顽固性期前收缩，低转后仍存在。另有 3 例，各为 9 岁、41 岁和 45 岁，因疑似"心性疼痛"而低转[46]。这一统计说明即使高原是猝死的危险因子，那也是极小的。

第 7 节　冠心病患者去高原的适应证与禁忌证

一、"低危患者"才适合去高原

50 岁以上的人，即使健康状况和体力活动均良好，也无冠心病的危险因素，在去高原前仍须进行 ECG 检查。关于 ECG 变化的判定价值目前仍有争议[47]。不过作为基础试验，如果以后症状发作，ECG 在判定是否为冠心病上有一定价值。

如果已经确诊是或疑似是冠心病患者，则在去高原前应该就诊进行检查。然后医生应对其资料做出评价，身体情况是否适合、是否存在潜在危险、应该注意的事项并指定一些需要应用的药物等[27]。心律失常、不稳定性心绞痛、心力衰竭、心肌梗死等一旦发生，患者应该知道处理方法及事先加以关注。

冠心病患者均应防止在高山发生心脏事件甚至猝死。为此应该事先进行体检、胸部 X 线和 ECG 等几项基本检查。运动试验及核医学诊断有重要价值。但目前对"低氧血症试验"（hypoxemia tests）在高原的实施方案还推广不够[14, 48]。运动试验在大部分患者中均可实施，可以精确地判定该患者属于低危状态还是高危状态。也可以在自行车功率仪上进行逐级增量运动试验[13,15]，运动 9 min 如无胸痛同时运动时或运动后即刻 ECG 的 ST 段压低 <1.0 mm，没有室性心律失常，血压为正常范围升高，即可判定为"低危患者"。这一判定法经过 5 年的研究，结果大约 95% 的患者今后发生心脏事件的概率很低[49]。他们可以从事中度至重度体力活动而无危险，也可承担其职业工作和承受精神和感情压力[49]。他们可以参与高山徒步旅行且一般不会有发生冠状动脉事件的危险。美国心脏病学会有一运动试验指南[50]，而我国可按中华医学会心血管学会提出的运动试验实施。

二、冠心病患者去高原的禁忌证

（1）临床症状：心绞痛在海平面就频繁发作，到高原后的前几日必然会加重，发作更频，程度更重。

（2）在平原活动受限，稍强活动即出现胸痛，到高原稍加活动就会诱发心绞痛并有发生心肌梗死的危险。除了到高原参与徒步活动应禁忌，即使到高原经商或休假休闲也应禁忌。

（3）患者处于病情不稳定的病程中，具有发生"冠状动脉事件"的高危险性，在运动试验中具有以下一项或以上变化者：① HR<130 次 /min 时 ECG ST 段压低 ≥ 2.0 mm；②运动时间不能超过 6 min；③运动试验时因胸痛而不得不终止，或运动试验时出现多发性的期前收缩、血压异常升高。

在有些患者虽进行运动试验但由于种种原因而难以做出评价时，进行核医学检查是必要的[51-53]。潘生丁铊（parsantine thallium）心肌灌注显象可以显示心肌的血流和缺血性心肌的部位，确定是否做冠状动脉造影[38,52,53]。

有以上表现的患者应建议行冠状动脉造影术以明确病变程度和可能的危险程度。如果造影结果示冠状动脉左主支或 3 支病变伴有左心功能障碍，那么这样的患者应建议行冠状动脉搭桥术、冠脉支架术或冠脉成形术，手术可改善症状、增加运动能力和提高存活率[48]。术后再做运动试验及核影像造影，如果符合前述"低危患者"条件则可以去高原活动，且存在很少危险。

吴天一等报道了在青藏铁路建设期对要进唐古拉山（4 500 m）劳动的工人进行筛查的情况。3 名 46 ~ 52 岁男性，有心绞痛，ECG 示心肌缺血，均被禁止上山。有 9 人，年龄 32 ~ 44 岁，均在劳动时偶尔有胸部疼痛，但 ECG 无 ST 段压低，体质均良好，故允许上山，在唐古拉工作近 5 年无心脏问题发生。因此认为病情稳定而心脏功能正常者可以考虑去高原。但病情不稳定者、ECG 示心肌缺血者、有频繁心绞痛发作者及近期有心肌梗死或心力衰竭者是严格禁止去高原的[54]。

第 8 节　医生和患者

组队前往高原的旅游队和登山队中的随队医生，应该对队中的冠心病成员进行了解，并熟悉冠心病的症状表现、什么是"缺血性事件"、常用的药物、紧急情况时的处理，及患者立即向低处转移护送到医院的措施。患者初到高原和进行活动后均需要额外休息，必要时需用氧，并动态观察症状及心血管状态[55]。

　　患者应该接受医生的指导及服从紧急处理，如决定他必须低转时，有些患者往往认为自己可以坚持而拒绝低转，常导致严重后果。如果队内根本没有相关的医疗和救援设备而贸然出发前往高原，那是十分轻率和危险的。患者进入高原应遵循逐步登高和阶梯获得习服的原则。在每次向更高处前行时冠心病患者的体力状态必须是适合的，决不可勉强。有一个简单判定方法，即如该患者背负一个轻便的背包在爬越一个小山坡这样的地形时能走出 6 km，那么他的体力在类似的徒步时是可以的[56]。强调一下，高原旅游探险组队时，患有冠心病的成员要接受医生的指导，最终自己对自己做出的决定负责[57]。

参 考 文 献

[1] MORGAN BJ, ALEXANDER JK, NICOLI SA, et al. The patient with coronary heart disease at altitude: Observations during acute exposure to 3 100 meters[J]. J Wilderness Med, 1990, 1: 147–153.

[2] GROVER RF, LUFSCHANOWSKI R, ALEXANDER JK. Alteration in the coronary circulation of man following ascent to 3 100 m altitude[J]. J Appl Physiol, 1976, 42: 832–838.

[3] NEIL W, HALLENHAUER M. Impairment of myocardial supply due to hyperventilation[J]. Circulation, 1975, 52: 854–858.

[4] RASMUSSEN K, JUUL S, BAGGER J, et al. Usefulness of ST deviation induced by prolonged hyperventilation as a predictor of cardiac death in angina pectoris[J]. Am J Cardiol, 1987, 59: 763–768.

[5] ARDISSIMO D, DESERVI S, FALCONE C. Role of hypocapnie alkalosis in hyperventilation: Induced coronary artery spasm in variant angina[J]. Am J Cardiol, 1987, 59: 707–709.

[6] NEILL W. Effects of arterial hypoxemia and hyperoxia on oxygen availability for myocardial metabolism[J]. Am J Cardiol, 1969, 24: 166–177.

[7] VOGEL JHK, JAMIESON G, DELIVORIA-PARADOPOULOS M, et al. Coronary blood flow during short term exposure to high altitude[J]. Adv Cardiol, 1970, 5: 80–85.

[8] POOR PE. Myocardial energetics during hypoxia and in coronary artery disease[J]. Adv Cardiol, 1970, 5: 97–105.

[9] WYSS CA, KOEPFLS P, FIETZ G, et al. Influence of altitude exposure on coronary flow reserve[J]. Circulation, 2003, 108: 1202–1207.

[10] GROVER RF, TUCKER C, MCGROARITY R, et al. The coronary stress of skiing at high altitude[J]. Arch Int Med, 1990, 150: 1205–1208.

[11] FRORLICHER V, THOMAS M, PILLOW C. Epidemiologic study of asymptomatic men screened by maximal treadmill testing for latent coronary artery disease[J]. Am J Cardiol, 1974, 34: 770–776.

[12] CUMMING G. Yield of ischemic exercise electrocardiograms in relation to exercise intense in a normal population[J]. Br Heart J, 1972, 34: 919–923.

[13] BRAMMELL H, MORGAN B, MICOLI S, et al. Exercise tolerance is reduced at altitude in patients with coronary artery disease[J]. Circulation, 1990, 11: 371.

[14] BURCHELL H, PRUITT R, BARNES A. The stress and the electrocardiogram in the induced hypoxemia test for coronary insufficiency[J]. Am Heart J, 1948, 36: 373–380.

[15] KASSELBAUM M, SUTHERLAND K, JUDKINS M. A comparison of hypoxemia and exercise electrocardiography in coronary artery disease[J]. Am Heart J, 1968, 12: 458.

[16] OKIN JT. Response of patients with coronary heart disease to exercise at varying altitudes[J]. Adv Cardiol,

1970, 5: 92-96.

[17] YARON M, HULTGREN HN, ALEXANDER JK. Low risk of myocardial ischemic in the elderly visiting moderate altitude[J]. J Wilderness Med, 1995, 6: 20-28.

[18] ROACH RC, HOUSTON CS, HONIGMAN B, et al. How well do the elder person tolerate moderate altitude?[J].West J Med, 1995, 162: 32-36.

[19] ERDMAN J, SUN KT, MASAR P, et al. Effects of exposure to altitude on men with coronary artery disease and impaired left ventricular function[J]. Am J Cardiol, 1998, 81: 266-270.

[20] LEVINE BD, ZUCKERMAN JH, DE FILIPPI CR. Effect of high altitude in the elderly: The Tenth Mountain Division Study[J]. Circulation, 1997, 96: 1224-1232.

[21] WU TY, ZHANG ZY, WU LQ, et al. Does high altitude increase risk of elderly patients with coronary artery disease?[J]. J Geriatr Cardiol, 2009, 6（3）: 139-147.

[22] SCHMID JP, NOVEANU M, GAILLET R, et al. Safety and exercise tolerance of acute high altitude exposure（3 454 m）among patients with coronary artery disease[J]. Heart, 2006, 92（7）: 921-925.

[23] FURBERG CD, MANOLIO TA, PSATY BM, et al. Major electrocardiographic abnormalities in persons aged 65 years and older（The Cardiovascular Healthy Study）[J]. Am J Cardiol, 1992, 69: 1329-1335.

[24] HULTGREN HN. Coronary artery disease[M]//High Altitude Medicine. Stanford: California Hultgren Publication, 1997: 424-434.

[25] HULTGREN HN. The safety of trekking at high altitude after coronary bypass surgery[J]. JAMA, 1988, 260: 2218.

[26] BERNER G, FROELICHER VF, WEST JB. Trekking in Nepal: safety after coronary artery bypass[J]. JAMA, 1988, 259: 3148.

[27] RENNIE D. Will mountain trekkers have heart attacks?[J]. JAMA, 1989, 261: 1045-1046.

[28] FROELICHER VF, WEST JB. Trekking in Nepal: Safety after coronary artery bypass（Questions and Answers）[J]. JAMA, 1988, 259: 3148.

[29] FRORLICHER VF, WEST JB, HULTGREN HN. The safety of trekking at high altitude after coronary bypass surgery[J]. JAMA, 1988, 260: 2218.

[30] WEST JB. The safety of trekking at high altitude after coronary bypass surgery[J]. JAMA, 1988, 260: 2218-2219.

[31] SCHMID JT, NOVEANU M, GAILLETB R, et al. Safety and exercise tolerance of acute high altitude exposure（3 454 m）among patients with coronary artery disease[J]. Heart, 2006, 92: 921-925.

[32] WU TY, DING SQ, KAYSER B. Work at high altitude after coronary stenting: safe?（Letter）[J]. Wild Environ Med, 2010, 11（1）: 86-87.

[33] ALEXANDER JK. Age, altitude, and arrhythmia[J]. Texas Heart Inst J, 1995, 22: 308-316.

[34] HALHUBER MJ, HUMPELER E, INAMA K, et al. Does altitude exhaustion of the heart and circulatory system? Indications and contraindications for cardiac patients in altitudes[M]//RIVOLIER RJ, CERRETELLI P, FOTAY J, et al. High Altitude Deterioration. Basal: Karger, 1985: 192-202.

[35] ALEXANDER JK. Coronary problems associated with altitude and air travel[J]. Cardiol Clin, 1995, 13: 271-278.

[36] HUONKER M, SCHMIDT-TRUCKSASS A, SORICHTER S. Highland mountain hiking and coronary artery disease: exercise tolerance and effects on left ventricular function[J]. Med Sci Sports Exerc, 1997, 29: 1554-1560.

[37] SCHMID JP, NOVEANU M, GAILLET R, et al. Safety and exercise tolerance of acute exposure（3 454 m） among patients with coronary artery disease[J]. Heart, 2006, 92: 921-925.

[38] AGOSTONI P, CATTADORI G, GUAZZI M. Effects of simulated altitude-induced hypoxia on exercise capacity in patients with chronic heart failure[J]. Am J Med, 2000, 109: 450-455.

[39] WEST JB, SCHOENE RB, MILLEDGE JS. Coronary artery disease[M]//High Altitude Medicine and Physiology. London: Hodder Arnold, 2007: 338-339.

[40] PHILLIPS M, ROBINOWITZ M, HIGGIND J. Sudden cardiac death in Air Force recruits[J]. JAMA, 1986, 256: 2698-2699.

[41] WALLER B. Editorial: Sudden death in middle-aged conditioned subjects: Coronary atherosclerosis is the culprit[J]. Mayo Clin Proc, 1987, 62: 634-635.

[42] FRIEDEWALD VE JR, SPENCE DMN. Sudden cardiac death associated with exercise: the risk benefit issue[J]. Am J Cardiol, 1990, 66: 183-188.

[43] BURTSCHER M, PHILADELPHY M, LIKAR R. Sudden cardiac death during mountain hiking and skiing[J]. N Engl J Med, 1993, 329: 1378-1379.

[44] WILLICH SN, LEWIS M, LEWEL H. Physical exertion as a trigger of acute myocardial infarction[J]. N Engl J Med, 1993, 329: 1684-1690.

[45] POLLARD A, CLARKE C. Death during mountaineering at extreme altitude（Letter）[J]. Lancet, 1988, 1（8597）: 1277.

[46] SHILM D, HOUSTON R. Helicopter rescues and death among trekkers in Nepal[J]. JAMA, 1989, 261: 1017-1019.

[47] SOX H. Editorial: The baseline electrocardiogram[J]. Am J Med, 1991, 91: 573-575.

[48] KHANNA P, DHAM S, HOON E. Exercise in hypoxic environment as screening test for ischemic heart disease[J]. Aviat Space Environ Med, 1976, 47: 1114-1117.

[49] HULTGREN HN. Veterans Administration Cooperative Study of Medical Versus Surgical Treatment for Stable Angina: Progress report[J].Progress in Cardiovascular Disease, 1985, 28: 231-401.

[50] BRUCE R, FISHER L. Strategies for risk evolution of sudden cardiac incapacitation in men in occupation affecting public safety[J]. J Occup Med, 1989, 31: 124-133.

[51] AMERICAN COLLEGE OF CARDIOLOGY, AMERICAN HEART ASSOCIATION TASK FORCE ON ASSESSMENT OF CARDIOVASCULAR PROCEDURES（SUBCOMMITTEE ON EXERCISE TESTING）.Guidelines for exercise testing[J]. J Am Coll Cardiol, 1986, 8: 725-738.

[52] BORER J, BACHARACH S, GREEN M. Real-time radionuclide cineangiography in the noninvasive

evaluation of global and regional left ventricular function at rest and during exercise on patients with coronary artery disease[J]. N Engl J Med, 1977, 296: 839-844.

[53] HENDEL R, LAYDEN J, LEPPO J. Prognostic value of dipyridamole thallium scintigraphy for evolution of ischemic heart disease[J]. J Am Coll Cardiol, 1990, 15: 109-116.

[54] FLEG J, GERSTENBLITH G, ZONDERMAN A. Prevalence and prognostic significance of exercise-induced silent ischemia detected by thallium scintigraphy and electrocardiography in asymptomatic volunteers[J]. Circulation, 1990, 81: 428-436.

[55] WU TY, DING SQ, LIU JL, et al. Who should not go high: chronic disease and work at altitude during construction of the Qinghai-Tibet railroad[J]. High Alt Med Biol, 2007, 8: 88-107.

[56] HACKETT P. High altitude and common medical conditions[M]//HORBBEIN T, SCHOENE R. High Altitude: An Exploration of Human Adaptation. New York: Dekker, 2001: 836-839.

[57] HULTGREN HN. Coronary heart disease and trekking[J]. J Wilderness Med, 1990, 1: 154-161.

第 19 篇　高原与糖尿病

前　言

糖尿病（diabetes mellitus，DM）正在全球肆虐，而且患病率逐年增高，据英国卫生部门报道（2009），英国人群 DM 患病率为 4.4%[1]，据美国糖尿病学会（ADA）报道（2011），美国人群 DM 患病率为 8.3%[2]。在我国，按照 WHO 的统一诊断标准，中国疾控中心、中华医学会内分泌学分会和中华医学会糖尿病分会（CDS）对全国部分省、市、区进行了 DM 的人群流行病学调查，采用了权重分析，即将年龄、性别、职业及城乡分布等因素按统计学处理进行标化。我国 20 岁以上成人的人群 DM 患病率已从 1994 年的 2.5% 升至 2008 年的 9.7%。2010 年一项调查采用了 ADA 标准：空腹血糖（FPG）≥ 7 mmol/L、餐后 2 h 血糖 ≥ 11.1 mmol/L 或糖化血红蛋白 A1c（Hb A1c）≥ 6.5%，估计我国 DM 患病率为 11.6%。这样中国就拥有世界上最大的 DM 人群（约 1 亿），其中 2 型糖尿病占 93% ~ 95%，并具有几个显著的临床特点[3]。目前 DM 发病的速率持续升高，预测到 2030 年全世界将有 3.66 亿人罹患 DM[4]。因此 DM 成为一个全球的、严酷的公共健康问题。

DM 是一个十分复杂的医学生物学问题，本章不可能加以阐述，有幸中华医学会糖尿病分会已于 2017 年 11 月制定了糖尿病诊疗的中国指南（四版），这对高原地区 DM 也有重要指导意义。

随着世界各地人们生活习性的改变、社会理念的变化及交通条件的畅通，有越来越多的 DM 患者来到高原地区。青藏铁路自 2006 年 7 月通车到 2016 年 10 年间共搭载国内外旅客 1.13 亿人次，其中对旅客健康登记表资料（乘车保健制度的要求）进行完整的统计，患有 DM 者占 0.96%，仅此一项可知旅游者中 DM 人数的巨大。

DM 患者进入高原后，不论是旅游、徒步旅行还是登山活动，都将面对极端环境这一必然的挑战。低压性低氧、寒冷、太阳辐射、干燥、风大、气候骤变、长期的高强度运动导致体能下降、膳食的改变、长距离乘飞机火车等疲劳的旅行、向指定目的地不断前行、生理节奏被打乱、容易发生感染等等，这些因素对一个健康人也是巨大的应激，而 DM 患者将遇到更大的威胁。如果未能对糖代谢及时调控和改变胰岛素的用量等，糖代谢失控将会引起脱水（高血糖渗透型利尿）、热射疾病或低温血症（低血糖导致产热作用受损）、周围血管性病变和周围神经性病变等并发症，由此又可加重寒冷损伤或冻伤。其他诸如发生在肾脏、冠状动脉和眼睛的脏器病损，将使机体遭受进一步的损伤[5-10]。

急性低氧和慢性低氧对血糖调节产生不同影响。世界不同高原地区和不同人群的 DM 患病率不同，但有一点似乎一致，即高原世居人群的 DM 患病率是低的，这是一个非常值得探讨的问题，由此可能会获得一些未发现的有利于 DM 防治的信息。其中本篇有两个亮点，第一个是高原习服—适应有利于对血糖的调控，这是高原对人体有利的一面，但应该如何利用则须加以研究；另一个亮点是，藏族和安第斯印第安人的传统食物——青稞和藜麦，不仅起着促进高原适应的作用，还对糖和脂肪代谢的调节起着有利作用，可能会给糖尿病患者的食物疗法带来福音，本篇比较系统地介绍这两种高原特有植物的历史、性状及对血糖和代谢的有益作用，希望引起医学界的关注。

大量的人群涌入高原，其中 DM 患者也参与到高山的旅游、徒步旅行及登山活动中去，DM 患者到高原后可能发生的特殊医学问题和如何有效处理将是以下讨论的重点。在目前出版的高原医学专著中，对高原与糖尿病问题缺乏讨论和指导性意见，实际上这是一个很有价值和很有代表性的高原临床医学问题。

第 71 章　高原对血糖调控的影响

第 1 节　急　性　低　氧

　　高原低氧会引起碳水化合物代谢的明显改变，而即使是正常人在低氧和运动等作用下，血糖和代谢调控的生理变化及机制仍存在争议[11]。正常人急性暴露低氧时可出现空腹血糖增高，血糖水平立即升高约 1.7 mmol/L，约于 1 w 后血糖恢复为原值，与此同时，血胰岛素水平也升高。Williams 发现 5 人从平原转运到海拔 3 500 m 后血平均胰岛素（insulin）水平升高，其中 1 人的血清胰岛素按每毫升中的微单位计，在高原 4 d 后从平原的 19.00 升高到 21.25，在返回平原 5 d 后又降至 14.40。在实验期间，受试者的饮食是严格控制的，体力活动量相同的，采血是在同一天的空腹血糖。到高原后血糖水平也增高，在 115 ~ 135 mg/dL[12]；急性暴露低氧环境发生的若干激素和代谢改变可以影响血糖水平[13]；缺乏胰岛素分泌的患者则会出现过度的高糖血症。许多激素起着逆调控作用（counter-regulatory hormones）[14-18]，在进入高原的前数日，血内糖皮质激素增高[12-14]，这可能与在低氧下出现的非特异性应激诱导血浆皮质激素水平增高有关[19]。同时去甲肾上腺素也升高[20]，此二者可降低胰岛素在血中的效应。加之，人体进入海拔 4 300 m 后的前 2 w，甲状腺素活性是另一个胰岛素抵抗的潜在诱导因素，同时使基础代谢率增高[21]。此外，在高原登山等活动可使甲状腺素和生长激素比在平原时增高[21]。这样急进高原时这些激素的综合作用将有效地作用于靶器官对胰岛素的易感性。虽然经过高原习服或在高原停留的时间延长，上述高原低氧应激时血糖升高的作用有所缓和[22,23]，但总的来说 DM 患者到高原对胰岛素的需求增高。

第 2 节　慢　性　低　氧

　　人体处于高原习服期时空腹血糖水平较低，在其他处于低氧条件下的哺乳动物中也有类似的观察[24-26]，但另有报道称无明显改变[27]。Singh 等观察到人在高原的 10 个月期间血糖水平持续增高[28]。而静息血胰岛素水平则是降低的[25]。

　　在高原，在糖负荷上血糖和胰岛素增加水平犹如在海平面，但有的观察到增高的程度不如海平面[25,26]，有的认为高于海平面[27]。对于在高原出现的这种钝化反应有不同解释，有的认为在高原糖的吸收速度不快，然而这大概只在海拔 5 500 m 观察到[29]；于鼠的实验中观察到在高原注射标记葡萄糖后肝糖原的合成增强[30]。可能是靶器官对增加的敏感性增强，或许是靶器官细胞胰岛素受体上调（密度增加）的结果。这是运动员训练的特征，也可能是在高原习服期的表现。应用同位素跟踪技术，显示人体经过在海拔 4 300 m 的习服，提高了机体对葡萄糖利用的依赖性[31]。

Larsen 等研究了在高原糖的体内平衡及胰岛素的效应，他们应用正常血糖钳夹工艺（euglycemic clamp technique）对一组海平面人在海拔 4 559 m 的第 2 d 及第 7 d 测试，结果观察到胰岛素效应在到高原的第 2 d 明显降低而第 7 d 有某种程度改善[32]。Braun 等对一组在派克峰海拔 4 300 m 停留 12 d 的女性进行研究，观察到类似的结果，即初期胰岛素易感性降低，随着习服建立胰岛素易感性增强。他们用一种 α - 肾上腺素抑制剂来确定这种胰岛素的敏感性降低是否与高原早期的肾上腺素分泌增加有关，结果证实并非如此[33]。在珠峰行动Ⅲ期间，De Glisezinski 于受试者长时间暴露在模拟特高海拔时，取其皮下组织脂肪，活检检测其脂类分解作用，发现胰岛素对抗脂肪分解活性的作用明显降低[34]。

第 3 节　性别的影响

关于女性在高原时碳水化合物代谢的情况，Mazzeo 等在美国科罗拉多的派克峰（4 200 m）观察到男女间儿茶酚胺对低氧的反应并无差异，且在女性月经的卵泡期及黄体期也无差别。不过，在一定的去甲肾上腺素作用下，卵泡期心率及血压的反应低于黄体期[35]。男性在高原对胰岛素的敏感性增高。Braun 等观察到女性在 4 300 m 的第 9 d，在给受试者以标准饮食下血糖反应是降低的，可能由于周围组织对糖的摄取增加或肝脏使糖生成受到抑制。他们还观察了女性月经周期和碳水化合物代谢的关系，对比了在海平面及在海拔 4 300 m 时雌激素（estrogen，E）及雌激素加黄体酮（progesterone，P）（E+P）的反应与糖代谢的关系。高原比起海平面来，葡萄糖的峰值较低而且恢复到基础值的速度很慢，尽管胰岛素的水平是相同的。在海平面 E 的反应较 E+P 低但与高原间无显著性差异。这与循环血中的雌激素或黄体酮均无关。由此可见在高原卵泡激素的相对含量对糖的调控并不起重要作用[36]。Mawson 等发现女性在 4 300 m 时的总能量需求比海平面增加了 6%。尽管有一过性的基础代谢升高，但也难以解释这一需求增加。与男性不同的是，年轻女性在 4 300 m 10 d 的血糖利用率于静息时降低，而且做亚极量运动时的糖利用与海平面亦无差别[37]。

第 4 节　胰岛素的生物作用及高原需求

胰岛素的生物作用不仅是降糖，尚可促进蛋白质合成、促使某些离子进入细胞、增加交感神经活性、促进肾小管吸收以及升高血压。胰岛素抵抗是有选择性的，因此提出了"选择性胰岛素抵抗学说"，是指胰岛素在发生糖代谢作用抵抗的同时，其他方面的生物学作用可能不会发生抵抗或者发生较晚。当出现糖代谢胰岛素抵抗时，为维持正常血糖水平，机体会出现代偿性的高胰岛素血症。胰岛素水平升高，相应增加了交感神经的兴奋性，促进了肾小管钠的重吸收以促进血管内皮细胞增生，这些因素均可致血压升高。在高原某些因素可导致胰岛素抵抗，如发生激素调控失调或逆调控激素的作用增强。

一、高原影响胰岛素的因素

胰岛素促进葡萄糖转运进入肌肉、肝脏及脂肪组织。肝脏是体内调控葡萄糖的主要器官，当体内血糖降低时肝糖原可分解为葡萄糖，乳酸、脂肪酸（通过甘油）或某些氨基酸在肝脏内发生糖异生，生成葡萄糖，升高血糖的激素有胰高血糖素（glucagon）、儿茶酚胺及生长激素。胰岛素将葡萄糖从血中提取进入肝脏合成肝糖原。血糖水平就是通过上述这些激素的相互作用而调节的。旅游、应激、焦虑、生理节律失调、感染、生疏的食物、低压性低氧的胃肠功能紊乱及 AMS 均可影响食欲及血糖调控[38]。

二、运动影响胰岛素的因素

运动可使非胰岛素依赖的糖转运入骨骼肌，骨骼肌通过膜性葡萄糖转运体 4（glucose transporter 4，GLUT 4）的提升及在数小时后降低 DM 者对胰岛素的需求量[39]。T1DM 指导指出，夜间运动可使对胰岛素的需求量降低 10% ～ 20%，防止随后发生的低血糖症，而在次日静息时胰岛素的需求量可能要增加[40]。上肢运动[41]或爆发性的短时间强运动[42]可发生高血糖症是由于逆调控激素反应的增强。这时如在高原将低氧的作用复合进去，则随着海拔增高对胰岛素的需求量随之增高[43,44]。有一个实例，在未改变进食量和胰岛素量的情况下因明显增加运动量而发生了意想不到的高血糖症[45]。这种效应被认为是增高了交感神经活性、逆调控激素、皮质激素、生长激素及儿茶酚胺所致[46]。运动后，在 DM 者（不管是否增加胰岛素量）和非 DM 者中糖化血红蛋白（HbA1c）均增高，说明高原对糖调控有不利的作用[47]。这种改变反映了这两组人有相似的儿茶酚胺改变，同时 AMS 的患病率也相同。运动出现高血糖也反映过度降低了基础胰岛素量或与时间相配的胰岛素量。糖尿病联盟所组织的 Kilimajaro 登山时 4 名 T1DM 登山者发生高血糖及酮症，认为是缺氧代偿降低碳水化合物的经口量从而降低 50% 的胰岛素量导致[48]。在 Aconcagua 登山时体验到，饮食和运动对血糖的影响超过了高原本身[49]。

三、胃肠道吸收功能的影响

在高原海拔 5 000 m 以上，胃肠道对碳水化合物的吸收延迟，从而引起进食后低血糖，但随后又出现高血糖。在这种情况下较大量的胰岛素在用餐时同时用或餐后立即用比起常规的餐前用效果好[50]。加之，在高原人们有喜爱碳水化合物饮食的倾向，这时对胰岛素用量应予以调整。

四、胰岛素注射的影响

国外比较流行应用胰岛素泵（insulin pumps），可将胰岛素持续小剂量渗入皮下使其很快发生作用。此泵可以很精确地对剂量进行微调，但要经过训练才能熟练使用。在山区可放置在较温暖的帐篷内。日间注射部位不需要反复暴露以降低局部皮肤感染的危险。在气压改变时即使乘飞机在海拔 2 000 m 的舱内，也可导致胰岛素移位并随着海拔上升而剂量增加（有可能会在 1 ~ 2 h 后出现低血糖），在下降时正好相反[51]。有趣的是，这种作用和前述的大多数作用相比是最小的，然而应认识这一现象，并在向上升高前及每上升 1 000 m 时将气泡消除[52]。目前关于胰岛素注射泵在高原应用的报道不多，设计商推荐的高度上限为海拔 2 300 m。

目前新生产的胰岛素注射用笔（insulin pens）可以精密地校正到半个单位，用于儿童患者或小剂量注射者。有些注射笔备有附件，在患有关节炎或戴手套时也易于使用。这种笔和胰岛素泵一样，在高海拔应用时也要去除气泡。多数患者用的胰岛素专用微型注射器在高原上应用时同样会出现与泵和笔相类似的问题，需要观察及总结。特异的胰岛素应该是不冰冻的，并防止受光照射，储存在 2 ~ 8℃。在室温下（<25℃）储存 1 个月时，一般仍有活性，但有不少人建议应该弃除勿用。超过 1 个月或保存在高温下，则胰岛素药效降低退化但并不有害，此时药效难以保证。有报道称胰岛素在 32 ~ 37℃高温下保存 28 d，药效失去了 14% ~ 18%[53]。一种稀释的赖脯胰岛素（insulin lispro）在 30℃放置 32 d，活性未改变[54]。胰岛素物理性的振荡会导致分子降解。另外尽管保存好但制剂放置过久则用药剂量需增大以补偿其降低的功效，然而难以掌握。

DM 患者应该不断更换注射部位以防止注射部位局部脂肪增厚。腹部和上肢比股部和腿部吸收快，下肢在运动时因皮下血流增多可促进吸收[55]。

参 考 文 献

[1]　AMERICAN DIABETES ASSOCIATION（2011）. Diabetes statistics[EB/OL]. [2013–01]. http://www.diabetes.org/diabetes–basics/diabetes–statistics.

[2]　hm government uk（2009）. UK Diabetes Prevalence[EB/OL]. [2013–01].http://www.apho.org.uk/default.aspx?QN=HP_DATATABLES.

[3]　编辑部. 中国的糖尿病之殇[N]. 医学科学报，2015–01–29（1–2）.

[4]　WILD S，ROGLIC G，GREEN A，et al. Global prevalence of diabetes：Estimates for the year 2000 and projections for 2030[J]. Diabetes Care，2004，27：1047–1053.

[5]　WU TY，DING SQ，LIU JL，et al. Who should not go high：chronic disease and work at altitude during construction of the Qinghai–Tibet railroad[J]. High Alt Med Biol，2007，8：88–107.

[6]　LUCKS AM，JOHNSON RJ，SWNSON ER. Chronic kidney disease at high altitude[J]. J Am Soc Nerphrol，2008，19：2262–2271.

[7]　BARTSCH P，GIBBS JS. Effect of altitude on the heart and the lung[J]. Circulation，2007，116：2191–2202.

[8]　BURTSCHER M. Risk of Cardiovascular events during mountain activities[J]. Adv Exp Med Biol，2007，618：1–11.

[9]　MADER TH，TABIN G. Going to high altitude with pre existing ocular conditions[J]. High Alt Med Biol，2003，4：419–430.

[10]　MIESKE K，FLAHERTY G，O'BRRIEN T. Journeys to high altitude–risks and recommendation for travelers with preexisting medical conditions[J]. J Travel Med，2010，17：48–62.

[11]　PICON–REATEGUI E. Studies on the metabolism of carbohydrates at sea level and at high altitude[J]. Metabolism，1962，11：1148–1153.

[12]　WILLIAMS ES. Mountaineering and the endocrine system[C]//CLARK C，WARD M，WILLIAMS. Mountain Medicine and Physiology. Proceedings of a Symposium for Mountaineers, expedition Doctors and Physiologist. London：Alpine Clup，1975：38–44.

[13]　FRAYSER R，RENNIE ID，GRAY GW，et al. Hormonal and electrolyte response to exposure to 17 500 ft[J]. J Appl Physiol，1975，38：636–642.

[14]　SUTTON JR，VIOL GW，GRAY GW，et al. Renin，aldosterone，electrolyte and cortisol response to hypoxic decompression[J]. J Appl Physiol，1977，43：421–424.

[15]　MARTINEZ F. Glucemia y altitud extreme[M]//Adaptacion Humana a la altura. Expedicion Medica Cho Oyu.Vitoria：Instituto Municipal del Deporte，1990：129–130.

[16]　CURRIE CJ，LACEY L，PETERS JR. Changes in glucose tolerance at high altitude[J]. Diabetes，

1990, 48（1）: 300-400.

[17] SAWHNEY RC, MALHOTRA AS, SINGH T. Glucoregulatory hormones in man at high altitude[J]. Eur J Appl Physiol Occup Physiol, 1991, 62: 286-291.

[18] FAVIER ROLAND JM. The effects of altitude on the hormonal responses to exercise[M]//WARREN MP. Sports Endocrinology. Totowa, NJ: Humana Press, 2000: 371-389.

[19] SUTTON JR. Effect of acute hypoxia on the hormonal response to exercise[J]. J Appl Physiol, 1977, 42: 587-592.

[20] OLSEN NV, HANSEN JM, KANATRUP IL, et al. Renal hemodynamics, tubular function, and response to low-dose dopamine during acute hypoxia in humans[J]. J Appl Physiol, 1993, 74: 2166-2173.

[21] STOCH MJ, CHAPMAN C, STIRLING JL, et al. Effects of exercise, altitude, and food on blood hormone and metabolite levels[J]. J Appl Physiol, 1978, 45: 350-354.

[22] LARSEN JJ, HANSEN JM, OLSEN NV, et al. The effect of altitude on glucose homeostasis in men[J]. J Physiol, 1997, 504（1）: 241-249.

[23] RICHALET JP. The endocrine system[M]//HORNBEIB TF, SCHOENE RB. An Exploration of Human Adaptation. New York-Basel: Marcel Dekker, 2001: 623-624.

[24] BLUME FD, PACE N. Effect of translocation to 3 800 m altitude on glycolysis in mice[J]. J Appl Physiol, 1967, 23: 75-79.

[25] STOCK MJ, CHAPMAN C, STRILING JL, et al. Effects of exercise, altitude, and food on blood hormone and metabolite levels[J]. J Appl Physiol: Respir Environ Exerc Physiol, 1978, 45: 350-354.

[26] BLUME FD, BOYER SJ, BRAVERMAN LE, et al. Impaired osmoregulation at high altitude[J]. JAMA, 1984, 252: 524-526.

[27] SAWHNEY RC, MALHOLTA AS, SINGH I. Insulin secretion at high altitude in man[J]. Int J Biometeolol, 1986, 30: 23-28.

[28] SINGH I, MALHOTRA, KHANNA PK, et al. Changes in plasma cortisol, blood antidiuretic hormone and urinary catecholamine in high altitude pulmonary oedema[J]. Int J Biometeorol, 1974, 18: 211-221.

[29] PUGH LGCE. Physiological and medical aspects of the Himalayan Scientific and Mountaineering Expedition, 1960—1961[J]. BMJ, 1962, 2: 621-633.

[30] BLUME FD, PACE N. The utilisation of ^{14}C-labelled palmitic acid, alanine and aspartic acid at high altitude[J]. Environ Physiol, 1971, 1: 30-36.

[31] BROOKS GA, BUTTERFIELD GE, WOLFE RR, et al. Increased dependence on blood glucose after acclimatization to 4 300 m[J]. J Appl Physiol, 1991, 70: 919-927.

[32] LARSON JJ, HANSEN JM, OLSEN NV, et al. The effect of altitude hypoxia on glucose homeostasis in men[J]. J Physiol, 1997, 504: 241-249.

[33] BRAUN B, ROCK PB, ZAMUDIO S. Women at altitude: Short-term exposure to hypoxia and/or alpha1-adrenergic blockade reduces insulin sensitivity[J]. J Appl Physiol, 2001, 91: 623-631.

[34] DE GLINSEZINSKI J，CRAMPES F，HARANT I. Decrease in subcutaneous adipose tissue lipolysis after exposure to hypoxia during a simulated ascent of Mt. Everest[J]. Eur J Physiol，1999，439：134-140.

[35] MAZZEO RS，CHILD A，BUTTERFIELD GE. Catecolamine response during 12 days on high-altitude exposure（4 300 m）in women[J]. J Appl Physiol，1998，84：1151-1157.

[36] BRAUN B，BUTTERFIELD GE，DOMINICK SB. Women at altitude：changes in carbohydrate metabolism at 4 300 m elevation and across the menstrual cycle[J]. J Appl Physiol，1998，85：1966-1973.

[37] MAWSON JT，BRAUN B，ROCK PB，et al. Women at altitude: energy requirement at 4 300 m[J]. J Appl Physiol，2000，88：272-281.

[38] RICHARDS P，HILLEBRANDI D. The practical aspects of Insulin at high altitude[J]. High Alt Med Biol，2013，14：197-204.

[39] MACDONALD M J. Postexercise late-onset hypoglycemia in insulin-dependent diabetic patients[J]. Diabetes Care，1987，10：584-588.

[40] PERRY E，GALLEN IW. Guidelines on the current best practice for the management of type 1 diabetes，sport and exercise[J]. Pract Diabetes Intl，2009，26：116-123.

[41] AHLBORG G，WAHREN J，FELIG P. Splanchnic and peripheral glucose and lactate metabolism during and after prolonged arm exercise[J]. J Clin Invest，1986，77：690-699.

[42] GALLEN I. The management of insulin treated diabetes and sport[J]. Pract Diabetes Intl，2005，22：307-312.

[43] DE MOL P，DE VRIES ST，DE KONING EJP，et al. Increased insulin requirements during exercise at very high altitude in type 1 diabetes[J]. Diabetes Care，2011，34：591-595.

[44] PAVAN P，SARTO P，MERLO L，et al. Extreme altitude mountaineering and type 1 diabetes：the Cho Oyu alpinist in Alta Quota expedition[J]. Diabetes care，2003，26：3196-3197.

[45] VALLETTA JJ，CHIPPERFIELD AJ，CLOUGH GF，et al. Metabolic regulation during constant moderate physical exertion in extreme conditions in type 1 diabetes[J]. Diabetic med，2012，29：822-826.

[46] LEAL C. Going high with type 1 diabetes[J]. High Alt Med Biol，2005，6（1）：14-21.

[47] PAVAN P，SARTO P，MERLO L，et al. Metabolic and cardiovascular parameters in type 1 diabetes at extreme altitude[J]. Med Sci Sports exerc，2004，36：1283-1289.

[48] MOORE K，VIZZARD N，COLEMAN C，et al. Extreme altitude mountaineering and type 1 diabetes；the Diabetes Federation of Ireland Kilimanjaro Expedition[J]. Diabet Med，2001，18：749-755.

[49] ADMETLLA J，LEAL C，MESONES AR. Diabetes mellitus and mountain sports[M]//VISCOR G，MESONES AR，LEAL C. Health & Height. Barcelona：Universitat de Barcelona，2002：229-236.

[50] ADMETLLA J，LEAL C，RICART A. Management of diabetes at high altitude[J]. Br J Sports Med，2001，35：282-283.

[51] KIN BR，GOSS PW，PATERSON MA，et al. Changes in altitude cause unintended insulin delivery from

insulin pumps[J]. Diabetes Care, 2011, 34: 1932-1933.

[52] PANOFSKY D. Handling type 1 diabetes in the mountains: Considerations for the diabetic climber[M]// VISCOR G, MESONES AR, LEAL C. Health & Height. Barcelona: Universitat de Barcelona, 2002: 237-241.

[53] VIMALAVATHINI R, CITANJALI B. Effect of temperature on the potency and pharmacological action of insulin[J]. Indian J Med Res, 2009, 130: 166-169.

[54] STICKELMEYER MP, GRAF CJ, FRANK BH, et al. Stability of U-10 and U-50 dilutions of insulin lispro[J]. Diabetes Technol Ther, 2000, 2: 61-66.

[55] KOIVISTO VA, FELIG P. Effects of leg exercise on insulin absorption in diabetic patients[J]. New Eng J Med, 1978, 298: 79-83.

第 72 章　南美高原的糖尿病及藜麦

在南美洲秘鲁和玻利维亚对高原人群的 DM 患病率和住院相对构成比做了一系列研究，可以比较肯定地说明在安第斯，高原人群的 DM 患病率是很低的。

第 1 节　秘鲁糖尿病的调查

一、人群患病率及特征

Garaya 等在秘鲁赛罗·德·帕斯科的矿区进行一项 DM 流行病学调查，对 461 名矿工，年龄 15 ~ 69 岁，进行空腹血糖检测，结果血糖 >5.56 mmol/L 者 15 人，在成人中未发现 1 例糖尿病患者。进行糖耐量实验，出现异常者仅 0.21%。高原世居者的血糖并不随年龄增长而升高，可能是高原 DM 罕见的原因[1]。Garmendia 比较了 100 例发生在秘鲁高原库斯科和利马的 T2DM 的特点。血糖水平两组相似，Hct、血清总血脂、α-脂蛋白、高密度脂蛋白胆固醇、甘油三酯水平高原组明显高，而低密度脂蛋白胆固醇、高密度脂蛋白胆固醇/低密度脂蛋白胆固醇比值高原组低。高血压在海平面组及高原组的发生率各为 20.8% 及 10.2%，ECG 异常率各为 42.8% 及 39.5%。可见 DM 患者在高原和海平面的血生化学及心血管变化是有差异的[2]。

二、住院相对构成比

秘鲁的一项研究很有价值，他们对比了不同海拔 5 所医院的 98 431 名 DM 患者的住院相对构成比，结果发现 DM 患者随海拔增高而逐渐减少：在海平面利马的 Cayetano Heredia 医院中 DM 患者的住院相对构成比为 0.9%，胡安卡约医院（3 300 m）为 0.2%，普诺医院（3 800 m）为 0.09%，赛罗·德·帕斯科的两所医院 Obrero 医院及 Esperaza 医院为 0.05%。有不少因素影响到高原 DM 的低发病率，慢性低氧适应、很少肥胖及种族因素等都会起作用[3]。Seclen 的一项流行病学研究对比了在库斯科及海平面利马两地 1 型糖尿病（type 1 diabetes mellitus，T1DM）患者的住院构成比，在高原医院，年收入胰岛素依赖型糖尿病为 0.7/100 000，只有 2 例确诊患者，认为在全世界这是最低的发病率，提示高原人群对 DM 有很低的遗传易感性[4]。

三、妊娠期糖尿病

秘鲁 Cayetano Heredia 大学对高原人群的内分泌学进行大量研究。观察到妊娠期血清胰岛素水平较低，高原地区孕妇的 DM 患病率为 5.8%，而海平面为 8.7%[5]。为了探讨妊娠期糖尿病在高原的发生率，在库斯科对 51 名高原世居的妊娠妇女进行研究，妊娠期为 24 ~ 48 w。仅有 3 例孕妇的血糖 >7.78 mmol/L。此外结合高原体重变化可以认为糖尿病在高原发生某些变异而使患病率很低[6]。在秘鲁，对比了在海平面利马及赛罗·德·帕斯科孕妇年龄与新生儿体重的关系，认为海拔高度本身对此影响不大。同时发现高原新生儿的巨体畸形发生率很低且与高原糖尿病的低发生率有关，在海平面这一畸形见于患糖尿病的孕妇[7]。在秘鲁海平面利马的 Cayetano Heredia 医院观察了 100 例妊娠妇女，分为当地人和高原移居者。有 2 例的激发试验（challenge test）呈阳性，但是糖耐量试验均为阴性。认为在高原地区即使有某些危险因素，孕妇也极少患妊娠期糖尿病[8]。

第 2 节　玻利维亚糖尿病的调查

在玻利维亚首都拉巴斯进行了一项大规模的糖尿病人群流行病学调查，按国际统一标准对 119 475 名城市居民检测，结果高原人群 DM 患病率为 0.25%，而海平面为 1.71%，性别间无显著差异。临床住院构成比在拉巴斯医院内科为 0.12% ~ 0.49%，在海平面另一家医院内科为 1.37%。做糖耐量实验观察到有 5% 的人出现糖耐量异常，提示为早期危险个体[9]。而在玻利维亚高原一项对 31 人（男性 11 人，女性 20 人）进行的糖耐量实验调查，证实 30% 有糖尿病史而 13% 有肥胖，提示 DM 在高原并不少见[10]。

南美安第斯印第安人糖尿病的低发可能与高原低氧适应过程对血糖的调节有关，以及他们的生活方式，此外与印第安居民的饮食，特别是主食藜麦不无关系。

第 3 节　南美高原世居者的糖代谢研究

秘鲁圣马尔科斯大学医学院安第斯生物学研究所的高原营养学家 Picón-Reátegui 在 20 世纪 60—80 年代，对秘鲁安第斯世居印第安人的营养代谢，特别是碳水化合物的代谢做了系统研究。虽然时隔甚久，但今日依然有参考价值，故做重点介绍。

一、高原世居者的糖耐量能力

Picón-Reátegui 用口服葡萄糖法观察碳水化合物代谢对两组人进行对比实验，一组为秘鲁莫罗科查高原世居印第安人，另一组为海平面利马居民。观察糖耐量曲线，及血葡萄糖、乳酸、丙铜酸、血浆无机磷及血浆钾的变化。结果动脉和静脉的血糖含量高原组较低，而糖耐量曲线两组相似。糖的净量改变两组相似，而高原组的曲线则较低，认为这与高原人的基础血糖值较低和在最初 30 min 内对碳水化合物的利用率高有关。血浆无机磷和血浆钾的变化在两组相似。尚难满意地解释高原组空腹血糖较低的机制，以及两组在实验末所显示的在乳酸和丙酮酸反应上的差异[11]。对以上两组给予静脉注射同样葡萄糖后检测毛细血管的糖含量。高原组的基础值低于海平面组。在注射后 4 min 达到最高峰值。这可能由于高原组较小的体表面积使细胞外液吸收率较低。在初期血糖上升后出现下降，在高原组出现一个增高率。可以看出，两组对糖的利用与其原有基础血糖值有关；在同样的血糖含量下，高原组对糖的利用较高[12]。

二、胰岛素和肾上腺素对碳水化合物代谢的作用

对以上两组外源性注射胰岛素，观察其对碳水化合物代谢的影响。海平面组与高原组的实验对象各为 12 名男性。结果在高原组观察到胰岛素对血糖变化、丙酮酸和乳酸代谢均无明显影响。在海平面组用胰岛素后血浆无机磷和血浆钾下降很多，而高原组则无明显下降[13]。这种高原居民对胰岛素反应钝化的机制见高原对血糖调控的影响章。

Picón-Reátegui 在以上两组受试者中观察肾上腺素（epinephrine）对碳水化合物代谢的影响。结果肾上腺素在高原组对肝脏的糖酵解效应并无明显的实质作用，但在高原组可见较高的血乳酸，提示肾上腺素在肌肉水平促进了糖的酵解。这种肾上腺素效应在两组的差别在实验的最初 30 min 最为明显。而肾上腺素对血丙酮酸盐、血浆无机磷和血浆钾的作用两组相似。实验提示高原慢性低氧对肾上腺素的效应产生压抑作用，提示慢性低氧对此无明显效应[14]。

三、胰高血糖素对碳水化合物代谢的影响

关于高血糖胰高血糖素简称胰高血糖素（glucagon）对碳水化合物代谢的研究在高原和海平面进行。在海平面设立两组，一组为欧洲血统的白人（A 组），另一组为已迁居海平面 2 年的克丘亚印第安人（C 组）。在高原，一组为祖先生活在莫罗科查与欧洲人混血的后代（B 组），另一组为纯血统居住在海拔 4 000 m 的克丘亚印第安世居者（D 组）。所有 4 个组均在他们的居住地进行实验。结果高原组与海平面组相比，对胰高血糖素产生较低的高血糖反应。高原环境作用于某些受胰高血糖素调控的酶可能是产生高原和海平面差异的原因，但确切的机制仍未探明。饮食习惯和遗传因素可能只起很小的作用甚至不发生作用。胰高血糖素从蛋白质对糖原新生的作用看来并不因长期居住高原而减轻[15]。

最后 Picón-Reátegui 对胰岛素、肾上腺素和胰高血糖素对碳水化合物的影响做出总体评价。给予胰岛素后高原组的血糖、丙酮酸盐和乳酸没有受到明显影响，目前还缺乏满意的解释。胰岛素作用的位点可能受到高原的影响，而对于高原居民对胰岛素相对地缺乏反应也无满意解释。

肾上腺素对糖的酵解作用在高原组也无明显的效应。高原居民在给予肾上腺素 30 min 后血乳酸显著增高，其后较海平面组迅速下降。给予肾上腺素后血浆钾和无机盐的改变两组相似。

尿氮排泄似乎提示胰高血糖素的糖新生作用并不因高原影响而改变。两组受试者在给予胰高血糖素后尿钾排泄并未因血浆钾的降低在两组间形成差异[16-18]。

四、印第安人饮食营养调查与糖代谢

高原世居者的空腹血糖较海平面值低已被确定。然而其机制尚不明，遗传背景及饮食习惯也难

以解释。高原世居者在移居到海平面 2 年以后，其空腹血糖值与海平面世居者相近，而两组的饮食习惯则有所不同。美国平原人在进入高原（3 992 m）的 44 d 内血糖水平仍无改变。红细胞糖含量的降低加上血浆容量和总血浆糖含量的降低似可解释全血糖含量的降低 [19]。

为了探查安第斯世居者饮食的营养需要，对秘鲁 Nunoa（4 000 m）的 6 名印第安人，年龄在 22 ~ 28 岁，进行了营养分析，结果在基础热量和蛋白质供求上与其他人群并无差别。然而印第安人有咀嚼古柯叶（coca）的习惯，为了探查古柯叶是否对营养代谢有影响，他们对上述 6 名印第安世居者进行实验，在不改变饮食习惯的前提下，连续进行两个 4 d 的测试，在实验第二期加上咀嚼古柯叶。在实验第一期，受试者平均获得体重 610 g 及保持 962 g 水。在实验第二期，受试者平均失去体重 293 g 和失水 328 g。咀嚼古柯叶并不降低食欲，然而增加了热量需要，使产热增高约 11%，这一增加的产热使水不被察觉地丢失，如通过皮肤温度的增高而失水。古柯叶也并不影响营养吸收。但是有趣的是此实验发现脂肪的吸收降低，可能并非受古柯叶的影响 [20,21]。

近来的研究证实在高原环境因素可以直接或间接地作用于生理过程，其中包括能量代谢。一项在莫罗科查海拔 4 000 m 以上人群的研究注意到如要保持热量平衡，则需要比联合国粮食及农业组织（FAO）规定的一般人体需要量高出约 14% 卡（calorie）[22]。

第 4 节　藜麦与糖尿病

一、历史

藜麦是原产于安第斯山脉的古老传统农作物，是印加土著居民的主要传统食物。别名有南美藜、印第安麦、奎藜、奎奴亚藜、灰米、金谷子、奎藜籽、藜谷等。藜麦在印加语言中有很多叫法，波哥大人称之为"suba"或"supha"，玻利维亚人称之为"jupha"，智利阿塔卡玛沙漠的土著人把它叫作"dahue"，在秘鲁、厄瓜多尔、阿根廷和智利它被称为"quinoa"或"quinua"，这也是目前国际上的统称。它具有独特的、丰富全面的营养价值，养育了印加民族，在克丘亚印第安人和艾马拉印第安人中"quinoa"这个名字意为"粮食之母"，可见它在安第斯印第安人心中的地位（图 72.1）。

藜麦在安第斯山区种植的历史已有 7 000 多年，换句话说，也就是从亚洲迁徙到南美安第斯山的土著人最早培育和开发了藜麦野生种，从公元前 3 000 年开始，藜麦就成为安第斯山脉地区重要的粮食作物，成为当地人生活不可或缺的部分。古印加人更是把其奉为精神粮食。迄今在南美土著的文化礼仪、宗教信仰和祭祀活动中，还经常能看到藜麦这小小的身影。

在印加文明兴盛时期，藜麦已经成为古印加民族的主要食物之一，在海拔 4 000 m 以上空气稀薄的山区，食用藜麦的信使能连续 24 h 接力传递 241 km，这不能不说是一个奇迹。克丘亚人流传，古印加帝国的士兵食用藜麦丸（类似于饭团，用油脂和藜麦裹成的丸状食物）后，身体健壮、耐力增强，成为勇猛无比的古印加战士，奠定了印加帝国的鼎盛时期；更有传说称，藜麦是太阳神赐予安第斯人的食物（图 72.2）。可见印第安人对藜麦的敬畏。

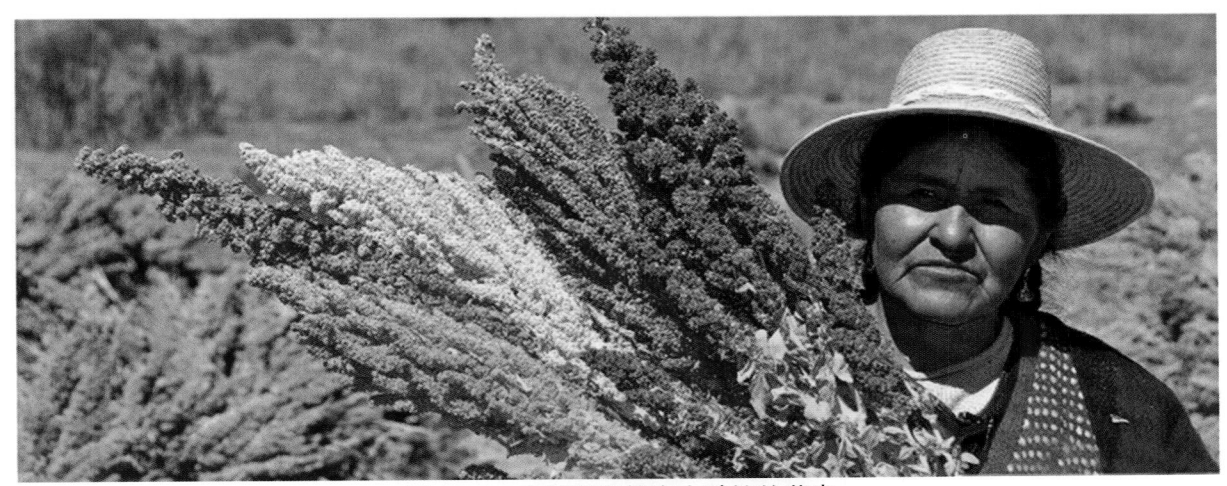

图 72.1　安第斯印第安人种植的藜麦
藜麦是原产于安第斯山脉的古老传统农作物，是印加土著居民的主要传统食物。

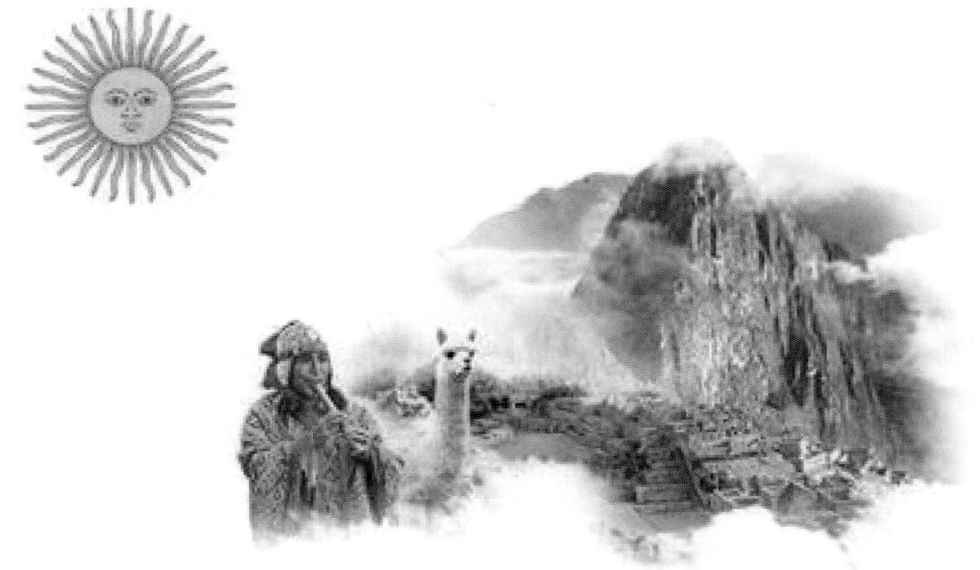

图 72.2　印第安人对藜麦的敬畏
由于藜麦使安第斯印第安人健康繁衍，使印加战士勇猛强壮，因此印第安人认为藜麦是太阳神赐予他们的食物，无比敬畏。

在安第斯山靠近厄瓜多尔的比尔卡班巴（Vilcabamba）有一个长寿谷，据报道，受益于良好的自然环境和健康饮食，该地区是全世界有名的长寿区，认为与居民食用藜麦有关[23]。在南美从古至今藜麦还被用于治病，治疗疼痛、炎症，以及骨折等。如今当地的一些田径运动员还在使用一种与藜麦有关的古老方法来提高它们的运动成绩。藜麦不仅为古印加人民提供营养，还为印加的昌盛繁荣奠定了基础。

1542年,西班牙人入侵安第斯山区,为了从精神上统治印第安民族,他们实施了一项"绿色革命",即把欧洲的粮食作物移种到安第斯山,而严格禁止当地人种植藜麦,违者甚至判死刑。在一个时期,西方的面食、玉米等占据了印第安人的餐桌。然而他们违反高山植物生态规律,欧洲农作物根本不适合在安第斯高寒干燥的环境生长,这一"绿色革命"很快就彻底失败了。这也说明植物也涉及在高原的适应问题。只有藜麦即使在高原恶劣条件下也可茁壮生长并不减产,藜麦在安第斯获得了新生,重新展示其高山植物的生命光辉[24]。

二、世界现状

20世纪70年代以来,藜麦的特殊营养成分及健康食品的作用被逐渐发现,受到世人的极大关注。1980年代,美国国家航空航天局(NASA)在寻找适合人类执行长期性太空任务的闭合生态生命支持系统(CELSS)粮食作物时,对藜麦做了细致全面的研究,发现其具有极高而且全面的营养价值,蛋白质、矿物质、氨基酸、纤维素、维生素及微量元素含量都高于普通的食物,与人类生命活动的基本物质需求完美匹配,对长期在太空中飞行的宇航员来说不仅仅是健康食品,更是安全的食物。NASA从而在"太空粮食超级选优"中选上了藜麦,并将藜麦列为人类未来移民外太空空间的理想"太空粮食"。

2011年玻利维亚农村发展与土地部长Nemesia Achacollo在参加联合国粮食及农业组织(FAO)第37届大会时向130个与会国提出将2013年设为"藜麦(Quinua)年"的议案,顺利获得与会国的支持和通过。2011年联合国第66届大会在继"国际大米年"(2004)和"国际土豆年"(2008)后,将2013年设为"国际藜麦年",这是第三次以作物作为年主题,也说明藜麦这种作物的潜力具有无可比拟性,对解决全球粮食安全和营养问题发挥突出作用,是一种能够真正推进实现千年发展目标的粮食。同年在秘鲁召开的"国际藜麦年"更起到了把藜麦推向世界的作用。联合国粮食及农业组织(FAO)研究认为藜麦是唯一一种可满足人体基本营养需求的食物,正式推荐藜麦为最适宜人类的完美"全营养食品",列为全球十大健康营养食品之一。FAO同时在全球设立5个宣传站点,中国是其中之一。

2000—2008年,玻利维亚的藜麦出口价飙升了7倍,90%被发达国家购买,严重影响当地居民的食用和营养,玻利维亚政府甚至把藜麦设为战略性物资,并对孕妇补贴藜麦。2010年藜麦的国际市场最大消费国为美国和加拿大,欧洲市场后来居上,日本、韩国、中国台湾等国家和地区也已有藜麦粉等深加工产品销售。藜麦不仅从安第斯走向世界市场,也开始成为人类共同的营养食品。

三、植物性状

藜麦植物分类属被子植物门,双子叶植物纲,石竹目,藜科。藜麦并非一种真正的谷物,确切地说是一种双子叶的假谷物,谷物都是单子叶植物。藜麦是苋科属植物,与菠菜和甜菜属于同一科,也是中国杖藜在南美的远亲。我们日常食用的谷物粮食,小麦、稻米、玉米、大麦、高粱等基本都属于禾本科，藜麦的营养和食用价值超过多数谷物，或许和它是独特的藜科植物有关。植株呈扫帚状，株高从几十厘米到三米不等，根系属浅根系，序状花序，主梢和侧枝都结籽，自花授粉（图 72.3）。种子为圆形药片状，直径 1.5 ~ 2 mm。籽粒比小米稍大，容量比小米略轻，一般千粒重 1.4 ~ 3 g，大籽粒的品种达 4.5 g，表皮有一层水溶性的皂角苷。由于其叶像鸭掌，因此英文名也叫 "goose foot"。种子颜色主要有白、红、黑三色系，不同品种种子大小和颜色有差异，白色系品种大多为乳白、淡灰、淡黄，深色系品种颜色为黑、红、褐、棕红等。白、黑、红等几种颜色的藜麦营养成分相差不大，其中白色口感最好，黑、红色口感相对差些，籽粒也较小（图 72.4）。

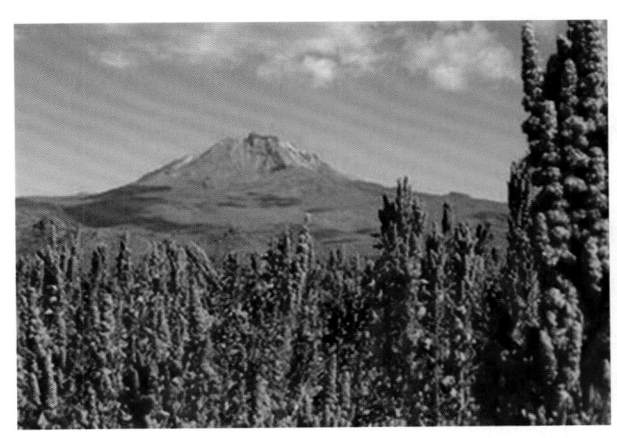
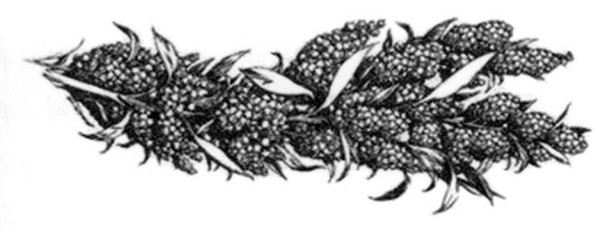

图 72.3　藜麦

　　藜麦的名字里虽然带有"麦"字，但它与小麦、大麦、燕麦等禾本科植物并不是同一类，而是与菠菜、甜菜等同属藜科，双子叶植物，被人称为"假谷物"。

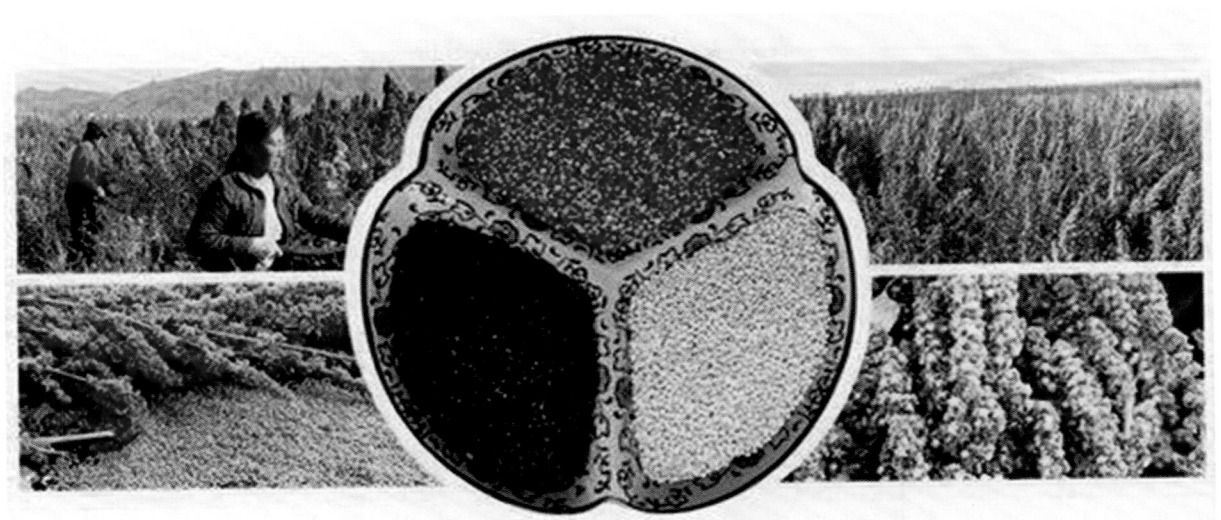

图 72.4　藜麦的种子

　　藜麦的种子为圆形药片状，直径 1.5 ~ 2 mm，大小与小米差不多，比小米轻，千粒重 1.4 ~ 3 g，表皮有一层水溶性的皂角苷。不同品种种子大小和颜色有差异，主要有白、黑、红等几种颜色，营养成分差别不大。

四、营养成分

藜麦的营养和功能成分突出，据检测，藜麦籽实中蛋白质包含白蛋白和球蛋白，平均蛋白质含量为 12% ~ 23%，远高于大麦、水稻和玉米，与小麦相当。人体对蛋白质的吸收实际上是通过氨基酸完成的，其中有 9 种必需氨基酸是人体自身不能合成或合成速度不能满足人体需要，必须从食物中摄取的氨基酸。而藜麦具有合理的必需氨基酸组成，包括人体必需的 9 种氨基酸，而且比例非常适宜人体吸收，特别是富含其他谷物中缺乏的赖氨酸。藜麦蛋白质提供的氨基酸远远高于 WHO 推荐的成人营养蛋白质含量，且氨基酸比例与牛奶中的酪蛋白相似。藜麦中脂类含量达 5.0% ~ 7.2%，并富含亚油酸和亚麻酸。藜麦比其他谷物含有更丰富的钙、镁、铁、铜、锌、锰、磷、硒等矿物质，尤其是铁的含量较高。100 g 藜麦所含的矿物质可以满足婴幼儿和成人每天对矿物质的需求，此外，还富含不饱和脂肪酸、类黄酮、胆碱甜菜碱、叶酸等多种有益化合物，还具有 B 族维生素、E 族维生素及多酚等很好的抗氧化物[25]。

藜麦的营养特点之一是胚芽占比极高，且具有营养活性，这是很多谷物不具备的。具备营养活性的种子胚芽、胚乳、种皮组织结构完整新鲜，有萌发能力，种子内的酶一直保持活性，各类营养成分处于最新鲜的状态。需要注意的是，由于藜麦营养活性强，成熟后，种子遇到下雨就会发芽，营养成分极大降低，且失去营养活性，因此成熟期时无降雨，成熟后及时收获藜麦，才能保持其营养活性，营养成分也最高。另外，过多加工会损失藜麦珍贵的营养，为了保全更多营养，尽量减少藜麦深加工工序，直接食用籽粒。

为了便于参考，特将藜麦的营养成分分析及其与大麦、玉米、小麦及荞麦等的营养成分含量对比列于表 72.1 ~ 表 72.5。

表 72.1　藜麦成分含量常规分析

成分	百分比 /%
蛋白质	15.8
淀粉	52
糖	3.2
脂肪	6
灰分	4.3
膳食纤维	7
皂苷	2.5

表 72.2　藜麦、小麦、大豆、脱脂奶粉氨基酸组成与人体每日氨基酸需求量比较（g/100 g 蛋白质）

氨基酸	水培藜麦	大田藜麦	小麦	大豆	脱脂奶粉	FAO 推荐
异亮氨酸（成人必需）	3.9	5.2	3.8	4.9	6.3	4
亮氨酸（成人必需）	6.4	6.7	6.8	7.6	9.7	6.7
赖氨酸（成人必需）	5.9	6.2	2.9	6.4	7.7	5
苯丙氨酸（成人必需）	4.1	3.8	4.5	4.9	4.9	3.2
精氨酸	9.4	7.9	4.8	7.2	3.7	2
组氨酸（儿童必需）	3	2.7	2.2	2.5	2.6	1.7
丙氨酸	4	4.4	3.8	4.3	4	—
天门冬氨酸	9	8.1	5.3	12	8.3	—
谷氨酸	15	14	27	18	23	—
甘氨酸	5.3	5.7	4	4.2	2.2	—
脯氨酸	3.5	4	10	5.5	11	—
丝氨酸	4.4	4.6	5	5.6	6	—
酪氨酸	3.2	3.1	3.1	3.5	5	3.2
苯丙氨酸 + 酪氨酸	7.3	6.9	7.6	8.4	9.9	6.4
半胱氨酸	1	1.4	2.3	1.5	0.9	1.3
甲硫氨酸（成人必需）	1	1.4	1.7	1.4	2.5	1.9
苏氨酸（成人必需）	3.5	4.1	3.1	4.2	4.6	3.4
色氨酸（成人必需）	1.1	1.2	1.1	1.3	1.4	1.1
缬氨酸（成人必需）	4.5	4.6	4.7	5	6.9	4.6
半胱氨酸 + 甲硫氨酸	2	2.8	4	2.9	3.4	3.2

表 72.3　藜麦、大麦、玉米及小麦矿物质元素含量比照表

作物	钙 /%	磷 /%	镁 /%	钾 /%	钠 /mg·L^{-1}	铁 /mg·L^{-1}	铜 /mg·L^{-1}	锰 /mg·L^{-1}	锌 /mg·L^{-1}
大麦	0.08	0.42	0.12	0.56	200	50	8	16	15
玉米	0.07	0.36	0.14	0.39	900	21	—	—	—
小麦	0.05	0.36	0.16	0.52	900	50	7	14	—
藜麦	0.19	0.47	0.26	0.87	115	205	12	28	50

表 72.4　藜麦与荞麦的部分微量元素含量对照表

项目	藜麦	荞麦	单位
维生素 B_1	0.36	0.1	mg
维生素 B_3	1.52	7.02	mg
维生素 B_5	0.8	1.2	mg
维生素 B_6	0.487	0.21	mg
维生素 E	7.42	—	mg
维生素 K	1.1	1.9	μg
总叶酸	184	30	μg
总胆碱	70	20.1	mg
甜菜碱	630	0.5	mg
叶黄素 + 玉米黄素	163	—	mg
β 胡萝卜素	8	—	μg
ω-3 脂肪酸	307	78	mg
ω-6 脂肪酸	2977	961	mg

表 72.5　藜麦叶矿物质含量

作物 /mg · 100 g^{-1}	钙	磷	铁	钠	钾
藜麦叶	2 920	370	29	16	1 181

以上数据来源：FAO 联合国粮农组织、NASA 美国宇航局、USDA 美国农业部资料。

五、食用方法

如单独食用，煮粥时，在滚水中煮沸 10 ～ 15 min，令其膨胀，籽粒变半透明后即可食用。焖饭时火力不宜太高，如使用电饭煲，水量要稍多些。为使其香味更浓，可在入锅之前把藜麦放在干燥的煎锅里烘烤几分钟，烘烤的过程中要不断地搅动，使它受热均匀以免烤焦。如果蒸制，需要提前浸泡几个小时，藜麦是复合淀粉高膳食纤维食物，蒸前需要较长时间吸足水分才容易变软。例如可以做成五彩藜麦饭、清炒藜麦、藜麦八宝饭等。

藜麦易熟、口感好，可以和任何食材搭配，混合其他谷物一起食用，例如：藜麦小米粥、藜麦大米粥、藜麦大米焖饭、白面藜麦饼等。也可做成饮品，藜麦打米糊或者浆后配制的饮品非常可口，例如：藜麦浆与各类水果混合成果汁饮品。目前国际上有一些成熟藜麦深加工食品，如冲调粉类，是成长期儿童、孕产妇、老年人的营养专用品，可替代奶粉；用藜麦加工制作的功能型饮料十分畅销；酒类，藜麦发酵制作的白酒，味道独特；其他食品，糕点、食品配料等。

六、对糖尿病的作用

1. 藜麦成分有利于血糖调控

藜麦是高膳食纤维素（含量高达 7.1%）、低脂（脂类含量 5.0% ~ 7.2%，无胆固醇，脂肪主要为不饱和脂肪酸）、低糖植物，是很好的糖类替代品。据《植物类食品与人类营养杂志》的一篇动物实验报道，藜麦可以帮助减少糖膳食中高糖和高脂的不利影响，可明显促进糖、脂代谢和胰岛素分泌，很多研究表明它对糖尿病的治疗作用明显。此外，藜麦中富含镁、锰、锌、铁、钙、钾、硒、铜、磷等矿物质，平均含量超过普通食物 3 倍以上。这些元素参与 300 多种酶的活动，保障人体的正常运行，其中一种酶参与体内葡萄糖的利用及减轻胰岛 B 细胞的功能。研究证实，长期规律地食用藜麦会减少 2 型糖尿病的发生。对于已经患有 2 型糖尿病的人来说，藜麦依然是最佳选择，藜麦含优质的高纤维碳水化合物，高纤维碳水化合物消化缓慢，可以保障餐后血糖水平不会升高太多，减少糖尿病并发症的概率。另有研究显示，在婴儿食品中加入藜麦浆，可以提高血浆中的胰岛素样生长因子 1；且藜麦的果糖和葡萄糖含量低，升糖指数为 35，远低于低升糖食物标准（指数值是 55），几乎是所有中国人常用主食中最低的。藜麦是糖尿病患者碳水化合物摄入的优选粮食作物。另有研究显示，藜麦种子细胞壁多糖对于乙醇引起的急性胃肠损伤具有保护作用。藜麦中的类黄酮、多酚、皂苷等物质在慢性疾患的防治中也起重要作用[25]。

2. 对代谢综合征的有益影响

藜麦易消化，消化过程却缓慢，相当于营养物质在体内缓慢释放，对消化系统、循环系统负担很小，是营养吸收非常好的食物。藜麦是零胆固醇食物，富含植源性多不饱和脂肪酸，其中 ω-3 脂肪酸含量很高（包括 α-亚麻酸、DHA、EPA），它是人体必须从食物中获取的唯一的必需脂肪酸，近年来科学界已证实它对人体的重要性，成为最新生命科技研究对象。ω-3 脂肪酸与人类健康和智力活动关系密切，不仅能促进神经和脑细胞发育，还显著降低血液胆固醇、甘油三酯、血液黏稠度，增加胰岛组织 B 细胞活性，广泛用于防治高血压、高血脂、糖尿病、心脏病、阿尔茨海默病、抑郁症等，对防治癌症和增强免疫也有效果。

3. 对心血管的有益作用

心血管损害是糖尿病最常见的并发症。藜麦中丰富的类黄酮、异黄酮和维生素 E 组合有助于血液循环、软化血管。藜麦中钾元素含量很高，钠的含量却只有小麦的 1/8，符合低钠高钾健康饮食标准。钾是维持生命不可或缺的必需物质，它和钠共同作用，调节体内水分的平衡并可维持心率规律化。通过进食藜麦摄入足够的钾，可以有效缓解血管压力，治疗和预防高血压，保护血管。另外，钾对神经活动的传导也起着非常重要的作用；血液中缺钾会使血糖偏高，易导致高血糖症；缺钾对心脏造成的伤害最严重，缺钾可能是人类因心脏疾病致死的最主要原因。由此每日坚持以藜麦作为早餐不仅可以保持良好的血糖和血压，还可减少心血管病的发生[25]。

安第斯高山印第安人的糖尿病低患病率与他们终身食用藜麦不无关系。此外，包括藜麦在内的印第安人的食物，如马铃薯、大麦及玉米等，以及美洲驼奶和肉等都被认为与高原人体发育和获得高原适应密切相关[26-28]，它们保证了在低氧条件下的能量供应，使安第斯人即使在海拔 4 000 m 也有良好的体能[22]。在食用藜麦之前，需要对其进行脱皮处理，根据不同人群对藜麦营养成分的需要，可进行专门加工，如去掉 1/3 表皮的藜麦更适合糖尿病患者食用，将表皮完全去掉则可作为婴儿的辅食。

七、藜麦在青藏高原

藜麦主要分布于南美洲的玻利维亚、厄瓜多尔、秘鲁、智利等地，具有耐寒、耐旱、耐瘠薄、耐盐碱等特性，是喜冷凉和高海拔的作物。从海平面至 4 000 m 都有分布，食用的品种主要种植在安第斯山海拔 3 000 m 以上、降水量在 300 mm 的高海拔山区，例如，安第斯山的的的喀喀湖周边等地区广为种植。对植物而言，与安第斯有着相似生态环境的就是中国的青藏高原。1978 年，西藏农牧学院和西藏农科院开始把藜麦引进青藏高原，进行实验研究；1992—1993 年，西藏境内小面积种植取得成功；1996 年，西藏农科院贡布扎西等对藜麦在青藏高原生长后的生物特性、营养成分以及基因等进行了研究，认为南美藜麦完全适宜于青藏高原种植。在青海，首先在柴达木盆地的格尔木、诺木洪、都兰、乌兰一带种植成功，随后在海南州的贵德、共和一带也相继种植成功，而且目前已制成健康营养食品批量生产，推荐给糖尿病患者（图 72.5）。不仅在青藏，在中国西北的甘肃和华北的山西等地也在实验种植。需要注意的是，种植方式、土壤营养、气候条件、品种等对藜麦营养品质影响较大。2015 年，中国作物协会藜麦分会成立，并举办了"首届中国藜麦产业高峰论坛会"。藜麦将会造福于中国人民，特别是给糖尿病患者带来了"食物福音"。

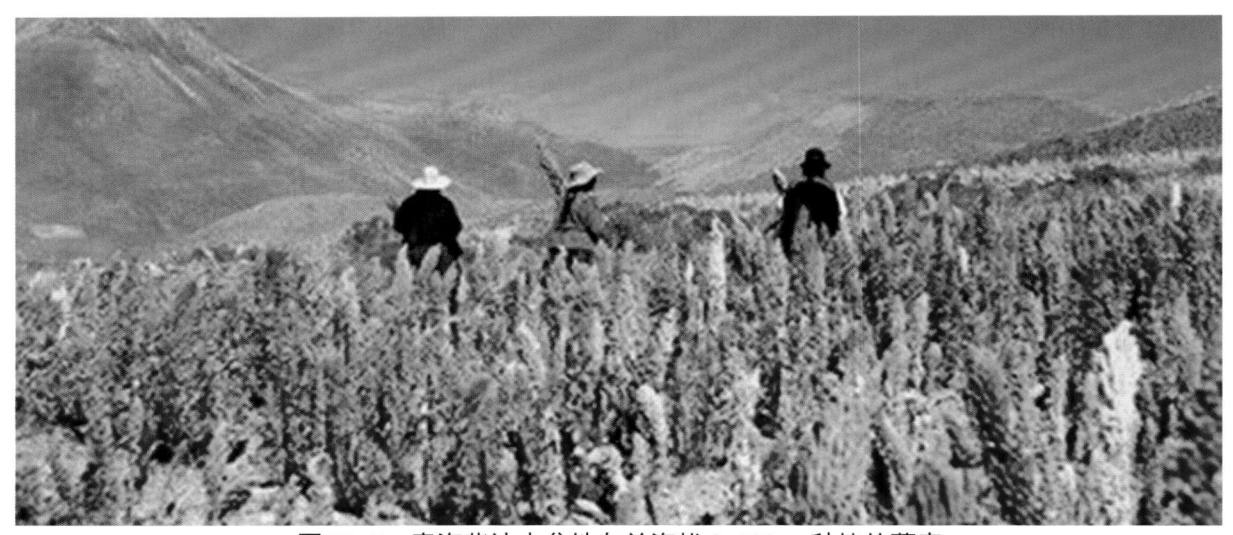

图 72.5 青海柴达木盆地乌兰海拔 2 800 m 种植的藜麦

20 多年来，藜麦首先在与安第斯环境、气象、海拔相似的我国西藏、青海落户，随后又在甘肃、山西等黄土高原移植成功，目前已在西部多数省份试种。图为在青海柴达木盆地乌兰海拔 2 800 m 种植的藜麦，长势良好，产量高。这些无疑给糖尿病患者带来了福音。

参 考 文 献

[1]　GARAYA D，GUERRA-GARCIA R，RUIZ L. Prevalencia de diabetes mellitus en mineros de Milpo. Cerro de Pasco（4 200 m.s.n.m）[C]//VI Jornadas Cientificas.Lima：Universidad Peruana Catetano Heredia，1990：255.

[2]　GARMENDIA F，LORENA B，DOMINGUEZ P，et al. Lipidos sanguineos y alteraciones cardiovasculares en diabeticos de altura[M]//I Congreso Peruano de Endocrinologia.Lima：Sociedad Peruana de Endocrinologia，1985：51.

[3]　SOLIS J，GUERRA-GARCIA R. Prevalencia de diabetes mellitus en hospitalizados de las grandes alturas[J]. Arch Biol Andian Lima，1979，9（1/4）：21-30.

[4]　SECLEN S，ROJAS MI，MILLONES B，et al. Epidemiologia de la diabetes mellitus tipo I（insulino dependiente）en poblaciones peruana mestizas de altura y de nivel del mar[C]//VI Jornadas Cientificas. Lima：Universidad Peruana Cayetano Heredia，1990：198.

[5]　GANZALES GF，GUERRA-GARCIA R. Algunas caracteristicas del embarazoy del recien nacido en la altura[M]//LEON-VERALDE F，ARREGUI A. Hipoxia:investigaciones basicasy clinicas. Homenaje a Carlos Monge Cassinelli. Lima：Instituto Frances de Estudios Andinos. Universidad Peruana Cayetano Heredia，1993：321-337.

[6]　OJEDA E，SECLEN S，CARRILLO C，et al. Despistaje de diabetes gastacional en mujeres natives de altura[M]//IV Congreso Peruano de Endocrinologia：libro de resumenes. Lima：Sociedad Peruana de Endocrinologia，1992.

[7]　GANZALES GF，RAMIREZ T，SARAVIA E，et al. Incidencia de la macrosomia fetal en el recien nacido de altura y nivel del marefecto de la edad materna.（Resumen 12）[C]//VI Jornadas Cientificas. I Jornadas Cientificas Estudiantiles.Lima：Universidad Peruana Cayetano Heredia，1986：62.

[8]　SOPLIN L，GONZALES GF，VILLENA A，et al. Deteccion de diabetes gestacional en migrantes y no migrantes de altura[J]. Acta Andina，1993，2（1）：34-35.

[9]　HARTMANN LF，DE LA ROCHA A. Prevalencia de la diabetes mellitus en la Paz[J]. Cuad Hosp Clin，1980，31（3）：100-104.

[10]　HARTMANN LF，LINARES E，PINTO CR，et al. El sindrome de la diabetes latente en la altura[J]. Prensa Med（Boliv），1969，21（5）：129-132.

[11]　PICÓN-REÁTEGUI E. Studies on the metabolism of carbohydrates at sea level and at high altitude[J]. Metabolism，1962，11（11）：1148-1154.

[12]　PICÓN-REÁTEGUI E. Intravenous glucose tolerance test at sea level and at high altitudes[J]. J Clni Endocrinol Metab，1963，23（12）：1256-1261.

[13] PICÓN-REÁTEGUI E. Effect of chronic hypoxia on the action of insulin in carbohydrate Metabolism[J]. J Appl Physiol，1966，21（4）：1177-1180.

[14] PICÓN-REÁTEGUI E. Effect of chronic hypoxia on the action of epinephrine in carbohydrate metabolism[J]. J Appl Physiol，1966，21（4）：1181-1184.

[15] PICÓN-REÁTEGUI E. Effect of glucagon on carbohydrate metabolism in high altitude residents[J]. Arch Biol Andina Lima，1981，11（1/4）：6-15.

[16] PICÓN-REÁTEGUI E. Insulin，epinephrine，and glucagon on the metabolism of carbohydrates at high altitude[J]. Fed Proc，1966，25（4）：1233-1239.

[17] PICÓN-REÁTEGUI E. Efectos de la hypoxia cronica sobre la accion del glucagon en la excrecion de nitrogeno urinario[J]. Arch Inst Biol Andina Lima，1965，1（1）：23-24.

[18] PICÓN-REÁTEGUI E. Efecto de la hypoxia cronica sobre la accion del glucagon en la excrecion renal de potasio[J]. Arch Inst Biol Andina Lima，1965，1（1）：32-33.

[19] PICÓN-REÁTEGUI E，BUSLIRK ER，BAKER PT. Blood glucose in high altitude natives and during acclimatization to high altitude[J]. J Appl Physiol，1970，29（5）：560-563.

[20] PICÓN-REÁTEGUI E. Food requirement of high altitude Peruvian natives[M]//High Altitude adaptation in a Peruvian community. University Park，PA：Pennsylvania State University Press，1968：539-555.

[21] PICÓN-REÁTEGUI E. Effect of coca chewing on metabolic balance in Peruvian high-altitude natives[M]//High Altitude adaptation in a Peruvian community. University Park，PA：Pennsylvania State University Press，1968：556-563.

[22] PICÓN-REÁTEGUI E. Nutritional and metabolic adaptation to altitude[C]//BASU A，MALHOTRA KC. Proceedings of the Indian statistical Institute Golden Jubilee International Conference on Human Genetics and Adaptation. Calcutta：Indian Statistical Institute，1984：130-139.

[23] HEATH D，WILLIANS DR. Longevity ai high altitude[M]//High-Altitude Medicine and Pathology. Oxford：Oxford Univ. Press，1995：31-34.

[24] BARTON SA，CASTRO WN，BARJA I，et al. Nutritional characteristics of the Aymara of northern Chile[M]//WILLIAM J，ROTHHAMMER F，BARTON SA. The Aymara strategies in human adaptation to a rigorous environment. Dordrecht：Kluwer Academic，1990：63-74.

[25] 杨国力. 藜麦[J]. 生命世界，2016，12：50-53.

[26] HAAS JD. Human adaptability approach to nutritional assessments：a Bolivian example[J]. Ped Proc，1981，40（11）：2577-2582.

[27] LEATHERMAN TL，THOMAS RB，GREKSA LP，et al. Anthropometric survey of high-altitude Bolivian porters[J]. Ann Hum Biol，1984，11（3）：253-256.

[28] HAAS JD. Nutrition and high altitude adaptation：an example of human adaptability in a multistress environment[M]//DYSON-HUDSON R，LITTLE MA. Anuario，1983—1984. La Paz：IBBA，1984：97-104.

第 73 章　青藏高原的糖尿病

第 1 节　青藏高原人群患病率

一、青海人群患病率

青海医学院附属医院内分泌科的王友真等于 20 世纪 80 年代在青藏高原东部的青海湟源及海南藏族自治州的共和地区，海拔 2 620 ~ 2 800 m，对广大人群包括城市居民、机关人员、学校人员、工人、商务人员，及农、牧区社员等，共 10 234 人进行了 DM 普查，按 1979 年全国第一次糖尿病研究专题会议的要求，按严格的实验方法学，结合临床症状、尿糖、空腹血糖及（或）口服糖耐量曲线加以综合判定诊断，因此这一流行病学调查结果的可信度应是很高的[1,2]。由于患病率均很低，因此用千分数表示之。结果在被称为汉藏走廊的湟源调查 6 052 人，隐性糖尿病 17 人，患病率 2.81‰；显性糖尿病 14 人，患病率 2.31‰；总 31 人，患病率 5.12‰，标化患病率 8.11‰。在属于牧业区的共和地区调查 4 182 人，隐性糖尿病 5 人，患病率 1.2‰；显性糖尿病 20 人，患病率 4.78‰；共计 25 人，患病率 5.98‰，标化患病率 7.75‰。两地患病率无差异（$P>0.05$）。

调查高原世居者 5 785 人，患病 17 人，患病率 2.94‰；移居者北方籍 3 100 人，患病 17 人，患病率 5.48‰；南方籍 1 349 人，患病 6 人，患病率 4.45‰。世居者中藏族共调查 1 279 人，仅发现显性 DM 1 人，患病率 0.78‰。

这一青藏高原东部人群的 DM 患病率与同时期的国内外人群患病率 1% ~ 5% 相比是显著低的。

在距王友真等的调查 18 年后，该院内分泌科的张惠莉等在青海的更广泛地区，包括果洛藏族自治州（4 200 m）、互助土族自治县（2 500 m）、循化撒拉族自治县（1 890 m）及西宁市重点对不同民族进行糖尿病患病率调查，采用 WHO（1999）的诊断标准[3]，采取了随机横断面调查方法，对青海地区当地常住成年人共 4 864 人进行流行病学调查，结果 DM 总的人群患病数 233 人，患病率为 4.8%，糖调节受损患病率 3.7%，比 1981 年 20 岁以上人群患病率明显增高。在 4 个不同民族方面为：汉族，调查 2 528 人，患病 131 人，患病率 5.2%，标化患病率 4.04%；藏族 1 248 人，患病 40 人，患病率 3.2%，标化率 2.87%；土族 338 人，患病 5 人，患病率 1.5%，标化率 1.46%；撒拉族 750 人，患病 57 人，患病率 7.6%，标化率 5.0%。汉族及撒拉族的患病率明显高于藏族（$P<0.02$）

和土族（*P*<0.01）。这一结果提示，青海人群的 DM 患病率有了明显增高，这和目前国内外 DM 的流行趋势相一致，然而，和国内 DM 人群患病率 10% 左右相比还是明显低的，特别是两个高原典型土著民族——藏族及土族的患病率最低[4]。

高继东对青南地区（3 628 ～ 4 262 m）藏、汉族男性城镇居民进行了血糖及血脂水平的检测。藏族 309 人，汉族 137 人，经临床检查排除糖尿病、内分泌及心肺疾患。以体重指数 25 kg/m²为界限，分为肥胖组与非肥胖组，结果在非肥胖组的人群中，藏族、汉族的空腹血糖结果各为（4.69 ± 0.52）mmol/L 及（4.84 ± 0.58）mmol/L，藏族显著低于汉族（*P*<0.01），提示在高原低氧下，藏族与汉族在糖代谢上存在差异[5]。

二、西藏人群患病率

西藏大学医学院等单位于 2013 年 8 月开始，在西藏自治区卫计委原主任普布卓玛领导下，开展了第五次国家卫生服务调查的西藏项目，组织了近百人的骨干，对自治区的拉萨、昌都、山南、日喀则、那曲、阿里和林芝的城镇居民和农牧民进行了慢性病普查，包括心血管疾病、呼吸疾病、胃肠道疾病、泌尿系疾病、女性生殖系疾病、肝胆疾病、白内障等 31 种疾病。以人群中流行的高血压、糖尿病及西藏地区常见的类风湿性关节炎、慢性胃肠道疾病为重点。以自然人群中的 15 岁以上所有男女为调查对象，根据西藏人群的民族分布特点，97% 以上为西藏世居藏族。糖尿病的调查结果如下[6]。

1. 人群总患病率

在调查的 4 626 人中，15 岁以上人群总患病率为 4‰，较全国人群平均患病率极显著低。城镇居民中男、女的患病率各为 17‰和 10‰，均明显高于农牧区男、女性患病率的 3.0‰和 4‰。

2. 不同性别、年龄间患病率比较

调查地区城乡的男、女居民糖尿病患病率分别为 5.0‰和 4.0‰。从年龄分布可以看出，无论在城镇还是在农牧区，45 岁以上居民的糖尿病患病率有随年龄增长而上升的趋势（表 73.1）。

西藏地区人群的糖尿病总患病率为 0.4%，不仅在我国，在世界范围的人群中患病率也是极低的。西藏地处"世界屋脊"的最高海拔区，藏族获得了最佳的低氧适应，在整体的低氧适应中，对糖代谢的调控起着重要作用。此外，西藏藏族的主食为青稞，西藏青稞的产量足够满足整个自治区人群的需要，这一点和青海以牧业区为主不同，青海青稞自身的产量不足，而以白面、大米为补充。藏族近 5 000 年食用青稞的历史使胰岛功能发生重组，对血糖的调控处于稳态水平，将在以下逐一讨论。这些因素是使藏族人群成为糖尿病低危人群的主要原因。

表 73.1　西藏不同地区糖尿病患病率（‰）的性别、年龄分布

性别	居民性质	年龄段						
		15～24 岁	25～34 岁	35～44 岁	45～54 岁	55～64 岁	≥65 岁	合计
男	农牧区	1.0	0.0	0.0	3.0	11	10	3.0
	城镇	0.0	0.0	6.0	35	51	17	17
	合计	1.0	0.0	1.0	8.0	19	11	5.0
女	农牧区	0.0	2.0	4.0	4.0	6.0	8.0	4.0
	城镇	0.0	0.0	0.0	8.0	7.0	18	4.0
	合计	0.0	0.0	2.0	4.0	6.5	9.0	3.0
合计	农牧区	1.0	1.0	2.0	4.0	8.0	9.0	3.0
	城镇	0.0	0.0	2.0	18	27	17	10
	合计	1.0	1.0	2.0	6.0	12	10	4.0

第 2 节　高原习服对糖代谢的影响

短期暴露高原按所在海拔高度（中度海拔、高海拔、特高海拔）而对糖的体内平衡产生影响。短期暴露在高原加上运动，可介导 T1DM 的血糖调控使血糖水平降低[7]，而在特高海拔（5 000 m）对 T1DM 和 T2DM 的血糖调控均发生作用，T1DM 登山者运动时对胰岛素的需求量增大（见第 74 章）。在鼠的实验中观察到，慢性低氧可提高胰岛素的易感性，而胰岛素又刺激肌肉对糖的摄取[8]。由此高原引起对糖的摄取增加和对胰岛素的敏感性增高，将导致细胞水平糖的介导物 2，3- 二磷酸甘油酸（2，3-DPG）增高，2，3-DPG 与 Hb 相结合可降低其对氧的亲和力，随后组织的氧合作用获得改善[9]。

埃及坦塔大学生物化学系的 Mohamed Hessien 对比了中度高原与平原 T2DM 患者和健康人间的血糖变化，目的为观察高原低氧的影响。共分为 4 组受试者，Ⅰ组为持续居住在中度高原埃纳玛斯城（El Namas city，2 400 m）的 T2DM 患者，Ⅱ组为该城的健康者，Ⅲ组为居住于海平面的 T2DM 患者，Ⅳ组为居住于平原的健康人（表 73.2）。结果 T2DM 患者空腹血糖高原组低于平原组，血糖调控高原组亦优于平原组，表现为糖化血红蛋白 Hb A1c（%）高原组低于平原组。高原低氧分压导致的 Hb 及 Hct 增高在高原 T2DM 患者及健康人中均很明显，动脉血氧分压（PaO_2）和动脉血氧饱和度（SaO_2）与血糖间均呈负相关（分别为 $r=-0.06$，$r=-0.2$）。高原 PaO_2 及 SaO_2 均有降低，但仍在正常范围。因此认为中度高原比起海平面来，可以改善糖的调控。这一结果支持某些观点即高原

可对糖耐量产生有益作用，从而高原可能成为治疗 T2DM 患者的天然医学场所[10]（表 73.3）。

表 73.2　高原与平原 4 个组的人数、性别及年龄

| 组别 | 海拔 /m | 性别 | | 年龄 / 岁 |
		男	女	
Ⅰ组：高原 DM（n=18）	2 400	17（94.4%）	1（5.6%）	58±5.6
Ⅱ组：高原健康（n=18）	2 400	16（88.9%）	2（11.1%）	49.8±6.9
Ⅲ组：平原 DM（n=16）	300	16（100%）	0（0.0%）	55.4±5.8
Ⅳ组：平原健康（n=16）	300	15（93.7%）	1（6.3%）	37.4±6.8

表 73.3　高原与平原 T2DM 患者及健康人间的血糖及其调控比较

| 参数 | 中度高原 | | 平原 | |
	T2DM（Ⅰ组）	健康（Ⅱ组）	T2DM（Ⅲ组）	健康（Ⅳ组）
血糖 /（mg·dL^{-1}）	157.33±12.30*△	84±6.21	176.81±15.88*△	89.00±6.55
Hb A1c/%	8.68±0.79*△	4.53±0.71	9.30±1.02△	3.94±0.47
Hb/（gm·dL^{-1}）	17.33±0.72*	17.06±0.38*	15.53±0.55	15.54±0.46
Hct/%	50.7±2.20*	50.0±1.08*	45.8±1.64	45.6±1.31

注：*—该组 T2DM 高原与平原组间的显著性差异，△—该组 T2DM 高原与平原间及与平原健康组间的显著性差异。空腹血糖 Ⅰ组 vs. Ⅱ组 $P<0.001$，Ⅲ组 vs. Ⅳ组 $P<0.001$，Ⅰ组 vs. Ⅲ组 $P<0.001$；HbA1c Ⅰ组 vs. Ⅲ组 $P<0.05$，Ⅲ组 vs. Ⅳ组 $P<0.001$；Hct Ⅰ组 vs. Ⅱ组 $P<0.05$，Ⅲ组 vs. Ⅳ组 $P<0.05$。

此外的一些观察也提示高原习服对糖代谢的改善作用。如一组居住在海拔 4 370 m 的妊娠妇女与海平面的妊娠妇女相比，其空腹 C- 肽水平及 B 细胞功能无显著差异，但胰岛素及前胰岛素（proinsulin）水平则较低，空服血糖较低而对胰岛素的敏感性较高，胰岛素的分泌则两组相似[11]。一组患有代谢综合征的患者在中度高原（1 700 m）居留一段时间后，糖代谢获得改善，血糖水平与其基础值相比，有明显降低[12]。

Lee 等观察到健康人急进海拔 2 400 m 在很短的 3 d 其口服葡萄糖耐量实验获得改善，第一组为9 名未经训练者，第二组为 19 名经过训练的登山者，两组年龄相当。在海平面，经训练者比未经训练的坐业劳动者有更佳的糖耐量。然而第一组人在高山 3 d 其糖耐量获得改善。随后第二组在我国帕米尔海拔 4 000 m 进行徒步，糖耐量优于在有不少小山坡而海拔相近的玉山（3 800 m）徒步，可能受到地理环境的影响。因此可能在糖负荷时的反应表现为在一个很短的升高后立即迅速降低，提示胰岛素的易感性增高。他们还观察到一组在高原长期停留的登山者，胰岛素的作用也获得改善。他们认为这种在自然医学领域反应短期居住高原可改善糖耐量的有益作用，似为今后防治 2 型糖尿

病（T2DM）提供了一个方向 [13,14]。

第 3 节　高原适应对糖代谢的影响

从以上大量流行病学及临床学资料可以看出，与海平面及平原人群相比，高原世居人群，至少安第斯印第安人和青藏高原藏族的 DM 患病率是低的，应该认为这不是偶然现象。在第三世界 DM 高发的今天，这是一个对发病机制和防治起关键作用的需要深入探讨的问题。遗憾的是，很久以来未被重视，所能获取的相关资料有限，这里对高原世居人群为何成为 DM 的低危人群做一探讨，希望能起到启发性作用。

高原世居者的血糖水平是偏低的。在高原世居者不论经口服还是静脉注射的糖耐量实验中，均观察到其对糖的利用增强 [15]。给予输入 ^{14}C 葡萄糖发现这一现象也见于近期抵达高原（4 300 m）者 [16]。在血糖水平降低的同时肝脏的糖原含量也减少 [12]。肝脏糖原储备降低的原因可能是糖耐量实验显示在高原血糖水平的升高值不如海平面那样高。肝脏糖原储备降低将使血中多余的糖迅速地转移到肝脏中进行糖原合成。在慢性低氧试验的动物中观察到在肝脏、肌肉及心肌内糖原合成的速度增快。在高原对内源性胰岛素的易感性是增强的 [17]。

在秘鲁海拔 4 200 m 世居的克丘亚印第安人，在运动状态下，其血乳酸反而低于平原对照组，呼吸商接近于 1，即所谓的乳酸悖论（lactate paradox），提示对糖利用的能力增强 [18]。Hochachka 等研究了世居喜马拉雅的夏巴尔人在常氧和低氧下的代谢，结果发现与平原人相比，为了心功能的需要大量利用碳水化合物底物而较少利用游离脂肪酸。这一代谢模式在低氧条件下是十分有利的，因为每分子氧产出的 ATP 在葡萄糖要比游离脂肪酸高出 25% ~ 60% [19]。对喜马拉雅的夏尔巴人及安第斯克丘亚人应用电子发射体层扫描（positron emission tomography，PET）技术，测出高原人比平原人在空腹状态下心肌有较高的葡萄糖含量 [20]。

Singh 等观察到印军士兵在抵达高原 2 w 后血糖增高，这一血糖的升高大约持续 10 个月，2 年后血糖水平比最初的海平面值明显低。他们观察到驻守在喜马拉雅的印军，其糖尿病的患病率低于驻守于平原的印军。在 20 000 名驻守在海拔 3 692 ~ 5 538 m 的印军中糖尿病患病率为 0.1%，而 130 700 名平原印军患病率为 1.25%，有极显著差异（$P<0.001$）。他们推测在高原糖的吸收延缓、糖原合成增加、糖原分解降低、对内源性胰岛素的易感性增强、对内源性 ACTH 的易感性降低及增加糖的利用率等，可能是高原糖尿病低发的因素 [21]。

第 4 节　青稞 β–葡聚糖对代谢的作用

膳食成分对于 DM 患者的发病是一个重要因素，青藏高原世居藏族 DM 的低发病率与世世代代和终身食用青稞应有密切关系。这里首先探讨青稞 β–葡聚糖（β-glucan）对糖代谢的作用。

20 世纪 80 年代，前 Montana 州立大学植物学教授 Newman 夫妇的研究肯定了大麦 β–葡聚糖成分具有突出的降解胆固醇、预防结肠癌与糖尿病等作用，而且指出在高海拔地区种植生长的裸大麦品种的 β–葡聚糖含量要远远高于低海拔地区的普通皮大麦品种 [22]。

同一时期，1981 年，Jenkins 等首次发表了 62 种食物的血糖生成指数（glycemic index，GI）值，报道了不同 GI 值的食物对 DM 患者血糖水平的影响和利用食物 GI 控制血糖的作用，引起了学术界对食物 GI 的兴趣 [23]。一些研究很快集中到一个目标——青藏高原的青稞上。

其实早在西方人关注前，我国《本草纲目》早有记载，大麦性味甘咸凉，有清热利水、和胃宽肠之功效。《本草拾遗》记载：青稞，下气宽中、壮精益力、除湿发汗、止泻。藏族认为青稞是生命之源，没有青稞就没有藏族，视青稞为天神赐给藏族的食物，并早就知道青稞有治病作用。藏医圣典《四部医典》记载，稠的青稞粥加菜是治疗隆病的上品。《晶珠本草》将青稞分为 7 类，并指出青稞有益精去脂、增强体力的多种功能，更把青稞作为一种重要药物，用于治疗多种疾病。藏传统医学中早已对大麦食品特别是糌粑对糖尿病等的防治作用持肯定态度。目前还认为在高寒缺氧的青藏高原不乏百岁老人，这与常食青稞及青稞突出的医疗保健功能是分不开的。

一、青稞性质

青稞是青藏高原最普遍种植的裸大麦。青稞（*Hordeum Vulgare L. var. nudum Hook. f*）在植物分类学上属于禾本科小麦族大麦属大麦（*Hordeum unlgare*）变种之一。因其内外颖壳分离，籽粒裸露，故又称裸大麦、元麦、米麦、米大麦。青稞有着独特的顽强生命力，在人类都难以生存的高寒缺氧、阳光辐射最强烈的地区，青稞都可以自然生长，其种植海拔一般在 2 500 ~ 4 500 m，最高的生长地如西藏的麦列海拔达到 4 750 m（图 73.1）。青稞具有早熟、耐寒、耐瘠薄、稳产和适应性广等特点。青稞是青藏高原特有的谷物，具有高蛋白、高纤维、高维生素、低脂肪、低糖等特点，并富含微量元素和 β–葡聚糖等 [24,25]。青稞还含有油酸、亚油酸、亚麻酸、D–α–生育三烯酚、卵磷脂、脑磷脂等，烟酸含量高于玉米 1.7 倍，可溶性纤维和总纤维含量均高于其他谷类作物。青稞是 B 族维生素极好的来源，并具有丰富的微量元素 [26]。

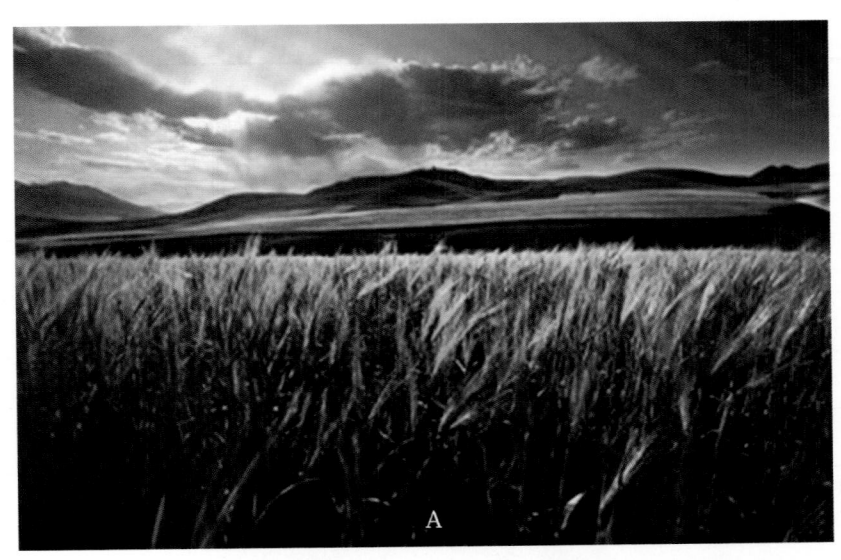

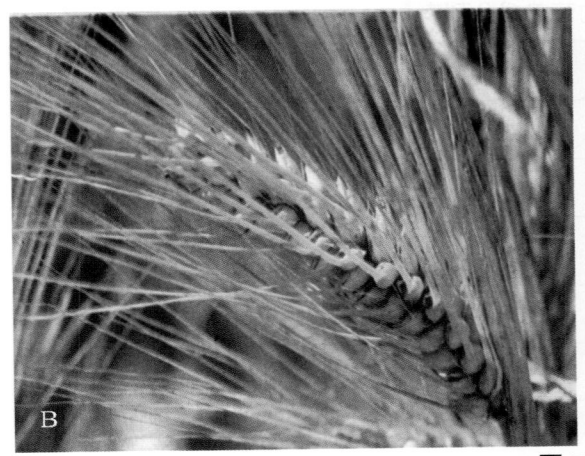
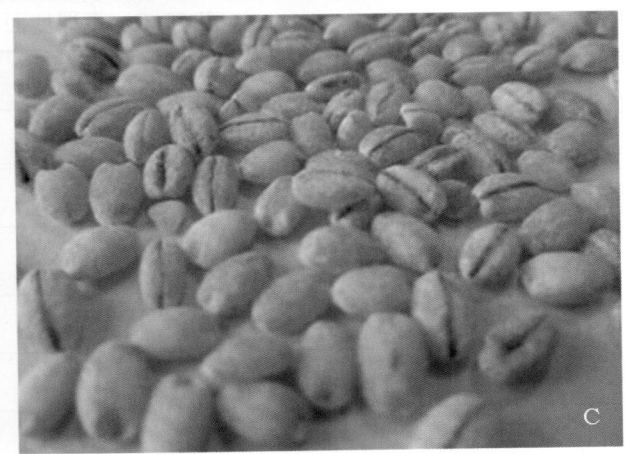

图 73.1　青稞

英文名为 hullessbarley，是禾本科大麦属的一种禾谷类作物，是青藏高原特有的农作物，种植高度可在海拔 4 500 m 及以上。A—西藏当雄海拔 4 300 m 的青稞地，长势良好；B—青稞的芒穗与其他大麦不同，有利于抗寒及吸收太阳能；C—其内外颖壳分离，籽粒裸露，故又称裸大麦、元麦、米大麦，图为青稞米粒。

在蓝天绿草碧水的生长环境下，藏族习惯不施农药，病虫害的发生也较少，这使青稞成为高原真正意义上的绿色食品。我国青稞产量居世界之首，且符合"三高两低"（高蛋白、高纤维、高维生素、低脂肪、低糖），是谷类作物中的佳品[27]。

为了便于分析参考，特将青稞所含营养成分列表 73.4、表 73.5。

表 73.4　青稞的营养素含量 *

营养素	含量	营养素	含量	营养素	含量
热量 /kJ	1 419	铁 /mg	40.7	胆固醇 /mg	0
硫胺素 /mg	34	碳水化合物 /g	73.2	铜 /mg	5.13

续表

营养素	含量	营养素	含量	营养素	含量
钙 /mg	113	维生素 C/mg	0	胡萝卜素 /μg	3
蛋白质 /g	8.1	锰 /mg	2.08	钾 /mg	644
核黄素 /mg	11	膳食纤维 /g	1.8	磷 /mg	405
镁 /mg	65	维生素 E/mg	96	视黄醇当量 /μg	12.4
脂肪 /g	1.5	锌 /mg	2.38	钠 /mg	77
烟酸 /mg	6.7	维生素 A/μg	0	硒 /μg	4.6

注：*—每 100 g 中所含成分名称及含量。

表 73.5　青稞炒面的营养成分列表*

成分名称	含量	成分名称	含量	成分名称	含量
水分 /g	6.8	(β-γ) -E/mg	0.1	含硫氨基酸（T）/mg	283
能量 /kJ	1 490	δ-E/mg	0.02	蛋氨酸 /mg	40
蛋白质 /g	11.8	钙 /mg	8	芳香族氨基酸（T）/mg	995
脂肪 /g	2.2	磷 /mg	430	苯丙氨酸 /mg	543
碳水化合物 /g	77	钾 /mg	162	酪氨酸 /mg	452
膳食纤维 /g	4.7	钠 /mg	7.5	苏氨酸 /mg	376
胆固醇 /mg	0	镁 /mg	134	色氨酸 /mg	134
灰分 /g	2.2	铁 /mg	7.7	缬氨酸 /mg	550
维生素 A/mg	0	锌 /mg	2.51	精氨酸 /mg	503
胡萝卜素 /mg	0	硒 /μg	0	组氨酸 /mg	226
硫胺素 /μg	0.08	铜 /mg	0.33	丙氨酸 /mg	488
核黄素 /mg	0.1	锰 /mg	0.91	天冬氨酸 /mg	684
烟酸 /mg	1.4	碘 /mg	0	谷氨酸 /mg	2 422
维生素 C/mg	0	异亮氨酸 /mg	382	甘氨酸 /mg	464
维生素 E（T）/mg	0.43	亮氨酸 /mg	748	脯氨酸 /mg	1 211
a-E/mg	0.31	赖氨酸 /mg	393	丝氨酸 /mg	462

注：*—每 100 g 中所含成分名称及含量。

二、青稞 β- 葡聚糖

目前国内外正对青稞进行聚焦研究，而 β–葡聚糖是热点。青稞中的 β–葡聚糖是青稞籽粒乳细胞壁的主要成分，占细胞壁干重的 75% 左右。β–葡聚糖化学名称为：（1-3）、（1-4）–β–D–葡聚糖，即是以 β–（1-3）和 β–（1-4）糖苷键混合连接的葡萄糖聚合物，是一类非淀粉多糖。由于 β–（1-3）键连接的存在，使得 β–（1-4）链连接的直链形状被破坏，从而使 β–葡聚糖分子形状出现卷曲，因而水溶性增加[26-30]。

青藏高原青稞 β–葡聚糖含量为世界之冠，西藏青稞 β–葡聚糖含量在 3.66% ~ 8.62%，平均为 5.25%，是迄今为止测得的谷类作物中的最高值，高于皮大麦、小麦及燕麦[31]。而青海东部高原青稞 β–葡聚糖含量也高达 4.96% ~ 7.62%[32]。因此青稞可谓 "高原食品之宝"。

三、青稞 β- 葡聚糖对糖代谢的作用

研究认为高能量密度、高脂肪、低膳食纤维的膳食是肥胖、T2DM 等慢性病的重要危险因素。因此，探寻有效降低血糖和血脂的食品以预防代谢综合征已经成为共识[33]。

1. 动物实验

田明杰等将 40 只 C57BL/6 小鼠分为 4 组：高剂量组（4% β–葡聚糖和高脂饮食）、低剂量组（2% β–葡聚糖和高脂饮食）、高脂饮食组及正常对照组，12 w 时的检测结果显示，青稞 β–葡聚糖能够降低高脂诱导的 C57 小鼠血糖和血脂，并且可降低胰岛素抵抗和动脉硬化的风险。同时还观察到，β–葡聚糖能够提高胰岛素的敏感性，改善高胰岛素抵抗，从而达到降低血糖的目的[34]。

2. 人体实验

一项实验将 12 名健康成人分别食用含 50g 碳水化合物的青稞面馒头和白面馒头前后各时段对比，结果青稞馒头组餐后血糖、高胰岛素（$P<0.001$）及 C- 肽曲线下增值面积（$P<0.05$）均明显小于白面馒头组，提示食用青稞有改善健康人糖代谢水平的作用[35]。Andrade 等对 β–葡聚糖在 DM 患者血糖水平上的影响进行了综合分析，他们回顾复习了 2013 年前发表的 819 篇相关文献，从中选出 10 篇针对 DM 个体化（包括 T1DM 及 T2DM）的研究，这些研究中的 β–葡聚糖均来自燕麦，对进食方式无论是与食物混用还是以纯 β–葡聚糖的形式，以及服用的剂量和期限均未做严格限制。统计分析结果显示，每人每日服用 6.0 g β–葡聚糖至少持续 4 w 就足以引起血糖、血脂水平的改善。有报道称低剂量 β–葡聚糖每天 3.0 g 持续服用 12 w 可使代谢改善[36]。

四、青稞 β- 葡聚糖对脂肪代谢的作用

1. 动物实验

对鼠的实验证明，青稞 β–葡聚糖作为一种可溶性膳食纤维能够降低血清总胆固醇（TC）、血清甘油三酯（TG）及血清低密度脂蛋白胆固醇（LDL-C）水平[34,37]。给雄性 Sprague-Dawley 鼠喂饲蔗糖高脂食物加饲西藏裸大麦，15 w 后与加饲精制小麦面粉的大鼠相比，其体重、血脂水平和胰岛素抵抗均较之减少[38]。实验还发现，青稞 β–葡聚糖对胆固醇具有较好的吸附作用。该吸附作用随

胆固醇浓度和吸附时间的增加而增大，随 β-葡聚糖的质量、粒度和温度增大而减小[39]。

2. 人体实验

强小林等在人体实验中观察到同样效果，食用以青稞 β-葡聚糖为主要成分的"青稞银杏胶囊"45 d 后，血清 TC、TG 较食用前分别下降 10.42% 及 22.44%，与对照组有显著差异（$P<0.05$），高密度脂蛋白胆固醇则未有改变[40]。在服用青稞 β-葡聚糖提取物的高脂血症志愿受试者中，观察到它具有通便、减肥及降血脂功能[41]。

五、青稞 β- 葡聚糖降糖降脂的机制

关于青稞 β-葡聚糖降糖、降脂的机制，目前尚无肯定性结论。有人认为其降糖机制与保护和修复胰岛功能有关，另有认为其水溶后可在肠壁形成一层黏滞物质，降低机体对糖、脂肪的吸收[42]。

青稞对血糖代谢作用的机制目前处于探索阶段，有不同的观点。

β-葡聚糖和食用纤维是大麦食品中影响血糖反应的主要物质，降糖机制主要有：① β-葡聚糖黏性高，降低了食糜在胃肠道通过的速度，使食物在胃肠停留时间长，释放缓慢，葡萄糖进入血液后，峰值降低，下降速度减慢；② β-葡聚糖和食用纤维进入结肠后可经肠道中微生物发酵而产生短链脂肪酸，如乙酸、丁酸等，短链脂肪酸吸收入血后再异生为葡萄糖或直接被利用，从而降低血糖峰值。血糖峰值的降低可减少胰岛素需求，减轻胰岛 B 细胞负担，提高靶组织对胰岛素的敏感性[29,43]。

富含 β-葡聚糖的大麦可增强餐后饱腹感和改善第二餐的糖耐量及血脂代谢，其机制主要与 β-葡聚糖延缓了食物的吸收及结肠发酵有关[43,44]。还有发现，晚餐食用缓释碳水化合物（如含 β-葡聚糖高的大麦食品）能抑制夜间脂肪分解，使次日清晨空腹血糖维持稳定并防止夜间低血糖发生，且可改善第二餐糖耐量[45,46]。

一般认为，大麦在血糖代谢中，血糖、胰岛素等反应情况主要与其所含食用纤维的量有关。而 β-葡聚糖是大麦食品食用纤维组成的重要部分。Jenkins 等在大麦研究中发现，每克 β-葡聚糖平均能降低 4 个单位的 GI，而且这种反应不会因食品的加工不同而有所改变[14]。Maria 等的研究则发现含 β-葡聚糖的大麦在降血糖反应中，每克 β-葡聚糖可降低 8.5 ~ 15.2 单位的 GI[47]。

六、发展前景

鉴于青稞中的 β-葡聚糖含量远远高于大麦、小麦和燕麦的，而且具有保健食品的良好前景，因此在美、加、澳等国已经制订推行以 β-葡聚糖为主的裸大麦开发计划[48]。青藏高原青稞资源丰富、质量俱优、β-葡聚糖的含量最高，因此开发利用的前景极为广阔[49]。

在我国，青稞是整个藏区人民群众的基本口粮和青藏高原最大的特色作物。目前西藏的产量仍很可观，青稞年总产量稳定在 62 万 ~ 63 万 t，扣除基本的生活生产需求 55 万 t 左右，年实际余粮 6 万 ~ 8 万 t，农牧民人均积压青稞达 30 kg 左右[50]；而在青海则种植面积有限主要局限于东部农业区，加之青稞酒制造产业，与食用青稞争夺种植地和市场，减少了藏族群众的需要量。如果作为营

养保健食品进行推广，则国家粮油部门应做出整体生产规划和宏观调控。

我国学者对青稞 β–葡聚糖的提取进行了多项研究。β–葡聚糖是极性极强的大分子化合物，提取时一般先将原料脱脂、脱色，用水、盐或稀碱在不同温度下提取。采用水法对青稞特有 β–葡聚糖进行分离纯化，工艺简单、快速高效，是提取青稞 β–葡聚糖的理想方法[25]。目前提取工艺已日益成熟，提取量增加[51]，对青稞资源的利用率提高。

第 5 节　藏族与青稞

"青稞"藏语中称为"乃"，是青藏高原农牧民的主要食粮和牲畜饲料。青藏高原广大农、牧区的藏族，即使今日住入城市的藏族，都离不开由青稞做成的美味食品糌粑。糌粑有一套传统的制作过程，即"选、烤、炒、筛、磨"，然后拌以酥油、曲拉，再冲以奶茶，用手捏拌而成。长期食用糌粑成为习惯并有依赖性，一日不可不食，糌粑可以说是藏族的生命性食源，是藏族之所以在高原能繁衍昌盛的最佳营养食品之一。

青稞是青藏高原植物中通过自然选择成功进化适应的典型物种。在西藏中雅鲁藏布江盆地山南的贡嘎昌果沟（朗姆）的考古发掘中发现了新石器时代（距今约 3 750 年）的裸青稞碳化粒（"naked" barley，*Hordeun vulgare L. Var. nudum*）[52]，认为这是青藏高原的古青稞[53]。中国科学院成都生物研究所与西藏农牧科学院、华大基因共同绘制了青稞基因组草图（the draft genome of Tibetan hulless barley reveals adaptive patterns to the high stressful Tibetan Plateau）。通过与已报道的非高原大麦基因组序列（由国际大麦基因组测序协作组完成）进行比较发现，青藏高原野生大麦与该地区栽培品种亲缘关系更近，进一步证实西藏是栽培大麦的驯化中心之一[54]。这也有力地证明青稞是藏族先民在世界屋脊上培育出的优良谷物，后又经过藏族人民长期地不断选优育种而成为今日的青稞（见第 15 章）。

藏族食用青稞的历史可以追溯到旧石器时代末到新石器时代初，约有 5 000 年历史，在这样的历史过程中，藏族的消化功能特别是胰腺功能发生了适应性变化，可以推论青稞 β–葡聚糖在体内对糖和脂肪代谢的信号通路产生了作用，并受到相关基因的调控，因此阐明这一本质的植物化学、生物化学和分子生物学研究会给我们打开藏族糖代谢的大门，也会解答藏族极少罹患糖尿病之谜！

糖尿病是世界人群面临的挑战，但从高原与 DM 的相关关系看，高原低氧应激、高原习服—适应、高原特有的营养食物青稞，似乎可以改变和调整代谢结构，正像青藏高原世居藏族那样，血糖和血脂处于生理稳态水平，成为糖尿病的低危人群，这一点使我们看到了征服糖尿病的一线曙光，这可能也是防治糖尿病的一个重要突破口。

参 考 文 献

[1] 王友真，苏文远，汪如源，等.青海地区健康成人口服葡萄糖耐量实验结果[J].中华内科学杂志，1984，23（8）：468-470.

[2] 王友真，苏文远，汪如源，等.青海省湟源、共和两地区糖尿病调查报道[J].青海医药，1981，（4）：1-11.

[3] WHO. Definition，Diagnosis and Classification of diabetes mellitus and its complications[R]//Report of WHO Consultation，Part 1：Diagnosis and Classification of Diabetes Mellitus. Geneva：WHO/NCD/NCS/99.2，1999.

[4] 张惠莉，高继东，代青湘，等.青海部分地区糖尿病患病情况的研究[J].高原医学杂志，2009，19（2）：11-14.

[5] 高继东.高原地区藏、汉男性血糖血脂的比较研究[J].高原医学杂志，2001，11（1）：19-21.

[6] 欧珠罗布.西藏自治区卫生服务调查：人群糖尿病患病率[M].上海：复旦大学出版社，2018：86-87.

[7] BRUBAKER BL. Adventure travel and type 1 diabetes. The complicating effects of high altitude[J]. Diabetes Care，2005，28：2572-2653.

[8] GAMBOA JL，GARCIA-CAZARIN ML，ANDRADE FH. Chronic hypoxia increases insulin-stimulated glucose uptake in mouse soleus muscle[J]. Am J Physiol Regul Integr Comp Physiol，2001，300：85-91.

[9] FARBER SD，FARBER MO，BREWER G，et al. Oxygen affinity of hemoglobin and peripheral nerve degeneration in experimental diabetes[J]. J Neurol，1991，101：204-207.

[10] HESSIEN M. Improved glycemic control in moderate altitude Type II diabetic residents[J]. High Alt Med Biol，2013，14（1）：27-30.

[11] KRAMPL E，KAMETAS NA，NOWOTNY P，et al. Glucose metabolism in pregnancy at high altitude[J]. Diabetes Care，2001，24：817-822.

[12] SCHOBERSBERGER W，SCHMID F，LECHLEITNER M，et al . The effects of moderate altitude（1 700 m）on cardiovascular and metabolic variables in patients with metabolic syndrome[J]. Eur J Appl Physiol，2003，88：506-514.

[13] LEE WC，CHEN JJ，HO HY，et al. Short-term altitude mountain living improves glycemic control[J]. High Alt Med Biol，2003，4：81-91.

[14] CHEN MT，LEE WC，CHEN SC，et al. Effect of a prolonged altitude expedition on glucose tolerance and abdominal fatness[J]. Res Q Exerc Sport，2010，81：472-477.

[15] PICON-REATEGUI E，BUSKIRK ER，BAKER PT. Blood glucose in high altitude natives and during acclimatization to altitude[J]. J Appl Physiol，1970，29：560-564.

[16] JOHNSON HL，CONSOLAZIO CF，BURK RF，et al. Glucose-^{14}C-UL metabolism in man after abrupt

altitude exposure（4 300 m）[J]. Aerosp Med，1974，45：849–853.

[17] HEATH D，WILLIAMS DR. Diabetes mellitus[M]//Man at High Altitude. London：Churchill Livingston，1981：255.

[18] HOCHACHKA PW，STANLEY C，MATHESON GO. Metabolic and work efficiencies during exercise in Andean natives[J]. J Appl Physiol，1991，70：1720–1730.

[19] HOCHACHKA PW，CLARK CM，STANLEY C，et al. ^{31}P magnetic resonance spectroscopy of the Sherpa heart：a phosphocreatine/adenosine defence against hypobaric hypoxia[J]. Proc Natl Acad Sci USA，1996，93：1215–1220.

[20] HOLDEN JE，STONE CK，CLARK CM. Enhanced cardiac metabolism of plasma glucose in high altitude natives：adaptation against chronic hypoxia[J]. J Appl Physiol，1995，79：222–228.

[21] SINGH I，CHOHAN IS，LAL M，et al. Effects of high altitude stay on the incidence of common diseases in Man[J]. Int J Biomeeteor，1977，21：93–97.

[22] NEWMAN RK，NEWMAN CW. Barley as a Food Grain，American Association of Cereal Chemists[J]. Inc，Cereal Foods World，1991，36（9）：800–805.

[23] JENKINS AL，JENKINS DJ，ZDRAVKOVIC. Depression of the glycemic index by high levels of β–glucan fiber in two functional foods tested in type 2 diabetes[J]. Eur J Clin Nutr，2002，56：622–626.

[24] 宋萍，张雷雷，于军. 青稞β–葡聚糖营养作用及其提取工艺的研究[J]. 中国食物及营养，2008，（8）：28–30.

[25] 曾宇，张北川，颜舫，等. 青稞β–葡聚糖的水法提取及性质分析[J]. 四川大学学报（自然科学版），2003，40（2）：292–295.

[26] 赵丹，齐颖. 青稞β–葡聚糖提取工艺研究[J]. 粮食与油脂，2004，10：26–28.

[27] 臧靖巍，陈宗道. 青稞的成分研究及其应用现状[J]. 中国食品添加剂，2004，4：43.

[28] 张峰，杨勇，赵国华. 青稞β–葡聚糖研究进展[J]. 粮食与油脂，2003，12：3–5.

[29] 仝海英，高继东. 谷物β–葡聚糖对代谢的影响[J]. 青海医学院学报，2015，36（3）：209–212.

[30] BARSANTI I，PASSARELLI V，EVANGELISTA V. Chemistry，physicochemistry and applications linked to biological activities of β–glucans[J]. Nat Prod Rep，2011，28（3）：457–466.

[31] 洛桑旦达，强小林. 青稞特有营养成分分析与开发利用现状调查报道[J]. 西藏科技，2001，8：55–63.

[32] 陈丽华，王燕春. 青海省青稞地方品种β–葡聚糖含量分析[J]. 青海大学学报，2012，30（3）：34–38.

[33] 李园，施小明，侯培森. 膳食、营养与主要慢性肺传染性疾病预防的科学证据[J]. 中华预防医学杂志，2011，45（5）：459–462.

[34] 田明杰，宋江南，刘培培，等. 青稞β–葡聚糖对高血脂诱导的C57小鼠血糖及血脂的影响[J]. 中华预防医学杂志，2013，47（1）：55–58.

[35] 李珍梅，江彤，高继东. 食用青稞对健康成人糖代谢影响的研究[J]. 青海医学院学报，2009，30（1）：46–50.

[36] ANDRADE EF，LOBATO RV，DE ARAUJO TV. Effect of beta–glucan in the control of blood glucose

levels of diabetic patients：a systematic review[J]. Nutrit Hosp，2015，31（1）：170-177.

[37] CHOI JS，KIM H，JUNG MH. Consumption of barley beta-glucan ameliorates fatty liver and insulin resistance in mice fed a high-fat diet[J]. Mol Nutr Food Res，2010，54（7）：1004-1013.

[38] GONG LX，GONG LG，ZHANG Y. Intake of Tibetan hulless barley is associated with a reduced risk of metabolic related syndrome in rats fed high-fat sucrose diets[J]. Nutrients，2014，6（4）：1635-1648.

[39] 李莎萨，贾冬英，姚开. 青稞β-葡聚糖对胆固醇的吸附作用研究[J]. 氨基酸和生物资源，2012，34（2）：29-33.

[40] 强小林，魏新虹，周珠扬. 青稞β-葡聚糖产品辅助降血脂功效实验研究[J]. 中国保健营养，2013，10：29-30.

[41] 陈东方，张聪恪，李立，等. 青稞提取物对高血脂血症人群降血脂功能的研究[J]. 实用预防医学，2011，18（3）：525-527.

[42] MÄKELÄINEN H，ANTTILA H，SIHVONEN J. The effect of beta-glucan on the glycemic and insulin index[J]. Eur J Clin Nutr，2007，61（6）：779-785.

[43] 李珍梅，高继东. 大麦在糖尿病防治中的意义[J]. 国际内分泌代谢杂志，2009，29（4）：7-9.

[44] 熊荣君，张红霞，陈瑾. 青稞降血脂、减肥的临床观察[J]. 医药科技，2005，5：45.

[45] NILSON A，GRANFEDT Y，OSTMAN E. Effects of GI and content of indigestible carbohydrates of cereal-based evening meals on glucose tolerance at a subsequent standardized breakfast[J]. Eur J Clin Nutr，2006，60：1092-1099.

[46] NILSON AC，OSTMAN EM，GRANFELDT Y. Effect of cereal test breakfasts differing in glycemic index and content of indigestible carbohydrates on daylong glucose tolerance in health subjects[J]. Am J Clin Nutr，2008，87：645-654.

[47] CASIRAGHI MC，GARSETTI M，TESTOLIN G. Postprandial responses to cereal products enriched with barley β-glucan[J]. J Am Coll Nutr，2006，25（4）：313-320.

[48] KAHLON TS，CHOW FI. Hypercholesterolemic effects of oat，rice，and barley dietary fibers and functions[J]. Creal Food World，1997，42：86-92.

[49] 山永凯，杨占武. 有待开发的高原作物：青稞[J]. 中国食物与营养，2004，5：24-25.

[50] 强小林，顿珠次仁，张文会，等. 青稞β-葡聚糖生理功效、提取技术及其新产品研发[J]. 西藏科技，2010，2：6-9.

[51] 连喜军，张平平，罗庆丰. 西藏青稞β-葡聚糖提取研究[J]. 粮食与油脂，2006，1：27-28.

[52] FU D，XU T，FENG Z. The ancient carbonized barley（Hordeum unlgare L. Var. nudum）kernel discovered in the middle Yalu Tsangpo river basin in Tibet[J]. Southwest China J Agricultural Sci，2000，13（1）：38-41.

[53] 西藏博物馆. 古青稞碳化粒[M]//西藏博物馆. 北京：中国大百科全书出版社，2007：16.

[54] DAI F，NEVO E，WU D，et al. Tibet is one of the centers of domestication of cultivated barley[J]. Proc Natl Acad Sci USA，2012，109（42）：16963-16969.

第 74 章　糖尿病患者去高原

目前的形势是，每年有大量的人群去到世界的各高原和高山，同时由于 DM 的高患病率，在这些旅游者中有不少糖尿病患者。一般来说，如果患有 DM 者的血糖获得很好调控，又无并发症，则可以从事所有水平的运动 [1]，这类患者也不是去高原旅游的禁忌证 [2]。然而不论如何，糖尿病患者进入低氧环境并从事不同强度的体力活动，是一个对生理的巨大挑战，比起非糖尿病患者，可能会是一个危险因素，可导致并发症发生甚而威胁生命。一般来说，在海拔 2 500 m 以上，低氧环境导致人体缺氧、药物的副作用及 AMS 易于发生，会对 DM 的自身调节产生影响 [3]。了解高原低氧的作用和采取有效的防治措施，会为糖尿病患者去高原提供相关的医学保障。

第 1 节　去高原应有的准备

一、心理准备及时差效应

首先心理上要有准备，到遥远的高原或偏僻的高山地区并不一定意味到了异国他乡，不要有孤独感和恐慌感。有些高山虽接近城市但在冬季则因大雪或道路阻塞可能成了较远或难以满足需求之处。偏远地区还意味着处理一些急救的条件和能力降低，合并症可能发生的危险增加，此时只有高度依靠于团队。当到纬度不同的地区时需要更频繁地监测血糖，在纬度超过 5 倍的地区胰岛素用量需要调整。从西方到东方旅游时白昼缩短，这样胰岛素量应予减少，碳水化合物进量也应适当减少；而从东方到西方旅游则正好相反，白昼延长，胰岛素则需增量（一般用速效剂），碳水化合物适量增加。如果旅行时差在 2 ～ 4 h 内则大部分 DM 患者可以耐受 [4-6]；如果旅行从这一天到那一天，则有 10% ～ 20% 的 DM 患者其胰岛素代谢会发生改变 [7]。由于许多 DM 患者习惯了在家时用餐和注射胰岛素是固定时间且两个时间是相配的，因此在旅行中用闹钟以提醒很必要。糖尿病患者乘长途飞机旅游时，如何调整胰岛素将是更复杂的问题 [5]。应该知道在清晨有时血糖可突然升高，被称为"黎明现象"（dawn phenomenon），在这一处于生理调节内分泌变化的时期，胰岛素用量需通过试验监测来加以确定。

二、胰岛素应用及注意事项

在高原当能量消耗和食物摄取平衡时糖耐量一般是正常的。在高原运动可改善对糖的摄取，并对糖尿病起到一个调节作用。因此 Hultgren 认为 DM 并非到高原旅游的禁忌证。患者应该知道在高原能量消耗时对胰岛素的需要量会有很大变化，如全天从事激烈的攀登，则应休息数日，此间胰岛素的量也随之调整。在激烈活动时，由于运动肌肉增强了对糖的利用，因此，胰岛素用量要减少约 30%[8]。

在高原如何应用胰岛素？要考虑到能量的消耗，在高原数日后能量消耗增高到 25 115 kJ/ d，相当于 6 000 kcal/d 或者更高，但是每一天内和不同日子间会有不同变化[9]。在激烈运动时，人对胰岛素的需求将少于静息时，因为增强的肌肉代谢增加了对糖的摄取[10]。在高原休息的日子，糖的需求量大致与海平面相同。由于高原上的这种变化，应该鼓励 DM 患者应用速效胰岛素为佳，每日注射 3 ~ 4 次，并监测血糖及尿糖[8]。领队和医生须准备一些糖或巧克力和紧急时的注射用葡萄糖，因为在激烈运动时低血糖经常会发生得非常突然[11]。有时甚至会发生严重的胰岛素反应，这时依靠口服药物是无济于事的，必须立即注射葡萄糖[8]。

对胰岛素的基础用量应该给予很大的灵活性，胰岛素量要与进食量和运动量相匹配。DM 患者要熟悉在特殊环境下如何管理 DM 及在高原根据运动的强度及间期调整胰岛素量，在平原通过试验性的跑步可以获得经验[12]。

因为胰岛素注射液冷冻在 0℃，所以要保存在身体的温暖部位，这样冷冻的胰岛素会融化但并不失效，特别要防止注射针剂破裂并节约应用。2 例死于麦金利峰的糖尿病登山者发生酮中毒，一个人是胰岛素冰冻了来不及注射，另一个人是胰岛素丢失。随队医生在急救箱内一定要多准备一些胰岛素[8]。糖尿病危象可出现糖尿病昏迷。因此高山徒步或登山人员中如有糖尿病患者，则该队的同伴应该对 DM 有所了解，知道低血糖及糖尿病昏迷等以及如何救援。低温血症（hypothermia）是一个危险因素，也可导致低血糖症和促使糖尿病登山者耗竭。在露营地一定要多准备一些易于消化的碳水化合物食品。如果有胰岛素依赖的 DM 患者，队友及队长应当注意这个问题，并在登山前做好相关准备。事实上在许多登山过程中对 DM 的危险因素未加控制，相反 DM 登山者如能很好地采取胰岛素调控等措施，则常可取得成功[8,11]。

总之，胰岛素的用量要根据导致低血糖的因素（保持持续性运动、食物摄入减少）及导致高血糖的因素（短期强运动、应激、AMS 激活反调控激素、破晓现象等）综合判定。关于个体化胰岛素的用量是长期或临时的用法，要从试用者和错误中获取经验。很重要的一点是一个有经验的 DM 患者来调整胰岛素的用量，往往和理论估算的是十分接近的[13]。

三、医生的指导

DM 患者去高原旅游、徒步或登山活动均应结伴而行，切勿独来独往，而且应让同伴知道自己患有 DM。如为结队，则必须接受救援指导。如有不适，要及早地告诉同伴。在高山偏远地区发生低血糖特别危险，因此不少 DM 患者宁愿保持其血糖轻度的偏高且加以控制。而同伴们应该知道什么是低血糖和高血糖的早期证候、处理的方法，和那些药品放在何处。最好在同伴的背包中也有一份多准备的胰岛素、葡萄糖等药物，以供任何人出现问题时及时使用。DM 患者在各种情况和条件下均应及时进行血糖自我监测及调控，注意检测餐后血糖，依据血糖做灵活性治疗。登山者则应熟练计算胰岛素用量、碳水化合物摄入量及运动量，这样做会心中有数而减少损害。去高原前应做体检，包括眼科的检查。向高原进发要逐步登高以获得习服，防止高原病发生，但不用 AMS 预防药物。要认识几型高原病，如 AMS、HAPE、HACE 以及严重的糖尿病失代偿征象。

作为旅游团或登山队的随队医生，首要任务就是掌握 DM 患者信息、熟练处理技术及预防各种危险因素。应该对 DM 患者建立记录档案。尽力协助患者完成其登山任务。在进山前就应制订一个患者胰岛素注射或用泵的计量尽量做到固定的治疗方案。

多年前一般认为 DM 患者是禁忌去高原的。而一名 DM 登山者曾多次攀抵海拔 8 000 m 就是医生说他不宜登山的反证。医生必须明白不是所有 DM 患者均适合去高原，对那些 DM 未获很好控制、有并发症、有酸中毒倾向及视网膜病变的患者，还是要规劝勿去高原。

第 2 节　糖尿病患者参与登山活动

尽管有不少 DM 患者参与各种登山活动，但有记录进行观察研究得不多，下列资料可能很有参考价值。

Moore 等报道了在攀登东非乞力马扎罗峰（Mt. Kilimanjaro，5 700 m）的队员中，6 名 DM 患者和 16 名非糖尿病患者攀抵了峰顶，而这些 DM 患者是缺乏登山经验的。只是在训练期间对胰岛素的用量及碳水化合物的摄取接受过培训。在这次登山中使用的糖计量仪是不准确的，其显示值为标准糖量的 60%。在前 2 d 有 2/3 的人发生低血糖，在将胰岛素剂量减少后获得改善。非糖尿病患者中有 1 人发生高原肺水肿及 1 人发生高原脑水肿。4 名 DM 患者在下撤时出现酮尿。其中 2 人服用了乙酰唑胺以预防 AMS，结果 1 人发生酮中毒症且持续了数日，直至血糖正常后尿酮体始被清除[14,15]。在这次乞力马扎罗登山活动中 AMS 的症状和低血糖表现有时被混淆，尽管多数 DM 登山者对此加以否定。

在攀登智利阿康卡瓜峰（Mt. Aconcagua，6 950 m）时，8 名 DM 者中有 7 人登顶。尚有 8 名以上的患 DM 者参与徒步登山队。所有 DM 登山患者都有很丰富的经验而且平均 1 d 7 次经毛细血管自我监控血糖。攀登过程中无人应用乙酰唑胺以预防 AMS。没有并发症或相关问题发生[16,17]。

在一个医学研究中监测攀登喜马拉雅卓奥友峰（Mt. Cho Oyu，8 201 m）的受试者代谢及心血管变化，其中有 6 名 T1DM 者和 10 名健康人。登山后 4 h 攀抵 3 700 m 及 5 800 m，AMS 记分及心血管指数在两组间无区别。心率、血乳酸及平均血压均逐步增高。1 名 DM 患者及 3 名非糖尿病患者登顶，无人出现并发症或视网膜出血。有 1 例糖尿病登山者在海拔 5 800 m 发生严重脱水症，静脉输入盐水和胰岛素后好转。同时发现糖化血红蛋白增高说明代谢调控出现恶化。随着海拔增高，DM 患者对胰岛素的需求也逐步增高。认为 T1DM 患者如有充分准备及无长期并发症则参与特高海拔攀登仍是安全的[18,19]。

Leal 报道了 1996 年共 24 名 DM 患者参与登山活动的情况，15 人抵达 5 000 m，有 3 人更攀抵 7 000 m 以上，无人应用药物预防 AMS，也无人在高山出现主要合并症，3 人发生轻度的高血糖症，2 人是因为脱水，1 人是由于暴晒，由于监测及时，当发生轻度的低血糖时自身很快将之调节过来。除了 1 人以往有过视网膜病及酮中毒史外，其他人均无合并症史[20]。

登山者对胰岛素的需求量不太一致。在乞力马扎罗（Kilimanjaro，5 859 m）登山时，观察到患有 1 型糖尿病者对胰岛素的需求量降低了，平均从 67 IU/d 降至 12 IU/d，认为与发生急性高山病及摄入食物减少有关[15]。在阿康卡瓜峰（Mt. Aconcagua，6 950 m）登山时则发现胰岛素需求量与在海平面时并无差异。然而在患有 T1DM 的登山者攀登卓奥友峰（Mt. Cho Oyu，8 201 m）时，发现他们对胰岛素的需求量是增加的，从 38 IU/d 增加到 51 IU/d [（38 ± 6）IU/d vs.（51 ± 6）IU/d）][18]。在攀登到 6 000 m 以上的糖尿病登山者对胰岛素的需求有很大个体差异。应该指出，胰岛素的需求量依赖于很多因素，其中机体对胰岛素的敏感性很重要。

关于胰岛素需求量与海拔高度的关系，在登阿康卡瓜峰时做了细致研究，发现在海拔 5 000 m 以下胰岛素的需求量明显增高，可见胰岛素与运动间的相关性，在这一相对较低高度，有较多休息及良好食物供给，休息日的胰岛素需求量与在高海拔并无差异。如果碳水化合物的供给固定，理论性推测，胰岛素需求量随海拔增高而增加，特别在强运动下更明显（表 74.1、表 74.2）。不过应该认识到对糖尿病患者来说，在高原饮食营养及运动量对血糖的调节可能比海拔高度更起作用。

表 74.1　胰岛素需求量与运动的关系

单位：U 胰岛素 /h

组别	海拔 <5 000 m	海拔 >5 000 m	显著性
一般用量（休息 + 运动）	1.94±0.7	1.74±0.6	$P<0.05$
一般用量（休息日除外）	1.83±0.6	1.76±0.6	ns
休息日	2.08±0.7	1.79±0.6	$P<0.05$
强运动日	1.56±0.4	1.71±0.5	ns

表 74.2　胰岛素需求量与碳水化合物及运动的关系 [（U 胰岛素 /10 g 碳水化合物）/h]

组别	海拔 <5 000 m	海拔 >5 000 m	显著性
休息状态	0.064±0.02	0.083±0.02	ns
强烈运动	0.042±0.02	0.064±0.04	$P<0.05$

第 3 节 1 型糖尿病在欧洲的经验

在欧洲，DM 的发病率很高，特别是 T1DM，其中很多人是登山、高山滑雪、徒步旅行的爱好者，他们在高山会出现什么问题？目前缺乏关于糖尿病患者去高原后发生各种问题的调查报道，然而根据欧洲登山协会的记录，至少有 50 名 T1DM 患者参加攀登海拔 5 500 m 以上的探险活动，那么 DM 患者去到低于这一高度高原的数量可想而知。因此西班牙圣·岳瑟临床总医院的 Conxita Leal 团队及英国伦敦大学高原、空间及极端环境研究中心的 Richards 对此做了几项重要研究[20,21]。

一、1 型糖尿病在高山

他们利用西班牙医学及西班牙高山研究所（IEMM）2000 年组织的南美智利 Cerro Aconcagua 登山队的机会，对 8 名血糖得到调控的 T1DM 患者进行观察，结果有 7 人攀登至海拔 6 962 m 且未发生严重的医学问题，这 8 人都有丰富的登山经验并知道如何防护自己。主要发现是，在高海拔全日做激烈体力活动时胰岛素的用量需增加，海拔 5 000 m 以上胰岛素每小时耗量由低海拔（0.04 ± 0.02）U 胰岛素 /10 g 碳水化合物增至（0.06 ± 0.04）U 胰岛素 /10 g 碳水化合物。胰岛素需求量增加可能是由在高原激烈体力活动时内分泌的反调控反应在高原及平原是不同的所致。另一发现是登山队员在海拔 5 000 m 以下对胰岛素的需求量高于在海拔 5 000 m 以上 [（1.9+0.7）U 胰岛素 /h vs.（1.7+0.6）U 胰岛素 /h]，这是由于登山队员在基地营休息或供给充分的食物摄取对血糖的调控起重要作用。此次实验提示 T1DM 患者在高山运动和攀登时不会有明显的医学障碍。在高原滑雪或登山时 T1DM 患者的预习服、技巧的训练及相关准备是保证安全的关键[16,17]。

然而，这并不表示 T1DM 患者到高原不存在问题，文献中已有发生严重病损甚至死亡的病例报道，为此提出糖尿病患者到高原的注意事项很有必要[20]。将在以下讨论。

二、高原影响糖尿病的因素

1.高山运动

运动将提高 T1DM 患者的生命质量，但如何实施需要探讨[22,23]。应该估测运动量，同时调整饮食及胰岛素的用量，防止长时间或激烈运动引起低血糖。但在高山由于运动及地形等的复杂性，即使是短期的徒步旅行，运动量的估测也很难。在高山当气象急变时休息是强制性的，如果出现酮尿则禁止运动并必须下撤[24]。为了适应这类变化，糖尿病登山者在运动前，要降低其胰岛素用量，包括基础用量或口服丸剂量，可以在运动前用泵或多次注射[25-28]。

2.饮食

在高山饮食时间往往是杂乱的，有时延误数小时，因此有一些糖尿病患者出现餐后低血糖的报道[17]，这可能是由于延迟了碳水化合物的吸收[29]。这种情况下可将胰岛素剂量减量、降糖药延迟服用或在餐后服用。登山者在高山运动时为了保证骨骼肌对糖的充分利用，而摄入过多食物，有时可发生高血糖，此时糖尿病患者要立即自我调整，增加胰岛素的基础用量。因此要告诫他们不要进食太多，也不要随便调整胰岛素，而这种情况在短距离徒步时常有发生。

3. 寒冷

寒冷可增加能量消耗以保证体温平衡，它对胰岛素的需求量影响较小。糖尿病患者如无神经系统或心血管系统的并发症一般不会有发生高山冻伤或低温冷凝血症的危险，但还是要特别注意准备保暖衣服、靴子和相关设备。在 1 型糖尿病者中尚无轻度的低温血症或寒战对糖代谢和胰岛素药代动力学造成影响的报道。为了防止因高山寒冷导致皮肤低温及血管收缩而使胰岛素吸收延迟，可以通过衣服安全地注射胰岛素[30]。在乞力马扎罗登山时，糖尿病者保管好其血糖检测仪及将胰岛素放在一个隔离的小袋子内并紧靠身体以保温。注射器或其他药品由于冰冻会被挤压破碎。胰岛素在海拔 8 000 m 的极度环境下会被冰冻，除非有一个好的保藏环境。

4. 热射

在高山由于激烈运动及强烈阳光照射，登山者往往在不知不觉中发生脱水，并由此出现代谢失衡和晒斑。此外，胰岛素在高温或阳光直射下会遭到破坏，如不及时处理而依然使用，则可能有发生酮中毒症的危险[31]。在高温时某些糖计量仪也难以正常工作。

Conxita Leal 团队强调，DM 患者去高原，应予以高原医学的有关教育，使其能够认识到可能出现的问题及进行自我处理；登山队领导及导游应有这方面的相关知识；同伴应注意对他的观察，特别是低血糖的症状，应携带供糖物品并知道用法，登山背包中应备有各种急救治疗的装备，同伴的协助常能及时解决发生的问题[16,17]。

第 4 节　发生高原病对糖尿病的影响

健康者及 DM 患者对高原病的易感性并无差别，但两者到高原后代谢和心血管参数均发生变化且并不相同[19]。高原习服对 DM 也不起缓解作用。各型高原病（AMS、HAPE、HACE）、低温血症和感染均可使 DM 患者的糖代谢调节紊乱。在遥远的山区，这种情况下病情的演变及处理常被忽视而容易发展为酮中毒，尤其在脱水的 DM 患者。DM 患者合并严重高山病或发生严重酮中毒均可死亡，

应用药物预防或治疗高原病会影响对 T1DM 的处理。主要是两种药：

（1）地塞米松，广泛用于预防 AMS 和治疗高原病，但可增加对胰岛素的抵抗甚至在非 DM 者中也一样[32]。因此不用于预防 AMS。然而在重症 HACE 时，此药是必要的急救剂，此时要频繁地（每小时）进行血糖监测。

（2）乙酰唑胺，是碳酸酐酶抑制剂，可从多方面干扰糖尿病，在鼠的实验中发现既可升高也可降低血糖[33-35]。如果作为 AMS 预防用药，可以在出发前先使用并按观察的情况调整胰岛素的量，乙酰唑胺也可调节酸碱平衡，降低血液的缓冲能力，由此可加重酮症酸中毒。如果患者有亚临床型潜在的肾功能不全，则此时由于大量碳酸氢盐的丢失及代谢性酸中毒的发生而处于危险状态[36]。利尿作用对一个脱水的患者也是有害的，会促使酮症发生。在乞力马扎罗登山时有 2 名登山者罹患

AMS，其中一名 DM 患者应用乙酰唑胺后尽管做了血糖监控和清除尿酮仍然发生糖尿病酮中毒[14]。其后，注意到持续运动和脱水是诱发因素，并将过多的胰岛素量适当减少。在另一次乞力马扎罗登山时 11 名 T1DM 登山者中 8 人应用了乙酰唑胺而无人发生酮中毒[37]。乙酰唑胺的一个副作用为感觉异常，可能被误认为低血糖[14,15]。不论如何，乙酰唑胺的应用存在发生酮中毒的潜在危险，DM 患者应该慎用。

第 5 节　高原糖尿病性酮中毒

在高原或高山，糖尿病酮中毒往往十分危险甚至是致命的。从 1987—1991 年在尼泊尔喜马拉雅总数为 275 950 的徒步者中，有 40 人死亡，其中至少有 3 例死于糖尿病酮中毒[38]。Shlim 认为这 3 例死亡完全是可避免的，这提示我们胰岛素依赖的 DM 患者去高原旅游时，必须熟悉酮中毒的征象以便早期处理。在加德满都（1 600 m）或较低海拔的患糖尿病的旅游者中酮中毒是很少见的，说明高原是造成死亡的危险因素[38]。

Basnyat 报道一例 50 岁西方男子，1993 年在尼泊尔西部海拔 2 100 m 徒步旅行时，因糖尿病酮中毒而死亡，死前表现为嗜睡症。尽管海拔并不高，但他在 DM 并未获得控制时到高原，不幸发生这一悲剧[39]。

Wilson 报道了两例死于阿拉斯加州麦金利峰的糖尿病登山者，一例 DM 登山者错认为他冰冻的胰岛素已经被破坏了而无药可用，另一例 DM 登山者则在高山上丢失了他的胰岛素[40]，这真是惨痛的事例。

急性高山病可使糖尿病恶化。Ahmed 报道 1 例 39 岁男性，以往健康，在到达海拔 3 500 m 后第 5 d，出现明显呼吸道症状，两肺均有啰音，X 线胸片证实为高原肺水肿。此时检查发现尿内有糖及酮体，血气示酸血症及血糖增高，由此诊断为 T2DM 并发酮中毒。经过 2 w 治疗后好转。这隐性的 DM 患者在发生急性高原病后糖尿病症状出现，开始进行口服降糖剂等治疗[40]。另一例潜在的 DM 患者则是因患高原脑水肿而诱发的[41]。

实际上在偏远的高山地区人们对 DM 患者发生酮中毒认识得并不是很清楚，激发或促进糖尿病酮中毒的高山因素可以归纳如下[15,20]：

（1）胰岛素停用或减量。

（2）发生了疾病，如感染或严重高原病。

（3）发生重型 AMS，出现持续性的恶心、呕吐。

（4）应用乙酰唑胺，尤其在有轻度肾功能不全时。

（5）缺乏液体摄入而造成脱水。通常最简单的判定脱水的方法是看尿的颜色，而当血糖超过 10 mmol/L 时可发生渗透性利尿，此时所见相当清晰的尿会让人放心，实际上这时已是 DM 的高血糖性利尿了。

（6）没有携带精确的血糖计量仪，导致检测误差而用量错误。

（7）胰岛素遇热被破坏。

（8）已出现尿酮症仍然继续激烈运动。

第 6 节　高原糖尿病视网膜病变

已知正常人在进入海拔 3 500 m 后可发生高原视网膜病变（diabetic retinopathy），其中最常见的即高原视网膜出血症（high altitude retinal hemorrhages，HARH）。是否在 DM 患者中 HARH 更易发生，为此他们对一组 7 名患 T1DM 者攀登海拔 7 143 m 高峰时做了观察，平均年龄为 21.7 岁（10 ~ 36 岁），平均病程为 14.6 年（9 ~ 26 年）。在以往的攀登活动中，他们均显示出具有良好的代谢调控、及时的糖尿病治疗及有效的血糖控制。本次登山时，仍然通过饮食、运动量及胰岛素治疗以控制血糖。应用视网膜检测镜（Ffo-CNM）同时检测糖化血红蛋白（HbA1c）。7 人均攀达 5 350 m 并停留 5 d，有 2 人攀登到 6 750 m，有 2 人在海拔 5 350 m 停留。结果其中一人在攀登前已患有糖尿病视网膜病变，在攀登后视网膜出现了广泛微出血，其他人视网膜正常。DM 患者去高原，除了须关注血糖调节和获得充分习服外，在去高原前进行眼科学的检查是必要的[42]。

已患有视网膜病变者是进山的禁忌证，在高原患低氧血症时很容易发生视网膜出血。如果因为什么原因必须去高原，那么应做荧光素血管造影（fluoresceine angiogram）以确定病变[43]。如果是活动性病变则应禁去高原。曾观察到 HARH 在中度高原（3 400 m）进展到玻璃体出血而不得不做双侧玻璃体切割术。在高山上突然失明将完全丧失活动能力，这在健康登山者中曾有报道。很少对 DM 患者在高山行眼底镜检查。不过在攀登东非乞力马扎罗峰时 15 名糖尿病患者中有 2 人发生 HARH，其中一人原先即患有视网膜病，但是 2 人均登顶并无症状，出血在 3 个月后消失[42]。

值得关注的是，1975 年美国道拉吉里（Mt. Dhaulagiri，8 170 m）登山队在攀登至 5 880 m 高处时，15 名美国人中有 1/3 发生了 HARH，而 5 名夏尔巴人则无一人罹患[44]。对于长期居住在中度高原的 T2DM 患者，视网膜病变并不高发，认为血糖的调控对预防这一并发症起重要作用[45]。

第 7 节　高原血糖检测事项

在高原上血糖检测及血糖检测仪等的应用十分重要。尽管最高在海拔 8 200 m 处检测了血糖[46]，但是对在高原低压低氧和寒冷条件下血糖检测的精确性尚有不同意见。制造商并不能保证他们设计的血糖检测仪完全适用于高原，而糖尿病患者对血糖检测仪的应用却是在高山现场或低压舱内。虽然这类情况对血糖检测仪的影响到底如何尚未被科学证实，但目前 DM 患者还是只能依靠它在高原上进行血糖监控。糖尿病学家们早已关注到这一问题，并已经在海拔 4 000 m 以下高原对这类检测仪的可靠性（其中有些型号目前看来已经过时）加以验证，做了大量的现场和实验研究，可以供重

要参考 [47-52]。现在高原上常用的检测仪，往往检测的结果偏低 [53]。根据以上文献，在高原或高山应用血糖检测仪时，必须注意下列事项：

（1）血糖检测仪在低压性低氧条件下读数趋于偏低，尤其是用葡萄糖氧化酶反应原理的仪器，因其化学反应的剥夺过程在低压性低氧条件下比在常氧条件下要慢，但该仪器按照规则计算法已是固定的，所以出现读数偏低。

（2）在海拔 1 500 ~ 2 000 m 上述的偏差已明显化。理论上非氧依赖的己糖激酶反应（hexokinase reactions）检测则不受影响。

（3）在高原光线有不同的颜色（更趋于蓝色），这可能是一个造成视觉对比时的因素。在帐篷内可发生变色，所以在里面读数可以出现不同。

（4）高原空气干燥，再加上刮风可导致抽取的血标本迅速变干。

（5）血糖检测仪是特异地在一定的温度范围（一般为 10 ~ 40℃）使用的，现在的型号常配有一个温度感应器，设计上如果实际温度在范围外，则是无法工作的。这种带温度感应器设备的放置和保管也很重要，大致在室温 2 ~ 30℃。

总之，要认识到在高原检测血糖，由于受到仪器或其他因素的影响，会出现偏低或偏高的结果，尽管实际的临床意义并不大，但要会估算。

长期持续的高血糖症导致糖化血红蛋白的形成，HbA1c 是葡萄糖非酶促性和不可逆性地与 Hb 的缬氨酸（valine）和赖氨酸（lysine）的氨基酸组相互作用而形成的 [54]。而红细胞内 HbA1c 水平依赖于循环血糖量，故 HbA1c 反映了 DM 患者长期对血糖调控的状况 [55]。

参 考 文 献

[1] ADA. American Diabetes Association Position Statement Diabetes Mellitus and Exercise[J]. Diabetes Care，2004，27：58-62.

[2] MILLEDGE JS. People with pre-existing conditions going to the mountains. Official Guidelines，Vol 7[M]. Berne：Medical Commission of UIAA，1999.

[3] THALMANN S，GOJANOVIC B，JORNAYVAZ FR，et al. The diabetic patient at altitude：Pathophysiology and practical implications[J]. Rev Med Suisse，2007，3：1463-1468.

[4] ADA. Living with diabetes：When you travel. [EB/OL]. ADA,http://www.diabetes.org/living-with-diabetes/treatment-andcare/medication/when-you-travel.html. 2013.

[5] CHANDRAN M，EDELMAN S. Have insulin，will fly：Diabetes management during air travel and time zone adjustment strategies[J]. Clin Diabetes，2003，21（1）：82-85.

[6] DIABETES UK. How do I manage crossing time zones? [EB/OL] http://www. diabetes.org.uk/FAQ/Travel-questions?/.Accessed April 2013.

[7] HEINEMANN L，WEYER C，RAUHAUS M，et al. Variability of the metabolic effect of soluble insulin and the rapid-acting insulin analog insulin aspart[J]. Diabetes Care，1998，21：1910-1914.

[8] HULTGREN HN. Diabetes[M]//High Altitude Medicine. California：Hultgren Publications，1997：476-478.

[9] AHMED FMH. Diabetic ketoacidosis in an undiagnosed diabetic precipitated by high altitude pulmonary edema[J]. High Alt Med Biol，2006，7（1）：84-86.

[10] MILLEDGE JS. People with pre-existing conditions going to the mountain[J]. International Society of Mountain Medicine，Newsletter，1999：9（2）：8-9.

[11] WEST JB，SCHOENE RB，MILLEDGE JS. Diabetes mellitus[M]//High Altitude Medicine and Physiology. Londou：Hodder Arnold，2007：345.

[12] RICHARDS P，HILLEBRANDI D. The practical aspects of Insulin at high altitude[J]. High Alt Med Biol，2013，14：197-204.

[13] PANOFSKY D. Handling type 1 diabetes in the mountains: Considerations for the diabetic climber[M]//VISCOR G，MESONES AR，LEAL C. Health & Height. Barcelona：Universitat de Barcelona，2002：237-241.

[14] MOORE K，THOMPSON C，HAYES R. Diabetes and extreme altitude mountaineering[J]. Br J Sports Med，2001，35：83.

[15] MOORE K，VIZZARD N，COLEMAN C，et al. Extreme altitude mountaineering and type 1 diabetes；the Diabetes Federation of Ireland Kilimanjaro Expedition[J]. Diabet Med，2001，18：749-755.

[16] ADMETLLA J, LEAL C, MESONES AR. Diabetes mellitus and mountain sports[M]//VISCOR G, MESONES AR, LEAL C. Health & Height. Barcelona: Universitat de Barcelona, 2002: 229-236.

[17] ADMETLLA J, LEAL C, RICART A. Management of diabetes at high altitude[J]. Br J Sports Med, 2009, 35: 282-283.

[18] PAVAN P, SARTO P, MERLO L, et al. Extreme altitude mountaineering and type 1 diabetes: the Cho Oyu alpinist in Alta Quota expedition[J]. Diabetes care, 2003, 26: 3196-3197.

[19] PAVAN P, SARTO P, MERLO L, et al. Metabolic and cardiovascular parameters in type 1 diabetes at extreme altitude[J]. Med Sci Sports exerc, 2004, 36: 1283-1289.

[20] LEAL C. Going high with type 1 diabetes[J]. High Alt Med Biol, 2005, 6（1）: 14-21.

[21] RICHARDS P, HILLEBRANDI D. The practical aspects of Insulin at high altitude[J]. High Alt Med Biol, 2013, 14: 197-204.

[22] ADA. American Diabetes Association Position Statement Diabetes Mellitus and Exercise[J]. Diabetes Care, 2004, 27: 58-62.

[23] PEIRCE NS. Diabetes and exercise[J]. Br J Sports Med, 1999, 33: 161-173.

[24] MARTINEZ F. Glucemia y altitud extreme[M]//Adaptacion Humana a la altura. Expedicion Medica Cho Oyu. Vitoria: Instituto Municipal del Deporte, 1990: 129-130.

[25] BLADE E. Expedicio UPC-Everest 95[J]. Esport I Vida. 13 AIED, 1996, 5: 12-13.

[26] GINE R. La conquesta de l' Everest[J]. Esport Vida. 17 AIED, 1997, 9: 18-22.

[27] GINE R. La conquesta de l' Everest[J]. Esport Vida. 16 AIED, 1997, 8: 26-30.

[28] PANOFSKY D. Idea 2000. Expedition Summary[EB/OL]. http://www.idea 2000. org.

[29] HEATH D, WILLIAMS D. Endocrines[M]//Man at High Altitude. London: Churchill Livingstone, 1981: 247-258.

[30] FLEMING DR, JACOBER SJ, VANDENBERG MA, et al. The safety of injecting insulin through clothing[J]. Diabetes Care, 1997, 20（3）: 244-247.

[31] HERTER CD. DKA on Mont Rainier: A case report[J]. Diabetes Spectrum, 1999, 12（4）: 198-200.

[32] ZARKOVIC M, BELESLIN B, CIRIC J, et al. Glucocorticoid effect on isulin sensitivity: A time frame[J]. J Endocrinol Invest, 2008, 31: 238-242.

[33] BOQUIST L, BACKMAN AM, STROMBERG C. Effects of acetazolamide on insulin release, serum glucose and insulin, glucose tolerance, and alloxan sensitivity of mice[J]. Med Biol, 1980, 58: 169-174.

[34] BOQUIST L, BACKMAN AM, STROMBERG C. Hyperglycemia produced in mice by administration of acetazolamide and diphenylhydantoin[J]. Eur J Phrmacol, 1980, 64: 325-332.

[35] SENER A, JIJAKLI H, ZAHEDI AS, et al. Possible role of carbonic anhydrase in rat pancreatic islets: enzymatic, secretory, metabolic, ionic, and electrical aspects[J]. Am J Phsiol Endocrinol Metab, 2007, 292: 1624-1630.

[36] SWENSON F. Respiratory and renal roles of carbonic anhydrase in gas exchanges and acid-base regulation[M]//NEW HORIZONS WR, CHEGWIDDEN ND, CARTER, et al. The Carbonic Anhydrases. Basel: Birkhanuser Verlag, 2000: 313-314.

[37] KALSON NS, DAVIES AJ, STOKES S, et al. Climbers with diabetes do well on Mount Kilimanjaro[J]. Diabet Med, 2007, 24: 1496.

[38] SHLIM DR, GALLIE J. The causes of death among trekkers in Nepal[J]. Int J Sports Med, 1992, 13 (1): 74-76.

[39] BASNYAT B, OLSEN NV. Diabetic ketoacidosis in mountain trekkers[J]. International Society of Mountain Medicine, Newsletter, 1995, 5 (3): 4-5.

[40] WILSON R, MILLS WJ, ROGERS DR, et al. Death on Denali[J]. West J Med, 1978, 128: 471-476.

[41] CHARTIER P. Oedeme cerebral de haute altitude hinku (Nepal) [J]. Bulletin de I' Arpe, 1992: 3-4.

[42] LEAL C, ADMETLLA J, VISCOR G, et al. Diabetic retinopathy at high altitude[J]. High Alt Med Biol, 2008, 9 (1): 24-27.

[43] MADER T, TABIN G. Going to high altitude with preexisting ocular conditions[J]. High Alt Med Biol, 2003, 4 (4): 419-430.

[44] RENNIE D, MORRISSEY J. Retinal changes in Himalayan climbers[J]. Arch Ophthalmol, 1975, 93: 395-398.

[45] SAYARLIOGLU H, ERKOC R, DOGAN E, et al. Nephropathy and retinopathy in type 2 diabetic patients living at moderately high altitude and seal level[J]. Ren Fail, 2005, 27: 67-71.

[46] BLADE E. Expedicio UPC-Everest 95[J]. Esport I Vida. 13 AIED, 1996: 12-13.

[47] GIORDANO BP, THRASH W, HOLLENBAUGH L, et al. Performance of seven blood glucose testing systems at high altitude[J]. Diabetes Education, 1989, 15 (5): 444-448.

[48] PIEPMEIER EH, HAMMETT-STABLER C, PRICE ME, et al. Atmospheric pressure effects on glucose monitoring devices (letter) [J]. Diabetes Care, 1995, 18: 423-424.

[49] GAUTIER JF, BIGARD A, DOUCE P, et al. Influence of simulated altitude on the performance of five blood glucose meters[J]. Diabetes Care, 1996, 19 (12): 1430-1433.

[50] FANGHANEL G, SANCHEZ-REYES L, MORALES M, et al. Comparative accuracy of glucose monitors[J]. Arch Med Res, 1998, 29: 325-329.

[51] PECCHIO O, MAULE S, MIGLIARDI M, et al. Effects of exposure at an altitude of 3 000 m on performance of glucometers[J]. Diabetes Care, 2000, 23 (1): 129-131.

[52] WILLIAMS RA, PETOSKEY M. Blood glucose monitoring at high altitudes (letter) glucometers[J]. Diabetes Spectrum, 2000, 13 (2): 79.

[53] BARREAU PB, BUTTERY JE. Effect of hematocrit concentration on blood glucose value determined on Glucometer II[J]. Diabetes Care, 1988, 11 (2): 116-118.

[54] BRY L, CHEN PC, SACKS DB. Effects of hemoglobin glycohemoglobin[J]. Clin Chem, 2001, 47: 153-163.

[55] YUE DK, COLADIURI S, MCELDUFF A, et al. Diabetes control and complications trail. Position statement of the Australian Diabetes Society[J]. Med J Aust, 1993, 159: 803-804.

第 20 篇　高原生殖、妊娠和新生儿

人体在高原低氧条件下发生的一系列生理及结构性变化，是在受精卵生命出现的瞬间就已开始了的。胚胎期、新生儿期及婴幼儿期的习服—适应，将在很多方面决定今后整个生命环的全过程，往往也是低氧下生存的关键时期。

然而高原与平原不同，低氧、其他环境因素和社会因素，构成了高海拔地区特有的生殖模式和胎儿／婴幼儿的发育模式。其中孕育胎儿的关键场所——胎盘的功能结构就有着明显的不同，将列为"高原胎盘"章专门加以讨论。

婴幼儿期和儿童期是人体的发育阶段，是走向成熟的构建阶段，也是生命过程中的脆弱阶段，是最容易受到外界损伤的关键阶段，而生存在高原极端环境，他们面临的考验更大，风险也更大。

高原妊娠同样担负着比平原更大的风险，先兆子痫、妊娠高血压的高发生率和产后出血是孕妇死亡率高的主要原因。随着海拔升高，胎儿的生长发育受限越加明显，低体重新生儿的发生率随之增高，造成婴幼儿的高死亡率和随后出现的一系列疾病 – 健康问题。人类面临着在高海拔地区生殖、发育和繁衍的严峻挑战，必须要采取应对的策略和措施。

不过已经观察到在高原不同的人类群体中，妊娠、胎儿发育、新生儿体重及体质，在相同的海拔高度，却有着明显的差别，这取决于孕妇的供氧系统、母体循环动力学、子宫 – 胎盘血流量及营养的输送能力等生理机制。繁殖模式决定了种系的延续，是适应本质最鲜明的体现。喜马拉雅和青藏高原藏族、安第斯土著克丘亚印第安人和艾马拉印第安人，他们证实了在极端的低氧环境下，人类可以成功地繁衍和蓬勃地发展。其中藏族是一个更佳的高原生殖发育典型，这一支"世界屋脊"的人类群体通过长期自然选择和进化适应，已经成为高原生态学和生物行为学中的佼佼者。

第 75 章　高原女性月经和生殖力

第 1 节　月 经 初 潮

月经是女性生殖环的里程碑，它标志着生育力的开始。Frisancho 指出，从安第斯、喜马拉雅和天山高原地区女性的综合调查，可见高原女孩月经初潮比平原地区女孩晚 1 ～ 2 年[1]。然而实际情况要更为复杂，高原不同地区、不同种族或民族、不同的社会经济 – 文化背景对女性月经初潮产生影响，甚至会有较大不同。以下就世界不同地区可获得的资料加以分析。

一、南美安第斯

Donayre 报道在秘鲁赛罗·德·帕斯科女孩于 13 岁月经初潮的只占 38%，而在海平面利马的女孩中占 73%[2]。Coyotupa 等在秘鲁赛罗·德·帕斯科地区调查了 206 名 9 ～ 17 岁的女孩，并与 223 名利马 7 ～ 17 岁的女孩做对比，身高体重大致匹配。结果在高原月经初潮比海平面延后 1 年，平均在 16 岁[3]。其他的调查见表 75.1。

表 75.1　南美洲安第斯地区不同高原人群的月经初潮年龄

地区和人群	平均初潮年龄 / 岁	文献
在玻利维亚拉巴斯出生和生活的欧洲人	13.1	[4]
在玻利维亚拉巴斯出生和生活的艾马拉人	13.4	[4]
安第斯世居人群	14.1 ～ 18.4	[1]
秘鲁赛罗·德·帕斯科世居者	16	[3]

学者们对南美人群的研究认为在安第斯高原影响月经初潮的有下列一些因素：

（一）海拔高度

Torres 等调查了秘鲁几个城市 21.8 ～ 27.6 岁女性的月经初潮年龄，包括利马、阿雷基帕、库斯科及赛罗·德·帕斯科，结果发现初潮年龄在中度海拔与海平面相近，而海拔 3 000 m 以上初潮年龄开始延后[5]。

Olivares 等对生活在玻利维亚不同海拔的 162 例艾马拉印第安人月经初潮进行调查，从海平面 Arica 到高原 Parinacota（4 850 m），结果显示海拔 3 000 m 以上月经初潮逐步延后 [6]。而其他观察发现海拔 2 500 m 起就会对初潮产生影响。

（二）种族

Greksa 在玻利维亚调查不同血统人在不同海拔的月经初潮。结果在拉巴斯（3 600 m）欧洲血统人平均为 13.1 岁，艾马拉人平均为 13.4 岁，比以往报道的年龄要小一些，但高原女性初潮年龄的范围较宽。对比拉巴斯和 Santa Cruz（400 m），同为欧洲血统，高原居住者的初潮要后延 0.8 年。Greksa 指出以往的报道中对比了不同经济及营养条件的人，而他所选择的对象均为经济条件较好的，结果提示高原低氧对他们的初潮年龄影响不大 [4]。

Greksa 还观察到从平原移居到拉巴斯的欧洲人初潮年龄为 13.8 岁，比出生和生长在拉巴斯的欧洲人月经初潮后延了 0.7 岁，而出生和生长在 Santa Cruz 平原的欧洲人是 12.3 岁，范围为 12.2 ~ 13.4 岁。他认为高原初潮年龄后延的因素是高原低氧和社会经济状态的双重作用。同时他指出在诸如玻利维亚做调查很困难，因为欧洲人和艾马拉人大量混血，你搞不清他们是欧洲人、混血人或是艾马拉人 [4]。

（三）社会经济条件

很明显，在秘鲁高原，经济条件好的欧洲人比同一海拔的印第安克丘亚女性初潮年龄早 1 ~ 2 年，而同是克丘亚女性，经济好的比贫穷的初潮年龄要早 1 年或以上 [7]。社会经济条件有影响作用也见于在玻利维亚的调查，在拉巴斯发现，同一高度同一艾马拉印第安人群中，经济营养好的月经初潮出现较早 [8]。

（四）体力过劳

Carrillo 等在南美高原胡安卡约观察到激烈运动和操劳常是女性月经初潮延后的原因，而且也容易诱发月经病（少经和闭经等）[9]。

二、喜马拉雅地区

Jackson 等于英国国际喜马拉雅国际登山队时做的调查显示，当地世居民族女孩月经初潮比平原英国人要后延 1 ~ 2 年 [10]。Beall 报道在尼泊尔喜马拉雅海拔 3 250 ~ 3 560 m 的上丘密克地区，藏族血统的世居女性月经初潮年龄为 14.1 ~ 18.4 岁，比平原地区延后 1 ~ 2 年 [11]。Kapoor 等调查了喜马拉雅地区的 Bhotias 人，该地区女孩平均初潮年龄为 15.6 岁。其中移居到 Rang Bhotias 初潮年龄为（16.0 ± 0.11）岁，世居 Rang Bhotias 初潮年龄为（15.6 ± 0.09）岁，世居 Johari Bhotias 初潮年龄为（15.1 ± 0.08）岁 [14]。月经初潮最晚的报道为尼泊尔喜马拉雅夏尔巴人，平均 18.2 岁 [12]，新几内亚的布迪高原人平均为 18.0 岁 [18]。其他见表 75.2。

三、青藏高原

根据调查可见，在海拔较低的中度高原如青海东部汉族女孩月经初潮为 14 ~ 15 岁，与我国平原地区基本一致[19]，而在海拔 3 000 m 以上的世居藏族，初潮年龄为 17 ~ 18 岁，比我国平原地区女孩初潮年龄延迟 2 ~ 3 岁，而且有随海拔增高初潮年龄后延的趋势（表 75.3），这与喜马拉雅地区具有藏族血统的夏尔巴人和拉达克人相似。

表 75.2　喜马拉雅及其他高原地区不同人群的月经初潮年龄

地区和人群	平均初潮年龄 / 岁	参考文献
尼泊尔喜马拉雅世居人群	14.1 ~ 18.4	[11]
尼泊尔喜马拉雅夏尔巴人	18.2	[12]
喜马拉雅尼泊尔人	16.8	[13]
喜马拉雅 Bhotias 人	15.6	[14]
喜马拉雅地区拉达克人	14.1	[15]
天山地区吉尔吉斯人	14.4	[1]
埃塞俄比亚高地人	14.5	[16,17]
新几内亚布迪高原人	18.0	[18]

表 75.3　青藏高原及其他地区不同人群的月经初潮年龄

地区和人群	调查人数	平均初潮年龄 / 岁	参考文献
上海海平面（10 m）汉族	1 000	15.9	[19]
中国北方平原汉族	486	14.8	[19]
中国南方平原汉族	436	14.2	[19]
广州海平面汉族	1 887	14.7	[19]
西藏昌都（3 240 m）藏族	530	17.6	[20]
西藏山南（3 500 m）藏族	1 410	17.47	[20]
西藏日喀则（3 836 m）藏族	222	17.78	[20]
西藏拉萨（3 658 m）藏族	192	16.84	[20]
西藏拉萨地区（3 700 m）	530	17.6	[21]
青海西宁（2 261 m）汉族	400	15.6	[21]
青海东部（2 260 ~ 2 500 m）汉族	608	14.05	[22]
青海高海拔（3 000 ~ 4 400 m）藏族	241	16.69	[22]
青海玉树（3 750 ~ 4 280 m）藏族	2 295	17.41	[23]

第2节 绝 经 期

一、南美安第斯的观察

在安第斯对不同人群绝经年龄及影响绝经年龄的因素做了若干调查。

Villena 做了利马（150 m）、库斯科和赛罗·德·帕斯科三个地区女性的绝经期年龄调查，各为 49 岁、45 岁和 42 岁。高原妇女绝经年龄提前与高原环境因素有关，缩短了女性生命环中的生育期[24]。

Coyotupa 等对比了利马和赛罗·德·帕斯科妇女绝经年龄，结果闭经的出现年龄无显著差别，但在高原妇女中黄体生成激素（luteinizing hormone，LH）和卵泡刺激激素（follicle stimulating hormone，FSH）明显增高，而且在闭经前期 FSH 已经高于海平面。有如高原男性一样，高原女性的 FSH 是增高的[25]。

Carrillo 综合了秘鲁 Cayetabo Heredia 大学和玻利维亚高原生物研究所（IBBA）的调查资料，发现高原妇女的绝经年龄比海平面提前了，临床资料也与此符合。在秘鲁和玻利维亚的高原地区，均发现血清素（serotonin）降低，而海拔 4 340 m 与海平面相比，FSH 和 LH 均增高[26]。

Gozales 对利马、胡安卡约和赛罗·德·帕斯科的男性和绝经期前女性进行了血 5- 羟色胺（5-hydroxytryptamine，5-HT）的检测，而绝经后妇女则仅在利马检测，结果绝经前女性的血 5-HT 高于男性和绝经期女性。在高原，血 5-HT 并无性别差异。而在利马男性的 5-HT 较高。女性在以上 3 个高度 5-HT 水平相近。至于雌二醇（estradiol）水平，男性及绝经后女性低于绝经前女性。此外实验观察到雌激素（estrogens）在体外通过血小板增加对 5-HT 的吸收，在体内内源性的雌激素变化也受血小板对 5-HT 的吸收作用影响。男性在高原因这一机制或其他途径在全血中产生比海平面水平高的 5-HT。相似的在血液血小板和类胰蛋白神经基源（tryptaminergic neurons）间，血液 5-HT 的变化反映了神经传送水平进入胞突突触间隙（synaptic cleft）的效应，这可以解释高原女性绝经期的某些变化[27]。

Gonzales 还认为高原妇女绝经期提前与血清脂质和脂蛋白代谢有关。他强调，尽管高原女性的月经初潮后延而绝经期提前，但这对完全生殖率并无降低影响，反而是增高了。较短的生育周期反而促进了多产。对于当地人，延长哺乳期看来对避孕并不产生明显作用[27]。

二、青藏高原的观察

赵秀英等（1988）报道他们在青海东部（2 260 ～ 2 990 m）调查了汉族（422 人）、土族（85 人）、回族（47 人）及撒拉族（54 人），在青海牧业高海拔区（3 000 ～ 4 000 m）调查藏族 241 人。结果平均绝经年龄全区为 47.36 岁，其中撒拉族 44.13 岁、回族 48.53 岁、土族 47.12 岁、藏族 46.92 岁。可见高海拔的藏族较中度高原的回族早 2 岁左右，而中度海拔的汉、土、回族相差 0.5 ～ 1.0 岁[22]。我国平原地区人群同年代的统计绝经年龄平均在 44 ～ 54 岁[29]，看来高海拔地区平均绝经年龄有提早的趋势，但是由于地区环境因素本身的复杂性，以及生活因素、社会因素、饮食营养因素及卫生习惯等都会对绝经产生影响，加之缺乏同一民族在不同海拔的对比，因此不能轻易下高原低氧影响的结论，有待进一步研究[22]。

第 3 节　高原人群生育力

生育力（fertility）的概念是：在种群内产生活的后代的能力。人类对高原适应的成功反映在有效的繁衍后代上，维持和不断发展种群的数量，并将适应的基因代代相传。高原对生育力有何影响，有人提出低氧降低生育率（分娩成活量），然而通过高原和平原人群的对比研究目前尚难以确定或驳倒这一论点，因为涉及生育力的诸多因素，如复杂的行为和社会文化因素也可导致生育力的差异或者可以补偿由于氧分压变化导致的生理性改变[30]。因此，世界上不同的高原人群，由于他们的适应历史、社会和文化背景不同，在生育力上存在着差异。

一、平原人到高原的生育力

生殖繁育能力是人类对一个环境适应的特异性标志。这里有一些轶事般的但确是历史事实的记载，最典型的就是据 Monge M. 和 Monge C. 的记述，自西班牙人发现波托西（Potosi，4 070 m，玻利维亚的著名银矿）后，他们在这里长达 53 年还没有生育出一个后代，直到 1639 年的圣诞之夜，才出生了第一个新生儿[31]，据此 Calancha 神父惊叹地说："啊，这就是 Tolentino 圣诞老人带来的奇迹[32]。"

由于丰富矿业的吸引，到了 17 世纪中叶，波托西已有西班牙裔人 20 000 人、印第安人 100 000 人。然而西班牙夫妇生育的新生儿往往在出生后或 2 w 内死亡，吸取这一教训，西班牙妇女妊娠后就回到平原并在那里分娩，待婴幼儿 1 岁以后再带回来[33]。婴幼儿在高原难以成活的原因可能和高原肺动脉高压有关。西班牙学者 Cobo 的一篇报道说，秘鲁最早的首都是在 Jauja（3 500 m），被称为"不生育之地"，不要说人，连马、猪及鸡鸭等都不能很好成长，这样 100 年后在皮扎罗（Pizarro）时代选定了海平面利马作为首都，人、牲畜和家禽都可很好繁育[34]。Cobo 还指出，那些具有印第安血统的婴幼儿存活下来，而具有纯西班牙血统的新生儿则多数死亡，西班牙 - 印第安的混血儿似乎好一些，而纯血统的印第安婴幼儿死亡率最低，尽管他们处于更加贫困的境地[34]。这些历史记载对今天大量平原人迁居高原依然有借鉴意义。

平原人到高原后生育力低下的原因有多种。男性到高原后会出现一时性精子数减少，睾酮水平同时降低，于 1 ~ 2 w 后逐渐恢复。而男性在慢性低氧下出现的性功能障碍可能是更主要的因素。女性到高原后出现一时性月经紊乱。生育率可能与早期流产率增高、死胎和新生儿死亡数增加有关。

二、安第斯地区的生育力

在安第斯地区（秘鲁、玻利维亚、智利等）依据历史性观察，提出一个问题，即低氧是否会削减繁殖力及（或）增加胎儿死亡，从而降低生育力[35]。通过对安第斯国家人口普查数据和社会水平的评估，目前证明这一假设的不确定性。然而有记录表明秘鲁高原世居者从高海拔迁往低海拔地区后，生育力有所增长[36,37]。不过以完全生育率为指标，对比高原与平原则反而显示安第斯地区人群完全生育率普遍较高[38-41]。完全生育率（completed fertility rate，CFR）是表示截至育龄期结束，在同一组群的妇女中，每一名妇女生育孩子的数量。安第斯山脉地区所获得的抽样调查发现，在高海拔地区人群的完全生育率在 5.8 ~ 9.1，而低海拔地区在 4.6 ~ 8.3（表 75.4）。另一项根据秘鲁国家研究所的统计数据和信息报道（INEI，2001）的研究显示，秘鲁人群处于海平面和丛林地带的完全生育率为 2.4 ~ 3.8，而海拔 2 000 m 以上地区为 3.7。

表 75.4　南美安第斯人群生殖力检测

检测对象	高原		中度高原		平原		文献来源
	CFR	CBR	CFR	CBR	CFR	CBR	
艾马拉印第安人（智利）	7.3	82	—	—	6.4	48	Cruz-Coke et al（1966）[42]
	8.5	—	—	—	7.2	—	Cruz-Coke et al（1966）[42]
	5.8	—	—	—	—	—	Cruz-Coke et al（1966）[42]
混血人（智利）	6.9	—	7.1	—	—	—	Schull et al（1990）[43]
克丘亚混血人（秘鲁）	6.7	—	6.7	6.7	4.6	—	Schull et al（1990）[43]
	9.1	—	—	—	8.0	—	Hoff（1968）[44]
	—	—	—	—	8.3	—	Way（1972）[45]
	—	49	—	—	—	—	Abelsom（1976）[37]
	—	54	—	—	—	—	Baker and Dutt（1972）[48]
	—	—	—	46	—	—	Baker and Dutt（1972）[48]
	—	—	—	56	—	—	Alers（1971）[47]
艾马拉人（玻利维亚）	5.9	—	7.2	—	6.9	—	Alers（1971）[47]
	—	—	5.3	—	5.4	—	Dutt（1976，1980）[48]
克丘亚人（玻利维亚）	—	51	—	46	—	—	Godoy（1984）[49]

注：CFR—完全生育率（completed fertility rate），截至到育龄期结束（>45 岁），在同一组群的妇女中，每一名妇女生育孩子的数量。CBR—天然出生率（crude birth rate），1 000 个群体中每年生育的孩子数。

三、喜马拉雅及青藏高原的生育力

在中国由于实行计划生育制度，因此不能计算自然生育力的相关指标如完全生育率等，但从人口统计可以看出在整个青藏高原藏区人口增长的平均值超过平原以汉族为主的地区（见第 3 章）。藏族已婚妇女的平均受孕胎数可以反映出生育力这一项指标，战文慧报道在西藏的调查结果：在日喀则调查已婚妇女 218 人，受孕率为 80.74%；林芝市调查 90 名已婚妇女，平均受孕胎数 4.11 胎；拉萨地区调查 152 名已婚妇女，平均受孕胎数为 5.39 胎；波密地区调查 470 名已婚妇女，平均受孕胎数 3.73 胎。以受孕 2 ~ 5 胎为最多，最高孕次为 16 胎。由此可见西藏藏族妇女的生育力并不低下[20]。

国际上有学者对喜马拉雅地区，主要在尼泊尔及拉达克地区做了调查，结果喜马拉雅地区人群完全生育率预测在 3.2 ~ 7.4（表 75.5）。

表 75.5　喜马拉雅地区世居人群的完全生育率调查

地区	完全生育率	报道者
尼泊尔	3.2（所有女性 45+）	Laurenson et al.（1988）[50]
尼泊尔	（数据不详）	Beall（1983）[11]
尼泊尔	4.8（所有女性 45+）	Weitz et al.（1978）[51]
尼泊尔	6.3（所有女性 45+）	Goldstein（1981）[52]
尼泊尔	7.0（结婚女性 45+）	Ross（1984）[53]
尼泊尔	4.5（所有女性 45+）	（数据不详）
尼泊尔	（数据不详）	Gupta et al.（1989）[54]
拉达克 (Zangskar)	4.5（结婚女性 45+）	Elford（1994）[55]
拉达克 (Zangskar)	3.6（所有女性 45+）	（数据不详）
拉达克 (Zangskar)	4.2（结婚女性 45+）	Attenborough（1994）[56]
拉达克	4.3（结婚女性 45+）	Wiley（1998）[57]

第 4 节　影响生育力的相关因素

根据美国印第安纳州大学人类生殖专家 Vizthum 和 Wiley 的分析，自然生育力的相关因素是[30]：

（一）显露性因素

（1）初潮年龄。

（2）闭经年龄。

（3）结婚年龄或开始性生活年龄。

（4）发生病理性生育的年龄。

（二）易感性因素

（1）生殖旺盛期到怀孕的间期，可以根据以下判定：①卵巢周期环的时间长度；②卵巢周期环中的排卵期；③在生育期内由一次受精而可能怀孕；④在生殖期间排卵状况；⑤使受孕的频度。

（2）胎儿死亡的可能性。

（3）生育出一个活新生儿的妊娠期。

（4）在出现死胎后非易感期的长度。

（5）在哺乳期维持不孕的间期。

一般在对比不同海拔地区的生育率时，必须对直接决定生育力的相关因素进行评估，并使这些因素可以对环境、行为和社会文化的影响加以协调[8-11]。

美国科罗拉多大学高原生殖和儿科学专家 Niermeyer 指出在高原影响生殖力的一方面是严格的生理因素；另一方面行为学、社会文化和经济因素也产生明显的影响。考虑这些必要的生物和行为的适应有助于我们理解生理学的挑战[58]。

现综合以上意见及结合有关文献对高原影响生殖力的有关因素探讨如下。

一、男性因素

人类急进高原会有一过性的睾酮（testosterone）降低，但随后逐渐恢复正常。慢性低氧对男性产生一定影响，根据一些调查发现秘鲁高海拔地区赛罗·德·帕斯科男性产生精子的数量较海平面利马男性稍低，但仍然在正常范围内[59]。在 Bolivia 海拔 3 600 m 的农村艾马拉印第安男性的性腺活性、尿促性腺激素水平[60,61]、唾液睾酮水平和海拔 4 270 m 男性的尿促性腺激素水平的均值与平原值相当[62]。

二、月经

在安第斯山区和喜马拉雅地区，女性月经初潮可能会延迟一年左右[7,63]，而在青藏高原的高海拔地区初潮要比中国平原女性推迟约 2 年，这与高海拔地区生长和发育延迟紧密相关。同样，绝经期的开始也会提前。但这些月经因素似乎并没有影响到生育力。

三、黄体酮水平

这一数值在不同地区和不同经济条件下的女性中有所不同。在玻利维亚高原农区妇女的卵巢周期平均为 29.1 d[64]。卵巢周期比例（%）采用黄体酮水平来评估，则美国芝加哥女性（平原）和玻利维亚拉巴斯（3 600 m）较富裕妇女，各为 91% 及 88%，而拉巴斯的贫困妇女则较低，为 45%。排卵周期内平均黄体酮水平，拉巴斯高原贫困女性低于较富裕女性，但都低于平原芝加哥女性，这种差别可能与儿童发育期的营养和身体需求不同有关，正如营养和身体需求的不同与个体体型大小有关一样[65,66]。然而不论如何，尽管排卵期间黄体酮水平较低，但完全能够满足玻利维亚农村妇女妊娠期所需[67]。玻利维亚农村女性早期妊娠损失与卵泡黄体酮水平的比率密切相关[68]。

四、胎儿死亡率

推论高原低氧下胎儿死亡率可能较高，但难以证实，因为在任何条件下都很难预测胎儿的死亡，这是由于胎儿死亡最大危险期发生在妊娠的早期，此时孕妇并没有意识到自己怀孕了。以绒毛膜促性腺激素（villous gonadotrophins）增高作为受孕的标志，艾马拉农村女性胎儿死亡率为30%，这一数值与在美国妇女中使用类似的标准所报道的胎儿死亡率 31% 很相近。在喜马拉雅海拔 3 000 ~ 4 000 m 的尼泊尔上孔布地区以夏尔巴妇女生育史为基础预测胎儿死亡。结果显示在已知的怀孕中，胎儿死亡率为 10%，尽管可能存在漏报，但胎儿死亡率还是相对较低的[69]。Moore 等在西藏对比了藏族与移居汉族的胎儿死亡率，汉族是藏族的 3 倍，而且随海拔增高，胎儿死亡率增加[70]。

五、社会因素

除了生理因素对生育力的作用外，在世界高海拔地区，人类行为、社会文化和经济因素都会影响生育力。婚姻生活年龄、性行为年龄、人群中未婚人口的比率、婚配关系在不同人群是不同的，这取决于地理环境、文化背景及民族习俗。在安第斯山地区，家庭血缘关系终身化是常态。尼泊尔人群中生育年龄女性占 18% ~ 44%，喜马拉雅拉达克地区的未婚妇女占 11% ~ 33%[13,40,53,57,71]。

此外，高海拔地区不同民族有不同的婚姻模式，包括一夫一妻制、一妻多夫制、一夫多妻制以及多夫多妻制[40,72]。

由于环境、发育及习俗，在高海拔的喜马拉雅地区人群的结婚年龄都较晚[73]。在尼泊尔，农业的劳作和喜马拉雅登山活动的季节性导致一些年轻人没有结婚，可能会影响性生活的频率，然而这种影响似乎并未导致高海拔夏尔巴人的生育力发生变化。

六、避孕措施

目前尚有不少不使用现代化避孕手段的人群，对他们而言，哺乳期闭经的持续时间对生育力产生明显影响。经济条件、可提供的断奶食品，以及促进或延迟断奶的社会压力等，均会导致母乳喂养的时间各不相同。在南美洲的秘鲁和玻利维亚社区的调查表明，哺乳期时间农村高于城市，高海拔地区高于低海拔地区[64]。在喜马拉雅地区，母乳喂养持续 2 ~ 3 年。在这些地区，几个月后引入辅食，导致吮吸刺激不足，难以保持排卵停止，因此会更早地恢复生育力[72,73]。儿童的生存、喂养和经济消费也影响生育模式。在秘鲁高海拔地区的农村，孩子的出生使家庭比以前消耗更多的资源，这种情况下，如果已经有了高质量生育力的后代就使家庭满足了[74]。由于经济的拮据而主动控制生育成为影响生育力的因素。随着社会快速发展、儿童生存条件的改善和农村城市化的进程，高海拔地区的生育趋势可能将会发生改变。

从以上资料可以看出，不同海拔地区人群的生育水平是不同的，即使在相同的高海拔区，不同人群的生育力也存在较大差异，因此尚难得出高原低氧是影响生育力的直接因素这一结论。尽管生育力和胎儿死亡在高海拔地区似乎是十分脆弱的生育元素，但目前的研究尚没有提供出低氧直接影响的证据。在高原人群中社会文化、民族习俗和生育观似乎对生育力产生重要影响。不论如何，加强对高原地区生殖生理和生殖力关系的研究仍是至关重要的。

参 考 文 献

[1] FRISANCHO AR. Human growth and development among high-altitude populations[M]//BAKER PT. The Biology of High Altitude Populations. Cambridge：Cambridge University Press，1978：117-171.

[2] DONAYRE J. Population growth and fertility at high altitude[M]//Life at high Altitude. Scientific Publication No. 140. Washington, DC：PAHO，1966：74-106.

[3] COYOTUPA J, LLERENA LA, GUERRA-GUERRA-GARCIA R. La menarquia en la altura u a nivel del mary su relacion con el peso corporal[M]//Ⅶ. Jornadas Peruanas de Endocrinologia. Ica：Sociedad Peruana de endocrinologia，1977：68-69.

[4] GREKSA LP. Age of menarche in Bolivian girls of European and Aymara ancestry[J]. Ann Hum Biol，1990，17（1）：49-53.

[5] TORRES DC, SALAVERRY OM, GONZALES GF. Edad de la menarquia a diversas altitudes en el Peru[J]. Acta Andina，1993，2（1）：59.

[6] OLIVARES AA, CABELLO G, LOBATO T, et al. Menarquia de mujeres Aymaras en altura y nivel del mar[J]. Acta Andina，1993，2（1）：32.

[7] GONZALES GF, VILLENA A, UBILLUZ M. Age at menarche in Peruvian girls at sea level and at high altitude：Effect of ethnic background and socioeconomic status[J]. Am J Hum Biol，1996，8：457-463.

[8] LLANO SL, MALDONADO BR. Estudio exploratorio de la menarquia[M]. La Paz：Centro Nacional de Familia CENAFA，1972：41.

[9] CARRILLO C, FLORES B. Evaluacion de trastornos menstruales en mujeres deportistas a nivel del mar y la altura[J]. Acta Andina，1993，2（1）：36.

[10] JACKSON FS, TURNER RWD, WARD MP. Report on IBP Expedition to North Bhutan[R]. London：Royal Society，1966：40-44.

[11] BEALL CM. Ages at menopause and menarche in high altitude Himalayan population[J]. Am Hum Biol，1983，10：365-370.

[12] PAWSON IG. The growth and development of high altitude children with special emphasis on population of Tibetan origin in Nepal[D]. Pennsylvania：The Pennsylvania State University，1974.

[13] WEITZ CA, PAWSON IG, WEITZ MV, et al. Cultural factors affecting the demographic structure of a high altitude Nepalese population[J]. Soc Biol，1978，25：179-195.

[14] KAPOOR AK, KAPOOR S. The effect of high altitude on age at menarche and menopause[J]. Int J Biomet，1986，30：21-26.

[15] MALIK SL, HAUSPIE RC. Age at menarche among high-altitude Bods of Ladakh（India）[J]. Hum Bio，1986，58：541-545.

[16]　PAWSON IG. Growth and development in high altitude populations：a review of Ethiopian，Peruvian and Nepalese studies[J]. Proceedings of the Royal society of London，1976，194：83-102.

[17]　HARRISON GA，KUCHEMANNN CF，MOORE MAS. The effects of altitude variation in Ethiopian populations[J]. Philos Frans R Soc Lond Ser B，1971，256：147-182.

[18]　MALCOLM LA. Growth and development in the Bundi child of the New Guinea highlands[J]. Hum Biol，1970，42：393-396.

[19]　全国妇女月经生理常数协作组. 中国妇女月经生理常数的调查分析[J]. 中华妇产科杂志，1980，15（4）：219-222.

[20]　战文慧. 高原地区的妇女月经和生育能力[M]//西藏自治区人民医院. 实用高原医学. 拉萨：西藏人民出版社，198：174-175.

[21]　陆燕. 400例青海妇女月经调查报道[J]. 青海医药，1980，2：16-18.

[22]　赵秀英，顾文安，杨德仁. 世居高原地区各民族妇女绝经年龄的探讨[J]. 高原医学杂志增刊，1988，1：26-29.

[23]　马孝珍. 2 259例世居青海高原地区妇女月经情况调查[J]. 中华妇产科杂志，1981，16（4）：233-234.

[24]　VILLENA A，ALARCON I，CARBAJAL L. Edad de presentacion de la menopausia en mujeres de distintos niveles de altitud[J]. Acta Andina，1993，2（1）：31.

[25]　COYOTUPA J，GUTIERREZ R，GONZALES S，et al. Cambios hormonales en la menopausia en la altura：niveles de LH y FSH[M]//II. Congreso Peruano de Endocrinologia: Comunicaciones cortas. Lima：Sociedad Peruana de endocrinologia：conunicaciones cartas，1987.

[26]　CARRILLO C. Factores que determinan la menopausia en la altura[J]. Acta Andina，1993，2（1）：60.

[27]　GOZALES GF. Blood levels of 5-hydroxytryptamine in human beings under several physiological situations[J]. Life Sci，1980，27：647-650.

[28]　GONZALES GF. Reproduccion humana en la altura[M]. Lima：University Peruana Cayetano Heredia，1993.

[29]　上海第一学院. 全国高等学院教材：妇产科学[M]. 北京：人民卫生出版社，1984：18-20.

[30]　VITZTHUM VJ，WILEY AS. The proximate determinants of fertility in populations exposure to chronic hypoxia[J]. High Alt Med Biol，2003，4（2）：125-139.

[31]　MONGE MC，MONGE CC. High Altitude Disease[M]. Mechanism and Management. Springfield，lllnois：Charles C Thomas，1966：73-74.

[32]　CALANCHA A. De la：Cronica Moralizada de la Orden de San Agustin[M]. Barcelona：P. Lacavalleria，1639.

[33]　CLEGG EJF. Fertility and early growth[M]//BAKER PT. The Biology of High Altitude People. Cambridge：Cambridge University Press，1978：65-115.

[34]　COBO B. Historia del nuevo Mundo，Sevilla[M]. [S.l.]:[s.n.]，1897.

[35]　MONGE C. Acclimatization in the Andes[M]. Baltimore：Johns Hopkins University Press，1948.

[36]　HOFF CJ，ABELSON AE. Fertility[M]//BAKER PT，LITTLE MA. Man in the Andes，A Multidiscriplinary Study of High-Altitude Quechua. Stroudsburg，PA：Dowden，Hutchinson & Ross,

1976: 128-146.

[37] ABELSON AE. Altitude and fertility[M]//KAPLAN BA. Anthropological Studies of Human Fertility. Detroit, MI: Wayne State University Press, 1976: 83-94.

[38] BRADSHAW B. Fertility differences in Peru: A reconsideration[J]. Popul Stud, 1969, 23: 5-19.

[39] GONZALES GF. Peruvian contributions to the study on human reproduction at high altitude: from the chronicles of the Spanish conquest to the present[J]. Respir Physiol Neurobiol, 2007, 158: 172-179.

[40] GOLDSTEIN MC. Fraternal polyandry and fertility in a high Himalayan valley in northwest Nepal[J]. Hum Biol, 1976, 4: 223-233.

[41] GONZALES GF. Deerminantes biomedicos de la fertilidad humana en la altura[M]//GONZALES GF. Reproduction Human en la Altura. Lima: Consejo Nacional de Cienciay Tecnologia, 1993: 73-87.

[42] CRUZ-COKE R, CHRISTOFFANINI AP, ASPILLAGS M, et al. Evolutionary forces in human populations in an environmental gradient in Arica, Chile[J]. Hum Biol, 1966, 38: 421-438.

[43] SCHULL WJ, FERRELL RE, BARTON SA. The Chilean Aymara and their reproductive patterns[M]// SCHULL WJ, ROTHHAMMER F. The Aymara: Strategies in Human Adaptation to a Rigorous environment. Dordrecht: Kluwer Academic Publishers, 1990: 75-86.

[44] HOFF CJ. Reproduction and viability in a highland Peruvian Indian population[M]//BAKER PT. High Altitude Adaptation in a Peruvian Community. Pennsylvania: Pennsylvania State University, Occasional Papers in Anthropology, 1968: 85-152.

[45] WAY A. Health, exercise capacity and effective fertility aspects of migration to sea level by high altitude Peruvian Quechua Indians[D]. Madison: University of Wisconsin-Madison, 1972.

[46] BAKER PT, DUTT JS. Demographic variables as measured of biological adaptation: A case study of high altitude human population[M]//HARRISON G, BOYCE A. The Structure of Human Populations. Oxford: Clarendon Press, 1972: 352-378.

[47] ALERS O. Vicos Are and population growth[M]//DOBYNS H. Peasants, Power and Applied Social Change. Beverly Hills, CA: Sage Publication, 1971: 197-208.

[48] DUTT JS. Altitude and fertility: The confounding effect of childhood mortalitya Bolivian example[J]. Soc Biol, 1980, 27: 101-113.

[49] GODOY RA. Human fertility and land tenure in highland Bolivia[J]. Soc Biol, 1984, 31: 290-297.

[50] LAURENSON IF, BENTON MA, BISHOP AJ, et al. Fertility at low and high altitude in central Nepal[J]. Soc Biol, 1985, 32: 65-70.

[51] WEITZ CA, PAWSON IG, WEITZ MV, et al. Cultural factors affecting the demographic structure of a high altitude Nepalese population[J]. Soc Biol, 1978, 25: 179-195.

[52] GOLDSTEIN MC. New perspectives on Tibetan fertility and population decline[J]. Am Ethnol, 1981, 8: 721-738.

[53] ROSS JL. Culture and fertility in the Nepal Himalayas: a test of a hypothesis[J]. Hum Ecol, 1984, 12: 163-181.

[54] GUPTA R，BASU A，PAWSON IG，et al. Altitude and human biology：A comparative study of Himalayan, Andean and Ethiopian data[M]//BASU A，GUPTA R. Human Biology of Asian Highland Populations in the global Context. Calcutta：Indian anthropological society，1989：1−80.

[55] ELFORD J. Kumik：A demographic profile[M]//CROOK J，OSMASTON H. Himalayan buddhist villages：Environment，Resources，Society，and Religious Life in Zangskar. Bristol：University of Bristol，1994：331−360.

[56] ATTENBOROUGH R. The population of Songde，Zangskar[M]//CROOK J，OSMASTON H. Himalayan buddhist villages：Environment，Resources，Society，and Religious Life in Zangskar. Bristol：University of Bristol，1994：259−330.

[57] WILEY AS. The ecology of low natural fertility in Ladakh[J]. J Biosoc Sci，1998，30：457−480.

[58] NIERMEYER S. Fertility and development[M]//SWENSON ER，BARTSCH P. High Altitude. Human Adaptation to Hypoxia. New York：Springer science+Business Media，2012.

[59] GARCIA−HJARLES MA. Espermatograma y bioquimica seminal de natives de alturay pacientes con mal de Montana cronica[J]. Arch Biol Med Exp，1989，22：61−67.

[60] STALLINGS JF，VITZTHUM VJ，WORTHMAN CM. Ecological correlations of diurnal variation in gonadal and adrenal activity in rural Bolivian Aymara men[J]. J Phys Anthropol Suppl，2000，30：289.

[61] SOBREVILLA LA，ROMERO I，MONCLOA F，et al. Endocrine studies at high altitude. III. Urinary gonadotropins in subjects native to and living at a 14 000 feet and during acute exposure of men living at sea level to high altitudes[J]. Acta Endocrinol，1967，56：369−375.

[62] BEALL CM，WORTHMAN CM，STALLINGS J，et al. Salivary testosterone concentration of Aymara men native to 3 600 m[J]. Ann Hum Biol，1992，16：67−78.

[63] GONZALES GF，VILLENA A. Age at menopause in central Andean Peruvian women[J]. Menopause，1997，4：32−38.

[64] VITZTHUM VJ，SPIELVOGEL H，CACERES E，et al. Menstrual patterns and fecundity in non−lactating and lactating cycling women in rural highland Bolivia：implications for contraceptive choice[J]. Contraception，2000，62：181−187.

[65] VITZTHUM VJ，BENTLEY GR，SPIELVOGEL H. Salivary progesterone levels and rate of ovulation are significantly lower in poorer than in better−off urban−dwelling Bolivian women[J]. Hum Reprod，2002，17：1906−1913.

[66] VITZTHUM VJ. Why dot so great is still good enough−flexible responsiveness in human reproductive functioning[M]//ELLISON PT. Reproductive Ecology and Human Evolution. New York：Aldine de Gryter，2001：179−202.

[67] VITZTHU MVJ，SPIELVOGEL H，THORNBURG J. Interpopulational differences in progesterone levels during conception and implantation in humans[J]. Proc Natl Acad Sci USA，2004，101：1443−1448.

[68] VITZTHUM VJ，SPIELVOGEL H，THORNBURG J，et al. A prospective study of early pregnancy loss in humans[J]. Fertil Steril，2006，86：373−379.

[69] LANG SDR, LANG A. The kund Hospital and a demographic survey of Upper Khumbu, Nepal[J]. N Z Med J, 1971, 74: 1-4.

[70] MOORE LG, YOUNG D, MCCULLOUGH RE, et al. Tibetan protection from intrauterine growth restriction (IUGH) and reproductive loss at high altitude[J]. Am J Hum Biol, 2001, 13: 635-644.

[71] GOLDSTEIN MC. New perspectives on Tibetan fertility and population decline[J]. Am Anthnol, 1981, 8: 721-738.

[72] LEVINE NE. Differential child care in three Tibetan communities: beyond son preference[J]. Popul Dev Rev, 1987, 13: 281-304.

[73] WILEY AS. An ecology of high-altitude infancy[M]. Cambridge: Cambridge University Press, 2004.

[74] THOMAS RB. Energy flow at high altitude[M]//BAKER PT, LITTLE MA. Man in the Andes: a multidisciplinary study of high altitude Quechua. Stroudsburg, PA: Dowden, Hutchinson and Ross, Inc, 1976: 379-404.

第 76 章　高原与妊娠

第 1 节　高原妊娠生理

一、通气水平及低氧通气易感

在北美、南美及青藏高原均观察到高原妊娠时孕妇通气增加，这是一个共同的生理反应。其机制可能是代谢率的增高和周边化学感受器对通气的易感性增强。这是一种真正的高通气，伴有呼气末二氧化碳分压（$PetCO_2$）及动脉血二氧化碳分压（$PaCO_2$）下降。Hannhart 等观察到这种通气增强是直接由雌激素所介导的，孕酮（progesterone）通过受体介导效应提高了颈动脉体对低氧通气的易感，雌激素（estrogen）通过传送颈动脉体的信号至呼吸中枢而提高通气[1]。

在平原，通气增强提高了 PaO_2，而由于相对平缓的氧离曲线，PaO_2 升高并没有提高 SaO_2。在高原妊娠高通气提高了 SaO_2。在平原也一样，低氧通气易感性在提高静息通气量上起重要作用[2]。在高原低氧通气反应的提高可以显著增加通气量。尽管提高了 SaO_2，而动脉氧含量（CaO_2）在高原妊娠时是降低的，在 SaO_2 并不增高时 CaO_2 依然较低。一项横向性的纵观研究发现在海拔 4 300 m 的 200 名女性中，妊娠后期的 CaO_2 低于非妊娠女性（17.5% vs. 18.9%）[3]。在高原地区，妊娠增加了孕妇的需氧量，提高其血的 SaO_2[4]。然而，高原妊娠期间动脉血氧含量的降低可能会导致在妊娠中期由于循环血浆容量的扩容而产生妊娠生理性贫血。同时又关联到妊娠期的心输出量增高不足。有趣的是，观察到只有那些在高原生存不足三代的孕妇才出现 Hb 的降低和 CaO_2 值的下降，而在高原已经生活三代或其祖先长久居住高原的孕妇则不出现 CaO_2 的降低[3]。

在北美的科罗拉多和南美的秘鲁地区观察到，有高的低氧通气易感、高的通气量和高的 CaO_2 者所生产的新生儿体重比那些通气增加不足的母体所生的婴儿体重要高[5]。

在西藏拉萨，对比了 68 名藏族与汉族孕妇，观察到藏族孕妇有较高的通气量、较高的低氧通气（HVR）、较高的 SaO_2 和 PaO_2[6]。而且很显然，藏族孕妇的高低氧通气易感、高通气量和婴幼儿出生体重呈正相关[7]。但是藏族的 Hb 值降低了 2 g/dL 而汉族则维持不变，动脉血氧含量（CaO_2）值藏族也低于汉族，这些并没有使汉族的新生儿体重增加[8,9]，相反藏族孕妇易感的 HVR 和较高的通气水平使其 SaO_2 和 PaO_2 比汉族高，出生新生儿体重藏族高于汉族。根据对海平面地区母体 Hb

与新生儿体重的关系分析，再联系到高原相关数据，证实母体 Hb 值与新生儿出生体重间没有明显相关[10]，因此关键是在藏族对子宫胎盘的血流供应上。

二、母体对胎盘的供血系统

（一）子宫胎盘血流动力学变化

慢性低氧对子宫胎盘循环产生的影响已有若干动物实验进行研究，其中在熊身上观察到重要的变化机制，慢性低氧改变了子宫动脉对药物、血流和压力的收缩和舒张性反应，认为慢性低氧作用于子宫动脉的发育，由此影响子宫动脉血流和高原的新生儿出生体重[11]。

在高原慢性低氧条件下，子宫胎盘动脉对胎盘提供足够的供血是保证胎儿生长发育的关键。在海平面接近足月的孕妇中，母体心输出量的 15% 被用于子宫胎盘的血液循环[12]。妊娠期特有的血液循环供应是通过在整个孕期内子宫动脉内径呈双倍扩大和子宫动脉流速的增高完成的[9,13]。

以往研究观察到在平原妊娠时子宫动脉内径扩大伴有 DNA 合成增加[14]。而在高原慢性低氧下是否会对此出现抑制反应？为此 White 等应用溴脱氧尿苷（bromodeoxyuridine）元素示踪物来检测 DNA 合成，对实验的妊娠荷兰猪进行 2 w 检测。结果发现与正常动物相比，慢性低氧条件下妊娠动物的血管 DNA 合成只有一半。与常氧组不同，子宫中动脉（mesometrial arteries）（即子宫动脉的第一分支）在妊娠后期并未维持 DNA 的合成增加。实验未能检测这些动脉的内径，因这些血管在紧张压力下并非固定的。这些因素反映了对子宫动脉发育衰减的机制尚不明确，但仍可推论在荷兰猪妊娠时缺乏与妊娠相关的子宫动脉内皮细胞一氧化氮合酶（eNOS）升高的表达[11]及（或）增加血流性的血管扩张[15]。

在高原人体妊娠时检测容量性血流由于受无创伤性工艺的限制，有时只能检测血液流速（流量为推导）。科罗拉多利德维尔的孕妇与丹佛的孕妇相比，发现前者子宫动脉直径只有后者的 50%，从而导致子宫动脉血流量减少了 1/3。与海平面相比，高原女性髂总动脉直接流向子宫动脉的血流部分降低，而髂外动脉的血流也有类似减少。在高海拔地区患先兆子痫女性的资料表明，子宫动脉重新分配的血流量少，在短期内实际上并没有增加子宫动脉血液流速。因此在科罗拉多高海拔孕妇子宫动脉血流减少与新生儿出生体重降低是一致的[13]。

（二）藏族的子宫胎盘循环

在平原，增加子宫动脉的血流直接关系到胎儿的体重，然而令人惊奇的是这不出现在高原，可能是因为高原女性的子宫动脉内径发生的变化。然而藏族则与上述子宫动脉血液循环不同，Moore 等的一项在拉萨对 18 例汉族孕妇及 27 例藏族孕妇的研究，在妊娠第 36 w 时检测了子宫动脉（UA）与髂总动脉（CI）血流比值（UA/CI，以平均体重校正），作为髂总动脉血流分布的指标，同时与科罗拉多利德维尔的 23 例血压正常孕妇的和 7 例患先兆子痫的孕妇做对比。高 UA/CI 比值提示髂总动脉对子宫动脉的高血流分布。汉族在高原居住了 4 ~ 7 年，与科罗拉多居民相当。与藏族孕妇、科罗拉多血压正常孕妇相比，汉族孕妇和科罗拉多患先兆子痫孕妇髂总动脉对子宫动脉的血流供给不足，同时新生儿体重较轻。这一结果说明在妊娠并发先兆子痫的诸多因素中子宫动脉调控不全是其一[9]。

以上研究发现，尽管同样生活在海拔3 658 m的拉萨，但藏族新生儿体重明显高于汉族，这是否由于藏族供给了更多的血流到子宫动脉而使子宫胎盘循环中的含氧量更大[9]。但前已述及，藏族母体的Hb值低于汉族孕妇，其CaO_2也低于汉族，由此可想藏族的高体重儿并非因动脉高水平的氧合。研究观察到藏族孕妇有大的子宫动脉血流和高的UA/CI比值，说明藏族的髂总动脉血流充沛且被引入子宫动脉，子宫动脉血流量增高从而为胎儿提供了更多的氧和营养物，保证了胎儿的生长和新生儿较高的体重[16]。一项研究对高原汉族和平原汉族进行对比，也观察到高原汉族孕妇的子宫动脉内径较小和容量性血流较低[17]。

（三）南美印第安人子宫胎盘循环

这种子宫动脉血流量扩充和氧运输提高的模式也见于安第斯的高原世居人群。Wilson等在玻利维亚对比了安第斯世居印第安人和移居高原的欧洲血统白人，结果安第斯孕妇的子宫动脉扩大和供给子宫动脉的血流量增多，和平原的健康孕妇相似[18]，从而保证胎儿的发育，并减少低体重儿的发生[19,20]。而欧洲血统白人则表现为血管调控不全，在整个妊娠期子宫动脉的内径较小，呈现供血不足[9]。

安第斯印第安血统孕妇的子宫动脉血流量比同高海拔地区欧洲血统白人孕妇的高2倍，在控制了孕龄、孕妇身高和胎次的条件下，安第斯印第安血统胎儿的身体尺寸较大，体重比白人新生儿高253 g。对妊娠期血管生成因子的研究表明，安第斯印第安人与白人相比，妊娠期可溶性血管内皮生长因子受体1（sFLT-1）水平和与胎盘生长因子（PIGF）的比值（sFLT-1/PIGF）较低，上述这些数值与较高的子宫动脉血流量和较高的新生儿出生体重相吻合[21]。

在科罗拉多海拔1 600 m的孕妇与海拔3 100 m的孕妇相比，子宫动脉血流变化与内皮素-1（endothelin-1）和一氧化氮（nitric oxide，NO）的比值（ET-1/Nox）变化，均先于胎儿生长的变化，而最终与新生儿出生体重降低明显相关[22]。由此可见，在高原提高孕妇的通气、扩张血浆容量和增加流向子宫胎盘血液循环的血流量，在保持氧的转运和保证胎儿的生长中均起到重要作用[23]。

通过对高原人群的研究，观察到世居高原的藏族和多基因性的安第斯人表现了高原妊娠适应，应对了孕期特殊的循环挑战。降低子宫胎盘血管的阻力和获取更多的子宫动脉血流是最大特征，也是防止先兆子痫和生产较大体重新生儿的生理优势所在。

三、母体对胎儿的营养供给

在高原，孕妇输送到胎儿营养物质的量将影响到胎儿的生长发育。Krampl于秘鲁海拔4 300 m的一项研究发现，妊娠期间孕妇的血浆葡萄糖水平和非妊娠期不同，与生活在海拔300 m的妇女相比，血浆葡萄糖水平平均要低约10%，并与高海拔新生儿出生体重低有关[24]。另一项研究对比了以上高海拔和低海拔地区刚妊娠妇女的胰岛素敏感度间接测试，提示孕妇的血糖降低可能是妊娠期对胰岛素的易感性增强和对葡萄糖的高利用率所造成的 [25]。

群体内和群体间的调查显示，母体体型大小、人体测量指数及皮肤厚度与胎儿营养供给和出生体重间并无明显相关 [3]。但营养输送和能量平衡的差异则被认为在高原地区胎儿生长发育上起着作用 [26]。高海拔与低海拔相比，孕妇的葡萄糖转运体（glucose transporters）在胎儿胎盘合胞体基底膜中减少了 40% [27]。由上可见，在高原孕妇胎盘血流量减少、胎盘代谢降低或转运体密度减少、胎盘营养输送降低都将会影响到胎儿的生长发育 [28,29]。

第 2 节 高原妊娠并发症

一、先兆子痫和妊娠高血压

高原妊娠的主要并发症为先兆子痫（preeclampsia）及妊娠高血压（gestational hypertension），先兆子痫是高血压伴有蛋白尿，而妊娠高血压仅有血压升高。先兆子痫是一个人类特发的妊娠性疾病，特征表现为血压升高和器官系统受损，是一个导致母体和胎儿死亡的世界性问题，也是造成宫内发育迟缓（intrauterine growth retardation，IUGR）的主要原因。而高原居民于低氧下先兆子痫的病理生理与平原有何不同是值得关注的。

首先人类在高原低氧适应中，形成了对低氧的妊娠生理调控，例如藏族正常孕妇的血压调控有其特点，在妊娠中期血压有下调的趋势，而这种血压调控则不见于科罗拉多的孕妇 [30]，因此这可能是藏族女性防止 IUGR 发生的一种机制 [31]。

在北美洲，Moore 较早就在美国科罗拉多高海拔区注意到高原妊娠时先兆子痫及高血压的发生率高于平原 [32]。其后观察到科罗拉多高海拔区比低海拔区孕妇的先兆子痫发生率高 3 ~ 4 倍（约为16% vs. 3%）[33-35]。Browne 等在南美玻利维亚的一项对比研究显示，在海拔 300 m 孕妇的先兆子痫 /妊娠高血压发生率为 11.4%，而在拉巴斯的发生率为 17.6%。对安第斯女性正常妊娠和患先兆子痫者的髂总动脉 / 子宫动脉血流量进行检测，患先兆子痫 / 妊娠高血压者血流减缓，其原因主要为血管末梢阻力增加，而非子宫动脉狭窄。子宫动脉血流减少的程度与疾病的严重度和胎儿发育不良程度间呈密切相关 [36]。

在西藏拉萨，Miller 和土登等观察到住院的孕妇中汉族并发先兆子痫 / 妊娠高血压的发生率几乎是藏族的 2 倍（10.3% vs. 5.9%）。汉族妊娠期患有先兆子痫 / 妊娠高血压者生产出体弱新生儿是正常孕妇的 2 倍，低体重儿是正常孕妇的 4 倍 [37]。他们又统计了拉萨三家大医院的孕妇先兆子痫 /妊娠高血压的发生率，高达 18.9%，这妊娠最常见的并发症 [38]。

Moore 团队中的 Susan Zamudio 对高原先兆子痫做了大量研究。她观察到，在高原先兆子痫与IUGR 常同时存在，故 Zamudio 等检测了雌二醇（estradiol）水平，观察到孕妇在第 30 ~ 36 w 时发生短暂的高血压或先兆子痫时雌二醇降低，同时伴有明显的黄体酮（progesterone）增高。因此认为高原胎盘氧分压的降低可使胎盘芳香族酶（aromatase）活性降低从而使雌二醇及雌三醇（estriol）含量下降[39]。

她们进一步研究子宫血流与妊娠高血压的关系。在正常孕妇中，子宫血流随着妊娠期延长而增加，但在先兆子痫者中这一血流增加呈钝化反应甚而不出现，那么是否在这种血流变化事先或其后会发生妊娠高血压？Zamudio 在海拔 3 100 m 检测了孕妇髂总动脉、子宫动脉及髂外动脉的血流速度（可间接推导血流量），对 23 名正常血压、7 名先兆子痫、5 名短暂性高血压及 3 名慢性高血压者分别在妊娠第 12 w、第 24 w、第 36 w 和第 6 个月加以检测。先兆子痫孕妇在高血压发生前子宫动脉血流随时间增加已被衰减，不像正常血压的孕妇随妊娠期延长临近分娩而血流逐渐增高[40,41]。因此在高原，孕妇的子宫血流变化发生在先兆子痫性高血压之前，在高原先兆子痫比起系统性血管改变及高血压来，子宫–胎盘血管的发育障碍具有更重要作用[42]。

Moore 等对比了安第斯和欧洲女性 HIF–1 靶点的血管收缩因子血管内皮素 –1（endothelin-1，ET–1），安第斯女性的 ET–1 为低水平，这样在高原适应女性就可防止血管收缩而获取更多血流，这可能与 ET–1 基因的一个核苷酸多态性有关。他们提出这可作为女性在任何海拔的血管问题的模式，例如先兆子痫[6]。

对比高海拔与低海拔孕妇患先兆子痫时胎盘组织形态学和分子生物学的变化，观察到在慢性低氧下，先兆子痫的特点是胎盘滋养层入侵不足和孕妇子宫动脉重构不完整。将高海拔孕妇胎盘组织与在 3% 低氧下进行的胎盘体外组织培养对比，结果发现高度相似的全基因组表达谱，在低氧状态下，HIF–1α 蛋白水平和活性的增高与滋养层细胞分化受抑制相关[43]。在高原先兆子痫胎盘组织中观察到，在 HIF–1 作用下，胎盘可溶性血管内皮生长因子受体 –1 的表达增高[44]。

二、其他妊娠期并发症

据秘鲁一项 15 年的登记记录资料，拉奥罗亚的出生儿胎盘早期剥离发生率是海平面的 3 倍多，其中高龄产妇（指 40 岁以上）发生率更高达 6.8%，同比增长了 3.4% ~ 4%[45]。高原孕妇的许多并发症，如胎盘早剥、妊娠毒血症等均可导致早产。高海拔地区的胎龄最多可缩短数日。一项在西藏拉萨的报道显示，地方胎龄在藏族和汉族各为 39.4 w 和 39.2 w，这与在北美科罗拉多和南美高原的观察数字基本一致[46-48]。

三、产妇死亡率

世界上不少高海拔地区产妇的死亡率均很高，反映出高海拔威胁产妇生存的潜在风险大[49]。妊娠并发症如先兆子痫不但发生率高，而且增加了其他潜在威胁生命的并发症。例如，先兆子痫的一种严重形式——HELLP 综合征（即溶血、肝酶升高、血小板减少综合征）可能会导致不可逆的肝脏损伤和产后大出血[50]。在西藏，产后大出血是产妇死亡的主要原因[51]。约 85% 的生产依然是在家里进行的，一旦出血，没有获得及时输血的可能。产妇大量出血加上孕期贫血将比低氧本身更有致命性。

第3节　胎儿宫内发育迟缓

一、发生宫内发育迟缓的因素

临床流行病学观察到，南美洲安第斯的世居人、北美洲的高原移居白人和青藏高原汉族孕妇均有较高的胎儿宫内发育迟缓（intrauterine growth restriction，IUGR）发生率。同时子宫血流降低，将可减损子宫胎盘动脉的侵入和重构。

（一）子宫胎盘动脉重构衰减

高原低氧环境对妊娠产生多方面影响，与海平面相比，母体的循环调控受干预，心输出量增加不足，总血容量较低；子宫动脉及子宫胎盘血管的生长和重构不全以及髂总动脉的重分布使子宫动脉血流量降低。在这些因素中子宫胎盘动脉的重构（remodeling）衰减是发生 IUGR 的主要原因之一。其功能意义是血管内的移植衰退，动脉依然是小口径而且对血管动力变化易感，降低血流和减少胎盘对胎儿的氧供和基质的供应。IUGR 时的重构衰减造成胎盘血流减少，由此导致胎盘缺氧[52,53]。

对血管重构衰减已有不少发现，在科罗拉多丹佛对 13 个胎盘的 54 条动脉做了研究，其中 36 条完全重构，14 条未重构。另在利德维尔对获得的 19 个胎盘的 128 条动脉进行观察，37 条完全重构，83 条未获重构。同时观察到，在科罗拉多丹佛，67% 的子宫胎盘血管完全重构，而利德维尔只有 29% 的血管重构，即胎盘动脉的未重构率在科罗拉多丹佛为 26% 而在利德维尔为 65%；子宫胎盘血管的平衡率在科罗拉多丹佛为 7%，在利德维尔为 6%，可见混合的细胞类型[54]。

在高原正常的妊娠时，胎盘动脉重构的数大致与平原数较接近，因此仅仅血管重构衰减并不能完全解释子宫胎盘血流的减少和对胎儿发育的影响[54]。必然尚有其他因素的共同作用。

（二）绒毛膜入侵受限

导致 IUGR 的另一个重要原因是绒毛膜入侵缺乏或限制。在妊娠早期，正常的胎盘和胚胎发育是在含氧量相对较低的内环境中。在妊娠早期将要结束时，胎盘绒毛间隙扩大，促进子宫胎盘循环，PO_2 增高。这种氧分压增高与滋养层细胞入侵、胎盘的特殊上皮细胞进入母体子宫蜕膜和螺旋动脉结构改变有关。滋养层细胞分化和入侵目前已确定是由 HIF-1α 和 HIF-2α 介导的氧的调节活动，部分可通过滋养层细胞分化的抑制剂 TGF-β 所介导[55]。而滋养层细胞入侵受限会造成胎盘浅着床，母体的螺旋动脉保留更多的肌层，保持收缩的灵敏度，减少子宫动脉的血流量[53]，从而影响胚胎发育。

在低氧条件下滋养层干细胞不能迅速过渡到一个侵入性表型和侵入细胞外基质[56]。与海平面地区的胎盘相比，高海拔地区胎的 HIF-1 表达过度[57]。在不同氧浓度下对滋养层细胞的培养显示，低氧（3% O_2）可抑制滋养层细胞分化。在低氧下，HIF-1α 蛋白水平和其活性的增加与滋养层细胞分化受抑制相关。在小鼠模型中，模拟低氧效应抑制滋养层细胞分化，对氧不易感且具有活性的 HIF-1α 蛋白组成型表达[58]。这些是构成绒毛膜入侵受限的基本机制。

（三）子宫胎盘血流降低

对此，正常情况下在高原胎盘形态学明显的改变就是胎儿毛细血管密度的增加[59]。这就可以解释为什么根据多普勒超声资料，不论是在海拔 3 100 m 与 1 600 m 的对比还是海拔 4 300 m 与海平面的对比，均不支持高原胎盘血流阻力增高[41,60]。这样保证了对胎儿的正常供血。

然而妊娠期出现 IUGR 时子宫胎盘血流比正常对照降低了 30% ~ 70%[34]。妊娠并发 IUGR 时多普勒超声检测提示子宫胎盘血流阻力增加[34,61-63]。有些研究将多普勒检测与胎盘的形态计量联系起来，观察到异常的子宫动脉或脐动脉的波形（出现高的收缩和舒张比值）。

由上可见，高原妊娠时的重要征象就是出现各种各不相同的变化。这些变化包括绒毛膜入侵缺乏或限制[63,64]、胎盘绒毛膜小动脉数减少[52,65]、低氧缺血性胎盘损伤数量增多[66]、在中间和终末绒毛膜的容量和表面积降低[67]，以及终末绒毛膜缺乏分支血管和较少的毛细血管环，从而导致气体和营养物转送的减损[53]。由此不论是子宫血流的降低还是胎儿毛细血管发育的降低，造成氧的传送降低就可能发生 IUGR。

二、藏族孕妇子宫高血流量

Moore 研究组在南美玻利维亚拉巴斯做了研究，观察到孕妇患有先兆子痫高血压者常发生 IUGR 并有较高的宫内死亡率[68]。IUGR 的判定是以平原值为标化的，以在该孕龄低于平原值的 10% 为标准。Moore 注意到，在安第斯高原玻利维亚，死胎及婴幼儿死亡率都很高，同时流产、IUGR 及先兆子痫的发生率也均很高，这些病理生理的变化间必有联系[69]。

Moore 等随后在西藏对比了藏、汉胎儿子宫内发育的情况，生活在同一海拔，藏族较少发生 IUGR。藏族新生儿体重比汉族新生儿要重 300 ~ 500 g，而且随海拔增高这种差距越大。很多汉族新生儿出生时不成熟，胎儿期或出生后的死亡率也随海拔增高而增高，是藏族的 3 ~ 4 倍。从整个高原人类群体的比较可以看出，在高原适应历史最长的藏族，其高原导致的 IUGR 发生率最低，这就是进化适应的结果[70]。

Moore 等在拉萨对藏、汉孕妇对比研究的结果提示，藏族新生儿体重比汉族要高 26%，胎儿期子宫内氧供充分是防止 IUGR 发生的一关键因素。检测结果还显示藏族孕妇的 Hb 值在妊娠期要降低 2 g/dL，而汉族孕妇则保持不变；动脉血氧含量（CaO_2）藏族孕妇也低于汉族 [（15.4 ± 0.3）mL/dL vs.（17.4 ± 0.5）mL/dL，$P<0.05$]，然而藏族比汉族孕妇有较高的通气水平及 HVR，SaO_2 及 PaO_2 也高于汉族。藏族孕妇在妊娠期的通气增强和 SaO_2 水平提高，起到了防止 IUGR 发生的辅助作用。更重要的发现是，用多普勒技术检测子宫动脉（uterine artery，UA）血流速度，结果藏族高于汉族，子宫动脉与髂总动脉（common iliac artery，CI）血流比值（UA/CI）藏族也高于汉族。藏族高体重新生儿的体重与高通气量及 UA/CI 比值增大密切相关。因此藏族的 IUGR 低发生率、高体重新生儿与藏族孕妇的子宫高血流量有关[7]。Moore 指出，多基因型高原群体（如安第斯人和藏族）具有不同的适应模式，藏族的子宫动脉高血流量使她们防止了与高原妊娠相关的 IUGR[4]。

三、低氧是胎盘胎儿发育受限的关键

对高原妊娠 IUGR 的发生原因有两种意见，一种认为高原胎儿发育受限的原因是低氧，也就是母体动脉 PO_2 降低和对胎儿的氧供应减少；另一种认为是社会经济的、种族的、营养的和其他因素。经过数十年对人体和动物的研究观察发现，不论是社会经济条件因素还是母体本身，都不能说明这些因素在高原胎儿宫内发育受限上比低氧更重要。如何确定胎盘的这些功能变化和其他变化在不同群体中存在差异，由此判断高原相关的 IUGR 在群体间性质上的不同仍需阐明。

复习文献可以发现，高原胎盘研究的形态计量学很有限，这对于研究在不同病理状态下（例如先兆子痫和糖尿病）低氧导致 IUGR 发生的机制会提供意想不到的内容 [9, 71-75]。低氧如何影响到胎儿胎盘的发育和低氧如何引起及加重了妊娠的病理状态成为研究的热点。但必须注意到，尽管人们普遍推测低氧使胎儿发育遭到损害，但对低氧不论是直接检测还是经生物化学标志物来判定其性质都是极少的。因此就远远不能解释低氧和其他原发性的病损对病理性妊娠的作用。

在高原，妊娠和人体内胎儿发育模型尚未充分开展，未与体外的和动物实验的结果相对照，并和人的健康妊娠相关联起来。目前我们尚不清楚人工低氧应激（如通过钴或在低成分气体 O_2 下持续的细胞培养）是否可以作为体内低氧应激来达到减少病理性损害的目的。当在明确的低氧下系统研究胎盘的发育及功能时，可确定是什么样的低氧在没有其他病变情况下影响胎盘的发育，或者形成适应（正常发育）或者导致 IUGR。而人体内模型的研究将帮助我们从病理性质方面区别对低氧的适应性反应抑或代偿性反应。高原相关的 IUGR 是具有重要实验性质的，它可以帮助我们从适应过程调整胎儿发育的基本原因上，去发现宫内发育迟缓的原因 [26]。

参 考 文 献

[1]　HANNHART B, PICKETT CK, MOORE LG. Effects of estrogen and progesterone on　carotid body neural output responsiveness to hypoxia[J]. J Appl Physiol, 1990, 68: 1909-1916.

[2]　MOORE LG, MCCULLOUGH RF, WEIL JV. Increased HVR in pregnancy: relationship to hormonal and metabolic changes[J]. J Appl Physiol, 1987, 62: 158-163.

[3]　MCAULIFFE F, KAMETAS N, KRAMPL E, et al. Blood gases in pregnancy at sea level and at high altitude[J]. Br J Obstet Gynaecol, 2001, 108: 980-985.

[4]　MOORE LG. Fetal growth restriction and maternal oxygen transport during high altitude pregnancy[J]. High Alt Med Biol, 2003, 4: 141-156.

[5]　MOORE LG. Human genetic adaptation to high altitude[J]. High Alt Med Biol, 2001, 2: 257-279.

[6]　MOORE LG, SHRIVER M, BEMIS L. Material adaptation to high altitude pregnancy: an experimental nature-a review[J]. Placenta, 2004, 25 (Suppl A): 60-71.

[7]　MOORE LG, ZAMUDIO S, ZHUANG JG, et al. Oxygen transport in Tibetan women during pregnancy at 3 658 m[J]. Am Phys Anthropol, 2001, 114: 42-53.

[8]　MOORE LG, YOUNG DY, MCCULLOUGH RE, et al. Tibetan protection from intrauterine growth restriction (IUGR) and reproductive loss at high altitude[J]. Am J Hum Biol, 2001, 13: 635-644.

[9]　ZAMUDIO S, PALMER SK, DROMA T, et al. Effect of altitude on uterine artery blood flow during normal pregnancy[J]. J Appl Physiol, 1995, 79: 7-14.

[10]　NAHUM GG, STANISLAW H. Hemoglobin, altitude and birth weight: does maternal anemia during pregnancy influence fetal growth?[J]. J Reprod Med, 2004, 49: 297-305.

[11]　WHITE MM, ZHANG L. Effects of chronic hypoxia on maternal vascular changes in guinea pig and ovine pregnancy[J]. High Alt Med Biol, 2003, 4: 157-169.

[12]　PALMER SK, ZAMUDIO S, COFFIN C, et al. Quantitative estimation of human uterine artery blood flow and pelvic blood flow redistribution in pregnancy[J]. Obstet Gynecol, 1992, 80: 1000-1006.

[13]　CURRAN-EVERETT D, MORRIS KG JR, MOORE LG. Regional circulatory contribution to increased systemic vascular conductance of pregnancy[J]. Am J Physiol, 1991, 261: H1842-H1847.

[14]　KEYES LE, MAJACK R, DEMPSEY EC, et al. Pregnancy stimulation of DNA synthesis and uterine blood flow in the guinea pig[J]. Pediatr Res, 1997, 41: 708-715.

[15]　MATEEV S, SILLAU AH, MOUSER R, et al. Chronic hypoxia opposes pregnancy-induced increase in uterine artery vasodilator response to flow[J]. Am J Physiol: Heart Circ Physiol, 2003, 284: 820-829.

[16]　MOORE LG. Maternal O_2 transport and fetal growth in Colorado, Peru and Tibet high-altitude residents[J]. Am J Hum Biol, 1990, 2: 627-637.

[17] CHEN D，ZHOU X，ZHU Y，et al. Comparison study on uterine and umbilical artery blood flow during pregnancy at high altitude and at low altitude[J]. Zhonhua Fu Cha Ke Za zhi，2002，37：69–71.

[18] WILSON M，NIERMEYER S，ARMAZA JF，et al. Uterine artery blood flow during pregnancy in high-altitude Aymara women[J]. High Alt Med Biol，2002，3：440.

[19] JULIAN CG，WILSON MJ，LOPER M. Augmented uterine artery blood flow and oxygen delivery protect Andeans from altitude-associated reductions in fetal growth[J]. Am J Physiol Regul Integr Comp Physiol，2009，296：1564–1575.

[20] VARGAS M，VARGAS E，JULIAN CG. Determinants of blood oxygenation during pregnancy in Andean and European residents of high altitude[J]. Am J Physiol Regul Integr Comp Physiol，2007，293：1303–1312.

[21] DAVILA RD，JULIAN CG，WILSON MJ. Do antiangiogenic or angiogenic factors contribute to the protection of birth weight at high altitude afforded by Andean ancestry?[J]. Reprod Sci，2010，17：861.

[22] JULIAN CG，GALAN HL，WILSON MJ，et al. Lower uterine artery blood flow and higher endothelin relative to nitric oxide metabolite levels are associated with reduction in birth weight at high altitude[J]. Am J Physiol Regul Comp Physiol，2008，295：906–915.

[23] MOORE LG，NIERMEYER S，VARGAS E. Does chronic mountain sickness（CMS）have perinatal origins[J]. Respir Physiol Neurobiol，2007，158：180–189.

[24] KRAMPL E，KAMETAS NA，CACHO-ZEGARRA AM，et al. Maternal plasma glucose at high altitude[J]. Br J Obstet Gynecol，2001，108：254–257.

[25] KRAMPL E，KAMETAS NA，MCAULIFFE F，et al. Maternal serum insulin-like growth factor binding protein-1 in pregnancy at high altitude[J]. Obstet Gynecol，2002，99：594–598.

[26] ZAMUDIO S. The placenta at high altitude[J]. High Alt Med Biol，2003，4：171–191.

[27] ZAMUDIO S，BAUMANN ME，ILLSLEY NP. Effects of chronic hypoxia in vivo on the expression of human placental glucose transporters[J]. Placenta，2006，27：49–55.

[28] ZAMUDIO S，POSTIGO L，ILLSLEY NP. Maternal oxygen delivery is not related to altitude-and-ancestry-associated differences in human fetal growth[J]. J Physiol，2007，582：883–895.

[29] ZAMUDIO S，TORRICOS T，FIK E. Hypoglycemia and the origin of hypoxia-induced reduction in human fetal growth[J]. PLoS One，2010，5：e8551.

[30] PALMER SK，MOORE LG，YOUNG DA，et al. Altered blood pressure course during normal pregnancy and increased preeclampsia at high altitude（3 100 m）in Colorado[J]. Am J Obstet Gynecol，1999，180：1161–1168.

[31] MOORE LG. Small babies and big mountains：John Lichty solves a Colorado mystery in Leadville[M]// REEVES JT，GROVER FT. Attitudes on Altitude. Boulder：University of Colorado Press，2001：137–159.

[32] MOORE LG，HERSHEY DW，JAHNIGEN D，et al. The incidence of pregnancy-induced hypertension is increased among Colorado residents at high altitude[J]. Am Obstet Gynecol，1982，144：423–429.

[33]　LUNELL NO, LEWANDER R, MAMOUN I, et al. Uteroplacental blood flow in pregnancy induced hypertension[J]. Scan J Clin Lab Invest, 1984, 169（Suppl）：28-35.

[34]　LUNELL NO, SARBY B, LEWANDER R, et al. Comparison of uteroplacental blood flow in normal and in intrauterine growth-retarded pregnancy. Measurements with Indium-113m and a computer linked gamma camera[J]. Gynecol Obstet Invest, 1979, 10：106-118.

[35]　PALMER SK, MOORE LG, YOUNG DA, et al. Altered blood pressure course during normal pregnancy and increased preeclampsia at high-altitude（3 100 m）in Colorado[J]. Am J Obstet Gynecol, 1999, 180：1161-1168.

[36]　BROWNE VA, TOLEDO-JALDIN L, DAVILA RD. High end-arteriolar resistance limits uterine artery blood flow and restricts fetal growth in preeclampsia and gestational hypertension at high altitude[J]. Am J Physiol Regul Intergr Comp Physiol, 2011, 300：122-129.

[37]　MILLER S, TUDOR C, THORSTEN V. Comparison of maternal and newborn outcome of Tibetan and Han Chinese delivering in Lhasa, Tibet[J]. J Obstet Gynecol. Res, 2008, 34：986-993.

[38]　MILLER S, TUDOR C, NYIMA. Maternal and neonatal outcomes of hospital vaginal deliveries in Tibet[J]. Int J Gynecol Obstet, 2007, 98：217-221.

[39]　ZAMUDIO S, LESLIE KK, WHITE M, et al. Low serum estradiol and high serum progesterone concentrations characterize hypertensive pregnancy at high altitude[J]. J Soc Gynecol Invest, 1994, 1：197-205.

[40]　ZAMUDIO S, PALMER SK, DAHMS TE, et al. Alterations in uteroplacental blood flow precede hypertension in preeclampsia at high altitude[J]. J Appl Physiol, 1995, 79：15-22.

[41]　ZAMUDIO S, PALMER SK, REGENSTEINER JG, et al. High altitude and hypertension during pregnancy[J]. Am J Hum Biol, 1995, 7：182-193.

[42]　PLAMER SK, MOORE LG, YOUNG D, et al. Altered blood pressure course during normal pregnancy and increased preeclampsia at high altitude（3 100 m）in Colorado[J]. Am J Obstet Gynecol, 1999, 180：1167-1168.

[43]　SOLEYMANLOU N, JURISICA I, NEVO O. Molecular evidence of placental hypoxia in preeclampsia[J]. J Clin Endocrinol Metab, 2005, 90：4299-4308.

[44]　NEVO O, SOLEYMANLOU N, WU Y. Increased expression of sFIt-1 in vivo and in vitro models of human placental hypoxia is mediated by HIF-1[J]. Am J Physiol Regul Integr Comp Physiol, 2006, 291：1085-1093.

[45]　BRICENO G, DEREZIN QUINTANA T. Evalucion del desprendimiento premature de placenta en la altura[J]. Rev Med Inst Peru Segur Soc, 1994, 3：27-32.

[46]　JENSEN GM, MOORE LG. The effect of high altitude and other risk factors on birth weight：independent or interactive effects[J]. Am J Public Health, 1997, 87：1003-1007.

[47]　MORTOLA JP, FRAPPELL PB, AGUERO L, et al. Birth weight and altitude：a study in Peruvian communities[J]. J Pediatr, 2000, 136：324-329.

[48] LOPEZ CAMELO JS, CAMPANA H, SANTOS R, et al. Effect of the interaction between high altitude and socioeconomic factors on birth weight in a large sample from South America[J]. Am J Phys Anthropol, 2006, 129: 305-310.

[49] NIERMEYER S, ANDRADE MOLLINEDO P, HUICHO L. Children health and high altitude living[J]. Arch Dis Child. DOI: 10.1136/adc. 2008. 141838.

[50] MOODLEY J. Maternal death due to hypertensive disorders in pregnancy[J]. Best Pract Res Clin Obstet Gynecol, 2008, 22: 559-567.

[51] TUDOR C, MILLER S, NYIMA, et al. Preliminary progress report: randomized double-blind trial of Shi Byed 11, a Tibetan traditional medicine, versus misoprostol to prevent postpartum hemorrhage in Lhasa, Tibet[J]. Int J Gynecol Obstet, 2006, 94: 145-146.

[52] KRECZY A, FUSI L, WIGGLESWORTH IS. Correlation between umbilical arterial flow and placental morphology[J]. Int J Gynecol Pathology, 1995, 14: 306-309.

[53] MACARA L, KINGDOM JC, KAUFMANN P, et al. Structural analysis of placental terminal villi from growth-restricted pregnancies with abnormal umbilical artery Doppler waveforms[J]. Placenta, 1996, 17: 37048.

[54] TISSOT VAN PATOT MC, GRILLI A, CHAPMANN P, et al. Remodeling of uteroplacental arteries is decreased in high altitude placentas[J]. Placenta, 2003, 24: 326-335.

[55] CANIGGA I, WINTER JL, ADRIANA, et al. Hypoxia inducible factor-1: oxygen regulation of trophoblast differentiation in normal and pre-eclamptic pregnancies-a review[J]. Placenta, 2002, 23 (Suppl A): 47-57.

[56] GENBACEV O, JOSLIN R, DAMSKY C, et al. Hypoxia alters early gestation human cytotrophoblast differentiation/invasion in vitro and models the placental defects that occur in preeclampsia[J]. J Clin Invest, 1996, 97: 540-550.

[57] ZAMUDIO S, WU Y, LETTA F. Human placental hypoxia-inducible factor-1α expression correlates with clinical outcomes in chronic hypoxia in vivo[J]. Am J Pathol, 2007, 170: 2171-2179.

[58] GULTICE AD, KULKARNI-DATAR K, BROWN TL. Hypoxia inducible factor 1-alpha (HIF-1A) mediates distinct steps of rat trophoblast differentiation in gradient oxygen[J]. Biol Reprod, 2009, 80: 184-193.

[59] KINGDOM JCP, KAUFMANN P. Oxygen and placental vascular development[M]//ROACH RC, HACKETT PH, WAGNER PD. Hypoxia: into the Next Millenium. New York: Kluwer Academic/ Plenum Publishers, 2000: 259-276.

[60] KRAMPL E, ESPINOZA-DORADO J, LEES CC, et al. Maternal uterine artery Doppler studies at high altitude and sea level[J]. Ultrasound Obstet Gynecol, 2001, 18: 578-582.

[61] CAMPBELL S, PEARCE JM, HACKETT G, et al. Qualitative assessment of uteroplacental blood flow: early screening test for high-risk pregnancy[J]. Obstet Gynecol, 1986, 68: 649-653.

[62] BOWER S, SCHUCHTER K, CAMPBELL S. Doppler ultrasound screening as part of routine antenatal

scanning: prediction of pre-eclampsia and intrauterine growth retardation[J]. Br J Obstet Gynaecol, 1993, 100: 989-994.

[63] AARDEMA MW, OOSTERHOF H, TIMMER A, et al. Uterine artery Doppler flow and uteroplacental vascular pathology in normal pregnancies and pregnancies complicated by pre-eclampsia and small for gestational age fetuses[J]. Placenta, 2001, 22: 405-411.

[64] LIN S, SCHMIZU I, SUEHARA N, et al. Uterine artery Doppler velocimetry in relation to trophoblast migration into the myometrium of the placental bed[J]. Obstet Gynecol, 1995, 85: 760-765.

[65] GILES WB, TRUDINGER BJ, BAIRD PJ. Fetal umbilical artery flow velocity waveforms and placental resistance: pathological correlation[J]. Br J Obstet Gynecol, 1985, 92: 31-38.

[66] FERRAZZI E, BULFAMENTE G, MEZZOPANE R, et al. Uterine Doppler velocimetry and placental hypoxic-ischemic lesion in pregnancies with fetal intrauterine growth restriction[J]. Placenta, 1999, 20: 389-394.

[67] JACKSON MR, WALSH AJ, MORROW RJ, et al. Reduced placental villous tree elaboration in small-for gestational-age pregnancies: relationship with umbilical artery Doppler waveforms[J]. Am J Obstet Gynecol, 1995, 172: 518-525.

[68] ARMAZA F, VARGAS E, BOHRT R, et al. Increased incidence of preeclampsia lower birth weight and increased intrauterine mortality at high altitude (Abstr.) [J]. High Alt Med Biol, 2001, 2 (1): 92.

[69] KEYES LE, ARMAZA JF, NIERMEYER S, et al. Intrauterine growth restriction, preeclampsia, and intrauterine mortality at high altitude in Bolivia[J]. Pediatr Res, 2003, 54: 20-25.

[70] MOORE LG, YOUNG DY, MCCULLOUGH RE, et al. Tibetan protection from intrauterine growth restriction (IUGR) and reproductive loss at high altitude[J]. Am J Hum Biol, 2001, 13: 635-644.

[71] GEORGIEFF MK, LANDON MB, MILLS MM, et al. Abnormal iron distribution in infants of diabetic mothers: Spectrum and maternal antecedents[J]. J Pediatr, 1990, 117: 455-461.

[72] GENBACEV O, JOSLIN R, DAMSKY CH, et al. Hypoxia alters early gestation human cytotrophoblast differentiation/invasion in vitro and models the placental defects that occur in preeclampsia[J]. J Clin Invest, 1996, 97: 540-550.

[73] KINGDOM JCP, KAUFMANN P. Oxygen and placental villous development[J]. Placenta, 1997, 18: 613-621.

[74] JAZAYEZI A, O'BRIEN WF, TSIBRIS JC, et al. Are maternal diabetes and preeclampsia independent simulators of fetal erythropoietin production?[J]. Am J Perinatol, 1998, 15: 577-580.

[75] CANIGGIA I, CRISARU-GRAVNOSKY S, KULISZEWSKY M, et al. Inhibition of TGF β 3 restores the invasive ability of extravillous trophoblast in preeclamptic pregnancies[J]. J Clin Invest, 1999, 103: 1643-1650.

第77章 高 原 胎 盘

第1节 概 述

高原新生儿发育的关键因素是培育胎儿的胎盘,胎盘的其形态结构及生理功能决定了胎儿的氧及营养供给。为了产生下一代,胎盘性的哺乳动物需要对胎盘、胎儿及母体血管生理产生特异性的反应。胎盘是一个独特的,介于母体、父体和胎儿器官间的介导体。胎盘是胚胎胎儿形成和发育之地,而且必须跨越父系和母系两个不同的基因之间[1]。加之,胎盘和发育中的胚胎胎儿存在于母体的子宫内,故其本身必须对免疫学的察觉加以隐蔽和抵制,由于只有50%的基因相关(另50%的基因是父系的),胎盘确实是一个异质体(foreign body)。

正如美国新泽西州医学院著名高原胎盘学家Stacy Zamudio所指出的,胎盘发育(placental development)始于前3个月(从胚胎发生起)而于子宫内生命的后3个月发育完成,也就是在母体妊娠中胎盘的发育伴随着胎儿的发育[2]。胎盘担负着胎儿的生命线,为其提供氧及生命营养物质(糖、氨基酸),同时对胚胎的消耗物加以处理。胎盘的结构在不同种系间有着明显差别。

依据Grossen 1927年的分类,通常根据分隔母体和胎儿间血液的细胞层数而将胎盘分为上皮绒毛膜性(chorial)和血性绒毛膜性(hemochorial)两大类[3]。大部分哺乳动物的上皮绒毛膜胎盘贴附着母体上皮最外层,在整个妊娠期保持着结构性完整。而血性绒毛膜则并不确切,其子宫内膜呈裂口而胎儿滋养层细胞从深部穿过母体子宫组织,这一类型只见于人类和巨型类人猿[4]。

奇怪的是,血性胎盘至少涉及两类哺乳动物,一是在啮齿类及荷兰猪,另外也见于灵长类。绵羊,已对其妊娠进行了大量研究,是属于上皮性绒毛膜胎盘,并与人类有所区别。除灵长类外,荷兰猪的大部胎盘结构认为是与人类胎盘很相似[5]。

哺乳动物妊娠期中的生理学反应也不相同。孕期母体对妊娠的生理反应都明显地大于其产后的任何时期。这些反应如与生育相关的激素水平、母体通气、血浆容量及心输出量都显著增高。母体生理系统的改变集中在子宫胎盘循环上,在妊娠期间,几乎所有增高的血流量,包括约占20%的心输出量,直接供给子宫,这些变化都是为了保证胎儿所需的氧和营养物质供给,以支持其发育生长。

而且,母体生理变化是先行的,换句话说,即母体的血流及子宫血管结构经历了妊娠相关的改变，使子宫动脉血流达到指数性的增高，以满足胎儿的最大需求。正如 White 和 Zhang 所指出的，精确的血管调控系统在这些变化中发挥启动作用[6]。值得注意的是，可以推断这一调控系统在血性绒毛膜性胎盘和上皮绒毛膜性胎盘中在一定范围内是不同的，正如血性绒毛膜性胎盘血管阻力的主要位点移位到低阻力胎盘床的外区，而上皮绒毛膜性则未建立胎盘的低血管阻力区[4]。

胎盘低氧（placental hypoxia）是发生胎儿宫内发育迟缓（intrauterine growth restriction，IUGR）和母体先兆子痫（preeclampsia）的原因。因此我们不仅要探讨胎盘在高原的变化，同时要探讨胎盘在低氧下，特别是先兆子痫和 IUGR 时出现的变化[7-11]。

胎盘的形态结构和功能在世界高原处于习服水平和低氧适应的不同人群中有着明显差别，可以分为两类人群，一类是移居高原的北美欧洲血统白人、移居高原的南美西班牙血统白人和移居青藏高原的汉族；另一类是南美安第斯的克丘亚印第安人及艾马拉印第安人和喜马拉雅地区的藏族。高原移居者的胎盘结构功能有着相似性，而藏族和安第斯人相比，胎盘丰富的绒毛膜和充沛的子宫动脉血流则更显示了母体－胎盘－胎儿系统（maternal-placental-fetal system）的完整性。

第 2 节　胎盘绒毛膜及弥散功能

胎盘绒毛膜（villous membrane）是母体和胎儿血管床间的屏障，由滋养层（trophoblast）、绒毛连接组织（villous connective tissue）及胎儿毛细血管内皮（fetal capillary endothelium）组成（图 77.1）。母体和胎儿间 O_2 的传送依赖于绒毛膜实质面积的大小。这一屏障的弥散能力可以通过计算绒毛表面积、胎儿毛细血管表面积及检测绒毛膜谐函数平均厚度来确定。血容量及血浆弥散距离在弥散能力上是微不足道的。

胎儿获取氧主要是通过胎盘绒毛膜的氧弥散。然而胎盘的气体交换比起肺来效应要低，例如在海平面，胎儿降主动脉的 PO_2 低于 25 mmHg，因此胎儿在高原则更处于低氧状态。这样高原新生儿往往是低体重的，而高原低体重儿的发病率及死亡率均较高[12,13]（见第 78 章）。

现在问题是在高原胎盘的弥散功能是否获得改善？ Metcalfe 在羊的低氧实验观察到，当将孕羊子宫毛细血管氧分压由平原的 63 mmHg 降至海拔 4 540 m 的 41.3 mmHg 时，胎羊脐带动脉血氧分压仍保持平原水平，认为这是通过调节胎盘屏障的氧弥散能力而获得的[14]。

在人类，尤其在高原世居的群体中又如何？ Reshetnikova 报道了在吉尔吉斯斯坦海拔 2 800 m 的 10 名正常女性的胎盘，发现胎盘的毛细血管容量增加，导致母体－胎儿屏障的融合厚度从平原对照的 6.9 μm 降低到高原的 4.8 μm。通过形态计量，绒毛膜对氧的弥散能力明显提高，约增高了 80%[15]。张等报道高原人体胎盘比起同一民族的平原人来，小血管扩张，内径增大，并且血管周围细胞较少[16]。Tissot van Patot 研究组观察到高原胎盘的小血管发生重构，在安第斯海拔 3 100 m 的胎儿比起在 1 600 m 的胎儿，其毛细血管的密度增加[17]。不过 Mayhew 发现居住在玻利维亚海拔 3 600 m 人体的胎盘与海拔 500 m 的相比，虽然在母体一侧弥散性质有某些改善，但并不延伸到胎儿一侧[18]。Mayhew 等的另一项研究，对比了以上两个海拔高度胎盘的形态学，结果海拔 3 600 m 的胎盘绒毛膜的容量、表面积和长度均低于海拔 500 m 的胎盘，主要由于狭窄的和很不规则的微血管。在毛细血管的表面积和长度上两个高度无差别。绒毛膜生成血管具有较大的表面积和较高的密度。高原世居印第安人胎盘的绒毛膜长度、毛细血管长度和跨域面积均大于短期移居高原者。认为高原妊娠并不伴有胎盘毛细血管增生[19]。藏族的胎盘结构特征将在以下讨论。

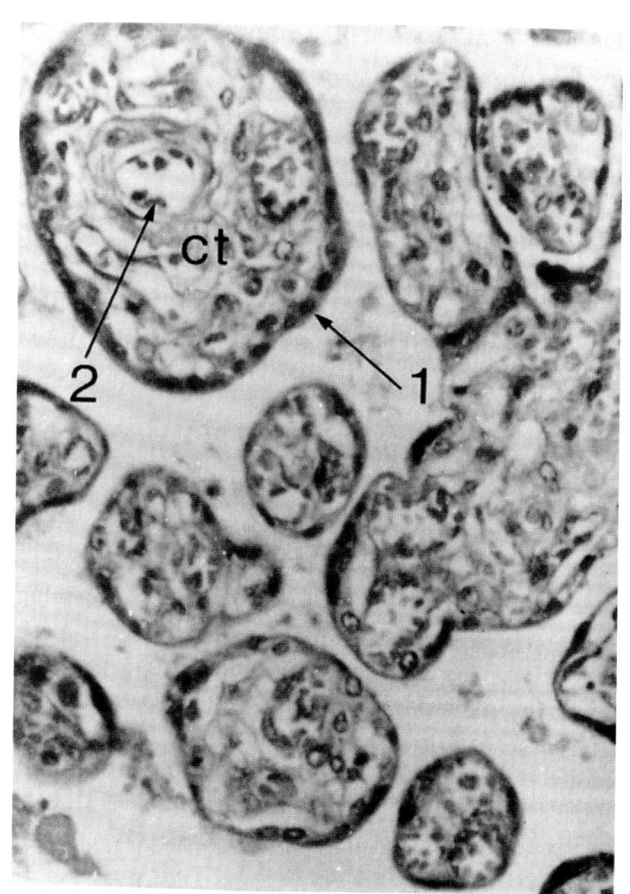

图 77.1　一例南美印第安人生活在玻利维亚平原 Santa Cruz（400 m）

胎盘的切面组织，箭头 1 所指为滋养层内母体和胎儿血管床间的屏障，ct 为绒毛连接组织，箭头 2 所指为胎儿毛细血管内皮。Masson 三色染色，×350。（引自 Heath, 1995）

第 3 节　氧与胎盘发育

一、氧与胎盘血管发育

对高原胎盘的观察发现其显著的特征是绒毛膜血管增生（villous vasculogenesis）（指新血管的生成）和血管扩延增生（angiogenesis）（指血管生成扩延到分支血管的增生），可以部分代偿血流的降低[17, 20, 21]。尽管目前尚缺乏对高原胎盘各个期血管增生的分子调控机制研究，但是关于胎盘发育中氧调控的过程，可以预测高原胎盘血管增生中分子和生物化学的相关关系。这与胎盘的结构有关联，首先，反映在正常胎盘血管发育的循环因素上；其次，从胎盘组织来判定正常和异常（胎盘低氧）的情况。

胎盘血管发育的进行过程从绒毛膜血管增生到分支血管增生，最终到非分支血管增生（大致各是 3 个月）。在低氧下，胎盘从母体血浆获取的和胎盘产物中的血管源性生长因子（angiogenic growth factor）发生明显变化[22-26]。胎盘血管发育是很复杂的，至少需要两个血管源性蛋白的协调活性，即血管内皮生长因子（vascular endothelial growth factor，VEGF）、胎盘生长因子（placental growth factor，PIGF）。Tie-2 受体标志物血管生长素 1（angiopoietin 1，Ang 1）、血管生长素 2（angiopoietin 2，Ang 2）也起着关键性的作用。这些因子在胎盘血管发育，内皮细胞稳定性、成熟和完整性上起重要作用[27]。它们对氧分压的变化产生不同的反应。VEGF 对血管增生和血管扩延增生起关键性调控，在低氧下明显上调[23,28-32]。相反，PIGF，其 50% 为 VEGF 同源染色体，在低氧下是下调的而在高氧下是上调的[9,33,34]。

在正常妊娠和病理性妊娠时这些生长因子伴同母体的循环共同支持着人类胎儿胎盘血管发育，这是与绒毛膜内的氧合密切相关的[9]。于第 3 个 3 个月时，与 VEGF 相关的 PIGF 水平增高，这和绒毛膜空间内的高氧水平相一致。然而，值得注意的是，第 3 个 3 个月时，绒毛膜间 PO_2 比第 2 个 3 个月出现了实质性的降低。可能从第 2 个 3 个月到第 3 个 3 个月 PO_2 从高转向低刺激了第 3 期血管增生。Graham Burton 研究组指出，不论局部的绒毛膜毛细血管内皮的 PO_2 如何，在妊娠的第 3 个 3 个月时将最终协调稳定血管的发育[16]。在病理性妊娠时，VEGF 是增高的，而 PIGF 明显降低，由此循环可溶性 fLT-1。这是一种从胎盘中分泌的可溶性 VEGF 受体，认为在 VEGF 生理性含量的介导下，可以防护女性发生内皮细胞损伤和裂隙[27,35-38]。高原妊娠妇女血清 VEGF 含量明显增高，但对 VEGF 结合部分与游离 VEGF 的比例尚不清楚[39]。设想在胎盘低氧时（如先兆子痫）PIGF 较低含量的意义，是 PIGF 造成非分支血管增生，其在第 3 个 3 个月时是正常发生的，以形成终末绒毛膜（即在第 3 个 3 个月时这一毛细血管环为气体交换的原发位点）[34,40]。在高原观察到胎儿胎盘毛细血管的分支增加而螺旋状血管减少，提示可能与 VEGF 相关的 PIGF 表达过度有关[41]。由此在妊娠期这两个生长因子相对的循环含量迟后可能反映了对胎盘氧合的不同血管源性反应。这种推测目前已得到部分证实，高原母体 VEGF 的含量是增高的，与新生儿体重呈负相关，即在此时，与绒毛膜毛细血管的密度呈负相关[39]。

血管生长素（angiopoietins）对胎盘血管的发育有重要作用，通过 O_2 压力产生特异性调控。Ang2 的作用是补充 VEGF（VEGF-A）最有效的同形体，对经 VEGF-A 发出的快速生长的信号易感[27,42]。Ang2 通过对依附于 Tie-2 受体上的 Ang1 补充而抑制稳定性和成熟性[43]。Ang1 和 Ang2 经局部 PO_2 而调控，有如 VEGF 和 PIGF 对 PO_2 产生特异性的反应[44]。在低氧下通过一种转录依赖机制胎盘的 Ang2 mRNA 是增高的，而 Ang1 稳定性下降[44]。为了保持人体胎盘 PO_2 的增高，胎盘 mRNA 及 Ang2 表达降低，在妊娠期呈一种线性式样[42]。这种降低是显著的：在第 1 个 3 个月时 Ang2 相对于

Ang1 超过了 400 倍，而同时期 Ang1 降低仅有 20 多倍。

二、氧与胎盘胎儿发育

胎盘发育要经过 3 个 3 个月，每一期胎盘 PO$_2$ 都起着关键的调控作用[33]。胎盘的早期发育是在低氧状态下，尤其最早期发育[45-47]。基础性研究目前高度集中于哪个滋养层（从滋养叶获取营养）独一无二的胎盘细胞对氧压的变化产生感受和反应。在胎盘的发育过程中，滋养层至少可以分出 3 种细胞类型。绒毛膜滋养叶内层（胞层）细胞（cytotrophoblast），是一种未分化的、其他 2 种基础性的滋养叶细胞的单核祖辈型细胞。绒毛膜滋养叶内层细胞在胚胎绒毛膜是很丰富的，特别是在妊娠的早期阶段。这些细胞融合并分化形成上皮样多核的绒毛膜滋养叶外层（融合层）细胞（syncytiotrophoblast）。绒毛膜滋养叶外层细胞组成介于母体和胎儿之间的原发性屏障层。该过程发生在绒毛膜发育和与母体血液供给间的表面积增大时。绒毛膜滋养叶融合层位于胎儿生长和发育时便于底物及代谢物（包括氧、糖和氨基酸）选择性交换之处。

第二种细胞类型是绒毛膜滋养叶内层所衍生出侵入到绒毛膜内的滋养叶细胞。这些细胞坐落在胎盘蜕膜外界面、绒毛膜侵入正面上，经绒毛膜表面断裂并侵入子宫内膜的基质和螺旋动脉。这种侵入性滋养叶细胞的重要性尚不能充分强调，正如它既是胎盘的依靠物，又通过对母体螺旋动脉的入侵和重构，来保证对胎儿的足够血流供应。

对胎盘组织 PO$_2$ 在调控滋养叶细胞分化和侵入上所起的作用进行了广泛研究。许多研究在体内检测了胎盘内及其周围组织的 PO$_2$。至少在妊娠的前 10 w 胎盘 PO$_2$<20 mmHg（相当于 1% O$_2$），在妊娠的第 10 ~ 12 w 胎盘组织和绒毛膜间的 PO$_2$ 开始升高，然后到妊娠的第 14 ~ 16 w 增高至约 60 mmHg（相当于 8% O$_2$）[48,49]。胎盘中 PO$_2$ 的升高是与检测到的绒毛膜间血流量的增高相一致的。对于初期胎盘的低 PO$_2$ 是否由于闭塞滋养层的开放而抑制或限制了血流从母体微血管进入到妊娠早期正在发育的绒毛膜空间仍有争议[45,49]。是否这些被塞住的"塞子"实际上就是未分化增殖的滋养叶细胞，是否抑制动脉或滋养叶侵入物质由于移入血管而使滋养层逐步变薄及向上趋向于子宫肌层也尚不明确。绒毛膜间的 PO$_2$ 从妊娠的第 16 w 约 60 mmHg 降至第 3 个 3 个月的约 40 mmHg，可能是由于发育中的胎盘和胎儿对氧的摄取增高[50]。因此胎盘的 PO$_2$ 无疑是经常变化的，在妊娠早期非常低，随后在妊娠的第 2 个 3 个月相对地增高，再其后在妊娠后期又有中度的降低。值得注意的是，即使绒毛膜间 PO$_2$ 检测的最高值为 60 ~ 80 mmHg，折算为 8% ~ 11% O$_2$，也明显低于常氧值的 20% ~ 21%。总体来说，胎儿是在低氧环境下发育的，这决定了胎儿的许多生理解剖学特性，如肺小动脉的肌层增厚、红细胞的增多和心肌及肝脏的代谢特性等。

第 4 节　胎盘发育与功能

高原胎盘的功能和结构的相关性意义重要，一般认为由氧所介导的胎盘内发育是关键，贯穿整个妊娠期，如果胎盘发育障碍则对母体和胎儿都会形造成负面影响[51]。从动物实验看，目前一些结果与人类胎盘发育的结果又常有基本的不同，例如高原低氧下绵羊和荷兰猪的模式显示其胎盘对低氧应激的适应比人类更好。

　　多数研究观察到高原胎盘的重量增加但并不显著，而由于新生儿体重降低，胎盘/新生儿重量比值（placental/birth weight ratio）明显增高[51,52]。高原适应良好的标志是可以使胎儿获得充分的氧合。Clegg（1978）较早观察到高原孕妇的胎盘绒毛血管增生化，这样就提高了弥散表面积[53]。Mayhew（1986）报道高原胎盘绒毛表面积较小而有薄的弥散屏障，由此提高了膜性弥散能力[52]。在高原发生胎盘梗死是较常见的，特别在具有印第安人和欧洲人混血基因的女性中[20]，在移居青藏高原的汉族中也不少见（图 77.2）。

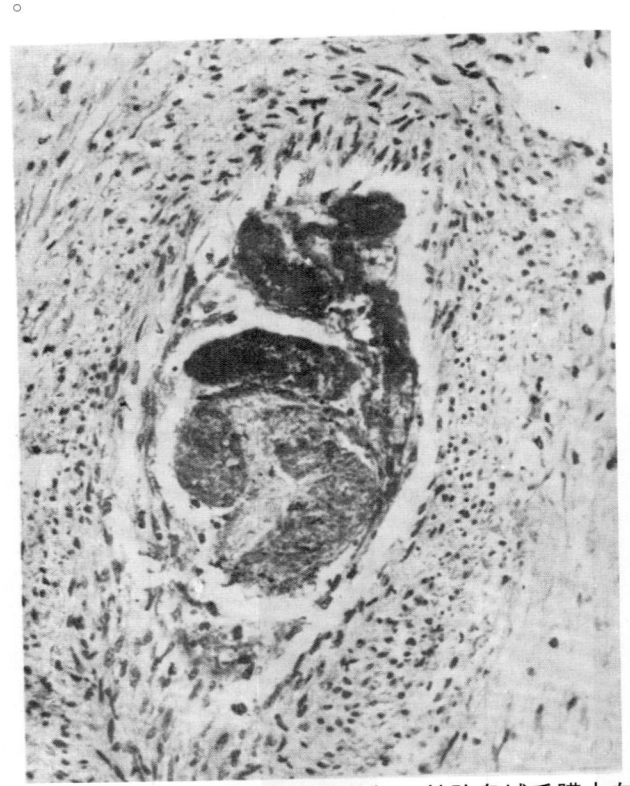

图 77.2　在海拔 3 600 m 的一例汉族 28 岁孕妇，其胎盘绒毛膜小血管内血栓形成
HE×180。（引自钟天乐等，1983）

　　Moore 团队中的 Zamudio 研究组对此做了较深入的研究。正常妊娠时子宫动脉血流增强，保证胎盘获得更多血流、氧及营养物质[54]。但高原胎盘在低氧下对营养物质的运输降低，并且发现 EPO 和其他生长因子的表达增强而导致胎盘血管化形成。而胎盘葡萄糖和其他营养物质的输送降低可能是宫内发育迟缓（IUGR）的形成原因[55]。

一、胎盘发育与习服—适应

　　已经有人对不同海拔高度人体胎盘做了研究[56,57]，对比了平原（500 m）及高原（3 600 m）、高原世居者与新来高原者。新进入高原者的胎盘绒毛膜容量、表面积、长度，以及毛细血管容量均降低，原发性形成狭窄和不规则的微血管。在高原和平原间毛细血管的表面积及长度并无差别。在高原妊娠并不伴有胎盘血管性增生。虽然在高原居住了一段时期，但这些高原居民胎盘发育开始时滋养叶侵入子宫胎盘螺旋动脉，导致子宫胎盘血流减少，至少对于移居到高原不超过 3 代的北美平原人研究结果是这样的[2]。这与经过数千年高原生活具有进化历史的群体不同，从藏族的子宫胎盘动脉供血维持正常或增高可以证实。高原世居人绒毛长度、毛细血管长度及横断面面积均大于新入高原者，这可能是一个胎盘适应的表现[58]。

二、胎盘发育与胎儿体重

胎儿在高原客观上受到双重的低氧作用，即母体的动脉血氧分压降低和子宫胎盘动脉血流减少[54]。南美秘鲁的一项研究将利马 118 个妊娠分娩的新生儿体重、胎盘重和 Rio Pallanga（4 600 m）的 84 个分娩的新生儿体重、胎盘重量比较。观察到高原胎盘比海平面要重 12%，胎盘重量在新生儿性别间无明显差异，但初产的胎盘比海平面重 23%，而多产的胎盘只比海平面重 9%。新生儿的体重则高原比海平面低 16%，而且在女性新生儿和多产的新生儿中体重较低尤为明显。以胎盘重 / 新生儿重作为胎盘系数（placental coefficient），在海平面为 0.144，而高原为 0.192。值得注意的是，胎盘绒毛叶数（cotyledons）高原几乎只有海平面的 50%[59]（图 77.3）。

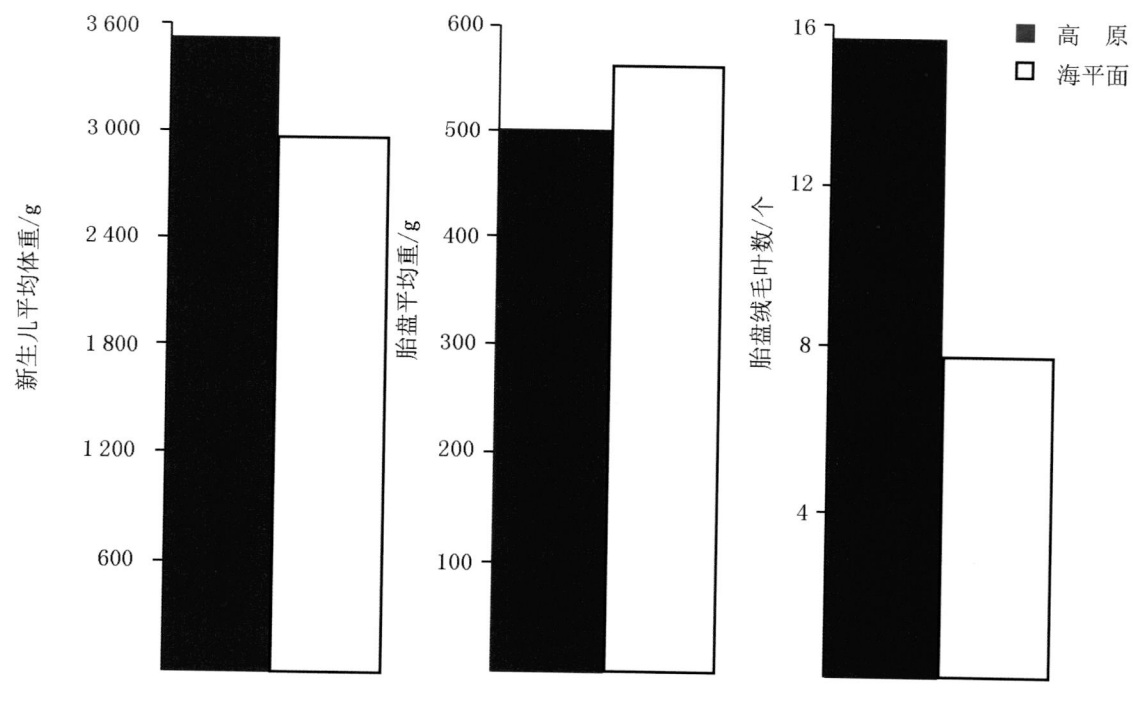

图 77.3　新生儿重和胎盘重的比较

秘鲁利马（150 m）的 118 个分娩平均新生儿重、胎盘重与 Rio Pallanga（4 600 m）的 84 个分娩新生儿重、胎盘重的比较。蓝色条柱为高原，白色条柱为海平面，可见与海平面比，高原新生儿体重较低而胎盘重较高，但高原胎盘绒毛叶数不足海平面的 50%。（引自 Krüger and Arias-Stella，1970）

　　然而并非所有的高原出生的婴幼儿都是低体重的，即使当体重的总体分布是向左倾斜时，多数婴幼儿体重是在孕期正常范围以内的。胎盘就成为最重要的关键因素，因为胎盘所产生的生长因子既促进子宫胎盘血管的生长，也是人体胎盘的生长激素，可作用于母体的代谢以提高或降低胎儿发育所必需的营养成分。在高原，胎盘可以影响到子宫动脉的血流和胎儿的发育，这已得到流行病学的支持。

三、胎盘发育与宫内发育迟缓

　　妇女居住在高原比居住在平原发生妊娠并发症的概率高 1 ~ 3 倍[60,61]。IUGR 和妊娠并发症（先兆子痫、胎盘断裂、胎盘传送中断等）在高原很常见，这些即使在海平面也是导致胎盘受损的因素[62]。正是这样，有必要验证胎盘功能的细致变化是如何导致胎儿发育迟缓的。（见第 76 章第 3 节）

　　在胎盘的发育上对低氧初期有两种不同反应。第一种，属于代偿性的反应，胎盘的血管生成增加在整个妊娠期中出现，可见于移居者和世居者。第二种是习服—适应不良的反应，胎儿生长水平下调，反映在母体胎儿循环生长因子的减少，以致胎盘营养传送能力的降低，使胎儿营养水平下降。后一种反应的典型例子是高原人群发生 IUGR。

　　有两种意见：一种认为高原胎儿发育迟缓的原因是低氧，也就是母体动脉 PO_2 降低和对胎儿的氧供应减少；另一种认为原因是社会经济的、种族的、营养的和其他的因素。经过数十年对人体和动物的研究观察，不论是社会经济条件方面也好，还是母体本身方面也好，都不能说明这些因素在高原胎儿发育迟缓上比低氧更重要。如何确定胎盘的这些功能变化和变化在不同群体中存在的差异，由此判断高原相关的 IUGR 在群体间性质上的不同仍需阐明。

第 5 节　高原胎盘发育的分子调控

　　学者们对高原低氧下胎盘发育的分子调控做了探索。在海平面已经观察到，妊娠期子宫胎盘血流量的减少会影响到 IUGR 和先兆子痫的发生[63,64]。在高原，胎盘发育受损和子宫 - 胎盘血流量减少更是发生 IUGR 和妊娠并发症的常见因素。一般在妊娠早期，正常胎盘的发育发生在氧含量相对较低的内环境中。而当妊娠早期即将结束时，绒毛间隙扩大，促进血液循环，胎盘 PO_2 增高。这种血供和氧分压的增高与滋养层细胞的入侵、胎盘的特殊上皮细胞进入母体子宫蜕膜和螺旋动脉的结构有关。

　　根据已建立的低氧胎盘模型，通过转换细胞黏附分子组成（cellular adhesion molecular repertoire）转变到绒毛外侵入的表型是很明显的，同时母体金属样蛋白酶（matrix metalloproteinases）表达正常伴有组织重构（tissue remodeling）[65-70]。

　　加之，特异附着分子依据该模型是体内或体外而有不同[71]。后来的工作证明起关键性作用的是低氧诱导转录因子（hypoxia-inducible transcription factors）。一系列精密的研究观察到低氧下滋养层入侵受抑制系通过低氧诱导因子（hypoxia-inducible factor-1α，HIF-1α）介导的对转化生长因子-β3（transforming growth factor-β3，TGF-β3）的上调。在体外 TGF-β3 的下调伴有对 HIF-1α 抗易感，在体内，孕期第 8 ~ 12 w 时 HIF-1α 降低。妊娠期激发了侵入表型的生物化学标志物，可能是由于提高了绒毛膜内的 PO$_2$[72,73]。

高海拔地区和海平面地区胎盘比较显示，HIF-1 过度表达[74]。不同氧浓度下滋养层细胞的培育显示，低氧（3% O$_2$）可抑制滋养层细胞分化，HIF-1α 蛋白水平和活性的增加与滋养层细胞分化受抑制相关。在小鼠模型中模拟低氧效应，滋养层细胞分化抑制时，对氧不易感，且具有活性的 HIF-1α 蛋白组成型表达[75]。与正常对照组相比，患先兆子痫的胎盘组织中 HIF-1α mRNA 和蛋白的表达水平异常增高，且 TGF-β3 过度表达。在缺乏 HIF-1α、HIF-2α 和 HIF 二聚体 β 亚基（ARNT）的小鼠中，出现胎盘形态发育、血管生成及细胞生存的异常，提示由 HIF 介导的氧浓度是滋养层细胞分化的关键性调节因子[76]。

因此目前认为胎盘滋养层分化入侵是 HIF-1α 和 HIF-2α 所介导的氧调节活动，部分通过滋养层细胞分化的抑制物 TGF-β 所介导[77]。当滋养层细胞入侵受损时，会造成胎盘浅着床，母体的螺旋动脉保留更多的肌壁，以保持收缩的敏感度，减少子宫血流量[17]。在高原低氧条件下，滋养层干细胞不能迅速过渡到侵入细胞外基质和显示侵入性表型[8]。

此外，在体内母体所获取的氧也是不同的[78]，但是，一般而言，氧减少是与高原相关的胎盘发育受损的一个因素。例如，Caniggia 等观察到 HIF-1α 的降解是由于先兆子痫的病损，但在高原正常妊娠时则不发生，尽管在高原胎盘的 HIF-1α 是明显增高的[58]。不过在 PO$_2$ 的什么阈值或氧阶差下受侵表型发生目前尚不清楚。氧阶差可能在血管内重构过程中是重要的（如果并非在最初的侵入过程中），这由一项研究加以证实，在高原母体的 PO$_2$ 低于正常时血管内受侵可以呈现[17]。

对胎盘分子水平的研究，将妊娠前 3 个月的胎盘侧叶做培养，并在 3% 及 20% 氧下检测全基因图谱，基因图谱生成应用高通量功能性基因组图（high-throughput functional genomics），结果在 3% O$_2$ 培养的胎盘、高原胎盘及妊娠伴先兆子痫胎盘三者中均有相似的高显示显著的基因表达。提示异常的胎盘全基因表达可能与高原先兆子痫的高发生率有关[79]。

第 6 节　总雌三醇含量

Sobrevilla 等在秘鲁的一项研究很有意义，他们对比了海平面（利马）及赛罗·德·帕斯科两组孕妇的脐带血、母体静脉血及羊水总雌三醇含量（estriol levels）。脐带血取自胎盘末端一侧，羊水系在妊娠 34 ~ 40 w 或快分娩时由羊膜穿刺取得，结果见表 77.1。高原新生儿体重明显低于海平面（$P<0.001$），高原胎盘重与新生儿体重比值明显增高（$P<0.001$）。母体血清白蛋白两组无差别，提示与母体营养无关。在高原妊娠末期雌激素排出减少，特别是雌三醇，但脐带血雌三醇含量高原低于海平面，似乎不像是芳香化作用或结合作用缺陷导致的。对胎儿雌三醇生物合成的重要性是众

所周知的，因此发现脐带血总雌三醇含量与新生儿体重间呈明显相关（$t=0.54$，$P<0.001$），并且脐带血雌三醇与母体周围血雌三醇间也呈显著相关。高原羊水雌三醇含量也较低，认为雌三醇前体产生减少或胎盘组织 16- 羟化作用降低是高原雌三醇排出减少的主要原因。这提示，高原低体重儿及新生儿死亡率增高或与高原导致妊娠的胎盘 – 脐带的生理变化有关[80]。

表 77.1　秘鲁高原与海平面母体雌三醇及新生儿体重等参数比较（$\bar{x} \pm S$）

项目	海平面		高原		P
	n	数值	n	数值	
新生儿体重 /g	17	3 482±136	17	2 990±139	<0.01
胎盘重 /g	14	515±34	17	522±18	>0.05
胎盘重 / 新生儿重比值	14	0.139±0.006	17	0.175±0.002	<0.001
母体血清白蛋白 /g·dL⁻¹	14	3.19±0.08	14	3.0±0.09	>0.05
脐带血雌三醇 /μg	16	161±11	17	127.5±14	<0.05
母体静脉血雌三醇 /μg	17	27.4±2.8	17	22.1±3.1	>0.05
羊水雌三醇 /μg	16	40.6±4.9	9	32.3±5.4	>0.05

第 7 节　藏族胎盘及形态计量

在目前的高原医学专著及高原胎盘的综述中几乎都没有提到高原藏族胎盘结构的形态计量学，而这是极具生理—生物学意义的。青海高原医学研究所钟天乐等的一项对藏族胎盘形态计量学（morphometry）的研究很有价值，本节做较系统的介绍[81]。研究系在玉树结古（3 750 m）地区对世居藏族及移居汉族的新生儿及胎盘进行对比，并与海平面（上海）的 30 例新生儿及胎盘对比。高原世居藏族孕妇 18 例，平均年龄（26.06±0.90）岁，身高（157±1.92）cm；海平面汉族 30 例，平均年龄（28.50±0.55）岁，身高（160±1.04）cm。两组数值相近，从而可排除新生儿及胎盘各数据受母体年龄及身体因素的影响。

新生儿体重于产出后立即测量。其胎盘于娩出后按 Krüger 的标准进行检测[59]，即先剪除胎膜及 2 cm 以上脐带，待自然流血停止，用纱布拭去所附血凝块后，测胎盘重量。用水取代法检测胎盘体积。胎盘系数为胎盘重量（g）与新生儿体重（g）的比值。

胎盘组织结构统一自胎盘母体面中央部取材制片，分别用 HE、PAS 及 Mallory 染色。胎盘观察项目包括合体细胞结节、郎格罕细胞、血管合体膜、绒毛血管数量、绒毛纤维素样坏死及滋养叶底膜厚度。凡具以上的终末绒毛，即为该项的阳性绒毛[82]。计算阳性绒毛的百分率并换算成反正弦函数（$\sin^{-1}\sqrt{p}$）后再进行 t 检验。病理结果如下：

一、巨体检测

新生儿体重：新生儿体重高原藏族较平原汉族绝对值高 46.56 g，但相接近（$P<0.05$），高原汉族较平原汉族低 9.6%（$P<0.05$），移居汉族较藏族低 10.87%（$P<0.05$），藏族较海平面对照组高 16%（$P<0.01$）。

胎盘重量：高原组较平原组高 16%，藏族重于海平面汉族（$P<0.05$），更重于移居汉族（$P<0.01$）。

胎盘体积：高原组绝对值较平原组略高，但无统计学意义。

胎盘系数：高原组 0.15，平原组 0.13，藏族的胎盘系数均明显大于海平面汉族及高原汉族（$P<0.01$）。由此藏族的胎盘在高原增大是一特征，胎儿与平原相近，胎盘系数较高，胎盘高原藏族重于海平面汉族（$P<0.05$）更重于移居汉族（$P<0.01$），而移居高原汉族的胎盘、新生儿均较轻，与藏族有明显差别（见表 77.2）。

表 77.2 青藏高原藏族与移居汉族新生儿及胎盘重量比（$\bar{x}\pm S_{\bar{x}}$）

组别	n	新生儿体重 /g	胎盘重 /g	胎盘系数	胎盘体积 /mL
海平面汉族	30	3 392.33±82.39	447.7±15.99	0.131 9±0.003 4	442.17±14.82
高原世居藏族	18	3 438.89±88.13	520.6±22.48	0.151 7±0.005 7	463.72±20.71
高原移居汉族	21	3 067.62±86.58	436.95±18.56	0.143 9±0.005 3	409.33±12.83
P（高原世居藏族 vs. 海平面汉族）		<0.05	<0.05	<0.01	<0.01
P（高原世居藏族 vs. 高原移居汉族）		<0.05	<0.01	<0.01	<0.01

二、组织计量

高原组 11 例，共观察绒毛 2 938 个。平原组 14 例，共观察绒毛 4 062 个。各项指标阳性率及其反正弦函数换算值（$\sin^{-1}\sqrt{p}$）见表 77.3 和表 77.4。两组显著性检测数据见表 77.5。

（1）合体结节：高原组阳性绒毛 28.2%，平原组 26.7%，无显著性差异（$P>0.05$）。

（2）郎格罕细胞：高原组阳性绒毛 10.7%，平原组 13.7%，差异无显著意义（$P>0.05$）。

（3）血管合体膜：高原组阳性绒毛 48.1%，平原组 30.4%，有非常显著意义（$P<0.01$）。

（4）血管增多：高原组阳性绒毛 1.6%，平原组 0.6%，有显著性差异（$P<0.05$）。

（5）绒毛膜纤维素样坏死：高原组阳性绒毛 9.1%，平原组 3.4%，有非常显著意义（$P<0.01$）。

（6）底膜增厚：高原组阳性绒毛 0.8%，平原组 1.1%，无显著性差异（$P>0.05$）。

表 77.3　高原组各指标的阳性绒毛（%）及反正弦函数（$\sin^{-1}\sqrt{P}$）换算数值表

编号	计算绒毛数	合体结节			郎格罕细胞			血管合体膜			血管增多			纤维素样坏死			底膜增厚		
		绒毛数	%	$\sin^{-1}\sqrt{p}$	绒毛数	%	$\sin^{-1}\sqrt{p}$	绒毛数	%	$\sin^{-1}\sqrt{p}$	绒毛数	%	$\sin^{-1}\sqrt{p}$	绒毛数	%	$\sin^{-1}\sqrt{p}$	绒毛数	%	$\sin^{-1}\sqrt{p}$
1	327	93	28.4	32.20	50	15.3	23.03	81	24.8	29.87	4	1.2	6.29	23	7.0	15.34	1	0.3	3.14
2	262	96	36.6	37.23	26	9.9	18.34	124	47.3	43.35	0	0	0	37	14.1	22.06	2	0.8	5.00
3	359	106	29.5	32.90	28	7.8	16.22	158	44.0	41.55	0	0	0	26	7.2	15.56	5	1.4	6.80
4	313	130	41.5	40.11	37	11.82	20.09	155	49.5	44.71	3	0.96	5.62	31	9.9	18.34	4	1.3	6.55
5	258	85	32.9	35.00	54	20.9	27.20	76	29.5	32.90	3	1.2	6.29	37	14.3	22.22	3	1.2	6.29
6	262	66	25.2	30.13	13	5.0	17.92	139	53.1	46.78	4	1.5	7.04	15	5.7	13.81	4	1.5	7.04
7	218	48	22.0	26.56	17	7.8	16.22	132	60.6	51.12	1	0.5	3.89	31	14.2	22.14	2	0.9	5.50
8	258	63	24.4	29.60	14	5.4	13.44	163	63.2	52.65	5	1.9	7.92	9	3.5	10.78	1	0.4	3.58
9	302	99	32.8	34.88	23	7.6	16.00	179	59.3	50.36	6	2.0	8.13	26	8.6	17.05	0	0	0
10	210	37	17.6	24.80	11	5.2	13.18	142	67.6	55.30	18	8.6	17.05	18	8.6	17.05	1	0.5	3.97
11	214	17	7.9	13.32	45	21.0	27.28	83	38.8	38.53	2	0.9	5.53	17	7.9	16.32	0	0	0
合计	2 983	840	28.2	—	318	10.7	—	1 432	48.1	—	46	1.6	—	270	9.1	—	23	0.8	—

表 77.4　平原组各指标的阳性绒毛（%）及反正弦函数（$\sin^{-1}\sqrt{P}$）换算数值表

编号	计算绒毛数	合体结节			郎格罕细胞			血管合体膜			血管增多			纤维素样坏死			底膜增厚		
		绒毛数	%	$\sin^{-1}\sqrt{p}$	绒毛数	%	$\sin^{-1}\sqrt{p}$	绒毛数	%	$\sin^{-1}\sqrt{p}$	绒毛数	%	$\sin^{-1}\sqrt{p}$	绒毛数	%	$\sin^{-1}\sqrt{p}$	绒毛数	%	$\sin^{-1}\sqrt{p}$
1	345	85	24.6	29.73	41	11.9	20.18	79	22.9	28.59	3	0.9	5.35	12	3.5	10.78	10	2.9	9.81
2	365	111	30.4	33.46	50	13.7	21.72	102	27.9	31.88	0	0	0	11	3.0	9.98	9	2.5	9.10
3	345	117	33.9	35.61	40	11.6	19.91	117	33.9	35.61	6	1.7	7.49	14	4.1	11.68	2	0.6	4.37
4	319	104	32.6	34.82	54	16.9	24.27	117	36.7	37.29	9	2.8	9.63	6	1.9	7.92	4	1.3	6.55
5	275	70	25.5	30.33	58	21.1	27.35	53	19.3	26.06	0	0	0	13	4.7	15.52	2	0.7	4.80
6	295	73	24.8	29.87	51	17.3	24.58	144	48.8	44.31	5	1.7	7.49	11	3.7	11.09	3	1.0	5.74
7	236	57	24.2	29.47	20	8.5	16.95	112	47.5	43.57	0	0	0	7	3.0	9.98	0	0	0
8	222	68	30.6	33.58	31	14.0	21.97	37	16.7	24.12	0	0	0	8	3.6	10.94	3	1.4	6.80

续表

编号	计算绒毛数	合体结节			郎格罕细胞			血管合体膜			血管增多			纤维素样坏死			底膜增厚		
		绒毛数	%	$\sin^{-1}\sqrt{P}$	绒毛数	%	$\sin^{-1}\sqrt{P}$	绒毛数	%	$\sin^{-1}\sqrt{P}$	绒毛数	%	$\sin^{-1}\sqrt{P}$	绒毛数	%	$\sin^{-1}\sqrt{P}$	绒毛数	%	$\sin^{-1}\sqrt{P}$
9	291	74	25.4	30.26	22	7.6	16.00	103	35.4	36.51	0	0	0	13	4.5	12.25	2	0.7	4.76
10	274	49	17.9	25.03	27	9.9	18.34	96	35.0	36.27	0	0	0	6	2.2	8.53	1	0.4	3.44
11	366	95	26.0	30.66	34	9.3	17.76	79	21.6	27.69	0	0	0	12	3.3	10.47	4	1.1	6.02
12	238	52	21.9	27.90	35	14.7	25.55	78	32.8	34.94	0	0	0	2	0.8	5.26	0	0	0
13	245	92	37.6	37.82	59	24.1	29.40	59	24.1	29.40	3	1.2	6.29	11	4.5	12.25	1	0.4	3.63
14	246	36	14.6	22.46	33	13.4	21.47	47	19.1	25.92	0	0	0	11	4.5	12.25	2	0.8	5.13
合计	4 062	1,083	26.7	—	555	13.7	—	1 223	30.4	—	26	0.6	—	137	3.4	—	43	1.1	—

表 77.5　高原组与平原组组织计量指标比较（$\sin^{-1}\sqrt{P}$）

指标项目	高原组 /m	平原组 /m	均数差（$S_{\bar{x}}$）	合并变异数（Sc^2）	t	P
合体结节	30.88	30.79	2.15	28.38	0.04	>0.05
郎格罕细胞	18.54	21.60	1.84	20.81	1.69	>0.05
血管合体膜	44.29	33.01	2.89	51.68	3.89	<0.01
血管增多	6.16	2.59	1.66	16.94	2.15	<0.05
纤维素样坏死	17.33	10.63	1.22	9.21	5.48	<0.01
底膜增厚	4.35	5.03	1.08	7.15	0.28	>0.05

三、组织计量学分析

1. 合体结节

合体结节系合胞体细胞的核在绒毛一极聚集呈簇状并突向绒毛间腔（图 77.4）。其形成机制有退变、衰老等不同学说[83]，但已被电镜观察所否定[84]。Tominaga 将离体绒毛置于低氧（6% O_2）条件进行观察，发现 6 h 后，合胞体核向一极聚集形成合体结节，数目明显增多。恢复常氧后，合体结节逐步减少并恢复原组织相，故认为合体结节增多是胎盘对低氧的组织反应[85]。Aladjem 等强调，合体结节增多是胎盘绒毛间腔血氧含量降低、胎儿遭受低氧损伤的一个指征。而高原藏族组的合体结节阳性绒毛在正常范围内（11% ～ 30%）[84]，与海平面组比较亦无显著差异。

2. 郎格罕细胞

电镜观察证实足月胎盘绒毛中仍有郎格罕细胞，PAS 染色片中也易于识别（图 77.5）。Fox 通过离体绒毛组织培养观察证实，郎格罕细胞在低氧条件下不但发生增生反应，而且不断分裂形成合体细胞，以修复由于低氧而损伤的合胞体层[86]。藏族组郎格罕细胞阳性绒毛与平原组比并无显著差别，且在正常数值范围内。

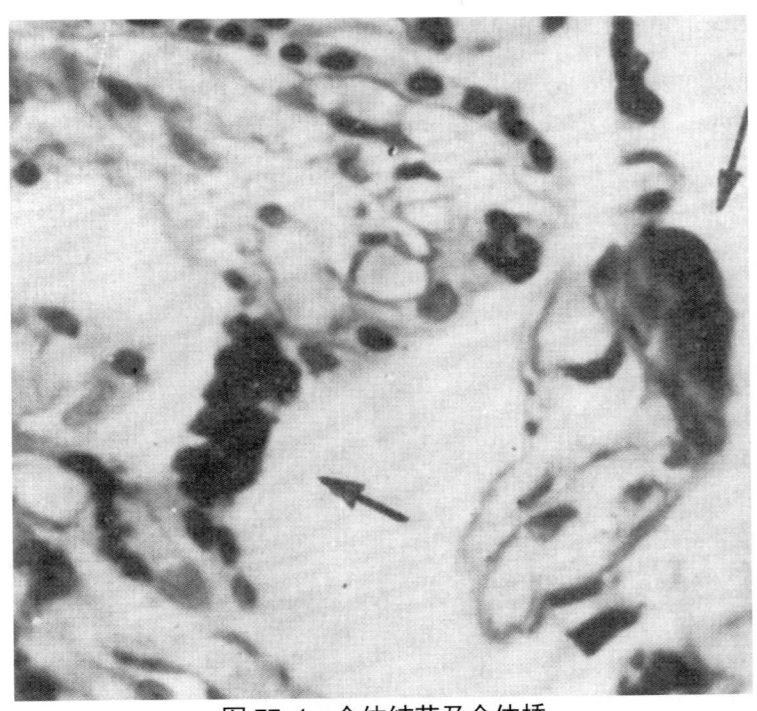

图 77.4　合体结节及合体桥

PAS × 640。（引自钟天乐等，1983）

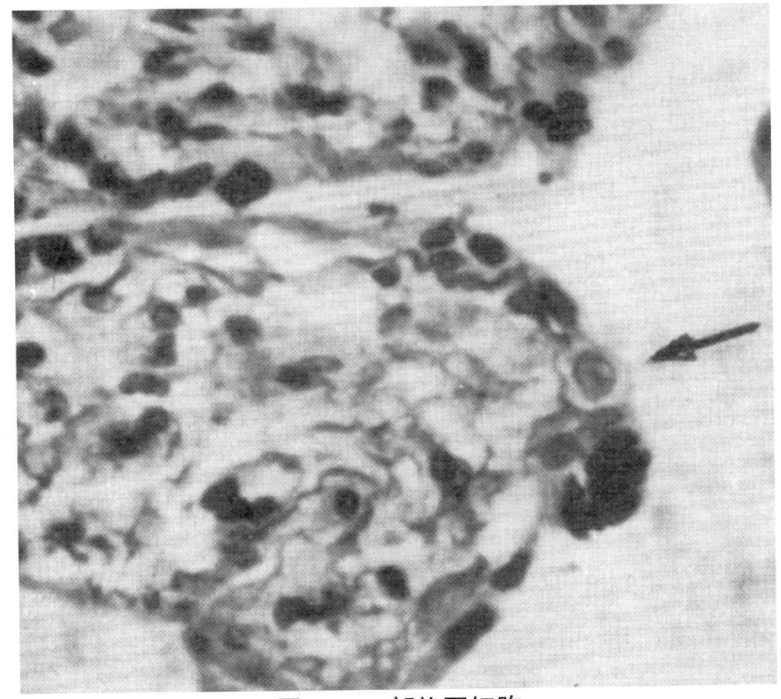

图 77.5　郎格罕细胞

PAS × 640。

3. 滋养叶底膜增厚

滋养叶底膜增厚在 PAS 染色中易于辨认（图 77.6）。1/3 的正常足月胎盘可有底膜增厚，但一般阳性绒毛不超过 3%，如超此限，则提示胎儿缺氧性疾患发生率明显增高[82]。Fox 的实验显示，在低氧条件下，绒毛在组织培养中可出现底膜增厚，其机制与郎格罕细胞增生有关，因底膜物质可由郎格罕细胞产生，故底膜增厚、绒毛增多伴有郎格罕细胞增生，可作为子宫胎盘缺氧的指征[86]。藏族组底膜增厚阳性绒毛为 0.8%，与平原组无显著差别。

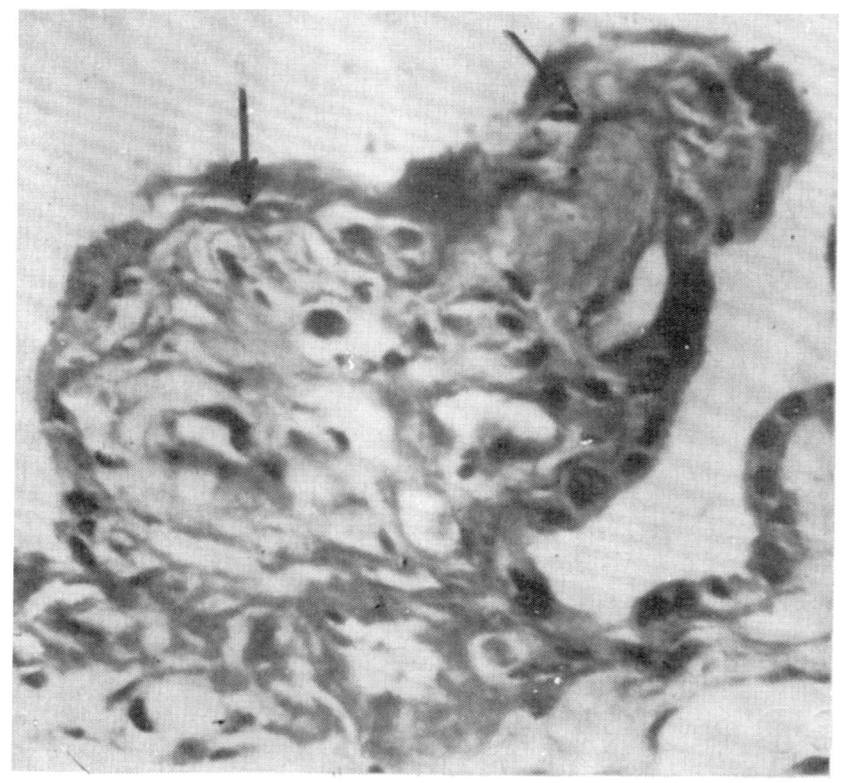

图 77.6　滋养叶底膜增厚

PAS×640。

4. 胎盘系数

Little 通过对 956 例胎盘系数的研究，将 0.18、0.10 作为正常足月胎盘系数的上下限，并强调如超越此限，常可出现围产期疾病。藏族高原组胎盘系数为 0.150 0 ± 0.005 7，在正常生理限内[87]。

四、母体胎盘—胎儿系统的形态学

1. 胎盘重量

藏族高原组胎盘重量较平原组明显增加（表 77.1）。这与南美安第斯的观察相近，这是有利于胎儿的血流灌注及氧合作用的组织结构表现[59]。

2. 血管合体膜

血管合体膜（vasculo-syncytial membranes，VSM）系终末绒毛合体层无核部分胞浆变薄并覆盖于窦样扩张的胎儿毛细血管上，并向绒毛间腔突出而成。在镜下此两层组织似互相融合（图77.7），但电镜观察证实并非真正融合。电镜扫描显示此膜呈半球形向绒毛表面突起，表面无微绒毛，且多沿血管走向分布，这一结构有利于胎盘屏障的气体弥散[82]。Fox 通过对 514 例胎盘 VSM 的观察发现，VSM 阳性绒毛低于 5% 者，其新生儿缺氧性疾病发生率为 28%，而阳性绒毛高于 30% 者，其发生率仅为 4%，从而认为 VSM 阳性率的高低与胎儿缺氧性疾患发生率呈负相关，且阳性率高者，低体重儿的发生率也低。藏族高原组 VSM 阳性绒毛为 48.4%，与平原组（30.8%）相比有显著差异，属于 VSM 绒毛增高胎盘[88]。

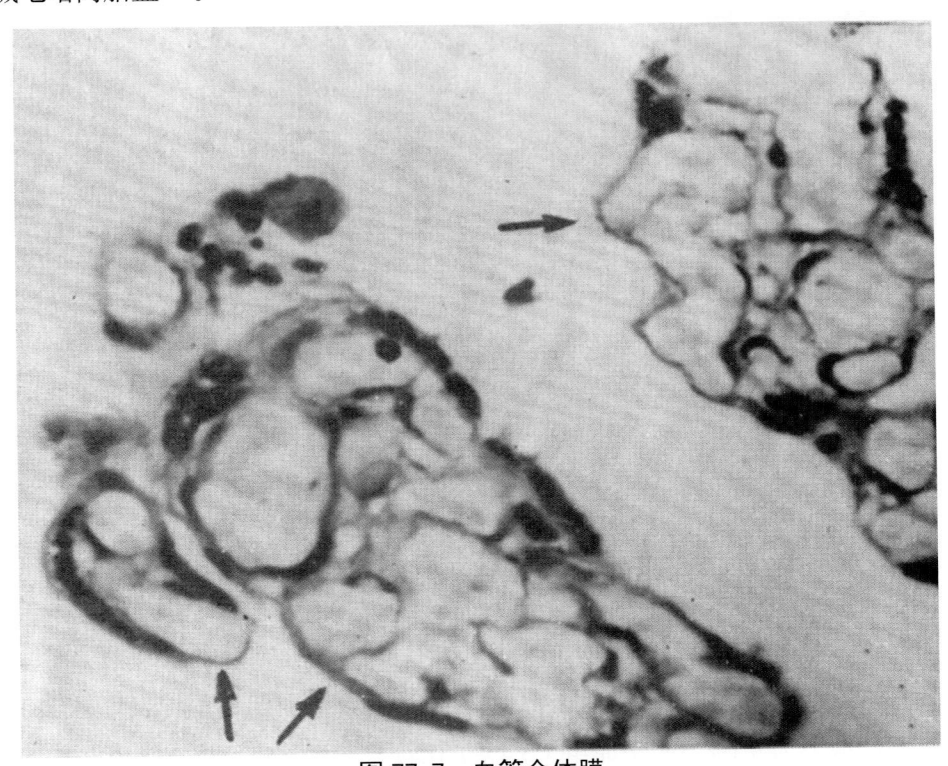

图 77.7　血管合体膜

PAS×640。

3. 血管增多

每个终末绒毛中血管腔超过 8 个为血管增多绒毛[82]（图 77.8）。藏族高原组血管增多，阳性绒毛数达 1.6%，较平原组的 0.64% 显著增高。其产生机制尚无定论，但绒毛血管增多有利于胎儿血灌流及氧的供应。

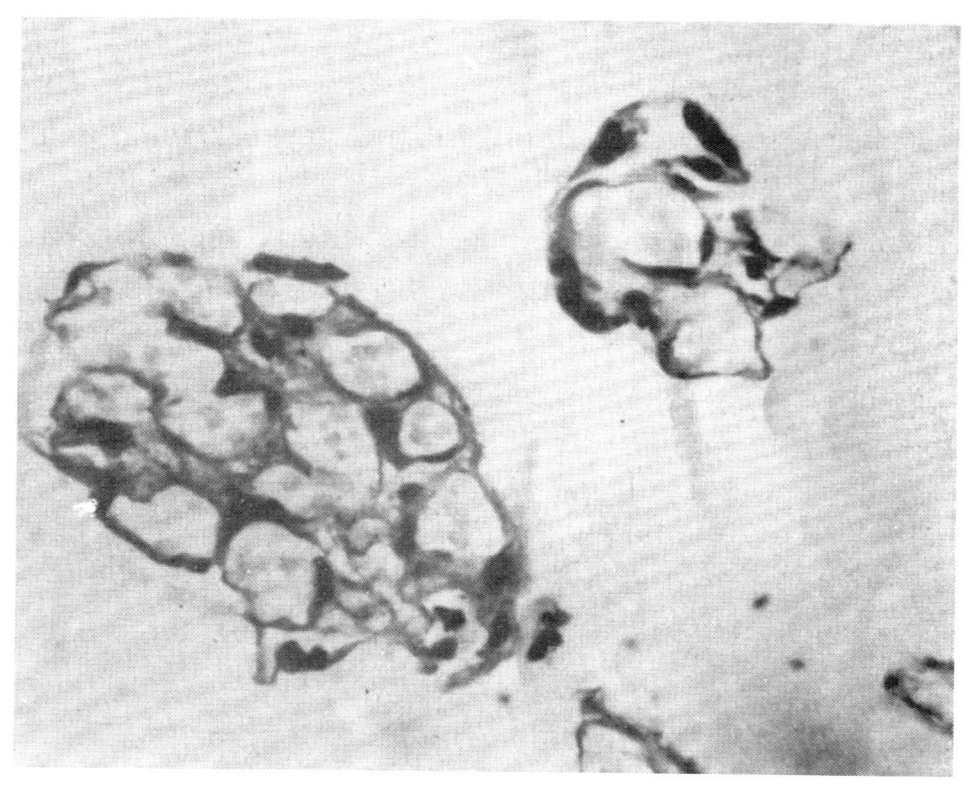

图 77.8　血管增多绒毛

PAS×640。

4. 绒毛纤维素样坏死

电镜观察证实此变化最先开始于郎格罕细胞浆内，其后在滋养叶底膜与合体细胞间形成均质性嗜酸小滴，PAS 染色呈强阳性反应。随着小滴的扩大与互相融合，病变范围进而扩大至部分绒毛或整个绒毛（图 77.9）。这一变化与绒毛周围纤维素沉着不同。Fox 观察了 220 例正常足月胎盘，认为完全性纤维素样坏死绒毛不超过 3%，且未发现纤维素样坏死与胎儿缺氧或发育迟缓有任何联系。在藏族高原组阳性绒毛为 9.1%，与平原组（3.4%）比较差异显著，且较正常值明显增高，其适应意义有待进一步证实[89]。

病理学及病理计量学显示，汉族胎盘底膜（basement membrance）增厚，绒毛增多伴有郎格罕细胞增生，血管合体膜阳性绒毛减少，提示子宫胎盘缺氧；而藏族则胎盘增重，其中血管合体膜及血管增多的阳性绒毛数较平原胎盘明显增多，显示胎盘给予胎儿充足的营养及氧供，这可作为胎盘水平高原适应的标志[82]。

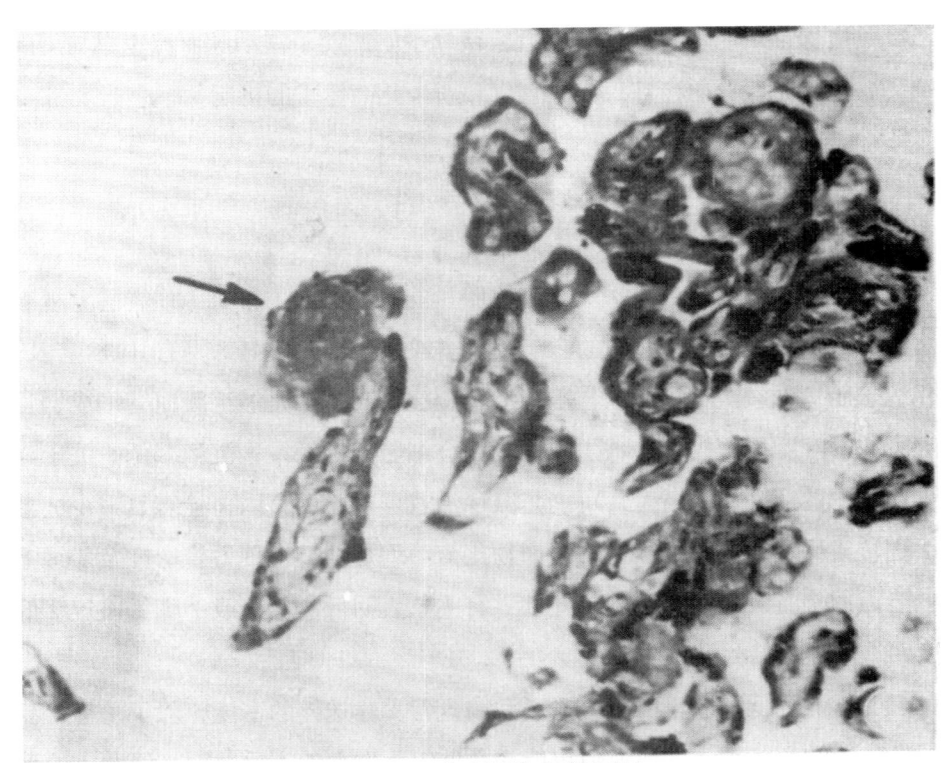

图 77.9　绒毛纤维素样坏死

PAS×256。

5.胎盘绒毛膜超微结构

青海医学院妇产科柏新华等观察了高原不同人群的胎盘绒毛膜超微结构。分为三组，第 1 组为西宁的 50 例移居汉族，第 2 组为果洛地区 37 例世居藏族，第 3 组为 50 例移居果洛的汉族女性。妊娠期 38 ~ 42 w。另以海平面（上海）的有关胎盘参数做比较。胎盘用电子显微镜光镜检测，结果发现高原胎盘有以下特征性变化：①合体结节增多；②血管合体膜数量增加；③毛细血管数量增多；④有的出现绒毛纤维素样坏死。在果洛地区藏族与汉族相比，前三项差别特别明显，但藏族很少发生绒毛纤维素样坏死。同时观察到，融合细胞滋养层细胞在藏族，于妊娠 39 w 时微绒毛表面积扩大，而妊娠 40 w 时则无明显增大，到 42 w 微绒毛变短，粗表面内质网出现空泡。在果洛汉族，融合细胞滋养层细胞于第 39 w 出现变化，与藏族组 40 w 相似，40 ~ 41 w 时与藏族 42 w 相似。关于绒毛质量的变化，在藏族组于 39 w 时基底膜出现一致性增厚，血管融合细胞呈斜菱形，至 40 w 时各基底膜呈不同程度肥厚，至 42 w 时变窄和纤维增生。在汉族组其 39 w 类似藏族 40 w，40 w 类似藏族 42 w。中度海拔西宁组与高海拔藏族组变化相似。柏新华等认为胎盘微绒毛的改变与高原低氧有关，海拔增高则表现明显化，这也是导致胎盘功能降低和产生低体重儿的原因。而藏族融合细胞滋养层细胞有许多代偿增生变化以保证在高原低氧下为胎儿提供更佳的氧供[90]。

与藏族胎盘形态学结构相一致的是对胎儿提供更佳氧供的功能特点，首先，藏族孕妇有高的通气水平及高的低氧通气反应，保证了高的血氧合能力；其次，藏族孕妇的髂总动脉及子宫动脉血流增高了 40 ~ 50 倍以保证对胎盘的供血；最后，藏族孕妇产前子宫动脉血流速率与周围血流分数明显高于汉族孕妇，这就是藏族胎盘获得充分氧供和新生儿高体重的机制 [91]。

结　语

由于涉及人类在高原的成功繁衍，关于高原胎盘的研究引起了科研工作者的重视。目前的研究针对氧分压对胎盘及绒毛膜血管的发育的影响，已比较了正常妊娠、妊娠具有 IUGR 者及先兆子痫者，认为所有变化源于胎盘低氧。高原胎盘与平原胎盘相比，其特征是绒毛膜血管形成增强、绒毛膜的膜变薄、绒毛膜滋养叶胞层（内层）增生及周围融合细胞层的纤维素沉积减低。关于降低周围融合细胞层的纤维素沉积的意义尚不清楚，可能是减少沿着屏障膜的宫内血栓塞、减少绒毛膜滋养叶融合层（外层）翻转或改变局部孕前酮与抗凝产物比值。增加绒毛毛细血管密度及使绒毛膜变薄可以提高氧的弥散能力，是有效的适应机制。此外，有迹象表明低氧及（或）降低血流降低了胎盘营养输送体的密度，造成高原新生儿体重降低。

我们如何说明低氧降低了胎盘的营养输送和胎盘营养输送体的密度，除了子宫胎盘功能学的研究外，胎盘形态计量学和病理学的研究似更能揭开低氧下发育的本质。而高原胎盘的形态计量学研究很有限，这对在不同病理状态下（例如先兆子痫和糖尿病）由于低氧而导致 IUGR 的发生机制研究会提供意想不到的内容 [7-10, 73]。低氧如何影响到胎儿胎盘的发育和低氧如何引起及加重了妊娠的病理状态已成为研究的热点。但必须注意到，人们普遍推测低氧使胎儿发育遭到损害，而对低氧不论是直接检测还是经生物化学标志物来判定其性质都是极少的。因此就远远不能解析低氧和原发性病损对病理性妊娠的作用。

在使母体血氧分压 PaO$_2$ 降低的情况（海拔 >2 500 m）下系统地检测胎盘的发育，可能会发现在胎盘低氧时发生病理性变化的有效亮点。但在高原妊娠和胎儿发育的人体内的模型尚未充分开展，并未与体外的和动物实验的结果相对照，以及和人的健康妊娠相关联起来。目前我们尚不清楚人工低氧应激（如通过钴或在低成分气体 O$_2$ 下持续的细胞培养）是否可以作为体内低氧应激从而可以减少病理性损害。在低氧下系统研究胎盘的发育及功能，研究它如何影响胎盘的发育，或者形成正常发育或者导致 IUGR。人体内模型的研究将可能从病理性质中区别对低氧的适应性反应抑或代偿性反应。高原相关的 IUGR 是具有重要实验性质的，它容许我们从适应过程调整胎儿发育，去发现子宫内发育迟缓的原因。

高原胎盘研究著名学者 Stacy Zamudio 在系统复习了三大洲（北美洲、南美洲和亚洲）不同海拔（2 500 ~ 4 300 m）的 6 个不同种族（欧洲血统白人、南美艾马拉印第安人和克丘亚印第安人、欧洲 - 印第安混血人、吉尔吉斯斯坦人和沙特人）的 100 个妊娠胎盘功能和结构后坚定地认为 [2]，高原胎盘发育的变化主要是胎盘低氧所致，高原低氧是关键性因素，其他社会经济及营养条件等只起辅助作用。她还指出，高原不同群体间胎盘的差异性是由该群体在高原居住的历史所决定的，这就是一个"自然的实验"（natural experiment）所提供给我们的关于人类胎盘发育，以及胎盘在低氧下形成病理变化的亮点。可惜她的研究主要在于对比南美印第安人和欧洲血统白人身上。我们对藏族胎盘功能结构的研究、胎盘血流对胎儿的氧和营养供应上的优越性，和由此藏族孕妇与汉族移居妊娠妇女相比，较少发生 IUGR、妊娠高血压及先兆子痫，藏族新生儿的体重高而死亡率低，正印证了这一观点——生命最早期的适应优势就是遗传进化的一面镜子。

参 考 文 献

[1] MOORE LG. The quest for riches, or how mining silver in Bolivia has enriched our knowledge of the mechanisms underlying reproductive success[J]. High Alt Med Biol, 2003, 4（2）: 105-109.

[2] ZAMUDIO S. The placenta at high altitude[J]. High Alt Med Biol, 2003, 4（2）: 171-192.

[3] MORRISS FHJ, BOYD RD, MAHENCRAN D. The Physiology of Reproduction[M]. New York: Raven Press, 1994: 813-861.

[4] ROCKWELL LC, VARGAS E, MOORE LG. Maternal physiological adaptation to pregnancy[J]. Am J Hum Biol, 2003, 15: 330-341.

[5] PIJNENBORG R, ROBERTSON WB, BROSENS J, et al. Trophoblast invasion and the establishment of hemochorial placentation in man and laboratory animals[J]. Placenta, 1981, 2: 71-92.

[6] WHITE MM, ZHANG L. Effect of chronic hypoxia on maternal vasodilation and vascular reactivity in guinea pig and ovine pregnancy[J]. High Alt Med Biol, 2003, 4（2）: 157-170.

[7] GEORGIEFF MK, LANDON MB, MILLS MM, et al. Abnormal iron distribution in infants of diabetic mothers: Spectrum and maternal antecedents[J]. J Pediatr, 1990, 117: 455-461.

[8] GENBACEV O, JOSLIN R, DAMSKY CH, et al. Hypoxia alters early gestation human cytotrophoblast differentiation/invasion in vitro and models the placental defects that occur in preeclampsia[J]. J Clin Invest, 1996, 97: 540-550.

[9] KINGDOM JCP, KAUFGMANN P. Oxygen and placental villous development[J]. Placenta, 1997, 18: 613-621.

[10] JAZAYERI A, O'BRIEN WF, TSIBRIS JC, et al. Are maternal diabetes and preeclampsia independent simulators of fetal erythropoietin production[J]. Am J Perinatal, 1998, 15: 577-580.

[11] CANIGGIA I, WU YY, ZAMUDIO S. Overex-pression of HIF-1 alpha in placentas from high altitude pregnancies[J]. Placenta, 2002, 23: 49.

[12] LICHTY JA, TING RY, BRUNS PD, et al. Studies of babies born at high altitude[J]. Am Med Assoc J Dis Child, 1957, 93: 666-667.

[13] MOORE LG, NIERMEYER S, ZAMUDIO S. Human adaptation to high altitude: regional and life cycle perspectives[J]. Am J Phys Anthropol Ybk, 1998, 41: 25-64.

[14] METCALFE J, MESCHIA G, HELLEGERS A, et al. Observation s on the placental exchange of the respiratory gases in pregnant ewes at high altitude[J]. Quart J Exper Physiol, 1962, 47: 74-85.

[15] RESHETNIKOVA OS, BURTON GJ, MIOLOVANOV AP. Effect of hypobaric hypoxia on the fetoplacental unit: the morphometric diffusing capacity of the villous membrane at high altitude[J]. Am J Obstet Gynecol, 1994, 171: 1560-1565.

[16] ZHANG EG, BURTON GJ, SMITH SK, et al. Placental vessel adaptation during gestation and to high altitude: changes in diameter and perivascular cell coverage[J]. Placenta, 2002, 23: 751-762.

[17] TISSORT VAN PATOT MC, GRILLI A, CHAPMAN P, et al. Remodeling of uteroplacental arteries is decreased in high altitude placentas[J]. Placenta, 2003, 24: 326-335.

[18] MAYHEW TM. Scaling placental oxygen diffusion to birth weight: studies on placentae from low-and high-altitude pregnancies[J]. J Anat, 1991, 175: 187-194.

[19] MAYHEW TM. Changes in fetal capillaries during pre placental hypoxia: growth, shape remodeling and villous capillarization in placentae from high altitude pregnancies[J]. Placenta, 2003, 24: 191-198.

[20] BURTON GJ, RESHETNIKOVA OS, MILOVANOV AP, et al. Stereological evaluation of vascular adaptation in human placental villi to differing forms of hypoxic stress[J]. Placenta, 1996, 17: 49-55.

[21] KHALID ME, ALI MF, ALI KZ. Full term birth weight and placental morphology at high and low altitude[J]. Int J Gynaecol Obstet, 1997, 57: 259-265.

[22] GABBE SG, VILLEE CA. The effect of hypoxia on progesterone synthesis by placental villi in organ culture[J]. Am J Obstet Gynecol, 1971, 111: 31-37.

[23] CHARNOCK-JONES DS, SHARKEY AM, BOBCOCK CA, et al. Vascular endothelial growth factor receptor localization and activation in human trophoblast and choriocarcinoma cells[J]. Biol Reprod, 1994, 51: 524-530.

[24] ZAMUDIAO S, LESLIE KK, WHITE M, et al. Low serum estradiol and high serum progesterone concentrations characterize hypertensive pregnancies at high altitude[J]. J Soc Gynecol Invest, 1994, 1: 197-205.

[25] COOPER JC, SHARKEY AM, CHARNOCK-JONES DS, et al. VEGF mRNA levels in placentae from pregnancies complicated by pre-eclampsia[J]. Brit J Obstet Gynaecol, 1996, 103: 1191-1196.

[26] ZAMODIAO S, BROAD E, NICCOLI S, et al. IGF-1 and IGFBP-1 in low and high altitude pregnancies[J]. J Soc Gynecol Invest, 2000, 7: 134A.

[27] CARMELIET P. Mechanisms of angiogenesis and arteriogenesis[J]. Nat Med, 2000, 6: 389-395.

[28] BECK LJ, D' AMORE PA. Vascular development: Cellular and molecular regulation[J]. FASEB J, 1997, 11: 365-373.

[29] EVANS P, WHEELER T, ANTHONY F, et al. Material serum vascular endothelial growth factor during early pregnancy[J]. Clin Sci, 1997, 92: 567-571.

[30] TAYLOR CM, STEVENS H, ANTHONY FW, et al. Influence of hypoxia on vascular endothelial growth factor and chorionic gonadotrophin production in the trophoblast-derived cell lines: JEG, Jar and BeWo[J]. Placenta, 1997, 18: 451-458.

[31] KHALIQ A, DUNK C, JIANG J, et al. Hypoxia down-regulates placenta growth factor, whereas fetal growth restriction up-regulates placenta growth factor expression: Molecular evidence for placental hyperoxia: in intrauterine growth restriction[J]. Lab Invest, 1999, 79: 151-170.

[32] THOMSEN BM, CLAUSEN HV, LARSEN LG, et al. Patterns in expression of insulin-like growth

factor II and of proliferative activity in the normal human first and third trimester placenta demonstrated by non-isotopic in situ hybridization and immunhistochemical staining for Mib-1[J]. Placenta, 1997, 18: 145-154.

[33] KINGDOM JCP, KAUFMANN P. Oxygen and placental villous development[J]. Placenta, 1997, 18: 613-621.

[34] AHMED A, PERKINS J. Angiogenesis and intrauterine growth retardation, Billieres clin[J]. Obstet Gynecol, 2001, 14: 981-998.

[35] BAKER PN, KRASNOW J, ROBERTS JM, et al. Elevated serum levels of vascular endothelial growth factor in patients with preeclampsia[J]. Obstet Gtnecol, 1995, 86: 815-821.

[36] SHARKEY AM, COOPER JC, BALMFORTH JR, et al. Material plasma levels of vascular endothelial growth factor in normotensive pregnancies and in pregnancies complicated by preeclampsia[J]. Euro J Clin Invest, 1996, 26: 1182-1185.

[37] KUPFERMINC MJ, DANIED Y, ENGLENDER T, et al. Vascular endothelial growth factor is increased in patients with preeclampsia[J]. Am J Reprod Immunol, 1997, 38: 302-306.

[38] TIDWELL SC, HO HN, CHIU WH, et al. Low material serum levels of placenta growth factor as an antecedent of clinical preeclampsia[J]. Am J Obstet Gynecol, 2001, 184: 1267-1272.

[39] ZAMODIAO C, WHEELER T, ANTHONY FW, et al. Vascular endothelial growth factor (VEGF), vascular resistance and villous angiogenesis at high altitude (3 100 m) [J]. J Soc Gynecol Invest, 2002, 9: 141.

[40] KINGDOM JCP, KAUFMANN P. Oxygen and placental vascular development[M]//ROACH RC, HACKETT PH, WAGNER PD. Hypoxia: Into the Next Millennium. New York: Kluwer Academic/ Plenum Publishers, 2000: 259-276.

[41] ALI KZM, BURTON GJ, MORAD N, et al. Does hypercappilarization influence the branching pattern of terminal villi in the human placenta at high altitude?[J]. Placenta, 1996, 17: 677-682.

[42] GEVA E, GINZINGER DG, ZALOUDEK CJ, et al. Human placental vascular development: vasculogenic and angiogenic (braching and non-branching) transformation is regulated by vascular endothelial growth factor-A, angiopoietin-1, and angiopoietin-2[J]. J Clin Endocri Metab, 2002, 87: 4213-4224.

[43] MANDRIOTA SJ, PYKE C, DISANZA C, et al. Hypoxia-inducible angiopoietin-2 expression is mimicked by iodonium compounds and occurs in the rat brain and skin in response to systemic hypoxia and tissue ischemia[J]. Am J Pathol, 2000, 156: 2077-2089.

[44] ZHANG EG, SMITH SK, BAKER PN, et al. The regulation and localization of angiopoietin-1, angiopoietin-2, and their receptor Tie 2 in normal and pathologic human placentae[J]. Mol Med, 2001, 7: 624-635.

[45] JAUNIAUX E, JURKOVIC D, CAMPBELL S, et al. Doppler ultrasonographic features of the developing placental circulation: correlation with anatomical findings[J]. Am J Obstet Gynecol, 1992, 166: 585-590.

[46] CROSS JC, WERB Z, FISHER SJ. Implantation and the placenta: key pieces of the development puzzle[J]. Science, 1994, 266: 1508-1518.

[47] JAUNIAUX E, ZAIDI J, JURKOVIC D, et al. Comparison of color Doppler features and pathological findings in complicated early pregnancy[J]. Reprod, 1994, 9: 2432-2437.

[48] RODESCH F, SIMON P, DONNER C, et al. Oxygen measurements in endometrial and trophoblastic tissues during early pregnancy[J]. Obstet Gynecol, 1992, 80: 283-287.

[49] JAUNIAUX E, WATSON AL, BURTON G. Evaluation of respiratory gases and acid-base gradients in fetal tissue and uteroplacental tissue between 7 to 16 weeks[J]. Am Obstet Gynecol, 2001, 184: 998-1003.

[50] SOOTHILL PW, NICOLAIDES KH, RODECK CH, et al. Effect of gestational age on fetal and intervillous blood gas and acid-base values in human pregnancy[J]. Fetal Ther, 1986, 1: 168-175.

[51] MAYHEW TM, JOY CE, HASS JD. Structure-function correlation in the human placenta: the morphometric diffusing capacity for oxygen at full term[J]. J Anat, 1985, 139: 691-696.

[52] MAYHEW T. Morphometric diffusing capacity for oxygen of the human term placenta at high altitude[M]//HEATH D. Aspects of Hypoxia. Liverpool: Liverpool University Press, 1986: 181-190.

[53] CLEGG EJ. Fertility and early growth[M]//BACKER PT. The Biology of High Altitude Peoples. Combridge: Combridge University Press, 1978: 65-115.

[54] ZAMUDIO S, PLAMER SK, DROMA TS, et al. Effect of altitude on uterine artery blood flow during normal pregnancy[J]. J Appl Physiol, 1995, 79: 7-14.

[55] ZAMUDIO S, BAYMANN MU, ILLSLEY NP. Effects of chronic hypoxia in vivo on the expression of human placental glucose transporters[J]. Placenta, 2006, 27: 49-55.

[56] HOFF CJ, ABELSON AE. Fertility[M]//BAKER PT, LITTLE MA. A Multidisciplinary Study of High-Altitude Quechua. Stroudsburg, PA: Dowden, Hutchinson & Ross, 1976: 128-146.

[57] JENSEN GM, MOORE LG. The effect of high altitude and other risk factors on birth weight: Independent or interactive effects[J]. Am J Public Health, 1997, 87: 1003-1007.

[58] JACKSON MR, MAYHEW TM, HASS JD. On the factors which contribute to thinning of the villous membrane in human placentae at high altitude. II. An increase in the degree of peripheralization of fetal capillaries[J]. Placenta, 1988, 9: 9-16.

[59] KRUGER H, ARIAS-STELLA J. The placenta and the newborn infant at high altitude[J]. Am J Obstet Gynecol, 1970, 106: 586-588.

[60] MAHFOUZ AAR, EL-AID MM, ALAKIJA W, et al. Altitude and socio-biological determinants of pregnancy-associated hypertension[J]. Int J Obstet Gynecol, 1994, 44: 135-138.

[61] PALMER SK, MOORE LG, YOUNG DA, et al. Altered blood pressure course during normal pregnancy and increased preeclampsia at high altitude (3 100 m) in Colorado[J]. Am J Obstet Gtnecol, 1999, 180: 1161-1168.

[62] ROBERTSON W, BROSENS J, DEWOLF F, et al. The placental bed biopsy: review from three

Ethiopian centers[J]. Am J Obstet Gynecol, 1986, 155: 401-412.

[63] LUNELL NO, LEWANDER R, MAMOUN I, et al. Uteroplacental blood flow in pregnancy induced hypertension[J]. Scan J lin Lab Invest Suppl, 1984, 169: 28-35.

[64] LUNELL NO, SARBY B, LEWANDER R, et al. Comparison of uteroplacental blood flow in normal and in intrauterine growth-retarded pregnancy. Measurements with Indium-113 m and a compute rlinked gamma camera[J]. Gynecol Obstet Invest, 1979, 10: 106-118.

[65] FISHER SJ, DAMSKY CH. Human cytotrophoblast invasion[J]. Semin Cell Biol, 1993, 4: 183-188.

[66] DAMSKY CH, LIBRACH C, LIM KH, et al. Integrin switching regulates normal trophoblast invasion[J]. Development, 1994, 120: 3657-3666.

[67] MCMASTER MT, BASS KE, FISHER SJ. Human trophoblast invasion. Autocrine control and paracrine modulation[J]. Ann NY Acad Sci, 1994, 734: 122-131.

[68] ZHOU Y, DAMSKY CH, FISHER SJ. Preeclampsia is associated with failure of human cytotrophoblasts to mimic a vascular adhesion phenotype. One cause of defective endovascular invasion in this syndrome[J]. J Clin Invest, 1997, 99: 2152-2164.

[69] ZHOU Y, FISHER SJ, JANATPOUR M, et al. Human cytotrophoblasts adopt a vascular phenotype as they differentiate. A strategy for successful endovascular invasion[J]. J Clin Invest, 1997, 99: 2139-2151.

[70] GRAHAM CH, FITZPATRICK TE, MCCRAE KR. Hypoxia stimulates urokinase receptor expression through a heme protein-dependent pathway[J]. Blood, 1998, 91: 3300-3307.

[71] LYALL F, BULMER JN, DUFFIE E, et al. Human trophoblast invasion and spiral artery transformation: the role of PECAM-1 in normal pregnancy, preeclampsia and fetal growth restriction[J]. Am J Pathol, 2001, 158: 1713-1721.

[72] CANIGGIA I, GRISARU-GRAVNOSKY S, KULISZEWSKY M, et al. Inhibition of TGF β 3 restores the invasive ability of extravillous trophoblast in preeclampsic pregnancies[J]. J Clin Invest, 1999, 103: 1643-1650.

[73] CANIGGIA I, MOSTACHFI H, WINTER J, et al. Hypoxia-inducible factor-1 mediates the biological effects of oxygen on human trophoblast differentiation through TGF β 3[J]. J Clin Invest, 2000, 105: 577-587.

[74] ZAMUDIO S, WU Y, LETTA F. Human placental hypoxia-inducible factor-1 α expression correlates with clinical outcomes in chronic hypoxia in vivo[J]. Am J Pathol, 2007, 170: 2171-2179.

[75] GULTICE AD, KULKARNI-DATAR K, BROWN TL. Hypoxia inducible factor 1 alpha (HIF1 α) mediates distinct steps of rat trophoblast differentiation in gradient oxygen[J]. Biol Reprod, 2009, 80: 184-193.

[76] COWDEN DAHL KD, FRYER BH, MACK FA. Hypoxia-inducible factors 1 alpha and 2 alpha regulate trophoblast differentiation[J]. Mol Cell Biol, 2005, 25: 10479-10491.

[77] CANIGGIA I, WINTER JL. Hypoxia inducible factor-1: oxygen regulation of trophoblast differentiation

in normal and pre-eclampsia pregnancies-a review[J]. Placenta，2002，23（Suppl A）：47-57.

[78] LYALL F，SIMPSON H，BULMER JN，et al. Transforming growth factor-beta expression in human placenta and placental bed in third trimester normal pregnancy, preeclampsia and fetal growth restriction[J]. Am J Payhol，2001，159：1827-1838.

[79] SOLEYMANLOU N，JURISICA I，NEVO O，et al. Molecular evidence of placental hypoxia in preeclampsia[J]. J Clin. Endocrinol Metab，2005，90：4299-4308.

[80] SOBREVILLA LA，ROMERO I，KRUGER F. Estriol levels of cord blood, maternal venous blood, and amniotic fluid at delivery at high altitude[J]. Am J Obstel Gynecol，1971，110（4）：596-597.

[81] 钟天乐，赵桂兰，刘伯宁. 高原胎盘的巨体检测和组织计量观测[J].中华妇产科杂志，1983，18（3）：146-149.

[82] HEATH D，WILLIAMS RD. Diffusing capacity of the placenta[M]//High Altitude Medicine and Pathology. Oxford：Oxford Medical Publications，1995：288-290.

[83] FOX H. Pathology of the Placenta[M]. London：Saunders，1978：13-16，149-170.

[84] ALADJEM S. Clinical Perinatology[M]. 2 ed. Srt Louis：Mosby，1980：284-286.

[85] TOMINAGA J，PAGE EW. Accommodation of the human placenta to hypoxia[J]. Am J Obstet Gynecol，1966，94：679-684.

[86] FOX H，KHARKONGOR NF. The effect of hypoxia on human trophoblast in organ culture[J]. J Pathol，1970，101：1058-1064.

[87] LITTLE WA. The significance of placenta/ fetal weight ratios[J]. Am J Obstet Gynecol，1960，79：134-139.

[88] FOX H. Basement membrane changes in the villi of the human placenta[J]. J Obstet Gynecol Br Comm，1968，75：302-308.

[89] FOX H. The incidence and significance of vasculo-syncytial membrances in the human placenta[J]. J Obset Gynecol Br Comm，1967，74：28.

[90] BAI XH，MA SX，HUANG ZH. Observation on ultra-microstructure of chorionic vill of the placenta at high altitude[J]. High Alt Med Biol，2004，5（2）：278-279.

[91] MOORE LG. Human genetic adaptation to high altitude[J]. High Alt Med Biol，2001，2：257-279.

第 78 章　高原新生儿

前　言

高原环境和社会因素构成了高原人群特殊的繁殖模式。从生育的本质而言，机体本身和环境因素的相互作用影响一代人成功孕育下一代的能力，这取决于习服—适应。从进化的角度来看，妊娠生育代表了一代又一代的重叠和基因的延续。在地球的稀薄大气里，千万年来居住着坚强的人类群体，他们就是喜马拉雅地区的藏族、安第斯山区的克丘亚人和艾马拉人，他们证实了一条生物学真理，在高原极端的低氧环境下，不仅能够成功生存而且能够蓬勃繁衍。这一生理的奥秘就在于孕育胎儿的胎盘结构的特殊性、母体对胎儿供氧的特殊性和胎儿本身对低氧代谢的特殊性。

新生儿体重是胎儿生长发育的生物学标志，在高原与妊娠章中已经述及，其涉及母体的整体低氧适应水平、母体动脉的氧合能力及母体子宫胎盘动脉对胎儿氧及营养物质的输送情况等生理机制。

高原出生低体重儿是高原新生儿中的焦点问题。按照孕期 37 ~ 42 w 时新生儿体重低于 2 500 g 为低体重儿这一世界公认的判定标准，在高原母体生育的新生儿体重的总体分布向左倾斜[1,2]。低体重新生儿高原的发生率与海平面相比，增高了 2 ~ 3 倍[3]。关于这种发育受限的表现是否在高原属于正常或是对低大气压的一种适应机制，目前存在争议，然而这一发育受限往往伴有高的发病率和高的死亡率，而且影响到生命周期的每一个环节，因此不能认为是有益的。低体重儿是高原新生儿和儿童高死亡率和高发病率的主要原因，目前大量生物计量学证实了平原和高原胎儿发育的差异。本章将重点探讨不同人群中高原低体重儿的发生因素和危险因素，为防治提供方向。

人类的发展使高原需要融入更多的群体，不同的平原人群进入高原后也必须繁育他们的后代，而在高原生殖模式发生了一系列的变化，在不同人群中，母体胎盘发育不良，胎儿宫内发育迟缓，低体重儿，新生儿、婴幼儿和儿童的死亡率在高海拔地区明显增长。在高原世居群体中也存在低氧易感个体，加上社会经济文化背景的影响，使他们同样面临胎儿和新生儿的缺氧考验。这是高原医学 – 生物学中最突出的问题，也是当前相对薄弱的一面和长期悬而未决的问题。胎儿和新生儿生长发育期的健康是高原人类生命质量的起点，这就是我们必须把高原生殖健康放在重中之重的理由。

第 1 节　北美和南美高原新生儿体重

一、北美的观察

早在 20 世纪 70 年代，McCullogh 等在美国科罗拉多州就观察到，随着海拔升高，新生儿体重逐渐降低，但高原低体重新生儿对婴幼儿整个生命期并无大影响，然而，在海拔 2 740 m 及 3 100 m 地区早产儿的死亡率则是海拔 1 140 m 及 2 130 m 地区的 2 倍 [4,5]。在科罗拉多州利德维尔对 44 名孕妇的观察发现，低体重儿很常见，而且与母体的低血氧饱和、低通气及低 Hb 含量密切相关，特别是吸烟的孕妇。与海平面比，高原新生儿的体重要低 546 g [6]。认为母体的氧合水平是影响新生儿体重的绝对因素。

母体血氧合水平又取决于通气水平，由此又决定新生儿体重。Moore 等较早（1982）就在科罗拉多州的利德维尔观察到高原出生的低体重儿与妊娠母亲的血氧水平有关，在两组 44 名孕妇中对比低体重儿母亲及高体重儿母亲在妊娠 36 w 时检测的血氧水平，结果 SaO_2 分别为（85.6 ± 0.6）%、（86.7 ± 0.3）%（$P<0.056$），观察到低体重儿母亲有较低的动脉血氧饱和、低的通气反应及低的 Hb 值 [6]。

因此，在高原，女性妊娠时通气适应特别重要。在利德维尔镇的研究证实妊娠母体的高通气可以保持较高水平的动脉血氧饱和 [6,7]。动物实验证实，在低氧条件下，妊娠母体通过颈动脉体神经元的兴奋输出增强而驱动通气反应 [8]。

在利德维尔镇对 15 例健康新生儿于出生后 24 h、48 h、1 w、2 个月及 4 个月进行多普勒超声心动图检测，左 - 右心室比值、心室压力等与海平面出生儿相比，并无增高趋势 [9]，提示海拔 3 100 m 对心肺循环尚无显著影响。

二、南美的观察

Mortola 等从 1997 年 11 月到 1998 年 10 月对秘鲁利马到赛罗·德·帕斯科的 15 个居民群体中的 3 644 例足月顺产的新生儿体重与海拔高度的关系做了调查。新生儿体重从海拔 2 000 m 以上（PB 545 mmHg，PiO_2 114 mmHg）开始下降，随海拔升高新生儿体重呈线性降低 [10]（图 78.1）。

Moore 后在南美玻利维亚拉巴斯做了研究，也观察到孕妇患有先兆子痫高血压者常发生 IUGR 和胎儿具有较高的宫内死亡率 [11]。

关于孕妇的通气反应，Moore 等在秘鲁赛罗·德·帕斯科对 21 名妊娠 36 w 孕妇及 3 名产后女性研究吸入室内空气及高氧（$PaO_2>250$ mmHg）时的静息通气及与动脉血氧饱和度（SaO_2）间的关系。结果发现在高原吸入室内空气时孕妇比未妊娠的等碳酸通气反应 [（−0.24 ± 0.05）vs.（−0.06 ± 0.03）] 要明显高（$P<0.01$），SaO_2 随通气增强相一致的升高。当去除低氧因素、吸入高氧气体时者两者间即无差别，说明高原正常妊娠激发低氧通气反应，如通气不足将导致低氧血症及严重影响胎儿发育 [12]。

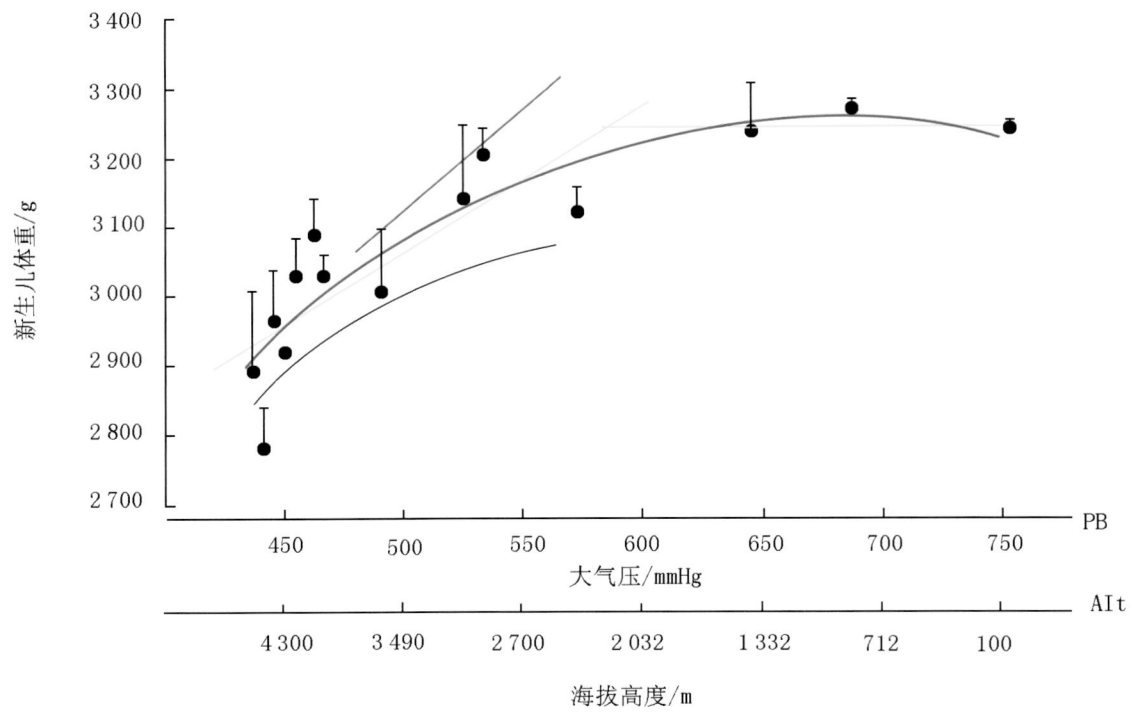

图 78.1 海拔高度与新生儿体重关系图

对秘鲁利马（150 m）到赛罗·德·帕斯科的 15 个居住人群的 3 644 例足月分娩记录进行调查。虚线的各点表示多回归线，长条形虚线的 3 个点位与海平面无差别，长条直连线的 11 个点是线性回归线，数据为 $\bar{x} \pm S_{\bar{x}}$，95% CI（95% 可信限），随海拔增高，新生儿体重下降，呈线性相关。（源自 Mortola et al，2000）。

在玻利维亚的观察与在科罗拉多有所不同，对高原出生的低体重儿追踪观察发现，从婴幼儿期直到儿童期有高的心肺疾病发病率及死亡率[13]。在玻利维亚拉巴斯对出生在海拔 3 700 ~ 4 000 m 的 16 名婴幼儿用多普勒心动图检测了肺动脉压（PAP），于出生后 2 w、1 个月、3 个月及 6 个月连续观察。结果 14 例足月新生儿中有 12 例在出生后前 3 个月显示有卵圆孔未闭（PFD）。对于出生在海拔 3 700 m 的婴幼儿，PAP 于出生后前 3 个月增高，到第 6 个月降至正常值。有 2 例发育不成熟儿出现肺动脉高压，一例在出生时受损害，并且肺动脉高压病损呈现一种缓慢的过程[14]。

第 2 节 青藏高原新生儿体重

一、青海地区

在青海地区董淑琴和刘笑良收集统计了较早期青海省海西州人民医院（德令哈地区）、格尔木农场职工总院（格尔木地区）、西宁地区三所医院（西宁）、青海省人民医院（西宁）的妇产科统计数据，与海平面上海市国际和平妇幼保健院同期资料相比[15]（表 78.1）。其中德令哈地区（3 050 m）

男新生儿 661 例，平均体重为（2 962±326）g，比平原值低 188 ～ 458 g；女新生儿 628 例，平均体重（2 864±458）g，比平原低 157 ～ 358 g。

表 78.1 青海地区与上海市新生儿体重（g）比较

检测地区	海拔 /m	年代	例数 /n	男婴例数 /n	女婴例数 /n	男婴均值 /g	女婴均值 /g
德令哈	3 050	1980—1984	1 289	661	628	2 962	2 864.8
格尔木	2 800	1975—1979	1 030	493	537	2 972	2 893
西宁	2 261	1980—1981	788	387	401	3 011	2 943
西宁	2 261	1976—1980	3 644	1 854	1 790	2 905	2 799
上海	110	1978	1 486	—	—	3 313	3 232

对于低体重儿的发生率，据西宁地区 1985 年的统计，汉族母亲生育新生儿低体重发生率为 10.3%；格尔木地区 2007 年格尔木人民医院张雪峰统计为 4.6%；果洛地区 2008 年州人民医院徐亚红报道汉族新生儿发生率为 10.8%，藏族新生儿为 0.8%。2004 年青海大学附属医院妇产科柏新华对比了三组低体重新生儿发生率：西宁移居汉族为 5.4%，果洛移居汉族为 12.8%，果洛藏族为 1.2%，显著低于汉族[16]。吴天一等报道，从 1980 年至 1981 年，在青海玉树州人民医院（3 761 m）一共调查记录了 18 例世居藏族孕妇（孕期 38 ～ 42 w）和 30 例移居汉族的孕妇，孕期相同。两组在年龄、身高、孕龄和营养状态上基本匹配，对比两组生产的新生儿体重及胎盘重 / 体重比值。并与上海第六人民医院妇产科提供的海平面 60 例汉族足月孕妇资料及秘鲁文献中在利马生育的欧洲 -印第安混血新生儿、在里奥·帕兰加（Rio Pallanga，4 600 m）生育的克丘亚印第安新生儿比较[17]。结果新生儿体重和胎盘重量均为玉树藏族最高，胎盘 / 新生儿重量比值藏族大于海平面的汉族而与欧 - 印混血儿相当[18]（图 78.2、图 78.3）。

二、西藏地区

西藏医科所和美国科罗拉多大学心血管肺研究所的合作研究获得许多重要发现。Moore 等对居住在西藏 7 个群体区、海拔 2 700 ～ 4 700 m 的 377 例藏族及 75 例汉族顺产女性统计了新生儿出生体重（图 78.4），由图可见随海拔增高新生儿体重下降且呈线性回归 [藏族为 –15.8（–7.0，–24.6），汉族为 –47.8（–34.2，–83.6），$P<0.001$]，汉族比藏族体重明显低，且按下降的幅度，藏族只有汉族的 1/3（斜率及 95% 可信限）[19]。

藏汉差别的原因关键在子宫动脉血流速率（髂总动脉血流速率）与新生儿体重的关系，子宫动脉血流速率是判定宫内对胎盘供血的重要指标[20]。在妊娠期子宫动脉及骨盆动脉血流将发生重分配，以利于保证对宫内有效的供血[21]。Moore 等在妊娠第 36 w 检测子宫动脉（UA）与髂总动脉（CI）血流比值（UA/CI ratio），对 18 例汉族（高原居住 4 ～ 7 年）、27 例世居藏族（拉萨）、美国科罗拉多利德维尔 23 例正常血压孕妇及 7 例先兆子痫孕妇（居住高原时限与藏族相当）进行对比。

高 UA/CI 比值示髂总动脉向子宫动脉有较大的血流分布。由图 78.5 可见，低体重新生儿主要与髂总动脉向子宫动脉的血流分布较低有关，这主要出现在汉族及美国利德维尔的先兆子痫者，这两者可能有相似的妊娠期子宫动脉调节障碍[19,22]。

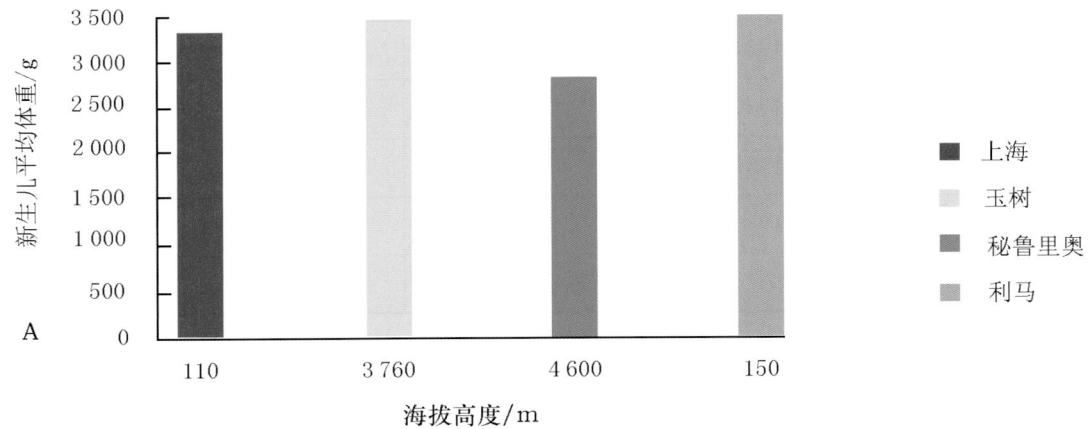

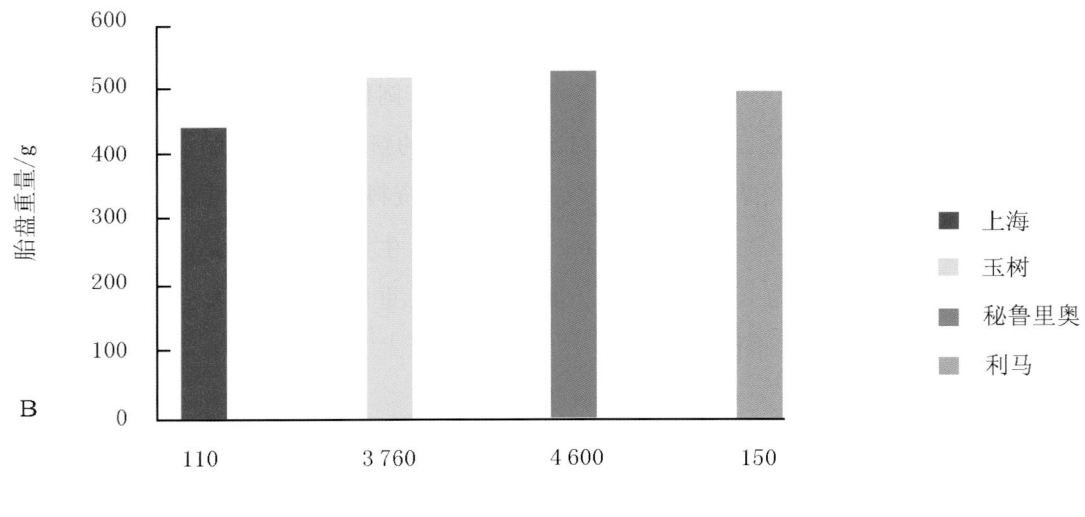

图 78.2 高原地区与平原新生儿平均体重、胎盘重量比较

A—青海玉树地区（3 760 m）世居藏族、上海汉族（110 m）、秘鲁里奥（4 600 m）的克丘亚印第安人和利马（150 m）的欧洲 - 印第安混血人的新生儿平均体重比较。藏族新生儿体重最高，上海和利马海平面值基本相当。B—青海玉树地区世居藏族、上海汉族、秘鲁里奥的克丘亚印第安人和利马的欧洲 - 印第安混血人的平均胎盘重量的比较。藏族与克丘亚印第安人基本相当，超过海平面值。

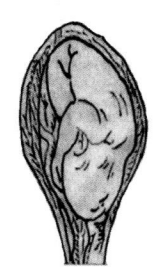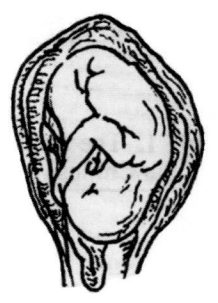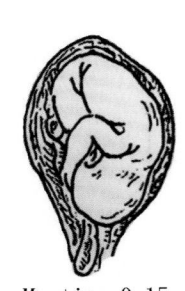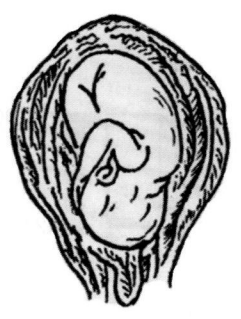

汉族 0.13　　　　　藏族 0.15　　　　　Mestizo 0.15　　　　克丘亚 0.19
（上海，海拔110 m）　（玉树，海拔3 760 m）　（利马，海拔150 m）　（里奥·帕兰加，海拔4 600 m）

图 78.3　胎盘重量／新生儿体重比值

　　汉族、玉树藏族、秘鲁利马欧洲 - 印第安混血人及里奥·帕兰加高原的克丘亚印第安人胎盘重量／
新生儿体重比值的比较。藏族胎盘重量及新生儿体重均大，比值大于上海海平面而与利马海平面值一致。
（引自 Wu TY et al, 1998）

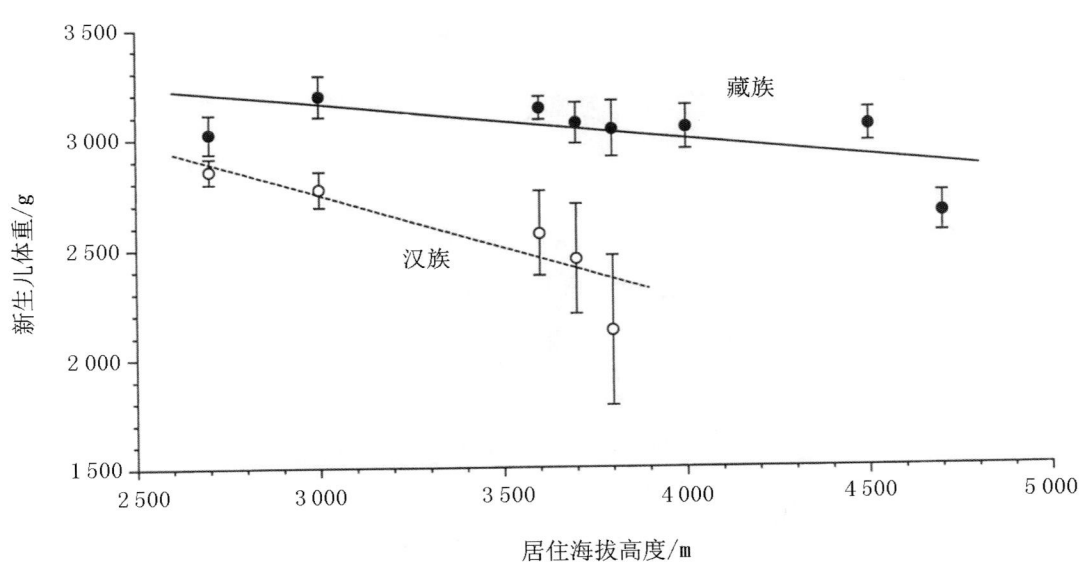

图 78.4　海拔高度与新生儿体重关系

　　377 例藏族（连线黑实点）及 75 例汉族（虚线空白点）顺产女性居住西藏 7 个群体区（海拔
2 700 ～ 4 700 m），由图可见随海拔增高新生儿体重下降，藏族下降幅度只有汉族的 1/3。线性回归的
斜率及 95% 可信限：藏族 =−15.8[−7.0，−24.6]，汉族 =−47.8[−34.2，−83.6]（源自 Moore et al, 2001）。

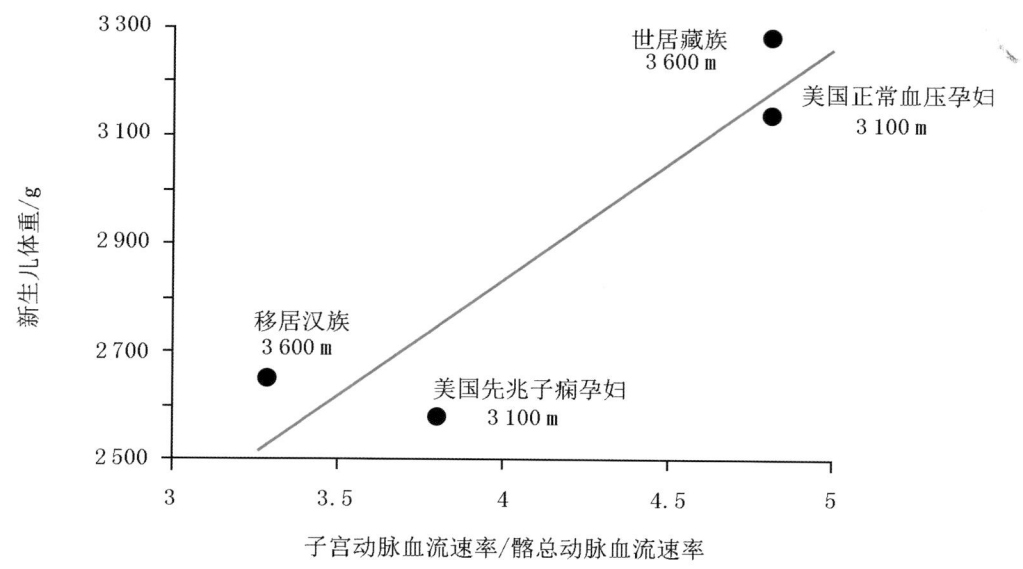

图 78.5　子宫动脉血流速率／髂总动脉血流速率与新生儿体重

系在妊娠第 36 w 检测子宫动脉（UA）与髂总动脉（CI）血流比值（UA/CI ratio），18 例汉族（高原居住 4～7 年）、27 例世居藏族（拉萨）、美国科罗拉多利德维尔（3 100 m）23 例正常血压孕妇及 7 例先兆子痫孕妇（居住高原时限与藏族相当）进行对比。高 UA/CI ratio 比值示髂总动脉向子宫动脉有较大的血流分布。由图可见，低体重新生儿主要与髂总动脉向子宫动脉的血流分布较低有关，这主要出现在汉族及美国利德维尔的先兆子痫者，这两者可能有相似的妊娠期子宫动脉调节障碍（源自 Moore et al，2001）。

　　Niermeyer 等对 15 例在拉萨出生的藏、汉新生儿进行对比及追踪观察到第 4 个月。出生后，汉族新生儿的 Hb 及 Hct 均高于藏族新生儿，这一点与他们的母亲相一致。SaO₂ 于汉族新生儿只在出生后前 2 d 高于藏族，随后均低于藏族。睡眠监测显示初出生的汉族新生儿 SaO₂ 由清醒期的 92% 下降为睡熟期的 90%，到第 4 个月由清醒期的 85% 下降为睡熟期的 76%；对比下，藏族新生儿出生后 SaO₂ 清醒期为 92%，睡熟期仍为 94%，第 4 个月清醒期为 88%，睡熟期为 86%[23]。提示在拉萨汉族出生后的低通气一直持续到第 4 个月，而藏族的这种高动脉血氧能力是获得性的[24]。

　　藏族孕妇髂总动脉的高血流量为子宫动脉提供了更多的氧及营养物质。藏族母亲代偿性的低血红蛋白通过增高的血流量提高了氧供效应[25]。而在北美科罗拉多观察到，海拔 3 100 m 孕妇的胎盘与海拔 1 600 m 的相比，胎盘血的血流量并无显著差别[25,26]。

　　由此，在不同海拔高度藏族新生儿与青藏高原移居汉族、北美高原及南美高原新生儿出生体重相比，是体重最重的群体（图 78.6）。

　　由于不同高原人群中不适应成分的存在，例如与高原相关的低体重儿，具有不同高原祖先的群体表现不同，就说明在对高原低氧的耐力上有基因的成分[27]。在海拔 3 962 m 的豚鼠实验中，妊娠豚鼠也出现低体重儿，和海拔 1 600 m 的对比，子宫动脉 DNA 合成降低。因此认为高原妨碍了子宫 -

胎盘血管 DNA 的合成，子宫血流降低，这也是胎儿宫内发育受限的原因[28]。

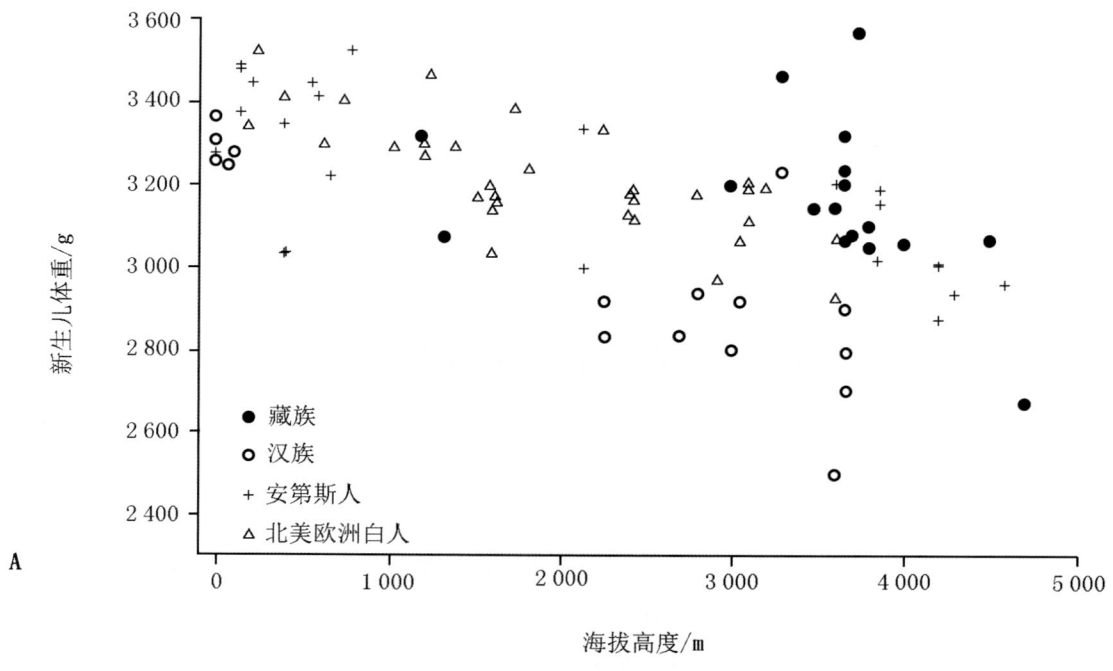

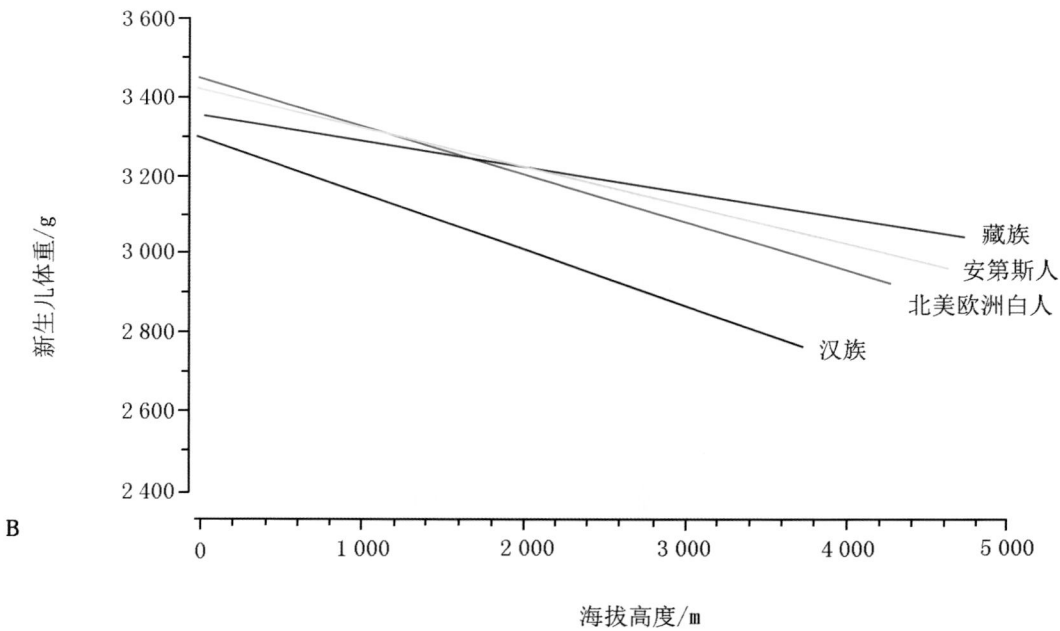

图 78.6　藏族（Tibetan）、安第斯人（Andean）、北美欧洲白人（European）和汉族（Han）在高原新生儿体重均值的比较

　　A—世界不同高原地区 400 万新生儿体重的分布，可见藏族新生儿体重从海拔 3 000 ～ 4 500 m 均高于青藏汉族、南美印第安人及北美白人；B—通过图 A 资料数据的回归分析，可见新生儿体重下降与该群体在高原居住的时间长短呈负相关，如藏族在高原生活历史最长而新生儿体重下降最少。（引自 Lorna G. Moore，2001）

Moore 的结论为，新生儿体重在高原降低，约每升高 1 000 m 降低 100 g，这是发生在第 3 个 3 个月时的胎儿宫内发育迟缓（IUGR），可导致新生儿或婴幼儿死亡率增高。不论在高原还是平原，正常妊娠时母体通气增强及动脉血氧饱和增高，由此防止了 IUGR 发生。但高原与海平面相比，慢性低氧干预了孕妇的循环调节，使血容量降低及本应增加的心输出量降低。与平原相比，高原子宫动脉的生长、重建及子宫胎盘其他血管均是不完整的，使近于分娩期时髂总动脉流向子宫动脉的血运减少。而经过许多代高原适应的群体，如藏族及安第斯人，可以保持子宫动脉的高血流量从而防止了 IUGR 的发生[29]。

第 3 节　新生儿体重的调控因素

高原新生儿随海拔高度增高而逐渐体重下降，造成的诸多因素中高原低氧是最主要的因素[30]。但是并不是所有的高原群体都出现低体重儿，也不是存在低体重儿群体中的新生儿都一样，这些群体或个体差异的原因是研究的重点。一个关键因素是在高原妊娠的母体本应该提高的氧传送系统发生衰减。为此 Moore 团队对不同高原适应历史的群体进行对比，再与平原对比，集中了 3 个问题：①高原对新生儿体重的影响；②妊娠母体动脉氧合能力及与新生儿体重的关系；③子宫胎盘血流与胎儿氧及营养供给，也是保证胎儿发育的关键因素[31]。

一、母体系统循环

首要因素是母体的系统循环与新生儿体重。在平原正常妊娠情况下，由于全身血管阻力（systemic vascular resistance，SVR）下降及血容量的扩增表现出后负荷降低及前负荷增高。SVR 下降涉及建立新的子宫 - 胎盘血管循环通路（犹如一种动 - 静脉裂隙）、原发性血管扩张及反流引起血容量扩容。一般认为新的子宫 - 胎盘血管循环通路在解释 SVR 降低上并非必须，因为 SVR 下降多数发生在子宫 - 胎盘循环之外[32]。原发性血管扩张支持 SVR 早期下降，开始于怀孕初期的黄体期[27]。还有一些其他因素，如全身循环中一氧化氮（NO）产物的增多起着重要作用，给予小剂量 NO 合酶抑制剂 L-NAME，即可消除正常妊娠引致的 SVR 降低[33]，动物（鼠）实验观察到大剂量的 L-NAME 导致血压升高及类似先兆子痫样发作[34]。血容量增加可能与雌激素、其他激素以及肾上腺素神经元活性的变化有关。

二、血管动力调控

另一个因素是血管动力调控对子宫血流的供应。在平原正常妊娠情况下，子宫血管建立了新的循环通路，在卵巢动脉的子宫动脉分支与主子宫动脉间形成吻合。这就提供了子宫每侧的双侧动脉血流供应，其中总子宫 - 胎盘血流的 2/3 提供给两侧子宫动脉，余下 1/3 血流提供给卵巢动脉的子宫动脉分支。且总子宫 - 胎盘血流量增加了近 1 L/min，约为总心输出量的 20%[21]。在子宫动脉血流增高了 50 倍同时伴有血流速度的增快及血管内径的增大。增大的子宫动脉内径又反过来改变了血管反应性、子宫动脉壁的活性及其受动特性。在人类自妊娠中期起子宫动脉扩张了近 2 倍以提高血流速率直到分娩[21]。子宫动脉不断接受髂总动脉的高血流量，甚而从髂外动脉也额外获取一部分血流。

在慢性低氧条件下改变了妊娠期子宫 – 胎盘循环的上述若干重要环节，从而导致胎儿宫内发育受限。在慢性低氧对整体动物（荷兰猪）的实验中观察到，慢性低氧改变了子宫动脉对药物、血流和压力的收缩和扩张反应，认为是慢性低氧影响到子宫动脉的发育和子宫动脉的血流，从而表现为高原新生儿的低体重[35]。在世界不同高海拔地区的研究观察如下。

三、遗传适应与基因组学

在高原，迹象表明在渡过了妊娠的最初几周难关后，胎儿的发育进入正常一直到最后的 3 个月，最终形成一个较轻的婴儿。一方面 Clegg 在复习文献后指出在这一高度胎儿与平原的胎儿相比，并不处于低氧[36]，关于胎儿发育受限的原因涉及多种因素；另一方面可能是遗传适应的变化排除了低体重儿，经过多代的基因突变而产生一个较大的婴儿。这是由于较小的婴儿看起来并不像是生长速度超过了氧传送到胎盘的能力。

在高原，安第斯和喜马拉雅不同的群体具有不同的适应策略。Moore 等在拉萨对比了藏族和汉族女性，结果发现藏族女性髂总动脉提供给子宫动脉高血流。他们认为藏族之所以有较高体重的新生儿是由于高血流量使胎盘获取较高的氧传送来代偿较低的 Hb 值[19]。而 Tissort van Patot 观察到海拔 3 100 m 的安第斯女性与 1 600 m 的相比，胎盘有明显的血管重构，而新生儿体重则低于海拔较低处的，他们认为血管形成的程度尚不足以达到氧传送正常的程度[26]。

另外一个调节血流的因素是血管动力调控因子。Moore 等对比了欧洲血统女性和安第斯女性的 HIF–1 靶性血管收缩因子内皮素 –1（ET–1），结果高原适应的安第斯女性的 ET–1 水平较低，提示血管收缩较轻，由此提高了血流供给。其机制可能与 ET–1 基因的单核苷酸多态性有关，同时也是一个可以鉴定女性在何种高度易于发生血管问题诸如先兆子痫的模式[31]。目前已确定由 HIF–1α 和 HIF–2α 介导的氧的调节活动与绒毛膜滋养层细胞的分化和入侵有关。动物实验发现，缺乏 HIF–1α、HIF–2α 和 HIF 二聚体 β 亚基（ARNT）的小鼠，其胎盘形态发育、血管生成和细胞命运异常，提示 HIF 介导的氧浓度是胚胎发育和滋养层细胞分化的关键性调节因子，直接影响胎儿的生长发育[37]。

第 4 节　高原新生儿死亡率

按联合国儿童基金会的概念，高海拔地区新生儿死亡率指每千名出生活婴在 28 d 内的死亡率，婴幼儿死亡率指每千名出生活婴第一年内的死亡率。由表 78.2 可见，在一些人口超过 20% 居住在海拔 2 500 m 以上的国家，围产婴幼儿期和儿童期的死亡率均很高。尽管各地的死亡率有差异，导致死亡的因素如贫困、妇女地位、局部战争、卫生健康保证等也不尽相同，但有一个共同现象，在这些高海拔国家死亡率随海拔升高而上升。在秘鲁和玻利维亚的研究表明，这种趋势在新生儿、婴儿和 5 岁以下儿童中均较明显[38-41]。

表中缺乏喜马拉雅地区的资料，据 Wiley 的调查报道，在拉达克一项以社区回访形式为基础的生态学研究中，记录了新生儿的死亡率近于 20%，其中 75% ~ 84% 的死亡发生在婴幼儿出生的第 1 个月内，另外出生死胎占 4.5%[42]，可见其严重性。在西藏拉萨一所综合医院内藏族和汉族的死产率各为 0.8% 及 1.4%[43]。

表 78.2　人口 20% 以上居住在海拔 2 500 m 以上的国家与人口主要居住在
平原地区的国家（最后 3 个）婴幼儿及儿童死亡率的比较评价

国家	5 岁以下儿童死亡率 [a]/‰	5 岁以下儿童死于肺炎的百分比 /%	婴儿死亡率 [b]/‰	新生儿死亡率 [c]/‰	母亲死亡率 [d]/‱
玻利维亚	65	17	52	27	420
哥伦比亚	21	10	17	14	130
秘鲁	27	14	23	16	410
不丹	75	19	65	38	420
哈萨克斯坦	73	17	63	32	210
尼泊尔	74	19	56	40	740
塔吉克斯坦	71	20	59	38	100
埃塞俄比亚	164	22	109	51	850
新加坡	3	9	3	1	30
美国	7	1	6	5	17
英国	6	2	5	4	13

注：表上的 1，3 ~ 5 列数据来自联合国儿童基金会《2016 年世界儿童状况》报道；第 2 列数据引自世界卫生组织联合国儿童基金会《被遗忘的儿童杀手——肺炎》。

a—2005 年，每千名活产婴儿 5 年内死亡率；b—2005 年，每千名活产婴儿 1 年内死亡率；c—2000 年，每千名活产婴儿 28 d 内死亡率；d—2000 年，每 10 万名活产婴儿 42 d 内母亲死亡率。

从世界范围的调查来看，高原新生儿体重降低及由此引起的婴幼儿高死亡率除了高原低氧外，尚与该群体的经济水平及营养条件有关。在一些高原不发达地区有以下记录：埃塞俄比亚高原新生儿死亡率为 200/1 000，平原为 176/1 000[44]；玻利维亚安第斯高原在 Nunoa 农业区（4 000 m）新生儿死亡率为 180/1 000，而在首都拉巴斯（3 600 ~ 4 200 m）为 73/1 000[45]；在尼泊尔昆布地区的夏尔巴人在海拔 4 300 m 新生儿死亡率为 51/1 000[46]；在不丹北部高原新生儿死亡率为 189/1 000[47]。

尽管这些数据有些老，但可见新生儿死亡率高原经济落后区高于发达区，农区高于城市[48]。

在动物实验中，控制相关条件后发现，在低氧下胎儿死亡率高于平原，故至少可以确定高原低氧起着重要作用，而地区经济落后营养低下，生活条件贫困起了促进作用。部分是由于低氧的直接作用，另外也有重要的间接作用，如在出生时肝脏糖原量减少，这是重要的能量库，直到哺乳期后才逐步建立[36]。

第5节　新生儿低体重及高死亡率的因素

在平原，积累的资料已经证明，两个因素决定新生儿体重降低及死亡率增高，即子宫内发育迟缓（intrauterine growth restriction，IUGR）和妊娠期缩短[49,50]。在高原，低体重儿是一个普遍存在的问题，那么婴幼儿死亡率是否与此一致性地增高？在不同的群体间可以观察到具有选择性的抵抗低体重儿，而这是否与该群体在高原适应的年代长短有关？针对这些问题做了若干研究。研究证明，在高原新生儿低体重及高死亡率涉及诸多因素，高原低氧是主要的和关键性的因素，而母体的营养状态和地区社会经济条件、卫生保障条件也起着复合的影响作用，这就是为什么在相同的海拔高度，不同国家和地区新生儿死亡率差别较大。人类对高原低氧适应的重要表现是生殖繁育的成功，藏族是这方面的典范。

一、高原及海拔高度

（一）高原低氧

新生儿低体重的相关因素涉及多方面，动物实验及人体研究支持对于胎儿或新生儿低氧起着关键性的作用。这种作用可以以某些与高原生理有关的因素来加以阐明，例如钝化的低氧通气反应及肺动脉高压[19]。Okubo 和 Mortola 在鼠实验中观察到新生儿低氧导致成年期时低氧通气低下、血压升高及右心室肥大[51]。在鼠类新生儿期造成低氧，到了成年期右心室肥大增加了43%，并有特异性的性别变化即雄性左心室径增大[52]。在人体观察到急性暴露于海拔 4 559 m 时，肺动脉压立即升高，犹如新生儿的病损，可能是合成 NO 的活性受到损害[53]。动物实验观察到在新生儿期予以缺氧，可以预期在成年期出现肺动脉高压或者可以触动生命后期体内的其他病变。一项动物实验提示这种作用可能部分是由钙素基因相关肽（CGRP）所介导的一种机制[54]。

Hoff 及 Abelson 观察秘鲁高原世居克丘亚印第安人和移居高原的西方平原人发现，女性如迁至平原则所生育的新生儿体重较在高原高，提示在形成高原低体重儿上高原环境因素比遗传更具重要性[55]。在科罗拉多的研究也认为高原是产生低体重儿的独立因素。研究者们综合了 3 836 例出生高原的新生儿，观察并证明了下列因素和低体重儿不具有相关性，如妊娠的年龄、母体的体重、配偶情况、吸烟、高血压等，而与高原的作用直接相关，平均每升高 1 000 m，新生儿体重降低 102 g[56]。

（二）海拔高度

新生儿死亡率在世界大部分高原地区是高的。在美国，Lichty 等首先注意到了在北美高原与平原相比，新生儿体重降低并伴有 2 倍高的死亡率[1]。据 McCullough 等报道，在北美新生儿死亡率在海拔 2 740 m 高于海拔 2 130 m，危险因素是不成熟儿及低体重儿[4]。后来美国的研究指出，海拔高所导致的新生儿高死亡率在美国已经不存在了，可能是由于加强了围产期保健和将母亲转运到海拔低处分娩[5]。而在南美秘鲁和玻利维亚高原新生儿死亡率比平原仍然要高 2 倍，但没有将城市和农村加以对比，或考虑两地的医疗条件是否相近[39,57]。这些地区的资料不完整，也没有将整体的新生儿出生和死亡加以统计。有一项在玻利维亚对母系、父系和不同民族的调查统计，共调查了 8 个省，海拔 300 ~ 4 200 m，结果海拔高度与新生儿和婴幼儿死亡率呈正相关（$r=0.72$）[57]，同时随海拔增高儿童期的死亡率也增高，不过不如新生儿和婴幼儿那样显著。在西藏，一项对母亲和他们相关子女数的调查也发现出生前和出生后的死亡率是随海拔增高而增加的[6,54]。

二、母体营养状况

认为新生儿低体重与母体的营养状况有关。在秘鲁安第斯赛罗·德·帕斯科出生的婴幼儿与在利马（150 m）出生的婴幼儿相比，低体重儿有着低的 SaO_2 值和低的 Apgar 评分（美国学者 Apgar 的评分法，在新生儿出生后 60 s，立即检测心率、呼吸、肌紧张度、反射刺激及肤色等，综合推算而得）[58]。在玻利维亚，新生儿死亡率和死胎率是高的，同时伴有高的母体先兆子痫发生率、IUGR 率和流产率[59]。类似的情况也见于美国[1,5,60]。

另一个在海拔 2 220 ~ 4 850 m 的观察发现，母体贫血与新生儿体重呈部分负相关[61]。皆知在高原可以发生红细胞增多而导致血液黏稠度增高，但红细胞增高到多大的程度会导致胎儿的氧供减少尚不清楚。

三、免疫低下和呼吸道应激

胎儿宫内发育迟缓（IUGR）和新生儿低体重是导致新生儿死亡的主要原因。出生体重是新生儿死亡强有力的预测指标。低体重新生儿更易受到低氧寒冷的侵袭，使体内脂肪和碳水化合物的储量减少，在应激状态下，易于发生低血糖。在有些情况下可能导致呼吸窘迫、呼吸道感染、腹泻等疾患，这些占新生儿死因的很大比例。这些疾患与婴幼儿生长受限和发育迟缓导致的免疫功能低下有关[62]。

研究发现，在胎儿时期处于缺氧状态可能会导致呼吸系统在发育的关键阶段发生特定的改变，在成年期呼吸功能衰减，并易罹患高原病。央宗等报道了在西藏拉萨的一间医院孕妇生产前瞻性研究，共调查藏族世居者 1 939 人，移居汉族 511 人和回族 84 人，结果 22% 新生儿死亡率中有 4.2% 为较小胎龄死亡。胎龄较小、阴道分娩、胎儿窘迫、缺乏围产前护理等因素使死亡风险增高。45% 的新生儿因呼吸问题而必须住入儿科病房供氧治疗，这都与胎儿宫内窒息、早产和低体重新生儿有关[63]。在玻利维亚也观察到，与低海拔新生儿相比，高原地区新生儿出现呼吸窘迫的风险更大[59]。

在南美秘鲁和玻利维亚，呼吸系统疾病是该地区大多数新生儿和婴幼儿死亡的主因[64,65]。

虽然呼吸道原因在任何海拔地区都在导致新生儿死亡中发挥重要作用，但在高原低氧环境下则是致新生儿死亡的主要原因，尤其在那些没有补氧条件的地区。在资源有限和医疗条件较差的地区，如安第斯山、喜马拉雅和其他地区，由于高寒家庭日常的供暖是靠牛粪、煤炭、煤油或木材，并为了保持热量，人为限制室内通风，使室内空气严重污染和 CO 含量明显增高。新生儿暴露于室内污染环境易并发呼吸道疾病，同时由于血液的高碳氧血红蛋白，显著加重了低氧血症。此外，妊娠期间暴露于这种室内严重污染环境也会造成低体重儿[66,67]。

四、高原遗传适应

在高原居住历史的不同和对抗低体重儿的因素和死亡率间有何关系，目前的资料是不一致和不完整的，故难以肯定回答这一问题。Beall 在秘鲁的调查观察到海拔 3 860 m 与海拔 600 m 相比，新生儿的最低死亡率是体重不小于 1 700 g 时[68]。Wiley 报道在拉达克的列城（3 600 m），与新生儿体重相关的死亡率是高于平原地区的[69]。新生儿体重导致的死亡是与母体的妊娠期有关的[50,70]，可惜目前缺乏这方面资料，关键性的是将与新生儿体重相关的死亡率和母体妊娠期的相关性计算出来，同时控制医疗条件。

不论如何，遗传因素是起不可忽视的作用的。Clegg 较早就指出高原胎儿的大小并不单纯是低氧所致，可能是经许多代后发生的基因突变，而这样的基因产生体重较大的新生儿[36]。

这方面青藏高原藏族表现了高原生殖优势。在西藏的调查发现在同一海拔高度，婴幼儿出生前和出生后的死亡率汉族是藏族的 3 倍，尽管汉族母亲在营养条件等方面不比藏族差[54]。Niermeyer 等在拉萨记录到在同一高度，汉族的新生儿体重比藏族要低，虽然缺乏新生儿体重和孕期的关系。在海拔 3 000 ~ 3 800 m，藏族新生儿的体重比汉族平均重 530 g，这就提示藏族很少有与新生儿体重相关的死亡危险。同时新生儿出生后的前 4 个月，藏族婴幼儿的 SaO_2 一直保持在较高水平[23]。藏族婴幼儿的高动脉血氧饱和度有利于心肺的转化，以防止在高原发生肺动脉高压及右心衰竭[71]，也就是防止小儿高原性心脏病的发生[72]。相反，汉族新生儿的 SaO_2 值较低而 Hb 值较高。因此藏族可能是通过遗传因素使母体给予胎儿更佳的氧合作用[23]。

第 6 节　成人疾病发育起源论

一、成人疾病发育起源论

高原新生儿低体重不仅涉及婴幼儿的死亡率，也影响到生命后期的疾病发病率和死亡率。David J.P. Barker 等观察到出生时的低体重和高的胎盘 / 胎儿重量比值，是今后发生高血压、冠心病和糖尿病的高危险因素[73]。这一"Barker 学说"后被认为是一种"成人疾病发育起源论"，提示了一个问题，即一些成人的心血管和肺部疾病是从胎儿期延伸到成年期的，并代代相传[74]。

目前这一"成人疾病发育起源论"已被一些流行病统计学所证实。David Baker 等随后在英国做了统计，发现在 55 ～ 74 岁心血管疾病死亡率最高的地区，而 55 ～ 74 年前新生儿死亡率也最高[75]。其后于英国（赫特福德郡、谢菲尔德）、瑞典、芬兰、威尔士、美国和印度所做的大规模调查证明，出生低体重是一个中介，与正常出生体重相比，低体重（< 2 500 g）出生的婴儿其冠心病死亡率几乎高了一倍，而高体重出生（> 4 300 g）的冠心病仅有轻微上升趋势[76,77]。在严格控制了一些生活方式因素（吸烟、锻炼、职业、饮酒等）后，上述相关性依然存在，说明在子宫内胎儿发育受限导致成年期死亡率上升[74]。随后对人类的调查和动物实验的研究观察到，在子宫内生长不良不仅影响心血管系统，还影响肾脏和内分泌系统，进而存在高血压和糖尿病的风险。出生低体重的人已被证实易患其他一些病症，包括肥胖症、骨质疏松症、精神分裂症、抑郁症、乳腺癌、卵巢癌和多囊卵巢综合征等[74]。

然而，目前尚缺乏系统调查来证明高原地区的这种"疾病发育起源论"。在高海拔地区，低出生儿体重对右侧血液循环的影响比对左侧血液循环的影响可能更为重要，而且几乎所有"胚胎编程"目前已研究完成[78]。这种"右侧效应"可能会影响到气道、肺、血管系统及（或）呼吸循环系统的发育和功能。

二、胚胎期低氧发育与肺动脉高压

胚胎期低氧发育受限与出生后婴幼儿、儿童期甚至终身肺动脉高压都有关系。动物实验观察到，将怀孕母羊在妊娠期间置于低氧环境中，羔羊对急性低氧产生强的肺血管增压反应和肺动脉高压症，其后在海平面也易于发生肺动脉高压症[79]。对小鼠在孕期限制饮食造成胎儿发育不良，结果导致后代肺血管功能障碍，内皮依赖性的肺动脉血管舒张受损，出现明显的肺动脉高压及右心室肥大，并且显示出遗传性特征[80]。鼠的实验还发现，在围产期予以慢性缺氧，延迟了呼吸控制的启动，降低了通气易感性，导致成年期的缺氧状态[81-83]。动物实验还发现慢性低氧影响呼吸道的结构，在母鼠妊娠的最后 1 d 将之暴露在低氧下（相当于海拔 5 000 m 的 10% O_2 中 9 h），子鼠出生后 1 ～ 2 h 表现肺活量增长延迟、气体交换的肺小囊分隔作用受损、气体交换面积的扩张减弱、肺泡壁厚度变薄，这都导致通气低下而引起缺氧[84]。将在玻利维亚拉巴斯（3 600 m）与海拔 300 m 出生的新生儿进行对比观察到，高原健康的新生儿具有较大的肺顺应性，绝对值和每千克体重比值比 300 m 平原新生儿大 33% ～ 37%[85]，提示慢性低氧影响人类肺的结构发育。低体重儿肺的顺应性将被削减，导致低氧血症而激发肺血管增压反应。

吴天一发现，高原出生的低体重儿婴幼儿猝死的发生率高，其后又易于发生低氧性肺动脉高压而发展为小儿高原性心脏病[86]。在高原地区儿童高原性心脏病和先天性心脏病的高发生率、高死亡率和胎儿发育不全、新生儿低体重是有着密切联系的。

结　语

在高原地区，新生儿低体重是一个普遍的现象。通过对人体实质性的观察已经发现与高原相关的新生儿低体重存在着群体间的差异。在每个群体，婴幼儿的体重都与母体妊娠期的氧传送能力有关，但群体间差别最主要取决于该群体母体动脉氧的含量和子宫胎盘血流量所影响的子宫胎盘 O_2 的传送[87]。高原新生儿低体重会从新生儿期持续影响到婴幼儿期的死亡率。遗传适应、妊娠期并发症和医疗卫生保障对新生儿的健康成活和死亡率降低都有很大影响。社会经济条件、饮食文化、母体营养、居室空气质量等因素塑造婴幼儿期和儿童期的健康成长的轨迹[62]。胎儿时期处于缺氧状态可能会影响到日后整个生命环的各个阶段，大量的人体和动物实验证明，慢性低氧对胎儿的生长和母体的健康所必需的子宫胎盘的血管性变化形成实质性的干预[88-92]。出生低体重这一表型为儿童期的肺动脉高压和成年期的慢性疾患如冠心病、高血压、糖尿病的发生埋下了危机。下一步很重要的是检测在这一过程中的相关基因和这些基因具有的多态性。对作用于高原新生儿体重的选择性强度因素，尚须计算和对比群体间所具有的被设定为适应性基因的变异和其生理表型。这些信息的提供将是极有价值的，以澄清在氧传送生理机制中的适应意义，这就涉及适应过程中的母体因素[31,74]。

高原地区低氧条件下的人类的生殖特性、繁育规律、围产期保健和生长发育，不仅对人类生殖健康提出了挑战，也为临床相关的低氧状态下的妊娠和生育研究提供了绝佳的机遇。从目前青藏高原的情况看，加强高原生殖生理的教育、围产期的监护、基层住院分娩条件建设、新生儿窒息复苏、呼吸窘迫救护和辅助供氧系统条件等，将会为提高胎儿发育、减少低体重新生儿发生率和降低新生儿死亡率提供有效的保障，胚胎期和新生儿期的生长发育关乎高原人群的生命质量。

参 考 文 献

[1] LICHTY JL, TING R, BRUNS PD, et al. Studies of babies born at high altitude. I . Relationship of altitude to birth weight[J]. Am J Disabled Child, 1957, 93: 666-669.

[2] YIP R. Altitude and birth weight[J]. J Pediatr, 1987, 111: 869-876.

[3] MOORE LG, NIERMEYER S, ZAMUDIO S. Human adaptation to high altitude: regional and life-cycle perspectives[J]. Am J Phys Anthropol, 1998, 27: 25-64.

[4] MCCULLOGH RE, REEVES JT, LILJEGREN RL. Fetal growth retardation and increased infant mortality at high altitude[J]. Arch Environ Health, 1977, 32: 36-40.

[5] UNGER C, WEISER JK, MCCULLOUGH RE, et al. Altitude low birth weight and infant mortality in Colorado[J]. JAMA, 1988, 259: 3427-3432.

[6] MOORE LG, JAHNIGEN D, ROUNDS SS, et al. Maternal hyperventilation helps preserve arterial oxygenation during high altitude pregnancy[J]. J Appl Physiol: REEP, 1982, 52: 690-694.

[7] MOORE LG, ROUND SS, JAHNIGEN D, et al. Infant birth weight is related to maternal arterial oxygenation at high altitude[J]. J Appl Physiol: REEP, 1982, 52: 695-699.

[8] HANNHART B, PICKETT CK, WEIL JV, et al. Influence of pregnancy on ventilatory and carotid body neural output responsiveness to hypoxia in cats[J]. J Appl Physiol, 1989, 67: 797-803.

[9] NIERMEYER S, SHAFFER EH, THILO E, et al. Arterial oxygenation and pulmonary arterial pressure in healthy neonates and infants at high altitude[J]. J Pediatr, 1993, 123: 767-772.

[10] MORTOLA JP, FRAPPELL PB, AGUERO L, et al. Birth weight and altitude: a study in Peruvian communities[J]. J Pediatr, 2000, 136: 324-329.

[11] ARMAZA F, VARGAS E, BOHRT R, et al. Increased incidence of preeclampsia lower birth weight and increased intrauterine at high altitude (Abstr.) [J]. High Alt Med Biol, 2001, 2 (1): 92.

[12] MOORE LG, BRODEUR P, CHUMBE O, et al. Maternal hypoxic ventilator response, ventilation, and infant birth weight at 4 300 m[J]. J Appl Physiol, 1986, 60: 1401-1406.

[13] TORRICO G, LEDERER B, CHAVEZ T, et al. Two-year follow-up of infants at 3 200 ~ 4 000 m in La Paz, Bolivia (Abtr.) [J]. High Alt Med Biol, 2002, 3 (1): 110.

[14] NIERMEYER S, ANDRADE P, MOORE LG. Postnatal changes in the pulmonary circulation at 3 700 ~ 4 000 m[J]. High Alt Med Biol, 2002, 3 (1): 110.

[15] 董淑琴，刘笑良. 高原地区新生儿身长、体重与儿头径线测量的统计分析（1982—1985）[J]. 青海医药, 1986, 4 (1): 12-16.

[16] BAI XH, MA SX, HUANG ZH. Observation on ultra-microstructure of chorionic vill of the placenta at high altitude (Abst.) [J]. High Alt Med Biol, 2004, 5 (2): 278-279.

[17] KRUGER H, ARIAS-STELLA J. The placenta and the newborn infant at high altitude[J]. Am J Obstet Gynecol, 1970, 106: 586-588.

[18] WU TY, TU DT, ZHA GL, et al. The physiological differences between the Tibetans and the Andeans[M]//OHNO H, KOBAYASHI T, MAASUYAMA S, et al. Progress in Mountain Medicine and High Altitude Physiology. Tokorozawa: JSMM Press, 1988: 190-194.

[19] MOORE LG. Human genetic adaptation to high altitude[J]. High Alt Med Biol, 2001, 2: 257-279.

[20] ZAMUDIO S, PLAMER SK, STAMIN E, et al. Uterine blood flow at high altitude[M]//SUTTON JR, HOUSTON CS. Hypoxia and the Brain. Burlington, VT: Queen City Press, 1995: 112-124.

[21] PLAMER SK, ZAMUDIO S, COFFIN C, et al. Quantitative estimation of human uterine artery blood flow and pelvic blood flow redistribution in pregnancy[J]. Obster Gynecol, 1992, 80: 1000-1006.

[22] MOORE LG. Small babies and big mountains[M]//REEVES JT, GROVER FT. Attitudes on Altitude. Boulder: University of Colorado Press, 2001: 137-159.

[23] NIERMEYER S, YANG P, SHANMINA J, et al. Arterial oxygen saturation in Tibetan and Han infants born in Lhasa, Tibet[J]. N Engl J Med, 1995, 333: 1248-1252.

[24] NIERMEYER S, YANG P, SHANMINA J, et al. Adequate arterial O_2 saturation in native but not newcomer newborn at high altitude（Abstr.）[J]. Fed Res, 1992, 31: 318.

[25] MOORE LG. Maternal O_2 transport and fetal growth in Colorado, Peru, and Tibet high altitude residents[J]. Am J Hum Biol, 1990, 2: 627-638.

[26] TISSORT VAN PATOT M, GRILL A, CHAPMAN P. Remodeling of uteroplacental arteries is decreased in high altitude placenta[J]. Placenta, 2003, 24: 326-330.

[27] CHAPMAN AB, ABRAHAM WT, OSORIO FV, et al. Temporal relationships in early pregnancy[J]. Kidney Int, 1998, 54: 2056-2063.

[28] ROCKWELL LC, KEYES LE, MOORE LG. Chronic hypoxia diminishes pregnancy-associated DNA synthesis in guinea pig uteroplacental arteries[J]. Placenta, 2000, 21: 313-319.

[29] MOORE LG. Fetal growth restriction and material oxygen transport during high altitude pregnancy[J]. High Alt Med Biol, 2003, 2（4）: 141-156.

[30] JENSEN GM, MOORE LG. The effect of high altitude and other risk factors on birth weight: independent and interactive effects[J]. Am J Public Health, 1997, 87: 1003-1007.

[31] MOORE LG, SHRIVER M, BEMIS L. Maternal adaptation to high-altitude pregnancy: an experiment of nature: a review[J]. Placenta, 2004, 25（Suppl A）: 60-71.

[32] CURRAN-EVERETT D, MORRIS KG JR, MOORE LG. Regional circulatory contributions to increased systemic vascular conductance of pregnancy[J]. Am J Physiol, 1991, 261: 1842-1847.

[33] CADNAPAPHORNCHAL MA, OHARA M, MORRIS KG JR, et al. Chronic NOS inhalation reverses systemic vasodilation and glomerular hypertension in pregnancy[J]. Am J Physiol Renal Physiol, 2001, 280: 592-598.

[34] YALLAMPALLI C, GARFIELD RE. Inhibition of nitric oxide synthesis in rats during pregnancy produces

signs similar to those of preeclampsia[J]. Am J Obstet Gynecol, 1993, 169: 1316-1320.

[35] WHITE MM, ZHANG L. Effects of chronic hypoxia on maternal vascular changes in guinea pig and ovine pregnancy[J]. High Alt Med Biol, 2003, 4: 157-169.

[36] CLEGG EJ. Fertility and early growth[M]//BAKER PT. The Biology of High Altitude People. Cambridge: Cambridge University Press, 1978: 65-115.

[37] COWDEN DAHL KD, FRYER BH, MACK FA. Hypoxia-inducible factor-1 alpha and 2 alpha regulate trophoblast differentiation[J]. Mol Cell Biol, 2005, 25: 10479-10491.

[38] EDMONSTON B, ANDES N. Community variations in infant and child mortality in Peru J Epidemiol[J]. Community Health, 1983, 37: 121-126

[39] PAN AMERICAN HEALTH ORGANIZATION. Health conditions in the Americas. Scientific Publication, No. 549[M]. Washington, DC: World Health Organization, 1994.

[40] MAZESS RB. Neonatal mortality and altitude in Peru[J]. Am J Phys Anthropol, 1965, 23: 209-214.

[41] HUICHO L, TRELLES M, GONZALES F. National and subnational under-five mortality profiles in Peru: a basis for informed policy decisions[J]. BMC Publ Health, 2006, 6: 173.

[42] WILEY AS. An ecology of high-altitude infancy[M]. Cambridge: Cambridge University Press, 2004.

[43] MILLER S, TUDOR C, NYIMA, et al. Maternal and neonatal outcomes of hospital vaginal deliveries in Tibet[J]. Int J Gynaecol Obstet, 2007, 98: 217-221.

[44] HARRISON GA, KUCHEMANN CF, MOORE MAS. The effects of altitudinal variation in Ethiopian populations[J]. Philos Trans R Soc Lond Ser, 1969, 256: 147-182.

[45] BAKER PT. The Biology of High Altitude Peoples[M]. Cambridge: Cambridge University Press, 1978.

[46] LANG SDR, LANG A. The Kundel Hospital and a demographic survey of the Upper Khumbu[J]. Nepal NZ Med J, 1971, 74: 1-8.

[47] JACKSON FS, TURNER RWD, WARD MP. Report on IBP Expedition to North Bhutan[M]. London: Royal society, 1966.

[48] WEST JB, SCHOENE RB, MILLEDGE JS. Women at altitude[M]//High Altitude Medicine and Physiology. London: Hodder Arnold, 2007: 349-352.

[49] LUBCHENCO LO, SEARLS DT, BRAZIE JV. Neonatal mortality rate: relationship to birth weight and gestational age[J]. J Pediatr, 1972, 81: 814-822.

[50] WILLIAMS RL, CREASY RK, CUNNINGHAM GC, et al. Fetal growth and perinatal viability in California[J]. Obstet Gynecol, 1982, 59: 624-632.

[51] OKUBO S, MORTOLA LP. Control of ventilation in adult rats hypoxic in the neonatal period[J]. J Appl Physiol, 1990, 259: 836-841.

[52] HOHIMER AR, DAVIS LE, PANTLEY GA. Perinatal hypoxia caused residual right ventricular (RV) hypertrophy and gender specific effects on left ventricular (LV) and septal dimensions in young adult mice[M]//HACKETT P, ROACH R. Hypoxia: Into the next millennium. Pergamon: Springer US, 1999: 2000-2001.

[53] SARTONI C, ALLEMANN Y, TRUEB L, et al. Augmented vasoreactivity in adult life associated with perinatal vascular insult[J]. Lancet, 1999, 353: 2205-2207.

[54] KEITH IM, TJEN-A-LOOI S, KRAICZI H, et al. Three-week neonatal hypoxia reduces blood CGRP and causes persistent pulmonary hypertension in rats[J]. Am J Physiol, 2000, 279: 1571-1578.

[55] HOFF CJ, ABELSON AE. Fertility[M]//BAKER PT, LITTLE MA. Man in The Andes. A Multidisciplinary Study of High-Altitude Quechua. Stroudsburg, PA: Dowden, Hutchinson & Ross, 1976: 128-146.

[56] JENSEN GM, MOORE LG. The effect of high altitude and other risk factors on birth weight: independent or interactive effect[J]. Am J Public Health, 1997, 87: 1003-1007.

[57] BOLIVIA RO. Encuesta Nacional de demografia y Salud[M]. Calverton: Marco International/DHS+Program, 1998.

[58] GONZALES GF, SALIRROSAS A. Arterial oxygen saturation in healthy newborns delivered at term in Cerro de Pasco (4 340 m) and Lima (150 m) [J]. Reprod Biol Endocrinol, 2005, 3: 46.

[59] KEYES LE, ARMAZA JE, NIERMEYER S, et al. Intrauterine growth restriction, preeclampsia, and intrauterine mortality at high altitude in Bolivia[J]. Pediatr Res, 2003, 54: 20-25.

[60] GRAHN D, KRATCHMAN J. Variations in neonatal death rate and birth weight in the United state and possible relations to environmental radiation, geology, and altitude[J]. Am J Hum Genet, 1963, 15: 329-352.

[61] NAHUM GG, STAISLAW H. Hemoglobin, altitude and birth weight: does material anemia during pregnancy influence fatal growth[J]. J Reprod Med, 2004, 49: 297-305.

[62] NIERMEYER S, ANDRADE MP, HUICHO L. Children's health and high altitude living[J]. Arch Dis Child, 2008, DOI: 10:1135/adc. 2008.141838.

[63] YANGZOM Y, QIAN L, SHAN M. Outcome of hospital deliveries of women living at high altitude: a study from Lhasa in Tibet[J]. Acta Paediatr, 2008, 97: 317-321.

[64] SPECTOR RM. Mortality characteristics of a high-altitude Peruvian population[D]. Pennsylvania: Pennsylvania University, 1971.

[65] BEALL CM. The effects of high altitude on growth, morbidity, and mortality of Peruvian infants[D]. Pennsylvania: Pennsylvania University, 1976.

[66] BOY E, BRUCE N, DELGADO H. Birth weight and exposure to kitchen wood smoke during pregnancy in rural Guatemala[J]. Environ Health Perspect, 2002, 110: 109-114.

[67] SMITH KR, SAMET JM, ROMIEU I, et al. Indoor air pollution in developing countries and acute lower respiratory infection in children[J]. Thorax, 2000, 55: 518-532.

[68] BEALL CM. Optimal birth weights in Peruvian populations at high and low altitudes[J]. Am J Phys Anthropol, 1981, 56: 209-216.

[69] WILEY AS. Neonatal size and infant mortality at high altitude in the western Himalaya[J]. Am J Phys Anthropol, 1994, 94: 289-305.

[70] LUBCHENCO LO, BRUNS PD, BRAZIE JV. Neonatal mortality rate: relationship to birth weight and

gestational age[J]. J Pediatr，1972，81：814-822.

[71] SUI GJ，LIU YH，CHENG XS，et al. Subacute infantile mountain sickness[J]. J Pathol，1988，155：161-170.

[72] WU TY，MIAO CY. High altitude heart disease in children in Tibet[J]. High Alt Med Biol，2002，3：323-325.

[73] BARKER DJP，MARTYN CN. Review：Material and fetal origins of cardiovascular disease[M]//BARKER DJP，ROBINSON RJ. Fetal and Infant Origins of Adult Disease. London：Br Med J，1992：315-322.

[74] BARKER D. Fetal origins of cardiovascular and lung disease[M]//LENFANT C. Lung Biology in Health and Disease. New York：Marcel Dekker，2001.

[75] BARKER DJP，OSMOND C. Infant mortality，child blood nutrition，and ischemic heart disease in England and Wales[J]. Lancet，1986，1：1077-1081.

[76] BURKE J，FORSGREN J，PALUMBO R. Association of birth weight and type 2 diabetes in Rochester Minnesota[J]. Diabetes Care，2004，27：2512-2513.

[77] GLUCKMAN P，HANSON M. Living with past: evolution，development，and patterns of disease[J]. Science，2004，305：1733-1736.

[78] MOORE LG，NIERMEYER S，VARGAS E. Does chronic mountain sickness（CMS）have perinatal origins[J]. Respir Physiol Neurobiol，2007，158：180-189.

[79] HERRERA EA，RIQUELME RA，EBENSPERGER G. Long-term exposure to high-altitude chronic hypoxia during gestation induced neonatal pulmonary hypertension at sea level[J]. Am J Physiol Regul Intergr Comp Physiol，2010，299：1676-1684.

[80] REXHAJ E，BLOCH J，JAYET PY. Fetal programming of pulmonary vascular dysfunction in mice：role of epigenetic mechanisms[J]. Am J Physiol Heart Circ Physiol，2011，301：247-252.

[81] EDEN GJ，HANSON MA. Effects of chronic hypoxia from birth on the ventilatory response to acute hypoxia in the newborn rat[J]. J Physiol Lond，1987，392：11-19.

[82] OKUBO S，MORTOLA JP. Control of ventilation in adult rats hypoxia in the neonatal period[J]. Am J Physiol Regul Integer Comp Physiol，1990，259：836-841.

[83] JOSEPH V，SOLIZ J，PEQUIGNOL J. Gender differentiation of the chemoreflex during growth at high altitude：functional and neurochemical studies[J]. Am J Physiol Regul Integr Comp Physiol，2000，47（4）：806-816.

[84] MASSARO GD，OLIVIER J，MASSARO D. Short-term perinatal 10% O_2 alters postnatal development of lung alveoli[J]. Am J Physiol，1989，257：221-225.

[85] MORTOLA JP，REZZONICO R，FISHER JT. Compliance of the respiratory system in infants born at high altitude[J]. Am Rev Respir Dis，1990，142：43-48.

[86] WU TY. Pediatric high altitude heart disease：A hypoxic pulmonary hypertension syndrome[M]//ALDASHEV A，NAEIJE R. Problems of High Altitude Medicine and Biology. Berlin：Springer-Verlag Press，2007：231-247.

[87]　HEATH D，WILLIAMS DR. Fertility and pregnancy at high altitude[M]//High Altitude Medicine and Pathology. Oxford：Oxford University Press，1995：282-292.

[88]　GENBACEV O，ZHOU Y，LUDLOW JW，et al. Regulation of human placental development by oxygen tension[J]. Science，1997，277：1669-1672.

[89]　ROCKWELL LC，KEYES LE，MOORE LG. Chronic hypoxia diminishes pregnancy-associated DNA synthesis in guinea pig uteroplacental arteries[J]. Placenta，2000，21：313-319.

[90]　THAETEL LG，NEERHOF MG，CAPLAN MS. Endothelin receptor A antagonism prevents hypoxia-induced intrauterine growth restriction in the rats[J]. Am J Obstet Gynecol，1997，176：73-76.

[91]　TISSORT VAN PATOT M，BLANFORD C，GRILLEY A，et al. Uteroplacental artery structure in term placentas from high（3 100 m）and low（1 600 m）altitude human pregnancies[J]. Proc Int Hypoxia Symp Alberta，Canana，1999，3：29.

[92]　WHITE MM，MOORE LG，MOUSER R，et al. Effect of pregnancy and chronic hypoxia on endothelial nitric oxide synthase（NOSⅢ）protein expression in guinea pig uterine and thoracic arteries[J]. J Soc Gynecol Investig，2001，8：187.

第 21 篇　女性及儿童在高原

在高原研究很长的历史阶段中，忽视了"女性在高原"的问题，大多数的研究都集中在那些年轻和健壮的男性。女性在高原低氧下其习服—适应的生理规律与男性有何不同，女性在高原的体能情况及适合哪些劳动类型，女性在高原的生理周期环（月经、妊娠、分娩、哺育）中出现哪些特殊反应，及女性在高原各型高原病的发生率如何？这些问题都是需要深入探明的。

人类群体中女性占 51%，而且人类的繁衍及下一代的健康发育成长都与母体息息相关。因此"女性在高原"是高原医学 – 生物学中的一个关键性问题。令人欣喜的是，近年来关于"女性在高原"的研究有 2 个启动因素，一是 1997 年加拿大国际低氧会以"女性在高原"（Women at altitude）为主题，激起了世界性的关注，会议强调高原女性不仅是其本身的特殊生理健康问题，还关系到人类的生殖、繁衍和健康疾病等一系列成功生存于高原的问题[1]；二是美军要探讨女兵在高原的特殊生理问题，以确定在军事行动中的应对措施，因此由美军陆军环境医学研究所（USARIEM）和科罗拉多大学心肺血管研究所合作，开展了专题研究，实验大部分在派克峰高山实验站或纳蒂克（Natick，Mas）的减压舱内模拟高原进行，已经取得部分成果。

我国对女性健康十分重视，而且其特点是将妇女和儿童组合在一起，遍布全国的妇幼保健站就是例证。在高原地区，各个生产建设岗位上都有女性的重要位置，她们在低氧下的劳动强度不比男性低。特别是藏族女性，做日常家务、养育孩子、挤奶、打酥油、磨糌粑、糊垒牛粪、放牧牛羊，劳动强度极大。在高原部队中，我军女兵占有一定比例，在高原国防第一线服役或参与各种军事行动，特别在后勤和卫生保障中发挥重要作用。因此高原医学中对女性的健康因素应倍加关注，战时也有重要参考价值。

第 79 章　女性在高原的习服—适应

第 1 节　高　原　体　能

一、攀登能力

自 20 世纪 70 年代以来，不断有女性登顶珠峰。1975 年 5 月 16 日，35 岁的日本女子田部井淳子从南坡登顶，成为世界上第一个登上珠峰的女性。几天后，1975 年 5 月 27 日，藏族潘多成为世界上第一个从北坡登顶的女性。1988 年美国女性史黛西·艾莉森（Stacy Allison）登顶成功。1995年我国台湾江秀真成为第一个登顶的汉族女性。已有 75 名女性攀登达珠峰峰顶，包括数名无氧攀登者。登上世界海拔 8 000 m 以上高峰的女性更是大有人在，包括德国、波兰、印度、日本和加拿大等国家或地区的女性，而其中我国藏族的人数应是名列前茅（见第 34 章）。登山能力和低氧耐力是最具说服力的指标，根据一项在喜马拉雅攀登海拔 6 798 m 前后对 6 名女性登山队员的心血管生理研究，发现其最大运动心率及最大心输出量，包括她们在海拔 4 250 m 基地营一个月期间的各项生理指标，均与男性队员相似[2]。此外在现场或减压舱模拟高海拔实验，发现女性的运动能力也与男性相近[3]。以上研究提示女性在高原的习服、体能、训练强度等诸多方面与男性相当[4]。然而从生理学角度，在高原男女间的差别、女性完成任务的能力以及女性在高原的一些特殊问题对体能的影响值得探讨。

二、最大运动能力

丁克沃特（Dinkwater）观察了 8 名女性登山队员，她们的年龄在 20 ~ 49 岁，对她们进行最大运动负荷实验。在常氧运动时其 VO_2max 值均较高，并不随年龄增加而下降；在给予吸入 12.58% 氧时，VO_2max 值降低了 26.7%，这一值与报道的年轻男性值在相同情况下相当。其中 4 人成功地登顶安纳普尔纳峰（8 080 m）[5]。艾略特（Elliot）和阿特布姆（Atterbom）对比了 17 名男性和 20 名女性，在减压舱内，模拟不同海拔（1 576 m、2 473 m 和 3 962 m）进行自行车功率仪上负荷运动，在次极量和极量运动时，女性与男性比，除通气增高程度比男性稍低外，其他生理参数均与男性相似[6]。

伍伦斯（Woorons）等对比了常氧和低氧的反应，在常氧下，最大摄取量（VO_2max）在经过耐力训练的女性比坐业劳动女性要高出 62%。然而在海拔 4 500 m，相当于 11.7%O_2，VO_2max 在经过训练的女性降低了 27%，而在坐业女性只降低 19%。SaO_2（静息时约 80%）在经训练女性下降到 65% 而坐业女性下降到 74%，研究者认为运动降低 SaO_2 是由于弥散功能受限[7]。

瓦格纳（Wagner）等也观察到在减压舱内大气压为 586 mmHg 和 523 mmHg（各相当于海拔 2 130 m 和 3 050 m）进行自行车功率仪负荷运动，VO_2max 在男性与女性出现相似的下降。但女性比男性在每分通气量、呼吸频率和呼吸商（respiratory quotient，RQ）（呼出气 CO_2/O_2 比值）的变化比男性明显。与此相关的研究是在美国女子珠峰登山队对 8 名队员，年龄 20 ~ 49 岁，给予吸入 12.6% O_2（相当于 428 mmHg，即约海拔 4 500 m），结果其 VO_2max 降低的程度与以往报道的年轻男性相似[5]，不过，最大运动时的乳酸水平在前者较高，而 Wagner 的实验组则无明显改变[8]。

三、心率

女性在同一高原海拔高度，静息 HR 比男性为高。一个可能的解释是女性对低氧的交感神经活性比男性为高[9]。扎莫迪奥（Zamodio）观察到长期居住高原的女性其 HR 比海平面同一种族女性为高[10]。帕尔默（Palmer）指出在高原的某些女性会呈现出增高的交感反应性[11]。女性的 Hb 值较低可能是另外一个因素，因为要通过提高 HR 和心输出量来代偿，为此保证对组织的氧供[12]。

第 2 节　呼吸功能及低氧通气

一、低氧通气水平

早在 1911 年，梅布尔·菲茨·杰拉德（Mabel Fitz Gerald）就在一定高度范围对高原习服的男、女性对比了通气水平，结果女性的肺泡气二氧化碳约比男性低 2 mmHg，而由 RQ 推导的肺泡气氧分压则轻度高于男性[13]。其后的系列研究证明了这一实验的正确性。通过动脉化毛细血管血分析，女性在高原的通气水平高于男性[14]。

早期，希尔兹（Shields）等观察了 8 名女性在高原习服期间的通气功能，她们抵达派克峰后，在此停留 65 d 并进行测试，同时与 8 名男性对比。结果肺活量初期降低、第 1 秒用力呼气容积初期增高、最大呼吸能力增高、最大中间呼气流量增高和呼吸占有时间降低。女性最大呼吸能力增高了 10% ~ 13.4%，而男性则增高了 42% ~ 50%，这一差别的原因尚不清楚[15]。近期的研究发现，女性在高原习服期间不仅肺泡 PCO_2 低于男性，其碳酸氢盐水平也较低[16]。

动脉血氧分压（PaO_2）及动脉血二氧化碳分压（$PaCO_2$）是反应通气水平的重要指标。早年 Shields 等在派克峰的实验观察到，女性的 $PaCO_2$ 和动脉 HCO_3 均较男性为低，而 PaO_2 则较男性为高，这一差别在峰顶停留的第 7 d 尤为明显。女性的通气量增高导致 PaO_2 增高，在峰顶有一个高度阈值，即降低 165 ~ 500 m[15]。近年洛佩基（Loeppky）等的研究也进一步观察到女性在高原习服期其肺泡

P_ACO_2 低于男性而 P_AO_2 则高于男性，其呼吸率和无效腔通气量也较高[17]。

关于世居人群，Zamudio 等对比了我国藏族、秘鲁印第安人的男性和女性在高原通气上的特征，结果发现我国青藏高原藏族女性有较高的通气水平[10]。

以上研究证实女性在高原不同海拔高度的通气水平均高于男性。关于其生理机制，Shields 认为女性的这一优势与她们在高原的食欲很快改善和体重丢失较少有关[15]。而多数认为是由于女性的 2 个性激素，即孕酮（progesterone）和雌激素（estrogen）有刺激呼吸而使通气量增高的作用，这是通过上述女性激素导致周边化学感受器颈动脉体神经元对呼吸中枢通气驱动增强的结果[18]。此二激素共同均有作用于周边化学感受器（颈动脉体）和呼吸中枢的效应，而此二激素的协同对提高低氧通气驱动的作用比单独一种激素要强[19]。不过女性在闭经后，激素对呼吸中枢的作用优势即告消失，这也是女性闭经后 CMS 发病率明显增高的原因。

二、通气、体能与月经环

以往的研究观察到女性在月经卵泡期具有对低氧及高碳酸血症的通气反应及由此引起高的运动通气。美国陆军环境医学研究所的贝德尔曼（Beidleman）等考虑这种高通气可能与在月经黄体中期的孕酮刺激有关，而这一刺激导致的通气增强又改善了高原的氧传送。为此对 8 名女性在减压舱内模拟海拔 4 300 m 进行实验，实验是在女性月经的卵泡早期及黄体中期，结果发现在这两期，最大运动通气及通气峰值间并无差别，在高原女性月经黄体中期 SaO_2 高 3%，但不论在海平面或在海拔 4 300 m 以上通气功能、VO_2max 及运动耗竭时间在月经的滤泡期和黄体期均无差别[20]。

其后罗普斯克（Loeppsk）等在低压舱内模拟高原海拔 4 880 m（PB 426 mmHg）对 33 名平均年龄 27 岁的女性进行实验，低氧暴露 12 h，对其月经周期（卵泡期及黄体期）、口服避孕药的情况进行分析，并与 18 名男性做对比。结果与前述结果相似，高原女性的通气水平高于男性，但在急性低氧下男女通气增高的水平相当[21]。

罗克（Rock）等对 12 名从近于海平面来到海拔 4 300 m 的女性进行研究，观察发生 AMS 和月经周期的关系。他们同时用了美国陆军 AMS 症状环境问答卷的 AMS 脑型（AMS–C）、AMS 呼吸型（AMS–R）和 AMS 路易斯湖记分系统（AMS LLSS）。结果所有 AMS 评分系统在月经的卵泡期和黄体期均无差别。提示尽管从海平面到了海拔 4 300 m 高原，月经期对 AMS 没有不同影响[22]。

Brutsaert 等在玻利维亚拉巴斯对 30 名非妊娠、非哺乳的相对坐业劳动的女性检测，结果唾液中的孕酮（黄体酮）（progesterone）水平在黄体中期是卵泡中期的 3 倍。在进行亚极量运动时，通气在黄体期较高并与孕酮水平呈明显相关。尽管 SaO_2 增高，但 VO_2max 与该期无相关，最大运动能力也仅有轻度增高[23]。

第 3 节　血红蛋白值及血浆容量

一、血红蛋白值

在高原，人体对低氧的习服表现为红细胞物质（Hb、Hct、RBC）含量的增高，以提高血液的携氧能力。但相比男性，女性的红细胞增多较不明显，Hb 值低于男性，这是由于女性月经导致血的丢失使体内"铁库"（iron stores）储存减少[24]，但她们对促红细胞生成素（erythropoietin，EPO）的反应仍是良好的[25]。一项早期在科罗拉多派克峰的研究则观察到女性对铁的供应与男性相似，但女性在造血上所提供的铁比男性少而使 Hb 较低[26]。

某些女性对高原的反应并不以适当的 Hb 增多为表达。Richalet 等的观察发现，4 名女性登山队员暴露于海拔 6 542 m 时，其中 2 人的 Hb 值反而降低，尽管其 EPO 是增高的[27]。若饮食中铁含量低而血清铁或肠铁蛋白值降低，所有女性在高山出现闭经。很可能女性的"铁库"储存是低的，这就可以解释为什么对 EPO 的反应是低的，因为在低"铁库"储存下，对 EPO 呈无效反应[28]。所以女性在登山期间应适当地补充铁剂。

上述论点被 Hannon 的实践所证实，他在女性前往派克峰之前 3 个月，开始给予补充铁剂，每人每日服用一片含 324 mg 铁（FeSO$_4$）的药，结果平均 Hct 由 40.3% 增至 43.0%，说明存在铁缺乏。待她们抵达派克峰后，其 Hct 和 Hb 很快增高，其值接近于所观察的男性。而有 8 名女性事前未予服用铁剂，出发前期 Hct 值较低而抵达派克峰后其 Hct 值增加甚少[28,29]。看来在登高前对"铁库"的评估是有实际意义的。铁缺乏的特征是血清铁或肠铁蛋白降低，铁结合能力增强，游离红细胞原卟啉（protoporphyrin）减少[30]。

二、血浆容量

女性初到高原其 Hb、Hct 及动脉血氧含量均有增高。这是由于抵达高原后细胞外液容量及血浆容量均有降低，而实际 RBC 值并无增加[14,31]。初期血浆容量的降低是由于血浆从血管床的丢失而非脱水。在高原，女性血浆容量减低的时间较男性为长，可能与女性达到的血红蛋白含量值较男性长有关。女性到高原后，很快血浆容量降低而 RBC 物质增加。Zamodio 等观察到生活在利德维尔海拔 3 100 m 的女性比生活在丹佛海拔 1 600 m 的女性其 RBC 值正常而血浆容量和总血容量较低[10]。皆知，人们长期生活在高原，其总血容量约增高 15%，这是由于近 2 倍的 RBC 物质和正常或轻度降低的血浆容量[32]。

第 4 节　高原体重丧失

高原体重丧失是常见现象，特别是在消耗体力的登山活动中，但是女性的体重丧失比男性明显为少。一组美国年轻男女到达科罗拉多的派克峰后在抵达高原的最初几天，男、女的食欲均有下降而摄食减少，但女性比男性更快地恢复了食欲，而在高原停留 2 w 后，女性体重只减少了 1.49%，而男性体重下降了 4.86%[14]。由于摄食减少导致血浆中游离脂肪酸含量增高，男性比女性明显，这也是女性 AMS 发生率较低的一个原因。

科利尔（Collier）报道在珠峰大本营（5 340 m）女性基本上无明显体重下降，而男性体重下降为 0.11kg · m^{-1} · day^{-1}。当向海拔 7 100 ~ 8 848 m 攀登时，男性体重丧失更明显为 0.15 kg · m^{-1} · day^{-1}，而女性仍无体重下降[33]。一般认为女性在高原可保持良好的食欲，但在蛋白质水代谢上可能与男性也有不同。

第 5 节　儿茶酚胺及碳水化合物代谢

这方面，美国陆军环境医学研究所与 Moore 教授合作进行了研究。在派克峰停留 12 d，对一组从近于海平面来到高原的女性进行研究，并与男性对比，结果男女两性间的儿茶酚胺（catecholamine）反应水平无差别，女性在月经的卵泡期（follicular）及黄体期（luteal）的儿茶酚胺水平也无不同。当在一定量尿去甲肾上腺素排泄量下，心率及血压在女性黄体期要低于卵泡期[34]。

女性在高原习服期间，交感神经活性增高，刺激心肌细胞膜的 β – 肾上腺素受体而使心率增高；同时由于低氧刺激肾上腺髓质，而使该组女性在高原停留的第 4 d 起至第 12 d 静息时动脉血去甲肾上腺素含量增高[35]。

马泽奥（Mazzeo）等对该组女性在海拔 4 300 m 应用 α$_1$– 肾上腺素受体抑制剂（哌唑嗪），结果与未用抑制剂的对照组相比，不论在静息或运动时，均引起去甲肾上腺素水平的增高[36]。在进行亚极量运动负荷时，血液中去甲肾上腺素水平的增高尤为明显[36,37]。

女性在高原的交感肾上腺反应与男性相同，而且也不受月经期的影响[38]。然而这一增高的反应性有可能使妊娠的妇女在高原先兆子痫的发生率增高。

已经注意到男性在高原对胰岛素的易感性增高，而布劳恩（Braun）等观察到女性在海拔 4 300 m 应用标准饮食其血糖的反应是降低的，可能是由于周围血糖摄取的应激增强或是由于肝糖产生的抑制。而且发现糖反应在月经的卵泡期比卵泡期加上黄体期要低[39]。

美国陆军环境医学研究所的莫森（Mawson）等观察到在海拔 4 300 m，女性的总能量需求量比海平面要增加 6%。尽管有短暂的基础代谢率（BMR）增高，但也不能全部解释这一能量增高现象[40]。女性与男性不同，在海拔 4 300 m 停留 10 d，年轻女性的静息血糖利用率比在平原要低，在亚极量运动时则与平原无差别，这与其血循环的雌激素及黄体酮亦无相关[41]。

第 6 节　女性血压及血管顺应性

在高原，去甲肾上腺素（norepinephrine）水平的增高可能起了调节血压的作用。福尔科（Fulco）等在健康女性观察到，抑制 α_1- 肾上腺素受体并不影响到直立位循环代偿在高原（4 300 m）与海平间的差别。他们的实验是对 8 名年轻女性先在海平面给予 α_1- 肾上腺素受体抑制剂哌唑嗪 2 mg 1 d 3 次，共 2 d，然后到派克峰（4 300 m）也服用同样量 12 d，同时以 8 名服安慰剂者做对比。在 60° 的斜坡上观测，在海平面于用药的第 10 d，在高原于用药的第 3 d 和第 10 d 实验。结果显示，用哌唑嗪组，在海平面卧位及斜位时平均血压值一致性地低于对照组；而在高原则不出现这种情况。在高原斜位时血压的充分保持是通过增加心率来代偿，可能是由副交感神经减弱所介导的[42]。

为此，Zamodio 等对同一批受试女性，检测其静脉顺应性、前手臂血管阻力及血流，用体积描记（plethysmography），实验是否 α- 抑制剂可防止周围血管阻力随后升高，这一现象在高原习服中通常可见。实验方法及变量的控制与上相同。结果静脉顺应性在两组于第 3 d 都下降，并于第 10 d 时服哌唑嗪组恢复到海平面值，而对照服安慰剂组则未恢复。第 10 d，两个组最初降低的血管阻力和血流逐渐恢复到原海平值，但服哌唑嗪组的恢复较差。这一结果证明 α- 肾上腺素拮抗剂其降低血管阻力的作用在两个组均是由于循环中的高肾上腺素水平所实现的[43]。

第 7 节　高原避孕药的反应

在平原应用避孕药有增加血栓形成的风险。但是当今的配方其危险性很小，在不吸烟的女性中更小。在高原由于 Hct 增高及脱水，可能会增加这方面的危险性，实际上在高原确有一些发生血栓的报道，但非女性。Miller 对在珠峰基地营 926 名徒步旅行者进行了调查，316 名为女性，其中有 30% 口服避孕药丸，大部分是为了调整月经。如果不用避孕药则很多人出现月经失调，而用药者也未发现副作用。但由于观察数较少，还不能绝对放心地服用避孕药。建议女性如在高原用避孕药应注意观察并规律性应用[44]。

在一次由国际高山医学学会（ISMM）组织的专家专题"高原应用避孕药（contraceptive，COPs）是否安全"的讨论会上，学者们一致认为目前缺乏详细的资料来确定在高原应用避孕药的安全性，也没有发现由于在高山应用避孕药而发生深静脉血栓、血管栓塞等事例。但是为了安全，女性在高原应用避孕药应注意以下事项[45]。

（1）女性如果已经用避孕药达一年之久，同时无个人或家族静脉血栓病历史，则到高原可继续应用 COPs。之所以提出用药一年，是由于应用复方口服避孕药（COC）后的最初几个月易发生血栓事件。

（2）女性以往未用过 COPs，或者用了不到一年，或者本人或家族有静脉血栓史，或者有血栓的相关危险因素，如高血压、妊娠高血压、高体重指数（BMI>30）、糖尿病、吸烟、静脉曲张，或有风湿性心脏病等则不推荐到高原应用 COC。如果在上述情况下女性要徒步去高原并应用 COPs，则应给予指导，使其了解危险因素，并避免激烈活动，还应知道静脉血栓和肺栓塞的早期症状。如果登山队有队医，一旦发生血栓等应及早应用溶栓疗法。

（3）尽管是健康女性，在搞不清楚是否有危险因素的情况下，特别是她的登山活动在 1 w 内达到海拔 4 500 m 以上，则不宜应用 COPs；如果短期内不超过海拔 4 500 m，则必须认识到可能出现的血栓危险，并应用其他避孕方法，这由她们自己决定。还应知道要防止脱水，因其是血栓形成的促进因子。在登山前突然改换 COPs 也是不明智的。

在高原徒步或登山时，某些妇女会在月经期间大量出血，COPs 可以减少月经出血量。在高原患胃肠炎将减少 COPs 的吸收而促进月经出血。在高原，长时间的强体力活动和精神应激也可导致月经紊乱和月经减少。选择含有雌激素（oestrogen）的避孕药目的是减少月经出血量，但这往往是在高原形成血栓的危险因素。任何改变 [可能以孕酮（progesterone）仅做准备或储存注射用] 都必须在计划进入高原前 3 个月，因为这样可以减少可能造成的月经不规则或其他未预料到的副作用。某些卫生预防应加注意，如由于腹泻或避孕药丢失而造成月经障碍或突然出血。

Moore 教授强调，在女性的月经滤泡期和黄体期，在高原通气习服没有明显的差别或 AMS 的发生率并无不同时，她认为在海拔低于 4 300 m 的中度高原，应用小剂量 COPs 可能不见得有效。在更高高度或在特高海拔，则要特别关注，虽然发生概率小，但由于低氧和 COPs 的相互作用，确可潜在地引起血栓的发生。

学者们指出，在平原地区指导应用 COPs 的一些原则和规范，对高原地区也有很好的参考价值[46,47]。

国际登山联合会（UIAA）医学专家委员会 2005 年提出了妇女去高原有关医学问题的共识，其中关于女性去高原应用 COPs 的具体 8 项指导原则，也可供参考[48]。

结　语

Moore 对"女性在高原"做了概括性总结，女性对高原的反应在很大程度上是与男性相同的。女性高原习服的生理途径也与男性相同，AMS 的发病率男女相近。女性的运动体能同样受到高原的影响。近年来对月经环的研究也未发现高原体力在月经各期有大的差别。女性在高原有一点优势超过男性，即较少发生体重丧失，可能是因为女性在高原能保持较好的食欲。关于妊娠期女性到高原有无危险尚缺乏论证资料，但一般劝阻女性在妊娠早期最好不要到中度以上海拔，因低氧可能会对胎儿的器官发育造成影响，在妊娠后期到高原会引起孕妇的不适。在高原为避孕或为调节月经口服避孕药丸很普遍，虽然理论上认为在高原由于红细胞增多及 Hct 增高，有导致血栓形成的可能，但实际上还缺乏直接证据[49]。

在慢性低氧下，女性由于雌激素的效应，使通气水平保持得较高和低氧通气不显钝化，从而保持较高的动脉血氧分压和动脉血氧饱和度。加之，生育年龄的女性在月期间经周期性的失血、雌激素对骨髓造血干细胞的抑制作用，使女性的红细胞数和 Hb 值维持在高原生理水平，而不如男性易于发生红细胞增多症和有高血液黏滞度，从而 CMS 的发病率较低。但是青藏高原移居汉族及南美安第斯印第安女性在月经闭止后的更年期，这一生理优势即告消失 [50]。

不论如何，对"女性在高原"的研究还很肤浅，特别是像我国这样有世界上最大女性群体，并具有不同高原习服—适应水平的不同民族女性的国家，更应深入研究。

参 考 文 献

[1] HOUSTON CS, COATES G. Women at altitude[M]. Burlington, VT: Queen City Printers, Inc, 1997.

[2] DRINKWATER BL, KRAMAR PO, BEDL JF, et al. Women at altitude: cardiovascular response to hypoxia[J]. Aviat Space Environ Med, 1982, 53: 472-477.

[3] MILES DS, WAGNER JA, HORVATH SM, et al. Absolute and relative work capacity in women at 758 586, and 523 Torr barometric pressure[J]. Aviat Space Environ Med, 1980, 51: 439-444.

[4] PURKAYASTHA SS, BHAUMIK G, SHARMA RP. Effect of mountaineering training at high altitude (4 350 m) on physical work performance of women[J]. Aviat Space Environ, Med, 2000, 71: 685-691.

[5] DINKWATER B, FOLINSBEE LJ, BEDI JF, et al. Response of women mountaineers to maximal exercise during hypoxia[J]. Aviat Space Environ Med, 1979, 50: 657-662.

[6] ELLIOTT PR, ATTERBOM HA. Comparison of exercise responses of males and females during acute exposure to hypobaric hypoxia[J]. Aviat Space Environ Med, 1978, 49: 415-418.

[7] WOORONS X, MOLLARD P, LAMBERTO C, et al. Effect of acute hypoxia on maximal exercise in trained and sedentary women[J]. Med Sci sports exerc, 2005, 37: 147-154.

[8] WAGNER JA, MILES DS, HORVATH SM, et al. Maximal work capacity of women during acute hypoxia[J]. J Appl Physiol, 1979, 47: 1223-1227.

[9] REEVES JT, MOORE LG, WOLFEL EF, et al. Activation of the sympatho-adrenal system at high altitude[M]//UEDA G, REEVES JT, SEKIGUCHI M. High Altitude Medicine Matsumoto: Shinshu University Press, 1992: 10-23.

[10] ZAMUDIO S, SUN S, MOORE LG. Ventilatory characteristics of Peruvian and Tibetan women and men native to high altitude[M]//LEON-VELARDE F, ARRIGUI A. Hipoxia: Investigaciones Basicasy Clinicas-Homenaje a Carlos Monge Cassinelli. Lima: Universidad Peruviana Cayetano Heredia, 1993: 55-70.

[11] PALMER S, BERMAN J, ZAMUDIO S. Altered heart rate response to hypoxia in women who develop pre-eclampsia (Abst.) [J]. Anesthesiology, 1992, 77: 1000.

[12] BANCHERO H, SIME F, PENALOZA D, et al. Pulmonary pressure, cardiac output, and arterial oxygen saturation during exercise at high altitude and at sea level[J]. Circulation, 1966, 33: 249-262.

[13] FITZGERALD MP. The changes in the breathing and the blood at various altitudes[J]. Philos Trans R Soc Lond Ser B, 1913, 203: 351-371.

[14] HANNON J. Comparative adaptability of young men and women[M]//FOLINSHEE L, WAGNER J, BORGIA J, et al. Environmental stress: Individual human adaptations. New York: Academic Press,

1978：335-350.

[15] SHIELDS JL，HANNON JP，HARRIS CW，et al. Effects of altitude acclimatization on pulmonary function in women[J]. J Appl Physiol，1968，25：606-609.

[16] BARRY PB，MASON NM，COLLIER DJ. Sex differences in blood gases during acclimatization[M]// SUTTON JR，HOUSTON CS，COATES G. Hypoxia and the Brain. Burlington，VA：Queen City Printers，1995：314.

[17] LOEPPKY JA，SCOTTO P，CHARTON GC，et al. Ventilation is greater in women than men, but the increase during acute altitude hypoxia is the same[J]. Respir Physiol，2001，125：225-237.

[18] HANNHART B，PICKETT CK，MOORE LG. Effects of estrogen and progesterone on carotid body neural output responsiveness to hypoxia[J]. J Appl Physiol，1990，68：1909-1916.

[19] REGENSTEINER J，WOODARD W，HAGERMAN D. Combined effects of female hormones and metabolic rate on ventilatory drives in women[J]. J Appl Physiol，1989，66：808-813.

[20] BEIDLEMAN BA，ROCK PB，MUZA SR，et al. Exercise VE and physical performance are not affected by menstrual cycle phase at altitude[J]. J Appl Physiol，1999，86：1519-1526.

[21] LOEPPSK JA，ROACH RC，RIBONI K，et al. The physiology of acute mountain sickness in women. Technical report：U.S. Army contract DAMAD17-96-6127[R].Foort Detrick M.D：[s.n.]，2000.

[22] ROCK PB，MUZA SR，FULCO CS，et al. Women at altitude：effect of menstrual-cycle phase on acute mountain sickness during deployment to high altitude terrain. USARIEM Technical Report[R]. Natick，MA：[s.n.]，2001.

[23] BRUTSAERT TD，SPIELVOGEL H，CACERES E，et al. Effect of menstrual cycle phase on exercise performance of high altitude native women at 3 600 m[J]. J Exp Biol，2002，205：233-239.

[24] ASMUS I，ZAMUDIO S，MOORE LG. Preliminary data：Menstrual status，hormone replacement therapy and hemoglobin concentrations in women residing at 3 100 m[M]//ROACH RC，WAGNER PD，HACKETT PH. Hypoxia：Into the Next Millennium. New York：Kluwer Academic/Plenum Publishers，1999.

[25] REEVES JT，ZAMUDIO S，DAHMS TE，et al. Erythropoiesis in women during 11 days at 4 300 m is not affected by menstrual cycle phase[J]. J Appl Physiol，2001，91：2579-2586.

[26] HANON JP，KLAIN GJ，SUDMAN D，et al. Effect of altitude acclimatization on blood composition of women[J]. J Appl Physiol，1969，26（5）：540-547.

[27] RICHALET JP，SOUBERRRBIEL J，BIENVENU A. Variability of altitude-induced erythropoiesis（Abst.）[C]//Proceedings of the Eighth International Hypoxia Symposium. Lake Louise：[s.n.]，1983：23.

[28] FINCH C. Erythropoiesis，erythropoietin and iron[J]. Blood，1982，60：1241-1246.

[29] HANNON J，SHIELDS J，HARRIS C. A comparative review of certain responses of men and women to high altitude[M]//HEJFFEREICH C. Proceedings of the symposium on Arctic Biology and Medicine.Ⅳ：The physiology of work in cold and altitude. Fort Wainwright. Alaska：Arctic Aeromedical Laboratory，1966.

[30] OSKI F. Iron deficiency in infancy and childhood[J]. N Engl J Med，1993，329：190-193.

[31] HANNON J. High altitude acclimatization in women[M]//GODDARD R. The Effects of Altitude on Physical Performance. Chicago：Athletic Institute Press，1966：37-44.

[32] SANCHEZ C，MERINO C，FIGALLO M. Simultaneous measurement of plasma volume and cell mass in polycythemia of altitude[J]. J Appl Physiol，1970，28：775-778.

[33] COLLIER DJ，COLLIER CJ，DUBOWITZ G，et al. Gender and weight loss at altitude（abstr.）[M]//HOUSTON CS，COATES G. Women at Altitude. Burlington，VA：Queen City Printers，1997：308.

[34] MAZZEO RS，CHILD A，BUTTERFIELD GE，et al. Catecholamine response during 12 days of high-altitude exposure（4 300 m）in women[J]. J Appl Physiol，1998，84：1151-1157.

[35] MAZZEO RS，CHILD A，BUTTERFIELD GE，et al. Sympathoadrenal responses to submaximal exercise in women after acclimatization to 4 300 meters[J]. Metabolism，2000，49：1036-1042.

[36] MAZZEO RS，DUBAY A，KIRSCH J. Influence of α-adrenergic blockade on the catecholamine response to exercise at 4 300 meters[J]. Metabolism，2003，52：1471-1477.

[37] MAZZEO RS，BENDER PR，BROOKS GA. Arterial catecholamine responses during exercise and acute and chronic high-altitude exposure[J]. Am J Physiol，1991，261：419-424.

[38] MAZZEO RS，REEVES JT. Adrenergic contribution during acclimatization to high altitude：perspectives from Pikes Peak[J]. Exerc Sport sci Rev，2003，31：13-18.

[39] BRAUN B，BUTTERFIELD GE，DOMINICK SB，et al. Women at altitude：changes in carbohydrate metabolism at 4 300 m elevation and across the menstrual cycle[J]. J Appl Physiol，1998，85：1966-1973.

[40] MAWSON JT，BRAUN B，ROCK PB，et al. Women at altitude: energy requirement at 4 300 m[J]. J Appl Physiol，2000，88：272-281.

[41] BRAUN B，MAWSON JT，MUZA SR，et al. Women at altitude：carbohydrate utilization during exercise at 4 300 m[J]. J Appl Physiol，2000，88：246-256.

[42] FULCO CS，ROCK PB，MUZA SR，et al. Circulatory responses to orthostasis during alpha-adrenergic receptor blockade at high altitude[J]. Aviat Space Environ Med，2001，72：1075-1080.

[43] ZAMUDIO S，DOUGLAS M，MAZZEO RS，et al. Women at altitude：forearm hemodynamics during acclimatization to 4 300 m with alpha（1）-adrenergic blockade[J]. Am J Phyiol Heart Circ Physiol，2001，281：2636-2644.

[44] MILLER D. Menstrual cycle abnormalities and the oral contraceptive pill at high altitude[M]//ROACH RC，WANGNER PD，HACKETT PH. Hypoxia：Into the Next Millennium. NewYork：Plenum/Kluwer，1999：412.

[45] SCHOENE B，BEZRUSCHKA S，KAYSER B，et al. The combined oral contraceptive（COC）at altitude-is it safe[J]. Newsletter of the ISMM，1998，8（2）：11-13.

[46] GUILLEBAUD J. Contraception[M]//MCPHERSON A，WALLER D. Women's Health. Oxford General Practice Series 39. Oxford：OUP，1997：128-216.

[47] GUILLEBAUD J. Contraception Today. A pocketbook for general practitioners[M]. London：Martin Dunitz，1998：1–98.

[48] DOMINIQUE J，LEAL J，KRIEMLER S，et al. Medical recommendation for women going to altitude[J]. High Alt Med Biol，2005，6（1）：22–31.

[49] MOORE LG. Women at altitude in hypoxia[M]//HOUSTON CS，COATES G. Women at Altitude. Burlington，VT：Queen City Printers，Inc，1997：1–7.

[50] LEON–VELARDE F，RAMOS MA，HERNENDEZ JA，et al. The role of menopause in the development of chronic mountain sickness[J]. Am J Physiol，1997，272：90–94.

第 80 章　女性与高原病

关于女性是否对高原病易感或各型高原病的发生率目前获得的文献资料都较有限，这是由于多数研究的样本数较少，难以比较评价，另外在高山活动中如登山、采矿或军事行动多为男性。学者们对此也有不同看法，例如较早发表在英国医学杂志（*British Medical Journal*）的作者评论指出"根据记录，女性较少罹患 HAPE"[1]，然而立即遭到反驳，Steele 即指出他在喜马拉雅就见过 3 例女性HAPE 患者[2]。近年来进一步的研究对此已做了澄清，它涉及女性在高原的习服—适应生理。

然而随着女性到高原的人数越来越多，不仅是旅游，而是生活在高原的生产第一线。在军事行动中，女兵在作战前线或后勤服务中也是一支主要力量。因此女性罹患高原病的问题受到重视。

第 1 节　急性高山病

相关学者认为急性高山病（AMS）的发病与高原习服优劣及习服形成的时间有关。关于 AMS 的性别发生率，文献报道不一致，多数报道男女间无明显差别。Hackett 等报道在尼泊尔喜马拉雅的佩里泽（Pheriche，4 343 m）高山急救站，对未习服的徒步登山者在前往珠峰大本营（5 500 m）的途中进行了症状问答调查，AMS 总的发生率为 53%，而 AMS 男女发生率相近，各为 53% 和 51%[3]。他们进一步对喜马拉雅 200 名徒步者调查，发现 AMS 发生率男性及女性各为 70% 和 71%[4]。Hannon在科罗拉多派克峰（4 300 m）的调查认为女性的 AMS 症状比男性为轻，但样本较少，男女各为 8 名[5]。

有一些报道称女性 AMS 发生率稍高于男性。Honigman 等在科罗拉多几个滑雪基地，海拔1 900 ~ 2 940 m，一共调查了 3 158 名访问者，应用 AMS LLSS 症状问答表，结果共有 51% 出现 AMS症状并伴有中度体力下降，有 5% 需要卧床。在 2 159 名男性中，AMS 发生率为 23.6%；在 981 名女性中，AMS 发生率为 27.9%，女性高于男性（$P<0.01$）[6]。Kayser 观察到西方登山队员在喜马拉雅攀登越过索龙山口（Thorong Pass，5 400 m）时，AMS 女性发生率为 69%，男性为 57%[7]。Basnyat 等报道在尼泊尔的朝圣者中，在海拔 4 300 m 女性的 AMS 和 HACE 发生率均高于男性[8]。吴天一等报道在青藏铁路的乘客中，应用 LLSS AMS 记分判定 AMS，222 名为平原汉族旅客，列车从格尔木经唐古拉山（4 500 m）时，87 名女性中 30 人患 AMS（34%），135 名男性中 30 人患 AMS（22%），女性AMS 发生率高于男性（X^2=5.82，$P<0.002\,5$）[9]。一般认为这可能是女性对 AMS 症状的反应比男性要敏感。此外 AMS 的发生与体水潴留有关，尽管女性在月经卵泡期有某种程度的水潴留[10]，但并未见该时期 AMS 发病率较男性为高。

由于观测的对象、在高原的实际情况以及应用判定 AMS 的标准不尽一致，故目前难以确定 AMS 在病理生理、发病率和严重度上确实存在性别间的差异[9]。需要观察较大样本，将男女两性在相同的环境条件和生理状况下的观测结果加以对比。

第 2 节　高原肺水肿

根据多数报道，高原肺水肿（HAPE）男性发生率明显高于女性。Hultgren 等在科罗拉多的冠石县（Keyston，2 700 m）的一个滑雪站，经过 39 个月观察到 150 例 HAPE 患者，男性占 84%[11]。索福克勒（Sophocles）在科罗拉多的峰顶县（Summit county，2 743 ~ 3 354 m），观察到居住于平原（1 000 m 以下）的访问者，来到较高海拔后在 72 h 内发生 29 例 HAPE，平均年龄 37.8 岁（22 ~ 63 岁），皆为男性[12]。Sophocles 同时报道了从 1972—1982 年间，在科罗拉多的韦尔（Vail，2 500 m）医院收治的 47 例 HAPE 患者，平均年龄 35.6 岁，他们从海拔 170 m 在 1 d 内攀登到 2 330 m，多在冬季，平均发病时间为抵达高原后的 2.5 d，93% 为男性[13]。霍赫斯特拉塞尔（Hochstrasser）等在瑞士阿尔卑斯山观察到 50 例 HAPE 患者，除 1 例外皆为男性[14]。

但是有趣的是在儿童中 HAPE 的发生率男女间的差别则不如成人大。在秘鲁莫罗科查海拔 4 540 m 的矿区的 200 例年龄小于 16 岁的 HAPE 患者中，60% 为男孩[15]。在美国科罗拉多的利德维尔（3 100 m）的圣文森特医院收治的 32 例平均年龄 12 岁的 HAPE 患者中，男性 18 例（56%），女性 14 例（44%）[16]。

对于为何 HAPE 较少见于女性，分析认为可能与雌激素促进了通气功能而使动脉血氧分压增高有关[17]。然而女性在更年期后这一优势就消失了，例如在科罗拉多冠石县观察的 HAPE 患者中，50 岁或以上的女性占 21%，男性仅占 13%[11]。目前已经证实凡通气低下、通气压抑和低氧通气钝化者对 HAPE 易感[17,18]。在儿童中 HAPE 男女两性发生率男性稍高，提示在该年龄雌激素尚未充分发挥作用。

这里提一下高原脑水肿（HACE），由于多数 HACE 的发病高度都在海拔 4 880 m 或以上，这时女性较少涉足这一高度，故所报道的病例多为男性[19]，女性确切的发病率需要进一步统计。

第 3 节　周围性水肿

在高原，周围性水肿（peripheral edema）常在 AMS 时出现，或由 AMS 向轻度脑水肿发展时[4]，也可单独发生。认为是由于钠和水平衡障碍，血浆容量扩张和细胞外液增多所致。最常见水肿出现在眼眶周围、手、腿或膝部。由于对高原水电失衡的有关发生机制的研究仍存在不同结果，故高原周围性水肿的发生机制依然有争议。大多数推论血浆中肾素（renin）活性增强和醛固酮（aldosterone）水平增高，尤其在高山运动时，刺激肾素释放，再通过血管紧张素（angiotensin）刺激醛固酮分泌，如果持续时间长，则导致水、钠潴留，肾脏中的有效血流量减少，尿排钠减少，致细胞内液转运到细胞外间隔而形成水肿[20]。也有学者认为可能和心房钠尿肽（Atrial natriuretic peptide，ANP）有关，ANP 可促进水钠排出，而有的研究观察到在高原发生 AMS 时 ANP 水平降低[21]。在高原正常习服良好者会出现"高山利尿"（altitude diuresis）而不会发生水肿，但发生 AMS 者会发生抗利尿，此时尿量减少、体重增加，发生水肿[22]。

高原周围性水肿在女性发生率高。据 Hackett 和 Rennie 在尼泊尔喜马拉雅对 200 名徒步旅行者的观察，36 人发生周围水肿，其中女性的发生率是男性的 2 倍（28% vs. 14%）。有 12 人出现多处水肿，9 人为女性。患有 AMS 者水肿的发生率比无症状者为高（27% vs. 11%）[4]。但他们发现高原水肿与应用呼吸调节剂或与月经期均无明显关联。

第 4 节　慢性高山病

关于慢性高山病（CMS），几乎一致地报道男性发生率高，女性发生率低。在青藏高原，胡旭初报道在拉萨所见的 CMS 高原红细胞增多型均为男性[23]。吴天一等报道 26 例"真性蒙赫病"即发生在世居藏族，22 例为男性（85%），4 例为女性[24]。缪澄宇等报道的 51 例发生在沱沱河地区移居汉族的 CMS 均为男性[25]。在秘鲁库斯科所见的发生在世居印第安人的 30 例 CMS 也均为男性[26]。男性随着年龄增高而增加了对 CMS 的易感性，是由于其与通气降低、肺活量减少和一系列的呼吸功能衰退有关[27]。在南美安第斯的世居者和青藏高原长期居住的移居汉族，随着高原低氧应激的时间延长，周边化学感受器颈动脉体对低氧通气出现钝化，从而加重低氧血症，导致红细胞显著增多和肺动脉压明显增高。

Moore 教授等汇总了世界文献报道的 CMS 性别患病率。共调查了 29 502 人，其中在秘鲁海拔 4 300 m 的男性 213 人，女性 152 人[28,29]；在中国青海海拔 2 260 ~ 5 200 m 的 12 385 名藏族男性和女性，13 233 名汉族男性和女性[30]；在西藏海拔 3 050 ~ 5 200 m 的藏族 1 087 名男性和 963 名女性，汉族 662 名男性和 807 名女性[31]。对这一巨大群体做了 CMS 的男、女患病率的统计分析，结果在 3 个海拔高度（2 500 m、3 500 m、4 500 m），男女两性的 CMS 患病率在每个高度男性均高于女性，男女均随海拔增高而 CMS 的患病率增高，然而随海拔增高，男性的患病率高于女性愈加显著。男性 CMS 的患病率随年龄增大而明显增高，女性 CMS 的患病率于更年期后增高[32]。但 Moore 指出，以上资料对 CMS 和红细胞增多症的判定标准不一，应该尽早国际统一化。此外，一系列生理因素应同时检测，如闭经后雌激素的改变，又如月经停止前后铁贮存的变化、闭经后激素的改变是否降低了对通气的刺激效应或减少了对红细胞生成的抑制作用[32]。

以上女性各型高原病发病的规律及发病率（或患病率）与男性的不同，不仅使我们更深入地了解了高原病的发病机制，也应对女性各型高原病进行有的放矢的防治。

参 考 文 献

[1]　EDITORIAL. Pulmonary oedema of mountains[J]. Br Med J, 1972: 65–66.

[2]　STEELE P. Pulmonary oedema of mountain[J]. Br Med J, 1972: 231–232.

[3]　HACKETT PH, RENNIE D, LEVINE HD. The incidence, importance, and prophylaxis of acute mountain sickness[J]. Lancet, 1976, 2: 1149–1156.

[4]　HACKETT PH, RENNIE D. Rales, peripheral edema, retinal hemorrhage and acute mountain sickness[J]. Am J Med, 1979, 67: 214–218.

[5]　HANNON J. Comparative adaptability of young men and women[M]//FOLINSBY L, WAGNER J, BORGIA J. Environmental Stress: Individual Human Adaptation. New York: Academic Press, 1978: 335–360.

[6]　HONIGMAN B, THEIS M, KOZIOL-MCLAIN J, et al. Acute mountain sickness in a general tourist population at moderate altitude[J]. Ann Int Med, 1993, 118: 587–592.

[7]　KAYSER B. Acute mountain sickness in western tourists around the Thorong Passs（5 400 m）in Nepal[J]. J Wilderness Med, 1991, 2: 110–117.

[8]　BASNYAT B, SIBEDI D, SLEGGS J, et al. Disoriented and ataxic pilgrims: an epidemiological study of acute mountain sickness and high altitude cerebral edema at a sacred lake at 4 300 m in the Nepal Himalayas[J]. Wilderness Environ Med, 2000, 11: 89–93.

[9]　WU TY, DIN SQ, ZHANG SL, et al. Altitude illness in Qinghai–Tibet railroad passengers[J]. High Alt Med Biol, 2010, 11（3）: 189–198.

[10]　ZAMUDIO S. Ovarian hormone influences on fluid volume regulation at high altitude[M]//HOUSTON CS, COATES G. Women at altitude. Burlington, VT: Queen City Printers, Inc, 1997: 35–41.

[11]　HULTGREN HN, HONIGMAN B, THEIS K, et al. High altitude pulmonary edema at a ski resort[J]. West J Med, 1996, 64: 222–227.

[12]　SOPHOCLES AM, BACKMAN J. High–altitude pulmonary edema among visitors to summit county, Colorado[J]. J Family Practice, 1983, 17（6）: 1015–1017.

[13]　SOPHOCLES AM. High-altitude pulmonary edema in Vail, Colorado, 1975—1982[J]. West J Med, 1986, 144: 569–573.

[14]　HOCHATRASSER J, NANZER A, OELZ O. Altitude edema in the Swiss Alps. Observations on the incidence and clinical course in 50 patients 1980—1984[J]. Schweiz Med Wochenser, 1986, 116: 866–873.

[15]　LOPEZ DC. Edema agudo pulmonar de altura en ninos[M]//HULTGREN HN. High Altitude Medicine.

California：Hultgren Publication，1997：472-484.

[16] SCOGGIN CH，HYERS TM，REEVES JT，et al. High-altitude pulmonary edema in the children and young adults of Leadville，Colorado[J]. New Engl J Med，1977，297（23）：1269-1272.

[17] MOORE LG，HARRISON GL，MCCULLOUGH RE. Low acute ventilatory response and hypoxic depression in acute altitude sickness[J]. J Appl Physiol，1986，60：1407-1412.

[18] HACKETT PH，ROACH R. The Denali medical research project：1982—1985[J]. Am Alpine J，1986，28：129-137.

[19] DICKINSON J. High altitude cerebral edema：Cerebral acute mountain sickness[J]. Seminars Resp Med，1983，5：151-158.

[20] MILLEDGE JS，BRYSON EI，CATLEY DM，et al. Sodium balance，fluid homeostasis and the rennin-aldosterone system during the prolonged exercise of hill walking[J]. Clin Sci（Lond），1982，62：595-604.

[21] BÄRTSCH P，SHAW S，FRANCIOLLI M. Atrial natriuretic peptide in acute mountain sickness[J]. J Appl Physiol，1988，65：1929-1937.

[22] SINGH I，CHOHAN IS，MATHEW NT. Fibrinolytic activity in high altitude pulmonary edema[J]. Ind J Med Res，1969，57：210-217.

[23] HU XC. Hypoxia in China：An overview[M]//SUTTON J，HOUSTON C，JONES N. Hypoxia：Exercise and Altitude. New York：AR Liss，1983：157-182.

[24] WU TY，ZHANG Q，JIN B，et al. Chronic mountain sickness（Monge's disease）：An observation in Qinghai-Tibet plateau[M]//UEDA G，REEVES JT，SEKIGUCHI M. High Altitude Medicine. Matsumoto：Shinshu University Press，1992：314-324.

[25] MIAO CY，ZHANG YB，BAY ZQ. Studies on chronic mountain sickness in recent years in Qinghai，China[M]//UEDA G，REEVES JT，SEKIGUCHI M. High Altitude Medicine. Matsumoto：Shinshu University Press，1992：265-274.

[26] REATEGUI-LOPEZ. Soroche cnonico：observaciones realizada en la Cuzco en 30 casos[J]. Rev Peruana Cardiol，1969，15：45-59.

[27] MOORE LG. Comparative human ventilatory adaptation to high altitude[J]. Respir Physiol，2000，121：257-276.

[28] LEON-VELARDE F，RAMOS MA，HERNENDEZ JA，et al. The role of menopause in the development of chronic mountain sickness[J]. Am J Physiol，1997，272：90-94.

[29] MONGE CC，ARREGUI A，LEON-VELARDE F. Pathophysiology and epidemiology of chronic mountain sickness[J]. Intl J Sports Med，1992，13：79-81.

[30] 吴天一，代廷凡，火克信，等. 青藏高原高原病流行病学的研究[J]. 中华流行病学杂志，1987，8（2）：65-69.

[31] XIE CF，PEI SX. Some physiological dada of sojourners and native highlanders at three different altitudes

in Xizang[M]//LIU DS. Geological and Ecological Studies of Qinghai–Xizang Plateau. New York：Gordon and Breach，1981：1449–1452.

[32]　MOORE LG，ASMUS I，CURRAN L. Chronic mountain sickness：Gender and geographic variation[M]//OHNO H，KOBAYASHI T，MASUYAMA S. Progress in Mountain Medicine and High Altitude Physiology. Matsumoto：JSMM press，1998：114–119.

第 81 章　高原婴幼儿生理

从小儿发育到青少年期对高原的习服性生理反应与成人相似。然而婴幼儿就不同了，新生儿在出生后的最初数月正值生命中从胎儿向小儿转化的时期，会出现明显的低氧性反应。以往高原研究的对象大多是年轻男性，而对儿童高原低氧的特殊生理问题和儿童发生高原病的机制均研究较少[1]。其中特别是出生后的婴幼儿（国际统一是指 1 岁以内）是处于心肺转化（cardiopulmonary transition）的阶段，是生理上脆弱和易受攻击的阶段。在这一阶段，高原婴幼儿能成功完成心肺转化而构建一个健康的功能结构系统，涉及高原人体的整个生命过程。而这一阶段转化发育中某个环节的受损或衰减将会导致一系列的高原病理生理问题。因此这是最需要认识、关注和加以防护的生命阶段。

第 1 节　高原婴幼儿心肺转化特征

在高原围新生儿期的心肺转化与在海平面是不同的，因为低氧作用于从胎儿到新生婴幼儿发育的全过程。在高原低氧下，婴幼儿血 SaO_2 水平较低，呼吸模式和呼吸调控反射的成熟度不同，肺动脉胎儿型特征的结构消退过程很慢。这种转化过程的变化不仅表现在围新生儿期和海拔高度，也明显反映在不同的人类群体上，提示遗传适应在围新生儿期生理上的鲜明体现。在长期慢性高原低氧下，围新生儿期的转化要向呼吸反射性反应和肺血管活性的终身模式发展。有一部分从正常心肺转化中分离出来而形成症状性的高原肺动脉高压。这个时期最大的危险因素为呼吸道感染，显著的低氧血症伴有呼吸道感染是造成高原婴幼儿死亡的主要原因。

从新生儿出生到婴幼儿期是一个动态的过渡阶段。在这一发育过程中，心肺系统发生了许多变化：肺泡的结构、肺血流、循环模式、中枢神经系统对呼吸的调节、周边化学感受器的调控、代谢的输入和体温调节，及血红蛋白的合成等[2]。出生后最初数日最突出的变化发生在心脏血流的通路和肺循环上。胎儿从母体产出后在几次呼吸以后，肺开始从液体填充转到由气体充填的膨胀，肺的血流量顿时增高，肺动脉压降低，胎儿期的卵圆孔和动脉导管分流被关闭。此时呼吸系统必须迅速对增高的代谢率做出反应，由于胎儿出生后 PaO_2 值的变化，颈动脉体周边化学感受器由于对胎儿至出生后 $PaCO_2$ 值的变化而逐步重新反应，其时肺泡气体交换单位的结构性成熟进入最后一步。而对于出生在高原低氧环境的新生儿，在这一调整过程中氧对每一个变化都是关键性的，不仅是短期的影响，这种效应会延续到整个生命过程。

第 2 节　动脉血氧饱和能力

一、高原婴幼儿动脉血氧饱和度

尽管大气压的是随着海拔高度而呈线性关系降低，然而婴幼儿的动脉血氧饱和度不仅是依赖于吸入气的氧分压，同时还受一系列生理因素所影响，包括呼吸率、呼吸模式、氧和血红蛋白结合的趋向和肺血管床的活性。

出生在海平面的新生儿在最初数小时 SaO_2 在 96% ~ 98%[3-5]，其后在婴幼儿期 SaO_2 达到一轻度升高点而后再较少变化[6-8]。随着海拔增高，在美国科罗拉多丹佛（1 600 m），出生后 24 ~ 48 h，SaO_2 轻度降低为 92% ~ 93%，但还是相当地保持着一直到婴幼儿早期[9]。至海拔 3 100 m，SaO_2 的变化变得复杂化，在出生的 24 ~ 48 h 为 87% ~ 90%，于出生后的第 1 w 有下降而后又有逐步升高，至出生后 2 ~ 4 个月时 SaO_2 又接近刚出生值[10]。在海拔 3 100 m，SaO_2 于清醒期明显高于活动时和安静睡眠时，哺乳时 SaO_2 介于清醒值和睡眠值。

在西藏拉萨，对藏族和汉族各 15 例新生儿对比了他们出生后的 SaO_2 值，观察到 2 个不同群体出生在同一高度 3 658 m 后 SaO_2 的变化。世居藏族新生儿的 SaO_2 一直保持高于汉族新生儿，藏族新生儿出生的前 2 d SaO_2 均值为 90% ~ 94%，而汉族新生儿为 86% ~ 92%，到了婴幼儿期这一差别更明显，藏族婴幼儿在所有时期、所有状态下及所有活动情况下均保持稳定的 SaO_2 值并均高于汉族婴幼儿。而汉族婴幼儿直到 4 个月在睡眠时 SaO_2 有进行性的下降。在睡眠时这种差别更明显，在出生后第 4 个月时，汉族婴幼儿的 SaO_2 值，在清醒期从出生时的 92% 降至 85%，在睡眠时从出生时的 90% 降至 76%；而藏族婴幼儿 SaO_2 值在清醒期从出生时的 94% 降至 88%，在睡眠时由出生时的 94% 降至 86%。藏族婴幼儿的血氧饱和能力明显高于汉族[11]。

值得注意的是，藏族婴幼儿在拉萨于出生后的第 1 w 的 SaO_2 值高于在利德维尔的婴幼儿值，尽管拉萨的海拔高度更高。在婴幼儿出生 4 个月后，藏族婴幼儿的 SaO_2 值与利德维尔的婴幼儿值相似，为 86% ~ 90%。汉族的婴幼儿平均 SaO_2 在安静睡眠时于出生后第 1 w 降至 84% ± 9%，于出生后第 4 w 降至 76% ± 5%[11]（图 81.1）。

在南美秘鲁的相似高度（3 750 m），克丘亚印第安婴幼儿 2 ~ 5 个月时 SaO_2 均值为 88% ± 3%[12]。在玻利维亚的埃尔阿尔托（El Alto，4 018 m）婴幼儿 SaO_2 的均值为 86.9%，在清醒期为 87.8%[13]。在更高的秘鲁莫罗科查（4 540 m）新生儿从出生后的 30 min 到 72 h，SaO_2 值为 57% ~ 75%[14]，而到婴儿期至儿童期为 74% ~ 81%[15]。

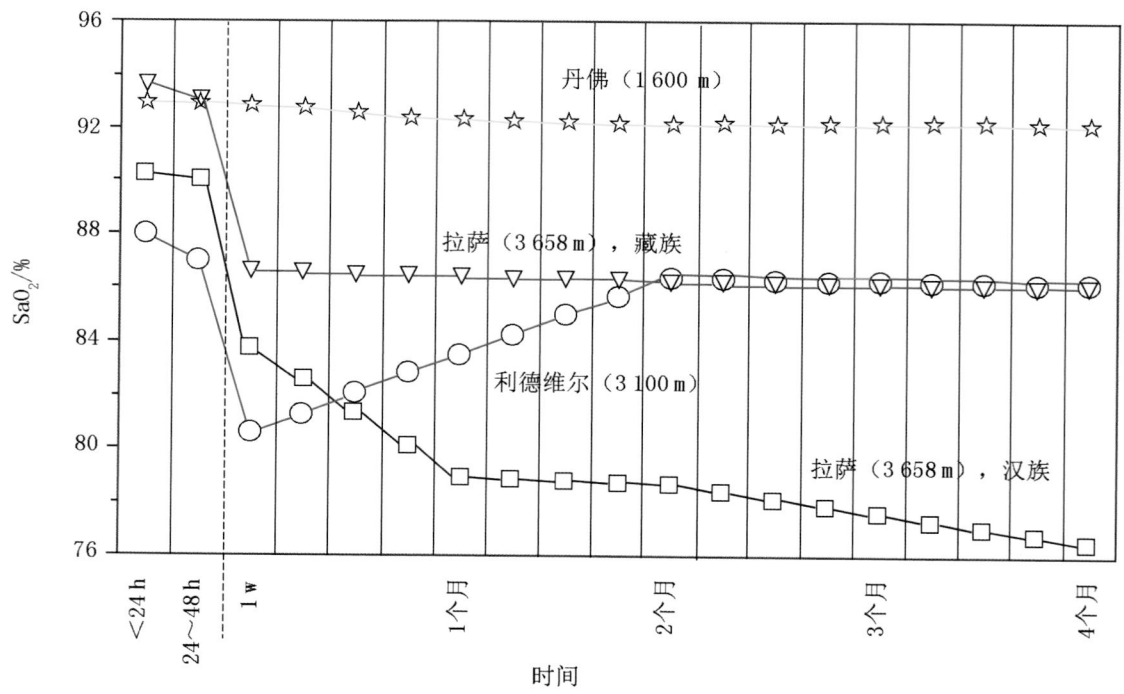

图 81.1　婴幼儿高原睡眠动脉血氧饱和度

　　Niermeyer 综合了他们自己的研究和相关文献，比较了美国科罗拉多的丹佛和利德维尔及中国西藏拉萨的藏族和汉族新生儿的睡眠 SaO_2 值。在出生后最初的几个月平原和高原的婴幼儿 SaO_2 明显不同，而在不同群体间出现显著差别。本图比较了婴幼儿出生后前 4 个月于安静睡眠时在不同海拔高度和不同民族的动脉血氧饱和度。新生儿在海平面出生后最初数小时 SaO_2 达到 96% ～ 98%，比其后的数月稍高，其时正值由胎性向婴幼儿早期的心血管转化。在丹佛的婴幼儿从出生后的 24 ～ 48 h 其 SaO_2 有一轻度下降，其后 SaO_2 值保持稳定。而属同一人群的婴幼儿在利德维尔可见有一较长时间的 SaO_2 下降，直到 2 个月后开始升高。在拉萨，汉族婴幼儿出生后有一类似的 SaO_2 下降并呈持续降低达 4 个月以上。而在拉萨的藏族婴幼儿在出生时 SaO_2 较汉族为高，但也有一个类似的下降，随后就保持稳态。

二、涉及婴幼儿 SaO_2 的影响因素

（一）睡眠周期性呼吸

　　在高原出生的婴幼儿最初数日的 SaO_2 较高，这与在海平面出生的模式不同，以海平面出生的婴幼儿 SaO_2 轻度增高直至婴幼儿早期。高原上在睡眠明显的周期性呼吸出现时会导致 SaO_2 急剧下降[16]。在海平面尽管周期性呼吸也可出现，但发生率低而周期短[17]。加之，由于海平面的 PaO_2 基础值较高，由此在周期性呼吸时 SaO_2 不会急剧下降，而在高原由于 PaO_2 处于氧离曲线的陡峭部位，故 SaO_2 会有明显下降。这类婴幼儿的 SaO_2 伴随周期性呼吸的变化而呈周期性的波动。

（二）氧和血红蛋白的结合

　　婴幼儿体内氧的含量及其释放是受到 Hb 含量、胎儿型血红蛋白和成人型血红蛋白（Hb F vs.

Hb A）的比例和氧合血红蛋白解离曲线变化的影响，而氧离曲线又受 pH、PCO_2、体温和 2，3- 二磷酸甘油酸（2，3-diphosphoglycerate，2，3-DPG）作用的影响。在高原胎儿，低氧致红细胞生成增多表现为脐带血的 Hb 和 Hct 值增高[11,18]。不同群体和不同海拔对此产生不同影响。高原世居者的婴幼儿和由多产妇生育的则 Hb、Hct 增高不明显。在同一群体高原的胎儿比海平面的胎儿其脐带血的 HbF 比例高[19]。然而世居的艾马拉印第安人和克丘亚印第安人的胎儿比起印欧混血人的胎儿来，其 HbF 比例低，约 25% 的世居婴幼儿以 HbA 占优势[20]。HbF 在胎儿期低氧下有利于增加 Hb 与氧的亲和力，而且在胎儿期能够使氧充分释放，但在高原出生的婴幼儿这种有利的氧释放就只存在于胎儿期。

新生儿出生后随着 HbF 分数的降低，氧合血红蛋白解离曲线逐步移向右侧，但是短期内其他一些减轻氧合血红蛋白亲和力的因素作用于高原婴幼儿。通气模式的变化将改变 $PaCO_2$ 和 pH 值，改变氧离曲线的趋向。高 $PaCO_2$、低 pH 值和高的温度均可降低 Hb 和氧的亲和力。新生儿在高原和平原出生后，2，3-DPG 也以相似的方式波动[20]。不过，2，3-DPG 增高到什么程度才有利于氧在组织水平的解离，这依赖于循环血中 HbA 的比值，因为 2，3-DPG 与 HbA（功能性 DPG 分数）的相互作用比起 HbF 来更加强烈[20,21]。

（三）群体差别

以上不同群体间动脉血氧饱和的差别可以清晰地说明遗传适应的作用。突出的事例是在西藏，藏族祖先具有 25 000 ~ 50 000 年的高原适应历史[22]，而汉族是来自中国北部的平原地区，在西藏不超过 50 年的历史，所有汉族母亲在拉萨居住 2 年以上并在此分娩，藏族和汉族新生儿均出生于拉萨[11]。汉族新生儿其较低的体重和较高的 Hb 和 Hct 值提示子宫内的低氧更显著[23]。在这一环境下将可改变呼吸调控和肺血管床的发育和肺的实质。通气的不同改变了肺泡氧分压，可能使氧合血红蛋白解离曲线偏移。肺血管阻力和肺血流在新生儿出生后的调控是显然的因素，如 NO 产物，受基因调节，而且存在群体间的差异[24]。

上述机制是复杂的，涉及呼吸调控、肺的发育成熟度和对肺血管压力的调节等。看来低氧干预了新生儿出生后的正常转化反应过程[25]。

在高原，婴幼儿严重的低氧血症确定是由急性呼吸道感染导致时，将加大疾病的严重性和死亡风险。对低氧血症的及时察觉和治疗（当地应有指氧仪，通过检测血氧水平以便确定如何供氧），同时应用特异的抗生素是在高原对肺炎的一线治疗的标准程序（WHO，1994）[26]。控制呼吸道感染的综合程序应该是识别和治疗低氧血症，作为靶向治疗的策略是治疗急性呼吸道感染来降低死亡率。

第 3 节　通气和肺功能

高原婴幼儿与出生在海平面婴幼儿不同，出生在低氧环境使他们处在特殊的生理状态，呼吸调控系统尚未发育成熟。这时对通气和肺功能产生若干变化，包括呼吸调控反射、氧摄取、肺的顺应性和肺结构。新生儿刚出生，低氧对其通气有抑制作用。有学者认为正常情况下在新生儿出生后最初数周逐渐转向成人模式。而帕金斯（Parkins）等观察到 3 个月大的婴幼儿在吸入 15%O_2 时，出现频繁的周期性呼吸及分离的和周期性的呼吸中断，平均 SaO_2 为 92%。个体反应的差别也很大，有的婴幼儿 SaO_2 下降至 80% 达数分钟之久 [25]。

实验中新生儿时期对急性低氧的典型反应是双向性的，即在最初通气增高以后则出现持续的降低，一直到低氧刺激结束。对高原新生儿观察到类似的模式，不过对 21 例成熟婴幼儿在利德维尔（3 100 m）出生第 1 ~ 5 d 的观察，发现对低氧有 4 个时期的反应：①肺通气突然而短暂的降低；②短暂的升高；③再降低；④在低氧结束时进一步短暂降低 [27]。对出生在秘鲁海拔 3 850 m 和 800 m 的新生儿也观察到类似的双向性低氧反应。然而在海拔 3 850 m 暴露于慢性低氧环境下，和同一出生于平原的婴幼儿相比，则不出现静息通气的增高或降低 [28]。

在玻利维亚的圣克鲁斯（400 m）和拉巴斯（3 600 m）对比了印第安—欧洲人的印欧混血的成熟新生儿，在肺通气、氧耗量、CO_2 产物间均无明显差别。高原组的呼吸模式慢而深，氧摄取较平原组明显为高 [29]。Hering-Breuer 呼气抑制反射和呼气促进反射，观察到高原组比平原组有较高的迷走神经输入对吸气性距离转换的阈值和较低的迷走神经促进呼气反应 [30]。

在高原，观察子宫内发育的胎儿和出生的婴幼儿可见其对寒冷环境的钝化性代谢反应。在秘鲁对利马（150 m）和赛罗·德·帕斯科（4 330 m）各 20 例婴幼儿，观察在气温各为 35℃及 26℃的反应。在以上 2 种温度下，高原组比平原组有轻度的但明显低的体温和皮温。在平原，寒冷增加氧耗约 34%，而在高原组则无明显增加 [31]，这与高原围新生儿期产热源性能力钝化有关。

在鼠类的一系列的实验观察到，在胎儿期持续低氧和出生后暴露在不同的低氧，出生后早期的低氧暴露将减损肺泡隔，而其后的低氧暴露则提高了肺量和气体交换表面积，而肺泡数仍正常 [32]。

随着肺泡隔的减少，少数连接到细支气管的肺泡降低了肺的弹性退缩，这样在任何肺转送压力下都有较大的肺容量。一项在玻利维亚拉巴斯和圣克鲁斯（400 m）成熟健康新生儿的对比观察，发现高原组呼吸系统的柔顺性 Crs 顺应性（Crs/kg）比平原高 33%，每千克体重高 37% [33]。在以上两地又对比了世居印第安人和欧洲血统的混血种人，值得注意的是，高原组中有 2 例在高原仅出生数日的婴幼儿其 Crs/kg 值最低，可能这些胎儿是在肺泡发育正处转换下再经历了相对受限的低氧暴露所致。

第 4 节　肺动脉压力

一、婴幼儿肺循环

在海平面，新生儿出生后其肺动脉压（pulmonary artery pressure，PAP）约于 24 h 迅速下降，到幼年期 PAP 完全达到了正常水平 [34,35]。随着 PAP 的降低，胎儿期的卵圆孔和动脉导管未闭（右向左分流）首先功能性地闭合随后解剖性闭合[35]。在高原，一系列的迹象，包括 PAP 的指数、ECG 图形、心脏形态学、肺组织学和胎儿期的动脉导管未闭右向左的分流持续存在，都证明在婴幼儿期 PAP 依然增高或在某些因素的刺激下易于潜在升高。

在高原通过超声心动图检测而计算 PAP 或者直接检测 PAP，可提示在婴幼儿期 PAP 的下降是否缓慢。在墨西哥城（2 240 m）对 34 例婴幼儿应用肺动脉瓣收缩时间间期来推测 PAP[36]，出生 15 ~ 30 d 的健康新生儿其 PAP 指数有轻度增高。在科罗拉多的利德维尔观察了 15 例健康的新生儿，应用多普勒超声心动图检测心室压力，结果右心室 / 左心室压力比值（RVP/LVP ratio）并不高于海平面值。通过动态观察新生儿出生后 24 ~ 48 h、1 w、2 ~ 4 个月的心室压力，发现 RVP/LVP 并没有进一步增高的趋势[37]。另一个在利德维尔进行的研究，应用超声心动图以左心室收缩期循环指数作判定[38]，发现出生第 1 w 的健康婴幼儿的 PAP 正常或轻度增高[10]，在 2 ~ 4 月龄时 PAP 检测值完全正常。值得注意的是，按常规所有这些受试婴儿在出生后均立即予以吸入 O_2，这样有利于 PAP 正常化。在较高海拔处对某些婴儿未予吸氧者，在出生后 24 ~ 48 h 检测了最大 SaO_2[11]。然而，在新生儿出生后第 1 w 观察到 SaO_2 下降可以限制 PAP 正常化甚至使正常化 PAP 再发生逆转。在拉巴斯（3 700 ~ 4 000 m）观察到婴幼儿的射血前期与射血时间比值（PEP/ET）逐渐减小，加速时间与射血时间比值（AT/ET）轻度上升，均提示 PAP 值下降[39]。在海拔更高的秘鲁莫罗科查（4 540 m）应用心导管检测，在肺泡 PO_2 约为 50 mmHg 时，在出生后 72 h 其 PAP 值近于体循环压，MPAP 为 55 ~ 73 mmHg，SaO_2 为 53% ~ 75%，PAP 与 SaO_2 呈负相关（图 81.2）。对 3 例出生 72 h 的新生儿予以吸入 100% O_2 后其 PAP 降至近于海平面值[14]。

Niermeyer 等在玻利维亚拉巴斯应用多普勒超声技术检测新生儿的肺循环，检测肺动脉压力和出生后的持续变化模式。结果肺动脉收缩压为 55.0 mmHg，舒张压为 35.5 mmHg，平均压为 43.2 mmHg。在海拔 3 700 m，肺动脉压于出生后的前 3 个月增高，而于 6 个月后逐渐降至近于正常。在 14 个足月出生的新生儿中竟有 12 个在出生的前 3 个月有卵圆孔未闭（PFO）。有 2 例不成熟新生儿出现了临床肺动脉高压症，一名在出生后即发生，另一名在出生后 3 个月时发生。提示高原婴幼儿出生后的肺循环转换过程缓慢，在过度的转换不全或分裂期最易受到攻击损害[37]。

关于青藏高原婴幼儿的资料较少，缪澄宇等在青海玛多等地区（4 200 m 以上）调查学龄儿童的先天性心脏病，发现 PFO 及 PDA 的高患病率，提示肺动脉高压的持续存在[40]。吴天一等报道在青海西宁（2 261 m）对 12 例健康汉族婴幼儿（3 ~ 15 个月）经心导管检测肺动脉压，结果收缩压（SPAP）、舒张压（DPAP）和平均压（MPAP）各为（22.50±1.73）mmHg、（7.88±1.73）mmHg 和（13.43±3.00）mmHg，在吸入 100% O_2 后 PAP 降至正常值。而 8 例汉族婴幼儿罹患小儿高原心脏病，年龄（11.4±4.7）个月，发病海拔为 3 008 ~ 4 280 m，发病 2 w 后在西宁经右心导管检测 PAP，结果 SPAP（52.88±15.98）mmHg，DPAP（19.88±9.30）mmHg，MPAP（33.23±11.40）mmHg，吸入 100% O_2 后 PAP 只下降了 16% ~ 28%[41]。

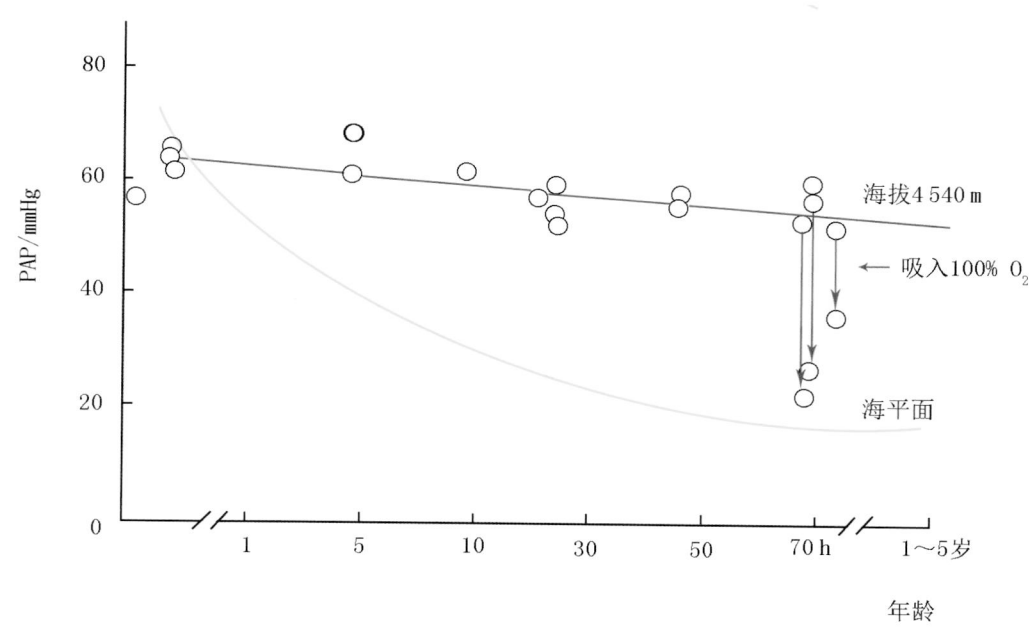

图 81.2　在高原经心导管检测的小儿肺动脉平均压

　　一项秘鲁的研究在 Morococha（4 540 m）出生新生儿的肺泡 PO_2 约为 50 mmHg 下，进行 72 h 心导管检测观察其 PAP，平均 PAP 为 55～73 mmHg，接近于体循环血压。SaO_2 为 53%～73%，PAP 与 SaO_2 呈负相关。有 3 例于出生后 72 h 在吸入 100% O_2（箭头）后 PAP 降至近海平面值。（引自 Gamboa 等，1971）

二、心脏结构形态学

　　通过心脏形态学、心肺组织学和多普勒技术检测观察到保持着胎性循环的模式等，进一步证实在高原婴幼儿心肺发育转化过程与在平原不同。在玻利维亚的圣克鲁斯和拉巴斯对比，经 UCG 检测，发现右心室前壁肥大在高原婴幼儿一直保持 1 年，而平原婴幼儿在出生后第 1 个月已有明显消退[42]。在秘鲁的一项对不同海拔，从海平面至海拔 4 540 m，对肺动脉干组织学的研究观察到，新生儿在高原出生后肺动脉干的组织结构从"主动脉型"向"成人型"的转化既缓慢，程度又轻。在海平面新生儿从出生 6 个月发生转化到 2 岁完成转化为"成人型"。在海拔 3 440 m 观察到新生儿的"主动脉型"（肺动脉高压的表现型）一直保持到学龄前[43,44]。吴天一等经解剖学观察到，在海拔 3 750 m，藏族幼儿在 2 岁前，其肺小动脉从肌层肥厚的"胎儿型"已完成转化为肌层菲薄的"成人型"，而汉族一部分幼儿到 4 岁，其肺小动脉肌层仍较肥厚（见第 29 章）。在拉巴斯（3 600 ~ 4 200 m）对 6 w 至 6 个月的婴幼儿应用 UCG 检测，3 个月时有 75% 卵圆孔未闭，6 个月时仍有 45% 卵圆孔未闭[45]，尽管在临床上没有明显的意义。

三、心肺转化受损

　　在高原出生后出现心肺转化受损（impaired cardiopulmonary transition）是很常见的。在科罗拉多的利德维尔（3 100 m）对 35 例新生儿出生后的连续观察，发现在 3 个月时有 17% 心肺转化过度受损[16]。心肺转化受损包括肺动脉高压和呼吸窘迫，出现呼吸困难和发绀，往往需要供氧甚至正压呼吸[39]。如以持续性肺动脉高压作为判定心肺转化受损的标准，高原比海平面的发生率增高了约 100 倍[46]。这一急性出现的肺动脉高压和其后亚急性发生的症状性肺动脉高压是高原上造成婴幼儿死亡的原因之一[2]。在青藏高原，出生在高原的汉族婴幼儿，有少数因显著的低氧血症导致严重的肺动脉高压而发生高原性心脏病[47]。

症状性肺动脉高压（symptomatic high altitude pulmonary hypertension，SHAPH）（SHAPH 一词是由 Niermeye 等建议用的病名，在 2004 年国际高山医学会 ISMM 所提出的高原病诊断共识中，将小儿亚急性高山病、SHAPH 和小儿高原性心脏病列为同义词）会导致右心衰竭的发生，这是高原婴幼儿心肺转化失败的严重后果（见第 61 章）。

结　　语

在高原出生新生儿的心肺转化的特征与在海平面相比，动脉血氧饱和度较低且变化大。新生儿出生后的第 1 d 周期性呼吸明显而且一直持续到婴幼儿早期，睡眠时 SaO_2 较低。低血氧饱和度与长期升高的肺动脉压相关，在较高海拔的地区，即使是健康的婴幼儿，PAP 也达到不到海平面值。低氧的刺激和个体易感者可以发生临床症状性肺动脉高压（SHAPH），或在出生后急性发生，也可在其后的婴幼儿期出现。

了解高原心肺变化的发展时间及过程可以对临床显著的低氧血症有效地预防、识别和治疗。新生儿在出生后血氧不饱和不一定立即出现，但在几天后其在医学监护下不久，于睡眠周期性呼吸发生时十分显著。这种缓慢降低的肺动脉压在反复的血氧不饱和下和间发性疾病时可以中断甚至逆转。在高原比起在海平面，对婴幼儿的低氧血症的诊断更为困难，特别在没有指氧仪和 ECG 的条件下，早期的 SHAPH 可能被忽略。反复发作的肺炎可以促进 SHAPH 的发展，或者并无感染的过程而发生右心衰竭。

在今后的研究中，对高原上围新生儿期低氧的模式应该探索在细胞和分子水平上其病理生理的机制。在不同年龄和不同群体对低氧环境的不同反应的研究，将可为我们提供关于基因调控在发展的关键时期和其潜在的位点上的亮点。进一步对高原新生儿出生后的心肺转化的研究需要通过长期的观察，其结果将可能提供心肺状态变化起始因素的重要线索，表达在儿童、青少年、成人期和整个生命的过程[2]。

参 考 文 献

[1] WEST JB, SCHOENE RB, MILLEDGE JS. Infants at altitude[M]//High Altitude Medicine and Physiology. London: Hodder Arnold, 2007: 353-357.

[2] NIERMEYER S. Cardiopulmonary transition in the high altitude infant[J]. High Alt Med Biol, 2003, 4: 225-239.

[3] REDDY VK, HOLZMAN IR, WEDGWOOD JF. Pulse oximetry saturation in the first 6 hours of life in normal term infants[J]. Clin Pediatr, 1999, 38: 87-92.

[4] LEVESQUE BM, POLLACK P, GRIFFIN BE, et al. Pulse oximetry: what's normal in the newborn nursery[J]. Pediat Pulmonol, 2000, 30: 406-412.

[5] O'BRIEN LM, STEBBENS VA, POETS CF, et al. Oxygen saturation during the first 24 hours of life[J]. Arch Dis Child Fetal & Neoonatal Ed, 2000, 83: 35-38.

[6] MOK JY, MCLAUGHLIN FJ, PINTAR M, et al. Transcutaneous monitoring of oxygenation: what is normal[J]. J Pediatr, 1986, 108: 365-371.

[7] STEBBENS VA, POETS CF, ALEXANDER JR, et al. Oxygen saturation and breathing patterns in infancy. 1: Full term infants in the second month of life[J]. Arch Dis Child, 1991, 66: 569-573.

[8] HAMMERMAN C, KAPLAN M. Oxygen saturation during and after feeding in healthy term infants[J]. Biol Neonate, 1995, 67: 94-99.

[9] THILO EH, PARK-MOORE B, BERMAN ER, et al. Oxygen saturation by pulse oximetry in heathy infants at an altitude of 1 610 m (5280 ft): what is normal[J]. Am J Dis Child, 1991, 145: 1137-1140.

[10] NIERMEYER S, SHAFFER EM, THILO E, et al. Arterial oxygenation and pulmonary arterial pressure in healthy neonates and infants at high altitude[J]. J Pediatr, 1993, 123: 767-772.

[11] NIERMEYER S, YANG P, SHANMINA D, et al. Arterial oxygen saturation in Tibetan and Han infants born in Lhasa[J]. N Engl J Med, 1995, 333: 1248-1252.

[12] REULAND DS, STEINHOFF MC, GILMAN RH, et al. Prevalence and prediction of hypoxemia in children with respiratory infections in the Peruvian Andes[J]. J Pediatr, 1991, 119: 900-906.

[13] GAMPONIA MJ, BABAALI H, YUGAR F, et al. Reference values for pulse oximetry at high altitude[J]. Arch Dis Child, 1998, 78: 461-465.

[14] GAMBOA R, MARTICORENA E. Presion arterial pulmonar en recien nacidos en las grandes alturas[J]. Arch Instit Biolog Andina, 1971, 4: 55-66.

[15] SIME F, BANCHERO N, PENALOZA D, et al. Pulmonary hypertension in children born and living at high altitude[J]. Am J Cardiol, 1963, 11: 143-149.

[16] NIERMEYER S, SHAFFER EM, MOORE LG. Impaired cardiovascular transition at high altitude[J]. Pediatr Res, 1998, 43: 292.

[17] LUBCHENCO LO, ASHBY BL, MARKARIAN M. Periodic breathing in newborn infants in Denver and Leadville, Colorado[J]. Soc Pediatr Res, 1964, 7: 50.

[18] BALLEW C, HAAS JD. Hematologic evidence of fetal hypoxia among newborn infants at high altitude in Bolivia[J]. Am J Obstet Gynecol, 1986, 155: 166-169.

[19] GALARZA GUZMAN CM. Hemoglobinas en recien nacidos "ciudad de La Paz altura 3 600 m" [J]. Commun Rapida Instit Boliv Biology Alt, 1988, 2: 3-16.

[20] DELIVORIA-PAPADOPOULOS M, RONCEVIC NP, OSKI FA. Postnatal changes in oxygen transport of term, premature, and sick infants: The role of red cell 2, 3-diphosphoglycerate and adult hemoglobin[J]. Pediatr Res, 1971, 5: 235-245.

[21] ORZALESI MM, HAY WW. The regulation of oxygen affinity of fetal blood. I. In vitro experiments and results in normal infants[J]. Pediatrics, 1971, 48: 857-864.

[22] NIERMEYER S, ZAMUDIO S, MOORE LG. The people[M]//HORNBEIN T, SCHOENE R. Lung Biology in Heath and Disease. New York: Marcel Dekker, 2001: 43-100.

[23] NIERMEYER S, YANG P, SHANMINA D, et al. Adequate arterial O_2 saturation in native but not newcomer newborn at high altitude[J]. Ped Res, 1992, 31: 318.

[24] PEARSON DL, DAWLING S, WALSH WF, et al. Neonatal pulmonary hypertension: Urea-cycle intermediates, nitric oxide production, and carbamoyl-phosphate synthetase function[J]. N Engl J Med, 2001, 344: 1832-1838.

[25] PARKINS KJ, POETS CF, O'BRIEN LM, et al. Effect of exposure to 15% oxygen on breathing patterns and oxygen saturation in infants: interventional study[J]. Br Med J, 1998, 316: 887-891.

[26] World Health Organization. Acute respiratory infections in children: case management in small hospitals in developing countries[R]. Geneva: WHO, 1994.

[27] COTTON EK, HASS JD. Hematologic evidence of fetal hypoxia among newborn infants at high altitude in Bolivia[J]. Am J Obstet Gynecol, 1986, 155: 166-169.

[28] LAHIRI S, BRODY JS, MOTOYAMA ED, et al. Regulation of breathing in newborns at high altitude[J]. J Appl Physiol, 1978, 44: 673-678.

[29] MORTOLA JP, FRAPPELL PB, FRAPPLLE DE, et al. Ventilation and gaseous metabolism in infants born at high altitude, and their responses to hyperoxia[J]. Am Rev Respir Dis, 1992, 146: 1206-1209.

[30] MORTOLA JP, TRIPPENBACH T, REZZONICO R, et al. Hering-Breuer reflexes in high altitude infants[J]. Clin Sci, 1995, 88: 345-350.

[31] FRAPPELL PB, LEON-VELARDE F, AGUERO L, et al. Response to cooling temperature in infants born at an altitude of 4 330 meters[J]. Am J Respir Crit Care Med, 1998, 158: 1751-1756.

[32] MASSARO GD, OLIVIER J, DZIKOWSKY C, et al. Postnatal development of lung alveoli: suppression by 13% O_2 and a critical period[J]. Am J Physiol, 1990, 258: 321-327.

[33] MORTOLA JP，REZZONICO R，FISHER JT，et al. Compliance of the respiratory system in infants born at high altitude[J]. Am Rev Respir Dis，1990，142：43-48.

[34] EMMANOULLIDES GC，MOSS AJ，DUFFIE ER，et al. Pulmonary artery pressure changes in human newborn infants from birth to 3 days of age[J]. J Pediatr，1964，65：327-333.

[35] WALTHER FJ，BENDERS MJ，LEIGHTON JO. Early changes in the neonatal circulatory transition[J]. J Pediatr，1993，123：625-632.

[36] VICTORIA-OLIVA G，MOJARRO-RIOS J，ALVA-ESPINOSA C，et al. Ecocardiografia Doppler en recien nacidos con riesgo de hipertension arterial pulmonar[J]. Revista Mex Cardiol，1996，7：25-31.

[37] NIERMEYER S，ANDRADE P，MOORE LG. Postnatal changes in the pulmonary circulation at 3 700 ~ 4 000 m[J]. High Alt Med Biol，2002，3：110.

[38] PORTMAN MA，BHAT AM，COHEN MH，et al. Left ventricular systolic circular index：an echocardio-graphic measure of transseptal pressure ratio[J]. Am J Heart，1987，114：1178-1182.

[39] NIERMEYER S，ANDRADE P，VARGAS E，et al. Prolonged postnatal cardiopulmonary transition at 3 700 ~ 4 000 m[J]. High Alt Med Biol，2002，3：439.

[40] MIAO CY，ZUBERBUHLER JS，ZUBERBUHLER JR. Prevalence of congenital cardiac anomalies at high altitude[J]. J Am Coll Cardiol，1988，12：224-228.

[41] WU TY，MIAO CY，WANG XQ. High altitude heart disease in children in Tibet[M]//VISCOR G，MESONES AR，LEA C. Health & Height. Barcelona：Universitat de Barcelona，2003：291-294.

[42] APARICIO OO，ROMERO GUTIERREZ F，HARRIS P，et al. Echocardiography shows persistent thickness of the wall of the right ventricle in infants at high altitude[J]. Cardioscience，1991，2：63-69.

[43] SALDANA M，ARIAS-STELLA J. Studies on the structure of the pulmonary trunk. I . Normal changeas in the elastic configuration of the human pulmonary trunk at different ages[J]. Circulation，1963，27：1086-1093.

[44] SALDANA M，ARIAS-STELLA J. Studies on the structure of the pulmonary trunk. II . The evolution of the elastic configuration of the pulmonary trunk in people native to high altitudes[J]. Circulation，1963，27：1094-1100.

[45] NIERMEYER S. Cardiopulmonary physiology at high altitude[M]//HADDAD GG，ABMAN SH，CHERNICK V. Basic Mechanisms of Pediatric Respiratory Disease. Hamilton：BC Decker，2002：356-376.

[46] WALSH-SUKYS SB，TYSON JE，WRIGHT LL，et al. Persistent pulmonary hypertension of the newborn in the era before nitric oxide：practice variation and outcomes[J]. Pediatris，2000，105：14-20.

[47] WU TY，MIAO CY. High altitude heart disease in children in Tibet[J]. High Alt Med Biol，2002，3：323-325.

第 82 章 儿童与高原病

随着全世界因旅游、休假、运动、经商、科考等而进入高原的人越来越多，成人带着他们的孩子同行的机会也越来越大，特别在休假旅游时儿童常常与父母伴行。在美国仅西部地区，每年约有3 500 万人进入中度海拔（2 500 ～ 3 500 m）地区访问或旅游[1]，其中每年约有 150 000 个年龄小于5 岁的儿童来到科罗拉多的高山地区。进入高海拔的儿童有的年龄甚小，在尼泊尔侧喜马拉雅的徒步旅行者中，甚至有人把婴幼儿带到了海拔 6 000 m[2]。特别在中国，因为工作居住的固定，从平原到高原的儿童人数是世界上最多的，至少有 200 万人以上定居在高原。青藏铁路开通 10 年来，从2006—2016 年，已有 1.13 亿乘客从平原进入青藏，其中约 5% 携带儿童，也即有约 565 万儿童在这 10 年间从平原进入青藏高原[3]，这是全世界从未有过的巨大儿童群体进高原，是高原医学不得不面对的巨大挑战。

然而目前对儿童从海平面或平原进入高原后的短期生理反应和可能导致的损害均所知甚少。现有的一些研究指出，婴幼儿和儿童对高原低氧的习服—适应反应与成人是不尽相同的[4-6]（可参阅第 78 章），故本章集中探讨儿童在高原的特殊性和高原病的发生情况及诊断、防治。

第 1 节 儿童在高原的特殊问题

Yaron 等对比了在科罗拉多丹佛（1 600 m）和利德维尔（3 100 m）3 ～ 36 个月的幼儿进入高原后的生理反应[7]。共研究了 24 名幼儿，其中女孩 13 名，男孩 11 名，平均年龄（14.5 ± 10.2）个月，全为健康小儿，有呼吸道问题等疾病的儿童均加以排除，他们是居住在海拔 1 645 m 或以下的世居小儿。先在海拔 1 600 m 做基础检测，然后于进入海拔 3 100 m 高原的 24 h 后复测，结果呼吸率由（45 ± 13）次 /min 升高至（51.9 ± 15）次 /min（$P<0.008$），伴有呼吸末潮气从（31 ± 3）mmHg 降至（28 ± 2）mmHg（$P<0.001$），SaO_2 由 95% ± 2% 降至 91% ± 2%（$P<0.001$），而且与年龄相关，年龄越小 SaO_2 越低（$r=0.58$，$P<0.05$）；出现心率增快，由（120 ± 15）次 /min 增至（126 ± 15）次 /min，但统计学差异不显著。提示小儿进入高原后相对缺氧、呼吸率增大而致低碳酸血症。这一儿童对低氧呼吸的调控与成人急进高原的低氧通气反应是相似的[8-10]。同时做了 AMS 记分，发现其与生理反应间没有直接间相关。通过睡眠检测观察到幼儿进入海拔 3 100 m 后出现睡眠障碍，尤其第 1 d 最

明显[7]。

经中脑动脉阻力指数（middle cerebral artery resistive index，RI）检测示有颅内压增高。应用近红外线分光镜（near-infrared spectroscope，NIRS）检测示脑组织氧合降低。这些变化与成人的相似，但脑氧合降低是年龄依赖性的，年龄越小越显著。这就表示小儿既有周围性的也有中枢性的脑氧不饱和。与以往对儿童周围性的氧合血红蛋白不饱和、颅内低氧、脑血管的自动调控失调，及颅内压增高都被看作 AMS 和 HACE 的重要发病机制[11,12]。有 4 例小儿有脑组织氧不饱和，其脑组织氧饱和度（cerebral tissue oxygen saturation，StO$_2$）值在 36% ~ 50%，这和手术前的发绀型先天性心脏病相一致[13]。成人急性暴露于低氧，周围性低氧血症和脑组织氧不饱和也很常见，但与 AMS 的症状发展并不一致[10,11,14]。实验组儿童用路易斯湖儿童 AMS 记分系统诊断无人出现 AMS 的症状，因此与成人相似，儿童脑组织氧不饱和本身并不与发生 AMS 相关。StO$_2$ 与年龄相关的机制不明，婴幼儿进入高原后对脑组织氧不饱和最为易感，可能是一种年龄依赖性的低氧反应，例如低氧通气反应就有这种年龄区别[4-6]。观察到凡脑组织氧不饱和程度最低的都是 3 ~ 6 个月的婴幼儿，而且心率与原基础值比下降，这和以往对较大儿童和成人的研究结果是不一样的，而与年幼或幼儿动物对低氧原发性反应中发生的低代谢率一致[6]。

经多普勒超声技术检测 RI，并将其作为颅内压力（ICP）的指标[15,16]。值得注意的是在高原 RI 的变化与原基础值无显著性差异，加之提前增高的 RI 并不伴有 AMS 发生，因此不支持关于轻度 AMS 颅内压增高的说法。尽管本组有明显的 SaO$_2$ 下降和 PaCO$_2$ 降低，但大血管的阻力只有轻微改变，这就说明在低氧性血管扩张和低碳酸性血管收缩间有着平衡，可能在毛细血管水平有微循环的改变，并与发生轻度 AMS 有关联。而且，如果小儿的囟门还是开放状态则具有附加的容量缓冲能力，从而导致颅内高压甚至发生 AMS 不易感[11]。而实验组中 4 例小儿有囟门开放但发生了 AMS，占所有发生 AMS 患儿的 57%，提示开放的囟门对 AMS 并无防护作用[7]。这些观察提示我们，婴幼儿和年幼小儿即使在中度高原，也发生一系列生理反应，有的与成人不同而具有特征。不过 Yaron 的此项研究样本较少，加之对幼儿检测工艺上的困难，特别是受试儿童是从海拔 1 600 m 到 3 100 m，而并非从海平面急性进入高原，故有待进一步研究来证实某些论点。

第 2 节　儿童急性高山病

随着与成人一同进入高原的儿童日益增多，年幼小儿由于难以及时表达，诊断往往延误，年龄较大的儿童则活泼好动，不易控制，促进缺氧。儿童 AMS 的发病率较高，如不及时诊断和有效治疗，则预后严重，甚至导致死亡，故学术界呼吁应加以重视和研究[17,18]。

儿童 AMS 发病率和发病情况在世界不同高山 – 高原环境下有所差别。在北美落基山脉，泰斯（Theis）报道年龄 9 ~ 14 岁的儿童从平原进入海拔 2 835 m 的科罗拉多滑雪基地，按 AMS 症状诊断，发生率为 28%，无成人对比。但他们报道小儿在回到海平面后也有 20% 出现症状，故在高原发生的症状不仅是缺氧，而可能与旅游有关，加之这些儿童在海拔 1 600 m 已经居住了 1 年左右[19]。据 Yaron 等晚近的报道，AMS 的发生率在成人和小儿各为 24% 和 19%，看来儿童和成人 AMS 及 HAPE 的易感性相似[20]。多尔莫维奇（Dormowicz）等指出，儿童患呼吸道感染促进了 HAPE 的发生[18]。

在瑞士阿尔卑斯山，共有 466 名登山者在海拔 2 850 ~ 4 449 m 攀登，其中有 10% 为年龄小于 20 岁的青少年，通过 AMS 记分，发现此组年轻人的 AMS 发生率并不比年龄高的成年组高[21]。

通常情况下，婴幼儿和儿童不应该被带到高海拔地区，但是青藏高原是个例外。比如，从西宁到拉萨的青藏公路，全长 1 937 km，平均海拔在 3 500 m 以上。位于昆仑山至唐古拉山口的那一路段总长 500 km，坐落在海拔 4 465 ~ 5 200 m 的永冻层地带。长期以来，它被认为是旅游者的危险路段。然而，每年仍有成千上万的人为了旅游或经商而要途经此路。很多大人带着自己的孩子乘坐大巴往返于低海拔和高海拔地区之间。吴天一等曾组织了一次对急性高山病（AMS）的调查研究，研究地点在海拔 4 550 m 的沱沱河的公路站点上，由于这段青藏公路所处的位置，大多数游客常须在此过夜。我们共调查了 5 355 名成人和 464 名儿童，他们都来自平原地区或者在海拔 2 200 m 地区停留不足 4 d。

不像成人，要确定儿童的急性高山病（AMS）诊断甚为困难，这是由于从儿童获取的主观症状评分很不可靠，因此，该调查对儿童 AMS 的诊断是基于患儿的症状、体格检查和经过氧疗后症状的缓解情况综合判定。高原肺水肿（HAPE）的诊断除临床外，主要依据 X 线胸片的诊断标准加以判定。这样，我们就能够从这些儿童获取相对可靠的资料并得出 AMS 和 HAPE 的发病率。成人 AMS 和 HAPE 的发病率分别是 38.2% 和 1.27%，儿童则为 34.1% 和 1.51%，两者之间统计学没有显著性差异（$P>0.05$）。这些资料表明，平原地区的儿童对急性高山病和高原肺水肿的易感性并不比成人高[22]。

第 3 节　再入型高原肺水肿

高原居民在海平面或平原地区小憩或短期停留后于重返高原时易发生高原肺水肿，被称为"再入型高原肺水肿"（reentry type of HAPE）。在南美洲印第安高原世居儿童和青少年特别易感，发病率超过成人。在秘鲁安第斯中部的拉奥罗亚（3 730 m）中心医院观察到再入型 HAPE 的发生率为 2.6%[23]。关于在平原停留多久重返高原时易发，大部分报道为 10 ~ 14 d，而儿童则停留时间更短即可发病[24]。洛佩兹（Lopez）据在秘鲁对 200 例患者的统计，成人大多为 14 ~ 20 d 发病，而其中 12 例为儿童（占 6%），在海平面停留不足 7 d 即发病[25]。南美洲印第安高原世居的儿童从婴幼儿期肺血管的结构性转换往往延迟或转换不全，直至儿童期，其肺小动脉的肌层依然肥厚，这是导致低氧性肺动脉高压的解剖学基础[26]，在从平原重返高原间歇性地第 2 次接受低氧刺激时其肺动脉增压反应异常强烈。

在北美洛基山脉有同样观察，斯科格（Scogging）等的一项研究十分有意义，在科罗拉多观察到利德维尔（3 100 m）的圣文斯特医院曾收治符合临床诊断的 HAPE 患者 32 例，其中 29 例属于重返型 HAPE，都是当地人去到丹佛（1 600 m）或更低处于重返高原时发病，其中 1 ~ 15 岁为 25 例（占 78%）。以往报道在平原至少要停留 1 w 才会发生再入型 HAPE[24]，而此组儿童在平原仅停留 3 ~ 5 d 重返高原即发生 HAPE，并有 3 例患者仅停留 1 d。经计算在该地（利德维尔）HAPE 的年发病率为 50/10 万，而 1 ~ 14 岁儿童的年发病率为 140/10 万，比总发病率高 3 倍。据此认为儿童对低氧性肺血管收缩反应比成人易感，而且其中又有更易感的个体，表现一种对 HAPE 的"超越生长"（outgrow）的易感倾向，而其肺血管的反应性可以在短时间如 24 h 即发生变化[27]。在科罗拉多还观察到 9 ~ 16 岁的儿童重返高原后最易发生再入型 HAPE，两性的发生率相似[28]。这些患再入型 HAPE 的儿童患者在恢复期时，到丹佛进行肺循环检测并与和年龄及居住地相匹配的对照组相比，当在吸入环境低氧气体应激下，肺动脉高压比对照组立即显著增高，低氧越显著，肺动脉压越高[29]，其程度往往超过了对 HAPE 易感的成年人[30]。这就提示存在对 HAPE 易感的儿童，以及再入型 HAPE 在儿童的发生率超过了成人的原因。

在青藏高原，藏族中发生再入型 HAPE 者则十分少见，据吴天一等 1988—1993 年的调查，在青海玛多县（4 280 m）1 720 名藏族中发生率为 0.17%；在唐古拉乡（4 550 m）1 638 名藏族中发生率为 0.24%，其中儿童的发生率与成人相近[31]。在从 1984—1995 年在青藏高原临床观察到的 242 例 HAPE 患者中，藏族仅 8 例，而 5 例为再入型 HAPE，占 2%，均为成人，年龄 21 ~ 37 岁，无儿童，在平原停留 6 ~ 21 d[32]。这一发生率明显低于南美洲印第安世居者和北美洲利德维尔人，这是由于藏族从婴幼儿期开始，肺动脉从胎儿型向成人型转化早期完成，而且肌层菲薄的肺小动脉对低氧收缩反应钝化[33]，故在再接受低氧刺激时不发生增压反应，这是遗传进化的结果。然而少数依然发生再入型 HAPE，主要原因是藏族认为自己是适应的而迅速返回高原，另外的原因为返回高原后在海拔 4 000 m 以上高山地区携带重物攀山越岭进行强劳动或并发呼吸道感染而显著加重低氧血症[31,32]。

第 4 节　婴儿猝死综合征

根据婴幼儿在高原的明显的低氧血症和易于发生呼吸道感染，推测可能是发生婴幼儿猝死综合征（sudden infant death syndrome，SIDS）的危险因素，不过目前很少有文献报道。巴金（Barkin）等在科罗拉多的观察，发现在海拔 2 500 m 以上和以下 SIDS 的发生率无差别，但该项研究的方法学可能存在问题[34]。盖茨（Getts）等发现 SIDS 的发生与海拔高度有关，但海拔仅从海平面到 1 500 m。Getts 认为高原 SIDS 的危险因素源于其母亲在高原妊娠而造成子宫缺氧[35]。科伦多夫（Kohlendorfer）等曾报道一项在澳大利亚 SIDS 的研究，他们发现随海拔增高，SIDS 的发生率也增高，而这些婴幼儿都是在一个特定的俯卧位睡眠时发病[36]。这种作用就说明 SIDS 可能有不同的发生原因，然而高原作为 SIDS 的危险因素仍不能被排除，尤其在海拔高度较高时。吴天一报道了出生时低体重的新生儿易于发生 SIDS[37]。在 SIDS 的尸体解剖发现有明显低氧损伤的迹象：肺小动脉平滑肌增生、肾上腺周围的褐色脂肪增加和肝内出现血生成等[38]。这些发现和临床上婴幼儿死前反复的呼吸暂停相一致。高原上睡眠呼吸暂停十分多见，可能是 SIDS 的危险因素。而且 SIDS 多见于 2 ~ 4 个月的婴幼儿，此阶段正处于生理性贫血，血液中胎儿型血红蛋白（HbF）含量依然高，使其向组织提供的 O_2 减少，导致严重的低氧血症而促发死亡[39]。有的学者提出，鉴于高海拔低氧是 SIDS 的危险因素，故建议婴幼儿最好生活在海拔 1 800 m 以下，但这只是经验性的建议，也不现实。低氧对中枢神经系统的作用在婴幼儿是否也是危险因素，这一问题值得重视，因为在婴幼儿发育的前 2 年，中枢处于活跃阶段，但很脆弱，而真正完成发育需要 10 年之久[40]。

第 5 节　高原性心脏病

虽然 Anand 陈述说最近才在人群中描述亚急性高山病（subacute mountian sickness，SAMS）的症状[41]，但事实上，Anand 所述的这些病症（包括小儿的）早已被中国科学家在青藏高原地区发现。1955 年吴德诚和刘永儒首次报道了小儿高原性心脏病[42]。他们报道了一名出生在拉萨才 11 个月的中国汉族婴儿，他出现了呼吸困难、发绀和充血性心力衰竭并不治身亡。在患儿的尸体解剖中发现了右心室显著肥大、周围肺小动脉血管平滑肌增厚。这些病理学依据排除了其他诊断，作者将其命名为"高原性心脏病"（high altitude heart disease，HAHD）。其后相似的病例在青藏高原陆续被报道。现在中国对该病症已广被熟知，其最突出的临床表现是肺动脉高压、右心室增大和充血性心力衰竭，其最显著的病理特征是肺小动脉和肺细小动脉平滑肌的增生肥厚[43]，因此可以清楚地认为，HAHD 和 SAMS 实际上是同一种病。关于 HAHD 的本质，吴天一于 1965 年第一次提出，HAHD 是一个牛类高山病——胸档病的人类模型[44]，Anand 于近年才提出这些相似论点，观点完全一致[41]。然而在青藏高原观察到的 HAHD 尚具有一些自身的特征。

在积累了大量流行病学和临床数据之后，我们由强有力的证据得出如下结论，HAHD 没有年龄界限，临床病例既可见于婴幼儿和儿童，也可发生于成年人，但婴幼儿的发病率最高（占所有病例的 89.5%）。而且患此疾病的小儿绝大多数是汉族儿童。在西藏高原，儿童发生 HAHD 的情况有 3 种：①婴儿出生在高原并在出生后持续居留于高原（占 73.7%）；②婴幼儿在平原出生后来高原发育生长（占 16.1%）；③随父母亲从中等海拔地区迁徙到更高海拔地区生活的儿童（占 10.2%）。值得留意的是，我们注意到藏族儿童极少发生 HAHD，并且他们有很强的缺氧耐受能力，这些表明藏族儿童能够更好地适应于高原，这是遗传适应的结果。

相反，许多汉族儿童即使在中等海拔地区也没有获得对环境的习服，一项流行病学调查研究显示，在海拔 2 261 ~ 2 808 m，汉族儿童 HAHD 的发病率为 0.47%，然而成年人在此高度却不发病。在海拔 3 050 ~ 5 188 m 的更高海拔地区，儿童和成人的 HAHD 的发病率分别为 0.96% 和 0.31%，前者明显高于后者（$P<0.001$），这再次表明儿童对 HAHD 的易感性远高于成人。为何儿童的患病风险高于成人呢？在高海拔，汉族儿童肺小动脉肌性肥厚、肺细小动脉出现异常肌化，儿童的肺血

管对缺氧有着更为活跃的反应性，并形成显著的肺动脉高压症。

许多小儿患者经过氧疗、强心剂、利尿剂和类固醇皮质激素治疗后其症状得以改善，HAHD 也可以通过向低海拔转移而得以缓解。然而，少数病例，有时病程变化太快以至于即使向低海拔转运也无法阻止出现致命的恶性结局。在这些恶性型的病例，以及那些晚期病例中，即使患者被转运到海拔 2 261 m 的医院，病死率仍高达 62% 以上。在 20 世纪 70 年代，婴幼儿因患该病住院期间的平均病死率为 15%，尽管目前通过有效治疗，病死率已显著降低，然而可以说婴幼儿 HAHD 仍是一种高原严重的潜在致命性疾病（相关内容和参考文献见第 60 章）。

要强调的是，青藏高原约有 1 200 万人口，其中约 1/4 为儿童，他们生活在 2 200 ~ 5 400 m 高海拔地区。据估计，每年将有上千名儿童罹患 AMS、HAPE 和 HAHD，而且死亡率都较高。因此，对青藏高原的儿童高原病的病理生理变化应予高度关注，早期诊断、早期治疗和预防，这是最关键的。

参 考 文 献

[1] MOORE LG. Altitude aggravated illness：Examples from pregnancy and perinatal life[J]. Ann Emerg Med，1986，16：965-973.

[2] POLLARD AJ，MURDOCH DR，BÄRTSCH P. Children at altitude[J]. Br Med J，1998，316：874-875.

[3] 吴天一. 高原医学的大喜日子：John B. West 与青藏铁路的情结[C]//中国铁道学会编. 青藏铁路运营十周年学术研讨会论文集. 北京：中国铁道出版社，2016：8-10.

[4] COTTON EK，GRUNSTEIN MM. Effects of hypoxia on respiratory control in neonates at high altitude[J]. J Appl Physiol，1980，48：587-595.

[5] MARCUS CL，GLOMB WB，BASINSKI DJ，et al. Developmental pattern of hypercapnic and hypoxic ventilator responses from childhood to adulthood[J]. J Appl Physiol，1994，76：314-320.

[6] MORTOLA JP. How newborn mammals cope with hypoxia[J]. Respir Physiol，1999，116：95-103.

[7] YARON M，NIERMEYER S，LINDGREN KN，et al. Physiologic response to moderate altitude exposure among infants and young children[J]. High Alt Med Biol，2003，4：53-59.

[8] SCHOENE RB，ROACH RC，HACKETT PH，et al. Operation Everest II：Ventilatory adaptation during gradual decompression to extreme altitude[J]. Med Sci Sporty Exerc，1990，22：804-810.

[9] ROACH RC，HOUSTON CS，HONIGMAN B，et al. How well do older persons tolerate moderate altitude[J]. West J Med，1995，162：32-36.

[10] IMRAY C，BARNETT N，WALSH S，et al. Near-infrared spectroscope in the assessment of cerebral oxygenation at high altitude[J]. Wilderness Environ Med，1998，9：198-203.

[11] HACKETT P. High altitude cerebral edema and acute mountin sickness：a pathophysiology update[M]// ROACH R，WANGER P，HACKETT P. Hypoxia：Into the Next Millennium. New York：Kluwer Academic/Plenum Publishers，1999：23-45.

[12] LEVINE B，ZHANG R，ROACH R. Dynamic cerebral autoregulation at high altitude[M]//ROACH R，WANGER P，HACKETT P. Hypoxia：Into the Next Millennium. New York：Kluwer Academic/Plenum Publishers，1999：319-322.

[13] KURTH CD，STEVEN JL，MONTENEGRO LM，et al. Cerebral oxygen saturation before congenital heart surgery[J]. Ann Thorac Surg，2001，72：187-192.

[14] ROACH RC，GREENE ER，SCHOENE RB，et al. Arterial oxygen saturation for prediction of acute mountain sickness[J]. Aviat Space Environ Med，1998，69：1181-1185.

[15] SEIBERT J，MCCOWAN T，CHADDUCK W，et al. Duplex pulsed Doppler US versus intracranial pressure in the neonate：clinical and experimental studies[J]. Radiology，1989，171：155-159.

[16] SALIBA EM, LAUGIER J. Doppler assessment of the cerebral circulation in pediatric intensive care[J]. Crit Care Clin, 1992, 8: 78-92.

[17] BÄRTSCH P. Going to high altitude with children[J]. Newsl Int Soc Mt Med, 1994, 4 (1): 2-3.

[18] DOMINIQUE J. Children and altitude[J]. Newsl Int Soc Mt Med, 1994, 4 (1): 3-4.

[19] THEIS MK, HONIGMAN B, YIP R, et al. Acute mountain sickness in children at 2 835 meters[J]. Am J Dis Child, 1993, 147: 143-145.

[20] YARON M, LINDGREN KN, HALBOWER AC, et al. Sleep disturbance after rapid ascent to moderate altitude among infants and preverbal young children[J]. High Alt Med Biol, 2004, 5: 314-320.

[21] MAGGIORINI M, BUHLER B, WALTER M, et al. Prevalence of acute mountain sickness in the Swiss Alps[J]. Br Med J, 1990, 30: 853-855.

[22] WU TY. Children on the Tibetan plateau[J]. Newsl Int Soc Mt Med, 1994, 4 (3): 5-7.

[23] HULTGREN HN, MARTICORENA EA. High altitude pulmonary edema[J]. Epidemiologic observation in Peru Chest, 1978, 74: 372-376.

[24] HULTGREN H, SPICKARD W, HELLRIEGEL K, et al. High altitude pulmonary edema[J]. Medicine, 1961, 40: 289-313.

[25] LOPEZ C. Edema agudo pulmonar de altura in ninos[D]. Lima: Universidad Peruana cayetano Heridia, 1971.

[26] HULTGREN HN, GROVER RF. Circulatory adaptation to high altitude[J]. Annu Rev Med, 1968, 19: 119-152.

[27] SCOGGIN CH, HYERS TM, REEVES JT, et al. High altitude pulmonary edema in the children and young adults of Leadville[J]. Colorado N Engl J Med, 1977, 297: 1269-1272.

[28] SOPHOCLES A. High altitude pulmonary edema in Vail, Colorado[J]. West J Med, 1986, 144: 569-573.

[29] FASULES JW, WIGGINS J, WOLFE RR. Increased lung vasoreactivity in children from Leadville, Colorado, after recovered from high altitude pulmonary edema[J]. Circulation, 1985, 72: 957-962.

[30] YAGI H, YAMADA H, KOBAYASHI T, et al. Dopper assessment of pulmonary hypertension induced by hypoxic breathing in subjects susceptible to high altitude pulmonary edema[J]. Am Rev Respir Dis, 1990, 142: 796-801.

[31] WU TY, LI WS, YOUNG GE, et al. Low incidence of crescent high altitude pulmonary edema in Tibetan native highlanders (Abst) [J]. Acta Andina, 1996, 5 (2): 39-40.

[32] WU TY, LI WS, YAO RL, et al. Re-entry high altitude pulmonary edema in Tibetans[J]. Newsl Int Soc Mt Med, 1998, 8 (3): 6-8.

[33] GROVES BM, DROMA TS, SUTTON JR, et al. Minimal hypoxic pulmonary hypertension in normal Tibetans at 3 658 m[J]. J Appl Physiol, 1993, 74 (1): 312-318.

[34] BARKIN RM, HARTLY MR, BROOKS JG. Influence of high altitude on sudden infant death syndrome[J]. Pediatrics, 1981, 68: 891-892.

[35] GETTS AG, HIFF HF. Sudden infant death syndrome: incidence at various altitudes[J]. Develop Med Child Neurol, 1982, 24: 61–68.

[36] KOHLENDORFER U, KIECHL S, SPERL W. Living at high altitude and risk of sudden infant death syndrome[J]. Arch Dis Child, 1998, 79: 506–509.

[37] WU TY. Pediatric high altitude heart disease: A hypoxic pulmonary hypertension syndrome[M]// ALDASHEV A, NAEIJE R. Problems of High Altitude Medicine and Biology. Heidelberg: Springer-Verlag Press, 2007: 231–247.

[38] NAEYE RL. Hypoxemia and the sudden infant death syndrome[J]. Science, 1974, 186: 837–838.

[39] GIULIAN GG, GILBERT EF, MOSS RL. Elevated fatal hemoglobin levels in sudden infant death syndrome[J]. New Engl J Med, 1987, 316: 1122–1126.

[40] TIMIRAS RS. Hypoxia and the CNS: maturation and adaptation at high altitude[J]. Int J Biometer, 1977, 21: 147–156.

[41] ANAND IS, CHANDRAWSHEKHAR Y. Subacute mountain sickness syndrome: role of pulmonary hypertension[M]//SUYTTON JR, HOUSTON CS. Hypoxia and Mountain Medicine, Advances in the Biosciences. Oxford: Pergamon Press, 1992: 241–251.

[42] 吴德诚, 刘永儒. 高原心脏病[J]. 中华儿科杂志, 1955, 6 (5): 348–350.

[43] WU TY, MIAO CY, LIN CP, et al. Altitude illness in children on the Tibetan plateau[C]//OHNO H, KOBAYASHI T, MASUYAMA S, et al. Progress in Mountain Medicine and High Altitude Physiology. Press Committee of the 3rd World Congress on Mountain Medicine and High Altitude Physiology. Matsumoto: [s.n.], 1998: 195–201.

[44] 吴天一, 王祖慰, 李春华. 成人高原心脏病22例分析[J]. 中华内科杂志, 1965, 4: 293–296.

第 22 篇　高原环境对人体的有益影响

前　言

　　随着我国第二个西部大开发和青藏高原发展战略的实施，有越来越多的人投入青藏高原建设，特别是自青藏铁路开通以来，更多的人把目光聚焦在青藏高原。"世界屋脊"的高寒缺氧令人心存惧怕，殊不知高原环境既有对人体有低氧损伤的一面，即易发生各型高原病，也有有利健康的一面，这与在高原低氧环境下人体获得习服（acclimatization）和适应（adaptation）的生理变化有关。特别是近年来的一些高原临床实践和低氧实验研究进一步证明了尽管高原地区高寒缺氧、自然环境严酷，但是，人类仍能成功地生存繁衍于高原。这是因为人体具有强大的适应潜力。高原低氧对人体的作用，通过习服—适应，使人体调动了体内的生理功能活动，从而提高了心、肺、血功能，增强了对氧的利用，改善了新陈代谢。对平原人来说，适度高原的轻度低氧对人体起到了一种"激活"（activation）生理功能的作用。人们不仅看到了这一点，而且在利用高原环境，高原训练就是利用低氧应激，提高心肺功能、红细胞生成和最大有氧能力的科学方法，从而在竞赛中获胜，这种方法目前几乎风靡全球，而中国利用我国高原环境的优势，已取得了明显效果。

　　在第 11 篇间歇性低氧中已提到利用间歇性低氧可治疗某些疾病。在高原环境下某些疾病的病理生理发生改变，有高发和增重的，也有低发和减轻的，后者中支气管哮喘就是典型例子，在低氧下细小支气管对不良应激钝化，从而明显减轻其发作，利用高原现场环境或模拟低氧环境来治疗支气管哮喘都已取得一定疗效。目前利用高原环境防治的疾病谱已达十余种，数所在高原建立的疗养院正有身患不同疾病的人在此治疗。利用高山、高原优美环境实施的"高原健康旅游"也正在开展。

　　慢性低氧下人类群体的适应给人体带来了在运动体能上的有益效应，高原世居人中藏族的登山能力、南美人的足球运动以及东非人的长跑速度都让世人惊叹不已。还应该知道，世界三大长寿区均在高原。因此高原低氧环境也会给健康带来有益影响，然而几乎在现有的高原医学专著中都较少提及。本篇将在以下章节通过事例和生理研究有力地说明高原对人类有益，而且正日益被人们所利用的方面。

第 83 章　高原训练：理论与实践

前　言

　　高原训练（high altitude training）是运动员通过在高原获取习服机制和进行体能训练，提高最大有氧能力，使心、肺、血功能获得改善，从而显著提高了体能，在海平面参赛时取得优良成绩。尽管对训练模式和效应还在通过不断的科学实验和实际实施中加以完善，但当今几乎已成为在全世界应用的训练策略。而从高原运动医学的角度看，这是一个典型的高原环境对人体有有益效应的事例。证明在适当的中度海拔，人体通过高原习服，同时结合体力锻炼，整体的生理功能被激活，氧获取、氧传送和氧利用在一个时期内提高了，这有益于人体健康。根据这一原理，目前在一些国家和地区开展了高山旅游体力训练，提高人体功能甚至治疗某些疾病。我国高原训练已取得明显的成效，而目前也正在启动这一高山旅游体力训练活动。

　　20 世纪 70 年代，在国际的田径大赛中，东非运动员首先在高海拔地区的竞赛中，其后在世界各地的比赛中，在所有长跑的耐力项目中几乎包揽了金牌，犹如晴天霹雳，震撼了国际运动界。东非运动员不仅是出生在中度海拔的高原人，还是从小善跑的牧牛人。由此得到的启发，即在高原训练过的人在体能和耐力上超过了平原人，一项高原训练应运而生。

　　通过高原训练来提高运动员在海平面的体能只在近 20 年开始发展，而且不少运动员耐力成绩的记录只在高原上。在高原的竞赛中，当运动员参加疾跑类项目时，由于空气阻力的降低而成绩提高了，然而运动员在属于耐力性的项目中由于最大摄氧能力的下降而速度减慢了。认为运动员在高原由于红细胞增多而提高了最大氧摄取和运动耐力，这是在高海拔的获益。然而这并不全面，因血细胞比容的增高本身将会带来一些负效应，加之在高原往往因为训练强度的降低而使运动能力下降。

　　如何避害用利，为此尝试了不同的训练模式。后来让运动员生活在中度海拔（2 500 m），训练在低海拔（1 500 m），来提高他们的耐力体能，称为"高住低训"（living high, training low, LHTL）。因具有不同的人类群体间的差异，例如高原世居运动员本来就生活在高原，他们已经获得适应，因此可能更适合在高原训练，增高海拔，提高强度。此外在运动员中有很大的个体差异。近年来另一措施就是间歇性低氧暴露结合高原训练，在动物模型及人类都观察到对提高体能有一定好处。

目前尚不明确的是高原训练最适的海拔高度为多高？最适的训练时间该多长？高原训练后到平原竞赛时其体能可保持多久？学术上对此有争议，而对管理部门而言，何时参加国际竞赛是至关重要的。这里作为人类工程学还存在让运动员暴露在低氧环境是否合法的不同看法。

目前设计完整的高原训练和海平面的对照资料还很有限，而这对深化认识高原训练的生理机制和实用价值都是不可缺如的。

可喜的是，近来我国藏族运动员在国际和国内的大赛中，取得了许多优异的成绩，他们超人的低氧耐力展示在世人面前。从遗传进化方面来比较，藏族的耐力性体能绝不会亚于东非人，他们为中国田径耐力运动带来了曙光。

第 1 节　历 史 沿 革

科学家较早注意到人在高原低氧环境习服后到了平原或海平面竟然提高了体能和运动能力。早在 1774 年拉瓦锡（Lavoisier）就注意到运动时对氧的需求增加，西奥多·施万（Theodor Schwann）（1810—1882）就设计出了一个手提式运动时的氧摄取器，这是一种"封闭循环式的呼吸器"，他计算出成人每小时消耗氧 25.141 L，呼出 22.593 L 二氧化碳。到 19 世纪，法国科学家保罗·伯特（Paul Bert）（1833—1886）已设计出低压舱，并指出高原缺氧是大气压下降所致。由此开创了高原低氧和运动关系的新纪元[1]。

1964 年生理学家布鲁诺·巴尔克（Bruno Balke）记述了他 1943 年在澳大利亚的高山研究，他发现 3 名男性先在海拔 600 m 训练 1 个月，再在海拔 3 000 m 训练 1 个月，在他们进行高山旅居后最大有氧能力增加了 11%[2]。随后 Balke 等报道了对 5 名未经训练者在海拔 2 800 m 训练 10 d 后，所有人的 VO_2 max 都增高了，跑 400 m 和 1.6 km 的时间也都提高了，受试者的血容量、Hb 和 Hct 值均有增高，提示习服后机体对氧的传送能力增强[3]。克劳森（Klausen）等有类似的观察，他们观察发现 5 人在海拔 3 800 m 停留 5 w，再回到海平面后，其最大有氧能力提高了 14%[4]。然而这些早期研究既无统计学分析，也无对照组，因此其说服力很有限。

人们较早注意到即使在中度海拔地区，耐力性长跑运动都会受到影响。1965 年，在墨西哥城（2 240 m）举行的泛美运动会上，凡长跑距离超过 1 500 m 的时间比在海平面延长了约 10%[5]。拿这次的运动成绩和 1956 年在海平面墨尔本举办的奥运会（Melbourne Olympics，1956）相比较，在墨西哥运动会 800 m 的赛跑时间延长了 2.6%，而 10 000 m 的赛跑时间延长了 14.9%。相反 100 m、400 m（不包括 200 m）的赛跑成绩超过了海平面。1965 年英国著名高山医学家 Pugh 因此指出，在高原运动时，由于大气压力下降，空气阻力降低，速跑项目的时间将会缩短，而长距离项目由于最大摄氧量的降低将会延长[6]。

第 2 节　墨西哥奥运会（1968）

1968 年 10 月 12 日在墨西哥首都墨西哥城举行的第 19 届奥运会上的长距离耐力运动暴发出大新闻，高原运动员大显身手，所有的耐力项目冠军都被高原运动员夺得了。

长距离耐力项目的获胜者主要是来自高原地区，特别是非洲人的长跑潜力，更是表露无遗，如万米赛跑，前 5 名全部由世居或久居高原的运动员所获，前 3 名则由非洲运动员所包揽，他们是[7,8]：

第 1 名：肯尼亚的纳菲塔利·基莫（Naftali Temu）；

第 2 名：埃塞俄比亚的玛姆·沃尔蒂（Mamo Wolde）；

第 3 名：突尼斯的默罕默德·盖蒙迪（Mohamed Gammoudi）；

第 4 名：墨西哥的贾安·玛蒂内斯（Juna Martinez）；

第 5 名：苏联的尼古拉·斯维里道夫（Nikolay Sviridov），生长在阿拉木图（1 000 m）和列宁纳肯（1 500 m）。

曾经是万米赛跑世界纪录保持者的英国人罗恩·克拉克（Ron Clarke）身体健康、实力雄厚，但在第 19 届奥运会上则情况不妙，步速平凡，到了关键时刻不能冲刺，最后获得第 6 名，到终点时已精疲力竭，他的保健医生不得不垂头丧气地给他吸氧[9]（图 83.1）。

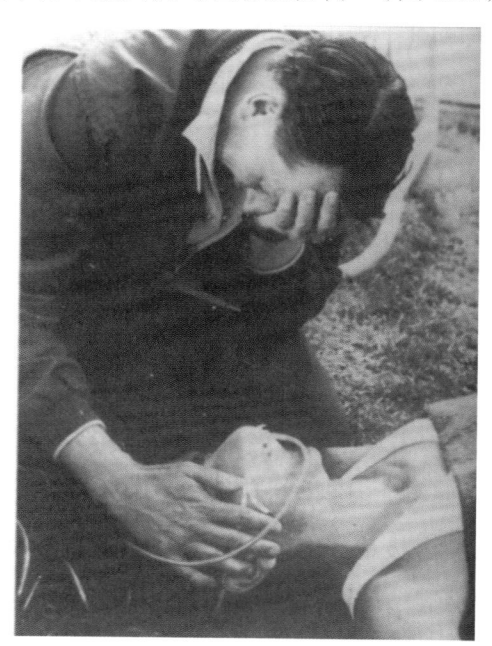

图 83.1　英国人 Ron Clarke 在墨西哥城举行的奥运会上

1968 年在墨西哥城（2 240 m）举行的奥运会上，原万米世界冠军英国人 Ron Clake 情况不妙，步速平凡，到了关键时刻不能冲刺，最后仅获得第 6 名，而且已精疲力竭呈虚脱状态，不得不由他垂头丧气的保健医生给他吸氧。

在 1968 年墨西哥城举办的奥运会上，速跑和短跑都打破了纪录，而长跑速度低于海平面。在该高度，VO$_2$max 仅有海平面的 84%。

不仅是 1968 年墨西哥奥运会，前后一系列的国际比赛都显示了东非肯尼亚等地高原人的耐力确实超人一等，突出的事例如下：

1957 年在第 11 届世界运动会上，创造万米赛跑世界新纪录（27 min 30.5 s）的基莫布瓦，生长在肯尼亚海拔 2 000 m 以上的卡彭古里亚，并获得了墨西哥城奥运会 1 500 m 冠军。

1974 年创造 1 500 m 赛跑世界纪录的费尔伯特·巴伊，自幼生长在坦桑尼亚海拔 1 800 m 的阿鲁沙，他从小善跑，每周的训练跑步量在 100 km 左右。

还有出生在肯尼亚裂谷省南迪村的亨利·罗诺，1978 年连续打破 3 000 m 长跑、3 000 m 障碍赛、5 000 m 和 10 000 m 长跑的世界纪录。肯尼亚从此声望威震世界，被誉为"中长跑之乡"[10]。

1975 年英国广播电视公司（The British Broadcasting Corporation Television service，BBC）对此产生浓厚兴趣，派出一个小组前往东非肯尼亚进行专访。他们发现，原来取得中距离以上成绩的优秀运动员均出生在肯尼亚维多利亚湖畔（Lake Victoria）海拔 1 500 ~ 2 000 m 的两个高原地区，这两个部落名称分别为卡伦津（Kalenjin）族和吉普塞吉斯（Kipsigis，亦称 Kisii）族。这些部族人有着体格优势，即其股骨长度超过欧洲人，但更重要的是其自幼放牛也好、上学也好都坚持在这一中度高原上跑步，而且这里的儿童从小爱运动，喜欢从事体育或积极参加军队，高原低氧使他们获得了较大的肺活量，获得了更强的低氧耐力，也培养了坚强的毅力，这就是"自然的高原训练"（natural high altitude training）。BBC 专门制作了一个片子——《肯尼亚赛跑者》（*Kenya Runner*）。

肯尼亚高原运动员的优异成绩引起了体育界的高度关注，让人们认识到利用高原气候来提高人体的低氧耐力，这就是当今风靡世界的高原训练（high-altitude training）。基本概念就是让平原运动员到高原进行体育训练，通过低氧刺激复合强化体能来提高低氧耐力，从而提高运动成绩[11]。

第 3 节　高原训练理念的形成

通过以上事例认识到欲想在高原的长跑运动中获得一个理想的体能，需要获得低氧习服。已经有许多事实证明，在高原经过一段时间的训练，当返回海平面后体能得到改善，但是这种应该在多高的海拔、经过多久的训练方可在海平面达到最佳的体能尚不清楚。然而，运动员在高原训练或者在平原于模拟低氧环境训练以提高他们在海平面的体力，自那以后十分盛行。另外通过高原习服可达到周边和中枢的适应以改善氧摄取和氧利用。低氧下的训练一方面可以刺激训练增强使耐力性训练的作用扩大；而另一方面，由于在高原低氧下训练的强度受限，可以使训练弱化。

一、早期研究结果不一

在早期的研究中，许多铁事性的报道均指出在高原训练可使运动员的耐力性运动受益，但是如果在研究中安排适合的对照时，这种效果就不那么突出了。加之，在高原训练中采用了不少不同的高度，很难判定出海拔最低而又能保持其有效性的高度。罗斯基姆（Roskamm）等采取了不同高度进行对照，认为在海拔 2 250 m 训练改善 VO$_2$max 比在海平面或在海拔 3 450 m 都强[12]。汉森（Hanson）等也进行海平面对照实验，那些成绩平平的运动员 [VO$_2$max<40 mL/（kg·min）] 在海拔 4 300 m 训练后并无长进[13]。1975 年亚当斯（Adams）等做了严格的双跨性的对比设计，即对训练良好的运动员 [VO$_2$max 73 mL/（kg·min）] 在海拔 2 300 m 进行艰苦的耐力训练后，与在海平面相同的训练组相比，不论在最大摄氧能力或 3.2 km 赛跑的时间纪录上均无明显差别，高原组最初的成绩比平原组反而慢了 7.2%。第二次测试在海拔 2 300 m 训练后，可见高原组的成绩提高了，但并不比海平面组在海平面的成绩高。据此他们告诫，高海拔训练只适合非常优秀的运动员。他们强调高原训练中绝对训练工作负荷是关键性的，如果降低了则无法提高有氧能力[14]。

1978 年班尼斯特（Bannister）和吴（Woo）采取一种综合训练方法，吸入低氧混合气体（12% O$_2$）来模拟高原低氧，进行原来的强度间歇性训练，结果有氧能力和无氧耐力均有提高，但缺乏同样强度训练的对照组，致使该研究不易解释[15]。

当时由于大多的低氧训练研究缺乏常氧对照，所以难以判定所出现的生理效应就是低氧本身还是训练的作用。在一个系列的对比实验中，10 名优秀的中、长跑运动员以同样的训练强度，在海平面和在模拟海拔 4 000 m 训练 10 w，结果 VO$_2$max 都无明显改善，尽管有个别人在 10 km 距离的赛跑成绩中其最佳的时间又提高了约 6%[16]，但当时有人怀疑这是否由心理作用导致。

二、"伦敦会议"展示乐观

英国运动医学学会和英国奥林匹克协会在英国皇家医学会的支持下，于 1973 年 11 月在伦敦召开了一次对高原训练的联合讨论会。这是一次重要的会议，其讨论成果发表在 1974 年 4 月的英国运动医学杂志上[17,18]。会议由当时英国运动委员会主席 Bannister 主持，他提供了证明高原训练有益影响的资料。吉姆·瑞思（Jim Rynn）是美国男子赛跑的世界纪录保持者，他去过高原 14 d，从高原下来他创造了男子赛跑的世界纪录，1.6 km 用时 3 min 51.3 s。另外有 6 个运动员，他们受到 Jim Rynn 的鼓舞，也到高原去了 14 d，在高原的第三轮训练以后下平原参赛，结果有 5 人创造了他们的最好成绩。这次会议还分组专题讨论，提出了有价值的观点，如运动员在高原习服或锻炼所引起的红细胞增多在返回海平面后不到几周就消失了；在高原的训练如果中断或降低训练强度则可导致运动员的整个体质下降，据此不应把运动员送到高原训练作为提高运动员体质的一种"灵方"。人体在高原生长发育带来的生理好处对提高运动成绩可能有利，但短期的高原训练对他们是否会进一步获益尚有争议。这次会议的代表们发表了一些论文，涉及高原习服、机体生理功能、肌肉代谢和运动能力、训练基地的选择和教练员任务等多方面[19-26]，参会学者们对高原训练持乐观态度。

三、20 世纪 90 年代后的进展

到了 20 世纪 90 年代，一些研究开始探讨何种居住、训练的环境可使运动员确实暴露于该环境并利于进行一个阶段的训练，也就是运动员按居住高训练低、居住高训练高、居住低训练高和居住

训练均低分组实验。这些研究的设计是通过一系列生理性的习服反反映体能的改善。

在 1991 年的加拿大班夫国际低氧会上，"高原训练：神话还是现实"（High-altitude training：Myth or Reality）成了这次会议的一个争议主题，长期以来高原环境对人体的损伤占据主导影响，使一些学者们不相信高原还能有益于体能。在这次会上，美国得克萨斯州大学西南医学中心的本杰明·D. 莱文（Benjamin D. Levine）根据诸多人体在高原提高了体能的历史事例和一些在高原经体力训练而改善了运动能力的报道，提出了高原训练理论和实施的雏形思想[27]，同时通过生理性参数的论证可肯定其效能[28]。

1997 年 Levine 和斯特雷·甘格森（Stray-Gundersen）在他们深入研究的基础上明确指出：如果运动员在中度高原（2 500 m）习服，而在较低的海拔（1 500 m）训练各 6 w，他们将会获得最佳的体能增进，比起同时在高原或同时在海平面训练都强。这些运动员按"高住低训"训练后的体能比他们在海平面时提高了，而对照的只在高原居住和训练及只在海平面居住和训练的体能均无改善[29]。这就是随后在国际上进一步对高原训练的认可和广范围实施的开始。

第 4 节　最大摄氧能力与高原体能

在高原训练的生理反应中涉及整体的多个系统功能，如通气水平和低氧通气反应、心输出量、血液学红细胞的增生、神经系统调控和组织细胞对氧的利用等，这些相关内容已在藏族高原适应生理的研究等章节内做过细致讨论。但在高原运动提高体能的最关键和最集中体现其效应的就是最大氧摄取，故本节较系统阐述。

最大氧气摄取量简称"最大摄氧量"（maximal oxygen uptake，VO_2max），也称最大氧耗量（maximal oxygen consumption，VO_2max），系由心脏泵入组织的血量所决定，也代表着动脉血氧含量（CaO_2）和静脉血氧含量（CvO_2）间差值。即 Fick 方程：$VO_2max = CO \times (CaO_2 - CvO_2)$。

VO_2max 是机体体力工作能力的生理指标。通常是在踏板跑台或自行车功率仪上检测。即在一定的时间间期逐步增加运动的速率和负荷量来加以检测。按照布鲁斯（Bruce）踏板跑台持续运动的规定，VO_2max 为 50 mL/（kg·min）是指每小时 6.8 km 行进中 3 min 跑步达到 16% 的程度。这仅见于运动和体力好的人，而坐业劳动者通常只能达到 35 ~ 38 mL/（kg·min）[30]。有的学者以"L/min"计量来标志 VO_2max。这样一个 80 kg 体重的人其 VO_2max 为 50 mL/（kg·min）即相当于每分钟耗氧约为 2 L，某些长距离跑步者可以达到 80 mL/（kg·min）。因这种运动需要上肢和两腿一起活动，在越野滑雪运动员可以比这还高一些。

一、海拔高度与 VO_2max

在高原，Fick 方程中任一参数与低氧相关的变化都将影响最大摄氧量。而一般而言，在高海拔地区，心输出量和动脉血氧含量都将减少，而氧摄取却保持不变。随着海拔增高，VO_2max 下降。

根据一项对源自 67 项在实验性低氧和高原现场资料结果的统计分析，可见 VO_2max 在海拔 1 500 m 以上时即开始下降了，每升高 100 m，VO_2max 下降 1%[31]。然而文献中的各项结果有较大差别。如在海拔 2 000 m、3 000 m、4 000 m 和 5 000 m 高度下，VO_2max 分别下降 9%、14%、24% 和 32%。在珠峰顶（8 844.43 m）这一极度低氧下环境，VO_2max 下降了 80%，人体已丧失了劳动能力[32]。韦尔林（Wehrlin）和哈伦（Hallen）对一组 VO_2max 均值大于 60 mL/（kg·min）的未适应耐力训练的男运动员进行了研究，结果这群人当海拔每升高 1 000 m，VO_2max 降低 7.7%。为了探索运动员个体 VO_2max 开始下降的海拔阈值，观察到了一条 VO_2max 随海拔上升快速线性下降的曲线，即从海拔 800 m 到 2 800 m，每上升 1 000 m，VO_2max 下降 6.3%[33]。

这是一般规律，但存在明显的个体差异，例如一项实验观察到，在海拔 4 000 m，一名受过训练的人 VO_2max 下降了 22%，而另一名未受过训练的人 VO_2max 只下降了 13%。也有与此相反的结果，在和以上完全相同的实验中，一名受试者在海平面 VO_2max 为 82mL/（kg·min），急性暴露于 2 500 m 时，VO_2max 降低了 6%；而另一名受试者在海平面 VO_2max 为 63 mL/（kg·min），在同等低氧环境下，VO_2max 却降低了 13%[34]。

二、"卸下作用"与低氧

对于运动员和未受训练的人低氧下 VO_2max 变化有何区别，说法不一，有人认为似乎运动员更容易受到海拔限制，特别是那些优秀的运动员，他们在高原的 VO_2max 降低相当于下降了 610 m 高度[35]。这在一个训练过的运动员其 VO_2max 为 65 mL/（kg·min），比海平面时几乎降低了 50%[36]。他们将比坐业者在低氧或常氧下进行极限和亚极量运动时发生更严重的动脉低氧血症[37,38]。这种现象有人称之为卸下作用（detraining effect）[39]。另有人认为接受过训练者与未训练者相比，前者 VO_2max 降低得更明显[35,40]，可能是因为接受训练的人在高海拔地区毛细血管弥散受限和通气—灌注失衡而导致动脉血氧去饱和度更高[41]。

由此在高原进行运动竞赛，特别是耐力性项目，运动员的 VO_2max 下降明显，如马拉松运动员运动能力主要受 VO_2max 在高原下降的影响，海拔 1 500 m 以上，每升高 300 m，VO_2max 降低 1.5% ~ 3.5%[42]。

三、高原习服与 VO_2max

学术界对人体在高原习服后 VO_2max 是否明显上升，已经争议了数十年。这是由于 VO_2max 会受各种因素的影响，如保持训练强度 / 训练量能力、高海拔上肌肉消耗物的产生量等都是潜在的混杂因素。此外在不同海拔高度会有不同的疲劳模式，也会受到影响。一项研究显示，从某一海拔开始，运动疲劳源从外周转向中心[43]。低氧下，机体氧的转运系统可能不是 VO_2max 的主要限制因素，因此当动脉血氧含量（CaO_2）值达到或超出海平面水平时并不能提高 VO_2max。近年来，一些学者为了减少高原习服期对 VO_2max 的不利影响，并促使红细胞增生，他们在受试者急性低氧暴露前后均为之注射促红细胞生成素（erythropoietin，EPO）。注射 EPO 后，结果在海平面、海拔 1 500 m、

2 500 m、3 500 m、4 100 m 和 4 500 m 以上的观察显示受试者在进行最大运动后，CaO_2 显著上升，而 VO_2max 仅在从海平面至海拔 3 500 m 内有所上升，海拔 4 500 m 以上则不上升[44,45]。观察发现，在海拔 3 500 ~ 4 000 m，高原习服后 VO_2max 可能上升[46,47]，而在海拔 4 000 m 以上，虽然习服但 VO_2max 就不再上升了[48-50]。大多实验结果支持这一结论[46,47]，仅有个别例外[51]。然而由于实验的样本较少，尚待进一步证实。

急性低氧与慢性低氧相比，急性暴露于海拔 5 000 m 以上时，VO_2max 的下降幅度更大，故经一段时间的高原习服可能使 VO_2max 有小幅度的增加。急性低氧导致 VO_2max 降低的一个原因可能是大多受试者不能耐受大气压力的急速变化；反之可以说，在海拔 5 000 m 以上，习服导致了 VO_2max 的增高者，可能是由于该受试者的耐受力更好，或者在习服后其中枢性疲劳的程度降低了。

四、VO_2max 与极限运动能力

极限运动能力往往和 VO_2max 不一致，在某些海拔高度是上升的，这就是耐力提高的表现。一名 VO_2max 为 49 mL/（kg·min）的受试者，每天进行相同强度的训练，在海拔 4 300 m 生活的第 10 d 和第 16 d[51,52]，与前 1 d 相比，可耐受疲劳的时间分别增加了 45% 和 59%。另一项实验在海拔 2 340 m，受试者在第 1 d 进行相当于海平面最大运动量 80% 的运动时就出现了力竭，运动至出现力竭所需时间比海平面缩短了 25%。但到习服的第 7 d，运动至出现力竭的时间反而延长了 6%，待到第 14 d 和第 21 d 分别进一步延长了 5.7% 和 1.4%[47]。在海拔 4 300 m 的实验中，随着极限运动的提高，VO_2max 并没有伴随增高；然而在海拔 2 340 m，极限运动能力与 VO_2max 呈正相关，两者均随习服的时间延长而增加，这就提示在中度海拔如 2 300 m 对运动训练的效应最为理想。

极限运动能力在海平面的提高，可能与相对运动强度的递减有关，然而这不适用于高海拔，因为研究观察到，与海平面相比，在海拔 4 300 m 全力运动至出现力竭的时间并不因急性或慢性（16 d）暴露时间而改变[53]。极限运动能力增强，而 VO_2max 并不随之增加，其原因可能是在高原血液的浓缩和通气习服使得在较低的心输出量（Q）下就可满足静脉血氧含量（CvO_2），从而储存了 CaO_2，进而减轻了心脏做功[54]。

以上高海拔导致 VO_2max 和极限运动能力的改变，显著影响了运动能力。在 800 m 长跑持续 2 min 后或更长时间的运动中，运动时间越长，运动能力下降越明显[55]。一般来说，在高海拔逗留 2 ~ 3 w，习服可使运动能力提高 2% ~ 3%，但不会达到海平面水平。

第 5 节　高住低训的模式

高原训练的基本概念，就是让平原运动员到高原（或模拟高原低氧）进行体育训练，通过低氧刺激复合强化体能，来提高低氧耐力，从而提高运动成绩。根据这一要求，高原训练有"高住高训""高住低训"及"低住高练"三种模式，也可实施高 - 平交替训练及高 - 高交替训练及间歇性低氧训练。

"高住低训"是由 Benjimin D. Levine 与 Stray-Gunderson 于 1992 年提出的 [27,28]：Living high for acclimatization，Training low for increasing capacity。他们的基本理论依据是，经过长达 25 年对高原训练的研究，最终目的是找到一个最佳点，即在哪里生活又在哪里训练可以获得最理想的体能耐力。经验证明不论在高原获得习服或者经低氧性运动均可提高血液的携氧能力和改善骨骼肌水平的运动应激。为此对于提高在高原的体能，高原习服和训练均有益处。然而由于低氧可导致最大摄氧能力的下降，一般而言，在海拔 2 000 m，VO_2max 降低 5%，在海拔 3 000 m，VO_2max 下降 15%，而若到珠峰海拔 8 848 m，VO_2max 则下降 75%，他们认为增加体能的关键在控制训练的强度。即使是优秀的运动员，在海拔 3 000 m 训练则可能会限制他训练的绝对强度和抵消掉高原习服的有益影响，会导致得不偿失。然而在高原居住可使机体获得习服，海拔 2 500 ~ 3 500 m 为理想高度，如果超过 3 500 m，虽然多数不发生 AMS 反应，但导致睡眠不足及次日疲劳，少数出现睡眠呼吸暂停，尽管无临床意义。

既要在静息下获得高原习服的关键性的生理特征，又要在海平面提高运动耐力，为此利用间歇性低氧训练（intermittent hypoxic training，IHT），先通过静息下低氧刺激机体产生习服机制，随后在低氧状态下运动以加强训练强度，对此有许多不同的训练模式，然而起直接作用的是必须达到的低氧的"量"。而其中理想的模式为"高住低训"，先在中度高原（一般为 2 500 m）进行习服，然后到低海拔进行高质量的训练。至于到了海平面的运动能力可能依赖于机体状态和训练模式、训练的高度及特殊的训练程序。对于未经训练的个体，在高原和在海平面进行同等的训练，结果在获取最大有氧能力上只有很小的获益。因此在低海拔训练，通常是在海拔 ≤ 1 500 m，可以增加必要的训练强度，获得附加的优势，这一高原训练模式已推行于多数西方国家，常用的典型模式如北欧对滑雪运动员的"高住低训"的一个模式为：

在海拔 1 200 m 训练 4 d，在海拔 2 500 m、3 000 m 及 3 500 m 各居住 6 d 共 18 d，恢复 12 d，海拔 1 200 m 训练 3 d 后参赛；其中多数的居住高度为 2 500 m。

曾期望在同一海拔达到相似的训练效果，但是应用 LHTL 进行较短期的训练（5 d、10 d 和 15 d），其结果都没有达到提高体能的效应 [56]。

"高住低训"的机制是刺激血液促红细胞生成素（erythropoietin，EPO）增加而使骨髓造血能力增强，使血液红细胞增多，从而提高携氧能力，可以提高通气及低氧通气易感性，增加血氧水平，提高最大摄氧能力，从而提高低氧运动耐力 [57,58]。

Levine 还指出：训练的关键是增强训练应激，而在高原训练则可能适得其反，降低训练速度，降低能量输出，降低氧流量，因此即使对训练有素的运动员也难以提高其任何体能效应 [59]。

"高住低训"是目前世界上最流行的训练模式，尽管这一模式还要进一步证明。虽然后勤的保障在实施时往往存在困难，但不论是"高住"或"低训"均要求有最有效的工艺保障 [59]。

第 6 节　高住高训模式

"高住高训"（living high，training high，LHTH）是传统的训练模式，目前中国、墨西哥等具有良好高原现场条件的国家仍然习惯用这一模式，这也更适合高原世居运动员。"高住"及"高训"一般在海拔 1 800 ~ 2 500 m。

"高住"的模式又根据条件分为高原现场（如法国的 Font-Romeu、美国的 Colorado 基地、保加利亚的 Belmeken、哈萨克斯坦的 Meidiwo 等）、低压舱模拟、低氧室模拟及吸入低氧混合气体模拟 4 种方法。

1970 年，梅洛维奇（Mellerowich）等报道了 22 名东德警察 [其中，最小的 VO$_2$max 为 50 mL/（kg·min）]，先在海平面接受 6 w 的预实验，然后分组，一组在海拔 2 500 m 训练 4 w，一组在海平面严格训练 4 w，在结束训练后 2 w 内，将高原组与平原组相比，结果高原组在 3 000 m 长跑成绩及 VO$_2$max 的提高上均优于平原组[60]。

Levine 的科研组做了一项对比实验，将 39 名大学生长跑运动员 [VO$_2$max<65 mL/（kg·min）]，先使他们接受 2 w 的适应性预训练，然后在监督指导下进行 4 w 的平原训练。接着将受试者分为几组：第一组"高住高训"（LHTH），在海拔 2 500 m 居住 4 w，在海拔 2 500 ~ 2 700 m 训练 4 w；第二组"低住低训"（LLTL），居住和训练均在海平面；第三组"高住低训"（LHTL），在海拔 2 500 m 居住，在海拔 1 200 ~ 1 400 m 训练。结果显示 LHTH 和 LHTL 这 2 组的 VO$_2$max 升高了，但在 5 000 m 的长跑中，只有 LHTL 组的成绩提高了。推测可能是因为 LHTH 组在耐力跑步中 VO$_2$max 降低而不能保持训练中的速度，具体原因待进一步研究[29]。

值得注意的是，Stray-Gundersen 和 Levine 的一项实验修订了训练模式，13 名运动员（男性 9 名，女性 4 名）生活在海拔 2 500 m 4 周，然后在中度海拔（2 000 ~ 3 000 m）按他们的基础级量进行训练，最后在低海拔（1 250 m）进行强训练，这一模式称为高 – 高 – 低（high-high-low）；另一组为生活在高海拔，而全部训练在低海拔，模式为高 – 低（high-low）。结果在训练前后的 VO$_2$max 在高 – 高 – 低组高于高 – 低组，训练后最大摄氧能力（VO$_2$max）的提高幅度高 – 高 – 低组大于高 – 低组，5 000 m 跑步时间（min：sec）的缩短程度高 – 高 – 低组超过高 – 低组[61]（图 83.2）。

其他一些研究观察到在海拔 1 500 ~ 2 000 m 暴露 4 周后，VO$_2$max 提高了[62]。或者在海拔 1 740 m 暴露 4 周后，VO$_2$max 和在 3 200 m 的跑步成绩都提高了[63]。然而这类研究的海拔都偏低。近来的研究观察到，在海拔 1 900 m 以下训练 13 d 至 1 个月，运动能力没有提高[64,65]。然而在海拔 2 100 ~ 2 650 m 暴露 3 周后，回到海平面，运动能力提高了[66,67]。

基于现有文献，特别是在我国多巴基地的经验，初步提出以下看法：

（1）"高住高训"是一种强力的低氧训练模式，在一组受训者中只能筛选出对低氧耐力强和习服效果好的少数个体，他们将在提高 VO$_2$max 的基础上明显提高体能，进而在比赛中取得优异成绩。

其他的人因训练强度不减或提高而不能耐受将被淘汰。

（2）"高住高训"最适合高原世居运动员，而且训练强度和海拔高度尚可因对象和竞赛项目而适当提高，例如在海拔 2 000 m 对藏族运动员来说难以满足低氧应激的要求。

（3）海拔 2 000 m 以下的"高住"和"高训"都难以提高最大有氧能力和竞技体能。

（4）训练的时间以 4 w 为宜，到平原竞赛的时间以训练完成后的 1 w 内为佳。

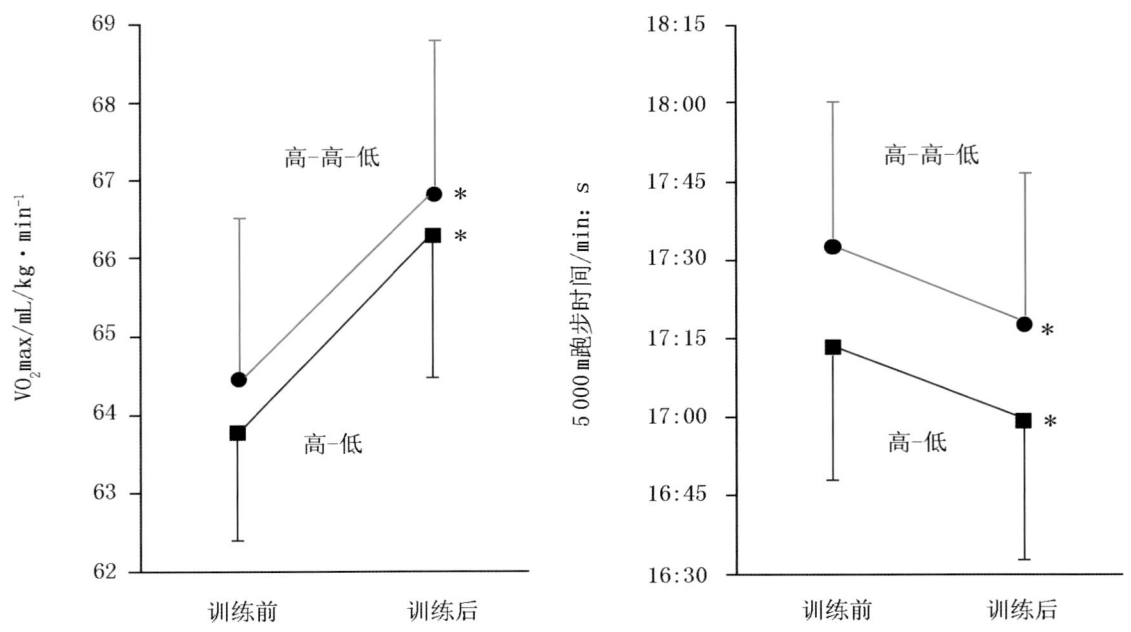

图 83.2　Stray-Gundersen 和 Leviene 的一项实验

注：Stray-Gundersen 和 Leviene 的一项实验，13 名运动员（男性 9 名，女性 4 名）生活在海拔 2 500 m 4 w，然后在中度海拔（2 000 ～ 3 000 m）按他们的基础级量进行训练，最后在低海拔（1 250 m）进行强训练，这一模式称为高 - 高 - 低（high-high-low）；另一组为生活在高海拔，而全部训练在低海拔，模式为高 - 低（high-low）。结果由图可见训练前后的 VO_2max 在高 - 高 - 低组高于高 - 低组，训练后的 5 000 m 跑步时间（min: sec）高 - 高 - 低组缩短大于高 - 低组。两组比较，$P<0.05$。（引自 Stray-Gunderson and Levine，1997）。

第 7 节　低住高训模式

在海平面运动中，形成训练适应的主要机制之一就是人体组织对低氧环境的适应，这就是"低住高训"（living low，training high，LLTH）的主要理论依据。LLTH 引起肌肉的适应，似乎是训练的主要结果，而 Hb 基本无明显改变[68]。目前对这一训练模式尚存在争议[69,70]，即与"高住低训"（LHTL）相比，持久地暴露于极度低氧环境（5 000 m 以上）时会导致骨骼肌组织的显著退化[71]，然而这里存在误解，即 LLTH 并不主张在海拔 3 000 m 以上实施。关于高海拔与骨骼肌退化的问题，据研究即使在海拔 4 559 m，肌肉蛋白的合成也没有减少[72]，在海拔 5 250 m，人体进行活动时尽管维持营养摄入，仍可能发生骨骼肌的退化[73]，但在海拔 4 100 m 则不会发生[74]。

20 世纪以来，有一系列关于 LLTH 训练效果的报道，但是结论并不明确，这是因为有许多混杂因素的干预，如暴露时间的多样性（从 10 d 到 8 周）、暴露海拔的差异（2 300 ～ 5 700 m）和受试者的不同（未经训练者和专业运动员）等。此外，很重要的一个影响因素是训练强度的多样化（达到 VO₂max 的 50% ～ 80% 不等），由于海拔增高而 VO₂max 降低，运动强度也随之降低，这是难以论证 LLTH 效果的关键因素。只有当在高原的训练强度和海平面相同时，才能显出 LLTH 的效果，但这意味着高原上的训练强度相对更高。另外几乎所有研究均未采取双盲法，也就是实验者和受试者都知道干预措施，由此大大地影响了观察效果。这些缺陷在今后的高原训练的研究中都是应该十分注意的。

Levine 等和特鲁伊延斯（Truijens）等进行了双盲设计的实验，结果表明，LLHT 与 LHTL 相比，运动能力没有提升[75]。霍普勒（Hoppeler）等对这一领域进行了近 10 年的 LLTH 的研究，他的一部分研究没有报道 LLTH 对运动能力提高的影响[76,77]；而另一部分研究则观察到运动能力在训练后提升了[78]。Hoppeler 综合了近年来关于 LLTH 的文献，也认为不能确定 LLTH 的模式在多大程度上提高了海平面的运动能力，同时他批驳了一个观点，即认为只有具有特定表型的人才能经 LLTH 获得有益影响[71]。总的来看，当纳入双盲、安慰剂对照设计的研究后，LLTH 未显示能明显提高运动能力。目前也只有较少应用 LLTH 于滑雪运动员等。

第 8 节　间歇性低氧模式

为了达到用短的训练时间同样提高体能的目的，研究出了一种方法，即间歇性低氧训练（intermittent hypoxic training，IHT）。这一训练的基本模式是：

（1）在 60 ～ 90 min 的时间内，低氧和常氧不断地转化，低氧暴露时间很短，一般为 5 min，而低氧程度的设置则较重（4 000 ～ 6 000 m）。

（2）每天进行低氧暴露，设定同样的海拔高度，为 4 500 ～ 5 500 m。用这种模式建立了一项动物模型实验来观察各种生理指标的变化，与人体在"高住低训"（LHTL）和"低住高训"（LLTH）的效果相比，对应用这种方法来提高海平面体能的机制尚不明确。有一项设计严密的研究，采用双盲法，对 14 名国家级长跑运动员完成 4 w 的训练计划，间歇性低氧模式为：低氧∶常氧 =5 min∶5 min，70 min/ 次，5 次 /w。结果实验结束时运动员的 VO₂max 和 3 000 m 跑步成绩无显著性差异[79]。随后研究组以安慰剂为对照，检验为期 4 w 的间歇性低氧静息暴露的效果（3 h/ d，5 d/w），结果受试者的 VO₂max、运动能力[80] 和运动经济性[81] 均无明显变化。另外一项实验，对 20 名参加耐力训练的男性进行间歇性低氧训练，模式为每天吸入低氧混合气体（1 ～ 7 d，11% O₂，8 ～ 15 d 10% O₂），每次 6 min，接着呼吸室内空气 4 min，6 次 /d。结果表明，连续 15 d、1 h/d 的间歇性低氧暴露，并没有对有氧或无氧运动能力产生明显影响[82]。多数的研究认为间歇性低氧暴露难以提高海平面的运动能力。不过罗德里格斯（Rodriguez）等指出，上述的第一种模式，即静息状态下的间歇性低氧，在 60 ~ 90 min 里低氧和常氧不断转换，低氧时间很短（5 min）、程度高（10% O_2，4 500 ~ 5 500 m），共 4 w，可能对提高有氧能力有一定效果，正在研究中[80]。

第 9 节　高原训练的相关问题

一、低氧训练的"量"

在动物和人体的研究，引起了关于低氧暴露"量反应"（dose response）的争议，在多少的训练量下可以使之保持或导致失去其体能[81-83]。因此有些研究利用在训练时低氧的"量"来判定训练的效应，文图拉（Ventura）等对经训练的运动员在模拟海拔 3 200 m 进行 6 w 强度训练未见体能的变化[77]。布鲁尼奥（Brugniaux）等将训练有素的中距离长跑运动员置于模拟海拔 1 200 m、2 500 m、3 000 m 和 3 500 m 下睡眠 13 ~ 18 d，观察到在海拔 3 000 m 是安全的，并促进一定程度的通气习服和有氧能力提高[84]。Truijens 等对有造诣的游泳运动员在水池中以一种间隔性强度训练，在平原和吸入低氧气体以模拟海拔 2 500 m 各训练 5 w，然后进行 100 m 和 400 m 游泳测试，结果并无差别[75]。另一项自行车训练在海平面和模拟海拔 2 750 m 进行，每周 3 次，做 10 个在最大强度 80% 的训练[85]，结果 Hb 值无增高，受试者提高了耐力但未达到最大强度而且在低氧和海平面训练间无差别。上述研究提示短期的低氧暴露强度训练对体能并没有明显的有益效应。

二、个体差异

在高原训练中，观察到有很大的个体差异。查普曼（Chapman）等的研究中，39 名运动员生活在海拔 2 500 m 4 w，其后在高海拔 2 500 ~ 3 000 m 基础训练，在海拔 1 250 m 进行强化训练，结果按照对低氧训练的反应和训练效果可以明显地分出两组来，一组效果差的被称为无反应者（nonresponders），共 15 人（男性 9 人，女性 6 人），其 5 000 m 赛跑的成绩反而降低了；而另一组为反应者（responders），共 17 人（男性 13 人，女性 4 人），其 5 000 m 赛跑的成绩提高了，两组比例为 38.5% vs. 43.6%（中间反应者未计入），即相当于一半对一半[86]（图 83.3）。

值得注意的是，这些运动员按此分为两个不同的反应组，不过他们相关的基础参数如年龄、VO_2max、跑步的能力及 Hb 值均无差异。在高原习服期间的一些生理参数如肺的弥散功能及不论在静息、睡眠或在 2 500 m 运动时的 SaO_2 值也无明显差别。然而，这两组有一些关键性特征的不同。首先，两组的促红细胞生成素（erythropoietin，EPO）在 2 500 m 的最初 24 h 均增高，而反应者呈明显地增高，并且在随后的 2 w 内保持增高势头，相当于无反应者的峰值，而无反应者此时 EPO 已恢复到其原基础值了（图 83.4）。在反应者不仅是 EPO 显著地增多，而且还有实质性的生理意义的差别，特别是反应者的红细胞容量增高而无反应者无变化；加之反应者红细胞数的增多提高了有氧能力，VO_2max 增高而无反应组未增高。而反应者血容量和 Hb 值的变化对有氧能力的作用正好与曾发表的预测判定模式一致[87]，按预测是增高 248 mL/min，而实际检测为增高了 245 mL/min。这都提示他们体能的改善是由于获得了高的氧携带能力，但尚无基因标志物来阐明这一变化[88]。对优异（获得世界级奖牌者）男性和女性长跑运动员在海拔 2 500 m 经过 4 w 的持续训练。尽管这些具有高水平的运动员都表现出体力提高的各种指标的特点，但在生理反应上具有差别性[81]。在三种训练模式中，"高住高训"的运动员对低氧加强训练负荷的个体差异性最明显。

由于在胜利和失败间的差别常常甚微，是以秒的数据来区分的，那些在最后冲刺中的优胜者都是意志最坚强的人，因此在高原训练中心理作用不容忽视，运动员的心理素质是促进成功的要素。

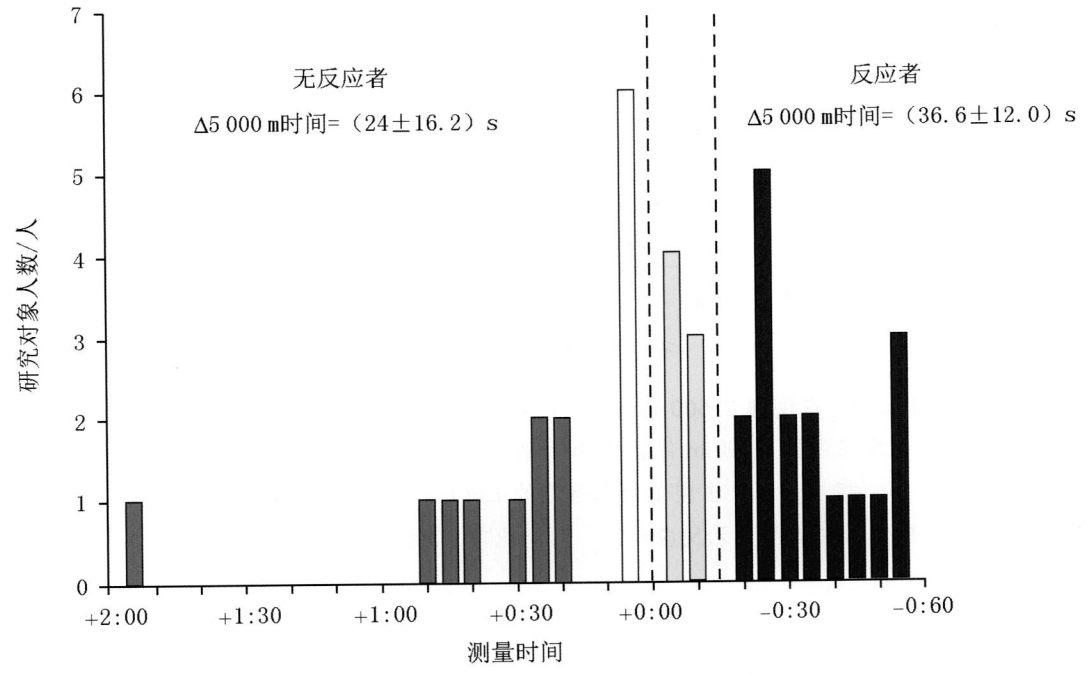

图 83.3 不同海拔下训练效果

注：在同样训练下，被实验对象的反应不同，Chapman 等对一共 39 名运动员按生活在海拔 2 500 m 4 w，其后基础训练在高海拔 2 500 ～ 3 000 m，强训练在 1 250 m，结果可以明显地分出两组来，一组如图左所示为无反应者（15 人，男性 9 人，女性 6 人），其 5 000 m 奔跑的成绩反而延长了；而另一组为反应者（17 人，男性 13 人，女性 4 人），其 5 000 m 奔跑的成绩缩短而提高了。中间的黄色条柱代表中间反应型，未纳入分析。（引自 Chapman 等，1998）

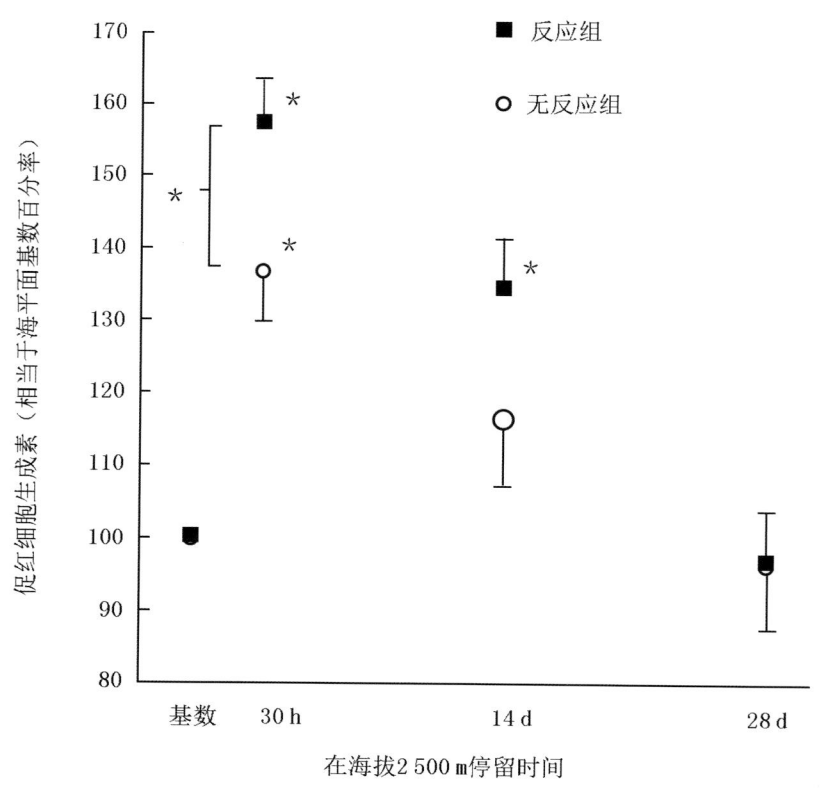

图 83.4　在海拔 2 500 m 停留 24 h 后的促红细胞生成素变化

注：反应组和无反应组在海拔 2 500 m 停留 24 h 后的促红细胞生成素（EPO）变化，可见反应组在 2 w 后 EPO 水平依然增高，相当于无反应组低氧急性期的 EPO 峰值，无反应组 2 w 后 EPO 已恢复到基础值（图中黑方块为反应组，白圆圈为无反应组）。两组比较，$P<0.05$。（引自 Chapman 等，1998）

三、高原训练与高速运动

对于 2 min 之内的高速运动，在高海拔可以提高运动能力，其原因是海拔增高，空气密度随着大气压下降而下降，从而减轻了空气阻力。空气阻力对于一些高速比赛和投掷运动很有影响。在自行车运动中，当速度是普通运动的 2 倍时，空气阻力就是 4 倍。理论认为在海拔 2 500 m，VO₂max 和极限运动能力均会下降，但这一高度是创造自行车记录的最佳海拔高度，因为空气阻力降低的益处超过了该海拔高度运动力下降带来的不利影响[89]。

高海拔对于无氧运动无影响，例如举重，而由于空气密度的下降，投掷等项目的运动能力还会增加。在海拔 2 300 m，空气密度下降了约 24%，投掷铅球、铁锤、标枪和铁饼的距离分别增加了约 6 cm、53 cm、69 cm 和 162 cm[90]，短跑（60 m、100 m、200 m、400 m）所需的时间可能随海拔增高而下降，这是因为空气阻力降低和对无氧代谢的依赖[91]。骨骼肌在高原习服后，通过酸 – 碱代谢和缓冲系统机制的改善，也能提高短跑成绩。另一个影响因素是，空气密度的降低改变了空气动力学，可影响球在空中的轨迹[92]。例如，足球运动中，一个海平面上沿侧线 4 m 的旋球，在海拔 1 000 m

会偏离 0.4 m，在海拔 2 000 m 会偏离 0.8 m，而海拔 3 000 m 处偏离 1.2 m，因此原先海平面的经验在高原很可能使运动员难以判断球的轨迹[93]。这些是阐述在高海拔运动中出现的效应，在海平面或平原就不存在了。一般来说，属于无氧运动的项目不适合在高原训练。尽管有人称无氧能力在高原训练后也可改善，但大多的研究观察是无效的[94]。

四、高原训练对运动员的损伤

在高原训练时有的运动员会罹患 AMS、HAPE 或 HACE。这种情况见于平原运动员急速进入高海拔并立即投入强训练时，是十分危险的，特别是从海平面来的运动员在未获习服的状态下。1993 年 8 月由青海省体委和日本体育协会联合组织的"中日竞走高原训练合作研究"项目在青海多巴基地（2 366 m）实施，双方各有 10 名男队员参与训练，在多巴进行 10 d 训练后，进入青海湖地区（3 200 m）进行训练，尽管降低了训练强度，然而从海平面来的日方队员不同程度地出现低氧反应，有 4 人符合 AMS 诊断，幸无人发生 HAPE；而中方队员由于早已获得高原习服则无人有反应，于是立即撤回多巴基地。因此对海平面来的运动员，在急进高原又在海拔 3 000 m 以上训练时，应十分谨慎，如有需要，应先在海拔 2 000 m 左右有个阶梯习服期。迪克（Dick）曾经指出，在高 – 低交替训练时，将高原训练分为 6 期：第 1 期为到高原的前 7 d，是获得习服的时期，产生生理的初期调节，此期基本不训练或进行低强度训练；第 2 期在高原持续 2 ~ 4 d，为应用期，可以进行训练并给予一定负荷；第 3 期在返回平原后持续 2 ~ 4 d，称为更生期，即恢复期；第 4 期在平原持续 3 ~ 4 d，称为更新期，进一步恢复；第 5 期在平原持续 7 ~ 12 d，为应用期，进行训练，逐步提高运动量，第 6 期在平原持续 10 ~ 12 d，为参加竞赛期[95]，这提示初到高原和从高原返回平原都有一个休整时间。

在高原训练中，如果运动员的 VO_2max 急速下降明显而且早期出现疲劳，提示该人的训练强度过度了，应该调整为低于海平面的训练量。对于上述情况教练员必须毫不迟疑地做出决定。

参 考 文 献

[1] JOKL E. Exercise at altitude：Historical remarks[M]//MARGARIA F. Exercise at Altitude. Amsterdam：
     Excerpta Medica Foundation，1966：203-205.

[2] BALKE B. Work capacity and its limiting factors at high altitude[M]//WEIHE WH. Physiological effects at
     High Altitude. New York：Macmillan，1964：233-240.

[3] BALKE B，NAGLE FJ，DANIELS JT. Altitude and maximum performance in work and sports activity[J].
     JAMA，1965，194：176-179.

[4] KLAUSEN K，ROBINSON S，MICHAEL ED，et al. Effect of high altitude on maximal working
     capacity[J]. J Appl Physiol，1966，21：1191-1194.

[5] GROVER RF，REEVES JT. Exercise performance at sea level and 3 100 meters altitude[J]. Med Thorac，
     1966，23：129-143.

[6] PUGH LGCE. Altitude and athletic performance[J]. Nature，1965，207：1397-1398.

[7] CRAIG AB. Olympics 1968：A post mortem[J]. Medicine and Science in Sports，1969，1：177-180.

[8] COOTE J. Olympic Report 1968[M]. London：Robert Hale，1968.

[9] HEATH D，WILLIAM DR. Athletic performance at moderate altitude[M]//HEATH D，WILLIAM DR.
     High-Altitude Medicine and Pathology. Oxford：Oxford University Press，1995：373-383.

[10] 吴天一. 高原训练与高原运动医学[J]. 体育科学，1986，1：26-31.

[11] JOKL E，JOKL P. The effect of altitude on athlethic performance[M]//MARGARIA F. Exercise at Altitude.
     Baltimore：University Park Press，1968：28-32.

[12] ROSKAMM F，LONDRY FK，SAMEK LL，et al. Effects of standardised ergometer training produces at
     three different altitudes[J]. J Appl Physiol，1969，27：840-847.

[13] HANSON JE，VOGEL JA，STELTER GP，et al. Oxygen uptake in man during exhaustive work at sea
     level and high altitude[J]. J Appl Physiol，1967，23：511-522.

[14] ADAMS WC，BERNAUER EM，DILL DB，et al. Effects of equivalent sea-level and altitude training on
     VO_2 max and running performance[J]. J Appl Physiol，1975，39：262-266.

[15] BANNISTER EW，WOO W. Effects of stimulated altitude training on aerobic and anaerobic power[J]. Eur
     J Appl Physiol，1978，38：55-69.

[16] ASANO K，SUB S，MATSUZAKA A. The influence of simulated high altitude training on work capacity
     and performance in middle and long distance runners[J]. Bull Inst Health Sports Med，1986，9：1195-
     1202.

[17] BANNISTER R. Chairman's opening remarks[J]. Brit J Sports Me，1974，8：3-4.

[18] BANNISTER R. Panel discussion[J]. Brit J Sports Med，1974，8：56.

[19] BROTHERHOOD JR. Human acclimatization to altitude[J]. Brit J Sports Med, 1974, 8: 5-8.

[20] JOHNSTON TFK, TURNER DM. Altitude training and physiological conditions from the practical point of view of the runner[J]. Brt J Sports Med, 1974, 8: 52-55.

[21] KEUL J, CERNY FC. The influence of altitude training on muscle metabolism and performance in man[J]. Brit J Sports Med, 1974, 8: 18-22.

[22] LLOYD BB. Chairman's introductory remarks[J]. Brit J Sports Med, 1974, 8: 37.

[23] OWEN JR. A preliminary evaluation of altitude training[J]. Brit J Sports Med, 1974, 8: 9-17.

[24] SHEPHARD RJ. Altitude training camps[J]. Brit J Sports Med, 1974, 8: 38-45.

[25] TRAVER PR, WATSON R. Results of altitude training in British track and field athletes[J]. Brit J Sports Med, 1974, 8: 46-51.

[26] WATTS D. Altitude-A coach's conclusions[J]. Brit J Sports Med, 1974, 8: 30-36.

[27] LEVINE BD, ROACH RC, HOUSTON CS. Work and training at altitude[M]//SUTTON JR, COATES C, HOUSTON CS. Hypoxia and Mountain Medicine. Oxford: Pergamon Press, 1992: 192-201.

[28] LEVINE BD, STRAY-GUNDERSON J. A practical approach to altitude training: Where to living and train for optimal performance enhancement[J]. Int J Sports Med, 1992, 13: 209-212.

[29] LEVINE BD, STRAY-GUNDERSEN L. Living high-training low: Effect of moderate altitude acclimatization with low altitude training on performance[J]. J Appl Physiol, 1997, 83 (1): 102-112.

[30] BRUCE R, KUSUMI F, HOSMER O. Maximal oxygen intake and nomographic assessment of functional aerobic impairment in cardiovascular disease[J]. Am Heart J, 1973, 85: 546-562.

[31] BUSKIRK ER, KOLLIAS J, AKERS RF, et al. Maximal performance at altitude and on return from altitude in conditioned runners[J]. J Appl Physiol, 1967, 23: 259-266.

[32] FULCO CS, ROCK PB, CYMERMAN A. Maximal and submaximal exercise performance at altitude[J]. Aviat Space Environ Med, 1998, 69: 793-801.

[33] WEHRLIN JP, HALLEN J. Linear decrease in VO_2max and performance with increasing altitude in endurance athletes[J]. Eur J Appl Physiol, 2006, 96 (4): 404-412.

[34] SIEBENMANN C, ROBACH P, JACOBS RA. "Live high-tain low" using normobaric hypoxia did not increase exercise performance in a double-blinded, placebo-controlled study[J]. J Appl Physiol, 2012, 112: 106-117.

[35] GORE CJ, HAHN AG, SCROOP GC, et al. Increased arterial desaturation in trained cyclists during maximal exercise at 580 m altitude[J]. J Appl Physiol, 1996, 80: 2204-2210.

[36] ANSELME F, CAILLAUD C, COURRET I, et al. Exercise induced hypoxemia and histamine excretion in extreme athletes[J]. Int J Sports Med, 1992, 13: 80-81.

[37] LAWLER J, POWERS SK, THOMPSON D. Linear relationship between VO_2max and VO_2 maximum decrement during exposure to acute hypoxia[J]. J Appl Physiol, 1988, 64: 1486-1492.

[38] KOISTINEN P, TSAKALA T, MARTIKKALA V, et al. Aerobic fitness influences the response of maximal oxygen uptake and lactate threshold in acute hypobaric hypoxia[J]. Int J Sports Med, 1995,

26：78-81.

[39] SALTIN B. Aerobic and annaerobic work capacity at 2 300 m[J]. Med Thorac, 1967, 24：205-210.

[40] MOLLARD P, WOORONS X, LETOURNEL M. Role of maximal heart rate and arterial O_2 saturation on the decrement of VO_2max in moderate acute hypoxia in trained and untrained men[J]. Int J Sports Med, 2007, 28：186-192.

[41] WAGNER PD, SUTTON JR, REEVES JT, et al. Operation Everest Ⅱ：Pulmonary gas exchange during a simulated ascent of Mt Everest[J]. J Apll Physiol, 1987, 63：2348-2359.

[42] ROI GS, GIACOMETTI M, VON DUVILLARD SP. Marathons in altitude[J]. Med Sci Sports Exerc, 1999, 31：723-728.

[43] AMANN M, ROMER LM, SUBIDHI AW, et al. Severity of arterial hypoxemia affects the relative contributions of peripheral muscle fatigue to exercise performance in healthy humans[J]. J Physiol, 2007, 581：389-403,

[44] LUNDBY C, DAMSGAARD R. Exercise performance in hypoxia after novel erythropoisis stimulating protein treatment[J]. Scand J Med Sci Sports, 2006, 16：35-40.

[45] ROBACH O, CALBET JAL, THOMSEN JJ. The ergogenic effect of recombinant human erythropoietin on VO_2max dependent on the severity of arterial hypoxemia[J]. PLOS One, 2008, 3：e996.

[46] SALTIN B. Aerobic and anaerobic work capacity at 2 300 meters[J]. Schweiz Z Sportmed, 1977, 14：81-87.

[47] SCHULER B, THOMSEN JJ, CASSMANN M, et al. Timing the arrival at 2 340 m altitude for aerobic performance[J]. Scand J Med Sci Sports, 2007, 17：588-594.

[48] LUNDBY C, MOLLER P, KANSTRUP IL, et al. Heart rate response to hypoxic exercise：Role of dopamine D2-receptors and effect of oxygen supplementation[J]. Clin Sci, 2001, 101：377-383.

[49] LUNDBY C, SANDER M, VAN HALL G, et al. Maximal exercise and muscle oxygen extraction in acclimatizing lowlanders and high altitude natives[J]. J Physiol, 2006, 573：535-547.

[50] CALBERT JAJ, BOUSHEL R, RDEGRAN G, et al. Why is VO_2max after altitude acclimatization still reduced despite normalization of arterial O_2 content?[J]. Am J Physiol Regul Intergr Comp Physiol, 2003, 284：304-316.

[51] HORSTMAN D, WEISKOPF R, JACKSON RE. Work capacity during 3-wk sojourn at 4 300 m：Effects of relative polycythemia[J]. J Appl Physiol, 1980, 49：311-318.

[52] MAHER JT, JONES LG, HARTLEY LH. Effects of high altitude exposure on submaximal endurance capacity of men[J]. J Appl Physiol, 1974, 37：895-898.

[53] BEIDLEMAN BA, MUZA SR, ROCK PB, et al. Exercise responses after altitude acclimatization are retained during reintroduction to altitude[J]. Med Sci Sports Exerc, 1997, 29：1588-1595.

[54] LUNDBY C. Exercise[M]//SWENSON ER, BARTSCH P. High Altitude：Human Adaptation to Hypoxia. New York：Springer Science+Business Media, 2012.

[55] FULCO CS, ROCK PB, CYMERMAN A. Maximal and submaximal exercise performance at altitude[J].

Aviat Space Environ Med, 1998, 69: 793-801.

[56]　ROBERTS AD, CLARK SA, TOWNSEND NE. Changes in performance, maximal oxygen uptake and maximal accumulated oxygen deficit after 5, 10 and 15 days of live high: Train low altitude exposure[J]. Eur J Appl Physiol, 2003, 88: 390-395.

[57]　LEVINE BD, FRIDMAN DB, ENGFRED K, et al. The effect of normixic or hypobaric hypoxia endurance training on the hypoxic ventilatory response[J]. Med Sci Sports Exerc, 1992, 24: 769-775.

[58]　LEVINE BD, STRAY-GUNDERSON J. High-altitude training and competition[M]//WALSH W, SHELTON G. The Team Physician's Hand Book. 2nd ed. Philadelphia: Hanley & Belfus, 1996: 186-193.

[59]　LIVINE BD. Intermittent hypoxic training: Fact and fancy[J]. High Alt Med Biol, 2002, 3（2）: 177-193.

[60]　MELLEROWICZ H, MELLER W, WOWERIES J. Vergleichende untersuchungen uber wirkungen von hohentraining auf die dauerleistung in meereshohe[J]. Sportarzt Sportmedizin, 1970, 21: 140-207.

[61]　STRAY-GUNDERSEN J, LEVINE BD. "Living high-training high and low" is equivalent to "living high-training low" for sea level performance[J]. Med Sci Sports Exerc, 1997, 29: 182.

[62]　BAILEY DM, DAVIS B, ROMER L, et al. Implications of moderate altitude training for sea-level endurance in elite distance runners[J]. Eur J Appl Physiol, 1998, 78: 360-368.

[63]　GORE CJ, HAHN AG, BURGE CM, et al. VO$_2$max and haemoglobin mass of trained athletes during high intensity training[J]. Int J Sports Med, 1997, 28: 477-482.

[64]　SVENDENHAG J, PIEHL-AULIN K, SKOG C, et al. Increased left ventricular muscle mass after long-term altitude training in athletes[J]. Acta Physiol Scand, 1997, 161: 63-70.

[65]　FRIEDMANN B, JOST J, RATING T, et al. Effects of iron supplementation on total body hemoglobin during endurance training at moderate altitude[J]. Int J Sports Med, 1999, 20: 78-85.

[66]　GORE CJ, HAHN A, RICE A, et al. Altitude training at 2 690 m does not increase total haemoglobin mass or sea level VO$_2$max in world champion track cyclists[J]. J Sci Med Sport, 1998, 1: 156-170.

[67]　FRIEDMANN B, FRESE F, MENOLD E, et al. Individual variation in the erythropoietic response to altitude training in elite junior swimmers[J]. Br J Sports Med, 2005, 39: 148-153.

[68]　VOGT M, PUNTSCHART A, GEISER J, et al. Molecular adaptations in human skeletal muscle to endurance training under simulated hypoxic conditions[J]. J Appl Physiol, 2001, 91: 173-182.

[69]　HENDRIKSEN IJ, MEEUWSEN T. The effect of intermmitent training in hypobaric hypoxia on sea level exercise: A cross-over study in humans[J]. Eur J Appl Physiol, 2003, 88: 296-403.

[70]　MEEUWSEN T, HENDRIKSEN IJ, HOLEWIJN M. Training induced increases in sea-level performance are enhanced by acute intermmitent hypobaric hypoxia[J]. Eur J Appl Physiol, 2001, 84: 183-290.

[71]　HOPPELER H, KLOSSNER S, VOGT M. Training in hypoxia and its effects on skeletal muscle tissue[J]. Scand J Med Sci Sports, 2008, 18: 38-49.

[72]　HOLM L, HASLUND ML, ROBACH P. Skeletal muscle myofibrillar and sarcoplasmic protein synthesis rates are affected differently by altitude-induced hypoxia in native lowlanders[J]. PLOS One, 2010, 5:

e15606.

[73] MIZUNO M, SAVARD GK, ARESKOG NH, et al. Skeletal muscle adaptations to prolonged exposure to extreme altitude: A role of physical activity?[J]. High Alt Med Biol, 2008, 9: 311-317.

[74] LUNDBY C, PILEGAARD H, ANDERSEN JL, et al. Acclimatization to 4 100 m does not change capillary density or mRNA expression of potential angiogenesis regulatory factors in human skeletal muscle[J]. J Exp Biol, 2004, 207: 3865-3871.

[75] TRUIJENS MJ, TOUSSAINT HM, DOW L, et al. Effect of high-intensity hypoxic training on sea level swimming performance[J]. J Appl Physiol, 2003, 94: 733-743.

[76] GEISER J, VOGT M, BILLETER R, et al. Training high-living low: Changes of aerobic performance and muscle structure with training at simulated altitude[J]. Int J Sports Med, 2001, 22: 579-585.

[77] VENTURA N, HOPPELER H, SEILER R, et al. The response of trained athletes to six weeks of endurance training in hypoxia or normoxia[J]. Int J Sports Med, 2003, 24: 166-172.

[78] DUFOUR SP, PONSOT E, ZOLL J. Exercise training in normobaric hypoxia in endurance runners. I. Improvement in aerobic performance capacity[J]. J Appl Physiol, 2006, 100: 1238-1248.

[79] JULIAN CG, GORE CJ, WILBER RL. Intermittent normobaric hypoxia does not alter performance or erythropoietic markers in highly trained distance runners[J]. J Appl Physiol, 2004, 96: 1800-1807.

[80] RODRIGUEZ FA, TRUIJENS MJ, TOWNSEND NE, et al. Performance of runners and swimmers after four weeks of intermittent hypobaric hypoxic exposure plus sea level training[J]. J Appl Physiol, 2007, 103: 1523-1535.

[81] TRUIJENS MJ, RODRIGUEZ FA, TOEWNSEND NE, et al. The effect of intermittent hypobaric hypoxia exposure and sea level training on submaximal economy in well-trained swimmers and runners[J]. J Appl Physiol, 2008, 104: 328-337.

[82] TADIBI V, DEHNERT C, MENOLD E, et al. Unchanged anaerobic and aerobic performance after short-term intermittent hypoxia[J]. Med Sci Aports Exerc, 2007, 39: 585-564.

[83] LEVINE BD. Point: Positive effects of intermmitent hypoxia (live high train low) on exercise performance are mediated primarily by augmented red cell volume[J]. J Appl Physiol, 2005, 99: 2053-2055.

[84] BRUGNIAUX JV, SCHMITT L, ROBACH P. Eighteen days of "living high, training low" stimulate erythropoiesis and enhance aerobic performance in elite middle-distance runners[J]. J Appl Physiol, 2006, 100: 203-211.

[85] MORTON JP, CABLE NT. Effects of intermittent hypoxic training on aerobic and anaerobic performance[J]. Ergonomics, 2005, 48: 1535-1546.

[86] CHAPMAN RF, STRAY-GUNDERSEN J, LEVINE BD. Individual variation in response to altitude training[J]. J Appl Physiol, 1998, 85: 1448-1456.

[87] WARREN GL, CURETON KJ. Modeling the effect of alterations in hemoglobin concentration on VO_2max[J]. Med Sci Sports Exerc, 1989, 21: 526-531.

[88] JEDLICKOVA K, STOCKTON DW, CHENG H. Search for genetic determinants of individual variability of the erthropoietin response to high altitude[J]. Blood Cell Mol Dis, 2003, 31: 175–182.

[89] BASSERT DR, KYLE CR, PASSFIELD L, et al. Comparing cycling world hour records. 1967–1996: Modeling with empirical data[J]. Med Sci Sports Exerc, 1999, 31: 1665–1676.

[90] DICKINSON ER, PIDDINGTON MJ, BRAIN T. Project Olympics[J]. Schweiz Z Sportmed, 1966, 14: 305–308.

[91] PERONNET F, THIBAULT G, COUSINEAU DL. A theoretical analysis of the effect of altitude on running performance[J]. J Appl Physiol, 1991, 70: 399–404.

[92] JUEL C, LUNDBY C, SANDER M, et al. Human skeletal muscle and erythrocyte proteins involved in acid–base homeostasis: Adaptation to chronic hypoxia[J]. J Physiol, 2003, 548: 639–648.

[93] LEVINE BD, STRAY-GUNDERSEN J, MEHTA RD. Effect of altitude on football performance[J]. Scand J Med Sci Sports, 2008, 18: 76–84.

[94] MARTIN D, PYNE D. Altitude training at 2 690 m does not increase total haemoglobin mass or sea level VO_2 max in world champion track cyclists[J]. J Sci Med Sport, 1998, 1: 156–170.

[95] DICK FW. Training at altitude in practice[J]. Int J Sports Med, 1992, 13 (Suppl.): 203–205.

第 84 章 中国的高原训练及成绩

第 1 节 高原训练基地

我国的高原训练基地根据四大高原其不同地貌、气象和生态环境的特点，在世界上颇占优势，主要有：

一、云南昆明高原训练基地

这是我国在 20 世纪 60 年代开始建设的训练基地，覆盖海埂、呈贡等，基地平均海拔 1 891.4 m，训练高度范围为海拔 1 500 ～ 1 900 m，属亚热带高原盆地气候，四季如春，全年适于训练。设有先进的训练设备及场馆，特别是有一流条件的游泳馆，是国家高原训练中心，为我国培养了大批高原训练的教练员和运动员，在游泳等项目上建功立业，取得明显训练效果。由于海拔高度在 2 000 m 以下，长跑等耐力性项目训练受到一定限制。

二、青海多巴高原训练基地

位于青海省湟中县的多巴镇，北纬 36°40′，东经 101°40′。多巴藏语意为"峡谷之口"，湟水河流经其间，土地肥沃，气候宜人，是藏族汉族杂居的小镇。基地建于 20 世纪 80 年代初期，原为一军工厂，后被撤走，因此周围的环境及生态受到严格保护，占地面积 396 亩（264 000 m²），几为原生态，以多巴为中心，向周围覆盖西宁、湟中、湟源、共和等。属典型高原大陆性气候，但因接近青海湖，空气清新湿润、几无污染，运动员可畅快呼吸。训练时一条长达 15 km 的大道可直达日月山下。特别是基地海拔 2 366 m，这是最理想的低氧生理应激高度，具有包括游泳馆在内的各种训练场地，4—10 月为训练的黄金季节，更适合耐力训练，是国家高原训练中心（图 84.1）。

三、其他训练基地

（1）甘肃高原训练基地：属黄土高原，海拔 1 570 m。

（2）贵州高原训练基地：在清镇及红枫湖，海拔 1 200 m 左右。

（3）吉林长白山高原训练基地：适合冬季滑雪训练，高峰海拔 2 800 m，天池海拔 2 500 m，高山场地海拔 2 300 m，越野滑雪场地海拔 1 650 ～ 2 000 m，运动员驻地海拔 1 800 m，高山气温较平原同期低 5 ～ 10℃，每年有 6 个月可供冰雪运动训练，是我国重要的高山冬季训练基地。

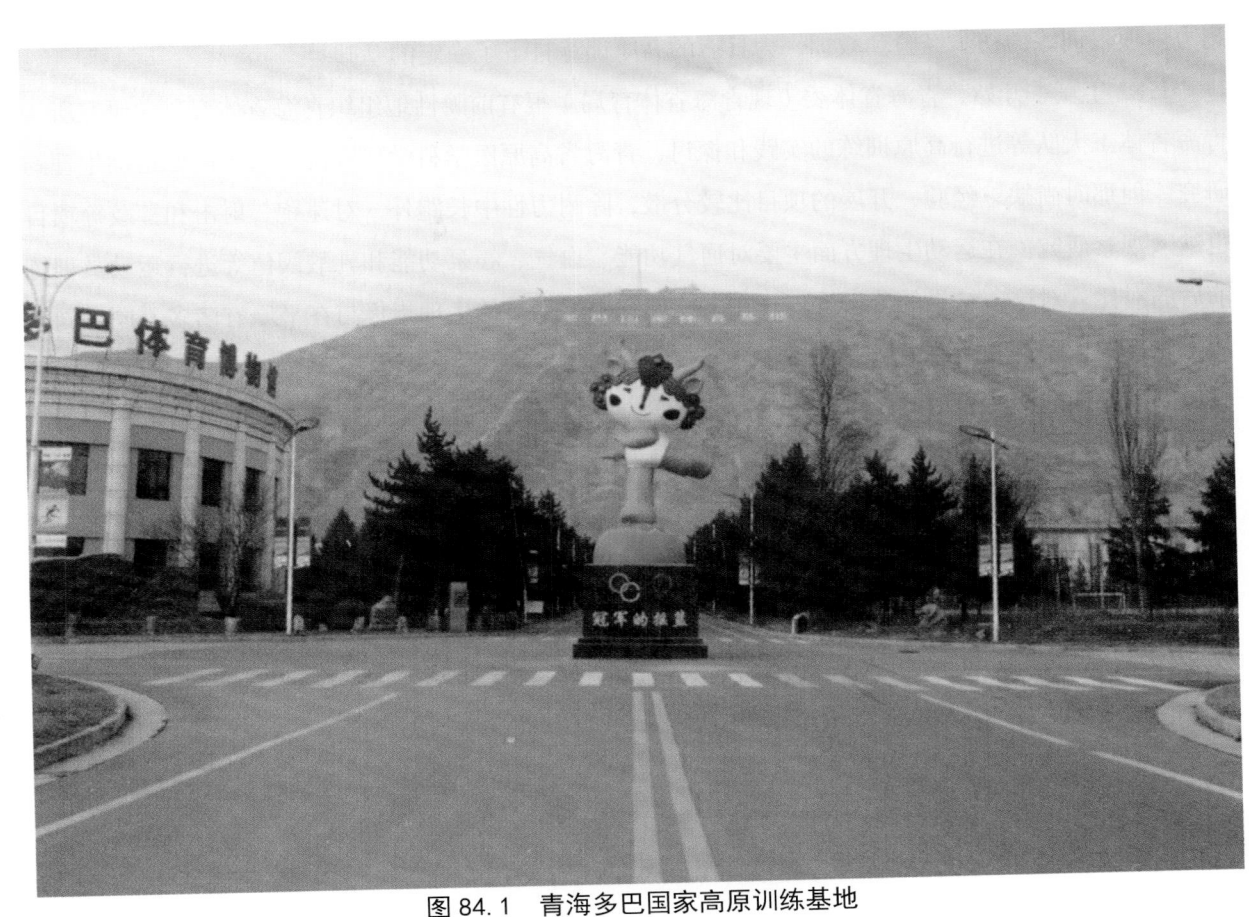

图 84.1　青海多巴国家高原训练基地

海拔 2 366 m，是当今国际上一流的理想高原训练基地。

（4）西藏林芝高原训练基地：西藏于 2015 年建立了高原训练基地，由西藏的自治区体育局管理，西藏自治区体育科学研究所具体组织训练及进行科研，2018 年 8 月组织了"冈仁波齐峰转山跑"竞赛和"玛法木错环湖自行车赛"，这是一次环"神山圣湖"的高海拔耐力比赛，冈仁波齐峰山脚海拔在 4 500 ~ 4 800 m，沿传统路线一般转山者至少需要 2 d 时间才能环山走过来，而此次西藏体育学校的 6 名藏族男生（16 ~ 18 岁），用 8 h 按传统路线完成转山而获得冠军，真是令人赞叹。国家体育总局对这一训练基地十分关注，进行了几次论证。但由于海拔稍高（2 800 m），更适合耐力性强的运动员，尤其是高原世居运动员（如藏族）在此训练。

第 2 节　我国高原训练的成绩

一、发展历程

1973 年 12 月，原国家体委（现国家体育总局）首次正式组织国家中长跑、马拉松项目运动员在云南海埂（1 890 m）高原训练基地进行为期 100 d 的集训，这次集训取得了运动员在高海拔进行耐力性项目训练的初步经验和教训，为日后的高原训练打下了一定的基础。

1982年夏季开始，青海省体委（现青海省体育局）很有前瞻性地组织青海省体育科学研究所、青海省体工大队等进行高原训练的实践和探讨，青海省高原医学科学研究院参与了高原运动生理的研究。但那时尚缺乏经验，开展的项目比较分散，除耐力性中长跑外，对速跑、射击和摔跤等项目也纳入观察研究。在运动生理方面主要对通气功能、血气、心泵功能和乳酸阈值等进行运动员训练前后的对比。对这些结果的分析发现，在高原训练中运动员的生理指标与在平原有诸多不同，同时从平原来的运动员和高原世居运动员在训练中出现明显差别，后者具有低氧习服—适应能力的明显优势。而参加训练的运动员，个体体能和训练效应差别也十分突出。将这些观察结果及每个运动员的具体分析反馈给教练员，为制订训练计划和针对每个运动员的调整训练上发挥了作用，提高了运动效率。

1986年后，高原训练运动生理的研究集中到运动最大通气量、最大做功和最大氧摄取上，在判断高原习服和低氧能力的生理依据上迈出了一大步。并注意到平原运动员到高原后在习服期的两大问题——食欲减退和睡眠障碍，从而造成被迫降低训练强度而影响高原训练的效果，为此从调整饮食营养和改善睡眠着手，促进了正常的习服过程，使其能投入强度训练中。研究人员与运动员结伴，在整个训练期间随时观察和取得基本生理参数，有生理依据地指导训练过程，取得了明显的效果，多数运动员运动成绩提高。1983年在第5届全运会上，青海队获得了4金、6银、3铜并有2人3平世界纪录的优异成绩。吴天一、姜平、韩小明、孙文新、闵筠作为参与高原训练的生理组成员参加了这次全运会。那时青海一个人口少、经济相对落后的边远省能取得这样的成绩几乎成了奇迹，但这就是事实！这不仅鼓舞了参与高原训练的全体人员，也显示出了高原训练的曙光。

北京、福建和辽宁的多支国内运动队到多巴基地训练，其中最引人注目的是第一支外来田径队——赫赫有名的辽宁竞走队。1987年7月，在著名竞走教练王魁带领下，由辽宁队内二流选手组成的辽宁女子竞走队赴多巴基地进行高原训练，备战第6届全运会。辽宁队不愧为坚忍不拔的体育队伍，从平原一下子到海拔2 366 m进行艰巨的训练，耐力提高显著，在第6届全运会上，战胜了国内所有一流选手，包揽了女子5 000 m和10 000 m竞走的前三名，并有2人超1项世界纪录，这一成绩在国内田径运动特别是耐力性项目界产生了极大的反响。

二、平原运动员取得的成绩

1982年起，吴天一团队曾参与国家体训队、青海省体育科学研究所等在青海多巴高原体育训练中心的合作研究，对参加训练的运动员进行高原运动生理的监测和指导。从1988年起，包括国家自行车队、国家男女竞走队、国家中长跑队和许多地区队伍来到多巴基地进行训练。1989年，闻名的辽宁女子中长跑队开始了"八上多巴"的高原训练历程。训练当年她们就在全国青少年运动会上获得5金、4银、3铜的好成绩，在1991年全国城市运动会上，辽宁女子中长跑队在经过多巴基地训练后，大批运动员进入女子中长跑前8名的行列，引起我国田径界的极大震动。训练的效果不断巩固和加强，1992 年在巴塞罗那奥运会上，经过多巴训练的竞走和中长跑运动员，取得 1 金、1 银、2 铜的优异成绩，使我国田径竞赛项目在奥运史上实现了金牌"零的突破"。1993 年，在德国斯图加特举行的世界田径锦标赛上，在中国队获得的 4 枚金牌中，辽宁女子队就占了 3 枚。

在这样的形势下，高原训练取得了令人信服的成果。1986—1993 年，多巴基地共接待除海南省、台湾地区外的我国其他省区市的 3 400 多人次的训练，其中包括田径、自行车、射击、射箭、柔道、摔跤、足球、篮球、乒乓球、游泳等项目，除球类项目外，所有项目都获得过全国冠军，国家自行车队取得了建队以来的最好成绩。但是最引人注目的是田径耐力性项目，冠军次数和名次都远远超过了其他项目，这就极显然地证明高原训练对耐久力项目的效应最为突出。

在经过多巴基地训练的运动员中，从 1992 年巴塞罗那到 2004 年雅典的 4 届奥运会中，我国总共获得过 5 块田径金牌，除了刘翔（他属于高速运动），其余 4 位金牌得主王军霞、陈跃玲、王丽萍和邢慧娜都曾在多巴基地进行强化训练。因此多巴不愧被誉为"世界冠军的摇篮"。

三、王军霞的突出事例

在上述的经高原训练取得成绩的优胜者中，最典型的是王军霞。王军霞 1973 年 1 月 19 日出生于吉林省蛟河市郊区的一个农村。1991 年她入选辽宁省田径队，师从著名教练马俊仁，主攻长跑。她几乎每次参赛前都在多巴基地进行强化训练，经过大运动量、大强度的科学系统的训练，王军霞的身体素质和技术战术水平都有了大幅度的提高，她的最大有氧能力提高了 68%，并逐步形成了步幅适中、步频快、冲刺能力强的技术风格，运动成绩直线上升。

1992 年她以 32 min 29 s 90 ms 的成绩获第 3 届世界青年田径锦标赛 10 000 m 冠军，同年还获得第 20 届世界越野锦标赛青年组亚军。

1993 年是王军霞运动生涯的顶峰，她获得了第 4 届世界田径锦标赛 10 000 m 和第 5 届世界杯马拉松赛的冠军，在第 7 届全运会上以 8 min 12 s 19 ms 和 8 min 6 s 11 ms 的成绩两次打破女子 3 000 m 世界纪录，并以 29 min 31 s 78 ms 的成绩打破女子 10 000 m 世界纪录，成为世界上第一位突破女子 10 000 m 跑 "30 min 大关"的运动员，轰动世界体坛，被誉为"东方神鹿"。1994 年王军霞获"欧文斯奖"，是第一个获此殊荣的亚洲运动员。

1996 年王军霞首次参加奥运会，以 14 min 59 s 88 ms 的成绩获得亚特兰大奥运会女子 5 000 m 金牌（图 84.2），并以 31 min 2 s 58 ms 的成绩获得女子 10 000 m 银牌，成为中国第一位获奥运会长跑金牌的运动员。应该说，高原训练对王军霞获得优异成绩起着关键作用，这也证明高原现场训练效果的优越性。

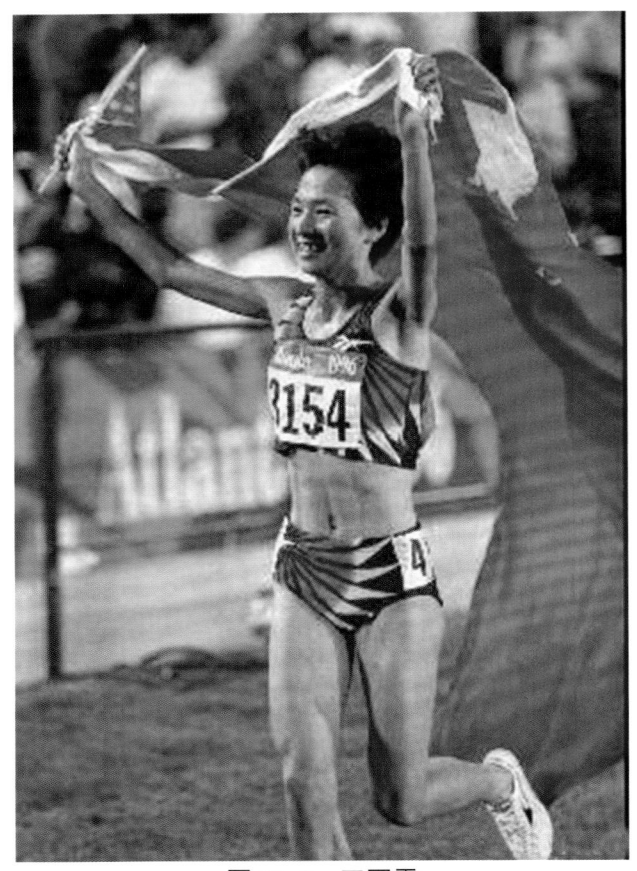

图 84.2 王军霞

1996 年在亚特兰大奥运会上，经过高原训练的王军霞以 14 min 59 s 88 ms 的成绩获得女子 5 000 m 冠军。

这一事件轰动了世界体育界，日本、美国、德国、法国、加拿大、芬兰等国记者纷纷前来采访并做了诸多报道，让世界认识了多巴。1997 年日本体育杂志派高级记者专门前来采访，认为中国女子长跑队的优异成绩源自在多巴基地的训练。杂志社记者对吴天一进行了专访，认为多巴基地的海拔高度、纬度、气象及训练条件堪称世界一流理想的高原训练基地，从而造就了世界一流的选手。

四、国际合作训练的成效

1993 年 8 月在原国家体委的支持下，原青海体委与日本体育协会、日本田径协会达成协议，在多巴基地共同组织实施规模较大的"中日竞走高原训练合作研究"。1993 年 8 月 13 日至 9 月 9 日，"合作研究"在多巴如期进行。日方派出以顺天堂大学的青木纯一郎教授为日方队长、东京大学的小林宽道教授为副队长的研究队伍共 24 人，其中男、女运动员各 5 人，教练员、科研人员、医生、营养师共 14 人。中方由王钧任队长，李桦、翁庆章任副队长，吴天一担任顾问，下有青海体科所和青海师大的闵筠、雷欣、陈俊民、马福海、刘海平、胡建忠、罗筱蓉等参与研究。

双方均派出具有训练基础的男、女运动员各 5 名参加合作训练。这次的训练模式采取阶梯式不同高度交替组合：高 – 高 – 低 – 高，在为期 4 周的训练中，以多巴（2 366 m）训练为中心，在训练的第 2 周末去青海湖（3 200 m）3 d，再返回多巴，在训练的最后 3 d 去兰州训练基地（1 570 m）3 d，再返回多巴结束训练。

在训练的全过程中对参训运动员进行了心肺功能、血气、血常规等动态检测。同时做了尿 EPO 的检测，EPO 是对低氧最易感的糖蛋白，结果中方运动员因属于高原习服型，其 EPO 在训练前后无明显差别，而日本运动员的 EPO 则在训练后明显升高，一直到返回海平面的日本尚维持有 2 周的增高曲线，说明高原训练产生的生理效应在 2 周内依然延续表达。

在运动成绩上中、日双方各有 8 名运动员有了提高，但从运动耐力量的提高相对比来评价，日方运动员的提高更为明显，而且其中的 5 人，在回国后的参赛中，取得了个人最好成绩。这提示从海平面来的运动员经低氧训练的效应，比原在高原有训练积累的运动员提高得更快更明显，高原运动员需要提高训练高度或加大训练强度来进一步提升低氧耐力。此外，日方十分重视运动营养学，他们派出有经验的营养师对运动量和所需提供的热量及营养分配逐日分析，一开始认为到高原后仍然沿用平原的标准会使运动员热量不足，即加调整，除三大营养素外，对维生素、微量元素和铁剂的补充也十分重视。

这次国际合作取得了良好效果，并且在加深高原训练的理论认识、积累训练的经验和采取的模式方法、培养高原训练的人才上都发挥了重要作用并取得成果[1]，曾有系列的总结[2-6]和雷欣等的专著[7]进行报道。

第 3 节　中国高原训练模式的选择

对于第 83 章中的高原训练模式，我国体育界经过长期实践有自己的看法，认为高原训练根据运动选项及运动员个体，选择训练高度、训练的个体化强度及训练的间期而不同，以达到精准训练的最佳效果。其主要的生理效应是[8,9]：

（1）低氧 + 运动刺激 EPO 增高，骨髓造血能力增强，如红细胞适度增多提高血液携氧能力。

（2）呼吸功能、心泵功能增强，运动状态下增加潮气量及肺泡血流量，增加通气量及提高低氧通气反应，改善肺通气和血流的比率，增加肺弥散功能，使周围血流重新分配，并降低心率，提高心每搏量，使氧运送能力提高。

（3）有氧和无氧能力提高，集中表现为最大氧摄取（VO_2max）的增高、乳酸阈值明显增高，体现在低氧下的耐力增强。

由于我国高原训练的基地分布广、环境佳、设施全，一般不需要低氧模拟训练，因此认为在高原现场训练为最佳首选方式，能更大地提高血液的携氧水平、提高对氧气的利用率和增强低氧运动耐力，这是 2 个关键性生理因素，掌握这一效应的维持间期和发挥峰值是在平原竞赛时运动成绩大大提高的另一个关键。因此大部分训练模式为"高住高训"，但其间也往往穿插在平原训练，即"高 –

低交替训练"，以达到间歇性低氧训练的最佳效果[9]。

根据训练模式及运动员性状，高原训练的主要形式为：

平原运动员→高原训练→平原比赛

平原运动员→高原训练→高原比赛

高原运动员→高原训练→平原比赛

高原运动员→高原训练→高原比赛

我国还充分利用有多个高原训练基地，地区不同、海拔不同及各有特色的优势，形成一个运动员、运动队根据训练需要统筹安排的大格局，使不同运动竞技项目按需在不同基地训练或交替训练，这在其他国家是难能获得也难以做到的。

第4节　高原世居运动员的优势

一、"高原人"运动员的出现

1960年，在罗马举行的奥林匹克运动会上，来自埃塞俄比亚海拔2 500 m高原的阿姆哈拉人阿贝贝·贝基拉荣获马拉松赛冠军，当他豪迈地穿过意大利首都罗马的古代凯旋门时，全世界大为震惊[10]，但那时人们还没有认识到"高原人"三个字对运动的意义。

1968年的墨西哥城奥运会是人类体育训练模式发生伟大转折的里程碑。其后证明了高原世居运动员在长期的遗传进化中，获得了对低氧强大的耐力，这在东非的运动员中已充分地表现出来。一些具有最佳长跑耐力的运动员都是在东非出生并生长在海拔1 500 ～ 2 000 m，自幼运动，这就培育了他们的成功。此外，韦斯顿（Weston）等对比了非洲人和白种人的优秀长跑运动员，他们均生活在海平面。非洲运动员具有较强的耐疲劳能力、较高的氧化酶活性，由此有较低的乳酸积累[11]。这有如我们出生在平原的二代藏族一样，源于遗传适应。

我国高原世居运动员已显示出他们非凡的低氧耐力，多年以来，青藏高原世居运动员先后在多巴基地训练，取得了非常优异的成就，如：

罗玉秀，青海乌兰县（2 980 m），蒙古族，1983年第5届全国运动会女子3 000 m冠军；

韩有录，青海循化县（2 560 m），回族，1984年雅加达亚运会射箭冠军；

李春秀，青海互助县（2 500 m），土生土长，汉族，2008年北京奥运会女子5 000 m季军。

二、藏族显示最佳的低氧耐力

在经过默默无闻的多年艰苦训练后，近年来青藏高原的藏族运动员崭露头角，显示出他们在各项耐力性项目中强大的体能，在国内、国际的大赛中频频取得最佳成绩，他们是：

多布杰：男，西藏藏族，2017年天津第13届全运会男子10 000 m冠军，2018年雅加达亚运会马拉松季军。

李毛措：女，青海循化山区（2 850 m）人，2018 年 5 月在江苏太仓举行的国际田径联合会世界竞走团体锦标赛 50 km 赛中，取得第七名的成绩，和队友获得 50 km 团体冠军。她在多巴经过强化训练，在此次多国强手的竞争中，意志坚定，顽强拼搏，最终走到了女子 50 km 竞走项目的世界巅峰。

贾俄仁加：男，青海门源山区（2 708 m）人，从小善跑。在 2017 Xtrail FKT 玉珠峰世界超级跑山赛，用时 62 min 20 s 夺得冠军。2018 年 8 月 30 日环勃朗峰越野赛（YTNB）冠军，成为首个在 UTMB 赛场夺冠的中国人。

切阳什姐：女，青海藏族，出生于海晏县海拔 3 200 m 的牧民之家，从小放牧羊群和牦牛，在山峦起伏的大草原上奔跑，进行着"天然高原训练"。进入体校后被老师发现是一个好苗子，她特别能吃苦，不认输。在国家队教练的指导下在多巴基地进行系统和严格的强训练，加上她藏族的基因，在 2012 年 8 月 12 日伦敦奥运会（London Olympic Games on Aug. 12，2012）获女子 20 km 竞走亚军，成为我国第一个获奥运奖牌的藏族运动员（图 84.3）。

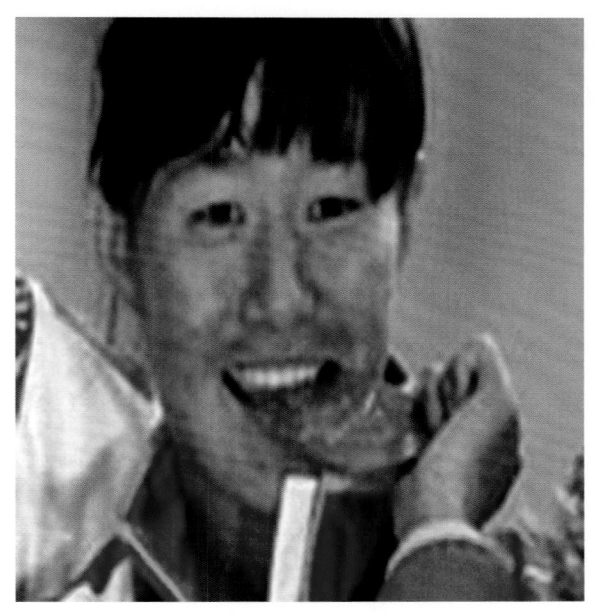

图 84.3　切阳什姐，藏族优秀运动员

切阳什姐是藏族女性中显示"最佳低氧耐力"的典范，近年连续获得的奖项有：

2017 年 9 月 25 日，苏州吴中"环太湖"国际竞走木渎站女子 10 km，冠军；

2018 年 3 月 3 日，全国竞走大奖赛黄山站 20 km 赛在终点线前逆转杨家玉夺得冠军；

2018 年 4 月 7 日，国际田联竞走挑战赛葡萄牙站以 1 h 28 min 04 s 在女子 20 km 竞走比赛中获胜；

2018 年 5 月 5 日，江苏太仓国际田联世界竞走团体锦标赛 20 km 比赛中以 1 h 27 min 06 s 获团体冠军；

2018 年 6 月 3 日，国际田联竞走挑战赛拉科鲁尼亚站在 20 km 比赛中以 1 h 26 min 28 s 夺冠；

2018 年 8 月 29 日，雅加达亚运会女子 20 km 竞走比赛中，打破了亚洲纪录夺得银牌，杨家玉以一个肩膀的优势夺得金牌。

吴天一对她的运动生理进行了如下计算：

按她的最大做功和最大心率推导：Pmax= 每 5 min 增加功率 30 W，完成次级量 160 W/kg，已接近极量运动时，

HR max=202 次 /min；

推导的 VO_2max=56 mL/（kg·min）。

这一生理参数即使优秀的男运动员也难以达到，根据我们在减压舱内模拟 5 000 m 的最大运动极限实验，藏族 HR max 可达 220 次 /min，汉族一般在 160 次 /min，很少达到 180 次 /min。

第 5 节　藏族运动员优势的研究

一、运动生理学的特征

藏族在长期的低氧适应中，已构建了一套完整的对氧摄取、氧转运和氧利用达到高效能的生理模式[12]。首先在静息和运动下通气增加、总肺量增大[13]，特别是外周化学感受器对低氧通气反应易感，导致肺泡气氧分压（P_AO_2）增高[14]，随之由于藏族肺弥散功能的增强[15]，使动脉血氧分压（PaO_2）和动脉血氧饱和度（SaO_2）升高，最后动脉血氧含量（CaO_2）增高，这是为机体提供充足氧的前提。藏族有强大的心泵功能，心输出量（Q）和动脉血氧含量决定了全身的氧运输。在高原极限运动下，尽管动脉血氧含量有所减少，但低氧刺激通过外周化学感受器而直接引起交感神经兴奋，同时增高的通气间接抑制迷走神经，此时通过增加心率（变时效应）和每搏量（SV），提高了心输出量（CO），保证了对组织和运动肌肉的氧供[16]。藏族在极限运动下颈内动脉的血流量增高，提示对脑组织的氧供更充足[17]。在组织水平上，藏族的运动肌肉具有更丰富的毛细血管，毛细血管和线粒体的密度均增高，大大提高了在细胞水平的氧流量。综合上述机制，藏族在极端低氧环境下具有更高的最大摄氧能力和极高的工作效能[18,19]。

藏族的这些生理优势有着遗传背景，一个有力的佐证是，在尼泊尔出生，在海拔 1 300 m 平原成长的二代藏族，他们从来没有暴露于高原，但当他们到达海拔 5 050 m 30 d 后，其 VO_2max 达到了海平面的 92%，明显高于未经训练和训练过的西方白人进入高原者，他们的 VO_2max 只达到海平面的 70% 和 55%[20]。此外，出生和生长在海拔 3 500 ～ 4 500 m 的藏族，与出生和生活在加德满都山谷的尼泊尔人相比，在海拔 1 300 m 进行平板运动实验时，藏族具有更好的运动经济性[20,21]。在高原世居人群中，藏族和夏尔巴人比南美安第斯印第安人有着更佳的低氧呼吸适应机制[22] 和更高的 VO_2max[23]。这就是藏族耐力运动员取得优异成绩的生理学基础，也是其他人群个体无可比拟的。

二、藏族运动经济学的特征

近年来，提出了运动经济学（exercising economics）的概念，在高原提高对能量的摄取和利用，将能有效地保持体能和减少"高原体重丧失"[24]。在能量代谢中对底物的摄取利用又起着关键作用[25]。其中对葡萄糖的利用减少了热源的消耗而产生有效的动力，是高原运动的节能方式[26]。人体对高原的习服—适应表现在次级量或极量运动中乳酸的代谢，也就是运动学家创造的术语"乳酸悖论"，即指通常在激烈运动后血乳酸浓度本应增高，但在极限运动之后最大乳酸浓度下降，高原习服后血乳酸极限浓度降低[27,28]。经对运动肌肉的活检发现，去甲肾上腺素是一种糖酵解和血乳酸对高海拔习服反应的激活剂，在高原极限运动时，高原世居人比平原人和处于 2 个月内的习服者显得更为有效，表现为去甲肾上腺素水平高而股动脉血乳酸浓度低[29]。

藏族在生化代谢上突出地表现为在低氧运动下对底物的利用，藏族的心肌和骨骼肌都善于利用葡萄糖，这是一种优势选择，因为葡萄糖使单位氧产生的 ATP 增加（碳水化合物 ATP/O_2= $6.0 \sim 6.3$，脂肪类 ATP/O_2=5.6），葡萄糖氧化比脂类及蛋白质更经济。藏族在低氧运动下其能量代谢的优势具体表现为：

（1）在藏族可见肌肉的丙酮酸激酶（pyruvate kinase，PK）和乳酸脱氢酶（lactate dehydrogenase，LDH）的比率高达 1.4，这几乎和蜂鸟飞行部位肌肉的相近，这种高效能既保证了丙酮酸激酶进入线粒体代谢，又达到肌肉组织需要额外高的 ATP 周转率[30]。

（2）藏族骨骼肌的肌红蛋白（myoglobin）含量高，在 146 名居住于海拔 $3\,000 \sim 4\,500$ m 的健康藏族中，其肌红蛋白的 exon2 等位基因的表达明显高于美国得克萨斯州达拉斯海平面 525 名居民的表达[31]。肌红蛋白是一个小的、血红素（heme）含有的蛋白，它有利于骨骼肌和心肌内氧的传送。

（3）藏族骨骼肌肌纤维的密度和正常的毛细血管相近，但毛细血管跨越截面的区域减小了，即肌肉横切面区每平方微米的毛细血管数比平原人更丰富，具有比平原人更高的最大氧耗 / 线粒体容量比值（O_2 consumption to mitochondrial volume ratio），体现了运动下肌肉细胞获取氧的优势[32]。

（4）经 ^{31}P 核磁分光仪检测发现藏族的心肌和脑是利用葡萄糖氧化，比脂类和蛋白氧化更经济，单位氧所产生的 ATP 增加[33]。

以上机制综合地使藏族对氧的利用更充分、更经济、更有效，由此具有更大的运动体能和低氧耐力。

三、高原进化适应更长

人类群体在高原适应的优劣是与该群体在高原适应的历史密切相关的，这是"自然选择"法则所决定的。从这一点看，青藏高原藏族低氧适应历史经考古学、人类学及基因组学的证据，为 3 万 ~ 5 万年[34]，考古发现的高点在海拔 4 500 m 以上[35]。而东非高原人群在海拔 2 500 m 以上的历史为 5 000 年，且考古学发掘一般为海拔 3 500 m 以下[36]。这证明了我国高原世居藏族运动员的强大实力，特别是通过进化适应获得了更强的低氧耐力，藏族的生理优势绝不会比东非高原肯尼亚及埃塞俄比亚人差，那为什么在选择耐力运动员时不优先考虑培养他们呢[37]？

结　语

当今高原训练风靡世界，关于训练的强度及海拔模式，目前认为对于长距离耐力运动，比较理想的是在海拔 2 500 m 进行高原训练，而低海拔训练不超过海拔 1 500 m[38,39]。尽管贝利（Bailey）和戴维斯（Davis）在复习了相关文献后说道：科学的事实表明这一结论即"不论经持续性或间歇性低氧训练，能在海平面提高体能"，在目前依然是可疑的[40]。这一怀疑论受到许多学者的反对，认为是断章取义的，普遍认为在谨慎和细致的安排下，低氧暴露和高原训练对提高有氧运动能力是有益的[41]。

高原训练中在高原停留的时间依然不很明确，不过高原红细胞的增生至少要 4 周，在这一时期内降低训练强度则难以提高效能。据此高原训练在高原的时间应以不少于 4 周为宜。高原训练获得的体能在平原能维持多久也不明确，有人提出最短的是 2 ~ 3 d，最长的是 14 ~ 21 d[42]。根据在多巴基地训练后参赛的经验，比较理想的体能保持在 1 周内。

关于高原训练的模式，像中国这样的高原大国认为在综合条件优越的高原基地现场训练是最佳选择。同时，一些平原国家则期望能在海平面或平原地区进行高原训练，并设想能在竞赛的边缘期提高效应，设计了低压舱（hypobaric chamber）、低氧帐（hypoxic tent）和睡眠舱（sleeping chamber），使运动员可以在海平面舒适地进行"高住低训"的训练[43]。人们最初提出的"应用不同低氧结构模式来提高运动员体能的训练"，如今在运动员、研究者和国际管理机构间引起了强烈的争议，要最终解决这些问题，我们还有一段路要走。

在中国，经过近 40 年高原训练的实践，在管理人员、教练员、运动员和科研人员的共同努力下，已经形成了一套比较完整的理论系统和训练规范[7-9]，这是在大量的高原训练相关的高原运动生理学、运动功能学和高原能量代谢学等系统研究的基础上建立的，科学价值十分高（这里引证的主要文献供读者探讨研究时参考）[44-78]。有了这样的坚实基础，中国的高原训练不论是"高住低训""高住高训"或交替训练模式，还是选择和培训运动员，都取得了显著的运动效果，获得了不少金牌，有力说明了高原训练的光辉前景。然而深入的对高原训练的机制研究，以及它的最佳模式的确定，还需要不断的探索，付出艰巨的努力。

参 考 文 献

[1] 李桦. 中日竞走运动员高原训练的生理机制及运动能力的研究[J]. 中国体育科学学报，1995，15（5）：30-36.

[2] 韩小明. 海拔2 366 m高原训练对高水平竞走运动员缺氧耐力的影响[J]. 青海体育科技，1991，（2）：1-26.

[3] 孙文新. 女子竞走运动员海拔2 366 m高原训练前后心功能的变化[J]. 青海体育科技，1988，（2）：12-13.

[4] 雷欣. 低海拔地区男子柔道运动员在2 366 m高原训练生理特征的初步研究[J]. 西安体育学院学报，1994，11（4）：11-14.

[5] MA JUNREN. NSA Review：a new studies in athletes[J]. IAAF，1993，4：41-50.

[6] 植木真琴. 有关血液和尿中促红细胞生成素的变化[C]//平成五年度日本奥林匹克委员会体育医学科学研究报道. [S.l.:s.n.]，1993：26-30.

[7] 雷欣，魏燕铃，郜建海. 高原训练组织与实施[M]. 北京：北京体育大学出版社，2013.

[8] 马福海. 青海高原训练的理论与实践[M]. 北京：人民体育出版社，2008.

[9] WU TY，JIAN ZX，TIAN Y，et al. Current Progress in Altitude Training：Theory and Practice[M]. English ed. Beijing：People's Sports Publishing House，2010.

[10] 吴天一. 高原训练与高原运动医学[J]. 体育科学，1986，1：26-31.

[11] WESTON AR，KARAMIZARAK O，SMITH A. African runners who live at sea level exhibited greater fatigue resistance，lower lactate accumulation and higher oxidative activity[J]. J Appl Physiol，1999，86：915-923.

[12] MOORE LG，SUN SF. Physiologic adaptation to hypoxia in Tibetan and acclimatized Han residents of Lhasa[M]//SUTTON JR，COATES G，REMMERS J. Hypoxia：The Adaptation. Philadelphia：BC Decker Inc，1990：61-71.

[13] DROMA TS，MCCULLOUGH RG，MCCULLOUGH RE，et al. Increased vital and total lung capacities in Tibetan compared to Han residents of Lhasa（3 658 m）[J]. Am J Phys Anthropol，1991，86：341-351.

[14] ZHUANG JG，DROMA TS，SUN SF，et al. Hypoxic ventilatory responsiveness in Tibetan compared with Han residents of 3 658 m[J]. J Appl Physiol，1993，74：303-311.

[15] HUANG JG，DROMA TS，SUTTON JR，et al. Smaller alveolar-arterial O_2 gradients in Tibetan than Han residents of Lhasa（3 658 m）[J]. Respir Physiol，1996，103：75-82.

[16] ZHUANG JG，DROMA TS，SUTTON JR，et al. Autonomic regulation of heart rate response to exercise in Tibetan and Han residents of Lhasa（3 658 m）[J]. J Appl Physiol，1993，75：1968-1973.

[17] HUANG SY, SUN SF, DROMA TS, et al. Internal carotid arterial flow velocity during exercise in Tibetan and Han residents of Lhasa (3 658 m) [J]. J Appl Physiol, 1992, 73: 2638-2642.

[18] SUN SF, DROMA TS, ZHUANG JG, et al. Greater maximal O₂ uptakes and vital capacities in Tibetan than Han residents of Lhasa[J]. Respir Physiol, 1990, 79: 151-162.

[19] CARRAN-EVERETT L, ZHUANG JG, DROMA TS, et al. Work efficiency and altitude of origin in Tibet[J]. Am J Phys Anthropol, 1992, 14 (Suppl.) : 66.

[20] MARCONI C, MARCORATI M, GRASSI R, et al. Second generation Tibetan lowlanders acclimatize to high altitude more quickly than Caucasians[J]. J Physiol, 2004, 556: 661-671.

[21] MARCONI C, MARZORATI M, SCIUTO D, et al. Economy of locomotion in high altitude Tibetan migrants exposed to normoxia[J]. J Physiol, 2005, 569: 667-675.

[22] MOORE LG. Comparative human ventilatory adaptation to high altitude[J]. Respir Physiol, 2000, 121: 257-276.

[23] BRUTSAERT TD. Do high altitude natives have enhanced exercise performance at altitude?[J]. Appl Physiol Nutr Metab, 2008, 33: 582-592.

[24] BUTTERFIELD GE, GATES J, FLEMING S, et al. Increased energy intake minimizes weight loss in men at high altitude[J]. J Appl Physiol, 1992, 72: 1741-1748.

[25] LUNDBY C, VAN HALL G. Substrate utilization in sea level residents during exercise in acute hypoxia and after 4 weeks of acclimatization to 4 100 m[J]. Acta Physiol Scand, 2002, 176: 195.

[26] BROOKS GA, BUTTERFIELD GE, WOLFE RR. Increased dependence on blood glucose after acclimatization to 4 300 m[J]. J Appl Physiol, 1991, 70: 919-927.

[27] WAGNER PD. Origin of the lactate paradox: Muscles or brain?[J]. J Appl Physiol, 2009, 106: 740-741.

[28] WAGNER PD, LUNDBY C. The lactate paradox does acclimatization to high altitude affect blood lactate during exercise?[J]. Med Sci Sports Exerc, 2007, 39: 749-755.

[29] VAN HALL G, LUNDBY C, ARAOZ M, et al. The lactate paradox revisited in lowlanders during acclimatization to 4 100 m and in high-altitude natives[J]. J Physiol, 2009, 587: 1117-1129.

[30] HOCHACHKA PW. Muscle enzymatic composition and metabolic regulation in high altitude adapted natives[J]. Int J Sports Med, 1993, 13 (Suppl1) : 89-91.

[31] MOORE LG, ZAMUDIO S, ZHUANG JG, et al. Analysis of the myoglobin[J]. High Alt Med Biol, 2002, 3 (1) : 39-47.

[32] KAYSER B, HOPPELER H, CLASSEN C, et al. Muscle structure and performance capacity of Himalayan Sherpas[J]. J Appl Physiol, 1996, 81: 419-425.

[33] HOCHACHKA PW, CLARK CM, STANLEY C, et al. ³¹P Magnetic resonance spectroscopy of the Sherpa heart: A phosphocreatine/adanosine defence against hypobaric hypoxia[J]. Proc Natl Acad Sci, 1996, 93: 1215-1250.

[34] MOORE LG. Comparative aspects of hi altitude adaptation in human populations[M]//LAHIRI S. Oxygen

Sensing：From Molecule to Man. New York：Plenum Press，2000.

[35]　ALDENDERFER M. Peopling the Tibetan plateau：Insights from archaeology[J]. High Alt Med Biol，2001，12（2）：141-147.

[36]　PLEURDEAU D. Human technical behavior in the African middle stone age：The Lithic Assemblange of Pore-Epic Cave（Dire Dawa，Ethiopia）[J]. Afr Archaeol Rev，2006，22：177-197.

[37]　WU TY. Tibetans at extreme altitude：An extraordinary ability and endurance in an extremely hypoxic environment[M]//WU TY. Current Progress in Altitude Training：Theory and Practice. English ed. Beijing：People's Sports Publishing House，2010：2-12.

[38]　LEVINE BD，STRAY-GUNDERSEN J. Dose-response of altitude training：How much altitude is enough?[J]. Adv Exp Med Biol，2006，588：233-247.

[39]　LEVINE BD. Point：Positive effects of intermittent hypoxia（live high train low）on augmented red cell volume[J]. J Appl Physiol，2005，99：2053-2055.

[40]　DAILEY DM，DAVIES B. Physiological implications of altitude training for endurance performance at sea level：A review[J]. Br J Sports Med，1997，31：183-190.

[41]　WEST JB，SCHOENE RB，MILLEDGE JS. Athletes and altitude[M]//WEST JB. High Altitude Medicine and Physiology. London：Hodder Arnold，2007：379-388.

[42]　SUSLOV FP. Basic principles of training at high altitude[J]. New Studies in Athletes IAAF Quart. Mag，1994，2：45-49.

[43]　STRAY-GUNDERSEN J，CHAPMAN RF，LEVINE BD. "Living high-training low" altitude training improves sea level performance in male and female elite runners[J]. J Appl Physiol，2001，91：1113-1120.

[44]　陆绍中. 高原气候条件下进行大运动量训练对长跑运动员身体机能的影响[J]. 中国运动医学杂志，1982，1（1）：19-24.

[45]　许豪文. 不同项目运动应激后血清磷酸肌酸肌酶及尿素氮的变化[J]. 中国运动医学杂志，1983，2：19-20.

[46]　黄肇荣. 无氧代谢阈值与竞走比赛成绩的关系[J]. 中国应用生理杂志，1985，1（3）：1209-1211.

[47]　杜宏凯. 优秀运动员和无训练青年超声心动图检查左心形态功能对比研究[J]. 中国循环杂志，1987，2（3）：399-401.

[48]　杜宏凯. 耐力、力量、速度性项目优秀运动员和无训练青年左心形态功能对比研究[J]. 中国运动医学杂志，1987，6（3）：147-149.

[49]　翁庆章. 血乳酸检测在游泳训练中的研究和应用[J]. 体育科学，1988，8（2）：48.

[50]　王建芳. 运动对血清酶及肌红蛋白的影响[J]. 中国运动医学杂志，1988，7：46-47.

[51]　翁庆章. 高原训练[M]. 北京：人民体育出版社，1988.

[52]　金芩松，宛祝平，宫本庄. 人参花粉合剂对运动员心功能影响的初步观察[J]. 中国运动医学杂志，1989，8（4）：244.

[53]　徐桂云，常世和. 二维超声心动图检测运动员左心室功能的初步观察[J]. 中国运动医学杂志，

1989，8（4）：220-222.

[54] 邹亮畴. 我国男子竞走运动员形态特征的研究[J]. 体育科技，1989，4：25-27.

[55] 谢增柱，高旭滨，刘福玉. 高原篮球竞赛对VO_2max和心功能的影响[J]. 中国运动医学杂志，1989，8（4）：207-210.

[56] 苏全生，张问礼. 对不同运动水平长跑、马拉松运动员不同时相的超声心动图研究[J]. 中国运动医学杂志，1989，8（4）：241-243.

[57] 佟长青，杨洁，张粟力. 逐级增加等长运动负荷对女运动员心脏功能参数的影响[J]. 中国应用生理杂志，1990，6（2）：111-121.

[58] 许发第，蒋海燕，徐楠. 急性低氧对耐力运动无氧代谢阈值的影响[J]. 中国应用生理杂志，1990，6（4）：303-307.

[59] 尤春英. 高原训练对中长跑运动员无氧阈值的影响[J]. 国家体委体科所学报，1990，2（2）：19-22.

[60] 陈爱云. 我国女子竞走运动员形态特征[J]. 体育科技，1990，2：22-25.

[61] 张宝慧，PIPE AL，CHAN KL. 马拉松赛对中老年人心脏结构、功能和血清酶的影响[J]. 中国运动医学杂志，1990，9（2）：76-79.

[62] 翁庆章，陈一帆. 高原训练对优秀游泳运动员的生理效应[J]. 中国运动医学杂志，1990，9（3）：155-161.

[63] 余兴贤，王步林. 运动训练和体位对安静、负荷及恢复期心功能的影响[J]. 中国应用生理杂志，1991，7（3）：278-280.

[64] 缪素堃. 高原训练对优秀自行车运动员有氧能力的影响[J]. 体育科学，1992，12（1）：47.

[65] 李建国. 高原体力活动时心率与耗氧量、能量代谢的关系[J]. 高原医学杂志，1991，1（1）：48-52.

[66] 吴天一. 高山能量消耗及体重丧失的观察[M]//中国技术成果大全（第三期）：第二分册. 北京：科学技术文献出版社，1992：12.

[67] 徐伟，王步林. 不同训练频率对最大吸氧量和左心室功能及亚极量运动能力的影响[J]. 中国应用生理杂志，1992，8（1）：52-55.

[68] 刘洪涛. 高原低氧对机体无氧代谢阈值的影响[J]. 中国应用生理杂志，1992，8（4）：300-301.

[69] 窦文强. 竞走运动员阈值速度的研究[J]. 体育科学，1993，13：57-58.

[70] 陈英姿. 肌肉运动与酶活性变化的关系[J]. 体育科学，1993，1：46-47.

[71] 付远扬. 高原训练指南[M]. 北京：人民体育出版社，1993.

[72] 缪素堃. 自行车训练的科学监测[M]. 北京：人民体育出版社，1993.

[73] 刘润. 收缩间期等指标与运动酸碱失衡及恢复过程的研究[J]. 中国应用生理杂志，1995，11（3）：247-250.

[74] WU TY，ZHANG YB，BAI ZQ，et al. Expedition to Mt. Anymaqin，1990-Physiological and medical studies at great altitudes[M]//UEDA G，REEVES JT，SEKIGUCHI M. High-Altitude Medicine. Matsumoto：Shinshu University Press，1992：414-427.

[75]　WU TY，LI SP，ZHOU ZN. Mt. Qomolangma（Everest）：The testing place of high altitude medicine at extreme altitude[J]. US Chin Health Hyg J，2003，6（123）：48-53.

[76]　WU TY. Exercise at high altitude and high altitude training[M]//WU TY. High Altitude Medical and Physiological Researches in China. Hong Kong：The Milky Way Publishing House，2004.

[77]　WU TY，LI SP，WARD MP. Tibetans at extreme altitude[J]. Wilderness Environ. Med，2005，16：47-54.

[78]　WU TY，KAYSER B. High Altitude adaptation in Tibetans[J]. High Alt Med Biol，2006，7（3）：193-208.

第 85 章　高原长寿区

第 1 节　世界三大高山长寿区

人们经常关心的是，那些生活在世界高海拔地区的世居者的寿命如何，能不能活到像海平面人那样的年龄？回答应该是肯定的，高原世居者在低氧条件下经历了自然选择，达到了习服—适应，使其生命周期并不缩短。不过，例如在南美洲安第斯海拔很高的矿区，由于过度的强劳动使有的矿工罹患了慢性高原病，如不转往海拔低处可以促使其较早死亡。此外，还有不少其他的非高原因素可以影响寿命，例如在安第斯地区结核病、传染性肝炎和斑疹伤寒都很流行，营养不良也是一个普遍的社会问题，这些必然影响人的寿命。

判定长寿的标准除平均预期寿命外，百岁老人占人群的比例也是一个通用的标准，也就是在一个地区的 10 万人中，有 76 名百岁老人就认为是长寿区，然而在某些偏远甚至较原始的地区，要考证一个人的出生年月有时是很困难的，尤其如在南美和高加索。在我国实施户籍制度后则对每个人的出生年月日都有严格核实和登记，因此判定比较精确。

有趣的是，与人们想象的正相反，在世界上一些偏远的高山地区人们的寿命却很长，世界的三大长寿区都在高山地区，一为高加索山区（Caucasian mountains）的阿塞拜疆（Azerbaijan）和格鲁吉亚（Georgia）的阿布哈兹（Abkhazia），海拔均在 2 000 m 左右；二为喜马拉雅喀喇昆仑（Karakoram）的罕萨地区（Hunza），包括克什米尔（Kashmir）及我国新疆南部和田（He-Tian region）地区；三为安第斯山厄瓜多尔号称"神圣的村庄"（"Sacred Valley"）的维尔卡巴巴地区（Vilcabamba region，2 250 m）[1]。

这些地区的平均寿命高，百岁老人不足为奇，如阿塞拜疆山区的百岁老人占人口的 48.4/10 万[2]；在维尔卡巴巴村的 819 人中就有 9 位百岁老人[3]；而和田是中国的高龄人地区的前二位（第一位是广西巴马瑶族自治县）。

这些地区的共同特点是，环境保持着高山原始的生态系统，空气和水清新，较少污染。Davies 曾留居于维尔卡巴巴村，对该地的土壤、水和食物的有机成分进行调查，发现含有丰富的金、铁、镁和镉等元素[4]。他们的膳食特点是低热量饮食，如在罕萨对 55 人的调查发现，每人每天的平均摄入热量低于 2 000 卡（8.4 kJ），含 50 g 蛋白、36 g 脂肪、354 g 碳水化合物，而肉类及奶类则很少[5]；在维尔卡巴巴村人均每日进食的热量为 1 200 卡（5.0 kJ），含 35 g 蛋白、12 ~ 19 g 脂肪及 200 ~ 260 g 碳水化合物。体型清瘦者多，几乎无肥胖者[4]。但在高加索则不太一样，人们包括高龄老人的每日摄入热量较高，进食的肉类及奶制品也较丰盛，因此人也比较胖，有一位 107 岁高龄的女性说："我在停止生育后就胖起来，到了 60 岁胖得像桶一样，而我的孩子们也像我。"所以体型并非绝对的。此外高龄老人大多有饮酒之习，例如在格鲁吉亚寒冷的山区，百岁老人多有饮酒的习惯[5]；在厄瓜多尔维尔卡巴巴村的世居印第安人饮酒也较普遍[4]。

这些地区的人们从幼年起就从事较繁重的体力劳动，而且他们经常徒步穿山越岭，保持好的体力状态。终身劳动和运动是维持生命之火的动力。

高山地区的村落居民，他们很少罹患心肌缺血症和心肌梗死，这必然是对这些地区的居民的长寿期望值较高的一个因素[1]。

在安第斯山的南美印第安人，高龄长者拥有至高的社会地位，而这种情况在西方现代社会已不存在。百岁老人大多有家族史，多有一代以上祖辈或兄弟姐妹中同样有百岁老人，提示可能有遗传基因[5]。此外，在同一个地区，如高加索，这里有许多不同种族的人群，如阿塞拜疆人、格鲁吉亚人、亚美尼亚人、俄罗斯人及犹太人。厄瓜多尔的拉 – 托玛人（La Thoma）以百岁老人而闻名，但这是与秘鲁混杂的一个人种[5]，这些都提示长寿群体有着遗传背景。

由上可见，高原低氧环境也有影响人体健康的一面，尽管这是一个新的研究领域。有学者认为以上报道的一部分只集中在特异人群，在确切地判定高原某个人群长寿的影响因素时，如何确定就是高原环境因素（低氧、低温等）还是其他因素如种族、营养和社会经济条件等，比较有说服力的就是拿居住在高原的或平原的同一种群的寿命来比较。但是对营养因素的调控就很困难，因为与海平面同一种群相比，一般来说高原多为经济不发达区，这在南美洲安第斯就很典型，高原人群的营养不足加上慢性低氧就使生长发育受到影响，这样就是在南美洲安第斯除了偏僻的维尔卡巴巴地区以外，并无长寿人群的表现。埃塞俄比亚的情况则有些特殊，高海拔地区（2 000 ~ 2 500 m）气候凉爽舒适，为疟疾少发地区，因此富人集中住此，而那些贫困的人只有住在低海拔的温热潮湿和疟疾流行区，结果这 2 个地区的寿命差别并不明显。

第 2 节　藏族寿命与长寿老人

一、藏族人口的变迁

关于古代藏族的年龄考证不得而知，但据藏族历史文物学家宗喀·漾正冈布的考证，认为在距今 5 000 ~ 4 000 年前吐蕃（青藏）高原的新石器时代，藏族先民们已住上了比较讲究的房屋，饲养家畜，普遍使用陶器烹制熟食，制作绳索、供捻羊毛用的"线脱罗"，尤其是弓箭和各种磨制石器的使用也直接或间接地改善了他们的生活，提高了他们的卫生与健康水平。与远古中传说的茹毛饮血时代和没有陶器、弓箭的旧石器时代比，这是个美好的黄金时代[6]。宗喀·漾正冈布根据在青海柳湾和民和阳山等的考古资料，对安多地区湟水中下游柳湾和阳山出土的 357 具可明确辨别年龄阶段的人骨遗骸经个体的测算，平均死亡年龄为 35.21 岁，其中不乏年龄超过 70 岁者，以平均年龄为 35.21 岁计，已和 20 世纪初叶以前，即人类尚未使用抗生素药物以前与吐蕃（青藏）高原和亚洲大部分地区的平均寿命相差无几[7]。由于没有对遗骸进行同位素检测判定年代，这一平均年龄仅供参考。

另据有关部门的调查，藏族人口在公元 643 年有 1 000 万，那正是吐蕃的旺盛时期，至 1737 年由于战乱、饥荒和瘟疫猖獗，人口减少到 800 万。在长期农奴制度的残酷压迫和剥削下，到民主改革时，西藏藏族人口只剩下 119 万，人口锐减[8]。西藏和平解放后进行民主改革，藏族的生活发生根本改变，民主改革以来的十多年，藏族人口激增，至 1978 年已达到 163 万，比民主改革前的 1959 年增加了 44 万，平均每年人口递增 14‰以上[8]。尽管从全国来说，国家提倡计划生育，实行有计划地控制人口增长的政策，但在人口稀少的少数民族地区，党和国家则鼓励少数民族发展人口。藏族就是一个实例，仅仅 4 年左右，到 1982 年，根据国家统计局全国人口普查公布的数据，西藏人口为 1 892 393 人[9]，又有了大幅度增长（西藏总人口中藏族占 97%），西藏人口从每平方千米 1 人增加到 1.6 人，人口密度增加了[10]。到了 1991 年，根据 1990 年全国第 4 次人口的普查报道，吴天一据此获得了整个青藏高原县级的人口资料，统计结果藏族总数为 4 594 188 人[11]。而到 21 世纪初，整个藏区人口已接近 500 万，在 60 年的西藏的发展中，人口几乎翻了两番[12]。这就说明，在藏族生活、经济和卫生条件显著获得改善的条件下，他们在"世界屋脊"这样严酷的极端环境下保持着旺盛的生殖力，在人类的高原群体中比其他任何人群的生殖力都好。人口增长的同时平均寿命也明显延长，反映了藏族的低氧适应在生殖上的优势。

二、藏族长寿老人

在迄今的文献中关于喜马拉雅和青藏高原人类的寿命调查资料很少，吴天一和西藏军区总医院全军高原病防治研究中心的黄学文主任医生，通过青海和西藏民政部门获得了青藏高原主体部分的迄 2012 年生活的全部百岁老人的资料，在汉、回、土、蒙古、撒拉等民族群体中，其中藏族百岁老人占 56.2%，相对人口比则为 66.7%，藏族百岁老人的数量在 7 个高原居住民族中占首位，说明高原居住历史最长的藏族中百岁老人的比率最高。青海藏族百岁老人分布于海拔 2 500 ～ 4 200 m，而多数集中于青海玉树的康巴地区，西藏藏族百岁老人则在不同海拔呈散型分布，这和西藏地区藏族的分布相一致。

我国青藏高原的长寿老人人数居全国第 3 位（第一位是广西巴马瑶族自治县，第二位是新疆维吾尔自治区和田县），特别是藏族百岁老人不少，例如据新华社报道，2008 年 3 月 14 日，西藏林周县加绒村藏族老人阿美次仁迎来了她 117 岁高寿。（注：2011 年过世，享年 120 岁）

在心理素质方面，一个群体人群自身和与周围人群间的和平、和谐、关爱和互助正是大多数高寿人群的另一特征。而藏族在漫长的与严酷环境斗争中所磨炼出的坚强精神赋予了他们群体间的凝聚力，和他们的"与人为善""慈悲为怀"的宗教信念构成了人与人间的爱与善[13,14]。他们崇拜自然，敬畏自然，朴素的保护自然观和他们源于自然、归于自然的生死观使他们和高原大自然融为一体[15]，这些都是构成健康、长寿的心理要素。

值得注意的是，如果从目前的调查资料中抽取有关生命科学和生理学的某些内容，我们将会从中获得有关高原长寿的信息[16]。例如胚胎宫内发育、新生儿体重、新生儿死亡率、儿童发育、性成熟、生殖率等这些因素决定了人体的整个生命环的周期及长度，一系列的研究证明藏族在生殖生理上在高原人群中独具优势（见第 20 篇相关内容）。生命的起点和生命的归宿是生命环的连接处，藏族在高原低氧环境中，人体发育延迟，性成熟期延缓，生命环周期获得延长。从高原生理学还可以发现，藏族在低氧适应中获得了心血管、肺等的特殊解剖学结构并形成了以低耗而高效做功的最节能的代谢模式。将藏族和南美印第安人这 2 个世界最大的高原群体相比，根据他们的高原适应历史的不同，就可以看出适应历史最长的藏族经"自然选择"所获得的生物学益处，包括藏族生命环周期的延长[17,18]。

生活的环境因素十分关键，和城市化和工业化的现代模式相比，在青藏高原的高海拔地区，大气洁净度、水质、阳光、空气优良，藏族生活的这片土地还是一片相对的"净土"。饮食结构、营养谱、疾病谱等则是涉及健康和寿命的后天因素，藏族饮食结构的几个主体中青稞的 β - 葡聚糖对糖代谢的调控、藏系绵羊脂肪的 α - 脂蛋白和牦牛的特殊蛋白，对心血管起到保护作用，上述因素的综合效应也与当前侵袭人们的心脑血管疾病、糖尿病、代谢性疾病和恶性肿瘤在藏族的相对低发病率有关，而这些线索也提示了值得进一步研究的方向[19]。

参 考 文 献

[1] HEATH D，WILLIAMS DR. Longevity in the highlanders[M]//Man at High Altitude. Edinburgh：Churchill Livingstone，1981：34-37.

[2] ADADOV SA，BERDYSHEV GD. Familial longevity in the Azerbaijian SSR[J]. Journal of Clinical and Experimental Gerontology，1986，8：75-82.

[3] HEATH D，WILLIANS DR. Longevity at high altitude[M]//HEATH D. High-Altitude Medicine and Pathology. Oxford：Oxford Univ Press，1995：31-34.

[4] DAVIES D. The centenarian of the Andes[M]. London：Barrie and Jenkins，1975：113-115.

[5] LEAF A. Every day is a gift when you are over 100[J]. National Geographic Magazine，1973，143：93-95.

[6] 宗喀·漾正冈布. 史前与早期藏医医史发展线索[J]. 西藏研究，1995，2：14-16.

[7] 宗喀·漾正冈布. 青藏先民的黄金时代和他们的平均年龄[N]. 青海日报，1997-12-07.

[8] 新华社拉萨. 西藏自治区藏族人口已发展到一百六十三万[N]. 人民日报，1978-05-29.

[9] 新华社北京. 国家统计局公布全国人口普查主要数据[N]. 人民日报，1982-10-28.

[10] 国务院人口普查办公室. 关于我国人口状况的几点分析[N]. 人民日报，1982-11-16.

[11] WU TY. The Qinghai-Tibetan plateau：How high do Tibetans live?[J]. High Alt Med Biol，2001，2：489-499.

[12] 卢小飞. 西藏儿女：60年60人口述实录[M]. 北京：中国藏学出版社，2011.

[13] 桑杰端智. 藏族文化与藏族人[M]. 兰州：甘肃民族出版社，2009.

[14] 陈立明，曹晓燕. 西藏民族文化[M]. 北京：中国藏学出版社，2010.

[15] 索甲仁波切. 西藏生死之书[M]. 郑振煌，译. 北京：中国社会科学出版社，1999.

[16] WEST JB，SCHOENE RB，MILLEDEGE JS. High-altitude populations：Longevity at high altitude[M]//WEST JB. High Altitude Medicine and Physiology. London：Hodder Arnold，2007：236-237.

[17] MOOREL G，YOUNG D，MCCULLOGH RE，et al. Tibetan protection from intrauterine growth restriction（IUGR）and reproductive loss at high altitude[J]. Am J Human Biol，2001，13：635-644.

[18] MOORE LG，ZAMUDIO S，ZHUANG JG，et al. Oxygen transport in Tibetan women during pregnancy at 3 658 m[J]. Am J Phys Anthropol，2001，114：42-53.

[19] 吴天一. 高原环境对人体有益影响的研究[J]. 医学研究杂志，2007，36（12）：1-3.

第 86 章　利用高原防治某些疾病的前景

第 1 节　高原低发性疾病的启示

在世界高海拔地区，即在南美安第斯、北美科罗拉多、中亚天山和帕米尔、喜马拉雅及青藏高原甚至东非，虽然世居人群的血缘不同，却有着疾病谱的共同规律。当今代谢综合征（metabolic syndrome）正日益严重地威胁人类健康，高原世居人群的高血压、高脂血症、肥胖症、冠心病及糖尿病的患病率均相对较低，长期移居高原的人群也出现了类似的倾向，说明高原外在低氧环境对机体的影响涉及一系列的病理生理过程，也说明人体在建立习服—适应的过程中，对某些疾病产生了内在性的保护机制。

在这方面青藏高原的世居藏族是比较典型的群体，从整个人群来看，他们不但对疾病的抵抗力很强，而且心、脑血管和代谢性疾病的发病率较低。

一、高血压

根据 20 世纪 80 年代一项全国统一的"我国民族和高原地区高血压普查"结果统计，共调查青藏高原世居藏族 20 356 人，居住海拔高度 3 050 ~ 5 188 m，除拉萨地区患病率为 22.2% 外（可能与摄入高盐有关），四川甘孜州（患病率 4.49%）及甘南藏族自治州（患病率 3.50%）均属较低发区，而青海 6 个藏族自治州（平均患病率 1.99%）也属低发区，与我国同年代（1986）的高血压人群平均患病率 7.7% 比明显低。青、藏、川藏族牧业区人均盐摄入量为 4.5 g/d，明显低于我国"三北"地区。高原适应过程中对体循环的调控，周围阻力的降低，大量侧支的开放和毛细血管的增生是生理特征和影响血压的因素[1]（见第 17 篇）。

二、冠心病

急性心肌梗死是冠心病临床发生率的标志性疾患，根据青海、西藏几所大医院的统计，藏族急性心肌梗死在内科的相对构成比中低于我国平原地区[2]。尸检提供了更为确切的证据，对 420 例藏族的尸检表明，虽动脉粥样硬化发生较普遍，占 66.6%，但冠状动脉粥样硬化Ⅲ级以上病变符合冠心病诊断的仅 28 例，占 6.7%[3]。在青海地区的 711 例尸检显示，符合冠心病者 16 例，占 2.3%，其中生活于海拔 2 500 ~ 4 000 m 的藏族 60 例，仅 6 例有主动脉粥样硬化，其中 4 例是Ⅰ级，无 1 例有冠心病[4]。除了藏族特有饮食外，高原低氧适应过程中冠状动脉Ⅱ级以下血管大量增生和极为丰富的侧支、心肌能量代谢对糖的利用有效性以及心肌对低氧耐力的增强，加之抗凝系统的增强使不易形成血栓均与藏族冠心病低发有关。

和藏族相似的人群有南美安第斯土著人，阿里亚斯 – 斯特拉（Arias–Stella）和托皮尔斯基（Topilsky）列举了拉莫斯（Ramos）在秘鲁赛罗·德·帕斯科（4 330 m）进行的300例尸体解剖，没有发现有1例心肌梗死或有明显的冠状动脉病[5,6]。WHO（1964—1970）曾资助和组织在安第斯广泛地区对世居印第安人和移居西班牙裔人进行流行病学调查，结果土著人群的高血压、冠状动脉病均十分少见，久居高原人群的高血压患病率也有降低的趋势[7]。这虽然是较早的资料，但近期在安第斯的流行病学依然观察到高山地区不论艾马拉印第安人还是克丘亚印第安人冠心病的患病率均很低[8]，和沿海及平原城市的人群相比，高原人群中冠心病的病死率也很低[9,10]。安第斯印第安人与藏族在饮食结构和成分上的差别很大，提示高原低氧适应对冠状动脉循环的有利影响可能是其共同特征，从而起到降低冠心病和心肌梗死的作用[11]（见第18篇）。

三、高脂血症

藏族的血脂特点是高密度脂蛋白（HDL）增高，在动脉粥样硬化方面具有防护作用，其机制可能是将胆固醇从周围组织运走，而低密度脂蛋白（LDL）则较低。载脂蛋白中的Apo-A-Ⅰ是HDL的主要载脂蛋白，参与胆固醇的逆向转运。而Apo-B是LDL的主要载脂蛋白，能反映动脉粥样硬化的易患性。藏族血浆中Apo-A-Ⅰ含量增高而Apo-B含量降低，Apo-B/Apo-A-Ⅰ比值下降。另外，藏族血浆中磷脂的软脂酸含量降低而亚油酸含量增高，有利于抗动脉粥样硬化[12]。人类在高原低氧环境下代谢适应的特征之一是高密度脂蛋白增高，α – 脂蛋白增加而β – 脂蛋白相对降低，这对大血管和冠状动脉的保护起重要作用[13]（见第18篇）。

四、糖尿病

有限的资料显示藏族的糖尿病患病率较低，青海大学附属医院在青海海南藏族自治州对1 279例世居藏族的调查，仅发现显性糖尿病患者1例，患病率0.08%。藏族的空腹血糖及糖耐量实验均属正常[14]。2009年对藏族1 248人调查，发现40人患病，患病率3.2%，标化率2.87%，患病率比汉族、土族明显低，更低于我国平原人群的患病率[15]。西藏近年的调查也显示出糖尿病的极低患病率，农牧区为0.4%，城镇为1.0%[16]，认为与西藏全境藏族人群均以青稞为主食有关（见第18篇）。

五、肥胖症

藏族牧民极少肥胖，大部分体型清瘦，肌肉结实。吴天一等对青藏高原1 626名成年男性牧民检测体重指数，平均为21.8；检测1 374名女性牧民的体重指数，平均为22.6。然而他们摄入的食物热量、蛋白和脂肪均充足。

六、骨质疏松症

藏族男女包括老人绝少患骨质疏松症，骨密度检测呈密度偏高，在高原骑马或攀爬高山摔伤时很少有骨折发生，这与他们勤劳运动、终日接受高原紫外线和终身饮奶有关。

高海拔的低氧环境使世居藏族的心血管、肺得到了良好的发育，小血管和微血管极其丰富，肺泡数量显著增多，心、肺功能明显增强，这是藏族在高原适应过程的获益。藏族特殊的饮食结构有利于体内糖、蛋白质和脂肪的代谢。这样，在高原人群中，某些在平原的多发病，如高血压、冠心病、糖尿病、肥胖症和支气管哮喘等在高原地区发病率相对较低。

第 2 节　支气管哮喘在高原

高原环境对某些疾病可能产生有益影响，支气管哮喘是一个典型例子。

支气管哮喘是一个常见疾病，全世界约有 3 亿人患有支气管哮喘。澳大利亚、新西兰及英国的患病率可高达 18%，而亚太地区则稍低，约为 1%。然而已有研究发现在高海拔地区支气管哮喘的患病率或发病率随海拔增高而降低[17-19]。因此支气管哮喘在高原研究中成为一个热点。

支气管哮喘严重度的判定是综合的，包括症状的严重度及发作的频度、肺功能改变。环境因素（致敏原、吸烟的烟尘）及激发因素（运动、不适的底物及大气污染）是导致支气管哮喘发作的常见危险因素[20]。实际上，气候和环境因素均可促发支气管的高反应性而使哮喘发作[21,22]。临床上观察到 70% ~ 80% 的支气管哮喘患者在运动后发生支气管痉挛。运动导致高通气，从而吸入大量的污染物[21]并使呼吸道受到寒冷和干燥空气的刺激而激发发作[23,24]。

在高原，主要的环境因素为低氧，但其他的大气和气候因素也会对支气管哮喘患者的支气管高反应性和肺功能产生作用。在高原，随着海拔增加，大气的温度、湿度及密度均随之下降，而如登山等活动又需要付出更大体力。近年来的一项研究观察到，即使健康者在中度海拔（2 351 m）进行长时间有氧运动也会出现血液内嗜酸性粒细胞活性增加[25]，提示在呼吸道出现一种亚临床的非过敏性的炎症反应，其可引起支气管的高反应性，尤其在哮喘患者。一些研究证明在人体内或在呼吸道炎症的动物模型上，可以观察到低氧可同时作用于人体肺泡的巨噬细胞及肥大细胞，低氧促进白介素 -1β（IL-1β）及肿瘤坏死因子 -α（TNF-α）的分泌，由此可迅速导致肥大细胞的去颗粒化作用[26,27]。但在高原上对这类的作用尚缺乏相关研究。

一、低氧与支气管哮喘

在实验室的研究中，当吸入低氧混合气体模拟高原海拔 2 500 ~ 4 000 m 时支气管对乙酰甲胆碱（methacholine）的反应性增强[28,29]，而吸入更为低氧的混合气体使到达模拟海拔 5 800 m 时，在对寒冷及干燥空气的高通气下，降低了支气管的反应性[30]。因此推论在严重的低氧时通过增加肾上腺皮质激素的分泌可对支气管的高反应性起到防止作用。但实验室研究的局限性在于不能模拟所有高原的环境条件来共同作用于哮喘患者。

二、中度高原与支气管哮喘

在中度高原海拔 1 500 ~ 2 000 m 轻度低氧的环境条件下，这里很少有或无花粉、室内尘埃、螨虫及大气等污染[31]，这将对在呼吸道处于高反应性的情况下，降低支气管感染的机会起到关键作用[32]。防止过敏原特别是螨虫的刺激对哮喘患者至关重要，而高山环境正符合要求。

在阿尔卑斯山区，曾经建立了 2 个针对小儿支气管哮喘的高山治疗中心，一个在瑞士的达沃斯，为德国哮喘中心（Dutch Asthma center at Davos, CH），海拔 1 560 m；另一个为意大利的 Pio Ⅻ 研究所，设立在密苏利纳（Italian Istitudo Pio Ⅻ at Misurina），海拔 1 700 m。观察到在治疗中心长期停留 1 ~ 6 个月，支气管对腺苷 –5'– 磷酸（adenosine–5'–monophosphate）及乙酰甲胆碱的高反应性降低，运动导致的支气管痉挛也减轻。患者可将抗哮喘药物减量而不发作[33]，这一效应和过敏性支气管哮喘患儿在高原吸入大量的激素的治疗作用是相当的[34~37]。这就说明在中度高原对支气管哮喘是有益的，可能由于过敏原的减少促进支气管炎症的减轻而使临床症状好转。

三、高海拔与支气管哮喘

在海拔 2 500 m 以上，由于低氧、寒冷及低湿度更为显著，故推测对哮喘患者可能不利，但这方面的实际资料较少，而事实与此不同。戈兰（Golan）等连续观察了 5 838 名旅游者，从中筛选出 203 名可确定的支气管哮喘患者，有 147 人在高山徒步旅行，发现有 2 个促进哮喘发作的危险因素，一是在旅游前频繁地应用吸入支气管扩张剂（1 w 3 次以上），二是参加激烈的体力运动[38]。其他一些观察注意到高原环境对哮喘患者可能是有利的，能使症状缓解或哮喘停止发作，呼吸功能改善[39~41]。

科通（Cogo）等在阿尔卑斯的玫瑰峰（Capanna Regina Margherita, 4 559 m）实验站和喜马拉雅的意大利金字塔（Pyramid Laboratory, 5 050 m）实验室观察了 11 名支气管哮喘患者在高原时支气管高反应性的情况，这些病例在海平面时处于稳态，肺功能正常。实验为观察在海平面及在不同海拔（在阿尔卑斯海拔 3 600 m、4 559 m；在喜马拉雅海拔 3 550 m、4 200 m 及 5 050 m）时低渗透性气雾及乙酰甲胆碱所产生的激惹作用。结果在海拔最高处（5 050 m）面对这 2 个刺激时，支气管的反应性明显降低[42,43]。在海拔 3 550 m、3 600 m 及 4 200 m 也同样观察到面对这 2 个刺激时，支气管的反应性呈现明显降低。这同一组患者，至少在高原暴露的第 2 w 时，肾上腺皮质激素的分泌明显增高[44]。在整个实验过程中，无 1 例患者出现哮喘发作，即使在运动时或个别发生上呼吸道感染时也一样。

因此，Cogo 等认为在海拔 3 500 ~ 5 000 m 时，对支气管哮喘患者而言，正性的作用胜过了负性的影响，使支气管反应性降低，在这种情况下，即使是原支气管反应性正常者也同样。在高海拔人体血液中儿茶酚胺及皮质激素的显著增高可能起着良性作用[45,46]。众所周知，对支气管哮喘患者给予口服或吸入皮质激素，可以升高血液肾上腺素水平、增强抗炎性反应及降低支气管的高反应性[47~49]，在高原低氧下发生的生理应激可能产生类似于以上的效应。

四、支气管哮喘患者去高原的注意事项

尽管高原环境及气候可能对支气管哮喘患者产生有利影响，但 Cogo 等仍然对哮喘患者去海拔 2 000 m 以上，特别是海拔 3 500 m 以上时提出以下忠告[33,44]：

（1）支气管哮喘患者去高原偏远地区，即使是轻症的、症状获得控制的及肺功能正常者，也应该尽量有医生伴随。

（2）如果是重症的患者，不应通过机械性交通迅速从海平面转运到海拔 3 000 m 以上高原。

（3）在寒冷及大雾的天气，患者要保护口腔，戴口罩及围巾。

（4）应准备好相关药物，如短效 β_2 受体拮抗剂及（或）色原酮（chromones），特别适用于要做用力活动，尤其是因运动导致哮喘发作的患者（也有指出应用抗白介素剂）。

（5）患者如果是皮肤过敏症者，而要在海拔 2 500 m 或更高处过夜，尤其当天气湿度很低时，要防止室内螨虫侵袭。

（6）患者不应中断常用的哮喘防治药，而且要准备好急救药物如短效 β_2 受体拮抗剂及吸入的和全身用的皮质激素等。

第 3 节　利用高原气候治疗某些疾病

关于利用高原特殊的气候条件来防治某些疾病的概念是由苏联医学科学院院士梅拉希莫夫（Миррахимов）最早提出的，他的理论根据是，一方面在天山和帕米尔有大量不同海拔人体生理学的对比研究，包括天山地区的苏卡穆尔（Сусамыр，2 200 m）、克孜尔－德萨尔（Кызыл-Джар，2 500 m）、图雅－阿苏（Туя-Ашу，2 200 m）及帕米尔的穆尔加堡（Мургаб，3 600 m）等地人体的呼吸功能、通气水平、血气、最大运动能力及最大摄氧量、心血管功能、心输出量、心肌耗氧量、血液学等；发现人在高原习服—适应中获得了某些功能水平的改善，如通气水平的提高、肺弥散功能的改善、对周围循环的调控增强、保证对组织的有效供氧以及造血功能的增强等[50,51]。从而认为高原气候对人体存在有利的一面[52]。另一方面观察到某些疾病，如高血压、动脉硬化、心肌缺血症、支气管哮喘等患者在中度高原停留后获得了症状的改善。因此认为高原气候对某些疾病存在其有益的一面[53]，并提出了"高原气候治疗"的概念[54]和利用高原气候进行疾病康复[55]的措施。

具体措施是他们首先在高加索中度海拔地区，同时具有风光秀丽、植被丰富和气候宜人条件的依斯齐苏（Истису，2 200 m）及苏夏（Шуши，1 450 m）建立高山生理室和疾病疗养院，收治相关的心血管患者，进行临床学和血流动力学的观察，以证明通过高山气候疗法可改善病情，证明对高血压、动脉粥样硬化性心脏病、心肌缺血症均有较好效果[56]，随后加以推广。

近年来，受到高原训练的获益和高原世居人群心、脑血管病发病率相对较低的启发，在世界其他高原－高山的地区也开展了类似的研究。同时也开始利用高山环境做气候治疗、康复训练，或用

低压舱模拟高原低氧环境治疗这类疾病，目前利用高原环境治疗某些临床疾病已取得重要进展[57]，主要有如下疾病。

一、早期高血压

20 世纪 70 年代，苏联已在高加索山区的依斯齐苏、苏夏（1 600 ~ 2 200 m）高山疗养院治疗高血压。斯托亚诺夫（Стоянов）报道在苏夏利用高山气候治疗 10 例血压明显增高（达 220/120 mmHg）的高血压患者，从平原到高原 2 ~ 3 w，血压包括收缩压和舒张压均逐步下降，收缩压下降了 20 ~ 70 mmHg，仅一人血压无变化[58]。艾费吉耶夫（Зфедиев）等观察到 21 例伴有高血压的冠心病患者在苏夏疗养后血压也逐渐降低，症状获得改善[59]。因此指出，禁止患高血压及冠心病的患者去中度高原的观点也是错误的，大量的研究证实这样的海拔高度可能反而是有益的[58]。另外观察到他们的血压下降但脉压波动较小，认为在高原血压降低并非心收缩功能减退而系周围阻力降低。高原慢性低氧可使小血管侧支开放，微血管增生，改善循环[1,60]。这种机制也影响到高血压患者，从而使增高的血压降低[61,62]。吴天一等在青藏铁路建设期间观察 42 例轻度高血压患者从平原到唐古拉山海拔 3 500 ~ 4 905 m 工作，有 7 例患者因血压明显增高而撤离高原，另有 6 例则在血压一过性升高后经 13 ~ 32 d 逐步降低至平原值，在高原工作 6 个月血压稳定[63]。利用高原气候治疗高血压以中度高原（1 500 ~ 2 500 m）为宜，并且个体反应的差异很大，应严密观察（见第 17 篇）。

二、冠心病

已经证明急性低氧暴露时在正常人和冠心病患者均可增加冠状动脉血流（见第 9 篇）。早期冠心病患者在海拔 1 600 ~ 2 200 m 疗养一段时间后，临床症状和心肌供血均有改善[58]。慢性间歇性低氧还有利于冠心病的康复，秘鲁国立圣马科斯（San Marcos）大学安第斯生物研究所的马蒂科雷纳（Marticorena）团队对健康人和冠心患者做了利用间歇性低氧对心脏供血、能量供应和功能改善效果的研究，并进行动态的随诊，认为间歇性低氧适合于病情稳定的冠心病患者，也适合于冠心病外科搭桥手术后中度病情者的治疗[64,65]。

Marticorena 和德尔·皮拉尔（Del Pilar）等做了大胆的尝试[66,67]，他们对 6 例男性有过或无心肌梗死的冠心病患者（平均年龄 53 岁），均做了冠状动脉搭桥手术，患者均为海平面世居居民。然后利用慢性间歇性低氧观察对心脏康复的效果，方法为在低压舱内模拟海拔 4 200 m 进行 14 次间歇性低压性低氧，心肌灌注是用同位素 ^{99m}TC 成像技术。结果经间歇性低氧后，心肌灌注获得明显改善，低灌注的总应激记分判断单位，从 9.5+ 降为 4.5+（$P=0.036$）。无 1 例患者出现心肌灌注性损害。认为这是在处理慢性重症冠心病上的一个新途径[66]。

随后他们对这些患者又经过 4 个月的追踪观察，结果在心肌缺血、心律失常、晚期潜电位差、心肌灌注及分子生物化学几个方面均有明显改善，认为这些效果应归为低氧的作用[66-68]。

为了探讨机制，他们对比了在海平面和暴露于低氧下的荷兰猪，观察其在高原条件下心脏的生物能量，结果主要发现如下：

（1）在 ADP 量低（<20 μM）下 ATP 的合成速率及程度，高原明显高于海平面。

（2）希尔（Hill）系数，即 ATP 合成酶在 3 个催化位点间的合同程度高原组（$n=1.36$）较海平面组（$n=1.94$）为低。

（3）ATP 催化位点的分数占有率高原组高于海平面组，而 P50，即 ADP 含量在 50% 催化位点时 ADP 及（或）ATP 的供给，高原组与海平面组相当，约 74.7 μM。

（4）ADP 含量的生理范围高原组明显高于海平面组。由上提示经低氧暴露后心脏能量转换的分子机制为在高原低氧和 ADP 含量降低的情况下，可迅速和有效地产生 ATP 以供能量代谢之需[69]。

以上的实验研究提示慢性间歇性低氧具有对心肌的保护作用及对冠心病患者心脏功能的改善作用，对治疗冠心病具有良好前景，值得进一步研究（见第 18 篇）。

三、支气管哮喘和慢性阻塞性肺疾病

（1）支气管哮喘：早期的观察已经发现患支气管哮喘者到高原后自然性地发作减轻[70]，为此在 Миррахимов 教授的领导和倡议下，吉尔吉斯斯坦国家心血管研究所在天山脚下海拔 3 200 m 建有一图雅—阿苏高山站 [ПеревалТуя-Ашу]（Mt. Station at Tuja–Ashu）（图 86.1），专门治疗和康复支气管哮喘，吴天一曾 2 次前往该站参加实验，这是一个重大创新，并取得了显著成果。该院负责人布里恩科夫（Brinkulov）报道在该疗养院治疗支气管哮喘，包括少数并发阻塞性肺气肿的患者，其基本方法是让患者每天做一套呼吸体操和上午、下午集体缓慢徒步行走于山间海拔 3 000 m 左右的一段缓坡各 1 ~ 2 h，一般均不用药，治疗 15 ~ 30 d，76% 的患者收效明显，症状减轻或消失，呼吸功能明显改善，特别是小儿和成人过敏性哮喘收效最佳[71]。吴天一等观察到 15 例在平原患有支气管哮喘的青藏铁路建筑工人，在海拔 3 500 ~ 4 900 m 的唐古拉山劳动，初期仍服用药物，15 ~ 40 d 后，7 例患者症状缓解而药量减小，2 个月后 8 例患者哮喘消失而停药，在高原工作 6 个月后返回平原，在 3 ~ 5 个月内哮喘发作减少而症状较轻。吴天一等认为高山地区远离工业区，较少污染，空气清新，较少致敏原；而且，低氧下机体交感神经和肾上腺皮质活性增强，血清中去甲肾上腺素和皮质激素含量增高，缓解了支气管痉挛[63]。目前国际上对此高度关注，一系列的研究证明，在低氧应激下，特别是经过慢性间歇性低氧，支气管尤其是小支气管和细支气管的柔顺性发生变化[72,73]，在低氧条件下小支气管平滑肌的应激性降低，对一些过敏原或其他寒冷等刺激出现钝化反应，从而减轻收缩痉挛，减少哮喘发作[74]。

还有研究应用慢性间歇性低氧训练，改变了细支气管对不良刺激的应激反应，抗过氧化达到脂质代谢的平衡，从而对支气管哮喘具有防治作用[75,76]。

（2）COPD：COPD 在吉尔吉斯斯坦是人群高发性疾病，早期并发肺动脉高压症，病死率较高，是一个公共健康问题[77]。吉尔吉斯斯坦国家心血管研究所的 S.M. 库代别尔迪耶夫（З.М. Кудайбердиев）（S.M.Kudaiberdiev）教授长期从事 COPD 的研究，他发现在 COPD 的早期病例中，在肺功能尚未明显受损的病理阶段，在海拔 2 800 ~ 3 300 m 疗养获得习服后症状缓解，肺功能好转[78]。索奥伦巴耶夫（Soorenbaev）也观察到患者在海拔 2 480 m 停留数周后，患者的第 1 秒用力呼气容积（FEV$_1$）和 SaO$_2$ 均有增高[78,79]。

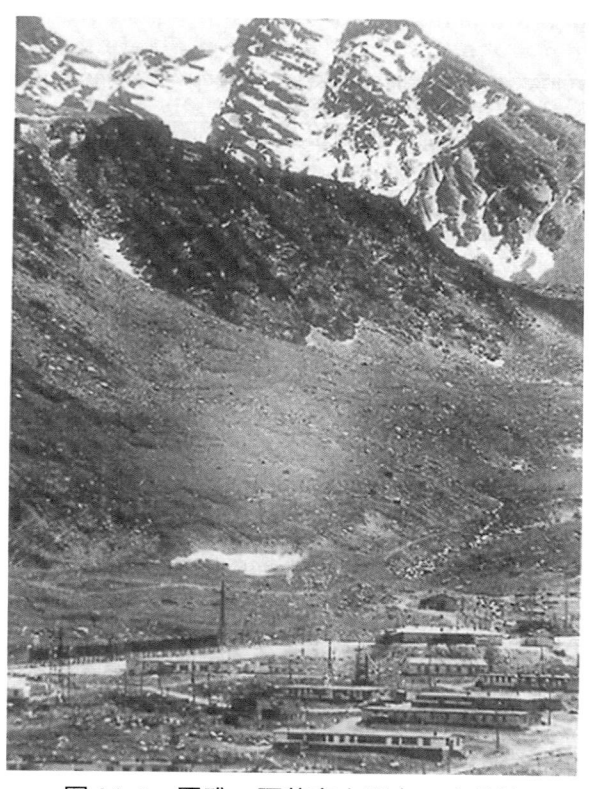

图 86.1　图雅 - 阿苏高山研究 - 疗养站

吉尔吉斯斯坦国家心血管病研究所在天山脚下建立的图雅 - 阿苏高山研究 - 疗养站（3 200 m），专门治疗和康复支气管哮喘患者。吴天一曾两次在此考察。

四、再生障碍性贫血

对目前再生障碍性贫血尚缺乏特效治疗，设想高原低氧刺激下肾脏产生促红细胞生成素（EPO）增多，又刺激骨髓生成红细胞，可改善贫血。利用这一原理，吉尔吉斯斯坦医学研究所在天山的阿拉套山口（3 600 m）另建有一高山疗养院，塔吉克族教授阿布杜哈利姆·拉依姆贾诺夫（Abdukhalim Raimjanov）长期在此研究低氧对血液的影响。他们利用高山的低氧条件，治疗再生障碍性贫血和特发性血小板减少症（aplastic anemia and idiopathic thrombocytopenia），基本的方法为应用血浆去除术（plasmapheresis）疗法结合高山气候治疗，1 个疗程 40 d，以缺铁性贫血患者和健康人对照。结果观察到高原低氧刺激 EPO 促使骨髓干细胞向红细胞分化，再生障碍性贫血患者骨髓巨核细胞增生，出血倾向减轻，临床症状明显好转。骨髓电镜图像显示红细胞系开始活跃。健康组在高原也出现红细胞系增生反应[80]。目前全国的许多再生障碍性贫血患者均到此高山站治疗，是一项重要创新。

五、糖尿病

经过药物控制病情稳定的糖尿病患者并非不宜去高原。一项研究发现，在高原（2 400 m）短期居住 3 d 可改善人体糖耐量，在高山徒步行走时，经过训练的登山者较相同年龄的坐业劳动者有更好的糖耐量。在海拔 4 000 m 得到类似的结果。糖尿病患者在高原通过低氧习服使呼吸功能改善，通气量增加，血氧饱和能力提高[81]，从而认为这是受到高原地理环境的影响，为防治 2 型糖尿病开辟了前景。

中国台湾地区世新大学李文志教授等开展了"高山运动对糖代谢的有益影响"的研究[82,83]。实验观察到健康人急进海拔 2 400 m 后短短 3 d 时间即口服葡萄糖耐量实验获得改善，第一组为 9 名未经训练者在进入高山前后检测糖耐量；第二组为 19 名经过训练的登山者在高山进行徒步活动检测糖耐量。两组年龄相当。在海平面，经训练者比未经训练的坐业劳动者有更佳的糖耐量。然而第一组在高山 3 d 其糖耐量获得改善。第二组在我国帕米尔高原海拔 4 000 m 进行徒步活动，其糖耐量优于在有不少小山坡而海拔相近的中国台湾地区玉山（3 800 m）徒步，这一差别可能受到地理环境的影响。因此可能在糖负荷降低时的反应表现为在一个很短的升高后迅速降低，提示胰岛素的易感性增高。他们还观察到一组在高原长期停留的登山者，胰岛素的作用也获得改善。他们认为这种在自然医学领域反映短期居住高原可改善糖耐量的有益作用，一方面是通过运动使肌肉组织对糖的摄入和利用增强[84,85]，而另一方面是低氧的效应使糖向肌肉转运增强[86]，而运动结合低氧训练达到了对糖代谢的良性效果，这似乎为今后防治 2 型糖尿病（T2DM）提供了一个方向（见第 19 篇）。

六、慢性血管球性肾炎

吉尔吉斯斯坦的里斯贝克·卡列夫（Rysbek Kaliev）报道了在海拔 3 200 m 的图雅—阿苏高山站来治疗慢性肾小球肾炎（chronic glomerulonephritis），治疗的方法很特殊，将患者在平原的缅瓦科尔（Mevacor）及高原进行交替，但未设对照组，结果观察到经交替后不论在高原还是在缅瓦科尔均可改善临床征象、降低血脂水平及减少尿蛋白的丢失，而利用高原结合平原的综合治疗效果最好[55]，这有点类似于"高住低训"高原训练的效果。

此外，利用高原气候治疗的疾病尚有帕金森病[87]、放射性损伤、情感性疾病、某些职业病和慢性肾炎、肾病综合征等，也都收到较好效果[88]。

在中度海拔的高原短期居住或间断性居住，低氧作用对人体产生的有益影响涉及一系列生理生化过程，首先是呼吸调控，人体对急性低氧产生较大的低氧通气反应（HVR），肺泡通气和肺弥散均增强，红细胞生成增多；自主神经系统调节使交感神经和副交感神经间达到新的协同，副交感神经占优势而使心率和血压在高原低氧下调控于正常生理水平；抗过氧化能力增强，氧自由基代谢获得改善，血液和组织内超氧化物歧化酶（SOD）的活性增高；细胞膜更趋稳定，Ca^{2+} 从细胞质内排出增多，对组织的氧输送改善，细胞内线粒体发生变化，包括还原型辅酶 I（NADH）依赖性的代谢增多，ATP 合成增多，细胞对氧的利用增强。上述反应部分受到一氧化氮（NO）依赖性反应的介导。但是，由于对低氧反应有极大的个体差异，因此对某些人可能获益，而对另一些人则不一定适合，这是应加以注意的[89]（见第 11 篇）。

第 4 节　高山疗养和高原健康锻炼

在苏联和现在的吉尔吉斯斯坦、乌克兰根据高原低氧对人体的有益影响和对某些疾病有改善甚至防治作用，在天山和高加索建立了苏夏、依斯齐苏、图雅—阿苏和天山阿拉套四个高山疗养院，取得了较好的效果。

近 20 年来，受到高原训练的启发，在一些国家和地区，如瑞士和我国台湾地区，在海拔 2 000 ~ 3 000 m 地区，已利用高山气候加上锻炼身体来提高心、肺功能和提高健康水平。我国台湾地区在开展"高山健康锻炼活动"上十分活跃，1998 年我国台湾地区实行双休日后，登山运动向群众性高山健康训练发展，他们认为这是一项运动性的综合科学。像阿里山这样地处亚热带、中度海拔、植被丰富、景色迷人的地方，也是高山健康锻炼的理想之地。他们先后开展了我国台湾地区高山森林旅游健康活动、短期高山生理健康活动和长期登山健康活动等，口号是鼓励人们朝向自然，投入山林，锻炼获益。这项运动的体育科学锻炼理念及方案是由陈俊忠博士、林青毂教授等引领的。开展以来，已使不少人，特别是中、老年人受益，值得关注。这项活动说明利用中度海拔进行有科学指导的体育锻炼，可以改善体能、增强体力、调节心血管功能、调控糖代谢过程，而促进健康。其中对血糖的有效调控是比较明显的，他们观察到，通过高山锻炼，有效地调控了人体糖代谢，糖耐量明显改善，而且运动后的低氧恢复有助于糖原含量的恢复，这对于保持运动能量至关重要[90,91]。这项研究的实用意义还在于，既然健康人在高原（山）短期居住加上体力活动，可能通过调节体内某些生理、生化环节，从而改善糖代谢，那么这种高原低氧对糖代谢发生的调节作用是否也可能为糖尿病患者提供一个天然的治疗环境。因此认为高原有可能为防治 2 型糖尿病提供一个途径，这无疑为全世界糖尿病患者提供了福音。

"高原健康锻炼"选点的基本条件是在中度海拔、风光秀丽、植被丰富、气候宜人的山区。疗养点保持朴素的生活环境，有医务人员指导，有简单的物理训练设备，主要让人体接触高原大自然，享受空气、阳光和绿色食品，可以做健身操、高原呼吸体操或跳"锅庄舞"，也可组织徒步旅行或轻度登山活动，但切记海拔不能过高，运动不能过强，登高不能过快。这是金科玉律，以免产生负效应。平原人每年在高原短期疗养或旅游，经低氧刺激，可以激活生理机能，调整神经系统功能，有益于健康。

高原低氧环境对人体有益影响，通过高原训练提高了最大有氧能力和体能；在高原环境下藏族等人群保持着旺盛的生殖力，一部分人的生命环延长；在长期的低氧习服—适应中如支气管哮喘等疾病的人群患病率降低，利用这一原理在高原对某些疾病的防治显示出前景，在中度高原环境、气象优美之地可以开展高原健康锻炼等等。尽管这是一个新的研究领域，许多问题有待深入讨论，但至少启示我们，高原低氧环境对人体的影响是双面的，看如何选择条件、对象和措施，取其有利的一面，消其不利影响。我国博大、纯洁和秀丽的青藏高原，有许多适于高原健康锻炼、旅行、短居和疗养的理想之地，大可利用，造福于人民健康。

参 考 文 献

[1] WU TY. Low prevalence of systemic hypertension in Tibetan native highlanders[J]. ISMM Newsletter，1994，41：5-6.

[2] 张鑫生，刘大林，刘建凯.高原地区急性心肌梗塞某些特点的探讨[J].临床心血管病杂志，1985，2：25-27.

[3] 李经邦，焦宏钧.420例藏族成人尸检中冠状动脉粥样硬化的观察[J].中华医学杂志，1978，56（7）：429-432.

[4] 屠道同，卜风珍，程仲谋，等.青海地区711例尸检分析[J].高原医学杂志，1994，5（4）：25-27.

[5] ARIAS-STELLA J，TOPILSKY M. Anatomy of the coronary circulation at high altitude[M]//PORTER R，KNIGHT J. High Altitude Physiology：Cardiac and Respiratory aspects. London：Churchill Livingstone，1971：149-154.

[6] RAMOS DA，KRUGER H，MURO M，et al. Patologia del hombre nativo de las grandes alturas：investigacion de las causos de muerte en 300 autopsias[J]. Boletin de la Oficina Sanitaria Panamericana，1967，62：496.

[7] World Health Organization. Progress Report Research Grant of the WHO：Altitude and cardiovascular disease[R]. Lima：WHO，1969：191-208.

[8] VARGAS E，SPIELVOGEL H. Chronic mountain sickness，optimal hemoglobin，and heart disease[J]. High Alt Med Biol，2006，7：138-149.

[9] MORTIMER EA，MONSON RR，MAC MAHON B. Reduction in mortality from coronary heart disease in men[J]. New Engl J Med，1977，296：581-585.

[10] ANON. Cardiovascular mortality and altitude[J]. Brit Med J，1980，280：5.

[11] MEERSON FZ，GOMZAKOV OA，SHIMKOVICH MV. Adaptation to high altitude hypoxia as a factor preventing development of myocardial ischemic necrosis[J]. Amer J Cardiol，1973，31（1）：30-34.

[12] FUJIMOTO N，MATSUBAYASHI K，MIYAHARA T，et al. The risk factors for ischemic heart disease in Tibetan highlanders[J]. Jap Heart J，1999，50（1）：27-34.

[13] DOMINGUEZ COELLO S，CABRERA S，CABRERA LEON A，et al. High density lipoprotein cholesterol increases with living altitude[J]. Int J Epidemiol，2000，29：65-70.

[14] 王友真，苏文远，汪如源，等.青海地区健康成年人口服葡萄糖耐量实验结果[J].中华内科杂志，1984，23（8）：468-470.

[15] 张惠莉，高继东，代青湘，等.青海部分地区糖尿病患病情况的研究[J].高原医学杂志，2009，19（2）：11-14.

[16] 欧珠罗布.西藏自治区卫生服务调查与体系建设研究报道[M].上海：复旦大学出版社，2018：86-87.

[17] CHARPIN D, KLEISBAUER JP, LANTEAUME A, et al. Asthma and allergy to house-dust mites in populations living in high altitudes[J]. Chest, 1988, 93（4）: 758-761.

[18] VARGAS MH, SIENRA-MONGE JJ, DIAZ-MEJIA G, et al. Asthma and geographical altitude: An inverse relationship in Mexico[J]. J Asthma, 1999, 6: 511-517.

[19] GOURGOULIANIS KI, BRELAS N, HATZIPARASIDES G, et al. The influence of altitude in bronchial asthma[J]. Arch Med Res, 2001, 32（5）: 429-431.

[20] WOOLCOCK AJ, KEENA V, PEAT JK. Definition, classification, epidemiology and risk factors[M]//O' BYRNE P, THOMSON NC. Manual of Asthma Management. London: WB. Saunders, 2001: 3-18.

[21] NOVISKI N, BAR-YISHAY E, CUR I, et al. Exercise intensity determines and climatic conditions modify the severity of exercise-induced asthma[J]. Am Rev Respir Dis, 1987, 136: 592-594.

[22] DOSMAN JA, HODGSON WC, COCKCROFT DW. Effect of cold air on bronchial response to inhaled histamine in patients with asthma[J]. Am Rev Respir Dis, 1991, 144: 45-50.

[23] LIN WS, SHAMOO DA, ANDERSON KR, et al. Effects of heat and humidity on the response of exercising asthmatic to sulphur dioxide exposure[J]. Am Rev Respir Dis, 1985, 131: 221-225.

[24] BOULET LP, TURCOTTE H. Influence of water content of inspired air during and after exercise on induced broncho-constriction[J]. Eur Respir J, 1991, 4: 979-984.

[25] DOMEJ W, SCHWABERGER G, TILZ GP, et al. Prolonged endurance challenge at moderate altitude: Effect on serum eosinophil cationic protein, eosinophil dynamics, and lung function[J]. Chest, 2002, 121（4）: 1111-1116.

[26] HEMPEL SL, MONICK MM, HUNNINGHAKE GW. Effect of hypoxia on release of IL-1 and TNF by human alveolar macrophages[J]. Am J Respir Cell Mol Biol, 1996, 2: 170-176.

[27] STEINER DR, GONZALEZ NC, WOOD JG. Mast cells mediate the microvascular inflammatory response to systemic hypoxia[J]. J Appl Physiol, 2003, 94（1）: 325-334.

[28] DENJEAN A, ROUX C, HERVE P, et al. Mild isocapnic hypoxia enhances the bronchial response to methacholine in asthmatic subjects[J]. Am Rev Respir Dis, 1988, 138: 789-793.

[29] DAGG KD, THOMASON LJ, CLAYTON RA, et al. Effect of acute alterations in inspired oxygen tension on methacholine induced bronchoconstriction in patients with asthma[J]. Throax, 1997, 52（5）: 453-457.

[30] TAM EK, GEOFFREY A, MYERS DJ, et al. Effects of eucapnic hypoxia on bronchomotor tone and on the bronchomotor response to dry air in asthmatic subjects[J]. Am Rev Respir Dis, 1985, 132: 690-693.

[31] CHARPIN D, BIRNBAUM J, HADDI H, et al. Altitude and allergy to house dust mite[J]. Am Rev Respir Dis, 1991, 143: 983-986.

[32] WARDLAW AJ. The role of air pollution in asthma[J]. Clin Exp Allergy, 1993, 23: 81-96.

[33] COGO A, BASNYAT B, FASANO V, et al. Asthma in the mountain: How far[M]//VISCOR A, RICART DE MESONES A, LEAL C. Health and Height. Barcelona: Publications de la Universitat De Barcelona, 2003: 81-84.

[34] BONER AL, PERONI DG, PIACENTINI GL, et al. Influence of allergen avoidance at high altitude on serum markers of eosinophil activation in children with allergic asthma[J]. Clin Exp Allergy, 1993, 23: 1021-1026.

[35] PERONI D, BONER A, VALLONE G, et al. Effective allergen avoidance at high altitude reduces allergen-induced bronchial hyperresponsiveness[J]. Am J Respir Crit Care Med, 1994, 149: 1442-1446.

[36] VAN VELZEN E, VAN DEN BOS JW, BENCKHUIJSEN JA, et al. Effect of allergen avoidance at high altitude on direct and indirect bronchial hyperresponsiveness and markers of inflammation in children with allergic asthma[J]. Thorax, 1996, 51: 582-584.

[37] GROOTENDORST DC, DHALEN SE, VAN DEN BOS JW, et al. Benefits of high altitude allergen avoidance in atopic adolescents with moderate to severe asthma, over and above treatment with high does inhaled steroids[J]. Clin & Exper Allergy, 2001, 31: 400-408.

[38] GOLAN Y, ONN A, VILLA Y, et al. Asthma in adventure travelers: A prospective study evaluating the occurrence and risk factors for acute exacerbations[J]. Arch Intern Med, 2002, 162 (21): 2421-2426.

[39] MIRRAKHIMOV MM, BRIMKULOV N, CIESLIKI J, et al. Effects of acetazolamide on overnight oxygenation and acute mountain sickness in patients with asthma[J]. Eur Respir J, 1993, 4: 536-540.

[40] TOWNEND M. Asthma in mountaineers[J]. Respir Dis Pract, 1996, 10: 21-23.

[41] PEACOCK AJ. Asthma at altitude: The effect on asthma of the mountain environment and precautions for the traveler[J]. Asthma J, 1998, 9: 117-119.

[42] ALLEGRA L, COGO A, LEGNANI D, et al. High altitude exposure reduces bronchial responsiveness to hypo-osmolar aerosol in lowland asthmatics[J]. Eur Respir J, 1995, 8: 1842-1846.

[43] COGO A, BASNYAT B, LEGNANI D, et al. Bronchial asthma and airway hyperresponsiveness[J]. Respiration, 1997, 64: 444-449.

[44] COGO A, FISHER R, SCHOENE R. Respiratory diseases and high altitude[J]. High Alt Med Biol, 2004, 5: 435-444.

[45] CUNNINGHAM WL, BECKER EJ, KRENZER F. Catecholamine in plasma and urine at high altitude[J]. J Appl Physiol, 1965, 20: 609-610.

[46] SAWHNEY RC, MALHOTRA AS, SINGH T. Glucoregulatory hormones in man at high altitude[J]. Eur J Appl Physiol, 1991, 62: 286-291.

[47] JUNIPER EF, KLINE PA, VANZIELEGHEM MA, et al. Effect of long term treatment with an inhaled corticosteroid on airway hyperresponsiveness and clinical asthma in non steroid-dependent asthmatics[J]. Am Rev Respir Dis, 1990, 142: 422-836.

[48] KNOX AJ, CAMPOS-GONGORA H, WISNIEWSKI A, et al. Modification of bronchial reactivity by physiological concentrations of plasma epinephrine[J]. J Appl Physiol, 1992, 3: 1004-1007.

[49] FREEZER NJ, CROASDELL H, DOULL IJM, et al. Effect of regular inhaled beclomethasone on exercise and methacholine airway response in school children with recurrent wheeze[J]. Eur Respir J,

1995，8：1488-1493.

[50] МИРРАХИМОВ ММ. О картине периферичекой крови в условиях высокоръя Тянь-Шаня и Памир[M]. Фрунзе：Kyrghyzstan Press，1964.

[51] МИРРАХИМОВ ММ. Высокогорная Физиология и Медицина. Актовая речь Ргозесенная 22 Февраля[M]. Фрунзе：Kyrghyzstan Press，1974.

[52] МИРРАХИМОВММ. Очерки о влиянии горного климата Середней Азии на организм[M]. Фрунзе：Kyrghyzstan Press，1964.

[53] МИРРАХИМОВ ММ. Лечение внутренних болезней горням климатом—Л.：Мединцина[M]. [S.l.:s.n.]，1977.

[54] 佚名. 关于《高山医学》报道[J]. 苏维埃吉尔吉斯报，1978，17114：82-83.

[55] МИРРАХИМОВ ММ. и ИсмаиловВ.И. Легочное Сердце в условиях высокогорья Особенности Диагностики и Реабилитации[M]. Фрунзе：Kyrghyzstan Press，1985.

[56] МИРРАХИМОВ ММ，КУДАЙБЕРДИЕВ ЗМ，ШМИДТ ГФ. Физинческая работоспособность уроженцев различиых выот Тянь-Шаня и Памира[M]//Физиология труда и климат. Фрунзе：Kyrghyzstan Press，1974.

[57] MILLEDGE JS. High altitude medicine and biology advanced research workshop，Issyk-Kul，Kyrgyzstan，June 5-8，2006[J]. High Alt Med Biol，2006，7（4）：315-318.

[58] СТОЯНОВ ПК. Квопросу об адалаций у лиц занимаюшихся физическим трудом на большой высте[J]. Клин Мед，1960，8：124-127.

[59] ЗФЕДИЕВ МЗ，БОДАЛОВА СМ，АХУНДОВ М. Влияние горных условий на артериалъное давление[J]. Клин Мед，1959，7：59-64.

[60] FLETCHER EC. Invited review：Physiological consequences of intermittent hypoxia：Systemic blood pressure[J]. J Appl Physiol，2001，90（6）：1600-1605.

[61] SCHOLING W. High altitude climate：Adaptation processes of healthy individuals and hypertensive patients[J]. Medizinische Klinik，1985，76：519-525.

[62] HALHUBER MI，HUMPELER KJ，INAMA K，et al. Does altitude cause exhaustion of the heart and circulatory system[J] Med Sport Sci，1985，19：192-202.

[63] WU TY，DING SQ，LIU JL，et al. Who should not go high：Chronic disease and work at work at altitude during construction of the Qinghai-Tibet railroad[J]. High Alt Med Biol，2007，8：88-108.

[64] MARTICORENA E，MARTICORENA JM. Coronary prevention and rehabilitation utilizing high altitudes[M]. Lima：Universitat National Mayar de San Marcos，1990：85-86.

[65] MARTICORENA E，MARTICORENA JM. Cardiac rehabilitation of coronary by-passed patients-natural and simulated high altitude techniques[C]//The First World Congress of High Altitude Medicine and Physiology. La Paz：IPPA，1994：101.

[66] MARTICORENA EA，MARTICORENA MJ，OYOLA LO，et al. Impact and mid-term assessment of coronary patients rehabilitated with intermittent simulated hypoxia technique[J]. Acta Andina，1999，8：

39–45.

[67] DEL PILAR V, CARCIA-GODOS F, WOOLCOTT OO. Improvement of myocardial perfusion in coronary patients after intermittent hypobaric hypoxia[J]. J Nucl Cardiol, 2006, 13: 69–74.

[68] MARIA PV, GARCIA-GODOS F, WOOLCOTT OO, et al. Improvement of myocardial perfusion in coronary patients after intermittent hypobaric hypoxia[J]. J Nucl Cardiol, 2006, 13: 69–74.

[69] REYNAFARJE BD, MARTICORENA E. Bioenergetics of the heart at high altitude: Environmental hypoxia imposes profound transformation on the myocardial process of ATP synthesis[J]. J Bioemergetics and Biomenbranes, 2002, 34: 407–412.

[70] МИРРАХИМОВ ММ, ШОГЕНЦУКОВА ЕА. Лечение бронхиальной астмы горным климаом[M]. Наличик: Эльбрус, 1975.

[71] БРИМКУЛОВ НН. Высокогорная климатотерапия больных бронхиальной астмои: Механизмы дейсвия и некоторые пути повышения эффективости Автореферат[M]. Москва: [s.n.], 1990.

[72] GOZAL F, GOZAL D. Invited review: Respiratory plasticity following intermittent hypoxia: Developmental interactions[J]. J Appl Physiol, 2001, 90 (5): 1995–1999.

[73] MITCHELL CS, BAKER TL, NANDA SA, et al. Invited review: Intermittent hypoxia and respiratory plasticity[J]. J Appl Physiol, 2001, 90 (6): 2466–2475.

[74] COGO A, FISHER R, SCHOENE R. Respiratory diseases and high altitude[J]. High Alt Med Biol, 2004, 5: 435–444.

[75] MEERSON FZ, TVERDOKHLIB VP, SOEV VM. Adaptation to periodic hypoxia in therapy and prophylaxis[M]. Moscow: Nauka, 1989: 70.

[76] SAFRONOVA OS, SEREBROBSKAYA TV, GORDIY SK. Pro-and antioxidant balance under the adaptation to intermittent hypoxia in healthy humans and patients with bronchial asthma[J]. Exper Clin Physiol Biochem, 1999, 4: 61–66.

[77] КУДАЙБЕРДИЕВ ЗМ, ШМИДТ ГФ. Рабомоснособносмъ человека в горах[M]. Мединцград <дицина>: Москва, 1982.

[78] КУДАЙБЕРДИЕВ ЗМ. Легочное крозообрацение и электромеханическая активность сердца в процессе длителной адаптации равниных жителей к высокогорьо (2 800 ~ 3 300 м над ур. М.) [M]. Фрунзе: Сентяьрь, 1982.

[79] КУДАЙБЕРДИЕВ ЗМ. Особенности диагностики застойной правожелудочковой сердечной недостаточности при хроническом бронхите в условиях высокогорья[J]. Вести. АМН. СССР, 1987, 11: 86–89.

[80] RAIMJANOV AR, ALMEREKOVA AA, MAMAQTOV SM, et al. Advances in high-altitude hematology in the Kyrghyz Republic[J]. Center Asia Med J, 1993, 3 (1): 72–78.

[81] ZAKUSILO MP, BOLSHOVO-ZUBKIVSKAYA OV, SHERSHUN OO, et al. Respiration and oxygen supply in patients with diabetes mellitus under hypoxic hypoxia[J]. Ukr Med Almanac, 2001, 4 (1): 74–76.

[82] LEE WC, CHEN JJ, HO HY, et al. Short-term altitude mountain living improves glycemic control[J]. High Alt Med Biol, 2003, 4: 81-91.

[83] CHEN MT, LEE WC, CHEN SC, et al. Effect of a prolonged altitude expedition on glucose tolerance and abdominal fatness[J]. Res Q Exerc Sport, 2010, 81: 472-477.

[84] IVY JL, ZDERIC TW, FOGT DL. Prevention and treatment of non-insulin-dependent diabetes mellitus[J]. Exerc Sport Sci Rev, 1999, 27: 1-35.

[85] PEIRCE NS. Diabetes and exercise[J]. Br J Sports Med, 1999, 33: 161-172.

[86] CARTEE GD, DOUEN AG, RAMLAL T, et al. Stimulation of glucose transport in skeletal muscle by hypoxia[J]. J Appl Physiol, 1991, 70: 1593-1600.

[87] SEREBROVSKAYA T, KARABAN I, MANKOVSKAYA I, et al. Hypoxic ventilatory responses and gas exchange in patients with Parkinson's disease[J]. Respiration, 1998, 65 (1): 28-32.

[88] SEREBROVSKAYA TV. Intermittent hypoxia research in the Former Soviet Union and the Commonwealth of Independent States: History and review of the concept and selected applications[J]. High Alt Med Biol, 2002, 3 (2): 205-221.

[89] 吴天一. 高原环境对人体有益影响的研究[J]. 医学研究杂志, 2007, 36 (12): 1-3.

[90] 陈俊忠. 台湾山岳医学论文集[M]. 台北: 阳明大学出版社, 1996.

[91] CHEN JJ. Mountain Medicine in Taiwan[M]. Taipei: University of Yang Ming Press, 2001.

第 23 篇　青藏铁路建设对高原医学的挑战

前　言
——追寻金桥的梦

在青藏高原，这块世界上纯洁的土地，居住着勤劳纯朴的藏族人，他们分居在西藏、青海、四川、云南、甘肃等地方，走亲串戚是必然的。拉萨，是藏族心目中共同的圣地，前往拉萨朝觐是虔诚藏族人的愿望。因此在历史上，藏族一直期望要为人们交往和牲畜的转运打开一条通道。在 10 个多世纪的历史进程中，一条人脚踏出来的古代驿道无比艰险，大量的奴隶和农奴在这条高海拔的驿道上耗竭而死[1]。朝圣的人和商人从青海西宁或四川雅安出发去拉萨，一个往返需耗时半年至一年，在路途中死去许多人。正如青海藏传佛教大师喜饶嘉措在 1954 年 12 月 25 日的人民日报撰文写道"青海、西藏的藏族是同一语言、同一信仰、同一习俗，但是两地之间的联系却是太困难了。青海藏族去拉萨要通过那又长又荒漠的道路，要花几个月时间，难以想象的艰难使许多人丧生"[2]。

自从唐朝文成公主入藏后，中国人就想要修建一条通往西藏的路，这种想法从未停止过。到了 20 世纪，孙中山先生就设想要建一条通往拉萨的高原铁路，毛泽东主席答应尼泊尔马亨德拉国王要修一条通往加德满都的铁路，并受到周恩来总理的关切，这是几代领导人的愿望。

中华人民共和国成立后，开始打通西藏的通道，然而真正实施起来，它的艰难性是难以想象的。1951 年，中央政府派出 40 000 头骆驼，驮运大量物资从格尔木往西藏，每 1 km 就倒毙 12 头。1952 年十世班禅喇嘛回西藏，有大量警卫队护送，4 500 匹军马、3 000 头骆驼、13 500 头牦牛和 2 500 头骡子，在近 2 000 km 的路程，超过 3 000 头牲畜死亡。1955 年，3 条公路同时打通，即新藏公路、云藏公路和中尼公路，这是高原公路历史上具有英雄史诗般的功绩，然而也付出了巨大代价。1958 年 12 月，川藏、青藏公路同时开通，在修建川藏公路时，2 413 km 的路段，3 000 名解放军战士献出了生命[1-3]。

尽管于 1979 年长达 1 115 km 的青藏公路已经开通，然而道路艰险，最高点唐古拉山口海拔高达 5 328 m，年年翻浆复修、运输量低、速度慢，已不适应青藏高原经济发展和国防建设的需要（图 23-1）。早在 20 世纪 50 年代，党中央和国家领导就提出要修一条铁路到拉萨。1956 年铁道部勘察设计院勘察后提出了从兰州到拉萨的近 200 个建设方案。1958 年计划开建西宁到拉萨的第一期工程，先期修到格尔木。但由于 1959—1961 年进入经济困难时期，和随后 1966—1976 年的"文革"导致不得不停建。20 世纪 70 年代，中央决定开启修建青藏铁路一期工程，1979 年再次开建，但由于经费和技术问题尚未建成。邓小平同志十分关心青藏铁路，1983 年在他会见西藏自治区领导阴法

唐时询问了情况后指出"青藏铁路应该修建！"[1-3]

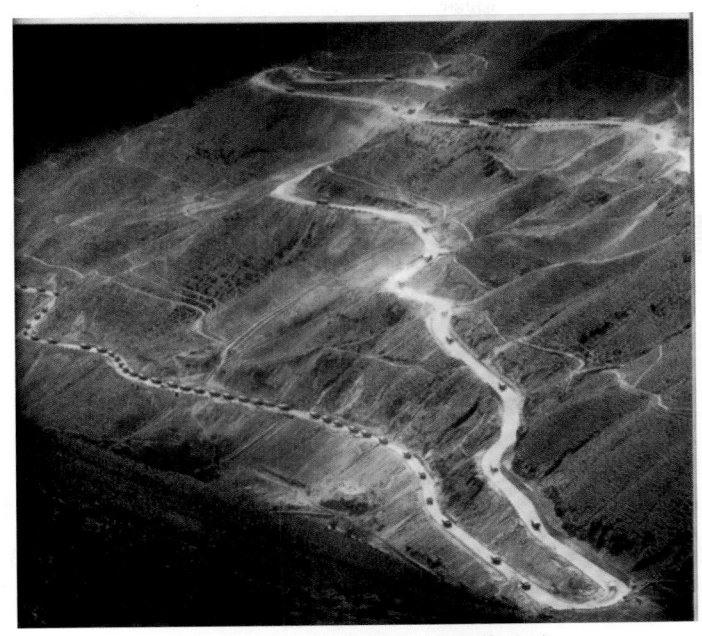

图 23-1　1979 年竣工的青藏公路

长 1 115 km，道路崎岖险峻，海拔在 4 000 m 及以上，是一条通往青藏的大动脉，起了重要作用，但由于运输量低、速度慢，已不适应青藏高原经济发展和国防建设的需要，中央决定修建青藏铁路。

2001 年，为了加快青藏高原的社会经济发展，为了结束西藏没有铁路的历史，党中央、国务院决定开工建设青藏铁路格尔木—拉萨段。当年第九次全国人民代表大会第 4 次会议，在通过我国第十个"五年计划"时，将青藏铁路的建设作为重要决定，也就是立法化了。如何确定这条铁路的修建路线，中央领导听取了铁道部的汇报，通过比较提出的四条方案，确定选择南侧路线，即由青海到西藏，从格尔木穿越昆仑山，经安多、那曲和当雄进入拉萨，这条路线特点是尽管海拔高，但相对平坦。新闻发出，全国人民欢庆鼓舞，人心振奋。也震动了全世界，英国卫报刊发一篇评论，题目是"在西藏达到新的顶峰的中国梦"（China dreams of scaling new highest in Tibet），文章说"一旦开建，这将是世界铁路史上最壮观的一页"，文章还说"全世界的铁道专家都会对这一工程产生强烈兴趣"[1]。的确，世界铁路史上最光辉的一页揭开了，一条连接青藏间的金色纽带开建，青藏各族人民几个世纪的期盼终于实现了[4,5]。

第 87 章　青藏铁路——世界最高海拔铁路

第 1 节　伟大的铁路工程

青藏铁路第一期工程西—格段于 1974 年起动工，至 1982 年完成并运营，长 834 km，铁路沿青海湖西进入柴达木，最高点为关角隧道，海拔 3 698 m，其他路段在海拔 2 700～3 200 m，客运 20 多年，证明是安全的。

青藏铁路二期工程格—拉段，即格尔木至拉萨，是建在"世界屋脊"青藏高原上的全球海拔最高和最长的高原铁路，全长 1 142 km，海拔高于 4 000 m 的地段有 965 km，占总路段的 84%，其中路基最高点是在唐古拉山垭口海拔 5 072 m 处，这也是世界高山铁路的最高点，号称"天路"（图 87.1）。由于青藏高原实际上是由一系列大山组成，故又称它为"山源"。青藏铁路则穿行于大山之中，主要有昆仑山、唐古拉山和念青唐古拉山及其支脉如玉珠山峰、可可西里山、风火山等，海拔都在 5 000 m 以上。铁路沿青藏线行，尽管海拔高，但大部分地区地势相对平坦宽广，又基本上与青藏公路并行，故交通方便，运行安全。

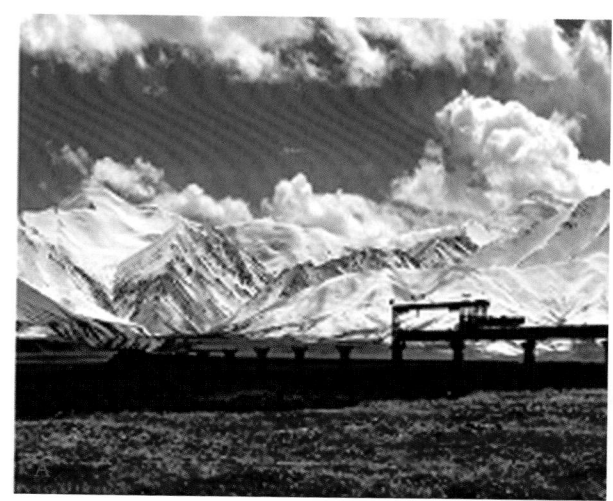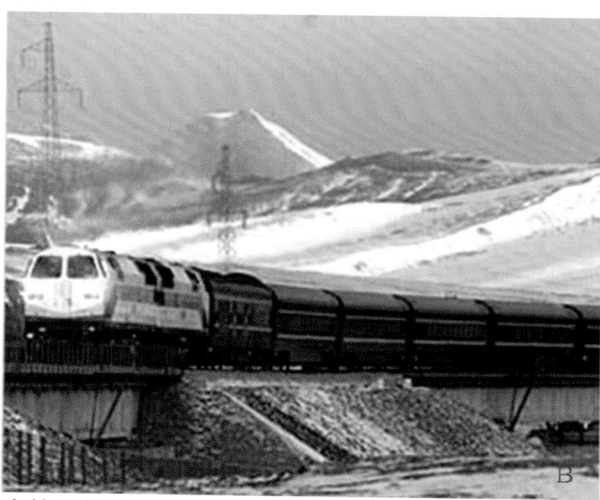

图 87.1　唐古拉山垭口

A—修建中的青藏铁路最高点，唐古拉山垭口，海拔 5 072 m，是世界上高山铁路中的最高点，号称"天路"；B—青藏铁路通车后的最高站点——唐古拉山垭口站，海拔 5 068 m，大气氧分压为 405 mmHg，相当于海平面的 52%，这是世界上高山铁路中的最高站点，此时列车内的供氧系统是保证。

　　铁路沿线属于青藏高原的高山草原、草甸带，有许多冰川和湖泊，周围基本上都是纯牧业区。铁路在 3 个国家级自然保护区边缘穿过，即可可西里自然保护区、三江源自然保护区和藏北羌塘自然保护区，这里藏羚羊、野牦牛及藏野驴等野生动物资源丰富，植被为高山矮草，是旅客沿途观光的好机会，但生态环境脆弱，应切实加以保护。

　　修建青藏铁路最大的问题是工人面临缺氧考验，第一期工程由西宁至格尔木（西—格段），尽管海拔不是很高（大部分在 2 800 m 左右的柴达木盆地），但由于高原低氧损伤、劳动强度极大，隧道内缺氧更严重等，仍付出了巨大代价，仅在修建关角隧道（3 698 m）时就牺牲了 55 名战士（图87.2）。

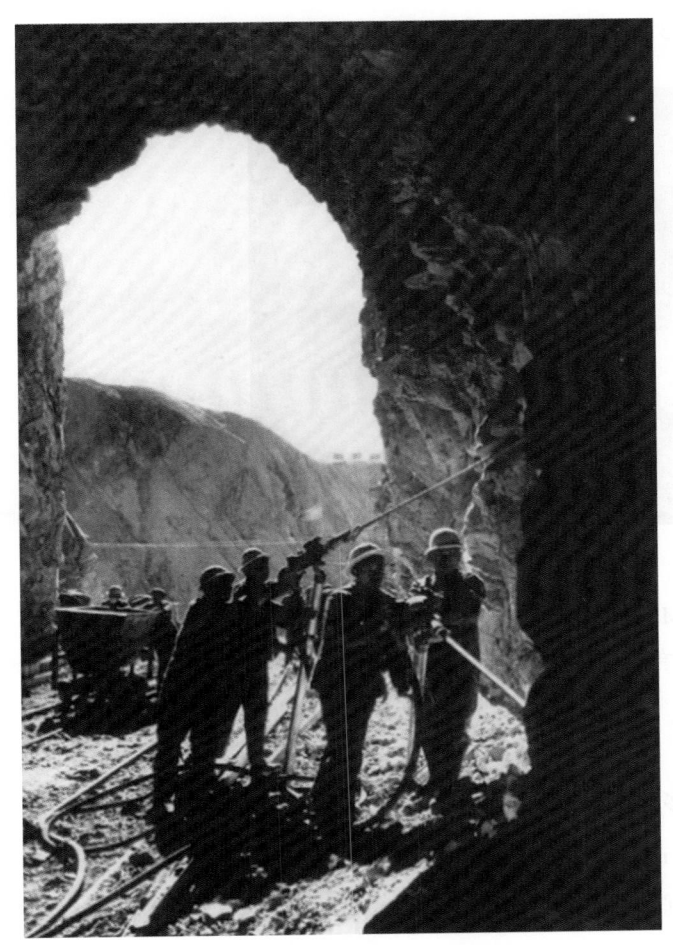

图 87.2　铁道兵在打通隧道时的作业情况

　　青藏铁路的建设十分艰巨，一期工程的最高点为关角隧道，海拔 3 698 m，那时施工条件艰苦，手工劳动消耗大，隧道内缺乏供氧装置，缺氧严重。

　　青藏铁路二期工程则更不同前，这条修建在地球第三极顶盖上的高原铁路，工程施工极其艰难，但自 2001 年 6 月 29 日开工以来，十万多筑路大军，依靠科学设计，依靠先进技术，依靠奋战和奉献精神，战胜了风暴、山洪、泥石流、雪崩等环境危害，于 2005 年 10 月全程铺轨完成，2006 年 7

月 1 日开始运营，一条钢铁的幸福之路畅通在"世界屋脊"上，这不仅是中国人民的一件大事，而且对全世界、全人类发展的历史，都会产生深远的影响^[6,7]。

第 2 节　世界高海拔铁路

在此之前，世界高海拔铁路主要有 3 条^[8,9]。一为瑞士少女峰（荣佛劳）铁路，始建于 1889 年，第一期工程由因特拉肯（Interlaken）至埃格来斯切（Eigergletscher，2 300 m）。第二期工程于 1912 年铺轨至阿尔卑斯山少女峰（Mt. Junfraujoch）海拔 3 454 m 处，迄今旅客甚多，可以从日内瓦或苏黎世直接前往（图 87.3）。

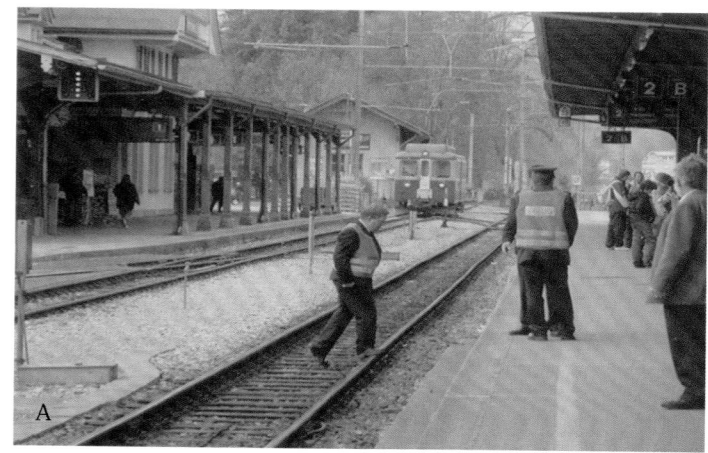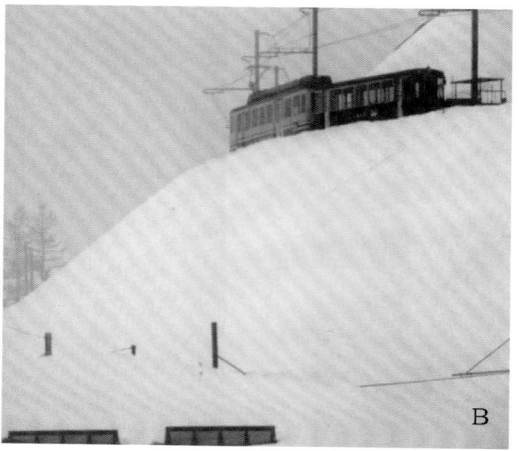

图 87.3　瑞士少女峰铁路

A—瑞士少女峰（Mt. Junfraujoch，荣弗劳峰为日耳曼语，即少女）铁路，从名镇因特拉肯（1 280 m）起逐步向上，管理十分有序；B—火车抵达阿尔卑斯山脚下，海拔 3 454 m，到终点后游人可以登山或徒步旅行。

次为美国科罗拉多高山铁路，1891 年建成，由丹佛（1 600 m）旁的温泉通向洛基山脉的派克峰的西侧，海拔 4 300 m，由于海拔阶差大，从 1 600 m 向上至 4 300 m，为防车体倒滑，故铁轨上有锯齿，又称之为"锯齿铁路"（the Cog Railway）（图 87.4），由于冬季风雪大难以通车，现今多改由乘直升机前往。

另为秘鲁高山铁路，1893 年完建，称之为"秘鲁中央铁路"，从首都利马（Lima，150 m）出发，中心点为拉奥罗亚，海拔 3 730 m，穿越安第斯山海拔 4 800 m 的梯克利奥（Ticlio），该铁路主要为矿区服务。支线通往赛罗·德·帕斯科和莫罗科查，都是重要矿区。另一支线从秘鲁古城库斯科（Cuzco，3 400 m）至印加古迹马丘皮丘（Machu Picchu，2 440 m），旅客如云，十分拥挤，而铁路较陈旧（图 87.5）。

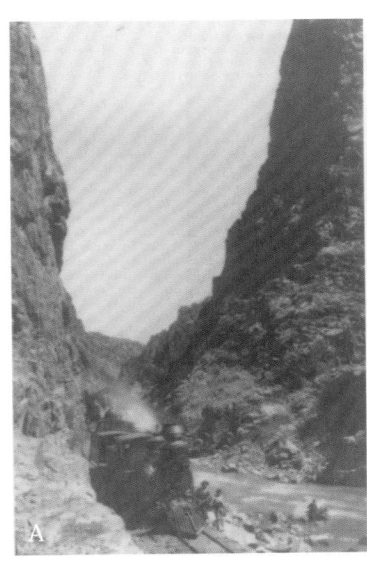
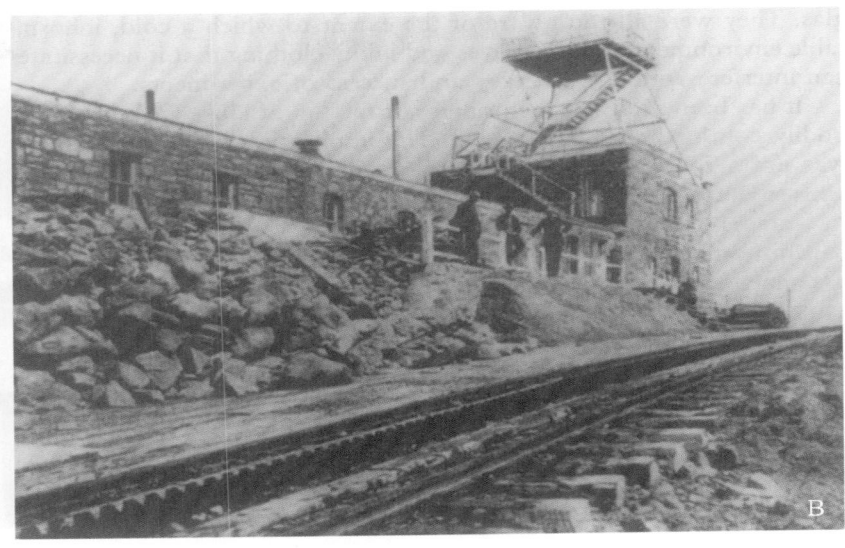

图 87.4 美国科罗拉多高山锯齿铁路

A—美国科罗拉多高山锯齿铁路,海拔 1 600 ~ 4 300 m,图为火车穿越大峡谷时的情景;B—早年科罗拉多铁路因坡度大,故高山铁路铁轨带齿轮,以防列车下滑,故名"齿轮铁路"。

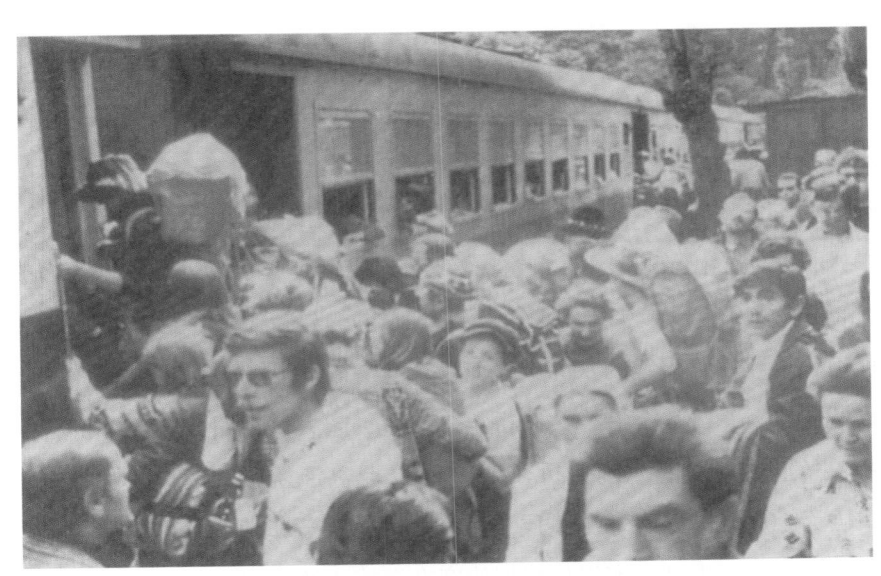

图 87.5 秘鲁中央铁路去马丘皮丘景点的列车,旅客十分拥挤

秘鲁高山中央铁路,海拔 2 440 ~ 4 800 m,因可通往多个高山矿区和古城库斯科等,故名"中央铁路"。

由上文可见,建于欧洲阿尔卑斯山、北美洛基山脉和南美安第斯山的 3 条世界高山铁路都没有青藏铁路海拔高,穿行于"世界屋脊"上的青藏铁路堪称世界最高铁路(图 87.6)。

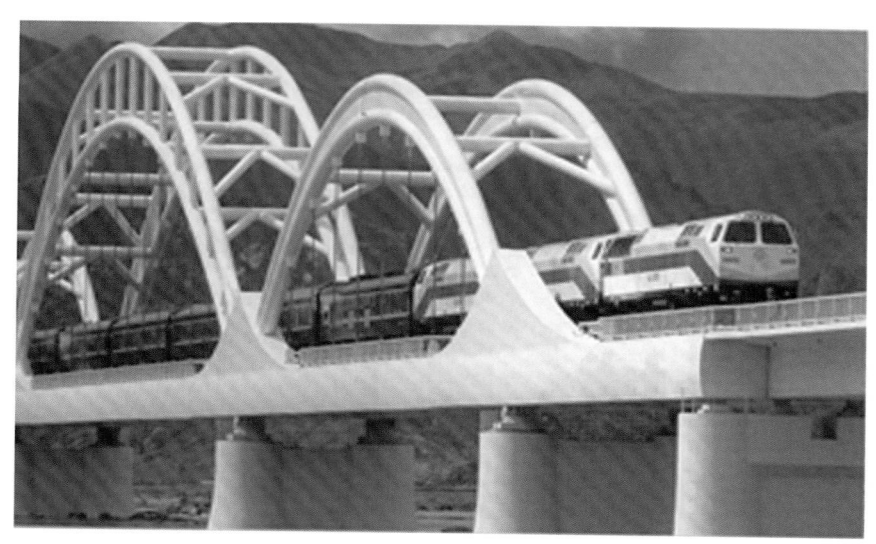

图 87.6　金桥

连接青藏与内地的金桥，世界最高海拔的"天路"，青藏铁路火车穿越拉萨大桥进入拉萨时的风姿，无与伦比。

第 3 节　铁路施工环境是高原极端低氧环境

一、铁路建设面临三大挑战

青藏铁路建设面临三大挑战，即冻土层铺轨、生态保护和高原卫生保障。

冻土专家中国科学院程国栋院士说："青藏铁路的成败决定于行进的路基，而成败的关键是运行在永冻层上，但通过 20 年以上中国科学家及工程人员的艰苦工作，已基本上解决了青藏铁路永冻层铺轨的工程问题。"铁路沿线的永冻层地面长达 632 km，因此采取了垫高路基、铺设隔热膜等措施，另为"以桥代路"[10]，整个沿线共有桥梁 286 座，超大桥占路长 27 308 m，大、小桥梁则占 20 523 m，其中在冻土层上的青水河大桥长 11.7 km，是高原桥梁中最长的桥。这样带来的问题是火车车速在永冻层为 100 km/h，在非冻土层为 120 km/h（关于车速按技术设计可以超过以上标准，吴天一作为铁道部青藏铁路生理专家组长根据旅客在海拔 4 000 m 所需要的习服时间做出上述规定，如车速过快，旅客短时间内蒙受严重缺氧，则 AMS 的发生率会增高）。大桥梁由武装警察部队守护，中、小桥梁由民兵守护巡逻，武警部队的大桥守护营房都建立了供暖、供氧设备，施行卫生员制度，民兵尽量选择适应高原的当地藏族担任。

生态保护的要求极为严格，施工时对沿线路基被铲出的草原土坯均用人工塑料大棚加以护养，待铺轨完成后复植原位，全线建立铁路保护栏，另外在大桥下设置了动物通道，保证藏羚羊等的迁徙，有天眼检测及巡护队保护[11]。

高原卫生保障是铁路建设中的关键性因素，由于施工环境是一个严重的低氧环境，人们能否在此习服（acclimatization）生存，能否在此施工劳动，能否不发生或少发生各型高原疾病，将是保证铁路建设的前提条件。任务十分重大。但并无更多的资料可供借鉴，从而是对高原医学的巨大挑战。

二、铁路建设是在最严酷的低氧环境

青藏铁路沿线主要站点的海拔高度、大气压及大气氧分压等见表 87.1 及图 87.7。

表 87.1　青藏铁路沿线主要站点的气象资料

地区	海拔 /m	大气压		大气氧分压		年平均气温 /℃	平均相对湿度 /%
		Torr	kPa	Torr	kPa		
海平面	0	760	101.3	155	20.7	—	—
西宁	2 261	586	78.1	122	16.3	5.7	57
格尔木	2 808	538	71.7	113	17.7	3.6	34
昆仑山口	4 767	371	49.5	78	1.0	−6.5	52
五道梁	4 485	436	58.1	92	12.3	−5.6	50
风火山	4 550	434	57.9	91	12.1	−7.0	51
风火山隧道	4 905	417	55.6	88	11.7	−7.0	51
沱沱河	4 630	431	57.5	90	12.0	−4.4	53
唐古拉山口	5 072	403	53.7	84	11.2	−7.8	46
安多	4 685	422	56.3	89	11.9	−3.3	48
那曲	4 505	437	58.3	92	12.3	−2.1	51
当雄	4 292	447	59.6	94	12.5	1.0	44
羊八井	4 257	449	59.9	94	12.5	1.2	46
拉萨	3 658	489	65.2	102	13.6	7.5	42

由表 87.1 及图 87.7 可见，青藏铁路沿线主要站点在海拔 2 800 ~ 4 000 m 的约占 12%，在 4 000 ~ 4 500 m 的约占 40%，这时的大气压、大气氧分压约为海平面的 60%，而站点在海拔 4 600 ~ 5 100 m 的约占 44%，此时的大气压和大气氧分压则近于海平面的 50%。国际上把海拔 5 000 m 以上，大气压（PB）、大气氧分压（PO_2）、吸入气氧分压（PiO_2）、肺泡气氧分压（P_AO_2）、动脉血氧分压（PaO_2）都在海平面正常值的 50% 以下的地区称"大高原"（great altitude）或"特高海拔"（extreme altitude），此时将有很高的高原病发病率和病死率，表现为精神体力严重衰退的高原衰退症（high altitude deterioration）也极易发生，从而难以长期生存。

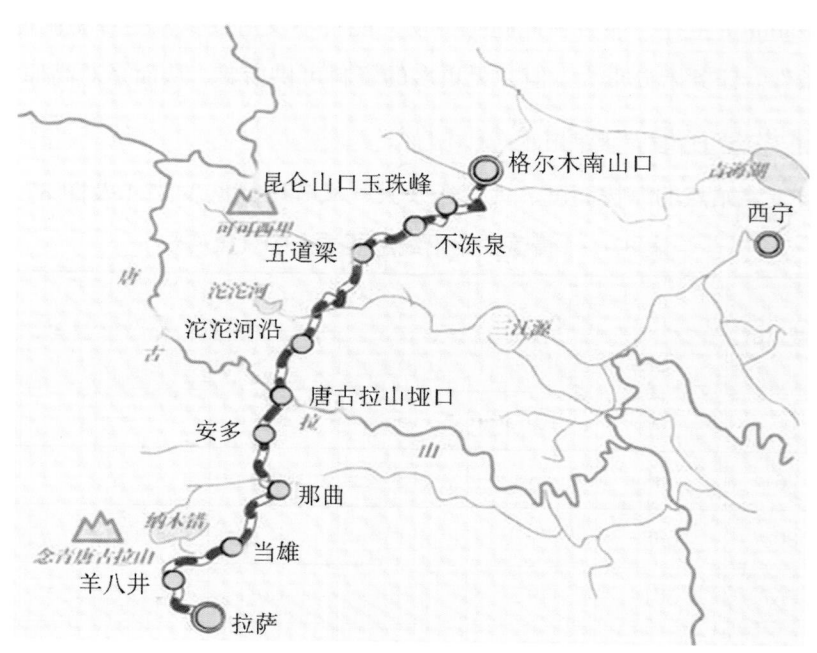

图 87.7　青藏铁路二期工程铁路示意图

从格尔木（Golmud）出发，依次的站点及海拔高度为：格尔木南山口（2 808 m）、昆仑山口玉珠峰（4 768 m）、五道梁（4 485 m）、风火山（4 550 m）、可可西里（秀水河）（4 552 m）、沱沱河沿（4 630 m）、唐古拉山垭口（5 068 m）、安多（4 685 m）、那曲（4 505 m）、当雄（4 292 m）、羊八井（4 257 m）、拉萨（3 658 m）。从北京到拉萨为 4 060 km，从西宁到拉萨即青藏铁路全程为 1 956 km，从格尔木到拉萨为 1 142 km。

然而铁路建设工人就是要在这大高原上作业，工程还要越过最艰难的无人区——可可西里，那是"特提斯古海"的遗存，深陷的沙石没有任何可以铺轨的土地基础，"填海铺道"啊！在特高海拔极端低氧下重劳动，工人们将付出几乎是生命极限的体力消耗，可以说每个人都在攀登珠峰。开工第一年，从平原来的 2.4 万名工人投入了战斗，揭开了人类铁路史上最艰难的一页。以后每年有 2 万~3 万工人在此作业，保证工人健康就是高原医学当下的第一要务。

三、高原极端环境对人体的综合作用

氧气对几乎所有的生命过程都是必需的，对人类这一高级动物尤其重要。高原上随着海拔升高，大气压下降，其中的氧分压随之降低，是形成高原人体缺氧的主要原因，也是引起机体一系列生理、病理变化的关键因素。此外，寒冷是引起高原损伤的另一个重要因素，寒冷可促进人体的产热过程，增加氧耗，从而进一步加重缺氧。寒冷还可降低呼吸道抵抗力，诱发感染。寒冷复合缺氧将导致显著的肺血管增压反应（pulmonary hypertensive response，PHR）而出现严重的肺动脉高压症。由表 87.1 可见，青藏铁路海拔 4 000 m 以上的施工站点，年平均气温都在 0℃ 以下，在海拔 5 000 m 的工地，最低气温达 −36℃。施工高原湿度低，风沙大，空气干燥，一般在海拔 2 000 m 处，绝对

温度仅等于海平面的一半，在海拔 4 000 ~ 5 000 m 处，湿度不超过海平面湿度的 10%。低湿度容易降低人的适应能力和抵抗能力，引起呼吸道黏膜损伤，形成唇裂、鼻出血和呼吸道感染等。

随着海拔增高，空气愈稀薄，因而大气中的尘埃减少，空气透明度相应增大，被吸收的太阳射线也相应减少。所以，高原上太阳辐射强，光照强度大。太阳射线中的紫外线也随海拔增高而增强，一般每升高 100 m，紫外线的强度比在海平面增加 3% ~ 4%。高原上过强或长时间的暴晒，常可引起日光性皮炎及高原晒斑，紫外线作用于中枢神经系统，可出现头痛、体温升高等症状。地面对紫外线有反射作用，积雪和岩面的反射率较高，可达 80% ~ 90%，而雪面的反射率最高，可达 95%。高山上的茫茫雪原往往会引起雪盲症，长期太阳辐射诱发白内障。

施工山区的气候变化无常，尤其在唐古拉山海拔 4 000 m 以上地区，时而晴空万里，时而电闪雷鸣，甚至在三伏天也常飘起鹅毛大雪，真所谓"年无炎夏，日有四季"。风力常在 6 ~ 8 级以上。高原上昼夜温差达 15℃ 以上。面对变幻无常的气候，人体必须产生相应的生理调节和防护机制，以适应气温的变化[12]。

由上可见，青藏铁路格—拉段施工是在高山低氧、严寒、干燥、风大、太阳辐射强和气候多变的高原恶劣环境中进行的，这样高的海拔，如此大的群体，持续极长的作业时间，这在世界上是从未有过的，也是人类历史上的先例，是最具雄心的工程学的挑战和特殊的高原医学的挑战[13]。

第 4 节 历史上的前车之鉴

在大群体从平原进入高原时，急性高原病是最大的威胁，不仅在执行任务时造成大量的减员，而且会发生严重的伤亡，其中威胁最大的就是高原肺水肿（high-altitude pulmonary edema，HAPE）和高原脑水肿（high-altitude cerebral edema，HACE），以下列举的均为发生在 20 世纪中叶的事件。

一、军事行动事例

在 1962 年中印边界自卫反击战期间，印军前沿的高山部队已被我边防部队击溃，紧急从平原调来的印军急速进入高原，首先空运至拉达克的首府列城（Leh，3 500 m），在这里 HAPE 的发生率达 0.57%。在该地一所医院收治的 101 例 HAPE 患者中，大多数患者是在冬季发病，气温在 -40 ~ 15℃[14]。随后印军进入喜马拉雅海拔 4 500 m 以上的高海拔和严寒地区强行军，完全没有高原习服的印军 AMS 的发病率在 85% 以上，更为严重的是 HAPE、HACE 的高发生率[15]，辛格（Singh）等报道印军 HAPE 的发生率高达 2.3% ~ 15.5%，在他们的 332 例 HAPE 中肺水肿发生前 80% 有 AMS 的前驱症状，大多数（63%）在抵达高原后 72 h 内发病[16]，而且病死率高，一些士兵是沿途倒毙的，那时候随队的军医把这种病称为"高山肺充血症"，急性高原病使部队完全丧失战斗力[17]。这是高山军事行动中最为典型、最为突出的由于高山低氧本身造成的具有杀伤力的事例，从此引起美军陆军环境医学研究所等的高度关注[18]。

二、修建青藏公路时的高原病发生率

西藏和平解放后为了支援西藏的国防和经济建设，20 世纪 50 年代在慕生忠将军的率领下，开始修建青藏公路，大量解放军和民工进入唐古拉山，由于当时物资装备的欠缺，在这一高寒缺氧的环境主要靠手工劳动，又对急性高原病缺乏认识，先头的筑路部队付出了很大的代价。1954 年开工的这一年，即有 680 人牺牲在唐古拉山上[19]。整个修建期间解放军和各族民工付出了巨大代价，但终于在 1979 年打通了内地连接西藏的大动脉。当时在永冻层上的路基每年夏天翻浆和下陷，年年有大量工人在山上修建，据青海省交通局唐古拉山医疗队报道，在 1972 年 5—8 月在修建青藏公路时，数万工人进入海拔 4 500 m 的唐古拉山施工，4 个月观察到 HAPE 1 180 例，除 23 例为过往旅客外，其他均为筑路工人，发生率为 1.6%[20]。

杨景义等组织的解放军第四陆军医院唐古拉山小分队，长期在唐古拉山对青藏公路筑路工人进行高原病防治。据他们调查，在 20 世纪 70 年代，HAPE 的发生率在海拔 5 260 m 为 9.9%，在海拔 4 700 m 为 2.1%；高原现场死亡率前者为 75%，后者为 28%。1985 年后采取了积极的防治措施，发生率有明显下降，在海拔 4 800 m 救治 HAPE 共 300 例，无 1 例死亡，并有 80% 的罹患工人可以重返工作[21]。

杨景义等于 1983—1984 年对参与修建青藏公路的解放军和民工在唐古拉山口施工时进行流行病学调查，HACE 发生率在唐古拉山的南侧（西藏侧，5 260 m）为 1.9%，北侧（青海侧，4 500 ~ 5 100 m）为 0.9%[22]。他们还于 1983—1993 年在唐古拉山观察了 72 例 HACE 在现场治疗的效果，其中 84% 在海拔 4 800 m 以上发病，只有 16% 低于此高度。强劳动、寒冷、呼吸道感染、精神应激等是发病诱因。那时重症病例几乎 100% 死亡，总死亡率为 6%[23]。

三、再入型 HAPE

在安第斯山，HAPE 不仅见于急进高原的平原白人，也十分常见于高原世居的土著人，他们在去海平面短期停留后，于重返高原时发生肺水肿，被称为"再入性 HAPE"[24]。Marticorena 等报道了在秘鲁安第斯赛罗·德·帕斯科等的印第安世居者，当去海平面停留 4 ~ 75 d 后重返高原时发生 HAPE。1 例死亡者的尸检显示肺小动脉肌层高度增厚伴有内膜硬化闭塞性病变，由此在重返高原时发生显著的肺动脉高压[25]。

以上这些历史的经验和教训可谓修建青藏铁路的前车之鉴，可以看出高原极端低氧环境的严酷性，大部队或大群体急速进入而缺乏有效防护时会造成大量伤亡。青藏铁路修建的海拔同样或更高于上述情况，修建的工人和干部均来自海平面和平原地区，他们每年有 7 个月在唐古拉山上劳动，有 5 个月回平原休整和工作，第二年又重上高原，如此往复。这里既有文献中曾遇到过的问题，又有许多新的问题摆在我们面前，卫生保障和高原病防治面临的挑战极其严峻，然而必须应对并加以解决，才能保证青藏铁路胜利施工[26]。

参 考 文 献

[1]　CHAN JOHN A. Ⅰ. China dreams of scaling new hiest in Tibet[N]. Trumpt American，2006-07-14.

[2]　CHAN JOHN A. Ⅱ. A railway at the top of the world[N]. Trumpt American，2006-07-14.

[3]　JOSEPH AK. China's train to roof of world[EB/OL].[2005-12-12].http://www.peter 2001s/AFP/Getty/mages.

[4]　AIYAR P. Road of haven－Qinghai-Tibet railway[N]. Greater China，2006-06-13.

[5]　CHINA TRAVELLING. China plants to build resorts along Qinghai Tibet railway[EB/OL].[2006-06-27]. http://www.china news.cn.

[6]　吴天一. 为青藏铁路建设提供高原医学保障[J]. 高原医学杂志，2001，11（1）：1.

[7]　WU TY. Guest Editorial：Life on the high Tibetan plateau[J]. High Alt Med Biol，2004，2（1）：1-2.

[8]　REEVES JT，GROVER RF. Attitudes on Altitude[M]. Boulder，Colorado：University of Colorado Press，2001.

[9]　WEST JB. High Life. A history of high altitude physiology and medicine[M]. New York：Oxford University Press，1998.

[10]　程国栋，马巍，吴青柏. 青藏铁路工程与多年冻土相互作用及其环境效应[J].中国科学院院刊，2004，19：22-28.

[11]　孙永福. 建设高原生态保护型铁路的有益探索[J]. 环境保护，2005，2：2-10.

[12]　吴天一，陈资全，王晓勤. 青藏之旅健康行[M]. 西宁：青海人民出版社，2008.

[13]　WEST JB. Golmud-Lhasa railroad link：An enormous challenge in high altitude medicine[J]. High Alt Med Biol，2004，5（1）：3.

[14]　MENON ND. High-altitude pulmonary edema. A clinical study[J]. New Engl J Med，1965，273（2）：66-75.

[15]　SINGH I，KAPLLA CC，KHANNA PK，et al. High altitude pulmonary edema[J]. Lancet，1965，1：229-234.

[16]　SIGH I，ROY SB. High altitude pulmonary edema，clinical，hemodynamic and pathologic studies[M]// HEGNAUER AH. Biomedicine Problems of High Terrestrial Elevations. Natick：US ARIEM，1969：131-141.

[17]　MAXWELL N. India's China War[M]. London：Jonathan Cape，1970.

[18]　COLCOLOUGH HL. Pulmonary edema of high altitude：A review of clinical and pathological considerations[J]. Military Med，1966，131：1504.

[19]　解放军总后勤部青藏兵站. 青藏公路修建烈士碑铭[Z]. 格尔木烈士陵园，1998-08-01.

[20]　青海省交通局唐古拉山医疗队. 高山肺水肿问题的初步探讨[J]. 青海医药，1975，3：59-61.

[21] YANG JY，ZHOU QQ. Epidemiologic study of acute high altitude pulmonary edema[J]. Chin Med Sci J，1995，10（2）：69.

[22] 杨景义，李庆衡，田广智，等. 急性高原脑水肿40例就地治疗的体会[J]. 中华内科杂志，1987，26（3）：168-169.

[23] YANG JY，ZHOU QQ. Analysis of therapeutic effects on 72 cases of acute high altitude cerebral edema treated on the spot in high altitude regions[J]. Chin Med Sci J，1995，10（2）：84.

[24] HULTGREN HN，LOPEZ CE，LUNDBERG E，et al. Physiological studies of pulmonary edema at high altitude[J]. Circulation，1964，29：391-408.

[25] MARTCORENA E，TAPIA F，DYER J，et al. Pulmonary edema by ascending to high altitude[J]. Dis Chest，1964，45（3）：273-283.

[26] 吴天一，李舒平，周兆年. 中国：探索空气稀薄地带[J]. 中国国家地理，2003，5：85-87.

第 88 章　青藏铁路建设的卫生学保障

第 1 节　防护前提——严格筛除不宜进入高山者

在工人进山之前，根据以往经验，那些对低氧极为易感的个体和原已患有某些疾病者，进入高山以后易于发生高原低氧损伤和不同类型的高原病，因此什么人不宜进入高原（who should not go high）呢，即建立一个"高山禁忌证"十分必要，实际应正确地称"筛除不宜进入高原者"。在这五年中（2001—2005），先后共对 10 000 余名工人及职员在上唐古拉山前后进行了追踪观察，得出了比较科学完整的结论，主要涉及 14 种疾病状态下是否适合进山以及进入高原有关的健康问题[1,2]。

一、高血压

收缩压 ≥ 160 mmHg 及（或）舒张压 ≥ 95 mmHg 者不宜进山。140/90mmHg< 血压 <160/95 mmHg 在平原经药物控制平稳，可以考虑进山，但需严密观察。有少数正常人到高原后血压升高达到高血压诊断标准，这是由于低氧导致交感应激增强[3]，经休息、吸氧及降压药治疗 1 个月以上无效，被称为"高原高血压"，应令其下山。轻度高血压到高原后血压一过性增高，但随后血压降至正常者，可以在高原工作[4]。

二、心律失常

入山前必须做常规心电图检查，出现窦性心律不齐、偶发性期前收缩、不完全性右束支传导阻滞而临床无心血管病征象者可以上山。有显著心律失常、明显心室肥大或心肌缺血者禁止上山[5]。在高原上 3 ～ 6 个月后，心电图窦性心动过缓、窦性心律不齐、不完全右束支传导阻滞、轻度右心室肥大的发生率较高，约占 30%，一般不影响在高原工作。

三、冠心病

有频繁心绞痛发作及近期发生心肌梗死者绝对禁忌上山。有隐性胸痛而年轻、心电图正常者不应劝阻其上山[6]。有趣的是，一名工程人员入山前 2 年 49 岁时经冠状动脉造影确诊为冠心病，冠状动脉主支及左、右分支均有显著粥样硬化狭窄，先后 2 次手术植入 5 个支架，术后服用阿司匹林（300 mg/d）及氯吡格雷（75 mg/d），据此劝阻其进山。但因其系风火山隧道的主要技术领导，工作需要必须上山，从 2001—2005 年曾先后上风火山（4 905 m）10 次，睡眠高度在海拔 4 600 m，每次停留 10 ～ 15 d，自觉良好，无心绞痛发作，心电图示无心肌缺血[7]。近来 Del Pilar 等将 6 名男性冠心病患者从平原进入模拟海拔 4 200 m 间断性缺氧 14 次，观察到经低氧后心肌灌注有明显改善[8]。Marticorena 等曾观察在平原患冠心病做了搭桥手术的患者到高原海拔 3 700 m 处的康复情况，冠状动脉循环有明显改善，认为与一种心肌腺苷酸代谢有关[9]。冠心病患者能否上山要根据具体患者做出具体判定。

四、糖尿病

不论 1 型糖尿病患者还是 2 型糖尿病患者，均不宜进入高山，因集体伙食难以专做个人糖尿病饮食。在低氧条件下，对血糖的调控发生紊乱，胰岛素抵抗及胰岛素需求量增加[10]，需要随时监控，在施工高山难以做到，糖尿病患者极易发生酮中毒，甚至威胁生命，在高山难以急救，易造成死亡[11]。

五、肥胖

肥胖的判定标准系应用世界卫生组织（WHO，1998）的标准并结合我国人体特征（NBPSCG，1995）按体重指数 [BMI= 体重（kg）/ 身高（m²）]，BMI<22 为精瘦，22 ～ 24 为正常，BMI>24 为超重，25 ～ 27 为轻度肥胖，28 ～ 30 为中度肥胖，BMI>30 为显著肥胖[12]。

在进山初期，对 BMI 的条件放得较松，结果发现中度以上肥胖者急性高山病的发病率明显高于正常体重者，出现气短、心悸、易疲乏和睡眠障碍。随着在高山居留时间的延长，肥胖者通气功能低下，红细胞明显增多，动脉血氧饱和度降低，肺动脉平均压升高。因此对明显肥胖者，特别 BMI>30 者应禁止上山，因此类人为 AMS 的易感者[13]。

但也观察到一些轻度体重增高者，在海拔 4 630 ～ 4 905 m 居住 1 个月以后，体重下降了约 5 kg，在随后的 6 个月中，随着人体习服，体重仅再增加 1 ～ 2 kg。说明高原低氧对某些轻度肥胖者有减重作用。

六、胃及十二指肠溃疡

尽管规定了胃及十二指肠溃疡患者禁忌上山，但有些潜在病例难以查出，另有些人隐瞒病史，致使少数人上山后出现胃肠道出血[14]。健康人上山后因低氧复合寒冷应激也会发生急性应激性溃疡或急性胃黏膜病变（acute gastric mucosal lesion，AGML），形成胃黏膜糜烂、坏死和出血。为此，胃和十二指肠溃疡，特别是溃疡病活动期者，绝对禁忌上山作业[15]。

七、肝炎

病毒性肝炎患者，不论急性或慢性，在高原劳动能力明显下降，并易恶化，病死率亦较平原为高，故禁去高原。但应注意，人在高原由于红细胞增多，红细胞破损也相应增多，常可致血清间接胆红素增高，有时有轻度黄疸，转氨酶亦可轻度升高，这是高原低氧的影响，并非肝炎，应慎加鉴别[16]。所有进山人员上山前应详问病史及常规检查乙肝表面抗原（HBsAg）及肝功能，以做排查[17]。

八、支气管哮喘

无明显肺功能障碍的支气管哮喘不是进山的禁忌证。相反，原在平原常有哮喘发作的患者去高原后发作减少其至消失，这与高原空气清新，很少有致敏原有关。另据研究，低氧条件下小支气管平滑肌的应激性降低[18,19]，利用高山现场或低压舱模拟高原治疗支气管哮喘症已获得疗效是一佐证。

九、慢性阻塞性肺疾病

COPD 患者由于肺功能障碍，通气、弥散功能均降低，到高原后出现呼吸困难、明显的低氧血症、显著的肺动脉高压和红细胞增多，病状迅速恶化[20]，导致严重后果，出现呼吸衰竭，甚至死亡，故 COPD 患者禁忌去高原[21]。

十、"高原咽喉"（high-altitude throat）

咽炎、喉炎和扁桃体炎是高山上常见三症，统称"高原咽喉"，在平原上视为"小病"，但在高原上发病后不仅影响劳动，而且易并发下呼吸道感染或诱发高原肺水肿，故此类患者进山前应做相应治疗，控制炎症后方可上山[22]。

十一、贫血

除重症贫血外，轻度缺铁性贫血（女性多由月经失调或产后引起）并非进山禁忌[23]，相反，进入高原后配合铁剂治疗，显示贫血很快好转，此或与低氧刺激体内红细胞生成素（EPO）增高，从而刺激红细胞增生有关[24]。

十二、妊娠

孕妇，不论是高原世居者或初入高原者[25]，特别是在妊娠前 3 个月是禁忌去高原的，因易于流产或出血，出现先兆子痫等并发症，在高原现场也难以处理[26]。女性在高原忌用避孕药，以防血栓形成。

十三、癫痫

尽管癫痫患者到高原后不一定发作增多，但癫痫患者在高山单独作业或活动（如登山）时一旦发作，十分危险，故凡癫痫患者一律禁止上山[27]。

十四、精神性疾患

高原缺氧可促发一些精神症状发生或加重，原则上患精神病者禁去高原[28]。在集体生活劳动的高原建设队伍中，不同类型的精神性疾病患者在治愈前，因难以对其单独管理，故应严格禁止上山。

以上研究对保证 5 年间每年进入高原的施工工人（初进的和重复进的）进行体检时按此严格把关，以保证健康人群进入高山开展正常劳动作业，防止原有疾患进山后恶化，减少高原病的发生起了重要作用。这对其他欲计划进入高原的个体或群体也是一个重要的借鉴。美国 *High Alt. Med. Boil.* 具有权威性的杂志编辑部的点评为："这是在世界高海拔地区对大群体的医学研究所获得的重要结论[29]。"

第 2 节　高原保健教育、自我防护和劳动保护

一、高原卫生保健教育

让所有上山员工掌握高原防护的基本知识，了解什么是高原环境对人体的影响，如何加快人体高原习服过程，怎样早期认识高原病和及早防护是一个至关重要的工作。一项对比研究证明，掌握高原保健知识组比不掌握对比组急性高山病的发病率降低了 20% 以上。为此我们对进山的员工每人赠送一本防护手册，其中对自我认识急性高山病、高原肺水肿和高原脑水肿的早期症状和简易打分法是一个创新，使许多员工及早自我发现，及早就诊[30,31]。

二、阶梯适应

阶梯适应，逐步登高在 5 年中应严格遵循。如从平原乘火车至西宁停留 2 ~ 3 d，再乘火车至格尔木停留 3 d，然后乘汽车进入唐古拉山区，第一周不做劳动。经验证明，在海拔 3 000 m 以下中度高原（2 000 ~ 3 000 m）经预先习服 5 ~ 7 d，再进入海拔 3 000 m 以上地区则急性高山病的发病率明显减少。

三、高原劳动等级

根据我们以往青藏公路建设的劳动强度计算（按轻、中、次重、重、过重五级分类），海拔每升高 1 000 m，劳动强度约升高一个强度等级，即海平面的轻劳动，到了海拔 4 000 m 则成了重劳动。2001 年原卫生部、铁道部共同制定了青藏铁路高原劳动强度分级标准，如下[31]：

按照国家劳动强度分级标准，结合高原低氧环境对体能和能量代谢率的影响，提出了青藏铁路施工时体力劳动负荷要求。高原体力劳动强度采用劳动强度指数进行分级。

劳动强度指数计算公式为：

$I = 3T + 7M（1+K）$

式中：I= 劳动强度指数；

T= 劳动时间率，即工作日中纯劳动时间 / 工作日时间；

M= 不同海拔高度下能量代谢校正系数，海拔 2 000 m 为 0.4，海拔 3 000 m 为 0.56，海拔 4 000 m 以上为 0.72。

根据铁路建设工人的不同劳动工种，依劳动强度指数，划分出不同劳动等级，制定出高原体力劳动卫生学限度和合理的劳动作息时间以及相应的医疗监护措施，对工作人员在整个施工期间保护健康、保持持久的劳动体能、提高工作效率起到了重要的作用。

四、保证饮食营养

高原劳动下体力消耗大，体重下降很普遍，因此保证热量及营养素的供给十分重要[32]，尽管工地路远难行，但应保证肉类、蛋、蔬菜和水果每日供应，正式工与民工是同等伙食标准。"高原食

欲减退"也是普遍现象，尤其在初上山的第 1 个月，因此需有手艺的炊事员负责烹调，使伙食色香味美，变换花样，促进食欲。这样使工人在上山的第 2 个月后体重逐步恢复并保持。

五、选择高原习服—适应民工

选择高原世居人群，特别是藏族参与铁路修建是另一重要举措。青藏铁路施工工人中，约有 1/3 为民工，他们主要从事一些较重的体力劳动。开工初期，一些从内地平原来的民工到高原有较高的急性高原病发生率。2003 年内地一些省份发生非典（SARS）后，为防传播，借此不再招收平原民工，全部民工均招收青藏高原的世居者，其中主要是藏族，在青海约占 60%，在西藏则占 90% 以上。他们世代生活在海拔 2 500 ～ 4 600 m。民工的生活、饮食与卫生保障与正式工人相同。尽管藏族民工的体力劳动强度较大，但无人发生重症急性高原病，一直保持着旺盛的劳动能力和乐观的精神，劳动之余跳着"锅庄舞"，增加了情趣。经生理研究，与平原人群相比，藏族不论静息或劳动时均能保持较高的血氧水平和无氧阈值，有更强的肺通气和弥散功能，有更高的低氧和高碳酸通气反应，保持较低的 Hb 值，有钝化的低氧性肺血管增压反应，有良好的睡眠质量和较高的睡眠血氧饱和度[33]。这些高原世居者的生理优势保证了在海拔 4 000 ～ 5 000 m 低氧条件下的良好劳动效能。这是藏族经长期自然选择获得遗传适应的结果。青藏高原藏族人在建设他们家乡的铁路史上功不可没，这也是高原生理学和劳动卫生学的一项成果。

第 3 节　加强高山供氧是解决人体缺氧的关键所在

一、建立制氧站

为了解决工人在高山作业的缺氧问题，最直接、最有效的措施即加强供氧。由于需要的供氧量很大，运输氧气瓶至工地完全不能满足需要。根据青藏公路建设的经验，用汽车不断运送氧气瓶，费时费力，有安全隐患，并且只在几个大的站点如沱沱河、五道梁等才有氧供应，不负所需。因此决定建立制氧站，青藏铁路工地 1 000 km 范围共有 17 个制氧站，约每隔 60 km 有 1 个，制氧工程按照高海拔设计，提出了技术要求及生理观测指标（图 88.1）。

17 个制氧站大小规模不同（按照不同工地的海拔及建设员工人数而定），保证了全线预防保健性和治疗性用氧，这在高山工程建设中也是空前的。

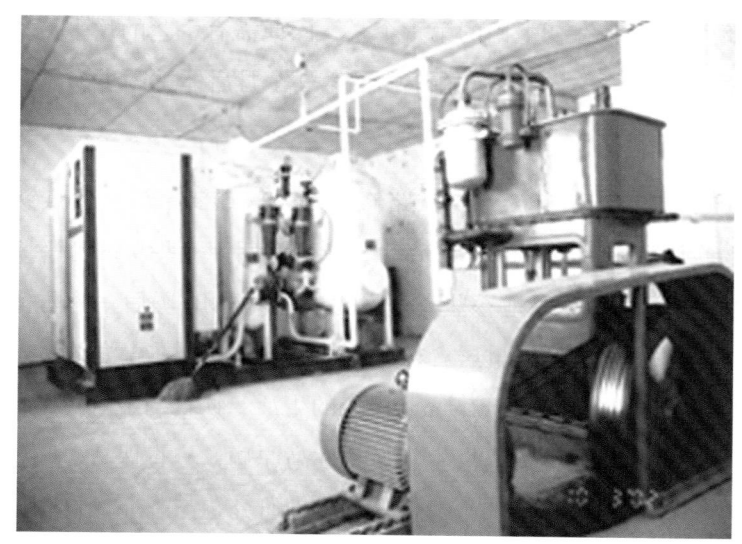

图 88.1　青藏铁路建设沿线的制氧站

青藏铁路建设的沿线共有 17 个制氧站，在 1 000 km 内约每 60 km 1 个，保证了施工供氧、保健用氧及治疗用氧。

二、隧道掌子面供氧及效应

青藏铁路修建中有多个大小隧道，总长度达 4 600 m，隧道作业是最艰巨、最危险和缺氧最严重的，而有 2 个最突出的隧道，一个是昆仑山隧道，海拔 4 772 m，长度深达 1 686 m，全为冻土带，是高原铁路最长的隧道（图 88.2）。另一个是风火山隧道，现即以该隧道为典型例子，风火山隧道全长 1 338 m，轨面标高 4 905 m，是目前世界上海拔最高的铁路隧道，气象条件极为严酷（表 88.1），工人施工的环境特点是显著低氧、寒冷、太阳辐射强和干燥，因此是青藏铁路的重难点工程（图 88.3）。隧道全部穿越多年冻土区，地质含冰量 10% ~ 50%，工程极其艰巨。隧道作业的体力消耗和隧道内的通风条件使工人的耗氧量极大，而这一高度的最大摄氧能力（VO_2max，约 40 mL·kg/min）比海平面约降低了 33.4%。最初，劳动效力下降，工程进度缓慢，高原病发病率高，为此研制了世界上第一座高海拔大型医用制氧站（图 88.4）。同时，第十铁道建设局和北京科技大学刘应书团队创新性地实施了隧道掌子面弥散式供氧技术，简言之即将制作的氧气通过压力泵系统向施工隧道的腔壁的掌子面弥散释放，由吴天一团队及丁守全小组进行生理监测。这种弥散式掌子面供氧明显提高了隧道作业空间的氧分压和氧含量（图 88.5 ~ 图 88.7）。对比供氧前后，工人的动脉血氧饱和度有统计学的增高，工效进度明显提高，而高原病发病率明显下降[34]（表 88.2）。风火山隧道于 2001 年 10 月开工，2002 年 10 月贯通，2003 年 9 月底已胜利竣工。

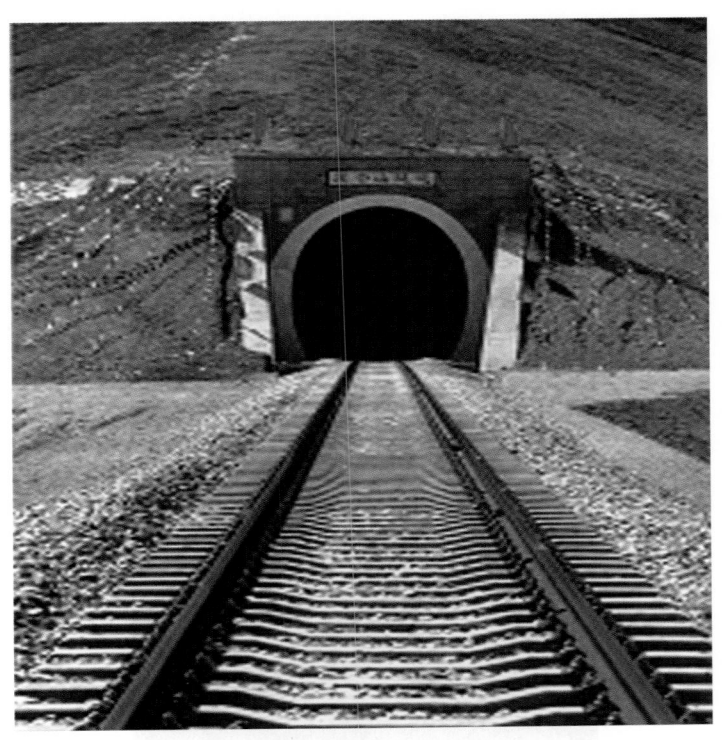

图 88.2　昆仑山隧道

昆仑山隧道，海拔 4 772 m，长 1 686 m，是世界高海拔铁路最长的隧道。

表 88.1　风火山隧道施工地区的气象资料及血氧水平

项目	数值
海拔高度（altitude）	4 905 m
平均大气压（PB）	405 mmHg
平均大气氧分压（PO$_2$）	86 mmHg
平均吸入气氧分压（PiO$_2$）	75 mmHg
平均肺泡气氧分压（P$_A$O$_2$）	45 mmHg
平均动脉血氧分压（PaO$_2$）	42 mmHg
平均动脉血氧饱和度（SaO$_2$）	73%
年平均气温（mean temperature）	−7℃
年平均降水量（annual precipitation）	317 mm
年平均日照时数（annual sunshine hours）	2 712 h
年平均相对湿度（mean relative humidity）	46%

注：气象资料源于青海省气象局及唐古拉山气象站，血氧系科研组实测均值。

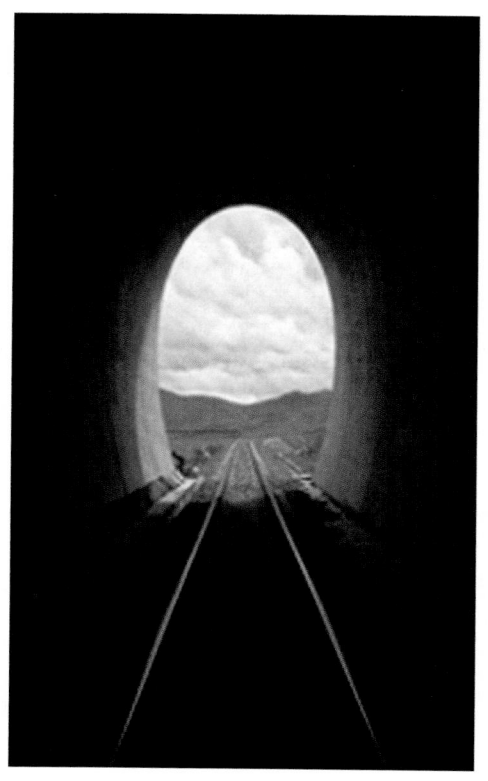

图 88.3　风火山隧道

　　世界上最高铁路隧道——风火山隧道，海拔 4 905 m，全在永冻层上施工铺轨建成，大气压及大气氧分压均只有海平面的 50%。

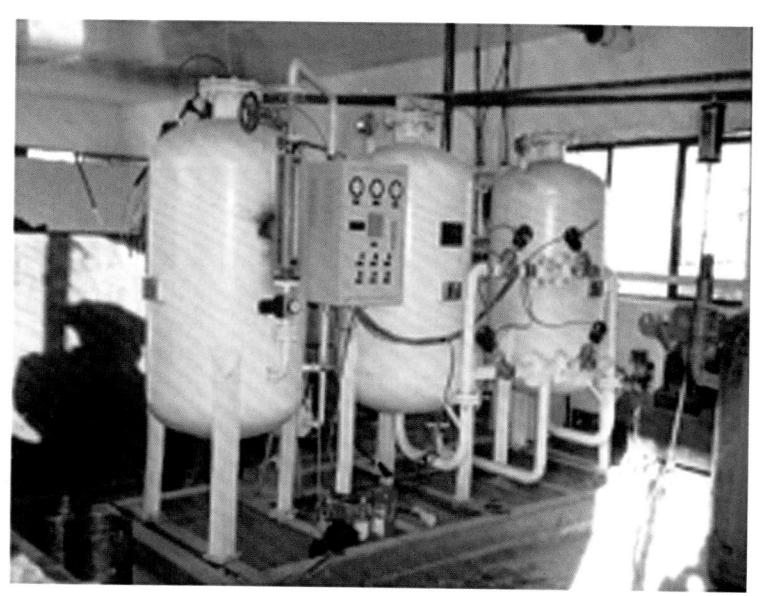

图 88.4　风火山制氧站

　　世界上第一座高海拔制氧站——风火山制氧站，海拔 4 905 m，保证了风火山施工的全部充足供氧。

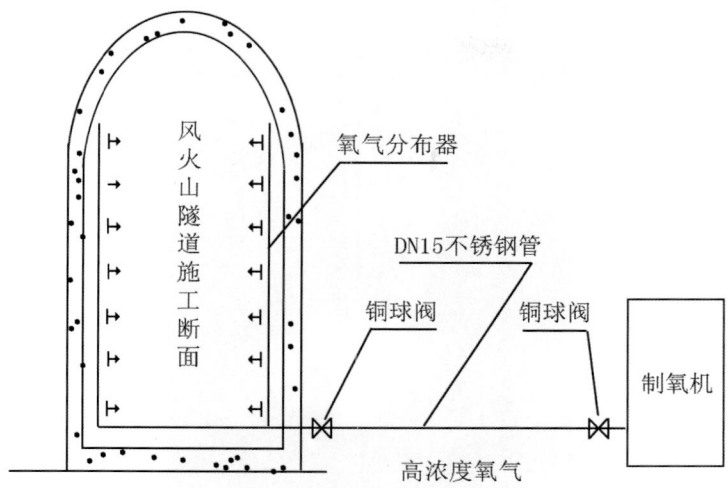

图 88.5　风火山隧道内掌子面弥散式供氧的结构示意图

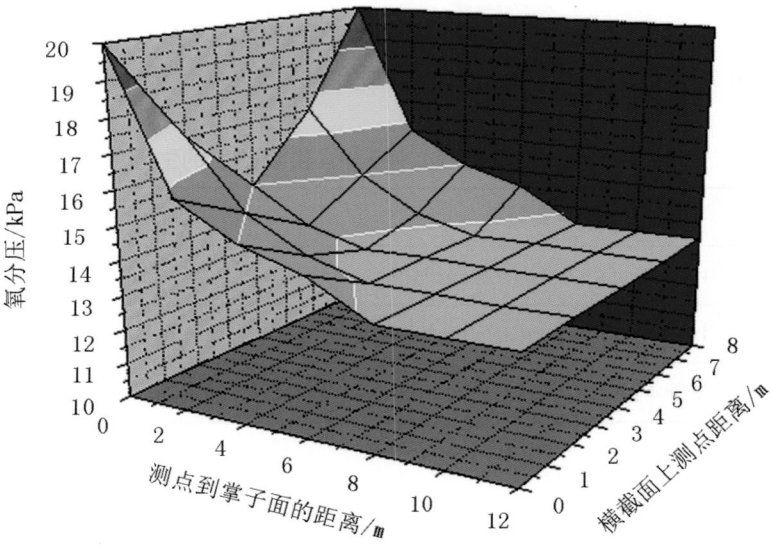

图 88.6　隧道掌子面附近区域氧分压分布示意图

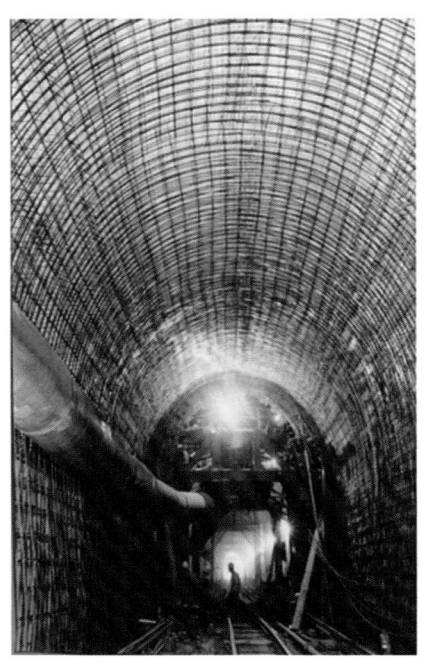

图 88.7　风火山隧道掌子面供氧实况图

可见大型输氧管道向隧道内输送氧气，然后气体再弥散在隧道掌子面，使整个隧道内氧的浓度增高。

表 88.2　风火山隧道（4 905 m）供氧前后的生理效应

	隧道内大气氧分压	工效进度 /m·d⁻¹	高原病日发病率 /%
隧道供氧前	9.8 ~ 10.1 kPa（73.6 ~ 75.8 mmHg）	2 ~ 3	2.4
隧道供氧后	13.1 ~ 14.0 kPa（98.3 ~ 105 mmHg）	5 ~ 8	0.24
效应	增高 4 kPa（30 mmHg）	提高 1.5 倍	降低 99%

三、氧吧车流动供氧

第二个措施是氧吧车流动供氧，在隧道洞穴内铺设小铁轨，有氧吧车来回缓慢行驶，作业工人如觉头痛、疲乏不适即可进入车内，每个人都学会了使用车上安装的吸氧装置，进行短期鼻导管吸氧，并可在车上休息（图 88.8）。工人生动地说："施工隧道内比外面还舒服。"同时，注意施行防护措施，加强通风、降尘、监测控制有害气体，采取疾病预防与卫生干预相结合的卫生保障综合措施。

四、个体供氧器供氧

在隧道内和其他现场作业时，体力消耗很大，呼吸率和心率均增加，能维持的有效劳动时间短，为此除前述的掌子面供氧外，每个工人辅以个体供氧器，重量为 1.5 kg，背在背上，令其学会使用，让其稍觉气短、呼吸急促时即可边劳动边吸氧，可供用 3 h，达到工人轮换作业时间，减少了因缺氧而中间停工的发生率，提高了功效（图 88.9）。

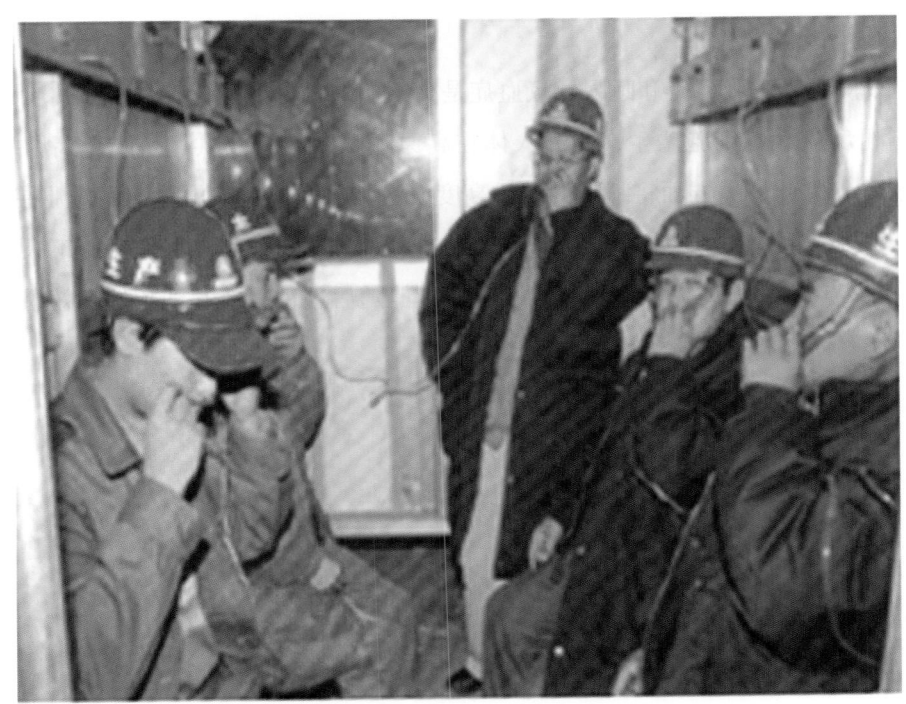

图 88.8　流动的氧吧车

　　隧道工人如尚觉呼吸短促或有其他缺氧感觉，则随时可上流动的氧吧车，自行鼻导管吸氧，待觉得好转后又可随时下车劳动。

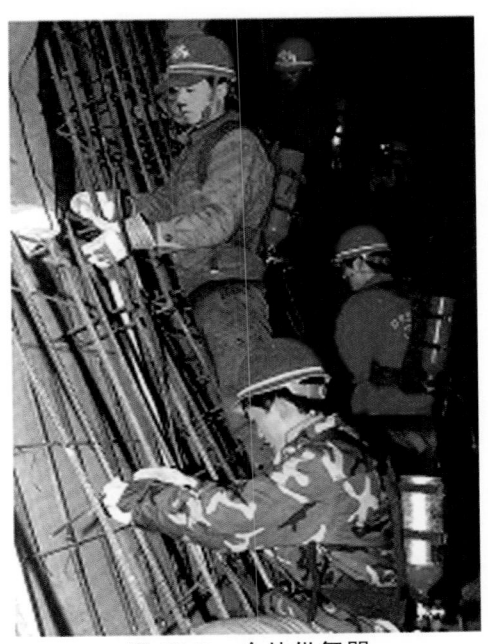

图 88.9　个体供氧器

　　工人劳动作业时背负的个体供氧器，仅重 1.5 kg，每人均学会了使用方法，稍觉需要即可鼻导管吸氧，可持续供氧 3 h。

五、睡眠期供氧

由于高原夜间睡眠呼吸障碍和睡眠低氧血症是高山上的常见现象，会延缓习服，影响体力恢复，促发肺动脉增压反应和红细胞增生，因此人体在高原睡眠期的有效供氧是防止高原病和保证劳动力的重要措施[35]。因此，一方面将睡眠的海拔高度设法降低，如风火山隧道的作业在海拔 4 905 ~ 5 010 m，工人睡眠高度在山坡下海拔 4 600 m。另外对海拔 4 000 m 以上作业的工人一律实施睡眠低流量吸氧（1 ~ 1.5 L/min），工人一开始不习惯，但随后这种吸氧起到了催眠效果。睡眠质量的改善，起到了恢复体力和提高劳动能力的作用。

参 考 文 献

[1] WU TY，DING SQ，LIU JL，et al. Who should not go high：chronic disease and work at altitude during the constriction of Qinghai−Tibet railroad[J]. High Alt Med Biol，2007，8（2）：88−108.

[2] WU TY，DING SQ，LIU JL，et al. Who are more at risk for acute mountain sickness：a respective study in Qinghai−Tibet railway construction workers on Mt. Tanggula[J]. Chin Med J（Engl），2012，128（8）：1393−1400.

[3] SOMERS V，MARK A，ABOUD A. Potentiate of sympathetic nerve responses to hypoxia in borderline hypertensive subjects[J]. Hypertension，1988，11：608−612.

[4] SCHOLING W. High altitude climate：Adaptation processes of healthy individuals and hypertension patients[J]. Medizinische Klinik，1981，76：519−525.

[5] ALEXANDER J. Age，altitude and arrhythmia[J]. Texas Heart Inst J，1995，22：308−316.

[6] HALHUBER MJ，HUMPELER E，INAMA K，et al. Does altitude causes exhaustion of the heart and circulatory system? Indication and contraindication for cardiac patients in altitudes[M]//RIVOLIER RJ，CERRETELLI P，FORAY J，et al. High Altitude Deterioration. Basel：Karger，1985：192−202.

[7] WU TY，DING SQ，KAYSER B. Work at high altitude after coronary stenting：safe[J]. Wild Environ Med，2010，11（1）：86−87.

[8] DEL PILAR V，CARCIA−GODOS F，WOOLCOTT OO. Improvement of myocardial perfusion in coronary patients after intermittent hypobaric hypoxia[J]. J Nucl Cardiol，2006，13：69−74.

[9] MARTICORENA EA，MARTICORENA MJ，OYOLA LO，et al. Impact and mid−term assessment of coronary patients rehabilitated with intermittent simulated hypoxia technique[J]. Acta Andina，1999，8：39−45.

[10] SHILM DR，GALLIE J. The cause of death among trekkers in Nepal[J]. Int J Sports Med，1992，13（Suppl. 1）：74−76.

[11] BASNYAT B，OLSEN NV. Diabetic ketoacidosis in mountain trekkers[J]. ISMM News，1995，5（3）：4−5.

[12] World Health Organization. Obesity：Prevention and managing the Global Epidemic[R]. Geneva：WHO，1998.

[13] HIRATA K，MASUYAMA S，SAITO A. Obesity as risk factor for acute mountain sickness[J]. Lancet，1989，2（8670）：1040−1041.

[14] GARRIDO−KLINGE G，PENA L. The gastroduodenal ulcer in high altitudes（Peruvian Andes）[J]. Gastroenterol，1959，37：390−400.

[15] WU TY. Take note of altitude gastrointestinal bleeding[J]. ISMM News，2000，10（2）：9−10.

[16] BERENDSOHN S. Hepatic function in chronic hypoxia of high altitude[J]. Arch Intern Med，1962，109：256-264.

[17] RAMSOE K，JARNUM，PREISIG R，et al. Liver function and blood flow at high altitude[J]. J Appl Physiol，1970，28：725-780.

[18] ALLEGRA L，COGO A，LEGNANI D，et al. High altitude exposure reduces bronchial responsiveness to hypo-osmolar aerosol in lowland asthmatics[J]. Eur Respir J，1995，8：1842-1846.

[19] COGO A，FISCHER R，SCHOENE R. Respiratory disease and high altitude[J]. High Alt Med Biol，5（4）：435-444.

[20] DILLARD T，ROSENBERG A，BERG B. Hypoxemia during altitude exposure. A meta-analysis of chronic obstructive pulmonary disease[J]. Chest，1993，103：422-425.

[21] WU TY，CHEN GJ，DIE TF，et al. High prevalence and high mortality of chronic obstructive pulmonary disease on the Tibetan plateau[J]. Central Asian Med J，2000，6：89-90.

[22] HORNIBLOW PJ. Mountaineers and medicine[J]. Lancet，1960，2：817-819.

[23] WILSON R. Anemia at high altitude[J]. Alaska Med，1979，19：49-52.

[24] RICHALET JP，SOUBERBIELLE JC，ANTEZANA AM. Control of erythropoiesis in humans during prolonged exposure to the altitude of 6 542 m[J]. Am J Physiol，1994，266：756-764.

[25] WEIGEL MM，CAIZA ME，LASCANO Y，et al. Early pregnancy nausea and vomiting in a high-altitude Andean population[J]. Int J Gyonaecol Obstet，2000，69：9-21.

[26] MOORE LG. Altitude-aggravated illness：Examples from pregnancy and prenatal life[J]. Ann Emerg Med，1987，16：965-973.

[27] DALEAU P，MORGADO DC，IRIARTE CA，et al. New epilepsy seizure at high altitude without signs of acute mountain sickness or high altitude cerebral edema[J]. High Alt Med Biol，2006，7（1）：81-83.

[28] MILLEDGE JS. People with pre-existing conditions going to the mountains[J]. ISMM News，1999，9（2）：8-9.

[29] WEST JB. An issue of the journal with a strong clinical bias[J]. High Alt Med Biol，2007，8（2）：77.

[30] 吴天一，王晓勤.高原保健手册：献给青藏铁路的建设者们[M].西宁：青海人民出版社，2001.

[31] 卫生部，铁道部.青藏铁路卫生保障措施[M].北京：中国铁道出版社，2001.

[32] BOYER SJ，BLUME FD. Weight loss and changes in body composition at high altitude[J]. J Appl Physiol，1984，57：1580-1585.

[33] WU TY，KAYSER B. High altitude adaptation in Tibetans[J]. High Alt Med Biol，2006，7（3）：193-208.

[34] LIU YS，WU TY，DING SQ，et al. Oxygen concentration and application for railway tunnel construction in high altitude area and its physiological effects on the construction workers[J]. IEEE Engineering in Med. and Biol Soc，2010，20：18-21.

[35] WEST JB. Oxygen enrichment of room air to relieve the hypoxia of high altitude[J]. Respir Physiol，1995，99：225-232.

第 89 章　青藏铁路建设中的高原病防治

第 1 节　急性高原病抢救中的"三高"与"三低"措施

急性高原病可分为轻型（即急性高山病，acute mountain sickness，AMS）和重型（即高原肺水肿，high-altitude pulmonary edema，HAPE，及高原脑水肿，high-altitude cerebral edema，HACE）。AMS 按国际统一的路易斯湖国际诊断记分系统计算得分，得分大于 10 者有 50% 发展为 HAPE 及 HACE，不能掉以轻心。高原肺水肿是急性高原病中最常见和严重的一型，1962 年中印边界自卫反击战时印军在喜马拉雅山 HAPE 的发病率竟高达 15%，青藏公路修建时 HAPE 发病率也曾达 9%，病死率为 1% ~ 2%。青藏铁路修建时由于采取了一系列防治措施，HAPE 的平均发病率为 0.48%，HACE 为 0.26%，但都是对生命具有威胁性的疾患。

在青藏铁路建设期间，铁道部高原病防治专家组以吴天一为组长的团队，与铁道部劳卫司和中铁三局（当雄）、中铁二十局（风火山）及中铁十二局（可可西里）医院的科研小组，共同探讨、实践并制定了被概括称之为"三高"和"三低"的防治措施和规范，具体如下[1]。

一、"三高"

对上述重症急性高原病的抢救治疗采取了"三高"即高压舱、高压袋和高流量吸氧治疗。

1. 高压舱

高压舱（hyperbaric chamber）是一个增压密闭内环境，可以在高原低氧环境下迅速增压到 1 个大气压（760 mmHg）以上，使患者相当于立即转移到了海平面，大气压增高，其中的氧分压增高，患者的缺氧状态得以迅速纠正，阻断了发生 HAPE 及 HACE 的一系列病理生理过程。HAPE 主要是急性低氧性肺动脉高压，引起肺部血流的不均匀灌注，使肺毛细血管衰竭和流体静压力增高，形成肺水肿（图 89.1）。高压舱增压治疗改善低氧血症后上述病理过程缓解，水肿消散。HACE 主要是脑血管扩张，脑血流量增加，由间质发展为实质性脑水肿，目前多数学者认为是细胞毒性水肿（图 89.2）。高压舱增压治疗可使脑血管收缩，脑组织血流量减少，而脑组织的氧分压则迅速升高，脑水肿得以缓解。

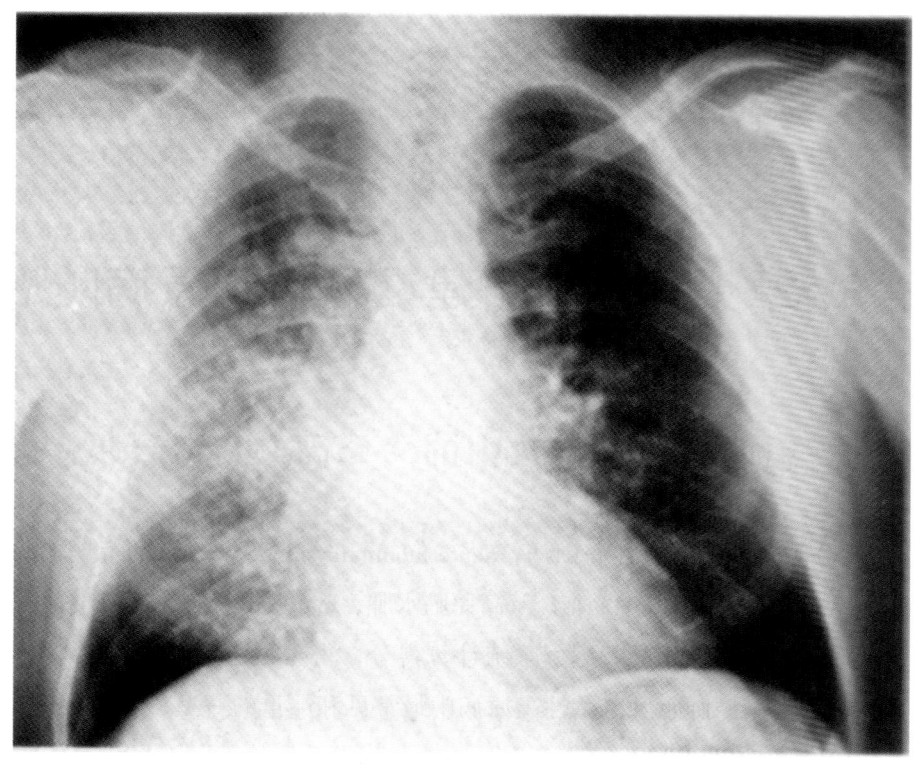

图89.1 高原肺水肿X胸片

右下肺有大片渗出浸润状阴影。

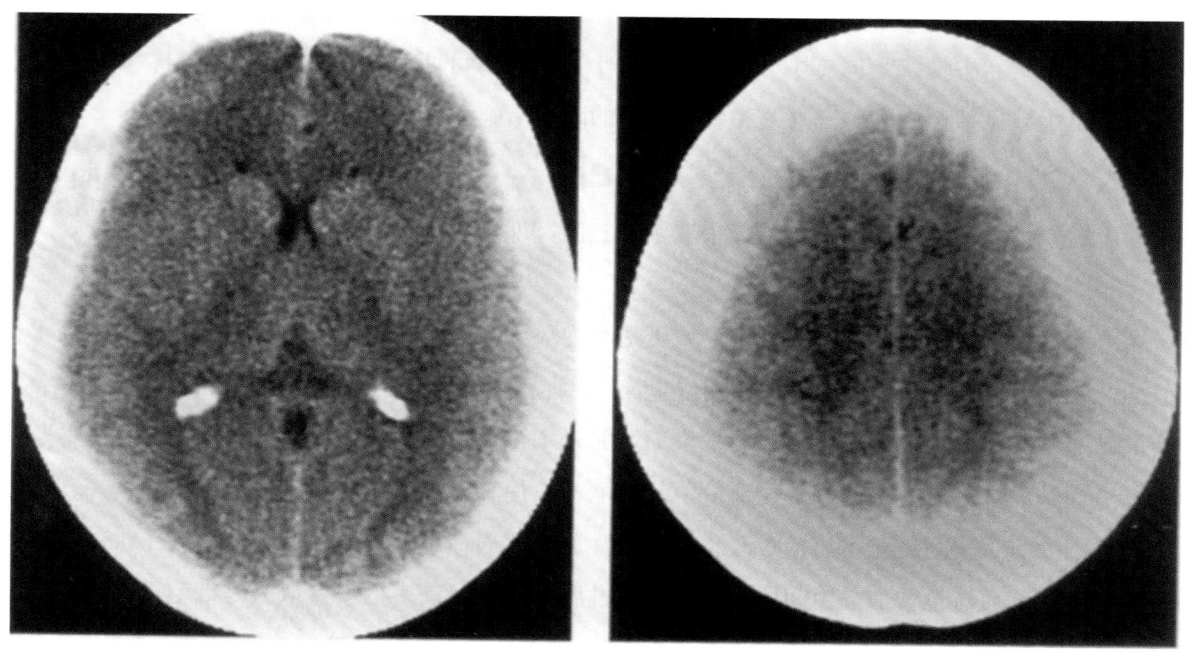

图89.2 高原脑水肿

高原脑水肿CT片（右）显示脑组织水肿，沟回消失，脑室及基池受压，白质和灰质（左）的正常对比消失。

高压舱增压治疗的原则是，患者进入舱体急救床上，医护人员随入实施抢救（图 89.3，图 89.4）。在海平面的治疗一般增压到 2 ～ 3 个绝对大气压，但在高原低气压环境，一般增压到 1.2 ～ 1.5 个绝对大气压（912 ～ 1140 mmHg，一般常规 1 个大气压加 200 mmHg/2h）即可，每日 1 ～ 2 次（图 89.5）。增压过程中密切观察患者的生命体征、心电图、血气、SaO_2，加强监测。同时可以配合吸入纯氧或 98% 的氧加 2% 的二氧化碳混合气体，后者可防止过度通气引起的低碳酸血症。舱内可配合药疗，如地塞米松、氨茶碱、利尿剂、硝苯地平等。在增压过程中，可见病状逐步好转，如咳痰减少、呼吸困难减轻、意识清醒等。要逐步减压，经 0.7 ～ 1.5 h 降至现场大气压，始可开启舱门，运出患者。减压过快，易使病情反跳恶化。

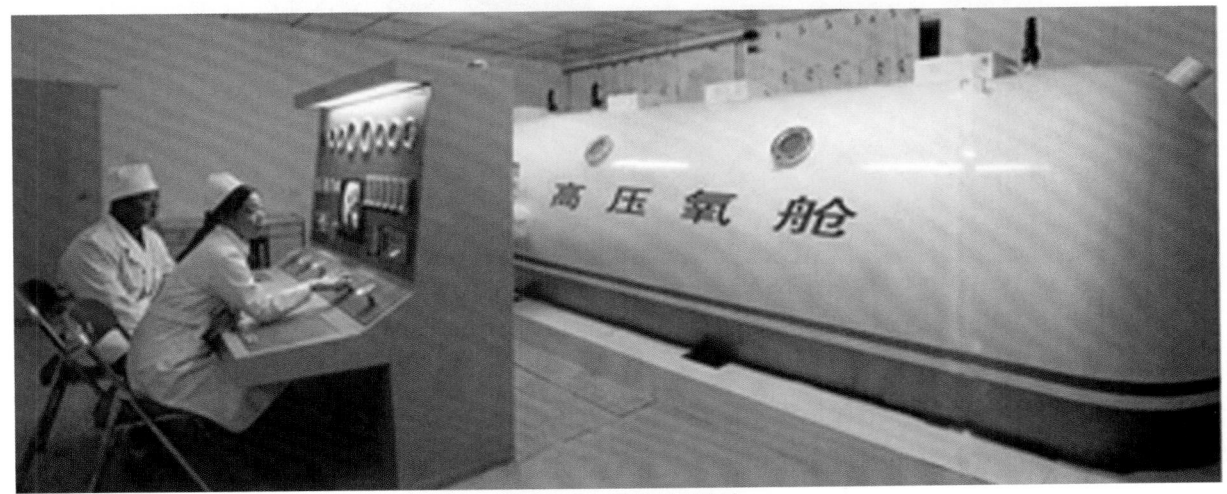

图 89.3　高压氧舱站

青藏铁路建设期间，每 45 km 建有一个高压氧舱站，保证了及时抢救高原肺水肿、高原脑水肿等重症急性高原病的设备。

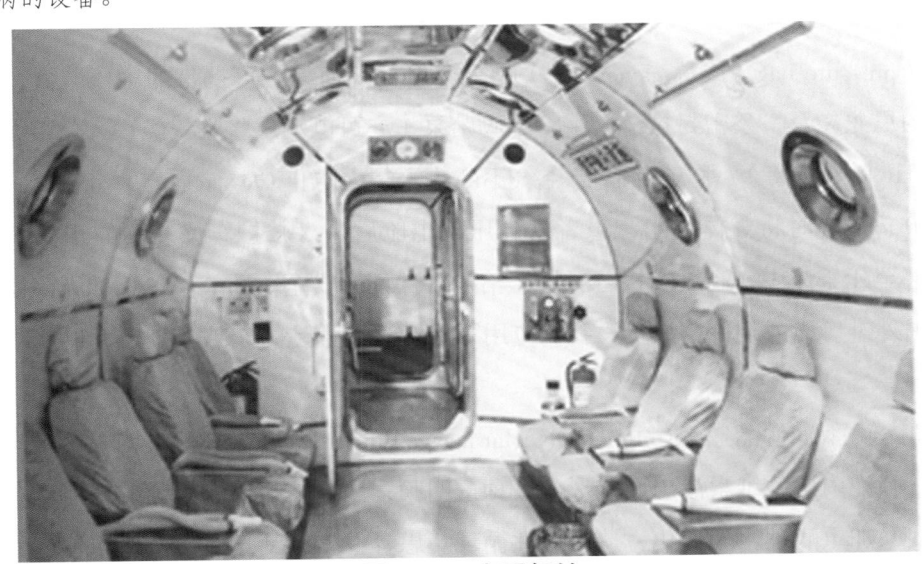

图 89.4　高压氧舱

图为西藏当雄（4 280 m）中铁三局医院的 8 人高压氧舱，2004 年国际高原专家参观后认为这是世界上高原施工地上第一次有如此的设备。

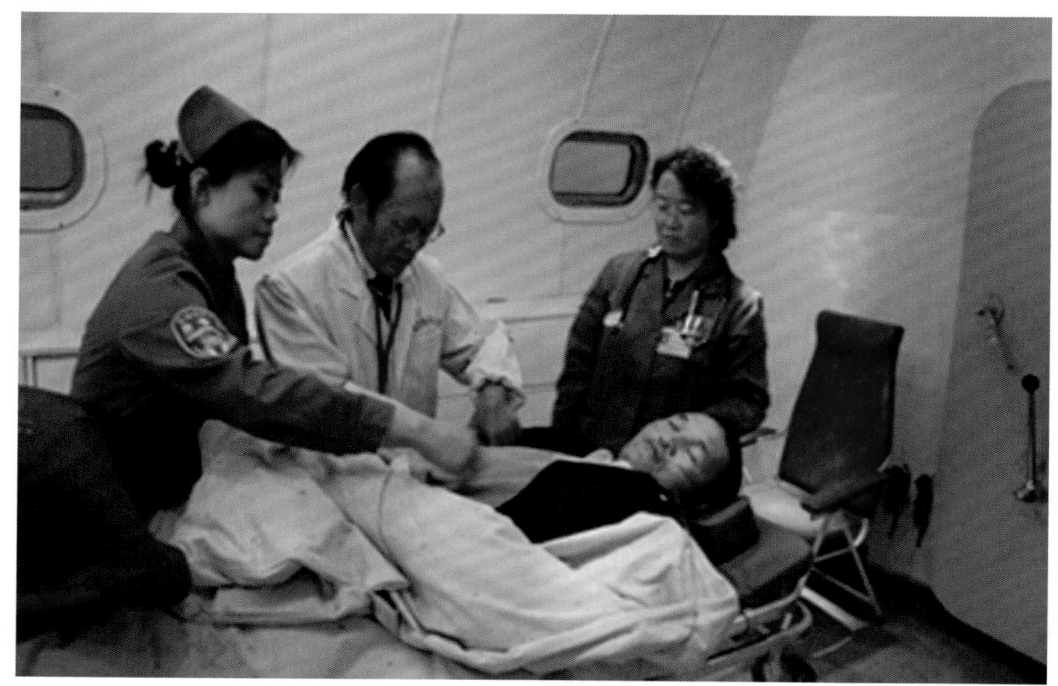

图 89.5 吴天一在高压舱内救治患者

青藏铁路工人罹患高原肺水肿，高压舱内已增压至 1.2 个大气压，患者病状迅速好转。

应该强调，高压舱增压治疗是现场抢救十分有效的措施，也是患者等待低转或做低转前的前期抢救，根本措施的是要及早向低地转移，脱离低氧环境。治疗前应注意高压氧治疗禁忌证，如显著高血压、严重肺气肿、青光眼、妊娠等。青藏铁路施工沿线约 1 000 km 共有 25 个高压氧舱站，平均 40 km 有一个，这在世界高原医学史上是空前的，对抢救重症急性高原病患者迈进了最关键的一步。

2. 高压袋

高压袋（pressure bag，或称 gamov bag）是一个轻便、简易、可携带的增压装置，形似睡袋，有一个密封的尼龙袋及一条密封拉链，由一个脚踏泵（亦可电动）将空气经一入口瓣泵入袋中至压力达 110 mmHg [2 ib（磅）/ 平方英寸]。空气不断泵入袋内防止 CO_2 储集，并有一个突出口瓣可当压力大于 110 mmHg 时将气体释出。患者由高压舱出舱后进入救护车又复暴露于低氧环境，极易反跳、恶化甚至死于途中，高压袋接替了增压治疗，保证了安全（图 89.6）。如无高压舱，压力袋亦可代替。国外进口压力袋价格昂贵，我们应用军事医学科学院的产品，效果理想。

3. 高流量吸氧

HAPE 经支气管肺泡灌洗液（bronchoalveolar lavage fluid，BALF）检测证明是一种高蛋白、高渗出性肺水肿，肺泡内有纤维素渗出而常形成一种透明膜，因此肺的通气和弥散功能严重受损，产生显著低氧血症又加重病理生理变化，造成恶性循环。患者经增压治疗后向低地转移过程中或就地治疗时，如意识清醒用鼻导管吸氧，以 4 L/min 流量尚嫌不足，一般需 6 ~ 8 L/min 或更大量始显效。用氧期间，心率、呼吸率及 SaO_2 是重要监测指标，以判定疗效及调整吸氧量。

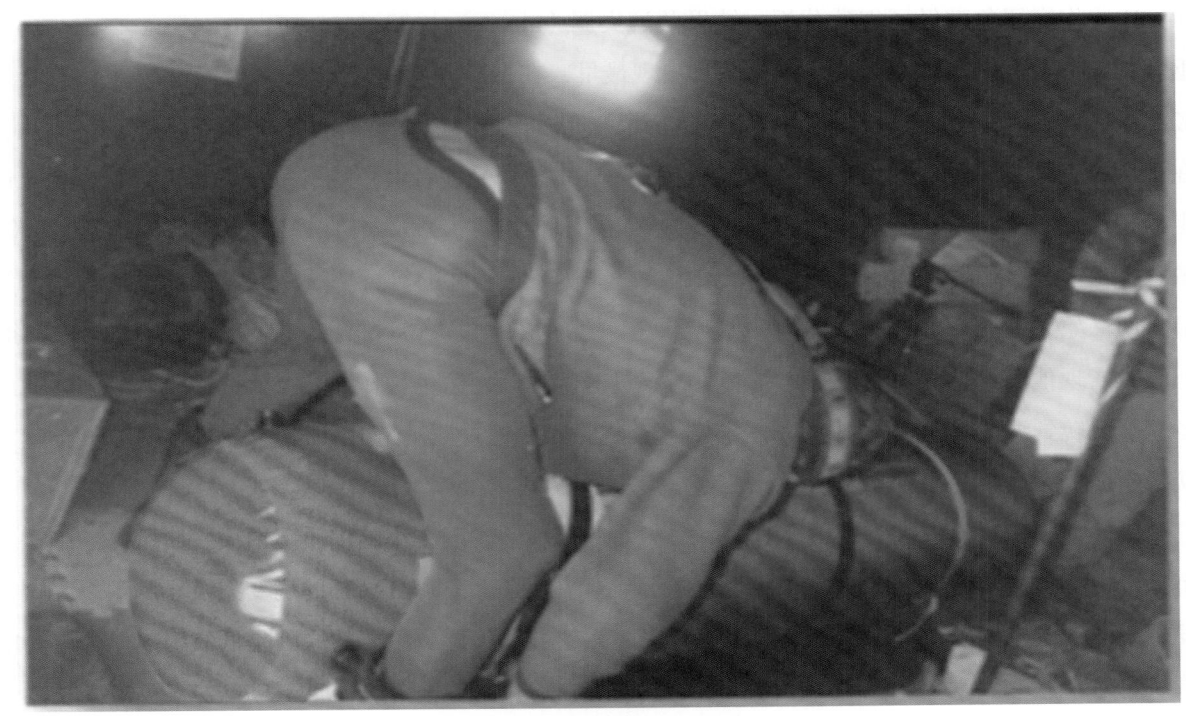

图 89.6　高压袋

进行人工或机械充气后，患者在内平卧，医生可以按需调节压力，可以短时间代替大型高压舱，青藏铁路建设时主要在患者从高压舱出舱后向后转运时用以连续救治。

二、"三低"

所谓"三低"是坚持低转、低转、再低转。由于青藏铁路施工点相对平坦，逐步由北向格尔木（2 808 m）、由南向拉萨（3 658 m）下降，且与青藏公路大致平行，救护车和各站点的医疗条件较好，不存在远离交通点和大山阻挡时的先"就地抢救原则"，应不犹豫、不观望，也不期望用药物治疗取代，坚持早期、迅速、安全低转。

上述"三高"和"三低"抢救措施，对保证青藏铁路建设 5 年期间 1 000 余例高原肺水肿、高原脑水肿、高原肺脑水肿的成功抢救、无死亡病例起了重要作用[1]。

第 2 节　共济失调是高原脑水肿的最早征象

高原脑水肿（high-altitude cerebral edema，HACE）是急性高原病中最严重的一型，虽发病率较低，但病死率较高（国外近年报道为 6%）。HACE 是由于高原低氧引起脑血管扩张、充血，引起脑细胞实质性水肿，目前多数学者认为是属于细胞毒性水肿，有的甚至发生脑出血、脑细胞变性和坏死。

一般文献均认为剧烈头痛、恶心呕吐是 HACE 的早期症状。有的甚至以昏迷作为标志而称本病为"高原昏迷"。这样往往造成后期或晚期诊断，延误急救。青藏铁路建设期间，我们对 66 例

HACE 的临床征象学做了细致分析，结果共济失调（ataxia）占 73%，头痛占 67%，恶心占 53%，呕吐占 17%，共济失调不仅发生率高，且出现最早，在抵高原后 24 ~ 48 h 发生者占一半，其余于 52 ~ 82 h 出现。其特征为步态不稳，随后步态蹒跚，状如酒醉，严重时手的协调功能和语言亦受影响。在现场检查的方法为：直线行走法，在地上画一直线，令受检者沿直线脚跟足尖行走，若患者很快走出直线，为 Romberg 试验阳性。如有条件，可在一种被称为 "wobble board" 的平板平衡器上实验，敏感性更高[2]。共济失调征象与 CT 或 MRI 检查证实为脑水肿的符合率达 96%，因此共济失调作为最早期征象大大提高了 HACE 的早期诊断。曾有一工人在海拔 4 464 m 处自觉不适，往现场医院就诊，但医生发现他不论怎样努力两脚摇晃着也跨不进医院的门，医生称作 "是一例高原脑水肿。" 此患者立即低转到海拔 2 801 m 的格尔木医院，经 CT 及 MRI 检查证实是 HACE，及时抢救，早期治疗，获得痊愈，无后遗症[3]。

皆知，小脑对低氧极为敏感。对 HACE 患者的尸检曾发现在小脑皮质下白质、胼胝体、脑桥、小脑区均有出血及瘀斑，脑的沟回变浅，显示脑组织肿胀。证明 HACE 的病变累及小脑组织，这为发生共济失调提供了病理形态学基础。但 HACE 发生共调失调更主要的原因是低氧引起早期脑功能障碍。对于这一发现，美国 *High Alt. Med. Biol.* 杂志和其后美国 *Wilderness Environ. Med.* 杂志均专门写了评论加以肯定，认为是首次系统地阐述了共济失调与 HACE 的关系[4]。

第 3 节　关注高原胃肠道出血症

高原胃肠道出血症（altitude gastrointestinal bleeding，AGIB）在文献中仅有少数报道，以往对其关注不够。在青藏公路修建时，工人中 AGIB 发生率为 0.95%，病死率高达 6.8%[5]。但在青藏铁路修建的 5 年间，我们观察和总结了 66 例 AGIB，由于采取了一系列防护措施，AGIB 的发病率降到 0.49%，并且无一例死亡[6]。研究发现，AGIB 的病变是多样的，根据胃镜检查，包括急性出血性胃炎、胃溃疡、十二指肠溃疡、复合性溃疡、胃黏膜广泛糜烂等。动物实验证实，高原低氧或寒冷单一因素或二者复合均可引起急性胃黏膜损伤（AGML），包括应激性溃疡，上消化道黏膜糜烂、坏死和出血[6]。研究还发现，发病的危险因素主要是饮酒，尤其是酗酒，甚至会因消化道大出血而死亡[7]。应用皮质激素（dexamethasone）防治急性高山病，应用阿司匹林或其他非类固醇类抗炎药物（NSAID）治疗高山头痛或关节疾患，尤地塞米松与阿司匹林合用时极易激发 AGIB，应禁止配伍[8]。高山上应禁酒，特别是酗酒应严格禁止。

第 4 节　防止急性高原病向亚急性和慢性转化

由于本次施工工期长达 5 年之久，有约 2/3 的工人反复上山将会蒙受慢性低氧影响。一般来说，急性高原病在高原就地治疗后多数症状消失，不影响正常生活劳动，但有少数（约 4%）症状迁延，仍有头痛、无力、食欲减退和失眠等症状，这类患者易向亚急性或慢性高原病转化。另外有些未患过急性高原病者持续停留高原一段时间后也可发生亚急性或慢性高原病，但文献中对这一发展过程缺乏研究。青藏铁路建设工人连续 5 年，每年有 7 个月在唐古拉山高海拔区作业为研究提供了机会。

从 2001 年 6 月至 2003 年 10 月，对作业于海拔 4 574 m（PB 57.6 kPa）及 4 905 m（PB 62.8 kPa）的 18 784 名工人进行了追踪观察，他们上山前的体检均显示身体健康。关于亚急性高原病（subacute mountain sickness，SAMS）及慢性高原病（chronic mountain sickness，CMS）的概念与诊断标准系应用国际高山医学协会（ISMM）的统一标准。

亚急性高原病主要指在高原发生低氧性肺动脉高压（hypoxic pulmonary hypertension，HPH）出现右心肥大、扩张以致右心衰竭，根据发病年龄又分为婴幼儿型（包括儿童）和成人型。心电图、X 线出现肺动脉段高度突出、右心室肥大、右心或全心肥大，在高原现场，平均肺动脉压 >30 mmHg 或肺动脉收缩压（SPAP）>50 mmHg 可确立诊断，但应排除先天性心脏病、慢性阻塞性肺部疾病、间质性肺疾患等引起的肺动脉高压。

慢性高原病是指在高原发生的显著红细胞增多，引起头痛、头晕、气短、心悸、无力、睡眠障碍、食欲减退、记忆减退和明显发绀。血红蛋白（Hb）>18 g/dL 为红细胞增多（erythrocytosis）；男性 Hb>21 g/dL，女性 Hb>19 g/dL 为高原过度红细胞增多症（high-altitude excessive polycythemia，HAPC）也即习称的 CMS，但须排除真性红细胞增多症及其他原因导致的继发性红细胞增多。

根据以上标准，对铁路建设工人上山后每隔 3 个月 1 次体检的结果如下[9]：

2001 年第 1 年上山，在第 3 个月和第 7 个月出现红细胞增多者分别占人群的 10.4% 和 25.3%，尚无 CMS 及 HPH 发生。

2002 年第 2 年上山，第 3 个月、第 7 个月发生红细胞增多者分别占 17.9% 和 29.3%。其中 4% 符合 HAPC 诊断，2.3% 符合 HPH，并有不同程度心衰。

2003 年第 3 年上山，同一人群第 3 个月、第 7 个月发生红细胞增多者分别为 22.3% 及 28.3%，其中 5.6% 符合 HAPC 或 CMS，3.6% 和 4.8% 符合 HPH。

过去对居住海拔 2 500 ~ 4 300 m 的青藏高原汉族移居人群的研究发现发生 CMS 的平均时间在 10 年以上，藏族世居者发生 CMS 的平均年龄为 41.5 岁。但青藏铁路建筑工人在唐古拉山作业的海拔更高，劳动强度更大，机体耗氧大而加重缺氧，结合文献，可以认为是否发生 SAMS 和 CMS 取决于 3 个因素，即海拔高度、劳动强度和个体对低氧易感的程度，其规律可总结为表 89.1。由表可见，海拔愈高缺氧愈重，劳动强度愈大（如战士、工人），个体对缺氧愈易感（如婴幼儿）则发生 SAMS 和 CMS 的时间过程愈短，这为防治提供了方向。

按照高原易感者临床病史记分系统（Schneider et al，2002）得分 ≥ 3 者为易感者[10]，本调查符合 SAMS 或 CMS 得分均 >3，故不适长期停留高原。青藏铁路建设 5 年期间，坚持对上山工人每 3 个月进行 1 次常规体检，确诊 SAMS 及 CMS 后及时将工人调回低地工作，这在防治上是一个有力措施。

表 89.1　亚急性高原病和慢性高原病发病间的相关关系

海拔高度（低氧程度）	低氧刺激（居住时间）	人群（不同人群）	高原病（不同类型）
中度高原或高原（3 000 ～ 4 000 m）	数周至数月	汉族婴幼儿	婴幼儿 SAMS
特高高原（5 800 ～ 6 700 m）	数周至数月	印度青年军人	成人 SAMS
大高原（5 000 ～ 5 380 m）	1 ～ 2 年	印度青年军人	HAPC
高原（4 547 ～ 5 072 m）	1 ～ 3 年	平原汉族工人	HAPC, HPH
中度高原或高原（2 500 ～ 4 300 m）	16.3（3 ～ 23）年	平原移居高原汉族	CMS, HPH
高原（3 406 ～ 4 500 m）	44.6（29 ～ 72）年	高原世居藏族	CMS

注：SAMS—亚急性高原病；HAPC—高原红细胞增多症；HPH—低氧性肺动脉高压症；CMS—慢性高原病。

在促进发生高原红细胞增多及低氧性肺动脉高压的因素上有一项发现，即吸烟者尽管初上山时 AMS 的发生率较不吸烟者为低，可能与长期碳氧血红蛋白形成了某种程度的习服有关，但是吸烟者在高海拔停留 3 个月后开始有明显的红细胞增多及肺动脉压增高，至 6 个月时更为明显，因此在高原吸烟将带来不利影响，易于发生 CMS[11]。

第 5 节　提出移居群体高原劳动作业的轮换方案

关于移居人群需多年持续在高原（3 000 m 以上）作业者应以多长时间轮换，既不影响施工队伍的稳定，又不影响人体建立的低氧习服，对此国际上并无定论。在智利海拔 4 500 m 矿区，工人以 7 d 在高山作业，7 d 在海平面休整，但观察每次再上山的急性高山病（AMS）发病率与初上山相同。吉尔吉斯天山金矿（4 200 m）的员工以 30 d 在山上作业，30 d 在平原休整，但再上山时 AMS 发病率仍与初上山相同。本项研究连续 5 年对比了 600 名员工持续在唐古拉山（4 500 m）作业 7 个月其后在平原休整（仍工作）5 个月，每年与 600 名新上山工人相对比，应用统一的国际标准（Lake Louise Scoring System）诊断，并观察心肺功能及血氧饱和等一系列生理指标。结果发现：600 名逐年上山者与初进山工人相比，AMS 发病率逐年渐低，严重度逐年减轻，最后 2 年无 HAPE 及 HACE 发生。生理研究证实，这种慢性间歇性低氧（chronic intermittent hypoxia，CIH）模式降低了机体对低氧的易感性，提高了低氧习服能力，故提出以每年在高山作业 6 个月，然后在平原休整 6 个月为理想方案[12]。观察到同一群劳动工人以 7 个月在高原，随后 5 个月在平原这一慢性间歇性低氧（CIH）的模式，经过连续 5 年，人体的习服水平逐步提高并且巩固，各型高原病发病率逐渐降低，劳动效力逐步提高（图 89.7）。在世界研究慢性间歇性低氧的文献中，这是一个历史给予的特殊机遇，如此大的群体，连续 5 年的自身动态观察，不仅是 AMS 的发病率及严重度逐年降低，而且有严格的生理–病理学来支持这一 7 个月–5 个月的交替模式，为人类习服高原低氧提供了新的理论依据，也是在世界多个 CIH 模式中首次的重要发现。发表在 *High Alt. Med. Biol.* 的这一论文[12]，被英国伦敦大学列为 2009 年 "Faculty of 1000"，即该年度世界重要医学论文之一。国际高原医学专家罗伯特·B. 舍尼（Robert B. Schoene）认为，这是一个新的重要的发现，且伦敦大学及加拿大麦基尔大学医学中心均对这一成果发电文给予高度评价。

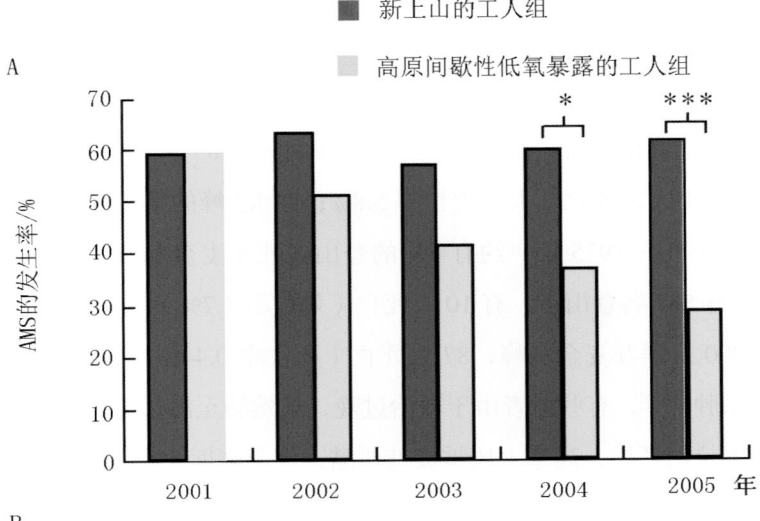

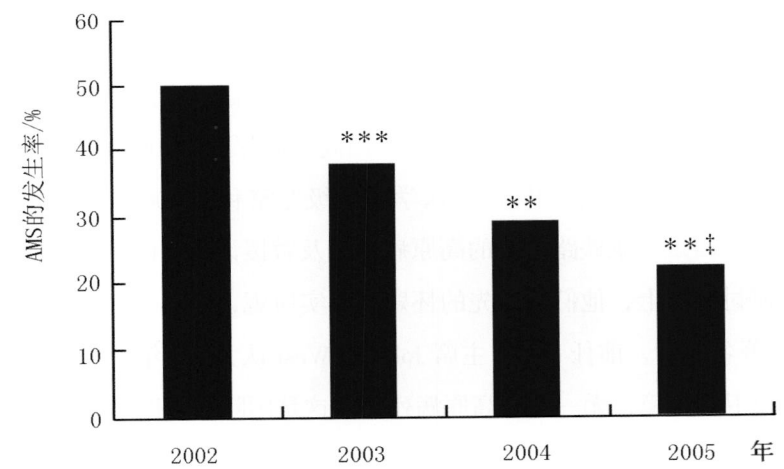

图 89.7　慢性间歇性低氧的模式，各型高原病发病情况与劳动效力变化

在青藏铁路建设的工人，按每年 7 个月（4～10 个月）在唐古拉上劳动，5 个月（11 月到次年 3 月）在海平面休整。A—可见从 2001—2005 年，经过间歇性在高原低氧暴露的工人组与每年新上山的工人组相比，AMS 的发生率逐年下降，至第 4～5 年 AMS 发生率有极显著差异；B—显示同一组间歇低氧的工人在海平面休整后在上山时，从 2002—2005 年，AMS 的发生率逐年下降，2002 年与 2005 年相比，有极显著差异（$P<0.001$）。

第 6 节　5 年 14 万筑路大军高原病零死亡

在高原极端环境，即使有较好的防护，大自然仍然是无情的杀手。高山死亡常是难以避免的事实。在喜马拉雅前往珠峰的旅游者中，因乘飞机很快到达海拔 3 000 m 以上，而这些人完全未获习服，随后又向海拔 5 800 m 的基地营前进，53% 的人发生 AMS，其中 4.3% 的人发生致命性的高山病而可引起死亡[13]。据喜马拉雅急救协会的统计，在来到喜马拉雅的徒步旅游者中，约 10 000 人中有 1 人死亡[14]。在登山者中比较确切的统计显示，山难的死亡率更高，自 1921—1996 年，共有 4 400 名攀登珠峰者，有 679 人攀达顶峰，而有 148 人死亡（3.4%）[14]；1986—1987 年英国登山队在喜马拉雅攀登 7 000 m 以上高山没有一次不死人的。此期间共有 83 次登山活动，533 名登山者，在第 41 次登顶活动时，共 121 人，死亡 7 人，死亡率 5.8%；在 K2 峰的第 5 次攀登，共 28 人，死亡 3 人，死亡率 11%[15]。自 1903—1975 年，约有 1% 的登山者死于麦金利峰（Mt. McKinley，海拔 6 198 m），如 1976 年，共有 587 名登山者，有 10 人死亡（死亡率 1.7%）[16]。其后情况有所改善，自 1903—1998 年，有 20 000 人攀登麦金利峰，87 人死亡（死亡率 0.44%）[17]。死亡原因主要是严重的高原肺水肿和高原脑水肿[17,18]，有些患者由于救治过晚，虽然转至海拔低处但仍不免死亡[15,18]。

在青藏铁路修建的唐古拉山环境，高寒、风雪极其严酷，作业高度 85% 在海拔 4 000 m 以上，最高海拔 5 072 m，从平原来的中铁公司员工以往并无高原习服及高山劳动经验，尽管有机械化或半机械化设备，但手工和体力劳动强度仍然很大，80% 以上均为强劳动等级[19]，尤其是隧道作业和桥梁建筑。特别是工期每年长达 7 个月，而且是连续 5 年，这些都不是高山旅游或登山活动的间期可比拟的。然而由于采取了上述一系列强有力的有效防治措施，在实施上是严格规定和必须执行的，所以在青藏铁路修建的 5 年期间，14 万筑路大军无一人因高原病死亡。2004 年 8 月 16 日在第六届世界高原医学及生理学会议期间，12 名国际高原医学顶尖级专家和近 100 名国外学者视察了青藏铁路卫生保障系统，考察了西藏当雄铁路医院的高原病诊治及救援设施，随后在拉萨举行的"青藏铁路卫生保障国际专家研讨会"上，他们从原先的怀疑到事实所观，不得不信服和加以称赞不已。2006 年，国际高原医学著名学者，前任 ISMM 主席 John B. West 认为"5 年十余万大群体在极高海拔劳动，由于有效的高原卫生保障，无一人因高原病死亡，这是国际高原医学史上的奇迹"。

第 7 节　青藏铁路通车后对高原医学的挑战

青藏铁路这条世界上海拔最高、高原路段最长的钢铁长城，从 2001 年 6 月 29 日正式开工，经过 2001—2005 年 5 年奋战，于 2006 年 7 月 1 日正式通车，胡锦涛同志亲自到格尔木主持庆典，"青 1"号列车由格尔木发往拉萨，"青 2"号列车由拉萨开往格尔木经西宁直达北京。中国人民一个多世纪的愿望实现了，全世界的目光投向"世界屋脊"上的列车，青藏铁路是西部大开发的标志性工程，是世界高原铁路史上的伟大里程碑。

运营以来，每年有约 1 000 万乘客由北京、上海、广州、重庆、成都、兰州、西宁经青藏线到拉萨，其中有大量港、澳、台和国外游客，掀起了"青藏热"，说明了人们对青藏的向往和迷恋。这样大的人群经铁路急进高原低氧环境在世界上是绝无仅有的[20]。

应该看到，乘坐青藏铁路的乘客是一个高度分散的群体，来自五湖四海，包括儿童、高龄及可能患有慢性病者。乘车前未做体检或粗略的体检难以查明一些潜在性疾患，如原患有高血压、冠心病、脑动脉硬化、溃疡病、癫痫等疾患者，到高原其原有病状可能显化。老年人有心肌梗死、慢性阻塞性肺疾病者急进高原低氧环境时病状可能恶化，糖尿病患者可能并发酸中毒，慢性肝病和肥胖症患者将加重低氧血症等。而对不宜进入高原者也难以执行一些强制措施，目前限于列车上的条件，对高原病及缺氧性疾患也仅能做一些初处理，这些都增加了防治工作的难度。如何加强对乘客的低氧防护，是高原医学面临的一个重大挑战[21]。鉴于火车有 22 h 运行在海拔 3 000 ~ 5 000 m，大气氧分压仅为海平面的 1/3 ~ 1/2，一项初步调查显示乘客中约有 36% 发生急性轻症高原病（急性高原反应）[22]。列车上的弥散式供氧和管道式供氧起到了一定的改善缺氧作用，但氧含量以达到海平面 80% 计，在海拔 5 000 m 必须使氧分压在大气中的比率提高到 33%，在旅客上下车时流动开门气流迅速变化的情况下，这将难以达到。改进目前的车厢供氧效果十分关键，据此鉴于车厢内弥散供氧的膜过滤系统经长久运转已老化，于 2015 年后由杭州某氧气公司全部改装为先进的分子筛系统，提高了氧弥散效果。

目前有乘务人员 1 486 名，如从北京发站，乘务人员往返须持续工作时间长达 96 h，如何提高乘务人员的习服水平，建立特殊的劳动保护制，以及反复上下高原导致间断性缺氧的生理变化均有待研究。

现有沿线职工 1 500 余名，并有护路部队，驻守在格—拉段 45 个铁路站点（长期驻守固定站有 10 个），在海拔 2 808 ~ 5 056 m，正在他们的工作点及居室内建立富氧装置，对常年驻守导致的高海拔慢性低氧损伤的防护问题正在逐步研究。

在国外有 3 条高山铁路也建立了相应的旅客防护体系，如美国科罗拉多高山铁路有派克峰高山站；瑞士阿尔卑斯高山铁路有荣佛劳峰（Mt. Jungfraujoch）高山急救站（3 400 m）；秘鲁中央铁路在拉奥罗亚（3 750 m）建立中心医院，专门救治重症高原病患者。但由于这些铁路线路短，只运行 2 ~ 3 h，相对海拔低，没有遇到如青藏铁路这样突出的高原医学问题。因此青藏铁路运营期间的卫生保障又对高原医学提出了从未有过的挑战[23]。

2006 年 10 月由中国工程院主办的学术论坛会"高原医学与青藏铁路卫生保障"在西宁召开，本次论坛集中了工程院院士中从事低氧生理学、高原医学、航空工程学及药物学研究的院士及国内相关学科的著名专家和青藏铁路卫生保障的科技人员，他们共同探讨了以下问题：①高原乘客的低氧防护问题；②改进目前的车厢供氧效应；③建立铁路沿线的防护急救体系；④乘务人员及沿线职工的高原劳动保护及站点富氧措施；⑤抓紧研制更有效的适应剂（抗缺氧药物）。本次论坛会后，以青海高原医学科学研究院为领军，组织了青藏铁路公司及整个铁路沿线的卫生单位，启动了《青藏铁路运营期间旅客及站点人员低氧防护》等一些重大科研项目及对青藏铁路卫生保障上述五大内容的实施。已经对乘客在铁路中高原病的发生规律有所认识，对有关防护采取了一系列措施，乘客中中老年人及患有冠心病者将作为防护重点[24,25]。

青藏铁路运营为百年大计，当前我国从事低氧生理和高原医学的同道已经携手共同攻关，为世界最大的旅客群体、列车人员和站点人员的安全健康做出了新贡献。

第 8 节　John B. West 与青藏铁路的情结

在青藏铁路建设期间，受到了国际高原医学界的极大关注，如杰克·里夫斯（Jack Reeves）、詹姆斯·米雷基（James Milledge）、让·保罗·里查莱特（Jean-Paul Richalet）、彼得·哈克特（Peter Hachett）、法比奥拉·里昂·费拉尔德（Fabiola Leon-Velarde）和佛巴斯·尼亚特（Buddha Basnyat）等国际著名学者，根据他们在高原医学领域的丰富经验，都提出过不少好的建议。

世界著名高原医学老前辈、国际高山医学会首任主席、美国加州大学生理系 John B. West 教授（图89.8），他从青藏铁路开建就投入了极大关注，他认为这是世界上从未有过的伟大工程[26]，是人类历史上高原医学的伟大事件，是对高原医学和生理学的特殊挑战[27]，整个铁路建设期间与吴天一不断联系交流，根据他在世界上第一个设计高原富氧装置的经验，对列车供氧系统等提出了许多好的建议。

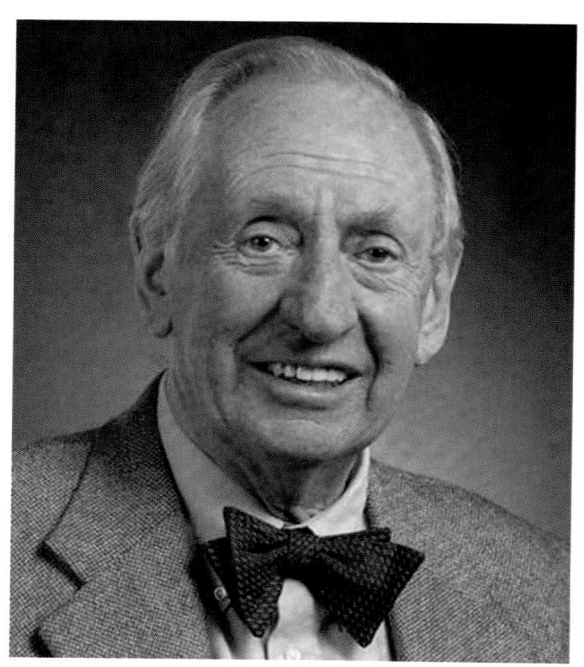

图 89.8　John B. West

美国加州大学圣地亚哥分校生理学教授，国际高山医学协会首任主席，美国高原医学与生物学杂志主编，国际公认的高原医学权威。

在整个青藏铁路修建期间，West 一直关心工程进展中的高原医学问题，吴天一等先后有 5 篇论著在 West 主编的 *High Altitude Medicine and Biology* 杂志以首篇论著发表，在国际上产生重大影响。2006 年 7 月 1 日青藏铁路建成通车，West 激动地说：“这是世界高原医学史上大喜的日子（A red-letter day for high altitude medicine），中国完成了一项引以为豪的伟大工程”。为什么这样评价，他做了如下评述 [28]。

首先，这是世界历史上实施的无可争辩的最具有雄心的高原工程项目，中国政府投资了超过 40 亿美元；在这铁路通车的庆典日，他引用了胡锦涛同志的话：“1 300 年前，西藏首领松赞干布为了迎娶从内地前往拉萨的文成公主，花了整整 3 年时间，但是今天从北京乘火车只要 48 h 就到拉萨了”。中国能在如此短的时间完成这一艰巨工程，给世人留下深刻印象。

其次，铁路的建设大大促进了高原医学的发展，因为约有 5 万从平原来的工人在此施工，高原低氧自然会引发急性高山病、高原肺水肿和高原脑水肿，吴天一等对此做了系列报道，他们对处理初入高原者发生的高原问题所积累的经验应该超过以往任何人。

最后，青藏铁路又激起了新问题，旅客从格尔木到拉萨约需 12 h，而大部分时间运行在海拔 4 000 m 以上，这自然是面对高原低氧的挑战，一个是大气氧分压（PO_2），另一个是大气氧含量（O_2 concentration），或这 2 个因素均发生作用。可能中国的工程师会在列车的车厢设计增压系统，犹如飞机一样，但是在旅客于站点要上下车时怎么办？据称车厢内的富氧系统使氧含量可增至 23% ~ 24%，问题是在旅客不断过往于车厢之间时如何能保持这一氧含量？对此他还没有找到相关的资料（但他发了许多邮件与吴天一共同计算车厢内的氧含量和乘客的血氧水平）。另外列车在不同海拔运行时车厢的供氧系统能调节供氧量吗？好在车厢内尚有可供鼻导管吸氧的装置，若旅客需要随时可用，而且使用方法并不难。他甚至说车票是 49 美元，但对列车内这样舒适环境而言是值得的。

对于他的热情和关怀，吴天一作为铁道部青藏铁路卫生顾问和高原医学专家组组长特邀请 West 访问中国，让他亲身体验乘坐世界第一高原火车的感觉。2007 年 9 月 6 日他专程从美国飞往中国，9 月 7 日到西宁，参观了青海省高原医学科学研究院，并与青藏铁路的专家座谈铁路运营 1 年以来的高原问题；到西宁火车站参观了火车头及其中的膜过滤制氧系统。9 月 8 日从西宁经青藏铁路第一路段到格尔木。West 说他已 26 年没坐火车了，现在真有一种幸福感（图 89.9）。到格尔木后观看了机车保养维修工厂；到格尔木第一人民医院及铁路医院了解通车 1 年来旅客发生急性高原病的情况及急救治疗措施；了解站点人员的高原保健问题。9 月 9 日乘坐格—拉段火车向拉萨进发，他一上车就察看了车厢内的 2 个供氧系统——弥散式供氧和管道式鼻吸氧装置及原理，当时，车厢内的氧含量达到 24% 以上，又视察了列车医务室及保健系统，和多个有高原反应或无反应的旅客交谈。对车厢内同时用汉语、藏语和英语提示目前所到达的站点、海拔、气温及车速的屏幕十分赞赏。

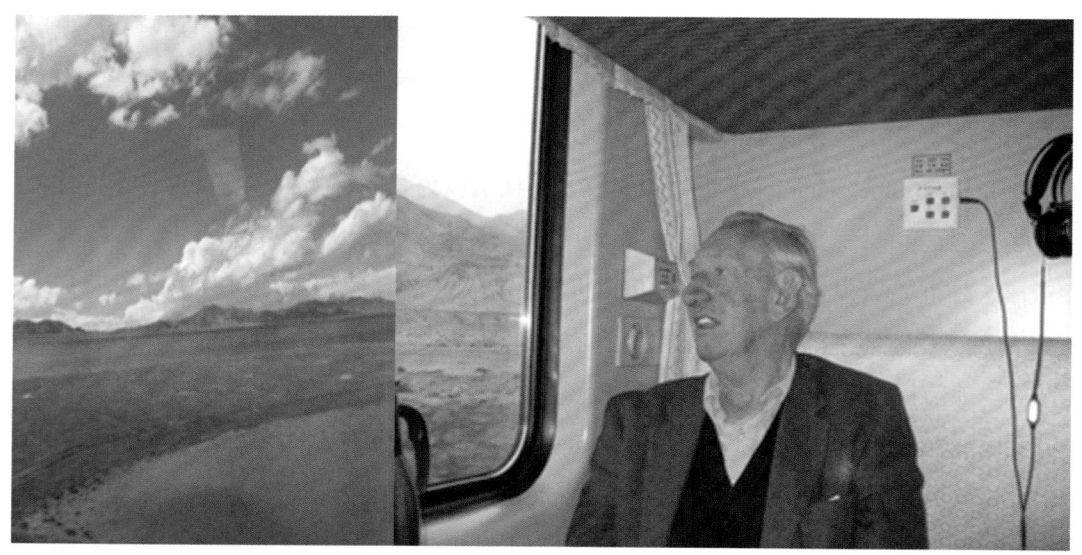

图 89.9 West 亲自乘坐青藏列车前往拉萨，观赏着沿途的风光，车过那曲时他全神贯注

到拉萨后，当观看宏伟的拉萨火车站时，他真是惊叹不已，这不仅是伟大的工程，也包含着浓厚的西藏民族艺术（图 89.10）。又查看了拉萨列车员的公寓，询问列车员从北京到拉萨这样上上下下间歇低氧有何不适，当看到公寓中配套的图书室、文艺室、电视室、食堂和沐浴室，特别是舒适的卧室和床头供氧设备，立即题词说这就是对列车员高原辛劳的最好安慰（图 89.11）。随后观看了离拉萨 60 km 的马乡岭工地（4 200 m）和卫生保健室，他建议这 2 处宿舍最好都用富氧装置，既改善睡眠又安全供氧[29]。此期间还访问了正在建设的西藏大学并询问美国留学生在此学习的情况。9 月 13 日回到北京，又和铁道部有关领导和专家探讨今后如何更好地做好青藏铁路高原医学的保障工作。9 月 14 日，分别的日子到了，在机场与吴天一热烈拥抱，这位 80 余岁高龄的老人，禁不住热泪盈眶，与我们整个团队告别。

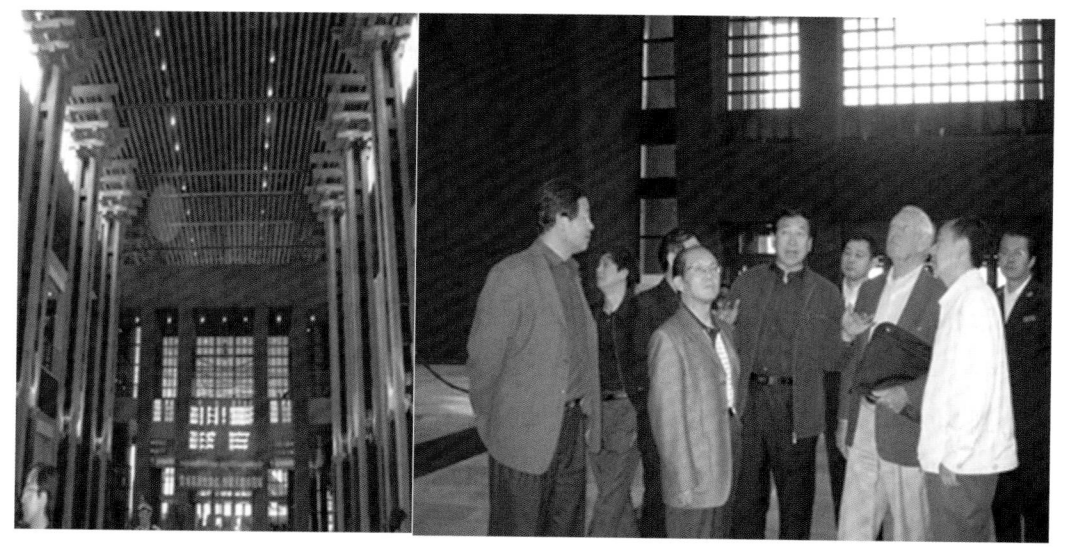

图 89.10 West 在拉萨火车站，站长向他介绍设计建设过程，他看了赞叹不已

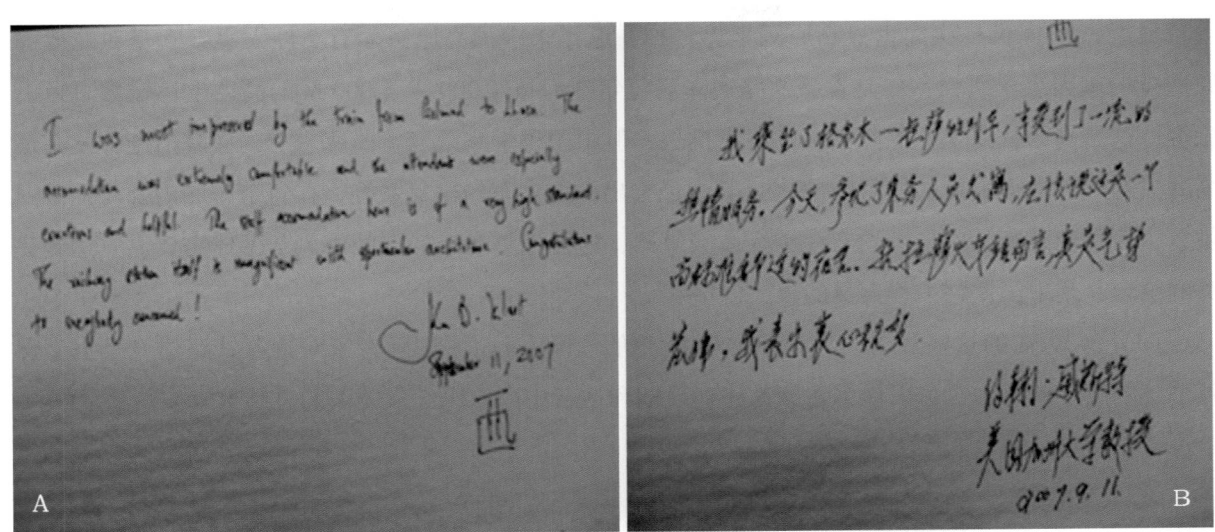

图 89.11　West 题词

A—West 在参观拉萨列车员工公寓后题词；B—吴天一当时的翻译，他认为有这样完善和供氧的休息公寓，就是对一路辛劳员工最好的安慰。

West 回国后，他发表了 2 篇著文，一篇发表在高原医学与生物学（*High Alt Med Biol*）[30]，另一篇发表在内科学记事（*Ann Int Med*）[31] 上，谈到他亲自乘坐这一世界最高铁路，穿越了全球最高的风火山隧道（Fenghoushan Tunnel，4 905 m）和最长的昆仑山隧道（Mt. Kunlun Tunnel，海拔 4 660 m，长 1 686 m），在打通和修建隧道期间，曾经用了大型的隧道内掌子面弥散供氧和小型的氧吧车对疲劳的工人及时供氧；工人有效地采用手动电钻结合爆破的方法打开岩石面。他说："我原先设想的在车厢采用增压系统并不现实，而目前在 14 节车厢采用弥散式供氧并非易事，但此次我观察了 7 节车厢氧含量达到 24.1% ~ 25.3%，这样就十分有效地等于下降了 900 ~ 1 200 m。但一个问题是每到站点车厢要开门，此时车厢内与外界空气交流，氧则会很快丢失，然而本次只有 3 个站点停车，2 个站点的停车过程是列车只开 1 个门，随后很快关闭。仅有 1 个站点停车并全部开门，好让旅客下车舒服地活动一下。而列车的车厢玻璃是密闭性能很强的，在这样有效的车内供氧保证下，事实上，我只看见了 1 个旅客需要用鼻导管吸氧。我自己试用了这鼻导管吸氧，觉得很舒适。我到列车医务室和医生和护士交谈，知道他们均经过特殊培训，对询问的问题能很好回答，对配套的急救设备应用熟练。我这次享受了宽敞的软卧，这是对 VIP 的待遇，但硬卧的 6 个上下铺位也很舒适，列车餐厅的饭菜非常可口。在这'世界屋脊'的列车上幸福地度过了两天两夜。令人难忘的是，我领略了铁路和青藏高原的无限风光。在车厢内沿途观看了青藏高原特殊的喜马拉雅景观，还见到成群的牦牛和藏羊，特别是难得一见的藏羚羊。"

West 动情地说："这次经历是我最有价值的一次旅行，但印象更深刻的是亲身体验了人类面对高原医学及工程学挑战所具有想象力和创造力的应对。"West 把青藏铁路工程对高原医学的挑战及能亲身实际感受作为他晚年高原医学生涯中的一件大事。

最近，West 再一次向世界高原医学界宣称，近年来中国高原医学有 2 件大事，一是对藏族高原适应的基因组学研究，二是青藏铁路通车后每年在海拔 4 000 ~ 5 000 m 的高度上运输数百万的旅客，这是高原铁路卫生保障面临的巨大挑战，但中国科学家采取了前所未有的保障措施，使在最高海拔的旅行获得最佳的低氧防护[32]。其中最突出的是列车的供氧系统，在每节车厢内都有弥散式供氧，而每位乘客的座位旁均有一个个体吸氧器，这样把整个车厢空间供氧与个体需要供氧达到完美的结合，是中国铁路工程人员的重大创举[33]。

John B. West 的这些热情、客观和科学的评价，不仅反映了国际专家对青藏铁路建设及卫生保障系统的高度认可，也可以作为青藏铁路建设期和运营中高原医学最完美的总结[34]。

参 考 文 献

[1] 吴天一. 青藏铁路建设对高原医学的挑战[M]//中国科学技术前沿. 第10卷. 北京：高等教育出版社，2007：51-84.

[2] JOHNSON G，WRIGHT D，BEAZLEY F，et al. The Sharpened Romberg test for assessing ataxia in mild acute mountain sickness[J]. Wilderness Enviro Med，2005，16：62-66.

[3] WU TY，DING Q，LIU L，et al. Ataxia：An early indicator in high altitude cerebral edema[J]. High Al Med Biol，2006，7（4）：275-280.

[4] EDITORIAL. Ataxia is still an important clinical finding in severe high altitude illness[J]. Wilderness Environ. Med，2011，22：105-106.

[5] WU TY. Take note of altitude gastrointestinal bleeding[J]. News ISSM，2001，10：9-11.

[6] WU TY，DING SQ，LIU JL，et al. High-altitude gastrointestinal bleeding：An observation in Qinghai-Tibetan railway constriction workers on Mt. Tanggula[J]. World J Gastroenterol，2007，13（5）：774-780.

[7] BASNYAT B. The Khumbu Cure. High Alt[J]. Med Biol，2005，6（4）：342-345.

[8] WU TY，LIU JL. Alcohol and aspirin in combination with dexamethasone causes gastrointestinal bleeding at high altitude[J]. Wilderness Environ Med，2006，17：35-37.

[9] WU TY，DING SQ，LIU JL. The relation between subacute mountain sickness and chronic mountain sickness[J]. Wilderness Environ Med，2006，17（3）：8-9.

[10] SCHNEIDER M，BERNASCH D，WEYMANN J. Acute mountain sickness：Influence of susceptibility，preexposure，and ascent rate[J]. Med Sci Sports Exerc，2002，34：1886-1891.

[11] WU TY，DING SQ，LIU JL，et al. Smoking，acute mountain sickness，and altitude acclimatization：a cohort study[J]. Thorax，2012，67：914-919.

[12] WU TY，DING SQ，LIU JL，et al. Reduced incidence and severity of acute mountain sickness in Qinghai-Tibet railroad construction workers after repeated 7-months exposures despite 5-months low altitude period[J]. High Alt Med Biol，2009，10（3）：221-232.

[13] DICKINSON J，HEATH D，GOSNEY J，et al. Altitude-related deaths in seven trekkers in the Himalayas[J]. Thorax，1983，38：646-656.

[14] BASNYAT B，LEOMASTER J，LITCH JA. Everest or bust：a cross sectional，epidemiological survey of acute mountain sickness at 4 234 m in the Himalaya[J]. Aviat Space Environ Med，1999，70：867-873.

[15] POLLARD A，CLARKE C. Deaths during mountaineering at extreme altitude[J]. Lancet，1988，1：1277.

[16] WILSON F，MILLS W，ROGERS DR，et al. Death on Denali[J]. West J Med，1978，126：471–476.

[17] HOUSTON CS. Altitude illness. Symposium on Environmental Emergencies[J]. Emergency Medicine Clinics of North America，1984，2（3）：503–512.

[18] HOUSTON CS. The Mountain World[M]//Going Higher. 4th ed. [S.l.]：Swan Hill Press，1999：218–234.

[19] SUN YF，ZENG FL. Study on occupational hazards and preventive measures for the constructors in building Qinghai–Tibetan railway[J]. Engineering Sciences，2006，4（2）：192–197.

[20] 吴天一. 进一步迎接青藏铁路对高原医学的挑战[J]. 高原医学杂志，2006，16（3）：1.

[21] WU TY，DING SQ，ZHANG SL，et al. Altitude illness in Qinghai–Tibet railway passengers[J]. High Alt Med Biol，2010，11（3）：189–198.

[22] 吴天一. 高山反应[J]. 中国国家地理，2006，7：188–200.

[23] 吴天一. 低氧—高原环境对人类的挑战[J]. 医学研究杂志，2006，35：1–3.

[24] WU TY，DING SQ，KAYSER B. Work at high altitude after coronary stenting：safe[J]. Wilderness Environ，2006，17：86.

[25] WU TY，ZHAN ZY，WU QL，et al. Does high altitude increase risks of elderly patients with coronary artery disease[J]. J Geriat Cardiol，2009，6（3）：137–141.

[26] WEST JB. Editorial：Golmud–Lhasa rail link：An enormous Challenge in high altitude medicine[J]. High Alt Med Biol，2004，5（1）：3–4.

[27] WEST JB. Alleviating the hypoxia of passengers on the proposed Golmud–Lhasa railroad[J]. High Alt Med Biol，2004，5（2）：274.

[28] WEST JB. Completion of the railroad to Lhasa[J]. High Alt Med Biol，2006，7（4）：1–2.

[29] WEST JB. Oxygen enrichment of room air to relieve the hypoxia of high altitude[J]. Respir Physiol，1995，99：225–232.

[30] WEST JB. The Qinghai–tibet Railway[J]. High Alt Med Biol，2008，9：1–2.

[31] WEST JB. A new approach to very high altitude land travel：The train to Lhasa，Tibet[J]. Ann Int Med，2008，149：898–900.

[32] WEST JB. Recent advances in high altitude medicine[C]//Proceedings of the 10th World Congress of High Altitude Medicine and Physiology. Taipei：[s.n.]，2012：1–2.

[33] WEST JB. High–altitude medicine[J]. Am J Respir Crit Care Med，2012，186（12）：1229–1237.

[34] 吴天一. 高原医学的大喜日子：John B.West与青藏铁路的情结[C]//中国铁道学会. 青藏铁路运营十周年学术研讨会论文集. 北京：中国铁道出版社，2016：8–10.

第 24 篇　高原土生动物的适应

第90章　青藏高原土生动物的起源及演化

在研究高原低氧适应的机制中，对高原（山）土生动物的研究是一个重要的、不可或缺的领域，这是因为高原土生动物（high-altitude native species）是指经过数万年甚至数百万年在高原生存繁衍，经过自然选择的严酷过程而演化出来的物种，它们在高原适应的历史比任何人类高原世居群体的历史要长远得多，其生存的环境是极端的低氧严寒和缺少食源的世界最高海拔地区，可以认为它们对高原低氧环境已经获得充分适应，因此其适应的生物学模式和生理学机制将会提供重要的信息，而对人类的高原习服—适应的研究以借鉴，揭开低氧适应的生物学本质。此外可以弥补在人体研究的解剖组织形态学上的限制性，以探讨在功能水平和组织细胞水平上的密切相关性。不过由于所研究的许多物种都是国家珍稀濒危动物，是一级保护动物，如藏羚羊、雪豹等，需要经过严格的审批手续和当地保护组织的支持，因此研究的难度很大，得到的机会极为有限，目前的资料也是凤毛麟角，有很大的局限性。然而另一些青藏高原特有的并具有遗传进化适应历史的物种，并不受保护之列，如牦牛、高原鼠兔、高原鼢鼠等，这使学者们利用这一机会进行了较详细、深入的研究，将是本章介绍的重点。喜马拉雅和青藏高原独特的生态系统和生物多样性吸引着许多国际著名的生物生理学家投入这一研究，这些研究的成果丰富了对这一领域的认识。

第1节　青藏高原特有物种的产生

青藏高原地域辽阔，高山纵横，生态环境十分复杂，为各类生物的生存、生长和繁育、发展提供了非常有利的条件，生物种类相当丰富。

高原自然环境类型极其多样和复杂，各种不同生态类型和分布类型的生物在这里都可寻觅到适宜它们生长、生活和繁衍的处所。

生物物种的分布，除数量有限的世界广布种外，均限定分布于地球上或大或小的一定自然地理区域，这就是生物在地理分布的特有现象。不言而喻，仅仅限于分布在青藏高原的物种，就被称为青藏高原特有物种。对待特有物种的分析研究，对于探讨一个地区生物区系起源、演化、性质和特点有着十分重要的意义[1]。

自第三纪以来，青藏高原发生了沧桑巨变，高原强烈地大幅度整体抬升，成为平均海拔 4 500 m

左右的"世界屋脊"，从而影响了欧亚大陆中低纬度的大气环流形势，诱发了西南季风和高原季风的形成。生态环境的急剧深刻改变，在导致大量生物物种由于不能适应新的严酷环境而消亡或向高原周边地区迁移的同时，也开始孕育和形成了大量的新的生物类群和物种，这个进程至今仍在继续中 [2,3]。其中许多新的物种，或受遗传基因和生态习性的影响，或因形成较晚而存在历史较短，迄今仅在高原分布，如植物中的垫状驼绒藜、羽叶点地梅，动物中的各种鼠兔、喜马拉雅旱獭等，数量很大，是高原特有物种的主要组成部分。此外，还有一些古老物种，在古地中海西撤和第四纪冰期环境剧烈变化时期，在高原边缘或特殊地带寻觅到适合其生长生活的"避难所"，因而得以生存下来，即所谓的古老残余种或孑遗种，如植物中的巨柏、冬麻豆和动物中的大熊猫、野牦牛等 [4]。也有些古老物种，由于高原隆起后造成了地理隔离，在生存、适应的驱使下，发生某些变异而演化成为特有物种，如植物中的翅果蓼等。这些古老残遗物种也是组成高原特有物种的一部分。因此，青藏高原的生物特有物种，也如其整个生物区系一样，具有新老兼备、以新的年轻物种为主的特点 [5]。在地球的不同高海拔区，如安第斯、阿尔卑斯、东非等，由于青藏高原特殊的地理位置和特殊的生态环境，构成了独特的生物多样性。

第 2 节　青藏高原陆栖脊椎动物分布特征及区系演变

中国科学院动物研究所的郑作新和冯柞建、中国科学院地理研究所的张荣祖及胡淑琴四位研究员根据他们长期在青藏高原的考察研究，对青藏高原陆栖脊椎动物区系及其在历史上的演变做了探讨，提出以下 3 部分内容 [6]。

一、区系发展历史概要

在青藏高原迄今为止所发现的化石，除鸵鸟蛋以外，都属于哺乳类，最早发现于青藏高原北部的渐新世。从上新世高原上出现三趾马的动物群，反映出当时气候温暖湿润，有着亚热带的森林及森林草原植被。最后高原大幅度抬升，从上新世以来至今累计上升了 3 500 ~ 4 000 m，由于高原的隆起，气候日益寒冷干燥，森林退化，森林草原景观消失。而代之以草原和草甸，动物区系也随之产生了相应的变化，三趾马动物群早已灭绝，而在全新世地层中，发现有黑唇鼠兔（*Ochotona curzoniae*）、喜马拉雅旱獭（*Marmota himalayana Hodgson*）等，动物区系的组成已接近现代的区系。

二、区系特征的分析

他们在青藏高原进行了十多次比较长期的考察，前后采集有 191 种的哺乳类、532 种鸟类、49 种爬行动物及 24 种两栖动物，共计 796 种，隶属于 4 个纲、31 目及 95 科。在高原所录的种类中，包括有 7 个新种和 11 个新亚种。

（一）区系组成

青藏高原的陆栖脊椎动物，除广布物种和地方特有物种以外，兼有古北界和东洋界的物种。青藏高原中古北界的面积虽占整个高原的 85% ~ 90%，但哺乳类古北种仅占此类总种数的 27.4%，鸟类的种数占 31.0%。至于高原上的东洋界，其面积只占整个高原的 10% ~ 15%，但种数显然较多，哺乳类东洋种的种数占总种数的 36.5%，鸟类占 33.0%，由此可见，古北界在青藏高原上所占的面积虽大，但种类反而少；而东洋界所占的面积虽小，但种类却较多，这确实是一个值得重视的分布现象。

（二）地理区划

在地理区划方面，将青藏高原划分为 2 个 I 级区、2 个 II 级亚区及 7 个 III 级小区，如表所示：

表 90.1　青藏高原陆栖脊椎动物的地理区划

0 级（界）	I 级（区）	II 级（区）	III 级（小区）
古北界	青藏区	羌塘高原亚区	1. 羌塘高原亚区
			2. 祁连青南小区
			3. 藏东山地小区
			4. 藏南山地小区
东洋界	西南区	喜马拉雅亚区	5. 波密察隅小区
			6. 墨脱吉隆小区
			7. 丹隆达旺小区

上表所列的动物地理小区，均有各自的代表性脊椎动物种类，尤其是哺乳类和鸟类依各小区动物区系组成的特征，第 1 ~ 2 小区属于古北界，第 6 ~ 7 小区属于东洋界，而第 3 ~ 5 小区兼有古北界和东洋界的种类，实可视为两界的过渡地带。从这一地理分区可以看出，可可西里、三江源区及至整个青海，皆属于古北界的动物种属。垂直分布是另一区系特征，将在以下讨论。

三、区系形成和演变问题的探讨

关于这一问题，一直就有不同的看法和论点。有的学者认为青藏高原的动物区系是非常古老的；有的认为它是很年轻的，是在冰期以后由戈壁地区和高原东部的古老山系的动物迁移来的，并不具备任何古老的特征；还有人主张它是"亦古老亦年轻"的。但是，任何地区都由比较古老的和比较年轻的物种所组成；就青藏高原动物区系而言，应依它的具体情况，加以具体分析。

郑作新等通过青藏高原动物区系的分析，可以看到，青藏高原哺乳类和鸟类特有属和特有种是很少见的。这个事实说明，一方面青藏高原动物区系是在第三纪造山运动之后才开始发展的，整个区系并不古老。另一方面，这些特有属和特有种的存在，说明青藏高原的区系也不是在冰期以后才形成的。

青藏高原的东缘，特别是与横断山脉连接的部分，这里在冰期中所受的影响较少，因而成为子遗动物的避难地,孑遗动物当然是比较古老的。同时,有些属如鼠兔(*Ochotona*)、雪雀(*Montifringilla*)等在高原上的历史较久,对严酷环境逐步适应,而且相处共栖,结果不仅大量繁殖,而且延伸到其他地区,因而形成这些属的分布中心,体现出这些属的古老性[6]。

第 3 节　青藏高原兽类区系的垂直分布

中国科学院动物研究所的郑作新等在青藏高原陆栖脊椎动物区系及其演变的探讨中已明确提出垂直分布现象。冯柞建等在西藏东南部对兽类的区系调查进一步获得了证实。在西藏东南部考察范围在北纬 28°20′ ~ 31°30′,东经 94°10′ ~ 99°60′。考察地区在西藏波密、左贡与芒康县以南的低山宽谷与峡谷地带,兽类以东洋界种类占优势;而该界线以北的高山峡谷地区,兽类以古北界种类居多。因此,界线以南属于东洋区,以北属于古北区[7]。

由于考察地区位于青藏高原东南缘,东邻著名的横断山脉,又是喜马拉雅山和念青唐古拉山交汇的地方,因而一些限于喜马拉雅山与横断山脉的兽类亦多见于境内,如蹼足鼩、灰腹鼠(*Rattus eha*)和小熊猫等。又因境内的南缘与中南半岛相近,所以兽类包含丰富的印度—马来西亚的区系种类,如小爪水獭(*Aonyx cinerea*)、蓝腹松鼠(*Callosciurus pygerythrus*)等。然而,在高海拔(3 000 m 以上)地区,青藏高原特有物种成为兽类区系的主体,同时还有不少见于中亚地区、遍及欧亚大陆或整个北半球的种类。

在这一考察中观察到明显的兽类垂直分布,依自然景观的不同,可划分为 4 个垂直带。

一、山地常绿阔叶林、针叶林带

本带以东洋界种占优势,约为本带总种数的 73.6%,次为广布种,占 21.0%,古北界种仅占 5.4%。

二、山地针阔混交林带

东洋界种占此带总种数的 42.9%,古北界种和广布种各占 28.5%,动物区系的混杂与过渡性质最明显。

三、山地暗针叶林带

以古北界为优势,占本带总种数的 58%,广布种占 25.8%,东洋界种占 16.2%。

四、山地灌丛草甸带

这里的古北界种占绝对优势,达 82.3%,另有少数广布种,为 17.7%,而东洋界种已绝迹。

根据对青藏高原哺乳动物的地理分布及区系调查,可可西里及三江源区的动物种系应该都是属于古北界的物种,而且大部分是青藏高原特有物种。

第 4 节 青藏高原哺乳动物地理分布特征及区系演变

已知的青藏高原哺乳动物有 190 多种，分析它们在高原上的分布特征及其与邻近地区的关系（分 7 大类 23 个分布型），为探讨高原隆起对高原兽类区系形成的影响，提供了重要的线索[8]。

对于东洋界物种，青藏高原具有比较明显的阻碍作用。许多广布于印度、马来西亚的物种，沿我国东部向北可分布至长江流域、华北地区甚至黑龙江流域，如猕猴、果子狸、黄喉貂等等，但在高原南缘受到阻碍，只在横断山脉地区出现一个缺口。相反，对于古北界物种，高原的阻碍作用显然较小，如马鹿、麝（*Moschus spp.*）、黄鼬、野驴、鹅喉羚、五趾跳鼠和子午沙鼠等等，不同程度地深入高原相类似的生态环境中。藏羚、高原鼠兔、藏原羚、喜马拉雅旱獭、白尾松田鼠等青藏高原特有物种，他们的化石目前只在青藏高原更新世或全新世地层中发现，因而可能是更新世以来在高原冰缘气候条件下发展形成的土著种，亲缘上均与北方同类动物相近。其中藏羚的分化已达到属级的水平。牦牛其同属动物曾广泛分布于亚洲北部及阿拉斯加，显然是冰后期向南后退并保存于现代高原的物种。高原东缘和东南缘一方面有一些古老的种类，如林跳鼠、小熊猫、羚牛和许多小型食虫类等等，局限分布于横断山脉—喜马拉雅及其附近，甚至还有大熊猫，均为喜温孑遗种类；另一方面又为某些现代类群的昌盛中心，如鼠兔（*Ochotona spp.*）和绒鼠（*Eothenomys spp.*）等，种的分布区在此不同程度地重叠[8]。

现代高原哺乳动物分布的特征和化石资料，表明欧亚大陆冰期中喜寒动物群的南伸和喜温动物群的南撤亦出现于广大的高原地区。高原抬升，喜暖喜温种类的迁徙方向必然是东南部低地，而让位于北方的喜寒喜干类型。同时，适应于间冰期冰原气候时喜暖喜温种类的反向迁移受到阻碍，高原东南缘一方面由于古地理环境的优势，在高原隆起气候恶化的过程中，曾经成为喜温类群的避难地；另一方面由于现代自然条件复杂，又成为某些类群的现代分化中心。

第 5 节 冰期动物起源于青藏高原的论点

古脊椎动物学者邓涛教授长期对青藏高原哺乳类的进化进行研究，特别是对从西藏发掘出土的西藏披毛犀进行研究，认为是迄今为止发现的最原始的披毛犀，他的根据是可以通过所发掘出的化石与之前在其他地区发掘出的化石进行对比，从发育的不同形态、阶段，判断出哪个化石的时代更早。邓涛以在西藏扎达盆地发掘的披毛犀化石为例解释，披毛犀有一个独特的构造——鼻中隔，简单地说就是鼻子中间的骨头。一开始这个"鼻中隔"只是一块软骨，随着冰雪环境的到来，披毛犀雪铲一样的鼻角越来越大，作为支撑的鼻中隔就逐渐发育，开始变成一块不完全的硬骨，到后来就成了一块完整的骨头。而他们发现西藏披毛犀化石的鼻中隔只是一块不完全的硬骨，早先在亚洲北部、西伯利亚等地发现的披毛犀化石的鼻中隔都比西藏披毛犀的鼻中隔要"完全"——这说明西藏披毛犀是迄今为止发现的最原始的披毛犀[9]。

披毛犀并非是唯一一种起源自青藏高原的冰期动物。同样的道理，其他冰期动物也可能起源于青藏高原。目前通过考古学及分子生物学的研究，已经发现 6 种常见的青藏高原现生大型动物有化石或分子证据证明其起源于青藏高原。札达动物群的其他成员以及在青藏高原其他地点发现的哺乳动物化石已经显示，独特的青藏高原动物群可以追溯到晚中新世时期。岩羊（*Pseudois nayaur*）的祖先也出现在札达盆地，在随后的冰期里扩散到亚洲北部，与披毛犀的演化历史非常相似。此外，分子生物学家已经建立起牦牛（*Bos mutus*）和盘羊（*Ovis ammon*）在青藏高原或周边山地的祖先类型与北美冰期动物的亲缘关系，如美洲野牛（*Bison bison*）和加拿大盘羊（*Ovis canadensis*）之间在系统发育上的联系，其青藏高原的祖先种群产生了能够在晚更新世扩散到欧亚大陆北部草原猛犸象的后代。其中盘羊是在晚更新世的最后一波迁徙浪潮中跨过白令陆桥迁徙到北美的。盘羊现在分布于青藏高原及其西面和北面的山地，在更新世时期其分布可能向西远至法国（成为欧洲盘羊的祖代）。在青藏高原现生动物群的典型种类中，藏野驴在北美阿拉斯加的更新世沉积物中也有发现，藏羚羊的起源可以追溯到青藏高原北部柴达木盆地晚中新世时期的库羊（*Qurliqnoria*），雪豹的原始类型发现于札达盆地的上新世并在更新世扩散到周边地区。所以，至少有一些高纬度全北界的冰期动物具有相当确切的青藏高原起源 [9,10]。

现代青藏高原哺乳动物群的多样性水平非常低，其中多数在高原上具有悠久的生活历史，至少可以追溯到上新世，因此证明它们在高海拔的高原范围内经历了长期的适应过程，或者在更新世扩大了它们的分布范围，成为高纬度全北界动物群的重要成员。在极端的寒冷气候和稀薄空气中，青藏高原在上新世时期可能成为这些动物的适应基地。当冰期来临时，北极和北方的生态环境开始扩展，青藏高原动物群在与其他欧亚大陆北部甚至北美动物群的竞争中占据了优势地位 [10]。

第 6 节　代表性物种高原鼠兔的演化及分布

根据考古学，上新世第三纪欧洲鼠兔化石最多，亚洲次之。认为中国内蒙古中新世的美兔（*Bellatona*）可能为鼠兔（*Ochotona*）的祖先，在非洲仅发现两属中新世鼠兔，以后绝迹。鼠兔类从未到达南美。有意思的是 1979 年在北极地区的中新世地层中发现了最大的鼠兔，头骨长达 72 mm[11]。

一、演化

根据古生物资料的记载，现存的各种鼠兔（genus *Ochotona*）均由古鼠兔亚科（subfamily Sinolagomyinae）演化而来。青藏高原北缘发现的鼠兔化石距今约 3 700 万年 [12,13]。其中的高原鼠兔（*Ochotona curzoniae*）世代生活繁衍在高原，是一种经过无数代的自然选择过程，对高原低氧环境获得充分适应而保留下来的青藏高原特有物种。

我国青藏高原鼠兔的演化历史与地质事件及气候变化的历史密切相关，地质学研究资料表明，从晚上新世末到更新世初，发生了两大地质事件（距今 $3.4 \times 10^6 \sim 2.48 \times 10^6$ 年前）。一方面，青藏高原首次大规模强烈抬升；另一方面，气温急剧下降，影响整个北半球的大冰期，在这期间，高原上主要山脉出现了冰川。在第四纪冰期，青藏高原没有发生过大冰盖，因此大规模的生物灭绝是不可能发生的。在第四纪期间，由于青藏高原本身的继续抬升，加之冰期、间冰期的交替及气候变化的影响，植被演替频繁，鼠兔栖息地的隔离也频繁发生；而由于喜马拉雅山脉的雨影效应，使青藏高原及毗邻地区变得越来越干燥，所有这些事件均为鼠兔属的物种形成提供了良好的机会[14]。这样鼠兔各物种逐渐进入了一个包括灌丛、林缘及高山裸岩地带的生境，并且使青藏高原及毗邻地区成为现代鼠兔的分布中心[15]。

据此，中国科学院西北高原生物研究所的苏建平团队，在青藏高原不同海拔、不同区域获取高原鼠兔的组织标本，并进行基因组学研究，由此可能从高原鼠兔的演化，反过来提供青藏高原隆升的相关信息[16]。

二、分布

高原鼠兔是青藏高原特有物种，主要分布于青藏高原及其毗邻的尼泊尔、印度锡金等地。在中国分布于青海全境的各州、县，也见于甘肃南部、四川西北部、西藏、南疆、滇北高原等地区[17]。高原鼠兔栖息于海拔 3 100 ～ 5 100 m 的高寒草甸、高寒草原地区，喜欢选择滩地、河岸、山麓缓坡等植被低矮的开阔环境，回避灌丛及植被郁闭度高的环境[18]。生存的海拔高度范围很大，例如在西宁近旁的塔尔山（2 500 m）有它们的踪迹，而在阿尼玛卿山雪线下缘的稀疏草地（5 100 m）也发现它们的洞穴及觅食活动（图 90.1）。

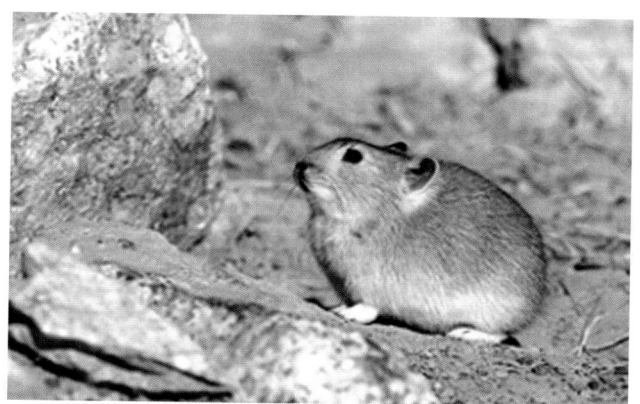

图 90.1　高原鼠兔

高原鼠兔的头型颇具特征，其眶间部较窄而且明显向上拱突，从头开侧面观呈弧形，脑颅部前三分之一较隆起而其后部平坦。

青藏高原及毗邻地区除高原鼠兔外尚有其同科动物[19]，包括川西鼠兔，学名为格氏鼠兔（*Ochotona gloveri* Thomas），是高原鼠兔的远亲，又名彩头鼠兔、康门鼠兔，是我国的特有物种，主要分布在青藏高原东部的四川、青海昆仑山东部和云南省等（图 90.2）；红耳鼠兔（*Ochotona erythrotis* Büchner），又名红鼠兔、鸣声鼠、啼鼠，藏族称"孜赫辛"，分布于玛沁、门源、互助、天峻及昆仑山、阿尔金山、唐古拉山地区；西藏鼠兔（*Ochotona Thibetana* Milne–Edwards），藏族称"阿卜热"，分布于西藏广大地区，青海循化、班玛、久治、玉树、称多、曲麻莱等地（图 90.3）；达乌尔鼠兔（*Ochotona daurica* Pallas），分布于同德、贵南等地；托氏鼠兔（*Ochotona thomasi* Argyropulo），又名青海鼠兔、藏鼠兔，分布于青海祁连、天峻、门源、泽库、久治、共和、乌兰、都兰等地；甘肃鼠兔（*Ochotona cansus* Lyon），又名黄藏鼠兔、无尾兔，分布于门源、祁连、互助、大通、循化、贵德、同仁、贵南、同德、河南蒙旗、久治、班玛、玉树、囊谦等地。

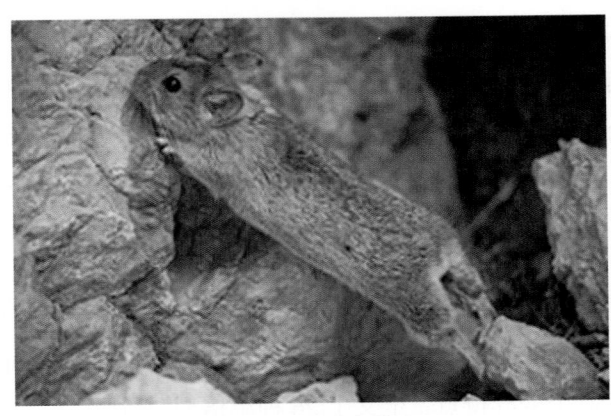

图 90.2　川西鼠兔

　　高原鼠兔的同科动物川西鼠兔，学名为格氏鼠兔（*Ochtona gloveri*），是高原鼠兔的远亲，又名彩头鼠兔、康门鼠兔，是我国的特有物种，主要分布在青藏高原东部的四川、青海昆仑山东部和云南等。

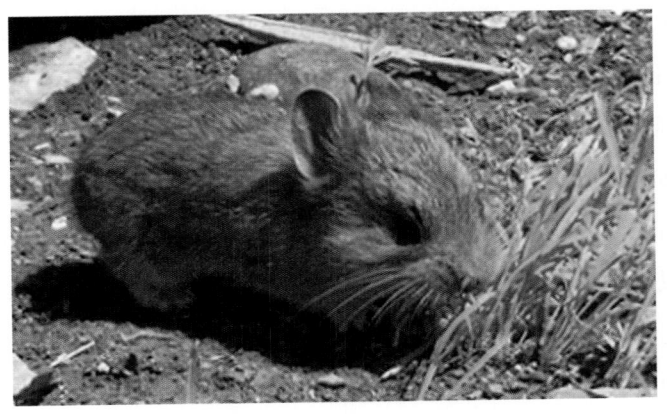

图 90.3　西藏鼠兔

　　高原鼠兔的同科动物西藏鼠兔（*Ochtona Thibetana*），藏族称"阿卜热"，分布于西藏广大地区、青海循化、班玛、久治、玉树、称多、曲麻莱等地。

第 7 节　代表性物种高原鼢鼠的演化及分布

一、种属及分布

　　鼢鼠属（*Myospalax*）分为平颅亚属（*Myospalax*）和凸颅亚属（*Eospalax*），全世界共有 9

种，原鼢鼠（*Myospalax*）、草原鼢鼠（*M.aspalax*）、东北鼢鼠（*M. psilurus*）、罗氏鼢鼠（*M. rothschildi*）、中华鼢鼠（*M. fontanieri*）、秦岭鼢鼠（*M. rufescens*）、甘肃鼢鼠（*M. cansus*）、高原鼢鼠（*M. baileyi*）和斯氏鼢鼠（*M.smithi*）。除原鼢鼠外，其余 8 种在我国均有分布。

在我国分布的鼢鼠绝大多数为凸颅亚属的种类。平颅亚属的种类分布于我国的东北地区，如草原鼢鼠和东北鼢鼠，基本上都分布于平原地带。凸颅亚属的中华鼢鼠分布在河北、山西、内蒙古南部边缘，陕西北部黄土高原的农田、荒地、山坡及草原。甘肃鼢鼠分布于陕西北部延安市、甘肃、宁夏南部及青海东部的黄土高原、森林、草原地带，为黄土高原特有物种。高原鼢鼠分布于甘肃祁连山地区、甘南高原、青海高原，四川北部及西部的农田、山坡及草甸、草原，分布于海拔 2 800 ～ 4 200 m，为青藏高原特有物种之一。斯氏鼢鼠分布在宁夏六盘山、甘肃陇中、甘肃南部、岷山北部的海拔 2 500 ～ 3 300 m 的山地。秦岭鼢鼠则分布在陕西秦岭、宁夏六盘山海拔 1 400 m 左右的阴湿山地、森林及草甸。罗氏鼢鼠分布于四川北部，陕南大巴山、米仓山，甘南、岷山地区[20]。

二、谱系地理学及演化

中国科学院西北高原生物研究所蔡振媛等为研究高原鼢鼠的谱系地理学和遗传多样性，检测了采自青藏高原东部 3 个地理种群 8 个小种群共 37 个个体的线粒体 D-loop 区序列变异。在长度为 627 bp 的序列中，共发现 50 个变异位点，定义了 26 种单倍型。高原鼢鼠的单倍型多样性（haplotype diversity，H）较高，核苷酸多样性（nucleotide diversity，πn）较低。通过谱系分析得到 3 个稳定的分支，分别与采集的地理种群相吻合：同一地理种群内单倍型之间的遗传差异小，而不同地理来源的单倍型之间存在较大区别。距离隔离分析表明高原鼢鼠的遗传分化与地理距离呈正相关。方差分析（Analysis of variance，ANOVA）同样表明地理种群之间存在显著差异：地理种群间变异占遗传变异的 80.45%。高原鼢鼠的这种遗传结构特点可能主要是第四纪气候变迁、该物种稳定的地下生活环境和有限的迁移能力造成的[21]。

中国科学院西北高原研究所的科研人员发现，第四纪以来的一系列地质运动和冰期作用对青藏高原土生动物高原鼢鼠的异域分化和种群历史产生了显著影响。高原鼢鼠已经分化为 A、B、C、D 四个大的支系。在以往的研究中，末次冰期通常与动植物的区域灭绝有关，但高原鼢鼠在末次冰期中并未产生区域性灭绝或被迫外迁，而使其在相对适宜的环境间隙中幸存下来，形成 4 个主要生物避难所。无论是青藏高原中心区域还是边缘区域的各分支，其种群规模都十分稳定，这可能与高原鼢鼠特殊的地下生活方式有关。

西北高原生物研究所的唐利洲等观察到高原鼢鼠存在不同地理种群的形态变异。他们采用主成分分析和聚类分析两种方法，分析了高原鼢鼠 12 个地理种群 17 项形态特征的变异。主成分分析结果显示，分析构建的雄性前 3 个主成分累积贡献率为 78.483%，而雌性前 4 个主成分累积贡献率为 79.587%。对种群间形态差异分析贡献最大的为颅全长、基长、后头宽等反映头骨大小性状的指标，以及顶嵴、额嵴最小间距体现的颧弓扩张程度指标。主成分分析结果与聚类分析结果一致，12 个地理种群分化，构成 2 个大的地域性群体：一个是由甘肃种群构成的甘肃群体；另一个是由四川种群和青海种群构成的混合群体。2 个地域性群体实际上反映出 2 个不同的分化方向：一个方向表现为头骨较小，顶嵴、额嵴相对分开即颧弓扩张程度小，如甘肃群体；另一个则表现为头骨较大，顶嵴、额嵴相对靠拢即颧弓扩张程度大，如混合群体。这种地域群体的形态变异可以解释为地下洞道系统中环境因子的选择作用对高原鼢鼠的形态变化产生了重要影响 [22]。

第 8 节　代表性物种岩羊的演化

岩羊（*Pseudois nayaur*）为偶蹄目，牛科，羊亚科，岩羊属。又名石羊、崖羊、青羊等，藏族称"那哇"。为我国青藏高原特有物种，分布于我国西部青藏高原地区及其毗邻的邻国。岩羊分 2 个亚种：岩羊指名亚种（*Pseudois nayaur nagaur*）及岩羊四川亚种（*Pseudois nayaur szechuanensis*）[23]。青藏高原分布的系岩羊四川亚种。

一、生物特性

岩羊体型中等，形态介于野山羊与野绵羊之间。两性具角，雄羊角粗大似牛角，但仅微向下后上方弯曲（图 90.4）。栖息在海拔 2 100 ～ 6 300 m 的高山裸岩地带，在不同地区栖息的高度有所变化，但从不见于森林及灌木丛中，有较强的耐寒性。以青草和各种灌丛枝叶为食，冬季啃食枯草。虽然经常出现于比较开阔的地方，但其攀登山峦的本领在动物中是无与伦比的，堪称"登山健将"。它们在悬崖峭壁只要有一脚之棱，便能攀登上去。一跳可达两三米，若从高处向下更能纵身一跃 10 m多而不致摔伤（图 90.5）。这种进化的优势，使狼等天敌要想逮住它们确实不易，弄不好就会摔得粉身碎骨，即使雪豹也望尘莫及，经常扑空。在冬季发情交配，次年六七月份产仔，每年通常只产 1 仔 [23]。

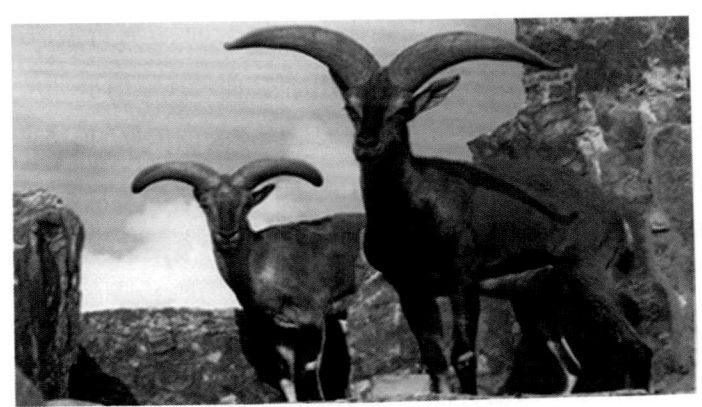

图 90.4　雄性岩羊

雄性岩羊的角粗大，但并不很长，角基略有一些粗而模糊的横棱，角基部横切面呈圆形或略呈三角形向外分开。角尖略微偏向上方，角的弯度不大，最长为 40 ～ 55 cm，角间距离 56 ～ 63 cm，因角特别粗大，而显得十分雄伟。

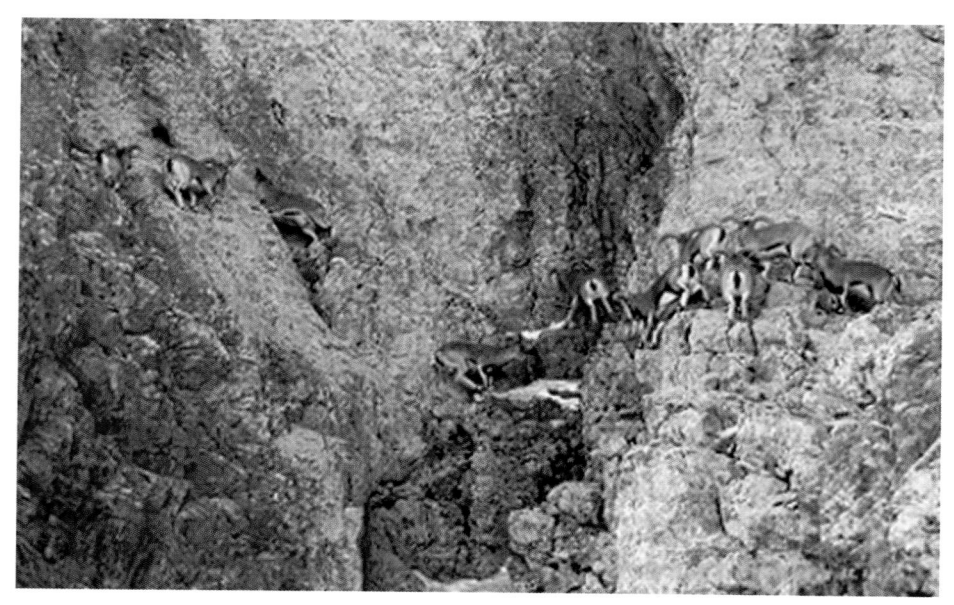

图 90.5 悬崖绝壁上的岩羊

岩羊被誉为"登山健将"，实际上它们在悬崖绝壁上的飞奔、弹跳能力是无与伦比的，图中所示这里四处都是悬崖绝壁，乱石嶙峋，可它们在这些地方攀爬跑跳十分自如，这种进化的结果使它们可以逃避猛兽等天敌，甚至雪豹也只有望"羊"兴叹。

二、演化

美国纽约动物学会的乔治·B. 夏勒（George B. Schaller）博士曾在青藏高原及其周边地区对高原哺乳动物做了大量考察。他认为蓝羊（*Pseudois nayaur*）即我们称之为岩羊或青羊系典型的青藏高原特有物种。它是一种带有这样自然特点的动物：介于盘羊（*Ovis ammon*）与山羊（*Capra hircus*）之间，是兼有两者特性的一个物种。致使分类学家对其分类问题尚觉困难，虽然一般认为它是具有盘羊亲缘的变异山羊，但在行为上和生态上，岩羊到底是接近盘羊还是山羊呢？为回答这个问题，Schaller 已在巴基斯坦研究了好几种盘羊和山羊，而且在尼泊尔研究了岩羊。

大体上，其行为表现，特别是各种寻衅方式，连同形态学上的依据，证实了岩羊基本上属于山羊。岩羊的许多与盘羊相似的习性，可以把它视为"趋同进化"，在一个栖息地里引进这种动物的结果是栖息地常常被盘羊所占据。岩羊栖于悬崖峭壁上，而盘羊不大喜欢陡峭的场所；岩羊跟亚洲雪羊（*Ovis nivicola*）相似，它们出没在靠近悬崖的草坡上，这种场地主要是用作逃避食肉动物的袭击。但是岩羊的习性正好更加证明了我们的想象，从悬崖到不大陡峭的栖息环境的变化，会改变它们的行为。在许多方面，岩羊保留了一般的特性。它的角型及结构不完全像盘羊或山羊的角；它的腺体或者略微存在，或者缺如；在行为的某些方面，例如它们的恐吓表演，并不显得特殊。这种动物已经跨越进化进程上的阻拦，如果要它做出变成盘羊或山羊的选择的话，那么只需要小小的变化就能变成 2 个中的任何 1 个 [24]（图 90.6）。

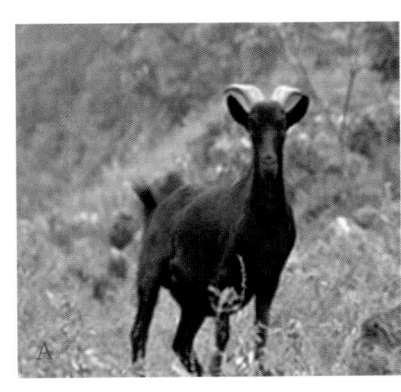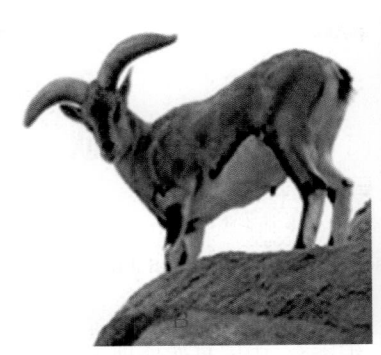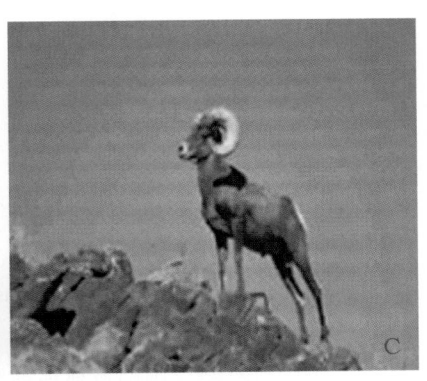

图 90.6　山羊、岩羊和盘羊

Schaller 博士认为岩羊（*Pseudois nayaur*）（B）在青藏高原演化过程中是介于盘羊（*Ovis ammon*）（C）与山羊（*Capra hircus*）（A）之间的一种物种，在形态学上证实了岩羊基本上属于山羊。而岩羊的许多与盘羊相似的习性，可以把它视为"趋同进化"的结果。

岩羊是一个很特殊的物种，Schaller 博士认为它的形态和习性与盘羊和山羊都有相似之处，是青藏高原的地方性种类，喜欢生活在林线之上的山地，海拔在 4 000 ~ 6 000 m[25]。据先前的记录，已知岩羊在中、晚更新世分布于华北，最远到达东北的辽宁，位于青藏高原东北方向超过 1 800 km。然而，它的更新世记录都来自山区或洞穴，对岩石地带如此喜爱是岩羊不能像披毛犀一样向更北地区扩展的主要原因。在西藏札达盆地的披毛犀化石地点附近发现了可能是岩羊祖先类型的完整角心化石。岩羊具有山羊和绵羊的混合性状，但与山羊的关系更近。札达标本的角心向两侧分开，横截面呈半圆形，表面相当光滑，在现生的青藏高原牛科动物中最接近于岩羊。然而，其角心的方向仍然有显著的向后趋势，与现代和更新世种类完全指向外侧不同，显示上新世的西藏种类更加原始。如果这个角心确实属于岩羊，或为其更原始的亲缘类型，则岩羊是冰期动物起源于青藏高原的又一例证[24,25]。岩羊可能早已从祖型的山羊家族中分支出来，假定盘羊和山羊进化支线上的祖先，在许多方面（外形和行为）与岩羊相似，这样的一种动物仍然幸存在青藏，显示出青藏可能是高山脊椎动物的演化中心[9]。

参 考 文 献

[1] 王季. 保护国际基金会（Conservation International Foundation）[J]. 生命世界，2012，258（12）：78-85.

[2] 中国科学院《中国自然地理》编委会. 中国自然地理·动物地理[M]. 北京：科学出版社，1979.

[3] 中国科学院青藏高原综合科学考察队. 青藏高原隆起的时代、幅度和形成问题[M]. 北京：科学出版社，1981.

[4] 王金亭. 高原生物[M]//洛桑·灵智多杰. 青藏高原环境与发展. 北京：中国藏学出版社，1996：65-84.

[5] 西胡，奚志农，田捷砚. 可可西里：一个洋溢着生命的高寒草原[J]. 中国国家地理，青海专辑（上辑），2006，544：176-190.

[6] 郑作新，冯祚建，张荣祖，等. 青藏高原陆栖脊椎动物区系及其演变的探讨[C]//青藏高原科学讨论会论文（摘要）. 北京：中国科学院，1980：81-82.

[7] 冯祚建，郑昌琳，蔡桂全. 西藏东南部兽类的区系调查[C]//青藏高原科学讨论会论文（摘要）. 北京：中国科学院，1980：84-85.

[8] 张荣祖，郑昌琳. 青藏高原哺乳动物地理分布特征及区系演变[C]//青藏高原科学讨论会论文（摘要）. 北京：中国科学院，1980：83-84.

[9] 中国科学院古脊椎动物与古人类研究所. 札达盆地的披毛犀：冰期动物群与青藏高原[EB/OL]. [2011-10-8].http://www.kepu.net.cn/gb/special/20110906_pmx/index.html.

[10] 侯素宽. 看过《冰河世纪》? 冰期动物或起源于青藏高原[N]. 光明日报，2011-12-13.

[11] 西藏高原生物研究所. 高原鼠兔[N]. 西藏日报，2004-11-05.

[12] HEATH D，WILLLIAMS DR. Acclimatization and adaptation[M]//Man at High Altitude. 2nd ed. New York：Churchill ivingstone，1981：269-281.

[13] TANG G，YANG Z，ZHAN X，et al. Pulmonary circulation of the native species plateau pika high altitude[M]//UEDA G，KUSAMA S，VOELKEL NF. High-altitude medicine Science. Matsumoto：shinshu univ. Press，1988：108-111.

[14] 中国青藏高原综合科学考察队. 西藏古生物：第四、五分册[M]. 北京：科学出版社，1982.

[15] 郑绍华，吴文裕，李毅. 青海贵德、共和两盆地晚新生代哺乳动物[J]. 古脊椎动物学报，1985，23（2）：89-143.

[16] 杨维汉. 高原鼠兔：研究青藏高原隆生"新钥匙"[EB/OL].[2005-9-24].http://www.xinhuanet.com/.

[17] 中国科学院西北高原生物研究所. 青海经济动物志[M]. 西宁：青海人民出版社，1989：717.

[18] 苏建平，刘季科. 哺乳动物进化过程中体重增大的原因浅析[J]. 兽类学报，2000，20（1）：58-66.

[19] 冯祚建，郑昌琳. 中国鼠兔（Ochotona）的研究：分类与分布[J]. 兽类学报，1985，5（4）：269-289.

[20] 赵新全，祁得林，杨洁. 青藏高原代表性土著动物分子进化与适应研究[M]. 北京：科学技术出版社，2008：11-12.

[21] 蔡振媛，张同作，慈海鑫，等. 高原鼢鼠线粒体谱系地理学和遗传多样性[J]. 兽类学报，2007，272：130-137.

[22] 唐利洲，张同作，苏建平. 高原鼢鼠（*Myospalax baileyi*）不同地理种群的形态变异[J]. 兽类学报，2009，29（2）：178-184.

[23] Pseudois nayaur. [EB/OL]. [2017-08-03]. https://www.biolib.cz/cz/taxon/id33782/.

[24] SCHALLER G. Wildlife of the Tibetan Steppe[M]. Chicago：Univ. of Chicago Press，1998.

[25] SCHALLER GB. 蓝羊（*Pseudois nayaur*）的演化[C]//青藏高原科学讨论会论文（摘要）. 北京：中国科学院，1980：86.

第 91 章　高原鼠兔的适应

高原鼠兔（Plateau pika）（*Ochotona curzoniae* Hodgson），又名黑唇鼠兔（black lipped pika），藏族称"阿乌那"。属兔形目（Lagomorpha）鼠兔科（Ochotonidae）鼠兔属（*Ochotona*），是一种小型非冬眠的植食性哺乳动物。高原鼠兔为青藏高原的特有物种，主要分布于青藏高原及其毗邻地区的尼泊尔、印度锡金等地。由于它数量大，多栖息在土壤较为疏松的坡地和河谷地带，而这些地带产生了大面积的黑土地，它因此被认为是草场退化的元凶，一直被当作灭杀的对象。经过大量的调查和科学论证，人们已经认识到高原鼠兔是青藏高原的关键物种，对维护青藏高原生物多样性及生态系统的平衡起到重要作用。

第 1 节　生物学特征

人们对鼠兔常有疑问，即它到底是鼠还是兔，这个"鼠兔"的名称也给人以二不像的感觉。其外形略似鼠类，耳短而圆，尾仅留残迹，隐于毛被内，而其牙齿结构如具两对上门齿，加上摄食方式及行为等都显示出兔形目的特征。鼠兔虽属兔形目动物，但与普通兔科不同，属鼠兔科（图91.1）。全世界有 27 ~ 28 种鼠兔，原产于阿富汗，在日本北海道的大雪山也有同族存在（即北海道鼠兔），在我国内蒙古、甘肃等地分布较多。其特点是体形小、耳短、眼黑、体毛呈茶褐色。鼠兔有许多不同品种，如西藏鼠兔（*Ochtona thibetana* Milne-Edwards）、东北鼠兔（*Ochotona hyperborea*）、达乌尔鼠兔（*Ochotona daurica* Pallas）、高山鼠兔（*Ochotona alpina* Pallas），大耳鼠兔（*Ochtona macrotis* Gunther）等[1,2]。

鼠兔的外形酷似兔子，身材和神态又很像鼠类。现存的鼠兔绝大部分都非常稀有。鼠兔体型小，体长 10.5 ~ 28.5 cm，耳长 1.6 ~ 3.8 cm；后肢比前肢略长或接近等长；头骨上面无眶上突；上颚每侧只有 2 枚臼齿。雄性无阴囊，雌兽有乳头 2 ~ 3 对；全身毛浓密柔软，底绒丰厚，与它们生活在高纬度或高海拔地区有关；毛呈沙黄、灰褐、茶褐、浅红、红棕和棕褐色，夏季毛色比冬毛鲜艳或深暗。栖息于各种草原、山地林缘和裸崖。在亚洲，栖息于海拔 1 200 ~ 5 100 m；在北美，栖息于海拔 90 ~ 4 000 m，挖洞或利用天然石隙群栖。白天活动，常发出尖叫声，以短距离跳跃的方式跑动。不冬眠，多数有储备食物的习惯。繁殖期 4—9 月（或延至 10 月），每年产仔 1 ~ 3 窝，每胎 2 ~ 11 仔。鼠兔主要分布于青藏高原附近和亚洲中部的高原或山地，也分布于亚洲东北部、北美洲西部和欧洲。鼠兔属北美洲有 2 种，即北美鼠兔和斑颈鼠兔；欧洲有 1 种，即高山鼠兔，其余全部集中于亚洲。在鼠兔的 23 ~ 24 个种中，10 个种只有中国才有，青藏高原占 14 种，为现生鼠兔的分布中心与演化中心[3]。

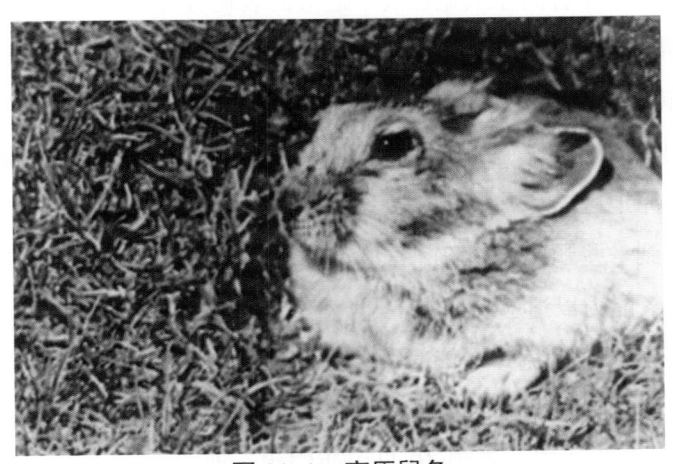

图 91.1　高原鼠兔

鼠兔的名字很形象，但却使人对它是鼠是兔产生疑惑，其外形仅略似鼠类，而它耳短而圆，尾仅留残迹，隐于毛被内，而其牙齿结构如具两对上门齿等都显示出兔形目的特征。不过鼠兔虽属兔形目动物，但与普通兔科不同，属鼠兔科。

第 2 节　低氧及寒冷适应的意义

在青藏高原特有物种的土生动物中，对如何在高原极端环境低氧严寒的适应研究得相对多和深入的就是高原鼠兔。这一随着青藏高原隆升而不断提高生存高度，经过长期自然选择的青藏高原优势物种，对低氧适应最具有代表性的动物，广泛引起了国内生物学家及生理学者的高度关注和浓厚兴趣。但在这方面研究贡献大的有 2 个单位，一个是中国科学院西北高原生物研究所，主要从生态学适应和进化分子生物学进行了研究；另一个是青海高原医学科学研究所，主要从生理适应和形态结构学做了研究，而这 2 个方面又是相辅相成的，构成一个比较完整的科学理念。2 个研究所都坐落在西宁，直接面对广袤的青藏高原，具有得天独厚的环境研究优势，从而有长期和高原鼠兔打交道的经验积累，从这些高原鼠兔对低氧适应的机制可以看出，一方面由于"趋同进化"，高原鼠兔和其他高原土生动物如藏羚羊、野牦牛等有着相似或相同的生物学适应模式；另一方面高原鼠兔对低氧严寒的生理学适应机制也可为其他高原土生动物提供借鉴和比较，对人类的低氧适应机制及高原病发生机制也有重要的借鉴意义。

第 3 节　血液学适应

一、红细胞数及骨髓变化

一些初步的研究观察到尽管高原鼠兔血液学适应的表现有红细胞增多，但并不引起血液黏滞度增加。一项报道显示高原鼠兔的 RBC 值高，达 8.5×10^{12}/L，而 Hb 值低，为 13.3 ± 19.2 g/dL[4]；另一项研究观察到高原鼠兔及高原灰尾兔有着相似的血液适应模式，即 RBC 的数量增加。通过扫描电镜比较了高原鼠兔同平原地区家兔的红细胞特征，观察到高原鼠兔的红细胞直径、厚度、体积及内凹区直径等指标与平原地区家兔基本相近，而每升血中红细胞数量高于平原家兔；同时高原鼠兔某些红细胞膜表面可见到一些颗粒及凹陷，推断高原鼠兔通过增加红细胞数量，增大红细胞膜的总表面积来增强血液的携氧能力以适应高原[5]。

而进一步的研究证实高原鼠兔并不依靠明显的红细胞增多来适应低氧。对在玛多捕捉的 20 只雄性高原鼠兔，分为 2 组，一组 10 只在玛多实验，一组 10 只运至西宁实验；另将从平原运至西宁的 Wistar 大白鼠 30 只，分为 3 组，每组 10 只，西宁组、西宁—玛多组（在西宁饲养 1 个月，再到玛多饲养 1 个月）、玛多—西宁组（在玛多饲养 1 个月再回西宁饲养 1 个月），三组分别实验，动态观察了 Hb 电泳、RBC、Hb、Hct 和右心室重量 / 左心室重量比值（RVW/LVW）。结果大鼠 RBC、Hb、Hct 和 RVW/LVW 均随海拔的高低而相应地增高或下降，有显著差异性（$P<0.01$）；而高原鼠兔的 RBC、Hb、Hct 值在各个高度均低于大白鼠组，高原鼠兔的 RBC 和 Hct 值也随海拔高低而有所变化，但 Hb 和 RVW/LVW 比值的变化无差异性。两组间表现出不同的 Hb 电泳带，并且均随海拔高度的不同表现出 Hb 电泳带型的改变。由此认为高原鼠兔和大白鼠对不同低氧环境的血液学反应有很大不同，大鼠是以习服形式出现红细胞增多，而高原鼠兔则为低氧适应，使其红细胞维持在适当的生理水平，表现出血液学的稳态调节。而两组在 Hb 电泳的不同带型，这可能与种属有关[6]。

一项研究应用体视学方法对高原鼠兔和高原灰尾兔（*Lepus oiostolus*）骨髓各级幼红细胞的投射电镜照片进行了费莱特（Feret's）直径的测量[7]。2 种野生动物均在青海果洛大武（3 800 m）捕获，各取 5 只进行实验。结果高原灰尾兔骨髓各级幼红细胞的平均直径分别为：原红细胞为 12.98 μm；早幼红细胞为 10.23 μm；中幼红细胞为 7.55 μm；晚幼红细胞为 5.49 μm。高原鼠兔骨髓各级幼红细胞的平均直径分别是：原红细胞为 11.40 μm；早幼红细胞为 9.83 μm；中幼红细胞为 6.0 μm；晚幼红细胞为 4.46 μm。可见在高原灰尾兔及高原鼠兔骨髓内越幼稚的红细胞直径越大，在成熟过程中直径逐渐变小。高原灰尾兔骨髓各级幼红细胞的直径变化较平稳，高原鼠兔早幼红细胞转变为中幼红细胞阶段直径变化的幅度较大，在其他 2 个阶段直径变化趋于平稳，其晚幼红细胞的直径为 4.46 μm，与鼠兔外周血红细胞直径相近。其红细胞直径变小可以降低血液黏滞度，促进血流速度加快，是保证组织供氧的机制之一[8]。

二、血红蛋白与氧的亲和力

（一）P50

P50 是指在血氧饱和度为 50% 时的血浆氧分压，也即在标准状态 37℃、pH 7.4 及 $PaCO_2$ 为 40 mmHg 时血红蛋白与氧的饱和为总体的一半（SaO_2 50%）时所具有的氧，这时的氧分压（PaO_2）即 P50[9]。P50 受血气变化因子的影响，pH 影响最显，受 pH 增高时 P50 降低，pH 降低时 P50 升高；其次受 $PaCO_2$ 的影响，$PaCO_2$ 增高或降低的同时 P50 亦增高或降低；PaO_2 在 pH 降低时才影响 P50，故检测需在血气标准状态下进行。在海平面，国人的 P50 标准为 26.6 mmHg。一项在秘鲁莫罗科查（4 540 m）的研究显示，高原世居者 P50 为 31.2 mmHg，明显高于海平面人的 29.2 mmHg[10]。在拉萨对高原世居藏族的 P50 检测为 25.3 mmHg[11]。P50 增高时氧离曲线左移，Hb 与 O_2 的亲和性增强，是一种血液低氧适应的表达。

为此一项研究比较了高原鼠兔在西宁和在苏州（海平面）时的血红蛋白与氧亲和力 P50，并与大鼠相比较（表 91.1）。结果高原鼠兔的 Hb 值在西宁为 10.8 g/dL，在苏州为 10.0 g/dL；大鼠的 Hb 值在西宁为 15.6 g/dL，在苏州为 12.8 g/dL。高原鼠兔的 P50 在西宁为 29.0 mmHg，在苏州为 25.8 mmHg；大鼠的 P50 在西宁为 42.23 mmHg，在苏州为 42.52 mmHg。说明高原鼠兔在低氧下与 Hb 亲和性增大，Hb 氧离曲线偏向左方，而大鼠则不具备这种机制[12]。

表 91.1　高原鼠兔与大鼠 P50 的比较

地区	n	高原鼠兔			Wistar 大鼠		
		Hb/g · dL^{-1}	HbO$_2$/g · dL^{-1}	P50/mmHg	Hb/g · dL^{-1}	HbO$_2$/g · dL^{-1}	P50/mmHg
苏州	20	10.0±5.8	0.961±0.047	25.8	12.8±8.7	0.901±0.017	42.5
西宁	10	10.8±7.2	0.933±0.044	29.0	15.6±8.9	0.797±0.057	42.2

（二）红细胞 2,3- 二磷酸甘油酸

2，3- 二磷酸甘油酸（2，3-diphosphoglycerate，2，3-DPG）是红细胞中酸性物质的主要成分，大量存在于红细胞中，且相当活跃地参与红细胞中的酵解过程。2,3-DPG 是糖酵解中间产物 1,3-DPG 通过专一性变位酶转化产生的。它很容易与红细胞中的脱氧 Hb 结合，因而有促进 HbO_2 脱氧的作用，有助于 O_2 由血液向组织内弥散[13]。2，3-DPG 的合成与分解是由红细胞糖酵解途径中的磷酸甘油酸旁路所控制，是调节血氧亲和力的重要因素。血液内每克 Hb 约含 15 μmol 2，3-DPG；红细胞内每增加一个分子 2，3-DPG 可使 P50 增高约 0.5 mmHg[14]。可见二者在调节红细胞对 O_2 的亲和力上的协同作用，因此 2，3-DPG 在高原低氧适应中具有重要意义。

一项研究采用紫外分光光度法对青海玛多地区（4 280 m）的 14 只高原鼠兔（雄性 6 只，雌性 8 只）及 13 只 Wistar 大鼠进行实验，后者系从中国科学院上海生理所实验动物中心购得后运至玛多饲养 40 d 后开始实验。对两组检测全血及红细胞 2，3-DPG 含量，结果发现高原鼠兔组全血

的 2，3-DPG 含量（2.45±0.39）nmol/L 明显低于大鼠组（3.38±0.93）nmol/L（$P<0.05$）；鼠兔组 RBC 2，3-DPG（4.85±0.54）nmol/L 也明显低于大鼠组（5.83±1.23）nmol/L（$P<0.05$）。同时 P50 检测显示鼠兔的 Hb 氧离曲线左移而大鼠的 Hb 氧离曲线右移[15]。从海平面移到玛多的大鼠其 2，3-DPG 浓度增高的原因可能是在高原明显的低氧条件下，由于去氧血红蛋白（deoxyhemoglobin）的增加，2，3-DPG 与去氧血红蛋白结合，使 RBC 内游离的 2，3-DPG 减少，消除了对二磷酸变位酶和己糖激酶的负反馈抑制，从而使 2，3-DPG 的生成加快[16]。2，3-DPG 的增加引起 Hb 氧离曲线右移，以促进血液在组织的氧释放能力，这可能是一种习服机制。而鼠兔则出现与大鼠相反的反应，即血 RBC 2，3-DPG 含量降低，Hb 氧离曲线左移，这样使血氧亲和力增加，使 O_2 在肺部结合增强，从而提高了血氧水平[17]。这也是许多高山土生动物美洲驼、牦牛、飞禽类的共同生理特征，是一种更佳的适应机制。

三、触珠蛋白

血清触珠蛋白（haptoglobin，Hp）是一种 α_2- 糖蛋白，其功能是和血液中游离的 Hb 紧密结合，防止铁丢失。以往研究发现在家兔、大鼠、马、鸡、犬、猪、猴及猿类存在 Hp，并且不同动物 Hp 的类型有着差别。高原鼠兔的 Hp 值得研究。将从果洛州甘德县青珍山（4 200 m）捕获的高原鼠兔 100 只作为 A 组，将在果洛州大武滩（3 700 m）捕获的 100 只高原鼠兔作为 B 组，运用聚丙烯酰胺凝胶电泳技术，检测了这 2 个地区高原鼠兔的 Hp 类型及其分布状况。结果高原鼠兔的 Hp 可分为 4 种类型，分别命名为 pHp1-1、pHp2-1、pHp2-2 及 pHp0。在海拔 4 200 m 高原鼠兔 Hp 各型的出现率分别为 4%、34%、59% 及 4%；Hp1 和 Hp2 的基因频率分别为 0.207 9 及 0.762 4。在海拔 3 700 m 高原鼠兔 Hp 各型的出现率分别为 9%、39%、48% 及 4%；Hp1 和 Hp2 基因频率分别为 0.285 及 0.675。两地区 Hp 表型分布符合 Hardy-Weinberg 遗传平衡定律。这一结果显示高原鼠兔的 Hp 同人类一样存在遗传多态现象，其 Hp 类型也与人类 Hp 类型基本相似，因此可作为结合珠蛋白的动物模型加以研究[18]。

运用聚丙烯酰胺凝胶电泳技术和紫外扫描技术对上述两组高原鼠兔各 40 只的血清触珠蛋白相对含量测定，结果 2 个不同海拔地区高原鼠兔的血清触珠蛋白的相对含量分别为 9.393 和 9.890，两地含量无显著差异（$P>0.05$），但存在较大个体差异，由此提示高原鼠兔结合珠蛋白的含量在不同海拔是相对稳定的，其对保持 Hb 铁含量起到作用，但高原适应意义有待进一步研究[19]。

第 4 节 低氧肺循环的适应

一、肺循环特征

由于低氧下的肺循环是反应高原适应优劣的一个重要生理指标，因此青海高原医学科学研究所在国际上较早报道了关于高原鼠兔肺循环的研究。在国内鼠类专家詹心如和日本信州大学鼠类生理学家酒井秋男的参与下，高原鼠兔系从青海海南的黑马河（3 300 m）及昆仑山（4 460 m）捕获，共 52 只成年鼠兔，随后将鼠兔运回西宁实验基地饲养 60 d，进行相关实验。其中从黑马河捕获的 11 只鼠兔在运回西宁的第 2 d 即完成相关检测内容。此外将从中国科学院西北高原生物研究所动物中心购得的 28 只成年 Wistar 大鼠作为对照。检测颈动脉血的 RBC、Hb、WBC 及平均红细胞体积 MCV（μm³）；从颈外静脉插入微型导管检测肺动脉压力；解剖观察心脏形态及测重量。结果可见 Wistar 大鼠的肺动脉压力随海拔增高而上升，而高原鼠兔的平均肺动脉压（MPAP）随海拔增高并不出现明显的增高，在海拔 2 300 m、3 300 m 及 4 460 m 分别为 13.1 mmHg、15.7 mmHg 及 17.2 mmHg；红细胞值也不随海拔升高而明显增多，Hct 值在海拔 2 300 m 为 37.45%，至海拔 3 300 m 为 44.6%。而大鼠随着海拔增高红细胞明显增多，Hct 由 37.5% 增至 53.4%，比高原鼠兔升高极为显著（$P<0.01$）[20]（表 91.2）。

表 91.2　高原鼠兔在不同海拔高度的肺动脉压力（$\bar{x} \pm S$）

海拔 /m	n	Hct/%	Hb/g·dL⁻¹	SPAP/mmHg	DPAP/mmHg	MPAP/mmHg
2 300（2 月）	13	37.5±3.9*	7.6±0.6*	19.5±3.3	7.5±2.3	13.1±2.8*
2 300（2 d）	14	44.7±6.8	9.6±1.4	16.1±3.8*	7.4±3.3	11.4±3.0*
3 300	15	44.6±3.6	10.0±0.7	19.7±3.5	11.5±2.1	15.7±2.2
4 460	14	41.7±4.0	8.5±0.7	20.9±3.1	13.5±2.0*	17.2±2.3

注：Hct—血细胞比容；Hb—血红蛋白；SPAP—肺动脉收缩压；DPAP—肺动脉舒张压；MPAP—肺动脉平均压；*—显著性差异 $P<0.05$，即高原鼠兔在 3 300 m 与其他海拔间数值具有显著的统计学差异性。

同时对鼠兔的肺血管做了形态学研究，观察到高原鼠兔肺小动脉的中层平滑肌菲薄，印证了其肺动脉的低压状态，从而不发生右心室肥大的病理性变化，将在以下阐述[21]。

以上这些高原鼠兔肺循环及血液学特征提示该物种为高原适应型的动物。这些发现随后于 1987 年 11 月在日本松本市召开的国际高山医学会议上报道和发表[22-24]，产生了国际影响[25]。

二、肺血管的结构特征

对于以上肺循环研究的同一组高原鼠兔，体重在 100 ~ 160 g，平均体重 145 g，对肺血管进行形态学研究，并以 Wistar 大鼠做对照，大鼠分 2 组，一组为长期在海平面（青岛）饲养；另一组为 3 年前从北京（76 m）引进，一直在西宁实验室（2 300 m）饲养，体重在 180 ~ 260 g，平均体重 235 g，两组雌雄不限。在左右肺的中叶肺门处及肺的上、下叶各取组织一块，石蜡包埋，切片 5 μm，苏木精 – 伊红染色（H–E staining），范基林（Van Gieson）胶原纤维染色和威格特（Weigert）弹力纤维染色，镜检并测量血管直径及血管壁厚度。按（壁厚 ×2/ 血管直径）× 100 = 血管壁占管径的百分比，结果观察到以下特征[21-24]。

（一）肺门血管

动脉管径 >1 000 μm 的也称为弹性动脉，管径比较恒定，对血压的影响不大。高原鼠兔的肺动脉壁的中层平滑肌与弹力纤维围绕血管腔环形排列，弹力纤维丰富，使血管皱缩呈锯齿状（图 91.2A），血管壁厚度为 14 ～ 18 μm。肺静脉壁厚为 25 ～ 35 μm，中膜层近内膜面仅有 1 ～ 2 层环形排列的平滑肌，其外侧是数量较多的心肌细胞，排列较松散，厚薄不均，占据中膜的大部分（图 91.2B）。Wistar 大鼠的肺动脉壁厚为 35 ～ 45 μm，平滑肌细胞较多，弹力纤维数量较鼠兔相对较少，肺静脉壁厚为 40 ～ 50 μm，中层膜主要由心肌细胞构成。两组大鼠肺门处动、静脉血管无明显差异。两种动物肺静脉壁的心肌细胞与心脏细胞相同，呈核圆形或椭圆形，位于胞体中央，细胞互相连接在一起，肌纤维可见皱纹。

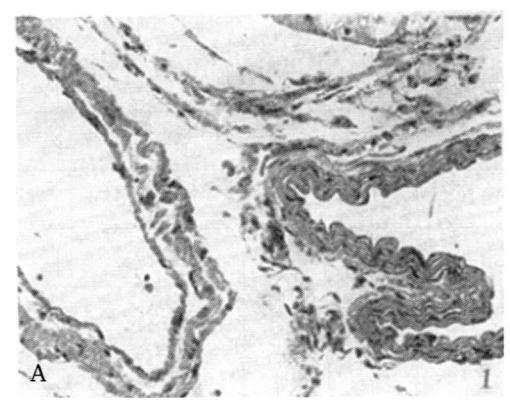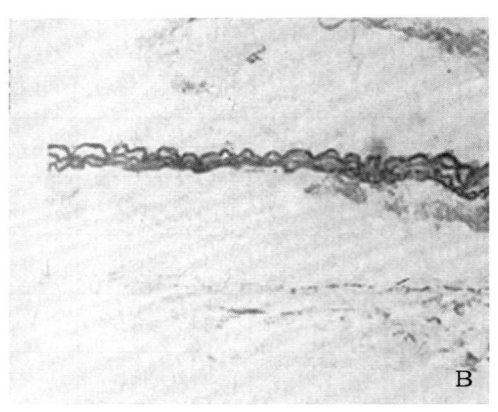

图 91.2 高原鼠兔肺动脉

A—高原鼠兔的近肺门处血管，左侧为肺静脉，右侧为肺动脉，动脉壁的中层平滑肌与弹力纤维围绕血管腔环形排列，弹力纤维丰富；B—高原鼠兔肺动脉壁，弹力纤维染色。

（二）肺小动脉（small pulmonary arteries）

一般将肺动脉管径在 100 ～ 1 000 μm 的动脉称为肺小动脉，也即肌型动脉，由平滑肌组成的中膜位于内外弹力层之间，平滑肌收缩可使血管管径变小，血流阻力增大，肺动脉压升高，是形成低氧性肺动脉高压关键性的结构部位。高原鼠兔的肺小动脉壁较薄，中层的平滑肌较少（图 91.3）。饲养在海拔 2 300 m 的大鼠的肺小动脉壁明显较厚，内弹力板明显（图 91.4）。测量结果见表 91.3 及表 91.4。

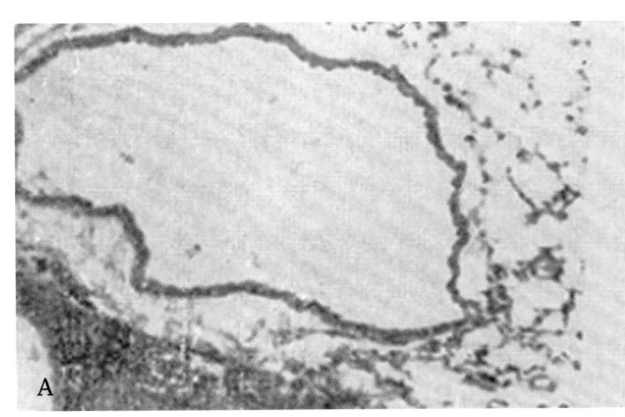
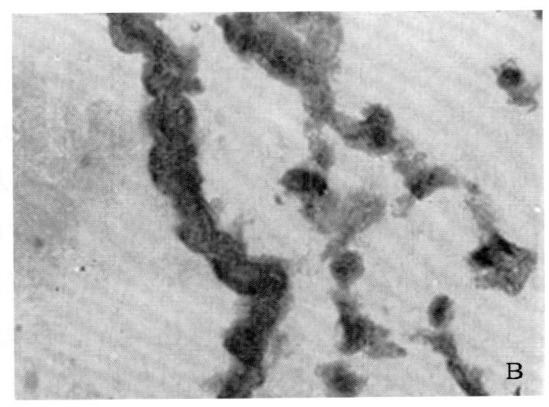

图 91.3　高原鼠兔的肺小动脉特点

A—高原鼠兔的肺小动脉（直径 350 μm），肌层极其菲薄；B—放大的纵切面，可见单薄的平滑肌层。

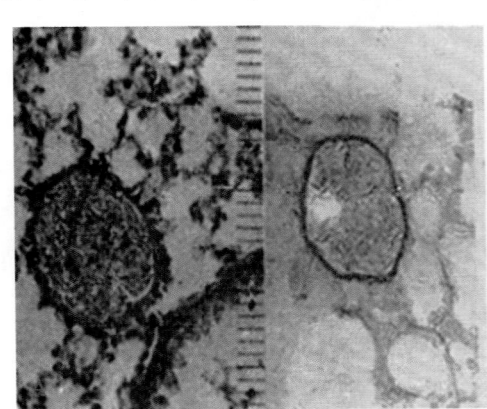
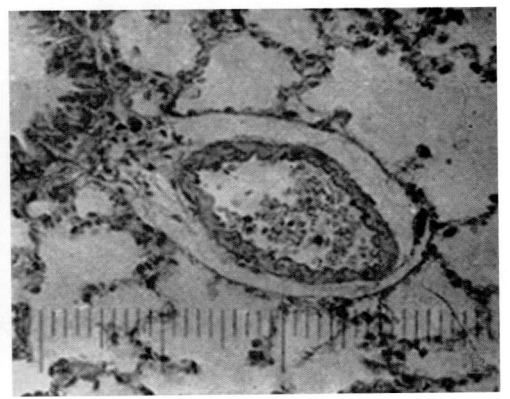

图 91.4　高原鼠兔与大鼠的肺细小动脉比较

A—高原鼠兔的肺细小动脉（管径 75 μm），右侧为弹力纤维染色，无平滑肌层；　B—在海拔 2 300 m 饲养的大鼠，肺动脉直径 105 μm，壁厚 15 μm，有明显的肌层。

表 91.3　血管直径在 100 ～ 200 μm 的肺动脉管壁厚度的测量

组别	n	血管直径 /μm	管壁厚度 /μm	（壁厚 ×2/ 直径）/%
大鼠（10 m）	5	134.40±27.74	7.80±1.15	11.61±1.33[*]
大鼠（2 300 m）	12	141.17±25.30	13.70±3.15	19.41±3.33[*]
高原鼠兔	5	385.00±49.49	20.60±3.65	10.70±1.16

表 91.4　直径在 350 ～ 500 μm 的肺静脉管壁厚度的测量

组别	n	血管直径 /μm	管壁厚度 /μm	壁厚 ×2/ 直径 /%
大鼠（10 m）	6	396.67±28.58	44.33±8.48	22.35±39
大鼠（2 300 m）	6	425.83±56.07	46.50±9.81	21.84±4.09*
高原鼠兔	5	385.00±49.49	20.60±3.65	10.70±1.16

注：*—所在项与下一项相比 $P<0.001$。

（三）肺细小动脉

一般将肺动脉管径在 100 μm 以下的称为肺细小动脉（pulmonary arterioles），正常情况下是无平滑肌的，仅由内外膜组成。鼠兔的肺细小动脉既观察不到平滑肌的弹力纤维，又无心肌细胞，因此细小动、静脉难以区分。在海拔 2 300 m 的大鼠肺细小动脉的平滑肌和弹力纤维仍然存在且较厚，有的壁厚达管径的 50%。这是由于平原大鼠在低氧条件下在肺细小动脉发生了重构（remodeling），由此在肺细小动脉出现了平滑肌层，被称为异常肌化（muscularization）（图 91.5 ～图 91.7）。尽管是在肺动脉树的终末部分，但由于其总面积很大，由此在肺血管的增压反应上起着重要作用，是导致低氧性肺动脉高压及右心肥大的一个因素。

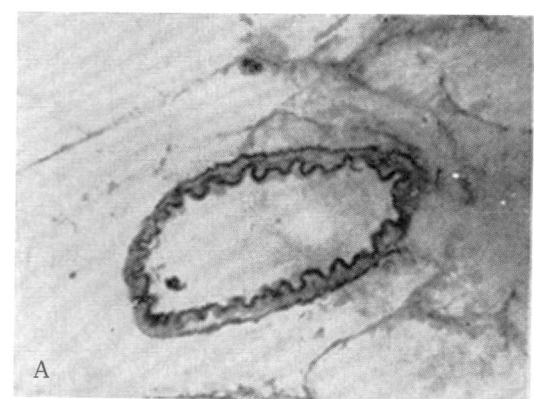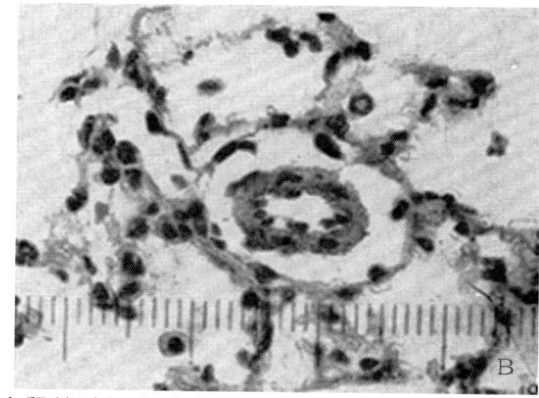

图 91.5　高海拔饲养大鼠的肺细小动脉计量

A—在海拔 2 300 m 饲养的大鼠，弹力纤维染色，肺小动脉直径 105 μm，有明显的肌层，并呈锯齿状，说明在低氧下有肺动脉收缩；B—在海拔 2 300 m 饲养的大鼠，肺细小动脉直径 45 μm，壁厚 14 μm，出现异常肌化。

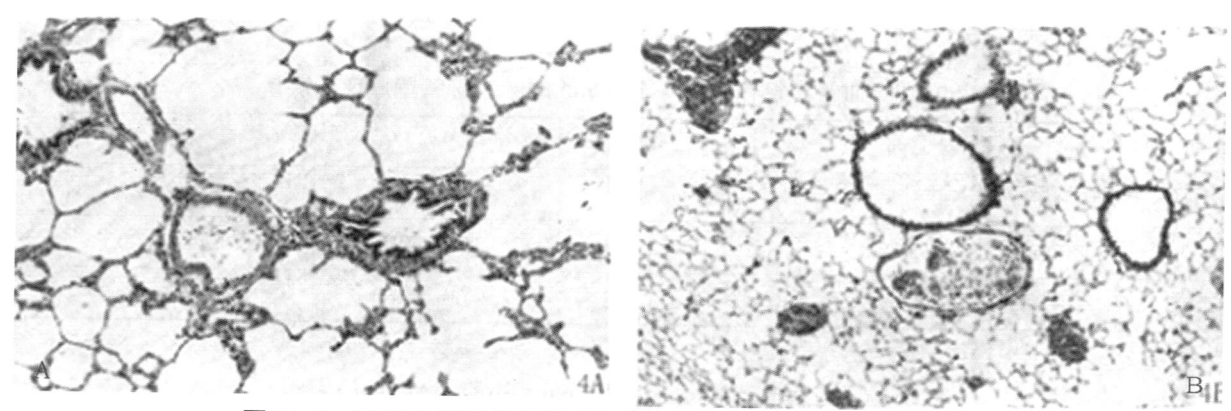

图 91.6　平原大鼠迁饲高原后与高原鼠兔肺细小动脉结构的对比

A—平原大鼠饲养于海拔 3 780 m 30 d 后，其肺细小动脉出现异常肌化，在内外膜间出现肌层，是血管重构的结果；B—生活在海拔 3 780 m 的高原鼠兔，其肺细小动脉仅由一层弹力纤维组成，无平滑肌(EVG 染色 ×25) 。

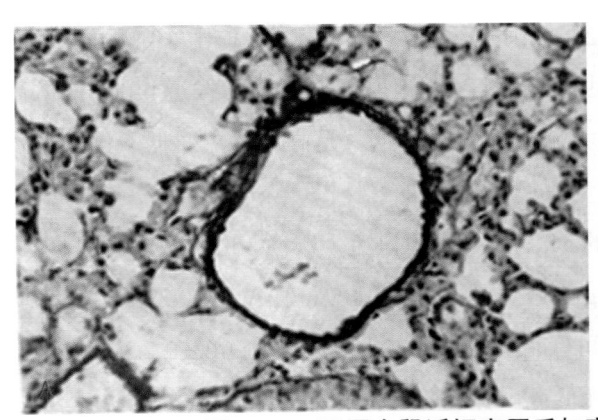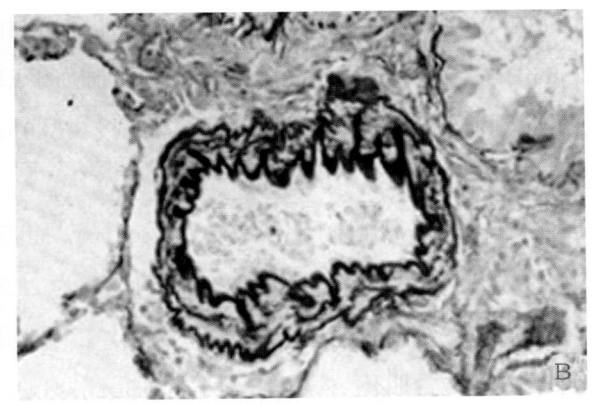

图 91.7　平原大鼠迁饲高原后与高原鼠兔肺细小动脉平滑肌层的对比

肺组织 EVG 染色 ×400。A—饲养于海拔 3 780 m 鼠兔的肺细小动脉（管径 100 μm）系由单层弹力纤维膜构成，无平滑肌；B—饲养于海拔 3 780 m 的 Wistar 大鼠其肺细小动脉中层出现肥厚的平滑肌层。

由表 91.4 可见，高原鼠兔的肺静脉直径较大鼠为小，特别是肺静脉壁的厚度仅为大鼠的一半，这在高原适应中的意义值得探讨。

肺血管结构和海拔高度的关系，结果未发现高原鼠兔的肺血管壁在海拔 2 300 m、3 300 m 及 4 460 m 的三个海拔高度有组织学的差异，鼠兔的肺动脉壁中层弹力纤维较丰富，其肌型动脉壁的厚度与平原大鼠相近，而生活在海拔 2 300 m 的大鼠肺小动脉的肌层已经有明显增厚，与高原鼠兔有极显著差别（$P<0.001$）。鼠兔和大鼠的肺静脉壁中层由心肌细胞和平滑肌细胞共同组成，但以心肌细胞为主，鼠兔的肺静脉壁厚度仅为大鼠的 1/2[21]。高原鼠兔是薄壁型肺小动脉，肺小动脉中层厚度占管腔的百分率在海拔 4 300 m 的高原鼠兔与海拔 2 300 m 的 Wistar 大鼠各为 9.22% 及 27.21%，可见鼠兔的肺小动脉壁显著为薄[26]。

在低氧条件下，动物肺动脉压力的高低是取决于其具有的肺小动脉中层平滑肌厚度（medial thickness，MT）。塔克（Tucker）等较早就指出可以肺小动脉平滑肌厚度占肺小动脉血管内径（external diameter，ED）的百分比来衡量高原肺动脉高压，即[27]

$$MT\%=MT（μm）/ED（μm）×100$$

根据这一肺血管结构公式，可以看出不同动物种群其肺血管的低氧反应性与肺血管结构的密切关系。在高原，动物（主要指哺乳类）的低氧肺循环在进化和遗传适应上具有代表性，并有重要的生理适应意义。肺循环对低氧的反应其功能性指标即肺动脉压（PAP），而其结构性指标即肺小动脉中层平滑肌厚度（MT）。依据动物对低氧性肺血管收缩反应的易感性，可将之分为高、低反应两类，其中低氧下肺血管呈高反应性者的特点是在较低程度的低氧下即可产生反应，按肺血管低氧反应的强度依次排列为：牛、猪 > 大鼠、兔 > 绵羊、山羊 > 狗。

而解剖学发现，这一排列次序正好与该动物肺小动脉中层平滑肌厚度（MT）相一致[28]。牛和猪是对低氧性肺血管增压反应最易感的，它们肺动脉中层平滑肌性厚度分别为 7.3% 和 6.0%；而狗是最不易感的，仅占 3.6%；在减压舱内模拟海拔 4 500 m 2 ~ 7 w，与原在海拔 1 600 m 相比，牛的平均 PAP 由 25 mmHg 升至 75 mmHg，猪由 27 mmHg 升至 72 mmHg，而狗由 19 mmHg 升至 22 mmHg。在海拔 3 300 m 及以上鼠兔其肺血管壁占管径的百分比为 6.21%，在海拔近 4 000 m 的高原鼠兔其血管壁占管径的百分比只有海拔 2 300 m 大鼠的约 50%，这就是高原鼠兔对低氧增压呈现最低反应和"钝化"表现的解剖学基础[29]。

对在阿尼玛卿山地区（4 200 ～ 4 500 m）捕获的 21 只成年高原鼠兔（雄性 15 只，雌性 6 只）通过解剖学进行心肺形态学研究，结果 LVW 为 23.8 g，RVW 为 6.34 g，RVW/LVW 为 0.27；冠状动脉分支及心肌毛细血管极为丰富；肺小动脉在内外层间有菲薄的肌层，平均厚度为（6.8 ± 2.3）μm；肺细小动脉无异常肌化。这一解剖学特征是高原鼠兔无低氧性肺动脉高压的结构学基础[30]。

对 11 只在海拔 3 300 ～ 4 750 m 捕获的高原鼠兔应用 3 种可显示肺肥大细胞的染色方法，证实其肺组织缺乏肥大细胞[31]。这一形态学特征值得进一步探讨，因皆知肺肥大细胞是产生组织胺的主要来源，具有促进肺血管的增压反应[32]。

三、季节温度与肺循环

以往的研究观察到，在同等海拔高度，处于低温组的绵羊其平均肺动脉压高于处于常温组的[33]；同样，在同等海拔高度野生鼠的平均肺动脉压在冬季明显高于夏季，认为这是动物对季节性气温变化的一种适应机制[34]。此项实验的实验对象为在青海海南黑马河（3 300 m）地区于夏季（8 月，气温 18 ～ 22℃）捕获的 15 只高原鼠兔及在同一地区冬季（1 月，平均气温 -10℃）捕获的 15 只高原鼠兔，经右心导管检测肺动脉压，经解剖检测左心室重量（LVW）、右心室重量（RVW）及全心重量（TVW），并检测颈动脉血的 RBC、Hct 及 Hb 值。结果意外发现高原鼠兔冬季的肺动脉压，包括收缩压（SPAP）、舒张压（DPAP）及平均压（MPAP）均较夏季为低，且有统计学意义；同时高原鼠兔的 LVW、RVW、TVW 各值在冬季亦低于夏季；其 RBC 及 Hct 值在冬季较夏季为低，而 Hb 无差异。几项反映体循环的指标包括颈动脉收缩压（CAPS）、颈动脉舒张压（CAPD）、颈动脉平均压（CAPM）和左心室重量 / 右心室重量比值均无统计学意义的差异，反而显示冬季有增高及增大的趋势[35]。

这一结果与文献报道其他动物的体、肺循环的季节变化相反，笔者认为高原鼠兔虽为非冬眠动物，但其在冬季的活动处于低潮阶段，外出觅食的机会变得屈指可数，攀岩奔跑减少，也不存在繁殖活动，同时食量显著降低，为了减少体内有限的能量储备，机体自身调控使代谢适度降低，这些可能是导致上述冬季变化的原因之一；此外高原鼠兔是低氧高适应动物，它的稳态调控能有效地防止气温变化对内环境的干预，它的冬季体温依然保持在几乎与夏季相同的水平；其体循环即使在冬季依然保持着对机体有效的血液供应，这些都不会导致肺循环的增压反应。不过上述推测尚待进一步研究证实。

四、肺循环的基因调控

已经知道，未经适应的人或动物到高原后急性低氧使肺毛细血管内一氧化氮（NO）的分泌减少，导致低氧性肺血管收缩而肺动脉压增高，而高原世居者不论藏族或南美印第安人在高原其呼出气的 NO 都明显高于正常的平原人，这是防止肺动脉高压的重要机制[36]。

将由中国科学院西北高原研究所动物中心提供的雄性 Wistar 大鼠 45 只，分为 3 组：单纯缺氧组（西宁）（n=20）、缺氧给药组 [每天按 10 mg/kg BW（体重）量的 –L– 精氨酸（L-arginine），溶于 0.1 mL 生理盐水给予灌饲（n=20）]、正常对照组（n=5）。分别在缺氧后 1 w、2 w、3 w 和 4 w 末的第 1 d 实验，同时右心导管检测肺动脉压力（MPAP）。结果单纯缺氧组及缺氧给药组的肺动脉压力均高于正常对照组，除缺氧给药组第 4 w 的 MPAP 外，均有显著性差异（P<0.01）。单纯缺氧组的 MPAP 随缺氧时间延长而逐渐增高，而缺氧给药组在第 3 w MPAP 明显下降，与单纯缺氧组有显著差异（P<0.01）。皆知内皮细胞是通过释放 NO 内皮细胞源性血管舒张因子（EDRF）而发挥调节肺血管张力的作用，机体在急性缺氧时 EDRF 合成酶受到抑制，使内皮细胞 EDRF 释放减少，导致肺血管收缩而形成肺动脉高压。L- 精氨酸作为 EDRF 的合成前体，对低氧性肺血管收缩具有抑制作用[37]。这也从另一角度反映了 NO 参与了形成低氧性肺动脉高压的机制。

另一项研究将在果洛州大武地区（3 780 m）捕获的 15 只高原鼠兔进行肺血流动力学、组织学、血液 NO 及一氧化氮合酶（NOS）检测，同时将在青海实验动物中心（西宁）购得的 14 只 Wistar 大鼠运至大武 30 d 后进行内容相同的实验。结果见表 91.5。

表 91.5　高原鼠兔和 Wistar 大鼠肺动脉平均压、NO、NOS 的比较

指标	Wistar 大鼠（n=14）	高原鼠兔（n=15）	P
HR/ 次 · min^{-1}	385.5±15.28	371.60±20.83	<0.01
MPAP/mmHg	26.55	11.93	<0.01
NO/μmol · L^{-1}	55.40±3.76	87.49±5.74	<0.001
NOS/ U · mL^{-1}	1.33±0.12	1.99±0.13	<0.001
LVW/RVW	0.23	0.47	<0.01

注：HR—心率；MPAP—肺动脉平均压，LVW/RVW—左、右心室壁重量比值。

经低氧实验 30 d 的大鼠其血清 NO 及 NOS 水平均低于高原鼠兔、鼠兔和大鼠，分别为（55.40±3.76）μmol/L、（49±5.74）μmol/L 和（1.33±0.12）U /mL、（1.99±0.13）U /mL，差别均有显著性（P<0.01）[38]。高原鼠兔的肺动脉呈薄壁型，肺细小动脉无平滑肌；而大鼠的肺小动脉肌层明显增厚，其肌性肥厚的程度与血清 NO 水平呈负相关。这说明高原低氧下大鼠的 NO 及 NOS 代谢异常，导致低氧性肺动脉高压，肺血管出现重构是肺增压反应的形态学基础。而高原鼠兔血清 NO 及 NOS 的高水平，抵制肺动脉高压的发生。高原鼠兔与大鼠在肺小动脉直径基本相同的条件下，大鼠血管壁由于平滑肌增生而明显增厚，占管腔内径的 28.40%；而高原鼠兔则血管壁菲薄，占血管内径的 12.42%，差异显著（P<0.01）。肺小动脉脉中层厚度与肺动脉平均压成正相关（r=0.87）[39]。高原鼠兔其菲薄的肺小动脉肌层正是遗传进化适应的结果。

第 5 节 对低氧的耐力

一、慢性持续性低氧

对在青海海南拉乙亥及铁卜加（3 700 ~ 4 200 m）捕获的 15 只成年高原鼠兔，及从中国医学科学院动物中心（北京，76 m）购得的 15 只 Wistar 成年大鼠，均运至西宁饲养 1 个月，然后进行减压舱模拟低氧实验，模拟海拔高度 5 000 m，共持续 15 d，与未进舱前在西宁的生理参数相比较。结果大鼠在经过减压性低氧后其 RBC、Hb 及 Hct 明显升高；PaO_2 及 SaO_2 明显降低，动脉 pH 增高而 $PaCO_2$ 下降；平均肺动脉压（MPAP）显著增高（由 25.2 mmHg 升至 35.2 mmHg，$P<0.01$）；全心室重量与体重比值（TVW/BW）增加，提示心脏重量增加；而 RVW/LVW 比值增加，提示右心室肥大。然而高原鼠兔在模拟海拔 5 000 m 经过持续 15 d 后，与原在海拔 2 261 m 相比，完全处于一种稳态调节状态，即其 RBC、Hb 及 Hct 及 pH 均无统计学意义的变化；PaO_2 及 SaO_2 仅轻度降低；其 MPAP 也无明显增高（由 14.7mmHg 增至 16.5 mmHg，$P>0.05$）；无右心室肥大。说明高原鼠兔有强大的低氧耐力[40]。

二、慢性间歇性低氧

实验对象为在同上地区捕获的高原成年雄性鼠兔 38 只，另以从北京购得的 40 只 Wistar 成年大鼠做对比，均在西宁先饲养 1 个月。然后在减压舱内慢性间歇性低氧，在模拟海拔 5 000 m 每天实验 8 h，共 42 d。结果大鼠的变化极明显，Hb 由 14.8 g/dL 增至 18.8 g/dL；Hct 由 44% 增至 67%；动脉 pH 增高而 $PaCO_2$ 下降；P50 由 42.3 mmHg 增至 48.4 mmHg；MPAP 由 25.7 mmHg 增至 36.3 mmHg；出现明显右心室肥大。而高原鼠兔经 42 d 模拟海拔 5 000 m 慢性间歇低氧后，Hb、Hct 无明显改变，P50 由 26.9 mmHg 增至 29.3 mmHg，变化不显；MPAP 由 13.8 mmHg 增至 14.4 mmHg（$P>0.05$）；无肺动脉高压。根据大鼠出现高原红细胞增多及低氧性肺动脉高压，判定其已经发生了慢性高山病（CMS），是理想的 CMS 动物模型，而高原鼠兔则并不罹患 CMS[41]。

第 6 节 呼 吸 适 应

一、肺表面活性物质

肺表面活性物质（pulmonary surfactant）是肺泡内气液界面上的一层磷脂蛋白复合物，具有降低肺表面张力、保持肺泡结构稳定、维持正常肺功能的重要作用。为此对在青海省海西州乌兰县（2 800 m）和木里镇（4 480 m）捕获的 60 只高原鼠兔各在其原地区进行实验，并以 25 只从兰州大学购得的 Wistar 大白鼠做对照，大鼠先在西宁饲养 5 d，随后在青海高原医学研究所天峻实验站（3 417 m）饲养 5 d 后实验。实验动物放血处死后，取肺脏，用生理盐水 2 mL 冲洗肺液，共 5 次。然后将以上肺灌洗液离心后取上清液检测磷脂成分，包括磷脂（TP）、磷脂酰甘油

（PG）、卵磷脂（PC）和饱和卵磷脂（SPC），结果见表 91.6。

表 91.6　高原鼠兔及大鼠肺灌洗液中的磷脂构成比

组别	TP	PG	PC	SPC
Wistar 大鼠	2.04±0.82	10.1±1.05	2.6±0.90	1.42±0.50
高原鼠兔（2 800 m）	3.40±0.94*	18.2±4.26*	39.2±9.138*	2.04±0.16*
高原鼠兔（4 480 m）	3.70±0.76*	18.2±2.57*	42.6±12.50*	2.58±1.02*

注：各检测值的单位为 μg/mL；*—高原鼠兔与大鼠比较，$P<0.05$。

以上结果显示两个海拔高度高原鼠兔的肺磷脂均高于大鼠，海拔 4 480 m 高原鼠兔的肺表面饱和卵磷脂高于海拔 2 800 m 高原鼠兔，提示其具有良好的肺表面活性物质自身调节功能，保持了高原适应性限速代谢和调节的特性，以维持在低氧下自身呼吸状态的稳定性[42]。

对同一批实验动物的肺泡灌洗液进行了蛋白含量检测及类型分析，高原鼠兔平均蛋白含量在 2 800 m 和 4 800 m 两个海拔高度间有所差别 [（3.82±0.97）g/dL vs.（3.68±0.72）g/dL]，但无统计学意义；然而与海平面的大鼠相比（2.79±0.85）g/dL，则鼠兔的蛋白含量显著为高（$P<0.05$）。肺泡灌洗液蛋白可以分为 68 ku 和 17 ku 两个分子量类型[43]。

二、肺组织超微结构

对 10 只饲养在海拔 3 800 m 的高原鼠兔及 10 只在西宁饲养的 Wistar 大鼠的心、肺组织进行超微结构的观察，结果发现高原鼠兔心肺组织的毛细血管极为丰富；心肺组织的毛细血管内皮细胞中有大量微饮泡，肺泡隔毛细血管壁菲薄，为开窗型内皮组成，并可见较多穿内皮性小管，这种组织结构保证了在低氧条件下肺部的血流灌注[44]。

肺泡上皮细胞的完整性及肺表面活性物质的丰富浓集，保证了肺的张力和弹性，这对善于攀爬和随时需要快速奔跑的高原鼠兔的巨大通气是十分完备的组织特征[45]。

三、颈动脉体主细胞改变

颈动脉体是低氧感受的周边化学感受器，其中的主细胞（I 型细胞）中的暗细胞又起着关键的感应作用，将信号传输到呼吸中枢，由此引起通气增强。高原鼠兔颈动脉体的超微结构显示，其主细胞的形态学正常，而平原 Wistar 大鼠在移居高原（在 2 300 m 及 3 700 m 各饲养 1 个月）后已经发生主细胞的退行性变化[46]。大鼠表现为颈动脉体主细胞增生、数量增加、细胞核增大、胞浆中致密核心囊泡数量明显减少，线粒体变性、肿胀、空泡增多，神经末梢中的突触囊泡减少；扫描电镜下可见主细胞体积增大、微绒毛断落、出现虫蚀样损伤，而且随海拔增高，损伤性变化更明显[47]。这些低氧导致的细胞变性改变，势必导致周边化学感受器对低氧通气的易感性降低。

第 7 节　代　谢　适　应

一、组织糖原及血糖

将高原鼠兔和大鼠置于减压舱内模拟上升到海拔 8 000 m，每日持续 24 h，观察 2 种动物在心肌、骨骼肌及脑皮质的糖原变化及血糖含量变化。结果在高原鼠兔心肌及骨骼肌的糖原含量随鼠兔年龄增长而增高，但在脑皮质无改变；各年龄的大鼠均随海拔高度增加，其心肌、骨骼肌及脑皮层的糖原增高。大鼠在暴露于海拔 7 000 m 25 d 时，老龄及成年大鼠的脑皮质糖原含量有轻度增高，心肌及骨骼肌中糖原含量显著增高。在大鼠低氧暴露的第 48 h 后的 7 d 期间其血糖含量无明显变化。在成年鼠兔，低氧暴露仅 24 h，在海拔 5 000 m 及 8 000 m，脑皮质的糖原含量明显降低；在海拔 8 000 m 心肌的糖原含量增高，而骨骼肌的糖原含量随海拔升高有轻度降低。在年轻鼠兔，随着海拔增高，脑皮质的糖原含量降低而心肌及骨骼肌的糖原含量增高[48]。血糖含量在年轻和成年鼠兔均随海拔增高而明显升高，在海拔 8 000 m 比 5 000 m 更明显。这里反映了高原鼠兔在低氧下保证心肌及骨骼肌糖原能量的供应。

二、苹果酸脱氢酶同工酶

苹果酸脱氢酶同工酶（malic dehydrogenase isoenzyme，MDH）是二聚体酶或异聚体酶，其在高原土生动物中的生物化学代谢的意义值得探讨。将在青海贵南（3 600 m）捕获的高原鼠兔带回西宁，在青海高原医学研究所动物实验室饲养 2 周后再带至苏州（50 m），然后分为 4 组实验：高原组（贵南原地）、急进苏州组、慢性苏州组（苏州饲养 35 d）及重返高原组（苏州饲养 35 d 后再运回西宁）。采用等电聚焦电泳和紫外光谱法分析各脏器（心脏、肝脏、肾脏）的 MDH 的活性变化。结果发现，高原鼠兔随移居平原时间的延长，MDH 的活性明显下降，同工酶谱呈现出组织的特异性。等电位聚焦电泳时，MDH 有向阳极迁移的上清液型和向阴极迁移的线粒体型两个位点，均为二聚体。此研究的为上清液型。在上述不同实验环境下，在一种高原鼠兔呈现出多酶带的异聚体。以心脏组织为例，在重返高原组的心脏组织中 MDH 呈现 5 条酶带，苏州慢性组呈现 2 条酶带，急进苏州组和高原组均有 4 条酶带，由此提示高原鼠兔在到达平原的相对"富氧环境"后发生了 MDH 的调整性变化，而在重返高原组的高原鼠兔心脏组织 MDH 同工酶又形成了自身独特的酶谱。还可见到，高原组的 MGH 活力均大于其他 3 组[49]。

三、乳酸脱氢酶同工酶

据另一项对高原鼠兔及高原鼢鼠乳酸脱氢酶同工酶（lactate dehydrogenase isoenzyme，LDH）的研究发现，同工酶谱及其百分含量的改变具有空间和时间的特异性，即同种动物在不同环境下的不同组织中均会显示出酶谱的差异性，这也是从代谢组学反映高原鼠兔对低氧的应答[50,51]。此研究提示高原鼠兔在进入平原"富氧"环境后，可能会打乱原有的代谢途径并造成脏器短暂损伤，为了维护机体内环境的稳定，体内苹果酸、草酰乙酸循环发生了功能性降低或增高的变化，这可能是一种脱适应（des acclimatization）的表现。

高原鼠兔以高氧利用率来适应低氧，在模拟海拔 5 000 m 及 8 000 m 的低氧条件下，高原鼠兔颈总动脉与静脉间的氧分压差是大鼠的 2 倍，尽管鼠兔的造血机能也被适度激活，却以高的氧利用率这一策略来适应高原。与大鼠主要依靠骨髓中的造血干细胞大量制造红细胞，增加血红蛋白量、降低氧的消耗率、节约能量开支这类习服水平的策略不同[52]。

四、肝脏氧化磷酸化

应用氧电极法检测了大鼠及高原鼠兔在急性暴露于海拔 5 000 m 及 8 000 m 24 h 的肝内氧化磷酸化活性，此时 2 种动物肝脏氧化磷酸化反应均无明显变化。而慢性暴露第 25 d 时，肝的氧化磷酸化依然无明显变化。然而大鼠在海拔 7 000 m 其呼吸调控能力明显降低，而高原鼠兔在海拔 5 000 m 及 7 000 m 的呼吸调控能力则明显增强，提示在高原低氧条件下，高原鼠兔对 O_2 的利用率更为有效[53]。

高原鼠兔在模拟高原慢性低氧（5 000 m）下暴露 25 d，其肝脏功能及组织形态学均未发生任何改变，而大鼠则出现肝功能改变及肝组织低氧损伤的退变[54,55]。

第 8 节　神经内分泌调控

一、下丘脑调控系统

中国科学院西北高原生物研究所杜继曾团队对低氧下的下丘脑 - 垂体 - 肾上腺、甲状腺及生殖腺轴系这一调控系统在机体高原适应中的作用进行了长期和系统的研究。其中杜继曾在青海期间集中于高原鼠兔和大鼠的对比研究。重点研究了促肾上腺皮质激素释放因子（corticotropin releasing factor，CRF）的低氧调节。首先在大鼠建立了模型，在下丘脑的正中隆起 CRF 及其抗血清的易感范围在 3 ~ 200 pg/mg 蛋白，内、外的分析系数各为 2.35% 和 2.24%。用大鼠合成的 CRF 在高原鼠兔的下丘脑正中隆起观察到很好的平行性的量反应。在正中隆起，CRF 的均值在大鼠及鼠兔各为（17.22 ± 2.38）pg/mg 蛋白和（10.13 ± 3.05）pg/mg 蛋白。随海拔升高，大鼠的 CRF 值随之降低，而鼠兔则不出现这一反应。此结果说明高原鼠兔下丘脑所含的 CRF 与大鼠 CRF 相近，但在低氧下的应答则不相同。进一步应用放射免疫检测 CRF 将可以提供高原鼠兔在高原低氧下神经内分泌系统低氧适应的新信息[56]。

高原鼠兔下丘脑 - 垂体 - 肾上腺皮质轴（HPA axis）在模拟海拔 5 000 m 及 8 000 m 以下的改变都并不明显，表现出较强的低氧耐受能力，这种对环境氧浓度变化的"钝化"作用正是长期进化过程中形成的不同于平原地区动物的独特机制[57]。

二、肾上腺皮质

在减压舱内模拟海拔 5 000 m 以上观察新生大鼠的肾上腺皮质功能。在海拔 5 000 m 及 7 000 m 各暴露 24 h，出生 7 d 龄的大鼠肾上腺皮质激素在肾上腺及血清中的含量均无改变，而在海拔 7 000 m 第 14 d 时血清中皮质激素比对照组降低了 20.33%，于第 21 d 下降 5%；其肾上腺的皮质激素量在海拔 5 000 m 和 7 000 m 各增加了 144% 和 167%。但出生第 28 d 的大鼠在低氧下血清皮质激素的含量停止下降，而在海拔 7 000 m 肾上腺的皮质激素与对照组比增高了 164%，提示 28 d 龄新生大鼠在低氧下其肾上腺皮质激素的生物合成非常易感，超过了皮质激素的释放。而出生 1 d 龄的大鼠在海拔 5 000 m 暴露 5 d 和 7 d 时，其肾上腺皮质功能尚未发育而不出现反应；至第 14 d、21 d 及 28 d，血清及肾上腺的皮质激素量明显降低，提示在高原低氧下肾上腺的发育受到严重抑制[58]。此项研究未做高原鼠兔的对照，可能是因为鼠兔的新生儿难以获得。

三、性腺

对比了在减压舱模拟低氧海拔 5 000 m 和 7 000 m 时雄性大鼠和高原鼠兔的性腺功能。减压 24 h 和 7 d，同时与海拔 2 300 m 的上述动物做对照。结果在实验的第 24 h 和第 7 d 在 5 000 m 及 7 000 m 两个海拔高度高原鼠兔的血清雄性激素均有明显增高。高原鼠兔在海拔 5 000 m 的睾丸重量和体重的比值并无改变，而在海拔 7 000 m 的第 7 d 时降低；与之对照，大鼠在同样的低氧环境下雄性激素的含量增加明显。高原鼠兔在所有模拟高度于第 7 d 时睾丸的组织形态学未发生变化，以上提示雄性激素可能在高原低氧适应中具有一定作用[59]。

第 9 节　低氧调控的分子机制

低氧诱导因子 -1（hypoxia-inducible factor-1，HIF-1）是 1992 年塞门扎（Semenza）等在低氧的肝癌细胞株 Hep 3B 中发现了的一种特异性结合于促红细胞生成素（erythropoietin，EPO）增强子寡核苷酸序列的转录因子[60]。以往的研究已证实 HIF-1 是一种具有 NDA 结合活性的蛋白因子，在低氧信号转导中具有重要作用，多种低氧反应基因的转录调节是在 HIF-1 的介导下进行的。HIF-1 是一种氧依赖转录激活因子，调控一系列细胞或全身低氧下反应的靶基因，被称为在低氧下分子反应的主调控者（master regulator），人体约 5% 的基因受其调控。HIF-1 以二聚体的形式存在，即由 α 及 β 两个亚基构成；低氧诱导因子（HIF）α 亚基是一种螺旋蛋白，其又存在 2 种形式，即 HIF-1α 及 HIF-2α（EPAS1）。HIF-1α 是功能亚单位，低氧诱导表达；HIF-1β 是结构亚单位，构建性表达，不受低氧诱导[61]。机体众多氧平衡调节的有关生理过程都有 HIF-1 的参与。在低氧条件下，HIF-1α 降解途径受阻遏，大量的 HIF-1α 蛋白积聚，同 HIF-1β 结合，形成具有活性的 HIF-1，HIF-1 同靶基因的低氧反应元件结合，在转录水平上调节促红细胞生成素（EPO）、血管内皮生长因子（VEGF）等靶基因的表达，从而引起一系列的生理反应，维持机体的氧平衡[62]。无论在细胞水平，还是在组织水平，甚至是整体水平，HIF-1 都是氧感受子和氧效应子之间联系的关键纽带，而 HIF-1α 被认为是细胞低氧适应性反应所必需的核信号[63,64]。

HIF-1α 在人体已经有大量低氧下表达的研究，中国科学院西北高原生物研究所赵同标和赵新全团队对高原鼠兔进行了研究，他们已经从高原鼠兔中克隆了 HIF-1α 全长 cDNA，并探测了自然条件下 HIF-1α mRNA 的组织特异性表达[65,66]。随后他们将在青海海北（3 200 m）捕获的高原鼠兔带到清华大学基因组研究所，在常氧室温条件下喂养 7 d，断头处死，进行解剖，取各组织迅速投入液氮中，低温保存备实验用，用实时聚合酶链反应（real-timePCR）扩增高原鼠兔 HIF-1α cDNA 片断，标记 ^{32}P 作为持续性探针，用 Northern 杂交检测了常氧条件下高原鼠兔 HIF-1α 的组织特异性表达。结果显示，HIF-1α mRNA 在高原鼠兔多种组织（心、肝、脾、肾、脑）中均有表达，这与 HIF-1α 在机体内低氧相关事件中广泛发挥作用的假设相一致[62]。并且 HIF-1α 的表达表现出明显的组织差异性，其中在脑的表达最多，肾次之，在心、肝的表达相对较少。HIF-1α mRNA 在高原鼠兔的脑中呈持续性的大量表达是一个值得注意的亮点[67]。皆知脑在机体的生命活动中具有最重要的总体指挥调控功能，对氧的利用率也最高，静息状态下仅占体重 2% 的脑消耗了人体中耗氧量的 20%[68]。此项对 HIF-1α mRNA 在高原鼠兔脑中特异性大量表达的实验从分子水平上提供了脑高效率利用氧的线索[69]。

　　高原鼠兔是高原低氧适应型动物，在长期的进化中，已经建立了独特的生理、生化、代谢和结构性变化，来适应低氧高寒环境。前期研究表明高原鼠兔主要以高的基础代谢率（BMR）和非颤抖性产热（nonshivering thermogenesis，NST）能力来适应严寒[70,71]，和以高效的氧利用率来适应低氧环境[52]。然而高原鼠兔进入平原后这一相对的"富氧或高氧"环境，则表现出明显的不适应现象，如反应繁殖性特征的雄性高原鼠兔的精子畸形率较高[72]。从行为学看，高原鼠兔在移居平原后的 3 d 内进食量减少，活动也较少，在第 7 d 后逐渐恢复到原有正常状态。推测其原因之一可能是平原地区的正常氧分压对于高原鼠兔来说是氧过量，导致了机体体内 ATP 合成量减少，同行的相关的各种激素水平发生相应改变，从而引起机体对常氧的适应性改变[67]。低氧可引起 HIF-1α mRNA 的表达显著增高，而低氧环境下的高原鼠兔一旦进入平原"富氧"环境后，可能通过下调 HIF-1α mRNA 的表达来调节机体，在新的"高氧"下建立新的氧平衡。

第 10 节　对寒冷的适应

一、体温调节

　　高原鼠兔为非冬眠动物，在青藏高原海拔 4 000 m 左右活动，冬季温度可低至 -40℃甚至更低，在此低温环境其耐受能力通常表现为比较高的基础代谢率及非颤抖性产热（nonshirering themogenesis，NST）能力，以保持体温恒定。高原鼠兔的基础代谢率较高，散热率也高，但体温也高（类似鸟类的体温，达 39 ~ 41℃）。也许是因为代谢水平高，所以才能保证其高体温，由此导致散热速率也高。动物的体温是由热量产生和热量散失这两个过程的平衡决定的，可以确定的是产热速率一定高于散热速率。除了基础代谢外，高原鼠兔还有一个重要的产热方式——非颤抖性产热，即不经过肌肉收缩，而是由一种被称为棕色脂肪组织（brown adipose tissue，BAT）的器官产生热量。

BAT 不同于普通的白色脂肪，脂肪细胞内具有高密度的线粒体、较多的脂肪滴和丰富的毛细血管。控制棕色脂肪组织产热的是交感神经系统，决定产热能力的是棕色脂肪组织细胞内线粒体内膜上的一种叫解偶联蛋白 1（uncoupling protein 1，UCP1）的分子[73]。以往的研究观察到，高原鼠兔与北美鼠兔（Ochotona princeps）相比，高原鼠兔体内全年都有褐色脂肪组织存在，夏天含量降低，冬天增加。相应地，棕色脂肪组织线粒体内的解偶联蛋白 1 及其决定的非颤抖性产热能力也有相似的季节变化。且 BAT 含量及其显微结构随着季节产生适应性的变化，表现为严寒冬季 BAT 含量增多，线粒体体积增大，嵴的数量增多，线粒体中蛋白质含量增加以及细胞色素 c 氧化酶活性增强，所以，高原鼠兔有很强的抗寒能力[73-76]。

在对鼠兔进行冷驯化以及脱冷驯化的实验中也表现出与自然环境相一致的生理变化，冷驯化中，鼠兔的 NST、BAT 线粒体中蛋白质含量明显增加，细胞色素 c 氧化酶活性显著升高；而在脱冷驯化过程中，NST 和 BAT 线粒体中蛋白质含量明显下降[74]。自然野外实验和室内低温驯化实验均表明：在冬季或低温刺激下，尽管高原鼠兔的 NST 增加，但与温带动物相比，其增加的幅度（40%）远低于其他动物，如大鼠（364%）、小鼠（331%）[77]。王德华等的实验也获得相似结论：NST 在冬季仅增加了 54% 或 24.6%[75,76]。

高原鼠兔的体重、BMR 和体温均没有显著的季节性变化，高原鼠兔成体体重的季节性变化不显著，体内的脂肪含量虽有季节性波动，但变化也不明显。脂肪分泌中的瘦素（leptin）在血清中的含量与脂肪组织含量和体重的变化趋势一致。在寒冷的冬季，一般小型啮齿动物（如田鼠等）都会降低体重以减少总能量消耗；然而高原鼠兔在如此严酷的环境中却能保持体重的相对稳定，其机制还不清楚，但可以推测是长期进化适应而使机体处于稳态的结果。而且鼠兔的体温较高，通常在 39.4 ~ 40.5℃波动，可见高原鼠兔可以在季节变化的环境中维持能量代谢的平衡状态，且在寒冷的环境中保持较高的体温，这对于高原鼠兔来说，则需要更大的能量代谢[78,79]。王德华曾做过一个实验，他在野外用现代传感器技术检测了高原鼠兔的体温和环境温度的昼夜变化，发现高原鼠兔可以在零下 40℃左右的极度严寒的环境中维持稳定的近 40℃的高体温[73]。这些研究均表明高原鼠兔是通过基础代谢率（BMR）和 NST 的调节，维持恒定的体温，形成对高原地区气温变化的适应。

据日本学者报道，高原鼠兔的体温具有昼夜节律性，昼夜体温可相差 0.5℃。有学者曾对美洲鼠兔的研究发现，其体温也很高，但没有昼夜节律性。也有学者通过对阿富汗鼠兔、兔子和小白鼠的比较研究发现，鼠兔的体温没有昼夜节律性。王德华团队的研究也发现，高原鼠兔的体温很高，但没有检测到明显的昼夜节律性。鼠兔类动物主要生活在高海拔寒冷地区，常年暴露在低温环境中，昼夜温差较大，食物资源相对贫乏，生存条件严酷，不具有冬眠习性的它们，保持高体温和没有昼夜节律性可能是一种适应策略。这样的策略是需要与其相适应的生理学基础的。调节和影响这些生理学功能的因素和机制尚需要进一步深入了解[74]。

鉴于瘦素在调节能量代谢中的重要作用，以及高原鼠兔在这种极端环境下特殊的能量代谢适应模式，故推测高原鼠兔肥胖（obese，ob）基因可能在这一适应性变化中发挥作用，这就是以下要讨论的内容。

二、瘦素

赵新全团队根据高原鼠兔具有高能量代谢水平和高产热能力的特征,从调节能量代谢的关键因子瘦素为切入点,探讨了鼠兔瘦素的分子特征及表达特征,同时分析了青藏高原的环境压力与鼠兔瘦素进化之间的关系。实验系青海海北草甸站(3 000 m)及果洛大武地区(最高到 5 000 m)(两地的年平均温度各为 −1.7℃和 −2.6℃)捕获的高原鼠兔应用实时聚合酶链反应(real-time PCR)技术进行分析。结果显示,高原鼠兔瘦素中存在 20 个正向选择位点(即适应性功能进化位点),其中 9 个位点发生于瘦素的关键功能区;寒冷而非低氧是驱动鼠兔瘦素发生适应性进化的重要环境因子;随着鼠兔分布的海拔增高,体内 ob 基因的表达量增加[80]。据此他们提出一个观点:"在青藏高原极端压力环境下,经过长期自然选择,鼠兔瘦素可能发生了适应性功能进化,可能产生了新的功能或原有功能的加强"。这种进化及表达特征提示瘦素可能在鼠兔适应极端高原环境中具有重要意义[81]。

三、ob 基因的组织表达

1994 年 Zhang 等首次克隆了 ob 基因。ob 基因编码一个由 167 个氨基酸组成的分泌型蛋白——瘦素(leptin),与分布在中枢和外周的多个组织器官中的瘦素受体结合,发挥其重要的生物学功能[82]。例如维持体温平衡、促进机体新陈代谢、调节生殖与发育、提高动物应激能力及免疫功能、参与造血等重要生理功能[83]。

瘦素的表达受到多种因素的调节,如寒冷暴露可抑制瘦素表达[84],而低氧环境下瘦素合成增加[85]。由此可见 ob 基因对低氧和低温环境变化较为敏感,同时瘦素又是调节能量平衡的重要激素。据此对 ob 基因在高原低氧寒冷中的作用进行了研究。赵新全团队的杨洁等观察到高原鼠兔 ob 基因 cDNA 序列以及在不同海拔下 ob 基因 mRNA 的表达特征[80]。杨洁等进一步研究了高原鼠兔体内 ob 基因表达的特征。对在海北草甸站(3 200 m)捕获的高原鼠兔,应用 Taqman 探针实时聚合酶链反应(real-time PCR)技术对高原鼠兔 ob 基因的组织分布进行检测。通过提取不同组织的 RNA,经 DNA 酶 I 消化后,用随机引物进行反转录合成 cDNA,采用特异性 Taqman 探针和引物分别对 ob 基因及 β-actin 基因进行实时定量 PCR 扩增,对不同组织中 ob 基因和 β-actin 基因的初始拷贝数之比进行比较。结果表明 ob 基因在脑、心脏、肺、肝脏、脾脏、肾脏、骨骼肌、脂肪组织中均有表达,其中以白色脂肪组织中 ob 基因表达量最高,其次为心脏和肺,表达量最低的是肝脏和肾脏[86]。高原鼠兔 ob 基因这种组织表达特征可能对于维持体内瘦素的高水平起到调节作用,对于高原鼠兔适应高寒低氧的青藏高原环境具有重要的生态学意义。

四、细胞色素 c 氧化酶

2016 年 1 月在美国召开的博物学家学会上,斯坦福大学凯瑟琳·索拉里(Katherine Solari)等报道了他们的研究结果。他们对 3 个线粒体细胞色素 c 氧化酶(cytochrome c oxidase)基因进行了分析,发现鼠兔有 10 个不同的细胞色素 c 氧化酶版本，分别对应于海平面到海拔 5 000 m 的不同大气氧分压条件。细胞色素 c 氧化酶是细胞功能所必需的，其活性高度依赖于氧的浓度。氨基酸突变分为增加或减少细胞色素 c 氧化酶活性，研究发现随着鼠兔居住海拔高度的改变，这种分子存在规律性的选择。在低海拔高度，这种分子活性比较低；而在高海拔地区，这种分子活性比较高，这样可以让动物不需要太多活动就可以产生足够的热量以维持体温。

高原鼠兔（*Ochotona curzoniae*）营洞穴生活，一年四季活动，冬天不冬眠，是严格的素食者。高原鼠兔的基础代谢率较高，散热率也高，但体温也高。高原鼠兔体内全年都有棕色脂肪组织存在，夏天含量降低，冬天增加。棕色脂肪组织线粒体内的解偶联蛋白 1 及其决定的非颤抖性产热（nonshirering themogenesis，NST）能力也有相似的季节变化。所以，高原鼠兔有很强的抗寒能力。

高原鼠兔等许多高海拔物种，是研究物种适应性和哺乳动物在高海拔缺氧环境下具有潜在生态价值的重要对象。在不同海拔高度，在环境压力下，高原鼠兔进化出大约 30 个不同种类。本研究是对高、中、低三类不同海拔高度的高原鼠兔与氧气代谢密切相关的基因进行比较。对 3 种线粒体细胞色素 c 氧化酶的不同突变类型和高原鼠兔居住高度的相关性进行分析。细胞色素 c 氧化酶催化细胞内利用氧气产生能量的关键化学反应步骤，是体内氧化磷酸化能量代谢步骤中唯一需要氧气的过程。研究表明，不同高度的高原鼠兔的这种基因都进行了非常有效的转换，能帮助它们非常好地适应于不同的氧气浓度。低海拔地区高原鼠兔的细胞色素 c 氧化酶是产热最少的，这符合这种地区相对温暖的特点，但是这样会让它们难以在高海拔地区生存。因为在高海拔地区，高效利用氧气才能获得更好的生存机会。这些特点也是维持高原整个生态环境的关键，因为这些特点需要青藏高原上的高原鼠兔在寒冷冬季保持一定活跃程度，就是经常爬出洞穴进行觅食等活动，而这正好给那些冬季缺乏食物的雪豹、黄鼠狼和熊提供为数不多的食物来源[87]。

此外，高原鼠兔还有许多生理适应上的特点，有研究报道，鼠兔对天然吗啡类药物有较强的耐受性。也有研究指出，鼠兔在排卵和着床等方面具有特殊性，即所谓的过剩排卵和过剩着床等。在高温环境中（如 30℃），鼠兔不能长期存活，高温处理没有检测到热休克蛋白（heat shock protein，HSP）等保护机体免受高温损害的分子标记成分的产生。这些特点或可为神经生物学和繁殖生物学模型动物的开发提供可能[88,89]。

高原鼠兔在青藏高原这一严酷的极端环境下，经过漫长的自然选择，形成了我们尚未充分认识的生理学、行为学、生物化学、细胞学和分子生物学等机制，以适应其生存环境。不过从以上高原鼠兔对极度低氧和显著严寒的适应机制不难看出，高原鼠兔是典型的高原适应型土生动物，它从系统、器官、组织、细胞、分子等不同水平到整体水平，都有其独特的适应机制，从而构建成了对高原极端环境的"最佳适应"模式。而且，从生态学、生物学、医学上探讨机体对低氧严寒的应对策略，探讨低氧下对组织的损伤和防护措施都会打开我们的研究思路。尽管鼠兔的很多适应机制我们目前还没有发现或理解，但是毫无疑问，高原鼠兔，甚至鼠兔类动物，是很有发展前景的高原医学和高原生理学等领域研究的理想的模型动物。

参 考 文 献

[1] 高原鼠兔[EB/OL].[2015-04-26].http://www.zoology.csdb.cn/page/showTreeMap.vpage?uri=cnAtlas. tableTaxa&id.

[2] Ochotona curzoniae[EB/OL].[2015-04-27]. http://www.flickriver.com.

[3] 夏武平. 高原草甸生态系统[M]. 兰州：甘肃人民出版社，1982：216-217.

[4] 叶润容. 高原鼠兔的血象及其与低氧适应的关系[J]. 中国实验动物学报，1994，2（2）：115-120.

[5] 马志军，王晋青，王可，等. 高原鼠兔RBC的形态计量研究[J]. 兽类学报，1995，15（3）：215-217.

[6] 阮宗海，陈华伟，魏春英，等. 不同海拔高原鼠兔、大白鼠血红蛋白电泳及血液学的比较研究[J]. 高原医学杂志，1997，7（4）：18-22.

[7] 杨正伟. 实用生物体学[M]. 成都：四川科学技术出版社，1991：9-13.

[8] 马志军，王可，张先钧. 高原灰尾鼠和高原鼠兔骨髓红系细胞Feret的直径研究[J].高原医学杂志，2000，10（3）：6-8.

[9] WINSLOW RM，MONGE CC. Hypoxia，Polycythemia and Chronic Mountain Sickness[M]. Baltimore and London：Johns Hopkins University Press，1987：37-38.

[10] WINSLOW RM，MONGE CC，STATHAM NJ，et al. Variability of oxygen affinity of blood: human subjects native to high altitude[J]. J Appl Physiol，1981，51：1411-1416.

[11] 孙新甫. 拉萨市570名健康成人血气分析[J]. 中华医学杂志，1985，65（8）：468-470.

[12] 顾浩平，杨之，滕国奇，等. 高原鼠兔血红蛋白氧亲和力P50的检测[J]. 中国应用生理杂志，1991，7：365-367.

[13] EATON JW，BREWER GJ，GROVER RF. Role of red cell 2,3-diphosphoglycerate in the adaptation of man at high altitude[J]. J Lab Clin Med，1975，73：603-608.

[14] WARD MP，MILLEDGE JS，WEST JB. Haematological changes and plasma volume[M]//High-Altitude Medicine and Physiology. London：Chapman and Hall Medical，1989：161-163.

[15] 佘海茹，格日力，陈秋红，等. 高原鼠兔红细胞2,3-二磷酸甘油醛水平的研究[J]. 高原医学杂志，1997，7（1）：38-40.

[16] GERLACH E，DUHM J，DEUTICKE B. Metabolism of 2,3-diphosphoglycerate in red blood cells under various experimental conditions[M]//BREWER GJ. Red Cell Metabolism and Function. New York：Plenum Press，1970.

[17] KAY FR. 2,3-diphosphoglycerate，blood oxygen dissociation and the biology of mammals[J]. Comp Biochem Physiol，1977，57：309-314.

[18] 王修海，余满堂，刘世民. 高原鼠兔结合珠蛋白遗传多态性研究[J]. 高原医学杂志，1995，5

（1）：19-22.

[19] 王修海，王兰，陈华伟. 高原鼠兔结合珠蛋白含量的检测[J]. 高原医学杂志，1996，6（3）：47-48.

[20] 腾国奇，杨之，詹心如，等. 不同海拔高度鼠兔肺动脉压检测及适应机制的探讨[J]. 青海医药，1986，9（6）：1-5.

[21] 寇星灿，腾国奇，赵桂兰，等. 高原鼠兔肺部血管的比较观察[J]. 青海医药（高原医学增刊），1987，2：4-7.

[22] TANG GQ，YANG Z，ZHAN XR，et al. Pulmonary circulation of the native species Plateau Pika at high altitude[M]//UEDA G，KUSAMA S，VOELKEL NF. High Altitude Medical Science. Matsumoto：Shinshu University Press，1988：108-112.

[23] KOU XZ，YANG Z，ZHAN XR，et al. The comparative study of the pulmonary blood vessel of Plateau Pika[M]//UEDA G，KUSAMA S，VOELKEL NF. High Altitude Medical Science. Matsumoto：Shinshu University Press，1988：113-117.

[24] SAKAI A，UEDA G，YANAGIDAIRA Y，et al. Physiological characteristics of Pika，Ochotona，as high altitude adapted animals[M]//UEDA G，KUSAMA S，VOELKEL NF. High Altitude Medical Science. Matsumoto：Shinshu University Press，1988：99-107.

[25] HEATH D，WILLLIAMS DR. Man at High Altitude[M]. 2nd ed. New York：Churchill Livingstone，1981：269-281.

[26] GE RL，KUBO K，KOBAYASHI T，et al. Blunted hypoxic pulmonary vasoconstriction response in the rodent Ochotona curzoniae（pika）at high altitude[J]. Am J Physiol，1998，274（5）：1792-1799.

[27] TUCKER A，MCMURTRY IF，REEVES JT，et al. Lung vascular smooth muscle as a determinant of pulmonary hypertension at high altitude[J]. Am J Physiol，1975，228：762-767.

[28] WAGENVOORT CA，WAGENVOORT N. Smooth muscle content of pulmonary arterial media in pulmonary venous hypertension[J]. Chest，1982，81：581-585.

[29] TUCKER A，RHODES J. Role of vascular smooth muscle in the development of high altitude pulmonary hypertension：An interspecies evaluation[J]. High Alt Med Biol，2001，2（2）：173-189.

[30] 赵桂兰，吴天一，阮宗海，等. 高原鼠兔心肺形态学的研究[J]. 中国应用生理学杂志，2000，16（增版3）：3-4.

[31] 寇星灿，苏明华. 高原鼠兔肺部缺乏肥大细胞[J]. 高原医学杂志，1993，3（4）：51-53.

[32] ZHU YJ. Hypoxic pulmonary hypertension in the mast cell-deficient mouse[J]. J Appl Physiol：Respir Environ Exec Physiol，1983，54：680-685.

[33] SAKAI A. Potentiated effects of cold and low-pressure in sheep pulmonary hemodynamics[G]//日本信州大学环境科学论文集. [S.l.:s.n.]，1983，5：88-92.

[34] SAKAI A. Seasonal changes on heart weights of Japanese Wood mice（Apodemus speciosus）[J]. 日本哺乳动物杂志，1978，1：143-146.

[35] 龙雯，顾浩平，陈秋红，等. 高原鼠兔冬季的肺循环[J]. 青海医药（高原医学增刊），1989，1：16-19.

[36] SEVERINGGHAUS J. Altitude native lung nitric oxide is unexpectedly high[J]. High Alt Med Biol, 2002, 3（1）: 10.

[37] 阮宗海，陈秋红，陈华伟，等. L-精氨酸对慢性间歇性低氧大白鼠肺循环和体循环的影响[J]. 高原医学杂志，1998，8（1）: 21-24.

[38] 王晓勤，王占刚，陈秋红，等. 高原鼠兔肺动脉压与NO的变化[J]. 高原医学杂志，2001，11（1）: 2-5.

[39] 王晓勤，王占刚，陈秋红，等. 慢性缺氧大鼠肺血管结构与NO的关系[J]. 高原医学杂志，2001，11（2）: 5-8.

[40] WU TY, LONG W, ZHOU GL, et al. Physiological pattern of the plateau Pika[J]. J Physiol（Ukraine），1996，42: 35-36.

[41] WU TY, LONG W, WANG SG, et al. Animal model of chronic mountain sickness: A comparison of the plateau and rat[C]//Proceedings of the 3rd World Congress on Mountain Medicine and High Altitude Physiology. Matsumoto: ISMM, 1998: 76-77.

[42] 胡琳，陈华伟，许子俊. 高原鼠兔肺表面活性物质的研究[J]. 高原医学杂志，1997，7（1）: 27-29.

[43] 陈华伟，胡琳. 高原鼠兔肺泡灌洗液的蛋白含量及类型[J]. 高原医学杂志，2000，10（1）: 31-33.

[44] 苏明华，陈华伟，温家林，等. 高原鼠兔肺组织的超微结构观察[J]. 高原医学杂志，1992，2（3）: 34-36.

[45] 陈钦明，叶于聪. 高原低氧对高原鼠兔和大鼠肺泡Ⅱ型细胞及表面活性物质超微结构的影响[J]. 兽类学报，1988，8: 307-313.

[46] 陈钦明，叶于聪，温家林. 高原低氧对喜马拉雅旱獭、高原鼠兔、缺氧敏感大鼠颈动脉体超微结构的影响[J]. 兽类学报，1989，9（3）: 221-225.

[47] 陈钦明，叶于聪，寇星灿，等. 亚急性高原低氧对大鼠颈动脉体超微结构的影响[J]. 青海医药杂志（高原医学特刊），1986，8（2）: 4-6.

[48] CHENG XG, DU JZ. The effect of hypoxia on the content of tissue glycogen and blood sugar of rats and Ochotona curzoniae[J]. Acta Theriologica Sinica, 1991, 11: 56-60.

[49] 陈华伟，康胜利，腾国奇，等. 青藏高原鼠兔组织中苹果酸脱氢酶同工酶的研究[J]. 高原医学杂志，1995，5（2）: 22-24.

[50] 刘国富，温得启，韩思梗，等. 高原鼠兔和高原鼢鼠乳酸脱氢酶同工酶的初步研究[J]. 兽类学报，1985，5: 223-227.

[51] 刘国富，温得启，韩思梗，等. 高原鼠兔乳酸脱氢酶同工酶对低氧环境的应答[J]. 兽类学报，1988，8（1）: 60-64.

[52] 杜继曾，李庆芬. 模拟高原低氧对高原鼠兔和大鼠器官与血液若干指标的影响[J]. 兽类学报，1982，2: 35-41.

[53] YANG SM, DU JZ, JIA HG. Effects of acute and chronic hypoxia on the liver oxidative phosphorylation and respiratory control of rats and Ochotona curzoniae[J]. Acta Theriologica Sinica, 1991, 11: 61-65.

[54] 李庆芬，尤治秉，陈效光，等. 慢性高原低氧对高原鼠兔和大鼠肝脏的作用[J]. 兽类学报，1986，

6（4）：261-265.

[55] DU JZ，LI QF，CHEN XG. Effect of chronic hypoxia on liver of Ochotona curzoniae and rats[J]. Acta Zool Fennica，1984，6（4）：261-266.

[56] DU JZ，YOU ZB. A radioimmunoassay of corticotropin releasing factor of hypothalamus in Ochotona curzoniae[J]. Acta Theriologica Sinica，1992，12：223-229.

[57] 杜继曾，李庆芬，陈晓光. 高原鼠兔肾上腺皮质功能的每日节律及急性低氧效应[J].兽类学报，1983，3（1）：47-51.

[58] 杜继曾，杨生妹. 模拟高原低氧对新生大鼠肾上腺皮质功能发育的作用[J]. 中国应用生理杂志，1998，14：136-139.

[59] 史小钧，杜继曾. 低氧对雄性高原鼠兔性腺的作用[J]. 兽类学报，1997，17：62-66.

[60] SEMENZA GL，WANG GL. A nuclear factor inducible by hypoxia via de novo protein synthesis binds to the human erythropoietin gene enhancer[J]. Med Cell Biol，1992，12：5447-5454.

[61] WANG GL，SEMENZA CL. Characterization of hypoxia-inducible factor 1 and regulation of DNA binding activity by hypoxia[J]. J Biol Chem，1993，268：21513-21518.

[62] SEMENZA GL. Expression of hypoxia-inducible factor 1：Mechanisms and consequences[J]. Biochem Pharmacol，2000，59：47-53.

[63] SEMENZA GL. Hypoxia-inducible factor 1：Master regulator of O_2 homeostasis[J]. Curr Opin Gnet Dev，1998，8（5）：588-594.

[64] SEMENZA GL. Regulation of mammalian O_2 homeostasis by hypoxia inducible factor 1[J]. Annu Rev Cell Dev Biol，1999，15：551-578.

[65] 赵同标，赵新全，常智杰，等. 高原鼠兔（Ochotona curzoniae）低氧诱导因子-1α（HIF-1α）的初步研究[J].兽类学报，2003，23（3）：273-276.

[66] ZHAO TB，NING HX，ZHU SS，et al. Cloning of hypoxia-inducible factor 1α（HIF-1α）cDNA from a high hypoxia tolerant mammal plateau pika（Ochotona curzoniae）[J]. Biochem Biophys Res Commun，2004，316：565-572.

[67] 赵同标，赵新全，常智杰，等. 常氧下高原鼠兔HIF-1α mRNA的表达[J]. 动物学研究，2004，25（2）：132-136.

[68] SCHMIDT RF，THEWS G. Physiologic des Menschen[M]. Berlin：Springer，1997.

[69] ZHAO TB，ZHAO XQ，CHANG ZJ，et al. Tissue specific expression of HIF-1α mRNA in plateau pika（Ochotona curzoniae）[C]//Abstracts of the First Congress on Wild-Animal Biology. Beijing：[s.n.]，2004：59.

[70] LI QF，SUN RY，HUANG CX，et al. Cold adaptive thermogenesis in small mammals from different geographical zones of China[J]. Comp Biochem Physiol Part A，2001，129：949-961.

[71] WANG DH，SUN RY，WANG ZW. Evaporative water loss and thermoregulation in plateau pika（Ochotona curzoniae）[J]. Acta Zool Fennica，1993，13（2）：104-113.

[72] 张得福，王英，鲍世明，等. 上海地区高原鼠兔若干繁殖特性的观察I. 雄性鼠兔的繁殖特性[J]. 中国草食动物，2000，2（1）：16-17.

[73] 王德华，王祖望. 小哺乳动物在高寒环境中的生存策略Ⅰ. 高原鼠兔和根田鼠褐色脂肪组织（BAT）重量和显微结构的季节性变化[J]. 兽类学报，1989，9（3）：176-185.

[74] 王德华，王祖望. 小哺乳动物在高寒环境中的生存策略Ⅱ. 高原鼠兔和根田鼠非颤抖性产热（NST）的季节性变化[J]. 兽类学报，1990，10（1）：40-45.

[75] 王德华，王祖望. 褐色脂肪组织及其产热研究进展[J]. 生态学杂志，1992，11（3）：43-48.

[76] 王德华，孙儒泳，王祖望. 光照和温度对高原鼠兔褐色脂肪组织产热特征的影响[J]. 动物学研究，1999，20（5）：347-352.

[77] 柳劲松，李庆芬. 高原鼠兔冷驯化和脱冷驯化中的产热变化[J]. 动物学报，1996，42（4）：377-385.

[78] WANG JM，ZHANG YM，WANG DH. Seasonal thermogenesis and body mass regulation in plateau pika (*Ochotona curzoniae*)[J]. Oecologia, 2006, 149: 373-382.

[79] MACARTHUR RA，WANG IC. Physiology of thermoregulation in the pika, *Ochotona princes*[J]. Canadian Journal of Zoology-revue Canadienne De Zoologie, 1973, 51: 11-16.

[80] YANG J，ZHAO XQ，GUO SC, et al. Leptin cDNA cloning and its mRNA expression in plateau pika (*Ochotona curzoniae*) from different altitudes on Qinghai-Tibet Plateau[J]. Biochm Biophys Res Commun, 2006, 345: 1405-1413.

[81] 赵新全，祁得林，杨洁. 高原鼠兔对青藏高原高寒环境生态适应机制研究[M]//青藏高原代表性土著动物分子进化与适应研究. 北京:科学出版社，2008：118-127.

[82] ZHANG Y，PROENCA R，MAFFEI M, et al. Positional cloning of the mouse obese gene and its human homologue[J]. Nature, 1994, 372（6505）: 425-432.

[83] ZAMORANO PL，MAHESH VB，DE SEVILLA LM, et al. Expression and localization of the leptin receptor in endocrine and neuroendocrine tissue of the rats[J]. Neuroendocrinology, 1997, 65（3）: 223-228.

[84] PEINO R，PINEIRO V，GUALILLO Q, et al. Cold exposure inhibits leptin secretion in vitro by a direct non-specific action on adipose tissue[J]. Eur J Endocrinol, 2000, 142: 195-199.

[85] GROFELD A，ZILBERFARB V，TURBAN S, et al. Hypoxia increase leptin expression in human PAZ6 adipose cells[J]. Diabetologia, 2002, 45（2）: 527-530.

[86] 杨洁，赵新全，郭松长，等. 高原鼠属兔OB基因的组织表达特征[J]. 兽类学报，2007，27（1）：33-38.

[87] 孙学军. 鼠兔线粒体基因与海拔高度的适应性进化[EB/OL].[2016-01-25].http://blog.sciencenet.cn/blog-41174-952233.html.

[88] 王德华. 高原鼠兔：高原低氧的好模型动物[EB/OL]. [2015-11-15].http://blog.sciencenet.cn/blog-41757-935436.html.

[89] 王德华. 不惧严寒和低氧的高原鼠兔[J]. 大自然，2015，5：8-10.

第 92 章 高原鼢鼠的适应

高原鼢鼠（*Myospalax baileyi*）隶属于啮齿目（*Rodentia*）、仓鼠科（*Cricetidae*）、鼢鼠亚科，鼢鼠属（*Myospalax*），又称"瞎老鼠"，藏族称"塞隆"，为青藏高原特有物种，其分布仅见于高原地区。在甘肃河西走廊以南的祁连山地区到甘南地区，青海全境及四川西北部的农田、草甸和草原（2 800 ～ 4 200 m）均有分布。正像高原鼠兔一样，高原鼢鼠对草原具有破坏性，但它在高原生态链中仍具有重要地位。其骨骼是治疗风湿性骨关节病的药材。

第 1 节 生物学特征

一、形态学特征

高原鼢鼠属于啮齿目动物，身长平均 20 cm，体形肥胖，呈圆桶状，体重 120 ～ 320 g，最重者达 490 g。耳郭退化为环绕耳孔的上褶，不突出于被毛外（图 92.1）。尾较短，仅 3.5 ～ 6.0 cm，覆以浓密的短毛；四肢较短粗，前后足上覆以短毛。前足掌的后部具毛，前部和趾无毛，后足掌无毛。前足 2 ～ 4 指爪发达，特别是中 3 指爪最长，后足趾爪明显小而短，它们的前肢粗壮强劲，掌部宽扁，指爪发达而锐利，均是挖掘洞穴的有力工具（图 92.2）。背部被毛柔软丰厚并有丝光，毛色淡褐，毛尖略染锈红色；鼻垫上缘及唇周为一块污白色区域，显得很别致[1]。

头骨较粗大，吻短，鼻梁较长。门齿孔为前额骨所包围。上门齿向下垂直，不突出鼻骨前缘，唇面呈黄色或棕黄色。第一上臼齿唇面和舌面各具 2 个内陷角；第二上臼齿唇面具 2 个内陷角，舌面具 1 个内陷角；第三上臼齿唇面具 2 个内陷角，舌面具 1 个较深的内陷角和 1 个较浅的内陷角，并有 1 个较明显的后小叶（后伸叶）。下门齿伸向上方。第一下臼齿唇面具 2 个内陷角，舌面具 2 个较明显而深的内陷角和 1 个位于前端的较浅内陷角；第二、三臼齿结构相同[2]（图 92.3），这一生理特点是它在地下啃食草根的利器。

中国科学院西北高原生物研究所的研究人员分析了高原鼢鼠的身体大小对环境因子的响应规律。结果显示，高原鼢鼠在纬度上符合贝格曼规律（随着纬度的增加而增大），但在海拔上却呈现反贝格曼规律（随着海拔的升高而变小）的情况。进一步分析表明，高原鼢鼠的体型大小主要受年均温、植被年净初级生产力和年降水等环境条件的制约[3]。

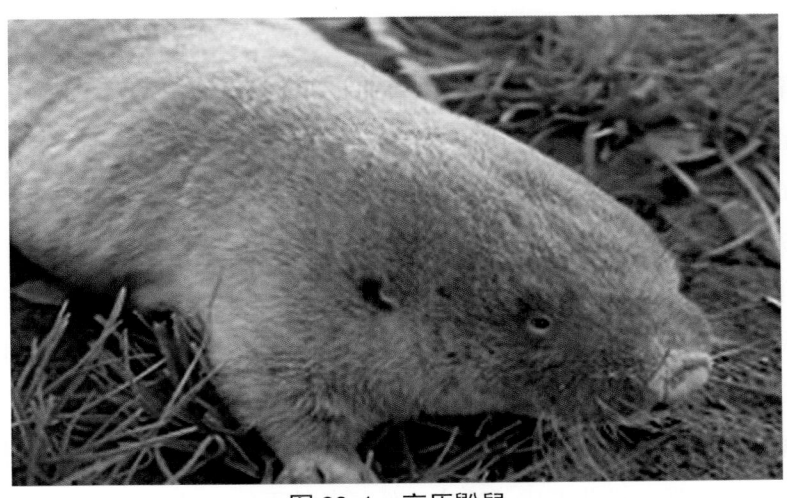

图 92.1　高原鼢鼠

高原鼢鼠体形肥胖呈圆通状，全身覆以浓密的短毛；背部被毛柔软丰厚并有丝光，毛色淡褐，毛尖略染锈红色；鼻垫上方具有一块白色区域，显得很别致。

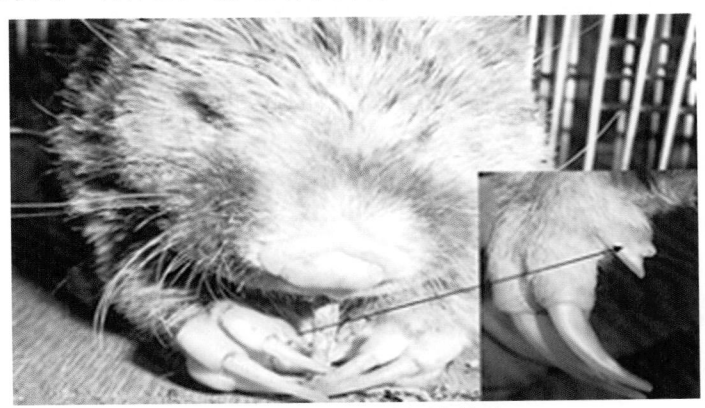

图 92.2　高原鼢鼠的前肢

高原鼢鼠的前肢粗壮强劲，掌部宽扁，指抓发达而锐利，前足 2 ～ 4 指爪发达，特别是中 3 指爪最长，均是挖掘洞穴的有力工具。

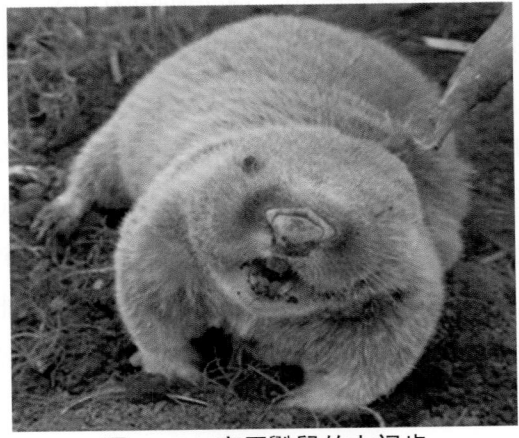

图 92.3　高原鼢鼠的上门齿

高原鼢鼠的上门齿向下垂直，不突出鼻骨前缘，唇面呈黄色或棕黄色。第一上臼齿唇面和舌面各具 2 个内陷角，这些利齿也是啃食植物根茎的利器。

二、生境特征

高原鼢鼠是青藏高原特有的一种终身居住在高海拔的地下属种，其洞道内部的含氧量比同地区地面大气的含氧量要低 20%[4]，它受到高原低氧以及洞穴低氧的双重低氧环境压力，因此比许多高原地面土生动物面临更严峻的生存挑战，然而高原鼢鼠通过长期进化已经适应了这样的低氧环境，并成功地繁衍。鉴于高原鼢鼠在青藏高原极端环境下所表现出对氧代谢的特殊机制，像高原鼠兔一样，经过漫长的自然选择获得了充分的高原适应，因此对它的研究会从中获取许多关于在极度缺氧下生物如何有效获取、转运和利用氧的生理信息，并且为我们提供了另一个最佳低氧适应的生物学模式。

以往的研究观察到地下鼠如鼹型鼠属（*Spalax*）等由于终身是在密封的洞穴中度过的，世世代代在这样的低氧环境中生活，进化形成了适应于低氧条件下的生理功能和结构特征[5,6]，如肺提高了对氧的提取，肺泡壁薄，弥散能力增强[7]；心血管系统对氧的运输能力增强[8]；肌肉组织中线粒体数量增多，氧的利用效力增强等[9]。而且初步的研究提示在分子水平上受到低氧引导因子 -1α（hypoxic inducible factor-1α，HIF-1α）和促红细胞生成素（erythropoietin，EPO）的调控[6]，这些是地下鼠低氧适应的共性。在此专门讨论高原鼢鼠的低氧生理适应。

第 2 节　血液学适应

一、红细胞数值及形态

魏登邦等检测高原鼢鼠几项血液指标的结果为：红细胞数为（9.92 ± 1.49）× 10^{12}/L，血红蛋白含量为（17.31 ± 1.34）g/dL，心肌肌红蛋白含量为（741 ± 67）nmol/g，骨骼肌肌红蛋白含量为（617 ± 27）nmol/g，明显高于高原鼠兔等其他高原地面土生动物[10]。另一项检测显示高原鼢鼠红细胞数为 8.11 × 10^{12}/L，是对照组大鼠的 1.19 倍，但红细胞的体积则只有对照组大鼠的 74%，一方面提高了进行气体交换的红细胞的表面积，有利于氧的弥散；另一方面又降低了血液的黏滞度，加快了血液的流速[11]。

甘肃鼢鼠作为黄土高原的特有物种，尽管生活的海拔高度比高原鼢鼠要略低，但陕西师范大学唐燕红的一项研究观察到，在常氧下和低氧下高原鼢鼠和甘肃鼢鼠血气、酸碱及电解质特征趋于稳态而且区别于 Sprague-Dawley 大鼠，甘肃鼢鼠和高原鼢鼠相似，具有较低的 Hb 和 Hct 值，以利于降低血液黏度、减小血液循环阻力、减轻心脏负担、提高血液运输氧的能力，使其血氧饱和度（SaO_2）可以维持在较高水平。由此提示在低氧条件下，甘肃鼢鼠部分血液学特征不同于 SD 大鼠，已经发生了适应性变化[12]。

二、血红蛋白 α- 珠蛋白

曲阜师范大学的刘丹进行了鹿鼠、小鼠、家鼠、高原鼠兔、高原鼢鼠及人的血红蛋白 α - 珠蛋白基因系列比对，利用此区域设计引物来扩增高原鼢鼠的 α-珠蛋白基因。共设计了 2 对引物，第一对引物（Hba1F 和 Hba1R）扩增得到一条 574 bp 的片段，第二对引物（Hba2F 和 Hba2R）扩增得到一条 460 bp 的片段。将 2 对引物的克隆结果进行比对拼接，结果得到一条长 812 bp 的片段。克隆测序后进行同源性比较，表明所测序列为高原鼢鼠 α-珠蛋白基因。然后利用软件分析，推测出 α-珠蛋白基因的氨基酸序列，共编码 141 个氨基酸。高原鼢鼠的 α-珠蛋白基因由 3 个外显子和 2 个内含子组成。同时克隆并检测了高原鼢鼠血红蛋白 α-珠蛋白基因的序列，比较高原鼢鼠和人的 α 链氨基酸序列，发现有 18 个替换。考虑到结构的改变，我们认为 α111Ala → Asn 是一个重要的区域。这个位点位于紧密连接的 α1β1 连接处，在人类 HbA 相同位置的 α1β1 连接在配体发生四级构象变化时，其相对位置仍然没有变化。在人类血红蛋白中形成 α1β1 连接的 α111 和 β115，是最重要的氨基酸残基，而在高原鼢鼠中 α111 发生了改变，说明 α1β1 之间的氢键连接处可能会发生脱节，这导致了氢键连接的构象发生改变，并且影响了 Hb 结合氧气的能力，这些改变可能在高原鼢鼠的氧气传输中起重要作用[13]。

第 3 节　呼 吸 适 应

一、肺小叶的结构特征

青海大学王晓君等报道了对高原鼢鼠、高原鼠兔和 SD 大鼠三者肺小叶的结构对比，应用体视学方法测量了肺小叶相关指标。结果发现：高原鼢鼠和高原鼠兔肺单位面积肺泡数显著高于 SD 大鼠，单个肺泡面积和弹性纤维/肺实质比显著低于 SD 大鼠；高原鼢鼠肺泡隔厚度最厚，高原鼠兔最薄，且 3 种动物具显著差异；高原鼢鼠和高原鼠兔气-血屏障的算术平均厚度（Ta）和调和平均厚度（Th）均显著低于 SD 大鼠；在 3 个级别的小血管中，高原鼠兔的血管中膜肌层厚度显著低于高原鼢鼠，2 种高原动物均显著低于 SD 大鼠；高原鼢鼠和高原鼠兔的微血管密度（MVD）显著高于 SD 大鼠。以上结果表明，高原鼢鼠和高原鼠兔肺小叶结构特征表现出一定趋同性特征，这些特征有利于在低氧条件下提高肺气体扩散容量；但两者的肺泡隔厚度和微血管中膜肌层厚度/血管外径比又表现出明显的差异，可能是不同生境造成的[14]。

二、肺表面活性物质

陈华伟报道了对高原土生动物高原鼠兔和高原鼢鼠与移居高原 Wistar 大鼠的肺灌洗液中肺表面活性物质成分及含量进行的分析比较。高原鼠兔及高原鼢鼠系从青海天峻县木里（4 480 m）捕获，Wistar 大鼠系从兰州购得，在西宁实验站（2 300 m）饲养后再运至天峻实验站（3 720 m）饲养 5 d 后做实验。动物均在天峻处死后进行肺灌洗，得到的肺灌洗液采用 FLONH 方法萃取脂质并检测磷脂（TP）、磷脂酰甘油（PG）、卵磷脂（PC）与饱和卵磷脂（SPC）成分。结果 Wistar 大鼠肺灌洗液中磷脂、磷脂酰甘油、卵磷脂与饱和卵磷脂含量均低于高原鼠兔和鼢鼠（$P<0.05$）（表 92.1）；

Wistar 大鼠蛋白质含量也低于这 2 种土生动物（$P<0.05$）；而各磷脂组分及蛋白质含量在高原鼠兔和鼢鼠间基本接近。说明高原鼠兔和鼢鼠的肺表面活性物质在维持正常肺功能和适应高原缺氧起着重要的作用，而 Wistar 大鼠肺表面活性物质含量的降低标志着对高原低氧的习服障碍[15]。

表 92.1　高原鼢鼠、高原鼠兔及大鼠肺灌洗液中的磷脂构成比（$\bar{x}\pm S$）

组别	TP	PG	PC	SPC
Wistar 大鼠（$n=25$）	2.04 ± 0.82	10.1 ± 1.05	2.6 ± 0.90	1.42 ± 0.50
高原鼢鼠（$n=30$）	$3.40\pm0.94^*$	$18.2\pm4.26^*$	$39.2\pm9.13^*$	$2.04\pm0.16^*$
高原鼠兔（$n=30$）	$3.70\pm0.76^*$	$18.2\pm2.57^*$	$42.6\pm12.50^*$	$2.58\pm1.02^*$

注：各检测值的单位为 µg/mL；*—高原鼢鼠、高原鼠兔与 Wistar 大鼠比，$P<0.05$。

三、血气变化

魏登邦等鉴于随着季节变化，高原鼢鼠洞穴内氧及二氧化碳浓度的变化，对春、夏和秋三季高原鼢鼠血液生理指标以及血气进行了检测。春、夏和秋三季高原鼢鼠动脉血 pH 值分别为 7.44 ± 0.09、7.44 ± 0.05、7.51 ± 0.07，静脉血 pH 值分别为 7.17 ± 0.05、7.29 ± 0.07、7.35 ± 0.08，动脉血 pH 在不同季节没有显著性差异，静脉血 pH 值在春季显著低于夏季和秋季。动脉血二氧化碳分压（PCO_2）在春、夏和秋季分别为（47.81 ± 14.50）mmHg、（55.10 ± 13.50）mmHg、（53.00 ± 10.81）mmHg，静脉血 PCO_2 在春、夏和秋季分别为（75.17 ± 31.09）mmHg、（75.40 ± 20.21）mmHg、（80.00 ± 17.44）mmHg，没有季节性差异；动脉血氧分压在春、夏和秋季分别为（76.17 ± 33.24）mmHg、（78.90 ± 16.61）mmHg、（88.67 ± 24.94）mmHg，静脉血 PO_2（7.34 ± 4.07）mmHg、（10.60 ± 2.76）mmHg、（10.33 ± 3.56）mmHg，没有季节性差异；动脉血血氧饱和度（SaO_2）在春、夏和秋季分别为 $92.71\%\pm5.00\%$、$94.70\%\pm3.65\%$、$96.00\%\pm4.38\%$，没有季节性差异；静脉血 SaO_2 在春、夏和秋季分别为和 $4.27\%\pm3.03\%$、$9.01\%\pm5.26\%$、$9.67\%\pm6.02\%$，春季显著低于夏季和秋季。血液 RBC、Hb 和 Hct 从春季到秋季依次增加，并具有显著性差异，血清诱导型一氧化氮合酶（iNOS）的活性随着夏季洞道中二氧化碳浓度的增加而显著提高。上述结果表明随着洞道中氧气和二氧化碳浓度的季节波动，高原鼢鼠通过调节与氧转运有关的功能蛋白含量以及与氧代谢有关的生理机制维持体内的氧平衡[16]。

第 4 节　循 环 适 应

青海大学生物系魏登邦团队对比了高原鼢鼠、高原鼠兔和 SD 大鼠三者心脏对低氧环境的适应，测量三者的心脏重量 / 体重（HW/BW）、右心室重量 /（左心室 + 室间隔）重量 [RV/（LV+S）]；应用免疫组织化学方法检测心肌微血管密度（microvessel density，MVD）；通过显微体视学技术比较线粒体的面数密度（NA，单位面积中线粒体数目）、体密度（Vv，单位体积心肌纤维中线粒体的体积密度）、面密度（Sv，单位体积心肌纤维中线粒体外膜的面积密度）、比表面（δ，线粒体外膜面积与其自身体积的比）；用分光光度法检测心肌中的肌红蛋白（myoglobin，Mb）含量、乳酸（lacticacid，LD）含量和乳酸脱氢酶（Lactate dehydrogenase，LDH）活力；用聚丙烯酰胺凝胶电泳观察 LDH 同工酶谱。结果显示：高原鼢鼠和高原鼠兔 HW/BW 显著大于 SD 大鼠（$P<0.05$），RV/（LV+S）显著小于 SD 大鼠（$P<0.05$）。高原鼢鼠、高原鼠兔和 SD 大鼠心肌 MVD 和线粒体 NA 依次递减（$P<0.05$）；高原鼢鼠线粒体 Vv 显著低于高原鼠兔和 SD 大鼠（$P<0.05$），高原鼠兔与 SD 大鼠之间没有明显差异；高原鼢鼠线粒体 Sv 显著高于 SD 大鼠（$P<0.05$），与高原鼠兔相比无明显差异；高原鼠兔和 SD 大鼠的线粒体 δ 无显著差异，但均明显低于高原鼢鼠（$P<0.05$）。高原鼢鼠和高原鼠兔心肌 Mb 含量显著高于 SD 大鼠（$P<0.05$）；高原鼢鼠心肌 LD 含量显著高于高原鼠兔和 SD 大鼠（$P<0.05$）；2 种高原动物心肌 LDH 活力显著低于 SD 大鼠（$P<0.05$）。同工酶谱显示，高原鼢鼠、高原鼠兔和 SD 大鼠的 LDH 中 H 亚基所占比例依次递减。以上结果提示，高原适应型动物高原鼢鼠和高原鼠兔通过增加心肌线粒体 Sv、MVD 以及 Mb 含量来提高其在低氧环境获取氧的能力，与平原 SD 大鼠有明显不同[17]；然而由于生境的不同，在地下生活的高原鼢鼠与在地面生活的高原鼠兔相比，其心肌 MVD 和线粒体 NA 及心肌线粒体比表面 δ 均明显高于鼠兔，提示其处于更严重低氧下有生理适应优势。同时发现高原鼢鼠心肌细胞的线粒体数目增加，密度增大[18,19]。

毛细血管：鼢鼠骨骼肌中，每平方毫米的毛细血管数为 1 447 条，比对照组 SD 大鼠多 437 条。从而增大了组织于血液进行气体交换的面积，同时缩短了血液中氧向组织肌细胞弥散的距离，提高了肌细胞对氧的获取和利用[19]。

一项对高原鼢鼠消化道的研究观察到雄性高原鼢鼠的盲肠湿重、胃湿重、脾脏干重和湿重及雌性鼢鼠的盲肠湿重、胃湿重和盲肠的长度均与海拔高度呈显著正相关[20]。

第 5 节　肌红蛋白及抗氧化能力

一、肌红蛋白

高原鼢鼠的肌红蛋白（myoglobin，Mb）含量明显高于其他高原地面土生动物，肌红蛋白的生理特性可以通过可逆性地与氧结合和释放，为肌肉组织储存和转运氧，在同样的氧分压下，肌红蛋白与氧的结合能力是血红蛋白的 6 倍。高原鼢鼠骨骼肌中的肌红蛋白的高含量，保证了高原鼢鼠的高强度地下挖掘活动，为组织提供足够的氧，减轻了心脏的负荷，也避免了由于剧烈活动组织内产生大量乳酸对细胞的损伤作用[21,22]。由此可以看出通过乳酸脱氢酶对心肌和骨骼肌中 Mb 含量的调控而使组织乳酸量保持稳态。

魏登邦等观察到随季节变化，高原鼢鼠心肌和骨骼肌肌红蛋白含量在春季显著高于夏季和秋季，红细胞内 2，3- 二磷酸甘油酸（2，3-DPG）含量在秋季显著高于春季和夏季。这与适应春季洞穴的低氧程度更显著和 CO_2 含量增高有关[16]。

二、抗氧化能力

高原鼢鼠在缺氧环境中通过代谢机制的调整，合成和积累了一些特殊的、具有抗缺氧作用的物质。高原鼢鼠肌肉内脂溶性成分和醇溶性成分都有一定的抗缺氧作用，水溶性成分没有抗缺氧效果，但脂溶性成分与醇溶性成分相比，在相同浓度下，脂溶性成分的抗缺氧效果更为突出，起抗缺氧效果的最适浓度为 100 mol/L[20,21]。

魏登邦及张宝琛报道，通过检测高原鼢鼠肌肉脂溶性部分对体外体系中氧自由基（OFR）的消除率及其对小白鼠血清中超氧化物歧化酶（SOD）、谷胱甘肽过氧化物酶（GSH-Px）、乳酸脱氢酶（LDH）活性和丙二醛（MDA）含量来探讨高原鼢鼠肌肉脂溶性部分的抗缺氧机制。结果发现在浓度为 5%、10%、20% 时，高原鼢鼠肌肉脂溶性部分能有效消除体外体系产生的氧自由基和羟基自由基，其自由基消除率与浓度呈正相关；在适宜浓度（10%）时，高原鼢鼠肌肉超临界萃取物能显著延长小鼠在缺氧条件下的生存时间、提高小鼠血清中 SOD 和 GSH-Px 活性、降低血液中肌酸激酶活性、减少血液中丙二醛含量，具有明显的抗氧化效果[23,24]。认为这与高原鼢鼠肌肉脂溶性成分消除缺氧条件下体外体系增殖的自由基[25]、提高抗氧化酶活性[26]、维持生物膜正常结构和功能有关[27]。

第 6 节　代　谢　适　应

一、乳酸脱氢酶及同工酶

魏莲、魏登邦等对高原鼢鼠及高原鼠兔的乳酸脱氢酶（lactate dehydrogenase，LDH）活性及同工酶（LDH isoenzyme）谱进行了研究。通过聚丙烯酰胺凝胶电泳分离了 LDH 同工酶。结果显示：高原鼢鼠、高原鼠兔、大鼠心肌 LDH 活性分别为（16.90±2.00）U/mg pro、（20.55±2.46）U/mg pro 及（38.26±6.78）U/mg pro，鼢鼠和鼠兔的差异不显著（$P>0.05$），大鼠与鼠兔的差异显著（$P<0.05$），大鼠与鼢鼠的差异极显著（$P<0.01$）；骨骼肌 LDH 活力，鼢鼠、鼠兔、大鼠分别为（39.34±3.74）U/mg pro、（78.33±9.54）U/mg pro 及（67.80±10.89）U/mg pro，大鼠和鼠兔的差异不显著（$P>0.05$），二者均极显著高于鼢鼠（$P<0.01$）。高原鼠兔与鼢鼠 LDH 同工酶 M 亚基的迁移率较为相近，而 H 亚基的差别较大；鼢鼠和大鼠 H 亚基的迁移率较为相近，而 M 亚基的差别较大。鼢鼠和鼠兔心肌 LDH 同工酶亚基组成以 H 亚基为主，M 亚基的含量较低；而骨骼肌 LDH 同工酶亚基组成以 M 亚基为主，H 亚基的含量较低。大鼠心肌和骨骼肌 LDH 同工酶 H 亚基和 M 亚基的含量均很丰富，说明高原鼢鼠和鼠兔虽然生活在极其缺氧的环境中，但它们的心肌及骨骼肌组织并不缺氧；在酶学方面，提示高原鼢鼠和鼠兔存在着适应高原缺氧的不同策略[28]。

为此，研究组进一步克隆得到高原鼢鼠和高原鼠兔两种动物肝脏中的丙酮酸羧化酶（pytuvate carboxylase，PC）基因的部分序列；应用实时聚合酶链反应（real-time PCR）法检测 2 种动物肝脏和骨骼肌中 PC、LDH-A 和 LDH-B 基因在 mRNA 的表达水平；使用苹果酸偶联法检测肝脏中 PC 活性，并检测 2 种动物骨骼肌和肝脏中乳酸含量和乳酸脱氢酶活性；用聚丙烯酰胺凝胶电泳观察肝脏和骨骼肌 LDH 同工酶谱。结果表明，高原鼢鼠骨骼肌 LDH-B 基因的表达量极显著高于高原鼠兔（$P<0.01$），而 LDH-A 基因的表达量无差异（$P>0.05$）；高原鼠兔肝脏中 PC、LDH-A 和 LDH-B 基因的表达量都极显著高于高原鼢鼠（$P<0.01$）；高原鼠兔肝脏和骨骼肌中 LDH 和 PC 活力以及 LD 含量均极显著高于高原鼢鼠（$P<0.01$）；LDH 同工酶谱显示，高原鼠兔骨骼肌以 LDH-A_4、LDH-A_3B、LDH-A_2B_2 为主，而高原鼢鼠以 LDH-AB_3、LDH-B_4 为主；在高原鼠兔肝脏中 LDH 以 LDH-A_4、LDH-A_3B、LDH-A_2B_2 为主，而高原鼢鼠只有 LDH-A_4。以上结果提示，在高原地面快速奔跑的高原鼠兔通过提高骨骼肌无氧糖酵解的水平和肝脏中糖异生的能力，为其快速运动提供 ATP 和葡萄糖，减小了在低氧环境中对氧的依赖；而作为在地下进行强力挖掘活动的高原鼢鼠，它通过提高骨骼肌有氧糖酵解的水平，为其持续的挖掘活动提供 ATP[29]。这一结果与以往对高原鼠兔的研究一致，但是由于二者生境和活动方式的不同，出现了生物能量代谢适应性的差异[30]。

二、苹果酸 – 天冬氨酸穿梭系统功能

魏登邦团队朱瑞娟等的另一项研究为了比较 2 个不同海拔高度（3 200 m 和 4 200 m）的高原鼠兔和高原鼢鼠这 2 种高原动物肝脏中苹果酸 – 天冬氨酸穿梭系统（malate-spartate shuttle system，MA）的功能差异。检测了不同海拔高原鼠兔和高原鼢鼠的肝脏体重比，较低海拔下 2 种高原动物血清中乳酸含量、克隆细胞质型苹果酸脱氢酶（cytoplasmic malate dehydrogenase，MDH1）和线粒体型苹果酸脱氢酶（mitochondrial malate dehydrogenase，MDH2）基因的编码区以及谷氨酸 – 天冬氨酸转运蛋白（aspartate glutamate carrier，AGC）和苹果酸 – α 酮戊二酸转运蛋白（oxoglutarate malate carrier，OMC）的部分 cDNA 序列；应用 real-time PCR 检测肝脏中 MDH1、MDH2、AGC 和 OMC mRNA 的表达水平；应用酶学方法检测 MDH1 和 MDH2 的酶活性及同工酶谱。结果显示：①高海拔与较低海拔高原鼠兔的肝脏体重比以及 MDH1 和 MDH2 mRNA 的表达量无差异（$P>0.05$）；高海拔高原鼠兔 MDH2 酶活性极显著地高于低海拔高原鼠兔（$P<0.01$），不同海拔的 MDH1 酶活性高低无差异（$P>0.05$）；同一海拔高原鼠兔的肝脏 MDH2 基因表达量和酶活性均极显著地高于 MDH1（$P<0.01$）。②高海拔与较低海拔高原鼢鼠的肝脏体重比以及 MDH1 和 MDH2 mRNA 表达量无差异（$P>0.05$）；同一海拔的高原鼢鼠肝脏 MDH1 mRNA 表达量极显著地高于 MDH2（$P<0.01$）；高海拔高原鼢鼠 MDH2 酶活性极显著地高于较低海拔高原鼢鼠（$P<0.01$），MDH1 酶活性在不同海拔无差异（$P>0.05$）；高海拔高原鼢鼠 MDH2 酶活性极显著地高于 MDH1，较低海拔 MDH2 和 MDH1 酶活性无差异（$P>0.05$）。③同一海拔（3 200 m）高原鼢鼠的肝脏与体重比值极显著地高于高原鼠兔（$P<0.01$），高原鼠兔血清乳酸含量极显著地高于高原鼢鼠（$P<0.01$）；高原鼢鼠肝脏中 MDH1 基因表达水平和酶活性均极显著地高于高原鼠兔（$P<0.01$），MDH2 基因表达水平极显著地高于高原鼠兔（$P<0.01$），酶活性显著高于高原鼠兔（$P<0.05$）；高原鼢鼠肝脏 AGC mRNA 表达量极显著

地高于高原鼠兔（*P*<0.01），OMC 表达量无差异（*P*<0.05）；高原鼠兔肝脏中 MDH1 mRNA 表达水平和酶活性极显著低于 MDH2（*P*<0.01），高原鼢鼠肝脏中 MDH1 mRNA 表达水平极显著地高于 MDH2（*P*<0.01），酶活性无差异（*P*>0.05）。上述结果说明高原鼢鼠通过增强 MA 的穿梭能力提高了对耐力性挖掘活动能量的供应，而高原鼠兔通过增强肝脏糖异生的作用，为短暂快速的运动提供能源物质，从而有效地将骨骼肌无氧糖酵解产生的乳酸转化为糖原[31]，这与 LDH 及同工酶的代谢相印证。

第 7 节　分子调控机制

一、促红细胞生成素

促红细胞生成素（erythropoietin，EPO）主要由肾脏皮髓质交界处的肾小管周围的间质细胞在接受低氧应激后分泌，是促进哺乳动物骨髓红系祖细胞增殖分化的正调控因子，调节机体红细胞的生成。

EPO 与红系祖细胞表面的 EPO 受体（EPOR）结合后，通过信号传递使细胞核内特定基因的转录发生改变。与其他造血因子不同，EPO 主要作用于相对成熟的红系祖细胞。EPO 属于 I 型细胞因子家族，缺氧是其最强的诱导因子，EPOR 为一跨膜受体，胞质域无任何激酶活性，EPO 作用于受体后，使其形成同源二聚体，进而激活与受体偶联的 JAK2，后者导致 EPOR、STAT5 及其他信号转导靶分子酪氨酸残基磷酸化，启动细胞内信号网络[32]。

中国科学院西北高原生物研究所的赵新全团队对高原鼢鼠采用 real-time PCR 技术克隆出 *EPO* 基因 cDNA 序列并对其序列及分子结构进行分析。结果发现：①高原鼢鼠 *EPO* 基因 cDNA 编码区长 576 bp，编码 192 个氨基酸组成的蛋白质，其 N 端是由 6 个氨基酸组成的信号肽，成熟分泌蛋白由 166 个氨基酸组成。②高原鼢鼠 *EPO* 核苷酸序列与人同源性为 81%，与大鼠、小鼠、根田鼠的同源性则为 85%；而与同为地下的鼹形鼠 4 个种，*Spalax golani*、*S.barmeli*、*S.judaei*、*S.galili* 的序列同源性均高达 95%。③比对推导出的氨基酸序列发现，高原鼢鼠与鼹形鼠属具有极为相似的生活方式，为终身地下生活，二者 EPO 相似度极高，趋同进化位点为 10 个[33]。

关于高原地下生活对高原鼢鼠 EPO 蛋白的适应性功能进化的研究观察到：① EPO 作为对低氧环境压力敏感反应蛋白，受动物生活史特征的影响。②低氧环境压力驱动地下生活的物种如高原鼢鼠和鼹形鼠的 EPO 蛋白发生了适应性功能进化，从而提高了其在压力环境下生存的适合度。③高原鼢鼠地下生活的进化时间较鼹形鼠短，EPO 正向选择位点也较少，但较其他非地下生活物种高，说明地下生活时间对 EPO 的正向选择具有重要影响。

同时对高原鼢鼠 *EPO* 基因 mRNA 在不同组织和不同海拔表达特征进行观察，结果发现：①高原鼢鼠不同组织的 *EPO* 基因 mRNA 相对表达量存在显著差异，心脏最高，而白色脂肪组织几乎不表达。②高原鼢鼠肝脏和肾脏的 *EPO* 基因 mRNA 相对表达量的变化具有相同模式，均随海拔升高而增加，这说明生活环境的缺氧水平是高原鼢鼠的 EPO 表达量的直接影响因素[34]。

此外，处于相同的低氧条件下，甘肃鼢鼠脑、肝、肾组织中 *EPO* 基因的表达水平分别是大鼠的 1.16 倍、1.54 倍及 1.51 倍，有明显的差异（*P*<0.01）。

二、一氧化氮合酶

前已述及高原鼢鼠肌肉脂溶性物质（FSC）具有显著的抗缺氧功能。魏登邦等为了探讨其抗缺氧机制，将 40 只 SD 大鼠随机分为 4 个组：10%FSC 组、10%FSC 缺氧组、空白对照组和空白缺氧组。FSC 组和空白组用 10%FSC 和蒸馏水连续分别灌胃 4 周，剂量为 20 mL/（kg·d）。灌胃结束后，使 10%FSC 缺氧组和空白缺氧组大鼠在模拟海拔 5 000 m 高度下，连续缺氧 15 d，8 h/d，然后检测各组大鼠血清一氧化氮合酶（NOS）、血红素加氧酶（HO）活性。结果发现，在 5 000 m 海拔高度条件下，与空白缺氧组大鼠相比，10%FSC 在缺氧条件下能显著提高血清 NOS 活性和 NO 含量，降低心和肺中 HO 活性（*P*<0.05）。提示鼢鼠抗脂质过氧化的过程有一氧化氮合酶参与调控[35,36]。

西北高原生物研究所的张湑泽等进行了对高原鼢鼠神经型一氧化氮合酶基因（nNOS）编码区序列克隆与分析。经 RNA 提取、real-time PCR、亚克隆与测序，使该项研究获得了高原鼢鼠神经型一氧化氮合酶的编码区序列，并对其分子特征进行了分析。结果显示：高原鼢鼠 nNOS 基因编码区（CDS）全长 4 290 bp，编码 1 429 个氨基酸残基；CDS 与大鼠、小鼠、兔、狗、人的同源性分别为 90%、89%、87%、87%、89%；在结构域上，高原鼢鼠 nNOS 具有 PDZ 蛋白结构域、氧化域、还原域及钙调素结合位点等 nNOSs 所具有的典型结构域；基于 nNOS 的最大似然树和贝叶斯树均支持高原鼢鼠与大鼠、小鼠具有最近的亲缘关系，与形态或其他分子标记构建的进化关系相符；分子进化分析检测到高原鼢鼠 nNOS 中存在 3 个正选择位点——332 T、1200 G 和 1334 P，但均未达到统计显著水平。这项研究为揭示高原鼢鼠 nNOS 的表达特征及其在低氧适应中的作用与调控机制研究奠定了初步基础[37]。

三、血管内皮生长因子

青海大学郑亚宁等鉴于动物组织微血管密度（microvessel density，MVD）的大小与其对低氧的适应能力有关，因此利用这一生理特征去探讨高原鼢鼠对严重低氧、高 CO_2 洞道环境的适应机制，实验就高原鼢鼠脑组织中血管内皮生长因子（vascular endothelial growth factor，VEGF）的 mRNA 表达水平及 MVD 与其他鼠类进行了比较研究。提取高原鼢鼠肝组织中总 RNA，应用 real-time PCR 方法获得 *VEGF* cDNA，并对 *VEGF* 基因进行克隆、测序，获得 *VEGF* 基因编码区；从 GenBank（基因库）获得高原鼠兔（*Ochotona curzniae*）、大鼠（*Rattus norvegi-cus*）和小鼠（*Mus musculus*）的 *VEGF* cDNA 编码区碱基序列，应用生物学分析软件对高原鼢鼠、高原鼠兔、大鼠和小鼠 *VEGF* cDNA 及其所编码蛋白的氨基酸同源性进行了比较；通过应用 SYBR Green Ⅰ 荧光定量法和免疫组织化学方法分别对高原鼢鼠、高原鼠兔和 SD 大鼠脑组织中 *VEGF* mRNA 的表达水平及脑 MVD 进行检测。

结果显示：高原鼢鼠 *VEGF* 基因的编码区为 645 bp，与高原鼠兔、大鼠和小鼠 *VEGF* 基因的同源性分别为 92.1%、93.6% 和 93.8%。高原鼢鼠 *VEGF* 基因编码 188 个氨基酸，其中 1 ~ 26 氨基酸为信号肽。高原鼢鼠 $VEGF_{188}$ 与高原鼠兔 $VEGF_{189}$、大鼠和小鼠 $VEGF_{188}$ 氨基酸同源性分别为 90.2%、94.9% 和 94.4%。高原鼢鼠脑组织中 *VEGF* 基因 mRNA 表达水平显著低于 SD 大鼠（$P<0.05$），而与高原鼠兔没有明显差异（$P>0.05$）；高原鼢鼠、高原鼠兔、SD 大鼠脑组织中 MVD 依次减小，且差异显著（$P<0.05$）。综上结果可以看出，高原鼢鼠通过提高脑组织中 MVD，增强对洞道低氧环境的适应能力，但是高原鼢鼠脑组织中 *VEGF* 基因 mRNA 表达水平相对 SD 大鼠较低，认为可能与其洞道中高浓度 CO_2 对 *VEGF* 基因表达的抑制作用有关[38]。

为了探讨高原鼢鼠在低氧适应中，其基因水平低氧调控的关键性因子低氧诱导因子 -1α（HIF-1α）及血红素氧合酶 -1（HO-1）的作用及季节性变化，青海大学张建梅等通过 real-time PCR 和蛋白质印迹法（Western blotting）的方法研究了机体氧稳态的关键调节因子 HIF-1α 在 mRNA 和蛋白水平的春、夏、秋季节性表达，并且对 HO-1 的季节性表达变化也做了初步探讨。结果表明：① HIF-1α 与 HO-1 的表达具有组织特异性（见下）。② HIF-1α 在 mRNA 和蛋白水平的表达呈现出明显的季节性差异，表现在夏季心、肝、肺、肾中 HIF-1α 的表达较春季和秋季较高；肌肉中 HIF-1α mRNA 的表达没有明显的季节性差异，但夏季肌肉 HIF-1α 蛋白水平的表达比春秋两季为高，秋季 HIF-1α 蛋白的表达最高。而脑中 HIF-1α 的表达与其他的组织明显不同，从春季到秋季表达量依次减少；肺中夏季 HIF-1α 蛋白的表达最低，肌肉中 HO-1 mRNA 的表达模式除了肌肉中是由春季到秋季依次升高，在肺脏中夏季表达量最低外，在心、肝及肾中 HO-1 mRNA 的表达模式均是夏季表达量较春季和秋季要高；HO-1 蛋白在 3 个季节的表达水平呈现出明显的差异，表现在肝和肾中夏季 HO-1 蛋白的表达较春季和秋季较高，在心脏中 HO-1 蛋白的表达从春季到秋季依次减少。以上结果提示：高原鼢鼠洞道内氧气和二氧化碳的季节性波动不仅与高原鼢鼠季节性活动的差异有关，而且与土壤通透性的季节性差异有关。氧气和二氧化碳的波动导致了机体氧稳态的关键因子 HIF-1α 表达的季节性变化，从而导致了氧传输系统相关血液因子如 RBC 和 Hb 的季节性变化，由于不同组织的结构和功能的差异使得 HIF-1α 的表达具有组织特异性，并且推测氧气和二氧化碳具有协同作用[39]。

高原鼢鼠作为高原土生动物，是最具特殊性的一个青藏高原特有物种，它在生存繁衍中经受了地面大气低氧和地下低氧含量的双重挑战。从目前研究的内容可以明显看出，高原鼢鼠与获得充分低氧适应的高原鼠兔相比，在低氧适应的生理机制上尽管有许多相似之处，但高原鼢鼠更能显示出别具一格、更为高超的生物学适应模式，这就是进化创造的奇迹，展示出高原生命力的坚强。

参 考 文 献

[1] 高原鼢鼠EB/OL].[2015-04-26]. http://www.zoology.csdb.cn/page/showTreeMap.vpage?uri=cnAtlas. tableTaxa&id.

[2] 叶宝林，郭鹏举. 高原鼢鼠[M]//青藏药用动物. 西安：陕西科学技术出版社，1998：335-338.

[3] 中科院西北高原生物研究所. 高原鼢鼠进化生物学[EB/OL]. [2013-04-07]. http://210.75.249.4/ handle/363003/3224.

[4] 王祖望，尊绪祥，韩永才. 高原鼢鼠和中华鼢鼠气体代谢研究[J]. 动物学报，1979，25（1）：75-84.

[5] ARIELI R. Adaptation of the mammalian gas transport system to Subterranean life[M]//NEVO E，REIG O A. Evolution of subterranean Mammals at the Organismal Levels. New York：Wiley-Liss Press，1989：251-268.

[6] SHAMS I，AVIVI A，NEVO E. Hypoxic stress tolerance of the blind subterranean mole rat：Expression of erythropoietin and hypoxia inducible factor 1 α [J]. Proc Natl Acad Sci USA，2004，101：9698-9703.

[7] KLEINSCHMIDT T，NEVO E，BRAUNITZER G. The primary structure of the hemoglobin of the male rats[J]. Hoppe-Seylers Z Physiol Chem，1984，365：531-537.

[8] ARIELI R，NEVO E. Hypoxic survival differ between two mole rat species（Spalax ehrenbergi）of humid and arid habitats[J]. Comp Biochem Physiol，1991，100：543-545.

[9] WIDME RHR，HOPPELER H，NEVO E. Working underground，Respiratory adaptations in the blind mole rat[J]. Proc Natl Acad Sci USA，1997，94：2062-2067.

[10] 魏登邦，魏莲. 高原鼢鼠的红细胞、血红蛋白的检测结果[J]. 青海大学学报（自然科学版），2001，4：1-2.

[11] 王晓君，魏登邦，魏莲. 高原鼢鼠和高原鼠兔红细胞低氧适应特征[J]. 四川动物，2008，37（6）：1100-1103.

[12] 唐燕红. 甘肃鼢鼠与高原鼢鼠低氧适应血液学特征分析[D]. 西安：陕西师范大学，2013.

[13] 刘丹. 高原鼢鼠（Myospalax baileyi）的血红蛋白基因克隆[D]. 曲阜：曲阜师范大学，2010.

[14] 王晓君，魏登邦，魏莲，等. 高原鼢鼠和高原鼠兔肺细叶的结构特征[J]. 动物学报，2008，30：531-539.

[15] 陈华伟. 高原鼢鼠、鼠兔肺表面活性物质的研究[J]. 高原医学杂志，2004，14（3）：10-12.

[16] 魏登邦，张建梅，魏莲，等. 高原鼢鼠对低氧高二氧化碳环境适应的相关血液生理指标的季节变化[J]. 动物学报，2006，52（6）：871-877.

[17] 齐新章，王晓君，朱世海，等. 高原鼢鼠和高原鼠兔心脏对低氧环境的适应[J]. 生理学报，2008，3：348-354.

[18] 张渭泽，郭松长，都玉蓉. 高原鼢鼠低氧适应研究进展[J]. 生命科学研究，2015，19（6）：554-

558.

[19] 朱世海，齐新章，王晓君. 高原鼢鼠和高原鼠兔骨骼肌摄氧动能差异[J]. 生理学报，2009，61（4）：373-378.

[20] 张守栋，杨传华，李邦. 高原鼢鼠内脏器官与海拔的相关性研究[J]. 四川动物，2005，34（4）：574-578.

[21] 魏登邦，马建宾. 高原鼢鼠和小白鼠心肌及骨骼肌肌红蛋白含量和乳酸脱氢酶活性的比较研究[J]. 青海大学学报，2001，19（2）：20-21.

[22] 孙生祯. 高原鼢鼠和高原鼠兔乳酸代谢的比较研究[D]. 西宁：青海大学，2012.

[23] 魏登邦，张宝琛. 高原鼢鼠肌肉脂溶性物质的抗缺氧效果与化学成分[J]. 动物学报，2002，48（6）：764-769.

[24] 吴生满，魏登邦. 高原鼢鼠肌肉超临界萃取物抗氧化效果研究[J]. 青海大学学报（自然科学版），2005，3：46-48.

[25] LEUNG YH，LIU RH. Trans-9，cis-12-conjugated linoleic acid isomers exhibits stronger oxyradical scavenging capacity than cis-9，trns-11-conjugated linoleic acid isomer[J]. J Arric Food chem，2000，48：5475-5496.

[26] PARIZA MW，PARK Y，COOK ME. Mechanisms of action of conjugated linoleic acid：evidence and speculation[J]. Proc Soc Ezp Biol Med，2000，223：8-13.

[27] 唐云，顾倬云. 亚油酸对红细胞膜磷脂脂肪酸组成的作用[J]. 营养学报，1999，21（3）：344-346.

[28] 魏莲，魏登邦，王晓君，等. 高原鼢鼠、鼠兔及大鼠心肌和骨骼肌乳酸脱氢酶活性及同工酶谱[J]. 四川动物，2009，28（1）：64-68.

[29] 孙生祯，魏莲，魏登邦. 高原鼢鼠和高原鼠兔骨骼肌糖酵解和肝脏乳酸代谢的差异[J]. 生理学报，2013，65（3）：276-284.

[30] 刘国富，温得启，胡晓梅. 高原鼠兔和高原鼢鼠乳酸脱氢酶同工酶的初步研究[J]. 兽类学报，1985，5（3）：223-228.

[31] 朱瑞娟，姚鑫峰，魏登邦，等. 高原鼢鼠和高原鼠兔肝脏苹果酸天冬酸穿梭系统的功能差异[J]. 生理学报，2012，64（2）：177-186.

[32] KENDALL RG. Erythropoietin[J]. Clin Lab Haem，2001，23：71-80.

[33] 赵新全，祁得林，杨洁. 高原鼢鼠[M]//青藏高原代表性土著动物分子进化与适应研究. 北京：科学出版社，2008：192-217.

[34] WANG ZL，CHEN Y，YANG J. cDNA cloning and expression of erythropoietin in the plateau zokor（*Myospalax baileyi*）from the Qinghai-Tibetan Plateau[J]. Chin Sci Bull，2012，57（9）：997-1006.

[35] 魏登邦，张宝琛. 高原鼢鼠肌肉脂溶性物质的抗缺氧效果与化学成分[J]. 动物学报，2002，48（6）：764-769.

[36] 秦桂香，魏登邦. 高原鼢鼠肌肉脂溶性物质对大鼠一氧化氮合成酶和血红素氧合酶活性的影响[J]. 黑龙江畜牧兽医，2003，5：51-52.

[37] 张淯泽，谢玲，郭新异，等.高原鼢鼠神经型一氧化氮合酶基因编码区序列克隆与分析[J].兽类学报，2014，34（1）：17–27.

[38] 郑亚宁，朱瑞娟，王多伟，等.高原鼢鼠血管内皮生长因子基因编码和mRNA的表达以及微血管密度：与其他鼠类的比较[J].生理学报，2011，2：156–163.

[39] 张建梅.高原鼢鼠HIF–1α及HO–1在组织中的季节性表达[D].西宁：青海大学，2000.

第 93 章　喜马拉雅旱獭的适应

喜马拉雅旱獭（Himalayan marmot）（学名：*Marmota himalayana* Hodgson）在青海多称"哈拉"，在西藏则称"雪猪"，藏族称"奇宾"，在牧区又叫"曲娃"。属于啮齿目、松鼠科、旱獭属的一种大型地栖啮齿类哺乳动物，体呈棕黄褐色，并具散在黑色斑纹，体型粗壮而肥胖，尾短。喜马拉雅旱獭为穴居、群居动物，洞巢成家族型，是青藏高原特有物种，主要分布在青藏高原以及与中国接壤的尼泊尔等国的青藏高原边缘山地，为该区域内鼠疫的主要储存宿主，是青藏高原区域鼠疫预防的重点监控对象。然而，喜马拉雅旱獭是少有的感染类人乙型肝炎病毒的天然动物，因此将它作为动物模型开展病理及药物防治研究都是难得的和理想的。喜马拉雅旱獭具冬眠习性，因此对睡眠和肥胖症的研究也可借助于它的这一生理习性。

第 1 节　生物学特征

一、形态特征

喜马拉雅旱獭是一种大型的啮齿动物，体型粗壮，体长：雄性平均 558（474 ~ 670）mm，雌性平均 486（450 ~ 520）mm。体重：9 个月雄性平均为 6 193（4 500 ~ 7 250）g，雌性平均为 5 192（4 500 ~ 6 000）g。体躯肥胖，呈圆条形。头部短而阔，成体头顶部具有显著的黑斑。耳郭短小，颈粗短。尾短而末端扁，长不超过后足的 2 倍。雌性有乳头 5 对。四肢短而粗，前足 4 趾，趾端具发达的爪，适于掘土筑巢；后足 5 趾，爪不及前足发达。头部略呈方形。它的上唇开裂，上门齿微向前方突出。颈部仅存皮褶[1]（图 93.1A）。自鼻端经两眉间到两耳前方之间有似三角形的黑色毛区，即"黑三角"，此"黑三角"愈近鼻端愈窄，色调愈黑，是一形态特征[2]（图 93.1B）。

二、生境

喜马拉雅旱獭是青藏高原草甸草原上广泛栖息的动物，栖息于海拔 1 500 ~ 4 500 m 的高山草原，它们的数量不因草甸草原上不同的植被群落而发生显著的变化，主要受地形的影响。山麓平原和山地阳坡下缘是喜马拉雅旱獭集聚的高密度地区，阶地、山坡上和河谷沟壁为中等，其他地区均为少数或没有。在平地上，它的分布多呈弥漫型，即在大面积上比较平均；在山坡、谷地和丘陵地带，往往沿着等高线呈带状分布，也有在小片生活条件优越的地块密集的情况[3]。喜马拉雅旱獭喜食带有露珠的嫩草茎叶、嫩枝，偶尔也会捕捉一些昆虫与小型啮齿动物作为食物。

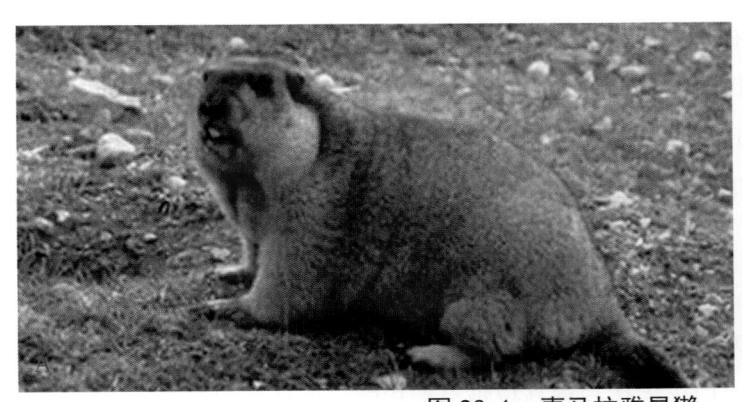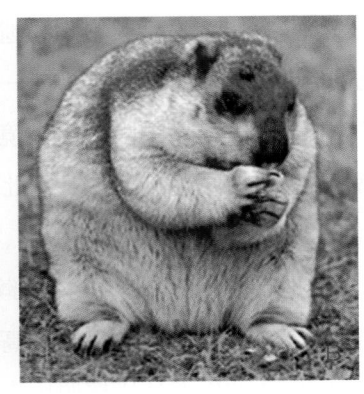

图 93.1　喜马拉雅旱獭

　　A—喜马拉雅旱獭体躯肥胖，呈圆条形。头部短而阔，成体头顶部具有显著的黑斑。耳壳短小，颈粗短。尾短而末端扁，长不超过后足的 2 倍。四肢短而粗。B—头部略呈方形。它的上唇开裂，上门齿微向前方突出。颈部仅存皮褶。自鼻端经两眼眉间到两耳前方之间有一个近似于三角形的黑色毛区，称为"黑三角"，越接近鼻端越窄，色调越黑。

三、冬眠

　　喜马拉雅旱獭有冬眠习性，自春末即开始积脂供越冬生理上的需要。出入蛰时间取决于当地的物候，一般从 9 月开始入蛰，至 10 月中旬入蛰完毕，在此期间，旱獭将其体内的代谢水平调低，体温下降，心率、呼吸率降低，基础代谢率降低到维持生命的最低水平。翌年 4 月至 4 月底开始出蛰，入、出蛰时间基本上取决于牧草枯黄与返青时间[4-6]。在青藏高原特有物种中棕熊是具有冬眠习性的，但因其巨大的身躯和凶险性难以进行睡眠研究，而喜马拉雅旱獭则非常符合实验动物条件。

第 2 节　种群、分布及演化

　　旱獭是总称，喜马拉雅旱獭是其中一种。旱獭分布在北半球温带草原和半荒漠以及丘陵和山岳地带。全世界有 14 种旱獭，分布在欧、亚北部和北美。中国有 4 种：喜马拉雅旱獭、长尾旱獭、西伯利亚旱獭和灰旱獭，其中喜马拉雅旱獭为青藏高原特有物种，且资源最丰富。主要分布在我国青藏高原，在西藏各地均有分布；在青海的玉树、果洛、海北、海南各州县，以及海东市各县均有分布；在可可西里及三江源区种群数量较大；在甘肃的祁连山地区、新疆阿尔金山、川西北、滇西北以及内蒙古西部的阿拉善盟也有分布。在中国以外分布于毗邻喜马拉雅及喀喇昆仑山南坡的克什米尔、尼泊尔、不丹和印度北部。

　　关于喜马拉雅旱獭的演化历史，考古学曾发现一种小旱獭的骨骼遗骸。小旱獭是一种个体很小的旱獭，它是在和政县发现的一个新物种。和政县隶属甘肃省临夏回族自治州，地处黄土高原与青藏高原交汇地带，属于高原地区。南部太子山系最高峰，海拔 4 368 m，北部最低处海拔 1 900 m，平均海拔 2 200 m。和政近半个世纪以来出土了大量的珍贵古动物化石，包括铲齿象、三趾马、和政羊、小旱獭等，它们全系已灭绝动物遗存。中新世，青藏高原还完全没有抬升，印度洋暖湿气流可以进入北部的临夏盆地，带来亚热带—暖温带气候环境，水草丰沛，河流交错，这些古生物也在此繁衍。然而，随着青藏高原的隆升，环境逐渐演变为炎热半干旱的稀树草原环境，再到早更新世，气候寒冷干燥，古生物便逐步灭绝。这批化石形成于青藏高原隆升关键的晚更新世，是生物进化的实证[7]。

我国的现生旱獭分布于甘肃、青海、新疆、四川、云南和西藏等地区，它们均栖息于高山草原或草甸地带。其中喜马拉雅旱獭主要栖息于海拔 3 750 ~ 5 200 m 的高山草原、高山草甸、谷地灌丛草原、高原荒漠草原、高原高寒荒漠及山地荒漠等环境中。小旱獭在形态上和现生旱獭非常接近，它们生活的生态环境按照历史也应该大体与喜马拉雅旱獭相同，而且是相互沟通连接的一片，延伸到青藏高原，表明和政县在早更新世可能已有适于旱獭生活的高山草原或草甸的生态环境（图 93.2）。同时提示喜马拉雅旱獭与高原鼠兔一样，作为古北界的物种，它们的化石目前只在青藏高原更新世或全新世地层中发现，因而可能是更新世以来在高原冰缘气候条件下发展形成的土著物种，是随青藏高原隆升，其生境的海拔也逐步提高，通过长期低氧适应而成为青藏高原的优势物种。此外喜马拉雅旱獭与北美旱獭有着密切关系，是否提示有可能在晚更新世通过白令陆桥而扩延到美洲，值得探讨。

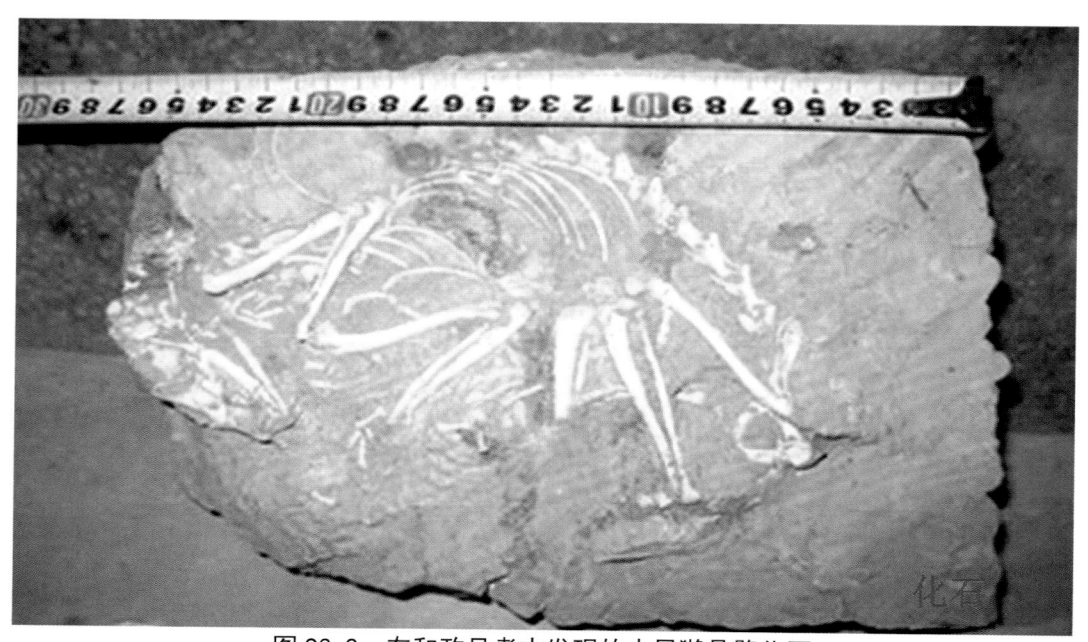

图 93.2　在和政县考古发现的小旱獭骨骼化石

　　在和政地区考古发现的小旱獭骨骼化石，形态上和现在旱獭形态上常接近，它们的生态环境也应该大体与喜马拉雅旱獭相同，表明和政地区在早更新世可能已有适于旱獭生活的高山草原或草甸的生态环境。

第 3 节　血液学与代谢

　　贾荣莉对喜马拉雅旱獭的血液学检测结果：RBC 为（5.82 ± 0.78）× 10^{12}/L，Hb 为（14.5 ±

1.70）g/dL，Hct 为 51% ± 0.6%，RBC、Hb 及 Hct 均不增高[8]。对喜马拉雅旱獭血液流变学的检测，结果显示其血液及血浆比黏度均在正常范围，不出现因红细胞增多而导致的浓、黏、凝的特性[9]。

对在青海贵南森多地区捕获的 95 只喜马拉雅旱獭进行了血糖、血清钾（K^+）、血清钠（Na^+）、血清氯化物（Cl^-）、血二氧化碳结合力（CO_2CP）和血尿素氮（BUN）六项指标的检测，以观察喜马拉雅旱獭在代谢方面的血液生化学。结果获得了初步的 6 项生化指标正常值；6 项指标中除血清钠含量及 CO_2 的变异系数尚可外，其余指标的变异系数均很大。其中血清氯含量最稳定，钠和 CO_2 结合力较稳定，而血糖、血钾含量和血尿素氮则有很大的个体差异。喜马拉雅旱獭的 6 项生化指标与大鼠、小鼠和豚鼠的相关指标具有极大的差异，无可比性；而血清钠和血清氯化物含量则与家兔相近，其他 4 项指标的正常低值与家兔相似，而高值远远超过家兔。认为这些代谢指标与喜马拉雅旱獭的生活习性有关[10]。

尽管喜马拉雅旱獭和高原鼠兔均为青藏高原特有的啮齿目动物[11]，但喜马拉雅旱獭为冬眠性动物，在代谢水平上与不冬眠的高原鼠兔不同，即使在非冬眠期，其基础代谢率低、体温低、心率慢、呼吸频率低，以使其对氧的利用率调控在较低水平；而高原鼠兔为非冬眠性动物，其基础代谢率高、心率快、呼吸频率高，表现为对氧的利用增强。提示在高原低氧下啮齿类土生动物在代谢水平上有两种模式[12-14]。尽管如此，与平原大鼠组相比，喜马拉雅旱獭的心脏重量 / 体重、右心室重量 / 左心室重量、右心室平均压均无差别，提示喜马拉雅旱獭在功能水平及肺循环上表现出在低氧下的稳态调节和良好适应[8]。高原土生动物包括土拨鼠的血氧解离曲线是趋向左的，提示它们在高原适应的进化中并不依赖于细胞磷酸物含量的增高及其活性的增强，而使其血红蛋白与氧的亲和力增强，这一点与牦牛有些相似[15]。

第 4 节　肺 循 环

西藏医学科学研究所的孙新甫与英国利物浦大学病理系的哈里斯（Harris）等合作，对喜马拉雅旱獭的肺循环进行研究。将在西藏藏北山区（4 000 m）捕获的 3 只喜马拉雅旱獭运至拉萨（3 658 m）在笼穴中饲养 2 个月后进行实验，对腹腔局部麻醉后行右心导管检测肺动脉压力，完成生理数据测试后处死，以福尔马林固定进行染色切片病理学检查[16]。

一、肺血流动力学

因实验时第 2 只动物在麻醉中死亡，故仅获得 2 只动物的结果，见表 93.1。

由表 93.1 可见，喜马拉雅旱獭的平均肺动脉压力各为 13.97 mmHg 及 10.97 mmHg，无升压现象。应用平均肺动脉压与肺楔压间的压差除以心输出量而计算出的肺血管阻力为 10.92 mmHg/L·min^{-1} 和 12.69 mmHg/L·min^{-1}，亦不增高。这一肺动脉压力值与在喜马拉雅拉达克（Ladakh，4 300 m）驯养的山羊和绵羊的平均肺动脉压（各为 23.94 mmHg 和 19.95 mmHg）相比，相近而较低[17]，也和它们的肺血管阻力（各为 13.06 mmHg/L·min⁻¹ 和 11.73 mmHg/L·min⁻¹）相接近[18]。

表 93.1　3 只喜马拉雅旱獭的肺循环检测

指标	编号 1	编号 2	编号 3
体长 /cm	48	36	52
体重 /kg	3.4	1.1	3.4
右心室重量 /g	2.4	1.0	2.6
左心室重量 / 右心室重量	3.8	—	3.6
左心房压力 /mmHg	6.8	2.7	6.7
右心房压力 /mmHg	1.0	—	2.0
右心室压力 /mmHg	15.0/3.0	—	16.0/1.0
肺动脉压力 /mmHg	(13.97) *	—	12.96/8.98 (10.97) **
肺楔压 /mmHg	6.98	—	3.99
心输出量 /L·min⁻¹	0.64	—	0.55
心率 / 次·min⁻¹	223		169

注：*—肺动脉平均压；**—肺动脉收缩压 / 肺动脉舒张压（肺动脉平均压）。

二、组织学

共检测了 9 条弹性肺动脉，其外径为 310 ~ 865 μm（平均 569 μm），管壁厚度为 5 ~ 18 μm（平均 12 μm），管壁有随着直径缩小而变薄的趋向。在厚的、界限清楚的内外膜间，中膜清楚可见，在弹性动脉中层通常有一个厚的弹性膜环绕其间。在中层有许多弹性微纤维纵向穿行，在横切面上呈点状，未发现有任何血管内膜增生及外膜纤维化。

对 41 根肌型肺动脉进行检测，其直径为 39.5 ~ 225 μm[平均（109±49.50）μm]。其结构简单，在内外弹性层间有一层致密的环状平滑肌中层，无内膜增生及外膜纤维化，从弹性动脉到肌型动脉的过渡区，中层突然显著增厚；在肌型动脉以后的分支动脉，中层迅速变薄。

肺细小动脉的管径较小且壁薄，进而成为由一层弹性膜组成的小动脉，在形态学上和肺小静脉无法区别。

肺小静脉具有一层不很明显的平滑肌和弹性组织薄壁，最大肺静脉周围覆以一层平滑肌。

从此项研究可以看出，喜马拉雅旱獭的肺动脉压力及肺血管阻力均不增高，肌性肺动脉的中层为薄壁，肺细小动脉无肌层而仅为单一弹力纤维膜组成，说明其肺血管对高原低氧的肺动脉增压反应呈现"钝化"，由此保证了近似于海平面动物的肺循环特征，即使在海拔 4 000 m 以上，也不会发生肺动脉高压且无右心室肥大，这是进化适应的结果。

第 5 节　颈动脉体结构

对从青海海晏（3 200 ~ 3 400 m）草原捕获的喜马拉雅旱獭，依据尾部特征及毛色判断年龄，实验用系大于 2 岁龄者，共 6 只，体重 3 ~ 4 kg，雌雄兼用。并以同海拔地区捕获的高原鼠兔、移往高原对低氧易感的 SD 大鼠和从平原移饲到高原（2 300 m）的 Wistar 大鼠子 4 代做对比研究。在腹腔内注射小剂量戊巴比妥浅麻醉以防止因麻醉导致缺氧，麻醉后迅速分离出左、右两侧颈动脉体，固定后供光镜及扫描电镜检测[19]。

喜马拉雅旱獭的颈动脉体超微结构特点与高原鼠兔很相似，仅以下 3 方面有所差别：旱獭颈动脉体 I 型细胞的细胞核较不规整，多呈分叶状，而鼠兔的则比较规则，多呈球形；旱獭颈动脉体 I 型细胞中的致密核心囊泡呈多形性，而鼠兔多为圆形；旱獭颈动脉体 I 型细胞表面的神经末梢内含有圆形清亮的突触囊泡，而鼠兔则含有较丰富的颗粒型突触囊泡（图 93.3）。喜马拉雅旱獭、高原鼠兔的颈动脉体未见低氧损伤征象，其微细结构与平原对照组大鼠相似。而从平原迁移到海拔3 300 m 的大鼠的颈动脉体 I 型细胞则出现了低氧性损害，表现为 I 型细胞轻度肿胀，核周胞浆中的致密核心囊泡数量较少，微管轻度扩张，有些线粒体肿胀，电子密度降低，分布在 I 型细胞与毛细血管之间的神经纤维的突触囊泡多呈空心囊（图 93.4）。这种颈动脉体 I 型细胞的低氧损伤，与以往研究中在高原低氧的豚鼠和大鼠的颈动脉体 I 型细胞的损伤变化相似，会导致低氧易感大鼠难以适应高原[20,21]。

鉴于高原鼠兔与喜马拉雅旱獭在低氧适应的生物学模式上存在差异，喜马拉雅旱獭颈动脉体 I 型细胞的细胞核多呈分叶状、致密核心囊泡呈多形性、I 型细胞表面感觉神经末梢内富含圆形清亮的突轴囊泡提示其颈动脉体 I 型细胞以分泌乙酰胆碱介质为主；而高原鼠兔颈动脉体 I 型细胞表面感觉神经内富含颗粒型突轴囊泡，意味着主要分泌单胺类物质，属于肾上腺素能。这可能是造成差异的部分原因，有待进一步研究[19]。

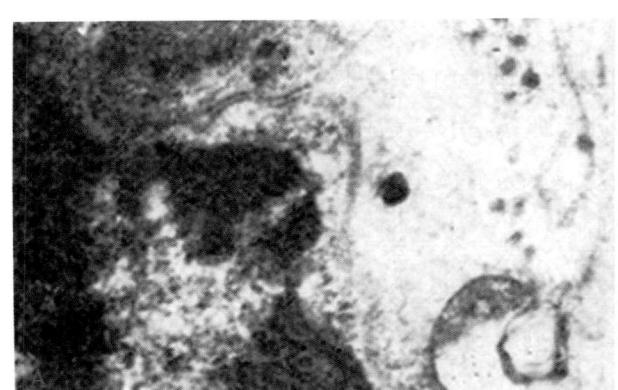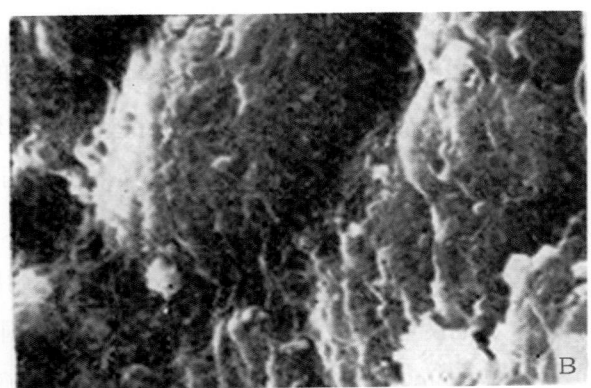

图 93.3　喜马拉雅旱獭颈动脉体 I 型细胞

A—透射电镜所见（×30 000），海拔 3 300 m 的喜马拉雅旱獭颈动脉体 I 型细胞胞浆中含有大量致密核心囊泡；B—扫描电镜（×3 000），喜马拉雅旱獭颈动脉体 I 型细胞呈椎体型，细胞表面微绒毛清晰，富含分泌颗粒。

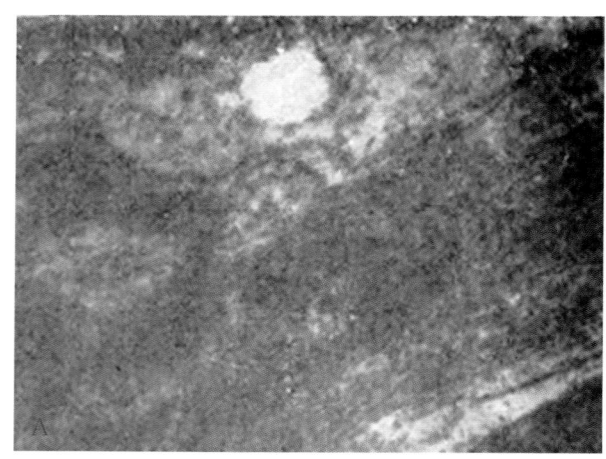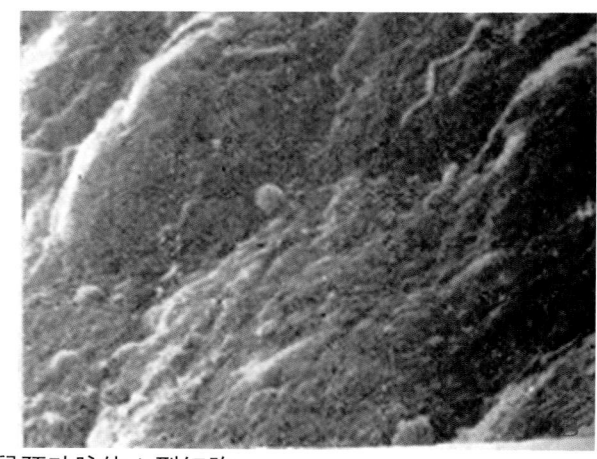

图 93.4　低氧敏感大鼠颈动脉体 I 型细胞

A—透射电镜所见（×30 000），海拔 3 300 m 低氧敏感大鼠颈动脉体 I 型细胞胞浆中致密核心囊泡减少，线粒体肿胀，嵴断裂，溶解；B—扫描电镜（×3 000），海拔 3 300 m 低氧敏感大鼠颈动脉体 I 型细胞肿胀，细胞表面绒毛变性脱落。

第 6 节　乙肝天然动物模型

随着对人类肝炎病毒（human hepatitis B virus，HBV）研究的深入，早在 20 世纪 70 年代末到 80 年代，已经发现某些动物携带肝炎病毒，包括地松鼠肝炎病毒（ground squirrels hepatitis virus，GSHV）[22]、鸭肝炎病毒（Peking ducks hepatitis virus，DHV）[23] 和土拨鼠肝炎病毒（woodchuck hepatitis virus，WHV）[24]。其中从美洲旱獭（*Marmota monax*）中发现的 WHV 最多，在这个动物中发现有急性肝炎、慢性活动性肝炎和肝癌等各种病理表现。随后学者们又从基因组学病毒结构、病毒基因核苷酸测序、乙肝病毒表面抗原和血清学等方面研究，进一步证实 WHV 和 HBV 有很多特性是极为类似的，它们在基因组结构上密切相关[25-29]。因此土拨鼠很可能成为研究人类乙型肝炎的一个天然动物模型。

鉴于青海的旱獭为喜马拉雅旱獭，与美国的土拨鼠为同一科属动物。青海省卫生防疫站的刘寿鹏科研小组，于 1983 年起开始对喜马拉雅旱獭进行研究，并养殖成功。1984 年在野外捕获的喜马拉雅旱獭的 26 份血清中发现一株类人乙肝病毒，该病毒有大量的直径 20 ~ 28 mm 的球形颗粒及 20×（40 ~ 100）mm 的丝状体及不典型的乙型肝炎病毒大球形颗粒（Dane 颗粒）（图 93.5、图 93.6）。随后对 HbsAg 和 HBV DNA 检测阳性滴度 P/N 值最高的 Q666 株和 Q755 株经血清学、分子生物学、电镜形态学及动物感染实验，证实中国土拨鼠肝炎病毒确实存在于青海喜马拉雅旱獭中。后又经美国费城潘霍斯（Penrhos）实验室斯奈德（Snyder）博士加以确认，这确是一株 WHV，但在形态上与美国 WHV 略有区别。这株病毒是在中国首次发现的，因此暂定名为"中国 WHV"[30]。目前青海省实验动物中心已经成功人工养殖喜马拉雅旱獭，并建立了乙肝的动物模型，正在观察其病理特征及探索药物的精准治疗。

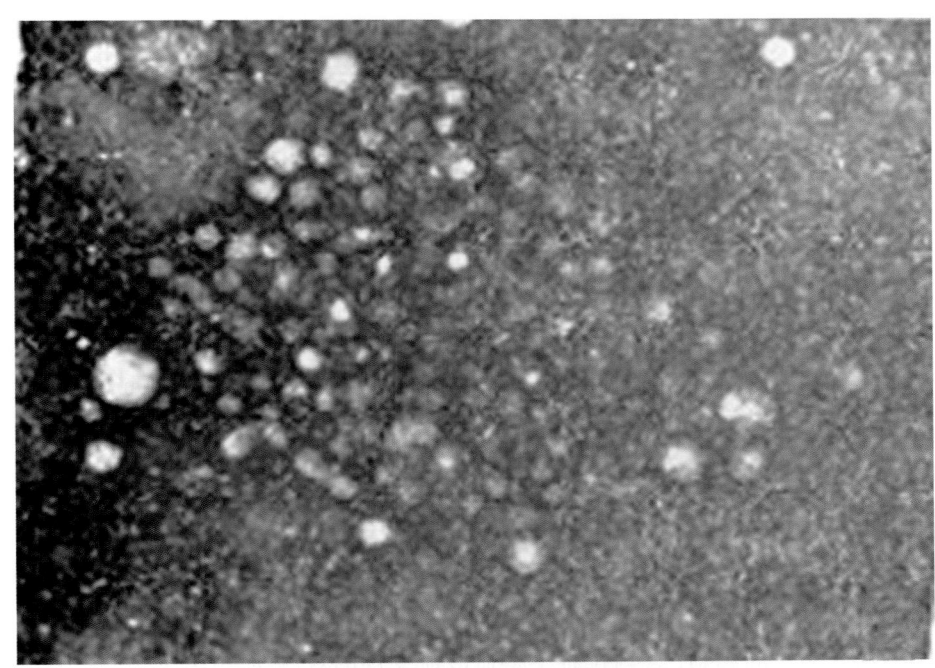

图 93.5　喜马拉雅旱獭类人乙肝病毒的发现

　　第一株中国 WHV，电镜见类人乙肝病毒，该病毒有大量的 20 ～ 28 mm 的球形颗粒及 20×（40 ～ 100）mm 的丝状体及不典型的 Dane 颗粒。

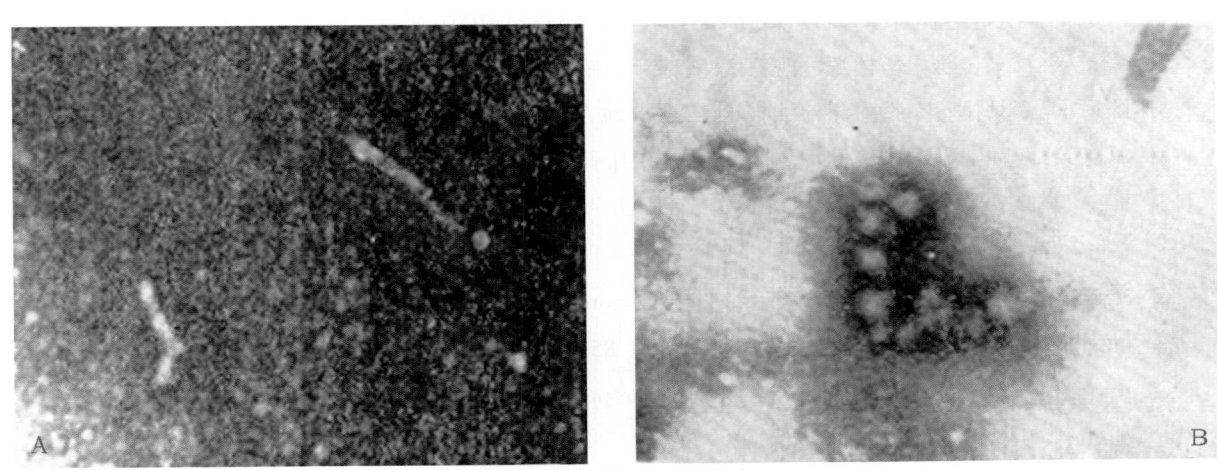

图 93.6　类人乙肝病毒

A—Q666 株所见丝状体；B—Q755 株所见成簇病毒球形颗粒。

参 考 文 献

[1] 汪诚信，刘起勇，姜志宽，等. 有害生物治理[M]. 北京：化学工业出版社，2005.

[2] 俞东征. 鼠疫动物流行病学[M]. 北京：科学出版社，2009.

[3] 喜马拉雅旱獭Himalayan marmot[EB/OL].[2017-08-03]. http://www.iltaw.com/animal/194.

[4] 寿振黄. 中国经济动物志：兽类[M]. 北京：科学出版社，1962.

[5] 宋璐璐，曹金洪. 高原动物探索大百科[M]. 北京：化学工业出版社，2013.

[6] 四川资源动物志编辑委员会. 四川资源动物志：2卷[M]. 成都：四川科学技术出版社，1984.

[7] 和政古动物化石博物馆. 自远古而来的启示[EB/OL]. [2015-02-27] http://www.xinhuanet.com/.

[8] 贾荣莉. 低氧适应动物喜马拉雅旱獭[J]. 解剖科学进展，1997，3（1）：74-76.

[9] 叶于聪，陈钦铭，周惠莉. 喜马拉雅旱獭血液流变性的观测[J]. 中国应用生理杂志，1986，5（3）：42-44.

[10] 吴刚，武文莲，吴驾淞. 青藏高原野外喜马拉雅旱獭血液六项生化指标的检测[J]. 青海医药增刊（高原医学专号），1989，9：52-54.

[11] 中国科学院青海甘肃综合考察队. 青海甘肃兽类调查报道[M]. 北京：科学出版社，1964：9-10 .

[12] 吴贺松. 喜马拉雅旱獭体温的观察[J]. 青海地方病通讯，1985，1：12-14.

[13] 陈适书. 喜马拉雅旱獭血象检测报道[J]. 青海地方病通讯，1985，2：4-6.

[14] 梁杰荣. 四种哺乳动物气体代谢的一些材料[J]. 高原生物学集刊，1986，5：91-94.

[15] HEATH D, WILLIAMS DR. Marmot[M]//High Altitude Medicine and Pathology. New York：Oxford University Press Oxford，1995：411.

[16] SUN SF, SUI GJ, LIU YH, et al. The pulmonary circulation of the Tibetan Snow Pig（Marmota himalayana Hodgson）[J]. J Zool，1989，217：85-91.

[17] ANAND IS, HEATH D, DEEN M, et al. The pulmonary circulation of some domestic animals at high altitude[J]. Int J Biometeor，1988，32：56-62.

[18] HARRIS P. Evolution, hypoxia and high altitude[M]//HEATH D. Aspects of Hypoxia. Liverpool：Liverpool University Press，1986：209-212.

[19] 陈钦铭，叶于聪，和伦高娃，等. 高原低氧对喜马拉雅旱獭、高原鼠兔、缺氧敏感大鼠颈动脉体超微结构的影响[J]. 青海医药杂志（高原医学增刊），1990，9（1）：51-55.

[20] EDWARDS C, HEATH D, HARRIS P. Ultrastructure of the carotid body in high-altitude guinea-pigs[J]. J Pathol，1972，107：131-136.

[21] LAIDLER P, KAY JM. The effect of chronic hypoxia on the number and nuclear diameter of type I cells in the carotid bodies of rats[J]. Am J Pathol，1975，79：311-316.

[22] MARION P. A virus of Beechey ground squirrels that is related to hepatitis B Virus in humans[J]. Proc Natl

Acad Sci USA，1980，77：2941–2945.

[23] MASON WS. Virus of Pekin ducks with structural and biological relatedness to human hepatitis B virus[J]. J Virol，1980，36：829–836.

[24] SUMMERS J. A virus similar to human hepatitis B virus associated with hepatitis and hepatoma in woodchucks[J]. Proc Natl Acad Sci USA，1978，75：4533–4537.

[25] CHARNAY P. Cloning in Escherichia coli and physical structure of hepaitis B virion DNA[J]. Proc Natl Acad Sci USA，1959，56：2222–2226.

[26] GALIBERT F. Nucleotide sequence of the hepatitis B virus genome（subtype ayw）cloned in E[J]. coli. Nature（Lond），1979，281：646–650.

[27] GALIBERT F. Localization and nucleotide sequence of the gene coding for the woodchuck hepatitis virus surface antigen: comparison with the gene coding for the human hepatitis B virus surface antigen[J]. Proc Natl Acad Sci USA，1981，78：5315–5319.

[28] WERNER BC. Serological relationship pf woodchuck hepatitis virus to human hepatitis B virus[J]. J Virol，1979，32：314–322.

[29] DEJEAN A. Presence and state of woodchuck hepatitis virus DNA in liver and serum of woodchucks: further analogies with human hepatitis B virus[J]. J Virol，1982，121：195–199.

[30] 刘寿鹏，姜双应，汪文焕，等. 青海喜马拉雅旱獭类人乙型肝炎病毒的发现及系列验证[J]. 青海医药，1987，7（5）：1–3.

第 94 章　牦牛的高原适应

牦牛在世界高山土生动物中是最具代表性的获得"充分适应"的物种（A full adapted mountain species）。它的高适应性建立在青藏高原悠久的演化历史上。家牦牛是古人类由野牦牛驯化而来的，且家牦牛与野牦牛在物种的基因组学上具有一致性。由于牛类是处在低氧易感性顶级的动物，平原牛在高原极易发生低氧性肺动脉高压，而牦牛则成了对低氧性肺动脉高压的抵抗型物种，这一点具有特别重要的生物学意义。

第 1 节　生物学特征

牦牛为偶蹄目（Artiodactyla），牛科（Bovidae），牛亚科（Bovinae），牛属（*Bos*）。分为家养牦牛（*Bos grunniens* Linnaeus，1776）[1] 和野牦牛（Wild yak）（*Bos mutus* Przewalski，1883）[2]。牦牛的英文名是从藏族语"亚归"转音为"雅克"而来的，但安多语为"诺尔"。野牦牛是家牦牛的野生同类。野牦牛藏名"踵"，为青藏高原特有牛种，青藏高原是世界上牦牛最多的地区，生活着 1 400 万头家养牦牛，它们给在此居住的人们提供食物、皮毛和交通工具。家牦牛是由野牦牛驯化而来的，分布于中国青藏高原、新疆、甘肃、四川、云南等地以及中亚天山、帕米尔地区和邻近的阿富汗高原等[3]。而野牦牛则分布于新疆南部、青海、西藏、甘肃西北部和四川西部等地，栖息于海拔 3 000 ~ 6 000 m 的高山草甸地带，人迹罕至的高山大峰、山间盆地、高寒草原、高寒荒漠草原等各种环境中，是食草动物；家牦牛的觅食活动也常可达海拔 5 000 m 以上。野牦牛的种群面临数量减少、分布破碎化及日益脆弱的问题，保护和拯救是当务之急。

野牦牛体形硕大、粗壮，体长 200 ~ 260 cm，尾长 80 ~ 100 cm，肩高 160 ~ 180 cm，体重 500 ~ 600 kg，雄性个体明显大于雌性个体。牦牛的消化器官比黄牛粗大，牙齿质地坚硬，嘴唇薄，采食能力很强，舌头上长有一层肉齿，可以轻松地舔食很硬的植物。头形稍狭长，脸面平直，鼻唇面小，耳相对小，颈下无垂肉，四肢粗壮，蹄大而宽圆，额下没有垂肉，肩部中央有显著凸起的隆肉，故站立时显得前高后低（图 94.1）。雌性有 2 对乳头 [4,5]。

野牦牛皮极其坚硬，其头脸、上体和四肢下部的被毛短而致密，体侧下部、肩部、胸腹部及腿部均被长毛，其长可达 400 mm，尤其是颈部、胸部和腹部的毛，几乎下垂到地面，形成一个围帘，如同悬挂在身上的蓑衣一般，可以遮风挡雨，更适于爬冰卧雪，尾部长毛形成簇状，显得蓬松肥大，下垂到踵部，在牛类中十分特殊（图 94.2）。

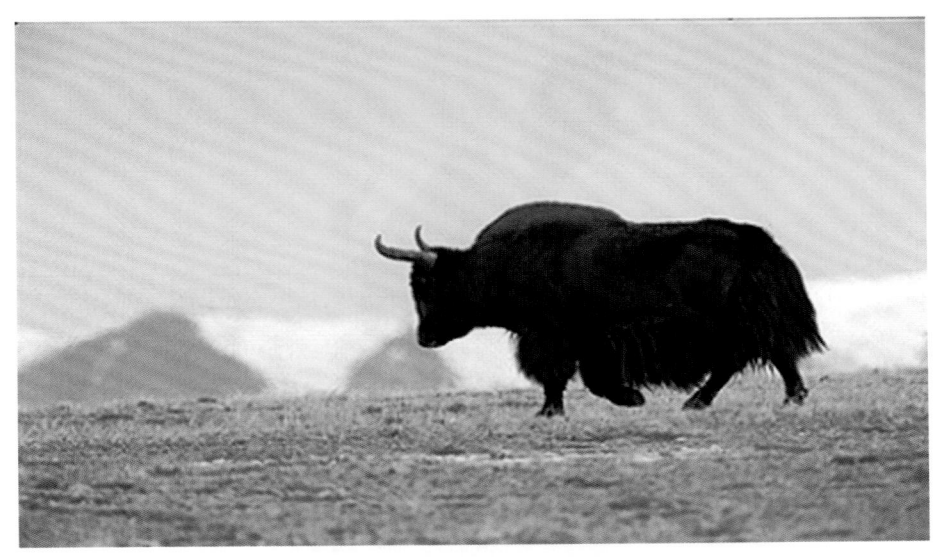

图 94.1　野牦牛的肩部

野牦牛的肩部中央有显著凸起的隆肉，故站立时显得前高后低，这与家牦牛有明显的不同。

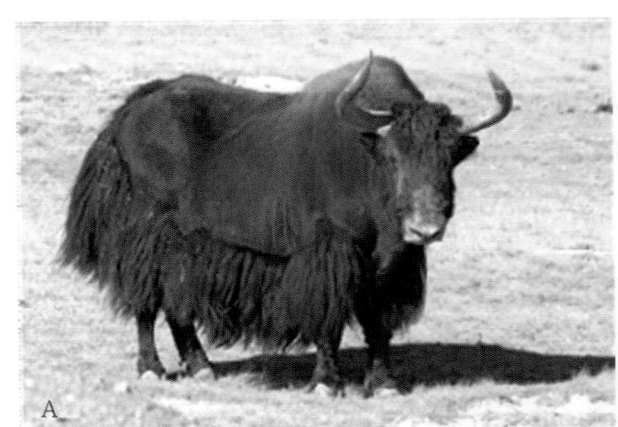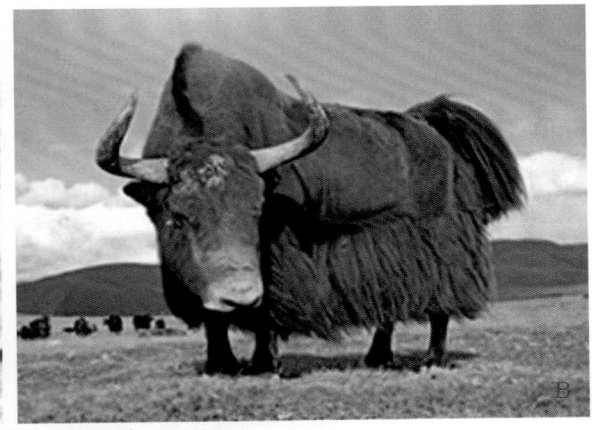

图 94.2　野牦牛的体型

野牦牛的体侧下部、肩部、胸腹部及腿部均被长毛，其长可达 40 cm，尤其是颈部、胸部和腹部的毛，几乎下垂到地面，形成一个围帘，可以御寒及遮风挡雨，更适于爬冰卧雪，尾部长毛形成簇状，显得蓬松肥大，下垂到踵部，在牛类中十分特殊。A—雌性；B—雄性。

　　野牦牛四肢强壮，蹄大而圆，但蹄甲小而尖，似羊蹄，特别强硬，稳健有力，蹄侧及前面有坚实而突出的边缘围绕；足掌上有柔软的角质，这种蹄可以减缓其身体向下滑动的速度和冲力，使它在陡峻的高山上行走自如。

　　野牦牛的胸部发育良好，胸廓巨大，气管粗短，软骨环间的距离大，与狗的气管相类似，2 个鼻孔又圆又大，鼻腔深邃，奔跑时或激怒时喷出巨大的气体，这种结构能够使其适应频速呼吸，而每次呼吸均吸入大量空气，以保证在低氧条件下的强大通气功能，获取更多的氧气（图94.3）。

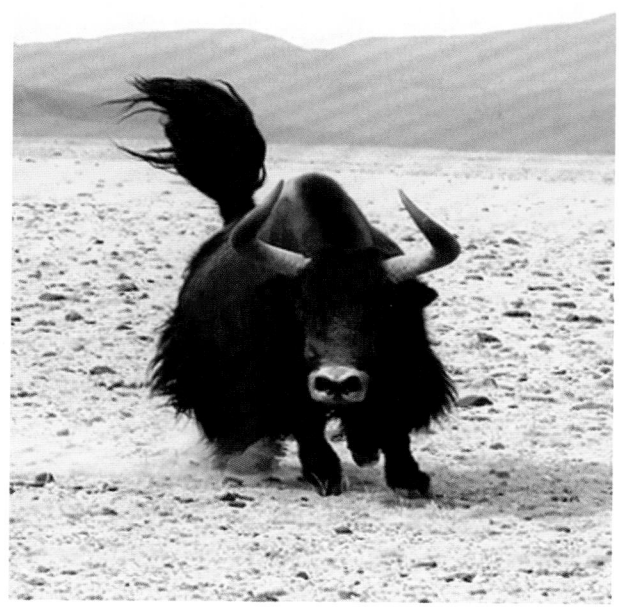

图94.3 野牦牛的鼻孔

野牦牛两个鼻孔又圆又大，鼻腔深邃，奔跑时或激怒时喷出巨大的气体，这种结构能够适应频速呼吸，增大呼吸通气量，获得更多氧气。

野牦牛雌、雄性均有角，角形相似，但雄性的角明显比雌性的角大而粗壮。野牦牛有14对肋骨，较其他牛类多一对。四肢短矮，腹部宽大；头上的角为圆锥形，表面光滑，先向头的两侧伸出，然后向上、向后弯曲，角尖略向后弯曲，如同月牙一般（图94.4A）。角的长度通常为40～50 cm，最长的角将近1 m，两角之间的距离较宽（图94.4B）[6]。牦牛强劲的角使它成为"无敌神兽"。

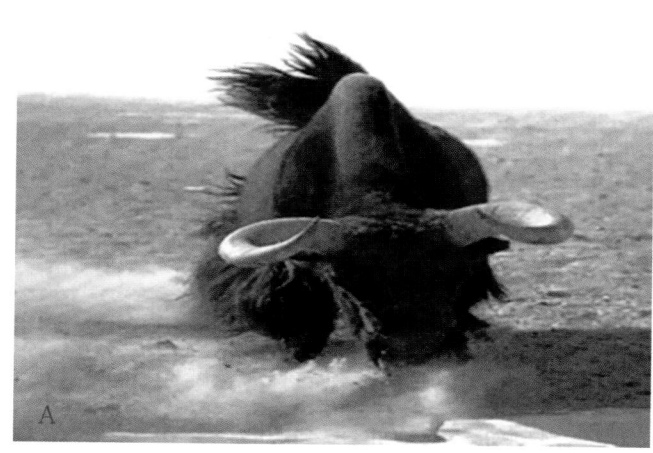
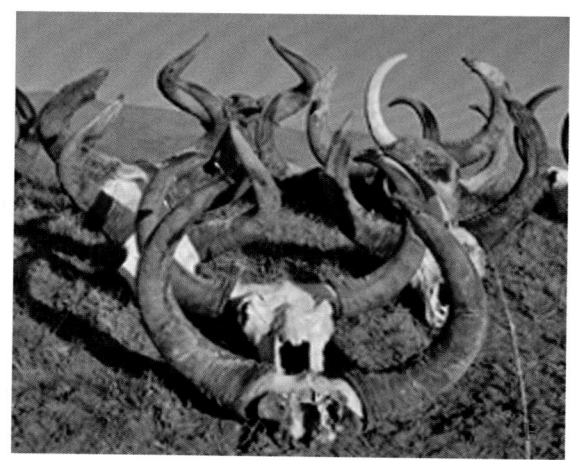

图94.4 野牦牛的角

野牦牛的角为圆锥形，表面光滑，先向头的两侧伸出，然后向上、向后弯曲，角尖略向后弯曲，如同月牙一般，是强有力锋利的角斗武器（A）。角的长度通常为40～50 cm，最长的角将近1 m，两角之间的距离较宽（B）。

第 2 节　牦牛的演化与驯化

一、演化

牦牛是青藏高原最不同寻常和最有代表性的大型动物。考古学发现，与披毛犀一样具有巨大体型和厚重长毛的牦牛也在更新世时期向北分布，远至西伯利亚的贝加尔湖地区，在全新世时期分布到巴基斯坦北部。

由于牦牛化石非常稀少，因此大量研究集中在分子生物学上。基因作为支持生命基本结构和性能、储存生命全部信息的载体，具有 2 个特点：一是忠实地复制自己，以保持生物的基本特征；二是在繁衍后代上，能够产生突变和变异，折射了环境与遗传的相互依赖、互相作用的生理过程。这种独一无二的"本事"允许科学家将其作为探针，探访生物演化的神秘历史过程。由此，基因组学的研究已被用来探讨野牦牛的进化适应历史和分子水平的适应机制 [7]。

对分子系统进化的研究表明牦牛与美洲野牛之间的亲缘关系较近 [8]，来自化石与分子标记的资料也表明牦牛与野牛的分化可能发生于 180 万年前 [9]。分子生物学证据将牦牛与欧洲 / 美洲野牛确定为姐妹群，据此构建的系统发育树中，大多数人同意它们有一个起源于亚洲中部的共同祖先，在晚更新世跨越白令陆桥进入了美洲 [10]。

进化适应导致了牦牛具有强大的低氧适应能力。通过对牦牛（*Bos grunniens*）和平原黄牛（*Bos taurus*）基因组图的对比并结合生理功能研究，发现牦牛对低氧的易感性、能量代谢水平以及丰富的蛋白组成使之能应对低氧应激。通过正选择作用和基因变异使牦牛在功能性适应和代谢水平上均显示其优越性 [11]。

二、驯化

家牦牛是由野牦牛驯化而来的（图 94.5）。牦牛的驯化是早期人类占领高海拔地区的一个重要事件，但对这一驯化的确切时间长期存在争议，其与牦牛基因发生变化的关系也不清楚。根据历史学及考古学推测青藏高原驯化牦牛的时间约在 4 500 年前 [12,13]。近年来，中国兰州大学刘建全的团队、英国圣安德鲁斯大学（University of St Andrews，UK）及荷兰乌得勒支大学（Utrecht University，the Netherlands）的联合研究人员通过全基因组测序，比较野生和家养牦牛的基因组遗传变异图谱并推断其驯化过程，正是一种"基因正确的打开方式"，从而揭示了 7 300 年前青藏高原上的野生牦牛是如何被驯化的。并且通过基因测序，比较中国 26 个地区野牦牛和家牦牛的全基因组遗传变异图谱，分析认为，在 7 300 年前新石器早期的青藏高原，人们就已驯化了野生牦牛，比原先估计的要早得多，而驯化数量则在 3 600 年前增长了 6 倍。该研究还估算出，牦牛种群数量的大量增加和全新世晚期人类群体在此地理区域的扩散是同时发生的。由此，遗传学研究显示出牦牛驯化的时间与人类过去在该地区的定居扩张时间相重合。该研究还发现，家养牦牛的基因组中表现出了遗传选择的迹象，大约有 200 个基因受到了人为的驯化选择，这些选择可能影响了动物的行为，尤其是温驯性。而这种驯化基因与在狗等其他驯化动物中发现的基因也十分相似。这项研究为牦牛的低氧适应历史提供了确切的依据[14]。

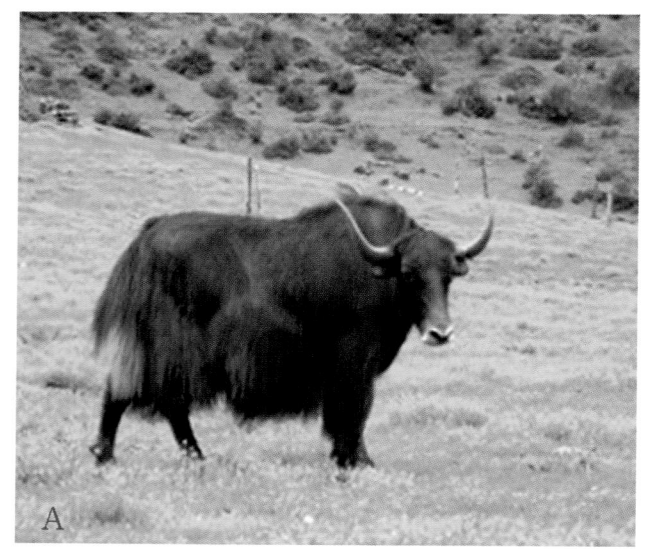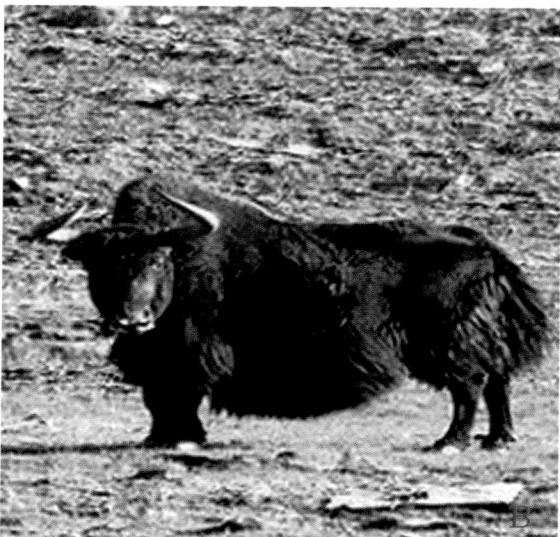

图 94.5　家牦牛和野牦牛

家牦牛（*Bos grunniens*）驯化而来系由野牦牛（*Bos mutus*），其历史约在新石器时代早期由藏族先民在青藏高原所驯化。A—家牦牛；B—野牦牛。

第 3 节　肺循环适应

牛类在高原低氧适应中最突出的问题就是肺循环，因为牛类是对低氧反应导致的肺动脉增压最易感的物种。因此平原牛迁饲到高原后，由于肺动脉的强烈收缩反应，导致肺动脉高压，显著和长时间的肺动脉高压将使右心室负荷增加，右心室发生肥大、扩张和衰竭，因其心力衰竭的水肿在低垂的胸档部最明显，故称为"胸档病"（brisket disease）[15]，绝大部分的平原牛种会罹患此病[16]（图94.6）（见第62章）。

一、牦牛的肺动脉压力

牦牛的肺动脉收缩压、舒张压及平均压（mean pulmonary artery pressure，MPAP）均在正常范围且偏低，MPAP 在海拔 3 200 m 为 20 mmHg，在海拔 3 800 m 为 21.5 mmHg；而黄牛在海拔 3 200 m 的肺动脉压明显增高，其 MPAP 达 37.2 mmHg，出现肺动脉高压。牦牛的左、右心室厚度均大于黄牛，这与牦牛的体型明显大于黄牛有关，而右心室与左心室厚度的比率黄牛大于牦牛，是肺动脉高压的结果[17]。此结果与 Heath 报道在尼泊尔海拔 4 000 m 的牦牛，其肺小动脉中层占管腔的 3.1%，左、右心室厚度的比值为 2.8，比较一致[18]。

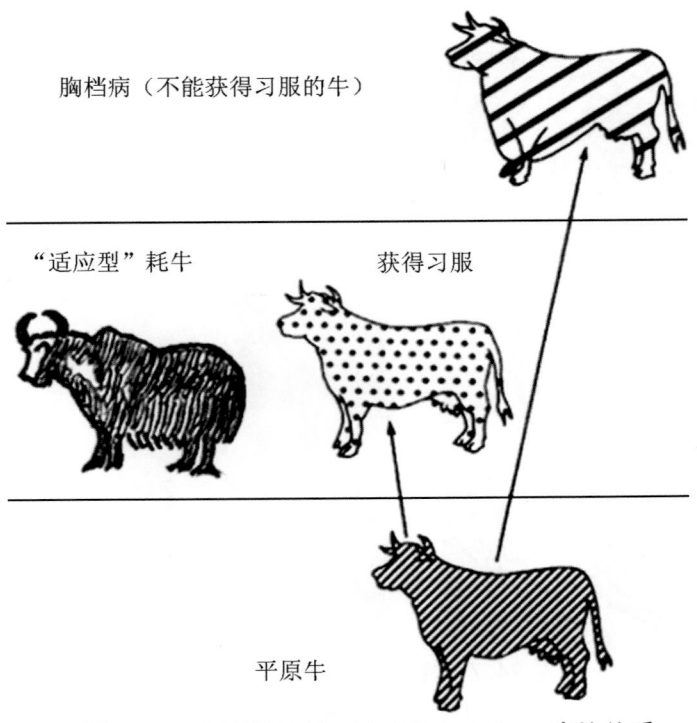

图 94.6　牛高原习服—适应与 Brisket 病的关系

低氧"易感型"的平原牛（下）到高原后如能获得习服（acclimatization）则可在高原（一般在 3 000 m 以下）生存（中右），如习服失败则发生胸档病（上）。而高原"适应型"的土生动物牦牛（中左），则从不发生胸档病。

二、牦牛肺血管的结构特征

然而高原土生物种的牦牛却不会发生胸档病，即使在海拔 5 000 m 以上长期生活。胸档病产生低氧性肺动脉高压，有其肺动脉功能和结构的基础。在形态结构上，肺小动脉中膜肌层增厚是导致肺血管强烈收缩的解剖学基础，平原黄牛就具有极其肥厚的肺小动脉肌层，在迁饲于高原低氧环境后，低氧应激导致肺小动脉平滑肌进一步增生，由此形成肺血管增压反应的恶性循环（见第 62 章）。牦牛的肺动脉结构与黄牛迥异。甘肃农业大学的周锦星等用组织学方法，通过透射电镜观察牦牛的肺内动脉的组织结构及分段特征。观察到牦牛的肌性肺动脉可分为三型：过渡型（transitional）、基本肌性型（classical muscular）及肌性肺细小动脉型（muscular arteriole）。肺动脉的中层平滑肌呈明显的突出状，包裹在一层弹性膜或纤维膜间，使肺小动脉保持着良好的功能性弹性。在肺动脉平滑肌细胞内有大量糖原生成（glycogenesis）。肺细小动脉有 1 ~ 2 层膜包裹完整的平滑肌，这些都是牦牛对高原低氧的结构性适应[19]。英国利物浦大学的著名病理学家 Heath 在喜马拉雅对海拔 4 500 m 高山的牦牛肺动脉的形态学进行检测，发现肺小动脉肌层极其菲薄，夹在内外弹性膜之间，肺小动脉平滑肌层的厚度为 75 ~ 250 μm，其内径为 228 ~ 760 μm，肺细小动脉是缺乏肌性的单一外层[4, 5]（图 94.7）。在功能上，肺动脉压力正常，在结构上，肺动脉具有薄壁型肌层，这就是在高原适应仍然维持肺动脉低压的基础[20]。

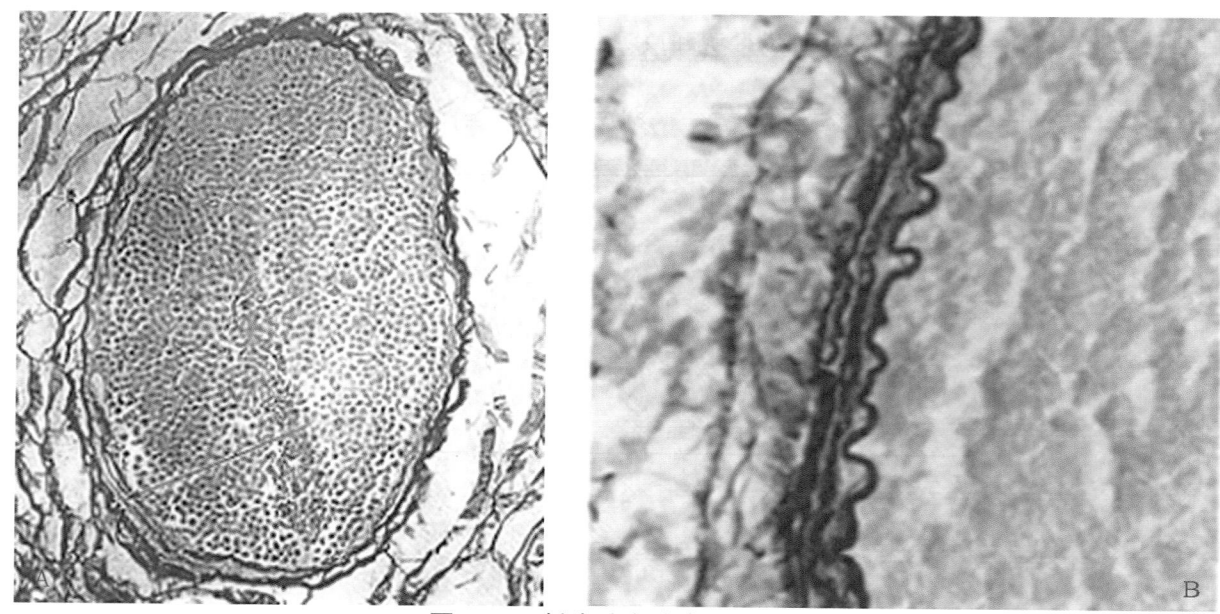

图 94.7　牦牛肺小动脉组织结构

　　A—牦牛的肺小动脉横切面呈薄壁型肌层，极其菲薄；B—纵切面可见肺细小动脉为缺乏肌性的单一外层。

三、牦牛肺循环的基因调控

　　兰州大学刘建全的团队进一步对比研究了青藏高原及其毗邻地区的牦牛及平原牛高原适应的基因组学，对前述牦牛中的雌性牦牛基因测序并编制了基因图谱。经过对比，鉴定了 13 810 个同源基因家族分属于 4 个物种（牦牛、黄牛、人类及犬），其中 362 个基因是同属牦牛及黄牛的，而有 100 个基因则只有牦牛具有。这些基因与低氧传感感知及能量代谢密切有关，并具有丰富的对细胞外环境的感知和低氧应激有关的蛋白质编码基因。同时发现牦牛世系的正性选择和快速进化基因也极为丰富，这对其功能性适应及低氧下营养代谢的通道关系密切。这一结果对研究其他高原动物及人类的适应也有重要借鉴意义[21]。

　　在具体的基因调控上，下列物质具有重要作用。

　　（一）一氧化氮合酶与二甲基精氨酸

　　鉴于非对称性二甲基精氨酸（asymmetric dimethylarginine，ADMA）可通过拮抗 L- 精氨酸而抑制一氧化氮合酶（NOS），血浆中高水平的 ADMA 预示肺动脉高压的发展及预后，而动物适应高原的 ADMA—NO 通道值得研究。据此水野（Mizuno）等在吉尔吉斯斯坦对天山牦牛检测了血浆 ADMA 含量、内皮型一氧化氮合酶（eNOS）、二甲基精氨酸二甲胺氨水解酶（dimethylaminohydrolases，DDAH）蛋白表达及牦牛肺的 DDAH 活性。他们观察到尽管牦牛生活在低氧环境，但其心功能及肺动脉压力几乎是正常的。并发现其体内 DDAH 的表达及活性降低，伴有血浆 ADMA 含量的降低，而牦牛的 eNOS 表达却显著升高。这提示牦牛通过 ADMA—DDAH 通道及 eNOS 的上调共同促进内源性 NO 活性的增强，从而降低了肺血管的张力，这就是牦牛获得高原适应的结果 [22]。在青海高原医学科学研究院，对出生和生长在海拔 3 800 m 的 5 头雄性牦牛进行低压舱内的实验（模拟海拔 0 m、2 260 m、4 500 m），经心导管检测肺动脉压力，显示这些牦牛不出现低氧性肺血管收缩反应。当给予注射一氧化氮合酶抑制剂 N'- 硝基 –L- 精氨酸（N' N–itro–L–arginine，L–NNA）时，则平均肺动脉压（MPAP）升高，以海拔高处为显。说明牦牛之所以不发生高原低氧性肺动脉高压，是由于其内源性的一氧化碳合成增高 [23]。

（二）β - 激酶

鉴于 Rho–kinase（β - 激酶）是一种基础的血管张力调控剂，直接影响肺动脉压力，在天山对在海拔 3 000 m 出生及生长的 4 头雄性牦牛及 4 头公牛进行了研究。实验在海拔 3 100 m 进行，用心导管检测肺动脉压，同时在静脉注射法舒地尔（fasudil，是一种对 β - 激酶拮抗的盐酸水合物）（法舒地尔 60 mg 溶于 100mL 生理盐水，通过心导管以 3.3 mL/min 速率注入共 30 min），在注射前后各检测 MPAP。结果在公牛注射法舒地尔 15 min 后 MPAP 降低，从（67.8 ± 14.9）mmHg 降低到（32.3 ± 5.3）mmHg（$P<0.05$）；然而在牦牛则显示对 MPAP 的钝化反应只有很轻微的作用，MPAP 在注射 5 min 后由（28.2 ± 4）mmHg 降低到（25.1 ± 11.1）mmHg，在注射 30 min 后降至（23.2 ± 2.7）mmHg。这一发现提示，在牦牛这样肺动脉压处于稳定状态的高原适应动物，β - 激酶只有很小的作用 [24]。

（三）肌浆球蛋白重链 15

在美国科罗拉多海拔 2 000 m 以上高原放牧的牛极易发生胸档病，并有较高死亡率。肺动脉平均压（MPAP）具有中等遗传性而又有非遗传特征性，涉及一些主要的基因。近年来应用无创性检测 MPAP 仅可判定牛是否有低氧性肺动脉高压的危险，而基因检测则可确定牛是否适合生存于高原并加以筛选。英国国家医学研究所的内亚里（Neary）等对放牧在科罗拉多海拔 2 182 m 的 166 头适龄的安格斯（Angus）公牛进行了 3 个候选基因检测：肌浆球蛋白重链 15（myosin heavy chain 15，MYH15）、NADH 脱氢酶黄素蛋白 2（NADH dehydrogenase flavoprotein 2）及 FK 结合蛋白 1A，并检测与 MPAP 值的相关性。结果发现 MYH15 的 T 等位基因（rs29016420）的显性基因与较低的 MPAP 相关 [CC（47.2 ± 1.6）mmHg（$\bar{x} \pm S_{\bar{x}}$）；CT/TT（42.8 ± 0.7）mmHg，$P=0.02$]。牛的基因型比率是 CC、CT 及 TT 基因型各占 55%、41% 及 4%。按照有害性等位基因出现的高频率，似乎 MYH15 多态性对肺动脉高压的相对贡献率是小的，证实了曾推测的胸档病的多基因性。同时在喜马拉雅对牦牛检测 MYH15 等位基因频率，发现 T 等位基因纯合子的表达率为 100%。由此认为 MYH15 多态性与 MPAP 明显相关，这样可以协助判定牛是否适合生存于高原，将不适者加以筛除，同时也对人类低氧性肺动脉高压机制的研究提供了借鉴 [25]。

在此可以总结一下：牦牛为高原适应性动物，是长期遗传进化的结果，表现为肺血管从功能、结构和分子水平上对低氧性肺血管收缩呈钝化反应，不会发生低氧性肺动脉高压，从不发生胸档病。而平原种的黄牛迁饲到高原后处于习服（acclimatization）状态，如其习服成功，则可以生存于高原，但生命质量较低；如其习服失败，肺动脉平滑肌增生肥厚，表现为对低氧性肺血管收缩呈高反应性，则发展为胸档病（见第 62 章）。

第 4 节　血液学低氧适应

一、红细胞数及血红蛋白值

夏季，野牦牛在青藏高原甚至可以到达海拔 7 200 m，这与它们的红细胞系统有关，其红细胞（RBC）数量增加，而平均红细胞容积（MCV）变小，使红细胞的总表面积增大，提高了红细胞与氧间的呼吸面积，既提高了对氧的运载能力，又可以降低血浆的黏稠度，加快血流速度[26]。对西藏野牦牛与那曲、林芝的家牦牛相比较，发现野牦牛的平均红细胞容积降低，而其平均红细胞血红蛋白（Hb）浓度（MCHC）较高[27]。

牦牛在不同大气氧分压环境中的 RBC 数量和 Hb 值也发生了相应的生理性调整。曾观察到西藏羌塘高原那曲（4 500 m）牦牛的 Hb 含量高于藏南河谷林芝（3 000 m）的牦牛。从 Hb 电泳分离结果发现，生活在高海拔的那曲牦牛 Hb 电泳呈现 A、A2、A3 三个区带，而生活在较低海拔的林芝牦牛却只有 A 和 A2 两个区带[28]。

另有报道称，各种哺乳动物除个体间的 Hb（胎儿型 HbF 和成人型 HbA）有变异外，还有种间变异。在藏北那曲牦牛也发现了变异 Hb（A3），雄性牦牛变异 Hb 的数量高于雌性牦牛，差异极为显著（$P<0.001$）。他们认为，高原牦牛变异 Hb 的产生，除个体或种间因素外，可能主要是处于高海拔特殊环境下的低氧分压所致。将生活在海拔 4 500 m 的那曲牦牛与生活在海拔 3 000 m 的林芝牦牛相比，那曲牦牛的血液总量、RBC 数量、血细胞比容（Hct）和 Hb 含量都明显高于林芝牦牛。这些差异性，除与营养、健康状况、身体活动程度相关外，主要是长期生活于高海拔、低大气压力下的牦牛机体为适应特定的高原生态环境而产生的特异性适应性变异。海拔高度越高，大气氧分压越低，当牦牛血液含氧量降低时，可促使其血液总量、RBC 数、Hct、Hb 含量增加，以满足机体对氧的需求[14]。

RBC 不仅在数量上发生了变化，在形态上也发生了改变。西藏那曲牦牛虽然 RBC 数量增加，但 RBC 的体积小，故总的红细胞呼吸面积增大，对于血液获取更多氧十分关键，氧和 CO_2 等脂溶性气体自由透过 RBC 的数量增多；同时亦可降低血液的黏滞度，促进血流速度加快，以保证组织的氧供。还发现那曲牦牛 RBC 内 Hb 的平均含量小于林芝牦牛，说明高海拔牦牛每个 RBC 的重量较低海拔牦牛的为轻，有利于运转；那曲牦牛的 MCV 的平均百分比则大于林芝牦牛[28]。

尽管有的观察发现牦牛的血红蛋白含量有随海拔增高而增多的倾向[28]，但牦牛的血细胞比容值明显低于迁饲高原的黄牛，说明黄牛更多地依赖于增加红细胞数来提高携氧量，这是平原哺乳类动物高原习服（high-altitude acclimatization）的共同表现，而这将导致血液黏滞度增高、微循环障碍和心脏负荷增大等负效应。

还观察到藏绵羊、藏山羊也具有与牦牛相似的 RBC、Hb 特征 [27-30]。提示高山土生动物有共同的遗传进化特质，它们是高原适应（high-altitude adaptation）型的土生动物。

二、血红蛋白与氧的亲和性

牦牛的 Hb 与 O_2 有高亲和性，与平原奶牛的 Hb 对氧的亲和力相比，牦牛显著为高，表现为氧离曲线左移，因此在肺循环时血液可以结合大量的氧而运载到组织 [31,32]。关于 Hb 与氧高亲和性的机制，萨尔卡（Sarkar）等检测牦牛，发现其具有胎儿型血红蛋白（HbF），这一类型的 Hb 比成人型 Hb（HbA）对氧的结合力要强 [33]。韦伯（Weber）等对比了牦牛与平原牛 Hb 的结构，牦牛 Hb 的 β 链与平原牛相比，在 3 个位置上不同，与它们没有亚铁 Hb 或有关 [34]。牦牛 Hb 的 β 链与大多数哺乳动物的区别是 135 位的丙氨酸（H13）被替换成了缬氨酸，使亚铁 Hb 附近的链形成了一个大的疏水基团，这可能使 H- 螺旋发生了小的改变，改变了对氧的亲和力 [32]。

对牦牛血红蛋白 β 链基因多态性的研究发现 Hb 的 β 链发生了第 49、58、116 和 134 位处的氨基酸的突变，导致牦牛 Hb 对氧的亲和力要显著高于黄牛 [35,36]。亚当斯（Adams）等通过电泳法对 5 头牦牛 Hb 进行检测，发现牦牛的血红蛋白可以区分为"快速"和"慢速"两个类型，其中"慢速"型为该种系所特有的，"慢速"与"快速"型 Hb 的比率为 38 ∶ 62，两型共同分配在珠蛋白链上。但目前对"慢速"型 Hb 是否能增加 Hb 与 O_2 的亲和力而有利于高原适应尚不清楚。"慢速"型 Hb 是趋于高铁血红蛋白（methaemoglobin）的结构，后者曾在高原居民和美洲驼中发现过 [37]。

同时牦牛的血 2，3- 二磷酸甘油酸（2，3-diphosphoglycerate，2，3-DPG）为 0.04 μmol/g Hb（人体为 10.30 μmol/g Hb）。在高山土生动物包括禽类中极低的 2，3-DPG，显示了牦牛 Hb 与 O_2 有极强的亲和力。实际上值得注意的是，不同高原物种包括飞禽类的 Hb 性状及与氧的亲和性是存在差别的，也就是不同物种经血红蛋白的低氧适应有着不同的策略 [38]。

第 5 节　低氧呼吸适应

一、呼吸结构特征

牦牛的胸部结构特征明显。首先，牦牛有 14 对肋骨，比其他牛类多 1 对（也有报道称它有 15 对肋骨，比别的牛多 2 对），这构成了牦牛巨大的胸腔，使其通气效率提高，也允许其包含着发育良好的肺和体积较大的心脏。牦牛的肋骨狭窄而细长，肋间距大，肋间肌发达，因此其胸围很大。对牦牛肺形态学的研究观察到，其肺的重量占体重的 1.1% ~ 1.7%，其肺泡数目多、体积小，单位面积内肺血管的数目增多，毛细血管网广为分布，有利于提高肺的通气与血流灌注比值 [39]；同时肺泡隔内弹性纤维的含量增多，这有利于肺动脉血液向肺内灌注和缓冲肺动脉压的升高，同时有利于强力呼吸后肺组织的弹性回缩，促进肺内气体的排出 [30]。牦牛的心脏也较大，牦牛心脏重量为其体重的 0.5% ~ 0.8%，左、右心呈比例地发育良好；一项基于对 40 头成年牦牛心脏的研究发现，其右心室要比左心室的毛细血管化程度高，提示高原低氧下牦牛要以更加强大的右心室来应对血管压力导致的负荷，来保证心脏供血，以适应高原 [40]。

牦牛的气管也特别粗大，是巨大的呼吸通道。曾观察到天祝白牦牛的气管长度比其他牛的气管短，而气管的直径比其他牛大，这也见于其他牦牛。并且牦牛的鼻孔巨大，能增强空气的吸入量 [41]。据对 5 头雌性牦牛气管的测量，发现其气管的平均长度为 43 cm，气管的平均直径为 5.5 cm。牦牛气管的环形软骨狭窄，每个环形软骨之间的距离为 4 cm，使其能进行高频率的呼吸，以增加每次呼吸的通气量，使其在低氧环境下获取更多的氧 [42]。

二、颈动脉体细胞学特征

皆知，脊椎动物的呼吸驱动在低氧条件下是依靠作为周边化学感受器的颈动脉体（carotid body，CB），颈动脉体的主细胞中的暗细胞起着关键的感应作用。青海高原医学科学研究院对青海地区海拔 3 000 ~ 4 000 m 的 9 头牦牛、海拔 2 500 m 的 9 头从平原迁饲高原的黄牛及 12 头平原黄牛的颈动脉体进行光镜及电镜检测。结果相比于黄牛，牦牛的 CB 体积较小，在不同海拔牦牛的 CB 大小、形态及主细胞数量未见明显差异，而迁饲高原的黄牛 CB 体积较平原黄牛的增大 [43]。牦牛 CB 主细胞中明细胞、暗细胞和固缩细胞的数量百分比为 67.2% ∶ 28.2% ∶ 4.7%；迁饲黄牛为 78.5% ∶ 18.6% ∶ 2.9%；平原黄牛为 87.3% ∶ 10.2% ∶ 2.5%。牦牛暗细胞细胞核中的染色质较致密并有丰富的颗粒，而在迁饲黄牛的暗细胞则未见致密的颗粒。这一结果说明牦牛在高海拔低氧下有着强大的呼吸驱动，因此可以在海拔 5 000 m 达到每小时奔跑 40 km 的能力。而迁饲高原的黄牛则无此高原生理优势，势必易于导致高原缺氧而激发胸档病 [44]。

三、细胞对氧的利用

此外，牦牛在细胞对氧的利用及组织代谢上具有明显优势。有研究对比了黄牛、家牦牛和野牦牛子代的细胞组织的代谢特征，结果野牦牛可以降低组织中细胞的氧耗量，也就是能更经济有效地利用氧，从而以较低的代谢率来适应高原 [45]。更重要的是牦牛的乳酸脱氢酶（lactate dehydrogenase，LDH）的活力与海拔高度呈正相关，随着低氧程度的加重，这种酶活性的增加对代谢能量减耗及无氧代谢能力均有重要作用 [46]。

在分子水平的低氧适应中，相关基因受到机体总体调控而出现体内协调的互动—联动效应，而低氧诱导因子 -1（hypoxia inducible factor-1，HIF-1）起着关键的作用，HIF-1 是调节体内氧稳态的重要转录因子，它调控着基因下游的 60 多种靶基因。HIF-1 是一种低氧诱导结合蛋白，是由活性亚基 HIF-1α 和结构性亚基 HIF-1β 共同组成的异源二聚体，其中 HIF-1α 在低氧基因表达的调控中又起关键作用，牦牛对低氧下呼吸、循环基因表达的总体调控就是通过 HIF-1α 实现的 [47]。

根据考古学发现，牦牛早在更新世时期就由青藏高原向北分布，所以它是古老的物种在漫长的高原自然选择中演化而成的适应高原的优胜者。牦牛的进化适应使其通过正选择作用和基因变异而在功能性适应和代谢水平上均显示其优越性[48]。

第 6 节　杂交与遗传适应

牛类在发生高原低氧性肺动脉高压上有明显的遗传学印记。藏族称雄牦牛与雌黄牛的杂交种为"卓"（zhuo 或 Dzo）（图 94.8），其雌性（"卓姆"，Dzomo）有生殖力而雄性无。"卓姆"再与平原公牛杂交，产生的后代称为"斯杜尔"（Stol）（图 94.9）；"卓姆"再与公牦牛回交，产生的后代称为"嘎尔"（Gar）。这些杂交牛的外貌十分令人感兴趣，即鲜明地具有父系和母系的双重特征，这也明显地表现于其肺循环的生理学上[17,18]。

杂交牛类在肺动脉的压力及肺血管的结构上出现了令人惊异的中间型特征。阿南德（Anand）在海拔 4 500 m 对以上杂交牛类通过心导管检测其肺动脉压力，惊奇地发现卓表现出了中间型改变，即卓的肺动脉压既高于牦牛，又低于黄牛，而其肺动脉阻力则趋于牦牛而不趋向黄牛（表 94.1）；在肺血管的结构上，如将卓姆与黄牛杂交，则斯杜尔肺循环的功能结构更趋于黄牛，如将其与牦牛杂交，则嘎尔肺血管的功能结构趋于牦牛特性[17]。这就反映了一个现象，牦牛的杂交后代对低氧性肺血管收缩反应是逐代衰减的，其基因在高原适应中处于支配地位；而斯杜尔的结果则出现了两头分叉，属于单纯孟德尔交叉遗传（simple Mendelian inheritance），斯杜尔有一半特性与黄牛相同，提示其获得了黄牛基因的复制，而另一半则与牦牛相同，这样它既受黄牛的基因又受牦牛的基因支配。而嘎尔则与上述遗传理论不一致，其 MPAP 及 PAR 更趋于黄牛而不是牦牛。然而注意到接受检测的嘎尔仅为 1 岁龄，这可能与其生命早期肺小动脉的肌性退化不全有关。Anand 认为上述不同变化提示肺循环受多基因调控，而出现的不同杂交种在肺循环上的分离现象可能是一种常染色体显性（autosomal dominant）的遗传模式，由此而丧失低氧性肺动脉收缩反应[17]。

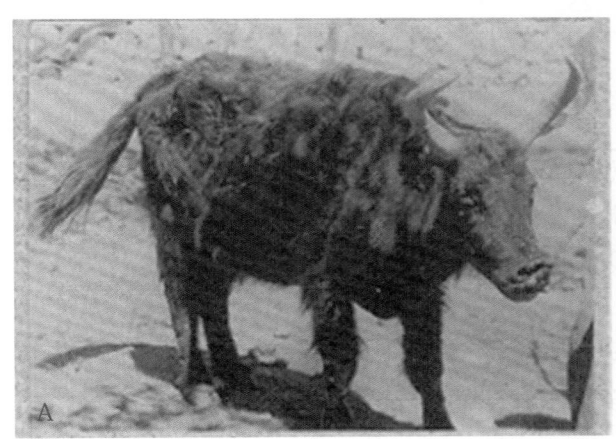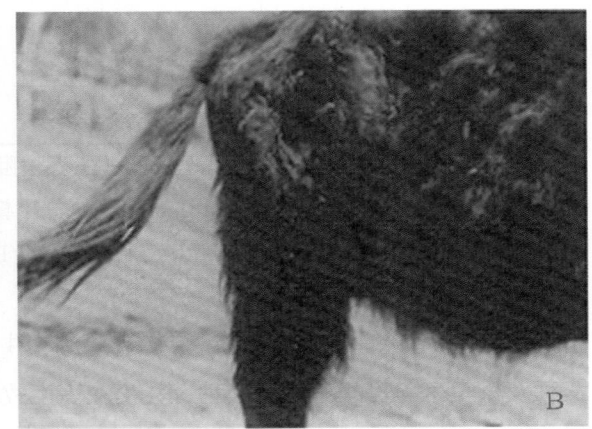

图 94.8　卓

雄牦牛与雌黄牛的杂交种藏族称为"卓"（zhuo 或 Dzo），生活在喜马拉雅海拔 4 500 m。外貌特征：有长的向上翻起的角（A）及短的浓密的尾巴和下腹部长满粗毛（B）。（引自 Anand et al., 1986）

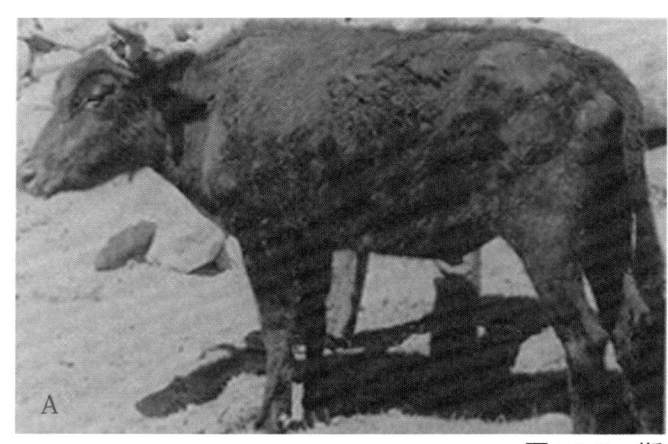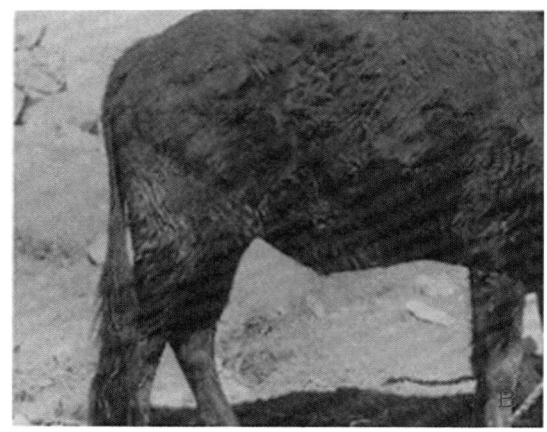

图 94.9 斯杜尔

卓的雌性（卓姆，Dzomo）有生殖力，卓姆再与平原公牛杂交称为"斯杜尔"（Stol），生活在喜马拉雅海拔 4 500 m。外貌特征：触角短而笔直（A），长而稀疏的尾巴及肌性的下腹部（B）。（引自 Anand et al., 1986）

表 94.1 生活在喜马拉雅海拔 4 500 m 的高原黄牛、牦牛及其杂交种的肺循环特征

物种	杂交	n	MPAP/mmHg	PAR/mmHg·min⁻¹	RV/LV+S	MT/%
牦牛（yak）	—	5	20	0.58	—	—
	—	1	17	—	0.36	3.1
高原黄牛（highland cattle）	—	6	27	1.92	—	—
卓（Dro）	Cow×yak	6	21	0.79	—	—
		2	21.5	0.79	0.32	5.4
斯杜尔（Stol）	Dzomo×bull	7	25	1.46	—	—
		2	23.5	1.24	0.33	3.3
嘎尔（Gar）	Dzomo×yak	1	25	2.53	0.35	6.8

注：MPAP—肺动脉平均压；PAR—肺动脉阻力；RV/LV+S—右心室重/左心室重+室间隔重；MT—肺小动脉中层厚度（medial thickness），计算肺小动脉平滑肌厚度占肺小动脉血管外径（external diameter，ED）的百分比，即 MT% = MT（μm）/ED（μm）×100%。

在尼泊尔北部喜马拉雅地区可以观察到牦牛与 2 种杂交牛相比，即雌牦牛与西藏黄牛的公牛杂交种及雄牦牛与母奶牛的杂交种，牦牛在高山牧场（2 300 ~ 4 900 m）比杂交牛的适应性都好[49]。另外在喜马拉雅北部海拔 4 500 m 放牧的 12 头哺乳的牦牛和牦牛与塔乌鲁斯平原牛的杂交种（*B. taurus* × *B. grunniens*）对比的结果显示，牦牛保持着原有的体重及乳汁分泌量，而杂交牛则体重下降、产乳量减少及体能不足，提示杂交牛的生命质量在高海拔地区仍较牦牛为低[50]，牦牛更具有遗传进化的优势。

第 7 节　趋 同 进 化

不同的物种对环境的应激往往会出现类似的趋同的适应性特征。目前已知这种趋同进化（演化）（convergent evolution）也被称为平行进化（parallel evolution），是建立在基因水平上的。找到某种趋同进化的分子标志物则可以理解为什么不同物种会有共同的适应机制。为此兰州大学的学者们对青藏高原的 2 种适应性土生动物：牦牛（*Bos grunniens*）及藏羚羊（*Pantholops hodgsonii*）进行研究，它们均有一系列对高原适应的策略及特性，而是否在基因水平上有着趋同性？由此用基因组学的方法对比了以上 2 种动物，结果发现有 1 个共同基因，即 *SOCS*4（细胞激动素信号 4 的抑制物，suppressors of cytokine signaling 4），受到低氧诱导因子 -1α（hypoxic-inducible factor-1α，HIF-1α）的调控，这可能是此二物种趋同进化的一个标志，是此二物种在高原遗传进化中趋同演化显著的一个案例，也提供了高原适应动物的重要信号[31,32]。尽管经历了长期的生物进化过程，牦牛当前依然保存着基因多样性，在表型上反映出它强大的高原适应能力[33]。

这一趋同进化在肺循环上表现得尤为突出。在南美安第斯，美洲驼（*Lama glama*）的肺小动脉肌层菲薄，肺细小动脉无平滑肌，无右心室肥大，LV/RV 比值增高。美洲驼肺动脉树的薄壁反映了对低氧的遗传进化，然而丧失了对低氧的肺血管收缩反应[52-54]（图 94.10）。这一肺血管的功能结构特征正好和牦牛相一致[4]。但美洲驼是属于生活在高原的驼类家族，而牦牛是属于生活在高原的牛类家族（*B. taurus*），而且前者生活在安第斯山脉，后者生活在喜马拉雅和青藏高原，两者远隔重洋，是完全不同的物种[55]。更有意思的是，在南美的一种安第斯高山兔（mountain-viscacha，*Lagidium peruanum*），生活在近海拔 5 000 m，竟然也有非常菲薄的肺小动脉[56]（图 94.11 和表 94.2），这又和青藏高原的高原鼠兔十分一致。这似乎是高原哺乳类动物对高原适应的共同生理解剖学特征，在自然选择过程中辐射出趋同进化的生物现象。

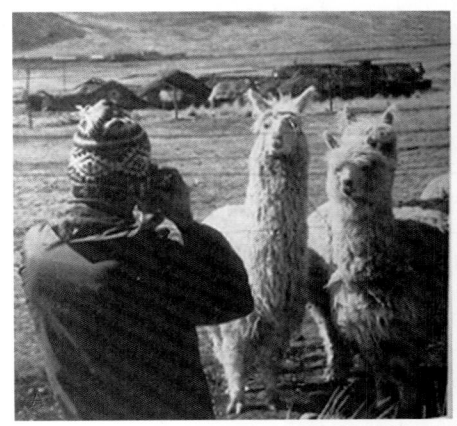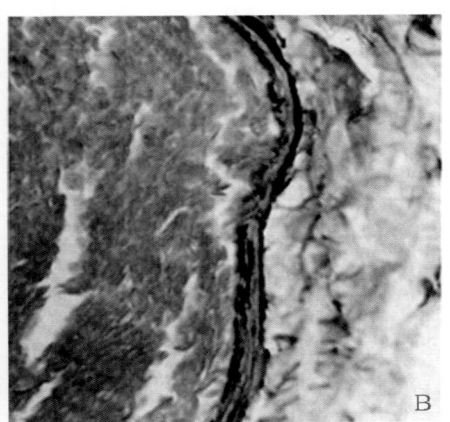

图 94. 10　安第斯的美洲驼和羊驼及美洲驼的肺小动脉

A—安第斯的美洲驼（A 左）和羊驼（A 右）；B—美洲驼肺小动脉的纵切面，在内膜和外弹力层间是菲薄的平滑肌层，VEG，×600。（引自 Heath，1995）

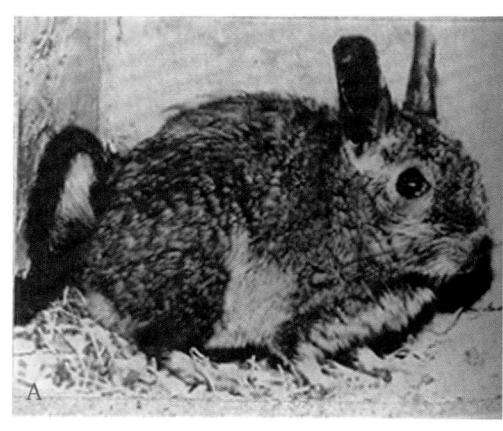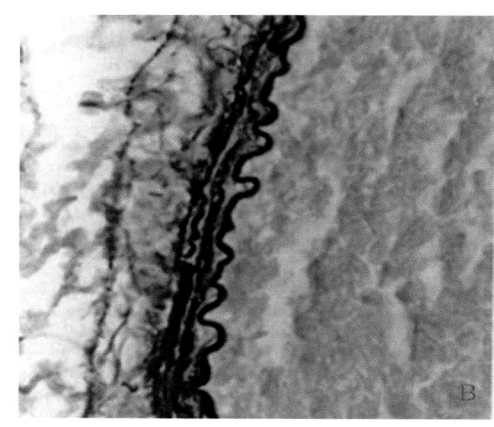

图 94.11 安第斯高山兔及肺小动脉

A—安第斯高山兔（mountain-viscacha）；B—安第斯高山兔肺小动脉的纵切面，在内膜和外弹力层间是菲薄的平滑肌层，VEG，×600（引自 Heath，1981）。

表 94.2 高山土生动物的肺小动脉中层结构的共性

物种	肺小动脉中层厚度（均值 %）	LV/RV	地区	海拔 /m	参考文献
美洲驼*	4.4	—	赛罗·德·帕斯科	4 330	[38]
美洲驼	3.8	3.5	Rancas, Peru	4 720	[39]
美洲驼	4.9	3.0	Rancas, Peru	4 720	[39]
美洲驼	4.1	2.6	La Raya,Peru	4 200	[40]
美洲驼	5.8	2.6	La Raya,Peru	4 200	[40]
羊驼	4.4	3.1	La Raya,Peru	4 200	[40]
野生种红褐色美洲驼	6.0	3.1	London**	海平面	[40]
野生种红褐色美洲驼	4.2	3.1	London	海平面	[40]
美洲驼	4.6	3.7	London	海平面	[40]
牦牛	3.1	2.8	Nepal	4 000	[4]
安第斯高山兔	5.0	3.1	La Raya, Peru	4 200	[42]
安第斯高山兔	4.7	2.9	La Raya, Peru	4 200	[42]
安第斯高山兔	5.1	3.6	La Raya, Peru	4 200	[42]
安第斯高山兔	4.5	3.4	La Raya, Peru	4 200	[42]

注：*—安第斯美洲驼类分为 3 种，美洲驼（Llama）、羊驼（Alpaca）和野生种红褐色美洲驼（Guanaco）；**—美洲驼是获得高原遗传适应的物种，并不因在海平面养育而使肺血管结构发生改变。

参 考 文 献

[1] LINNAEUS C. Systema naturae per regna tria naturae secundum classes, ordines, genera, species, cum characteribus, defferentiis, synonomis, locis. Tomus I[M]. Editio duodecima, reformata, Holmiae. Stockholm: Laurentii Salvii, 1788.

[2] PRZEWALSKI NM. Iz Zaisana cherez Khami v Tibet i na verkhov' ya Zheltoi reki [From Zaisan through Khami to Tibet and to the headwater of the Yellow River][M]. St. Petersburg: v.s. Balasheva, 1883.

[3] HOFFMAN RS. The Tibetan plateau fauna: A high altitude desert associated with the Sahara-Gobi[M]// MCNEELY JA, NERONOV JA. Mammals in the Palaearctic desert: Status and trends in the Sahara-Gobian region. Moscow: UNESCO Man and Biopere Program, 1991: 285-297.

[4] 蔡立. 中国牦牛[M]. 北京: 农业出版社, 1992: 23-24.

[5] WIENER G, HAN JL, LONG RJ. The Yak[M]. 2nd ed. The regional Office for Asia and the Pacific, Bangkok: Food and Agricuture Organization of the United Nations, 2003.

[6] SCHALLER G. Wildlife of the Tibetan Steppe[M]. Chicago: Univ of Chicago Press, 1998.

[7] DOLT KS, MISHRA MK, KARAR J, et al. cDNA cloning, gene organization and variant specific expression of HIF-1α in high altitude yak (*Bos grunniens*) [J]. Gene, 2007, 386: 73-80.

[8] HASSANIN A, ROPIQUET A. Molecular phylogeny of the tribe Bovini (Bovidae, Bovinae) and the taxonomic status of the Kouprey, Bos sauveli Urbain 1937[J]. Molecular Phylogenetic and Evolution, 2004, 33: 896-907.

[9] FLEROW CC. Zur geographischen verbreitung der gattung poephagus im pleistozan und holozan[J]. Quartarpalaontolog, 1980, 4: 123-126.

[10] 中国科学院古脊椎动物与古人类研究所. 札达盆地的披毛犀: 冰期动物群与青藏高原[EB/OL]. [2011-10-08]. http://www.kepu.net.cn/gb/special/20110906_pmx/index.html.

[11] QIU Q, ZHANG GJ, MA T, et al. The yak genome and adaptation to life at high altitude[J]. Nature Genetics (Letters), 2012, 44 (8): 946-951.

[12] MEYER MC. Holocene glacier fluctuations and migrations of Neolithic yak pastoralists into the high valleys of northwest Bhutan[J]. Quart Sci, 2009, 28: 1217-1237.

[13] ZHANG RC. Yak of China[M]. Lanzhou: Gansu Scientific and Technical Publishers, 1989.

[14] QIU Q, WANG LZ, WANG K, et al. Yak whole-genome resequencing reveals domestication signatures and prehistoric population expansions[J/OL]. Nature Communications, 2015, 6: 1-7. [2015-12-22]. https://www.nature.com/articles/ncomms/0283.pdfDOI:1038/ncomms10283.

[15] HECHT HH, KUIDA H, LANGE RL, et al. Brisket disease. Ⅱ. Clinical features and hemodynamic observations in altitude-dependent right heart failure of cattle[J]. Am J Med, 1962, 32: 171-177.

[16] BLIGH J. The additive stresses of hypoxia and cold exposure：brisket disease in cattle[M]//SUTTON JR，HOUSTON CS，GOATES G. New York：Hypoxia and Cold. Praeger，1987：178–182.

[17] ANAND IS，HARRIS E，FERRARI R，et al. Pulmonary haemodynamics of the yak，cattle，and cross breeds at high altitude[J]. Thorax，1986，41：696–702.

[18] HEATH D，WILLIAMS D，DICKINSON J. The pulmonary arteries of the yak[J]. Cardiovasc Res，1984，18：133–138.

[19] ZHOU JX，YU SJ，HE JF，et al. Segmentation features and structural organization of the intrapulmonary artery of the yak[J]. Anat Rec，2013，296：1775–1788.

[20] ANTHONY G，DURMOWICZ F. Functional and structural adaptation of the yak pulmonary circulation to residence at high altitude[J]. J Appl Physiol，1993，74（5）：2276–2285.

[21] QIU Q，ZHANG G，MA T，et al. The yak genome and adaptation to life at high altitude[J/OL]. Nature Genetics，2012，32：4946–4949. [2012–07–01]. https://www.nature.com/articles/ng.2343. DOI:1038/ng.2343.

[22] MIZUNO S，ISHIZAKI T，TOGA H，et al. Endogenous asymmetric dimethylarginine pathway in high altitude adapted yaks[J/OL]. BioMed. Res. Int，2015: 196904[2015–08–26]. http://dx.doi.org/10.1155/2015/196904.

[23] ISHIZAKI T，KOIZAMI T，RUAN Z，et al. Nitric oxide inhibitor altitude–dependently elevates pulmonary arterial pressure in high–altitude adapted yaks[J]. Respir Physiol Neurobiol，2005，146：225–230.

[24] ISHIZAKI T，MIZUNO S，SAKAI A，et al. Blunted activation of Rho–kinase in yak pulmonary circulation[J]. BioMed Res Int，2015: 720250.

[25] NEARY MT，NEARY JM，LUND CK，et al. Myosin heavy chain 15 is associated with bovine pulmonary arterial pressure[J]. Pulm Circ，2014，4（3）：496–503.

[26] 彭先文，欧阳熙. 野牦牛的生态适应性[J]. 家畜生态，1999，20（3）：20–23.

[27] 蔡全林. 西藏绵羊、山羊、黄牛、牦牛生理指标检测[J]. 中国兽医杂志，1980，2：44–46.

[28] JIAN JC，GAME RZ，HE ML. Comparison of the Tibetan plateau yak blood physiology values from different altitudes[J]. Chin J Animal Veter Science，1991，22：20–26.

[29] 车发梅，史福顺，李莉. 不同海拔地区牦牛血红蛋白、肌红蛋白含量的检测[J]. 家畜生态学报，2007，5：35–37.

[30] 俞红贤. 藏羊肺组织形态测量及其与高原低氧的关系[J]. 中国兽医科技，1999，29（7）：15–16.

[31] LALTHANTLUANGA RH，WIESNER H，BRAUNITZER G. studies of yak hemoglobin（*Bos grunniens*，Bovidae）：structural basis for high intrinsic oxygen affinity[J]. Chemistry Hoppe–Seyler，1985，336：63–68.

[32] PRASAD SK. The yak–a valuable genetic resource of alpine region[J]. Ind J Animal Sci，1997，67：517–520.

[33] SARKAR M，DAS DN，MONDAL DB. Fetal hemoglobin in pregnant yaks（Poephagus grunniens L）[J].

Veterinary J，1999，158：68-70.

[34] WEBER RE，LALTHANTLUANGA R，BRAUNITZER G. Functional characterization of fetal and adult yak hemoglobins：an oxygen binding cascade and its molecular basis[J]. Arch Biochem Biophys，1988，263（1）：199-203.

[35] 成述儒，潘建华，王建福. 牦牛血红蛋白 β 链基因多态性分析[J]. 中国农业通讯，2014，30（32）：1-5.

[36] 朴影，郑玉才，金素珏. 牦牛血红蛋白 β 链基因的克隆及序列分析[J]. 四川动物，2007，1：11-14.

[37] ADAMS WH，GRAVES TL，PYAKURAL S. Hematologic observations on the yak[J]. Proceedings of the Society for Experimental Biology and Medicine，1975，148：170-176.

[38] 董鸿彬，洪欣，尹昭云. 血红蛋白与高原适应[J]. 国外医学（卫生学分册），2004，（4）：220-223.

[39] 杨超，丁学智，钱娇玲. 牦牛适应青藏高原环境的组织解剖学研究进展[J]. 中国畜牧杂志，2017，53（3）：18-24.

[40] BELKIN VS，ASTKHOV OB，GUTOROV SL. Capillarization of myocardium in the yak[J]. Arkh Anat Cristol Embriol，1985，88：53-57.

[41] ZHANG RC. Anatomical physiology of yak adapting to the low oxygen content on the high plateau[C]// Proceedings of the First international Congress on Yak. Lanzhou：P.R.China，1994：236-240.

[42] LI SH. The observation on yak's heat resistance[M]//A research on the utilization and exploitation of grassland in the northwestern part of Sichuan province. Chengdu：Sichuan Nationality Publishing House，1984：171-174.

[43] 刘风云，马岚，胡琳，等. 慢性低氧下牦牛和迁饲黄牛颈动脉体组织形态的比较研究[J]. 解剖学报，2016，39（3）：272-276.

[44] 吴天一，刘风云，马岚. 青藏高原牦牛颈动脉体研究[J]. 高原科学研究，2017，1：67-103.

[45] BA JL. Study of intensity of tissue respiratory metabolism in the calves of domestic yak and Filial-generation of wild yak[C]//Proceedings of the First International Congress on Yak. Lanzhou：P.R.China，1994：266-269.

[46] DIN XZ，LIANG CN，GUO X，et al. Physiological insight into the high-altitude adaptations in domesticated yaks（Bos grunniens）along the Qinghai-Tibetan plateau altitudinal gradient[J]. Livestock Science，2014，162：233-239.

[47] DOLT KS，MISHRA MK，KARAR J，et al. cDNA cloning, gene organization and variant specific expression of HIF-1α in high altitude yak（Bos grunniens）[J]. Gene，2007，386：73-80.

[48] QIU Q，ZHANG GJ，MA T，et al. The yak genome and adaptation to life at high altitude[J]. Nature Genetics（Letters），2012，44（8）：946-951.

[49] DONG SK，WEN L，ZHU L，et al. Indigenous yak and yak-cattle crossbreed management in high altitude areas of northern Nepal：A case study from Rasuwa district[J]. African J Agricul Res，2009，4（10）：957-967.

[50] BARSILA SR, DEVKOTA NR, KREUZER M, et al. Effects of different stocking densities on performance and activity of cattle × yak hybrids along a transhumance route in the Eastern Himalaya[J]. Springer Plus, 2015, 4: 350–398.

[51] WANG Z, MA T, MA JC, et al. Convergent evolution of *SOCS*4 between yak and Tibetan antelope in response to high–altitude stress[J/OL]. Gene, 2015, 572 (2): 153–306[2015–11–10]. http://dx.doi.org/10.1016.

[52] HEATH D, CASTILLO Y, ARIAS–STELLA J, et al. The small pulmonary arteries of the llama and other domestic animals native to high altitude[J]. Cardiovasc Res, 1969, 3: 75–82.

[53] HEATH D, SMITH P, WILLIAMS D, et al. The heart and pulmonary vasculature of the llama (*Lama glama*) [J].Thorax, 1974, 29: 463–468.

[54] HARRIS P, HEATH D, SMITH P, et al. Pulmonary circulation of the llama at high and low altitudes[J]. Thorax, 1982, 37: 38–42.

[55] HEATH D, WILLIAMS DR. Pulmonary vasculature of adapted animals[M]//High Altitude Medicine and Pathology. Oxford: Oxford University Press, 1995: 404–405.

[56] HEATH D, WILLIAMS D, HARRIS P, et al. The pulmonary vasculature of the mountain–viscacha (*Lagidium peruanum*) . The concept of adapted and acclimatized vascular smooth muscle[J]. J Comp Pathol, 1981, 91: 293–298.

第 95 章　高原其他动物的适应

第 1 节　白　唇　鹿

　　白唇鹿（white-lipped deer）（学名：*Gervus albirostris*, Przewalski, 1883），偶蹄目，鹿科，鹿亚科，鹿属。只存在于中国，为青藏高原特有种，藏族称"哈玛"。1883 年，俄国生物学探险家尼古拉·米哈依洛维奇·普尔热瓦尔斯基（Nicolai Mikhailovitch Przewalski）在甘肃肃北县党河南山获得标本。1927 年美国艾伦（Aaron）又在四川的巴塘获得标本，从此便为国际动物学界广为关注。其实我国对此物种早有认识，如《神农本草经》早有记载，藏医则称之为"夏哇曲迦"。雄性的白唇鹿未骨化密生茸的幼骨或全骨，为珍贵药材。然而藏族对白唇鹿十分珍爱，视其为"神鹿"，禁止捕猎杀生，这正是这一物种在历史上能繁衍昌盛形成巨大种群的原因[1]。

一、生物学特征

　　该物种为大型鹿类，体重在 200 kg 以上，体长 1.55 ~ 1.9 m，肩高 1.2 ~ 1.45 m，臀高 1.15 ~ 1.35 m，站立时，其肩部略高于臀部。在臀部尾巴周围有黄色斑块，因此当地人也称它为"黄臀鹿"。雄鹿具茸角，一般有 5 叉，个别老年雄体可达 6 叉，第 2 叉离眉叉远，角的主干扁平，故也称其"扁角鹿"。雌鹿无角（图 95.1）。鼻端裸露，上下嘴唇、鼻端四周及下颌终年纯白色，故而得名[2]（图 95.2）。

　　白唇鹿是一种典型的高寒地区的山地动物，分布海拔在 3 500 m 以上，活动上限达海拔 5 100 m。白唇鹿姿态优雅，喜群居，除繁殖季节外，雌雄成体均分群活动，终年漫游于一定范围的山麓、平原、开阔的沟谷和山岭间。它们的食物主要是禾本科和莎草科植物。仅在中国有分布，主要分布在青藏高原及其边缘地带的高山草原地区，包括青海、西藏、甘肃北部、四川西部、云南北部五个省区[3]。

二、生理学特征

　　这方面的研究资料较少。青海师范大学生物系陈俊民等曾对青海祁连鹿场（3 100 m）随机选择的 12 头成年雄性白唇鹿进行研究，年龄在 6 ~ 14 岁，对高原白唇鹿的静脉血血清蛋白质、电解质、糖类、脂类、酶类及肝脏功能等 23 项指标进行了检测。方法为每日清晨空腹抽血，先在臀部肌肉注射保定 2 号麻醉药，然后在颈静脉采血，按标准检测法实施各项检测，并将其结果与平原梅花鹿的相关指标对比[4]，结果见表95.1。

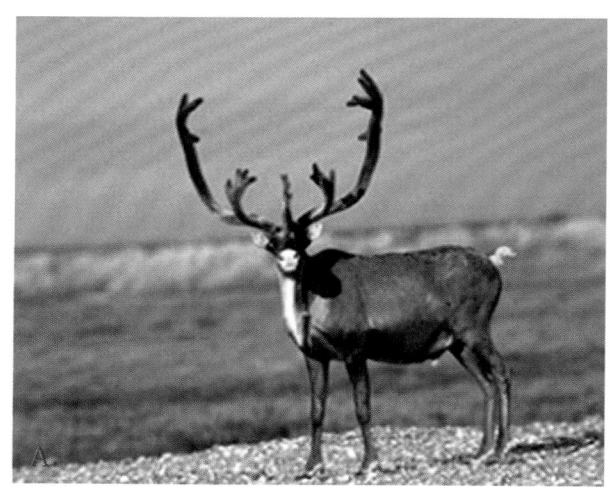 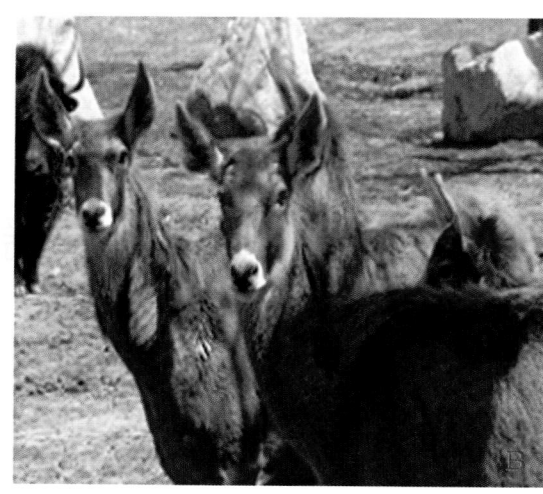

图95.1　白唇鹿的雄性和雌性

A—白唇鹿雄鹿头上长有淡黄色的角，角干的下基部呈圆形外，其余均呈扁圆状，特别是在角的分叉处更显得宽而扁，所以又有"扁角鹿"之称；B—雌鹿头上无角，鼻端裸露，温文尔雅。

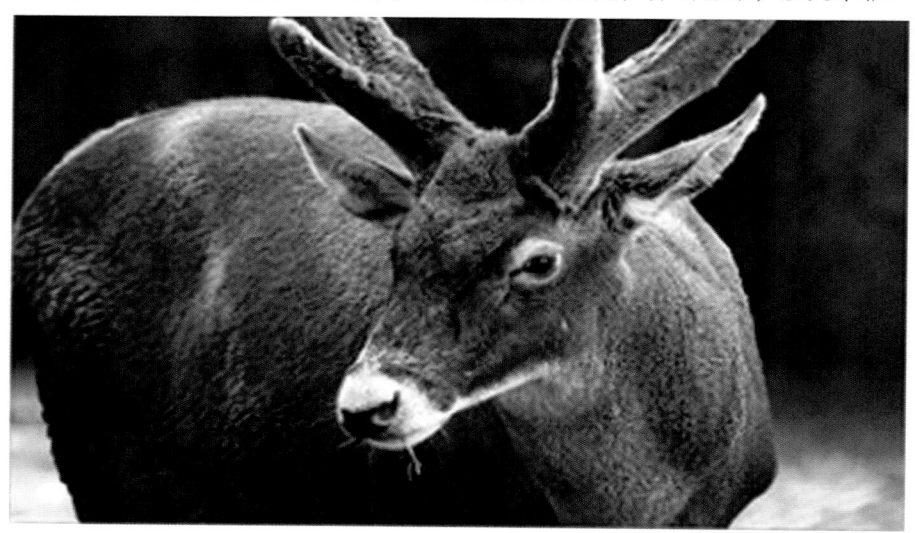

图95.2　白唇鹿上下嘴唇、鼻端四周及下颌终年纯白色，故名白唇鹿

表95.1　高原白唇鹿血清生化成分检测结果

指标	样本数（n）	均值（$\bar{x}$）	标准差（$\pm s$）
总蛋白 /g·L^{-1}	12	63.87	5.43
白蛋白 /g·L^{-1}	12	31.74	3.54
球蛋白 /g·L^{-1}	12	32.14	6.6
白蛋白 / 球蛋白（A/G）	12	1:1.07	—

续表

指标		样本数（n）	均值（$\bar{x}$）	标准差（$\pm s$）
血清蛋白电泳	白蛋白	12	0.68	0.06
	α1	12	0.03	0.01
	α2	12	0.04	0.01
	β	12	0.09	0.01
	γ	12	0.17	0.04
钾 /mmol·L^{-1}		12	8.89	2.34
钠 /mmol·L^{-1}		12	147.5	6.16
氯 /mmol·L^{-1}		12	107.3	5.68
钙 /mmol·L^{-1}		12	1.72	0.26
镁 /mmol·L^{-1}		12	0.96	0.05
磷 /mmol·L^{-1}		12	2.3	0.72
铁 /mmol·L^{-1}		6	48.26	28.0
尿素氮 /mmol·L^{-1}		12	9.62	1.99
CO_2 结合力 /mmol·L^{-1}		12	16.35	2.83
胆固醇 /mmol·L^{-1}		12	1.8	0.58
甘油三酯 /mmol·L^{-1}		12	1.13	0.09
β- 脂蛋白 /g·L^{-1}		12	0.77	0.54
葡萄糖 /mmol·L^{-1}		12	8.45	2.67
乳酸脱氢酶 /μmol·L^{-1}		12	32.36	4.01
尿酸 /μmol·L^{-1}		5	62.38	26.37
肌酐 /μmol·L^{-1}	9	165.06	23.58	—
肌酸 /μmol·L^{-1}	8	107.78	21.72	—
谷 - 丙转氨酶 /nmol·S^{-1}·L^{-1}	12	753.83	176.06	—
ZnTT/ 孔氏单位	12	2.23	1.53	—
HbsAg	12	阴性	—	—

以上结果显示高原（3 100 m）白唇鹿血清总蛋白含量（63.87±5.43）g/L 低于西宁鹿场（2 270 m）白唇鹿的（77.3±2.7）g/L[5] 和平原梅花鹿的（86.9±2.2）g/L 血清蛋白含量，即血清总蛋白含量有随海拔高度增加而降低的趋势。高原白唇鹿血清蛋白含量较低，可降低血液黏滞度，使血流速度增快，有利于氧的运输，这可能是一种适应机制。

高原白唇鹿血清蛋白电泳显示 5 条区带，各组分的比例不同，从高到低依次为：白蛋白、γ-球蛋白、β-球蛋白、α_2-球蛋白和 α_1-球蛋白。此排列顺序与平原梅花鹿血清蛋白的电泳结果比较一致[6,7]。高原白唇鹿血清中钾、钠离子浓度与平原梅花鹿相比较高，这可能与高原低氧导致红细胞增多及糖代谢过程加强有关。当细胞内糖原分解加强时，钾离子由细胞内释放到细胞外，从而引起血钾浓度增高[8]。高原白唇鹿血清葡萄糖的含量高于平原梅花鹿，差异极为显著。高原白唇鹿血糖较高可能是对低氧适应的一种表现。低氧环境下机体组织将糖作为主要的能源供应，可节省氧的消耗，低氧时肝脏的糖异生过程加强，血糖浓度增高，可及时补充肌糖原的消耗，有利于白唇鹿在激烈运动时能量的供应和补充[9]。

高原白唇鹿的血清乳酸脱氢酶（LDH）的含量高于平原梅花鹿，此结果与其血糖含量较高相对应。高原白唇鹿的血清 LDH 含量较高提示其在低氧下的无氧酵解能力增强，同时 LDH 对于在低氧下糖代谢的调节具有重要作用[10]。

第 2 节　藏　羚　羊

藏羚羊（Tibetan antelope）（学名 *Pantholops hodgsonii*），简称藏羚，为偶蹄目，反刍亚目，牛科，羊亚科，藏羚属，藏羚羊种。别名长角羊，藏族称"佐"，是我国青藏高原独有的物种，为我国一级保护动物。体长 135 cm，肩高 80 cm，体重 45～60 kg，雌性略小。头形宽长，吻部粗壮，鼻部宽阔略隆起。雄性具黑色长角（图 95.3）。栖息于海拔 3 700～5 500 m 的高山草原、草甸和高寒荒漠地带，早晚觅食，善奔跑，可结成上万只的大群。夏季雌性沿固定路线向北迁徙至青海可可西里卓乃湖、太阳湖产羔，秋季沿原路返回与雄性合群。由于常年处于低于零度的环境，通体被厚密绒毛，即优质的藏羚绒。

藏羚羊主要分布在青海可可西里、藏北羌塘和新疆阿尔金山地区的高原荒漠、冰原冻土地带及湖泊沼泽周围。这些地区海拔均在 4 500 m 以上，年平均温度 -4℃，常年狂风大雪，自然条件极其恶劣。然而在千万年的自然选择下，藏羚羊获得了对高寒缺氧的进化适应，成为高原"完美"的大型哺乳动物。它们敏感机警、性格刚强、动作敏捷，耐高寒，抗缺氧，与冰雪为伴，以严寒为友，是青藏高原上体现顽强生命力的生物活化石，而被誉为"高原精灵"[11]。

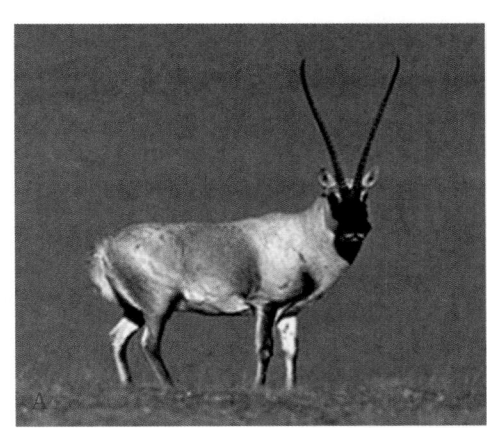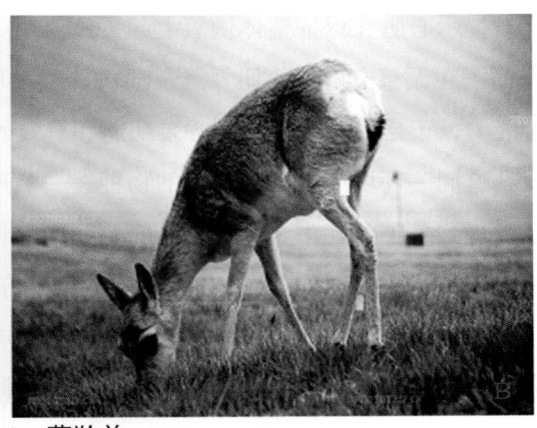

图 95.3　藏羚羊

藏羚羊的外形特征非常显著。雄性壮硕威武，具黑色长角，面部和四肢的前缘为黑色或黑褐色，吻部粗壮多毛，上唇宽厚，没有眶下腺；雌性略小，头形宽长，吻部粗壮，通体的被毛都非常丰厚细密，呈淡黄褐色。A—雄藏羚羊；B—雌藏羚羊。

一、青藏高原的古老物种

关于藏羚羊这一物种的起源，学者们认为提供了青藏高原地方性物种的一个典型例子，其祖先可以向上追溯到晚中新世。在青藏高原北部的柴达木盆地，库羊（*Qurliqnoria*）是一种绝灭的牛科动物，具有直而向上的角心，一直被认为是藏羚羊的祖先。在西藏札达盆地的早上新世地层中也发现了一件库羊的破碎角心。重要的是，柴达木盆地晚中新世的哺乳动物已开始显示出一定的局部地方化水平。一些特别的牛科动物，如柴达木兽（*Tsaidamotherium*）、敖羚（*Olonbulukia*）、库羊、托苏羊（*Tossunnoria*），还有一种叉角鹿，几乎只分布在柴达木地区。一个藏羚羊的更新世绝灭种*Pantholops hundesiensis*在靠近中印边境尼提山口的高海拔地区被发现。假定库羊与藏羚羊有如其角心形态所指示的那样密切相关，则藏羚羊的青藏高原起源说具有可信性。总之，藏羚羊是青藏高原的一个古老物种[12]。

二、可可西里为演化中心

根据"物竞天择，优胜劣汰"的自然法则，在自然选择的生命演绎中，可可西里选择了藏羚羊，藏羚羊也选择了可可西里，从而成为这一物种的演化中心。在可可西里这一独特的环境中，藏羚羊是有着独特的生理习性和生理结构的物种，每一只藏羚羊身上都凝聚着被可可西里这块严酷土地筛选、淬炼、凝结过的生命密码，因此藏羚羊是"可可西里之魂"。

三、低氧适应机制

由于藏羚羊受到严格保护，故目前对其高原低氧适应的机制的研究有限。有一些组织形态学的研究，对比可可西里藏羚羊与藏系绵羊心肌细胞的线粒体数，前者比后者显著为多，而且藏羚羊细胞线粒体体积更大，嵴的排列更为紧密，由此保证了在低氧下心肌细胞对能量的获取[3]。可可西里藏羚羊心肌和骨骼肌中，肌红蛋白的含量也明显高于藏系绵羊。藏羚羊心肌中肌红蛋白的含量又高于骨骼肌，提示心脏在保证整体供氧上起关键作用。同时，藏羚羊心肌及骨骼肌中乳酸脱氢酶活性增强，保证了在无氧酵解下心肌及骨骼肌的能量供应[13,14]。所以藏羚羊在海拔 4 000 m 以上具有的飞速奔跑能力，正是由于它强大的心泵功能和有效的氧供系统。

也就在这同一环境中，两个古老的物种——藏羚羊和野牦牛共同经历了漫长的进化历程，目前初步已经发现藏羚羊与牦牛（*Bos grunniens*）有一个共同基因，即 *SOCS4*（细胞激动素信号 4 的抑制物，suppressors of cytokine signaling 4），受到低氧诱导因子 –1 α（hypoxic-inducible factor-1 α，HIF-1 α）的调控。藏羚羊与野牦牛均有一系列共同的对高原适应的策略及特性，这可能是此二物种趋向进化的一个标志，也提供了高原适应动物的重要特征[15]，它们是高原适应标志性的基石动物。

第 3 节 雪 豹

雪豹（snow leopard 或 ounce，学名 *Panthera uncia* 或 *Uncia uncia* Schreber，1776），是一种重要的大型猫科食肉动物和旗舰种，由于其常在雪线附近和雪地间活动，故名"雪豹"。在中国也称为草豹、艾叶豹、荷叶豹，在青藏高原多称为草豹，藏族称"斯"。雪豹属哺乳纲（Mammalia），食肉目（Carnivora），猫科（Felidae），雪豹属（*Uncia*），雪豹（*U. uncia*，Schreber，1776）。雪豹有 2 个亚种。在《世界哺乳动物手册》上，其亚种名分别为 *U. u. uncia* 和 *U. u. uncioides*，前者分布于中亚及东北方的蒙古和俄罗斯，后者分布于中国西部地区和喜马拉雅山脉[16]。

2011 年魏磊等人研究《豹属线粒体基因组分析》，发现狮是雪豹最亲的物种，而豹属是由虎、豹、雪豹、美洲虎及狮所构成，并主张将云豹属也归类于豹属。研究人员发现，整个豹亚科（原文称之为豹属）约在 1 130 万年前与猫亚科动物分开演化，而雪豹与狮的演化分歧时间大约在 463 万年前，此时青藏高原正在隆起、成形中；在约 260 万年前，青藏高原的隆起进入第二阶段，形成更高海拔的高原，这段时期可能是雪豹演化成高原特有物种的关键阶段；在约 170 万年前，原本分布于高原的雪豹开始往周围高地进行辐射扩散[17]。

雪豹，体长 110 ～ 130 cm，尾长 90 ～ 100 cm，体重 50 ～ 80 kg，平均体重 75 kg。雪豹相对长的尾巴（约 1 m）成为与其他相似物种区分的明显特征（图 95.4），在山地环境攀爬斜坡的时候，这条长的尾巴可以帮助雪豹来掌握平衡，在寒冷的环境中，这条长的尾巴又可以盖住它的口鼻以利保温。

雪豹是一种美丽而濒危的猫科动物，促进了山地生物的多样性，是世界上最高海拔生物的显著象征，是促进跨国界的国家公园或保护区建立的环境大使，是健康的山地生态系统的指示器。如果说藏羚羊是"可可西里之魂"，那么雪豹就是三江源（包括可可西里）最具代表性的"高山王者"[18,19]。

雪豹在生物分类学上的定位，曾经为单独的一个属——雪豹属（*Uncia*），其种名为"*Uncia uncia*"。主要理由是其舌骨基本骨化，而豹属动物的舌骨中部为韧带性软骨。新近的研究显示猫科动物咆哮的能力是来自其他的形态学（morphological）特征，特别是喉头，而雪豹缺乏喉头结构。

雪豹之所以无法发出令人震慑的叫声，与其喉部解剖结构有关，虽然它的舌骨具有成骨作用，但已经明显骨化。因此，雪豹不能像其他大型猫科动物一样发出低沉、强烈的吼叫，而只能嘶嚎。同时，雪豹与虎、豹等动物很难进行杂交，且没有产生过杂交种，而狮、虎、豹、美洲豹之间能够进行杂交，并有过杂交种的记录[20]。

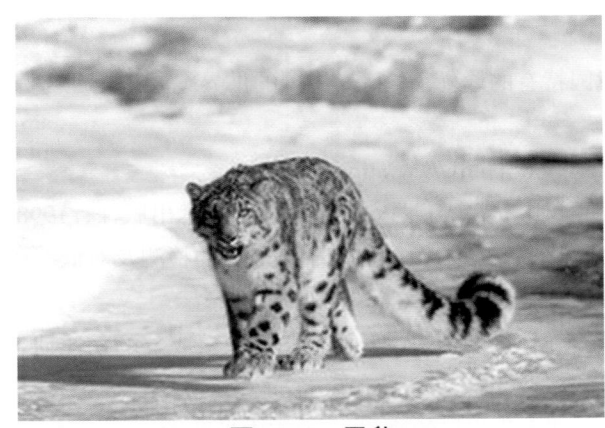

图 95.4　雪豹

　　雪豹相对长的尾巴（有 1 m 长）成为与其他相似物种区分的明显特征，具有在攀爬及跳跃时保持平衡及保温的作用。

　　目前尚缺乏对雪豹适应高原的生理机制的系统研究，但其血液学适应具有明显的特征，其红细胞的形态表现小红细胞，直径很小，均值为 5.5 μm（4.73 ~ 6.15 μm），红细胞计数值则显著增高，为 14.1 ~ 16.8（×10^{12}/L），血红蛋白（Hb）均值则仅稍偏高，血细胞比容均值47%。这一血液特征说明雪豹具有强大的血液氧合能力，红细胞的总呼吸面积显著增大，可以携带大量氧输送到组织细胞，然而并不增高血液的黏稠性，从而不增加体循环和肺循环的负荷，并使体积小的红细胞在微循环内畅通无阻，快速通过，保证了在低氧下和强烈活动时对组织的氧供[21]。

参 考 文 献

[1] 冯祚建. 白唇鹿：我国特有的珍稀动物[M]//中国的世界纪录：地理与资源卷. 长沙：湖南教育出版社，1990：50-51.

[2] 白唇鹿[EB/OL].[2015-06-28].http://www.tibetcul.com.

[3] 叶宝林，郭鹏举. 青藏药用动物[M]. 西安：陕西科学技术出版社，1998：288-290.

[4] 陈俊民，李传芳，任卫东. 高原白唇鹿血清生化成分的检测及对低氧环境适应机制的初步研究[J]. 高原医学杂志，1991，1（2）：62-64.

[5] 李自新. 西宁地区圈养白唇鹿和梅花鹿血清若干化学成分的初步研究[J]. 青海师范大学学报，1989，1：48-50.

[6] 王元林. 梅花鹿若干生理生化指标的检测[J]. 南京农学院学报，1982，1：102-105.

[7] 姚庭香. 东北梅花鹿血清某些化学成分的分析[J]. 吉林农业大学学报，1983，3：31-34.

[8] 查锡良，药立波. 生物化学与分子生物学[M]. 8版，北京：人民卫生出版社，2013.

[9] 陈晓光. 低氧对动物组织糖原含量和血糖水平的影响[J]. 兽类学报，1991，11（1）：56-60.

[10] 李经才. 高山动物对低氧的生理适应[J]. 生理科学进展，1981，12（3）：243-248.

[11] 冯祚建. 藏羚：典型的高原动物[M]//中国的世界纪录：地理与资源卷. 长沙：湖南教育出版社. 1990，52-53.

[12] 中国科学院古脊椎动物与古人类研究所. 札达盆地的披毛犀：冰期动物群与青藏高原[EB/OL]. [2011-10-08].http://www.kepu.net.cn/gb/special/20110906_pmx/index.html.

[13] 马兰，杨应忠，格日力. 藏羚羊骨骼肌蛋白含量及乳酸脱氢酶、苹果酸脱氢酶活性的研究[J]. 中国应用生理杂志，2012，28（2）：118-121.

[14] 马兰，杨应忠，靳国恩. 藏羚羊：藏绵羊心肌、骨骼肌中肌红蛋白含量和乳酸脱氢酶活性的比较[J]. 动物学杂志，2012，47（3）：35-39.

[15] WANG Z，MA T，MA JC，et al. Convergent evolution of SOCS4 between yak and Tibetan antelope in response to high-altitude stress[J/OL]. Gene，2015，572（2）：298-302 [2015-11-10].http//dx.doi.org/10.1016.

[16] 云南生物多样性研究院.雪豹[EB/OL].[2017-07-17].http://www.yabchina.org/kxpj/1363.aspx.

[17] 贺中，庄严. 野生动物[M]//西藏旅游探险手册. 拉萨：西藏人民出版社，2001：48-55.

[18] 雪豹[EB/OL].[2017-07-17].http://www.IgdBaike.

[19] 雪豹[EB/OL].[2017-07-17].http://www. Hao.360.cn.

[20] Panthera uncia[EB/OL].[2017-06-27].https://www.iucnredlist.org/search?query=Panthera uncia&searchType=species.

[21] WEBER RE. High-altitude adaptations in vertebrate hemoglobins[J]. Respir Physiol Neurobiol，2007，158（2-3）：132-142.

第 96 章　高原飞禽类的适应

鸟类都是飞行能手，但飞行高度则有明显差别，地球上最高的屏障就是海拔 8 844.43 m 的珠穆朗玛峰，位于北纬 28°，其大气压力经过实测，在夏季为 255 mmHg，而在冬季为 243 mmHg，此时的大气氧分压降低至约 52 mmHg，即相当于正常海平面的 30%。对人体而言，其最大的氧摄取能力下降至只有 15%，血氧水平相当于肺心病患者濒临死亡的值[1]。然而在飞禽中因为生存繁衍而必须飞越珠峰迁徙的就是大天鹅和斑头雁，不过它们在漫长的进化适应中获得了这种超级能力。

第 1 节　大 天 鹅

一、生物学特征

大天鹅（whooper swan，学名：*Cygnus cygnus* Linnaeus，1758），雁形目，鸭科，天鹅属。别名鹄、白鹅、天鹅、金头鹅、咳声天鹅、喇叭天鹅等，藏族称"昂吾"。全球有记录的天鹅物种共有 7 种，中国境内有 3 种，目前在青藏高原发现 2 种，即大天鹅及疣鼻天鹅。体型高大，体长 120 ~ 160 cm，翼展 218 ~ 243 cm，体重 8 ~ 12 kg，寿命 20 ~ 25 年。大天鹅全身的羽毛均为雪白的颜色，嘴黑，嘴基有大片黄色，黄色延至上喙侧缘成尖，而与疣鼻天鹅嘴为赤红色，嘴基有黑色疣状突起不同（图 96.1）[2]，虹膜为褐色。它的身体丰满，脖子的长度是鸟类中占身体长度比例最大的，甚至超过了身体的长度（图 96.2）。栖息于开阔的、水生植物繁茂的浅水水域。除繁殖期外成群生活，昼夜均有活动，性机警、胆怯、善游泳。为候鸟，迁徙时以小家族为单位，呈"一"字、"人"字或"V"字形队伍。大天鹅在我国有广泛分布，近年来有大群越冬种群来到青海湖，在三江源区及可可西里也均有分布。它是世界上飞得最高的鸟类之一，能飞越"世界屋脊"——珠穆朗玛峰，最高飞行高度可达 9 000 m 以上[3]。大天鹅是世界上文化内涵最为丰富的鸟，可以说东西方文化不约而同地用各种方式表达对天鹅的热爱和赞美，它就是天的使者，是圣洁如玉的"神鸟"。

二、具有高飞翔能力的机制

大天鹅尽管体型加大，仍是具有高度飞行能力的禽类，如飞越像唐古拉山（6 000 m）是每年例行的迁徙飞行，在某些情况下也可飞达海拔 8 000 m，甚至海拔 9 000 m 而越过珠峰[4]。

目前关于直接研究天鹅低氧能力的文献尚缺乏，然而可以从对其同属雁形目鸭科水禽类的研究中得到提示。

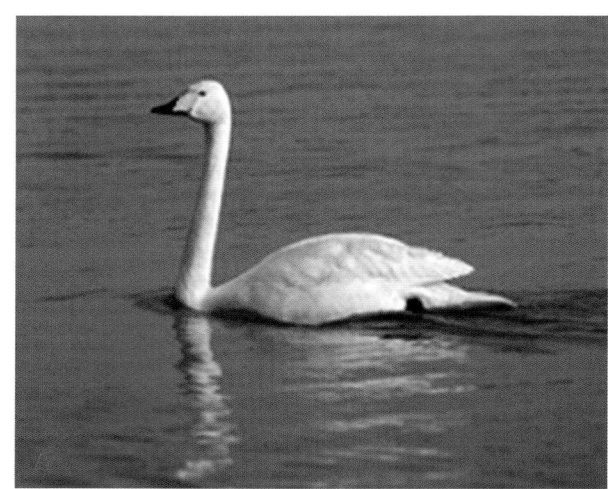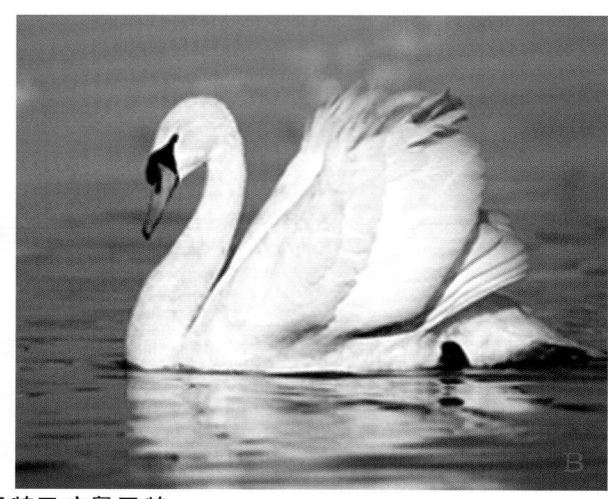

图 96.1 大天鹅及疣鼻天鹅

大天鹅全身的羽毛均为雪白的颜色，大小也类似疣鼻天鹅，但嘴黑，嘴基有大片黄色，黄色延至上喙侧缘成尖（A），而与疣鼻天鹅嘴为赤红色，嘴基有黑色疣状突而不同（B）。

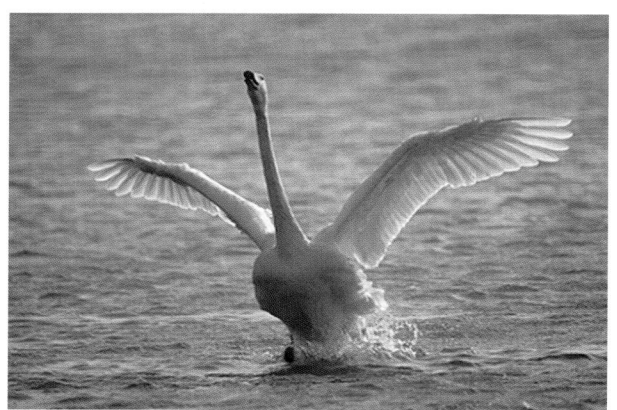

图 96.2 大天鹅的脖子

大天鹅的脖子的长度是鸟类中占身体长度比例最大的，甚至超过了身体的长度，这一长颈也是它们形态的娇美之处，在极高空头颈挺直，对引领全身穿破稀薄空气起着作用。

（一）血氧亲和力增强

霍尔（Hall）等在 1935 年智利国际探险队时，在安第斯山观察到某些高山土生的鸟类，如高原鸵鸟、安第斯雁比起平原的鸟类物种如鸽、鸭、家鹅、中国雉鸡和家鸡来，均有较高的血液氧亲和力[5]。杰森（Jessen）等的研究指出，凡是具有迁徙习性，要每年飞越喜马拉雅山到印度平原越冬的禽类，都发生血红蛋白的变异，从而具有 Hb 与氧高度亲和力的特性，保证血氧水平[6]。

（二）通气和酸碱平衡的调节

鲍威尔（Powell）等做了一项实验，将北京鸭置于海拔 3 800 m 的高度 90 d，观察这一阶段中其血气的改变。在经过第 1 d 后，其血 $PaCO_2$ 逐步下降，从 27 mmHg 降至 22 mmHg，而且一直保持

45 d 之久。但这一由于通气增强导致的 $PaCO_2$ 降低则至少可使血 PaO_2 增加 5 mmHg。$PaCO_2$ 在急性低氧时为 50.6 mmHg，而经过 72 d 平均为 54.1 mmHg，然而这种增高并没有统计学意义。通过多样本观察到经过第 1 d 的习服，$PaCO_2$ 逐步增高 4 mmHg，尽管无显著意义，但也难以反驳其升高并无意义。经过 72 h 正压缺氧，$PaCO_2$ 比正常水平仍然低了 5 mmHg，提示存在持续的高通气，但 PaO_2 水平不仅未能升高超过海平面正常水平，而且还比海平面对照组低 4 mmHg。这一实验结果有力地证明了低氧习服的作用，然而三级支气管气流会形成什么样的通气 / 灌注比率尚未经过检测 [7]。

科拉奇诺（Calacino）等注意到这些禽类呼出气的 O_2 和 CO_2 浓度均不依赖于海拔高度，而且只有在海拔 6 000 m 以上才出现变化。这种效应一部分是由于这些禽类，包括斑头雁在内的肺具有特殊的多级支气管和气袋（peribronchial and air sack）结构，由此具有特殊功能 [8]。

已知凡具有高度飞翔能力的禽类在功能上是通过高通气来获取更多的氧，但高通气的结果是由于呼出大量二氧化碳（CO_2）而导致低碳酸血症，即呼吸性碱中毒。近年来，为什么这些鸟类可以飞得极高，它们通过高通气而使血氧达到足够的氧合水平，然而并未因低碳酸血症引起血管收缩而导致脑缺血的原因是一个研究的领域 [9]。

格拉布（Grubb）等对鸭类用人工通气法通过动脉内注射 ^{133}Xe 来观察脑内的清廓率，结果观察到 2 种组成物的清廓曲线，在动物脑的灰质及白质中快速和慢速血流的 ^{133}Xe 组成物并无区别；不过在快速血流 ^{133}Xe 组成者有显著的高碳酸血症，而低碳酸血症对此组成物则无作用；这种作用并非由血内压力的变化造成，因为其不依赖于动脉二氧化碳分压（PCO_2）。对慢速血流 ^{133}Xe 组成计算的血流也独立于 PCO_2。由此，他们的结论为在低氧下这种禽类缺乏脑血管的收缩反应，有利于保持脑的正常血流 [10]。

（三）组织适应

Heath 认为这些禽类的高原适应中组织适应（tissue adaptation）是关键，由于需要长期在高海拔振翅飞翔，其中翅膀肌肉内毛细血管的密度比起新生出毛细血管来更具重要性 [11]。

Leon-Velard 发现生活在海拔 4 200 m 的安第斯大鸱其胸部及腿部的肌肉内毛细血管在单位肌纤维的数量比生活在海平面同源种的大鸱要明显增多 [12]。

美国加州大学的鸟类生理学家马蒂尔 – 科斯特洛（Mathieu-Costello）对高原飞禽的生理适应及飞翔能力做了长期研究。早期认为高原土生的飞禽或者禽类需要到高原生存，经过长期的低氧暴露可以引起肌肉物质的减少和肌肉能力的降低。这种肌肉物质降低是随着肌肉纤维的体积的降低而减少，早期还认为同时伴有肌肉毛细血管化和氧代谢酶的增加 [13]。而随后的研究观察到单纯低氧并不改变骨骼肌的毛细血管数量和其几何级变化。同时发现肌肉纤维的大小和氧酵解酶依赖于其他的一些附加因素，包括动物的活动情况和低氧的程度（即中度海拔与特高海拔）。随着在高原的不断训练，肌肉纤维的毛细血管数和氧酵解酶的数量均增高，说明肌肉潜在的可塑性是与低氧相关的 [14]。近来的研究则进一步观察到数种高原土生飞禽（包括如安第斯土生禽类和暴露于特高海拔的鸟类），其骨骼肌毛细血管数量和其几何级的改变取决于在高原慢性暴露的时间，长期低氧应激导致肌肉毛细血管的增生，从而影响到该禽类的肌肉在高原的有氧功能[15]。某些生活在高原的鸟类之所以可以适应并具有高度飞行能力，是经过长期低氧应激对肌肉的作用和不断的训练，从而使毛细血管增生和线粒体数量增多[16]。

（四）胚胎适应

拉恩（Rahn）很早已注意到在特高海拔的鸟类，它们的蛋是如何让氧气传送进入的[17]。Snyder等将鹅卵在高原低氧下孵化，使其在胚胎期接受低氧应激，结果孵化出的小鹅具有在肌肉毛细血管与肌肉纤维间的高比率，说明毛细血管的增生是很有限制的，其必须发生在早期的变异[18]。其实一些高原水禽类在胚胎期已经具有低氧适应的机制，它们的策略就是有的发育生长缓慢，在低氧下逐步利用氧，而有的是其蛋壳的通气孔必须防止脱水，但在低氧阶差下其通透性增加，可以允许 O_2 进入蛋内，并保持胚胎正常的代谢率。由于这是高原水禽类的通性，因此自然是进化的结果[19]。

第 2 节　斑　头　雁

一、生物学特征

斑头雁（bar-headed goose，学名：*Anser indicus* Latham，1790）属雁形目，鸭科，雁属，又名白头雁、黑纹头雁。因其白色的头部具有黑色横斑而被藏族称"昂巴"。是中型雁类，体长 62 ~ 85 cm，体重 2 ~ 3 kg。通体大都灰褐色，头和颈侧白色，头顶有二道黑色带斑，在白色头上极为醒目，从而得名（图 96.3）[20]。繁殖在高原湖泊，尤喜咸水湖，也选择淡水湖和开阔而多沼泽的地带。越冬在低地湖泊、河流和沼泽地。性喜集群，在繁殖期、越冬期和迁徙季节均成群活动（图 96.4）。目前青海湖保护区的种群数量超过 2 万只，这里是世界最大栖息地。主要以禾本科和莎草科植物的叶、茎、青草和豆科植物种子等植物性食物为食，也吃贝类、软体动物和其他小型无脊椎动物[21]。

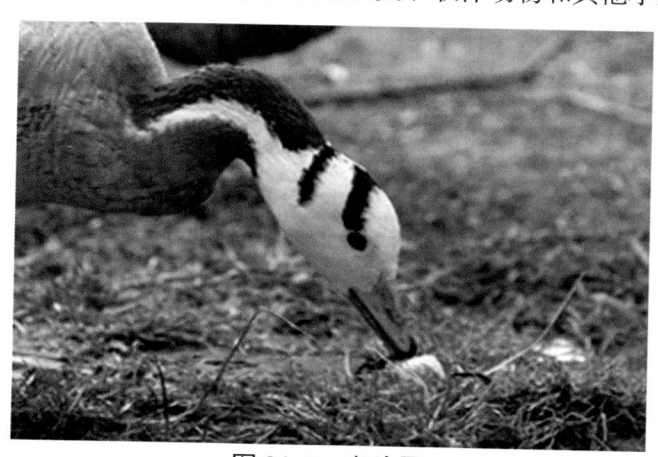

图 96.3　斑头雁

斑头雁的头部白色向下延伸，在颈的两侧各形成一道白色纵纹，在白色头上极为醒目，其顶白而头后有两道黑色条纹为本种特征。

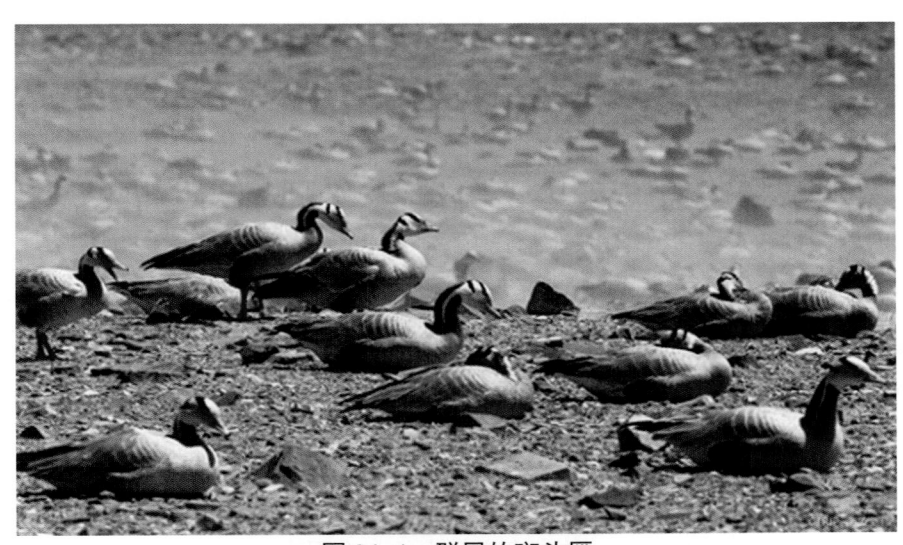

图 96.4　群居的斑头雁

斑头雁性喜集群，繁殖期、越冬期和迁徙季节，均成群活动，图为青海湖鸟岛（3 200 m）的斑头雁，种群数量超过 2 万只，是世界上最大的斑头雁栖息繁殖地和国家斑头雁保护中心。

斑头雁是在青藏高原繁衍的特有物种，主要栖息地在青藏高原广为分布，在西藏的拉萨、山南、日喀则、那曲、阿里等地均有分布；在青海的共和、刚察、海晏、玛多、玉树、玛沁、德令哈、格尔木、可可西里及三江源等地也有分布，几乎遍及全境，以青海湖的鸟岛栖息最多，可能是世界最大的种群繁殖地。在我国新疆西部和东北的克鲁伦河一带也有分布。在世界范围分布于中亚、克什米尔及蒙古国，越冬在印度、巴基斯坦、缅甸和中国云南等地[22]。

斑头雁每年从青藏飞越珠峰到印度北部越冬，次年又沿着原路返回，即一年内有 2 次要飞越海拔近 10 000 m 的高空，是世界上低氧适应能力最强的飞禽。斑头雁是一种有益的或者有重要经济、科学研究价值的陆生野生动物。

二、斑头雁飞越珠峰之谜

斑头雁是越冬性飞禽，每年都要从青藏高原飞越珠穆朗玛峰到印度越冬，飞行高度达 10 000 m，大气氧分压只有 50 mmHg，也就是不到海平面的 30%[23]。为了探讨为什么斑头雁可以飞越珠穆朗玛峰这样的高度，学者们做了许多研究。因为这在高原生命科学上有着特殊的重要意义，斑头雁是世界上脊椎动物中具有最强低氧耐力的典范，它的低氧适应模式在物种进化学及生理学上都具有重大借鉴意义[24]。

首先，斯科特（Scott）及米尔森（Milson）对比了灰雁和斑头雁的呼吸功能，结果发现在严重低氧时斑头雁的潮气量增加，而并非是总每分钟通气量增加。这可能解释斑头雁可以显著地改善三级支气管的有效通气，无论是在等碳酸或异碳酸低氧通气反应斑头雁均高于灰雁及北京鸭[25]。

布莱克（Black）及坦尼（Tenney）对比了斑头雁和北京鸭的低氧耐力，在低压舱内模拟高原造成进行性减压性低氧。斑头雁的血红蛋白（Hb）对氧的亲和力明显高于北京鸭；在大气氧分压低至

20 mmHg（相当于海拔 12 000 m）时，斑头雁的通气及心脏反应均优于北京鸭。在海拔 7 620 m 时北京鸭出现焦躁不安，而斑头雁在海拔 10 688 m 尚无不安的表现。在低氧习服期北京鸭出现红细胞增多而斑头雁无，说明斑头雁不依靠会导致血液黏稠度增高的红细胞增多来代偿缺氧。经习服斑头雁的心输出量大于北京鸭；在急性低氧时斑头雁混合静脉血的 PO_2 也高于北京鸭[26]。此外，在斑头雁的肌肉组织内有大量的毛细血管增生，这有利于氧的传送、利用和提高有氧能力[15]。

帕丘（Petschow）等选择了 3 种雁类进行对比，高原特异种即斑头雁，其他 2 种为海平面雁类，一种是加拿大黑雁指名亚种（*Branta Canadensis* canadensis），另一种为灰雁（*A. anser*）。他们在实验上应用 2 项指标：反映血红蛋白（Hb）与 O_2 亲和力的 P50（即在血红蛋白饱和度为 50% 时的氧分压）；红细胞内不同的磷酸盐成分，即红细胞内的有机磷酸盐如 2，3-DPG、三磷酸腺苷（adenosine triphosphate，ATP）及肌醇戊磷酸（inositol pentaphosphate）等均可降低 Hb 与 O_2 的亲和力，如其含量降低，可能也是反映 Hb 与 O_2 的高度亲和力的一个因素。检测的结果如下：P50 在斑头雁、加拿大黑雁指名亚种及灰雁各为 29.7 mmHg、42.0 mmHg、39.5 mmHg；红细胞内有机磷酸盐在斑头雁、加拿大黑雁指名亚种及灰雁中各为 7.2 μmol/mL 红细胞、9.1 μmol/mL 红细胞、7.9 μmol/mL 红细胞。研究结果显示斑头雁的血红蛋白氧离曲线明显左移，Hb 与 O_2 有高度亲和力，而这种 Hb 对 O_2 的亲和力则与红细胞内较低含量的有机磷酸盐无关，因为各种有机磷酸盐类（肌醇戊磷酸、ATP、ADP 及 2，3-DPG）在高原斑头雁和海平面雁间并无差别；此外，喜马拉雅雁（即斑头雁）的 Hb 与 O_2 的亲和力和海平面的雁一样，对有机磷的反应极为微弱[27]。

Black 及 Tenney 检测斑头雁的 P50 约为 10 mmHg，明显低于在中度高原的同类，说明 Hb 对 O_2 的高度亲和力就是斑头雁在极度低氧下可以获取大量氧的原因[26]。关于斑头雁的 Hb 对 O_2 的高亲和力的机制，刘等的研究指出，斑头雁之所以比其在低地同属鸭科的灰雁具有高的 Hb 与 O_2 亲和力，是由于其 Hb 的 α 链上 119 位的脯氨酸被丙氨酸所取代，β 链上的谷氨酸被天冬氨酸所代替，从而降低了 α1 亚基与 β1 亚基结合的紧密程度，这是 Hb 的 α 链发生基因突变的结果[28]。也有研究认为斑头雁 Hb 的 β 链上出现了一个突变频率随海拔增高而增加的突变位点，由此使 Hb 在高空极度低氧下加强了与 O_2 的结合能力，从而提高血氧水平[29,30]。凡是具有飞越喜马拉雅山习性的飞禽，经过长期在高原的进化使其血红蛋白产生变异，由此形成对氧的高度亲和力[6]。

其实几乎所有的高山动物包括美洲驼、牦牛、啮齿类和高原鸟类都表现出共同的低氧适应特点，即和它们的海平面同类相比，Hb 与 O_2 具有高度亲和力[31]。这不能不说是在高原低氧环境中的一种生物趋同进化（演化）（convergent evolution）的结果。

实际上，斑头雁的这一高飞翔能力是遗传进化的结果，美国旧金山州立大学生物系的 L.W. 斯旺（L.W. Swan）教授认为，青藏高原隆起和喜马拉雅的形成过程，也反映在鸟类的状态中。特别是斑头雁（*Anser indicus*）由温暖肥沃的印度越过喜马拉雅山到西藏荒凉严酷生境的迁徙习性说明，这种迁徙型可能出现于西藏和喜马拉雅隆起之前，随后这种习性被逐渐固定了下来，而这一持续的行为也说明喜马拉雅这一自然地理区域的年轻性[32]。

第 3 节　猛 禽 类

青藏高原是猛禽特别偏爱之地。据中国科学院新疆生态与地理研究所研究员马鸣介绍，中国有100 种猛禽，其中有 54 种生活在青藏高原，他们之中大多是昼行性的，比如鹫、隼、雕、鹰、鹞、鹗、鸢、鹞等，也有夜行性的，主要分布在中国。欧亚大陆半数以上的鹫类都分布在青藏高原，比如高山兀鹫、胡兀鹫、秃鹫、鸮类（俗称"猫头鹰"），青藏高原是鹫类的王国[33]。

在青藏高原隆升之前，猛禽的分布要比现在更广，但因为环境变化及人为因素，我国东部地区的猛禽数量正在急剧减少。因此，最少受到人类干扰，猎物又相对充足的青藏高原，特别是无人区的可可西里就成了它们最后的避难所[34]。

猛禽在高原生态系统中起着重要的作用，这是由于它们占据着食物链最顶端的位置，它们通过取食行为或者其他生命活动为生态系统提供服务。最简单的例子就是猛禽以鼠类为食，可以有效地控制有害鼠类的种群生长率和种群密度，保护生态平衡。此外，由于它们的食腐性，使其成为世界上最有名的"清道夫"之一，而它们本身拥有强大的免疫系统，专门消化动物尸体。在猛禽中，高山兀鹫和胡兀鹫具有非凡的高空飞翔能力。

一、高山兀鹫

（一）生物学特征

高山兀鹫，在中国鸟类名录里名为"高山兀鹫"，而"喜马拉雅兀鹫"是英文直译名（Himalayan griffon）（学名：*Gyps himalayensis* Hume，1869），顾名思义，它是喜马拉雅的特有物种，分布在中国青藏高原及其周边地区。青藏高原称得上"鹫之天国"，因为中国的 6 种鹫，在青藏高原就有3 种：胡兀鹫、高山兀鹫、秃鹫。而在这 3 种中，以高山兀鹫的数量为最多[35]。高山兀鹫是亚洲体型最大的兀鹫。成年个体最高的可达 1.5 m，体长约为 120 cm，站立时身高可以达到 80 ～ 90 cm，体重 8 ～ 12 kg，展开翅膀宽达 3.1 m。全身羽毛呈淡黄褐色，每根羽毛中央有一条白色的纵纹。头、颈被白色细绒羽，脖颈仅被稀疏的短短的白绒羽，甚至颈部有一段完全没有羽毛遮盖的皮肤裸露着。颈项基部的羽毛加长，形成一圈类似围巾的领襟（图 96.5）。鹫类在青藏高原生物链中起着重要作用，主要以尸体、病弱的大型动物、旱獭、啮齿类或家畜等为食，它们不仅是高原"清道夫"，而且维持着高原生态的平衡。高山兀鹫是藏族心目中的"神鸟"[33-35]。

（二）高飞翔能力的机制

高山兀鹫是留鸟，栖息于海拔 2 500 ～ 4 500 m 的高山、草原及河谷地区，多单个或结成十几只小群翱翔，常翱翔于 6 000 m 高空，可以长时间在空中盘旋寻找动物尸体或动物病残体，发现后落地撕食。它是世界上飞得最高的鸟类之一（能和它比高的还有斑头雁等），它能飞越"世界屋脊"——珠穆朗玛峰，最高飞行高度可达到 9 000 m 以上。我国在 1960 年首次登顶珠峰和以后多次攀登珠峰的登山运动员都说，他们多次看见高山兀鹫在珠峰峰顶周围盘旋。其实兀鹫最高可飞 11 277 m，如达不到这一高度就可能会撞在陡峭的冰崖上丧生（图96.6）。

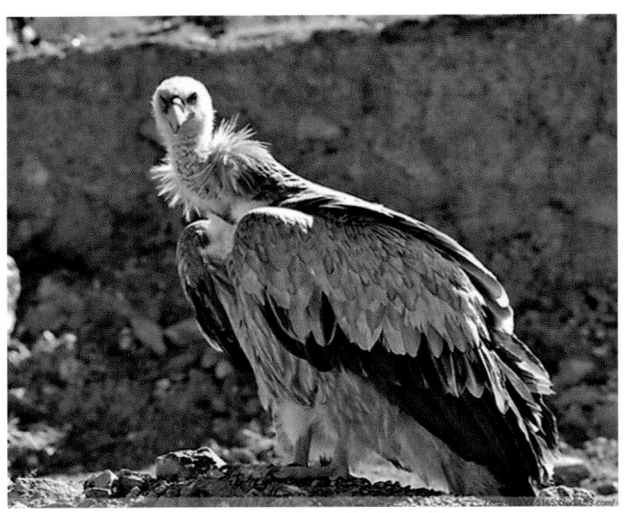

图96.5　喜马拉雅兀鹫

喜马拉雅兀鹫是亚洲体型最大的兀鹫。成年体高最大的可达1.5 m，体长约为120 cm，站立时身高可以达到80～90 cm，体重8～12 kg。全身羽毛呈淡黄褐色，每根羽毛中央有一条白色的纵纹。头，颈披白色细绒羽。脖颈仅披稀疏的短短的白绒羽，甚至颈部有一段完全没有羽毛遮盖皮肤裸露着。颈项基部的羽毛加长，形成一圈类似围巾的领襟。

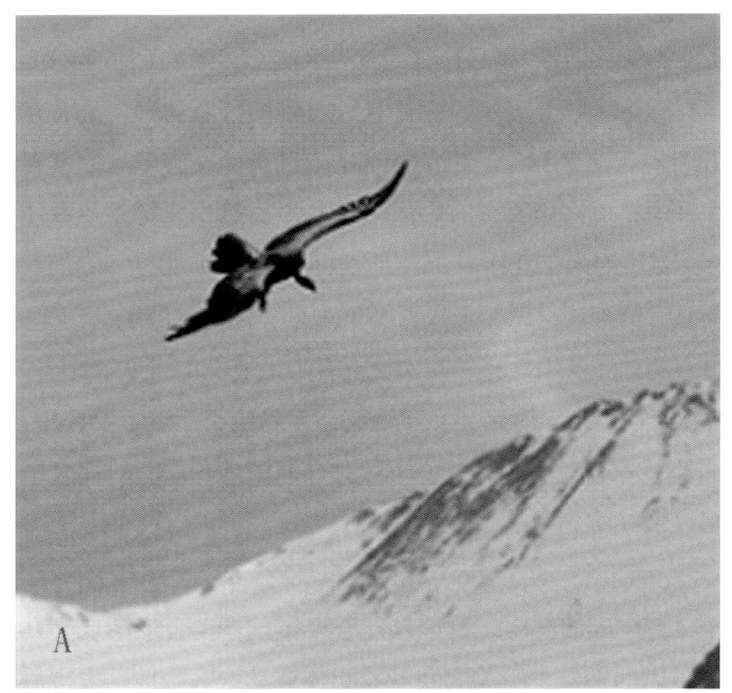
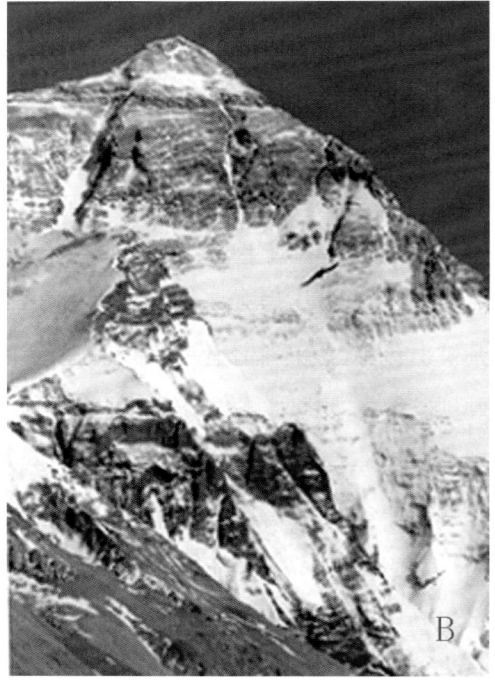

图96.6　高山兀鹫

A—喜马拉雅兀鹫在海拔8 000 m以上的珠峰山顶盘旋，飞姿高傲雄伟，俨然高空王者风度；B—中国登珠峰登山队实拍到的在珠峰顶部盘旋的高山兀鹫。

兀鹫类猛禽在生理上具有功能强大的肺，并且有数量巨多的肺泡和极为丰富的毛细血管，在急速飞行和俯冲时都能维持良好的呼吸通气。而且有着结构特殊的肺囊，这些肺囊在兀鹫吸气和呼气时不但能持续获取氧气，而且呼、吸气时均可向血液和组织输送氧。

此外，根据一项对鲁佩尔（Ruppell）地区兀鹫的研究，这种鲁佩尔兀鹫（*Gyps rueppellii*）飞翔的高度可以达到 11 300 m，研究发现这种兀鹫有 4 种对氧的亲和力依次增高的血红蛋白类型：Hb A、Hb A'、Hb D、Hb D'，这是在 α 链的某些位置上的氨基酸不同所致，使得 Hb 对氧的亲和力不同。正是由于兀鹫具有 Hb 多态类型，才能使它能够耐受 11 300 m 高空的低氧[36]。对某些高山飞禽的研究发现其 Hb 与红细胞内的磷酸盐结合减弱，Hb 氧离曲线左移，而使 Hb 与氧的结合力增强[27]。对能飞越喜马拉雅山的飞禽的研究证实，其 Hb 发生突变，而使 Hb 与 O_2 有高度的亲和力，这是长期在高原进化的结果[6]。

二、胡兀鹫

（一）生物学特征

胡兀鹫（bearded vulture）（学名：*Gypaetus barbatus* Linnaeus.），属隼形目，鹰科，兀鹫亚科也名胡秃鹫，俗名也叫黑鹰、大胡子雕、髭兀鹫，藏族称"果吾"，它的名字因吊在嘴下的黑色胡须而得。胡兀鹫在世界分布较广，在青藏高原为留鸟。雄鸟体长 95 ~ 125 cm，雌鸟体长 100 ~ 140 cm，体重 3.5 ~ 5.6 kg；嘴峰 5.1 ~ 5.4 cm；翅 78 ~ 86 cm，翼展 235 ~ 280 cm，尾 54 ~ 63 cm；跗跖 9 ~ 10 cm。雌鸟的体型一般比雄鸟稍大。胡兀鹫全身羽色大致为黑褐色，它的名字因吊在嘴下的黑色胡须而得名[37]（图 96.7）。头灰白色，有黑色贯眼纹，向前延伸与额部的须状羽相连。后头、颈、胸和上腹红褐色，后头和前胸上有黑色斑点。

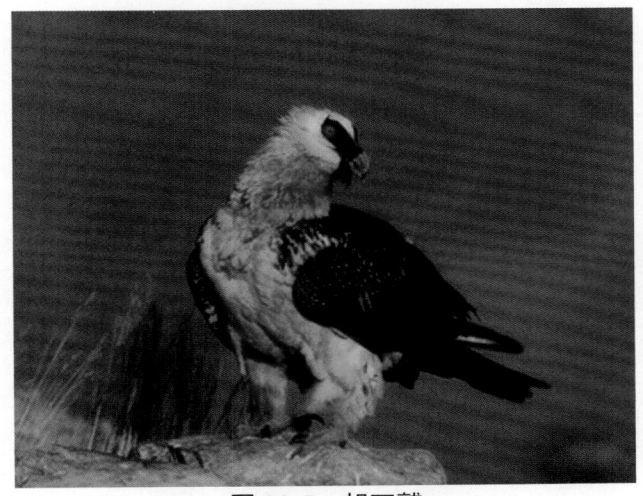

图 96.7　胡兀鹫

胡兀鹫全身羽色大致为黑褐色。它的名字因吊在嘴下的黑色胡须而得。头灰白色，有黑色贯眼纹，向前延伸与额部的须状羽相连。

（二）进化生理优势

胡兀鹫在高山适应进化中是非常具有特色的猛禽。首先，胡兀鹫有极强的视力，在它们的视网膜的黄斑区中央凹内的视觉细胞有150万～200万个，大大高于人类在同样区域的20万个视觉细胞。因此，在相同的距离内，胡兀鹫比人类看到的物体要清晰得多。胡兀鹫和其他猛禽一样，眼睛具有瞬膜，这种瞬膜可以保护眼睛，但不像其他鸟类的瞬膜不透明，胡兀鹫的瞬膜是透明的，因此在急速俯冲时其依然能看清空中和地面的物品。在急速飞行和俯冲向下时，两眼可以保持固定的位置不变，这是它们在擒猎地面动物时视觉准确无误和精确猎杀的原因。

胡兀鹫尾羽的结构使之具有特殊功能，尾羽和初级飞羽相互配合微微转动时可以做低空的快速飞行。除了它，在猛禽中再没有谁能在贴着地面快速飞行的同时还保持着身体的平衡，这在保证猎食的精确性上十分重要。

胡兀鹫也是极善高空飞翔的猛禽，它的飞行有术，而且采用了一种很节省能量的飞行方式——翱翔（图96.8），可以随气流而上升或下降。它们展开翅膀在海拔2 000～5 000 m的高原、荒漠、戈壁等荒山野岭的上空悠闲地漫游着，用特有的感觉去捕捉眼睛无法看到的自然能量——上升气流。上升气流开始从地面升起时呈一个圆柱状，渐渐发展为蘑菇状，此时靠近它的胡兀鹫便进入气流中，随之持续升高，翱翔到更高、更远的地方。它们就这样长时间、远距离地盘旋着，由于翅形较尖，鼓动两翼时与空气磨擦，常发出一种笛哨声。胡兀鹫是飞行的能手，为了寻找食物，1 d可以翱翔9～10 h，飞行高度达7 000 m以上，在喜马拉雅山，可飞越超过8 000 m的最高峰。和兀鹫一样，它们具有发育良好的肺和Hb的特异结构[38]。在需要时，它们也可以借助尾羽的活动和初级飞羽的微微转动，在离地面3～5 m的高度做快速的贴地面飞行。

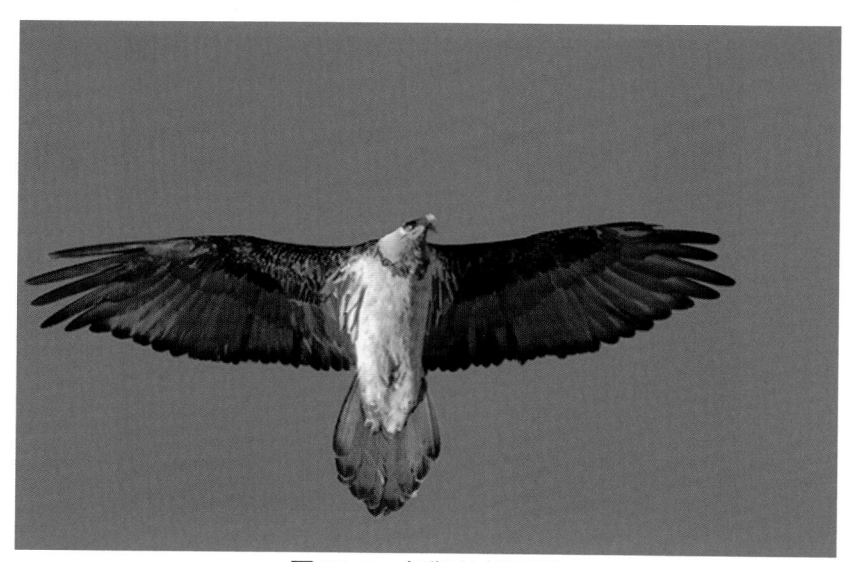

图96.8 翱翔的胡兀鹫

胡兀鹫飞行有术，而且采用了一种很节省能量的飞行方式——翱翔，可以随气流而上升或下降。

参 考 文 献

[1]　WEST JB. Man at extreme altitude[J]. J Appl Physiol，1982，52：1393-1399.

[2]　Whooper Swan[EB/OL].[2017-07-09]. https://www.hbw.com/ibc/species/whooper-swan-cygnus-cygnus.

[3]　Whooper Swan Cygnus cygnus[EB/OL].[2017-07-09]. http://www.birdlife.org/.

[4]　天鹅：飞得最高羽毛最多的游禽[EB/OL].[2012-01-16].http://tech.enorth.com.cn/system/2012/01/16/008500166.shtml.

[5]　HALL FG，DILL DB，GUZMAN-BARRON ES. Comparative physiology in high altitudes[J]. J Cell Comp Physiol，1936，8：301-313.

[6]　JESSEN FH，WEBER RE，FERMI G，et al. Adaptation of bird hemoglobin to high altitude：demonstration of molecular mechanism by protein engineering[J]. Proc Natl Acad Sci USA，1991，88：6519-6522.

[7]　POWELL FL，SHAMS H，HEMPLEMEN SC，et al. Breathing in thin air：acclimatization to altitude in ducks[J]. Respir Physiol Neulobiol，2000，144：225-235.

[8]　COLACINO JM，HECTOR DH，SCHMIDT-NIELSEN K. Respiratory responses of ducks to simulated altitude[J]. Respir Physiol，1977，29：265-281.

[9]　SEVERINGHAUS JW. Avian tolerance of very high altitude flight[J]. High Alt Med Biol，2005，6（4）：283.

[10]　GRUBB B，MILLS CD，COLACINO JM，et al. Effect of arterial carbon dioxide on cerebral blood flow in ducks[J]. Am J Physiol，1997，232：596-601.

[11]　HEATH D，WILLIAMS DR. Tissue diffusion[M]//High Altitude Medicine and Pathology. Oxford：Oxford Univ Press，1995：74-84.

[12]　LEON-VELARDE F，SANCHEZ J，BIGARD AX，et al. High altitude tissue adaptation in Andean coots：capillarity，fibre area，fibre type and enzymatic activities of skeletal muscle[J]. J Comp Physiol，1993，B163：52-58.

[13]　MATHIEU-COSTELLO O. Capillarity tortuosity and degree of contraction or extension of skeletal muscle[J]. Microvasc，1987，33：98-117.

[14]　MATHIEU-COSTELLO O，AGEY PJ，WU L，et al. Increased fiber capillarization in flight muscle of finch at altitude[J]. Respir Physiol，1998，111：189-199.

[15]　MATHIEU-COSTELLO O. Muscle adaptation to altitude tissue capillarity and capacity for aerobic metabolism[J]. High Alt Med Biol，2001，2：413-425.

[16]　HOPPER RT，AGEY PI，HAZELWOOD L，et al. Increased capillarity in leg muscle of finches living at

high altitude[J]. J Appl Physiol，1998，85：1871-1876.

[17] RAHN H，FENN WO. A graphical analysis of the respiratory Gas Exchange[M]. Washington，DC：Am Physiol Soci，1955.

[18] SNYDER GK，BYERS RL，KAYAR SR. Effects of hypoxia on tissue capillarity in goose[J]. Respir Physiol，1984，58：151-158.

[19] LEON-VELARDE F，MONGE CC. Avian embryos in hypoxic environments[J]. Physiol Neurobiol，2004，141：331-343.

[20] 青海省人民政府外事办. 自然资源：青海省野生动物[M]//青海·西宁. 西宁：青海人民出版社，2012：18-22.

[21] 张忠孝. 动物[M]//青海地理. 西宁：青海人民出版社，2004：158-167.

[22] 叶宝林，郭鹏举. 斑头雁[M]//青藏药用动物. 西安：陕西科学技术出版社，1998：143-145.

[23] SWAN LW. Goose of the Himalayas[J]. Natural History，1970，79：68-72.

[24] SEVERINGHAUS JR. How do bar-headed geese fly over Everest?[J]. High Alt Med Biol，2005，6（1）：8.

[25] SCOTT GR，MILSON WK. Control of breathing and adaptation to high altitude in the bar-headed goose[J]. Am J Physiol Regul Integr Comp Physiol，2007，293：379-391.

[26] BLACK CP，TENNEY SM. Oxygen transport during progressive hypoxia in high altitude and sea-level waterfowl[J]. Respir Pahysiol，1980，39：217-239.

[27] PETSCHOW D，WURDINGER L，BAUMANN R，et al. Causes of high blood O_2 affinity of animals living at high altitude[J]. J Appl Physiol，1977，42：139-146.

[28] LIU XZ，LI SL. Avian haemoglobins and structural basis of high affinity for oxygen：Structure of bar-headed goose aquomet hemoglobin[J]. Acta crystallogr D Bion Crystallogr，2001，57（6）：775-783.

[29] 苟潇，李宁，连林生. 藏鸡胚胎的低氧适应特征及其与血红蛋白突变效应[J]. 中国科学（C辑：生命科学），2005，4：333-339.

[30] 董鸿彬，洪欣，尹昭云. 血红蛋白与高原适应[J]. 国外医学（卫生学分册），2004，4：220-223.

[31] HEATH D，WILLIAMS DR. Cause of high affinity for oxygen of hemoglobin of camelids and geese adapted to high altitude[M]//High‐Altitude Medicine and Pathology. Oxford，New York：Oxford University Press，1995：412-415.

[32] SWAN LW. 青藏高原的生物地理学与中亚低转历史的关系[C]//青藏高原科学讨论会论文（摘要）. 北京：中国科学院，1980：83.

[33] 胡珉琦. 猛禽：一生不羁爱自由[N]. 中国科学报（自然版），2017-11-10.

[34] 中国科学院西北高原生物研究所. 青海经济动物志[M]. 西宁：青海人民出版社，1989.

[35] 邱志鹰. 高原神鹰：喜马拉雅兀鹫[J]. 生命空间，2010，3：24-27.

[36] HIEBL I，WEBER RE. High-altitude respiration of birds. Structural adaptation in the major and minor hemoglobin components of adult Ruppell's Griffon（Gyps rueppellii，Aegypiinae）：a new molecular

pattern for hypoxic tolerance[J]. Biol Chem Hoppe Seyler，1988，369（4）：217-232.

[37]　邸志鹰. 鸟中鬣狗：胡兀鹫[J]. 生命世界，2011，256（2）：56-63.

[38]　Bearded Vulture（Gypaetus barbatus）[EB/OL].[2017-07-20].https://www.hbw.com/ibc/species/bearded-vulture-gypaetus-barbatus.

第 25 篇　中国高原医学的建设与发展

第 97 章　中国高原医学学术组织
——中华医学会高原医学分会

2015 年是中华医学会成立 100 周年的光辉日子。中华医学会高原医学分会也走过了 26 年艰辛但勇往直前的路程。尽管这支队伍的规模与中华医学会其他分会相比不大，或者算个"小兄弟"，但他们却分散战斗在祖国的青藏高原、喜马拉雅、喀喇昆仑、天山、帕米尔、云贵高原、内蒙古高原及黄土高原，肩负着保障近 1 亿高原人民健康的任务，其中 1 600 万人生活在海拔 2 500 m 及以上，经受的是高原习服—适应或者低氧损伤。中国和其他高原或高山国家不同的是有着最大的高原永住居民群体，和最大的每年进入高原的平原人群，这就是一门特殊的医学——高原医学所必须面对的问题[1]。

从中华人民共和国成立那天起，第一支青（康）藏高原卫生大队就开赴和深入西藏高原进行高原病防治。接着到唐古拉山、念青唐古拉山、昆仑山、二郎山、色季拉山、贡嘎山，到处都有高原医务工作者的身影，只要有高山帐篷，就有白衣战士。1956 年青藏公路开建，慕生忠将军带领的队伍奋战在唐古拉山和念青唐古拉山上，医务工作者和建筑大军一起，创造了惊天动地的事迹，"天路"开通了。1958 年后，青藏高原进入了大规模的建设期，分散在军、地的高原医务工作者在苦苦地探索怎样战胜高原缺氧。也就在这一期间，我国的高原医生开始认识发生在青藏高原的高原肺水肿、高原脑水肿、高原心脏病，并逐渐深入探索，进而提出了初步的防治措施。在 1960 年和 1975 年，为了保证中国登山队顺利从北坡登上珠峰顶，我国的医学—生理学科研人员又出现在珠穆朗玛峰的营地上，研究人体在特高海拔的低氧适应及高山病防治[2]。1978 年，在科学的春天里中国第一个高原医学专业研究机构——青海省高原医学科学研究所（前身为青海省高原心脏病研究所）成立了[3]，不少研究单位如雨后春笋相继建立，形成了一支军、地合力的大团队。形势大好，只欠东风。此时应该有一个全国性的学术团体，来牵线、来引领、来指导、来活跃这一领域的学术氛围，提高我国高原医学的水平，也就是下面要讲的不同历史时期艰巨发展的经历。

第 1 节　中国应该成立高原医学学会

在 20 世纪 80 年代，我国从事低氧生理学及高原医学的机构已较具实力。有下列主要机构：中国科学院上海生理研究所低氧实验室，胡旭初、石中瑗教授领导的团队从事高山生理学研究；解放军军事医学科学院军队卫生研究所，吕永达教授领导的团队从事高原环境卫生学及生理学的研究；第三军医大学病理生理教研室，孙秉庸教授领导的团队从事低氧呼吸及病理生理的研究；中国医学科学院基础医学研究所，邓希贤、蔡英年教授领导的团队从事低氧生理学及肺循环的研究；西藏自治区医学科学研究所，谢成范主任医生领导的团队从事儿童高原病和高原人体生理参数的研究；西藏拉萨市人民医院张华耀主任医生从事高原心肺放射学特征的研究；西藏工人医院裴树萱主任医生从事高原心功能的研究；西藏军区总医院况允主任医生领导的团队从事急性高原病的研究，潘光熹主任医生领导的团队从事高原营养学的研究；青海高原医学科学研究所，吴天一研究员领导的团队从事藏族低氧适应和慢性高原病的研究；青海省人民医院张彦博主任医生开展高原心血管病的研究；青海医学院张健身教授带领的团队从事高原神经生理学的研究；此外，成都军区总医院、云南大学医学院生理系、武汉大学医学院呼吸病科、解放军第十八医院、甘南藏族自治州人民医院等也在从事高原低氧生理或高原病的观察研究。像这样庞大有力、布局广阔的医学科学群体在全世界是独一无二的，这就是中国的优势！

青海，作为青藏高原的主体之一，也是我国高原人群最大的一个省，特别是经历了青藏公路建设、1958 年河南移民入驻青海青南地区、1962 年山东青年入驻格尔木地区、1962 年驻军部队参加中印边界自卫反击战、20 世纪 60—70 年代柴达木盆地的开发，等等，面临着高原缺氧造成人体损伤而发生各种类型高原病的一系列问题。如何保证高原人民的健康，是医学上面临的最严峻的挑战，也是高原经济建设和国防建设最基本的前提保障[4]。面对这样的形势，青海采取了行动，从个体分散的研究进入有组织有计划的高原研究。1978 年青海省省委书记谭启龙亲自挑选精兵强将，组成青海省高原医学科学研究所，并由中国心血管病学权威吴英恺教授担任名誉所长，以刘瑞昌、薛淦兴、陈新等心血管专家和从事高原医学的吴天一为骨干，从 1980 年起开展高原医学的专业性研究，并组织了第一个高原医学远征队，科研队前往海拔高、以藏族为主要群体的玉树西三县，即治多县、杂多县和曲麻莱县，进行了以高原心、肺功能为中心的现场研究，取得了大量的高原生理资料。1982 年，原青海省人民医院院长、心血管内科专家张彦博主任医生进入原青海省卫生厅负责医疗科研工作，他非常具有战略眼光，看到了高原医学的重要性，一方面把高原医学列为青海医学研究的首位，加强科研队伍和平台设施的建设，另一方面组织专家开展与国内外相关机构的联系交流活动。

青海省卫生管理部门和科研机构联名与国内前述高原及低氧研究的基础和临床单位联系，提出在西宁召开一次全国性的高原医学学术会议，共商我国高原医学合作发展的倡议，得到了热烈响应。1982 年 8 月 16—23 日在西宁召开了"全国高原医学学术讨论会"，参会代表有 120 余人，会议由张彦博主持，青海省省长马万里、副省长班玛丹增均出席会议并讲话，会议交流论文 26 篇，专题学术讨论 7 次，与会专家纷纷发言，大力支持这一事业的起步[5]（图 97.1）。

尽管这次会议是我国高原医学界的第一次碰头联系会，但高原人的激情立即形成了纽带，编织了共同的愿望。会议的主要成果是：

（1）建立了一个初步的"我国高原病命名及分型"方案，通过后统一实施，尽管这是一个雏形，但为 1996 年中华医学会订立的全国标准打下了基础[6]。

（2）建立了国内高原医学界机构和学者的联系机制（由当时中华医学会青海分会代办），进行不定期的科研信息交流和协作倡议。

（3）最重要的是，共同联名向中华医学会提出建立高原医学分会的必要性，目前已具有的人员、机构的基本条件和开展学术活动的可行性。会议一致通过了由吴天一负责的会务组起草的一万余字的申请报道，提出了向中华医学会申报的充分理由和具体实施方案[7]。从这一点来说，这是我国高原医学具有历史性意义的一次会议。

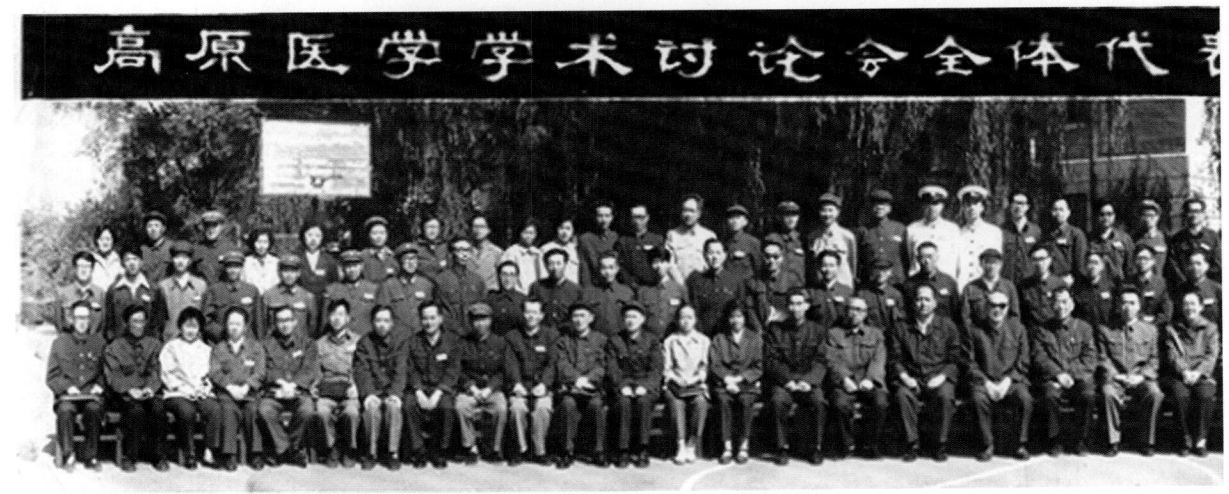

图 97.1　西宁高原医学学术讨论会

1982 年 8 月在西宁召开的高原医学学术讨论会，青海省原省长马万里（前排右 4 戴墨镜者）和原副省长班玛丹增（右第 5 人）亲临指导，来自各地的全国代表 120 余人出席了会议。

第 2 节　中华医学会高原医学分会正式成立暨"第一次全国高原医学学术会议"

经过不懈努力，喜讯终于传来，1987 年 4 月 1 日经中华医学会第 19 届 13 次常务理事会批准（医学会字第 61 号文）并委托青海省筹备成立中华医学会高原医学分会，会务组的激动之情难以言表。同年 10 月 9—12 日，中华医学会高原医学分会成立大会暨"第一次全国高原医学科学研究协作会议"在西宁市隆重举行，代表我国 10 多个地区、30 多个科研单位和临床机构的 200 多名低氧与高原医学的专家参加了本次大会。会议由青海省原副省长班玛丹增主持，原青海省卫生厅原厅长张彦博任会议主席，国内主要学者踊跃赴会，并邀请了法国巴黎大学高原环境生理学家 Jean-Paul Richalet 及日本信州大学医学部内科小林俊夫（T. Kobayashi）等外宾参会[8]（图 97.2）。

第一次中华医学会高原医学分会成立暨学术大会是一次充满科学激情、开拓精神、团结气氛的大会，会议选出了以张彦博为主任委员，孙秉庸、吕永达、邓希贤为副主任委员，吴天一为学术秘书的学会领导班子，下设常委和委员共32人（图97.3）。

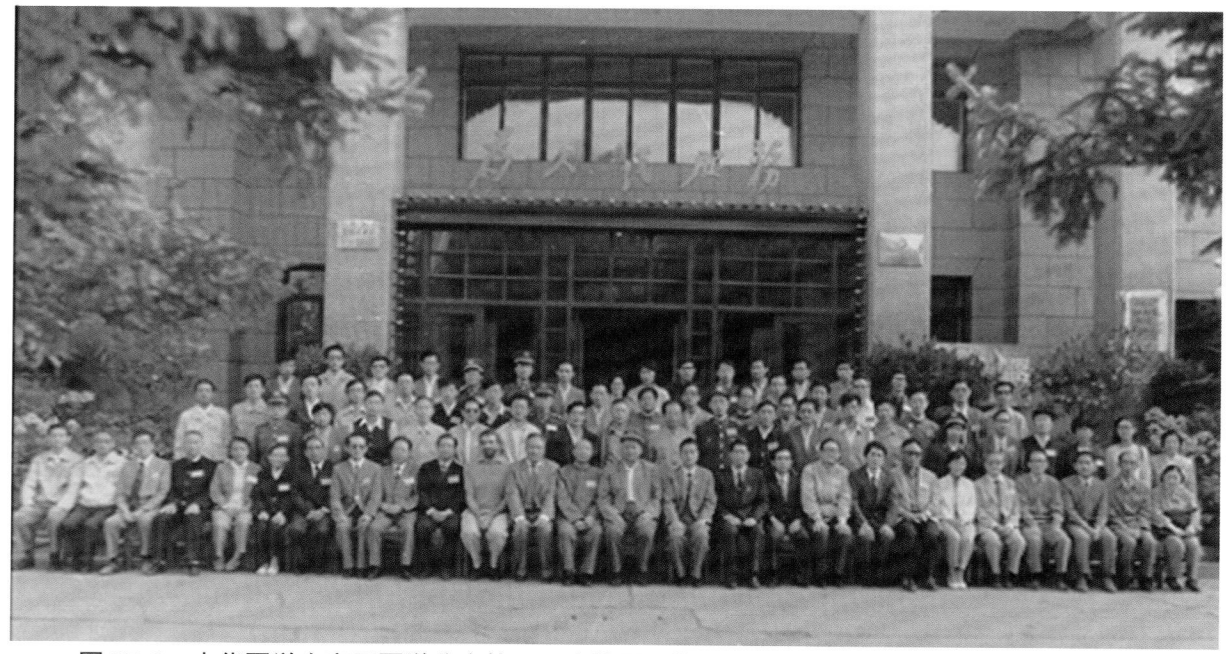

图97.2　中华医学会高原医学分会第一届会议暨"第一次全国高原医学学术会议"代表合影

1987年10月9—12日中华医学会高原医学分会第一届会议暨"第一次全国高原医学学术会议"在西宁召开。前排左第8人为吴天一，向左依次为杨之、吕永达和J.P. Richalet。前排右第7、8、9人分别是杨景义、小林俊夫和邓希贤。

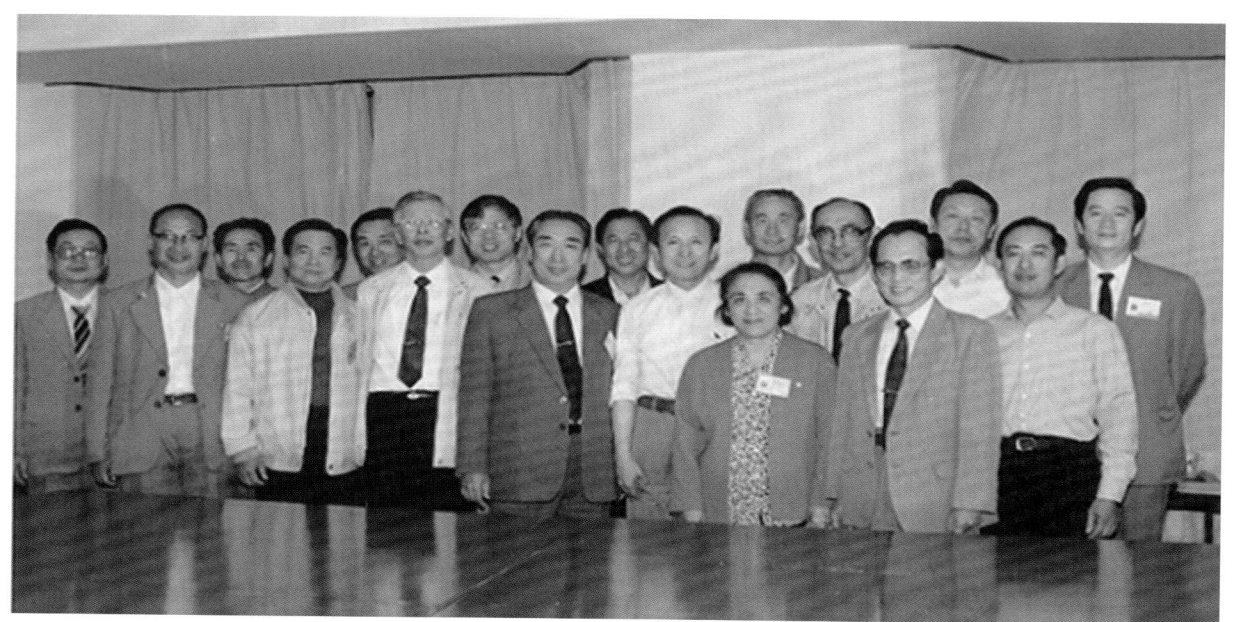

图97.3　高原医学分会第一届常委及委员

前排左起：邓希贤、吕永达、孙秉庸、张彦博、学会部长、蔡英年、吴天一、尹昭云。后排左起：张西洲、张德才、缪澄宇、周兆年、孙志新、裴树萱、姚庆铺、于永忠、白志勤。这是一个年富力强、生机勃勃的班子。

会议的学术氛围极为浓厚，国内的代表充分交流了中华人民共和国成立以来在高原生理和高原病上的调查和研究方面的资料，共收到论文 218 篇，其摘要发表了上、下两册，会议交流了 46 篇[9]。

第一届会议的主要成果是：

（1）会上报道了 1980 年青海对玉树西三县高原病的调查及 1984 年青海对海平面青岛至西宁（2 261 m）、玉树（3 750 m）和果洛玛（4 300 m）四个不同海拔高度的移居和世居人群高原习服—适应的综合调查，获取了大量而珍贵的第一手资料，这在国内是第一次[10,11]。

（2）提出了在第七个五年计划期间的"我国高原医学研究及学术交流的规划方案"及 10 年发展规划设想。

（3）提出创办中华医学会高原医学分会的学术期刊——《高原医学杂志》的必要性和编委会的成员组成。

（4）提出中国科学院上海生理研究所、第三军医大学病理生理学教研室、军事医学科学院军队卫生环境医学研究所、青海省高原医学科学研究所等，联合进行高原人类生理学研究的行动计划方案。

中华医学会高原医学分会作为二级学会，在青藏高原上组建起了一支特殊的研究生命科学和环境医学的队伍。美国、瑞士、意大利、法国、日本等都是建立的"登山医学协会或山岳医学会"，而中国的高原医学学会在世界上是第一个，产生了重大的国际影响[12]。

第 3 节　第二届高原医学分会暨"第二次全国高原医学学术会议"

中华医学会高原医学分会成立后，大大推动了高原医学学术活动的开展和队伍的建设。第一届会议后，全国高原医学蓬勃发展。1991 年 6 月 16 日在青藏高原春光明媚之时，在西宁召开了第二届会议暨"第二次全国高原医学学术会议"（图 97.4）。

这次会议的国内代表有 182 人，还邀请了苏联科学院医学生物学研究所的国际高原医学家尤金·鲍里舍维奇·吉鹏瑞特（Eugene Borisevitch Gippenreiter）教授及日本信州大学第一内科的久保惠嗣（Kubokeshi）教授等国际著名学者与会。会议受到青海省省委及省政府的高度重视和支持，青海省前省委书记及前省长亲临指导，和会议代表亲切交谈，表示中华医学会把高原医学分会设在青海，是青海的荣誉，更是责任（图 97.5）。

从中华医学会高原医学分会成立至今，在这些年中，我国的高原医学有了长足进展，临床和基础的研究者们充分利用青藏高原的环境优势、群体优势和生物多样性的优势，开展了低氧习服—适应生理学和各型高原病流行病学及病理生理学研究[13]。基本的格局是军队系统以急性低氧损伤和防治为重点，地方系统以慢性低氧损伤和防治为中心，提出了许多创新性的论点[14]。这些成果集中在会议收到的 186 篇论文中，大部分汇编为论文摘要[15]。

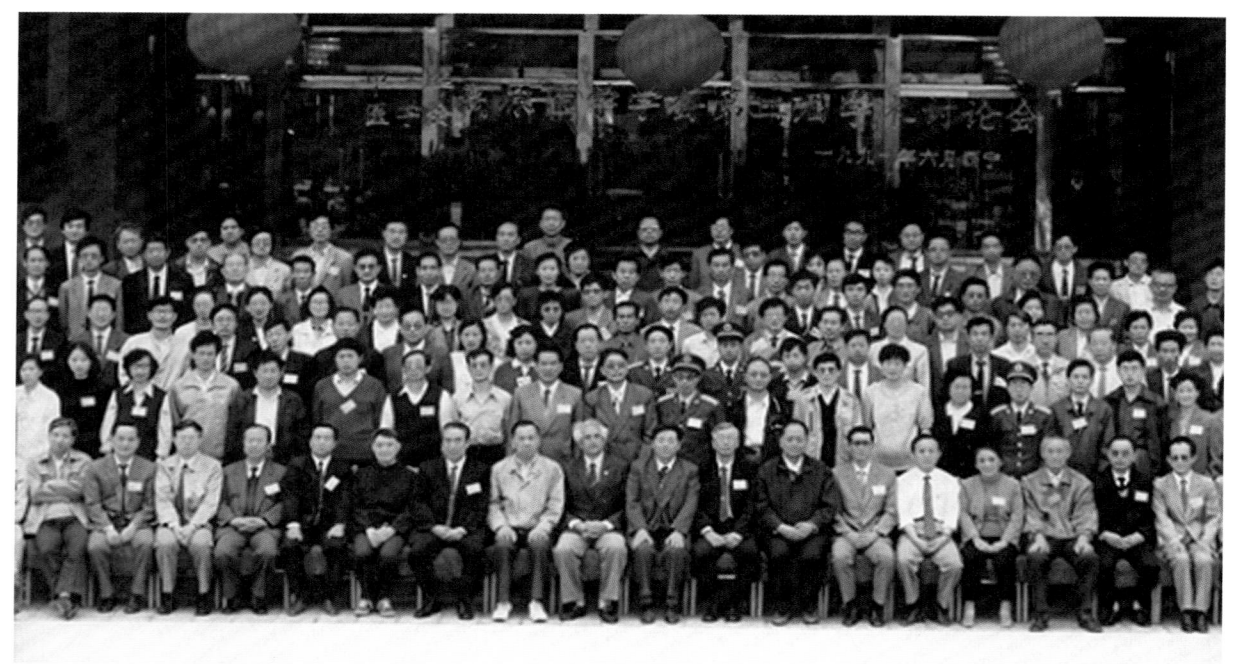

图 97.4　中华医学会高原医学分会第二届会议暨"第二次全国高原医学学术会议"代表合影

　　1991 年 6 月 16—18 日中华医学会高原医学分会第二届会议暨"第二次全国高原医学学术会议"代表合影。前排左起为宣诗孝、周兆年、秦德奎、吕永达、况允、张彦博、金基鹏、E. B. Gippenreiter、尹克升、孙秉庸、班玛丹增、久保惠嗣（Kubokeshi）。前排右起为吴天一、曹桢吾、裴树萱、蔡英年等。

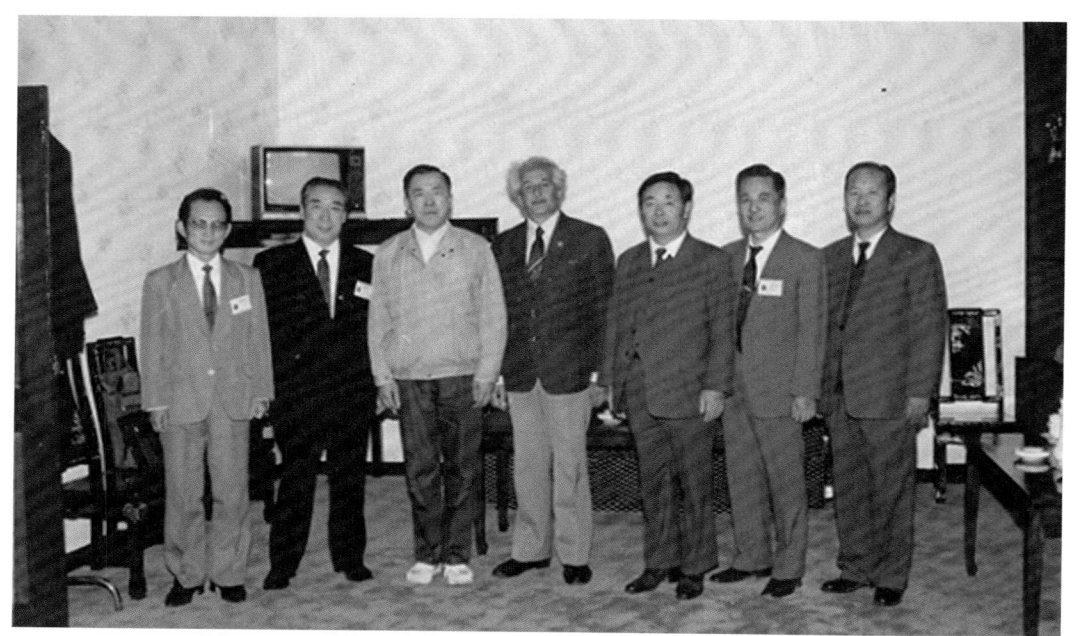

图 97.5　"第二次全国高原医学学术会议"部分参会人员

　　"第二次全国高原医学学术会议"期间青海省领导看望和鼓励主要代表。前排左起：吴天一、张彦博、金基鹏（青海省前省长）、E..B.Gippenreiter、尹克升（青海省原省委书记）、宣诗孝、秦德奎。

第二届会议的主要成果为：

（1）报道了 1990 年国内首次组织的国际合作项目："中日联合阿尼玛卿山医学科学登山考察"在特高海拔的研究成果[16]。

（2）报道了 1989 年在上海、苏州、南京进行的平原人在高原长期生活重返平原后"高原脱适应"（high altitude deacclimatization）研究的发现[17]。

（3）E..B.Gippenreiter 指出，苏联把航天、航空和高原医学中的共性问题连接起来形成一体化。他报道了苏联女子登山队攀登喜马拉雅山时的女性高山生理特征和攀登列宁峰时发生的严重山难和救援情况。

（4）经中华医学会学术会务部批准，我国的《高原医学杂志》正式作为核心期刊发行，我国学者在低氧和高原医学领域有了学术交流之地，反映了我国高原医学的进展，这在世界上也是第一份高原医学的特刊[18]。

（5）启动自然科学基金重点项目"高原人体习服适应机制"的联合攻关，由第三军医大学孙秉庸、武汉大学王迪浔、青海省高原医学科学研究院吴天一联合主持，这是分会成立后获得的第一个国家级大项目。

随着青藏高原的社会经济发展，参与高原建设的人群越来越大，这既是挑战，更是机遇，为中国的高原医学提供了其他国家难以得到的环境和人群这两个研究的最关键因素。在研究的策略上建议做大项目，集中优势联合攻关；在高原适应生理上从整体、器官、组织、细胞和分子几个水平上进行；高原病的研究应重视发病机制和防治[19]。

第 4 节　第三届高原医学分会暨"第三次全国高原医学学术会议"

1995 年 9 月 18—21 日在西宁召开了第三届高原医学会议暨"第三次全国高原医学学术会议"。会议期间，由于张彦博教授退休，故分会进行了改选，选出于丽璇主任医生任主委，吴天一、辛骧、吕永达、邓希贤为副主委，其后由于于丽璇的健康状况原因，经中华医学会批准由吴天一代任主委。

本次会议由吴天一负责组织，是一次半国际性的高原医学学术会议，邀请了美国加利福尼亚心血管研究所的著名低氧呼吸生理学家赛富林豪斯（John W. Severinghaus）、美国科罗拉多大学心肺血管研究所的苏珊·卡兰（Susan Curran）、吉尔吉斯国家心血管研究所的库达依别尔蒂也夫（Kudaibeierdiev）、日本信州大学生理系的酒井秋男（Akio Sakai）等 20 多名国际高原医学专家参会（图 97.6）。

在大会期间，国际学者参观了青海省高原医学科学研究院，认为该院实验用大型高、低压综合舱是世界上罕有的模拟低氧研究平台。Severinghaus 提出可合作进行一项类似美国珠峰行动的国际合作研究，参观了青海医学院附属医院，对高原胚胎和新生儿的发育生理甚感兴趣。

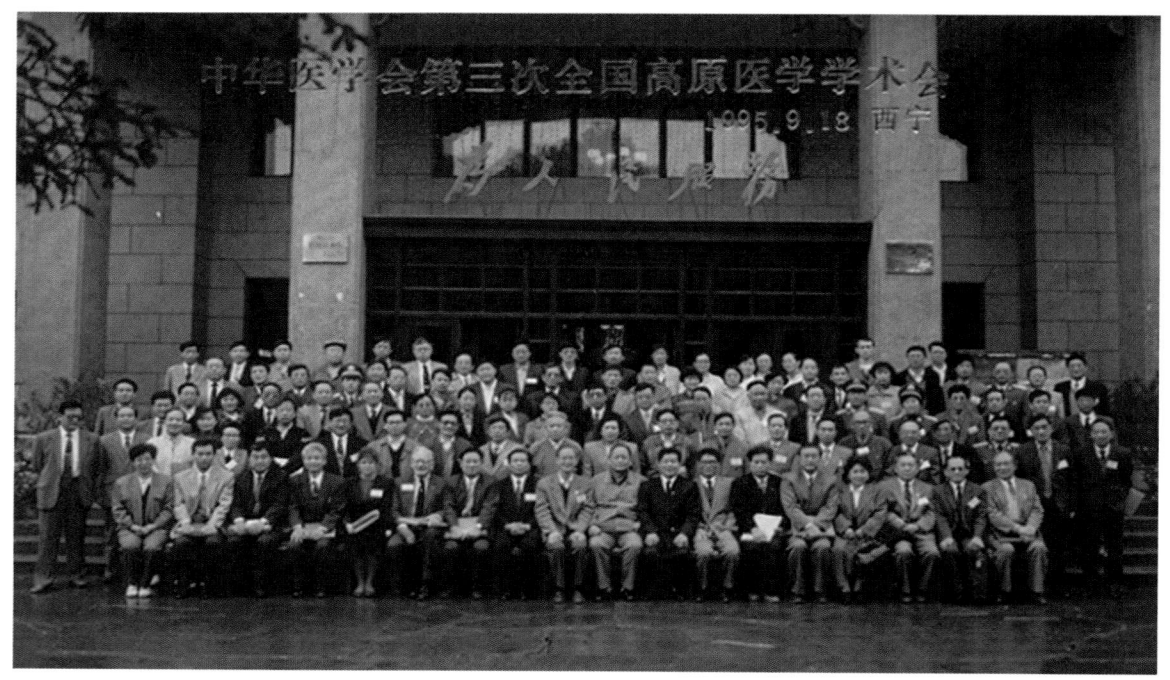

图 97.6　高原医学分会第三届会议暨"第三次全国高原医学学术会议"代表合影

前排自左起第 4 人顺次为酒井秋男、Susan Curran、John W. Severinghaus、牛惠敏、吕永达，左起第 10 人为班玛丹增，前排右起为汪源、吴天一、Kudaibeierdiev、Maria、辛骥。

会议收到论文 186 篇，分主、分会场进行了充分交流[20]。第三届会议主要成果为：

1. 进行了高原医学的国际交流

主要内容：

（1）由吴天一报道高原世居藏族的生理适应特征，提出了藏族在红细胞生成及肺动脉压力调控上的适应性特征及机制。

（2）由 Severinghaus 报道高原脑水肿发病的分子机制，在国际上首先提出血管内皮生长因子（VEGF）参与发病机制。

（3）由 Susan Curran 报道汉 – 藏混血儿成人在拉萨通气及低氧通气的特征，有意思的是，混血儿的通气如藏族，而低氧通气反应（HVR）则如汉族。

（4）由吉尔吉斯 Kudaibeierdiev 报道高原 COPD 的情况，在天山的观察研究中 COPD 呈高发病率及死亡率，并报道了在图亚阿苏高山站治疗支气管哮喘的效果。

（5）由酒井秋男报道高原肺水肿与日本易感者的情况，日本人作为海平面人群，HAPE 在海拔 2 800 ~ 3 000 m 即可发生。

2. 学术交流活跃，内容新颖

特别是让国际学者了解到了中国高原医学研究的方向和特色，就是以直接提高高原人群的健康和生命质量为研究核心，以人类低氧习服—适应为中心，解决在高原长期生存的问题[21]。会议开创了国际合作交流，其成果在国际高山医学学会通讯（*News letter of ISMM*）上加以发表，引起世界关注[22]。

这次会议的一项重大成果是，经过国内学者的讨论协商，最终达成专家共识，通过了中华医学会高原医学分会关于"我国高原病命名、分型及诊断标准"的方案，在全国统一实施[23]，具有历史性意义，并为今后国际标准的制定打下了基础[24]。

第 5 节　第四届高原医学分会暨"第四次全国高原医学学术会议"

这次会议同中国生理学会应用生理学学术会议合并召开，于 2000 年 5 月在福建省武夷山举办，高原医学分会由吴天一及辛骥带队，共有学者 56 人参加，规模相对较小。由于与应用生理学接轨，故这次的征文及报道有以下特色[25]：

（1）以高原运动生理为主要交流内容，发现高原藏、汉成人及儿童运动下的最大做功、最大心率、最大通气、最大摄氧能力及无氧阈值等均具特点，交流还涉及高原食欲减退和高原体重丧失的机制及防护。

（2）涉及许多高原临床医学问题，包括心、脑血管、呼吸、血液及儿童妇女疾病中的缺氧病理生理，显示出了高原低氧与临床医学的密切关系。

应用生理学的低氧组与高原医学间有很多学科交叉内容，这次会议加强了 2 个学会间的交流，促进了共同发展。

第 6 节　第五届高原医学分会暨"第五次全国高原医学学术会议"暨"第六次世界高原医学及生理学会议"

这次会议与"第六次世界高原医学及生理学会议"（The VI World Congress on Mountain Medicine and High Altitude Physiology）同时在西宁召开。1996 年吴天一代表中华医学会赴秘鲁向当时的国际高山医学协会（ISMM）主席 Jean-Paul Richalet 正式提交申请书，陈述在中国举办国际高原医学会议的理由。经多年努力，特别是通过格日力教授多方联系协调，ISMM 终于同意在中国召开"第六次世界高原医学及生理学会议"。这次会议与前几次世界会议不同的是，主会在西宁召开，第二轮会议在拉萨召开，体现了青藏高原的整体性。

会议的规模空前，包括国际著名学者 John B. West（美国）、John T. Reeves（美国）、Sukhamay Lahiri（美国）、Peter Hackett（美国）、James S. Milledge（英国）、Jean-Paul Richalet（法国）、Marco Maggiorini（瑞士）、Bengt Kayser（瑞士）、Fabiola Leon-Velarde（秘鲁）、Dante Penaloza（秘鲁）、H.-Chr Gunga（德国）、Tatiana V. Serebrovskaya（乌克兰）、Buddaha Basnyat（尼泊尔）、

Almaz Aldashev（吉尔吉斯斯坦）、Michino Nakashima（日本）、Shigeru Masuyama（日本）、Akio Sakai（日本）等专家。大会主席由 ISMM 时任主席 Peter Hackett 担任，Milledge、吴天一任副主席，格日力任组委会主任，于 2004 年 8 月 12 日在西宁召开（图 97.7、图 97.8）。

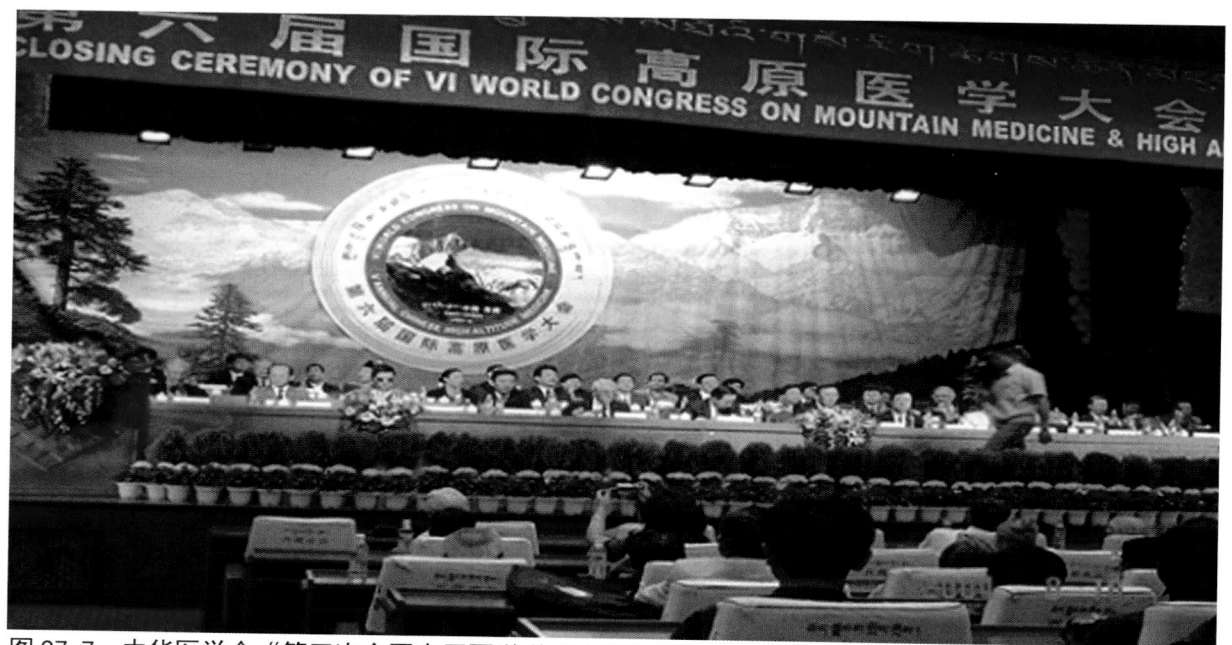

图 97.7 中华医学会"第五次全国高原医学学术会议"暨"第六次世界高原医学及生理学大会"主席台

2004 年 8 月 12—18 日召开。左起第 1 人为 James S. Milledge、第 2 人为吴天一、第 7 人为江巴平措。

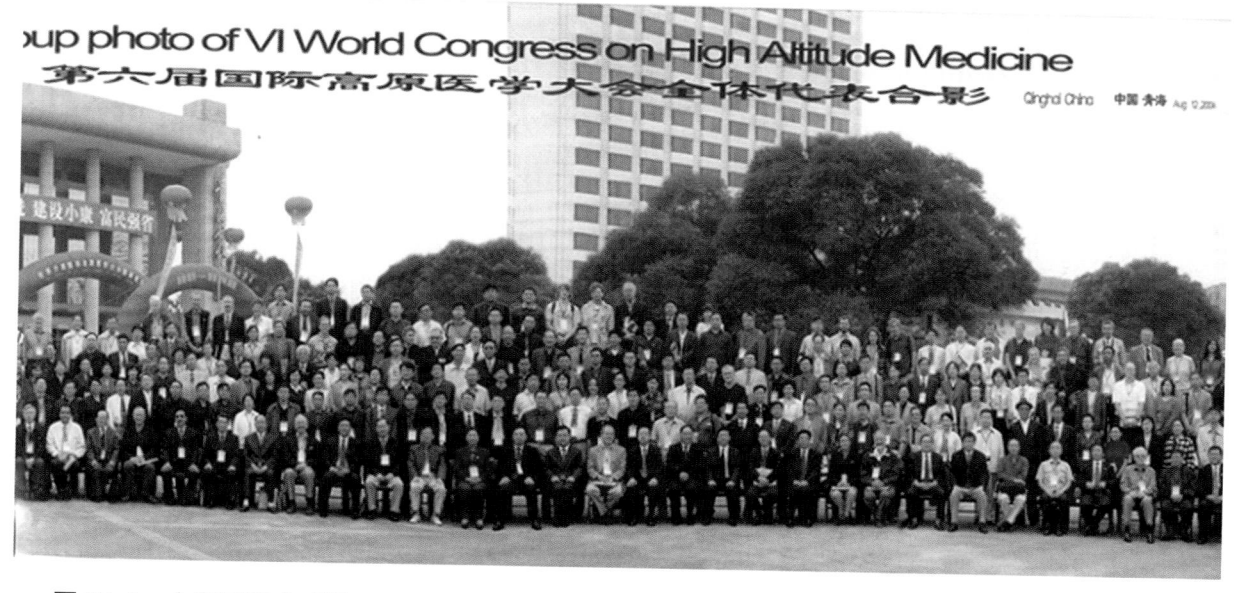

图 97.8 中华医学会"第五次全国高原医学学术会议"暨"第六次世界高原医学及生理学大会"
代表合影

左起第 8 人为 John B. West，中坐者（左起第 15 人）为国际会议主席 Peter Hackett。

此次会议在中国西宁和拉萨召开，会前吴天一在 ISMM 的学术期刊 *High Altitude Medicine and Biology* 发表特邀讲话 "Life on the high Tibetan plateau"，提出青藏高原是世界上研究高原医学的最佳舞台，在这里举办世界高原医学会议意义非凡，代表们将在"世界屋脊"参加一个别开生面的会议 [26]。这是世界高原医学及生理学会议第一次在中国召开，共有 22 个国家的 158 名国际科学家参会，有 250 名来自中国各高原地区的代表，是参会人数最多的一次，达到 408 人，共收到论文 311 篇，会期长达 7 d，是同时在青藏高原和喜马拉雅地区召开的盛会 [27,28]。大会主席 Peter Hackett 在开幕式上致辞，他介绍了在青藏高原举行会议的特殊意义，介绍了会议所在地西宁这个中国西部正在发展的多民族的现代化城市。这次会议的内容极其丰富，有 2 个中心议题：

一是慢性高原病国际标准的建立问题。会上吴天一做了《中国青藏高原的慢性高原病（CMS）》的主题报道 [29]，其他如秘鲁的 Dante Penaloza 也做了《安第斯印第安人中 CMS》的报道。国际慢性高原病专家组经过 4 次讨论，通过了以我国学者为主建议的慢性高山病国际标准——《慢性高山病青海记分系统》。本次会议的最大成果是建立了 CMS 国际标准的专家共识，将全世界对 CMS 的术语、概念、分型、诊断标准统一化、规范化，有利于国际交流，有利于国际间的可比性，有利于加强世界范围的防治。2005 年 5 月国际高山医学协会（International Society of Mountain Medicine，ISMM）正式颁布 "CMS 青海标准" 并在世界范围实施 [30]。某一疾病以中国学者为主建立标准和以中国名称命名在国际上是难得的，这是我国近 10 年高原医学研究最大的一项科研成果 [31]。

二是青藏铁路建设中的高原病问题。对这条世界最高海拔的铁路，与会者十分关注，会上中国铁道部的齐德堂做了《青藏铁路建设卫生保障》的主题报道，John T. Reeves 主持了专题讨论。在拉萨开卫星会前，由吴天一带领和介绍，国外代表参观了位于海拔 4 300 m 的当雄铁路三局医院，学者们对该院应用高压舱救治重症高原病患者、应用多普勒超声心动仪技术检测职工肺动脉压科学判定肺循环、配置合理的高原饮食营养和对全体职工建立健康档案等举措给予了高度评价。随后在拉萨举行的专家座谈会上，国际学者们对青藏铁路建设中高原病防治已经形成一条完整的体系表示敬佩，West 教授指出，这是世界高原医学的大事。

2004 年 8 月 14 日吴天一代表大会做了会议技术总结，在喜马拉雅和青藏高原举办的这次国际会议，让我们看到了在"世界屋脊"上人类的高原适应和各型高原病的特殊性和防治重要性，它也必将推动国际高原医学的发展。经过 8 年的反复讨论，本次会议通过了慢性高原病国际标准，凝聚了国际学者的心血，是本次会议取得的巨大成功，也使中国高原医学产生了很大的国际影响。对于这次会议的空前成功，吴天一代表中华医学会向全体代表致以深切感谢，表示青藏高原向你们伸出欢迎之手 [32]。

第 7 节　第六届高原医学分会暨"第六次全国高原医学学术会议"

这次会议于 2009 年 10 月 18—20 日在风光秀丽的山城重庆召开，本次会议以高原军事医学为中心议题，故由第三军医大学高原军事医学系承办，第三军医大学的领导给予了极大支持（图97.9）。

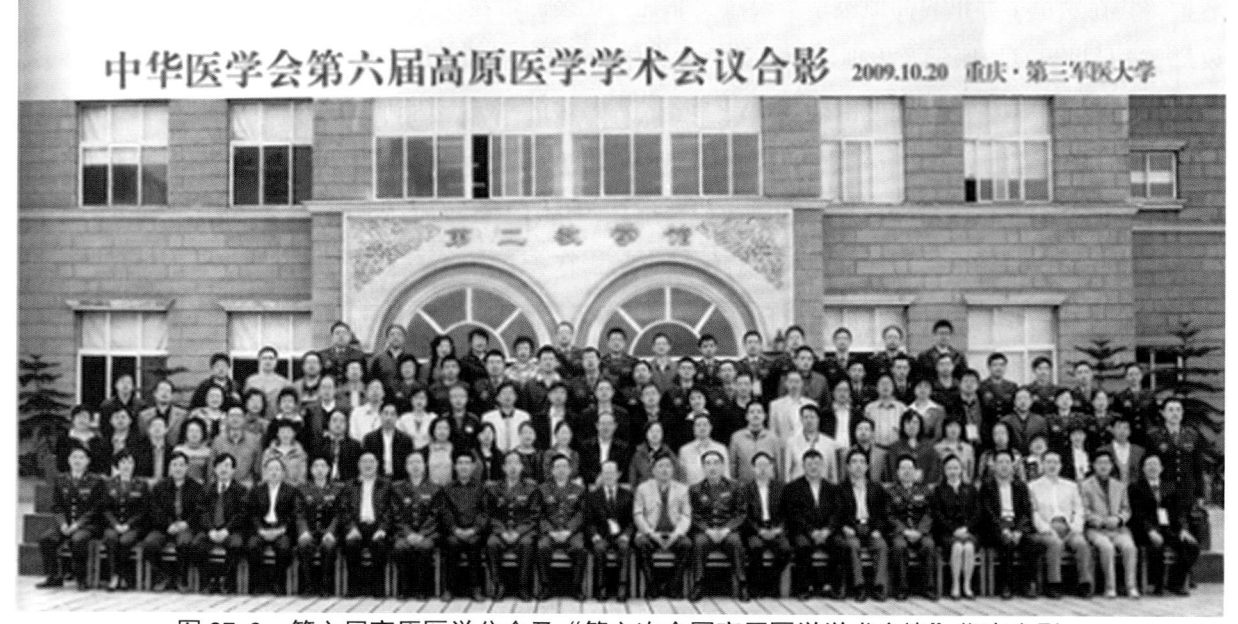

图 97.9　第六届高原医学分会及"第六次全国高原医学学术会议"代表合影
2009 年 10 月 18—20 日第六届高原医学分会暨"第六次全国高原医学学术会议"在重庆召开。

由于我国从天山、帕米尔、喀喇昆仑到喜马拉雅有着漫长的国防边境线，和俄罗斯、哈萨克斯坦、吉尔吉斯斯坦、塔吉克斯坦、巴基斯坦、尼泊尔、不丹、印度、缅甸诸国接壤，有 3 200 km 的国防线在海拔 4 000 ~ 5 000 m 以上，高山哨所就建立在冰峰雪岭上，喀喇昆仑的最高哨所神仙湾海拔 5 280 m。高山边防战士在只占大气压和氧分压近于 50% 的低氧环境中从事军事活动，保卫祖国的高原驻军和反恐、处突任务艰巨的高原武警部队都面临着高原低氧和寒冷损伤的问题，这就成为我国高原军事医学关注的重点，保障高原部队的良好习服和强大战斗力是高原军事医学的重任[33]。

高原医学分会军队系统的会员主要由第三军医大学、军事医学科学院卫生学环境医学研究所、基础医学研究所、西藏军区总医院、兰州军区总医院、新疆军区高山病研究所等单位的医务及科研人员组成。他们不畏艰险，终年奋战在高山第一线，为兵服务，既从事医疗诊治，又认真总结了急性高原病的防治经验，为高原军事作业中部队的高原卫生提供保障，制定了一系列军标。

这次会议共收到论文 208 篇，交流了 108 篇。第三军医大学、军事医学科学院卫生学环境医学研究所、成都军区总医院、西藏军区高原病防治中心、新疆军区高山病研究所等的报道展示了我国高原军事医学在高原部队的低氧习服、急性高原病防治、高原野战外科、高原部队营养卫生学、高原部队的卫勤保障等领域取得了许多重要的科研成果[34]。

尽管我国的高原医学军、地两支队伍的任务和服务对象有所不同，研究的重点有所侧重，但 2 支主力军进行了有力的科研合作，例如共同实施国家重点项目、共同进行联合考察等。由于 2 支科研队伍整合和优势互补，形成强大的合力，使研究达到新水平 [33]。

本次会议按中华医学会总会的规定建立了候任主委制度，吴天一当选为分会主委，推荐高钰琪教授为下一届主委。

在此期间，2011 年经中华医学会批准，在高原医学分会下设高原危重病专业委员会，同年 7 月，中华医学会高原医学分会高原危重病急诊学组专业委员会在兰州正式成立并召开会议 [35]。第一届委员会由兰州军区总医院胸外科张世范教授任主委，高炜、杨金生、高秉仁任副主委。该学组自 1999年起承担了军队"十一五"重大科技项目"高原危重病急诊的研究"，在此期间与青海省高原医学科学研究院、青海大学附属医院、兰州大学附属医院等合作，制定了"高原地区急性呼吸窘迫综合征和多器官功能障碍综合征（ARDS and MODS）"的诊断标准，经中华医学会学术会务部批准为全国试行标准，在高原地区试行 [36]。

第 8 节　第七届高原医学分会暨"第七次全国高原医学学术会议"

为庆祝中华医学会成立 100 周年，由中华医学会高原医学分会主办，第三军医大学高原军事医学系和广州医科大学联合承办的"第七次全国高原医学学术会议"于 2014 年 11 月 27—30 日在广州市举行。为加强与基础和临床相关学科的交叉融合和思维碰撞，本次会议与中国病理生理学会缺氧和呼吸专业委员会主办的第九次全国缺氧和呼吸病理生理学术会议、呼吸疾病国家重点实验室和中国生理学会呼吸专业委员会共同主办的全国呼吸领域研究生论坛、全国呼吸系统重大疾病转化医学学术会议联合召开（图 97.10），因此会议以"缺氧"（hypoxia）为中心。会议共收到学术论文282 篇，有来自 30 多个单位的 318 名代表到会进行了学术交流。其中高原医学及与高原医学相关的学术论文有 198 篇 [37]。

2014 年 11 月 28 日上午，开幕式由中华医学会高原医学分会本届主任委员高钰琪教授主持，广州医科大学王新华校长和钟南山院士分别发表了热情洋溢的讲话。开幕式后进行了大会专题报道：青海省高原医学研究院吴天一院士做了题为《慢性间歇性低氧与高原习服探讨》的报道，南京医科大学病理生理学教研室徐涌教授的报道为《炎性前转录的前基因调控》，广州呼吸疾病研究所王健教授做了题为《丹参酮与肺动脉高压——从基础到临床》的报道，第三军医大学高原军事医学系高钰琪教授做了题为《慢性高原病研究的若干进展》的综述报道，中南大学湘雅基础医学院罗自强教授做了题为《谷氨酸 NMDA 受体激活——一种新的肺损伤机制》的报道，华中科技大学同济医学院病理生理学系胡清华教授做了题为《线粒体异质性与肺动脉高压》的报道。这些研究报道了低氧医学领域的新进展，引起了与会者极大的兴趣，也为今后的研究工作开拓了思路。

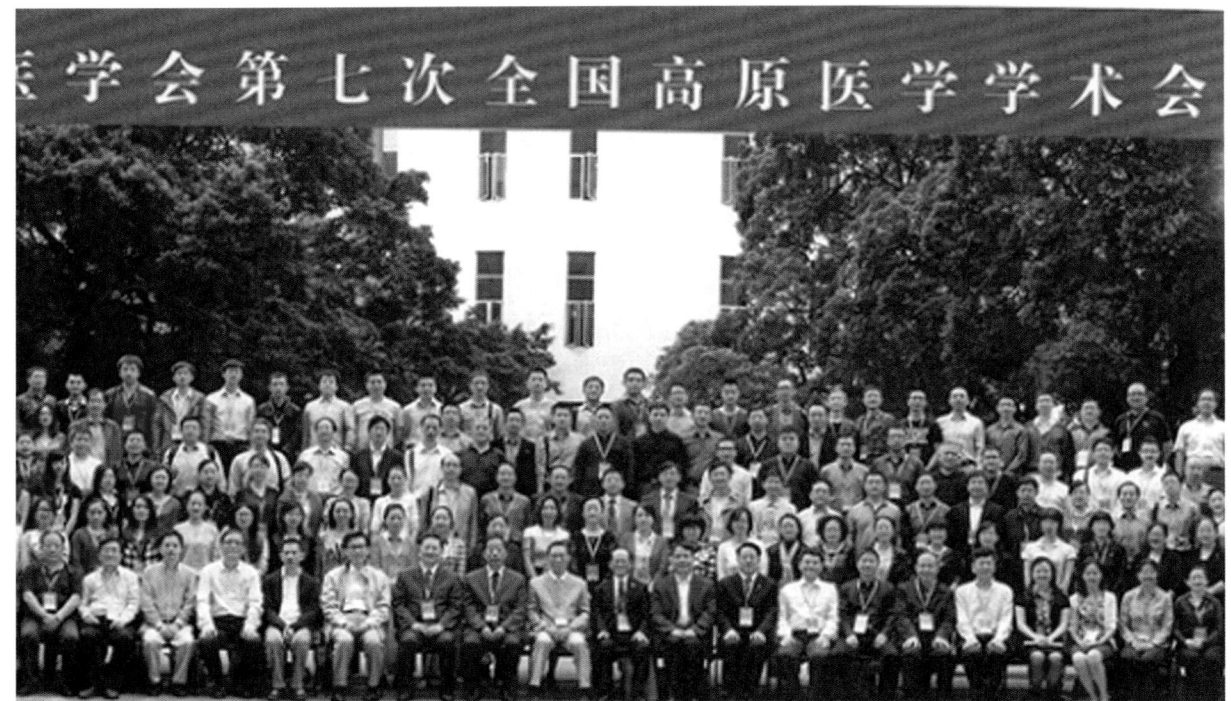

图 97.10 第七届高原医学分会暨"第七次全国高原医学学术会议"代表合影

中华医学会高原医学分会第七届会议及全国第七次高原医学学术会议在广州召开，前排左第七人起依次为吴世政、高钰琪、钟南山、吴天一等代表。

2014 年 11 月 28 日下午和 29 日全天进行了高原医学专题学术交流。共有来自 21 个单位的 59 名与会代表分别就基础医学、临床医学、预防医学和药学等多学科角度对高原医学的热点问题，例如缺氧预适应的机制、急慢性高原病的发病机制、缺氧性肺动脉高压的发生机制、高原低氧脑损伤的特征与机制、中藏药在急慢性高原病防治中的应用、高原高血压的流行病学特征、高原适应的遗传机制、临床常见疾病的高原人群特征等进行了广泛交流和热烈讨论。在庆祝中华医学会成立 100 周年的大喜日子里，本次会议也为我国高原医学 26 年来的成就而庆贺[38]。

会议期间传来喜讯，高原医学分会荣誉主委吴天一院士获 2014 年吴阶平医学奖，这是中国医学最高奖，也称中国医学诺贝尔奖。颁奖仪式于 11 月 29 日在中山市举行。吴天一说："这不仅是我个人的荣誉，也是高原医学分会的荣誉，更主要体现了国家对青藏高原人民健康的关注和对高原医学的肯定。"

第 9 节 第八届高原医学分会暨"第八次全国高原医学学术会议"暨海峡两岸第一次高原（山）医学高峰论坛会

会议于 2016 年 8 月 12—14 日在西宁召开，中国台湾地区阳明大学等以陈俊忠教授为代表的 19

人参加会议，会议收到论文216篇，会议宣讲论文110篇。内容涉及：高原适应遗传进化、高原生理、高原病、高原危重病、高原药物、高原护理、高原营养、登山医学、高原旅游健康等。这是一次内容广泛、海峡两岸大交流的会议[39]（图97.11）。

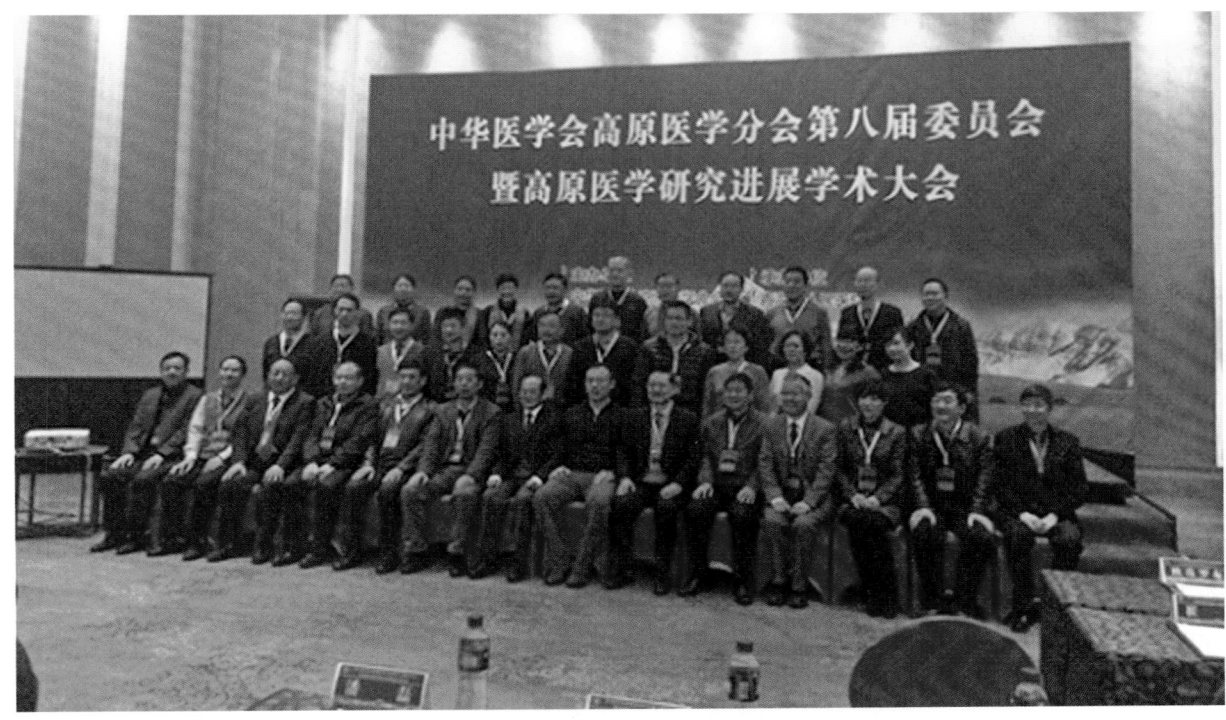

图97.11　中华医学会高原医学分会第八届委员会暨高原医学研究进展学术大会部分参会人员合影

　　会上，吴天一做了《藏族在特高海拔》、吴世政做了《低氧预处理对高原习服和神经的保护机制》、高钰琪做了《急性高原病分子机制的进展》、祁学斌做了《藏族高原遗传适应的研究》等专题报道，反映了近年高原医学的研究进展。

　　这次会议是中国台湾地区学者第一次在高原（山）医学领域与大陆学者共同交流，他们一共做了12个报道。其中阳明大学运动健康科学研究所所长陈俊忠博士介绍了中国台湾地区自1998年实行双休日后，开展"高山健行"的情况，在阿里山等中度海拔地区，经有指导的运动训练来提高健康水平。目前已开展了"高山森林健康锻炼"和"登山活动健康"等多种形式的活动，很受群众欢迎，并已取得初步效果。世新大学李文志教授报道了"低氧对糖代谢的调控"的现场和实验研究。观察到不论正常人在海拔2400 m短期居住，或者有训练历史的人在海拔3800 m进行登山活动后，其糖耐量均获得改善，低氧习服使机体对血糖进行有效调控，从而给2型糖尿病开启了一条新的防治途径，引起与会者的高度兴趣。运动生理学家和登山家黄致豪报道了他2013年无氧攀登海拔8034 m加舒尔布鲁木Ⅱ峰的经历，他说训练、体力和意志是成功的三要素。

　　为了不断交流和长期协作，阳明大学及其运动健康科学研究所与青海省高原医学科学研究院和青海省人民医院分别签署了协作合同。西宁会后，中国台湾地区学者参观了青海湖、塔尔寺，然后又赴西藏拉萨和日喀则参观游览，第一次领略了祖国青藏高原的磅礴气势，很多人感慨万千。更重要的是，海峡两岸的学者各自利用特有高原（山）环境的优势，在低氧生理和高原医学上做出了创新性的研究，取得了明显地造福于高原（山）人民健康的成果。这两支强劲队伍的合力，会给世界高原医学做出巨大的贡献[40]。

第 10 节　我们的队伍向太阳
——高原医学分会是一支有战斗力的科学尖兵

由军、地组成的高原医学临床、基础、预防、药物、护理的这支学术队伍，也是一支高原上特别能吃苦、特别能战斗、特别能忍耐、特别能团结和特别能奉献的队伍。这里有许多感人的事迹，说明高原医学的每一项成果，都凝聚着难以想象的付出。以下举一个例子。

2010 年 4 月 14 日青海玉树发生里氏 7.1 级大地震，这是世界上最高海拔的地震（3 750 ～ 4 600 m），造成重大人员伤亡和财产损失。震情就是命令，高原医学分会荣誉主委吴天一，主委高钰琪，副主委李素芝、储义德，下任主委吴世政都不约而同在第一时间赶赴灾区救援。军、地共派出 35 个医疗队 3 346 人赶赴灾区救援，他们不顾高原缺氧，不顾缺食少水，耐饥耐渴，不顾疲劳连续作战，夜以继日地进行紧急救援。这次地震发生在高海拔的纯藏族牧业区，房屋结构简单，造成大量压埋伤和窒息，并迅速发展成多脏器功能衰竭，时间是急救成功的一个关键因素，救援队员只有极短的休息时间，而且奔波在半径长达 200 km 的震源区内[41]。另外全国从平原来的各种救援和输送物资的队伍人员在 3 万人以上，由于急速进入高原，产生了大量急性高原病、高原肺水肿、高原脑水肿患者，早期造成少数伤亡。因此形成了双救援，既要抢救大量伤员，又要救治部分平原来的救援人员。在这一紧急形势下，吴天一被任命为玉树地震高原病救援总指挥，高原医学分会的几位正、副主委都主动请缨和挑担，带领队伍运用长期积累的经验进行抢救，并且互相交流，互相支援，用忘我的精神经过 7 天 7 夜，保证了救援任务的完成[42]（图 97.12）。

青藏高原是地震多发带，总结"高原地震医疗救援"的系统理论和经验非常必要。2010 年 6 月高原医学分会在西宁召开了"全国玉树抗震救灾医疗救援总结交流会"，中国工程院、国家基金委、国家救援队、第三军医大学、第四军医大学、西藏大学、中国人民解放军总装所等代表 200 余人参加，总结交流了高原地震医疗救援的经验和教训。吴天一在会上总结了高原地震医疗救援黄金 48 h、高原压埋伤并发 MODS 的救治三原则和今后"救援救援者，如何不再现"的措施，并提出灾后重建卫生保障的方案[43]，这些内容已被整理为《全国高原地震医疗救援规范》。会后，中国工程院的《中国工程科学》英文版（*Engineering Science*）出版专辑，共 22 篇论著，综合地总结了高原地震医疗救援的经验[44]。

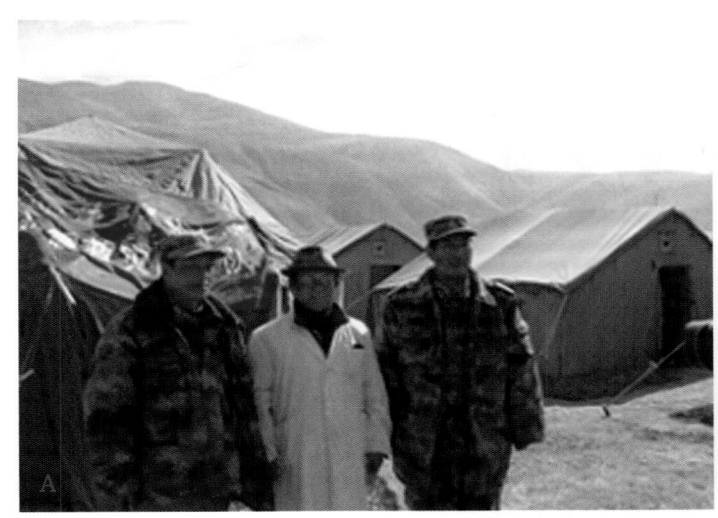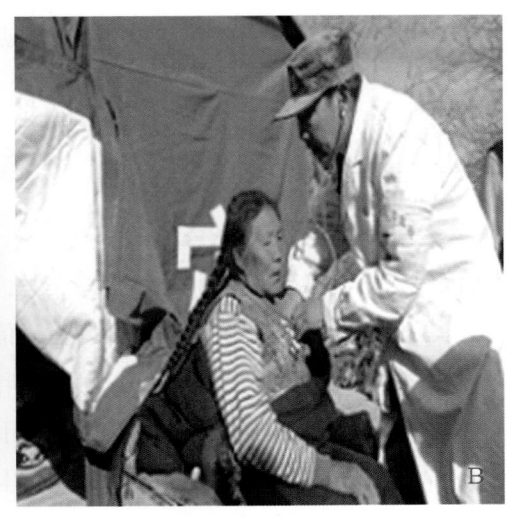

图 97.12　玉树地震救援现场

A—高原医学分会荣誉主委吴天一从西宁、主委高钰琪从重庆第一时间奔赴灾区，在玉树地震救援现场会师；B—高原医学分会副主委李素芝在玉树灾区为一藏族老阿奶诊病。

中共中央、国务院、中央军委授予吴天一、吴世政为全国抗震救灾模范，授予西藏军区总医院医疗队为全国抗震救灾先进集体，荣立集体三等功。这一高原医学团队后续投入到玉树灾后重建数万工人的卫生保障中[45]。

中华医学会下属的高原医学分会是一个很特别的专业学会，会员们是终身和缺氧打交道的人，他们生活战斗在离太阳最近的地方，世界最高海拔的居民点都有他们的足迹，地球上最高的军事哨所都有他们的身影。高原病、车祸、坠岩、雪崩、滑坡是常会遇到的，尽管险象环生，却从不退却。几十年来，有的同志患高原病离去了，有的因低氧损伤英年早逝，有的带疾带残仍坚强工作，为什么？就是一个心愿：为祖国的高原医学事业拼搏。从以上行动可以看出，中华医学会高原医学分会是一支有活力、有战斗力、有献身精神，奋战在青藏高原的特殊队伍。我们的队伍向太阳，更加光辉在明天。

参 考 文 献

[1] 吴天一. 高原医学[J]. 中华医学杂志，1996，76（1）：71-72.

[2] 吴天一. 高原医学简介[J]. 中华医学信息导报，1988，3（11）：3.

[3] 新华社. 青海成立高原心脏病研究所[N]. 人民日报，1979-02-19.

[4] 本刊评论员. 加强高原医学的研究[J]. 青海医药杂志，1982，1：1-2.

[5] 吴天一. 高原医学学术讨论会纪要[J]. 青海医药杂志，1982，1：11-12.

[6] 1982年高原医学学术讨论会. 高原病诊断标准[J]. 青海医药杂志，1982，1：72-73.

[7] 会议学术组. 高原医学学术讨论会倡议书[J]. 青海医药杂志，1982，1：71.

[8] 鹏程. 高原医学第二次学术讨论会结束[N]. 青海日报，1987-09-06.

[9] 中华医学会高原医学分会. 中华医学会全国高原医学学术讨论会论文摘要（上、下）[C]. 西宁：[出版者不详]，1987.

[10] 本报讯. 青海进行综合性高原医学考察[N]. 人民日报，1984-04-24.

[11] 李渝. 青海高原医学综合考察研究有新进展[N]. 健康报，1987-09-20.

[12] 吴天一. 祝贺中华医学会高原医学学会成立大会暨全国高原医学科学研究协作会议召开[J]. 青海医药杂志，1987，2：1.

[13] 吴天一. 全国高原医学学术会议上对高原生理的探讨[J]. 医学研究通讯，1989，18（2）：5-6.

[14] 吴天一. 我国近10年（1979—1989）高原病研究进展[J]. 医学研究通讯，1990，19（7）：1-6.

[15] 中华医学会高原医学分会. 中华医学会全国第二次高原医学学术讨论会论文摘要[C]. 西宁：[出版者不详]，1991.

[16] 吴天一，张彦博，白志勤，等. 中日联合阿尼玛卿山医学科学考察：人在极高高原的生理研究[J]. 高原医学杂志，1991，1（2）：1-5.

[17] 吴天一，李万寿，王晓真，等. 久居高原者重返平原后脱适应规律的生理学及临床研究[J]. 高原医学杂志，1992，2（2）：1-4.

[18] 吴天一. 高原医学杂志发刊词[J]. 高原医学杂志，1991，1（1）：1.

[19] 吴天一. 进一步提高我国高原医学研究水平[J]. 中华医学杂志，1990，70（2）：61-62.

[20] 中华医学会高原医学分会. 中华医学会全国第三次高原医学学术讨论会论文摘要[C]. 西宁：[出版者不详]，1995.

[21] WU TY. Medical research in China[J]. ISMM Newsletter，1994，4（2）：3-5.

[22] WU TY. The Third Chinese International Symposium on High Altitude Medicine and Physiology. September 1995：A report[J]. ISMM Newsletter，1995，5（4）：4-5.

[23] 吴天一. 确立我国高原病诊断标准的综合评论[J]. 高原医学杂志，1995，5（3）：3-8.

[24] WU TY. Terminology and classification of high altitude disease in China[J]. ISMM Newsletter，1995，5（2）：2-4.

[25] 中国生理学会. 中国生理学会第5届应用生理学学术会暨中华医学会第四次全国学术讨论会论文摘要汇编[J]. 生理通讯，2000，5（1）：1-80.

[26] WU TY. Life on the high Tibetan plateau[J]. High Alt Med Biol，2004，5：1-2.

[27] 中华医学会高原医学分会. 中华医学会全国第五次高原医学学术讨论会论文摘要[J]. 高原医学杂志，2004，1：1-80.

[28] EDITORIAL. Abstracts of the VI World congress on Mountain Medicine & High Altitude Physiology，and V Annual Meeting for Chinese High Altitude Medicine，Xining，Qinghai，and Lhasa，Tibet，P.R. China. 2004[J]. High Alt Med Biol，2004，5（2）：199-298.

[29] WU TY. Chronic mountain sickness on the Qinghai-Tibet plateau[J]. 高原医学杂志，2004，1：37-38.

[30] LEON-VELARDE F，MAGGIORINI M，REEVES JT，et al. Consensus statement on chronic and subacute high altitude disease[J]. High Alt Med Biol，2005，6（2）：147-157.

[31] 吴天一. 高原医学进展[M]//中华医学会. 中华医学会成立90周年庆典：五年学科进展专辑（上册）. 北京：人民卫生出版社，2005：496-508.

[32] 吴天一. 高原医学的历史盛会：热烈祝贺第六届国际高原医学大会暨第五届中华医学会高原医学分会年会在西宁、拉萨召开[J]. 高原医学杂志，2004，14：1.

[33] 吴天一. 我国高原医学的两支主力军[J]. 高原医学杂志，2010，20（1）：1.

[34] 中华医学会高原医学分会. 中华医学会全国第六次高原医学学术讨论会论文摘要[C]. 重庆：[出版者不详]，2009.

[35] 中华医学会高原医学分会. 热烈祝贺中华医学会高原医学分会高原危重病急诊学组正式成立[J]. 高原医学杂志，2007，17（4）：1-2.

[36] 中华医学会高原医学分会推荐稿. 高原地区多脏器功能障碍综合征评分诊断标准[J]. 高原医学杂志，2005，14（4）：1-3.

[37] 中华医学会高原医学分会. 中华医学会全国第七次高原医学学术讨论会论文摘要[C]. 广州：[出版者不详]，2014.

[38] 吴天一. 在世界屋脊上走过的26年：热烈祝贺中华医学会成立100周年[J]. 高原医学杂志，2014，24（3）：1-13.

[39] 中华医学会高原医学分会. 中华医学会全国第八次高原医学学术讨论会暨第一届海峡两岸高原（山）医学高峰论坛会论文摘要[C]. 西宁：[出版者不详]，2016.

[40] 吴天一，吴世政. 身在高原志更高：热烈祝贺中华医学会第八次高原医学学术会议暨第一届海峡两岸高原（山）医学高峰论坛会[J]. 高原医杂志，2016，26（3）：1-2.

[41] WU TY. Mountain rescue：The highest earthquake in Yushu[J]. High Alt Med Biol，2010，12（1）：93-95.

[42] WU TY，LI SZ，HOU SK，et al. A successful mountain rescue operation in Yushu Earthquake[J]. Eng

Sci, 2012, 10（1）: 2-7.

[43] 吴天一. 挑战生命极限, 玉树地震高原医疗救援的重大胜利[J]. 高原医学杂志, 2010, 20（2）: 1.

[44] ANON. A specific issue: Yushu Earthquake and the medical mountain rescue[J]. Engineering Sciences, 2013, 11（2）: 2-93.

[45] 吴天一. 玉树灾后重建的卫生保障事关重大[J]. 高原医学杂志, 2011, 21（1）: 1.

第 98 章　中国高原医学研究站及科学研究

第 1 节　1960 年珠峰高山医学研究站

中国是世界上最伟大的高原高山之国，珠穆朗玛峰是世界最高峰，海拔 8 844.43 m（此为 2005 年 5 月 22 日我国组织对珠峰高度的重新检测值，应用了先进的全球定位系统、冰雪雷达探测仪和激光测距等手段[1]。但国外高山生理学界仍习用原高度 8 848.13 m 或美国检测的 8 850 m）（PB 253 mmHg）。珠峰位于东经 86°55′31″，北纬 27°59′17″，地处中尼边境东段，北坡在我国西藏境内，南坡在尼泊尔境内。珠峰不仅巍峨高大，而且气势磅礴，在它周围 20 km 的范围内，群峰林立，重峦叠嶂，海拔 8 000 m 以上的山峰有 10 座，海拔 7 000 m 以上的山峰就有 40 多座，形成了在地球之巅的群峰汹涌的壮阔景象（图 98.1）。

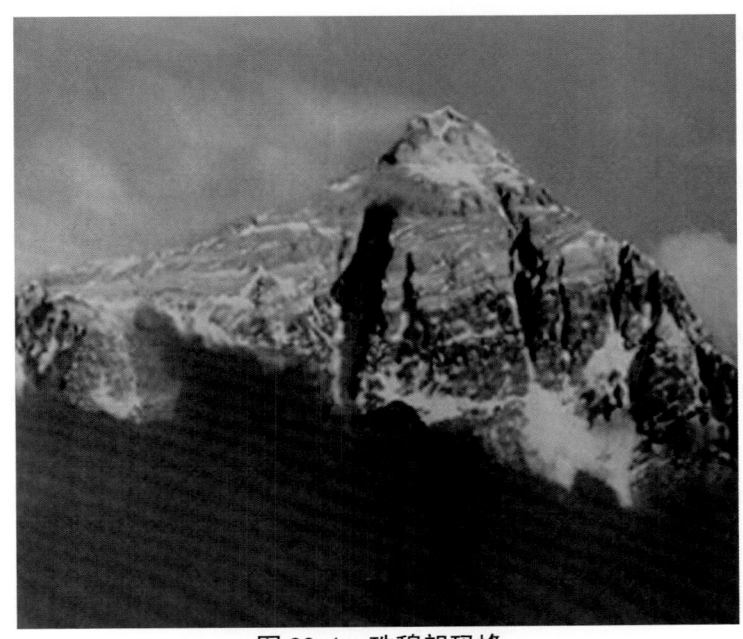

图 98.1　珠穆朗玛峰

珠穆朗玛峰，地处中尼边境东段，北坡在我国西藏境内，南坡在尼泊尔境内。珠峰巍峨高大，气势磅礴，在阳光下就是一座地球之巅的金字塔。

珠峰的名称系源自藏传佛教佛经，"珠姆（Qomo）"意为"女神"，"朗桑玛（Lang-Sangma）"意为"第三"，故合称为珠穆朗玛（Qomolangma），即第三女神[2]。早在 1719 年清朝绘制的《皇舆全览图》铜版中，已将珠峰明确地命名为"朱姆朗马阿林"，"阿林"即高山之意，而且铜版图中也清清楚楚标明珠峰在中国境内（见中国人最早对高原的探察章第 4 节）。珠峰在藏族人民心目中是最神圣的山峰。珠峰坐落在我国和尼泊尔边境上，南坡在尼泊尔，尼泊尔人称珠峰为萨加玛塔（Sagarmatha），是梵语复词，"Sagar"意为"天"，"Matha"表示"山峰"，意即"高达天庭的山峰"，通常称之"圣母峰"。

1848—1852 年，英国人乔治·埃非尔士（George Everest）担任大英帝国印度测绘局局长，他领导测绘队对珠峰进行了地理测量。他们是在印度平原安置传统的光学机械测量仪器，进行远距离观测，以当时的印度洋为基准面，从喜马拉雅山摩天群峰中首次推算出珠峰的海拔为 8 840 m（29 002 ft），珠穆朗玛峰第一次被确认为地球上的最高峰。

珠峰由于其举世无双的高度、金字塔般的雄姿和变幻莫测的气象，吸引着全世界的登山爱好者。继 1953 年 5 月英国登山队的英籍爱尔兰人埃德蒙·希拉里（Edmund P. Hillary）和向导夏尔巴人丹增·诺尔盖（Tenzing Norgay）首次从南坡登顶后，作为珠峰的主人——中国人，展示了对珠峰的无比热爱和敢于攀顶的雄心壮志。自 20 世纪 50 年代后期就开始了攀登珠峰的计划和行动，并成功登顶。与此同时，利用这独一无二的机会，进行人在特高海拔的生理学和医学研究，取得了重大成果。

珠峰医学生理研究实验室（1960）

（一）四步适应法登顶

1960 年中国登山队首次组织从珠峰北坡攀登顶峰，当时的技术和装备都相当落后，而且这是一次险象环生、极其艰难的攀登，特别是要从北坳到达几乎无法逾越的第二台阶，再登至东北脊而登顶（图 98.2）。为了保证登山者的高原习服良好，科学地采取了四步适应法，如下。

第一步：1960 年 3 月 25 日至 27 日，从珠峰脚下的绒布寺（5 154 m）基地营出发。绒布寺位于珠峰北麓的绒布冰川末端，距珠峰 20 km，是世界上海拔最高的藏传佛教寺院（图 98.3）。出发前，登山队肩负着全国人民的期望，面对珠峰升起高高的国旗，在基地营进行庄严宣誓（图 98.4），攀至东绒布冰川，逐步建立 1 号营地（5 400 m）、2 号营地（5 900 m）及 3 号营地（6 500 m），进行习服锻炼。

第二步：1960 年 4 月 11 日至 13 日，从 3 号营地通过北坳到达并建立 4 号营地（7 300 m），进行适应性锻炼。

第三步：1960 年 4 月 29 日至 5 月 1 日，登山队员离开北坳（6 950 m）攀至 5 号营地（7 600 m），进行适应性锻炼。

第四步：1960 年 5 月 2 日至 3 日，有 26 个登山运动员抵达第二台阶（8 200 m）并建立突击营地（8 550 m）。

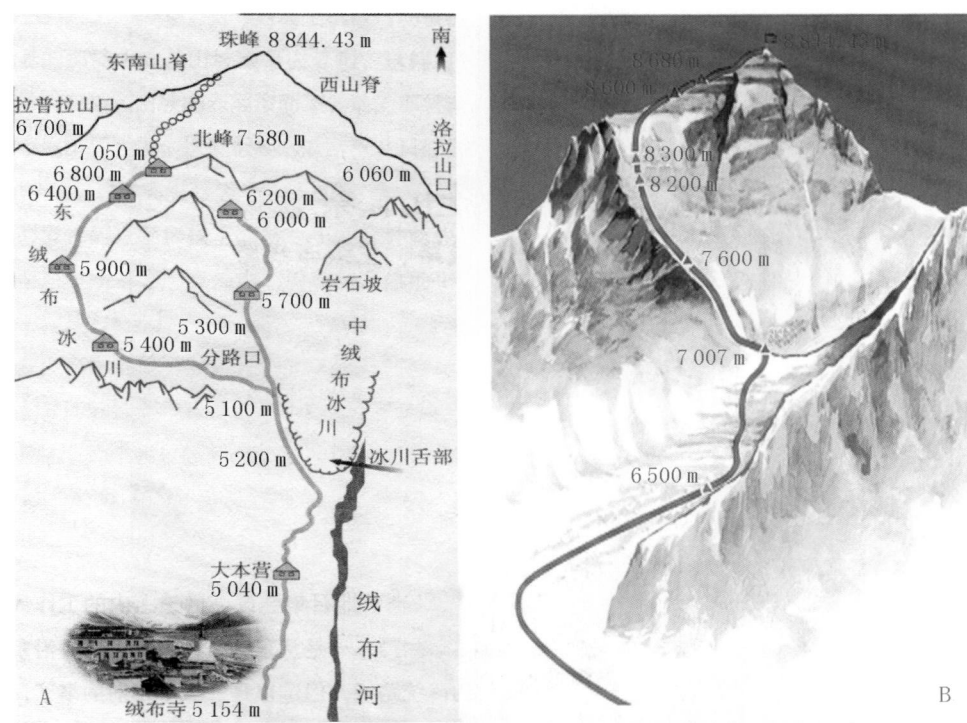

图98.2 1960年中国登山队从北坡首登珠峰的路线图

登山队采取了四步阶梯适应法。第一步从海拔5 400 m基地营到达海拔6 500 m，第二步到达海拔7 000～7 300 m，第三步到达海拔7 600 m，第四步又从海拔8 200 m再分三个分段逐步到达海拔8 550 m的突击营地，最后发起冲刺登顶海拔8 844.43 m。证明这样的阶梯习服模式在特高海拔是符合生理调整的过程，从而成功登顶。

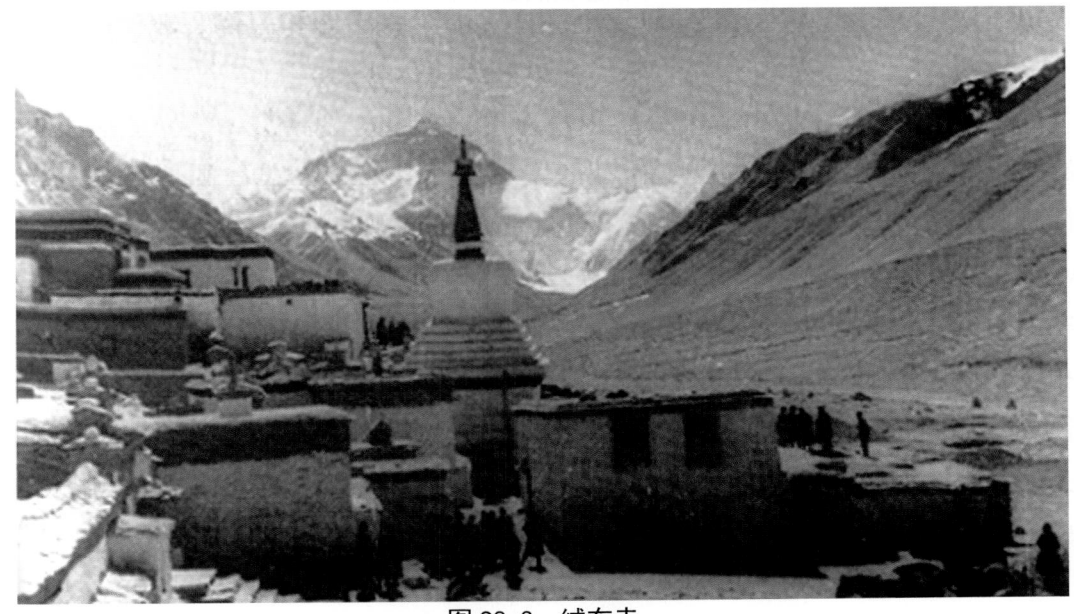

图98.3 绒布寺

距珠峰20 km，海拔5 154 m，是世界上最高的藏传佛教寺院，登山队在此建立了基地营。

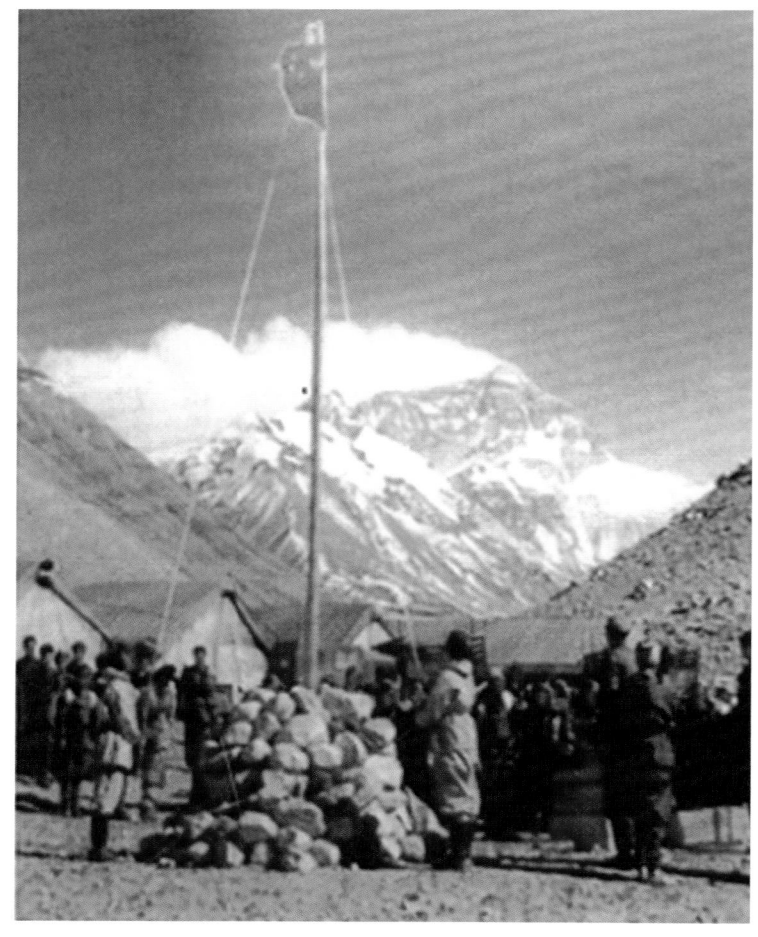

图 98.4 中国登山队面对珠峰庄严宣誓

中国登山队首次从北坡攀登珠峰,肩负着全国人民的期望,在出发前面对珠峰升国旗,进行了庄严的宣誓。

经过以上适应性攀登,珠峰近在眼前,4 名运动员在第 2 d 发起突击登顶,每前进一步都是生命的拼搏(图 98.5)。在登越第二台阶时,刘连满甘做人梯,让其他三人踏着他的肩膀上去,而自己进入昏睡状态。1960 年 5 月 25 日 4 时 20 分,王富洲(汉族,25 岁)、贡布(藏族,27 岁)和屈银华(汉族,25 岁)成功登顶(图 98.6)。1960 年 6 月 26 日,首都各界 7 万多人在工人体育场举行中国登山队从北坡首登珠峰成功的庆祝大会,他们作为国家英雄受到党和国家领导人的亲切接见。新华社原社长、著名记者郭超人撰写了《红旗插上珠穆朗玛峰》一书[3],生动地记述了我国登山健儿第一次把五星红旗插上珠峰的壮举。珠峰登山队队长史占春向青年们讲述了中国登山队员在极度缺氧、极度困难面前表现出的坚忍不拔、一往无前的英雄气概[4]。

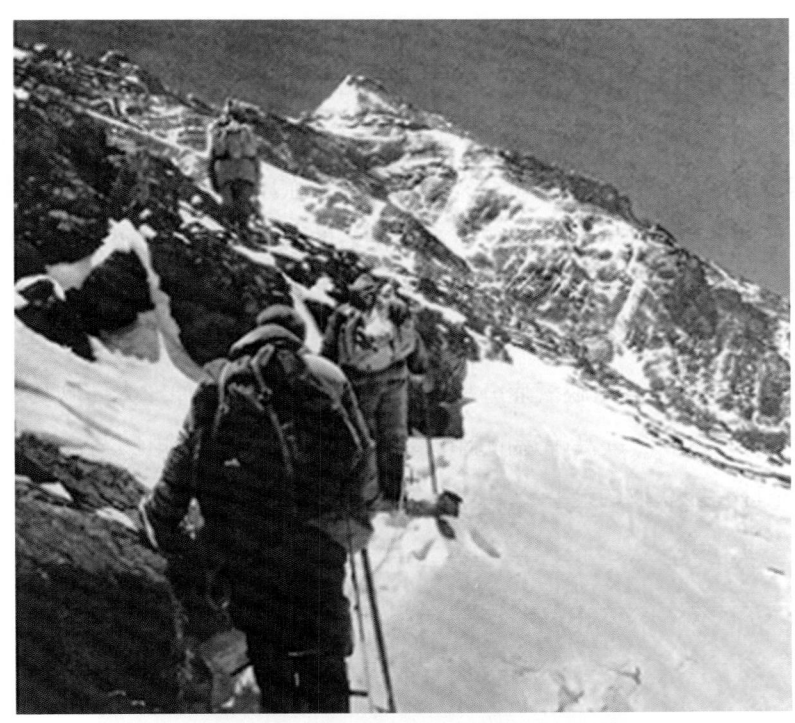

图 98.5　突击队员在海拔 8 400 m 以上结队艰难地攀登，珠峰已在上方

在海拔 8 000 m 以上攀登，大气氧分压（PB=267 mmHg）相当于海平面的 35.2%，同时负重上攀，接近于人体的生理极限。每上攀一步，都要付出极大的氧耗，都是生命的拼搏。图为突击队员在 8 400 m 以上结队艰难地攀登，但珠峰已在上方。

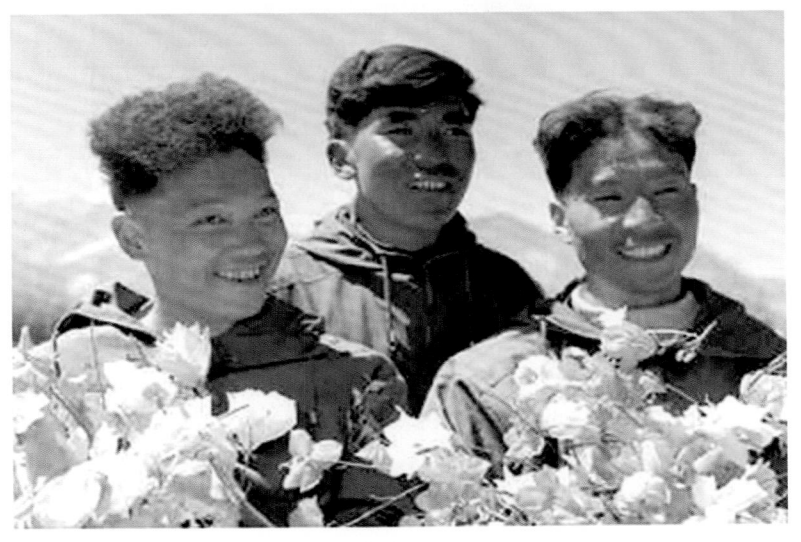

图 98.6　首次从珠峰北坡登顶的三位中国人

1960 年 5 月 25 日 4 时 20 分，王富洲（汉族，25 岁）（左）、贡布（藏族，27 岁）（中）和屈银华（汉族，25 岁）（右）成功登顶，完成了人类首次从珠峰北坡登顶的壮举。

（二）高山医学研究

此次登山的医学研究是由吉林医科大学和中国登山队随队医生吴永生、翁庆章、陈式文及王义勤等共同进行，实验室设在登山队大本营绒布寺，绒布寺距珠峰约 20 km，是从北坡登珠峰的基地营。他们对队员做了基本的高山生理反应的研究，包括体温、血压、心电图、脑电图及通气功能，对发生急性高山病和冻伤的队员做了观察，提出了高山供氧的工艺及方法，初步建立了一个高山运动员的筛选方案等。1964 年中国登山队和吉林医科大学联合出版了《高山生理与高山医学论文集》（图98.7）。该论文集中有吴永生、翁庆章、张树栋等关于高山（或高原）缺氧症的研究、攀登珠峰时使用氧气的技术和效果、关于高山缺氧症分型问题的初步探讨、高原对人体脑功能的影响、登山运动员在攀登海拔 5 000 ~ 8 882 m 高峰后的脑电图变化和低压缺氧脑电图与高山队员选拔的关系等报道[5]。限于当时条件，能获取的这些资料已十分可贵，为今后的登山医学打下了基础。

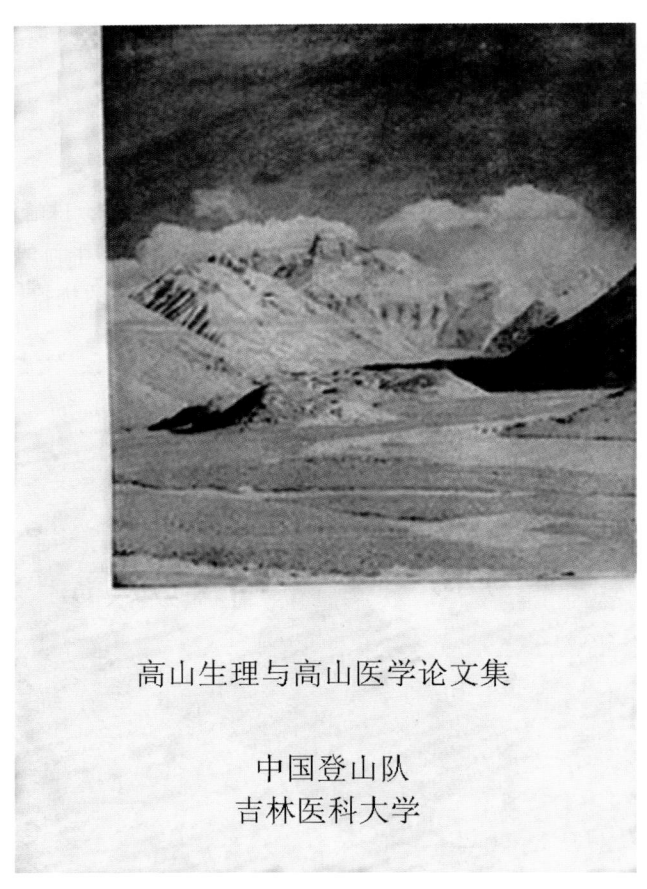

图 98.7　《高山生理与高山医学论文集》

由中国登山队和吉林医科大学联合出版的《高山生理与高山医学论文集》，记录了 1960 年我国第一次从北坡攀登珠峰过程的登山医学总结。尽管是一些比较初步的积累，但为以后的进一步登山和急进高原的医学生理学研究打下了基础。

（三）综合考察

根据贺龙副总理 1958 年 4 月 8 日在国家体委召开的登山座谈会的精神，国家体委和中国科学院协同组成一支珠峰科学考察队，由来自中国科学院地理研究所、地质所、动物所、北京大学、南京大学、中山大学、兰州大学、兰州地质学院、水利电力部、林业部、国家测绘总局、中央气象局等部门，按其专业分为地质、地貌、测绘、气象、水文、植物、动物七个组共 46 人组成，这样的综合科考队在珠峰科学史上是空前的，取得了很多有价值的科学发现。这些成果汇集于《珠穆朗玛峰地区科学考察报道》中[6]。

第 2 节　1975 年珠峰医学生理研究实验室

一、九人再次登顶成功

1975 年，那时正值"文革"时期，中国政府决定再次攀登珠峰，并组织了强大的中国珠穆朗玛峰登山队，这个登山队十分庞大，共有 410 人，除登山运动员外，尚有后勤等支持队伍、科研人员和测量人员等，由史占春任队长，潘多任副队长。中国人民解放军在道路修整、物资运输和后勤保障上给予了大力支持。1975 年 3 月 8 日，登山队离开拉萨开赴珠峰，基地营仍设在海拔 5 154 m 的绒布寺。这次仍然是沿北坡路线攀登，依然采用 1960 年中国珠峰登山的四步适应法，而最后的突击营地则设得更高（8 680 m）（应该指出，这一特高海拔的阶梯适应，对于高山军事作业部队的习服也有重要参考意义）。本次登山运动员并未全程吸氧，而是在艰难时段吸氧，对其低氧耐力是一个严峻考验。经过 80 d 的逐步登高和艰苦适应性锻炼，1975 年 5 月 27 日 14 时 30 分，中国登山队再次成功登顶珠峰，这是一次光辉的胜利，消息震动了全球[7]。共有 9 名队员登顶，他们是潘多、索南罗布、罗则、侯生福、桑珠、大平措、贡嘎巴桑、次仁多吉和阿布钦[8]（图 98.8）。另外，藏族女队员潘多登顶并记录了她的峰顶 ECG，还有 6 名藏族女登山队员攀达海拔 8 000 m 以上，其中，3 人攀达海拔 8 200 m，3 人攀达海拔 8 600 m，一点也不逊于最优秀的男运动员[9]（图 98.9）。

中国登山队登顶后，于 1975 年 6 月 5 日安全返回拉萨。1975 年 6 月 8 日在西藏拉萨，各族人民 3 万多人在劳动人民文化宫广场隆重集会，热烈庆祝我国登山队再次登上珠穆朗玛峰[10]。登山队随后回到首都北京，6 月 28 日晚，首都群众 18 000 人在首都体育馆举行盛大集会，热烈欢迎登山队胜利归来，热烈庆祝我国 9 名登山运动员从北坡顺利登上珠穆朗玛峰，党和国家领导人出席了大会[11]。1975 年中国登山队再次登顶珠峰的胜利消息在全国各地回响，这是中国人的精神、中国人的骄傲，激励着中国人战胜任何困难的斗志[12,13]。

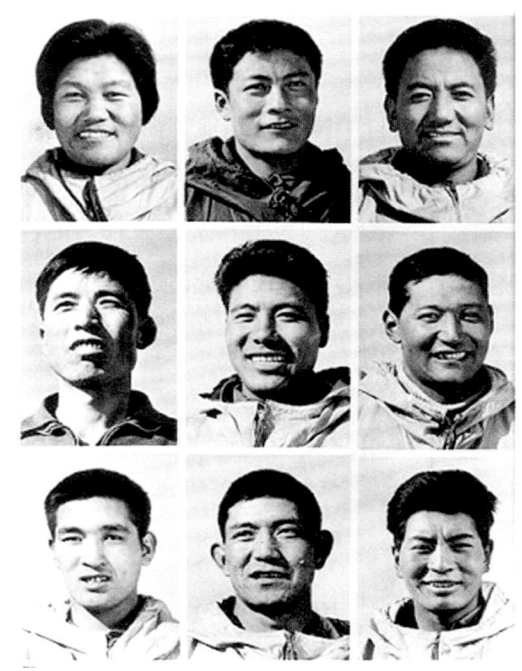

图 98.8　中国登山队再次成功登顶珠峰的 9 名队员

　　1975 年 5 月 27 日 14 时 30 分，中国登山队再次成功登顶珠峰，这是一次光辉的胜利，消息震动了全球。此次共有 9 名队员登顶，他们是（从上而下，从左到右）：潘多、索南罗布、罗则、侯生福（汉族）、桑珠、大平措、贡嘎巴桑、次仁多吉和阿布钦，除 1 名队员为汉族外，其他 8 人均为藏族。

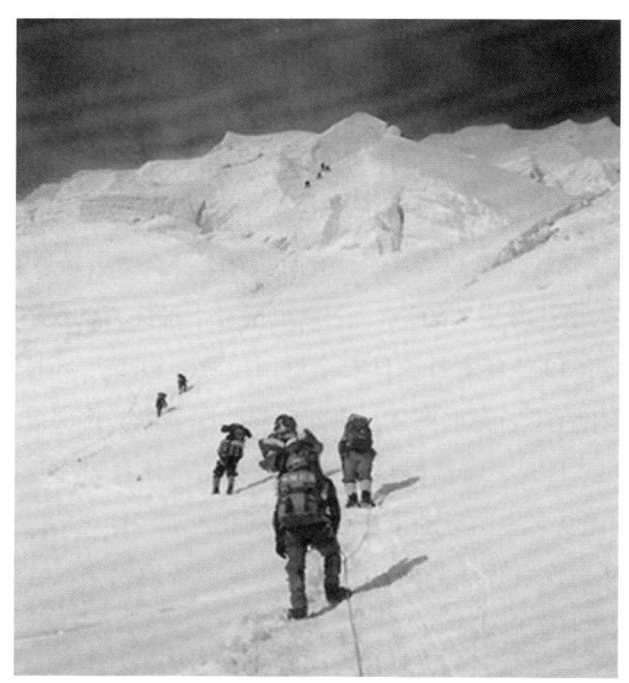

图 98.9　中国登山队中的藏族女队员在海拔 8 000 m 以上结队攀登的情况

　　中国登山队中的藏族女队员表现出勇敢坚强的意志和极佳的体能，除潘多成功登顶外，尚有 6 名藏族女登山队员登至海拔 8 000 ～ 8 600 m。

二、高山生理的重大成果

不仅仅是登顶成功，在高山生理的研究方面也取得了巨大成果。本次由中国科学院上海生理研究所牵头组成的珠峰高山生理科研组，主要成员有胡旭初、石中瑗、宁学寒、周兆年、黄彭国、朱受成、赵德铭、杨生岳、王燕、董兆申等。另有 7 名医务人员负责登山保健及参与研究，他们是李舒平、翁庆章、梁永生、周大夫、高明启、赵树杰（女）和贵树琪（女），其中 2 位女医务人员克服了生理困难，在海拔 5 000 ~ 6 000 m 不仅参与科研，还为队员进行体检、医疗和护理，这是一种伟大的献身精神（图 98.10）。

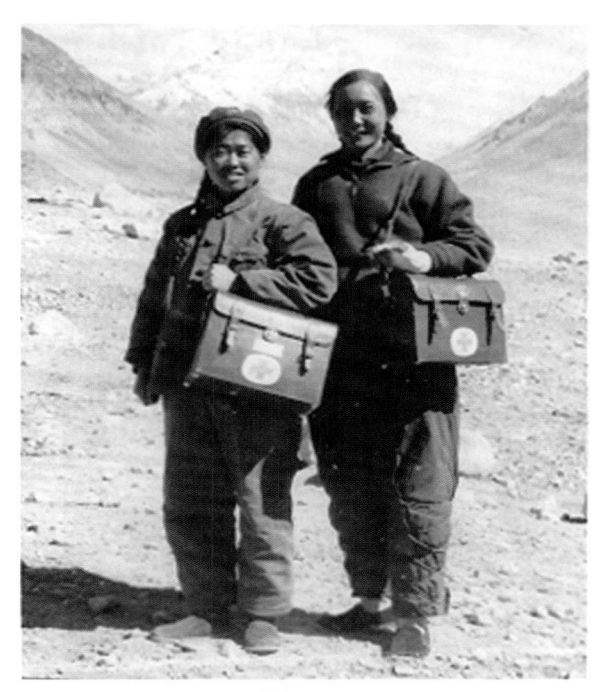

图 98.10　活跃在珠峰的 2 名女医务人员，赵树杰和贵树琪

她们克服了生理困难，在海拔 5 000 ~ 6 000 m 为队员们进行体检、医疗和护理，受到整个登山队的尊敬。

珠峰现场实验室分在 2 个高度，第一个是在基地营绒布寺（5 154 m），队员和登山运动员在此进行基础生理测试；第二个是位于海拔 6 300 m 的实验室，进行人体攀至特高海拔的生理研究。

珠峰作为世界特高海拔的极限顶端，有着极端的环境。其科学实验的基本情况如下：

（一）珠穆朗玛峰的基本气象及人体肺泡气和动脉血氧水平

海拔高度：8 844.43 m。

平均气温（5 月）：−19℃。

大气压（PB）：253 mmHg。

大气氧分压（PO_2）：53 mmHg。

肺泡气氧分压（P$_A$O$_2$）：70 mmHg。

肺泡气二氧化碳分压（P$_A$CO$_2$）：8 mmHg。

动脉血氧分压（PaO$_2$）：31～32 mmHg。

以上述数据根据 John West 于 1981 年美国珠峰医学科学登山队（AMREE）在珠峰的检测和在峰顶取得的血气标本分析得到结果 [14,15]。

人体在珠峰顶是处于缺氧生理极限的刀刃上，相当于肺心病患者处于濒临死亡的血氧水平。在这极度的低氧状态下，大部分登山者在登顶后数分钟即须下撤 [16]，而中国登山队就是面对这一地球上最极端环境的挑战。

（二）1975 年中国登山队在高山生理学上取得了三大成果

（1）峰顶红色觇标的树立：向珠峰顶攀登时，9 名登山队员将长 3 m 的金属红色觇标携带上峰顶，然后用铁锹、铁镐挖掘，将觇标牢固地树立在珠峰顶上（图 98.11）。这是在极度缺氧条件下的艰巨劳动，达到了人类生理极限，真是史无前例。觇标作用有二，一是表示中国的珠峰由中国登顶者在此立下永久的标记，以后很多国外的登顶运动员都在此照相，包括著名的意大利无氧登顶家莱因霍尔德·梅斯纳尔（Reinhold Messner），表示无可非议地登达了顶峰；二是通过此峰顶觇标，从基地到海拔 6 300 m 相对应的点上便于检测珠峰的高度，这次检测的珠峰高度为 8 848.13 m[17]。

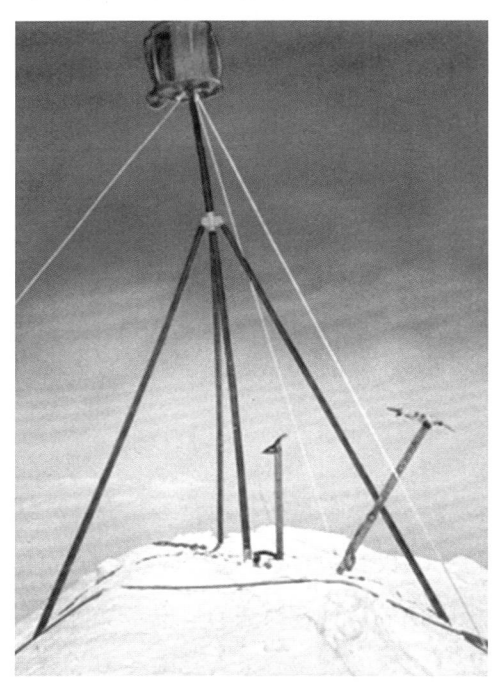

图 98.11 峰顶的"中国标志"

在向珠峰顶攀登时，9 名登山队员将长 3 m 的金属红色觇标带上峰顶，然后用铁锹、铁镐挖掘，将一个中心立杆的三角觇标牢固地树立在珠峰顶上，成为峰顶的一个"中国标志"。

（2）在峰顶有 70 min 不吸氧：登顶的 9 名队员中，8 名为藏族，在峰顶进行觇标埋压树立的

70 min 强劳动过程中，没有吸氧[18]（图 98.12）。这反映了藏族无比强大的高原适应能力，这无疑是人类的奇迹，是高原生理学的丰碑。

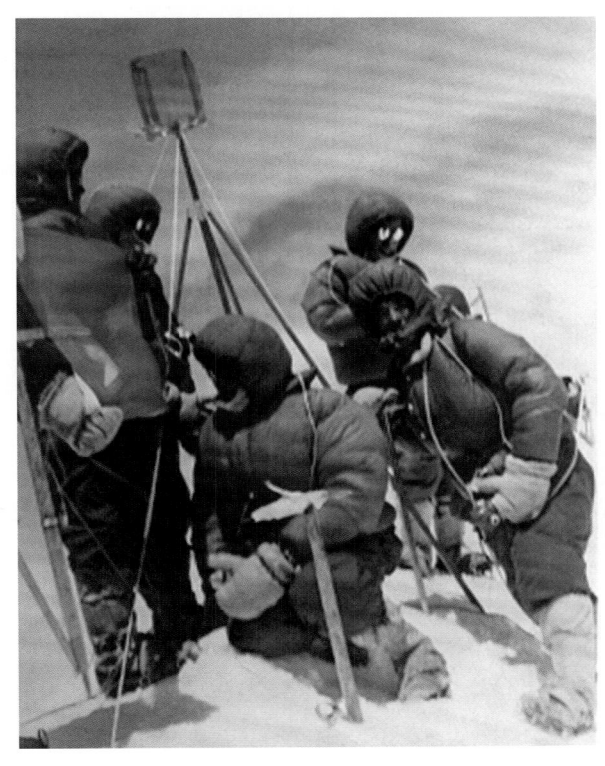

图 98.12　登山队员在珠峰顶支埋金属觇标

为了将这红色觇标牢固地支埋在珠峰顶，以便遥测珠峰高度，9 名登山队员在峰顶未吸氧气，用手强力劳动了 70 min，这反应了藏族无比强大的高原适应能力，对此世界上没有任何其他民族的任何人可以做到，这无疑是人类低氧生理的奇迹。

（3）潘多在峰顶的心电图记录：上海生理研究所的研究人员用我国自行设计的无线电遥控心电图，让藏族女队员潘多静躺在红色觇标下，在 20 多 km 外的基地营接收了她的峰顶标准导联 I 的心电图。潘多一系列的心电图在海平面海拔 50 m、登至海拔 6 500 m、登顶海拔 8 844.43 m、下撤至海拔 5 000 m、2 个月后重返海拔 50 m、3 个月后在海拔 50 m（图 98.13）均显示正常，说明潘多的心功能状态良好及对低氧具有极大耐力。这是世界上第一份在珠峰顶检测的心电图，纳入世界高原医学的记录中（见第 34 章）。

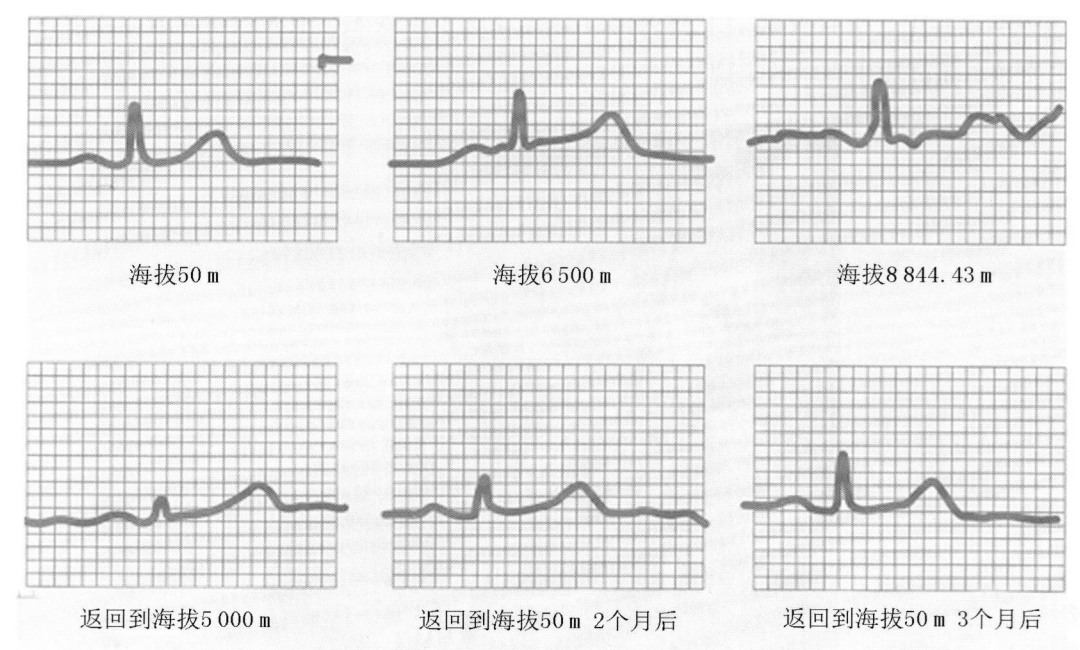

海拔50 m　　　　　海拔6 500 m　　　　　海拔8 844.43 m

返回到海拔5 000 m　　　返回到海拔50 m 2个月后　　　返回到海拔50 m 3个月后

图 98.13　潘多在攀登过程至登顶珠峰的 ECG

可见从海平面攀至海拔 8 844.43 m、下撤过程以及在海平面 3 个月的 ECG 均完全正常，说明她心脏功能的强大。这也是在地球之巅上人类的第一份 ECG，非常珍贵。

（三）综合研究成果

本次科研组在高山生理上取得了多方面成果，取得了不同海拔高度的心、肺、脑功能的大量资料，其中采用我国自行设计制造的耐低温无线电心电图遥控仪，检测了海拔 7 050 m、7 600 m、8 200 m、8 300 m、8 844.43 m 的 15 人次的心电图 [19]。在急性和慢性低氧下的生理反应和 ECG 变化 [20]、珠峰上无线电遥控 ECG 的设计及应用 [21,22]，在攀登珠峰过程中对 ECG 的动态观察 [23]，在急性和慢性低氧下对脑电图 EEG 变化的观察 [24]，对平原人和世居者从海平面到不同海拔至 5 000 m 做了通气功能及脑电图的变化观察、探讨了心功能与登山能力的关系 [25]，如何预测登山者在特高海拔的体能、如何在海平面低压舱模拟高原选拔登山运动员 [26]，高原世居者和平原人在高海拔的生理反应包括心功能、通气功能和基础代谢的比较 [27,28] 等成果发表在 1979 年、1980 年的《中国科学》（*SCIENTIA SINICA*）上，同时其中文发表在中国科学院青藏高原考察队和中国登山队编著的两册《珠穆朗玛峰科学考察报道》上，成为极其可贵的资料 [29,30]。1983 年在加拿大班夫召开的国际低氧会上，中国科学院上海生理研究所胡旭初教授报道了这些成果，产生了很大的国际影响 [31]。国际上在攀登珠峰或其他高山时也进行过高山生理的研究，但是对运动员整个动态的高山生理观察缺乏研究，特别是世界上第一份珠峰峰顶 ECG 是对高山生理的重要贡献 [32]，这些成果受到世界科学界的瞩目 [33]。

第 3 节　国际珠峰医学生理研究实验室

一、中日尼珠峰友好登山队双跨式攀登

1985 年 4 月，中日登山界首次友好合作，共同攀登纳木那尼峰。纳木那尼峰是位于我国西藏西部阿里地区的一座海拔 7 964 m 的高峰，属于喜马拉雅山脉[34]。1985 年 5 月 26 日和 28 日先后有 13 名中日队员登上了纳木那尼峰的峰顶，这在登山史上谱写了新篇章，也大大鼓舞了日本登山界[35]。珠穆朗玛峰的北坡在中国，南坡在尼泊尔，中尼是友好之国，两国也先后开放了珠峰，但以往世界各国登山队都是单独从一方攀登，如果登山队能同时跨越峰顶而从两侧登，从两侧下，将是全世界瞩目以待的登山曙光[36]。

在这样的背景下，1988 年三国经协商成立了中日尼珠峰友好登山队（The China–Japan–Nepal Friendship Expedition to Mt. Qomolangma/Sagamatha）[37]。队伍十分庞大，由 254 人组成，尼泊尔侧（南坡）117 人，中国西藏侧（北坡）137 人。由史占春（中国）、今西寿雄（日本）及库马尔·卡德加（尼泊尔）三人任联合登山队队长，由史占春任首席总队长。登山队有 5 个民族，中国汉族、藏族和夏尔巴人，日本人，尼泊尔人[38]。特别有趣的是，本次实施双跨式攀登，即从珠峰南坡攀登珠峰顶后从北坡下，而从北坡攀登珠峰顶后从南坡下。双跨珠峰是人类向大自然发起的又一重大挑战[39]。1988 年 5 月 5 日 12 时 44 分至 16 时 40 分，珠峰两侧的登山者分别从海拔 8 500 m（南坡）和 8 680 m（北坡）的突击营地向珠峰顶冲刺，经过顽强拼搏，终于成功登顶并实现了双跨，这是人类历史上的一大壮举。从北侧首批登顶的是次仁多吉（中国）、山田升（日本）和安克拉巴（尼泊尔），从南坡首批登顶的是大次仁（中国）、仁青平措（中国）和昂普巴（尼泊尔），并第一次在珠峰顶用卫星电视向全世界转播登顶情况[40,41]。中国、尼泊尔的领导人均向登山队表示热烈祝贺[42]。

二、高山医学研究成果

在这次双跨珠峰行动中，中国、日本均派出了具有实力的医学科研队伍。中方的实验室依然设在绒布寺海拔 5 154 m 处，但随队医生则跟随登山队员抵达近海拔 8 000 m 处动态观察，进行了下列研究。

（一）特高海拔的高山疾病

5 名日本登山者在海拔 5 154 ~ 8 200 m 发生了急性消化道出血（acute gastro–intestinal bleeding，GIB），表现为腹痛、黑便和贫血。其中一例特别严重，在海拔 6 500 m 反复出现柏油样便，其血细胞比容（hematocrit）降至 20%，他被下送至基地营后立即乘机返回日本并做胃镜检查，却无胃肠异常发现，因此可能是急性低氧应激导致的胃肠糜烂性出血[43]。另一名日本队员宫越在海拔 5 350 m 的基地营突然死亡，尸体解剖证实猝死的原因并非高原病，而是蜘蛛膜下腔出血，但也可能与低氧应激有关[43]。根据队员情况，发现肥胖是 AMS 的危险因素[44]。防治 AMS 的最常用药乙酰唑胺会导致某些疑似精神病的症状出现[45]。

（二）高山出血症

我国李舒平观察到，登山队员在高海拔不仅可发生 GIB，同时可有视网膜出血、鼻黏膜出血、呼吸道出血、尿道出血等表现，他称之为"高原出血综合征"（high altitude hemorrhage syndrome）。在高原，相同的出血机制可发生在不同的器官[46]。

（三）高原生理

在这方面进行了心电图、脑电图及呼吸功能研究。日本千叶大学的尊山茂（S. Masuyama）等对藏族和夏尔巴人做了低氧通气反应（hypoxic ventilatory response，HVR）实验，发现其与南美印第安人不同，HVR 并不钝化，不论在静息或运动时通气反应均很活跃，形成了对高原适应的巨大优势。夏尔巴人睡眠时出现活跃的周期性呼吸，是低氧通气易感的一个标志[47]。肾上腺皮质功能变化与高山习服及 AMS 均相关[48]。在登山运动员攀登过程中进行动态 ECG 自动监测可及时发现心功能改变[49]。

（四）最佳高原适应

我国一名藏族登山运动员次仁多吉创造了在珠峰顶停留 99 min 不吸氧的世界纪录，他全身情况良好，无手脚冻伤，精神饱满（图 98.14），国外一些高原医学专家称其为"高山超人"（mountain superpower man）。在高山生理学上，再一次证实了藏族在世界人类中突出的高原适应性。

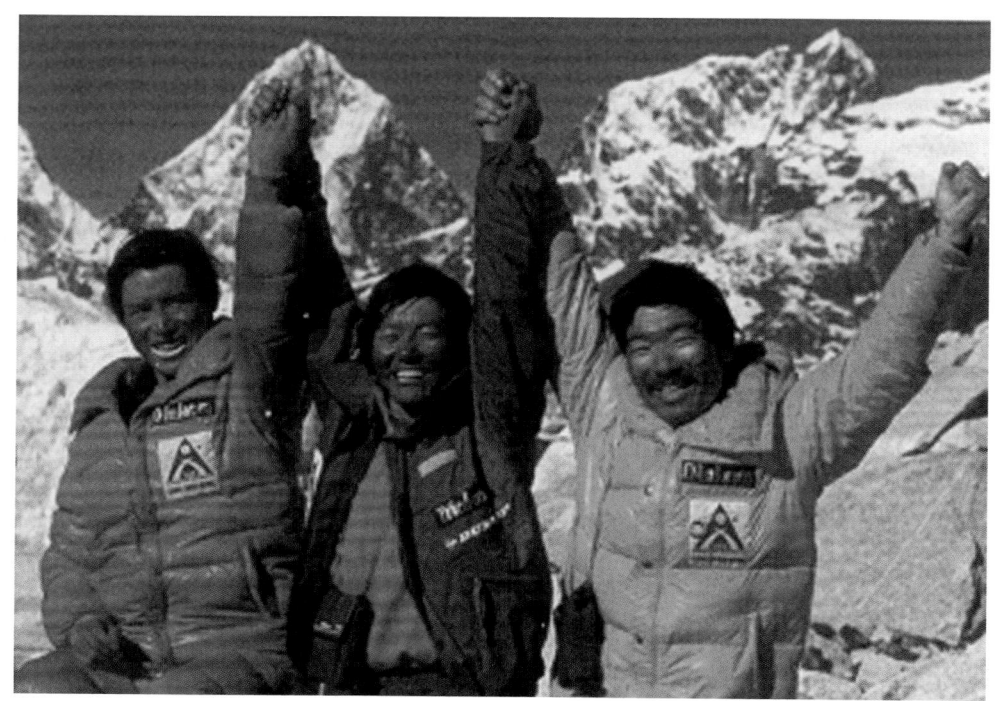

图 98.14　中、日、尼三国运动员实施珠峰双跨性攀登

1988 年中、日、尼三国运动员实施珠峰双跨性攀登时，我国一名藏族登山运动员次仁多吉（左）创造了在珠峰顶停留 99 min 不吸氧的世界纪录。他全身情况良好，也无手脚冻伤，精神饱满，国外一些高原医学专家称之为"高山超人"（mountain superpower man）。

三、其他重大登山活动

此外，我国在喜马拉雅及珠峰地区的登山活动尚有 1957 年攀登贡嘎山（Minya Konka，7 590 m）、1958 年攀登祁连冰川（Qilian Mountain Glacier，5 120 m）、1958 年攀登疏勒峰（Mt. Shule，6 305 m）、1958 年珠峰侦查绒布冰川（Rongbu Glacier，6 500 m）、1959 年攀登念青唐古拉东北峰（Mt. Nyenchenthanglha，the North-Eastern Peak，6 177 m）、1964 年攀登希夏邦马峰（Mt. Shishapangma，6 900 m）等。这些登山活动均由著名的国家体委随队医生翁庆章和中国登山队随队医生李舒平等率领科研医疗队，既做好了高山医疗保健，又开展了大量高山生理和医学研究，做出了重大贡献。

为了反映我国在这方面的突出创新成就，吴天一在纪念世界攀登珠峰 50 周年之际（2003 年），先后在 *Wilderness Environ Med* 等国际著名刊物发表了综合报道文章，向世界介绍中国在珠峰地区高山医学的伟大成果 [50-52]。

第 4 节　阿尼玛卿峰高山医学实验室

一、中日联合医学登山队

1985 年吴天一带领青海高原医学代表团访问日本筑波大学及信州大学，日本信州大学医学院生理系上田五雨教授提出中日联合进行高山医学的研究，经商讨认为共同攀登阿尼玛卿山研究急性低氧的生理应激反应及急性高山病的发病为最佳选择。1986 年原青海省卫生厅与日本信州大学经讨论达成协议，决定组织 "中日联合阿尼玛卿山医学科学考察登山队"。这是我国第一次组织的国际高山医学学术登山队。中方由来自青海省高原医学科学研究所、青海省人民医院、青海省儿童医院、青海省中医院、青海省地方病预防控制所、青海省药品检验所、青海省果洛州人民医院、青海省果洛州藏医院等单位，共 54 人参加。中方主要队员有吴天一、张彦博、白志勤、李万寿、张海明、张永洁、孙志新、李德庚、冯建明、滕国奇、王修海、周生祥、更登、阮宗海及王志刚等。日方由日本信州大学医学院生理系、内科和日本东京大学医学专家共 10 人组成，分别是酒井秋男、柳平坦德、藤原孝之、上田五雨、柳泽健、浅野功治、原田大、榎木圣悟、山本千登势及熊井龟治。中方队长为吴天一教授，日方队长为日本信州大学适应研究所的酒井秋男助教授。出动藏族民工及志愿者 68 人，使用牦牛、马匹 120 多头。仪器、设备、发电机先由牦牛上驮，到达海拔 5 000 m 以上再由队员及藏族民工抬上高山实验室。

阿尼玛卿山是我国 1980 年首批开放的八大山峰之一，坐落在青海省南部果洛藏族自治州 [53]（图 98.15）。"阿尼玛卿" 系藏语，意为 "黄河沿上的爷爷山"，海拔 6 282 m。第二次世界大战时因美国空军从喜马拉雅航拍误认为阿尼玛卿山是世界最高峰，而名噪于世，也是藏族安多地区的圣山。这里有著名的冰川，生物多样性丰富 [54]。虽然海拔不是特高，但冰川路险，雪崩频繁，攀登难度很大，气象条件也十分严酷，是典型的内陆高寒干旱气候（表 98.1）。

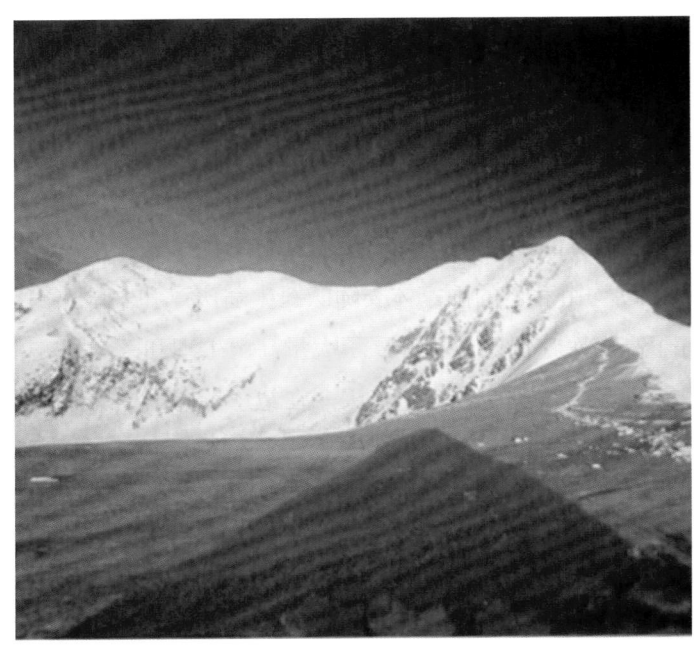

图 98.15　阿尼玛卿山主峰

　　阿尼玛卿山是我国 1980 年首批开放的八大山峰之一，海拔 6 282 m，坐落在青海省南部果洛藏族自治州。"阿尼玛卿"藏语意为"黄河沿上的爷爷山"，是藏族的神山之一。图为阳光下的阿尼玛卿山主峰，这里冰川林立，雪崩频繁，攀登难度很大。

**表 98.1　阿尼玛卿山海拔 4 900 m 处的主要气象参数*

气象参数	5 月	6 月	7 ～ 8 月
大气压 /mmHg	416	403	413 ～ 420
日平均气温 /℃	−8.2	−4.8	2.7
日较差 /℃	31.3	30.0	26 ～ 31
最高温度 /℃	8.0	12.0	18 ～ 25
最低温度 /℃	−24.1	−18.8	−6 ～ −2
风速 /m·s^{-1}	—	—	40
日照时间 /h	—	—	11.8 ～ 12.5
相对湿度	24%	34%	35% ～ 36%

　　注：*——以上数据为科研队气象人员在阿尼玛卿山海拔 4 900 m 营地实测，这一海拔是队员活动频繁之区。

　　经过 5 年的准备，包括中方队员在山区的预适应和由中国登山队教练提供的登山训练，登山条件已成熟。双方队员于 1990 年 7 月在西宁集合，向青海省果洛藏族自治州进军。这次的科研实验室站点设置如下：

海平面对照：日方在日本松本，中方在青岛（50 m）做基础生理测试。

中度高原：在位于西宁的青海省高原医学科学研究所进行实验，海拔 2 300 m。

大武实验室：海拔 3 719 m，在果洛州人民医院专设实验室进行。

基地营实验室：在阿尼玛卿山脚下海拔 4 660 m 处，帐房实验室进行。

阿尼玛卿 Ⅰ 号实验室：海拔 5 000 m，中、日双方各设有一大型帐房实验室。

阿尼玛卿 Ⅱ 号实验室：海拔 5 200 ～ 5 620 m，仅中方设高山帐房实验室。

中日双方队员在海拔 3 719 ～ 4 660 m 均能较好习服。但日方队员在海拔 5 000 m 连续 10 d 实验后，有 2 人出现严重急性高山病，而不得不下撤至基地营进行吸氧等治疗，其他人也都有不同程度的高山反应，多数人出现高原水肿（high-altitude edema），因此很遗憾，他们主动放弃了海拔 5 000 m 以上的实验。中方队长吴天一带队继续登至阿尼玛卿 Ⅱ 号实验室（图 98.16），在此高度有 2 人疑似发生高原肺水肿和高原心肌缺血，由藏族民工协同下山至基地营治疗，其他人完成了这一特高海拔的所有实验[55]。

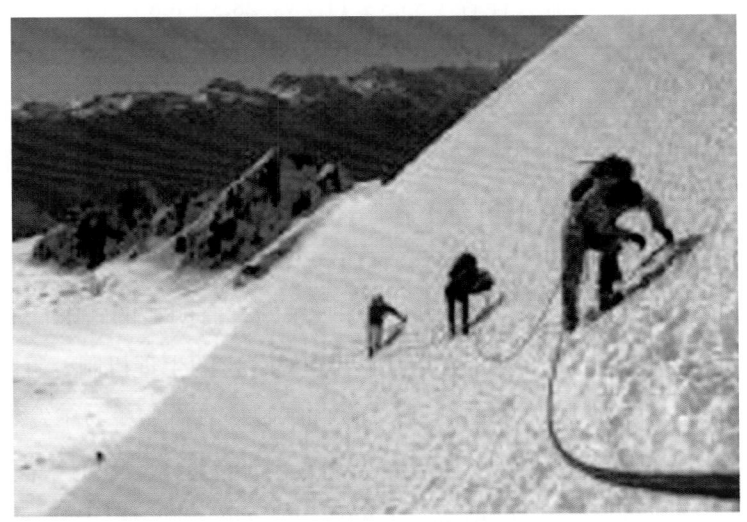

图 98.16　1990 年 8 月吴天一（第一人）与中方队员

1990 年 8 月中方队员 5 620 m 雪峰上艰难攀登，吴天一（第一人）随后在 Ⅱ 号营地进行攀登后的即刻生理测试。

二、研究成果

经过 32 d 的登山以及在不同海拔实验室的研究，取得的主要成果如下。

（一）高原心功能

应用超声心动图及心阻抗图对 10 名汉族及 12 名藏族健康男性青年检查，从海拔 2 300 m ⟶ 3 719 m ⟶ 5 000 m 进行动态对比，结果发现汉族的左心室舒张功能及顺应性随海拔增高有降低趋势，推测与心肌缺氧有关，而藏族则始终保持正常。运动负荷下的汉、藏对比为：

1. 每搏输出量（SV）

汉族组在轻、中强度负荷时 SV 逐渐上升达峰值，而在高强度负荷时随即下降；藏族组在轻、中强度负荷时 SV 逐渐上升，上升幅度较汉族组大，于高强度负荷时维持恒定。

2. 心率（HR）

藏族组的 HR 持续上升且幅度大，高强度负荷下 HR 为 182 次 /min；而汉族组逐步上升且幅度小，高强度负荷下 HR 为 163 次 /min，较藏族组明显为低（$P<0.01$）。

3. 心输出量（CO）

汉族组的 CO 一开始升高，但高强度负荷时反而轻度下降，为静息值的 2.84 倍；藏族组一直持续上升且幅度大，至高强度负荷时为静息值的 4.09 倍，显著高于汉族（$P<0.01$）。

4. 心肺功能运动实验

通过心肺功能运动实验，证明低氧通气低下者及心搏反应低下者易发生急性高山病。最大摄氧能力（VO_2max）藏族高于汉族。在由海拔 4 600 m 向 5 200 m 攀登时，心率差 / 动脉血氧饱和度差（HRD/SaO$_2$D），适应良好者明显高于习服欠佳者（53.3 ± 11.7 vs. 28.3 ± 8.8）（$P<0.01$）[56,57]。

（二）睡眠生理

在基地营（4 660 m）进行实验，分两部分。第一部分的实验者是 5 名男性汉族队员，年龄在 30 ~ 41 岁，在西宁长期生活 10 年以上，先在西宁监测，急进阿尼玛卿后再进行 7 h 睡眠监测。结果可见队员到阿尼玛卿后总睡眠时间（TST）降低，睡眠有效指数（SET）减小，总睡眠觉醒时间增长，非快速眼动睡眠（NREM）Ⅰ、Ⅱ期延长而Ⅲ + Ⅳ期缩短，快速眼动睡眠（REM）虽增加但差别不显著。3 人有频发周期呼吸，1 人出现睡眠呼吸中断，有明显的睡眠低氧血症。这一结果提示，尽管人体在中度海拔（2 261 m）经过长期习服并建立稳定的生理机制，且睡眠结构基本正常，但进入近特高海拔地区依然出现明显的睡眠呼吸紊乱和睡眠低氧血症，易于发生急性高原疾病[58]。遗憾的是，此次未对当地藏族进行睡眠研究。第二部分的实验者是 8 名从海平面（日本松本，610 m）来的日本男性队员，在海平面、海拔 2 261 m、3 300 m、3 730 m 和 4 660 m 不同高度对其睡眠血氧饱和及呼吸模式进行监测。运动实验是用一自行设计的木制梯，高 40 cm，以 15 次 /min 的速率反复上下，共运动 3 min。结果睡眠 SaO$_2$ 均值在进入海拔 3 300 m 和 3 730 m 间并无明显差异，而至海拔 4 660 m 则显著下降。在从海拔 4 660 m 下撤到海拔 3 730 m 时，睡眠 SaO$_2$ 均值已较初上海拔 3 730 m 时高，该高度的 SaO$_2$ 均值与海平面对照值的阶差值也比初上海拔 3 730 m 时小。周期性呼吸则有很大的个体差异，只有 1 人在初到海拔 3 730 m 和从海拔 4 660 m 下撤到海拔 3 730 m 时均无周期性呼吸，而他的 SaO$_2$ 值则是减少的。运动 SaO$_2$ 和运动心率（HR）以海拔 3 730 m 为比较高度，从海拔 4 660 m 下撤到海拔 3 730 m 时与初上时相比，SaO$_2$ 增高而 HR 降低。这一结果说明日本队员在阿尼玛卿经过 15 d 习服后睡眠血氧调控稍有改善，然而对 BP 则无明显影响[59]。

（三）高原脑功能

通过脑电图的变化对比藏族和日本人在高海拔的脑电波差异，在 3 个不同海拔高度（2 261 m、3 730 m 和 4 860 m），P300 的比值在平原日本人各为 73%、100% 和 50%，提示日本人在低氧下脑电活动有潜在延搁，而世居藏族则稳定不变，均为 100%[60]。脑电波 α 波的频率日本人随海拔增高出现明显波动，而藏族则稳定不变[61]。日本人脑电波的变化是与其 SaO_2（%）相一致的，提示在高原心肺功能不足加重低氧血症而影响脑功能[62]。

（四）其他研究

1. 在高山的能量消耗及体重

尽管本次实验保证了高山营养供给，但随着登山时间的延长，皮脂消耗增大，体重减轻，汉族尤为明显。这与高山失水、失重有关。

2. 微循环

结合膜及甲皱微循环显示，随海拔增高，微血管动脉管径逐渐变细，而静脉管径逐渐变宽，微血管囊状扩张数增多，血流变慢，红细胞聚集，可有局部渗出、水肿及微血栓形成。

3. 神经反应

应用简单反应时（SRT）综合反应时（CRT），随海拔增高，均降低。

4. 皮肤血管耐寒反应

藏族优于汉族，汉族优于日本队员。

5. 凝血功能

对比海拔 2 300 m 与 4 660 m 的 17 名队员，随海拔增高，凝血因子Ⅷ R 及Ⅷ C 均有下降，纤溶酶活性变化不明显；而藏族则以上值均保持正常。

6. 高山病发病率

在海拔 5 000 m，日本队员 AMS 发病率为 55.6%，中方汉族队员为 15.4%，而藏族无人发生。

7. 高原鼠兔

对生活在阿尼玛卿（4 660 ~ 5 000 m）的高原鼠兔进行生态学、生理学、酶活性、组织结构及超微结构等系统研究，发现高原鼠兔的褐色脂肪丰富，有利于防寒。上述研究进一步证明高原鼠兔是典型的高原适应型土著动物。

在中日联合阿尼玛卿山医学科学考察中，中方吴天一连续 3 年带队在高山现场实验，在 4 个不同海拔并登至海拔 5 620 m 实施实验，进行综合性的心、肺、血、脑、代谢等研究，特别是有藏族、汉族对比，取得了高山实验中创新性的研究成果[63]。

第 5 节　喀喇昆仑山地区高山医疗站

喀喇昆仑（Karakoram），维吾尔语意为"黑色巨岩山"，介于中国和巴基斯坦间，也处于中印边界西段，是我国的阿克赛钦地区所在，也与印巴争议的克什米尔相接，故有非常重要的军事战略地位。喀喇昆仑海拔高，并极其干旱，最高峰为南迦帕尔巴特峰（8 125 m），地势极其险峻。

兰州军区第十八医院（暨南疆军区高山病研究所）坐落在喀喇昆仑山下的叶城（1 600 m），肩负着这一地区驻军和边防部队的高原保健及高原病防治任务。第一任院长由张西洲主任医生担任，后由崔建华主任领导。在极其艰苦的条件下，全院官兵及医务人员深入第一线开展高原病防治工作，主要有 2 个医疗站点。

一、三十里营房医疗站

位于新疆西南部的喀喇昆仑高原，海拔 3 700 m，1962 年 8 月建站，全站官兵及医务人员担负着喀喇昆仑及阿里防区约 4×10^5 km^2 内的 64 个边防哨卡、兵站、人武部及地方养路段、运输站人员的医疗保障任务，而这一带正是高原病的高发区，特别是高原肺水肿。他们系统总结了千例以上的高原肺水肿和高原脑水肿的救治经验，编写出版相关专著，并对 HAPE 开展一氧化氮治疗，应用红景天治疗高原病，特别是改善高原睡眠的疗效已引起国际关注。在高海拔地区开展了腹腔手术、开胸手术及开颅手术等，救治了万余名伤病员。而建站以来先后在此工作的 1 000 余名医务人员都不同程度罹患过高原病，其中 10% 的人员病情严重而致不同程度伤残，但他们不气馁，被官兵誉为"生命禁区的生命保护神"[64]。根据他们做出的突出贡献，1995 年 3 月 26 日中央军委授予兰州军区第十八医院三十里营房医疗站"喀喇昆仑模范医疗站"荣誉称号，并号召全军特别是医疗卫生战线的同志向他们学习[65]。

二、喀喇昆仑神仙湾医疗站

神仙湾，维吾尔语意为"地势高到是神仙的居所"，海拔 5 380 m，是全军海拔最高的边防哨所，也是世界最高的一个驻军点（图 98.17）。其大气压为 390 mmHg，大气氧分压为 82 mmHg，均为海平面的 50%，加之周围为戈壁地区，几无植被，缺氧严重。冬季平均气温在 –40℃以下，即使在夏日，也常常飘起鹅毛大雪，山区积雪终年不化。在这一高度即使徒手行走，也相当于在海平面负重 25 kg，而在此军事作业时由于机体负荷强度增大而使耗氧增大，加重了低氧血症，易诱发高原病[66]。解放军第十八医院高山站 6 年来收治 HAPE 和 HACE 共 560 余例，均成功救治，无 1 例死亡[67]。解放军第十八医院与军地高原医学工作者合作，开展了多项研究课题，总结了海拔 5 000 m 以上高原病防治的经验，制定了 5 000 m 以上高原肺水肿早期诊断标准并被编入《军队卫生工作手册》中。在此还首次发现青年战士在海拔 5 000 m 停留约 1 年时间也可发生慢性高原病[68]，并且注意到了高原昏厥与高原心脏病间的关系，探讨了中药、高压氧、适应性训练对提高部队习服水平和防治高原病的效果。在如此高海拔，先后进行了 200 台以上的急腹症手术。

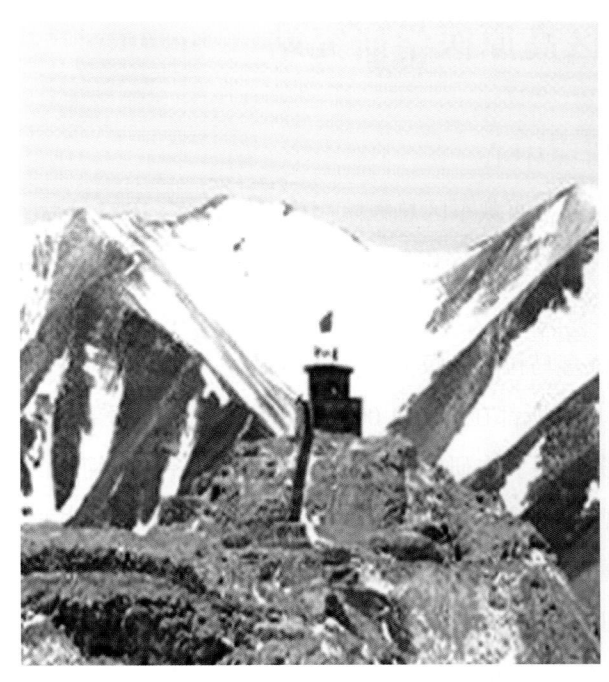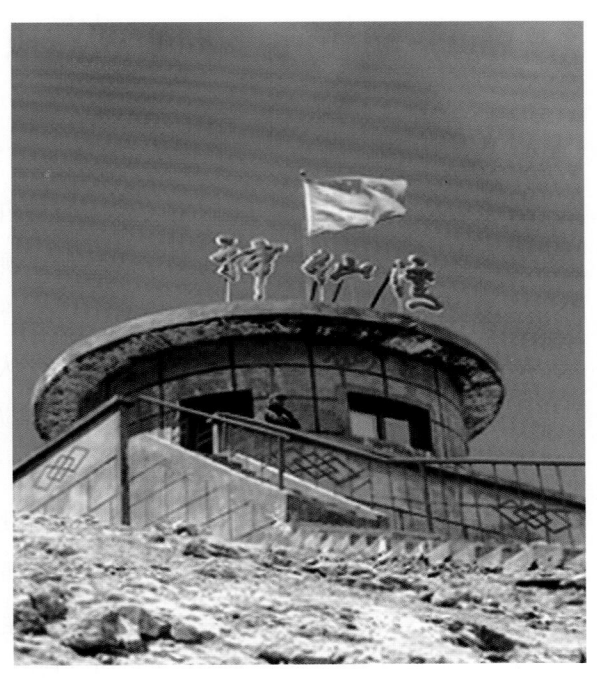

图 98.17　神仙湾哨所

　　位于喀喇昆仑山的神仙湾哨所，海拔 5 380 m，是我军最高的哨所。其大气压为 390 mmHg，大气氧分压为 82 mmHg，均为海平面的 50%，为极度低氧环境，官兵的低氧防护显得特别重要。

　　神仙湾哨所自 1956 年建卡以来，一代代官兵长年累月战斗在冰峰雪岭上，以哨卡为家，守护着祖国的边疆。兰州军区与中国人民解放军八一电影制片厂合作，拍摄了《昆仑女神》一片，在央视连续播出，歌颂了奋战在喀喇昆仑的官兵和卫生战士，感人至深。1982 年 9 月 18 日，中央军委表彰乌鲁木齐部队神仙湾哨卡，授予"喀喇昆仑钢铁哨卡"称号[69]。

三、急性高原病的研究成果

　　解放军第十八医院不仅是面对南疆地区，还主要包括西藏阿里地区和神仙湾等高山哨所，他们以张西洲和崔建华等为学科带头人，在急性高原病，特别是高原肺水肿上进行了系统研究，研究还包括高原驻军流行病学、临床表现、发病机制、高原就地急救措施、药物的防治开发等。其中对发病机制及治疗前后的血流动力学[70]、血液流变学[71]、体液免疫[72]、血浆血栓素和前列环素的变化[73]、血脂、脂蛋白和载脂蛋白的改变[74] 等进行了创新性的研究。而且在国内较早应用一氧化氮或其前身 L- 精氨酸治疗 HAPE，观察到临床和血流动力学的有效作用，经报道后已在国内推广[75-77]。在急性高原病的药物防治上采取了中、西医药结合的方法，研发了如高原西氏胶囊（成分含硝苯地平、卡托普利、地塞米松、西洋参等），具有较好疗效，还应用沙美特罗替卡松粉吸入剂预防急性高原反应[78]，采用中西药物防治高原脱适应等[79]。他们对高原国防军事医学做出了重要贡献。

第6节 青藏高原地区高原医学研究站

一、西藏军区总医院全军高山病防治研究中心

该中心位于西藏拉萨(3 658 m),建于1982年,前身为西藏军区总医院高山病研究室。1972年后,曾更名为高山病研究所,归属西藏军区后勤部领导。1982年,经中国人民解放军原总后勤部卫生部批准,正式组建中国人民解放军全军高山病防治研究中心。

该中心的地理位置具有重要的战略地位。从西藏喜马拉雅延续到新疆喀喇昆仑有中印、中尼、中巴等国长达3 200 km以上的国防线。许多国防边境哨所都在海拔4 000 m以上,西藏驻军部队保卫着祖国西陲边疆,同时维护西藏的和平稳定,任务艰巨。在研究站建设初期设备条件十分简陋的情况下,老一辈的科学家况允、潘光喜、麦裕良、曹桢吾等开拓了高原病临床和防治的研究,并取得了丰硕的成果。况允对高原肺水肿的研究、潘光喜对高原营养学的研究、麦裕良对高原心脏病的研究和曹桢吾对高原红细胞增多症的研究等都在高山病防治方面做出了开拓性贡献。

20世纪90年代后,由李素芝主任医生、技术少将任西藏军区总医院院长和高山病研究中心主任,将该中心集基础实验室、临床和现场研究为一体,显著提高了研究水平。而且长期坚持为一线边防服务,在高海拔现场的研究、急慢性高原病的研究上取得了许多进展,特别是在急性重症高原病的救治上取得了突破[80]。李素芝教授本人在高原创伤医学和高原心胸外科上有很深的造诣。由李素芝和牟信兵主任医生主持编写了《高原病学》一书,汇集了该中心对高原病研究的成果[81]。

该中心与国内高原医学机构合作,如与青海省高原医学科学研究院合作对慢性高原病的临床分型、病理生理和病理形态学进行研究,形成了慢性高原病的整体概念。由中国人民解放军军事医学科学院卫生学环境医学研究所牵头,与西藏军区总医院等合作的全军"八五"重点项目"高原病防治与提高高原劳动力的研究"取得了重要成果。如"高原单兵适宜负重的研究",在3 700 m、4 300 m和5 200 m三个不同海拔、不同行军速度、不同坡度条件下的适宜负重标准;在进行高原病的药物和装备防治上,对复方刺五加、高原2号及4号、高原轻便加压舱、高原个人供氧器等在实验基础上进行现场应用,取得良好效果;在急性高原病发病的分子机制上,进行了链霉素对低氧性右心室肥大的影响、c-Myc基因表达、低氧性脑损伤中的神经元突触退变机制及微管蛋白 α 与 β 基因表达、降钙基因相关肽与神经节苷脂对低氧性细胞损伤保护作用的研究等,为进一步揭示低氧对机体的影响以及今后寻找新一代抗缺氧措施打下了基础[82]。

二、西藏医学科学研究所

西藏和平解放后,随着社会发展和经济建设,参与高原建设的人群健康成为一个突出问题。在这一形势下,原西藏医学科学研究所于1958年建成,首任所长由谢成范教授担任,他在20世纪50年代初由中国医科大学儿科系毕业后即到西藏工作,在当时条件十分艰苦的情况下,谢成范抱定"横跨中华学'求恩',誓为藏胞献青春"的志向,领导一批年轻人开展早期的高原医学研究,他较早

观察报道了在西藏所见的小儿高原心脏病[83]。他在 1988 年 10 月 11 日的科技日报上撰文呼吁"建立西藏高原医学研究中心迫在眉睫"[84]！遗憾的是他 1989 年 10 月 14 日病逝，年仅 65 岁[85]。随后由孙新甫教授领导该所，对高原地区的先天性心脏病、高血压、心血管功能等做了不少有益的研究。1985 年后曾与美国科罗拉多大学心肺血管研究所有过很好合作，在藏汉对比高原习服—适应研究领域上获得了重要成果，在国际上有较大影响。可惜因某种原因该所后被撤销，人员散去，一部分并入西藏自治区人民医院心血管科，后成立西藏高山病和心血管病研究所转入临床工作[86]。看来，谢成范生前的夙愿实现了。

三、西藏大学高原医学研究（实验）中心

西藏坐落在"世界屋脊"上，是人类的最高的常居住点。随着西藏政治、社会、经济和文化的不断发展，高原健康问题日显突出。拉萨海拔 3 658 m（PB 493 mmHg），是理想的高原医学研究基地。因此西藏大学于 2007 年决定筹建高原医学研究中心，由西藏大学医学院院长欧珠罗布教授负责，以崔超英教授领导的医学院生理实验室为基础。随后聘请中国工程院院士吴天一、中国科学院昆明动物研究所遗传进化国家重点实验室主任宿兵教授为实验室特聘教授，每年定期在该中心工作。吴天一等在该中心任职后，共同建立了博士点，实施了"973"重大课题"高原慢性低氧适应与损伤"的研究等，几年来已对全西藏地区不同海拔、不同群体（包括儿童）的适应生理、遗传适应、藏族高原居住史等进行了初步研究。先后到墨脱调查门巴族和珞巴族的适应生理、西藏最高居民点的血液学变化，同时对珠峰地区考察并计划建立珠峰高原医学站。

四、青海省高原医学科学研究院高山站

青海在国内最早建立了专业性的高原医学研究机构，1978 年 10 月在科学的春天里，青海省高原心脏病研究所成立[87]，由我国著名心血管病专家吴英恺教授任名誉所长[88]，青海省心外科专家刘瑞昌任所长，以研究高原地区心血管病为中心。但随着科研的发展，高原医学研究不能只限于心血管病，在主管卫生部门的原副省长班玛丹增的支持下，于 1983 年 12 月 26 日改制为青海省高原医学科学研究所，由戚正乙教授和吴天一教授先后任所长。研究所位于青海省西宁市，研究方向是机体对高原低氧环境的适应机制和高原病的防治，设有生理、生化、病理、药理、高原病和遗传工程六个实验室，并拥有国内最大的高、低压综合舱[89]。由于该所位于中度海拔，因此又建立了两个高海拔研究实验站[90]。

（一）青海高原天峻实验站

为我国第一座青藏高原高山医学研究站，于 1988 年建成，位于青海省海西州天峻县，坐落在祁连山脉的疏勒南山脚下，海拔 3 406 m，周围的木里、苏里海拔 3 800 ~ 4 200 m，人群民族结构以藏族为主体，还有汉族、回族、土族、蒙古族、撒拉族等，并有丰富的动物资源。该地属典型的高山草原草甸带，并有典型的高山内陆气候，自然环境条件十分理想，与世界其他高山站相比别具特色。该站有人体和动物实验室，生活设施水、暖、浴等条件较好，供电充足，交通方便，有铁路、

公路与西宁相通，8 h 左右可抵达。它的建成使高原医学科研更加系统化，并且对外开放，加强了协作研究。

（二）青海玛多高山实验站

玛多位于黄河之源，三江源区，海拔 4 280 m，近处是扎陵湖和鄂陵湖，具有典型的青藏高原地貌和生态系统，居民主要为藏族牧民，每年接待大量游客，为高原病高发区，是理想的高原医学生物学实验之地。

果洛州及玛多县对建站十分支持，1992 年与玛多县达成协议，利用玛多县医院加以设置实验站，多年来科研小组在此工作。目前已有彩色多普勒心功能仪、CT 等仪器，并建有高压氧舱等高原急救设备。科研组不仅在此获取了大量高原生理及藏族适应的研究资料，同时与该院医务人员一起救治了国内外高原肺水肿等病患。

这 2 个高山实验站的建立，为高原医学研究提供了不同海拔、不同环境和地貌、不同人群结构等研究的特殊条件。例如在进入海拔 5 200 m 的阿尼玛卿雪山前，登山科考队员在此进行适应性训练并取得了基本生理参数[91]。实验站除进行人体现场研究外，还可进行动物实验研究，这些结果又可与临床高原病的观察相结合[92]。由此对高原病从发病机制、诊断、治疗和预防等方面进行深入研究，形成了较完整的研究体系[93]，取得了丰硕成果，已在相关章节中叙述，在此不再赘述。

结　语

随着对经济开发、军事建设和科学研究的需要不断增加，人类不断向越来越高的海拔进军。而登山运动与高原医学研究相互结合已进行了多年，但多为医学研究者对在高山登山过程中的登山运动员进行观察。1981 年，由 John B. West 所领导的美国珠峰医学研究登山队则是一个纯粹为进行医学研究而建立的科学队伍[94]。他们利用世界之巅的珠穆朗玛峰这一特殊的低氧环境和人体在激烈攀登过程中发生的特殊机能状态，进行了一系列的生理学研究和有关高山病的观察，取得了一系列极为可贵的资料。但在这一特高海拔活动是极具风险性和挑战性的，这一研究的目的和主要成果是什么呢？

关于在特高海拔的医学实验过去多在低压舱内进行，缺乏更符合实际的现场资料。而珠峰顶上大气含氧量极低，大气氧分压（PO_2）仅约为 50 mmHg，这就使珠峰成为进行"机体低氧反应研究"的一个特殊天然实验室[95]，由此而获得的成果将有助于解决心肺疾病中存在的缺氧问题[96]。

一般认为，海拔 8 000 m 以上为"高山死亡带"，未经低氧适应的人在此环境将迅速死亡。经过适应锻炼的人在不吸氧的情况下也难以生存。但世界上迄今已有数十位登山运动员在不带氧的情况下攀抵峰顶。这一点从理论上讲是几无可能的。他们机体内发生了怎样的生理反应过程？为何有如此强大的耐低氧能力？当是这次实验所要揭开的迷[97]。

急性高山病是急需解决的现实问题。世界上每年有数百万人去高山高原旅游、探险和考察，发病的人数随之增加，不少高山爱好者因急性高山病死于峰顶崖畔。通过对不同高度的比较、世居夏尔巴人和旅居西方人的对比观察，可以看出高原习服—适应这两者生理机制与生物学模式间的差别[98]。同时将可能促进急性高山病发病机制的阐明并提高防治效果[99]。

有鉴于此，美国珠峰医学研究登山队在海拔 6 300 m 建立了世界最高的实验室，在这里进行了大量的生理学研究。最可贵的是有 3 人登顶，克里斯·科钦斯基（Chirs Kopcynski）未做试验。克里斯·皮佐（Chirs Pizzo）在夏尔巴人杨丹增的协助下登顶，并在峰顶取得 6 份肺泡气样本，还有他们二人的峰顶 ECG。Peter Hackett 独自登顶后取得自体桡动脉血进行血气分析等。这些都是前所未有的，这些成果被综合地发表在多份科学报道中[95,100,101]。

我国历次的珠峰登山活动均由中国科学院等单位组织科研小组，并建立临时的高山实验站，进行高山生理等研究。而 1990 年的中日联合阿尼玛卿山医学登山队则是与美国珠峰医学研究登山队性质相似的组织，是国内首次在青藏高原实施的。登山前吴天一小组在海拔 4 520 m 建立实验室并连续 3 年进行了预实验，积累了丰富的经验和资料。在 1990 年的正式联合攀登中获得了高山医学的综合性研究成果，从而 1991 年在日本松本市召开的第四届国际高原医学和生理学大会上，吴天一作为大会主报道人系统地报道了这次中日联合阿尼玛卿山医学科学考察的研究成果，受到各国学者的高度评价。会议组织者国际高山医学学会（ISMM）为此在大会上授予吴天一"高原医学特殊贡献奖"，这是为祖国获得的荣誉。更重要的是，我国在喜马拉雅和青藏高原有诸多的高原（山）研究站，呈网络性分布（本文尚未包括一些军事和其他涉密的研究站），这是中国高原医学研究独具的优势，不仅会获取最具特色的科学资料，还为我国的高原经济和国防建设提供重要保障。

参 考 文 献

[1] 新华社.我国成功进行珠峰登顶测量[N].人民日报，2005-05-23.

[2] 江荻.珠穆朗玛峰[M].北京：商务印书馆，1974：1-3.

[3] 郭超人.红旗插上珠穆朗玛峰[M].北京：人民体育出版社，1960.

[4] 史占春.我们为什么能登上世界最高峰[J].中国青年，1960，12：26.

[5] 中国登山队，吉林医科大学.高山生理和高山医学论文集[M].长春：吉林医科大学出版社，1964.

[6] 中国珠穆朗玛峰登山队科学考察队.珠穆朗玛峰科学考察报道[M].北京：科学出版社，1962.

[7] 新华社拉萨电.我登山队胜利地从北坡登上珠穆朗玛峰[N].人民日报，1975-05-28.

[8] 新华社.我国男女登山运动员壮志凌云攀登上世界最高峰[N].人民日报，1975-06-04.

[9] 新华社.英雄奇志比天高：我国女登山运动员征服珠峰[N].人民日报，1975-06-18.

[10] 新华社拉萨电.热烈庆祝我国登山队再次登上珠穆朗玛峰[N].西藏日报，1975-06-07.

[11] 新华社.首都盛会热烈庆祝我国登山队再次登上珠峰[N].人民日报，1975-06-28.

[12] 体育报记者等.欲与天空试比高[N].人民日报，1975-07-14.

[13] 中国登山队.世上无难事，只要肯攀登[N].人民日报，1976-01-04.

[14] WEST JB，LAHIRI S，MARET KH，et al. Barometric pressure at extreme altitude on Mt. Everest：physiological significance[J]. J Appl Physiol，1983，54：1188-1194.

[15] WEST JB，HACKETT PH，MARET KH，et al. Pulmonary gas exchange on the summit of Mount Everest[J]. J Appl Physiol，1983，55：678-687.

[16] WEST JB. Barometric pressure on Mt. Everest：new data and physiological significance[J]. J Appl Physiol，1999，86：1062-1066.

[17] 新华社.我国测绘工作者精确测得珠穆朗玛峰海拔高度为八千八百四十八点一三米[N].人民日报，1975-07-24.

[18] 索南罗布.再次登上珠穆朗玛峰[M].北京：外文出版社，1975.

[19] SHI ZY，NIN XH，HUANG PG，et al. Electrocardiogram made on ascending the Mount Qomolangma from 50 m ASL[J]. Scientia sinica，1980，23（10）：1316-1324.

[20] 石中瑗.攀登珠穆朗玛峰时高山生理科学考察综述[M]//中国科学院青藏高原综合考察队，中国登山队珠穆朗玛峰科学考察分队.珠穆朗玛峰科学考察报道（1975）：高山生理.北京：科学出版社，1980：1-28.

[21] 秦治纯，石中瑗.珠穆朗玛峰高山生理科学考察中应用的心电遥测仪[M]//中国科学院青藏高原综合考察队，中国登山队珠穆朗玛峰科学考察分队.珠穆朗玛峰科学考察报道（1975）：高山生理.北京：科学出版社，1980：166-174.

[22] 石中瑗，宁学寒.攀登珠穆朗玛峰时无线电遥控的心电图[M]//中国科学院青藏高原综合考察队，

中国登山队珠穆朗玛峰科学考察分队. 珠穆朗玛峰科学考察报道（1975）：高山生理. 北京：科学出版社，1980：29–41.

[23] 宁学寒，黄彭国，董兆申，等. 攀登珠穆朗玛峰过程中的心电图追踪观察[M]//中国科学院青藏高原综合考察队，中国登山队珠穆朗玛峰科学考察分队. 珠穆朗玛峰科学考察报道（1975）：高山生理. 北京：科学出版社，1980：84–116.

[24] SHI ZY, ZHAO DM, GU ZZ. The influence of acute and chronic hypoxia on the electrocephalogram of human body[J]. Sci Sin, 1987, 29（10）：1316–1325.

[25] NIN XH, HUANG PK, DUNG ZS. Relationship between cardiac pump competence and high altitude performance in climbing Qomolangma[M]//ARON. Scientific Reports of the Chinese Scientific and Mountaineering Expedition II. Beijing: Science Press, 1980：68–83.

[26] NIN XH, HUANG SY, GUNG MC, et al. Predicting mountaineering performance at great altitudes[M]//BRENDEL W, ZINK RA. High Altitude Physiology and Medicine. New York：Springer–Verlag, 1982：278–283.

[27] 胡旭初，丁廷楷，宋德颂，等. 高原世居者及低地世居者在海拔5 000米及1 600米高度上心电图、若干项呼吸功能及基础代谢率的比较观察[M]//中国科学院西藏科考队. 珠穆朗玛地区科学考察报道（1966—1968）：生物与高山生理. 北京：科学出版社，1974：197–208.

[28] Shi ZY, Nin XH, Huang PG, et al. Comparison of physiological responses to hypoxia at high altitudes between highlanders and lowlanders[J]. Scientia sinica, 1979, 22（12）：1455–1469.

[29] 中国科学院西藏科学考察队. 珠穆朗玛峰地区科学考察报道（1966—1968）：生物与高山生理[M]. 北京：科学出版社，1974.

[30] 中国科学院青藏高原考察队，中国登山队. 珠穆朗玛峰科学考察报道（1975）：高山生理[M].北京：科学出版社，1980.

[31] HU ST. Hypoxia research in China：an overview[M]//SUTTON R, HOUSTON CS, JONES NL. Hypoxia, Exercise, and Altitude. New York：Alan R. Liss, 1983：157–171.

[32] 新华社. 我国科学工作者对珠峰综合考察获新成果[N]. 人民日报，1975–06–02.

[33] 新华社. 我国高山生理研究取得重要成果[N]. 人民日报，1976–06–21（4）.

[34] 新华社. 中日登山界首次友好合作，征服纳木那尼峰[N]. 人民日报，1985–07–05.

[35] 新华社. 中日队员手拉手，登山史上谱新篇[N]. 人民日报，1985–07–09.

[36] 王有唐. 世界性珠穆朗玛热方兴未艾[N]. 人民日报，1986–12–21.

[37] 新华社记者. 中日尼友好珠峰登山侧记[N]. 人民日报，1988–02–02.

[38] 张抒. 中日尼联合登山队跨越珠峰计划简介[N]. 人民日报，1988–02–02.

[39] 新华社. 三国突击队员将完成首次跨越珠峰壮举[N]. 人民日报，1988–05–05.

[40] 新华社北京电. 人类征服大自然的一项伟大壮举：中日尼友好登山队昨首次双跨珠峰[N]. 青海日报，1988–05–06.

[41] 新华社记者. 中日尼友好登山队首次双跨和登顶珠峰[N]. 人民日报，1988–05–06.

[42] 新华社. 中日尼联合跨越珠峰圆满结束[N]. 人民日报，1988–05–08.

[43] SAITO A. A medical report of the China-Japan-Nepal Friendship Expedition to Mt. Qomolangma/ Sagarmatha（Everest）[J]. Jpn J Mount Med, 1989, 9：83-87.

[44] HIRATA K, MASUYAMA S, SAITO A. Obesity as risk factor for acute mountain sickness[J]. Lancet, 1989, 2（8670）：1040-1041.

[45] MASUYAMA S, HIRATA K, SAITO A. Ondines Cures, side effects of acetazolamide[J]. Am J Med, 1989, 86：637.

[46] LI SP. High altitude hemorrhage syndrome[J]. J Wilderness Med, 1993, 4：115-117.

[47] MASUYAMA S, KOUCHIYAMA S, SHONOZAKI T. Periodic breathing at high altitude and ventilatory responsiveness[J]. Jpn J Physiol, 1989, 39：523-535.

[48] LI S, CHENG Y. Changes in adrenocortical function during climbing and their effects on altitude acclimatization and high altitude sickness[C]//Proceedings of 1990 Beijing Asia Games Scientific Congress. Beijing: [s.n.], 1990：342-346.

[49] HORII M, NULARIYA K, SUZUKI H, et al. Analysis of five days continous ambulatory elecetrocardiogram at high altitude[J]. Jpn J Mount. Med, 1990, 10：75.

[50] WU TY. Chinese Mt. Qomolangma （Everest） expeditions：Physiological and Medical research at extreme altitude[J]. Jpn J Mount Med, 2003, 23：139-146.

[51] WU TY, LI SP, ZHOU ZN. Mt. Qomolangma（Everest）：the testing place of high altitude medicine at extreme altitude[J]. US. Chin Health Hyg J, 2003, 6（12）：48-53.

[52] WU TY, LI SP, WARD MP. Tibetans at extreme altitude[J]. Wilderness Environ Med, 2005, 16：47-54.

[53] 新华社. 我国从明年起将对外开放八座山峰[N]. 人民日报, 1974-11-02.

[54] 陈宗立.青海考察"高原生物基因库"：阿尼玛卿山[N]. 光明日报, 1986-06-15.

[55] 吴天一, 张彦博, 白志勤, 等. 中日联合阿尼玛卿山医学科学考察：人在极高高原的生理研究[J]. 高原医学杂志, 1991, 1（2）：1-5.

[56] 吴天一, 张丽珠, 李万寿. 海拔4 520 m健康人安静及运动负荷下的心功能[J]. 中国应用生理学杂志, 1989, 5（2）：147-152.

[57] 吴天一, 李万寿, 张丽珠. 在特高海拔静息及运动负荷下心功能变化的特点[J]. 中华医学杂志, 1990, 70（2）：71-76.

[58] 张海明, 杨之, 藤国奇, 等. 健康人急进高原夜间睡眠、呼吸和动脉血氧饱和度的改变[J]. 中国应用生理杂志, 1992, 7：336-339.

[59] ASANO K, SAKAI A, YANAGIDAIRA Y, et al. Oxygen desaturation and abnormal breathing pattern during sleep in Qinghai plateau expedition[M]//SUTTON JR, COATES G, HOUSTON CS. Hypoxia and Mountain Medicine. Oxford：Pergamon Press, 1991：298.

[60] YANAGISAWA K, SAKAI A, FUJIWARA M, et al. Comparison of P300 with Japanese and Tibetans at Qinghai plateau[M]//UEDA G, REEVES JT, SEKIGUCHI M. High-altitude Medicine. Matsumoto：Shinshu University Press, 1992：255-258.

[61] FUGIWARA T, SAKAI A, YANAGIDAIRA Y, et al. Comparison of EEG power spectrum with

Japanese and Tibetans at Qinghai plateau[M]//UEDA G，REEVES JT，SEKIGUCHI M. High-altitude Medicine. Matsumoto：Shinshu University Press，1992：250-254.

[62] ASANO K，SAKAI A，YANAGIDAIRA Y，et al. Acclimatization to high altitude in lowlanders：Assessment with EEG and exercise test in 1990 Qinghai plateau expedition[M]//UEDA G，REEVES JT，SEKIGUCHI M. High-Altitude Medicine. Matsumoto：Shinshu University Press，1992：259-262.

[63] WU TY，ZHANG YB，BAI ZQ，et al. Expedition to Mt. Animaqin，1990：physiological and medical studies at great altitudes[M]//UEDA G，REEVES JT，SEKIGUCHI M. High-Altitude Medicine. Matsumoto：Shinshu University Press，1992：414-417.

[64] 新华社讯. 中央军委主席江泽民签发命令：授予兰州军区第十八医院三十里营房医疗站荣誉称号[N]. 健康报，1995-03-26.

[65] 新华社讯. 中央军委主席江泽民签发命令：授予第一军医大学附属医院惠侨科、兰州军区第十八医院三十里营房医疗站荣誉称号[N]. 人民日报，1995-03-26.

[66] 新华社. 不畏艰难险阻，敢于攀登高峰[N]. 人民日报，1977-12-01.

[67] 陈炳利，李文芳. 高原脑水肿顽症已被攻克[N]. 健康报，1990-09-05.

[68] 张西洲. Monge病25例报道[J]. 高原医学杂志，1993，3（1）：29-30.

[69] 人民日报通讯员. 喀喇昆仑红色医疗站[N]. 人民日报，1971-06-22.

[70] 王伟，张西洲，马勇. 54例高原肺水肿患者血流动力学观察[J]. 西藏医药杂志，1998，19（1）：4-6.

[71] 张西洲，何富文，王伟. 高原肺水肿治疗前后血液流变学的改变[J]. 解放军医学杂志，1998，23（4）：262.

[72] 张西洲，崔建华，陈占诗. 高原肺水肿患者的体液免疫反应[J]. 中国危重病急救医学，2000，12（1）：35.

[73] 张西洲，崔建华，陈占诗. 高原肺水肿治疗前后血浆血栓素和前列环素的变化[J]. 高原医学杂志，1999，9（4）：6-7.

[74] 张西洲，崔建华，陈占诗. 高原肺水肿治疗前后血脂、脂蛋白和载脂蛋白的改变[J]. 高原医学杂志，2003，13（1）：14-16.

[75] 马勇，张西洲，李新菊. 一氧化氮治疗高原肺水肿前后视网膜变化[J]. 高原医学杂志，1998，8（2）：42-43.

[76] 张西洲，陈占诗，何富文. 高原肺水肿治疗前后血浆一氧化氮和心钠素含量的变化[J]. 西北国防医学杂志，1999，20（3）：194-196.

[77] 崔建华，张西洲，朱永安. L-精氨酸对高原肺水肿患者血气的影响[J]. 高原医学杂志，2001，11（3）：30-33.

[78] 张西洲，崔建华，哈振德. 沙美特罗替卡松吸入剂预防急性高原反应的效果观察[J]. 高原医学杂志，2005，15（3）：4-6.

[79] 王宏运，张西洲，李彬. 4种药物防治高原脱适应的对比观察[J]. 高原医学杂志，2006，16（1）：26-28.

[80] 本报讯. 西藏部总医院防治高原脑水肿取得成果[N]. 健康报, 1980-11-09 .

[81] 西藏军区总医院编. 高原病学[M]. 拉萨: 西藏人民出版社, 2001.

[82] 谢印芝, 尹昭云, 吕永达. 我军高原医学研究成绩斐然[N]. 健康报, 1995-10-17.

[83] 谢成范. 高原心脏病初步观察[J]. 中华儿科杂志, 1959, 4: 40-42.

[84] 周冬梅, 谢耕发. 研究员谢成范呼吁建立西藏高原医学研究中心[N]. 科技日报, 1988-10-11.

[85] 本报讯. 谢成范同志逝世[N]. 健康报, 1989-10-31.

[86] 王健鹏. 西藏高山病研究所最近成立[N]. 健康报, 1989-09-05.

[87] 新华社. 青海成立高原心脏病研究所[N]. 人民日报, 1979-02-19.

[88] 青海省卫生局通讯组. 著名心脏外科专家吴英恺教授来宁讲学[N]. 青海日报, 1979-08-23.

[89] 吴天一. 青海高原医学科学研究所[N]. 健康报, 1984-01-03.

[90] 刘承. 青海建立高山医学研究实验站[N]. 健康报, 1989-01-12.

[91] 畅福林. 中日联合进行高原医学研究[N]. 健康报, 1990-08-25.

[92] 王志远, 胡太春. 青海省高原医学研究喜结硕果[N]. 人民日报, 1993-10-11.

[93] 杨秋兰. 青海高原医学研究形成体系[N]. 健康报, 1998-07-28.

[94] WEST JB. American Medical Research Expedition to Everest[J]. Physiologist, 1982, 25: 36-38.

[95] WEST JB, HACKETT PH, MARET KH, et al. Human physiology on the summit of Mount Everest[J]. Tans Assn Amer Phys, 1982, 95: 63-70.

[96] WEST JB. Lessons learned on the mountain[J]. Bulletin, American College of Surgeons, 1983, 68: 9-14.

[97] WEST JB. Science on Everest, 1981[M]//SUTTON JR, JONES NL, HOUSTON CS. Hypoxia: Man at Altitude. New York: Thieme-Stratton, 1982.

[98] LAHIRI S. Human adaptation to high altitude: lessons from Sherpa physiology[M]//BASU A, MALHOLTA KC. Human Genetics and Human Adaptation. Malhotra: Indian Statistical Institute, 1984.

[99] WEST JB, EVANS JP. American Medical Research Expedition to Everest[J]. Am Alp J, 1982, 24: 53-68.

[100] WEST JB. Man at extreme altitude[J]. J Appl Physiol, 1982, 52 (6): 1393-1399.

[101] WEST JB. Human physiology at extreme altitude on Mount Everest[J]. Science, 1984, 223: 784-788.

第 99 章　中国台湾地区的高原（山）医学研究

第 1 节　概　　述

中国台湾地区是一个多山之岛，位于欧亚及菲律宾板块连接处，并受喜马拉雅造山运动的影响，全岛海拔 500 m 以上山区占全岛面积的 45.2%，其中海拔 3 000 m 以上的山峰约有 268 座，最高峰有玉山（Jade Mountain，3 952 m）和大雪山（Mountain Snow，3 800 m）。玉山不仅是中国台湾地区最高峰，也是东北亚最高峰，峰顶风光磅礴秀丽，可以俯瞰大地，成为登山者向往的山峰。中国台湾地区在不到 3.6×10^4 km² 的面积上，分布着超过 260 座海拔 3 000 m 以上的高山，是全世界高山密度最高的岛屿之一。中国台湾地区本岛东西两岸的水平距离 140 km，海拔从海平面几乎直升至 3 950 m，就高度分析而言，海拔 100 m 以下区域的面积仅占全岛面积的 30%，1 000 m 以下的土地面积占 0.9%，因此显示出中国台湾地区是个高山岛屿，而非高原性的岛屿。而且这些地处亚热带的山区是典型的海洋性气候，空气湿润、植被丰富、风景秀丽，对人体健康有益。中国台湾地区的学者利用这一优越的地理环境条件，开展了具有独特性的高原旅游健康及攀登世界海拔 8 000 m 高峰的计划，围绕这些目标，进行了大量高山生理学、高山病学、运动医学及高山营养学等的研究，并取得了世人瞩目的成果。

1969 年 10 月中国台湾地区山岳协会成立，先在中国台湾地区推动登山运动一个阶段后，提出了把触角伸向喜马拉雅世界最高峰的宏伟目标，企图把中国台湾地区的登山运动开创一个崭新的领域 [1]。前后两任理事长分别为蔡礼乐和黄宗和先生，他们尽心尽力地来打开这一局面。

尽管如此，喜马拉雅山的地理、地貌、环境、气象等与中国台湾地区的山区迥异，海拔显然要高出近 6 000 m，当时缺乏对该特高海拔的了解，为此第一步派人做了实地考察和探测，对喜马拉雅的地理环境、气象条件及可能遇到的各种风险做了深入了解 [2-4]。仅有勇气是不够的，必须对高山低压低氧环境的运动生理进行研究。中国台湾地区阳明大学体育学院运动健康科学研究所所长陈俊忠博士，他是年轻的运动生理学专家，从美国研修运动生理后学成返台，接受了这一艰巨任务。其后随着高山运动生理和高原训练的日益发展，所获成效日益增多，参与这项科研活动的单位和个人非常踊跃，数量日益增多，有中国台湾地区阳明大学生理系王锡岗教授；中国台湾地区体育学院的李晨钟、李忠志、丰东洋、黄廖植和杨世达等，中国台湾地区师范大学的李再立和林曼惠等，东华大学的陈光仁，东吴大学的黄奕仁，世新传播学院的李文志等，由此形成了有力的专家队伍。台湾大学"登山社"、大专体总运动医学委员会及国际高山医学学会（ISMM）中国台湾地区分支的成员也积极参与，形成了广泛的团队[5]。在上述科研教学单位中，阳明大学运动健康科学研究所（Yang-Ming Exercise Health Science Institute）是研究的中心，起核心作用。多年来的主要研究及成果叙述如下。

第 2 节　常压低氧模拟高原运动训练

中国台湾地区的学者系统回顾和探讨高原生理，研究低氧环境对人体各系统的影响，特别是肌肉和体能的变化、习服的建立及高山病的防治理论，作为提出运动训练的基础[6-9]。然而中国台湾地区缺乏高海拔山岭，因此他们提出以"常压低氧模拟高原训练"（normobaric hypoxia of simulating altitude mountain training）为基本方法，同时与常压常氧（normobaric normoxia）作对比，以观察常氧与低氧间的差别。

一、常压低氧训练的基本方法

首先要建立低氧模拟训练实验室，有低氧个体吸入装置、最大氧摄取运动自行车功率仪、低氧负重训练跑台，全套心肺功能、血气、血氧、血乳酸、血生化、血液常规指数、神经反应及睡眠监测等一系列设备。另有低温实验室，可降温至 -40 ~ -20℃，受试者在低温室内睡眠以提高低温耐力[10]。

一般用逐步增加低氧训练的程序：第一步，受试者吸入含 16% 的氧（84% 氮），即 PB=734 mmHg，FiO_2=16.0%，训练 1 w；第二步，吸入含 13% 的氧（87% 氮），即 PB=734 mmHg，FiO_2=13.0%，训练 2 w；第三步，吸入含 10% 的氧（90% 氮），即 PB=734 mmHg，FiO_2=10.0%，训练 3 w。一般分为 2 组，除低氧组外有一组为常压常氧训练组（PB=734 mmHg，FiO_2=21.95%），做同样训练以资对照。但也有同一组人用 2 种方法训练做自身对照（图 99.1、图 99.2）。

二、常压低氧训练的生理反应及效果

常压低氧训练与常压常氧训练相比，在提高低氧耐力及运动能力上有明显的优越性。当在低氧（10% O_2）训练 4 ~ 6 w 后，心肺功能提高，最大通气量、氧脉搏、摄氧能力均有明显提高，而常氧组则无明显变化；同时低氧组的运动持续时间有明显延长[11]。

关于训练强度方面，中度低氧（吸入 16% O_2）训练，与常氧训练相比，其有氧能力下降，但与最大摄氧量间无明显相关；通气阈值下降；对乳酸阈值无明显影响。在次最大运动负荷时，除 SaO_2 降低外，其他生理指标变化不明显[12]。但另一项报道指出，当非运动员常压低氧训练（16% O_2）4 w 后，其最大运动负荷、运动持续时间、最大通气量、最大氧脉搏、绝对和相对摄氧峰值、最大乳酸量均有明显改善，而且观察到低氧习服较差者经低氧训练后，以上指标的提高幅度较大。由此可看出低氧训练的延时效应^[13,14]。

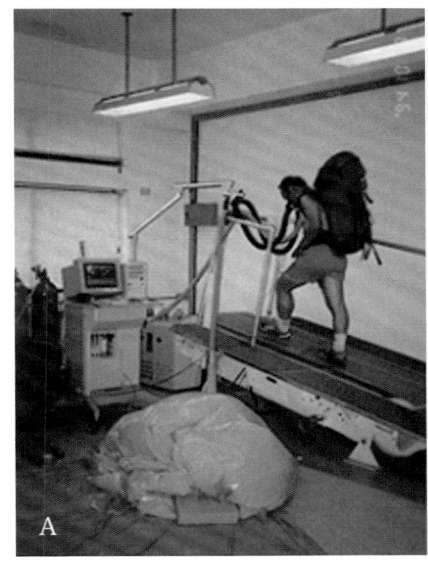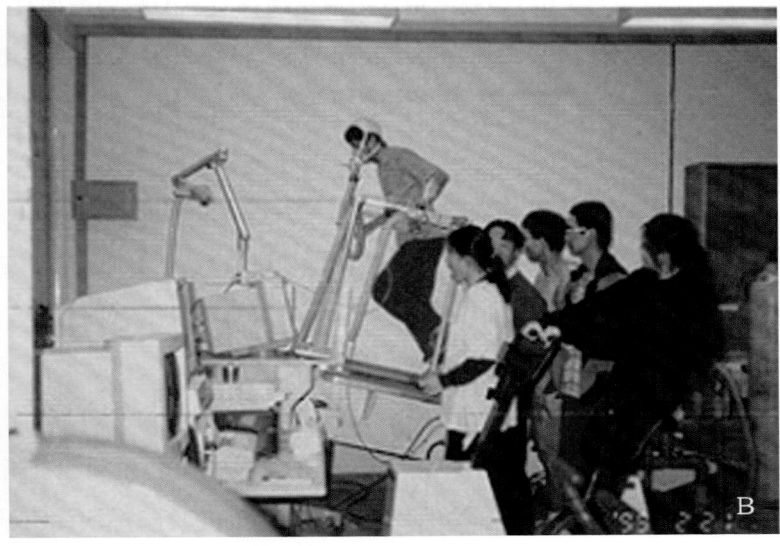

图 99.1　中国台湾地区学者应用常压低氧进行耐力训练

A—受试者吸入低氧气体（从 16% O_2 逐步降低至 10% O_2），在跑台上背负重物进行逐级增量负荷实验；B—常压低氧训练的最主要生理指标为最大摄氧能力（VO_2max）。

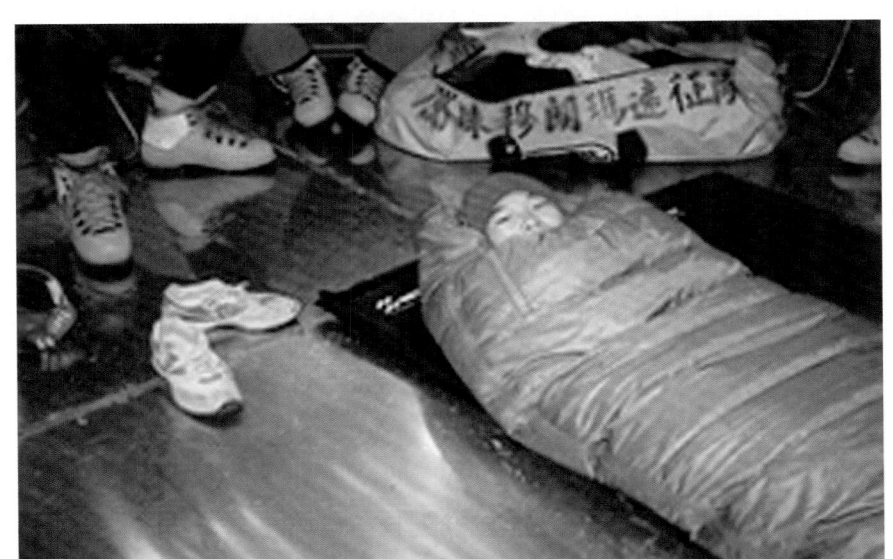

图 99.2　中国台湾地区登山运动员进行耐低温训练，图为在 -40℃ 的低温室内睡眠

研究观察了低氧睡眠的生理影响，方法为连续 2 w，每天至少 6 h 在吸入低氧下（模拟海拔 4 000 m，PB=463 mmHg，PiO_2=11.18%）。结果睡眠前、2 w 后及追踪 2 w 的 Hb 值各为（14.98 ± 1.06）g/dL、（15.90 ± 0.04）g/dL 及（15.18 ± 0.98）g/dL，Hct 值各为（40.64 ± 1.65）%、（43.94 ± 2.87）% 及（42.58 ± 2.19）%，显示红细胞增多并延续一段时间。发现低氧睡眠 2 w 期间，摄氧峰值、最大心率、

最大氧脉搏、最大工作负荷、最大乳酸浓度等在睡眠前后均无显著差异，但在追踪 2 w 后均有增加现象，尽管统计学差异并不显著，平均总工作量增加 12.7%，提示在后期有助于运动能力的提高，这与低氧习服及 Hb、心输出量、摄氧量增高及乳酸耐力增加有关[15]。

长期的高原习服及训练可以看出明显效果，他们对比了高山向导组与不同登山经验组，不论是常氧或低氧环境的运动能力、用氧效率和低氧耐受力在高山向导组均较优，这与他们长期的登山经验及高原训练有关[16]。

应用多普勒超声心动图（Acuson XP-10，Mountain view，CA）检测，观察低氧负重 6 w 训练前后的心脏形态变化（心脏容积用辛普森法则计算），结果显示左心房容积增大，右心房及右心室之容积无论在收缩期或舒张期均呈有意义的增大，使心搏量增高。但这一变化在初次高原训练者更为明显，而那些已有长期登山经验者则不显著[17]。

检测常压低氧训练前后免疫水平的变化，以及血免疫球蛋白 IgG、IgA、IgM 的浓度变化，同时检测细胞因子如 IL-6、IL-1、TNF-α 的浓度与上述各项免疫指标的关系，以探讨高原低氧是否会引起免疫反应而导致生理功能变化。结果所有免疫指标均无明显改变，可能与样本数较少有关，有待进一步观察[18]。

低氧训练 2 w 并未影响血清黄体素、睾酮及肾上腺皮质醇的分泌。但训练 6 w 后，血睾酮的含量降低，认为与肾上腺皮质醇的生成有关[19]。

对长期低氧暴露的生理影响的研究观察了 5 名卓奥友峰登山者，对其远征前后的肌肉量和肌力做了研究，结果登山后全身肌肉量减少了 3.7%，造成神经肌肉功能衰减，认为与低氧对神经功能的抑制、在高山的食欲减退致蛋白摄入不足及登山时大量能量的消耗有关[20]。

对神经系统的功能做了观察。短期高原暴露对声光反应时并无明显影响，但经 2 个月海拔 5 500 ~ 8 840 m 的暴露，则显示声光反应时已有降低[21]。长期高原低氧会影响"注意力"的功能表现，同时延缓信息处理过程中的"刺激评量"阶段，提示低氧对认知功能有负面效应[22]。

高海拔登山运动是否会引起人体血清尿酸的改变，30 名大学生志愿受试者（男性 17 名，女性 13 名）从事 3 d 高海拔攀登，由台北市前往塔加山区，攀登 2 650 m，再攀登 3 524 m，早、晚各检测血清尿酸。结果观察到，在高海拔地区攀登后，其血清尿酸浓度显著降低；在攀登过程中，血清尿酸浓度与习服好坏无相关性，与体脂肪含量亦无关联；但攀登过程中血清尿酸浓度女性显著低于男性，而且女性的尿酸浓度受攀登活动的影响较男性小，波动性也不大[23]。

尚进行了有关动物实验，在低氧条件下（12% O_2），在不同氧浓度和不同暴露下观察大鼠的安静及持续运动（系在 4 种位置游泳，每 20 min 一个位置）8 h/d，共 14 d。结果观察到在低氧渐增运动中大鼠的运动强度已超过无氧阈值，而无法持续运动；大鼠游泳运动的乳酸阈值为 6 ~ 8 mmol/L，低氧导致 RBC、Hb 和 Hct 增高，但游泳的持续时间缩短，心功能减弱[24]，而通过低氧习服可获改善。另外当给予刺五加液后血细胞比容降低，乳酸耐力提高而使运动能力提高[25]。

如何判定登山成功的生理要素，中国台湾地区体育运动大学的黄致豪教授结合中国台湾地区登山队不使用氧而攀登海拔 8 034 m 的迦舒布鲁姆Ⅱ峰（Mt. Gasherbrum Ⅱ）时的研究，首先确定登山训练应为有氧运动，特点为强度相对低、时间相对长、乳酸累积缓慢。在登山前对队员分别检测其最大摄氧量（VO$_2$max）、乳酸阈值（lactate threshold）、肌力效能（muscle power efficiency）及身体组成（包括体水及体脂）。训练后 VO$_2$max 的均值为（57.84 ± 11.8）mL/（kg·min）。结果登山前最大摄氧量最高的 2 名队员均未登顶成功，除了足伤队员，肌力效能较高的队员均登顶成功。因此指出，对登山队员的生理能力评估应该是综合性的，并非以心肺能力作为唯一指标，而攀登高海拔时对心肺机能、肌力效能、低氧适应和营养补给之要求等应全面检视及综合思考，并且强调"勇气"也是登山制胜的重要因素[26]。

在登山运动中，有关高山病的防治是另一关键，结合中国台湾地区的经验及当前研究进展，认为目前高山病研究的知识结构已从肺部问题为中心，向脑部低氧问题转移，而且脑缺氧的病理生理与阻塞性睡眠呼吸暂停（obstructive sleep apnea）有着许多相似性，这提示自主神经在高山病发病中的地位，及在防治中应给予的关注[27]。

第 3 节　登山医学取得重大成果

中国台湾地区山岳协会对征服世界所有高峰具有雄心并制订了计划[28]。1969 年前理事长蔡礼乐先生领队，首次由尼泊尔进入喜马拉雅山，开始了训练性的登山活动。经过多年的模拟和实地训练，于 1991 年攀登希夏邦马峰，高度达到 8 012 m，但由于队员们明显的高原低氧反应及急性高山病的侵袭，加上心理恐惧，不得不下撤。此后阳明大学体育学院运动科学研究所所长陈俊忠博士组织登山队开展高山生理学基本知识的学习，帮助其调整心理并设计高原常压低氧等训练模式，反复锻炼及提高。经过高原模拟训练，登山者的低氧习服能力及体能获得显著提高。以下为中国台湾地区运动员取得的巨大成绩[29]。

1993 年：历经 45 d 的艰苦攀登，队员江永达、梁金梅、蔡尚志及刘纪满在无氧辅助下成功登顶卓奥友峰（8 201 m），梁金梅创下当时汉族女性登顶的最高纪录[30]。

1993 年：吴锦雄参加海峡两岸珠峰联合登山队，成为首位登顶的中国台湾地区运动员。

1995 年：经过 2 年的严格训练，中国台湾地区珠峰登山队在队长梁明本的率领下，经过 85 d 的艰辛攀登，终于有 2 名队员登顶，男队员为陈国钧，女队员江秀真更成为全球华人，除藏族潘多（1975 年登顶）外，第二位登顶珠峰的中国女性。而且这次全体队员安全返回，这才是登山的真谛[31]。

1996 年：5 月 10 日，中国台湾地区登山家高铭和首次从尼泊尔侧登顶珠峰，1996 年 5 月 10 日震动世界的珠峰大山难，8 名美国、新西兰等国家或地区的世界级优秀登山运动员死于峰顶。中国台湾地区另一队员陈玉南在登顶的前 1 d 意外滑落而死亡。高铭和在下撤途中遭遇暴风雪，在黑夜中受困于海拔 8 400 m，−60℃的严寒使他全身冻伤，有幸被夏尔巴人救出下撤，他失去了鼻子、失去了双脚，只留下一个小指，做了 15 次手术，但他无比坚强，终于重返高山，重返珠峰，并要实现他的"《中国百岳》拍摄计划"[32]。他多次前往西藏、新疆探险拍摄，目前还在为实现他的愿望不断出现在高山上，他是一个真正的"高山人"、硬汉子（图99.3、图99.4）。

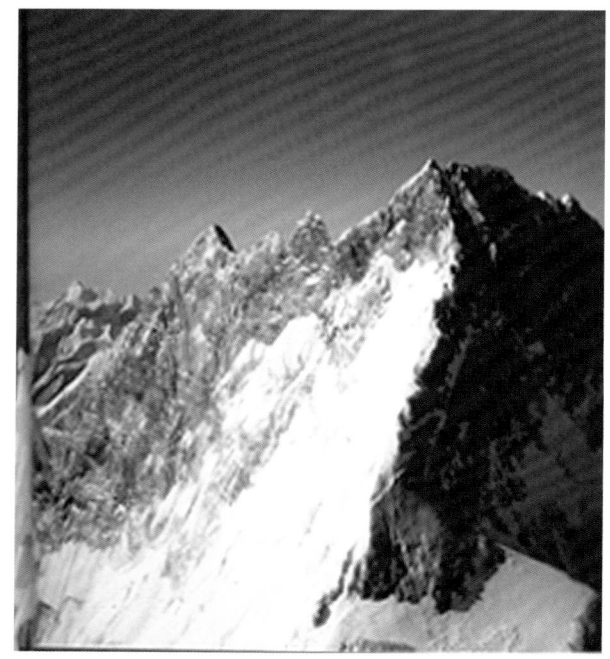
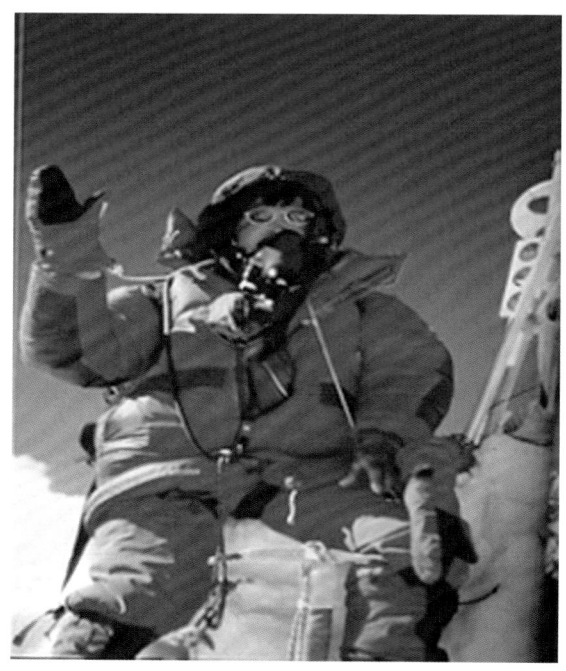

图 99.3 高铭和登顶珠峰

1996年5月10日，这一天是震动世界的珠峰大山难日，而中国台湾地区登山家高铭和于当日下午3时15分登顶珠峰。

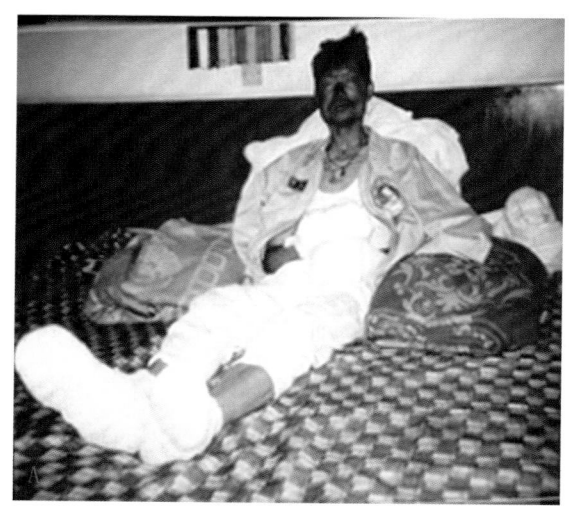
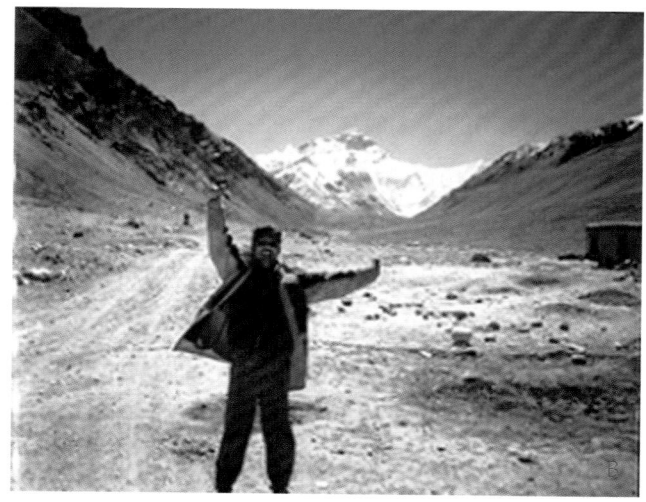

图 99.4 "高山之人"高铭和

高铭和于下山时在海拔8 400 m遇暴风雪，在－60℃经过一夜，昏迷中被一夏尔巴人丹增救援，造成严重冻伤，失去了鼻、双足，只剩一个小指（A），但他坚强地经15次手术而恢复并继续支持登山事业，1998年重返珠峰脚下，被誉为"高山之人"（B）。

2006 年：中国台湾地区登山者郭与镇在尼泊尔侧南坡登顶珠峰。

2009 年：5 月 19 日，中国台湾地区登山队员伍玉龙、黄致豪和江秀真三人登顶珠峰，3 个人也完成了世界七大洲最高峰的登顶，其中江秀真女士成为中国台湾地区第一位从珠峰南北两侧都登顶的人。在这次珠峰登山过程，运用了 8 000 m 高度卫星转送技术，自 2009 年 5 月 18 日起，将登山观测到的信息直接传向中国台湾地区。2009 年 5 月 22 日，中国台湾地区马祖人李德旺，带着妈祖像登上世界之巅。

2010 年：5 月 23 日，中国台湾地区王健民由尼泊尔侧南坡登顶珠峰，他同时完成了世界七大洲最高峰登顶的壮举。

2013 年：中国台湾地区登山家黄致豪等不用氧气瓶登上了海拔 8 034 m 的迦舒布鲁姆 II 峰。

中国台湾地区的登山运动主要是民间性的，除了有关大学和运动团体的协同外，受到一些企业的支持和赞助。登山爱好者程鲲和陈淑姿制订和启动了"挑战世界七大洲最高峰计划"，因为他们看到，一开始中国台湾地区的登山运动和成效都处于弱势状态，要改变这一困境，首先要培养新一代登山人才，累积国际攀登之经验，并提供创业的基础和资金。这一计划受到中国台湾地区登山界的广泛支持，通过公开征选活动，选出 6 名中国台湾地区登山好手，聘请登山专业顾问，与专业医疗团体合作，制订完善的训练计划，实施专业培训，采用顶级登山装备。在这样的计划安排下，用了 3 年半（2006—2009 年），成功完成了上述攀登世界七大洲最高峰的计划。在 2010 年，有公司资助了 26 次远征，向世界 17 座高峰进军，投入了巨大资金。目前，又制订了"14 座八千米计划"来推动中国台湾地区登山事业继续向前[33]。

中国台湾地区攀登珠峰和世界其他高峰的伟业，所获的这些成果也是全体中国人的骄傲。这是常压低氧训练取得生理效应最明显的例证。

第 4 节　登山健行与膝关节保健

中国台湾地区学者认识到在登山过程中，膝关节是运动力学的关键所在。因为一方面膝关节为人体下肢活动的枢纽，需要足够的自由度与适当的稳定度，执行各种复杂的运动及承受身体重力与地心引力产生的压力。另一方面，如受到伤害而导致膝关节软骨的破坏，日积月累会逐渐影响日常的生活活动。为此，陈俊忠团队对登山运动中膝关节慢性损伤的发生率及其对机体的理学表现进行了研究。他们对 84 名男性志愿受试者进行分组对比，第一组为 41 名有登山习惯者的登山组（平均年龄 55.6 岁 ±4.3 岁）和郊山组（指在海拔 1 500 m 以下的徒步运动者，平均年龄 57.2 岁 ±2.4 岁）；另 22 名为年龄匹配的无规律运动者（56.8 岁 ±3.9 岁）和 21 名年轻的健康受试者（24.1 岁 ±2.0 岁）。所有受试者首先要填写 3 份问答卷，包括中国台湾地区中高龄登山健行者运动伤害调查问卷、西安大略和麦克马斯特大学骨关节炎指数量表（Western Ontario and McMaster Universities Osteoarthritis Index，WOMAC）和国际身体活动量表（International Physical Activity Questionnaires，IPAQ）中国台湾地区活动量调查短板问卷。然后进行体检，包括身体成分的检测、膝屈曲肌和膝伸直肌的最大等长收缩力的检测等。结果发现肌力部分高山组表现最佳而无规律运动组最差，其中右膝屈曲肌肌力有显著差异。对能维持长期登山健行习惯的登山组来说，其大腿肌力的老化减缓，有登山习惯者展现倾向年轻组的趋势，而且高山组又优于郊山组，无规律运动组的表现最差。因此，登山健行不仅不是造成膝关节退化的原因，反而是维持膝关节健康的运动[34]。此外，中国台湾地区慈济医院的吕绍睿教授，对年龄分布在 13 ~ 79 岁的 2 000 例关节手术的病例进行了形态解剖学分析，发现内侧皱襞与骨关节炎有显著的相关性，内侧皱襞几乎是每个人在出生后就有的构造，是胚胎发育过程中残留在膝关节滑膜腔中的皱褶。研究还发现，当膝关节在日常活动超过 50° 以上，会造成内侧皱襞的物理破坏，而当膝关节活动时，内侧皱襞与股骨内踝长期互相摩擦，会引发内侧皱襞反复损伤，造成滑膜炎，诱发细胞激素与软骨降解素的产生，导致软骨组织崩解，而受损的软骨片和微粒堆积在内侧腔里，又会进一步因不正常摩擦导致软骨破坏，形成膝关节逐步走向退化的结局[34]。

这种由于登山等运动使膝关节内侧摩擦、反复摩擦，造成软骨细胞坏死，间质崩解而形成的损伤，被称为骨性膝关节炎（knee osteoarthritis，KOA），因此使用辅助工具，减少软骨磨损与受力，正确进行登山健行活动，是登山运动中的一个核心关键。

登山运动易于发生，而且在普通人群，特别在老年人中骨性膝关节炎十分普遍，成为全球性的关节疾患。为此，中国台湾地区魏士尧等研发了一种"登山健行智慧足部装置平台（smart footwear platform，SaFePlay），提供了一个持续、及时且轻便的日常膝关节健康的检测方法，基本原理是借由蓝牙传输，将足垫与护膝上的感测信号与手机软件连接，及时追踪、分析并记录步态与活动经过的资料，可以适时提出修正建议。SaFePlay 除登山外，也适用于多种活动情境，利于使用者在膝关节问题加重前即进行步态调整，以预防可能衍化发生关节炎的问题[35]。

步行运动有益健康，但在人群中偏平足的存在率较高，扁平足者有足弓支撑的障碍，在长时间上坡和下坡的行走期间，因足弓难以长时间承受自身的体重，脚底容易不适。为此，中国台湾地区某公司的陈逸弘发明了一种足弓支撑鞋垫，可用于预防扁平足者的下肢损伤。由于这种足垫底部具有弹性功能，在上、下坡运动时可有效降低耗氧量，在下坡行走时减少股直肌疲劳，也适用于普通人应用[36]。

第 5 节 高山健康锻炼的开展

1998 年中国台湾地区实行双休日后，中国台湾地区的登山运动向群众性高山健康训练发展，他们认为这是一项运动性的综合科学。像阿里山这样地处亚热带、中度海拔、植被丰富、景色迷人的地区就极有吸引力，也是高山健康锻炼的理想之地。高山健康锻炼的口号是鼓励人们朝向自然，投入山林，锻炼获益。根据以往登山运动可以改善人体代谢的提示，在中国台湾地区开展了以下高山森林旅游等健康锻炼活动。

一、中国台湾地区高山森林旅游的健康效益

中国台湾地区的高山资源非常丰富，从山底到山顶，可呈现热带雨林至苔原的不同地理景观。这种不同植物和气候带的垂直分布，是中国台湾地区山地的最大特征，树林以乔本科植物为主，但植物会随着山地的垂直变化，而由不同的群物群落组成。森林环境总的特点是湿度大而太阳辐射相对被吸收。由此山地旅游（mountain tourism）具有很高的潜力和吸引力。中国台湾地区高山森林地区等高线在海拔 1 000 m 以上，此区包括中央山脉、雪山山脉、玉山山脉及阿里山山脉四大山脉体系，总面积约 1.68×10^4 km^2，几乎占中国台湾地区岛之半。山地旅游不仅是观赏和游乐，更主要的作用是促进健康，初步观察有以下几方面[37]。

（一）3 d 森林旅游的健康效益

对 122 名参与者 3 d 的森林旅游进行调查，他们的活动包括赏鸟、观星、赏萤火虫、健行徒步、定向运动、打太极拳、植物生态解说等，对比他们在森林游前后的健康状态，另外选取休假 3 d 在非森林地区从事相关活动的 122 人做对比，比较休假前后其身心健康调适、生活调适、慢性疲劳综合征的改善情况。结果显示 3 d 森林游者较非森林游者具有显著的健康效益，而且，森林游的相关活动也比非森林游者从事的相关活动为优越。

（二）短期高山活动的生理健康效益

10 名男性非肥胖的志愿者（年龄 28.70 岁 ±1.26 岁，BMI 22.28 ± 0.56）参与此项研究，在攀登武岭（2 200 ~ 3 400 m）前和登山后 3 d，均进行口服葡萄糖耐量试验及血清皮质酮、睾酮、生长激素（GH）、促红细胞生成素（EPO）、硫酸脱氢表雄酮（DHEA-S）及肿瘤坏死因子 -α（TNF-α）浓度的测定。结果显示：登山 3 d 后改善了葡萄糖耐受性和胰岛素敏感性，显著提升血清睾酮、EPO 与 TNF-α 浓度，降低 DHEA-S 浓度。

（三）长期登山活动的健康效益

9 名招募的前吸毒者（年龄 28.7 岁 ±1.3 岁）和 17 名健康对照组（年龄 29 岁 ±1.1 岁），参加为期 25 d 的徒步攀登海拔 2 200 ~ 3 800 m 的大雪山登山活动，每天的计步量约为 10 000 步。登山前后，均检测口服葡萄糖耐量试验（OGTT）、胰岛素反应、瘦体重、脂肪量和腰 - 臀围比。登山后，前吸毒者 OGTT 中胰岛素浓度下降程度类似于对照组，结果显示：25 d 的登山活动逆转了前吸毒者的高胰岛素血症，偏高的胰岛素敏感性可以通过长时间的高山登山活动而获改善，而这种改善似与中央性肥胖的减轻有关。

通过登山健行活动还观察到，取得的生理效应一般女性较男性为佳，对长期驻守高山点的工作人员的观察发现，其 Hb 值偏高，而血浆的总抗氧化能力较强，血管硬化危险因子较低。

二、登山践行的医疗保障

在原来攀登玉山的 3 d 活动中，登山者急性高山病的发病率为 36%。为了改变这一状况，采取了以下措施[38]：①组织好登山团队，一般为 20 人，有领队和副领队，均经过培训，再教育登山者相关知识，每队配置一名经验丰富的随队保健医生；②进行登山基本技术的训练，训练包括步态、步履、

在郊外或上楼梯训练上坡时的大、小腿肌肉；③确立一些登山禁忌证，如肺动脉高压、有过心力衰竭、慢性阻塞性心肺病、脑肿瘤等，体重指数 >30 者谨慎；④携带的装备轻便化，因夜宿的排云山庄条件优越，可提供食物、备有睡垫、睡袋等，登山者要保证睡足、吃好及保暖；⑤采取逐步登高，阶梯适应，3 d 安排为第 1 d 到阿里山宾馆（2 274 m），第 2 d 到排云山庄（3 402 m），第 3 d 登顶（3 952m），海拔超过 2 500 m 后，每天上升高度不超过 500 m；⑥随队医生要记录队员的生理反应症状，测量队员的心率及动脉血氧饱和度两项基本参数，从基地到峰顶要检测 8 次，及时发现问题，登山者本人如有高原反应，要及时报告，而不能硬撑强上；⑦药物准备，除了防治 AMS 的药物如乙酰唑胺等外，同时要准备镇痛剂、胃肠道药、抗过敏药等；⑧最好备有海拔仪、GPS 定位手表及压力袋。经过上述措施的施行，目前已有 700 多人登顶玉山，使 AMS 发生率降至 5%。

这项运动的体育科学锻炼原理及方案是由陈俊忠博士、林青壳教授等引领的。开展以来，已使不少人，特别是中、老年人受益，值得我们关注。这说明利用中度海拔，进行有科学指导的体育锻炼，可以改善体能、增强体力、调节心血管功能、调控糖代谢过程，促进健康。

第 6 节　高山运动对糖代谢的有益影响

由于在离体的实验中发现低氧可以增加肌肉对葡萄糖的运输速度，提示氧浓度将会影响到糖类的代谢过程。中国台湾地区世新大学李文志教授等开展了实验。实验分为 2 部分，第一部分为人体，他们以 8 名健康男性为受试对象，所有受试者均需接受 3 次渐增式负荷运动，每次运动后随机在不同氧浓度条件下恢复 90 min，氧气浓度分别为常氧（21%）、低氧（12%）与高氧（60%），主要目的是观察在不同氧浓度下恢复对口服葡萄糖耐受度、股动脉血流与"压力激素"的影响。第二部分为动物实验，研究目的在于探讨氧气浓度对于运动恢复期肌肉中的葡萄糖浓度与葡萄糖转运蛋白表达量的影响，以及控制糖类代谢的信息分子 $AMPK\alpha_2$（Thr172）[AMPK：腺苷 – 磷酸（AMP）活化的蛋白激酶] 与依赖钙调蛋白的蛋白激酶 II（calmodulin–dependent protein kinase II，CaMK II）磷酸化的程度所扮演的角色。实验结果显示人体实验中高氧环境下恢复者的血糖、可的松浓度与动脉血流均显著低于常氧环境下恢复与低氧环境下恢复者，显示运动后高氧环境恢复获得较佳的葡萄糖耐受度，这可能与可的松浓度下降有关。动物实验研究发现在恢复 1 h 后运动组的血糖恢复至与无运动组相同，恢复后胰岛素各组间无差别。不同氧浓度条件下恢复对各组织内肝糖的影响则具有意义，运动组的心肌肝糖明显较无运动组高，而肝脏肝糖则在各组间无差异。股四头白肌中的肝糖，运动组明显较无运动组低，而运动组中在低氧条件下恢复的肝糖则显著高于常氧条件下恢复者。股四头红肌中的肝糖，在高氧条件下恢复的运动组明显较无运动组为低，而运动低氧组明显高于运动高氧组。总 AMPK 的表现量在白肌中，各组织无明显差别；磷酸化 AMPK 在白肌中的量，则是运动高氧组明显高于运动低氧组。从上述两组实验的综合结果可以看出，人体运动后在高氧环境下恢复可能获得较佳的葡萄糖耐受度，其效果可能与可的松浓度下降有关。然而运动后，在低氧条件下恢复却有助于肌肉肝糖的恢复，这对于保持运动能量至关重要，不过似与 CaMK Ⅱ 和 AMPK 磷酸化无关[39]。

至于高原实际环境对糖代谢的影响，李文志与陈俊忠等利用 1995 年中国台湾地区珠峰登山队的集训训练等机会，进一步观察高原低氧对糖代谢的影响。例如他们观察到从未经训练的 9 人在海拔 2 400 m 居住 3 d，对比前后的口服葡萄糖耐量试验（oral glucose tolerance test，OGTT）；另外经过登山专业训练者 19 人，也做口服葡萄糖耐量试验，先是在新疆帕米尔高原的海拔 4 000 m 处徒步行军，然后再在中国台湾地区大雪山（3 800 m）徒步旅行，结果再与进山前比和两组间互相比。实验分析了高原运动影响糖代谢的相关因素[40]。

一、训练状态

在海平面，经 OGTT 30 ～ 50 min 后，登山运动员的血糖比非运动训练的坐业者明显为低，可见训练有素的登山运动员比起坐业劳动者其糖耐量明显为佳。而两组的禁食血糖水平并无差别。

二、体重指数（BMI）

以 WHO 亚洲人标准 BMI>25 为肥胖。结果肥胖者的糖耐量明显减低，在 OGTT 30 min、50 min 及 80 min 后，肥胖组的血糖仍明显高于非肥胖组。两组的空腹血糖并无差异，但在登山训练组，空腹血糖与 BMI 间有明显相关（r=0.47，P<0.05）。值得注意的是，空腹血糖与腰 – 臀围比值（waist-to-hip ratio）的相关性在登山训练组要更高一些，提示对脂肪分布的研究在预测糖耐量上比单测 BMI 更有价值。

三、年龄

空腹血糖与年龄间无明显相关，然而随年龄增高，糖耐量又有降低趋势，血糖水平在 OGTT 80 min 后与年龄呈正相关（r=0.53，P<0.05）。

四、高原居住

9 名未经训练的坐业者在大雪山海拔 2 400 m 处居住 3 d 后，不论 BMI 如何，糖耐量均有明显改善，与海平面值相比，高山居住组 OGTT 50 min 及 80 min 后，血糖值明显降低（P<0.05）。

五、不同海拔环境

对训练组 19 人进行实验，根据以往研究，提示体力活动对糖耐量的影响作用一般不超过 1 周[41]，故本实验先在大雪山（3 800 m）进行，后再在帕米尔（4 000 m）进行，中间间隔 45 d。结果在 2 个高度均获得明显糖耐量改善，而在帕米尔的效果更好，尽管两地海拔相近。

为了进一步证实这一结果，他们又在武岭山（2 850 m）对 6 名健康男性，年龄在 23 ～ 37 岁，按以上设计同样的 3 d 徒步，结果获得与在大雪山一样的结果，重复证实了高原低氧对糖耐量的有益作用。不谋而合，王友真等对居住在青海海南地区（2 800 ～ 3 800 m）的高原健康人（包括世居藏族）的糖耐量检测也有类似结果[42]。

李文志等对影响糖代谢的机制方面做了探讨，以往研究已观察到糖原调控对体力活动起至关重要的作用，而糖耐量是判定的关键指标[41]；此外，他认为肌肉组织在饭后是摄取葡萄糖的最重要的组织，以往已观察到在做离心运动时肌肉糖原的再合成受损[43]；其后进一步发现做离心运动时肌肉收缩，可以在工作的肌肉出现短暂地降低葡萄糖转运体4（glucose transporter 4，GLUT4）的表达[44]。以上说明肌肉收缩的模式对骨骼肌中糖类代谢的重要作用。在此实验中的2个不同高山环境的徒步运动，由于地理的不同，可能其肌肉的运动模式也会有所不同。

这项研究的实用意义还在于，既然健康人在高原（山）短期居住加上体力活动，可能调节了体内某些生理生化环节，从而改善糖代谢，那么这种高原低氧环境是否也可能对糖尿病患者提供一个天然的治疗环境。因此，高原有可能为防治2型糖尿病提供了一个途径[38,40]。

但是在一周工作疲劳之后，如做强体力的登山或强度训练，会产生低氧损伤的负效应，如少数可发生重症高山病，已有4例高原肺水肿发生。因此训练强度、模式与成效有待进一步研究，以最佳的运动方法，达到最大的效果[45]。

祖国大陆青藏高原、云贵高原、内蒙古高原及黄土高原，均有一些中度海拔、环境条件十分适合健康锻炼之地，例如青海的互助北山、祁连和西藏的林芝等地。事实证明高原低氧对人体的作用，通过习服—适应，使人体调动了体内的生理功能活动，从而提高心、肺、血功能，增强对氧的利用，改善新陈代谢。在这里，适度高原的轻度缺氧对人体起到了一种"激活"生理功能的作用，因此高原低氧环境也会给健康带来有益影响，世界三大长寿区均在高原就是例证[46,47]（见第85章第1节）。

中国台湾地区阳明大学生理系教授及中国台湾地区生理学会主席王锡岗一直在致力于低氧生理学的研究，但很明显，中国台湾地区的低氧生理研究与临床的缺氧问题紧密结合，特别是着重在以下一些领域：低氧（间歇性和慢性）对心肺功能的影响及对心肌的保护；低氧对癌症进程的影响；低氧与缺铁性疾病和铁代谢；低氧诱导式多功能干细胞培养；低氧运动及静息条件下对内分泌和代谢的影响；低氧对性激素（尤其是雄性激素）及生殖功能的影响；也有多项关于西藏红景天的研究[48,49]。王锡岗教授在海峡两岸低氧医学科学的交流上付出了心血，做出了重要贡献[50]。

中国大陆和中国台湾地区在低氧生理和高原（山）医学领域有着密切交往，中国生理学会和中国台湾地区生理学会合办的海峡两岸低氧生理学术会议，自1999年在无锡召开第一届以来，每2年1次分别在大陆和台北举办，到2015年9月在青海西宁已举办了七届。由中华医学会高原医学分会和中国台湾地区有氧运动协会联合，又于2016年8月在西宁召开了第一届海峡两岸高原（山）医学高峰论坛会，交流内容十分广泛，学术氛围非常活跃。随后以由陈俊忠为团长的中国台湾地区代表19人，乘坐青藏列车去西藏拉萨等地考察。大部分中国台湾地区学者为第一次来到青藏高原，当他们看到浩瀚无际的青海湖、金碧辉煌的塔尔寺、喜马拉雅的冰川雪岭和布达拉的神韵时，他们激动的心情真是难以言表。更重要的是，海峡两岸学者各自利用特有高原高山环境的优势，在低氧生理和高原医学上做出了创新性的研究，产生了明显的造福于高原（山）人民健康的成果。中国这两支强劲的合力，将会给世界高原医学做出巨大的贡献。

参 考 文 献

[1] 梁明本. 中国台湾地区山岳医学研究成果简介：序言[M]. [出版地不详]：[出版者不详]，2001.

[2] 阮荣助. 喜马拉雅山[J]. 中华山岳，1994，23（2）：26.

[3] 姚庆钧. 登山气象[J]. 国民体育月刊，1973，10（4）：11-16.

[4] 山风. 高海拔危险的识别与预防[J]. 中华山岳，1995，24（6）：33.

[5] 陈俊忠. 中国台湾地区山岳医学研究成果简介：前言[M]. 台北：台湾阳明大学，2001.

[6] 陈光仁，陈俊忠. 高地生理[J]. 大专体育双月刊，1991，1（1）：75-81.

[7] 陈光仁，陈俊忠. 高地生理[J]. 大专体育双月刊，1991，1（2）：69-75.

[8] 陈光仁，陈俊忠. 高地生理[J]. 大专体育双月刊，1991，1（3）：94-99.

[9] 李文志. 急性低氧的生理反应与高山病[J]. 中华山岳，1996，24（6）：22.

[10] 李晨钟. 常压低氧训练[J]. 学校体育双月刊，1994：50-51.

[11] LEE CC, CHEN JJ. The enhancing effects of endurance training under normobaric hypoxia on performances and physiological responses[M]//LIANG MB, CHENG JJ. Mountain Medicine in Taiwan. Taipei：Yang-Ming Exercise Health Science Institute Press，2001：1-2.

[12] CHEN KJ, CHEN JJ. The physical responses of non-athletes to acute normobaric mild hypoxia during cycle ergometer test[M]//LIANG MB, CHENG JJ. Mountain Medicine in Taiwan. Taipei：Yang-Ming Exercise Health Science Institute Press，2001：5-6.

[13] LEE WJ, CHEN JJ. The enhancing effects of simulation mountain climbing training under normobaric hypoxia on performances and physiological responses[M]//LIANG MB, CHENG JJ. Mountain Medicine in Taiwan.Taipei：Yang-Ming Exercise Health Science Institute Press，2001：11-12.

[14] 李文志，陈俊忠. 常压低氧与常压常氧模拟登山训练对运动表现与生理反应的影响[C]//大专院校83年度体育学术研讨会专刊. 台北：大专体育运动总会，1994：607-633.

[15] HUANG YJ, CHEN JJ. The effects of normobaric hypoxia sleep exposure on cardiorespiratory and hematological parameters of men[M]//LIANG MB, CHENG JJ. Mountain Medicine in Taiwan. Taipei：Yang-Ming Exercise Health Science Institute Press，2001：3-4.

[16] LEE WJ, CHEN JJ. Comparison of performances and physiological responses of climbers at different levels of experience in normobaric hypoxia[M]//LIANG MB, CHENG JJ. Mountain Medicine in Taiwan. Taipei：Yang-Ming Exercise Health Science Institute Press，2001：7-8.

[17] CHOU YH, CHEN JJ, TIU CM, et al. The effects of normobaric hypoxia mountain-climbing simulation training on morphological changes of the heart[M]//LIANG MB, CHENG JJ. Mountain Medicine in Taiwan. Taipei：Yang-Ming Exercise Health Science Institute Press，2001：13-14.

[18] LIU WT, SUN KH. The effects of normobaric hypoxia mountain-climbing simulation training on immune responses[M]//LIANG MB, CHENG JJ. Mountain Medicine in Taiwan.Taipei：Yang-Ming Exercise

Health Science Institute Press，2001：15.

[19] WANG PS，TSAI SC，LU CC，et al. The effects of simulating mountaineering training on the secretion of testosterone[M]//LIANG MB，CHENG JJ. Mountain Medicine in Taiwan.Taipei：Yang-Ming Exercise Health Science Institute Press，2001：16-17.

[20] HUANG YJ，CHEN JJ. The effects of chronic hypoxia exposure on neuromuscular function[M]//LIANG MB，CHENG JJ. Mountain Medicine in Taiwan.Taipei：Yang-Ming Exercise Health Science Institute Press，2001：18-19.

[21] FONG DY，HWANG LG，YANG SD，et al. The effects of long term hypoxia on human reaction time[M]//LIANG MB，CHENG JJ. Mountain Medicine in Taiwan.Taipei：Yang-Ming Exercise Health Science Institute Press，2001：20-21.

[22] FONG DY，LIN MH，CHEN JJ. The effects of long term hypoxia on human cognitive function[M]//LIANG MB，CHENG JJ. Mountain Medicine in Taiwan.Taipei：Yang-Ming Exercise Health Science Institute Press，2001：22-23.

[23] 李再立. 高海拔攀登运动对人体血清尿酸之影响[G]//中国台湾地区山岳医学论文集. [出版地不详]：[出版者不详]，1999：80-98.

[24] PAN CH. The effects of two weeks of exposure to normobaric hypoxia on cardiovascular response and performances on rats[M]//LIANG MB，CHENG JJ. Mountain Medicine in Taiwan.Taipei：Yang-Ming Exercise Health Science Institute Press，2001：26-27.

[25] CHIAN GY，PAN CH，HUANG SW，et al. Physiological and biochemical responses of rats after two weeks of normobaric hypoxia exposure and eleutherococcus treatment[M]//LIANG MB，CHENG JJ. Mountain Medicine in Taiwan.Taipei：Yang-Ming Exercise Health Science Institute Press，2001：24-25.

[26] 黄致豪. 攀登八千米巨峰登顶成功生理要件探讨[C]//海峡两岸首届高原（山）医学高峰论坛会论文汇编. 西宁：中华医学会高原医学分会，2016：203-204.

[27] 郭锦华，李嘉宜，郭博昭，等. 探讨高山症知识结构与阻塞性睡眠呼吸中止症关系[C]//海峡两岸首届高原（山）医学高峰论坛会论文汇编. 西宁：中华医学会高原医学分会，2016：212-213.

[28] 陈渊灿. 登山医学：高山生理学和高地适应[J]. 今日经济，1988，252：29-30.

[29] 黄德荣. 中国台湾地区山岳界历年攀登海外活动简史[J]. 中华山岳，1994，23（1）：30.

[30] 梁金梅. 卓奥友峰8201公尺，高海拔医药探讨[J]. 中华山岳，1993，22（6）：13-15.

[31] 许钟荣. 放眼中国：世界屋脊[M].台北：锦绣出版社，1994：134-135.

[32] 高铭和. 一座山的勇气[M]. 台北：宝平文化事业有限公司出版，2011.

[33] 程鲲，陈淑姿. 台湾海外高山远征队运动推广实务分析：以欧都纳公司推动挑战世界七大洲最高峰计划为例[C]//海峡两岸首届高原（山）医学高峰论坛会论文汇编. 西宁：中华医学会高原医学分会，2016：209-211.

[34] 陈俊忠. 登山健行与膝关节保护（流行病学与生物力学）[C]//海峡两岸首届高原（山）医学高峰论坛会论文汇编.西宁：中华医学会高原医学分会，2016：195-196.

[35] 魏士尧，王馨曼，罗宜平. 登山健行智慧足部装置平台[C]//海峡两岸首届高原（山）医学高峰论

坛会论文汇编. 西宁：中华医学会高原医学分会，2016：195-196.

[36]　陈逸弘. 富足康科技足弓支撑鞋垫在上坡和下坡行走期间对扁平足的影响[C]//海峡两岸首届高原（山）医学高峰论坛会论文汇编. 西宁：中华医学会高原医学分会，2016：198-201.

[37]　陈俊忠. 中国台湾地区高山森林旅游健康效益（休闲旅游治疗）[C]//海峡两岸首届高原（山）医学高峰论坛会论文汇编. 西宁：中华医学会高原医学分会，2016：205-206.

[38]　林青壳. 中国台湾地区玉山旅游医疗服务[C]//海峡两岸首届高原（山）医学高峰论坛会论文汇编. 西宁：中华医学会高原医学分会，2016：207-208.

[39]　李文志. 运动后不同氧气浓度恢复对糖类代谢的影响[C]//海峡两岸首届高原（山）医学高峰论坛会论文汇编. 西宁：中华医学会高原医学分会，2016：214-215.

[40]　LEE WC, CHEN JJ, HO HY, et al. Short-term altitude mountain living improves glycemic control[J]. High Alt Med Biol, 2003, 4（1）：81-91.

[41]　IVY JL, ZDERIC TW, FOGT DL. Prevention and treatment of non-insulin-dependent diabetes mellitus[J]. Exerc Sport Sci Rev, 1999, 27：1-35.

[42]　王友真，苏文远，汪如源. 青海地区健康成年人口服葡萄糖耐量试验结果[J]. 中华内科杂志，1984, 23（8）：468-470.

[43]　ASP S, DAUGAARD JR, KRISTIANSEN S, et al. Eccentric exercise decreases maximal insulin action in humans：muscle and systemic effects[J]. J Physiol, 1996, 494：891-898.

[44]　KUO CH, BROWNING KS, IVY JL. Regulation of GLUT4 protein expression and glycogen storage after prolonged exercise[J]. Acta Physiol Scand, 1999, 165：195-201.

[45]　WANG SH, CHEN YC, KAO WF, et al. Epidemiology of acute mountain sickness of Jade Mountain, Taiwan：an annual prospective observational study[J]. High Alt Med Biol, 2010, 11：43-49.

[46]　吴天一. 高原环境对人体有益影响的研究[J]. 医学研究杂志，2007, 36（12）：1-3.

[47]　吴天一，周兆年. 2003年香山会议"高原与健康"暨第三届海峡两岸低氧讨论会论文摘要汇编[C]. 北京：中国科学院香山会议资料汇编，2003：1-5.

[48]　LEE WC, CHEN SM, WU MC, et al. The role of dehydroepiandrosterone levels of physiologic acclimatization to chronic mountaineering activity[J]. High Alt Med Biol, 2006, 7（3）：228-236.

[49]　LEE SD. Effect of observation on cardiac SIRT1-related survival and apoptosis pathway under chronic intermittent hypoxia[C]//海峡两岸首届高原（山）医学高峰论坛会论文汇编. 西宁：中华医学会高原医学分会，2016：202.

[50]　王锡岗. 中国台湾地区低氧生理学研究综述[C]//第七届海峡两岸低氧生理学术会议论文集. 西宁：中国生理学会，2015.

第 100 章 中国高原医学的挑战、机遇和成果

第 1 节 大 挑 战

1978 年 12 月 18 日党的十一届三中全会召开，使中国进入了以经济建设为中心"改革开放"的伟大历史新时期，也迎来了科学的春天。围绕青藏高原的建设出现了许多新事物，例如高原的探秘和勘察，资源的开发和利用，生态环境的保护，交通业青藏公路[1]、铁路的建设[2]，以及高原旅游的开展[3]。所有高原的开发都离不开对人体健康的保护，由于高原低氧这一特殊环境，提高低氧习服和适应水平，防治各种高原疾病就成为突出的中心任务，因此对高原医学的规划和研究就提出了新要求[4]。在这一形势下，青海[5]、西藏[6]都加强了这一学科建设。以下列举了高原医学在青藏高原所面临的重大挑战，而挑战就是机遇，就是动力，大大促进了我国高原医学的发展。

一、西部大开发

1999 年党中央提出了"西部大开发"的战略决策。2003 年中共中央的十六大报道指出：实施西部大开发战略关系全国发展大局，关系民族团结和边疆稳定，因此具有重大的战略意义。青藏高原、喀喇昆仑、天山、帕米尔这些高海拔地区都处在西部的核心和壁垒地位。

西部大开发启动了一系列重大基础建设，许多是在高海拔地区实施，例如青藏铁路建设，青藏、川藏、新藏公路扩建，青、藏川油路、气路，兰西拉光缆工程，羌塘油田、柴达木开发等。

我国高原有储量丰富的锂、铬、金、玉石、煤、铁、铜等矿产，但多坐落在海拔 4 100 ~ 5 800 m 这样的高度上，对这些资源的开发，是一场高海拔地区特殊的生产活动，对高原劳动力保护的研究至关重要。

以往资料证明，高原上低氧、寒冷等极度环境因素成为高原建设的主要制约因素，使建设人群有较高的高原病发病率甚至一定的病死率，劳动力明显下降，部分人出现高原衰退症，相关人员已将其作为高原医学的重点加以研究并采取了一系列有效的防治措施。退离休政策实施后大量高原移居者重返平原，少数下平原后出现"脱适应"等现象，这是世界上较少遇到的问题，我们必须面对并研究。

同时，随着青藏高原的发展，其风光无限的巨大魅力使前所未有的大量人群进入高原（商贸、

建设、科考、旅游等），仅青藏公路的客流量为 15 万人 / 年，青藏铁路经内地 6 条线路每年到达青海、西藏的旅客达到 1 000 万人以上，这是世界上最大的平原人群进入高原的潮流[7]。急速进入高原，尤其是到海拔 3 000 m 以上会有明显的低氧问题，这也是中国高原医学面对的挑战。必须提供有效防护，保证所有高原人群的健康。

二、青藏铁路建设

青藏铁路建设是西部大开发的标志性工程。新世纪第一年——2001 年，为了加快青藏的社会经济发展，结束西藏没有铁路的历史，党中央、国务院决定开工建设青藏铁路格尔木至拉萨段。青藏铁路是世界上海拔最高、线路最长的高原铁路。施工中面临"多年冻土、高寒缺氧、生态脆弱"三大难题。其中全长 1 142 km 中有 965 路段是在海拔 4 000 m 以上，占总路段的 84%，路基最高点唐古拉山垭口海拔 5 072 m。这条铁路比美国洛基山脉的齿轮铁路、瑞士的少女峰铁路和秘鲁的中央铁路都要更高更长，堪称世界最高的"天路"。但施工是在极端的低氧高寒环境下，每年有 2 万 ~ 3 万名工人在此劳动 7 个月（4 ~ 11 个月），再下平原休整 5 个月，如此连续 5 年。只有保证筑路工人的健康，才能完成铁路施工，才能提到解决环保和冻土的问题，因此高原卫生保障和高原病的防治是首要的关键因素[8]。为此铁道部、国家卫生健康委员会联合组织强有力的防治队伍，成立青藏铁路高原生理—高原病防治领导小组，吴天一任组长，统一指挥，提出和实施一系列有效的防治措施。经过 5 年，14 万建筑大军的高原病发病率逐年下降，无人死亡。2006 年通过了国务院组织的对青藏铁路的卫生保障验收[9]。

随后，国家又实施了拉—日（拉萨到日喀则）铁路（已完工通车）、拉—林（拉萨到林芝）铁路（施工中）和川藏（成都到拉萨）铁路（正启动）的高原铁路建设，青藏铁路建设中的系统措施和经验对这些铁路的建设有很大的指导意义[10]。

三、国防军事建设

我国的高原国防线漫长高耸，从天山、帕米尔、喀喇昆仑到喜马拉雅有长达 4 200 km 的高山国防边界线，其中有 3 200 km 的国防线是在"世界屋脊"海拔 4 000 ~ 5 000 m 以上。许多高山哨所都在海拔 4 000 m 以上[11]，如喜马拉雅甲岗（4 520 m）、岗巴（4 810 m）、喀喇昆仑红其拉甫（4 300 m）、天文点（5 171 m），最高哨所是荣获中央军委授予"喀喇昆仑钢铁哨卡"的神仙湾哨所（5 380 m）。在这样的高度，大气压（PB）、大气氧分压（PiO_2）和肺泡气氧分压（P_AO_2）都近于海平面的 1/2，PaO_2，SaO_2 明显下降，因此如何提高高原部队的习服—适应，是保证高原战斗力的关键[12]。

我国从事高原军事医学的军队医疗、教学和科研系统的医务及科研人员，组成科研—医疗分队，不畏艰险，不惧缺氧，终年奋战在高山第一线，为兵服务。在从事医疗工作的同时，认真总结了对急性高原病的防治经验。在高原现场，对高原肺水肿、高原脑水肿等早期诊断、早期治疗，使患者早期痊愈，达到零死亡[13]。在建立综合性防护系统上，包括高原病防治、高原军事作业中部队卫生的保障，部队的供氧系统建立、单兵供氧器的设置、富氧室的建立、药物的防治研究、高原营养的保障及塑料大棚蔬菜的种植等均加以不断完善。在此基础上制定了一系列军标、规范化实施，成效显著[14]。

四、玉树地震

玉树地震是高原灾难医学的典型事例。2010 年 4 月 14 日青海玉树以结古为中心，发生了里氏 7.1 级强震，位于北纬 33.1º，东经 96.7º，震源深度 14km，震区面积 1 215km²。发生时间为 7 时 49 分，按玉树的作息时间，多数人未起床或刚起床就早餐；这里是州府所在的密集居民区（10 万，尚有大量流动人口），当地居民房屋为土木沙石结构，严重倒塌。地震发生在 4 月，玉树气温尚低，夜间温度为 –20 ～ –12℃，地震后发生大雪、风暴和沙尘暴。地震造成了严重的生命财产损失，据最终新华社 2010 年 5 月 31 日统计报道：死亡 2 698 人，失踪 70 人，受伤 12 135 人，重伤 1 434 人。

玉树地震是世界上海拔最高居民区的地震，震区海拔 3 750 ～ 4 878 m（平均 4 000 m），震后与西宁和格尔木连接的公路路段有不同程度的受损，当时气候极为恶劣，这些都给救援工作带来了很大困难。吴天一带领的救援团队在第一时间赶赴灾区（图 100.1），青海和全国参与救援的人员在 3 万人以上，其中医疗救援人员在 3 000 人以上。经过 7 个昼夜的救援，取得了初步胜利[15]。

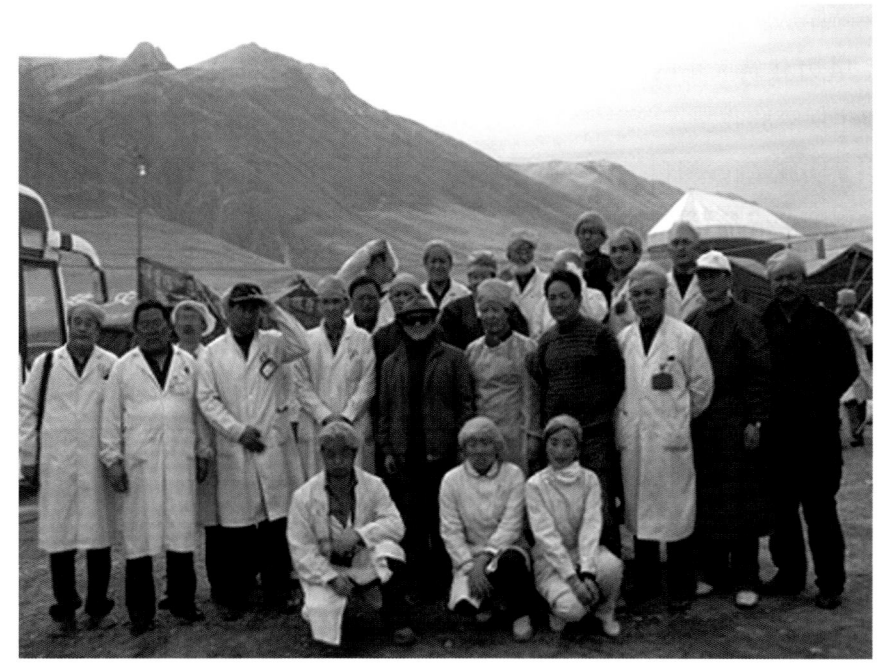

图 100.1　灾区救援医疗队

吴天一（中戴墨镜者）带领的团队于第一时间赶赴灾区救援，奋战了 7 天 7 夜，取得了许多高原地震救援的经验。

但总结这次高原救援的成功经验及教训，其中压埋伤窒息是死亡的重要原因，据对 180 具尸体的检查，占 40.8%[16]。高原地震引起的各类损伤如救治稍延后，极易发展为呼吸窘迫综合征（ARDS）

及多器官功能障碍综合征（MODS），这种情况极其危急，必须早期识别和救治[17]。最特殊的是平原来的救援者中急性重症高原病的高发生率，据对 2 万救援人员的调查显示，AMS 的发病率为 83%，HAPE 为 0.73%，HACE 为 0.53%，早期死亡 3 人[18]。因此在抢救地震伤病员的同时，"救援救援者"成了双救援[19]。根据发病峰值及死亡高峰，高原地震伤员延至 72 h 后救治，难度增大、预后很坏、其死亡率明显增高，存活者的康复期延长，故强调高原地震救援"黄金 72 h"，更为急迫[20]。提出救援人员应按"两步进"的理想进山模式，即第一时间应由高原习服—适应医疗队快速进入；而未经高原习服的平原救援队在 2 ~ 3 d 内进入，不宜强行快速进入[21]。

应该强调，青藏高原地震区是我国最大的一个地震区，也是地震活动最强烈、大地震频繁发生的地区。据统计，2 个世纪以来，这里 8 级以上地震发生过 9 次；7 ~ 7.9 级地震发生过 78 次，均居全国地震区之首。此外，2014 新疆和田地震、巴基斯坦地震及 2015 年 4 月 25 日的尼泊尔 8.1 级大地震，都是青藏高原巴颜喀拉带作用的结果[22]。因此，玉树地震为我们敲响了警钟，应当重视青藏高原地震频发、地震增强的态势，防震救灾的各项工作不可松懈，高原医疗救援的系统必须加强，而且要有随时准备的警惕[23]！

五、健康中国

2016 年 8 月 19 日至 20 日"全国卫生与健康大会"在北京召开，这是 21 世纪召开的第一次"健康中国"会议。习近平总书记在会上强调，要把人民健康放在优先发展的战略地位，加快推进健康中国建设，为实现"两个一百年"奋斗目标，实现中华民族伟大复兴的中国梦打下坚实健康基础[24]。他强调"没有全民健康，就没有全面小康"。把全民健康作为目标有重要意义，人民日报社论指出"一人健康是立身之本，人民健康是立国之本"[24]。会议引起强烈反响。2016 年 10 月 19 日，青海省委和省政府召开"青海省卫生与健康大会"，省委书记王国生和省长王建军做了贯彻全国会议的重要讲话。2017 年 4 月 20 日西藏自治区"全区卫生与健康大会"召开，西藏自治区党委书记吴英杰，西藏自治区党委副书记齐扎拉分别做了讲话。青海和西藏的领导一致指出，要把思想行动统一到全国会议的精神上来，统一到总书记的讲话精神上来，统一到党中央的决策部署上来。要结合青海、西藏的实际安排部署好当前和今后的卫生与健康工作。

作为青藏高原主体的青海省和西藏自治区在建设健康青藏上任重而艰巨，一方面地处高寒缺氧的极端环境，要面对人群的高原习服—适应和各型高原病的防治问题；另一方面青藏地区的疾病谱与平原不同，如因白内障高发而实施的"光明行动"，因先天性心脏病高发而实施的"爱心行动"，多年来都在全国的支持下取得明显效果，但预防应是关键。地方病如棘球蚴病、大骨节病等严重危害藏区人民健康。从平原来支援青藏建设的平原人也越来越多，对他们的低氧防护是另一个艰巨任务。青藏高原的大健康面临着更大的挑战。

第2节 大 考 察

1978 年在科学的春天里，召开了全国科技大会，会议强调"在'世界屋脊'上努力发展科学技术事业"，并指出要开展人类高山生理研究[25]。在全国科技大会后，青海省于 1978 年 5 月 18 日召开科学技术大会，会上对医学科学方面强调重点开展以高原病为中心的高原地方病研究，研究高山生理、高山病病理、高山适应不全症的防治途径和中、藏医药等[26]。这大大鼓舞了高原上从事科研和临床工作的医务工作者，也使其明确了方向和任务。

1978 年 12 月 18 日党的十一届三中全会，大大激发了科技人员的积极性和创造力，在青海组成了一支以中年为骨干的队伍，开始走出去、上高山、不畏艰险、刻苦攻关，足迹遍及青藏高原东北部，对世居及移居的 7 个不同民族约 12 万人次做了科学调查，积累了经验，取得了成果[27]。

一、不同海拔高原人群习服—适应的调查研究

从 1979 年起，从原来分散的个体研究进入了有组织、有计划、有目标的大团队的集体研究，联合攻关，最突出的是连续性多年的高原医学考察研究。青藏高原面积辽阔，生态环境、地理地貌、海拔高度、气候条件在不同区域有着差别；居住的不同民族众多，他们来到高原的历史、劳动方式、生活习俗也有较大差别，这些青藏高原的环境优势和群体优势为高原医学探讨人类低氧习服—适应和高原病的防治提供了最理想的条件，也是世界上其他高原地区不完全具备的。但要摸清这样变化复杂的多样性，不是一次一地的研究能阐明的，需要持续地根据一个一个线索、一个一个特征不断向前推进，进行一次探索一个中心问题的研究。以青海为主体的科研团队遵循这一规律，连续地进行了 20 年以上的考察，所到达的地区范围、所检查的人群数、所取得的样本数、所积累的各种数据都是世界上从未有过的，这就是为什么取得各种创新性成果的原因。以下介绍各年代的科学考察概况。

1. 1979—1980 年

以青海高原心脏病研究所牵头，实施国家"高血压流行病学"中"高原人群"的部分，在果洛、玉树、海北、海西、海南五个牧业州和东部湟源、互助、化隆、循化、民和五个农业县完成了 28 500 人高血压发病的调查。在地广人稀的牧业区做到"不放过一个点"，普查率达到自然人群的 90% 以上。首次报道了在我国藏区所进行的高血压流行病学调查，得到了不同地区和不同人群的患病率，绘制了我国高原地区高血压分布图[28]。

2. 1980 年

在玉树西三县杂多（4 067.5 m）、治多（4 179.1 m）和曲麻莱（4 262.8 m）对藏族康巴人群的研究历时 5 个月，研究范围包括其所在地和 8 个公社，共深入到 255 个牧业点。抽样普查了 5 114 人，其中成人 2 808 人（藏族 2 344 人），小儿 2 306 人（藏族 1 650 人）。重点是对高原世居藏族的心血管和血液学适应特征进行研究，发现居住在高海拔地区藏族的心功能良好、不出现或仅有轻度肺

动脉压增高、没有明显的红细胞增多，与处于习服水平的移居汉族显著右心扩大、肺动脉段突出和肺动脉压升高、红细胞明显增多形成对比[29]。

3. 1981—1982 年

在昆仑山和阿尔金山区考察。1981 年青海高原心脏病研究所吴天一带队在海拔 2 800 ~ 4 900 m 的昆仑山山区、乌图美仁、阿尔顿曲克和格尔木地区，对移居高原哈萨克族与世居蒙古族进行对比研究，历时 70 d[6]。其后，在 1982 年科研组应甘肃省政府的邀请，赴甘肃省的阿克塞及与新疆毗邻的阿尔金山地区对移居高原哈萨克族儿童及妇女发生的高原性心脏病进行调查，历时 3 个月。

这 2 年重点对青藏高原哈萨克族的调查有其特殊意义。哈萨克族系 1936 年不堪盛世才的镇压从新疆巴里坤一带的平原地区迁来，然后在昆仑山和阿尔金山高海拔地区（3 500 ~ 4 500 m）进行游牧生活[30]。以往研究中的高原移居民族均为汉族，大部为从事坐业劳动，而哈萨克族是在高山从事强牧业劳动的群体。可以发现，他们在高原经过 40 余年，已繁衍三代，然而成人和小儿高原心脏病的患病率（各为 1.50% 和 2.95%，略高于汉族，而明显高于蒙古族和显著高于藏族）依然是最高的，这就说明在高海拔强劳动下的低氧损伤更明显，即使经过近半个世纪习服，也未能产生明显抵抗低氧的效应[31]。

4. 1983 年

青海省果洛州达日县德昂乡和曲尔顿贡巴地区对藏族低氧适应的研究，重点观测藏传佛教寺院内的僧侣在高原特定生活习俗下的心血管特征，历时 3 个月，发现其高血压、高脂血症和冠状动脉粥样硬化的患病率较普通藏族更低。

综合以上考察，开展了对青藏高原东北部广大区域人群的调查，包括西宁青海海北、玉树两个藏族自治州和海西蒙、藏、哈萨克自治州的 8 个县和 4 个地区（3 050 ~ 5 188 m），甘肃阿克塞、昆仑山和阿尔金山区（3 260 ~ 4 887 m），包括汉族、藏族、蒙古族和哈萨克族不同高原居住历史的人群。观察到不同习服—适应水平的差异和不同类型急、慢性高原病的特征，并为建立高原病的临床分型打下基础[32,33]。

在心血管病流行病学方面，从 1979—1984 年，已经进行了在青海、甘肃和比邻新疆阿尔金山地区 7 个民族 49 204 人心血管病流行病学的调查，发现高原地区总体高血压患病率较低，并探讨了心血管病与机体适应和环境及生态的相关关系[34]。

5. 1984 年

进行了一次大的联合考察行动，由青海省高原医学科学研究所、青海省人民医院等 6 个单位，38 人组成的科研队，在青岛联合了海洋学院和青岛医学院一起实施。考察包括青岛（50 m）、西宁（2 261 m）、玉树结古（3 750 m）、当江（4 100 m）和果洛玛多（4 280 m）五个不同海拔的地区，对移居汉族和世居藏族进行对比研究，历时 6 个月。探索人类对高原低氧的适应问题，其中突出高原与海平面的对比及同时进行动物实验对比是具有重要价值的。这一对多海拔不同人群的调查，将为预防高原疾病和提高人体对低氧的耐力提供科学依据[35]。

6. 1987 年

进行了唐古拉山高原医学考察，科研队对唐古拉山（4 500 m）的筑路工人和藏族的研究历时 2 个月。通过应用多普勒超声心动图检测了 500 例高原人的心脏功能和结构特征。应用微型心导管技术在称多和唐古拉地区检测了人体在高海拔（3 500 ~ 4 500 m）的肺循环及肺动脉压力，发现了肺动脉压力短暂升高和持续增高的不同类型及其生理意义[36]。

7. 1990 年

进行中日联合阿尼玛卿登山医学综合考察，由中华医学会高原医学分会、青海医学会与日本长野信州大学共同发起与组织的国内第一次国际高原医学登山考察。在人体激烈运动下确切记录了急进海拔 4 000 ~ 5 000 m 时的生理极剧变化反应[37]。通过对 3 个人群的对比，研究观察到生活在海平面的日本人对低氧最易感，长期生活在中度海拔的汉族有较好的习服能力，而当地藏族则适应最佳，在海拔 5 000 m 及以上无人发生急性高原病[38]。

8. 1990 年

在可可西里进行了人体急进高海拔无人区低氧习服的研究。历时 3 个月，以进入海拔 5 000 m 的 62 名队员为科考对象，重点研究了人体在高海拔、长时间、心理应激强、脑力与体力消耗大的状况下的低氧通气反应的时间依赖性、红细胞生成规律、体肺循环在低氧下的匹配等涉及高原病发病及高原习服的规律[39]。

在此后，青藏高原的相关科研人员承担了国家及省部级的科研项目课题，根据技术任务的要求，继续进行考察和更深层次的研究，如 1991—1992 年在三江源玛多地区主要研究藏族的最大有氧能力及低氧通气反应。1996—1998 年在达日、甘德主要进行藏族 ACE 基因多态性等分子生物学的研究。

通过 20 多年连续动态的考察研究及不懈努力，对高原病的发生机制、诊断、治疗、预防等进行了深入研究，已形成了较完整的研究体系。一方面从流行病学开始，已深入到组织、细胞、分子水平；另一方面对不同海拔和不同群体的高原健康人进行了包括心血管、呼吸、神经、内分泌、代谢、血液、遗传等的系统研究，探讨了高原习服—适应机制，为高原生存和高原正常人的保健、体力劳动的范围和强度等方面提出了理论依据和参考数据[40]。

21 世纪后，青海、西藏、中国科学院的联合考察队几乎遍及整个青藏地区，如对珠峰、喜马拉雅和墨脱、鲁朗等的考察，这在本篇的大项目、大成果中分别加以表述。在国际上取得了瞩目的成果。

二、高原脱适应的调查研究

首先"高原脱适应"是一个习惯用语，严格应为"高原脱习服"（high-altitude des acclimatization）。这方面的文献研究较少。这又要分 2 种不同情况，第一种是高原世居人到海平面后的生理变化。在高原低氧环境下出生、生长发育的高原世居者，特别是适应历史悠久的藏族人，到海平面后在一段时间内是一时不适应。据德·菲力皮（De Filippi）的调查，拉达克高山的居民不喜欢迁居到海拔 3 048 m 以下的地带，由于害怕疾病，更明确拒绝到海拔 2 130 m 以下的地区去[41]。实际上藏族和其他高原世居民对下到海平面居住在生理和心理上也是一时难以习惯的。安第斯印第安世居者到海平面 2 年后其心率变慢、心输出量增加、红细胞减少，变化较缓慢的是肺动脉压逐渐降低[42]。

第二种情况如中国与上不同，在青藏高原，随着退离休政策的实施，大批的高原建设者要返回平原故土，新的问题出现了，即长期居住高原的中、老年人返回平原后，一部分人出现了类似"高原衰退综合征"（high-altitude deterioration）样症状，少数人甚至过早死亡。

（一）调查概况

为此，高原医学分会决定实施关于"高原脱适应"的调查研究。1989 年 4 月，两组科研队伍开赴海平面，一组由吴天一领队前往上海、南京；另一组由杨之领队前往苏州，同时有 10 例罹患高原红细胞增多症的平原人下平原观察，并携带部分高原动物做海平面实验。在上海调查了近 10 年内退、离休的干部和工人 534 人，85% 为中老年人，51 ~ 60 岁占 59.2%，61 ~ 80 岁占 25.8%。设年龄、性别相当的平原对照 342 人。结果观察到其生理学指标与原高原习服性变化呈反向驱动，且其生理学指标逐渐恢复平原值，功能性变化（红细胞、心功能、肺循环）在前，结构性（心脏超声心动图左、右心室）改变在后。

（二）临床分型

生理指标结合临床可将脱习服分为 3 个型。

1. 稳定型

从高原返回平原无明显反应，无明显不适，亦无明显好转。本型 289 人，占 54.1%。

2. 好转型

返回平原后表现为精神体力的明显好转，精力较高原充足，体力增强（以步行 1 km 及上楼梯为判定方法），睡眠时间、质量改善，食欲增加（以每日增加 100 g、200 g、300 g 及副食情况判定），体重增加（以 2 kg、4 kg、6 kg 及以上为判定）。本型共 181 人，占 33.9%。

3. 反应型

从高原返回平原后产生明显脱适应反应或称所谓"脱适应综合征"，其表现出精神不振或急躁、头昏、乏力、胸闷、心悸、眩晕、食欲减退、睡眠中断、易醒或失眠，出现间歇性水肿，或体重下降、血压较高原时升高，心率相对缓慢、心尖区可有轻柔收缩期吹风样杂音、PEP/LVET 低于高原值但大于平原值，超声心动图示左心室收缩或舒张功能降低。此型共 64 例，占 12%。根据此型患者的临床表现和下平原史，初步建立"高原脱适应"的诊断依据。

据调查，影响"脱适应综合征"的因素是错综复杂的，与下列因素有关：①心理因素，主要不适应退休后的生活及家庭、社会关系方面诸多不良因素的刺激；②生活因素，南方与青藏高原的生活环境相差甚大，从高原那种宁静有序的生活一下转为喧嚣拥挤的城市生活难以适应；③气候因素，从高原低氧干燥、气温日较差大的环境转入平原常氧潮湿、气温年较差大的环境，特别对高温高湿难以忍受；④功能因素，器官系统功能在高原低氧环境的变化如低氧心贮备、低氧通气驱动、血液学红细胞数量及流变学等，到平原后脱适应，机体的承受能力及适应能力是关键因素；⑤疾病因素，返回平原后随年龄增大，饮食结构改变及生活方式变化，一些老年病，尤其是心血管疾病及代谢性疾病的发病率明显增高。在脱适应过程中，老年期生理障碍、早期心血管病等形成了复杂的交叉，构成了更为错综的病理生理过程。

（三）易患因素

在高原居住的时间越长、居地海拔越高、返回平原时年龄越大、同时罹患加杂疾病或老年病是四大易患因素[43]。

按照 Frisancho 的理论，年轻人从平原到高原易于获得较全面的高原适应能力[44]，本组受试的研究对象均在青年时代支援高原建设，他们之中的绝大多数在海拔 2 261 ~ 4 200 m 地区生活了10 ~ 40 年，获得的高原习服应已较巩固。高原居民从高原低迁至平原后，由于从低氧环境转移到常氧环境，机体原有的高原生理（包括机能性和结构性）完成"历史任务"，而现今发生了逐渐解脱或消退的过程，称为脱习服。

在反应型即"脱适应综合征"的症状以返回海平面前 3 个月最明显，有的延续至半年甚至一年以上，有的需要再回到高原才觉舒适，但又涉及许多社会、家庭的困难因素。不过确有少数又重新返回高原生活。因此这不仅是一项单纯的生理研究，也涉及高原退离休安排问题。

关于脱适应过程对机体的影响，看法尚不一致。维拉斯奎兹（Velasquez）等认为机体需要建立对平原的获得性适应[45]。而 Heath 等则认为高原适应的各种功能特点是异常环境刺激下的正常生理反应，因下到平原后刺激消除，而认为下到平原将会给高原人带来一定危害，这一观念难以令人信服[46]。他们没有机会观察到上述特殊的人群和特殊的脱习服过程。人体经过数十年在高原低氧下习服—适应过程建立的生理、代谢和结构变化，已达到和低氧环境的新的平衡，但当他们再次进入常氧环境而需要将这些建立的适应性机制变化解脱时，与当时建立高原习服的过程一样，同样是一个复杂而对少数人难以逆转的生理过程。

三、在珠峰地区的考察

西藏大学高原医学中心计划建立高山实验站。2011 年 9 月 22 日在拉萨举行会议，参加会议的为实施"973"项目的主要成员。首先由吴天一报道介绍全世界的高山医学研究站的概况。

世界上不少国家建立了高山医学研究站（Mountain Medical Research Station），其目的都是要利用某一高山特定环境，来进行高原医学的现场研究。因为人类和其他高原生物赖以生存的实际环境是高原或高山现场，而高原的环境因素十分复杂，其中包括大气物理、地球化学及生态系统，并随时间、季节等因素而不断变化。在实际工作中虽"低压舱"甚至"环境舱"可以模拟和控制高原某些自然环境因素，但迄今尚无法形成高原整个环境千变万化的实际面貌。而高原世居和移居人群正生活在这种特殊环境中，他们每时每刻接受高原环境多因素的作用，机体与高原环境间产生复杂的斗争，形成与环境对立统一的平衡，即建立高原习服—适应，若这种平衡失调，将产生高原不适应而发生各型高原病。因此，建立高山医学研究站就可实地动态、系统地观察这些生理病理变化，同时又可结合进行实验研究，故显得十分必要[47]。

从世界上已建立的高山站来看，建站要符合以下基本条件[23]。

（1）能比较典型地反映该高原的地理、气象等自然条件，因此应有一定的海拔高度及能表现高原气候特征环境。

（2）能比较典型地反映该高原的生态系统，因此以远离城市和工业区为理想。

（3）能比较典型地反映该高原的生物群落，因此周围须有各种高山动、植物，邻近有一定数量的不同人群。

（4）此外，有到达该站的交通条件，水、电、食物供应须有基本保证。有高原急救设备设置和科研的设备及条件。

在此基础上，展开讨论，吴天一提出，如在珠峰地区建站有极为鲜明的代表性，对研究特高海拔上的人类生理具有巨大优势。此外，在珠峰的南坡，即尼泊尔一侧，已有2个世界著名的高山站——菲力奇和皮拉米德高山实验站，前者主要承担徒步或登山者发生高山病或其他意外的急救，后者以高山生理研究为主。而目前在我国珠峰北坡尚无高山站来进行科研和临床救治工作。于是决定分2步，首先去珠峰考察，为建站获取第一手资料；然后去尼泊尔侧考察喜马拉雅的2个高山站，以供借鉴。

2011年9月23日，组成珠峰考察小组，成员有吴天一、欧珠罗布、崔超英、边巴、宿兵、祁学斌、玛利亚等人，由2名经验丰富的司机带领分乘2辆越野车清早出发。经过曲水县➔日喀则➔萨迦县➔夏鲁村➔拉孜县➔越过加措拉山口（5 248 m）➔定日县边巴村（4 300 m）。新定日县县址距老定日县县址定日乡70 km，距珠峰较近，但因海拔高、寒冷而迁址新定日，老定日县目前仍为另一个珠峰营地。小歇后继续前行，经边防检查站云加松（4 200 m）➔珠峰地区➔扎西乡（4 250 m）➔巴松乡（4 180 m）➔中国科学院大气物理观测站（4 200 m）➔柴多乡（4 700 m）➔曲宗乡➔边防站➔珠峰大本营（5 150 m），近旁就是著名的绒布寺。

时已傍晚，住入珠峰大本营宾馆，实际上是一个小招待所结构，三层楼，10间客房，可容纳60个客人。每个室内无氧气筒，厕所简陋，为蹲式。除了吴天一和欧珠二人外，其他人几乎都有高原反应，即刻吸氧和口服乙酰唑胺，以便入睡。第2 d吴天一访问了旅店老板，是一个定日县的年轻藏族人，他说中外旅客在夏季不少，1 w约有500人，70%～80%为内地国人，20%左右为外国游客，藏族只占4%～5%。到此地的大多数人均有高原反应，症状重的占3%～4%，宾馆有氧气，但这里没有医务人员，也缺乏高原病的救治能力，病情重者立即下送。但如几天前一个高龄男性外国人，在如厕蹲起时突发倒地死亡了。在吃早餐时几个上海姑娘喊头痛，有的呕吐不止。吴天一又访问了发生高原反应的意大利徒步旅游者（图100.2）。

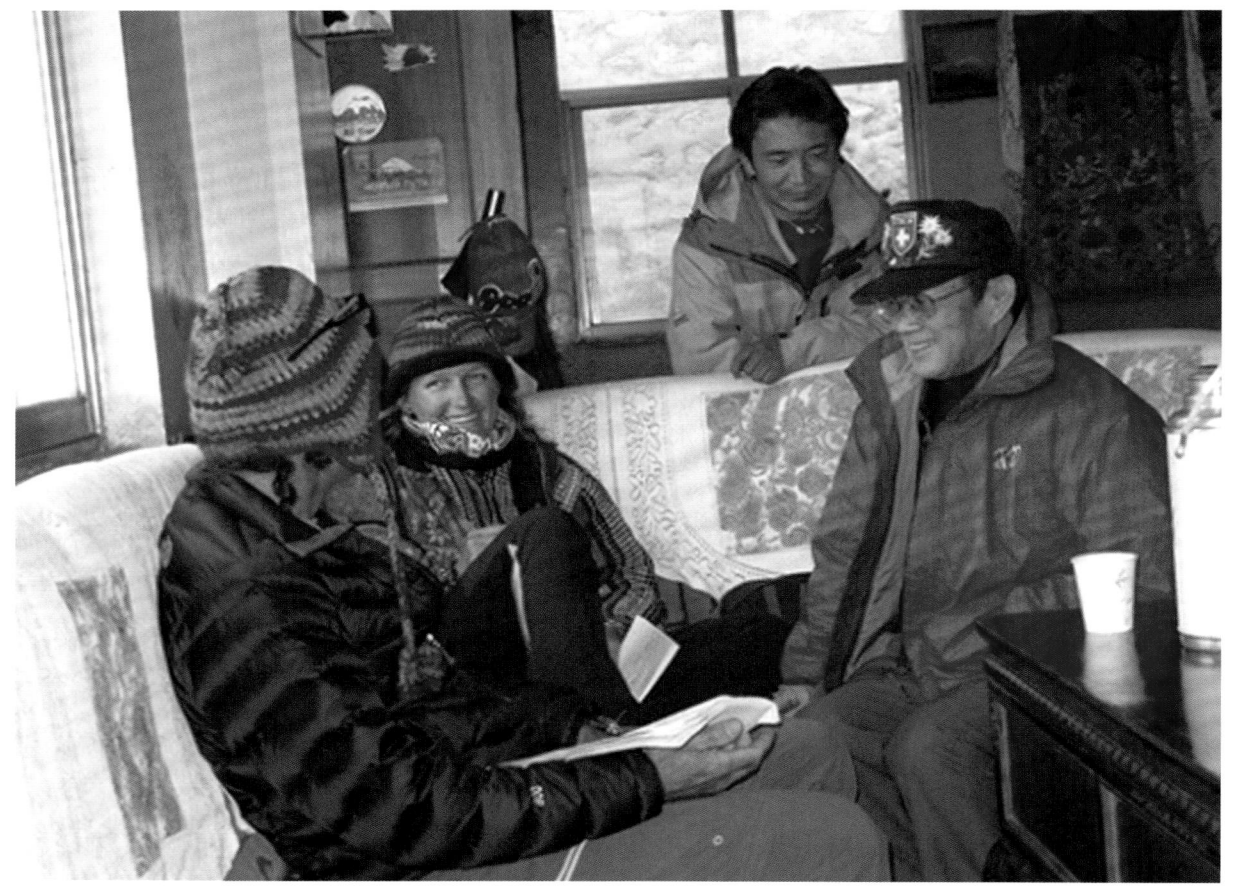

图 100.2　吴天一访问发生高原反应的意大利徒步旅游者

　　吴天一在珠峰大本营旅店（5 150 m）与 2 位意大利徒步者交谈，询问其中一人发生高原反应的症状及经过，告诉他们注意事项。

　　第 2 d 驱车前往基地营，但前行 5 km 后即不允许乘车，开始步行，前往海拔 5 600 m 的基地营，因气喘而缓行。基地营就在珠峰脚下，这里是荒石、冰和雪，周围散布着无数为登山而献身者的墓地和墓碑，看见了 1975 年中国登山队原党委书记乌宗岳的墓地，他为了给登山队摄像遇风暴而不幸牺牲。其实遗体并不在墓内，而是在海拔 8 000 m 左右的珠峰山坡上，他们被固定在冰雪中永远瞻仰着神圣的洁玉般的峰顶。珠峰也是我们高原医学者的圣地。

　　返回时在定日县又与珠峰旅游局和县卫生局领导展开座谈，每年来定日两个珠峰营地的登山者、科考者和旅游者约达 12 万人，建立高原救援站极为迫切，又是研究特高海拔高山生理的绝佳机会。关于选址，都认为在大本营绒布寺周围最为理想。这次考察为建站打下感性和理性的认识基础（图 100.3）。

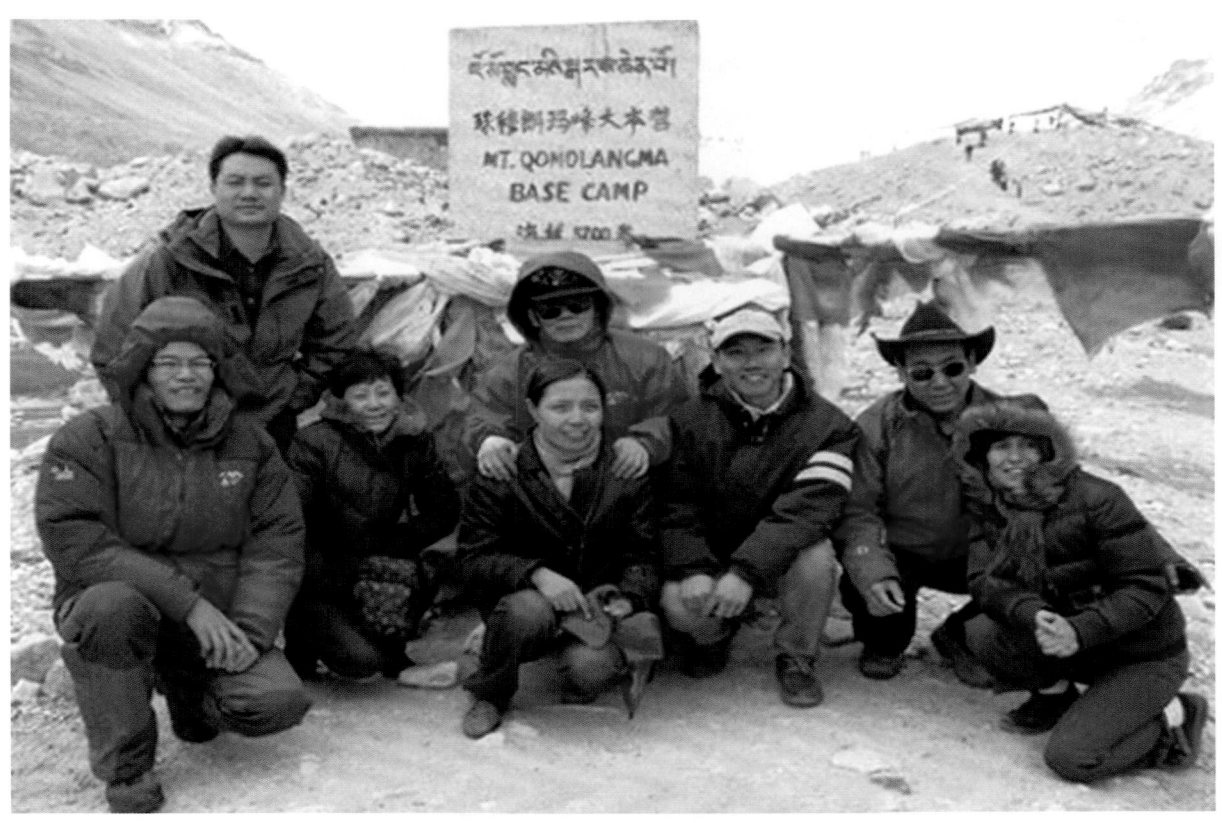

图 100.3　吴天一团队在珠峰考察

　　2011 年 9 月 23 日吴天一（后中戴墨镜者）团队在珠峰考察，此为珠峰大本营（5 200 m），目的是要在珠峰地区建立高山医学救援和科研站。

四、在喜马拉雅高山站考察

　　在珠峰南坡尼泊尔侧，有 2 个闻名于世的喜马拉雅高山站，它们是：

　　（一）喜马拉雅急救协会（Himalayan Rescue Association，HRA）高山观测站

　　该站通常被称为菲力奇高山临床站（Pheriche High Altitude Clinic Station），由喜马拉雅急救协会管理。喜马拉雅急救协会总部设在尼泊尔首都加德满都，高山观测站设在通往珠峰海拔 5 500 m 基地营途中的菲力奇（Pheriche），海拔 4 240 m，主要观察各型急性高山病及研究相应的急救措施，经费受 WHO 支助。

　　此站 1973 年建站，当时仅 2 人：美国护士多莉·勒弗维尔（Dolly LeFever）和一位夏尔巴人扎西（Tashi），但他们开创了雏形建设。1975 年日本东京医学院的早田文藏（B.Hayata）教授加强了房屋建设，但也是简单的几间房屋加帐篷室。随后由 HRA 加以管理，现由 B. Basnyat 教授领导该站的医疗救援和科学研究（图 100.4）。

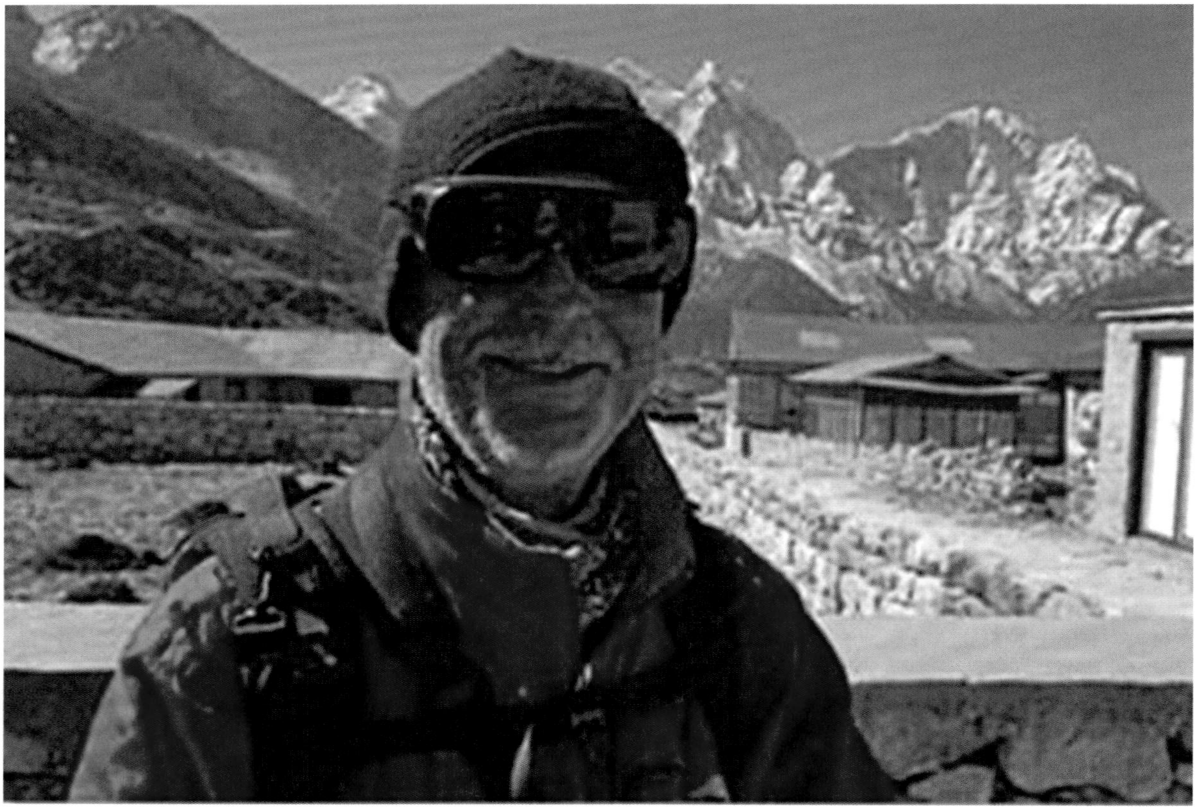

图 100.4　珠峰菲力奇高山临床站

珠峰菲力奇高山临床站，后面两排平房即为该站，救治了大量攀登或徒步进入珠峰而发生高原肺水肿和脑水肿的患者，同时进行了深入的现场研究。前站立者为在尼泊尔进行急性高山病研究的英国伯明翰大学 J.G. Dickinson 教授，他发表了许多重要论著。

菲力奇高山站坐落在珠峰脚下，位于尼泊尔的孔布村（Nepali Khumbu village，4 267 m）。其所经道路正好是通往珠峰大本营（BC）5 545 m 的孔布冰川（Khumbu Glacier）。珠峰南坡是不允许修路的，对大量旅游者、徒步进山者、科学考察者、登山者等而言此为必经之地。由于海拔高，登山或徒步背负重物的耗氧量大，有很高的急性高原病发病率及一定病死率[48]。

建站以来，大多世界著名高原医学家都在此工作过，如 J.B. West、J. Milledge、P.H. Hackett、R. Roach、B. Levine、D. Heath、B. Kayser、D. Shlim、J.G. Dickinson、M. Masuyama 等。1986 年该站邀请吴天一前往工作，但因故未果。他们救治了大量急性高原病患者，发表了一系列重要论著，在世界上有重大影响。

（二）意大利珠峰金字塔实验站

由意大利生态学家阿迪托·德西（Ardito Desio）提出创意，后来是 1987 年一个项目 EV-K2-CNR，目的是要精确检测珠峰及 K2 峰的海拔高度，受到意大利国家研究中心（Italian National Research Council）的强力资助。原计划与中国科学院在西藏定日村（Tingri valley）建站，后因故未成。而改与尼泊尔皇家科学院（Royal Nepal Academy of Science and Technology）合作，于 1990 年 10 月 28 日启动。由于其建筑很似金字塔，故名 "Pyramid" [49]。

　　1973 年由著名高原运动生理学家 Paolo Cerretelli 领导，在海拔 5 350 m 处建成该站。对登上海拔 8 000 m 以上的登山队员进行了广泛生理研究。在该站对移居平原的藏族和平原出生的二代藏族进行最大运动负荷的研究，证明他们的最大摄氧能力（VO_2max）和高原藏族一样，显著高于平原西方人。还发现了一个脱适应中的令人费解的现象，即登山队员返回海平面后，予吸纯氧时 VO_2max 出现衰减，迄今尚无满意解释。

　　实验站总占地面积为 187 m²，高 8.5 m，斜面倾角 51°，由铝型材和特制玻璃组成，外形极像金字塔。做这种设计是为了抵御该地区时速达 150 km 的大风，避免积雪的危害。建筑内有三层实验结构：第一层（160 m²）有实验室、生活房和淋浴室；第二层（三间）共有 24 张床；第三层（顶层）为电讯中心，设有卫星电话、电报、传真和短波—长波无线电（图 100.5）。

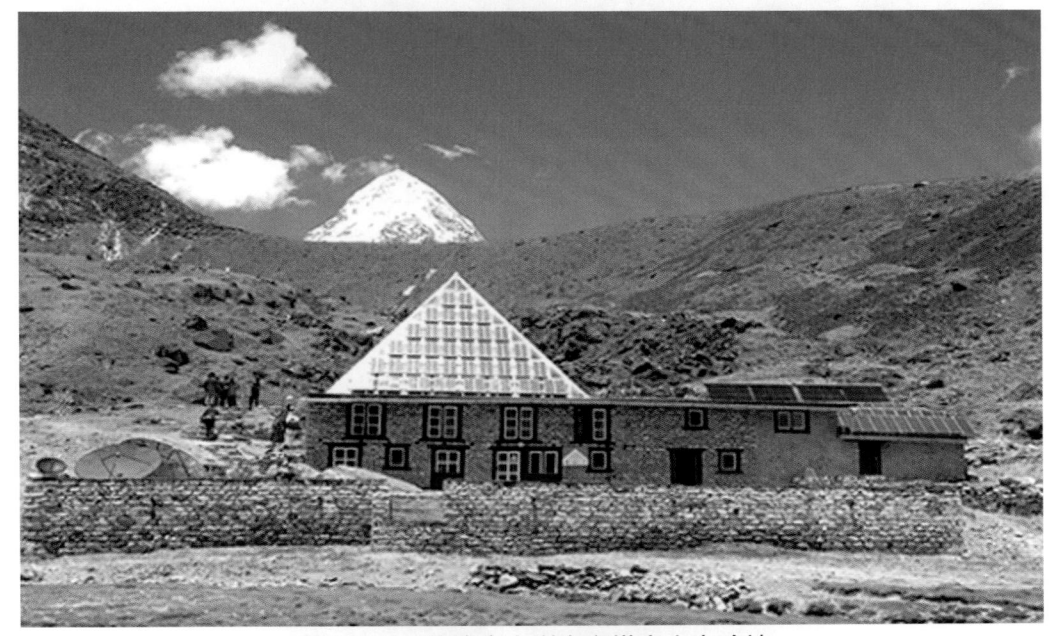

图 100.5　珠峰意大利金字塔高山实验站

珠峰意大利金字塔高山实验站(Pyramid laboratory, 5 350 m)，一共三层（房顶内有一层电务通信系统），应用发电机和太阳能双重供电。在此主要从事特高海拔高山生理的研究。

　　高山站可供 24 人生活所需的各种设施以及现代化的通信设备。实验所需电源则由安装在高山小溪旁的 6 kW 小型水电站提供。而建筑物本身的太阳能电池系统的最大功率也达到 3 kW，一般能满足对封冻季节电站不能工作时的用电需要。

　　2013 年 5 月，西藏大学高原医学中心的欧珠罗布、崔超英、康明和边巴（吴天一因故未能参加）前往尼泊尔去考察该二高山站，但路线十分艰难（图 100.6），由拉萨乘飞机抵达尼泊尔首都加德满都（Kathmandu），然后乘小型飞机到达珠峰脚下的卢克拉（Lukla, 2 800 m）（图 100.7），此后即全靠步行。在夏尔巴向导的陪同下，经过 5 d 穿越南恰巴瓦（Namche Bazar）和商布切（Thyangboche）抵达菲力奇（Pheriche），从此处再步行 2 d 先到达罗布杰（Lobuje），再穿越喀拉帕塔（Kala Pattar）到达皮拉米德（Pyramid）高山站。

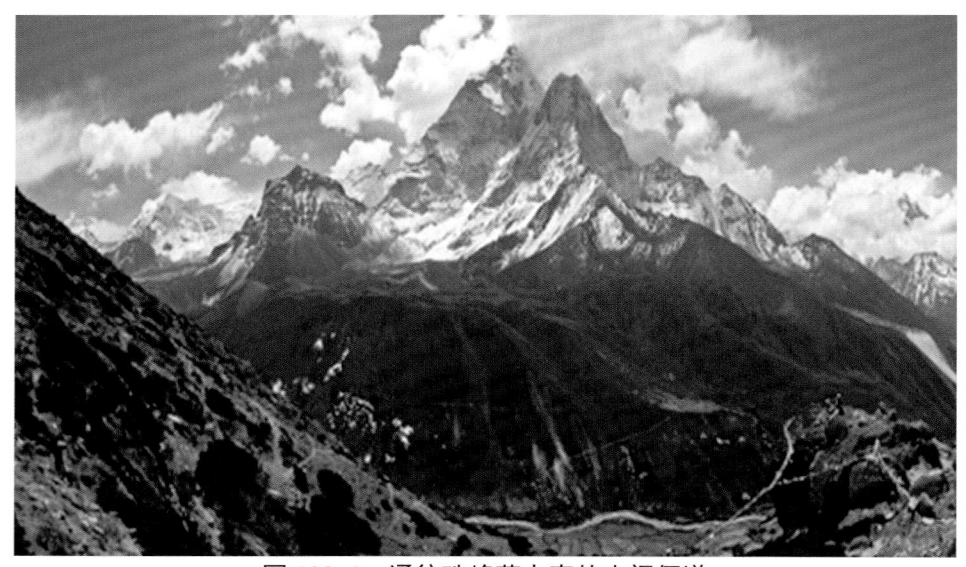

图 100.6　通往珠峰菲力奇的山间便道

　　此为徒步通往珠峰菲力奇的山间便道，海拔都在 4 000 ～ 4 500 m，欧珠罗布等 4 人在夏尔巴向导的引领下，就是循着这条路前往珠峰 2 个高山站的，十分艰险。

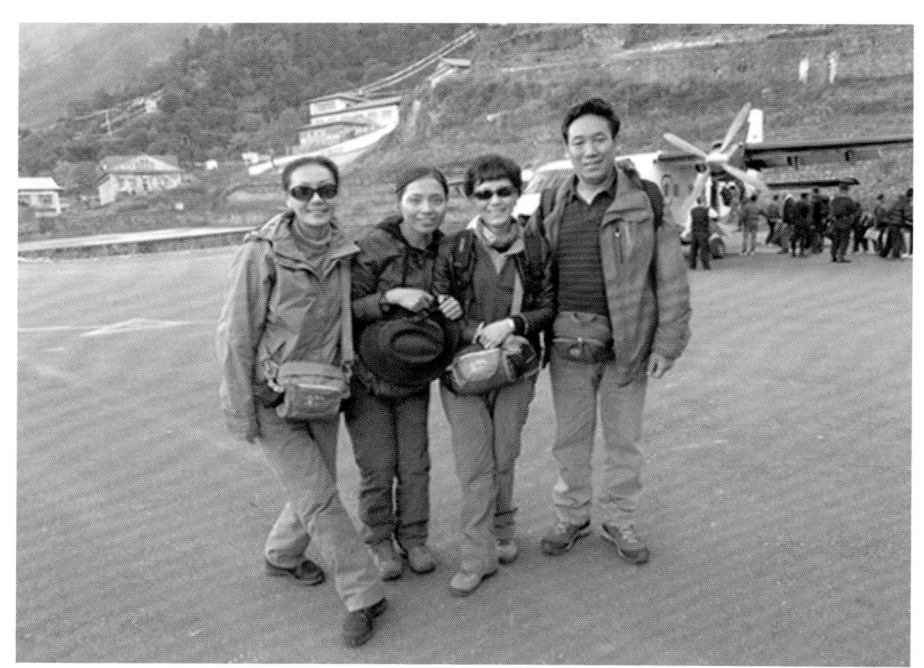

图 100.7　西藏大学高原医学中心珠峰考察组 4 位藏族科学家

　　从左至右为康明、边巴、崔超英和欧珠罗布，他们从加德满都乘机到喜马拉雅山脚下的卢克拉机场（2 800 m），然后就必须徒步了。

他们先访问了菲力奇高山站并受到正在那里的 Peter Hackett 的接待介绍；其后考察了皮拉米德高山站，详细做了考察记录。然后沿原路返回，所经海拔都在 4 000 ~ 5 000 m，道路崎岖难行，一路跋涉艰辛，这 4 位藏族科学家圆满完成了考察任务并安全返回，获取的资料将对建立我国珠峰医学科学站有重要价值。由于珠峰地区是国家一级自然保护区，经过严格的审查和考核建站指标，现已经批准建站，目前在启动中。

五、对西藏墨脱门巴族和珞巴族的考察

墨脱县位于西藏东南部，中心地理坐标为东经 93°46′、北纬 96°06′。地处雅鲁藏布江下游、喜马拉雅山—岗日嘎布山脉的南部，总面积 31 394.67 km²，墨脱县平均海拔 1 200 m。地势由北向南急剧下降，从北部高达 7 756 m 的南迦巴瓦峰，下降到南部仅数百米处。著名的雅鲁藏布大峡谷就在这里穿梭而过。属于亚热带气候，遍布森林和亚热带植物，动植物资源极为丰富[50]。

墨脱，藏语为"密朵"，即"花朵"之意，在藏传佛教经典中称"博隅白玛岗"，意为"隐藏着的莲花"，被藏传佛教信徒视为圣地。这里的居民以门巴族为主，还有珞巴、藏、汉等民族。门巴族，意为"居住在门隅地区的人"，据传门巴人大约在 300 年前，从门隅、主隅开始迁入墨脱，他们在政治、经济、文化、宗教上与藏族有着密切联系，长期使用藏历、藏币。门巴语属汉藏语系藏缅语族藏语支。无本民族文字，通用藏文，普遍信仰藏传佛教。门巴人以务农为主，以水稻和鸡爪谷为主食。珞巴族主要分布在西藏东起察隅，西至门隅之间的珞瑜地区。"珞巴"是藏族对他们的称呼，意为"南方人"。珞巴族有自己的语言，属汉藏语系藏缅语族，一般通用藏文。珞巴族历史上长期以狩猎为生，国家禁猎后转为农耕，但有一个习惯过程[51]。

数十年来，我们对整个藏区的藏族做了高原适应的系统研究，深入到遗传进化适应。但目前对门巴和珞巴族的人类生理学研究几乎缺如。这两个民族与藏族在血源上有何联系？他们生活在亚热带雨林较低海拔的环境适应机制以及疾病谱如何？都是需要考察的问题。于是按"973"项目组队，有青海省高原医学科学研究院、西藏大学高原医学中心、中国科学院昆明动物所、上海复旦大学、西藏阜康医院等单位的共 38 人组成，由吴天一和崔超英领队（图 100.8）。

墨脱原为我国唯一不通公路的县，人力背夫是这里唯一的运输方式，当地人过着几乎与外界隔绝的原始生活。直至 2009 年 4 月 20 日，我国最后一条通县公路——墨脱公路新改建工程启动，奠基仪式在嘎隆拉雪山口举行。这一工程的正式开工，标志着我国县级行政区域不通公路的历史宣告结束。2014 年武警交通二支队终于打通嘎隆拉隧道而正式通车，但是最后有近 50 km 的道路险峻难行，科研队有庞大的包含 8 辆车的车队携带全部检测仪器进入。路线是拉萨 ➡ 达孜 ➡ 墨竹工卡 ➡ 米拉山口（5 013 m）➡ 工布江达 ➡ 色季拉山 ➡ 鲁朗圣地 ➡ 密托 ➡ 雅鲁藏布大峡谷 ➡（进入波密地区）➡ 宗康（在此过夜）➡ 古乡镇 ➡ 波密县 ➡ 巴琼村 ➡ 嘎隆拉隧道（4 640 m）➡ 西姆大桥 ➡ 墨脱县（住宿过夜）➡ 穿越热带雨林区 ➡ 背崩乡（终点）。描述的这一段，说明实施这一考察还是十分艰巨的。

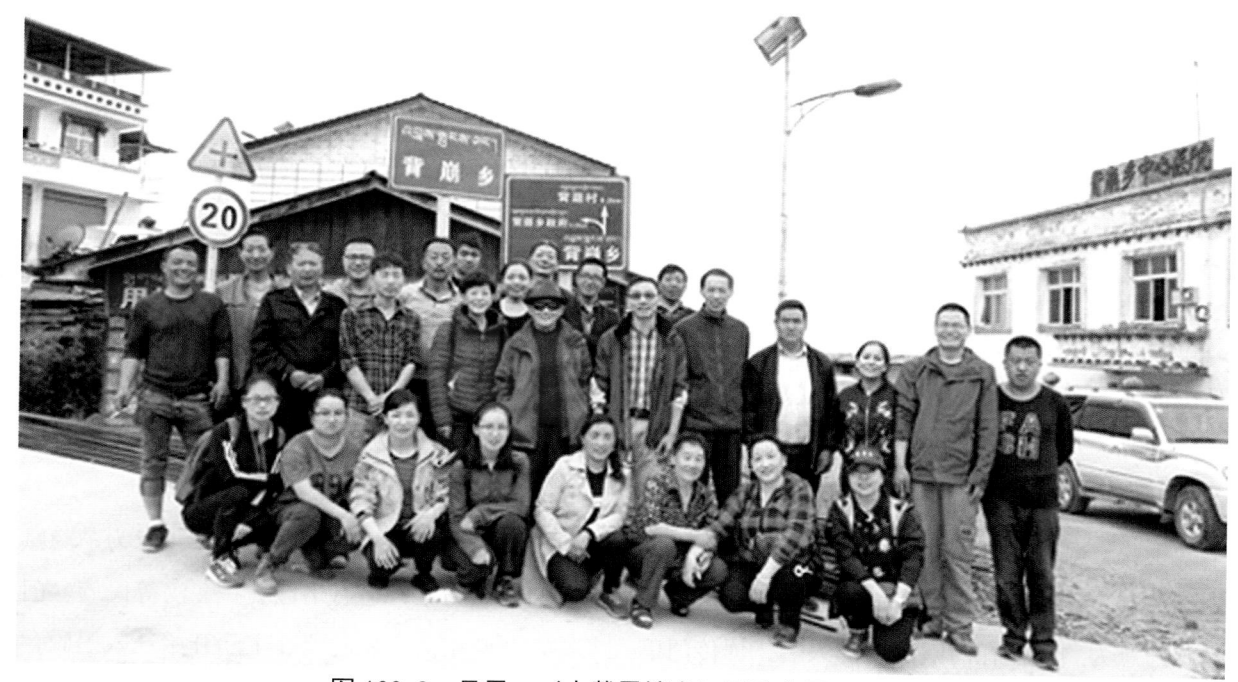

图 100.8 吴天一（中戴墨镜者）团队在墨脱考察

艰辛跋涉来到墨脱县背崩乡对门巴族和珞巴族进行适应生理学考察。

  在墨脱，先在背崩村考察研究，这是一个纯门巴乡，人口仅 2 138 人，但分布在喜马拉雅南麓的峡谷中，平均海拔 1 500 m。在这里工作 7 d，发现乡民们到乡卫生院遥远困难，多数半夜起床，翻山越岭步行而来，一共查了 370 人，男性 174 人，女性 196 人，均取了血样。一台彩色多普勒超声心动仪检测心功能及肺动脉收缩压比较费时，但吴天一和另一名医生做到精确检测和记录，检查过程全部录像，其他为心肺功能及常规检查（图 100.9）。初步的发现是没有一例高血压，也无其他高原常见的低氧性肺动脉高压；而慢性呼吸道感染和结核病发生率较高，与温湿的气候条件有关。当地门巴男女均酷爱饮大米或玉米制的米酒，每天必饮 200～250 g，但因为盐很珍贵，进食量每天在 5 g 以下。科研队第二步进入达木珞巴族乡，位于县政府东，距县政府 40 km，人口仅 0.06 万人，但分散在 5 个村委会。由于人群数太少，疾病流行学无统计价值，主要采取血样。门巴和珞巴的基因组学待检测分析。我国一些极度偏远地区少数民族的就医还是较困难的，基层的医疗条件也待加强。

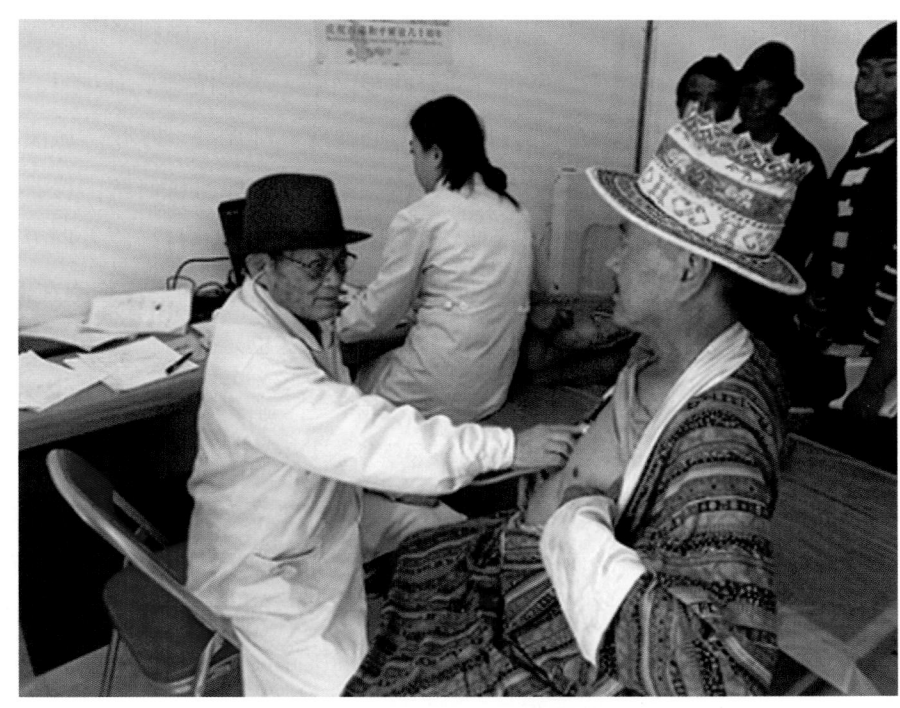

图 100.9　吴天一给一门巴族村民进行检查

在墨脱县背崩乡设点，图为吴天一给一门巴族村民进行检查，旁侧为检查彩色多普勒超声心动图。

第 3 节　大　项　目

从 1980 年起，中华医学会高原医学分会会员所在的各个部门机构所申报、获准和实施的国家、省级、部级的项目和课题据不完全统计为 148 项，这些项目紧密围绕国家或地区经济、国防建设的发展需要，从不同角度和层面进行研究。在此期间，分会成员承担了国家自然基金重大、重点项目，"973"项目，"973"前期项目，国家"十五"计划，"十一五"计划，军队指令性课题等许多重大课题。这里重点介绍属于国家级的或相当于国家级的重大、重点项目，其实施过程及重要意义。

一、全国高血压流行病学调研——我国部分民族及高原地区高血压调查部分（1980—1982）

原卫生部"八五"期间重大课题，其中项目由吴英恺教授主持，高原及民族项目的主持人为吴天一、汪师贞。这是一项全国范围大协作的项目，参加单位有青海省高原心脏病研究所，新疆医学院，四川、贵州、广西、黑龙江、吉林、西藏、甘肃等地的临床和科研单位。一共调查了有代表性的 22 个少数民族；调查青藏高原海拔 3 000 m 及以上地区，包括青海、西藏、甘南和四川西北部的藏族和汉族共 323 240 人。得出了我国不同民族及高原地区人群高血压患病率及患病因素[52,53]。

二、高原医学综合考察（1984）

由青海省科学技术厅与原中华人民共和国国家科学委员会共同立项。由张彦博为总指挥、吴天一任队长、杨之任副队长、叶俊雄做联络员。参加单位有青海省高原医学科学研究所、青海省人民医院、青海省儿童医院、青岛医学院等。科研行动分两步，第一步先做海平面对照，以我国海平面标高点的海洋学院及青岛医学院为基地，进行平原人体心血管、肺循环、呼吸、血液、消化、微循环、内分泌、代谢、神经等系统的生理学基本参数调研。第二步是原班科研队、仪器返回青海，到玉树结古（3 750 m）、治多当江（4 012 m）和果洛玛多（4 280 m）进行高原人群（藏、汉）同上内容的系统研究。同时研究了儿童发育，动物颈动脉体、肾上腺皮质、肺上皮细胞在低氧下的变化，以及红景天等抗缺氧效应等，获取了大量有价值的科学资料。这也是国内首次历时 8 个月，在不同海拔对人体高原习服—适应的综合研究。此次一共总结论文 35 篇，形成资料汇编[54]。

三、高原红细胞增多症的综合研究（1991—1995）

原中华人民共和国国家科学委员会地方科技"八五"攻关项目（85-63-04），项目主持人为吴天一。参与单位有青海省高原医学科学研究所、中国人民解放军第四陆军医院、青海省交通医院等。总结了高原红细胞增多症（high-altitude polycythemia，HAPC）的临床表现，对 HAPC 的命名、分型及诊断标准进行了探讨，通过人群调查提出 HAPC 发病的影响因素及病理生理。这项研究为日后建立我国及国际 CMS 诊断标准打下了基础[55-57]。

四、高原缺氧习服—适应机制的研究（1998—2002）

国家自然科学基金重点项目（NNSFC 39730190），项目主持人为孙秉庸、吴天一、王迪寻。参加单位有原第三军医大学、青海省高原医学科学研究所、武汉医学院等。探讨了平原人移居高原后在血液学和肺循环习服的机制，以及发生红细胞增多症和低氧性肺动脉高压的病理生理，特别是肌性肺小动脉对低氧应激性收缩反应的机制。研究发现，慢性低氧导致红细胞增多症时，促红细胞生成素（EPO）的表达不在血清水平，而可能在骨髓受体水平上；通过对平原大白鼠和高原鼠兔肺小动脉血管的低氧收缩反应观察到，前者呈强烈易感型，而后者呈钝化低反应型。

五、青藏铁路建设期高原病防治研究（2001—2005）

原中华人民共和国铁道部与青海省科学技术厅"十五"重点项目（T-2001-N-120，QK-021-N-120），主持人为吴天一、丁守全、刘金亮，参与单位有青海省高原医学科学研究院，中铁三局、十二局和二十局医院，格尔木市人民医院和格尔木市铁路医院等。在整个青藏铁路建设沿线 1 142 km 建立防护系统，包括 17 个制氧站和 25 个高压舱站。对进山人员严格筛选，提出高原适应证；制定劳动人员的健康监测制度及轮换制度；建立劳动强度分级及劳动卫生、营养卫生标准；设置对急性高原病、高原肺水肿、高原脑水肿的早期诊断以及救治中高压氧、高压袋、高流量吸氧和紧急低转时的一条龙救援程序等[58]。对劳动工人 7 个月在高原，随后 5 个月在平原，经过连续 5 年的慢性间歇性低氧（CIH）模式进行观察，发现人体的习服水平逐步提高并且巩固，各型高原病的发病率逐渐降低，劳动效率逐步提高，这是在世界多个 CIH 模式中首次的重要发现。发表在 *High Alt Med Biol* 的这一论文[59]，受到国际医学界的高度关注，并被评为 2009 年全球 1 000 篇最具影响力的医学论文之一，英国伦敦大学及加拿大麦吉尔大学均发来贺电，由高原医学专家罗伯特·B.舍尼（Robert B. Schoene）做了短评，他认为这项研究的意义重大。首先这种 CIH 模式可供诸如安第斯矿区等的参考，其次为今后研究 CIH 的分子机制提供了线索，并为临床上防治某些疾病提供了一种方向（图 100.10）。

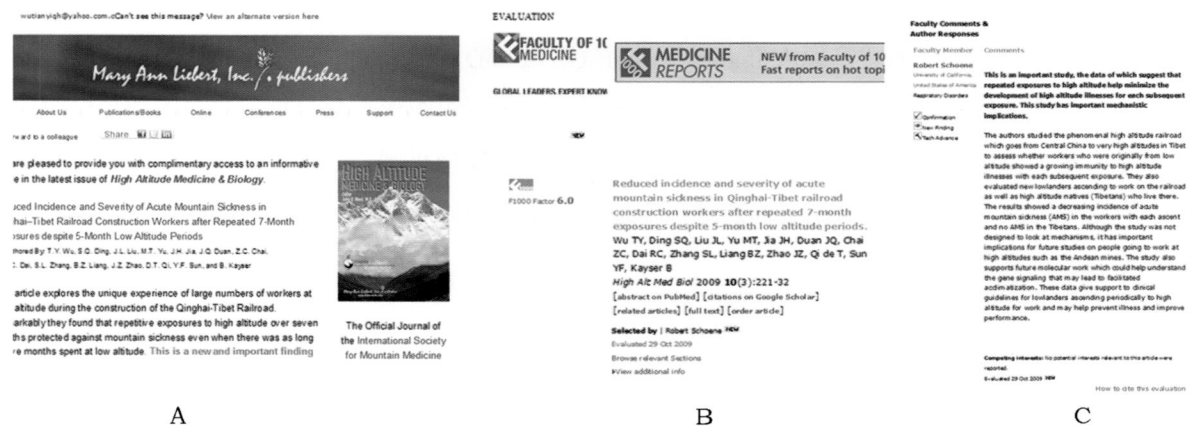

图 100.10　发表在 _High Alt Med Biol_ 的论文

A—对青藏铁路建筑工人，每年 7 个月在唐古拉山，5 个月在平原休整这一慢性间歇性低氧（CIH）的模式，同一群体经 5 年连续观察，习服水平逐年增高、高原病发病率逐年降低，而劳动能力逐年增强，美国高原医学及生物学杂志编辑部专门发文评论称：这是一个新的和重要的发现；B—英国伦敦大学发来贺电，2009 年此论文为该年 1 000 篇最有影响力的论文之一（Faculty of 1000，影响因子 6.0）；C—国际高原医学专家美国加州大学 Robert B. Schoene 教授对此专门撰文评论：这对世界矿区、对进一步分子机制的研究以及对临床防治高原病皆有指导意义。

六、高原低氧高寒人类适应与损伤机制的研究（2003—2007）

国家自然科学基金重大项目（NNSFC：30393130）。项目首席为范明教授，吴天一为分项目藏族与汉族对比的主持人，参加单位有青海省高原医学科学研究所、中国科学院昆明动物研究所祁学斌、西藏大学医学院、青海海南州医院、果洛州医院的相关人员。课题组在青海青南高海拔地区，对包括果洛的玛沁（3 719 m）、甘德（4 208 m），海南恰卜恰（2 800 ~ 3 800 m）的藏、汉人群采取血样 3 000 份，对高原红细胞增多症患者采取血样 200 份，进行分子生物学基因测序。并与国际千人基因组计划公布的欧洲人、非洲人和亚洲人（包括中国汉族）进行比较分析，旨在回答"高原人群（藏族为主）对高原低氧极端环境长期适应的基因组与多基因相互作用机制"的科学问题。随后又在国内外率先建立了比较完整的覆盖青藏高原（青海全境及西藏 40 个地点）藏族地理群体的 17 580 多人的 DNA 样本和生理指标数据库，为高原低氧损伤及其长期适应的机制研究提供资源保障。

七、高原地区多器官功能障碍综合征（MODS）的研究

为军队"十一五"指令性项目（06G030），项目主持人为张世范，参加单位有青海省高原医学科学研究院、青海大学附属医院、兰州大学附属医院、原第四军医大学、中国人民解放军第四医院、西安交通大学附属医院等。首先需要建立高原急性呼吸窘迫综合征（ARDS）的诊断标准，核心在于 PaO_2 或 PaO_2/FiO_2 的判定。因此检测了 1 517 m、2 261 m、3 207 m 和 4 100 m 四个海拔健康人群的血气样本，再进行不同海拔高原人群大样本量血气酸碱和心、肺、肝、肾功能的变化分析，比较血液学及生化全项等的改变。对 114 例死于 MODS 的病理进行组织形态学分析，建立了动物模型。在此基础上进而结合临床探讨高原 MODS 发病的病理生理及发病机制；系统地探讨了高原 ARDS 和 MODS 的发病特征，明确其定义，最终建立高原地区 MODS 的诊断标准，经中华医学会批准，作为试行方案在我国高原地区实施[60]。

八、重要常见病发病机制及防治新方法（2006—2008）

为"973"前期项目（2006CB708514），项目主持人为陈志南、吴天一。参与单位有原第四军医大学、青海省高原医学科学研究院、原第三军医大学和厦门大学等。吴天一承担的部分为青藏高原藏族低氧适应与相关基因的研究。在海拔 3 700 ~ 4 200 m 的纯牧业区，对藏族血统的世居者和从平原移居该高原 5 年以上的汉族，选择了对低氧适应有代表性的低氧诱导因子（HIF-1α）基因、血管紧张素转换酶（ACE）基因、促红细胞生成素（EPO）和血管内皮生长因子（VEGF）进行了研究。重点在 ACE 基因多态性与高原适应的研究，经对高原世居藏族和移居汉族进行对比，首次发现在 ACE-I/D 基因型分布中，藏族 I/I 占 49%，汉族仅占 23%，而汉族 D/D 占 27%，藏族仅占 7%；同时 D 等位基因对 ACE 高表达，由此易引起肺动脉高压等改变，而 I 等位基因则相反，从而表现较高的动脉血氧饱和度和较低的肺动脉低氧增压反应，从而有利于高原适应。

九、慢性高原低氧损伤与长期适应机制（2012—2016）

为"973"项目（973-2012CB518202），项目首席为范明教授。项目包括急性低氧的快速习服及低氧损伤，由原第三军医大学高钰琪团队承担。吴天一为分项目组慢性低氧适应与损伤部分主持人。参加成员有青海省高原医学科学研究院吴天一团队，西藏大学欧珠罗布、崔超英科研组和中国科学院昆明动物研究所祁学斌、宿兵团队等。项目获得了诸多重要结果。

（1）肺动脉高压：通过对 112 个具有高原肺动脉高压临床表现及 116 个无高原肺动脉高压的对照个体的 30 倍覆盖度的深度全基因组测序，挖掘那些在高原人群中调控高原肺动脉高压的关键基因及其功能通路。

（2）夏尔巴人群的起源和史前迁徙：经系统采集了 500 多份夏尔巴人群的 DNA 样本，并对其父系（Y-DNA）和母系（mtDNA）的遗传多样性进行了综合分析。研究发现，夏尔巴人与我国藏族人群共享绝大多数父系和母系的遗传世系，是藏族人群比较晚近（约 1 500 年前）的一个分支[61,62]。

（3）对藏族人群低氧通路基因的重测序：通过前期的对藏族全基因组芯片数据的筛查，选

取 XP-CLR 方法打分最高的 8 个低氧通路基因（*EP*300、*HMOX*2、*ARNT*、*TGFBR*3、*COL2A*1、*PDGFB*、*CBLN*1、*SMAD*1、*GCH*1）进行重测序。选取了 48 个藏族个体，通过长片段 PCR 扩增子建库的方法获得了 >99% 的 200 倍覆盖度的高质量数据，初步的数据挖掘确定了这些基因中 2 200 多个单核苷酸多态位点的群体数据[63-65]。结合考古学关于藏族在青藏高原的生存历史进行基因组学研究分析，两者间有一定的符合性[66,67]。

（4）发现血红素代谢基因 *HMOX*2 参与藏族低氧适应：通过重测序发现位于 2/17*HMOX*2 基因一号内含子上的序列多态位点 rs4786504 在藏族群体和包括汉族在内的世界其他群体之间存在较明显的等位基因频率差异。中性检验的结果也证明该位点的 *HMOX*2 基因区域在藏族人群中受到了明显的达尔文正选择的作用。当 *HMOX*2 表达量增加，有利于藏族在低氧条件下保持相对较低的 Hb 水平，以避免发生红细胞增多症[68-70]。

（5）*EPAS*1 与 *EGLN*1 基因与藏族原适应：通过前期的遗传与进化分析，在藏族群体中确认了 2 个具有关键意义的高原适应基因——*EPAS*1 与 *EGLN*1，研究结果将有助于解释 *EPAS*1 基因是如何通过对体内低氧通路基因网络的调控影响低氧适应性表型的[71,72]。

以上研究为最终揭示人类是如何通过基因组水平的多基因精细互作来实现对高原低氧极端环境长期适应的分子机制。论著发表在 *Science*、*Nature*、*Human Mutation* 及 *Mol Biol Evol* 等核心杂志上。

十、青藏铁路运营期低氧防护及高原病防治的研究（2009—2013）

为双重项目，中华人民共和国科学技术部"十一五"支撑计划：青藏铁路运营期防治高原病及健康保障关键技术研究（2006BACO7B01），同时为中国工程院重大课题（CAE-2009-XZ-10）。主持人为吴天一，参加单位有格尔木市铁路医院、西藏军区总医院、青藏铁路公司等。对通车后 5 年乘青藏列车经 2 300～5 072 m 不同海拔的旅客群体（平原人、中度海拔居住者、世居藏族）共 10.3 万人进行了高原流行病学研究，摸清了各型高原病在旅客中的发病率及发病因素[73]。据此提出了 6 项防护措施，包括加强旅客健康登记、改进列车内的弥散供氧系统、实施跟车医务人员培训、列车夜间巡诊制度、健全医务室急救配置和列车站点应激联系等。对改进的问题及措施由中国工程院发专文报原国家卫生计生委【中工发〔2013〕139 号】，提出保健建议，以保障每年 1 000 万火车乘客的旅行安全，目前对随车医务人员已进行多次轮训，列车弥散供氧系统由膜过滤改为分子筛等有效措施逐步落实（图 100.11）。

中国工程院文件

中工发〔2013〕139号

中国工程院关于报送《"青藏铁路运营期低氧防护及高原病防治的研究"咨询报告》的函

国家卫生和计划生育委员会：

2009年，中国工程院启动了"青藏铁路运营期低氧防护及高原病防治的研究"咨询项目，成立了由医药卫生学部吴天一院士担任组长的项目组。项目首先对经青藏铁路和其它途径进入青藏地区海拔2300-5072米的不同群体（平原人、中度海拔居住者、世居藏者）共10.3万人次进行高原病流行学研究，应用国际统一诊断标准和统计方法，摸清各型高原病在旅客、乘务人员及住站人员中的发病率、患病率，以及与发病相关环境外在因素和人体内在因素。对原已患有疾病者，集中八个病种经观察确立进入高原的适应与反适应证的具体指标，并对六年来死亡的22名旅客死因作了分析。

图100.11　工程院发的专文

项目组在实施中国工程院重大项目"青藏铁路运营期低氧防护及高原病防治的研究"后，提出了进一步健全和完善列车低氧防护系统的六条建议，此由中国工程院发专文报国家原卫计委，使建议措施逐步落实。

十一、高原土生动物及移居动物的适应及损伤研究（2014—2016）

为"973"前期项目（Pre973-2012CB722506），主持人为刘凤云，项目指导为吴天一。参加单位有青海省高原医学科学研究院、兰州大学基础医学院和青海省畜牧兽医站等。主要对高原土生动物牦牛和迁饲动物黄牛进行适应生物学对比。对海拔3 000 ~ 3 500 m、3 500 ~ 4 000 m和4 000 ~ 4 500 m牦牛、黄牛和平原黄牛血样共451份进行基因测序，检测了HIF-1α、ACE及瘦素等代表性基因。对牦牛、黄牛的500份心、肺、肝、肾、肌肉等组织进行病理学检测。对15头牦牛、黄牛的颈动脉体进行电镜病理检测，结果发现牦牛颈动脉体主细胞以暗细胞为主而黄牛以明细胞为主，提示牦牛对低氧通气的有效调控[74, 75]。

十二、主要的国际合作项目

1. 中日联合阿尼玛卿山医学科学考察

高山生理与急性高山病（1985—1990）：青海省高原医学科学研究院等6个单位与日本信州大学、东京大学等的合作研究项目，中方主持人为吴天一，日方主持人为酒井秋男。研究了特高海拔的心血管和睡眠生理及急性高山病的发病机制[76]。

2. 中日关于青藏高原土生动物体温调节及肺循环的研究（2000—2002）

为青海省高原医学科学研究院与日本信州大学、日本实验动物中心、爱知医科大学等合作研究课题，中方主持人为王晓勤，日方主持人为酒井秋男。对高原鼠兔、藏系绵羊和牦牛的肺循环及低氧调控因素进行研究。高原土生动物肺循环的共同特点是肺小动脉均具有肌层薄壁，对低氧性肺血管增压反应钝化，而不发生肺动脉高压[77,78]。

3. 高原睡眠生理与睡眠呼吸障碍的研究，周边化学感受器低氧通气易感性的研究（2001—2005）

为青海省高原医学科学研究院与波兰国立结核和呼吸病研究院的合作项目，中方主持人为吴天一，波兰方主持人为 J. 泽林斯基（J. Zielinski）。在减压舱模拟海拔 5 000 m 对原居住在海拔 4 179 m 的世居藏族和移居汉族的睡眠生理特征进行观察。结果发现藏族在此高度保持有效睡眠质量和较高的睡眠血氧饱和，而汉族停止在浅睡眠，出现明显的睡眠呼吸障碍和低氧血症[79,80]。

4. 中国—瑞士（日内瓦大学）：不同海拔最大摄氧及运动能力的研究（2012—2013）

中方主持人为吴天一，瑞士方主持人为 Bengt Kayser，在减压舱模拟海拔 5 000 m，对藏族和汉族的最大摄氧及运动能力进行比较，结果发现藏族的 VO_2max、$Wmax$ 和 $HRmax$ 显著高于汉族。

5. 中国—瑞士（日内瓦大学）—美国（奥内根大学）高原肺循环肺血管分流的研究（2013—2016）

中方主持人为吴天一，美方主持人为安德鲁（Andrew），高原上由于低氧性肺动脉高压导致卵圆孔未闭的高发生率，在移居汉族中更显著，这也是高原地区先天性心脏病发病率显著增高的因素之一。

独一无二的青藏高原环境、生态多样性带来的生物多样性、世居高原历史最长的藏族、大群体进入高海拔、大群体持续居住在高原、青藏铁路通车后平原人进入高原，所有这些都是国外高原（山）医学所不具备的，这就是我国高原医学面临的挑战与机遇。从近十年所取得的成果看，创新是高原医学的必由之路。中华医学会历届的全国高原医学大会为我们提供了进行一次大总结、大学习、大交流的机会，也为我们提供了新信息，从而使我们产生新思路，构建新突破，让我们从创新走向创新，走出我国高原医学特色之路。

第 4 节 大 成 果

根据上述项目和课题的实施情况，以及高原医学研究在其他方面取得的诸多成果，现以国家级奖励作为重要成果的标志进行总结，从 1986—2016 年，围绕西部大开发及青藏高原社会经济建设，高原医学取得了以下重大成果。

一、高原医学综合考察（87-31986），1987 年度国家科学技术进步奖三等奖

1984 年国内首次组织了青藏高原世居藏族和移居汉族在不同海拔（2 300 m、3 750 m、4 179 m、4 280 m）的高原现场研究，将这一高原人群大样本与我国海平面标高的青岛人群健康人群对比。在大量实验参数的基础上，提出了机体对高原低氧的适应依靠器官水平功能适应和细胞水平组织适应两种途径的论点。第一完成人为张彦博。

二、高原病的发病机制与防治措施研究：获得 2006 年度国家科学技术进步奖一等奖

由原第三军医大学、中国人民解放军军事医学科学院、西藏军区总医院和兰州军区第十八医院等单位共同完成的中华人民共和国成立后近 50 年中国人民解放军对高原病，特别是急性高原病（高原肺水肿、高原脑水肿）从病理生理、发病机制、临床表现到防治的系统研究，在此基础上制定了相关的军标，使全军高原部队统一化实施。这一成果极大地提高了我国高原病的防治水平，标志着我国对高原病的研究达到国际领先水平。第一完成人为高钰琪。

三、慢性高原病诊断学及其防治措施的研究（2007-J-233-2-07），2007 年度国家科学技术进步奖二等奖

1997 年国际高山医学协会（ISMM）建议要建立慢性高原病（CMS）的国际统一诊断标准，并成立国际专家组。经 1998 年（日本）、2001 年（加拿大）、2002 年（西班牙）三次国际专家组讨论，中国、美国、日本、秘鲁、玻利维亚、瑞士、法国、吉尔吉斯斯坦等国专家各提自己方案，争议激烈，难做定论。在 2004 年 8 月第六届国际高原医学会上，吴天一根据我国 8 年来在青藏高原做的大量病理生理研究，以大量健康人群的生理指标为基础，又在大量 CMS 患者临床中反复验证后提出了量化诊断标准（CMS Questionnaire Scoring System），受到一致赞同，在各国方案中被选定为国际标准并命名该标准为"青海标准"（CMS Qinghai Scoring System），已于 2005 年由国际高山医学协会（ISMM）宣布在世界高原地区实行。第一完成人为吴天一。

四、高原危重病急症诊断与防治（2008-J-24400-2-04），2008 年度国家科学技术进步奖二等奖

1999 年起以兰州军区总医院牵头，由青海原医学研究所等单位参与实施的军队指令性项目"高原急性呼吸窘迫综合征（ARDS）及多器官功能障碍综合征（MODS）的研究"，提出了在高原战伤条件下 ARDS/MODS 的诊断与急救，制定的高原诊断标准已被列为中华医学会全国标准；该急救系统在汶川大地震的伤员救治中起了有效作用。第一完成人为张世范。

五、青藏铁路工程（2008-J-221-0-01），2008 年度国家科学技术进步奖特等奖

青藏铁路工程中包括环境保护、冻土层铺轨和卫生保障三大科学内容，2008 年由于在"世界屋脊"上铁路建设的重大成果，获得国家科学技术进步奖特等奖。特等奖主要完成人或单位为 100 名，青海省高原医学科学研究院排名 45 位。

六、高原移居人群高海拔作业低氧损伤的综合防治（2010-J-233-2-10），2010 年度国家科学技术进步奖二等奖

是青藏铁路建设卫生保障的单项奖。卫生保障是高原铁路建设三大难题之一，其中高寒缺氧对建设大军的严重威胁是对高原医学的巨大挑战！铁路全长 1 142 km，跨越唐古拉山、昆仑山、念青唐古拉山、风火山以及可可西里山等，85% 的地区在海拔 4 000 m 以上，最高点海拔 5 072 m，大气压占海平面的 50% ~ 60%（489 ~ 417 mmHg），气候极为严酷，是世界最高"钢铁长城"。而每年有 2 万 ~ 3 万筑路大军从平原地区进入如此高海拔地区劳动，他们缺乏"高原习服—适应性"，这是一个突出的问题。科研组根据青藏高原实际，提出了创新性观点，建立了一系列卫生保障措施和急救方案。首先是筛选不宜进入高原者，建立了一个高原病的自我判断方法，提高早期诊断率，加强自我防护。在青藏铁路施工沿线建立的 17 个制氧站和 25 个高压氧舱站在高原病救治中发挥了重要作用。科研组所提出的"高压舱、高压袋、高流氧"三高有效增氧的急救措施十分有效，显著降低了急性高原病发病率，如高原肺水肿的发病率由原青藏公路建设时的 9.8%，降至目前 1% 以下。5 年来 14 万余名筑路员工（人次）无一例因急性高山病死亡，并提高了劳动效率，对提前完成工程起到了关键作用。此项研究在唐古拉山高海拔大群体五年高山病零死亡的成果已引起国际上高度关注，被国际高原医学界权威约翰·威斯特（West J.B.）教授认为是高原医学史上的奇迹。此研究成果也为我国其他高原铁路建设过程中的高原病防治及卫生保障建立了基础。第一完成人为吴天一。

七、个人高奖项

1. 吴天一：1992 年 ISMM 授予"高原医学特殊贡献奖"

为了研究急性低氧应激对人类的影响，他在国内首次组织了中日联合阿尼玛卿山（海拔 6 282 m）医学学术登山队（1990），历时 45 d，亲自在海拔 5 000 m、5 620 m 建立高山实验室，对海平面日本人、我国高原移居汉族和高原世居藏族进行对比。取得了大量人类在特高海拔呼吸、心血管、代谢、运动、神经、睡眠等生理的资料，并研究了急性高山病的发病机制，这项成果 1992 年在第三届国际高山医学会上受到高度评价，被国际高山医学协会（ISMM）授予"高原医学特殊贡献奖"。

2. 吴天一：2014 年获"吴阶平医学奖"

"吴阶平医学奖"是中国最高医学奖，也被称为"中国医学诺贝尔奖"。因为吴天一半个世纪以来在青藏高原从事高原医学研究的业绩和重大的创新性研究，这些成果在国际上产生了重要影响，直接为高原的建设和高原人民的健康做出了重要贡献，而获此殊荣（图 100.12）。

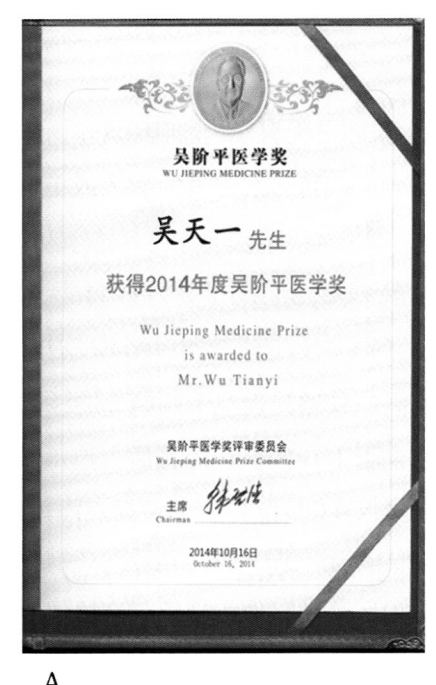 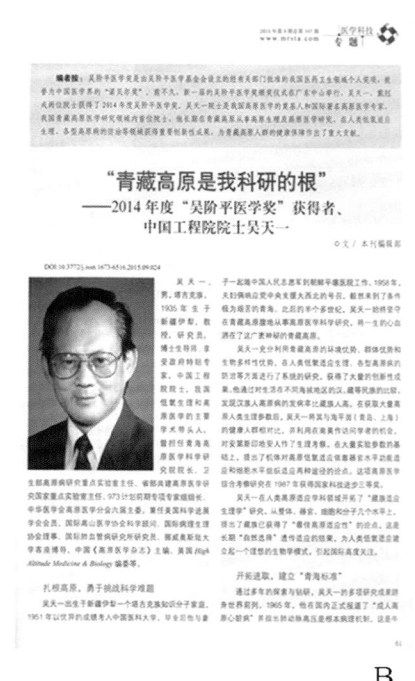

  A   B

图 100.12　"吴阶平医学奖"证书

A—2014 年,吴天一由于对我国高原医学的突出贡献,荣获"吴阶平医学奖";B—由科技部主办的《中国科学技术》分册《医学科技》报道了吴天一获得吴阶平奖的事迹,用吴天一的话说:"青藏高原是我科研的根。"

3. 李素芝:荣立一等功,荣获一等奖

李素芝自大学毕业后在藏工作 40 年来,对国防事业无限热爱,对高原医疗事业执着追求,拼搏进取,忘我工作。耗用 20 多年时间,从动物实验开始,攻坚"高原心脏病手术治疗"的医学难题,取得诸多成果,实施了"高海拔地区浅低温心脏不停跳心内直视手术"650 余例,成功率达 98.9% 以上。编写了《高原疾病学》《高原常见病防治手册》等专著;获得各种科技进步奖 29 项,其中国家科学技术进步奖一等奖 1 项("高原病的发病机制与防治措施研究"第二完成人);中国人民解放军军队科技进步奖二等奖 5 项;曾 1 次荣立一等功,2 次荣立二等功,是我军高原军医的一面旗帜。

4. 高钰琪:荣立一等功,荣获一等奖

高钰琪教授是原第三军医大学高原军事医学系主任,中华医学会高原医学分会第七届主任委员,中国病理生理学会缺氧与呼吸专业委员会主任委员。他长期从事高原医学研究,先后主持多项国家军队重大科研项目,主编出版了我国第一部《高原军事医学》专著和第一套高原医学专业系列教材,获得 4 项国家和省部级成果奖。由他牵头,原第三军医大学、中国人民解放军军事医学科学院、西藏军区总医院和兰州军区第十八医院等单位共同完成的"高原病的发病机制与防治措施研究"获得 2006 年度国家科技进步奖一等奖。2006 年原中央军委主席胡锦涛签署通令,给高钰琪记一等功,以表彰他在高原医学研究中做出的突出贡献。

八、*Science* 特刊

由于中国高原医学研究是在世界屋脊喜马拉雅及青藏高原进行的，有特色、有创新、有实际，尤其近年来在藏族进化适应的研究上提出一系列功能及分子机制，在高原病，尤其是慢性高原病上有一系列建树，在青藏铁路建设的卫生保障和急性高原病防治上获显著成绩，*Science* 杂志编辑部希望中国学者提供一册中国高原医学进展性专辑。

由 "973" 项目组（以范明、吴天一等承担的部分主要内容为基础）负责编辑，这一期的刊名是《中国高原医学和低氧生理学进展》（*Advances in High-Altitude Medicine and Hypoxic Physiology in China*），于 2012 年 12 月发行，吴天一写了前言"高原医学在中国：重要性和关联性"（*High-Altitude Medical Research in China: Importance and Relevance*），编辑部发了评论"这是在'世界屋脊'研究之极"。特刊一共有高原病学及高原生理学论著 66 篇，是继再生医学、转化医学后 *Science* 在中国出的第三册医学特刊，在国际上产生了重大影响[81]（图 100.13）。

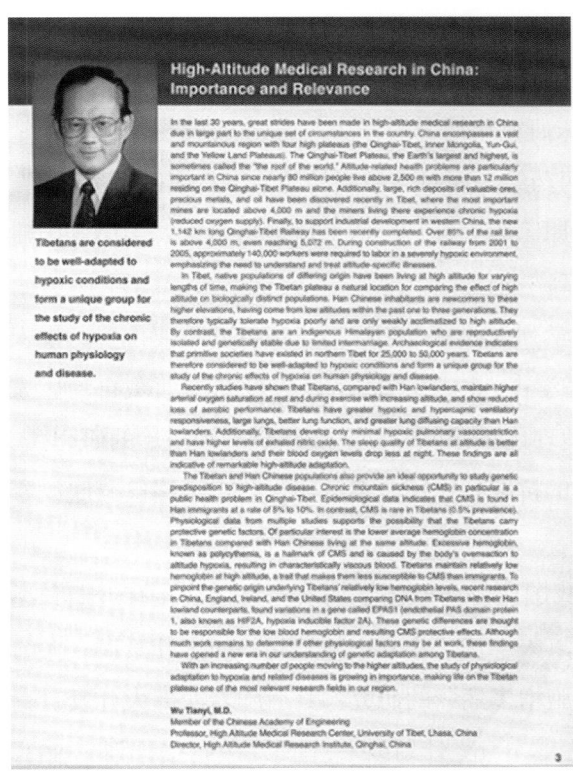
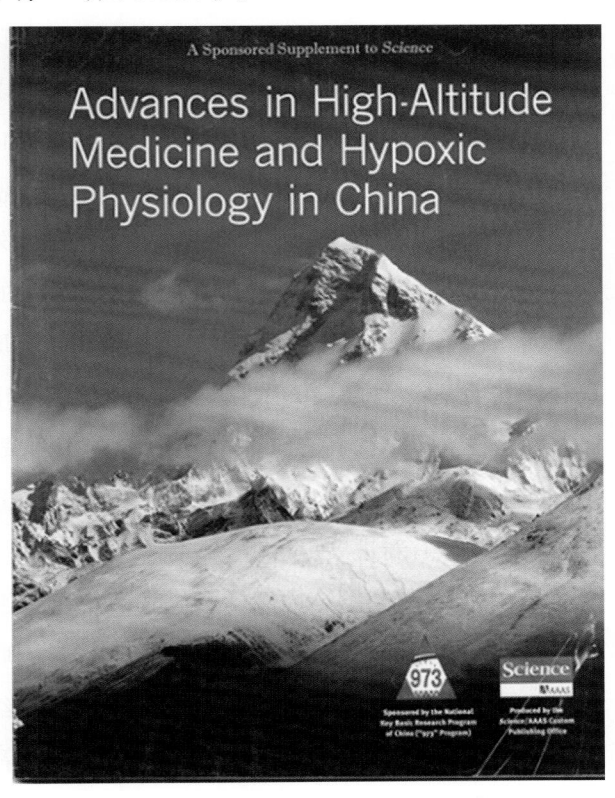

A B

图 100.13　吴天一在特刊撰写的序言

A—2012 年 *Science* 杂志出版中国高原医学特刊，吴天一撰写了前言"高原医学在中国：重要性和关联性"；B—*Science* 出版的中国高原医学和生理学特刊封面：《中国高原医学和低氧生理学进展》。并标明是中国 "973" 项目的成果。

结　语

我国高原医学科研取得创新成果，是有其启动因素的，在历次高原医学会议上专家们提出了许多好的建议，大多付诸实施，而转化为行动和成果，推动了高原医学事业的发展。

首先高原医学研究在一个地区受到政府部门领导的高度重视、科技部门和卫生部门的大力支持，加强横向联合，集中优势力量联合攻关，是迅速提高我国高原医学研究水平的必由之路[82]。

建立高原医学专业性的研究机构进一步集中优势兵力，形成主攻方向，承担重大项目，并使研究可持续发展。1978年末，在科学的春天里，在原卫生部的支持下，青海成立了我国第一个高原医学的专业性研究机构——青海省高原心脏病研究所[83]。1983年10月，根据高原医学整体研究的需要，原高原心脏病研究所与青海省医学科学研究所合并，并加强了人才队伍的建设，改制后的青海省高原医学科学研究院正式成立，设立了生理、生化、病理、药理、植化、高原病、遗传等实验室[84]。该研究院的建制是设立基础、临床和情报三个部门。其中临床部150张床位专收治高原病和高原心血管病患者，每年门诊和住院患者数在6 000例以上，使高原研究的基础理论与临床患者的实际和应用紧密结合。研究院采取现场研究、实验研究和临床研究相结合的方法，使所获结论有牢固基础；在探讨药物防治上，通过挖掘中、藏药并使之和现代医药结合而对高原病的防治取得了某些突破[85]。研究院建立了开放、流动和联合的道路，与国内外高原医学界进行广泛交流，与日本、美国等国建立长期的学术联系和项目合作，促进了学术水平的提高[86]。

西藏作为青藏高原主体之一，卫生部门将高原医学列入西藏自治区医学研究的重要位置，投入资金，在西藏设立的120项课题中，高原医学和藏医学占58%[87]。随后于1989年在西藏自治区人民医院内设立了高山病心血管病研究所，利用西藏的地理优势，开展高原生理、病理和防治的研究[88]。短时间内在藏族红细胞和血红蛋白特性、大花红景天的抗缺氧作用及藏、汉、门巴、珞巴族肤纹参数研究等领域有新进展。

早在1988年全国高原医学会议时，专家们呼吁我国应将高原医学纳入国家计划，有近期和远期的目标，设立大项目，更好地组织全国力量，联合攻关。从"八五"计划起，国家开始设立大的高原医学项目，如慢性高原病的主要类型"高原红细胞增多症"的研究。其后随着西部大开发、青藏高原社会经济的发展、青藏铁路的建设和通车等，进入"十五"计划以来，国家在"973"计划、"863"计划，国家自然科学基金委员会的重大、重点项目等方面均将高原医学和生理学列入，自然基金面上项目、省部级的项目课题在130项以上。这些项目的实施显著地锻炼了我国高原医学队伍，大大地提高了我国高原医学的水平，使我国高原医学在人类低氧适应和慢性高原病的研究上跻身世界先进之列。同时，目前有关高原医学领域的实验室，省部共建高原医学国家重点实验室1个、省部级重点实验室3个、军队重点实验室3个，是我国高原医学研究的重要平台，这些实验室通过大项目的合作攻关，使我国高原医学网络化并连接起来，产生巨大的合力[89,90]。

中国高原医学和低氧生理学的研究，一是充分利用"世界屋脊"这一独一无二的环境优势，充分利用喜马拉雅生物多样性的优势，充分利用青藏高原世居藏族适应和汉族习服的优势，来研究人类在低氧极端环境下成功生存的奥秘[90,91]；二是通过所获得的这些机制和理论，为高原人类的健康和高原发展建立起了一系列有效措施[92]。由于地球的南美洲、北美洲、中亚、东非和南极也都存在广袤的高原和险峻的高山，因此高原医学已成为世界的一个大学科，各国研究的共性是低氧对人类的影响，然而中国学者利用自身研究的优势和明确的目标，已经创造出独特的理论，这对全世界都有重要的借鉴和指导意义，造福于全球 1.4 亿高原人民[93,94]。今天，我们站在地球之巅，仰望世界，瞄向前沿，不断走出高原医学的中国创新之路。

参 考 文 献

[1] 俞位海，孙宁海，党周. 在世界屋脊上修建幸福路[N].人民日报，1985-01-20.

[2] 从奎，林才，新建，等. 通向繁荣之路[N]. 人民日报，1982-11-17.

[3] 吴天一，陈资全，王晓勤.青藏之旅健康行[M]. 西宁：青海人民出版社，2008.

[4] 编辑部. 高原医学应纳入国家规划[N]. 光明日报，1988-10-12.

[5] 王志远，胡太春.青海省高原医学研究喜结硕果[N]. 人民日报，1993-10-11.

[6] 邬克清. 西藏重视高原医学和藏医学研究[N]. 健康报，1990-04-03.

[7] 韩树荣. 高原铁路运营卫生保障体系[C]//中国铁道学会.青藏铁路运营十周年学术研讨会论文集.北京：中国铁道出版社，2016：11-24.

[8] 吴天一. 为青藏铁路建设提供高原医学保障[J]. 高原医学杂志，2001，11（1）：1.

[9] 吴天一. 进一步迎接青藏铁路对高原医学的挑战[J]. 高原医学杂志，2006，16（3）：1.

[10] 纪国刚. 十年同心同德，共铸高原天路[C]//中国铁道学会编.青藏铁路运营十周年学术研讨会论文集. 北京：中国铁道出版社，2016：3-7.

[11] 惠明，马竞.守卫在世界屋脊上[N]. 人民日报，1984-12-31.

[12] 王卫东，刘玉亭，赵友.勇闯"生命禁区"[N]. 解放军报，1999-07-14.

[13] 赵四俊. 探索高原病奥秘，为高原战士服务[N]. 人民日报，1981-08-16.

[14] 谢印芝，尹昭云，吕永达.我军高原医学研究成绩斐然[N]. 健康报，1995-10-17.

[15] 吴天一.挑战生命极限，玉树地震高原医疗救援的重大胜利[J]. 高原医学杂志，2010，20（2）：1.

[16] WU TY. Medical mountain rescue in the Yushu Earthquake：Have lessons been learned[J]. Eng Sci，2013，11（2）：5-16.

[17] MA SQ，WU TY，CHENG Q，et al. Acute respiratory distress syndrome in high altitude pulmonary edema：A diagnostic study[J]. J Med Labor Diag，2012，7：18-23.

[18] WU TY. Mountain Rescue：The Highest Earthquake in Yushu[J]. High Alt Med Biol，2010，12（1）：93-95.

[19] 吴天一，李素芝，侯世科."救援救援者"如何不再现：玉树地震对高原医学的特殊挑战[J]. 医学争鸣，2014，5（2）：1-9.

[20] 吴天一，李素芝，侯世科. 玉树地震高原医疗救援：特殊性及对策[J]. 中国医药科学，2014，4：9-13.

[21] WU TY，HOU SK，LI SZ，et al. Ascent schedules，acute altitude illness，and altitude acclimatization：Observations on the Yushu Earthquake[J]. Eng Sci，2013，11（2）：17-28.

[22] WU TY，LI SZ，HOU SK. A successful mountain rescue operation in Yushu Earthquake[J]. Eng Sci，2012，10（1）：2-7.

[23] 吴天一，祁生贵，胡琳. 玉树地震敲响了青藏高原防震救灾的警钟[J]. 高原医学杂志，2014，3：
1-6.

[24] 社论. 共建共享健康中国[N]. 人民日报，2016-08-21（1）.

[25] 全国科学大会材料之八：在世界屋脊上努力发展科学技术事业[G]//全国科学大会文件汇编.北
京：人民出版社，1978.

[26] 本报讯. 树雄心，立壮志. 高速度发展我省科学技术事业[N]. 青海日报，1978-05-23.

[27] 黄治平. 我省高原医学科研取得重大成果[N]. 青海日报，1982-08-22.

[28] 诸国本. 青海省高原病防治研究取得进展[N]. 健康报，1980-04-24.

[29] 本报讯. 高原心脏病科研小组不畏艰险完成今年玉树考察任务[N]. 青海科技报，1980-12-12.

[30] 本报讯. 省高心所科研小组深入昆仑山进行科学考察[N]. 青海科技报，1982-01-08.

[31] 吴天一，格尔力，代廷凡，等.高原心脏病的发病调查[J]. 中华医学杂志，1983，63（2）：90-92.

[32] 赵京平，洪威. 青海省高原医学研究工作成绩可喜[N]. 健康报，1984-01-03.

[33] 本报讯. 高原病的发病调查及临床分型探讨[N]. 健康报，1984-01-29.

[34] 生欣. 我省高原心脏病研究取得重大进展[N]. 青海科技报，1984-01-07.

[35] 本报讯. 青海进行综合性高原医学考察[N]. 人民日报，1984-04-24.

[36] 李渝. 青海高原医学综合考察研究有新进展[N]. 健康报，1987-09-20.

[37] 畅福林. 中日联合进行高原医学考察[N]. 健康报，1990-08-25.

[38] 本报讯. 藏族人为何适应高原低氧[N]. 科技文摘报，1997-09-26.

[39] 王志远，胡太春. 青海省高原医学研究喜结硕果[N]. 人民日报，1993-10-11.

[40] 杨秋兰. 青海高原医学研究形成体系[N]. 健康报，1998-07-28.

[41] WARD MP. History[M]//Mountain Medicine A clinical study of cold and high altitude. London：Crosby
Lockwood Staples，1975：12-13.

[42] SIME F，PENALOZA D，RUIZ L. Bradycardia，increased cardiac output，and reversal of pulmonary
hypertension in altitude natives living at sea level[J]. Brit Heart J，1971，33：451-467.

[43] 吴天一，李万寿，王晓真，等.久居高原者重返平原后脱适应规律的生理临床研究[J]. 高原医学杂
志，1992，2：1-4.

[44] FRISANCHO AR. Functional adaptation to high altitude hypoxia[J]. Science，1975，187：313-318.

[45] VERASQUEZ T. Acquired acclimatization to sea level[M]//PAHO.Life at high altitude.Washington：Sci.
Pub，1966：58.

[46] HEATH D，WILLIAMS RD. Descent to sea level[M]//High Altitude Medicine and Pathology. Oxford：
Oxford University Press，1995：394-397.

[47] 吴天一.加强高山医学研究站的建设[J]. 青海医药杂志：高原医学专刊，1989，1：1-2.

[48] HACKETT PH. Mountain sickness[M]. New York：American Apline Club，1978.

[49] WEST JB. Pyramid laboratory[M]//High Life. A history of High Altitude Physiology and Medicine. Oxford：
Oxford University Press，1998：368-372.

[50] 沈宗濂，柳陞祺. 西藏与西藏人[M]. 北京：中国藏学出版社，2014.

[51] 图行世界编辑部.西藏[M].北京：中国旅游出版社，2014：157-161.

[52] 吴天一.民族、高原与高血压的病因学初探[J].心肺血管学报，1982，1（3）：5-6.

[53] 吴天一，汪师贞.我国部分民族及高原地区高血压调查的综合报道[J].中华心血管病杂志，1984，12（1）：1-4.

[54] 张彦博，吴天一，杨之.高原医学综合考察论文汇编[G].西宁：青海省卫生厅，2004.

[55] 吴天一.高原红细胞增多症82例分析[J].中华血液学杂志，1979，3（3）：27-30.

[56] 吴天一，张琪，李贵兰，等.高原红细胞增多症发病影响因素的探讨[J].中华血液学杂志，1987，8（6）：336-339.

[57] WU TY，WANG XQ，WEI CY，et al. Hemoglobin levels in Qinghai-Tibet：different effects of gender for Tibetans vs. Han[J]. J Appl Physiol，2005，98：598-604.

[58] 吴天一.青藏铁路建设对高原医学的挑战[M]//中国科学技术前沿：第10卷.北京：高等教育出版社，2007：51-8.

[59] WU TY，DING SQ，LIU JL，et al. Reduced incidence and severity of acute mountain sickness in Qinghai-Tibet railroad construction workers after repeated 7-months exposures despite 5-months low altitude period[J]. High Alt Med Biol，2009，10（3）：221-232.

[60] 张世范，郭远明，高炜，等.高海拔地区急性呼吸窘迫综合征诊断标准《试行草案》[J].高原医学杂志，2000，10（2）：1-3.

[61] BHANDARI S，ZHANG X，CUI C，et al. Sherpas share genetic variations with Tibetans for high-altitude adaptation[J]. Mol Genet Genom Med，2015，5：76-84.

[62] BHANDARI S，ZHANG X，CUI C，et al. Genetic evidence of a recent Tibetan ancestry to Sherpas in the Himalayan region[J]. Scientific Reports，2015，5：16249.

[63] PENG Y，YANG Z，ZHANG H，et al. Genetic variations in Tibetan populations and high-altitude adaptation at the Himalayas[J]. Mol Bio Evol，2011，28：1075-1081.

[64] ZHENG W，HE Y，CUI C，et al. EP300 contributes to high altitude adaptation of Tibetans by regulating nitric oxide production[J]. Zoological Research，2017，38（3）：163-170.

[65] GUO Y，HE Y，CUI C，et al. GCH 1 plays a role in the high altitude adaptation of Tibetans[J]. Zoological Research，2017，38（3）：155-162.

[66] QI X，CUI C，PENG Y，et al. Genetic evidence of Paleolithic colonization and Neolithic expansion of modern humans on the Tibetan Plateau[J]. Mol Biol Evol，2013，30：1761-1778.

[67] QI X，CUI C，OUZHULUOBU，et al. Prehistoric colonization and demographic history of modern humans on the Tibetan Plateau[M]//Encyclopedia of Life Sciences(eLS). Newark，NJ：John Wiley & Sons，Ltd，2014：1-10.

[68] YANG DY，PENG Y，OUZHULUOBU，et al. *HMOX*2 functions as a modifier gene for high-altitude adaptation in Tibetans[J]. Human Mutation，2016，37：216-223.

[69] WU TY，LIU FY，WEI CY，et al. Hematological parameters in high altitude residents：Tibetan natives versus Han migrants[J]. Chin J Appl Physiol，2014，30：516-525.

[70] ZHANG H, HE Y, CUI C, et al. Cross-altitude analysis suggests an elevation turning point of 4 500 m for polycythemia incidence in Tibetans[J]. Am J Hematol, 2017, 92 (9): 552-554.

[71] XIANG K, OUZHULUOBU, PENG Y, et al. Identification of a Tibetan-specific mutation in the hypoxic gene *EGLN*1 and its contribution to high-altitude adaptation[J]. Mol Biol Evol, 2013, 30: 1889-1898.

[72] PENG Y, CUI C, HE Y, et al. Down-regulation of *EPAS*1 transcription and genetic adaptation of Tibetans to high-altitude hypoxia[J]. Mol Biol Evol, 2017, 34: 818-830.

[73] WU TY, DING SQ, ZHANG SL, et al. Altitude illness in Qinghai-Tibet railway passengers[J]. High Alt Med Biol, 2010, 11 (3): 189-198.

[74] 刘凤云, 马岚, 胡琳, 等. 慢性低氧时牦牛和迁饲黄牛颈动脉体组织形态的比较研究[J]. 解剖学报, 2017, 48 (1): 70-77.

[75] 吴天一, 刘凤云, 马岚. 青藏高原牦牛颈动脉体研究[J]. 高原科学研究, 1 (1): 67-75.

[76] WU TY, ZHANG YB, BAI ZQ, et al. Expedition to Mt. Animaqin, 1990 physiological and medical studies at great altitudes[M]//UEDA G, REEVES JT, SEKIGUCHI M. High-altitude Medicine. Matsumoto: Shinshu University Press, 1992: 14-417.

[77] ISHIZAKI T, SAKAI A, KOIZUMI T, et al. Blunted effect of the Kv channel inhibitor on pulmonary circulation in Tibetan sheep: A model for studying hypoxia and pulmonary artery pressure regulation[J]. Respirology, 2004, 9: 125-129.

[78] ISHIZAKI T, KOIZUMI T, RUAN ZH, et al. Nitric oxide inhibitor altitude-dependently elevates pulmonary arterial pressure in high-altitude adapted yaks[J/OL]. Respir Physiol Neurobiol, 2005, 146 (2-3): 225-230[2005-04-15].https://www.sciencedirect.com/science/article/pii/S1569904804003313. DOI: 1016/j.resp. 2004.12.002.

[79] PLYWACZWSKI R, WU TY, WANG XQ, et al. Sleep structure and periodic breathing in Tibetans and Han at simulated altitude of 5 000 m[J]. Rspir Physiol Neurobiol, 2003, 136: 187-197.

[80] WU TY, PLYWACZWSKI R, WANG XQ, et al. Periodic breathing and arterial blood oxygenation in Tibetans and Han at a simulated altitude of 5 000 m[J]. High Alt Med Biol, 2004, 5: 274.

[81] SANDERS S, FAN M. Advances in High Altitude Medicine and Hypoxic Physiology in China[J/OL]. Science, 2012, 338 (6113): 1485[2012-12-14].http://science.sciencemag.org/content/338/6113/1485.3.DOI: 10.1126/science.338.6113.1485-c.

[82] 初卫华. 我国高原医学研究任务紧迫而艰巨[N]. 健康报, 1988-09-06.

[83] 新华社. 青海成立高原心脏病研究所[N]. 人民日报, 1979-02-19.

[84] 鹏程. 我省高原医学研究取得突破性进展[N]. 青海日报, 1987-12-11.

[85] 本报讯. 省高原医科所研究成果令人瞩目[N]. 青海日报, 1989-06-19.

[86] 本报讯. 我省高原医学研究取得新进展[N]. 青海日报, 1995-09-27.

[87] 乌克清. 西藏重视高原医学和藏医学研究[N]. 健康报, 1990-04-03.

[88] 王健鹏. 西藏高山病研究所最近成立[N]. 健康报, 1989-09-05.

[89] 吴天一. 努力走出我国高原医学的创新之路[J]. 高原医学杂志, 2009, 19 (1): 1.

[90] WU TY. Life on the high Tibetan plateau[J]. High Alt Med Biol，2004，5：1-2.

[91] 吴天一. 中国高原医学：世界屋脊上的奇葩[J]. 高原医学杂志，2009，19（3）：2.

[92] WU TY. High-altitude medical research in China：Importance and relevance[J]. Science，2012，Sponsored Suppl：3.

[93] LESHNER A. Research atop the roof of the world[J]. Science，2012，Sponsored Suppl：4.

[94] WEST JB. High altitude medicine and biology in China[J]. High Alt Med Boil，2015，16（1）：1.

附录一

我国高原病命名、分型及诊断标准英译本介绍

我国 1995 年建立的中华医学会关于高原病命名、分型及诊断标准在实施的 20 年中，证明其较完整、科学地概括了高原病，对统一我国在高原病流行病学、临床学及病理生理学的研究中起到了重要的作用。随着科学的发展及认识的深化，对 CMS 又有了进一步的创新，建立了量化记分系统，对其他的一些分型也起着重要的指导作用。

这一标准原已向国际介绍，其后引起美国《高原医学及生物学杂志》（*High Altitude Medicine and Biology*）主编 John B. West 教授的关注，他指出我国 1995 年中华医学会关于中国高原病命名、分型及诊断标准，十分系统，很有特色，一定会引起国际高原医学学者的浓厚兴趣和互相交流，希望能翻译成英文加以介绍。吴天一教授和加州大学袁小健教授完成了这一译本，由 John B. West 加以标注后将此英译本在 2010 年第 2 期 *High Alt Med Biol* 上发表。正好，国内一些同道提出，在国际发表论文时，需要引用我国的高原病诊断标准，提供一个较标准的英译本作为统一使用实属必要。这一中国标准英译本的发行，对于国际上了解中国对高原病的认识必将有很大的促进。

英译本全文内容如下：

The Nomenclature, Classification and Diagnostic Criteria of High Altitude Disease in China

Guideline of the Third Chinese National Symposium on High Altitude Medicine, Chinese Medical Association, September, 1995.

High altitude disease (HAD) is an idiopathic disease occurred in a hypoxic environment of high altitude. Hypobaric hypoxia in high altitude is the major cause of the disease. The pathogenic mechanisms of the disease involve hypoxia-mediated pathophysiological changes, while the clinical signs and symptoms are also related to the severity of the pathophysiological changes. Once being taken away from the high altitude or hypoxic environment, patients' signs and symptoms can be significantly improved. HAD can be divided into two categories based on the disease course：acute and chronic HAD. Furthermore, HAD can be clinically classified into different phenotypes based on the tissues, organs and/or systems that are affected by hypoxia. Owing to the geographic environment of high altitude related to the disease in China, the nomenclature is basically started with "high altitude" followed by the name of the disease (i.e. high altitude XX disease). According to the International Classification of Disease act (Geneva, WHO, 1997), "disease" is used at the end in all nomenclature.

Nomenclature and Classification of High Altitude Disease (HAD)

1. Acute high altitude disease (AHAD)

1.1 Mild type.

1.1.1 Acute mild high altitude disease (AMHAD)

1.2 Severe type.

1.2.1 High altitude pulmonary edema (HAPE)

1.2.2 High altitude cerebral edema (HACE)

2. Chronic high altitude disease (CHAD)

2.1 High altitude deterioration (HADT)

2.2 High altitude polycythemia (HAPC)

2.3 High altitude heart disease (HAHD)

2.4 Chronic mountain sickness (CMS) or Monge's disease, also referred to as mixed type CHAD

Clinical Diagnostic Criteria of High Altitude Disease (HAD)

1. Diagnostic criteria and scoring system of acute mild high altitude disease (AMHAD)

Table 1 shows the questionnaire scoring system used to classify the disease based on the severity of symptoms. Table 2 shows the degree and grade based on the severity of the disease.

2. Diagnostic criteria of high altitude pulmonary edema (HAPE)

2.1 Field (or on site) diagnosis

2.1.1 Cause of the disease: Recent arrival at high altitude area (A recent gain in high altitude) (generally, $\geqslant 3\,000$ m above sea level)

2.1.2 Symptoms: dyspnea at rest, chest distress, cough with white or pinkish froth sputum, fatigue, asthenia or decreased capacity of activities.

2.1.3 Signs: moist rales or wheezing in one or both lung fields, central cyanosis, tachycardia, and tachypnea.

The final diagnosis of HAPE should include at least two of the symptoms and signs mentioned above.

2.2 Clinical diagnostic criteria

2.2.1 Recent arrival at high altitude area (A recent gain in high altitude) (generally, $\geqslant$ 3 000 m above sea level), dyspnea at rest, cough with white or pinkish froth sputum.

2.2.2 Central cyanosis, pulmonary moist rales.

2.2.3 Chest X-ray is the major criteria for diagnosis. Patients often have patchy or "cloudy" infiltrate shadow centered on the hila and radiated to one or two sides of lung fields. The opacification in the lung is often diffused and irregular，but can also be diffused into an enlarged shadow. Cardiac imagine is often normal, but can show changes indicative of pulmonary hypertension and right heart enlargement.

2.2.4 The diagnosis requires exclusion of acute myocardial infarction, acute cardiac failure due to heart disease, pneumonia and other cardiopulmonary diseases on the basis of clinical examination and ECG.

2.2.5 Prompt improvement of the signs and symptoms after resting in bed and oxygen therapy, or after descending to low altitude. Disappearance of X-ray abnormalities within a short period of time.

3.　Diagnostic criteria of high altitude cerebral edema (HACE)

3.1 Field (or on site) diagnosis

3.1.1 Recent arrival at high altitude area (A recent gain in high altitude) (generally, $\geqslant$ 3 000 m above sea level); patients often had severe AMAD prior to HACE.

3.1.2 The presence of mental status changes and/or ataxia in a person with AMAD, or the concurrent presence of mental status changes and ataxia in a person without AMAD (The changes in mental status are graded, according to the severity, into apathy, lethargy or lassitude, disorientation or confusion, stupor or semiconscious, and coma. The severity of ataxia can be determined on the basis of the following signs and symptoms: loss control of balance, unable to walk straight or step off line, falling, and unable to stand).

3.2 Clinical diagnostic criteria

3.2.1 Recent arrival at high altitude (A recent gain in high altitude) (generally, $\geqslant$ 3 000 m above sea level).

3.2.2 Neurological and mental (psychological) symptoms: severe headache, vomiting, apathy, mental depression or euphoria and polylogia, dysphoria, staggering (or reeling) gait, ataxia (Romberg sign positive). It is then followed by mental confusion, haziness, drowsiness or somnolence, and coma; or become coma directly. Physical incapacity, the signs and symptoms due to meningeal irritation and/or positive pyramidal sign may occur as well.

3.2.3 Ocular fundus: may have papilledema and/or retinal hemorrhage.

3.2.4 Cerebrospinal fluid (CSF): Increased pressure, no change in cells and protein. On rare occasions, blood or red blood cells are present in CSF.

3.2.5 Exclude the possibility of acute cerebral vascular disease, acute toxic effect of medication and acute poisoning of carbon monoxide, epilepsy, meningitis, and central nervous system infection.

3.2.6 Prompt improvement of the signs and symptoms after treatment with oxygen, diuretics, and steroid, or descending to low altitude.

4. Diagnostic criteria of high altitude deterioration (HADT)

4.1 It occurs in (Han Chinese) immigrated who live in an altitude of $\geq 3\,000$ m above sea level for a long time, and in climbers who live in high altitude (>5 000 m above sea level) for a long time.

4.2 Mental deterioration is characterized by headache, dizziness, difficulty sleeping (insomnia), hypomnexia, hypoprosexia, decreased capability of thinking and judgment, emotional lability, and apathy.

4.3 Physical deterioration is characterized by anorexia, weight loss, fatigue, decreased working capacity, sexual disorders (dysfunction), and irregular menstruation.

4.4 Concomitant signs and symptoms include hypotension, hair loss, odontoptosis, umbilicated finger nails (nail pitting), intermittent edema, and slightly enlarged liver.

4.5 No erythrocytosis and significant pulmonary hypertension.

4.6 Course of the disease varies along time, which is characterized by undulatory changes in signs and symptoms, but gradually becomes severe, followed by sustained and progressive deterioration. The signs and symptoms are gradually improved or disappeared when patients are transferred to the low altitude or sea level area.

5. Diagnostic criteria of high altitude polycythemia (HAPC)

5.1 It occurs mostly in (Han Chinese) immigrants who live in the altitude of $\geq 3\,000$ m; some (Tibetan) inhabitants can also develop HAPC. The disease develops slowly (the course of the disease is considered chronic).

5.2 Clinical manifestation: The common signs and symptoms include headache, dizziness, fatigue, difficulty sleeping (insomnia), cyanosis, conjunctival congestion, and violet red color of skin (i.e. common signs and symptoms for patients with hematological diseases).

5.3 Laboratory hematological findings: The diagnosis should include the following three parameters: RBC $\geq 6.5 \times 10^{12}$/L, Hb ≥ 200 g/L, and Hct $\geq 65\%$.

5.4 Exclude polycythemia vera and other causes of secondary polycythemia.

5.5 The signs and symptoms are gradually improved and the values of RBC, Hb and Hct are gradually normalized when patients are transferred to low altitude.

6. Diagnostic criteria of high altitude heart disease (HAHD)

6.1 Diagnostic criteria of pediatric HAHD

6.1.1 It occurs mostly in (Han Chinese) infants or children at an altitude of $\geq 3\,000$ m; a few susceptible individuals who live at an altitude of approximately 2 500 m can also develop the disease.

6.1.2 It commonly occurs in infants born at high altitude, whose parents are sea-level residents immigrated to high altitude, and in infants born at sea level and then immigrated to high altitude. Occasionally, a few life-time inhabitant infants in high altitude can also develop the disease.

6.1.3 The most susceptible pediatric patients are under the age of 2 years, while children at any age can develop the disease. The course of the disease is considered subacute, which usually takes weeks to months.

6.1.4 The prominent clinical manifestations are dyspnea, cyanosis, and congestive heart failure, accompanied by pulmonary arterial hypertension and severe right heart enlargement (or right ventricular hypertrophy) (based on the evidence obtained from the following examination results: ECG, echocardiography, Chest X-ray, and right heart catheterization; the final diagnosis of pediatric HAHD should have at least two positive results from these examinations).

6.1.5 Rule out other heart diseases, such as pericarditis, myocarditis, congenital heart disease, rheumatic heart disease, etc.

6.1.6 The signs and symptoms are significant improved after descending to low altitude.

6.2　Diagnostic criteria of adult HAHD

6.2.1 It occurs in high altitude, generally at $\geqslant$ 3 000 m above sea level. The condition is more prevalent in (Han Chinese) immigrants than in life-time inhabitants in high altitude.

6.2.2 The prominent clinical manifestation include: palpitations, breathlessness, dyspnea, weakness, cough, cyanosis, and P2 accentuation and splitting (accentuated and split pulmonic second sound). The patients with severe HAHD may also have the signs and symptoms of right heart failure, such as oliguria, hepatomegary, peripheral edema, ascites, etc.

6.2.3 Pulmonary arterial hypertension is characterized by the following features: a. ECG (right axis deviation of QRS and marked right ventricular hypertrophy); b. Echocardiography (outflow tract of right ventricle is $\geqslant$ 33 mm and internal diameter of right ventricle is $\geqslant$ 23 mm); c. Chest X-ray (the diameter of the right descending pulmonary artery is $\geqslant$ 17 mm and/or the ratio of the diameter of the right descending pulmonary artery and the diameter of trachea is $\leqslant$ 1.10); and d. Cardiac catheterization (mean pulmonary arterial pressure is $\geqslant$ 3.33 kPa or 25 mmHg). If pulmonary arterial pressure is not measured, the diagnosis has to be based on the positive results obtained from at least two of the above-mentioned examinations.

6.2.4 Rule out other heart disease, especially chronic obstructive pulmonary disease (COPD) and cor pulmonale.

6.2.5 The signs and symptoms are gradually improved and pulmonary hypertension and cardiac abnormalities are gradually normalized after descending to low altitude or sea level.

7.　Clinical diagnostic criteria of mixed type of chronic high altitude disease, i.e. chronic mountain sickness (CMS) or Monge's disease

7.1 It mainly occurs in sea-level immigrants who live at an altitude of $\geqslant 3\,000$ m for a long time; some life-time inhabitants in high altitude can also develop the disease. The patients usually acclimatized to high altitude for a short period of time, and then gradually developed the disease. The course of the disease is considered chronic.

7.2 No other cardiopulmonary diseases and pneumoconiosis.

7.3 The prominent clinical manifestations are the sum of the signs and symptoms of those with HAPC and HAHD

7.4 Accord with the diagnostic criteria for pulmonary hypertension in patients with HAHD.

7.5 Accord with the hematological criteria as indicated for diagnosis of HAPC.

7.6 The signs and symptoms are gradually improved after descending to low altitude or sea level.

Table 1   Assessment of the Degree and Score of AMAD

Symptoms	Degree	Score
Headache		
1.No headache, no suffering expression, no effect on daily activity.	$\pm$	1
2.Mild headache with suffering expression; obvious improvement of headache after taking regular analgesic medicine; no effect on daily activity.	+	2
3.Moderate headache with suffering expression; slight improvement of headache after taking regular analgesic medicine; daily activity is affected.	++	4
4.Severe and unbearable headache; lie in bed and cannot get up; no effect of regular analgesic medication.	+++	7
Vomiting		
1.Vomiting 1 ～ 2 times a day; vomit contains only intake food, obvious improvement with regular anti-vomit medication; no effect on daily activity.	+	2
2.Vomiting 3 ～ 4 times a day; final vomit contains gastric juice; slight improvement with anti-vomit medication; daily activity is affected.	++	4
3.Vomiting more than 5 times a day; must lie in bed and cannot get up, no improvement with regular anti-vomit medication.	+++	7
Other		
Dizziness/lightheadedness, nausea, palpitation, short breath, chest distress, dazzling/blurred vision, sleeplessness（insomnia）, anorexia, abdominal distension, diarrhea, constipation, cyanosis of the lips, lethargy, and numbness of the extremities.		1 point each

Table 2 Assessment of the Severity and Grade of AMHAD

Degree	Score/Grade
Normal (±)	Total score of 1 ~ 4 points
Mild (+)	Headache (+), or vomiting (+); or total score of 5 ~ 10 points
Moderate (++)	Headache (++) , or vomiting (++); or total score of 11 ~ 16 points
Severe (+++)	Headache (+++), or vomiting (+++); or total score of ≥ 16 points

附录二

请参见原文《慢性高原病青海记分系统》

ISMM Consensus Statement on International Diagnostic Criteria of CMS The Qinghai CMS Score

HIGH ALTITUDE MEDICINE & BIOLOGY
Volume 6，Number 2，2005
©Mary Ann Liebert，Inc.

Consensus Statement on Chronic and Subacute

High Altitude Diseases

FABIOLA LEON-VELARDE，MARCO MAGGIORINI，JOHN T. REEVES，
ALMAZ ALDASHEV，INGRID ASMUS，LUCIANO BERNARDI，RI-LI GE，
PETER HACKETT，TOSHIO KOBAYASHI，LORNA G. MOORE，DANTE PENALOZA，
JEAN-PAUL RICHALET，ROBERT ROACH，TIANYI WU，ENRIQUE VARGAS，
GUSTAVO ZUBIETA-CASTILLO and GUSTAVO ZUBIETA-CALLEJA

CHRONIC MOUNTAIN SICKNESS（CMS）OR MONGE'S DISEASE

Historical terms
High altitude excessive polycythemia or erythrocytosis，excessive erythrocytosis，high altitude pathologic erythrocytosis.

Definition of the disease

A clinical syndrome that occurs to natives or long–life residents above 2 500 m. It is characterized by excessive erythrocytosis（females Hb ≥ 19 g/dL; males Hb ≥ 21 g/dL）, severe hypoxemia and in some cases moderate or severe pulmonary hypertension, which may evolve to cor pulmonale, leading to congestive heart failure. The clinical picture of CMS gradually disappears after descending to low altitude and reappears after returning to high altitude.

Exclusion criteria

The consensus group considers that:

i. A diagnosis of CMS should be made in persons without chronic pulmonary diseases（pulmonary emphysema, chronic bronchitis, bronchiectasis, cystic fibrosis, lung cancer, etc.）or other underlying chronic medical conditions that worsen the hypoxemia. In these cases, with increased risk of developing excessive erythrocytosis secondary to hypoxemia, a diagnosis of secondary CMS is pertinent. Normal respiratory function should be confirmed by lung function tests.

ii. Persons living below an altitude of 2 500 m are excluded from the diagnosis of CMS.

Diagnosis of the disease

Clinical symptoms. Headache, dizziness, breathlessness and/or palpitations, sleep disturbance, fatigue, localized cyanosis, burning in the palms of the hands and soles of the feet and dilatation of the veins, muscle and joint pain, loss of appetite, lack of mental concentration and alterations of memory.

Clinical signs. Excessive erythrocytosis（females Hb ≥ 19 g/dL; males Hb ≥ 21 g/dL）, severe hypoxemia, pulmonary hypertension（as defined in the high altitude pulmonary hypertension section, not mandatory）and heart failure （not mandatory）.

The Qinghai CMS score

The Qinghai score has been designed to assess CMS severity and to compare CMS cases within and among different countries in the world. It is based on the following symptoms and the Hb at the altitude of residence:

Breathlessness and/or palpitations

    0 No breathlessness / palpitations

    1 Mild breathlessness / palpitations

    2 Moderate breathlessness / palpitations

    3 Severe breathlessness / palpitations

Sleep disturbance

    0 Slept as well as usual

    1 Did not sleep as well as usual

    2 Woke many times, poor night's sleep

    3 Could not sleep at all

Cyanosis

    0 No cyanosis

    1 Mild cyanosis

    2 Moderate cyanosis

    3 Severe cyanosis

Dilatation of veins

    0 No dilatation of veins

    1 Mild dilatation of veins

    2 Moderate dilatation of veins

    3 Severe dilatation of veins

Paresthesia

    0 Paresthesia

    1 Mild paresthesia

    2 Moderate paresthesia

    3 Severe paresthesia

Headache

    0 No headache

    1 Mild headache symptoms

    2 Moderate headache

    3 Severe headache, incapacitating

Tinnitus

    0 No tinnitus

    1 Mild tinnitus

    2 Moderate tinnitus

    3 Severe tinnitus

Hb

Males: 18 g/dL < Hb < 21 g/dL; score = 0

    Hb ≥ 21g/dL; score = 3

（León-Velarde et al, 1993; Monge C. C. et al, 1992）

Females：16 g/dL < Hb < 19 g/dL；score = 0

Hb ≥ 19 g/dL；score = 3

（León-Velarde et al，1997；León-Velarde et al，2001）

According to the sum of points given for each symptom and the Hb，CMS is defined as follow（Wu et al，1997；Wu et al，1998）：

Absent score = 0 ~ 5

Mild score = 6 ~ 10

Moderate score = 11 ~ 14

Severe score > 15

参 考 文 献

[1] LEON-VELARDE F, ARREGUI A, MONGE CC, et al. Aging at high altitude and the risk of chronic mountain sickness[J]. J Wilderness Med, 1993, 4: 183-188.

[2] MONGE CC, ARREGUI A, LEON-VELARDE F. Pathophysiology and epidemiology of chronic mountain sickness[J]. Int J Sports Med, 1992, 13: 79-81.

[3] WU TY, CHEN QH, LI WS, et al. The study of diagnostic criteria of chronic mountain sickness[J]. Chin High Alt Med, 1997, 7: 1-6.

[4] WU TY, LI W, WEI Y, et al. A preliminary study on the diagnosis of chronic mountain sickness in Tibetan population[C]//OHNO H, KOBAYASHI T, MASUYAMA S, et al. Press Committee of the 3rd World Congress on Mountain Medicine and High Altitude Physiology. Matsumoto: [s.n.], 1998: 337-342.

[5] WU TY, MIAO CY, LIN C, et al. Altitude illness in children on the Tibetan plateau[C]//OHNO H, KOBAYASHI T, MASUYAMA S, et al. Press Committee of the 3rd World Congress on Mountain Medicine and High Altitude Physiology. Matsumoto: [s.n.], 1998: 195-200.

附录三

女性到高原

（为第 24 篇第 80 章的附录）

国际高山及登山协会（UIAA）医学专家委员会 2005 年提出了妇女到高原有关医学问题的共识（UIAA CONSENSUS PAPER OF THE UIAA MEDICAL COMMISSION VOL：2 Women Going to Altitude）[1]，值得介绍，我国目前尚无这一规范，故可对女性到高原的相关注意事项加以参考实施。

女性到高原是一个特殊问题，但有关资料难以获得。故本推荐的内容主要涉及妇女登山时的一些指导意见。以下为重点择录部分。

女性 AMS 的诊断是按成人 AMS 的诊断标准，并无特殊之处。

女性到高原旅游观光或参与登山活动时，应对其生理状况区分为是非妊娠或妊娠。本规范根据所获得的科学资料加以阐述，希望能对医生、保健人员及短期到高原的女性（数日至数月）有所补益。

一、非妊娠期女性到高原的问题

（1）在 AMS 发病率上男、女并无差别 [2,3]。

（2）HAPE 的发病率女性似较男性为低 [4-6]。

（3）周围水肿的发病率女性高于男性 [7,8]。

（4）尽管在海平面，孕酮可使通气增加及低氧通气反应增强，但在高原习服过程，男、女通气并无明显差异 [9-11]。

（5）AMS 的发病率并不明显受月经期的影响 [12-14]。

（6）目前尚无有关女性 HAPE 发病率的报道。

（7）月经：在向高原攀登的过程中，有许多重要因素，这些因素也常可相互作用（运送装备、运动、寒冷、体重减轻等），影响到月经 [15]。

（8）补铁：在特高海拔如缺铁则会影响高原习服，因此对缺铁者在进入高原前应予以补铁，其指标是肠铁蛋白（ferritin）降低[16]。

二、妊娠期女性到高原的问题

（一）一般指导

（1）由于在旅行中医药条件的有限性和到高原可能的危险因素，故需要时应有医学和妇产方面的协助。

（2）注意在妊娠期时一些传染病（如腹泻、疟疾、肝炎）是特别严重的。

（3）某些药物对防治传染病有效（常用抗疟药，如奎宁类、磺胺类），但对妊娠女性是禁忌的[17]。

（4）妊娠和高原均可导致高通气，可以经呼吸道脱水，故保持获取充分的水很重要，特别是在高原的低湿度下[18]。

（二）高原病

（1）AMS 发病率在妊娠与非妊娠女性间并无差别[18]。

（2）女性在妊娠前 3 个月到高原，应用乙酰唑胺或其他磺胺类药物为禁忌证，因在实验动物中观察到可发生胎儿先天畸形[19,20]，在妊娠后 36 w 则观察到易增加发生新生儿黄疸的危险性[21,22]。

（三）妊娠 20 周后去高原的禁忌证

（1）慢性高血压或其他可导致增加先兆子痫的危险因素。

（2）先兆子痫。

（3）胎盘功能受损（超声诊断有部分剥离，有凝块形成）。

（4）宫内发育受限。

（5）母亲患有心、肺疾患。

（6）贫血。

（7）吸烟。

三、对登山女性的提示

（1）应穿戴带有拉链的衣服以保证其安全，在寒冷环境中便于大、小便。

（2）应备一个带拉链的袋子或一个大开口的瓶子，用于在帐房内大、小便。此外，女性也可于立位小便，用一种长塑料管放置于会阴前部，连接于一个圆锥形的罐子。

（3）一些有经验的女登山者建议女性应该剃除阴毛，这可在艰巨的登山过程中保持月经期的卫生。

（4）做好治疗尿路感染、阴道炎及尿失禁的准备。预防性病的最佳方法是戴避孕套，而不是应用其他任何方法。

（原文附有大量参考文献，在此摘录的为主要相关文献。）

参 考 文 献

[1] DOMINIQUE J, LEAL J, KRIEMLER S, et al. Medical recommendation for women going to altitude[J]. High Alt Med Biol, 2005, 6（1）: 22-31.

[2] HACKETT PH, RENNIE D, LEVINE HD. The incidence, importance, and prophylaxis of acute mountain sickness[J]. Lancet, 1976, 2: 1149-1156.

[3] MAGGIORINE M, BUHLER B, WALTER M, et al. Prevalence of acute mountain sickness in the Swiss Alps[J]. BMJ, 1990, 301: 853-855.

[4] HULTGREN HN, HONIGMAN B, THEIS K, et al. High altitude pulmonary edema at a ski resort[J]. West J Med, 1996, 64: 222-227.

[5] SOPHOCLES AM. High-altitude pulmonary edema in Vail, Colorado, 1975—1982[J]. West J Med, 1986, 144: 569-573.

[6] HOCHSTRASSER J, NANZER A, OELZ O. Das Hohenodem in den Schweizer Alpen. Beobachtungen uber Inzidenz, Klink und Averlauf bei 50 patienten der Jahre 1980—1984[J]. Schweiz. Med Wochenschr, 1986, 116: 866-873.

[7] HACKETT PH, RENNIE D. Rales, peripheral edema, retinal hemorrhage and acute mountain sickness[J]. Am J Med, 1979, 67: 214-218.

[8] RICHARET JP, CLOUX E, RATHAT C, et al. Influence of gender on sesceptibility to AMS[J]. Acta Andina, 1996, 5（2）: 71.

[9] TAKANO K. Reflex hypoxic drive to respiration during the menstrual cycle[J]. Respir Physiol, 1984, 56: 229-235.

[10] MUZA SR, ROCK PB, FULCO CS, et al. Women at altitude: Influence of menstrual cycle phase on ventilatory acclimatization[M]//HOUSTON CS, COATES G. Hypoxia: Women at Altitude. Burlington, VT: Queen City Printers, 1997: 1-7.

[11] MUZA SR, ROCK PB, FULCO CS, et al. Women at altitude: Ventilatory acclimatization at 4 300 m[J]. J Appl Physiol, 2001, 92（4）: 1791-1799.

[12] BEIDLEMAN BA, ROCK PB, MUZA SR, et al. Menstrual cycle phase does not affect work performance at sea level and 4 300 m（Abst.）[M]//SUTTON JR, HOUSTON CS, COATES C. Hypoxia and the Brain. Burlington, VT: Queen City Printers, 1995: 314

[13] SANDOVAL D, MAES D, LIUM D, et al. Women, exercice, and acute mountain sickness[M]//HOUSTON CS, COATES G. Hypoxia: Women at Altitude. Burlington, VT: Queen City Printers, 1997: 42-52.

[14] ZAMUDIO S, REEVES JT, BUTTERFIELD G, et al. Women at altitude: Ovarian steroid hormones,

volume regulatory hormones and plasma volume during acclimatization to 4 300 m[M]//HOUSTON CS, COATES G. Hypoxia：Women at Altitude. Burlington，VT：Queen City Printers，1997：35-41.

[15] GREFF AF. Cycle menstrual et activite sportive[M]//CREFF AF，CANU MF. La femme et le sport. MParis：asson，1982：4-53.

[16] RICHALET JP，SOUBERBIELLE JC，ABTEZANA AM，et al. Control of erythropoiesis in humans during prolonged exposure to the altitude of 6 542 m[J]. Am J Physiol，1994，266：756-746.

[17] BARRY M，BIA F. Pregnancy and travel[J]. JAMA，1989，261：728-731.

[18] NIERMEYER S. The pregnant altitude visitor[J]. Adv Exp Med Biol，1999，474：65-77.

[19] SCOTT WJ，DUGGAN CA，SCHREINER CM，et al. Reduction of embryonic intracellular pH：a potential mechanism of acetazolamide-induced limb malformations[J]. Toxicol Appl Pharmacol，1990，103（2）：238-254.

[20] SANDERS DD，STEPHENS TD. Review of drug induced limb defects in mammals[J]. Teratology，1998，44（3）：335-354.

[21] BROWN AK，CEVIK N. Hemolysis and jaundice in the newborn following material treatment with sulfamethoxyphridazine（Kynex）[J]. Pediatrics，1965，36（5）：742-744.

[22] NOTARIANNI LJ. Plasma protein binding of drugs in pregnancy and in neonates Clin[J]. Pharmacokinet，1990，18（1）：20-36.

附录四

关于儿童急性高山病诊断和治疗的国际共识

（为第 21 篇第 82 章的附录）

由于近 20 年来大量儿童进入世界各地的高山（高原）地区，AMS 的发病率很高，儿童一旦发生急性高山病，将可能危及生命。而儿童与成人不同，处于生理发育阶段，婴幼儿（1 岁以内）及语前儿童（3 岁以前）难以正确表达自己发生的症状，给诊断造成极大困难。待到 8 岁以后至青少年期始能自我比较明确地反映临床病状。因此，对儿童，特别是语前儿童如何正确判断其高山病的症状体征，如何做出正确的诊断，是一个与成人不同的特殊问题，已经引起国际高原医学界的高度关注。

据此，近年来国际上有 2 个主要的儿童高山病诊断及防治的专家委员会共识，有必要分别加以介绍。

第 1 个是由国际高山医学协会（ISMM）2001 年组织国际专家达成的共识[1]。它凝聚了 10 个国家的 24 名知名专家，由著名高原儿科学专家、英国牛津大学儿科系教授安德鲁·J. 波拉德（Andrew J. Pollard）教授和美国科罗拉多大学健康科学中心儿科医院的苏珊·尼米尔（Susan Niermeyer）教授领衔，于 2001 年 3 月在加拿大嘉斯佩公园召开的国际低氧讨论会（The Jasper Park Hypoxia Symposium，2001）上在经讨论达成的共识，被称为儿童路易斯湖急性高山病症状记分系统（Acute mountain sickness：Children Lake Louise Scoring System，AMS CLLSS）。

其特点是：①将幼儿不明原因的哭闹及哭闹强度作为重要判定指标；②小儿的进食情况；③小儿的睡眠情况。用以上三大判定指标作为儿童急性高山病的诊断定性及定量依据。这是当前应用最广泛的标准，因加以熟悉。

第 2 个是国际高山及登山医学联合会（UIAA）2008 年达成的专家共识[2]。其特点为：①建立了 4 ~ 11 岁儿童的校正 AMS CLLSS 系统；②建立了语前儿童 CLLSS 评分表；③确定了儿童诊断高山病的其他条件；④制定了儿童高山病（AMS，HAPE，HACE）防治指南。与 CLLSS 相比，UIAA 另有实践发展和特色，可供借鉴。

现以附录形式将以上 2 个译文公布于下（见附录五及附录六），并保持原文章风格及参考文献（有关引证作者在文内均标出），以供参考和应用。

此外，近年来尚有其他有关儿童高山病诊断和防治的重要文献，重点在对不同年龄段的儿童高山病的诊断程序及方法，特介绍以下几篇有关研究。

（1）著名高原儿科专家美国科罗拉多大学健康科学中心的迈克尔·亚伦（Michael Yaron）教授领衔的研究，目的是为了更好地理解及实践对语前儿童急性高山病的诊断。这项研究将儿童的 AMS 症状评分做了修正[3]。以小儿易怒评分取代了成人诊断 AMS 的关键症状——头痛。又将儿童食欲（E）、活动量（P）及睡眠状况（S）作为重要指标。将儿童症状的总评分合计为 PSSS。所有这些是由小儿的父母来完成的。

$$CLLSS=FS+PPS（E+P+S）。$$

（2）Yaron 等的另一篇研究是关于语前儿童急性高山病诊断评价及发病率的报道[4]，其方法学、设计、资料分析及讨论均很完备，值得我们做类似科研或调查时借鉴。

（3）由英国伯明翰大学医学登山协会（The Birmingham Medical Research Expeditionary Society）等撰写的"青少年 AMS 自我评价"提出儿童对 AMS 的症状易感，所以其发病率可能高于成人，但随着年龄增长，AMS 的发病率趋于下降。青少年 AMS 的诊断可完全应用成人标准[5]。

（4）同时推荐另外几篇值得参考的有关儿童在高原的学术论文，涉及婴幼儿及语前儿童从平原到中度高原时的一系列生理反应[6]；对 4 ~ 11 岁儿童采用儿童 CLLS 时的语言应用的症状问答及计算得分[7]；带婴幼儿上高原时如何对高原病加以记录[8]；与儿童共去高原旅游时对临床医生的指导[9]。对这几篇论文不再翻译，请自查考，或参考吴天一主编的《高原病诊断、预防和治疗指南》一书，有全部内容[10]。

尽管如此，目前尚无诊断儿童急性高原病的"金标准"，有待进一步通过实践对标准加以完善，特别应建立适合中国青藏高原实情的我国标准。

参 考 文 献

[1] Pollard A，Niermeyer S，Barry P，et al. Children at high altitude：An International Consensus Statement by an Ad Hoc Committee of the International Society for Mountain Medicine，March，122 001[J]. High Alt Med Biol，2001，2（3）：389-403.

[2] Meijer HJ，Jean D. The International Mountaineering and Climbing Federation （Union Internationae des Associations D' Alpinisme）：Consensus Statement of the UIAA Medical Commission. Vol：9 Children at Altitude[J]. UIAA Medical，2008：1-15.

[3] Yaron M，Waldman N，Niermeyer S，et al. The diagnosis of acute mountain sickness in preverbal children[J]. Arch Pediatr Adolest Med，1998，152：683-687.

[4] Yaron M，Niermyyer S，Lindgren KN，et al. Evaluation of diagnostic criteria and incidence of acute mountain sickness in preverbal children[J]. Wild Environ Med，2002，13：21-26.

[5] Imray CHE，Kennedy CH，Pattinson K，et al. Self-assessment of acute mountain sickness in adolescents：A pilot study[J]. Wild Environ Med，2004，15：202-206.

[6] Yaron M，Niermeyer S，Lindgren KN，et al. Physiologic response to moderate altitude exposure among infants and young children[J]. High Alt Med Biol，2003，4（1）：53-59.

[7] Andrew S，Niermeyer S，Yaron M. Language used in Lake Louise scoring system underestimates symptoms of acute mountain sickness in 4-to 11-year-old children[J]. High Alt Me Biol，2007，8（2）：124-130.

[8] Niermeyer S. Going to high altitude with a newborn infant[J]. High Alt Med Biol，2007，8（2）：117-123.

[9] Yaron M，Niermeyer S. Travel to high altitude with young children：An approach for clinicians[J]. High Alt. Med. Biol，2008，9（4）：265-269.

[10] 吴天一. 高原病的诊断、预防和治疗指南[M]. 兰州：兰州大学出版社，2012.

附录五

路易斯湖儿童急性高山病记分系统

（为第 21 篇第 82 章的附录）

儿童在高原：2001 年 3 月 12 日由国际高山医学协会（ISMM）特别委员会达成的国际共识

（Children at High Altitude: An International Consensus Statement by an Ad Hoc Committee of the International Society for Mountain Medicine，March 12，2001）

一、简介

每年有成千上万低海拔地区的儿童到高原旅游，他们的适应情况良好。这些儿童大多能轻而易举地到包括山地度假村在内的旅游胜地，尤其是到北美和欧洲旅游，少部分则旅行到遥远的高原地区的非工业化国家。此外，越来越多的孩子由于父母的职业，正在和他们的家人居住在高海拔地区。虽然对大多数儿童来说，在高原旅行中并未发生事件，但其中的一些儿童却出现了症状，这些症状可能归因于高原暴露。然而在此方面几乎没有医学、科学文献可资参考。在这里我们将收集到的病例概括了出来。

本共识涉及儿童人群中严重高山病的发病率、预防、诊断和治疗。不幸的是，对暴露到高海拔的儿童的特殊风险的研究非常少，以致大部分必需的建议在适当考虑经济增长和发展影响的前提下不得不从成人数据中推算而得。

本共识旨在为对儿童人群的高原旅行进行咨询服务的临床医生提供信息。通过更好的教育，使父母们能够就是否带着他们的孩子进行高原旅行做出明智的决定，并且能够检测出可能发生的高山病。

二、定义

急性高山病（acute mountain sickness，AMS）：快速进入高海拔（高于 2 500 m）地区导致的急性疾病，其特点在成人表现为头痛、厌食、恶心、呕吐、疲劳、虚弱无力、头晕、头昏以及睡眠障碍。

高原肺水肿（high altitude pulmonary edema，HAPE）：是由高海拔缺氧引起的急性肺水肿，表现为呼吸困难、运动耐量减弱、咳嗽、咯血、心动过速、呼吸急促、发绀、发热，常由 AMS 进展而来。

高原脑水肿（high altitude cerebral edema，HACE）：也常由 AMS 进展而来，表现为头痛、共济失调、行为改变、幻觉、神志不清、自言自语、意识障碍、神经系统定位体征以及昏迷。

高山病（altitude illness）：是对 AMS、HAPE 和 HACE 的统称。

婴幼儿（infants）：1 岁以下的小儿。

儿童急性高山病

（1）儿童急性高山病发病率：对高原旅行儿童的高山病研究缺乏大样本资料，但可从一些小样本研究中得到若干数据（表 1）。与成人相比，从平原进入高原的儿童人数相对较少，所以有关儿童高山病研究的前瞻性数据或病例相对缺乏。文献报道的儿童 HAPE 病例至少有 291 例，但其中很多是发生在向更高海拔攀登的高原居民中的。

表 1 列出了另外一些有关儿童 AMS 的研究，各个研究共同提示，海拔高度是加重病情和促成死亡的重要因素。这些研究报道的儿童 AMS 病例中，有的没有潜在疾病，有的有围产期肺部疾病史，有的存在呼吸道感染，有的存在潜在的心脏疾病。

表 1　儿童 AMS 和 HAPE 发病率报道

发病地海拔 / m	儿童例数（年龄）	成人例数	儿童 AMS/%	成人 AMS/%	儿童 HAPE/%	成人 HAPE/%	参考文献
西藏，4 550	464（0 ～ 15 岁）	5 335	34	38.2	1.5	1.27	［44］
科罗拉多，2 835	558（9 ～ 14 岁）	0	28*+	8+	0	N/A	［12，40］
科罗拉多，3 488	23（3 ～ 36 个月）	45	22	20	0	0	［47］
科罗拉多，3 109	37（3 ～ 36 个月）	38	19	21	0	0	［48］

注：*—本研究对照组旅行至海平面位置时出现与 AMS 评分系统相同的症状；+—从海拔 1 600 m 攀升至 2 835 m。

A. 儿童 AMS 的发病率似乎与在成人中观察到的相同（见表 1）。

B. 常住低海拔地区而到高原旅行的儿童和常驻高原而到海平面附近旅行后又返回高原的儿童相比，其 HAPE 的自然发病率可能不同。与成人相比，平原儿童罹患 HAPE 的风险也许并不增大。常驻高海拔地区的儿童则比成人更有可能罹患再入性 HAPE。这些研究涉及的是高原居民再入高原，而不是平原居民旅行到高原。在西藏高原，儿童旅客中 HAPE 的发病率与同一组中的成人相似（见表 1）。此外，并发病毒性感染者易发生 HAPE，这类感染在统计学上更频繁地发生在低龄儿童。共识委员会的成员对儿童 HAPE 病例进行了个案报道。

C. 关于儿童 HACE，尚无有关发病率的出版信息，亦无病例报道文献。

（2）研究儿童急性高山病的危险因素，可以得到的对高山病，尤其是对儿童高山病危险因素进行概括的信息非常少。

三、儿童高山病的症状和体征

所有年龄组（儿童和成人）的高山病症状缺乏特异性，可与一些无关变量诸如并发疾病、饮食不当、吸毒，或者与远程旅行相关的心理因素所致症状混在一起。然而，明智的做法是当带着儿童进入高原时，若出现有关症状，应该假定其与高原相关，并应采取适当措施；当然亦应除外应予处理的其他可能原因。

（1）3 岁以下的儿童，进入任何新环境后都可能导致睡眠、食欲、活动和情绪改变，将独自在高原旅行引起的行为变化与高山病所致变化区分开来是很困难的。对幼童而言，因为感知和表达能力的发育水平不一，即使他们能说话，其对高山病症状的描述是不可靠的。症状可表现为非特异性的行为变化，而不是具体的主诉如头痛或恶心。幼龄儿童典型的急性高山病症状包括哭闹、食欲减退甚或呕吐、欢快减少和入睡困难。这些症状通常发生于进入高原后 4 ~ 12 h。修订后的路易斯湖分数评估系统已被开发用于幼龄儿童非特异性症状的评估，且会被证明对语前儿童的症状评估是有用的，请参阅附录 B。然而，目前该评分系统尚未被父母或医生们常规使用于管理高原儿童的决策中。该评分系统以高原观察协议的形式在进入高原儿童父母们的使用中进行了验证，可能有助于对父母们进行有关 AMS 症状的教育。

（2）一些年龄稍大的特别是那些年龄范围在 3 ~ 8 岁的儿童，以及学习或交际困难的儿童也不擅长描述他们的症状，给高山病的识别造成困难断。

（3）年龄较大的儿童（>8 岁），若发生高山病，其预期症状与成人非常相似。

四、儿童高山病的预防

尚无有关儿童高山病预防方面的研究，然而，我们假设成人的预防原则也适用于儿童。

（1）阶梯性适应：缓慢地分阶段进入高原，利用时间来适应环境，有助于高山病的预防。建议在海拔 2 500 m 以上的高原，每天上升 300 m，每升高 1 000 m 即休息 1 d。但是，现在还不清楚这是否是更适合儿童的建议。有一些有关与成人相比，儿童如何更好地适应高原的数据。一份报道记录了缓慢阶梯性进入高原时的 7 ~ 9 岁儿童和其父母的心率和动脉血氧饱和度变化，发现与成人相比，儿童对高原的适应能力即使不是更好，也至少一样。

（2）药物预防：通常应避免用药物帮助儿童适应高原，在大多数情况下，只要放慢上升速度即可获得与药物预防相同的效果，从而最大限度地减少对儿童的药物使用。少数情况下，当快速上升不可避免时，使用乙酰唑胺可能有助于帮助孩子同步适应。对预先已知 AMS 易感的儿童予以药物预防有助于适应。乙酰唑胺可致副作用，诸如感觉异常、皮疹和可能的脱水，因此不应该被鼓励使用。对磺胺药过敏者禁用乙酰唑胺。

（3）教育：进行高原（高于海拔 2 500 m）旅行前，儿童和他们的护理人员应熟悉高山病的症状与处理。父母们也应该知道他们的孩子在旅行中的反应，无论在何种高度均能将高山病症状和简单的旅行症状区分开来。

（4）应急计划：所有前往偏远高原旅行的团队在出行前应制订紧急应变计划，以确保团队中的患病成员在必要时能够紧急撤离。应急计划的一部分应该包括提供便于撤离的通讯。如果一个儿童到高原旅行，必须保证其必要时能立即（数小时内）下撤或得到供氧。当下撤需要数天时间或需继续上升时，这些情况下均应避免在高原逗留。

（5）团队旅行：由学校组织的考察是为年长儿童进行探险经验教育的活动，非常受欢迎。学校有必要组织策划"探险队"到海拔 2 500 m 以上高原旅行（睡觉），但应做出合理的行程安排，包括允许分级提升、休息数日易于下撤；一旦发生疾病，应有灵活的行程安排。探险计划应包括如下内容：

A. 评估每个儿童的既往病史。

B. 对父母、团队员工和儿童进行有关高山病和其他探险损伤健康的风险教育。

C. 对团队员工进行野外急救培训并预备适当的急救箱。

D. 制订紧急疏散计划，包括在紧急情况下使用的通讯方法。

E. 购买医疗疏散保险（适用于所有的旅行者）。

五、儿童急性高山疾病的治疗

尚无有关儿童急性高山病治疗方面的研究。然而，可仿照成人的治疗方案，制定合适的儿科剂量算法，见表 2。明智的做法是，当儿童患了高山病或处于出现高山病症状而下撤后的早期，对其管理要比成人更谨慎，因为对儿童的 AMS 自然病史尚缺乏描述。下撤时，如果可能的话，应该尽量减少折腾以免加剧症状，下撤途中孩子应被带至有医疗机构的地方休息。

1. 症状性高原肺动脉高压

症状性高原肺动脉高压（symptomatic high altitude pulmonary hypertension，SHAPH）包括肺动脉高压的急性加重以及亚急性小儿高山病综合征（syndrome of subacute infantile mountain sickness，SIMS）。在高原居住或旅行的并发病毒感染的婴儿中观察到肺动脉压的急性增高，治疗措施集中在给氧和低转。世居平原的婴儿（1 岁以下）若持续暴露在海拔 3 000 m 以上高原超过 1 个月，几乎全部发生亚急性形式的 SHAPH。SHAPH 的风险可能有种族差异，在海拔 3 050 ~ 5 188 m 的高原，中国婴幼儿 SHAPH 的发生率为 1%。在这种情况下，婴儿发生低氧性肺动脉高压，继而进展为右心室衰竭。起初表现为纳差、嗜睡和出汗；继而出现心力衰竭的体征，如呼吸困难、发绀、咳嗽、易怒、失眠、肝大、水肿、少尿等。对 SHAPH 的处理有别于急性高山病，主要针对控制充血性心力衰竭和逆转肺动脉高压。治疗方法包括氧疗、使用利尿剂，以及紧急低转。

表 2　儿童高山病的治疗

儿童高山病		治疗方法
急性高山病	轻度	1. 休息（停止进一步上升）或最好下撤，直至症状消失（特别是年幼儿童） 2. 对症治疗，如使用止痛药、止吐剂
	中度（尽管予以休息和对症治疗，AMS 症状仍恶化者）	1. 低转 2. 给氧 3. 乙酰唑胺 2.5 mg/kg 口服，每 8 ~ 12 h 1 次（每日最大剂量 250 mg） 4. 地塞米松 0.15 mg/kg 口服，每 6 h 1 次 5. 高压舱治疗（仅为了便于下撤，应尽早使用） 6. 对症治疗，如使用止痛剂（对乙酰氨基酚、布洛芬）以及适当的儿童剂量的止吐剂。不推荐在年幼儿童中使用阿司匹林，因其可致瑞氏综合征
高原肺水肿		1. 低转 2. 端坐 3. 给氧 4. 硝苯地平 0.5 mg/kg 口服，每 8 h 1 次（最大剂量 20 mg / 粒或 40 mg/ 片，缓释剂优先），硝苯地平仅适用于经给氧和（或）下撤处理后反应不满意的罕见病例 5. 如同时存在主要人血管不良事件（MACE）则应考虑使用地塞米松 6. 高压舱治疗（仅为了便于下撤，应尽早使用）
高原脑水肿		1. 低转 2. 给氧 3. 地塞米松 0.15 mg/kg 口服，每 6 h 1 次 4. 高压舱治疗（仅为了便于下撤，应尽早使用）

改编自 Pollard 和 Murdoch，1998。

2. 婴幼儿猝死综合征（sudden infant death syndrome，SIDS）

尚不清楚暴露于高海拔是否会增加 SIDS 风险，各家报道不一。无论在高原还是海平面，俯卧位睡眠是导致 SIDS 的一种重要的辅助因子。在海平面，保持仰卧位睡眠和避免被动吸烟可降低 SIDS 风险。一个协会论证了上升到一定海拔高度对婴儿（<1 岁的孩子）的影响，表示有关单位应仔细斟酌对婴儿（1 岁以下）进入高原的许可。也有某些证据表明，高原暴露可能会干扰新生儿的正常呼吸适应。

3. 寒冷暴露

婴儿和幼童因其体表面积比例大，故极易受到寒冷损伤。儿童在旅行远足期间是被人携带的，不通过肌肉活动产热，因此处在体温过低的风险下。穿足够的衣服足以防止寒冷、低体温和冻伤。

4. 日晒

高原雪地反射以及大气层较薄使太阳紫外线辐射强烈，被灼伤的风险比在海平面地区大。如果暴露在过强的阳光下，儿童比成人更易被灼伤。应使用合适的防晒霜（UVA 和 UVB，SPF ≥ 30，在日晒前应用），穿戴帽子、长袖服装和护目镜以防止被晒伤和发生雪盲。

5. 和儿童在高原环境旅行时需考虑的其他因素

带孩子旅行对父母和儿童均很有益。对大多数携带儿童到高山旅行的父母来说，这是一种远离他们的日常活动而放松的机会。然而，许多因素必须得考虑到，这样才能增加孩子和父母们在这类旅行中的乐趣。

（1）厌倦情绪：幼童通常注意力短暂，以致旅行相对短暂的路程后即显厌倦。所以应仔细选择激动人心的旅程。

（2）体力：按已经制定出的标准估算出儿童能够（在海平面）行走的预定距离，但这些只可用作指南，还应根据每个儿童的具体情况进行调节。应该强调的是，孩子们愿意走多远就走多远。

（3）食物：有些儿童对环境的适应能力很差，拒绝食用陌生食品。如有可能，在进行高原旅行之前即可尝试旅行期间要吃的食物，如此可能有助于克服这种情况。重要的是要确保儿童有足够的食物和液体摄入量。

（4）卫生保健：带着孩子徒步旅行到遥远的地方，如何做好孩子们的卫生保健，对父母们来说有特别大的压力。

（5）并发疾病：肠胃炎是儿童旅行中最常见的，也是比成人更常见的疾病。儿童更倾向于发生严重的危及生命的脱水和肠胃炎，医疗措施之一是补给安全的口服补液溶液。

6. 既往有病的儿童

一些患有潜在的慢性疾病的儿童进入高原后，其慢性病加重以及罹患诸如 HAPE 等直接与高原有关疾病的风险增大。需确定一些尚缺乏数据的特殊疾病风险，如囊性纤维化或早产儿慢性肺病（支气管肺发育不良）。然而，首先要掌握有关高原相关疾病危险因素的知识，然后根据每个儿童的具体情况评估低氧环境对其心肺生理状况的可能影响，这样可以确定发生高原并发症的相对风险。例如，肺动脉缺损患者的每分通气量相对减少和肺血管过度灌注，就是发生 HAPE 的危险因素。

因此，应该相信，诸如房间隔缺损和室间隔缺损、单侧肺动脉缺损，以及动脉导管未闭等先天性心脏缺陷患儿处于肺血管过度灌注状态，其罹患 HAPE 这样的高原相关疾病的风险增加。同样，首先是有明显肺部疾病的患儿，其次是早产儿或囊性纤维化患儿，他们在海平面时 PaCO₂ 水平是升高的，在高原应激情况下可能无法增加每分通气量，因此属于高原病高风险。唐氏综合征患儿阻塞性呼吸暂停和低通气的发病率高，先天性心脏缺陷导致肺血流量增加。也许这些生理异常是唐氏综合征患儿在海拔相对较低的高原发生 HAPE 的原因（Durmowicz，Pediatrics 2001 报道）。

非心肺疾病患儿亦存在罹患高山病的危险，是否发病取决于疾病对高原环境的反应。例如，一个皮质醇缺乏而继发肾上腺性征综合征的患儿在中度高原发生 HAPE 的危险性，与 2 个近期刚完成化疗的癌症患儿相当。未继续用药的新发或复发癫痫儿童在低至 2 700 m 海拔处即可发病。此外,镰状细胞贫血患儿在高原发生贫血危象的危险性增加。

如果父母决定携带患有慢性病的儿童前往高原旅行,首要的是必须做好特殊计划,以确保足够的氧气供应和必要时的下撤。这可能意味着应该对高原旅行有所限制,所要到达的高原目的地应高度发达,而不是孤悬野外的穷乡僻壤。

7. 关于儿童进入高原特别注意事项的声明

A. 目前尚无保证儿童进入高原后绝对安全的有关数据(资料)。

B. 发生急性高山病的危险高度是上升超过 2 500 m,尤其是在海拔 2 500 m 以上的高原睡眠时。

C. 并发其他疾病者可能会增加患高山病的风险。

D. 长期(数周)高原低氧暴露对整体发育以及大脑和心肺发育的影响尚不明了。

(1)旅行地点:到位于工业化国家的高海拔山区和滑雪胜地旅行,可得到方便快捷的医疗服务;而若到孤悬僻壤的遥远的山脉和地区旅行,则得不到先进的高水平医疗服务。

A. 工业化国家的山地旅游点和滑雪胜地的海拔多在大约 3 000 m 或以下,到这些地点的游客大多数要睡眠在海拔约 3 000 m 或更低处。在这样的海拔高度,急性高山病是常见的,但发生急性重症高山病的风险可能并不大。一旦确诊为高山病,对大多数病例来说有效的处理是给氧和(或)低转。高原旅行期间的爬高活动(开车兜风、山路旅游和滑雪旅行)往往到达比旅游景点海拔高的地方,海拔约 4 000 m,但因停留时间短暂(数小时),所以降低了罹患急性高山病的额外风险。在海拔 3 000 m 以上高原长时间徒步或骑马旅行时,应该缓慢而警觉地阶梯性上升,如此可减小罹患高山病的可能性。

B. 在缺乏便捷的医疗保障的偏僻山区进行爬高活动时要格外当心。在海拔 3 000 m 以下旅行和睡眠,发生急性重症高山病的风险并不大,然而一旦发生 HAPE 或 HACE,处理起来会比在发达地区困难得多。在此背景下,应缓慢地阶梯式上升、休息数日(获得习服),并制订细致的应急计划。

(2)儿童的年龄:

A. 语前儿童(< 3 岁)由于不会报道高山病的典型症状,故患高山病后尤其难以确诊。同样,一些 3 ~ 8 岁的儿童也许可以较好地报道症状,但需格外小心的是,在这个年龄段较年幼的以及学习困难的儿童也不会精确地表述他们经历的急性高山病症状。年龄大一点的儿童(> 8 岁)通常已达一定的发育水平,可以报道这些症状。

B. 许多语言发育前儿童前往海拔 3 000 m 的北美山脉旅行,并未发生并发症。但若去更高海拔处以及偏远地区旅行,还是需要格外当心。

C. 从理论上讲,数周和数月大的婴儿若进入海拔 2 500 m 以上的高原,可能会对其正常呼吸模式有一些额外的影响。

(3)高原暴露时间的长短:

A. 在海拔 3 000 m 以上高原滞留时间延长(> 1 d)或住宿(睡眠),会增加罹患急性高山病的风险,所以应该谨慎地阶梯式上升，设定休息日，制订好应急计划。

B. 如果因为父母的职业，儿童旅行的地方海拔超过 2 500 m，且居留时间可预期，在这种情况下应采取缓慢阶梯上升的方式。如欲使婴幼儿（<1 岁）久居高原，一些权威专家建议应等婴儿度过生命的第一年后再进入高原，因为其在海拔 3 000 m 以上有罹患亚急性小儿高山病综合征（syndrome of subacute infantile mountain sickness，SIMS）之虞。如能避免父母两地分居，最好勿使婴儿久居高原。因此，在进入高原前以及对高原初步适应之前，应对儿童进行一次仔细的体检，随后对其进行密切的追踪观察，注意生长速率。脉搏血氧仪检查是很有用的，特别是在其睡眠期间；应周期性进行心电图监测以观察右心室肥大的发展。

8. 结论

只要准备充分，带着孩子到野外旅行是一项很有意义的活动。如果要去高原，尤其是去海拔较高的高原，则需仔细考虑。遗憾的是，能直接作为儿童高原旅行指南的数据很少，但可以考虑将一些儿科研究和从成人研究中推导出来的数据用于构建儿童到高原旅行的安全指导框架。本文描述的共识谨提供保守的建议，希望能为致力于儿童高原保健的医生们提供帮助。

9. 今后的研究方向

特别委员会决定进行进一步研究，以便提供一个能用于直接指导儿童高原暴露的指南。对全球各地以及各群体儿童中高山病流行病学进行调查和记录的具体计划正在进行讨论。首先应该通过大样本研究和不同的评价者对 CLLS 进行进一步验证。相关学者认为有必要对乙酰唑胺在儿童中的应用进行研究，并在急进高原时使用该药。

附注：由 Michael Yaron（Michael. Yaron@uohsc.edu）和 Susan Kriemler（kriemlers@swissonline. oh）整理开发出了一个国际数据库，用于收集儿童与高山病的报道和病例。

参 考 文 献

[1] BARKIN RM，HARTLEY MR. Influence of high altitude on sudden infant death syndrome[J]. Pediatrics，1981，68：891-892.

[2] BERGHOLD F. Wandern und bergsteigen mit kindern[M]//BERGHOLD F. Alpin and Höhenmedizin，Lehrskriptum derösterreichischen und deutschen Alpinirzteausbil-dung（Handbook of the Austrian Society for Mountain and Altitude Medicine and the German Society for Mountain and Expedition Medicine）.Innsbruck：Austrian Society for Mountain and Altitude Medicine and the German Society for Mountain and Expedition Medicine，2000，3：1-18.

[3] BERGHOLD F，MORAVEC F. Mountaineering with children adventure or danger[M]//JENNY E，FLORA G. Annual Book of Alpine Medicine' 94. Innsbruck：Aus-trian Society for Mountain and Altitude Medicine，1994：135-144.

[4] BERGHOLD F，SCHAFFERT W. Kinder und hhe[M]//BERGHOLD F，SCHAFFERT W. Handbuch der Trekking-und Expeditionsmedizin（Handbook of Trekking- and Expedition Medicine）. Munich：DAV Summit Club，1999：33-34.

[5] DURMOWICZ G，NOORDEWEIR E，NICHOLAS R，et al. Inflammatory processes may predispose children to high-altitude pulmonary edema[J]. Pediatr，1997，130：838-840.

[6] ELDRIDGE W，PODOLSKY A，RICHARDSON S，et al. Pulmonary hemodynamic response to exercise in subjects with prior high-altitude pulmonary edema[J]. J Appl Physiol，1996，81：911-921.

[7] FASULES JW，WIGGINS JW，WOLFE RR. Increased lung vasoreactivity in children from Leadville，Colorado，after recovery from high-altitude pulmonary edema[J]. Circulation，1985，72：957-962

[8] GENTILE DA，KENNEDY BC. Wilderness medicine for children[J]. Pediatrics，1991，88：967-981.

[9] GETTS AG，HILL HF. Sudden infant death syndrome：incidence at various altitudes[J]. Dev Med Child Neurol，1982，24：61-68.

[10] HACKETT PH，RENNIE D. Rales，peripheral edema，retinal hemorrhage and acute mountain sickness[J]. Am J Med，1979，67：214-218.

[11] HACKETT PH，CREAGH CE，GROVER RF，et al. High-altitude pulmonary edema in persons without the right pulmonary artery[J]. N Eng J Med，1980，302：1070-1073.

[12] HONIGMAN B，THEIS MK，KOZIOL-MCLAIN J，et al. Acute mountain sickness in a general tourist population at moderate altitudes[J]. Ann Intern Med，1993，118：587-592.

[13] HULTGREN H. High altitude pulmonary edema[M]//HULTGREN H. High Altitude Medicin. Stanford，CA：Hultgren Publications，1997：285.

[14] HULTGREN HN，MARTICORENA EA. High altitude pulmonary edema. Epidemiologic observations in

Peru[J]. Chest, 1978, 74: 372-376.

[15] KHOURY GH, HAWES CR. Primary pulmonary hypertension in children living at high altitude[J]. J Pediatr, 1963, 62: 177-185.

[16] KOHLENDORFER U, KIECHL S, SPERL W. Living at high altitude and risk of sudden infant death syndrome[J]. Arch Dis Child, 1998, 79: 506-509.

[17] LAKSHMINARAYAN S, PIERSON DJ. Recurrent high altitude pulmonary edema with blunted chemosensitivity[J]. Am Rev Respir Dis, 1975, 111: 869-872.

[18] MAGGIORINI M, BUHLER B, WALTER M, et al. Prevalence of acute mountain sickness in the Swiss Alps[J]. Brit Med J, 1990, 301: 853-855.

[19] MAHONY BS, GITHENS JH. Sickling crises and altitude. Occurrence in the Colorado patient population[J]. Clin Pediatr, 1979, 18: 431-438.

[20] MARTICORENA E, TAPIA FA, DYER J, et al. Pulmonary edema by ascending to high altitudes[J]. Dis Chest, 1964, 45: 273.

[21] MATSUZAWA Y, FUJIMOTO K, KOBAYASHI T, et al. Blunted hypoxic ventilatory drive in subjects susceptible to high-altitude pulmonary edema[J]. J Appl Physiol, 1989, 66: 1152-1157.

[22] MENON ND. High altitude pulmonary edema: a clinical study[J]. N Eng J Med, 1965, 273: 66-73.

[23] MURDOCH DR. Altitude illness among tourists flying to 3 740 meters elevation in the Nepal Himalayas[J]. J Travel Med, 1995, 2: 255-256. ,

[24] MURDOCH DR. Symptoms of infection and altitude illness among hikers in the Mount Everest region of Nepal[J]. Aviat Space Environ Med, 1995, 66: 148-151.

[25] NAEIJE R, DE BACKER D, VACHIERY JL, et al. High-altitude pulmonary edema with primary pulmonary hypertension[J]. Chest, 1996, 110: 286-289.

[26] NIERMEYER S. The newborn at high altitude: cardiopulmonary function[M]//SUTTON JR, HOUSTON CS, COATES G. Hypoxia and the Brain. Burlington, VT: Queen City Printers, 1997: 155-163.

[27] PARKINS KJ, POETS CF, O'BRIEN LM, et al. Effect of exposure to 15% oxygen on breathing patterns and oxygen saturation in infants: interventional study[J]. Brit J Med, 1998, 316: 887-891.

[28] PODOLSKY A, ELDRIDGE MW, RICHARDSON RS, et al. Exercise-induced VA/Q inequality in subjects with prior high-altitude pulmonary edema[J]. J Appl Physiol, 1996, 81: 922-932.

[29] POLLARD AJ, MURDOCH DR. The High Altitude Medicine Handbook[M]. Abingdon: Radcliffe Medical Press, 1998.

[30] RABOLD M. High-altitude pulmonary edema: a collective review.[J] Am J Emerg Med, 1989, 7: 426-433.

[31] RIOS B, DRISCOI1 DJ, MCNAMARA DG. High-altitude pulmonary edema with absent right pulmonary artery[J]. Pediatrics, 1985, 75: 314-317.

[32] ROACH RC, MAES D, SANDOVAL D, et al. Exercise exacerbates acute mountain sickness at simulated high altitude[J]. J Appl Physiol, 2000, 88: 581-585.

[33] SARTORI C, ALLEMAM Y, TRUEB L, et al. Augmented vasoreactivity in adult life associated with perinatal vascular insult[J]. Lancet, 1999, 353: 2205-2207.

[34] SCHERRER U, SATORI C, LEPORI M, et al. High-altitude pulmonary edema: from exaggerated pulmonary hypertension to a defect in transepithelial sodium transport[J]. Adv Exp Med Biol, 1999, 474: 93-107.

[35] SCOGGIN CH, HYERS TM, REEVES JT, et al. High-altitude pulmonary edema in the children and young adults of Leadville, Colorado[J]. N Eng J Med, 1977, 297: 1269-1272.

[36] SEBBANE M, WUYAM B, PIN I, et al. Unilateral agenesis of the pulmonary artery and high-altitude pulmonary edema (HAPE) at moderate altitude[J]. Pediatr Pulmonol, 1997, 24: 111-114.

[37] SELLAND MA, STELZNER TJ, STEVENS T, et al. Pulmonary function and hypoxic ventilatory response in subjects susceptible to high-altitude pulmonary edema[J]. Chest, 1993, 103: 111-116.

[38] SHLIM DR, GALLIE J. The causes of death among trekkers in Nepal[J]. Int J Sports Med, 1992, 13 (Suppl 1): 574-576.

[39] SUI GJ, LIU YH, CHENG XS, et al. Subacute infantile mountain sickness[J]. J Pathol, 1988, 155: 161-170.

[40] THEIS MK, HONIGMAN B, YIP R, et al. Acute mountain sickness in children at 2 835 meters[J]. Am J Dis Child, 1993, 147: 143-145.

[41] TOEWS WH, PAPPAS G. Surgical management of absent right pulmonary artery with associated pulmonary hypertension[J]. Chest, 1983, 84: 497-499.

[42] TUGGY ML, SARJEANT P, LITCH JA, et al. Comparison of acclimatization to high altitude between genetically related adults and children[J]. Wild and Environ Med, 2000, 11: 292-295.

[43] WISBORG K, KESMODEL U, HENRIKSEN TB, et al. A prospective study of smoking during pregnancy and SIDS[J]. Arch Dis Child, 2000, 83: 203-206.

[44] WU TY. Children on the Tibetan Plateau[J]. Newsletter of the International Society for Mountain Medicine, 1994, 4: 5-7.

[45] WU DC, LIU YR. High altitude heart disease[J]. Chin J Pedlar, 1955, 6: 348-350.

[46] YARON M, WALDMAN N, NIERMEYER S, et al. The diagnosis of acute mountain sickness in Preverbal children[J]. Arch Pediatr Adolesc Med, 1998, 152: 683-687.

[47] YARON M, NIERMEYER S, JOBE L, et al. Evaluation of diagnostic criteria for acute mountain sickness in preverbal children (abstract) [J]. Acad Emerg Med, 2000, 7: 497-498.

[48] ZUBIETA-CALLEJA GR, ZUBIETA-CASTILLO G. Chapter 6: HAPE[M]//ZUBIETA-CALLEJA GR, ZUBIETA-CASTILLO G. High Altitude Pathology at 12 000 ft. La Paz: Imprenta Papiro, 1989: 64.

附录 A

路易斯湖急性高山病评分系统

(A) 问卷	
1. 头痛	0—无头痛 1—轻微头痛 2—中度头痛 3—剧烈头痛，不能忍受
2. 胃肠道症状	0—无胃肠道症状 1—食欲不振或恶心 2—中度恶心或呕吐 3—剧烈恶心或呕吐，不能忍受
3. 疲劳和（或）虚弱	0—无疲劳或虚弱 1—轻度疲劳或虚弱 2—中度疲劳或虚弱 3—重度疲劳或虚弱，不能忍受
4. 眩晕或头晕	0—无眩晕 1—轻度眩晕 2—中度眩晕 3—剧烈眩晕，不能忍受
5. 入睡困难	0—睡眠如常 1—睡眠比平时差 2—睡眠不佳，多次醒来 3—睡不着
(B) 临床评估	
6. 精神状态改变	0—无精神状态改变 1—昏睡或困乏 2—迷失方向或困惑 3—恍惚或半昏迷 4—昏迷
7. 共济失调（脚跟对脚趾行走）	0—无共济失调 1—需刻意维持平衡 2—步幅离线 3—摔倒 4—不能站立
8. 周围水肿	0—无周围水肿 1—周围水肿局限在一个部位 2—周围水肿发生在两个或多个部位
(C) 功能评分	
总的来说，如果你有任何症状，它们是如何影响你的活动的？	0—活动无减少 1—活动轻度减少 2—活动中度减少 3—活动明显减少（例如卧床）

　　计算问卷分数时，建议将问卷、临床评估以及功能评分的分数分别予以报道。在海拔 2 500 m 以上的高原，AMS 自我问卷单独评分或结合临床评价分数达 3 分或 3 分以上，即可诊断为 AMS。

附录 B

语前儿童急性高山病的诊断

急性高山病路易斯湖记分系统（LLSS）通常用于成人，但不能直接用于语前（即 <3 岁）儿童。儿童路易斯湖记分系统（CLLS）的创建是通过对 LLSS 的修改而得，以哭闹分数作为头痛的等效记分，同时结合饮食改变、顽皮程度、睡眠情况等其他表现予以记分。CLLS 分数是哭闹（FS）、吃（E）、顽皮（P）和睡眠（S）等得分之和（CLLS=FS+E+P+S）。CLLS 评分应由家长来做，因为临床医生对儿童的行为很难予以评估。CLLS ≥ 7，以及 FS ≥ 4，E + P + S ≥ 3 即可诊断为 AMS。

儿童路易斯湖记分系统（CLLS）

哭闹的定义是不易用诸如疲劳、饥渴、出牙、外伤痛等原因解释的一种易怒状态。常见的行为可能包括哭闹、不安或肌肉紧张。请您统计孩子在最近 24 h 内的哭闹频率，要排除你的行为所致的干扰。

哭闹频率		
0	1　2　3	4　5　6
无哭闹	间断哭闹	清醒时持续哭闹

哭的强度		
0	1　2　3	4　5　6
无哭闹	间断哭闹	清醒时持续哭闹

哭闹得分（FS）= 哭闹频度 + 哭闹强度

今天你的孩子的进食如何（E）

0—正常

1—略少于正常

2—明显少于正常

3—呕吐或拒食

今天你的孩子的顽皮程度如何（P）

0—正常

1—玩耍略减少

2—玩耍明显减少

3—不玩耍

今天你的孩子睡眠如何（S）

0—正常

1—睡眠比正常略多或略少

2—睡眠比正常明显增多或减少

3—不入睡

CLLS = FS + E + P + S

附录六

国际高山及登山医学联合会（UIAA）专家共识
（为第 21 篇第 82 章的附录）

2008 年国际高山及登山医学联合会（UIAA）医学委员会专家的共识（第 9 卷：儿童在高原）。

一、序言

每年有成千上万的儿童从低海拔地区进入高原后无任何症状，尤其在北美洲和欧洲，这些旅行路线主要涉及高原旅游胜地。此外，由于父母的职业而移居于高原的儿童数量也在增加。虽然高原旅行对大多数人而言是安全的，但仍有部分儿童由于高原暴露而诱发了相关症状。儿童暴露于高原的特殊风险仍然没有相关深入的研究，目前的一些建议主要来自对成人的数据推断并局限于对儿童生长发育的影响。就目前所知，高原急性暴露时儿童没有比成人更多的限制。尽管如此，成人带领儿童进入高原应该明确以下问题：

（1）孩子真的喜欢这个旅行吗？——计划一个儿童特色的旅行，对孩子而言，探险和游戏比到达或者居留在某一高度更有意义。

（2）这次旅行是父母自我所爱还是孩子的需要？

下面是医生为孩子提供的登上高海拔地区的建议，对登山者来说应该有所帮助。

注：年幼的儿童一般缺乏沟通，难以说明他们身体的不适，比如不会描述他们极度的寒冷及指尖感觉的缺失等（没有充分语言表达能力的前提下）。他们可能只会变得很安静和不活跃，儿童的体温调节功能尚发育不全，同样，对高原缺氧的适应能力也不如成人。

二、基本定义

广义儿童：0 ~ 18 岁

新生儿：0 ~ 1 个月

婴儿：1 ~ 23 个月

学前儿童：2 ~ 5 岁

狭义儿童：6 ~ 12 岁

青少年：13 ~ 18 岁

三、耳痛或者其他耳、鼻、喉疾患

最常见的儿童高原不适是急剧变化的大气压力引发的耳痛，诸如乘坐汽车、缆车或者飞机等快速进入高原。耳痛风险在年幼的儿童或者婴儿中是增加的，尤其是合并上呼吸道感染的婴儿，主要由于上呼吸道感染所致鼻子的阻塞而不能平衡内、外耳之间的压力。同时父母对于不能说话的婴儿不适的哭闹也无法正确处理，从而延误诊断。

年龄较小的儿童进入高原前应该是完全健康的，如果可能的话尽量用生理盐水清洁鼻腔，保持其通畅。驾车上高山时，每隔一定的时间在一定的高度进行停留休息，海拔每升高 300 ~ 500 m 时让幼儿充分呼吸适应。在到达顶峰之前或之后进行休息，除非幼儿在顶峰无明显不适，一般不要在顶峰停留。当乘坐汽车或者缆车快速下行时，建议儿童捏住鼻子、闭住嘴，同时用力呼气，有病的孩子尽量不要乘坐缆车或者飞机等，以免过快的下降造成大气压力急剧变化而发生意外。当年龄较小的儿童进入高原时，可以有意识地定期进行生理盐水的雾化吸入。

注：由于干燥的空气和过热的室温，咽喉炎和鼻出血是在冬季滑雪场常见的疾病，通过对空气加湿可以进行预防。

高原相关疾病：急性高山病 / 高原肺水肿 / 高原脑水肿 / 亚急性婴儿高山病。幼儿即使已经会说话，也不能准确地描述他们的症状。3 岁以下的幼儿前往任何新的环境都会导致睡眠、食欲、活力和情绪的改变。部分儿童，尤其是 3 ~ 8 岁儿童，可能由于语言交流困难而不能很好地描述自己的症状，导致难以辨认高原疾病。8 岁以上儿童的高原疾病表现基本类似成人的表现。所有年龄层的患者，包括儿童和成人的高山病症状都是非特异性的，容易与其他常见的身体不适相混淆，诸如饮食不节制、醉酒、长途旅行相关的心理问题及原有的疾病等。然而，明智的做法是随着海拔的升高，应该首先认为儿童的症状是高原相关疾病引起的，并采取适当的行动，除非被证明是其他问题。尽管只有初步的研究，但相对于成人，儿童仍然需要一定的时间去适应一定的海拔环境。尽管目前还没有科学数据支持，一般认为学前儿童应避免在海拔 3 000 ~ 4 000 m 的地方过夜，最好在海拔 2 500 m 以下。

四、诊断指南

1. 危险因素

（1）登高速度、绝对海拔高度、登高经历时间（一般高山病最初的症状出现在最初登高的 4 ~ 12 h，但也可能大于 1 d）。

（2）劳累、寒冷、脱水。

（3）已有的呼吸道病毒感染。

（4）肺动脉单侧缺失。

（5）肺动脉高压，围产期肺动脉高压。

（6）先天性心脏病。

（7）唐氏综合征。

（8）个体易感性。

（9）在高海拔长期居留后再次攀登更高海拔。

（10）团体组织的登高。

2. 测试和评分系统

以下为青少年路易斯湖症状记分（LLSS）和自我问卷调查记分（表1）；适于4～11岁儿童的年龄校正路易斯湖问卷调查记分（LLAASS）（表2）；适于语前（不会说话）儿童的路易斯湖症状记分（CLLS）（表3）；儿童诊断高山病的其他条件（表4）。

表1 青少年路易斯湖症状评分和自我问卷调查记分表[1, 4]

症状	严重度	分值
头痛	无 轻 中 重	0 1 2 3
胃肠症状	无 纳差或恶心 中度恶心或呕吐 严重恶心或呕吐，不能活动	0 1 2 3
疲劳或（和）虚弱	无 轻度 中度 严重无力	0 1 2 3
眩晕和轻度头晕	无 轻度 中度 严重无力	0 1 2 3
入睡困难	像往常睡眠一样好 不如往常睡眠好 睡眠很差，醒来很多次 不能入睡	0 1 2 3

得分≥3分，且没有其他原因解释上述症状，即可诊断为AMS。

注：头痛是必备症状，只有很少的病例不伴头痛。

表2　适于4～11岁儿童的年龄校正路易斯湖问卷调查记分表 [5]

症状	严重度	分值
你有头痛吗?	无 轻度头痛 中度头痛 头痛较重	0 1 2 3
你饿吗?	饿 饿，但胃部轻度不适 胃部不适，少量呕吐 胃部重度不适，大量呕吐	0 1 2 3
你累吗?	不累 有点累 比较累 很累	0 1 2 3
你眩晕吗?	不晕 有点晕 比较晕 很晕	0 1 2 3
昨夜睡得如何?	像往常睡眠一样好 不如往常睡眠好 夜里醒来很多次 不能入睡	0 1 2 3

得分≥3分，且没有其他原因解释上述症状，即可诊断为AMS。

注：本记分没有被普遍认可，因此应该谨慎使用。但无论如何，该表对该年龄段儿童的AMS诊断是非常有用的。

表3　适于语前（不会说话）儿童的路易斯湖症状记分表[2,3]

症状	严重度			分值
孩子醒时，无法解释的易怒次数	次数			0～12
	0	1 2 3	4 5 6	
	没有	间断	持续	
孩子醒时，无法解释的易怒强度	强度			
	0	1 2 3	4 5 6	
	无	中度	哭喊及极度易怒	
	易怒评分＝总计＋强度			

症状	严重度	分值
孩子饮食情况	正常	0
	饮食轻度减少	1
	饮食中度减少	2
	呕吐或者不吃	3
孩子玩的情况	正常	0
	轻度减少	1
	中度减少	2
	不玩	3
孩子睡眠情况	正常	0
	轻度减少	1
	中度减少	2
	不能入睡	3

得分≥7分，且没有其他原因解释上述症状，即可诊断为 AMS。

其中，易怒评分≥4分，吃＋玩＋睡评分≥3分。

易怒为一个不容易解释为疲劳、饥饿、出牙或受伤的痛苦的易怒状态。易怒的行为包括哭闹、不安或肌肉紧张。

表 4　儿童诊断高山病的其他条件

诊断		症状
急性高山病	高海拔环境，出现头痛及以下症状之一	胃肠道症状（食欲减退，恶心和呕吐） 疲劳和乏力 眩晕 睡眠困难 （用于 LLSS 评分系统）
高原肺水肿	高海拔环境，至少出现以下 2 种症状或至少出现以下 2 种体征	休息时呼吸困难 咳嗽 运动能力减弱或降低 合并或不合并急性高山病 至少一侧肺部出现湿啰音或哮鸣音 发绀 呼吸频率加快 心率过快
高原脑水肿	高海拔环境，出现以下 2 种症状之一	合并急性高山病，出现行为举止的改变和（或）共济失调 无合并急性高山病，出现行为举止的改变和共济失调

五、处理指南

急性高山病或高原肺水肿或高原脑水肿的处理指南如下（表 5）。

1. 预防措施

（1）阶段性登高：缓慢地分阶段登高，使机体有时间去适应海拔的变化，建议海拔超过 2 500 m 后每天以 300 m 的速率登高，并且每上升 1 000 m 休息 1 d。

（2）药物预防：应该严格避免以此方式帮助儿童适应高海拔环境，因为就目前为止并没有相关的数据和经验支持这一做法。缓慢地登高，可以起到帮助儿童适应高海拔环境的作用，最大限度地减少不必要的药物使用。在极少数情况下，当快速登高不可避免时，使用乙酰唑胺以帮助儿童适应环境，但需要在医生指导下依据体重对婴儿调整用药剂量。

2. 教育培训

儿童及其陪伴的成人应该在进入 2 500 m 以上高海拔地区前熟悉高山病的症状表现和处理措施，父母应该了解他们的孩子对高原旅行的反应。不论在何海拔高度，父母应该能够区分高山病和旅行相关的不适。

3. 应急预案

（1）所有去高原进行远距离活动的团队，在出发前都应制订紧急应急预案，确保能得到氧气和（或）高压氧舱的供应，如果必要的话，将患病成员从高原安全撤出。预案应包括使撤出便利的通讯措施。

（2）对儿童的应急预案应该包括快速撤出高原的周密计划。

4. 短途旅行前的计划

短途旅行，是对年龄较大的儿童进行教育的一种旅行方法。重要的是进入海拔 2 500 m 以上的详细旅行计划，应包括阶段性登高、休息时间、登高时间以及成员生病休息的机动时间等。旅行前每个儿童的既往病史都应该被充分评估。

表 5　儿童诊断为高原相关疾病的治疗

诊断		治疗
急性高山病	症状较轻	休息（停止攀登）或者下山，直到症状缓解，对年幼儿童更应如此 对症治疗：使用止痛剂（对乙酰氨基酚、扑热息痛、布洛芬等）或者止吐剂（胃复安、苯海拉明）等药物时，应该按儿童剂量酌情给药
	中度或重度症状	下山 吸氧 乙酰唑胺，2.5 mg/kg，8～12 h 1 次，口服 地塞米松，0.15 mg/kg，6 h 1 次，口服 高压氧舱，仅用于方便快速下山，尽快使用 对症治疗：使用止痛剂（对乙酰氨基酚、扑热息痛、布洛芬等）或者止吐剂（胃复安、苯海拉明）等药物时，应该按儿童剂量酌情给药
高原肺水肿		下山 端坐呼吸 吸氧 硝苯地平：仅用于对吸氧或者下山后不好转的病例，0.5 mg/kg，8 h 1 次，口服。（缓释剂最大剂量为每日 40 mg） 地塞米松：仅用于伴发高原脑水肿（见高原脑水肿）的病例 高压氧舱：仅用于方便快速下山，尽快使用 持续监测患儿生命体征 注：无药物治疗儿童高原肺水肿的数据
高原脑水肿		下山 吸氧 如果患儿有意识，服用地塞米松，0.15 mg/kg，6 h 1 次，口服。严重患儿可首选安他乐。 高压氧舱，仅用于方便快速下山，尽快使用 持续监测患儿生命体征

六、亚急性婴儿高山病和症状性肺动脉高压

定义：亚急性婴儿高山病（SIMS），是症状性肺动脉高压在婴儿的一种表现形式。

症状性肺动脉高压（SHAPH），包括急性发作的肺部高血压，同时也包括亚急性发作的肺部高

血压（如亚急性婴儿高山病和高原心脏病等）。

1. 既往史和背景

亚急性婴儿高山病是症状性肺动脉高压的亚急性发作形式，起始症状为纳差、睡眠欠佳、多汗等，随后是一些心衰的迹象，诸如呼吸困难、发绀、咳嗽、易激惹、失眠、肝大、水肿以及明显的尿量减少等。

几乎都发生于海拔 3 000 m 以上，持续暴露超过 1 个月的世居低海拔的婴儿。

2. 治疗对策

对亚急性发作的症状性肺动脉高压的处理不同于急性高山病，后者需要控制充血性心衰并逆转肺动脉高压，对前者的处理包括吸氧、药物诱导多排尿和迅速高原撤离。

七、SIDS（婴幼儿猝死综合征）

婴儿猝死综合征：小于 1 岁婴儿突然意外死亡，尸检未发现任何能引起死亡的疾病。

1. 背景

（1）1 岁以内婴儿患 SIDS 的风险很大，最危险的年龄在 2 ~ 4 月龄。

（2）目前尚不清楚高原暴露是否增加 SIDS 的风险，因为各家报道仍有很大争论。从理论上推测以及一些证据表明，高原暴露将会干扰新生儿的呼吸适应。从理论上说，由于高原缺氧，海拔越高，风险越大。

在海拔大于 2 500 m 的地区，1 岁以内婴儿患 SIDS 的风险增大，而在海拔 1 000 m 以下，这种风险随之减小，但对于日常生活于海平面的婴儿，海拔 1 600 m 是其过夜的临界点，建议在此海拔内过夜睡眠。

2. 处理指南

在海平面，通过平躺、避免被动接触烟草以及避免室温过高的措施，婴儿猝死综合征的风险可以有效减少。

八、儿童及其合并疾病

儿童某些特定潜在的慢性疾患如果与海拔相关，则有可能在高原地区加重或者恶化，但无相应数据支持，无法去判断这种风险的大小。因此，首先应该检查儿童与高原相关的疾病并评估其可能的进展。对每一个儿童个体而言，低氧环境是否影响其健康状况需详细评估，这样可以确定高原并发症的相对风险。

1. 心肺功能失调

儿童如有如下之一疾病，则在高原发生高原肺水肿的可能性极大：

（1）双侧肺动脉之一缺失 [6]。

（2）有某种程度的先天性心脏疾患。

（3）继发于早产的肺部严重疾患。

（4）患有囊性纤维病

（5）患有唐氏综合征（Down syndrome）[7]。

（6）急性呼吸道感染 [8]。

2. 其他重要功能紊乱

（1）镰状红细胞病和地中海贫血可增加儿童患高原肺水肿风险 [9-11]。

（2）重度贫血。

（3）据报道，肾上腺性性腺综合征可以引发高原肺水肿，但此研究无相应数据支持。

（4）据报道，化疗可以引发高原肺水肿，但此研究无相应数据支持。

（5）在海拔 2 700 m 以下不再服药控制的癫痫患儿可能在高原发作，但此研究无相应数据支持。

3. 评估

如果父母决定与患有慢性疾病的儿童去高原旅行，必须有充足的安全保障和能快速有效地撤离高原的特殊安排。这就意味着旅行将局限于开发较好和保障比较成熟的高原地区，而非一些偏远地区。应用常压低氧室可以提前检测儿童对高原环境的耐受力。

参 考 文 献

[1]　HACKETT P. The Lake Louise Consensus on the definition and quantification of altitude illness[M]// SUTTON J，COATES G，HOUSTON C. Advances in the Biosciences Vol. 84：Hypoxia and mountain medicine，Proceedings of the 7th International Hypoxia Symposium，Lake Louise，Canada 1991. Oxford：Pergamon Press，1992：327-330.

[2]　YARON M. The diagnosis of acute mountain sickness in preverbal children[J]. Arch Pediatr Adolesc Med，1998，152（7）：683-687.

[3]　POLLARD AJ. Children at high altitude：an international consensus statement by an ad hoc committee of the International Society for Mountain Medicine，March 12，2001[J]. High Alt Med Biol，2001，2（3）：389-403.

[4]　IMRAY CH. Self-assessment of acute mountain sickness in adolescents：a pilot study[J]. Wilderness Environ Med，2004，15（3）：202-206.

[5]　SOUTHARD AS，NIERMEYER，YARON M. Language used in Lake Louise Scoring System underestimates symptoms of acute mountain sickness in 4-to 11-year-old children[J]. High Alt Med Biol，2007，8（2）124-130.

[6]　ROGGLA G，MOSER B. High-altitude pulmonary edema at moderate altitude as first manifestation of pulmonary hypertension in a 14-year-old boy with Down Syndrome[J].Wilderness Environ Med，2006，17（3）：207.

[7]　DURMOWICZ G. Pulmonary edema in 6 children with Down syndrome during travel to moderate altitudes[J]. Pediatrics，2001，108（2）：443-447.

[8]　DURMOWICZ AG. Inflammatory processes may predispose children to high-altitude pulmonary edema[J]. J Paediatr，1997，130：838-840.

[9]　GOLDBERG NM. Altitude-related specific infarction in sickle cell trait—case reports of a father and son[J]. West J Med，1985，143（5）：670-672.

[10]　NEUMANN K. Children at altitude[J]. Travel Med Infect Dis，2007，5（2）：138-141.

[11]　MAHONY BS，GITHENS JH. Sickling crises and altitude. Occurrence in the Colorado patient population[J]. Clin Pediatr（Phila），1979，18（7）：431-438.